DAS MAYO CLINIC
GESUNDHEITSBUCH

DAS MAYO CLINIC GESUNDHEITSBUCH

David E. Larson, M.D.

Herausgeber

MAYO CLINIC FAMILY HEALTH BOOK

Bechtermünz

Titel der amerikansichen Originalausgabe:
Mayo Clinic Family Health Book
Copyright © 1996 by Mayo Foundation for
Medical Education and Research

Mayo, Mayo Clinic, Mayo Clinic Health Information
sowie das Mayo-Logo sind eingetragene Marken-
zeichen der Mayo Foundation for Medical
Education and Research

Deutsche Erstausgabe
Auf der Grundlage der 2. Auflage der amerikanischen Originalausgabe

Copyright © 1996 by MAYO Foundation for Medi-
cal Education and Research
Copyright © der Zitate auf dem Schutzumschlag
und in Vorwort und Danksagung 1991 by The
New York Times Co. mit freundlicher
Genehmigung.
Copyright © der deutschen Ausgabe by
Weltbild Verlag GmbH, Augsburg 2001

Koordination und Bearbeitung der deutschen
Ausgabe: Verlagsbüro Kopal, Leinfelden

Übertragung ins Deutsche:
Claudia Ade, Dr. Sabine Bieg, Cornelia Fink, Elfie
Friedrichsen, Dr. med. Ingrid Hohenadel, Inge
Peterschik-Heck, Birgit Jakob, Erdmute Nawroth,
Susan Smeaton, Bernhard Ubbenhorst

Wissenschaftliche und medizinische Beratung:
Dipl.- Biol. Julia Alber, Dipl.-Psych. Thomas Kopal,
Dipl- Biol. Susanne Liedkte, Dr. med. Susanne
Meinrenken, Dr. med. Sönke Müller

Satz: Cyclus Media Produktion, Stuttgart
Printed in Italy

ISBN 3-8289-1900-6

Vorwort

Wir, die Mitarbeiter der Mayo-Klinik, möchten das vorliegende Buch wärmstens empfehlen. Die zweite Ausgabe unseres Mayo Clinic Gesundheitsbuchs enthält die neuesten, zur Zeit erhältlichen Informationen. Der Text wurde vollständig überarbeitet, verbessert und aktualisiert. Über 400 Ärzte, Wissenschaftler, Krankenschwestern und Gesundheitsberater arbeiteten eng mit den Herausgebern zusammen, sodass die gesammelten Informationen nun leicht verständlich und gut zu lesen sind.

Wie bereits die erste Ausgabe, so umfasst auch dieses Buch unzählige, selten oder häufig vorkommende Erkrankungen. Es wurden jedoch auch viele praktische Ratschläge zur Prävention von Erkrankungen hinzugefügt. Die benötigten Informationen sind leichter zugänglich, da das Buch umstrukturiert und neu entwickelt wurde. Außerdem finden sich überall neue Tipps zur Selbsthilfe sowie ein achtseitiger Farbteil, der sich mit der Diagnose und Behandlung häufiger Beschwerden wie zum Beispiel Rückenschmerzen, Bluthochdruck, Erkrankungen der Koronararterien, Brusttumore und Prostatabeschwerden beschäftigt.

Im Namen der über 20 000 Ärzte, Wissenschaftler, Krankenschwestern und anderen, im Dienste der Gesundheit tätigen Mitarbeiter, die sich in den Einrichtungen der Mayo-Clinik in Rochester (Minnesota), Scottsdale (Arizona) und Jacksonville (Florida) aktiv engagierten und im Namen unseres ständig wachsenden Netzwerks aus Gesundheitsvorsorge-Partnern, die in den Gemeinden dieser Mayo Medical Center-Standorte tätig sind, möchten wir uns für das Vertrauen beim Kauf dieses Buches bedanken.

Robert R. Waller, M.D.
Präsident und Vorsitzender der Mayo-Stiftung

Die Herausgeber

Herausgeber	David E. Larson, M.D.
Cheffachlektorat	David E. Swanson
Fachlektorat	Kenneth G. Berge, M.D.
Herstellung	LeAnn M. Stee
Gestaltung	Karen E. Barrie
Illustrationen	John V. Hagen
	Michael A. King

Ärztliche Berater

Julie A. Abbott, M.D.
William P. Baldus, M.D.
George B. Bartley, M.D.
Charles W. Beatty, M.D.
J. William Charboneau, M.D.
Michael A. Covalciuc, M.D.
William E. Evans III, M.D.
Charles S. Field, M.D.
Robert S. Fontana, M.D.
Mary M. Gallenberg, M.D.
Clifford F. Gastineau, M.D.
Andrew E. Good, M.D.
Thomas M. Habermann, M.D.
Donald D. Hensrud, M.D.
Norman G. G. Hepper, M.D.
Paul E. Hermans, M.D.
Arnold J. Hill, Jr., D.D.S.
Richard D. Hurt, M.D.
Robert V. Johnson, M.D.
Ruth E. Johnson, M.D.

Alexander R. Lucas, M.D.
Lawrence M. Martin, M.D.
Maurice J. Martin, M.D.
James K. Marttila, Pharm.D.
James T. McCarthy, M.D.
Dawn S. Milliner, M.D.
Robert M. Morse, M.D.
Jennifer K. Nelson, R.D.
Harold O. Perry, M.D.
Gregory A. Poland, M.D.
Thom W. Rooke, M.D.
Ray W. Squires, Ph.D.
Jerry W. Swanson, M.D.
Jill A. Swanson, M.D.
Harry A. Swedlund, M.D.
Eric G. Tangalos, M.D.
Larry F. Vukov, M.D.
John M. Wilkinson, M.D.
Alan J. Wright, M.D.

Einleitung und Danksagung

In vielen Bereichen der medizinischen Gesundheitsvorsorge gab es Fortschritte und unser Gesundheitssystem durchlief grundlegende Veränderungen, seit dieses Buch zum ersten Mal in Druck ging. Die Entscheidung zur Veröffentlichung dieser zweiten Ausgabe fiel uns daher sehr leicht.

Unsere erste Ausgabe war ein voller Erfolg. Schon kurz nach Erscheinen wurde das Buch vom U.S. News & World Report als herausragend beurteilt. Die New York Times schrieb: „ Es verdient einen Platz auf dem Bücherregal gleich neben dem Lexikon und der Enzyklopädie." Wir freuen uns über diese Vertrauensbeweise.

Es wurden über 700 000 Exemplare der ersten Ausgabe in englischer, niederländischer und chinesischer Sprache gedruckt. Über 3 Millionen Exemplare erschienen als CD-ROM und wurden zur führenden Quelle verlässlicher, elektronischer Gesundheitsinformationen.

Wie überarbeitet und aktualisiert man ein 800 000 Wörter umfassendes Buch? Als Erstes teilten wir jedes Kapitel unter zwei Hauptgruppen von Korrektoren auf, von denen die eine aus Ärzten und Wissenschaftlern, die andere aus Gesundheitsberatern und diplomierten Krankenschwestern (Mitgliedern unseres Mayo Patient and Health Education Center) bestand.

Wie bereits bei der ersten Ausgabe, so waren auch hier alle medizinischen Korrektoren Mayo-Klinikärzte. Unsere wissenschaftlichen Korrektoren sind an verschiedenen Programmen in der Klinik- oder Grundlagenforschung beteiligt. Unsere Patientenberater stehen den Patienten der Mayo-Klinik täglich mit Informationen zu Gesundheitsfragen zur Seite.

Trotz der großen Verantwortung und Belastung fanden alle Korrektoren die Zeit, die Verlässlichkeit der in diesem Buch gelieferten Gesundheitsinformationen genauestens zu prüfen. Als die Kapitel hier eintrafen, war deutlich zu sehen, dass der Inhalt der zweiten Ausgabe wesentlich verbessert worden war.

Mehrere Kapitel wurden vollständig neu verfasst. Hinzugefügt wurden neue Informationen über die Gesundheitsvorsorge, Ratschläge zur Selbsthilfe, Farbtafeln zur Diagnose und Behandlung der häufigsten Erkrankugen sowie eine Liste von Einrichtungen, die Gesundheitsinformationen bereit halten. Man könnte die Aufzählung endlos fortsetzen, das Ausschlaggebende ist jedoch: Das vorliegende Buch ist anders und besser geworden.

Wir sind vielen Menschen zu Dank verpflichtet. Ganz oben auf der Liste stehen unsere Redaktionsassistenten: Ihre Namen finden sich auf der vorherigen Seite. Unsere Patientenberater lasen die Kapitel und beantworteten Hunderte redaktioneller Nachfragen. Unser Lektorat stellte das vorläufige Seiten-Layout her und bereitete das komplette Manuskript vor – einschließlich Kürzen, Abtippen, prüfen der Querverweise und Korrektur lesen. Redakteurin war wieder LeAnn M. Stee, die die massiven Anforderungen im Redaktionsbereich mit Fleiß, Durchhaltevermögen und einer durchgehend positiven Einstellung meisterte.

Mithilfe von Computern erstellte Margery J. Lovejoy Probeabzüge der Seiten, verteilte sie an die Korrektoren und hielt das gesamte Projekt am Laufen. Unterstützt wurde sie dabei von Mary K. Horsman. Roberta J. Schwarzt koordinierte den Produktionsvorgang und sorgte dafür, dass kürzen, setzen und korrigieren synchron abliefen. Unsere Hauptkorrektorin und -prüferin war wieder Mary L. Schwager.

Die Mitglieder unserer Abteilung Visuelle Präsentation waren für die gezeichneten und farbigen Abbildungen, sowie für die Koordination des Grafikdesigns zuständig. Unsere Art-Direktorin Karen E. Barrie verlieh dem Buch ein neues Design, entwickelte das ansprechende, neue Format und wählte das neue Schriftbild aus. Außerdem war sie für das Seiten-Layout verantwortlich, koordinierte die Konvertierung des Buches in DTP und erteilte unzählige Ratschläge aus ihrem Fachbereich. Unterstützt wurde sie von der Grafikdesignerin Kathryn K. Shepel. Während ihrer Zusammenarbeit lösten sie alle Designprobleme und verbesserten das Erscheinungsbild jeder Seite.

Nancy A. Moltaji – Archivarin für visuelle Informationen – lieferte die zum Einscannen benötigten Zeichnungen und Fotos von Thomas F. Flood, der mit Fleiß und Durchhaltevermögen Hunderte von Abbildungen und Fotos verarbeitete. Ronald R. Ward, Leiter der Abteilung Grafikdesign, fungierte als Projektberater und ermöglichte einen reibungslosen Arbeitsablauf.

Wir hatten das Glück, wieder die Dienste des Zeichners John V. Hagen in Anspruch nehmen zu können, der bereits die Farb- und Schwarzweißzeichnungen der ersten Ausgabe anfertigte. John aktualisierte einige bestehendenZeichnungen und fertigte in Zusammenarbeit mit Michael A. King die wundervollen Farbtafeln: Diagnose und Behandlung der häufigen Erkrankungen an. John fertigte die Skizzen und Mike bearbeitete sie auf einem modernen Computer. Beide erhielten bereits zahlreiche Preise für ihre medizinischen Zeichnungen in verschiedenen Mayo-Publikationen. Die Röntgenaufnahmen, mit denen Dr. J. William Charboneau dieses künstlerische und informative Werk vervollständigte, stammen aus den Archiven der Mayo-Klinik.

Unsere Bildarchivare Jayne H. Feind, Sharon S. Puhl, Lori K. Rehbein, Karlene M. Schulz und Erica R. Smith aus unserer dermatologischen Abteilung, halfen mit, für einige Bilder unseres Photographic Guide to Common Skin Disorders einen Ersatz zu finden und damit die Klarheit und Aussagekraft dieser wichtigen, visuellen Informationsquelle zu verbessern.

Herausgeber ist wieder William Morrow aus New York City. Der Redaktionsleiter Toni Sciarra fand die Zeit, jedes Kapitel persönlich zu prüfen und zu bearbeiten, während ihm parallel dazu die Koordination eines großen Rdaktionsteams unterstand, mit dem wir das ganze Projekt über in Kontakt waren. Unser besonderer Dank gilt Richard Aquan, Michael Beacom, Katharine Cluverius, Michele Corallo, Kaylee Davis, Judy DeGrottole, Jacqueline Deval, Ken Lang, Barbara Levine, Al Marchioni, Michael Murphy, Tom Nau, Tom Oborski, Lisa Queen, Carolyn Robson, Sharyn Rosenblum, Stad Shands, Carol Steuer, Will Schwalbe, Deborah Weiss Geline, Ann Cahn, dem Morrow Copyediting Department und William Wright für ihre großartige Unterstützung. Der Index wurde von Sydney Wolfe Cohen erstellt. Das Buch wurde von Kingsport Press/Quebecor gedruckt.

Mein spezieller Dank geht an meine Freunde und Kollegen der Health Information Division von Mayo Medical Ventures, einschließlich Dr. Richard F. Brubaker, Rick F. Colvin, Marne J. M. Gade, Sara C. Gilliland, Gary E. Peterson, James H. Hale, Christie L. Herman, M. Lillian Haapala, Vicki L. Moore, Kristina L. Randall, Cheryl A. Nelson, Jeanne G. Paulios, Jeanne A. Schmidt, David E. Swanson und Dr. Kenneth G. Berge, dessen jahrzehntelange Erfahrungen als Arzt an der Mayo-Klinik bei der Beantwortung von Hunderten medizinischer Fragen von unschätzbarem Wert waren. (Er ist überdies ein hervorragender Autor.) Für die Koordination der Public Relations war Suzanne J. Leaf Brock von unserer Kommunikationsabteilung zuständig. Vielen Dank auch an Arthur Klebanoff von der Scott Meredith Literary Agency für seine Energie, Kreativität und Ratschläge.

Zum Abschluss noch ein besonderer Dank an meine Frau Julie und die Kinder Kirstin, Benjamin und Jonathan, die mich mit ihrer Begeisterung und Geduld in den vielen Stunden bis zur Fertigstellung dieses Projektes begleiteten.

Im Folgenden sind die über 400 ehemaligen und neu hinzu gekommenen Mitarbeiter dieser zweiten Ausgabe aufgelistet:

Verwaltung
Richard C. Edwards
Bruce M. Kelly
Diane E. Quackenbush, R.N.
Alan R. Schilmoeller
David H. Senjem
Richard C. Spavin
David J. Sperling
Stephen Q. Sponsel
Sharon A. Tennis, R.N.

Allergien
Virginia A. Gosselin, R.N.
Lowell L. Henderson, M.D.
James T. Li, M.D.
Richard G. Van Dellen, M.D.

Anatomie
Stephen W. Carmichael, Ph.D.

Anästhesie
Bradly J. Narr, M.D.

Biochemie & Molekularbiologie
Andrea H. Lauber, Ph.D.
Nita J. Maihle, Ph.D.
Thomas C. Spelsberg, Ph.D.

Mammographie & Brustchirurgie
Cindy M. Boyum, R.N.
Jennifer H. Hazelton, R.N.

Herz-Kreislauf-Erkrankungen
William T. Bardsley, M.D.
Robert O. Brandenburg, M.D.
John F. Bresnahan, M.D.
Alice M. Flood, R.N.
Gerald T. Gau, M.D.
Raymond J. Gibbons, M.D.
Stephen C. Hammill, M.D.
David R. Holmes, Jr., M.D.
Stephen L. Kopecky, M.D.
Thomas E. Kottke, M.D.
Michael D. McGoon, M.D.
Fletcher A. Miller, M.D.
Sharon A. Neubauer, R.N.
Rick A. Nishimura, M.D.
Jae K. Oh, M.D.
Richard J. Rodeheffer, M.D.
Clarence Shub, M.D.
Lois A. Thorkelson, R.N.
Douglas L. Wood, M.D.

Klinik für Herz-Kreislauf-Erkrankungen
Thomas Allison, Ph.D.

Geistliche Beratung
Warren D. Anderson, M. Div.
Clyde J. Burmeister, M. Div.

Kommunikation
Suzanne J. Leaf-Brock

Spezialisten für Zahnheilkunde
Ronald P. Desjardins, D.M.D.
Joseph A. Gibilisco, D.D.S.
Victoria L. Zook
Bruce A. Lund, D.D.S.
A. Howard Sather, D.D.S.
Phillip J. Sheridan, D.D.S.

Dermatologie
David G. Brodland, M.D.
Charles H. Dicken, M.D.
Sigfrid A. Muller, M.D.
Henry W. Randle, M.D.
Randall K. Roenigk, M.D.

Dermatologisches Bildarchiv
Jayne H. Feind
Sharon S. Puhl
Lori K. Rehbein
Karlene M. Schulz
Erica R. Smith
Donna M. Whipple

Erziehung & berufliche Entwicklung
Katherine J. Flippin, R.N.

Notfallmedizin
Thomas D. Meloy, M.D.

Endokrinologie
Michael D. Brennan, M.D.
Paul C. Carpenter, M.D.
Ian D. Hay, M.D.
Sundeep Khosla, M.D.
Edward G. Lufkin, M.D.
Roger L. Nelson, M.D.
Todd B. Nippoldt, M.D.
P. J. Palumbo, M.D.
Donald A. Scholz, M.D.
Suzanne L. Woolman, R.N.

Allgemeinmedizin
John W. Bachman, M.D.

Gastroenterologie
David A. Ahlquist, M.D.
Alan J. Cameron, M.D.
Peter W. Carryer, M.D.
Albert J. Czaja, M.D.
Eugene P. DiMagno, M.D.
Willard S. Gamble, M.D.
Christopher J. Gostout, M.D.
Kenneth A. Huizenga, M.D.
Mark V. Larson, M.D.
Edward V. Loftus, Jr., M.D.
Barbara J. Nelson
Albert D. Newcomer, M.D.
Jean Perrault, M.D.
Michael K. Porayko, M.D.
Charlene M. Prather, M.D.
Alfred J. Schei
Kenneth W. Schroeder, M.D.
Johnson L. Thistle, M.D.
William J. Tremaine, M.D.
Russell H. Wiesner, M.D.

Hämatologie
Edwin D. Bayrd, M.D.
Dennis A. Gastineau, M.D.
Morie A. Gertz, M.D.
H. Clark Hoagland, M.D.
C. Christopher Hook, M.D.
Chin-Yang Li, M.D.
William L. Nichols, M.D.
Robert L. Phyliky, M.D.

Bluthochdruck
Gary L. Schwartz, M.D.

Immunologie
Paul J. Leibson, M.D.

Infektionskrankheiten
Juanita D. Heikes, R.N.

Innere Medizin
Darryl S. Chutka, M.D.
Joanne H. Heathman, R.N.
Janet Vittone, M.D.

Labormedizin & Pathologie
Curtis L. Bakken, M.D.
Paul G. Belau, M.D.
Keith E. Holley, M.D.
Jurgen Ludwig, M.D.
S. Breanndan Moore, M.D.
Jeffrey L. Myers, M.D.

Rechtsberatung
Jill A. Beed, J.D.
Ann E. Decker, J.D.
Francis Helminski, J.D.
Benjamin R. Hippe, J.D.
Kathleen A. Meyerle, J.D.

Archiv
Dottie M. Hawthorne
Karen E. Larsen
Jean M. McDowall

Mayo Medical Ventures
Ann M. Allen
Richard F. Brubaker, M.D.
Michael A. Casey
Rick F. Colvin, J.D.
Jo Ann Fox
Marne J. M. Gade
Sara C. Gilliland
M. Lillian Haapala
Jody M. Hagan
James H. Hale
Christie L. Herman
Kenneth L. Kurth
Vicki L. Moore
Daniel M. Newton
Jeanne G. Paulios
Judy W. Payne, R.N.
Gary E. Peterson
Kristina L. Randall
Mary L. Rysavy
Jeanne A. Schmidt
Joanne M. Souhrada
Cheryl A. Nelson
Steven P. Van Nurden

Medizinische Genetik
Gordon W. Dewald, Ph.D.
Noralane M. Lindor, M.D.
Virginia Michels, M.D.

Nephrologie
Nancy L. Driscoll, R.N.

Neurochirurgie
Dudley H. Davis, M.D.
Michael J. Ebersold, M.D.
David G. Piepgras, M.D.

Neurologie
Andrea C. Adams, M.D.
J. Eric Ahlskog, M.D.
Allen J. Aksamit, M.D.
Robert D. Brown, Jr., M.D.
J. Keith Campbell, M.D.
Gregory D. Cascino, M.D.
Terrence L. Cascino, M.D.
Bruce A. Evans, M.D.
Gilbert R. Gonzales, M.D.
Frank M. Howard, Jr., M.D.
William J. Litchy, M.D.
Kathleen M. McEvoy, M.D.
James F. Mellinger, M.D.
John H. Noseworthy, M.D.
Ronald C. Petersen, M.D.

Zentrum für Nikotinsucht
Kay M. Eberman

Ernährung/Diätetik
Margaret R. Baker, R.D.
Margaret M. Gall, R.D.
Diane M. Huse, R.D.
Therese K. Liffrig, R.D.
Kathleen A. Lipari, R.D.
Karen E. Moxness, R.D.
Diane L. Olson, R.D.
Rose J. Prissel, R.D.
Charla K. Schultz, R.D.
Jacalyn A. See, R.D.
N. Nicole Spelhaug, R.D.
Susan P. Starkson, R.D.

Geburtshilfe & Gynäkologie
Arla J. Bernard, R.N.
Robert J. Breckle
Virginia M. Caspersen, R.N.
Mary E. Cook, R.N.
Lisa D. Erickson, M.D.
Roger W. Harms, M.D.
Edward O. Jorgensen, M.D.
Thomas M. Kastner, M.D.
Linda K. Letts, R.N.
George D. Malkasian, Jr., M.D.
Tammy A. Mulholland
Steven J. Ory, M.D.
Robert G. Rosenquist
Richard E. Symmonds, M.D.
Ann E. Teske, R.N.

Onkologie
David L. Ahmann, M.D.
Ann L. Bartlett, R.N.
Donna L. Betcher, R.N.
Edward T. Creagan, M.D.
M. Margaret Gillard, R.N.
Harry J. Long, M.D.
Michael J. O'Connell, M.D.
Paula J. Schomberg, M.D.
Kay M. B. Thiemann

Ophthalmologie
Keith H. Baratz, M.D.
George B. Bartley, M.D.
Paul G. Belau, M.D.
Richard F. Brubaker, M.D.
George G. Hohberger, M.D.
Thomas P. Link
Jay A. Rostvold

Orthopädie
Peter C. Amadio, M.D.
Donald C. Campbell II, M.D.
Sherwin Goldman, M.D.
James L. Graham, D.P.M.
Bernard F. Morrey, M.D.
Hamlet A. Peterson, M.D.
William J. Shaughnessy, M.D.
Thomas C. Shives, M.D.
Michael J. Stuart, M.D.

Hals-Nasen- und Ohrenkrankheiten
Christopher D. Bauch, Ph.D.
George W. Facer, M.D.
Ray O. Gustafson, M.D.
Thomas J. McDonald, M.D.
Cynthia R. McHugh
Anna Mary Peterson
Colleen M. Possehl
Martin S. Robinette, Ph.D.

Patientengesundheit & Erziehung
Susan L. Ahlquist, R.N.
A. Renee Bergstrom
Jeanne M. Ferguson
Eve M. Gehling, R.D.
Margaret C. Harmon, R.N.
Marie A. Ivnik, R.N.
Margo E. Kroshus, R.N.
Diane K. Linbo
Carol J. Mathison
Debra K. McCauley, R.N.
Beverly R. Osmundson, R.N.
Daylene P. Petersen
Deanna M. Radtke
Jane L. Satre, R.N.
Marilyn J. Smith, R.N.
Laurie Jo Vlasak, R.N.
Donna M. Wohlhuter, R.N.

Allergien bei Kindern
Edward J. O'Connell, M.D.
Martin I. Sachs, D.O.
John W. Yunginger, M.D.

Kinderkardiologie
David J. Driscoll, M.D.
William H. Weidman, M.D.

Kinderhämatologie & -onkologie
Carola A. S. Arndt, M.D.
Gerald S. Gilchrist, M.D.

Neonatologie
Fredric Kleinberg, M.D.

Pädiatrie
Daniel D. Broughton, M.D.
Edmund C. Burke, M.D.
Roy F. House, Jr., M.D.
Richard D. Olsen, M.D.
K. Hable Rhodes, M.D.
Julia A. Rosekrans, M.D.
Patricia S. Simmons, M.D.
Helen E. Walker, R.N.

Pharmazie
James E. Glaser, R.Ph.
Todd M. Johnson, Pharm.D.
Joseph P. Kostick, R.Ph.

Physikalische Medizin & Rehabilitation
Robert W. DePompolo, M.D.
Tom R. Garrett
Timothy J. Madson
Mehrsheed Sinaki, M.D.
Jack E. Thomas
Jeffrey M. Thompson, M.D.
Gudni Thorsteinsson, M.D.
Lloyd T. Wood, M.D.

Präventivmedizin
Melvin A. Amundsen, M.D.
Richard A. Owen, M.D.
Donald R. Nichols, M.D.

Psychiatrie
Nanci A. Bernard
Richard E. Finlayson, M.D.
John E. Huxsahl, M.D.
Ted R. Laska
Ellen J. Lichty
Linda M. Minor, R.N.
Pat M. Oja, R.N.
Lloyd A. Wells, M.D.

Psychologie
Donald Eugene Williams, Ph.D.

Herausgeber

Mary K. Horsman
Margery J. Lovejoy
Mary L. Schwager
Roberta J. Schwartz
LeAnn M. Stee

Strahlenschutz
Joel E. Gray, Ph.D.
Richard J. Vetter, Ph.D.

Radiologie
Thomas H. Berquist, M.D.
Harley C. Carlson, M.D.
Richard L. Ehman, M.D.
Lee A. Forstrom, M.D.
John J. Gisvold, M.D.
E. Meredith James, M.D.
Michael J. Kiely, M.D.
George H. Klann
Andrew J. LeRoy, M.D.
Gary M. Miller, M.D.
Kristie J. Nelson
LeeAnna J. Tomasek
Steven L. Williams
Gregory A. Wiseman, M.D.

Rheumatologie
Thomas W. Bunch, M.D.
Sherine E. Gabriel, M.D.
W. Leroy Griffing, M.D.
Thomas G. Mason, M.D.
John G. Mayne, M.D.
Charles H. McKenna, M.D.
Audrey M. Nelson, M.D.
John W. Worthington, M.D.

Sprachpathologie
Arnold E. Aronson, Ph.D.
Joseph R. Duffy, Ph.D.
Robert L. Keith
Jack E. Thomas

Sozialdienste
Mary E. Ely

Chirurgie
Philip E. Bernatz, M.D.
Richard M. Devine, M.D.
John H. Donohue, M.D.
Clive S. Grant, M.D.
Melissa J. Lushinsky
Christopher G.A. McGregor, M.D.
Thomas A. Orszulak, M.D.
Robert J. Spencer, M.D.
C. Robert Stanhope, M.D.
Geoffrey B. Thompson, M.D.
Jonathan A. van Heerden, M.B.,Ch.B.
John E. Woods, M.D.

Thoraxerkrankungen
Howard A. Andersen, M.D.
W. Mark Brutinel, M.D.
Kathryn A. Cummings
Eric S. Edell, M.D.
Peter J. Hauri, Ph.D.
Ashokakumar M. Patel, M.D.
Udaya B. S. Prakash, M.D.
Jay H. Ryu, M.D.
Paul D. Scanlon, M.D.
Bruce A. Staats, M.D.
Robert W. Viggiano, M.D.

Urologie
David M. Barrett, M.D.
Michael L. Blute, M.D.
Karen M. Hyland, R.N.
Stephen A. Kramer, M.D.
Renee E. Kromrey, R.N.
Frank J. Leary, M.D.
Ronald W. Lewis, M.D.
Michael M. Lieber, M.D.
Robert P. Myers, M.D.
David E. Patterson, M.D.
Joseph W. Segura, M.D.

Visuelle Informationen
James G. Bambenek
Karen E. Barrie
Robert C. Benassi
Vincent P. Destro
Thomas F. Flood
Mary T. Frantz
John V. Hagen
Elman A. Hanken
Joseph M. Kane
Michael A. King
Nancy A. Moltaji
Kristi Lee Ostrom
Kathryn K. Shepel
Carol J. Sparrow
Ronald R. Ward
Randy J. Ziegler

Autoren
Susie Blackmun
Felicia Busch, R.D.
Terry Jopke
Lynn Madsen
Beverly K. Parker
Deborah J. Shuman
Cathy Stroebel
Ruth Taswell
Robin E. S. Taylor
Beth A. Watkins

Dank an alle, die im und außerhalb des Mayo Medical Center an diesem außergewöhnlichen Werk mitgearbeitet haben.

David E. Larson, M.D.
Chefredakteur

Inhalt

Hinweise zur Verwendung des Buches xiii

Dieser Teil enthält praktische Informationen über den Aufbau des Buches, über Inhalt und Zweck jedes Kapitels, sowie Tipps zum schnelleren Auffinden der Informationen und zum Erkennen von Symptomen.

Teil I: Fit bis ins hohe Alter 1

Von der Geburt bis ins hohe Alter sind die körperlichen und emotionalen Bedürfnisse des Menschen einem ständigen Wandel unterworfen. In diesem einleitenden Teil werden Wachstum und Entwicklung des Menschen beschrieben und zahlreiche Gesundheitsprobleme angesprochen, die im Lauf des Lebens auftreten können.

Teil II: Gesund bleiben 249

Zur Erhaltung und Verbesserung der Gesundheit gehören richtige Ernährung, regelmäßige Bewegung, Körperpflege und das Meiden von schädlichen Angewohnheiten und Suchtmitteln. Alle diese Maßnahmen werden hier behandelt. Außerdem finden sich in diesem Teil Sicherheitstipps für zu Hause bzw. außerhalb des Hauses, Informationen über Umweltprobleme und Tipps zur Erhaltung der Gesundheit auf Auslandsreisen.

Teil III: Erste Hilfe und Notfallversorgung 387

Wie tut man bei Schnittwunden, hohem Fieber, Krämpfen oder Brustschmerzen? Dieses Kapitel beinhaltet leicht verständliche, praktische Informationen zu häufigen Gesundheitsproblemen – vom leichten Nasenbluten oder Sonnenbrand bis hin zu lebensbedrohlichen Zuständen wie Atemwegobstruktion oder Herzinfarkt. Ein schnelles Auffinden dieses Kapitels wird durch die blauen Ecken erleichtert.

Teil IV: Häufige und seltene Erkankungen des Menschen 455

Dieser Teil liefert ausführliche Beschreibungen von Symptomen, Ursachen, Diagnose, Schweregrad und Behandlungsmethoden für über 1 000 häufige und seltene Erkrankungen und Beschwerden.

Teil V: Medizinische Versorgung 1235

Dieser Teil ist eine Einführung in die Komplexität moderner Schulmedizin. Einige Kapitel tragen zum besseren Verständnis von Krebserkrankungen bei bzw. beschäftigen sich mit dem Umgang mit Todkranken. Es finden sich außerdem spezielle Tipps zum Verständnis bzw. Gebrauch der unzähligen Behandlungsmethoden, die heute zur Verfügung stehen.

Anhang 1363

Index 1398

> *»Ziel der Gesundheitserziehung ist es, die Lebens-*
> *weise zu ändern und Männern, Frauen und Kin-*
> *dern zu zeigen, wie sie ihren Körper gesund halten.«*
>
> C. H. Mayo, 1932

Hinweise zur Verwendung des Buches

Das vorliegende »Mayo Clinic Gesundheitsbuch« beantwortet Fragen und liefert umfassende, praxisbezogene, leicht verständliche und zuverlässige Informationen über eine gesunde Lebensweise.

Der Aufbau

Das Buch besteht aus fünf Teilen. Teil I, II und III beschäftigen sich mit Wachstum und Entwicklung des Menschen, altersbedingten Veränderungen, Krankheitsvorsorge und ungesunden Lebensgewohnheiten. Teil IV und V befassen sich mit Erkrankungen, deren Diagnose und Behandlung, sowie der modernen medizinischen Vorsorge.

Im Folgenden wird erklärt, wie die Teile und Kapitel im Einzelnen aufgebaut sind:

Teil I: Fit bis ins hohe Alter

Wenn Sie ein Kind erwarten oder mehr über normale Veränderungen oder Gesundheitsprobleme bei Ihren Kindern, Eltern oder sich selbst erfahren möchten, dann ist Teil I der richtige Abschnitt für Sie.

Die verschiedenen Kapitel behandeln jeden Lebensabschnitt: angefangen beim Neugeborenen und Kleinkind, über Kindergarten- und Schulkinder, bis hin zu Teenagern, jungen Erwachsenen, älteren Menschen und Senioren.

Außerdem zeigt Ihnen ein 16-seitiger Farbatlas die komplette Anatomie des Menschen auf, von Knochen und Muskeln über die inneren Organe bis hin zum Immunsystem.

Teil II: Gesund bleiben

Die richtige Lebensweise ist der Schlüssel zu einem erfüllten Leben. Dieser Teil behandelt Themen wie Ernährung, Bewegung, Alltagsstress, Rauchen, Alkohol und Medikamente. Weitere Punkte sind Sicherheit, Zahnpflege, unsere Umwelt und Auslandsreisen.

Teil III: Erste Hilfe

In diesem Abschnitt finden Sie umfassende, leicht verständliche Informationen über Notfallsituationen, wie sie tagtäglich auftreten können.

Teil IV: Erkrankungen des Menschen

Seit Jahrzehnten verfügt die Mayo-Klinik über die neuesten und besten Informationen bezüglich Erkrankungen des Menschen. Im vorliegenden Teil finden Sie detaillierte Informationen über Erkrankungen und es werden häufigste, aber auch die selteneren Gesundheitsprobleme betrachtet.

Zu Beginn jedes Eintrags werden die Symptome aufgelistet. Danach folgt eine Beschreibung der Krankheit und die Vorgehensweise bei der Diagnosestellung. Häufig wird auch der reale oder potenzielle Schweregrad der Erkrankung beschrieben. Es werden Therapieformen, einschließlich Medikamente, Operationen oder auch Selbsthilfe vorgestellt.

Geistige Gesundheit, Frauen- und Männerbeschwerden, sowie partnerschaftliche Gesundheitsprobleme werden angesprochen. Zu Teil IV gehören 8-seitige Farbtafeln über die Diagnose und Behandlung der häufigsten Erkrankungen und 16-seitige Farbtafeln der häufigsten Hauterkrankungen.

Teil V: Medizinische Versorgung

Ziel von Teil V ist es, die immer komplexer werdende Schulmedizin für den Laien verständlich zu machen. Die einzelnen Kapitel befassen sich mit dem Gesundheitssystem, der modernen Pharmazie und Medikamenten. Ein Kapitel beschäftigt sich mit der Krebsvorsorge sowie dem Verständnis und Umgang mit Krebskranken. In einem einfühlsam verfassten Kapitel wird Ihnen Hilfe angesichts todkranker Menschen geboten und Ratschläge in Bezug auf Heim- und Altenpflege werden erteilt. Am Schluss werden medizinische Tests beschrieben.

Anhang

Das Buch wird durch ein umfassendes Glossar aus den Bereichen Medizin, Anatomie und Gesundheitsvorsorge abgerundet. Zudem enthält es eine Liste von Organisationen, die Informationen über Ihre Gesundheit bereit halten.

Auffinden von Informationen

Damit Sie bestimmte Informationen schnell auffinden können, enthält die erste Seite jedes Teils ein Inhaltsverzeichnis der in diesem Teil behandelten Themen. Zu Beginn jedes Kapitels finden Sie eine Auflistung der darin behandelten Themen. Im gesamten Buch finden sich Querverweise und am Schluss ein ausführlicher Index.

Symptomdeutung

Wenn es Ihnen gut geht, dann machen das Leben, die Arbeit und die Freizeit Spaß und Sie freuen sich auf ein gutes Essen, die Familie und Freunde. Sie haben keine Schmerzen, die Ihre Lebensqualität beeinträchtigen.

Der umgekehrte Fall tritt ein, wenn Sie sich krank fühlen, Schmerzen haben und Ihr Leben nicht so gestalten können, wie Sie es gerne würden.

Krankheitssymptome zu erkennen ist Kernpunkt jeder Gesundheitsvorsorge. Aus diesem Grund ist es auch der wichtigste Bestandteil in der modernen Schulmedizin und in diesem Buch. Stechende Kopfschmerzen, chronischer Husten, kleine und größere Veränderungen an Ihrem Körper – diese Anzeichen können möglicherweise wertvolle Informationen für Sie oder Ihren Arzt darstellen.

Das vorliegende Buch möchte Sie nicht zu einer Selbstdiagnose überreden. Kein Buch kann Ihren Arzt ersetzen, der ein langjähriges Medizinstudium, eine klinische Ausbildung und vielfältige praktische Erfahrung mitbringt. Das Buch kann Ihnen jedoch dabei helfen, den eigenen Körper und Geist besser zu verstehen und sich aktiver an der Gesundheitsvorsorge zu beteiligen.

Tatsache ist, dass Sie über Ihre persönlichen Symptome und Körpersignale sehr gut Bescheid wissen. Sie leben schließlich damit. Wenn sich die Symptome ändern, dann bemerken Sie es zuerst, nicht Ihr Arzt. Mit Hilfe des Mayo Clinic Gesundheitsbuches können Sie gesundheitliche Probleme erkennen und Ihren Körper besser verstehen.

Da sich dieses Buch mit Ihrer persönlichen Gesundheit beschäftigt, kann es damit zu Ihrem wertvollsten, praktischen Ratgeber werden. Wir hoffen, dass Sie es oft zur Hand nehmen werden und Ihnen die darin enthaltenen Informationen – unterstützt durch den Rat Ihres Hausarztes – sowohl Ihnen selbst als auch Ihrer ganzen Familie zu einem gesünderen, langen Leben verhelfen werden.

Anordnung der Einträge

Für schnellen und leichten Informationszugriff wurden die meisten Einträge wie auf der gegenüberliegenden Seite dargestellt vorgenommen:

**Name der
Erkrankung**

**Schlüssel-
symptome**

**Beschreibung der
Erkrankung**

**Erkennen der
Krankheit**

Mögliche Folgen

Erweiterung der Hauptschlagader (Aortenaneurysma)

Symptome
• Häufig treten keine Symptome auf
• Erschütterungen (Pulsationen) in der Bauchregion

Die abnorme Ausweitung einer Arterie wird als Aneurysma bezeichnet. Wenn sich eine schwache Gefäßwand infolge des Blutstroms ausdehnt, entsteht oft eine solche ovale Auswölbung.

Aneurysmen treten an allen Blutgefäßen auf, so beispielweise an den größeren im Gehirn (→ Schlaganfall, S. 461) und an den kleineren im ganzen Körper, am häufigsten jedoch an der Aorta, der großen Körperschlagader. Aortenaneurysmen bilden sich oft unmittelbar unter den Nieren, oberhalb der Stelle, an der die Aorta im Bauchraum sich in die großen Beinarterien gabelt (Abdominales Aortenaneurysma).

Man nimmt an, dass abdominale Aortenaneurysmen zum größten Teil aus einer Arterienverkalkung resultieren und dass Risikofaktoren wie hoher Blutdruck (Hypertonie) zur ihrer Entwicklung beitragen.

Neben der Ausweitung des arteriellen Blutgefäßes sind Ansammlungen von Cholesterin, Kalzium und kleinen Blutgerinnseln kennzeichnend für ein Aneurysma. Die geschwächten Muskelfasern in der Gefäßwand zerfallen. An ihre Stelle tritt vernarbtes Gewebe. Trotz all dieser Veränderungen kann der Durchmesser des zentralen Arterienkanals insgesamt ungefähr normal bleiben.

Abdominale Aortenaneurysmen treten meistens bei über 60-Jährigen auf, wobei Männer häufiger betroffen sind als Frauen.

Diagnose
Oft gibt es keine Symptome. In fortgeschrittenem Stadium können jedoch Schmerzen im Bauch und in der unteren Rückenregion auftreten.

Zur abnormalen Ausweitung einer Arterie (Aneurysma) kann es überall im Körper kommen. Am häufigsten sind Aneurysmen jedoch im Pars abdominalis der Aorta direkt unterhalb der Nieren. Die schwachen Gefäßwände wölben sich im Laufe der Zeit aus und das Aneurysma kann dann durchschnittlich rund 3 bis 6 Millimeter pro Jahr wachsen.

Wie gefährlich ist ein Aneurysma?
Abdominale Aortenaneurysmen können lebensgefährlich sein und werden oft erst bei der Autopsie festgestellt. Wie Herzkrankheiten gelten sie als »lautlose Killer«. Wird die Krankheit jedoch rechtzeitig entdeckt, kann sie auf sehr effektive Weise chirurgisch behandelt werden.

Bei manchen Menschen heben sich die Gewebeschichten der Gefäßwand voneinander ab (Dissektion, Aneurysma dissecans), was sofort, oft durch operative Entfernung der betroffen Arterie, behandelt werden muss.

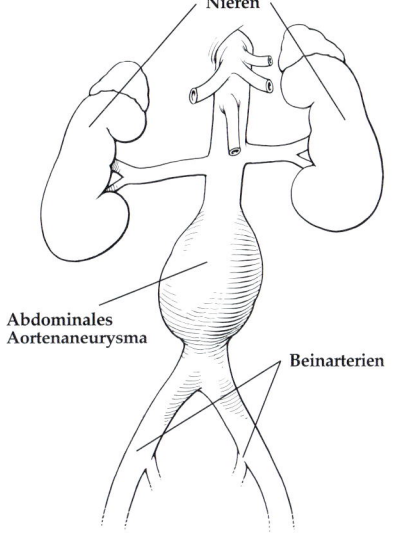

Nieren

Abdominales
Aortenaneurysma

Beinarterien

**Informative
Abbildung**

Zur abnormen Ausweitung einer Arterie (Aneurysma) kann es überall im Körper kommen. Am häufigsten sind Aneurysmen im Pars abdominalis der Aorta direkt unterhalb der Nieren. Die schwachen Gefäßwände wölben sich mit der Zeit aus und das Aneurysma wächst rund 3 bis 6 mm pro Jahr.

Behandlung
Ein abdominales Aortenaneurysma lässt sich mit Medikamenten nicht wirkungsvoll behandeln. Ist es klein und zeigt keine Symptome, kann der Arzt zunächst zum Abwarten raten. Der Patient ist in seiner körperlichen Aktivität nicht eingeschränkt, muss sich jedoch regelmäßig einer Ultraschalluntersuchung oder Computertomographie unterziehen, damit eine mögliche Ausdehnung des Aneurysmas festgestellt werden kann.

Chirurgische Behandlung
In Notfällen oder als vorbeugende Maßnahme kann der Arzt die chirurgische Entfernung und Überbrückung des betroffenen Gefäßabschnitts mit Kunststoffmaterial empfehlen.

Das Risiko einer lebensgefährlichen Ruptur (Riss) steigt mit der Größe des Aneurysmas. Die Operation ist relativ sicher, wenn sie vor einer Ruptur durchgeführt wird. Von den Patienten, die nach der Ruptur operiert werden, überlebt dagegen nicht einmal jeder Zweite.

**Neuste
Informationen
über
Behandlung
und Vorsorge**

Anatomie des Menschen

Unser Körper schläft nie. Tag und Nacht werden neue Zellen gebildet, Krankheitserreger abgewehrt, Nährstoffe verarbeitet und eine Reihe physikalischer und biochemischer Vorgänge koordiniert, die alle für unsere Gesundheit und unser Wohlbefinden wichtig sind.

Der Farbatlas der Anatomie zeigt leicht verständliche Zeichnungen des menschlichen Körpers in seiner ganzen Komplexität. Auf den Zeichnungen sind Haut (die erste Barriere für Krankheitserreger), Muskeln, Knochen, Organe (die Bewegungen und Körperfunktionen kontrollieren) und das Immunsystem (in dem winzig kleine Teilchen einen nie endenden Kampf gegen Krankheitserreger führen) zu sehen. Zur Verdeutlichung sind Fotos abgebildet, die einzigartige Einblicke in verschiedene Erkrankungen bieten, die mit Hilfe bildgebender Verfahren erkannt wurden. In den letzten Jahren hat diese bemerkenswerte Technologie große Fortschritte gemacht, so dass die Ärzte Erkrankungen im Frühstadium erkennen können, wenn eine Therapie oft am Erfolg versprechendsten ist.

Inhalt

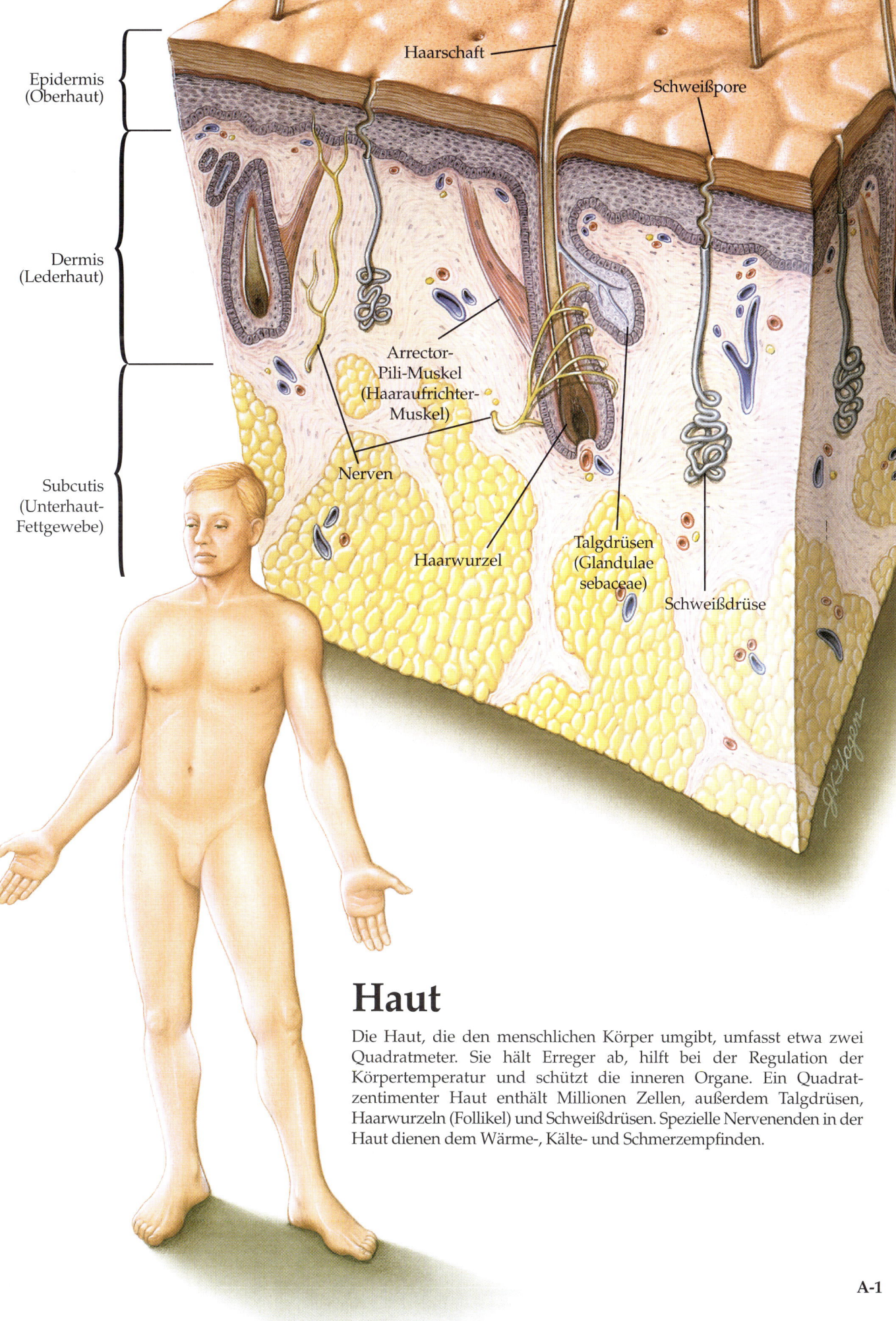

Epidermis
(Oberhaut)

Dermis
(Lederhaut)

Subcutis
(Unterhaut-
Fettgewebe)

Haarschaft

Schweißpore

Arrector-
Pili-Muskel
(Haaraufrichter-
Muskel)

Nerven

Haarwurzel

Talgdrüsen
(Glandulae
sebaceae)

Schweißdrüse

Haut

Die Haut, die den menschlichen Körper umgibt, umfasst etwa zwei Quadratmeter. Sie hält Erreger ab, hilft bei der Regulation der Körpertemperatur und schützt die inneren Organe. Ein Quadratzentimenter Haut enthält Millionen Zellen, außerdem Talgdrüsen, Haarwurzeln (Follikel) und Schweißdrüsen. Spezielle Nervenenden in der Haut dienen dem Wärme-, Kälte- und Schmerzempfinden.

A-1

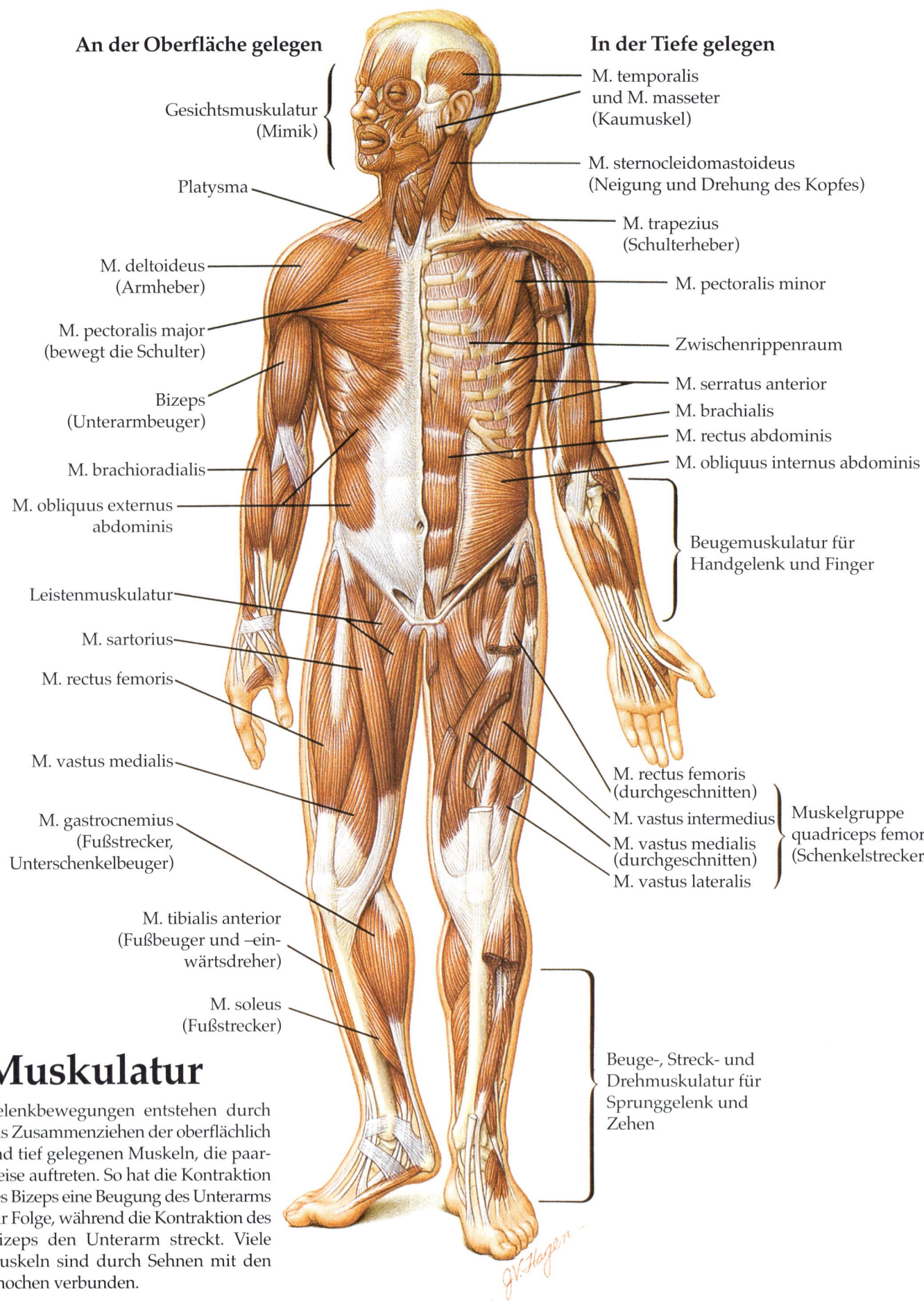

An der Oberfläche gelegen

In der Tiefe gelegen

Gesichtsmuskulatur (Mimik)

M. temporalis und M. masseter (Kaumuskel)

Platysma

M. sternocleidomastoideus (Neigung und Drehung des Kopfes)

M. trapezius (Schulterheber)

M. deltoideus (Armheber)

M. pectoralis minor

M. pectoralis major (bewegt die Schulter)

Zwischenrippenraum

M. serratus anterior

Bizeps (Unterarmbeuger)

M. brachialis

M. rectus abdominis

M. brachioradialis

M. obliquus internus abdominis

M. obliquus externus abdominis

Beugemuskulatur für Handgelenk und Finger

Leistenmuskulatur

M. sartorius

M. rectus femoris

M. vastus medialis

M. rectus femoris (durchgeschnitten)

M. vastus intermedius

Muskelgruppe quadriceps femoris (Schenkelstrecker)

M. gastrocnemius (Fußstrecker, Unterschenkelbeuger)

M. vastus medialis (durchgeschnitten)

M. vastus lateralis

M. tibialis anterior (Fußbeuger und –einwärtsdreher)

M. soleus (Fußstrecker)

Beuge-, Streck- und Drehmuskulatur für Sprunggelenk und Zehen

Muskulatur

Gelenkbewegungen entstehen durch das Zusammenziehen der oberflächlich und tief gelegenen Muskeln, die paarweise auftreten. So hat die Kontraktion des Bizeps eine Beugung des Unterarms zur Folge, während die Kontraktion des Trizeps den Unterarm streckt. Viele Muskeln sind durch Sehnen mit den Knochen verbunden.

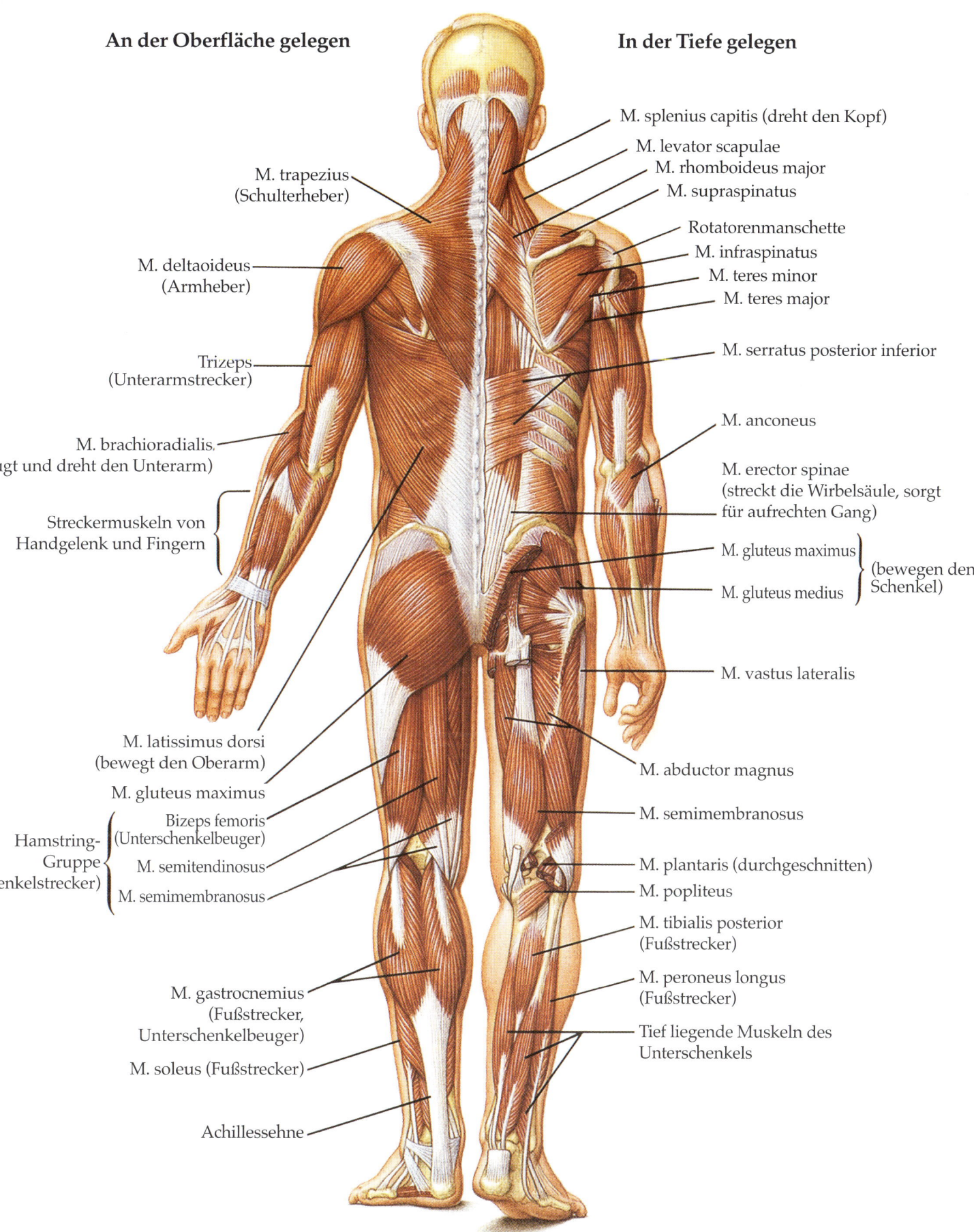

An der Oberfläche gelegen

In der Tiefe gelegen

M. splenius capitis (dreht den Kopf)

M. levator scapulae

M. rhomboideus major

M. supraspinatus

Rotatorenmanschette

M. infraspinatus

M. teres minor

M. teres major

M. trapezius
(Schulterheber)

M. deltaoideus
(Armheber)

Trizeps
(Unterarmstrecker)

M. brachioradialis
(...gt und dreht den Unterarm)

Streckermuskeln von
Handgelenk und Fingern

M. serratus posterior inferior

M. anconeus

M. erector spinae
(streckt die Wirbelsäule, sorgt
für aufrechten Gang)

M. gluteus maximus

M. gluteus medius

} (bewegen den
Schenkel)

M. vastus lateralis

M. latissimus dorsi
(bewegt den Oberarm)

M. gluteus maximus

M. abductor magnus

M. semimembranosus

Hamstring-
Gruppe
(...enkelstrecker)
{
Bizeps femoris
(Unterschenkelbeuger)

M. semitendinosus

M. semimembranosus

M. plantaris (durchgeschnitten)

M. popliteus

M. tibialis posterior
(Fußstrecker)

M. gastrocnemius
(Fußstrecker,
Unterschenkelbeuger)

M. soleus (Fußstrecker)

Achillessehne

M. peroneus longus
(Fußstrecker)

Tief liegende Muskeln des
Unterschenkels

A-3

Knochen

Aus 206 Knochen besteht der Körper. Sie alle verändern sich ständig, sorgen für Mobilität und Stütze und schützen den Körper. Manche enthalten einen weichen Kern, das Knochenmark, das die rote Blutkörperchen herstellt. Die Knochenenden, die am Gelenk zusammenlaufen, sind durch eine Knorpelschicht geschützt, die Stöße und Gewichtsbelastungen der Bewegung dämpft. Bänder halten die Gelenkteile zusammen.

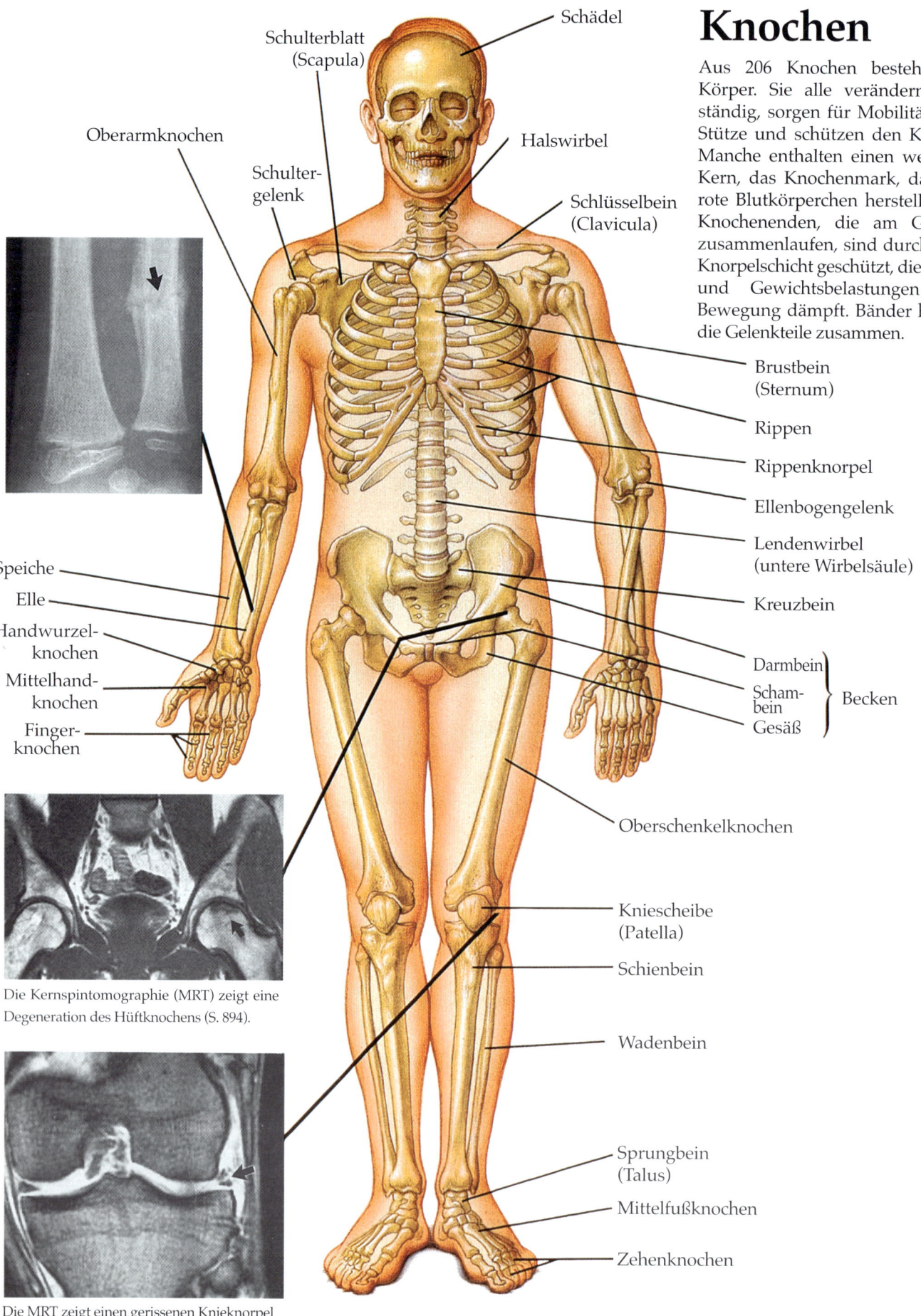

Schädel

Schulterblatt (Scapula)

Oberarmknochen

Schulter-gelenk

Halswirbel

Schlüsselbein (Clavicula)

Brustbein (Sternum)

Rippen

Rippenknorpel

Ellenbogengelenk

Lendenwirbel (untere Wirbelsäule)

Kreuzbein

Darmbein
Scham-bein   } Becken
Gesäß

Speiche

Elle

Handwurzel-knochen

Mittelhand-knochen

Finger-knochen

Oberschenkelknochen

Kniescheibe (Patella)

Schienbein

Wadenbein

Sprungbein (Talus)

Mittelfußknochen

Zehenknochen

Die Kernspintomographie (MRT) zeigt eine Degeneration des Hüftknochens (S. 894).

Die MRT zeigt einen gerissenen Knieknorpel (seitlicher Meniskus) (S. 907).

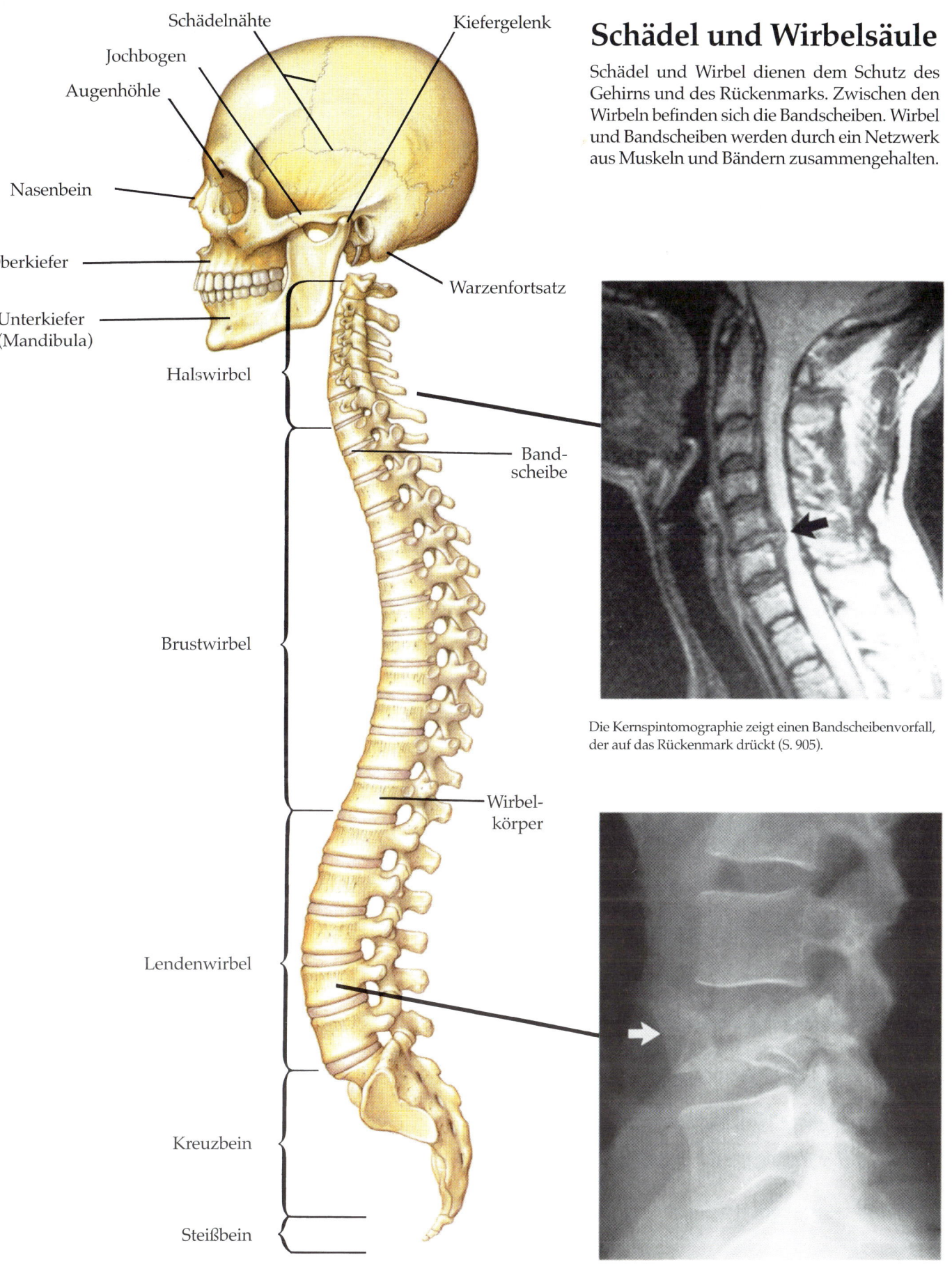

Schädel und Wirbelsäule

Schädel und Wirbel dienen dem Schutz des Gehirns und des Rückenmarks. Zwischen den Wirbeln befinden sich die Bandscheiben. Wirbel und Bandscheiben werden durch ein Netzwerk aus Muskeln und Bändern zusammengehalten.

Schädelnähte

Jochbogen

Augenhöhle

Kiefergelenk

Nasenbein

Oberkiefer

Unterkiefer
(Mandibula)

Warzenfortsatz

Halswirbel

Band-
scheibe

Brustwirbel

Wirbel-
körper

Lendenwirbel

Kreuzbein

Steißbein

Die Kernspintomographie zeigt einen Bandscheibenvorfall, der auf das Rückenmark drückt (S. 905).

Auf dem Röntgenbild ist eine Lendenwirbelfraktur zu erkennen.

A-5

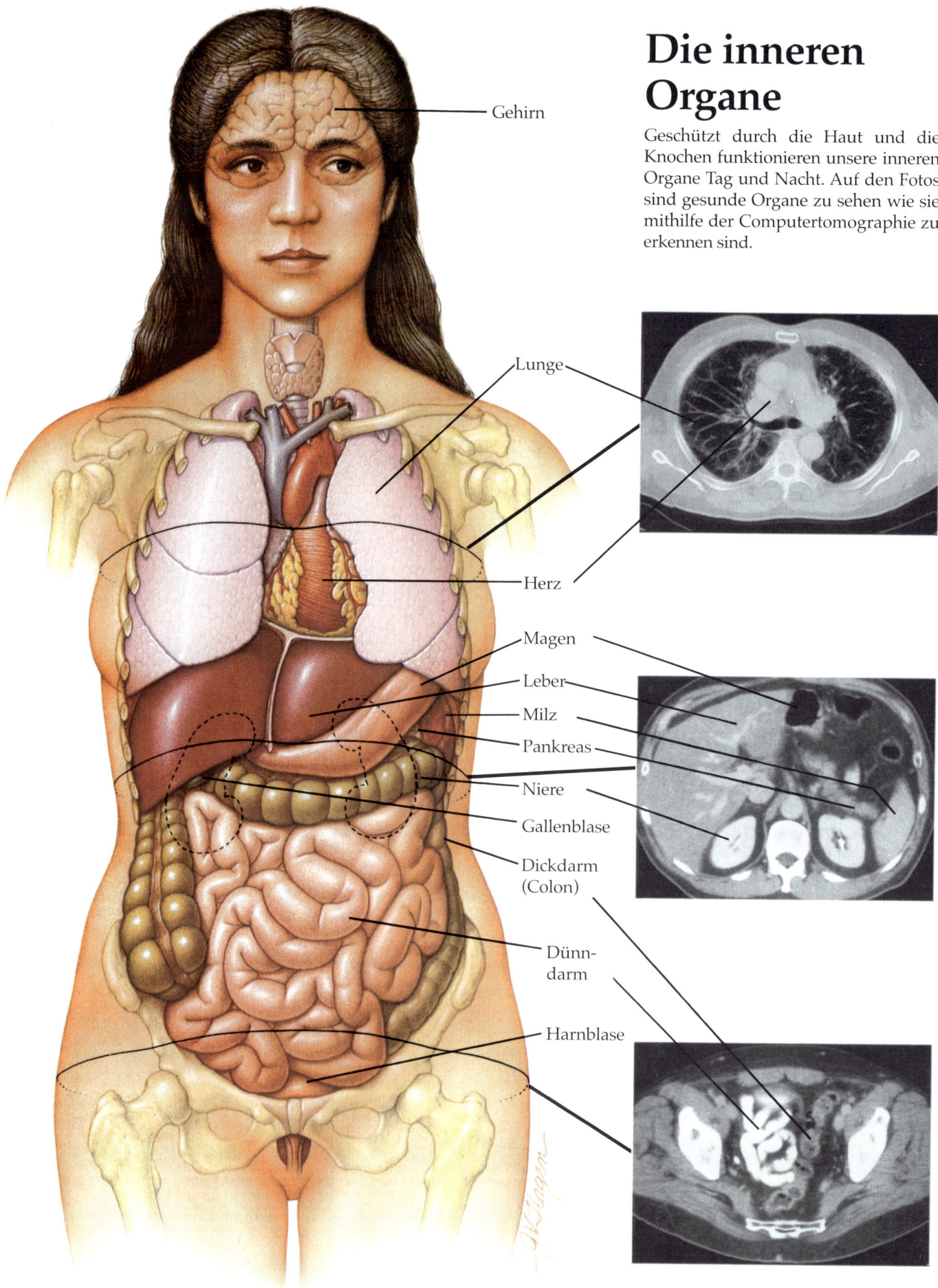

Gehirn

Die inneren Organe

Geschützt durch die Haut und die Knochen funktionieren unsere inneren Organe Tag und Nacht. Auf den Fotos sind gesunde Organe zu sehen wie sie mithilfe der Computertomographie zu erkennen sind.

Lunge

Herz

Magen

Leber

Milz

Pankreas

Niere

Gallenblase

Dickdarm (Colon)

Dünn-darm

Harnblase

Das Verdauungssystem

Die Verdauung setzt nach dem Zerkauen und Schlucken der Nahrung ein. Die Nahrung wird mit wellenartigen Bewegungen durch den Verdauungstrakt transportiert. Die Nährstoffe werden dabei aufgenommen und die Abfallprodukte ausgeschieden.

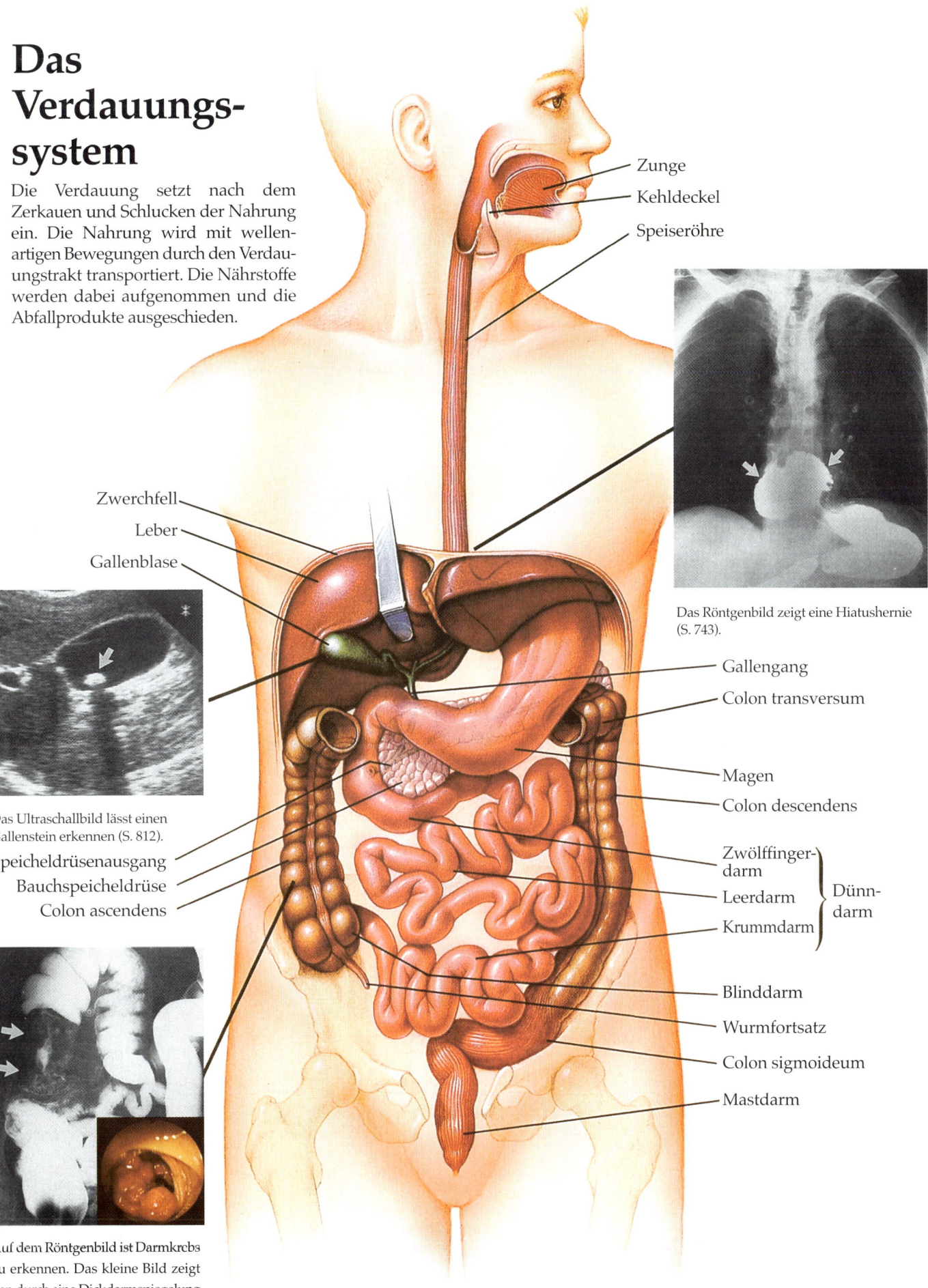

Zunge
Kehldeckel
Speiseröhre

Das Röntgenbild zeigt eine Hiatushernie (S. 743).

Zwerchfell
Leber
Gallenblase

Das Ultraschallbild lässt einen Gallenstein erkennen (S. 812).

chspeicheldrüsenausgang
Bauchspeicheldrüse
Colon ascendens

Auf dem Röntgenbild ist Darmkrebs zu erkennen. Das kleine Bild zeigt den durch eine Dickdarmspiegelung erkennbaren Krebs (S. 789).

Gallengang
Colon transversum

Magen
Colon descendens

Zwölffingerdarm
Leerdarm
Krummdarm

Dünndarm

Blinddarm
Wurmfortsatz
Colon sigmoideum
Mastdarm

Blutgefäße, Herz und Lunge

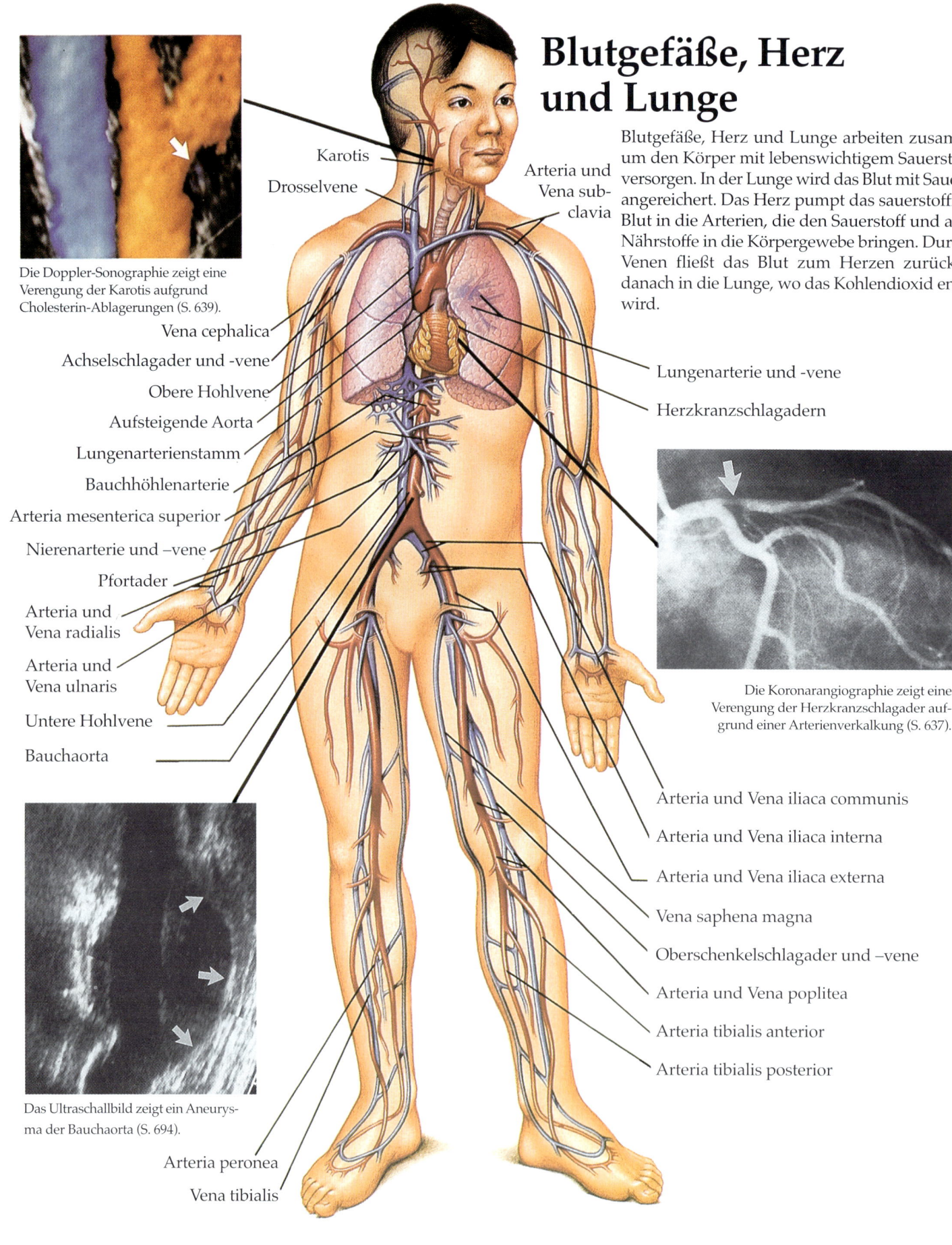

Blutgefäße, Herz und Lunge arbeiten zusamm[en] um den Körper mit lebenswichtigem Sauerstoff versorgen. In der Lunge wird das Blut mit Sauers[toff] angereichert. Das Herz pumpt das sauerstoffrei[che] Blut in die Arterien, die den Sauerstoff und and[ere] Nährstoffe in die Körpergewebe bringen. Durch [die] Venen fließt das Blut zum Herzen zurück u[nd] danach in die Lunge, wo das Kohlendioxid entfe[rnt] wird.

Die Doppler-Sonographie zeigt eine Verengung der Karotis aufgrund Cholesterin-Ablagerungen (S. 639).

Die Koronarangiographie zeigt eine Verengung der Herzkranzschlagader aufgrund einer Arterienverkalkung (S. 637).

Das Ultraschallbild zeigt ein Aneurysma der Bauchaorta (S. 694).

Karotis
Drosselvene
Arteria und Vena sub-clavia
Vena cephalica
Achselschlagader und -vene
Obere Hohlvene
Aufsteigende Aorta
Lungenarterienstamm
Bauchhöhlenarterie
Arteria mesenterica superior
Nierenarterie und –vene
Pfortader
Arteria und Vena radialis
Arteria und Vena ulnaris
Untere Hohlvene
Bauchaorta
Arteria peronea
Vena tibialis

Lungenarterie und -vene
Herzkranzschlagadern
Arteria und Vena iliaca communis
Arteria und Vena iliaca interna
Arteria und Vena iliaca externa
Vena saphena magna
Oberschenkelschlagader und –vene
Arteria und Vena poplitea
Arteria tibialis anterior
Arteria tibialis posterior

Das Herz

Das Herz ist eine Muskelpumpe mit vier Kammern, die durch Klappen verbunden sind. Das venöse Blut aus dem Körper fließt durch die obere und untere Hohlvene in den rechten Vorhof und durch die Trikuspidalklappe in die rechte Herzkammer. In der rechten Herzkammer wird das Blut durch die Pulmonalklappe über die Lungenarterien in die Lunge gepumpt. Von dort fließt das Blut über die Lungenvenen in den linken Vorhof und gelangt durch die Mitralklappe in die linke Herzkammer. Die kräftige linke Herzkammer pumpt das sauerstoffreiche Blut durch die Aortenklappe in die Aorta.

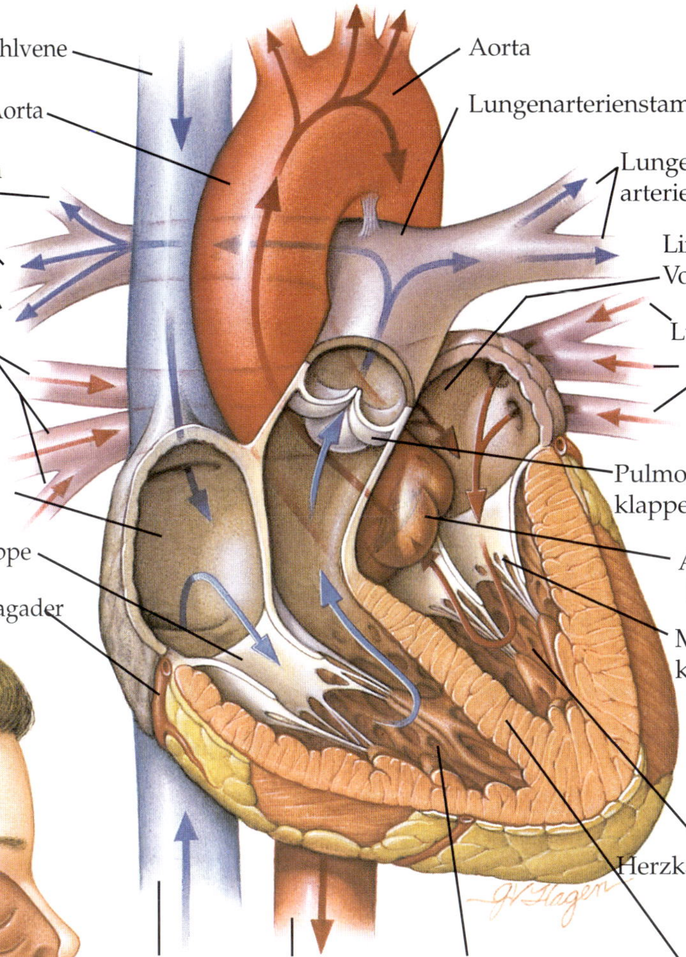

Die Lunge

Die Lunge reichert das Blut mit Sauerstoff an und entfernt das Kohlendioxid. Dieser Austausch findet in den winzigen Alveolensäckchen statt.

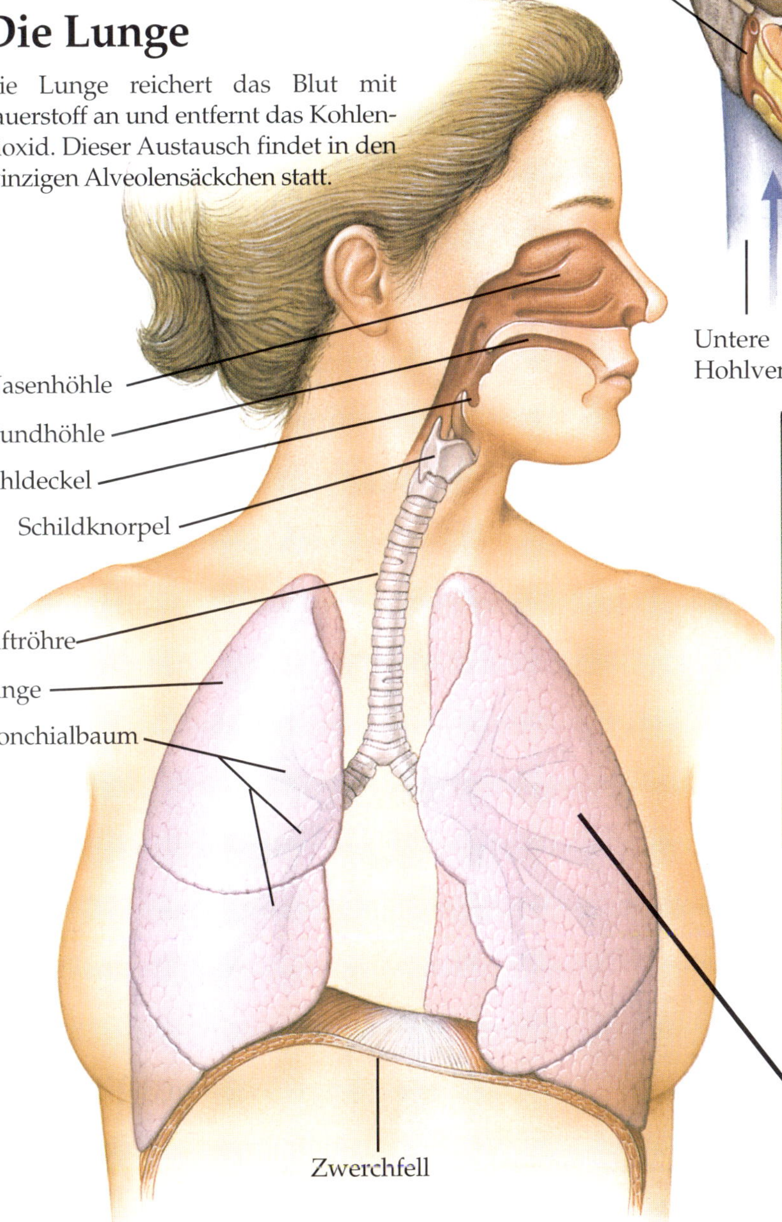

Obere Hohlvene

Aufsteigende Aorta

Lungenarterien

Lungenvenen

Rechter Vorhof

Trikuspidalklappe

Herzkranzschlagader

Aorta

Lungenarterienstamm

Lungen arterien

Linker Vorhof

Lungen venen

Pulmonalklappe

Aortenklappe

Mitralklappe

Linke Herzkammer

Untere Hohlvene

Absteigende Aorta

Rechte Herzkammer

Kammerscheidewand

Nasenhöhle

Mundhöhle

Kehldeckel

Schildknorpel

Luftröhre

Lunge

Bronchialbaum

Zwerchfell

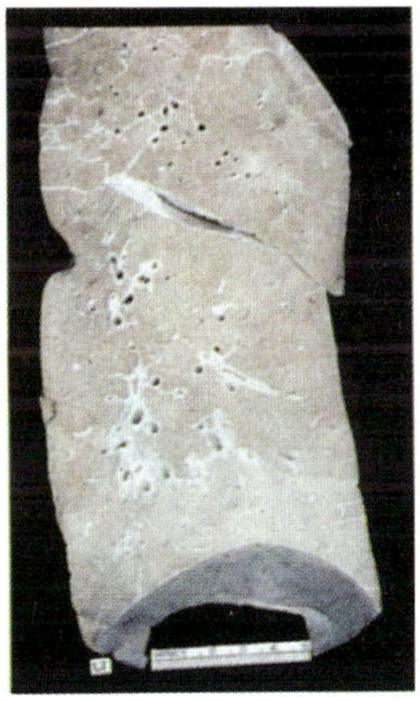

Gesundes Lungengewebe.

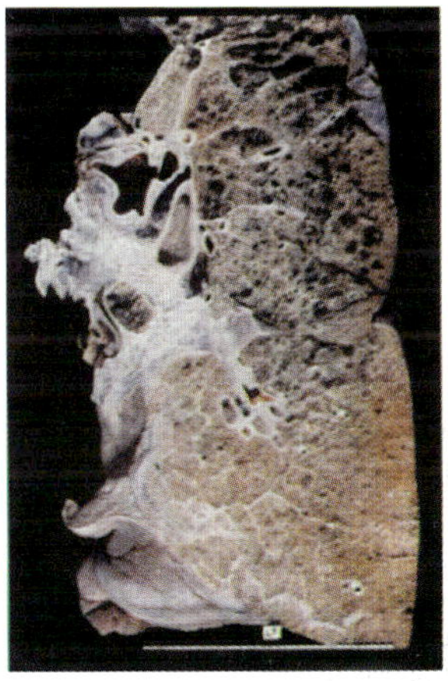

Krankes Lungengewebe (Emphysem) (S. 715).

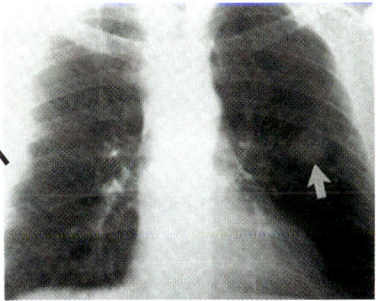

Das Röntgenbild der Brust zeigt Krebs in der linken Lunge (S. 724).

A-9

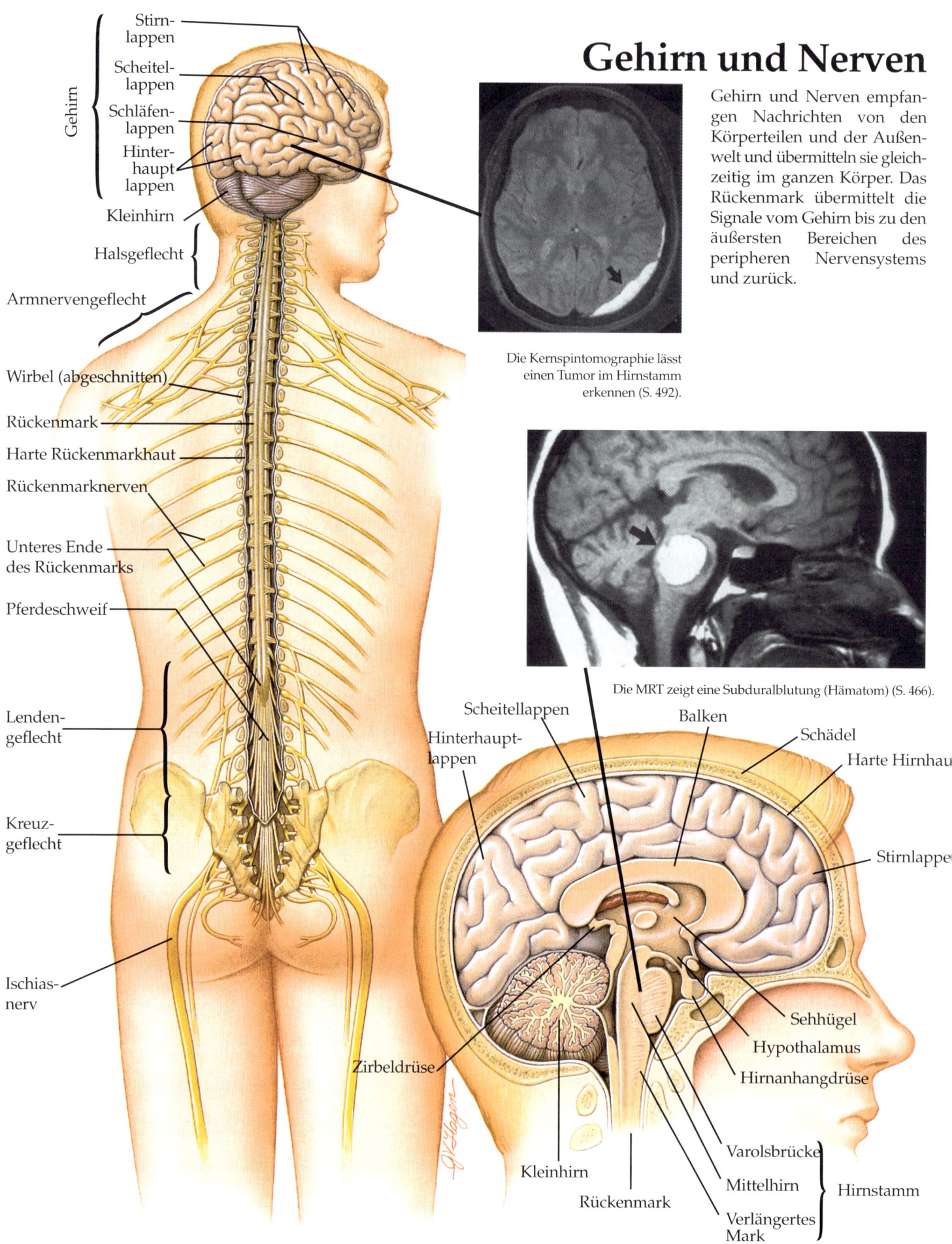

Gehirn und Nerven

Gehirn und Nerven empfangen Nachrichten von den Körperteilen und der Außenwelt und übermitteln sie gleichzeitig im ganzen Körper. Das Rückenmark übermittelt die Signale vom Gehirn bis zu den äußersten Bereichen des peripheren Nervensystems und zurück.

Stirn-lappen
Scheitel-lappen
Schläfen-lappen
Hinter-haupt lappen
Gehirn
Kleinhirn
Halsgeflecht
Armnervengeflecht
Wirbel (abgeschnitten)
Rückenmark
Harte Rückenmarkhaut
Rückenmarknerven
Unteres Ende des Rückenmarks
Pferdeschweif
Lenden-geflecht
Kreuz-geflecht
Ischias-nerv

Die Kernspintomographie lässt einen Tumor im Hirnstamm erkennen (S. 492).

Die MRT zeigt eine Subduralblutung (Hämatom) (S. 466).

Scheitellappen
Hinterhaupt-lappen
Balken
Schädel
Harte Hirnhau
Stirnlappe
Sehhügel
Hypothalamus
Hirnanhangdrüse
Zirbeldrüse
Kleinhirn
Rückenmark
Varolsbrücke
Mittelhirn
Verlängertes Mark
Hirnstamm

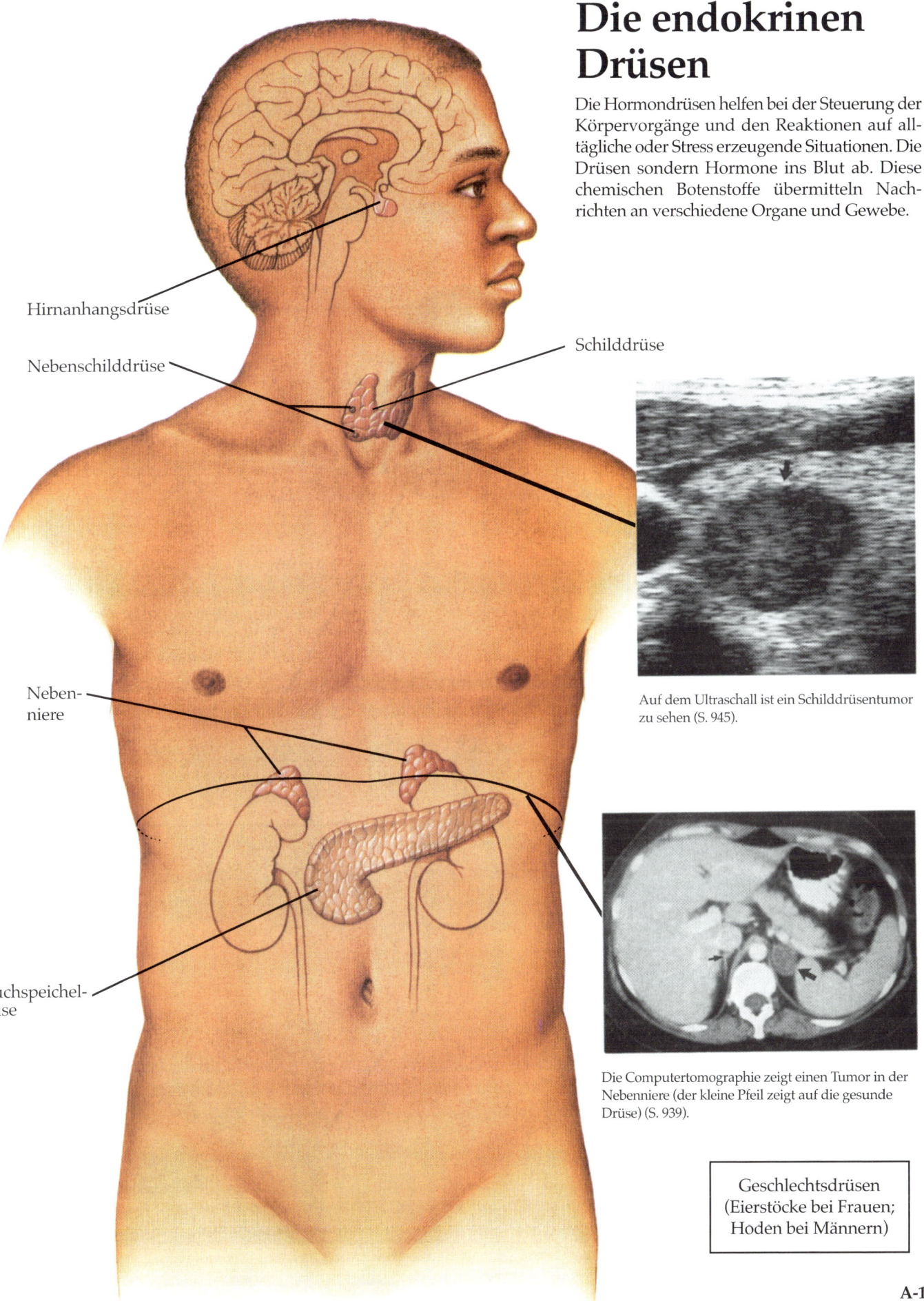

Die endokrinen Drüsen

Die Hormondrüsen helfen bei der Steuerung der Körpervorgänge und den Reaktionen auf alltägliche oder Stress erzeugende Situationen. Die Drüsen sondern Hormone ins Blut ab. Diese chemischen Botenstoffe übermitteln Nachrichten an verschiedene Organe und Gewebe.

Hirnanhangsdrüse

Nebenschilddrüse

Schilddrüse

Nebenniere

Bauchspeicheldrüse

Auf dem Ultraschall ist ein Schilddrüsentumor zu sehen (S. 945).

Die Computertomographie zeigt einen Tumor in der Nebenniere (der kleine Pfeil zeigt auf die gesunde Drüse) (S. 939).

Geschlechtsdrüsen
(Eierstöcke bei Frauen;
Hoden bei Männern)

A-11

Fortpflanzungsorgane und Harnwege

Zu den weiblichen Geschlechts- organen zählen die Eierstöcke, die beim Eisprung eine Eizelle freisetzen, die Eileiter, in denen die Befruchtung stattfindet und die Gebärmutter, wo sich die befruchtete Eizelle einnistet und zum Fetus heranreift. Männliche Geschlechtsorgane (gegenüber- liegende Seite) sind die Hoden, in denen das Sperma produziert wird, und der Nebenhoden, der es in die Bläschendrüsen trans- portiert. Die Flüssigkeit aus den Bläschendrüsen und der Prostata vermischt sich mit dem Sperma und wird als Samen durch die Harnröhre aus- gestoßen.

Die Nieren reinigen das Blut von überschüssiger Flüssigkeit und Abfallprodukten. Der Urin fließt durch die Harnleiter zur Blase, wo er aufbewahrt und dann durch die Harnröhre aus- geschieden wird.

Nieren

Harn- leiter

Eileiter

Eier- stock

Gebär- mutter

Harn- blase

Scheide

Harn- röhre

Auf der Röntgenkontrastdarstellung ist ein Nierenstein an der Verbin- dungsstelle zwischen Niere und Harnleiter zu erkennen (S. 843).

Das Ultraschallbild zeigt einen Fetus in der Gebärmutter (S. 180).

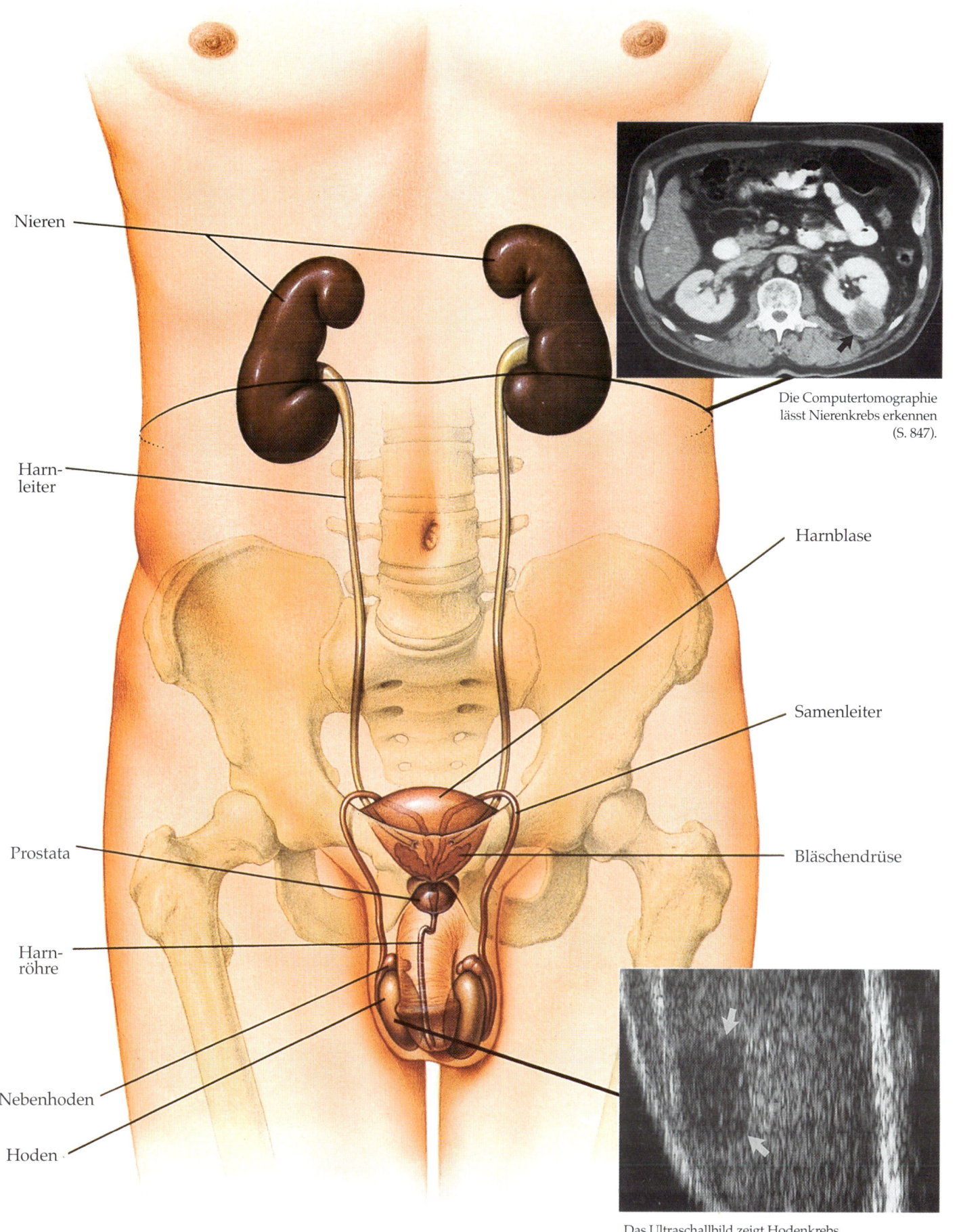

Nieren

Harn-
leiter

Prostata

Harn-
röhre

Nebenhoden

Hoden

Harnblase

Samenleiter

Bläschendrüse

Die Computertomographie
lässt Nierenkrebs erkennen
(S. 847).

Das Ultraschallbild zeigt Hodenkrebs
(S. 1202).

A-13

Die Sinnesorgane

Mit unseren fünf Sinnen – Sehvermögen, Gehör, Geruchs-, Geschmacks- und Tastsinn – nehmen wir unsere Umwelt wahr.

Das Sehvermögen

Bilder gelangen durch die Augenöffnung, die Pupille, zur Linse, wo sie umgedreht und auf die Netzhaut projiziert werden. Die Netzhaut verarbeitet die Bilder weiter und liefert sie an den Sehnerv, der Nervenimpulse an das Gehirn schickt.

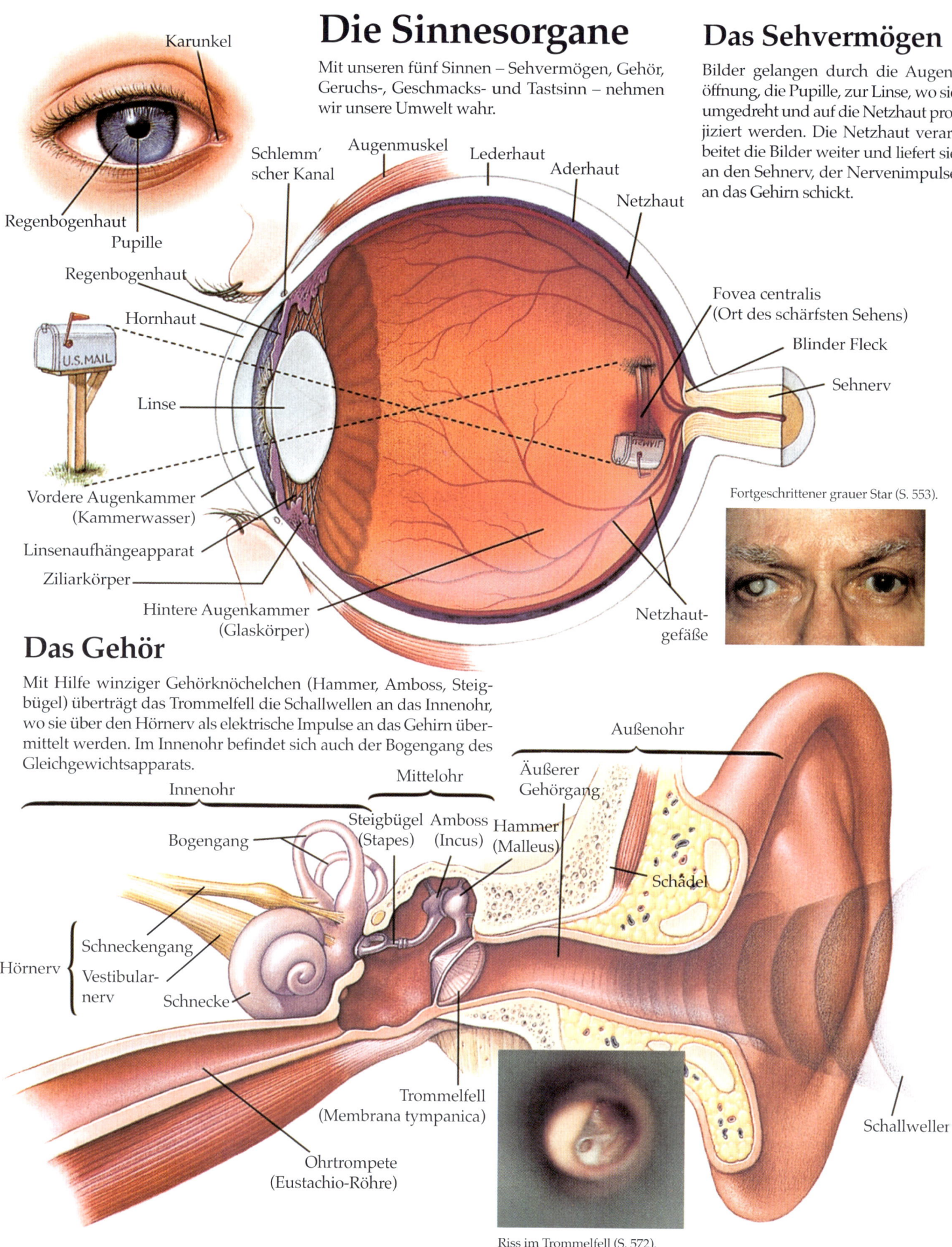

Karunkel

Regenbogenhaut

Pupille

Regenbogenhaut

Hornhaut

Linse

Vordere Augenkammer (Kammerwasser)

Linsenaufhängeapparat

Ziliarkörper

Hintere Augenkammer (Glaskörper)

Schlemm'scher Kanal

Augenmuskel

Lederhaut

Aderhaut

Netzhaut

Fovea centralis (Ort des schärfsten Sehens)

Blinder Fleck

Sehnerv

Netzhautgefäße

Fortgeschrittener grauer Star (S. 553).

Das Gehör

Mit Hilfe winziger Gehörknöchelchen (Hammer, Amboss, Steigbügel) überträgt das Trommelfell die Schallwellen an das Innenohr, wo sie über den Hörnerv als elektrische Impulse an das Gehirn übermittelt werden. Im Innenohr befindet sich auch der Bogengang des Gleichgewichtsapparats.

Innenohr

Mittelohr

Außenohr

Äußerer Gehörgang

Bogengang

Steigbügel (Stapes)

Amboss (Incus)

Hammer (Malleus)

Schädel

Hörnerv

Schneckengang

Vestibularnerv

Schnecke

Trommelfell (Membrana tympanica)

Ohrtrompete (Eustachio-Röhre)

Schallweller

Riss im Trommelfell (S. 572).

A-14

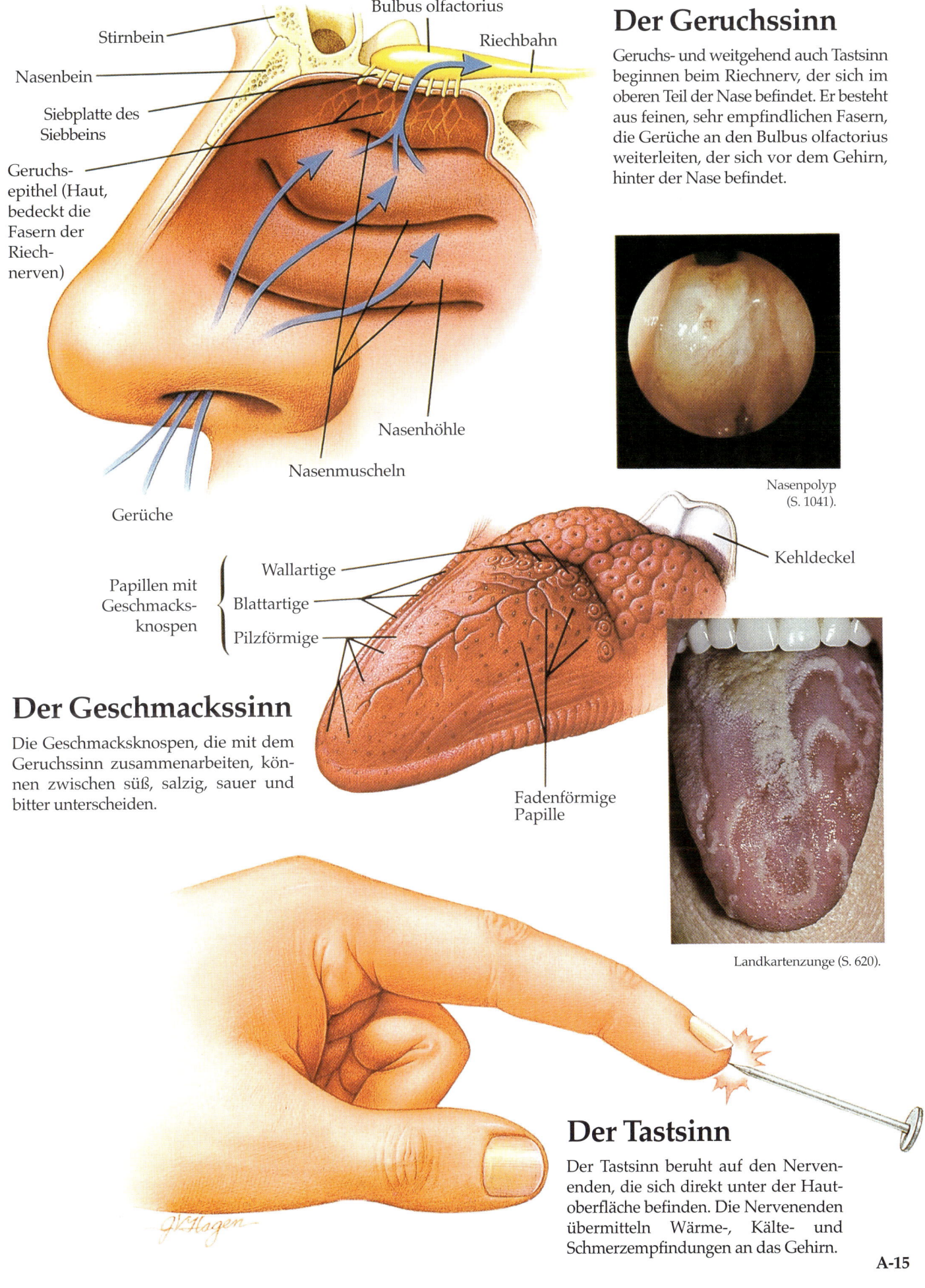

Stirnbein

Nasenbein

Siebplatte des
Siebbeins

Geruchs-
epithel (Haut,
bedeckt die
Fasern der
Riech-
nerven)

Bulbus olfactorius

Riechbahn

Nasenhöhle

Nasenmuscheln

Gerüche

Der Geruchssinn

Geruchs- und weitgehend auch Tastsinn
beginnen beim Riechnerv, der sich im
oberen Teil der Nase befindet. Er besteht
aus feinen, sehr empfindlichen Fasern,
die Gerüche an den Bulbus olfactorius
weiterleiten, der sich vor dem Gehirn,
hinter der Nase befindet.

Nasenpolyp
(S. 1041).

Kehldeckel

Papillen mit
Geschmacks-
knospen

Wallartige

Blattartige

Pilzförmige

Fadenförmige
Papille

Der Geschmackssinn

Die Geschmacksknospen, die mit dem
Geruchssinn zusammenarbeiten, können zwischen süß, salzig, sauer und
bitter unterscheiden.

Landkartenzunge (S. 620).

Der Tastsinn

Der Tastsinn beruht auf den Nervenenden, die sich direkt unter der Hautoberfläche befinden. Die Nervenenden
übermitteln Wärme-, Kälte- und
Schmerzempfindungen an das Gehirn.

A-15

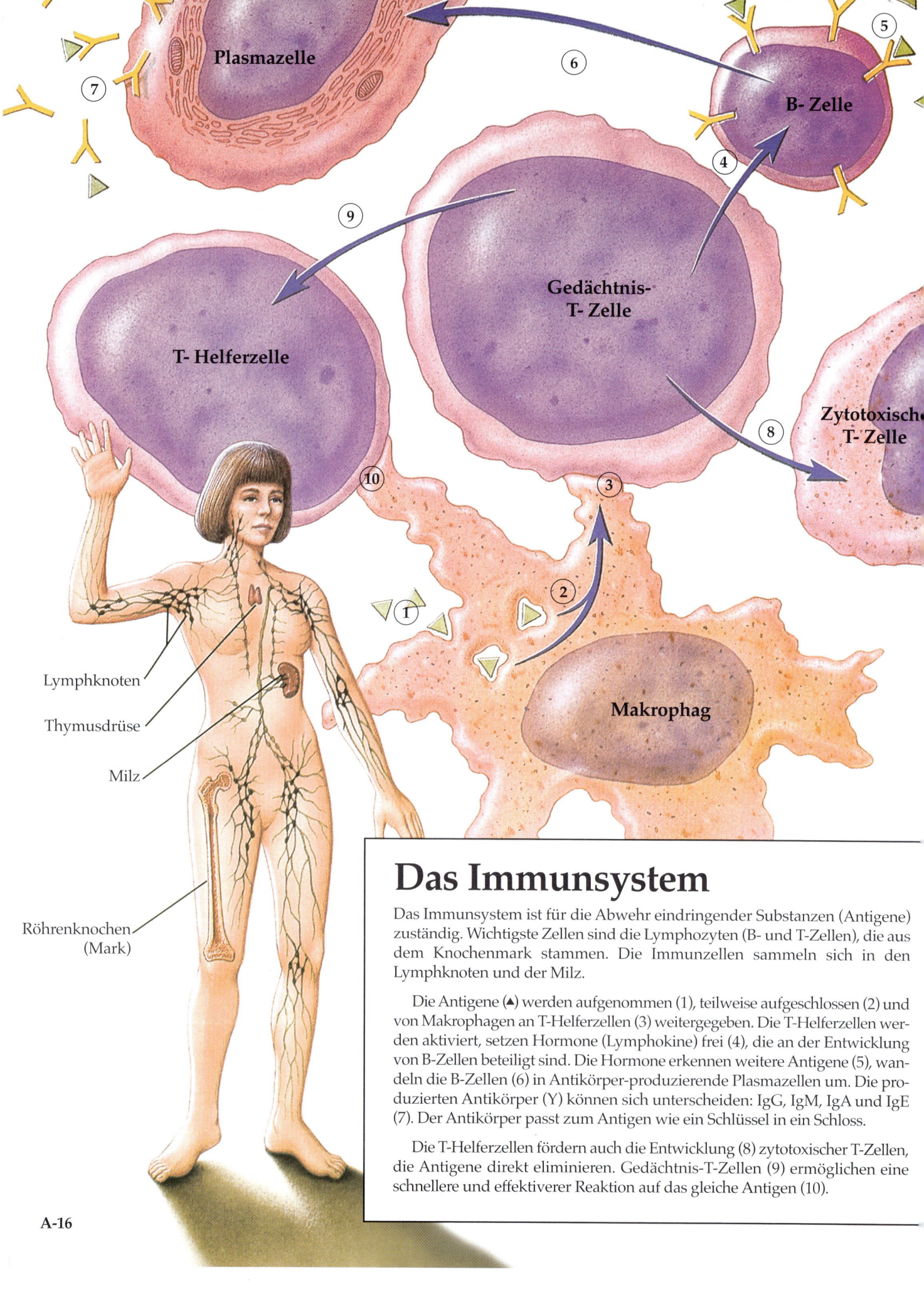

Plasmazelle

⑦

B- Zelle ⑤

⑥

④

⑨

Gedächtnis-T- Zelle

T- Helferzelle

Zytotoxische T- Zelle

⑩

⑧

③

②

①

Makrophag

Lymphknoten

Thymusdrüse

Milz

Röhrenknochen
(Mark)

Das Immunsystem

Das Immunsystem ist für die Abwehr eindringender Substanzen (Antigene) zuständig. Wichtigste Zellen sind die Lymphozyten (B- und T-Zellen), die aus dem Knochenmark stammen. Die Immunzellen sammeln sich in den Lymphknoten und der Milz.

Die Antigene (▲) werden aufgenommen (1), teilweise aufgeschlossen (2) und von Makrophagen an T-Helferzellen (3) weitergegeben. Die T-Helferzellen werden aktiviert, setzen Hormone (Lymphokine) frei (4), die an der Entwicklung von B-Zellen beteiligt sind. Die Hormone erkennen weitere Antigene (5), wandeln die B-Zellen (6) in Antikörper-produzierende Plasmazellen um. Die produzierten Antikörper (Y) können sich unterscheiden: IgG, IgM, IgA und IgE (7). Der Antikörper passt zum Antigen wie ein Schlüssel in ein Schloss.

Die T-Helferzellen fördern auch die Entwicklung (8) zytotoxischer T-Zellen, die Antigene direkt eliminieren. Gedächtnis-T-Zellen (9) ermöglichen eine schnellere und effektiverer Reaktion auf das gleiche Antigen (10).

Teil I

Fit bis ins hohe Alter

In den ersten acht Kapiteln geht es um die Entwicklung des Menschen und um häufige Gesundheitsprobleme. Jedes Kapitel befasst sich mit einem bestimmten Lebensabschnitt und seinen besonderen gesundheitlichen Problemen, mit denen Sie oder Ihre Familie konfrontiert werden können.

Inhalt

Kapitel 1

Das Neugeborene: Der erste Lebensmonat

Der erste Lebensmonat

Es gibt kaum etwas Aufregenderes als die Geburt eines Kindes. All Ihre Fragen – Wird es ein Junge oder ein Mädchen? Wem wird es gleichen? Wird es gesund sein? – werden nun endlich beantwortet.

Trotz der großen Freude über das Neugeborene fühlen sich viele junge Elternpaare leicht überfordert – denn plötzlich gibt es jemanden, der vollkommen von ihnen abhängig ist.

Der erste Lebensmonat ist selbst für erfahrene Eltern eine spannende Zeit, weil jedes Baby anders ist. Vielleicht haben Sie schon drei Kinder zur Welt gebracht, die alle nur schrien, wenn sie hungrig oder müde waren oder nasse Windeln hatten und den größten Teil des Tages schliefen. Und dann kommt Ihr viertes Kind, das ohne erkennbaren Grund jede Nacht etwa 3 Stunden lang schreit und tagsüber nur einstündige Nickerchen macht.

Sie sind wahrscheinlich mit den Nerven am Ende und fragen sich insgeheim, ob mit dem Kind etwas nicht in Ordnung ist. Doch aller Wahrscheinlichkeit nach ist alles in bester Ordnung. Der erste Monat im Leben eines Säuglings ist die Zeit der Anpassung und eine Herausforderung für Eltern und Kind.

Wie kann man diese Zeit also am besten überstehen? Ärzte und Beratungsstellen geben den folgenden Tipp: Entspannen Sie sich. Wenn das Baby schläft, sollten Sie das Gleiche tun. Kümmern Sie sich mal nicht ums Staubwischen und Essen zubereiten. Fühlen Sie sich nicht verpflichtet, alle Gäste, die das Baby ansehen möchten unterhalten zu müssen. Nutzen Sie die Zeiten zu denen das Kind schläft und gönnen Sie sich ein Nickerchen.

Sobald Sie sich aneinander gewöhnt haben, wird auch das Leben wieder einfacher.

Die meisten Neugeborenen (nicht alle) verbringen den größten Teil des Tages mit Schlafen und sind nur kurze Zeit wach. Während der kurzen Wachphasen werden Sie feststellen, wie kontaktfreudig Ihr Baby ist. Für eine enge Bindung zu Ihrem Kind ist es wichtig, dass Sie es auf dem Arm halten, liebkosen, Augenkontakt mit ihm aufnehmen und mit ihm sprechen. Diese erste so genannte Bindungsphase (die Psychologen sprechen von Bonding) ist besonders wichtig für Sie und für Ihr Kind.

Unterschätzen Sie Ihr Baby nicht. Schon mit einem Monat kann Ihr Kind die Familienmitglieder und ihre Stimmen – vor allem die der Mutter – unterscheiden.

Die Fähigkeiten des Babys sind wahrscheinlich größer als Sie erwarten. Ein gesundes Baby besitzt alle Sinnesorgane: Es kann sehen, hören, riechen und sich durch Schreien, Augenkontakt oder einfache Körpersprache mitteilen. Das Baby kann sich dank einiger Schutzreflexe bis zu einem gewissen Grad auch schützen.

Noch mehrere Tage nach der Geburt kann das Kind mithilfe des Würgreflexes seine Atemwege von Schleim befreien. Die Augen sind durch einen starken Blinzelreflex vor hellem Licht geschützt. Um sich schmerzhaften Situationen zu entziehen, strampelt das Baby mit Armen und Beinen.

Wenn ein Teil des Körpers auskühlt, ändern sich Körperfarbe und -temperatur; das Baby zieht die Gliedmaßen an den Körper und beginnt zu zittern, um Wärme zu erzeugen.

Die meisten Elternpaare haben verständlicherweise im 1. Monat viele Fragen. Ihr Kinderarzt, die Hebamme oder eine Beratungsstelle ist dann die geeignetste Anlaufstelle. Viele Eltern möchten den Arzt vielleicht nicht mit Fragen behelligen, doch Ihr Arzt beantwortet

Die meisten Geburten verlaufen heute problemlos und so ist die Ankunft eines neuen Erdenbürgers für Mutter und Vater ein freudiges Ereignis.

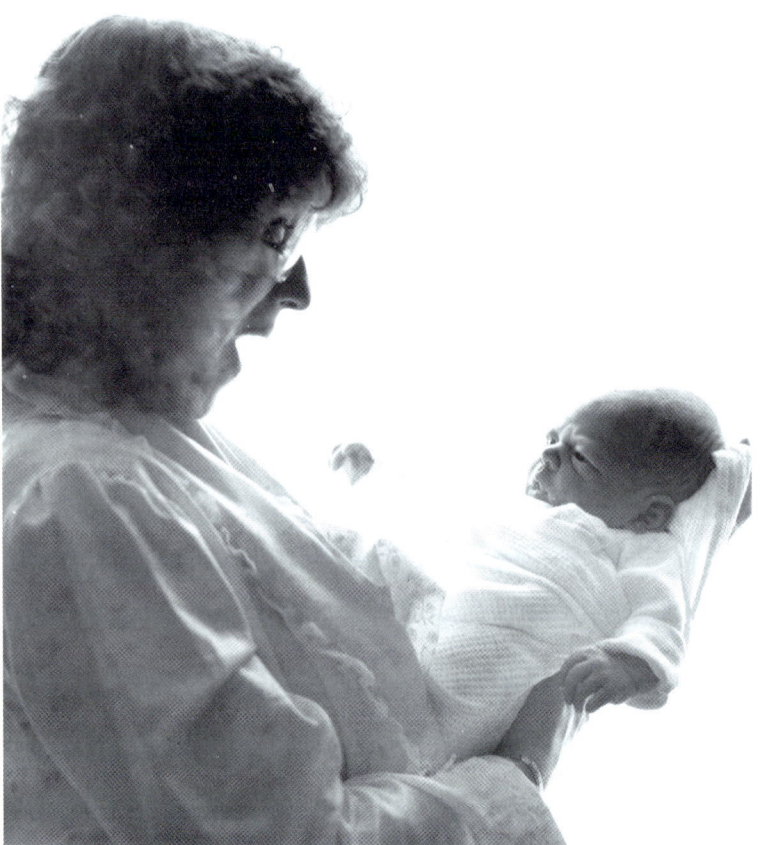

Ihnen sicher alle Fragen auch durchaus am Telefon.

Wenn Sie vermuten, dass Ihr Säugling krank ist, rufen Sie am besten sofort Ihren Kinderarzt an. Babys sind gerade während des ersten Lebensmonats besonders empfindlich. Haben Sie also keine Hemmungen, im Zweifelsfall nachzufragen. Wichtig ist auch, sich einen Kinderarzt zu suchen, der Ihr Vertrauen hat und mit dem Sie klarkommen. Erkundigen Sie sich nach Sprechstundenzeiten. Was ist, wenn Ihr Kind am Wochenende krank wird? An wen wenden Sie sich, wenn es nachts ein drängendes Problem gibt? Ist Ihr Kinderarzt ein Befürworter von Impfungen? All diese Fragen sollten Sie mit Ihrem Kinderarzt klären.

Ein gesunder Säugling

Die meisten werdenden Eltern machen sich schon kurz nach dem positiven Ergebnis des Schwangerschaftstests ein Bild von ihrem Kind. Sehr oft ähnelt dieses Bild einem der süßen 3 bis 4 Monate alten Babys, die uns von Windelpackungen und Babygläschen zulächeln.

In Wirklichkeit wird das Neugeborene, das man Ihnen im Kreißsaal in den Arm legen wird, völlig anders aussehen. Runzlig und mit verformtem Kopf entspricht dieses Neugeborene in keiner Weise den Reklame-Babys.

Die 40 Wochen von der Empfängnis bis zur Geburt kommen vielen Eltern wie eine Ewigkeit vor. Als normal gilt, wenn das Baby nach 38 bis 42 Wochen ab der letzten Menstruation zur Welt kommt.

Innerhalb dieser vierwöchigen Frist setzen bei den meisten Frauen die Wehen ein. Das Neugeborene wiegt im Durchschnitt 2 200 bis 4 000 g, Jungen etwas mehr als Mädchen. Die Größe liegt zwischen 45 und 55 cm.

Sofort nach der Geburt werden aus Mund und Nase des Babys Schleim und Blut abgesaugt, damit die Atmung nicht beeinträchtigt wird. Die Nabelschnur, die der Versorgung des Kindes diente, wird abgeklemmt.

Schon im Kreißsaal wird das Kind einer ersten Untersuchung unterzogen. Wie sieht ein gesundes Baby aus? Es kann sowohl ruhig sein als auch aus vollem Hals schreien und strampeln. Kurz nach der Geburt kann seine Hautfarbe leicht bläulich sein: Das ist die Farbe, die es schon vor der Geburt hatte. Erst einige Minuten nach der Geburt wird die Haut des Babys durch den Sauerstoffanstieg leicht rosa, vor allem auf den Handflächen und Fußsohlen. Manchmal ist die Haut runzlig und schlaff oder mit Käseschmiere bedeckt, einer weißen, feuchten Substanz, die im Mutterleib zum Schutz der Haut dient.

Der Kopf des Neugeborenen kann kahl oder mit Haaren bedeckt sein, die jedoch meistens bis zum 4. oder 5. Monat wieder ausfallen. Rücken, Schultern und sogar Teile des Gesichts können mit einem dunklen Flaum (Lanugohaare) überzogen sein.

Kinder aus Mischehen kommen meist mit dunkelbraunen Augen zur Welt, die meisten weißen Babys haben dunkelblaue Augen. Die bleibende Augenfarbe lässt sich aber erst im Alter von 2 bis 3 Monaten feststellen und die Färbung kann sich bis zum Ende des 1. Lebensjahres noch leicht ändern.

Früher wurde bei jedem Neugeborenen die so genannte Credé-Prophylaxe durchgeführt, bei der 1-prozentige Silbernitrat-Lösung in die Augenlider geträufelt wurde. Heute darf dies nur noch mit Einverständnis der Eltern vorgenommen werden. Dennoch wird bei fast allen Neugeborenen eine möglichst frühe Durchführung empfohlen, da somit Augeninfektionen verhindert werden können.

Der Kopf des Babys wirkt im Vergleich zum Körper oft zu groß und kurz nach der Geburt verformt und geschwollen. Diese »Verformung« entsteht, wenn sich der Kopf an die Größe und Form des Geburtskanals anpasst. Da die Schädelknochen weich sind und sich überlappen können, kann der Kopf unbeschadet das Becken passieren. Diese Verformung ist weder eine Kopf- noch eine Hirnverletzung und der Kopf erhält nach wenigen Tagen seine normale Form zurück. Auf dem Kopf des Neugeborenen befinden sich weiche Stellen, die Fontanellen. Diese Knochenlücken zwischen den Schädelknochen schließen sich bis zum 9. bis 18. Lebensmonat.

Eine Minute nach der Geburt wird beim Baby zur Beurteilung seines Gesundheitszustandes der Apgar-Index erhoben. Diese Beurteilung wird nach 5 und 10 Minuten wiederholt. Babys, die eine niedrige Punktezahl erreichen, müssen eventuell behandelt werden (→ Der Apgar-Index, auf dieser Seite).

Das Neugeborene erhält am 1. und 5. Lebenstag Vitamin K durch den Mund, um damit Blutungen zu vermeiden.

Wenn das Kind richtig atmet und gesund ist, wird es der Mutter sofort gegeben, damit sie es stillen kann. Der Körper der Mutter produziert noch keine echte Milch, sondern eine Vormilch (Kolostrum), die Nährstoffe und Antikörper enthält, die das Baby braucht. Beim Stillen entwickelt sich eine enge Bindung zwischen Mutter und Kind.

Eine emotionale Bindung entwickelt sich zwischen Eltern und Kind bereits vor der Geburt, sie wird jedoch durch die Erlebnisse des Geburtsvorgangs noch verstärkt. Wenn die Eltern ihr Kind zum ersten Mal im Arm halten, dann beginnt die Entwicklung einer lebenslangen Bindung (→ Emotionale Bindung, S. 31).

Schon 1 bis 2 Stunden nach der Geburt ist das Kind ruhig, wach und aufmerksam. Jetzt kann man das Baby genau beobachten und kennen lernen. Babys können bereits vor der Geburt hören. Das Neugeborene erschrickt bei einem lauten Geräusch. Es nimmt Gegenstände in 20 bis 30 cm Entfernung wahr. Oft sind die Eltern überrascht, wenn ihr Kind Dinge oder Gesichter intensiv betrachtet.

Eine Geburt ist harte Arbeit und das Neugeborene wird wahrscheinlich den nächsten Tag mit Schlafen verbringen. Eventuell wird es kur-

ze Wachphasen haben, in denen es seine neue Umwelt zu erkennen beginnt, ansonsten wird es jedoch schlafen, um neue Energie zu sammeln. In den ersten Tagen ist sein Interesse an der Mutterbrust oder Flasche manchmal noch nicht so ausgeprägt, das legt sich jedoch bald. In den ersten Lebenstagen nimmt jedes Baby ab und erlangt sein Geburtsgewicht erst nach 1 bis 2 Wochen wieder.

Wachstum und Entwicklung

Vor Ihren Augen hat sich Wundervolles zugetragen: Gestern war das Baby noch sicher im Mutterleib und am nächsten Tag muss es bereits selbstständig atmen, Nahrung aufnehmen, seine Temperatur regulieren und vieles mehr. Das Baby passt sich an und beginnt seinen langen Weg zur Eigenständigkeit.

Es braucht viel Zeit um zu verstehen, was Ihr Baby Ihnen mitteilen möchte: Fühlt es sich unwohl, hat es Hunger oder langweilt es sich? Haben Sie Geduld – jeder Tag bringt neue Erfahrungen und Erkenntnisse.

Eltern, die mehr als ein Kind haben, wissen, dass es kein Patentrezept für Kindererziehung gibt. Im Folgenden werden Ihnen Richtlinien gegeben, was im 1. Lebensmonat Ihres Kindes auf Sie zukommen kann. Denken Sie daran, dass es aber immer Abweichungen geben kann.

Gewicht

Altersgerechte Neugeborene wiegen durchschnittlich 2 200 bis 4 000 g und sind zwischen 45 und 55 cm groß. In den ersten Tagen nach der Geburt verliert das Kind rund 6 bis 10 Prozent seines Geburtsgewichts aufgrund eines normalen Flüssigkeitsverlustes und der Anpassung an das Leben außerhalb des Mutterleibs. Am Ende des 1. Lebensmonats wiegt das Baby dann ungefähr 1 kg mehr als bei seiner Geburt.

Haltung und Motorik

Die Haltung des Neugeborenen ähnelt der des Fetus. Wenn man das Baby auf eine feste Unterlage legt, kann es den Kopf von einer Seite zur anderen bewegen. Legt man es über die Schulter eines Erwachsenen, so kann das Baby seinen Kopf heben. Auf dem Bauch liegend, nimmt es eine froschähnliche Stellung ein. Wenn man das Baby zum Sitzen nach oben

Der Apgar-Index

Der Apgar-Index bewertet den Gesundheitszustand des Kindes 5 und 10 Minuten nach der Geburt. Er hilft zu entscheiden, ob und welche Hilfsmaßnahmen ergriffen werden sollen.

Es werden beurteilt: Herzfrequenz, Atembewegungen, Muskeltonus, Reflexe und Aussehen.

Bei einer Punktzahl zwischen 8 und 10 ist der Gesundheitszustand des Babys ausgezeichnet: Die Herzfrequenz liegt über 100 Schlägen pro Minute, das Baby atmet richtig und schreit, ist aktiv, hustet oder niest beim Absaugen der Nase und hat eine rosige Farbe.

Liegt die Punktzahl zwischen 0 und 4, ist der Herzschlag langsam oder nicht zu hören und das Baby ist blass oder sogar blau. Reflexe fehlen vollständig oder sind kaum vorhanden.

Die meisten Säuglinge erreichen 7 bis 9 Punkte, sodass man nur ihre Atemwege von Schleim befreien muss.

Neugeborene, die eine Minute nach der Geburt 4 oder weniger Punkte erreichen, brauchen sofortige Hilfe bei der Atmung.

zieht, fällt der Kopf nach hinten oder vorne. Die Finger sind zur Faust geballt.

Mit einem Monat muss man den Kopf des Babys immer noch stützen, es kann ihn jedoch schon längere Zeit aufrecht halten. Auf dem Rücken liegend kann der Säugling auf die Seite rollen. Öffnet man seine Faust, kann er eine Rassel greifen, lässt sie aber sofort wieder los.

Sehvermögen

Jedes Neugeborene kann sehen. Sofort nach der Geburt kann das Baby Gegenstände in einem Abstand von 20 bis 30 cm fixieren.

Mit einem Monat blickt das Baby Gegenständen nach, will aber nicht nach ihnen greifen. Ein vorübergehender »Silberblick« ist bis zum zweiten Monat normal. Neugeborene bevorzugen schwarzweiße Muster und Gesichter. Das Baby sucht Augenkontakt, vor allem mit seiner Mutter.

Gehör

Das Baby kann mit seinem Gehör schon Lautstärken unterscheiden. Ein lautes Geräusch erschreckt das Baby, während es sich von einer leisen Stimme beruhigen lässt.

Im Alter von einem Monat kann das Kind die Stimmen seiner Eltern unterscheiden.

Sprache

Die Sprache des Neugeborenen ist das Schreien. Manche Säuglinge schreien mehr als andere. Mit einem Monat umfasst das Sprachrepertoire leise, kehlige und glucksende Laute.

Essen

Neugeborene essen in unregelmäßigen Abständen. Es ist nicht ungewöhnlich, dass sich das Neugeborene in den ersten Tagen wenig fürs Essen interessiert. Bis zum Ende der 1. Lebenswoche haben die meisten Säuglinge dann aber alle 2 bis 5 Stunden Hunger.

Die Nahrungsaufnahme ist zeitlich jedoch noch nicht organisiert: Das Baby kann tagsüber alle 2 bis 3 Stunden hungrig sein, nachts dagegen nur 1-mal. Im Laufe des ersten Monats kann sich die Anzahl der Mahlzeiten von 8 bis 10 auf 6 bis 8 reduzieren.

Auch die Dauer der Mahlzeiten ist unterschiedlich. Es kann sein, dass das Baby an einem Tag 40 Minuten an jeder Brust trinkt, am anderen Tag wiederum nur 10 Minuten.

Im Alter von 2 Wochen trinkt das Baby täglich etwa 500 g Milch und bis zum 1. Monat kann sich diese Menge auf 700 g steigern. Jedes Kind benötigt aber für sein Wachstum andere Mengen, sodass es am besten ist, wenn Sie sich

Beschneidung

Unter Beschneidung versteht man einen Vorgang, bei dem die Vorhaut – die Haut, welche die Penisspitze bedeckt – entfernt wird. Diesen Brauch gibt es bereits seit langer Zeit und auch heute lassen viele Eltern ihren Sohn aus religiösen, gesundheitlichen oder hygienischen Gründen beschneiden.

Ob durch die Beschneidung Infektionen und bestimmte Krebsarten verhindert werden können, muss noch weiter erforscht werden. Ein unbeschnittener Penis benötigt außer regelmäßiger Hygiene keine besondere Pflege.

Wie jeder kleine operative Eingriff ist auch die Beschneidung mit einem Risiko für das Neugeborene verbunden. Eine örtliche Betäubung kann dem Neugeborenen die Schmerzen erleichtern. Wenn Sie sich für eine Beschneidung entschieden haben, dann wird sie wenige Tage nach der Geburt vorgenommen.

bei den Trinkmengen nach den Bedürfnissen Ihres Kindes richten.

Stuhlgang

Den ersten Stuhlgang hat das Baby gewöhnlich 24 Stunden nach der Geburt. Er ist dunkelgrün, besteht aus Darmsekreten und Fruchtwasser und wird Kindspech genannt. Am 3. oder 4. Lebenstag, wenn das Baby Mutter- oder Flaschenmilch bekommt, ändert sich der Stuhl: Er ist jetzt grünbraun und kann geronnene Milch enthalten. Nach dieser Übergangszeit ähnelt der Stuhl dem eines älteren Kindes.

Am Ende der 1. Lebenswoche haben die meisten Babys 3 bis 5 Stuhlgänge täglich, bei gestillten Säuglingen sind es oft auch mehr. Sie brauchen sich jedoch keine Sorgen zu machen, wenn Ihr Baby einen Tag lang überhaupt keinen Stuhlgang hat: Dies bedeutet nicht, dass es unter Verstopfung leidet.

Der Stuhl gestillter Säuglinge ist geruchlos und breiig, derjenige von Flaschenkindern hat dagegen den charakteristischen Kotgeruch und ist geformt.

Im ersten Monat haben Säuglinge 3 bis 4 Stuhlgänge pro Tag, oft direkt nach der Nahrungsaufnahme. Bei gestillten Babys kann es jedoch vorkommen, dass sie 1 bis 10 Tage lang überhaupt keinen Stuhlgang haben. Dies ist normal und kein Grund zur Besorgnis, wenn das Kind einen munteren Eindruck macht.

Schlafen

Direkt nach der Geburt durchläuft das Neugeborene oft eine 1- bis 2-stündige Wachphase, nach der es in einen ruhigen Schlaf sinkt. In den folgenden Tagen schläft das Baby zwischen

14 und 18 Stunden täglich und ist nur alle 4 Stunden für etwa 30 Minuten wach.

Im Alter von einem Monat schläft der Säugling mindestens 14 Stunden am Tag. Gegen Ende des 1. Monats lässt sich beobachten, dass die täglichen 7 bis 8 Schlafphasen langsam durch 3 bis 4 kurze Nickerchen während des Tages und eine 5- bis 6-stündige Schlafphase in der Nacht ersetzt werden. Das Schlafverhalten ist jedoch sehr unterschiedlich.

Egal wie viel oder wenig Ihr Baby schläft, es ist während des Schlafens auf alle Fälle sehr aktiv: Es kann Grimassen schneiden, schreien, sich erschrecken und strampeln – und alles ohne aufzuwachen.

Schreien

Schreien ist die erste Art der Kommunikation. Wie bei vielen anderen Entwicklungsaspekten, so variiert auch die Häufigkeit des Schreiens. Manche Babys schreien nur, wenn sie hungrig oder nass sind, andere dagegen viel öfter.

Babys schreien auch oft, wenn sie müde sind oder wenn sie Stuhlgang haben. Die Ursachen für das Schreien können jedoch jeden Tag andere sein.

Psychosoziale Entwicklung und Persönlichkeit

Diese wichtigen Entwicklungsabschnitte werden auf den Seiten 30 bis 37 beschrieben.

Früherkennungsuntersuchungen bei Neugeborenen

Die Mehrzahl aller Neugeborenen kommt zwar gesund zur Welt, dennoch gibt es Routineuntersuchungen für Krankheiten, die nicht sofort nach der Geburt erkannt werden können. Einige seltene, aber ernste Stoffwechselerkrankungen können wirksam behandelt werden, wenn sie in den ersten Lebenswochen erkannt werden. Bleiben sie jedoch unbehandelt, dann können Probleme wie geistige Minderentwicklung, Wachstumsstörungen und grauer Star auftreten.

Für alle Neugeborenen empfohlen und in allen Bundesländern durchgeführt wird die Früherkennung von:
• Phenylketonurie (Fölling-Krankheit)
• Galaktoseunverträglichkeit
• Schilddrüsenunterfunktion.

Weiterhin werden die Früherkennung von Biotinidasemangel und dem Adrenogenitalem Syndrom (AGS), einer angeborenen Überfunktion der Nebennierenrinde, empfohlen, jedoch bisher nur in einigen Bundesländern durchgeführt.

Phenylketonurie (PKU oder Fölling-Krankheit)

Hierbei handelt es sich um eine angeborene Erkrankung, bei der ein spezifisches Enzym fehlt. Betroffene Kinder sind bei der Geburt oft unauffällig, die Erkrankung unterbricht jedoch den normalen Stoffwechsel und kann die geistige und körperliche Entwicklung des Kindes verzögern, wenn die Ernährung nicht schon in früher Kindheit umgestellt wird.

Unbehandelte Kinder zeigen schwere geistige Defekte, Krampfanfälle, Minderwuchs und einen typischen unangenehmen (mausekotartigen) Geruch. In Deutschland leidet eines von 75 000 Neugeborenen an dieser Krankheit.

Um einen Test für diese Krankheit durchzuführen, werden nur einige Tropfen Blut benötigt. Die Fölling-Krankheit kann zwar bereits 4 Stunden nach der Geburt nachgewiesen werden, der Test wird jedoch erst am 4. bis maximal 7. Lebenstag durchgeführt, weil die Testgenauigkeit davon abhängt, dass das Baby genügend Eiweiß aufgenommen hat.

Wenn Ihr Baby an der Fölling-Krankheit leidet, dann wird man ihm eine spezielle Diät verordnen. Bei früher Diagnose und Behandlung ist eine normale Entwicklung gewährleistet.

Galaktoseunverträglichkeit

Dieser Enzymdefekt betrifft die Unfähigkeit des Körpers, Galaktose – einen in der Milch vorkommenden Zucker – zu verstoffwechseln. Von 40 000 bis 50 000 Babys wird eines mit dieser Erbkrankheit geboren, die – wenn sie nicht behandelt wird – zu Hirnschädigungen und grauem Star sowie Nieren- und Leberproblemen führen kann.

Zu den Krankheitssymptomen gehören Krämpfe, ausgeprägte Lethargie, andauernde Gelbsucht, Ernährungsprobleme oder Unterzuckerung. Die Behandlung beinhaltet eine galaktosearme Diät. Bei einer frühen Diagnose können medizinische Probleme allerdings umgangen werden.

Schilddrüsenunterfunktion

Hierbei handelt es sich um eine Erbkrankheit, bei der die Produktion des für die geistige und körperliche Entwicklung notwendigen Schilddrüsenhormons eingeschränkt ist.

Schilddrüsenunterfunktion tritt bei einem von 4 000 Neugeborenen auf, und zwar bei Mädchen doppelt so häufig wie bei Jungen.

Früher wurde diese Krankheit oft nicht erkannt, da anfänglich die Symptome noch fehlen oder sehr mild verlaufen und langsam fortschreiten. Zu den Symptomen einer Schilddrüsenunterfunktion gehören Trägheit, Verstopfung und vermindertes Wachstum.

Bei Nichtbehandlung bleiben die erkrankten Kinder in der Entwicklung und im Wachstum zurück. Eine frühzeitige Behandlung mit Schilddrüsenhormon garantiert ein normales Wachstum und eine normale Entwicklung. Studien haben ergeben, dass Kinder, bei denen in den ersten Lebensmonaten mit der Behandlung begonnen wurde, in der Grundschule einen normalen IQ aufwiesen. Nachfolgende Studien sollen Aufschluss über die weiteren schulischen Leistungen geben (→ Schilddrüsenunterfunktion, S. 947).

Adrenogenitales (die Nebennieren und Keimdrüsen betreffendes) Syndrom

Bei dieser Erkrankung, die bei einem von 5 000 Neugeborenen auftritt, wird der normale Stoffwechsel auf vielerlei Art blockiert, was zu verschiedenen Problemen führt. Zu den Symptomen gehören Erbrechen, Durchfälle, fehlende Gewichtszunahme nach der Geburt und Zwitterbildung (bei einem Mädchen können die Geschlechtsorgane wie bei einem Jungen geformt sein). Zusätzliche Probleme können in Form eines niedrigen Natrium- und hohen Kaliumspiegels im Blut auftreten.

Durch einen Bluttest in den ersten Lebenstagen können diese Erkrankungen frühzeitig erkannt werden. Die Behandlung ist sehr erfolgreich und umfasst kortisonhaltige Medikamente und gegebenenfalls Operationen.

Häufige Beschwerden

Oft ist es schwierig zu entscheiden, ob ein Baby tatsächlich krank ist oder nur einen schlechten Tag hat.

Mit der Zeit werden Sie mit den Verhaltensmustern und Gemütszuständen Ihres Kindes vertraut. Selbst wenn das Kind noch nicht sprechen kann, werden Sie oft spüren, dass etwas nicht mit ihm stimmt – zum Beispiel wenn es seine Ess- oder Schlafgewohnheiten ändert. Doch zuvor müssen sich Eltern und Kind erst kennen lernen: Sie können noch nicht sagen, welches Verhalten für ihr Kind »normal« ist. Wie können Eltern also herausfinden, ob ihrem Kind etwas fehlt?

Krankheitssymptome

Eine Krankheit kann sich auf zahlreiche Arten ankündigen. Es gibt Symptome, die immer auf eine Erkrankung hindeuten. Andere wiederum, wie zum Beispiel übermäßiges Schreien, müssen kein Anzeichen für eine Erkrankung sein. Auf den nachfolgenden Seiten werden die häufigsten Krankheitssymptome so detailliert wie möglich beschrieben.

Von Fieber spricht man bei Säuglingen, wenn die rektal gemessene Temperatur 38,4 °C übersteigt. Fieber ist die Reaktion des Körpers auf eine Infektion. Denken Sie jedoch daran, dass in den ersten Lebensmonaten – vor allem bei früh geborenen Babys – viele Infektionen auch ohne Fieber ablaufen. Es kommt auf das Verhalten des Babys an: Wenn es teilnahmslos wirkt oder tatsächlich Fieber hat, dann sollten Sie zum Kinderarzt gehen.

Auch ungewöhnlich starkes Schreien kann auf eine Erkrankung hindeuten, besonders in Verbindung mit anderen Symptomen. Es gibt gesunde Babys, die bis zu 2 bis 3 Stunden am Stück schreien. Manche Baby leiden an Koliken (starke, oft regelmäßige Schreiphasen, bei denen das Baby die Beine anzieht und sein Bauch hart wird). Bei einer Kolik kann es oft hilfreich sein, wenn das Baby ein »Bäuerchen« macht, Sie es auf dem Arm schaukeln oder mit ihm auf und ab gehen (→ Ungewöhnlich starkes Schreien, S. 11). Wenn nichts hilft und das Baby mehrere Stunden lang weiter schreit, könnte eine Erkrankung die Ursache sein.

Atembeschwerden sind ein Krankheitsanzeichen. Bei verstopfter Nase, keuchendem Atem oder erschwerter Atmung kann es sich um eine Atemwegserkrankung handeln. Niesen ist bei Säuglingen häufig und normal.

Durchfälle können eine ernste Erkrankung darstellen. Wenn sie nicht behandelt werden, kann es zur Austrocknung kommen. Der Stuhl ist flüssig und in der Regel erhöht sich auch die Anzahl der Stuhlgänge. Der Stuhl eines gestillten Babys ist normalerweise breiig, enthält geronnene Milch und ist geruchlos. Ist diese geronnene Milch nicht mehr enthalten und wird der Stuhl wässrig oder riecht unangenehm, dann hat das Baby Durchfall. Ein Säugling mit Durchfall sieht auch krank aus (S. 66).

Unter Erbrechen versteht man nicht das »Bäuerchen«, das Säuglinge nach dem Trinken machen, sondern wenn der Mageninhalt mit Druck aus dem Mund ausgeschieden wird. Wenn das Baby gelegentlich erbricht, ist dies noch kein Grund zur Besorgnis, wenn es allerdings häufig vorkommt und das Erbrochene grüne Gallenflüssigkeit oder Blut enthält, sollten Sie den Kinderarzt aufsuchen (S. 67).

Lethargie ist immer ein Warnsignal. Wenn das Kind plötzlich teilnahmslos und schlapp wirkt und mehr als sonst schläft, dann könnte eine Infektion vorliegen.

Appetitlosigkeit kommt bei den meisten kranken Neugeborenen vor. Wenn das Baby normalerweise gut isst, plötzlich jedoch Brust oder Flasche ablehnt, kann es krank sein.

Gelbsucht tritt oft am 2. oder 3. Lebenstag auf und dauert die erste Lebenswoche über. Wenn die Gelbsucht bereits bei der Geburt, innerhalb der ersten 24 Stunden oder nach 2 Wochen auftritt, dann kann eine ernste Erkrankung vorliegen.

Bewegungsunfähigkeit einer Gliedmaße kann auf einen Bruch, eine Verrenkung oder Nervenverletzung hindeuten.

Zeigt Ihr Baby eines der oben beschriebenen Symptome, ist es nervöser oder teilnahmsloser als normal, dann sollten Sie sich an den Kinderarzt wenden.

Wenn Sie die Temperatur Ihres Babys messen wollen, führen Sie das mit Vaseline eingeriebene Thermometer zirka 2 cm tief in den After ein und halten es 3 Minuten lang fest. Lassen Sie das Thermometer niemals los, solange es sich im After des Babys befindet.

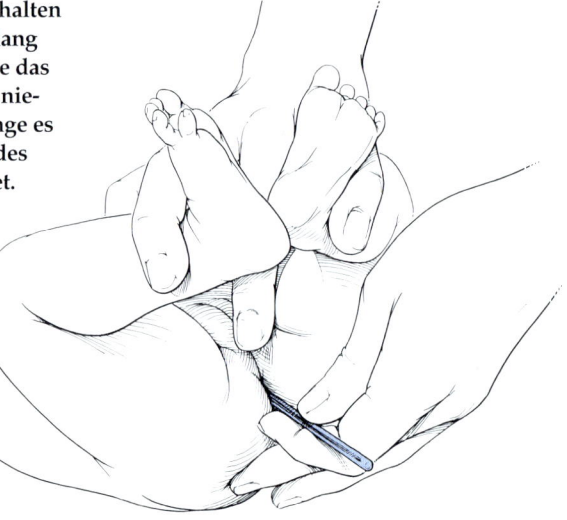

Fieber

Fieber ist gewöhnlich eine Reaktion des Körpers auf eine Infektion. Bei Neugeborenen kann es auch als Folge von Austrocknung oder zu langer Sonneneinstrahlung auftreten.

Wenn die rektal gemessene Temperatur 38,4 °C übersteigt, dann sollten Sie in jedem Fall den Kinderarzt aufsuchen. Bei Säuglingen sollte Fieber nie auf die leichte Schulter genommen werden.

Wann muss man die Temperatur messen? Fühlt sich das Baby warm an? Fühlt sich die Stirn heißer an als die Lippen? Ist das Kind ungewöhnlich nervös oder ruhig? Hat sich sein Schlafbedürfnis plötzlich geändert? Hat das Baby erbrochen oder hat es Durchfall? Atmet es schwer? Sind die Windeln nicht mehr nass? Wenn Sie eine der Fragen mit »Ja« beantworten können, dann sollten Sie die Temperatur Ihres Kindes messen.

In den ersten beiden Lebensmonaten misst man die Temperatur am genauesten mit einem vorne abgerundeten Thermometer. Außerdem brauchen Sie etwas Vaseline, um damit die Spitze des Thermometers einzureiben, damit es leichter gleitet.

Führen Sie das Thermometer etwa 2 cm tief in den After ein und halten es so einige Minuten lang. Lassen Sie das Thermometer auf keinen Fall los, solange es sich im After befindet, es könnte sonst noch tiefer eindringen und das Baby verletzen.

Die Körpertemperatur der Babys kann schwanken. Oft ist sie am Morgen niedriger und steigt am Nachmittag oder Abend an. Solange sie jedoch unterhalb 38,4 °C liegt, hat das Kind kein Fieber.

Wenn die Temperatur den angegebenen Wert jedoch überschreitet, dann sollten Sie den Kinderarzt anrufen, selbst wenn das Kind keine weiteren Symptome aufweist. Ihr Kinderarzt wird das Baby untersuchen um herauszufinden, ob es sich nur um ein harmloses Virus oder eine ernste Erkrankung handelt: Immerhin leiden 10 Prozent der Babys im 1. Monat an Infektionen.

Viele Ärzte empfehlen Paracetamol (kein Aspirin) zur Fiebersenkung. Geben Sie Ihrem Kind jedoch nur Medikamente, die der Arzt verschrieben hat.

Schreien

Durch Schreien kann sich das Baby bemerkbar machen. Die meisten Säuglinge schreien häufig, wobei die sensibleren mehr schreien als die weniger sensiblen.

Bei Völkern, in denen das Neugeborene ständig Körperkontakt zu seinen Eltern hat, ist Schreien viel seltener als in Ländern, in denen Babywippen, Bettchen und Sitze oftmals den Körperkontakt ersetzen.

Ein gewisses Maß an Schreien gehört zum festen Tagesablauf eines Babys. Das Kind entwickelt zwar immer weitere Methoden auf sich aufmerksam zu machen, das Schreien bleibt jedoch am effektivsten.

Was versteht man unter ungewöhnlich starkem Schreien? Die Antwort darauf fällt nicht leicht, weil jedes Baby und jeder Tag anders sind. Alle Babys schreien, die einen eben mehr als die anderen.

Es kann sein, dass Ihr Kind an einem Tag 4- bis 5-mal 20- bis 30-minütige Schreiphasen hat. In den allermeisten Fällen schreit es wenn es hungrig ist, müde oder Stuhlgang hat. Am nächsten Tag schreit es vielleicht stundenlang. Mit 6 Wochen erreichen die Schreiphasen meistens ihren Höhepunkt und flachen dann im 3. bis 4. Lebensmonat etwas ab.

Es grenzt schon beinahe an Detektivarbeit, wenn man herausfinden will, was das Baby mit seinem Schreien signalisieren möchte. Machbar ist dies nur, wenn man verschiedene Dinge ausprobiert, bis man schließlich das Richtige gefunden hat. Mit der Zeit werden Sie die Bedürfnisse Ihres Kindes immer besser verstehen lernen. Es ist hilfreich, wenn man eine grobe Vorstellung vom normalen, entwicklungsbedingten Verhalten hat, damit man von seinem Kind nicht zu viel erwartet.

In den ersten Monaten werden Sie Ihr Baby besonders viel liebkosen. Säuglinge sind mit Reflexen ausgestattet, um diesen Kontakt zu gewährleisten. Der Greif- und Stellreflex führen zu Klammerbewegungen der Arme, Finger und Füße. Sie treten auf, wenn sich das Baby durch ein Geräusch oder eine plötzliche Bewegung erschreckt. Durch Stillen und die Zusammensetzung der Muttermilch wird dieses Naturphänomen noch gefördert.

Als Reaktion auf das Schreien schießt Muttermilch in die weibliche Brust ein. Aufgrund der Zusammensetzung der Muttermilch sind in den ersten Monaten häufige Mahlzeiten erforderlich. Die fett- und eiweißarme oder zuckerreiche Zusammensetzung ähnelt der Milch von Säugetieren, die ihre Nachkommen bei sich tragen und oft füttern. Die Milch von Tieren, die ihre Jungen zwischen den Mahlzeiten allein lassen um auf Jagd zu gehen, ist dagegen fett- und eiweißreich.

Interessanterweise lässt der Greifreflex, genau wie die Häufigkeit der Mahlzeiten, mit zunehmendem Alter nach.

Viele Eltern haben unrealistische Vorstellungen vom Normalverhalten eines Kindes: Es gibt zwar Babys, die zwischen den einzelnen Mahlzeiten schlafen, die Mehrzahl tut es aber nicht. Die meisten Säuglinge schreien leicht und oft und können nur getröstet werden, wenn man sie auf den Arm nimmt.

Oft sind die Mahlzeiten nicht vorhersehbar: Die Regelmäßigkeit stellt sich erst mit dem Alter ein. Unerfahrene Eltern wundern sich oft über das Essverhalten ihres Kindes.

Babys haben keine Erfahrung mit den vielen neuen und verwirrenden Situationen außerhalb des Mutterleibs. Für manche ist der Übergang zwar einfach, die meisten brauchen aber viel Zuwendung und Körperkontakt in diesen wichtigen ersten Monaten. Wenn das Baby älter ist, werden sich für seine verschiedenen Bedürfnisse auch unterschiedliche Schreiarten herauskristallisieren.

Kann man ein Baby durch zu viel Liebe und Zuwendung verwöhnen? Nein. Wenn Sie auf das Schreien Ihres Babys reagieren, verwöhnen Sie es damit noch lange nicht.

Folgen Sie einfach Ihrem Instinkt. Kinder, die in den ersten 6 bis 8 Monaten viel Zuwendung erhielten, werden später weniger schreien. Es scheint für das Kind wichtig zu sein zu lernen, dass andere ihm Liebe und Aufmerksamkeit entgegenbringen. So entwickelt Ihr Baby ein starkes Vertrauen zu anderen und zu sich selbst.

Ungewöhnlich starkes Schreien (Drei-Monats-Kolik)

Ein Baby, das unter Koliken leidet, ist gesund und wohl genährt, hat jedoch seine Schreiphasen (meistens täglich zur gleichen Zeit, am häufigsten am Abend), die Minuten oder auch Stunden andauern können. Es wird viel über die Ursachen dieser Koliken spekuliert, der wahre Grund ist jedoch nicht bekannt. Die Koliken beginnen meistens ein paar Wochen nach der Geburt und verschwinden im 3. bis 4. Lebensmonat.

Das Baby lässt sich höchstens für einige Minuten trösten. Dieses Schreien wirkt sich auch auf das Eltern-Kind-Verhältnis aus und stellt eine potenzielle Quelle für Familienstreitigkeiten dar. Diese empfindlichen Babys werden häufiger missbraucht als andere. Die Eltern fühlen sich frustriert, schuldig, überfordert und werden von Gefühlen wie Zorn, Selbstzweifel und Depressionen geplagt.

Die Koliken kommen sowohl bei Jungen als auch Mädchen, bei Erst- und Zweitgeborenen, gestillten und nicht gestillten Kindern vor. Die Schreiphasen können tagsüber oder nachts auftreten, scheinen jedoch nach einem Muster abzulaufen.

Wenn Ihr Baby unter Koliken leidet, können einem die Monate wie eine Ewigkeit vorkommen. Lassen sich die Schreiattacken durch herkömmliche Methoden nicht beenden, dann müssen Sie Ihre Taktik ändern und nach Möglichkeiten suchen die »Kolikwochen« zu überstehen. Hier sind einige Vorschläge:

- Wiegen Sie das Baby auf dem Arm hin und her.
- Versuchen Sie das Baby, während Sie es auf dem Arm schaukeln, mit Alltagsgeräuschen wie zum Beispiel von einem Staubsauger, Föhn oder Radio abzulenken.
- Machen Sie eine Fahrt mit dem Auto.
- Legen Sie das Baby in den Kinderwagen und gehen Sie mit ihm spazieren.
- Lassen Sie das Kind 1 bis 2 Stunden lang bei einem Babysitter, während Sie sich ausruhen oder aus dem Haus gehen.
- Legen Sie das Baby für 5 bis 10 Minuten in sein Bett, während Sie sich mit Stretching-Übungen wieder auf Trab bringen.

Wenn Sie glauben, dass Ihrem Kind etwas fehlt oder wenn Sie fühlen, dass Sie aufgrund des anhaltenden Schreiens ihren Zorn nicht mehr zurückhalten können, dann bringen Sie das Kind zu Ihrem Kinderarzt oder in die Notaufnahme eines Krankenhauses.

Wenn auch alle Versuche das Baby zu trösten scheitern, so braucht es dennoch die Sicherheit, dass Sie in der Nähe sind. Ebenso wichtig ist es, dass Sie von Ihrem Partner, Ihrer Familie und Ihren Freunden Unterstützung erhalten.

Erbrechen und Spucken

Neugeborene und auch ältere Babys spucken oft nach den Mahlzeiten. Bei diesem Spucken handelt es sich um eine geringe Menge Milch, die aus dem Mund des Babys fließt. Man darf dies nicht mit dem Erbrechen des Mageninhalts verwechseln.

Manche Säuglinge spucken nach jeder Mahlzeit, andere wiederum nur ab und zu. Das Spucken kann unangenehme Folgen haben, es stellt jedoch kein ernstes Problem dar. Manche

Eltern nehmen ihr Kind nach dem Essen nur auf den Arm, wenn sie sich ein Tuch über die Schulter gelegt haben. Normalerweise legt es sich, wenn das Baby zwischen 6 Monate und 1 Jahr alt ist.

Der Grund für das Spucken ist noch nicht vollständig bekannt, hängt aber wahrscheinlich mit dem noch nicht voll entwickelten Verdauungssystem zusammen.

Anders als beim älteren Kind oder Erwachsenen ist beim Baby der Muskel zwischen der Speiseröhre und dem oberen Teil des Magens nicht in der Lage den Mageninhalt zu halten. So kann jede Bewegung – selbst wenn man das Baby sanft hinlegt – oder der Verdauungsvorgang selbst dazu führen, dass die Milch wieder ausgespuckt wird.

Die ausgespuckte Milch riecht oft säuerlich, weil sie bereits den Verdauungsenzymen ausgesetzt war.

Manche Babys spucken auch, weil sich im Magen Luft befindet. Es ist daher wichtig, dass der Säugling nach jeder Mahlzeit aufstößt. Selbst wenn es eine Weile dauert, sollten Sie warten, bis das Baby aufgestoßen hat. Bei einigen Babys klappt dies besser, wenn man sie aufrecht in einen Kindersitz setzt, andere spucken weniger, wenn sie auf der Seite liegen. Es gehört zu den Aufgaben der Eltern herauszufinden, welche Position ihrem Neugeborenen die größte Erleichterung verschafft.

Wenn Ihr Baby spuckt, dann werden Sie das Problem kaum beheben können. Solange das Kind gesund ist und an Gewicht zunimmt, besteht auch kein Grund zur Sorge. Bei Erbrechen müssen Sie jedoch nach der Ursache suchen.

Einige Stunden nach der Geburt kann das Neugeborene mit Blut vermischten Schleim erbrechen. Es handelt sich dabei um Blut, das der Säugling während der Geburt geschluckt hat. Diese Art des Erbrechens legt sich nach einigen Mahlzeiten. Besteht es aber weiterhin, dann könnte es auf eine Verstopfung der Speiseröhre oder des Darms hindeuten und muss untersucht werden.

Erbrechen kann auch als Folge einer Milchunverträglichkeit oder anderen Krankheit auftreten.

Was kann man tun, wenn das Baby erbricht? Informieren Sie den Kinderarzt, wobei jedoch wahrscheinlich kein Grund zur Beunruhigung vorliegt, wenn das Baby gesund wirkt und zunimmt.

Wenn das Erbrochene jedoch mit Blut oder Galle vermischt ist, dann sollte das Baby sofort untersucht werden, da es sich um eine ernste Erkrankung handeln könnte.

Flüssiger Stuhlgang

Der Stuhl gestillter Kinder ist meistens breiig. Bekommt das Neugeborene im 1. Lebensmonat Durchfälle, dann könnten sie die Folge einer Infektion sein. Der Stuhl ist dann grünlich, wässrig und riecht unangenehm, die Häufigkeit der Stuhlgänge steigt, und bei gestillten Kindern fehlt die im normalen Stuhl enthaltene geronnene Milch.

Wenn die Durchfälle andauern, dann sollten Sie den Kinderarzt aufsuchen. Handelt es sich nur um eine milde Form von Durchfällen, dann genügt es die Häufigkeit der Mahlzeiten oder die Nahrungsmenge zu ändern. Stillen Sie Ihr Kind weiter wie bisher, es kann jedoch sein, dass es weniger verlangt als gewöhnlich. Gelegentlich verschreiben Kinderärzte ein Präparat, wie zum Beispiel Oral-Pädon, um den Flüssigkeitsverlust auszugleichen. Wenn es sich nach Meinung des Arztes um starke Durchfälle handelt oder die Gefahr des Austrocknens besteht, dann muss das Baby ins Krankenhaus gebracht werden.

Verstopfung

Verstopfung kommt bei Neugeborenen selten vor und bezieht sich auf die Beschaffenheit, nicht auf die Häufigkeit des Stuhlgangs. Gestillte Kinder können nach jeder Mahlzeit Stuhlgang haben, aber auch nur 1-mal am Tag oder alle paar Tage. Selbst Babys, die nur einen Stuhlgang täglich oder noch weniger haben, leiden nicht unbedingt an Verstopfung.

Der Stuhl gestillter Kinder ist breiig. Manchmal scheint sich das Baby beim Stuhlgang sehr anstrengen zu müssen, obwohl der ausgeschiedene Stuhl weich ist. Flaschenkinder haben bisweilen Probleme mit dem Stuhlgang, da ihr Stuhl hart sein kann. Von echter Verstopfung spricht man, wenn der Stuhl hart und trocken ist.

Chronische Verstopfung kann gelegentlich vererbt werden und sollte mit dem Kinderarzt besprochen werden.

Neugeborenengelbsucht

Etwa 60 Prozent aller fristgerecht geborenen Kinder bekommen in der 1. Lebenswoche eine Neugeborenengelbsucht, wogegen der Prozentsatz bei zu früh Geborenen bei 80 Prozent liegt. Gelbsucht ist keine Krankheit an sich, sondern Folge davon, wenn die noch unreife Leber

des Kindes kein Bilirubin abbauen kann. Dieses sammelt sich somit in der Haut an und lässt sie gelblich erscheinen.

Manche Babys werden schon mit Gelbsucht geboren, bei anderen entwickelt sich diese erst nach der Geburt.

Besteht die Gelbsucht schon bei der Geburt oder tritt sie innerhalb der ersten 24 Stunden auf, dann können zum Beispiel Blutungen, eine Blutvergiftung oder eine Blutunverträglichkeit zwischen Mutter und Kind die Ursache sein. In diesem Fall können spezielle Bluttests durchgeführt werden.

Meistens tritt die Gelbsucht jedoch am 2. oder 3. Tag nach der Geburt auf. Man spricht dann von einer physiologischen Gelbsucht, die auf den Abbau der kindlichen roten Blutkörperchen in Verbindung mit der Unfähigkeit der Leber, Bilirubin zu verstoffwechseln, zurückzuführen ist. Diese Gelbsucht dauert normalerweise 1 bis 2 Wochen, vor allem bei gestillten Kindern.

Dauert die Gelbsucht länger oder tritt sie erst nach der 2. Lebenswoche auf, dann kann es sich um eine Leberfunktionsstörung, eine schwere Infektion, einen Enzymmangel oder auch um eine Abnormität der roten Blutkörperchen handeln.

Der Kinderarzt wird das Baby auf erste Anzeichen einer Gelbsucht hin beobachten. Steigert sich die Gelbsucht des Babys, dann wird der Arzt Bluttests zur Messung der Bilirubin-Konzentration durchführen.

Die meisten Säuglinge mit physiologischer Gelbsucht müssen nur genau beobachtet werden. Im Normalfall verschwindet der Zustand innerhalb 1 bis 2 Wochen. Der Schweregrad der physiologischen Gelbsucht wird auch von ethnischen Faktoren beeinflusst: Asiatische Babys sind natürlicherweise am stärksten betroffen.

Wenn bei Ihrem Kind das Bilirubin deutlich erhöht ist, dann wird man ihm eine Lichttherapie verordnen. Bilirubin absorbiert nämlich Licht und wird dabei in eine Form umgewandelt, die über Galle und Urin ausgeschieden werden kann. Die Therapie wird fortgeführt, bis das Bilirubin auf eine für das Kind sichere Konzentration gesenkt werden konnte.

Zu den Nebenwirkungen der Lichttherapie gehören flüssiger Stuhlgang, Ausschläge und Austrocknung.

Fehlende Gewichtszunahme

In den ersten Lebenstagen und -monaten nimmt das Baby stark an Gewicht zu. Der häufigste Grund für eine langsame Gewichtszunahme ist ungenügende Nahrungsaufnahme. Wenn Sie Ihr Kind stillen, dann kann Ihnen die Hebamme hilfreiche Tipps zur Stilltechnik geben. Bekommt Ihr Kind die Flasche, hilft manchmal bereits ein Wechsel des Produkts oder häufigere Mahlzeiten.

Es kommt aber auch vor, dass ein medizinisches Problem zugrunde liegt, das weitere Untersuchungen, eventuell sogar einen Krankenhausaufenthalt erfordert. Dort erhält das Baby beliebig viele Mahlzeiten um zu sehen, ob sich eine Gewichtszunahme einstellt. Wenn eine körperliche Störung vermutet wird, können auch Laboruntersuchungen und Röntgenaufnahmen gemacht werden.

Windeldermatitis

Symptome. Ausschlag im Windelbereich.

Die meisten Säuglinge bekommen irgendwann einmal eine Windeldermatitis, manche bereits in der Klinik. Ein Ausschlag bedeutet keinesfalls, dass das Baby zu wenig Pflege erhält, sondern nur, dass es eine empfindliche Haut hat.

Windeldermatitis (→ Farbfoto, S. C-2) kann viele Ursachen haben. Die typische Windeldermatitis ist eine Reaktion der Babyhaut auf Nässe und Reizstoffe. Der Ausschlag heilt oft schon durch gute Belüftung und häufiges Windeln wechseln.

Häufig tritt bei Babys auch eine Art der Windeldermatitis auf, die durch eine Hefeinfektion hervorgerufen wird. Die Infektion erscheint im Po- und Genitalbereich in Form hellroter Flecken, die zusammen einen roten Bereich mit wellenförmigem Rand bilden. Dieser häufige Ausschlag kann mit einer Antihefe-Creme oder -Salbe, zum Beispiel Nystatin-Salbe und guter Belüftung behandelt werden.

Behandlung
Wenn Ihr Baby eine Windeldermatitis hat, dann sollten Sie einfach öfter die Windeln wechseln und dabei jedes Mal die Haut sanft abwaschen. Auf Plastikwindeln sollten Sie verzichten, bis der Ausschlag abgeheilt ist. Vaseline, Zinkoxyd-Creme oder eine fetthaltige Creme können mehrmals täglich aufgetragen werden. Ist der Ausschlag besonders schlimm und langwierig, dann kann für einen begrenzten Zeitraum (im Allgemeinen einige Tage) auch eine kortisonhaltige Salbe (0,5- bis 1-prozentig) angewendet werden.

Hält sich die Windeldermatitis sehr lange, dann empfehlen viele Ärzte den Windelbereich so oft wie möglich der Luft auszusetzen.

Milchschorf am behaarten Kopf

Symptome. Trockene, schuppige Kopfhaut.

Milchschorf (Seborrhoisches Ekzem) tritt häufig und in jedem Alter, meistens jedoch bei Kindern und Jugendlichen auf. Er beginnt oft im ersten Lebensmonat und kann das ganze erste Lebensjahr über bestehen bleiben. Die Ursachen hierfür sind unbekannt.

Milchschorf (→ Farbfoto, S. C-2) erkennen Sie an trockenen, schuppigen Flecken auf der Kopfhaut, die ihr ein schmutziges Aussehen verleihen. Über den Schuppen kann sich eine dicke, gelbe Kruste bilden. Einige schuppige Stellen können auch am Haaransatz, an den Augenbrauen, den Augenlidern, der Nase und den Ohren zu erkennen sein. Der Ausschlag kann sich manchmal auf den ganzen Körper ausweiten.

Behandlung
Milchschorf weist meist einen kürzeren Verlauf auf als viele andere Ausschläge und lässt sich sehr gut behandeln. Vermeiden Sie es, ihr Kind täglich mit Seife zu waschen. Reiben Sie die betroffenen Hautstellen mit einer Creme ein, die weder Farb- noch Duftstoffe enthält. Vermeiden Sie raue, kratzige, wollene oder zu enge Babykleidung.

Bessert sich der Zustand nicht, dann empfiehlt der Arzt eventuell eine medikamentöse Behandlung der betroffenen Stellen.

Nach den ersten Lebensmonaten tritt der Milchschorf meist nicht mehr auf.

Ekzema infantum (Seborrhoisches Säuglingsekzem)

Symptome. Raue, rote, trockene Hautstellen.

Unter Ekzema infantum (einer Form der atopische Dermatitis) versteht man einen Ausschlag aus rauen, roten Flecken (→ Farbfoto, S. C-2) bei extrem trockener Haut.

Der Ausschlag kann die Folge von Reizstoffen wie zum Beispiel Nahrungsmitteln, Kleidung, Babypuder oder Urin sein.

Ekzema infantum tritt eher bei Kindern auf, in deren Familie es Allergiker gibt. Diese Kinder sind später auch anfälliger für Asthma und saisonbedingte Allergien.

Anfänglich treten hellrote oder pink farbene Flecken auf rauer, schuppiger Haut auf. Später werden diese Flecken rot. Wegen des Juckreizes ist das Baby unruhig. Gelegentlich fängt der Ausschlag an zu nässen und zu verkrusten und eine Infektion kann die Folge sein.

Die häufigsten Bereiche, an denen das Ekzem auftritt, sind Wangen und Stirn, aber auch Ohren und Hals sind betroffen.

Behandlung

Bei Verdacht auf Ekzema infantum sollte der Kinderarzt aufgesucht werden. Manchmal ist der Ausschlag eine Folge der Ernährung oder einer Nahrungsumstellung. Auslöser können auch Waschmittel, Fasern wie zum Beispiel Wolle oder extremes Schwitzen sein. Selten ist das Ekzem ein Anzeichen für eine ernste Erkrankung. Oft ist die Ursache allerdings nur schwer zu finden.

Die Hauptkomplikation stellt eine Infektion durch Viren oder Bakterien dar. Kinder mit Ekzemen sollten sich von Personen mit Fieberbläschen (Herpes simplex) fern halten.

Damit nicht noch mehr Bakterien durch die offene Haut eindringen, sollten die Nägel des Babys so kurz wie möglich geschnitten werden. Besonders während des Schlafens, wenn sich das Baby am häufigsten kratzt, sollte es Baumwoll-Fäustlinge tragen um eine weitere Schädigung der Haut und eine Infektion zu verhindern.

Die Behandlung zielt auf das Vermeiden der Reizquelle ab (wenn eine festgestellt wurde). Auch extreme Temperaturen sollten vermieden werden. In den meisten Fällen ist ein warmes Klima mit nicht sehr hoher Feuchtigkeit am besten, da Schwitzen den Ausschlag verschlimmert. Das Baby sollte Baumwollkleidung tragen, auf keinen Fall Wolle (es sollte nicht einmal auf einer Wolldecke liegen).

Reduzieren Sie das Baden: 1-mal pro Woche mit einem Badeöl für die trockene Haut genügt.

Bei schlimmem Krankheitsverlauf empfiehlt der Kinderarzt wahrscheinlich Umschläge mit einer speziellen Lösung um Rötung und Juckreiz zu mildern. Wenn der Umschlag entfernt wird, kann eine Kortison-Creme oder -Lotion aufgetragen werden. Gegen den Juckreiz helfen oft Antihistaminika wie Diphenhydramin und Hydroxyzin. Wenn sich die Läsionen infizieren, sind Antibiotika in Salbenform oder als Saft nötig.

Ekzema infantum kann immer wieder kommen und gehen, hält sich jedoch meist nicht länger als bis zum 3. oder 5. Lebensjahr.

Hitzepickel (Miliaria)

Hitzepickel sind kleine, weiße Pusteln oder Zysten im Gesicht. Mehr als die Hälfte aller Neugeborenen hat diese kleinen Hitzepickel (→ Farbfoto, S. C-2). Sie sind harmlos und verschwinden wieder ohne Behandlung.

Angeborene Blutschwämme und Muttermale

Blutschwämme und Muttermale kommen bei fast allen Neugeborenen vor und erfordern keine Behandlung.

Im Folgenden sind die häufigsten Erscheinungsformen aufgelistet:

Feuermale. Oft auch als Storchenbiss bezeichnet, sind kleine, hellrosa, flache Stellen, die bei 30 bis 50 Prozent aller Neugeborenen anzutreffen sind. Es handelt sich dabei um Ansammlungen kleiner Blutgefäße (Kapillaren) dicht unter der Haut.

Die am häufigsten auf den Augenlidern, der Oberlippe, zwischen den Augenbrauen und am hinteren Teil des Halses auftretenden Feuermale sind am besten zu erkennen, wenn das Baby schreit oder sich die Temperatur ändert. Feuermale erscheinen in den ersten Monaten oft deutlicher und verblassen dann bis zum 1. Lebensjahr.

Die hinten am Hals auftretenden Feuermale bleiben oft bestehen, sind jedoch nicht mehr zu sehen, wenn das Baby Haare bekommt.

Blutschwämme (Hämangiome). Diese Male sind gutartige Tumoren aus neu gebildeten Blutgefäßen. Die hellroten, erhabenen und scharf umrissenen Läsionen können auf dem ganzen Körper auftreten.

Juveniles Hämangiom. Diese Art von Hämangiom findet sich gewöhnlich im Gesicht, auf dem Kopf, dem Rücken oder der Brust. Es kann aber durchaus auch an anderen Körperstellen auftreten. Dieses bei Mädchen häufiger vorkommende Hämangiom ist selten angeboren, sondern es tritt in den ersten beiden Lebensmonaten auf.

Die meisten dieser Hämangiome wachsen schnell bis zu einer bestimmten Größe und verschwinden dann wieder. Es ist keine Behandlung erforderlich. Bei 60 Prozent aller Fälle verschwinden die Läsionen bis zum 5. Lebensjahr, bei 90 bis 95 Prozent bis zum 9. Lebensjahr. Bei 10 Prozent der Kinder hinterlässt dieses Hämangiom eine leichte Verfärbung oder Faltenbildung auf der Haut (→ Farbfoto, S. C-2).

Kavernöses Hämangiom. Dieses Hämangiom findet man in tieferen Hautschichten als das blastomatöse Hämangiom. Es handelt sich um eine blaurote, schwammige Gewebsmasse, die mit Blut gefüllt ist.

Eine Prognose für dieses Hämangiom ist nicht einfach: Manche Läsionen verschwinden wieder von selbst. Je nach Lage und Größe kann die Läsion aber auch mit Steroidmedikamenten oder eventuell mit dem Laser behandelt werden.

Naevus flammeus. Dies ist ein flaches Hämangiom (→ Farbfoto, S. C-2) aus erweiterten Kapillaren. Meistens ist das Gesicht betroffen, es kann sich jedoch auch auf den ganzen Körper ausweiten.

Die Größe des Hämangioms ist variabel, sein Zustand jedoch dauerhaft. Zu Entfernung wird vorwiegend die Lasertherapie eingesetzt. Der beste Erfolg wird bei Jugendlichen und Erwachsenen erzielt.

Erythema toxicum neonatorum

Symptome. Ein Ausschlag aus weißen Pickeln oder Pusteln auf rotem Untergrund.

Etwa 50 Prozent aller rechtzeitig geborenen Säuglinge (weniger bei früh geborenen) entwickeln in den ersten 3 Lebenstagen Erythema toxicum. Es bildet sich im Gesicht, am Rumpf und an den Gliedmaßen.

Die Ursache ist unbekannt. Der Ausschlag ist harmlos, verursacht dem Baby kein Unbehagen, ist nicht infektiös und muss nicht behandelt werden. In der Regel verschwindet er nach einigen Tagen.

Candidose der Mundschleimhaut

Symptome. Eine dünne, milchige Schicht auf und im Mund des Babys.

Candidose ist eine milde Hefeinfektion des Mundes mit weißlichen Stellen an der Innenseite der Wangen, auf der Zunge und am Gaumen (→ Farbfoto, S. C-10). Lassen sich die weißen Stellen nicht mit einem Wattebausch entfernen, dann handelt es sich wahrscheinlich um eine Candidose. Einige Babys bekommen von der Hefeinfektion auch eine ständige Windeldermatitis mit erhabenen, hellroten Pusteln auf der Haut und in den Hautfalten. Beim Stillen kann die Infektion auf die Mutter übertragen werden, was gerötete, entzündete Brustwarzen und manchmal brennende Schmerzen in der Brust zur Folge hat. Bei Verdacht auf Candidose sollte der Kinderarzt aufgesucht werden.

Behandlung
Bei gesunden Neugeborenen verschwindet der Ausschlag meistens von allein. Ist die Candidose jedoch sehr großflächig, dann empfiehlt sich 4-mal täglich die Behandlung mit einem Anti-Hefemittel (Nystatin). Auch bei der Mutter kann eine Behandlung nötig sein. Da Hefe auf warmer, feuchter Haut gut gedeiht, sollten die betroffenen Stellen so oft wie möglich der Luft ausgesetzt werden.

Harmlose Herzgeräusche

Bei den meisten Kindern sind irgendwann einmal harmlose Herzgeräusche festzustellen. Sie treten oft bei Neugeborenen oder bei Kindern auf, die Fieber hatten, sich vor etwas fürchteten oder sich körperlich angestrengt haben.

Die meisten Eltern vermuten bei Herzgeräuschen gleich eine ernste Herzerkrankung. Es gibt zwar Herzgeräusche als Folge eines angeborenen Herzfehlers, die meisten sind jedoch harmlos. Bei den meisten Kindern verschwinden sie im Lauf der Jahre.

Harmlose Herzgeräusche werden meistens bei Routineuntersuchungen entdeckt. Der Kinderarzt kann mit dem Stethoskop die Herztöne abhören, die entstehen, wenn sich die Ventrikel des Herzens zusammenziehen und sich die Herzklappen öffnen oder schließen. Bei einem Herzgeräusch hört der Arzt neben den normalen Herztönen ein zusätzliches Geräusch. Es gibt verschiedene Herzgeräusche, die in ihrer Intensität variieren.

Stellt der Kinderarzt bei Ihrem Baby ein harmloses Herzgeräusch fest, dann sollten Sie sich nicht beunruhigen. Eine Behandlung oder besondere Vorsichtsmaßnahmen sind in diesem Fall nicht erforderlich.

Nabelbruch

Hierbei befindet sich im Bereich des Nabels ein weicher Gewebswulst, der hervortreten kann, wenn das Baby schreit oder hustet.

Verantwortlich dafür ist der Nabelring, der sich nicht schließt und als Folge davon gleitet ein Teil des Dünndarms durch den Nabel.

Nabelbruch kommt häufiger bei farbigen Kindern und Säuglingen mit einem niedrigen Geburtsgewicht vor.

Anders als bei anderen Hernien (Brüchen), besteht bei einem Nabelbruch keine große Gefahr. Wenn er vor dem 6. Lebensmonat auftritt, dann ist er bis zum Ende des 1. Lebensjahres wieder verschwunden. Eine Operation ist nur selten notwendig, außer in Fällen, in denen die Hernie größer wird, bis zum 5. Lebensjahr noch besteht oder Verstopfung verursacht.

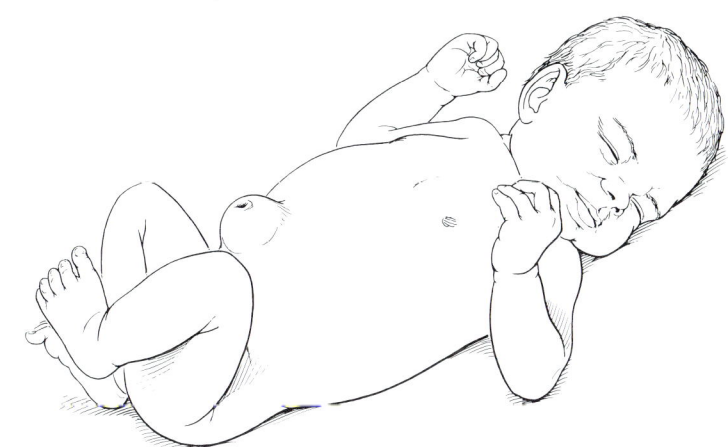

Bei einem Nabelbruch schließt sich der Nabelring nicht. Dies führt zu einer weichen Schwellung, die hervortreten kann, wenn der Säugling schreit oder hustet.

Besondere Beschwerden

Die meisten Babys kommen gesund und voll entwickelt zur Welt und können bald mit nach Hause genommen werden.

Leider gibt es auch andere Kinder, die nicht so glücklich sind. Babys können auch zu früh geboren werden und dann sind die Lunge und andere Organe noch nicht vollständig ausgebildet, sodass die Kinder über Wochen oder Monate einer speziellen Fürsorge bedürfen.

Die Geburt eines kranken oder zu früh geborenen Kindes kann eine beunruhigende Erfahrung sein. Heute sind die Aussichten für diese Kinder jedoch meistens gut. Die spezielle Pflege, die Frühchen heute erhalten, hat ihre Chancen um ein Vielfaches verbessert.

Der folgende Abschnitt handelt von Kindern, die eine spezielle Pflege nötig haben wie zum Beispiel Frühgeborene, Babys von Müttern mit Diabetes, Babys mit Geburtsverletzungen oder Atemproblemen und von drogenabhängigen Müttern.

Frühgeburten

Unter einem Frühchen versteht man ein Baby, das vor der 37. Schwangerschaftswoche zur Welt kommt. Beim Wort »Frühchen« er-schrecken viele Eltern, weil bis vor kurzem die Überlebenschancen für Frühgeborene viel schlechter waren als für voll entwickelte Babys. In der Pflege dieser untergewichtigen Frühgeborenen wurden jedoch so große Fortschritte gemacht, dass sich deren Überlebenschancen deutlich verbessert haben.

Bei einer Frühgeburt spielen viele Faktoren eine Rolle. Unterernährte oder anämische Frauen oder solche, die während der Schwangerschaft kaum eine oder keine Untersuchung in Anspruch nahmen, sind besonders anfällig für eine Frühgeburt. Weitere Faktoren, die zu einer Frühgeburt führen können, sind: vorherige Unfruchtbarkeit, Totgeburt, Abtreibung, andere Frühgeburten, Schwangerschaft im Teenageralter und Rauchen.

Der Reiz für das frühzeitige Einsetzen der Wehen stammt oft von anderen Faktoren. Eine vorzeitige Ablösung der Plazenta (des Mutterkuchens), Gebärmutteranomalien und ein Gebärmutterhals, der für das Gewicht des Fötus zu schwach ist, können allesamt eine Frühgeburt zur Folge haben (S. 202, 203 und 205). Auch Harnwegsinfektionen der Mutter können zur Frühgeburt führen.

Um die Wahrscheinlichkeit einer Frühgeburt zu verringern, sollten alle Vorsorgeuntersu-

Neugeborenen-Intensivstationen

Frühchen oder Babys mit einer schweren Infektion, Atemproblemen oder einem Geburtsfehler benötigen die Pflege auf einer Neugeborenen-Intensivstation.

Bei jeder Geburt muss man auf Probleme vorbereitet sein. Wenn die Geburtsklinik keine solche Station besitzt und bei Ihnen das Risiko einer Frühgeburt besteht, dann muss Ihr Arzt schon im Voraus die Verlegung in eine solche Intensivstation organisieren.

Manche Kliniken verfügen über eine entsprechend ausgestattete Station für schwere Fälle. Oft gibt es in einem Bezirk aber nur ein einziges Krankenhaus, das eine Intensivstation für Neugeborene besitzt.

Neugeborenen-Intensivstationen dienen dazu, ein Maximum an Pflege und Überwachung für schwerstkranke Patienten zu gewährleisten. In Deutschland ist die Sterberate bei Neugeborenen in den letzten 40 Jahren ganz erheblich gesunken, was nicht zuletzt auf die verbesserte Pflege für kranke Säuglinge zurückzuführen ist.

Zu einer Neugeborenen-Intensivstation gehören:
- Personal – Neonatologen (Neugeborenenspezialisten), Kinderkrankenschwestern und anderes medizinisches Personal
- Überwachungs- und Alarmsysteme zur Kontrolle der Babys
- Geräte und Medikamente für Atemnotfälle und Wiederbelebung
- Fachärzte für jeden pädiatrischen Bereich, einschließlich Chirurgie und Anästhesie
- 24-Stunden-Laborservice.

Wenn Ihr neugeborenes Kind Intensivpflege braucht, dann kann dies für Sie eine Erfahrung sein, die Sie zunächst überfordert.

Man wird Ihr Kind zunächst in einen Brutkasten legen, damit es seine Körperwärme hält und das Infektionsrisiko verringert wird. Das Baby wird an Monitore angeschlossen, die den Schwestern und Ärzten Aufschluss über Herzfrequenz, Blutdruck, Körpertemperatur und Atemfrequenz geben.

Liegt Atemnot vor, kann das Kind an ein Beatmungsgerät angeschlossen werden, sodass es durch einen Schlauch atmet, der in die Luftröhre eingeführt wird. Das Neugeborene erhält eventuell eine Ernährungssonde durch die Nase oder es wird ein Venenzugang gelegt, durch den es Flüssignahrung bekommt.

Der Erfolg der Frühgeborenen– und Krankenpflege hängt vom Können, der Erfahrung und der Anzahl der Schwestern ab, die sich um diese Kinder kümmern. Das Pflegepersonal trägt die Sorge für das Baby und informiert die Ärzte über seinen Zustand. Auf einer Neugeborenen-Intensivstation wimmelt es von Schwestern und häufig sind es gleich zwei Krankenschwestern, die sich um ein schwerkrankes Baby kümmern.

Den Eltern wird im Allgemeinen nahe gelegt möglichst viel Zeit auf der Station zu verbringen. Selbst wenn Sie Ihr Kind nicht auf dem Arm halten dürfen, so können Sie es doch ansehen, berühren und auf andere Weise stimulieren.

chungen wahrgenommen werden. Bei Problemen während der Schwangerschaft sollte unverzüglich der Arzt aufgesucht werden.

Wenn die Wehen frühzeitig einsetzen, dann gibt es viele Möglichkeiten diese zu stoppen.

Der Frauenarzt wird den Gesundheitszustand von Mutter und Kind, die Funktion von Plazenta und Gebärmutterhals, Infektionsrisiken und den Verlauf der Schwangerschaft überprüfen. Danach wird er sich überlegen, ob und wie die frühzeitigen Wehen zu stoppen sind.

Zu diesen Eingriffen können Bettruhe, intravenöse Flüssigkeiten und Medikamente zur Beendigung der Wehen gehören. Es kann außerdem sein, dass man der Mutter Antibiotika verschreibt um das Infektionsrisiko für Mutter und Kind zu verringern (→ Vorzeitige Wehen, S. 201).

Bei einem Blasensprung kann man durch Entnahme von Fruchtwasser den Reifegrad der kindlichen Lunge bestimmen und ob eine Infektion vorliegt. Fand kein Blasensprung statt, so kann durch Punktion der Fruchtblase Fruchtwasser entnommen werden (→ Beschreibung einer Fruchtwasseruntersuchung, S. 181).

Sind die Lungen des Kindes noch nicht voll entwickelt, dann wird man Steroide verabreichen um die Reifung vor der Geburt zu beschleunigen.

Ein zu früh geborenes Baby kann lebenswichtige Körpersysteme nicht voll ausbilden. Es ist daher die Aufgabe des Kinderarztes oder Neonatologen und des Pflegepersonals dafür zu sorgen, dass das Baby genügend Zeit hat seine Entwicklung in einer geborgenen Umgebung abzuschließen.

In der Regel kann man sagen, dass je länger das Baby im Mutterleib verbleibt, desto besser ist es für die Außenwelt gerüstet und umso geringer sind die Komplikationen oder umso besser die Chancen ohne langfristige Beschwerden zu leben. Bei frühgeborenen Babys besteht ein erhöhtes Risiko für den → plötzlichen Kindstod, S. 69. Kinder, die nach der 23. Schwangerschaftswoche zur Welt kommen, haben dagegen gute Chancen mithilfe von Intensivpflege zu überleben.

Meistens – nicht immer – gibt die Größe des Babys Aufschluss über sein Alter. So ist zum Beispiel ein Baby, das in der 26. Schwangerschaftswoche geboren wird meistens viel kleiner als eines, das in der 32. Woche zur Welt kommt.

Die Größe ist zwar wichtig, die Überlebenschancen erhöhen sich jedoch, je länger das Baby im Mutterleib war. Je kürzer diese Zeit ist und je geringer das Geburtsgewicht, desto größer ist die Wahrscheinlichkeit, dass das Baby eine neurologische oder entwicklungsbedingte Störung wie zum Beispiel eine zerebrale Kinderlähmung, Lernprobleme, Seh- oder Hörfehler aufweist.

Eines der größten Probleme bei Frühgeborenen sind die unterentwickelten Lungen. Wenn das Kind Probleme mit der Atmung hat, dann braucht es eventuell Unterstützung durch ein Beatmungsgerät. Dabei wird ein Schlauch in die Luftröhre (Trachea) eingeführt wird, um somit den Sauerstoffaustausch, Blutkreislauf und die Ernährung zu gewährleisten, während sich die Lungen des Babys ausbilden (→ Atemnotsyndrom des Neugeborenen, auf dieser Seite).

Weitere, bei Frühgeburten auftretende Probleme sind Herzbeschwerden, Lungenentzündung, Unterzuckerung (Hypoglykämie), Blutarmut und Infektionen.

Da das Frühgeborene sehr wenig Körperfett besitzt und seine Haut noch nicht voll entwickelt ist, kann es die Körpertemperatur nicht stabil halten. Daher werden Frühchen in spezielle Abteilungen verlegt (→ Neugeborenen-Intensivstationen, S. 18), wo in Brutkästen ihre Temperatur reguliert werden kann.

Frühchen erhalten ihre Erstlingsnahrung oft intravenös, bis sie stabiler sind und auf Mutteroder Flaschenmilch umgestellt werden können.

Viele Frühgeborene haben noch keinen Saugreflex oder sind zu schwach zum Saugen. Diese Kinder werden über einen Schlauch ernährt, der durch den Mund in den Magen führt. Später können diese Kinder ganz normal mit Muttermilch oder der Flasche ernährt werden. Für Frühchen sind die in der Muttermilch enthaltenen Antikörper besonders wichtig.

Auf den Neugeborenen-Stationen geht der Trend heute dahin die Eltern stärker mit einzubeziehen. Sie sollen möglichst viel Zeit mit ihrem Kind verbringen, es berühren und liebkosen, selbst wenn Schläuche jede Zärtlichkeit erschweren. Wann immer es möglich ist, sollen die Eltern ihr Kind füttern und seine Windeln wechseln. Manche Eltern lesen ihrem Kind vor, spielen Musik ab oder stellen Familienbilder in den Brutkasten

Schließlich ist es dann so weit: Das Baby kann nach Hause! Zu diesem Zeitpunkt kann das Kind bereits mehrere Wochen oder Monate alt sein. Es ist ein aufregender Augenblick, gemischt mit Furcht und Unsicherheit.

Diese Zeit haben schon unzählige Eltern Frühgeborener gemeistert und es wird ja auch kein Baby aus dem Krankenhaus entlassen, bevor es der Arzt nicht für angebracht hält. Die Eltern werden über die spezielle Pflege, die das Baby benötigt, unterrichtet und wenn Fragen auftauchen, kann jederzeit telefonisch Hilfe angefordert werden.

In dieser schwierigen Zeit ist Entspannung wichtig. Jetzt können die Elternfreuden erst richtig genossen werden.

Atemprobleme

Bei der Geburt muss der Säugling seine Lungen schnell mit Luft anfüllen und sie gleichzeitig von Flüssigkeit reinigen. Außerdem muss er die Blutzirkulation durch die Lungen erhöhen.

Atmen, ohne dass die Lunge bei der Ausdehnung zusammenfällt, ist bei normal geborenen Kindern eigentlich kein Problem, weil ihre Lungen genügend Zeit hatten sich voll auszubilden. Viele Frühchen – und auch manche rechtzeitig geborene Babys – haben jedoch Atemprobleme.

Bei Neugeborenen kommen zwei Arten von Atemproblemen häufig vor: Das Atemnotsyndrom, das meistens bei Frühgeborenen auftritt und die Kurzatmigkeit (schnelles, flaches Atmen), die sowohl bei früh als auch normal geborenen Babys vorkommt.

Atemnotsyndrom des Neugeborenen
Das Atemnotsyndrom ist durch raues, unregelmäßiges Atmen, Grunzgeräusche, Nasenflügelatmen, schweres Atmen und eine blaue Gesichtsfärbung charakterisiert.

Ursache für das Atemnotsyndrom ist das Fehlen bestimmter Stoffe in der Lunge – so genannte oberflächenaktive Substanzen. Diese Substanzen verringern die Oberflächenspannung und verhindern, dass die kleinen Luftzwischenräume der Lunge beim Einatmen zusammenfallen. Bei den betroffenen Kindern ist daher zur Dehnung der Lunge ein größerer Druck notwendig. Es kann oft verhindert werden, dass das Atemnotsyndrom einen schlimmeren Verlauf nimmt.

Der Schweregrad des Atemnotsyndroms hängt vom Geburtsgewicht des Kindes ab und in welcher Schwangerschaftswoche es zur Welt kam. Je kleiner und unreifer das Baby also ist, desto größer ist die Gefahr, dass es unter dem Atemnotsyndrom leidet. Bei normal geborenen Babys tritt diese Erkrankung selten auf, wobei Jungen und weiße Babys häufiger betroffen sind als Mädchen und farbige Kinder.

Die Erkrankung wird meist schon Minuten nach der Geburt festgestellt. Bei manchen Babys ist das Syndrom bei der Geburt so schwerwiegend, dass sie beatmet werden müssen. Eine sichere Diagnose kann durch Röntgen der Lunge und Bluttests gestellt werden.

Ein Kind, das mit diesem Syndrom geboren wird, muss auf die Intensivstation verlegt werden (S. 18), wo seine Körperfunktionen ständig überwacht werden. Es wird in einen Brutkasten gelegt, der mit warmer, befeuchteter Luft gefüllt ist. Ernährung und Flüssigkeitszufuhr erfolgen intravenös.

Oft brauchen die betroffenen Kinder Hilfe beim Atmen. In diesem Fall wird in ihre Luftröhre ein Beatmungsschlauch eingeführt, damit sie zusätzlichen Sauerstoff erhalten.

Da dieses Syndrom als Folge eines Mangels an oberflächenaktiven Substanzen auftritt, wird Kindern mit schwerem Atemnotsyndrom ein Präparat aus diesen Substanzen direkt in die Lunge gegeben. Weitere häufig verwendete Medikamente sind: Diuretika (zur Steigerung der Harn- und Wasserausscheidung), Dexamethason (um Entzündungen zu verhindern), Bronchodilatatoren (um den keuchenden Atem zu reduzieren) und Theophyllin oder Koffein (um die Atempausen zu minimieren).

Ziel der Pflege ist es die Kinder vor Komplikationen zu bewahren bis sich ihre Lungen entsprechend ausgebildet haben. Durch spezielle Intensivstationen für Neugeborene und hoch qualifizierte Ärzte und Schwestern konnte bei diesen Kindern die Sterblichkeit kontinuierlich gesenkt werden.

Transitorische Tachypnoe (vorübergehende Kurzatmigkeit)

Diese Art von Atemproblemen kann sowohl nach einer normalen Geburt als auch nach einem Kaiserschnitt auftreten.

Kinder mit Tachypnoe zeigen oft keine anderen Symptome außer einer schnellen, flachen Atmung. Manche weisen auch eine bläuliche Hautfarbe auf, die sich jedoch durch Sauerstoffgaben normalisiert.

Im Gegensatz zu Kindern mit Atemnotsyndrom wirken diese Babys nicht ernsthaft krank. Meistens sind sie nach 3 Tagen wieder gesund.

Um das Einatmen von Flüssigkeit zu vermeiden, muss vorsichtig gefüttert werden. Atmet das Baby zu schnell um ohne Probleme die Nahrung aufzunehmen, dann muss es intravenös ernährt werden. Normalerweise ist keine andere Behandlung notwendig.

Bronchopulmonale Dysplasie (BPD)

Die Atemprobleme früh geborener Babys bessern sich meist innerhalb einiger Tage bis Wochen. Babys, die nach dem 1. Lebensmonat immer noch beatmet werden müssen oder zusätzlichen Sauerstoff benötigen, leiden oft an bronchopulmonaler Dysplasie (BPD).

Symptome sind schnelle Atmung, Keuchen, Husten, Zyanose (Lippen und Nagelbetten werden blau) und Atemprobleme. Ein Verdacht auf BPD besteht oft bei Kindern mit Atemnotsyndrom, wenn keine Besserung eintritt. Die Diagnose erfolgt durch Röntgen.

Babys mit BPD brauchen über längere Zeit zusätzlichen Sauerstoff und Medikamente wie Theophyllin oder Koffein. Bis zur Genesung vergehen oft mehrere Monate. Die Lunge bleibt jedoch anfällig und man sollte die Kinder warm halten und vor Infektionen schützen. Eltern und Geschwistern der betroffenen Kinder wird oft eine Grippeschutzimpfung empfohlen.

Pneumothorax

Jedes Baby kommt mit erschlafften Lungen zur Welt. Zu den Wundern einer Geburt gehört es, dass sich die Lungenflügel nach den ersten Atemzügen ausdehnen und das Baby zu atmen beginnt. Um die Lungenflügel zu dehnen sind jedoch erhebliche Druckveränderungen nötig. Es kann daher vorkommen, dass sich die Lungen nicht gleichmäßig aufblähen, und die Druckveränderung kleine Risse in den Luftbläschen (Alveolen) der winzigen Lungen verursacht. Durch diese Risse gelangt Luft in die Zwischenräume der Membranen (Pleura), welche die Lunge und die Innenseite der Brust überziehen. Gelangt eine große Luftmenge in diesen Bereich (Pleuraraum), dann können die Lungenflügel zusammenfallen (Pneumothorax) und Atemprobleme auftreten.

Diagnose

Tritt eine geringe Luftmenge aus, dann leidet das Kind unter Kurzatmigkeit, der Atem geht schnell und keuchend und Zyanose tritt auf (bläuliche Lippen und Nagelbetten).

Beim Austritt einer großen Luftmenge kann es jedoch zu schweren Atmungsproblemen kommen. Der Arzt macht dann eine Röntgenaufnahme um den Grund für die Atembeschwerden herauszufinden.

Wie gefährlich ist ein Pneumothorax?

Ein Pneumothorax kann sehr gefährlich werden, wenn die Lunge plötzlich kollabiert (zusammenfällt). In den meisten Fällen ist die ausgetretene Luft jedoch gering und wird von selbst wieder absorbiert.

Behandlung

Manchmal ist keine Behandlung erforderlich. Gelegentlich kann der Pneumothorax durch zusätzlichen Sauerstoff behoben werden, der dem Kind 1 bis 2 Stunden lang gegeben wird. Bei einem schweren Pneumothorax muss die Luft als Notfallmaßnahme entfernt werden. Dazu wird in den Raum zwischen den Rippen (Brustwand) und der Lunge ein Schlauch eingeführt.

Kinder diabetischer Mütter

Vor der Entdeckung des Insulins waren viele Frauen mit Diabetes zu krank um ein Kind zur Welt zu bringen. Mit den heutigen Untersuchungsmöglichkeiten während der Schwangerschaft können mehr Frauen als je zuvor ein Kind gebären.

Dennoch ist ein Kind, dessen Mutter an Diabetes leidet, größeren Risiken ausgesetzt. Neugeborene, deren Mütter vor der Schwangerschaft an Diabetes litten oder deren Diabetes sich während der Schwangerschaft entwickelte, weisen eine etwas höhere Sterblichkeitsrate auf. Außerdem werden diese Kinder öfter mit Beschwerden wie zum Beispiel Atemnotsyndrom oder zu niedrigem Blutzucker (Hypoglykämie) geboren. Kinder diabetischer Mütter sind meist größer und schwerer, sodass häufiger ein Kaiserschnitt gemacht werden muss.

Bei Diabetes sollte immer ein Spezialist zurate gezogen werden. Es ist wichtig den Diabetes vor und während der Schwangerschaft unter Kontrolle zu haben um das Risiko von Geburtsfehlern zu minimieren.

Bei strenger ärztlicher Überwachung treten bei Kindern mit diabetischen Müttern viel weniger Probleme auf als in früheren Jahren.

Die Kinder müssen jedoch genau beobachtet werden. Erste Blutzuckertests werden 1 Stunde nach der Geburt und dann in regelmäßigen Abständen durchgeführt.

Ist der Blutzucker nach der Geburt zu niedrig und kann das Baby nicht gefüttert werden, dann muss ihm Glukose intravenös zugeführt werden. Diese Schwankungen des Blutzuckergehalts sind vorübergehend und regulieren sich innerhalb einiger Stunden oder Tage (→ Diabetes mellitus, S. 925).

Geburtsverletzungen

Etwa 2 bis 7 von 1 000 Neugeborenen erleiden Geburtsverletzungen. Unter einer Geburtsverletzung versteht man ein Trauma während der Wehentätigkeit und Geburt. Trotz einer ausgezeichneten Geburtshilfe können Geburtsverletzungen auftreten.

Gewisse Umstände erhöhen die Wahrscheinlichkeit einer Geburtsverletzung: Frühgeburten, Steißgeburten, Übertragung, ein abnorm großer Fetus, eine abnorme Lage des Fetus sowie ein enges Becken der Mutter.

Geburtsverletzungen sind oft die Folge einer Zangengeburt. Zangen werden als Hilfe bei schwierigen Entbindungen eingesetzt, die von ihnen verursachten Verletzungen sind jedoch meist nicht schlimm: Sehr häufig handelt es sich um Abschürfungen an Gesicht oder Schädel. Eine Zangengeburt ist oft die sicherste Methode, wenn das Leben oder die Gesundheit von Mutter oder Kind in Gefahr sind.

Ein weiteres Hilfsmittel bei schwierigen Entbindungen ist die Vakuumextraktion. Dabei wird im Geburtskanal auf dem Kopf des Babys eine Saugglocke platziert. Mit einer Pumpe wird ein Vakuum erzeugt und dann zieht der Arzt vorsichtig an der Saugglocke um dem Kind den Weg durch den Geburtskanal zu erleichtern. Es gibt neuere Methoden, die verhindern, dass zu viel Saugkraft ausgeübt und das Kind dabei verletzt wird.

Die häufigsten Geburtsverletzungen sind:

Caput succedaneum (Geburtsgeschwulst). Bei dieser »Verletzung« schwillt das Schädelgewebe an. Sie tritt auf, wenn der Kopf gegen den Geburtskanal gedrückt wird. Die Schwellung verschwindet nach ein paar Tagen und der Kopf des Babys erhält seine normale Form.

Kephalhämatom. Hierbei handelt es sich um einen Bluterguss unter der Schädeldecke. Die Schwellung wird gewöhnlich erst einige Stun-

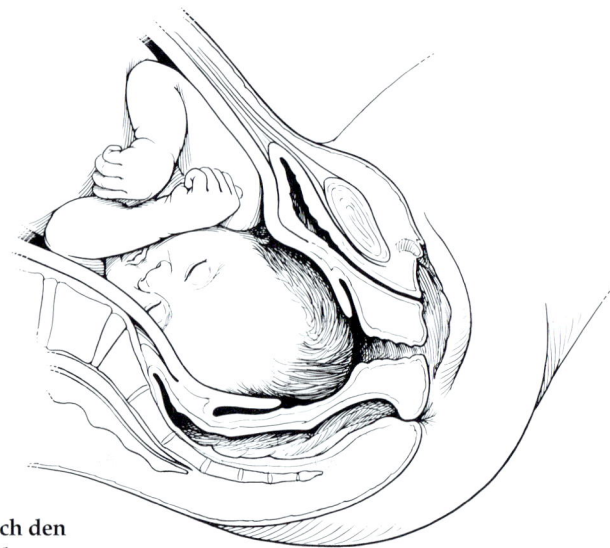

Der Weg durch den Geburtskanal verursacht bei Neugeborenen häufig eine Schwellung am Kopf (Caput succedaneum). Sie ist jedoch harmlos und verschwindet nach einigen Tagen wieder. Der Kopf des Kindes hat dann wieder seine normale Form.

den nach der Geburt sichtbar. Meistens bildet sie sich nach 2 Wochen bis 3 Monaten zurück und bedarf keiner Behandlung.

Schlüsselbeinbruch. Ein Schlüsselbeinbruch ist die häufigste Knochenverletzung während einer Entbindung. Das Kind wird auf der betroffenen Körperseite den Arm kaum bewegen, der Schlüsselbeinbruch heilt bei den Babys jedoch schnell. Die einzig erforderliche Behandlung ist die Schmerzlinderung.

Verschiebung des Nasenseptums. Gelegentlich kann sich das Nasenseptum (Knorpelgewebe) verschieben. Das Kind hat dann Probleme beim Trinken und bei der Nasenatmung. Die Nase wirkt asymmetrisch und abgeflacht. Die Abflachung verwächst von allein, in schwereren Fällen ist ein kleiner Eingriff notwendig um das verschobene Septum wieder herzustellen.

Lähmung des Gesichtsnervs. Wenn während der Entbindung Druck über dem Gesichtsnerv ausgeübt wurde, dann kann die Gesichtsmuskulatur kaum oder gar nicht bewegt werden. Sogar die gesamte Gesichtshälfte des Kindes kann davon betroffen sein.

Wenn das Kind schreit, bewegt sich die betroffene Gesichtshälfte nicht und der Mund hängt auf dieser Seite nach unten. Das Auge auf der betroffenen Seite kann nicht geschlossen werden und das Kind sabbert aus dem Mundwinkel. Meistens bessert sich dieser Zustand jedoch sehr schnell.

Drogenentzug

Kinder von drogenabhängigen Müttern können bei der Geburt Entzugserscheinungen aufweisen. Zu den Drogen, die Entzugserscheinungen hervorrufen, gehören Rauschmittel (Heroin, Morphium und Methadon), Schlafmittel (wie Phenobarbital), Schmerzmittel (verschreibungspflichtige Analgetika), Beruhigungsmittel und Sedativa sowie Alkohol, Amphetamine und Phencyclidin.

Die Kinder drogenabhängiger Mütter können Nervosität, schrilles Schreien, Schlaf- und Ernährungsprobleme, Durchfälle sowie Erbrechen und selten auch Krämpfe aufweisen. War die Mutter von Schlafmitteln abhängig, so können beim Kind die Entzugssymptome erst 7 bis 10 Tage nach der Geburt auftreten.

Nach der Geburt kann eine Behandlung des Entzugssyndroms notwendig sein. Die Kinder sind auch einem erhöhten Risiko für Erkrankungen ausgesetzt, die als Folge von zu geringem Wachstum in der Gebärmutter und einer Frühgeburt auftreten. Es kann auch sein, dass das Baby Sauerstoff benötigt, weil es unter Atemproblemen leidet. Verlaufen die Entzugserscheinungen sehr gemäßigt, dann genügt zur Behandlung eine ruhige, ansprechende Umgebung, viel Körperkontakt und häufige Mahlzeiten.

Bei schweren Symptomen kann eine medikamentöse Behandlung erforderlich sein. Dabei wird die kleinstmögliche Dosis zur Erleichterung der Symptome gegeben. Wenn das Neugeborene mehrere Tage lang keine Symptome zeigt, reduziert der Arzt die Dosis allmählich, bis das Kind keine Medikamente mehr benötigt und die Symptome verschwunden sind.

Pflege des Kindes

Für viele Mütter ist die Pflege ihres gesunden, zufriedenen Neugeborenen etwas ganz Natürliches. Sie wissen instinktiv, wie sie sich in einer bestimmten Situation zu verhalten haben. Andere wiederum sind stets darauf bedacht, keinen Fehler zu machen und fürchten das Wohl ihres Kindes aufs Spiel zu setzen. Unabhängig davon, zu welchem Typ Mutter Sie sich zählen, mit einigen Alltagsfragen sollten Sie sich auf alle Fälle auseinander setzen.

Kleidung

Bequemlichkeit sollte bei der Kleidung des Babys die oberste Rolle spielen. Man sollte darauf achten, nicht zu viele Kleidungsstücke auf einmal zu kaufen, weil das Neugeborene sehr schnell wächst.

Allgemein kann man sagen, dass man die kleinsten, für Neugeborene bestimmte Größen überspringen kann und gleich Kleidung für gut 3 bis 6 Monate alte Säuglinge kaufen sollte: Sie müssen ja nicht perfekt sitzen.

Der folgende Abschnitt soll einen Überblick über die Kleidung geben, die das Neugeborene bei seiner Ankunft zu Hause benötigt. Natürlich gibt es saisonbedingte Unterschiede.

Schlafanzüge sind ein wesentlicher Bestandteil der Baby-Garderobe. Für die ganz Kleinen gibt es Teile, deren Hinterteil aufgeklappt und mit Druckknöpfen geschlossen werden kann. Im Allgemeinen sollten 4 bis 5 Schlafanzüge ausreichend sein. Bei kaltem Wetter kann man dem Baby auch noch einen ärmellosen Schlafsack überziehen.

Strampelanzüge sind sehr bequem und können Tag und Nacht getragen werden. Sie sind meistens aus Baumwolle oder Frottee-Material. Manche können an der Innenseite der Beine geöffnet werden um das Windelwechseln zu vereinfachen.

Für Neugeborene gibt es Unterhemdchen, die nicht über den Kopf gezogen werden müssen: Sie werden von vorn über die Arme gezogen und hinten am Hals zusammengebunden. Bei größeren Babys werden sie dann über den Kopf angezogen und auf der Schulter mit Druckknöpfen verschlossen. Im Allgemeinen wird ein Unterhemd mit kurzen Ärmeln genügen, bei sehr kalter Witterung kann man auch eines mit langen Ärmeln anziehen.

Wenn das Baby nicht in seinem Bettchen ist oder wenn es draußen sehr kalt ist, kann man ihm auch mehrere »Schichten« anziehen, die zum Beispiel aus einem Unterhemd oder einem T-Shirt und einem Sweatshirt oder Pullover bestehen. Wenn Sie Ihrem Baby ein Jäckchen anziehen, dann achten Sie darauf, dass es genügend Halsfreiheit hat und die Knöpfe fest angenäht sind.

Bei kaltem Wetter sollte das Baby draußen einen wattierten Schneeanzug oder Schlafsack tragen. Schlafsäcke werden vorn mit einem Reißverschluss verschlossen, Schneeanzüge haben lange Ärmel und bedecken auch die Füße des Babys. Die Anzüge bestehen meistens aus warmem, wattiertem, Wasser abweisendem Material und eignen sich besser, um die Klein-

---

Wann ist es warm genug?

Woher weiß man, ob dem Baby zu kalt ist? Die Hände geben keinen eindeutigen Aufschluss darüber, weil sie sich meistens kühl anfühlen, auch wenn dem Kind warm ist. Bessere Hinweise liefern dagegen Beine, Arme und der Hals – auch das Gesicht des Kindes kann einiges aussagen. Wenn dem Baby kalt ist, verlieren die Wangen an Farbe und wahrscheinlich wirkt es nervös.

kinder damit in Kinderautositze zu setzen als ein Schlafsack.

Bei kalter Witterung sollte das Baby im Freien eine Kopfbedeckung tragen. Für den Sommer eignet sich ein Strohhut mit Kinnriemen.

Schuhe braucht das Neugeborene nicht, nur Babyschühchen aus Stoff oder Wolle oder auch Söckchen sind für kalte Tage erforderlich.

Zur Ausstattung des Bettchens gehören 3 bis 6 Bettlaken, eine Schutzauflage für die Matratze und eine leichte Babydecke, die meistens aus einer Baumwoll-/Polyester-Mischung hergestellt ist. Die Seiten des Bettchens sollten mit einem Bettnestchen ausgekleidet werden, damit sich das Baby nicht verletzen kann.

Es wird nicht empfohlen, das Baby auf Schaffell, in einem Wasserbett oder unter einer dicken Schicht aus Decken zum Schlafen zu legen. In Studien wurde festgestellt, dass sich in den aufgeführten Fällen die Häufigkeit des plötzlichen Kindstods erhöht (S. 69).

Die meisten Eltern neigen eher dazu, ihre Kinder zu warm als zu leicht zu kleiden. Aber auch zu viel Kleidung kann schaden, weil das Baby dann überhitzt wird.

Autokindersitze

Vor nicht allzu langer Zeit ging man davon aus, dass der sicherste Platz für ein Baby im Auto im Arm eines Erwachsenen ist.

Heute ist bekannt, dass das Baby bei einem Unfall getötet oder schwer verletzt werden kann, wenn es während der Fahrt auf dem Arm getragen wird. Selbst bei einer Fahrgeschwindigkeit von nur 50 km/h würde der Säugling mit einer Wucht vom Arm geschleudert, die einem Sturz aus dem 3. Stock eines Hauses gleich kommt. Wenn der Erwachsene nicht angeschnallt ist, würde es zudem zwischen ihm und der Windschutzscheibe erdrückt werden.

Aus diesem Grund müssen Kinder in speziellen Sicherheitssitzen befördert werden. Ein Autokindersitz gehört zu den wichtigsten Anschaffungen: Schon beim Verlassen der Klinik sollte ein Exemplar im Auto vorhanden sein. Autokindersitze können auch gebraucht erworben werden.

Ein Autokindersitz dient dazu, die Kraft des Aufpralls auf den ganzen Kinderkörper zu verteilen und zu verhindern, dass es aus dem Auto geschleudert wird. Bei einem schweren Unfall sind die Überlebenschancen eines Kindes um einiges größer, wenn es sich in einem Autokindersitz befindet.

Für Säuglinge gibt es zwei Arten von Autosicherheitssitzen:

Zunächst gibt es einen Sitz für Babys unter 10 kg. Das Baby sitzt darin mit dem Gesicht zum hinteren Teil des Fahrzeugs. Diese Position bewirkt, dass bei einem Unfall der Rücken des Babys (sein stärkster Körperteil) den Aufprall abschwächt. Am sichersten ist es den Sitz in der Mitte des Rücksitzes zu platzieren. Am besten ist es, wenn Sie sich die Anweisungen des Kindersitzherstellers durchlesen und sich an seinen Angaben orientieren um den besten Platz ausfindig zu machen. Wenn das Fahrzeug über Airbags verfügt, darf der Kindersitz nicht auf dem Beifahrersitz platziert werden.

Zum Zweiten gibt es einen Kindersitz, der für Säuglinge und Kinder bis etwa 20 kg gedacht ist. Dieser Sitz kann aus einer nach hinten abfallenden Position in die aufrechte, nach vorn gerichtete Lage gebracht werden, wenn das Kind etwa 1 Jahr alt oder 10 kg schwer ist.

Wenn Sie sich nach einem Autokindersitz umsehen, dann sollten Sie darauf achten, dass er den Sicherheitsbestimmungen des TÜV entspricht. Sitze, die vor 1981 hergestellt wurden,

Das Baby muss sich bei allen Autofahrten in einem Kindersitz befinden, der an einem Fahrzeugsitz befestigt ist.

entsprechen meist nicht diesem Sicherheitsstandard.

Egal für welchen Sitz Sie sich entscheiden, befolgen Sie auf alle Fälle die Anweisungen: Wird der Sitz nicht ordnungsgemäß installiert, dann bietet er auch nicht den vollen Schutz für Ihr Kind.

Tragesitze

Tragesitze sind meist aus Kunststoff hergestellt und dienen zum Transport des Babys außerhalb des Autos. Die Kinder sollten auch in diesem Sitz immer angegurtet werden. Wenn man eine freie Hand benötigt, kann man Sitz und Kind auch abstellen, allerdings nur auf den Boden oder einen niedrigen Tisch, weil bereits ein paar Schaukelbewegungen des Babys ausreichen können um ihn zum Kippen zu bringen. Achten Sie daher darauf, dass das Unterteil des Sitzes groß ist – dann kippt er nicht bei heftigen Bewegungen. Es gibt auch Autositze, die in Tragesitze umgewandelt werden können. Allerdings entsprechen nicht alle Tragesitze den Sicherheitsbestimmungen.

Schnuller

Brauchen Babys einen Schnuller?
Auf diese Frage gibt es keine eindeutige Antwort. Viele Kinderärzte sind entschieden gegen den Gebrauch von Schnullern. Andere sind der Meinung, dass sie bei vernünftigem Gebrauch für manche Babys sehr hilfreich sein können. Einige Babys saugen als Schnullerersatz an ihrer Faust, an den Fingern oder am Daumen.

Säuglinge, die gestillt werden, sollte man erst einen Schnuller geben, wenn das Stillen zur Routine geworden ist.

Auf keinen Fall sollte dem Baby immer ein Schnuller in den Mund gegeben werden wenn es ihn öffnet, und sowohl Mutter als auch Kind sollten nicht von einem Schnuller abhängig sein. Gut ist es, das Kind auch ohne Schnuller zum Schlafen zu bringen und sich andere Methoden zu seiner Beruhigung zu überlegen. Wenn das größte Saugbedürfnis vorüber ist, das heißt im Alter von 12 bis 15 Monaten, sollte man dem Kind den Schnuller wegnehmen.

Sonne und Wind

Nicht selten wird der Kinderarzt gefragt, ob man ein Neugeborenes auf einen Spaziergang mitnehmen kann. Die Antwort darauf ist ein eindeutiges »Ja«.

Babys lieben es im Kinderwagen spazieren gefahren zu werden. Selbst im Winter kann man mit dem Kind nach draußen gehen, wenn es warm genug eingepackt ist.

Das Baby sollte auch an die Sonne kommen, allerdings in Maßen. Sonnenlicht enthält ultraviolette Strahlung, die in der Haut die Bildung von Vitamin D fördert, das wiederum für das Wachstum von Knochen und Zähnen nötig ist.

Eine Gefahr stellt allerdings der Sonnenbrand dar: Selbst wenn das Baby nur einige Minuten lang in der Sonne schläft, kann es zu Überhitzung und Sonnenbrand kommen. Ein Sonnenbrand ist nicht nur äußerst schmerzhaft, er schädigt auch die empfindliche Babyhaut.

Der Kinderwagen sollte daher immer im Halbschatten abgestellt werden. Natürlich muss auch die Jahreszeit in Betracht gezogen werden: Im Winter verträgt das Baby mehr Sonne als im Sommer, weil dann die Sonneneinstrahlung nicht so intensiv ist.

Die meisten Babys sollten im Sommer nicht länger als 30 bis 40 Minuten an der Sonne sein. Am Strand, wo die Sonne noch intensiver ist, sollte sich das Kind immer im Schatten aufhalten und es empfiehlt sich, ihm einen Sonnenhut aufzusetzen. Sunblocker sind zwar für Kinder und Erwachsene empfehlenswert, nicht jedoch für Babys unter 6 Monate.

Ein Säugling kann in kürzester Zeit an Überhitzung leiden. Im Allgemeinen schwitzen Babys nicht. Ein erstes Anzeichen einer Überhitzung kann sein, wenn das Kind nach Luft schnappt. Gerötete Haut ist bereits ein spätes Zeichen für Überhitzung.

Augen- und Ohrenpflege

Die Augen eines Neugeborenen werden ständig durch Tränenflüssigkeit gereinigt. Es kann jedoch vorkommen, dass sich seine Augen einige Tage nach der Geburt leicht entzünden. Dies muss aber nicht behandelt werden.

Wenn die Augen des Kindes allerdings stark gerötet sind, kann eine Infektion vorliegen, die ärztlich behandelt werden sollte.

Manche Neugeborene leiden unter einem klaren oder weißlichen Ausfluss aus einem oder beiden Augen. Das betroffene Auge ist dann beim Erwachen »verklebt«. Im Normalfall werden die Tränen über den Tränennasengang durch die Nase geleitet. Bei Kindern ist dieser Gang sehr leicht blockiert und dann fließt übermäßig viel Tränenflüssigkeit aus dem Auge. Diese Blockade löst sich meist in den ersten Monaten auf. Die Behandlung besteht meistens nur darin, dass das Auge mit einem feuchten Wattebausch gereinigt wird. In seltenen Fällen kann der Kinderarzt auch Antibiotika verschreiben. Besteht das Problem bis zum 1. Lebensjahr, dann sollte man einen Augenspezialisten aufsuchen.

Augen und Ohren können beim regelmäßigen Baden gepflegt werden. Der Augenbereich wird mit einem weichen Waschhandschuh oder Wattebausch und klarem Wasser gereinigt. Seife und Badezusätze sollten vermieden werden, weil sie die empfindlichen Augen reizen.

Bei den Ohren sollte nur der äußere Teil gereinigt werden. Dazu verwendet man ein weiches Tuch und milde Seife. Man sollte nicht versuchen das Ohrenschmalz zu entfernen: Es dient dem Schutz der Ohren. Auch der Kinderarzt sollte nie versuchen das Ohrenschmalz zu entfernen oder einen Gegenstand zur Reinigung des Ohres einzuführen. Wenn das Ohrenschmalz überhand nimmt und der Kinderarzt deswegen die Ohren nicht untersuchen kann, wird er es mit einem speziellen Instrument entfernen.

Wenn die Ohren Ausfluss oder Blut absondern, dann sollte sofort der Kinderarzt informiert werden.

Hautpflege

In den ersten Lebensmonaten ist die Babyhaut noch nicht selbstfettend. Viele Neugeborene haben eine trockene Haut, die sich abschält – vor allem an Händen und Füßen. Beim Kauf einer Körperlotion sollte man darauf achten, dass sie unparfümiert (nicht reizend) ist. Auch die verwendete Seife sollte unparfümiert sein. Je einfacher die Produkte, desto besser für die Babypflege.

Nägel schneiden

Das Schneiden der Nägel kann ein größeres Unterfangen sein.

Die verwendete Babyschere sollte ein stumpfes Ende haben um das Baby nicht zu verletzen wenn es sich bewegt. Auch eine kleine Nagelschere eignet sich gut.

Am sichersten ist es die Nägel zu schneiden, während das Baby schläft. Ansonsten können sich auch zwei Personen mit dieser Aufgabe beschäftigen: Eine hält dabei die Hand des Babys, während die andere seine Nägel schneidet.

Fontanelle

Jedes Baby wird mit einer weichen Stelle (Fontanelle) auf dem Kopf geboren.

Bei der Geburt muss der relativ große Kopf des Babys durch den recht engen Geburtskanal gezwängt werden. Dies ist möglich, da er sich an den engen Raum anpassen kann und zwar, weil die Babys oben auf dem Kopf eine Stelle haben, an der die vier Knochenteile noch nicht zusammen gewachsen sind.

Die Größe der Fontanelle ist verschieden. Allgemein kann man sagen, dass der Schluss der Fontanelle umso länger dauert, je größer sie ist. Bei manchen Babys schließen sich die Knochen nach 9 Monaten, bei anderen dauert es 2 Jahre. Der Durchschnitt liegt zwischen 12 und 18 Monaten.

Oft machen sich die Eltern gerade über diese weiche Stelle besondere Sorgen. Es gibt Mütter, die ihrem Kind die Haare nicht waschen, weil sie Angst haben das Gehirn zu verletzen. Das Gehirn des Babys ist jedoch durch eine starke Schutzmembran über der Fontanelle geschützt. Durch Berühren des Kopfes an dieser Stelle kann dem Baby kein Schaden zugefügt werden.

Manchmal sieht man an der weichen Stelle ein Pulsieren, was jedoch normal ist. Bei einer deutlichen Schwellung oder Absenkung der Fontanelle – besonders dann, wenn sich das Kind anders verhält als normalerweise – sollte so schnell wie möglich der Kinderarzt aufgesucht werden.

Geeignetes Spielzeug

Ein Säugling braucht kein Kinderzimmer, das mit Spielzeug überfüllt ist. Für das Baby sind die Eltern das beste »Spielzeug«, weil sie mit ihm sprechen und es berühren. Heißt das, ein Baby braucht überhaupt kein Spielzeug? Nein. Ein Baby, das in einem leeren Bettchen liegt, langweilt sich. Wichtig ist es, babygerechtes Spielzeug zu finden.

Das Wort »Spielzeug« beschreibt nicht genau das, was ein Baby wirklich braucht, weil es ja eine körperliche Tätigkeit beinhaltet, zu der das Kind noch gar nicht fähig ist: Das Kind kann keine Rassel schütteln, einen Teddybären knuddeln oder sich mit einem Spielzeugtelefon beschäftigen. Ein überfülltes Kinderbett behindert nur die Bewegungsfreiheit des Babys.

Ein Neugeborenes besitzt erstaunliche Fähigkeiten: Es kann bereits sehen, hören, tasten, riechen und schmecken. Dies sollte bei der Auswahl des Spielzeugs berücksichtigt werden. Selbst wenn das Baby noch nicht in der Lage ist, eine farbige Rassel zu schütteln, so kann es doch das interessante Geräusch hören. Das Baby kann auch Farben und Formen eines Mobiles wahrnehmen oder das weiche Plüschfell eines Teddys fühlen, wenn er über seine Wangen gestreift wird.

Da ein Neugeborenes die meiste Zeit im Bettchen liegt, sollte dieser Ort so interessant und angenehm wie möglich gestaltet sein. Babys ziehen auffallende Muster (besonders in schwarz und weiß) einfarbigen Dingen vor und sind fasziniert von Gesichtern. Man sollte daher gemusterte Bettdecken und Bettumrandungen wählen mit Bildern von Tieren, farbigen Ballons oder geometrischen Formen.

Viele Eltern hängen ein Mobile über das Kinderbett. Mobiles gibt es in verschiedenen Ausführungen. Bei der Auswahl sollte man die Perspektive des Kindes vor Augen haben. Manche Mobiles sehen für Erwachsene wunderschön aus, aus der Sicht des Babys jedoch wirken sie langweilig.

Es gibt Mobiles, die sich drehen oder ein Schlaflied spielen, wenn man auf einen Knopf drückt. Wichtig ist auch, dass das Mobile fest

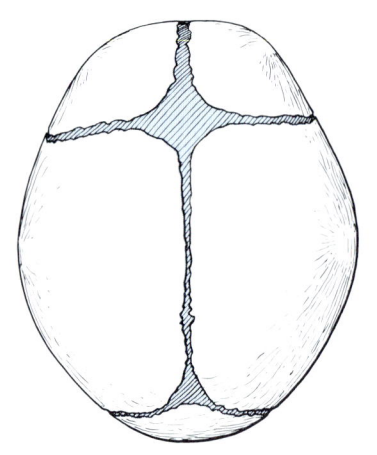

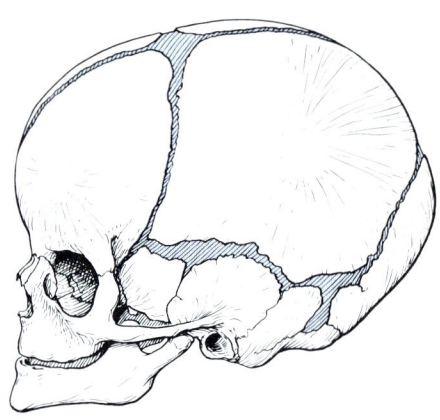

Der kleine Babyschädel besteht nicht aus einem, sondern mehreren separaten Knochen. Im Verlauf des 1. oder 2. Lebensjahres schließen sich diese Knochen zusammen und bilden ein einziges Knochenmassiv. Bis dahin befindet sich am Hauptknotenpunkt der Knochen eine weiche Stelle, die Fontanelle.

und außer Reichweite des Kindes hängt. Sobald sich das Baby selbst hochziehen kann, sollte man es abhängen.

Babys mögen Musik: Sie kann aus einem Kassettenrekorder im Kinderzimmer, von einem Musikmobile oder einem leise eingestellten Radio kommen.

Es gibt verschiedenes Spielzeug, das man über die Bettchen und sogar über die Autokindersitze hängen kann. Für Neugeborene sollte man schwarz-weiße Muster, für ältere Babys helle Farben wählen. Der Säugling kann diese Gegenstände zwar nicht anfassen, sich aber an ihnen erfreuen.

Wenn junge Eltern zum ersten Mal ein Spielwarengeschäft betreten, kann es eine überwältigende Erfahrung sein. Wie soll man sich unter den Tausenden Spielsachen entscheiden? Die meisten Spielzeughersteller geben auf den Packungen die Altersgruppe an, für die das Spielzeug gedacht ist.

Wenn man sich für ein altersgerechtes Spielzeug entscheidet, dann kann man davon ausgehen, dass es auch sicher ist. Trotzdem sollte man das Spielzeug auf scharfe Kanten und lose Teile überprüfen, die das Baby verletzen oder von ihm verschluckt werden können.

Baden

Baden kann für die Mutter und das Kind zum schönsten Alltagserlebnis werden. Das Baby bekommt Zuwendung, Körperkontakt und kann eventuell noch mit der Mutter spielen. Zwar gibt es Babys, die sich anfangs fürs Baden nicht begeistern können, doch mit der Zeit wird es auch für sie zu einem freudigen Erlebnis.

In den meisten Kliniken wird den Müttern gezeigt, wie man ein Baby badet. Wenn nicht, dann ist es sinnvoll, sich Rat bei der Großmutter, einer anderen Verwandten oder einer Freundin zu holen.

Es ist ziemlich unbequem, ein kleines, schlüpfriges Baby in einer Badewanne für Erwachsene zu baden. Viele Eltern schaffen sich daher eine Baby-Badewanne an, die auf einem speziellen Untergestell oder in einer normalen Badewanne platziert werden kann. Man kann auch eine große Waschschüssel verwenden. Wem selbst die kleine Wanne zu unsicher ist, der kann das Baby anfangs auch nur mit einem Schwamm abwaschen. Viele Kinderärzte empfehlen diese Waschungen mit dem Schwamm, bis der Nabel verheilt ist (S. 30).

Das Baby darf nie – auch nicht für einige Sekunden – unbeaufsichtigt in der Wanne sitzen,

denn dies kann auch bei nur wenig Wasserinhalt gefährlich werden. Die Eltern dürfen sich von nichts – auch nicht vom Klingeln des Telefons – ablenken lassen. Daher ist eine Vorausplanung sinnvoll. Alles, was zum Baden benötigt wird, liegt dann bereit: Seife, Baby-Shampoo, Waschhandschuh, Handtuch, Wattebäusche, eine saubere Windel, Unterhemd und Schlafanzug.

Nachdem das Wasser eingelaufen ist (nur einige Zentimeter tief) wird die Wassertemperatur mit dem Ellenbogen oder dem Handgelenk überprüft. Danach wird das Baby entkleidet.

In der Wanne liegt der Kopf des Babys auf dem Handgelenk des Erwachsenen, der seine Finger unter die Achsel des Kindes legt. Zuerst wird das Gesicht mit einem weichen Tuch, aber ohne Seife, gewaschen. Mit einem angefeuchteten Wattebausch wird der Bereich um die Augen gereinigt.

Ein Shampoo ist nur 1- bis 2-mal die Woche notwendig (nur spezielles Baby-Shampoo verwenden). Der Schaum wird mit einem feuchten Tuch aus den Haaren entfernt. Über das Gesicht des Babys sollte aber möglichst kein Wasser gegossen werden.

Wenn das Gesicht sauber ist, dann wird der restliche Körper gewaschen. Die meisten Eltern finden es einfacher, das Baby mit der Hand statt mit einem Waschhandschuh einzuseifen. Zum Schluss wird der Windelbereich gesäubert. Man sollte daran denken, dass Babys schnell auskühlen und die Badezeit dementsprechend kurz halten.

Wenn der Seifenschaum abgespült wurde, wird das Kind mit beiden Händen aus der Wanne gehoben und auf ein weiches Handtuch gelegt.

Beim Baden sollten Kopf und Körper des Babys durch die Hand beziehungsweise das Handgelenk eines Erwachsenen gestützt werden. Dies vermittelt ihm Sicherheit. Das Kind darf nicht einen Moment lang unbeaufsichtigt in der Badewanne sitzen.

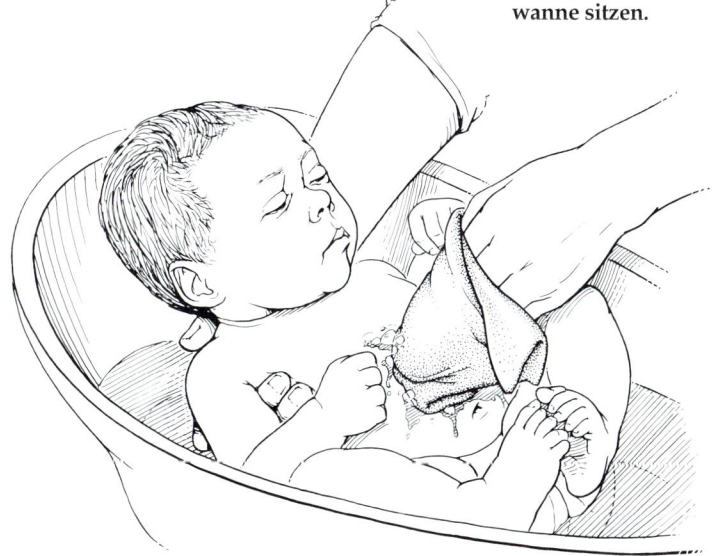

Ist der Nabel noch nicht verheilt, dann wird der Kinderarzt wahrscheinlich empfehlen ihn mit angefeuchteter Watte abzutupfen.

Meistens sind weder Lotion noch Puder notwendig. Für empfindliche Babyhaut ist die einfachste Pflege am besten, weil die in Lotionen und Pudern enthaltenen Duftstoffe oft die Haut reizen. Leidet das Baby an trockener Haut, dann sollte eine unparfümierte Babymilch verwendet werden. Mit Puder sollte vorsichtig umgegangen werden, da die Partikel die Lunge reizen können. Man verteilt daher zunächst etwas Puder in einiger Entfernung vom Baby auf der Hand und trägt ihn erst dann auf den Körper auf.

Wann und wie oft sollte ein Baby gebadet werden? Jedes Baby ist anders, deshalb sollte eine Badezeit gewählt werden, die für alle Beteiligten die beste ist. Wenn Windelbereich und Gesicht täglich gereinigt werden, dann braucht das Baby nur 1-mal pro Woche mit Seife gebadet zu werden. Soll das Baby öfter gebadet werden, dann nur mit klarem Wasser. Im Winter kann zu häufiges Baden die empfindliche Babyhaut austrocknen.

Das richtige Kinderbett

In den ersten Monaten schlafen viele Babys in einer Wiege, die jedoch schon bald zu klein ist. Nun wird die Anschaffung eines Kinderbettchens unumgänglich: Man sollte darauf achten, dass die Gitterstäbe höchstens 6 cm Abstand voneinander haben, die Matratze perfekt passt, die Seitenteile durch einen Mechanismus gehalten werden und keine scharfen Kanten vorhanden sind. Der Abstand zwischen der Spitze der Gitterstäbe bis zur Matratze sollte mindestens 50 cm betragen. Heruntergeklappt sollte der Abstand zwischen Seitenteil und Matratze mindestens 22 cm betragen. Die meisten der heute auf dem Markt erhältlichen Kinderbetten

erfüllen diese Anforderungen. Bei älteren Kinderbettchen sollte man jedoch den Abstand zwischen den Gitterstäben abmessen: Beträgt er mehr als 6 cm, dann kann es für das Baby gefährlich werden, vor allem wenn die Matratze nicht perfekt sitzt. Es gab schon Fälle, in denen sich Babys strangulierten, weil sie den Kopf zwischen die Gitterstäbe steckten. Bei alten Kinderbetten (vor 1974) besteht zudem die Gefahr, dass sie mit bleihaltiger Farbe gestrichen wurden. Man sollte sich vergewissern, dass dies nicht der Fall ist, weil Babys oft an den Stäben lutschen und bleihaltige Farbe schädlich sein kann (→ Bleivergiftung, S. 71).

Damit sich das Baby seinen Kopf nicht an den Seitenteilen anstößt, ist es sinnvoll diese auszupolstern. Ein Kissen ist dagegen unnötig. Das Kind sollte nicht auf einem Wasserbett, Schaffell oder mehreren Schichten aus dicken Decken schlafen, da diese ein Erstickungsrisiko beinhalten. Das Baby sollte auf der Seite oder auf dem Rücken schlafen. Babys die auf der Seite schlafen, kann eine zusammengerollte Decke als Rückenstütze dienen.

Windeln

Es gibt sowohl Wegwerf- als auch Textilwindeln. Der Bequemlichkeit halber wählen viele Eltern Wegwerfwindeln, die nach dem Tragen einfach weggeworfen werden. Diese gibt es in unterschiedlichen Größen und Dicken. Selbst unerfahrene Eltern können mit Wegwerfwindeln leicht umgehen, weil diese vorgefaltet sind und mit einem Klebestreifen befestigt werden. Dabei läuft man nicht Gefahr, das Kind – wie dies bei Textilwindeln der Fall sein kann – mit einer Sicherheitsnadel zu pieksen.

Der Nachteil von Wegwerfwindeln ist, dass sie teuer sind und zum Anwachsen des Müllberges beitragen. Es gibt Gegenargumente, die behaupten, dass die Energie und das Wasser, die zur Herstellung, zum Waschen und Trocknen von Textilwindeln nötig sind, genau so wenig umweltfreundlich sind.

Bei Textilwindeln sollte man die größten kaufen, die erhältlich sind. Es gibt Baumwoll-, Mull- und Flanellwindeln. Man kann sie selbst waschen oder einen Windelservice beauftragen. Wenn man sich fürs Selbstwaschen entscheidet, dann braucht man 2 Dutzend davon, eher noch mehr, wenn man nicht täglich waschen will.

Zudem wird ein mit etwas Wasser gefüllter Windeleimer mit Deckel benötigt um die gebrauchten Windeln zu entsorgen. Der Stuhl aus der Windel wird in die Toilette gegeben, die

---

Säuglinge nie alleine lassen

Das Baby sollte nie – weder im Haus noch draußen – unbeaufsichtigt bleiben. Wenn kein geeigneter Babysitter zur Verfügung steht, dann muss das Baby mitgenommen werden. Mit Kinderwagen und Buggy ist es heute kaum noch ein Problem trotz Kleinkind mobil zu sein.

Auch auf dem Wickeltisch darf das Baby nicht ohne Aufsicht sein. Das Kind kann sich in einem unbeobachteten Moment nämlich ganz plötzlich umdrehen oder hochziehen und sich dadurch in Gefahr bringen.

Windel abgespült und dann in den Eimer geworfen. Die Windeln werden mit einem milden Waschpulver in der Maschine gewaschen und 2- bis 3-mal gespült. Eine Windel mit Waschmittelrückständen kann die Babyhaut reizen.

Wenn ein Service beauftragt wurde, dann werden die Windeln steril geliefert und die gebrauchten mitgenommen. Die Kosten für den Windelservice sind etwa mit denen vergleichbar, die bei Wegwerfwindeln entstehen. Wenn das Baby in einem Kinderhort untergebracht ist, dann muss man sich erkundigen, ob Textilwindeln überhaupt erlaubt sind.

Die Häufigkeit von Windeldermatitis ist bei Wegwerf- und Textilwindeln gleich hoch. Man muss herausfinden, welche Windelart für das Baby die geeignetere ist.

Bei Textilwindeln ist eine Plastikeinlage nötig, die das Baby vor Nässe schützt und die Entsorgung des Stuhls vereinfacht. Werden Sicherheitsnadeln verwendet, sollte man bei deren Einsatz zwei Finger zwischen Baby und Windel legen um das Kind nicht zu pieksen. Manchmal hilft es auch die Nadel einzuseifen, damit sie sich leichter in die Windel stecken lässt.

Einige Eltern wechseln die Windel 1- bis 2-mal während einer Mahlzeit – gewöhnlich am Anfang und Ende. Ein so häufiger Windelwechsel ist nur notwendig, wenn das Baby Stuhlgang hatte. Normalerweise wickelt man das Baby nach einer Mahlzeit.

Wenn das Kind Stuhlgang hatte, dann sollte der Windelbereich mit einem Öltuch oder Wasser und Seife gereinigt werden. Bei einem Mädchen wird von vorn nach hinten gewaschen, damit keine Stuhlbakterien in die Harnröhre gelangen.

Krankheitsvorsorge

Bei einem Säugling zielt ein Großteil der medizinischen Pflege auf die Krankheitsvorsorge ab. Gelegentlich kommt es vor, dass Bakterien im Geburtskanal ernste Augeninfektionen hervorrufen. Früher wurde deshalb bei jedem Neugeborenen die so genannte Credé-Prophylaxe durchgeführt, bei der 1-prozentige Silbernitrat-Lösung in die Augenlider geträufelt wurde. Heute darf diese nur mit dem Einverständnis der Eltern vorgenommen werden, es wird aber dennoch überwiegend eine frühe Durchführung bei allen Neugeborenen empfohlen.

Um potenzielle Blutungen zu vermeiden, wird dem Säugling am 1. und 5. Lebenstag Vitamin K oral gegeben. Außerdem sollte das Baby gegen Hepatitis B – eine Virusinfektion der Leber – geimpft werden (im 1. Lebensjahr erfolgen noch 2 Impfungen gegen Hepatitis B). Einige Tage nach der Geburt werden Vorsorgeuntersuchungen hinsichtlich vererbbarer Erkrankungen wie zum Beispiel Phenylketonurie (PKU oder Fölling-Krankheit), Galaktoseunverträglichkeit, Schilddrüsenunterfunktion, kongenitale Nebennierenrindenhyperplasie und mehr durchgeführt (→ Früherkennungsuntersuchungen bei Neugeborenen, S. 8).

Nach Verlassen der Klinik sollten sich Besuche von Fremden noch in Grenzen halten.

Vor allem Menschenansammlungen sollten vermieden werden. Man sollte immer bedenken, dass ansonsten harmlose Beschwerden wie zum Beispiel Fieber im 1. Lebensmonat gefährlich sein können.

Es ist wichtig das Baby regelmäßig beim Kinderarzt vorzustellen. Seit 1991 gibt es in al-

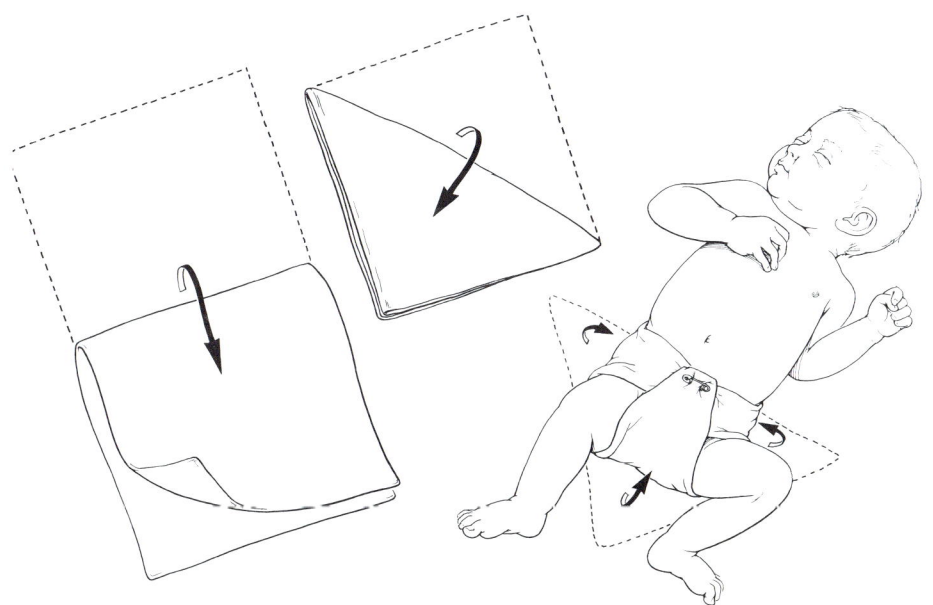

Eine Textilwindel anzulegen ist kein Kunststück. Die Windel wird zuerst auf die Hälfte, dann diagonal zu einem Dreieck gefaltet. Danach wird das Baby auf die Windel gelegt und die Ecken mit einer Sicherheitsnadel vorsichtig zusammengesteckt.

len Bundesländern ein einheitliches Programm von Früherkennungsuntersuchungen (U1 bis U9) für Kinder bis zum 6. Lebensjahr.

Die Vorsorgeuntersuchungen sind freiwillig. Sie müssen also selbst mit Ihrem Kind zu den vorgesehenen Terminen zum Arzt gehen. So können Sie als Eltern bei allen Untersuchungen dabei sein und mit dem Arzt sprechen. Den Termin sollten Sie jeweils vorab mit dem Arzt Ihrer Wahl vereinbaren. Die Untersuchungen kurz nach der Geburt (U 1 und U 2) werden in der Regel direkt von den Ärzten in der Klinik vorgenommen. Die nachfolgende Vorsorgeuntersuchung (U3) erfolgt dann in der 4. bis 6. Lebenswoche in der Kinderarztpraxis.

Über alle Untersuchungsergebnisse führen die Ärzte Buch in dem gelben »Untersuchungsheft für Kinder«, die Impfungen werden im »Impfpass« eingetragen. Beide Hefte bekommen Sie in der Klinik oder später beim betreuenden Arzt. Bewahren Sie diese zu Hause auf und bringen Sie das Untersuchungsheft und den Impfpass zu jedem Arzttermin mit.

Nabelpflege

Der Fetus ist mit der Mutter durch die Nabelschnur verbunden. Während der 9 Monate in der Gebärmutter wird er über die Blutgefäße der Nabelschnur mit Nährstoffen versorgt. Nach der Geburt ist die Nabelschnur überflüssig: Es bleibt nur ein 2 cm langer Rest übrig.

Die Nabelschnur beginnt einzutrocknen und fällt dann ab. Die Trennstelle wird von einer dünnen Hautschicht überzogen, es bildet sich Narbengewebe, und der Nabelschnurrest fällt meist 12 bis 15 Tage nach der Geburt ab.

Meist ist die Pflege des Nabels sehr einfach. Viele Ärzte empfehlen den Bereich nicht abzudecken um die Heilung zu beschleunigen. Der Nabel sollte trocken bleiben. Beim Wickeln sollte das obere Ende der Windel umgeschlagen werden, damit der Nabel frei bleibt.

Manche Ärzte raten zu Waschungen mit einem Schwamm, bis der Nabelschnurrest abgefallen ist. Es kann sein, dass der Kinderarzt empfiehlt den Bereich mit einem angefeuchteten Wattebausch zu reinigen: Dazu tupft man über das untere Ende des Nabels um ihn sauber und infektionsfrei zu halten.

Bis der Nabelschnurrest abfällt, können einige Tage lang verkrustete Absonderungen oder angetrocknetes Blut zu sehen sein. Bis zum völligen Abheilen des Nabels kann eine Infektion auftreten (selten!), weil durch die Öffnung Bakterien in den Körper gelangen können. Ist der Nabelbereich gerötet oder sind Absonderungen sichtbar, dann sollte der Kinderarzt aufgesucht werden.

Bei manchen Babys entwickeln sich kleine Geschwulste, so genannte Nabelgranulome. Bei einem Granulom verzögert sich der Heilungsprozess. Der Nabelbereich sieht rot bis rosa und feucht aus und es kann eine Absonderung austreten, die unangenehm riecht.

Der Arzt empfiehlt wahrscheinlich den Bereich mehrmals täglich mit Alkohol zu reinigen. Bleibt das Granulom bestehen, dann kann es der Arzt mit Silbernitrat verätzen.

Persönlichkeit und Verhalten

Ein Baby kommt nicht – wie man früher angenommen hat – als »unbeschriebenes Blatt« zur Welt, sondern ist vom ersten Moment an ein eigenständiges Individuum.

Es gibt laute und ruhige Babys, solche die nach der Geburt 90 Minuten lang wach sind und andere, die nach 15 Minuten einschlafen. Manche Neugeborenen können besser saugen als andere. Der eine Säugling bevorzugt visuelle Reize, der andere mag Geräusche lieber.

Die Schwankungen bzw. Veränderungen in den Vorlieben und Verhaltensweisen sind häufig ganz enorm. Aufgabe der Eltern ist es, die Veränderungen, Entwicklungsschritte und Verhaltensmuster ihres Kindes zu beobachten, zu erkennen und zu fördern.

Gesunde Entwicklung

Das Baby kommt mit Charaktereigenschaften zur Welt, die es von verschiedenen Familienmitgliedern ererbt hat. Auch die Erlebnisse während Schwangerschaft und Geburt können das Kind formen. Hat sich die Mutter richtig ernährt? Hat sie weder geraucht noch Alkohol und Drogen zu sich genommen? Verliefen Wehen und Geburt normal oder gab es Komplikationen? All diese Faktoren beeinflussen die Persönlichkeit des Kindes.

Ein entscheidender Faktor für die Persönlichkeitsentwicklung des Kindes ist das Verhältnis zwischen Eltern und Kind. Das Baby braucht zum Gedeihen sowohl Nahrung als auch Liebe und Zuwendung. Ein Kind, das keine Zuwendung erhält, verkümmert sowohl emotional als auch körperlich (→ Emotionale Bindung, auf dieser Seite).

Von Anfang an ist das Kind ein soziales Wesen. Bei Forschungen stellte sich heraus, dass Babys am liebsten Figuren betrachten, die menschlichen Gesichtern ähneln. Manche Wissenschaftler glauben, dass sie in den menschlichen Gesichtern eine Quelle für potenzielle Zuwendung wahrnehmen. Außerdem scheinen Säuglinge hohe Stimmlagen zu bevorzugen.

Im 1. Monat zeigt das Kind eine Vorliebe für ihm vertraute Gesichter. Babys reagieren auf jede Person anders, je nachdem welche Art von Stimulation sie bevorzugen. Liebt das Baby zum Beispiel Bewegung, dann wird es mehr auf eine Person reagieren, die es auf dem Arm schaukelt und weniger auf eine, die ihm etwas vorsingt.

Das Neugeborene kann auch schon lächeln. Zunächst ist Lächeln eine Reaktion auf im Innern ablaufende Vorgänge, zum Beispiel während das Baby schläft oder müde ist. Zwischen der 3. und 5. Lebenswoche lächeln Babys zum ersten Mal als Reaktion auf ein Gesicht oder eine Stimme. Für die meisten Eltern ist dies ein aufregender Moment.

Babys sind perfekte Nachahmer. Streckt jemand die Zunge heraus, kann es das nachmachen. Ab der 4. Lebenswoche beginnen die meisten Babys damit kehlige Laute auszustoßen: Der erste Versuch einer Unterhaltung.

Wenn das Baby schreit, dann beruhigt es sich oft schon, wenn es von einer vertrauten Person in den Arm genommen wird. Es sucht das Gesicht seiner Mutter, nimmt Augenkontakt auf und stellt das Schreien ein. Neugeborene schreien, wenn sie hungrig oder nass sind und beruhigen sich, wenn die Windel gewechselt oder ihnen die Brust gegeben wird.

Irgendwann ist der Zeitpunkt gekommen, ab dem das Neugeborene eine neue Emotion, nämlich Freude, zum Ausdruck bringt. Oftmals findet dies beim Baden statt. Wird ein schreiendes Baby in die Wanne gesetzt, dann beruhigt es sich, entspannt sich und lächelt – und fängt wieder zu schreien an, wenn es aus dem Bad genommen wird.

Schon im 1. Monat kann das Baby seine Aufregung zeigen, meistens bei einer Person oder einem Spielzeug. Es strampelt dann mit Armen und Beinen, gluckst und lächelt sogar.

Neugeborene unterscheiden noch nicht zwischen Tätigkeiten und deren Folgen. Im Alter von 1 Monat fängt das Kind jedoch an Tätigkeiten zu seinem eigenen Vergnügen zu wiederholen. So streckt es beispielsweise die Beine aus und wiederholt den Vorgang.

Mit 1 Monat kann das Baby entdecken, dass Daumenlutschen beruhigend wirkt und man kann beobachten, wie es beim Schreien seine Faust in den Mund steckt und sich daraufhin beruhigt.

Im 1. Monat verlaufen diese Entwicklungsstufen noch sehr variabel: Das Kind kann bisweilen mit Freude spielen und kommunizieren und dann wieder jegliche Kommunikation ablehnen. Dies alles ist ganz normal. Sobald man das Baby besser kennt, kann man diesen Zeiten mehr Positives abgewinnen.

In den ersten Wochen ist das Baby damit beschäftigt, sich an seine neue Umgebung anzupassen und in den ersten Lebenstagen kommuniziert es durch Körpersignale. Es schreit, wenn es Hunger hat – die Mutter gibt ihm Nahrung. Es schreit, wenn es nass ist – die Mutter wechselt seine Windel. Durch diese Art der Kommunikation entwickelt sich eine Bindung zwischen Eltern und Kind und das Kind lernt, dass seine Bedürfnisse erfüllt werden.

Es ist daher unmöglich dem Neugeborenen zu viel an Geborgenheit zu geben. Für eine normale emotionale Entwicklung muss das Kind lernen Vertrauen zu haben. Dies kann es nur, wenn die Eltern sofort und liebevoll auf die Bedürfnisse des Babys reagieren.

Emotionale Bindung

Die Bindung zwischen Eltern und Kind beginnt schon lange vor der Geburt (oder Adoption).

Wenn die Eltern erfahren, dass sie ein Kind erwarten (oder ein Kind adoptieren können), dann fangen sie an in Büchern nach einem Namen für das Kind zu suchen. Sie richten das Kinderzimmer ein, hören beim Frauenarzt den Herzschlag des Kindes oder sie erhalten ein Foto des zur Adoption freigegebenen Kindes. Sie machen Pläne, träumen, hoffen und sorgen sich. Am Schluss werden sie durch die Ankunft des Kindes belohnt.

Unter Bindung versteht man eine Reihe emotionaler Bande und Verpflichtungen, die für das Eltern-Kind-Verhältnis charakteristisch sind. Bei der Geburt existiert bereits eine starke emotionale Bindung seitens der Eltern, die allerdings nicht immer gleich ausgeprägt sein muss.

Im Lauf der nächsten Monate entwickelt das Kind eine Verbundenheit gegenüber der Person oder den Personen, die ihm Geborenheit und Liebe vermitteln.

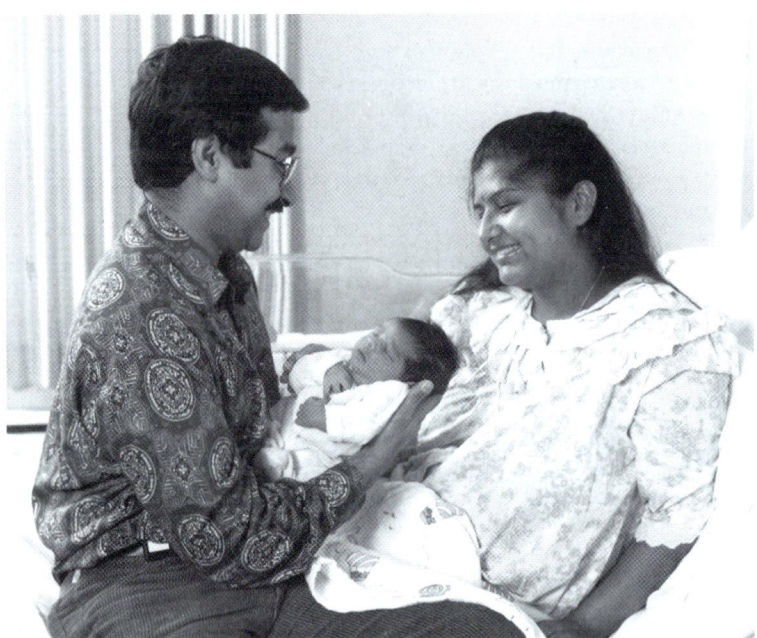

Die meisten Kliniken ermuntern die Eltern möglichst viel Zeit mit ihrem Neugeborenen zu verbringen.

Bei einem gesunden Baby beginnt die Bindung sofort. Die meisten Babys durchlaufen nach der Geburt eine 1- bis 2-stündige Wachphase, während der sich Eltern und Kind schon etwas kennen lernen können. Es ist nicht bekannt, ob die emotionale Bindung zwischen Menschen zu einem bestimmten Zeitpunkt geschieht, wichtig ist nur, dass sie stattfindet.

Was sollen die Eltern tun um zwischen sich und ihrem Kind eine Bindung herzustellen? Dafür gibt es leider kein Patentrezept, genauso wenig wie es eines für die Entstehung von Liebe gibt. Eine Bindung entsteht durch den täglichen Austausch liebevoller Gesten zwischen Eltern und Kind.

Eine Mutter berührt ihr Kind und dieses empfindet diese Berührung als angenehm. Berührt man die Wange des Babys, dann wendet es sich dem Gesicht der Mutter zu oder beginnt an der Brust zu trinken. Dadurch wird nicht nur die Milchproduktion angeregt, es ist außerdem ein starker emotionaler Reiz. Während des Stillens oder Fütterns blickt das Kind in die Augen der Mutter. Wenn das Baby schreit, wird es von einem Elternteil in den Arm genommen, an der Wange gestreichelt und mit leisen Worten getröstet.

Krankenhäuser und Ärzte haben die Bedeutung emotionaler Bindungen schon längst erkannt. Die meisten Kliniken ermuntern daher die Eltern möglichst viel Zeit mit dem Neugeborenen zu verbringen. Gleiches gilt auch für Adoptivkinder.

Wenn das Kind zu früh geboren wurde oder ernsthaft erkrankt ist, dann ändert sich die Lage. Das Baby wird in einen Brutkasten gelegt und zur Überwachung an Geräte angeschlossen. Eventuell ist es nicht einmal möglich das Kind im Arm zu halten oder zu füttern. Trotzdem sollte man möglichst viel Zeit mit ihm verbringen. Die Eltern können ihr Kind streicheln, seine winzige Faust halten und es mit der Stimme beruhigen, wenn es schreit. Selbst dieser eingeschränkte Kontakt ist für beide Seiten wichtig und förderlich.

Sobald das Baby nach Hause gebracht wird, geht dieser Prozess weiter. Beim Stillen oder Füttern erhält das Kind Zuwendung, Streicheleinheiten, Trost und Nahrung. Es kann sein, dass es schreit, wenn es von einer anderen Person gehalten wird. Nach einigen Wochen kann das Kind vertraute Stimmen erkennen. Bei einem Baby mit Drei-Monats-Kolik gehen die Eltern oft stundenlang auf und ab und das Kleine merkt, dass Menschen da sind, die ihm Zuneigung geben. Im Verlauf der ersten Monate werden so die lebenslangen Bande geknüpft, die die Basis für ein liebevolles Eltern-Kind-Verhältnis darstellen.

Es kommt häufig vor, dass sich die Eltern vor der Geburt Gedanken darüber machen, ob sie das Kind wohl lieben werden, das ihrem Leben eine neue Wende gibt. Auch nach der Geburt oder Adoption kann es vorkommen, dass Eltern erwarten beim Anblick des Babys von Liebe überwältigt zu werden: Stattdessen fühlen sie nichts oder schlimmer noch, nur Enttäuschung oder Abneigung.

Wenn man sein Kind nicht sofort lieben kann, dann sollte man sich nicht zu viele Gedanken machen: Eltern zu sein ist nicht einfach und man muss sich oft stark bemühen. Die Liebe entwickelt sich allmählich. Sobald eine Bindung aufgebaut wurde, sich Eltern und Kind besser kennen, die Augen des Babys leuchten, wenn ein Elternteil das Zimmer betritt oder das Kind zum ersten Mal lächelt, wird jedes Elternpaar sein Kind lieben.

Frühkindliche Reflexe und Reaktionen

Die Bewegungen des Neugeborenen sind von Reflexen bestimmt. Streicht man über seine Wangen, dann beginnt das Baby zu saugen. Kitzelt man seine Fußsohlen, dann beugt es Knie und Füße. Bei einem unvorhergesehenen Geräusch erschrickt es.

Alle gesunden Babys kommen mit vorbestimmten Reflexen zur Welt, die erst verschwinden, wenn die bewussten motorischen Fähigkeiten entwickelt sind. Fehlen jedoch be-

Zwillinge

Zwillingsgeschwister besitzen ein besonders inniges Verhältnis zueinander und bleiben praktisch ein Leben lang emotional eng miteinander verbunden. Das wichtigste Geschenk, das Eltern von Zwillingen ihren Kindern machen können, ist es, jedem einzelnen von ihnen einen Sinn für die eigene Individualität zu vermitteln. So sollte man die Zwillinge zum Beispiel auch einmal getrennt voneinander fotografieren, einzeln beim Namen rufen und sich zwischendurch gezielt einem der Kinder alleine widmen. Dadurch erlebt sich jedes der Kinder als ein Individuum.

Sowohl für erfahrene als auch für junge Eltern kann die Pflege von zwei oder mehr Babys körperliche und emotionale Schwerstarbeit bedeuten. Hier einige Tipps, wie man sich die täglichen Pflichten erleichtern und die Qualität des Familienlebens erhalten kann.

Eigene Bedürfnisse erfüllen
Öfter mal eine Ruhepause einlegen und auf Ernährung achten. Die Mahlzeiten sollten einfach, die Ruhepausen häufig sein. Dadurch erhält man die Energie, die für die Pflege von Zwillingen erforderlich ist.

Die Belastung gemeinsam tragen
Die tägliche Last sollte von beiden Elternteilen gemeinsam getragen werden. In den ersten Wochen können berufstätige Elternteile eventuell die Arbeitszeit verkürzen, um zu Hause mitzuhelfen.

Hilfe annehmen
Babysitter oder andere Helfer werden in dieser Zeit dringend gebraucht. Oft macht es Großeltern, Nachbarn, Studenten oder älteren Schulkindern Spaß diese Erfahrung zu machen. Durch ihre Hilfe können die Eltern alltägliche Besorgungen wie Einkäufe oder einen Gang zum Postamt erledigen, die sonst ein Problem darstellen konnen.

Man wird von Zwillingen sehr leicht so stark in Anspruch genommen, dass man Menschen oder Organisationen übersieht, die einem mit Rat und Tat zur Seite stehen können. Praktische Tipps können auch von anderen Zwillingseltern kommen, von Kinderärzten, Psychologen, Psychiatern und Sozialarbeitern.

---

stimmte Reflexe und Reaktionen, dann kann dies auf ein neurologisches Problem hindeuten. Im Krankenhaus wird auch auf diese Reflexe und Reaktionen geachtet.

Im Folgenden werden die frühkindlichen Reflexe und Reaktionen von Neugeborenen beschrieben. Sie treten bei allen gesunden Babys auf, können sich aber in abgeschwächter Form zeigen, wenn die Säuglinge müde oder satt sind.

Moro-Reflex
Er gehört zu den häufigsten Reaktionen bei Babys und tritt ein, wenn diese ein lautes Geräusch hören, grob behandelt werden oder ihre Lage abrupt verändert wird. Das Kind erschrickt, krümmt den Rücken und wirft den Kopf nach hinten. Gleichzeitig wirft es Arme und Beine von sich um sie dann wieder zum Körper zurück zu bringen. Das Kind schreit, erschrickt und schreit dann wieder, weil es sich erschrocken hat. Der Moro-Reflex verschwindet bis zum 3. Lebensmonat.

Greifreflex
Wird das Kind gestreichelt, dann können mehrere Reaktionen einsetzen. Das Baby greift nach dem Finger eines Erwachsenen, wenn man über seine Handfläche streicht. Streichelt man die Fußsohle, dann biegen sich die Zehen nach unten als ob sie etwas greifen wollten. Bei Früh-

geborenen ist dieser Reflex besonders stark ausgeprägt. Der Greifreflex der Finger hält etwa bis zum 6. Lebensmonat an, derjenige der Zehen bis zum 10. Lebensmonat.

Such- und Saugreflex
Diese beiden Reflexe sind sehr wichtig für das Baby. Streicht man über seine Wange oder Lippen, wird der Suchreflex ausgelöst. Das Kind wendet sich der streichelnden Hand zu und beginnt nach der Brustwarze zu suchen. Sobald es sie gefunden hat, tritt der Saugreflex ein. Such- und Saugreflex verschwinden meist bis zum 4. Monat. Beim schlafenden Kind können die Reflexe bis zum 7. Monat ausgelöst werden.

Tonischer Halsstellreflex
Dieser Reflex wird sichtbar, wenn das Baby auf dem Rücken liegt und seinen Kopf zur Seite gedreht hat. Das Kind krümmt den Körper, streckt den Arm auf der Gesichtsseite oder beugt den anderen Arm und zieht die Beine an.

Dieser Reflex ist bei Neugeborenen zwar auch schon vorhanden, am deutlichsten ist er jedoch im 2. Lebensmonat zu erkennen. Er verschwindet gewöhnlich bis zum 6. Monat.

Orientierung
Das Neugeborene reagiert auf eine Veränderung in seiner Umgebung. Wenn das Baby zum Beispiel etwas Neues sieht oder hört, dann ver-

hält es sich aufmerksamer und ist weniger aktiv. Es wendet seinen Kopf der Reizquelle zu und sein Herzschlag ändert sich. Handelt es sich dabei um einen vertrauten Reiz, dann verlangsamt sich der Herzschlag, bei einem unbekannten Reiz beschleunigt er sich.

Würgreflex und Kornealreflex

Aufgrund einiger Reflexe und Reaktionen ist das Kind in der Lage sich selbst zu schützen. Dank des ausgeprägten Würgreflexes kann das Neugeborene die Luftröhre von Schleim befreien. Setzt man seinen Körper teilweise der Kälte aus, dann verändern sich Farbe und Temperatur, die Gliedmaßen werden angezogen um die exponierte Fläche zu verringern und es beginnt zu zittern und zu schreien um sich Wärme zu verschaffen. Außerdem schützt ein starker Kornealreflex die Augen des Babys vor grellen Lichtstrahlen.

Neugeborene mögen Schmerzen genauso wenig wie jeder andere Mensch und tun alles um sie zu vermeiden. Ist zum Beispiel ein Bein des Babys verletzt, dann zieht es dieses zurück. Wenn dies nicht funktioniert, dann wird mit dem unverletzten Bein versucht andere Menschen fern zu halten.

Diese frühkindlichen Reflexe verschwinden zwar meist im Lauf des 1. Lebensjahres, ihr Nutzen ist jedoch von längerfristiger Bedeutung. Studien haben gezeigt, dass im Gehirn des Babys die Informationen gespeichert werden, die es aus diesen frühen Reflexen gelernt hat. Wenn das Baby zum Beispiel versucht sich aufzurichten, dann ist dieser Vorgang – auch wenn er erfolglos verläuft – auf die Entwicklung seiner räumlichen Wahrnehmung zurückzuführen. Auf ähnliche Weise lehrt der tonische Halsreflex das Baby, beide Körperseiten getrennt voneinander zu gebrauchen und seine Hände bewusst und nicht instinktiv zu bewegen.

Gehör

Neugeborene sind mit einem guten Gehör ausgestattet. Ein gesundes Baby blinzelt und erschrickt bei Geräuschen und kann verschiedene Lautstärken unterscheiden. Leise Töne können ein Lächeln hervorrufen, während laute Stimmen das Kind zum Schreien bringen. Das Neugeborene hat überdies schon Vorlieben entwickelt: Es zieht die hohe Stimme seiner Mutter jeder tieferen Stimme vor.

Das Gehör ist für das Erlernen einer Sprache unerlässlich. Schon eine geringe Schwerhörigkeit kann eine starke Auswirkung auf die Fähigkeit des Kindes haben, Laute zu verstehen und später durch Sprache zu kommunizieren.

Es gibt eine Gruppe Neugeborener mit einem hohen Risiko für Schwerhörigkeit: Dazu gehören Babys, deren Apgar-Testergebnis 5 Minuten nach der Geburt bei 6 oder weniger lag (Seite 6), die mit Infektionen wie Röteln, Zytomegalie, Syphilis und Herpes geboren werden, die Kopf- oder Halsverletzungen oder eine schwere Gelbsucht aufweisen, in deren Familie Fälle von Schwerhörigkeit in der Kindheit auftraten sowie Frühgeborene. Bei Neugeborenen, die eine dieser Beschwerden oder Risiken aufweisen, liegt die Häufigkeit von Schwerhörigkeit bei 2 bis 5 Prozent.

Es ist wichtig, dass selbst eine geringe Schwerhörigkeit in der Kindheit entdeckt wird, damit die entsprechenden Schritte eingeleitet werden können. Besteht bei einem Baby ein erhöhtes Risiko für Schwerhörigkeit, dann werden noch im Krankenhaus oder bei einer Nachuntersuchung Hörtests durchgeführt. Zurzeit werden folgende Tests angewendet:

- Beobachtung der kindlichen Reaktion auf Geräusche sowie
- spezielle Verfahren wie die Ableitung so genannter otoakustischer Signale oder evozierter Hirnstammpotenziale (BERA), mit denen der Ursprung der Schwerhörigkeit feststellbar ist und jedes Ohr einzeln überprüft werden kann.

Dennoch kann keiner der aktuellen Hörtests eine geringe Schwerhörigkeit oder eine, die sich erst im Laufe des Wachstums bildet, feststellen. Bei Verdacht auf Schwerhörigkeit sollte somit im Alter von 3 bis 6 Monaten ein zusätzlicher Hörtest erfolgen (S. 64).

Bestimmte Arten von Schwerhörigkeit können behoben werden. Ist die Schwerhörigkeit beispielsweise auf eine Ohrinfektion (→ Infektiöse Mittelohrentzündung, S. 574) zurückzuführen, dann kann die Infektion mit Antibiotika bekämpft werden und das Ohr danach wieder normal funktionieren. Angeborene Missbildungen des Ohres können manchmal auch chirurgisch korrigiert werden.

In vielen Gemeinden gibt es Programme die den Eltern helfen mit ihren tauben oder hörbehinderten Kindern zu kommunizieren. Den Eltern wird beigebracht, wie sie mit dem verminderten Hörvermögen umgehen und wie sie ihr Kind durch Ablesen von den Lippen mit der Zeichensprache vertraut machen können.

Im Folgenden werden die vier Arten von Schwerhörigkeit beschrieben, die bei Babys und Kindern auftreten können.

Mittelohrschwerhörigkeit

Diese Art der Schwerhörigkeit umfasst Probleme des Außenohrs, Schallwellen zu empfangen oder diese vom Außen- zum Innenohr zu übertragen.

Die häufigste Ursache für diese Art der Schwerhörigkeit sind angeborene Abnormitäten des Ohres und Ohrinfektionen. Oft wird medikamentös oder chirurgisch behandelt.

Schallempfindungsschwerhörigkeit

Diese Schwerhörigkeit wird durch Abnormitäten der Schneckenhaarzellen im Ohr oder Hörnerv verursacht. Zu über 50 Prozent ist diese Schwerhörigkeit vererbbar. Andere Ursachen sind schwere Gelbsucht, Infektionen in der Gebärmutter und Medikamente. Schallempfindungsschwerhörigkeit gilt als irreparabel.

Mischschwerhörigkeit

Von dieser Art der Schwerhörigkeit wird gesprochen, wenn das Kind sowohl unter Mittelohr- als auch Schallempfindungsschwerhörigkeit leidet. Die Erkrankung kann sehr ernst sein. Durch Medikamente oder chirurgische Eingriffe kann das Gehör des Kindes teilweise wieder hergestellt werden.

Zentrale Hörstörungen

Sie werden durch Störungen im zentralen Hörnervensystem – der Nervenverbindung zwischen Ohr und Gehirn – verursacht. Betroffene Kinder können zwar Töne hören, aber nur als unklare Geräusche.

Sehvermögen

Bei der Geburt sind die Augen des Babys etwa drei Viertel so groß wie die eines Erwachsenen. Der weiße Teil des Auges (Sklera) ist bläulich gefärbt, der farbige Teil (Iris) ist gewöhnlich blau (bei weißen Kindern) oder dunkel (bei farbigen Kindern). Die Pupillen sind klein und ziehen sich bei Lichteinfall nicht gleich zusammen. Die Augen des Kindes bewegen sich nicht immer parallel.

Die meiste Zeit hat das Baby die Augen geschlossen, was nicht bedeutet, dass es nicht sehen kann. Heute weiß man, dass Neugeborene sofort nach der Geburt sehen können, jedoch noch nicht deutlich. Sie betrachten jeden Gegenstand, den man vor sie hinhält. Beträgt der Abstand zum Gegenstand allerdings mehr als 20 bis 30 cm, dann verschwimmt das Bild und seine Augen bewegen sich beide in unterschiedliche Richtungen.

Neugeborene finden Muster interessanter als Farben. Am interessantesten sind für sie die Gesichter von Menschen.

Die meisten Säuglinge sind leicht weitsichtig, früh geborene dagegen eher kurzsichtig (unfähig, weiter entfernte Dinge zu erkennen). Im Laufe des Wachstums verändern sich auch die Augen und erlauben nun sowohl Dinge in der Nähe als auch in der Ferne zu erkennen.

Manche Kinder werden fast oder völlig blind geboren. Häufige Ursachen hierfür sind entwicklungsbedingte Missbildungen, Augenschäden nach Infektionen, Geburtstrauma, erheblicher Sauerstoffmangel (Hypoxie) sowie genetische Erkrankungen, die das Auge oder die zum Sehzentrum des Gehirns führenden Nerven betreffen.

Bis Mitte der 50er-Jahre war die häufigste Ursache für Blindheit die Frühgeborenen-Retinopathie (Erkrankung des Augenhintergrundes). Diese Erkrankung trat auf, wenn kleinen oder zu früh geborenen Babys im Brutkasten zu hohe Sauerstoffkonzentrationen gegeben wurden und hatte oft eine teilweise oder völlige Blindheit zur Folge.

Heute tritt die Frühgeborenen-Retinopathie bei viel zu früh geborenen Babys mit niedrigem Geburtsgewicht auf, die aufgrund der Fortschritte in Technik und Neugeborenenpflege überleben können. Zum Glück erfolgt heute eine Erblindung sehr viel seltener, da neue Erkenntnisse gewonnen wurden und bessere Behandlungsmöglichkeiten bestehen.

Es kommt vor, dass der Arzt bei der Untersuchung des Neugeborenen den Verdacht auf eine teilweise oder völlige Blindheit äußert. Es können Linsentrübungen, extrem kleine Augen (Mikrophthalmie) oder eine Hornhauttrübung vorliegen. Manchmal ist die Störung jedoch nicht am Auge und Sehnerv zu suchen, sondern im Gehirn, sodass neurologische Untersuchungen wie zum Beispiel Computer-Tomographie oder Kernspin-Tomographie (S. 494) vorgenommen werden müssen.

Die Behandlung einer teilweisen oder völligen Blindheit hängt von der Ursache ab. Manchmal kann der Defekt chirurgisch behoben werden. Linsentrübungen können entfernt werden. Ob das Sehvermögen allerdings wieder hergestellt werden kann hängt davon ab, ob das Kind noch an weiteren Sehproblemen leidet und ob diese auch behoben werden können.

Manchmal jedoch ist die Blindheit von Dauer. Kommt das Kind blind zur Welt, dann kann der Arzt auf Einrichtungen verweisen, die Informationen und Hilfe für die Pflege sehbehinderter Kinder anbieten.

Wenn eine ernste Störung in der Klinik nicht erkannt wird, wie können die Eltern dann feststellen, dass mit dem Sehvermögen ihres Kindes etwas nicht stimmt?

Der erste Hinweis kann Augenzittern sein: Die Augen des Babys bewegen sich plötzlich auf und ab, von einer Seite zur anderen oder drehen sich.

Ein weiteres Zeichen kann sein, dass das Kind nicht in der Lage ist beide Augen parallel auf einen Gegenstand zu richten. Das eine Auge fixiert den Gegenstand, während das andere abschweift, es scheint zu schielen. Wenn das Kind bereits größer ist, merkt man, dass es beim Krabbeln extrem vorsichtig ist oder ungewöhnlich tollpatschig wirkt. Bei den ersten Anzeichen einer Sehstörung sollte der Kinderarzt aufgesucht werden.

Schlafen

Im Durchschnitt verbringen Babys mehr Zeit mit Schlafen als mit jeder anderen Tätigkeit. Manche schlafen nur 10 Stunden täglich, andere bis zu 20 Stunden.

Der Schlaf Neugeborener ist sehr leicht. Sie machen am Tag und in der Nacht »Nickerchen«. Studien haben gezeigt, dass Neugeborene mindestens die Hälfte der Schlafzeit unruhig und nicht tief schlafen. Mit 8 Monaten verbringen sie dann weniger Zeit mit unruhigem Schlaf, aber mehr Zeit im Tiefschlaf, sodass man sie oft nicht aufwecken kann. Kinder können im Schlaf die Umwelt ausschalten, sodass sie bei vertrauten Haushaltsgeräuschen nicht aufwachen.

Aufgrund ihres schnellen Wachstums und des winzigen Magens brauchen Neugeborene häufige Mahlzeiten und kleine Portionen. Mit der Zeit werden die Schlafphasen dann länger.

Mit 6 Monaten schlafen die Babys 1- bis 2-mal tagsüber und nachts 6 bis 8 Stunden am Stück. Ein kurzes Erwachen in der Nacht ist normal.

Sind die Kinder älter, dann können sie in der Nacht durchschlafen, wenn sie keine nächtlichen Mahlzeiten mehr brauchen und ohne Hilfe wieder einschlafen können.

Verhalten des Babys

Das Verhalten des Babys wird durch Schlafen, Schreien und Essen bestimmt. Ein Baby, das leicht einschläft, wenig schreit und gut isst, kann man als »pflegeleicht« bezeichnen. Mehr Aufmerksamkeit erfordert ein Baby, das nervös ist, unregelmäßig isst und wenig schläft. »Normales« Babyverhalten ist breit gefächert.

Viele Eltern fragen: »Wie weiß ich denn, ob ich alles richtig mache? Kann ich mein Kind verwöhnen?«

Die Eltern werden vom Verhalten des Babys beeinflusst. Zu Anfang sind noch die körperlichen Bedürfnisse des Babys vordergründig, jedoch auch seine emotionalen Bedürfnisse sind wichtig. Es braucht Zuwendung und Körpernähe, den Klang der mütterlichen Stimme und das Lächeln auf ihrem Gesicht.

Früher herrschte die Meinung vor, man könne ein Baby zu leicht verwöhnen. Alles lief nach Plan ab und das Neugeborene wurde nur in den Arm genommen, wenn es nötig war und auf sein Schreien reagierte man nur, wenn es Hunger oder Windelwechsel bedeutete. Heute weiß man, dass man auf Schreien jederzeit reagieren sollte.

Während der Schwangerschaft werden die Bedürfnisse des Babys noch sofort erfüllt. Im Mutterleib herrscht ständige Sicherheit und Behaglichkeit, die vom Neugeborenen dann auch »draußen« gesucht wird.

Die meisten Neugeborenen schreien viel und wollen oft Zuneigung erfahren. Forschungen haben gezeigt: Je länger es dauert, bis ein Elternteil auf das Schreien des Babys reagiert, desto länger braucht es, um sich zu beruhigen. Wird auf ihr Schreien hin sofort reagiert, schreien sie später oft weniger und für kürzere Zeit. Diese Babys entwickeln eine gesunde Eigenständigkeit anstatt am »Rockzipfel« ihrer Mutter zu hängen.

Starre Vorschriften haben flexiblen Verhaltensmustern Platz gemacht, die den Bedürfnissen von Eltern und Kind gerecht werden. Die Eltern werden dazu ermutigt, ihr Kind zu liebkosen. Kinderärzte raten dazu, die Bedürfnisse des Neugeborenen umgehend zu befriedigen, sei es in Form von Nahrung oder Streicheleinheiten.

Durch Beobachten, welche Dinge funktionieren und welche nicht, lernt man das Verhalten seines Kindes mit der Zeit kennen. Was bereitet ihm Freude? Wie viel Eindrücke verträgt es? Wie lässt es sich beruhigen? In den ersten Lebensmonaten funktioniert Körperkontakt am besten.

Eltern unterschätzen oft die Fähigkeit des Säuglings sich selbst zu beruhigen – also ohne die Hilfe von Mama und Papa. Er lutscht dann zum Beispiel an den Fingern, hört einem monotonen Geräusch zu oder betrachtet einen interessanten Gegenstand.

Einschlafstörungen

In den ersten Monaten sind die Schlafgewohnheiten eines Babys unvorhersehbar. Ein Hauptproblem sind dabei die unrealistischen Erwartungen seitens der Eltern.

Am Anfang laufen die Schlaf- und Wachphasen ohne Schema ab. Das Neugeborene muss sich erst an das Leben außerhalb des sicheren Mutterleibs anpassen. Dabei hat das Einschlafen zur gleichen Zeit wie die Eltern einfach keinen Vorrang.

Ein liebevoller Umgang kann die Übergangsphase erleichtern. In der Zwischenzeit sollte man darauf vorbereitet sein, dass das Baby zu unpassenden Zeiten schläft oder aufwacht. Sobald es schläft, sollte sich auch die Mutter ein Nickerchen gönnen. Manchmal gelingt es auch, während man das Baby im Arm hält, etwas auszuruhen. Wenn das Kind älter ist, wird es sich auch angenehmere Schlafgewohnheiten aneignen.

Anzeichen für Müdigkeit sind herabfallende Augenlider, Reiben der Augen und extreme Gereiztheit. Es gibt viele Babys, die schreien, wenn man sie in ihr Bettchen legt, sich aber wieder beruhigen, sobald sie allein sind. Oft brauchen sie rund 20 Minuten bis sie eingeschlafen sind.

Wenn das Kind weder hungrig, nass oder krank ist und dennoch schreit, weil es Zeit zum Schlafengehen ist, dann sollte man sich in Geduld üben und für eine möglichst ruhige Atmosphäre sorgen.

Die meisten Neugeborenen schlafen nachts nicht durch, das kommt erst mit der Zeit. Man muss geduldig sein und die ersten – auch die nächtlichen Mahlzeiten – genießen.

Es gibt Möglichkeiten, das Kind zu beruhigen: eine bestimmte Schlafstellung, ein Gegenstand, den es betrachten kann oder etwas zum Anhören. Nach einiger Zeit weiß man, was ihm beim Einschlafen hilft.

Folgende Punkte helfen beim Einschlafen oder Wiedereinschlafen:

- Das Baby sollte ins Bett gebracht werden, wenn es müde, aber noch wach ist. Schläft es auf dem Arm eines Erwachsenen ein, dann kann es in der Nacht plötzlich aufwachen und von selbst nicht wieder einschlafen.
- Wenn das Baby nachts spielen oder gefüttert werden möchte, dann sollte man ihm mit sanfter Stimme und durch Körpersignale zu verstehen geben, dass nachts nicht die geeignete Zeit dafür ist. Die Mutter sollte sich betont gelangweilt zeigen, damit das Kind merkt, dass es nicht die richtige Zeit für Aktivitäten und Spaß ist.
- Die Eltern sollten ihre eigenen Schlafgewohnheiten betrachten: Wenn sie in der Nacht aufwachen, dann braucht es auch einige Minuten, bis man wieder einschlafen kann. Das Gleiche gilt für das Kind. Im Gegensatz zu den Eltern hat es aber nur ein Mittel sich selbst Trost zu verschaffen, nämlich durch Schreien. Wenn das Kind beim Versuch, wieder einzuschlafen, schreit, dann ist das normal.
- Das Baby sollte es bequem haben. Wenn sich die Eltern vergewissert haben, dass das Bett sicher ist, dann brauchen sie sich nicht gleich Sorgen zu machen, wenn sie das Kleine schreien hören.
- Um von den Eindrücken des Tages abschalten zu können, sollte man sich ein »Einschlafritual« ausdenken. Man kann zum Beispiel 30 Minuten bevor das Kind zu Bett gebracht wird, den Fernseher ausschalten und so eine ruhige Atmosphäre schaffen.

Wenn das Baby die Fähigkeit sich selbst zu beruhigen entwickelt, ist es wichtig herauszufinden, wann man bei einem Schreianfall eingreifen soll und wann man das Kind sich selbst beruhigen lässt.

Die Interpretation eines Schreianfalls kann nur nach vielen Versuchen und auch Fehlversuchen gelingen. Um die möglichen Ursachen einzugrenzen, sollte man die Umstände in Betracht ziehen: Wann hatte das Baby beispielsweise die letzte Mahlzeit, die letzte Schlafphase oder den letzten Windelwechsel? Geht es zu laut und hektisch zu?

Wenn das Kind nicht hungrig ist, lässt es sich fast immer durch Schaukeln auf dem Arm beruhigen.

Sobald sich Eltern und Kind vertrauter geworden sind, kann man einen für beide Seiten akzeptablen Plan aufstellen. Die Zeiten für ein Nickerchen richten sich dann nicht nur nach den Bedürfnissen des Säuglings, sondern auch nach denen der Eltern. Je älter das Kind wird, desto einfacher gestaltet sich jegliche Planung, weil dann alles nicht mehr so locker und flexibel gehandhabt werden muss wie in den ersten Monaten.

Ein schreiendes Baby kann die Nerven sehr strapazieren, man darf es jedoch nie grob behandeln. Schütteln oder anderes grobes Verhalten können irreparable Schäden und sogar seinen Tod zur Folge haben. Am besten ist es sich eine »Auszeit« zu nehmen und das Kind für kurze Zeit in die Obhut einer vertrauenswürdigen Person zu geben. Wenn das Schreien die Eltern überfordert, dann sollte der Kinderarzt informiert werden.

Ernährung des Säuglings

Bei der Ernährung des Neugeborenen ist unbedingt darauf zu achten, dass es alle für das Wachstum und die Gesundheit notwendigen Nährstoffe erhält.

Anders als bei älteren Babys gibt es für Neugeborene keine Abwechslung: Gestillte Kinder erhalten nur Muttermilch, Flaschenkinder bekommen meist eine Mischung aus speziell zubereiteter Kuhmilch, Vitaminen, Mineralien und Wasser.

Eltern sind sich oft nicht sicher, ob ihr Kind genügend isst. Der Ernährungsplan sollte auf das Baby abgestimmt sein: Es weiß am besten, wie viel Nahrung es benötigt. Wenn man ihm Brust oder Flasche anbietet, dann wird es so viel Nahrung zu sich nehmen, wie es braucht. Normalerweise macht es sich bemerkbar, wenn es Zeit für die nächste Mahlzeit ist.

Bekommt das Baby nicht genug zu essen, dann wird es durch Schreien auf sich aufmerksam machen. Wenn es mehr Nahrung benötigt, wacht es nachts häufiger auf und verkürzt die Abstände zwischen den Mahlzeiten, es trinkt seine Milch bis zum letzten Tropfen aus und scheint danach immer noch nicht satt zu sein. Es kann auch sein, dass es öfter an seiner Faust lutscht.

Der eindeutigste Hinweis, dass das Baby genug Nahrung bekommt, ist, wenn es an Gewicht zunimmt. Manche Säuglinge nehmen dabei schnell, andere nur langsam zu. Eine langsame Gewichtszunahme kann allerdings auch durch Krankheit bedingt sein, sodass man häufiger einen Besuch beim Kinderarzt machen sollte.

Als Regel lässt sich aufstellen, dass das Baby in den ersten 3 Monaten ungefähr um 1 kg monatlich zunimmt. Die meisten Babys wiegen bei der Geburt rund 3 kg und verdoppeln ihr Gewicht bis zum 4. oder 6. Monat.

Es ist zwar hilfreich, wenn die Eltern sich mit den Grundbegriffen der Ernährung auseinander setzen, die Nahrung des Neugeborenen ist jedoch sehr einfach. Gestillte Kinder bekommen mit der Muttermilch alles, was sie brauchen. Werden sie mit der Flasche ernährt, wird der Kinderarzt ein Produkt empfehlen, das alle nötigen Nährstoffe enthält und eventuell noch zusätzlich Vitamine verschreiben.

Doch ganz egal ob ein Säugling Mutter- oder Flaschenmilch erhält, die folgenden Bestandteile sind in der Grundnahrung eines Babys enthalten:

Eine Kalorie ist die Maßeinheit für den Energiegehalt der Nahrung. Alles was wir essen und fast alles was wir trinken, enthält Kalorien. Der Kaloriengehalt in der Mutter- oder Flaschenmilch beträgt 20 bis 30 Kalorien pro 30 g: 9 bis 15 Prozent der Kalorien stammen aus dem Eiweiß, 45 bis 55 Prozent aus den Kohlehydraten und 35 bis 45 Prozent aus dem Fett.

Eiweiß ist wichtig für das Wachstum und den Aufbau der Zellen. Die meisten Körperorgane bestehen vorwiegend aus Eiweiß. Erhält der Körper nicht ausreichend Eiweiß, dann baut er es aus der Muskulatur ab um das Gehirn damit zu versorgen und Enzyme herzustellen. Ein Kind, das über längere Zeit kein Eiweiß erhält, wird teilnahmslos, sein Bauch ist aufgebläht und geschwollen.

Die Kohlehydrate decken einen Großteil des Energiebedarfs des Körpers. Ist die Kohlehydratzufuhr unzureichend, dann improvisiert der Köper, indem er Eiweiß und Fett zur Energiegewinnung verwendet. Kohlehydrate werden in Leber und Muskulatur gespeichert. Ein Kind verfügt nur über einen Bruchteil der Reserven, die ein Erwachsener hat. Kohlehydrate sind für seine Gesundheit notwendig, selbst wenn es krank ist.

Fette stellen eine konzentrierte Energiequelle dar. Sie helfen beim Schutz der Körperorgane, der Gefäße und Nerven, isolieren den Körper gegen Temperaturschwankungen, dienen als Träger bei der Aufnahme von Vitaminen und verzögern die Zeit, die der Magen benötigt bis er wieder leer ist, indem sie uns ein Völlegefühl vermitteln. Für Erwachsene ist es wichtig auf die Fettzufuhr zu achten, Kinder sollte man jedoch nicht fettarm ernähren.

Wasser ist für die Menschen lebensnotwendig. Es macht 70 bis 75 Prozent des Körpergewichts eines Neugeborenen aus, beim Erwachsenen sind es nur 60 bis 65 Prozent. Um gesund zu bleiben, muss ein Baby im Verhältnis größere Wassermengen aufnehmen als ein Erwachsener. Der tägliche Wasserbedarf beträgt zwischen 10 und 15 Prozent des Körpergewichts eines Babys, beim Erwachsenen liegt er nur bei 2 bis 4 Prozent.

Zum Glück ist der Wassergehalt sowohl bei der Mutter- als auch bei der Flaschenmilch sehr hoch. Es gibt Flaschenkinder, die zwischen den Mahlzeiten gern Wasser aus einer Flasche trinken, obwohl es nur selten benötigt wird, zum Beispiel wenn das Baby gerade an Fieber oder

Durchfällen leidet oder die Außentemperatur sehr hoch ist.

Wenn das Baby gut isst, dann ist die aufgenommene Wassermenge ausreichend.

Mineralien sind für Aufbau und Funktion praktisch jedes Körperteils von Bedeutung. So sind zum Beispiel Kalzium und Fluor für die Bildung von Zähnen und Knochen wichtig, Kupfer und Eisen werden für die Herstellung der roten Blutkörperchen benötigt und Natrium ist für die Aufrechterhaltung des Wasserhaushalts im Körper zuständig.

Vitamine sind Substanzen, die für das einwandfreie Funktionieren jedes Organs in winzigen Mengen erforderlich sind. Zu den wichtigen Vitaminen zählen: Vitamin A, das für Augen, Atem- und Harnwege und Darmtrakt zuständig ist, Vitamin C, das für die Entwicklung von Knochen, Zähnen, Blutgefäßen und andere Gewebe nötig ist, und Vitamin D, das ebenfalls für die Entwicklung von Knochen und Zähnen gebraucht wird.

Stillzeiten

Noch vor einer Generation war Stillen nicht sehr beliebt. Heute gilt es aufgrund seiner immunologischen und emotionalen Vorteile als ideale Ernährungsweise (Seite 40).

Es gibt Frauen, die ihr Kind zwar stillen, aber dennoch etwas flexibler bleiben wollen und daher dem Kind auch die Flasche geben. Wenn man das Stillen ein oder mehrere Male durch eine Flaschenmahlzeit ersetzt, kann die Muttermilch abgepumpt, aufbewahrt und später gegeben werden. Kinderarzt oder Hebamme können der Mutter zeigen, wie richtig abgepumpt wird. Es gibt inzwischen gute Milchpumpen, sodass dem Kind jederzeit Muttermilch gegeben werden kann.

Kinderärzte empfehlen, das Neugeborene den Ernährungsplan – wenigstens bis zu einem gewissen Grad – selbst bestimmen zu lassen. Diese Methode berücksichtigt die Verschiedenheit der Babys. Viele Säuglinge wollen nur alle 4 Stunden gefüttert werden, andere wiederum viel häufiger.

Selbst wenn das Kind bei den Mahlzeiten einen 3-Stunden-Rhythmus einhielt, so kann sich alles plötzlich ändern, wenn es die Abstände verkürzt. In den ersten Lebensmonaten sollten sich die Eltern auf unvorhersehbare Veränderungen bei den Mahlzeiten einstellen.

Die meisten gestillten Kinder dürfen schon kurz nach der Geburt zum ersten Mal trinken, Muttermilch wird jedoch erst ab dem 3. Tag nach der Geburt produziert. Zunächst kommt das Neugeborene in den Genuss des Kolostrums, einer reichhaltigen, gelblich gefärbten Flüssigkeit, die aus der Mutterbrust abgesondert wird und Antikörper enthält. Um den Milchfluss anzuregen ist es wichtig, häufig und ausgedehnt zu stillen, zudem fördert das Stillen die Nähe zwischen Mutter und Kind. Da die Muttermilch sehr leicht verdaulich ist, muss zu Anfang öfter gestillt werden.

Die Mutter muss es beim Stillen bequem haben: Sie sollte liegen oder in einem Sessel mit Armlehne sitzen. Mit der einen Hand wird das Baby gestützt, mit der anderen die Brust gehalten, damit sie für das Baby leichter zu erreichen ist.

Von Baby zu Baby ist die Stillzeit verschieden. Die meisten Kinderärzte empfehlen Häufigkeit und Länge der einzelnen Mahlzeiten dem Kind zu überlassen. In den ersten Monaten brauchen die meisten Säuglinge 8 bis 10 Mahlzeiten täglich. Manche möchten auch stündlich trinken. Das Kind sollte erst eine Brust leer getrunken haben, bevor man es an die andere anlegt.

Am Anfang sind die Brustwarzen noch zart. Sie sollten möglichst trocken gehalten werden, und damit sie nicht wund werden wird das Baby möglichst bequem an die Brust angelegt. Bei andauerndem Wundsein sollte der Arzt aufgesucht werden.

Eine richtig Ernährung ist wichtig für die Gesundheit und das Wohlergehen der Mutter. Beim Stillen verliert sie nämlich monatlich etwa 0,5 bis 2 kg. Medikamente sollten nur auf Anraten des Arztes eingenommen werden und auf Rauchen und Alkohol sollte man möglichst ganz verzichten.

Die meisten Flaschenkinder erhalten ihre erste Mahlzeit 6 Stunden nach der Geburt. Bis zum Ende der ersten Lebenswoche brauchen sie, über 24 Stunden verteilt, 6 bis 9 Mahlzeiten.

Bei Flaschenmahlzeiten wird ähnlich vorgegangen wie beim Stillen: Die Mutter sollte sich die Zeit nehmen das Kind während des Fütterns auf dem Arm zu halten.

Der Flascheninhalt sollte auf Körpertemperatur erwärmt werden. Testen kann man dies, indem man einige Tropfen auf das Handgelenk gibt. Vorsicht: Die Flasche darf nicht in der Mikrowelle erwärmt werden. Sie kann zu heiß werden und das Kind schwer verbrennen.

Das Füttern mit der Flasche kann 5 bis 25 Minuten dauern, je nach Hunger und Saugstärke des Kindes. Nach der Mahlzeit sollten sowohl gestillte als auch Flaschenkinder aufstoßen.

Muttermilch oder Flasche?

Die Kinderärzte auf der ganzen Welt sind sich einig, dass Muttermilch die ideale Ernährungsform für einen Säugling darstellt. Und auch die Wissenschaft erbringt immer mehr Beweise dafür, wie gesundheitsfördernd Muttermilch ist. Sie liefert die beste Nahrung, die für das körperliche und geistige Wachstum des Kindes nötig ist. Zudem verringert sie das Risiko ernster Erkrankungen von Infektionen der oberen Atemwege über Ohrinfektionen und Durchfallerkrankungen bis hin zu Allergien. Sie kann außerdem Schutz gegen Jugend-Diabetes, Zahnkaries und hohen Cholesteringehalt bieten.

Mit dem 4. bis 6. Lebensmonat sollte die Stillzeit enden. Mütter, die nicht stillen können oder möchten, ernähren ihr Kind ersatzweise mit der Flasche.

Das Stillen bietet emotionale Vorteile: Während des Stillvorgangs werden Hormone freigesetzt, die sowohl auf die Mutter als auch auf das Kind beruhigend wirken. Dem Säugling wird dieselbe Geborgenheit vermittelt, die er bereits während der Schwangerschaft erlebte. Und auch gesundheitliche Vorteile hat die Mutter: Stillen bietet Schutz gegen Osteoporose und vor der Menopause auftretenden Eierstockkrebs.

Ein weiteres Argument für das Stillen ist nahezu unschlagbar: Muttermilch ist kostenlos und immer verfügbar. Zum Beginn der Stillzeit sind jedoch einige Informationen und Anleitungen notwendig. Neue, verbesserte Milchpumpen ermöglichen es trotz der Abwesenheit der Mutter das Kind mit Muttermilch versorgen zu können.

Obwohl Stillen klare Vorteile bietet, ist es manchen Frauen aus medizinischen Gründen untersagt zu stillen, andere Frauen möchten aber auch einfach nicht stillen. In diesen Fällen stellt die im Handel erhältliche Säuglingsnahrung eine akzeptable Alternative zur Muttermilch dar. Manchmal kommt es vor, dass der Kinderarzt gestillten Kindern zusätzlich ein Multivitamin-Präparat verschreibt, das Vitamin D, Vitamin E und Fluor enthält. In den meisten im Handel erhältlichen Säuglingsnahrungen sind diese Nährstoffe in ausreichender Menge enthalten.

Auch beim Füttern mit der Flasche wird anfangs eine genaue Anleitung und Hilfe benötigt.

Vielleicht fühlt sich die eine oder andere Mutter dazu gedrängt, sich für eine bestimmte Ernährungsmethode zu entscheiden. In diesem Fall sollte man in den entsprechenden Büchern nachlesen, den Kinderarzt oder die Hebamme um Rat fragen, denn es ist unbedingt wichtig, dass die Mutter hinter ihrer Entscheidung steht und von Familie und Freunden Unterstützung erhält.

Das Füttern ist für das Baby eine bedeutende Erfahrung und auch die Väter können dabei eine wichtige Rolle spielen. Beim Stillen kann der Partner der Mutter etwas zum Trinken bringen oder dafür sorgen, dass sie bequem sitzt. Nach der Mahlzeit kann der Vater das Kind zum Aufstoßen auf den Arm nehmen. Flaschenkindern kann der Vater selbst die Flasche geben.

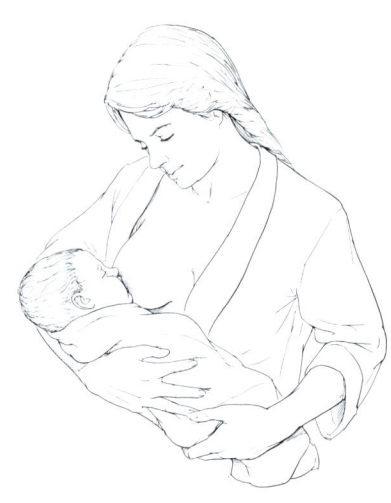

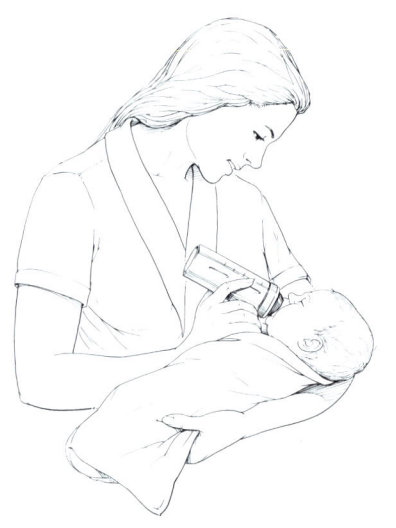

Essprobleme

Die ersten Monate können in Bezug auf die Ernährung des Neugeborenen einige Probleme aufwerfen. Es kann sein, dass das Baby einfach nicht essen will – oder zumindest nicht so viel, wie die Mutter für richtig hält.

Es kann vorkommen, dass das Baby während des Fütterns einschläft, um dann allerdings 1 Stunde später wieder aufzuwachen und gefüttert werden zu wollen. Manchmal dauert eine Mahlzeit sehr lange, ein andermal ist sie schnell beendet.

Im Folgenden werden einige häufige Essprobleme beschrieben.

Das Baby isst anscheinend nicht genug

Das Baby isst höchstwahrscheinlich ausreichend. Im Alter von 2 Wochen beträgt die pro Mahlzeit aufgenommene Nahrungsmenge etwa 60 bis 90 g. Bis zur 3. oder 4. Woche sind es zwischen 120 und 150 g. Stillende Mütter können zwar die Milchmenge, die das Baby aufnimmt nicht messen, sie können aber an seinem Verhalten feststellen, ob es genug getrunken hat: Wirkt es zufrieden, dann hat es auch genügend Nahrung erhalten.

Kinder nehmen nicht jeden Tag die gleiche Milchmenge zu sich: An manchen Tagen haben sie einen größeren Hunger als an anderen. Man kann sich aber darauf verlassen, dass sie wissen, wie viel sie brauchen und sollte sie nicht zum Essen zwingen, sonst können später Essstörungen auftreten.

Nimmt das Baby an Gewicht zu, dann bekommt es wahrscheinlich auch ausreichend Nahrung (bei Gewichtsverlust oder fehlender Gewichtszunahme → Fehlende Gewichtszunahme, S. 13).

Das Baby schläft während der Mahlzeit ein und erwacht schreiend, bevor es Zeit für die nächste Fütterung ist

Es kann sein, dass das Baby Hunger hat oder nur aufstoßen muss. Hat es jedoch nur etwas weniger getrunken als üblich, dann leidet es vielleicht unter einer Magenverstimmung. Viele Ärzte empfehlen das Kind ohne zusätzliche Mahlzeit wieder zum Einschlafen zu bringen. Funktioniert dies nicht, sollte man dem Kind nochmals Brust oder Flasche anbieten.

Das Baby ist unterernährt

Bei Unterernährung ist das Baby unruhig und unzufrieden, schreit viel, leidet an Verstopfung und Schlafstörungen und nimmt nicht zu. Es kann durchaus sein, dass es die Flasche oder Brust leer trinkt, dennoch aber nicht genug Nahrung erhält.

Das Problem wird gelöst, indem man die Anzahl der täglichen Mahlzeiten erhöht, das Saugerloch an der Flasche vergrößert, damit das Kind bei jedem Schluck mehr Milch aufnehmen kann oder einen anderen Sauger verwendet.

Gestillte Kinder, die nicht zunehmen, brauchen häufigere Mahlzeiten. Man sollte sich vergewissern, dass das Baby richtig angelegt wurde, kräftig saugt und lange genug saugen darf, damit es auch zum Schluss des Stillens die Milch aufnehmen kann, die einen hohen Fettgehalt aufweist.

Das Baby ist überernährt

Bei Überernährung kann das Baby spucken oder sich offensichtlich unwohl fühlen. Wenn man sich an seinem Verhalten orientiert, kann

Reinigung der Flaschen

Früher wurden alle Baby-Utensilien noch abgekocht, was heute als unnötig gilt. Fast überall ist Leitungswasser sauber und bakterienfrei. Flaschen, Sauger, Deckel und andere Dinge können mit Spülmittel und heißem Leitungswasser gereinigt, unter heißem Wasser ausgespült und an der Luft getrocknet werden. Man kann sie auch im Geschirrspüler reinigen.

Sobald sich die Milch in der Babyflasche befindet, sollte sie nicht länger als ein paar Stunden aufbewahrt werden und dann auch nur im Kühlschrank.

eine Überfütterung leicht vermieden werden. Manchmal jedoch nimmt das Baby – auf die gut gemeinten Bemühungen der Eltern hin – mehr Nahrung auf als es eigentlich braucht.

Das Baby spuckt nach der Mahlzeit

Viele Säuglinge spucken oder erbrechen sich sogar nach einer Mahlzeit. Spucken ist normal, Erbrechen kann jedoch auf ein ernstes Problem hindeuten (→ Erbrechen und Spucken, S. 12). Das Spucken kann verringert werden, indem man das Baby nach der Mahlzeit aufstoßen lässt und sich die Positionen merkt, in der es die Milch bei sich behält.

Flüssiger Stuhlgang

Bei gestillten Kindern ist ein aufgelockerter Stuhl normal. Nimmt die Mutter Abführmittel ein oder isst sie Lebensmittel mit abführenden Eigenschaften, dann kann der Stuhl des Babys noch flüssiger sein. Der Stuhl von Flaschenkindern ist normalerweise etwas fester.

Bei Kindern, die immer zuerst eine Brust leer trinken, bevor ihnen die andere angeboten wird, stellen Durchfälle gewöhnlich kein Problem dar.

Verstopfung

Hat das Baby einen Stuhlgang weniger pro Tag oder sogar mehrere Tage lang überhaupt keinen, ist dies kein Grund sich Sorgen zu machen.

Verstopfung bezieht sich auf die Beschaffenheit des Stuhls – hart (in Kügelchen geformt) – nicht auf die Häufigkeit der Stuhlgänge.

Leidet das Baby an Verstopfungen kann dies Folge einer ungeeigneten Nahrungs- oder Flüssigkeitsaufnahme sein. Gestillte Kinder sind selten betroffen. Falls doch, sollte die Häufigkeit ihrer Mahlzeiten erhöht werden. Bei Flaschenkindern kann der Zucker- oder Flüssigkeitsgehalt im Milchpräparat erhöht werden um das Problem zu beheben (Seite 215). Das im

Milchpräparat enthaltene Eisen verursacht keine Verstopfung.

Besteht die Verstopfung von Geburt an, wird der Kinderarzt das Rektum des Babys auf eine Obstruktion (Verschluss) oder angeborene Abnormität hin untersuchen.

Das Baby nimmt nicht zu
Wenn das Baby nicht an Gewicht zunimmt, so ist dies immer ein Grund zur Besorgnis. Im Durchschnitt nehmen die Säuglinge 1 kg pro Monat zu.

Auch ein Mehr oder Weniger an Gewichtszunahme ist natürlich. Nimmt das Baby jedoch überhaupt nicht zu oder verliert gar Gewicht, wird der Kinderarzt vorschlagen das Milchpräparat zu wechseln oder geeignete Maßnahmen beim Stillen zu ergreifen.

Es gibt Kinder, die langsamer als der Durchschnitt wachsen. Scheint es jedoch immer hungrig zu sein, dann kann sein langsames Wachstum darauf hindeuten, dass es nicht genug zu essen bekommt. In diesem Fall sollte man die Fütterungsgewohnheiten ändern.

Vererbung und genetisch bedingte Erkrankungen

Wird es ein Mädchen oder ein Junge? Wird das Baby gesund sein, an einem Geburtsfehler oder einer genetisch bedingten Erkrankung leiden? Wird es blaue oder braune Augen haben, groß oder klein, dick oder dünn sein?

Die Antworten auf diese Fragen entstehen aus dem Zusammenspiel zwischen den Genen (sie sind für die Vererbung zuständig) und der sozialen Umgebung, in der das Kind aufwächst.
Genetik ist die Lehre von der Vererbung. Sie beschäftigt sich mit dem Ursprung der Charaktereigenschaften jedes einzelnen Menschen und deren Übertragung auf die Nachkommenschaft. Medizinische Genetik ist ein Zweig der Humangenetik, der die Beziehung zwischen Vererbung und Erkrankung behandelt.

Bei der Befruchtung verschmilzt die mütterliche Eizelle mit der Samenzelle des Vaters. In der Ei- oder Samenzelle – den so genannten Keimzellen – befinden sich jeweils 23 Chromosomen und bei ihrer Vereinigung entsteht dann ein Lebewesen mit 46 Chromosomen. Jeder Mensch hat somit im Normalfall zwei Sätze an Genen – einen von der Mutter und einen vom Vater.

Jedes Chromosom enthält viele Gene. In den Genen sind viele der Merkmale unserer Vorfahren festgelegt, die von einer Generation zur anderen weitervererbt werden. Normalerweise

geschieht dies unauffällig, manchmal treten aber Veränderungen – genetische Defekte – auf. Die Gründe für genetische Erkrankungen beim Menschen sind zwar weit gehend unbekannt, Faktoren wie Strahlung, Umwelteinflüsse, Viren und Chemikalien spielen eine Rolle.

Zu den drei Hauptkategorien genetischer Erkrankungen gehören: Mutation eines einzelnen Gens, chromosomale Störungen und multifaktorielle Erkrankungen.

Unter der Mutation eines Gens versteht man eine geringgradige Veränderung an einer bestimmten Stelle des genetischen Materials. Erkrankungen, die durch die Vererbung eines einzigen, veränderten Gens auftreten, weisen eines der folgenden Vererbungsmuster auf: 1) autosomal-dominant 2) autosomal-rezessiv 3) X-Chromosom-gebunden.

Der Begriff »autosomal« bezeichnet ein Gen, das in jedem Chromosom – außer einem Geschlechtschromosom – vorkommt, der Begriff »dominant« steht für ein Gen, das bei der Vererbung auf die Nachkommen eine erkennbare Störung hervorruft. Die Chance, ein autosomal-dominant verändertes Gen auf die Nachkommen zu übertragen, liegt bei 50 Prozent. Der Begriff »rezessiv« bezeichnet ein Gen, das keinerlei klinische Auswirkungen hat, wenn nicht beide Teile des Gensatzes verändert sind. Eine Erkrankung durch autosomal-rezessive

Vererbung tritt also nur auf, wenn von beiden Elternteilen, die »stille« Träger eines abnormen Gens sind, ein verändertes Gen übertragen wird. Die Chance, ein autosomal-rezessiv veränderte Gen auf die Nachkommen zu vererben liegt bei 25 Prozent.

Erkrankungen wie Mukoviszidose, Sichelzellenanämie, Phenylketonurie und Farbenblindheit werden durch die Veränderungen einzelner Gene verursacht.

Gene, die für X-chromosomal gebundene Störungen verantwortlich sind, befinden sich im X-Chromosom. Die Frauen besitzen zwei X-Chromosome, Männer nur eines. Ein wichtiges Merkmal aller X-chromosomal gebundener Vererbungen ist die Tatsache, dass sie nicht vom Vater auf den Sohn übertragen werden können, da der Vater immer nur das Y-Chromosom, nie das X-Chromosom an den Sohn vererbt. Das X-Chromosom des Vaters wird auf die Tochter übertragen.

Zu chromosomalen Störungen kommt es, wenn Chromosomen fehlen, zu viel vorhanden sind oder ein oder mehrere Chromosomen in einer abnormalen Anordnung vorliegen. Dies alles führt zu einem Überfluss oder Mangel an genetischem Material. Durch chromosomale Störungen bedingte Geburtsfehler treten bei einem von 250 Neugeborenen auf. Außerdem weist bei 50 bis 60 Prozent aller Fehlgeburten der Fetus eine chromosomale Störung auf.

Bei multifaktoriellen Erkrankungen spielen die Gene in Verbindung mit Umweltfaktoren eine Rolle und verursachen Geburtsfehler oder angeborene Erkrankungen. Es ist unbekannt, wie viele Gene daran beteiligt sind. Manche Forscher sind der Meinung, dass die Gene unter normalen Bedingungen harmlos sind und nur in Verbindung mit Umweltfaktoren Abnormitäten hervorrufen. Zu diesen Umweltfaktoren zählen auch von der Mutter konsumierte Drogen, Alkohol und Erkrankungen wie zum Beispiel Diabetes. In den meisten Fällen sind die äußeren Faktoren jedoch nicht bekannt.

Bekannt ist, dass viele chronische Erkrankungen von Erwachsenen (wie Bluthochdruck, Erkrankung der Herzkranzgefäße, Diabetes mellitus, Ulkuskrankheit sowie Schizophrenie) und zahlreiche Geburtsfehler (wie Lippen-, Kiefer- und Gaumenspalte, Wirbelspalte oder Spaltwirbel und angeborene Herzfehler) in bestimmten Familien gehäuft auftreten. Diese zählen zu den multifaktoriellen Erkrankungen.

Die Mehrzahl der Geburtsfehler treten nur zu 3 bis 5 Prozent bei nachfolgenden Geburten nochmals auf. In manchen Familien liegt das Risiko jedoch höher. Störungen, die auf Genmutationen zurückzuführen sind, treten zu 25 bis 50 Prozent wieder auf, in manchen Fällen liegt das Risiko jedoch beinahe bei 0 Prozent. Nach sorgfältiger Analyse der Familiengeschichte und der Art des Geburtsfehlers kann der Genetiker den Eltern ziemlich genau mitteilen, wie hoch das Risiko ist, dass der Fehler nochmals auftritt. Ein Genetiker ist ein Erbspezialist für genetische beziehungsweise vererbte Störungen. Mithilfe von Labortests kann festgestellt werden, ob ein Elternteil Träger eines abnormalen Gens oder Chromosoms ist.

Mütter von Kindern mit Geburtsfehlern fragen sich oft, ob während der Schwangerschaft eingenommene Medikamente für die Störung verantwortlich sind. Bei manchen Medikamenten ist bekannt, dass sie Störungen hervorrufen können, andere wiederum sind sicher. Im Allgemeinen ist es am besten – vor allem in den ersten 3 Monaten der Schwangerschaft – keine unnötigen Arzneimittel einzunehmen. Manchmal ist eine medikamentöse Behandlung aber unumgänglich, wenn beispielsweise die Krankheit der Mutter dem Baby mehr schaden würde als die verschriebenen Arzneimittel.

Meistens sind Geburtsfehler nicht die Folge von etwas, das die Mutter währen der Schwangerschaft getan oder unterlassen hat. Wer sich für den Zustand des Babys schuldig fühlt, sollte einen Experten aufsuchen um das Problem in den Griff zu bekommen.

Krankengeschichte der Familie

Bei Kindern mit Geburtsfehlern kann eine genetische Beurteilung sehr hilfreich sein. Ziel einer solchen Auswertung ist es eine genaue Diagnose zu stellen, damit die medizinischen Bedürfnisse und die Prognose für das Kind festgelegt werden können.

Genetische Beurteilungen können auch bei der Familienplanung hilfreich sein, vor allem wenn ein Paar bereits ein Kind mit Geburtsfehler hat oder in der Familie eine solche Störung auftrat. Solche Paare sind sich oft nicht sicher, wie die Chancen für ein 2. oder das 1. Kind sind. Auch wenn erst in fortgeschrittenem Alter ein Kinderwunsch besteht, sind diagnostische Tests hilfreich, mit denen mögliche Defekte am ungeborenen Kind erkennbar sind.

Eine vollständige, medizinische Familiengeschichte wird aufgenommen, wenn das Kind mit einer genetischen Erkrankung zur Welt kam oder sich ein Paar Sorgen um mögliche weitere Kinder macht. Informationen werden von allen Familienangehörigen, einschließlich Geschwistern, Eltern, Tanten, Onkel, Cousins und Großeltern benötigt.

Zu den benötigten Informationen gehören Vor- und Zuname, Mädchenname, Geburtsdatum und gegenwärtiges Alter oder das Alter zum Zeitpunkt des Todes, Todesursache sowie Name und die Beschreibung jeder Erkrankung und jedes Geburtsfehlers. Die Fragen können wie folgt aussehen:

1. Weist ein Verwandter ein ähnliches oder identisches Merkmal auf wie die zu beurteilende Person?

2. Weist ein Familienangehöriger einen anderen Geburtsfehler, eine andere Erkrankung oder ein anderes Merkmal auf wie die zu beurteilende Person? Die Antworten auf diese Fragen geben dem Genetiker Aufschluss über ein mögliches Schema bezüglich der in einer Familie auftretenden Symptome.

3. Weist ein Verwandter eine bekanntermaßen ererbte Erkrankung auf?

4. Hat ein Verwandter eine ungewöhnliche Erkrankung oder ist an einer seltenen Erkrankung gestorben?

5. Gibt es Ehen unter Blutsverwandten?

6. Woher stammt die Familie? Personen eines bestimmten ethnischen Ursprungs besitzen ein höheres Risiko für genetische Erkrankungen: So ist bei Personen afrikanischen Ursprungs die Sichelzellenanämie weiter verbreitet, bei Personen nordeuropäischer Abstammung die Mukoviszidose und bei Juden aus Mittel- und Osteuropa das Tay-Sachs-Syndrom.

Die Ursache für eine genetische Erkrankung zu finden ist oft ein langer Prozess. Meistens werden zusätzliche Informationen, Tests und Krankenberichte benötigt. Wird vor einer Schwangerschaft die Beurteilung über eine mögliche Übertragung auf das Kind durchgeführt, so müssen sich die Eltern für oder gegen eine Schwangerschaft entscheiden. Wurde die Beurteilung durchgeführt, nachdem das Kind mit einer vererbten Erkrankung zur Welt kam, so kann man daraus Schlüsse für die weitere Behandlung ziehen.

Auf den folgenden Seiten werden einige genetische Erkrankungen beschrieben.

Down-Syndrom

Das Down-Syndrom ist eine Erkrankung, die durch zusätzliches genetisches Material des Chromosoms Nr. 21 verursacht wird (es liegen drei Chromosomen Nr. 21 vor statt wie normal zwei). Von 600 bis 800 Kindern wird eines mit dem Down-Syndrom geboren.

Die Gefahr, dass eine Frau ein betroffenes Kind zur Welt bringt, steigt mit deren Alter: bei einer 25-Jährigen liegt die Chance bei 1 zu 1 250, bei einer 35-Jährigen bei 1 zu 378 und bei einer 45-Jährigen bei 1 zu 30.

Kinder mit Down-Syndrom haben einige charakteristische Merkmale wie zum Beispiel einen kleinen Kopf, einen kurzen Nacken, eine Vierfingerfurche auf der Handfläche und Mongolenfalten (Hautfalten über dem inneren Augenwinkel, die ein schlitzäugiges Aussehen vermitteln).

Die betroffenen Kinder können Durchschnittsgröße erreichen, wachsen jedoch langsam und bleiben klein. Sie weisen milde bis schwere Entwicklungsstörungen auf, haben ein erhöhtes Risiko für angeborene Herzfehler und Magen-Darm-Probleme.

Im 1. Jahr liegt die Sterblichkeit bei diesen Babys höher als bei anderen, sie besitzen außerdem ein erhöhtes Risiko für Atemwegsinfektionen, Sehschwäche, Herzbeschwerden und Leukämie.

Es gibt keine Behandlung gegen das Down-Syndrom. Damit verbundene Herzprobleme können aber oft chirurgisch behoben werden. Viele der betroffenen Kinder sind glücklich, sehr liebesbedürftig und umgänglich. Sie gehen zur Schule, lernen lesen und schreiben, üben als Erwachsene einen Beruf aus und können selbstständig oder fast selbstständig leben.

Veränderungen an Händen und Füßen

Hände

Fehlen eines Teils oder aller oberen Gliedmaßen

Häufiger fehlen Neugeborenen Teile der oberen Gliedmaßen als ein Teil der unteren. Manchmal fehlt nur ein Teil eines Fingers, es kann aber auch ein ganzer Arm fehlen.

Kommt das Kind nur mit einer Hand zur Welt, dann sollte es von einem Arzt untersucht werden, der Erfahrung auf diesem Gebiet hat. Sobald das Baby sitzen kann, erhält es eine Prothese, damit es mit deren Hilfe ein ausgeglichenes Körpergefühl für beide Arme bekommt. Erhält es die Prothese nicht rechtzeitig, entwickelt es Bewegungsmuster für nur eine Hand, die später kaum zu korrigieren sind.

Polydaktylie

Unter Polydaktylie versteht man das Vorhandensein eines zusätzlichen Fingers oder mehrerer Finger, meistens ein fünfter Finger oder weiterer Daumen. Der zusätzliche Finger besteht gewöhnlich aus Haut und weichem Gewebe und kann leicht entfernt werden. Enthält er jedoch Knochen oder Knorpel, dann kann ein chirurgischer Eingriff notwendig sein, der am besten im Alter von einigen Monaten durchgeführt wird.

Syndaktylie der Finger

Die Syndaktylie der Finger (zusammengewachsene Finger) wird am besten chirurgisch behandelt. Da die Knochen in den Fingern unterschiedlich lang sind, schließen die Gelenke der verwachsenen Finger nicht gemeinsam ab und die Finger sind schwer zu gebrauchen. Wird nicht operiert, dann kann das Kind seine Finger wahrscheinlich nie richtig gebrauchen.

Kamptodaktylie

Bei der Kamptodaktylie ist einer oder mehrere Finger ständig gebeugt. Dies ist meist angeboren und betrifft oft den kleinen Finger.

Klumphand

Mit Klumphand bezeichnet man das Fehlen von Speiche (der auf der Daumenseite liegende Unterarmknochen) oder Elle (der größere, gegenüber dem Unterarm liegende Knochen). Zur Behandlung werden die Weichteile des

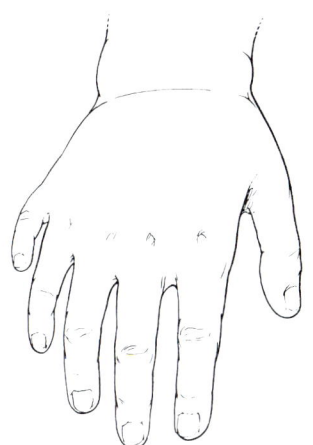
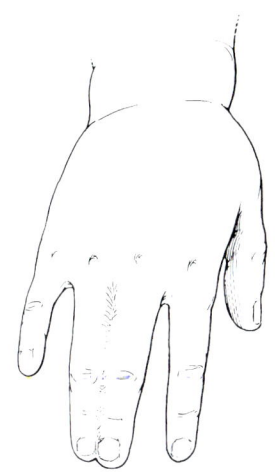

Armes gedehnt, danach bei einer Operation der Knochen neu platziert. Die neue Position zu erhalten ist jedoch schwierig: Es können mehrere Operationen im Kindesalter nötig sein.

Kinder mit diesem Defekt leiden häufiger unter Herz- und Bluterkrankungen.

Füße

Die Füße des Neugeborenen sind im Verhältnis länger und dünner als die eines älteren Kindes und die Knöchel- und Fußgelenke sind extrem biegsam. Die Stellung der Füße scheint oft abnormal zu sein, doch es besteht selten Anlass zur Sorge, da dieses Problem mit der Zeit verschwindet.

Ein- und Auswärtsstellung der Zehen

Dieses Problem, bei dem Fuß oder Bein nach innen oder außen gedreht werden, kommt häufig vor. Gewöhnlich handelt es sich um Haltungsabnormitäten, die sich im Laufe der Entwick-

Sowohl Polydaktylie (ein angeborener Defekt, bei dem das Baby mit einem zusätzlichen Finger zur Welt kommt) als auch Syndaktylie (zusammengewachsene Finger) können chirurgisch behandelt werden.

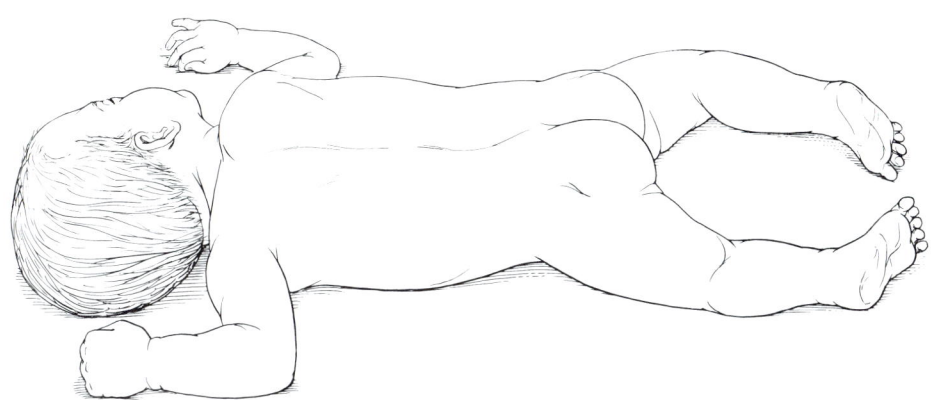

Die Füße eines Babys haben manchmal eine abnorme Stellung: Die Füße sind zum Beispiel – wie hier zu sehen – einwärts gedreht. Dies erfordert keine Behandlung.

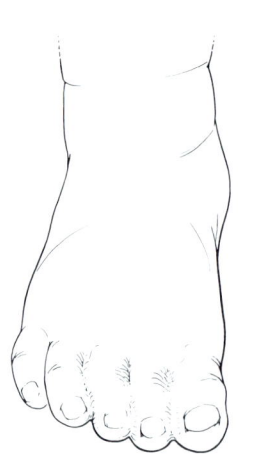 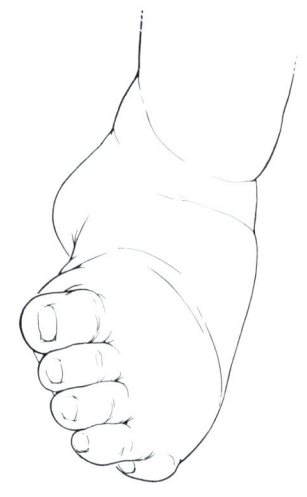

Syndaktylie der Zehen ist lediglich ein kosmetisches Problem und muss nicht behandelt werden. Dagegen wird ein Klumpfuß frühzeitig nach der Geburt behandelt werden.

lung von selbst korrigieren. Behandlung ist nur selten erforderlich. Der Zustand verschlimmert sich aber, wenn das Baby auf dem Bauch schläft.

Syndaktylie der Zehen

Zusammengewachsene Zehen sind meist nur ein kosmetisches Problem.

Die Operationsnarben können manchmal unansehnlicher sein als die zusammengewachsenen Zehen. Anders als die zusammengewachsenen Finger können diese Zehen aber normal gebraucht werden.

Klumpfuß

Ein Klumpfuß kommt unter 1 000 Babys 1-mal vor. Der Begriff bezeichnet mehrere angeborene Fußabnormitäten, bei denen der Fuß eine ungewöhnliche Form oder Stellung annimmt. Bei 95 Prozent aller Fälle ist der Vorfuß nach unten und innen, die Ferse auch nach innen gedreht. Das Problem wird nicht durch die Stellung des Fetus in der Gebärmutter verursacht.

Eine frühzeitige Behandlung ist wichtig: Bald nach der Geburt werden die Füße in Normalstellung gebracht und mit Gips oder Klebeband fixiert. In den ersten beiden Behandlungswochen wird dieser Vorgang alle paar Tage wiederholt, später dann in 1- bis 2-wöchigen Abständen. Verläuft die Methode erfolgreich, kann diese Stellung durch orthopädische Schuhe erhalten werden. Schlägt sie fehl, ist zwischen dem 4. und 18. Monat eine Operation notwendig.

Die Stellung des korrigierten Klumpfußes sieht relativ korrekt aus, die Umrisse des Fußes werden jedoch nie völlig normal sein und die Wade ist oft dünner als beim gesunden Bein. Kinder mit Klumpfuß müssen die ganze Kindheit über orthopädisch betreut werden.

Zusätzliche Zehen

Zusätzliche Zehen werden oft chirurgisch entfernt. Der Eingriff sollte allerdings erst vorgenommen werden, wenn die Strukturen für eine Operation groß genug sind, jedoch bevor das Kind zu laufen beginnt und Schuhe trägt.

Skeletterkrankungen

Angeborene Hüftdysplasie

Dieses Problem tritt auf, wenn die Entwicklung des Hüftgelenks beeinträchtigt wurde und kann bei einer der routinemäßigen Untersuchungen entdeckt werden.

Dem Neugeborenen wird eine Spreizhose angelegt, die den Oberschenkelkopf (Femur) in der Hüftgelenkspfanne (Acetabulum) fixiert. Oft zeigt sich schon nach 6 bis 8 Wochen Erfolg. Frühzeitig diagnostizierte Hüftdysplasien können auf diese Weise meist korrigiert werden.

Zwergwuchs (Nanosomie)

Unter Zwergwuchs versteht man mehrere Skelettabnormitäten, bei denen die Länge von Gliedmaßen und Rumpf nicht stimmt. Die Gliedmaßen des Kindes sind anfänglich kurz und im Verlauf des weiteren Wachstums erscheint auch der Rumpf unverhältnismäßig kurz. Die meisten Dysplasien (Fehlbildungen) werden in der Säuglingszeit nicht entdeckt. Betroffene Kinder können auch noch andere angeborene Defekte wie zum Beispiel Hörschwäche, Nierenprobleme und Immundefekte aufweisen. Für die eigentliche Skeletterkrankung gibt es keine Behandlung, viele Begleiterkrankungen können jedoch behoben werden.

Zur Behandlung zählen orthopädische Techniken, die die Mobilität des Kindes unterstützen und die Missbildungen der Gliedmaßen und der Wirbelsäule korrigieren. Oft ist auch psychologische Hilfe und eine genetische Beratung hilfreich.

Trichterbrust

Symptome. Einbuchtung des Brustbeins (Sternum).

Unter Trichterbrust (Pectus excavatum) versteht man eine Einbuchtung des Brustbeins. Der untere Teil des Knochens wird dabei gegen die Wirbelsäule gedrückt und die Brust wirkt eingedellt.

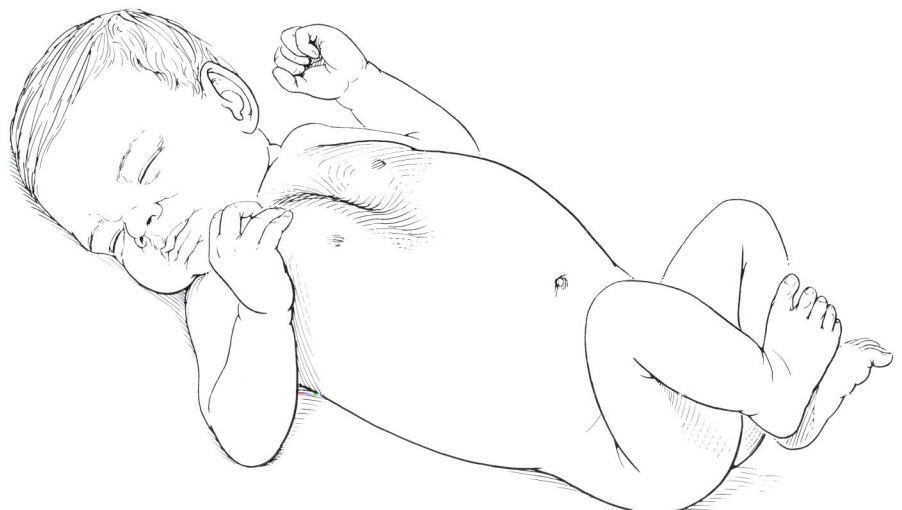

Die Trichterbrust, eine angeborene Einbuchtung des Brustkorbs, beeinträchtigt die Atmung nicht.

Normalerweise ist dies ein angeborener Defekt, nur ganz selten wird er durch Rachitis oder eine chronische Atemwegsobstruktion verursacht.

Im letzten Fall bewirkt die erfolgreiche Behandlung der Obstruktion oft das Verschwinden der Einbuchtung.

Babys mit Trichterbrust haben meist eine normale Atmungsfunktion. Nur selten ist die Herzfunktion beeinträchtigt. Bei einigen vererbbaren Muskelerkrankungen besteht eine Trichterbrust. Dieser Defekt tritt in bestimmten Familien gehäuft auf.

Behandlung

Normalerweise wird bei Trichterbrust keine Operation empfohlen. Aus kosmetischen Gründen wird jedoch bei schweren Fällen in der Kindheit oder Jugendzeit operiert.

Erkrankungen im Genitalbereich

Jungen

Bei männlichen Neugeborenen ist der Hodensack relativ groß. Er kann sich durch das Trauma einer Steißgeburt noch vergrößern. Bei Kindern aus Mischehen ist der Hodensack dunkel, bevor sich die restliche Haut dunkel färbt.

Bei einem neugeborenen Jungen sind Erektionen normal. Es ist kein Grund zur Sorge, wenn sich die Vorhaut am Penis nicht vollständig zurückziehen lässt, denn normalerweise liegt diese bei Neugeborenen an der Penisspitze an und darf nicht mit Gewalt zurückgezogen werden.

Keines dieser Merkmale ist ein Alarmzeichen, es gibt jedoch auch bei Jungen Erkrankungen im Genitalbereich, die eine Behandlung erforderlich machen.

Verengung der Vorhaut (Phimose)

Bei einer Verengung der Vorhaut kann die Hautfalte, die den unbeschnittenen Penis bedeckt, nicht zurückgezogen werden. Dies kann angeboren oder Folge einer Entzündung sein. Manchmal ist eine Beschneidung erforderlich.

»Spanischer Kragen« (Paraphimose)

Von einem »Spanischen Kragen« spricht man, wenn die Vorhaut des unbeschnittenen Penis zu weit zurückgezogen ist und die Spitze nicht bedeckt. Die Folge können schmerzhafte Schwellungen sein. Wird dies frühzeitig entdeckt, kann man vorsichtig festen Druck auf die Penisspitze ausüben um so die Vorhaut nach vorne zu ziehen. Bisweilen ist aber eine Beschneidung unumgänglich.

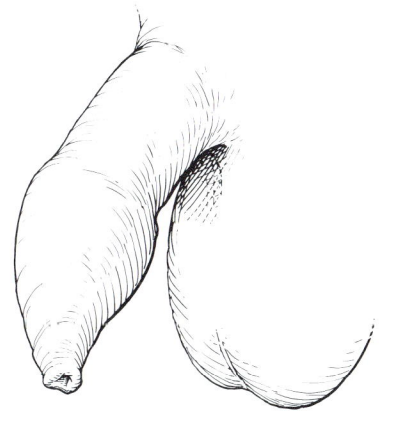

Bei einer Verengung der Vorhaut (Phimose) kann die Hautfalte, welche die Spitze des unbeschnittenen Penis bedeckt, nicht zurückgezogen werden.

Wandert einer oder beide Hoden nicht vom Bauch zum Hodensack, spricht man von einem »Hodenhochstand«. Er muss unter Umständen chirurgisch behandelt werden.

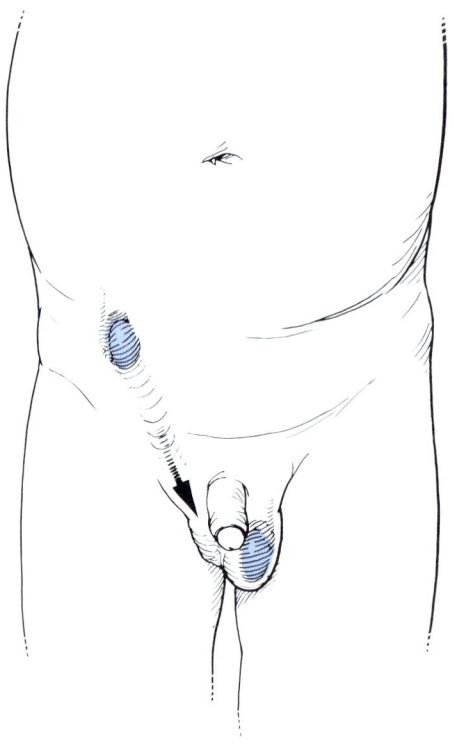

Hodenhochstand

Unter Hodenhochstand versteht man das angeborene Fehlen eines oder beider Hoden im Hodensack. Der Hoden kann sich an einer falschen Stelle im Bauchraum befinden oder aber völlig fehlen.

Letzteres ist jedoch selten und kommt meist bei Kindern vor, die mit Zwittermerkmalen zur Welt kommen (→ Zwitterbildung, S. 49).

Zwei Monate vor der Geburt wandern die Hoden aus dem Bereich der Niere durch eine kleine Öffnung in der Bauchmuskulatur in den Hodensack. Bei einem von 30 Neugeborenen tun sie das nicht. 17 Prozent der Frühgeburten haben einen Hodenhochstand, Babys unter 1 kg Gewicht bis zu 100 Prozent, weil die Hoden erst im 7. Schwangerschaftsmonat nach unten wandern. In 30 Prozent der Fälle sind beide Hoden betroffen.

Oft werden Hormone verabreicht um die Hoden an die richtige Stelle zu bringen. Konnte der Hodenhochstand jedoch bis zur Vollendung des 1. Lebensjahres nicht behoben werden, dann sollte man im Alter von ungefähr 12 bis 15 Monaten operieren.

Ein chirurgischer Eingriff ist auch nötig, wenn der Junge eine Hernie hat, weil sich die Öffnung in der Bauchmuskulatur nicht richtig schließt und daher der Darm durch die Muskelöffnung gleiten kann. Die Operation kann ambulant erfolgen. Es kann auch vorkommen, dass ein Hoden so geschrumpft ist, dass er entfernt werden muss.

Wenn ein Hodenhochstand nicht behandelt wird, kann Unfruchtbarkeit die Folge sein. Jungen mit angeborenem Hodenhochstand haben ein erhöhtes Risiko, als 20- oder 30-Jährige an Hodenkrebs zu erkranken. Eine Behandlung verringert dieses Risiko nicht, ermöglicht jedoch die Früherkennung eines Tumors (→ Hodenhochstand, S. 1202).

Untere Harnröhrenspalte

Dieser angeborene Defekt, bei dem sich die Harnleiteröffnung nicht an der Penisspitze befindet, kommt bei einem von 500 Neugeborenen vor. Bei der milden Verlaufsform befindet sich die Öffnung an der Unterseite der Eichel, bei einer schweren kann sie sich sogar am Hodensack befinden.

10 Prozent der mit dieser Erkrankung geborenen Jungen leiden ebenfalls an Hodenhochstand. Je schwerer der Grad der Erkrankung, desto gebogener der Penis.

Die untere Harnröhrenspalte wird chirurgisch behandelt. Eine Beschneidung sollte nicht vorgenommen werden, da die Vorhaut bei der Operation benötigt wird. Bei einer geringgradigen Erkrankung wird die Operation aus rein kosmetischen Gründen durchgeführt.

In schweren Fällen kann es zu Problemen beim Wasserlassen kommen – das Kind kann nicht im Stehen urinieren –, später dann zu Problemen beim Geschlechtsverkehr. Insbesondere psychologische Gründe spielen bei der Entscheidung für einen operativen Eingriff eine Rolle.

Wann sollte die Operation erfolgen? Nach allgemeiner Auffassung je früher umso besser.

Von einer unteren Harnröhrenspalte spricht man, wenn sich die Harnleiteröffnung nicht an der richtigen Stelle – nämlich an der Penisspitze – befindet. Eine Operation kann diesen angeborenen Defekt korrigieren.

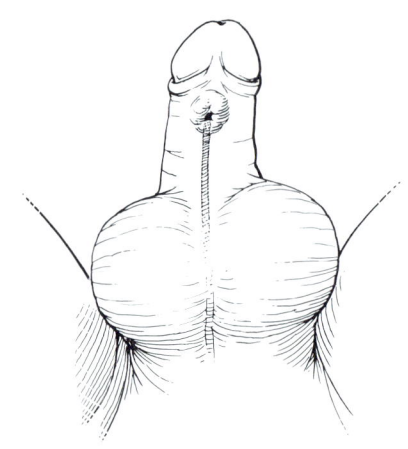

Viele Ärzte halten das 1. Lebensjahr für ideal, bevor das Kind die Toilette benutzt.

Ein einziger operativer Eingriff genügt, um die Harnröhrenöffnung näher an die Penisspitze zu verlegen.

Wasserbruch (Hydrocele)

Unter Wasserbruch versteht man eine Ansammlung von Flüssigkeit in einer Struktur des Hodens, die Tunica vaginalis genannt wird. Bei neugeborenen Jungen kommt dieses Problem häufig vor.

Kann der Hoden leicht untersucht werden und bleibt die Flüssigkeitsmenge konstant, dann ist keine Behandlung erforderlich. Geringe Wasserbrüche verschwinden im 1. Lebensjahr. Verändert der Bruchsack jedoch seine Größe im Verlauf des Tages, dann kann ein direkter Kontakt zur Bauchhöhle bestehen. In diesem Fall handelt es sich um einen Bruch, der operiert werden muss.

Mädchen

Hormonelle Veränderungen während der Schwangerschaft können bei neugeborenen Mädchen oft Veränderungen an Brüsten und Genitalien bewirken (siehe unten). Diese Veränderungen können den Eltern anfangs störend vorkommen, sie sind jedoch normal und nur vorübergehend.

Vergrößerte Klitoris

Vor allem bei zu früh geborenen Säuglingen ist die Klitoris als Folge einer hormonellen Veränderung oft vergrößert. Kurz nach der Geburt verringert sich ihre Größe. Ist die Klitoris ungewöhnlich groß, so können Tests zur eindeutigen Geschlechtsbestimmung des Kindes durchgeführt werden (→ Zwitterbildung, diese Seite).

Scheidenausfluss

In den ersten 3 Lebenswochen bemerkt die Mutter manchmal, dass das Baby einen dicken, weißen Ausfluss aus der Scheide absondert. Dieser Ausfluss ist Folge der normalen hormonellen Veränderungen, die bei der Mutter vor der Geburt auftraten. Eine Behandlung ist nicht notwendig.

Blutungen aus der Scheide

Diese Blutungen, meistens sind es nur einige Tropfen Blut aus der Scheide, treten oft als Reaktion auf das nach der Geburt fehlende mütterliche Hormon Östrogen auf. Die Eltern sind oft geschockt, wenn sie in der Windel Blut bemerken. Es handelt sich dabei nicht um eine

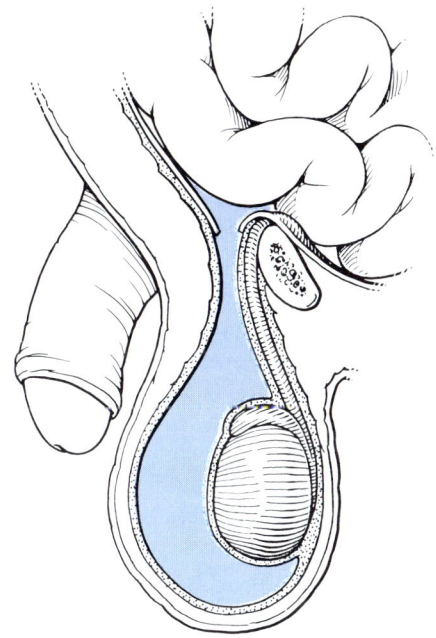

Ein häufiges Problem bei Neugeborenen ist der Wasserbruch, eine Flüssigkeitsansammlung um den Hoden.

Menstruation, wie viele Eltern zuerst vermuten, und tritt nur vorübergehend auf.

Zwitterbildung

Unter Zwitterbildung versteht man das zweideutige Aussehen der äußeren Geschlechtsmerkmale. Ein Mädchen, das im Mutterleib zu vielen männlichen Hormonen ausgesetzt war, kommt manchmal mit Eierstöcken und männlichen Genitalien zur Welt (weiblicher Pseudohermaphroditismus). Jungen können mit Hoden und fast oder vollständig weiblichen Genitalien geboren werden (männlicher Pseudohermaphroditismus). Es gibt auch Neugeborene, die sowohl Eierstöcke als auch Hoden und Genitalien beiderlei Geschlechts aufweisen (echter Hermaphroditismus).

Zu den vielen Ursachen der Zwitterbildung gehören Tumoren, chromosomale Abnormitäten und Hormonüberschuss oder -mangel.

Behandlung

Kann das Geschlecht eines Kindes nicht eindeutig bestimmt werden, so sollte sofort ein Spezialist zurate gezogen werden. Eine genaue Geschlechtsbestimmung kann nur durch ausführliche Tests und Auswertungen erfolgen. Dies stellt ein ernstes Problem dar, das erhebliche Auswirkungen auf das spätere Leben und das emotionale Wohlbefinden hat. Jungen kann man Hormone zur Vergrößerung des Penis geben. Auch ein chirurgischer Eingriff kann notwendig sein.

Vergrößerte Brüste beim Neugeborenen

Vergrößerte Brüste treten bisweilen in den ersten beiden Lebenswochen bei Mädchen und Jungen auf, da der Säugling über die Nabelschnur große Mengen an zirkulierenden Hormonen aufgenommen hat. Diese Brustvergrößerung verliert sich in den ersten Monaten und ist kein Grund zur Besorgnis.

Überzählige Brustwarzen

Nur selten kommt ein Kind mit einer oder mehreren zusätzlichen Brustwarzen zur Welt, die oft einen kleinen Hof haben und im Brustbereich auftreten. Beide Geschlechter können betroffen sein. In manchen Fällen besteht eine Verbindung zu Harnwegsproblemen.

Überzählige Brustwarzen können aus kosmetischen Gründen entfernt werden. Sie stellen nur selten ein medizinisches Problem dar, obwohl sie auf hormonelle Veränderungen wie sie während Pubertät, Menstruation und Schwangerschaft auftreten, reagieren können. Die überzählige Brustwarze kann sich dann vergrößern und schmerzen. Eine dritte Brust kann auch ein emotionales Trauma darstellen. Auch besteht bei einer überzähligen Brustwarze das gleiche Risiko für Brusterkrankungen wie für Brustdrüsenentzündung, Abszesse und Krebs.

Es kann auch vorkommen, dass einem Kind eine Brust oder Brustwarze fehlt. Manchmal hat sich der unter der Brust liegende Muskel nicht entwickelt. In diesem Fall kann aus kosmetischen Gründen in der Pubertät eine Operation durchgeführt werden.

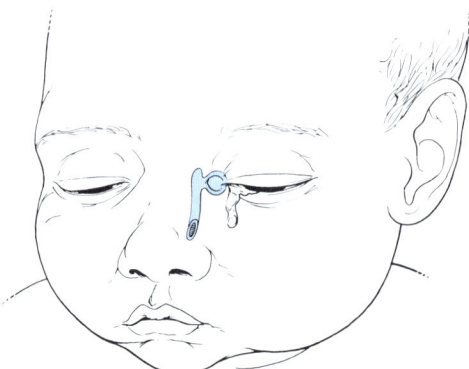

Ständig fließende Tränen oder weißer bis gelblicher Ausfluss auf den Wangen können auf eine Verstopfung des Tränen-Nasen-Gangs hindeuten. Dies kann einige Monate anhalten. Der Arzt verschreibt ein Antibiotikum, um eine Infektion zu vermeiden, oft reicht es auch, das Augenlid mit warmem Wasser zu reinigen und den Bereich zu massieren.

Epstein-Perlen

Von allen Neugeborenen weisen 80 Prozent so genannte Epstein-Perlen auf, kleine, weiße Zysten am Gaumen. Diese Zysten sind Zellen, die während der Bildung des Gaumens eingeschlossen wurden. Ähnliche Zysten können sich auch am Zahnfleisch bilden und mit einem Zahn verwechselt werden. Epstein-Perlen sind nicht schmerzhaft, erfordern keine Behandlung und verschwinden nach einigen Wochen.

Überzählige Zähne

Die meisten Kinder werden zahnlos geboren. Es kommt jedoch vor, dass man im Mund des Neugeborenen einen Zahn entdeckt, der aber ausfällt, bevor das Kind zu zahnen beginnt. Fallen diese überzähligen Zähne nicht aus, dann können sie die Stellung und das Durchbrechen der angrenzenden Zähne beeinträchtigen.

Mittels einer Röntgenaufnahme sollte festgestellt werden, ob es sich wirklich um einen überzähligen Zahn oder vielmehr um einen zu früh durchgebrochenen Milchzahn handelt.

Verstopfung des Tränen-Nasen-Gangs

Hier handelt es sich um eine unvollständige Entwicklung des Tränenabflusssystems. Normalerweise fließen Tränen und Sekrete aus den Tränengängen, die durch zwei kleine Öffnungen in der inneren Ecke der Augenlider führen, in Richtung Nase und dann in die Nasenhöhle. Ist dieses Abflusssystem verstopft, können die Tränen nicht aus den Augen abfließen.

Das Problem zeigt sich meist in den ersten Tagen oder Wochen nach der Geburt. Durch Wind, niedrige Temperaturen oder eine Erkältung verschlimmert sich häufig der Zustand. Erstes Anzeichen sind Tränen im Auge des Säuglings, eine Ansammlung oder nur einzelne Tränen, die die Wangen herunterlaufen. Aus den Augenwinkeln kann weißer oder gelblicher Ausfluss austreten und es kann Verkrustungen geben, die das Auge im Schlaf verkleben.

Oft entwickeln diese Kinder eine Entzündung im Bereich des Tränen-Nasen-Gangs. Der Bereich unterhalb des Auges ist dann geschwollen, rot und weich. Das Baby kann auch fiebrig und reizbar sein.

Dieser Zustand schadet dem Auge nicht, auch wenn er mehrere Monate lang anhält. Die Behandlung besteht darin, die Augenlider mit warmem Wasser zu säubern und den Bereich zwischen der Nase und dem betroffenen Auge 2- bis 3-mal täglich zu massieren. Manchmal werden antibakterielle Augentropfen oder Salben verschrieben um Infektionen zu vermeiden.

Mit dieser Behandlung verschwindet das Problem meistens im Verlauf der ersten paar Monate. Gelegentlich hält der Zustand das ganze 1. Jahr über an und der Arzt muss den Gang operativ erweitern. Selten müssen Schläuche eingeführt werden oder ist eine plastische Chirurgie erforderlich.

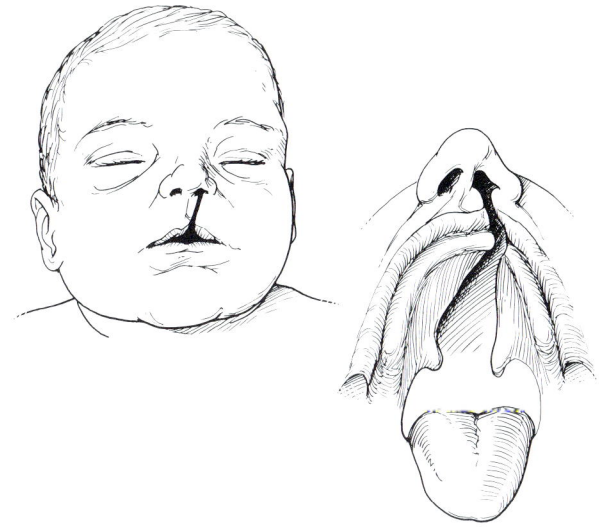

Lippen-Kiefer-Gaumenspalte

Lippen-, Kiefer- und Gaumenspalte sind unterschiedliche Geburtsfehler, die aber zusammen auftreten können. Eine Lippenspalte ohne Beteiligung des Kiefers oder des Gaumens ist im Volksmund auch als Hasenscharte bekannt.

Auf 1 000 Neugeborene kommt eines mit Lippenspalte mit/ohne Gaumenspalte, bei der Gaumenspalte ist es eines von 2 500. Die Vererbung spielt bei Lippenspalte mit/ohne Gaumenspalte anscheinend eine größere Rolle als bei der Gaumenspalte allein. Die Lippenkieferspalte ist die häufigste angeborene Fehlbildung bei einem von 500 Neugeborenen.

Kinder mit einer angeborenen Gaumenmissbildung haben ein höheres Risiko für andere Defekte wie zum Beispiel Hörfehler.

Bei Kindern mit einer Lippenspalte ist die Oberlippe nicht zusammengewachsen, sodass an dieser Stelle ein Spalt oder eine lang gezogene Öffnung entsteht. Die Größe der Öffnung kann variieren und teilweise bis zur Nase reichen. Bei der Gaumenspalte hat sich der Mundraum des Babys nicht geschlossen.

Das größte Problem, das sich sofort stellt, ist die Ernährung des Säuglings. Kurz nach der Geburt wird über seinen Gaumen eine spezielle Gaumenverschlussplatte gelegt, damit es ernährt werden kann. Da Kinder jedoch schnell wachsen, muss diese alle paar Wochen erneuert werden.

Im Alter von 1 bis 2 Monaten wird die Lippe operativ geschlossen. Oft ist mit der Lippenspalte eine Nasenweitung verbunden. Beim Schließen der Lippenspalte wird daher zumeist auch die Nase an der Basis verengt. Eine endgültige Nasenoperation wird aber erst im Jugendalter vorgenommen. Das kosmetische Endergebnis hängt vom Schweregrad der Missbildung, vom Können des Chirurgen und der Vermeidung einer Infektion ab.

Die Gaumenspalte wird oft im 1. Lebensjahr geschlossen, um eine normale Sprachentwicklung zu gewährleisten. Ziel der Operation ist es dem Kind das Sprechen mit einer normalen Stimme zu ermöglichen und den nasalen Reflux zu verringern. Wurde die Operation bis zum 3. Lebensjahr nicht vorgenommen, dann wird eine Prothese eingesetzt, damit das Kind eine verständliche Sprache entwickeln kann.

Zu den Komplikationen bei Lippen- und Gaumenspalte zählen chronische Ohrinfektionen, Schwerhörigkeit, eine übermäßige Anzahl von Zahnhöhlen und falsche Stellung der Zähne, sodass eine kieferorthopädische Korrektur nötig ist. Manche Kinder haben selbst nach der Operation noch einen Sprachfehler aufgrund von Muskelproblemen im Gaumen. Oft ist eine Sprachtherapie nötig (S. 132).

Hat sich die Lippe nicht geschlossen, spricht man von einer Lippenspalte. Als Gaumenspalte wird bezeichnet, wenn sich auch der Gaumen nicht schließt. Auf der zweiten Abbildung sieht man eine Lippen-Kiefer-Gaumenspalte. Diese Defekte müssen chirurgisch korrigiert werden.

Angeborene Herzerkrankungen

Etwa jedes 125. Neugeborene leidet an einer angeborenen Herzerkrankung. Diese Defekte können gering oder sehr schwer sein. Eines von 500 Babys zeigt während seines 1. Lebensjahres Anzeichen für eine Herzerkrankung. Die zugrunde liegende Ursache wird nur selten gefunden, obwohl wahrscheinlich genetische und umweltbedingte Faktoren (multifaktorielle Vererbung) eine Rolle spielen (Seite 43). Bei einigen chromosomalen Abnormitäten wie zum Beispiel dem Down-Syndrom, treten ebenfalls Herzerkrankungen auf.

Auch wenn die Mutter in den ersten beiden Schwangerschaftsmonaten eine Infektion – wie Röteln – hatte, erhöht sich das Risiko einer angeborenen Herzerkrankung.

Bei den heutigen Fortschritten in der Herzchirurgie können viele dieser Erkrankungen erfolgreich behandelt werden. Im Folgenden werden einige der häufigsten Herzerkrankungen beschrieben.

Ventrikelseptumdefekt (VSD)

VSD ist die häufigste Herzmissbildung, die 25 Prozent aller angeborenen Herzerkrankungen ausmacht. Bei dem betroffenen Kind befindet sich zwischen den unteren Herzkammern (Ventrikel) eine Öffnung, sodass das Blut vermehrt und mit großem Druck in die Lungen fließt.

Die Symptome für diesen Defekt sind je nach Schweregrad unterschiedlich. Bei einer Routineuntersuchung kann der Arzt ein leises Geräusch wahrnehmen, bei den betroffenen Babys können aber auch schon in früher Kindheit schwere Defekte auftreten wie pulmonale Hypertonie, Ernährungsprobleme, übermäßiges Schwitzen, geringes Wachstum, häufig wiederkehrende Lungeninfektionen und Herzmuskelschwäche.

Die Behandlung hängt von der Schwere des Defekts ab. Rund 30 bis 50 Prozent der kleinen Defekte schließen sich noch im 1. Jahr, die betroffenen Kinder haben keine Symptome und keinen erkennbaren Herzfehler.

Bei Kindern mit VSD-Symptomen wird zunächst das Herzversagen mit Medikamenten behandelt. Wenn dies erfolgreich verläuft, dann

sollte noch vor Ende des 1. Lebensjahres eine Operation durchgeführt werden.

Vorhofseptumdefekt

Unter diesem Defekt versteht man eine Öffnung zwischen den oberen Kammern (Vorhof), die einen abnormal hohen Blutstrom verursacht. Die Kinder zeigen häufig keine Symptome, Mädchen sind aber öfter betroffen als Jungen. Oft ist der Defekt eine Begleiterscheinung des Down-Syndroms.

Als Behandlung wird das Schließen der Öffnung noch vor dem 4. Lebensjahr empfohlen.

Offener Ductus Botalli

Der Ductus Botalli ist ein Gefäß, das von der Lungenarterie zur Aorta (Hauptschlagader) führt. Normalerweise schließt es sich sofort nach der Geburt. Wenn nicht, dann strömt das Blut zwischen Lungenarterie und Aorta. Dies ist ein offener Ductus Botalli.

Bei zu früh geborenen Babys schließt sich der Ductus oft nicht spontan. Bei normal geborenen Kindern gilt das Ausbleiben des Verschließens als angeborene Missbildung.

Ein offener Ductus Botalli tritt häufiger bei Mädchen auf, bei Babys, die in großer Höhe zur Welt kommen und bei Kindern, deren Mütter in den ersten 3 Schwangerschaftsmonaten Röteln hatten.

Ist der Ductus nur klein, gibt es oft keine Symptome. Bei einem großen Ductus sind Herzgeräusche, pulmonale Hypertonie und Wachstumsverzögerungen die Folge.

Bei zu früh geborenen Babys schließt sich der Ductus oft spontan nach einigen Wochen oder Monaten. Bei normal geborenen Kindern oder Frühgeburten, bei denen sich der Ductus nicht schließt, kann er entweder medikamentös mit Prostaglandinsynthesehemmern, mithilfe von Kathetertechniken oder durch eine Operation zwischen dem 1. und 2. Lebensjahr geschlossen werden.

Aortenisthmusstenose

Eine Verengung der Aorta (Koarktation) führt zu einem erhöhten Blutdruck oberhalb des Engpasses. Anfangs gibt es keine Symptome, es kann jedoch aufgrund anderer, damit verbundener Herzfehler zu einer Herzinsuffizienz kommen.

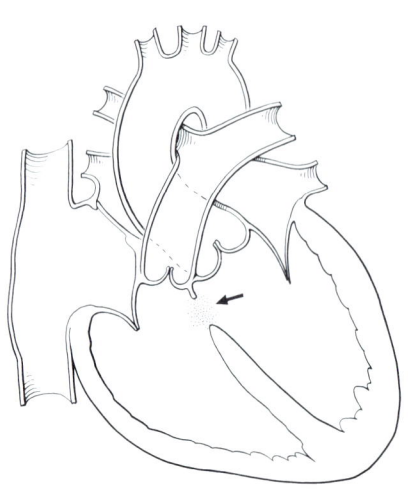

Eine unerwünschte Öffnung zwischen zwei Herzkammern – Ventrikelseptumdefekt (Pfeil) – führt dazu, dass das Blut unter hohem Druck in die Lungen strömt. Oft verschwindet der Defekt von allein, manchmal ist allerdings ein operativer Eingriff notwendig.

Bei fehlenden Symptomen sollten starke Verengungen vor dem 6. Lebensjahr operativ behoben werden um spätere Komplikationen zu vermeiden.

Fallot-Tetralogie

Diese Krankheit besteht aus einem → schweren Ventrikelseptumdefekt, S. 52, einer Obstruktion des Blutstroms von der rechten Herzkammer zu den Lungenarterien und einer Verschiebung der Aorta auf die rechte Herzseite. Die rechte Herzkammer ist auch vergrößert. Die Folge ist ein verringerter Blutstrom in die Lunge.

Hauptsymptom ist eine bläuliche Verfärbung der Haut (Zyanose), die allerdings bei der Geburt nicht immer vorliegt.

Die Symptome der Fallot-Tetralogie treten oft erst allmählich im Lauf des 1. Jahres auf. Manchmal ist die Erkrankung schon bei der Geburt erkennbar.

Die Behandlung konzentriert sich darauf, den Blutstrom zur Lunge sofort zu erhöhen. Später ist gewöhnlich eine Herzoperation notwendig, die gelegentlich auch schon im Kleinkindalter vorgenommen wird, um damit den Blutstrom zur Lunge zu verbessern und die Zyanose zu verringern.

Pulmonalstenose

Dabei handelt es sich um eine Verengung der Blutgefäße vom Herzen zur Lungenarterie. Ist sie nur gering oder gemäßigt, gibt es oft keine Symptome. Neugeborene mit schwerer Obstruktion haben eine bläulich verfärbte Haut und zeigen Anzeichen für eine Herzmuskelschwäche.

Bei schweren Fällen kann im 1. Lebensmonat ein → kongestives Herzversagen, S. 659, auftreten.

Kinder mit einer geringen oder gemäßigten Stenose können ein normales Leben führen, sollten jedoch regelmäßig einen Arzt aufsuchen. Bei schwerer Stenose ist ein operativer Eingriff nötig.

Verengung der Aortenklappe

Diese Verengung der Herzklappe, durch die das Blut vom Herzen in die Aorta fließt, kommt bei Jungen häufiger vor und macht 5 Prozent aller Herzmissbildungen aus.

Eine schwere Stenose wird meistens schon in der frühen Kindheit entdeckt. Viele Kinder zeigen aber keine Symptome, sodass bei ihnen die Erkrankung erst im Rahmen einer Routineuntersuchung festgestellt wird.

Bei einer schweren Stenose ist eine Operation angesagt. Kinder mit leichter oder gemäßigter Stenose sollten unter ärztlicher Aufsicht bleiben, da die Möglichkeit einer Verschlimmerung besteht.

Transposition der großen Arterien

Bei dieser komplexen Erkrankung sind die beiden vom Herzen kommenden Arterien vertauscht. Das Blut, das aus dem Körper zum Herzen zurückfließt, wird, ohne die Lunge zu passieren in den Körper zurückgepumpt.

Betroffene Kinder zeigen eine blaue Hautfärbung (schwer zyanotisch) und brauchen sofort medizinische Hilfe. Mehrere Operationen können helfen das Problem zu reduzieren.

Erkrankungen des zentralen Nervensystems

Das zentrale Nervensystem ist der Teil des Nervensystems, der aus Gehirn und Rückenmark besteht. Im Folgenden werden die häufigsten angeborenen Erkrankungen des zentralen Nervensystems beschrieben.

Wirbelsäulenspalte

Die Wirbelsäulenspalte ist ein Defekt, der bei der Bildung eines Teils der Wirbelsäule (Wirbel) und der umgebenden Gewebe auftritt. Er kann jeden Wirbel betreffen, am häufigsten sind jedoch die Wirbel am unteren Teil der Wirbelsäule betroffen.

Hinweise auf diese Erkrankung sind ein abnormales Haarbüschel, eine Fettansammlung oder winzige Gefäße auf der über dem Defekt gelegenen Haut. Auf einem Röntgenbild oder bei einer Ultraschalluntersuchung erscheint der Defekt ohne bedeutenden Befund und wird nicht mit einem zugrunde liegenden neurolo-

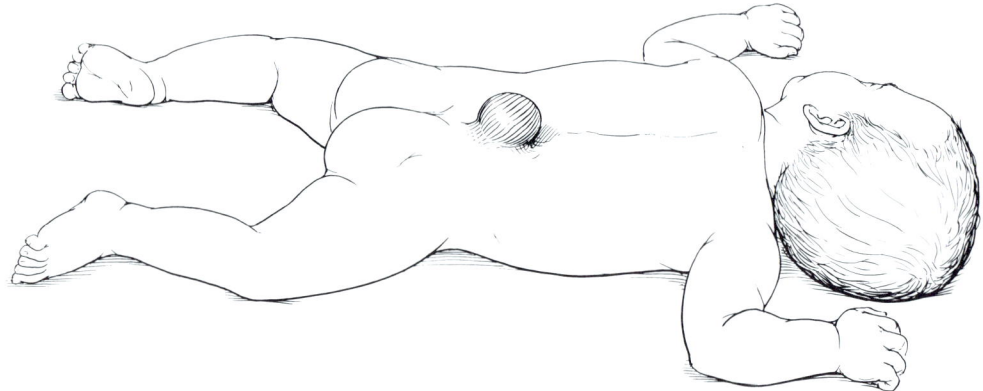

Bei Kindern mit einem Wirbelspalt sind die das Rückenmark bedeckenden Membranen ausgestülpt (Myelomeningozele). Neurologische Störungen an Beinen, Blase oder Darm können die Folge sein.

gischen Defekt in Verbindung gebracht, wenn die Rückenmarknerven nicht beteiligt sind.

Babys mit einer Wirbelsäulenspalte sollten sofort neurologisch untersucht werden, da ein kleiner Prozentsatz von ihnen unter einer → Spaltbildung des hinteren Rückenmarks, S. 514, (Meningomyelocele) leidet, aus der sich neurologische Störungen an den Beinen, der Blase und dem Darm entwickeln können.

Wasserkopf

Bei Kindern mit Wasserkopf liegt ein Ungleichgewicht vor zwischen der Menge an Hirn-Rückenmarksflüssigkeit, die das Gehirn produziert und derjenigen, die es absorbieren kann. Diese Flüssigkeitsansammlung im Schädel verursacht den extrem großen Kopf.

Durchschnittlich ist eines von 1 000 Kindern betroffen, die Häufigkeit dieser Erkrankung schwankt jedoch.

Auffälligstes Symptom ist der extrem große Kopf. Es kommt vor, dass schon der Kopf des Fetus zu groß ist um eine normale Geburt zu ermöglichen. In weniger schweren Fällen hat der Kopf bei der Geburt Normalgröße, wächst aber danach abnormal schnell.

Computertomographie und → MRT-Untersuchungen, S. 494, sind hilfreich um die Ursachen des Wasserkopfes herauszufinden und ihn von anderen Störungen abzugrenzen.

Ziel der Behandlung ist es, das Gleichgewicht zwischen Produktion und Absorption der Hirn-Rückenmarks-Flüssigkeit wieder herzustellen. Manchmal helfen Medikamente, am besten eignet sich jedoch ein Shunt, der operativ in den Schädel eingesetzt wird. Durch ihn kann die Flüssigkeit dann abfließen. Der Shunt bleibt dauerhaft und sollte nur bei einer Infektion oder einer Funktionsstörung des Geräts entfernt werden.

Durch das Einsetzen eines Shunts haben sich die langfristigen Aussichten für die Betroffenen erheblich verbessert. Wird der Wasserkopf nicht behandelt, stirbt etwa die Hälfte aller Kinder. Bei medizinischer Behandlung erreichen etwa 70 Prozent der betroffenen Babys das Kleinkindalter. Von diesen weisen 40 Prozent eine normale Intelligenz auf, während 60 Prozent (zumeist diejenigen mit weiteren Störungen des zentralen Nervensystems) körperlich und geistig behindert sind.

Zerebrale Kinderlähmung

Kinderlähmung gehört zu den häufigsten Behinderungen im Kindesalter. Verursacht wird sie durch Schäden an den Bereichen des zentralen Nervensystems, die für die Motorik zuständig sind.

Die zerebrale Kinderlähmung hat viele Ursachen. Ein möglicher Grund ist fehlender Sauerstoff im Gehirngewebe (Anoxie). Studien haben aber auch gezeigt, dass ein Drittel der betroffenen Babys weniger als 2 300 g wogen.

Weitere Ursachen sind Verletzungen des Gehirns während Wehentätigkeit und Geburt, Infektionen (zum Beispiel bakterielle Hirnhautentzündung) und Blutungen. Oft gibt es auch keine plausible Erklärung.

Die Aussichten für ein Kind mit zerebraler Kinderlähmung hängen davon ab, ob es auch eine geistige Behinderung aufweist. Selbst wenn das Kind schwere motorische Schäden aufweist und im Rollstuhl sitzen muss, ist seine Anpassung an die Umwelt doch einfacher, wenn es zur Schule gehen kann. Die Einstellung der Familie gegenüber dem Kind ist enorm wichtig, damit es ein positives Selbstbewusstsein entwickeln kann.

Zerebrale Kinderlähmung ist unheilbar, in manchen Fällen können aber eine Operation oder Medikamente die Spastik verringern. Bei der Behandlung werden Dehnübungen zur Lockerung der Muskeln und zur Vermeidung von Verkrampfungen durchgeführt. Mit einem Rollstuhl oder einer Gehhilfe kann das Kind mobiler werden, spezielle erzieherische Maßnahmen tragen zur Kompensation der motorischen Störungen und Lernbehinderungen bei.

Es gibt vier Arten zerebraler Kinderlähmung: die spastische, die extrapyramidale (Athetose) und die atonische zerebrale Kinderlähmung sowie Mischtypen.

Spastische zerebrale Kinderlähmung

Dies ist die häufigste Art der zerebralen Kinderlähmungen. Bei den betroffenen Kindern sind einige frühkindliche Reflexe besonders stark ausgeprägt. Beim Greifreflex bleibt die Hand zur Faust geballt. Je älter das Kind wird, desto spastischer und steifer werden seine Gliedmaßen.

Es können alle vier Gliedmaßen betroffen sein (spastische Tetraplegie) und oftmals liegt auch eine geistige Unterentwicklung vor. Krämpfe treten häufig auf.

Sind alle vier Gliedmaßen betroffen, die Arme jedoch nur geringgradig, dann spricht man von einer Diplegie. Kinder mit Diplegie können ihre Hände benutzen, ihre Intelligenz ist oft normal oder fast normal, sie können aber Probleme beim Zeichnen und Schreiben haben.

Ein Drittel aller Kinder mit zerebraler Kinderlähmung leiden unter der spastischen Hemiplegie (Halbseitenlähmung). Ihre Intelligenz ist meist geringer ausgeprägt, manche Kinder sind jedoch auch durchschnittlich oder überdurchschnittlich begabt.

Extrapyramidale zerebrale Kinderlähmung (Athetose)

Diese Art der zerebralen Kinderlähmung äußert sich zunächst mit Muskelschwäche und -schlaffheit. Meistens wird sie erst bis zum 6. Monat diagnostiziert. Ein frühes Anzeichen ist eine abnormale Stellung der Babyhände wenn es nach etwas greift.

Atonische zerebrale Kinderlähmung

Es gibt zwei Formen der atonischen zerebralen Kinderlähmung: atonische Diplegie und die angeborene cerebellare Ataxie (Pierre-Marie-Syndrom). Erstere geht mit schwerer geistiger Behinderung einher, wobei sich die Spastik oft erst später in der Kindheit entwickelt. Das Pierre-Marie-Syndrom ist selten, kann mit leichter geistiger Unterentwicklung einhergehen.

Angeborene Erkrankungen des Magen-Darm-Trakts und der Atemwege

Es gibt viele angeborene Erkrankungen des Magen-Darm-Trakts, von denen einige auch eine teilweise oder vollständige Verstopfung der Nahrungs- oder Stuhlpassagen verursachen. Die häufigsten Obstruktionen betreffen den Zwölffingerdarm (der erste Abschnitt des Dünndarms) oder den Mastdarm und After am unteren Ende des Magen-Darm-Trakts. In diesem Bereich werden die häufigsten Magen-Darm-Defekte von Kindern beschrieben.

Magenausgangsverengung

Bei der Pylorusstenose ist der Magenausgang verengt, den die Nahrung und der andere Mageninhalt auf ihrem Weg in den Dünndarm passieren. Rund einer von 150 Jungen ist betroffen und eines von 750 Mädchen. Etwa 15 Prozent der Kinder mit einer Magenausgangsverengung haben eine familienbedingte Veranlagung, die genaue Ursache ist aber bisher noch unbekannt.

Die Symptome einer Pylorusstenose treten meist in der 2. oder 3. Lebenswoche auf. Zunächst handelt es sich um Spucken und leichtes Erbrechen. Nach etwa einer Woche erbricht das Baby dann explosionsartig in hohem Bogen. Meistens kommt es während oder kurz nach einer Mahlzeit zum Erbrechen, es kann sich aber auch um Stunden verschieben. Das Erbrochene enthält selten Blut. Nach dem Erbrechen ist das Baby hungrig und verlangt nach einer Mahlzeit.

Säuglinge mit Magenausgangsverengung haben sehr wenig Stuhlgang, da nur wenig Nahrung den Darm erreicht. Die Kinder verlieren bald an Gewicht und es kann die Gefahr einer Austrocknung bestehen. Die Augen können tief liegend und die Wangen runzlig wirken. Das betroffene Kind fühlt sich unwohl, empfindet aber keine starken Schmerzen.

Unter Pylorusstenose versteht man eine Verengung des Magenausgangs (Pylorus), durch den der Mageninhalt in den Dünndarm gelangt. Eine sofortige chirurgische Behandlung ist dabei notwendig.

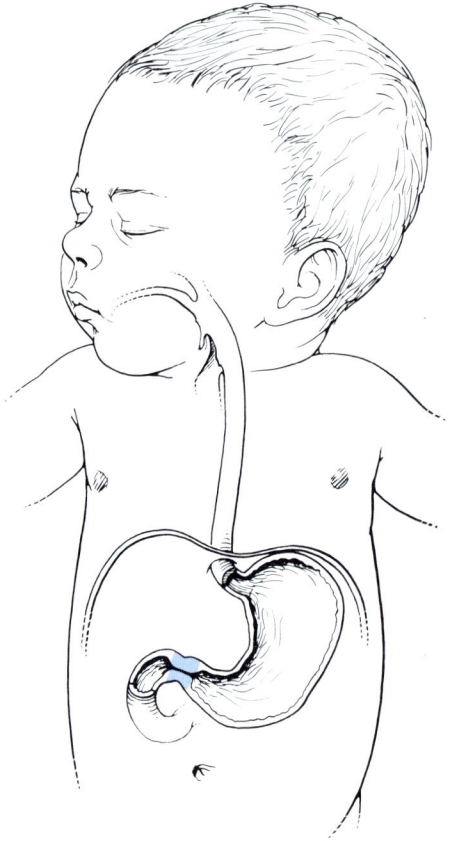

Die Diagnose kann aufgrund einer körperlichen Untersuchung gestellt werden oder anhand der Essgewohnheiten des Kindes. Lässt sich bei der Untersuchung des Bauchraumes keine Nahrungsansammlung vor dem Magenausgang ertasten, wird eine → Ultraschalluntersuchung, S. 1335, durchgeführt.

Besteht die Gefahr der Austrocknung, wird dem Kind intravenös Flüssigkeit zugeführt. Neben der Operation gibt es seit kurzer Zeit gibt es auch einen nichtoperativen Ansatz. Dabei wird der Magenausgang mithilfe eines Ballons gedehnt, der durch ein Endoskop eingeführt wurde.

Bereits 6 Stunden nach der Operation kann das Baby gefüttert werden und man kann die Nahrungsmenge allmählich steigern.

Die Prognosen für Babys mit Pylorusstenose sind sehr gut. Wichtig sind eine frühe Diagnose und der Allgemeinzustand des Kindes.

Verschluss der Speiseröhre

Bei betroffenen Kindern ist die Speiseröhre nicht voll ausgebildet. Von 3 000 bis 4 500 Babys wird eines mit dieser Missbildung geboren.

Ein Drittel der betroffenen Kinder sind Frühgeburten. Meistens leiden sie zudem an anderen Missbildungen, vor allem an der Luftröhre, und mindestens 30 Prozent dieser Kinder weisen einen weiteren lebensbedrohlichen Geburtsfehler auf wie beispielsweise Erkrankungen des Herzens, der Harnwege und des zentralen Nervensystems.

Die Symptome eines Speiseröhrenverschlusses zeigen sich oft schon im Kreißsaal. Ungewöhnlich große Sekretmengen können aus dem Mund des Babys fließen und es kann bei der Nahrungsaufnahme fast ersticken, husten oder blau anlaufen. Wenn es dem Arzt nicht möglich ist einen Schlauch durch seinen Mund bis in den Magen zu legen, dann handelt es sich um einen Verschluss der Speiseröhre.

Ist der unterentwickelte Speiseröhrenabschnitt zu kurz, dann kann die operativ durchgeführte Korrektur sofort erfolgen. Ist der Abschnitt zu lang, dann wartet der Chirurg wahrscheinlich ab, bis die Speiseröhre etwas gewachsen ist, bevor er den Eingriff vornimmt. In diesem Fall wird dem Baby durch die Bauchwand ein Schlauch in den Magen eingeführt um ihm so die Nahrungsaufnahme zu ermöglichen.

Gallengangsatresie

Die Gallengangsatresie (Verschluss der Gallengänge) ist ein seltener Geburtsfehler, der nur bei einem von 50 000 bis 75 000 Neugeborenen auftritt.

Es ist häufig schwierig, Hepatitis von einer Gallengangsatresie zu unterscheiden. Wenn die Ergebnisse eines Hepatitis-Tests normal sind, kann eine Leberbiopsie helfen, die Diagnose zu bestätigen.

Die betroffenen Kinder leiden unter fortbestehender Gelbsucht und sehr oft an weiteren abdominalen Abnormitäten. Ihr Stuhl ist sehr hell bis weiß und die Leber kann ungewöhnlich groß sein.

Der Arzt kann zu einer Operation raten um die genaue Stelle des Gallengangsverschlusses zu bestimmen. Dieser kann zwar nur selten operativ behoben werden, aber bei der Operation kann eine Verbindung zum Darm geschaffen werden, durch die dann die Gallenflüssigkeit abfließen kann. Es ist wichtig diesen Eingriff in den ersten 3 Lebensmonaten durchzuführen.

Kinder mit Gallengangsatresie leiden oft unter einer ständigen Leberentzündung, die auch nach der Operation bestehen bleiben kann. Bei einigen Betroffenen ist schließlich eine Lebertransplantation erforderlich.

Darmatresie

Ein Darmverschluss tritt bei einem von 1 500 Neugeborenen auf. Die Verengung kann sich an jeder beliebigen Stelle befinden.

Liegt die Verengung unterhalb des Magenausgangs oder im oberen Teil des Dünndarms, dann tritt als Hauptsymptom Erbrechen auf, das auch anhält, wenn keine Mahlzeiten mehr gegeben werden. Befindet sich der Verschluss im unteren Teil des Dünndarms oder im Dickdarm, ist der Bauch des Kindes anfangs gebläht, später tritt Erbrechen auf. Enthält das Erbrochene gelb-grüne Gallenflüssigkeit, sollte der Kinderarzt zurate gezogen werden.

Kinder mit Darmatresie haben gewöhnlich keinen Stuhlgang, nur das → Kindspech, S. 7, kann in den ersten Lebenstagen passieren, wenn die Verengung im oberen Teil des Dünndarms liegt. Der Verschluss kann teilweise oder vollständig sein. Bei einer teilweisen Obstruktion sind die Symptome nicht immer gleich erkennbar.

Hat der Arzt einen Verdacht auf Darmatresie, wird er den Bauch des Babys röntgen. Die Behandlung erfolgt dann je nach Art des Verschlusses: Bei einer vollständigen Verengung ist eine sofortige Operation notwendig um schwere Komplikationen zu vermeiden. Oft ist auch bei einem teilweisen Verschluss ein chirurgischer Eingriff nötig. Geringe Verengungen erfordern keinen operativen Eingriff. Bei einer schnellen Diagnose und der richtigen Behandlung überstehen die meisten Babys die Operation sehr gut und erholen sich vollständig.

Hirschsprung-Krankheit

Kinder mit Hirschsprung-Krankheit (auch angeborenes Megakolon genannt) entwickeln einen abnorm breiten beziehungsweise gedehnten Dickdarm, da der untere Mastdarm den Stuhl nicht aus dem After befördern kann. Die Hirschsprung-Krankheit macht 33 Prozent aller neonatalen Verengungen im Dickdarm aus, kommt bei Frühgeburten aber nur selten vor.

Zu den ersten Anzeichen zählen die Unfähigkeit des Babys das Kindspech auszuscheiden, Erbrechen, aufgeblähter Bauch und fehlender Stuhlgang. Es kommt vor, dass das Baby seine Fäkalien erbricht. Nach einer rektalen Untersuchung hat das Kind oft einen explosionsartigen Stuhlgang. Folge der Hirschsprung-Krankheit sind häufig Austrocknung und Gewichtsverlust. Viele Kinder leiden abwechselnd unter Verstopfung und Durchfällen.

Die beste Möglichkeit zur Diagnose ist eine rektale Biopsie. Zur Behandlung wird eine Operation durchgeführt, in deren Verlauf eine Öffnung im Bauch geschaffen wird, durch die der Stuhl in einen Beutel gelangen kann. Dies ist nur eine Übergangslösung. Im Alter von 12 bis 18 Monaten wird bei einer weiteren Operation die Öffnung wieder geschlossen. Die Behandlung ist sehr erfolgreich, allerdings können weiterhin Durchfälle auftreten.

Fehlen der Analöffnung

Bei den betroffenen Kindern ist die Analöffnung verschlossen und es kann kein Stuhl ausgeschieden werden. Angeborene Erkrankungen des Afters und Mastdarms sind recht häufig. Leichte Defekte treten bei einem von 500 Neugeborenen auf, schwerere Defekte bei einem von 5 000 Babys. Kinder mit After- und Mastdarmerkrankungen haben oft noch weitere Geburtsfehler wie Harnwegserkrankungen.

Wenn das Baby kein Kindspech ausscheidet, besteht ein Verdacht auf das Fehlen der Analöffnung. Durch Röntgen- und Ultraschalluntersuchungen kann festgestellt werden, ob sich der Verschluss im oberen oder unteren Teil des Mastdarms befindet.

Die Behandlung hängt von der Lage des Verschlusses ab. Ist die Analöffnung nur leicht verengt, kann die Öffnung mithilfe eines Instruments vergrößert werden. In anderen Fällen ist eine Operation erforderlich und je weiter oben sich der Verschluss befindet, desto schwieriger ist die Operation. Bei manchen Kindern ist eine vollständige Rekonstruktion des Afters nötig, andere benötigen für die ersten 6 bis 12 Lebensmonate vorübergehend einen künstlichen Darmausgang (→ Hirschsprung-Krankheit, diese Seite). Kinder, bei denen der Verschluss tiefer liegt, überstehen die Operation sehr gut und haben danach ihren Stuhlgang unter Kontrolle. Liegt der Verschluss höher, kann es zu Stuhlinkontinenz kommen.

Zwerchfellhernie

Eine Zwerchfellhernie tritt auf, wenn durch eine Öffnung im Zwerchfell ein Teil des Bauchinhalts in die Brusthöhle gelangt.

In schweren Fällen können der Magen und große Teile des Darms Herz und Lunge verdrängen. Dieser lebensgefährliche Zustand wird meist gleich nach der Geburt erkannt und muss sofort operiert werden.

Zu den später auftretenden Symptomen gehören Erbrechen, schwere Kolikschmerzen, Unwohlsein nach der Nahrungsaufnahme und Verstopfung. Nur sehr selten treten keine Symptome auf und die Erkrankung wird erst bei einer routinemäßigen Röntgenuntersuchung entdeckt.

Bei Verdacht auf eine Zwerchfellhernie wird der Arzt Röntgenaufnahmen anfertigen lassen um die Diagnose zu bestätigen.

Nabelbruch und Bauchspalte

Normalerweise entwickeln sich beim Fetus die Bauchorgane außerhalb der Bauchhöhle und wandern dann in der richtigen Reihenfolge in den Bauch zurück. Sowohl beim Nabelbruch als auch bei der Bauchspalte befinden sich die Bauchorgane (Darm, Magen und auch Leber und Milz) bei der Geburt nicht im Bauch. Sind diese Organe von einer schützenden Gewebshülle umgeben und dringen durch den Nabel nach draußen, spricht man von einem Nabelbruch. Dringen sie jedoch durch eine Öffnung rechts (sehr selten auch links) vom Nabel nach außen, handelt es sich um eine Bauchspalte. In diesem Fall sind die Organe – vor allem der Darm – nicht durch eine Gewebshülle geschützt und können schwere Schäden davontragen. Eine Operation ist sofort erforderlich, die Rekonvaleszenz kann jedoch lange dauern.

Lobäres Emphysem

Symptome
- Ständige Kurzatmigkeit
- Keuchen
- Bläuliche Lippen und Nagelbetten (Zyanose)

Diese Erkrankung tritt auf, wenn in die Lunge die Luft zwar ein-, aber nur schwer ausströmen kann. Die Lunge bläht sich dadurch übermäßig auf und es tritt Luft in den Raum außerhalb der Lunge aus. In den meisten Fällen ist nur ein oberer Lungenlappen betroffen.

Ein angeborenes lobäres Emphysem wird fast immer in den ersten 2 Lebenswochen erkannt, eine Ursache aber meist nicht festgestellt. Es kann sein, dass die Lunge des Kindes nicht voll entwickelt ist oder die Atemwege verstopft sind.

Auf einem Röntgenbild der Brust kann man den aufgeblähten Lungenlappen und auch die Blockade der Atemwege erkennen.

Behandlung
Bei Kindern mit leichten und nur zeitweise auftretenden Symptomen ist keine Behandlung notwendig. In einigen Fällen kann jedoch die chirurgische Entfernung des betroffenen Lungenlappens erforderlich sein.

Kapitel 2

Das Kleinkind: Das erste Lebensjahr

Inhalt

Babys erstes Jahr

Der 2. Lebensmonat ist der Zeitpunkt, zu dem sich Mutter und Kind aufeinander eingestellt haben. Die Mutter ist bis dahin wieder zu Kräften gekommen und das Verhältnis zwischen Eltern und Kind entwickelt sich.

Hat sich die Mutter an Umgang und Pflege des Babys gewöhnt, dann sollte sie sich immer wieder die phänomenalen Veränderungen vor Augen halten, die ihr Kind in den wenigen Wochen durchgemacht hat. Die körperlichen Veränderungen von der Geburt bis zum 1. Monat sind erheblich. Ein Baby in diesem Alter hat sich bereits einen planmäßigen Tagesablauf aus Essen und Schlafen angeeignet. Das heißt aber nicht, dass sich dieser Tagesplan nicht wieder ändern kann, im Gegenteil, das wird er im Lauf des 1. Jahres sogar ganz sicher. Doch trotz dieser ständigen Veränderungen ist eine Art Berechenbarkeit entstanden, was die Eltern nun von dem Kind erwarten können.

Das 1. Lebensjahr besteht aus ständigen und schnellen Veränderungen. Im 1. Jahr geht das Baby dazu über, statt Mutter- oder Flaschenmilch feste Nahrung zu sich zu nehmen und aus einem Becher zu trinken. Aus dem kleinen Säugling, der den Großteil des Tages verschlief, ist nun ein 11 Monate altes Kind geworden, das – bis auf ein kurzes Mittagsschläfchen – den ganzen Tag aktiv ist. Das Baby hat zwischen dem 9. und 16. Monat sitzen, krabbeln und schließlich laufen gelernt.

Der Säugling, der sich nur durch Schreien mitteilen konnte, ist nun zu einem Kind geworden, das plappernde, glucksende Laute von sich geben und später sogar Mama und Papa sagen bzw. zum Abschied winken kann.

Dieses Kapitel beschäftigt sich mit der Zeit zwischen dem 1. und 12. Monat. Auf den folgenden Seiten werden die körperlichen und geistigen Entwicklungsstufen vorgestellt, die das Kind in diesen Monaten durchläuft. Angesprochen werden hier auch häufige Beschwerden wie Durchfälle, Ausschläge und Erbrechen sowie allgemeine Belange wie etwa Pflege, Ernährung, Essstörungen und Sicherheitsmaßnahmen.

Normales Wachstum und Entwicklung

Wie viel sollte das Baby in welchem Zeitraum zunehmen? Wie weiß eine stillende Mutter, dass das Baby genug getrunken hat? Wie viele Stunden am Tag sollte das Baby schlafen?

Diese Fragen werden von Eltern – vor allem wenn es ihr erstes Kind ist – oft gestellt.

Sie machen sich Gedanken, ob sich das Kind normal entwickeln wird, obwohl ernste Fehlentwicklungen nur selten vorkommen.

Um die ängstlichen Eltern zu beruhigen wäre es natürlich einfacher, wenn der Kinderarzt genau angeben könnte, wie viel der Säugling jeden Monat zunehmen muss und wann genau das Kind zu laufen beginnt. Solche genormten Angaben würden aber der Wirklichkeit niemals gerecht werden.

Was Ihnen dieses Kapitel und der Kinderarzt bieten können sind Richtlinien. Es gibt Tabellen in denen man ablesen kann, wann die meisten Kinder welche Entwicklungsstufe durchlaufen. So kann ein Kind beispielsweise bereits mit 9 Monaten laufen gelernt haben, ein anderes aber erst mit 16 Monaten. Beides gilt als normal. Hat ein Kind also mit 15 Monaten laufen gelernt, dann ist seine Entwicklung nicht verzögert. Im Gegenteil: Das Kind hat vielleicht mehr Energie auf das Erlernen der Sprache verwendet und kann sich verbal besser ausdrücken als seine Altersgenossen.

Selbst wenn das Baby eine Entwicklungsstufe nicht innerhalb der in den Tabellen angegebenen Normalzeit absolviert, muss das zunächst kein Anlass zur Sorge sein. Die Eltern sollten jedoch mit dem Kinderarzt darüber sprechen.

Die Entwicklungsstufen

Einen genauen Zeitplan für die einzelnen Entwicklungsstufen gibt es nicht und doch läuft die Entwicklung des Menschen nach einem gewissen Schema ab. Ein Kind beginnt nicht einfach plötzlich zu laufen, sondern versucht zuerst seinen Kopf zu heben, später sich auf eine Seite zu drehen, zu sitzen, zu krabbeln, aufzustehen und schließlich zu laufen.

Zwar sind die Entwicklungsstufen, die bis zum Erlernen einer Fähigkeit absolviert werden müssen, für jedes Kind gleich, das Tempo unterscheidet sich jedoch erheblich. Und genau diese Abweichungen bereiten Eltern oft Sorge. So kann es beispielsweise in Familien vorkommen, dass das erste Kind bereits mit 9 Monaten laufen konnte und sich die Eltern nun Sorgen machen , wenn das zweite Kind im Alter von 14 Monaten noch nicht läuft.

Dieser Abschnitt enthält einige Richtlinien für Wachstum und Entwicklung. Dabei sollten Eltern aber nie vergessen, dass es sich immer nur um durchschnittliche Angaben handelt.

Wachstum

Bis zum Alter von 1 Monat hat das Baby wahrscheinlich 0,5 bis 1,5 kg zugenommen und ist um etwa 2,5 bis 5 cm gewachsen. Bis zum 4. oder 5. Monat wird das Kind sein Geburtsgewicht verdoppelt, bis zu seinem ersten Geburtstag sogar verdreifacht haben. Im Lauf des 1. Jahres wird das Baby etwa 20 bis 25 cm wachsen. Während dieser Zeit vergrößert sich auch der Kopfumfang um 10 bis 11 cm.

Im Alter von 5 bis 9 Monaten bekommt das Baby wahrscheinlich seinen ersten Zahn. Die meisten Kinder haben bis zu ihrem ersten Geburtstag zwischen 6 und 8 Zähne.

Schlafgewohnheiten

In den ersten Lebensmonaten verbringen Babys die meiste Zeit mit Schlafen. Sie wachen auf, wenn sie Hunger haben, dann essen und spielen sie und schlafen wieder ein. Im Durchschnitt ist ein 1 Monat altes Baby von 24 Stunden 10 Stunden wach. Dabei gibt es allerdings individuelle Unterschiede: Manche Kinder schlafen mehr, andere weniger.

Die meisten 4 bis 6 Monate alten Babys schlafen 6 bis 7 Stunden in der Nacht.

Als Faustregel gilt: Je älter das Kind, desto weniger schläft es. Am Ende des 1. Jahres schlafen die meisten Kinder 1 bis 2 Stunden vor- und/oder nachmittags.

Motorische Entwicklung

Die Bewegungen eines 1 Monat alten Babys wirken ungeschickt und unkoordiniert. Ohne Stütze fällt der Kopf nach vorn oder hinten. Das Kind greift zwar schon nach einem Gegenstand, lässt ihn aber schnell wieder los. Das Baby starrt einen Gegenstand an, versucht aber nicht nach ihm zu greifen.

Die Mehrzahl der 2 Monate alten Babys kann Arme und Beine ruhig bewegen, den Kopf einige Minuten lang in einem Winkel von ungefähr 45 Grad aufrecht halten und einen Gegenstand kurze Zeit in der Hand behalten.

Im Alter von 3 Monaten kann das Kind gestützt sitzen, wobei der Kopf nur gering nach vorn oder hinten fällt. Es versucht, auf Gegenstände einzuschlagen, was ihm aber oft misslingt. Der Körper wirkt weniger schwerfällig.

Mit 4 Monaten kann das Kind mit etwas Hilfe sitzen und seinen Kopf allein aufrecht halten. Auf dem Bauch liegend wippt es so lange hin und her, bis es sich auf eine Seite umgedreht hat. Manche Babys können sich in dem Alter schon vom Bauch oder von der Seite aus auf den Rücken rollen oder einen Gegenstand von einer Hand in die andere übergeben.

Ein 5 Monate altes Baby kann seine Füße in den Mund stecken und an den Zehen nuckeln. Es kann sich jetzt von der Bauch- in die Rückenlage rollen. Auf dem Bauch liegend kann das Kind sich mit den Händen abstützen und die Knie anziehen. Zieht man das Baby in den Stand hoch, dann bewegt es den Körper auf und ab und führt Gehbewegungen aus. Das Kind kann einen Gegenstand von einer Hand in die andere befördern und gezielt greifen.

Mit 6 Monaten kann sich das Baby vom Rücken auf den Bauch drehen. Manche Babys können auch schon krabbeln. Das Kind kann auf einem Stuhl sitzen, hüpfen und mit seinen Händen spielen.

Im Alter von 7 Monaten kann das Baby schon viel besser sitzen, meist sogar ohne Hilfe. Mit Daumen und Zeigefinger kann es einen Bauklotz greifen und zwei Gegenstände gegeneinander schlagen.

Mit 8 Monaten versucht das Baby zu krabbeln. Manche können stehen, wenn sie sich anlehnen. Das Kind kann eine Rassel mehrere Minuten lang halten und kleine Dinge aufheben.

Viele 9 Monate alte Babys können mit einem Spielzeug in der Hand krabbeln. Das Kind kann kurze Zeit allein stehen und mit Daumen und Zeigefinger kleine Gegenstände greifen.

Im Alter von 10 Monaten kann das Kind laufen, wenn es sich an den Möbeln fest hält. Die meisten Kinder laufen in diesem Alter, wenn man sie an beiden Händen fest hält. Das Baby kann auf Stühle klettern und zwei kleine Gegenstände in einer Hand halten.

Ein 11 Monate altes Kind kann allein stehen und winken, Stufen hinaufklettern, in die Hocke gehen und sich bucken. Es kann einen Löffel zu seinem Mund führen, mit einem Farbstift kritzeln und seine Schuhe ausziehen.

Bis zu ihrem ersten Geburtstag haben viele Kinder laufen gelernt, obwohl Krabbeln immer noch bevorzugt wird. Das Kind kann mit Hilfe Treppen hinauf- und hinabgehen und sogar aus seinem Bett klettern. Es kann mit dem Zeigefinger auf etwas zeigen und von einem Behälter den Deckel abnehmen.

Sprachentwicklung

Mit 1 Monat kann das Baby schon leise, kehlige Laute hervorbringen. Mit 2 Monaten hören sich die Laute wie ein Gurren an. Das Sprachrepertoire eines 3 Monate alten Babys umfasst Quietschen, Glucksen, Wimmern und Vokallaute wie »ooh«, »ah« oder »äh«. Das Sprachverständnis beschränkt sich auf Reaktionen auf laute Töne und vertraute Stimmen.

Zwischen 4 und 6 Monaten beginnt das Baby zu »brabbeln« – ergänzt durch Seufzen, Grunzen, Glucksen, Lachen und unterschiedliches Schreien, je nachdem, ob es Schmerz oder Hunger empfindet. Das Kind kann Freude und Missbehagen zum Ausdruck bringen.

Im Alter von 7 bis 9 Monaten kann das Kind Silben wiederholen, auf singende Art vor sich hin brabbeln und bis zu 12 verschiedene Laute – vor allem p, b und m – hervorbringen. Es kann eventuell verschiedene Vokale verwenden. Das Kind verwendet Laute im Spiel und kann das Wort »Mama« sagen. Am Ende dieses Entwicklungsabschnitts kann es Sprachmelodie und Laute anderer Menschen nachahmen. Das Kind sucht nach Geräuschquellen, hört Menschen intensiv beim Reden zu und kennt die Wörter »Mama«, »Dada« und »Papa«. Es kennt auch seinen eigenen Namen und kann zwischen einem freundlichen und ärgerlichen Tonfall unterscheiden.

Zwischen 10 und 12 Monaten nimmt das »Brabbeln« die Melodie der eigentlichen Sprache an. Das Kind hat Freude daran, die Laute anderer Menschen zu wiederholen. Beim Spielen werden zahlreiche Laute verwendet – fast alle Konsonanten und Vokale werden eingesetzt. Einige Kinder sprechen in dieser Zeit die ersten Wörter. Das Verständnis des Kindes hat sich ebenfalls verbessert und es kann auf Namen und einfache Aufforderungen reagieren und die Namen von alltäglichen Gegenständen und Familienmitgliedern erkennen.

Beschwerden im Säuglingsalter

Als Eltern fragt man sich oft, ob das Baby auch wirklich gesund ist. Nimmt es genügend zu? Kann es normal sehen und hören? Sind die Verdauungsbeschwerden ein Alarmsignal? Wie weiß man, ob ein nervöses Baby wirklich krank ist oder einfach nur einen schlechten Tag hat? Die Informationen im folgenden Abschnitt werden Eltern bei der Beantwortung dieser Fragen hilfreich sein.

Krankheitssymptome

Bei einem Baby kann eine Krankheit anfangs schwer zu erkennen sein. Im Gegensatz zu einem älteren Kind, kann ein 1 Monat altes Baby nicht sagen, wenn ihm der Kopf schmerzt. Es kann zwar mehr schreien, aber wenn es sich üblicherweise sowieso recht nervös verhält, dann wird das vermehrte Schreien keinem besonders auffallen. Das Kind kann natürlich auch – wie wir übrigens auch – einfach mehr schlafen.

Eltern sollten auf ihren Instinkt vertrauen. Der wichtigste Faktor zur Beurteilung ist das Verhalten des Kindes. Wenn sich Ess- und Schlafgewohnheiten des Babys abrupt ändern, dann kann man daraus schließen, dass etwas nicht stimmt. Als erste Maßnahme sollte man die Temperatur des Kindes messen, obwohl nicht jede Erkrankung mit Fieber einhergehen muss.

Ein Baby, das zwar kein Fieber hat, aber teilnahmslos wirkt und die Nahrungs- und Flüssigkeitsaufnahme verweigert, ist wahrscheinlich eher krank als ein munter wirkendes Kind mit 39 °C Fieber.

Im Folgenden werden die Anzeichen beschrieben, die auf eine Erkrankung hinweisen können.

Fieber

Fieber (die Reaktion des Körpers auf eine Infektion) liegt vor, wenn die rektal gemessene Temperatur 38 °C übersteigt. Kinder haben häufig Fieber, was meist auf eine Virusinfektion zurückzuführen ist. Meist bestehen bei einem Fieber unter 39 °C keinerlei Symptome und entgegen der landläufigen Meinung hängt der Schweregrad einer Erkrankung nicht von der

Höhe des Fiebers ab. Die Frage lautet deshalb stets: »Wie verhält sich das Baby?«

Wenn bei einem Säugling, der jünger ist als 2 Monate, das Fieber über 38 °C beträgt, dann sollte unbedingt der Kinderarzt verständigt werden. Bei über 2 Monate alten Kindern sollte der Kinderarzt aufgesucht werden, wenn das Fieber 39 °C übersteigt oder 3 Tage oder länger anhält.

Ständiges Schreien

Vor allem Babys, die jünger als 3 Monate sind, schreien oft längere Zeit. Ständiges Schreien im Säuglingsalter kann zwar auf eine Kolik hindeuten (→ Ungewöhnlich starkes Schreien, S. 11), es könnte aber auch auf eine Krankheit hinweisen. Wenn der Säugling sehr lange schreit (ununterbrochen 2 bis 3 Stunden am Stück) und sich nicht beruhigen lässt oder wenn das Schreien ungewöhnlich hoch klingt oder mit leisem Stöhnen verbunden ist, sollte der Kinderarzt aufgesucht werden. Bei Verdacht auf eine Erkrankung sollte man sich nicht scheuen den Kinderarzt anzurufen oder ihn aufzusuchen.

Probleme mit der Atmung

Es kann sein, dass sich das Kind erkältet hat und daher schwer atmen kann. Meist genügt es dann schon die Absonderungen vorsichtig aus der Nase zu entfernen, damit das Baby wieder frei atmen kann. Treten jedoch trockener Reizhusten, Keuchen und Atemnot auf oder verfärben sich Lippen und Mund bläulich, sollte sofort der Kinderarzt hinzugezogen oder der Rettungsdienst gerufen werden (→ Erkältungen, S. 86).

Fontanelle

Die ersten anderthalb Jahre über hat das Baby eine weiche Stelle am Schädel, an der die Knochen noch nicht zusammengewachsen sind (Fontanelle). Meist ist diese Stelle flach oder leicht eingedrückt. Wenn das Kind jedoch krank ist und sich die Fontanelle vorstülpt oder sie einsinkt, dann muss sofort der Kinderarzt verständigt werden. Beim Atmen oder auch Schreien wölbt sich die Fontanelle übrigens immer etwas nach außen vor.

Erbrechen

Die meisten gesunden Babys spucken, manche allerdings mehr als andere. Unter Spucken versteht man das leichte Aufstoßen von Nahrung oder Milch, unter Erbrechen den kräftigen Auswurf des Mageninhalts. Wenn das Erbrechen länger als 12 Stunden anhält oder das Erbro-chene Blut enthält, dann sollte unbedingt der Kinderarzt angerufen werden (→ Erbrechen und Spucken, S. 12).

Durchfälle

Den besten Hinweis über den Schweregrad der Durchfälle liefern Häufigkeit der Stuhlgänge und Allgemeinzustand des Babys. Ist der Stuhl grün gefärbt, bedeutet dies, dass er den Darm schnell passiert hat und das ist normal.

Wenn das Kind in einem Zeitraum von 8 Stunden mehr als 8 Stuhlgänge hat und dazu noch erbricht oder Blut im Stuhl aufweist, dann sollte der Kinderarzt hinzugezogen werden.

Austrocknung

Die Hauptgefahr bei Erbrechen und Durchfällen ist der hohe Verlust an Körperflüssigkeit. Eine solche so genannte Dehydration kann lebensgefährlich sein und bei Kindern schon nach wenigen Stunden eintreten. Anzeichen dafür sind: keine Tränen beim Weinen, trockener Mund, keine nasse Windel nach 8 Stunden und eine eingesunkene Fontanelle. Zeigt das Kind Anzeichen für Austrocknung, muss sofort der Kinderarzt benachrichtigt werden.

Fehlende Gewichtszunahme

Die Mehrheit aller Säuglinge wächst normal. Natürlich gibt es in puncto Gewicht und Größe einige Unterschiede – manche Kinder wiegen bei der Geburt einige Pfund mehr als andere.

In seltenen Fällen kann es vorkommen, dass ein Säugling aufhört zu wachsen oder ungewöhnlich langsam wächst. Dabei ist das auffälligste Symptom für mangelndes Wachstum die fehlende Gewichtszunahme oder der Gewichtsverlust. Babys, die nicht wachsen, zeigen außerdem Anzeichen für eine verzögerte Entwicklung sowie körperliche und emotionale Mangelerscheinungen. Sie sind apathisch, zurückhaltend und scheuen Augenkontakt. Manche leiden unter Magen-Darm-Problemen wie Erbrechen, Durchfällen und Aufstoßen.

Zwar kann mangelndes Wachstum in jedem Alter auftreten, am häufigsten findet man es jedoch im Säuglingsalter. Geistig behinderte oder autistische Kinder oder solche mit zerebraler Kinderlähmung zeigen mit höherer Wahrscheinlichkeit auch Wachstumsstörungen.

Die Ursache für die fehlende Gewichtszunahme kann zwei Ursachen haben: Eine organische Ursache, also eine körperliche Störung verursacht die fehlende Gewichtszunahme; oder nicht organische Ursachen, also Gründe bei psychosozialen oder umweltbedingten Faktoren, wie etwa Ernährungsfehler, mangelnde Pflege oder fehlende emotionale Zuwendung.

Viele körperliche Ursachen können für mangelndes Wachstum verantwortlich sein: Absorptionsstörungen (Aufnahmestörungen) des Dünndarms, Leber- und Nierenerkrankungen, chronische Herzmuskelschwäche, bösartige Tumoren, Störungen des zentralen Nervensystems, Gaumenspalte und Störungen des Hormonhaushalts. Wird die körperliche Ursache festgestellt und behandelt, dann nimmt das Kind meist auch wieder an Gewicht zu.

Manchmal begehen die Eltern auch Ernährungsfehler, sodass das Baby nicht ausreichend Kalorien aufnimmt. Eine unerfahrene Mutter kann etwa die Flaschenmilch des Kindes verdünnen, das Baby nicht oft genug füttern oder die Mahlzeiten zu knapp halten.

Babys, die wegen Vernachlässigung nicht gedeihen, tragen meist sichtbare Zeichen an ihrem Körper: schwere Windeldermatitis, lange Fingernägel und schmutzige Kleidung.

Außer Nahrungsentzug gibt es zudem noch den Liebesentzug seitens der Eltern. Die betroffenen Babys werden weder geküsst noch liebkost und keiner spielt mit ihnen. Wird das Baby auf dem Arm gehalten, dann geschieht dies oft auf sehr grobe Art.

Was ist zu tun, wenn das Baby nicht an Gewicht zunimmt? Als Erstes sollten die besorgten Eltern den Kinderarzt fragen. Im 1. Lebensjahr sollte etwa alle 1 bis 2 Monate ein Besuch beim Kinderarzt (Vorsorgeuntersuchungen U3 bis U6) erfolgen. Bei jeder Untersuchung wird das Kind gewogen und gemessen und die Ergebnisse im Mutterpass notiert. Nimmt das Baby nicht genügend zu oder verliert es an Gewicht, dann wird sich der Kinderarzt nach den Mahlzeiten und dem Appetit des Kindes ebenso erkundigen wie und ob das Kind unter Erbrechen und Durchfällen leidet.

Ein Krankenhausaufenthalt kann eventuell nötig sein. In dieser Zeit werden dem Kind beliebig viele Mahlzeiten angeboten und sein Wachstum wird überwacht. Wenn alles auf eine organische Ursache hindeutet, werden Untersuchungen zur Bestätigung der Diagnose durchgeführt. Liegen die Ursachen in Vernachlässigung oder in Ernährungsfehlern, wird das Kind schon nach 1 Woche im Krankenhaus an Gewicht zugelegt haben.

Bei einer nicht organischen Ursache sind die Aussichten für das Baby unterschiedlich. Diese Familien brauchen Hilfe und genaue Fütterungsanweisungen sowie Unterstützung etwa durch eine Gemeindeschwester.

In den Industrieländern wird nur ein sehr kleiner Prozentsatz der betroffenen Kinder gar nicht behandelt, bis es für eine Hilfe zu spät ist. Fehlende Gewichtszunahme und mangelndes Wachstum aufgrund von Mangelernährung kann man zwar in den Griff bekommen, aber nicht, wenn das Kind länger als 6 Monate fehlernährt wurde. In diesem Fall wird sein Gehirn nie Normalgröße erreichen. Viele dieser Kinder entwickeln später außerdem Sprach- und Lesestörungen sowie asoziales Verhalten.

Hörfehler

Um eine normale Sprachfähigkeit entwickeln zu können, muss der Säugling hören können.

Im Normalfall kann jedes Kind von Geburt an hören. Manchmal beeinflussen aber Geschehnisse im oder außerhalb des Mutterleibs das Hörvermögen eines oder beider Ohren.

Ein hohes Risiko für Hörfehler haben Babys mit schwerer angeborener Asphyxie (Sauerstoffmangel) oder bakterieller Hirnhautentzündung, solche, die im Mutterleib oder Säuglingsalter eine Infektion hatten, Babys mit Kopf- oder Halsdefekten oder schwerer Gelbsucht, verbunden mit einem Blutaustausch, sowie Frühgeburten. Das Gehör des Kindes sollte außerdem getestet werden, wenn in der Familie bereits Hörfehler vorkamen.

Schwerhörigkeit wird manchmal erst im Alter von 18 bis 24 Monaten entdeckt, wenn sich die Eltern Sorgen machen, dass ihr Kind noch nicht sprechen kann. Alle Neugeborenen sollten auf Schwerhörigkeit getestet werden.

Bei Kindern kommen vier Arten der Schwerhörigkeit vor:

Die Mittelohrschwerhörigkeit tritt auf, wenn der Schallwellenempfang durch das Außenohr oder die Schallübertragung vom Außen- zum Innenohr gestört ist. Hauptursache dieser Schwerhörigkeit sind strukturelle Abnormitäten des Ohres und chronische Ohrinfektionen. Diese Form der Schwerhörigkeit wird oft mit Erfolg behandelt.

Die Schallempfindungsschwerhörigkeit wird oft durch Abnormitäten an Ohrschnecke und Hörnerv verursacht. Mehr als die Hälfte aller Fälle von Schallempfindungsschwerhörigkeit ist angeboren, der Rest ist auf Faktoren wie Geburtstrauma, Infektionen im Mutterleib oder Medikamentenwirkungen zurückzuführen. Im Allgemeinen kann diese Schwerhörigkeit nicht geheilt werden.

Von einer Mischschwerhörigkeit spricht man, wenn das Kind sowohl an Mittelohr- als auch Schallempfindungsschwerhörigkeit leidet. Diese Schwerhörigkeit ist oft ein sehr ernstes Problem.

Zentrale Hörstörungen sind die Folge von Problemen im zentralen Hörnervensystem. Diese Probleme können während Schwangerschaft, Geburt oder früher Kindheit auftreten.

Je früher eine Schwerhörigkeit erkannt wird, desto besser lassen sich die Auswirkungen auf die Sprachentwicklung abschätzen. Vielen schwerhörigen Kindern kann mit ärztlicher oder chirurgischer Behandlung sowie Hörgeräten geholfen werden. Bei Kindern mit einem erhöhten Risiko für Hörfehler sowie mit Sprachschwierigkeiten werden spezielle Tests durchgeführt.

Wenn bei einem Baby Schwerhörigkeit festgestellt wird, wird der Kinderarzt oder ein Gehörspezialist (Audiologe) ein Eltern-Kind-Programm vorschlagen um die Hörfähigkeit des Kindes bestmöglich zu nutzen.

Sehfehler

Obwohl das Neugeborene seine Augen die meiste Zeit geschlossen hat, besitzt es doch die Fähigkeit zu sehen – wenn auch nicht sehr deutlich. Kurz nach der Geburt werden die Sehreaktionen des Kindes und das Augeninnere (Retina) untersucht.

Bei den meisten Kindern steigert sich das Sehvermögen sehr rasch. In den ersten Monaten haben viele Babys Schwierigkeiten die Augenbewegungen zu koordinieren, sodass man bisweilen meint, sie würden schielen. Dies sollte nicht länger als die ersten paar Monate andauern.

Aus verschiedenen Gründen können in der Kindheit Sehfehler auftauchen. Wie so oft sind auch hier die Chancen einer erfolgreichen Behandlung größer, je früher die Diagnose gestellt wird. Deshalb sollte ein Sehtest Bestandteil der routinemäßigen Untersuchungen sein.

Im Folgenden werden einige der Sehfehler beschrieben, die im Säuglingsalter auftreten können.

Sehschwäche (Amblyopie)

Mit diesem Begriff wird ein unterdurchschnittliches Sehvermögen auf einem oder beiden Augen umschrieben.

Es gibt zahlreiche Ursachen dafür wie etwa Augenverletzungen und -erkrankungen und Sehstörungen, wie etwa die Unfähigkeit des Auges etwas zu fixieren oder Bilder aufzulösen. Der wichtigste Faktor bei der Behandlung einer

---

Entwicklung des Gehörs

Eltern können anhand bestimmter Entwicklungsstufen in der Entwicklung des Gehörs feststellen, ob sich der Hörsinn bei ihrem Kind normal entwickelt.

Wird ein Hörfehler nicht bereits kurz nach der Geburt entdeckt, wird er meist erst im 2. Lebensjahr bemerkt, weil sich die Sprachentwicklung des Kindes verzögert. Doch wurde dann bereits eine wichtige Stufe in der Sprachentwicklung versäumt.

Normalerweise kann ein Kind von Geburt an hören und hat eine Vorliebe für bestimmte Klänge. Mit 1 Monat hört das Baby bei einem plötzlichen Geräusch auf sich zu bewegen und scheint zuzuhören. Mit 2 Monaten sollte es der Stimmen seiner Eltern lauschen und mit 3 Monaten mit Gurren und Glucksen reagieren und den Sprecher dabei ansehen. Außerdem sollte es erschrecken, wenn man in seiner Nähe in die Hände klatscht.

Im Alter von 4 Monaten reagiert das Kind unterschiedlich auf ärgerliche und freundliche Stimmen, mit 5 Monaten beginnt es Laute nachzuahmen und auf den eigenen Namen zu hören. Ein 6 Monate altes Kind sollte laut protestieren und vergnüglich kreischen können. Das Kind sollte Kopf und Augen in die Richtung wenden, aus der das Geräusch kommt.

Mit 7 Monaten beginnen die meisten Babys wortähnliche Laute zu bilden und mit Gesten auf einfache Wörter wie »Dada« zu reagieren. Im Alter von 8 Monaten hört es auf seinen Namen, mit 9 Monaten versteht es, wenn man zu ihm »Nein« sagt und mit 10 Monaten kann es bereits zu sprechen anfangen. Bis zu seinem ersten Geburtstag sollte das Kind in der Lage sein, auf einfache Fragen (z. B. Wo ist die Nase? Wo sind die Haare?) durch Zeigen auf den genannten Gegenstand zu antworten.

Natürlich gibt es normale Abweichungen in der Entwicklung des kindlichen Gehörs. Wenn die Eltern jedoch meinen, die Entwicklung ihres Kindes verlaufe ungewöhnlich langsam, dann sollten sie den Kinderarzt aufsuchen.

Sehschwäche ist Früherkennung und rasche Behandlung. In den ersten 3 Lebensjahren ist das Kind für eine Sehschwäche am empfänglichsten.

Die Behandlung kann in Form von Augentropfen, einer Brille zur Korrektur einer Fehlsichtigkeit oder sogar einer Operation erfolgen. Wichtig ist außerdem das schwache Auge verstärkt zu benutzen. Das geschieht normalerweise, indem man das gesunde Auge mit einer Augenklappe bedeckt um das Kind dazu zu zwingen, das schwächere zu benutzen. Bei manchen Kindern kann die Sehschwäche innerhalb weniger Wochen behoben werden.

Schielen

Unter Schielen versteht man die Unfähigkeit der Augen die Blicklinien beider Augen auf den gleichen Punkt zu richten woraus sich eine Fehlstellung ergibt. Die betroffenen Personen sind nicht in der Lage, das was sie mit beiden Augen sehen in ein einziges Bild umzuwandeln, was jedoch für die Tiefenwahrnehmung erforderlich ist.

Es gibt eine Form des Schielens, bei der das Kind die Augen nur dann nicht koordinieren kann, wenn es müde, gestresst oder krank ist.

Bei diesem, so genannten alternierenden Schielen, hat das Kind gelernt jeweils mit einem Auge zu sehen: Ein Auge wird zum Sehen benutzt, während das andere wandert. Da beide Augen benutzt werden (allerdings zu unterschiedlichen Zeiten), entwickeln auch beide normale Sehkraft, während bei einem Kind, das ausschließlich ein Auge verwendet, sich im anderen eine Sehschwäche entwickeln kann.

Eine weitere Form des Schielens ist das Akkomodationsschielen. Sie tritt zwischen dem 2. und 3. Lebensjahr auf, manchmal jedoch auch im Säuglingsalter. Diese Kinder sind weitsichtig (unfähig, in der Nähe befindliche Dinge deutlich zu sehen) und schielen. Das Schielen ist am auffälligsten, wenn das Kind nahe Gegenstände betrachtet.

Bei schielenden Kindern ist es zunächst wichtig, das Sehvermögen möglichst auf bei-

den Augen bestmöglich wieder herzustellen. Bei angeborenem Schielen ist oft eine Operation nötig, die so früh wie möglich durchgeführt werden sollte, damit das Kind ein normales Sehvermögen entwickeln kann.

Manchmal sind auch mehrere Operationen erforderlich, meist sind jedoch ein bis zwei ausreichend. Eine vollständige Korrektur ist jedoch nicht immer möglich (→ Schielen und Sehschwäche, S. 534).

Durchfälle

Durchfälle – also abnorm lockerer oder auch flüssiger Stuhl – gehören zu den häufigsten Gründen für einen Besuch beim Kinderarzt. In den ersten 3 Lebensjahren wird das Kind wahrscheinlich 1- bis 3-mal an starken Durchfällen leiden.

Bei Säuglingen werden Durchfälle meist durch eine Virusinfektion hervorgerufen, allerdings können auch Bakterien oder Giftstoffe in den Darmtrakt gelangt sein. Durchfälle können auch die Folge einer Ernährungsumstellung sein. Schließlich können Durchfälle auch ein Symptom für chronische Erkrankungen des Magen-Darm-Trakts, anatomische Defekte und angeborene Erkrankungen sein.

Gestillte Kinder haben meist einen weichen, breiigen Stuhl. Der Stuhl eines gesunden Baby ist oft grün. Viele Säuglinge haben nach jeder Mahlzeit Stuhlgang, andere Babys wiederum nur 1-mal pro Woche.

Wie kann man also feststellen, ob ein gestilltes Kind an Durchfällen leidet? Ein Hinweis liefert Blut oder Schleim im Stuhl oder unangenehmer Geruch (der Stuhl gestillter Kinder ist normalerweise geruchlos). Ein weiteres Anzeichen kann die Häufigkeit des Stuhlgangs sein. Im Zweifelsfall sollte man sich fragen: »Wie verhält sich das Baby?« und »Isst es schlecht, wirkt es krank oder fiebrig?«.

Bei Flaschenkindern ist der Stuhlgang häufiger und die Stuhlbeschaffenheit ist breiig bis wässrig, die Farbe manchmal grün.

Was aber können die Eltern tun, wenn ihr Baby Durchfälle hat? Wenn sich das Kind normal verhält und die Durchfälle nur schwach ausgeprägt sind, sollte keine Ernährungsumstellung erfolgen.

Bei gestillten Kindern wird wie bisher weiter gestillt, nur wird ihnen die Brust öfter angeboten. Meist genügt es schon, wenn die Mahlzeiten häufiger erfolgen.

Wenn das Kind leichte Durchfälle hat und schon feste Nahrung zu sich nimmt, dann soll-

---

So testen Sie die Sehkraft Ihres Kindes

Bei der ersten Untersuchung eines Neugeborenen werden zwar auch Sehvermögen und Gehör getestet, es ist jedoch nicht ungewöhnlich, dass ein Defekt bis ins Säuglingsalter unentdeckt bleibt. Oft wird das Problem erst später von den Eltern bemerkt, wenn das Kind eine verzögerte Sprachentwicklung aufweist oder sich ungewöhnlich ungeschickt verhält.

Eltern können anhand bestimmter Anhaltspunkte feststellen, ob sich die Sehkraft ihres Kindes normal entwickelt oder nicht.

Folgender Test kann von Eltern durchgeführt werden, wenn das Baby 4 bis 6 Wochen alt ist: Ein Elternteil nähert sich dem Baby mit dem Gesicht bis auf 40 cm Entfernung. Das Baby sollte daraufhin lächeln. Im Alter von 3 Monaten sollte das Kind mit den Augen einem Spielzeug folgen, das vor seinem Gesicht baumelt. Außerdem sollte es versuchen nach einem Spielzeug zu greifen. Ein Kind in diesem Alter sollte Gegenstände erkennen können, die mehrere Meter entfernt sind.

Im Alter von 4 Monaten reicht das Sehvermögen des Kindes, d. h. die Fähigkeit des Auges Farben zu erkennen, sich an verschiedene Entfernungen anzupassen, ein Bild statt zwei Bildern zu sehen, Tiefe wahrzunehmen und sich an beweglichen Bildern zu orientieren, fast an das Sehvermögen Erwachsener heran.

Natürlich gibt es Abweichungen in den einzelnen Entwicklungsstufen, wenn die Eltern jedoch meinen, das Sehvermögen entwickle sich abnormal langsam, dann sollte der Kinderarzt zurate gezogen werden.

te es diese weiterhin erhalten. Auf Nahrungsmittel, die den Stuhl auflockern, sollte verzichtet werden. Im Zweifelsfall muss der Kinderarzt zurate gezogen werden.

Ist bei Flaschenkindern der Durchfall sehr stark oder wässrig, dann empfiehlt der Kinderarzt wahrscheinlich die orale Einnahme einer Elektrolytlösung für das Baby um den Elektrolytverlust auszugleichen. Das Baby sollte sehr viel trinken um eine Austrocknung (Dehydration) zu vermeiden.

Sobald wieder mit Flaschennahrung begonnen werden kann, empfehlen viele Kinderärzte, bis der Stuhl wieder normal ist, ein Sojaprodukt, das weniger Durchfälle verursacht als Kuhmilch.

Jeder, der sich mit dem Baby beschäftigt, sollte daran denken, dass durch Viren oder Bakterien verursachte Durchfälle ansteckend sind. Nach dem Windelwechsel sollte man daher gründlich die Hände waschen und auf Hygiene achten.

Meistens sind die Durchfälle nach 72 Stunden vorüber und erfordern nichts weiter als vermehrte Flüssigkeitszufuhr und eventuell eine Ernährungsumstellung. Der springende Punkt dabei ist wieder, wie sich das Baby verhält. Bei Säuglingen und Kleinkindern können starke Durchfälle wegen der Gefahr des Austrocknens gefährlich werden. Bei einer möglichen Austrocknung muss das Baby in ein Krankenhaus eingewiesen werden, wo ihm intravenös eine Ersatzflüssigkeit verabreicht wird.

Leidet das Kind an Durchfällen, sollte auf folgende Symptome geachtet werden:
* Mehr als 8 Stunden keine nasse Windel
* Tränenloses Weinen
* Trockener Mund
* Eingedrückte Fontanelle auf dem Kopf
* Mehr als 8 Durchfallstühle in 8 Stunden
* Blut im Stuhl
* Anhaltendes Erbrechen einer klaren Flüssigkeit (mindestens 3-mal) zusammen mit Durchfall
* Verhalten des Kindes, das auf eine Erkrankung hindeutet

Zeigt das Kind eines dieser Symptome, sollte sofort der Kinderarzt angerufen werden.

Verstopfung

Viele Eltern meinen, wenn das Baby nicht täglich Stuhlgang hat, würde es an Verstopfung leiden. Unter Verstopfung versteht man aber nicht die Häufigkeit des Stuhlgangs, sondern die Stuhlbeschaffenheit und der mit dem Stuhlgang einhergehende Aufwand.

Bei gestillten Kindern kommt Verstopfung nur selten vor: Sie haben täglich mehrere lockere Stuhlgänge, oft nach jeder Mahlzeit. Es kommt aber auch vor, dass sie mehrere Tage keinen Stuhlgang haben. Das Kind drückt dann oft, bis sein Gesicht rot anläuft. Wenn es alles vorbei ist, wundert man sich, dass der Stuhl nicht hart, sondern locker ist. Die offensichtlich schwierige Passage des lockeren Stuhls ist darauf zurück zu führen, dass der Darm des Babys die Darmkontraktionen und die Entspannung des Afters noch nicht koordinieren kann. Das ist normal und bessert sich mit der Zeit.

Flaschenkinder leiden bisweilen unter Verstopfung. Dagegen hilft eine erhöhte Flüssigkeitszufuhr oder eine Nahrungsumstellung. Bei Säuglingen, die älter als 4 Monate sind, kann man der Nahrung Wasser oder verdünnte Fruchtsäfte hinzufügen oder entsprechend aufbereitetes Obst und Gemüse zu füttern.

Bevor man zu Einlauf und Zäpfchen greift, sollte der Kinderarzt wegen spezieller Nahrungsmittel um Rat gefragt werden. Angeborene Erkrankungen aber auch kleine Risse (Fissuren) am After, die dem Kind Schmerzen bereiten, können eine chronische Verstopfung zur Folge haben.

Sollte die Verstopfung trotz der beschriebenen Maßnahmen anhalten, dann sollte der Kinderarzt hinzugezogen werden.

Erbrechen und Aufstoßen

Unter Erbrechen versteht man den kräftigen Auswurf großer Nahrungsmengen aus dem Magen. Es wird oft durch Viren verursacht, kann jedoch auch die Folge einer ernsten Erkrankung sein. Aufstoßen ist das Ausspucken von Nahrung oder Milch, das bei den meisten Babys nach dem Füttern auftritt.

Ein- bis 2-malige Erbrechen bei einem ansonsten gesunden Baby sind nicht alarmierend. Hält das Erbrechen bei einem kranken Kind jedoch an, dann muss der Kinderarzt aufgesucht werden.

Wenn gestillte Kinder erbrechen, sollte das Stillen kürzer und häufiger erfolgen, bei Flaschenkindern kann man eine Elektrolytlösung geben, die rezeptfrei in jeder Apotheke erhältlich ist. Anfangs sollte die Menge sehr gering sein, ein Teelöffel alle 5 bis 10 Minuten. Die Lösung ersetzt die durch das Erbrechen verlorenen Elektrolyte. Die Menge und Häufigkeit wird allmählich gesteigert, bis das Erbrechen aufgehört hat. Bei Babys, die bereits feste Nahrung zu sich nehmen, sollte danach zu leicht verdaulichen Speisen wie Bananen, Apfelmus und Reis übergegangen werden.

Bei Kindern, die Durchfälle haben und wiederholt erbrechen, besteht die Gefahr der Austrocknung. Anzeichen für eine Austrocknung sind: über 8 Stunden keine nasse Windel, eine eingedrückte Fontanelle, tränenloses Weinen und ein trockener Mund. Sollte das Baby mehr als 3-mal klare Flüssigkeit erbrechen, muss sofort der Kinderarzt gerufen werden.

Im Gegensatz zum Erbrechen versteht man unter Aufstoßen (wovon mehr als die Hälfte aller Babys betroffen ist) ein Ausspucken kleiner Nahrungs- oder Milchmengen, vor allem nach den Mahlzeiten. Aufstoßen tritt auf, wenn durch den oberen Teil des Magens Nahrung in die Speiseröhre zurückgelangt.

In den ersten 6 Monaten gilt Aufstoßen als normal und harmlos, außer wenn dem Aufgestoßenen Blut beigemischt ist oder das Kind nicht richtig zunimmt. Bei den meisten Kindern hört das Aufstoßen auf, sobald sie älter sind und längere Zeit in aufrechter Haltung zubringen oder feste Nahrung zu sich nehmen.

Völlig verhindern lässt sich Aufstoßen nicht, aber folgende Tipps können helfen:

Dem Baby sollte pro Mahlzeit weniger Nahrung zugeführt werden. Die Mahlzeiten sollten nicht länger als 20 Minuten dauern und der Abstand zwischen den Mahlzeiten sollte verlängert werden.

Das Baby sollte während einer Mahlzeit einige »Bäuerchen« machen können. Nach den Mahlzeiten sollte das Kind nicht sofort hingelegt , sondern aufrecht getragen werden.

Enge Kleidung oder starkes Bewegen des Kindes sollte unterbleiben.

Ausschläge

Die Mehrzahl aller Ausschläge ist harmlos und kann zu Hause behandelt werden. Ein Ausschlag kann aber auch ein Symptom für eine Infektionskrankheit wie etwa Windpocken und Masern oder eine ernste Erkrankung wie allergische Purpura (→ Purpura Schönlein-Henoch, S. 837) sein.

Als Faustregel kann gelten, dass man den Kinderarzt dann sofort aufsuchen sollte, wenn das Kind plötzlich einen dunkelroten Ausschlag aufweist, einen Ausschlag entwickelt, der wie ein Sonnenbrand aussieht oder krank ist und dabei einen Ausschlag entwickelt.

Im Folgenden werden Ausschläge beschrieben, die bei Säuglingen häufig vorkommen.

Windeldermatitis

Dieser Ausschlag ist die Folge eines längeren Hautkontaktes mit Nässe, Bakterien, Pilzen und anderen Abfallprodukten aus dem Verdauungstrakt. Der Windelbereich ist gerötet und wund (→ Foto einer Windeldermatitis, S. C-2).

Der befallene Hautbereich sollte zur Behandlung möglichst oft der Luft ausgesetzt werden. Außerdem sollten Stoffwindeln oder Wegwerfwindeln verwendet werden, die Nässe von der Babyhaut fern halten.

Zur Reinigung des betroffenen Hautbereichs sollte man klares Wasser verwenden. Dies reizt die Haut weniger als Baby-Öltücher. Leichte Ausschläge müssen nicht mit Salbe behandelt werden, außer wenn die Haut trocken und rissig ist. Von Babypuder wird generell abgeraten, da er eingeatmet werden kann und zu Husten oder Ersticken führen kann.

Die meisten Windelausschläge sind nach 3 Tagen ausgetrocknet. Bessert sich der Ausschlag nicht, dann könnte das Baby eine Hefeinfektion haben, die mit einer medizinischen Salbe behandelt werden muss. Der Kinderarzt muss benachrichtigt werden, wenn:

- Der Ausschlag so stark ist, dass er dem Kind den Schlaf raubt,
- er einfarbig hellrot gefärbt is,t
- Fieber auftritt,
- am Po Blasen oder Pickel sichtbar sind und
- der Ausschlag zu eitern beginnt.

Milchschorf am behaarten Kopf

Unter Milchschorf versteht man gelbe, ölige Schuppen und Verkrustungen auf dem Schädel des Babys (seborrhoisches Ekzem). Milchschorf verschwindet ohne Behandlung innerhalb weniger Monate. In besonders hartnäckigen Fällen kann er auch behandelt werden.

Bei Milchschorf sollten die Haare des Babys nicht täglich mit Shampoo gewaschen werden, sondern höchstens 1-mal in der Woche. Danach wird der Schädel einige Minuten lang mit einer sehr weichen Bürste massiert. Ist die Schädeldecke sehr verkrustet, dann kann man eine Stunde vor dem Shampoonieren etwas Babyöl einmassieren. Ist der Ausschlag rot und irritiert, kann man 1-mal wöchentlich eine 0,5-prozentige Hydrokortison-Creme anwenden. Auch die Verwendung eines Anti-Schuppen-Shampoos kann Linderung verschaffen. Bei besonders hartnäckigen Ausschlägen sollte der Kinderarzt aufgesucht werden. (→ Farbfoto eines Milchschorfs, S. C-2.)

Baby-Akne

Ein Drittel aller Babys entwickeln nach der 3. Lebenswoche eine Akne. Ursache dafür sind mütterliche Hormone, die vor der Geburt durch die Plazenta dringen.

Die Eltern sollten wissen, dass diese Form der Akne nur vorübergehend ist und nach einigen Wochen – manchmal erst nach bis zu 6 Monaten – von allein wieder verschwindet.

Empfehlenswert ist, das Gesicht des Babys täglich mit klarem Wasser und nur 1- bis 2-mal wöchentlich mit einer milden Seife zu waschen.

Nahrungsmittelausschlag

Viele Säuglinge weisen auf Wangen und Kinn einen Ausschlag auf. Dieser wird durch Kontakt mit Nahrung und Mageninhalt (Aufstoßen) verursacht und kommt und geht. Die Behandlung beschränkt sich darauf, die Haut nach jeder Mahlzeit zu reinigen. Beim Schlafen sollte ein Tuch unter das Gesicht des Kindes gelegt werden, das die aufgestoßene Nahrungsmenge aufsaugt.

Friesel

Friesel sind kleine, weiße Gesichtspickel, die bei etwa 40 Prozent aller Neugeborenen auftreten. Diese verstopften Hautporen öffnen sich und verschwinden bis zum 2. Monat. Es ist keine Behandlung erforderlich. (→ Farbfoto von Friesel, S. C-2.)

Hitzeausschlag

Dieser Ausschlag besteht aus winzigen, rosafarbenen Pickeln, die sich hinten am Hals und auf dem oberen Teil des Rückens befinden und durch verstopfte Schweißdrüsen hervorgerufen werden. Meistens tritt der Ausschlag bei heißem, feuchtem Wetter auf, aber auch wenn das Kind zu warm angezogen ist oder Fieber hat.

Behandelt wird der Ausschlag durch Kühlen der Haut. Die Haut trocknet von alleine aus, man sollte nur darauf achten, dass man das Baby so leicht wie möglich kleidet. Wenn das Kind schläft, kann ein Ventilator eingeschaltet werden, außerdem sind kühlende Spülungen mitunter sehr hilfreich. (Mehr Informationen über Ausschläge unter → Haut, S. 983.)

Fieberkrämpfe

Ein Krampf tritt als Folge von unkontrollierten elektrischen Entladungen der Nervenzellen im Gehirn auf. Bei einem Krampf wird das Baby plötzlich bewusstlos und Arme und Beine werden steif. Nach einigen Sekunden können Gliedmaßen und Gesicht rhythmisch zu zucken beginnen.

Bei Kindern stehen diese Krämpfe meist in Zusammenhang mit Fieber. Treten die Krämpfe sehr häufig auf und spielt Fieber dabei keine Rolle, dann spricht man von Anfallsleiden (→ Zerebrales Anfallsleiden, S. 495).

Fieberkrämpfe werden durch Fieber ausgelöst. Sie treten häufig bei Kindern im Alter von 6 Monaten bis 5 Jahren auf, die plötzlich Fieber bekommen. Dabei ist die Höhe der Temperatur nicht unbedingt für die Entstehung eines Fieberkrampfes verantwortlich. Manchmal ist ein Fieberkrampf das erste Anzeichen für eine Erkrankung. Zwischen 4 bis 5 Prozent aller Kinder erleben mindestens einen Fieberkrampf, wovon er bei der Hälfte der Kinder danach nicht wieder auftritt.

Fieberkrämpfe sind meist kurz – gewöhnlich dauern sie nicht einmal 5 Minuten. Nur in sehr seltenen Fällen kann das Gehirn durch einen Fieberkrampf Schaden nehmen. Dabei ist die Ursache der Erkrankung viel wichtiger als das Ausmaß des Krampfes selbst. So ist etwa eine Hirnhautentzündung viel gefährlicher als ein einfacher Fieberkrampf (→ Fieberkrampf, S. 497).

Plötzlicher Kindstod

Unter dieser Bezeichnung versteht man den plötzlichen, unerklärlichen Tod eines ansonsten gesunden Babys.

Eines morgens finden die Eltern ihr Kind tot im Bett liegen. Am Abend zuvor schien alles noch ganz normal zu sein: Das Kind hatte vielleicht eine leichte Erkältung – was aber nicht sein muss – und wurde von den Eltern zu Bett gebracht. Auch durch eine Autopsie kann die Todesursache nicht geklärt werden.

Der plötzlicher Kindstod tritt selten vor der 2. Lebenswoche oder nach dem 6. Lebensmonat auf, am häufigsten zwischen dem 2. und 3. Lebensmonat. Jungen sind davon häufiger betroffen als Mädchen und der Tod tritt häufiger bei kalter Witterung auf.

Die Eltern eines Babys, das so plötzlich verstarb, machen sich oft die schwersten Vorwürfe: »Hätte ich nur in der Nacht noch einmal nach dem Baby gesehen« … »Ich hätte merken müssen, dass etwas nicht stimmt« … »Ich bin schuld, weil das Baby unter zu vielen Decken schlief«.

Forscher haben sich mit diesem Syndrom eingehend beschäftigt und sind zu dem Schluss gekommen, dass nicht alle dieser Kinder so gesund waren, wie sie schienen. Es könnte sein, dass unterschwellige Abnormitäten im zentralen Nervensystem für den Tod verantwortlich waren.

Die Ursache bleibt zwar weiterhin rätselhaft, doch die Ärzte wissen nun, dass bei bestimmten Babys ein höheres Risiko besteht als bei anderen, obwohl auch Kinder, die nicht zur Risikogruppe zählen, am plötzlichen Kindstod sterben. Einem höheren Risiko ausgesetzt sind Kinder, die:

- Zu früh oder auch untergewichtig geboren wurden
- Eltern haben, die rauchen oder drogenabhängig sind
- Geschwister hatten, die bereits am plötzlichen Kindstod gestorben sind
- Einen Atemstillstand hatten und wieder reanimiert wurden
- Eine niedrige Punktzahl beim Apgar-Test erreichten (→ Der Apgar-Test, S. 6).

Verringerung des Risikos

Manche der genannten Risikofaktoren, wie etwa eine Frühgeburt, lassen sich natürlich nicht beeinflussen, es gibt jedoch einige Empfehlungen, wie das Risiko des plötzlichen Kindstodes verringert werden kann:

Schlafposition. In den ersten 6 Monaten sollte das Baby auf der Seite oder auf dem Rücken schlafen, wobei die Rückenlage am vorteilhaftesten ist. Schläft das Baby auf der Seite, dann sollte man seinen Unterarm nach vorne ziehen, damit es nicht so leicht auf den Bauch rollen kann.

Wenn sich das Baby im Schlaf zu bewegen beginnt, haben viele Eltern die Befürchtung, es würde die Rücken- oder Seitenlage aufgeben. Zu dem Zeitpunkt, da das Kind gelernt hat, wie es sich vom Rücken auf den Bauch oder umgekehrt rollen kann, besteht aber nur noch ein geringes Risiko für den plötzlichen Kindstod.

Es gibt Babys, die aus medizinischen Gründen auf dem Bauch schlafen müssen. Wenn der Kinderarzt diese Position vorschlägt, dann sollte sein Rat befolgt werden. Es ist schließlich nicht erwiesen, dass die Bauchlage die Ursache des plötzlichen Kindstod ist. Sie gehört nur zu den Faktoren, die das Risiko erhöhen können.

Bettausstattung. Babys sollten auf einer harten Matratze, keinesfalls in einem Wasserbett schlafen. Dicke, flauschige Unterlagen, wie etwa ein Schaffell, sollten vermieden werden, da das Baby darin versinken und Atemprobleme bekommen kann.

Ernährung. Stillen kann das Risiko des plötzlichen Kindstodes verringern.

Maßnahmen bei Krämpfen

Ein Krampf kann beängstigend sein und Eltern, die ihn das ersten Mal erleben, fühlen sie sich oft hilflos.

In den meisten Fällen ist das Kind nach einem Krampf wieder wohlauf. Die folgenden Anweisungen können bei einem Krampf hilfreich sein.

Fieberkrampf

Hat das Kind einen Fieberkrampf, dann sollten die Eltern wissen, dass dieser nach einigen Minuten vorüber sein wird. Trotzdem kann das Fieber mit einfachen Mitteln gesenkt werden. So kann man das Baby ausziehen und ihm lauwarme Tücher auf Kopf und Brust legen. Der Rumpf wird mit lauwarmem Wasser – nie mit Alkohol – abgewaschen. Während des Fieberkrampfes darf das Kind nicht gebadet werden.

Muss das Baby während des Krampfes erbrechen, dann legt man es auf die Seite oder den Bauch, aber nie auf den Rücken. Wenn es schwer atmet, werden Kiefer und Kinn sanft nach vorn gezogen, indem man auf jeder Seite zwei Finger hinter die Kieferecke schiebt. Dabei dem Kind jedoch nicht in den Mund fassen.

Ist der Krampf zu Ende und das Baby wach, sollten Sie den Kinderarzt verständigen, der das Baby sofort sehen sollte. Wenn der Kinderarzt nicht erreichbar ist, ist der Rettungsdienst zu informieren oder das Kind muss in die nächstgelegene Klinik oder Notaufnahme gebracht werden.

Krampf ohne Fieber

Bei dieser Form des Krampfes wird ähnlich wie beim Fieberkrampf vorgegangen, außer dass man natürlich das Fieber nicht senken muss.

Das Baby darf nicht bewegt noch in seiner Bewegung eingeschränkt werden. Es kann sein, dass das Kind einen Moment lang nicht atmet: Eine Wiederbelebung ist jedoch nicht nötig, denn das Kind wird von sich aus wieder zu atmen beginnen. Oft sind die Eltern besorgt, dass sich das Kind im Krampf die Zunge abbeißen oder gar verschlucken könnte. Solch ein Zungenbiss kann zwar vorkommen, aber ein Verschlucken der Zunge oder eine schwere Verletzung sind unmöglich. Die Eltern sollten weder mit den Händen noch irgendwelchen Gegenständen in den Mund des Babys fassen. Nach dem Krampf muss wieder umgehend der Kinderarzt verständigt werden.

Passives Rauchen. Das Kind sollte in einer rauchfreien Umgebung aufwachsen. Das ist im 1. Lebensjahr des Babys von derselben Wichtigkeit wie während der Schwangerschaft.

Raumtemperatur. Ein Neugeborenes benötigt keine wärmere Umgebung als die Erwachsenen. Die Raumtemperatur, die die Eltern als angenehm empfinden, ist auch für das Baby geeignet.

Elektronische Überwachung. Bei Kindern mit einem erhöhten Risiko für den plötzlichen Kindstod kann die elektronische Überwachung von Herz- und Atemfrequenz hilfreich sein. Es ist jedoch unklar, ob diese Methode vor dem Tod schützen kann, da Babys trotz Überwachung plötzlich und unerwartet starben. Eine elektronische Überwachung kann das Kind nicht mehr zum Leben erwecken.

Babypflege und Hygiene

Babypflege ist sicherlich zeitaufwändig, aber nicht schwierig.

Einer der wichtigsten Faktoren bei der Pflege eines Säuglings ist die Sicherheit. Vor allem wenn es zu krabbeln beginnt, ist ein Baby im Haus einer ganzen Reihe an Gefahrenquellen ausgesetzt. Es ist daher Aufgabe der Eltern, das Heim möglichst kindersicher zu gestalten und für sicheres, altersgerechtes Spielzeug zu sorgen. Weiterhin gehört zur Sicherheit Ihres Kindes auch die Verwendung eines entsprechenden Autokindersitzes.

In diesem Abschnitt geht es neben Sicherheitsaspekten auch um Windelwechsel und um Krankheitsverhütung.

Sicherheit

In den ersten Monaten Ihres Kindes ist es besonders wichtig auf ein kindersicheres Zuhause zu achten, da das Baby noch kein Gefühl für mögliche Gefahren entwickelt hat.

Wie kann man die Umgebung eines Babys sicher gestalten?

Als Erstes wäre da das Bett. Laut DIN-Norm 66 076 soll der Abstand der Gitterstäbe nicht mehr als 75 mm betragen. Diese Vorsichtsmaßnahme hat den Sinn, dass das Kind seinen Kopf nicht zwischen die Stäbe stecken kann. Bei älteren Bettchen sollte man darauf achten, dass sie diesen Bestimmungen entsprechen. Überdies sollte die Matratze dem Bett genau angepasst sein, da Babys oftmals ihren Kopf zwischen Bettchen und Matratze stecken, wenn sich dazwischen ein Abstand befindet. In beiden Fällen kann das Baby ersticken.

Alle Spielsachen im Bett müssen weich sein und dürfen keine scharfen Kanten aufweisen, an denen sich das Baby verletzen kann. Bei Stofftieren müssen die Augen und andere verschluckbare Teile fest angenäht sein.

Die Höhe des Bettchens soll laut DIN-Norm 66 076 mindestens 60 cm über dem Boden sein.

Bei älteren Babys, die sich bereits an den Gitterstäben hoch ziehen können, müssen diese zur vollen Höhe ausgezogen werden, während die Matratze möglichst tief unten platziert werden muss.

Bleivergiftung

Jahrzehntelang wurde Blei in Wasserleitungsrohren und Farben verwendet. Aber auch im Straßenverkehr wird Blei freigesetzt.

Blei ist giftig! Das Bundesgesundheitsamt hat Orientierungswerte herausgegeben, ab wann Blei für den Menschen giftig ist. Wird es aufgenommen – ob in Form von Wasser aus bleihaltigen Rohren oder von Autoabgasen – sammelt es sich im Knochenmark, in den Nerven und in der Niere an.

In vielen Fällen verläuft eine Bleivergiftung ohne Symptome. Manchmal kommt es zu Reizbarkeit, Gewichtsverlust und Teilnahmslosigkeit, eventuell in Verbindung mit Erbrechen, Verstopfung oder Magenschmerzen. In den 70er- und 80er-Jahren wurden bei Kindern aus den USA, Westeuropa und Skandinavien leicht erhöhte Bleiwerte im Blut oder in den Zähnen nachgewiesen. Bei diesen Kindern stellte man niedrigere IQ-Werte sowie Aufmerksamkeits- und Sprachstörungen fest.

Bei Verdacht auf eine Bleivergiftung sollte der Kinderarzt aufgesucht werden.

Vorbeugung
Das Entfernen alter, bleihaltiger Farbe sollte nur von einem erfahrenen Fachbetrieb vorgenommen werden.

Die deutsche Trinkwasserverordnung legt fest, dass Trinkwasser nur 0,04 mg Blei pro Liter enthalten darf. Wird dieser Wert überschritten ist der Hausbesitzer verpflichtet die Leitungen austauschen zu lassen. Wenn Sie den Bleigehalt Ihres Trinkwassers erfahren wollen, müssen Sie ein privates Labor beauftragen.

Kinder sollten nie mit bleihaltigen Gegenständen spielen. Außerdem sollten Säfte nicht in Keramikgefäßen aufbewahrt werden, da deren Glasur Blei enthalten kann.

Der obere Teil der Gitterstäbe sollte dem Baby mindestens bis an die Brust reichen. Bettnestchen sollten ebenfalls entfernt werden, da sich das Baby darauf abstützen und über das Gitter stürzen kann.

Viele Eltern legen ihren Säugling zum Schlafen immer noch in die Mitte eines großen Bettes. Das kann sehr gefährlich werden, weil die Babys herunterrollen können. Steht kein eigenes Kinderbett zur Verfügung, dann genügt es, das Baby zum Schlafen auf eine Decke auf dem Fußboden zu legen. Die Stelle sollte jedoch von Treppen weit genug entfernt sein.

Eine wichtige Sicherheitsregel ist, das Kind nie auf einem Bett oder Tisch oder im Bad allein zu lassen. Beim Baden dürfen sich die Eltern auch nicht vom Klingeln des Telefons ablenken lassen. Denken Sie daran: Es braucht nur eine Sekunde und der Kopf des Kindes befindet sich unter Wasser.

Ähnliches gilt für Kindersitze: Der Sitz darf nicht auf einem Tisch abgestellt werden. Bei der kleinsten Bewegung des Babys kann der Sitz kippen und das Kind vom Tisch fallen.

Sobald das Kind mobiler wird, müssen die Sicherheitsmaßnahmen verstärkt werden. Wenn ein Haus im Innern Treppen besitzt, dann muss am oberen und unteren Ende jeweils ein Gitter angebracht werden.

Babys sind neugierig und Steckdosen üben eine starke Anziehungskraft aus. Sie müssen daher unbedingt mit einer Kindersicherung versehen werden. Diese Steckdosensicherungen gibt es in jeder Kinderabteilung in Kaufhäusern oder in Elektrofachgeschäften.

Babys nehmen alles in den Mund, was ihnen in die Quere kommt. Es ist natürlich nicht möglich zu verhindern, dass das Baby gelegentlich etwas Staub oder Sand isst, es sollte jedoch keinen Zugang zu gefährlichen Substanzen haben. Reinigungsmittel, Insektenvernichtungsmittel und Medikamente müssen außerhalb der Reichweite von Kindern aufbewahrt werden. Steht kein gesichertes Regal oder ein abschließbarer Schrank zur Aufbewahrung zur Verfügung, dann kann man auch spezielle Sicherungen für Schubfächer und Schranktüren anbringen.

Außerdem sollten kleine Kinder von Plastiktüten fern gehalten werden, denn sie könnten sie sich über den Kopf ziehen und dann darunter ersticken.

Weitere Vorsichtsmaßnahmen sind:
- Das Badewasser des Babys überprüfen, ob es nicht zu heiß ist
- Beim Stillen keine heißen Getränke oder Speisen zu sich nehmen
- Immer die Temperatur eines Getränks oder der Nahrung testen, bevor man es dem Baby zum Trinken oder Essen gibt (Achtung vor in der Mikrowelle heiß gemachten Getränken und Speisen!)
- Zimmerpflanzen auf ihre Giftigkeit überprüfen und dafür sorgen, dass sie für das Baby nicht erreichbar sind (→ Giftige Pflanzen im Garten, S. 440).

Autokindersitze

Vor der Fahrt von der Klinik nach Hause muss bereits ein entsprechender Autokindersitz installiert werden. Die Anweisungen zur Anbringung und Verwendung des Sitzes müssen sorgfältig durchgelesen werden.

Denken Sie daran: Laut Statistiken verunglückt alle 11 Minuten in Deutschland ein Kind. Dabei wurde etwa ein Drittel aller verunglückten Kinder Opfer von Verkehrsunfällen als Insassen eines PKW. Dem größten Risiko, im Straßenverkehr getötet zu werden, sind Kinder nämlich als PKW-Insassen ausgesetzt: 45 Prozent der getöteten Kinder waren Mitfahrer in PKWs.

Viele dieser tödlichen Unfälle wären beim Gebrauch geeigneter Kindersitze vermeidbar. In allen Bundesländern besteht daher eine gesetzliche Verpflichtung gemäß Paragraph 21 der STVO für den Gebrauch geeigneter Kindersitze für alle Kinder bis zum vollendeten 12. Lebensjahr, die kleiner als 150 cm sind. Das Nichtbeachten dieser Vorschrift wird mit Bußgeldern geahndet.

Beim Kauf eines Autositzes sollte darauf geachtet werden, dass er den gültigen Sicherheitsbestimmungen entspricht, was durch ein am Sitz angebrachtes Etikett ausgewiesen wird. Amtlich genehmigte Kinder-Rückhaltesysteme sind nach der Euro-Norm ECE-R 44 geprüft und andere Kindersitze dürfen nicht mehr verwendet werden.

Für Säuglinge gibt es zwei verschiedene Arten von Autositzen:

Einmal kann der Sitz so installiert werden, dass das Baby in Richtung Rücksitze blickt. Diese Art Autositze kann jedoch nur bis zum Alter von 1 Jahr oder bis zu einem Gewicht von etwa 10 kg verwendet werden.

Zum Zweiten kann der Sitz so installiert werden, dass das Kind in Fahrtrichtung blickt, hier ist eine Gewichtsbeschränkung nicht vorgesehen.

Dabei gilt generell: Egal welche Art Autokindersitz gewählt wurde, ein optimaler Schutz für das Kind ist nur bei ordnungsgemäßer Installation gewährleistet.

Hier einige Tipps zur optimalen Anbringung von Autokindersitzen:

- Den Sitz auf der Rückbank des Wagens am besten mit dem Drei-Punkt-Gurt anbringen.
- Der Sicherheitsgurt muss richtig um den Sitz herum gelegt werden.
- Sämtliche Gurte müssen eng am Körper anliegen und richtig befestigt sein.
- Der Kindersitz darf an keinem Autositz mit Airbag angebracht werden.

Der Autokindersitz sollte immer verwendet werden – auch für ganz kurze Fahrten »um die Ecke«. Gewöhnen Sie Ihren Kindern und sich selbst diese eiserne Regel so bald wie möglich an. Das Baby ist im Auto nur dann sicher, wenn es in seinem Kinderautositz angeschnallt ist. Weitere Informationen zum Thema Autokindersitze finden Sie auf Seite 23.

Sicheres Spielzeug

Säuglinge brauchen Spielzeug – wie ältere Kinder auch – zur Unterhaltung, Anregung und zum Lernen. Hier ein paar Tipps, wie Sie richtiges Spielzeug auswählen – so können beispielsweise die Murmeln oder Spielfiguren eines 5-Jährigen in der Hand eines 6 Monate alten Babys verheerende Folgen haben.

Zunächst sollte beim Kauf von Säuglingsspielzeug immer auf mögliche Gefahrenquellen wie etwa verschluckbare Kleinteile geachtet werden. Das Kind darf auch keine zerbrechlichen Materialien wie Glas in die Hände bekommen. Ebenso sind scharfe Kanten und lose Teile gefährlich. Immer wieder kommt es zu Meldungen über giftige oder schädigende Stoffe in Kinderspielzeugen. Prüfen Sie daher genau, welche Beschaffenheit das Spielzeug hat.

In den ersten 3 Monaten braucht das Baby Spielsachen, die es betrachten kann (es kann ja noch nicht greifen). Kinder in diesem Alter haben eine Vorliebe für gemusterte Dinge und kräftige Farben, beispielsweise für ein farbenfrohes Mobile, das aus der Baby-Perspektive – und nicht aus der Sicht der Eltern – in vollem Umfang betrachtet werden kann. Auch Bilder an der Wand können für das Baby interessant sein. Die Eltern können auch seitlich vom Bett einen Spiegel anbringen, zwischen den Gitterstäben bunte Plastikformen aufhängen, dem Baby eine Rassel zum Spielen geben, es mit Stofftieren an der Wange streicheln oder ihm eine Schlafmelodie vorspielen. Dies alles regt die Fantasie des Kindes an und fördert die Kommunikation.

Bis zum Ende des 4. Monats können die meisten Babys nach Gegenständen greifen, wenn sie sie auch noch oft verfehlen. In diesem Alter bevorzugt das Kleinkind Rasseln und Stofftiere.

Mit 6 Monaten bereitet es dem Baby die größte Freude Dinge in den Mund zu nehmen. Geeignet dafür sind Beißringe, Stoffpuppen, Quietschtiere und Küchenutensilien wie zum Beispiel Messlöffel und Plastikbecher (ohne scharfe Kanten). Für ältere Krabbelkinder kommen auch schon Fahrzeuge wie Sitzautos, Bälle, Bauklötze und Spieltelefone infrage.

Beim Kauf von Spielsachen sollte man die Altersangaben auf der Verpackung beachten.

Babyschaukeln, Türwippen und Lauflernhilfen

Diese Geräte sind dazu gedacht, dem Kind mehr Mobilität und den Eltern mehr Freiraum zu vermitteln. Allerdings halten viele dieser Konstruktionen nicht, was sie versprechen: Die Kinder müssen trotzdem die ganze Zeit über beaufsichtigt werden, da die Geräte für das Kind gefährlich sein können.

Mit 4 Monaten ist das Baby wahrscheinlich zu groß für eine Babyschaukel und kann sie leicht zum Kippen bringen.

Türwippen, die man im Türrahmen aufhängt, sollten so angebracht werden, dass das Kind mit den Zehenspitzen – aber nicht mit den Fersen – gerade noch den Boden berühren kann. Das Kind sollte dabei immer beaufsichtigt werden, falls die Türwippe herunter fällt oder sich das Baby die Finger zwischen Wippe und Türrahmen einklemmt.

Mit Lauflernhilfen haben sich schon zahlreiche Unfälle ereignet, sodass man sie möglichst nicht benutzen sollte. Entgegen der weit verbreiteten Meinung ist es einfach nicht wahr, dass Kinder mit einer Lauflernhilfe schneller laufen lernen. Im Gegenteil: In der Lauflernhilfe verbringt das Kind viel Zeit, die es sonst zum Krabbeln und Laufen eingesetzt hätte.

Zu den durch diese Geräte verursachten Unfällen gehören Stürze und Quetschungen und besonders gefährlich ist es, wenn das Kind mit seiner Lauflernhilfe eine Treppe hinunterstürzt. Viele Eltern bringen zwar ein Kinderschutzgitter an um solche Unfälle zu vermeiden, doch auch dieses kann versehentlich offen bleiben. Eine Lauflernhilfe gehört also zu den Artikeln, die Kind und Eltern wirklich nicht benötigen.

Bequeme Kleidung

Beim Kleiderkauf sollte man stets auf Bequemlichkeit achten. Allgemein lässt sich sagen, dass Neugeborene eine Kleiderschicht mehr benötigen als Erwachsene.

Ist das Material weich? Fühlt es sich gut an? Kann sich das Baby darin bewegen, ohne sich beengt zu fühlen? Wirkt das Kind zufrieden? Ist das Kleidungsstück für Mutter und Kind einfach an- und auszuziehen?

Wichtig ist beim Kleiderkauf auch auf die richtige Größe zu achten. Wählen Sie hier immer eine größere Kleidergröße als für das Alter vorgesehen ist. Die meisten Neugeborenen können beispielsweise schon Kleidung tragen, die für 3 Monate alte Babys ausgezeichnet sind. Viele der 6 Monate alten Babys sind so groß, dass sie Kleidergrößen von 12 Monate alten Kindern haben. Besorgen Sie sich nicht zu viele Kleidungsstücke von einer Größe, denn im 1. Jahr wachsen Babys mit unglaublicher Geschwindigkeit und die Eltern stehen dann oft vor einem Stapel noch original verpackter Babykleidung. Hier einige Kleidungstipps:

Strickjäckchen und Babystrampler. In den ersten 2 bis 3 Monaten tragen die meisten Babys Tag und Nacht die gleiche Kleidung. Dafür eignen sich Strickjäckchen und Strampler – die meist aus Frottee- oder Baumwollmaterial hergestellt sind – am besten. Da sie für Babys unentbehrlich sind, sollten Eltern jeweils vorsorglich mehrere davon besitzen.

Unterwäsche. Es gibt zwei Arten von Unterhemden: Solche, die über den Kopf des Kindes gezogen werden und solche, die an der Schulter mit Druckknöpfen geschlossen werden und bei kleineren Babys einfacher anzuziehen sind. Für Säuglinge benötigt man davon drei bis vier in der Größe für 6 Monate alte Babys.

Söckchen. Davon werden mehrere Paar benötigt. Babyschühchen sind zwar niedlich, aber unnötig und gehen leicht verloren. Die Schuhe sind erst nötig, wenn das Kind laufen gelernt hat.

Pullover. Bei kaltem Wetter sollte man dem Baby über den Strampler noch einen Pullover anziehen. Babypullover sind meist aus Kunstfaser und sollten am Hals locker sitzen.

Kleidung für draußen. Bei kaltem Wetter braucht das Baby für Spaziergänge einen Schneeanzug oder einen Schlafsack. Für sehr kleine Babys eignet sich ein Schlafsack am besten, der mit einem Reißverschluss verschlossen wird. Im Alter von einigen Monaten ist dem Baby wahrscheinlich ein Schneeanzug lieber. Das Kind braucht außerdem eine Mütze, die eng an den Ohren anliegt. Hält sich das Baby an der Sonne auf, dann benötigt es zum Schutz einen Sonnenhut.

Lätzchen. Sobald das Kind feste Nahrung zu sich nimmt, braucht man zahlreiche Lätzchen, die nach Möglichkeit die gesamte Brust des Babys bedecken. Dabei haben Lätzchen aus Kunststoff den Vorteil, dass man sie einfach abwischen kann.

Weitere Kleidung. Sobald das Kind mobiler wird und sich mehr bewegt, benötigt es eher Kleidung zum Spielen als zum Schlafen. Jetzt kann man ihm Jeans, Baumwoll-Overalls, die an der Innenseite der Beine geöffnet werden können, Babyhosen und Sweatshirts kaufen. Bei warmem Wetter eignen sich Spielanzüge, Shorts und T-Shirts.

Windeln wechseln

Die sorgfältige Pflege des Windelbereichs hilft die Entstehung einer Windeldermatitis zu vermeiden. Dabei sollten die im Folgenden aufgeführten Schritte befolgt werden:

Die Windel sollte immer dann gewechselt werden, wenn sie nass oder schmutzig ist. Bei einem Säugling mit 1 Monat kann das bedeuten, dass man ihn vor und nach jeder Mahlzeit wickeln muss. Bei einem 10 Monate alten Baby genügt es vielleicht schon, die Windel alle 2 bis 3 Stunden zu wechseln.

Nachdem die nasse Windel entfernt wurde, wird der Po mit einem nassen Waschlappen oder einem unparfümierten Öltuch gereinigt. Bei einer verschmutzten Windel muss der Windelbereich besonders gründlich gesäubert werden. Bei Jungen muss der Hodensack sehr sauber gereinigt werden, bei Mädchen säubert man von vorn nach hinten um Bakterien nicht in den Scheidenbereich gelangen zu lassen.

Wegwerfwindeln sind in unserer Gesellschaft weit verbreitet und sehr einfach in der Handhabung. Es gibt jedoch immer mehr Stimmen, die gegen Plastikwindeln sprechen: Sie sind biologisch nicht abbaubar und stellen ein zunehmend größer werdendes Müllproblem dar. Aus diesem Grund steigen viele Eltern wieder auf Stoffwindeln um, für die es mittlerweile auch so genannte Windeldienste gibt, von denen die Windeln abgeholt, gewaschen und angeliefert werden.

Die Entscheidung liegt bei den Eltern: Beim Vergleich zwischen Plastik- und Stoffwindeln sollte man Faktoren wie Kosten, Bequemlichkeit und Auswirkungen auf die Umwelt in Betracht ziehen.

Ansteckungsgefahr

Hat ein Familienmitglied eine Infektionskrankheit, ist es oft schwierig, eine Ansteckung zu vermeiden. Durch einfache Maßnahmen kann die Ansteckungsgefahr verringert werden:

- Die wichtigste Regel um die Ansteckungsgefahr zu verringern ist das Händewaschen. Nach dem Windelwechsel, nach jedem Gang zur Toilette und nach dem Nase putzen (auch die des Babys) müssen die Hände gründlich mit Wasser und Seife gewaschen werden.
- Mund und Nase sollten möglichst nicht angefasst werden.
- Im Haus sollte Rauchverbot bestehen. (Kinder, die den Rauch einatmen, sind anfälliger für Atemwegsinfektionen.)
- In Küche, Bad, Wohn- und Kinderzimmer sowie für die Spielsachen des Babys sollte ein Desinfektionsmittel verwendet werden (→ Kindertagesstätten, S. 101).

Entwicklung der Persönlichkeit und des Verhaltens

Die ersten 12 Lebensmonate bedeuten für das Baby harte Arbeit: Im Lauf des 1. Jahres entwickelt es sich vom hilflosen Neugeborenen zu einem Kleinkind, das laufen, selbst essen und schon einige Wörter sprechen kann. Die ersten emotionalen Bindungen und ein fester Tagesablauf haben sich entwickelt und die Eltern bemerken, wie sich eine eigene Persönlichkeit herauszukristallisieren beginnt.

Der folgende Abschnitt beschäftigt sich mit den normalen Abläufen der kindlichen Entwicklung im 1. Lebensjahr. Außerdem finden Sie hier Ratschläge für den Umgang mit Schlafstörungen.

Die normale Entwicklung des Kindes

In den ersten Lebenswochen gehört das erste Lächeln des Babys sicherlich zu den freudigsten Ereignissen für die Eltern. Neugeborene lächeln zwar häufiger, es handelt sich dabei jedoch noch nicht um ein so genanntes soziales Lächeln, das normalerweise erst in der 8. Woche auftritt.

Im Alter von 6 Wochen zeigt der Säugling eine klare Vorliebe für einzelne Familienmitglieder. Lächelt man das Baby an, dann lächelt es zurück und beim Trinken beobachtet es die Mutter genau.

Ein 2 Monate altes Baby lächelt mit dem ganzen Körper: Betritt ein Elternteil das Zimmer, dann strampelt es mit Armen und Beinen und gibt glucksende Laute von sich.

Die Reaktion der Eltern auf das Lächeln des Kindes ist besonders wichtig. Wird das Kind liebkost, zurückgelächelt und umsorgt, fördert man sein Lächeln.

Etwa ab dem 2. Lebensmonat kann der Säugling Menschen von Gegenständen unterscheiden und erkennt die Stimmen seiner Eltern. So kann es sein, dass das Baby schreit, wenn man es bei einem Babysitter lässt, sich aber sofort beruhigt, wenn ein Elternteil das Zimmer betritt und mit ihm spricht.

Im Alter von 3 Monaten kann das Baby etwa 10 bis 15 Minuten lang für sich spielen. Es lässt sich leichter ablenken, sodass es sogar eine Mahlzeit unterbricht um etwas anzuschauen oder anzuhören. Das Kind verbringt viel Zeit damit Gegenstände intensiv zu betrachten: ein Bild, ein Mobile oder seine eigene Hand.

Auch das Gedächtnis des Kindes verbessert sich von Tag zu Tag. Es verbindet bestimmte Tätigkeiten mit einer Belohnung: Schließt die Mutter etwa die Kühlschranktür, dann weiß es, dass es nun etwas zu essen gibt. Das Baby wartet dann kurze Zeit ab, bis die Mutter zu ihm kommt. Verzögert sich ihr Zurückkommen – durch das Klingeln des Telefons –, dann fängt das Kind an zu schreien.

Mit 4 Monaten interessiert sich das Kind viel mehr für seine Umwelt als für sein Essen und die Eltern müssen sich darauf einstellen, dass die Aufnahme der Mahlzeiten länger als gewöhnlich dauert.

Im Alter von etwa 20 Wochen tritt das Baby erneut in eine Entwicklungsstufe ein: Es lächelt sein eigenes Spiegelbild an. Das Spiegelbild lächelt zurück, das Baby findet das aufregend und beginnt zu brabbeln.

Mit etwa 5 Monaten kann das Baby sehr genau zwischen Eltern und Fremden unterscheiden. Es zeigt zum ersten Mal eine gewisse Furcht vor fremden Menschen.

In diesem Alter hat das Kind gelernt Gegenstände zu erkennen und zu finden. Lässt es etwa ein Spielzeug fallen, dann wird es versuchen dies wieder zu finden. Oder das Baby spielt mit einem Stofftier, legt es beiseite und befasst sich später wieder damit.

Ein 6 Monate altes Kind ist die Hälfte der Wachstunden über aktiv.

Flaschenkinder wollen nun die Flasche selbst halten, manche können auch schon aus einem Becher trinken.

Bei der Ernährung des Säuglings können die Eltern nun bereits zu fester Nahrung übergehen. Jetzt ist das Baby nicht mehr damit zufrieden von seiner Mutter gefüttert zu werden: Es nimmt selbst Teile des Essens in die Hand und steckt sie sich in den Mund oder befördert sie an andere Orte, die ihm gerade in den Sinn kommen.

Die verbesserten motorischen Fähigkeiten machen das Kind mit 7 Monaten etwas unabhängiger. Es möchte seine Fähigkeiten ausprobieren, aber nur in Anwesenheit eines Elternteils. Es kann sein, dass das Baby sofort zu schreien beginnt, wenn die Eltern den Raum verlassen. Ein Kind, das zuvor stets friedlich in seinem Laufstall spielte, fängt nun an zu rebellieren, bis die Mutter im Zimmer bleibt.

Kinder diesen Alters nehmen alles in den Mund. Große Freude bereitet das Lutschen an Fingern, Daumen und auch Zehen. Beim Essen greift das Baby schon nach einem Löffel.

Mit 8 Monaten hängt das Kind ganz deutlich an dem Elternteil, der sich am meisten mit ihm beschäftigt – normalerweise die Mutter. Jetzt tritt oft eine Trennungsangst zu Tage, sodass die Mutter nicht einmal das Zimmer verlassen kann ohne das Kind in Panik zu versetzen. Das Baby, das früher keine Scheu vor Fremden zeigte, fürchtet sich nun sogar vor Nachbarn oder Großeltern. Möglicherweise beginnt das Kind zu weinen, wenn der ihm wohl vertraute Babysitter erscheint. Diese Reaktion gehört zur normalen Entwicklung und ist nicht beunruhigend. Die Eltern sollten das Kind in den Arm nehmen und ihm die Sicherheit vermitteln, dass sie bald wieder zurück sein werden. Um sich eine Vertrauensbasis zu schaffen dürfen sie sich niemals einfach davon schleichen, sondern müssen dem Kind immer mitteilen, dass sie gehen, aber bald wieder zurückkommen.

Im Alter von 9 Monaten ist das Kind in der Lage sich zu langweilen. Der Grund dafür ist sein besser entwickeltes Gedächtnis. Das Baby ist immer auf der Suche nach neuen Anregungen und ein Spiel, das im letzten Monat noch große Freude bereitete, ist nun uninteressant.

Zur weiteren Entwicklung gehören Unsicherheit und sogar Ängste. Wenn die Mutter den Staubsauger einschaltet beginnt das Baby zu schreien. Das sonst so geliebte Bad wird aus Angst gemieden. Mit etwas Geduld und Verständnis können diese Ängste innerhalb eines Monats überwunden werden – sie sind Teil einer normalen Entwicklung.

Ein 10 Monate altes Kind kann zwei kleine Gegenstände in einer Hand tragen.

In dieser Zeit kommt die Identität des Kindes innerhalb der Familie deutlicher zum Vorschein. Es kann seine jeweilige Stimmung besser zum Ausdruck bringen: Schimpft man mit ihm, dann macht es ein trauriges Gesicht, lobt man es, dann strahlt sein Gesicht. Das Kind leckt sich über die Lippen, wenn ihm etwas besonders gut geschmeckt hat oder freut sich, wenn es eine vertraute Person wiedersieht.

In diesem Alter fängt das Kind an »Nein« zu sagen. Es entwickelt einen Sinn für seinen Besitz und unterscheidet zum ersten Mal zwischen seinen Spielsachen und denjenigen seiner Geschwister.

Nachahmung spielt eine große Rolle bei den Lernprozessen des Kindes. Bei den Mahlzeiten versucht das Baby jetzt der Mutter kleine Bissen zu füttern und ihr danach den Mund abzuwischen.

Obwohl sich das 11 Monate alte Baby nicht immer kooperativ verhält, sucht es doch die Anerkennung seiner Eltern. Es testet jedoch trotz allem seine Grenzen aus. Wenn die Eltern das Kind zu Bett gebracht haben, kann es sein, dass es alle 5 Minuten nach ihnen ruft. Gleichzeitig werden Aufforderungen seitens der Eltern stets mit einem »Nein« quittiert. Mit diesem »Nein« kann allerdings oft auch »Ja« gemeint sein.

Diese Trotzphase verstärkt sich noch bis zum 12. Monat. Manche Kinder haben Wutanfälle und die Eltern sollten sich auf starke Opposition einstellen (→ Wutanfälle und Atem anhalten, S. 92). Naturgemäß verringert sich der Appetit und aus einem guten »Esser« kann plötzlich ein wählerisches Baby werden. Diese Weigerung kann sich auch aufs Zubettgehen erstrecken. In diesem Alter sind Schlafstörungen nichts Ungewöhnliches.

Wenn die Eltern der Meinung sind, dass sich ihr Kind nicht altersgemäß entwickelt oder sie mit dem Verhalten des Kindes nicht mehr klarkommen, sollte ein Kinderarzt zu Rate gezogen werden.

Schlafgewohnheiten

Viele Eltern fühlen sich von den Schlafgewohnheiten ihres Kindes irritiert. Wie bei Erwachsenen sind auch bei Kindern die Schlafbedürfnisse recht unterschiedlich: die einen brauchen wenig, die anderen mehr Schlaf. Die Schlafphasen von Babys sind nicht sehr lang. Neugeborene schlafen oft nur sehr kurz und haben dann wieder eine Wach- und Schreiphase. Sie kennen den Unterschied zwischen Tag und Nacht nicht. Viele junge Eltern wissen nicht, wie sich die Schlafunterbrechungen auf ihr Leben auswirken können.

Der Schlaf ist in aktive und ruhige Schlafphasen unterteilt. Unter »REM« (rapid eye movements = schnelle Augenbewegungen) versteht man eine oberflächlichere Schlafphase mit Träumen. Während der REM-Phase kann das Baby leicht aufgeweckt werden. In diesem leichten Schlaf strampeln, saugen und glucksen die Babys: Das ist in den ersten Monaten normal, weil Neugeborene viel mehr diesen leichten Schlaf aufweisen als Zeiten des ruhigen Tiefschlafs. Je älter ein Kind aber wird, desto länger werden auch die Tiefschlafphasen.

Oft werden die Eltern gefragt, »Schläft das Baby nachts schon durch?« Und viele Eltern machen sich Sorgen, wenn dies noch nicht der Fall ist. Dabei gibt es einen ganz einfachen Grund für die ruhelosen Nächte: in den ersten Monaten ist der Magen des Säuglings noch so klein, dass man mindestens mit 2 Mahlzeiten pro Nacht rechnen muss. Unter nächtlichem Durchschlafen des Säuglings versteht man etwa 5 bis 6 Stunden Schlaf am Stück, zum Beispiel von Mitternacht bis 6 Uhr morgens. Etwa mit 3 Monaten kann man damit rechnen, dass ein Baby durchschläft. Im gesamten 1. Lebensjahr wird es für die Eltern viele schlaflose Nächte aufgrund von Zahnen, Krankheit oder Albträumen geben.

Denken Sie daran: Der Säugling sollte auf der Seite oder dem Rücken schlafen, denn die Bauchlage gehört zu den Risikofaktoren für den plötzlichen Kindstod (S. 69).

Viele Eltern quälen sich auch mit dem Zubettbringen. Meist hilft schon, von Anfang an kleine Abendrituale einzuführen. Im Folgenden ein paar Tipps, mit denen Sie Ihr Baby beruhigen und leichter zu Bett bringen können:

- Das Baby hat während des Tages ausreichend Anregung gehabt, sodass es am Abend keinen Reizen mehr ausgesetzt werden sollte. Etwa 1 Stunde vor der Schlafenszeit sollte damit begonnen werden, das Baby zu beruhigen.
- Schöne Abendrituale sind etwa das Singen von Schlafliedern oder das Vorlesen von Gute-Nacht-Geschichten.
- Manche Babys werden durch ein Bad ruhiger, andere allerdings auch stimuliert.
- Zur Beruhigung eignet sich auch, das Baby auf dem Arm hin- und her zu wiegen.
- Ruhige Klänge wie etwa leise Hintergrundmusik oder Naturklänge helfen auch beim Einschlafen.
- Ein Nachtlicht im Kinderzimmer kann dem Baby beim Entspannen helfen.
- Manche Babys werden gern vor dem Zubettgehen gewickelt, viele aber auch nicht.
- Es gibt auch Babys, die im Bett der Eltern besser einschlafen können. Sie können dabei ihre Schlafgewohnheiten anscheinend besser organisieren.

Die Aufgabe der Eltern besteht darin herauszufinden, welche Faktoren einen Einfluss auf die Schlafgewohnheiten ihres Kindes ausüben. Und sie müssen sich in Zeit und Geduld üben, die es braucht, um die oft sehr unterschiedlichen Bedürfnisse von Eltern und Kind in Einklang zu bringen.

Verhältnis zu Geschwistern

Wenn das Baby Geschwister hat, kann es sich glücklich schätzen. Über die Rivalität unter Geschwistern, also die Eifersüchteleien der älteren Geschwister gegenüber dem Neugeborenen (S. 105) wurde schon viel geschrieben. Wie steht es aber mit dem Verhältnis des Neugeborenen gegenüber seinen älteren Geschwistern?

Natürlich ist es für den Säugling nicht immer leicht, mit den älteren Geschwistern auszukommen: Wenn das Baby aktiver wird, dann wird es nicht nur einmal geschubst und geärgert. Andererseits bereitet es dem 5 Monate alten Baby eine große Freude, wenn die älteren Kinder mit ihm spielen. Das Spielen mit älteren Kindern ist für das Baby eine so große Belohnung, dass es dafür sogar einige Grobheiten einsteckt. Natürlich sollten die Eltern das Spiel überwachen, damit es für das Baby nicht gefährlich wird.

Außer der Freude einen Spielgefährten zu haben, profitiert das Baby von diesem Zusammensein mit älteren Kindern auch in geistiger und sozialer Hinsicht. Das Kind lernt dadurch Selbstschutz, Vorstellungsvermögen und den Umgang mit anderen. Es entwickelt sich außerdem eine liebevolle Bindung zwischen den Kindern.

Die Eltern brauchen keine Schuldgefühle zu haben, wenn das zweite oder dritte Kind nicht die ungeteilte Aufmerksamkeit des ersten Kindes erhält.

Das erste Kind hatte dafür nicht die Freude mit älteren Geschwistern. Es wird die Zeit kommen, in der das Baby seinen Bruder oder seine Schwester der Mutter vorzieht und viel eher den Aufforderungen der Geschwister Folge leistet, während es die Anweisungen seiner Eltern ablehnt.

Die Eltern sollten darauf achten, dass die älteren Geschwister in die Pflege des Babys mit einbezogen werden. Außerdem sollten sie ihnen immer wieder ihre ungeteilte Aufmerksamkeit zukommen lassen. Die älteren Kinder müssen begreifen, dass die Eltern sie genau so mögen wie das Baby.

Oft tritt nach 2 Monaten ein so genannter »Tiefpunkt« in den familiären Beziehungen ein: Das Baby ist nichts »Neues« mehr und die vielen Helfer der ersten Stunde sind wieder verschwunden. Die Eltern machen sich Gedanken über die neue Verantwortung und ihre Pflichten, die durch die Ankunft des Babys auf sie zukommen. Gegen diese veränderte Lebenssituation lehnen sich die Geschwister nun auf und die Eltern finden es zumeist noch schwieriger, etwas zu planen.

Die Eltern sollten ihre Gefühle einander mitteilen. Mit der Zeit werden sich auch die Schlafgewohnheiten des Babys an die der Eltern anpassen und alles wird früher oder später wieder in geordneten Bahnen verlaufen.

Das Geschwisterverhältnis wird jedoch nicht immer glatt verlaufen: Mit 9 Monaten haben viele Babys Probleme, mit ihren Geschwistern auszukommen, die sie einige Wochen zuvor noch abgrundtief bewunderten. In diesem Alter sind Babys damit beschäftigt, ihre eigenen Unsicherheiten und Ängste in den Griff zu bekommen. Ältere Geschwister, die ihre Überlegenheit zeigen wollen, sind dann einfach zu viel, doch auch diese Phase geht vorüber.

Die Ernährung des Säuglings

Ist Flaschen- oder Muttermilch das Beste für das Kind? Wann soll das Baby abgestillt werden? Wann wird auf feste Nahrung umgestellt? Im folgenden Abschnitt wollen wir Ihnen Antworten auf diese Fragen geben.

Ernährungsempfehlungen

Im 1. Lebensjahr kann das Kind sein Geburtsgewicht verdreifachen. Schon deshalb spielt seine richtige Ernährung eine große Rolle.

In den ersten Monaten besteht die Nahrung des Säuglings ausschließlich aus Flaschen- oder Muttermilch. Dabei gilt: Kondens- und reine Kuhmilch eignen sich nicht als Anfangsnahrung für Säuglinge. Kuhmilch mit 3,5 Prozent Fettgehalt (Vollmilch) ist erst ab dem 7. Monat erlaubt. Eltern sollten, wenn Stillen nicht in Frage kommt, auf die industriell gefertigten Säuglingsmilchanfangsnahrungen zurückgreifen. Sie entsprechen den Richtlinien für Säuglingsanfangsnahrung und Folgenahrung und garantieren, dass sie während der ersten 4 bis 6 Lebensmonate allen Ernährungsbedürfnissen des Säuglings gerecht werden.

Bei warmem Wetter kann man dem Säugling häufiger zu trinken geben, um den Durst zu stillen. Allgemein sind zusätzliche Gaben von Vitaminen oder Wasser nicht nötig. Im Zweifel sollte der Kinderarzt befragt werden.

Die Häufigkeit der einzelnen Mahlzeiten ist von den Bedürfnissen des Kindes und der gewählten Ernährungsmethode abhängig.

Im Alter von 1 bis 3 Monaten benötigt das Kind zwischen 5 und 6 Mahlzeiten täglich, alle 3 Stunden eine, in der Nacht können die Abstände zwischen den Mahlzeiten größer sein. Je älter das Kind wird, desto weniger Mahlzeiten benötigt es. Ein 5 Monate altes Kind braucht noch 4 bis 5, mit 9 Monaten nur noch 3 Milchmahlzeiten. Jedes Baby ist jedoch anders und Unterschiede im Trinkverhalten sind normal.

Gestillte Kinder brauchen häufigere Mahlzeiten, da die Muttermilch besonders gut verdaulich ist. Zudem wird durch das häufigere Stillen die Milchproduktion angeregt. In den ersten 3 Monaten wollen viele Babys nicht nur zur Nahrungsaufnahme, sondern auch zur Beruhigung gestillt werden.

Die Frage, wann man von Anfangsnahrung bzw. Stillen auf feste Nahrung umstellen soll ist nur schwer zu beantworten. Vom ernährungswissenschaftlichen Standpunkt aus gesehen erhält das Kind in den ersten 6 Monaten mit der Muttermilch alles was es braucht. Es gibt jedoch Ärzte, die den Eltern empfehlen, ihr Kind, besonders wenn es die Flasche bekommt, bereits nach 4 Monaten auf feste Nahrung umzustellen. Fordert das Kind eher mehr als weniger Milchmahlzeiten, dann ist wahrscheinlich der Zeitpunkt für eine Nahrungsumstellung auf Folgenahrung gekommen.

Vor der Umstellung auf Folgenahrung sollte jedoch der Kinderarzt zurate gezogen werden. Er kann sagen, ob das Kind ausreichend entwickelt ist um feste Nahrung zu vertragen. Mehrere Monate ist z. B. die Entwicklung von Nerven und Muskeln ausschließlich auf Saugen und Flüssigkeitsaufnahme ausgerichtet. Das Kind kann erst auf Folgenahrung umgestellt werden, wenn es in der Lage ist, einen Löffel zu erkennen und seine Zunge und sein Schluckmechanismus auf feste Nahrung reagieren können: Dies ist meistens mit 6 Monaten der Fall.

Vor dem 4. bis 6. Monat ist der Magen-Darm-Trakt des Babys nicht in der Lage feste Nahrung richtig aufzunehmen. Hinzu kommt, dass das Baby bei den Mahlzeiten noch nicht sitzen und seinen Kopf aufrecht halten kann.

Viele Kinderärzte empfehlen zur Umstellung eine so genannte Beikost. Hierbei beginnt man, meist Anfang des 5. Monats mit der Zufütterung von Karottenmus. Zunächst werden nur wenige Löffel zur Mittagmahlzeit zugegeben, dann steigert man die Menge innerhalb von 14 Tagen auf ca. 100 g. Die übliche Flasche (Stillen) wird dann zugegeben. Danach wechselt man auf einen Karotten-Kartoffelbrei um. Dabei werden bis 150 g pro Mittagmahlzeit zugefüttert. Wenn dies gegen Mitte des 5. Monats erreicht ist, beginnt man mit der Zufütterung von Fleisch in Form von Breikost. Statt Fleisch kann auch wöchentlich ein hartgekochtes Eigelb in den Karotten-Kartoffelbrei gemischt werden. Vom 6. Monat an gehört Fleisch regelmäßig zum Speiseplan, es kann aber auch Leber oder Fisch gegeben werden. Im 6. Monat wird erstmals ein Milchbrei gefüttert, und zwar ein Vollmilch-Getreidebrei. Dieser Brei wird stufenweise eingeführt, und zwar als Abendmahlzeit. Es gibt »Gute-Nacht-Brei« im Handel, der bis zu 200 g gesteigert werden kann.

Gegen Ende des 6. Lebensmonats bekommt das Kind also etwa 500 ml Säuglingsmilch am Tag verteilt auf 2 bis 3 Mahlzeiten, mittags einen Karotten-Kartoffel-Fleischbrei und abends einen Vollmilch-Getreide-Brei.

Im Laufe des 7. Monats kann eine weitere Flaschenmahlzeit wegfallen. Stattdessen füttert man einen Brei. Da spätestens jetzt 4 Mahlzeiten am Tag ausreichen, wird eine Nachmittagsflasche durch einen milchfreien Getreide-Obst-

Brei ersetzt. Mehr als 500 ml Milchnahrung sind nämlich im 2. Lebenshalbjahr nicht zu empfehlen. Wichtig ist also, dass die Getreide-Frucht-Breie milchfrei sind. Einige enthalten Früchte, andere kann man mit selbst gemachten Obstmus (Banane) zusätzlich verfeinern. Die Menge kann man langsam steigern, bis sie schließlich etwa 220 g beträgt. Auf diese Weise wird die Nachmittagsflasche ersetzt.

Mit 8 Monaten wird der Ernährungsplan, wie er bis zum Ende des 7. Monats schrittweise aufgebaut wurde, beibehalten und weiter ausgebaut. Nur die Mengen der Mahlzeiten ändern sich. Zu diesem Zeitpunkt wird aber noch auf die Zufütterung so genannter »Juniorkost« verzichtet, weil sie gröber und auch salzhaltiger ist.

Ab dem 10. bis 12. Monat wird schrittweise auf die Ernährung des Kleinkindes übergegangen, die aus 2 Haupt- und 2 Zwischenmahlzeiten besteht. Anstelle der Flasche wird die Nahrung anfangs noch aus dem Becher gelöffelt, schließlich daraus getrunken. Neben flüssiger und fester Kost wird jetzt auch feste Nahrung gereicht. Bereits im 8. und 9. Monat lieben Kinder es, auf weichen Brotrinden herumzukauen oder daran zu lutschen. Jetzt können sie zurechtgeschnittene kleine Brotstückchen mit Butter und Wurst essen. Auch sonst wird die Ernährung immer mehr den Gepflogenheiten der Familie angepasst.

Lebensmittel, an denen das Baby ersticken kann, dürfen nicht gegeben werden. Dazu gehören etwa Weintrauben, Popcorn, Nüsse, Rosinen und rohe Karottenstücke.

Hier noch einige allgemeine Regeln:
- Neue Lebensmittel sollten in dem Maße eingeführt werden, wie sie das Kind verträgt.
- Gewürze – vor allem Salz – und mit Zucker hergestellte Desserts sollten vermieden werden – nutzen Sie die natürliche Fruchtsüße.
- Das Baby darf nicht zum Essen gezwungen werden. Wenn es die Nahrung ausspuckt, seine Hand über den Mund legt, seinen Kopf abwendet oder nervös hin und her zappelt, hat es keinen Appetit mehr.
- Wenn Sie industriell gefertigte Kindertees benutzen achten Sie darauf, dass diese Tees ungezuckert sind. Außerdem sollte das Kind trinken und dann die Flasche absetzen. Lassen Sie das Kind nicht zur Beruhigung an der Flasche nuckeln. Wenn Sie Tees selbst kochen, süßen Sie diese nicht. Zucker kann zu Karies führen.
- Noch ein wichtiger Hinweis: Lassen Sie das Kind niemals unbeaufsichtigt Nahrung zu sich nehmen.

Zusätzliche Vitamin- und Mineralienzufuhr

Ernährungsart	Eisen	Vitamin D	Fluorid	Sonstige
Mutter-milch	Zusätzliches Eisen als Nahrungser-gänzung oder ein mit Eisen angereichertes Getreideprodukt nach dem 6. Monat	Bei zu wenig Sonne kann eine Nahrungs-ergänzung nötig sein	Je nach Fluoridgehalt des Wassers kann eine Nahrungser-gänzung not-wendig sein	Keine
Säuglings-anfangs-nahrung	Enthält das Produkt kein Eisen, dann ist ab dem 4. Monat eine Ergänzung notwendig	Keine Ergänzung erforderlich	Je nach Fluorid-gehalt des Wassers ist für Kinder, die Fertigprodukte oder Produkte in Pulverform erhalten, eine Ergänzung emp-fehlenswert	Keine
Vollmilch plus feste Nahrung (nach dem 1. Jahr)	Zusätzliches Eisen als Nahrungser-gänzung oder ein mit Eisen ange-reichertes Getrei-deprodukt ist erforderlich	Keine Ergänzung erforderlich	Ergänzung eventuell empfehlenswert	Keine

Aus »*Mayo Clinic Diet Manual*«, 7. Ausgabe, 1994. Mit Genehmigung der Mayo Foundation.

Ernährungsprobleme

Im 1. Lebensjahr sollte der Kinderarzt aufge-sucht werden, wenn:
- das Baby nicht richtig wächst,
- zu viel an Gewicht zunimmt,
- Koliken hat,
- unter Verstopfung oder Durchfällen leidet.

Oft hilft es schon, die Nahrung (das Produkt) zu wechseln bzw. die Menge zu ändern.

Unterernährung
Ein Baby, das nicht genug zu essen bekommt, nimmt nicht planmäßig an Gewicht zu, ist häu-fig nervös und schreit oft. Aufgrund des Fett-mangels kann es außerdem unter Verstopfung und trockener, runzliger Haut leiden (→ Feh-lende Gewichtszunahme, S. 63).

Die Mehrzahl der gestillten Kinder erhält genügend Nahrung. Es kann jedoch sein, dass das Kind nicht richtig saugt und somit nicht ausreichend Nahrung aufnimmt. Dieses Prob-lem ist aber oft nur vorübergehend und die meisten Mütter können weiterhin stillen. Emp-fehlungen zum richtigen Stillen erteilen Kin-derärzte, Hebammen und Stillgruppen.

Flaschenkindern, die nicht genügend Nah-rung aufnehmen, kann oft geholfen werden, indem man das Saugerloch vergrößert und die Anzahl der Mahlzeiten erhöht.

Bleiben diese Maßnahmen erfolglos, muss der Kinderarzt herausfinden, ob eine Grunder-krankung Ursache für die Unterernährung ist.

Überernährung
Babys, die zu viel oder zu oft gefüttert werden, spucken oder erbrechen oft. Weitere Symptome sind: übermäßige Gewichtszunahme, Reizbar-keit, Unruhe, Bauchschmerzen und Blähungen.

Anders als Erwachsene hören Babys meist auf zu essen, wenn sie satt sind. Die Überer-nährung kann jedoch gefördert werden, indem die Eltern dem Kind jedes Mal die Flasche ge-ben, sobald es schreit, es zum Essen zwingen oder es mit Nahrung belohnen.

Kapitel 3

Die Kindergartenjahre: 1. bis 5. Lebensjahr

Inhalt

Die Zeit vergeht schnell

Wahrscheinlich kommt es den meisten Eltern so vor, als ob sie ihr Kind erst gestern zum ersten Mal im Arm gehalten hätten. Nach 9 langen Monaten des Wartens übergab ihnen der Arzt ein winziges, hilfloses Energiebündel, von dem noch keiner wusste, was aus ihm einmal werden würde.

Mit jedem Tag wurde ein kleiner Teil des Rätsels gelöst: die dunklen Haare des Vaters, die Augen der Mutter, eine Vorliebe für Reis und Obst oder eine Abneigung gegen Haferflocken und Gemüse. Schritt für Schritt wurden die Eltern mit den Eigenarten ihres Neugeborenen vertraut gemacht.

Am ersten Geburtstag haben die Eltern dann schon eine klarere Vorstellung von der Persönlichkeit ihres Kindes. In nur 365 Tagen – eine Zeit, in der sich Vater und Mutter äußerlich kaum verändert haben – hat das Kind geradezu phänomenale Veränderungen durchgemacht. Im vorliegenden Kapitel werden die Veränderungen behandelt, die zwischen dem 1. und 5. Lebensjahr stattfinden.

Als Eltern eines Kleinkinds beschleicht einen schon mal der sehnliche Wunsch Dauerurlaub zu beantragen: Es sind Jahre, in denen ihnen viel abverlangt wird. Das Kleinkind stellt hohe Anforderungen an die Kraft und Energie seiner Eltern: Einerseits hat es schon den Wunsch alles selbst zu machen, andererseits kann es nicht ohne die Sicherheit der Familie leben. Es ist daher weder mit sich selbst noch mit seinen Mitmenschen im Reinen.

Zu den behandelten Themen zählen: Trotzphase, Ängste vor Monstern, die sich unter dem Bett verstecken, Wutanfälle, Erziehung zur Sauberkeit und die Entdeckung der kindlichen Sexualität.

Aus dem 1-jährigen Kind, das gerade mal einen Wortschatz von einigen Wörtern hat, wird das 2-Jährige, das stolz das ABC aufsagen kann und dann das 3-Jährige, das sich bereits unterhalten kann.

Für die Eltern ist diese explosionsartige Entwicklung der Sprache eine aufregende Erfahrung, genau wie die Entschlossenheit, mit der viele Kinder in diesem Alter an eine neue Aufgabe herangehen. Selbst ein sehr temperamentvolles 2-jähriges Kind wird mit Ausdauer und Geduld ein neues Spielzeug oder eine neue Aufgabe erkunden, bevor es aus Frust und Enttäuschung einen Wutanfall bekommt.

Das Kapitel beschäftigt sich mit den alltäglichen Problemen wie zum Beispiel der Erziehung zur Sauberkeit, häufige Erkältungen und Infektionen und der allgemeinen Pflege.

Ein großer Abschnitt ist der psychosozialen Entwicklung in dieser Altersgruppe gewidmet. An anderer Stelle in diesem Buch (vorwiegend in Teil IV, → Krankheiten und Erkrankungen) werden die häufigsten Erkrankungen in dieser Altersgruppe beschrieben.

Die Quintessenz dieses Kapitels könnte lauten: »Genießen Sie diese Jahre, sie sind etwas Besonderes.« Es wird zwar endlos scheinende Tage geben, an denen sich das Leben der Eltern scheinbar nur um Wutanfälle und Erziehung zur Sauberkeit dreht, doch diese Zeit ist nur allzu schnell vorüber.

Fragt man Eltern mit älteren Kindern, dann werden auch sie zur Antwort geben: »Schade, dass diese Jahre vorüber sind.«

Wachstum und Entwicklung

Das Kind mit 1 Jahr

Die rasche Gewichtszunahme im 1. Lebensjahr verlangsamt sich im Laufe des 2. Jahres auf etwa 2,5 bis 3 kg. Das Kind durchläuft zahlreiche körperliche Veränderungen und entwickelt sich vom zunächst noch sehr unbeholfenen Baby zu einem schlankeren, muskulöseren Kleinkind mit zunehmenden motorischen Fähigkeiten.

Dies ist eine aufregende Zeit sowohl für die Eltern wie auch für das Kind. Mit 1 Jahr beginnt das Kind zu sprechen und zu laufen. Diese Fähigkeiten – in Verbindung mit Eigenwille und Unabhängigkeitssinn – machen das Kind zu einem Forschergeist.

Mit 1 Jahr verfügt es zwar noch über einen kleinen Wortschatz, versteht jedoch schon sehr viel. Dieser so genannte passive Wortschatz stellt die Grundlage für die explosionsartige Sprachentwicklung im 2. und 3. Lebensjahr dar. Mit 18 Monaten verwendet das Kind nur etwa 10 Wörter, doch innerhalb eines Jahres entwickelt sich daraus ein beträchtlicher Wortschatz und es kann bereits schon einfache Sätze bilden.

In diesem Alter ist das Kind ständig auf Entdeckungsreise: Alles wird angefasst, in die Hand genommen und in den Mund gesteckt, überall wird hinaufgeklettert, jeder Papierkorb wird umgestülpt und jede Schublade geleert. Sicherheit ist jetzt erstes Gebot und das Zuhause muss kindersicher gestaltet werden (S. 99).

Das Kind mit 2 Jahren

Mit 2 Jahren beginnen die meisten Kinder sich verbal mitzuteilen: Sie können zum Beispiel ihren eigenen Namen und die Bezeichnungen alltäglicher Gegenstände nennen. Sie bilden Sätze, die aus 2 bis 4 Wörtern bestehen und führen schon kurze Unterhaltungen.

Mit 2 Jahren ist die Zeit des Neinsagens angebrochen. Auch Wutanfälle – oft aus Enttäuschung – sind an der Tagesordnung (→ Wutanfälle und Atem anhalten, S. 92).

Die meisten 2-Jährigen spielen nicht aktiv mit anderen Kindern, sondern beschäftigen sich in Gesellschaft Gleichaltriger mit sich selbst. Im Alter von 3 Jahren zeigt das Kind schon mehr Sozialverhalten.

2-Jährige sind großartige Imitatoren: Was die Eltern auch tun, es wird nachgeahmt. Fegt die Mutter mit einem Besen das Haus, ahmt sie das Kind mit einem Spielzeugbesen nach.

Das Kind mit 3 Jahren

Mit 3 Jahren ist das Kind schon koordinierter als mit 2 Jahren. In diesem Alter können die meisten Kinder eine Treppe hinaufsteigen – einen Fuß um den anderen. Mit dem Hinuntersteigen klappt es meist erst mit 4 Jahren. 3-Jährige können auch schon kurz auf einem Bein balancieren.

Wortschatz und Aussprache werden ständig verbessert. Ein 3-jähriges Kind kennt sein Alter und Geschlecht und kann einfache Zeichnungen grob nachahmen. In diesem Alter werden die Eltern besonders geliebt und imitiert.

Die Identifizierung mit diesen Rollenmodellen ist wichtig für die Entwicklung des Charakters.

Wachstumsstörungen

Kleinkinder unterscheiden sich in Größe und Gewicht oft erheblich. Wachstumskurven zeigen, dass sich die Kinder im unteren, mittleren oder oberen Bereich bewegen können. Die Größe wird oft vererbt: Sind die Eltern groß, dann ist das Kind sehr wahrscheinlich auch groß. Kinder kleiner Eltern sind oft klein. Meistens bewegen sich Körpergröße und Gewicht der Kinder im mittleren Bereich (→ Wachstums- beziehungsweise Gewichtskurve, S. 117).

Wie kann man also feststellen, ob sich das Kind normal entwickelt?

Fehlernährung
Die Zahl der übergewichtigen Kinder nimmt in Deutschland stetig zu. Laut aktueller Umfragen (Kieler Institut für Humanernährung und Lebensmittelkunde) sind 23 Prozent der Schulanfänger übergewichtig und 8 bis 12 Prozent »richtig dick«. Mangelernährung ist hierzulande eher selten, kann aber die Folge von Erkrankungen wie zum Beispiel → Mukoviszidose, S. 720, und einheimischer Sprue (→ Malabsorptionserkrankungen, S. 770) sein.

Hormonelle Störungen
Manchmal produziert die Hirnanhangs- oder Schilddrüse zu wenig oder zu viel Hormone, sodass Wachstumsstörungen auftreten können. Zu diesen seltenen Störungen gehören Zwerg- und Riesenwuchs (→ Erkrankungen der Hirnanhangdrüse, S. 941) und → Schilddrüsenunterfunktion, S. 948.

Chronische Erkrankungen
Bei Kindern mit → angeborenen Herzerkrankungen, S. 51, → chronischem Nierenversagen, S. 854, und → Blutarmut, S. 956, kann das Wachstum ebenfalls beeinträchtigt sein.

Was kann man tun?
Bei Verdacht auf eine Wachstumsstörung sollte das Kind zum Arzt gebracht werden. Je nach körperlichem Befund müssen diagnostische Tests einschließlich Bluttests und Röntgenuntersuchungen durchgeführt werden.

Die Behandlung richtet sich nach der jeweiligen Störung. Einem übergewichtigen Kind wird wahrscheinlich eine Diät verordnet, während bei einem unterernährten Kind eine kalorienreiche Nahrungsergänzung und eventuell sogar ein Krankenhausaufenthalt erforderlich sind.

Bei Wachstumsstörungen, die auf einen Hormonmangel zurückzuführen sind, können Injektionen des fehlenden Hormons hilfreich sein.

Das Kind mit 4 Jahren

Mit 4 Jahren können sich Kinder auch gegenüber Fremden verständlich ausdrücken. Sie beherrschen inzwischen die wesentlichen Wörter ihrer Muttersprache und ihre Sätze werden zunehmend komplexer.

In diesem Alter besitzt das Kind eine überaus lebhafte Fantasie. Gleichzeitig verschwimmen die Grenzen zwischen Wirklichkeit und Fantasiewelt häufig. Es dauert eine Weile, bis das Kind lernt die reale Welt und seine eigene Vorstellung von ihr zu unterscheiden.

Nicht selten entwickeln Kinder in diesem Alter auch Ängste vor dem Tod, z. B. wenn sie den Tod eines Familienmitgliedes miterleben, vor Tieren und vor der Dunkelheit.

Das Kind mit 5 Jahren

Mit 5 Jahren können die Kinder auf einem Bein hüpfen und springen, einfache Figuren wie Dreiecke nachzeichnen und sie bauen ihre Sprachfähigkeiten weiter aus.

Kinder diesen Alters haben schon die Koordinationsfähigkeit ausgebildet, um schreiben zu können und viele versuchen sich schon darin. Es ist auch keine Seltenheit, dass 5-Jährige schon vor ihrem ersten Schultag mit dem Lesen beginnen.

Ihr Kind ist nun schon eine eigene Persönlichkeit. Wenn es die Wahl hat mit Ihnen oder einem Freund den Nachmittag zu verbringen wird es sich – im Gegensatz zu jüngeren Kindern – für den Freund entscheiden.

Erkrankungen im Vorschulalter

Wie kann man unterscheiden, ob die Nervosität eines 1-Jährigen krankheitsbedingt oder eine Laune ist? Ist es normal, wenn ein Kleinkind häufig erkältet ist? Wie kann man ein widerspenstiges, 3-jähriges Kind zur Sauberkeit erziehen? Und wie soll man auf die täglichen Wutanfälle eines 2-Jährigen reagieren?

Dies sind nur einige der am häufigsten gestellten Fragen, die Eltern bewegen. Nachfolgend werden die meisten davon beantwortet.

Krankheitssymptome

Wie viele Eltern bestätigen können, sind Kleinkinder erstaunlich oft krank. Es gibt Monate, in denen nur zwischen Wohnung und Kinderarzt hin- und hergependelt wird. Kaum ist eine Ohrinfektion abgeheilt, kündigt sich schon eine Erkältung an und ehe man sich versieht, sitzt man schon wieder im Wartezimmer.

Die meisten Eltern sind sehr besorgt, wenn ihr Kind anscheinend jedem Virus zum Opfer fällt. Sie fragen sich, ob irgendetwas nicht stimmt, ob vielleicht sogar eine ernste Grunderkrankung die Ursache für das häufige Kranksein ist.

Fast immer sind diese Befürchtungen grundlos. Wenn das Kind aktiv ist und an Gewicht zunimmt, ist es meist auch gesund. Es ist eine Tatsache, dass Kleinkinder anfällig für Erkältungen, Ohrinfektionen und auch Magen-Darm-Viren sind. Das Immunsystem des Kindes muss vielen Erregern ausgesetzt werden, bevor es eine eigene Resistenz entwickeln kann. Kleinkinder achten beim Spielen mit Gleichaltrigen natürlich nicht darauf, sich keine Erreger einzufangen. Ist ein 4-jähriges Kind erkältet, wird es seinen angeknabberten Keks trotzdem seinem Freund anbieten.

Kein Wunder also, dass ein Kleinkind durchschnittlich 7- bis 8-mal im Jahr erkältet ist und 2 bis 3 Magen-Darm-Grippen durchmacht. Kleinkinder werden mit einer Krankheit oft besser fertig als Erwachsene: So gelten zum Beispiel die Windpocken im Kindesalter als relativ harmlose Erkrankung, bei Erwachsenen sind sie um einiges gefährlicher. Manche Krankheiten gehören also einfach zum Wachstum mit dazu.

Neben den häufigen Erkrankungen sorgen sich die Eltern auch, ob sie überhaupt rechtzeitig erkennen, wenn ihr Kind krank ist. Im Gegensatz zu älteren Kindern können sich 1-Jährige nicht verbal mitteilen, wenn sie sich unwohl fühlen.

Ein 5-jähriges Kind kann den Eltern zwar mitteilen, dass es krank ist, nähere Angaben kann es aber sicher nicht machen.

Bestimmte Erkrankungen treten bei Kindern – wie auch bei Erwachsenen – saisonbedingt auf: Im Winter gehäuft Erkältungen, Ohrinfektionen, Krupp und → Grippe, S. 1065, im Frühjahr Windpocken und Hirnhautentzündung und im Spätsommer oder Herbst bestimmte Virusinfektionen.

Im Folgenden werden einige Symptome beschrieben, die bei der Entscheidung, ob das Kind krank ist, hilfreich sein können. Man sollte jedoch daran denken, dass die Intuition der Eltern durch nichts zu ersetzen ist, denn vielfach merken die Eltern, dass mit ihrem Kind etwas nicht stimmt noch bevor irgendwelche Symptome oder Fieber auftreten. Liegen keine eindeutigen Symptome vor, sollte man auf seinen Instinkt vertrauen, der einen oft das Richtige tun lässt.

Fieber

Unter Fieber versteht man eine Körpertemperatur von mehr als 38 °C (→ Fieber messen und Thermometer ablesen, S. 1072). Mithilfe der erhöhten Temperatur bekämpft der Körper Infektionen. Fieber ist nicht immer ein Alarmsignal und muss auch nicht unbedingt gesenkt werden.

Kinder vertragen Fieber besser als Erwachsene. Wenn sie weiterhin aufgeweckt wirken, Flüssigkeit zu sich nehmen und spielen möchten, muss man sich keine Sorgen machen. Meinen Sie, das Fieber müsse gesenkt werden, dann können Sie es mithilfe von Paracetamol versuchen.

Empfehlenswert ist außerdem eine gesteigerte Flüssigkeitszufuhr, leichte Kleidung und eventuell ein Bad in lauwarmem Wasser. Viruserkrankungen bei Kindern dürfen nicht mit Aspirin (zur Fiebersenkung) behandelt werden, da das Medikament mit dem Reye-Syndrom, einer lebensbedrohlichen Erkrankung, in Verbindung gebracht wurde (→ Reye-Syndrom, S. 484). Einige Experten sind der Meinung, dass eine wiederholte Senkung des Fiebers die Immunantworten des Körpers abstumpfen lässt und möglicherweise den Krankheitsverlauf verlängert.

Appetitlosigkeit

Kranke Kinder wollen oft nichts essen, was normal und keineswegs beunruhigend ist. Natürlich muss das Kind keine normalen Mahlzeiten zu sich nehmen, doch auf eine angemessene Flüssigkeitszufuhr muss geachtet werden (obwohl bei den meisten leichten Erkrankungen keine Gefahr des Austrocknens besteht). Die Eltern sollten das Kind nicht zum Essen zwingen, aber darauf achten, dass es genügend Flüssigkeit in Form von Wasser, Säften oder klaren Suppen zu sich nimmt.

Erhöhtes Schlafbedürfnis

Ein weiteres Krankheitssymptom kann sein, wenn das Kind mehr als gewöhnlich schläft.

Auf diese Weise bekämpft der Körper Infektionen und beschleunigt die Genesung. Haben die Eltern Probleme, das Kind aufzuwecken oder es verwirrt und benommen wirkt, dann sollte der Kinderarzt aufgesucht werden.

Teilnahmslosigkeit

Erstaunlicherweise steckt sogar in Kindern mit hohem Fieber noch viel Energie. Grund zur Besorgnis besteht dann, wenn das Kind teilnahmslos wirkt, keine Reaktionen zeigt und sich für nichts mehr interessiert. In diesem Fall muss der Arzt hinzugezogen werden.

Atemprobleme

Geräuschvolles Atmen und Husten treten bei Infektionen der oberen Atemwege häufig auf. Der Arzt sollte benachrichtigt werden, wenn das Kind schwer oder beschleunigt atmet oder keucht.

Durchfälle

Durchfälle sind eine häufig vorkommende Magen-Darm-Störung. Bei mildem Verlauf ist der Stuhl breiig, während sich bei mittelschwerem oder schwerem Verlauf die Häufigkeit der Stühle erhöht und diese wässrig sind. Die Hauptgefahr besteht dann in einer Austrocknung, weil der Körper mit dem Stuhl zu viel Flüssigkeit verliert.

Der Arzt muss sofort gerufen werden, wenn das Kind etwa 8 Stunden lang kein Wasser lassen muss, einen trockenen Mund hat und sich beim Weinen keine Tränen zeigen. Dann kann es sich um eine schwere Dehydration handeln. Der Arzt muss außerdem hinzugezogen werden, wenn

- sich im Stuhl Blut oder Eiter befindet
- das Kind starke Bauchschmerzen hat
- sich die Häufigkeit der Stühle erhöht
- die wässrigen Durchfälle mit häufigem Erbrechen einhergehen.

Erbrechen

Erbrechen kann, muss aber nicht, in Verbindung mit Durchfällen auftreten. Wenn sich das Kind erbrochen hat, sollte es etwa 8 Stunden lang keine feste Nahrung zu sich nehmen. Es kann jedoch ein wenig trinken oder an Eiswürfeln lutschen. Hat es 8 Stunden lang nicht mehr erbrochen, kann man ihm Weißbrot oder Hühnersuppe geben.

Der Arzt muss sofort hinzugezogen werden, wenn

- sich im Erbrochenen Blut befindet
- das Kind starke Bauchschmerzen hat oder der Bauch aufgebläht ist

Warnsignale für eine ernste Erkrankung

Wenn Sie eines oder mehrere der folgenden Symptome bei Ihrem Kind bemerken, dann muss der Arzt gerufen werden:

- Fieber über 40 °C
- Fieber, das ohne ersichtlichen Grund (etwa Erkältung oder Magen-Darm-Störung) bereits länger als 24 Stunden besteht
- Fieber, das über 72 Stunden anhält
- Teilnahmslosigkeit oder keine Flüssigkeitsaufnahme
- Steifer oder schmerzhafter Nacken
- Starke Schmerzen, sodass man das Kind nicht einmal berühren darf
- Plötzliche Unfähigkeit zu gehen
- Atemprobleme
- Schwierigkeiten, das Kind aufzuwecken
- Schmerzhaftes Wasser lassen
- Krampfanfälle
- Schmerzen in der Leistengegend (bei Jungen)
- Blaue Lippen
- Übermäßiger Speichelfluss
- Violette oder dunkelrote Flecken auf der Haut.

- das Kind benommen wirkt und kaum aufgeweckt werden kann
- das Kind Zeichen von Austrocknung aufweist (kein Speichel, keine Tränen, kein Wasser lassen).

Erkältungen

Zu den häufigsten Erkrankungen im Kindesalter gehören Erkältungen. Ein Kleinkind ist durchschnittlich 5- bis 8-mal im Jahr erkältet, meistens im Herbst und Winter.

Leidet das Kind ständig unter einem belegten Kopf, Niesreiz, Fieber und Halsschmerzen, kann dies mehrere Ursachen haben. Die häufigste Ursache für eine ständig »laufende« Nase ist ganz einfach eine wiederkehrende Erkältung. Kinder über 6 Monaten leiden oft unter Virusinfektionen der oberen Atemwege.

Für ein Kleinkind sind Erkältungen meist schlimmer als für ältere Kinder oder Erwachsene. Erstes Krankheitsanzeichen bei einem Kind unter 3 Jahren ist Fieber. Darauf folgen Reizbarkeit, Unruhe und Niesen. Einige Stunden später tropft eine klare Flüssigkeit aus der Nase, die allmählich zu dickem Schleim wird, der die Nasenatmung behindert. Das Virus reizt Hals und Luftröhre und verursacht Halsschmerzen und Husten. Weitere Symptome können Kopfschmerzen, Appetitlosigkeit und Muskelschmerzen sein. Was kann man gegen eine Erkältung tun? Um die Genesung zu beschleunigen kann meist nur wenig getan werden. Nach 1 bis 3 Tagen verschwindet das Fieber, Nasen- und Halssymptome nach 1 Woche und der Husten nach 2 bis 3 Wochen. Rezeptfreie Medikamente können Linderung verschaffen, allerdings weder die Dauer der Erkrankung verkürzen noch Komplikationen verhindern. Antibiotika haben bei viralen Erkältungen keinen Nutzen.

Es gibt kein Wundermittel gegen Erkältungen, aber man kann dem Kind Erleichterung verschaffen:

1. Ist das Kind noch zu klein um sich die Nase zu putzen kann der Schleim mithilfe eines Gummisaugers entfernt werden.

2. In die verstopfte Nase können 15 bis 20 Minuten vor den Mahlzeiten und vor dem Schlafengehen Nasentropfen gegeben werden. Nasentropfen aus Kochsalzlösung sind rezeptfrei erhältlich. Man träufelt davon jeweils 3 Tropfen in jedes Nasenloch und entfernt den gelösten Schleim nach 1 Minute Wartezeit. Bei älteren Kindern gibt man 3 Tropfen in jedes Nasenloch, während sie auf dem Rücken liegen und den Kopf zur Seite drehen. Nach 1 Minute kann das Kind seine Nase putzen. Dies wird mehrere Male wiederholt, bis die Nase frei ist.

3. Hilft die Kochsalzlösung nicht, besorgt man sich rezeptfreie Nasentropfen, die die Schleimhäute abschwellen lassen. Nasentropfen sollten nie länger als einige Tage eingenommen werden, da sich sonst die Reaktion umkehrt und sich die Verstopfung verschlimmert anstatt sich aufzulösen. Werden die Nasentropfen dann abgesetzt, ist das Problem behoben (→ Vorsicht: Abhängigkeit von Nasentropfen, S. 587). Viele Ärzte empfehlen Nasentropfen nur unter speziellen Umständen.

4. Bei Schmerzen oder Fieber über 38,8 °C kann man dem Kind Acetaminophen geben. Es darf auf keinen Fall Aspirin verabreicht werden, das dies möglicherweise das → Reye-Syndrom, S. 484, eine lebensbedrohliche Erkrankung, auslösen kann.

Abgesehen davon, dass Kleinkinder anfälliger für Erkältungen sind, kommt es bei ihnen auch häufiger zu Komplikationen. Häufigste Komplikation ist eine Mittelohrentzündung (→ Otitis media, S. 574), wenn Bakterien in den Raum hinter dem Trommelfell eindringen.

Zu den Symptomen können auch Ohrenschmerzen gehören (Kinder, die zu klein sind um sich verbal mitteilen zu können, schreien dann oder ziehen an dem schmerzenden Ohr). Aus der Nase kann gelber oder grüner Ausfluss austreten. Eine Absonderung aus dem Ohr deutet darauf hin, dass das Trommelfell gerissen ist. Dies kann Druck und Schmerz lindern. Ein weiteres Symptom ist wieder auftretendes Fieber, nachdem das anfängliche, zur Erkältung gehörende Fieber schon vorüber ist.

Anders als eine Erkältung muss eine Ohrinfektion mit Antibiotika behandelt werden um Schädigungen an Mittel- und Innenohr und eine daraus resultierende Schwerhörigkeit zu verhindern (→ Erkrankungen des Ohrs, S. 570).

Weitere mögliche Ursachen

Eine verstopfte Nase kann auch die Folge von Reizstoffen aus der Umwelt sein, die das Kind eingeatmet hat. Luftverschmutzung, Zigarettenrauch oder auch plötzliche Temperaturschwankungen können eine verstopfte Nase und Niesreiz hervorrufen.

Schließlich könnte das Kind auch an Heuschnupfen (allergische Rhinitis) leiden. Im Normalfall muss das Kind allerdings einige Jahre lang allergenen Substanzen ausgesetzt gewesen sein, bevor es darauf reagieren kann: Heuschnupfen tritt daher selten vor dem 2. Lebensjahr auf. Zu den Symptomen zählen eine ständig laufende, juckende Nase mit großen Mengen klaren, wässrigen Ausflusses und häufiges Niesen. Antihistaminika können die Symptome mildern. Wenn nicht, sollte ein Allergologe konsultiert werden (→ Virale Erkältungen, S. 1071, → Atemwegsallergien, S. 1040, und → Krankheitsvorsorge, S. 98).

Verstopfung und Durchfälle

Eltern machen sich oft zu viele Gedanken über die Verdauung ihres Kleinkindes. Hat es an einem Tag mal keinen Stuhlgang, muss es nicht gleich an Verstopfung leiden. Ist der Stuhl einmal breiig, muss es nicht gleich Durchfall sein.

Verstopfung

Wenn das Kind nicht täglich Stuhlgang hat, muss es nicht gleich an Verstopfung leiden. Viele Menschen haben zwar täglichen Stuhlgang, andere wiederum aber nur alle 2 bis 3 Tage.

Symptome für Verstopfung sind
- Schmerzhafter Stuhlgang
- Der Stuhl kann nicht passieren, obwohl starker Stuhldrang besteht

- Mehr als 3 Tage ohne Stuhlgang
- Große Mengen an hartem Stuhl.

Zeigt das Kind Symptome einer Verstopfung, dann sind sie wahrscheinlich die Folge einer ballaststoff- und flüssigkeitsarmen Ernährung. Es gibt aber auch Kinder, die den Stuhl zurückhalten, weil es ihnen gerade ungeschickt ist oder als Reaktion auf die Erziehung zur Sauberkeit (→ Erziehung zur Sauberkeit, S. 88). Manche halten den Stuhl zurück, weil beim letzten Herauspressen eines harten Stuhls eine Fissur in der Analöffnung entstand (→ Analfissuren- und fisteln, S. 796).

Behandelt wird Verstopfung am geschicktesten durch eine Umstellung der Ernährung: viel Obst und Gemüse, ballaststoffreiche Speisen wie Weizenbrot, Hülsenfrüchte und Vollkorngetreide sowie vermehrte Flüssigkeitszufuhr. Mit dieser neuen Ernährung sollte das Kind regelmäßig Stuhlgang haben, zum Beispiel nach dem Frühstück oder Abendessen. Bleibt die Verstopfung weiterhin bestehen, sollte der Kinderarzt befragt werden.

Durchfälle

Bei Durchfällen erhöht sich die Häufigkeit der Stuhlgänge und der Stuhl ist lockerer. Bei mildem Verlauf ist er einfach nur locker, bei mittelschwerem oder schwerem Verlauf ist er wässrig, grün und sehr häufig.

Hat das Kind nur einige Durchfallstühle, sind sie wahrscheinlich die Folge von etwas, das es gegessen hat. Durchfälle werden durch Viren oder – seltener – durch Bakterien oder Parasiten verursacht.

Kleinkinder sind von speziellen Durchfällen betroffen, die mehrere Tage andauern, unangenehm riechen und wässrig sind. Die Kinder entwickeln während dieser Zeit sehr großen Durst, sind aber meistens trotzdem weiterhin aktiv, wirken gesund und haben kein Fieber.

Wird der Stuhl auf Organismen getestet, ist er fast immer normal. Ernährungseinschränkungen nützen bei dieser Form der Kleinkind-Durchfälle nichts.

Um einer Austrocknung des Kindes vorzubeugen sollte jedoch die Flüssigkeitszufuhr gesteigert werden. Es eignen sich Wasser, Eiswürfel und Brühe. Zusätzlich kann eine Elektrolyt-Lösung, zum Beispiel Oralpädon, gegeben werden um den Flüssigkeitsverlust des Körpers auszugleichen und zu verlangsamen.

Das Kind sollte nicht zum Essen gezwungen werden, wenn es keinen Hunger hat. Möchte es essen, kann man ihm seine normale Kost mit viel zusätzlicher Flüssigkeit geben. Getreide,

Obst und Gemüse sind empfehlenswert, weil sie den Stuhl fester machen. Die Durchfälle können bis zu 1 Woche andauern.

Es ist unnötig immer den Kinderarzt aufzusuchen, wenn das Kind Durchfälle hat. Treten jedoch die folgenden Symptome auf, ist ein Besuch unumgänglich:

- Anzeichen für Austrocknung (8 Stunden lang keine nasse Windel oder kein Wasserlassen, Weinen ohne Tränen, kein Speichel im Mund)
- Stündlicher Stuhlgang über einen Zeitraum von mehr als 8 Stunden
- Blut, Eiter oder Schleim im Stuhl
- Bauchschmerzen über einen Zeitraum von mehr als 12 Stunden
- Durchfälle, die sich trotz Ernährungseinschränkungen nach 48 Stunden noch nicht gebessert haben
- Milde Durchfälle, die länger als 1 Woche anhalten.

Erziehung zur Sauberkeit

Die Erziehung zur Sauberkeit kann für Eltern und Kind eine schwierige Zeit sein. Geht man das Thema aber richtig an, kann es sich jedoch einfach nur um eine weitere Entwicklungsstufe handeln.

Die erste Frage, die sich Eltern stellen, lautet: »Wann ist für mein Kind die richtige Zeit um aufs Töpfchen zu gehen?«

Weil jedes Kind anders ist, ist diese Frage nicht leicht zu beantworten. Es ist gut möglich, dass das erste Kind mit 2 Jahren tagsüber schon auf den Topf ging, während das zweite mit 3 Jahren noch Windeln trägt. Es wird empfohlen den Topf nicht vor 18 Monaten einzuführen und viele halten auch diesen Zeitpunkt noch für zu früh. Wenn das Kind nicht wirklich Interesse am Töpfchen zeigt, sollte man es erst mit 2 oder zweieinhalb Jahren versuchen.

Sauberkeit in der Nacht entwickeln die Kinder erst später. Meistens tragen sie nachts noch Windeln, obwohl sie schon mehrere Monate lang tagsüber auf den Topf gehen. Im Normalfall sind sie mit 3 Jahren trocken, aber trotzdem nässen noch 40 Prozent mindestens 1-mal pro Monat ein.

Es gibt Anzeichen, nach denen die Eltern entscheiden können, ob die Zeit fürs Töpfchen bereits gekommen ist. Es gibt jedoch keine Regel, die besagt, dass sich der Erfolg sofort einstellen muss. Man sollte es einige Tage lang versuchen und wenn sich das Kind nicht dafür interessiert oder dagegen sträubt, muss man das Vorhaben noch eine Weile hinausschieben. Zu den Anzeichen, die auf ein Interesse aufs Töpfchen zu gehen hindeuten, gehören:

1. Das Kind kennt ein Wort für »auf die Toilette gehen«, es sagt dazu zum Beispiel »Pipi«.

2. Das Kind hat bereits andere Familienmitglieder auf der Toilette gesehen.

3. Das Kind macht die Mutter darauf aufmerksam, wenn es nass oder schmutzig ist und möchte gewickelt werden.

4. Das Kind kann Darm und Blase kurze Zeit kontrollieren, anders ausgedrückt, es kann seinen Stuhlgang oder das Wasserlassen hinauszögern.

Wenn die Eltern meinen, die richtige Zeit sei gekommen, dann sollten sie sich noch Folgendes besorgen:

1. Einen kleinen Babytopf, den man auf den Fußboden stellt. Es gibt auch Toilettensitze für Kinder, die auf jede normale Toilette passen, Kinder bevorzugen aber meist einen Topf. Auf ein Töpfchen können sie sich setzen und aufstehen, wann immer sie wollen und können sich außerdem mit den Füßen am Boden abstützen. Damit sich das Kind mit dem Töpfchen bekannt machen kann, sollte es vor Beginn des Sauberkeitstrainings angeschafft werden.

2. Kleine Spielsachen als Belohnung, wenn sich das Kind aufs Töpfchen setzt.

Und nun kann's losgehen: Die Eltern sollten dem Kind sagen, dass es von nun an Unterhosen tragen wird wie die großen Jungen und Mädchen. Die Windeln bleiben für den Mittagsschlaf und die Nacht.

Es gibt viele Methoden das Kind dazu zu erziehen, auf den Topf zu gehen: Auf jeden Fall sollte man vermeiden, dass die Erziehung zur Sauberkeit für das Kind zu einem Kampf wird.

Viele Ärzte empfehlen, so lange zu warten, bis das Kind aus freiem Willen auf den Topf gehen möchte. Die Eltern können das Kind ja fragen und wenn die Antwort »Nein« ist, dann sollte man es nicht dazu zwingen. Setzt sich das Kind eine Minute lang aufs Töpfchen und es tut sich nichts, dann darf es wieder aufstehen. Macht es aber »Pipi« oder hat es Stuhlgang, dann muss es überschwänglich gelobt werden.

Wenn einmal etwas »daneben« geht, dann sollten die Eltern auf keinen Fall schimpfen.

Es gibt noch andere Methoden, bei denen die Eltern allerdings stärker mit einbezogen sind. Man setzt das Kind in regelmäßigen Abständen aufs Töpfchen und fordert es auf »Pipi« zu machen. Wenn es nicht sitzen bleiben will, kann man es mit Büchern oder einem Spiel unterhalten. Hat es nach 5 Minuten immer noch kein »Pipi« gemacht, darf es aufstehen, ist das Töpfchen aber voll, dann erhält das Kind eine Belohnung, eventuell durchaus in Form einer Süßigkeit, eines Aufklebers oder etwas ähnlich Begehrtem.

Ist das Kind tagsüber bereits mehrere Monate lang sauber, dann kann man es auch einmal nachts ohne Windel versuchen. Es ist zwar nicht unbedingt nötig, aber sicherheitshalber kann man das Kind vor dem Zubettgehen noch einmal auf den Topf setzen.

Manche Kinder können Darm und Blase zeitgleich kontrollieren, während andere diese Fähigkeit erst nacheinander entwickeln. Nach rund 2 Monaten Toilettentraining ist das Kind in den meisten Fällen sauber. Wenn nicht, dann kann dies ein Hinweis darauf sein, dass es noch zu klein ist und man sollte das Training um einige Wochen verschieben.

Wenn das Kind jedoch älter als zweieinhalb Jahre ist und nach 2 Monaten noch nicht sauber, sträubt es sich gegen das Training. Die häufigste Ursache dieses Widerstands ist ein zu starker Druck seitens der Eltern, die ihre Kinder zu oft an den Topf erinnerten oder sie zu lange darauf sitzen ließen.

Um ein widerspenstiges Kind sauber zu bekommen, sollte man ihm die Verantwortung übertragen. Die Eltern sagen ihm dann, dass sie es nun nicht mehr daran erinnern, auf den Topf zu gehen und es den Zeitpunkt selbst bestimmen muss. Schafft es das Kind einen Tag lang nicht in die Windel zu machen, erhält es dafür von den Eltern eine Belohnung. Man kann sich ein Belohnungssystem ausdenken, das folgendermaßen aussieht: Das Kind bekommt einen Kalender und jeder Tag, an dem es mit Erfolg aufs Töpfchen gegangen ist, wird mit einem Stern markiert. Wenn einmal etwas »daneben« geht, wird das Kind neu angezogen und muss beim Beseitigen der schmutzigen Wäsche helfen. Es wird aber nicht bestraft oder ausgeschimpft. Geduld ist das oberste Gebot, so schwierig es auch sein mag.

Einkoten und Einnässen

Das unfreiwillige Einkoten in einem Alter, in dem die meisten Kinder schon längst sauber sind, wird auch Enkopresis genannt. Es handelt sich hierbei nicht um eine Krankheit, sondern ist entweder ein Symptom für Verstopfung oder für emotionale Probleme, nur ganz selten ist die Ursache körperlicher Natur (→ Einkoten, S. 1098).

Auch das Bettnässen (Enuresis) kommt bei Kleinkindern häufig vor (→ Einnässen, S. 1098).

Probleme mit dem Zahnen

Die meisten Säuglinge zeigen während des Zahnens keinerlei Symptome, außer verstärkten Speichelfluss und ein unstillbares Verlangen, auf Gegenständen herumzukauen.

Für andere ist diese Zeit mit Unwohlsein, Unruhe und Reizbarkeit verbunden. Das Kind lutscht verstärkt am Daumen, reibt sich das Zahnfleisch und hat zeitweise keinen Appetit.

Normalerweise verursacht das Zahnen weder Fieber, Durchfälle, Schlafprobleme, Krämpfe, Bronchitis noch Windeldermatitis. Sollten diese Probleme dennoch in schwerer Form auftreten, muss der Kinderarzt um Rat gefragt werden. Man sollte keinesfalls davon ausgehen, dass sie zum Zahnen dazu gehören.

Fühlt sich das Baby offensichtlich unwohl, dann kann man Folgendes tun:

1. Wenn es das Kind zulässt, kann man das geschwollene Zahnfleisch einige Minuten lang mit oder ohne Eis massieren. Aber Achtung, manche Kinder beißen – ob nun absichtlich oder nicht – auf diesen Finger in ihrem Mund um sich so Linderung zu verschaffen.

2. Auch ein gekühlter Beißring kann Linderung verschaffen. Man kann dem Kind aber auch Eis oder ein Stück gefrorene Banane geben, an dem es lutschen kann. Der Beißring darf jedoch nie an einer Schnur um den Hals des Kindes befestigt werden – es könnte sich damit strangulieren.

3. Lotionen oder Salben gegen die Schmerzen beim Zahnen sollten nicht verwendet werden. Sie sind nicht nur unnötig, sondern enthalten auch Benzocain, einen Wirkstoff, der den Rachen des Babys betäuben und es daran ersticken kann. Viele dieser Produkte haben überdies einen bitteren Geschmack und werden von den Kindern oft nicht angenommen.

4. Fühlt sich das Baby unwohl, kann einige Tage lang Paracetamol gegeben werden.

Verschlucken von Gegenständen

Kleinkinder sind neugierig und nehmen alles in den Mund, angefangen bei Münzen über Sicherheitsnadeln bis hin zu Knöpfen. Man sollte daher alle kleinen Gegenstänen außerhalb ihrer Reichweite aufbewahren.

Große Nahrungsbrocken wie zum Beispiel ein Brötchen, können im Rachen stecken bleiben: Man sollte dem Kleinkind deshalb unbedingt verbieten, während des Gehens oder Spielens zu essen.

Zu dem kindlichen Interesse an kleinen Gegenständen kommt noch hinzu, dass sich viele Kleinkinder ständig nicht essbare Dinge wie Schmutz, Gips, Lehm, Farbe oder auch Asche in den Mund stecken. Diese Essstörung tritt in den ersten 2 Lebensjahren auf, wenn das Kind – getrieben von seiner natürlichen Neugier – alles aufsammelt. Hält dieser Zustand jedoch länger an, dann sollte ein Kinderarzt um Rat gefragt werden.

Aufmerksamen Eltern gelingt es einen Gegenstand an sich zu nehmen, bevor er verschluckt werden kann. Hat das Kind dennoch etwas verschluckt, kommt der Gegenstand normalerweise ungehindert durch den Verdauungstrakt. Es gilt die Regel: Wird der Magen erreicht, kann der verschluckte Gegenstand auch den restlichen Verdauungstrakt passieren.

Verschlucktes kann jedoch auch in der Speiseröhre stecken bleiben. Hat das Kind Schluckbeschwerden oder spuckt es Speichel aus, kann man sicher sein, dass sich etwas in der Speiseröhre verhakt hat. In diesem Fall muss sofort der Arzt verständigt werden. Auch wenn das Kind über Brust- oder Bauchschmerzen klagt oder erbricht muss der Arzt hinzugezogen werden und wenn es eine Knopfbatterie verschluckt hat, wie sie in Armbanduhren, Taschenrechnern, Kameras und Hörgeräten verwendet werden (→ Kinder und Knopfbatterien, S. 427).

Am gefährlichsten ist es, wenn sich ein Gegenstand in der Luftröhre eingeklemmt hat und das Kind weder atmen noch schreien oder sprechen kann. Dies ist ein Notfall: Wird die Obstruktion nicht innerhalb von Minuten behoben, verliert das Kind das Bewusstsein und kann aufgrund des Sauerstoffmangels einen Krampf bekommen. Diese Situation kann tödlich enden.

Bei Atemstillstand aufgrund einer Obstruktion kann der Heimlich-Handgriff angewendet werden. Außerdem muss unverzüglich der Notarzt angerufen werden (→ Erstickungsgefahr und Wiederbelebung, S. 406).

Augenprobleme

Das Alter zwischen 3 und 4 Jahren ist entscheidend für die Entdeckung und erfolgreiche Behandlung vieler Augenprobleme, einschließlich der nachfolgend beschriebenen.

Schielen und Sehschwäche

Schielen bedeutet, dass die Augen nicht koordiniert werden können. Eine Form davon ist zum Beispiel das Einwärtsschielen. In manchen Fällen tritt Schielen nur auf einem Auge auf und zwar, wenn das Kind müde ist. In anderen Fällen sind abwechselnd beide Augen betroffen. Eine Operation kann zur Behandlung erforderlich sein: Je eher das Problem erkannt wird, desto besser sind die Chancen für eine grundlegende Besserung.

Unter Sehschwäche versteht man die beeinträchtigte Sehkraft auf einem oder beiden Augen. In den ersten 3 Lebensjahren ist die Anfälligkeit für eine Sehschwäche am größten. Wichtigster Faktor für eine erfolgreiche Therapie ist die Früherkennung. Dabei ist es wichtig zu wissen, dass sich eine Sehschwäche oft als Folge von Schielen entwickelt.

Eine Augenuntersuchung sollte Bestandteil der routinemäßigen Untersuchungen des Kindes sein. Sehtests zählen als ein fester Bestandteil zu den Vorsorgeuntersuchungen (U8 im Alter von 3 bis 4 und U9 zwischen 5 und 6 Jahren). Eine gründlichere Untersuchung durch einen Augenarzt sollte im Alter von 4 Jahren erfolgen (→ Schielen und Sehschwäche, S. 534).

Schlafprobleme

Zu den häufig auftretenden Schlafproblemen im Kleinkindalter gehören: unkontrolliertes Schreien beim Zubettgehen, häufiges Aufwachen in der Nacht, aufstehen und versuchen im Bett der Eltern zu schlafen.

Schlafprobleme sind eine weit verbreitete Sorge von Eltern. Egal, ob das Problem nur vorübergehender Natur ist oder schon Monate anhält, ein »nachtaktives« Kind sorgt für übernächtigte Eltern und ist selbst quengelig.

Die Ursachen sind je nach Alter des Kindes verschieden.

Ist das Kind zwischen 12 und 24 Monate alt und hatte schon immer Schlafprobleme, dann kann es daran liegen, dass die Eltern auf sein Schreien zu schnell reagierten. Die meisten Babys über 4 Monate wachen nachts mehrmals auf, schlafen dann aber wieder alleine ein. Wenn das Baby jedoch weiß, dass die Eltern bei jedem Schrei sofort ins Zimmer gestürmt kommen, dann kann es mit der Zeit nicht mehr allein einschlafen. Das Kind wird regelrecht darauf trainiert, nachts zu schreien.

Um die Schlafprobleme des Kindes in den Griff zu bekommen, sollte man Folgendes vermeiden:

- Das Kind vor dem Schlafengehen zu stillen oder ihm die Flasche zu geben
- Im gleichen Zimmer zu schlafen
- Das Kind auf den Armen in den Schlaf zu wiegen
- Es in der Nacht zu unterhalten
- Das Kind tagsüber mehr als 3 Stunden schlafen zu lassen
- Seine Windeln nachts zu wechseln.

Wenn das Kind beim Zubettgehen regelmäßig protestiert oder nachts aufwacht, dann kann man Folgendes versuchen (obwohl diese Methode den Eltern anfangs den Schlaf raubt, verbessert sich die Situation meist innerhalb von 2 Wochen):

1. Das Kind sollte noch wach sein, wenn es ins Bett gebracht wird. Die Eltern wünschen ihm dann eine gute Nacht und verlassen das Zimmer, auch wenn das Kind protestiert.

2. Wenn das Kind schreit, gehen die Eltern nicht gleich in sein Zimmer, sondern warten 15 bis 20 Minuten ab. Dann sehen sie nach dem Kind, verlassen das Zimmer aber gleich wieder. Es wird weder Licht gemacht noch wird das Kind aus seinem Bett genommen. Es soll nur wissen, dass es in Sicherheit ist und schlafen kann.

Bei dieser Methode wird das Kind in der ersten Nacht wahrscheinlich eine Stunde lang schreien, die Schreiphase verkürzt sich jedoch von Nacht zu Nacht.

Manche Kinder wollen auch aus Angst nicht schlafen oder wachen deshalb nachts auf.

Wenn die Schreie des Kindes ängstlich und nicht ärgerlich klingen, dann sollte man sofort an sein Bett gehen, damit es sich beim Anblick eines Elternteils beruhigt. Danach können Mutter oder Vater noch eine Weile neben dem Bett sitzen bleiben, jedoch weder mit dem Kind sprechen noch mit ihm spielen.

Ältere Kleinkinder leiden oft an nächtlichen Angstzuständen, die sie vom Schlafen abhalten. Auch hier sollten die Eltern dem Kind ein Gefühl von Sicherheit vermitteln und sich weder lustig machen noch ungeduldig sein. Es kann schon genügen die Tür einen Spalt breit offen

zu lassen oder ein Nachtlicht einzuschalten. Wenn das Kind versucht in der Nacht ins Bett der Eltern zu klettern, dann sollte es freundlich aber bestimmt in sein eigenes Bett zurückgebracht werden. Auf lange Sicht hin ist es für Eltern und Kind besser so.

Ängste und Phobien

Mit zunehmendem Alter entwickeln Kinder gewisse Ängste, die je nach Alter unterschiedlich sind. Solche Ängste sind normal und für die psychologische Entwicklung sogar notwendig.

Angst – die Wahrnehmung einer Gefahr, ob real oder nur eingebildet – ist fürs Überleben notwendig. So ist es zum Beispiel normal, vor einem bellenden, knurrenden Hund Angst zu haben. Das Kind nimmt eine reale Gefahr wahr und reagiert darauf mit Furcht um der Bedrohung aus dem Weg zu gehen. Kinder, die sich jedoch auch vor dem freundlichen, Schwanz wedelnden Cockerspaniel von gegenüber fürchten, leiden unter einer irrationalen Angst oder Phobie.

Die Ängste sind von Kind zu Kind verschieden, manche treten jedoch häufiger in einer bestimmten Altersgruppe auf. Kinder zwischen 1 und 2 Jahren fürchten sich zum Beispiel oft vor dem Baden: Sie haben Angst mit dem Kopf unter Wasser zu tauchen und Seife in die Augen zu bekommen. In diesem Alter haben sie auch oft Angst vor Fremden. Bei 2-Jährigen tritt auch oft Angst auf vor der Trennung ihrer Eltern.

Die Ängste von 3-, 4- und 5-jährigen Kindern drehen sich oft um die Dunkelheit, um Tiere, Monster und den Tod.

In dieser Zeit der Ängste sollten die Eltern dem Kind Sicherheit und Mut vermitteln. Man sollte das Kind nicht zwingen dem Objekt der Furcht gegenüberzutreten. Fürchtet es sich beispielsweise vor Tieren und wird dann gezwungen einen Hund zu streicheln, macht man die Situation nur noch schlimmer.

Das Gefühl von Sicherheit in Form einer Umarmung oder eines Kusses ist die beste Arznei für ein 2-jähriges Kind, das sich vor der Dunkelheit fürchtet. Auch ein Nachtlicht kann hilfreich sein. Bei der Lösungssuche muss man oft erfinderisch sein: Die Mutter eines 3-jährigen Mädchens, das sich vor Monstern fürchtete, führte einen nächtlichen »Monster-Check« durch. Sie und ihre Tochter durchsuchten jeden Abend das Zimmer nach lauernden Monstern. Da sie keines fanden, ging das Mädchen mit einem sicheren Gefühl zu Bett und konnte schlafen. Nach ein paar Wochen war auch der abendliche »Monster-Check« überflüssig geworden.

Hat das Kind auch nur einen winzigen Teil seiner Furcht überwunden, sollte es dafür gelobt werden.

Die meisten Ängste vergehen mit der Zeit, wenn nicht, ist es auch sinnvoll den Rat eines Psychiaters einzuholen.

Wutanfälle und Atem anhalten

Nur wenige Kleinkinder bekommen niemals einen Wutausbruch.

Zwischen 18 Monaten und 3 Jahren herrscht die Trotzphase vor. »Nein« (auch wenn es bisweilen »Ja« bedeutet) wird zum Lieblingswort des Kindes und alles was die Eltern tun, scheint es zu provozieren. Dieses eigensinnige, oppositionelle Verhalten ist ein natürlicher Versuch, von der totalen Abhängigkeit zu etwas Eigenständigkeit zu gelangen.

Nicht umsonst wird diese Zeit Trotzphase genannt. Es gibt nichts Nerven zehrenderes als den Wutanfall eines Kleinkindes. Alle Eltern, die diese Erfahrung bereits gemacht haben, wissen, dass das Kind beim geringsten Anlass unkontrolliert mit den Beinen um sich tritt, schreit, sich den Kopf anschlägt und sogar den Atem anhält. Oft hat dieser Wutausbruch nichts mit den Eltern zu tun, sondern ist nur Ausdruck einer Frustreaktion.

Das Kind gerät außer Kontrolle, ist nicht ansprechbar, und wenn der Wutanfall erst einmal seinen Lauf genommen hat, dann ist er nicht mehr aufzuhalten.

Wie soll man sich verhalten?

Nachgeben ist keine Lösung. Wenn zum Beispiel ein 2-Jähriges einen Wutanfall bekommt, weil ihm die Eltern einen zweiten Keks verweigern, dann erhält es die falsche Botschaft, wenn diese plötzlich ihre Meinung ändern. Hat der Wutanfall bereits eingesetzt, ist es am besten das Kind gewähren zu lassen bis er vorüber ist. Die Erwachsenen können das Zimmer verlassen und das wütende Kind ignorieren (was nicht leicht ist). Selbst wenn es den Atem anhält, braucht man sich keine Sorgen zu machen und auch wenn es seinen Kopf gegen die Wand schlägt, muss man nicht eingreifen: Sobald es für das Kind unangenehm wird und Schmerzen bereitet, hört es damit auf.

Wann man danach wieder zum Kind zurückgeht ist unterschiedlich: Manche Eltern warten, bis der Anfall vorüber ist, andere nehmen das Kind kurz in den Arm, damit es zu weinen aufhört.

Einen Wutausbruch zu ignorieren ist zwar meistens erfolgreich, manchmal muss man jedoch auch andere Maßnahmen ergreifen. Bekommt das Kind mitten im Supermarkt einen Wutanfall und schlägt um sich, dann kann man es nicht sich selbst überlassen. Dies ist auch nicht möglich, wenn es sich einer anderen Person oder fremdem Eigentum gegenüber aggressiv verhält. Das Kind sollte dann in sein Zimmer gebracht oder von den anderen Personen getrennt werden, bis es sich wieder gefangen hat.

Erste Gehversuche

Eine häufige Frage lautet: »Wann lernt das Baby laufen?« Darauf kann keine genaue Antwort gegeben werden. Es gibt Kinder, die schon mit 9 Monaten laufen und andere, die noch mit 14 Monaten krabbeln.

Die ersten Gehversuche sind lustig anzusehen, wenn das Kind auf seinen plump wirkenden Füßen mit den nach außen gedrehten Zehen läuft. Viele Babys haben X- oder O-Beine, was in diesem Alter normal ist und mit der Zeit verschwindet (→ Plattfüße, S. 95, → X-Beine, S. 96, und → O-Beine, S. 97).

Graziös sind die ersten Gehversuche nicht: An einem Tag gelingt es dem Kind das ganze Zimmer zu durchqueren, am nächsten liegt es die meiste Zeit am Boden. Stürze sind anfangs an der Tagesordnung. Sie können ein zu allem entschlossenes Baby jedoch nicht abschrecken und gehören zum Laufenlernen einfach dazu.

Für die Eltern sind Stürze jedoch ein Warnsignal für zukünftige Zeiten: Das Kind, dessen Mobilität noch vor wenigen Wochen sehr eingeschränkt war, kann sich nun frei bewegen. Im Alter von 18 Monaten kann es an der Hand der Mutter bereits eine Treppe hinauf-, mit 20 Monaten hinuntersteigen. Mit 24 Monaten können die meisten Kinder auch steile Treppen bewältigen, sodass die Eltern am oberen und unteren Ende der Treppen ein Kinderschutzgitter anbringen müssen.

Sprachentwicklung

Die Sprachentwicklung des Kindes beginnt fast sofort nach der Geburt und ist erst im Alter von 6 bis 7 Jahren abgeschlossen.

Diese Entwicklung verläuft in Stufen, die von Kind zu Kind – selbst innerhalb einer

Familie – unterschiedlich sind. In der folgenden Beschreibung finden sich daher nur allgemeine Richtlinien:

In den ersten 3 Monaten experimentiert das Baby mit Lauten, gibt bedeutungslose Konsonanten und Vokale von sich. Sein Sprachverständnis beschränkt sich auf Reaktionen auf laute Geräusche und vertraute Stimmen.

Zwischen dem 4. und 6. Monat fängt das Baby an zu plappern begleitet von Seufzern, Gurgeln, Grunzen, Lachen und unterschiedlichem Schreien, je nachdem ob es Hunger oder Schmerzen hat. Nun kann es auch Vergnügen und Missbehagen zum Ausdruck bringen.

Zwischen dem 7. und 9. Monat wiederholt das Kind Silben, brabbelt in einem Singsang vor sich hin und kann 12 unterschiedliche Laute – vor allem p, b und m – hervorbringen. Es verwendet verschiedene Vokale, benutzt beim Spielen Laute und kann das Wort »Mama« sagen. Das Kind übt Laute, die wie m, n, t, d, p, b und z klingen.

Gegen Ende dieses Lernabschnitts beginnt das Baby den Tonfall und die Laute anderer Personen nachzuahmen. Es sucht nach Geräuschquellen, hört intensiv anderen Menschen zu, kennt die Wörter »Dada« und »Mama« sowie seinen Namen und kann am Tonfall einer Person erkennen, ob sie ärgerlich oder freundlich ist.

Mit 10 bis 12 Monaten geht das Geplapper allmählich in die eigentliche Sprachmelodie über. Das Kind wiederholt die Laute anderer Personen und verwendet seine Sprache beim Spielen. Es benutzt nun fast alle Konsonanten und Vokale und manche Kinder setzen in dieser Zeit das erste echte Wort ein. Das Sprachverständnis hat sich inzwischen enorm verbessert, die Kinder reagieren auf Namen und einfache Aufforderungen und erkennen die Namen von Alltagsgegenständen und Familienmitgliedern.

Zwischen dem 13. und 18. Monat werden satzähnliche Konstruktionen verwendet und das Kind ahmt nach wie vor die Laute anderer Personen nach. Es verwendet alle Konsonanten und Vokale, wobei seine Sprache, bis auf einige Wörter, immer noch unverständlich klingt. Das Kind bemüht sich Gegenstände mit ihrem Namen zu benennen. Es versteht einige einfache Wörter, Sätze und Befehle, schüttelt seinen Kopf auf einfache Ja-Nein-Fragen und zeigt Interesse an Reimen und Liedern.

Im Alter von 1,5 bis 2 Jahren spricht das Kind bereits verständlichere Wörter. In dieser Zeit beginnt es auch Zweiwortsätze zu bilden und sein Wortschatz umfasst nun rund 10 bis 20 Wörter. Das Kind verwendet einzelne Wörter um einen ganzen Satz damit auszudrücken, zum Beispiel »Wawa« für »Ich möchte Wasser« oder »Schau, da ist Wasser«. Etwa zwei Drittel der von einem 2-jährigen Kind gesprochenen Sätze sollten für die Eltern verständlich sein. Das Verständnis des Kindes ist so weit fortgeschritten, dass es auf Wunsch Gegenstände herbei holt, auf Körperteile zeigt, einfache Fragen versteht und Bilder erkennt, aber noch nicht benennen kann.

Zwischen 2 und 2,5 Jahren verwendet das Kind Zwei- oder Dreiwortsätze, hat einen Wortschatz von 50 Wörtern oder mehr, beginnt Wörter wie »mich«, »du«, »mein« zu sprechen und lässt viele Endkonsonanten aus oder ersetzt sie. Man versteht nun gut 70 Prozent der gesprochenen Worte. Das Kind kann auf Körperteile zeigen, viele komplexe Sätze verstehen und drei Anweisungen nacheinander befolgen.

Im Alter zwischen 2,5 und 3 Jahren lässt das Kind viele Konsonanten aus und ersetzt sie. Das meiste was es sagt sollte jedoch verständlich sein. Drei- bis Vierwortsätze werden ver-

Stottern

Typischerweise beginnt ein Kind zwischen dem 2. und 5. Lebensjahr zu stottern, wenn die Grundlagen für die Sprache gelegt werden. Bei manchen tritt es auch erst mit 6 bis 8 Jahren auf, wenn sie in der Schule laut vorlesen müssen. Gelegentlich tritt Stottern auch bei älteren Kindern auf. Rund 1 bis 2 Prozent der Grundschulkinder sind betroffen, in der Jugendzeit verschwindet der Sprachfehler jedoch oft wieder.

Die genauen Ursachen des Stotterns sind unbekannt. Motorische Störungen der Muskeln, die für das Sprechen nötig sind können zum Stottern führen. Stottern hat nichts mit Intelligenz oder einer messbaren Gehirnabnormität zu tun.

Mangelnde Sprachgewandtheit ist bei Kindern häufig und bessert sich, wenn sich die Sprache weiterentwickelt.

Professionelle Hilfe sollte gesucht werden, wenn
- das Kind sich zum Sprechen überwinden muss
- es nur mit Mühe oder Grimassen sprechen kann
- es versucht, gewisse Laute, Wörter oder das Sprechen allgemein zu umgehen.

Mit einer logopädischen Behandlung kann das Stottern des Kindes auf ein Minimum reduziert werden. Anspannung in Lippen, Zunge und Kiefer werden gelöst und es können damit auch unnötige und unerwünschte Sprechmuster aufgelöst werden.

Das Kind darf nie als Stotterer bezeichnet werden. Die Eltern sollten seine Sätze nie unterbrechen oder zu Ende führen und nie ungeduldig reagieren. Das Selbstvertrauen des Kindes muss durch Gespräche und Lesezeiten gestärkt werden.

wendet, es wiederholt einzelne Wörter, wenn es aufgeregt oder ängstlich ist, und versteht einen Großteil dessen, was man zu ihm sagt.

Mit 3,5 bis 4 Jahren kann das Kind seinen vollen Namen sagen, Verben in Gegenwart und Vergangenheit verwenden und komplizierte Sätze bilden. Praktisch alles, was es sagt, ist verständlich. Eventuell beginnt es schon, die Pluralformen von Wörtern zu benutzen und auch Außen stehende verstehen nun, was das Kind sagt. Oft spricht es mit sich selbst und stellt Fragen, die mit »Was?« beginnen. Es versteht einfache Geschichten, erkennt mehrere Farben und kann Nahrungsmittel und Tiere Oberbegriffen zuordnen. In diesem Alter hat das Kind auch schon einen Zeitbegriff.

Im Alter von 4 und 5 Jahren kann das Kind bis fünf zählen, vollständige Sätze bilden, Fragen mit »Warum?« und »Wer?« stellen, Vier- bis Fünfwortsätze verwenden und rund 75 Prozent aller Laute richtig benutzen. Es kann Gegenstände beim Namen nennen, die meisten Farben erkennen, den Begriff von Vergangenheit, Gegenwart und Zukunft verstehen und die Verben dementsprechend bilden sowie den Unterschied zwischen Einzahl und Mehrzahl erkennen.

In dieser Zeit umfasst der Wortschatz des Kindes etwa 2 500 Wörter und die meisten Konsonanten werden richtig – aber noch nicht in allen Wörtern – verwendet.

Im Alter von 5 bis 6 Jahren können auch Fremde verstehen, was das Kind sagt. Es benutzt Wörter wie zum Beispiel »und« und »aber«, stellt viele Fragen, bildet Fünf- bis Sechswortsätze und grammatikalisch unterschiedliche Sätze. Das Kind kann sich unterhalten und Wörter erklären. Es versteht auch das meiste und kann drei oder mehr Anweisungen gleichzeitig aufnehmen. Mit 6 Jahren umfasst der Wortschatz etwa 13 000 Wörter und Begriffe wie »gestern«, »morgen«, »mehr«, »weniger«, »einige«, »viele«, »mehrere« und »das meiste« werden verstanden.

Mit 6 bis 7 Jahren beherrscht das Kind alle Konsonanten und Vokale. Es sollte nun alles zu verstehen sein, was es spricht. Mit seinem Wortschatz von 20 000 Wörtern begreift das Kind Zeitabstände und Jahreszeiten, kann das Alphabet und einsilbige Wörter schreiben, kann etwa 10 gedruckte Wörter lesen und bis 100 zählen.

Wenn die Eltern meinen, die Sprache ihres Kindes entwickle sich nicht innerhalb eines angemessenen Rahmens oder wenn sie Probleme haben ihr Kind zu verstehen sollte ein Arzt aufgesucht werden.

Harnwegsinfektionen (HWI)

Harnwegsinfektionen entstehen, wenn Bakterien über die Harnröhre (der Kanal, der von der Blase aus dem Körper heraus führt) in die Blase gelangen. Normalerweise werden diese Bakterien beim Wasserlassen aus dem Körper gespült. Der Urin selbst weist Eigenschaften auf, die das Bakterienwachstum hemmen. Faktoren wie die Virulenz der Bakterien aber auch anatomische Abweichungen der Harnwege können das Risiko einer Harnwegsinfektion allerdings erhöhen.

Bei Mädchen kommen Harnwegsinfektionen besonders häufig vor. Im Normalfall ist die Infektion auf die Blase begrenzt und wird als → Harnblasenentzündung, S. 842, bezeichnet. Bei einer Harnblasenentzündung verspürt das Kind ständig den Drang zum Wasserlassen und klagt über Schmerzen. Der Urin hat einen unangenehmen Geruch und bei Kindern, die nachts noch nicht so lange sauber sind, kann es zu Bettnässen kommen. Auch Fieber, Erbrechen und Schüttelfrost können auftreten. In einigen seltenen Fällen zeigt das Kind allerdings keinerlei Symptome.

Eine Harnwegsinfektion kann jedoch von der Blase durch den Harnleiter bis zu einer Niere wandern, begleitet von Fieber, Schüttelfrost, Rückenschmerzen und Erbrechen. In diesem Fall kann es sich um eine akute Nierenbeckenentzündung (→ Pyelonephritis, S. 841) handeln. Im Gegensatz zu einer Harnblasenentzündung kann bei einer Nierenbeckenentzündung ein Krankenhausaufenthalt notwendig sein.

Zeigt das Kind Symptome einer Harnwegsinfektion, wird der Arzt eine Urinprobe nehmen um sie auf Bakterien hin zu untersuchen.

Dieser Test zeigt zwar, dass eine Infektion vorliegt, liefert aber keinen Hinweis, ob nur die Blase oder auch die Nieren betroffen sind. Der Arzt muss sich deshalb auf eine Symptombeschreibung, das Aussehen des Kindes und eine körperliche Untersuchung verlassen. Ein Kind mit Niereninfektion wirkt kränker als eines mit Blasenentzündung.

Leidet das Kind unter häufig wiederkehrenden Infektionen, dann wird der Arzt – nach Injektion eines Kontrastmittels (S. 829) – eine Röntgenaufnahme der Niere und eine → Zystourethrographie, S. 829, durchführen um festzustellen, ob eine Anomalie vorliegt oder die Niere durch häufige Infektionen bereits geschädigt wurde.

Die meisten Harnwegsinfektionen sprechen auf eine Behandlung mit Antibiotika gut an. Bei richtiger Behandlung wird aus einer akuten Nierenbeckenentzündung nur selten eine chronische Nierenerkrankung. Harnwegsinfektionen dürfen keinesfalls ignoriert werden. Eine unbehandelte Blaseninfektion (Zystitis) kann die Niere in Mitleidenschaft ziehen, und wird die Niereninfektion nicht vollständig ausgeheilt, dann kann sie wiederkehren und die Niere schädigen. Ständig wiederkehrende Harnwegsinfektionen können überdies auf andere Erkrankungen hindeuten. Oft wird ein → vesikoureteraler Reflux, S. 830, eine Anomalie des Harnleiters, bei der Urin in die Niere zurückfließen kann, mit einer rezidivierenden Niereninfektion in Verbindung gebracht. Wenn sich also im Urin Bakterien befinden und dieser automatisch in die Niere zurückfließt, tritt als Folge eine → Niereninfektion, S. 841, auf.

Bei einer Blasenentzündung wird das Kind mit Antibiotika behandelt. Bei akuter Nierenbeckenentzündung kann eine intravenöse Infusion der Antibiotika notwendig sein.

Manche Kinder mit rezidivierenden (wiederkehrenden) Harnwegsinfektionen benötigen täglich Antibiotika über Monate oder Jahre hinweg um den Urin steril zu halten. Diese Kinder sollten niemals Sitzbäder nehmen. Zur Reinigung sollten man sie besser nur duschen oder einfach mit einem Waschlappen abwaschen. Von ihrem Urin sollten außerdem regelmäßig Kulturen angelegt werden (selbst wenn keine Symptome vorliegen) um sicher zu gehen, dass er bakterienfrei ist.

Ist eine Anomalie wie zum Beispiel ein Reflux für die Infektionen verantwortlich, kann der Arzt bei drohender Nierenschädigung einen operativen Eingriff vorschlagen.

Orthopädische Probleme

Abgesehen von Knochenbrüchen oder Muskelzerrungen haben die meisten Kinder noch keine ernsten Probleme mit Muskeln, Knochen und Gelenken.

Bei Kleinkindern können jedoch einige Wachstumsmerkmale auftreten wie zum Beispiel Plattfüße oder Innenrotationsgang sowie O- und X-Beine, die meistens zur normalen Bein- und Fußentwicklung dazu gehören. So können beispielsweise die Zehen des Kindes einwärts gedreht sein und die Füße aufgrund des Babyspecks platt erscheinen. Bis zum 5. Lebensjahr wird das Fußgewölbe jedoch deutlich sichtbar, weil das Kind dann schlanker wird.

Genauso sind die Beine normalerweise bis zum 2. Jahr leicht gebogen. Danach kehrt sich ihre O-Stellung bis zum 3. Lebensjahr oft in eine X-Stellung um. Bis zum vollendeten 7. Lebensjahr haben die Beine dann die Normalstellung erreicht.

Selbst wenn diese Abweichungen bis zum Schulalter andauern, ist nur selten eine Behandlung erforderlich. Nur in Ausnahmefällen liegt eine Erkrankung zugrunde.

Plattfüße

Von Plattfüßen spricht man, wenn kein Fußgewölbe sichtbar ist. Bei Babys besteht kein Grund zur Sorge, weil ihre Füße aufgrund des Babyspecks immer flach wirken. Wenn das Fußgewölbe jedoch bis zum 5. Lebensjahr nicht sichtbar ist, hat das Kind wahrscheinlich Plattfüße, die mobil oder kontrakt sein können.

Mobile Plattfüße (leichter Knickfuß) sehen nur im Stehen flach aus. Steht das Kind aber auf den Zehenspitzen oder wird der Fuß nicht belastet, ist das Gewölbe vorhanden. Diese Art von Plattfüßen tritt in manchen Familien gehäuft auf.

Die Füße sind beweglich und schmerzfrei und verfügen über normale Muskelkraft.

Im Normalfall ist bei mobilen Plattfüßen keine Behandlung erforderlich. Sind die Füße jedoch extrem flach, kann der Arzt orthopädische Schuheinlagen verschreiben. Dadurch wird der Fuß zwar nicht korrigiert, das Kind kann jedoch ohne Probleme auch längere Strecken zurücklegen.

Muskulär fixierte oder spastische Plattfüße bieten eher Anlass zur Sorge, weil sie oft mit angeborenen Fehlbildungen der Knochen einhergehen. Der Arzt kann diese Fehlbildungen mithilfe von Röntgenaufnahmen feststellen. Lässt sich das Problem mit orthopädischem Schuhwerk nicht beheben, kann eine Operation notwendig sein.

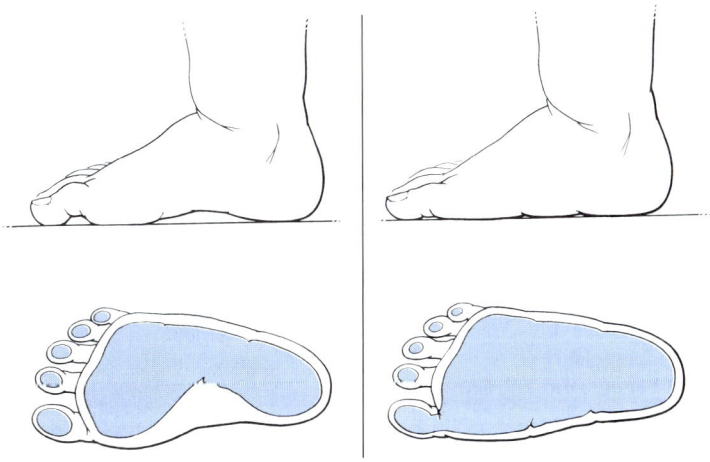

Plattfüße haben ein kaum sichtbares oder kein Fußgewölbe. Unten links (oben und unten) sind ein normaler Fuß und Fußabdruck abgebildet. Ähneln Fuß und Fußabdruck des Kindes eher der rechten Abbildung, hat es Plattfüße.

Innenrotationsgang

Beim Innenrotationsgang sind die Zehen einwärts gedreht. Die meisten Neugeborenen haben einwärts gestellte Zehen und schlafen auch so. Es handelt sich hierbei um eine Haltung, die sie noch aus der Fetalzeit übernommen haben. Später, wenn das Kleinkind zu laufen beginnt, sind die Füße oft nach innen gestellt um somit besser das Gleichgewicht zu halten und Probleme wie Plattfüße und O- oder X-Beine auszugleichen.

Normalerweise hält dieser Zustand nicht länger als bis zum 5. Lebensjahr an. Sollte er dennoch weiter andauern, wird der Arzt das Kind beim Stehen und Laufen beobachten und Röntgenaufnahmen machen. Zudem wird er das Kind auf andere Krankheiten hin untersuchen, die einen Innenrotationsgang verursachen können wie zum Beispiel eine angeborene Knochenfehlbildung, bei der die Knochen von Schenkel, Schienbein, Knöchel oder Fuß nach innen gedreht sind.

Durch das Sitzen oder Schlafen mit einwärts gedrehten Füßen werden keine weiteren Deformationen hervorgerufen. Ist der Fuß des Kindes flexibel, wird der Arzt ihm Dehnübungen empfehlen. Ansonsten benötigt das Kind orthopädische Schuhe oder es wird ein Gips angelegt.

Man sollte sein Kind immer wieder darauf aufmerksam machen, beim Sitzen und Gehen die Zehen gerade zu halten oder leicht nach außen zu stellen. Wenn das Kind auf dem Boden sitzt, dann ist es besser, wenn es die Beine ausgestreckt übereinander schlägt. Gänzlich zu vermeiden ist eine Position, bei der die Füße des Kindes nach innen gedreht sind, während das Kind auf den Unterschenkeln sitzt.

Eine zugrunde liegende, strukturelle Missbildung kann behandelt werden, indem um die Beine ein Verband anlegt wird und den Füßen orthopädische Schuhe angepasst werden. Helfen diese Maßnahmen nicht, kann eine Operation erforderlich sein, die jedoch nicht vor dem 9. Lebensjahr durchgeführt wird.

X-Beine

Bei X-Beinen berühren sich die Knie, aber nicht die Knöchel. Mädchen sind häufiger betroffen als Jungen, da sie ein breiteres Becken haben. Auch bei übergewichtigen Kindern treten X-Beine häufiger auf, da die sich entwickelnden Knochen und Gelenke deren Gewicht kaum tragen können.

X-Beine können über das 4. Lebensjahr hinaus bestehen bleiben, meistens strecken sie sich jedoch bis zum 7. Lebensjahr. Strecken sie sich nicht oder treten die X-Beine erst nach dem Schulalter auf, muss der Arzt prüfen, ob eine Erkrankung des Kniegelenks wie zum Beispiel eine juvenile Form der chronischen Polyarthritis, Rachitis oder Infektionen zugrunde liegen. Eine unbemerkte Verletzung oder eine Entwicklungsstörung können asymmetrische X-Beine hervorrufen. Um den Schweregrad der Störung zu bestimmen misst der Arzt den Abstand zwischen den Knöcheln des Kindes, wenn sich die Knie berühren und macht eine Röntgenaufnahme.

X-Beine treten in manchen Familien gehäuft auf. Eine Behandlung ist jedoch nur selten notwendig, da sich die Beine im Lauf der Entwicklung strecken.

Kinder mit starken X-Beinen haben oft auch Plattfüße, weil das Gewicht auf der Fußinnenkante und auf dem Knöchel lastet. Leidet das Kind an Übergewicht, kann dies die Füße stark beanspruchen. In diesem Fall kann für das Fußgewölbe eine Stütze notwendig sein, die den Fuß entlastet und die Schuhinnenkante vor Verschleiß bewahrt. Starke X-Beine behandelt der Arzt mit Schienen, die das Kind nachts tragen muss.

Gelegentlich ist eine Operation erforderlich, die jedoch erst durchgeführt werden sollte, wenn sich die Knie nicht von selbst strecken – bei Mädchen nach dem 10., bei Jungen nach dem 12. Lebensjahr, jedoch auf alle Fälle vor dem Wachstumsende.

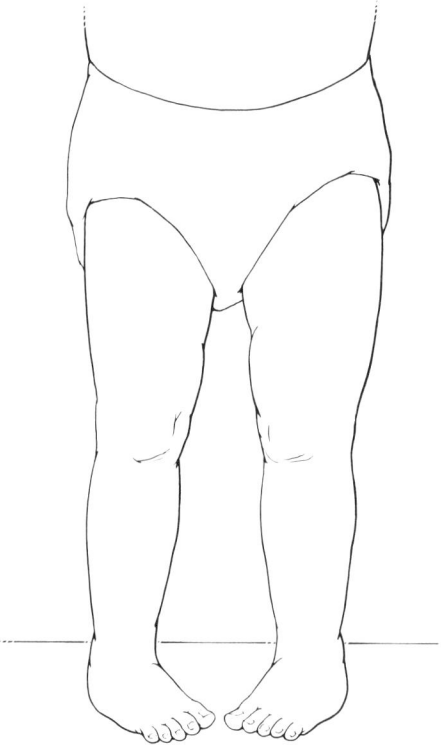

Neugeborene haben oft den so genannten Innenrotationsgang, bei dem die Zehen einwärts gestellt sind. Diese Störung verschwindet meist bis zum 5. Lebensjahr.

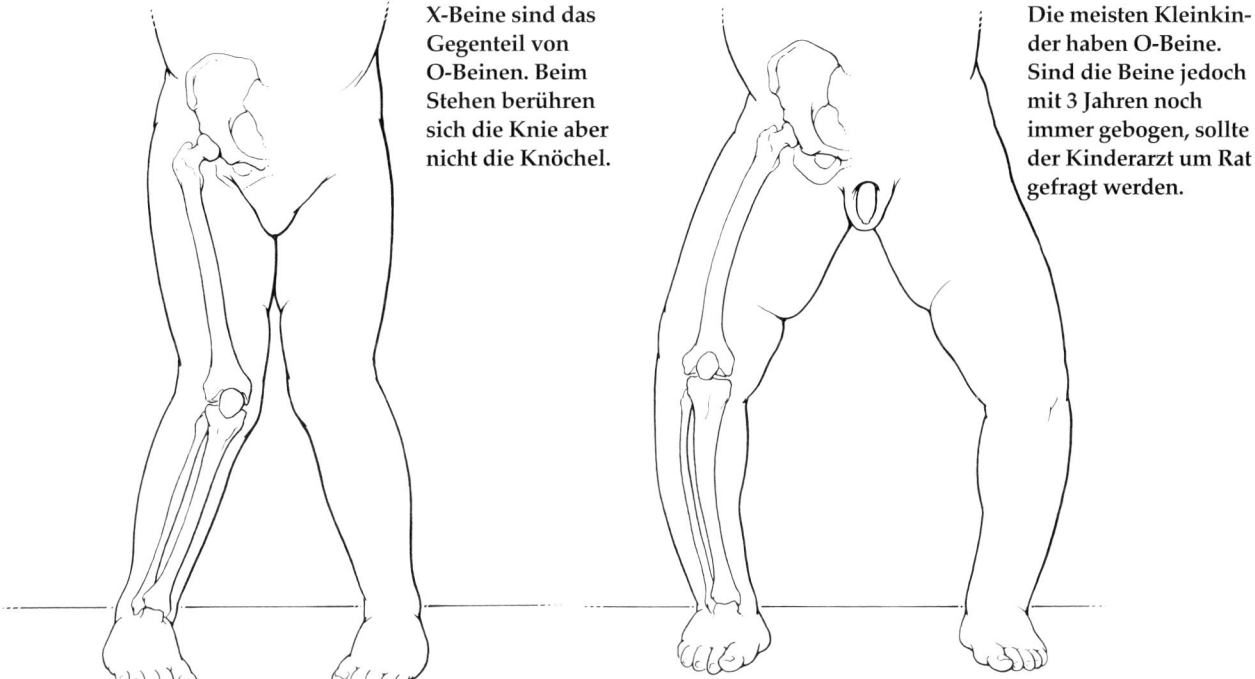

X-Beine sind das Gegenteil von O-Beinen. Beim Stehen berühren sich die Knie aber nicht die Knöchel.

Die meisten Kleinkinder haben O-Beine. Sind die Beine jedoch mit 3 Jahren noch immer gebogen, sollte der Kinderarzt um Rat gefragt werden.

O-Beine

Bei O-Beinen berühren sich die Knöchel, aber nicht die Knie. Nach der Geburt sind die Beine normalerweise noch wegen der gekrümmten Lage des Fetus im Mutterleib gebogen. Dies kann bis zum Alter von 2 Jahren so bleiben. Sind die Beine aber nach dem 3. Lebensjahr noch immer gebogen oder hat sich der Zustand verschlimmert, sollte das Kind von einem Arzt untersucht werden.

Der Arzt misst den Abstand zwischen den Knien des Kindes, wenn sich die Knöchel berühren, und macht eine Röntgenaufnahme um den Schweregrad der O-Beine zu bestimmen. Manchmal wirken die Beine auch nur aufgrund des Babyspecks gebogen. Ist ein Bein stärker betroffen als das andere, kann es sich um eine Verletzung oder Wachstumsstörung handeln. Normalerweise strecken sich die Beine

bis zum 8. Lebensjahr. Gelegentlich werden Schienen verschrieben, die nachts getragen werden. Wenn konservative Maßnahmen nicht helfen, ist eventuell ein chirurgischer Eingriff notwendig.

In seltenen Fällen werden O-Beine durch Erkrankungen wie zum Beispiel Rachitis (→ Osteomalazie und Rachitis, S. 896) oder das Blount-Syndrom (aseptische juvenile Knochennekrose) hervorgerufen. Beim Blount-Syndrom ist das Schienbein unterhalb des Knies nach außen gedreht und nicht sicher im Knie verankert. Daraus können sich schwere Probleme mit dem Kniegelenk ergeben. Die Krankheit tritt häufiger bei übergewichtigen und kleinwüchsigen Kindern auf – vor allem bei Mädchen – oder bei solchen, die schon früh laufen lernten. Eine Korrektur erfolgt durch eine Operation am oberen Teil des Schienbeins.

Pflege des Kindes

Die Betreuung eines Kleinkindes ist ein Vollzeitjob. In diesem Abschnitt werden Fragen zur Pflege behandelt. Wann sollte das Kind zum ersten Mal einen Zahnarzt aufsuchen? Wie kann eine Windeldermatitis vermieden werden? Wie

kann man die Ansteckungsgefahr innerhalb der Familie verringern? Außerdem werden Sicherheitsfragen erläutert.

Die ersten Jahre können für das Kind eine ernste Gefahr darstellen, wenn nicht bestimmte Sicherheitsvorkehrungen getroffen werden. Es gehört zu normalen Entwicklung, dass Kleinkinder sehr neugierig sind: Sie müssen alles, was sie interessiert in den Mund nehmen – und wenn es Abfall ist. Dabei kann es passieren, dass sie kleine Gegenstände verschlucken. Oder sie springen vom Rand des Swimming-Pools, weil sie die Gefahr nicht einschätzen können. Wie kann man sein Zuhause kindergerecht gestalten?

Da oft beide Elternteile berufstätig sind werden hier auch einige Sicherheitstipps für Kinder in Kindertagesstätten gegeben (S. 101).

Krankheitsvorsorge

Eltern mit einem Kleinkind haben vermehrt Erkältungen und grippale Infekte. Dies ist kein Wunder, wenn man bedenkt, wie oft das Kind erkrankt und wie ansteckend diese Krankheiten meistens sind.

Die typischen Infektionskrankheiten werden auf vielerlei Art übertragen.

Infektionen der Atemwege wie beispielsweise Erkältungen werden durch Kontakt mit den Absonderungen aus Nase, Mund oder Augen einer infizierten Person übertragen. Die Gefahr, durch Kleinkinder angesteckt zu werden ist besonders groß, weil sie alles anfassen und in den Mund nehmen.

Wenn das Kind niest, wird ein Strom infektiöser Erreger in die Umgebung abgegeben. Erkältungen werden zwar nur selten auf diese Art übertragen, aber die Erreger können sich durch Niesen oder Husten immerhin über 2 m weit ausbreiten.

Durch Kontakt mit den Fäkalien einer infizierten Person, die sich an deren Händen oder auf einem von ihr berührten Gegenstand befinden können, werden Infektionen wie Durchfälle und Hepatitis A übertragen.

Läuse, Scherpilzflechte und Eiterflechte werden durch die gemeinsame Verwendung von Kämmen, Bürsten und Hüten übertragen.

Es ist natürlich unmöglich die Ansteckungsgefahr innerhalb einer Familie völlig in den Griff zu bekommen. Dennoch gibt es einige Maßnahmen um das Risiko zu minimieren. Diese eignen sich vor allem zur Vermeidung von Magen-Darm-Erkrankungen in der Familie und mindern auch etwas die Ansteckungsgefahr bei Erkältungen:

1. Häufiges Händewaschen ist Pflicht: Besonders wichtig ist es nach dem Gang zur Toilette, dem Naseputzen und Windelwechsel.

2. In Gegenwart von Kindern sollte nicht geraucht werden. Passives Rauchen erhöht bei ihnen Häufigkeit und Schwere von Erkältungen.

3. Das Kind sollte davon abgehalten werden an Mund oder Nase zu fassen.

4. Nach überstandener Krankheit sollte man eine neue Zahnbürste kaufen. Die alte könnte Bakterien enthalten, die eine erneute Infektion auslösen.

5. In Badezimmer, Küche und am Wickelplatz sollte man ein Desinfektionsmittel verwenden und diese Bereiche oft reinigen.

6. Wenn im Haushalt Tiere leben, sollten die Eltern darauf achten, dass die Kinder diese nicht küssen. Tiere – vor allem Welpen – können Würmer und andere Parasiten übertragen.

7. Zur Vermeidung einer Salmonelleninfektion, einer Art von Lebensmittelvergiftung, sollten Eier und Geflügel abgekocht werden. Hände oder Gegenstände, die mit ungekochten Lebensmitteln in Berührung kommen, müssen sofort gewaschen werden.

Windeln wechseln

Fast alle Kinder bekommen irgendwann einmal eine Windeldermatitis. Sie entsteht durch längeren Hautkontakt mit Nässe, Ammoniak, Verdauungsenzymen und Bakterien.

Die folgenden Maßnahmen können das Risiko einer Windeldermatitis verringern:

1. Oft prüfen, ob die Windel nass ist. Ist sie nass oder schmutzig, dann sollte sie so schnell wie möglich gewechselt werden. Längerer Kontakt mit Fäkalien fördert die Entstehung einer Windeldermatitis.

2. Keine Plastikhöschen verwenden.

3. Nach dem Stuhlgang den Po des Kindes mit warmem Wasser und einer milden Seife abwaschen und ihn gründlich abtrocknen, bevor man eine frische Windel anlegt.

4. Stoffwindeln wäscht man in der Kochwäsche. Auf diese Weise werden Bakterien abgetötet (→ Farbfoto einer Windeldermatitis, S. C-2.)

Sicherheit zu Hause und beim Spielen

Häufigste Todesursache bei Kleinkindern sind Unfälle. Zwischen dem 2. und 3. Lebensjahr sind sie besonders gefährdet.

Natürlich muss man bereits im Babyalter gewisse Sicherheitsvorkehrungen treffen (S. 71 und 352), doch sobald das Baby krabbelt und die ersten Schritte macht, muss die Sicherheit an erster Stelle stehen.

Bis zum ersten Geburtstag sollte das Heim kindersicher gemacht werden, weil dann die meisten Kinder zu laufen beginnen. Ihre unstillbare Neugier treibt sie dabei in Situationen, deren Gefahren sie nicht einschätzen können.

Im Vorschulalter kann man den Kindern dann klar machen, warum sie ihre Finger nicht in Steckdosen stecken, Knopfbatterien nicht in den Mund nehmen und nicht mit Streichhölzern spielen sollen. Trotz alledem tun auch 4- bis 5-Jährige noch Dinge, von denen sie wissen, dass sie gefährlich sind. Man sollte daher auch bei Vorschulkindern stets die Sicherheit im Auge behalten.

Im Folgenden werden häufige Unfälle zu Hause und beim Spielen beschrieben und Tipps zu deren Vermeidung gegeben.

Verbrennungen

Bei Kleinkindern stehen Verbrennungen an erster Stelle der Unfälle, die tödlich enden. Hier einige Tipps um Verbrennungen zu vermeiden:

1. Auf jedem Stockwerk Rauchdetektoren installieren und sie von Zeit zu Zeit testen.

2. In der Küche sollt ein Feuerlöscher bereitgehalten werden.

3. Die Kinder nie allein zu Hause lassen.

4. Streichhölzer außerhalb der Reichweite von Kinderhänden aufbewahren.

5. Beim Kochen die Töpfe so stellen, dass die Griffe nach hinten zeigen.

6. Keine Tischdecken oder Sets verwenden, die das Kind vom Tisch ziehen kann.

7. Nie ein heißes Getränk trinken oder am Tischrand stehen lassen, wenn das Kind auf dem Schoß sitzt.

8. Sämtliche Steckdosen mit einem Sicherheitsstecker versehen.

9. Den Thermostat des Durchlauferhitzers auf ungefähr 52 °C einstellen. Bei 70 °C kann sich ein Kind in weniger als einer Sekunde verbrühen.

→ Notfallmaßnahmen bei Verbrennungen, S. 387.

Ertrinken

Nach den Verbrennungen steht der Tod durch Ertrinken an zweiter Stelle der tödlichen Unfälle. In Ländern, in denen mehr Menschen einen Swimming-Pool besitzen, kommt es öfter zum Tod durch Ertrinken. Folgende Sicherheitsmaßnahmen sollten durchgeführt werden:

1. Ein Kleinkind nie allein in der Badewanne lassen.

2. Ist ein Swimming-Pool vorhanden, sollte er kindersicher eingezäunt sein.

3. Dem Kind Schwimmunterricht erteilen.

4. Kinder nie ohne Aufsicht schwimmen lassen.

5. Beim Bootfahren und im Wasser stets eine Schwimmweste tragen (die Erwachsenen sollten mit gutem Beispiel vorangehen).

→ Notfallmaßnahmen bei Ertrinken, S. 387.

Vergiftungen

Vergiftungen sind eine häufige Unfallursache. Ein Fünftel davon betrifft 2-jährige Kinder.

1. Arzneimittel außerhalb der Reichweite von Kindern, am besten in einem verschließbaren Schrank, aufbewahren.

2. Reinigungsmittel außerhalb der Reichweite von Kinderhänden aufbewahren. Werden sie in einem leicht zugänglichen Schrank aufbewahrt, muss die Schranktür mit einem Kindersicherheitsschloss gesichert werden.

3. Substanzen nie in falsche Behälter einfüllen. So darf zum Beispiel Farbe nie in einer Saftflasche aufbewahrt werden. Das Kind könnte versehentlich davon trinken, weil es annimmt, die Flasche enthält Saft.

4. Die Garage nach giftigen Chemikalien absuchen und diese aus dem Weg räumen.

5. Viele Zimmerpflanzen sind giftig und dürfen nicht gegessen werden. Eine Liste der

giftigen Pflanzen erhält man bei den Vergiftungszentralen (zum Beispiel Uni Bonn oder Berlin). Befinden sich im Haus Giftpflanzen, dann müssen sie so platziert werden, dass das Kind sie nicht erreichen kann (→ Giftige Pflanzen im Garten, S. 440).

6. Die Telefonnummer der Vergiftungszentrale beim Telefon hinterlegen und bei Verdacht auf eine Vergiftung sofort dort anrufen.

7. Im Notfall kann man versuchen, Erbrechen herbeizuführen. Dies sollte aber NIE durchgeführt werden, bevor ein Arzt gefragt wurde oder ein Spezialist der Vergiftungszentrale. Manche Substanzen richten nämlich durchaus mehr Schaden an, wenn sie wieder in der Speiseröhre hinaufbefördert werden.

→ Notfallmaßnahmen bei Vergiftungen, S. 387.

Stürze
Kleinkinder stürzen sehr häufig. Um das Kind davor zu bewahren, sollten folgende Maßnahmen ergriffen werden:

1. Die Gitter am Kinderbett oben lassen.

2. Am oberen und unteren Ende einer Treppe Kinderschutzgitter anbringen.

3. Öffnungen im oder außerhalb des Hauses, durch die sich ein Kind hindurchzwängen könnte, mit einem Netz oder Gitter abdecken.

4. Das Kind in der Nähe einer Treppe nie eine Lauflernhilfe benutzen lassen.

5. Fenster stets verschlossen halten oder ein Fenstergitter anbringen.

6. Kinder unter 6 Jahren nicht auf der oberen Etage eines Stockbetts schlafen lassen.

7. Das Kind im Buggy immer angurten.

8. Spiele im Freien stets beaufsichtigen.

9. Zu Hause kein Trampolin aufstellen: Selbst unter Aufsicht eines Erwachsenen können sich Kinder dabei schwer verletzen.

10. Unfälle können sich auch auf dem Spielplatz ereignen. Vor dem Spielen sollte das Spielzeug auf Rost, scharfe Kanten, hervorstehende Teile und lose Schrauben untersucht werden. Unter Schaukeln und anderen Spielgeräten darf der Untergrund nie aus Beton oder Asphalt bestehen. Er sollte aus Sand oder Rindenmulch sein, um die Verletzungsgefahr zu verringern.

Ersticken
Kleinkinder nehmen alles in den Mund. Dies kann unter Umständen auch zu Erstickungsanfällen führen.

1. Das Spielzeug des Kindes sollte altersgerecht sein. Ein 1-jähriges Kind darf kein Spielzeug mit Kleinteilen erhalten, die es versehentlich schlucken könnte.

2. Das Spielzeug auf lose Knöpfe oder scharfe Kanten überprüfen.

3. Dem Kind keine Nahrungsmittel geben, die im Hals stecken bleiben können wie zum Beispiel Popcorn, Nüsse, Bonbons und rohe Karotten.

4. Das Kind sollte nur am Tisch zu essen bekommen.

→ Notfallmaßnahmen bei Ersticken, S. 387
→ Verschlucken von Gegenständen, S. 90

Sicherheit im Auto

Beim Autofahren muss das Kleinkind in einem Autokindersitz angegurtet sein. Ab 12 Jahren oder einer Größe von 150 cm muss es im Auto immer angegurtet werden.

Pflege der Milchzähne

Mit Fluoridtabletten, Versiegelung und Putzen der Zähne, Mundspülungen, guter Ernährung und regelmäßigen Zahnarztbesuchen kann Karies zu 80 bis 90 Prozent verhindert werden.

Viele Eltern glauben, das Kind müsse für die Zahnpflege erst ein bestimmtes Alter erreicht haben. Tatsache ist, dass schon ein einziger Zahn genügt, um mit dem täglichen Pflegeprogramm zu beginnen. Babys, die noch kein Jahr alt sind, werden es meist nicht zulassen, dass man ihnen die Zähne bürstet. Man kann sie aber zumindest nach jeder Mahlzeit mit einem nassen Tuch abwischen.

Im Folgenden werden die Bestandteile eines gesunden Hygieneprogramms beschrieben.

Fluorid

Ab dem Alter von 2 Wochen bis zum Alter von 12 Jahren ist Fluorid ein wirksames Mittel bei der Bekämpfung von Karies. Fluorid, das zur Stärkung des Zahnschmelzes dient, kann Karies um bis zu 25 Prozent reduzieren.

Normalerweise nehmen Kinder Fluorid in Form von Tabletten zu sich, die regelmäßig eingenommen werden müssen und vom Kinderarzt verschrieben werden. Bei einigen Kindern hilft auch die Anwendung von Zahnpasta mit Fluorid. Wenn fluoridhaltige Zahnpasten verwendet werden, sollte aber auf die Gabe zusätzlicher Fluoridtabletten verzichtet werden.

Ernährung

Die Eltern sollten das Kind nie mit seinem Fläschchen ins Bett legen. Durch das »Dauernuckeln« an einer mit Milch oder Saft (außer Wasser) gefüllten Flasche wird Karies besonders begünstigt (vor allem an den Schneidezähnen). Was Zucker anbelangt, so ist es beinahe unmöglich ein Kind davon abzuhalten, Süßes zu essen. Man sollte jedoch Süßigkeiten vermeiden, die lange Zeit im Mund verbleiben wie Bonbons oder Lutscher.

Süßigkeiten sollten auf bestimmte Zeiten beschränkt sein und das Kind sollte sich danach sofort die Zähne putzen. Manche Eltern erlauben Süßigkeiten beispielsweise nur als »Dessert« nach einer Mahlzeit und bestehen danach auf sofortiges Zähneputzen. Zwischenmahlzeiten aus Gemüse und Obst sind nicht nur gesünder für das Kind, sondern verringern auch das Risiko für Karies.

Zähne putzen

Schon vor dem 1. Geburtstag sollten die Eltern ihrem Kind eine Zahnbürste mit weichen Borsten kaufen. Es ist natürlich schön, wenn das Kleine versucht seine Zähne selbst zu putzen, doch die Eltern müssen auf alle Fälle mithelfen um eine gründliche Reinigung zu garantieren. Weigert es sich seine Zähne zu putzen, dann kann daraus auch ein Spiel gemacht werden: Das Kind darf sich die Zähne putzen, während die Eltern das Gleiche tun. Möglichst nach jeder Mahlzeit sollten die Zähne geputzt werden. Selbst Spülungen mit Wasser oder das Trinken von Wasser nach dem Essen kann schon hilfreich sein (→ Richtiges Zähneputzen, S. 366).

Zahnarztbesuche

Mit 3 Jahren sollte das Kind zum ersten Mal einem Zahnarzt vorgestellt werden – wenn die Zähne abnormal aussehen oder das Kind über Zahnschmerzen klagt, schon früher.

Kindertagesstätten

Gerade berufstätige Eltern sind auf die Möglichkeit, ihre Kinder in Kindertagesstätten unterbringen zu können besonders angewiesen. Noch nie war die Nachfrage nach Kinderhorten so groß wie heute.

Dennoch gibt es nicht genügend Horte, die eine qualifizierte Betreuung gewährleisten. Viele Familien – vor allem mit niedrigerem Einkommen – müssen sich mit nicht gerade idealen Bedingungen abfinden. Viele der gut geführten Kinderhorte haben nur begrenzt Plätze frei, sodass die Eltern oft das noch ungeborene Kind auf eine Warteliste setzen lassen.

Bei der Suche nach einer geeigneten Kindertagesstätte sollten die Eltern auf folgende Punkte achten:

1. Der Hort sollte einem gewissen Standard entsprechen und bestimmte Gesundheitsregelungen erfüllen. Privat geführte Kindertagesstätten stehen nicht unter staatlicher Aufsicht wie die staatlichen Horte.

2. Bevor die Eltern sich entscheiden, sollten sie mehrere Horte besichtigen. Der Hort sollte den Eltern jederzeit offen stehen. Ein Hort, bei dem die Eltern ihren Besuch erst telefonisch ankündigen müssen, sollte von vornherein als Unterbringungsmöglichkeit für die Kinder ausscheiden.

3. Haben sich die Eltern für eine Tagesstätte entschieden, dann sollten sie diese erneut – möglichst zu einer anderen Tageszeit – aufsuchen. Sie sollten darauf achten, ob die Kinder glücklich und beschäftigt wirken. Haben die betreuten Kinder viel zu tun oder sind sie gelangweilt? Trösten die Erzieherinnen ein schreiendes Kind? Gibt es angemessene Toiletten und Waschbecken für die Kinder? Ist der Spielplatz sicher eingezäunt und sind die Spielgeräte in einem guten Zustand?

4. Die Eltern sollten sich mit dem Leiter/der Leiterin und der zuständigen Erzieherin unterhalten. Im Idealfall sollten auf eine Erzieherin/einen Erzieher zwischen 4 und 6 Kinder kommen, je nach Alter der Kinder (je jünger die Kinder, desto mehr Personal ist erforderlich). Welche Erziehungsmethode wird im Hort verwendet? Gibt es einen Fernseher und wie lang dürfen die Kinder ihn nutzen? (Fernsehen sollte auf ein Minimum reduziert sein und die Kinder sollten nur ausgewählte Filme ansehen dürfen.)

Wenn sich die Eltern für eine Kindertagesstätte entschieden haben, sollten sie ihr Kind in der Eingewöhnungsphase unterstützen. Bei Kindern, die noch keine 3 Jahre alt sind, kann die Trennung von den Eltern schmerzhaft und tränenreich sein, sodass man den ersten Tag mit ihnen zusammen im Hort verbringen sollte. Bei 4- bis 5-Jährigen ist dies meist nicht erforderlich, besonders wenn sie schon mal bei Freunden übernachtet haben.

In der 1. Woche oder bis sich das Kind eingewöhnt hat, sollten die Eltern morgens nicht einfach davonstürzen, sondern sich 5 bis 10 Minuten Zeit nehmen, bis sich das Kind mit einer anderen Person beschäftigt. Und auch dann sollten sie sich nicht hinter dem Rücken des Kindes davonschleichen, sondern sich von ihm verabschieden und erst dann gehen. Manchmal hilft es, wenn das Kind von zu Hause etwas mitnehmen darf – eine Schmusedecke oder ein Stofftier.

Wenn das Kind in einer Tagesstätte untergebracht ist, wird es häufiger Erkältungen und Virusinfektionen mit nach Hause bringen. Natürlich erkranken alle Kinder von Zeit zu Zeit, doch hier ist die Ansteckungsgefahr um einiges höher. Die Kinder stecken sich gegenseitig an, bevor irgendwelche Symptome sichtbar sind. So kann auch ein scheinbar gesundes Kind die gesamte Gruppe infizieren. Epidemien von Kinderkrankheiten sind daher in Kinderhorten an der Tagesordnung.

Was kann man tun um die Ansteckungsgefahr zu verringern? Im Prinzip gibt es kaum Maßnahmen um die Verbreitung von Infekten zu verhindern. Erzieherinnen sollten sich aber nach jedem Windelwechsel und vor der Zubereitung der Mahlzeiten die Hände waschen.

Die Eltern können mithelfen, indem sie ihr krankes Kind nicht in die Tagesstätte schicken. Wann ist ein Kind zu krank um den Hort zu gehen? Jeder Hort hat seine eigenen Regeln, als Richtlinie kann jedoch gesagt werden, dass man das Kind zu Hause behalten soll, wenn es Fieber oder Durchfälle hat oder unter Erbrechen leidet.

Wann das Kind den Hort wieder besuchen kann, hängt von seinem Wohlbefinden und der Ansteckungsgefahr ab. Erkältungssymptome können über 1 Woche lang bestehen. Sobald die Temperatur 24 Stunden lang normal ist, kann das Kind – trotz leichten Schnupfens und Hustens – wieder in den Hort zurückkehren.

Im Folgenden wird beschrieben, wann eine Krankheit nicht mehr ansteckend ist:

- *Windpocken:* Nach 7 Tagen, wenn der Ausschlag verkrustet ist.
- *Streptokokkenangina:* 24 Stunden nach Beginn der Behandlung.
- *Bindehautentzündung:* 24 Stunden nach Beginn der Behandlung.
- *Kopfläuse:* nach abgeschlossener Behandlung.
- *Durchfall:* Wenn der Stuhl wieder geformt ist.

Psychosoziale Entwicklung der Persönlichkeit und des Verhaltens

Die persönliche Entwicklung des Kindes ist genauso wichtig wie die körperliche. Im Kleinkindalter können Probleme auftreten, die das Verhalten des Kindes seinen Eltern und anderen Menschen gegenüber beeinflussen. Einige dieser Probleme wie zum Beispiel geistige Min-

derentwicklung und Autismus sind sehr schwerwiegend. Andere Probleme wie Trotzphase und Streitereien unter den Geschwistern sind normal.

In diesem Kapitel wird die normale Entwicklung im Kleinkindalter, einschließlich Entwicklung der Vorstellungskraft und des eigenen Geschlechts, beschrieben. Außerdem werden Probleme behandelt, die eine normale Entwicklung beeinträchtigen können wie etwa Lernbehinderungen und sexueller Missbrauch.

Entwicklung des Kleinkindes

In den 5 Jahren der Kleinkindzeit werden mehrere Entwicklungsstufen durchlaufen. Im Lauf dieser wenigen Jahre erweitert sich der Wortschatz des Kindes von wenigen Wörtern auf mehrere Hundert. Mit einem Jahr kann das Kind kaum laufen, mit 5 Jahren kann es schon Seil hüpfen. Aus dem 1-jährigen Kind, das sich hinter seiner Mutter versteckt, wenn ein fremder Mensch zu Besuch kommt, wird ein aufgewecktes Kindergartenkind.

Auf den folgenden Seiten sind die typischen Entwicklungsstufen aufgelistet, die das Kind in diesen Jahren durchläuft. Man sollte jedoch beachten, dass die Entwicklung nicht nach einem strikten Plan abläuft, sondern individuell verschieden ist. Es gibt daher nur allgemeine Richtlinien, die einen auf die zu erwartenden Veränderungen vorbereiten können. Wenn die Eltern meinen, die Entwicklung ihres Kindes verlaufe nicht normal, dann sollten sie sich an den Arzt wenden.

Ihr Kind mit 1 Jahr

Mit 1 Jahr gibt das Kind ein Spielzeug her, wenn es dazu aufgefordert wird. Es versteht die Gesten der Erwachsenen, befolgt Anweisungen, reagiert auf seinen Namen und kann seine Bedürfnisse nicht nur durch Schreien geltend machen.

Es macht ihm Freude im Mittelpunkt des Geschehens zu stehen. Das Kind kann singen, versteckt sich gern, möchte dabei aber immer seine Eltern noch im Blick haben. Es fürchtet sich zwar immer noch vor Fremden, akzeptiert es aber von Zeit zu Zeit von einem Babysitter beaufsichtigt zu werden. Es umarmt oder küsst seine Eltern spontan oder wenn es dazu aufgefordert wird und liebt seine Stofftiere oder andere Gegenstände.

Einjährige werfen gern kleine Gegenstände in einen Behälter, leeren ihn dann und beginnen das Spiel von vorne. Sie kombinieren Gegenstände miteinander und erfinden neue Spiele, können ein verstecktes Spielzeug finden und verstehen die Bedeutung von »auf« und »ab«.

Das Kind besteht darauf, allein zu essen, kann einen Becher in der Hand halten, verwendet einen Löffel, wehrt sich gegen das Ein-schlafen und versucht sich mithilfe der Mutter anzukleiden.

Ihr Kind mit 2 Jahren

Zweijährige können sehr dominant sein. Sie müssen noch lernen zu teilen, obwohl es gelegentlich vorkommen kann, dass sie ihre eigenen Wünsche zugunsten anderer zurückstellen. Mit Worten oder Gesten kann das Kind anderen Menschen seine Gefühle, Wünsche und Interessen mitteilen.

In dieser Zeit umfasst der Wortschatz des Kindes 50 Wörter oder mehr, es versteht jedoch viel mehr. Es beginnt Dinge beim Namen zu nennen, reagiert auf Anweisungen wie zum Beispiel »Zeig auf deine Nase« oder »Zeig auf einen Hund« und kann Gegenstände im Haus lokalisieren. Kinder in diesem Alter sehen gern fern und können schon einige Zeichentrickfiguren identifizieren.

Ab dem 2. Geburtstag werden die meisten Kinder trotziger: Sie werden aggressiver und lassen ihre Aggressionen an Geschwistern oder Spielgefährten aus. Sie sind – was ihre Spielsachen anbetrifft – sehr besitzergreifend und fordern die Autorität der Eltern heraus.

Beim Spielen ahmt das 2-Jährige das Verhalten der Eltern nach und spielt lieber mit älteren Kindern als mit gleichaltrigen.

Das Kind möchte alles ohne Hilfe erledigen. Es kann den Eltern mitteilen, wenn es auf die Toilette muss, obwohl die meisten Kinder mit 2 Jahren noch nicht sauber sind.

Ihr Kind mit 3 Jahren

Mit 3 Jahren bewundert das Kind seine Eltern und möchte ihnen in allem nacheifern. Die Ablehnung und negative Verhaltensweise des 2. Lebensjahres rückt wieder in den Hintergrund.

Mit 2 Jahren hat das Kind zum Beispiel die Tätigkeit der Mutter nachgeahmt, während es nun versucht die Mutter selbst zu imitieren. Nun liebt es die Tätigkeiten Erwachsener ins Spiel umzusetzen: Nach einem Arztbesuch holt das Kind zum Beispiel seinen Arztkoffer hervor und untersucht seinen Teddybären oder es sitzt im Auto und ahmt seinen Vater beim Fahren nach. Zu seinen Lieblingsspielen gehört auch das Verkleiden mit den Kleidern der Erwachsenen.

Es interessiert sich mehr für Gleichaltrige, obwohl es beim Spielen immer noch häufig »neben« anstatt mit seinen Freunden spielt.

Mit 3 Jahren kann das Kind eine Unterhaltung führen und dabei relativ komplexe Sätze bilden. Viele kennen auch bereits einige Zahlen und Buchstaben.

Als Folge von Ängsten entwickeln viele Kinder Schlafstörungen.

Die meisten 3-Jährigen benutzen die Toilette und können sich mithilfe der Mutter bereits ankleiden.

Ihr Kind mit 4 Jahren

Mit 4 Jahren ist das Kind extrem gesellig geworden und kann mit mehreren Kindern gleichzeitig spielen. Es hat eine blühende Fantasie entwickelt, die es auch beim Spielen zum Ausdruck bringt.

Während 3-jährige Kinder noch umgänglich sind, kann ein 4-jähriges Kind ausgesprochen bestimmend, anmaßend und laut auftreten.

Das Kind kann nun bereits eine Geschichte erzählen und seine Sprache ist auch für Außenstehende verständlich. In diesem Alter kann es auch bis vier zählen, Dreirad fahren, Spiele spielen, bei denen Regeln befolgt werden müssen, ein Kreuz und ein Quadrat nachzeichnen und eine Person aus vier Teilen (außer dem Kopf) malen. Einige Kinder beginnen bereits damit Buchstaben zu schreiben.

Ihr Kind mit 5 Jahren

Bei 5-Jährigen ist die Geselligkeit noch stärker ausgeprägt als mit 4 Jahren. Wenn das Kind die Wahl zwischen Freunden und Eltern hat, dann wird es sich für ein Spiel mit Freunden entscheiden.

Das Kind kann sich allein anziehen (einige Knöpfe schließen und vielleicht sogar schon die Schuhe binden) und möchte seine Kleidung wahrscheinlich selbst auswählen.

Mit 5 Jahren kennt es den Unterschied zwischen Jungen und Mädchen und betont in diesem Alter ausdrücklich, wenn es einen Freund oder eine Freundin hat, den/die es später heiraten möchte.

Viele Kindergärten bieten für Kinder ab einem Alter von 5 Jahren so genannte Vorschulprogramme an. Je nachdem wie viel Anreize und Förderung ein Kind erhält, kann es mit 5 Jahren bereits mit Schreiben und Lesen, eventuell sogar mit Rechnen, beginnen.

Trotzphase

Zwischen 18 Monaten und 3 Jahren ist »Nein« das Lieblingswort des Kindes. Es spielt keine Rolle, was man zu ihm sagt, die Antwort ist ein energisches »Nein«.

Die Mutter fragt zum Beispiel: »Möchtest du noch in der Badewanne bleiben?«, »Nein« ist die Antwort des Kindes. »Dann möchtest du also aus der Badewanne heraus?«, »Nein«, ist die erneute Antwort.

Genau wie die Wutanfälle gehören Trotzreaktionen zu dieser Entwicklungsstufe dazu. Es mag zwar den Anschein erwecken, als ob das Kind die Eltern ständig provozieren wolle, dem ist aber nicht so. Es ist nur ein kleiner Schritt auf dem langen Weg zu Selbstständigkeit.

Diese bisweilen sehr schwierige Zeit durchzustehen, erfordert viel Geduld und eine gute Portion Humor. Als Eltern eines trotzigen Kindes sollte man sich immer vor Augen halten, dass alle Menschen diese Phase durchlaufen und man später darüber lacht.

Hier sind einige Richtlinien aufgelistet, die das Trotzalter eventuell erträglicher machen:

1. Die Trotzreaktionen des Kindes nicht so ernst nehmen.

2. Das Kind nicht bestrafen, wenn es mal wieder »Nein« sagt.

3. Dem Kind eine Auswahlmöglichkeit geben: »Möchtest du die rote oder die grüne Hose anziehen?« Durch diese freie Wahl erhält das Kind ein Gefühl der Unabhängigkeit und Kontrolle und lässt es wieder kooperativer werden. Man sollte jedoch keine Fragen stellen, auf die es nur eine Antwort gibt. So dürfen die Eltern, wenn es Zeit zum Schlafengehen ist, dem Kind nicht die Wahl zwischen schlafen oder aufbleiben überlassen, wenn sie überhaupt nicht die Absicht haben das Kind noch länger aufbleiben zu lassen.

4. Dem Kind einen Übergang zwischen zwei Tätigkeiten ermöglichen. Wenn das Kind beispielsweise seinen Spaß auf dem Spielplatz hat, die Mutter aber nach Hause gehen möchte, dann kann man dem Kind noch etwas Zeit einräumen: Es kann noch 3-mal Rutschbahn fahren und dann mit der Mutter nach Hause gehen.

5. Mit Regeln nachsichtig sein. Kinder in diesem Alter können keine lange Liste mit Hausregeln befolgen. Streitereien über unwichtige Dinge wie zum Beispiel das Gemüse auf dem Teller aufessen, sollten vermieden werden. Bei der Beschäftigung mit dem Kind sollte alles auf positive, nicht auf negative Dinge ausgerichtet sein.

6. Die Eltern sollten selbst nicht »Nein« sagen. Das Kind soll in ihnen Vorbilder sehen, die es nachahmen möchte.

Fantasie

Kleinkinder leben in ihrer eigenen, farbenfrohen Fantasiewelt, in der alles möglich ist. Beim Spielen schlüpfen die Kinder gern in andere Rollen. Für ein Kleinkind ist es oftmals schwer zwischen Fantasie und Wirklichkeit zu unterscheiden. Es kann also vorkommen, dass ein 3-Jähriges seiner Mutter glaubhaft machen will, dass nicht es selbst, sondern ein kleines, grünes Männchen die Parfümflasche zerbrochen hat. In diesem Moment lügt es im eigentlichen Sinn des Wortes nicht und das Kind sollte für diese Fantasiegeschichten nicht bestraft werden.

Manche Kinder scheinen jedoch fast den ganzen Tag in ihrer Traumwelt zu verbringen und sich mit einem unsichtbaren Freund zu unterhalten, an dessen Existenz sie wirklich glauben. In diesem Fall sollten sich die Eltern fragen, ob ihr Kind nicht vielleicht zu wenig Zeit mit Freunden verbringt oder sie selbst sich zu wenig mit ihm beschäftigen.

Streit unter Geschwistern

Es gibt kaum etwas Entnervenderes für Eltern als ständige Streitereien unter Geschwistern.

Die Probleme reichen von Eifersüchteleien zwischen Kleinkind und Neugeborenem bis hin zu körperlicher Aggressivität und ununterbrochenem Streiten.

Diese Kämpfe können selbst in ausgeglichenen Eltern den Wunsch nach einem Einzelkind aufkommen lassen. Streit und Rivalität unter Geschwistern ist normal. An einem Tag stehen sich die Kinder wie Feinde gegenüber, am nächsten sind sie wieder die besten Freunde.

Nachfolgend werden die häufigsten Probleme unter Geschwistern beschrieben und Vorschläge zu deren Behebung gemacht.

Rivalität unter Geschwistern

Kinder jeden Alters können gegenüber einem Neuankömmling Eifersucht entwickeln. Die klassische Form der Rivalität besteht in der Eifersucht, die ältere Geschwister gegenüber einem neuen Baby empfinden. Am stärksten ist diese Rivalität zwischen 12 und 36 Monaten.

Durch die Eifersucht auf das Neugeborene möchte das Kleinkind auf sich aufmerksam machen, benimmt sich aggressiv dem Baby gegenüber und macht oft Rückschritte (es fängt wieder an, am Daumen zu lutschen oder möchte wieder Windeln tragen).

Diese natürlichen Gefühle lassen sich nicht vollständig unterdrücken, man kann das Kind

aber auf das neue Baby vorbereiten, indem man mit ihm schon während der Schwangerschaft darüber spricht. Das Kind soll sich an den Vorbereitungen beteiligen dürfen: Wenn sein Bettchen benötigt wird, sollte man es lange vor der Geburt an ein neues Bett gewöhnen. Die Eltern sollten es für sein vernünftiges Verhalten loben.

Auf keinen Fall sollte die Mutter das Kind täglich aus dem Krankenhaus anrufen: Es ist besser, wenn das Kind sein neues Brüderchen oder Schwesterchen besuchen darf.

Bei der Ankunft zu Hause sollte die Mutter das Baby einer anderen Person übergeben und sich eine Zeit lang ausschließlich mit dem älteren Kind beschäftigen.

Kämpfe

Die Eltern müssen dem Kind klar machen, dass es weder treten, schlagen noch beißen darf. Wenn sich die Kinder »in die Haare kriegen«, dann sollte man sie sofort trennen und eine Zeit lang in getrennte Zimmer schicken.

Streitereien

Den Kindern muss begreiflich gemacht werden, dass sie für ihre Streitereien selbst eine Lösung finden müssen. Wenn sie sich streiten, sollten sich die Eltern heraushalten und sei es, indem sie in ein anderes Zimmer gehen. Wenn sich die Kinder zur Lösung ihres Problems an die Eltern wenden, sollten diese bei der Klärung des Streites helfen – wobei jedoch die Kinder selbst eine Lösung finden müssen. Die Eltern sollten auf keinen Fall Partei ergreifen.

Fehlende Bereitschaft zum Teilen

Es gibt 3-Jährige, die ihre Spielsachen mit anderen Kindern teilen, viele tun dies aber erst Monate später. Man kann das Kind nicht zum Teilen zwingen und es auch nicht dafür bestrafen. Wenn es jedoch sein Spielzeug mit anderen teilt, dann sollte man es dafür auch loben.

Es gibt viele Kleinkinder, die ihren Geschwistern das Spielzeug wegnehmen: In diesem Fall sollen die Eltern das Spielzeug dem rechtmäßigen Besitzer zurückgeben.

Das Kind wird gelobt, wenn es vorher fragt, ob es ein Spielzeug haben darf und es auf Wunsch auch wieder zurückgibt (→ Probleme mit Geschwistern und Schulfreunden, S. 126).

Daumen- und Fingerlutschen

Das Lutschen an Daumen und Fingern kommt bei Kleinkindern häufig vor. Nur 6 Prozent der Daumenlutscher behalten diese Gewohnheit auch nach ihrem 1. Geburtstag noch bei und nur 3 Prozent nach ihrem 2. Geburtstag.

Bis zum 4. Lebensjahr hat die Mehrzahl der Kinder das Daumenlutschen aufgegeben, außer wenn es in einen Machtkampf zwischen Eltern und Kind ausartet oder zu einer schlechten Angewohnheit wird.

Daumenlutschen ist kein schwerwiegendes Problem, es lässt das Kind jedoch babyhaft erscheinen, sodass es von Gleichaltrigen oft verspottet wird. Langfristig gesehen kann Daumenlutschen die normale Zahnstellung beeinträchtigen und eine kieferorthopädische Behandlung erforderlich machen.

Ist das Kind jünger als 4 Jahre und lutscht am Daumen, dann sollte man es einfach ignorieren oder das Kind davon ablenken. Die Eltern sollten niemals schimpfen, das Kind bestrafen oder ihm den Finger aus dem Mund ziehen. Dadurch kann sich das Problem noch verschlimmern.

Bei älteren Kleinkindern kann man an die Eitelkeit appellieren. Man zeigt ihnen, wie sich die Zähne allmählich nach vorn verschieben und wie verschrumpelt die Haut am Daumen aussieht. Die Eltern sollten das Kind freundlich daran erinnern, wenn sie es beim Daumenlutschen erwischen und es überschwänglich loben, wenn es seine Gewohnheit aufgibt.

Daumenlutschen im Schlaf geschieht unfreiwillig und hört auf, wenn der Schlaf des Kindes tiefer wird.

Verzögerte motorische Entwicklung

Meistens verläuft die Entwicklung der Grob- und Feinmotorik reibungslos. Manchmal bleibt ein Kind jedoch weit hinter seinen Altersgenossen zurück. Was passiert zum Beispiel wenn ein Kind mit 20 Monaten noch nicht laufen kann? Ist dann etwas nicht in Ordnung?

Es gibt verschiedene Arten einer verzögerten Entwicklung bei der Feinmotorik (der für die Fingerfertigkeit zuständigen Muskeln) oder Grobmotorik (der für das Laufen, Hüpfen und Springen notwendigen, größeren Muskeln).

Bei feinmotorischen Störungen kann es für das Kleinkind schwierig sein ein Bild zu zeichnen oder auszumalen oder die Schuhe zu schnüren. Bei manchen Kindern ist die Hand-Auge-Koordination beeinträchtigt und wieder andere können einen Farbstift nicht richtig halten. Wegen dieser feinmotorischen Störungen bekommen die Kleinkinder oft Probleme in der Schule.

Schwerfällig wirkende Kinder oder solche bei denen die grobmotorischen Fähigkeiten nicht voll ausgebildet sind, die also nicht hüpfen oder springen können, sind oft dem Spott Gleichaltriger ausgesetzt. Im Sportunterricht sind sie meist an letzter Stelle, sodass ihr Selbstbewusstsein sehr darunter leidet.

Die Ursache für eine verzögerte motorische Entwicklung ist weitgehend unbekannt, sie herrscht jedoch in bestimmten Familien vor.

Wenn die Eltern eine Störung bei der motorischen Entwicklung ihres Kindes vermuten, dann sollten sie mit dem Kinderarzt darüber sprechen. Durch Tests kann bestimmt werden, ob eine Störung vorliegt.

Sind die motorischen Fähigkeiten des Kindes tatsächlich beeinträchtigt, geht ihm ein großer Teil seiner Selbstachtung verloren. Die Eltern müssen versuchen dieses mangelnde Selbstbewusstsein durch Verständnis und Geduld aufzubauen. Werden die Eltern ungeduldig – selbst wenn das Kind aufholt –, leidet das Selbstbewusstsein des Kindes darunter.

Lernprobleme

Störungen der Sprache, des Gehörs und des Sehvermögens können die Lernfähigkeit des Kindes beeinflussen. Vieles kann erfolgreich behandelt oder zumindest abgeschwächt werden. Wichtigster Faktor ist die Früherkennung. Oft kann eine sensorische Störung behoben werden, wenn sie im Kleinkindalter entdeckt wird, später jedoch wird sie die intellektuelle Entwicklung des Kindes irreparabel beeinflussen.

Es ist daher überaus wichtig, dass bei den Routine-Untersuchungen auch Gehör und Sehvermögen getestet werden (Vorsorgeuntersuchungen). Auch Kinder, deren familiärer Hintergrund und Indikation auf keinerlei Sehfehler hindeuten, sollten mit 4 Jahren einen Augenarzt aufsuchen.

Im Folgenden werden die sensorischen Störungen behandelt, die zu Lernproblemen führen können.

Hörfehler

Zur Sprachentwicklung ist das Gehör absolut notwendig. So kann selbst eine leichte Schwerhörigkeit auf einem Ohr die Sprachentwicklung des Kindes beeinträchtigen.

Je schwerer der Hörfehler, umso größer ist das Lernproblem.

Man schätzt, dass etwa 4 Prozent aller Kinder unter 5 Jahren auf beiden Ohren und 10 Prozent auf einem Ohr schwerhörig sind.

Bei Kleinkindern unterscheidet man vier Arten von Schwerhörigkeit:

Mittelohrschwerhörigkeit. Dies ist eine Störung bei der Übertragung des Schalls vom Außen- ins Innenohr.

Schallempfindungsschwerhörigkeit. Sie tritt als Folge von Anomalien der Haarzellen in der Schnecke oder des Hörnervs auf.

Mischschwerhörigkeit. Damit wird ein Zustand bezeichnet, bei dem sowohl eine Mittelohr- als auch eine Schallempfindungsschwerhörigkeit vorliegt.

Zentrale Hörstörungen. Sie treten als Folge einer Fehlfunktion des Hörzentrums im zentralen Nervensystem auf.

Wurde das Baby völlig taub geboren, wird die Taubheit meist in den ersten 6 Lebensmonaten entdeckt. Ernsthafte Hörstörungen können allerdings oft erst im Alter zwischen 12 und 24 Monaten oder noch später entdeckt werden. Bis zu diesem Zeitpunkt hat das Kind bereits wichtige Sprach- und Lernentwicklungsstufen verpasst. Daher werden viele Kinder, bei denen ein erhöhtes Risiko für Schwerhörigkeit besteht (etwa bei Neugeborenenasphyxie, bakterieller Hirnhautentzündung, angeborenen oder perinatalen Infektionen, familienbedingter Taubheit, Geburtsfehlern an Kopf und Nacken oder bei Frühgeburten), in den ersten 6 Lebensmonaten getestet (→ Entwicklung des Gehörs, S. 65).

Wie stark eine Schwerhörigkeit die Lernfähigkeit des Kindes beeinflusst, hängt vom Schweregrad und vom betroffenen Frequenzbereich ab. Im Übrigen hängen Sprachentwicklung, Lernvermögen und künftige Lernerfolge davon ab, in welchem Alter die Schwerhörigkeit auftrat, wann sie diagnostiziert wurde und wann die Behandlung einsetzte.

Manche Formen der Schwerhörigkeit werden medikamentös, andere chirurgisch behandelt. Ein Hörgerät verstärkt das vorhandene Hörvermögen des Kindes und ist wichtigstes Hilfsmittel um dem Kind ein normales Leben zu ermöglichen. Mittlerweile gibt es bei bestimmten Formen der Schwerhörigkeit auch schon gute Ergebnisse mit Cochleaimplantaten.

Selbst wenn es sich um eine leichte Schwerhörigkeit handelt, wird wahrscheinlich eine spezielle Ausbildung für das Kind erforderlich sein: Bei geringer Schwerhörigkeit wird sie sich auf eine Sprach- bzw. Sprechtherapie (Logopädie) beschränken, in schwereren Fällen können während der gesamten Schulzeit spezielle Unterrichtsprogramme notwendig sein.

Die aktive Beteiligung der Eltern ist für die künftigen Lernerfolge des Kindes ein äußerst wichtiger Aspekt. Die Eltern müssen lernen aus der gegebenen Situation das Beste zu machen. Dabei können Lippenablesen und Zeichensprache hilfreich sein. Diese Techniken können in speziellen Kursen erlernt werden.

Sprachstörungen

Bestimmte Krankheiten können die normale Sprachentwicklung, also die Artikulation von Wörtern und Sätzen sowie das Sprachverständnis, beeinträchtigen. In den nachfolgenden Abschnitten werden Probleme behandelt, welche die Entwicklung leicht bis erheblich beeinträchtigen können.

Eine beträchtlich verzögerte Sprachentwicklung kann sich auch auf andere Entwicklungsbereiche auswirken – das Kind lernt eventuell auch verspätet sitzen, stehen, laufen und auf die Toilette gehen.

Eine Ursache von Sprachstörungen kann die Schwerhörigkeit als Folge einer angeborenen Taubheit oder von Mittelohrentzündungen im Säuglings- und Kleinkindalter sein.

Die Sprachentwicklung des Kindes kann außerdem durch neurologische Störungen wie etwa fehlende Muskelkraft oder Koordination (angeboren oder im Säuglings- bzw. Kleinkindalter erworben) sowie Schädigung des Sprachzentrums im Gehirn, beeinträchtigt werden.

Zusätzlich dazu können mangelnde Ansprache oder emotionale Stimulation aufgrund von Elternkonflikten, Trennung oder Kindesmissbrauch zu Sprachstörungen führen.

Wenn das Kind Wörter nicht richtig artikuliert, stottert oder sonstige Störungen beim Sprechen aufweist, dann sollten sich die Eltern zur Diagnose und Therapie an einen Kinderarzt und/oder Sprachtherapeuten (Logopäden) wenden. Dieser möglichst frühzeitig eingeleitete Schritt kann in vielen Fällen für die spätere Sprach- und Sprechentwicklung entscheidend sein (→ Sprachentwicklung, S. 92).

Sehstörungen

Im Vorschulalter können viele leichte und schwere Sehstörungen wie etwa Kurzsichtigkeit, die Lernprobleme verursachen, entdeckt und behandelt werden.

Kinder mit Kurz- oder Weitsichtigkeit zeigen oft wenig Interesse am Lernen. Ein weitsichtiges Kind möchte beispielsweise kein Buch lesen, ein kurzsichtiges Kind hat an nichts Interesse, was weiter als ein paar Zentimeter entfernt ist. Zu den Symptomen zählen Schielen, Augenreiben, Müdigkeit und Kopfschmerzen.

Diese Probleme können leicht mit einer Brille korrigiert werden. Werden sie noch im Klein-

Autismus

Autismus ist eine schwere geistige Erkrankung im Kindesalter. Ein autistisches Kind kommuniziert kaum mit seinen Mitmenschen und sucht keinen Körperkontakt. Autistische Kinder wollen von den Eltern nicht getröstet werden, ahmen sie auch nicht nach und haben praktisch keinerlei soziale Kontakte.

Autistische Kinder zeigen oft stereotype (sich wiederholende) Körperbewegungen (mit den Fingern schnalzen, die Hände verdrehen, sich im Kreis drehen), sind von Einzelheiten fasziniert (etwa von den sich drehenden Rädern eines Spielzeugautos), sind durch kleinste Veränderungen in ihrer Umgebung (z.B. durch das Verrücken eines Stuhls) völlig aus der Fassung zu bringen und bestehen mit Nachdruck auf bestimmte Routinen.

Autismus tritt gewöhnlich vor einem Lebensalter von 30 Monaten auf. Ein autistisches Kind spricht meist nicht, sondern ahmt die Laute anderer Menschen nach. Es hat Schwierigkeiten beim Benennen von Gegenständen und weist eine bizarre Gesichtsmimik und Gesten auf. Gelegentlich kann ein autistisches Kind irgendetwas besonders gut, kann aber keinerlei Vorteil für sich daraus ziehen. (Mehr Informationen über → Infantiler Autismus, S. 1100.)

kindalter entdeckt, dann haben leichte Sehstörungen keinerlei negative Auswirkungen auf das Lernverhalten des Kindes (→ Refraktionsstörungen, S. 522 und → Schielen und Sehschwäche, S. 534).

Geistige Minderentwicklung

Geistige Minderentwicklung reicht von einer leichten Lernbehinderung bis hin zur starken geistigen Behinderung, die eine ständige Beaufsichtigung des Kindes erforderlich macht. Bei diesen Kindern ist der Erwerb der motorischen Fähigkeiten und der Sprache deutlich verzögert. Ihnen fehlen die ihrem Alter entsprechenden sozialen Fähigkeiten sowie die emotionale Reife.

Es kann natürlich sein, dass auch ein normal entwickeltes Kind in einem der genannten vier Bereiche ein starkes Defizit aufweist. Manche dieser Kinder können die Verzögerungen in ihrer Entwicklung schließlich noch aufholen. Kinder mit geistiger Minderentwicklung sind jedoch in allen Bereichen hinterher und können ihre Altersgenossen nicht mehr einholen.

Eine milde Verlaufsform der Minderentwicklung wird vielleicht erst im Schulalter sichtbar: Das Kind lernt dann einfach langsamer als der Durchschnitt (Lernbehinderung).

Kinder mit einer mäßigen geistigen Minderentwicklung können alltägliche Dinge erlernen, wie etwa sich ankleiden oder auf die Toilette

gehen. Sie können zwar nur in begrenztem Umfang an normalen Schulprogrammen teilnehmen, jedoch in speziellen Fördereinrichtungen betreut werden und einfache Berufe in betreuten Werkstätten ausüben.

Ein Kind mit schwerer geistiger Minderentwicklung kann sich kaum selbst versorgen (eventuell selbst zur Toilette gehen) und benötigt ständige Beaufsichtigung und Pflege. Es verfügt nur über begrenzte Kommunikationsfähigkeiten.

Früher wurden die meisten lernbehinderten Kinder – auch solche mit nur leichter Behinderung – in Heimen untergebracht. Heute leben diese Kinder meist zu Hause oder in kleinen Gruppen in einer Gemeindeeinrichtung. Es gibt spezielle Unterrichtsprogramme, Begegnungsstätten und Freizeiteinrichtungen für lernbehinderte Kinder.

Eine leichte Behinderung wird meist erst in der Schule festgestellt, wenn die Eltern des betroffenen Kindes Vergleichsmöglichkeiten mit Altersgenossen haben.

Ziel einer Behandlung ist es, das lernbehinderte Kind beim Erreichen seines Lernpotenzials zu unterstützen und seine Grenzen zu akzeptieren.

Bei bestehender Diagnose im Kleinkindalter gibt es die Möglichkeit für Mütter, Väter und Kinder an so genannten Frühförderprogrammen teilzunehmen. In der Frühförderung werden sowohl die geistigen als auch die motorischen und emotionalen Fähigkeiten des Kindes stimuliert. Nebenbei hilft es den Eltern, mehr über die Stärken und Schwächen ihres Kindes zu erfahren und bietet Unterstützung in dieser emotional sehr schwierigen Phase.

Unabhängig vom Schweregrad der Behinderung besteht in Deutschland für jedes, also auch für jedes geistig behinderte Kind, eine Schulpflicht. Dabei gibt es Schulen für lernbehinderte Kinder sowie für Kinder mit einer schweren Entwicklungsstörung als auch integrative Schulen, in denen Kinder mit einer leichten Lernbehinderung eine »normale« Schulklasse besuchen. Außerdem gibt es Förderklassen und Förderschulen. Diese Gegebenheiten unterscheiden sich jedoch von Bundesland zu Bundesland und betroffene Eltern sollten sich über die schulischen Angebote in ihrer Umgebung genau informieren.

Jedes Kind braucht Freunde: Doch trotz des gemeinsamen Unterrichts werden behinderte Kinder von ihren Schulkameraden oft nicht akzeptiert. Somit ist es oft Aufgabe der Eltern, für das Kind soziale und Freizeitaktivitäten zu organisieren.

Selbsthilfegruppen und spezielle Organisationen (kirchliche oder kommunale) für Familien mit entwicklungsretardierten Kindern bieten unterschiedliche Freizeitaktivitäten wie etwa Schwimmkurse oder (Mutter-Kind-)Freizeiten an. Solche Angebote verhelfen den betroffenen Kindern zu mehr Selbstständigkeit und sozialer Selbstsicherheit.

Schließlich bleibt bei der Pflege eines behinderten Kindes nur noch wenig Zeit für die restliche Familie übrig. Selbst engagierte Eltern brauchen mal eine Verschnaufpause. Bei einem behinderten Kind zögern jedoch viele Eltern, es zwischendurch von einem Babysitter betreuen zu lassen, obwohl sie es bei einem »normalen« Kind jederzeit tun würden.

In einigen Gemeinden gibt es Kinderhorte, die auch behinderte Kinder beispielsweise am Vor- und/oder Nachmittag aufnehmen, diese Einrichtungen sind jedoch von Wohnort zu Wohnort sehr unterschiedlich geregelt. Es gibt teilweise auch schon Ganztagsschulen für behinderte Kinder.

Die Sexualität des Kleinkindes

Kleinkinder besitzen eine natürliche sexuelle Neugier, die sich auf ganz unterschiedliche Weise äußert.

Von Geburt an können Jungen Erektionen und Mädchen Absonderungen aus der Scheide haben. Bis zum ersten Geburtstag wurden bei einem Drittel aller Kinder Manipulationen im Genitalbereich beobachtet: Jungen ziehen an ihrem Penis und Mädchen reiben ihre äußeren Geschlechtsteile. Zwischen dem 2. und 5. Lebensjahr masturbiert die Hälfte aller männlichen Kleinkinder beziehungsweise ein Drittel der Mädchen.

Gelegentliches Masturbieren ist normal und kein Grund zur Besorgnis. Das Kind stimuliert sich einfach, weil es sich gut dabei fühlt. Manche Kinder onanieren aber auch, weil sie unglücklich sind oder als Reaktion auf ein elterliches Verbot.

Beobachten die Eltern das Kind beim Masturbieren, sollten sie die Ruhe bewahren: Onanieren bedeutet nicht, dass das Kind später ein abweichendes Sexualverhalten zeigt. Masturbieren verursacht weder körperliche Schäden noch emotionale Probleme, solange die Eltern nicht überreagieren oder dem Kind Sex als etwas Schmutziges darstellen.

Ein Kind vom Onanieren abzuhalten ist schwierig, und so ist es am besten, sein Verhal-

ten zu akzeptieren. Dennoch muss dem Kind erklärt werden, dass masturbieren nur im Privatbereich – z. B. im Schlafzimmer – erlaubt ist und sonst nirgendwo.

Beginnt das Kind plötzlich in der Öffentlichkeit zu masturbieren, dann sollte man versuchen, es davon abzulenken. Wenn das nichts hilft, kann das Kind zur Seite genommen und daran erinnert werden, dass dies nur im privaten Bereich erlaubt ist.

Viele Kleinkinder zeigen außerdem ein ausgeprägtes Interesse am Körper der Eltern. So möchte das Kind vielleicht die Brüste der Mutter oder den Penis des Vaters anfassen. Andere Kinder spielen mit Freunden so genannte »Doktorspiele« um den Körper des anderen zu erkunden.

Alle diese Verhaltensweisen sind normal. Die Eltern sollten darauf weder schockiert noch ärgerlich reagieren, sondern dem Kind klar machen, dass es seinen eigenen Körper berühren kann, aber nicht den anderer Menschen (nur Ärzte dürfen bei einer Untersuchung andere Menschen anfassen). Man sollte darauf hinweisen, dass dies sowohl für Erwachsene als auch Kinder gilt.

Sexueller Missbrauch

Sexueller Missbrauch von Kindern ist erst in den letzten Jahren in die Schlagzeilen geraten. Zwar ist das Problem nicht neu, dafür aber das Bewusstsein über das Ausmaß des Problems: Vor Vollendung des 18. Lebensjahres wird nach statistischen Zahlen 1 von 5 Mädchen und 1 von 10 Jungen Opfer sexuellen Missbrauchs.

Erste Anzeichen erkennen
Die folgenden Anzeichen können auf sexuellen Missbrauch eines Kindes hindeuten:

1. Sexuell provokatives Verhalten des Kleinkindes

2. Rückzug von Freunden, der Familie oder Schulaktivitäten

3. Ungewöhnlich feindseliges oder aggressives Verhalten

Zwar können die ersten äußerlichen Anzeichen für einen Kindesmissbrauch fehlen, doch eine genaue ärztliche Untersuchung wird Verletzungen im Genitalbereich oder durch Geschlechtsverkehr übertragene Infektionen feststellen (S. 1087). Doch auch wenn alle diese

Kindesmissbrauch

Kinder jeden Alters werden sexuell missbraucht. Sehr oft kommen die Täter aus dem direkten Umfeld des Kindes. Eltern, die ihre Kinder missbrauchen, kommen aus allen gesellschaftlichen Schichten, es gibt kein festes Schema: Die Täter können reich oder arm sein und jeder Glaubensrichtung, gesellschaftlichen Schicht oder politischen Überzeugung angehören.

Eltern, die ihre Kinder missbrauchen, sind oft einsame, unglückliche Menschen, denen das Leben über den Kopf wächst. Viele von ihnen wurden ebenfalls als Kinder missbraucht. Trotzdem ist Kindesmissbrauch ein Unrecht.

Beim Umgang mit Kindesmissbrauch steht der Schutz des Kindes im Vordergrund. In 80 bis 90 Prozent der Fälle besteht das Ziel der Behandlung darin, für das Kind eine sichere, intakte Umgebung und eine angemessene Pflege zu gewährleisten. Werden missbrauchte Kinder ohne Veränderungen in der Familienstruktur und ohne therapeutische Behandlung auch der Familien in ihr bisheriges Umfeld zurückgeschickt, besteht für sie ein hohes Risiko, ernsthaft verletzt oder sogar getötet zu werden.

Um Kindesmissbrauch zu verhindern ist die Aufmerksamkeit des sozialen Umfeldes wichtig.

Genauere Informationen über Kindesmissbrauch sind von Organisationen wie dem Kinderschutzbund oder terre des hommes zu erhalten. Bei klaren Anzeichen für Missbrauch sollte man die Polizei einschalten.

Weitere Informationen und Unterstützung ist auch bei Ärzten, Geistlichen, Lehrern oder anderen Einrichtungen zu erhalten, die sich mit Kindesmissbrauch oder Problemfamilien befassen.

Auch Eltern, die ihre Kinder schon missbraucht haben oder Angst davor haben, sie künftig zu missbrauchen, sollten sich an die oben genannten Personen oder Einrichtungen wenden.

Anzeichen fehlen ist dies noch lange kein Beweis, dass kein Missbrauch begangen wurde.

Warum Kinder dafür empfänglich sind

Kinder brauchen Zuneigung: Entzieht man einem Kind den Körperkontakt, können beträchtliche Probleme in der psychischen Entwicklung des Kindes die Folge sein.

Kinder suchen oft sexuellen Kontakt mit Gleichaltrigen, was normal ist und auf ihre natürliche Neugier zurückzuführen ist. Spricht das Kind von einem Erlebnis, bei dem es von einem sehr viel älteren Kind oder einem Erwachsenen unsittlich berührt wurde, dann sollten die Eltern dies ernst nehmen.

Was kann man tun?

Wenn die Eltern befürchten, dass ihr Kind sexuell missbraucht wurde, dann sollten sie sich an ihren Hausarzt, den Kinderschutzbund, einen Anwalt oder an die Polizei wenden. Manchmal wird in Familien versucht die Angelegenheit auch im Familienkreise zu regeln. Dabei sollte man sich darüber bewusst sein, dass es die meisten Täter auf viele Kinder abgesehen haben und der Täter dem Kind nur selten vollkommen fremd ist. Außerdem gehören sexuell missbrauchte Kinder in eine Therapie. Denken Sie daran: Das Wohlergehen – wenn nicht sogar das Leben – des Kindes stehen auf dem Spiel.

Das behinderte Kind

Die Pflege eines behinderten Kindes erfordert sowohl die Unterstützung der Familie als auch eine soziale und schulische Anpassung, behindertengerechte Veränderungen in der Umgebung des Kindes und oftmals auch eine adäquate medizinische Versorgung.

Unter Behinderungen bei Kindern versteht man sowohl schwere geistige Minderentwicklung, als auch deutlich sichtbare Missbildungen wie etwa das Fehlen von Gliedmaßen, und auch sensorische Defekte wie beispielsweise Blind- und Taubheit.

Welche Behinderung das Kind auch haben mag: Es wird schon sehr bald feststellen müssen, dass es anders ist als die übrigen Kinder. Bei der Erziehung ist es daher besonders wichtig, dass die Eltern ihrem behinderten Kind dabei helfen, Selbstwertgefühl zu entwickeln und sich trotz der Behinderung in der Welt zurecht zu finden.

Die Eltern sollten dem Kind eine Umgebung schaffen, in der es sich innerhalb seiner Grenzen optimal entwickeln kann.

Für viele Eltern stellt die Behinderung ihres Kindes ein Schock dar, weshalb sie anfangs oft die Wirklichkeit verleugnen – besonders wenn die Behinderung äußerlich nicht sichtbar ist. Gefühle der Schuld, Wut und Angst sowie Versagensängste, ob man mit der Behinderung zurechtkommen wird, sind daher normal.

Früher wurden schwerbehinderte Kinder häufig in Heimen untergebracht. Heute weiß man, dass sich die Kinder besser entwickeln, wenn sie ständig von der gleichen Bezugsperson umgeben sind. Trotzdem kommen die Eltern behinderter Kinder oft zu der Erkenntnis, dass sie die Erziehung des Kindes nicht allein schaffen und bringen dann ihr Kind in einer speziell dafür eingerichteten Institution unter. Möchten die Eltern ihr behindertes Kind trotz alledem zu Hause behalten, sollten sie einiges beachten um dem Kind ein glückliches Leben zu ermöglichen.

Gleiche Behandlung für alle

Es gibt Eltern, die zugunsten ihres behinderten Kindes die aufgestellten Regeln lockern. Dies führt in der Folge dazu, dass sich das behinderte Kind noch mehr von den anderen Kindern unterscheidet. Regeln sollten für alle Familienmitglieder gleichermaßen gelten. Wie den Geschwistern, so sollten auch dem behinderten Kind bestimmte Pflichten im Haus übertragen werden und es sollte ebenso wie die anderen Kinder bestraft werden, wenn es sich nicht an die Regeln hält (immer vorausgesetzt, dass es die Regeln verstehen kann).

Ihre Einstellung zur Behinderung

Kinder sind sehr geschickt darin, einen körperlichen Defekt auszugleichen. So wird etwa ein Kind, das mit nur einer Hand geboren wurde, diese so geübt einsetzen, dass es selbst die fehlende Hand gar nicht mehr vermisst. Wenn sich die Eltern jedoch wegen der Fehlbildung schämen, übertragen sie ihre Gefühle auf das Kind und verhindern so die Entwicklung eines gesunden Selbstbewusstseins.

Geschwister nicht vernachlässigen

Die Pflege eines behinderten Kindes kann so viel Zeit beanspruchen, dass andere Familienmitglieder darunter zu leiden haben. Schon daher sollten Eltern die Fragen der Geschwister bezüglich ihres/ihrer behinderten Bruders/Schwester aufrichtig beantworten. Die Eltern sollten versuchen, regelmäßig Zeit exklusiv für jedes Kind zu reservieren und so Geschwistern nicht das Gefühl geben vernachlässigt zu werden. Dies führt schnell zu Rivalitäten und zu weiterer Ausgrenzung des behinderten Kindes.

Die Individualität Ihres Kindes

Jedes Kind hat seine Stärken und Schwächen. Sollte dem behinderten Kind etwas gelingen – und sei es noch so unbedeutend –, dann muss es dafür gelobt werden. Es soll das Gefühl haben etwas Besonderes vollbracht zu haben.

Behinderte Kinder nicht isolieren

Alle Kinder brauchen Freunde. Zwar ist es normal, wenn die Eltern das Kind vor ansteckenden Krankheiten und möglichen Grausamkeiten seitens der Schulkameraden schützen wollen, dies sollte jedoch nicht auf Kosten der Sozialisierung des Kindes geschehen.

In manchen Schulen werden heute behinderte und nicht behinderte Kinder gemeinsam unterrichtet, während das früher anders war. Für Grundschüler mit Teilleistungsstörungen gibt es spezielle Förderkurse oder auch Förderklassen. Oft sind Sonderschulen, die besonders angepasste Lernangebote haben, für behinderte Kinder die einzige Alternative zum staatlichen Schulsystem. Eltern sollten gemeinsam mit Lehrern sorgfältig prüfen, welcher Schultyp für ihr Kind am geeignetsten ist. Hierbei spielen auch Faktoren wie Fahrwege oder mögliche Kosten eine gewichtige Rolle.

Spezielle Bedürfnisse

Die Bedürfnisse behinderter Kinder reichen von einem behindertengerecht gestalteten Haus oder Fahrzeug, bis hin zu häuslicher Pflege durch eine ausgebildete Pflegekraft oder wöchentlichen Arztbesuchen.

Sie erhalten Hilfe

Viele Gemeinden bieten Unterstützung an: Finanzielle Hilfe für Eltern, die für die medizinische Versorgung ihres Kindes nicht aufkommen können, Transportservice, psychologische Beratung, Babysitting und Spielgruppen (s. Anhang). Wichtig ist in vielen Fällen die Frühförderung, bei der Behinderungen durch entsprechende Therapieangebote frühzeitig behandelt werden.

Der Kinderarzt kann die Eltern über die verschiedenen Möglichkeiten informieren. Auch Gemeindeschwestern und Sozialarbeiter kennen die jeweiligen Angebote vor Ort und liefern wertvolle Informationen. Außerdem gibt es Elternvereinigungen, die ihre Hilfe anbieten und Informationen erteilen. In den vergangenen Jahren haben diese Elterngruppen immer mehr an Einfluss gewonnen und haben auch bewirkt, dass die Chancen für behinderte Kinder erweitert und verbessert wurden.

Ernährung

Der Appetit eines Kleinkindes schwankt von Tag zu Tag: Manchmal scheint die aufgenommene Nahrungsmenge nicht einmal für eine Ameise zum Überleben auszureichen, an anderen Tagen scheint man das Kind nicht satt zu bekommen.

Im Vergleich zum Säugling, der sein Gewicht im 1. Lebensjahr verdreifacht, hat sich beim Kleinkind das Wachstum nun verlangsamt – und damit auch der Appetit. Viele Kleinkinder sind beim Essen sehr wählerisch und möchten in ihren Speiseplan keine neuen Nahrungsmittel aufnehmen.

Schlechte Esser bereiten den Eltern oft Sorgen. Sie glauben, das Kind würde nicht ausreichend ernährt. Im umgekehrten Fall kann das Kind auch zu viel essen und dann an Übergewicht leiden.

Auf den folgenden Seiten werden die häufigsten Ernährungsfragen bei Kleinkindern behandelt.

Ernährung des Kleinkindes

Bis zu seinem 2. Lebensjahr sollte das Kind verschiedene Nahrungsmittel aus jeder Gruppe der Nahrungsmittelpyramide zu sich nehmen (S. 261). Dazu gehören: Milchprodukte, Fleisch, Geflügel, Fisch, Eier, Brot, Getreide, Reis, Teigwaren, Obst und Gemüse. In der Textbox auf S. 113 ist die ungefähre Nahrungsmenge bzw. -zusammenstellung angegeben, die für den Bedarf des Kindes notwendig ist.

Dabei ist jedoch zu beachten, dass jedes Kind einen anderen Energieverbrauch hat. Das Kind wächst jetzt langsamer als im Säuglingsalter und sein Leben dreht sich nicht nur ums Essen. Es benötigt nun nicht mehr die gleiche Nahrungsmenge wie noch vor wenigen Monaten.

Viele Eltern übersehen diese Tatsache und machen sich Sorgen, wenn das Kind lustlos im Essen herumstochert. Manchmal wird versucht das Kind zum Essen zu zwingen, was auf lange Sicht hin zu Essstörungen führen kann und jede Mahlzeit zu einer Tortur für Eltern und Kind werden lässt.

Allmählich hat das Kleinkind dann den Punkt erreicht, an dem es nach dem gleichen Speiseplan isst wie die Eltern und älteren Geschwister, also etwa 3 Mahlzeiten täglich (Zwischenmahlzeiten sind wichtig und erwünscht). Die Eltern sollten dem Kind die oben angesprochenen verschiedensten Lebensmittel anbieten und bezüglich ihres Ernährungsverhaltens ein gutes Beispiel geben.

Der Ernährungsplan muss natürlich nicht jeden Tag streng befolgt werden: Kein Kind muss die ganze Woche über 2-mal täglich Gemüse essen. Viel wichtiger ist darauf zu achten, dass das Kind im Ganzen gesehen eine abwechslungsreiche Kost erhält.

Das Kind sollte seine Ernährung mit gestalten dürfen: Zwar sind 3 Hauptmahlzeiten am Tag empfehlenswert, aber auch kleine Zwischenmahlzeiten sind durchaus erwünscht und erlaubt. Solche kleinen »Snacks« sind vor allem bei Kleinkindern ratsam, weil sie nicht so viel auf einmal essen können um ihren Energiebedarf zu decken. Kleinere Snacks, die das Kind über den ganzen Tag verteilt zu sich nimmt, sind normal und gesund. Unkontrolliertes Essen »zwischendurch« kann jedoch den Appetit bei den Hauptmahlzeiten verringern und sollte daher vermieden werden.

Zu einer ausgewogenen Ernährung gehören auch Fette wie etwa Butter, Margarine und Speiseöle. Bis zum 2. Lebensjahr sollte das Fett in der Ernährung des Kindes nicht reduziert werden, denn Speisefett und das enthaltene Cholesterin sind wichtig für das Wachstum.

Ausgewogene Kost für Kleinkinder

Die folgenden Nahrungsmittel sollten die Grundlage bei der Ernährung des Kleinkindes bilden:

Milchprodukte. Milch, Käse, Quark und Joghurt sind ausgezeichnete Kalziumlieferanten – der Mineralstoff, der für den Aufbau von Knochen und Zähnen erforderlich ist. Empfohlen werden 4 Portionen täglich: Für 1-jährige Kinder besteht eine Portion aus einer halben Tasse, für ältere Kleinkinder aus einer drei viertel Tasse Milch.

Fleisch und Eier. Zu dieser Gruppe gehören: Rindfleisch, Geflügel, Lamm, Fisch, Schweinefleisch, Leber, Eier und Quark. Diese Nahrungsmittel sind ausgezeichnete Eiweißlieferanten. Eiweiß ist für das Wachstum und zur Wiederherstellung von Gewebezellen unbedingt notwendig. Ein Kleinkind benötigt davon 3 oder mehr Portionen pro Tag.

Obst und Gemüse. Aus dieser Gruppe sollte das Kind täglich mindestens 4 Portionen erhalten. Um eine ausreichende Vitamin C-Zufuhr zu garantieren, sollte mindestens 1 Portion davon aus Zitrusfrüchten, Beeren, Tomaten, Kohl oder Melone bestehen. Mindestens 1 Portion sollte aus einer grünen oder gelben Frucht oder einer entsprechenden Gemüsesorte bestehen, damit das Kind genügend Vitamin A bekommt.

Getreide. Zu dieser Nahrungsmittelgruppe zählen: Vollkorngetreide, Brot, Reis und Teigwaren aller Art. Empfehlenswert sind 4 oder mehr Portionen pro Tag. Für 1-jährige Kinder besteht 1 Portion aus: einer halben Scheibe Brot oder 30 g Cerealien oder einer halben Tasse Teigwaren.

Milchprodukte, Fleisch und Eier, Obst und Gemüse sowie Getreide sind die Nahrungsmittelgruppen, die für eine ausgewogene Kost notwendig sind. Allerdings wird ein Kleinkind kaum jeden Tag eine vollkommen ausgewogene Kost zu sich nehmen. Wenn Kinder aus einer Vielzahl gesunder Lebensmittel wählen dürfen, dann entscheiden sie sich für diejenigen, die – über mehrere Tage betrachtet – eine ausgewogene Ernährung garantieren. Das kann bedeuten, dass das Kind sich an einem Tag von Butterbroten, Äpfeln und Milch ernährt, am anderen Tag Fischstäbchen, Pommesfrites und Karotten bevorzugt.

Kurz gesagt spielt der Ernährungsplan über eine längere Zeitspanne eine viel größere Rolle als die Kost an einem bestimmten Tag.

Fett sollte nach dem 2. Lebensjahr nur noch in Maßen zugeführt werden.

Übermäßiger Fettkonsum vor allem von gesättigten Fettsäuren kann auf Dauer zu gesundheitlichen Problemen führen: Daher sollte schon im Kleinkindalter die Fettaufnahme verringert werden. Doch dabei muss die Zufuhr von Fett nicht unbedingt eingeschränkt werden, sondern es sollten vor allem Lebensmittelfette Verwendung finden, die mehrfach ungesättigte Fettsäuren enthalten, wie etwa Olivenöl oder fettreiche Fische.

Bei Kleinkindern den Cholesterinspiegel im Blut zu testen ist nur notwendig, wenn in der Familie gehäuft Fälle von Herzerkrankungen oder erhöhtem Blutfettgehalt vorkommen. Sollte der Arzt einen erhöhten Wert feststellen, müssen die Eltern den Cholesterin- und Fettgehalt in der Ernährung des Kindes reduzieren. Darüber sollte jedoch der Arzt entscheiden.

Auf keinen Fall sollte die Ernährung einseitig sein. So können bei der Planung der Mahlzeiten und beim Einkaufen die folgenden Richtlinien beherzigt werden:

1. Für über 2 Jahre alte Kinder anstatt Vollmilch nur Milch mit 1,5 % Fettanteil kaufen.
2. Vom Fleisch den Fettrand abschneiden.
3. Mehr Fisch, Geflügel und mageres Fleisch (Hühnchen) servieren.
4. Dem Kind fettarmen Käse, Joghurt oder Buttermilch anbieten.
5. Statt Keksen sind Reiscräcker oder Snacks aus Vollkorngetreide, ohne Zucker, eine gesunde Alternative.

Übergewicht

Übergewicht oder Fettleibigkeit kann durch einige Erkrankungen verursacht werden, meistens ist die Ursache jedoch darin zu suchen, dass das Kind mehr Kalorien zu sich nimmt als es zum Wachstum braucht oder sich zu wenig bewegt. Übergewicht bei Kindern tritt am häufigsten im 1. Lebensjahr, nach dem 5. oder 6. Lebensjahr und in der Jugendzeit auf.

Nicht alle übergewichtigen Kinder leiden an Fettleibigkeit. Manche Kinder haben einen überdurchschnittlich breiten Körperbau: Sie wirken dadurch gedrungen und dick, sind aber nicht wirklich fett.

Die international am häufigsten angewandte Methode um das Körpergewicht von Kindern und Jugendlichen anzugeben ist die so genannte Perzentile. Von Übergewicht wird dann gesprochen, wenn die 90 Prozent der Perzentile überschritten ist, also wenn 10 Prozent der Kinder oberhalb eines bestimmten Wertes liegen. Um diese Perzentile richtig abzulesen, wurden – nach Geschlechtern getrennt – so genannte Somatogramme erstellt.

Fettleibigkeit hängt meist von mehreren Faktoren ab. Die Erbanlagen spielen dabei sicherlich eine Rolle: Wenn ein oder beide Elternteile an Übergewicht leiden, dann liegen die Chancen der Nachkommen, ebenfalls übergewichtig zu werden, höher als bei denen mit schlanken Eltern. Außerdem ist es in einem Haushalt, in dem übergewichtige Menschen leben, wahrscheinlicher, dass zu viel gegessen wird als in einem Haushalt mit normalgewichtigen Menschen. Ein weiterer Faktor ist Bewegungsmangel.

Leidet ein Kleinkind an Übergewicht, dann sollten die Eltern sofort etwas dagegen unternehmen, weil sie zu diesem Zeitpunkt noch kontrollieren können, was ihr Kind isst und wie aktiv es ist. Je älter und unabhängiger das Kind ist, desto schwieriger wird es, sein Ess- und Bewegungsverhalten zu beeinflussen.

Wenn die Eltern der Meinung sind, ihr Kind müsse seine Nahrungszufuhr einschränken, dann sollten sie sich an einen Arzt wenden. Bei einer Diät müssen das Wachstum und der Nährstoffbedarf unbedingt berücksichtigt werden. Auf keinen Fall sollte eine so genannte »Mode-Diät« durchgeführt werden. Diese Diäten können vor allem für Kinder gefährlich sein, da sie meist zu einseitig sind.

Natürlich ist Vorsorge die beste Therapie. Sobald sich die Ess- und Aktivitätsgewohnheiten des Kindes herauskristallisieren, ist es an der Zeit auf Anzeichen von Übergewicht zu achten (vor allem, wenn das Kind erblich vorbelastet ist).

Es gibt kaum einen Zusammenhang zwischen Übergewicht im Kindesalter und Adipositas im Erwachsenenalter. Allerdings können die Essgewohnheiten innerhalb einer Familie jedoch bis in die Jugend und die Erwachsenenzeit fortbestehen (→ Übergewicht, S. 1099).

Kapitel 4

Das Schulkind: 6. bis 12. Lebensjahr

Inhalt

Beginn der Schulzeit

Während der Schulzeit (6. bis 12. Lebensjahr) tritt das Kind allmählich in die Welt der »Großen« ein. Je mehr sich das Kind von seiner Familie löst, desto mehr rücken Schulfreunde aber auch Lehrer in den Vordergrund und bekommen Vorbildfunktion. In dieser Zeit entwickelt das Schulkind zunehmend Bindungen außerhalb der Familie.

Mit 6 Jahren beginnt gewöhnlich die Schulzeit: Die meisten Kinder haben zuvor schon den Kindergarten oder vielleicht auch einen Kinderhort besucht, die weniger strukturiert und lockerer gehandhabt werden als es jetzt in der Schule der Fall ist. Die 1. Klasse stellt daher einen wichtigen Einschnitt im Leben dar.

Das Kind muss sich an die Regeln einer externen Autorität anpassen und verbringt die meiste Zeit mit Lernen. Es hat plötzlich kaum noch Zeit zum Spielen und muss sich einem festgelegten Plan unterordnen. Neue Regeln ergänzen nun die Grenzen, die von den Eltern im Kleinkindalter gesetzt wurden.

Im Normalfall sind Schulkinder aktiv, begeisterungsfähig und gesund. Es ist daher nicht verwunderlich, wenn es ihnen oft schwer fällt ihre Energie unter Kontrolle zu halten und sich zu Hause und in der Schule zu benehmen. Sobald ein Kind die Schule besucht, treten Sehfehler und Lernschwächen deutlich zutage.

Die Eltern können stolz sein, wenn sich ihr Kind mit Erfolg in diese neue Welt integriert hat. Gleichzeitig erweckt diese Erweiterung des Horizonts auch Angstgefühle in den Eltern: Sie können das Kind immer weniger beeinflussen, wenn es nun Wege einschlägt, die für sie neu sind oder die sie nicht gut heißen. Die Eltern spielen jedoch immer noch eine entscheidende Rolle während der Schuljahre, in denen für ihr Kind umwälzende physische und psychosoziale Veränderungen stattfinden.

Die wachsende Selbstständigkeit des Schulkindes kann ein willkommener Kontrast zu den ständigen Anforderungen sein, die das Kleinkind einst stellte. Trotz seiner zunehmenden Unabhängigkeit sollte sich nun aber zwischen Eltern und Kind ein vertrauensvolles und offenes Verhältnis entwickeln, das über die turbulente Jugendzeit hinaus Bestand hat.

Die Eltern sollten sich für die Belange ihres Kindes interessieren und an seinen Aktivitäten teilhaben. Zeigen sie sich aufgeschlossen und offen, kann dies für die Zukunft von unschätzbarem Wert sein.

Das vorliegende Kapitel beschäftigt sich mit der entscheidenden Rolle der Eltern während der Entwicklungsjahre vom Schulkind zum Jugendlichen. Zudem behandelt es die normalen Wachstums- und Entwicklungsstufen in diesem Altersabschnitt. Im Gegensatz zu den drastischen Veränderungen während der Pubertät, verläuft die physische, psychische und soziale Entwicklung des Schulkindes in langsamen, aber beständigen Schritten. Trotz allem betritt es aber ein völlig neues Terrain: Schule, Freunde und frühe Pubertät stellen jeweils neue Anforderungen.

Normales Wachstum und Entwicklung

In den ersten Schuljahren verlaufen Wachstum und Entwicklung nur langsam, während im Vorschulalter oder auch später in der Jugendzeit schnelle Veränderungen stattfinden.

Das Schulkind nimmt jährlich etwa 3,5 kg an Gewicht zu und wächst ungefähr 6,5 cm. Der Kopf wächst allerdings nur sehr langsam, denn in diesem Alter hat das Gehirn schon fast seine endgültige Größe erreicht.

Zwischen dem 6. und 12. Lebensjahr werden die motorischen Fähigkeiten des Kindes noch verfeinert. Laufen, hüpfen und werfen verbessern sich ständig. Um diesen wichtigen Prozess noch zu fördern, sollten die Eltern das Kind zu körperlichen Aktivitäten ermutigen.

Es kann auch Spaß machen zu Hause eine Wachstumskurve für das Kind anzulegen. Der Kinderarzt macht dies auch. Er beobachtet, wie das Kind wächst und an Gewicht zunimmt und kann dann mithilfe einer Wachstumskurve auf ernste Erkrankungen schließen, wenn die gemessenen und dokumentierten Werte zu stark von den Durchschnittswerten abweichen. Kinder mit chronischen Erkrankungen nehmen zum Beispiel häufig nicht an Gewicht zu oder sie nehmen sogar ab und auch ihr Wachstum stagniert.

Gegen Ende der Schulzeit findet nochmals ein kräftiger Wachstumsschub statt, wobei sich das Wachstum bei den einzelnen Kindern erheblich unterscheidet.

Die Eltern sollten den Arzt aufsuchen, wenn ihnen ihr Kind im Vergleich zu seinen Altersgenossen zu klein oder zu groß erscheint. Der Arzt wird wahrscheinlich eine Röntgenaufnahme von der Hand des Kindes machen und diese mit den Standardtabellen vergleichen. Auf diese Weise kann er feststellen, ob sich die Knochen altersgemäß entwickeln.

Im Schulalter weisen Jungen und Mädchen ein völlig unterschiedliches Wachstumsschema auf. Bei den Mädchen setzt der Wachstumsschub früher ein und so gibt es während der

Schuljahre eine Zeit, in der sie größer und schwerer sind als die gleichaltrigen Jungen (vor dem 9. Lebensjahr sind Jungen und Mädchen noch ungefähr gleich groß).

Mit 13 Jahren sind die meisten Jungen größer gewachsen als die Mädchen. Die legen zwischen ihrem 9. und 14. Lebensjahr mehr Gewicht als die Jungen zu, sind davor und danach aber wieder leichter.

Gegen Ende der Schuljahre tritt ein Wachstumsschub auf, der sich jedoch bei jedem Kind anders äußert: Er gehört bereits zur Pubertät, während der sich das Kind zu einem jungen Erwachsenen entwickelt. Die vorpubertäre Phase beginnt bei den Mädchen mit etwa 10 Jahren, bei den Jungen etwas später mit 12 Jahren. Informationen über das normale Wachstum und die Entwicklung während der Teenager-Zeit finden Sie auf den Seiten 139.

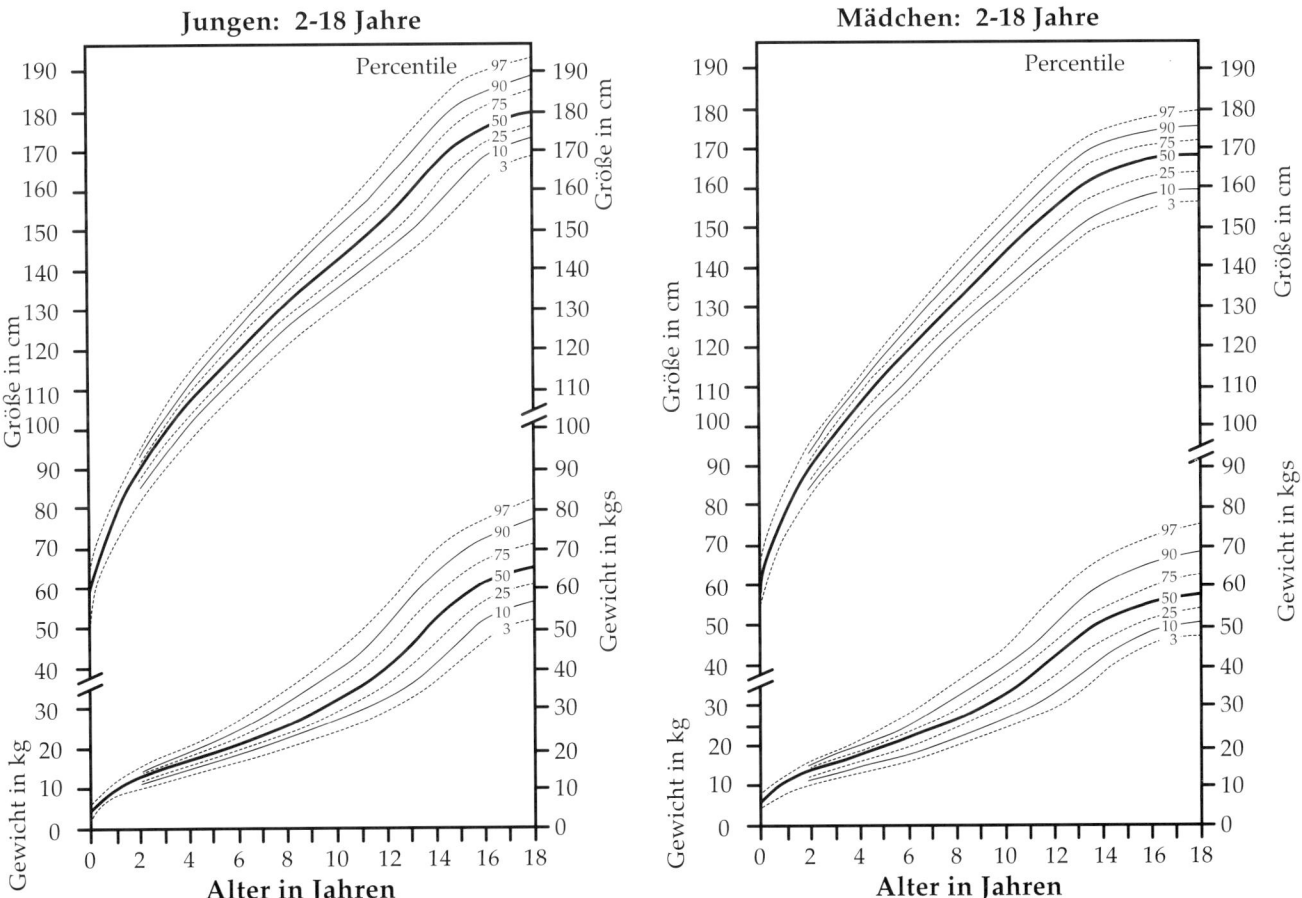

Um das Wachstum des Kindes über einen gewissen Zeitraum hinweg zu beobachten, verwendet der Kinderarzt solche Wachstumskurven.

Erkrankungen im Schulalter

Dieses Kapitel enthält allgemeine Informationen zu Pflege und Ernährung. Außerdem werden die Auswirkungen von Krankheiten auf das Kind besprochen. Der Schwerpunkt liegt auf den speziell in diesem Alter auftretenden Kinderkrankheiten.

Schulkinder werden mit der Zeit weniger anfällig für die Atemwegsinfektionen, die das Kleinkind oft plagen wie zum Beispiel Erkältungen (→ Virale Erkältungen, S. 1071) und → Grippe, S. 1065. Viele Schulkinder klagen häufig über Magen- oder Kopfschmerzen und Wachstumsschmerzen. Auf den folgenden Seiten werden diese Beschwerden näher unter die Lupe genommen.

Zahlreiche Kinderkrankheiten im Schulalter werden in diesem Buch auch noch an anderen Stellen behandelt – vor allem in Teil IV, Erkrankungen des Menschen (ab Seite 455). Die meisten Erkrankungen im Schulalter bleiben ohne ernste Folgen, da sich die Kinder außerordentlich schnell erholen und regenerieren.

Pflege des Kindes

Impfungen

Nach den Empfehlungen der Ständigen Impfkommission (STIKO) sollten die Kinder bei der Einschulung einen kompletten Impfschutz haben, das heißt geimpft sein gegen: Diphterie, Tetanus (Wundstarrkrampf), Haemophilus influenzae, Hepatitis B, Polio (Kinderlähmung) sowie gegen Masern, Mumps und Röteln. Es besteht keine Impfpflicht, jedoch ist es ratsam, sein Kind impfen zu lassen. Nur wenn der Kinderarzt in speziellen Fällen begründete Einwände gegen Impfungen hat, sollte man davon Abstand nehmen.

Routine-Untersuchungen

Bei der Untersuchung vor der Einschulung werden Gehör und Sehvermögen der Kinder getestet, sie werden gewogen, gemessen und es wird ihre Wirbelsäulenkrümmung untersucht (→ Skoliose, S. 906). Stellt der Schularzt eine Erkrankung fest, wird er die Eltern an einen Kollegen verweisen.

Man sollte sich jedoch nicht allein auf die Schuluntersuchung verlassen, sondern zusätzlich regelmäßig den Kinderarzt aufsuchen, auch wenn es dem Kind gut geht. Der Kinderarzt wird dabei unter anderem das Wachstum und die Entwicklung des Kindes überprüfen und den Blutdruck messen. Überdies wird den Eltern die Gelegenheit geboten, eventuell aufgetretene gesundheitliche Probleme mit dem Arzt zu besprechen.

Infektionskrankheiten

In der Schule hat das Kind mit zahlreichen anderen Kindern Kontakt, sodass sich dort – wie auch im Kindergarten – ansteckende Krankheiten besonders schnell ausbreiten. Um die Ansteckungsgefahr zu verringern, sollten die Eltern das Kind bei jeder Infektionskrankheit zu Hause lassen. Zu den ansteckenden Krankheiten zählen zum Beispiel: Erkältungen (→ Virale Erkältungen, S. 1071), → Grippe, S. 1065, → Streptokokkenangina, S. 592, und → Windpocken, S. 1076.

Sind sich die Eltern nicht sicher, ob das Kind der Schule fern bleiben soll, muss der Arzt zurate gezogen werden, der auch genau Angaben darüber machen kann, wie lange eine Ansteckungsgefahr besteht. Unter Umständen kann es für die Eltern schwierig sein, den Tagesablauf völlig neu zu organisieren, um das kranke Kind pflegen zu können: Sie müssen einige Tage Urlaub nehmen oder einen Babysitter engagieren. Ein Tag zu Hause ist jedoch das Beste für die Gesundheit des Kindes und die seiner Klassenkameraden.

Hygiene

Durch Händewaschen lässt sich die Ansteckungsgefahr – auch bei Erkältungen – verringern. Wie bereits im Vorschulalter sollten die Eltern auch jetzt die hygienischen Gewohnheiten ihres Kindes fördern. Sie müssen darauf bestehen, dass sich das Kind nach jeder Toilettenbenutzung, vor dem Essen oder vor der Zubereitung von Mahlzeiten, seine Hände wäscht. Dazu sollte es Seife und warmes Wasser verwenden und beide Hände – auch die Handflächen und die Fingerzwischenräume – gründlich reinigen.

Schlafbedürfnis

Zu einer guten Gesundheit zählt auch, dass die Kinder genügend Schlaf bekommen. Ein Kind braucht mehr Schlaf als ein Erwachsener. Mit 6 Jahren sollte es 10 bis 12 Stunden schlafen um sich gut zu fühlen, mit 12 Jahren benötigt es dann nur noch etwa 9 Stunden.

Zahnpflege

In der Schulzeit bekommt das Kind, als Ersatz für die Milchzähne, nach und nach seine bleibenden Zähne. Im Durchschnitt brechen jährlich 4 der bleibenden Zähne durch. Da diese das ganze Leben lang halten sollen, ist gute Zahnpflege unumgänglich.

Wie bereits im Kleinkindalter, so sollten die Eltern auch jetzt darauf achten, dass sich das Kind nach jeder Mahlzeit die Zähne putzt. Außerdem können sie ihm jetzt zeigen, wie es vor dem Schlafengehen seine Zähne mit Zahnseide reinigen kann (→ Richtiges Zähneputzen, S. 366). Auf dem Terminplan sollte 2-mal im Jahr ein Zahnarztbesuch stehen.

Sobald die bleibenden Backenzähne durchgebrochen sind, kann der Zahnarzt diese zum Schutz vor Karies versiegeln.

Zur Kariesvorbeugung kann der Zahnarzt Fluoridtabletten verschreiben, es kann eine fluoridhaltige Zahncreme benutzt werden und auch ein eingeschränkter Süßigkeitenkonsum ist hilfreich. Muss die Zahnstellung korrigiert werden, wird meistens in diesem Alter mit einer kieferorthopädischen Behandlung begonnen (ausführliche Informationen über die Zahnpflege, → Zahnpflege, S. 363).

Unfälle und Verletzungsgefahr

Mit der normalen körperlichen Entwicklung des Schulkindes geht auch eine wachsende, unfallbedingte Verletzungsgefahr einher. Die Unfälle ereignen sich meist durch den natürlichen Hang zum Experimentieren und dem Bestehen von Abenteuern. Mit einigen Vorsichtsmaßnahmen kann das Unfallrisiko in dieser Zeit etwas gesenkt werden.

Verkehrsunfälle sind die häufigste Todesursache bei Schulkindern. Es ist äußerst wichtig, dass das Kind im Auto stets angeschnallt mitfährt, egal wie lange die Fahrt dauert. Die Eltern sollten dabei immer mit gutem Beispiel vorangehen.

Dem Kind sollten nun auch auch die Verkehrsregeln beigebracht werden, die es als Radfahrer kennen muss (→ Sicherheit beim Radfahren, S. 357).

Die Schulfreunde gewinnen im Leben des Kindes jetzt immer mehr an Bedeutung: Es spielt gern in einer Gruppe und schließt innige Freundschaften. Sind die Kinder unbeaufsichtigt, dann folgen sie blind ihrem »Anführer« ohne dabei auf etwaige Gefahren zu achten. Diese Beeinflussung durch die gleichaltrigen Schulfreunde steigert sich im Lauf der Zeit. Vor allem bei Jungen kann es vorkommen, dass sie sich waghalsigen Mutproben unterziehen müssen, nur um in eine Gruppe aufgenommen zu werden.

Die Eltern können ihr Kind natürlich nicht ständig beaufsichtigen. Es ist aber durchaus möglich – und auch wichtig – ihm ein Bewusstsein für gefährliche Situationen zu vermitteln. In den späteren Schuljahren ist ein gewisser Grad an »Draufgängertum« völlig normal. Eventuell auftretende Gefahren kann man jedoch verringern, wenn man in dem Kind ein positives Selbstbewusstsein erweckt, das es ihm ermöglicht sich auch gegen den Gruppendruck zu behaupten.

Auch jetzt noch darf das Kind nur unter Aufsicht schwimmen und es sollte wissen, wie es sich als Fußgänger im Straßenverkehr verhalten muss.

Das Kind sollte einen Ort haben, an dem es unter Aufsicht sicher spielen kann: Garten, Spielplatz oder Park. Fehlt dieser, dann kann es sein, dass es an unsicheren Plätzen spielt, wo eine erhöhte Verletzungsgefahr besteht und im Notfall keine schnelle Hilfe möglich ist. Für Schulkinder sind daher Mannschaftsspiele empfehlenswert, wo Fähigkeit und Disziplin gefragt sind.

Gesunde Lebensweise

Schulkinder können bereits bis zu einem gewissen Grad die Verantwortung für ihre Gesundheit und eine gesunde Lebensweise übernehmen. Jetzt ist genau die Zeit, in der ihnen die Eltern die grundlegenden Dinge bezüglich Hygiene, Ernährung, Zahnpflege und Unfallverhütung beibringen können.

In Entwicklungs- und Sozialisierungsfragen wie zum Beispiel Disziplin, schulische Leistungen und Beziehung zu den Schulfreunden, sollten die Eltern ihrem Kind zur Seite stehen. Es kann nun persönliche Verantwortung für seine häuslichen Pflichten, seine Schularbeiten und sein eigenes Verhalten übernehmen.

Wachstumsschmerzen

Viele Schulkinder leiden vor allem in späteren Jahren unter starken, immer wiederkehrenden Schmerzen in den Gliedmaßen. Die Schmerzen können jederzeit auftreten, am häufigsten jedoch am Abend und vor dem Einschlafen nach einem anstrengenden Tag.

Normalerweise treten die Schmerzen in den Schenkeln oder Waden auf und verschwinden nach 1 bis 2 Stunden wieder. Die Kinder sind ansonsten gesund und die Ergebnisse von Untersuchungen, Labortests und Röntgenaufnahmen sind normal. Obwohl die Schmerzen wahrscheinlich nicht in direktem Zusammenhang mit dem Wachstum stehen, werden sie häufig als »Wachstumsschmerzen« bezeichnet.

Die Ursache dieser so genannten Wachstumsschmerzen ist unbekannt. Wenn sie nicht gleichzeitig mit anderen Symptomen auftreten, werden sie am besten mit Anteilnahme und Verständnis behandelt, wobei die Eltern darauf hinweisen sollten, dass es sich nicht um ein gesundheitliches Problem handelt.

Häufige Kopfschmerzen

Während der Schul- und Jugendzeit treten Kopfschmerzen häufig auf, stellen jedoch nur selten ein ernstes Problem dar.

Diese Schmerzen werden mit vielen Viruserkrankungen in Verbindung gebracht. Klagt das Kind jedoch sehr häufig über Kopfschmerzen, wirkt ansonsten aber gesund, dann sollte ein Arzt aufgesucht werden.

Auch Migräne kann bei Kindern auftreten und zwar vermehrt in Familien, in denen Migräne schon immer gehäuft auftrat. Bei Kindern wird Migräne oft von Erbrechen, Lichtempfindlichkeit und hohem Schlafbedürfnis begleitet. Eine Besserung erfolgt meist innerhalb einiger Stunden (→ Migräne, S. 502).

Häufige Bauchschmerzen

Magenschmerzen kommen bei Kindern häufig vor: Sie sind meist die Folge von unbekömmlichen Speisen oder der Beginn einer Magen-Darm-Erkrankung.

Klagt ein Kind jedoch über periodisch auftretende oder chronische Durchfälle oder Bauchschmerzen, dann können diese Symptome in Zusammenhang mit Stress oder Angst gebracht werden.

Die Prognose ist unterschiedlich: Bei vielen Kindern verschwinden die Symptome wieder, bei anderen treten die Schmerzen jahrelang auf.

Der Kinderarzt sollte aufgesucht werden, wenn gleichzeitig Erbrechen, Fieber oder Gewichtsverlust auftreten oder sich das Kind aufgrund seiner Beschwerden weigert an alltäglichen Aktivitäten teilzunehmen.

Pflege des kranken Kindes

Bei Kindern können die Krankheitssymptome zwar dramatisch sein – zum Beispiel hohes Fieber –, die Genesung geht jedoch viel schneller vonstatten als bei Erwachsenen. Während ihrer Krankheit brauchen Kinder aber viel mehr Zuwendung und Beistand als ein Erwachsener. So kann für die Eltern die Zeit der Krankenpflege zwar kürzer, aber dafür anstrengender sein.

Einnahme von Arzneimitteln

Viele Kinder weigern sich ein Medikament einzunehmen. Man sollte daher an diese Aufgabe ohne negative Erwartungen herangehen um das Kind nicht noch zusätzlich zu beeinflussen.

Im Allgemeinen wird die Arznei nicht unter Speisen oder Getränke gemischt: Wenn das Kind nicht alles isst oder trinkt, wissen die Eltern dann nämlich nie genau, welche Menge des Medikaments das Kind eingenommen hat.

Man soll dem Kind für die Einnahme der Arznei nie eine Belohnung versprechen oder ihm die Medizin als Süßigkeit »verkaufen«. Es muss lernen zwischen Medizin und Süßigkeit zu unterscheiden und Medikamente unter Aufsicht eines Erwachsenen einzunehmen.

Es ist wichtig, Arzneimittel genau nach Rezept zu verabreichen – in der korrekten Dosierung und in den angegebenen Abständen. Bei mehreren Tagesdosen sollte das Medikament über den Tag verteilt in regelmäßigen Abständen gegeben werden und auch dann noch einige Zeit, wenn sich der Zustand des Kindes gebessert hat (außer der Arzt hat es anders angeordnet). Reste alter Arzneimittel dürfen nicht verwendet werden.

Fieber

Plötzliches Auftreten von Fieber bedeutet meist, dass eine Infektion vorliegt. Die häufigsten Ursachen für Fieber bei Kindern sind Virusinfektionen, → Streptokokkenangina, S. 592, und Ohrinfektionen (→ Infektiöse Mittelohrentzündung, S. 574). Auch ernstere Erkrankungen können mit Fieber einhergehen, doch treten sie glücklicherweise nicht oft auf.

Wenn die im Mund gemessene Temperatur über 37,5 °C liegt, spricht man von Fieber. Die Thermometer unterscheiden sich nur in ihrer Spitze: Wird die Temperatur im After gemessen, sollte immer ein Thermometer mit abgerundeter Spitze verwendet werden (→ Fieber messen und Thermometer ablesen, S. 1072).

Obwohl Kinder selbst hohes Fieber gut wegstecken können, machen die hohen Temperaturen den Eltern große Angst. Häufigste Sorge ist, dass Fieber ab einem gewissen Punkt Fieberkrämpfe (→ Fieberkrämpfe, S. 69) und Gehirnschäden verursachen kann. Zu Fieberkrämpfen kommt es jedoch viel eher dadurch, dass das

Fieber sehr rasch ansteigt als durch besonders hohe Temperaturen.

Kinder erleben nur selten langfristige Nachwirkungen aus einem Fieberkrampf, und hohes Fieber allein verursacht keinen Gehirnschaden. Weniger als 5 Prozent der Kinder neigen zu Fieberkrämpfen.

Der Kinderarzt sollte zurate gezogen werden, wenn das Fieber von Teilnahmslosigkeit, Reizbarkeit, starken Kopfschmerzen oder andauerndem Erbrechen und Magenschmerzen begleitet wird. Spricht hohes Fieber auf Paracetamol nicht an, muss ebenfalls ein Arzt hinzugezogen werden.

Die Eltern sollten sich mehr am Verhalten des Kindes und nicht an der hohen Temperatur orientieren. Hohes Fieber ist nicht immer ein Alarmsignal, aber ein krankes Kind kann auch ohne Fieber behandelt werden müssen.

Bei Fieber können die folgenden Ratschläge nützlich sein:

1. Die Hitze entweichen lassen, also das Kind nicht »warm einpacken«.

2. Viel Flüssigkeit zu trinken geben.

3. Paracetamol in der vorgeschriebenen Dosierung verabreichen. Es ist als Tabletten und Zäpfchen erhältlich. Aspirin wird zur Fieberbehandlung bei Kindern nicht mehr empfohlen, da es das Risiko des Reye-Syndroms erhöhen kann (S. 484).

Wie soll das Kind ernährt werden?

Die Eltern sollten sich nach den Anweisungen des Arztes richten, die je nach Krankheit unterschiedlich sein werden. Wenn zu den Symptomen Fieber, Erbrechen oder Durchfälle zählen, dann muss dem Kind viel Flüssigkeit gegeben werden: Notfalls auch Limonade, damit das Kind auch wirklich genügend Flüssigkeit zu sich nimmt. Bei Erbrechen und Durchfällen sollte die Kost auf Anraten des Arztes umgestellt werden. Empfiehlt der Arzt keine spezielle Diät, ist es sinnvoll, sich nach dem Appetit des Kindes zurichten.

Wann darf das Kind aufstehen?

Sobald sich das Kind besser fühlt, sollte man ihm erlauben aufzustehen. Der Arzt wird sich nur in seltenen Fällen dagegen aussprechen. Während der Rekonvaleszenzzeit kann das Kind einen Teil des Tages außerhalb des Bettes verbringen und sich hinlegen, wenn es müde ist. Kinder wissen oft besser als Erwachsene, was für ihren Körper das Beste ist.

Wie kann man das Kind beschäftigen?

Bei einer längeren Rekonvaleszenzzeit sollte das Kind mit Spielzeug, Lesen oder anderem beschäftigt werden, und dies kann der Pflegeperson viel abverlangen.

Hat das Kind keine ansteckende Krankheit, können auch Besuche von Schul- oder Kindergartenfreunden Abwechslung bringen, die sich in ihrer Länge jedoch nach der Kraft, dem Interesse und der Konzentrationsfähigkeit des Kindes richten sollten. Das Kind sollte dazu ermutigt werden, möglichst viel an den normalen Alltagsaktivitäten zu Hause teilzunehmen.

Ernährung

Im Schulalter entwickeln sich allmählich gewisse Angewohnheiten und daher ist es eine gute Zeit um dem Kind gesundes Essen nahe zu bringen. Gleichermaßen ist es wichtig, regelmäßige, körperliche Betätigung zu fördern, um das Kind bei normalem Gewicht zu halten.

Die Ernährungsrichtlinien sind für Kinder und Erwachsene ähnlich: Das Schulkind sollte abwechslungsreiche Kost erhalten, die fettarm, aber kohlenhydrat- und faserreich ist. Im Kasten auf Seite 122 sind Tipps für die Pause zwischendurch aufgeführt, Snacks, die Energie spenden und Heißhunger verhindern..

Zu Hause können die Eltern durch eine gesunde Lebensweise mit gutem Beispiel vorangehen. Doch trotz aller guten Vorbilder ist das Kind entgegengesetzten Einflüssen durch Fernsehen, andere Medien und Schulfreunde ausgesetzt. Mit zunehmendem Alter werden diese äußeren Beeinflussungen sogar noch stärker. Das Kind hat jedoch bis dahin auch gelernt seine eigene Wahl zu treffen.

Das Kind sollte lernen, dass das Frühstück eine wichtige Mahlzeit darstellt. Die ganze Familie sollte rechtzeitig aufstehen um zusammen frühstücken zu können.

Kalte und warme Mahlzeiten sollten sich den Tag über ergänzen, so z. B. durch ein warmes Mittag- oder Abendessen. Als Zwischenmahlzeit eignen sich beispielsweise Obst, Vollkornprodukte oder fettarmer Joghurt.

Das häufigste Ernährungsproblem bei Schulkindern ist Blutarmut durch Eisenmangel (S. 957). Das Kind bekommt jedoch genug Eisen, Zink und andere wichtige Mineralien durch den Verzehr von magerem Fleisch, Vollkornprodukten, Obst und Gemüse.

Ist das Kind sehr aktiv, dann braucht es mehr Kalorien. Wenn in der Familie bereits Herzerkrankungen oder erhöhte Cholesterin-

Tipps für die Pause zwischendurch

Liegen zwischen den Mahlzeiten lange Pausen oder fiel ein Essen zu klein aus, dann sinkt bei vielen Menschen der Blutzuckerspiegel und sie fühlen sich müde. Die Symptome Müdigkeit und Niedergeschlagenheit können sich aber auch direkt nach großen Mahlzeiten einstellen, die den Butzuckespiegel rasch absenken. Sinnvoll sind daher kleinere, regelmäßige Mahlzeiten.

Kleine, regelmäßige Mahlzeiten ermöglichen es dem Körper, sein Energieniveau stetig auf gleichem Niveau zu halten. Zudem wird durch kleinere Portionen die Verdauung nicht überlastet und – die Stimmung steigt, wenn man einen guten Imbiss zu sich nimmt.

Hier stellt sich nun allerdings die Frage: Was bietet sich als Zwischenmahlzeit oder Snack an? Die Vorstellungen von Kindern und Eltern liegen in diesem Punkt oft weit auseinander.

Schokolade, Süßigkeiten, Gummibärchen und Kekse, die Liste was Kinder erfreut ist lang. Als gesunde Abwechslung für die Pause zwischendurch sind diese Dinge jedoch meist nicht geeignet.

Gesunde Alternativen für zwischendurch

Heißhunger, der plötzlich aus dem Nichts auftaucht, ist mit einer bunten Palette von Angeboten stillbar.

Obst, frische Äpfel und Birnen oder auch Orangen enthalten viele Nährstoffe. Dörrobst oder ungesalzene Nüsse spenden rasch Energie. Bei den Nüssen ist allerdings der hohe Enrgiegehalt zu beachten. Auch ein Becher Joghurt, zusammen mit Weizenkeimen, kann eine nahrhafte und schmackhafte Zwischenmahlzeit sein.

Gemüse in roher Form, ob Möhren, Sellerie, Blumenkohl oder in Streifen geschnittene Paprika bringen Farbe in den Alltag und – in einen Dip eingetaucht – stellen sie eine gesunde und nahrhafte Alternative dar. Die Dips sollten allerdings nicht fettreich hergestellt werden. Statt auf Sahne und Mayonnaise sollte bei ihrer Herstellung auf Joghurt und Frischkäse zurückgegriffen werden.

Wenn die Zeit für die Herstellung von Dips nicht reicht, dann bieten sich auch durchaus Haferkekse, Knäckebrot oder Reiscracker an. Wenn diese einen Aufstrich aus Hüttenkäse erhalten, dann schmecken sie gut und können durchaus einen knurrenden Magen besänftigen – genauso wie eine Banane.

Tipps für Dips

Salsa: Dieser Dip ist so feurig wie sein Name. Zusammengemischt wird er aus Tomaten, Zwiebeln, Zitronensaft, Olivenöl, Chili, Knoblauch und Gewürzen.

Blauschimmelkäsedip: Die fettarme Variante von diesem Dip wird mit Joghurt angerührt und natürlich mit seinem Namensgeber, dem Blauschimmelkäse. Bei der fettrreichen Mischung werden statt des Joghurts saure Sahne und Mayonnaise verwendet.

Taramasalata: Auf dem Einkaufszettel für diesen Dip stehen Semmelbrösel, geräucherter Kabeljaurogen, Olivenöl, Pfeffer und Zitronensaft. Die Mischung ist relativ fettreich. Es sind allerdings viele einfach ungesättigte Fettsäuren enthalten und ein enormer Vorteil des Dip, er ist sehr reich an Vitamin B_{12}.

Hummus: Kichererbsen, Knoblauch, Olivenöl und Zitronensaft ergeben bei diesem Dip, zusammen mit der richtigen Mischung von Salz und Pfeffer, ein sehr würziges Aroma. Der Dip enthält Eisen und auch Thiamin. Die Kichererbsen liefern Eiweiß, Fett und Kohlenhydrate aber kein Cholesterin.

Guacamole: Ein richtiger Vitamindip. Viel Vitamin E, Pantothensäure und Vitamin C sind in diesem Dip enthalten. Um ihn zusammenzustellen benötigen Sie Avocados und Tomaten sowie Pfeffer und Ölivenöl. Dies wird mit Zitronensaft und Salz püriert und der Dip ist fertig.

Zähne nicht vergessen!

Auch wer zu Dips greift sollte nach dem Genuss an die Zahnhygiene denken und seine Zähne putzen.

werte vorkamen, dann sollte der Arzt entscheiden, ob der Cholesteringehalt im Blut des Kindes gemessen werden muss. Sind die Werte erhöht, dann empfiehlt der Arzt wahrscheinlich eine fett- und cholesterinarme Diät.

Ist der Cholesteringehalt jedoch normal, dann sollte man die fettarme Ernährung nicht übertreiben: Schulkinder benötigen für ihr Wachstum eine ausgewogene Kost und ausreichende Kalorienzufuhr.

Es ist wichtig, dass die Eltern Essen nicht als Druckmittel, Belohnung oder höchste Form ihrer Zuwendung einsetzen. Süßigkeiten sollten nicht verboten, sondern in den Speiseplan eingebaut werden, beispielsweise als Nachtisch.

Fastfood sollte eingeschränkt werden und wenn dann ganz bewusst ausgewählt und als Hauptmahlzeit angesehen werden, am besten mit Salat als Beilage.

Wie bereits im Kleinkindalter sollte das Kind je nach Hunger oder zu den Hauptmahlzeiten zu essen bekommen.

Ist das Kind unruhig, dann sollte es sich eher mehr bewegen als etwas essen. Die Eltern soll-

Körperliche Bewegung hilft Übergewicht vermeiden

Wenn es um das Gewicht der Sprösslinge geht, dann sind zunächst die Eltern gefragt. Sie sollten mit gutem Beispiel vorangehen und nicht von ihren Kindern fordern, was sie selbst nicht einhalten. Besonders wichtig sind hierbei ein gesundes Ernährungsverhalten und regelmäßige körperliche Bewegung.

Auf dem Land, in kleineren Ortschaften gibt es viele Spielmöglichkeiten für Kinder in Wald und Flur. Doch sobald die Wohnumgebung städtischer wird sind Plätze zum Spielen oft sehr rar, fehlen manchmal gar oder sind alles andere als sicher. In diesem Fall ist oft auch der Ideenreichtum der Eltern gefragt, die sich nach geeigneten und sicheren Spielplätzen umsehen oder sich erkundigen, was die Gemeinde und die Vereine vor Ort für ihre Kinder anbieten.

Nachfolgend sind einige Punkte aufgeführt, wie Sie Ihrem Kind zu mehr körperlicher Bewegung verhelfen können.

- Raffen Sie sich auf und machen Sie mit Ihrem Kind Spiele, bei denen Bewegung gefordert ist.
- Melden Sie Ihr Kind in einer Gymnastikgruppe, einem Sportverein oder zum Ballett an.
- Sehen Sie sich in der Umgebung Ihres Hauses nach Plätzen um, wo Ihr Kind ungefährdet spielen kann – Grünflächen, Spielplätze usw.
- Gewöhnen Sie Ihr Kind schon frühzeitig an körperliche Bewegung und vergessen Sie dabei nicht den »Spaßfaktor«. So wird Ihr Kind in Zukunft sportliche Betätigung nicht mit negativen Erfahrungen verbinden und Spaß daran haben.
- Ermuntern Sie Ihr Kind zum Spiel im Freien, zu Laufspielen, zum Fahrradfahren – ob alleine, mit Gleichaltrigen oder eventuell mit Ihnen als Sport-Partner.
- Wenn es die Situation zulässt, dann lassen Sie Ihr Kind den Schulweg ruhig zu Fuß gehen oder die Strecke zu Freunden – nicht immer gleich Chauffeur spielen!

ten sich stets darüber bewusst sein, dass sie dem Kind eine gesunde Ernährung am wirkungsvollsten durch ihr eigenes, gutes Vorbild näher bringen können.

Übergewicht

Immer mehr Kinder leiden an Übergewicht, was unterschiedliche Auswirkungen auf das Kind hat: So kann es beispielsweise sozialem oder emotionalem Stress durch Schulkameraden ausgesetzt sein, die sich über sein Gewicht lustig machen. Auch im Erwachsenenalter kann Übergewicht zu gesundheitlichen Problemen führen: Zuckerkrankheit, Bluthochdruck und erhöhter Cholesterinspiegel im Blut sind nur einige der Risiken.

Bewegungsmangel

Gewichtskontrolle bedeutet, ganz gleich in welchem Alter, die Kalorienzufuhr mit der verbrauchten Energie ins Gleichgewicht zu bringen. Werden mehr Kalorien aufgenommen als der Körper verbraucht, dann kommt es zu überflüssigen Pfunden. Dieser Kreislauf scheint auf den ersten Blick recht einfach zu sein, es ist jedoch oft schwierig zu entscheiden, ob Bewegungsmangel die Ursache oder die Folge von Übergewicht – oder beides – ist.

Kinder und Übergewicht – Ursachen

Wie bei den Erwachsenen gelten auch bei den Jugendlichen drei Punkte als Hauptursachen für das Übergewicht: Bewegungsmangel, falsche Ernährung und erbliche Veranlagung.

Computer & Co. Aufgrund des veränderten Freizeitverhaltens trägt Bewegungmangel heute noch viel mehr als früher zum Übergewicht von Jugendlichen bei. Computer und Fernseher zählen zu den »Hauptschuldigen«, die den Bewegungsdrang unserer Kinder so enorm reduziert haben. In Studien wurde tatsächlich festgestellt, dass es einen direkten Zusammenhang zwischen Fernsehzeit und Übergewicht bei Jungendichen gibt.

Hamburger und Pommes, die schnelle Kalorienbombe zwischendurch und ganz zu schweigen von Schokoriegeln aller Art. Wer keine regelmäßigen Mahlzeiten hat, sondern auf diese enorm kalorienreichen aber relativ nährwertarmen Nahrungsmittel ausweicht, der nimmt schnell an Gewicht zu und hat trotzdem immer wieder schnell Hunger.

Die Gene. Leider sind sie nicht ganz ungeteilt an unserer Veranlagung für Übergewicht. Kinder, deren beide Elternteile übergewichtig sind, haben ein höheres Risiko, selbst dick zu werden als Kinder normalgewichtiger Eltern. Sie sollten daher besonders auf ihre Ernährung achten.

Eltern als schlechtes Vorbild. Kinder übernehmen positive und negative Verhaltensweisen von ihren Eltern. Hier ein Brötchen im Stehen, dort ein schneller Schluck Kaffee und keine Zeit, um in Ruhe am Tisch eine richtige Mahlzeit einzunehmen, dies gibt kein nachahmenswertes Vorbild ab.

Vererbung

Studien mit Adoptivkindern haben gezeigt, dass diese Kinder vom Gewicht her ihren biologischen Eltern nachschlagen und nicht den Adoptiveltern. Dies war auch bei Kindern der Fall, die noch vor ihrem ersten Geburtstag adoptiert wurden. Vererbung spielt daher eine bedeutende Rolle bei übergewichtigen Kindern.

Gewichtskontrolle bei Kindern

Die Eltern dürfen das Kind nie ohne Anraten des Arztes auf Diät setzen. Jede Diät muss von den Nährstoffen her ausgewogen sein. So genannte »Mode-Diäten« können gefährlich sein und sollten unbedingt gemieden werden.

Selbst übergewichtige Kinder sollten nicht einfach einer Schlankheitsdiät unterzogen werden. Ziel ist es, die Gewichtszunahme zu bremsen, damit das Größenwachstum aufholen kann.

Übergewichtige Kinder haben den selben Nährstoffbedarf wie normalgewichtige Kinder. Die Eltern sollten dem Kind daher keine spezielle Kost servieren, sondern die Essenszufuhr insgesamt etwas reduzieren.

Mehr Bewegung

Die Eltern sollten das Kind zu körperlichen Aktivitäten ermutigen und sich auch selbst daran beteiligen.

Keine Kritik

Die Eltern sollten dem Kind eine Stütze sein: Unüberlegte Witze, vor allem seitens der Eltern oder Verwandter, können verheerende Wirkung haben. Geduld ist oberstes Gebot: Das Problem kann nicht über Nacht behoben werden, das Normalgewicht zu erreichen braucht viel Zeit.

Psychische und soziale Entwicklung

Im Gegensatz zum relativ langsamen Körperwachstum von Kindern in den ersten Schuljahren, geht ihre psychische und soziale Entwicklung sehr rasch vonstatten. Das Kind muss eine Menge psychosozialer Aufgaben bestehen und durchläuft drastische Veränderungen, indem es seine Vernunft einsetzt, Wissen erlernt, moralisch handelt, Regeln befolgt und mit Erwachsenen und Kindern kommuniziert. Viele dieser Veränderungen kommen für die Eltern überraschend, und daher ist es gut, über den Lauf dieser Entwicklungen informiert zu sein.

Normale psychosoziale Entwicklung

Auch wenn der Schulbeginn einigen Kindern Angst macht, die meisten freuen sich auf diesen neuen Lebensabschnitt. Für das Kind ist es nicht ganz einfach den schulischen und sozialen Anforderungen gerecht zu werden.

Mit dem Eintritt in das Schulalter haben die meisten Kinder gerade erst damit begonnen konkrete Dinge des Alltags logisch zu überdenken. Doch nun entwickeln sich zwischen dem 6. und 12. Lebensjahr Denkvermögen und Gedächtnis in raschem Tempo weiter. Durch das bessere Erinnerungsvermögen können sie mehrere, miteinander verbundene Gedanken behalten und komplexe Aufgaben lösen.

Während der Schulzeit entwickeln die meisten Kinder auch die Fähigkeit sich in die Lage anderer Menschen zu versetzen. Sie lernen, sich auf andere einzustellen und nicht immer davon auszugehen, dass jeder Mensch ihr Wissen und ihre Interessen teilt. Zum ersten Mal begreifen die Kinder, dass es für die Eltern auch andere Dinge gibt, die ihre Zeit beanspruchen. Diese Erkenntnis verstärkt wiederum ihre Überzeugungskraft. Schulkinder sind in der Lage aus unvollständigen Informationen Schlüsse zu ziehen. Sie entdecken außerdem, wie man zwei verschiedene, aber miteinander verbundene Bedeutungen koordiniert – ein wichtiger Schritt für das Verstehen von Witzen, Metaphern und bestimmten Grammatikregeln.

Das Lesenlernen ist die wichtigste Aufgabe in der 1. Klasse, welche die Tür zu allen anderen Wissensgebieten öffnet. Wenn die Eltern dem Kind vorlesen, dann erwecken sie in ihm den Wunsch es ihnen gleich zu tun. Lesenlernen beginnt mit lautem Vorlesen: Das Kind muss die Buchstaben erkennen, sie in Laute umwandeln und dann Buchstabengruppen daraus bilden und diese aussprechen. Schließlich kann das Kind diese Schritte überspringen und in Gedanken lesen, indem es Laute, Wörter und Bedeutungen gleichzeitig verarbeitet.

Die Eltern können das Kind motivieren, indem sie in ihm den Wunsch zu lernen wecken. Sie sollten sich für die schulischen Leistungen ihres Kindes interessieren und viel Zeit mit ihm verbringen um es so zum Lernen anzuspornen.

Der Lernstil von Schulkindern wechselt von einem impulsiven zu einem eher überlegten: Mit 6 Jahren kommt es häufig vor, dass die Kinder unüberlegte Antworten geben, während 12-Jährige erst über eine Frage nachdenken, bevor sie antworten.

Während der Schuljahre lernen die Kinder auch, wie man sich moralisch verhält, wie man Richtig und Falsch unterscheidet. Das Kind muss lernen, seine Bedürfnisse und Wünsche gegen die Anforderungen seitens der Familie, Schule und Gesellschaft abzuwägen.

Die Eltern können ihm helfen, Pflichtbewusstsein, Verantwortungsgefühl und realistisches Einschätzungsvermögen zu entwickeln. Sie sollten das Kind dazu ermutigen, eine sinnvolle Rolle innerhalb der Familie zu spielen: Es kann schon ausreichen, ihm eine kleine Haushaltspflicht, wie etwa den Tisch decken, aufzuerlegen. Wenn das Kind die gestellten Aufgaben erfüllt, dann wird es Vertrauen in seine eigenen Fähigkeiten und Verantwortungsgefühl entwickeln. Es fühlt sich dann als wichtiges Familienmitglied.

Ebenso wichtig ist es, ihm ein gutes Beispiel für moralisches Verhalten zu geben: Das tägliche Fernsehen sollte zeitlich eingeschränkt und überwacht werden und das Kind sollte keine gewalttätigen oder pornografischen Filme ansehen dürfen.

Wenn die Eltern verdeutlichen, welches Verhalten sie gut heißen oder ablehnen, wird das Kind seine Verhaltensweisen besser lenken können, also ein Gewissen entwickeln. Weniger wünschenswert sind äußere Kontrollen, die darauf abzielen, das Verhalten durch Angst vor dem »Erwischtwerden« oder elterlichen Zorn zu kontrollieren.

Kinder, die an sich selbst glauben, sind fleißiger, kreativer und erfolgreicher in der Schule. Sie widerstehen auch leichter dem Druck, so sein zu wollen wie die Schulfreunde, was besonders dann wichtig ist, wenn sie von Freunden zu »Mutproben« aufgefordert werden.

Damit das Kind ein Selbstwertgefühl entwickeln kann, müssen die Eltern zeigen, dass sie hinter ihm stehen. Im Allgemeinen wollen Kinder alles gut machen und sich dafür auch anstrengen. Das Kind misst seine Leistungen an den Reaktionen seiner Freunde und »wichtiger« Erwachsener. Erfolg haben heißt für das Kind, seine Stärken und Schwächen zu erkennen.

Im Gegensatz dazu sinkt das Selbstwertgefühl, wenn sich die Eltern dem Kind gegenüber abweisend und distanziert verhalten. Das Kind fühlt sich dann anderen Gleichaltrigen gegenüber unterlegen und glaubt, in allem erfolgreich sein zu müssen um akzeptiert zu werden.

Die Eltern müssen dem Kind klar umrissene Grenzen setzen und diese auch konsequent durchsetzen. Sind die Eltern zu nachgiebig, dann machen sie sich nicht genügend Gedanken um ihr Kind. Schulkinder werden mit der Zeit selbstständiger, brauchen aber immer noch eine klare Führung und feste Grenzen, innerhalb derer sie aufwachsen.

Kleinkinder wollen nicht wie ihre gleichaltrigen Freunde sein und soziale Regeln verwirren sie. In den ersten Schuljahren ändert sich diese Verhaltensweise erheblich: Die Kinder identifizieren sich mit ihren Freunden und beginnen, soziale Situationen zu begreifen. Sie zeigen oft eine starre Konformität mit Trends, die jede neue soziale Norm begrüßt. Die Eltern bemerken beispielsweise wie das Kind – einem inneren Zwang folgend – immer bestimmte Markenschuhe anziehen will: Es unterwirft sich damit vorübergehenden, willkürlich aufgestellten Regeln.

Gegen Ende der Schulzeit reagieren die Kinder meist flexibler auf soziale Rollen und Normen. Sie lernen allmählich, die durchaus widersprüchlichen Wertesysteme des eigenen zu Hause, der Schule oder der Peer-Gruppe (S. 126) in Einklang zu bringen. Außerdem erkennen sie, dass es nicht immer ein Zeichen von Schwäche ist, Kompromisse einzugehen.

Die späteren Schuljahre charakterisiert jedoch ein gewisses Maß an Starrsinn und eben auch an Konformität. 11- und 12-Jährige sind oft sehr darauf bedacht, sich in Verhalten und Kleidung in keiner Weise von ihren Freunden zu unterscheiden.

Bisweilen hat ein Kind Probleme mit dem Lernen, mit Schulfreunden oder dem Erwerb bestimmter mit Übung verbundener Fähigkeiten. Diese Schwierigkeiten rühren oft von unerkannten Hör- oder Sehfehlern her, manchmal sind jedoch auch eine Lernschwäche (Teilleistungsschwäche) oder das Aufmerksamkeitsdefizit-Syndrom mit/ohne Hyperaktivität (Zappelphillipp) die Ursache dafür. Emotionale Probleme können sowohl der Grund als auch die Folge von Lernproblemen sein.

Selbst intelligente Kinder können durch familiäre Probleme so aus der Bahn geworfen werden, dass sie sich in der Schule nicht mehr konzentrieren können.

Manchmal entwickelt sich daraus sogar eine Schulangst, die das Kind vom Lernen abhält. Alle diese Störungen werden im folgenden Abschnitt behandelt.

Probleme mit Geschwistern und Schulfreunden

Freunde und Geschwister spielen bei der Integration des Kindes in die Gesellschaft eine bedeutende Rolle. Von ihnen lernen Kinder viel über Wettbewerb und Zusammenarbeit, über Konformität und Unabhängigkeit.

Das Kind wird durch andere Kinder sogar stärker beeinflusst als durch die Erwachsenen. Ein Grund dafür ist, dass Kinder als Gleichgestellte miteinander spielen und die Auffassung eines anderen Kindes oft im Widerspruch zu der Meinung der Eltern steht.

Aus dieser Konstellation können Konfliktsituationen entstehen, in denen die Eltern und Geschwister oft eine andere Meinung als Lehrer und Schulfreunde vertreten. Dieser Konflikt kann für das Schulkind ein großes Problem darstellen, weil es ja von jedermann – Erwachsenen und anderen Kindern – akzeptiert und geliebt werden möchte. Bei Konflikten, in denen die Meinungen von Geschwistern oder Freunden und die von Erwachsenen gegenüberstehen, entscheiden sich Schulkinder meist zugunsten der Geschwister oder Freunde.

Die Grundschule ist die erste soziale Umgebung, in der sich die Kinder ohne direkte Hilfe der Familie zurechtfinden müssen. Gehören Schulkinder einer Gruppe von Freunden an (Peer-Gruppe), dann treten neue soziale Merkmale in den Vordergrund, etwa die Beliebtheit und die Rolle des Anführers. In diesem Alter möchten die Kinder überall beliebt sein und sie möchten auf keinen Fall von der Gruppe ausgeschlossen werden.

Geschwister können untereinander auch als Rivalen auftreten: Ein gewisses Maß an Geschwisterrivalität ist normal und beim Umgang mit anderen Menschen sogar hilfreich. Daher besteht kein Grund zur Besorgnis, wenn die Geschwister grob miteinander umgehen oder sich streiten. Trotz aller Reibungen leisten die älteren Geschwister einen großen Beitrag zur Erziehung, Sozialisierung und Unterstützung der jüngeren Kinder. Oft ist es so, dass die Rivalität am Ende der Schulzeit einer engen Verbundenheit Platz macht.

Manchmal sind die Unstimmigkeiten unter Geschwistern aber auch ernst zu nehmen und in diesem Fall sollten die Eltern eine Familienberatung in Anspruch nehmen um den Grund für die Probleme und eine Lösung zu finden. Die zugrunde liegende Ursache können Familienprobleme sein: Ohne es zu merken drängen die Eltern das Kind in eine Rolle, die es in einen Konflikt zwischen Vater und Mutter bringt. Die anderen Geschwister reagieren dabei nach ihrer jeweiligen Sympathie.

Durch die Geburt eines Geschwisters kann sich ein Schulkind von seinem angestammten Platz innerhalb der Familie verdrängt fühlen. Im Vergleich zu Kleinkindern sind Schulkinder eher in der Lage ihre Eifersucht auf ein Neugeborenes unter Kontrolle zu halten. Es kann jedoch vorkommen, dass ein Schulkind wieder in eine »babyhafte« Verhaltensweise zurückfällt nur um die Aufmerksamkeit auf sich zu lenken. Eltern sollten in diesen Fällen auf die Bedürfnisse ihres Schulkindes eingehen und regelmäßig Zeiten einplanen, zu denen sie nur mit dem Schulkind zusammen sind. Oft macht es Schulkindern Freude sich um »ihr« neugeborenes Baby zu kümmern und mit ihm zu spielen (→ Streitereien unter Geschwistern, S. 105).

Sollten die Probleme mit Schulkindern weiterhin bestehen, muss der Kinderarzt oder eine Beratungsstelle zurate gezogen werden.

Die Sexualität des Schulkindes

Im Verlaufe der Schulzeit wird das Kind seine Sexualität festlegen. Dieser Vorgang ist ein wichtiger Bestandteil bei der Entdeckung und der Definition der eigenen Persönlichkeit. Bereits vor Ablauf dieser Zeit unternehmen Kinder erste Versuche, ihre Sexualität zu erkunden und daher ist die Schulzeit eine gute Zeit für sexuelle Aufklärung, sofern sie nicht bereits früher und altersgemäß entsprechend erfolgte.

Die meisten Schulkinder machen sich Gedanken über die unterschiedlichen Geschlechterrollen, die Männer und Frauen in unserer Gesellschaft spielen.

Manche Eltern würden es vielleicht vorziehen, wenn ihr Kind alle Aspekte seiner Persönlichkeit – sowohl männliche als auch weibliche – frei zum Ausdruck bringen könnte. Sie werden jedoch schon bald merken, wie ihnen die zahlreichen, offenen oder unterschwelligen Geschlechts-stereotypen Einflüsse von Verwandten, Freunden, Lehrern, vom Fernsehen und anderen Medien und der Gesellschaft insgesamt, einen Strich durch die Rechnung machen.

Sieht man einmal von der Einstellung der Eltern zu diesem Thema ab, kann das Kind selbst die ihm zugewiesene, geschlechtsspezifische Rolle nicht übernehmen wollen.

Mädchen werden dann als »Wildfang« bezeichnet und Jungen als »Weichlinge«. Dabei müssen Jungen – meist auf Druck von Gesellschaft und Familie – ihrer geschlechtsspezifi-

Sexueller Missbrauch

Sexueller Missbrauch von Kindern beinhaltet, dass ein Erwachsener (meist ein Mann) ein Kind (meist ein Mädchen) zu einer sexuellen Handlung zwingt oder überredet.

Anzeichen erkennen
- Provokatives Sexualverhalten
- Zurückziehen von Freunden, der Familie und schulischen Aktivitäten
- Ungewöhnlich feindseliges oder aggressives Verhalten

Manchmal gibt es keine körperlichen Anzeichen für einen Missbrauch, der Arzt kann jedoch bei einer Untersuchung nach einem vermuteten Missbrauch Verletzungen im Genitalbereich oder durch Geschlechtsverkehr übertragene Infektionen feststellen (S. 1087). Das Fehlen all dieser Anzeichen bedeutet jedoch nicht, dass kein Missbrauch stattgefunden hat.

Warum Kinder empfänglich dafür sind
Kinder brauchen Zuneigung. Entzieht man dem Kind jeglichen Körperkontakt (z. B. Umarmungen), dann können erhebliche Probleme in seiner psychischen Entwicklung auftreten. Kinder suchen zwar oft Körperkontakt mit Erwachsenen, doch sollte man diesen nicht mit der Sexualität Erwachsener verwechseln. Erwachsene können darauf mit sexueller Ausbeutung der Kinder reagieren.

Kinder suchen oft sexuellen Kontakt zu Freunden: Das ist normal und geschieht aus Neugier und Experimentierfreudigkeit. Wenn das Kind jedoch über ein Erlebnis spricht, bei dem es von einem viel älteren Kind oder Erwachsenen unsittlich berührt wurde, dann müssen die Eltern dies ernst nehmen.

Was kann man tun?
Wenn die Eltern den Verdacht haben, dass ihr Kind sexuell missbraucht wurde, dann sollten sie sich an einen Arzt, einen Mitarbeiter des Kinderschutzbundes, einen Anwalt oder die Polizei wenden.

War der Missbrauch mit Vergewaltigung verbunden, dann sollte man dieses Verhalten dem Kind gegenüber als eine Form von Aggression darstellen. Dadurch können die sexuelle Bedeutung des Traumas für das Kind heruntergespielt und bleibende psychische Auswirkungen vermieden werden. Die Eltern und der Arzt sollten die sexuelle Seite des Angriffs nicht in den Vordergrund stellen.

Die Eltern müssen das Kind vor weiterem Missbrauch schützen und das Geschehene umgehend der Polizei melden. Das Kind sollte so schnell wie möglich ins Krankenhaus gebracht werden, wo es nicht nur körperlich versorgt, sondern auch psychologisch betreut wird. Dort wird das Kind auf innere und äußere Verletzungen untersucht und später auf Krankheiten getestet, die durch Geschlechtsverkehr übertragen werden (→ Sexuelle Gewalt und sexueller Missbrauch, S. 428).
Das Kind sollte sich mit einem einfühlsamen Therapeuten unterhalten, der auf Opfer von Missbrauch spezialisiert ist. Dieses Gespräch ist besonders dann wichtig, wenn der Täter ein Mitglied der Familie oder ein Freund und kein Fremder war.

Die Eltern sollten den Missbrauch auf keinen Fall als Privatangelegenheit betrachten: Die meisten Täter vergehen sich an mehreren Kindern. Selten ist der Täter dem Kind vollkommen fremd. Denken Sie immer daran: Das Wohlbefinden, wenn nicht sogar das Leben des Kindes, steht auf dem Spiel.

---

schen Rolle eher entsprechen als Mädchen. Ein jungenhaftes Mädchen wird allgemein eher akzeptiert als ein mädchenhafter Junge.

Oft machen sich die Eltern Sorgen, weil ihr Sohn mit Puppen spielt oder Mädchenkleider anzieht. Solche Verhaltensweisen sind in bestimmten Altersabschnitten aber normal und führen nicht zur Homosexualität. Die Eltern können sicher sein, dass ihr Sohn irgendwann wegen seines femininen Verhaltens von seinen Freunden gehänselt wird. Es ist ebenfalls wichtig zu erkennen, dass Sexualität und Rollenverhalten nicht statisch sind: Sie entwickeln sich während Kindheit, Jugendzeit und selbst noch im Erwachsenenalter.

Die meisten Schulkinder wenden ihre Aufmerksamkeit den gleichgeschlechtlichen Freunden zu. Viele »schwärmen« geradezu für bestimmte Freunde gleichen Geschlechts. Es ist jedoch auch normal, wenn die Kinder die Fühler nach dem anderen Geschlecht ausstrecken. Die Gründe für die so genannten »Doktorspiele« sind meist Neugier sowie ein fehlendes Bewusstsein für gesellschaftliche Tabus.

Wie bereits im Säuglings- oder Kleinkindalter, so spielen auch die meisten Schulkinder mit ihren Genitalien. Dabei gilt: Masturbieren ist im Allgemeinen kein Grund zur Sorge.

Wenn nicht bereits geschehen, dann bietet der Beginn der Pubertät eine gute Gelegenheit das Kind altersgemäß aufzuklären. Die Eltern können in dieser Zeit auch die Chance nutzen und ihr Kind auf die durchgreifenden körperlichen Veränderungen der kommenden Jahre vorbereiten. Das Kind soll die Veränderungen ohne Scham oder Furcht akzeptieren.

Leider kann dieses Ziel nicht immer erreicht werden. In späteren Schuljahren wollen sich die meisten Kinder nicht von der Masse unterscheiden. Diese Bestrebung, so zu sein wie die anderen, fällt jedoch in die Zeit, in der die körperliche Entwicklung bei den Kindern sehr unterschiedlich verläuft. So können 12-jährige Mädchen schon groß und weit entwickelt sein, während ein Junge in dem selben Alter noch klein und kindlich wirkt. Selbst Kinder, deren Körper sich normal entwickelt, meinen, die Entwicklung ginge zu langsam oder zu schnell voran. Bei diesem Problem können die Eltern dem Kind vor allem die Sicherheit vermitteln, dass sich sein Körper ganz normal entwickelt. Dabei brauchen sich Eltern auch nicht zu beunruhigen, wenn die Pubertät bei ihrem Kind früher oder später als bei den übrigen Gleichaltrigen einsetzt. Es handelt sich dabei meist um kein ernstes medizinisches Problem.

Es kann jedoch sein, dass sich das Kind schämt anders als seine Altersgenossen zu sein. Die Eltern sollten auf seine Gefühle Rücksicht nehmen und ihm immer wieder versichern, dass es sich innerhalb des normalen Rahmens entwickelt. Es mag hilfreich sein, dem Kind klar zu machen, dass alle Kinder bis zum Erwachsenenalter die gleiche Entwicklung durchlaufen, nur dass es beim einen eben etwas länger dauert als beim anderen (→ Sexuelle Frühreife, S. 135).

Krankenhausaufenthalte und psychische Erkrankungen

Die Schuljahre eignen sich dafür, in den Kindern ein positives Körpergefühl zu erwecken. Im Krankheitsfall möchte man es dem Kind natürlich so angenehm wie möglich machen. Dabei sollte es jedoch unterlassen werden das Kind für das Kranksein zu belohnen, weil diese Belohnung für das Kind sonst ein sekundärer Krankheitsgewinn ist und Krankheit dann als Mittel eingesetzt wird um Belohnungen zu erhalten.

Eine akute Erkrankung hat psychische Auswirkungen auf Eltern und Kind. In den ersten Schuljahren reagiert das Kind auf eine leichte Erkrankung vielleicht mit erhöhter Unruhe. Dieses Verhalten frustriert die Eltern, weil sie versuchen, das Kind zur Ruhe zu bringen. Besser ist es in diesem Falle nicht unbedingt auf Bettruhe zu bestehen, da sie bei vielen Erkrankungen nicht unbedingt hilfreich ist.

Leidet das Kind an einer schweren Erkrankung, dann kann es sich teilnahmslos und reizbar verhalten. Vielleicht sind die Schlaf- und Essgewohnheiten gestört und dieser Zustand hält auch noch nach der Genesung an. Zusammen mit dem Arzt sollte man das Kind bestmöglich trösten und informieren.

Eine chronische Erkrankung kann viel eher zu einer Veränderung in der psychosozialen Entwicklung führen als eine akute. Das Kind kann deprimiert sein, weil es lange Zeit nicht zur Schule geht und sich dadurch isoliert fühlt. Dies gilt vor allem für ständige Einschränkungen, durch die sich das Kind hilflos fühlt und wieder das Verhalten eines Kleinkindes annimmt. In der Folge kann sich die persönliche, schulische und innerfamiliäre Entwicklung des Kindes verlangsamen oder verändern.

Chronische Erkrankungen im Kindesalter können häufig die Ursache für schulische Probleme sein. Wenn die Familie etwa das kranke Kind nur mit Samthandschuhen anfasst, dann wird es sich an sein Zuhause klammern und eventuell sogar Schulangst entwickeln (S. 133).

Manche chronisch kranken Schulkinder werden extrem unselbstständig, ängstlich, passiv und zurückhaltend. Andere wiederum ignorieren ihre Krankheit und werden zu früh unabhängig. Der Mittelweg zwischen diesen beiden Extremen besteht darin, dass die Kinder ihre Einschränkungen realistisch einschätzen und andere Wege suchen, um ihr Können und Selbstvertrauen unter Beweis zu stellen.

Die Eltern können dem Kind helfen diesen Mittelweg zu finden. Allerdings ist es in manchen Fällen sinnvoll professionelle psychologische Beratung in Anspruch zu nehmen.

Im Gegensatz zu Kleinkindern können Schulkinder ihre Krankheit begreifen. Dieses Verständnis bietet die Gelegenheit, die psychische Last etwas zu mindern. Die Eltern können dem Kind allein schon dadurch helfen, indem sie alle seine Fragen verständlich beantworten. Das Kind befürchtet vielleicht, seine Krankheit sei eine Strafe für schlechtes Verhalten, auch wenn es seine Angst nicht äußert. Die Eltern können diese Ängste verbal zum Ausdruck bringen und dem Kind versichern, wie unbegründet sie sind.

Arzt und Eltern können das chronisch kranke Kind ermutigen eine aktive Rolle bei der Kontrolle seiner Krankheit zu übernehmen: Asthmakranke Kinder können so etwa lernen die Symptome zu erkennen (→ Asthma, S. 1044). Eine Behandlung kann dann noch rechtzeitig erfolgen, bevor der Asthmaanfall bedrohlich wird. Durch diese Einstellung zu seiner chronischen Erkrankung kann das Kind später als Jugendlicher – wenn viele Kinder sich bei der Behandlung wenig kooperativ zeigen – die Krankheit gut im Griff haben.

Eltern chronisch kranker Kinder sind natürlich immer versucht ihr Kind übermäßig zu beschützen und lassen ihm Vieles durchgehen. Oft versuchen sie auch mit alternativen Heilmethoden ihr Glück, die meist falsche Hoffnungen wecken und ihre Versprechungen nicht halten können. Solch einer Versuchung sollte man besser widerstehen und dem Kind ein möglichst normales, aktives Leben ermöglichen.

Eltern sollten ihr chronisch krankes Kind nicht unnötig von Aktivitäten, Schulbesuch und körperlicher Betätigung ausschließen. In einem Gespräch mit dem Lehrer lässt sich klären, ob das Kind an allen Aktivitäten teilnehmen soll, wenn es dazu in der Lage ist.

Meistens gibt es keinen Grund dafür, ein Kind ins Haus zu verbannen, während sich seine Freunde draußen auf dem Fußballplatz vergnügen. Das Kind vermisst nicht nur die körperliche Betätigung, sondern auch die damit verbundenen sozialen Aktivitäten. Sind die Gruppenaktivitäten zu anstrengend, sollte der Sportlehrer so flexibel sein und ein individuelles Übungsprogramm für das Kind zusammenstellen. Selbst wenn das kranke Kind andere Übungen als die übrige Klasse macht, fühlt es sich dennoch nicht ausgeschlossen.

Manchmal müssen chronisch kranke Kinder lange Zeit im Krankenhaus zubringen. Die Eltern können einiges dazu beitragen, diesen Ort weniger Angst einflößend zu machen. Als Vorbereitung können sie mit dem Kind solch eine neue Erfahrung ausführlich durchsprechen. Viele Kinderkliniken bieten Orientierungs-Rundgänge und Führungen an. Sobald sich das Kind im Krankenhaus befindet, sollten die Eltern ihm sein Lieblingsbuch oder -spielzeug mitbringen. Außerdem sollten sie so viel wie möglich Zeit bei ihrem Kind verbringen.

Erfordert die Therapie eine Operation, sollte dem Kind die Angst vor dem Eingriff genommen werden. So kann das Kind beispielsweise mit dem Chirurgen und Anästhesisten sprechen und ihnen Fragen stellen (→ Aufenthalt im Krankenhaus, S. 1258).

Auch bei Kindern ist die Konfrontation und Bekämpfung der Krankheit viel eher erfolgreich, wenn der Patient in die Behandlung eingeweiht wird. Selbst kleine Kinder fühlen instinktiv, wenn man ihnen etwas verheimlicht. Das heißt nicht, dass jedes medizinische Detail mitgeteilt werden muss. Das Kind wird jedoch stärker auf seine Genesung hin mitarbeiten, wenn es teilweise mit entscheiden darf.

Lernstörungen

Die Lernfähigkeit eines Kindes ist vom Grad seiner geistigen Entwicklung abhängig sowie von seinem emotionalen Wohlbefinden und Allgemeinzustand.

Auf den folgenden Seiten werden Faktoren beschrieben, die das Lernvermögen beeinträchtigen können. Ein krankes Kind, das müde und teilnahmslos ist, hat nur eine begrenzte Lernfähigkeit wie auch emotional belastete Kinder, die deprimiert sind oder denen familiäre Probleme zu schaffen machen. Sorgen und Tagträumereien lenken das Kind von den Schularbeiten ab. Zum Lernen bedarf es nämlich der Motivierung, damit das Kind Gebrauch von seinen eigenen Fähigkeiten macht.

Der Kinderarzt überprüft Sehkraft, Gehör und Allgemeinzustand des Kindes. Seine Intelligenz kann mithilfe eines psychologischen Tests inner- oder außerhalb der Schule ermittelt werden. Bei Verdacht auf emotionale Probleme wird der Kinderarzt das Kind an einen Kinderpsychiater oder -psychologen überweisen.

Kognitive Lernstörungen sind schwieriger zu diagnostizieren als Seh- und Hörfehler und erfordern Spezialisten wie Kinderpsychiater oder Erziehungspsychologen. Diese Störungen der mentalen Vorgänge umfassen Probleme mit:
- Dem Gedächtnis
- Dem Erfassen bestimmter Muster
- Dem Konzentrationsvermögen
- Dem Schreiben und Lesen
- Dem Umsetzen geschriebener Worte.

Manchmal sind Geburtsverletzungen verantwortlich, häufiger aber treten sie bei Kindern mit normaler Intelligenz und Gesundheit auf.

Zeigt das Kind eine Lernstörung, braucht es eine Anleitung zum Lernen. In den folgenden Abschnitten werden verschiedene kognitive Probleme und ihre Lösungen behandelt.

Lernschwächen

Anzeichen und Symptome
- Erhebliche Probleme beim Sprechen, Schreiben, Lesen und Rechnen

- Unfähigkeit, zuzuhören, zu lesen oder die Gedanken zu ordnen
- Impulsivität, Unruhe oder Ablenkbarkeit
- Schlechtes Gedächtnis

Es gibt Kinder mit normaler oder hoher Intelligenz, die trotzdem nicht lernen können. Unter Lernschwächen werden nicht Störungen des Sehvermögens, Gehörs, der Emotionen oder der geistigen Fähigkeiten verstanden. Es handelt sich dabei vielmehr um Störungen der mentalen Vorgänge beim Erwerb oder der Weitergabe von Wissen.

Die Probleme beinhalten:
- Unfähigkeit, allgemeine Muster zu begreifen, sich an das Gesagte zu erinnern
- Eine unleserliche Schrift
- Unfähigkeit, eine Zeichnung zu kopieren
- Unfähigkeit, geschriebenen Text mit gesprochenen Worten in Verbindung zu bringen
- Unfähigkeit, geschriebene Worte umzusetzen (→ Lese-Rechtschreibschwäche, S. 131)
- Unfähigkeit, Texte zusammenhängend zu sprechen (→ Sprachstörungen, S. 132).

Diese Störungen der geistigen Fähigkeiten stehen in Verbindung mit dem Gebrauch oder dem Verständnis von Sprache und Symbolen. Für einige dieser Anzeichen gibt es noch andere Ursachen wie impulsives Verhalten und Unruhe. Die Symptome deuten deshalb nicht unbedingt auf eine Lernstörung hin.

Eine weitere Form der Lernstörung ist die Unfähigkeit des Kindes, sich länger als 1 bis 2 Minuten zu konzentrieren (→ Aufmerksamkeitsdefizit-Syndrom, S. 132) oder den Körper bei bestimmten Aktivitäten unter Kontrolle zu halten (→ Hyperkinese, S. 133). Diese Zustände sind Störungen des normalen Verhaltens – sich nicht ablenken lassen und auf eine bestimmte Sache konzentrieren.

Für Lernstörungen kommen viele Ursachen infrage: In manchen Fällen sind sie wohl genetisch bedingt. Jungen sind davon 4- bis 5-mal häufiger betroffen als Mädchen, und die Störungen treten in manchen Familien gehäuft auf. Es gibt Fälle, in denen eine Störung der Gehirnfunktion nachgewiesen werden konnte, obwohl keine Gehirnschädigung vorlag.

Oft kann jedoch keinerlei Ursache für die Lernstörungen des Kindes gefunden werden.

Lernstörungen treten bei 5 bis 20 Prozent aller Schulkinder auf. Diese Angaben sind so ungenau, weil viele Definitionen im Umlauf sind und bisher keine groß angelegten Studien durchgeführt wurden, um das Ausmaß dieses Problems zu bestimmen.

Diagnose
Manchmal werden Lernschwächen erst in der 3. oder 4. Klasse entdeckt, wenn das Kind in seinen schulischen Leistungen zurückfällt. Zur Bestimmung der spezifischen Lernschwäche und zur Verbesserung der Lernsituation des Kindes ist eine umfassende Diagnose nötig.

Bei der Grunddiagnose werden mehrere Untersuchungen durchgeführt, wobei folgende Faktoren beurteilt werden:
- Intelligenz
- Schulische Leistung
- Sehvermögen
- Gehör
- Emotionaler Zustand
- Allgemeine neurologische Funktionen.

Es können weitere Tests nötig sein, um spezielle Störungen beim Lesen, Schreiben, Zuhören, Sprechen oder Rechnen ausfindig zu machen.

Es gibt zahlreiche Tests für die am Lernvorgang beteiligten Prozesse, sodass nun eine detaillierte Diagnose möglich ist. Die Tests werden von Kinderpsychiatern, Neurologen oder Psychologen durchgeführt.

Wie ernst sind Lernschwächen?
Lernschwächen können chronisches schulisches Versagen und soziale oder emotionale Probleme nach sich ziehen. Manche Kinder überwinden zwar irgendwann ihre Lernschwäche, doch dann kann es bereits zu spät sein, um ihr verringertes Selbstbewusstsein und die eingeschränkten schulischen Leistungen wieder gut zu machen.

Dieser Schaden kann durch eine frühe Diagnose und Behandlung in Grenzen gehalten werden. Mithilfe eines speziellen Unterrichts und Nachhilfe können viele Kinder ihre Lernschwäche überwinden und normale Leistungen erbringen. Mit einer geeigneten Lehrmethode und durch Motivation kann das Kind dann auch in Schule und Beruf erfolgreich sein.

Behandlung
Die vorrangige Behandlung besteht aus einem speziellen Unterrichtsprogramm, das auf die Bedürfnisse des Kindes zugeschnitten ist. Es gibt zahlreiche Methoden, mit deren Hilfe das Kind die Beziehung zwischen Lauten und Symbolen, Zahlenbegriffe, die Koordination von Auge und Hand, phonetische Aussprache, den Begriff von Zeit und das Erkennen von Mustern erlernen kann. Auf der Grundlage von Diagnoseergebnissen kann ein Unterrichtsteam oder eine Privatklinik bei der Auswahl der geeigneten Methode behilflich sein.

Unterrichtsziel ist es, dem Kind beim Erwerb und der Anwendung der ihm fehlenden Fähigkeiten zu helfen: Anders ausgedrückt, das Kind muss das Lernen lernen. Eine Zeit lang kann es notwendig sein, das Kind in einer speziellen Schule separat zu unterrichten oder ihm neben dem normalen Schultag den Besuch einer speziellen Unterrichtseinrichtung zu ermöglichen. Oft muss auch zu Hause noch mit dem Kind gelernt und geübt werden.

Ein Psychologe kann dem Kind dabei helfen, mit seiner Lernschwäche effektiv umzugehen und sein Selbstwertgefühl zu steigern. Wenn die Aufnahmefähigkeit des Kindes durch Ablenkbarkeit, Konzentrationsschwäche oder Hyperkinese (übermäßige Bewegungsaktivität) beeinträchtigt wird, kann der Arzt geeignete Medikamente verschreiben.

Lese-Rechtschreibschwäche (Legasthenie)

Anzeichen und Symptome
- Unfähigkeit, gedruckte Buchstaben und Wörter zu erkennen
- Stark verringerte Lesefähigkeit im Vergleich zu anderen, gleichaltrigen Kindern

Lese- und Rechtschreibschwäche wird oft als Legasthenie bezeichnet. Sie ist die häufigste Lernschwäche und tritt auch bei Kindern mit normalem Sehvermögen und normaler Intelligenz auf. Das Kind ist nicht in der Lage geschriebene Wörter wiederzugeben und Lesen fällt ihm somit schwer. Legastheniker verfügen über eine normale Sprachfertigkeit, haben aber Probleme mit der gesprochenen Sprache und dem Schreiben. Die Störung hat ihre Ursache darin, dass das Gehirn unfähig ist, die von den Augen aufgenommenen Bilder in sinnvolle Sprache umzusetzen.

Die Lesefähigkeit dieser Kinder ist altersmäßig verzögert. Normalerweise können die meisten Kinder mit 6 Jahren Lesen erlernen, Legastheniker sind in der 1. und 2. Grundschulklasse dazu noch nicht in der Lage. Häufig werden Buchstaben (»b« anstelle von »d«) oder Wörter (»mal« anstelle von »lahm«) vertauscht. Bei Kindern unter 6 Jahren sind diese Umkehrungen ganz normal, bei Legasthenikern bleibt diese Leseschwäche jedoch bestehen.

Oft zeigt sich die Störung auch daran, wenn das Kind versucht von rechts nach links zu lesen, Ähnlichkeiten oder Unterschiede zwischen Buchstaben oder Wörtern nicht sieht (und

manchmal auch nicht hört) und es ein unbekanntes Wort nicht nachsprechen kann.

Die anderen Schulfächer wie etwa Mathematik sind von der Leseschwäche oft nicht betroffen. Da jedoch Lesen die Grundlage für alle anderen Schulfächer darstellt, hat das Kind in den meisten Fächern einen großen Nachteil.

Die Ursachen der Lese-Rechtschreibschwäche sind unbekannt, man vermutet jedoch, dass eine Fehlfunktion bestimmter Sprachbereiche des Gehirns dafür verantwortlich ist. Oft liegt auch eine familiär bedingte Veranlagung vor. Legasthenie kommt bei Jungen häufiger vor als bei Mädchen. Etwa 10 bis 15 Prozent aller Schulkinder sind davon betroffen.

Diagnose
Als Schlüsselsymptom für Legasthenie gilt ein stark vermindertes Lesevermögen im Vergleich mit anderen Gleichaltrigen. Für eine effektive Behandlung müssen medizinische, kognitive, sensorische und psychologische Faktoren berücksichtigt und ausgewertet werden. Mit gründlichen Seh- und Hörtests sowie neurologischen Untersuchungen werden andere zugrunde liegende Störungen ausgeschlossen.

Um die Diagnose zu bestätigen werden eine Reihe von Tests, darunter beispielsweise der HAWIK (Hamburg-Wechsler-Intelligenztest für Kinder) durchgeführt. Wichtig ist auch, dass ein Experte die Fortschritte und die Qualität der Lesefähigkeit des Kindes analysiert.

Wie ernst ist die Lese-Rechtschreibschwäche?
Die Lese-Rechtschreibschwäche betrifft die meisten Schulfächer und kann – unbehandelt – zu eingeschränktem Selbstwertgefühl, Verhaltensstörungen, Aggressivität und Entfremdung von Freunden, Eltern und Lehrern führen.

Es gibt unterschiedliche Schweregrade der Legasthenie: Manche Kinder weisen eine relativ leichte Form auf, während sie bei anderen dagegen sehr stark ausgeprägt ist.

Behandlung
Eine Therapie ist nur in Form von Förderunterricht möglich, da es keine Methode gibt, mit der die zugrunde liegende Fehlfunktion des Gehirns behoben werden könnte. Psychologische Tests können den Erziehungsberechtigten dabei helfen ein geeignetes Förderprogramm für das Kind zu entwerfen. Zur Verbesserung der Lesefähigkeit werden Techniken verwendet, welche die Sinnesorgane, also Gehör, Sehvermögen und Tastsinn, mit einbeziehen. Sehr wichtig ist auch die Unterweisung durch einen

Experten, der sowohl visuelle als auch phonetische Lehrmethoden einsetzt. Die emotionale Unterstützung des Kindes ist von großer Bedeutung und die Möglichkeit, Leistungsbeweise auf anderen Gebieten zu erbringen.

Handelt es sich um eine schwere Lese-Rechtschreibschwäche, dann sind wöchentlich mehrere Einzel- oder Gruppen-Förderunterrichtsstunden erforderlich.

Fortschritte sind meist nur langsam zu verzeichnen. Kinder mit leichter Legasthenie lernen aber schließlich so gut lesen, dass sie die Schule absolvieren und eine Zeitung lesen können. Bei schwerer Legasthenie sind die Kinder nicht in der Lage, richtig lesen zu lernen und müssen sich für einen Beruf entscheiden, der keine guten Lesefertigkeiten erfordert.

Sprachstörungen

Anzeichen und Symptome
- Unfähigkeit, Laute richtig zu bilden
- Schwer verständliche, abgehackte Sprache
- Verzögerte Sprachentwicklung
- Stottern

Die entscheidende Zeit für die Sprachentwicklung des Kindes liegt zwischen 6 und 24 Monaten, es kann jedoch sein, dass Kinder bis zum 7. Lebensjahr einzelne Wörter falsch aussprechen: Dies ist normal, solange das Kind ansonsten gut verständlich spricht.

Einige Sprachstörungen wie zum Beispiel Artikulationsprobleme, Stottern und Schwierigkeiten mit der Stimme haben keine physische Ursache. Typische Artikulationsstörungen sind das Vertauschen von Buchstaben und das Weglassen von Wortanfängen oder -endungen. Unter Stottern versteht man Probleme, die einzelnen Wörter fließend aneinander zu hängen. Zu den Stimmproblemen zählen zum Beispiel eine zu leise, nasale oder zu laute Stimme.

Andere Sprachstörungen haben eine erkennbare Ursache wie etwa → zerebrale Kinderlähmung, S. 54, → Gaumen- oder Lippenspalte, S. 51, → Schwerhörigkeit oder Taubheit, S. 578, → geistige Minderentwicklung, S. 108, → Gehirnschäden oder Autismus, S. 108.

Das Kind kann sich trotz seiner Sprachstörung körperlich, emotional und intellektuell völlig normal entwickeln. Sprachprobleme treten meistens in Verbindung mit einer Lernschwäche auf (S. 129).

Dem Kind bereitet es Schwierigkeiten Informationen zu erhalten und diese zu verarbeiten.

Es bildet verworrene Sätze, bei denen manchmal ein Wort durch ein anderes, falsches ersetzt wird und hat Schwierigkeiten, die Laute korrekt aneinander zu reihen. Das Kind ist nicht in der Lage, zwei Laute voneinander zu unterscheiden oder hat Probleme, sich auf einen Laut oder ein Gespräch zu konzentrieren, wenn Hintergrundgeräusche vorhanden sind.

Sprachstörungen sind häufig. Sie treten bei 10 Prozent aller Kinder unter 8 Jahren und bei 5 Prozent aller Kinder über 8 Jahren auf.

Diagnose
Bei Verdacht auf eine Sprachstörung sollten sich die Eltern an den Lehrer des Kindes oder an einen Arzt wenden. Wahrscheinlich wird auch ein Sprachtherapeut zurate gezogen. Ein Experte wird das Kind auf seine Sprachfertigkeiten hin prüfen und Schwerhörigkeit oder Taubheit ausschließen. Zudem wird auch eine vollständige, körperliche und neurologische Untersuchung durchgeführt.

Wie ernst sind Sprachstörungen?
Durch eine angemessene Therapie und Unterstützung seitens der Eltern können viele Kinder ihre Sprache stark verbessern. Die Störung kann beim Kind jedoch Frust hervorrufen, wenn es von seinen Altersgenossen verspottet oder abgelehnt wird. Eine frühzeitige Diagnose und Behandlung sind daher wünschenswert, bevor die Frustration zu groß wird und das Kind an Selbstwertgefühl einbüßt.

Behandlung
Kinder mit Sprachstörungen benötigen eine Sprachtherapie, d. h. mindestens 2 Behandlungen mit einem Sprachexperten pro Woche. Der Sprachtherapeut kann den Eltern auch erklären, was sie zu Hause tun können.

Aufmerksamkeitsdefizit-Syndrom

Anzeichen und Symptome
- Unfähigkeit sich zu konzentrieren
- Extreme Ablenkbarkeit
- Organisationsunfähigkeit
- Impulsives Verhalten
- Unruhe und Hyperkinese

Die Lernfähigkeit eines Kindes hängt davon ab, dass es sich konzentrieren und an die vorangegangenen Unterrichtsstunden erinnern kann. Die Aufmerksamkeit des Kindes wird etwa durch Geräusche, Bilder und Erinnerungen geweckt, sodass es ihm schwer fällt sich zu konzentrieren. Die meisten Schulkinder sind jedoch in der Lage sich auf etwas Bestimmtes zu konzentrieren und sich nicht ablenken zu lassen.

Von einem Aufmerksamkeitsdefizit-Syndrom kann man sprechen, wenn sich ein Kind trotz ständiger Aufforderung und Bitten nicht länger als 1 bis 2 Minuten konzentrieren kann.

Als Folge hat das Kind Schwierigkeiten beim Lernen, beim Befolgen von Anweisungen und dem Merken von Informationen.

Das Aufmerksamkeitsdefizit-Syndrom kann verschiedene Ursachen haben: Es kann erblich bedingt sein, auf Verletzungen des Gehirns während der Schwangerschaft, bei oder nach der Geburt zurückzuführen sein. Die Störung muss keine erkennbaren Auswirkungen auf die Intelligenz oder die Entwicklung des Kindes haben. Meist wird es erst in der 2. oder 3. Klasse bemerkt, wenn das Kind Probleme bekommt sich im Unterricht zu konzentrieren.

Diagnose

Der Arzt wird das Verhalten des Kindes beobachten und benötigt genaue Angaben über seine Entwicklung. Die ersten Anzeichen können bereits im Säuglingsalter in Form von Ess- und Schlafstörungen und auch in Form von Unruhe auftreten. Um sensorische oder neurologische Störungen festzustellen werden körperliche und neurologische Untersuchungen durchgeführt. Oft wird das Kind an einen Spezialisten überwiesen, um ein → Elektro-Enzephalogramm, S. 1344, sowie psychologische und schulische Tests durchzuführen.

Wie ernst ist das Aufmerksamkeitsdefizit-Syndrom?

Hierbei handelt es sich um ein chronisches Problem, das die Kindheit und Jugendzeit über, bis ins Erwachsenenalter andauern kann. Selbstwertgefühl und Selbstvertrauen des Kindes können geschwächt werden und es kann bei anderen Kindern Ablehnung hervorrufen. Eine Therapie hilft Lernerfolge, Selbstbeherrschung und Selbstvertrauen zu verbessern.

Behandlung

Die betroffenen Kinder benötigen meist ein spezielles Unterrichtsprogramm (→ Lernschwächen, S. 129). Oft gehen mit den Konzentrationsstörungen auch Verhaltensprobleme einher. Eine spezielle Beratung durch einen Experten – zur Verfügung stehen Psychiater oder Psychologen – ist daher oft sinnvoll. Eine Verhaltensänderung kann erzielt werden durch:

Hyperaktivität (Hyperkinetisches Syndrom)

Hyperaktivität – oder extreme Überaktivität – ist keine Diagnose oder separat auftretende Störung. Sie ist vielmehr eine Begleiterscheinung des Aufmerksamkeitsdefizit-Syndroms. Entgegen der verbreiteten Meinung wurde kein Zusammenhang zwischen einem erhöhten Zuckerkonsum und Hyperkinese gefunden.

Kinder unterscheiden sich in ihrem Bewegungsdrang: Manche sind von Natur aus aktiver als andere und Jungen sind oft aktiver als Mädchen. Diese Unterschiede sind durchaus normal. Ein kleiner Prozentsatz der Kinder – wobei die Jungen überwiegen – ist jedoch extrem aktiv: Sie scheinen ständig in Bewegung zu sein, sind aber nicht unbedingt weniger koordiniert oder geringer intelligent als ihre Altersgenossen. Der Unterschied liegt darin, ob ihre Aktivitäten organisiert und sinnvoll sind und jederzeit beendet werden können.

Hyperkinetische Kinder agieren, ohne sich über mögliche Konsequenzen, Bestrafungen oder Reaktionen der Mitmenschen Gedanken zu machen. Sie können ihre Aktivitäten nicht steuern und auch den Eltern und Lehrern fällt es schwer, regulierend einzugreifen.

- Spezielle Techniken zur Verhaltensänderung
- Umstrukturierung der täglichen Routine
- Vermeidung von Reizüberflutung
- Regelmäßigkeit.

Der Arzt kann auch Medikamente zur Förderung der Konzentrationsfähigkeit und Reduzierung der Hyperaktivität verschreiben. Der am häufigsten eingesetzte Wirkstoff ist Methylphenidat (Ritalin), seltener werden Methamphetamine und Pemolin (Tradon) angewandt.

Wenn Erwachsene diese Medikamente einnehmen, haben diese oft eine stimulierende Wirkung. Beim hyperkinetischen Kind bewirken sie das Gegenteil und verbessern die Konzentrationsfähigkeit. Richtig dosiert und vom Arzt überwacht, können die Medikamente über einen langen Zeitraum – auch mehrere Jahre lang – eingenommen werden.

Schulangst

Anzeichen und Symptome

- Weigerung zur Schule zu gehen
- Magenschmerzen, bisweilen auch Fieber einen Tag vor oder am Tag des Schulbeginns
- Die Erkrankung wird nach 1 bis 2 Tagen nicht besser, sondern verschlimmert sich
- Für die Schmerzen kann keine körperliche Ursache gefunden werden

Schulangst wird durch eine Reihe körperlicher Symptome und Angst charakterisiert, die immer schlimmer statt besser werden. Es handelt sich dabei nicht um gelegentliche Magen- oder Kopfschmerzen, die bereits auf dem Schulweg wieder verschwinden. Körperliche Ursachen für die Beschwerden des Kindes liegen bei Schulangst nicht vor.

Schulangst ist meist nicht die Angst vor der Schule, sondern eher die Angst, von den Eltern getrennt zu sein. Das Kind weigert sich vielleicht auch bei einem Freund zu übernachten.

Bei älteren Kindern sind die Ängste konkreter: Sie fürchten sich vor einem bestimmten Klassenkameraden oder vor der neuen Klasse. Im Gegensatz zur Schulangst haben diese Ängste einen rationalen Ursprung.

Schulangst ist eine mögliche Reaktion auf übergroßen Stress, quasi als Austausch vorhersehbarer, berechenbarer Schmerzen gegenüber einer für das Kind nicht kontrollierbaren Situation. Manchmal wird diese Störung durch den Tod oder die Krankheit eines Elternteils, eine Scheidung oder den Eintritt in eine weiterführende Schule (mit vielen neuen Lehrern, Fächern und Klassenkameraden) ausgelöst. In manchen Familien tritt die Störung gehäuft auf und sie ist am häufigsten in den unteren Klassenstufen zu beobachten. Jungen und Mädchen sind gleichermaßen davon betroffen.

Behandlung

Durch Mitleid oder das Fernbleiben vom Unterricht bessern sich die körperlichen Symptome nicht. Reagieren die Eltern wütend, steigern sich Angst und Stress des Kindes und die körperlichen Symptome verschlimmern sich.

Bei Kindergartenkindern und Schulanfängern kann das Problem meist dadurch gelöst werden, dass man das Kind auf den bevorstehenden Schulbesuch emotional vorbereitet und es unterstützt. Wichtig ist dabei eine enge Zusammenarbeit zwischen den Eltern und Lehrern. Bleibt das Problem auch später bestehen, ist oft eine Behandlung durch einen Psychologen erforderlich.

Störungen in der sexuellen Entwicklung

Die Pubertät setzt sowohl bei Jungen als auch bei Mädchen höherer Schulklassen ein. Im Allgemeinen spricht man von einer vorzeitigen Pubertät, wenn sie bei Mädchen vor dem 8., bei Jungen vor dem 8. bis 9. Lebensjahr einsetzt. Ihr Beginn kann sich aber über mehrere Jahre hinweg erstrecken.

Die ersten Anzeichen einsetzender Pubertät sind bei Mädchen die sich entwickelnden Brustwarzen (Thelarche). Im Verlauf der folgenden Jahre setzt dann auch die erste Menstruation ein (Menarche).

Bei Jungen vergrößern sich zu Beginn der Pubertät als erstes Hoden und Penis, später wachsen dann die Schamhaare.

Vor allem bei Mädchen können während der Schulzeit verschiedene Störungen in der sexuellen Entwicklung auftreten. Eine vorzeitige Pubertät ist bei ihnen wesentlich häufiger als bei Jungen. Im folgenden Abschnitt werden mehrere gynäkologische Störungen behandelt, die bei Schulmädchen auftreten können.

Brustanomalien

Der Beginn der Brustentwicklung bei den Mädchen wird als Thelarche bezeichnet und signalisiert das Einsetzen der Pubertät. Für einen Zeitraum von rund 6 Monaten kann die Entwicklung der Brust das einzige Anzeichen der Pubertät sein. Es ist nicht ungewöhnlich, wenn sich eine Brust schneller entwickelt als die andere und monatelang größer ist.

Von einer vorzeitigen Thelarche spricht man, wenn sich die Brust bei unter 8-Jährigen zu entwickeln beginnt. Am häufigsten tritt dies zwischen dem 1. und 3. Lebensjahr auf. Zeigen sich keine weiteren Anzeichen sexueller Reife (wie zum Beispiel Wachsen der Schamhaare), wird von einer vorzeitigen und unvollständigen Pubertät gesprochen.

Die Entwicklung der Brust kommt oft innerhalb eines Jahres zum Stillstand, kann jedoch auch bis zum normalen Einsetzen der Pubertät andauern. Dieser Zustand ist harmlos und beeinträchtigt nur selten das Wachstum. Eventuell sind Beratungsgespräche notwendig, um dem Mädchen zu zeigen, wie es damit umgehen kann, dass es sich von seinen Freundinnen unterscheidet.

Die Eltern sollten sich an einen Arzt wenden um feststellen zu lassen, ob es sich im Fall ihrer Tochter um eine vorzeitiger Thelarche oder eine vorzeitiger Pubertät handelt (→ Vorzeitige Pubertät, S. 135).

Vaginale Blutungen

Bei manchen Schulmädchen treten bereits vor dem eigentlichen Zeitpunkt der ersten Menstruation vaginale Blutungen auf. In diesem Fall sollte ein Arzt zurate gezogen werden.

Der Arzt wird zuerst die Ursache der Blutungen bestimmen. Oft stellen diese nicht den Beginn der Menstruation dar, sondern es liegt eine andere Ursache wie beispielsweise eine Entzündung der äußeren Geschlechtsteile und der Scheide (Vulvovaginitis), ein Tumor im Genitalbereich, eine Verletzung oder ein Fremdkörper in der Scheide vor.

Manchmal ist die Ursache jedoch eine vorzeitige Menstruation aufgrund verfrühter Pubertät (→ Vorzeitige Pubertät, auf dieser Seite).

Adrenarche

Mit Adrenarche wird eine verstärkte Tätigkeit der Nebennierenrinde bezeichnet. Eine vorzeitige Adrenarche tritt am häufigsten bei Mädchen zwischen 5 und 8 Jahren auf. Oft wird sie von schnellem, kurzfristigem Wachstum begleitet. In den Achselhöhlen wird vermehrt Schweiß abgesondert und die Achselbehaarung wächst. Auch die Schambehaarung kann sich entwickeln (Pubarche).

Der Arzt wird Tests durchführen um einen Tumor oder eine andere Anomalie der Nebenniere auszuschließen, was in seltenen Fällen zu einer vorzeitigen Adrenarche führen kann.

Vorzeitige Pubertät

Eine vorzeitige Pubertät tritt nur selten auf und dann häufiger bei Mädchen als bei Jungen. Bei Mädchen kann sie jederzeit vor dem 8. Lebensjahr einsetzen. Die einzelnen Stufen der Pubertät verlaufen normal, aber viel früher. Bei einer normalen Pubertät (und meist auch bei der vorzeitigen) entwickelt sich zuerst die Brust, danach wächst die Schambehaarung und später setzt die Menstruation mit einem oft noch unregelmäßigen Zyklus ein. Ein Eisprung ist selten, kann aber vorkommen.

Im Allgemeinen ist keine zugrunde liegende Ursache festzustellen. Eierstöcke, Hirnanhangsdrüse oder Hypothalamus, die zu den Hormon erzeugenden Drüsen gehören, entwickeln sich jedoch früher als normal.

In seltenen Fällen wird die frühzeitige Pubertät durch einen Hirn- oder Eierstocktumor ausgelöst. Diese Möglichkeiten schließt der Arzt durch genaue Untersuchungen aus. Zudem wird er das Mädchen fragen, ob es östrogenhaltige Medikamente oder Gesichtscremes verwendet hat, die auch als Ursache infrage kommen.

Verringertes Größenwachstum gilt als potenzielle, langfristige Folge einer vorzeitigen Pubertät. Meistens tritt sie in Verbindung mit schnellem, kurzfristigem Wachstum auf, das früher als normal abgeschlossen ist.

Die Behandlung umfasst eine psychologische Beratung des Mädchens und seiner Eltern, damit es mit seinem, von den Altersgenossen abweichenden Äußeren zurechtkommt. Das Problem sollte nicht auf die leichte Schulter genommen werden. Man sollte wissen, dass die meisten Freundinnen des frühzeitig pubertierenden Mädchens es mit 10 Jahren in seiner Entwicklung aufgeholt haben werden.

Die Eltern sollten keinesfalls auf das veränderte Aussehen reagieren oder ihrer Tochter Zärtlichkeiten verweigern. Sie sollten sie stattdessen weiterhin wie das kleine Mädchen behandeln, das sie dem Alter nach ist. Auch die Lehrer sollten sich dementsprechend verhalten.

Besonders wichtig ist es das Mädchen vor sexuellem Missbrauch und Schwangerschaft zu schützen. Tritt die Pubertät in sehr frühen Jahren ein, könnten Medikamente in Erwägung gezogen werden, die jedoch Nachteile haben. Ein Progesteron-ähnliches Mittel kann die Menstruation stoppen und die Brustentwicklung zum Stillstand bringen. Es kann jedoch weder Wachstumsschübe verhindern noch die letztendlich erreichte Größe beeinflussen und hat zudem unerwünschte Nebenwirkungen.

Bei Jungen unter 9 Jahren sind die ersten Anzeichen einer vorzeitigen Pubertät die Vergrößerung von Hoden und Penis, das Wachsen der Schambehaarung, eine tiefere Stimme und beschleunigtes Wachstum. Wenn das Kind in sehr frühen Jahren diese Anzeichen einer ver-

Sexuelle Frühreife

Bei vielen Schulkindern hat sich das Sexualverhalten – wie auch die Pubertät – zeitlich nach vorn verschoben. Es ist wichtig das Selbstwertgefühl des Kindes zu fördern, damit es die Kraft hat Gleichaltrigen oder Erwachsenen zu widerstehen, die es gegen seinen Willen zu sexuellen Handlungen drängen möchten.

Vorzeitige Pubertät (siehe diese Seite) und sexuelle Frühreife sind zwei unterschiedliche Probleme. Verfrühte sexuelle Kenntnisse und Handlungen sowie Beschäftigung mit sexuellen Themen können auch darauf hindeuten, dass das Kind Opfer eines sexuellen Missbrauchs wurde (→ Sexueller Missbrauch, S. 127).

frühten sexuellen Entwicklung zeigt, sollte ein Arzt aufgesucht werden. Dieser wird Untersuchungen durchführen, um einen Tumor in Gehirn, Nervensystem, der Nebenniere oder den Geschlechtsdrüsen auszuschließen. Bei der Hälfte aller Fälle liegt eine erkennbare Ursache zugrunde.

Heute stehen bei vorzeitiger Pubertät neue Therapiemethoden zur Verfügung – wie etwa die LH-(Luteinisierendes Hormon)-Analog-Therapie. Wenn sich die Eltern über die vorzeitige Pubertät ihres Kindes Sorgen machen, sollten sie mit ihm einen Arzt aufsuchen.

Infektionen der Scheide

Infektionen der Scheide (Vulvovaginitis) treten bei Mädchen nicht nur nach, sondern auch bereits vor der Pubertät auf. Für gewöhnlich ist die Ursache bei unregelmäßigem Waschen und unzureichender Hygiene zu suchen. Junge Mädchen waschen sich im Genitalbereich oft nur unzureichend. Es kommt auch vor, dass sie sich nach dem Stuhlgang von hinten nach vorne abwischen und dabei unweigerlich Erreger in den Genitalbereich gelangen, die normalerweise im Darm zu finden sind.

Verursacher von Scheideninfektionen sind Hefepilze, Parasiten, Bakterien und Reizstoffe, die in Seifen und anderen Toilettenartikeln enthalten sind. Hefepilzinfektionen treten häufiger nach der Einnahme von Antibiotika auf oder bei Mädchen, die an Diabetes leiden. Eine weitere, mögliche Ursache sind Fremdkörper, die in die Scheide eingeführt wurden.

Nach einem sexuellem Missbrauch kann eventuell auch eine durch Geschlechtsverkehr übertragene Krankheit die Ursache sein. Der weibliche Genitalbereich kann aber auch einfach durch Masturbation gereizt sein.

Der Arzt wird sich nach Scheidenausfluss, Juckreiz an After oder Scheide, anderen Infektionen oder Bettnässen erkundigen. Er wird das Mädchen untersuchen und eine Probe des Scheidenausflusses auf Erreger hin überprüfen. Madenwürmer, die häufig im After von Schulkindern zu finden sind, können auch die Scheide infizieren. Tripper und auch andere Geschlechtskrankheiten können Scheideninfektionen verursachen. Leidet das Mädchen an einer dieser durch Geschlechtsverkehr übertragbaren Krankheiten, liegt der Verdacht eines sexuellen Missbrauchs nahe (S. 109).

Viele dieser Infektionen können vermieden – und behandelt – werden, indem man dem Mädchen erklärt und zeigt, wie es den Genitalbereich waschen soll. Beim Baden müssen die Genitalien sorgfältig gewaschen werden und es sollte kein Schaumbad verwendet werden. Toilettenpapier und Unterwäsche sollten weiß – nicht bunt – sein, weil Farben die Haut reizen können. Die Unterhosen aus reiner Baumwolle sollten täglich gewechselt werden, und eng anliegende Jeans und Nylonstrümpfe sind zu vermeiden, da sie die Feuchtigkeitsbildung im Genitalbereich fördern.

Eine spezielle Behandlung bei bestimmten Erkrankungen kann die orale Einnahme von Antibiotika oder das Auftragen einer antibakteriellen oder pilztötenden Creme im Genitalbereich beinhalten.

Kapitel 5

Das Teenageralter: 13. bis 19. Lebensjahr

Inhalt

Wer ist ein Teenager?

Für Jugendliche im Alter von 13 bis 19 Jahren hat sich der Begriff Teenager eingebürgert. In diesem Alter, der so genannten Adoleszenz entwickelt sich das Kind zum Erwachsenen. Biologisch beginnt diese Zeit mit der Pubertät, dem Lebensabschnitt, in dem ein Mensch fortpflanzungsfähig und geistig erwachsen wird.

Vor allem das Körperwachstum ist in diesen Jahren besonders augenfällig: Der Körper des Teenagers nimmt die Gestalt eines Erwachsenen an. Ebenso wichtig ist jedoch die intellektuelle Entwicklung, die es dem Jugendlichen ermöglicht immer kompliziertere Sachverhalte zu verstehen. Diese geistige Entwicklung hilft ihm auch, die Veränderungen seines körperlichen und seelischen Ichs besser zu verstehen und miteinander in Einklang zu bringen.

Oft findet die körperliche, intellektuelle und psychische Entwicklung unterschiedlich schnell statt, was zu Unsicherheiten, Konflikten und anderen emotionalen Problemen führen kann. So beginnt inzwischen bei vielen Kindern die Pubertät immer früher, während umgekehrt die erwachsene Reife – gekennzeichnet durch Unabhängigkeit – offenbar immer später erreicht wird. Folglich hat sich die Übergangszeit, die wir Jugend nennen, verlängert. Hinzu kommt, dass die Verführungen durch Kommerz und das veränderte Sexualverhalten in der modernen Industriegesellschaft für die Jugendlichen eine zusätzliche Herausforderung bedeuten.

Die Adoleszenz ist eine Zeit, in der das Tauziehen zwischen Eltern und Kindern zum Ende kommt. Dieser Kampf, der im Säuglingsalter beginnt, sich in der Kindheit fortsetzt und manchmal sogar bis ins frühe Erwachsenenalter andauert, hat seine Ursache in dem Spannungsverzältins auf Grund der Abhängigkeit des Kindes von seinen Eltern und seinen zunehmenden Unabhängigkeitsbestrebungen.

So, wie sich das Kind von einem Erwachsenen unterscheidet, unterscheidet sich auch der Jugendliche. Er ist kein großes Kind und auch kein kleiner Erwachsener. Schon im frühen Teenageralter beginnt die Entwicklung des Jugendlichen zu einem eigenständigen Charakter, der sich von dem seiner Eltern unterscheidet.

Wenn etwa im Alter von 18 oder 19 Jahren aus dem Jugendlichen ein junger Erwachsener wird, lösen sich die Spannungen zwischen Eltern und Kindern, indem die Eltern lernen, die Unabhängigkeit des neuen Erwachsenen zu akzeptieren. Das jugendliche Kind strebt ständig danach, sein körperliches, intellektuelles und geistiges Wachstum zu koordinieren, eine ausgereifte eigene Identität zu bilden und ein gesundes Selbstwertgefühl zu entwickeln.

Während der Adoleszenz ist das Verhältnis zwischen Eltern und Kindern ständig herausgefordert und wird von beiden Parteien allmählich neu festgelegt. Damit ein gutes Verhältnis bestehen bleiben kann, sollten beide Generationen offen miteinander umgehen. In diesem Kapitel wird auch dargestellt, wie diese Kommunikation verbessert werden kann.

Teenager sind heftig von den einzigartigen körperlichen und geistigen Veränderungen während der Adoleszenz beeinflusst. Im Gegensatz zu jüngeren Altersgruppen beginnen Jugendliche bereits Verantwortung für ihr eigenes Leben zu übernehmen, wozu auch ihre eigene Gesundheitsvorsorge zählt.

Die folgenden Seiten sprechen Teenager und Eltern an. Das Ziel ist es, Jugendliche und Erwachsene zu informieren, um diese besonders schwierigen Jahre zu meistern.

Körperwachstum

Während der Pubertät wächst und entwickelt sich der Körper mehr als zu irgendeiner anderen Zeit im Leben, abgesehen vom 1. Lebensjahr. Allerdings verläuft dieses Wachstum nicht gleichmäßig. Die Veränderungen können während der ersten Teenagerjahre verhältnismäßig langsam beginnen und im so genannten Wachstumsendspurt – der bei Mädchen etwa 2 Jahre früher als bei Jungen beginnt – umso schneller ablaufen.

Besonders wichtig ist dabei nicht das tatsächliche Stadium des körperlichen Wachstums. Viel wichtiger ist es, welche Beziehung der Jugendliche zu seinem Körper hat und wie er auf die Veränderungen reagiert.

Viele Teenager wünschen sich einen Idealkörper etwa wie den eines bewunderten Vorbilds, möglicherweise sogar den eines Elternteils oder eines Lehrers. Leider sind solche Ideale nur selten zu erreichen, daher ist es wichtiger, die Veränderungen zu akzeptieren. Oft haben Jugendliche in Wachstumsphasen das Gefühl, die Dinge, die mit ihrem Körper geschehen, seien völlig außer Kontrolle geraten. Gerade weil man auf diese körperlichen Wandlungen keinen Einfluss hat, sollte der eigene Körper verstanden, genossen und akzeptiert werden.

Wachstum und Entwicklung

Der Wachstumsschub beginnt bei Mädchen etwa mit 10 und bei Jungen mit 12 Jahren. Der Höhepunkt der Entwicklung ist ungefähr 2 Jahre später erreicht. Während der schnellsten Wachstumsphase wachsen die Jugendlichen zwischen 7,5 und 10 cm pro Jahr, wobei die Jungen meist schneller wachsen als die Mädchen. Am Ende dieser Wachstumsphase ist in der Regel fast die Erwachsenengröße erreicht. Ist allerdings bis zum Alter von 15 Jahren noch kein nennenswertes Wachstum der Körpergröße festzustellen, sollte ein Arzt befragt werden.

Für Wachstum und Entwicklung während der Jugendzeit gibt es keinen vorgeschriebenen Zeitplan. Teenager wachsen und entwickeln sich zu unterschiedlichen Zeiten und in einem individuellen Maß. Die Eltern können ihrem Kind helfen, indem sie ihm mit Liebe und Verständnis begegnen, ohne seine Zweifel zu verharmlosen oder überzubewerten.

Die äußeren Veränderungen während des Wachstumsendspurts sind unübersehbar: Der Körper wird schwerer und seine Form verändert sich. Auch die Knochen wachsen und sogar die Gesichtsknochen verändern sich, indem sie prägnanter werden und das Gesicht nun zu dem eines Erwachsenen ausformen.

Doch nicht nur das Längenwachstum verändert den Körper. Zu Beginn des Wachstumsendspurts setzen Mädchen und Jungen gleichermaßen Körperfett an. Doch während sich bei Jungen vor allem mageres Gewebe (Muskeln und Knochen) bildet, setzen Mädchen mehr Fett an, vor allem um die Hüften und die Brust. Infolgedessen macht Fett etwa 25 Prozent des Gesamtkörpergewichts von Mädchen aus, bei Jungen nur etwa 15 bis 20 Prozent.

Wenn ein Mädchen seine erste Monatsblutung hatte oder ein Junge am Ende seiner Wachstumsphase ist, sind die Erwachsenenproportionen erreicht, wobei die Figur der Frau sich deutlich von der des Mannes unterscheidet. Für diese Unterschiede sind die jeweiligen männlichen und weiblichen Geschlechtshormone sowie die von der Familie ererbten Merkmale verantwortlich. Diese Hormone sind außerdem für die Veränderungen der sekundären Geschlechtsmerkmale verantwortlich, die etwa ein Jahr nach dem Beginn des jugendlichen Wachstumsschubs einsetzen. (→ Wachstumstabelle für Teenager, S. 117).

Sexuelle Veränderungen bei Jungen

Während der Teenagerjahre erreicht der Körper des Jugendlichen Geschlechtsreife. Männliche Jugendliche bekommen Schamhaare, der Bartwuchs setzt ein und die Stimme wird tiefer.

Die vermehrte Ausschüttung männlicher Geschlechtshormone, die vor allem in den Hoden produziert werden, bewirken die körperlichen Veränderungen während der Pubertät.

Zunächst beginnt meist das Wachstum leicht pigmentierter Schamhaare auf der Haut, die den Penis umgibt. Der Hodensack wird größer und dunkler. Diese Veränderungen sind meist schon vor dem Höhepunkt der Wachstumsphase in vollem Gange. In dieser Zeit kann es auch zu einem Wachstum der Brust kommen. Nur selten ist diese Veränderung (Gynäkomastie) auf eine Hormonstörung zurückzuführen. Sie geht meist nach einigen Monaten zurück.

Der Penis kann schon im Säuglings- und Kleinkindalter erigieren. Doch erst 2 Jahre nach Beginn der Pubertät und 1 Jahr nachdem der Penis begonnen hat, zu wachsen, wird erstmals Samen ejakuliert. Dies kann entweder durch Masturbation geschehen oder ganz spontan durch sexuelle Fantasien oder bei einer nächtlichen Ejakulation (→ Masturbation, S. 149, und → Sexuelle Fantasien, S. 149).

Später wachsen Achsel- und Barthaare. Durch die Ausprägung des Kehlkopfes tritt der Adamsapfel deutlicher hervor. Die Stimme verändert sich – sie wird tiefer. Manchmal kann auch die jüngere, hellere Stimme noch durchkommen – nämlich im Stimmbruch.

Während dieser sexuellen Reifung, die gewöhnlich 4 oder 5 Jahre dauert, vergrößern sich die Hoden ständig und der Penis wird länger und dicker. Am Ende dieser Periode sind Penis, Hoden und Schamhaar voll entwickelt und auch der Bart hat begonnen zu wachsen.

Bei Jungen beginnt diese Periode der sexuellen Reifung in der Regel 2 Jahre später als bei Mädchen. Die sexuellen Veränderungen bei Jungen können irgendwann zwischen dem 10. und 15. Lebensjahr beginnen. Wenn die Pubertät außerhalb dieser Zeitspanne beginnt, spricht man entweder von verspäteter oder verfrühter Pubertät (→ Vorzeitige Pubertät, S. 135).

Sexuelle Veränderungen bei Mädchen

Bei Mädchen entwickeln sich in der Zeit der Pubertät die Brüste und es wachsen Schamhaare und Haare unter den Achseln.

Die erste sichtbare Veränderung ist entweder die Entwicklung der Brust oder das Erscheinen von spärlichem, leicht pigmentiertem Schamhaar. Auch die Aktivität der Schweißdrüsen wird stärker. Manchmal kann sich eine Brust früher entwickeln als die andere, aber selbst wenn der Größenunterschied monatelang anhält ist kein Grund zur Sorge gegeben.

Etwa 1 Jahr nachdem die Brüste begonnen haben sich zu entwickeln erreicht die Wachstumsrate vermutlich ihren Höhepunkt. Im Laufe dieses Jahres kommt es vermutlich auch zur ersten Periode (→ Normaler Menstruationszyklus, S. 1144).

Der Beginn der ersten Regelblutung bedeutet, dass von nun an die körperlichen Voraussetzungen für eine mögliche Schwangerschaft vorhanden sind. Ein Mädchen kann sogar schon vorher schwanger werden, wenn es zufällig vor der ersten Periode den ersten Eisprung hatte. Sexuell aktive Mädchen sollten sich über die verschiedenen Möglichkeiten zur Vermeidung einer Schwangerschaft (→ Empfängnisverhütung, S. 148) informieren.

Manchmal kommt es in den Monaten vor Einsetzen der ersten Regelblutung zu einer vermehrten Absonderung von weißem oder gelblichem Scheidenausfluss. Es ist außerdem ganz normal, dass die ersten Blutungen sehr unregelmäßig einsetzen, doch innerhalb eines Jahres werden sie immer regelmäßiger. Dann setzt etwa alle 24 bis 34 Tage eine 3- bis 7-tägige Menstruationsblutung ein.

Die meisten Mädchen nehmen zunächst Binden um das Regelblut aufzunehmen. Weil jedoch das Hymen (»Jungfernhäutchen«) die Scheidenöffnung nicht ganz verschließt, können die meisten Mädchen nach einiger Übung beim Einführen auch Tampons benutzen. Wer sich für Tampons entscheidet, sollte eine Einführhilfe aus Kunststoff oder Pappe verwenden. Vor dem Einführen des Tampons ist es wichtig, sich die Hände zu waschen, außerdem müssen Tampons spätestens alle 3 bis 4 Stunden gewechselt werden. Die meisten Ärzte raten, während des Schlafens keine Tampons zu benutzen und auch keine besonders saugfähigen Sorten zu verwenden. Dadurch kann das Risiko eines toxischen Schocks gemindert werden (S. 1145).

Die ersten Regelblutungen sind meist nicht sehr schmerzhaft, doch nach ein paar Jahren können schmerzhafte Menstruationsblutungen (→ Dysmenorrhoe, S. 159) auftreten.

Auch nach den ersten Regelblutungen nimmt die Körpergröße weiterhin zu und die Brüste werden größer. Es wachsen immer mehr Scham- und Achselhaare und die Stimme der Mädchen wird tiefer, wenn auch nicht so auffallend wie bei Jungen. Nach etwa 4 bis 5 Jahren ist die Pubertät in der Regel abgeschlossen und der Körper voll entwickelt.

Der Beginn des sexuellen Reifungsprozesses kann eine sehr große Zeitspanne umfassen. Wenn die sexuelle Reifung eines Mädchens schon vor dem Alter von 8 Jahren beginnt, dann gilt dies als verfrüht (→ Vorzeitige Pubertät, S. 135). Wenn sie nach dem Alter von 13 Jahren einsetzt, gilt sie als verspätet.

Studien haben eine Beziehung zwischen dem Beginn der Pubertät und der allgemeinen Ernährungslage nachgewiesen. Die bessere Ernährung der letzten Jahrzehnte erklärt, weshalb die Pubertät der Mädchen in Industrienationen bei aufeinander folgenden Generationen immer früher einsetzt. Außerdem scheint die Pubertät bei Mädchen, die einen höheren Anteil an Körperfett haben, früher zu beginnen als bei mageren Mädchen. Auch die Teilnahme an bestimmten Sportarten oder am Ballett kann den Beginn der Pubertät verzögern (→ Sport und Menstruation, S. 1150).

Ernährung im Teenageralter

Die neue Unabhängigkeit und das selbstständige Treffen von Entscheidungen führen dazu, dass Teenager mehr Zeit außerhalb des Elternhauses verbringen und eigene Essgewohnheiten entwickeln. Eltern sollten versuchen die Ansichten ihres Kindes hinsichtlich der Nahrungsaufnahme zu respektieren und auf eine gesunde Ernährung aufmerksam machen.

In der Adoleszenz verändern sich Lebensweise und Selbstverständnis ebenso wie der Körper des Jugendlichen und dies wirkt sich auch grundlegend auf die Ernährung aus.

Der Energie- und Nährstoffbedarf steigt. Jugendliche haben neben der Schule häufig zahlreiche Verpflichtungen und oft bereits erste Jobs. Wegen der vielen Termine essen Teenager nicht selten außerhalb des Elternhauses und dann mit Vorliebe Fastfood. Das kann schnell zu einseitiger Ernährung führen. Außerdem sind Teenager besonders anfällig für Essstörungen.

Aber auch der Wunsch, von den Altersgenossen akzeptiert zu werden beeinflusst häufig die Essgewohnheiten. So werden manche Jugendliche Vegetarier, oder sie stellen ihre Ernährung in der Hoffnung um, ihre sportlichen Leistungen zu verbessern, versuchen zwanghaft abzunehmen oder wenden sich dem Alkohol zu. In Studien wurde nachgewiesen, dass manche Jugendliche zu wenig Nährstoffe aufnehmen und zum Teil einen geringen Eisen-, Kalzium- und Riboflavinspiegel haben sowie einen Vitamin A- und C-Mangel aufweisen.

Der Mineralstoff Eisen beispielsweise ist im Teenageralter sehr wichtig, weil sich in dieser Zeit sowohl die Blutmenge im Körper als auch die Muskelmasse vergrößert. Mädchen leiden in diesem Alter häufig unter Eisenmangel, da sie während ihrer Periode Eisen verlieren.

Jugendlichen sollten daher mit der Nahrung genügend Eisen aufnehmen: durch den regelmäßigen Konsum von Fleisch (ganz besonders Leber), Fisch, Geflügel, Eiern, Hülsenfrüchten (Erbsen und Bohnen) sowie Kartoffeln und Reis.

Essverhalten und die Essgewohnheiten werden auch durch das Elternhaus geprägt. Gehen Sie deshalb mit gutem Beispiel voran: Nehmen Sie sich Zeit für die Mahlzeiten, bieten Sie gesunde nahrhafte Kost an, beteiligen Sie die ganze Familie an der Zubereitung. Als Zwischenmalzeit sind Obst und Gemüse, Joghurt, Milch, Vollkornbrot oder Popcorn gut.

Eltern sollten nicht zu kritisch mit ihrem Teenager sein. Hamburger und Pizza besitzen durchaus einen Nährwert. Der Schlüssel ist das richtige Maß. Bei der Auswahl ihrer Speisen unterscheiden sich Erwachsene meist nicht von Teenagern. Allerdings werden eine kluge Auswahl an Nahrungsmitteln sowie ein vernünftiges Maß an Selbstdisziplin bei der optimalen Nahrungsmittelversorgung hilfreich sein. Die folgenden Abschnitte enthalten einige Ratschläge für Eltern und ihre Kinder.

Wie in jedem Alter hängt auch beim Teenager der allgemeine Ernährungsstatus nicht von der Wahl einer einzelnen Speise ab, sondern von der Kombination verschiedener Speisen über mehrere Tage und Wochen. Alle Speisen, selbst Imbisse und Desserts, können Teil einer gesunden Ernährung sein, wenn regelmäßig eine gesunde Vielfalt von Nahrungsmitteln verzehrt wird.

Vielfalt bedeutet, Speisen im richtigen Mengenverhältnis aus der Lebensmittelpyramide (S. 261) auszuwählen. Hierzu zählen Eiweiß (Fleisch, Fisch, Geflügel, Trockenbohnen und Eier), Milchprodukte (Milch, Käse, Joghurt), Obst, Gemüse sowie komplexe Kohlenhydrate (Getreide, Kartoffeln und Reis). Wie ein gesunder Erwachsener sollten sich auch Jugendliche bemühen, ballaststoffreiche Nahrungsmittel zu sich zu nehmen. Außerdem sollte nicht zu viel Salz und nur begrenzt Fett (vor allem keine gesättigten Fettsäuren) verzehrt werden.

Auch wenn die Zeit noch so knapp ist, sollten keine Mahlzeiten ausgelassen werden. Wer sich richtig ernährt vermeidet Heißhungerattacken und unkontrollierte Fressanfälle. Wachstum und Entwicklung erfordern unterschiedliche Nährstoffe und eine bestimmte Anzahl an Kalorien, wobei der Kalorienbedarf von der Körpergröße, dem Gewicht, dem Alter und Geschlecht abhängig ist. Außerdem geht in seine Berechnung auch die Bewegung mit ein.

Sportlicher Wettkampf und Ernährung

Für Sportler (männlich oder weiblich) ist eine ausgewogene Ernährung wichtig um gute Leistungen zu erzielen. Dies bedeutet nicht, besonders viel von einem bestimmten Nahrungsmittel oder Getränk zu sich zu nehmen. Vor allem sollte man auf die Einnahme zusätzlicher Vitaminpräparate verzichten.

Insbesondere bei starkem Schwitzen ist ausreichende Flüssigkeitszufuhr wichtig. Am besten eignet sich dazu Mineralwasser. Vor, während und nach dem Wettkampf sollte man reichlich davon trinken.

Um den Natriumverlust wettzumachen, nehmen einige Sportler Salztabletten ein. Derartige Präparate sind jedoch nicht empfehlenswert, es sei denn in außergewöhnlichen Situationen. Das mit der Nahrung aufgenommene Salz sollte genügen. Im Gegenteil – zu viele Salztabletten führen oft zu Magenverstimmung und fördern ein Austrocknen des Körpers.

Für optimale Leistungen spielt Eisen eine wichtige Rolle. Es ist ein wesentlicher Bestandteil des Hämoglobins im Blut, das wichtig für den Sauerstofftransport im Körper ist. Eisenmangel kann die Ausdauer und Wettkampffähigkeit stark beeinträchtigen. Daher sollte man genügend Fleisch und Getreide essen. Es empfiehlt sich, mit einem Arzt darüber sprechen, ob möglicherweise zusätzliche Eisenpräparate angezeigt sind.

Bei erhöhtem körperlichen Training benötigt der Körper auch mehr Energie. Man muss also mehr essen als unter normalen Umständen. Der Schlüssel zu Spitzenleistungen ist eine ausgewogene Ernährung, die eine angemessene Menge von Speisen und Flüssigkeiten liefert (→ Ernährung von Sportlern, S. 274).

Intellektuelles Wachstum und Entwicklung

Auch das Denken wandelt sich im Teenageralter. Häufig verlaufen körperliche und geistige Entwicklung nicht synchron, sondern entwickeln sich in ganz unterschiedlichem Maß.

Zu Beginn der Teenagerjahre denken Jugendliche noch wie Kinder; am Ende dieser Zeit sind ihre Denkprozesse die von Erwachsenen. Bis zum Alter von etwa 12 Jahren betrifft ihr Lernen vor allem das Verständnis der Logik von »konkreten Dingen«, die man sehen und fühlen kann. Der nächste Schritt der intellektuellen Entwicklung besteht in der Ausformung abstrakten Denkens.

Im Laufe der Adoleszenz kann der Jugendliche zunehmend Sachverhalte verarbeiten, die nicht greifbar sind, wie etwa Konzepte, die die Zukunft und die Vergangenheit betreffen.

Durch die plötzliche Erweiterung des Denkvermögens können sich die Grenzen zwischen dem jungen Menschen und seiner Umgebung verwischen. Als junger Teenager fühlt er sich vielleicht als der Mittelpunkt des Universums und hat das Gefühl, seine Kraft sei unbegrenzt. Er glaubt vielleicht, andere würden mehr über ihn nachdenken, als es tatsächlich der Fall ist – sei es nun positiv oder negativ. Dieses Gefühl »auf der Bühne zu stehen« kann jedoch auch unsicher machen.

Ebenso können Jugendliche glauben, jeder andere denke ebenso wie sie selbst, während im nächsten Augenblick die ganz intensive Gewissheit aufkommt, dass niemand auf der Welt ihre Gedanken und Gefühle versteht. Am Ende dieses Prozesses steht die Erkenntnis, dass sich die Gedanken zwar einerseits von Mensch zu Mensch unterscheiden, aber trotzdem ganz ähnlich sind. Diese Erkenntnis wird von dem Wissen begleitet, dass man nicht im Mittelpunkt von jedermanns Aufmerksamkeit steht.

Mit der Zeit nimmt die Fähigkeit zum abstrakten Denken zu. Der Jugendliche wird fähig, zu entscheiden, ob die Beziehungen zwischen zwei oder mehreren Dingen logisch sind oder nicht. Er kann immer komplexere Probleme lösen. Er lernt, wie ein Wissenschaftler zu denken, Hypothesen aufzustellen und Möglichkeiten zu finden, diese zu testen. Außerdem können die Teenager nun reflektiv denken, also über das Denken nachdenken. Sie können sich etwa ein Argument für eine Diskussion oder eine Debatte zurechtlegen und gleichzeitig beurteilen, ob dieses Argument stark oder schwach ist.

Die Fortschritte in der intellektuellen Entwicklung verändern die Denkweise über die Welt ebenso wie die Reaktionen (→ Entwicklung von Maßstäben, S. 144). Die Jugendlichen lernen deutlicher zu erkennen, welche Auswirkungen Handlungen in der Vergangenheit auf das, was heute geschieht, haben. Gleichzeitig erlangen sie die Fähigkeit, immer genauer vorherzusagen, welche Folgen ihre jetzigen Handlungen in der Zukunft haben werden.

Diese neu erworbenen Fähigkeiten beziehen sich auch auf die Gesundheit: Die Jugendlichen beginnen, die Ursache-Wirkung-Beziehung zwischen zerstörerischem Verhalten (wie Drogen- und Alkoholmissbrauch) und Gesundheitsproblemen zu verstehen. Auch die gesundheitlichen Vorteile von guter Ernährung und viel Bewegung werden ihnen klar. Ihr Verhalten auf diesen Gebieten hat Auswirkungen auf die Zukunft und sie beschließen aufgrund ihres neuen Verständnisses, entsprechend zu handeln.

Sie beginnen sich nun vielleicht dafür zu interessieren, ernsthafte Themen mit Freunden, Angehörigen und Lehrern zu diskutieren. Zu diesen Themen können beispielsweise Liebe, Moral, Arbeit, Politik, Religion und Philosophie zählen. Am Ende ihrer Jugend verbringen die meisten Teenager möglicherweise viel Zeit mit dem Grübeln über solch grundlegende Fragen wie die nach dem Sinn des Lebens.

Die fortschreitende intellektuelle Entwicklung gibt den jungen Erwachsenen die Flexibilität des formalen Denkens. Und diese Flexibilität brauchen sie auch, um mit den auf sie zukommenden Veränderungen umzugehen, wenn sie ihren Platz im Leben einnehmen. Formales Denken hilft den jungen Erwachsenen Entscheidungen zu treffen, die den Rest ihres Lebens betreffen. Obwohl viele von ihnen vermutlich nach wie vor von ihren Eltern, Lehrern und anderen Erwachsenen geführt werden, können ihre Entscheidungen nun ganz und gar ihre eigenen sein. So entscheiden sie beispielsweise ob sie arbeiten gehen werden oder eine Handelsschule oder Universität besuchen, nachdem ihre reguläre Schulzeit zu Ende ist. Sie werden entscheiden, auf welche Schule sie gehen oder welchen Beruf sie ergreifen wollen.

Außerdem treffen sie ihre Wahl zwischen verschiedenen Berufslaufbahnen, Religionen und politischen Parteien (→ Psychosoziales Wachstum und Entwicklung von Persönlichkeit und Verhalten, S. 143).

Psychosoziales Wachstum und Entwicklung von Persönlichkeit und Verhalten

Ein Großteil der psychosozialen Entwicklung von Jugendlichen besteht darin, dass sie mit den grundlegenden Veränderungen ihres Körpers fertig werden müssen: Sie müssen ihre sexuelle Entwicklung und die damit einhergehenden Gefühle verarbeiten. Gleichzeitig entwickeln sie eine eigene Persönlichkeit, die sich deutlich von der ihrer Eltern unterscheidet und sie werden von ihnen unabhängig.

Die psychosoziale Entwicklung Jugendlicher lässt sich in drei Phasen einteilen: Die frühe Phase, die etwa mit 13 Jahren beginnt, die mittlere Phase mit 15 bis 17 Jahren – und die späte, die sich bis zum 19. Lebensjahr, manchmal sogar bis über 20 oder gar 30 Jahre ausdehnen kann. In der frühen Jugend beginnt sich der Mittelpunkt des Interesses von der Familie auf Gleichaltrige zu verschieben. In der mittleren Phase kann es zu offenen Konflikten über die Unabhängigkeit kommen. Am Ende der späten Jugend ist die Unabhängigkeit gesichert, und auch das körperliche Aussehen sowie die Definition der Geschlechterrolle sind dann festgelegt.

Die unterschiedlichen Aspekte der körperlichen, psychischen und sozialen Entwicklung laufen nicht synchron ab und der Verlauf ist nicht glatt und problemlos. Jugendliche können sich manchmal wie Kinder und manchmal wie Erwachsene verhalten.

Die psychosoziale Entwicklung fällt den meisten Jugendlichen schwer. Oft suchen die Jugendlichen dann Rat und Unterstützung bei einem Erwachsenen außerhalb der Familie, etwa einem Lehrer oder Berater. Durch diesen Kompromiss erhalten sie Hilfe, ohne dass sie in den elterlichen Einflussbereich zurückfallen.

Teil des Reifeprozesses ist es, ein realistisches Bild vom eigenen Körper zu gewinnen. Probleme mit der Vorstellung vom eigenen Körper können sich – besonders bei Mädchen – beispielsweise in Essstörungen manifestieren (→ Magersucht, S. 1102, → Bulimie, S. 1102). Weil sich der Körper während der Jugend rasch verändert, fühlen sich einige Jugendliche nicht mehr wohl. Sie machen sich möglicherweise große Sorgen darüber, ob ihr sich entwickelnder Körper attraktiv oder »normal« ist und ihre Befürchtung, ihr Körper sei vielleicht unvollkommen, kann zu großen Ängsten führen.

Viele Teenager vergleichen ihr Aussehen mit dem ihrer Altersgenossen. Wenn sie sich schneller oder langsamer entwickeln als der Durchschnitt haben sie oft Probleme mit Gleichaltrigen und mit dem Bild, das sie sich vom eigenen Körper machen. Häufig hilft es, wenn die Jugendlichen diese Sorgen mit einem Erwachsenen besprechen können. Ganz gleich, ob es nun ein Arzt, ein Elternteil oder ein Lehrer ihres Vertrauens ist.

Während der Teenagerjahre beginnt man darüber nachzudenken, was für ein Mensch man einmal sein wird. In der frühen Jugend träumen viele oft von unrealistischen Berufszielen, die jenseits ihrer Talente liegen. Erst später werden sie sich praktischeren Möglichkeiten zuwenden, indem sie Berufe in Betracht ziehen, die besser zu ihren Fähigkeiten und Interessen passen. Die Verschmelzung von Träumereien und praktischem Planen ist ein weiterer Teil des Reifeprozesses.

Da der psychosoziale Status der Jugendlichen in Bewegung ist, ist auch ihre Rolle in der Gesellschaft äußerst verschwommen. Dies wirft komplizierte Fragen auf, wie etwa, ob einem Teenager Verhütungsmittel auch ohne Zustimmung der Eltern verschrieben werden sollten. Im Allgemeinen ermuntern Mediziner, Psychologen und Sozialarbeiter die Jugendlichen, ihre Eltern in ihre psychosozialen Angelegenheiten einzubeziehen, allerdings unterliegen sie der Schweigepflicht, sofern sie keine ernste Gefahr für den betreffenden Jugendlichen befürchten.

Junge Menschen können einen Sinn für persönliche Verantwortung entwickeln – sowohl für sich selbst als auch für das was sie tun. Sie beginnen zu verstehen, wie das was sie tun – was sie essen und welche Aktivitäten sie betreiben – auf ihr künftiges Leben einen entscheidenden Einfluss hat.

In diesen Jahren beginnen die Jugendlichen eine aktive Rolle zu übernehmen indem sie zahllose Entscheidungen darüber treffen, was sie tun – und was sie nicht tun. Diese Entscheidungen können weit reichende Auswirkungen auf ihre jetzige und spätere Gesundheit haben.

Psychische Veränderungen

In der frühen Jugend beginnen viele, zu Hause neue Verhaltensformen zu erproben. Dabei suchen sie zunächst Bestätigung innerhalb der Familie bevor sie sich der Außenwelt präsentieren. Dies sind die ersten vorsichtigen Schritte in Richtung Unabhängigkeit. Meist interessieren sie sich weniger für gemeinsame Familienunternehmungen und sind immer weniger bereit Kritik oder Rat von ihren Eltern anzunehmen. Oft fühlen sie sich in Gesellschaft eines gleichgeschlechtlichen Freundes wohler.

Indem die Jugendlichen aus dem Einfluss der Familie ausbrechen, achten sie mehr auf ihre Altersgenossen. Vielleicht dominieren diese sogar eine Zeit lang ihr Denken und ihr Verhalten. Die von ihnen gewählte Gruppe Gleichaltriger (Peer-Gruppe) kann ein Verein, eine Mannschaft oder eine Clique sein. Anfänglich setzt sich die Gruppe meist aus Personen des eigenen Geschlechts zusammen, doch im Laufe der Zeit wird daraus oft eine gemischte Gruppe.

Die Peer-Gruppe kann den Jugendlichen einen gewissen Status und das beruhigende Gefühl der Sicherheit geben: Sie nehmen einen Platz in der Gruppe ein und haben das Gefühl dorthin zu gehören. Umgekehrt jedoch verlangen Teenager-Cliquen häufig einheitliches Verhalten, uniforme Einstellungen und das Einhalten bestimmter Kleidungsnormen.

Eine Privatsphäre wird für die Heranwachsenden nun immer wichtiger. Viele bitten zu Hause um ein eigenes Zimmer oder um einen Teil eines Zimmers, der ganz allein ihr Reich ist. Manche Jugendliche beginnen ein Tagebuch zu führen worin sie ihre ganz privaten Gedanken aufschreiben. Diese Geheimnisse sind sehr wichtig und sollten respektiert werden.

Der Kampf um Unabhängigkeit ist oft in der Mitte der Jugendzeit besonders offenkundig. Die Jugendlichen beginnen damit, die Kontrollen und disziplinarischen Maßnahmen ihrer Eltern auszutesten und empfinden die Maßstäbe der Eltern als ungerecht. Sie entwickeln ihr eigenes Wertesystem oder übernehmen das ihres Freundeskreises und fordern damit die Autorität von Eltern und Lehrern heraus.

Das Verhalten der Clique kann auch durch Rebellion gekennzeichnet sein (→ Jugendliches Aufbegehren, S. 150). Manchmal wird von der Gruppe Druck ausgeübt riskante Experimente einzugehen – etwa mit Drogen, Sex oder Vandalismus (→ Auffälliges Verhalten, S. 150). Wenn sie es zu weit treiben, kann es zu dauerhaften Problemen in der Schule, zu Hause und sogar mit dem Gesetz kommen.

Gegen Ende der Jugendzeit bzw. im frühen Erwachsenenalter haben die meisten Menschen eine eigenständige Persönlichkeit entwickelt, selbst wenn sie noch bei ihren Eltern wohnen. Manche sind bereits finanziell unabhängig und können für ihren eigenen Lebensunterhalt sor-

gen. Indem sie sich in ihrer eigenen Identität immer wohler fühlen, beginnen sie sich auch von den Werten ihrer Peer-Gruppe zu lösen.

Unabhängig bedeutet jedoch nicht Isolation. Vielmehr haben die jungen Leute nun genügend Mittel durch ihre Ausbildung, ihre Familie und die Gesellschaft, um sich finanziell, emotional und gesellschaftlich selbst zu versorgen. Teil dieser Reife ist es, zu wissen wann und wie man die Hilfe anderer beanspruchen kann. Vielleicht schätzen sie inzwischen die Werte ihrer Eltern und können deren Rat annehmen. Nun, da die Heranwachsenden mehr und mehr ihre eigene Persönlichkeit entwickelt haben, fürchten sie möglicherweise nicht mehr, ihre Eltern könnten versuchen, sie zu kontrollieren.

Oft haben Eltern Probleme mit den psychischen Veränderungen, die in ihrem Kind vorgehen. Sie können ihm jedoch den Übergang in die Unabhängigkeit erleichtern, indem sie ein zartes, sich immer wieder verschiebendes Gleichgewicht zwischen ihren häufig widersprüchlichen Verantwortlichkeiten herstellen. Sie können einerseits Unterstützung anbieten und Verständnis zeigen, während sie andererseits Maßstäbe setzen und gefährliches oder schädliches Verhalten zu begrenzen versuchen.

Wenn Eltern mit den Verhaltensweisen ihrer Kinder nicht einverstanden sind, sollten sie trotzdem feste Regeln einhalten ohne dabei streng zu bestrafen. Es gilt, das ernsthafte Streben des Teenagers nach Unabhängigkeit zu respektieren. Die Eltern sollten die Kontrolle lockern und sich darauf verlassen, dass ihr Kind sich nun von der Vernunft leiten lässt, die ihre Eltern versucht haben ihm zu vermitteln.

Eltern stellen sich meist darauf ein, dass ihre Rolle als Versorger und Beschützer nun an Einfluss verliert. Die Herausforderung besteht darin, den Einfluss allmählich zurückzunehmen und die Elternrolle nicht abrupt aufzugeben.

Entwicklung von Maßstäben

Mit der psychischen Entwicklung bilden sich auch Maßstäbe heraus. Wird ein Kind erwachsen, können sich seine Maßstäbe in mehr oder weniger klar erkennbaren Phasen entwickeln. Auf jeder Stufe überwiegt eine andere Art moralischen Denkens.

Kinder und junge Teenager bewerten Situationen meist auf eine Ich-bezogene oder opportunistische Weise: Wenn sie eine Handlung als moralisch beurteilen, bewerten sie diese nur danach, ob ihnen diese Handlung hilft oder schadet. Sie konzentrieren sich meist darauf, nicht bestraft, sondern möglichst belohnt zu werden. So kommen die Definitionen ihrer Maßstäbe meist von außen und nicht von ihrem Innern.

Etwa in der Mitte der Jugendzeit beginnen die Jugendlichen, sich auch mehr für die rechtliche Seite ihres Verhaltens zu interessieren. Sie erkennen, dass die Gesetze für jeden gelten, also auch für sie. Folglich beurteilen sie ihre Handlungen unter dem Gesichtspunkt, ob diese legal oder illegal sind – also nicht nur unter dem Aspekt einer möglichen Strafe.

Allerdings handeln Teenager nicht immer nach dem Gesetz und viele durchlaufen eine Phase des Aufbegehrens, indem sie die Grenzen der Autorität testen und manchmal sogar das Gesetz brechen. In gewisser Weise wollen sie vielleicht zur Disziplin gerufen werden, um einen spürbaren Beweis dafür zu bekommen, dass Recht und Gesetz wirklich gelten. Die meisten Jugendlichen beschließen aber irgendwann, sich an das Gesetz zu halten, selbst wenn sie für eine Übertretung vermutlich nicht bestraft werden würden.

Mit zunehmendem Alter beginnen die Heranwachsenden sich mehr Gedanken darüber zu machen, welche Folgen ihr Handeln für andere hat. Die moralischen Bedenken richten sich nun auch auf menschliche Verhaltensweisen, die über das geschriebene Gesetz hinausgehen. Sie folgen Maßstäben aufgrund ethischer Prinzipien, die in einigen Fällen sogar einschränkender wirken können als das Gesetz. Sie beginnen moralische Konflikte im Leben abstrakter zu sehen. Sie erkennen alltägliche Beispiele von Gerechtigkeit, Gleichheit, Ehrlichkeit, Verantwortung, Zusammenarbeit und Gegenseitigkeit – und deren Gegenteil.

Schließlich sollten die Maßstäbe so entwickelt sein, dass der junge Mensch voll verantwortlich für die Moral seiner eigenen Handlungen wird. Im Idealfall entwickelt er seine eigenen detaillierten, individuellen Definitionen darüber, was die Gesellschaft für richtig oder falsch hält. Der Heranwachsende folgt dieser verinnerlichten persönlichen Moral relativ unabhängig von der Billigung oder Missbilligung anderer. Wer seine eigenen Prinzipien missachtet, fühlt sich schuldig und verurteilt sich selbst. Er freut sich nicht darüber, dass er straffrei davongekommen ist. Leider sind die moralischen inneren Maßstäbe am Ende der Jugendzeit nicht immer vollständig ausgebildet.

Die Entwicklung von moralischen Maßstäben ist mit gesellschaftlichen Einflüssen und der intellektuellen Reife verknüpft. Nehmen die Heranwachsenden an gesellschaftlichen Aktivitäten teil, haben sie mehr Gelegenheiten die Wirkungen moralischen Handelns zu beobachten. Diese Erfahrung kann ihnen helfen, reifere moralische Urteile zu bilden. Um auf eine höhere Stufe abstrakten Denkens zu gelangen kann es notwendig sein die moralischen Begriffe zu entziffern, die alltäglichen Situationen zugrunde liegen. Und umgekehrt kann reifes Denken wiederum bei der Entwicklung von Sensibilität gegenüber den Rollen, Meinungen und Gefühlen anderer helfen. Allerdings gewährleistet weder gesellschaftliche noch intellektuelle Reife die Entwicklung hoher moralischer Maßstäbe.

Eltern können die Entwicklung von Maßstäben bei ihren Kindern durch ihre Vorbildfunktion unterstützen. Teenager entwickeln häufig ein durch Selbstkontrolle gekennzeichnetes Verhalten und fällen reifere moralische Urteile, wenn ihre Eltern einen bestimmten Erziehungsstil gewählt haben. Zu diesem Erziehungsstil zählen unter anderem: Übereinstimmende Disziplinierungen, worunter auch Begründungen und Erklärungen fallen sowie Gespräche darüber, wie sich andere nach bestimmten Handlungen fühlen und die Förderung demokratischer Familiengespräche, bei denen auch die kleinen Kinder mitreden.

Sexualität bei Teenagern

Meist haben junge Teenager ihr engstes Verhältnis zu einem gleichgeschlechtlichen Freund. Etwa in der Mitte der Adoleszenz konzentrieren sie sich auf eine Gruppe Gleichaltriger, innerhalb derer ein natürlicher Prozess gesellschaftlicher Experimente stattfindet.

Selbst wer einen guten andersgeschlechtlichen Freund wählt, fragt sich vermutlich, ob diese Wahl auch von den anderen Mitgliedern der Altersgruppe akzeptiert wird. Im Gegensatz zu den ersten Beziehungen in der frühen Jugend erfordert eine enge Beziehung zu einem Menschen nun eine andere Art des Teilens und der Verpflichtung. Die Beziehung zu einem anderen Menschen sollte auf gegenseitiges Verständnis und Vertrauen und nicht auf die Meinung von Altersgenossen begründet sein. Eine solch ernste Verbindung nur zu dem Zweck einzugehen, seine Freunde zu beeindrucken ist sicher nicht der richtige Weg.

Die Rolle der Eltern

Oft fühlen sich Eltern durch die erwachende Sexualität ihrer Kinder bedroht. Dabei fahren Eltern am besten, wenn sie sich mit der Sexualität ihres Kindes abfinden, ihm Vertrauen entgegenbringen und ihm alle Hilfe und Unterstützung gewähren, die es braucht.

Das Kind erfährt in der Schule einiges über Sexualität und Geschlechtskrankheiten, doch kann die Schule den Kindern kaum die gesamte Komplexität sexueller Beziehungen vermitteln. Es liegt in der Verantwortung der Eltern ihre Kinder aufzuklären. Wenn es den Eltern schwer fällt über bestimmte Themen zu sprechen können sie durchaus entsprechende Bücher zu Hilfe nehmen. Auch ein Arzt oder eine vertraute andere Person können bei diesen Gesprächen hilfreich sein.

Die meisten Eltern wünschen sich, dass ihr Kind mit seinen sexuellen Aktivitäten wartet, bis es eine angemessene Stufe emotionaler Reife erreicht hat. (→ Sexuelle Aktivität, S. 147). Wenn ein Jugendlicher sexuell aktiv wird, kann es deshalb zu Konflikten mit den Eltern kommen, die nicht durch leugnen oder ignorieren beigelegt werden sollten.

Lange bevor ein Kind zum ersten Mal sexuell aktiv ist, benötigt es die Unterstützung und den Beistand seiner Eltern, um seine sexuellen Gefühle zu verstehen, sexuelles Verhalten zu definieren. Außerdem muss es lernen sich selbst und andere zu respektieren. Im Idealfall sollte die altersgemäße Aufklärung bereits im Kleinkind- und Vorschulalter beginnen. Ehrliche, verständliche Antworten auf die spontanen Fragen des Kindes – etwa danach, wo die Babys herkommen – sind ganz wichtig. Wenn ein Kind nie Fragen in Bezug auf Sex stellt, bedeutet dies nicht, dass es sich nicht dafür interessiert. Das Thema sollte zur Sprache gebracht werden, wenn sich die Gelegenheit bietet.

Eltern sollten sich bemühen, ihren Kindern allmählich ihren Rat im Hinblick auf sexuelle Themen nahe zu bringen, je nach deren intellektueller, psychischer und moralischer Entwicklung. Je jünger das Kind ist, umso einfacher sollte der Rat formuliert sein.

Bei den Gesprächen über Sexualität ist »Bangemachen« ganz sicher nicht die richtige Vorgehensweise, denn sie birgt die Gefahr, dass das Kind zu wenig Wissen über Sexualität vermittelt bekommt. Solch eine negative Einstellung gegenüber Sex hindert einen Teenager vielleicht weniger eine sexuelle Beziehung einzugehen, als es fundiertes Wissen und Verständnis tun, die ihm helfen, vernünftige und verantwortliche Entscheidungen in sexuellen Angelegenheiten zu treffen. Angstmacherei kann das Kind verleiten, die Eltern als Informationsquelle in Zukunft auszuschließen.

Ganz wichtig ist es, über Verhütung und Geschlechtskrankheiten sowie Aids (acquired immunodeficiency syndrome) zu sprechen. Das HI-Virus etwa kann durch ungeschützten Geschlechtsverkehr aber auch das Benutzen einer infizierten Injektionsnadel übertragen werden (→ Geschlechtskrankheiten, S. 157 und → Aids, S. 1060). Wenn ein Jugendlicher bereits sexuell aktiv ist, muss er die Gefahr kennen, die sexuelle Beziehungen zu nicht bekannten Personen mit sich bringt. Er muss wissen, dass das Infektionsrisiko durch sexuellen Kontakt mit vielen Partnern oder mit einem Partner, der seinerseits häufig wechselnden Geschlechtsverkehr hat, steigt. Der Konsum von Drogen und Alkohol kann ebenfalls einen Einfluss auf das sexuelle Verhalten des Jugendlichen haben (→ Drogenmissbrauch und Sucht, S. 152).

Eltern sollten ihrem Kind von sexuellen Aktivitäten mit anderen abraten, solange sie das Gefühl haben, dass es noch nicht reif genug ist. Gleichzeitig ist es wichtig zu betonen, dass die Sexualität mit einem Partner schön und natürlich ist. Jugendliche, die sexuell aktiv sind, sollten wissen, dass sie Kondome benutzen müssen, um das Risiko der Infektion mit Geschlechtskrankheiten auszuschließen und um eine Schwangerschaft zu verhüten. Jugendliche sollten über Verhütungsmittel und ihre Anwendung geanu informiert sein.

Beginn der Sexualität

Wenn die sexuelle Entwicklung beginnt verstärken sich auch die sexuellen Gefühle und Fantasien. Oft fällt es Jugendlichen schwer mit diesen Gefühlen umzugehen, vor allem, wenn sie nicht mit der Einstellung über Sex übereinstimmen, die man ihnen beigebracht hat.

Am Anfang möchten Teenager sich vielleicht als erwachende sexuelle Wesen in die Sicherheit von Freundschaften mit Mitgliedern ihres eigenen Geschlechts zurückziehen. Gleichzeitig fühlen sie sich von sexuellen Dingen angezogen und sie suchen gezielte Informationen darüber. Manchmal wird das erste Aufkeimen sexueller Gefühle in der frühen Jugend dadurch erleichtert, dass sich die jungen Leute schmutzige Witze erzählen.

Ist der Jugendliche körperlich in der Lage Geschlechtsverkehr zu haben und – als Frau – schwanger zu werden, ist er oder sie vermutlich emotional noch nicht reif genug. Vermutlich haben die meisten jedoch bereits schon im Kindesalter begonnen zu masturbieren oder an ihren Geschlechtsorganen zu spielen, weil ihnen dies gut tut. Diese Aktivitäten, die harmlos sind und Spaß machen, können sogar bis zum Orgasmus führen (→ Masturbation, S. 149).

In der Mitte der Jugendzeit werden die Heranwachsenden sich mehr und mehr ihrer Rolle als Mann oder Frau bewusst. Sie interessieren sich zunehmend für das andere Geschlecht und treffen Verabredungen, wobei sie sexuell experimentieren. Hierzu können Küsse, Schmusen, gegenseitiges Masturbieren und manchmal schon Geschlechtsverkehr zählen.

Vielleicht empfinden einige einen starken Druck durch ihre Altersgenossen, ihre »Jungfräulichkeit« zu verlieren. Einige Teenager reagieren auf diesen Druck und auf ihre eigene Neugier, indem sie bereits sehr früh Geschlechtsverkehr haben. Hat ein Jugendlicher mehrere Geschlechtspartner, kann dies ein Hinweis auf emotionale Unreife sein.

Am besten wartet man mit dem ersten Geschlechtsverkehr, bis man andere Gründe als die Anerkennung Gleichaltriger oder die eigene Neugier hat. Im Idealfall ist der Geschlechtsverkehr die glückliche Vereinigung zweier Menschen, die sich lieben. Manche Jugendliche wollen – je nach der jeweiligen moralischen und religiösen Einstellung – vielleicht auch warten, bis sie verheiratet sind.

In der Zwischenzeit gibt es viele andere Möglichkeiten gegenseitige Zuneigung auszudrücken. Viele genießen ganz intime Gespräche, lange Spaziergänge und dabei »Händchen zu halten«, gemeinsam Musik zu hören oder miteinander zu tanzen. Viele Jugendliche lieben es sich zu küssen, zu schmusen und sich gegenseitig zu streicheln.

Gegen Ende der Jugendzeit sind sich die meisten schon sicherer im Hinblick auf ihre sexuelle Identität. Sie fühlen sich emotional vielleicht schon bereit für den Geschlechtsverkehr mit einem Menschen, der ihnen viel bedeutet. Vermutlich sind diese jungen Menschen aber noch nicht bereit die Verantwortung der Elternrolle zu übernehmen. Daher sollten sie vor jedem Akt dafür sorgen, dass eine Schwangerschaft oder die Übertragung einer Geschlechtskrankheit vermieden wird. Ein Kondom hilft vor beidem zu schützen (→ Empfängnisverhütung, S. 148, Geschlechtskrankheiten, S. 157, und HIV-Infektion und Aids, S. 1060).

Manchen ist es peinlich das Thema Empfängnisverhütung mit dem Partner zu besprechen. Doch wenn beide vertraut genug miteinander sind um miteinander zu schlafen sollten sie auch diese Themen offen ansprechen. Falls ein möglicher Sexualpartner kein Interesse daran hat, über Verhütung oder Safer sex zu sprechen, sollte man vielleicht noch einmal über die Beziehung nachdenken.

Sexuelle Aktivität

Männliche und weibliche Jugendliche berichten unterschiedlich über ihre erste Erfahrung mit dem Geschlechtsverkehr. Mädchen erzählen öfter über Angst, Schuldgefühle oder Scham – aber auch über Neugier, Jungen dagegen eher von Gefühlen der Erregung, Befriedigung, des Glücks und des Erwachsenseins.

Viele Jugendliche haben in der Schule noch gar keine Verabredungen mit Personen des anderen Geschlechts oder erst gegen Ende der Schulzeit einen Schwarm. Andere Teenager gehen eine Verbindung nach der anderen ein. Während dieser Beziehungen bleiben beide Partner in der Regel monogam.

Etwa einer von 10 Teenagern experimentiert mit vielen Geschlechtspartnern, einschließlich mehrerer gleichzeitig. Diese Personen tragen ein überdurchschnittliches Risiko psychischer und körperlicher Gesundheitsprobleme. Sie haben ein gesteigertes Risiko, sich mit einer Geschlechtskrankheit zu infizieren – auch mit Aids (→ Geschlechtskrankheiten, S. 157 und → HIV-Infektion und Aids, S. 1060).

Schwangerschaft von Teenagern

In Deutschland gibt es jährlich etwa 5 000 minderjährige Mütter. Die Zahl der Teenagermütter bis einschließlich 18 Jahre lag in den alten Bundesländern im Zeitraum von 1985 bis 1992 konstant zwischen 9 000 und 10 000 pro Jahr. Zuvor hatte sie sich im Zeitraum zwischen 1980 und 1985 von ehemals über 19 000 halbiert.

In der gesamten Bundesrepublik werden jährlich mehr als 10 000 Mädchen bis zum Alter von einschließlich 18 Jahren Mutter. Im Jahr bringen knapp 21 000 weibliche Teenager zwischen 14 und 19 Jahren ein Kind zur Welt.

Die meisten dieser Schwangerschaften sind dabei weder geplant noch erwünscht. Sie sind eine Folge der Unwissenheit über Geburtenkontrolle in Verbindung mit der Verdrängung der Risiken, schwanger zu werden. Zwei Drittel der sexuell aktiven Teenager verwenden keinerlei Verhütungsmittel. Die wichtigsten hierfür genannten Gründen sind: Die Jugendlichen glauben, sie haben in den unfruchtbaren Tagen Geschlechtsverkehr; sie wissen nicht, ob sie Geschlechtsverkehr haben werden; sie meinen, sie seien zu jung um schwanger zu werden; sie halten Empfängnisverhütung für falsch oder gefährlich; sie denken, sie haben zu selten Geschlechtsverkehr um schwanger zu werden. Tatsächlich kann ein einziger Geschlechtsverkehr schon zu einer Schwangerschaft führen. Die Hälfte aller Teenagerschwangerschaften ereignet sich in den ersten 6 Monaten sexueller Aktivität.

Wer sexuell aktiv ist, sollte sich über Empfängnisverhütung informieren oder informiert werden. Sobald die sexuelle Aktivität beginnt sollten die jungen Leute sofort empfängnisverhütende Mittel anwenden (→ Empfängnisverhütung, diese Seite). Ansonsten kann es zur ungewollten Schwangerschaft kommen.

Wenn einmal die Regelblutung ausgesetzt hat und der Verdacht auf eine Schwangerschaft besteht, sollte man sich sofort an die Eltern oder einen anderen vertrauten Erwachsenen wenden. Das schwangere Mädchen sollte sobald wie möglich einen Arzt aufsuchen. Je früher sie medizinische Hilfe bekommt, umso mehr Möglichkeiten gibt es.

Vielleicht ist ein Schwangerschaftsabbruch eine legale Möglichkeit. Je früher der Abbruch vorgenommen wird, umso sicherer ist es für die Mutter (→ Schwangerschaftsabbruch und persönliche Möglichkeiten, S. 199). Wenn sich die Mutter für diesen Weg entscheidet, sollte die Abtreibung auf jeden Fall von einem zugelassenen Arzt in einem Krankenhaus vorgenommen werden.

Für viele Menschen ist eine Abtreibung aus persönlichen oder praktischen Gründen nicht möglich. Die werdende Mutter beschließt vielleicht ihr Baby auszutragen und es dann entweder zur Adoption freizugeben oder selbst aufzuziehen. Eine angemessene medizinische Betreuung während der Schwangerschaft ist für die Gesundheit von Mutter und Kind wichtig (→ Schwangerschaftsvorsorge, S. 178).

Die Erziehung eines Kindes ist eine große Verantwortung. Die meisten Teenager haben weder die emotionalen noch die finanziellen Voraussetzungen um diese notwendige Verpflichtung einzugehen. Oft bedeutet die Geburt eines Babys das Ende der Ausbildung, des Berufes und der Schulfreundschaften und sie kann die Jugendlichen in eine belastete, kurzlebige Ehe zwingen.

Es gehören immer zwei dazu, ein Baby zu zeugen. Der Vater hat dabei ebenso viel Verantwortung wie die Mutter. Ebenso wie bei Erwachsenen, sollten auch Väter im Teenageralter an der Pflege und am Unterhalt ihrer Kinder beteiligt werden. Oft jedoch geht es aber so aus, dass die junge Mutter ihr Kind unter schwierigen Voraussetzungen allein aufziehen muss – ohne die Hilfe des Vaters. Der Tag hat nicht genügend Stunden um es der Mutter zu ermöglichen, allein für sich selbst und ihr Kind zu sorgen. Kinder, die unter solchen Umständen aufwachsen, haben es meist nicht leicht.

Trotz dieser Nachteile tragen viele Teenagermütter ihre Kinder aus und sie ziehen sie auch selbst auf. Leider erhalten Teenager in der Regel während der Schwangerschaft weniger medizinische Vorsorge als reifere Frauen, obwohl sie eigentlich eine deutlich höhere medizinische und psychologische Betreuung nötig hätten. Damit Mutter und Kind gesund bleiben, wenn die werdende Mutter selbst noch eine im Wachstum befindliche Jugendliche ist, müssen eine ganze Reihe an zusätzlichen Faktoren berücksichtigt werden (→ Probleme während der Schwangerschaft, S. 175).

Empfängnisverhütung

Wer Geschlechtsverkehr haben möchte, sollte rechtzeitig für eine geeignete Methode der Empfängnisverhütung sorgen. Für Jugendliche, die bereits sexuell aktiv sind, ist die Empfängnisverhütung sogar noch wichtiger.

Ein Arzt oder eine Beratungsstelle kann über geeignete Verhütungsmethoden Auskunft geben. Es gibt mehrere Methoden der Empfängnisverhütung, die in diesem Buch an anderer Stelle näher beschrieben sind (→ Schwangerschaftsverhütung, S. 170). Welche Methode in welcher Situation zu bevorzugen ist kann von vielen Fragen abhängig sein und muss genau erörtert werden.

Man sollte jedoch nie vergessen, dass jede Form von Empfängnisverhütung besser ist als gar keine. Abgesehen vom Intrauterinpessar gelten alle beschriebenen Verhütungsmittel, einschließlich der Pille, als sicher für Teenager. Allerdings schützt nur das Kondom oder das Femidom sowohl vor der Schwangerschaft als auch vor sexuell übertragbaren Geschlechtskrankheiten. Meist kann ein Arzt (beispielsweise bei Pro Familia) bei der Entscheidung helfen, was für die jeweils betroffene Person am geeignetsten ist. Bestimmte Formen der Geburtenkontrolle, wie etwa oral einzunehmende Mittel (die Pille), bieten keinerlei Schutz vor Geschlechtskrankheiten (S. 1087).

Homosexualität

Einige Teenager bevorzugen einen Angehörigen des eigenen Geschlechts als Sexualpartner. Vielleicht entwickeln sie später heterosexuelle oder bisexuelle Neigungen, was bedeutet, dass sie Beziehungen zu Angehörigen beiderlei Geschlechts haben.

Wenn die sexuelle Identität bereits während der Jugend – vielleicht sogar Kindheit – fest bestimmt ist, bleiben diese Personen möglicherweise während des ganzen Erwachsenenlebens homosexuell.

Ein homosexueller Teenager, der sich offen zu seiner Neigung bekennt, sieht sich unter Umständen mit Ablehnung von Seiten seiner Altersgenossen, Lehrer und der Familie konfrontiert. Jugendliche, die Probleme damit haben, sich über ihre sexuelle Orientierung klar zu werden oder mit den Reaktionen anderer umzugehen, können psychotherapeutische Hilfe in Anspruch nehmen.

Männliche Homosexuelle haben ein erhöhtes Risiko, sich mit sexuell übertragbaren Krankheiten anzustecken und dieses Risiko steigt außerdem bei häufig wechselnden Partner. Potenziell infektiöse Überträger sind etwa *Giardia*, *Chlamydia*, Hepatitis B und Aids (S. 768, 801, 1060 und 1088). Der Arzt sollte über die jeweiligen sexuellen Neigungen unterrichtet sein umso mögliche Erkrankungen frühzeitig zu erkennen.

Als Angehöriger einer bekannten Risikogruppe für Aids sollte man sich regelmäßig auf Antikörper gegen das HI-Virus, des Aids-Erregers, testen lassen.

Da Aids tödlich ist, kann die Benutzung eines Kondoms bei jedem Geschlechtsverkehr (oral oder anal) Leben retten.

Sexuelle Fantasien

Gerade während der Adoleszenz erleben viele Jugendliche intensive Tagträume. Haben viele Tagträume einen sexuellen Inhalt, so ist dies kein Grund zur Beunruhigung. Oft kommt es auch nachts zu sexuellen Fantasien und manchmal werden hypothetische sexuelle Erfahrungen imaginiert – oder man erinnert sich an tatsächliche – während man allein masturbiert. Diese sexuellen Fantasien sind ganz normal und können hilfreich bei der Entwicklung der sexuellen Identität sein, denn sie erlauben es, unterschiedliche Situationen zu erforschen.

Masturbation

Die Masturbation, oder die Stimulation der Geschlechtsteile zum Zweck der sinnlichen Befriedigung, ist eine normale Handlung. Einige Heranwachsende haben aufgrund von alten, unbegründeten Märchen Schuldgefühle nach dem Masturbieren, aber niemand erblindet beim Masturbieren und es bekommt auch niemand Genitalwarzen – es gibt also keinen Grund zur Sorge.

Sowohl während des Teenageralters als auch darüber hinaus ist gegen Masturbation nichts einzuwenden und viele Kinder haben schon während der Schulzeit oder davor damit begonnen. Die Masturbation ermöglicht es sexuelle Anspannung abzubauen, sich selbst zu befriedigen, sexuelle Fantasien zu nähren und sogar Impulse einzuschränken, unangemessene sexuelle Aktivitäten mit anderen zu haben. So lange man nicht öffentlich masturbiert, ist daran nichts Ungewöhnliches, Schädliches oder Inakzeptables.

Psyche und Verhalten

Die Zeit der Jugend ist eine der schwierigsten Zeiten im Leben – und kann dennoch ihre schönen Seiten haben. Teenager müssen mit drastischen körperlichen und psychischen Veränderungen fertig werden, die sie häufig verwirren und launisch oder zornig machen.

In nahezu allen Gesellschaften haben Jugendliche Probleme damit, sich an die Veränderungen im Teenageralter anzupassen. Ganz gleich, welches ihr sozioökonomischer Status ist, Teenager sind mit einer äußerst turbulenten Zeit konfrontiert, wobei Kinder, die in ärmlichen Verhältnissen oder bei einem alleinerziehenden Elternteil aufwachsen, offenbar gefährdeter sind. Sie fallen häufiger einer der drei Haupttodesursachen von Jugendlichen zum Opfer: Unfall, Mord und Selbstmord. Möglicherweise erhalten sie von zu Hause nicht die positive Unterstützung, die sie brauchen um gut durch die Pubertät zu kommen.

Doch neue Untersuchungen haben gezeigt, dass die meisten Teenager nicht den inneren Aufruhr und das Aufbegehren durchmachen, von dem wir glauben, es sei die Norm. Die meisten genießen ihre neuen Fähigkeiten, Aktivitäten, Freunde und Möglichkeiten.

Jugendliches Aufbegehren

Ein Kind, das lieb und ruhig war, kann in der Jugend launisch, unbeständig und rebellisch werden. Jugendliche streiten mit ihren Eltern oft über eine ganze Reihe von Themen – wichtige und unwichtige. Hierzu kann die Frage gehören, was sie anziehen sollen oder wann der Müll hinauszubringen ist bis hin zu der Diskussion darüber, wann sie abends nach Hause kommen müssen und ob sie schon Sex haben.

In gewissem Maße ist das Aufbegehren, die Risikobereitschaft und das Austesten von Autoritätspersonen normal. Tatsächlich kann dies eine wesentliche Stufe im Abnabelungsprozess der Jugendlichen von den Eltern und in der Entwicklung einer eigenen Persönlichkeit sein. Die meisten Teenager rebellieren jedoch nicht allzu sehr, wobei ein geringes Aufbegehren nicht zwangsläufig bedeutet, dass ungelöste Probleme im späteren Leben des Jugendlichen an die Oberfläche treten.

Die Auflehnung ist Teil jenes Prozesses, in dem die Jugendlichen ihre Persönlichkeit finden. Manche Dinge tun sie nur um zu sehen, welche Reaktionen sie dadurch bei anderen provozieren. Die Eltern müssen mit ihrem Kind sprechen, wenn sein Verhalten die von ihnen gesetzten Grenzen überschreitet. Schließlich wird der Jugendlich aus den Folgen seines Verhaltens lernen und daran arbeiten, seine eigenen Grenzen festzustecken.

Vorsichtiges Aufbegehren ist zu Beginn und in der Mitte der Jugendjahre völlig normal. Gegen Ende der Adoleszenz entwickeln die meisten Heranwachsenden einen Sinn für zukünftige Perspektiven. Es gelingt ihnen besser, bei schwer in Einklang zu bringenden Forderungen Kompromisse einzugehen und Grenzen zu setzen. Wenn das rebellische Verhalten jedoch selbstzerstörend wirkt oder bis zum Ende der Jugendzeit anhält, benötigt der Jugendliche Hilfe. Vielleicht wird sein Verhalten durch Probleme innerhalb der Familie ausgelöst. Hier kann beispielsweise eine Familientherapie helfen.

Rebelliert ein Kind, sollten die Eltern nicht nachgeben. Sie dürfen nicht nachlassen sowohl ihre Sorge auszudrücken als auch vernünftige Grenzen zu setzen. Angedrohte Strafen bringen nichts, wenn sie dann nicht verhängt werden. Wenn die Eltern fest bleiben, wächst ihr Teenager in den meisten Fällen über diese Phase hinaus, ohne sich oder anderen irgendwelchen dauerhaften Schaden zuzufügen.

Selbst ein sehr rebellischer Heranwachsender verändert seine Denkweise und sein Verhalten meist, wenn er erwachsen wird und eine Familie gründet. Er kehrt wahrscheinlich zu den Gesichtspunkten zurück, die er während seiner Kindheit von den Eltern gelernt hat. Eltern sollten das nie vergessen und es nicht zum Bruch kommen lassen, der einer späteren Versöhnung im Wege stehen könnten.

Eltern haben den größten Einfluss auf die Denkweise und das Verhalten ihrer Teenager. Selbst wenn sie das Gefühl haben, ihr Kind ist bei allem was sie sagen anderer Meinung, ist es wichtig für den Jugendlichen, dass die Eltern an ihrem eigenen vernünftigen und beständigen Weltbild festhalten.

Auffälliges Verhalten

Manchmal allerdings ist das auflehnede Verhalten so ausgeprägt, dass die Teenager die Kontrolle über ihre Impulse verlieren. Sie fühlen sich dann allmächtig und unsterblich und diese Mischung kann zu gefährlichem, riskantem Verhalten führen.

Der Teenager kann sich abwechselnd unsicher und trotzig fühlen. Er kann Geschmack daran finden, sich schmutzig und schlampig zu geben oder die Gesellschaft ganz und gar abzulehnen. Wenn ein solches jugendliches Aufbegehren außer Kontrolle gerät, erscheint dies als auffälliges Verhalten. Dabei kann wirklich auffälliges Verhalten auf eine psychische Störung hindeuten, obwohl viele Leute jede Art von ungewöhnlichem Verhalten so bezeichnen.

Fast über Nacht kann aus einem höflichen Kind, das stets alle Freunde und Nachbarn beeindruckt hat, ein sturer Störenfried werden. Die neue Handlungsweise ihres Kindes mag die Eltern erschrecken – und unter Umständen ist genau dies seine Absicht! Man sollte sich jedoch darüber im Klaren sein, dass Definitionen wie »auffällig« oder »seltsam« von jedem Menschen unterschiedlich ausgelegt werden können. Wenn ein Kind sich »daneben benimmt« indem es sich die Haare lila färbt, mögen die Eltern schockiert sein, doch die Gruppe Gleichaltriger, in der es sich bewegt, findet das völlig normal. Sobald jedoch ein Teenager Gewalt anwendet und sich feindselig verhält, sollte dieses Verhalten sowohl von den Eltern als auch von seinen Alterskameraden als ernstes Problem betrachtet werden.

Übertriebenes jugendliches Aufbegehren kann ernste Konsequenzen haben. Unfälle, Drogenmissbrauch und Teenagerschwangerschaften sind nur einige von ihnen.

Meist wird besonders auflehnendes Verhalten bei sehr impulsiven Jugendlichen beobachtet, in deren Familien es schwere Konflikte gibt. Auch wenn die Ursachen nicht immer offensichtlich sind, so wird auch das auffällige Verhalten mit der Zeit verschwinden. Die Eltern müssen entscheiden, welche Aspekte des Verhaltens ihres Kindes wirklich wichtig sind und versuchen, nur auf diesen Gebieten einzugreifen. Vielleicht wird eine Einzel- oder Familienpsychotherapie notwendig.

Wenn ein Kind seine gesellschaftlichen und sportlichen Aktivitäten abbricht, sich von seinen Freunden abkapselt und die schulischen Leistungen nachlassen, können dies Anzeichen von Drogen- oder Alkoholmissbrauch sein (→ Alkoholmissbrauch von Teenagern, S. 332).

Schulprobleme

Schulprobleme sind meist begründet in Angst vor der Schule, Schwänzen, Schulversagen, Teilleistungsschwächen und als Folge chronischer Krankheiten. Darüber hinaus können Schulprobleme auch die Folge von jugendlicher Rebellion, auffälligem Verhalten, Drogenmissbrauch, sexueller Nötigung, Depressionen, Angststörungen oder Alkoholgenuss sein.

Schulangst ist eine irrationale und anhaltende Angst. Das Kind fürchtet sich im Grunde mehr davor, das Elternhaus zu verlassen, als in die Schule zu gehen. Dieses Problem tritt am häufigsten auf, wenn ein Kind das erste Mal in die Schule kommt. Seltener kommt es vor, dass Schulangst nach dem Wechsel auf eine höhere oder unbekannte Schule auftritt. Schulangst kann behandelt werden (→ Schulangst, S. 133).

Beim Schwänzen geht ein Kind einfach nicht zur Schule. Anders als bei einem Kind mit Schulangst fürchtet es sich nicht vor der Schule und auch nicht davor, sein Zuhause zu verlassen. Es möchte einfach nicht am Unterricht teilnehmen. Schwänzen kann damit beginnen, dass ein Kind hin und wieder eine Stunde »ausfallen« lässt und sich bis zu längeren Abwesenheitszeiten steigern. Dies kann die Folge von Problemen innerhalb der Familie sein, von elterlichen Erwartungen, die entweder zu hoch oder zu tief angesetzt sind oder auch von Druck durch die Altersgenossen. Schulschwänzer sind oft rebellische Heranwachsende, die nicht nur in der Schule Schwierigkeiten haben, sondern auch zu Hause und anderswo.

Manchmal lässt sich das Problem lösen, indem ein Erziehungs- und Ausbildungsplan zusammengestellt wird, der besonderes Gewicht auf das Verhalten legt und die Familie, die Schule und medizinische Betreuung mit einbe-zieht. Auch Einzel- und Familientherapie können hilfreich sein. Geht der Heranwachsende auch dann nicht regelmäßig zur Schule, kann man eventuell eine Erziehungs-/Ausbildungsalternative ausarbeiten.

Schulversagen kann die Folge von Schulschwänzen sein. Bleibt ein Schüler wiederholt unentschuldigt dem Unterricht fern, kann er von der Schule gewiesen werden. Schulversagen kann jedoch auch zahlreiche andere Ursachen haben. Schüler, die vorzeitig von der Schule abgehen, haben schlechte Zukunftsaussichten, daher sollten die Eltern alles unternehmen, um ein Schulversagen zu verhindern.

Schulprobleme müssen nicht durch akademische Fehlleistungen zustande kommen, sondern können auch durch Probleme mit Gleichaltrigen oder das eigene Verhalten ausgelöst werden. So kann es beispielsweise sein, dass ein Jugendlicher, der beginnt, sich von seiner Familie zu lösen, keine geeignete Gruppe von Gleichaltrigen findet, der er sich anschließen kann. Dadurch kann eine soziale Leere entstehen, die Probleme in der Schule nach sich zieht. Außerdem können schwache Leistungen die Folge von zu hohen Ansprüchen eines Lehrers, eines Elternteils oder der Schule sein.

Manchmal schaffen Schüler es nicht, ihr eigenes Potenzial zu erreichen. Die Gründe dafür liegen häufig nicht in mangelnder Intelligenz oder mangelndem Arbeitswillen. Teilleistungsschwächen sowie Aufmerksamkeitsstörungen können dazu führen, dass Teenager unterdurchschnittliche Leistungen in der Schule erbringen (→ Lernstörungen, S. 129). Auch nicht entdeckte Hör- und Sehstörungen können die schulischen Leistungen beeinträchtigen.

Weitere Gründe für Schulversagen können chronische Krankheiten wie Asthma oder Mukoviszidose sein, die Kinder dazu zwingen länger von der Schule abwesend zu sein. Allzu oft ebnen diese Fehlzeiten den Weg zum Schulversagen. Das Kind braucht möglicherweise zusätzliche Unterstützung, damit es den versäumten Schulstoff nachholen kann. Die Eltern sollten häufige Schulabwesenheit wegen kleinerer Beschwerden nicht unterstützen. Sie sollten mit ihrem Kinderarzt und den Lehrern zusammenarbeiten. Gemeinsam können sie dem Kind helfen die Schule zu meistern.

Angst und Panikanfälle

Angst kann ein hilfreicher Fingerzeig für uns sein, einer Gefahr aus dem Weg zu gehen. Wird diese Angst jedoch übermächtig und lähmend, spricht man von einer Störung. Zu Angststörungen zählen Phobien (panische Ängste), besessen-zwanghaftes Verhalten, das posttraumatische Stresssyndrom und Panikanfälle. Panikanfälle sind plötzliche Attacken extremer Angst. Man kann sie mit Medikamenten sowie Psychotherapie bekämpfen (→ Angststörungen, S. 1118).

Essstörungen

Magersüchtige Menschen sind davon überzeugt, zu dick zu sein und nehmen ab, während Menschen, die unter einer Ess-Brechsucht (Bulimia nervosa) leiden, sich übermäßige Sorgen um ihr Gewicht machen. Diese Essstörung ist durch Fressanfälle gekennzeichnet, die sich häufig mit erzwungenen Entleerungen abwechseln (durch selbst herbeigeführtes Erbrechen, Fasten, die Einnahme von Abführmitteln oder Entwässerungspräparaten oder Schlankheitspillen). Magersucht und Bulimie kennzeichnen die beiden äußeren Pole im Spektrum der vielen verschiedenen Essstörungen, die am häufigsten bei Mädchen im Teenageralter oder jungen Frauen bis 25 Jahre auftreten. Selten führen diese Störungen zum Tod (→ Magersucht, S. 1102, Bulimie, S. 1102).

Magersüchtige Mädchen finden sich dick, selbst wenn sie bereits völlig abgemagert sind. Durch den Gewichtsverlust und mangelndes Körperfett entwickeln die betroffenen Mädchen kaum Brüste und weibliche Formen. Die Regelblutung ist unregelmäßig oder bleibt aus.

Viele Menschen mit Magersucht betreiben zwanghaft und übertrieben Sport. Es ist ihnen oft unmöglich, sich mit ihrem Zustand auseinanderzusetzen oder ihn auch nur zu erkennen.

Leider gibt es bei der Ess-Brechsucht keine solch eindeutigen Kennzeichen. Je nachdem wie oft die Betreffenden ihre Ess- und Brechanfälle bekommen und wie diese zeitlich liegen, verändert sich ihr Gewicht in vielen Fällen kaum, während manche Menschen dabei auch ab- und andere zunehmen können. Ein verhältnismäßig sicheres Zeichen von Bulimie ist jedoch ein stark schwankendes Körpergewicht.

Tabakgenuss

Rauchen kann eine teure und möglicherweise lebensbedrohliche Sucht sein, die in vielen Fällen sehr schwer zu überwinden ist. Zwar gibt es weit verbreitete Informationen über die Gesundheitsrisiken des Rauchens, aber dennoch ist die Zahl der Zigarettenraucher unter Teenagern nicht zurückgegangen. Männliche Jugendliche scheinen auch auf Tabak zurückgreifen, der nicht geraucht wird – nämlich Kau- und Schnupftabak. Dies ist keine gesündere Alternative zum Rauchen – es kann zu Mund- und Kehlkopfkrebs führen (→ Tabak, S. 315.)

Drogenmissbrauch und Sucht

In den 60-iger und 70-iger-Jahren des 20. Jahrhunderts begann der Missbrauch von illegalen Drogen bei Heranwachsenden in den Industrieländern zuzunehmen. Drogenmissbrauch wurde zu einem Initialritus um in die Welt der Erwachsenen aufgenommen zu werden. Heute ist der Konsum bestimmter Drogen wie etwa Marihuana zurückgegangen. (→ Medikamenten- und Drogenmissbrauch, S. 335). In anderer Hinsicht hat sich das Problem jedoch verschärft. Zunächst ist das Einstiegsalter in dem Jugendliche erstmals mit Marihuana experimentieren, gesunken. Heute haben mindestens zwei Drittel aller Jugendlichen einmal Marihuana probiert noch bevor sie die Schule verlassen haben. Außerdem enthält das auf dem Markt befindliche Marihuana mehr von dem aktiven Bestandteil Tetrahydrocannabinol (THC) als früher. Darüber hinaus ist die »Crack«-Variante des Kokains inzwischen zu Preisen auf dem Markt, die sich auch Jugendliche leisten können.

Zudem sind eine ganze Reihe an neuen und alten synthetischen Drogen auf dem Markt, wie Amphetamine (Aufputschmittel), Designerdrogen (Ecstasy) und Haluzinogene wie LSD. Sie haben meist eine stark stimulierende Wirkung und sind teilweise günstig und einfach zu beschaffen. Von vielen Rauschmitteln weiß man bislang nicht, welche psychischen und körperlichen Folgeschäden sie verursachen können.

Auch Alkohol ist eine Droge. Da sie für Erwachsene legal ist, können auch Heranwachsende sie problemlos erwerben. Die meisten Jugendlichen machen ihre ersten Erfahrungen mit Drogen, indem sie ein alkoholisches Getränk probieren. Als nächstes rauchen sie vielleicht eine Marihuana-Zigarette (einen »Joint«). Glücklicherweise gehen nur wenige Jugendliche so weit, stärkere Drogen, bzw. Marihuana in größeren Mengen oder regelmäßig über längere Zeit zu nehmen (→ Marihuana, S. 342 und → Straßendrogen, S. 342).

Heroin macht körperlich abhängig. Marihuana kann eine psychische Abhängigkeit verursachen, die stark genug ist um zur Sucht zu führen – und gilt daher als Einstiegsdroge.

Jugendliche sind sehr gefährdet, psychisch abhängig zu werden.

Allein die Konflikte, die während der Pubertät auftreten, können ein Kind in Versuchung führen Drogen auszuprobieren. Wenn ein Kind jedoch regelmäßig von Drogen oder Alkohol »benebelt« ist, kann es diese entwicklungsbedingten Probleme nicht bewältigen.

Häufig veranlassen Schulprobleme einen Teenager, Drogen zu nehmen. Umgekehrt kann Drogenmissbrauch zu einem Leistungsabfall führen. Drogen können den Lernprozess beeinträchtigen, zu Gedächtnisverlust führen und die Aufmerksamkeitsspanne verkürzen. Zudem kommen die Jugendlichen mit dem Gesetz in Konflikt, wenn sie illegale Drogen nehmen, mit ihnen handeln oder wenn sie stehlen, um sich Geld für Drogen zu beschaffen.

Drogen stören den Aufbau einer sexuellen Identität. Sie können Urteilsvermögen und Selbstkontrolle beeinträchtigen. Durch Drogen können Hemmungen abgebaut werden. So kann ein Kind unter dem Einfluss von Drogen ungewollt schwanger werden. Die nachteiligen Wirkung von Drogen – insbesondere Alkohol – auf den Fötus sind nachgewiesen (→ Risikofaktoren und Schwangerschaft, S. 194).

Ebenso wie Erwachsene nehmen auch Jugendliche Drogen um sich zu entspannen und zur Gruppe gehörig zu fühlen. Dieses Verhalten hat meist negative Folgen, denn Beziehungen zu anderen brauchen die persönliche Identität. Wer unter Drogen- oder Alkoholeinfluss steht, zieht sich oft gesellschaftlich zurück und wird depressiv (→ Der Mythos Alkoholismus, S. 329). Depressive Jugendliche nehmen nicht selten Drogen um ihre Stimmung zu heben.

Drogenmissbrauch steigert die Todesgefahr bei Jugendlichen. Unfälle, Mord und Selbstmord passieren häufig unter Drogeneinfluss.

Auch die Sinne verzerren sich durch die Drogen. Diese Wirkung beeinträchtigt die Motorik, was wiederum die Unfallgefahr steigert. So ist Auto fahren oder auch nur Sport treiben unter dem Einfluss von Drogen eine gefährliche Angelegenheit. Die Gefahr, eine übertragbare Infektion wie etwa Aids zu bekommen, wächst bei Drogenkonsumenten stark an, weil häufig unsauberes Spritzbesteck benutzt wird.

Wie kann man Jugendliche davon abhalten, Drogen zu nehmen, Alkohol zu trinken oder zu rauchen? Ein erster Schritt besteht darin, alle Botschaften in diese Richtung so zu vermitteln, dass sie genau auf die intellektuelle und moralische Entwicklung des Kindes zugeschnitten sind (→ Intellektuelles Wachstum und Entwicklung, Seite 142, und Entwicklung von

---

Alkoholgenuss

Viele Teenager probieren Alkohol, denn er ist leicht zu beschaffen und viele gewöhnen sich schon früh daran, übermäßig stark zu trinken (→ Alkoholmissbrauch und Alkoholismus, S. 325).

Alkohol ist eine potenziell abhängig machende Droge. Die meisten Argumente, die gegen Drogenmissbrauch vorgebracht werden, treffen auch auf den Alkoholmissbrauch zu. Alkohol spielt eine wesentliche Rolle bei der Entstehung von Depressionen und ist eine der häufigsten Ursachen für tödliche Unfälle und Selbstmorde von Teenagern (→ Depression und Selbstmord, S. 154, und Todesursachen bei Jugendlichen, S. 155).

Maßstäben, S. 144). Ein Jugendlicher lässt sich möglicherweise weniger von den langfristigen gesundheitlichen Auswirkungen der Drogen und ihrer Inhaltsstoffe beeindrucken als von den unmittelbaren sozialen Folgen.

Noch wichtiger ist es selbst ein gutes Beispiel zu geben. Suchtverhalten wiederholt sich oft in aufeinander folgenden Generationen. Wenn ein Kind Drogen nimmt und andere Mitglieder in seiner Familie mit Alkoholismus oder Drogenmissbrauch zu kämpfen haben, kann vielleicht eine Familientherapie helfen, diesen Kreislauf zu durchbrechen. Ebenso wichtig ist es, das Selbstbewusstsein des Kindes zu stärken, sodass es dem Druck durch Gleichaltrige besser begegnen kann, wenn es um Drogen- und Alkoholmissbrauch geht (→ Teenager und Drogen, S. 338).

Sexueller Missbrauch

Sexueller Missbrauch kann sowohl in früher Kindheit (→ Sexueller Missbrauch im Vorschul- und Schulalter, Seiten 109 und 127) als auch im Jugendalter vorkommen und umfasst auch Inzest und Vergewaltigung.

Vergewaltigung geschieht in der Regel unter Anwendung von Gewalt oder unter Androhung von Gewaltanwendung. Dabei werden auch solche Situationen zu Vergewaltigungen gerechnet, in denen das Opfer betrunken ist, unter Drogeneinfluss steht, geistig krank oder in der Entwicklung zurückgeblieben ist. Fast die Hälfte aller erfassten Vergewaltigungsopfer sind Jugendliche. Meist sind es Mädchen, die sexuell missbraucht werden, doch die Übergriffe auf männliche Jugendliche häufen sich.

Von Inzest spricht man bei sexuellem Kontakt zwischen nahen Verwandten. Die Täter gehören in einem weiten Sinne »zur Familie«.

Vergewaltigung und Inzest sind zerstörerische, entwürdigende Taten. Sexueller Missbrauch verursacht häufig ein tiefes psychisches Trauma und hat lang anhaltende Auswirkungen auf das Selbstwertgefühl und die Identität des Opfers. Das gilt besonders für Jugendliche, die noch auf der Suche nach sich selbst und ihrer sexuellen Identität sind. Wenn die erste sexuelle Erfahrung eine Vergewaltigung ist, kann die zukünftige sexuelle Einstellung gefährdet sein.

Ein Vergewaltigungsopfer kann starke Stimmungsschwankungen durchleben – es kann sich abwechselnd erniedrigt fühlen, zornig, schuldig und hilflos. Das Opfer kann lange Zeit unter Ängsten, Albträumen und Schlafstörungen leiden und seine Beziehungen zu Gleichaltrigen und sexuellen Partnern nehmen Schaden. Das Opfer kann sich zu seiner eigenen Verteidigung in rituelles Verhalten flüchten oder aus Angst vor Vergeltungsmaßnahmen seines Peinigers ganz zurückziehen.

Psychologische Beratung hilft dem Opfer und auch der betroffenen Familie, mit den langfristigen Folgen des sexuellen Missbrauchs umzugehen. Vielleicht möchten Betroffene den Rat von einem etablierten Vergewaltigungs-Beratungszentrum einholen. Leider beginnen manche Eltern ihre vergewaltigten Kinder zurückzuweisen, während andere sie übermäßig behüten. Eltern sollten einem Kind helfen, mit dem sexuellen Missbrauch fertig zu werden, ohne die Tat zu verleugnen, aber auch ohne den Vorfall überzubewerten.

Die psychischen Folgen von Inzest können noch komplizierter sein, als die einer Vergewaltigung. Aus Angst, die Familie zu zerstören, berichtet das Opfer oft gar nicht über den Inzest und ist dem Täter somit schutzlos ausgeliefert. Der Täter missbraucht eventuell seine Autorität, um das Opfer vom Reden abzuhalten. Indem der Inzest fortdauert und geheim gehalten wird, fühlt sich das Opfer immer hilfloser, beschämt, schuldig und sogar verantwortlich.

Die meisten Fälle von Inzest werden geheim gehalten. Haben Jugendliche nicht die Möglichkeiten über den Inzest zu sprechen, damit abzuschließen und zu lernen, die Nachwirkungen zu verarbeiten, hat dies ernste Folgen. So besteht bei diesen Kindern ein hohes Risiko Drogen zu nehmen, wahllose sexuelle Beziehungen einzugehen oder sogar Selbstmord zu begehen. Professionelle Beratung hilft bei Inzest und manchmal kann das beschuldigte Familienmitglied rehabilitiert werden. Oft jedoch wird ein vorübergehender oder dauerhafter Bruch der Familie und Unterbringung in einer Pflegefamilie notwendig.

Viele Täter geben an, ihr Opfer hätte sie verführt. Zwar experimentieren Jugendliche mit provokativem Verhalten, doch ist dies nur eine Art, ihre eigene sexuelle Identität zu finden. Die Täter versuchen mit diesen Argumenten ihre eigene Schuld zu vertuschen (→ Sexuelle Übergriffe und sexueller Missbrauch, S. 428).

Depression und Selbstmord

Vorübergehende Stimmungsschwankunge sind in der Jugend ganz normal. Wirkt ein Jugendlicher jedoch über längere Zeit sehr unglücklich, kann dies auf eine Depression hinweisen, die in vielen Fällen behandelt werden kann.

Depressionen werden heute nicht nur bei Heranwachsenden sondern auch bei jüngeren Kindern festgestellt.

Zu den Symptomen können Schlaflosigkeit, Müdigkeit, Kopfschmerzen, Magenschmerzen, Schwäche und Schwindelgefühle zählen. Ein Kind benimmt sich vielleicht »daneben«, verhält sich ungewöhnlich, kann sich nur schwer konzentrieren und fühlt sich von seiner Familie und Freunden ausgeschlossen. Vielleicht fühlt es sich hoffnungs- und wertlos und drückt durch sein Verhalten seine innere Umgetriebenheit aus. Vielleicht beginnt der Heranwachsende mit dem Missbrauch von Drogen oder Alkohol, weil er irrigerweise glaubt, sich danach besser zu fühlen. Jede Episode einer Depression kann länger als 2 Wochen dauern. Oft werden Depressionen von einem verringerten Interesse an der Nahrungsaufnahme begleitet, wodurch die Jugendlichen entweder abnehmen oder nicht zunehmen.

Wenn Eltern bei Ihrem Kind eine Depression befürchten, sollten sie sich an einen Arzt wenden. Professionelle Behandlung kann einem depressiven Kind helfen wieder Hoffnung zu schöpfen. Es kann erkennen, dass sich die Dinge zum Guten wenden und dass Probleme überwunden werden können. Die Behandlung umfasst individuelle Psychotherapie oder Familientherapie und manchmal auch entsprechende Medikamente. Ist eine depressive Episode besonders schwer oder lang, kann auch eine stationäre Behandlung in einem Krankenhaus angebracht sein. Doch auch der Familie kommt eine wichtige Rolle zu. Da depressive Jugendliche häufig das Gefühl haben, ihre Familien würden sie nicht verstehen, sollte diese sich ganz besonders bemühen, die Verständigungslücke zu überbrücken.

Dazu muss man das Kind fragen, wie es ihm geht, wie es sich fühlt – und zuhören! Wie lange dauert die Stimmung und wie intensiv ist sie? Oft kann dem Jugendlichen schon allein durch Anteilnahme geholfen werden.

Manchmal empfinden depressive Teenager ihr Leben als so schmerzlich und sinnlos, dass sie meinen, sie hätten nichts, wofür es sich zu leben lohnte. Sie wollen sich dann vielleicht sogar das Leben nehmen. Die meisten Jugendlichen, die einen Selbstmordversuch begehen, sind depressiv. Weitere Auslöser für solche Suizidversuche sind dann etwa das Ende einer Beziehung, der Tod eines Freundes oder Familienmitgliedes, psychische Probleme innerhalb der Familie, chronische und körperliche Krankheiten, Drogenmissbrauch oder körperliche oder sexuelle Misshandlung. Nicht immer erhält die Umwelt entsprechende Signale von den Jugendlichen und dann kann auch der Versuch nicht vorhergesagt werden.

Die Selbstmordrate unter Teenagern, jungen Erwachsenen und selbst unter Kindern ist in den letzten Jahren rapide gestiegen.

In der Bundesrepublik Deutschland haben sich im Jahr 1998 insgesamt 11 648 Menschen das Leben genommen. Davon war kein Kind unter 10 Jahren, 50 im Alter von 10 bis 15 Jahren, 295 zwischen 15 und 20 und 449 waren junge Erwachsene im Alter zwischen 20 und 25. Dabei kommen etwa 20 bis 30 Selbstmordversuche auf einen Selbstmord. Selbstmord ist die dritthäufigste Todesursache bei Jugendlichen, bei jungen Männern sogar die zweithäufigste. Wahrscheinlich liegt die Selbstmordrate noch höher da viele Selbstmorde als Unfälle ausgegeben werden. Männliche Jugendliche wählen

Todesursachen bei Jugendlichen

Die Haupttodesursachen bei Jugendlichen sind Unfälle, Mord und Selbstmord. Insgesamt machen sie drei Viertel der Todesfälle unter Jugendlichen aus.

Die meisten Unfallverletzungen ziehen sich die Jugendlichen bei Autounfällen zu. Viele dieser Verletzungen oder oft auch Todesfälle könnten vermieden werden, wenn die Teenager angeschnallt gewesen wären oder nicht nach Alkohol- oder Drogenmissbrauch gefahren wären. Andere oft tödliche Unfälle sind etwa Ertrinken (oft auch unter Alkoholeinfluss), Vergiftungen, Verbrennungen und Stürze.

Viele dieser Unfälle passieren nicht zufällig. Zu den Faktoren, die das Unfallrisiko von Jugendlichen steigern, zählen unter anderem Armut, angespannte Familiensituationen und risikoreiches Verhalten.

»härtere« Methoden für einen Selbstmordversuch, der deshalb leider oft gelingt. Im Gegensatz dazu verwenden weibliche Teenager häufiger Medikamente die meist nicht so zuverlässig tödlich wirken.

Äußert ein Kind Selbstmordabsichten, ist dies sehr ernst zu nehmen und eine geeignete Beratung einzuschalten. Selbst wenn das Kind nicht ernsthaft erwägt sich umzubringen, ist dies ein Hilfeschrei, der auf jeden Fall gehört und beachtet werden muss.

Weitere Informationen unter → Depressionen bei Jugendlichen, S. 1101, → Selbstmord bei Teenagern, S. 1101, → Warnsignale von potenziellen Selbstmördern, S. 1125, und → Depressionen und Stimmungsstörungen, S. 1122.

Häufige medizinische Probleme

Es gibt Erkrankungen, die besonders häufig im Teenageralter auftreten. Da es für diese Altersgruppe normal ist sich gegen Autorität aufzulehnen und sie infrage zu stellen, fällt es den Jugendlichen manchmal schwer, sich mit der Behandlung ihrer Gesundheitsprobleme abzufinden. Vielleicht widersetzen sie sich jeder Diagnose, die sie von ihren Alterskameraden unterscheidet – und jeder Art der Behandlung, die ihnen das Gefühl der Abhängigkeit gibt.

Jugendliche sind versucht, riskante und gesundheitsschädliche Dinge auszuprobieren. Hierzu gehören unter anderem Drogen- und Alkoholmissbrauch sowie sexuelle Aktivität. Daher sollte man in der Jugend für angemessene Vorbeugung sorgen.

Damit allerdings steht es oft nicht zum Besten. Die Kinderkrankheiten sind überstanden und die Gesundheitsprobleme des Erwachsenenalters haben sich noch nicht entwickelt.

Keine andere Altersgruppe sucht seltener einen Arzt auf als Heranwachsende. Allerdings sollten auch während der Jugend allgemeine Gesundheitsprüfungen stattfinden.

Bei diesen Gesundheitschecks erhalten die Heranwachsenden dann auch professionelle Beratung für ihre speziellen Gesundheitsprobleme. Ein Arzt kann die Jugendlichen beraten, wenn sie rauchen, Alkohol trinken oder Drogen nehmen.

Da auch Verkehrsunfälle eine große Gefahr darstellen, sollten die Heranwachsenden auf-

Auffrischimpfungen

Impfkombinationen gegen Tetanus und Diphtherie sollten im Alter von 14 bis 16 Jahren gegeben und alle 10 Jahre aufgefrischt werden (→ Impfungen, S. 1079). Eine zweite Mumps-Masern-Röteln-Impfung wird nach Abschluss der Grundschule gegeben, sofern sie nicht bei Schuleintritt verabreicht wurde. Für Jugendliche wird eine Hepatitis-B-Impfung empfohlen.

geklärt werden, niemals betrunken oder unter Drogeneinfluss ein Auto zu steuern. Außerdem ist nun die richtige Zeit, um sich über die Vorbeugung vor sexuell übertragbare Erkrankungen (S. 157) und den Gebrauch rezeptfreier oder verschreibungspflichtiger Empfängnisverhütungsmittel zu informieren.

Auch Fragen über die Ursache und Verbreitung von Aids (S. 1060) oder andere sexuell übertragbare Erkrankungen kann ein Arzt beantworten.

Routineuntersuchungen

Im Laufe der Jahre werden die Jugendlichen reifer und auch unabhängiger von ihren Eltern und können mehr Verantwortung für ihre eigene Gesundheit übernehmen. Im Idealfall sollten sie ihren Arzt jetzt allein aufsuchen. Die Möglichkeit zu einem Arzt ein Vertrauensverhältnis aufzubauen ist nun besonders wichtig, weil die Probleme der Teenager nicht dieselben sind wie die ihrer Eltern.

Viele Teenager sprechen nicht gerne über ihre Gesundheitsprobleme – Akne, Empfängnisverhütung, Depressionen, Drogen, Übergewicht, sexuelle Praktiken, sexuell übertragbare Erkrankungen und das Zurechtkommen mit Eltern und anderen Erwachsenen. Diese Abneigung kann Jugendliche dazu verleiten, einen Arzttermin wegen angeblicher Halsschmerzen zu vereinbaren, obwohl das wirkliche Problem beispielsweise die Bewältigung einer Depression ist. Ärzte sind in solchen Fällen sehr verständnisvoll. Oft dauert es einige Zeit, bis der Arzt in einem vertraulichen Gespräch und mithilfe seiner fachlichen Ausbildung den wahren Problemen des Teenagers auf den Grund gekommen ist.

Es ist wichtig, mit dem Arzt offen und direkt über gesundheitliche Probleme zu sprechen. Manche Jugendliche möchten bei diesen Gesprächen vielleicht ihre Eltern mit einbeziehen, deren Unterstützung dann eine große Hilfe sein kann. Wenn sie dies jedoch nicht möchten, wird der Arzt das Recht des Kindes auf Vertraulichkeit respektieren, sofern nicht die Gefahr eines Selbstmordes oder eines anderen möglicherweise lebensbedrohenden Notfalls droht.

Ein Arzt wird gerne bereit sein, ein vertrauliches Thema mit seinem Patienten zu besprechen und in den meisten Fällen bittet er seinen Patienten zuvor um Erlaubnis, ehe er mit den Eltern, der Schule, anderen Institutionen oder früheren Ärzten über seine persönliche Krankengeschichte spricht.

Sowohl für Eltern als auch für die heranwachsenden Kinder ist es ratsam, mit dem Hausarzt und mit dem Zahnarzt ein vertrautes Verhältnis aufzubauen. Arzt und Patient sollten sich gut kennen. Manchmal gehen Heranwachsende weiterhin zu dem Kinderarzt, den sie während ihrer gesamten Kindheit besucht haben. Andere Jugendliche bevorzugen einen Internisten oder Allgemeinmediziner. Doch ganz gleich, für welchen Arzt man sich entscheidet – die Grundlage des Verhältnisses muss Vertrauen sein und der Arzt sollte den Wunsch seines Patienten auf Vertraulichkeit respektieren. Ältere weibliche Jugendliche konsultieren bei Gesundheitsfragen häufig einen Gynäkologen. Teenager mit Akne bevorzugen vielleicht einen Hautarzt.

Wie bei allen anderen Altersgruppen gehört zu einer allgemeinen Routineuntersuchung eine Untersuchung der Haut, des Kopfes, der Augen, Ohren und Nase, des Mundes, der Drüsen, des Brustkorbes, des Unterleibs, des Bewegungsapparates, des Nervensystems, der äußeren Geschlechtsorgane sowie eine Einschätzung des Wachstums und der pubertären Entwicklung. Ein guter Arzt ist vorsichtig bei der Untersuchung seiner Patienten und mit weniger braucht sich ein Patient auch nicht zufrieden zu geben. Der Arzt sollte auch akzeptieren, wenn sein jugendlicher Patient gerne ein Elternteil bei den Untersuchungen dabei haben möchte. Außerdem sollte er ihm den Zweck der Untersuchung erklären und ihm genügend Zeit lassen, um sich ungestört umzuziehen.

Regelmäßige Untersuchungen bei Heranwachsenden bieten die Möglichkeit, chronische Leiden frühzeitig zu erkennen.

So misst der Arzt beispielsweise bei jedem Besuch den Blutdruck. Da Teenager in unterschiedlichem Maße wachsen, ist die Körpergröße meist ein Anhaltspunkt um festzustellen, ob der Blutdruck normal ist. Leidet ein Mensch unter hohem Blutdruck, ist eine Früherkennung wichtig. Der Arzt kann Maßnahmen ergreifen und vielleicht die Folgen überhöhten Blutdrucks verhindern. Dies ist auch eine gute

Gelegenheit, sich auf Skoliose (→ Skoliose, S. 906) untersuchen zu lassen.

Jugendliche Mädchen sollten spätestens ab 18 Jahren auch eine Unterleibsuntersuchung, verbunden mit Abstrichen durchführen lassen. Der Arzt wird ihnen Fragen über den Menstruationszyklus beantworten (→ Normaler Menstruationszyklus, S. 1144). Junge und sexuell aktive Mädchen, sollten auf jeden Fall auch schon vor 18 Jahren eine gynäkologische Untersuchung durchführen lassen (→ Gynäkologische Untersuchung, S. 1141). Auch hier darf das Mädchen erwarten, dass der Arzt vorsichtig ist und erklärt, was er tut.

Natürlich können Ärzte auch jungen Männern Fragen über die Veränderungen in ihrem Körper beantworten. So wird der Arzt Jungen etwa erklären, wie sie ihre Hoden selbst untersuchen können (→ Selbstuntersuchung der Hoden, S. 1200), eine wichtige Vorsorgemaßnahme vor Hodenkrebs.

Vielleicht fragt der Arzt im Laufe der Untersuchung auch nach Gewohnheiten, die möglicherweise zu Gesundheitsproblemen führen können. So möchte er beispielsweise wissen, ob die Eltern Alkohol trinken oder rauchen. Welche Einstellung haben sie im Hinblick auf diese »Freizeitdrogen«? Gibt es vielleicht eine Familiengeschichte von körperlichem oder sexuellem Missbrauch?

Der Arzt sollte über ernste Erkrankungen Bescheid wissen, die in der Familie gehäuft aufgetreten sind. Hatte beispielsweise ein Elternoder Großelternteil einen Herzinfarkt oder Krebs? Um all diese Fragen zu beantworten, benötigt der Jugendliche vermutlich die Hilfe der Eltern.

Liegt bei einem Jugendlichen eine chronische Krankheit wie etwa Diabetes oder Asthma vor, sollte der jugendliche Patient dazu angeleitet werden, für die Sorge um die eigene persönliche Gesundheit so viel Verantwortung wie möglich zu übernehmen. Ein erster Schritt dazu ist, sich über die eigenen Beschwerden so viel Wissen wie möglich anzueignen. Es ist auch ratsam eine Art Tagebuch über chronische Symptome und die Behandlungsmethoden zu führen, um feststellen zu können, welche Behandlung am besten wirkt.

Wird eine chronische Erkrankung akzeptiert und lassen sich die Symptome in den Griff bekommen, wird der Patient wissen, wie er seinen persönlichen Zustand nach bestem Vermögen meistern kann. Langfristig wird dies die Wirkung der Behandlung und den Ausgang der Krankheit verbessern, in Fachkreisen heißt dies »Compliance«.

Geschlechtskrankheiten

Symptome
- Wunde Stellen, Knötchen, Schwellungen oder Warzen an oder um die Genitalien
- Juckreiz an den Genitalien oder am After
- Ausfluss aus der Scheide, dem Penis oder dem After
- Brennen beim Wasserlassen
- Halsschmerzen
- Geschwollene Lymphdrüsen
- Schmerzen im oberen Teil des Oberschenkels (Lenden) oder im Unterleib
- Ausschläge, vor allem an den Fußsohlen oder den Handflächen
- Keine offensichtlichen Symptome

Sexuell übertragbare Erkrankungen werden durch sexuellen Kontakt übertragen. In der Regel geschieht dies durch Geschlechtsverkehr, doch manchmal können auch oraler oder analer Sex sowie andere sexuelle Handlungen die Krankheiten übertragen. Verbreitete sexuell übertragbare Erkrankungen sind Gonorrhoe (Tripper), Chlamydieninfekt, Trichomoniasis, Genitalherpes und HPV (Humanes Papilloma Virus) sowie HIV und Aids.

Sexuell übertragbare Erkrankungen sind bei Heranwachsenden und jungen Erwachsenen häufig. In dieser Altersgruppe werden die Partner noch häufiger gewechselt und auch die Verwendung von Kondomen ist in dieser Altersgruppe unzuverlässig. Hinzu kommt, dass viele Jugendliche zwar schon sexuell aktiv sind, aber ihre Entscheidungsfähigkeit sowie ihre Kommunikationsfähigkeit in der Entwicklung hinterherhinken. Auch mangelnde Aufklärung kann hierbei eine Rolle spielen.

Die Gefahr sich mit einer sexuell übertragbaren Krankheit anzustecken steigt mit dem Risikoverhalten des Jugendlichen an. So lassen mehrere Sexualpartner beispielsweise das Infektionsrisiko um ein Vielfaches ansteigen.

Diagnose
Nicht immer müssen zwangsläufig Symptome auftreten. In solchen Fällen haben die Partner keinerlei Grund zur Beunruhigung und die Infektion kann leicht weitergetragen werden.

Schon aus diesem Grund sollte man sich als sexuell aktiver Teenager regelmäßig von einem Gynäkologen oder Urologen untersuchen lassen. Dieser Schritt kann auch in die allgemeinen regelmäßigen Arztbesuche eingebaut werden.

Um die Infektion mit einer sexuell übertragbaren Krankheit festzustellen, führt der Arzt zunächst eine körperliche Untersuchung durch, wozu bei Frauen neben der gynäkologischen Untersuchung ein Papanicolaou-Abstrich (auch PAP genannt) zählen (S. 1141 und 1181). Als nächstes können Blut- und Urintests und Genitalabstriche folgen, um vorhandene Überträger von sexuell übertragbaren Erkrankungen oder Antikörper nachzuweisen.

Leidet der Partner an einer sexuell übertragbaren Krankheit, sollte auf weiteren Geschlechtsverkehr auf jeden Fall so lange verzichtet werden, bis der Erreger nicht mehr nachweisbar ist. Wer selbst an einer solchen Krankheit leidet, sollte ebenfalls unter allen Umständen jeden Geschlechtsverkehr vermeiden, bis die Krankheit ausgeheilt ist und sofort den Hausarzt, einen Hautarzt, den Gynäkologen oder Urologen aufsuchen. Teenager haben ebenso wie Erwachsene das Recht auf Vertraulichkeit im Hinblick auf die Diagnose und die Behandlung einer sexuell übertragbaren Krankheit. Dies bedeutet, dass von ärztlicher Seite weder Partner noch andere Personen über das Ergebnis der Diagnose unterrichtet werden. Ist die Krankheit – seltenerweise – lebensbedrohend oder wird ein stationärer Krankenhausaufenthalt erforderlich, sollten die Eltern des Jungendlichen dies wissen. Außerdem sind Ärzte von Rechts wegen verpflichtet, sexuell übertragbare Erkrankungen in allerdings anonymisierter Form an die staatlichen Gesundheitsämter zu melden.

Wann immer eine sexuell übertragbare Krankheit diagnostiziert wird, ist es für alle Sexualpartner wichtig, dass sie untersucht und behandelt werden. Wichtig ist, den Partner (und eventuell auch frühere Geschlechtspartner) mit in die Behandlung einzubeziehen, um weitere Ansteckungen und eine Ausbreitung der Erkrankung zu verhindern. Schuldgefühle sind hier völlig fehl am Platze.

Wie gefährlich sind sexuell übertragbare Erkrankungen?

Die meisten sexuell übertragbaren Krankheiten können, rechtzeitig erkannt, durch Medikamente behandelt aber nicht immer geheilt werden. Dies gilt mittlerweile auch für die Infektion mit dem HI-Virus und das in der Folge auftretende Krankheitsbild Aids (→ HIV-Infektion und Aids, S. 1060). Herpes genitalis oder das Humane Papillomavirus können auch nach einer Behandlung wieder auftreten.
Je länger man die Behandlung aufschiebt, umso schwieriger ist es, die Geschlechtskrankheit zu kontrollieren. Manchmal bleiben sexuell übertragbare Erkrankungen so lange unbehan-

delt, dass sie zu dauerhaften Komplikationen führen. So können beispielsweise wiederholte Entzündungen der weiblichen Geschlechtsorgane (S. 1187) zur Unfruchtbarkeit der jungen Frau führen. Gerade für Mädchen im Teenageralter ist das Risiko besonders hoch, solche Komplikationen durch eine sexuell übertragbare Erkrankung zu erleiden.

Behandlung

Zur Behandlung von sexuell übertragbaren Erkrankungen durch Bakterien sind eine Reihe an Antibiotika verfügbar. Ganz vermeiden lässt sich die Ansteckung an einer Geschlechtskrankheit nur, indem Geschlechtsverkehr gemieden wird. Wer sexuell aktiv ist, kann das Risiko mindern, indem er die Zahl der Geschlechtspartner auf ein Minimum reduziert und Kondome benutzt. Kondome verhindern bei richtigem Gebrauch recht wirksam die Übertragung von ansteckenden Überträgern, wie etwa das HI-Virus. Diese Vorsichtsmaßnahmen werden auch als »safer Sex« bezeichnet. Wichtig ist, dass Kondome regelmäßig und vor allem richtig angewendet werden (→ Sexuell übertragbare Erkrankungen, S. 1087).

Akne

Symptome

Die Symptome der Akne sind zahlreiche Mitesser, Pickeln, Pfropfen und Knoten, die vorwiegend im Gesicht, aber auch auf der Brust, am Rücken und am Hals auftreten.

Pickel entstehen durch Entzündungen der Follikel, aus denen das Körperhaar wächst. Diese Entzündung wird meist von den Talgdrüsen durch eine Überproduktion von Hauttalg (Sebum) verursacht. Dringt der Eiter bis zur Hautoberfläche vor und kommt mit Luft in Berührung, wird er schwarz. Diese Hauterscheinungen nennt man Mitesser.

Akne ist vor allem bei männlichen Jugendlichen weit verbreitet. Sie tritt etwa zu Beginn der Pubertät auf und verschwindet gegen Ende der Adoleszenz wieder.

Haben Mädchen Akne, verschlimmern sich die Symptome meist um die Zeit ihrer Menstruationsblutungen. Sowohl bei Jungen als auch bei Mädchen kann Akne durch eine Überempfindlichkeit auf die normale Steigerung der Produktion von männlichen Sexualhormonen (Androgenen) ausgelöst werden, da diese die Talgdrüsen zur vermehrten Fettbildung anregen (→ Akne, S. 990).

Pfeiffer-Drüsenfieber

Das Pfeiffer-Drüsenfieber wird durch das Epstein-Barr-Virus verursacht. Obwohl man es auch »Studenten-Kuss-Krankheit« nennt, kann das Virus auch durch Husten und Niesen übertragen werden. Viele Kinder im Alter zwischen 4 und 15 Jahren infizieren sich mit dem Virus. Die erste Infektion äußert sich nur in leichten Symptomen – kurzem Fieber und Mattigkeit. Tritt es während der Jugend oder im frühen Erwachsenenalter auf, kann das Virus zu einer langwierigen, erschöpfenden Krankheit führen. Symptome sind dann lang anhaltendes Fieber, geschwollene Drüsen, Halsschmerzen und Erschöpfungszustände. Die wichtigsten Behandlungsmethoden sind reichliches Trinken und Ruhe (→ Pfeiffer-Drüsenfieber, S. 1064). Die Infektion heilt in der Regel von alleine aus und führt zu einer lebenslangen Immunität.

Harnwegsinfektionen

Die am häufigsten vorkommende bakterielle Entzündung des Harntrakts ist die Zystitis, also die Harnblasenentzündung. Sie tritt oft bei Mädchen im Teenageralter auf und ist meist die Folge von Verunreinigungen der Harnröhre – also die Röhre, durch die der Urin aus dem Körper gelangt – mit Stuhl. Das Problem kann durch Geschlechtsverkehr verstärkt werden, da hierbei die Harnröhre oft gereizt wird. Die Symptome sind Harndrang und Schmerzen beim Wasserlassen. Außerdem riecht der Urin oft unangenehm. Zusätzlich kann Fieber auftreten (→ Blasenentzündung, S. 842).

Eisenmangelanämie

Vor allem bei kleinen Kindern im Alter zwischen 6 Monaten und 3 Jahren ist Blutarmut durch Eisenmangel verbreitet. Sie tritt danach wieder verstärkt im Teenageralter auf.

Eisenmangel kommt bei männlichen Jugendlichen häufiger vor als bei Mädchen (anders als in anderen Altersgruppen), da der junge Mann infolge des Aufbaus seiner Muskelmasse einen höheren Eisen- und Hämoglobinbedarf hat als Mädchen. Mädchen hingegen können durch ihre monatlichen Regelblutungen ebenfalls genügend Blut verlieren, um eine Blutarmut durch Eisenmangel zu entwickeln. Man kann diesem Mangel durch eine Ernährungsweise vorbeugen, bei der reichlich Fleisch (vor allem Leber), Fisch, Geflügel, Eier, Hülsenfrüchte (Erbsen und Bohnen), Kartoffeln und Reis auf dem Speiseplan stehen (→ Blutarmut durch Eisenmangel, S. 957).

Schmerzhafte Regelblutung (Dysmenorrhoe)

Die schmerzhafte Regelblutung tritt in der Jugend besonders häufig auf. Meist lässt das Problem mit zunehmendem Alter oder nach Schwangerschaften nach. Über die Hälfte aller weiblichen Teenager leiden zu irgendeinem Zeitpunkt an Dysmenorrhoe (→ Schmerzhafte Regelblutung, S. 1148).

Migräne

Migränekopfschmerzen sind wiederholt auftretende Anfälle von starken, pochenden Kopfschmerzen, die jeweils mindestens eine Stunde anhalten. Oft gehen sie mit Übelkeit, Erbrechen, Appetitlosigkeit und Lichtempfindlichkeit einher. Meist tritt der erste Migräneanfall in der frühen Jugend auf, aber auch Kinder und Erwachsene sind betroffen. Mädchen sind häufiger betroffen als Jungen und Migräne scheint erblich zu sein (→ Migräne, Seite 502).

Skoliose

Unter Skoliose versteht man eine laterale (seitwärts gerichtete) Biegung der Wirbelsäule. Meist stellt man sie bei Mädchen zwischen 10 und 14 Jahren fest. In vielen Schulen werden Skoliose-Vorsorgeuntersuchungen durchgeführt. Manche Skoliosefälle sind so geringfügig, dass sie nicht behandelt werden müssen. In anderen Fällen ist eine Behandlung durch eine Operation oder durch ein Stützkorsett möglich (→ Skoliose, S. 906).

Epiphysitis (Entzündung der Wachstumsfuge)

Epiphysitis ist die Entzündung einer Epiphyse, also des breiten Endes eines langen Knochens wie etwa des Schienbeins (Tibia), des Oberschenkelknochens (Femur) oder des Oberarmes (Humerus). Rasches Wachstum kann die Epiphysen zusätzlich belasten und anfällig für Entzündungen machen.

Die häufigste Art von Epiphysitis ist die Schlatter-Osgood-Krankheit, eine schmerzhafte Entzündung der Epiphyse des Schienbeins. Bei der Osgood-Schlatter-Krankheit lockern sich Bruchstücke des Knorpels an der Vorderseite des Schienbeins direkt unter dem Knie an einer Stelle, an der ein großes Band befestigt ist.

Die Krankheit wird durch wiederholtes, starkes Ziehen an diesem Band hervorgerufen, über das der Muskel an der Vorderseite des Oberschenkels am Schienbein befestigt ist. Zu den Symptomen gehören Empfindlichkeit, Schwellung und Schmerzen im betroffenen Bereich. Sie treten über einen Zeitraum von mehreren Wochen oder Monaten auf. Sportliche Aktivitäten verschlimmern die Symptome.

Die Schlatter-Osgood-Krankheit kommt am häufigsten bei Jungen zwischen 10 und 14 Jahren vor, die regelmäßig anstrengenden sportlichen Aktivitäten nachgehen. Die Krankheit tritt gewöhnlich nur in einem Bein auf, doch in etwa 20 Prozent der Fälle sind beide Beine betroffen. Wenn das Wachstum des betroffenen Knochens abgeschlossen ist, verschwindet der Schmerz in der Regel von selbst.

Verletzungen

Verletzungen zählen zu den häufigsten Gesundheitsproblemen von Jugendlichen. Allein im Jahr 1998 starben in Deutschland insgesamt 1 299 Jugendliche und junge Erwachsene im Alter von 15 bis 21 Jahren im Straßenverkehr. Weitere 22 360 Personen aus dieser Altersgruppe wurden schwer und 69 346 leicht verletzt. Die häufigste Ursache sind Autounfälle. Die Mehrzahl aller tödlichen Unfälle geschehen in den Abendstunden, obwohl die Teenager nur etwa 20 Prozent ihrer Gesamtfahrzeit am Abend oder nachts absolvieren.

Oft spielt auch Alkohol eine Rolle. Angelegte Sicherheitsgurte können Leben retten und Verletzungen verhindern, doch obwohl eine gesetzlich vorgeschriebene Gurtpflicht besteht, schnallen sich viele Jugendliche nicht an.

Die Hauptursache nicht tödlicher Verletzungen ist der Sport. Häufige Verletzungen finden sich an den Knie- und Fußgelenken, aber auch Kopf- und Halsverletzungen treten häufig auf. Zwar ist die Teilnahme an Sportarten auf Aschenbahnen oder Rasen wie bei Fußball und Basketball nicht sehr gefährlich, doch auch hierbei treten viele Verletzungen auf und vor allem Jungen sind gefährdet. Turnen birgt für Mädchen ein besonders hohes Verletzungsrisiko. Für beide Geschlechter ist das Risiko, sich bei Sportarten wie Waldlauf, Schwimmen und Tennis zu verletzten gleich groß.

Auch Fahrrad fahren kann gefährlich sein. Unter den Opfern von tödlichen Fahrradunfällen sind 70 Prozent Kinder unter 15 Jahren. An den meisten dieser Unfälle sind Autos beteiligt und schwere Verletzungen treten meist am Kopf auf.

Inline-Skating, Rollschuhlaufen und Skateboard fahren bergen ebenfalls ein hohes Verletzungsrisiko. Von all diesen beliebten Freizeitsportarten ist das Rollschuh laufen noch am sichersten, doch bei allen kann man sich vor allem am Kopf, den Handgelenken, Ellbogen und den Fußgelenken Verletzungen zuziehen.

Was kann man zur besseren Sicherheit tun? Immer anschnallen. Niemals Auto fahren, wenn man Alkohol getrunken hat. Schutzausrüstung beim Sport tragen und sich körperlich auf die betriebenen Sportarten vorbereiten.

Verletzungen und tödliche Unfälle können vermieden werden.

Sehstörungen

Das rasche Wachstum von Jugendlichen betrifft auch die Augen, die sich in der Form und auch in der Größe verändern. In der Folge können sich in der Jugend Probleme mit der Sehschärfe entwickeln. Weit verbreitet ist die Entwicklung einer Kurzsichtigkeit (Myopie), die durch eine Brille oder Kontaktlinsen korrigiert werden kann (→ Refraktionsstörungen, S. 522).

Teenager sind auch anfällig für unfallbedingte Sehstörungen. Verletzungen der Augen können durch das Tragen von Schutzbrillen oder Helmen beim Sport vermieden werden (→ Geeigneter Schutz für die Augen, S. 532).

In der Schule werden manchmal Seh- und Hörtests durchgeführt. Wer Schwierigkeiten beim Sehen oder Hören feststellt, sollte dies den Eltern oder dem Arzt mitteilen.

Hörstörungen

Manchmal entwickelt sich bei Teenagern ein dauerhafter Hörschaden bei hohen Frequenzen – es fällt ihnen schwer, Töne zu hören, die über 4 000 Hertz liegen. Solche Hörstörungen lassen sich vermeiden, wenn sich die Jugendlichen keinen dauerhaften Lärmbelastungen beispielsweise durch extrem laute Diskothekenmusik aussetzen.

Sehr laute Geräusche wie etwa Maschinenlärm können schon nach einer sehr kurzen Zeit das Innenohr schädigen (→ Ohrenschutz, S. 573).

Kapitel 6

Junge Erwachsene: 20. bis 39. Lebensjahr

Inhalt

Die Übergangsjahre

Der grundlegende Wechsel von der Abhängigkeit von den Eltern – in finanzieller, emotionaler und anderer Hinsicht – hin zur Unabhängigkeit, vollzieht sich meist kurz vor oder nach dem 20. Lebensjahr.

Diese Veränderungen beinhalten auch das Ende der Schulzeit. Die Welt des Schülers ist geprägt durch die Erweiterung des Horizonts und ein Erforschen der Welt. Im Gegensatz dazu bringt ein Beruf eine ganze Reihe neuer Verantwortungen mit sich.

Die Arbeit sollte idealerweise anregende Herausforderungen bieten. Doch ein Student, der seine Berufslaufbahn beginnt, muss sich plötzlich mit festen Arbeitszeiten arrangieren, möglicherweise im Team arbeiten und eventuell mit einem Chef auskommen, der völlig anders ist, als er es von Lehrern oder Eltern kennt.

Die meisten jungen Menschen treffen ihre Berufswahl in der dritten Lebensdekade, doch dies ist nur eine von mehreren wichtigen Anpassungen, die auf den jungen Erwachsenen zukommen. Viele werden sich in dieser Zeit auch über ihre Sexualität klar. Es werden Beziehungen geknüpft oder gefestigt. Häufig ist es auch eine Zeit, in der große Risiken eingegangen werden, etwa mit Alkohol oder Drogen.

Den meisten Menschen geht es in diesem Lebensabschnitt gesundheitlich ausgesprochen gut: Der Körper verändert sich während der dritten und vierten Lebensdekade nur relativ wenig und die Probleme des Älterwerdens liegen noch in verhältnismäßig weiter Zukunft. Trotzdem sollte man sich gerade in diesem Alter eine vernünftige Lebensweise angewöhnen. Regelmäßige sportliche Betätigung und eine gute Ernährung können den Übergang in die mittleren Jahre und das Alter gesünder und glücklicher machen (→ Sport und Fitness, S. 289).

Elternschaft

Heute lassen sich die meisten Paare Zeit bis sie Ende 20 oder auch über 30 sind, bevor sie sich der Frage nach einem Kind stellen. Immer mehr Frauen und Männer stellen sich heute aber noch eine weitere Frage: »Sollen sie ihre zeugungs- und gebärfähige Zeit vorzeitig durch eine dauerhafte Sterilisation beenden?«

Wie können sich Mann oder Frau ihre sexuelle Gesundheit und ihre Fortpflanzungsfähigkeit erhalten? Geschlechtskrankheiten etwa können die Fähigkeit Kinder zu bekommen beeinträchtigen (S. 1087). Man sollte sich die Zeit nehmen Selbstuntersuchungen zu üben und durchzuführen, sei es die → Brustuntersuchung bei der Frau, S. 1160, oder die → Hodenuntersuchung beim Mann, S. 1200. Je früher Krebs erkannt wird, umso besser sind die Heilungschancen. Auch regelmäßige Vorsorgeuntersuchungen sind wichtig (→ Wie oft sollte ich meinen Arzt aufsuchen?, S. 1250). Für eine Frau im gebärfähigen Alter sollte ein Abstrich (→ Pap-Test, S. 1181) Teil der regelmäßigen Untersuchungen sein.

Empfängnisverhütung ist für viele junge Erwachsene sehr wichtig. Eine Schwangerschaft kann verhindert werden, indem man auf Geschlechtsverkehr verzichtet oder verhütet. Heute stehen Paaren mehr Verhütungsmethoden zu Verfügung als je zuvor, wobei einige wirksamer als andere sind. Dieses Kapitel erklärt die Möglichkeiten, Risiken und Vorteile der Empfängnisverhütung und dauerhafte Sterilisationsmethoden für Frauen und Männer.

Die erste Schwangerschaft wird heute immer weiter hinausgeschoben. Geheiratet wird immer später, mehr Frauen denn je gehen einem Beruf nach und viele verfolgen eine anspruchsvolle Karriere.

An welchen Tagen des Menstruationszyklus ist die Chance, schwanger zu werden besonders groß? Was geschieht, wenn Ei und Sperma verschmelzen? Woran erkennt man eine Schwangerschaft? Diese und andere Fragen werden auf den folgenden Seiten behandelt.

Drogen- und Alkoholmissbrauch sind ein großes Problem unserer Zeit. Manche Frauen trinken auch dann noch viel Alkohol oder nehmen Drogen, wenn sie bereits um ihre Schwangerschaft wissen, und ihre Kinder zahlen den Preis dafür. Ein Abschnitt in diesem Kapitel befasst sich daher mit Alkohol, Drogen und Zigaretten während der Schwangerschaft.

Viele Frauen nehmen während der Schwangerschaft verschreibungspflichtige Medikamente ein. In manchen Fällen können diese Mittel die Entwicklung des Babys beeinträchtigen. Man sollte daher niemals ein Medikament einnehmen, das der Arzt nicht ausdrücklich empfohlen hat (natürlich muss er über die Schwangerschaft Bescheid wissen). Eine Liste verschreibungspflichtiger Medikamente, die Geburtsdefekte auslösen können, ist in diesem Kapitel enthalten.

Vom medizinischen Standpunkt aus verlaufen die meisten Schwangerschaften ohne größere Probleme. Nur bei einem kleinen Prozentsatz von Frauen treten Komplikationen auf wie Zuckerkrankheit, Präeklampsie, Bluthochdruck und Blutungen, die in diesem Kapitel angesprochen werden. Es wird auch auf Faktoren hingewiesen, die ein Risiko für Mutter oder Kind darstellen oder erhöhen können. Hierzu zählen Mangelernährung, fortgeschrittenes Alter sowie Alkohol- und Zigarettenkonsum.

Viele Frauen fragen sich, was alles bei den Wehen und der Geburt passiert und in gewissem Maße fürchten sie sich davor. Woran erkennt man, ob es echte oder falsche Wehen sind? Welche Möglichkeiten zur Schmerzlinderung gibt es? Wann muss ein Kaiserschnitt durchgeführt werden und was hat man zu erwarten, wenn der Arzt zum Kaiserschnitt rät?

Zum Abschluss geht dieses Kapitel auch auf die Probleme nach der Geburt ein. Die Wochen »danach« können eine schwierige Zeit sein. Ein Ehemann, der sich bereits an die ungeteilte Aufmerksamkeit seiner Frau gewöhnt hat, fühlt sich zurückgesetzt und reagiert unwillig, wenn ihre Energie nun weit gehend von dem neuen Familienmitglied in Anspruch genommen wird. Die Frau ist erschöpft und leidet vielleicht an Wochenbett-Depressionen, einem Problem, das gar nicht so selten auftritt. Die Situation wird oft noch dadurch verschlimmert, dass das Paar zunächst auf den Geschlechtsverkehr verzichten muss und beide deshalb ein wenig frustriert sind. Im Allgemeinen lösen sich diese Probleme mit der Zeit, in diesem Kapitel finden Sie aber trotzdem Rat für die schwierige Phase nach der Geburt.

Die Jahre, in denen man Kinder haben kann, sind oft voll von prallem Leben. Viel Rat und Hilfe, von der allgemeinen Gesundheit der Mutter und ihrer Fortpflanzungsfähigkeit bis hin zu den Prozessen, die bei der Entstehung des neuen Lebens ablaufen – von der Empfängnis bis zur Geburt – sind in diesem Kapitel zu finden.

Die männlichen Geschlechtsorgane

Im Gegensatz zur weiblichen Fortpflanzungsfähigkeit, die nach den Wechseljahren endet, ist der Mann auch noch in hohem Alter zeugungsfähig. Sperma wird ständig produziert. Immer wenn ein Mann ejakuliert, werden Millionen von Spermatozoen (Samenfäden) in einen Samenpool geschleudert. Ob einer davon ein Ei befruchtet, hängt von mehreren Faktoren ab, darunter auch davon, wie gut das männliche Fortpflanzungssystem funktioniert.

Die Fortpflanzungsorgane

Nachfolgend werden die männlichen Geschlechtsorgane und ihr Aufbau beschrieben.

Hoden
In den Hoden werden die Samenzellen und das Geschlechtshormon Testosteron produziert. Jeder Hoden enthält spiralförmige Röhren, die so genannten Hodenkanälchen. In ihnen werden die Samenzellen gebildet. Normalerweise hat ein Junge bei der Geburt zwei Hoden. Beim Fetus liegen die Hoden noch in der Nähe der Nieren, wandern dann aber in den Hodensack.

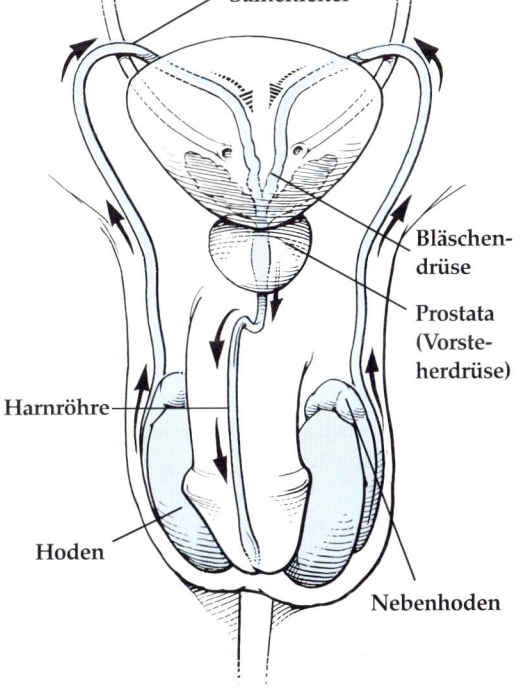

Samenleiter

Bläschendrüse

Prostata (Vorsteherdrüse)

Harnröhre

Hoden

Nebenhoden

Durch Kontraktionen werden aus den Hoden Samenfäden durch Nebenhoden und Samenleiter bewegt. Bläschendrüsen und Prostata fügen den Samenfäden Flüssigkeit hinzu. Es bildet sich die Samenflüssigkeit, die nach der sexuellen Erregung beim Orgasmus durch die Harnröhre ejakuliert wird.

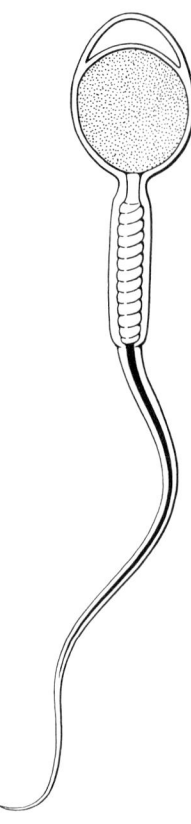

Der etwa 60 µm lange menschliche Samenfaden besteht aus einem Kopf, der den Zellkern enthält, einem Körper und einem Schwanz, der ihn antreibt.

Frühgeborene haben manchmal einen leeren Hodensack, weil die Hoden keine Zeit zur Wanderung hatten, aber auch bei Kindern, die nach 9 Monaten zur Welt kommen, kann dies vorkommen. In diesem Fall kann eine Hormonbehandlung oder sogar eine Operation notwendig werden (→ Hodenhochstand, S. 49).

Übermäßige Wärme kann die Produktion der Samenzellen beeinträchtigen, da die entsprechenden Zellen in den Hoden äußerst hitzeempfindlich sind.

Hodensack (Scrotum)

Der Hodensack schützt die Hoden. Er ist eine überaus wirksame Klimaanlage und hält die Temperatur der Hoden auf etwa 6 Grad unter der normalen Körpertemperatur. Bei kalter Witterung schrumpft der Hodensack umso die Wärme zu halten, während er bei heißem Wetter groß und schlaff wird, damit er mehr Fläche zur Wärmeableitung hat.

Samenfäden

Ein einzelner menschlicher Samenfaden besteht aus einem Kopf, der den Kern (das Zentrum) der Zelle enthält, einem Körper und einem Schwanz. Insgesamt ist er etwa 60 µm lang. Mithilfe eines Mechanismus im Schwanz kann er sich fortbewegen. Je nachdem, ob der Schleim in der Scheide der Frau wässrig oder dick ist, kann ein Samenfaden in der Scheide etwa 1 cm in 1 bis 6 Minuten zurücklegen.

Samenflüssigkeit

Die Samenflüssigkeit ist die ejakulierte Flüssigkeit, die die Samenfäden enthält. Sie wird von der Prostata und den Bläschendrüsen produziert. Die Menge der Samenflüssigkeit hängt davon ab, in welchen Zeitabständen ejakuliert wird. Im Durchschnitt enthält jedes Ejakulat 2 bis 6 ml Samenflüssigkeit und rund eine Milliarde Samenzellen.

Nebenhoden

Der Nebenhoden ist eine lange, spiralförmige Röhre, die über jedem Hoden liegt. Durch den Nebenhoden wird der Samen durch Kontraktionen zum Samenleiter gepresst, eine Röhre, die vom oberen Hodensack zur Harnröhre am unteren Teil der Prostata verläuft.

Samenleiter

Der Samenleiter ist sowohl das »Lager« des Körpers für Sperma als auch die Leitung, in der der Samen vom Nebenhoden zur Harnröhre transportiert wird. Täglich gelangen Millionen von Samenfäden in den Samenleiter.

Penis

Der Penis ist das Organ, durch den der Samen in die Scheide eingeführt wird. Normalerweise ist der Penis weich und biegsam. Wenn ein Mann jedoch sexuell erregt ist, füllt sich das schwammartige Gewebe des Penis mit einer großen Menge Blut an, da sich die Ausgangsventile der Penisadern schließen. Es kommt zur Erektion. Der Penis wird dabei fest und dehnt sich in Länge und Umfang aus.

Prostata

Die Prostata ist eine Drüse. Sie umschließt die Harnröhre, durch die der Urin aus der Blase abfließt. Prostata und Samenbläschen sind die Ursprungsquellen der Samenflüssigkeit.

Hormone

Hormone sind chemische Boten, die an verschiedenen Stellen im Körper produziert werden. Testosteron, ein wichtiges männliches Hormon, wird in den Hoden produziert. Es beeinflusst das Aussehen des Körpers, die Stimme, die Körperbehaarung, den Geschlechtstrieb und die Fähigkeit eine Erektion zu bekommen.

Der erste Schritt der Fortpflanzung besteht aus sexuellem Verlangen (Libido), das durch eine Kombination von psychischen Faktoren und Hormonen reguliert wird. Ist ein Mann sexuell erregt, bekommt er eine Erektion. Während des Geschlechtsverkehrs intensiviert sich diese sexuelle Erregung so stark, bis es zum Orgasmus kommt. Während des Orgasmus findet die Ejakulation statt. Sie beginnt am unteren Teil der Blase, in der Prostata und den Samenbläschen. Die Muskulatur zieht sich dabei mehrmals unwillkürlich krampfhaft zusammen, wodurch plötzlich Samenflüssigkeit durch die Harnröhre gepresst wird. Diese Flüssigkeit durchläuft die gesamte Länge des Penis und gelangt schließlich in die Scheide.

Nun ist die Scheide überflutet von Millionen von Samenfäden, die auf der Suche nach einem Ei in alle Richtungen schwimmen. Die meisten von ihnen erreichen den Gebärmutterkanal nicht und sterben noch in der Scheide. Von denen, die es bis zu dem etwa 2,5 cm langen Gebärmutterkanal schaffen, werden die meisten abgeleitet und kommen ebenfalls nicht weiter. Nur wenige gelangen in die Gebärmutter und bringen erfolgreich die 5 cm lange Reise zu den Öffnungen der Eileiter hinter sich.

Von rund 400 Millionen Samenfäden gelangt nur ein Bruchteil an den Punkt der Befruchtung – in die Mitte des Eileiters – zum Ei. Der Samenfaden, der das Ei schließlich befruchtet, hat enorme Hindernisse überwunden.

Männliche Sexualität

Die sexuelle Leistungsfähigkeit ist von psychischen, hormonellen und neurologischen Faktoren und den Blutgefäßen abhängig.

Der sexuelle Ablauf beim Mann umfasst 5 Schritte: Erregung, Erektion, Ejakulation (Samenerguss), Orgasmus und Rückgang der Schwellung (das Ende der Erektion).

Hormone und psychische Faktoren steuern das sexuelle Verlangen (Libido). Die Fähigkeit, eine Erektion zu bekommen, wird sowohl vom Nervensystem als auch von den Blutgefäßen bestimmt. Ein Teil des Nervensystems kontrolliert die Ejakulation. Der Orgasmus ist ein rein psychologisches Phänomen, wozu auch das Gefühl zählt, das die Ejakulation verursacht. Der Rückgang der Erektion wird vermutlich von den Blutgefäßen gesteuert.

Manchmal treten Probleme auf, die die sexuelle Funktion des Mannes beeinträchtigen (→ Gesundheit der Partner, S. 1213). Es gibt neurologische Störungen und Krankheiten des Urogenitalsystems, die sich direkt auf die sexuelle Leistungsfähigkeit auswirken (→ Sexuelle Störungen bei Männern, S. 1212). Viele chronische Krankheiten beeinträchtigen die sexuelle Leistungsfähigkeit des Mannes, da sie seine gesamte Gesundheit schwächen. Auch Alkohol- und Drogenmissbrauch können die sexuelle Funktion einschränken.

Viele Krankheiten der männlichen Genitalien – wovon Krebs die schlimmste ist – haben hervorragende Heilungschancen, wenn sie frühzeitig erkannt werden. Alle Männer sollten daher ihre Genitalien regelmäßig auf auffällige Veränderungen hin untersuchen (→ Selbstuntersuchung der Hoden, S. 1200).

Empfängnisverhütung

Vor über 1 500 Jahren riet der Talmud den Paaren eine »Tasse Wurzeln« zu trinken um eine Schwangerschaft zu verhindern. Die amerikanischen Indianer brauten einen speziellen Tee für Frauen, die nicht schwanger werden wollten. Bereits im 16. Jahrhundert setzten die Araber ihren Kamelen grobe Abarten unserer heutigen Intrauterinpessare (Spirale) ein um ein Anwachsen ihrer Herden zu vermeiden.

Neben der Abstinenz stehen dem Mann zwei Methoden zur Verhütung einer Schwangerschaft seiner Partnerin zur Verfügung: Die Benutzung von Kondomen und der Koitus interruptus. Ein Kondom ist allerdings sowohl wirksamer als auch sexuell befriedigender.

Kondome

Etwa 10 bis 15 Prozent aller Paare benutzen zur Empfängnisverhütung Kondome. Das Kondom ist eine dünne Gummihülle, die der Mann vor dem Geschlechtsverkehr über sein erigiertes Glied stülpt. Wenn er einen Samenerguss hat, bleibt die Samenflüssigkeit im Kondom und kann nicht in die Scheide gelangen.

Bei der richtigen Anwendung verhindern Kondome mit 96-prozentiger Sicherheit eine Schwangerschaft. Außerdem schützen Kondome, sofern sie richtig angewendet werden, beide Sexualpartner vor Geschlechtskrankheiten (→ HIV-Infektion und Aids, S. 1060, und → Geschlechtskrankheiten, S. 1087).

Kondome bekommt man rezeptfrei in Drogerien, Apotheken und Supermärkten. Man kann sie auch in vielen öffentlichen Toiletten aus Automaten ziehen. Sie sind in verschiedenen Materialien erhältlich, von Gummi bis hin zu Tierhaut sowie mit oder ohne ein Gleitmittel und werden in kleinen oder großen Verpackungseinheiten angeboten. Verpackte Kondome sind mindestens 2 bis 5 Jahre lang haltbar, wenn sie kühl und trocken aufbewahrt werden. Latex-Kondome bieten den besten Schutz vor Geschlechtskrankheiten.

Wer ein Kondom benutzt, sollte es so über den Penis rollen, dass an der Spitze noch etwas Platz bleibt, um die Samenflüssigkeit aufzunehmen. Nicht beschnittene Männer müssen darauf achten, dass die Vorhaut zurückgezogen ist, bevor sie das Kondom überziehen. Nach dem Geschlechtsverkehr wird der Penis aus der Scheide gezogen, das Kondom entfernt und weggeworfen.

Es können während des Geschlechtsverkehrs auch »Kondomunfälle« passieren, vor allem, wenn das Kondom reißt. Diese Gefahr kann gemindert werden, indem man an der Spitze des Kondoms zusätzlich Platz für die Samenflüssigkeit lässt und ein auf Wasserbasis hergestelltes Gleitmittel auf das Kondom aufträgt, vor allem wenn die Scheide der Partnerin trocken ist. (Ein auf Petroleumbasis hergestelltes Gleitmittel kann die Wirksamkeit des Kondoms beeinträchtigen.) Das Risiko einer Schwangerschaft kann noch weiter verringert werden, wenn neben dem Gebrauch eines Kondoms die Frau vor dem Geschlechtsverkehr ein Spermizid in die Scheide einführt.

Am häufigsten wird nicht über die mangelnde Sicherheit der Kondome geklagt, sondern darüber, dass sie das Gefühl des Mannes abschwächen und somit das sexuelle Lustgefühl verringern. Manche Paare beklagen auch einen Verlust der Spontaneität.

Rückgängigmachen einer Vasektomie

Die Vasektomie ist eigentlich eine dauerhafte Sterilisation, die jedoch rückgängig gemacht werden kann, etwa weil sich die Situation eines Paares geändert hat und es sich ein Kind wünscht.

Es ist möglich, die Samenleiter wieder zu verbinden, auch wenn sie einmal durchtrennt wurden. Im Gegensatz zur ersten Operation erfordert jedoch die Vasovasektomie die Fertigkeiten eines Chirurgen, der für die Arbeit an einem leistungsfähigen Mikroskop mit großer Vergrößerung ausgebildet ist. Dies ist dann auch kein ambulanter Eingriff mehr, sondern er erfordert einen 1- bis 2-tägigen Krankenhausaufenthalt.

Etwa 80 bis 90 Prozent der Männer, die ihre Vasektomie rückgängig machen, ejakulieren anschließend wieder Sperma. Doch nur 30 bis 40 Prozent von ihnen sind auch in der Lage Kinder zu zeugen. Der Grund für diese Diskrepanz ist, dass viele Männer durch die Vasektomie Antikörper gegen ihren eigenen Samen entwickeln.

Hausarzt oder Urologe können den Patienten an einen Chirurgen überweisen, der sich auf diese Eingriffe spezialisiert hat.

Koitus interruptus

Beim Koitus interruptus zieht der Mann den Penis aus der Scheide, bevor es zum Orgasmus kommt. Dies ist vermutlich die älteste Form der Empfängnisverhütung und weltweit verbreiteter als irgendeine andere Form zum Schutz vor Schwangerschaft. Doch weniger als 3 Prozent der Erwachsenen wenden ihn als hauptsächliche Verhütungsmethode an.

Obwohl einige Paare den Koitus interruptus erfolgreich praktizieren, ist die Versagerrate insgesamt verhältnismäßig hoch und die meisten Ärzte empfehlen ihn nicht. Abgesehen davon, dass er frustrierend ist, erfordert er vom Mann eine äußerste Selbstkontrolle. Selbst die kleinste Samenmenge, die in die Scheide gelangt, kann nämlich zu einer Schwangerschaft führen.

Die Pille für den Mann

Schon seit Jahren ist die Pille für den Mann im Gespräch. Tatsächlich wurden einige Hormonbehandlungen getestet, die den Mann vorübergehend unfruchtbar machen. Leider verringern sie aber auch den sexuellen Trieb und die Erektionsfähigkeit. Es ist daher noch keine Pille für den Mann auf dem Markt.

Vasektomie

Wenn Paare beschließen, keine weiteren Kinder mehr bekommen zu wollen, kann für sie eine dauerhafte Sterilisation die Lösung sein.

Sehr oft entscheiden sich die Männer für die Sterilisation, weil der Vorgang bei ihnen körperlich weniger traumatisch ist, weniger teuer und sie früher wieder nach Hause und zur Arbeit gehen können, als es die Frau könnte, wenn sie sich (durch eine Eileiterligatur) sterilisieren ließe. Die Vasektomie ist ein verhältnismäßig einfacher Eingriff, der in einer Arztpraxis oder ambulant im Krankenhaus durchgeführt werden kann.

Bei der Vasektomie werden die Samenleiter durchtrennt und versiegelt. Dieser Vorgang beeinflusst die Fähigkeit des Mannes, eine Erektion oder einen Orgasmus zu bekommen in keiner Weise. Auch die Hormonbildung oder die Samenproduktion werden nicht beeinträchtigt. Die einzige Veränderung ist, dass der Weg nach draußen für die Samenfäden dauerhaft abgeschnitten ist. Nach der Vasektomie ejakuliert der Mann fast die gleiche Menge wie früher, da die Samenfäden nur einen geringen Teil der Samenflüssigkeit ausmachen.

Um den Schmerz zu unterbinden, wird in den Hoden des Mannes ein lokales Betäubungsmittel gespritzt. Hat der Arzt festgestellt, wo sich die Samenleiter befinden, macht er zwei kleine Einschnitte in die Haut des Hodens und zieht anschließend jeden Samenleiter so weit durch die Öffnung, bis sich eine kleine Schlinge bildet. Von jedem Samenleiter wird nun ein etwa 1,2 cm langes Stück abgeschnitten und entfernt. Dann werden die beiden Enden jedes Samenleiters entweder vernäht oder durch Kauterisation – oder auch beides – versiegelt und in den Hoden zurückgegeben. Zum

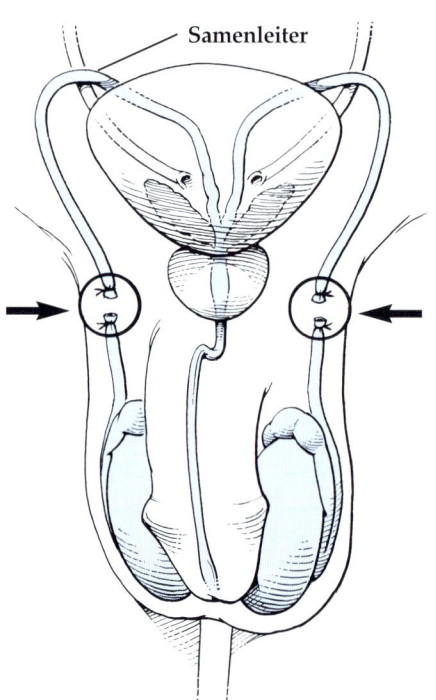

Bei der Vasektomie durchtrennt der Chirurg die Samenleiter und schneidet damit den Samenfäden den Weg nach draußen ab.

Samenleiter

Schluss werden die kleinen äußeren Einschnitte vernäht.

Nach etwa 20 Minuten ist die Operation beendet und der Patient wird gebeten noch kurze Zeit zur Beobachtung zu bleiben. Nach der Vasektomie sollte man für 48 Stunden körperlich anstrengende Tätigkeiten unterlassen. Männer, die in ihrem Beruf keine körperlich anstrengende Arbeit tun müssen, können an ihren Arbeitsplatz zurückkehren, sobald sie sich dazu in der Lage fühlen. Meistens wird mit einem Faden genäht, der sich in 7 bis 10 Tagen von selbst auflöst.

Einige Männer stellen in den Wochen nach der Vasektomie vielleicht eine leichte Schwellung oder sonstiges Unbehagen fest. Treten jedoch Schmerzen oder Fieber auf, sollte man unbedingt einen Arzt aufsuchen.

Die Versagerrate bei der Vasektomie liegt bei unter 1 Prozent. Einen sofortigen Schutz gegen eine Schwangerschaft bietet die Vasektomie jedoch nicht, da sich noch oberhalb des Punktes, an dem die Samenleiter abgebunden wurden, Samen befinden kann. Deshalb möchte der Arzt vielleicht das Ejakulat untersuchen um festzustellen, wie viel Samen sich darin befindet. In der Regel ist die Samenflüssigkeit frei von Samenfäden, wenn 8 bis 10 Ejakulationen nach der Vasektomie erfolgten. Bis der Arzt festgestellt hat, dass das Ejakulat keinerlei Samenfäden mehr enthält, sollte man weiterhin Verhütungsmittel verwenden.

Die Frau im gebärfähigen Alter

Die meisten gesundheitlichen Probleme bei Frauen zwischen 20 und 39 Jahren stehen im Zusammenhang mit ihrer sexuellen Gesundheit und Fortpflanzungsfähigkeit. Häufige Fragen bezüglich der Fortpflanzungsfähigkeit sind: Wie oft sollte ich eine gynäkologische Untersuchung durchführen lassen? Wie untersuche ich meine Brust richtig? Wie sicher ist die Pille, wenn ich rauche und älter als 35 Jahre bin? Welche Risiken birgt die permanente Sterilisation? Habe ich eine sexuelle Störung, wenn ich keinen Orgasmus bekomme?

Im folgenden Abschnitt werden einige dieser Punkte angesprochen, unter anderem auch, wie potenzielle Gesundheitsprobleme feststellbar sind, welche Vorteile die sportliche Betätigung jeder Frau bringt sowie allgemeine Probleme mit der Brust und der Familienplanung.

Die Fortpflanzungsorgane

Die weiblichen Geschlechtsorgane umfassen zwei Eierstöcke, die Eileiter und die Gebärmutter. Die Vagina ist ein röhrenförmiges Gebilde, das sich von der Unterseite der Gebärmutter (dem Gebärmutterhals) bis hin zu den äußeren Geschlechtsteilen erstreckt.

Eierstöcke

Im Unterleib der Frau liegen die Eierstöcke. Sie produzieren und lagern Eier sowie weibliche Hormone. Ein weiblicher Fetus enthält Hunderttausende Eizellen, von denen jedoch viele vor der Geburt wieder verschwinden. Später werden einige dieser Eier von Zellen umgeben,

die eine Kapsel (ein Follikel) um sie bilden. Ab der Pubertät produziert die Hirnanhangsdrüse das Follikel stimulierende Hormon (FSH). Nun bildet sich in einigen Follikeln eine Flüssigkeit, sie werden groß und dick, während andere schrumpfen und absterben. Jeden Monat nach der Pubertät werden einer oder manchmal auch zwei dieser mit Flüssigkeit gefüllten Follikel (Graafsche Follikel) größer, bis das von der Hirnanhangsdrüse ausgeschüttete luteinisierende Hormon (LH) das Follikel anregt, sein Ei abzugeben. Die Oberfläche des Eibläschens platzt, das Ei wird freigesetzt – diesen Vorgang nennt man Eisprung – und kann schließlich in den Eileiter eintreten.

Jeden Monat wird beim Eisprung eines der seit der Geburt in den Eierstöcken vorhandenen Eier freigesetzt. Das Ei wandert durch den Eileiter, wo es befruchtet werden kann. Das befruchtete Ei pflanzt sich in die Gebärmutterschleimhaut ein, das unbefruchtete Ei wird zusammen mit der Gebärmutterschleimhaut bei der Menstruationsblutung ausgeschieden.

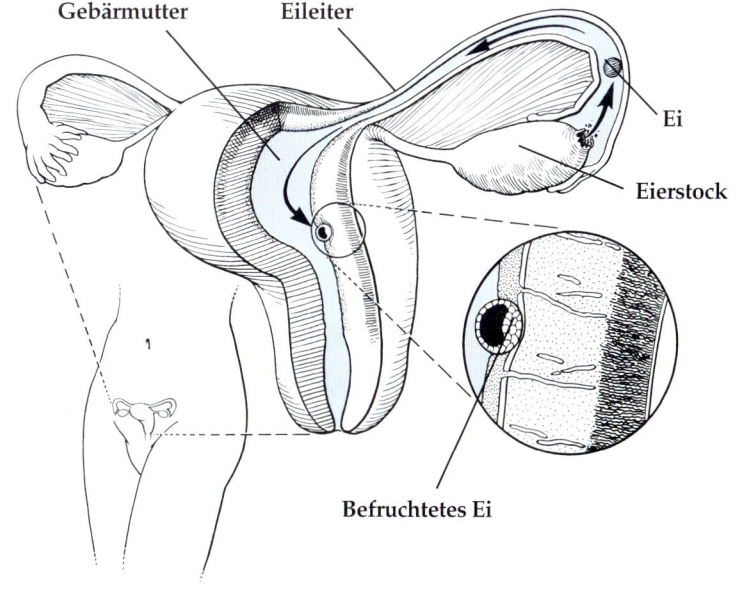

Gebärmutter   Eileiter

Ei

Eierstock

Befruchtetes Ei

Eileiter

Die Eileiter sind zwei lange, dünne, 12,5 cm lange Röhren, die von den Eierstöcken zur Gebärmutter führen. In einem der Eileiter findet dann die Befruchtung der Eizelle statt.

Gebärmutter

Die Gebärmutter ist ein birnenförmiges, muskulöses Organ. Sie empfängt das Ei nach seiner Reise durch den Eileiter. Ist dieses befruchtet, pflanzt es sich in die Gebärmutterwand ein und entwickelt sich zu einem Fetus. Nicht befruchtet werden Ei und Gebärmutterschleimhaut ausgeschieden; es kommt zur Menstruation.

Mehrere Faktoren sind bei der Fortpflanzung wichtig. Es kommt auf die richtige Zeit an. Soll es zu einer Schwangerschaft kommen, muss die Befruchtung innerhalb von 72 Stunden, bevor das Ei in den Eileiter eintritt, stattfinden oder innerhalb 24 Stunden, nachdem es in den Eileiter gelangt ist. Eine Samenzelle kann ein Ei nur innerhalb von 2 bis 3 Stunden nach der Ejakulation befruchten und ein unbefruchtetes Ei überlebt nur etwa 24 Stunden nach seinem Austritt aus dem Eierstock. Die größte Chance schwanger zu werden besteht am 13. oder 14. Tag vor der nächsten Regelblutung.

Doch auch die beste Zeitberechnung garantiert keine Schwangerschaft. Die männlichen und auch die weiblichen Geschlechtsorgane müssen gesund sein. Bei Frauen vermindern unregelmäßige Regelblutungen die Chance einer Befruchtung ebenso wie verschlossene Eileiter, die weder Ei noch Samenzelle einlassen. Enthalten die Eileiter infolge früherer Infektionen oder Operationen vernarbtes Gewebe, muss eventuell eine Operation erfolgen, um eine Schwangerschaft zu ermöglichen. Ein weiterer Faktor, der die Chance auf eine Schwangerschaft beeinträchtigt ist der Schleim im Gebärmutterhals. Ist dieser zu säurehaltig, bietet die Scheide den Samenzellen, die nur in einer basischen Umgebung lebensfähig sind, keine geeignete Umgebung.

Schließlich genügt es nicht, dass ein Mann viele Samenzellen produziert. Entscheidend ist, dass diese auch gesund sind (→ Unfruchtbarkeit, S. 1215).

Gesundheit der Geschlechts- und Fortpflanzungsorgane

Die meisten Frauen zwischen 20 und 39 Jahren sind weit gehend gesund. Daher gilt in dieser Altersgruppe die medizinische Sorge eher der Vorbeugung denn der Behandlung.

Jeder Einzelne kann durch Vorbeugung viel zur Erhaltung seiner Gesundheit beitragen. Doch ist es nicht ausgeschlossen, dass auch Frauen, die auf ihre Gesundheit achten, mit schweren Erkrankungen ihrer Geschlechtsorgane rechnen müssen. Indem man einige einfache Regeln befolgt kann man allerdings die Wahrscheinlichkeit eines ernsten Problems reduzieren und eine Erkrankung zumindest auch schon im Frühstadium erkennen, wenn noch die besten Heilungschancen bestehen.

Gynäkologische Untersuchung

Ab 18 Jahren – sexuell aktive Teenager auch schon früher – sollten Frauen 1-mal jährlich eine → vaginale Untersuchung, S. 1141, machen lassen. Diese Untersuchung ist Teil der Routineuntersuchung bei einem Gynäkologen (→ Finden Sie einen geeigneten Gynäkologen, S. 1142).

Um Zysten, Tumoren und Infektionen zu entdecken ist die gynäkologische Untersuchung wichtig. Mit ihr können aber auch Störungen wie eine Muskelschwäche festgestellt werden, die dazu führen kann, dass sich Gebärmutter oder Scheide senken. Von einem Ausfluss wird der Arzt eine Probe nehmen und analysieren um die Ursache festzustellen (→ Unterleibsuntersuchung, S. 1141).

Papanicolaou-Abstrich (Pap-Abstrich)

Ein wichtiger Teil der Unterleibsuntersuchung ist der Papanicolaou-Abstrich (Pap-Abstrich). Der einfache und schmerzlose Test erfolgt, indem einige Zellen mit Spatel, Bürste oder einem Tupfer vom Gebärmutterhals abgenommen werden. Gebärmutterhalskrebs kann mit diesem Test festgestellt werden, eine Krankheit die häufiger Frauen über 40 betrifft. Aber auch Probleme im Vorkrebsstadium können erkannt werden.

Ab 18 Jahren (oder früher, wenn der Teenager sexuell aktiv ist) sollte jede Frau auf Rat ihres Arztes innerhalb von 1 bis 3 Jahren mindestens einen Abstrich machen lassen (→ Abstrich, S. 1181).

Unterleibsentzündung

Häufige Ursache für Unfruchtbarkeit bei Frauen ist eine Entzündung der Geschlechtsorgane die zu Vernarbungen in den Eileitern führt, hervorgerufen durch Bakterien die beim Geschlechtsverkehr in die Scheide gelangen. Zu einer Entzündung kann es aber auch nach einer Abtreibung, einer Fehlgeburt oder beim Einsetzen einer Spirale kommen.

Oft sind junge, sexuell aktive Frauen betroffen. Der Einsatz eines Kondoms ist meistens ein sicheres Mittel um einer Unterleibsentzündung vorzubeugen oder auch um Geschlechtskrankheiten wie Herpes, Syphilis, Gonorrhoe und Aids auszuschließen, da durch seinen Gebrauch Bakterien und Viren nicht mehr übertragen werden können.

Wenn Schmerzen im Beckenbereich auftreten, der Unterleib empfindlicher ist, man Fieber bekommt oder einen unangenehm riechenden Ausfluss aus der Scheide hat, könnte die Ursache eine Unterleibsentzündung sein. Um den Schaden an den Eileitern zu vermeiden ist eine frühzeitige Behandlung mit Antibiotika notwendig (→ Unterleibsentzündung, S. 1187, und Toxisches Schocksyndrom, S. 1145).

Selbstuntersuchung der Brust

Jede Frau kann ihre Brüste abtasten und sehen und dadurch mögliche Veränderungen erkennen. An den Brüsten können vielfältige Beschwerden auftreten – unangenehme bis hin zu tödlichen (→ Brusterkrankungen, S. 1157). Auf die Bedeutung der Selbstuntersuchung kann daher gar nicht genug hingewiesen werden.

Bis zur Pubertät unterscheiden sich die Brüste der Mädchen von den der Jungen im Grunde nicht. Irgendwann, meist im Alter von 9 bis 13 Jahren, schütten der Hypothalamus, die Hirnanhangsdrüse, Eierstöcke und Nebennierendrüsen vermehrt weibliche Hormone aus. Deren Konzentration steigt an und die Brüste beginnen sich zu entwickeln. Oft ist dies das erste Anzeichen für die Pubertät des Mädchens.

Die Brust der Frau enthält viele Milch produzierende Drüsen, die in Fettgewebe eingebettet und zu Gruppen zusammengefasst sind. Jede Drüsengruppe hat einen Milchgang, der zur Brustwarze führt. Um die Brustwarze befindet sich dunkleres Gewebe.

Im frühen Erwachsenenalter sind die weiblichen Brüste fest und straff. Die → Selbstuntersuchung, S. 1160, hilft, sich mit den eigenen Brüsten vertraut zu machen.

Jeden Monat sollte man seine Brüste untersuchen, und zwar immer eine Woche nach Beginn der Regelblutung. Nach Beginn der Wechseljahre kommt es nicht mehr darauf an, an welchem Tag die Untersuchung durchgeführt wird, sofern es nur jeden Monat der gleiche Tag ist. So wird man mit der Topographie seiner Brüste vertraut und kann jede Veränderung, jeden Knoten und jede Verdickung entdecken.

Die Heilungschancen von Brustkrebs sind umso besser, je früher die Krankheit erkannt wird. 90 Prozent aller Veränderungen werden nicht vom Arzt sondern von den Frauen entdeckt – entweder zufällig oder durch Selbstuntersuchung (→ Selbstuntersuchung der Brust, S. 1160). Die Mehrzahl aller Knoten sind gutartig.

Mammographie

Die Mammographie ist eine Röntgenuntersuchung der Brust. Mit ihrer Hilfe können Tumoren erkannt werden noch ehe man sie ertasten kann. Welche Frauen eine Mammographie durchführen lassen sollten ist noch nicht endgültig geklärt. Im Allgemeinen heißt es, dass Frauen über 50, die keine Symptome aufweisen, 1-mal jährlich zur Mammographie sollten. Frauen, die ein erhöhtes Risiko haben an Brustkrebs zu erkranken, weil sie bereits einmal Brustkrebs hatten oder ihre Mutter oder Schwester an dieser Krankheit litten, sollten sich bereits ab 40 einer jährlichen Mammographie unterziehen. Bei Frauen zwischen 40 und 50, in deren Familie es keine Krankengeschichte von Brustkrebs gibt, ist eine Mammographie alle 2 Jahre ausreichend (→ Mammographie, S. 1165).

Weibliche Sexualität

Ist eine Frau sexuell erregt, sondern die Drüsen in ihrer Scheide ein Gleitmittel ab, mit dessen Hilfe der Penis leichter eindringen kann. Der sexuelle Reiz muss jedoch ausreichend groß sein, damit die Drüsen des Scheidengewebes in dieser Form reagieren.

Die nächste Stufe der sexuellen Reaktion wird Orgasmus genannt – eine Reihe unkontrollierbarer Beckenkontraktionen, die durch einen bestimmten Teil des Nervensystems gesteuert werden. Damit es zu einem Orgasmus kommen kann, muss die Klitoris gereizt werden – entweder direkt oder indirekt.

Sexuelles Versagen kann zu jedem Zeitpunkt während des Akts auftreten. Man spricht davon, wenn der Geschlechtsverkehr unangenehm oder schmerzhaft ist, wenn man nicht erregt wird, obwohl der Partner liebevoll und geduldig ist oder wenn es nicht zum Orgasmus kommt (→ Gesundheitsfragen bei Geschlechtspartnern, S. 1213).

Bei Männern und Frauen ist sexuelles Versagen nicht ungewöhnlich. Man sollte sich nicht schämen und es sollte einem nicht peinlich sein professionelle Hilfe in Anspruch zu nehmen.

Die Ursache dafür, dass eine Frau unfähig ist sexuell zu reagieren, kann organischer Natur sein. So verursachen beispielsweise die Zuckerkrankheit oder Multiple Sklerose Nervenschäden, die eine sexuelle Erregung verhindern können. → Unterleibsentzündungen, S. 1185, oder eine → Endometriose, S. 1187, können zu

Schmerzen beim Geschlechtsverkehr führen, und nach einer Krankheit oder der Einnahme von Medikamenten kann das sexuelle Verlangen vermindert sein.

Häufiger sind jedoch psychische Ursachen bei sexuellem Versagen. Traumatische Erlebnisse wie eine Vergewaltigung oder Inzest, die Vorstellung, Sex sei »schmutzig«, Schuldgefühle bei sexueller Lust, Angst und Scham sowie Minderwertigkeitsgefühle nach einer Hysterektomie (Entfernung der Gebärmutter) oder einer Mastektomie (Entfernung einer Brust), Depressionen und chronische Müdigkeit, können sexuelle Störungen hervorrufen. Ein egoistischer, wenig einfühlsamer Partner, Eheprobleme oder eine schwierige Lebenslage können die sexuelle Reaktion ebenfalls beeinträchtigen.

Oft kennt man den Grund für das mangelnde sexuelle Interesse nicht. Wer sich deswegen Sorgen macht, sollte professionelle Hilfe in Anspruch nehmen. Hat eine Frau einen liebenden Partner, der sich Zeit nimmt, vor dem Geschlechtsverkehr die sexuell empfindsamen Stellen ihres Körpers zu stimulieren und sie verspürt trotzdem keine sexuelle Erregung, sollte vielleicht nach emotionalen oder psychischen Ursachen gesucht werden. Oft kann eine Kombination aus Psychotherapie und Sexualtherapie das Problem lindern (→ Luststörungen bei Frauen, S. 1222).

Schmerzhafter Geschlechtsverkehr

Schmerzen beim Geschlechtsverkehr können psychische oder körperliche Ursachen haben (→ Schmerzen in der Scheide, S. 1175). Die nachfolgend aufgeführten Ursachen können behandelt werden.

Vaginismus (Scheidenkrampf)

Eine seltene Ursache für Schmerzen beim Geschlechtsverkehr ist der Scheidenkrampf. Bei den betroffenen Frauen kommt es trotz sexueller Stimulation nicht zur natürlichen Befeuchtung der Scheide. Gleichzeitig ziehen sich die Muskeln um den Scheideneingang zusammen, was den Geschlechtsverkehr schmerzhaft, oft sogar unmöglich macht.

Die Ursache des Vaginismus kann psychischer Natur sein, vielleicht in Reaktion auf ein traumatisches sexuelles Erlebnis. Betroffene sollten einen Arzt oder Therapeuten um Rat fragen, der sich auf die Behandlung sexueller Störungen spezialisiert hat.

Die Behandlung besteht aus einer Beratung und einer allmählichen Erweiterung der Vagina mit Röhren und Dehnsonden, die vom Arzt verschrieben werden. Zu Beginn werden die kleinsten Größen in die Scheide eingeführt. Nach und nach wechselt man zur nächsten Größe und fährt so fort, bis man Sonden in Penisgröße ohne Schmerzen einführen kann.

Infektionen

Auch Infektionen der Scheide und Vulva können für Schmerzen beim Geschlechtsverkehr verantwortlich sein. Herpes genitalis, Zysten, Ausschläge oder allergische Reaktionen können die Vulva so empfindlich machen, dass die Reibung während des Geschlechtsverkehrs unerträglich wird. Als unangenehm und schmerzhaft kann der Geschlechtsverkehr auch bei einer → Blasen- oder Harnröhreninfektion, S. 842, empfunden werden.

Krankheiten

Krankheiten der Geschlechtsorgane wie → Unterleibsentzündungen, S. 1187, oder → Endometriose, S. 1185, können den Geschlechtsverkehr schmerzhaft machen, vor allem, wenn der Partner tief eindringt. Es kann auch zu Blutungen nach dem Geschlechtsverkehr kommen. Oft ist eine mangelnde Feuchtigkeit in der Scheide die Ursache dafür. Es ist ratsam einen Arzt aufzusuchen um andere Ursachen auszuschließen.

Es kommt nicht zum Orgasmus

Wenn eine Frau nicht zum Orgasmus kommen kann, hat dies nicht unbedingt etwas damit zu tun, dass sie sexuell nicht erregt wird.

Manchmal lässt sich das Problem durch ein offenes Gespräch mit dem Partner beheben. Ein längeres Vorspiel, eine andere Stellung beim Geschlechtsverkehr oder direkte körperliche Stimulierung der Klitoris können schon helfen.

In manchen Fällen ist jedoch eine Therapie erforderlich. Vielleicht rät der Arzt zu bestimmten sexuellen Übungen, die zu Hause mit dem Partner durchgeführt werden können. In Kombination mit einer Psychotherapie können diese helfen, das Problem zu lösen. (→ Orgasmusstörungen bei Frauen, S. 1223).

Empfängnisverhütung

Eine gesunde Frau, die schon im Teenageralter sexuell aktiv wird und die Pille nicht nimmt, kann 30 bis 35 Jahre lang fortpflanzungsfähig sein. Dank verschiedener Methoden der Empfängnisverhütung können Frauen heute wählen, ob und wann sie Mutter werden wollen. Beliebte Mittel der Empfängnisverhütung, die allerdings vor allem die Frauen betreffen, sind auf den Seiten 171 bis 174 beschrieben.

Natürliche Familienplanung

Zur natürlichen Verhütung zählen Methoden, die sich am Menstruationszyklus der Frau orientieren um festzustellen, an welchen Tagen der Verkehr »sicher« ist. Es gibt mehrere Varianten der so genannten »Rhythmus-Methode«.

Die natürliche Familienplanung erfordert, dass die Frau genau darüber Bescheid weiß, an welchen Tagen sie schwanger werden könnte. Dies ist nur für eine ganz kurze Zeitspanne in der Mitte jedes Menstruationszyklus der Fall – etwa 72 Stunden vor dem Eisprung bis 24 Stunden danach. Wichtig ist es, zu bestimmen, wann diese Tage sind und dann während dieser Zeit keinen Geschlechtsverkehr zu haben.

Alle diese Methoden szellen nur zu ungefähr 80 Prozent einen wirksamen Schutz zur Empfängnisverhütung dar. Es ist schwierig den Zeitpunkt des Eisprungs zu bestimmen, da sich der Zyklus verschieben kann. Wer sich für die natürliche Familienplanung entscheidet sollte einige Monate lang genau Buch über den Zyklus führen um ein Schema zu erkennen. Es gibt vier verschiedene Möglichkeiten, den Zeitpunkt des Eisprungs zu bestimmen: die Temperaturmethode, die Kalendermethode, die Untersuchung der Scheidenflüssigkeit und eine Kombination aus Kalendermethode und Untersuchung der Scheidenflüssigkeit.

Bei der Temperaturmethode wird der Zeitpunkt des Eisprungs festgestellt. Kurz nach dem Eisprung haben die meisten Frauen eine leicht erhöhte Körpertemperatur. Dies lässt sich feststellen, wenn man täglich nach dem Aufwachen die Körpertemperatur mit einem Basalthermometer (aus der Apotheke) misst. Wenn man den Zeitpunkt der Ovulation festgestellt hat, sollte 3 Tage davor und 3 Tage danach kein Geschlechtsverkehr stattfinden, um einer Schwangerschaft vorzubeugen.

Bei der Kalendermethode ist es wichtig, dass 1 Jahr lang über den Menstruationszyklus genau Buch geführt wird. Es werden dann 18 Tage von der Anzahl der Tage im kürzesten Zyklus subtrahiert (14 Tage vom Eisprung bis zum ersten Tag der Periode und 4 Tage für die durchschnittliche Lebensdauer der männlichen Samenzellen) und 10 Tage vom längsten Zyklus (14 Tage vom Eisprung bis zum ersten Tag der Periode, minus 1 Tag für die Lebensdauer eines Eis und minus 3 Tage für einen möglichen Irrtum). Die errechneten Tage sind die ersten und letzten Tage im Zyklus, während denen eine Schwangerschaft eintreten könnte.

Ist der kürzeste Zyklus beispielsweise 24 Tage lang und der längste 35, dann liegt die Zeit, während der es zur Schwangerschaft kommen könnte, zwischen 24 Tagen minus 18 Tage (oder dem 6. Tag) und 35 Tage minus 10 Tage (oder dem 25. Tag). Diesem Beispiel zufolge könnte eine Schwangerschaft vom 6. bis zum 25. Tag eines Zyklus möglich sein.

Etwa 4 Tage vor dem Eisprung wird die Scheidenflüssigkeit dünner und klarer. Auf dieser Tatsache beruht die Verhütungsmethode, bei der die Scheidenflüssigkeit untersucht wird. Sobald man feststellt, dass sich die Flüssigkeit in dieser Art verändert und auch noch 4 Tage später, nachdem sie wieder dicker und trockener wird, sollte man keinen Geschlechtsverkehr haben wenn man nicht schwanger werden will.

Die sicherste der natürlichen Methoden ist die Kombination von Temperaturmethode und der Untersuchung der Scheidenflüssigkeit.

Die Pille

Etwa jede 4. deutsche Frau unter 45 Jahren benutzt zur Empfängnisverhütung die Pille. Dies ist die sicherste Art der Geburtenkontrolle. Bei richtiger Anwendung wird von 1 000 Frauen nur eine pro Jahr schwanger.

Die am häufigsten verschriebene – und wirksamste – Pille enthält eine Kombination aus Östrogen und Progesteron. Diese wirken genauso wie die natürlichen Hormone, die vom Körper produziert werden. Manche Frauen nehmen auch die so genannte Minipille, die nur Progesteron enthält. Obwohl sie nicht ganz so wirksam ist wie die Kombinationspille geht man davon aus, dass sie für Frauen über 35 Jahre, für Zuckerkranke und Frauen mit hohem Blutdruck etwas unbedenklicher ist.

Die Pille wirkt, indem sie den Hypothalamus davon abhält, der Hirnanhangsdrüse den Befehl zu geben, Follikel stimulierendes und luteinisierendes Hormon zu mobilisieren. Werden diese Hormone unterdrückt, kann es nicht zum Eisprung kommen.

Außerdem verhindert die Pille, dass die Scheidenflüssigkeit dünn und wässrig wird, was während der Zeit der Ovulation normal ist. Stattdessen bleibt der Schleim in der Scheide während des gesamten Zyklus dickflüssig, sodass der Samen nur unter erschwerten Bedingungen zu den Eileitern gelangen kann.

Mit der Pille wird die Menstruation nicht unterdrückt, doch meistens ist die Regelblutung weniger stark und dauert nicht so lange wie beim natürlichen Zyklus. Schmerzhafte Krämpfe vor und nach der Regelblutung bleiben bei Frauen, die die Pille nehmen meist aus.

Die Pille ist rezeptpflichtig. Jeden Tag zur gleichen Zeit sollte die Pille genommen werden, damit die Dosis konstant bleibt und die

Gefahr, sie einmal zu vergessen, möglichst gering ist. Viele Frauen beginnen mit der Einnahme am 1. Tag ihrer Periode, nehmen sie 21 Tage lang und setzen danach 7 Tage lang aus. Etwa 3 Tage nach Einnahme der letzten Pille setzt die Periode ein. (Es gibt auch Präparate in Päckchen, die 21 hormonhaltige und 7 Pillen ohne Wirkstoff enthalten. Dadurch wird das tägliche Einnahmeschema nicht unterbrochen.)

Manchmal setzt die Periode ganz aus. Geschieht dies, dann beginnt man mit der neuen Packung eine Woche nach Beendigung des vorherigen Päckchens. Fällt jedoch auch die nächste Periode aus, sollte man den Arzt aufsuchen.

Obwohl die Pille sehr sicher und leicht anzuwenden ist, gibt es Nebenwirkungen, von denen die meisten jedoch harmlos sind. Hierzu zählen Gewichtszunahme, Übelkeit, Erbrechen, empfindliche Brüste und ein unangenehmes Gefühl im Beckenbereich. Bei manchen Frauen können auch leichte Blutungen auftreten.

Schwerwiegendste Nebenwirkung ist eine Neigung zu Blutgerinnseln, die tödlich sein können, wenn sie sich lösen und zu den Lungen wandern. Blutgerinnsel treten bei Frauen, die die Pille nehmen, häufiger auf, als bei Frauen, die keine Pille nehmen. Das größte Risiko scheinen Frauen zu tragen, die Pillen mit besonders hohem Östrogengehalt einnehmen.

Bei einem geringen Prozentsatz der Frauen, die die Pille nehmen, kommt es außerdem zu stark erhöhtem Blutdruck. Schlaganfälle und Herzinfarkte, die der Pille zugeschrieben werden müssen, sind aber sehr selten – ebenso wie Gallenblasenstörungen.

Rauchen erhöht das Risiko vieler dieser Nebenwirkungen – insbesondere bei Frauen, die älter als 35 Jahre sind.

Die Pille scheint das Auftreten von Krebs in den Geschlechtsorganen nicht zu erhöhen. Im Gegenteil weist vieles darauf hin, dass die Pille das Risiko von Eierstock- und Gebärmutterkrebs verringert. Außerdem senkt sie das Risiko, an Eierstock- und Brustzysten zu erkranken, Blutarmut durch übermäßige Regelblutung und das Auftreten von rheumatoider Arthritis und Beckenentzündungen.

Für Nichtraucherinnen unter 40 Jahren ist die Pille vermutlich unbedenklich. Raucherinnen über 25 Jahre dagegen sollten die Pille nicht mehr nehmen. Frauen über 40 Jahre, die gesund sind und eine gering dosierte Östrogenpille nehmen, können diese Art der Empfängnisverhütung meist fortsetzen. Bei einigen Blutgefäßerkrankungen, Herzstörungen oder manchen Krebsarten wird in der Regel eine andere Verhütungsmethode vorgezogen. Auch bei Migräne, Bluthochdruck, Sichelzellenanämie und der Zuckerkrankheit oder vor einer Operation kann die Pille das Risiko für Komplikationen erhöhen. Die Risiken müssen sorgfältig abgewogen werden. Im Allgemeinen sind jedoch die Risiken der Pille erheblich geringer als die Risiken einer Schwangerschaft.

Intrauterinpessare

Intrauterinpessare (Spiralen) können zu 95 bis 98 Prozent eine Schwangerschaft verhüten.

Die Spirale ist ein kleines Kunststoffteil, das der Arzt in die Gebärmutter einsetzt – meist während der Periode, wenn der Gebärmuttermund etwas weiter geöffnet ist. Ein kleiner Faden an der Spirale ermöglicht es dem Arzt, diese wieder zu entfernen. Auch die Trägerin kann den Faden benutzen, um sich zu vergewissern, ob die Spirale richtig sitzt.

Durch die eingesetzte Spirale verändert sich die Schleimhaut in der Gebärmutter so, dass es für ein befruchtetes Ei schwierig wird sich einzunisten und zu wachsen.

Häufigste Nebenwirkungen der Spirale sind eine verstärkte Menstruationsblutung und stärkere Schmerzen während der Periode. Manchmal kann die Spirale bei einer starken Monatsblutung auch mit ausgeschieden werden. Daher muss mithilfe des Fädchens regelmäßig überprüft werden, ob sie noch richtig sitzt.

Schwerwiegendste Nebenwirkungen sind Unterleibsentzündungen, eine Schwangerschaft außerhalb der Gebärmutter oder eine Eileiterschwangerschaft. Starke Entzündungen der Geschlechtsorgane können zu Unfruchtbarkeit führen, doch ist dies überaus selten.

Barriere-Methoden

Diese Verfahren blockieren das Vordringen der Samenzellen zur Eizelle. Es gibt sowohl physische Sperren wie das Diaphragma, den Scheidenschwamm und die Zervikalkappe als auch chemische Sperren (Spermizide) in Form von Cremes, Gelen, Schaum und Zäpfchen. Die Methode ist zu 80 bis 90 Prozent sicher. Am wirksamsten ist die Kombination von körperlichen Sperren und Spermiziden.

Diaphragma

Das Diaphragma zählt zu den sichersten dieser Verhütungsmittel für Frauen und hat eine Erfolgsrate von 98,5 Prozent wenn es richtig angewandt wird. Es sollte immer in Verbindung mit einem Spermizid eingesetzt werden.

Vor über 100 Jahren wurde das Diaphragma entwickelt. Es ist eine Gummikappe, die in die Scheide eingeführt wird und den Gebärmutterhals verschließt. Das Diaphragma muss vom Arzt angepasst werden, denn um wirksam zu sein, muss das Diaphragma die gesamte Öffnung des Gebärmutterhalses verschließen. Frauen, die stark zu- oder abgenommen oder ein Kind geboren haben, müssen sich häufig ein neues Diaphragma anpassen lassen.

Das Diaphragma wird vor dem Verkehr eingesetzt – zuvor muss jedoch Spermizid auf seinem Rand und in der Mitte aufgetragen werden. Nach dem Geschlechtsverkehr sollte man mindestens 6 Stunden warten, bevor man das Diaphragma entfernt. Kommt es innerhalb dieser 6 Stunden nochmals zu Geschlechtsverkehr, muss erneut Spermizid aufgetragen werden – ohne das Diaphragma zu entfernen.

Das Diaphragma wird mit Wasser und Seife gereinigt und muss regelmäßig daraufhin geprüft werden, ob es Löcher enthält, dünn oder brüchig geworden ist.

Es gibt keine Nebenwirkungen, sofern man nicht allergisch auf die Spermizide reagiert.

Scheiden-Schwamm (Vaginal-Schwamm)
Im Gegensatz zum Diaphragma kann man den Vaginalschwamm ohne Rezept bekommen und er muss auch nicht angepasst werden. Allerdings ist er nicht so sicher wie das Diaphragma.

Der Schwamm wird tief in die Scheide eingeführt – ganz ähnlich wie das Diaphragma. Der entscheidende Unterschied besteht darin, dass der Schwamm Spermizid (samenabtötende Stoffe) enthält, das innerhalb von 24 Stunden in gleich bleibenden Mengen freigegeben wird. Innerhalb dieser Zeit kann man wiederholt Geschlechtsverkehr haben ohne zusätzliches Spermizid anzuwenden. Nach dem Verkehr muss der Schwamm 6 weitere Stunden in der Scheide verbleiben, ehe man ihn entfernen kann.

Okklusivpessar (Portiokappe)
Das Okklusivpessa ist eine Kunststoffkappe, die genau über den Gebärmuttermund passt. Sie muss vom Arzt angepasst und sehr tief in die Scheide eingeführt werden. Viele Frauen neigen daher dazu, das Pessar über längere Zeit nicht zu entfernen. Auf diese Weise kann das Pessar aber zu einer Brutstätte Gift produzierender Bakterien werden. Das Okklusivpessar ist zu etwa 85 Prozent sicher – hat also eine höhere Versagerrate als das Diaphragma.

Das Kondom für die Frau
Das Kondom für die Frau wird in die Vagina eingeführt. Ihr geschlossenes Ende, das auf den Gebärmuttermund passt hat Ähnlichkeiten mit dem Diaphragma. Das offene Ende ist durch

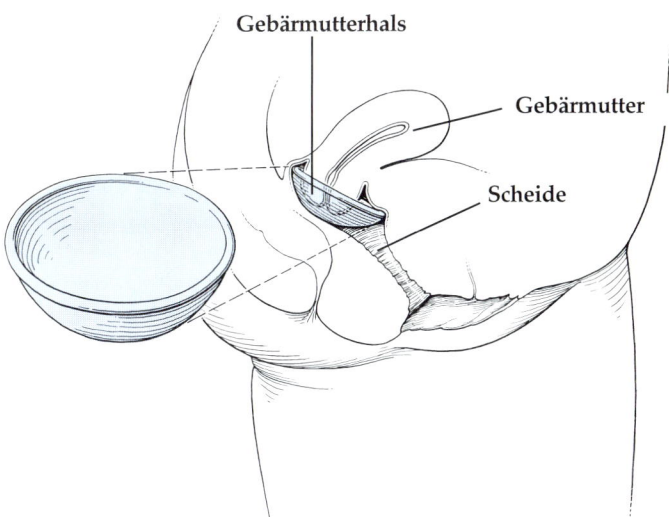

einen Ring verstärkt, der außerhalb des Körpers sitzt. Diese Kondome reißt nicht einmal halb so oft wie die Kondome für den Mann.

Empfängnisverhütende Implantate
Diese Implantate sind den reinen Progesteron-Pillen ähnlich, da sie Hormone enthalten, die die Befruchtung stören und den Eisprung verhindern. Der Arzt kann die kleinen, streichholzgroßen Stäbchen am Oberarm unter die Haut einpflanzen. Sie wirken 5 Jahre lang. Die Nebenwirkungen können ähnlich sein wie bei der Pille und es kann zu zusätzlichen, unregelmäßigen Monatsblutungen oder zu Zwischenblutungen kommen. Bei Zuckerkranken kann außerdem die Glukosekontrolle nachteilig beeinflusst werden. Diese Methode der Empfängnisverhütung ist etwas kostspieliger, doch weniger als 5 Prozent der Frauen, die sie anwenden, werden schwanger.

Wenn man sich für ein Implantat entscheidet, ist es ganz wichtig, sich einen Arzt zu suchen, der im Einsetzen und Entfernen von Implantaten ausgebildet ist und Erfahrung hat.

Empfängnisverhütende Spritzen
Ähnlich wie die empfängnisverhütenden Implantate wirken auch Progesteron-Spritzen. Um den Schutz aufrecht zu erhalten, ist alle 2 bis 3 Monate eine Spritze erforderlich, damit der Schutz vor einer Schwangerschaft gewährleistet bleibt. Diese Methode ist auch unmittelbar nach der Geburt eines Kindes und während der Stillzeit sicher. Selten kann es zu unregelmäßigen Monatsblutungen und Zwischenblutungen kommen, es bestehen jedoch gute Chancen, dass die Monatsblutungen nach 6 Monaten ganz aussetzen. Werden die Spritzen abgesetzt, kann es eine Weile dauern, bis die Fruchtbarkeit wieder hergestellt ist.

Gebärmutterhals

Gebärmutter

Scheide

Das empfängnisverhütende Diaphragma ist eine Gummikappe, die in die Scheide eingeführt wird und den Gebärmutterhals verschließt.

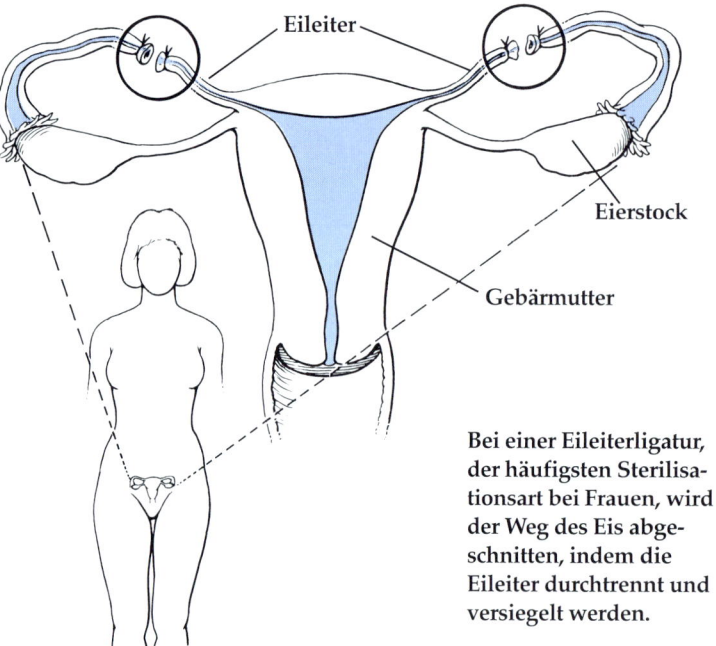

Bei einer Eileiterligatur, der häufigsten Sterilisationsart bei Frauen, wird der Weg des Eis abgeschnitten, indem die Eileiter durchtrennt und versiegelt werden.

Diese Methode ist zur Empfängnisverhütung sehr sicher. Es gibt nur eine geringfügig höhere Versagerrate bei Frauen, die über 80 kg wiegen. Wer dieses Gewicht überschreitet, sollte sich mit seinem Arzt absprechen, der dann die Wirkstoffdosierung anpassen kann.

Eileiterligatur

Bei der Sterilisation der Frau werden die Eileiter so durchtrennt, dass das Ei nicht mehr durch die Eileiter hinunter und der Samen nicht mehr hinauf gelangt. Ein Kontakt zwischen Samen und Ei ist somit unmöglich. Die Eileiterligatur ist die gängige Form der Sterilisation der Frau.

Die Hysterektomie – die Entfernung der Gebärmutter – sollte nicht zum Zweck der Empfängnisverhütung vorgenommen werden. Sie ist zu riskant und kann nicht gerechtfertigt werden, wenn es keine medizinischen Indikationen gibt, die sie notwendig machen (S. 1184).

Rückgängigmachen einer Eileiterligatur

Einige sterilisierte Frauen entscheiden sich später doch noch anders und möchten schwanger werden. Mit einer Operation kann die Eileiterligatur rückgängig gemacht werden und danach werden auch 60 bis 80 Prozent dieser Frauen wieder schwanger. Das Risiko einer extrauterinen Schwangerschaft (Eileiterschwangerschaft) ist jedoch erhöht (S. 199). Daher weisen Ärzte immer wieder darauf hin, dass man sich vor einer Sterilisation sicher sein sollte, keine Kinder mehr bekommen zu wollen.

Viele Frauen entschließen sich unmittelbar nach der Geburt eines Kindes zur Sterilisation. Dies ist eine gute Zeit für eine Eileiterligatur, da die Bauchwand entspannt ist und sich der obere Teil der Gebärmutter in der Nähe des Bauchnabels befindet, dem Ausgangspunkt der Operation. Normalerweise ist nur eine leichte Anästhesie notwendig. Bei einer Kaiserschnittgeburt ist die Eileiterligatur eine Sache von Minuten.

Schwangere Frauen, die an eine Sterilisation denken, sollten diese Möglichkeit der Empfängnisverhütung vor der Niederkunft mit ihrem Arzt besprechen. Manche Ärzte führen die Eileiterligatur unmittelbar nach der Geburt durch, doch die meisten warten lieber mindestens 12 Stunden. Hierfür gibt es zwei Gründe. Der erste ist, dass Blutungen 12 Stunden nach der Geburt wesentlich unwahrscheinlicher sind als innerhalb dieser Zeit. Zweitens kann während dieser Stunden festgestellt werden, ob das Neugeborene eine lebensbedrohliche Krankheit hat und die Mutter hat nochmals die Möglichkeit, ihre Entscheidung zu überdenken.

Eine Eileiterligatur kann stationär oder ambulant durchgeführt werden. Sowohl eine Generalanästhesie kann angewandt werden (die Patientin schläft) als auch eine Lokalanästhesie.

Die häufigste Methode bei Frauen, die gerade erst eine normale Geburt hatten, besteht aus einem kleinen Einschnitt unterhalb des Nabels. Die Eileiter sind leicht zu finden. Eine kleine »Schlinge« des Eileiters wird angehoben, abgebunden und durchtrennt. Dann werden die beiden getrennten Enden vernäht.

Nur eine von 350 Frauen, die eine Eileiterligatur gleich nach der Geburt eines Kindes durchführen lassen, wird nochmals schwanger. Aus unbekannten Gründen ist die Rate bei Frauen, die den Eingriff nach einem Kaiserschnitt machen lassen, geringfügig höher.

Bei einer anderen Form der Sterilisation wird eine Laparoskopie (Bauchspiegelung) durchgeführt. Hierbei wird ein dünnes Instrument durch einen kleinen Einschnitt unterhalb des Nabels eingeführt, nachdem der Unterleib mit einem Gas aufgeblasen wurde. Das Instrument hat eine Sonde, durch die der Arzt die Geschlechtsorgane sehen kann. Mithilfe von Operationsinstrumenten, die entweder durch denselben Einschnitt oder durch einen zweiten Einschnitt eingeführt werden, lokalisiert er die Eileiter. Diese werden dann verödet oder mithilfe von Plastikclips oder Ringen abgebunden.

Wie bei jeder Operation birgt auch die Eileiterligatur Risiken. Etwa eine von 1 000 Frauen leidet danach an Komplikationen. Dazu zählen Reaktionen auf die Anästhesie, Unterleibsentzündungen, versehentliche Verletzungen von Blutgefäßen im Unterleib, Darmverletzungen und Verbrennungen (wenn die Eileiter kauterisiert wurden).

Nach einer Eileiterligatur verschreibt der Arzt möglicherweise schmerzstillende Mittel für den Unterleib. Schwindelgefühle, Müdigkeit, Übelkeit und Blähungen sind keine ungewöhnlichen Nebenwirkungen. Die meisten Frauen können jedoch innerhalb von 8 Stunden wieder laufen, normal essen und sich um ihre neugeborenen Kinder kümmern. Sie können oft noch am Tag des Eingriffes nach Hause gehen.

Vorbereitung auf die Schwangerschaft

Bevor eine Frau beschließt schwanger zu werden und ein Kind zu bekommen sollte sie sich von ihrem Arzt gründlich untersuchen lassen. Es gibt viele Krankheiten, die zunächst ohne Symptome verlaufen, aber bei einer Schwangerschaft zu Komplikationen führen können. Diabetes, Bluthochdruck, Tumoren im Becken und Anämie sind nur einige wenige verbreitete Leiden, die bei einer gründlichen Generaluntersuchung leicht entdeckt werden können.

Wenn der Arzt ein gesundheitliches Problem feststellt, bedeutet dies noch lange nicht, dass die Frau kein Kind bekommen kann. Sie sollte aber versuchen, die Störung in den Griff zu bekommen, bevor sie schwanger wird. Einige schwangere Frauen wie beispielsweise Zuckerkranke, wenden sich am besten an einen Arzt, der sich auf Risikoschwangerschaften spezialisiert hat.

Sie sollten eine genetische Beratung in Erwägung ziehen, wenn eine bestimmte genetische Störung oder erbliche Krankheit in der Familie vorkommt. Auch für Frauen, die bei ihrem ersten Kind schon über 35 Jahre alt sind und sich sorgen, ob ihr Kind vom Down-Syndrom oder einer anderen Störung betroffen sein könnte ist eine genetische Beratung sinnvoll. Das offene Gespräch mit einem Fachmann kann hilfreiche Informationen über die Chancen geben, ein gesundes Baby zur Welt zu bringen (S. 42).

Es empfiehlt sich, eine Hebamme oder einen Frauenarzt zu konsultieren, wenn es bereits Probleme wie eine Fehlgeburt oder Frühgeburt gegeben hat oder ein Fetus im Mutterleib eine anomale Entwicklung zeigte. Frauen, bei denen (aufgrund ihrer Familien- oder Krankengeschichte) ein hohes Risiko besteht, ein Baby mit Neuralrohrdefekt zur Welt zu bringen, sollten bereits einen Monat vor der Empfängnis und während der ersten 3 Schwangerschaftsmonate Folsäurepräparate zu sich nehmen. Bei Frauen mit geringem Risiko empfehlen manche Ärzte niedere Dosen von Folsäure.

Hat der Arzt festgestellt, dass die Frau gesund ist, kann diese noch ihre Lebensweise überprüfen, ehe sie sich zur Absetzung der Empfängnisverhütung entschließt. Bei Übergewicht sollte man versuchen, noch vor der Schwangerschaft abzunehmen, denn eine Schwangerschaft ist keine geeignete Zeit für eine Abmagerungsdiät.

Raucherinnen sollten sich das Rauchen abgewöhnen (S. 321), denn die Babys von Frauen, die während der Schwangerschaft rauchen, sind meist leichter als die von Nichtraucherinnen und können Entwicklungsstörungen haben. Außerdem erhöht Rauchen das Risiko von Fehl- und Totgeburten.

Wer Medikamente nimmt – verschreibungspflichtige oder rezeptfreie – sollte sich mit dem Arzt absprechen, ob diese auch während der Schwangerschaft eingenommen werden können. Er wird wissen, ob das Medikament für das ungeborene Kind schädlich ist und ob man es durch unbedenkliche Mittel ersetzen kann.

Auch Alkohol während der Schwangerschaft schadet dem Kind.

Wenn eine Frau innerhalb eines Jahres nicht schwanger wird, obwohl sie regelmäßig Geschlechtsverkehr hatte und keinerlei Verhütungsmittel angewandt wurden, könnten sie oder ihr Partner eine Fruchtbarkeitsstörung haben (→ Unfruchtbarkeit, S. 1215).

Die Schwangerschaft

Die meisten Frauen erleben ihre Schwangerschaft verhältnismäßig problemlos. Es kann jedoch gelegentlich zu Komplikationen kommen.

Einige davon sind Morgenübelkeit, Sodbrennen und Rückenschmerzen, die zwar unangenehm sind, doch weder die Gesundheit der werdenden Mutter noch die des ungeborenen Kindes gefährden. Schwerwiegender dagegen sind Blutungen und Zuckerkrankheit.

Hier werden auch Möglichkeiten beschrieben, wie die Mutter dafür sorgen kann, dass sie und ihr Kind während der Schwangerschaft gesund bleiben. Ganz besonders wichtig sind hierfür die regelmäßigen Besuche beim Arzt, eine angemessene Ernährung und die Vermeidung potenziell schädlicher Stoffe wie Nikotin, Alkohol oder Drogen.

Heutzutage befürchten viele Frauenärzte und Geburtshelfer, dass etwas nicht in Ordnung ist, wenn eine Patientin keine Fragen stellt. Man erwartet von der werdenden Mutter und ihrem Partner, dass sie aktiv an der Schwangerschaft und der Geburt ihres Kindes teilhaben.

Befruchtung

Die Befruchtung beginnt mit dem Eindringen einer einzigen männlichen Samenzelle – einer von Millionen, die sich durch die weiblichen Geschlechtsorgane emporgearbeitet hat – in ein weibliches Ei.

Es ist noch immer nicht genau erforscht, wie ein so winziger Samenfaden die relativ feste Eikapsel durchdringen kann. Die Samenzelle schwimmt nicht zielgerichtet und trifft mit ihrer Kopfseite auf das Ei. Es kann sein, dass mehrere Samenzellen auf die äußere Eikapsel treffen, doch schließlich kann nur eine von ihnen auch in das Ei eindringen. Etwa 266 Tage später wird ein Kind geboren.

Mit Ei und Samenzelle vereinigen sich jeweils 23 Chromosomen, die Tausende von Genen enthalten. Dadurch entsteht ein neues Individuum mit 46 Chromosomen, der richtigen Chromosomenzahl für einen Menschen. Durch das genetische Material werden das Geschlecht, die körperlichen Merkmale wie Augen-, Haar- und Hautfarbe, die Körpergröße, der Typ, die

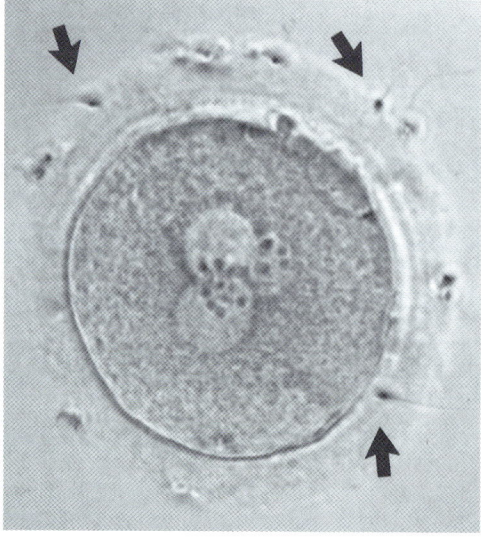

Befruchtetes Ei im frühen Stadium der Zellteilung. Die Pfeile zeigen die Samenzellen, die in die Kapsel eingetreten sind, jedoch nicht zum Ei vordringen konnten.

Gesichtszüge, die Kreativität und in großem Maße auch die intellektuellen Fähigkeiten bis hin zur Persönlichkeit festgelegt. Wenn die Samenzelle zum Eikern vorgedrungen ist, verschmelzen Samenzelle und Ei zu einem einzelligen Embryo (Zygote) und die Befruchtung ist vollendet.

Mehrlingsgeburten entstehen, wenn zwei oder mehr Eier befruchtet werden oder wenn ein Ei befruchtet wurde und sich dann in zwei oder mehr Embryos teilt.

Im nächsten Schritt findet nun die Zellteilung statt. Innerhalb von 12 Stunden hat sich die neue Zelle in zwei Zellen geteilt, von denen sich jede wiederum in zwei Zellen teilt. Dieser Vorgang setzt sich fort und die Zellen verdoppeln sich somit alle 12 Stunden.

Das neue Ei zieht weiter durch den Eileiter in die Gebärmutter und verdoppelt regelmäßig die Anzahl seiner Zellen. Es wird dabei zwar nicht größer, aber doch komplexer. Innerhalb von 4 bis 5 Tagen nach der Befruchtung erreicht das Ei, das inzwischen aus rund 500 Zellen besteht, seinen Bestimmungsort: Die Gebärmutter.

Wenn die Zygote in die Gebärmutter eintritt, hat sie sich beträchtlich von einer soliden Masse hin zu einer Gruppe von Zellen um einen mit Flüssigkeit gefüllten Hohlraum gewandelt. Man nennt sie nun Blastozyste. Ein Teil der Blastozyste enthält eine kompakte Zellmasse, woraus schließlich der Embryo entsteht. Die äußere Zellschicht entwickelt sich zur Plazenta, der Nahrung des Embryos.

Während dieses Prozesses sind die anderen weiblichen Geschlechtsorgane nicht untätig. Die Eierstöcke setzten das Hormon Progesteron in den Blutkreislauf frei. Durch diese Hormonschwemme schwill die Gebärmutterschleimhaut mit Blut an – die beste Voraussetzung für ein befruchtetes Ei, das sich einnisten will.

Zunächst dringt das Ei nicht sehr tief in die Gebärmutter ein. Für einige Tage bleibt es an der Oberfläche. Dann setzt es ein Enzym frei, sodass es tiefer in das Gewebe der Gebärmutterschleimhaut eindringen kann und schließlich ringsum vom Blut der Mutter umgeben ist. Seit der Befruchtung sind inzwischen 8 Tage vergangen. Am 12. Tag hat sich das Ei fest in seinem neuem Zuhause eingenistet.

Die Schwangerschaft ist perfekt, obwohl bisher die Periode noch nicht ausgesetzt hat und sich auch sonst keinerlei Anzeichen einer Schwangerschaft gezeigt haben. Während der ersten Tage oder Wochen nach der Befruchtung ist eine Fehlgeburt nicht selten. Tatsächlich geht man davon aus, dass etwa 50 Prozent aller Befruchtungen in einer Fehlgeburt enden.

Entwicklung des Kindes im Mutterleib

Die durchschnittliche Zeit von der Befruchtung bis zur Geburt eines Kindes beträgt 266 Tage. Verglichen mit der Schwangerschaftsdauer bei den meisten anderen Säugetieren mag diese Zeit sehr lang erscheinen. Zieht man jedoch in Betracht, wie unselbstständig neugeborene Menschenkinder sind, müsste die Schwangerschaft eigentlich noch viel länger dauern. Daher gibt es auch die These, der Mensch sei eine physiologische Frühgeburt.

Wie aus einer einzelnen Zelle ein so komplexes Wesen wie der Mensch entstehen kann grenzt an ein Wunder. Genauso erstaunlich ist die scheinbare Leichtigkeit, mit der sich dieses mikroskopisch kleine Wesen entwickelt. Jeder Schritt von der Entwicklung des Zehennagels bis zum Gehirn, ist in einem genauen Zeitplan festgelegt, der fast immer eingehalten wird. Enthält der genetische Bauplan jedoch Fehler, können die Folge eine Fehlgeburt oder eine angeborene Behinderung sein.

Die folgenden Abschnitte geben einen Überblick über den Entwicklungsprozess während der drei Schwangerschaftstrimester. Die Dauer der Schwangerschaft wird mithilfe von zwei Methoden bestimmt: Der Schwangerschaftsdauer und dem Termin der Befruchtung.

Man misst das Schwangerschaftsalter vom ersten Tag der letzten Monatsblutung, die etwa 2 Wochen vor der tatsächlichen Befruchtung gewesen sein muss. Eine Schwangerschaft, die auf diese Weise berechnet wird, dauert etwa 280 Tage (9,3 Monate).

Das Befruchtungsalter wird vom Zeitpunkt der Befruchtung aus berechnet. Das heißt, nach dieser Methode wird die Schwangerschaftsdauer mit 2 Wochen weniger berechnet, als nach der obigen Methode.

Meist berechnen die Ärzte die Schwangerschaft nach dem Schwangerschaftsalter.

1. Schwangerschaftsdrittel

Die ersten 3 Monate der Entwicklung des Kindes sind die wichtigsten. Während dieser Zeit werden fast alle Organe ausgebildet und am Ende dieser Zeit ist das Kind kaum größer als 7,5 cm und es wiegt nicht viel mehr als 30 g.

Die Zeit von der Befruchtung des Eis durch die Samenzelle bis zur Einpflanzung in die Gebärmutter beträgt etwa 5 bis 7 Tage. Nachdem es sich tief in die Gebärmutter eingegraben hat, beginnt das Ei zu wachsen und verdoppelt täglich seine Größe. Inzwischen hat auch die Plazenta begonnen sich zu entwickeln. Eine Woche

später ist die Nabelschnur in ihren Grundzügen zu erkennen und 5 bis 8 Wirbel haben sich gebildet. Außerdem hat die Entwicklung der Augen und des Herzens begonnen.

Während der ersten 3 Wochen nach der Befruchtung entwickelt sich das Ei zum Embryo. Davor nennt man das Produkt der Befruchtung Ovum. Etwa um diese Zeit setzt die Monatsblutung aus. Ein Schwangerschaftstest fällt zu dieser Zeit vermutlich bereits positiv aus.

Während der nächsten Wochen entwickelt sich der Embryo zu einem Menschen, obwohl der menschliche Embryo sich jetzt noch kaum von den sich entwickelnden Embryonen anderer Säugetiere unterscheidet. In dieser Zeit bilden sich auch der Kopf und der Darmtrakt aus.

Am Ende der 6. Woche wird das Gehirn erkennbar und Arm- und Beinknospen erscheinen. Auch Zellen, die sich später zu Eierstöcken oder Hoden entwickeln, sind zu erkennen.

Am Ende der 7. Woche sind die Brust und der Unterleib voll ausgebildet und die Lungen entwickeln sich. Der Embryo misst etwas mehr als 1 cm und wiegt nur wenige Gramm.

In der 8. Schwangerschaftswoche bilden sich das Gesicht und die Körperform des Kindes heraus. Finger und Fußzehen entwickeln sich ebenso wie entweder Eierstöcke oder Hoden. Bei männlichen Embryonen wird nun auch der Ansatz eines Penis sichtbar.

Am Ende des 2. Schwangerschaftsmonats sieht der Embryo wie die Miniaturausgabe eines menschlichen Neugeborenen aus.

In der 10. Woche ist das Gesicht des Kindes – abgesehen vom Kiefer – gut entwickelt. Das Herz hat vier Kammern und schlägt 120- bis 160-mal pro Minute. Nun spricht man nicht mehr von einem Embryo sondern vom Fetus.

Gegen Ende des 1. Schwangerschaftsdrittels ist der Kopf im Vergleich zum Rest des Körpers unverhältnismäßig groß.

2. Schwangerschaftsdrittel

Während des 2. Schwangerschaftsdrittels wächst der Fetus und die Organe, die sich bisher entwickelt haben, reifen.

Mit 13 Wochen hat der Fetus winzige Fingernägel. Die Geschlechtsteile sind voll ausgebildet und mit speziellen Tests kann das Geschlecht festgestellt werden (S. 179). Der Fetus kann strampeln und seine Zehen bewegen, den Mund öffnen und schließen, die Arme beugen und Fäuste bilden.

Am Ende des 4. Monats kann man den Herzschlag mithilfe eines Stethoskops feststellen (andere Spezialinstrumente können dies schon viel früher). Oft spüren die Frauen bereits zu dieser Zeit erste Anzeichen von Leben in ihrem Bauch. Die Haut des Fetus ist nun etwas rosig und weniger durchsichtig. Der ganze Körper ist fein behaart. Augenwimpern und Augenbrauen erscheinen. Einen Monat später kann der Fetus Kopfhaar haben. Unter der runzligen Haut bilden sich erste Fettdepots. Der Fetus ist nun ungefähr 30 cm lang und wiegt etwa 1 Pfund. Würde er zu diesem Zeitpunkt geboren ist ein Überleben sehr unwahrscheinlich.

3. Schwangerschaftsdrittel

Während der letzten 13 Wochen seiner Entwicklung nimmt der Fetus an Gewicht zu. Zu Beginn dieser letzten Entwicklungsphase wiegt er kaum mehr als ein Pfund. Etwa 3 Monate später wird das durchschnittliche Baby mit einem Gewicht von etwa 3 bis 3,5 kg geboren.

Nach 28 Schwangerschaftswochen ist das Baby von einer dicken weißen Schutzschicht umgeben, der so genannten Vernix (Fruchtschmiere). Die Augen des Kindes sind offen und ein Baby, das zu dieser Zeit geboren ist, kann schwach weinen und seine Glieder bewe-

gen. Obwohl ein Säugling in diesem Stadium kaum 1 kg wiegt und schwerwiegende medizinische Probleme hat, überleben zwei von drei Babys, die in diesem Alter geboren werden dank der medizinischen Fortschritte bei der Behandlung von Frühgeburten.

Einen Monat später sind die Hoden des männlichen Säuglings in den Hodensack abgesunken. Das Kind wiegt nun zwischen 1,5 und 2,0 kg. Bei angemessener Versorgung können die meisten dieser Kinder jetzt überleben.

Säuglinge, die nach Ablauf einer regulären Schwangerschaft geboren werden, also 40 Wochen nach der letzten Monatsblutung der Mutter, sind etwas rundlicher und haben eine glättere Haut als früher geborene Kinder. Die Haut kann noch mit Fruchtschmiere bedeckt sein, muss es aber nicht. Das meiste Körperhaar ist verschwunden, wenngleich die Schultern und Arme immer noch etwas davon bedeckt sein können. Finger- und Fußnägel können etwas über die Finger und Zehen hinausreichen.

Vorsorge während der Schwangerschaft

Sobald eine Frau glaubt schwanger zu sein, sollte sie als eine der wichtigsten Maßnahmen für ihre eigene Gesundheit und die ihres Kindes baldmöglichst vorgeburtliche Vorsorge treffen.

Viele Frauen vereinbaren nun einen Termin mit ihrem Frauenarzt. Falls die Schwangerschaft noch nicht durch einen Test (→ Schwangerschaftstests, S. 198) bestätigt wurde, kann auch der Arzt einen solchen Test durchführen.

Die meisten Frauenärzte raten zu vorgeburtlichen Untersuchungen, sobald die Periode zum ersten Mal ausgesetzt hat, insbesondere dann, wenn die Frau sich bemüht hat schwanger zu werden. Spätestens jedoch, wenn die Monatsblutung zum zweiten Mal ausgeblieben ist, sollte die Frau zum Gynäkologen gehen.

Beim ersten Arztbesuch muss vielleicht ein ausführlicher Fragebogen über den allgemeinen Gesundheitszustand ausgefüllt werden. Der Arzt stellt Fragen nach ernsten bislang in der Familie vorgefallenen Krankheiten, um festzustellen, ob irgendwelche Leiden zu Problemen während der Schwangerschaft führen können oder besondere Beobachtung erfordern.

Um den Zeitpunkt der Befruchtung festzustellen, erkundigt sich der Arzt nach der letzten Periode und der Regelmäßigkeit des Menstruationszyklus. Anhand dieser Angaben bestimmt er den voraussichtlichen Geburtstermin. Natürlich ist der so errechnete Termin nur

Blutungen während der Schwangerschaft

Währen der Schwangerschaft sind Blutungen häufig ein Hinweis auf Störungen, die ein Gynäkologe untersuchen muss.

Während der ersten 20 Schwangerschaftswochen können die Blutungen Vorboten einer Fehlgeburt (S. 197) sein, auf eine Eileiterschwangerschaft (S. 197) hinweisen oder andere Störungen anzeigen, wie eine Zervikalverletzung. Bei einer Fehlgeburt können die Blutungen stark oder schwach sein. Vielleicht kommt die Fehlgeburt völlig ohne Vorwarnung, vielleicht geht ihr auch ein bräunlicher Ausfluss aus der Scheide voraus.

Während der ersten Tage der Schwangerschaft, wenn sich das Ei in die Gebärmutter einnistet, kann es zu geringfügigen Blutungen kommen. Auch haben fast 20 Prozent der schwangeren Frauen während der ersten Schwangerschaftswochen leichte Blutungen, die nicht zu einer Fehlgeburt führen. Dennoch sollte in diesem Fall der Arzt ausgesucht werden.

Nach der 20. Schwangerschaftswoche spricht man von vorgeburtlichen Blutungen. Sie treten sehr selten auf (weniger als 2 Prozent) als Blutungen zu Beginn der Schwangerschaft. Gründe dafür können eine vorzeitige Plazentaablösung (S. 205), vorzeitige Wehen (S. 201) oder eine Fehlgeburt (S. 205) sein.

Starke Blutungen können das Leben der Mutter und das ihres ungeborenen Kindes gefährden. Hat eine Frau nach den ersten Monaten Blutungen, sollte sie sofort zum Arzt gehen. Eventuell muss etwa eine Ultraschalluntersuchung (→ Vorgeburtliche Untersuchungen, S. 179) durchgeführt werden, um die Ursache der Blutungen herauszufinden. Bluttransfusionen können notwendig werden. In manchen Fällen können die Wehen eingeleitet oder das Kind mit einem Kaiserschnitt geholt werden.

eine Schätzung. Die wenigsten Babys werden zum errechneten Termin geboren. Es ist ganz normal, wenn sie innerhalb von 2 Wochen vor oder nach diesem Datum zur Welt kommen.

Nachdem der Gynäkologe die medizinische Geschichte der Schwangeren aufgenommen hat, wird er vor allem ihre inneren Geschlechtsorgane gründlich untersuchen (→ Gynäkologische Untersuchung, S. 1141). Meist wird eine solche Untersuchung erst wieder in den letzten Schwangerschaftswochen durchgeführt, um festzustellen, ob bald mit dem Einsetzen der Wehen zu rechnen ist. Bei diesem ersten Besuch werden auch Blut- und Urintests gemacht.

Am Ende bespricht der Arzt mit der Patientin verschiedene Aspekte der Schwangerschaft, wie Ernährung, Gewichtszunahme und sportliche Betätigung und er weist auf mögliche Komplikationen wie etwa Blutungen hin.

Die meisten Ärzte bitten ihre schwangeren Patientinnen, während der ersten 7 Monate alle 4 bis 6 Wochen in die Praxis zu kommen, im 8. Monat 1- oder 2-mal und dann wöchentlich. Die Frau erhält nun einen Mutterpass, in den alle ihre Untersuchungsergebnisse eingetragen werden und den sie für Notfälle ständig bei sich tragen sollte.

Nach dem ersten Besuch beginnen die folgenden Untersuchungen in der Regel mit einer Gewichts- und Blutdruckkontrolle und es wird eine Urinprobe genommen. Der Arzt fragt nach möglichen Problemen, wie Kopfschmerzen, Sehstörungen, Unterleibsschmerzen, Übelkeit, Erbrechen, geschwollenen Beinen oder Füßen oder Blutungen.

Nach etwa 10 bis 12 Schwangerschaftswochen kann man den Herzschlag des Babys mit einer Doppler-Ultraschalluntersuchung sicht- und hörbar machen (→ Ultraschall, S. 180).

Mithilfe dieser Untersuchung kann der Arzt feststellen, ob das Baby normal wächst.

Untersuchungen während der Schwangerschaft

Auf dem Gebiet der Gynäkologie und Geburtshilfe gab es in den letzten Jahren revolutionäre Entwicklungen. Heute steht den Ärzten eine ausgefeilte Technologie zur Verfügung, mit der sie den Fetus im Mutterleib untersuchen können. Vor allem bei Frauen über 35 Jahren sind beispielsweise Untersuchungen auf genetische Anomalien wesentlich häufiger geworden und die Frauen können schon früh in der Schwangerschaft herausfinden, ob ihr Fetus einen gesundheitlichen Defekt hat. Darüber

Wachstumsverzögerung im Mutterleib

Bei einem Säugling, der extrem klein geboren wird (Gewicht unterhalb der 10. Perzentile) spricht man von einer Wachstumsverzögerung. Dazu kann es kommen, wenn der Fetus nicht genügend Nährstoffe über die Plazenta erhält. Ein Kind, das mit einer Wachstumsverzögerung zur Welt kommt, hat nicht die Menge Körperfett, die ein Neugeborenes von normalem Körpergewicht hat. Daher hat der Säugling Probleme, seine Körpertemperatur und seinen Blutzuckerspiegel zu halten. Zumindest während der ersten Kindheitsjahre wird ein solches Kind auch langsamer wachsen als andere Kinder und es kann sogar zu einer verzögerten intellektuellen Entwicklung kommen.

Eine Frau, die raucht, Drogen nimmt oder übermäßige Mengen Alkohol trinkt, ist gefährdet, ein zu kleines, untergewichtiges Kind zur Welt zu bringen. Auch eine unterernährte Frau oder eine, die während der Schwangerschaft nicht ausreichend zunimmt, kann ein zu kleines Baby haben. Auch bestimmte chronische Erkrankungen bergen ein Risiko.

Schwangerschaftsbedingte Störungen können zu Wachstumsverzögerungen führen wie Probleme mit der Plazenta und der Nabelschnur, Infektionen des Fetus sowie Mehrlingsgeburten.

Vermutet der Arzt eine Wachstumsverzögerung, wird er wahrscheinlich eine Ultraschalluntersuchung anordnen. Wächst der Fetus nicht normal, weil die Mutter raucht, trinkt, Drogen nimmt oder nicht ordentlich isst, kann eine Veränderung der Lebensweise helfen. Oft müssen jedoch die Wehen eingeleitet oder ein Kaiserschnitt durchgeführt werden. Wenn der eigentliche Geburtstermin jedoch noch weit entfernt ist, muss man die Risiken einer so frühen Geburt gegen die Risiken eines Verbleibens im Mutterleib bei weiterer Unterernährung abwägen.

hinaus kann jede Frau schon vor der Geburt das Geschlecht ihres Kindes erfahren.

Auch können die Ärzte weitere medizinische Probleme erkennen, denn das Leben in der Gebärmutter ist nicht ohne Risiken. Manchmal kann der Verdacht bestehen, dass das Baby in Gefahr ist. Vielleicht bewegt sich ein zuvor sehr aktives Baby plötzlich nicht mehr oder Bluttests belegen, dass eine Rh-negative Mutter Antikörper gegen ihr Rh-positives Kind bildet. Was auch immer der Grund sein mag: Hat der Arzt den Verdacht auf Komplikationen, gibt es verschiedene Techniken um die Gesundheit des Fetus festzustellen. Das Ziel ist es immer, mögliche Störungen zu erkennen, bevor ein irreparabler Schaden entstanden ist.

Doppler-Ultraschalluntersuchung
Die Doppler-Ultraschalluntersuchung kann eingesetzt werden, um die Herztätigkeit des Fetus zu beobachten. Das Gerät kann den Herzschlag des Kindes darstellen und eine Schwangerschaft bestätigen.

Ultraschalluntersuchung

Die Ultraschalluntersuchung bzw. Sonographie (S. 1335), hat es möglich gemacht, den Embryo bereits 6 bis 7 Wochen nach Ausbleiben der Regel sichtbar zu machen. Verwendet werden Schallwellen von hoher Frequenz, um ein Bild des ungeborenen Kindes aufzuzeichnen. Nach bisherigen Erkenntnissen ist die Ultraschalluntersuchung für Mutter und Kind unbedenklich.

Durch die Ultraschalluntersuchung kann das Alter des Fetus festgestellt werden, aber auch, ob die Schwangere ein oder mehrere Babys erwartet. Der Arzt kann außerdem das Wachstum das Kindes überwachen und erkennen, ob es sich für sein Alter normal entwickelt oder ob es Hinweise auf eine Wachstumsverzögerung im Mutterleib (→ Wachstumsverzögerung im Mutterleib, S. 179) gibt.

Durch die Ultraschalluntersuchung kann festgestellt werden, ob der Fetus eine Nierenerkrankung oder eine Darmverschlingung hat, oder ob ihm vielleicht ein Arm oder ein Bein fehlen. Auch Gehirn und Rückenmark des Fetus können durch den Ultraschall auf Auffälligkeiten hin untersucht werden.

Die Lage der Plazenta, insbesondere bei Placenta praevia (S. 205) wird untersucht und auch die Kindslage in der Gebärmutter kann durch den Ultraschall bestimmt werden. Durch eine Ultraschalluntersuchung kann darüber hinaus ein Hydramnion (→ eine krankhafte Vermeh-

rung des Fruchtwassers, S. 202) erkannt werden. Meist lässt sich durch eine Ultraschalluntersuchung auch das Geschlecht des Kindes feststellen. Nach 18 bis 20 Schwangerschaftswochen ist die Zeit für die Geschlechtsbestimmung besonders günstig. Auch beim Tod des Fetus im Mutterleib gibt eine Ultraschalluntersuchung in den meisten Fällen Aufschluss.

Störungen im Mutterleib können mit Ultraschall nicht nur diagnostiziert, sondern sogar behandelt werden. Durch die Ultraschallsonographie, die den Fetus sichtbar macht, können Ärzte Operationen in der Gebärmutter durchführen, um etwa Harnverhalt und Hydrocephalus (Wasserkopf durch Ansammlung von zu viel Hirnflüssigkeit im Kopf) zu behandeln. Durch solche Eingriffe kann unter Umständen irreparabler Schaden verhindert werden.

Alpha-Fetoprotein-Test

Die Alpha-Fetoprotein-Analyse ist ein bei der Mutter durchgeführter Bluttest, durch den man Schäden im Nervensystem des Kindes feststellen kann (etwa Neuralrohrdefekte) und unter Umständen sogar das Down-Syndrom. Da dieser Test kein Risiko darstellt, empfehlen viele Ärzte all ihren schwangeren Patientinnen, um die 16. Schwangerschaftswoche einen Alpha-Fetoprotein-Test durchführen zu lassen.

Das Alpha-Fetoprotein ist ein Eiweiß, das jeder Fetus produziert. Normalerweise gelangt eine kleine Menge davon durch die Plazenta und kann dann im Blut der Mutter nachgewiesen werden. Ist es in ungewöhnlich hoher Menge im Blut der Mutter enthalten, kann dies ein Hinweis auf einen neurologischen Schaden des Fetus sein, wie etwa Spina bifida (→ Wirbelspalte, S. 53), denn dann können größere Mengen des Alpha-Fetoproteins in das Fruchtwasser gelangen. Derartige Fehlbildungen treten nur etwa bei 1 bis 2 von 1 000 Babys auf.

Für diesen Test entnimmt der Arzt etwas Blut aus dem Arm der Mutter. Bewegen sich die Ergebnisse innerhalb der Norm, ist die Wahrscheinlichkeit hoch, dass der Fetus keine erkennbare neurologische Fehlbildung hat, obwohl ein Neuralrohrdefekt dennoch möglich ist.

Etwa 50 von 1 000 Frauen haben ein positives Testergebnis. Doch das Resultat kann auch Hinweis darauf sein, dass der Fetus einfach älter ist, als zuvor angenommen, dass die Mutter Zwillinge erwartet oder es eine andere Ursache für den erhöhten Alpha-Fetoprotein-Spiegel gibt. Dann ist ein zweiter Test angezeigt.

Nach zwei positiven Bluttests wird in der Regel eine Ultraschalluntersuchung durchgeführt. Wenn dabei kein Schaden am Kind fest-

Die schmerzlose Ultraschalluntersuchung macht die Gestalt des Babys in der Gebärmutter sichtbar. Das Alter des Fetus kann bestimmt werden, indem der Arzt den Kopfumfang des Kindes misst.

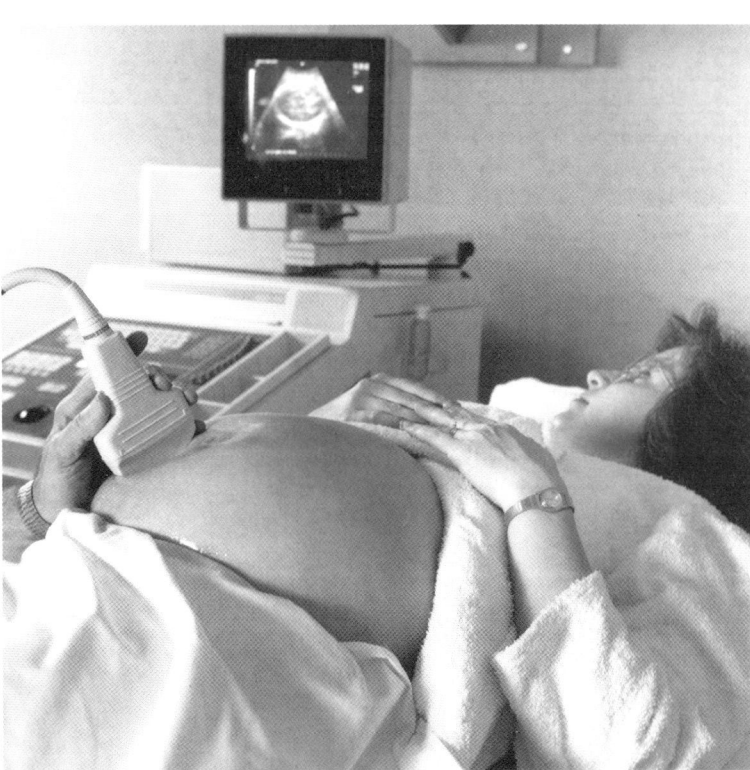

gestellt wird, ist der nächste Schritt eine Fruchtwasseruntersuchung. Von 50 Frauen mit positiven Testergebnissen werden nur 1 bis 2 Frauen ein geschädigtes Kind zur Welt bringen.

Fruchtwasseruntersuchung

Die Fruchtwasseruntersuchung (Amniozentese) wird zu Beginn des 2. Schwangerschaftsdrittels durchgeführt, meist zwischen der 12. und 16. Woche. Oft wird sie für Frauen empfohlen, die älter als 35 Jahre sind, die eine Familienkrankengeschichte von angeborenen Krankheiten wie das Down Syndrom oder Spina bifida haben, schon einmal ein Kind mit einer derartigen Behinderung zur Welt gebracht haben oder die einen ungewöhnlich hohen Alpha-Fetoprotein-Spiegel im Blut haben.

Für die Fruchtwasseruntersuchung führt der Spezialist unter Zuhilfenahme der Ultraschallsonographie eine dünne Nadel durch die Bauchdecke in die Gebärmutter ein. Mit dieser Hohlnadel wird die Fruchtwasserblase punktiert. Dann wird eine kleine Menge Fruchtwasser in die Nadel gezogen und zur Analyse gegeben. Das Risiko, bei dieser Untersuchung das Kind zu verlieren, liegt unter 1 Prozent.

Das Fruchtwasser enthält wertvolle genetische Informationen über das heranwachsende Baby. Nach einigen Wochen in einem Kulturmedium können die Zellen auf ihre Chromosomenverteilung hin untersucht werden.

Durch die Fruchtwasseranalyse kann das Down Syndrom, das durch ein zusätzliches Chromosom gekennzeichnet ist, erfolgreich diagnostiziert werden. Es können außerdem Probleme wie neurologische Störungen, Nierenerkrankungen und Störungen des Stoffwechsels festgestellt werden. Darüber hinaus kann man das Geschlecht des Kindes bestimmen.

Im weiteren Verlauf der Schwangerschaft kann die Fruchtwasseruntersuchung auch eingesetzt werden, um die Rh-Krankheit zu überwachen (→ Rh-Verträglichkeit, S. 192) oder um festzustellen, ob die Lungen genügend ausgebildet sind, um eine Frühgeburt zu überstehen.

Chorionzottenbiopsie

Die Chorionzottenbiopsie ähnelt der Fruchtwasseruntersuchung. Der Vorteil ist, dass sie bereits in der 9. bis 11. Schwangerschaftswoche vorgenommen werden kann. Wenn also eine Schädigung des Fetus festgestellt wird, hat die Mutter die Möglichkeit, die Schwangerschaft im Frühstadium abzubrechen.

Bei der Chorionzottenbiopsie wird ein kleines Stück der Plazenta entfernt, die den Embryo ernährt. Mithilfe der Ultraschallsonogra

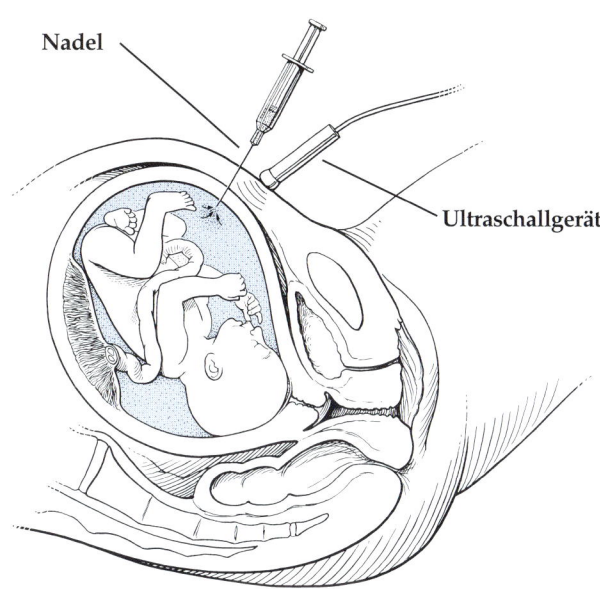

phie führt der Arzt einen Katheter oder ein kleines Röhrchen in den Gebärmutterhals ein, durch das ein kleines Stückchen Gewebe in den Katheter gesaugt wird.

Das entfernte Gewebe enthält die gleichen Chromosomen wie der Fetus. Nach der Gewebeanalyse können das Down Syndrom oder andere genetische Störungen diagnostiziert werden. Auch kann das Geschlecht des Kindes bestimmt werden. Die Chorionzottenbiopsie ist jedoch für die Erkennung bestimmter Krankheiten nicht so gut geeignet wie eine Fruchtwasseruntersuchung. Wenn bestimmte Störungen ausgeschlossen werden sollen, wird nach der Chorionzottenbiopsie noch eine Fruchtwasseruntersuchung vorgenommen.

Ebenso wie die Fruchtwasseruntersuchung erhöht auch die Chorionzottenbiopsie die Gefahr einer Fehlgeburt geringfügig. Die Gefahr einer Gebärmutterinfektion ist höher.

Perkutane Nabelschnuruntersuchung

Bei diesem Verfahren wird dem Fetus Blut durch die Nabelschnur entnommen und auf bestimmte genetische Störungen untersucht. Am problemlosesten wird dieser Test im 3. Schwangerschaftsdrittel durchgeführt. Außerdem kann man den Test anwenden, um den Sauerstoff- und Kohlendioxidgehalt des Blutes festzustellen und damit eine mögliche Wachstumsverzögerung zu diagnostizieren.

Aktivität des Fetus

Die Bewegungen des Fetus lassen sich dokumentieren, indem man während der Zeit, in der

Nadel

Ultraschallgerät

Bei der Fruchtwasseruntersuchung wird eine kleine Menge Fruchtwasser aus der Fruchtblase entnommen, in der sich der Fetus befindet. Mithilfe eines Ultraschallbildes führt der Arzt eine lange, dünne Nadel ein, durch die er etwas Fruchtwasser entnimmt. Durch eine Laboranalyse kann das Geschlecht des Kindes festgestellt werden, wie es sich entwickelt und seine allgemeine Gesundheit.

der Fetus normalerweise aktiv ist, wenigstens vier Bewegungen pro Stunde notiert. Die Aktivität ist meist häufiger nach den Mahlzeiten oder nachts feststellbar, wenn es weniger Ablenkung durch andere Einflüsse gibt. Man sollte bedenken, dass der Fetus am Tag und in der Nacht Schlafphasen von bis zu einer Stunde hat. In dieser Zeit bewegt sich das Kind nicht.

Elektronische Stresstests beim Fetus
Hierbei wird der Herzschlag des Fetus überwacht, um festzustellen, ob Probleme vorliegen und ob der Säugling in der Lage sein wird normale Wehen und die Geburt durchzustehen. Diese Tests werden häufig gemacht, wenn die Mutter eine deutlich verringerte Aktivität des Fetus feststellt. Sie werden außerdem oft verordnet, wenn eine Frau Symptome von → Präeklampsie, S. 204, aufweist, bereits Totgeburten hatte, an der Zuckerkrankheit leidet oder wenn das Baby ungewöhnlich langsam wächst.

Test ohne Stressbedingungen
Dabei liegt die Mutter auf dem Rücken und ein Aufzeichnungsgerät, das mit einem elektronischen Monitor verbunden ist, wird an ihrem Unterleib befestigt. Es werden der Herzschlag des Fetus, die Gebärmutterkontraktionen und die Kindsbewegungen aufgezeichnet.

Test unter Stressbedingungen
Kontraktionsstresstests werden durchgeführt, wenn die Testergebnisse ohne Stressbedingungen auffällig sind. Dazu erhält die Schwangere ein Mittel, dass Gebärmutterkontraktionen auslöst. Dann werden die Auswirkungen dieser Kontraktionen auf den Fetus beobachtet. Dieser Test ermöglicht es dem Arzt festzustellen, ob es dem Baby gut geht. Wenn nicht, kann er eventuell die Wehen einleiten, sofern der Fetus alt genug ist, um zu überleben. Mithilfe der Untersuchung kann man außerdem feststellen, ob der Säugling eine normale Geburt durchstehen kann oder ob ein Kaiserschnitt angezeigt ist.

Ernährung während der Schwangerschaft

Schon wer eine Schwangerschaft plant sollte sich Gedanken über eine gesunde Ernährung machen, denn dann ist gewährleistet, dass das werdende Kind schon vom Augenblick der Befruchtung an alle notwendigen Nährstoffe erhält. Vielleicht ist dieser Zeitpunkt geeignet, um in der ganzen Familie über die Umstellung auf eine gesunde Ernährung nachzudenken.

Risikofaktoren bei der Ernährung
Wer sich gesund ernährt, beginnt die Schwangerschaft mit der optimalen Nährstoffmenge, die das Baby für seine Entwicklung braucht. Wenn die werdende Mutter in der Vergangenheit ungesunde Essgewohnheiten hatte, ständig Diäten machte, Mahlzeiten ausließ oder sich einseitig ernährte, können sowohl sie selbst als auch ihr Kind Gefahr laufen, mit Nährstoffen unterversorgt zu sein. Weitere Risikofaktoren einer Nährstoffunterversorgung sind Nikotin-, Alkohol- oder Drogenkonsum, Mehrlingsschwangerschaften, Untergewicht oder Übergewicht zum Zeitpunkt der Empfängnis.

Extrem schlechte Essgewohnheiten vor und während der Schwangerschaft können sowohl Mutter als auch Kind schaden. Nimmt die Mutter zu wenig Kalorien oder Nährstoffe zu sich, kann die Zellentwicklung gehemmt sein und das Kind ist bei der Geburt untergewichtig. Für Babys, die bei der Geburt zu wenig wiegen, besteht ein erhöhtes Risiko für kurz- und langfristige Gesundheitsprobleme.

In den ersten Schwangerschaftsmonaten bilden sich bereits die meisten der wichtigsten Organe des Fetus aus. Daher muss die werdende Mutter ihre Ernährungsgewohnheiten hinsichtlich der neuen Veranwortung verbessern.

Gewichtszunahme
In der Schwangerschaft nimmt eine Frau an Gewicht zu, sollte aber nicht dick werden. Das Gewicht und der Körperumfang nehmen wegen der körperlichen Veränderungen zu. Auch das ungeborene Kind bringt etwas auf die Waage.

Die empfohlene Gewichtszunahme während der Schwangerschaft ist deutlich korrigiert worden. Vor 30 Jahren lautete die Empfehlung, eine geringe Zunahme für Mutter und Kind sei am besten. Untersuchungen haben bewiesen, dass Frauen, die zur Zeit der Empfängnis ein normales Gewicht haben, die gesündesten Schwangerschaften und Babys haben, wenn sie zwischen 14 und 17 kg zunehmen.

Man kann berechnen, welche Gewichtszunahme für die Schwangere empfehlenswert ist. Die individuellen Empfehlungen hängen davon ab, was die Frau vor der Schwangerschaft wog und welches ihr allgemeiner Gesundheitszustand und der ihres Kindes ist.

Zum Teil hängt das Geburtsgewicht des Kindes auch von der Gewichtszunahme der Mutter ab, wobei ein normales Geburtsgewicht entscheidende Voraussetzung für eine gute Gesundheit ist. Ein voll ausgetragenes Neugeborenes sollte zwischen 3 und 4 kg wiegen. Babys die ein gesundes Gewicht besitzen, haben

- eine geringere Säuglingssterblichkeit
- kaum geistige/körperliche Behinderungen
- weniger schwere Kinderkrankheiten
- einen besseren Start ins Leben – geistig und körperlich – als kleinere Babys.

Insgesamt ist eine langsame, gleichmäßige Gewichtszunahme empfehlenswert, doch gilt es zu bedenken, dass jede einzelne Frau in unterschiedlichem Maße zunimmt. Hier einige allgemeine Richtlinien für die Gewichtszunahme:

- 1. bis 3. Monat: 0,5 bis 0,7 kg pro Monat
- 4. bis 6. Monat: 0,25 bis 0,4 kg pro Woche
- 7. bis 9. Monat: 0,4 bis 0,5 kg pro Woche

Gewichtszunahme in der Schwangerschaft

Das Baby	3,0 - 4,2 kg
Plazenta	0,7 kg
Fruchtwasser	0,9 kg
Vergrößerung der Brüste	0,5 - 1,3 kg
Vergrößerung der Gebärmutter	0,9 kg
Fettdepots und Muskelbildung	1,8 - 3,6 kg
Vermehrtes Blutvolumen	1,4 - 1,8 kg
Vermehrtes Flüssigkeitsvolumen	0,9 - 1,4 kg
Insgesamt	10,1 - 14,8 kg

Kalorienbedarf

Zu Beginn der Schwangerschaft ist der wachsende Fetus fast ausschließlich von der Energie abhängig, die die Mutter durch Nahrung zu sich nimmt. Das bedeutet nicht, dass sie übermäßig viel essen sollte, mehrere kleine Mahlzeiten über den Tag verteilt sind jedoch empfehlenswert. Zudem können sie allgemeine Schwangerschaftsbeschwerden wie Hungergefühle, Übelkeit und Erbrechen lindern. Allerdings gilt es dann bei den Hauptmahlzeiten nicht zu viel essen, damit eine übermäßige Gewichtszunahme vermieden wird.

Während des 2. Schwangerschaftsdrittels entwickelt sich die Plazenta immer mehr und es werden Hormone produziert, die dem Fetus eine gleichmäßige Nahrungszufuhr garantieren. Jetzt sind die häufigen kleinen Imbisse weniger notwendig. Die Schwangere fühlt sich jetzt unter Umständen wohler, wenn sie regelmäßige Mahlzeiten zu sich nimmt.

Während des 1. Schwangerschaftsdrittels genügen etwa 200 zusätzliche Kalorien am Tag, um die empfohlenen 0,5 bis 0,7 kg pro Monat zuzunehmen. Diese Energie sollte von Nahrungsmitteln stammen, die Mutter und Kind die besten Nährstoffe bieten. Das könnten etwa eine Scheibe Vollkornbrot, ein Glas entrahmte Milch und etwa 30 g mageres Fleisch sein.

Im 2. und 3. Schwangerschaftsdrittel benötigt die werdende Mutter insgesamt 300 bis 500 zusätzliche Kalorien täglich. Je aktiver sie ist, umso mehr Kalorien muss sie zu sich nehmen.

Welche Nahrungsmittel soll man essen?

Es gibt mehrere Möglichkeiten, die Nahrungsaufnahme zu überwachen. Das heißt nicht, dass man über alle Speisen Buch führen oder die Mahlzeiten analysieren muss – man sollte lediglich grundlegende Richtlinien beachten.

Die Lebensmittelpyramide (S. 260) bietet eine gute Richtlinie für gesundes Essen. Sie er-setzt die alten 4 Grundnahrungsmittelgruppen und man kann damit eine gesunde, nahrhafte Ernährung zusammenstellen.

Die Stufen der Pyramide zeigen, welches die besten Nahrungsmittel für Mutter und Kind sind. Jede Nahrungsmittelgruppe liefert einige Nährstoffe, die für eine gesunde Ernährung wichtig sind. Da Nahrungsmittel in einer Gruppe keine Nahrungsmittel einer anderen ersetzen können, sollten bei einer gesunden Ernährung Nahrungsmittel aus allen Stufen gegessen werden. Keine Nahrungsmittelgruppe ist für sich allein wichtiger als eine andere – um selbst gesund zu bleiben und ein gesundes Baby zu bekommen, werden alle gebraucht.

Dabei wird empfohlen, von jeder Nahrungsmittelgruppe wenigstens die geringste empfohlene Menge einzunehmen. Wer Probleme hat, zuzunehmen, sollte zusätzliche Portionen aus der Gruppe Brot und Getreide essen. Wer zu schnell zunimmt, kann an Beilagen sparen wie Salatdressings, Butter, Margarine und Öl. Wenn das Gewicht trotzdem zum Problem wird oder wenn spezielle ernährungsbedingte Bedenken bestehen, sollte man einen Ernährungswissenschaftler oder Arzt um Rat fragen.

Vitamin- und Mineralstoffpräparate

Schwangere benötigen mehr Vitamine und Minerale. Nach der Deutschen Gesellschaft für Ernährung brauchen Schwangere, die sich ausgewogen ernähren, keine zusätzlichen Präparate. Es hat sich aber gezeigt, dass viele Schwangere nicht genügend Nährstofflieferanten zu sich nehmen können, um sich ausreichend mit Eisen und Folsäure zu versorgen. Einige Frauen können nicht ausreichend kalziumreiche Lebensmittel essen, um den Bedarf an diesem Mineral zu decken. Man weiß aber, dass Multivitamine, die zu Beginn der Schwangerschaft eingenommen werden, zur Verminderung von Geburtsschäden beitragen können.

Wichtige Nährstoffe in der Schwangerschaft

Über 50 Nährstoffe sind für eine gute Gesundheit während der Schwangerschaft wichtig. Wir geben hier eine Zusammenfassung der wichtigsten Nährstoffe für Mutter und Kind.

Nährstoff	Weshalb Mutter und Kind ihn benötigen	Beste Quellen
Eiweiß	Hauptbaustein für die Körperzellen des Babys; liefert der Mutter Reserven, um die Wehen und die Geburt besser zu verkraften.	Eier, mageres Fleisch, Geflügel, Fisch, Käse, Milch, Trockenerbsen, Bohnen.
Kohlenhydrate	Energie für Mutter und Kind; liefern Eiweiß für das Gewebewachstum.	Vollkornbrot und Getreide sowie Obst, Gemüse, Reis und Teigwaren, Kartoffeln.
Fett	Liefert langfristige Energie für das Wachstum; wichtig für die Entwicklung des Gehirns des Babys.	Mageres Fleisch, Fisch, Eier, Nüsse, Samen, Erdnussbutter, Öl, Margarine, Butter.
Flüssigkeit	Hilft, die Körperflüssigkeit zu vermehren; beugt Verstopfung und trockener Haut vor; wird für das Fruchtwasser benötigt.	Leitungs- und Mineral- wasser, Suppe.
Vitamin A	Fördert eine gesunde Haut, gesundes Augenlicht, und Knochenwachstum.	Süßkartoffeln, Karotten, dunkelgrünes Blattgemüse, Honigmelonen, Aprikosen.
Vitamin C	Bildet gesundes Zahnfleisch, Zähne und Knochen des Babys, hält das Körpergewebe in Topform; verbessert die Eisenaufnahme des Körpers.	Zitrusfrüchte, Brokkoli, Tomaten, Paprika, Beeren, Melonen, Kartoffeln mit Schale.
Folsäure	Unterstützt die Zell- und Hämoglobinbildung; am Anfang der Schwangerschaft kann es Neuralrohrdefekten vorbeugen.	Dunkelgrünes Blattgemüse, Trocken- erbsen und Bohnen, Vollkornbrot und Getreide, Zitrusfrüchte, Bananen, Honigmelonen, Tomaten.
Kalzium	Unterstützt die Knochen- und Zahnbildung.	Milch, Käse, Joghurt, Grünkohl und andere Kohlsorten, Sardinen, Dosenlachs (mit Gräten) Brokkoli, Trockenbohnen.
Eisen	Hilft bei der Bildung roter Blutkörperchen, die benötigt werden, um Sauerstoff zum Körper des Babys zu transportieren.	Mageres rotes Fleisch, Spinat, Tofu, Trockenobst, Vollkornbrot sowie Brot und Getreide.

Deshalb verordnen viele Ärzte Vitamin-Cocktails die speziell auf Schwangere zugeschnitten sind. Trotzdem ist eine ausgewogene Ernährung unumgänglich. Die Einnahme von Vitaminpräparaten gleicht schlechte Essgewohnheiten nicht aus.

Dabei gilt auch: Mehr bedeutet jedoch nicht unbedingt besser. Hohe Dosen von Vitaminen oder Mineralstoffen – etwa von Vitamin A – können dem Fetus sogar schaden. Es sollten nur die Präparate genommen werden, die der Arzt empfohlen oder verordnet hat.

Vegetarische Ernährung

Vegetarierinnen können ihre Ernährung während der Schwangerschaft fortsetzen und trotzdem ein gesundes Kind zur Welt bringen, doch müssen sie besondere Aufmerksamkeit auf die Planung ihrer Mahlzeiten richten. Wenn Fisch, Milch und Eier zur Ernährung gehören, ist es leichter, die erforderlichen Nährstoffe aufzunehmen. Zusätzliche Eiweißpräparate brauchen nicht eingenommen zu werden, es genügt, täglich eine abwechslungsreiche Auswahl an Speisen zu essen (→ Lebensmittelpyramide,

S. 260) und jeden Tag eine oder zwei zusätzliche Portionen pflanzlicher Speisen zu sich zu nehmen, die eisenhaltig sind. Für Veganer gelten strengere Auflagen. Sie sollten mit dem Arzt oder Ernährungsberater über die richtige Zusammensetzung der Nahrung sprechen.

Imbisse und Snacks

Gesunde Imbisse sind der ideale Weg, um die zusätzlichen Kalorien und Nährstoffe zu sich zu nehmen, die während der Schwangerschaft so wichtig sind. Snacks können hilfreich sein, wenn man keine vollständigen Mahlzeiten einnehmen kann. Zu Beginn der Schwangerschaft können häufige kleinere Mahlzeiten helfen, die Übelkeit in Grenzen zu halten. Während der letzten Schwangerschaftswochen kann der Druck des Fetus auf den Magen die Nahrungsmenge, die man aufnehmen kann, herabsetzen. Snacks sorgen für eine regelmäßige Nährstoffzufuhr, damit der Fetus weiter wachsen kann.

Salz

Früher riet man werdenden Müttern, ihren Natriumkonsum einzuschränken. Neuere Untersuchungen lassen jedoch darauf schließen, dass dies eher nicht ratsam ist. Während der letzten Schwangerschaftsmonate treten bei fast allen Frauen Schwellungen in den Fußgelenken, Beinen, Fingern und im Gesicht auf. Dies ist eine normale Reaktion auf den hohen Östrogenspiegel im Blut. Wird nun die Salzzufuhr deutlich verringert, veranlasst dies den Körper dazu, Natrium und Wasser einzulagern, wodurch die Schwellungen noch zunehmen. Frauen, die gegen Ende ihrer Schwangerschaft etwa unter hohem Blutdruck leiden, rät der Arzt vielleicht weniger natriumhaltige Speisen und Tafelsalz zu verzehren, doch ansonsten sollten keine drastischen Änderungen in der Ernährung vorgenommen werden.

Süßstoffe

In unseren Supermärkten gibt es viele künstlich gesüßte Nahrungsmittel. Dazu zählen Kaugummi, Erfrischungsgetränke, Pudding, Getränkemischungen, Joghurt und Süßigkeiten. Es gibt keine Empfehlungen für oder gegen den Verzehr von Süßstoffen, schwangere Frauen sollten aber den Verzehr dieser Stoffe einschränken und sich auf natürliche Süßen wie Honig oder Fruchtsüße beschränken.

Koffein

Koffein ist ein natürlicher Bestandteil von Kaffee, Tee, Schokolade und Kakao. Oft wird es auch Erfrischungsgetränken sowie einigen Medika-

---

Vernünftige kleine Mahlzeiten

Knackig
Rohes Gemüse
Vollkornkräcker

Süß
Frisches Obst
Trockenobst
Magerjoghurt

Durstlöscher
Eiswasser oder mit Kohlensäure versetztes Mineralwasser
Fruchtsaftschorle (je zur Hälfte aus Saft und Mineralwasser mit Kohlensäure)
Milchshake aus Magermilch und Gemüsesaft

Herzhaft
Vollkornbrote
Getreideflocken mit Magerjoghurt
Gemüsesuppe

---

menten wie Kopfschmerztabletten, Erkältungsmitteln, Muntermachern und Mitteln gegen Allergien zugesetzt. Umfangreiche Forschungen belegen, dass mäßiger Koffeingenuss (200 mg täglich) keine negativen Auswirkungen auf die Schwangerschaft hat. Hoher Koffeinkonsum jedoch (ab 500 mg täglich) bewirkt, dass der Fetus länger und häufiger aktiv und wach ist, was dazu führen kann, dass das Baby bei der Geburt ein geringeres Gewicht und einen kleineren Kopfumfang als andere Babys hat.

Mehr als 2 bis 3 Tassen Kaffe pro Tag sind nicht empfehlenswert. Am besten verzichtet man auf koffeinhaltige Speisen und Medikamente. Wer während der Schwangerschaft nicht ganz auf Koffein verzichten kann, sollte den Konsum auf 200 mg pro Tag beschränken (→ Koffeingehalt von Lebensmitteln, S. 186).

Kräutertees können eine schmackhafte Alternative sein, wobei aber auf Salbei verzichtet werden sollte, der Krämpfe auslösen kann.

Therapeutische Medikamente in der Schwangerschaft

Praktisch jede Arznei, die eine schwangere Frau einnimmt, hat auch Auswirkungen auf ihr un-

Koffeingehalt von Nahrungsmitteln

	Milligramm Koffein	
	Durchschnitt	Bereich
Kaffee, etwa 140 g		
gekocht (Kaffeemaschine)	115	60-180
gekocht (aufgebrüht)	80	40-170
Instant	65	30-120
Tee, etwa 140 g		
gekocht	60	25-110
Instant	30	25-50
Eistee	70	67-76
Erfrischungsgetränke (340 g)	36	30-50
Kakao (140 g)	4	2-20
Schokomilch, 230 g	5	2-7
Halbbitterschokolade, 30 g	20	5-35
Milchschokolade, 30 g	6	1-15
Schokoladensirup, 30 g	4	4-5

geborenes Kind. Selbst rezeptfreie Medikamente wie Aspirin finden ihren Weg durch die Plazenta zum ungeborenen Kind. Daher sollte die Einnahme von Medikamenten vermieden werden, es sei denn der Arzt hat sie ausdrücklich empfohlen. Manchmal ist es nicht zu umgehen, dass die werdende Mutter Arzneimittel einnimmt. Dann wählt der Arzt ein Mittel aus, dass das Kind möglichst nicht gefährdet.

Manche Frauen leiden unter chronischen Erkrankungen, wie Zuckerkrankheit oder Bluthochdruck, gegen die sie Medikamente einnehmen müssen. Viele Frauen bekommen während der Schwangerschaft Infektionen der Harnwege und müssen Antibiotika nehmen. Außerdem empfehlen viele Ärzte, dass ihre schwangeren Patientinnen mit hohem Fieber durch eine Viruserkrankung Paracetamol einnehmen, da hohes Fieber über eine längere Zeit auch den Fetus schädigen kann.

Manchmal werden die Auswirkungen eines Medikaments auf den Fetus jahrelang nicht erkannt. Dies war etwa bei Töchtern von Frauen der Fall, die während der Schwangerschaft den Wirkstoff Diethylstilbestrol eingenommen hatten. Dieses Mittel wurde vor allem Frauen verschrieben, bei denen die Gefahr einer Fehlgeburt bestand oder die bereits eine oder mehrere Fehlgeburten hatten. In den 70er-Jahren stellte man fest, dass viele Mädchen und auch junge Frauen auffällige Veränderungen der Scheide, des Gebärmutterhalses und der Gebärmutter aufwiesen. Die entsprechenden Arzneimittel wurden daraufhin vom Markt genommen.

Allgemein ist die kritischste Zeit für die Einnahme von Medikamenten das 1. Schwangerschaftsdrittel, wenn die entscheidenden Entwicklungen im Körper des Fetus stattfinden und er besonders empfindlich gegenüber äußeren Einflüssen ist. Es gibt jedoch auch Medikamente, darunter auch Aspirin, die besonders in der fortgeschrittenen Schwangerschaft gefährlich zu sein scheinen.

Nachfolgend sind einige Arzneimittelwirkstoffe aufgelistet, von denen man weiß oder annimmt, dass sie zu Schäden beim Kind führen können. Die Liste ist nicht vollständig. Schwangere sollten sich immer mit ihrem Frauenarzt abstimmen, bevor sie ein Medikament nehmen.

- Isotretinoin (Akkutan) ist ein Mittel gegen Akne. Es kann zu Herzkrankheiten und schweren Missbildungen des Gesichts und der Ohren führen.
- Das Antibiotikum Streptomycin kann Taubheit verursachen, wenn die Schwangere es über längere Zeit einnimmt. Tetrazyklin kann zu verzögertem Knochenwachstum und Schäden der Zahnpigmentierung führen.
- Dikumarol ist ein Antikoagulant (Blutgerinnungshemmendes Mittel), das Herzkranke oder Personen, die unter übermäßiger Blutgerinnung leiden, einnehmen. Man bringt abnorme Gesichtszüge und geistige Behinderung damit in Verbindung.
- Phenytoin, ein krampflösendes Mittel, das gegen Anfallskrankheiten (Epilepsie) eingesetzt wird, kann zu Tumoren, Wachstumsstörungen und anderen Auffälligkeiten führen.
- Diuretika (harntreibende Mittel), die bei Harnverhalt eingesetzt werden, können bei zu hoher Dosierung die Ernährung des Fetus beeinträchtigen.
- Methyltestosterone können beim weiblichen Fetus zu einer Vermännlichung führen.
- Beruhigungsmittel sind häufig die Ursache von Zittern, das noch Monate nach der Geburt festgestellt werden kann.
- Valium kann Depressionen auslösen.

In einigen wenigen Fällen helfen die Medikamente dem Fetus mehr als sie ihm schaden. Einige Anomalitäten im Herzrhythmus des Fetus können durch Herzmittel behandelt werden, welche die Mutter einnimmt, auch wenn sie selbst keine Herzstörungen hat. In ähnlicher Weise können dem Ungeborenen vor dem Einsetzen der Wehen Kortikosteroide verabreicht werden, wenn es der Arzt aufgrund eines medizinischen Problems für ratsam hält, die Schwangerschaft nach 32 Wochen zu beenden. Das Baby hat es dann leichter, nach der Geburt zu atmen.

Schwangerschafts-beschwerden

Wenngleich die meisten Frauen ihre Schwangerschaft ohne Probleme hinter sich bringen, erleben doch einige geringfügige Beschwerden. Probleme wie die Morgenübelkeit, treten vor allem zu Beginn der Schwangerschaft auf und verlieren sich meist gegen Ende des 3. Monats. Andere, wie Hämorrhoiden, können sich mit der Zeit verschlimmern.

Morgenübelkeit

Unwohlsein, Übelkeit oder Erbrechen erleben fast die Hälfte aller Schwangeren während der ersten 12 Schwangerschaftswochen. Zwar ist die Morgenübelkeit morgens oft am schlimmsten, doch einige Frauen leiden den ganzen Tag über an Übelkeit und Erbrechen.

Die Ursachen für Übelkeit und Erbrechen liegen im Unklaren, obwohl hormonelle Veränderungen diskutiert werden.

Es gibt eine Reihe an Hilfsmaßnahmen, doch ist kein Mittel hundertprozentig wirksam. Viele Frauen empfinden die Übelkeit besonders schlimm, wenn sie einen leeren Magen haben und nehmen daher mehrere kleine Mahlzeiten über den Tag verteilt zu sich.

Oft stellen die Frauen auch fest, dass ganz bestimmte Speisen Übelkeit bei ihnen auslösen. Wer an Übelkeit leidet, sollte auf würzige, üppige und frittierte Speisen verzichten.

Gerade bei häufigem Erbrechen ist es wichtig viel zu trinken. Wenn der Magen einfaches Wasser nicht verträgt, kann man es mit zerstoßenem Eis, Fruchtsaft oder kohlensäurehaltigen Getränken versuchen.

Es gibt auch Medikamente gegen die Morgenübelkeit. Meist verschreiben Ärzte während der Schwangerschaft jedoch ungern Medikamente, wenn die Beschwerden nicht sehr schwerwiegend sind. In wenigen Fällen kann es geschehen, dass eine Frau durch das Erbrechen zu viel Flüssigkeit verliert. Dann wird ein Krankenhausaufenthalt notwendig.

Verstopfung

Viele Frauen leiden während ihrer Schwangerschaft an Verstopfung. Wenn sie bereits vorher damit Probleme hatten, kann sich das Leiden verschlimmern. Vermutlich ist die Ursache eine verringerte Darmtätigkeit und die eingeschränkte Fähigkeit des Darms seinen Inhalt auszuscheiden, da die vergrößerte Gebärmutter einen zu starken Druck auf ihn ausübt.

Um dieses Problem zu lindern, hilft es viel zu trinken, sich täglich ausreichend zu bewegen und darauf zu achten dass die Ernährung ausreichend Obst (Zwetschgen sind sehr gut), Gemüse und Getreide wie Vollkornweizen und einen kleinen Anteil Kleie enthält. Keinesfalls sollten Abführmittel ohne vorherige Absprache mit dem Arzt genommen werden.

Sodbrennen

Sodbrennen ist das brennende Gefühl in der Brustmitte, welches häufig von einem unangenehmen Geschmack im Mund begleitet wird. Ursache ist Magensäure, die aus dem Magen zurück in die untere Speiseröhre fließt (S. 742).

Dieses Problem tritt bei etwa der Hälfte aller Schwangeren auf, wenn der Muskel, der den Magen vor der Speiseröhre schließt, erschlafft. So können die Magensäfte zurückfließen und die Speiseröhre reizen. Häufig verschlimmern sich die Beschwerden mit fortschreitender Schwangerschaft, da der Magen durch die sich vergrößernde Gebärmutter aus seiner Lage gedrängt wird und sich seine Entleerung somit verzögert.

Bei Sodbrennen sollte man versuchen mehrere kleine Mahlzeiten über den Tag verteilt zu sich zu nehmen, sodass immer etwas Nahrung im Magen ist, die die überschüssige Säure aufsaugt. Sowohl normaler als auch koffeinfreier Kaffee können Sodbrennen auslösen. Da Sodbrennen bei flachem Liegen sich oft verschlimmert, empfehlen Ärzte häufig, auf 10 bis 15 cm hohen Kopfkeilkissen zu schlafen. Außerdem ist es ratsam, 2 bis 3 Stunden vor dem Schlafengehen nichts mehr zu essen. Auch kann der Arzt ein Säure hemmendes Mittel verschreiben.

Rückenschmerzen

Rückenschmerzen sind ein häufiges Problem in der Schwangerschaft. Oft treten sie auf, wenn man müde ist, sich viel gebückt oder zu schwer getragen hat, oder wenn man viel gelaufen ist.

Während der Schwangerschaft sind die Bänder elastischer als sonst, damit sich das Becken während der Geburt des Babys dehnen kann. Dies ist natürlich wichtig, doch es hat die nachteilige Nebenwirkung, dass die Gelenke anfälliger für Zerrungen und Verletzungen sind. Während der Schwangerschaft verlagert sich der Schwerpunkt des Körpers und die Haltung ändert sich, was den ohnehin schon empfindlichen Rücken noch mehr belastet.

Meist spürt man die Schmerzen im Kreuz. Einige Frauen bekommen Ischias (Schmerzen, die bis in die Beine ausstrahlen). Viele Schwangere haben darüber hinaus Unterleibsschmerzen durch die Dehnung der Bänder im Unterleib aufgrund der wachsenden Gebärmutter.

Diese Schmerzen sind im 2. Schwangerschaftsdrittel am heftigsten.

Man sollte nicht mehr als empfohlen zunehmen, da zu viel Gewicht den Rücken zusätzlich belastet. Rückenschmerzen können meist gelindert werden, indem man den Rücken so wenig wie möglich belastet. Der Arzt kann auch schmerzlindernde Übungen verordnen. Bei sehr starken Schmerzen sollte eine orthopädische Untersuchung vorgenommen werden.

Krampfadern

Krampfadern können oft gegen Ende der Schwangerschaft zu einem Problem werden und sie treten häufiger bei Spätgebärenden oder Frauen auf, die tagsüber lange stehen müssen. Vererbung kann eine Rolle spielen.

Etwa 20 Prozent aller schwangeren Frauen leiden unter Krampfadern. Mit jeder Schwangerschaft treten sie früher und stärker auf.

In der Schwangerschaft müssen die Blutgefäße ein größeres Blutvolumen fassen, um auch den Bedürfnissen des Babys gerecht zu werden. Die Gebärmutter wird größer und der Blutstrom aus den Beinvenen zum Becken nimmt ab. Diese Kombination ist verantwortlich für das Anschwellen der Venen in den Beinen.

Bei Krampfadern sollte man so oft wie möglich die Füße hochlegen und die Beine entlasten. Kleidung, die um die Beine oder die Taille eng ist, verschlimmert das Problem. Stützstrümpfe hingegen können die Schmerzen und Schwellungen lindern und viele Ärzte raten, die Stützstrümpfe sofort nach dem Aufstehen an- und erst wieder unmittelbar vor dem Zubettgehen auszuziehen.

Während der Schwangerschaft ist eine Operation der Krampfadern nicht ratsam. Das Problem ist auch nur in den seltensten Fällen so gravierend, dass dies notwendig würde.

Hämorrhoiden

Sie treten auf, wenn sich die Venen an der Afteröffnung aufgrund des verstärkten Drucks vergrößern. Beim angestrengten Stuhlgang können die Venen aus der Afteröffnung heraustreten und Schmerzen und Juckreiz verursachen. Oft verschlimmern sie sich während der Schwangerschaft und gehen mit Verstopfung einher.

Schwangere sollten es durch Ernährungsumstellung erst gar nicht zu Verstopfung kommen lassen und sich beim Stuhlgang nicht zu sehr anstrengen (→ Verstopfung, S. 187).

Wer beim Stuhlgang Schmerzen hat und eine Schwellung am After spürt, leidet vermutlich unter einer Hämorrhoide. Warme Wasserbäder können die Beschwerden lindern.

Schlafstörungen

Während der letzten Schwangerschaftsmonate treten oft Schlafstörungen auf. Das häufige Wasserlassen während der Nacht trägt zum Schlafmangel bei. Auch die Kindsbewegungen können die schwangere Mutter wach halten. Manchen Frauen geht aber auch einfach zu viel im Kopf herum, was sie am Schlafen hindert.

Zunächst sind Kaffee, Tee und Colagetränke vom Speiseplan zu streichen, da diese Koffein enthalten. Auch eine üppige Mahlzeit vor dem Schlafengehen ist nicht ratsam. Einige Ärzte raten zu gymnastischen Übungen am Abend, da sie müde machen. Manchen Frauen hilft ein warmes Bad. Wenn gar nichts nützt, steht man am besten auf und liest ein Buch oder schreibt Tagebuch. Vielleicht kommt die Müdigkeit dann.

Wenn jedoch die Schlaflosigkeit zu einem großen Problem wird, sollte der Arzt konsultiert werden. Manche Ärzte verschreiben Schlaftabletten, wenn sie sehen, dass die Schwangere vom Schlafmangel allzu erschöpft ist. Auf keinen Fall sollte eine Selbstmedikation vorgenommen werden.

Anämie (Blutarmut)

Bei einer Anämie sinkt der Hämoglobinspiegel – ein Protein im Blut, das den Sauerstoff transportiert – unter ein gewisses Niveau. Dabei ist ein geringfügiger Rückgang des Hämoglobins während der Schwangerschaft ganz normal. Meist ist der Grund für Blutarmut während der Schwangerschaft ein Eisenmangel oder eine unzureichende Zufuhr von Folsäure.

Bei leichter Anämie treten keinerlei Symptome auf und die Störung wird erst bei einer Routineblutuntersuchung entdeckt. Bei schwerer Anämie sind die Symptome Müdigkeit, Atemnot, Ohnmacht, Herzklopfen und Blässe.

Die Anämie kann eine ernste Gefahr für die Mutter und ihr Kind darstellen. Bei einer Blutung ist die anämische schwangere Frau weniger in der Lage, mit dem Blutverlust fertig zu werden, als eine Frau mit einem normalen Hämoglobinspiegel.

Die meisten Ärzte verschreiben Schwangeren Eisen- und Folsäurepräparate, um Anämie vorzubeugen. Vorbeugend können jedoch auch eisenhaltige Nahrungsmittel wie Leber, Eier, Trockenfrüchte, Vollkornprodukte und Rindfleisch verarbeitet werden. Grüne Gemüsesorten sind besonders reich an Folsäure.

Der Arzt kann feststellen, an welcher Art Anämie seine Patientin leidet und die entsprechende Behandlung verordnen. Meist zählen Eisen- und Folsäurepräparate dazu (→ Anämie, S. 956).

Ödem (Wassersucht)

Ein Ödem entsteht durch die gesteigerte Flüssigkeitseinlagerung im Körpergewebe. Etwa ein Viertel der Gewichtszunahme während der Schwangerschaft ist auf Flüssigkeit zurückzuführen, die sich in verschiedenen Körperteilen ansammelt, darunter den Waden, Fußgelenken, den Füßen und den Händen. Oft sind – vor allem nach längerem Stehen – Schwellungen in den Beinen, Fußgelenken und Füßen festzustellen. Meist ist das Problem gegen Abend und bei warmem Wetter stärker als sonst. Nach der Nachtruhe sind die Schwellungen bei den meisten Frauen wieder zurückgegangen.

Auch die Finger schwellen oft an. Es kann geschehen, dass die Finger am Morgen so steif sind, dass es kaum möglich ist, Knöpfe an der Kleidung zu schließen. Die Finger können auch geschwollen sein. Oft helfen kalte Umschläge.

Bei manchen Frauen kommt es zu Schwellungen im Gesicht. Sollte das Gesicht insbesondere um die Augen extrem anschwellen, kann dies ein Anzeichen von Präeklampsie (S. 204) sein, und man sollte den Arzt aufzusuchen.

Diuretika (entwässernde Mittel) sollten nur auf Rat des Arztes genommen werden. In vielen Fällen hilft schon eine salzarme Ernährung. Geschwollene Beine lassen sich oft schon lindern, indem die Schwangere sich mit hochgelegten Beinen hinlegt.

Medizinische Probleme in der Schwangerschaft

Die meisten Frauen haben in der Schwangerschaft keine nennenswerten Probleme. Für einige jedoch vergehen diese 9 Monate nicht ohne Komplikationen. Sie leiden etwa an einer chronischen Krankheit wie Diabetes oder Bluthochdruck oder sie erkranken während der Schwangerschaft. Eine Schwangerschaft macht die Frauen nicht immun gegen Krankheiten.

Zuckerkrankheit

Eine Zuckerkrankheit schließt nicht von vornherein eine Schwangerschaft aus. Heute gibt es gute Chancen, dass eine zuckerkranke Frau ein gesundes Baby zur Welt bringt.

Vor der Empfängnis und während der Schwangerschaft muss der Blutzucker durch regelmäßige Messungen und richtige Medikation sorgfältig kontrolliert werden (S. 933). Ein angemessener Glukosespiegel verringert das Risiko, dass das Baby Schaden leidet.

Wird der Blutzuckerspiegel nicht streng kontrolliert, gelangt der überschüssige Zucker durch die Plazenta in den Blutkreislauf des Fetus und erhöht somit dessen Blutzuckerspiegel. Dadurch wird die Bauchspeicheldrüse des Babys angeregt Insulin zu produzieren, was wiederum als Wachstumshormon wirkt. Babys von zuckerkranken Müttern, die ihren Blutzuckerspiegel nicht unter Kontrolle halten, sind oft auffallend groß, was zu Komplikationen bei den Wehen und während der Geburt führt. Außerdem neigen sie zu angeborenen Behinderungen und es besteht die Gefahr, dass sie ebenfalls an Diabetes erkranken. Einige dieser Kinder sterben noch im Mutterleib an Stoffwechselstörungen.

Für die zuckerkranke Mutter sind die mit ihrer Krankheit in Verbindung gebrachten Risiken etwa Infektionen, Blutungen nach der Geburt, Herz- und Lungenstörungen und ein 4-mal höheres Risiko, an Eklampsie zu erkranken als für gesunde Mütter (→ Präeklampsie und Eklampsie, S. 204).

Eine zuckerkranke schwangere Frau muss eine strenge Diät einhalten, um ihren Blutzuckerspiegel unter Kontrolle zu halten. Wenn dies allein nicht hilft, werden zusätzliche Insulininjektionen notwendig. Es gibt heute Bluttests, die es dem Arzt ermöglichen, festzustellen, wie gut die Ernährung und der Blutzucker aufeinander abgestimmt sind. Bei strenger Kontrolle des Diabetes hat das Baby gute Chancen, mit normaler Größe zur Welt zu kommen. Manchmal wird eine frühe Geburt durch Kaiserschnitt notwendig, weil das Kind zu groß ist oder weil die Umgebung im Mutterleib nachteilig für das Baby ist (→ Kaiserschnitt, S. 212, → Zuckerkrankheit, S. 925). Zuckerkranke Frauen sollten sich an einen Frauenarzt wenden, der sich auf Problemschwangerschaften spezialisiert hat.

Manchmal bekommen auch nicht zuckerkranke Frauen während der Schwangerschaft Diabetes. Auch diese Form des Diabetes erfordert sorgfältige Kontrolle, doch vermutlich keine Insulinspritzen. Meist verschwindet die Krankheit nach der Geburt des Kindes von selbst. Daher werden schwangere Patientinnen etwa in der Mitte der Schwangerschaft auf Schwangerschaftsdiabetes untersucht.

Bluthochdruck

Bluthochdruck während der Schwangerschaft ist ein verbreitetes und potenziell gefährliches Leiden. Mütter mit Bluthochdruck haben oft eine kleine Plazenta und ihre Kinder sind bei der Geburt recht klein. Auch ist die Gefahr, dass das Kind noch im Mutterleib stirbt, bei diesen Frauen höher als bei anderen Frauen.

Während einige Frauen bereits vor der Schwangerschaft an Bluthochdruck litten, so ist bei anderen die Schwangerschaft der Auslöser. Nicht immer geht hoher Blutdruck mit Symptomen einher und daher wird er am sichersten durch regelmäßiges Blutdruckmessen bei den Vorsorgeuntersuchungen entdeckt.

Ist der Bluthochdruck nur gering, hat die Frau während der Schwangerschaft keine großen Probleme. Bei anderen steigt der Blutdruck stetig an, ihr Körper lagert Flüssigkeit ein und der Arzt stellt Eiweiß im Urin fest – eine Präeklampsie. Diese tritt in der Regel nach der 20. Schwangerschaftswoche auf. Krämpfe (Eklampsie) können folgen (→ Präeklampsie und Eklampsie, S. 204) und sogar zum Tod von Mutter und Kind führen.

Schwangere sollten daher regelmäßig ihren Blutdruck kontrollieren und durch häufige Untersuchungen, Blut- und Urinproben prüfen lassen, ob die Nieren richtig arbeiten. Mithilfe von Ultraschalluntersuchungen lässt sich auch feststellen, ob sich der Fetus normal entwickelt.

Manchmal wird auch Bettruhe verordnet. Bei extrem hohen Blutdruck werden möglicherweise zusätzliche Medikamente notwendig (→ Bluthochdruck, S. 647).

Asthma

Asthma ist eine chronische Erkrankung der Atemwege, die etwa 3 Prozent aller Erwachsenen betrifft. Es ist schwer, vorauszusagen, wie sich das Asthma während der Schwangerschaft entwickelt. Bei einigen Frauen verschlimmern sich die Beschwerden, während sie bei anderen unverändert bleiben oder sich sogar bessern.

Frauen, die an Asthma leiden, sind während der Schwangerschaft vielleicht anfälliger für Infektionskrankheiten als andere Frauen, zusätzlich kann der seelische Stress der Schwangerschaft die Anfälle noch intensiver machen. Doch die meisten Betroffenen bekommen nach einer normalen Schwangerschaft ein gesundes Kind.

Die meisten Asthmamittel können auch während einer Schwangerschaft ohne Bedenken eingenommen werden.

Herzstörungen

Etwa 1 Prozent aller schwangeren Frauen leiden an Herzstörungen. Zwar sind diese potenziell gefährlich, doch die meisten dieser Frauen haben problemlose Schwangerschaften und bringen gesunde Kinder zur Welt.

Während der Schwangerschaft müssen das Herz und die anderen Organe der Mutter besonders schwer arbeiten. Für Frauen, die bereits an einer Herzstörung leiden, kann diese zusätzliche Anstrengung zu Herzversagen führen. Wer also herzkrank ist (→ Störungen der Herzklappen, S. 677), sollte die Risiken einer Schwangerschaft bedenken. Allgemein gilt jedoch: Frauen, die ansonsten bei guter Gesundheit sind und bei denen auch keinerlei Anzeichen auf Herzversagen gegeben sind, werden höchstwahrscheinlich eine normale Schwangerschaft und ein gesundes Baby haben.

Übermäßige Gewichtszunahme, ungewöhnlich hohe Wasseransammlungen im Körper und Anämie können für Frauen mit Herzstörungen besonders gefährlich sein und sie sollten sich bemühen, diese Probleme zu vermeiden.

Anfallsstörungen

Anfälle (wie etwa epileptische Anfälle) beeinflussen die Schwangerschaft in der Regel nicht, wenn sie durch Medikamente unter Kontrolle gehalten werden. Starke Übelkeit und Erbrechen während der ersten Schwangerschaftsmonate können jedoch die Aufnahme der Medikamente gegen die Anfälle beeinträchtigen. Dadurch wird das Risiko solcher Anfälle höher.

In seltenen Fällen können Mittel zur Kontrolle von Anfällen zu angeborenen Schäden, Frühgeburten, geringem Geburtsgewicht und Säuglingstod führen. Bei einigen Mitteln ist die Gefahr größer als bei anderen. Frauen, die an Anfallsstörungen leiden, sollten daher mit einem darauf spezialisierten Arzt über die eingenommenen Medikamente sprechen.

Hautprobleme

Hautprobleme sind zwar lästig, doch in der Regel stellen sie kein Risiko für die Schwangerschaft dar. Hautjucken (Pruritus), das vor allem bei Erstschwangerschaften auftreten kann, befällt meist den ganzen Körper. Oft handelt es sich um kleine rote Flecken, die um den Unterleib auftreten und sich über das Gesäß, die Hüften, Oberschenkel und Oberarme ausbreiten.

Bei Juckreiz sollte man Kratzen möglichst vermeiden, da es sonst zu einer Infektion kommen kann. Vielmehr sollten die betroffenen Stellen mit einer milden Seife gewaschen werden. Bei schweren Symptomen kann der Arzt vielleicht eine kortisonhaltige Creme verschreiben (→ Juckreiz, S. 995).

Während einer Schwangerschaft kann es oft auch zu Pigmentveränderungen kommen. Vielleicht bemerkt man bräunliche Flecken im Gesicht oder an anderen Körperteilen. Man nennt diese Verfärbungen im Gesicht manchmal »Schwangerschaftsmaske«. Meist – aber nicht immer – verschwinden die Pigmentflecken, wenn das Kind geboren ist.

Infektionskrankheiten in der Schwangerschaft

Einige Krankheiten, die der schwangeren Frau kaum mehr als ein gewisses Unwohlsein bereiten, können dem Fetus einen nicht wiedergutzumachenden Schaden zufügen – je nachdem, in welchem Entwicklungsstadium sie auftreten.

Röteln

Die Röteln (Rubella) sind normalerweise eine eher leichte Erkrankung, die einen juckenden Hautausschlag (→ Farbfoto auf Seite C-1) und Fieber hervorruft. Steckt eine Frau sich jedoch während der ersten 10 Schwangerschaftswochen daran an, kann der Virus durch die Plazenta auch den Fetus infizieren. Über die Hälfte aller Säuglinge von Frauen, die während der frühen Schwangerschaft die Röteln hatten, leiden an angeborenen Missbildungen wie dem grauen Star, Taubheit, Brüchen, Herzstörungen oder Störungen des zentralen Nervensystems.

Wenn sich die werdende Mutter erst im weiteren Verlauf ihrer Schwangerschaft mit Röteln infiziert, sind zwar kaum angeborene Schäden zu befürchten, doch das Kind wird mit dem Virus geboren, was später zu einer schweren Erkrankung führen kann. Viele dieser Babys erkranken später an Diabetes. Der beste Schutz gegen Röteln ist eine Impfung (S. 1074).

Windpocken

Was für Röteln gilt, ist auch bei Windpocken Pflicht: Wurde die Frau als Kind nicht gegen Windpocken geimpft oder hatte noch nie Windpocken, ist die Impfung noch vor der Schwangerschaft absolut wichtig. Windpocken (Varizellen) können bei Schwangeren eine schwere Krankheit auslösen, die für das ungeborene Kind gefährlich werden kann. Wenn Frauen während der Schwangerschaft Windpocken haben (→ Farbfoto S. C-1), kann sich auch der Fetus infizieren oder das Baby sich während der Geburt anstecken. Das Ungeborene im Mutterleib kann sogar mit Pockennarben zur Welt kommen. Wenn von der Zeit der Erkrankung bis zur Geburt genügend Zeit vergeht, heilen die Pockennarben in der Regel vor der Geburt und das Kind wird ohne Hautschädigungen geboren.

Das größte Risiko scheint zu bestehen, wenn das Baby kurz vor der Geburt mit dem Virus in Kontakt kommt. Falls das Kind geboren wird, bevor es die Antikörper der Mutter gegen den Virus empfangen hat, kann es an Windpocken erkranken, wenn es nicht sofort mit Zosterimmunglobulin geimpft wird (S. 1076).

Toxoplasmose

Toxoplasmose wird durch den Parasiten *Toxoplasma gondii* übertragen, mit denen man über infiziertes, zu kurz gegartes Fleisch oder infizierte Katzenfäkalien in Kontakt kommt. Die Infektion kann von der Schwangeren auf ihr ungeborenes Kind übertragen werden. Sie sollten daher nicht mit Katzen in Berührung kommen und auch keine Katzenklos reinigen.

Etwa 40 Prozent aller Frauen im gebärfähigen Alter tragen den Organismus ohne Symptome in sich. Etwa jeder 1 000ste Fetus steckt sich mit dem Toxoplasmose-Virus an.

Die Symptome der Toxoplasmose sind Müdigkeit und Muskelschmerzen, die leicht mit einer Grippe verwechselt werden. Einige Frauen zeigen keine Symptome. Man kann die Erkrankung nicht bestätigen, wenn kein Toxoplasmose-Test durchgeführt wurde und wenn die Patientin keine Antikörper hat. Die Infektion kann durch Medikamente behandelt werden.

Erfolgt die Infektion zu Beginn der Schwangerschaft, kann es zur Fehlgeburt kommen.

Die meisten mit Toxoplasmose infizierten Neugeborenen weisen unmittelbar nach der Geburt keine Symptome auf, viele Ärzte raten dennoch zu einer Behandlung. Die meisten Babys stecken sich auch dann nicht an, wenn ihre Mutter infiziert ist. Selbst diejenigen, die sich angesteckt haben, weisen kaum erkennbare Symptome auf. Bei einigen wenigen kann es zu neurologischen Problemen und teilweiser Erblindung kommen. Ein geringer Prozentsatz der Babys stirbt an der Krankheit.

Genitalherpes

Genitalherpes ist eine Krankheit, die sich in Form von schmerzenden Blasen an den Genitalien äußert. Am Gebärmutterhals oder dem oberen Teil der Vagina können sie auftreten ohne Beschwerden zu verursachen. Bei Neugeborenen kann Herpes die Augen und das zentrale Nervensystem schädigen oder zum Tod führen.

Genitalherpes ist nicht heilbar. Nach dem ersten Anfall kann es einen Monat aber auch mehrere Jahre dauern, bis der nächste Anfall auftritt. Es gibt auch Frauen, die zwar den Virus in sich haben, ohne dass jedoch irgendwelche Symptome auftreten. Wer weiß, dass er an Herpes leides oder wer den Verdacht darauf hat, sollte sofort seinen Arzt davon unterrichten. Es gibt Tests, die aktive Bläschen aufzeigen.

Eine Gefahr für das Baby durch den Virus besteht beim Durchtritt des Kindes durch den Geburtskanal. Bestätigen also eine Untersuchung den Genitalherpes, kann der Arzt einen Kaiserschnitt anordnen (S. 1090).

Rhesus(Rh)-Verträglichkeit

Bei der ersten Geburt einer Frau kann es geschehen, dass etwas vom Blut des Babys in den Blutkreislauf der Mutter gelangt. Verträgt sich das Blut des Babys mit dem der Mutter, ist dies kein Problem. Liegt jedoch eine Unverträglichkeit vor, kann die Mutter gegen das Blut des Kindes Antikörper bilden, die eine Gefahr für spätere Schwangerschaften darstellen.

Blutgruppen werden danach bestimmt, welche Antigene (das sind Eiweißmoleküle) ein Mensch auf der Oberfläche seiner Blutkörperchen hat. Das Blut produziert Antikörper gegen jedes Antigen, das den roten Blutkörperchen fremd ist. Ungefähr 86 Prozent der deutschen Bevölkerung sind Rhesus-positiv und nur 14 Prozent Rhesus-negativ. Ist eine rh-negative Frau mit einem Rh-positiven Kind schwanger, kann es zur Produktion von Antikörpern im Kreislauf der Mutter kommen. Daher ist es wichtig den Rhesusfaktor während der Schwangerschaft zu ermitteln (→ Blutgruppen, S. 980).

In den meisten Fällen besteht für das erste Kind keine Gefahr, selbst wenn es Rh-positiv ist, da das rh-negative Blut der Mutter noch nicht mit Rh-positivem Blut in Kontakt gekommen ist. Ihr Körper ist also noch nicht sensibilisiert und hat noch nicht begonnen Antikörper zu produzieren, die das ungeborene Kind angreifen könnten. Wenn die Frau jedoch erneut schwanger mit einem Rh-positiven Kind wird, können diese Antikörper durch die Plazenta dringen und den Fetus schädigen. Das Risiko steigt mit jeder Rh-unverträglichen Schwangerschaft.

Die Rh-Krankheit ist heute kein so großes Risiko mehr, wie sie es früher einmal war, denn es gibt mittlerweile gründliche Untersuchungsmethoden, ein Serum, das es verhindert, dass eine rh-negative Frau Antikörper gegen ihr Rh-positives Baby entwickelt und wirksame Therapien für Kinder, die betroffen sind.

Bei der Vorsorgeuntersuchung wird der Arzt einen Bluttest machen um festzustellen, ob seine Patientin Rh-positiv oder rh–negativ ist. Ist die werdende Mutter Rh-negativ wird vielleicht auch das Blut des Vaters untersucht (sofern der Status nicht bereits bekannt ist).

Sollte das Blut des Vaters Rh-positiv sein, werden im Verlauf der Schwangerschaft regelmäßige Blutproben genommen um festzustellen, ob sich Antikörper bilden. Zwar ist dies während der ersten Schwangerschaft unwahrscheinlich, doch es ist schon vorgekommen. Wenn es schon einmal zu einer Fehlgeburt kam, kann es durchaus sein, dass einige der Blutzellen des Fetus in den Blutkreislauf der Mutter eingedrungen sind und dass diese die Bildung von Antikörpern ausgelöst haben. Außerdem besteht immer die Möglichkeit von kleinen Lecks des Bluts des Babys während der Schwangerschaft.

Heute geben Ärzte ihren schwangeren rh-negativen Patientinnen eine Spritze mit Rho-Immunglobulin in der 28. Schwangerschaftswoche um eine Sensibilisierung zu verhindern falls es zu einem frühzeitigen Auslaufen des Blutes des Fetus kommen sollte. Das Serum zerstört alle roten Blutkörperchen des Fetus, die in den

Blutkreislauf der Mutter gelangen bevor ihr Körper Zeit hat seine Abwehr zu mobilisieren.

Nach der Geburt des Kindes ist es durchaus möglich, dass man feststellt, dass diese Vorsichtsmaßnahme unnötig war, da auch das Kind rh-negativ ist. Weil jedoch weder für die Mutter noch für das Kind ein Risiko durch die Impfung entsteht und weil ohne die Impfung eine Gefahr für das Baby bestanden hätte, ist die Wahl sicherlich eindeutig.

Eine Frau, die ein Rh-positives Baby zur Welt bringt, erhält innerhalb von 72 Stunden nach der Geburt eine weitere Dosis von Rho-Immunglobulin. Dadurch kann sie auch erneut schwanger werden ohne sensibilisiert zu sein.

Ist die Frau jedoch bereits sensibilisiert und das Baby ist betroffen, kann es notwendig sein eine Frühgeburt einzuleiten. Einige Babys sterben bereits in der Gebärmutter aufgrund einer schweren Anämie, die durch die Blutunverträglichkeit ausgelöst wurde. Man kann dem Kind bereits im Mutterleib eine Bluttransfusion geben. Das geschieht um Zeit zu gewinnen, bis die Lungen des Babys weit genug entwickelt sind um die vorzeitige Geburt durchzustehen. Nach der Geburt ist ein Kind mit einer Rh-Krankheit sehr anämisch und es leidet an Gelbsucht. Ein Blutaustausch ist notwendig. Dabei wird das Rh-positive Blut des Babys langsam und vorsichtig entnommen und durch Rh-negatives Blut ersetzt. Die Aussichten für diese Kinder haben sich in den letzten Jahren deutlich verbessert.

Hepatitis B

Hepatitis B ist eine Infektion der Leber mit dem Hepatitis-B-Virus (S. 801). Dieses Virus wird auf etwa die gleiche Weise übertragen wie das HI-Virus (S. 1060). Wenn eine Schwangere das Hepatitis-B-Virus in sich trägt, kann dieses durch die Plazenta auf den Fetus übertragen werden. Auch ein neugeborenes Baby kann sich durch den Kontakt mit seiner Mutter anstecken.

Das Virus kann zu Leberversagen führen. Bei Frauen, die an Hepatitis B infiziert sind, ist die Gefahr einer Frühgeburt erhöht.

Besteht Verdacht auf eine Hepatitis-B-Infektion, wird der Arzt das Blut auf Antikörper untersuchen lassen. Das Kind einer Frau, die mit dem Hepatitis-B-Virus infiziert ist, erhält nach der Geburt eine Spritze mit Antikörpern gegen das Virus.

Da der Hepatitis-Virus auch in der Muttermilch nachgewiesen werden kann, sollten Frauen mit Hepatitis B ihre Kinder nicht stillen.

Streptokokken der Gruppe B

Streptokokken der Gruppe B sind Bakterien, die sich während der Geburt übertragen können. Bei 40 Prozent der Frauen, die im letzten Schwangerschaftsdrittel getestet werden, finden sich diese Bakterien. Wenn die Bakterien festgestellt wurden, wird die schwangere Frau während der Wehen entsprechend behandelt.

Viele Säuglinge werden mit dem Bakterium geboren, doch nur etwa 2 bis 3 von 1 000 Neugeborenen erkranken tatsächlich. Ein Säugling, der eine Infektion mit Streptokokken der Gruppe B hat, zeigt innerhalb 48 Stunden nach der Geburt die ersten Symptome. Zu den Symptomen zählen Atemprobleme und ein Schock. In einigen Fällen kann es auch 1 Woche dauern, bis die Symptome auftreten, die sich dann meist in Form einer Meningitis (Hirnhautentzündung) äußern. Hat sich ein Säugling infiziert, ist eine Behandlung mit Antibiotika auf einer neonatologischen Station notwendig.

Syphilis

Syphilis ist eine Geschlechtskrankheit, die von der Schwangeren auf das Kind übertragen werden kann. Bei Syphilis können sich Hautgeschwüre, so genannte Schanker, auf den Geschlechtsteilen bilden, die manchmal jedoch unbemerkt bleiben. Sie treten 10 bis 90 Tage nach der Infektion auf. Ungefähr 6 Wochen später kann es zu einem Hautausschlag kommen.

Bei der ersten Vorsorgeuntersuchung werden Schwangere auf Syphilis getestet. Dies ist gesetzlich vorgeschrieben. Syphilis kann mit Penicillin behandelt werden.

Bei der Geburt wird auch der Säugling auf die Krankheit getestet. Wenn er an Syphilis leidet, wird er sofort behandelt (S. 1089).

Gonorrhoe

Gonorrhoe kann durch Antibiotika bekämpft werden. Wenn eine Schwangere an dieser Krankheit leidet, kommt ihr Kind während des Geburtsprozesses mit dem Virus in Kontakt.

Die Gonorrhoe-Infektion kann zu Augenschäden führen. Daher wird allen Babys sofort nach der Geburt vorsorglich eine antibiotische Salbe unter die Augenlider aufgetragen.

Eine eitrige Absonderung aus den Augen des Babys kann ein Hinweis darauf sein, dass es Gonorrhoe hat. Wenn die Mutter sich an Gonorrhoe infiziert hat, wird ihr Kind mit Penicillin behandelt (S. 1087).

Chlamydieninfektion

Die Chlamydieninfektion ist eine weitere Geschlechtskrankheit, die beim Neugeborenen zu einer Bindehautentzündung (S. 1088) führen kann. Diese tritt meist in der 2. Lebenswoche auf. Wird sie durch Antibiotika behandelt, bleiben in der Regel keine Schäden zurück.

Zytomegalievirus-Infektion

Das Zytomegalievirus ist ein weit verbreitetes Virus, das den Fetus befallen kann. Etwa 2 500 von 7 500 Babys, die jedes Jahr geboren werden, sind mit diesem Virus infiziert. Es kann während der Neugeborenenphase zum Tod oder zu zahlreichen angeborenen Schäden wie Blindheit, Anfallkrankheiten, Anämie und neurologischen Störungen führen.

Einige Frauen tragen das Virus während der Schwangerschaft in ihrer Gebärmutter oder im Gebärmutterhals, doch nur wenige übertragen es auf ihr Baby. Es gibt keine wirksame Behandlungsmethode.

Papillomgeschwülste

Papillomgeschwülste treten in Form von Hautwarzen auf. Die Warzen, die vorwiegend auf den Genitalien erscheinen, nennt man Kondylom- oder Geschlechtswarzen. Sie sind überaus ansteckend, werden durch Geschlechtsverkehr übertragen und sind häufig schmerzhaft. Während der Schwangerschaft wachsen die Warzen meist stärker.

Die Behandlung während der Schwangerschaft ist in vielen Fällen nicht sehr wirksam. Manchmal werden die Warzen so groß, dass sie den Weg des Kindes durch den Geburtskanal blockieren und ein Kaiserschnitt (S. 1092) notwendig wird.

Aids

Aids (aquired immunodeficiency syndrome) ist eine tödliche Krankheit, für die es bisher keine wirksame Behandlung gibt (S. 1060). Eine schwangere Frau kann sich auf verschiedenen Wegen anstecken: Durch Geschlechtsverkehr mit einem infizierten Mann, durch eine Bluttransfusion, durch Drogenbesteck, bei künstlicher Befruchtung durch infizierten Samen.

Die HIV-Infektion kann mit einer Wahrscheinlichkeit von etwa 25 Prozent auf das Kind übertragen werden. Eine medikamentöse Behandlung lässt dieses Risiko absinken. Daher empfiehlt man jeder Schwangeren sich vorsorglich auf Aids testen zu lassen.

Es gibt keine Heilung für Aids. Babys, die bereits mit dieser Krankheit geboren werden, leben in der Regel nur wenige Jahre.

Risikofaktoren in der Schwangerschaft

Die Mehrzahl aller Frauen bringt gesunde Babys zur Welt. Es gibt jedoch Faktoren, die Komplikationen wie Fehlgeburten, Totgeburten oder Entwicklungsstörungen im Mutterleib oder Frühgeburten fördern. Einige dieser Faktoren, wie fortgeschrittenes Alter der Mutter, sind größtenteils außerhalb der Kontrolle der Betroffenen. Andere Faktoren, wie etwa Rauchen, Alkohol- oder Drogenkonsum, sind gefährlich und sollten vermieden werden.

Alter

Zunehmend ist die Tendenz zu beobachten, dass die erste Schwangerschaft erst ab einem Alter von 30 oder sogar 40 Jahren erfolgt. Die Mehrzahl aller Frauen über 35 kann problemlose Schwangerschaften haben. Da die meisten dieser Frauen ihre Schwangerschaft gut geplant haben, sind sie oft hoch motiviert und achten besonders gut auf ihre Gesundheit und die ihres ungeborenen Kindes. Trotzdem besteht in diesem Alter ein erhöhtes Risiko.

Bei Frauen, die älter als 35 Jahre sind, treten Schwangerschaftsdiabetes und Bluthochdruck häufiger auf als bei jüngeren Frauen. Auch die Rate der Fehl- und Totgeburten ist geringfügig höher. Eine vorzeitige Ablösung der Plazenta – eine eher seltene Störung, die einen Kaiserschnitt erforderlich macht – tritt bei älteren Frauen häufiger auf als bei jüngeren (S. 205). Wenn eine ältere Frau das erste Mal ein Kind bekommt, dauern in der Regel die Wehen länger als bei einer jüngeren Frau.

Aber auch bei Teenagern ist das Risiko von Komplikationen höher als bei etwas älteren Frauen. Oft achten die jungen Mädchen einfach nicht so sehr auf eine gesunde Lebensweise oder eine gesunde Ernährung und lassen kaum Vorsorgeuntersuchungen durchführen. Dies steigert die Häufigkeit von immerhin möglicherweise tödlich verlaufenden Krankheiten wie Eklampsie oder Präeklampsie (S. 204). Bei schwangeren Teenagern sind auch Fehlgeburten, Wachstumsverzögerungen im Mutterleib, Totgeburten und Frühgeburten häufiger.

Angeborene Störungen

Etwa 2 bis 3 Prozent aller Neugeborenen leiden an angeborenen Störungen. Einige sind auf das Alter der Mutter zurückzuführen. So ist das Risiko einer 30-Jährigen ein Kind mit Trisomie 21 (Down-Syndrom) zur Welt zu bringen 1 zu 900. Bei einer 40-jährigen Schwangeren liegt das Verhältnis bereits bei 1 zu 100.

Auch Medikamente können während der Schwangerschaft die Gefahr von angeborenen Schäden erhöhen (→ Therapeutische Medikamente in der Schwangerschaft, S. 185), wie etwa bei Diabetes (→ Medizinische Probleme in der Schwangerschaft, S. 189), Infektionen der Gebärmutter und Alkoholismus (→ Schwangerschaft und Alkohol, S. 328).

Unzureichende Ernährung

Mangelernährung erhöht das Risiko auf ein untergewichtiges Kind. Solche Kinder sind anfälliger für Infektionen und Krankheiten und ihre Sterblichkeit ist höher. Wenn es der Mutter nicht gelingt, ausreichend an Gewicht zuzunehmen, kann auch das Kind darunter leiden (→ Ernährung während der Schwangerschaft, S. 182). Hat sich eine Mutter ihr Leben lang nur unzureichend ernährt, können die Folgen das Baby auch dann noch schädigen, wenn sie sich während der Schwangerschaft besser ernährt.

Koffein

Koffein ist ein Stimulans, das sich in Kaffee, Tee, Schokolade und Colagetränken findet. Frauen, die übermäßig viel Koffein zu sich nehmen, haben häufig Babys, die etwas kleiner sind. Da diese Frauen meist zusätzlich noch rauchen, ist es nicht erwiesen, ob das Koffein allein für das geringe Geburtsgewicht verantwortlich ist.

Strahlung

Man ist sich heute der Risiken, die gebündelte Strahlung für einen Fetus darstellen, bewusst. Allerdings sind durch technische Verbesserungen die Röntgendosen sehr viel niedriger und dadurch kann eine Röntgenuntersuchung heute für schwangere Frauen relativ sicher sein.

Ohne Probleme können Schwangere Röntgenuntersuchungen der Zähne, des Kopfes oder der Extremitäten machen lassen. Bei modernen Untersuchungen ist dabei der Unterleib geschützt und der einzige Körperteil, auf den die Röntgenstrahlung gerichtet ist, ist der, der wirklich untersucht werden muss.

Rauchen

Studien beweisen, dass Mütter, die jeden Tag ein Päckchen Zigaretten oder mehr rauchen, durchwegs kleinere Babys zur Welt bringen, als Nichtraucherinnen. Ein kleines Baby ist in aller Regel schwächer und anfälliger für Krankheiten als Babys von durchschnittlicher Größe.

Auch kommt es bei Raucherinnen häufiger zur Fehlgeburt oder einer Totgeburt (→ Hilfe, wenn man sich das Rauchen abgewöhnen will, S. 321).

Alkohol

Alkoholgenuss ist während der Schwangerschaft sehr gefährlich, denn der Alkohol kann dazu führen, dass das Neugeborene geistig zurückbleibt. Da die genauen Grenzwerte nicht bekannt sind wird schwangeren Frauen dringend geraten, während der Schwangerschaft ganz auf Alkohol zu verzichten.

Wenn die werdende Mutter stark trinkt, kann ihr Kind mit dem fetalen Alkohol-Syndrom geboren werden. Dieses Syndrom, das bei 1 bis 2 Kindern von 1 000 Geburten auftritt, ist gekennzeichnet durch Wachstumsverzögerung sowohl vor als auch nach der Geburt, Gesichtsanomalitäten sowie intellektuelle Behinderungen.

Je mehr Alkohol die werdende Mutter trinkt, umso größer ist die Gefahr, dass sie ein Kind mit dem Alkoholsyndrom zur Welt bringt. So haben etwa 33 Prozent aller Säuglinge, deren Mütter starke Trinkerinnen sind, angeborene Schäden, während es bei Müttern, die keinerlei Alkohol zu sich nehmen, nur 5 Prozent sind.

Die Frage, die die meisten Frauen ihren Ärzten stellen, ist: »Kann ich während der Schwangerschaft bedenkenlos in Gesellschaft ein wenig Alkohol trinken?«. Die Antwort lautet eindeutig: »Nein«.

Illegale Drogen

Durch die weite Verbreitung illegaler Drogen werden immer mehr Kinder mit einer angeborenen Drogenabhängigkeit und schweren Gesundheitsstörungen geboren. Hat eine Frau abhängig machende Drogen wie Heroin, Kokain, Amphetamine oder Barbiturate zu sich genommen, ist die Gefahr für das Kind vorzeitig geboren zu werden oder an Wachstumsverzögerungen zu leiden 2- bis 6-mal höher. Außerdem wird die Schwangerschaft durch Bluthochdruck und Blutungen gefährdet.

Etwa die Hälfte aller Säuglinge von drogenabhängigen Müttern sind ebenfalls drogenabhängig. Ein heroinabhängiger Säugling ist im Allgemeinen am ersten Tag seines Lebens reizbar, leidet unter Krämpfen, Blutansammlungen, Erbrechen, Durchfall und Fieber.

Dem Baby werden dann oft Beruhigungsmittel gegeben, wie etwa Phenobarbital, damit es einen langsamen und möglichst leichten Entzug hat. Der Entzug muss langsam vonstatten gehen, da der Säugling sonst Krampfanfälle bekommen kann.

Wegen der Leichtigkeit, mit der Drogen wie Kokain oder Crack (Kokain zum Rauchen) erworben werden können hat der Anteil von Drogenkonsumentinnen unter den Schwangeren zugenommen. (S. 1132). Ein hoher Prozentsatz ihrer Kinder wird entweder vorzeitig oder mit Gehirnschäden geboren.

Heiße Bäder

Vor allem in der letzten Schwangerschaftszeit sollten ausgiebiges Saunieren, Dampfbäder oder das Eintauchen in eine heiße Wanne bis über die Hüften (ein warmes Bad oder eine warme Dusche machen nichts aus) vermieden werden, da eine mögliche Verbindung zwischen erhöhter innerer Körpertemperatur und entwicklungsbedingten Störungen oder vorzeitigen Wehen besteht.

Sport während der Schwangerschaft

Viele gesundheitsbewusste Frauen treiben während der Schwangerschaft Sport. Allerdings ist es während der Schwangerschaft nicht nötig ein besonderes Fitnessprogramm durchzuführen. Wer jedoch vor der Schwangerschaft regelmäßig Sport getrieben hat, kann in der Regel damit fortfahren, sofern der Arzt nicht davon abrät. Viele Ärzte empfehlen Frauen, sich während der Schwangerschaft auf sanfte Weise körperlich zu betätigen.

Die langfristigen Vorteile eines regelmäßigen Sports sind bekannt. Welche Auswirkungen hat jedoch die sportliche Betätigung der werdenden Mutter auf ihr ungeborenes Kind? Studien zufolge weder positive noch negative. Bewegung während der Schwangerschaft kann jedoch die Widerstandsfähigkeit der Mutter stärken.

Vor allem können die Wehen kürzer und leichter zu verkraften sein. Es wird vermutet, dass diese Wirkung auf eine erhöhte Herz-Atem-Fitness und verbesserte Ausdauer zurückzuführen ist. Frauen, die regelmäßig Sport treiben, können häufig länger pressen ohne gleich völlig erschöpft zu sein.

Obwohl die Aussicht auf kürzere und leichtere Wehen sicher verlockend ist, sollte der Sport nur mit Vorsicht betrieben werden. Wegen der körperlichen und hormonellen Veränderungen im Körper sind Schwangere nun anfälliger für Verletzungen. Da das Bindegewebe dehnbarer ist, sind die Gelenke sind nicht so stabil wie zuvor und können leichter verletzt werden. Außerdem verändert sich durch die Gewichtszunahme der Körperschwerpunkt und es kann geschehen, dass man das Gleichgewicht verliert.

Nach dem 4. Schwangerschaftsmonat sollte auf Übungen verzichtet werden, die es erfordern auf dem Rücken zu liegen. Sonst besteht die Gefahr, dass die Blutzufuhr zum ungeborenen Kind unterbrochen wird.

Man sollte auch übermäßig anstrengende und gefährliche Aktivitäten wie Reiten, Bergsteigen, Tauchen und Wasserskilaufen unterlassen. Auch Skiabfahrtsläufe sollten auf ein sicheres Niveau beschränkt werden. Ebenso sind Aufenthalte in Höhen über 3 500 Meter zu unterlassen. Eine Schwangerschaft ist auch nicht die geeignete Zeit um einen Marathon zu laufen, obwohl es Marathonläuferinnen gibt, die den Lauf erfolgreich beendet haben, ohne dass dies eine negative Auswirkung auf sie selbst oder ihre Babys gehabt hätte.

Doch ungeachtet dieser wenigen sportlichen Einschränkungen gibt es viele Sport- und Bewegungsarten, die für schwangere Frauen geeignet sind. Eine der besten Sportarten während der Schwangerschaft ist das Schwimmen. Es trainiert den Kreislauf ohne Verletzungsrisiko für die Gelenke.

Joggen und Radfahren sind ebenfalls geeignet, wenn eine Frau diese Sportarten bereits vor der Schwangerschaft betrieben hat. Wer jedoch schneller als gewohnt erschöpft ist, sollte die Aktivitäten entsprechend reduzieren. Spaziergänge sind dabei überhaupt die Bewegungsempfehlung für Frauen, die sich während der Schwangerschaft sportlich betätigen möchten, zuvor jedoch wenig Bewegung hatten.

Ganz gleich, welche Art von Sport die werdende Mutter wählt: Sie sollte sich vor dem Beginn mit ihrem Arzt absprechen. Obwohl Sport für die meisten Frauen absolut sicher ist, können einige doch medizinische Probleme wie Bluthochdruck haben.

Nie sollte bis zur Erschöpfung trainiert und immer muss reichlich Flüssigkeit aufgenommen werden. Bei besonders heißer oder feuchter Witterung wird das Training auf einen kühleren Tag verlegt.

Reisen während der Schwangerschaft

Eine Reise führt keine Wehen herbei und löst keine Fehlgeburt oder irgendwelche anderen Schwangerschaftskomplikationen aus. Es gibt also keinen medizinischen Grund dafür, dass eine Frau während der Schwangerschaft nicht reisen sollte, es sei denn, ihr Arzt rät ihr ab.

Wer jedoch eine Überlandreise mit dem Auto oder eine 2-wöchige Kreuzfahrt plante sollte schon einige Überlegungen anstellen. Viele Frauen leiden vor allem während der ersten 3 Schwangerschaftsmonate an Übelkeit und Erbrechen. Wer in dieser Zeit eine Reise macht, leidet vielleicht noch mehr darunter.

Eine potenzielle Gefahr bei Reisen während der Schwangerschaft ist eine Thrombophlebitis, also Blutgerinnsel in den unteren Extremitäten, die von langem Sitzen herrühren. Um die Beinmuskeln zu bewegen und den Kreislauf anzuregen sollte die Schwangere daher oft aufstehen und umhergehen (S. 694).

Eine weitere Überlegung ist die Nähe zum errechneten Geburtstermin. Die meisten Ärzte raten von Reisen während der letzten Schwangerschaftswochen ab, vor allem wenn es zuvor schon problematische Schwangerschaften gegeben hat. Viele Fluggesellschaften lassen hochschwangere Frauen nicht mitfliegen.

Fühlt sich die Frau jedoch wohl und ist noch Zeit bis zur Geburt ist, steht einer Flugreise nichts im Weg. Aber auch dann sollte sie darauf achten, häufig umherzugehen.

Bei Autofahrten besteht immer Gurtpflicht. Der Beckengurt sollte immer unterhalb der Gebärmutter befestigt sein und der Schultergurt sollte zwischen den Brüsten und neben dem Unterleib angebracht werden.

Vielleicht hilft es ein Kissen hinter das Kreuz zu legen um Kreuzschmerzen vorzubeugen. Auch bei Autofahrten sollten regelmäßige Pausen eingelegt werden, während denen man aufsteht und umhergeht.

Die ersten drei Monate

Das erste Drittel der Schwangerschaft ist zweifellos die Zeit, in welcher der Embryo besonders verletzlich ist. Alle Organe im Körper des Babys bilden sich in den ersten 3 Monaten der Schwangerschaft. Der Embryo ist daher in dieser Zeit besonders von äußeren Einflüssen bedroht. So kann die Entwicklung des Kindes durch Medikamente, Alkohol und Giftstoffe ge-

stört werden – die Folge sind angeborene Behinderungen. Auch Fehlgeburten sind während dieser ersten kritischen 3 Schwangerschaftsmonate besonders häufig, denn der mütterliche Körper stößt Embryonen ab, die nach der Geburt nicht lebensfähig wären. Für die Frau sind die ersten 3 Monate häufig so etwas wie eine Achterbahnfahrt. Sie ist einerseits glücklich, andererseits von Ängsten und Zweifeln geplagt. Wenn die Schwangerschaft nicht geplant war, hat die Frau vielleicht schlaflose Nächte, weil sie überlegt, welche Möglichkeiten des Schwangerschaftsabbruchs sie hat (→ Schwangerschaftsabbruch: Medizinische Probleme und persönliche Möglichkeiten, S. 199). Körperlich fühlt sie sich womöglich ausgelaugt und sie schläft, wann immer sich die Gelegenheit bietet. Sie kann jedoch unbesorgt sein: Diese Wochen vergehen rasch und damit auch die meisten dieser unangenehmen Symptome.

Schwangerschaft feststellen

Das erste Anzeichen für eine Schwangerschaft ist meist das Aussetzen der Periode. Ist der Menstruationszyklus eigentlich regelmäßig und eine Frau stellt fest, dass ihre Periode plötzlich 1 Woche überfällig ist und sie in der betreffenden Zeit auch Geschlechtsverkehr hatte, sollte sie einen Schwangerschaftstest machen. Manchmal hat eine Frau noch Blutungen obwohl sie schwanger ist. Diese Blutungen sind jedoch meist nur leicht.

Viele schwangere Frauen klagen über volle, spannende und empfindliche Brüste. Die Brustwarzen sind oft sehr empfindlich und manchmal schmerzen die Brüste.

Viele Frauen, die gerade erst schwanger geworden sind, leiden an Übelkeit, Unwohlsein, Brechreiz und Erbrechen. Diese Beschwerden können von einem leicht gereizten Magen bis hin zu ständigem Erbrechen reichen. Oft beginnen sie einige Tage nach Aussetzen der Periode.

Auch Mattigkeit und Erschöpfung sind zu Beginn der Schwangerschaft verbreitet. Frauen, die tagsüber zu Hause sind, stellen fest, dass sie immer wieder ein Nickerchen machen. Frauen, die außer Haus arbeiten, kommen erschöpft nach Hause und wollen nur noch ins Bett.

Ein weiteres Anzeichen einer Schwangerschaft ist häufiges Wasserlassen. Am Anfang liegt dies an den hormonellen Änderungen, die auf die Blase einwirken, und später an dem Druck, den die wachsende Gebärmutter auf die Blase ausübt. Das Problem wird geringer, wenn die Gebärmutter wächst, doch gegen Ende der Schwangerschaft wird es wieder stärker und viele Frauen können nicht durchschlafen, weil sie mehrmals in der Nacht zur Toilette müssen.

Wenn einmal eine Periode ausgesetzt hat und einige der genannten Symptome festzustellen sind, sollte der Arzt aufgesucht werden. Er wird die Schwangerschaft mithilfe eines Schwangerschaftstests bestätigen (→ Schwangerschaftstests, S. 198). Die meisten Frauen werden während der Schwangerschaft von dem Frauenarzt und/oder der Hebamme betreut, die bei der Geburt helfen und auch für die Nachsorge verantwortlich sind.

Fehlgeburt

Abgesehen von den anfänglichen Unannehmlichkeiten einer Schwangerschaft ist die größte Bedrohung im ersten Schwangerschaftsdrittel die Fehlgeburt (spontaner Abort). Eine Fehlgeburt oder Abort liegt vor, wenn der Fetus nicht in der Lage wäre auch nur einige Minuten außerhalb der Gebärmutter zu überleben – meist vor der 28. Woche nach der Befruchtung. Wird der Fetus nach der 28. Schwangerschaftswoche tot geboren, ist dies eine Totgeburt.

Etwa 50 Prozent der befruchteten Eier gehen spontan ab und die meisten, noch ehe die Frau weiß, dass sie schwanger ist. Der Prozentsatz von Frauen, die Fehlgeburten erleiden und wussten, dass sie schwanger waren, liegt bei etwa 10 Prozent. Drei Viertel aller Fehlgeburten geschehen im 1. Schwangerschaftsdrittel, die meisten zwischen der 9. und 11. Woche nach der Befruchtung. Faktoren, die mit Fehlgeburten in Verbindung gebracht werden, sind etwa das Alter (Frauen, die älter als 35 Jahre sind), Probleme, schwanger zu werden und bereits mehrere Fehlgeburten in der Vergangenheit.

Im ersten Schwangerschaftsdrittel kommt es vor allem dann zu einer Fehlgeburt, wenn der Embryo oder der Fetus in der Gebärmutter stirbt. Ursachen sind Entwicklungsstörungen aufgrund überzähliger Chromosomen, chronische Infektionskrankheiten sowie unerkannte Zuckerkrankheit der Mutter und Erkrankungen der Gebärmutter.

Wer eine Fehlgeburt erlitten hat, sollte sich nie selbst die Schuld geben – nur selten kommt es durch Stress oder ein Trauma zur Fehlgeburt.

Das erste Symptom einer Fehlgeburt sind Scheidenblutungen mit oder ohne Krämpfe. Etwa eine von fünf Frauen hat während des 1. Schwangerschaftsdrittels leichte Blutungen aus der Scheide oder einen blutigen Ausfluss und über die Hälfte von ihnen behalten ihr Baby. Trotzdem sollte bei Blutungen sofort der Arzt gerufen werden. Einige Wochen können Reduzieren sportlicher Betätigung, häufiges Ausruhen und Meiden von Geschlechtsverkehr sinnvolle Vorsichtsmaßnahmen sein.

Stirbt der Embryo oder Fetus, kommt es zur Fehlgeburt. Sie wird von Schmerzen im Unterleib und im Kreuz begleitet. Der Schmerz kann

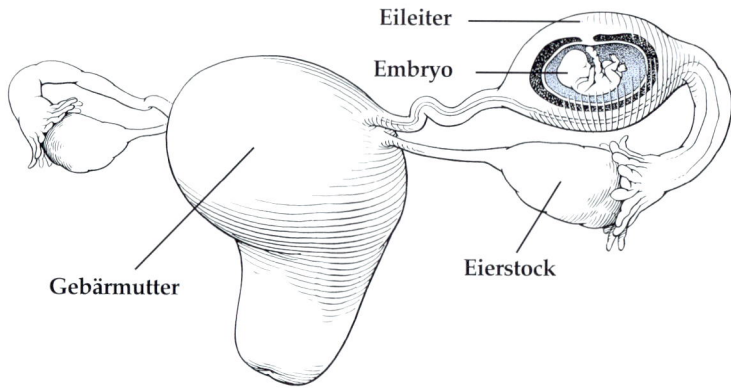

Eileiter

Embryo

Eierstock

Gebärmutter

Zu einer Schwangerschaft außerhalb der Gebärmutter (etwa eine Eileiterschwangerschaft), die eine lebensbedrohende Störung darstellt, kommt es, wenn sich das Ei im Eileiter (oder anderswo in der Bauchhöhle) und nicht in der Gebärmutter einnistet. Indem sich der Embryo entwickelt dehnt er den Eileiter übermäßig stark aus, wodurch es zu Blutungen und potenziell schwerwiegenden medizinischen Folgen kommen kann.

tionen, Blinddarmentzündungen, Endometriose und das Fehlen eines Eierstockes werden mit einem erhöhten Risiko von extrauterinen Schwangerschaften in Verbindung gebracht.

Diagnose

Frauen bemerken unter Umständen eine extrauterine Schwangerschaft zunächst nicht. Obwohl die Periode aussetzt, kann ein Urinschwangerschaftstest negativ ausfallen. Liegen Schwangerschaftssymptome vor, der Schwangerschaftstest ist aber negativ, kann das Schwangerschaftshormon Choriongonadotropin (HCG) durch eine Blutuntersuchung auch in geringeren Mengen nachgewiesen werden.

Stellt eine Frau andere als die aufgeführten Symptome fest, sollte sie ihren Arzt sofort darüber informieren. Zunächst wird nach Anomalitäten der Fortpflanzungsorgane gesucht. Ultraschalluntersuchung (S. 1335) oder Laparoskopie (S. 1346) können das Vorhandensein eines Embryos bestätigen.

Wie gefährlich ist eine Schwangerschaft außerhalb der Gebärmutter?

Eine Schwangerschaft außerhalb der Gebärmutter ist äußerst gefährlich für die werdende Mutter – wenn sie nicht frühzeitig erkannt wird, können die Folgen verheerend sein. Sie ist

eine der häufigsten Ursachen von schwangerschaftsbedingten Todesfällen.

Behandlung

Es ist nicht möglich eine solche Schwangerschaft auszutragen oder bis zu dem Punkt zu bringen, an dem das Kind eine Überlebenschance hat. Feten außerhalb der Gebärmutter entwickeln sich selten über 3 Monate hinaus.

Operation

Die Behandlung kann in einer sofortigen Operation bestehen. Ist der Embryo noch klein und der Eileiter nicht gerissen, kann er herausgedrückt werden, ohne dass der Eileiter beschädigt wird. Es gibt auch Ärzte, die lieber den verletzten Teil des Eileiters entfernen und die beiden Enden dann wieder verbinden.

Bei starken Blutungen kann eine Bluttransfusion notwendig werden. In einem solchen Fall muss der Arzt die innere Blutung durch das Abklemmen der Blutgefäße stoppen. Oft ist sogar die Entfernung eines Eileiters und manchmal sogar eines Eierstockes erforderlich.

Medikamente

Ein Wirkstoff namens Methotrexat bewirkt, dass die Embryozellen nicht weiterwachsen und schließlich verschwinden. In den meisten Fällen kann dadurch ein operativer Eingriff vermieden werden.

Prognose für spätere Schwangerschaften

10 Prozent aller Frauen, die bereits einmal eine Schwangerschaft außerhalb der Gebärmutter hatten, werden noch einmal eine solche Schwangerschaft haben. Wenn eine Frau zwei Schwangerschaften außerhalb der Gebärmutter hatte, sind ihre Chancen je eine normale Schwangerschaft zu haben kleiner als 50 Prozent. Wurden durch die vorangegangene Eileiterschwangerschaft beide Eileiter verletzt, kann eine künstliche Befruchtung (→ In-vitro-Befruchtung, S. 1219) die einzige Möglichkeit sein schwanger zu werden und ein Kind zu haben.

Die Schwangerschaft im 4. bis 6. Monat

Für die meisten Frauen ist das 2. Schwangerschaftsdrittel weniger aufregend als das erste. Sie fühlen sich nicht mehr so müde und erschöpft. Auch Übelkeit und Erbrechen lassen nach oder verschwinden ganz. Außerdem müssen sie nicht mehr so häufig Wasser lassen.

Der Bauch wächst allmählich an und die meisten werdenden Mütter müssen nun beginnen Schwangerschaftskleidung zu tragen. Der Körper wird um die Mitte und die Hüften etwas runder. Meistens verlaufen der 4., 5. und 6. Schwangerschaftsmonat beschwerdefrei.

Jetzt reicht ein Besuch pro Monat beim Frauenarzt, es sei denn, ein medizinisches Problem erfordert häufigere Arztbesuche. Die Frauen nehmen Eisen- und Folsäurepräparate und sollten sich ausgewogen ernähren. Mehrere Portionen eiweißreicher Nahrung wie Milchprodukte, Obst, Gemüse und Getreide sollten schwangere Frauen jetzt zu sich nehmen (→ Ernährung während der Schwangerschaft, S. 182).

Wenn eine Reise machen möchte, solle dies jetzt tun (→ Reisen während der Schwangerschaft, S. 196). Die meisten Frauen fühlen sich während des 2. Schwangerschaftsdrittels besser als während des ersten und wenn die Geburt näher rückt, beschränkt der Körperumfang ohnehin Kraft und Unternehmungslust.

Auch das 2. Schwangerschaftsdrittel ist nicht ohne Risiken. Einige Frauen haben bereits im 2. Drittel Wehen. Ein Fetus, der jetzt geboren wird, kann noch nicht überleben. Obwohl vorzeitige Wehen meist erst im 3. Schwangerschaftsdrittel einsetzen, können Schäden in der Gebärmutter bereits in der Mitte der Schwangerschaft zu vorzeitigen Wehen führen. Im folgenden Abschnitt geht es um einige der medizinischen Komplikationen der normalerweise unproblematischsten Zeit der Schwangerschaft.

Vorzeitige Wehen

Symptome

- Platzen der Fruchtblase, wobei ein Schwall von Flüssigkeit durch die Scheide austritt
- Leichte bis schwere Kontraktionen im Unterleib

Normalerweise setzen die Wehen etwa 40 Wochen (280 Tage) nach dem ersten Tag der letzten Periode ein. Wenn das Baby zwischen der 38. und 42. Woche geboren wird, spricht man von einer termingerechten Geburt. Manchmal setzen die Wehen früher ein. Es gibt jedoch auch Fälle, in denen der Arzt die Wehen vorzeitig herbeiführt, weil die Umgebung in der Gebärmutter immer schädlicher für das Kind wird und seine Überlebenschancen außerhalb des Mutterleibes besser sind.

Ursache

Die Ursache von Wehen in der Mitte der Schwangerschaft ist oft nicht genau festzustellen. Mit vorzeitigen Wehen in Verbindung gebracht werden: Platzen der Fruchtblase (S. 205), Infektion der Zervix (Gebärmutterhals), Zervikalinkompetenz (Muskelschwäche des Gebärmutterhalses, was zu vorzeitiger Öffnung des Muttermundes führen kann, S. 203), Störungen in der Gebärmutter, Hydramnion (S. 202), Fehlbildung des Fetus oder der Plazenta, Placenta praevia (S. 205), ein Intrauterinpessar in der Gebärmutter (Spirale), Präeklampsie und Eklampsie (S. 204), Tod des Fetus, bereits mehrere vorzeitige Geburten, Mehrfachgeburten, Rauchen, Blutungen, Erkrankungen der Mutter und das Alter – Teenager und Frauen über 40 Jahren haben häufiger vorzeitige Wehen als Frauen zwischen 20 und 40.

Diagnose

Die Fruchtblase platzt in der Regel, wenn die Wehen bereits im Gang sind, manchmal eröffnet das Platzen der Fruchtblase aber auch die Geburt. Allgemein kann man sagen, dass bei Frauen, die alle 10 Minuten wenigstens 30 Sekunden lang Kontraktionen haben, die Wehen vermutlich eingesetzt haben.

Wie gefährlich sind vorzeitige Wehen?

Je weniger Zeit ein Kind hatte in der Gebärmutter zu wachsen umso geringer sind seine Überlebenschancen. In den vergangenen Jahren wurden jedoch enorme Fortschritte in der Pflege schwer kranker oder zu früh geborener Babys gemacht. Selbst Babys, die nicht mehr als etwa 500 g wiegen, haben heute eine Überlebenschance, wenn sie in entsprechend ausgerüsteten Frühgeborenenstationen behandelt werden. Heute räumt man Säuglingen, die wenigstens 24 Wochen im Mutterleib waren, eine reelle Überlebenschance ein.

Behandlung

Die Behandlung vorzeitiger Wehen hängt vom Alter des Fetus ab. Zu Beginn verordnen viele Ärzte Bettruhe und Flüssigkeitszufuhr. In einigen Fällen reicht dies aus um die Kontraktionen zum Stillstand zu bringen. Manchmal werden auch Kulturen aus dem Gebärmutterhals entnommen und Antibiotika angewandt.

Medikamente

Bisher gibt es noch kein spezielles Mittel, das in allen Fällen geeignet ist vorzeitige Wehen zu beenden. Einige Therapien haben sich jedoch zumindest teilweise als erfolgreich erwiesen.

Magnesiumsulfat kann zur Beendigung der Wehen hilfreich sein. Wenn ein Arzt dieses Medikament verschreibt, wird er seine Patientin sorgfältig im Krankenhaus beobachten, da Magnesiumsulfat Atemstörungen auslösen kann. Außerdem durchdringt das Mittel die Plazenta und kann die Atembewegungen des Neugeborenen beeinflussen.

Beta-Mimetika, die nur unter Beobachtung im Krankenhaus verabreicht werden, ahmen die Wirkung von Adrenalin nach, dem Hormon, das produziert wird, wenn Gefahr wahrgenommen wird (Angst kann die Wehen verzögern oder aufhalten). Durch diesen Wirkstoff setzen die Wehen vorübergehend aus und die Gebärmutter entspannt sich. Bei Patientinnen, die diese Mittel einnehmen, beschleunigt sich der Herzschlag, sie fühlen sich vielleicht unruhig und ängstlich und auch ihr Blutdruck und ihr Blutzuckerspiegel steigen an. Andere mögliche Nebenwirkungen sind Flüssigkeitsansammlungen in der Lunge und Brustschmerzen. Wie Magnesiumsulfat durchdringen auch die Beta-Mimetika die Plazenta, sodass das Baby die gleichen Symptome aufweist.

Unter Umständen können neuere Medikamente, wie Indomethacin oder Kalziumkanalblocker allein oder in Kombination mit den aufgeführten Mitteln angewandt werden.

Operation

Wenn die vorzeitigen Wehen einer Frau auf einen Defekt der Gebärmutter zurückzuführen sind, hilft in manchen Fällen eine Operation die Wehen zu stoppen. Bei der Cerclage wird der

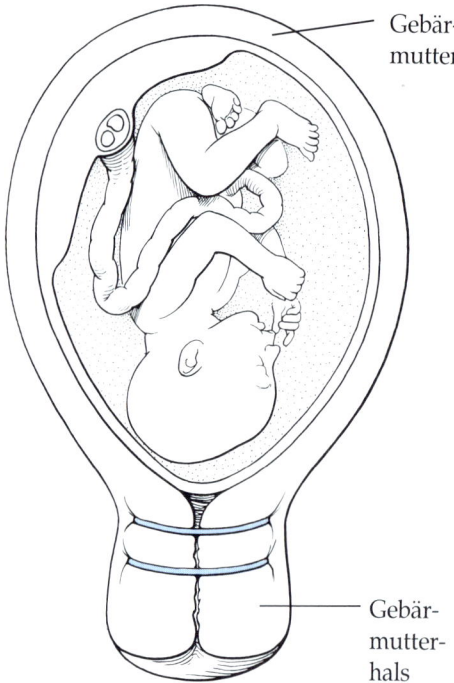

Gebärmutter

Gebärmutterhals

Wenn sich der Gebärmutterhals während der Schwangerschaft öffnet, kann ein operativer Eingriff verhindern, dass das Kind vorzeitig zur Welt kommt. Bei der so genannten Cerclage wird der Gebärmutterhals mit einigen Stichen verschlossen, sodass der Fetus nicht aus der Gebärmutter gelangen kann.

Gebärmutterhals mit einigen Stichen verschlossen, damit das Kind bis zu seiner Reife in der Gebärmutter verbleibt (→ Zervikalinsuffizienz, S. 203).

Hydramnion (krankhafte Vermehrung des Fruchtwassers)

Symptome
- Atemnot
- Verdauungsstörungen oder Übelkeit
- Blähung des Unterleibs und Schmerzen
- Vorzeitige Wehen (S. 201)
- Bei einem Hydramnion bildet sich zu viel Fruchtwasser um den Körper des ungeborenen Babys

Ursache
Während des 2. Schwangerschaftsdrittels beginnt der Fetus zu urinieren und Fruchtwasser zu schlucken. Diese Funktionen helfen später in der Schwangerschaft die Fruchtwassermenge in der Gebärmutter unter Kontrolle zu behalten. Hydramnion steht häufig in Verbindung mit angeborenen Störungen, vor allem mit Fehlbildungen im zentralen Nervensystem und dem Magen-Darmtrakt. Einige dieser Störungen können den Fetus davon abhalten, Fruchtwasser zu schlucken und andere können dazu führen, dass er übermäßig viel Urin ausscheidet. Wenn ein Hydramnion bei einer Frau auftritt, die Zwillinge erwartet, übernimmt vielleicht einer der beiden Feten den Großteil des Kreislaufes, der eigentlich für beide gedacht ist. Die Folge kann ein übermäßiges Urinausscheiden dieses Zwillings sein.

Diagnose
Wenn ein Arzt ein Hydramnion vermutet, wird er eine Ultraschalluntersuchung veranlassen.

Wie gefährlich ist ein Hydramnion?
In den meisten Fällen ist die Schwellung harmlos. Bei etwa einer von 1 000 Schwangerschaften aber ist das Problem schwerwiegend genug um Symptome zu verursachen, die zu vorzeitigen Wehen führen können. Zuckerkranke Frauen und Schwangere, die Mehrlinge erwarten, sind gefährdeter als andere Schwangere.

Behandlung
Bei leichten Beschwerden reicht meist etwas mehr Ruhe als gewöhnlich. Bei starken Schmerzen können jedoch ein Krankenhausaufenthalt und Ruhigstellung notwendig werden. Eventuell werden Medikamente verord-

net, durch die die Gebärmutter entspannt wird, sodass die Gefahr vorzeitiger Wehen verringert werden kann. Manchmal wird eine Fruchtwasseruntersuchung durchgeführt, wodurch dann auch ein Teil des überschüssigen Fruchtwassers entnommen wird. Dies lindert die Schmerzen, doch da diese Fruchtwasserentnahme häufig vorgenommen werden muss, steigt dadurch wieder die Gefahr eines vorzeitigen Einsetzens der Wehen.

Muttermundschwäche

Bei einer Frau mit Zervikalinsuffizienz öffnet sich der Muttermund bereits während des 2. Schwangerschaftsdrittels oder zu Beginn des 3. Schwangerschaftsdrittels. Die Folge davon kann dann entweder eine Fehlgeburt oder auch eine Frühgeburt sein.

Patientinnen mit Zervikalinsuffizienz erlitten meist schon mehrere Fehlgeburten, vor allem während des 2. Schwangerschaftsdrittels. Normalerweise öffnet sich die Zervix (Gebärmutterhals) nicht vor dem 4. Schwangerschafts-

monat, da der Fetus vorher nicht groß genug ist um sie zu erweitern.

Die Ursachen einer Zervikalinsuffizienz sind noch nicht bekannt, doch man bringt das Problem oft mit einem Zervikaltrauma nach Verfahren wie einer Weitung oder Kürettage (Ausschabung) sowie einer gestörten Entwicklung des Gebärmutterhalses in Verbindung (wenn etwa synthetische Östrogene wie Diethystilbestrol, S. 186, genommen werden).

Lässt die Krankengeschichte einer Frau auf eine mögliche Zervikalinsuffizienz schließen, kann der Gebärmutterhals operativ verschlossen werden. Man nennt dieses Verfahren Cerclage. Es wird meist nach dem 1. Schwangerschaftsdrittel unter Vollnarkose durchgeführt. Mit einigen Stichen um den Gebärmutterhals wird dieser so weit verschlossen, dass das Kind nicht hindurchkommen kann. Nach der Operation erhält die Patientin Medikamente um die Gefahr von vorzeitigen Wehen nach diesem Eingriff zu verringern.

In etwa 90 Prozent aller Fälle ist die Cerclage erfolgreich. Im 9. Schwangerschaftsmonat wird sie entfernt.

Die letzten drei Monate

Auch wenn sich die werdende Mutter während der bisherigen Schwangerschaft gut gefühlt hat, wird sie allmählich ein Ende herbeisehnen. Die Umstandskleider werden langsam zu eng und der Gang hat sich nun zu einem für Schwangere typischen Watschelgang gewandelt. Manche Frauen bekommen Schwangerschaftsstreifen auf den Brüsten und am Bauch. Füße und Fußgelenke sind vielleicht stark angeschwollen.

Die meisten Schwangeren fühlen sich in den letzten Wochen erschöpft. Sie finden nachts keine Ruhe mehr, wenn das Baby anfängt in ihrem Bauch zu strampeln. Wenn das Strampeln dann endlich aufhört, können die Frauen vielleicht kurz schlafen, wachen aber wieder auf, weil sie den unbezwingbaren Drang zum Wasserlassen verspüren. Die angenehmen Tage der Schwangerschaftsmitte sind vorbei.

Viele Paare nehmen während des letzten Schwangerschaftsdrittels an Geburtsvorbereitungskursen teil. Dort werden sie über den Geburtsvorgang informiert, die Mutter macht Übungen um die Beckenmuskulatur zu stärken und wirksamer pressen zu können und sie lernt Entspannungs- und Atemtechniken, mit deren Hilfe sie die Schmerzen während der Wehen

lindern kann. Viele Ärzte empfehlen diese Kurse auch Frauen, die sich bereits für eine Anästhesie während der Geburt entschieden haben.

Die meisten Frauen sind erleichtert dieses Schwangerschaftsstadium erreicht zu haben. Mit der richtigen medizinischen Versorgung in speziellen Frühgeborenenstationen haben Babys heute eine gute Überlebenschance, wenn sie nach der 30. Schwangerschaftswoche geboren werden. Sofern die Mutter keine schwere Krankheit hat, durch die das Verbleiben im Mutterleib für den Fetus gefährlich werden könnte, gibt es keinen Ersatz für eine vollständige 9-monatige Schwangerschaft.

Während des letzten Schwangerschaftsdrittels suchen schwangere Frauen ihren Arzt in der Regel häufiger auf als in den Monaten zuvor. Nach der 30. Woche möchten die meisten Ärzte ihre Patientinnen bis zur 36. Woche alle 2 Wochen sehen und danach werden die Arztbesuche wöchentlich sein. Gegen Ende der Schwangerschaft führt der Arzt möglicherweise eine vaginale gynäkologische Untersuchung durch um festzustellen, ob sich der Muttermund in Vorbereitung auf die Geburt jetzt zu öffnen beginnt.

Die meisten Frauen bekommen ihre Babys um den errechneten Geburtstermin und ohne nennenswerte Komplikationen. Das Problem vorzeitiger Wehen kann sowohl im 2. als auch im 3. Schwangerschaftsdrittel auftreten (S. 201), doch je später die Wehen beginnen, umso besser sind die Aussichten für das Baby.

Es gibt jedoch auch einige schwerwiegende Probleme, die gegen Ende der Schwangerschaft auftreten können. Präeklampsie und Eklampsie sind gefährliche Störungen, die – sofern man sie nicht rechtzeitig erkennt – sowohl zum Tod der Mutter als auch zum Tod ihres Kindes führen können (siehe unten). Andere Störungen, auf die der Arzt achtet, sind etwa Blutungen (S. 205), Placenta praevia (S. 205), vorzeitiges Platzen der Fruchtblase (S. 205), Tod des Kindes im Mutterleib (S. 206) und Wachstumsverzögerung des Fetus (S. 179).

Präeklampsie und Eklampsie

Symptome
- Hoher Blutdruck
- Eiweiß im Urin
- Flüssigkeitsansammlungen, die Hände und Gesicht (besonders um die Augen) anschwellen lassen
- Plötzliche, übermäßige Gewichtszunahme
- Schmerzen im rechten oberen Viertel des Bauches
- Starke Kopfschmerzen
- Schwere Krampfanfälle
- Sehstörungen, Augenflimmern
- Bewusstlosigkeit

Präeklampsie kann eine gefährliche Erkrankung gegen Ende der Schwangerschaft sein. Die Eklampsie (mit Krampfanfällen) ist das nächste Stadium dieser Krankheit, das auftritt, wenn die Symptome der Präeklampsie (die ersten 4 Symptome der Aufzählung) nicht unter Kontrolle gebracht werden können.

Die Präeklampsie tritt bei etwa 5 Prozent aller schwangeren Frauen auf. Insgesamt kommt es bei einer von 1 500 Schwangerschaften zur Eklampsie.

Ursache
Präeklampsie und Eklampsie sind Schwangerschaftstoxikosen, obwohl es bisher noch nicht gelungen ist die toxischen Stoffe im Blut der schwangeren Mutter zu identifizieren, die zu diesen Störungen führen. Daher ist die Ursache noch immer nicht bekannt. Es gibt also keine Behandlung, die in allen Fällen wirksam ist. Die

Ärzte wissen jedoch, wie diese Störungen zu diagnostizieren sind und dass einige Frauen offenbar gefährdeter sind als andere.

Diagnose
Oft merken die betroffenen Frau nicht, dass sich eine Eklampsie entwickelt. Am Anfang fühlt sie sich völlig normal, da Bluthochdruck und Eiweiß im Urin in der Regel keine Schmerzen verursachen. (Deshalb ist es so wichtig ist die Vorsorgetermine beim Arzt wahrzunehmen.) Im Verlauf der Präeklampsie treten jedoch auch die anderen Symptome auf.

Wie gefährlich ist Eklampsie?
Die Eklampsie ist eine der gefährlichsten Erkrankungen während der Schwangerschaft. Sie kann zu Gehirn-, Leber- oder Nierenblutungen führen und sowohl für die Mutter als auch für das Kind tödlich verlaufen. Mütter im Teenageralter, Frauen über 40, Frauen, die das erste Mal schwanger sind, solche, die schon länger an Bluthochdruck leiden sowie Mütter, die Zwillinge erwarten, sind besonders gefährdet.

Behandlung
Bei leichter Präeklampsie wird meist zu einer salzarmen Diät geraten. Die Frauen sollen im Bett bleiben und so viel wie möglich auf der linken Seite liegen, damit möglichst viel Gebärmuttergewicht von den Hauptblutgefäßen genommen wird. Diese Maßnahmen fördern den Blutstrom zu den Nieren. In einigen Fällen ist dies die einzig erforderliche Therapie.

Es kann jedoch auch sein, dass der Arzt die Schwangere in ein Krankenhaus einweist, wo sie Medikamente gegen Krämpfe und Bluthochdruck bekommt. Das Ziel bei der Behandlung von Präeklampsie ist es, eine Verschlimmerung hin zur Eklampsie zu vermeiden.

Die beste Behandlung einer schweren Präeklampsie ist die Geburt des Babys. Bei Frauen, die ohnehin schon knapp vor dem errechneten Geburtstermin stehen, werden vielleicht die Wehen eingeleitet oder ein Kaiserschnitt durchgeführt. Wenn jedoch der Fetus aufgrund seines Alters noch keine gute Überlebenschance hat, versuchen die meisten Ärzte vorzeitige Wehen zu verhindern. Mutter und Kind werden ununterbrochen genau beobachtet um sicherzustellen, dass bei möglichen Komplikationen sofort eingegriffen werden kann.

Nach der Geburt lassen die Symptome der Präeklampsie in der Regel nach, obwohl sich bei manchen Frau auch noch bis zu 24 Stunden nach der Geburt eine Eklampsie entwickeln kann – in ganz seltenen Fällen auch später.

Eklampsie ist heute kein großes Problem mehr. Wenn es doch zur Eklampsie kommt, wird der Arzt auf die sofortige Geburt drängen. Aufgrund der gründlichen Schwangerschaftsvorsorge kommt es bei den meisten Präeklampsie-Patientinnen nicht zur Eklampsie.

Blutungen vor der Geburt

Symptome. Blutungen aus der Scheide nach dem 5. Schwangerschaftsmonat.

Ursache
Viele Störungen können in der Mitte und gegen Ende der Schwangerschaft zu vorgeburtlichen Blutungen führen, wie etwa eine Placenta praevia (siehe diese Seite), Schädigungen des Gebärmutterhalses und Abtrennen der Plazenta von der Gebärmutterwand.

Diagnose
Jede Blutung während der Schwangerschaft sollte sofort dem Arzt gemeldet werden. Er wird dann versuchen die Ursache herauszufinden. Vielleicht weist er seine Patientin in ein Krankenhaus ein, wo eine Ultraschalluntersuchung sowie Bluttests durchgeführt werden.

Sind vorgeburtliche Blutungen gefährlich?
Meist sind diese Blutungen nur leicht und richten keinen Schaden an. Wenn die Blutungen jedoch stark sind, kann dies für Mutter und Kind gefährlich sein.

Behandlung
Bei großem Blutverlust ist oft eine Bluttransfusion notwendig. Wenn die Blutungen lebensgefährlich, muss das Baby vorzeitig zur Welt gebracht werden, entweder durch eingeleitete Wehen oder einen Kaiserschnitt.

Vorzeitiger Blasensprung

Symptome. Schwall oder Aussickern von Flüssigkeit aus der Scheide.

Normalerweise platzt die Fruchtblase entweder unmittelbar vor Einsetzen der Wehen oder während der Wehen. Es kann jedoch vorkommen, dass sie schon Monate oder Wochen vor dem errechneten Geburtstermin reißt.

Ursache
Es ist nach wie vor weit gehend ungeklärt, wie es zu einem Reißen der Fruchtblase kommt.

Diagnose
Wenn die Fruchtblase platzt, dann sollte man sofort den Arzt anrufen. Wahrscheinlich weist dieser seine Patientin sofort in ein Krankenhaus ein. Meist wird dort eine Fruchtwasseruntersuchung (S. 181) durchgeführt um festzustellen, ob die Lungen des Babys bereits weit genug entwickelt sind um eine vorzeitige Geburt zu überleben.

Wie gefährlich ist ein Blasensprung?
Bei einem vorzeitigen Reißen der Fruchtblase besteht die Gefahr, dass auch die Wehen innerhalb weniger Tage einsetzen – in der Mitte der Schwangerschaft ist dies gefährlich. Außerdem steigt die Infektionsgefahr.

Behandlung
Wenn die Lungen des Babys ausgereift sind, werden die Wehen eingeleitet.

Falls das Kind jedoch noch zu unreif ist um eine gute Überlebenschance außerhalb des Mutterleibs zu haben, werden auch Medikamente gegeben um die Entwicklung der Lungen des Babys zu fördern und die Gebärmuttermuskeln zu entspannen, sodass die Gefahr einer Frühgeburt verringert wird. Dies kann zum gewünschten Erfolg führen, doch die Mutter muss wegen des hohen Infektionsrisikos sorgfältig beobachtet werden.

Placenta praevia

Symptome. Schmerzlose Blutungen aus der Scheide, meist gegen Ende des 2. Schwangerschaftsdrittels oder später. Sie treten meist nachts während des Schlafes auf und hören in der Regel von selbst wieder auf.

Etwa bei einer von 200 Schwangerschaften liegt nach dem 7. Monat eine Placenta praevia vor. Zwar tritt sie bei den ersten Schwangerschaften seltener auf, doch mit jeder Schwangerschaft steigt die Gefahr, dass es zu dieser Störung kommt. Ältere Mütter sind gefährdeter als jüngere, ebenso wie Frauen, die schon einmal einen Kaiserschnitt hatten.

Ursache
Bei der Placnta praevia ist die Plazenta nicht oben im Uterus angelegt, sondern sie liegt vollständig über dem Gebärmutterhals. Gegen Ende der Schwangerschaft öffnet sich der Gebärmutterhals für die Geburt und die anhaftenden Plazentateile werden abgelöst. Die Folge ist, dass das Gewebe stark blutet.

Diagnose

Besteht der Verdacht auf Placenta praevia, wird eine Ultraschalluntersuchung angeordnet.

Wie gefährlich ist Placenta praevia?

Blutungen aus der Plazenta können beim Fetus zu Hirnschäden und sogar zum Tod führen.

Behandlung

Wenn die Schwangere bereits nahe am errechneten Geburtstermin ist, wird meist ein Kaiserschnitt durchgeführt um weitere Blutungen zu verhindern. Bei schweren Blutungen werden manchmal Bluttransfusionen notwendig.

Tod im Mutterleib

Wenn Feten im Mutterleib sterben kommt es in den ersten Schwangerschaftswochen meist zur Fehlgeburt. Manchmal stirbt ein Fetus aber auch erst nach dem 5. Schwangerschaftsmonat.

Präeklampsie und Eklampsie (S. 204), die Zuckerkrankheit der Mutter (S. 189), Blutungen vor der Geburt (S. 205), Spätgeburt (s. rechts), die Rhesus-Krankheit (S. 192) und schwere angeborene Schäden des Kindes können für den Tod im Mutterleib verantwortlich sein.

Meist geschieht der Tod eines Fetus unbemerkt. Eines Tages stellt die Mutter fest, dass sich ihr Baby nicht mehr bewegt wie zuvor. Ist kein Herzschlag festzustellen, werden andere Beobachtungstechniken angewendet um herauszufinden ob der Fetus noch lebt (S. 210).

Meist beginnen die Wehen innerhalb von 2 Wochen nach dem Tod des Fetus, obwohl es in der Schwangerschaftsmitte auch länger dauern kann. Wenn die Wehen nicht von selbst einsetzen, muss der Arzt Medikamente geben um die Wehen einzuleiten. Es besteht nämlich die Gefahr, dass sich im Körper der Mutter Blutgerinnungsstörungen entwickeln, die lebensbedrohliche Blutungen auslösen können, wenn die Wehen allzu lange auf sich warten lassen.

In den meisten Fällen sind die Aussichten für weitere Schwangerschaften dieselben wie für Erstschwangerschaften. Das größte Problem ist die Trauer über ein Kind, das tot zur Welt gekommen ist (→ Verarbeitung von Trauer, S. 1109).

Spätgeburt

Symptome. Wehen und Geburt setzen auch nach 42 Schwangerschaftswochen nicht ein.

Die durchschnittliche Schwangerschaft dauert ungefähr 40 Wochen ab dem Einsetzen der letzten Menstruationsblutung. Von einer Spätgeburt spricht man, wenn die Schwangerschaft länger als 42 Wochen andauert.

Wie gefährlich ist eine Spätgeburt?

Ebenso wie die Frühgeburt kann auch eine Spätgeburt gefährlich sein. Der überfällige Säugling ernährt sich von einer alternden Plazenta, die oft nicht mehr genügend Sauerstoff liefert. Außerdem kann das Baby größer werden, als es ein Neugeborenes sein sollte, was die Geburt außerordentlich erschweren kann. Oder das Wachstum des Fetus kommt ganz zum Stillstand durch die immer ungesünderen Bedingungen im Mutterleib und das Kind kann buchstäblich verhungern. Aus diesem Grund sind Totgeburten bei diesen Babys doppelt so häufig wie bei Kindern, die nach der normalen Schwangerschaftszeit zur Welt kommen.

Behandlung

Wenn nach 42 Wochen Schwangerschaft noch immer keine Wehen einsetzen, werden die Wehen eingeleitet, vorausgesetzt, das Baby ist tatsächlich überfällig. Ist das Baby sehr groß, muss zur Geburtshilfe vielleicht zu einem mechanischen Hilfsmittel gegriffen werden oder es wird ein Kaiserschnitt durchgeführt.

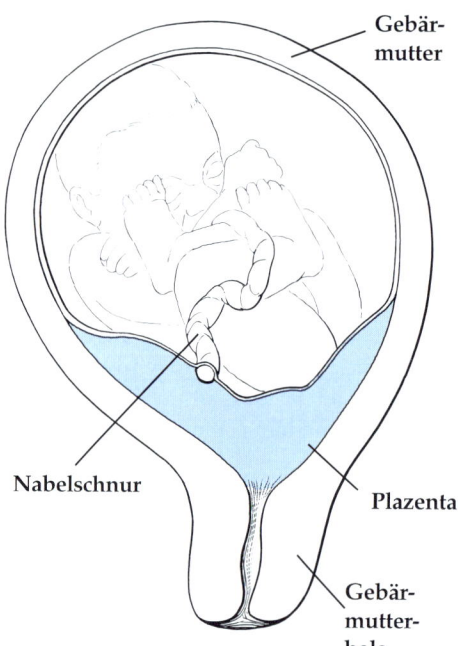

Gebärmutter

Nabelschnur

Plazenta

Gebärmutterhals

Wenn sich die Plazenta über dem Gebärmutterhals befindet (Placenta praevia), kann es zu schmerzlosen Blutungen kommen. In diesem Fall ist sofort ein Arzt aufzusuchen.

Wehen und Geburt

Woran erkennt man, dass die Wehen einsetzen?

Keine Geburt gleicht der anderen. Auch Frauen, die bereits ein Babys bekommen haben, werden bei der Geburt eines weiteren Kindes diese Feststellung machen. Für manche Frauen gehört die Geburt zu den härtesten Erlebnissen ihres Lebens, andere vergessen die Schmerzen schnell. Es gibt jedoch einige zuverlässige Anzeichen für das baldige Einsetzen der Wehen.

1. Einige Tage oder Stunden vor dem Einsetzen der Wehen stellt die werdende Mutter vielleicht fest, dass sie eine kleine Menge blutigen Schleims ausgeschieden hat, was auch «Zeichnen» genannt wird. Dabei handelt es sich um einen Schleimpfropfen, der während der Schwangerschaft die Barriere zwischen der Gebärmutter und der Scheide gebildet hat.

2. Kontraktionen können auf den Beginn der Wehen hindeuten, müssen es aber nicht. Während der gesamten Schwangerschaft verspürt die Frau vielleicht Gebärmutterkontraktionen. Dies sind so genannte Vorwehen, (Braxton-Hicks-Kontraktionen) die bis zu den letzten Schwangerschaftswochen keinerlei Beschwerden verursachen. Für schwangere Frauen ist es oft schwierig zwischen Schwangerschaftswehen oder Vorwehen (Braxton-Hicks-Kontraktionen) und tatsächlichen Wehen zu unterscheiden.

3. Als Faustregel gilt: Kontraktionen bei wirklichen Wehen kommen in regelmäßigen Intervallen. Die Zeit zwischen den Kontraktionen wird allmählich immer kürzer und die Kontraktionen selbst werden immer heftiger. Die Schmerzen beginnen meist oben in der Gebärmutter und strahlen über den Unterleib und das Kreuz aus.

4. Stellt eine Schwangere diese Symptome fest, sollte sie ihren Arzt unterrichten. Dieser wird die Frau dann untersuchen um festzustellen, ob sich der Gebärmutterhals geweitet und aufgelockert hat, denn dies sind Anzeichen dafür, dass sich das Baby für die Geburt bereit macht. Wenn dann noch die Fruchtblase platzt, weist der Arzt seine Patientin vermutlich sofort in die Klinik ein.

Wie lange dauern die Wehen?

Diese Frage kann nicht beantwortet werden, bevor der Arzt nicht festgestellt hat, wie schnell sich der Muttermund öffnet.

In der Regel dauern die Wehen bei der ersten Geburt länger als bei nachfolgenden Geburten. Die Gebärmutter und der Geburtskanal sind bei einer Mutter, die noch nie entbunden hat, weniger flexibel als bei anderen Müttern und daher dauern Wehen und Geburt bei ihr länger. Eine Frau, die ihr erstes Kind zur Welt bringt, kann damit rechnen, dass von dem Zeitpunkt, in dem die aktiven Wehen eingesetzt haben, bis zur Geburt etwa 13 Stunden vergehen. Bei manchen Frauen dauern Wehen und Geburt jedoch sehr viel länger.

Bei Frauen, die vorher schon Kinder geboren haben, liegt die durchschnittliche Zeit zwischen 4 und 8 Stunden.

Die drei Stadien der Geburt:

Die Eröffnungsperiode

Während der Eröffnungsperiode öffnet sich der Gebärmutterhals, damit das Baby in den Geburtskanal eintreten kann. Die Gebärmutter gleicht einer großen, auf dem Kopf stehenden, elastischen Flasche. Wenn die Wehen beginnen, hat der Gebärmutterhals einen Durchmesser von etwa 1,5 cm und ist fast geschlossen. Es ist für das Kind unmöglich, durch eine derart kleine Öffnung durchzukommen. Daher muss sich die Öffnung weiten.

Kontraktionen weiten den Gebärmutterhals, indem der Druck in der Gebärmutter zunimmt. Diese Kraft ist enorm und richtet sich auf zweierlei Weise gegen die Gebärmutter. Während einer Wehe ist der Säugling extremem Druck ausgesetzt, der ihn in den Gebärmutterhals presst. Diese wiederholten Versuche dehnen den Gebärmutterhals schließlich so weit, dass er am Ende mit etwa 10 cm Durchmesser ganz geöffnet ist. Gleichzeitig bewirken die Wehen, dass der Gebärmutterhals dünner wird und sich mit den Gebärmutterwänden verbindet.

Während des ersten Stadiums der Wehen kommen diese immer häufiger und dauern immer länger. Viele Frauen werden an ein Gerät (das CTG) angeschlossen, dass den Herzschlag des Babys überwacht und Aufzeichnungen über den Beginn und das Ende jeder Wehe ausdruckt. Der Arzt oder die Hebamme machen regelmäßig Untersuchungen um festzustellen, wie es mit der Geburt vorangeht. Wenn die Wehen nicht kräftig genug sind, geben sie möglicherweise ein wehenförderndes Medikament, das die Gebärmutter zu stärkeren Kontraktionen anregt.

Es gibt Frauen, die ihre gesamten Wehen und die Geburt ohne Schmerzmittel durchstehen. Meist haben sie an Geburtsvorbereitungskursen teilgenommen und Atemtechniken gelernt. Es gibt jedoch auch viele Frauen, die gerne ein Schmerzmittel erhalten möchten, vor allem, wenn sie nahe an den Punkt kommen, an dem ihr Muttermund voll geöffnet ist. Wer ein Mittel gegen die Schmerzen benötigt, sollte sich nicht scheuen den Arzt darum zu bitten.

Übermäßig lang anhaltende Wehen

Manchmal ziehen sich die Wehen hin, ohne dass es zu nennenswerten Fortschritten mit der Geburt kommt. In diesem Fall sind die Kontraktionen vermutlich entweder schlecht koordiniert oder sie sind nicht stark genug.

Um die Wehentätigkeit besser zu koordinieren, können Medikamente die Kontraktionen der Gebärmutter regulieren. Allerdings gibt es jedoch auch Fälle, bei denen ein Kaiserschnitt erforderlich wird.

Probleme, die die Geburt behindern können, sind beispielsweise ein zu großer Kindskopf oder eine Kindslage, die ebenfalls eine normale Geburt erschwert oder verhindert. In diesen Fällen wird meist ein Kaiserschnitt gemacht oder der Arzt nimmt eine Zangengeburt vor.

Was sind Vorwehen?

Viele Frauen haben Schwangerschaftswehen bevor die Geburtswehen einsetzen. Sie treten meist bei Frauen, die bereits geboren haben, in den letzten Schwangerschaftswochen auf.

Auch bei Vorwehen hat man Kontraktionen, doch diese sind unregelmäßig. Im Gegensatz zu echten Wehen verstärken sie sich nicht hinsichtlich der Häufigkeit und Intensität. Außerdem wird der Schmerz im unteren Teil des Unterleibs und der Lenden verspürt, während er bei richtigen Wehen weiter oben in der Gebärmutter beginnt und über den gesamten Unterleib und das Kreuz ausstrahlt. Vorwehen vergehen meist wenn man ein wenig umhergeht, was bei richtigen Wehen keine Wirkung hat.

Eine Frau, die den Verdacht hat, dass die Wehen eingesetzt haben, sollte sofort einen Arzt rufen. Er kann durch eine vaginale Untersuchung feststellen, ob der Muttermund sich zu öffnen beginnt – ein sicheres Zeichen für echte Wehen.

Die schwangere Frau sollte ihre Symptome nicht ignorieren, sondern ernst nehmen. Viele Frauen schieben die Fahrt ins Krankenhaus hinaus, weil sie denken, es sei falscher Alarm und das Baby kommt auf dem Weg ins Krankenhaus.

Austreibungsphase

In der Austreibungsphase wird das Baby geboren. Der Muttermund ist jetzt vollständig eröffnet. Für das Baby ist es das Signal, seine Reise durch den Geburtskanal anzutreten. Nun, da der Gebärmutterhals keinen Widerstand mehr darstellt, hilft jede Kontraktion dem Baby, sich nach unten vorzuschieben. Die Frau spürt vermutlich einen enormen Drang zu pressen. Dennoch muss sie warten, bis der Arzt oder eine Schwester dazu auffordert. Manchmal kommt dieser Drang zu pressen nämlich schon bevor der Muttermund ganz eröffnet ist.

Nur während einer Wehe soll gepresst werden. Auf diese Weise verbinden sich zwei Kräfte – die der Wehe und die des Pressens – um das Baby voranzutreiben.

Sowohl die 1. als auch die 2. Phase der Geburt dauern bei Erstgebärenden länger als bei Müttern, die schon Kinder zur Welt gebracht haben. Durchschnittlich dauert es bei Erstgebärenden etwa 1 bis 2 Stunden um das Baby herauszupressen, während Frauen, die schon Kinder geboren haben, die 2. Phase innerhalb von 15 bis 40 Minuten schaffen.

Wenn die Mutter presst und das Baby sich zu bewegen beginnt, wird die Scheidenöffnung immer größer und beginnt sich nach außen zu wölben. Nun wird die junge Mutter vermutlich vom Wehenraum in den Kreißsaal gebracht. Es gibt auch Krankenhäuser, in denen alle Stadien der Wehen und der Geburt in speziell ausgestatteten Räumen, so genannten Geburtsräumen, stattfinden. Wenn die Scheidenöffnung für die Geburt des Babys nicht ausreichend groß erscheint und dadurch das Gewebe reißen könnte, kann der Arzt eine Lokalanästhesie geben und einen kleinen Schnitt (einen so genannten Dammschnitt) an der Scheidenöffnung machen. Dadurch wird diese für die Geburt des Kindes größer (→ Wehen und Geburt, S. 210).

Nachdem der Kopf des Babys herausgepresst ist, bitten der Arzt und die Hebamme die Mutter einen Moment mit dem Pressen aufzuhören, damit der Arzt die Atemwege des Babys freimachen kann. Nun noch ein paar Mal pressen und das Baby ist geboren!

Die Nabelschnur, die das Baby mit der Plazenta verbindet, wird durchtrennt und anschließend wird das Neugeborene untersucht, gewogen und gebadet.

Nachgeburtsperiode

Während der letzten Phase der Geburt wird die Plazenta ausgeschieden. Die Gebärmutter kontrahiert weiterhin um sie auszustoßen, doch dabei verspürt die Mutter meist keine Schmerzen.

Ungewöhnliche Kindslagen

Die meisten Babys werden mit dem Kopf voran geboren, wobei das Gesicht zum Rücken der Mutter gewandt ist. Man nennt dies vordere Hinterhauptslage. Sie gewährt die leichteste Passage durch den Geburtskanal.

Etwa 4 Prozent aller Babys kommen in anderen Lagen auf die Welt, wovon einige spezielle Hilfsmittel während der Wehen und der Geburt erforderlich machen.

Steißlage

Unter den ungewöhnlichen Kindslagen ist die Steißlage häufig. Bei einer Steißlage befindet sich das Gesäß des Babys am Gebärmutterhals und entweder die Beine oder das Gesäß des Kindes werden als Erstes geboren.

Steißlagengeburten sind vor allem bei Frühgeborenen häufig, da die meisten Babys erst in den letzten Wochen oder Tagen der Schwangerschaft ihre endgültige Geburtslage einnehmen. Andere Faktoren, die Frauen für Steißgeburten prädestinieren sind beispielsweise Mehrlingsgeburten, Gebärmutteranomalien, Tumore, krankhafte Vermehrung des Fruchtwassers (S. 202) und Placenta praevia (S. 205).

Wenn ein Kind während der letzten Schwangerschaftswochen noch immer in der Steißlage ist, wird der Arzt versuchen es von außen zu drehen. Dreht es sich vor Einsetzen der Wehen nicht, wird oft ein Kaiserschnitt vorgenommen.

Querlage

Von Querlage spricht man, wenn die Längsachse des Säuglingskörpers im rechten Winkel zur Längsachse der Mutter verläuft, wobei sich die Schulter meist über dem Geburtskanal befindet.

Diese Lage tritt häufiger bei Frauen auf, die bereits vier oder mehr Kinder geboren haben. Andere Ursachen einer Querlage können eine Frühgeburt oder eine Placenta praevia sein.

Eine Geburt durch die Scheide ist bei dieser Lage unmöglich, da eine echte Gefahr besteht, dass sich die Nabelschnur so weit zusammendrückt, dass die Sauerstoffzufuhr zum Baby abgeschnitten wird. Außerdem kann sich ein Säugling in dieser Lage nicht durch den Geburtskanal schieben.

Entweder vor Einsetzen der aktiven Wehen oder kurz danach wird ein Kaiserschnitt gemacht. Bleibt die Frau zu lange in den Wehen, kann ihre Gebärmutter reißen oder die Nabelschnur wird beschädigt.

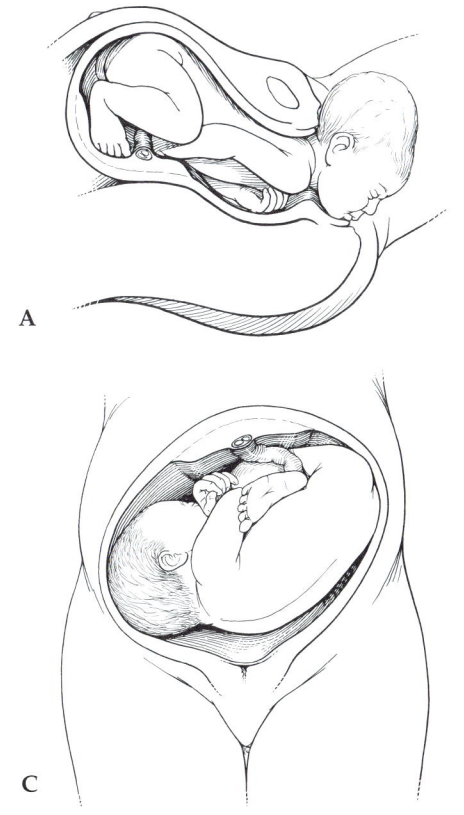

A

C

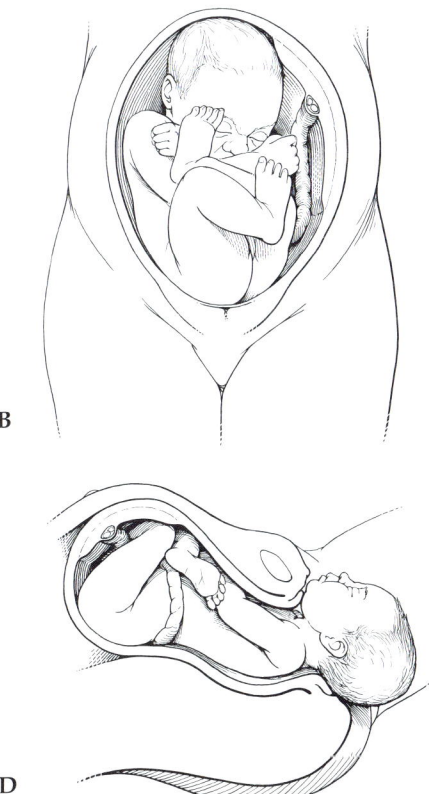

B

D

Die normale Lage des ungeborenen Babys ist zurzeit der Geburt mit dem Kopf nach unten (A), wobei das Gesicht zum Rücken der Mutter gewandt ist. Man nennt diese Lage vordere Hinterhauptslage. Andere Lagen sind etwa die Steißlage (B), die Querlage (C) und die hintere Hinterhauptslage (D).

Hintere Hinterhauptslage

Von einer hinteren Hinterhauptslage spricht man, wenn der Kopf des Kindes zwar zum Gebärmutterhals gerichtet ist, jedoch mit dem Gesicht zur Vorderseite der Mutter weist. Dies erschwert den Weg durch den Geburtskanal.

Vor allem, wenn das Baby groß ist, können die Wehen verzögert sein. In diesem Fall wird oft eine Zangengeburt vorgenommen. Manchmal wird auch ein Kaiserschnitt notwendig.

Wehen- und Geburtsvorgänge

Elektronische Beobachtung des Fetus

Die elektronische Beobachtung des Fetus wird angewandt um den Herzschlag des Ungeborenen während der Wehen aufzuzeichnen. Dies geschieht durch die CTG (Kardiotokographie).

Wenn die Mutter schon vor der Geburt ein gesundheitliches Problem hat, das den Fetus gefährdet, kann die elektronische Beobachtung auch schon vorher gemacht werden (S. 179).

Dadurch, dass sich die Gebärmutter während der Wehen zusammenzieht, wird der Blutstrom durch die Plazenta vorübergehend verringert. Die meisten Feten halten dies ohne Problem durch, doch wenn der Fetus Schwierigkeiten hat oder in Gefahr ist, sinkt die Herzschlagrate. Daher wird die elektronische Beobachtung als Vorsorgemaßnahme angewandt, um die Sicherheit des Kindes zu gewährleisten.

Bei der externen Beobachtung werden zwei breite Riemen um den Unterleib der Mutter gelegt. An dem Riemen, der sich oben an der Gebärmutter befindet, ist ein Messgerät befestigt, das die Länge und Häufigkeit der Wehen aufzeichnet. Am anderen Riemen, der weiter unten angelegt ist, zeichnet ein Messwandler die Herzschlagrate des Babys auf. Der Druckmesser und der Wandler sind mit einem Monitor verbunden, der beide Werte gleichzeitig anzeigt, sodass auch deren Wechselwirkung beobachtet und beurteilt werden kann.

Wenn während der Wehen Grund zur Sorge um den Fetus aufkommt, kann ein interner Monitor angebracht werden. Dabei wird eine Elektrode durch die Scheide eingeführt und an der Kopfhaut des Fetus angebracht. Dies geschieht, nachdem die Fruchtblase geplatzt ist. Gleichzeitig wird ein Druckkatheter neben dem Kopf des Fetus im oberen Teil der Gebärmutter eingesetzt. Danach werden die Wehen der Mutter und die Reaktion der Herzschlagrate des Babys auf die Wehen aufgezeichnet.

Wenn die Herzschlagrate Hinweise auf übermäßigen Stress des Fetus gibt, kann es sein, dass das Kind sicherheitshalber sofort durch Kaiserschnitt auf die Welt geholt wird.

Blutuntersuchung des Fetus

Um festzustellen, ob ein Fetus während der Wehen Probleme hat, kann ihm auch eine Blutprobe entnommen werden. Es wird untersucht, ob sie alkalisch oder säurehaltig ist (pH-Messung). Auch wenn der Verdacht besteht, dass das Kind nicht ausreichend mit Sauerstoff versorgt wird, kommt diese Untersuchung zur Anwendung.

Dazu wird ein Endoskop durch den geöffneten Muttermund bis zur Haut, meist der Kopfhaut, des Babys eingeführt. Dann werden zwei kleine Einschnitte auf der Haut gemacht und eine geringe Menge Blut in die Röhre entnommen. Wenn der pH-Wert niedriger als normal ist, kann ein Kaiserschnitt notwendig sein.

Einleitung der Wehen

Manchmal müssen die Wehen eingeleitet werden. Zwar geschieht dies auch aus Gründen der Bequemlichkeit doch das ist nicht empfehlenswert. Meist werden die Wehen eingeleitet, wenn entweder die Mutter und/oder ihr Baby in Gefahr sind.

Zu den häufigsten medizinischen Gründen der Einleitung der Wehen zählen Präeklampsie und Eklampsie (S. 204) und vorzeitiger Blasensprung, wodurch ein Infektionsrisiko entsteht (S. 205). Allerdings können die Wehen auch eingeleitet werden, wenn es dem Fetus nicht mehr gut geht oder wenn die Geburt überfällig ist.

Werden die Wehen eingeleitet, eröffnet der Arzt in der Regel zuerst die Fruchtblase, wenn es noch keinerlei Anzeichen dafür gibt, dass sich der Muttermund öffnet. Oft setzen danach schon die Wehen ein. Nach der Blasensprengung können allerdings auch Medikamente wie Oxytozin notwendig sein um die Kontraktionen anzuregen.

Episiotomie (Dammschnitt)

Unter der Episiotomie versteht man einen kleinen Einschnitt in die Haut der Scheide, der kurz vor der Geburt vorgenommen wird um die Vagina so zu erweitern, dass das Gewebe der Mutter nicht beschädigt wird. Dieser operative Eingriff wird vorwiegend bei Erstgebärenden vorgenommen, wenn eine Frühgeburt vorliegt oder eine Zangengeburt erforderlich ist.

Wenn der Arzt vermutet, dass die Vagina bei der Geburt reißen könnte, spritzt er ein lokales Betäubungsmittel in die Gegend zwischen Scheide und After. Dann wird kurz bevor der Kopf des Babys hindurchtritt ein kleiner Einschnitt gemacht.

Nach der Geburt wird dieser Schnitt mit einer Naht wieder verschlossen. Der Faden löst sich später von selbst auf. Vielleicht hat die Frau danach einige Schmerzen. Sie kann diese Schmerzen durch warme Bäder oder Eispackungen lindern, aber auch durch Schmerzmittel und Sprays, die ein Lokalanästhetikum enthalten.

Geburtszange

Mithilfe der Geburtszange kann das Kind aus der Scheide gezogen werden, wenn die Geburt nicht normal verläuft.

Gründe für ihre Anwendung sind eine Nabelschnur, die vor dem Kind durch den Geburtskanal gekommen ist, ein Kind, das zu groß ist um ohne Hilfe zur Welt zu kommen, eine Steißgeburt oder Anzeichen von Sauerstoffmangel. Manchmal muss die Zange auch benutzt werden, wenn die Mutter nicht genügend Kraft hat um das Baby herauszupressen. Bei einer Zangengeburt muss manchmal eine Episiotomie (ein Dammschnitt) durchgeführt werden. Dabei erhält die Frau eine Lokalanästhesie.

Komplikationen durch eine Zangengeburt sind selten. In einigen Fällen kann ein Baby einige blaue Flecken im Gesicht oder Nervenschädigungen haben. Wenn ein erfahrener Geburtshelfer die Geburtszange anwendet, kann die Zange das Leben des Babys retten.

Dennoch sind Zangengeburten heute selten, da viele Ärzte und Eltern sich bei Komplikationen eher für einen Kaiserschnitt entscheiden.

Vakuumextraktor (Saugglocke)

Die Saugglocke wurde als Alternative zur Geburtszange entwickelt. Dabei wird eine Metalloder Silikonglocke über den Kopf des Babys gestülpt. Durch eine Pumpe saugt sich die Glocke am Kopf des Babys fest. Der Arzt fasst dann den Griff der Glocke und kann den Kopf des Babys in eine bessere Lage bewegen und das Kind durch den Geburtskanal ziehen. Blutergüsse, die dabei unter Kopfhaut des Babys entstehen lösen sich nach wenigen Tagen auf.

Schmerzlinderung

Die meisten Frauen wählen eine Art der Schmerzlinderung während der Geburt. Man sollte sich rechtzeitig vor der Geburt über die verschiedenen Möglichkeiten informieren, sodass man seine Entscheidung aufgrund fundierter Informationen trifft.

Bei allen Medikamenten bestehen gewisse Risiken, die gegen den Wunsch die Schmerzen zu lindern abgewogen werden müssen.

Narkotika

Narkotika bieten eine angemessene Schmerzlinderung, ohne jedoch die Fähigkeit zu pressen zu beeinträchtigen. Sie können intravenös oder intramuskulär gegeben werden, haben jedoch eine einschläfernde Wirkung und sind oft nicht so wirksam, wie es sich die Mutter erhofft hat. Außerdem lösen sie Übelkeit und Erbrechen, Schwindelgefühle, Juckreiz und manchmal sogar Atemprobleme aus. Da Narkotika auch die Atemtätigkeit des Babys während der Geburt verringern können, werden sie kurz vor der Geburt nicht mehr verabreicht. Wenn jedoch ein Säugling von den Nebenwirkungen der Narkotika betroffen ist, können ihm unmittelbar nach der Geburt Medikamente gegeben werden, die diesen Einflüssen entgegenwirken.

Lokalanästhesie

Ein »lokales« Betäubungsmittel wird direkt in das betroffene Gewebe injiziert. Es betäubt z. B. das Gewebe um die Scheide, bevor ein Dammschnitt gemacht,oder vernäht wird. Eine Lokalanästhesie vor einem Dammschnitt hat keine Einwirkung auf das Baby, lindert aber auch die Wehenschmeren nicht. Injektionen an anderen Stellen haben eine weitreichendere Wirkung.

Parazervikaler Block

Ein parazervikaler Block oder auch Parazervikalanästhesie, ist eine betäubende Spritze in das Gewebe um den Gebärmutterhals. Sie lindert während der Wehen den Schmerz der Gebärmutterkontraktionen und der Weitung des Gebärmutterhalses. Heute wird der parazervikale Block nicht mehr so häufig angewandt, da vermehrt eine Epiduralanästhesie oder Rückenmarksanästhesie gegeben wird (s. unten).

Pudendusblockade

Eine Pudendusblockade wird in die Scheidenwand und die Bänder, die den Beckenboden stützen, injiziert. Da er nur die Scheide und den After betrifft und keinerlei Schmerzlinderung für die Gebärmutter oder den Gebärmutterhals bietet, wird er nur für den letzten Teil der Geburt und für den Dammschnitt angewandt.

Epidural- und Rückenmarksanästhesie

Bei diesen immer beliebter werdenden Verfahren wird das Betäubungsmittel in das Gewebe um die Spinalnerven eingespritzt, sodass der Schmerz von der Brust an abwärts vorübergehend ausgeschaltet ist. Man verwendet dieses Verfahren sowohl für die Wehen als auch für den Dammschnitt oder einen Kaiserschnitt. Notwendig ist jedoch ein Anästhesist.

Diese Art von Schmerzbetäubung ist die wirksamste Form der Schmerzlinderung während der Geburt eines Kindes. Die Mutter verspürt fast keinen Schmerz und ist dennoch wach, aufmerksam und in der Lage die Geburt ihres Kindes zu genießen. Trotzdem muss sie nach der Geburt im Bett bleiben und wird noch einen intravenösen Zugang haben.

Kaiserschnitt

Ein Kaiserschnitt ist eine Operation, bei der der Unterbauch und die Gebärmutter geöffnet werden werden um das Kind herauszuholen.

Schon zu Zeiten Shakespeares wurde der Kaiserschnitt angewandt. In seinem Stück Macbeth erfährt der Titelheld, dass ihm ein von einer Frau geborener Mensch niemals schaden kann. Macbeths Mörder jedoch, Macduff wurde »dem Mutterleib vorzeitig entrissen«.

Der Kaiserschnitt war jahrhundertelang das anerkannte Verfahren beim Versuch das Leben eines Babys nach dem Tod der Mutter zu retten. Erst nach der Einführung von Schmerzmitteln und der antiseptischen Chirurgie konnte er auch zur Rettung des Lebens der Mutter beitragen. Doch war der Kaiserschnitt zunächst das allerletzte Mittel. Heute werden in Deutschland etwa 10 bis 20 Prozent aller Kinder durch Kaiserschnitt geboren. Kritiker sind der Meinung, dass der Kaiserschnitt heute viel zu häufig angewandt wird. Ohne Zweifel verdanken ihm jedoch heute viele Frauen und Babys ihr Leben.

Wann ist ein Kaiserschnitt notwendig?
Es gibt zahlreiche medizinische Probleme, die einen Kaiserschnitt notwendig machen. Einige Frühgeborene haben eine bessere Überlebenschance, wenn sie auf diese Weise geboren werden. Säuglinge in Steißlage oder anderen abnormen Lagen (S. 209) werden meist durch einen Kaiserschnitt geboren. Wenn das Kind zu groß oder der Geburtskanal der Mutter zu eng ist, wird diese Operation ebenfalls notwendig. Leidet die Mutter an Präeklampsie, Zuckerkrankheit, Herpes genitalis oder Bluthochdruck oder ist das Leben des Fetus in Gefahr, dann kann ein Kaiserschnitt angezeigt sein.

Bei Plazentaanomalien wie einer Placenta praevia ist ein Kaiserschnitt notwendig. Auch wenn die schwangere Frau Zwillinge erwartet, rät der Arzt vielleicht zu einem Kaiserschnitt. Wenn die Wehen zu lange anhalten, weil die Gebärmutterkontraktionen zu schwach sind, halten viele Ärzte einen Kaiserschnitt für Mutter und Kind für die sicherste Methode.

Mittlerweile gibt es in Israel entwickelte Techniken, die den Kaiserschnitt zwar nicht unblutig machen, aber die Schnittöffnung wesentlich verkleinern.

Verbesserte Beobachtungstechniken des Fetus geben lebenswichtige Informationen über die Gesundheit des Kindes und dessen Überlebensfähigkeit während der Wehen und der Geburt. Steht zu befürchten, dass der Fetus bei einer normalen Geburt gefährdet ist, beschließen die meisten Ärzte sehr schnell einen Kaiserschnitt zu machen. Gleichzeitig machen Verbesserungen bei den Operationstechniken als auch bei den Betäubungsmitteln und den Antibiotika den Kaiserschnitt heute sicherer denn je.

Außerdem steigt die Zahl der Frauen, die erst im fortgeschrittenen Alter schwanger werden. Bei diesen Frauen und ihren Kindern besteht ein höheres Risiko von medizinischen Komplikationen. Daher sind Kaiserschnitte in dieser Altersgruppe besonders häufig.

Ob auch bei einer weiteren Schwangerschaft ein Kaiserschnitt notwendig wird, hängt von der Art des Einschnittes in die Gebärmutter ab (davon, wie hoch der Einschnitt sich in den oberen Teil der Gebärmutter ausdehnt) und ob die Umstände dann auch noch dieselben sind wie die, die beim ersten Mal einen Kaiserschnitt erforderlich machten.

Verfahren
Wenn bei einer Frau ein Kaiserschnitt gemacht wird, wird sie zuvor anästhesiert. Sofern das Verfahren nicht wegen eines medizinischen Notfalls durchgeführt und die Frau durch eine Vollnarkose in Schlaf versetzt wird, erhält sie entweder eine Epidural- oder Spinalanästhesie (S. 211) wobei sie wach bleibt ohne irgendwelche Schmerzen zu empfinden. In vielen Krankenhäusern dürfen heute sogar die Partner bei einem Kaiserschnitt dabei sein.

Eine Geburt durch Kaiserschnitt dauert kaum länger als 1 Stunde. Es können zwei Arten von Einschnitten gemacht werden. Der eine ist der so genannte Bikinischnitt, der horizontal unmittelbar über den Schamhaaren verläuft. Der andere ist ein senkrechter Schnitt vom Nabel bis zum Schambein.

Hat der Einschnitt die Gebärmutter erreicht, kann einer von zwei häufig praktizierten Schnitten durchgeführt werden. Meist wird ein horizontaler Schnitt in den unteren Teil der Gebärmutter gemacht. Dieser Schnitt heilt besser und dabei ist auch die Gefahr eines Reißens der Gebärmutter bei einer späteren Schwangerschaft recht gering. Bei manchen Gelegenheiten macht der Arzt jedoch einen vertikalen Schnitt um die Gebärmutter zu öffnen. Dieser Schnitt wird gemacht, wenn der Arzt weiß, dass das Kind ungewöhnlich groß ist oder wenn es einen ungewöhnlich großen Kopf hat (→ Wasserkopf, S. 54).

Nachdem die Gebärmutter geöffnet wurde, wird das Baby aus dem Leib seiner Mutter geholt. Die Plazenta wird entfernt und danach werden die Gebärmutter und die Einschnitte zugenäht.

Komplikationen

Obwohl eine Kaiserschnittgeburt heute sicherer ist als früher und sich die meisten Frauen gut davon erholen, kann es zu Komplikationen kommen. Ein Kaiserschnitt ist eine schwerwiegende Operation und wie bei jeder anderen Operation besteht das Risiko einer Infektion an der Operationsstelle sowie das von Infektionen der Blase und der Nieren. Selten kommt es zu Blutungen, doch wenn es dazu kommt, können sie schwerwiegend sein.

Die Sterberate von Frauen, bei denen ein Kaiserschnitt durchgeführt wurde, liegt etwa 2- bis 4-mal höher als die von Frauen, die eine Spontangeburt hatten. Allerdings waren viele der verstorbenen Frauen bereits vor der Schwangerschaft krank.

Genesung

Vom emotionalen Standpunkt aus gesehen, kann eine Kaiserschnittgeburt problematisch sein, da sie die Mutter-Kind-Beziehung ganz zu Beginn beeinträchtigen kann. Die Mutter ist nach einem Kaiserschnitt sehr erschöpft und schwach und hat außerdem Schmerzen, sodass sie vielleicht gar nicht viel Zeit mit ihrem Baby verbringen möchte.

Nach dem Kaiserschnitt versuchen Ärzte und Schwestern die Mutter dazu zu ermuntern noch am selben Tag aufzustehen und in ihrem Zimmer umherzugehen. Wenn sie Appetit hat, kann sie ganz normal essen. Sie kann ihr Baby halten und mit dem Stillen beginnen, genau wie es Mütter tun, die eine natürliche Geburt hatten.

Durchschnittlich dauert der Krankenhausaufenthalt nach dem Kaiserschnitt 4 bis 5 Tage.

Künftige Schwangerschaften

Frauen, die durch Kaiserschnitt entbunden haben, fragen sich natürlich, wie es bei einer weiteren Schwangerschaft sein wird. Heute können 60 Prozent der Frauen, die einmal einen Kaiserschnitt hatten, danach vaginal gebären. Ob dies im Einzelfall möglich ist, hängt davon ab, weshalb der Kaiserschnitt durchgeführt

Zwillinge und Mehrlinge

Wie stehen die Chancen Zwillinge zu bekommen? Bei einem Teenager steht die Chance Zwillinge zu bekommen bei 1 zu 167 und bei einer Frau über 40 nur noch bei 1 zu 55. Und außerdem liegt die Veranlagung, zweieiige Zwillinge zu gebären bei manchen auch in der Familie.

Etwa eine von 80 bis 90 Geburten in Deutschland ist eine Zwillingsgeburt. Jede 8 000-ste Geburt ist eine Drillingsgeburt.

Zu einer Mehrlingsschwangerschaft kommt es, wenn entweder mehr als ein Ei befruchtet werden oder wenn sich das eine Ei nach der Befruchtung teilt. 7 von 10 Zwillingspaaren sind zweieiig, sie entwickelten sich also aus zwei Eiern und zwei Samenfäden.

In etwa 7 von 10 Fällen stellt der Arzt noch vor dem Einsetzen der Wehen fest, dass seine Patientin mehrere Babys erwartet. Meist sind die Hinweise dafür ungewöhnliche Gewichts- und Umfangzunahme der Mutter, sehr starke Kindsbewegungen und die Feststellung von 2 Herzschlägen. Wenn ein Arzt den Verdacht hat, dass seine Patientin Zwillinge erwartet, wird vermutlich eine Ultraschalluntersuchung vorgenommen.

Eine Frau, die Zwillinge erwartet, sollte besonders gut auf sich und ihre Gesundheit achten. Sie sollte versuchen sich noch mehr Ruhe zu gönnen, zusätzliche Kalorien zu sich nehmen und die Termine zu den Vorsorgeuntersuchungen beim Arzt ganz genau einhalten. Letzteres ist besonders wichtig, weil Fälle von Präeklampsie und Eklampsie (S. 204) sowie Placenta praevia (S. 205) und Blutungen bei Frauen, die Mehrlinge erwarten, häufiger sind als bei anderen Frauen.

Im Durchschnitt sind Zwillingsschwangerschaften etwa 21 Tage kürzer als normale Schwangerschaften. Sofern kein medizinischer Grund für einen Kaiserschnitt besteht, kann die Frau die Zwillinge durch die Scheide gebären. Wenn sie möchte, kann sie ihre Zwillinge auch stillen.

wurde und ob das Problem noch besteht. Wenn beispielsweise der Kaiserschnitt gemacht wurde, weil es dem Baby nicht gut ging, kann das nächste Kind möglicherweise den Stress der Wehen und der Geburt gut vertragen und auf natürlichem Weg geboren werden. Wenn jedoch der Kaiserschnitt gemacht wurde, weil das Becken der Mutter sehr schmal ist, werden vermutlich all ihre Kinder durch Kaiserschnitt zur Welt kommen.

Andere Faktoren, die bestimmen, ob eine Mutter künftige Geburten durch die Scheide haben kann, sind die Art des Gebärmutterschnitts und die Frage, ob der Verlauf nach dem ersten Kaiserschnitt infektionsfrei war. Wenn die Gebärmutternarbe horizontal verläuft (ein Quereinschnitt im unteren Teil der Gebärmutter), ist eine zukünftige vaginale Geburt durchaus möglich.

Verstärkte Nachblutungen

Symptome. Schwere Blutungen aus der Scheide nach der Niederkunft.

Verstärkte vaginale Blutverluste sind die häufigsten schweren geburtsbedingten Blutungen.

Ursache

Eine häufige Ursache vermehrter Blutungen nach der Geburt ist die Unfähigkeit der Gebärmutter sich fest genug zu verschließen. Normalerweise sollte sie die Blutung kontrollieren, die einsetzt, wenn sich die Plazenta von der Gebärmutter löst. Oft liegt dies an erschöpften und schwachen Gebärmuttermuskeln.

Andere Ursachen sind etwa ein Trauma der Scheidenwand durch einen Dammschnitt oder Verletzungen der Gebärmutter sowie der teilweise Verbleib der Plazenta in der Gebärmutter. Das Risiko steigt, wenn ein sehr großes Baby geboren wird, bei einer Mehrlingsgeburt oder einer Zangengeburt. Aber auch wenn bei einer früheren Geburt schon einmal ein Kaiserschnitt gemacht wurde oder die Wehen durch Medikamente herbeigeführt wurden und bei krankhafter Vermehrung des Fruchtwassers (S. 202) besteht erhöhte Gefahr einer Nachblutung.

Wie gefährlich sind verstärkte Blutungen nach der Geburt?

Treten vermehrte Blutungen nach der Geburt auf, kann die Blutung entweder sehr heftig sein oder einfach nur ein gleichmäßiges leichteres Bluten über mehrere Stunden. Manchmal tritt das Blut nicht durch die Scheide aus sondern es sammelt sich in der Gebärmutter.

Behandlung

Verstärkte Blutungen können durch Medikamente kontrolliert werden, die die Gebärmutter veranlassen zu kontrahieren. Hilft diese Behandlung nicht, führt der Arzt eine vaginale Untersuchung durch. Verletztes Gewebe wird nach einer Lokalanästhesie repariert.

Kann die Blutung nicht gestoppt werden, ist in einigen Fällen die Blutgerinnung gestört. Es werden dann oft Medikamente verabreicht, die die Blutgerinnung fördern.

Operation

Wenn keine Ursache gefunden werden kann, wird vermutlich eine Unterleibsoperation erforderlich. Der erste Schritt besteht im Abbinden der wichtigsten Blutgefäße, die die Gebärmutter versorgen. Ist die Operation erfolgreich, kommt die Blutung zum Stillstand und die Frau kann weiterhin Kinder bekommen.

Hält die Blutung jedoch an, muss die Gebärmutter entfernt werden.

Plazentaretention

Symptome. Die Plazenta tritt nicht innerhalb von 30 Minuten nach der Geburt des Babys durch den Geburtskanal aus.

Normalerweise löst sich die Plazenta nach der Geburt des Kindes und wird ausgeschieden. Der Arzt drückt auf den Unterleib der Mutter und zieht an der Nabelschnur um die Plazenta zu lösen und herauszuholen. Verbleibt die Plazenta aber in der Gebärmutter, dann hat sie sich meist nicht vollständig von der Gebärmutterwand gelöst.

Behandlung

Manchmal muss der Arzt die Plazenta mit der Hand von der Gebärmutterwand abschälen. Es kann sein, dass er hierfür ein zusätzliches Betäubungsmittel geben muss.

Da nach der Geburt möglicherweise Blutungen auftreten, muss die Gebärmutter zusammengezogen bleiben. Techniken wie Gebärmuttermassagen durch den Unterleib und Stillen helfen der Gebärmutter sich zusammenzuziehen. Reichen diese Methoden nicht aus, gibt es Medikamente, die die Gebärmutter dazu anregen, sich zusammenzuziehen.

Nach der Geburt

Jede Mutter empfindet nach der Geburt eines gesunden Babys große Erleichterung. Mit dieser Erleichterung gehen jedoch zahlreiche neue Verantwortungen und Sorgen einher. Während der folgenden Monate sind Entscheidungen zu treffen und ganz sicher mehr als nur einige Probleme und Hindernisse zu überwinden.

Im Kapitel »Neugeborene: Die ersten Lebensmonate« werden zahlreiche Fragen bezüglich des neugeborenen Babys in allen Einzelheiten behandelt (S. 3). Allerdings kann die junge Mutter auch mit Problemen oder Fragen konfrontiert sein, die ihre eigene Gesundheit betreffen. Vielleicht treten nach der Geburt Depressionen auf oder die junge Mutter weiß nicht, ob sie stillen oder mit der Flasche füttern soll. Vielleicht kommen Fragen auf, wie es mit der sexuellen Aktivität nach der Geburt steht.

Stillen

Das Füttern des Neugeborenen nimmt viel Zeit der Mutter in Anspruch. Das 1. Kapitel, »Neugeborene: die ersten Lebensmonate« (S. 3), befasst sich mit dem Thema Säuglingsernährung. Im folgenden Abschnitt geht es darum, was die Frau beim Stillen empfindet.

Die allermeisten Frauen sind körperlich in der Lage zu stillen. Manche Frauen, die kleine Brüste haben, sind oft davon überzeugt, dass sie nicht genug Milch produzieren, um ihr Kind zu stillen. Das stimmt nicht, denn das Stillen hat mit der Größe der Brust nichts zu tun.

Während der Schwangerschaft bereiten sich die Brüste auf die Milchproduktion vor. Die Hormone Östrogen und Progesteron werden von der Plazenta produziert und fördern das Wachstum der Milch produzierenden Drüsen. Gleichzeitig unterdrücken diese Hormone das Freisetzen von Prolaktin, einem Hormon, das die Hirnanhangsdrüse absondert. Die Brust wird ein wenig größer, die Brustwarzen verändern sich – sie werden dünner, dunkler und treten stärker hervor.

Nachdem die Plazenta ausgeschieden ist, wird Prolaktin freigesetzt. Dies löst wiederum die Produktion des Kolostrums (Vormilch) aus.

Stillen knüpft ein inniges Band zum Kind, hat aber auch andere Vorteile. So enthält das Kolostrum Antikörper gegen Viren und Bakterien. Über die Muttermilch erhält das Baby all die Vorteile des mütterlichen Immunsystems.

Wenn das Kind geboren ist, kann die Mutter es praktisch sofort stillen. Das Saugen des Kindes regt die Produktion des Hormons Oxytozin an, das wiederum das Zusammenziehen der Gebärmutter fördert. Dadurch gewinnt die Gebärmutter schneller wieder ihre normale Größe zurück als es sonst der Fall sein könnte. Außerdem können in manchen Fällen durch das Stillen verstärkte Blutungen nach der Geburt vermieden werden.

Das Oxytozin regt auch die Kontraktion der Muskeln an, die die Milchdrüsen umgeben und diese Kontraktionen leiten die Milch in die Ausführungsgänge hinter den Brustwarzen.

Etwa 1 oder 2 Tage nach der Geburt fühlen sich die Brüste vielleicht übervoll und unangenehm an. Sie sind wesentlich größer als normalerweise, empfindlich und prall. Vielleicht treten Adern hervor. Dies sind ganz normale Veränderungen, die durch die vermehrte Flüssigkeitszufuhr zu den Brüsten, eine stärkere Durchblutung und die größere Menge Muttermilch entstehen. Das beste Mittel gegen diese Unannehmlichkeiten ist ein hungriges Baby.

Um die Unannehmlichkeit übermäßigen Anschwellens der Brüste zu lindern, kann man zwischen den Stillzeiten auch Eispackungen auflegen. Außerdem kann die Mutter leichte schmerzlindernde Mittel einnehmen. Ein gut sitzender Still-BH bietet Halt für die Brust und bessere Bequemlichkeit.

Die ersten Tage und Wochen mit dem Neugeboren können anstrengend sein. Oft ist es schwierig für die Mutter sich zu entspannen. Daher sollte sie sich die beruhigende Wirkung, die das Stillen auf sie und ihr Kind hat, zunutze machen. Sie sollte auf die Hinweise ihres Körpers achten. Bei Müdigkeit sollte sie ein Nickerchen machen oder ihr Baby stillen, während sie sich bequem hingelegt hat. Ist sie durstig, sollte sie trinken. Wenn sie Hunger hat, sollte sie etwas Nahrhaftes essen. Wenn das Baby schreit ist meist Zeit es zu stillen.

Oft reicht die Menge der Muttermilch. Wenn das Kind zunimmt und in 24 Stunden wenigstens 6 Windeln nass macht und 2-mal oder öfter Stuhlgang hat, kann man davon ausgehen, dass es ausreichend ernährt wird.

Ernährung und Milchbildung

Eine angemessene Milchbildung kann zum größten Teil über die richtige Ernährung der Mutter erreicht werden. Unabhängig davon, ob sie während der Schwangerschaft ausreichend zugenommen hat oder nicht oder ob das Geburtsgewicht ihres Babys normal ist sind die Chancen einer ausreichenden Milchbildung bei der richtigen Ernährung hervorragend.

Ernährungsrichtlinien

Die Milchbildung ist eine physiologische Vervollständigung des Fortpflanzungszyklus. Während der Schwangerschaft bereitet sich der Körper auf das Stillen vor, indem er zusätzliche Nährstoffe und Energie bereithält. Nach der Geburt stellt die Mutter einen gesteigerten Appetit und vermehrten Durst fest und eine Veränderung in ihren Ernährungsvorlieben.

Eine stillende Frau sollte sich einfach nur ausreichend und gesund erhähren sowie zwischen den Hauptmahlzeiten nahrhafte Imbisse zu sich nehmen. Nicht zu vergessen sind die Getränke, um den Durst zu stillen. Die Milchmenge kann nicht erhöht werden, indem mehr Flüssigkeit aufgenommen wird. Man braucht auch keine Milch zu trinken um selbst Milch zu produzieren, doch sollte täglich etwa 1 200 mg Kalzium aufgenommen werden. Einige wenige Babys können auf Milchprodukte oder auf Speisen empfindlich oder allergisch reagieren.

Manche Ärzte raten dazu, während der Stillzeit weiterhin die Vitaminpräparate einzunehmen. Abmagerungskuren sind auf jeden Fall zu vermeiden. Ein allmählicher Gewichtsverlust von 0,5 bis 2 kg pro Monat ist unbedenklich und gesund.

Abstillen

Das Abstillen kann entweder von der Mutter oder vom Kind ausgehen. Ein allmähliches Abstillen ist sowohl körperlich als auch seelisch für Mutter und Kind am besten. Man sollte damit beginnen zunächst eine Mahlzeit zu ersetzen. Wenn die Brüste daraufhin ihre Milchproduktion reduziert haben, kann man die nächste Mahlzeit ersetzen, bis das Abstillen vollständig erfolgt ist. Ein abruptes Abstillen kann zu schmerzenden und übervollen Brüsten führen.

Brustprobleme

Milchstau

Frühes, häufiges und langes Stillen hilft übervollen Brüsten vorzubeugen. Es ist jedoch ganz natürlich, dass sich die Brüste in der Zeit nach der Geburt prall anfühlen. Wenn aber zu viel Flüssigkeit und eine Ansammlung von Milch in den Brüsten auftreten, kann es zu einem Milchstau kommen. Die Folge sind harte, geschwollene und schmerzende Brüste. Solange das Problem noch nicht zu groß ist, reicht es häufig, das Baby vorsichtig anzulegen und häufiger zu stillen. In schwereren Fällen können warme Umschläge und Ausdrücken von Milch mit der Hand helfen die Brust wieder etwas weicher zu machen, sodass das Baby zum Stillen angelegt werden kann. Kalte Packungen zwischen den Stillzeiten können helfen, die Schwellungen zu reduzieren. Man kann die überschüssige Milch auch mit speziellen Milchpumpen absaugen.

Wunde Brustwarzen

Zu Verletzungen der Brustwarzen kommt es meist durch falsches Anlegen des Babys beim Stillen. Der erste Schritt zur Heilung besteht im richtigen Anlegen des Kindes. Auf die wunden Stellen sollte etwas von der Muttermilch aufgetragen werden, da dies bei der Heilung hilft und einen antibakteriellen Schutz verleiht. Warme Umschläge können hilfreich bei der Behandlung der Wundschorfe sein.

Blockierte Milchgänge

Ein blockierter Milchgang erscheint als kleiner, harter Knoten auf der Brust. Manchmal löst er sich von selbst auf oder man kann heiße Wasserkompressen oder eine Brustmassage anwenden. Oft hilft es auch die Stillzeit an der betreffenden Brust auszudehnen.

Bakterielle Entzündung der Brustdrüsen

Zu einer Entzündung der Brustdrüsen (Mastitis) kommt es, wenn ein Bakterium, meist Staphylococcus aureus, in die Brust gelangt. Ein Teil der Brust rötet sich, wird hart und heiß. Man fühlt sich ungewöhnlich müde, hat Gelenkschmerzen, Schüttelfrost und hohes Fieber.

Bei Verdacht auf Brustentzündung werden Antibiotika gegeben, die während der Stillzeit geeignet sind. Oft fühlt sich die Mutter besser, wenn sie ihr Baby häufiger stillt. Die Antibiotika schaden dem Säugling nicht, selbst wenn sich die Farbe seines Stuhls verändern kann.

Bei richtiger Behandlung heilt eine Entzündung der Brustdrüsen innerhalb einiger Tage aus. Wird sie jedoch nicht behandelt, kann sich ein Abszess bilden, der operativ entfernt werden muss (→ Brustinfektionen, S. 1160).

Wochenbettdepressionen und Stress

»Baby-Blues«

In den Tagen nach der Geburt sind die meisten Frauen überrascht von ihren unterschiedlichen Gefühlen. Eine Frau, die zuvor Haushalt und Arbeit problemlos bewältigen konnte, fühlt sich als frisch gebackene Mutter plötzlich überwältigt von ihrer neuen Verantwortung. Sie sollte in dieser Phase Geduld mit sich haben und sich über alles freuen, was sie gut meistert.

Bei etwa 80 Prozent aller frisch gebackenen Mütter (für Väter gibt es keine Statistik) kommt es einige Tage bis Wochen nach der Geburt zu einer leichten Depression, dem »Baby-Blues«. Sie verliert sich jedoch nach kurzer Zeit ganz von selbst. Häufig ist die junge Mutter traurig, wütend, ängstlich, reizbar und fühlt sich unfähig. Energielosigkeit und Schlafmangel machen antriebslos. Manche Frauen sind überrascht über die negativen Gedanken, die sie ihrem Baby gegenüber haben und folgern daraus, dass sie »schlechte Mütter« sind. Doch die Wochenbettdepression ist ganz normal.

Hilfreich ist es, wenn die Frau etwas für sich tut: sich um ausreichend Ruhe und Schlaf bemüht, ausgewogen ernährt, in Maßen Sport treibt und sich von der Familie und von Freunden unterstützen lässt. Die Mutter sollte das Bedürfnis ihres Körpers nach Ruhe ernst nehmen. Ausreichender Schlaf hat eine große Auswirkung auf das seelische und körperliche Wohlbefinden. Sie sollte versuchen zu schlafen, wenn ihr Kind schläft – auch tagsüber. Babys brauchen ausgeruhte Eltern, die sich um sie kümmern. Manchmal mag es schwer fallen die Hilfe anderer in Anspruch zu nehmen, doch oft nützt gerade dies um bei Laune zu bleiben.

Eine gute Ernährung liefert die Nährstoffe, die der Körper braucht um sich von der Geburt zu erholen. Oft sind mehrere kleine Mahlzeiten über den Tag verteilt leichter verdaulich, als 3 große Mahlzeiten. Obst und Gemüse als kleine Zwischenimbisse helfen, zum Normalgewicht zurückzukehren.

Auch leichte sportliche Betätigung ist zu empfehlen – am besten macht die junge Mutter wenigstens 3-mal in der Woche einen 30-minütigen flotten Spaziergang. Sie sollte dabei ein klein wenig außer Atem kommen und einen beschleunigten Herzschlag spüren. Dehnübungen straffen die Muskulatur. Ein gutes körperliches Gefühl wirkt sich positiv auf das seelische Gleichgewicht aus.

Wie schon während der Schwangerschaft und bei der Geburt ist auch nach der Geburt die Unterstützung durch Angehörige und Freunde sehr wichtig. Die Müdigkeit, der emotionale Aufruhr und die Störungen, die ein Neugeborenes mit sich bringt, können auch die besten Beziehungen auf eine harte Probe stellen. Nach der Geburt des Kindes fühlt sich der Vater vielleicht ausgeschlossen, weil seine Frau ihre ganze Kraft und Energie auf das Baby konzentriert. Schreiende Babys lösen im Vater den Beschützerinstinkt aus und er signalisiert Mutter und Baby, dass er »das in Ordnung bringt«. Bei der Frau hat sich ein »Mutterinstinkt« entwickelt, der sie veranlasst das Kind zu trösten. Ein Vater, der dies bedenkt, während die Mutter das Baby wickelt, wiegt und beruhigt und dabei genau das wiederholt, was er gerade getan hat, versteht, dass sie das nicht tut, weil sie ihn für inkompetent hält.

Hilfreich ist es auch, die Erfahrungen während der Geburt anderen mitzuteilen. Frauen, die einfühlsame Zuhörer finden, stellen oft fest, dass sich ihre depressiven Stimmungen durch Gespräche deutlich verringern.

Wochenbettdepression
Die Wochenbettdepression erleben etwa 10 bis 20 Prozent der jungen Mütter. Sie ist intensiver und hält länger an als der »Baby-Blues« und sie kann während der ersten Monate nach der Geburt jederzeit auftreten. Typische Symptome sind ständige Müdigkeit, mangelnde Lebensfreude, ein Gefühl der Erstarrung, Rückzug von Familie und Freunden, wenig Interesse, sich um sich selbst und das Baby zu kümmern, schwere Schlafstörungen, übertriebene Angst um das Baby, sexuelles Desinteresse, ein starkes Gefühl des Versagens und der Unzulänglichkeit sowie starke Stimmungsschwankungen. Die Betroffenen haben manchmal sehr hohe Erwartungen an sich und sie verlangen sich zu viel ab.

Wenn auch nur einige der oben genannten Symptome auftreten, sollte man einen Arzt um Hilfe und Rat bitten. Je früher das Problem erkannt und behandelt wird, umso größer sind die Chancen einer raschen Genesung. Die Behandlungsmethoden sind je nach den individuellen Bedürfnissen unterschiedlich. Sie reichen von Beratung, der Einnahme von Antidepressiva bis zu Hormontherapien.

Wochenbettpsychose
Die verhältnismäßig selteneauftretende Postpartum-Psychose, auch eine Depression, erfordert sofortige Behandlung.

Auch hier können die seelischen Veränderungen innerhalb von einigen Tagen oder Wochen nach der Niederkunft auftreten. Die junge Mutter kann sehr stark depressiv werden und möglicherweise einige der folgenden Symptome feststellen: Akute Angst, rasende Gedanken oder gehetztes Sprechen, die Furcht sich selbst oder dem Baby zu schaden, Halluzinationen, völlig unvernünftige Gedanken oder Äußerungen, Paranoia oder Hysterie.

Geschlechtsverkehr nach der Geburt

Die meisten Ehepaare möchten wissen, wann sie nach der Geburt ihres Kindes wieder Geschlechtsverkehr haben können. Das ist natürlich unterschiedlich, doch die meisten Ärzte raten nicht zu früh wieder damit zu beginnen. Die Scheide der Frau hat durch die Geburt ein gewisses Trauma durchgemacht – sie wurde gedehnt, geschnitten und ist möglicherweise eingerissen. Auch unter den günstigsten Umständen ist sie zumindest empfindlich.

Daher raten viele Ärzte, dass das Paar etwa 3 bis 4 Wochen wartet, bevor es den ersten Geschlechtsverkehr hat. Manche Ärzte bitten ihre Patientinnen auch, damit bis nach der Nachsorgeuntersuchung zu warten, die in der Regel 6 Wochen nach der Geburt durchgeführt wird. Während dieser Zeit kann man sich mit dem Arzt über die Möglichkeiten der Empfängnisverhütung unterhalten, sodass es nicht zu einer ungeplanten und ungewollten erneuten Schwangerschaft kommt.

Ziel der Behandlung ist es für die Sicherheit von Mutter und Kind zu sorgen und darauf zu achten, dass die Mutter als Elternteil ihr Kompetenzgefühl erhält während sie sich von ihrer Psychose erholt.

Posttraumatisches Stress-Syndrom

Nach der Niederkunft kann sich ein posttraumatisches Stress-Syndrom entwickeln. Dies geschieht in Reaktion auf eine tatsächliche oder so empfundene traumatische Geburt die während der Niederkunft ausgelöst wurde. Zwar sind die Symptome mit denen einer Wochenbettdepression vergleichbar, doch die zugrunde liegende Ursache ist auf ein Trauma zurückzuführen. Wenn sich die junge Mutter möglichst rasch um professionelle Hilfe bemüht, kann es durch Beratung – manchmal in Kombination mit Medikamenten und dem Erlernen von stressmindernden Techniken – im Allgemeinen zu einer Genesung kommen.

Zusammenfassung

Bisher wurde keine einzelne Ursache für all diese Depressionsstörungen identifiziert. Faktoren, die sie jedoch begünstigen, können wie Hormonschwankungen sein, ein als unbefriedigend empfundenes Geburtserlebnis, ein Gefühl des Verlustes, nachdem man nicht mehr schwanger ist, das Niveau der Erfüllung in der Ehe, ein besonders anspruchsvolles Baby, mangelnde Unterstützung durch Angehörige und Freunde, Erschöpfung und eine familiäre Krankengeschichte, in der Wochenbettdepressionen häufiger aufgetreten sind.

Der Übergang von der kinderlosen Frau zur Mutter kann immer schwierig sein und wenn Depressionen auftreten – seien sie nun leicht oder schwer – bedeutet das nicht, das man versagt hat, weder als Mensch noch als Mutter. Man kann davon ausgehen, dass diese Depressionen vergehen, wenn neue Möglichkeiten erlernt werden, den Alltag und die neue Verantwortung zu bewältigen. Der Prozess, in dem eine junge Mutter lernt ihre neue Identität zu erkennen kann auch eine Bereicherung in ihrem Leben sein, von der sie nie geglaubt hätte, dass sie möglich gewesen wäre.

Empfängnisverhütung

Junge Mütter meinen oft, sie seien vor einer erneuten Schwangerschaft geschützt so lange sie stillen. Das ist falsch.

Zwar beeinträchtigt das Stillen die Fruchtbarkeit vorrübergehend in gewissem Maße und einige Frauen haben bis nach dem Abstillen keine Menstruation. Trotzdem sollte sich keine Frau darauf verlassen und Empfängnisverhütung betreiben.

Die Möglichkeiten, die ihr zur Verfügung stehen, sind nach der Geburt im Grunde nicht anders als vor der Schwangerschaft (→ Empfängnisverhütung, S. 170). Trotzdem können Faktoren wie das Stillen, unregelmäßige Menstruationsblutungen und eine Veränderung der Größe der Scheide eine Änderung der Empfängnisverhütungsmethode notwendig machen. Ein Zweck der Nachsorgeuntersuchung (meistens etwa 6 Wochen nach der Niederkunft) besteht darin, die Möglichkeiten der Empfängnisverhütung zu besprechen.

Wer vor der Schwangerschaft ein Diaphragma verwendet hat, sollte sich ein größeres Diaphragma verschreiben lassen. Dabei kann das alte Diaphragma zur Untersuchung mitgebracht werden und der Arzt kann feststellen ob es noch passt oder ein Neues anpassen.

Heute wird vielen Frauen eine besondere Form der Spirale empfohlen: Das Kunststoff-T mit Hormondepot. Es ist eine Spirale, deren Eigenschaften denen der Minipille ähneln. Enthaltenes Gestagen wird langsam freigegeben und verhindert den Eisprung sowie das Einnisten der befruchteten Eizelle. Allerdings sind die Anschaffungskosten hoch und werden nicht von der Kasse übernommen.

Viele Frauen möchten nach der Geburt ihres Kindes am liebsten die Pille wieder nehmen. Doch bestimmte Pillen, vor allem solche, die aus einer Kombination aus Östrogen und Progesteron bestehen, senken etwa bei einem Drittel der Frauen vorrübergehend die Milchproduktion. Auch nimmt das Kind einen Teil der Hormone auf, die diese Pillen enthalten, wobei jedoch die Mengen zu vernachlässigen sind. Wer stillt und trotzdem die Pille nehmen möchte, sollte sich mit dem Arzt darüber abstimmen. Wenn keine medizinischen Probleme vorliegen, die das Risiko von Komplikationen erhöhen, werden die meisten Ärzte die Pille verschreiben.

Es gibt einige natürliche Methoden der Empfängnisverhütung, die teilweise von einem regelmäßigen Menstruationszyklus abhängen. Selbst wenn man vor der Schwangerschaft eine solche Methode anwandte, sollte man nach der Geburt des Kindes zunächst auf eine andere Verhütungsmethode ausweichen, da der Zyklus in den ersten Nachgeburtsmonaten meist noch unregelmäßig ist. Wenn die Menstruationsblutungen bis etwa 3 bis 4 Monate nach der Geburt noch nicht wieder eingesetzt haben, sollte man einen Arzt zurate ziehen.

Kapitel 7

Die mittleren Jahre: 40. bis 65. Lebensjahr

Inhalt

Weshalb der Ausdruck »mittlere Jahre«?

Für manche Menschen hat der Begriff »mittleres Alter« eine negative Bedeutung. In unserer jugendlich orientierten Gesellschaft gilt ein Mensch im mittleren Alter manchmal als jemand, der seine besten Jahre bereits hinter sich hat.

Natürlich ist dieser Eindruck nicht richtig. Für die meisten sind gerade diese Jahre die produktivste und erfolgreichste Zeit. Tatsächlich sind in Deutschland Menschen dieser Altersgruppe vorherrschend – demographisch, kulturell, wirtschaftlich und in vielerlei anderer Hinsicht.

Ganz bewusst wurde der Ausdruck »mittleres Alter« als Titel für dieses Kapitel vermieden, denn abgesehen von den negativen Assoziationen, die einige damit verbinden, hat er für verschiedene Personengruppen auch unterschiedliche Bedeutungen. Für manche beginnt das mittlere Alter mit 50, für andere bereits in den Vierzigern. Für wieder andere ist der 40. Geburtstag der »Stichtag«. Andererseits finden gesunde 60-Jährige auf der Höhe ihrer Karriere den Begriff »mittleres Alter« vermutlich lächerlich. Was die ganze Sache noch komplizierter macht, ist die Tatsache, dass die Änderungen und Ereignisse, die in diesem Kapital beschrieben sind, bei manchen früher eintreten, bei anderen später und in einigen Fällen durchaus auch lange nach der Periode, die wir hier »mittlere Jahre« nennen.

In diesem Buch bedeuten die mittleren Jahre die Zeit zwischen dem 40. und 65. Lebensjahr, also ungefähr die Zeit, die in der Mitte des Erwachsenenlebens liegt.

Manche Menschen stellen in dieser Zeit kaum körperliche Veränderungen fest. Die meisten Menschen beginnen jedoch zu erkennen, dass sie älter werden. Einige müssen vielleicht ihre Lebensweise umstellen oder kleine Probleme beheben, bevor diese sich zu schwerwiegenderen Krankheiten im späteren Leben entwickeln.

Der besseren Übersichtlichkeit wegen unterteilt dieses Kapitel die Probleme und die Herausforderungen der mittleren Jahre in zwei große Kategorien: in jene, die Fragen des Lebens und der Lebensweise betreffen und in die, die sich in gesundheitlichen Veränderungen äußern.

Das Leben in den mittleren Jahren

In der Mitte des Lebens kommt es zu Veränderungen. Die Kinder wachsen auf und verlassen das Elternhaus. Ehepartner treten wieder oder zum ersten Mal ins Berufsleben ein, während andere an den Ruhestand denken oder in Rente gehen. Scheidungen sind in dieser Zeit ebenso häufig wie in jeder anderen Zeit. Manche Menschen durchleben eine »Midlife-Krise«.

Familienleben

Während der mittleren Jahre kommt es zu Veränderungen in der Familie. Sie werden von zwei wesentlichen Verantwortlichkeiten dominiert. Die erste betrifft die Kinder, auf die man sich so viele Jahre konzentriert hat. Sie ziehen aus, um eine Universität an einem anderen Ort zu besuchen, oder ein Leben auf eigenen Füßen zu beginnen, was für die Eltern eine grundlegende finanzielle, seelische und vielleicht auch organisatorische Umstellung bedeutet. Die zweite betrifft die eigenen Eltern, die nun vielleicht auf Hilfe und Pflege angewiesen sind, und nicht mehr unabhängig leben können.

Veränderungen in der Partnerschaft sind natürlich nicht auf diese Lebensphase beschränkt, doch sie sind nun häufiger und erfordern Anpassungen. Man hat vielleicht mehr Zeit, sich aufeinander zu konzentrieren und beginnt, für die »goldenen Jahre« zu planen. Vielleicht ist man aber auch mit dem Auseinanderbrechen der Ehe konfrontiert, wenn die Kinder, die das Elternhaus verlassen haben, die einzige Bindung darstellten. Es kann auch ein Ehepartner sterben.

Elternschaft
Manchmal mag es scheinen, als seien die Kinder der einzige Grund der Ehe oder der einzige Sinn des Lebens. Man wendet viel Zeit, Energie, Geld und Liebe für sie auf. Doch während der mittleren Jahre verlassen die Kinder das Elternhaus.

Bei manchen Menschen löst diese Veränderung eine Depression aus, die man auch »Leeres-Nest-Syndrom« nennt. Sie kann bei Männern und Frauen auftreten, doch meist befällt sie Frauen, die außerhalb des Heims wenige Interessen hatten und nun, nachdem die Kinder ausgezogen sind, ohne Lebensinhalt dastehen. Man sollte daher, schon bevor die Kinder ausziehen, auch andere Interessen pflegen.

Die meisten Eltern fühlen sich jedoch ein bisschen erleichtert, wenn die tägliche Verantwortung für die Kinder endet. Die wiedergewonnene Privatsphäre, die Zeit für sich selbst und die Zeit, die man gemeinsam verbringen kann, bringt vielleicht sogar ein wenig die Stimmung der ersten Ehejahre zurück. Alles wird leichter – Einkaufen, Hausarbeit, Ausgehen und Reisen. Man hat Zeit für Aktivitäten, die man vorher nicht ausüben konnte.

Scheidung

Zu einer Scheidung kann es im Erwachsenenalter jederzeit kommen, also auch während der mittleren Jahre. Eine Scheidung und die Anpassung an die neuen Gegebenheiten danach sowie alle damit verbundenen rechtlichen Angelegenheiten können zu den belastendsten Ereignissen im Leben eines Menschen zählen. Scheidungen bedeuten oft für beide Partner einen finanziellen Verlust und eine Umstellung der Lebensweise.

Zwar zögern viele Menschen, einen Eheberater aufzusuchen, professionelle Hilfe kann jedoch manchmal eine Trennung abwenden, da Konflikte aufgearbeitet werden. Die Ehe ist so wichtig, dass es den Versuch sicherlich wert sein sollte. Schlagen jedoch alle Versöhnungsversuche fehl, sollte das Leben nach der Scheidung geplant werden. Es bieten sich viele Möglichkeiten: Wiedereintritt ins Berufsleben und Neudefinition persönlicher Beziehungen.

Altern und Tod der Eltern

Die Eltern von Menschen in den mittleren Jahren sind vermutlich schon im fortgeschrittenen Alter, sofern sie noch leben. Früher hatten sie die Führungsrolle und nun brauchen sie Hilfe.

Eventuell haben sie gesundheitliche Probleme, müssen überredet oder gezwungen werden, die Autoschlüssel abzugeben und möglicherweise ist es für sie Zeit, ihr unabhängiges Leben aufzugeben. Sollen die Eltern nun mit der Familie ihrer Kinder zusammenziehen? Sollte man sich für ein Altenwohnheim oder ein Pflegeheim entscheiden? (S. 231). Diese Entscheidungen können zu all den anderen Belastungen in dieser Lebensphase hinzukommen.

Drogen- und Alkoholmissbrauch

Der Missbrauch von Drogen – einschließlich Alkohol – ist auf keine Altersgruppe beschränkt. Die Belastungen, die während der mittleren Jahre auf einen zukommen, können jedoch zu gelegentlichem Missbrauch führen und sich zu einem Verhalten entwickeln, das letztlich außer Kontrolle gerät.

Nimmt man Beruhigungsmittel, um schwierige Phasen besser durchzustehen, kann man, sobald das Leben noch größere Anforderungen stellt, davon abhängig werden. Ein Drink vor dem Abendessen, um zu »entspannen«, kann dahin führen, dass man letztlich nur noch auf diese Weise Ruhe findet.

Der Missbrauch von Medikamenten, von Alkohol oder anderen Substanzen löst die persönlichen oder körperlichen Probleme nicht, sondern verstärkt sie höchstens. Fürchtet man, ein Suchtproblem zu haben, sollte der den Arzt oder eine Alkohol- und Drogen-Hotline kontaktiert werden, die eine Selbsthilfegruppe empfiehlt (→ Alkoholmissbrauch und Alkoholismus, S. 325, → Medikamenten- und Drogenmissbrauch, S. 335).

Der Tod eines Elternteils kann Depressionen wegen des Verlusts (S. 223) oder auch eine Midlife-Krise (S. 224) auslösen, weil man plötzlich erkennt, dass man selbst dem Tod näher ist.

Der Tod eines Elternteils ist immer ein großer Verlust, ganz gleich in welchem Alter man sich befindet. Selbst mit 60 kann man sich noch »verwaist« vorkommen und kann sich oft nicht vorstellen, wie man ohne den Menschen, der einen so großen Einfluss auf das eigene Leben hatte, weiterleben soll. Trauer ist die beste Möglichkeit, einen solchen Verlust zu verarbeiten. Wenn diese einen jedoch zu lange niederdrückt oder man nicht mehr aus ihr herausfindet, ist professionelle Hilfe nötig (→ Trauer, S. 1323).

Verlust eines Partners

In jüngeren Jahren sind Unfälle die häufigsten Todesursache. In den mittleren Jahren überwiegen Erkrankungen. Krebs, Herzerkrankungen und Schlaganfälle sind die häufigsten Todesursachen bei Menschen über 45. Man fühlt sich nicht mehr unbesiegbar, sondern beginnt seine eigene Sterblichkeit zu spüren.

Der Verlust eines Partners kann verheerend sein. Man trauert auf vielen Ebenen: Man hat vielleicht den besten Freund verloren, den Vater, oder die Mutter seiner Kinder, die Person, um die sich das eigene Leben aufgebaut hat, den Gefährten mit dem man alt werden wollte. Man muss zuerst eine Trauerphase durchmachen, ehe das eigene Leben wieder geordnet werden kann (→ Trauer, S. 1323). Falls die Trauer und der Schmerz zu lange anhalten oder zer-

Jeder fühlt sich von Zeit zu Zeit niedergeschlagen. Dieses Gefühl kann sich in Traurigkeit äußern, die durch ein Ereignis oder eine Änderung der Lebensumstände ausgelöst wurde, oder einfach nur in einer gedrückten Stimmung ohne bestimmte Ursache. Vergehen diese Stimmungen nicht mit der Zeit, sprechen die Ärzte von einer Depression. Der Verlust eines geliebten Menschen, Probleme am Arbeitsplatz, das Gefühl, ein angestrebtes Ziel nicht zu erreichen oder eine körperliche Krankheit können eine Depression auslösen.

Eine Depression ist kein normaler seelischer Zustand oder etwas, das man aus eigener Kraft bewältigen kann. Es gibt sehr viele Hilfeangebote und Behandlungsmöglichkeiten (S. 1103, S. 1107 und S. 1122).

Midlife-Krise

Was versteht man unter einer Midlife-Krise? Bekommt sie jeder? Ist es möglich, unbeschadet daraus hervorzugehen oder sich danach vielleicht sogar besser zu fühlen?

Wer einmal in die mittleren Jahre gekommen ist, hat in seinem Leben oft eine gewisse Stabilität und Bequemlichkeit sowie ein Familienleben erlangt und verfügt häufig über angemessene persönliche und finanzielle Mittel. Die mittleren Jahre sind eine produktive Lebensphase, in der viele Menschen ihre größten Leistungen erbringen. Wo ist also die Krise?

Die Jahre in der Lebensmitte sind aber auch eine ereignisreiche Zeit. Vielleicht gab es Veränderungen am Arbeitsplatz, man heiratete und Kinder wurden geboren. Vielleicht leidet man an Depressionen, hat eine Scheidung durchzustehen oder ein Elternteil, einen Partner oder einen anderen geliebten Menschen verloren. Körperliche Veränderungen zeigen,

dass man nicht mehr so jung ist wie früher. Der Ruhestand und das Alter scheinen in nicht mehr allzu weiter Ferne. Wenn man seine Ziele nicht erreicht hat und es nicht gelungen ist, diese mit der Zeit der Realität anzupassen, hält man sich vielleicht für einen Versager. Man kann zu der Überzeugung gelangen, dass man den falschen Beruf gewählt hat und es nun zu spät sei, noch einmal von vorn zu beginnen.

Trotzdem gilt der Begriff »Krise« vermutlich nur für die problematischsten Fälle. Eine Krise tritt ein, wenn man sich unfähig fühlt, mit Veränderungen fertig zu werden, Richtungen zu ändern, neue Prioritäten und Ziele zu setzen. Eine Krise entsteht oft auch dann, wenn ein Mensch in einer bestimmten Situation auf selbst schädigende Weise reagiert, indem er zum Beispiel in Selbstzweifel verfällt, mehrmals plötzlich die Arbeitsstelle wechselt, sich ständig mit dem Alter und der Sterblichkeit beschäftigt oder außereheliche Beziehungen unterhält.

Nicht jeder durchlebt eine Midlife-Krise. Wer diese Erfahrung jedoch macht, kann auch gestärkt daraus hervorgehen – seiner selbst als Individuum bewusster und besser fähig, das eigene Leben in den Griff zu bekommen. Es ist in jedem Alter positiv, über das bisherige Leben Bilanz zu ziehen, seine Prioritäten zu ändern oder neue Interessen neben dem Beruf zu entdecken.

Wie geht man jedoch damit um, wenn ein Ehepartner diese Krise durchlebt? Zieht man mit oder bleibt man der »Fels in der Brandung?« Jeder sollte für sich selbst entscheiden, was für seine Ehe am wichtigsten ist.

Menschen, die sich während der mittleren Jahre überfordert fühlen und mit den Ereignissen nicht klarkommen, sollten Hilfe bei einem Familienmitglied, einem Freund, einem Geistlichen oder Eheberater, dem Hausarzt oder einem professionellen Berater suchen.

Körperliches Altern

Menschen haben eine begrenzte Lebenszeit. Die Obergrenze liegt bei etwa 100 Jahren. Seit Jahren fragen sich die Wissenschaftler, aus welchen Gründen man altert. Einige gehen davon aus, dass es eine biologische Uhr gibt, die mit der Zeit abläuft. Andere glauben, dass geringfügige Schäden an Körperzellen deren Leistungsfähigkeit einschränken.

Die meisten stellen als erstes Anzeichen ein Nachlassen der Sehkraft fest. Um die Mitte des Lebens werden die Augenlinsen immer weni-

ger elastisch. Es dauert immer länger, bis sich die Augen nach einem Blick in die Ferne darauf umgestellt haben, ein Objekt in der Nähe klar zu erkennen. Menschen, die nie eine Lesebrille benötigen, sind die Ausnahme.

Eine weitere Änderung zeigt sich im Gedächtnis. Es fällt schwerer, sich Telefonnummern zu merken oder sich an Dinge zu erinnern, die man tun wollte. Viele Leute machen sich dann Listen. Natürlich wird man leicht verunsichert und fürchtet, früh senil zu werden oder an der Alzheimer-Demenz zu leiden, doch meist sind es überlastete »Gedächtnisdatenbanken«, die das Problem verursachen. Das Gehirn hat Informationen aus Jahrzehnten gespeichert und da ist es kein Wunder, dass man ältere Daten oft nur mit Mühe findet oder neue nicht mehr problemlos speichern kann.

Im Laufe des Alterungsprozesses ändern sich auch die Funktionen der Organe und die äußere Erscheinung. Einige dieser Veränderungen finden statt, ohne dass andere sie bemerken und manche bemerkt man selbst kaum. Mit dem Alter wird die Veränderung jedoch deutlicher, weil vieles zusammenkommt.

Gesundheit, eine vernünftige Ernährung und regelmäßige Bewegung helfen in der Regel, einige der durch das Altern verursachten Veränderungen zu verzögern oder zu verringern. Mangelhafte Ernährung, Stress und eine inaktive Lebensweise beschleunigen dagegen diese Veränderungen.

Die normalen körperlichen Auswirkungen des Alterns werden in diesem Abschnitt unterteilt in jene, die das Herzkreislaufsystem, das Verdauungssystem, die Knochen und Gelenke, das Haar, die Haut und die Sexualität betreffen.

Herzkreislaufsystem

Herz und Blutgefäße verändern sich im Laufe der Jahre, selbst wenn keine Erkrankung vorliegt. Der Herzmuskel wird weniger elastisch und seine Fähigkeit zu pumpen lässt nach. Das Herz kann im Laufe des Alters schrumpfen. Es kann auch sein, dass einige der Schrittmacherzellen, die die Herzaktivität (den regelmäßigen Herzschlag) steuern, absterben.

Die Blutgefäße werden mit fortschreitendem Alter weniger elastisch. Die Arterienverkalkung - also Fettablagerungen an und in den Arterienwänden - verengen die Durchgänge der Blutgefäße (S. 636).

Durch die abnehmende Elastizität der Arterienwände in Kombination mit der Arterienverkalkung werden die Gefäße starrer, was es dem Herzen erschwert, Blut durch die Arterien zu pumpen. Die Folge kann Bluthochdruck sein, der die Herztätigkeit zusätzlich erschwert. Ein leichter Anstieg des Blutdrucks ist mit dem Alter normal. Bluthochdruck über längere Zeit ist aber ein Anlass zur Sorge, da er die Blutgefäße, die Nieren, das Herz und das Gehirn schädigen oder sogar tödlich sein kann.

Diese Veränderungen im Herzkreislaufsystem geschehen nach und nach. Während der mittleren Lebensjahre kann der Prozess bereits längst begonnen haben, vor allem bei Männern, die mehr Herz- und Kreislaufprobleme haben als Frauen. Trotz dieses altersbedingten Nachlassens des Herzkreislaufsystems ist das Herz noch immer stark genug, um den Körper ausreichend zu versorgen. Es hat jedoch weniger Reserven, um mit Verletzungen oder plötzlichen Anforderungen wie Stress oder Krankheit umzugehen. An einem Herzinfarkt sterben ebenso viele Menschen wie an Krebs, Aids und allen anderen Krankheiten zusammen.

Bewegung und Ernährung spielen eine wichtige Rolle bei der Gesundherhaltung des Herzkreislaufsystems. Gleichmäßig belastende Bewegung, wie flottes Wandern oder Laufen für wenigstens eine halbe Stunde an 3 Tagen in der Woche, beanspruchen das Herzkreislaufsystem viel mehr als Schreibtischarbeit. Unser Körper reagiert auf diese sportlichen Anforderungen, indem er seine Kapazität, Blut zu pumpen, steigert. Diese erhöhte Kapazität ist gesund, wird dem Körper eigen und bleibt auch dann erhalten, wenn man keinen Sport treibt (sofern man natürlich das begonnene Bewegungsprogramm regelmäßig beibehält).

Man sollte das Training allmählich steigern, um Verletzungen zu vermeiden. Wenn man lange Zeit nichts getan hat, ist es ratsam, sich mit einem Arzt in Verbindung zu setzen, ehe man ein sportliches Übungsprogramm beginnt (→ Herzkreislaufsystem und Fitness, S. 644).

Arterienverkalkung kommt bei fast jedem Menschen vor und verengt die Öffnungen der Blutgefäße, wodurch der Widerstand gegen die Pumpwirkung des Herzens erhöht wird. Bewegung in Verbindung mit einer fettarmen und cholesterinarmen Ernährung kann diesen Prozess aufhalten. Man kann das Altern nicht stoppen, doch man kann seine Auswirkungen deutlich mindern.

Weitere Informationen: → Arterienverkalkung: Was versteht man darunter, S. 636, → Bluthochdruck, S. 647, → Kontrollierbare Risikofaktoren, S. 638, → Erkrankung der Herzkranzarterien, S. 654 und → Herzinfarkt, S. 661.

Verdauungssystem

Mit dem Alter verändert sich auch unser Verdauungssystem. Die Veränderungen gehen so langsam vor sich, dass man sie oft gar nicht bemerkt, bis die mittleren Jahre vorüber sind.

Die Schluckbewegungen der Speiseröhre werden langsamer und die verdaute Nahrung wird langsamer durch den Darm transportiert.

Krankheitsvorbeugung durch Impfungen

Während der mittleren Jahre sollte man all seine Impfungen überprüfen um die Gesundheit zu erhalten. Mit dem Alter wird man anfälliger für Infektionskrankheiten, die sich durch Impfungen vermeiden lassen. Mit folgenden Impfungen sollte man auf dem neuesten Stand sein:

Grippe (Influenza): Bei älteren Menschen und Personen, die bereits chronische Erkrankungen haben, ist die Gefahr besonders groß, dass bei einer Grippeinfektion Komplikationen auftreten. Alle Erwachsenen über 60 Jahre sollten sich jährlich gegen Grippe impfen lassen, ebenso alle jüngeren Menschen mit schweren Grunderkrankungen, zum Beispiel einer chronischen Erkrankung des Herzens oder der Lunge, Zuckerkrankheit, Nieren- und Lebererkrankungen, Blutstörungen, Krebs, einer HIV-Infektion oder Krankheiten (oder auch die Einnahme von Medikamenten), die das Immunsystem schwächen. Auch gesunde Erwachsene, die mit einem Menschen im selben Haushalt leben, der eine der obigen Krankheiten hat, sollten sich impfen lassen.

Pneumokokken: Die Indikationen für diese Impfung sind etwa dieselben wie die für die Grippe-Impfung, sowie eine geschädigte Milz oder deren operative Entfernung. Kinder, Jugendliche und Erwachsene, bei denen eine oder mehrere dieser Störungen vorliegen, sollten die Impfung erhalten. Gesunde Erwachsene können warten, bis sie 60 Jahre alt sind.

Tetanus und Diphtherie: Da Kinder mehrere Impfungen gegen Tetanus (Wundstarrkrampf) und Diphtherie erhalten, sind von Tetanus und Diphtherie in den entwickelten Ländern fast ausschließlich Erwachsene betroffen. Wer als Kind nicht geimpft wurde, sollte dies nachholen. Für beide Erkrankungen wird eine Auffrischimpfung im Abstand von 10 Jahren empfohlen.

Bestimmte Lebensweisen, Berufe, Hobbys und Auslandsreisen können weitere Impfungen erforderlich machen.

Da sich die Form der Darmzotten verändert, nimmt die Darmoberfläche geringfügig ab.

Magen, Leber, Bauchspeicheldrüse und Dünndarm produzieren oft weniger Verdauungssäfte. Diese Veränderungen haben normalerweise keine Folgen und stören den Verdauungsprozess nicht. Es ist nicht notwendig, Vitamin- oder Mineralstoffpräparate einzunehmen, wenn der Arzt keinen Mangel an bestimmten Substanzen festgestellt hat.

Es kann häufiger zu Verstopfung kommen als früher. Häufig ist dies aber darauf zurückzuführen, dass jemand zu wenig trinkt und nicht so sehr auf die Darmtätigkeit selbst. Man sollte deshalb jeden Tag ausreichend Flüssigkeit und ballaststoffreiche Nahrung zu sich nehmen. Von der Einnahme von Abführmitteln ist abzuraten (→ Abführmittelmissbrauch, S. 785).

Bei älteren Menschen treten Erkrankungen des Verdauungstraktes häufiger auf als bei jungen Leuten. Wenn man Blut im Stuhl feststellt, Schmerzen im Unterleib hat, ohne erkennbaren Grund Gewicht verliert oder wenn sich die Stuhlganggewohnheiten plötzlich ändern, sollte man schnellstens seinen Arzt informieren. Falls es sich wirklich um ein ernstes Problem handelt, kann es umso besser behandelt werden, je eher es erkannt wird.

Knochen und Gelenke

Obwohl die meisten Menschen glauben, Knochen seien hart, widerstandsfähig und unveränderbar, erneuert sich das Knochengewebe fortlaufend und reagiert auf die Anforderungen von außen. So bekommt ein Mensch, der viel schwere Arbeit mit den Armen verrichtet, nicht nur stärkere Muskeln, sondern auch härtere Knochen in den Armen.

Im Alter zwischen 25 und 35 Jahren erreichen die Knochen ihr höchstes Gewicht. Danach lässt ihre Größe und Dichte allmählich nach. Eine Folge davon ist, dass die Körpergröße geringer werden kann und die Knochen können auch leichter brechen.

Osteoporose

Eine der schwersten Gesundheitsbedrohungen älterer Menschen ist Osteoporose, die Knochen verlieren bestimmte Mineralstoffe und werden poröser (→ Osteoporose, S. 894). Manchmal werden sie so porös, dass selbst ein eher harmloser Sturz zum Bruch der Hüfte, eines Handgelenks, Wirbels oder anderer Knochen führt.

Durch Osteoporose können sich Knochen eventuell auch unter dem Zug der Muskeln verformen und einen stark gebeugten Rücken zur Folge haben. Vor allem Frauen nach den Wechseljahren sind davon betroffen. Auch bei Männern lässt die Knochendichte nach, sodass sie anfälliger für Hüft- und andere Knochenbrüche werden. Da bei ihnen die Knochendichte jedoch in geringerem Maße nachlässt und sie eine größere Knochenmasse haben, ist für sie die Gefahr, Probleme durch Osteoporose zu bekommen, sehr viel geringer.

Die beste Osteoporose-Behandlung ist die rechtzeitige Vorbeugung, die bereits lange vor den mittleren Jahren ansetzen sollte. Durch Speisen, die reich an Kalzium sind, Kalziumpräparate und Sportarten, die die Knochen belasten, lässt sich die Knochenmasse erhöhen, ehe der allmähliche Abbau einsetzt. Nach den Wechseljahren sind diese Maßnahmen noch wichtiger. Eine Östrogentherapie – sofern der Arzt sie empfiehlt – verlangsamt ebenfalls die Abnahme der Knochendichte (S. 1154).

Gelenkdegeneration (Arthrose)

Im Alter werden die Gelenke etwas steifer und die Bewegungen langsamer, doch diese Veränderungen zeigen sich oft erst nach den mittleren Jahren. Oft tritt auch Arthrose auf, eine häufige Erkrankung, die meist während der mittleren Jahre beginnt (→ Arthrose, S. 907).

Meist ist die Ursache einer Arthrose die Abnutzung eines Gelenks. Vererbung, Ernährung und Verletzungen und Erkrankungen der Gelenke können der Auslöser sein, schuld kann aber auch die tägliche Belastung sein.

Meist beginnt die Arthrose in der Wirbelsäule oder in einem der großen Gelenke – wie Hüfte und Knie – die das Körpergewicht tragen. Sie kann sich jedoch auch in den Fingerknöcheln zeigen. In den mittleren Jahren haben viele Menschen in einem Gelenk Arthrose. Die Symptome, wenn es denn welche gibt, sind immer wieder auftretende Schmerzen, Steifheit und manchmal geschwollene Gelenke.

Meist ist der Schmerz, sofern er auftritt, nur etwas unangenehm. Es gibt jedoch auch Fälle, in denen er sehr schlimm sein kann. Da die natürliche Reaktion auf ein schmerzendes Gelenk darin besteht, dass man es weniger bewegt, werden auch die Muskeln in diesem Bereich weniger beansprucht, sodass sie schrumpfen und schwächer werden. Dadurch wird ein zerstörerischer Kreislauf in Gang gesetzt, der die Behinderung immer mehr verschlimmert. Eine Arthrose in den Hüft- und Kniegelenken kann den Gang stark beeinträchtigen.

Eine Arthrose vergeht nicht einfach von selbst, doch sie kann wirksam behandelt werden. Man sollte dem Arzt alle Symptome genau beschreiben. Eine Arthrose ist meist leicht zu diagnostizieren. Bei Übergewicht kann es helfen, abzunehmen (damit die Gelenke weniger belastet sind). Auch Sport und eine körperliche Therapie sind vorteilhaft, zusätzlich kann der Arzt schmerzstillende Mittel empfehlen.

Haare

Das Haar verändert sich mit dem Alter, die individuellen Unterschiede sind aber sehr groß. Mit 50 Jahren sind etwa 50 Prozent der Menschen halb ergraut. Meist werden zuerst die Schläfen grau, danach breiten sich die grauen Haare über die Schädeldecke aus. Auch Achsel- und Schamhaare können grau werden.
Graue Haare werden von manchen Menschen als attraktiv empfunden, von anderen nicht. Wer graue Haare nicht mag, kann sie durch Tönungen oder Färbungen verändern.

Im Laufe der Jahre wird das Haar sowohl bei Frauen als auch bei Männern dünner. Kahlköpfigkeit ist genetisch bestimmt und betrifft etwa 60 Prozent aller Männer bis 50 Jahre. Es gibt mehrere Möglichkeiten der Behandlung, wie zum Beispiel Medikamente, die das Wachstum von Haaren auf kahlen Stellen anregen. Haarfollikel können operativ von anderen Teilen des Kopfes transplantiert werden. Toupets und Perücken sind weitere Alternativen.

Durch die Hormonveränderungen, die nach den Wechseljahren stattfinden, wird bei manchen Frauen die Gesichtsbehaarung stärker und die einzelnen Haare nehmen an Stärke zu. Sie können durch Ausziehen, Wachsbehandlung, Elektrolyse oder einen Enthaarer entfernt werden. Die Entfernung regt kein weiteres oder gar stärkeres Wachstum an.

Weitere Informationen über Haare und Kahlköpfigkeit finden Sie auf Seite 1017.

Haut

Wenn man älter wird verliert das größte Körperorgan – die Haut – an Elastizität. Man kann die darunter liegenden Muskeln fest und straff halten, um beispielsweise einen »Schwimmring« um den Bauch zu vermeiden, doch an anderen Körperteilen (wie etwa im Gesicht) erschlafft die Haut trotzdem. Die Haut wird dünner, sodass die Adern oder Verfärbungen unter der Haut sichtbarer werden. Man verliert langsam seine jugendliche Farbe und Frische. Durch die abnehmende Produktion natürlicher Hautfette wird die Haut trockener. Man schwitzt auch weniger.

Die Alterung der Haut hängt von vielen Faktoren ab. Besonders ausschlaggebend ist, wie lange und intensiv man sich im Laufe der Jahre ungeschützt der Sonne ausgesetzt hat. Je mehr Sonne auf die Haut einwirken konnte, umso größer ist der Schaden (S. 1000).

Auch die Ernährung und die Fitness spielen eine Rolle. Wie auch die anderen Organe, profitiert die Haut von einer guten Durchblutung, die wiederum durch eine gesunde Ernährung und regelmäßige Bewegung begünstigt wird.

Selbst wenn man zu Beginn der mittleren Jahre kaum sichtbare Falten hat, kann man davon ausgehen, dass sich gegen Ende dieser Zeit recht viele Falten gebildet haben. Dies ist eine natürliche Folge des Alterns, die vielleicht ein wenig aufgeschoben, aber nicht rückgängig gemacht werden kann, auch wenn sich einige Menschen Schönheitsoperationen unterziehen, um ihr Aussehen zu verbessern.

Altersflecken

Die flachen, stärker pigmentierten Stellen können die Größe kleiner Pünktchen haben oder mehrere Zentimeter im Durchmesser (S. 1003 und C-5, Farbtafeln). Altersflecken sind nicht gefährlich, doch man sollte den Arzt aufsuchen, wenn auf der Haut etwas Neues auftritt, um sicherzustellen, dass es kein Hautkrebs ist (S. 1004, C-6, Farbtafeln).

Sexualität

Die mittleren Jahre bedeuten nicht das Ende des sexuellen Verlangens oder der sexuellen Leistungsfähigkeit. Tatsächlich kann der Sex während dieser Jahre erfüllender sein als früher. Die Natur bringt den Sex für beide Geschlechter in Einklang: Bei Männern wird die Umgebung und die Stimmung wichtiger – Berührungen und ein langes Vorspiel werden für sie ebenso genussvoll wie der Höhepunkt. Die Frauen fühlen sich entspannter und selbstbewusster, um auch ihre Wünsche zu äußern.

Sexuelle Veränderungen bei Frauen

Mit den Wechseljahren kommt das Ende des gebärfähigen Alters.

Schönheitschirurgie

Zum Thema Schönheitsoperation gibt es viele Fragen:

Was kann sie bewirken? Die klassische »Gesichtslifting«-Operation strafft und glättet die Haut, entfernt größere Falten und Unebenheiten. Bei der Augenlid-Operation werden Schwülste und Tränensäcke unter den Augen sowie überschüssige Haut oberhalb der Augen entfernt (→ Kosmetische Operation der Augenlider, S. 541). Nasen können umgestaltet werden und ein fliehendes Kinn nach vorn versetzt werden.

Wie wird sie durchgeführt? Der Chirurg macht Einschnitte in der Gegend vor den Ohren und dahinter am Haaransatz, dann zieht er die Haut nach oben und zurück und entfernt die überschüssige Haut. Oft wird auch unter der Haut lagerndes Fett am Kinn entfernt. Es gibt so gut wie keine sichtbaren Narben.

Ist die Operation gefährlich? Wie bei allen Operationen kann es auch hierbei zu Komplikationen wie Schwellungen, Blutergüssen, Infektionen und Verletzungen von Nerven kommen. Falls eine Vollnarkose gegeben wird, birgt allein schon die Anästhesie ihre Risiken (→ Vollnarkose, S. 1261).

Wie lange kann man sich danach nicht sehen lassen? Die Schwellungen und Blutergüsse nach einem Gesichtslifting verschwinden in der Regel innerhalb von 2 bis 3 Wochen.

Wie lange hält die Wirkung der Operation an? Die Ergebnisse der Operation halten manchmal nur wenige Jahre, manchmal aber auch viele Jahre an.

Frauen, die vor den Wechseljahren Spaß am Sex hatten, werden danach sicher nicht anders empfinden. Trotzdem bringen die Wechseljahre einige Veränderungen mit sich, die nachfolgend beschrieben werden:

Lust

Obwohl der sexuelle Trieb vorwiegend durch emotionale und soziale Faktoren bestimmt wird, spielen auch Hormone wie Östrogen und Testosteron eine Rolle. Östrogen wird von den Eierstöcken und Testosteron zusätzlich von den Nebennieren produziert. Die sexuelle Lust wird vorwiegend durch Testosteron und nicht durch Östrogen beeinflusst. Zwar produzieren die Eierstöcke nach den Wechseljahren kein Östrogen mehr, doch die meisten Frauen produzieren genügend Testosteron, um ihr sexuelles Interesse zu bewahren. Man sollte nie vergessen: wichtigstes Organ für den Sex ist das Gehirn. Kerzenlicht, Musik, Essen und eine angeregte Unterhaltung schaffen die richtige Stimmung.

Veränderungen der Scheide

Nach den Wechseljahren können ein Mangel an Östrogen zu Veränderungen im Aussehen der Geschlechtsteile führen und dazu, dass man auf sexuelle Anregung anders reagiert. Die Schamlippen schrumpfen und werden dünner, sodass mehr von der Klitoris freigelegt wird. Dadurch wird die Empfindsamkeit der Frau manchmal vermindert oder es kommt zum unangenehmen kitzelnden oder prickelnden Gefühl bei Berührung. Die Scheidenöffnung wird enger, vor allem bei seltenem Geschlechtsverkehr. Das natürliche Anschwellen und die Feuchtigkeit der Scheide bei sexueller Erregung erfolgen langsamer. Selbst bei großer Erregung kann die Scheide eng und trocken bleiben. Diese Faktoren führen manchmal zu schwierigem oder schmerzhaftem Geschlechtsverkehr.

Manchmal kann ein längeres Vorspiel helfen, die natürliche Befeuchtung der Scheide anzuregen oder man kann ein wasserlösliches Gleitmittel verwenden. Der Arzt kann auch über Östrogencremes für die äußeren Geschlechtsorgane oder eine Östrogentherapie Auskunft geben. Regelmäßiger und häufiger Geschlechtsverkehr ist ebenfalls wichtig. Das Gewebe der Scheide von Frauen, die auch nach den Wechseljahren noch sexuell aktiv sind, ist gleitfähiger und elastischer.

Orgasmus

Da die sexuelle Erregung im Gehirn beginnt, ist es das ganze Leben über möglich, zu einem Orgasmus zu kommen. Zwar kann es mit zunehmendem Alter immer länger dauern, doch man kommt zum Höhepunkt.

Emotionale Veränderungen

Von jeher heißt es, Frauen in den Wechseljahren seien depressiv, launig, müde, angespannt, unruhig und reizbar. Dabei gibt es nur einen geringen Zusammenhang zwischen den Wechseljahren und der Stimmung. Die emotionalen Reaktionen scheinen vielmehr auf das zurückzuführen sein, was sonst noch im Leben vorgeht. Belastungen, die Männer in die Midlife-Krise stürzen, können bei Frauen emotionale Reaktionen auslösen. Schuld sind vermutlich nicht die Wechseljahre, abgesehen von einem Symptom: Frauen, die starke Hitzewallungen haben und schwitzen, können unter Schlafmangel leiden und dadurch reizbar werden.

Offenbar beeinflussen die Erwartungen, die eine Frau in Bezug auf die Wechseljahre hat, die Art, wie sie diese Veränderung in ihrem Leben erlebt. Erwartet sie, dass sie diese Jahre gut meistern kann, wird ihr das auch gelingen.

Weitere Informationen über die Wechseljahre finden sich auf Seite 1153.

Sexuelle Veränderungen bei Männern

Es gibt beim Mann kein Gegenstück zu den Wechseljahren. Im Laufe der Jahre wird die Testosteronproduktion geringer, doch sie setzt nicht ganz aus. Trotzdem gehen die Veränderungen im sexuellen Bereich beim Mann parallel mit den Veränderungen bei der Frau.

Lust

Viele Männer stellen fest, dass ihr sexuelles Verlangen allmählich nachlässt. Für einige bedeutet dies, dass sie mehr auf Qualität als auf Häufigkeit setzen.

Erregung

Vielleicht benötigen einige Männer mehr Stimulierung, um eine Erektion zu bekommen und aufrecht zu erhalten. Außerdem ist die Erektion vermutlich weniger fest als in jungen Jahren. Die Partnerin muss möglicherweise mehr dazu beitragen.

Orgasmus

Bei der Ejakulation wird vielleicht weniger Samen abgegeben und auch mit weniger Druck als früher. Nach dem Höhepunkt dauert es immer länger, ehe man zu einem weiteren angeregt werden kann. Während man vielleicht mit 17 innerhalb von Minuten zu einem weiteren Orgasmus kommen konnte, kann es im Alter von 70 Jahren bis zu 48 Stunden dauern.

Impotenz

Das Unvermögen, zu einer Erektion zu kommen, obwohl das Verlangen und die Gelegenheit da sind, kann Männer jeden Alters treffen, doch während der mittleren Jahre tritt dies häufiger auf. Etwa 20 Prozent aller 60-Jährigen sind impotent. Impotenz ist aber keine unausweichliche Folge des Alterns. Häufige Ursachen sind Alkoholmissbrauch und Medikamente, die das sexuelle Verlangen beeinflussen sowie medizinische Probleme. Stress rangiert weit oben in der Liste der auslösenden Faktoren.

Niemals sollte man ein 1- oder 2-maliges Auftreten von Impotenz als Ende der sexuellen Aktivität interpretieren. Tritt das Problem immer wieder auf, ist ein Gespräch mit dem Arzt zu empfehlen (→ Impotenz, S. 1225).

Veränderungen aufgrund von Krankheit oder Behinderungen

Ganz gleich, ob ein Mensch gesund, krank oder behindert ist – er hat immer sein eigenes sexuelles Interesse und den Wunsch, sich sexuell auszudrücken. Allerdings können Krankheiten oder Behinderungen die Reaktion auf die Sexualität des Partners einschränken. Einige der medizinischen Gründe, die die sexuelle Ausdrucksfähigkeit beeinträchtigen können, sind nachstehend aufgeführt.

Herzinfarkt

Brustschmerzen, Kurzatmigkeit oder die Angst vor einem erneuten Herzinfarkt können auf das sexuelle Verhalten Auswirkungen haben. Wenn man jedoch bereits vor einem Herzinfarkt sexuell aktiv war, kann man es vermutlich auch danach noch sein. Bei Symptomen von Angina pectoris empfiehlt der Arzt vielleicht die Einnahme von Nitroglycerin vor dem Geschlechtsverkehr. Hat man dennoch Schmerzen im Bereich der Brust, sollte man sich sofort entspannen und zur Ruhe kommen.

Obwohl Pulsschlag, Atemtätigkeit und Blutdruck während des Geschlechtsverkehrs ansteigen, normalisieren sie sich alle innerhalb weniger Minuten wieder. Plötzlicher Tod während des Geschlechtsverkehrs ist selten.

Prostataoperation

Bei einem geringfügigen Leiden, wie einer vergrößerten Prostata, verursacht die Operation kaum Impotenz. Eine Prostataoperation wegen Krebs kann zu Impotenz führen, doch durch verbesserte chirurgische Techniken wurde auch dieses Risiko in den letzten Jahren gesenkt. Es gibt außerdem neue Behandlungsmethoden gegen Impotenz (→ Impotenz S. 1225).

Sex und Krankheiten

Veränderungen aufgrund von Krankheiten oder Operationen können das Interesse an Sex vermindern. Nachfolgend einige Tipps, die helfen, das sexuelle Selbstbewusstsein zu bewahren:

Man sollte wissen, was man zu erwarten hat. Der Arzt kann beraten, wie sich eine Behandlung auf die Sexualität auswirkt.

Über Sex reden. Wenn man sich schwach oder müde fühlt oder möchte, dass der Partner eine aktivere Rolle beim Geschlechtsverkehr übernimmt, sollte man dies sagen. Ist ein Körperteil wund, kann man die Zärtlichkeiten des Partners so führen, dass sie gut tun und keine Schmerzen verursachen.

Sex planen. Es ist hilfreich, wenn man eine Zeit wählt, in der man ausgeruht und entspannt ist. Vielleicht hilft es, ein warmes Bad zu nehmen oder morgens Geschlechtsverkehr zu haben. Wer Schmerzmittel einnimmt sollte die Einnahme zeitlich so legen, dass die Wirkung während der sexuellen Aktivität eintritt.

Vorbereitung durch Bewegung. Bei Arthrose oder einer anderen körperlichen Beeinträchtigung kann der Arzt oder Therapeut Bewegungsübungen vorschlagen, um die Gelenke zu lockern.

Freude durch Berührung. Dies ist eine gute Alternative zum Geschlechtsverkehr. Oft reicht es, sich nur gegenseitig im Arm zu halten. Männer und Frauen können allein durch die richtigen Berührungen zum Orgasmus kommen. Wer keinen Partner hat, kann sich auch selbst zur sexuellen Befriedigung streicheln. Auch nach einer Operation sind diese Berührungen geeignet.

Entfernung der Gebärmutter

Bei dieser Operation werden die Gebärmutter und der Gebärmutterhals entfernt, manchmal auch Eileiter, Eierstöcke und Lymphknoten. Die Hysterektomie beeinflusst die körperliche Fähigkeit zum Geschlechtsverkehr oder einen Orgasmus zu haben nicht. Die Entfernung der Eierstöcke löst aber die Wechseljahre aus.

Wenn es sich nicht um ein Krebsleiden handelt, sollte man sich genau erkundigen, warum eine Hysterektomie notwendig ist und was sie bewirkt. Eine Hysterektomie beeinträchtigt normalerweise die sexuelle Befriedigung nicht und eine Hormontherapie kann körperliche und seelische Veränderungen vermeiden.

Medikamente

Einige häufig angewandte Medikamente können die sexuelle Funktion beeinträchtigen. Medikamente, die den Blutdruck regeln, wie harntreibende Mittel vom Typ der Thiazide und Betablocker, können zum Beispiel das Verlangen beeinträchtigen, die Erektionsfähigkeit und die Gleitfähigkeit der Scheide stören. Im Gegensatz dazu scheinen Kalziumkanalblocker und Angiotensin-Converting-Enzym (ACE)-Hemmer nur wenig Einfluss zu nehmen.

Andere Medikamente, die die Sexualität beeinflussen können, sind Antihistaminika, Medikamente gegen Depressionen und Medikamente, die die Absonderung von Magensäure blockieren. Wenn man ein solches Mittel einnimmt und Nebenwirkungen feststellt, sollte man seinen Arzt um alternative Medikamente bitten. Auch Alkohol wirkt sich negativ auf sexuelle Funktionen aus.

Arterienverkalkung und Herzleiden

Bei etwa der Hälfte aller Männer über 50 Jahre sind Potenzstörungen auf Schäden der Nerven oder Blutgefäße des Penis zurückzuführen. Arterienverkalkung (Arteriosklerose) kann kleine Blutgefäße schädigen, die Durchblutung der Geschlechtsorgane beeinträchtigen und damit die Erektionsfähigkeit des Mannes und das Anschwellen des Scheidengewebes behindern.

Zuckerkrankheit

Die Zuckerkrankheit (Diabetes mellitus) verstärkt unter Umständen die Ansammlung von Fettablagerungen (Plaque) in den Blutgefäßen. Diese Ablagerungen behindern die Durchblutung des Penis. Etwa die Hälfte aller zuckerkranken Männer sind impotent. Ihr Risiko, impotent zu werden, steigt mit dem Alter.

Zuckerkranke Frauen leiden eventuell an einer trockenen Scheide und Schmerzen beim Geschlechtsverkehr, was die Häufigkeit eines Orgasmus einschränkt. Es kommt auch häufiger zu Scheiden- und Harnwegsinfektionen.

Gelenkdegeneration (Arthrose)

Obwohl die Arthrose keinen Einfluss auf die Geschlechtsorgane hat, können Gelenkschmerzen und Unbeweglichkeit den Spaß am Geschlechtsverkehr nehmen. Wenn man eine Arthrose hat, sollte man über seine Fähigkeiten und Wünsche offen mit dem Partner sprechen.

Krebs

Krebs kann Blutarmut auslösen, Appetitmangel, Muskelschwund oder neurologische Störungen, die zu Schwäche führen, und durch Operationen kann die äußere Erscheinung verändert werden. All diese Probleme können das sexuelle Verlangen verringern.

Krebs kann die Geschlechtsorgane oder ihre Nerven und ihre Blutzufuhr schädigen und die Behandlung kann Nebenwirkungen haben, die das sexuelle Verlangen einschränken. Wenn gewohnte sexuelle Aktivitäten eingeschränkt werden, sollte man andere Wege suchen, um körperliche und emotionale Nähe und Liebe auszudrücken.

Kapitel 8

Das Alter:
Ab dem 65. Lebensjahr

Inhalt

Gesund altern

Vieles, was über das Altern geschrieben wurde, konzentriert sich auf den Verlust. Obwohl ältere Menschen manchmal körperliche, geistige oder psychosoziale Verluste erleben, ist ihr Leben in der Regel durch weiteres geistiges Wachstum und kreativen Ausdruck gekennzeichnet. Dies sind Zeichen gesunden Alterns. Es gibt Senioren, die Universitätsvorlesungen besuchen, andere tragen zum Allgemeinwohl bei, indem sie Unterricht geben, als Berater fungieren oder sich politisch und gesellschaftlich engagieren.

Nach Ansicht einiger Experten erreicht der Mensch seinen kreativen Höhepunkt im Alter von 65 Jahren. Bisweilen brauchen ältere Menschen einfach nur jemanden, der sie ermuntert, brachliegende Interessen wieder aufzunehmen oder vergessene Talente neu zu entdecken, die zurückgestellt werden mussten, als Familie und Beruf die meiste Zeit des Tages beanspruchten. Manchmal helfen Informationen darüber, was innerhalb der Gemeinde angeboten und möglich ist, um Interessen anzuregen und neue Wege zu gehen, sich auszudrücken.

Der Alterungsprozess

Der Alterungsprozess beginnt mit dem Tag der Geburt und schreitet stetig fort. Bei 65-Jährigen lassen sich sehr starke Unterschiede in Bezug auf die äußere Erscheinung und die körperlichen Veränderungen feststellen. Es gibt Menschen, die mit 65 Jahren aussehen wie 45, andere sehen bereits aus wie 85-Jährige.

Für diese Unterschiede gibt es verschiedene Ursachen. Einmal ist das genetische Material von Mensch zu Mensch verschieden, dann spielt die Krankengeschichte eine Rolle, die Umwelt und auch die Ernährungs- und Bewegungsgewohnheiten sowie die Belastungen, die auf einen Menschen einwirken.

Man kann unmöglich voraussagen, wie es einzelnen Personen geht, wenn sie einmal 60, 70 oder 80 Jahre alt sind, denn jeder unterscheidet sich von seinem Ehepartner, den Eltern, Nachbarn und jedem anderen Menschen. Durch Statistiken kann man jedoch trotzdem zu aussagekräftigen Daten über diese Lebensspanne kommen.

Statistische Daten über das Altern

Es gab auch früher Menschen, die ein hohes Alter erreichten. Das wissen wir aus alten Schriften und durch Knochenfunde. Dennoch ist es noch gar nicht allzulange her, da überlebten viele Menschen die mittleren Jahre (40 bis 65 Jahre) nicht und wurden selten über 65 Jahre.

Krankheiten und Kriege wüteten, die Medizin war primitiv und die Ernährung unzureichend. Da viele Menschen bereits als Säugling oder in jungen Jahren starben, hatten Frauen und Männer, die 1841 geboren wurden, statistisch gesehen eine Lebenserwartung von 42 Jahren. Erst 1955 erreichte in Deutschland etwa die Hälfte eines Jahrgangs das 60. Lebensjahr. Heute haben Frauen in Deutschland eine durchschnittliche Lebenserwartung von 80 Jahren, Männer von 74 Jahren. Bis zum Jahr 2050 wird die Lebenserwartung auf 84 beziehungsweise 78 Jahre steigen. Dies sind Durchschnittswerte, bei denen Todesfälle bei Säuglingen, jungen Erwachsenen, Menschen in mittleren Jahren und älteren Menschen berücksichtigt wurden.

Die maximale Lebenserwartung liegt bei etwa 100 Jahren. In einigen seltenen Fällen erreichten Menschen ein Lebensalter von über 120 Jahren. Der Unterschied in der Lebenserwartung von Frauen und Männern scheint auf einer Kombination von biologischen, genetischen und umweltbedingten Faktoren zu beruhen, die noch nicht geklärt sind. Da Frauen in der Regel länger leben als Männer, ist der Anteil von Frauen bei Menschen über 65 Jahre höher als bei jüngeren Personengruppen.

Viele Menschen erreichen heute ein hohes Alter bei passabler Gesundheit. In Deutschland sind zurzeit rund 15 Prozent der Einwohner älter als 65 Jahre. Da die Lebenserwartung steigt, verschiebt sich die Altersstruktur zugunsten älterer Menschen. Modellrechnungen zufolge wird sich der Anteil der über 65-Jährigen bis zum Jahr 2040 in Deutschland auf rund 30 Prozent erhöhen.

In den USA sind 10 Prozent der Bevölkerung oder 26 Millionen Menschen 65 Jahre alt oder älter. Statistisch gesehen vermehrt sich die Gruppe der über 65-Jährigen dort doppelt so schnell wie der Rest der Bevölkerung.

In Japan ist der Bevölkerungsanteil älterer Menschen geringfügig niedriger, in Entwicklungsländern ist der Anteil viel geringer. So liegt er in Ägypten bei nur 6 Prozent und in Nigeria gar nur bei 2 Prozent. Aber vor kaum mehr als 100 Jahren lag der Anteil der älteren Menschen auch in den USA bei nur 2 Prozent.

Man kann davon ausgehen, dass in den Industrienationen der Bevölkerungsanteil der Menschen über 65 weiter ansteigen wird. Selbst wenn man voraussetzt, dass die Medizin keine weiteren Fortschritte in lebensverlängernden Behandlungsmethoden macht (was nicht zu erwarten ist), wird ein Großteil der heutigen Bevölkerung über 65 Jahre alt werden.

Man kann also sagen, dass es »in« ist, 65 Jahre oder älter zu sein. Wer älter als 65 ist, gehört zu einer zahlenmäßig wachsenden Gruppe und hat mehr Altersgenossen als je zuvor in der Geschichte. Es gibt auch Anzeichen in der Gesellschaft, die darauf schließen lassen, dass man der größeren Zahl älterer Menschen besser gerecht werden will.

Aufgrund des wachsenden Bevölkerungsanteils älterer Menschen und der Tatsache, dass sie häufiger Gesundheitsprobleme haben als Jüngere, beschäftigt sich die Medizin (abgesehen von Kinder- und Geburtsheilkunde) verstärkt mit den Gesundheitsproblemen der Älteren. Ärzte kennen sich immer besser mit der Behandlung von Problemen älterer Menschen aus und ihnen stehen immer mehr wissenschaftliche Forschungsergebnisse zur Verfügung. In der Forschung wird fast täglich etwas über den Alterungsprozess herausgefunden und darüber, wie man ein längeres und gesünderes Leben führen kann.

Körperliche Veränderungen

An dem alten Sprichwort »Man ist so jung, wie man sich fühlt« ist vieles wahr. Wenn nicht gerade eine schwere Krankheit oder andere niederdrückende Probleme vorliegen, »fühlen« sich alternde Menschen im Großen und Ganzen nicht anders als in jüngeren Jahren. Im Grunde ändert sich die Persönlichkeit nicht. Es verändert sich nur der Organismus.

Das Maß, in dem sich der Körper verändert, ist von Mensch zu Mensch sehr unterschiedlich. Manche Frauen und Männer über 60 oder 70 treiben regelmäßig Sport. Bei gut durchtrainierten älteren Sportlern sind Herz, Lunge und Muskeln in besserer Verfassung als bei vielen jüngeren Menschen. Ältere Sportler sind zudem vitaler als Menschen, die zwar noch nicht so alt sind, jedoch ihren Körper völlig außer Form geraten ließen.

Bei älteren Menschen kann eine gesunde Lebensweise mit Bewegung, Gewichtskontrolle, ausreichendem Schlaf, einer ausgewogenen Ernährung, mäßigem Alkoholgenuss und Verzicht auf Tabak zu einem Wohlbefinden führen, das bei weitem besser ist, als das eines übergewichtigen 30-jährigen Rauchers, der sich nur wenig bewegt. Eine gute Gesundheit trägt auch zum befriedigenden Sexualleben im Alter bei.

Mit welchen körperlichen Veränderungen muss im Alter gerechnet werden? Die Veränderungen, die in den mittleren Jahren (siehe Kapitel 7) ihren Anfang genommen haben, setzen sich fort. Herz, Lunge, Magen und andere Körperorgane werden weniger leistungsfähig. Selbst die besten Sportler verlieren einen Teil der körperlichen Fähigkeiten, die sie in jüngeren Jahren hatten, ganz gleich, wie gut ihr Körper in Form ist. Die Muskeln büßen an Masse und Kraft ein und die Knochen werden etwas kürzer, leichter und verlieren an Dichte und können leichter brechen. Es dauert länger, bis man sich von Krankheiten oder Verletzungen erholt. Viele ältere Menschen bewegen sich auch ein wenig langsamer.

Das Haar kann ergrauen und dünner werden, die Haut – die jahrzehntelang vor Umwelteinflüssen geschützt hat – zeigt Anzeichen dieser Belastung in Form von Faltenbildung und Erschlaffung, da sie an Elastizität verliert.

Veränderte Schlafgewohnheiten

Das Schlafbedürfnis verändert sich im Laufe des Lebens kaum. Wer heute etwa 6 Stunden Schlaf pro Nacht braucht, wird auch in 10 Jahren etwa dasselbe Schlafbedürfnis haben.

Man schläft aber vielleicht im Alter nicht mehr so gut und tief. Wenn man die 70 überschritten hat, verbringt man vielleicht mehr Zeit im Bett, aber man schläft womöglich weniger. Das liegt daran, dass der Deltaschlaf – also die Tiefschlafphase – im Laufe des Lebens immer kürzer wird. Die Tiefschlafphase beginnt kurz nach dem Einschlafen.

Wer glaubt, weniger als früher zu schlafen, sollte an die Nachmittagsnickerchen denken. Viele ältere Menschen stellen fest, dass die Mittagsschläfchen und der Nachtschlaf zusammen etwa dieselbe Zeit ergeben wie ihre Schlafzeit in jungen Jahren.

Auch Seh- und Hörvermögen lassen oft nach und es kommt häufiger zu Krankheiten. Prostataprobleme und eine Schwächung der Muskeln, die bei Frauen die Beckenorgane stützen, führen zu Inkontinenz, unkontrollierbarem Abgehen von Stuhl oder Urin.

Verlust der Unabhängigkeit

Manche Menschen müssen mit einer der schwierigsten Veränderungen im Alter fertig werden – dem Verlust der Unabhängigkeit.

Gewalt gegen ältere Menschen

Hier soll unter »Gewalt« alles verstanden werden, was von »bösen Worten« bis hin zu physischer und psychischer Misshandlung, finanzieller Ausbeutung, Verweigerung von Hilfeleistungen oder Kommunikation reicht – manchmal durch Personen, von denen die Opfer abhängig sind. Häufig baut sich diese Art der Behandlung allmählich auf und steigert sich bis zur körperlichen Misshandlung. Fachleute schätzen, dass rund 5 Prozent der über 65-Jährigen unter einer Art von ständiger Misshandlung zu leiden haben und gehen von einer hohen Dunkelziffer aus. Gewalt gegen ältere Menschen kommt also häufiger vor als man denkt und dies wird erst in jüngster Zeit langsam erkannt.

Wer wird zum Opfer?
Personen, die 75 Jahre oder älter sind und auf andere angewiesen, wenn es um die tägliche Pflege wie Baden, Anziehen und Füttern geht, werden am häufigsten misshandelt. Ältere Menschen, die mit anderen zusammenleben, werden 3-mal häufiger misshandelt als Alleinlebende. Zwar sind Männer die häufigeren Opfer, doch Frauen erleiden größeren körperlichen Schaden.

Wer misshandelt ältere Menschen?
In etwa der Hälfte der Fälle sind es die Kinder oder jüngere Verwandte der Opfer. In etwa 40 Prozent der Fälle ist der Ehepartner des Opfers der Täter. In Einrichtungen für ältere Menschen können es auch professionelle Pfleger sein. Vielleicht tun sie es, weil sie überlastet und erschöpft sind. Vielleicht haben sie aber psychische Probleme oder sie nehmen Drogen. Einige wurden möglicherweise als Kinder selbst misshandelt.

Was kann man tun?
Misshandlungen darf man nie einfach hinnehmen. Die Tatsache, dass man als älterer Mensch von einer anderen Person abhängig ist, gibt dieser Person kein Recht, einen zu misshandeln. In Pflegeeinrichtungen sollte man den Heimbeirat einschalten oder sich an die Heimaufsicht wenden. In vielen Gemeinden gibt es Einrichtungen für die Belange älterer Menschen, die Hilfe leisten.

Man sollte niemals vergessen, dass man um Hilfe bitten muss, wenn man sie braucht. Es hilft wahrscheinlich wenig, mit der Person zu sprechen, von der man misshandelt wird.

Viele ältere Menschen sind jedoch in der Lage, sich diese Unabhängigkeit zu bewahren und andere büßen sie nur zum Teil ein.

Mit dem Umzug in eine Pflegeeinrichtung oder ein Heim verbinden viele Menschen einen Verlust an Unabhängigkeit. In Deutschland leben derzeit rund 660 000 Menschen in Heimen. Sie sind dorthin gezogen, weil sie in ihrer bisherigen Wohnung nicht mehr leben konnten oder wollten.

Wer Hilfe bei alltäglichen Arbeiten braucht oder den Alltag nicht mehr ganz alleine meistern kann oder will, hat viele Wahlmöglichkeiten, sich das Leben zu erleichtern:

1. Man kann in eine kleinere Wohnung ziehen, die keine Treppen hat oder die eigene Wohnung seniorengerecht umgestalten.
2. Es gibt vielerlei technische Hilfsmittel für zu Hause, wie Telefongeräte mit Notruftaste, Duschsitze und spezielle Badarmaturen, die leicht zu bedienen sind.
3. Hilfsdienste kommen ins Haus und bieten Unterstützung im Haushalt und Garten oder »Essen auf Rädern«.
4. Man kann in eine Ruhestandsgemeinschaft ziehen, in der gemeinsam gegessen wird und weitere Dienstleistungen angeboten werden.
5. Manchmal bietet sich die Möglichkeit, mit einem Menschen zusammenzuziehen, der bei alltäglichen Arbeiten hilft.
6. Eine weitere Möglichkeit ist ein Altenwohnheim, in dem je nach Bedarf auch ständige oder zeitweise Krankenpflege angeboten wird.
7. Auch mobile Kranken- und Altenpflegedienste können in Anspruch genommen werden.
8. Man kann mit der eigenen Familie zusammenziehen.
9. Man kann sich auch bezahlte Kräfte zur Hilfe holen.
10. Vielleicht besteht die Möglichkeit, sich mit einem anderen älteren Menschen zusammenzutun oder mit einer jüngeren Person die Wohnung zu teilen.

Je nach Situation und persönlichem Bedürfnis gibt es vielerlei Möglichkeiten, die Unabhängigkeit zu bewahren. Für den einen bedeutet Unabhängigkeit, Zeit zum Lesen und einen ausreichenden Büchervorrat zur Verfügung zu haben. Ein anderer versteht darunter, mehrmals die Woche Golf spielen zu können. Der Nächste versteht darunter, dass er keinerlei Anweisungen mehr befolgen muss. Für die meisten Menschen jedoch bedeutet es die Freiheit, morgens aufzustehen, hingehen zu können, wohin man will und tun zu können, was man möchte, Freunde zu haben, zu telefonieren und Aktivitäten zu betreiben, die einem wichtig sind.

Bevor man also Änderungen in seinem Leben vornimmt, sollte man darüber nachdenken, was man selbst unter »Unabhängigkeit« oder »Selbstständigkeit« versteht.

Vielleicht genügt es, den bisherigen Lebensstil ein wenig umzustellen und ihn an die altersbedingten Veränderungen anzupassen.

Wer jedoch viel und regelmäßige Betreuung oder ständige Pflege benötigt, braucht eine Person, die diese Aufgaben übernimmt. Vielleicht bedeutet das Leben in einem Pflegeheim den Verlust der Selbstständigkeit, doch andererseits kann es die einzige vernünftige Lösung sein.

Früher wurde die Einweisung in ein Altenpflegeheim häufig als »Endstation« betrachtet. Heute empfehlen Ärzte den Aufenthalt manchmal auch für die Zeit der Genesung nach einem Schlaganfall, einem Hüftbruch oder einem anderen Missgeschick. Viele Menschen, die in einem Pflegeheim leben, können es nach der Genesung wieder verlassen.

In den letzten Jahren sind immer mehr Einrichtungen entstanden, die sich auf die Pflege von Menschen spezialisiert haben, die zwar keinen Krankenhausaufenthalt mehr benötigen, aber auf die Pflege durch Fachleute angewiesen sind. Hierzu zählt auch die Pflege von Personen, die Medikamente als Infusion benötigen oder eine intensive Rehabilitation.

Die Unabhängigkeit, die Patienten dieser Pflegeheime genießen, ist von Haus zu Haus unterschiedlich. Wer damit rechnet, bald in ein solches Heim ziehen zu müssen, sollte versuchen, eines auszuwählen, das den persönlichen Erwartungen entspricht und auch die finanziellen Möglichkeiten nicht übersteigt. Wer die verschiedenen Heime nicht alle selbst besuchen und besichtigen kann, sollte eine Person seines Vertrauens bitten, dies für ihn zu tun und die Fragen zu stellen, die man auf dem Herzen hat.

Eine weitere Einschränkung der Unabhängigkeit besteht darin, dass man eventuell nicht mehr Auto fahren kann. Mit dem Alter werden die Reflexe langsamer. Noch wichtiger ist, dass man nicht mehr schnell reagieren kann, wenn zwei oder mehr Probleme gleichzeitig auftreten. Folglich wird es schwieriger, auf Verkehrssituationen zu reagieren. Dies kann mit einer verminderten Sehkraft und Problemen beim Nachtsehen gekoppelt sein (→ Störungen des Nachtsehvermögens, S. 239).

Als Erstes unterlässt man Nachtfahrten, dann fährt man nicht mehr auf der Autobahn und schließlich fährt man nicht einmal mehr in der näheren Umgebung. Es gibt Sicherheitsprogramme für ältere Menschen, die eine hervorragende Möglichkeit sind, defensives Fahren neu zu erlernen und das Selbstvertrauen am Steuer wieder zu gewinnen.

Es kann aber auch zu dem Punkt kommen, an dem man selbst sein größter Feind auf der Straße ist. Trotzdem ist für viele Leute das Abgeben des Autoschlüssels beinahe gleich bedeutend mit dem Ende des Lebens. Wenn aber die Fähigkeiten so weit nachgelassen haben, dass man für sich selbst und für andere zur Gefahr wird, kann man so vielleicht ein Gerichtsverfahren oder einen Unfalltod vermeiden.

Mit Erfolg altern

Wer kommt im Alter am besten zurecht? Diese Frage war niemals wichtiger, denn nie zuvor sind so viele Menschen so alt geworden wie heute. Im Jahr 2000 sind 15 Prozent der deutschen Bevölkerung älter als 65 Jahre und ihr Anteil wird sich bis 2040 auf rund 30 Prozent erhöhen.

Altern bedeutet nicht nur, den Ruhestand oder ein bestimmtes Alter zu erreichen, wie zum Beispiel 65 Jahre. Es ist ein lebenslanger Prozess. Die Menschen, die am besten abschneiden, sind diejenigen, die alle Lebensabschnitte erfolgreich gemeistert haben. Erfolgreiches Altern umfasst zahlreiche Faktoren, die jeder in der Hand hat: die Lebenseinstellung, die Aktivitäten und die Beziehungen.

Ratschläge für erfolgreiches Älterwerden finden Sie auf den folgenden Seiten.

Vorausschau und Anpassung

Viele Menschen bereiten sich auf den Ruhestand vor. Mit Erfolg alt werden bedeutet unter anderem, Pläne für den Ruhestand zu machen. Zunächst sollte man sich das »ganze Bild« vorstellen. Möchte man ein Teilzeit-Beratungsbüro eröffnen? Möchte man neben einem Golfplatz wohnen, der das ganze Jahr über geöffnet ist? Aber auch Einzelheiten sind wichtig: Wie will man seine Tage verbringen?

Man sollte seine Zeit mithilfe von gezielten Plänen einteilen, beispielsweise an 3 Vormittagen pro Woche Sport oder mehrmals wöchentlich einen Besuch in der Bibliothek vorsehen. Durch das Setzen von Prioritäten vermeidet man Stress. Richtige Planung schafft ein Gefühl von Vorfreude auf die Zukunft und Erfolgserlebnisse, wenn die Ziele erreicht werden. Man hat die Kontrolle und trifft die Wahl.

Verschiedene Interessen

Man sollte Aktivitäten, die man alleine genießt, mit Gruppenaktivitäten abstimmen. Schwimmen oder anderen Wassersport kann man in der Gruppe oder auch allein genießen. Wenn eine Gelenkerkrankung das Klavierspielen nicht mehr zulässt, kann man Konzerte besuchen oder sich in der Bibliothek mit Musik befassen. Wer keine Tennis-Einzelspiele mehr machen kann, sollte zum Doppel übergehen. Es ist ganz wichtig, den Horizont zu erweitern. Wer immer gerne gelesen hat, kann einer Gruppe beitreten, die Literatur bespricht.

Grenzen akzeptieren

Leben die Enkel außer Landes? Die Verbindung lässt sich beispielsweise durch »Briefe« in Form von besprochenen Kassetten aufrechterhalten. Man kann schöne Erinnerungen auffrischen, darüber berichten, was man selbst gerne getan hat, als man im Alter der Enkel war. Auch ein Album mit alten Familienfotos kann sehr gut ankommen.

Finanzielle Sicherheit

Natürlich muss man nicht reich sein um glücklich zu sein. Trotzdem sollte jeder für das Alter so vorsorgen, dass er ausreichend Geld für die geplanten Aktivitäten und den gewünschten Lebensstil hat. In diesem Alter ist die finanzielle Planung ebenso wichtig wie zu Beginn des Erwachsenenlebens und der Selbstständigkeit.

Es ist ratsam, professionelle Beratung einzuholen, wenn es um Versicherungsbedürfnisse geht, um wohltätige Zwecke, Vorsorge für Angehörige, Verwaltung von Vermögen aus der Rente oder um den Verkauf des Hauses oder des Geschäfts. Zur finanziellen Planung kann auch der Umzug in eine kleinere Wohnung mit weniger Nebenkosten zählen.

Gemeinschaft mit anderen

Zur Unterstützung und Ermutigung kann man sich an die Familie und Freunde wenden. Viele Aktivitäten eignen sich, neue Freunde zu gewinnen, so zum Beispiel auch verschiedene Kurse an einer nahe gelegenen Volkshochschule oder sonstigen Einrichtung.

Religiöser Glaube

Indem man an Gottesdiensten teilnimmt, kann man mit Menschen anderer Altersgruppen und Lebenserfahrungen in Kontakt kommen. Der Glaube kann ein Gefühl der Beständigkeit inmitten aller Veränderungen vermitteln und eine seelische und geistige Ausgeglichenheit fördern.

Positives Denken

Ganz gleich, wie düster die Situation sein mag: man sollte niemals vergessen, dass die Sonne wieder scheinen und alles wieder besser wird. Wer nicht gerade eine Vorliebe für schlechtes Wetter hat, sollte lieber die Wolken vertreiben.

In Kontakt mit der Umwelt und den Mitmenschen bleiben

Es gibt die Möglichkeit, eine »freiwillige Oma« oder ein »freiwilliger Opa« in einem Kinderheim oder einer Familie am Ort zu sein. Man kann auch »Essen auf Rädern« ausfahren.

Flexibel sein

Im Leben hat es mittlerweile sehr viele Veränderungen gegeben. Die Fähigkeit, sich anzupassen und ein Sinn für Humor sind gute Hilfsmittel, damit umzugehen.

Gesunde Lebensweise

Gesund zu leben muss nicht bedeuten, sich mit einer Liste von Verboten herumzuschlagen. Es ist beispielsweise nicht schwierig, regelmäßige sportliche Betätigung in den Alltag zu integrieren, vielleicht in Form von Spaziergängen. Auch eine ausgewogene Ernährung und angemessene Ruhezeiten gehören dazu.

Sport

Das Leben nach dem 65. Geburtstag ist keineswegs eine Zeit des körperlichen Unvermögens. Natürlich sind kleinere und größere Wehwehchen und Schmerzen unausweichlich, doch die späten Jahre können die schönsten und produktivsten im Leben sein. Moderate und regelmäßige Bewegung hilft, länger und besser zu leben und die Zeit einer eventuellen Krankheit oder Behinderung vor dem Tod zu minimieren.

Heute geht man an die körperliche Bewegung etwas anders heran als früher. Die so genannte »funktionelle Fitness« ist ein weit gefasster Begriff und die vier Komponenten, die sie einschließt, sind nachfolgend beschrieben:

Aerobe Kapazität

Sie beschreibt das Maß der Fähigkeit des Herzens, der Lunge und der Blutgefäße, Sauerstoff zu den Muskeln zu transportieren – und umgekehrt, die Fähigkeit der Muskeln, diesen Sauerstoff effektiv zu verwerten. Übungen, die aerobe Kapazität entwickeln, beanspruchen die großen Muskeln für 20 bis 40 Minuten.

Durch regelmäßige aerobe Bewegung verringert sich der Ruhepuls und steigert sich die

Blutmenge, die das Herz mit jedem Schlag pumpt. Auch die Muskelzellen entwickeln mehr Kapazität, um den Sauerstoff, den sie bekommen, zu nutzen. Diese Kapazität führt zu mehr Effizienz beim Austausch von Sauerstoff und Kohlendioxid. Positive Folge ist eine verbesserte Vitalität.

Regelmäßige sportliche Betätigung kann die aerobe Kapazität eines Erwachsenen, der viel im Sitzen arbeitet, um bis zu 20 Prozent steigern. So kann also ein älterer Mensch sportlich ebenso viel leisten, wie ein 10 bis 20 Jahre jüngerer Mensch, der sich nur wenig bewegt.

Muskelkraft und Ausdauer

Vielleicht kann man den Deckel eines Glases nicht mehr öffnen oder das Enkelkind mit seinen 15 kg nicht mehr auf die Schultern heben. Die Fähigkeit, solche Tätigkeiten auszuführen, hängt von der Muskelkraft ab. Die Körperkraft ermöglicht es, eine Axt zu schwingen und Holz zu hacken. Die Ausdauer bestimmt, wie oft man die Axt schwingen kann, ehe man ermüdet.

Dies zeigt auch folgendes Experiment: 9 Bewohner eines Altenpflegeheimes im Alter von 86 bis 96 nahmen an einem Programm teil, bei dem Beingewichte gehoben und gesenkt werden mussten. Nach 8 Wochen konnten 5 von ihnen schneller gehen und 2 konnten auf ihre Stöcke verzichten. Von 3 Bewohnern konnt einer nach dem Programm aufstehen, ohne sich abzustützen.

Flexibilität

Wie leicht kann man sich noch die Schuhe zubinden? Ist es schwierig, ein Buch von einem Regalbrett zu holen, das sich in Kopfhöhe befindet? Physiotherapeuten verstehen unter Flexibilität körperliche Beweglichkeit und das Ausmaß der möglichen Bewegungen – also die Fähigkeit, Gelenke, Muskeln und Bänder zu dehnen.

Für Patienten mit Gelenkerkrankungen gibt es Programme um Gelenke wieder beweglicher zu machen. Personen, die keine Sportarten ausüben können, die die gewichtstragenden Gelenke belasten, sollten es mit Schwimmen oder anderen Wassersportarten versuchen.

Koordination und Gleichgewicht

Starke Muskeln und das Gehirn sind die wichtigsten Komponenten in einem komplizierten System, das die Bewegung und das Gleichgewicht steuert. Damit beispielsweise aus einem Stolpern kein Sturz wird, erhält das Gehirn zuerst ein Signal, das ihm mitteilt, dass das Gleichgewicht verloren wurde. Es löst dann einen Reflex aus, wodurch die Muskeln veranlasst werden, diesem entgegenzuwirken. Bei schneller Reaktion und wenn die Muskeln stark sind, sorgt die Muskelaktion dafür, dass man auf den Beinen bleibt. Durch regelmäßige sportliche Betätigung wird dieses Bewegungszusammenspiel trainiert.

Dieser relativ geringe Einsatz an Zeit und Energie kann sich auf lange Zeit auszahlen. Es gibt für jeden Menschen geeignete Übungen – von Sesselübungen für Rollstuhlfahrer bis hin zum Training für Marathonläufer.

Es ist nie zu spät, aktiver zu werden. Bevor man jedoch mit einem Übungsprogramm beginnt, das über Spaziergänge hinausgeht, sollte man sich mit seinem Arzt beraten. Danach sind Aktivitäten vorzuziehen, an denen man Spaß hat.

Spezielle Probleme älterer Menschen

Auch wenn Gesundheitsprobleme generell in jedem Lebensalter auftreten, so gibt es doch Störungen, die bei älteren Menschen häufiger sind als bei jüngeren. In diesem Abschnitt werden Probleme mit dem Gedächtnis, der Stimmung, dem Seh- und Hörvermögen und der Beweglichkeit behandelt. Ferner Inkontinenz, Verstopfung, Veränderungen in der Sexualität, stimmliche Veränderungen und Hautprobleme.

Diese Probleme müssen nicht jeden betreffen. Das Alter ist eine Zeit, in der der Körper Abnutzungserscheinungen zeigt, doch die Chancen stehen gut, dass manche Störungen erst gar nicht auftreten.

Vergesslichkeit

Geschieht es häufiger, dass die Autoschlüssel unauffindbar sind oder Termine mit Freunden vergessen werden? Sind Listen zu einem wichtigen Bestandteil des Lebens geworden?

Das Gedächtnis hat drei Kategorien:

Kurzzeitgedächtnis: Man sucht eine Telefonnummer im Telefonbuch und kann sie sich so lange behalten, bis man sie gewählt hat.

Langzeitgedächtnis (für Dinge, die vor nicht allzu langer Zeit geschahen): Man kann sich erinnern, was man gefrühstückt hat oder welche Kleidung man vor einigen Tagen trug.

Langzeitgedächtnis (für Dinge, die vor längerer Zeit geschehen sind): Ereignisse in weiter Vergangenheit, also zum Beispiel während der Schulzeit.

Das Altern beeinflusst das Kurzzeitgedächtnis und das Langzeitgedächtnis für Ereignisse in ferner Vergangenheit in der Regel nicht sehr. Das Langzeitgedächtnis für Ereignisse, die erst vor einigen Tagen geschehen sind, lässt jedoch häufig nach. Um diese Informationen zu speichern und abzurufen, laufen im Gehirn komplizierte chemische und elektrische Vorgänge ab, wobei die Nervenzellen eine wichtige Rolle spielen. Mit dem Alter können einige dieser Zellen in ihrer Funktionstüchtigkeit nachlassen und weniger effizient arbeiten.

Das Gehirn kann diese Fehlfunktionen auf bemerkenswerte Weise ausgleichen. Obwohl man vielleicht nicht mehr die gleiche Anzahl von Gehirnzellen hat wie ein 19-Jähriger, muss man bedenken, wie viel Weisheit, Erfahrung und Urteilsvermögen man sich im Laufe des Lebens erworben hat. Diese Qualitäten sind zwar schwer messbar, sie stehen jedoch für die Fähigkeit, vernünftige Entscheidungen aufgrund lebenslanger Erfahrung zu treffen.

Das Gedächtnis kann aus mehreren Gründen nachlassen, aufgrund von Depressionen, Krankheiten und infolge von Medikamentennebenwirkungen. Ein fortschreitendes Nachlassen des Gedächtnisses, das sich auch auf tägliche Tätigkeiten auswirkt, könnte jedoch auch ein Hinweis auf ein ernsteres Problem sein wie die Alzheimer Krankheit. Wenn man sich nicht

mehr erinnern kann, wohin man seine Brille gelegt hat, ist dies ganz einfach Vergesslichkeit. Wenn man jedoch nicht mehr weiß, dass man überhaupt eine Brille trägt, gibt dies Anlass zur Sorge. Wer folgende Warnsignale bei sich feststellt, sollte seinen Arzt aufsuchen:

- Gedächtnislücken, die immer häufiger und schwerwiegender werden
- Große Schwierigkeiten beim Erlernen neuer Kenntnisse oder Fertigkeiten
- Regelmäßiges Vergessen von Dingen, die erst kürzlich erlernt wurden
- Verlust des Bewusstseins über alltägliche Dinge
- Man wiederholt Sätze oder Anekdoten mehrmals in ein und demselben Gespräch
- Verlust des Interesses an täglichen Aktivitäten und der Wunsch, nirgendwo mehr hinzugehen

(Weitere Einzelheiten zur → Alzheimer Krankheit und anderen degenerativen Gehirnstörungen, S. 469).

Veränderungen des Sehvermögens

Symptome
- Probleme, Gegenstände scharf zu sehen
- Verschwommenes Zentrum des Blickfeldes
- Getrübtes Sehvermögen eines oder beider Augen
- Doppelbilder
- Schwierigkeiten, nachts zu fahren, da entgegenkommende Fahrzeuge blenden

Die Augen altern genauso wie der Rest des Körpers. Folglich verlieren sie an Elastizität. Diese Veränderung betrifft vor allem die Augenlinsen, was dazu führt, dass man größere Probleme hat, nahe gelegene Gegenstände scharf zu sehen (S. 526). Wer mit dem 65. Lebensjahr nicht wenigstens zeitweise eine Brille braucht, ist eine seltene Ausnahme.

Wenn verstärkte Sehstörungen auftreten, ist häufig mehr im Spiel als die normale Alterssehschwäche. Das Glaukom (grüner Star), die Ansammlung von Flüssigkeit im Augapfel, wodurch der Druck übermäßig hoch wird, verengt das Blickfeld und kann zum Erblinden führen, wenn es nicht rechtzeitig richtig behandelt wird. Die meisten Menschen haben keine Symptome, obwohl einige Glaukompatienten auch Schmerzen und eine Rötung in den Augen haben oder bunte Ringe um Lichtquellen sehen. Der graue Star (Katarakt) trübt das Blick-

Gedächtnistraining

Folgende Tipps können helfen, das Gedächtnis zu trainieren:
Organisation. Alltägliche Tätigkeiten sollten in eine Art Routine eingefügt werden.
Listen. Weshalb sollte man sich Dinge merken, die man ebenso gut auf einem Blatt Papier notieren kann.
»Eselsbrücken«: Oft gibt es Möglichkeiten, dem Gedächtnis auf die Sprünge zu helfen.
Verbindungen. Wenn man im Auto unterwegs ist, sollte man sich an markanten Stellen orientieren und diese wiederholen: »Haus von Familie Müller, Schule.«
Übung. Jeder sollte sich darin üben, aufmerksam zu sein. Wenn man jemandem vorgestellt wird, empfiehlt es sich, gut zuzuhören und den Namen zu wiederholen. Wenn man auf eine Party eingeladen war, kann man sich eine Liste von den Leuten machen, die man getroffen hat.
Nicht zu viele Sorgen machen. Wenn man sich ständig wegen der nachlassenden Merkfähigkeit Gedanken macht, kann allein dies schon zu verstärkter Vergesslichkeit führen.

feld, kann zu Doppelbildern führen und beim Autofahren in der Dunkelheit Probleme verursachen. Die Makuladegeneration, vermutlich verursacht durch eine verminderte Blutzufuhr zur Makula (der Stelle des schärfsten Sehens auf der Netzhaut), kann beim Lesen hinderlich sein.

Diese Krankheiten können ein oder beide Augen befallen. Weil sie in der Regel allmählich auftreten und meist schmerzlos sind, verwechselt man sie mit dem Altern der Augen.

Diagnose

Es ist wichtig, sofort einen Augenarzt aufzusuchen, wenn Sehstörungen auftreten. Vor allem sollte man sich in ärztliche Behandlung begeben, wenn ein Auge rot wird, schmerzt oder das Sehvermögen nachlässt. Werden solche Störungen nicht behandelt, besteht die Gefahr, dass man einen Teil seines Sehvermögens einbüßt oder sogar auf dem betreffenden Auge erblindet. Die Tests, die Optiker und Augenärzte durchführen, sind normalerweise schmerzlos.

Wie gefährlich ist mangelndes Sehvermögen?

Ein normales Nachlassen des Sehvermögens aus Altersgründen ist harmlos und kann durch eine Brille korrigiert werden. Der graue Star oder andere Augenkrankheiten sind ernst zu nehmende Erkrankungen, da die Gefahr eines starken Verlustes der Sehkraft besteht.

Man kann den grauen und den grünen Star meist behandeln. Die Makuladegeneration wird manchmal mithilfe der Lasertherapie behandelt.

Was kann man tun?

Es gibt viele Hilfsmittel um eine schwache Sehkraft zu steigern. Nachfolgend eine Liste der Möglichkeiten:

Gute Beleuchtung. Wenn man älter wird, benötigt man mehr Licht, ob man Sehprobleme hat oder nicht.

Spezielle Brillen. Zwei- und Dreistärkenbrillen, die stärker als normale Brillen sind, können hilfreich sein oder Lesebrillen.

Vergrößerungsgläser. Es gibt sie in vielfältiger Ausführung. Man kann sie in der Hand halten, aufstellen, an einem Stirnband oder der Brille anbringen, ja sogar um den Hals tragen.

Leicht zu erkennende Objekte. Uhren, Telefonapparate oder Spielkarten werden auch mit großen Buchstaben oder Zahlen angeboten.

Ferngläser. Kleine Fern- oder Operngläser können helfen, Objekte in größerer Entfernung besser zu erkennen.

Probleme mit dem Nachtsehen

Der Begriff Nachtsehen bezieht sich darauf, wie gut man bei schwachem Licht oder im Dunkeln sieht. Im Alter können sich auch gesunde Augen immer schlechter auf das Sehen bei schlechten Lichtverhältnissen einstellen. Die Augen erholen sich beispielsweise langsamer als früher, wenn sie durch das Licht eines entgegenkommenden Fahrzeuges geblendet werden.

Es gibt auch andere Gründe für eingeschränkte Nachtsicht. Vitamin A ist für die Fähigkeit, nachts gut zu sehen, wesentlich. Eine Ernährung, der es an Vitamin A fehlt oder eine Krankheit, die zu Vitamin A-Mangel führt, kann die Fähigkeit, nachts zu sehen völlig ausschalten. Ein solch gravierender Vitamin A-Mangel ist heutzutage jedoch selten.

Es gibt auch andere Störungen, die das Sehvermögen bei Nacht beeinträchtigen, wie der graue und der grüne Star.

Treten solche Beschwerden auf, sollte unbedingt ein Augenarzt aufgesucht werden. Man sollte sich nie damit abfinden, dass dieses Problem altersbedingt ist, denn möglicherweise kann es ganz leicht behoben werden. Es kann sich aber auch um eine Störung handeln, die das Sehvermögen extrem einschränkt, wenn sie nicht schnellstens behandelt wird.

Bei Problemen mit dem Nachtsehen sollte man auch in Betracht ziehen, Nachtfahrten der Sicherheit zuliebe zu vermeiden.

High Tech-Systeme: Für Personen mit extremer Sehschwäche empfiehlt sich vielleicht ein Videosystem.

(Weitere Einzelheiten zu diesem Thema: → Grauer Star, S. 553, → Grüner Star, S. 550, → Makuladegeneration, S. 556).

Eingeschränkte Mobilität

Mit dem Alter verlieren die Muskeln, Bänder und Gelenke einen Teil ihrer Kraft und Elastizität und das »Stoffwechsel-Kraftwerk«, das die Energie für den Körper liefert, läuft auf etwas kleinerer Flamme.

Wer ein aktives Leben geführt hat, stellt vermutlich fest, dass die Muskeln nur wenig oder gar nichts von der Kraft verloren haben, die sie in der Jugend hatten. Trotzdem ist man weniger beweglich, die Reflexe sind langsamer, die Körperkoordination lässt nach. Mit fortschreitendem Alter und vor allem, wenn die Muskeln nicht weiterhin durch anstrengende Tätigkeiten gefordert werden, verliert man an Kraft.

Leidet man unter Krankheiten, welche die Energie oder Belastbarkeit eines Körperteils, das wichtig für die Bewegung ist, wie Hüfte, Knie, Fußgelenke oder Wirbelsaule, beeinträchtigen, muss man mit größeren Einschränkungen rechnen. Degenerative oder entzünd-

So vermeidet man Stürze

Eine der größten Ängste im Zusammenhang mit dem Altern ist vermutlich die vor dem Verlust der Selbstständigkeit. Eine der häufigsten Ursachen hierfür sind Stürze. Die folgende Liste soll helfen, Stürze zu vermeiden:

Die Gesundheit
Seh- und Hörvermögen müssen regelmäßig überprüft werden. Sind sie eingeschränkt, kann der Gleichgewichtssinn beeinträchtigt sein.
Regelmäßige Bewegung. Sport sorgt für mehr Kraft, straffere Muskeln und Körperkoordination. Dies führt dazu, dass sich Stürze ganz vermeiden lassen beziehungsweise das Risiko einer schweren Verletzung geringer ist.
Beratung durch den Arzt. Es gibt Medikamente oder Arzneikombinationen zur Behandlung von Bluthochdruck, Angina pectoris und Depressionen, die den Gleichgewichtssinn und die Körperkoordination beeinflussen.
Kein Alkohol. Selbst geringe Mengen Alkohol können Stürze begünstigen, vor allem, wenn Gleichgewichtssinn und Reflexe bereits beeinträchtigt sind.
Langsam aufstehen. Ein kurzfristiger Kreislaufabfall, verursacht durch Medikamente oder Auswirkungen des Alters, kann sonst zu Schwindelgefühlen führen.
Erhalt des Gleichgewichts und der Standfestigkeit. Wenn man sich manchmal schwindlig fühlt, sollte man einen Stock oder eine andere Gehhilfe benutzen, um das Gleichgewicht auch auf unebenen oder rutschigen Oberflächen zu halten. Das Schuhwerk sollte stabil, ohne hohe Absätze und mit breiten, rutschfesten Sohlen sein.

Die Wohnung
Alle Zimmer. Erhöhte Türschwellen sollten entfernt werden. Notfalls muss umgestellt werden, damit elektrische Kabel und Möbelstücke nicht im Weg stehen. Es ist ratsam, Teppiche und Läufer mithilfe von Klammern oder Klebstreifen am Boden zu befestigen.
Treppen. Alle Treppenaufgänge müssen gut beleuchtet und mit einem stabilen Geländer versehen sein. Personen, die nicht mehr gut sehen, sollten die erste und die letzte Stufe gesondert durch helle Streifen markieren.
Badezimmer. In Duschbecken und Badewanne sowie unmittelbar davor und neben der Toilette können Haltegriffe befestigt werden. Rutschfeste Matten um Duschbecken und Badewanne sind sehr wichtig. Erhöhte Toilettensitze sind eine große Hilfe beim Aufstehen.
Küchen. Schwer erreichbare Regale sind nicht zu empfehlen. Keinesfalls sollte man auf Stühle steigen, um etwas aus größerer Höhe zu holen.
Schlafzimmer. Neben der Tür und dem Bett sollte je ein Lichtschalter installiert werden. Es empfiehlt sich, in Schlaf- und Badezimmern sowie im Flur Nachtlämpchen in die Steckdosen zu stecken.

---

liche Veränderungen in den Gelenken verlangsamen die Bewegungen von Millionen von Menschen. Auch manche Medikamente können dies bewirken.

Was kann man tun?
Erkrankungen, die die Bewegungsfähigkeit verringern, sollten behandelt werden. Was ist jedoch mit der Bewegungseinschränkung, die mit dem Alter einhergeht oder durch den Verschleiß von Gelenken verursacht wird?

Generell sollte man sich ein wenig mehr Zeit einräumen, wenn man Termine einhalten muss. Stürze gilt es zu vermeiden, denn sie sind besonders gefährlich. Im Laufe der Jahre werden die Knochen brüchiger (vor allem bei Frauen nach den Wechseljahren, → Osteoporose, S. 894). Ein Sturz kann im Alter zum Knochenbruch führen. Bestimmte Brüche, wie die der Hüfte, können das Ende der Selbstständigkeit oder gar des Lebens bedeuten. Es gibt jedoch chirurgische Verfahren um die Gelenkfunktion wiederherzustellen, vorausgesetzt, man ist bei guter Gesundheit (→ Gelenkersatz, S. 911).

Trotzdem sollte man nicht in ständiger Angst vor einem Sturz leben. Die beste Strategie, um dieses und viele andere Probleme im Zusammenhang mit dem Altern zu bewältigen, besteht darin, sich so gesund wie möglich zu halten. Hierzu zählt regelmäßige Bewegung, vor allem Spazieren gehen. Wenn Menschen über 65 Jahre Gewichtstraining machen, können sie ihre Muskelkraft und ihre Gehfunktionen verbessern. Ältere Personen, die vor einem Unfall in guter körperlicher Verfassung waren, erholen sich schneller als andere und meist vollständig. Vorbeugung ist wichtig.

Inkontinenz

In jedem Alter ist Inkontinenz – sei es Urin oder Stuhl – die Folge einer zugrunde liegenden Krankheit oder Störung. Ältere Menschen sind anfälliger dafür als jüngere. Im Laufe der Jahre werden die Muskeln und Bänder, die das Wasserlassen und den Stuhlgang kontrollieren, allmählich etwas schwächer und können durch eine körperliche Erkrankung leichter beeinträchtigt werden. Allerdings ist Inkontinenz keine unvermeidbare Begleiterscheinung des Alterns.

(Weitere Informationen: → Harninkontinenz bei Frauen, S. 1193, → Harninkontinenz bei Männern, S. 1207, → Stuhlinkontinenz, S. 799).

Verstopfung

Symptome
- Harter und manchmal schmerzhafter Stuhlgang
- Weniger häufiger Stuhlgang
- Schwierigkeiten, Stuhl abzusetzen

Viele Leute glauben, man leide an Verstopfung, wenn man nicht wenigstens 1-mal täglich Stuhlgang habe. Dies ist nicht richtig. Normaler Stuhlgang ist von Mensch zu Mensch völlig unterschiedlich. Für den einen ist es ganz normal, 1- bis 3-mal täglich Stuhlgang zu haben, für den anderen ist 1-mal alle 2 bis 3 Tage normal. Von Verstopfung spricht man, wenn sich die normale Darmtätigkeit so verlangsamt, dass man seltener als gewohnt Stuhlgang hat. Oft ist der Stuhl dann auch härter und der Prozess schmerzhaft. Manchmal bleibt auch das Gefühl, sich nicht völlig entleert zu haben.

Zu Verstopfung kann es durch falsche Ernährung kommen, durch eine veränderte Ernährung, zu wenig Flüssigkeitszufuhr, Medikamente oder zu wenig Bewegung. Es kann auch sein, dass sie ein Symptom einer zugrunde liegenden Krankheit, wie Dickdarmkrebs, Schilddrüsenunterfunktion oder einer Depression ist. Es muss nicht sein, dass man mit zunehmendem Alter häufiger an Verstopfung leidet als in jungen Jahren.

Was kann man tun?
Die meisten Fälle von Verstopfung sind nicht ernst. Wenn die oben genannten Symptome erst vor kurzer Zeit aufgetreten sind, sollte man einen Arzt um Rat fragen. Er wird prüfen, welche Medikamente eingenommen werden und nach den Ernährungsgewohnheiten fragen. Eventuell wird er Labortests durchführen und vielleicht eine Darmuntersuchung empfehlen (S. 784 und 788).

Wenn durch diese Untersuchungen keine besondere Störung festgestellt wird, kann schon eine kleine Umstellung der Essgewohnheiten helfen. Hierzu zählt, dass man mehr Wasser oder andere Flüssigkeiten trinkt und mehr Obst und Gemüse in den täglichen Speiseplan aufnimmt. Vielleicht empfiehlt der Arzt auch Kleie ins Frühstücksmüsli zu mischen.

Bei Verstopfung ist es ganz wichtig, weiterhin so aktiv wie möglich zu bleiben. Sobald man das Bedürfnis hat, zur Toilette zu gehen, sollte man diesem Drang nicht widerstehen, sondern gehen. Gerade längerer Verhalt fördert die Verstopfung. Handelsübliche Abführmittel sind nicht empfehlenswert, denn mit der Zeit können sie das Problem noch verschlimmern (→ Verstopfung, S. 784).

Veränderungen bei der Sexualität

Symptome
- Verringertes sexuelles Verlangen
- Kein sexuelles Verlangen mehr
- Probleme beim Geschlechtsverkehr (Impotenz oder Schmerzen beim Geschlechtsverkehr)

Ältere Menschen sollten der gängigen »Jenseits-von-Gut-und-Böse«-Mentalität widerstehen. Eine verbreitete Meinung ist, dass ältere Menschen sexuell nicht mehr aktiv sind. In Wirk-

Spezielle Ernährungsfragen

Gibt es eine besondere Ernährung für das Alter, die älteren Menschen helfen kann, länger und gesünder zu leben? Nein. Es gibt aber einige Ernährungsstrategien, die es zu beachten lohnt.

Zwar gibt es wenig Hinweise darauf, dass sich der Vitaminbedarf mit zunehmendem Alter verändert, andere Ernährungsbedürfnisse ändern sich aber sehr wohl. Es gibt Hinweise darauf, dass sich der Eiweißbedarf im Alter erhöht. Gleichzeitig geht möglicherweise der Kalorienbedarf zurück. Wenn man also die Kalorienzufuhr nicht einschränkt, nimmt man vermutlich an Gewicht zu. Übergewicht ist wiederum ein Risikofaktor bei Störungen wie der Zuckerkrankheit. Es ist also wichtig, dass man ein gesundes Gewicht beibehält, vor allem wenn man altert.

Ernährungsstrategien
Vielfalt und ein vernünftiges Maß sind die Schlüsselfaktoren für eine gesunde Ernährung – in jedem Alter. Eine ausgewogene Ernährung gewährleistet die richtige Zufuhr von Vitaminen, Mineralstoffen, Eiweiß, Kohlenhydraten und anderen Elementen aus der Nahrung. Mäßigung ist für die Kalorienzufuhr und insbesondere beim Alkoholkonsum wichtig.

Man sollte vor allem viel Wasser trinken. Zu wenig Flüssigkeit ist eine der häufigsten Ursachen von Verstopfung.

Wer an einer bestimmten Störung oder Krankheit leidet, kann einen Arzt oder Ernährungsberater um einen maßgeschneiderten Ernährungsplan bitten. Dieser sollte unbedingt eingehalten werden. Manchmal jedoch erfordern die Pläne jedoch eine Umstellung von jahrelangen Essgewohnheiten. Sicher ist die erforderliche Selbstdisziplin der Mühe wert. Sie kann zu mehr Gesundheit führen und eventuell das Leben um Jahre verlängern.

lichkeit ist es so, dass viele ältere Menschen das aktive Sexualleben oft mehr genießen als sie es in jüngeren Jahren taten.

Veränderungen macht man mit 70 und mit 17 Jahren durch, man erreicht jedoch niemals ein Alter, in dem man keine Liebe und keine Leidenschaft mehr benötigt. Zusammen mit dem Partner lassen sich die meisten Hindernisse, die Alter oder Erkrankungen mit sich bringen, überwinden, egal ob man Intimität durch nichtsexuelle Berührungen und Freundschaft oder lieber durch sexuelle Aktivitäten sucht.

Das Gehirn ist ein wichtiges sexuelles Organ. Sexuelle Erregung beginnt mit sinnlichen Anreizen von außen – Berührung, Anblick, Duft und Gehör. Aus diesem Grund kann jeder sein Leben lang zum Orgasmus kommen, obwohl es vielleicht länger dauern kann oder der Orgasmus weniger heftig ist.

Veränderungen bei Frauen

Das sexuelle Verlangen unterliegt besonders starken Schwankungen. Zwar wird der Sexualtrieb größtenteils durch emotionale und soziale Faktoren bestimmt, doch auch Hormone, wie Östrogen und Testosteron, spielen eine wichtige Rolle. Östrogen wird in den Eierstöcken produziert und Testosteron zusätzlich in den Nebennieren. Überraschenderweise wird das sexuelle Verlangen überwiegend vom Testosteron und weniger vom Östrogen gesteuert. Während der Wechseljahre stellen die Eierstöcke die Östrogenproduktion ein, doch meistens wird noch genügend Testosteron produziert, um Interesse am Sex zu haben.

Wer mit der Zeit ein Nachlassen des sexuellen Verlangens bei sich feststellt, kann Hilfsmittel für die richtige Stimmung einsetzen, wie Kerzenlicht, Musik oder romantische Gedanken. Medizinische Behandlungsmethoden können eine Hormontherapie, eine Behandlung gegen Depressionen oder eine Beratung sein.

Nach den Wechseljahren kann die natürliche Gleitfähigkeit der Scheide während der Erregung infolge Östrogenmangels vermindert sein. Selbst wenn man erregt ist, kann die Scheide eng und trocken bleiben. Folge davon sind Probleme und Schmerzen beim Geschlechtsverkehr. Man kann es mit einem Gleitmittel versuchen oder seinen Arzt konsultieren, der möglicherweise eine Östrogencreme empfiehlt oder eine Östrogentherapie. Regelmäßiger Geschlechtsverkehr kann helfen – das Scheidengewebe sexuell aktiver Frauen ist auch nach den Wechseljahren recht elastisch und feucht.

Bei Frauen, die über 60 oder 70 Jahre alt sind, kommt es während des Orgasmus häufiger zu schmerzhaften Kontraktionen der Gebärmutter als bei jüngeren Frauen.

Veränderungen bei Männern

Sex, den man die meiste Zeit seines Lebens als Selbstverständlichkeit hingenommen hat, kann im Alter zu einer »unsicheren« Sache werden. Die körperlichen Veränderungen sind mit denen der Frau vergleichbar.

Zwar entspringt das sexuelle Verlangen dem Gehirn, aber man benötigt doch wenigstens ein wenig Testosteron, um diesen Gefühlen auch Taten folgen zu lassen. Die meisten älteren Männer produzieren sehr viel mehr als die Mindestmenge Testosteron, um das sexuelle Interesse zu bewahren, doch vielleicht benötigen sie mehr körperliche oder geistige Anreize, um zu einer Erektion zu gelangen. Die Erektion wird nicht so fest sein und weniger lang anhalten als in jüngeren Jahren. Man sollte diese Veränderungen als normale Auswirkungen des Alterns begreifen und akzeptieren und eine Position wählen, die es leicht macht, den Penis in die Scheide einzuführen.

Im Laufe der Jahre verlängert sich die Zeit, die zwischen möglichen Samenergüssen vergehen kann: Im Alter von 17 konnte es nach ein paar Minuten wieder zu einem Erguss kommen, während es bis zu 48 Stunden dauern kann, wenn man über 70 ist. Der Schwerpunkt sollte auf der Qualität und nicht auf der Häufigkeit liegen. Man kann zwar seltener Geschlechtsverkehr haben, sich aber andererseits auf sexuelle Aktivitäten konzentrieren, bei denen keine Erektion notwendig ist.

Wer Probleme hat, zum Orgasmus zu kommen, sollte sich mit seinem Arzt beraten. Beratung, Medikamente, Vakuumgeräte und Gefäßoperationen sind mögliche Behandlungsmethoden (→ Penisimplantate, S. 1227).

(Weitere Informationen: → Verlust des sexuellen Verlangens bei Frauen, S. 1225, → Verlust des sexuellen Verlangens bei Männern, S. 1229).

Nachlassen des Hörvermögens

Symptome
- Zunehmende Probleme beim Hören
- Probleme, einem Gespräch zu folgen, wenn Nebengeräusche stören

Zwar gibt es Menschen, die ihr Leben lang ein gutes Gehör haben, doch die meisten verlieren mit zunehmendem Alter an Hörvermögen. Dieser Prozess kann bereits im Alter zwischen

20 und 30 Jahren beginnen. In der Regel fällt es zuerst schwer, höhere Frequenzen wahrzunehmen. Ab dem 65. Lebensjahr weitet sich das Problem auf die niedrigeren Frequenzen aus.

Altersbedingte Hörschäden werden durch Veränderungen im Innenohr oder an den damit verbundenen Nerven verursacht. Ohrenschmalz, Ohrschäden durch übermäßig viel Lärm und verschiedene Krankheiten können das Gehör ebenfalls schädigen.

Wie gefährlich sind Hörschäden?
Hörschäden sind insofern schwerwiegend, als sie die eigene Sicherheit beeinträchtigen können, aber auch das gesellschaftliche Leben erschweren.

Behandlung

Hörgeräte
Viele Arten von Hörstörungen kann man mithilfe von Hörgeräten behandeln. Ein gutes Gerät ist zwar eventuell recht teuer, doch es ist sein Geld wert, wenn es zu einem besseren Hörvermögen verhilft. Trotzdem sind viele Menschen nicht richtig zufrieden mit ihrem Hörgerät. Die Beschwerden reichen von schlechter Passform über mangelnden Reparaturservice bis hin zu unzureichender Verbesserung der Hörfähigkeit. Die Unzufriedenheit kann durch unrealistische Erwartungen an das Gerät entstehen, aber auch durch mangelnde Fachkenntnis oder Ausbildung der Händler, die diese Hörgeräte verkaufen.

Ehe man sich ein Hörgerät kauft, sollte man sich von einem Spezialisten (Hals-Nasen-Ohren-Arzt) untersuchen lassen.

Es empfiehlt sich, einen Hörtest bei einem Hörgeräteakustiker zu machen. Das Ergebnis hilft, beim Fachhandel das geeignete Gerät zu finden. Man sollte nur Markengeräte wählen, sich nicht von Werbeslogans beeindrucken lassen und eine Testperiode für das Gerät vereinbaren.

Operation
Einige Arten von Hörstörungen können operativ behandelt werden (→ Schwerhörigkeit und Hörgeräte, S. 580).

Veränderungen der Stimme

Der charakteristische Klang der Stimme einer Person kann sich verändern. Gründe hierfür sind Halsinfektionen, ein Schlaganfall oder Krebs.

Halsinfektionen führen manchmal zu Heiserkeit. Meist ist keine Behandlung notwendig. Gegen starke Heiserkeit gibt es Medikamente.

Auch ein Schlaganfall beeinflusst die Stimme. Oft spricht der Patient dann undeutlich und langsam. Nach dem Schlaganfall erholt sich die Stimme manchmal von selbst. Wenn nicht, empfehlen Ärzte eine Sprachtherapie (→ Schlaganfall, S. 461).

Heiserkeit kann aber auch ein Symptom von Kehlkopfkrebs sein. Wird er früh erkannt und prompt und richtig behandelt, kann diese potenziell tödliche Krankheit kontrolliert und vielleicht sogar geheilt werden. Kehlkopfkrebs steht im Zusammenhang mit Rauchen und übermäßigem Alkoholkonsum. Männer sind häufiger betroffen (→ Halskrebs, S. 559).

Heiserkeit kann jedoch auch durch mangelnde Aktivität der Schilddrüse oder übermäßige, chronische Angst entstehen.

Wenn man plötzliche oder chronische Veränderungen der Art oder Lautstärke seiner Stimme feststellt, sollte man zum Arzt gehen.

Depression

Symptome
* Mangelndes Interesse an normalen Aktivitäten
* Traurigkeit, Niedergeschlagenheit
* Appetitmangel
* Schlafstörungen
* Müdigkeit, mangelnde Energie

Manchmal werden Menschen nach bestimmten Ereignissen depressiv, wie beispielsweise nach dem Tod eines Ehepartners oder Freundes oder im Verlauf einer schweren Krankheit. Es kann jedoch auch geschehen, dass Menschen ohne bestimmten Grund in eine allgemeine Niedergeschlagenheit verfallen. Meist vergeht diese zweite Form der Depression von selbst.

Wenn das Gefühl jedoch nicht vergeht, beschreiben die Ärzte den Zustand mit dem Begriff »Depression«. Sie tritt bei Personen jeden Alters auf. Bei älteren Menschen wird sie gelegentlich mit der Alzheimer Krankheit verwechselt, da typische Symptome dieser Erkrankung ebenfalls Apathie und Rückzug von den Mitmenschen sind. Es gibt jedoch keinerlei Verbindung zwischen den beiden Krankheiten.

Ein Merkmal von Depressionen bei älteren Menschen ist, dass diese ständig ans Sterben denken. Depressive Menschen meinen oft, dass sie bald sterben werden oder sie brüten immer wieder über das unvermeidliche Nahen des

Todes. Einige können sogar an Selbstmord (S. 1125) denken. (Weitere Informationen unter → Depressionen bei älteren Menschen, S. 1103).

Hautprobleme

Im Alter verändert sich auch die Haut. Sie wird faltiger, dünner (sodass die Adern stärker sichtbar werden) und weniger elastisch, als sie es in der Jugend war. Auch Hautflecken treten häufig auf und die meisten älteren Menschen schwitzen weniger als in jüngeren Jahren.

Einige dieser Veränderungen werden teilweise durch trockene Haut verursacht und man kann sie durch lebenslange gute Hautpflege mindern (→ Hautpflege, S. 986). Auch durch vernünftige Ernährung kann man die Gesundheit der Haut verbessern. Übermäßig viel ultraviolette Strahlung durch die Sonne sollte man jedoch vermeiden (S. 996).

Hellhäutige Menschen bekommen wahrscheinlich »Altersflecken«. Diese kleinen, flachen Flecken sehen wie Sommersprossen aus. Ihre Farbe kann hellbraun bis schwarz sein. Obwohl sie vom kosmetischen Standpunkt vielleicht unansehnlich sind, sind sie medizinisch unerheblich. Vor allem haben sie nichts mit der Leber zu tun und entwickeln sich nicht zu einem Krebsleiden. Kaum jemand lässt diese Flecken behandeln (S. 1003).

Winzige Blutgefäße direkt unter der Haut können brüchig werden, aufplatzen und bluten. Dadurch kommt es zu Oberflächenblutergüssen, die man Alterspurpura nennt. Besonders häufig tritt dies an den Unterarmen auf.

Ein anderes Hautproblem, das auftreten kann, nennt man senile Atrophie (Altershaut). Sie ist gekennzeichnet durch starken Juckreiz am Rücken, den unteren Beinen, den Händen oder auch an anderen Stellen. Die Ursache ist ein Mangel an natürlichen Hautfetten, sodass es zu schuppiger Haut kommt, die in manchen Fällen recht tief aufplatzen kann. Der Arzt empfielt beispielsweise, weniger häufig zu baden, keine Kleidung aus Wolle zu tragen, im Winter die Luftfeuchtigkeit in den Wohnräumen zu erhöhen und fetthaltige Lotionen auf die Haut aufzutragen. Wenn man Probleme mit juckender Haut hat, könnte aber auch eine andere Störung die Ursache sein (S. 995).

Hautkrebs, der in Form von unterschiedlichen Flecken oder Wucherungen auftreten kann, ist meist heilbar, wenn er frühzeitig behandelt wird. Eine wunde Stelle, die nicht heilen will, ist ein guter Grund, den Arzt aufzusuchen (→ Hautkrebsarten, S. 1004).

Probleme der weiblichen Beckenorgane

Wenn Frauen altern, können die Muskeln, welche die Organe in ihrem Beckenbereich stützen, schwächer werden. Wenn sie Kinder geboren haben, ist die Wahrscheinlichkeit, dass dieses Problem auftritt, noch größer. Die Geburt eines Kindes, insbesondere mehrerer Kinder, kann die Muskeln und Bänder des Unterleibes dehnen. Die Folgen zeigen sich erst später. Auch der Altersprozess schwächt das Gewebe.

Die Störungen, die auftreten können, sind unter anderem Senkung von Harnblase oder Mastdarm, Aussackung oder Eingeweidebruch des Darms, Harninkontinenz und Gebärmuttervorfall. Zwar sind diese Störungen nicht untrennbar mit dem Älterwerden verbunden, können jedoch auftreten (→ Gesundheitsprobleme bei Frauen, S. 1139).

Probleme durch die Einnahme zu vieler Medikamente

Im Alter können gesundheitliche Probleme aufgrund der Vielzahl von Medikamenten, die man einnehmen muss, auftreten. Da Ältere in der Regel mehr als ein gesundheitliches Problem haben, müssen sie oft mehrere verschiedene Medikamente zu unterschiedlichen Tages- und Nachtzeiten einnehmen.

Wie leicht vergisst man einmal eine Dosis oder nimmt versehentlich eine Dosis 2-mal. Außerdem verändert das Alter die Art, wie der Körper Medikamente aufnimmt, verstoffwechselt und wieder ausscheidet.

Die Risiken

Viele Medikamente machen müde oder verwirren. Viele andere führen zu Magenverstimmungen oder anderen Magen-Darm-Problemen. Einige Kombinationsmittel können das Herz und andere Organe beeinflussen.

Bei vielen Medikamenten ist es nicht so schlimm, wenn ab und zu einmal eine Dosis vergessen oder doppelt genommen wird. Es gibt aber auch andere, bei denen die genaue Dosis und Einnahmezeit sehr wichtig sind. Um die richtige Einnahme seiner Medikamente richtig zu organisieren, sollte man eine Pillendose mit verschiedenen Fächern verwenden. Vergisst man dann einmal die Einnahme eines Medikamentes, fällt dies auf. Meint man beispielsweise, man habe vergessen, die Tabletten einzunehmen, die zur vorangegangenen Mahlzeit hätten genommen werden müssen, kann man am leeren Fach der Pillendose sehen, dass man die Medizin tatsächlich zur festgesetzten Zeit genommen hat.

Wechselwirkungen von Medikamenten

Die Wirkung eines Medikamentes kann manchmal durch die Wirkung eines anderen verändert werden. Die Wirkung von Antikoagulantien (blutgerinnungshemmende Mittel) kann beispielsweise durch rezeptfreie Mittel wie Aspirin beeinflusst werden. Rezeptfreie Mittel sind oft wirksam, aber einige lösen ernste Reaktionen aus, wenn sie mit Medikamenten zusammenwirken.

Wenn heute jemand sagt, er gehe zum Arzt, geht er oft von einem Spezialisten zum anderen. Im Idealfall sollte ein Arzt sämtliche Medikamente, die sein Patient einnimmt, unter Kontrolle haben. Bei einem Besuch beim Hausarzt empfiehlt es sich, alle Medikamente, die man einnimmt, in Originalverpackung mitzubringen. Dazu gehört noch eine Liste der rezeptfreien Mittel, die man gelegentlich noch nimmt, wie Aspirin, Abführmittel oder Produkte gegen Heuschnupfen. Der Arzt kann die richtige Dosierung der rezeptfreien Medikamente festlegen, denn die auf der Packung empfohlenen Mengen können gerade für ältere Menschen zu hoch sein, insbesondere in Verbindung mit anderen Mitteln.

Man sollte sich an die Anweisungen des Arztes halten und ihn über Nebenwirkungen informieren. Es ist wichtig, den Arzt zu informieren, wenn man chronische Erkrankungen wie ein Herzleiden, Bluthochdruck oder ein Glaukom (grüner Star) hat oder auf bestimmte Medikamente allergisch reagiert. In diesen Fällen könnte nämlich ein Standardrezept lebensbedrohlich sein.

Veränderungen im Alter

Mit zunehmendem Alter kann sich die Art, wie der Körper Medikamente verarbeitet, folgendermaßen verändern:

Verteilung. Manche Medikamente sammeln sich im Körperfett. Andere lagern sich in anderem Körpergewebe ab. Mit den Jahren macht das Körperfett einen größeren Anteil des Gesamtgewichtes als früher aus. Wenn man ein Mittel nimmt, das sich im Fett ablagert, kann es geschehen, dass sich seine Wirkung verzögert oder länger anhält.

Stoffwechsel. Im Verlauf der Jahre lassen die Organe in ihrer Leistungsfähigkeit etwas nach. Die Durchblutung der Leber ist dann vielleicht nur noch 40 bis 50 Prozent so stark wie bei einem jüngeren Menschen. Das heißt, die Medikamente werden nicht mehr so schnell verarbeitet und abgebaut, sodass ihre Wirkung verzögert oder aber auch übermäßig stark sein kann.

Ausscheidung. Die Fähigkeit der Nieren, Medikamente aus dem Körper auszuscheiden, lässt nach.

Der Arzt versucht, diese Unterschiede dadurch auszugleichen, dass er beim Verschreiben eines Medikamentes und der Dosierung das Alter des Patienten berücksichtigt.

Kosteneinsparungen

Der Arzt kann Auskunft geben, welche Medikamente günstiger als bekannte Markenprodukte, aber trotzdem wirksam und geeignet sind. Auch mit der Krankenkasse kann man sich darüber beraten. Wenn man ein bestimmtes Medikament über lange Zeit einnehmen muss, kann man vielleicht eine Großpackung bestellen, die letztlich billiger ist als viele Kleinpackungen.

Dienstleistungen der Städte und Gemeinden

Was kann man tun, wenn man selbst oder ein Verwandter oder Freund Hilfe bei alltäglichen Tätigkeiten braucht? Wo bekommt man regelmäßige Versorgung durch eine Pflegekraft, vielleicht sogar rund um die Uhr?

Ärzte, Gemeindeschwestern, das Sozialamt und die Kirchen in der näheren Umgebung können helfen, geeignete Hilfe zu finden. Auch die Gelben Seiten geben Auskunft.

Wer sich grundsätzlich im Großen und Ganzen noch selbst versorgen kann, nimmt vielleicht nur eine Hilfe im Haushalt sowie Angebote von Begegnungsstätten oder Kirchengemeinden zur Freizeitgestaltung in Anspruch.

Betreutes Wohnen

Betreutes Wohnen wird den Bedürfnissen vieler älterer Menschen gerecht. Je nachdem, wie viel Hilfe jemand benötigt, können über den Wohnraum hinaus zusätzliche Leistungen in

Anspruch genommen werden. Zu den Grundleistungen zählen ein Notrufsystem, verschiedene Hilfsleistungen innerhalb der eigenen Wohnung, Angebote zur Beratung oder für gemeinsame Aktivitäten mit Mitbewohnern. Als Wahlleistungen gelten Mittagessen, Hilfen im Haushalt und spezielle Pflegeangebote. Solche Wahlleistungen kann ein Bewohner vorübergehend, zum Beispiel nach einer Verletzung oder auch dauerhaft in Anspruch nehmen.

Welche Angebote man nutzt, wird vertraglich festgehalten. In der Regel zahlt man eine Betreuungspauschale für die Grundleistungen und zusätzliche Leistungen extra. Zudem wird ein Mietvertrag abgeschlossen. Zu den Dienstleitungen zählen im Einzelnen:

Wohnung. Normalerweise kann man unter mehreren Wohnungsgrößen auswählen. Die Einrichtungen unterscheiden sich im Wohnraumangebot zum Teil erheblich. Für Sicherheit und Instandhaltung sorgt die Einrichtung.

Mahlzeiten. Es kann möglich sein, selbst in seinem Appartement zu kochen, oder aber im Speisesaal der Gemeinschaft zu essen, beziehungsweise den »Essen-auf-Rädern«-Service in Anspruch zu nehmen.

Zusätzliche Angebote. In manchen Einrichtungen werden auch ein Transportservice, Haushaltshilfen, Wäschedienste, eine Bibliothek oder Gottesdienste angeboten und es gibt darüber hinaus Möglichkeiten zur Freizeitgestaltung und kulturelle Angebote.

Pflege zu Hause. Viele Einrichtungen verfügen über einen ambulanten Pflegedienst zur Hilfe beim Baden, Anziehen und der Einnahme von Medikamenten.

Manchmal sind Pflegeheime zur Kurzzeitpflege oder Tagespflege angeschlossen.

Die Serviceleistungen sind bei den meisten Gemeinschaften ähnlich, doch die finanziellen Bedingungen unterscheiden sich oft stark. Man sollte unbedingt die Preise vergleichen, um einen Platz zu finden, der sich für einen eignet. Das Konzept der Wohnstifte ähnelt ansatzweise dem des Betreuten Wohnens, bietet jedoch einen größeren Service der Hilfsangebote. Wohnraum und Umgebung sind häufig individueller als beim Betreuten Wohnen.

Krankenpflege zu Hause (Ambulanter Pflegedienst)

Viele private Anbieter oder entsprechende Einrichtungen bieten Krankenpflege zu Hause an. Eine Krankenschwester oder Schwesternhelferin kommt zum Patienten nach Hause und gibt zum Beispiel Spritzen, wechselt Verbände oder hilft bei der Sprach- oder Bewegungstherapie. Es kann auch jemand kommen, um beim Baden und Anziehen zu helfen oder sogar um Mahlzeiten zuzubereiten. Je nachdem, welchen Service man gewählt hat, kann er einige Stunden am Tag oder aber einige Tage pro Woche umfassen. Die Versicherung (Pflegeversicherung) zahlt in bestimmten Fällen für einen Teil dieser Leistungen, selbst wenn sie über längere Zeit in Anspruch genommen werden müssen. Krankenpflege zu Hause und andere Arten von Gemeinschaftseinrichtungen können vor allem dann sehr hilfreich sein, wenn man allein lebt.

Tagespflege für Erwachsene

Einige Gemeinschaften bieten Tagespflege für Erwachsene an. Dabei wird ein älterer Mensch, der nicht mehr selbstständig leben kann, tagsüber in einer überwachten Einrichtung betreut. Für den Transport zu der Einrichtung kann gesorgt werden und je nach der Art des Programms, können die Menschen dort für einen Teil des Tages bleiben, 1 oder 2 Tage pro Woche oder auch den ganzen Tag über. Dieser Service eignet sich vor allem für Menschen, die durch einen Schlaganfall leicht behindert sind oder die andere körperliche oder geistige Behinderungen haben.

Oft wird mittags auch eine Mahlzeit serviert. Die Menschen können Kontakte knüpfen und manchmal werden auch gemeinsame Aktivitäten organisiert. Allgemeine Dienstleistungen werden nur begrenzt angeboten, obwohl es in einigen dieser Einrichtungen auch medizinische Versorgung und Krankenpflege gibt.

Kurzzeitpflege

Menschen, die nur für eine begrenzte Zeit medizinische Hilfe in Anspruch nehmen müssen, können vorübergehend in ein Kranken- oder Pflegeheim gehen, wo für ihre speziellen Bedürfnisse gesorgt wird (Kurzzeitpflege). Diese Hilfe schließt in der Regel auch Rehabilitationsprogramme mit ein, wie sie oft nach einem Schlaganfall für die Sprache und Bewegungsfähigkeit benötigt werden.

Wenn die Behandlung abgeschlossen ist, kann der Patient dann nach Hause zurückkehren. Dies kann nach 1 oder 2 Wochen aber auch nach 1 Monat oder noch längerer Zeit sein. Regelmäßige Besuche im Krankenhaus können vereinbart werden.

Mahlzeitendienste

Das »Essen-auf-Rädern«-Programm hat das Leben vieler älterer Bürger verändert. Ihnen werden heiße Mahlzeiten nach Hause geliefert, meist 1-mal am Tag, sodass sie nicht mehr selbst kochen müssen oder die Mahlzeiten ganz ausfallen lassen.

In größeren Städten gibt es auch Programme von Freiwilligen oder der Kirche, die dem »Essen-auf-Rädern« ähnlich sind (Mittagstisch).

Gemeinschaftliches Essen ist in Seniorentagesstätten eine normale Einrichtung, ebenso wie in den entsprechenden Heimen für ältere Menschen. Die Mahlzeit und die gesellschaftlichen Kontakte können der Höhepunkt des Tages sein. Dadurch können außerdem mehr Mahlzeiten wirtschaftlicher an die Menschen verteilt werden, als dies durch Lieferungen nach Hause möglich ist. Die Kosten für den Mahlzeitendienst werden bei Bedürftigkeit vom Sozialamt getragen.

Altenpflegeheime

In den meisten Gemeinden gibt es Pflegeheime für ältere Menschen. Hier werden die Bewohner umfassend betreut, rund um die Uhr versorgt und möglichst in ihren Fähigkeiten gefördert. Meist ist es der Hausarzt, der häufig durch Besuche im Pflegeheim die medizinische Versorgung übernimmt. Etwa drei Viertel aller Pflegeheimbewohner sind Frauen.

Früher betrachtete man den Einzug in ein Altenpflegeheim als »Endstation«. Das muss heute nicht mehr der Fall sein. Viele Ärzte schlagen den Aufenthalt in einem Altenpflegeheim zur Genesung von einem Schlaganfall, einem Hüftbruch oder anderem Unfall vor (Kurzzeitpflege). Nach der Rehabilitation können die Pflegeheimbewohner dann in ihr selbstständiges Leben zurückkehren.

Zu den häufigsten Problemen, die dazu führen, dass sich ältere Menschen entschließen, in ein Pflegeheim zu ziehen, zählen Inkontinenz, Gedächtnisstörungen, Schlaganfall, Knochenbrüche, Gehbehinderungen, Hinfälligkeit, der Verlust eines Ehepartners beziehungsweise einer anderen Person, von der man versorgt wurde und eine schwere Krankheit.

Wann empfiehlt sich ein Altenpflegeheim?

Es ist nicht unabwendbar, dass jemand, der alt ist oder eine chronische Krankheit hat, in ein Altenpflegeheim ziehen muss. Die jeweiligen persönlichen Umstände sind sehr unterschiedlich. Außerdem ist die Aufnahme in ein solches Heim nicht immer einfach.

Der einzige ganz wichtige Grund für den Eintritt in ein Altenpflegeheim ist vermutlich die Tatsache, dass die betreffende Person ganz intensive Pflege benötigt. Die Bewohner dieser Heime erhalten bei vielen der alltäglichen Routinetätigkeiten Hilfe. 85 Prozent brauchen Hilfe beim Baden, 70 Prozent können sich nicht mehr selbst anziehen, über 50 Prozent haben Probleme, allein zur Toilette zu gehen und über 30 Prozent können nicht alleine essen. Der durchschnittliche Bewohner eines Altenpflegeheimes leidet an verschiedenen chronischen Krankheiten und benötigt medizinische Hilfe. Über die Hälfte von ihnen leidet an der Alzheimer Krankheit oder einer ähnlichen geistigen Einschränkung.

In vielen Fällen sorgen die Familien für ihre älteren Familienmitglieder, die nicht mehr allein leben können. Es hängt von zahlreichen Faktoren ab, wie viel Pflege eine Familie leisten kann. Wenn ein Haushalt aus zwei berufstätigen Elternteilen und Schulkindern besteht, ist tagsüber niemand zu Hause, der sich um eine ältere Person kümmern könnte. Einige geistig verwirrte Menschen können eine Gefahr für sich selbst und für andere darstellen, wenn man sie unbeaufsichtigt lässt.

Wenn man ein älteres Familienmitglied bei sich wohnen hat, muss man ein Gleichgewicht zwischen der Pflege für diese Person und dem Wohlergehen der restlichen Familie finden. Jemand, der Hilfe beim Essen, Anziehen, Baden und beim Gang zur Toilette benötigt, kann eine ganze Familie belasten. Manchmal beschäftigt eine Familie auch eine Hilfskraft, die vorübergehend die Pflege übernimmt, während die Familie zum Einkaufen geht, Urlaub macht oder einmal eigene Interessen pflegt. Pflege zu Hause sollte von allen Familienmitgliedern übernommen werden, damit nicht die ganze Last auf eine Person fällt und außerdem sollte sie die körperlichen, seelischen und finanziellen Möglichkeiten nicht überschreiten.

Falls jedoch die Pflege zu Hause nicht möglich ist oder wenn sie die Familie zu zerstören droht, sollte ein Altenpflegeheim erwogen werden. Wenn die ältere Person in der Lage ist, mögliche Heime vorher zu besuchen und bei der Entscheidungsfindung mitzuwirken, sollte sie an der Auswahl beteiligt werden.

Wahl eines gutes Heimes

Um ein gutes Altenpflegeheim auszuwählen, sollte man sich an entsprechende Stellen des

Sozialamtes oder an den Sozialdienst in Kliniken oder von Kirchen wenden. Diese Fachleute haben sehr gute Informationsquellen, wenn es um Pflegeheime geht und sie kennen sich mit den Kriterien für die Aufnahme und den verschiedenen Pflegeangeboten aus.

Es gibt auch Einrichtungen, die vom Staat oder lokalen Behörden unterstützt werden und die ebenfalls Hilfe leisten können. Man kann sich auch an einen Mitarbeiter der Kirche oder den Hausarzt wenden. Altenpflegeheime sind auch in den Gelben Seiten des Telefonbuches aufgeführt. Die Stadtverwaltung, das Landratsamt, das Gesundheitsamt und die Krankenkassen können Listen von möglichen Pflegeheimen zur Verfügung stellen. Eventuell haben sie auch Informationen darüber, wie man ein Heim am besten beurteilt und auswählt.

Die meisten Heime verfügen ausschließlich über ausgebildete Fachkräfte. Dort erhält man einen Rund-um-die-Uhr-Service sowie Rehabilitationsangebote, Physiotherapie, Ergotherapie und andere Behandlungsangebote.

Um das richtige Heim auswählen zu können, sollte man zuvor verschiedene besuchen. Allerdings empfiehlt es sich, auf die Besichtigungsbesuche gut vorbereitet zu sein. Man sollte alle Fragen aufschreiben, die man stellen möchte. Hier nur vier Vorschläge:

Atmosphäre. Ist das Personal qualifiziert? Freundlich? Fürsorglich? Wie geht es den Bewohnern? Man sollte einige Bewohner fragen, wie sie das Heim finden. Auch die Einrichtungen innerhalb des Pflegeheimes sind wichtig. Luxus ist zwar nicht so wichtig, Hygiene ist aber sehr wohl wichtig. Man sollte auf den Geruch in den Räumen achten. Wenn es stark nach Urin riecht, wird entweder das Problem mancher Bewohner vernachlässigt oder es mangelt an guter Belüftung. Wie wird das Haar der Bewohner gepflegt und die persönliche Wäsche gereinigt und behandelt?

Nahrung. Es empfiehlt sich, die Bewohner des Heimes zu fragen, wie sie das Essen dort beurteilen. Man kann sich auch den Speiseplan ansehen. Wer spezielle Diäten einzuhalten hat, sollte sich erkundigen, ob das betreffende Heim diesen Ernährungsbedürfnissen gerecht werden kann. Erhalten Bewohner des Heimes Hilfe beim Essen, wenn sie diese benötigen? Wenn möglich, sollte man den Besuch im Heim zeitlich so legen, dass er in eine Essenszeit fällt.

Aktivitäten. Welches sind die Möglichkeiten für Aktivitäten? Ein anerkanntes Altenpflegeheim muss darlegen, welche Aktivitäten es für seine Bewohner anbietet. Diese sollte man sich genau anschauen. Ist etwas dabei, woran man Interesse hat? Kann man weiterhin eigenen Hobbys nachgehen? Darf man das Heim verlassen, um einen Spaziergang zu machen oder einkaufen zu gehen? Ist ein Telefon in leicht erreichbarer Nähe? Darf man bei der Wahl der Zimmergenossen mitreden?

Medizinische Versorgung. Meist ist der Hausarzt auch dann zuständig, wenn man in ein Pflegeheim gezogen ist. Man sollte aber trotzdem darauf achten, welche medizinische Versorgung das Heim selbst bietet. Ist es in der Lage, die körperlichen Behandlungen oder Therapien zu bieten, die man für seine jeweiligen Bedürfnisse braucht?

Kosten

Die Kosten für das Leben im Altenpflegeheim können hoch sein. Es gibt jedoch auch finanzielle Unterstützung von der Stadt oder Versicherungen. Diese sind in der Regel vom Einkommen oder vom Grad einer eventuellen Behinderung oder Pflegebedürftigkeit abhängig. Dazu gehören unter anderem Wohngeld, ein Wohnberechtigungsschein für finanziell günstigen Wohnraum, der Erlass von Zuzahlungen für Arznei- und Heilmittel, die Leistungen der Pflegeversicherung und Sozialhilfeleistungen. Grundsätzlich gibt es für Senioren zudem den »Seniorenpass«, der Vergünstigungen im Bereich Verkehr und Kultur mit sich bringt.

Teil II

Gesund bleiben

Die folgenden Kapitel handeln von Gesundheitserhaltung und Gesundheitsverbesserung durch eine gesunde Lebensweise. Sie enthalten Vorschläge zu richtigem Essen, Sport, Stressbewältigung, Vermeidung gesundheitsschädlicher Angewohnheiten und Reisen ins Ausland. Außerdem gibt es Informationen zum Thema Sicherheit im und außerhalb des Haushaltes und Beispiele, wie jeder zum Umweltschutz beitragen kann.

Inhalt

Kapitel 9

Ernährung und Gesundheit

Inhalt

Was ist eine gesunde Ernährung?

Es gibt nicht viele Dinge im Leben, die nahezu alle Menschen betrifft – aber Ernährung ist sicherlich eines dieser Themen. Sie ist ein Grundbedürfnis und unsere Lebensgrundlage.

Seit undenkbaren Zeiten hat Nahrung den Grundstein für gesellschaftliche Rituale gebildet. Ein Maßstab für gesellschaftliches Wohlergehen sind der Überfluss und die Qualität (oder die Unterversorgung und schlechte Qualität) des Essens.

Noch vor etwa 50 Jahren war das Hauptanliegen der Ernährungsforschung die Bekämpfung von Unterernährung und darauf zurückzuführende Erkrankungen. Inzwischen hat sich das Blatt gewendet, sodass Überernährung zu einem wichtigen Ernährungsproblem der entwickelten Länder geworden ist.

In diesem Kapitel werden verschiedene Richtlinien und Vorschläge für eine gesunde Ernährung vorgestellt. Es sei darauf hingewiesen, dass diese Richtlinien für die durchschnittliche Bevölkerung gedacht sind. Einzelpersonen mögen entsprechend ihres familiären Hintergrundes oder auf Empfehlung ihres Arztes oder Diätassistenten strengere oder auch weniger strengere Diätvorschläge erhalten. Es ist zu erwarten, dass sich diese Richtlinien mit fortschreitendem Stand der Wissenschaft von Zeit zu Zeit ändern.

Das folgende Kapitel enthält Grundinformationen über Nahrungsverwertung, Gewichtskontrolle und eine gesunde Ernährung.

Bei darüber hinausgehenden speziellen Fragen sollte ein anerkannter Diätassistent oder diplomierter Ernährungswissenschaftler gefragt werden. Auskünfte gibt es bei den Krankenkassen, Krankenhäusern und beim Arzt. Auch andere Personen können bei der Feststellung und Verbesserung des Ernährungszustandes behilflich sein. Einige Ärzte haben sich auf Ernährung spezialisiert. Hauswirtschafter können eine gute Informationsquelle zur Essensplanung, Nahrungsmittelkonservierung und Nahrungsmittelzubereitung sein, sind aber nicht so qualifiziert als ein ausgebildeter Diätassistent, wenn es um spezielle Ernährungsfragen geht.

Auf dem Makt tummeln sich viele selbst ernannte »Ernährungsberater«, die ohne spezielle Ausbildung und mit wenig aussagekräftigen Ausbildungsnachweisen unterwegs sind, um Diäten oder Kurse zur Gewichtsreduzierung anzubieten.

Gibt es die ideale Ernährung?

Mit dem höheren Bewusstsein für Ernährung und Gesundheit wächst der Wunsch nach einer perfekten Ernährung – diese soll überdurchschnittliche Gesundheit und Energie, Kräfte und Abwehrkräfte, langsames Altern und Schlankheit fördern. Der Wunsch ist so stark, dass Tausende von Menschen enorme Mengen an Zeit und Geld darauf verwenden.

Gibt es eine solche Ernährung und kann es sie überhaupt geben? Die Antwort ist ganz sicher: Nein! Mit jedem Lebensabschnitt, vom Säuglingsalter über Kindheit, Reife, Schwangerschaft bis zum hohen Alter und in Krankheitszeiten ändern sich die Anforderungen an die Ernährung. Außerdem neigen wir aufgrund unserer Veranlagung zu verschiedenen Erkrankungen, wie zum Beispiel Bluthochdruck, bestimmten Krebserkrankungen, Herz- oder anderen Gefäßerkrankungen, sodass einzelne Nahrungsmittel wie Salz oder Fette verschiedene Risiken bei unterschiedlichen Personen bedeuten können.

Der Mensch braucht aus seiner Umwelt verschiedene Stoffe zum Wachstum, zur Vermehrung und zum Überleben. Mit der eingeatmeten Luft führt er den Zellen den notwendigen Sauerstoff zu, durch Trinken füllt er die lebensnotwendigen Wasservorräte auf, und mit der Nahrungsaufnahme führt er dem Körper alle wichtigen Energiequellen zu, um durch Verarbeitung der aufgenommenen Eiweiße, Fette und Kohlenhydrate Energie herstellen zu können. Zusätzlich werden noch andere Stoffe in sehr viel geringeren Mengen benötigt. Dazu gehören einfache Eiweißbausteine, Fettsäuren, Mineralstoffe, Spurenelemente und Vitamine.

Alle Nahrungsmittel liefern einen Teil dieser Nährstoffe. Zwar hat jeder Mensch andere Ernährungsansprüche, gleichwohl aber treffen einige allgemeine Ernährungsgrundregeln für die meisten Menschen zu (S. 259).

Grundbestandteile der Nahrung

Nahrung besteht aus vielen Nährstoffen, die bei richtiger Zusammenstellung und angemessener Dosierung eine vollwertige Ernährung bieten. Wasser, Kohlenhydrate, Eiweiße und Fette bilden die Hauptnahrungsgruppen. Andere Gruppen wie Spurenelemente, Vitamine und Mineralstoffe, werden in kleineren Mengen benötigt. Jede Gruppe hat ihre eigene

Funktion innerhalb der Regulation, des Wachstums und bei den Reparaturmechanismen des Körpers.

Wasser

Wasser ist so selbstverständlich, dass seine Bedeutung für die Gesundheit fast vergessen wird. Es spielt bei fast jedem übergeordneten Vorgang im Körper eine wichtige Rolle. Wasser reguliert die Körpertemperatur, transportiert Nährstoffe und Sauerstoff in die Zellen und Abbauprodukte aus den Zellen. Außerdem umspült es die Gelenke und trägt zum Schutz von Organen und Gewebe bei.

Mit etwa 1,5 bis 2 Litern Wasser pro Tag wird der Flüssigkeitsbedarf gedeckt, wobei der individuelle Flüssigkeitsbedarf unter besonderen Umständen steigen kann. Der Aufenthalt in extrem heißer oder kalter Witterung, eine ballaststoffreiche Diät, Schwangerschaft, Stillen und Ausdauersport können den Flüssigkeitsbedarf erhöhen.

Der Flüssigkeitsbedarf kann auch durch Milch, Saft oder Suppen gedeckt werden. Koffeinhaltige Getränke und Alkohol haben eine austrocknende Wirkung und werden nicht zur täglichen Flüssigkeitsaufnahme gezählt.

Einige Vorschläge zur vermehrten Flüssigkeitsaufnahme:

* Wasserpausen statt Kaffeepausen
* Vor den Mahlzeiten und Zwischenmahlzeiten ein Glas Wasser trinken
* Auf Parties und Veranstaltungen Mineralwasser statt Alkohol trinken
* Auf Reisen eine Flasche Wasser bereit haben

Kohlenhydrate

Kohlenhydrate sind Stärke oder Zucker und kommen hauptsächlich in Brot, Getreide, Obst und Gemüse vor. Bei Stärke handelt es sich um komplexe Kohlenhydrate, während es sich bei üblichem Zucker (Obst und raffiniertem Zucker) um so genannte einfache Kohlenhydrate handelt. Erstaunlicherweise können einige dieser komplexen Kohlenhydrate zu Zucker abgebaut werden und dem Blut genauso schnell zur Verfügung gestellt werden wie einfache Kohlenhydrate. Rohrzucker oder Rübenzucker, in der Fachsprache als Saccharose bezeichnet, und die Süße im Honig, bekannt als Fruktose, kommen zu einem beträchtlichen Teil in der Ernährung von Menschen in Industrieländern vor.

Eiweiße

Eiweiße sind aus so genannten Aminosäuren aufgebaut, wobei manche vom Körper selbst aufgebaut werden können und andere nicht. Letztere müssen in Form von so genannten essenziellen Aminosäuren mit der Nahrung aufgenommen werden.

Die essenziellen Aminosäuren aus Fleisch, Eiern, Milch und Käse können vom Körper sehr wirksam ausgenutzt werden. Dagegen enthalten Gemüse, Getreide (Weizen, Reis, Mais), Erbsen und Bohnen (ausgenommen Sojabohnen) keine optimalen Anteile an Aminosäuren. Zur Bedarfsdeckung benötigt der Körper also eine größere Menge pflanzliches Eiweiß im Vergleich zu tierischem Eiweiß. Eine gut geplante vegetarische Ernährung kann den Eiweißbedarf decken (S. 276).

Fette

Fette kommen in verschiedenen Nahrungsmitteln und in verschiedener Form vor. Sie sind in tierischer Nahrung wie Fleisch, Geflügel und Fisch und in pflanzlicher Nahrung enthalten. Einige Fette wie Speise- und Salatöl sind flüssig, während andere wie Butter, Margarine, Pflanzen- und Tierfett bei Zimmertemperatur fest sind.

Chemiker unterscheiden Fette nach der Struktur ihrer Bausteine, den Fettsäuren. Es gibt gesättigte und ungesättigte Fettsäuren. Ungesättigte Fette sind unterteilt in einfach oder mehrfach ungesättigte Fettsäuren. Die chemische Struktur gesättigter Fettsäuren unterscheidet sich von der Struktur ungesättigter. Diese Struktur macht die typischen Merkmale der jeweiligen Fettsäuren aus. Gesättigte Fette sind bei Zimmertemperatur in der Regel fest, während ungesättigte flüssig sind. Gesättigte Fette werden seltener ranzig, und werden daher in Lebensmitteln mit langer Lagerungszeit verarbeitet.

Ungesättigte Fette können durch das Hydrierungsverfahren zu gesättigten umgewandelt werden, wodurch sie fester werden. Hydrierte Fette kommen häufig in Fertigbackwaren und anderen aufbereiteten Nahrungsmitteln vor.

In jedem Nahrungsmittel kommt eine Mischung mehrerer Fettgruppen zu verschiedenen Anteilen vor. Olivenöl wird etwa als einfach ungesättigtes Fett bezeichnet, obwohl es kleine Mengen an gesättigten und mehrfach ungesättigten Fettsäuren enthält.

Die einzelnen Fettsäuren haben unterschiedliche Auswirkungen auf den Cholesterinspiegel im Blut, der nachweislich im Zusammenhang mit Herzerkrankungen steht. Gesättigte Fette lassen das Gesamtcholesterin im Blut eher steigen, indem sowohl das LDL

Butter oder Margarine?

Sowohl die Fettgruppe als auch die Fettmenge bestimmen den Cholesterinspiegel im Blut. Ziel einer gesunden Ernährung ist, die Gesamtfettmenge zu reduzieren. Anstatt sich Gedanken über den Unterschied zwischen Margarine und Butter zu machen, sollte lieber überlegt werden, wie an Fettaufstrich allgemein gespart werden kann.

Nährstoffvergleich:
* Margarine hat 100 Kilokalorien und zirka 11 g Fett pro gehäuftem Esslöffel – im Wesentlichen genauso viel wie Butter
* Butter enthält Cholesterin; ebenso einige Margarinesorten
* In Margarine sind zirka 2 g gesättigte Fette und 2 g »veresterte Fettsäuren« pro Esslöffel. Die gleiche Portion Butter enthält fast 8 g gesättigte Fette
* Stangenmargarine, Bechermargarine und Pflanzencreme enthalten allesamt ungefähr gleich viele Kalorien
* Diätmargarine enthält zirka 50 Kilokalorien pro gehäuftem Esslöffel und ungefähr die Hälfte an Fett und gesättigten Fettsäuren wie normale Margarine

(Low-Density-Lipoprotein) als auch das HDL (High-Density-Lipoprotein) steigt. Einfach ungesättigte Fette lassen eher nur das HDL steigen und nicht den Gesamtcholesterinwert. Mehrfach ungesättigte Fette führen im Gegensatz dazu eher zum Absinken des Gesamtcholesterinwerts, was allerdings auf Kosten des schützenden HDLs geht.

Während des Hydrierungsverfahrens zur Fetthärtung wird ein Teil der ungesättigten Fettsäuren in gesättigte verwandelt, ein weiterer Teil bleibt ungesättigt, wird aber in eine andere Form (trans-Konfiguration) umgewandelt. Veresterte Fettsäuren haben schädigende Nebenwirkungen auf die Blutfette, indem sie LDL ansteigen und HDL absinken lassen. Bei der gegenwärtigen Lebensmittelkennzeichnung fehlen die Angaben zu den veresterten Fettsäuren. Deshalb sollten Nahrungsmittel mit hydrierten Fetten besser vermieden werden.

Zusätzlich gibt es innerhalb einer Fettgruppe unterschiedliche Fettsäuren. Jede einzelne Fettsäure kann andere Eigenschaften besitzen als andere aus der gleichen Gruppe. Eine Gruppe mehrfach ungesättigter Fettsäuren, die Omega-3-Fettsäuren, kommt in Fisch vor. Diese verändern den Blutgerinnungsablauf und haben verschiedene Einflüsse auf die Blutfette. Es gibt Vermutungen, dass Fisch eine schützende Wirkung vor Herzerkrankungen hat, als Zusatz zur Nahrung etwa in Form von Fischölkapseln ist es aber nicht grundsätzlich zu empfehlen.

Obwohl einfach ungesättigte und mehrfach ungesättigte Fette kaum oder fast gar keine schädlichen Nebenwirkungen auf die Blutfette haben, versuchen viele Menschen den Fettanteil in ihrer Ernährung soweit wie möglich zu reduzieren. Dabei sind bestimmte mehrfach ungesättigte Fettsäuren (wie auch Vitamine), die essenziellen Fettsäuren, für die Gesundheit und das Leben sogar notwendig.

Für viele Menschen ist eine sehr fettarme Ernährung über einen längeren Zeitraum sehr schwierig, allerdings würde sie sich positiv auf die Blutfette und damit vermutlich auf Arterienverkalkung auswirken (Ablagerung von Cholesterin an den Gefäßwänden). Da fettarme Nahrungsmittel wie Getreide und Gemüse im Verhältnis zur Menge nur wenig Kalorien haben, könnte es schwierig sein, ausreichende Mengen zu essen, um das Gewicht halten zu können. Andererseits enthalten fettreiche Nahrungsmittel im Vergleich zu ihrer Menge viele Kalorien, sodass es hier leicht ist, an Gewicht zuzunehmen. Darüber hinaus sind fette Speisen oft schmackhaft und ansprechend. Fast jede einschränkende Diät ist wahrscheinlich gleich bedeutend mit einer niedrigeren Kalorienzufuhr und einem Gewichtsverlust (→ Das Messen der Blutfette, S. 640).

Vitamine

Vitamine sind wesentliche Bestandteile, die der Körper nur in geringen Mengen benötigt und sie spielen eine Rolle etwa bei der Verarbeitung von Eiweißen, Kohlenhydraten und Fetten. Bestimmte Vitamine sind außerdem an der Produktion von Blutkörperchen, Hormonen, genetischem Material und chemischen Stoffen des Nervensystems beteiligt. Der Körper kann eine ausreichende Menge der meisten Vitamine nicht selbst herstellen, sodass sie mit der Nahrung aufgenommen werden müssen.

Die essenziellen Vitamine (insgesamt 13) lassen sich in zwei Gruppen teilen: in fettlösliche und wasserlösliche.

Vitamin A, D, E und K sind fettlöslich. Vitamin A und D werden in der Leber gespeichert, mit einem Speichervorrat für 6 Monate. Der Vitamin K-Speicher reicht hingegen nur für einige Tage aus und Vitamin E liegt irgendwo dazwischen.

Sowohl Vitamin A als auch D können in sehr großen Mengen zu Vergiftungserscheinungen führen. Die Vergiftungserscheinungen nach großen Mengen Vitamin E sind nicht klar beschrieben, auf jeden Fall wird Vitamin E im Fettgewebe gespeichert. Vitamin K wird kaum gespeichert, Vergiftungserscheinungen nach eingenommenen großen Mengen kommen nur selten vor.

Zu den wasserlöslichen Vitaminen gehören Vitamin C (Ascorbinsäure) und die B-Vitamine. Sie werden zu einem geringeren Ausmaß gespeichert als die fettlöslichen Vitamine. Obwohl im Allgemeinen angenommen wird, dass wasserlösliche Vitamine in großen Mengen harmlos sind, ist dies nicht ganz richtig.

Einige der wasserlöslichen Vitamine können in großen Mengen eingenommen starke medizinische Auswirkungen – gute und schlechte – haben. Große Mengen an Niacin werden etwa manchmal zur Reduzierung von hohen Blutfetten eingenommen; sie können jedoch eine Überfunktion der Leber auslösen und zu einem erhöhten Blutzuckerspiegel führen. Ascorbinsäure kann in großen Mengen zur Ausscheidung von Oxalaten im Urin führen und die Bildung von Oxalat-Nierensteinen fördern. Pyridoxin (ein B-Vitamin) kann in großen Mengen Nervenschäden verursachen. Kurz gesagt: Riesenmengen Vitamine sind nur selten gerechtfertigt – und oftmals gefährlich.

Mineralstoffe

Mineralstoffe wie Kalzium, Magnesium, Phosphor, Kalium und Natrium sind ebenfalls wesentliche Bestandteile der Ernährung. Sie werden auch als Makromineralstoffe bezeichnet und in relativ großen Mengen benötigt (die in geringeren Mengen benötigten »Mikromineralstoffe« werden weiter unten erläutert). Kalzium, Phosphor und Magnesium sind wichtig für die Entwicklung von Knochen und Zähnen, Kalium ist ein Hauptbestandteil der Muskeln und Natrium trägt zur Regulierung des Wasserhaushalts bei.

Die Spurenelemente kommen in der Nahrung in sehr viel kleineren Mengen vor.

Spurenelemente sind genauso wie Vitamine und Mineralstoffe, die der Körper nur in geringen Mengen benötigt. Zu ihnen zählen etwa Eisen, Jod, Zink, Kupfer, Fluorid, Selen und Mangan. Sie alle sind für ein normales Wachstum und die Gesundheit unerlässlich.

Kalorien

Eine Kalorie ist eine Maßeinheit für Energie. Bei der Verstoffwechselung (Verbrennung) von Kohlenhydraten, Eiweißen oder Fetten produziert der Körper Energie, dessen Maßeinheit in Kilokalorie (kcal) angegeben wird. Die Kalorie gibt den Energiegehalt einer Nahrung beziehungsweise den Energieverbrauch an. Sie ist definiert als die Menge Energie, die benötigt wird, um 1 kg Wasser um 1 °C zu erhitzen.

Die Bedeutung von Vitamin D

Kalzium ist wesentlich für die Knochendichte und Vitamin D für eine erhöhte Kalziumaufnahme in den Knochen verantwortlich.

Der Körper kann Vitamin D entweder mithilfe von Sonnenlicht herstellen oder mit der Nahrung aufnehmen. Das meiste Vitamin D gewinnt der Körper mithilfe der Sonne. Durch die ultraviolette Strahlung wird ein chemischer Stoff aus der Haut in eine nicht-aktive Form von Vitamin D umgewandelt.

Butter, Eier und fetter Fisch wie Hering, Makrele und Lachs enthalten eine natürliche Menge an Vitamin D. Andere Nahrungsmittelquellen wie Milch, Margarine und manches Getreidefrühstück sind mit Vitamin D versetzt.

Vitamin D wird von der Leber und den Nieren in seine aktive Form umgewandelt und so dem Körper zur Verfügung gestellt. Neben der Sonne und Vitamin-D-reicher Nahrung gibt es noch andere Faktoren, die auf eine ausreichende Versorgung mit diesem wichtigen Nahrungsstoff einwirken:

Alter. Mit zunehmendem Alter kann der Körper UV-Licht nur noch weniger wirksam in Vitamin D umwandeln.
Jemand, der sich nur wenig draußen aufhält und weniger als 2 Tassen Milch täglich zu sich nimmt, sollte eine Nahrungsergänzung in Erwägung ziehen. Es sollten allerdings nicht mehr als 12 mg Vitamin D täglich ohne ärztliche Anordnung eingenommen werden.

Krankheit. Nieren- oder Lebererkrankungen reduzieren die Fähigkeit des Körpers Vitamin D in seine aktive Form zu verwandeln. Medikamente wie etwa das bei Krampfanfall auslösenden Krankheiten eingesetzte Phenytoin, können ebenfalls zu einer Unterversorgung mit Vitamin D führen.

Vitamin D ist als einziger Nährstoff auf natürliche Art und Weise ohne Nahrungsmittel erhältlich. Während ein übertriebener Aufenthalt in der Sonne ungesund für die Haut ist, tut ein bisschen Sonne den Knochen gut.

Wir alle benötigen Energie, die allerdings breiten Schwankungen unterliegen kann. Eine kleine, ältere, ruhige Frau braucht etwa 1 000 Kalorien täglich, während ein großer, junger, körperlich aktiver Mann bis zu 4 000 Kalorien täglich braucht.

Diätassistenten benutzen zum Erstellen von Diäten Nahrungsmitteltabellen, um den Nährstoffgehalt verschiedener Diäten zu berechnen. Die Tabellen machen Angaben zu den Kalorien, Eiweißen, Kohlenhydraten und Fetten verschiedener Nahrungsmittel. Bei Benutzung solcher Tabellen wird jede Portion genau gemessen, vorzugsweise gewogen.

Der Ausdruck »leere Kalorien« bezieht sich auf Alkohol und Zucker. Diese Nahrungsmittel liefern zwar Energie (Kalorien), aber keine anderen wesentlichen Bestandteile wie Vitamine oder Spurenelemente. Zu Zucker zählt Rohrzucker, Rübenzucker, Fruchtzucker, Trauben-zucker und Milchzucker. Einige dieser Zucker-arten, wie Fruchtzucker und Milchzucker sind in einigen Lebensmitteln natürlicherweise ent-halten (besonders in Obst und Milch). Bei einer ausgewogenen Ernährung mit den wesent-lichen Nährstoffe, kommt es durch kleine Men-gen Zucker und Alkohol zu keinen Schäden.

Werden allerdings zu viele Kalorien in Form von Zucker und Alkohol aufgenommen, kann es zu Mangelerscheinungen kommen.

Ballaststoffe

Ballaststoffe bilden einen wichtigen Teil der Ernährung. Sie sind ein unverdauliches kom-plexes chemisches Gemisch pflanzlicher Her-kunft. Es gibt zwei Gruppen: lösliche und nicht lösliche. Beispiele für lösliche ballaststoffreiche Nahrungsmittel sind Zitrusfrüchte (ohne Saft), Erdbeeren, Äpfel, Hülsenfrüchte, Haferflocken und Haferkleie. Nicht lösliche Ballaststoffe kommen in Weizenkleie, Getreideflocken, Äp-feln, Gemüse und Wurzelgemüse vor. (Äpfel sind in beiden Gruppen vertreten.) Lösliche Ballaststoffe haben zwar eine günstige, aber keine heilende Hauptwirkung auf den Choles-terinspiegel. Eine Ernährung die reich an nicht löslichen Ballaststoffen ist scheint eine Schutz-funktion gegen Darmkrebs zu bieten. Floh-samen wird zur Herstellung vieler Ballaststoff-zusätze verwendet und gehört zu den löslichen Ballaststoffen. Der Bedarf sollte grundsätzlich über Ballaststoffe aus Nahrungsmitteln gedeckt werden, allerdings können zur Darmregulation Ballaststoffzusätze eingenommen werden. Bei Fragen zu Ballaststoffzusätzen sollte der Arzt gefragt werden.

Der Aufbau des Körpers

Zum Verständnis von Ernährung gehört mehr als ein Basiswissen über tägliche Nahrungsmit-tel. Genauso wichtig ist das Verstehen des Körperaufbaus. Die hauptsächlichen Bestand-teile des Körpers bilden Wasser, Eiweiße, Fette und Kohlenhydrate. Während Wasser den Hauptanteil von Eiweiß bildet und Kohlenhy-drate Wasser speichern, lässt sich im Fettdepot nur wenig Wasser finden. Der Wasseranteil bei sehr dickleibigen Menschen macht etwa 40 Pro-zent des Körpergewichts und bei sehr schlan-ken Menschen etwa 70 Prozent aus. Das Mes-sen der Wassermenge im Körper kann sogar zur Fettschätzung herangezogen werden.

Eiweißstrukturen machen etwa 30 bis 60 Prozent des Körpergewichts aus. Diese Gewe-be (Muskeln und lebenswichtige Organe wie die Leber) stellen das Getriebe des Körpers dar.

Überschüssiges Eiweiß wird vom Körper nicht gespeichert sondern in Fett umgewandelt. In Hungersituationen kann der Körper Eiweiße in Aminosäuren spalten und so als Kraftstoff für seinen Energieverbrauch nutzen. Bei einem Verbrauch der Eiweißstrukturen zwischen ei-nem Viertel und einem Drittel tritt der Hun-gertod ein. Kohlenhydrate werden in Form von Glykogen in der Leber und in den Muskeln ge-speichert und machen etwa 1 bis 5 Prozent des Körpergewichts aus.

Bei einer täglichen kohlenhydratreichen Vollernährung werden die Glykogenvorräte hauptsächlich in der Leber maximal steigen. Dieser Brennstoffvorrat kann schnell mobili-siert werden, weshalb Marathonläufer vor einem Lauf kohlenhydratreiche Mahlzeiten zu sich nehmen. Glykogen dient bei radikalen Fas-tenkuren nach Umwandlung in Zucker als Brennstoff für das Gehirn – in gleicher Weise wie ein Nachtschlaf (S. 274).

Umgekehrt wird der Glykogenvorrat bei ei-ner kohlenhydratarmen Ernährung oder einer Diät schnell erschöpft. Beim Umsteigen von ei-ner normalen Ernährung zu einer kalorienar-men oder kohlenhydratarmen Ernährung kann es innerhalb von 1 bis 2 Tagen zum Verlust von 1,5 bis 2 kg kommen. Dieser Gewichtsverlust ist allerdings auf einen Glykogenverlust und kei-nen Fettverlust zurückzuführen.

Ein weiterer Bestandteil des Körpers ist Fett. Im Gegensatz zu Eiweißen und Kohlenhydra-ten handelt es sich bei Fett um eine extrem ho-he Energiereserve in Verbindung mit sehr we-nig Wasser. Bezogen auf sein Gewicht enthält Körperfett 10-mal mehr Energie als Eiweiße und Kohlenhydrate, nämlich rund 3 500 Kalo-rien pro 500 g. Bei einem normalen Menschen macht der Fettanteil 15 bis 20 Prozent des Kör-pergewichts aus, bei dicken Menschen kann er allerdings bis zu 50 Prozent ausmachen.

Diese Unterschiede sind auf die Funktions-weise des Körpers zurückzuführen. Wenn dem Körper mehr Nahrungsmittel zugeführt wer-den, als er verbrennen kann, egal ob als Eiweiß, Fett oder Kohlenhydrate, speichert er diese überschüssige Energie als Fett im Fettgewebe. Da jedoch Fett in der Nahrung sehr kalorien-reich ist, kann eine übermäßige Fettzufuhr zu einer höheren Kalorienaufnahme führen, als die Zufuhr von Eiweißen oder Kohlenhydraten. Wird dagegen weniger gegessen als der Körper benötigt, werden die Brennstoffreserven mobi-lisiert und es kommt zu einem Fettabbau im Gewebe, um das Energiedefizit auszugleichen – allerdings aufgrund des hohen Kalorienwer-tes im Fettgewebe relativ langsam.

Die Hauptfunktion des Körperfettes ist die Brennstoffreserve, es dient aber auch als Polster und Isolation. Übergewichtige Menschen können auf ungepolsterten Bänken länger bequem sitzen als schlanke Menschen und letztere frieren in kalter Umgebung viel schneller.

Bei Frauen spielt Körperfett eine Rolle bei der Regulation bestimmter Hormone. Frauen mit einem sehr knappen Fettspeicher haben öfters keine Regelblutung. Dies kommt häufig bei jungen Frauen mit Magersucht oder anderen Formen des Hungerns vor und kann auch bei sehr schlanken Sportlerinnen ein Problem sein.

Es ist schwierig den Fettgrad einer Person zu schätzen. Eine Methode ist die Hautfaltenmessung. Dies erfordert Genauigkeit und Geschicklichkeit und kann nur von einem Fachmann durchgeführt werden. Und auch dabei handelt es sich nur um ungefähre Schätzungen. Andere Methoden in Forschungsprojekten wie das Messen des Gesamtwasserhaushaltes und der Körperdichte sind genauer.

Die wahrscheinlich einfachste Methode zur Bestimmung des Körperbaus wird anhand von Größe/Gewichtstabellen durchgeführt (→ Das richtige Körpergewicht S. 259). Es sollte außerdem berücksichtigt werden, dass Gewicht nicht nur vom Geschlecht und der Körpergröße, sondern auch vom individuellen Körper- und Knochenbau (schwere Knochen) und der Muskelmasse (starke Muskulatur) abhängig ist.

Ein letztes Wort zum Thema Fett: Ärzte und Wissenschaftler diskutieren, ob sehr geringe Mengen an Körperfett vor manchen Abnutzungserkrankungen, wie Erkrankungen der Herzkranzgefäße, schützen (→ Arterienverkalkung, S. 636). Andererseits kann eine sehr geringe Kalorienreserve aufgrund eines minimalen Fettanteils die Überlebenschancen im Falle einer ernsten Verletzung, Infektion oder einer Erkrankung mit langfristiger Belastung und langer Genesungszeit verringern. Fettleibigkeit ist nie gesund, aber Untergewicht kann ebenso zu Gesundheitsrisiken führen.

Veränderungen des Körperbaus

Der Körperbau des Erwachsenen verändert sich im Laufe des Lebens. Die Muskelmasse bildet sich nach dem 30. bis 35. Lebensjahr langsam und nach dem 55. Lebensjahr schneller zurück. Wie anhand der Tabellen ersichtlich, heißt dies genauer gesagt, dass ein Mensch bei einer Gewichtszunahme von 5 kg in einem Alter zwischen 30 und 65 Jahren in Wirklichkeit 8 bis 10 kg »fetter« geworden ist.

Der Mensch scheint genetisch bedingt zu einer gewissen Fettverteilung zu neigen. Bei Frauen verteilt sich das Fett meistens auf die Hüften und Oberschenkel, bei Männern meistens auf den Bauch.

Die Verteilung des Fettes ist zudem altersabhängig. Mit zunehmendem Alter wandert das Unterhautfettgewebe von den äußeren Gebieten (Gesicht, Arme, Beine und Hals) zum Stamm (Rumpf und Bauch). Außerdem scheint sich das Fett mit zunehmendem Alter vom Unterhautdepot ins Innere der Körperhöhlen und zu den Nieren zu verlagern. Aus diesem Grund haben ältere Menschen häufig schmale Gesichter und schlanke Gliedmaßen. Gleichzeitig haben sie oft einen vorgewölbten Bauch.

Große Fettansammlung am Bauch und den oberen Teilen des Körpers werden als größeres Gesundheitsrisiko angesehen als um die Hüften und Oberschenkel.

Der Stoffwechsel

Unter Stoffwechsel (Metabolismus) versteht man die Vorgänge bei der Verarbeitung von Kohlenhydraten, Eiweißen, Fetten und anderen Nahrungsmittelanteilen. Es handelt sich um einen enorm komplexen Vorgang, bei dem die aufgenommenen Nahrungsmittel in Energie umgewandelt werden.

Dieser Vorgang produziert Wärme, Kohlendioxid, Wasser und Abfallprodukte. Die freigesetzte Energie wird für chemische Prozesse im Körper, den Muskelapparat und zur Aufrechterhaltung der Körpertemperatur benötigt.

Die Rate des Stoffwechsels wird anhand des Sauerstoffverbrauchs und der Kohlendioxidabgabe gemessen. Dieser Wert wird direkt nach dem Aufwachen und vor dem Frühstück gemessen und heißt Grundumsatz (GU). Ärzte können den durchschnittlichen GU mit Formeln berechnen. Der GU pro Tag liegt im Durchschnitt bei etwa 1 400 bis 1 800 Kilokalorien und lässt sich sehr grob abschätzen, wenn man das Körpergewicht in kg mit dem Faktor 24 multipliziert.

Der Grundumsatz und damit die Produktion der Köperwärme steigen nach dem Essen ebenso wie nach körperlicher Anstrengung an. Bei körperlicher Anstrengung werden Fette und Glykogen (gespeicherte Stärke) vermehrt aufgebraucht (→ Sport und Fitness S. 289).

Das »gesunde« Gewicht

Wie viel wiegen Sie? Wie viel würden Sie gern wiegen? Wie viel sollten Sie wiegen?

Idealerweise wäre die Antwort auf alle drei Fragen gleich. Die Wirklichkeit sieht aber anders aus. Seit es Tabellen zu Größe und Gewicht gibt, ringen die Verbraucher und Gesundheitsexperten mit klaren Aussagen zu einem angemessenen Gewicht.

Gewichtstabellen im Verhältnis zur Größe widersprechen sich zum Teil. In letzter Zeit wird das gesunde Gewicht mithilfe des so genannten Body Mass Index angegeben. Dieser Wert errechnet sich aus dem Körpergewicht geteilt durch das Quadrat der Körpergröße errechnet. Ergibt sich eine Zahl zwischen 20 bis 25, liegt man im normalen, gesunden Bereich, darüber ist man entsprechend übergewichtig. Wir können zwar nicht zur Beendigung der Diskussion beitragen, aber zumindest kann ein Einblick in die neueste Größen- und Gewichtstabelle und ihre Bedeutung für die Gesundheit gegeben werden.

Die Ernährungsrichtlinien empfehlen, ein gesundes Gewicht anzustreben und zu halten. Drei Faktoren spielen bei einem gesunden Gewicht eine Rolle: die Größen-Gewichtstabelle, der Körperbau und der Gesundheitszustand.

Größen- und Gewichtstabelle

In Abhängigkeit von Alter und Größe enthalten die neuere Tabellen eine breite Spannweite bezüglich des empfohlenen Gewichts.

So darf etwa ein 60-jähriger Mann oder eine 60-jährige Frau bei einer Größe von 172 cm etwa zwischen 64 kg und 80 kg wiegen. Die höhere Gewichtsangabe trifft im Allgemeinen auf Männer zu, die niedrige Gewichtsangabe auf Frauen. Hierbei werden die Unterschiede zwischen Muskelmasse und Knochenbau berücksichtigt.

Man sollte sich nicht zu sehr auf die Zahlen konzentrieren, sondern die Tabelle eher als eine Orientierungshilfe betrachten.

Apfel oder Birne?

Je nach Verteilung des überschüssigen Körperfettes kann es ein Gesundheitsrisiko darstellen. Übergewicht in der Bauchgegend (apfelförmig) bedeutet ein erhöhtes Risiko für Herzerkrankungen, Bluthochdruck, Schlaganfall und Zuckerkrankheit.

Dagegen ist das Gesundheitsrisiko bei zusätzlichem Fett an Hüften und Oberschenkeln (birnenförmig) wahrscheinlich nicht größer als bei Menschen mit Normalgewicht.

Betrachten Sie sich selbst im Spiegel! Erinnert Ihre Figur an einen Apfel oder eine Birne? Bei der Beantwortung der Frage hilft es, die Taillen/Hüftproportion zu bestimmen. Hierzu wird der Taillenumfang im entspannten Zustand, ohne Baucheinziehen, in Nabelhöhe ge-

messen. Die Hüfte wird an der breitesten Stelle in Höhe des Pos gemessen. Nun werden die Taillenmaße durch die Hüftmaße geteilt. Wenn diese Zahl bei Frauen größer als 0,80 oder bei Männern größer als 0,95 liegt, handelt es sich um eine »Apfelfigur« mit erhöhten Gesundheitsrisiken. Die Verteilung der Fettspeicher wird zum großen Teil durch Vererbung bestimmt, allerdings wird die Größe der Speicher durch Ernährung und Bewegung beeinflusst.

Gesundheitszustand

Manche Erkrankungen, wie Zuckerkrankheit, Bluthochdruck, Herzerkrankungen und Schlaganfälle, stehen im Zusammenhang mit dem Körpergewicht.

Bestehen also bei Ihnen gesundheitliche Probleme, sollten Sie sich an der niedrigeren Angabe in der Tabelle orientieren.

Das individuell richtige Körpergewicht

Gesundheitsexperten sind sich einig, dass es keine allgemein gültige Aussage zu diesem Thema gibt. Es gibt einfach noch nicht genügend handfeste Daten über Fettleibigkeit im Zusammenhang mit Erkrankung und Tod, um eine ganz genaue Antwort zu geben. Trotzdem sind Tabellen mit Empfehlungen zu Gewicht nach Größe und Alter, das Messen der Taillen- und Hüftproportionen sowie die Errechnung des Body Mass Index anerkannte Methoden, um die Fettverteilung und das Körpergewicht zu beurteilen.

Beurteilen der gesundheitlichen Verfassung

Unabhängig von Tabellen brauchen Sie nicht abzunehmen, wenn Sie sich in einem guten Allgemeinzustand befinden, genügend Energie besitzen und normale Blutzuckerwerte, Blutdruckwerte, Triglyzerin- und Cholesterinwerte (Blutfette) haben.

Letztendlich wird das Gewicht am gesündesten sein, das Sie ohne Mühe, mit vernünftigen Essgewohnheiten erreichen und halten können. Ein gesunder Lebensstil geht zudem häufig mit einem gesunden Gewicht einher.

Die ausgewogene Ernährung

Der beste Weg zu einer ausgewogenen Ernährung ist beispielsweise den Empfehlungen der Deutschen Gesellschaft für Ernährung (DGE) zu folgen. Eine Ausnahme bilden Personen, die eine Behandlungsdiät aufgrund von speziellen Gesundheitsproblemen benötigen. Diese Empfehlungen kommen durch die aktuellen Erkenntnisse von Ernährungswissenschaftlern zustande.

Allgemeine Ernährungsrichtlinien

Ernährungsrichtlinien richten sich meist an Personen über 2 Jahre. Folgende Punkte sind in den Richtlinien enthalten:

Vielseitige Ernährung

Der Körper benötigt über 40 Nährstoffe, um gesund zu bleiben. Diese Nährstoffe sollten aus vielen verschiedenen Nahrungsmitteln und nicht einzelnen Nahrungsmitteln mit hohen Zusätzen aufgenommen werden.

Das gesunde Gewicht halten

Ein »gesundes« Körpergewicht hängt von dem prozentualen Fettanteil bezogen auf das Körpergewicht, von der Verteilung des Fetts und dem Vorhandensein gesundheitlicher Probleme ab, die vom Körpergewicht beeinflusst werden (→ Wie viel sollten Sie wiegen?, diese Seite).

Wählen Sie eine fettarme Ernährung mit wenig gesättigten Fettsäuren und niedrigem Cholesterin

Der Fettanteil sollte nicht mehr als 30 Prozent der Kalorienzufuhr ausmachen und das gesättigte Fett weniger als 10 Prozent. Die meisten Menschen können ihren Cholesterinspiegel durch den Verzehr von viel Gemüse, Obst und Getreideprodukten, magerem Fleisch, Fisch, Geflügel ohne Haut, fettarmen Milchprodukte und einen sparsamen Gebrauch von Fetten und Ölen halten. Personen, die gerne den Fettanteil in ihrer Ernährung bestimmen möchten, können sich an einen Arzt, anerkannten Diätassistenten oder einen anderen Gesundheitsexperten wenden.

Wählen Sie eine Ernährung mit viel Gemüse, Obst und Getreideerzeugnissen

Die Vorteile einer ballaststoffreichen Ernährung gehen nicht unbedingt nur von den Ballaststoffen, sondern von dem ganzen Nahrungsmittel aus, das den Ballaststoff enthält. Von daher sind Ballaststoffe aus Nahrungsmitteln den Ballaststoffen, die sich als Zusätze in den Lebensmitteln (künstliche) befinden vorzuziehen.

Zucker nur in mäßigen Mengen

Zucker sollte nur in mäßigen Mengen und bei kalorienarmer Ernährung nur sparsam verzehrt werden. Da Zucker zur Kariesbildung beiträgt, sollte extremes Naschen vermieden und Zähne regelmäßig geputzt und mit Zahnseide gereinigt werden.

Wie viel sollten Sie wiegen?

Im Folgenden sind der jeweiligen Körpergröße eines Menschen Richtwerte für ein gesundes Gewicht zugeordnet. Ein Gewicht gilt dann als gesund, wenn es 1) entsprechend Größe und Alter innerhalb der angegebenen Spannbreite liegt, wenn 2) die Fettverteilung nicht zu einem bestimmten Erkrankungsrisiko führt und wenn 3) keine gesundheitlichen Probleme vorliegen, die laut Arzt eine Gewichtsabnahme oder -zunahme erforderlich machen. Neuerdings wird zur Berechnung des Gewichts auch der so genannte Body Mass Index (BMI) herangezogen. Er berechnet sich aus Gewicht in kg / (Körpergröße in Metern)^2.
Rechenbeispiel: Wenn jemand 80 kg wiegt und 1,70 groß ist, dann hat er einen BMI von 27,68.
Das Körpergewicht wird nun wie folgt eingeteilt: Untergewicht haben Männer und Frauen bei einem BMI von unter 20. Das Normalgewicht liegt zwischen 20 und 24,9. Leichtes Übergewicht liegt bei Werten zwischen 25 und 29,9 vor und ab einem BMI von 30 beginnt deutliches Übergewicht.

Größe*	Gewicht in kg, nach Alter • ••	
	19-34 Jahre	35 Jahre und älter
152 cm	44-58	49-63
155 cm	46-60	50-65
157 cm	47-62	52-67
160 cm	49-64	54-69
163 cm	50-66	55-71
166 cm	52-68	57-73
168 cm	54-70	59-76
170 cm	55-73	61-78
173 cm	57-74	63-81
175 cm	59-77	64-83
178 cm	60-79	66-85
180 cm	62-81	68-88
183 cm	64-83	70-90
185 cm	65-85	72-93
188 cm	67-88	74-95
191 cm	69-91	76-98
193 cm	71-93	-101
196 cm	94-96	80-103
198 cm	74-98	83-106

* ohne Schuhe
• ohne Kleidung
•• Die höhere Gewichtsangabe bezieht sich in der Regel auf Männer, die meist mehr Muskelmasse und einen schweren Knochenbau haben; die untere Gewichtsangabe bezieht sich in der Regel auf Frauen mit weniger Muskelmasse und leichterem Knochenbau.

Ein Wegweiser zu gesundem Essen

Viele Menschen glauben, die Umstellung auf eine gesunde Ernährung müsse zu drastischen Veränderungen bei der Auswahl der Lebensmittel führen. Dies ist jedoch häufig überhaupt nicht der Fall. Hier sind Tipps für eine gesunde Ernährung:

Probieren Sie etwas Neues. Kein einziges Lebensmittel enthält alle notwendigen Nährstoffe. Erweitern Sie das Lebensmittelangebot indem Sie neue Obst- und Gemüsesorten, Vollkornbrot, Getreideflocken sowie Hülsenfrüchte ausprobieren.

Die Ernährung sollte innerhalb eines gewissen Zeitraums ausgeglichen sein.

Nicht jede Mahlzeit muss perfekt sein. Fettreiche, salzige oder zuckerhaltige Nahrungsmittel können mit weniger reichhaltigen Nahrungsmitteln zu anderen Zeiten ausgeglichen werden. *Begrenzen Sie die Nahrungsmittelaufnahme.* Bei kleineren Portionen kann man verschiedene Nahrungsmittel essen und sich gesund ernähren. Anhand der Lebensmittelpyramide (S. 261) kann sich jeder die richtige Menge zusammenstellen.

Salz (Natriumchlorid) nur in mäßigen Mengen

Die meisten Menschen in Industrieländern verzehren mehr Kochsalz (Natriumchlorid) als sie eigentlich brauchen. Eine Reduktion von Salz käme Menschen zugute, deren Blutdruck unter der Einnahme von Salz steigt.

Alkohol nur in mäßigen Mengen

Alkohol hat wenig positive Auswirkungen auf die Gesundheit, steht aber im Zusammenhang mit vielen Gesundheitsproblemen und Unfällen. Deshalb sollte Alkohol nur in angemessenen Mengen eingenommen werden. Angemessenes Trinken bedeutet für Frauen nicht mehr als ein Getränk und für Männer nicht mehr als zwei Getränke pro Tag. Unter einem Getränk versteht man in der Regel 0,3 Liter Bier, ein Achtelliter Wein oder 40 ml 40-prozentigen Alkohol. (Bei angestrebter Schwangerschaft sollte Alkohol vermieden und bei vorliegender Schwangerschaft gar nicht getrunken werden).

Weitere Informationen

Einige Ernährungswissenschaftler raten zu strengeren Ernährungszielen, etwa größeren Einschränkungen bei Fett und Salz und zu mehr Ballaststoffen. Ein realistisches Ziel wäre, höchstens 25 Prozent der Kalorienzufuhr mit Fett zu decken und mehr als 25 g Ballaststoffe in der täglichen Nahrung zu sich zu nehmen.

Blähungen vermeiden

Eine zu hohe Gasansammlung im Magen-Darm-Trakt ist vor allem Folge einer unvollständigen Aufnahme bestimmter Stärken und Zucker. Der überschüssige Zucker wird von Bakterien fermentiert, wodurch Gase entstehen. Blähungen verhüten:

Vermeiden Sie blähende Nahrungsmittel oder schränken Sie diese ein. Am häufigsten führen Bohnen und andere Hülsenfrüchte, Weizen und Weizenkleie, Kohl, Zwiebeln, Rosenkohl, Sauerkraut, Aprikosen, Bananen und Backpflaumen zu Blähungen. Milch und Milchprodukte können bei einem Mangel an Laktase ebenfalls Blähungen auslösen. Laktase ist das Enzym, das zur Umwandlung der Laktose, dem Hauptzuckeranteil in Milch, benötigt wird.

Begrenzen von Zuckerersatzstoffen. Bis zur Hälfte der Menschen können das in einigen zuckerfreien Nahrungsmitteln, wie Süßigkeiten und Kaugummis, vorkommende Sorbit und Mannit nur schlecht aufnehmen.

Setzen Sie nicht auf säurehemmende Medikamente. Säurehemmende Medikamente neutralisieren die Magensäure und befreien von Sodbrennen, aber nicht von Blähungen.

Die Lebensmittelpyramide

Die Tage der 4 Hauptnahrungsgruppen gehören der Vergangenheit an. Heutzutage empfehlen Ernährungswissenschaftler die Ernährung anhand der Lebensmittelpyramide zusammenzustellen. Diese gibt einen Überblick über die sinnvolle tägliche Nahrungsmittelzufuhr und berücksichtigt dabei die Ernährungsrichtlinien.

In der Lebensmittelpyramide werden in allen 5 Ernährungsgruppen Portionen nach Alter, Geschlecht und Aktivitäten angegeben, wobei die Portionsgrößen genau beschrieben sind. Die Lebensmittelpyramide kann daher als gesunder Anhaltspunkt für den täglichen Bedarf angesehen werden.

In der schmalen Spitze befinden sich Fette, Öle und Süßwaren. Dazu zählen Salatsaucen und Bratfett, Butter und Margarine, Zucker, Getränke, Süßigkeiten und die meisten Desserts. Die Nahrungsmittel in diesem Abschnitt enthalten zwar Kalorien, aber nur einen sehr geringen Nährwert. Von ihnen sollte sparsam Gebrauch gemacht werden.

Im nächsten Abschnitt der Pyramide befinden sich 2 Nahrungsmittelgruppen mit vorherrschend tierischen Produkten. Dazu zählen Milch, Joghurt, Käse, Fleisch, Geflügel, Fisch, getrocknete Bohnen, Eier, Nüsse und Nussbutter. Diese Nahrungsmittel sind wichtige Eiweiß-, Kalzium-, Eisen- und Zinklieferanten. Wenn möglich, sollten entrahmte oder fettarme Milchprodukte gewählt werden. Das Fleisch sollte mager, Geflügel ohne Haut und ohne zusätzliches Fett zubereitet sein. Nüsse, Samen und Nussbutter sind fettreich und sollten deshalb nur mäßig verzehrt werden. Vegetarier sollten bei einer gesunden Ernährung besonders darauf achten, eine Vielfalt an nicht tierischen Eiweißen in ausreichender Menge zu essen. Veganer besprechen die Grundsätze ihrer Ernährung am besten mit einem Arzt oder Ernährungsberater.

Im 3. Abschnitt der Pyramide befinden sich Obst und Gemüse. Die meisten Menschen nutzen diesen Reichtum an Vitaminen, Mineral- und Ballaststoffen zu wenig. Eine Auswahl gefrorener Obst- und Gemüsesorten ohne Sauce liefert die gleichen Nährstoffe wie frische Produkte. Dosenobst und gefrorenes Obst in Sirup, sowie Gemüse in Sahnesaucen sollten wegen des zusätzlichen Fettes und der zusätzlichen Kalorien vermieden werden.

An der Basis der Pyramide befinden sich Brot, Getreideflocken, Reis und Nudeln – alles Nahrungsmittel aus der Getreidegruppe. Aus der Getreidegruppe sollten mehr Nahrungsmittel gegessen werden, als aus jedem anderen Abschnitt der Pyramide. Diese nährstoffreichen Nahrungsmittel enthalten komplexe Kohlenhydrate, Vitamine, Mineralstoffe und Ballaststoffe. Es sollten täglich mindestens mehrere Portionen Vollkornbrot sowie Getreideflocken verzehrt werden. Zur Erinnerung sei gesagt, dass stärkehaltige Nahrungsmittel nicht dick machen, solange sie nicht zusätzlich mit Butter, Sahne, Käse oder reichhaltigen Saucen zubereitet sind.

Nahrungsmittelvorschläge in den einzelnen Lebensabschnitten

→ Ernährung des Neugeborenen (S. 38)
→ Ernährung des Säuglings (S. 78)
→ Ernährung des Vorschulkindes (S. 112)
→ Ernährung des Schulkindes (S. 121)
→ Ernährung des Jugendlichen (S. 140)
→ Ernährung während der Schwangerschaft (S. 182)
→ Ernährung während der Stillzeit (S. 215)
→ Ernährung im Alter über 65 Jahren (S. 241)

Nahrungsmittel-kennzeichnung

Nahrungsmitteletiketten können eine wichtige Hilfe bei der Auswahl besserer Nährstoffe sein. Die Auswahl anhand von Nährstoffangaben auf Etiketten kann wahrscheinlich dazu beitragen, das Risiko für Herzerkrankungen, Bluthochdruck, Fettleibigkeit, Zuckerkrankheit und einige Krebserkrankungen zu reduzieren.

Für fast alle im Supermarkt erhältlichen Nahrungsmittel werden Etiketten mit Nährstoffangaben verlangt. Freiwillige Informationen über die häufigsten Obst- und Gemüsesorten sowie Fisch sollten in Ihrem Laden in Form von Broschüren, Zeitschriften, Schildern oder Plakaten vorliegen. Ebenso ist die Nährstoffkennzeichnung für Einzelangaben bei rohem

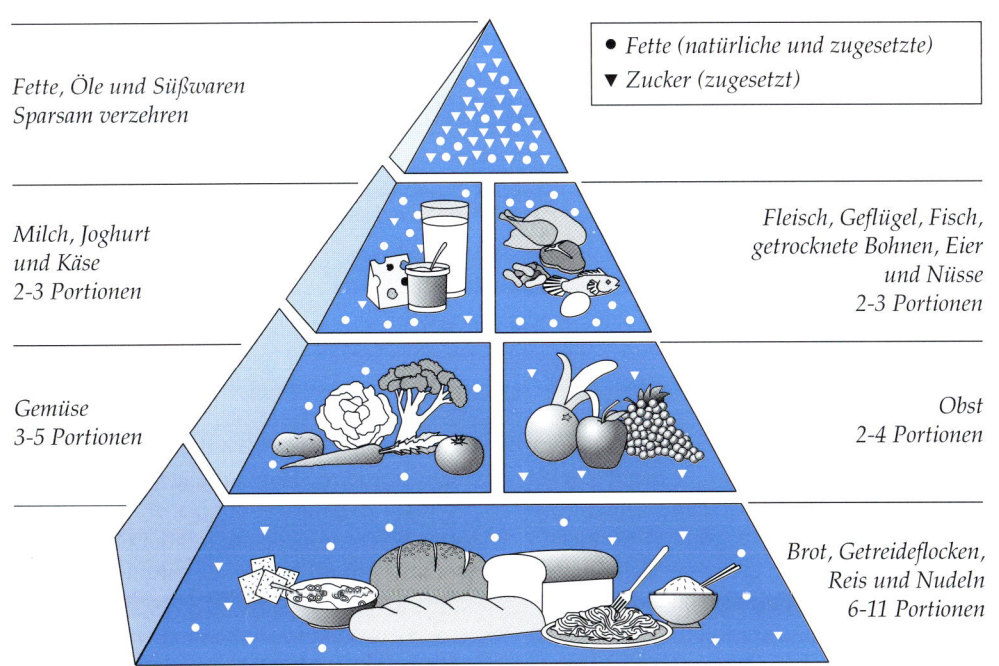

Fette, Öle und Süßwaren
Sparsam verzehren

Milch, Joghurt
und Käse
2-3 Portionen

Gemüse
3-5 Portionen

● Fette (natürliche und zugesetzte)
▼ Zucker (zugesetzt)

Fleisch, Geflügel, Fisch,
getrocknete Bohnen, Eier
und Nüsse
2-3 Portionen

Obst
2-4 Portionen

Brot, Getreideflocken,
Reis und Nudeln
6-11 Portionen

Die Lebensmittelpyramide gilt als Leitlinie bei der täglichen Nahrungsmittelauswahl.

Wie groß ist eine Portion?

Nahrungsmittelgruppen

Brot, Getreideflocken, Reis, Nudeln	Gemüse	Obst	Milch, Joghurt, Käse	Fleisch, Geflügel, Fisch, getrocknete Bohnen, Eier, Nüsse
1 Scheibe Brot	¾ Tasse Gemüsesaft	¾ Tasse Obstsaft	1 Tasse Milch oder Joghurt	½ Tasse gekochte getrocknete Bohnen
30 g Getreideflocken und Milch	1 Tasse rohes Blattgemüse	1 mittlerer Apfel, Banane oder Orange	40 g Naturkäse	55-85 g mageres, gekochtes, Fleisch, Geflügel oder Fisch
½ Tasse gekochte Getreideflocken, Reis oder Nudeln	½ Tasse anderes Gemüse, gekocht oder roh geraspelt	½ Tasse geschnittenes oder gekochtes Obst oder Dosenobst	60 g Streichkäse	1 Ei oder 2 EL Erdnussbutter zählen wie 30 g mageres Fleisch

Wie viele Portionen braucht der Mensch täglich?

	Frauen und ältere Erwachsene	Kinder, weibliche Jugendliche, aktive Frauen, eine Großzahl der Männer	Männliche Jugendliche und aktive Männer	Schwangere und stillende Mütter
Kilokalorien*	Ca. 1 600	Ca. 2 200	Ca. 2 800	Ca. 1 800-2 800
Brot	6	9	11	9
Gemüse	3	4	5	4
Obst	2	3	4	3
Milchprodukte	2-3•	2-3•	2-3•	3
Fleischprodukte	2, Gesamtmenge 140 g	2, Gesamtmenge 170 g	3, Gesamtmenge 200 g	3, Gesamtmenge 200 g

*Kalorienangabe bei fettarmer Ernährung, mageren Nahrungsmitteln aus den 5 Hauptnahrungsgruppen und sparsamem Verzehr von Fetten, Ölen und Süßwaren (1 Kalorie = 4,187 Joule).

•Jugendliche und junge Erwachsene bis 24 Jahre benötigen 3 Portionen.

Aus: Mayo Clinic Diet Manual, 7. Auflage, 1994. Mit Genehmigung der Mayo Foundation.

Fleisch und Geflügelprodukten freiwillig. Hackfleisch und Hähnchenteile benötigen beispielsweise keine Nährstoffkennzeichnung. Dagegen müssen aufbereitete Nahrungsmittel wie abgepackte Wurst und gefrorene Fleischgerichte auf der Packung ausgezeichnet sein.

Restaurantmenüs sind von der Nährstoffkennzeichnung ausgenommen.

Lesen Sie die Angaben auf den Verpackungen sorgfältig, denn die getroffenen Aussagen stellen Nahrungsmittel oder Nahrungsmittelauszüge in Zusammenhang mit der Reduzierung eines Risikos für bestimmte chronische Erkrankungen:

• Ausreichend Kalzium kann wahrscheinlich zur Verhütung von Knochenschwund (dünne, zerbrechliche Knochen) beitragen

- Die Reduzierung von Salz kann wahrscheinlich zur Verhütung eines Bluthochdruck beitragen
- Der Verzehr von ballaststoffreichem Obst, Gemüse und Getreideprodukten kann wahrscheinlich zur Verhütung von Herzerkrankungen beitragen
- Das Reduzieren von gesättigten Fetten und Cholesterin kann wahrscheinlich das Risiko

einer Herzerkrankung senken

- Der Verzehr von ballaststoffreichen Getreideprodukten, Obst und Gemüse kann wahrscheinlich zur Verhütung von Krebserkrankungen beitragen
- Der Verzehr von Obst und Gemüse, das fettarm und eine gute Quelle für natürliche Ballaststoffe, Vitamin A und C ist, kann wahrscheinlich zur Verhütung von Krebserkrankungen beitragen.

Lebensmitteletiketten richtig verstehen

Auf den Lebensmitteln finden Sie Hinweise auf die enthaltenen Zutaten und den Nährwertgehalt der Inhaltsstoffe, zumeist bezogen auf 100 g. Auch Zusatzstoffe können hier aufgeführt sein.

Portionsgrößen: Die Nährstoffinformationen basieren auf gleich bleibenden Angaben (100 g). Dies erleichtert einen Vergleich.

Nährstoffe: Es sollten alle Kalorien angegeben sein, die Kalorien von Gesamtfett, der gesättigten Fettsäuren, Cholesterin, Natrium, der Gesamtkohlenhydrate, Ballaststoffe, Zucker, Eiweiß, Vitamin A und C, Kalzium und Eisen.

Kilokalorien pro g: Diese Angabe gibt den Brennwert der Energie produzierenden Nährstoffe an.

Kalorien aus Fettanteilen: Hier finden Sie den Fettanteil pro Portion. Dies erleichtert die Einhaltung der Empfehlung, nicht über 30 Prozent der aufgenommenen Kalorien aus Fetten zu beziehen. Zur Erinnerung: Es kommt auf den Gesamtfettverzehr innerhalb eines Zeitraums an, nicht auf die Menge pro Nahrungsmittel oder pro Mahlzeit.

Tagesbedarf in Prozent: Der Tagesbedarf in % gibt den prozentualen Anteil eines Nährstoffs pro Portion des jeweiligen Produkts an. Dabei wird von einer Ernährung mit 2 000-2 500 Kilokalorien ausgegangen. Die Angaben des Tagesbedarfs können als Vergleich zwischen einzelnen Produkten dienen. Sie sagen aus, ob ein Produkt einen hohen oder niedrigen Nährstoffwert besitzt.

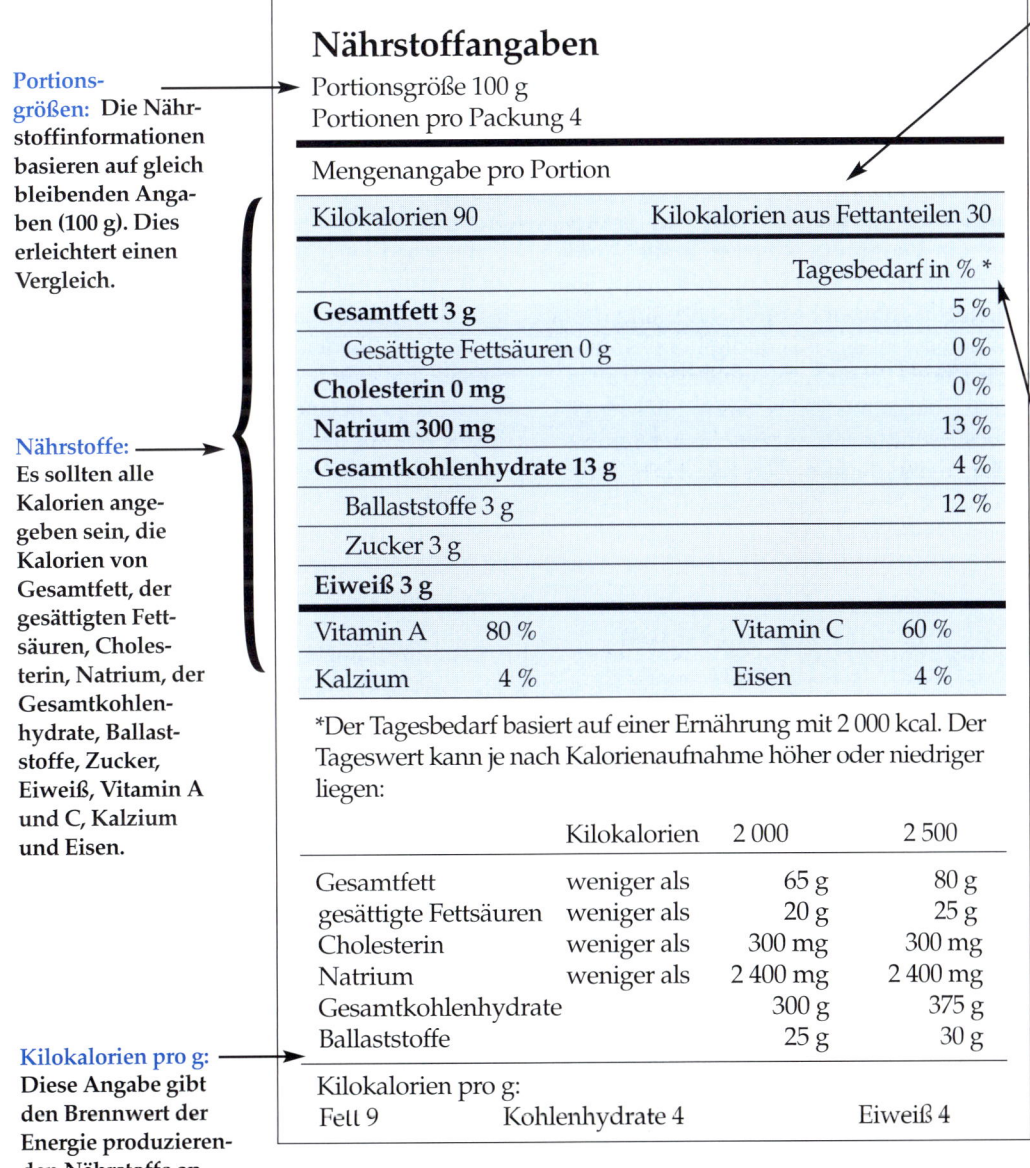

Nährstoffangaben

Portionsgröße 100 g
Portionen pro Packung 4

Mengenangabe pro Portion

Kilokalorien 90	Kilokalorien aus Fettanteilen 30

	Tagesbedarf in % *
Gesamtfett 3 g	5 %
Gesättigte Fettsäuren 0 g	0 %
Cholesterin 0 mg	0 %
Natrium 300 mg	13 %
Gesamtkohlenhydrate 13 g	4 %
Ballaststoffe 3 g	12 %
Zucker 3 g	
Eiweiß 3 g	

Vitamin A	80 %	Vitamin C	60 %
Kalzium	4 %	Eisen	4 %

*Der Tagesbedarf basiert auf einer Ernährung mit 2 000 kcal. Der Tageswert kann je nach Kalorienaufnahme höher oder niedriger liegen:

		Kilokalorien	2 000	2 500
Gesamtfett	weniger als		65 g	80 g
gesättigte Fettsäuren	weniger als		20 g	25 g
Cholesterin	weniger als		300 mg	300 mg
Natrium	weniger als		2 400 mg	2 400 mg
Gesamtkohlenhydrate			300 g	375 g
Ballaststoffe			25 g	30 g

Kilokalorien pro g:
Fett 9   Kohlenhydrate 4   Eiweiß 4

Lebensmittelinhaltsstoffe und Gesundheit

Die richtige Ernährung ist immer mehr in den Mittelpunkt des menschlichen Interesses gerückt. Über die Ernährung führt der Weg direkt zur Gesundheit oder eben daran vorbei. Dies wird immer stärker propagiert und auch von immer mehr Menschen beherzigt, die sich ihrer Gesundheit zuliebe keinesfalls falsch ernähren wollen.

Neben den »klassischen gesunden Lebensmitteln« wie Gemüse, Obst und Vollkornbrot kommen in der letzten Zeit aber auch zunehmend Lebensmittel auf den Markt, deren Inhaltsstoffen ein positiver Einfluss auf die Gesundheit des Menschen nachgesagt wird. Bei diesen Inhaltsstoffen handelt es sich unter anderem um Fettsäuren, um Stoffe mit antioxidativer Wirkung sowie um die viel beworbenen probiotischen Bakterienkulturen oder um so genannte sekundäre Pflanzeninhaltsstoffe. Durch den Verzehr der Lebensmittel mit den enthaltenen Stoffen soll das Risiko der Entstehung vieler Krankheiten gesenkt werden und sich die Gesundheit des Menschen stabilisieren oder einstellen.

Die Wissenschaft ist sich in ihrer Wertung dieser Lebensmittelinhaltsstoffe noch nicht sicher, rät aber zuerst noch zur Vorsicht, denn meistens können diese Lebensmittel mit den ihnen beigefügten Inhaltsstoffen bei weitem nicht alle Versprechungen einhalten, die gemacht werden, und bei zu hohem Verzehr sind durchaus auch schädliche Wirkungen möglich. Während bei den klassischen Nährstoffen wie Vitaminen oder Mineralien und Spurenelementen die Konzentrationsbereiche mit positiver Wirkung und deren Schädlichkeitsgrenzen bekannt sind, sind diese bei den neuen Stoffen nämlich noch vollständig unbekannt.

Grundsätzlich gibt es für jeden Lebensmittelinhaltsstoff – auch für Zucker und Salz – eine Obergrenze. Alles was in der Menge darüber liegt schädigt die Gesundheit. Man sollte daher keinesfalls der Versuchung erliegen und denken »Viel hilft viel«, denn dies trifft wie so oft auch hier bei den hoch gepriesenen neuen Inhaltsstoffen in den Lebensmitteln nicht zu.

Vitaminergänzungen und Mineralstoffzufuhr

In den Medien werden sie verstärkt gepriesen und in Apotheken, Drogeriemärkten, und Kaufhausketten wachsen die Regalanteile: Immer mehr Erwachsene und Kinder nehmen regelmäßig Vitaminzusätze ein. Von einigen werden sie als Ersatz für essenzielle Nahrungsmittel betrachtet; andere betrachten sie als harmlose »Versicherung«. Die empfohlene Tageshöchstmenge ist eine Mengenangabe zu Vitaminen und Mineralstoffen zur Deckung des täglichen Bedarfs gesunder Menschen. Es handelt sich weder um Minimaldosen noch um erforderliche Dosen.

Eine tägliche Multivitamin- oder Mineralstoffzufuhr auf 100 Prozent der empfohlenen Tageshöchstmenge schadet nicht und kann bei einer sehr eingeschränkten Ernährung – ohne große Nahrungsmittelauswahl – vorteilhaft sein. Dennoch sind wirkliche Vitamin- oder Mineralstoffmangelerscheinungen in den Industrieländern bei üblicher Ernährung selten, und nur wenige Risikogruppen benötigen Ergänzungen.

Allerdings entstehen bei der eigenständigen Einnahme von Riesenmengen (mehr als 10-mal höher als die empfohlene Tageshöchstmenge) ernsthafte Gesundheitsrisiken.

Nahrungsmittel sind besser

Die unspektakuläre, aber erprobte Empfehlung mindestens 6 bis 11 Portionen Brot und Getreide, 3 bis 5 Portionen Gemüse, 2 bis 4 Portionen Obst, 2 bis 3 Portionen fettarme Milch und Milchprodukte und 2 bis 3 Portionen mageres Fleisch oder Fleischersatz pro Tag zu sich zu nehmen, ist immer noch die beste Art, eine angemessene Ernährung sicherzustellen. Nahrungsmittel besitzen viele Eigenschaften, die auf eine maximale Nährstoffaufnahme ausgerichtet sind.

Obwohl eine mit Nährstoffen ausgewogene Ernährung optimal wäre, kann sie für einige Menschen auch unrealistisch sein. Bei einer Ernährung mit weniger als 1 200 Kalorien pro Tag wird ein ausgewogenes Nahrungsmittelangebot schwierig. Wenn die Ernährung, unabhängig von der eingenommenen Kalorienmenge, in einer oder mehr als einer Nahrungsgruppe der Lebensmittelpyramide über einen längeren Zeitraum zu kurz kommt, ist die Einnahme eines Multivitaminpräparats und eine Mineralstoffzufuhr eventuell sinnvoll.

Folgende Gesichtspunkte sollten bei der Wahl einer Nahrungsergänzung berücksichtigt werden:

Keine Wundermittel! Mittel, die auf eine bestimmte Personengruppe wie Frauen, Sportler sowie auf ältere Menschen oder auch auf einen bestimmten Zweck wie »Anti-Stress« ausgerichtet sind, sollten nicht weiter beachtet werden.

Ausgewogenheit beachten! Lesen Sie die Mengenangaben für Vitamine und Mineralstoffe oder den prozentualen Anteil der empfohlenen Tageshöchstmenge (RDA) pro Portion. Es sollte lieber ein Zusatzstoff gewählt werden, der nahe 100 Prozent aller Vitamine liegt, als einer, der etwa 500 Prozent eines bestimmten Vitamins und nur 20 Prozent eines anderen Vitamins enthält.

Eine Ausnahme bildet Kalzium. Multivitaminpräparate und Mineralstoffzusätze enthalten bezüglich Kalzium keine 100 Prozent

RDA, da ein solches Präparat zu groß zum Schlucken wäre.

Natürlich oder synthetisch? Natürliche oder organische Präparate weisen keinen Vorteil gegenüber synthetischen auf. Der Körper erkennt den Unterschied nicht und verwertet beide auf die gleiche Art.

Markenpräparat oder lieber unbekanntes Präparat? Landesweit beworbene Markenpräparate sind nicht unbedingt besser als unbekannte oder Präparate, die nur den eigentlichen Wirkstoff (Generikum) enthalten. Es kommt auf die Inhaltsangaben und prozentualen Anteile der RDA an. Markenpräparate können teurer sein, ohne besser zu sein.

Besonderer Bedarf. Ärzte verschreiben oft bei besonderem Bedarf spezielle Ergänzungspräparate. So brauchen etwa Frauen mit einer starken Regelblutung möglicherweise einen Eisenzusatz. Schwangere oder stillende Frauen brauchen zusätzliches Eisen, Folsäure und Kalzium. Manche Vegetarier nehmen eventuell mit der Nahrung nicht ausreichend Vitamin B_{12}, Vitamin D, Kalzium und Eisen zu sich, besonders dann, wenn sie keine Tierprodukte essen. Hier wäre eine Vitaminergänzung dringend notwendig.

Zur Multivitaminergänzung oder Mineralstoffzufuhr sollte der Arzt oder Diätassistent befragt werden, denn Überdosierungen gefährden die Gesundheit.

Radikalfänger

Kann eine Ernährung mit den Radikalfängern Betacarotin, Vitamin C und Vitamin E das Risiko einer Krebserkrankung, Herz- und Gefäßerkrankung oder das Risiko am grauen Star zu erkranken, senken? Manche Wissenschaftler befürworten dies.

Zellschädigung durch Sauerstoff (Oxidation) ist möglicherweise die Ursache für das Altern der Zellen und bestimmte Erkrankungen. Wissenschaftler untersuchen, inwiefern Radikalfänger in der Nahrung diesen Schäden vorbeugen können.

Aber wie kann diese neue Erkenntnis in der täglichen Ernährung umgesetzt werden? Ist der Verzehr von viel Obst und Gemüse ausreichend? Ist eine Vitaminergänzung notwendig? Diese Fragen können noch nicht abschließend beantwortet werden.

Was bewirken Radikalfänger?

Zur normalen Zellfunktion gehört auch die Produktion aggressiver Teilchen, denen auf der

---

Auswahl eines Getreidefrühstücks

Jährlich erscheinen zahlreiche neue Sorten von Getreideflocken in den Regalen der Supermärkte. Dies kann zur Qual der Wahl führen. Die meisten Frühstücksflocken enthalten nur wenig Fett und Salz. Die drei wichtigsten Gesichtspunkte bei der Auswahl nährstoffreicher Getreideflocken:

Zuerst der Ballaststoffgehalt. Wählen Sie ein Produkt, das mindestens 3 g Ballaststoffe pro Portion enthält. Wenn Sie sich normalerweise ballaststoffarm ernähren, wählen Sie ein Produkt mit 15 g Ballaststoffen pro Portion.

Prüfen des Zuckeranteils. Wählen Sie Getreideflocken mit weniger als 5 g Zucker pro Portion, damit die Qualität der Nähr- und Ballaststoffe nicht durch Süßstoffe gemindert wird.

Lassen Sie sich nicht durch Zusätze verunsichern. Getreideflocken mit Zusätzen mögen höherwertig erscheinen, aber es gibt kaum Gründe, einem Frühstück Unmengen an Vitaminen zuzusetzen. Alle Getreideflocken mit 10-25% des Tagessollwerts verschiedener Nährstoffe sind eine gute Wahl.

Oberfläche ein Elektron fehlt – den freien Radikalen. Da das freie radikale Molekül das fehlende Elektron »ersetzen« möchte, reagiert es mit jedem Molekül, von dem es sich ein Elektron holen kann. Indem es sich ein Elektron aus bestimmten wichtigen Substanzen einer Zelle holt, etwa aus Fett-, Eiweiß- oder DNS-Molekülen (dem Erbgut), schädigt es diese.

Radikalfänger, die natürlicherweise im Körper und einigen Nahrungsmitteln vorkommen, können diese Schädigung möglicherweise durch die Abgabe eines Elektrons verhindern und somit die schädigenden Auswirkungen der freien Radikale neutralisieren.

Obwohl die meisten Schädigungen durch freie Radikale vom Körper selbst repariert werden, bleibt ein Teil bestehen. Freie Radikale werden auch aus der Umwelt freigesetzt, etwa durch Sonneneinstrahlung und Luftverschmutzung (Zigarettenrauch).

Schließlich können Schädigungen durch freie Radikale zu stark für die natürliche Körperabwehr werden. Mit zunehmender Zellschädigung kann es zu einem Alterungsprozess und bestimmten Erkrankungen kommen. Eine größere Menge Radikalfänger (Vitamine) aus der Nahrung kann dem entgegenwirken.

Erkrankungen verzögern

Untersuchungen zu Schädigungen durch freie Radikale und zum Schutz durch Radikalfänger haben zu folgenden Zusammenhängen geführt:

Erkrankungen der Blutgefäße. Wissenschaftler vertreten die Theorie, dass Lipopro-

Sind Radikalfänger als Nahrungsergänzung notwendig?

Obwohl Vitamin C, Vitamin E und Betacarotin zur Gesundheit unterstützend beitragen, sprechen viele Gründe gegen eine Zufuhr großer Mengen:

Bisher wurde kein Nutzen solcher Zusätze nachgewiesen. Ein Zusammenhang zwischen der Einnahme von Radikalfängern in Form einer Vitamintablette und einem geringeren Risiko einer chronischen Erkrankung wurde in großen Studien nicht nachgewiesen.

Niemand kennt die richtige Dosis. Die Wissenschaftler wissen weder welche, noch welche Kombination oder welche Menge Radikalfänger die beste Vorbeugemaßnahme darstellen. Niemand kennt das Langzeitrisiko. Vitamin C, Vitamin E und Betacarotin sind an sich nicht giftig. Trotzdem laufen kontrollierte Studien an Personen bezeichnenderweise weniger als 6 Monate. Es gibt keine Beweise, dass eine tägliche Zufuhr von etwa 500 – 1 000 IE (internationale Einheiten) Vitamin E über einen Zeitraum von 5 Jahren ohne Risiko ist.

teine mit geringer Dichte (LDL-Cholesterin) bei ihrer Oxidation die Gefäßinnenwände schädigen. Unter Oxidation versteht man den Entzug eines Elektrons, zum Beispiel durch ein Radikal. Vitamin C, Vitamin E und Betacarotin verstärken möglicherweise den Schutz vor Oxidation des LDL-Cholesterins durch Neutralisation der freien Radikale.

Krebserkrankungen. Aus über 100 Studien kann offenbar abgeleitet werden, dass Obst und Gemüse mit Vitamin C und Betacarotin das Risiko nahezu jeder Krebserkrankung senken

Wenn die Milch auf dem Speiseplan fehlt

Mit 2 Tassen entrahmter oder fettarmer Milch im Rahmen einer vielseitigen Ernährung können die meisten Menschen ihren Tagesbedarf (RDA) an Kalzium decken. Dies gilt für männliche Erwachsene und Frauen über 25 Jahre. Wer keine Milch trinken kann oder mag, hat folgende Möglichkeiten:

Behandelte Milch bzw. Milchprodukte. Wer an einer Laktoseunverträglichkeit (Milchzuckerunverträglichkeit) leidet, kann mit dem Enzym Laktase behandelte Milch probieren. Solche Laktasepräparate sind in Apotheken rezeptfrei erhältlich und werden zu laktosehaltigen Mahlzeiten eingenommen.

Kalziumreiche Nahrungsmittel. Es bedarf einiger Anstrengung, den Kalziumbedarf zu decken, wenn man auf Milchprodukte verzichtet (S. 267).

Kalziumzufuhr. Vorzugsweise sollte Kalziumkarbonat eingenommen werden, da hier die Aufnahmemenge genauso hoch ist wie bei Milch.

können. Dies ist jedoch für die Zufuhr von Vitaminen als Zusatzstoffe nicht bewiesen.

Grauer Star. Der graue Star ist eine Linsentrübung des Auges. Wissenschaftler vermuten, dass der graue Star teilweise eine Folge der Oxidation der Eiweiße in der Augenlinse ist. Vitamin C, Vitamin E und Betacarotin können möglicherweise vor einem gewissen Ausmaß einer Linsentrübung schützen.

Kalzium und Knochenschwund

Das Risiko für eine Frau nach den Wechseljahren an Knochenschwund (Osteoporose) zu erkranken beträgt 1:3. Bei Knochenschwund werden die Knochen dünn und zerbrechlich und neigen zu Brüchen. Häufig kommt es zu einer gebeugten Haltung, Brüche an der Wirbelsäule, den Handgelenken und der Hüfte. Für einige ältere Menschen können sich die Komplikationen solcher Brüche als tödlich erweisen (→ Knochenschwund, S. 894).

Die Ursache von Knochenschwund ist nicht geklärt. Offenbar scheint jedoch die lebenslang eingenommene Kalziummenge eine Rolle zu spielen. Deshalb sollte jede Ernährung ausreichend Kalzium enthalten.

Die empfohlene Tageshöchstmenge (RDA) für Kalzium liegt bei Frauen und Männern im Jugend- und Erwachsenenalter bei 1 000 mg täglich. Allerdings empfehlen heutzutage einige Experten 1 000 bis 1 500 mg täglich. Während der Schwangerschaft steigt der Kalziumbedarf um 20 bis 30 Prozent an. Milchprodukte wie Milch, Käse und Joghurt sind besonders kalziumreich. Viele Frauen vermeiden aber gerade Milchprodukte in der Annahme, dass diese dick machen. Falls dies ein Problem ist, sollten Milchprodukte aus entrahmter Milch in Erwägung gezogen werden, die genauso viel oder sogar mehr Kalzium enthalten als kalorienreichere Produkte aus Vollmilch.

Weitere Kalziumlieferanten sind Lachs und Sardinen (mit Gräten) in der Dose, dunkelgrünes Gemüse wie Brokkoli, Grünkohl, Spinat, verschiedene Bohnensorten wie Kidney Bohnen, weiße Bohnen, Pintobohnen und Sojabohnen . Aufgrund der unterschiedlichen Aufnahmefähigkeit kann der Körper das Kalzium aus ballaststoffreichem Gemüse wahrscheinlich weniger gut aufnehmen. Bei einer ballaststoffreichen Ernährung sollten also auch andere Kalziumquellen mit einbezogen werden.

Einige Markenprodukte enthalten höhere Kalziumwerte in Joghurt, Orangensaft und

Milch. Sie sind gewöhnlich teurer, allerdings können sie bei anderweitig kalziumarmer Ernährung ihren Preis wert sein.

Zum Thema Ergänzung. Grundsätzlich ist die Aufnahme von Kalzium durch Nahrungsmittel am besten. Wer allerdings die empfohlene Tagesdosis an Kalzium mit der Ernährung nicht decken kann, sollte zur Ergänzung einen Zusatz einnehmen. Die am häufigsten empfohlene Zusatzdosis zur Vorbeugung von Knochenschwund beträgt 1 000 bis 1 500 mg täglich. Das Einnehmen eines Zusatzes sollte mit dem Arzt besprochen werden.

Lebensmittelsicherheit

Grundsätzlich sind unsere Nahrungsmittel und unser Wasser erstaunlich sauber. Trotzdem können sie krank machen. Auf den folgenden Seiten sollen diese Risiken näher untersucht und Ratschläge zur Vermeidung von Problemen gegeben werden. Zu diesen Risiken gehören Nahrungsmittelvergiftung durch Bakterien oder andere Organismen, natürliche Giftstoffe und mögliche Belastung durch Pflanzenschutzmittel oder Nahrungsmittelzusatzstoffe.

Nahrungsmittel unterliegen strengen Richtlinien der EU und/oder nationalen Gesetzen und Verordnungen. Zudem werden Zubereitung und auch Verbreitung durch die Gesundheitsämter (Lebensmittelkontrolldienst) überwacht. Allerdings kann die Überwachung nicht immer gleichmäßig flächendeckend durchgeführt werden und konzentriert sich häufig auf bestimmte Problemzonen. Darüber hinaus ist auch fragwürdig, ob Schlussfolgerungen aus Tierversuchen mit hohen Dosen eines Stoffes, den der Mensch nur in kleinen Dosen zu sich nimmt, übertragbar sind. Eine Antwort auf diese und andere Fragen zum Thema Nahrungsmittelreinheit ist auch Gegenstand intensiver Forschung.

Infektiöse Nahrungsmittelvergiftung

Eine Nahrungsmittelvergiftung ist eine Infektion im Magen-Darm-Trakt ausgelöst durch verunreinigte Nahrungsmittel. Allgemeine Anzeichen sind Appetitlosigkeit, Übelkeit, Erbrechen, Durchfall und Magenschmerzen. Bei den meisten Menschen verschwinden die unangenehmen Vergiftungserscheinungen innerhalb weniger Stunden (→ Infektionen im Magen-Darm-Trakt, S. 766).

Bakterielle Verunreinigung in Nahrungsmitteln kann durch unsachgemäßen Umgang entstehen. Von daher ist höchste Reinlichkeit in

der Küche sehr wichtig. Vor dem Umgang mit Nahrungsmitteln sollten die Hände gewaschen werden. Geschirr sollte in heißem Wasser mit Spülmittel gewaschen werden. Damit Bakterien abgetötet werden, sollten Nahrungsmittel bei geeigneter Temperatur gekocht werden. Nahrungsmittel sollten schnell und richtig abgekühlt und gekühlt werden (→ Der richtige Umgang mit Nahrungsmitteln, S. 272).

Die Beliebtheit von Salatbars in Restaurants und Supermärkten birgt ein neues Risiko. Versichern Sie sich vor dem Kauf, das die Zutaten gut gekühlt werden und dass sie gut vor unvermeidbarem Niesen und Husten anderer Kunden geschützt werden.

Viele unseren täglichen Nahrungsmittel sind von einer großen Anzahl Bakterien besiedelt. Besonders betroffen sind rohes Gemüse, Salat und Milchprodukte. Normalerweise verursachen diese Bakterien keine Schäden, weil der Körper in der Lage ist, sie unschädlich zu ma-

---

Kalziumreiche Nahrungsmittel

Folgende Nahrungsmittel enthalten etwa 300 mg Kalzium:

Milch
8 g Milchpulver
1 Tasse Milch (entrahmte, 1,5-prozentige oder Vollmilch)

Käse
43 g Vollfettkäse
71 g Streichkäse
50 g Mozzarella (aus teilentrahmter Milch)

Andere Milchprodukte
399 g Eis oder Eismilch
228 g Pudding
170 g fettarmer Naturjoghurt
228 g fettarmer Fruchtjoghurt

Fisch
142 g Lachs (mit Gräten)
7 Sardinen (mit Gräten)

Gemüse
570 g Dicke Bohnen (getrocknet, gekocht)
285 g Spinat (frisch, gekocht)
456 g Grünkohl (frisch, gekocht)

Verschiedenes
342 g Makkaroni und Käse
258 g Tofu (Sojabohnenquark)

(Aus dem Handbuch Mayo Clinic Diet Manual, 7. Auflage, 1994. Mit Genehmigung der Mayo Foundation.)

Pflanzenschutzmittel

Pflanzenschutzmittel (Pestizide) schützen die Ernte vor Schädlingen. Trotzdem wirft der massive Einsatz von Pflanzenschutzmitteln Fragen über auf die Langzeitwirkung chemischer Mittel auf den Menschen auf. Im Folgenden sind einige Möglichkeiten genannt, die Auswirkung von Pflanzenschutzmitteln durch Rückstände in der Nahrung zu senken:

- Bürsten oder waschen Sie alle frischen Produkte vor der Behandlung oder vor dem Essen sorgfältig
- Verwenden Sie beim Waschen der Produkte keine Seife sonder nur viel sauberes Wasser.
- Entfernen und verwerfen Sie die äußeren Blätter von Blattgemüse wie Salat und Kohl. Die äußeren Blätter sind den aufgesprühten Pflanzenschutzmitteln gewöhnlich am stärksten ausgesetzt.
- Schälen Sie Südfrüchte immer und verwenden Sie etwa Zitronenschalen nur von ausgewiesen ungespritzten (unbehandelten) Früchten
- Kaufen Sie Gemüse und Obst im Bioladen. Hier erhalten Sie unbehandeltes Gemüse und Obst mit Zertifikat.

chen. Trotzdem können Menschen mit einer geschwächten Abwehrkraft, (bei Aids, Chemotherapie oder nach Organverpflanzung) für Infektionen durch alltägliche ungekochte Nahrungsmittel anfällig sein.

Leider können von Zeit zu Zeit besonders krankmachende Stämme von normalerweise harmlosen Bakterien entstehen. Vor Jahren wurde etwa ein bestimmter Stamm des *Escherichia coli* in Hackfleisch entdeckt und für einige schwere Krankheits- und Todesfälle verantwortlich gemacht. Dieser krankmachende Stamm gelangte offensichtlich während der Fleischverarbeitung in kleinen Mengen aus dem tierischen Verdauungstrakt ins Fleisch. Bakterien auf der Oberfläche von Steaks und Braten werden beim Braten abgetötet, sodass hier keine Gefahr besteht. Wird verunreinigtes Fleisch zu Hackfleisch verarbeitet, können sich die Bakterien über Fleischpasteten, die einen guten Nährboden zur Vermehrung bieten, ausbreiten. Wenn Pasteten oder andere Hackfleischgerichte bei zu niedriger Temperatur gekocht werden und die Bakterien im Innern der Pasteten überleben (wenn das Innere der Pastete rosa ist), kann man große Mengen von Bakterien mit dem Nahrungsmittel aufnehmen und damit ernsthafte Erkrankungen auslösen.

Staphylokokkus aureus
Das häufigste Bakterium, das eine Nahrungsmittelvergiftung auslöst, ist *Staphylokokkus au-*

reus. Breitet sich dieses Bakterium aus, kann eine große Personengruppe davon betroffen sein. Manchmal sind diese Infektionen auf eine offene Wunde eines Mitarbeiters aus der Nahrungsmittelzubereitung zurückzuführen. Die Bakterien gelangen aus der Wunde in die Nahrungsmittel, wo sie sich bei Raumtemperatur sehr schnell vermehren können.

Nahrungsmittel auf der Grundlage von Majonnaise oder Sahne bieten einen besonders guten Nährboden für das Wachstum von Bakterien. Innerhalb von 3 bis 6 Stunden nach der Mahlzeit kommt es zu Übelkeit, Erbrechen und Durchfall von etwa 12 Stunden Dauer.

Der Erreger des Gasbrands
Eine Form des infektiösen Durchfalls wird durch den Erreger des Gasbrands (*Clostridium perfringens*) hervorgerufen. Die Ursache kann ein langsames Abkühlen von gekochtem Fleisch über einen Zeitraum von 12 bis 24 Stunden auf Raumtemperatur sein. Bauchschmerzen und Durchfälle beginnen innerhalb von 6 bis 12 Stunden nach der Mahlzeit und dauern etwa 24 Stunden an.

Salmonellen
Diese Bakterien sind verantwortlich für eine weitere verbreitete und unter Umständen tödliche Nahrungsmittelvergiftung. Die Salmonellen kommen meistens in Geflügel, Eiern und Fleisch vor. Die Symptome (die weniger als 1 Tag andauern können) treten normalerweise 12 bis 48 Stunden nach der verunreinigten Mahlzeit auf. Zusätzlich zu den unangenehmen Beschwerden im Magen-Darm-Trakt kann Fieber auftreten. Kleinkinder und ältere Menschen sind besonders gefährdet.

So war die Ursache einer Salmonellenepidemie in einem Altersheim beispielsweise die Verwendung von mit Salmonellen verseuchten Eiern in einer nicht gekochten Nachspeise. Oft können auf diese Weise (beispielsweise über Kartoffelsalat) weite Bevölkerungsteile erkranken.

Botulismus
Dies ist eine besonders gefährliche Form der Nahrungsmittelvergiftung. Glücklicherweise kommt sie dank moderner Techniken bei der Dosenabfüllung kaum vor. Im Gegensatz zu den meisten anderen Bakterien, die eine Nahrungsmittelvergiftung verursachen können, lebt der Botulismuserreger ohne Sauerstoff. Botulismus kann auftreten, wenn vakuumverpackte Nahrungsmittel bei zu niedriger Temperatur verarbeitet werden, sodass die Bakte-

rien nicht abgetötet werden. Auch wenn das Nahrungsmittel nach dem Öffnen der Dose gekocht wird, werden die Giftstoffe nicht zerstört. Nahrungsmitteldosen und auch Vakuumverpackungen dürfen nicht aufgebläht sein.

Botulismus kann tödlich sein und muss sofort mit einem Antiserum behandelt werden. Zu den Symptomen gehören Muskelschwäche, Übelkeit, Erbrechen, Krämpfe, Kopfschmerzen und Doppelbilder (S. 488).

Reisedurchfall

Eine weitere weit verbreitete Bakteriengefahr durch Nahrungsmittel ist der Reisedurchfall. Die Ursache dieser Gefahr sind Stämme der Giftstoff produzierenden Darmbakterien *Escherichia coli* (E. coli). Diese Giftstoffe können Durchfall über mehrere Tage verursachen. Am ehesten ist man diesen Bakterien auf Auslandsreisen ausgesetzt, häufig bei fehlender Abwehrkraft. Sie befinden sich in vielen Ländern im Trinkwasser und in Nahrungsmitteln ohne hygienische Aufbereitung. Diese Form der Nahrungsmittelvergiftung kann sich auf eine große Personengruppe ausbreiten.

Bei Reisen in Entwicklungsländer sollten unbehandeltes Wasser und Eis, Salate, rohes und nicht schälbares Obst und Gemüse sowie ungekochte Milchprodukte vermieden werden (→ Reisedurchfall, S. 383).

Auch bei verarbeitetem Fleisch, wie nicht gar gekochtem Hackfleisch, kann es zur Verunreinigung mit *E. coli* Bakterien kommen.

Hepatitis A

Hepatitis A kann durch den Verzehr von rohen Schalentieren aus mit Abwasser verschmutzten Gewässern übertragen werden. Obwohl Bundesvorschriften und die Bekanntgabe von verschmutzten Gewässern einen gewissen Schutz bieten, ist der Verzehr von rohen Schalentieren riskant. Ratsam ist der gekochte Verzehr (→ Akute virale Hepatitis, S. 801).

Verunreinigter Fisch

Weitere Formen der Nahrungsmittelvergiftung können durch den Verzehr von Fischen entstehen, die bestimmte einzellige Organismen aufgenommen haben. Solche Infektionen kommen häufiger durch den Verzehr von verschiedenen Fischen wie Snapper, Seebarsch, Pfeilhecht und Seriolafisch aus den Fanggebieten Floridas oder Westindiens oder dem Kugelfisch aus dem Pazifischen Ozean vor. Zusätzlich zu den normalen Beschwerden des Magen-Darm-Trakts nach Nahrungsmittelvergiftung kommen hier Symptome wie Hautausschlag, Taubheitsgefühle an den Händen und Füßen, Kopfschmerzen, Muskelschmerzen, Lippen- und Zungenbrennen und Schmerzen im Gesicht hinzu. In einigen Fällen können diese entkräftigenden Symptome mehrere Monate dauern.

Eine weitere Nahrungsmittelvergiftung kann durch den Verzehr bestimmter nicht frischer Fische hervorgerufen werden. Die bakterielle Zersetzung von Thunfisch oder Makrelen kann unverzüglich sowohl zu Beschwerden im Magen-Darm-Trakt führen, als auch zu Hautausschlag und Bauchschmerzen. Symptome halten meistens 1 Tag an.

Sushi, das beliebte japanische Rohfischgericht, kann zu Beschwerden im Magen-Darm-Trakt und Bauchschmerzen mit Übelkeit und Erbrechen führen. Die Ursache ist in diesem Fall nicht auf Bakterien zurückzuführen, sondern auf Parasiten, die Krustentiere befallen, von denen sich viele Fische wiederum ernähren (Heringswurmkrankheit).

Natürlich vorkommende Nahrungsmittelgifte

Einige Nahrungsmittel enthalten Gifte, die ernsthafte oder sogar tödliche Magen-Darm-Leiden hervorrufen können. So können etwa einige Pilzsorten, meistens aus der Familie der Fliegenpilze, Gifte produzieren, die sowohl zu ernsthaften Darmbeschwerden als auch zu

---

Nahrungsmittelsicherheit beim Picknick

Bei einem Picknick sollten folgende Ratschläge zur Nahrungsmittelsicherheit befolgt werden:

Es sollte direkt aus dem Kühlschrank gepackt werden. Die Nahrungsmittel sollten in gekühltem oder gefrorenem Zustand in eine Kühltasche oder in eine kalte Thermoskanne verpackt werden. Möglichst eine isolierte Kühltasche verwenden. Nahrungsmittel, die am kältesten bleiben sollen, gehören nach unten, obenauf ein gefrorener Kühl-Akku.

Alle Nahrungsmittel sollten einzeln in Folie gewickelt werden. Nahrungsmittel sollten nicht direkt auf Eis gelegt werden, sofern dies nicht aus Trinkwasser hergestellt wurde. Rohes Fleisch, Geflügel oder Fisch müssen gut eingewickelt werden, sodass sie nicht tropfen und somit andere Nahrungsmittel verunreinigen können.

Die Kühltasche nicht im heißen Kofferraum lassen.
Nahrungsmittel und Geschirr zugedeckt lassen.
Halten Sie warmes Essen warm und kaltes Essen kalt.
Waschen Sie die Hände.
Halten Sie sich an die Zwei-Stunden-Regel. Essensreste so schnell wie möglich wieder in die Kühltasche packen. Nahrungsmittel dürfen bei Temperaturen über 29 °C höchstens 2 Stunden ungekühlt bleiben.

Nahrungsmittelsicherheit zu Hause

Bakterien, die Krankheiten durch Nahrungsmittel übertragen, gibt es fast überall. Sie kommen im Boden, in Pflanzen, in tierischen Abfallprodukten, im Fleisch, Fisch und sogar auf der eigenen Haut vor. Zur Nahrungsmittelsicherheit gibt es drei einfache Regeln:

Halten Sie warmes Essen warm. Nahrungsmittel sollten nicht zu lange auf dem Tisch bleiben. Bei großen Nahrungsmengen sollten jeweils nur kleine Portionen auf einmal serviert werden. Essensreste, die länger als 2 Stunden ungekühlt waren, sollten weggeworfen werden.

Lagern Sie kaltes Essen kalt. Eier, Milchprodukte, Fleisch und Fisch sollten zuletzt gekauft werden. Pausen auf dem Weg nach Hause sollten vermieden und alle kalten Zutaten sofort gekühlt werden. Eier sollten in der Originalverpackung im Kühlschrank aufbewahrt werden.

Halten Sie alles sauber. Vor der Nahrungsmittelzubereitung sollten die Hände mit heißem Wasser uns Seife gewaschen werden. Alle Küchenoberflächen, besonders Schneidbretter müssen sorgfältig sauber gehalten werden. Symptome einer durch Nahrungsmittel übertragenen Erkrankung sind Durchfall, Übelkeit, Erbrechen, Fieber oder Krämpfe. Ein Krankheitsgefühl kann zwischen 30 Minuten und 2 Wochen nach einer verunreinigten Mahlzeit aufkommen. Falls Sie eine durch Nahrungsmittel übertragene Erkrankung entwickeln, ruhen Sie sich aus und nehmen Sie viel Flüssigkeit zu sich. Bei ernsthaften Symptomen sollte unverzüglich ein Arzt aufgesucht werden.

Augentränen, übermäßigem Speichelfluss, Schwindel, Verwirrtheit und Bewusstlosigkeit führen können. Unbehandelt kann dies innerhalb weniger Stunden zum Tod führen.

Fliegenpilze werden nicht gezüchtet, können also nur in der freien Natur gesammelt werden. Um sicher zu gehen, sollten nur Pilze gegessen werden, die eindeutig bestimmt werden können (→ Giftige Pflanzen, S. 440).

Der Nutzen der Kartoffel ist allen bekannt. Aber nicht jedem ist bekannt, dass die Kartoffel Giftstoffe entwickeln und zu Darmbeschwerden führen kann. So sollten Kartoffeln mit Keimen nicht verzehrt werden. Beim Schälen grüner Kartoffeln müssen alle grünen Stellen weggeschält werden. Erdnüsse, ebenfalls ein normalerweise gesundes Nahrungsmittel, können bei unsachgemäßer Lagerung schimmeln. Schimmelige und runzelige Erdnüsse sollten nicht gegessen werden.

Sauberes Trinkwasser

Auch wenn Gebirgsflüsse sauber aussehen, sauber riechen und sauber schmecken, können sie mit krankmachenden tierischen Ausschei-

dungen belastet sein. Auf der anderen Seite kann chemisch aufbereitetes Trinkwasser einen unangenehmen Beigeschmack oder Geruch haben, aber trotzdem sicher sein.

In den Industrieländern gibt es in der Regel sehr strenge Vorschriften, die die Qualität des Trinkwassers regeln. Die verwendeten Verfahren zur Messung verschiedener schädlicher Substanzen und Mikroorganismen und ihre Genauigkeit werden sorgfältig geprüft und untersucht. Außerdem wird die Einhaltung dieser Regelung durch die öffentlichen Trinkwasserversorger vorgeschrieben und der Grundwasserschutz gefördert. In Deutschland sind die Betreiber von Wasserversorgungswerken laut der Trinkwasserverordnung dazu verpflichtet, das Trinkwasser regelmäßig untersuchen zu lassen. Dabei ist genau festgelegt, welche Substanzen geprüft und welche Verfahren mikrobiologisch und physikalisch-mechanisch verwendet werden. Die Ergebnisse müssen den Gesundheitsämtern mitgeteilt werden.

Trotzdem kann Trinkwasser – vor allem bei Hochwasserständen – belastet sein, und die Behörden geben dann in der Regel entsprechende Trinkwasserwarnungen heraus.

Im Folgenden einige allgemeine Vorsichtsmaßnahmen:

Trinken Sie kein Wasser, ohne sich von dessen Sauberkeit überzeugt zu haben. Wasser aus Gebirgsflüssen oder Seen in der Nähe von Campingplätzen kann belastet sein. Es sollte nur Wasser aus der Flasche oder 10 Minuten lang vor Ort gekochtes oder mit entsprechenden Mitteln gereinigtes Wasser zum Trinken oder Kochen verwendet werden.

Bestehen Zweifel, lassen Sie Ihr Wasser testen. Befragen Sie Ihre Gesundheitsbehörde oder die Wasserämter zu eventuellen Belastungen. Dabei handelt es sich am häufigsten um Bakterien, Nitrate und Blei. Die Gesundheitsbehörden haben Adressen von zertifizierten Labors.

Falls das Trinkwasser aus einem eigenen Brunnen oder einer Grundwasserquelle wie einem See oder Fluss stammt, müssen Sie selbst für die Sicherheit des Wassers sorgen. Das Wasser muss jährlich oder bei jeder Geruchsveränderung oder farblichen Veränderung getestet werden.

Sofern das Trinkwasser die Reinheitsstandards einhält, sind Hausfilter im Allgemeinen nicht notwendig. Falls Sie sich zum Kauf einer Anlage entschließen, sollte sie auf die speziellen Wasserprobleme abgestimmt sein. Außerdem müssen regelmäßig die Filter ausgewechselt werden. Oft helfen diese Filter auch bei besonders kalkhaltigem Wasser zur Wasserenthärtung.

Falls das Wasser sicher ist, aber nicht schmeckt, ist gekauftes Wasser ein guter Ersatz. Beim Kauf sollte darauf geachtet werden, dass es sich um reines Wasser handelt und nicht um ein wasserhaltiges Getränk mit Zucker und Kalorien.

In manchen Ländern ist das Trinkwasser mit Fluor versetzt; allerdings gilt dies nicht für Deutschland. Wer kleine Kinder hat, kann sich beim Kinderarzt wegen einer empfohlenen Fluoridzufuhr informieren.

Weitere Belastungen

Die mögliche Nahrungsmittelbelastung durch Pflanzenschutzmittel oder andere Stoffe ist ein laufender Grund zur Sorge. Obst und Gemüse sollten immer sorgfältig gewaschen werden. Pflanzenschutzmittel und andere belastende Stoffe befinden sich meist auf der Oberfläche.

Ein Problem mit der Auflistung solcher Stoffe ist psychologischer Art. Moderne Messmethoden ermöglichen das Aufspüren kleinster Mengen. Selbst wenn diese Mengen als harmlos eingestuft werden, schürt das Wissen um die Anwesenheit von Giftstoffen Ängste. Aber erst beim Erreichen eines bestimmtem Ausmaßes können sie zu einem nennenswerten Risiko führen. Trotzdem sind die Wachsamkeit und die Überwachung der Gesundheitsbehörden wichtig.

Nahrungsmittelaufbereitung

Viele Menschen sind über die Folgen der zunehmenden Nahrungsmittelaufbereitung besorgt. Unter Aufbereitung werden alle Vorgänge an einem Nahrungsmittel zusammengefasst, die dem Nahrungsmittel widerfahren, bevor es auf den Markt kommt. Dazu zählen sowohl das einfache Waschen als auch die Vorgänge, die ein Nahrungsmittel zu einem fast neuen künstlichen Produkt verändern.

So können etwa Sojabohneneiweiße zu einer sehr reinen Form verarbeitet werden, um dann als Bestandteile in anderen Nahrungsmitteln den Geschmack verschiedener Fleischsorten hervorzurufen. Solche Nahrungsmittel können Konservierungsstoffe, Geschmacksverstärker und Bindemittel enthalten.

Chemische Konservierungsmittel und Radikalfänger werden vielen Nahrungsmitteln und Getränken zugesetzt und werden so von den meisten Menschen täglich aufgenommen. Über einige Jahrzehnte wurde Schwefeldioxid oder ähnliche Verbindungen zur Farb- und Geschmackskonservierung eingesetzt. Allgemein bekannt als Sulfide sind diese Chemikalien sehr nützlich und zum Verzehr geeignet. Sulfide werden auch von Geschäften und Großhändlern bei frischem Obst und Gemüse und von Restaurants bei bestimmten Nahrungsmitteln zum Frischhalten eingesetzt. Auch viele aufbereitete Nahrungsmittel enthalten Sulfide. Sie schützen Nahrungsmittel vorm Verderben und halten diese essbar und frei von Schimmel und anderem Befall.

Einige Menschen haben jedoch gegenüber Sulfiden eine erhöhte Sensibilität und entwickeln kurz nach dem Verzehr sulfidhaltiger Nahrungsmittel oder Getränke unangenehme Beschwerden. In einem solchen Fall sollten sulfidhaltige Nahrungsmittel vermieden werden. (→ Nahrungsmittelallergien, S. 1048).

Eine Sorge bei aufbereiteten Nahrungsmitteln betrifft die Frage, ob der Nährwert während des Vorganges verloren geht. Bei der kommerziellen Dosenabfüllung und beim Einfrieren können geringe Mengen an Vitaminen verloren gehen. Zutaten wie Zucker, Salz und Fett – die manchmal in beträchtlicher Menge zugesetzt werden– können den Nährwert solcher aufbereiteten Nahrungsmittel im Vergleich zu selbst zubereiteten herabsetzen.

In den letzten Jahren wurde eine verstärkte Diskussion über gentechnisch veränderte Lebensmittel geführt, die aufgrund neuer Techniken machbar sind. Eine dieser Methoden ist es zum Beispiel, landwirtschaftliche Produkte herzustellen, die gegen bestimmte Unkrautvernichtungsmittel resistent sind, sodass sie mit größerem Erfolg angebaut werden können. Sojabohnen oder Mais gehören zu den Lebensmitteln, die bereits in größerem Umfang in den USA gentechnisch verändert werden. Da Soja und Mais oft in anderen Produkten weiterverarbeitet werden, ist es manchmal schwierig zu beurteilen, ob ein Nahrungsmittel auch gentechnisch veränderte Zutaten enthält. In Deutschland gehören Lebensmittel, die gentechnisch veränderte Organismen enthalten, zu den so genannten »neuartigen Lebensmitteln«. Diese müssen gekennzeichnet werden (»gentechnisch verändert«), wenn festgestellt wird, dass sie als Folge gentechnischer Verfahren verändert sind. Allerdings gilt die Kennzeichnungspflicht nicht, wenn das Produkt nur höchstens 1 Prozent gentechnisch veränderte Inhaltsstoffe enthält, wenn diese zufällig vorhanden sind. Die Vertreiber »ökologischer« oder so genannter »Bio-Nahrungsmittel« bemühen sich darum, ihre Produkte – und auch den Weg der Verarbeitung – frei von gentechnisch veränderten Stoffen zu halten, können dies jedoch auch nicht immer garantieren.

Insgesamt kann die mögliche Gefahr, die durch den Einsatz der Gentechnik bei Pflanzen entsteht, trotz der zahlreichen Studien kaum abschließend beurteilt werden. Vor allem die langfristigen Folgen für die Umwelt sind schwierig abzuschätzen.

Nahrungsmittelbestrahlung

Bei der Nahrungsmittelbestrahlung mit ionisierenden Strahlen werden Insekten, Parasiten und Mikroorganismen, die Magen-Darm-Erkrankungen und Nahrungsmittelverfall bewirken können, einer hohen Dosis Gammastrahlung ausgesetzt und somit abgetötet. Ein weiterer Vorteil der Bestrahlung ist eine Verzögerung des Verfalls bei frischen Nahrungsmitteln. So bleiben etwa Erdbeeren, die normalerweise innerhalb einiger Tage schimmeln, bis zu 2 Wochen nach Bestrahlung frisch.

Umgang mit Nahrungsmittelbestrahlung in verschiedenen Ländern

Die WHO befürwortet die Nahrungsmittelbestrahlung ebenfalls, zumindest bis zu einer bestimmten Dosis, die sich in verschiedenen Studien als sicher erwiesen hat. Trotzdem sind die amerikanischen Handelsgesellschaften, aufgrund unbegründeter Verbraucherängste, dass radioaktive Rückstände in Nahrungsmitteln Krebs erregende Stoffe produzieren, von der Nahrungsmittelbestrahlung abgekommen. In den Nahrungsmitteln bleibt keine Strahlung zurück, das heißt das Nahrungsmittel wird nicht radioaktiv. Tatsächlich wird die chemische Struktur von Nahrungsmitteln durch Kochen wesentlich stärker verändert als durch Bestrahlung, obwohl auch dies Veränderungen zur Folge hat. In Europa dürfen verschiedene Nahrungsmittel bestrahlt werden, in Deutschland bisher nur getrocknete Kräuter und Gewürze.

Nahrungsmittelängste

Unsere Nahrungs- und Trinkwasserversorgung ist sicherer denn je und eine der sichersten in der Welt. Obwohl eine wachsende Sorgfalt bei der Sicherheit von Nahrungsmitteln und Trinkwasser wichtig für unsere individuelle und gemeinsame Gesundheit ist, mag es vielleicht gerade diese übermäßige Vorsicht sein, die zu unnötigen Nahrungsmittelängsten führt.

Der richtige Umgang mit Nahrungsmitteln

Fleisch, Geflügel und Eier sind vom Risiko der Nahrungsmittelverunreinigung während der Lagerung, Zubereitung, dem Kochen und Servieren am häufigsten betroffen. Im Folgenden die Grundregeln zum richtigen Umgang:

Händewaschen. Um Verunreinigungen mit Salmonellen und anderen Organismen während der Nahrungsmittelzubereitung – besonders von Geflügel und Fleisch – zu vermeiden, sollten die Hände vor und nach der Zubereitung sorgfältig mit Wasser und Seife gewaschen werden. Danach sollte das Schneidbrett mit heißem Seifenwasser gespült werden, um Übertragungen auf andere Nahrungsmittel zu vermeiden.

Ein Kunststoffschneidbrett kann in der Spülmaschine gewaschen werden, wo Organismen bei hoher Temperatur abgetötet werden. Holzschneidbretter müssen nach Gebrauch mit einer Lösung aus 2 Teelöffeln Haushaltsreiniger auf 1 l Wasser desinfiziert werden. Danach muss das benutzte Schneidbrett sorgfältig abgespült werden. Um eine Übertragung auf andere Nahrungsmittel einzugrenzen, sollte ein extra Schneidbrett für Geflügel und Fleisch vorhanden sein.

Fleisch nicht bei Raumtemperatur auftauen. Fleisch und Geflügel sollten in der Mikrowelle oder im Kühlschrank aufgetaut und anschließend sofort gebraten werden.

Verzehren Sie keine ungekochten Marinaden. Falls das Fleisch oder Geflügel mariniert wurde, sollte die Marinade nur mitserviert werden, wenn sie mindestens 5 Minuten lang ununterbrochen gekocht wurde.

Geflügel, Schweinefleisch und Hackfleisch müssen sorgfältig gebraten werden. Benutzen Sie ein Thermometer. Es sollte an der dicksten Stelle des Schweinefleischs oder des Hähnchenschenkels angebracht werden (ohne Kontakt zum Knochen oder Fett). Vor Ende der Bratzeit sollte das Thermometer 80 bis 85 °C bei Geflügel und 60 °C bei Schweinefleisch anzeigen. Der Bratensaft sollte beim Anstechen klarsichtig auslaufen.

Geflügel wie zum Beispiel Truthahn sollte nicht bei niedriger Temperatur über einen langen Zeitraum gebraten werden. Hackfleisch muss durchgebraten und rosa Stellen in der Mitte entfernt werden.

Essensreste müssen sofort gekühlt werden. Geflügel und Fleisch müssen im Kühlschrank schnell gekühlt werden. Besonders gefülltes Geflügel sollte vor dem Kühlen nicht lange stehen. Besser noch ist es, die Füllung sofort nach dem Kochen und vor dem Kühlen zu entfernen.

Benutzen Sie nie beschädigte Eier. Salmonellen können in beschädigte Eier eindringen und diese verunreinigen.

Kochen Sie Eier richtig gar. Beschädigte Eier können Salmonellen enthalten. Da diese aber durch Erhitzen abgetötet werden, sollten Eier richtig gekocht werden. Gerichte mit rohen Eiern wie Salatsaucen, holländische Sauce, Tiramisu und Energiegetränke mit rohen Eiern sollten vermieden werden.

Essen Sie keine verschimmelten Nahrungsmittel. Im Allgemeinen ist es am besten, verschimmelte oder auch angeschimmelte Nahrungsmittel wie Essensreste wegzuwerfen.

Koffein und Gesundheit

Die meisten Menschen bringen Koffein mit Kaffee in Verbindung. Aber Kaffee ist nicht die einzige Koffeinquelle, denn auch Tee, kohlensäurehaltige Getränke wie Cola, Kakao und Schokolade enthalten Koffein.

Bestimmte Medikamente etwa gegen Erkältungen und Allergien enthalten Koffein, um die Nebenwirkung der Müdigkeit, ausgelöst durch Antihistaminika, aufzuheben. Der Hauptbestandteil von vielen nicht verschreibungspflichtigen anregenden Medikamenten ist Koffein – normalerweise enthalten sie etwa doppelt soviel Koffein wie in einer Tasse Kaffee.

Vorteile
Trotz der vielen Nachteile bleibt der Nutzen von Koffein unbestritten. Es besitzt eine eindeutig anregende Wirkung.

Koffein wird in der Medizin als »Arznei« eingesetzt: Es verengt die Blutgefäße im Gehirn und wird deshalb zur Behandlung von bestimmten Migräneanfällen eingesetzt. Ebenso dient es als Gegenmittel bei bestimmten Medikamenten, die das zentrale Nervensystem beeinträchtigen.

Nachteile
Die Nachteile sind unter anderem die möglichen unerwünschten Wirkungen. Menschen, die große Mengen Kaffee trinken, können einen unregelmäßigen oder schnellen Pulsschlag entwickeln, unter Schlaflosigkeit und Magenverstimmung leiden und einen hohen Blutdruck, Angstreaktionen und eine erhöhte Körpertem-

peratur bekommen. Koffein kann auch die Feinmotorik und die Bewegungsabläufe beeinflussen. Es könnte unter Umständen auch in geringem Ausmaß die Blutfettwerte negativ beeinflussen.

Die Gesundheitsbehörden warnen schwangere Frauen vor einem hohen Kaffeekonsum, da das Ungeborene geschädigt werden könnte. Einige Wissenschaftler glauben, dass es einen Zusammenhang zwischen Koffein und Totgeburten, Fehlgeburten und Geburtsschäden gibt. Obwohl die Zusammenhänge nicht nachgewiesen sind, sollte kein Risiko eingegangen werden.

Tipps zum Umgang mit Koffein
Was allgemein für eine ausgewogene Ernährung gilt, trifft auch für Koffein zu – der mäßige Konsum. Als unschädlich gelten für eine normale Person täglich 1 oder 2 Tassen (je 180 ml) üblicher, koffeinhaltiger Kaffee oder etwa 550 ml eines der üblichen koffeinhaltigen Erfrischungsgetränke. Wer allerdings an einem Magen- oder Dünndarmgeschwür leidet, sollte sogar entkoffeinierten Kaffee meiden, da dieser die Säureproduktion im Magen anregt. Auch bei Bluthochdruck ist Vorsicht geboten, da Koffein bei vielen den Blutdruck steigen lässt. Wenn man wegen des normalen Kaffees nachts nicht schlafen kann, sollte man entkoffeinierten trinken.

Kaffee
Der starke Geschmack von Espresso und Cappuccino bedeutet nicht, dass sie mehr Koffein oder mehr Kalorien enthalten als der übliche Kaffee.

Eine kleiner Espresso (etwa 30 ml) enthält etwa 50 mg Koffein und 1 große Tasse Kaffee (etwa 150 ml) enthält etwa 100 mg Koffein.

Allerdings kann der Kalorien- und Fettgehalt von Instant-Kaffee-Pulvern mit Milchpul-

Der ungefähre Koffeingehalt in Nahrungsmitteln

170 ml Tasse aufgebrühter Kaffee	115 mg
170 ml Tasse Pulverkaffee	
(1 gehäufter Teelöffel)	55-60 mg
170 ml Tasse koffeinfreier Kaffee	2 mg
170 ml Tasse Tee	35-40 mg
170 ml Tasse Kakao	5 mg
340 ml Cola	40-50 mg
28 mg Schokolade (Zartbitter)	20 mg
28 mg Backschokolade	25 mg

ver oder anderen Zusätzen sich deutlich von üblichem Kaffee oder Espresso unterscheiden, da letztere im Prinzip keine Kalorien oder Fett enthalten.

In Abhängigkeit von der verwendeten Milch (entrahmte, 1,5-prozentig oder Vollmilch) kann ein großer Cappuccino oder Milchkaffee (etwa 220 ml) zwischen 50 und 100 Kalorien und zwischen 0 und 5 g Fett haben.

Einschränkung

Bei einer Einschränkung des Kaffeekonsums sollte langsam vorgegangen werden, um mögliche krankmachende Nebenwirkungen eines plötzlichen Entzugs zu vermeiden. (Viele Personen berichten über Kopfschmerzen, Schläfrigkeit, Übelkeit und verminderte Konzentrationsfähigkeit bei plötzlichem Koffeinentzug). Es gibt mehrere Möglichkeiten:

- Mischen Sie beim Aufbrühen entkoffeinierten Kaffee unter den normalen Kaffee
- Ersetzen Sie Ihren Kaffee regelmäßig durch Pulverkaffee, da dieser weniger Koffein pro Tasse enthält als aufgebrühter Kaffee (wenn man ihn nicht zu stark macht)
- Schränken Sie Ihren Kaffeekonsum um eine Tasse täglich über einen Zeitraum von 1 bis 2 Wochen ein

Das Gleiche gilt natürlich für Tee oder andere koffeinhaltige Getränke. Seien Sie vorsichtig beim Umsteigen auf Kräutertees. Einige Sorten, besonders selbst gemachte, können die gleichen Wirkungen wie Kaffee haben – oder sogar noch schlimmere.

Ernährung und Sport

Aus verschiedenen Gründen ernähren sich manche Menschen nach einem speziellen Diätplan. So ist etwa für einen Vegetarier die Ablehnung von Fleisch ein Muss. Sportler mögen in der Hoffnung, Kraft und Ausdauer zu stärken, eine bestimmte Ernährung wählen. Für gesunde, aktive Menschen gibt es Alternativen zu den üblichen Ernährungsrichtlinien.

Einige Menschen stellen sich Sportler am »Stammtisch« vor. In ihrer Vorstellung handelt es sich um muskuläre Fußballspieler, die vor einem Spiel riesige Fleischplatten mit Steaks verschlingen oder Läufer, die vor einem Marathonlauf Berge von Spaghetti verschlingen. Tatsache ist, dass es keine spezielle Ernährung zur Steigerung der optimalen Kraft oder der sportlichen Leistung gibt – und es gibt genauso viele Fehlkonzeptionen einer so genannten Sportlerdiät wie es Diäten gibt.

Ein Mythos ist beispielsweise, dass eiweißreiche Ernährung die Kräfte stärkt. Einige Sportler essen industriell aufgearbeitete Eiweißprodukte oder Aminosäurenzusätze in dem Bemühen, ihre Muskelmasse zu vergrößern und ihre Kräfte zu stärken.

Ein Sportler mit einer ausgewogenen Ernährung braucht kein Extraeiweiß. Der Eiweißbedarf von Sportlern liegt nur gering über dem von Nicht-Sportlern. Die meisten Sportler nehmen die Extraportion Eiweiß mit ihrer normalen Ernährung sowieso schon auf, da die Ernährung in den Industrieländern bei Eiweiß zwischen 50 bis 75 Prozent über der empfohlenen Tagesmenge liegt.

Zum Muskelaufbau kann gezieltes Gewichtheben beitragen, wenn die Kalorienzufuhr erhöht wird – es sollten allerdings komplexe Kohlenhydrate anstelle von Fleisch oder Nahrungsergänzungen gewählt werden. Bewegung erhöht auch nicht den Vitaminbedarf. Vitaminergänzungen können folglich auch nicht die sportliche Leistung steigern.

Wir alle benötigen Fett in unserer Ernährung. Obwohl der Körper die meisten Fette aus Kohlenhydraten oder Eiweißen herstellen kann, gibt es einige Fettsäuren, die der Körper benötigt und die er mit der Nahrung aufnehmen muss (so genannte essenzielle Fettsäuren). Darüber hinaus benötigen Sportler mit einem sehr hohen Kalorienverbrauch oft wesentlich mehr Fett.

Sowohl der Sportler als auch der Nicht-Sportler benötigen mehr Kohlenhydrate als Eiweiß oder Fett. Tatsächlich ist die empfohlene Verteilung der Kalorien bei Sportlern die gleiche wie bei gesunden anderen Erwachsenen: 55 bis 65 Prozent der Nahrung sollten aus komplexen Kohlenhydraten, 25 bis 30 Prozent aus Fett und nur 12 bis 15 Prozent aus Eiweiß bestehen (diese empfohlene Verteilung gilt für Personen, die abnehmen wollen, ihr Gewicht halten oder zunehmen wollen).

Wer Leichtathletik betreibt, sollte zum Erhalt der Gesundheit bestimmte Vorsichtsmaßnahmen beachten:

Auf ausreichende Flüssigkeitszufuhr achten. Ausreichend Flüssigkeit ist für Sportler lebensnotwendig. Die richtige Wassermenge ist der am wenigsten beachtete und trotzdem beste Weg zur sportlichen Leistung. Für die meisten Menschen ist das erste Zeichen eines Flüssigkeitsmangels der Durst. Bei körperlicher Aktivität ist Durst allerdings kein zuverlässiges Zeichen. Bei außergewöhnlicher Anstrengung und starkem Schwitzen sollte 2 Stunden vor Beginn des Wettkampfs oder des Trainings zusätzlich etwa 0,5 Liter Flüssigkeit und nachfolgend alle 10 bis 20 Minuten 80 bis 170 ml getrunken werden.

Um den Flüssigkeitsverlust während des Trainings herauszufinden, kann man sich vorher und nachher wiegen. Anschließend sollte man über ein paar Stunden verteilt für jedes verlorene Kilogramm 1 Liter Flüssigkeit trinken. Hoch zuckerhaltige Getränke können eine Magenpassage verzögern und sollten vermieden werden. Statt dessen sollten Getränke mit weniger als 10 Prozent Zucker getrunken werden. Orangensaft besitzt 11 Prozent Zucker, beim Mischen mit Wasser zu gleichen Teilen reduziert sich der Zuckergehalt auf die Hälfte.

Es gibt industriell gefertigte Getränke, die Zucker und Elektrolyte wie Natrium und Kalium enthalten. Diese Getränke können einem übermäßigen Wasser- und Elektrolytverlust durch Sport vorbeugen. Normalerweise sind diese Getränke überflüssig. Sie können allerdings bei ungewöhnlich hartem Sport über einen langen Zeitraum, bei heißem und schwülem Wetter, verbunden mit Schwitzen, sinnvoll sein.

Nehmen Sie eisenhaltige Nahrungsmittel zu sich! Bestimmte sportliche Trainingsarten können Auswirkungen auf den Körper und seinen Verbrauch bzw. Bedarf an bestimmten Nährstoffen haben. Die Hämoglobinwerte im Blut können beim Hochleistungssportler sinken und als Anämie (Eisenmangel) in Erscheinung treten. Das Absinken des Hämoglobinspiegels scheint eine Folge der Blutverdünnung in den Gefäßen aufgrund einer erhöhten Flüssigkeitszufuhr zu sein (Läufer, die mehrere Stunden am Tag trainieren, können sogar kleine Blutmengen über den Darmtrakt verlieren).

Sportler sollten eisenhaltige Nahrungsmittel und Zitrusfrüchte essen. Zitrusfrüchte in Form von Obst oder Getränken können den Körper bei der Aufnahme von Eisen aus Gemüse, Getreideflocken und anderen Nahrungsmitteln pflanzlicher Herkunft unterstützen. Diese Nahrungsmittel können zur Verhütung einer Blutarmut durch Eisenmangel beitragen. Fragen Sie Ihren Arzt vor der Einnahme von eisenhaltigen Nahrungsmittelzusatzstoffen.

Essen Sie kalziumreiche Nahrungsmittel! Weibliche Sportler können für Knochenschwund anfällig sein (zerbrechliche Knochen infolge eines Kalziumverlustes, Osteoporose). Wenn die Körperfettmasse einer Frau unter bestimmte Werte fällt, verändern sich die Konzentrationen der weiblichen Geschlechtshormone so, dass die Regelblutung ausbleibt. Da viele Frauen Sportarten betreiben, in denen

Schlankheit eine Voraussetzung für Höchstleistung ist, kann das Ausbleiben der Regelblutung durch Abnahme der weiblichen Hormone eine weitere Ursache für zukünftigen Knochenschwund sein. Bei diesen Frauen scheint weniger als bei anderen Frauen der Kalziummangel in der Nahrung die Hauptursache für Knochenschwund zu sein. Grundsätzlich sollten aber alle Sportler auf eine besonders kalziumreiche Ernährung achten, um die empfohlene Tagesmenge dieses wichtigen Mineralstoffes zu decken (→ Kalzium und Knochenschwund, S. 266). Sportler müssen daher häufig zusätzlich Kalzium zu sich nehmen, um die empfohlene Dosis von 1 000 bis 1 200 mg täglich zu erreichen (→ Osteoporose, S. 894).

Ernährungsmethoden für Sportler

Kohlenhydrate scheinen bevorzugt den Brennstoff für die Muskelarbeit zu liefern. Im Allgemeinen sollten Sportler wie jeder andere auch etwa 55 bis 60 Prozent ihres täglichen Kalorienbedarfs aus Brot, Körnern, Getreideflocken, Gemüse und Obst beziehen. Es gibt jedoch verschiedene Methoden, sich auf ein bevorstehendes Ereignis vorzubereiten.

Kohlenhydratloading

Das Kohlenhydratloading wird manchmal von Langläufern angewandt. Es ist nur bei Sportlern von Nutzen, die an Ausdauerwettbewerben teilnehmen (90 Minutne und länger) und sollte nicht öfters als 3- bis 4-mal pro Jahr angewandt werden. 2 bis 3 Tage vor dem Wettbewerb wird eine kohlenhydratreiche Mahlzeit gegessen. Zuvor wurde 1 Woche lang vor dem Wettbewerb eine kohlenhydratarme, fett- und eiweißreiche Ernährung in Verbindung mit Dauersport eingenommen. Beim Kohlenhydratloading wird den Muskeln hohe Mengen Glykogen, dem am schnellsten abrufbaren Brennstoff während eines Wettbewerbs, zur Verfügung gestellt. Dabei kommt es zu einer Gewichtszunahme von 1 bis 1,5 kg. Das Glykogen wird in den Muskeln (und der Leber) gespeichert und verursacht somit die Gewichtszunahme. Kohlenhydratloading stärkt die Ausdauer, besonders wenn die Ernährung sonst kohlenhydratarm ist.

Wir sind der Meinung, dass Sportler, die an Ausdauerwettbewerben wie Weitstreckenlauf teilnehmen, während des gesamten Trainings eine kohlenhydratreiche Ernährung befolgen sollten. Zwischen dem 7. bis 4. Tag vor dem Wettbewerb sollte die Zufuhr von Kohlenhydraten gesenkt werden. Während dieser Zeit sollten ungefähr 50 Prozent der Kalorien mit

Kohlenhydraten gedeckt werden (bei anhaltend intensivem Training an diesen Tagen). Am 3. oder 2. Tag vor dem Wettbewerb sollte das Training heruntergeschraubt und die Kohlenhydratzufuhr auf etwa 70 Prozent Kalorienanteil erhöht werden.

Mit dieser abgewandelten Reihenfolge steigt der Glykogenspiegel in den Muskeln in gleichem Maße wie beim Kohlenhydratloading. Den meisten Sportler sagt diese Variante besser zu, da sie einfacher einzuhalten ist.

Die eiweißreiche Ernährung

Eine kohlenhydratarme, eiweißreiche Ernährung scheint den Glykogenspeicher in den Muskeln und der Leber zu senken und somit die Ausdauer zu verringern. Trotzdem ist diese Ernährung oft für Ringkämpfer geeignet, deren Gewicht für eine Qualifizierung in einer vorgegebenen Gewichtsklasse entscheidend ist. Wenn ein Ringer in einer niedrigeren Gewichtsklasse kämpfen will, kann eine kohlenhydratarme Ernährung an den Tagen unmittelbar vor dem Stattfinden des Kampfes zu einer Gewichtsabnahme von einigen Kilogramm beitragen, ohne dass es zu größeren Kräfteverlusten kommt. Allerdings wird die Ausdauer beeinflusst.

Die Mahlzeit vor dem Spiel

In der Vergangenheit wurde der Mahlzeit vor dem Wettbewerb große Bedeutung beigemessen. Oftmals bestand sie aus Fleisch und anderen eiweißreichen Nahrungsmitteln.

Heute wissen wir, dass es besser ist eine vorrangig kohlenhydratreiche, eiweißarme und fettarme Mahlzeit zu sich zu nehmen. Eine solche Mahlzeit stellt Glykogen zur Verfügung, der am schnellsten abrufbare Brennstoff während eines Wettbewerbs. Diese Mahlzeit sollte 3 bis 4 Stunden vor Beginn eingenommen werden, um die Magenpassage zu gewährleisten. Generell sollte bedacht werden, dass Kohlenhydrate den Magen schneller passieren als Eiweiße und Eiweiße schneller als Fett.

Die vegetarische Ernährung

Aus verschiedenen Gründen bevorzugen Menschen eine vegetarische Ernährung. Für einige ist es religiöse oder philosophische Weltanschauung, für andere steht der gesundheitliche Nutzen im Vordergrund.

Den meisten, die bei der Auswahl der Ernährung in Richtung vegetarische Prinzipien gehen, also weniger Fleisch und Eier und statt-

dessen mehr pflanzliche Nahrungsmittel, sollten einige Punkte klar sein. Solch eine Ernährung senkt die Fettzufuhr, besonders die der gesättigten Fette und erhöht die Ballaststoffaufnahme. Auch wenn dadurch die Eiweißzufuhr zurückgeht, essen die meisten sowieso mehr Eiweiß als nötig.

Andererseits kann eine schlecht geplante vegetarische Ernährung zu Störungen führen, etwa zu Vitamin B_{12}-Mangel, Blutarmut durch Eisenmangel, Wachstumsverzögerung (bei Personen, deren Wachstum noch nicht abgeschlossen ist) und Knochenschwund. Um diese Risiken auszuschließen, ist eine gesunde vegetarische Ernährung notwendig – der gesamte Nährstoffbedarf muss gedeckt sein.

Sorgfältige Planung ist der Schlüssel zu solch einer Ernährung. Da die meisten benötigten Nährstoffe in der tierischen Nahrung vorkommen, ist es nicht leicht Ersatzstoffe dafür zu finden.

Es gibt Einschränkungen bei vegetarischen Diäten. So genannte Veganer essen nur pflanzliche Nahrungsmittel. Rohköstler ernähren sich ausschließlich von rohen oder getrockneten Früchten, Nüssen, Honig und Olivenöl. Andere Vegetarier essen pflanzliche Nahrung, Milch, Milchprodukte und Eier.

Ob eine vegetarische Lebensweise den Körper ausreichend mit allen Nährstoffen versorgt, hängt vom Ausmaß der Einschränkungen ab. Auch Kinder, Teenager, werdende und stillende Mütter und Menschen, die sich von einer Erkrankung oder Verletzung erholen müssen und Vegetarier sind, müssen Vorsichtsmaßnahmen ergreifen, damit der gesamte Bedarf an Nährstoffen gedeckt wird. Solche Personen sollten sich nur unter Aufsicht eines erfahrenen anerkannten Diätassistenten vegetarisch ernähren.

Bei einer strikt vegetarischen Ernährung muss besonders die Eiweißzufuhr berücksichtigt werden. Pflanzliche Eiweiße beinhalten eher kleine Mengen eines oder mehrerer essenzieller Aminosäuren. (Essenzielle Aminosäuren sind jene, die der Körper nicht selbst herstellen kann – sie müssen mit der Nahrung aufgenommen werden). Tierische Eiweiße enthalten essenzielle Eiweiße in optimalem Verhältnis.

Getreide und Getreideflocken aus Weizen, Mais, Hafer und Reis enthalten einige essenzielle Aminosäuren, während Hülsenfrüchte wie Erbsen, Erdnüsse und getrocknete Bohnen andere enthalten. Wenn im Laufe des Tages Getreide kombiniert mit einer Gemüsesorte oder Maismehl mit Bohnen eingenommen wird, erhält man ein ziemlich komplettes Angebot an essenziellen Aminosäuren.

Ein weiterer wichtiger Nährstoff in der vegetarischen Ernährung ist Vitamin B_{12}. Vegetarier, die Milch oder Eier zu sich nehmen, erhalten Vitamin B_{12} ausreichend. Die anderen können Nahrungsmittel mit künstlichem Vitamin-B_{12}-Zusatz einnehmen. Einige industriell gefertigte Nahrungsmittel aus Sojabohnen und anderen Pflanzen sind mit Vitamin B_{12}-Zusätzen versehen. Ein Mangel an diesem Vitamin führt zu einer ernsthaften Erkrankung ($\rightarrow$ Vitamin-B_{12}-Mangelanämie, S. 958).

Vegetarier, die Eier und Milchprodukte essen, nehmen gewöhnlich auch ausreichend Kalzium und Vitamin B_{12} auf, der Veganer muss hingegen für eine spezielle Ernährung sorgen. Viele pflanzliche Nahrungsmittel enthalten zwar Kalzium, dieses kann aber vom Körper aufgrund von Ballaststoffen und Oxalsäure nicht so einfach aufgenommen werden. Oxalsäure und Ballaststoffe können eine Aufnahme von Kalzium verhindern. Strikte Vegetarier benötigen von daher möglicherweise Kalziumzusätze.

Vitamin D, Eisen und Zink sind weitere Nährstoffelemente, die bei vegetarischer Ernährung beachtet werden müssen. Die meisten Menschen erhalten Vitamin D durch Zusätze in der Milch oder durch die Wirkung des Sonnenlichts über die Haut. Trotzdem sollten Kinder, werdende und stillende Mütter bei vegetarischer Ernährung trotz Sonnenlicht Zusätze einnehmen.

Der hohe Ballaststoffanteil in der überwiegend vegetarischen Ernährung beeinträchtigt sehr wahrscheinlich die Aufnahme von Eisen und Zink. Gute Eisenlieferanten sind angereicherte Getreideflocken und Getreide, Gemüse, Datteln, Backpflaumen, Rosinen und grünes Blattgemüse. Die Eisenaufnahme aus Gemüse kann durch Zusätze von Zitrusfrüchten oder -saft oder anderen Vitamin C-haltigen Nahrungsmitteln bei der Nahrungszubereitung erhöht werden, denn Vitamin C fördert die Eisenaufnahme aus Pflanzen im Darm. Gute Zinklieferanten sind Hülsenfrüchte und Nüsse.

Gewichtskontrolle

Jeder, der schon einmal mit Gewichtsproblemen gekämpft hat, sehnt sich nach einer Methode schnell abzunehmen. Tatsächlich wird der Markt jedes Jahr mit den neuesten Diäten zur »Gewichtsabnahme in kürzester Zeit« überschwemmt.

Dabei gilt es zu beachten: Die meisten Versprechungen sind maßlos übertrieben.

Außerdem sollte bedacht werden, dass jeder Gewichtsverlust von mehr als 1 kg pro Woche über einen längeren Zeitraum die Gesundheit gefährden kann.

Das tägliche Kaloriendefizit

Der erste Schritt ist also, weniger Nahrung aufzunehmen als der Körper für seine körperliche und geistige Aktivität braucht. Die Differenz zwischen täglichem Kalorienverbrauch und Kalorienaufnahme nennt man Kaloriendefizit.

Der tägliche Kalorienverbrauch wird errechnet, indem man das Gewicht in Kilogramm mit dem Faktor 24 multipliziert, was allerdings nur einen angenähert richtigen Wert ergibt. Für junge Menschen und Männer ergibt diese Formel zum Beispiel einen etwas zu niedrigen Wert und für Frauen und ältere Menschen einen etwas zu hohen Wert an. Die Kalorienaufnahme kann anhand von Nahrungsmitteltabellen errechnet werden, wobei die Mengenangaben und Portionsgrößen sorgfältig abgemessen werden müssen. Sowohl bei der Beurteilung der Kalorienaufnahme als auch dem Kalorienverbrauch können wesentliche Fehler auftreten. Ein Diätassistent kann bei einer solchen Berechnung Hilfe leisten.

Der zweite Schritt betrifft die Art und Weise, wie der Körper das tägliche Defizit ausgleichen kann. Eine ideale Form des Gewichtsverlustes wäre, wenn der Körper nur Fett aufbrauchen würde, um damit die Extrakalorien zur Verfügung zu stellen. Tatsächlich aber werden auch Eiweiße aufgebraucht (je größer das Defizit ist und je kleiner oder minderwertiger der Eiweißanteil in der Ernährung, desto mehr wird aufgebraucht). Bei einem Verlust von Körpereiweiß kommt es zu einem höheren Gewichtsverlust, da etwa 450 g Körpereiweiß den gleichen Kalorienwert haben wie rund 45 bis 55 g Körperfett.

Der Zeitrahmen bei der Gewichtsabnahme

Relativ übergewichtige Menschen, die durch weniger Nahrungsaufnahme ihr Gewicht reduzieren möchten, nehmen möglicherweise in den ersten 1 bis 2 Wochen sehr schnell ab. Dieser anfängliche Gewichtsverlust kann Zuversicht wecken. Allerdings sollte berücksichtigt werden, dass dieser Gewichtsverlust nicht nur allein auf einen Verlust an Fett zurückzuführen ist. Der Gewichtsverlust kann teilweise ebenso auf einen Flüssigkeitsverlust und einen Glykogenabbau aus den Muskeln und der Leber zurückzuführen sein. Die 2 bis 5 Pfund Gewichtsverlust während der ersten Tage können zwar zu einem guten Gefühl führen, aber ein andauernder Gewichtsverlust (an Fettmasse) ist ein langsamerer Prozess. Um 1 Pfund Fett pro Tag abzubauen, bedarf es eines Kaloriendefizits von 3 500 Kilokalorien, ein fast aussichtsloses Ziel – auch wenn manche Blitz-Diät behauptet, dies leisten zu können. Ein vernünftigeres Ziel ist ein Defizit von etwa 500 bis 1 000 Kilokalorien täglich. Diese Einschränkung führt normalerweise zu einem Gewichtsverlust von 0,5 bis 1 kg Fett pro Woche.

Der Vorteil eines geringeren Kaloriendefizits (500 kcal) ist das Bewusstsein, dass auf diese Art und Weise nicht das Körpereiweiß abgebaut wird. Der Vorteil eines größeren Kaloriendefizits (1 000 kcal) ist die schnellere Gewichtsabnahme. Außerdem führen kleinere Berechnungsfehler bei der Mengenangabe nicht so schnell zu schlechten Ergebnissen.

Es sollte bedacht werden, dass ein wöchentlicher Gewichtsverlust von mehr als 1 kg ungesund sein kann, da der zusätzliche Gewichtsverlust in Form von Wasser, Eiweiß und Glykogen stattfindet – und nicht nur das Fett abgebaut wird.

Der ungefähre Gewichtsverlust (in Kilogramm) pro Woche über einen langen Zeitraum kann errechnet oder abgeschätzt werden, indem man das tägliche Kaloriendefizit mit 0,001 multipliziert. Bei einem täglichen Energieverbrauch von ungefähr 2 000 Kilokalorien und einer Energiezufuhr von 1 500 Kilokalorien beträgt das tägliche Defizit 500 Kilokalorien. 500 Kilokalorien mal 0,001 ergibt einen Gewichtsverlust von 0,5 kg pro Woche (1 Kalorie entspricht 4,187 Joule).

Rückfälle

Falls Sie einer Kalorienbombe mit Unmengen an Kalorien und Kohlenhydraten verfallen, kann das Gewicht am nächsten Tag durchaus 2 bis 3 Pfund höher liegen, hauptsächlich wegen des vergrößerten Glykogenspeichers. Dies mag zu der entmutigenden Schlussfolgerung führen, dass eine einzige Mahlzeit oder ein Dessert die Diät einer ganzen Woche zunichte machen kann. Dem ist nicht so.

Wenn sie umgehend zu ihrem Diätplan zurückkehren, wird der Großteil des Gewichts, vielleicht jedoch nicht alles, innerhalb von 1 bis 2 Tagen wieder hinuntergehen. Der Gewichtsverlust wird durch die Menge an Kalorien des großen Desserts verzögert, aber gewöhnlich nicht mehr als 1 bis 2 Tage.

Bewegung und Gewichtskontrolle

Abnehmen und das Gewicht halten sind bei einem gleichzeitigen Bewegungsprogramm viel einfacher.

Bewegung steigert den Kalorienverbrauch. Wenn zusätzlich die Kalorieneinnahme gesenkt wird, ist Bewegung eine gute Ergänzung, kann zusätzlich zum Aufbau von Muskelkraft und Muskelspannung beitragen, die Kraft steigern und das Wohlbefinden fördern. Die meisten Menschen beschweren sich während einer Diät über einen Mangel an Energie (→ Sport und Fitness, S. 289).

Bewegung bringt große Vorteile mit sich, aber es sollten keine schnellen Gewichtsverluste nur aufgrund eines aktiven Bewegungsprogramms erwartet werden. Der Gewichtsverlust sollte stetig sein. Er ist in Kombination mit regelmäßiger Bewegung und einem guten Essverhalten am einfachsten zu erreichen. Denken Sie daran, dass auch kleine Übungen Fett verbrennen. Es mag zu wenig sein, um es tagtäglich bemerken zu können, dennoch trägt jede kleine Übung dazu bei. Bedenken Sie, dass mit regelmäßigem Sport der Eiweißbedarf steigt.

Vor dem Start mit dem Bewegungsprogramm und der Diät sollte der Arzt befragt werden. Beim Vorliegen einer körperlichen Be-

---

Den Appetit zügeln

Wenn die »Sag-einfach-nein«-Methode nicht funktioniert, sollten Sie Folgendes versuchen, um Ihren Appetit zu stillen:

Frühstücken Sie! Regelmäßige Mahlzeiten und Zwischenmahlzeiten verhindern das »Erst-hungern-dann-reinhauen«- Syndrom. Wer zum Frühstück ballaststoffreiche Getreideflocken, Vollkornbrot oder frisches Obst isst, wird wahrscheinlich weniger zu Mittag essen.

Essen Sie, wenn Sie Hunger haben! Wer als Antwort auf körperliche Signale isst, wird weniger aufgrund von Stress oder Langeweile essen.

Essen Sie langsam! Wer das Essen auf der Zunge zergehen lässt, erhält eine größere Befriedigung. Es dauert 20 Minuten bis das Gehirn das Signal erhält, dass Sie satt sind.

Widerstehen Sie der Lust! Gier vergeht normalerweise innerhalb weniger Minuten – vielleicht sogar Sekunden. Beschäftigen Sie sich mit Dingen, die nicht im Zusammenhang mit Essen stehen, bis das Bedürfnis zu essen vorbei gegangen ist.

Fangen Sie klein an! Wer immer alles aufisst, sollte mit der halben Portion beginnen. Kleinere Portionen können befriedigender sein.

Gönnen Sie sich ab und zu etwas! Wer wirklich gewillt ist, weniger zu essen, kann sich eine Sünde leisten.

einträchtigung, die sogar mäßige Übungen wie langsames Laufen nicht zulässt, sollte nicht verzweifelt werden. Ein Gewichtsverlust kann auch allein durch Reduktion der Kalorienaufnahme zum Erfolg führen, es dauert nur länger.

Motivation

Ein Problem mit sportlichem Training ist, die Motivation aufrecht zu erhalten. Die meisten Menschen verlieren dann, wenn sie ihr gewünschtes Gewicht erreicht haben, langsam das Interesse sowohl an ihrem Übungsprogramm als auch an ihrem sorgfältigen Essverhalten. Die einzige Möglichkeit, auf lange Sicht fit zu bleiben, ist die Einbindung der Übungen in den Alltag – genauso wie auch den Umgang mit Geld oder die Kontakte zu Freunden und Familie zu erhalten. Nachfolgend einige Vorschläge zum Erstellen eines in den Alltag eingebauten Übungsprogramms, das sowohl zum Abnehmen geeignet ist und, ebenso wichtig, auch zum Gewichthalten:

Seien Sie realistisch! Die wenigsten von uns werden jemals die perfekte Figur aus den Übungsvideos und manchen Zeitschriften haben. Lassen Sie sich nicht davon einschüchtern, machen Sie keine Vergleiche.

Anstatt des Versuchs eine perfekte Figur zu formen, sollte man sich auf die Spannung der Muskeln und die Stärkung von Herz und Lungen konzentrieren. Auf diese Weise werden die Übungen auf den wichtigsten Gesichtspunkt des Programms gerichtet – die Verbesserung der Gesundheit.

Wählen Sie Ihre Sportart sorgfältig! Sie sollte zu Ihrer Persönlichkeit passen. Individuelle Sportarten wie Tennis oder Racket sollten dann gewählt werden, wenn man gerne auf der Ebene »einer gegen den anderen« spielt. Wer soziale Kontakte mag, sollte einen Teamsport oder einen Verein wählen, zum Beispiel Tanz- oder Aerobic-Kurse. Wer die Einsamkeit bevorzugt sollte wandern (sehr empfohlen für alle Altersgruppen und unterschiedliche Konditionen), joggen, Fahrrad fahren oder Skilanglauf ausprobieren. Egal wofür man sich entscheidet, man sollte es regelmäßig machen können, wenigstens 3-mal pro Woche für etwa 20 Minuten oder länger. Die Aktivitäten sollten nach einem regelmäßigen Zeitplan stattfinden. Dadurch wird die Einbindung in den Alltag erleichtert (→ Welche Sportart ist die richtige für Sie?, S. 294).

Setzen Sie Prioritäten! Zeitmangel ist die häufigste Begründung dafür, die sportliche Betätigung ausfallen zu lassen. Trotzdem haben Untersuchungen ergeben, dass Personen, die Sport treiben, genauso viel Zeit wie andere haben oder sogar weniger – sie nehmen sich einfach die Zeit.

Teilen Sie sich die Zeit ein. Wenn der Zeitplan nicht stimmt, wird die sportliche Betätigung nur zur zusätzlichen Belastung. Wer 3- bis 5-mal pro Woche 20 Minuten für sportliche Betätigung einplant, kann sich leichter daran halten.

Ändern Sie Ihre Routine! Wenn der Übungsablauf langweilig wird, sollte er verändert werden. Unterschiedliche Übungen verhindern zudem einseitige Belastungen. Man kann 1 Tag Fahrrad fahren, den nächsten Tag joggen, tanzen – dies alles sind gute Übungen. Gewichtheben und Schwimmen baut die Muskeln auf.

Übertreiben Sie nicht! Einige Menschen, die sich einmal zu Übungen entschlossen haben, übertreiben. Sie sind so begeistert, dass sie sich unrealistische Ziele setzen.

Dies kann zu Verletzungen führen oder zur Frustration, wenn der Körper nicht gleich die

Wie viele Kalorien enthält ein alkoholisches Getränk?

Zählen Sie Kalorien? Vergessen Sie nicht alkoholische Getränke zu berechnen.

Die meisten Kalorien aus Alkohol werden als Brennstoff verbraucht oder in Körperfett umgewandelt.

Der Alkoholgehalt eines Getränks ist meist auf dem Etikett angegeben. Wie hoch ist er bei einem gebrannten alkoholischen Getränk wie Whiskey oder Wodka? Wie hoch bei Wein?

Die Angabe wird in Prozent Alkohol angegeben. Hochprozentige Getränke wie etwa Schnaps haben meist einen Alkoholgehalt von 40 bis 50 Prozent, Rum bis zu 70 Prozent. Wein liegt zwischen 8 und 17 Prozent und die meisten Biersorten enthalten zwischen 3 und 6 Prozent Alkohol.

Die Kalorienmenge, die mit unterschiedlichen Arten Alkohol aufgenommen wird, lässt sich wie folgt berechnen: Ein Gramm Alkohol hat 7 kcal (30 kJ). Den Alkoholgehalt in Gramm berechnet man, indem man den Prozentgehalt bezogen auf die Menge berechnet und mit dem Faktor 0,8 multipliziert. 100 ml eines Weins mit 10 Prozent Alkohol enthalten also 8 g reinen Alkohol und haben daher 56 kcal (238 kJ) und $^1/_4$ l enthalten 20 g reinen Alkohol und 140 kcal (595 kJ).

Da trockene Weine und gebrannte alkoholische Getränke außer den Kalorien, die der Alkohol selbst enthält, keine weiteren Kalorien enthalten, kann mit dieser Formel der Kaloriengehalt sehr genau berechnet werden. Es sollte jedoch bedacht werden, dass Zuckerzusätze in süßen Weinen den Kaloriengehalt erhöhen. Bier »light« hat geringere Mengen Kohlenhydrate und oftmals einen geringeren Alkoholgehalt.

gewünschte Reaktion zeigt. Um den richtigen Anfang ohne Überanstrengung zu finden, kann man sich je nach Sportart einen Lehrer oder Fitnesstrainer nehmen oder über die Mitgliedschaft in einem Fitness Center nachdenken. Man sollte sich dem eigenen Tempo anpassen und genügend Pausen einlegen. Bei Problemen ist sofort der Lehrer, Arzt oder ein Sportmediziner aufzusuchen.

Investieren Sie Geld! Einige Menschen fühlen sich zu einer Aktivität mehr gezwungen, wenn sie dafür Geld zahlen müssen. Andere Menschen empfinden den Gruppenzwang eines Kurses zur regelmäßigen Teilnahme hilfreich. Diese Geldbeträge sollten Sie als eine Investition in die Gesundheit betrachten.

Das Geld sollte aber vernünftig angelegt werden. Es muss nicht gleich die Luxus-Mitgliedschaft sein, wenn man nur ein paar Kurse belegen will. Es braucht auch nicht die beste sportliche Ausstattung, um einer sportlichen Tätigkeit nachzugehen. Der Kauf von Joggingschuhen kann die richtige Motivation zum Anfang sein, aber die teuersten Schuhe führen nicht zum schnelleren Muskelaufbau.

Machen Sie sich keine Gedanken darüber, was die anderen von Ihnen denken. Der Kurs ist zu Ihrem Nutzen. Vergessen Sie, wie Sie in einem Gymnastikanzug aussehen, denn die meisten Menschen, die am Kurs teilnehmen, sind über ihr eigenes Aussehen besorgt, nicht über das anderer.

Belohnen Sie sich! Genauso wie man sich bei einer Diät ab und zu etwas gönnen darf, kann auch hier eine angemessene Selbstverwöhnung die Motivation steigern. Belohnen Sie sich ab und zu mit einer neuen Kassette zum Joggen oder einem neuen Sweatshirt.

Haben Sie Spaß! »Ohne Fleiß kein Preis«. Unglücklicherweise können solche Weisheiten dazu führen, dass der Spaß völlig verloren geht. Wenn alles nur noch nach nicht endender unangenehmer Arbeit aussieht, ist man versucht, das Ganze zu lassen. Sportliche Übungen sollten als eine Möglichkeit der Entspannung gesehen werden und eine Möglichkeit, der Frustration zu begegnen. Man kann die Gedanken vorbeiziehen lassen oder sich einfach wohl fühlen. Deshalb ist es wichtig eine Betätigung zu wählen, die Spaß macht.

Ernährung und Krankheit

Es gibt viele Theorien, die sich mit vorbeugender Ernährung befassen. Sie alle scheinen den Anspruch zu erheben, dass die Vorbeugung oder Heilung unzähliger Störungen, angefangen bei harmlosen und lästigen bis hin zu schwerwiegenden und tödlichen Erkrankungen, nur eine Frage der Ernährung oder der Nahrungsergänzung ist.

Nicht alle Erkrankungen und Störungen lassen sich durch die Ernährung beeinflussen. Aber auf manche Leiden trifft dies tatsächlich zu, dazu zählen Herzerkrankungen, Krebserkrankungen, Bluthochdruck, Zuckerkrankheit und verschiedene chronische Magen-Darm-Erkrankungen.

Vermeiden von Herzerkrankungen

Einige Faktoren für ein erhöhtes Risiko einer Herzerkrankung liegen außerhalb des Einflussbereichs (wie zum Beispiel erbliche Veranlagung), aber hohe Cholesterinwerte im Blut können durch die Nahrung verursacht werden.

Kurz gesagt sollten die Fettmenge und das Cholesterin in der Nahrung gesenkt werden, besonders beim Verdacht auf hohe Cholesterinwerte. Für die meisten Menschen bedeutet dies keine völlige Nahrungsumstellung. Mäßigkeit ist der Schlüssel. Kleine Veränderungen bei konsequenter Anwendung können entscheidende Auswirkungen haben.

Weitere Fragen bezüglich der Vorbeugung von Herz- und Bluterkrankungen finden Sie unter → Kontrollierbare Risikofaktoren, S. 638.

Ernährung und Schutz vor Krebserkrankungen

Heutzutage ist das Interesse an den Auswirkungen der Ernährung auf das Risiko einer Krebserkrankung sehr groß. Viele Forschungsarbeiten beschäftigen sich damit, die Rolle der Ernährung und Nährstoffe bei der Entstehung von Krebserkrankungen zu klären und auszuwerten. Obwohl bisher kein direkter Zusammenhang zwischen Ursache und Wirkung nachgewiesen werden konnte, weisen statistische Daten darauf hin, dass einige Nahrungsmittel das Risiko bestimmter Krebserkrankungen erhöhen oder senken können.

Halten Sie Ihr normales Körpergewicht! Fettleibigkeit ist verbunden mit einer erhöhten Todesrate bei bestimmten Krebserkrankungen, besonders bei Krebs der Prostata, der Bauchspeicheldrüse, Brust, Eierstöcke, des Dickdarms, der Gallenblase und Gebärmutter.

Vermeiden Sie zu viel Fett, sowohl gesättigtes als auch ungesättigtes. Epidemiologische Studien stellen einen Zusammenhang zwischen dem Fettgehalt in der Ernährung und dem Auftreten von Krebs der Prostata, des Dickdarms und Enddarms und anderen Krebserkrankungen her. Gegenwärtig ist die Ursache für diese Zusammenhänge unklar.

Neuere Berichte lassen vermuten, dass es zwischen der aufgenommenen Fettmenge und dem Auftreten von Brustkrebs keinen Zusammenhang gibt. Es gibt keine Richtlinien zur Einnahme von Fett, aber es scheint, dass je geringer die Fettaufnahme, desto geringer auch das Krebsrisiko ist. Es sollten allerdings höchstens 30 Prozent der täglichen Kalorienzufuhr durch Fett gedeckt werden (Versuchen Sie nicht, Fett ganz vom Speiseplan zu streichen).

Ernähren Sie sich ballaststoffreich! Rund 25 bis 35 g Ballaststoffe täglich werden als sinnvoll angegeben. Ballaststoffe aus der Nahrung scheinen den Körper gegen bestimmte Krebserkrankungen, besonders denen des Dickdarms und Enddarms, zu schützen. Die Wirkungsweise spezieller Ballaststoffe ist unklar. Daher sollten täglich Ballaststoffe von verschiedenen Nahrungsmitteln wie frisches Obst, Gemüse und Vollkornprodukte, aufgenommen werden.

Essen Sie täglich Nahrungsmittel mit viel Vitamin A und Vitamin C! Dazu gehören dunkelgrüne und dunkelgelbe Gemüse- und Obstsorten wie Karotten, Spinat, Batate, Cantaloupe-Melonen und Aprikosen als Vitamin-A-Lieferanten. Orangen, Pampelmusen, Erdbeeren und grüne und rote Paprika enthalten viel Vitamin C. Vitamin A kann vermutlich zur Senkung verschiedener Krebserkrankungen wie Mundhöhlenkrebs, Rachenkrebs, Kehlkopfkrebs und Lungenkrebs beitragen. Außerdem haben Tierversuche gezeigt, dass Ascorbinsäure, allgemein als Vitamin C bekannt, die Bildung Krebs erregender Verbindungen, die bei der Einnahme von Nitraten entstehen, hemmen kann. Trotzdem gibt es keine Empfehlung einer Vitaminergänzung (→ Radikalfänger als Nahrungsergänzung, S. 266).

Essen Sie regelmäßig Gemüse! Brokkoli, Kohl, Rosenkohl, Grünkohl, Blumenkohl, Kohlrabi, Senfgemüse und Mangold sind einige empfehlenswerte Sorten. Untersuchungen haben ergeben, dass diese Nahrungsmittel Schutz vor der Entstehung von Dickdarm- und Enddarmkrebs, Magen- und Lungenkrebs bieten können.

Essen Sie in Salz eingelegte, geräucherte und in Nitrit gepökelte Nahrungsmittel nur in kleinen Mengen! Hierzu zählt geräuchertes und gepökeltes Fleisch wie Speck, Würstchen, Schinken und Ähnliches. Speiseröhren- und Magenkrebs tritt gehäuft in Bevölkerungsgruppen auf, die große Mengen dieser Nahrungsmittel essen. Manche Zubereitungsmethoden wie Grillen oder Räuchern können krebsauslösende Stoffe produzieren – wenden Sie diese Methoden nicht so häufig an.

Wenn Sie Alkohol trinken, dann nur mäßig! Der Genuss großer Mengen Alkohol über einen langen Zeitraum erhöht das Risiko, an Leberkrebs zu erkranken. Alkohol in Verbindung mit Rauchen oder Kautabak erhöht das Risiko von Mundkrebs, Kehlkopfkrebs, Rachenkrebs und Speiseröhrenkrebs. Es wird eine Beschränkung auf zwei oder weniger alkoholische Getränke pro Tag empfohlen.

Diese Ratschläge sind sehr sinnvoll und können mit wenig Aufwand in den täglichen Ernährungsplan mit aufgenommen werden.

Die Ernährung des Krebspatienten

Gute Ernährung ist für jeden wichtig. Sie ist jedoch besonders wichtig für Menschen, die sich einer Krebsbehandlung unterziehen. Behandlungen wie Chemotherapie oder Bestrahlung bringen oftmals das Essverhalten durcheinander. Es können Übelkeit und Appetitlosigkeit auftreten und das Geschmacksvermögen kann durch die Medikamente beeinträchtigt sein. Das Essen erscheint häufig geschmacklos.

Starke Müdigkeit und ein starkes Krankheitsgefühl können das Bedürfnis nach Nahrung in den Hintergrund drängen. Einige Krebspatienten verlieren ihren Appetit sogar ohne Behandlung. Gutes Essen ist während einer Krebsbehandlung wichtig, da dadurch die Widerstandskraft besser erhalten bleibt und damit die Nebenwirkungen der Chemotherapie oder der Bestrahlung besser verkraftet werden. Außerdem ist die Infektionsrate etwas geringer und die Patienten bleiben während der Behandlung aktiver. Häufig führen Appetitverlust und andere Essprobleme aufgrund der Krebsbehandlung zu einem Gewichtsverlust und Verlust von Körpereiweiß. Um ausreichend Kalorien und Eiweiß aufnehmen zu können, muss man gegebenenfalls auf Eier, Eiscreme, Käse oder spezielle Flüssignahrung zurückgreifen, da es bei vorangeschrittener Krebserkrankung sehr häufig zu einer Veränderung der Geschmacksempfindung kommt und Fleisch einem oft nicht schmeckt. Man kann es mit Obst und Gemüse probieren, aber durch das eingeschränkte Essvermögen können Eiweiß und Kalorien in ausreichender Menge meist nicht aufgenommen werden.

Es sollte besonders eiweißreiche Nahrung aufgenommen werden. Eiweiße sind besonders nützlich, wenn der Körper sich regenerieren und neue Zellen bilden muss. Im Allgemeinen gilt, dass genügend Nahrung aufgenommen werden muss, sodass der Körper nicht auf seine Eiweißspeicher zurückgreifen muss, um genügend Energie bereit zu stellen, und somit weniger Eiweiß zur Regeneration der Zellen zur Verfügung stände.

Vorschläge zu einer gesunden Ernährung während der Behandlung

Wie kann man gut essen, wenn man sich krank fühlt? Es sollten nur sehr schmackhafte Nahrungsmittel gegessen werden. Außerdem sollte das Essen so geplant werden, dass es zeitlich mit dem Bedürfnis danach zusammenfällt.

Für einige Menschen bieten selbst Lieblingsspeisen während der Behandlung wenig Anreiz. Also essen sie letztendlich sehr eingeschränkt. Die Auswahl an Nahrungsmitteln sinkt mit der Appetitlosigkeit. Um dies zu vermeiden, sollte man offen gegenüber Nahrungsmitteln sein. Was heute nicht schmeckt, schmeckt vielleicht morgen oder nächste Woche. Phasen des Wohlbefindens sollten ausgenutzt werden und es sollten dann so viele verschiedene Nahrungsmittel wie möglich gegessen werden. Wer selbst kocht, kann Mahlzeiten zubereiten, die sich gut einfrieren lassen, um sie in Zeiten, in denen man sich krank fühlt, nur erhitzen zu müssen. Eingefrorene und vorbereitete Mahlzeiten können eine große Hilfe sein, wenn Kochen zur Anstrengung wird. Der Einfachheit halber kann man auch Dosensuppen mit frischen Lebensmitteln kombinieren.

Auch wenn Sie sich nicht danach fühlen, sollten die Mahlzeiten in einer angenehmen Atmosphäre eingenommen werden. Die Umgebung kann dazu beitragen, Sie vergessen zu lassen, wie schlecht Sie sich fühlen. Besonders wenn man keinen Appetit hat, ist ein Essen auf dem Schoß weniger ansprechend als am Tisch – gedeckt mit schönem Geschirr und Blumen.

Das größte Problem während einer Behandlung ist vielleicht Nahrungsmittel zu finden, die sowohl schmecken als auch nahrhaft sind. Viele haben eine Abneigung gegen Fleisch. Falls dies das Problem ist, kann man auf Geflügel, leichten Fisch oder Käse umsteigen. Milde Milchprodukte wie Frischkäse und schmackhafter Joghurt sind gute Eiweißlieferanten. Sogar Eiscreme enthält Protein. Man kann auch ein Erdnussbutterbrot versuchen oder Erdnussbutter auf Früchten wie zum Beispiel Apfelscheiben. Hülsenfrüchte wie Kidneybohnen oder Kichererbsen sind gute Eiweißlieferanten, besonders in Verbindung mit Körnern wie Reis, Mais, Getreide und Brot.

Essen Sie so viele Kalorien wie möglich. Essen Sie warmes Brot mit Butter, Margarine, Marmelade oder Honig. Streuen Sie gehackte Nüsse auf das Essen und reichern Sie es mit fettarmem Milchpulver an.

Viele Menschen berichten über eine Abneigung gegenüber nicht besonders gesunden Nahrungsmitteln wie Gebratenem, Süßigkeiten, Kartoffelchips, alkoholischen Getränken und Kaffee, Tee und rotem Fleisch. Ebenso gegenüber einigen Nahrungsmitteln, die normalerweise Blähungen oder Völlegefühl hervorrufen (Brokkoli, Blumenkohl, Bohnen).

Weniger Probleme verursachen Nahrungsmittel wie frisches Obst, Gemüse und solche, die im Allgemeinen leicht zu essen und leicht verdaulich sind. Leicht gewürzte Gerichte aus Milchprodukten, Eiern, Geflügel, Fisch und Nudeln sind oft gut verträglich.

Wer nicht genügend Nahrung mit einer Mahlzeit aufnehmen kann, sollte häufiger kleinere Mengen essen. Kauen Sie langsam und trinken Sie zu einem anderen Zeitpunkt. Die Getränke sollten einen hohen Nährwert haben wie Säfte, Milch Shakes oder Milch. Wenn kohlensäurehaltige Getränke beruhigend auf den Magen wirken, sollte Mineralwasser mit Saft gemischt werden. Für eventuellen Hunger sollten Zwischenmahlzeiten immer bereit stehen. Fette Nahrungsmittel und fette Buttersaucen sollten vermieden werden, da diese viel schneller zur Sättigung führen als andere Nahrungsmittel. Wenn das Aroma bestimmter Nahrungsmittel zu Übelkeit führt, dann sollten diese Düfte vermieden werden. Wählen Sie Nahrungsmittel, die sich in der Mikrowelle aufwärmen lassen, ohne großen Aufwand zu kochen sind oder bei niedriger Temperatur aufgewärmt werden können.

Viele Menschen berichten über Darmentleerungsstörungen während der Behandlung, entweder in Form von Verstopfung oder Durchfall.

Dies kann auf viele Faktoren zurückzuführen sein, unter anderem auch auf Medikamente, die den Darm irritieren und so zu Durchfall führen oder die Darmtätigkeit herabsetzen und so zu Verstopfung führen. Eine Bestrahlung des Bauchraums kann ebenfalls zu Durchfall führen. Auch mangelnde Bewegung und eine begrenzte Nahrungsmittelauswahl können zu Verstopfung und Blähungen führen. Manche Menschen verlieren während der Behandlung die Fähigkeit, Laktose aus Milchprodukten aufzuspalten. In diesem Fall müssen Milchprodukte bis zum Ende der Behandlung ausgelassen werden.

Ballaststoffreiche Nahrungsmittel können zur Verhütung oder Bekämpfung von Verstopfung beitragen. Dazu zählen frisches Obst und Gemüse, Trockenobst, Vollkorngetreideflocken und Vollkornbrot und Nüsse. Eine ausreichende Flüssigkeitsmenge hilft ebenso (→ Chronische Verstopfung, S. 784).

Durchfall kann zum Mineralstoff- und Flüssigkeitsmangel führen. Manchmal kann eine ballaststoffreiche Ernährung gut zur Behandlung von Durchfall eingesetzt werden, da Ballaststoffe dem Stuhl Flüssigkeit entziehen und ihn eindicken. Bei Krämpfen sollten blähende Nahrungsmittel wie kohlensäurehaltige Getränke, Kohl, Brokkoli, Blumenkohl, stark gewürzte Nahrungsmittel und sogar einige Sorten Kaugummi (mit Sorbit) vermieden werden. Außerdem sollte zwischen den Mahlzeiten getrunken werden (→ Ernährung bei Krebserkrankungen, S. 1303).

Salz und Bluthochdruck

Untersuchungsbefunde weisen daraufhin, dass bestimmte Bevölkerungsgruppen, die regelmäßig große Mengen an Salz (Natriumchlorid) aufnehmen, häufiger einen Bluthochdruck entwickeln als Personen mit einer geringeren Salzaufnahme. Der Blutdruck bei Menschen mit Bluthochdruck könnte normalerweise mit einer salzarmen Ernährung sinken.

Ist viel Flüssigkeit in den Blutgefäßen vorhanden oder sind die Gefäße verengt, steigt der Blutdruck. Etwa ein Fünftel der Menschen in den Industrieländern reagieren gegenüber Kochsalz mit einem höheren Blutdruck. Man sollte sich der Salzmenge in der Nahrung bewusst sein, eine Reduzierung ist allerdings nur bei Bluthochdruck nötig (oder bei einem erhöhten Risiko, an einem Bluthochdruck zu erkranken). Aber auch dann ist die Salzreduzierung nur ein wichtiger Schritt, den Blut-

druck zu senken. Natrium befindet sich in fast allen pflanzlichen und tierischen Nahrungsmitteln, tatsächlich benötigt der Körper aber nur geringe Mengen um gut zu funktionieren (rund 0,5 g täglich). Viele Menschen nehmen deutlich mehr Salz zu sich (bis zu 6 g pro Tag), doch mit der zunehmenden Öffentlichkeit zum Thema »Salz in der Ernährung« sinkt die Salzaufnahme allgemein.

Wer seine Salzmenge reduzieren muss, sollte bei der Nahrungsmittelzubereitung beginnen. Verwenden Sie beim Kochen kein oder nur sehr wenig Salz. Wenn Nahrungsmittel ohne Salz fad schmecken, kann dies mit anderen Gewürzen und Kräutern ausgeglichen werden.

Bedenken Sie, dass viele aufbereitete Nahrungsmittel große Mengen an Salz enthalten. Gewöhnen Sie sich das Lesen der Etiketten an (→ Lebensmitteletiketten richtig verstehen, S. 263). Gewürze wie Ketschup, Senf und Sojasauce haben alle einen hohen Salzgehalt und auch fertige Nahrungsmittel wie Dosensuppen, Eintopf und Fleischbrühen sowie geräucherte Nahrungsmittel wie Schinken, Speck, Bratenaufschnitt und Hotdogs sind sehr salzhaltig.

Kochsalz

Kochsalz besteht zu zirka 39,3 Prozent aus der chemischen Verbindung Natriumchlorid (Salz)

Salz im Trinkwasser

Wer an einer Herz- oder Nierenerkrankung leidet oder auf salzarmer Diät ist, sollte bedenken, dass auch Mineralwasser, je nach demwo das Quellgebiet liegt, viel Natrium enthalten kann. Zudem ist zu bedenken, dass enthärtetes Wasser viel zusätzliches Salz enthalten kann. Beim Enthärtungsvorgang wird nämlich Kalziumkarbonat, eine natürlich vorkommende Verbindung, die Wasser »hart« macht, durch Natriumchlorid (Kochsalz) ersetzt. Dieser Vorgang kann den Natriumgehalt von Wasser auf bis zu 100 mg pro Liter erhöhen.

Wenn Sie sich Sorgen machen und nicht sicher sind, ob Ihr Trinkwasser enthärtet wird, oder wissen möchten, wie viel Natrium Ihr Trinkwasser enthält, das aus dem Wasserhahn kommt, können Sie sich bei den Landesbehörden oder Ihrem Trinkwasserversorgungswerk informieren. Beachten Sie auch:

- Kaufen Sie Wasser in Flaschen mit einem niedrigen Natriumgehalt. Beachten Sie auf dem Flaschenetikett die Angaben zu Natrium.
- Erwägen Sie die Anschaffung eines Wasserfilters.
- Falls Sie eine strenge Natriumeinschränkung einhalten müssen, sollten Sie zum Kochen und Trinken destilliertes, entmineralisiertes oder entionisiertes Wasser verwenden.

und zu 27,4 Prozent aus Natriumbikarbonat (Backpulver). Die Konzentration von Natrium in der Körperflüssigkeit ist streng reguliert. Bei einem Natriumüberschuss steigt die Flüssigkeitsmenge und es kommt zu einer Schwellung oder Stauung. Hoher Blutdruck kommt häufiger bei Menschen mit einem höheren Salzkonsum vor.

Als Teilbehandlung von Bluthochdruck werden normalerweise Natriummengen von weniger als 2 bis 2,5 g täglich empfohlen. Diese Einschränkung kann meistens ohne große Schwierigkeiten eingehalten werden. Größere Einschränkungen gelten bei der Behandlung von bestimmten Nierenerkrankungen.

Salz- oder natriumarm dürfen Lebensmittel genannt werden, wenn sie maximal 120 g Natrium pro 100 g essbaren Anteil aufweisen. Rund 30 bis 40 Prozent der Gesamtkochsalzmenge nimmt der Mensch über Brot- und Backwaren auf, 30 Prozent über Fleischerzeugnisse und rund 17 Prozent über Milchprodukte.

Woher weiß man, ob man natriumempfindlich ist? Die meisten Betroffenen werden wahrscheinlich unter einem hohen Blutdruck leiden. Ungefähr die Hälfte aller Bluthochdruckerkrankungen sind auf eine Natriumempfindlichkeit zurückzuführen, können aber trotzdem ohne strikte Natriumeinschränkung leben. Wenn der Bluthochdruck jedoch mit entwässernden Medikamenten behandelt wird, ist normalerweise zu einer Natriumeinschränkung geraten, da diese Vorsichtsmaßnahme die Blutdruck senkende Wirkung unterstützt und den Kaliumverlust, der durch diese Medikamente verursacht wird, senkt.

Die Wirkung verschiedener Medikamente bei anderen Formen von Bluthochdruck wird auch durch eine Natriumeinschränkung gesteigert. Der Arzt kann dann entscheiden, ob ein eher lockerer Umgang ausreichend ist. Eine Natriumempfindlichkeit ist allerdings nicht einfach zu erkennen.

Die Ernährung des Zuckerkranken

Um einen speziell zugeschnittenen Speiseplan zu erstellen, der sowohl die Vorlieben des Patienten als auch seine Gesundheitsprobleme wie Gewicht, Cholesterinspiegel und Insulinbehandlung mit berücksichtigt, ist die Zusammenarbeit mit einem Diätassistenten sinnvoll.

Zum richtigen Umgang mit der Zuckerkrankheit sind trotzdem einige Punkte zu beachten:

Man sollte sich vernünftige Ziele beim Körpergewicht setzen und nicht unerreichbaren »Idealgewichten« nachstreben. Übergewicht kann die Beherrschung von Blutzucker erschweren, aber schon eine Gewichtsreduktion um 5 kg kann beispielsweise schon ausreichend für eine Beherrschung des Blutzuckers sein.

Flexible Fettspiegel. Bei einem gesunden Gewicht und normalen Cholesterinspiegel wird zu einer Fettaufnahme von weniger als 30 Prozent des gesamten Kalorienwertes geraten.

Bei gewünschter Gewichtsreduktion oder einem zu hohen Cholesterinspiegel raten jedoch einige Fachleute aus gesundheitlichen Gründen zu nicht mehr als 20 bis 25 Prozent des Gesamtwerts. Diese niedrigeren Werte werden auch Menschen mit Herz-Kreislauf-Erkrankungen geraten.

Das wichtigste ist jedoch Individualität. Wenn normalerweise der Fettanteil 50 Prozent des täglichen Kalorienwertes ausmacht, kann bereits eine Verringerung auf 40 Prozent zur Gewichtsreduktion und zu verbesserten Cholesterinwerten führen.

Kontrollierter Gebrauch von Zucker. Zucker ist nicht mehr verboten. Lange Zeit wurde Menschen mit einer Zuckerkrankheit erzählt, dass einfache Kohlenhydrate – Zucker in Form von Tafelzucker, Honig, Gelee, Fruchtsäfte und Süßigkeiten – in kürzester Zeit zu einem Anstieg der Blutzuckerwerte führen.

Von komplexen Kohlenhydraten – Stärke in Form von Brot, Getreideflocken und Kartoffeln – nahm man lange Zeit an, dass sie einen langsamen Anstieg des Blutzuckerspiegels bewirken. Neue Informationen besagen aber, dass Tafelzucker in ungefähr der gleichen Weise auf den Blutzucker wirkt wie Brot, Reis und Kartoffeln. Es ist eher die Gesamtmenge an Kohlenhydraten als die Herkunft, die zu einem kritischen Blutzuckerspiegel nach einer Mahlzeit führen kann.

Mäßige Mengen an Zucker beeinträchtigen häufig nicht die Beherrschung des Blutzuckerspiegels – jedenfalls nicht, solange ein zuckerhaltiges Nahrungsmittel gegen ein stärkehaltiges mit der gleichen Kohlenhydratmenge aufgewogen wird. Die Essensplanung bei zuckerkranken Menschen ist aber zunehmend ein Ausbalancieren der einzelnen Nährstoffe, das flexibel gestaltet werden kann.

Größere Flexibilität bedeutet allerdings auch die Übernahme größerer Verantwortung. Es ist daher mehr denn je ratsam, mit einem Diätassistenten oder einer Ernährungsberaterin zusammenzuarbeiten, um somit zu mehr Auswahl und zu größerem Genuss innerhalb der Ernährung zu gelangen.

Spezielle Ernährung bei chronischen Erkrankungen

Einige chronische Erkrankungen erfordern eine spezielle Ernährung. Zu diesen zählen die Überempfindlichkeit gegenüber Gluten (bekannt als Zöliakie), Einschränkung der Leber- oder Nierenfunktion (-insuffizienz) und Nierensteine. Bei guter medizinischer Einstellung kann eine angemessene Ernährung bei der Beherrschung dieser Erkrankungen eine wichtige Rolle spielen.

Glutenfreie Ernährung bei Zöliakie

Zöliakie (einheimische Sprue) kann eine Verdauungsstörung von Nährstoffen verursachen (S. 770). Die Erkrankung beruht auf einer Unverträglichkeit gegenüber Gluten, einem Eiweiß, das in Weizen, Roggen, Hafer und Gerste enthalten ist. Die Glutenüberempfindlichkeit führt zu einem Verlust der vielen kleinen Falten (Zotten) in der Darmschleimhaut, über die die Nährstoffe aufgenommen werden. Zusätzlich kommt es zu einer verringerten Produktion wichtiger Verdauungsenzyme. Zu den Symptomen zählen ein faulig riechender Durchfall, Gewichtsverlust, ein geblähter Bauch und Blutarmut. Bei Kindern kommt es zu Wachstumsstörungen und zu Rachitis. Erwachsene können eine Knochenkrankheit entwickeln, die so genannte Knochenerweichung (S. 896).

Im Vordergrund der Behandlung steht das strikte Einhalten einer glutenfreien Ernährung. Solch eine Enthaltsamkeit scheint auf den ersten Blick recht einfach, tatsächlich ist sie aber schwierig, da alle Nahrungsmittel vermieden werden müssen, die Weizen, Gerste, Hafer und Roggen enthalten. Produkte aus Nahrungsmitteln, die Gluten enthalten, sind Hauptbestandteile der europäischen und amerikanischen Ernährung.

So enthalten zum Beispiel aufbereitete Nahrungsmittel Emulgatoren, Dickmittel und andere Zusätze aus Getreide. Zu diesen Nahrungsmitteln zählen Getränke wie Schokoladenmilch, Nahrungszusätze, Bratenaufschnitt und vorgewürztes Fleisch, vorgefertigte Brotwaren, Käseprodukte und -aufstrich, Soufflés, Omelettes, Fondue und Fleischersatz aus Sojaeiweißen.

Hierzu zählen auch Salatsaucen, gewürzter Reis und Kartoffelmischungen, Gemüsemischungen, gebackene Bohnen aus der Dose,

---

Den Blutzucker beherrschen

Die Normalwerte für den Blutzucker werden vor dem Frühstück mit 80 bis 120 mg/dl angegeben und am Abend im Bereich von 100 bis 140 mg/dl. Wer den Blutzucker unter strenger Kontrolle hält, kann die Entwicklung von Blindheit, Nierenfunktionseinschränkung und Nervenschäden – normale Komplikationen einer Zuckerkrankheit – verlangsamen.
Dazu müssen Sie jedoch aufbringen:

Motivation. Sie müssen gewillt sein, den Blutzucker vor jeder Mahlzeit und vor dem Zubettgehen zu testen.

Organisation. Sind Sie mit Blick auf die Vorteile bereit, die täglichen Blutzuckerwerte aufzuschreiben?

Anpassungsfähigkeit. Sie müssen sich selbst täglich 3- bis 4-mal Insulin verabreichen – entweder jedes Mal mit einer Spritze oder einer Insulinpumpe.

Flexibilität. Fühlen Sie sich sicher, die Insulindosis leichten Veränderungen in ihrer Ernährung und körperlichen Tätigkeiten anzupassen?

Objektivität. Die Methode und Auseinandersetzung mit der Behandlung kann manche Menschen überfordern.

Team-Arbeit. Führung und Unterstützung durch einen Facharzt, Diätberater oder einen anerkannten Diätassistenten können eine wichtige Rolle für den Erfolg spielen.

Fertigsuppen und fertige Brühe, abgepacktes Eis und Sorbets. Jedes Weizenbrot und die meisten Backwaren enthalten Gluten. Fertige Gewürze wie Ketschup, Senf und Sojasauce, Fleischsaucen, Essig sowie eingelegtes Gemüse und Sirup können Gluten enthalten, es sei denn, sie werden vom Hersteller als glutenfrei bezeichnet.

Reis (der kein Gluten enthält) kann, was die Versorgung mit Getreide betrifft zur Hauptstütze für die Ernährung werden. Brote und Pasteten aus Reis-, Mais- oder Kartoffelmehl sind verträglich. Einfaches Fleisch, Fisch, Geflügel, Eier, Milchprodukte, Gemüse und Obst enthalten kein Gluten ebenso wenig wie Getränke, einschließlich Kaffee, Tee, kohlensäurehaltige Getränke, Schokoladengetränke aus reinem Kakaopulver, Wein und gebrannte Spirituosen.

Bei einer glutenfreien Ernährung können Suppen und Desserts verzehrt werden, die mit Tapioka, Maisstärke, Pfeilwurz oder Eiern eingedickt sind (→ Zöliakie, S. 770).

Nierensteine

Nephrolithiasis, die medizinische Bezeichnung für Nierensteine, kommt relativ häufig vor. Rund 5 Prozent der Frauen und 10 Prozent der

Männer leiden bis zu ihrem 70. Lebensjahr an mindestens einem Stein – für die Betroffenen meistens eine sehr schmerzhafte Erfahrung.

Ein Nierenstein ist ein hartes, mineralisiertes Abfallprodukt in den harnableitenden Wegen. Es gibt viele verschiedene Nierensteine (S. 843). Der Arzt bestimmt zunächst die Art des Steins und gibt eventuell Ernährungsvorschläge. Meistens wird empfohlen, täglich viel zu trinken, um den Harn zu verdünnen.

Bei Kalziumsteinen (der häufigsten Form) sollte die Kalziumzufuhr nicht mehr als 600 mg täglich betragen. Außerdem empfehlen die Ärzte manchmal eine Natriumeinschränkung von täglich 2 g, um überschüssiges Eiweiß zu vermeiden, und Vollkornprodukte.

Bei Kalziumoxalatsteinen wird eine Einschränkung der oxalathaltigen Nahrungsmittel empfohlen (zum Beispiel Tee, Schokolade, Beeren und Rhabarber) und es wird von der Einnahme von Vitamin C abgeraten.

Niereninsuffizienz

Bei eingeschränkter Nierenfunktion ist die Niere nicht in der Lage, die Abfallprodukte ausreichend aus dem Blut auszuscheiden. Dies kann zur Infektion, Schädigung, Vergiftung oder Erkrankung führen.

Es gibt das akute Nierenversagen und die chronische Niereninsuffizienz, beide mit Folgen für die Nährstoffversorgung. Bei einem akuten Nierenversagen wird wahrscheinlich eine kohlenhydratreiche und eiweißarme Ernährung angesetzt. Dialysepflichtige Patienten benötigen eventuell mehr Eiweiß, bei gleichzeitiger Einschränkung von Kalium und Natrium.

Eine chronische Niereninsuffizienz hat viele Folgen bezogen auf die erlaubten Nährstoffe. Bei Übelkeit, Erbrechen und Appetitmangel kann eine eiweißarme Diät helfen, die gleichzeitig auch zur Aufrechterhaltung der Nierenfunktion beiträgt. Eventuell muss die Wasseraufnahme kontrolliert werden. Bei einem Bluthochdruck, dessen Ursache die Nierenerkrankung ist, muss eventuell die Flüssigkeits- und die Natriumzufuhr kontrolliert werden. Der Arzt wird möglicherweise auch die Einnahme sowohl von Phosphat als auch Kalium einschränken.

Lebererkrankungen

Ein weiteres Problem mit Folgen für die Nährstoffversorgung ist die fortgeschrittene Lebererkrankung. Hierbei kann es zu einem Anstieg des Ammoniaks im Blut kommen. Da Eiweiße normalerweise zu Ammoniak gespalten werden, wird vom Arzt eventuell eine eiweißarme

Ernährung angeordnet. Es ist aber auch möglich, dass er eine Ernährung mit diesen Nahrungsmitteln anordnet, da pflanzliches Eiweiß und Milcheiweiß weniger Ammoniak produzieren als tierisches Eiweiß. Menschen mit Leberleiden lagern oft Körperflüssigkeit im Gewebe an, weil die Flüssigkeit nicht ausgeschieden wird. Um dies möglichst in Grenzen zu halten, muss eventuell die Salzmenge in der Ernährung reduziert werden.

Ernährungsrisiken bei Alkoholismus

Die Probleme durch Alkoholismus sind vielfältig. Sie betreffen fast jeden Lebensbereich des Alkoholikers und auch die Unterversorgung mit Nährstoffen durch das fortgesetzte harte Trinken. Alkohol enthält nur leere Kalorien – solche, die außer dem Brennwert keinen weiteren Nährwert haben. Alkoholiker ersetzen im Allgemeinen Nahrung durch Alkohol und so kommt es zu einem Mangel an essenziellen Nährstoffen.

Falsche Ernährung ist natürlich nicht das einzige Problem des Alkoholikers. Viele wichtige Nährstoffe wie Vitamin B_1 und Folsäure werden von ihm nur schlecht aufgenommen. Zusätzlich sammelt sich Fett an, das unvollständig gespalten in der Leber gespeichert wird. Die Leber schwillt an, entwickelt sich zur so genannten »Fettleber« mit beeinträchtigter Funktion.

Exzessiver Alkoholgenuss kann zur bekannten Leberzirrhose führen (S. 804). Einige der verstoffwechselten Eiweiße in der geschädigten (zirrhotischen) Leber werden zu Ammoniak und anderen Abbauprodukten gespalten. Diese Substanzen können im Körper angereichert werden, das Bewusstsein beeinträchtigen und zu dem Zustand der so genannten hepatischen Enzephalopathie führen (S. 808).

Ein hoher Alkoholkonsum kann aber auch zu Magenbluten oder einer Schädigung der Bauchspeicheldrüse führen, die wiederum zur Entzündung der Bauchspeicheldrüse führen kann. Beides kann tödlich enden. (→ Alkoholmissbrauch, S. 325).

Märchen um Nahrungsmittel

Nahrung kann symbolischen Charakter haben. Seit uralten Zeiten hat der Mensch besondere Nahrungsmittel mit verschiedenen Eigenschaften belegt. So wurde in einigen frühen Kulturen des Nahen Osten von einigen Nahrungsmitteln behauptet, dass sie entweder »heiß« oder »kalt« seien. Es wurde dazu geraten, diese nicht während einer Mahlzeit zu mischen. Einige primitive Gesellschaften glaubten, dass das Herz eines Tigers den Mut eines Mannes stärkt.

Selbst heutzutage werden die Nashörner fast ausgerottet, weil daran geglaubt wird, dass das Pulver eines Horns die Potenz steigert. Ein ähnliches Beispiel aus der modernen westlichen Welt ist die schlichte Überzeugung von Sportlern, dass die Eigenschaften von Nahrungsmitteln auf den Esser übergehen, das heißt große Mengen Eiweiß und Eiweißergänzungen zum Muskelaufbau führen würden.

Die Annahme von bestimmten Essgewohnheiten und Nahrungsmittelboykotts können aber auch Ausdruck einer politischen Meinung oder eines Protestes sein.

Es gibt sicherlich viele Menschen, die unqualifiziert behaupten, man solle sich nach bestimmten Regeln ernähren. Manche der Spinnereien kommen und gehen und sind im Allgemeinen von kurzer, allerdings intensiver Begeisterung gekennzeichnet. Oftmals werden sie durch ein Interesse oder eine Hoffnung ersetzt, die eine bestimmte Ernährung weckt, wobei dieses Interesse aber auch wieder schnell verloren geht.

Wissenschaftliche Forschung zu verschiedenen Nahrungsmitteln und ihr Bezug zur Gesundheit fördern ungewollt einige dieser jährlich wiederkehrenden Trends. Sobald Berichte über die Eigenschaften bestimmter Nahrungsmittel in seriösen Zeitschriften veröffentlicht werden, wird die Maschinerie in Gang gesetzt. Es dauert nicht lange und Zeitungen, Zeitschriften und Internetseiten diskutieren im ganzen Land über Wunder oder ernsthaft gefährliche Gifte in Nahrungsmitteln.

Die Menschen essen beispielsweise Haferkleie in dem Glauben, dass dies allein den Cholesterinspiegel senkt und erkennen nicht, dass gesunde Blutfettwerte von einer umfassenden Ernährungsumstellung abhängen. Abgesehen davon können Haferkleie und andere Ballaststoffe im Darm Kalzium binden. In dieser Verbindung können sie dann vom Körper nicht mehr aufgenommen werden und sowohl das Kalzium als auch die Ballaststoffe werden vom Körper ausgeschieden, ohne dass es zu einem Nutzen kommen kann. Bei einer ballaststoffreichen Ernährung wird daher eventuell mehr Kalzium benötigt.

Eine höhere Aufnahme von Ballaststoffen ist an sich eine gute Sache, allerdings nicht, wenn man sich auf ein einzelnes Nahrungsmittel fixiert – besonders dann nicht, wenn man wegen der Haferkleie beispielsweise ein Muffin isst, das Unmengen an Butter, Zucker und anderen Zutaten enthält, die für einen erhöhten Cholesterinwert verantwortlich sind. Dies macht den gesundheitlichen Nutzen der Haferkleie zunichte.

Bei einem abnormal niedrigen Blutzuckerspiegel spricht man von einer Unterzuckerung (Hypoglykämie). Sie kommt bei Menschen mit Zuckerkrankheit vor, die Insulin spritzen oder Tabletten einnehmen (→ Zuckerkrankheit, S. 925) oder bei Menschen mit einem seltenen Tumor (S. 936). Kurzfristig entstand einst der Glaube, dass Zittern und Angstgefühle innerhalb einiger Stunden nach einer Mahlzeit auf einen niedrigen Blutzuckerspiegel zurückzuführen seien. Heutzutage weiß man aber, dass die betroffenen Menschen in Wirklichkeit an Panik- oder Angstattacken leiden.

Andere häufige Missverständnisse sind die Überbewertung von Vitaminen und Mineralstoffen. Vitamin E scheint ein Ziel der kommerziellen Geldmacherei zu sein. Die Theorie, dass hohe Dosen Vitamin E die sexuelle Leistung steigern, hält sich hartnäckig, und mit Vitamin C wurde auch bei Erkältungen geworben. Kontrollierte Studien haben jedoch gezeigt, dass keine dieser Geschichten wahr ist.

Es wird auch oft behauptet, dass Honig einen einmaligen Nährwert hat. Dem ist nicht so. Grundsätzlich hat Honig die gleichen Nährwerteigenschaften wie gewöhnlicher Zucker. Für den Körper macht es keinen Unterschied wie diese verarbeitet und aufgenommen werden.

Viel Aufhebens wurde auch um die scheinbar höhere Qualität von biologisch angebauten Nahrungsmitteln gemacht. Befürworter behaupten, dass Nahrungsmittel, die anorganisch (mit chemisch hergestelltem Dünger) gedüngt wurden, weniger Qualität besitzen. Nachgestellte Studien haben ergeben, dass es kaum oder keine Qualitätsunterschiede zwischen biologisch hergestellten Nahrungsmitteln und Nahrungsmitteln, die mit industriell hergestelltem Dünger gedüngt wurden, gab. Biologische Gartenarbeit und biologischer Anbau sind unter Umweltaspekten sehr wünschenswert (biologischer Dünger ist umweltfreundlicher), bezogen auf die Nährwerte gibt es aber keinen qualitativen Unterschied. Bei einer ausgeglichenen Ernährung mit ausreichend Eiweiß, Fett, Kohlenhydraten, Vitaminen und Mineralstoffen machen Nahrungsmitteltrends, die eine bessere Gesundheit versprechen keinen Sinn oder schaden sogar. Sie sind gefährdend, da sie in die Irre führen. Harte Realität ist, dass man mit Ergänzungen oder besonderen Nahrungsmitteln keine Krankheiten heilen oder verhüten kann. Der beste Weg zur Krankheitsverhütung ist, was die Ernährung betrifft, ein ausgewogenes Essverhalten (→ Die ausgewogene Ernährung, S. 258 und → Vitaminergänzungen und Mineralstoffzufuhr, S. 264).

Nahrungsmittelmythen

Je mehr geredet wird, desto weniger tut sich. Diese Aussage trifft besonders auf die Ernährung zu. Unabhängig von aller Aufklärung zum Zusammenhang zwischen Ernährung und Gesundheit, halten sich einige Nahrungsmittelmythen hartnäckig.

Mythos: Die einzige Möglichkeit abzunehmen ist weniger zu essen.

Wirklichkeit: Einer der besten Möglichkeiten abzunehmen, kann unter Umständen auch mehr essen sein – zumindest bestimmte Nahrungsmittel. Was erscheint Ihnen mehr: Eine Hand voll Erdnüsse oder 7 Tassen Popkorn aus der Mikrowelle? Das Popkorn natürlich. Trotzdem hat beides 150 Kalorien. Der Unterschied liegt beim Fett und den Ballaststoffen.

Fettarme, ballaststoffarme Nahrungsmittel (wie Popkorn) enthalten natürlicherweise weniger Kalorien als fettreiche (wie Erdnüsse). Jedes Gramm Fett hat mehr als doppelt so viele Kalorien wie Kohlenhydrate oder Eiweiß. Fett macht aus einer kleinen Mahlzeit eine kalorienreiche Mahlzeit.

Mythos: Vitamine liefern Energie.

Wirklichkeit: Kalorien aus Fett, Kohlenhydraten und Eiweiß liefern Energie. Vitamine haben keine Kalorien, also können sie auch keine Energie liefern. Der Mythos entstammt wahrscheinlich der Aktivität von Vitamin B. Es liefert zwar keine Energie, spielt aber bei der chemischen Reaktion der Energiefreisetzung aus den Nahrungsmitteln eine entscheidende Rolle.

Mythos: Fasten führt zur Körperreinigung und zum Ausscheiden von Giften.

Wirklichkeit: Diese Behauptung ist ohne Beweis. Die Natur hat den Körper so eingerichtet, dass er Nahrungsmittel verarbeitet. Dazu gehört auch die Ausscheidung von natürlich vorkommenden Giften wie Ammoniak als Endprodukt der Eiweißspaltung.

Für die meisten Menschen sind 1-tägige Fastenkuren weder gesund noch gesundheitsgefährdend, aber längeres Fasten belastet den Körper. Zu den Risiken zählt das Austrocknen, ein gefährlich niedriger Blutdruck, ein Zellabbau in Muskeln und Organen und ein unregelmäßiger Herzschlag. Wer an Herzerkrankungen, insulinabhängiger Zuckerkrankheit oder Nieren- und Leberproblemen leidet, sollte niemals fasten.

Mythos: Weizenbrot enthält mehr Ballaststoffe als Weißbrot.

Wirklichkeit: Nur, wenn es sich um Vollkornbrot handelt. Ansonsten unterscheiden sie sich grundsätzlich nicht voneinander. Beide sind aus Weißmehl hergestellt und enthalten rund 0,5 g Ballaststoffe pro Scheibe. Um sicher zu gehen, dass es sich um ein Vollkornbrot handelt, sollte man sich vergewissern, ob die Bezeichnung »Vollkorn« unter den ersten Zutaten aufgeführt ist. Der Ballaststoffgehalt pro Scheibe Brot sollte mit rund 1,5 g angegeben sein.

Mythos: Du kamst schon dick zur Welt.

Wirklichkeit: Die Erbanlage bestimmt Größe und Figur. Studien haben gezeigt, dass adoptierte Kinder ein sehr ähnliches Gewicht hatten wie ihre biologische Eltern und nicht wie ihre Adoptiveltern. Aber Fettleibigkeit wird nicht in dem gleichen Maße vererbt wie die Augen- oder Hautfarbe. Es gibt eher eine genetische Neigung zur Fettleibigkeit aber keine Schicksalsbestimmung. Trotz allem gilt, dass man nur zunimmt, wenn man mehr isst als verbrennt.

Mythos: Spinat enthält viel Eisen.

Wirklichkeit: Entschuldige, Popeye, aber dem ist nicht so. Spinat enthält zwar eine Menge Eisen, aber ebenso eine Menge Oxalsäure. Da Oxalsäure Eisen bindet, werden nur 2 bis 5 Prozent des enthaltenen Eisens vom Körper tatsächlich aufgenommen. Allerdings enthält Spinat Betacarotin. Eine halbe Tasse gekochter Spinat enthält mehr als die Hälfte der Zufuhr dieses wichtigen Radikalfängers.

Kapitel 10

Sport und Fitness

Inhalt

Sport nützt der Gesundheit

Heutzutage ist der Alltag der meisten Menschen von recht hoher Bewegungslosigkeit gekennzeichnet. Die Dienstleistungsgesellschaft und unzählige, die Arbeit erleichternde Geräte gestalten das heutige Leben zwar in vieler Hinsicht angenehmer, allerdings geht dadurch auch die natürliche, regelmäßige Bewegung verloren, die für eine optimale Gesundheit und Leistungsfähigkeit sorgt. Bewegungsarmut und der Alterungsprozess führen zu einer stetigen Abnahme des körperlichen Leistungsvermögens. Für Menschen, die kein körperlich aktives Leben führen, werden Tätigkeiten, die Kraft und Ausdauer erfordern, zu einem Problem. Die Gefahr einer Verletzung ist größer, und das Risiko an einer Herzerkrankung und anderern Leiden zu erkranken, steigt.

In den letzten Jahren ging der Trend zum »Trimm Dich«. Immer mehr Männer und Frauen trainieren regelmäßig, weil sie sich dadurch wohler fühlen und den Langzeitnutzen erkennen. In bestimmten sozialen Schichten wurde der gemeinsame Wein nach der Arbeit durch das Training in einem Fitnesscenter ersetzt.

Warum sich so viele Menschen einem gesünderen Lebensstil mit regelmäßigem Sport zuwenden, ist leicht zu verstehen. Die Menschen mögen die gesunde Ausstrahlung der Haut, feste Muskeln und mehr Kraft, die das Training bietet.

Die äußerlichen Veränderungen sind bei einem guten Sportprogramm recht rasch sichtbar. Man sieht die körperlichen Fortschritte und die körperliche und sogar die geistige Leistungsfähigkeit steigen. Begleitend kann es zum Abbau von Müdigkeit, Anspannung und Ängstlichkeit kommen.

Muskeln und Gelenke werden beweglicher und scheinen besser zu funktionieren. Man kann bei gleichzeitiger leichter Nahrungseinschränkung ein paar Kilogramm an Gewicht verlieren. Die wichtigsten Auswirkungen auf die Gesundheit sind möglicherweise jedoch gar nicht zu sehen.

Bei anstrengendem Sport benötigen die Muskeln mehr Sauerstoff, sodass man tiefer atmen muss um die Lungen mit Luft versorgen zu können. Der wichtigste Muskel des Körpers – das Herz – muss härter und schneller schlagen um Blut in die Muskeln pumpen zu können. Auf Dauer wird das Herz kräftiger und elastischer. Außer zu einem kräftigern Herzen kann Sport auch noch zur Senkung des Fett- und Zuckerspiegels im Blut führen. Frauen, die Sport treiben haben ein geringeres Risiko an Knochenschwund (Osteoporose), einem Verlust der harten Knochensubstanz, zu erkranken, vorausgesetzt sie sind nicht derart aktiv, dass die Regelblutung ausbleibt (S. 894). Ein Sportprogramm kann sogar helfen, das Rauchen aufzugeben. Sport ermöglicht Stressabbau und fördert das allgemeine Wohlbefinden, den Schlaf und die Konzentrationsfähigkeit.

Genauso wichtig wie der Sport selbst – 3-mal wöchentlich für 20 Minuten ist eine gesunde Einstellung – ist die Auswahl der Übungen gemäß Alter, körperlicher Kondition und Charakter.

Auf den folgenden Seiten werden verschiedene Sportprogramme vorgestellt. Bei realistischer Zielsetzung und Zusammenstellung verschiedener, dem Lebensstil entsprechender Übungen, wird bei regelmäßiger Ausübung die Gesundheit davon profitieren. Bei Fettleibigkeit und überwiegend sitzender Tätigkeit wird vor dem Beginn eines neuen Sportprogramms dringend zum Besuch eines Arztes geraten. Dies gilt auch für Menschen über 40 Jahre, die nie zuvor Sport getrieben haben und für Menschen mit Zuckerkrankheit, einer Herzerkrankung, einem Nierenleiden oder anderen ernsthaften Gesundheitsproblemen oder mit Angehörigen, die einen Herzinfarkt im Alter von weniger als 50 Jahren erlitten haben. Ebenso für Raucher oder Menschen mit Bluthochdruck. Der Arzt führt eventuell einen Belastungstest durch (S. 655) um ein Übungsprogramm festzulegen, das den Körper nicht zu sehr belastet.

Wie sieht ein gutes Sportprogramm aus?

Die Haupteinteilung der vielen Sportarten erfolgt in aerobe und anaerobe Sportarten. Aerobe Übungen bestehen aus kontinuierlicher Bewegung. Eine aerobe Betätigung führt zu erhöhter Herz- und Lungentätigkeit, um die Zellen mit mehr Sauerstoff versorgen zu können Eine schnellere Atmung und ein erhöhter Herzschlag kommt den Organen und damit allgemein der Kondition und Ausdauer zugute. Dies sind die Grundgedanken der aeroben Gesundheit (→ Fitness und Bewegung, S. 644).

Auf geht´s: Fünf kleine Regeln

1. Noch bevor Sie anfangen, sollten Sie Ihren Arzt aufsuchen! Raucher, übergewichtige Personen oder solche, die älter als 40 Jahre sind und nie zuvor Sport getrieben haben oder die an einer chronischen Herzerkrankung, Zuckerkrankheit, Bluthochdruck oder einem Nierenleiden erkrankt sind, sollten Sie ein Übungsprogramm auf jeden Fall mit ihrem Arzt besprechen.

2. Beginnen Sie langsam! Rom wurde nicht an einem Tag erbaut und wer bislang nur ab und zu eine Runde um den Block gedreht hat, kann nicht über Nacht zum Zehnkampf antreten. Übertreiben Sie nicht! Wer beim Training Probleme hat, sich mit seinem Sportpartner zu unterhalten, übertreibt wahrscheinlich. Gehen Sie es langsam an! Bei ungewohntem, anstrengendem Training kann es leicht zu Verletzungen kommen. Außerdem sind die Gelenke, Sehnen und Muskeln anfangs sehr verletzungsgefährdet. Ein trainierter Körper ist weniger gefährdet. Versuchen Sie mit Ihrem Zielpuls (→ Den Zielpuls ermitteln, S. 296 und Die subjektive Belastungstabelle, S. 295) Ihr eigenes Tempo zu finden.

3. Wählen Sie eine Sportart, die zu Ihnen passt! Sie sollte Spaß machen oder zumindest annähernd zusagen. Ansonsten neigt man auf Dauer dazu, den Sport aufzugeben. Walking, Laufen, Schwimmen, Rad fahren, Rückschlagsportarten (wie Tennis), Tanzen, Ski fahren und Aerobic sind einige empfehlenswerte Sportarten.

4. Tun Sie es regelmäßig! Um einen wirklichen Gesundheitsnutzen zu erzielen, sollte man mindestens 3-mal pro Woche für 20 Minuten Sport treiben. Die Anstrengung zwingt zum tiefen Durchatmen und der Puls steigt wahrscheinlich an. Es sollte allerdings nicht bis zum Einsetzen von Übelkeit oder Schwindel trainiert werden.

5. Bleiben Sie bei Ihrem Programm! Lassen Sie sich nicht entmutigen. Man braucht kein sportliches Naturtalent zu sein um ein regelmäßiges Sportprogramm durchzuhalten und man sollte keine unrealistischen Erwartungen haben. Wer kurze, dicke Beine hat, kann auch durch ein Sportprogramm nicht den Körper eines Balletttänzers erlangen. Zu erwarten sind stärkere Muskeln und mehr Kraft.

Walking, Rad fahren, Jogging, Aerobic und Schwimmen sind bekannte aerobe Sportarten. Sie gewähren eine kontinuierliche Aktivität und fördern die Kondition des Herz-Kreislauf-Systems. Die Anzahl und Tiefe der Atemzüge nimmt zu, der Körper erwärmt sich und die lang andauernden, anstrengenden Übungen führen zum Schwitzen.

Anaerobe Sportarten können ebenfalls zur Gesundheit, aber nur wenig zur Stärkung des Herzens beitragen. Gewichtheben ist ein klassisches Beispiel: Gewichtheben mag zwar zu starken Muskeln führen, aber allein das Heben von Hanteln führt nicht zu einer vermehrten und andauernden Sauerstoffversorgung der Zellen durch eine erhöhte Leistung von Herz und Lunge. Ein Training mit leichten Gewichten über einen längeren Zeitraum kann dagegen aerob sein.

Ein persönliches Sportprogramm ist die logische Antwort auf die Frage, wie körperliche Aktivitäten in den Alltag eingebaut werden können. Man braucht nicht unbedingt ein ausgedehntes Sportprogramm um fit zu werden. Tatsächlich ist ein mäßiges Sportprogramm ausreichend und macht den meisten Menschen auch mehr Spaß.

Ein Sportprogramm sollte allmählich gesteigert werden. Man kann sich nicht über Nacht in Form bringen, auch nicht innerhalb von 1 oder 2 Wochen. Bei langsamer Steigerung der Übungen und gleichzeitiger Anpassung des Körpers an die höhere Leistung, kann man oft innerhalb von 8 bis 12 Wochen fit werden.

Ein Fitnessprogramm sollte auf die persönlichen Bedürfnisse und Fähigkeiten, den Zeitplan und andere persönliche Umstände zugeschnitten sein. Es muss auf den persönlichen Lebensstil abgestimmt sein, da nur Regelmäßigkeit zum Erfolg führt. Wenn ein Programm zu schwierig oder zu zeitaufwändig ist, sollte es völlig neu überdacht werden. Man braucht mindestens ein Training von wöchentlich 3-mal 20 Minuten.

Um einen maximalen Profit zu erzielen und zur Vermeidung von Verletzungen sollte sich jedes Sportprogramm ganz deutlich an die folgenden drei Punkte halten: die Aufwärmphase, die Übungsphase selbst und die Entspannungsphase.

Grundlagen

Aufwärmen

Mit dem Aufwärmen wird der Körper auf die Übungen vorbereitet. Sanfte Drehübungen erhöhen die Gelenkigkeit und langsame aerobe Übungen verstärken allmählich die Durchblutung der Muskeln und führen zur Erwärmung. Muskeln, die nicht bewegt werden, sind »kalt«. Dehnungen und andere sanfte Übungen erhöhen allmählich Puls, Körpertemperatur und die Durchblutung der Muskeln. Die Aufwärmphase erleichtert den Übergang zu den eigentlichen Übungen. Dadurch lassen sich Muskelkater, Schmerzen und sogar Verletzungen vorbeugen.

Dehnungsübungen

Jede Dehnungsübung sollte 30 Sekunden lang gehalten werden – nicht rhythmisch hin und her bewegen! Es sollte ein eindeutiges Ziehen im Muskel zu spüren sein, aber es darf nicht schmerzhaft sein. Wir empfehlen zu Beginn (und am Ende) jedes Übungsprogramms mindestens 3 bis 5 Minuten Dehnungsübungen. Die Auswahl der Dehnungsübungen sollte von den geplanten Hauptübungen abhängen. Läufer sollten sich etwa auf die Beine und den unteren Rückenbereich konzentrieren. Gute Dehnungsübungen zeigt beispielsweise die Person auf Seite 293.

Übungen

Die Hauptübungen sollten aerob sein. Das sind alle Aktivitäten mit kontinuierlicher, rhythmischer Muskelanspannung der Beine und wenn möglich auch der Arme, in Verbindung mit vermehrt tiefen Atemzügen. Allgemeine aerobe (ausdauernde) Aktivitäten sind Walking, Rad fahren, Jogging, Schwimmen, Skilanglauf, Rudern, Seil hüpfen, Tanzen und Rückschlagsportarten. Der Schlüssel zum Erfolg ist eine Aktivität zu finden, die einem Spaß macht.

Die Auswahl der Übungen sollte unter folgenden drei Gesichtspunkten vorgenommen werden: Intensität, Ausdauer und Häufigkeit.

Intensität

Die richtige Intensität einer Übung trägt zur Fitness bei, allerdings sollte das Training nicht zu ausgiebig sein. Im Allgemeinen fordert die richtige Intensität einer Übung etwa 50 bis 80 Prozent der »maximalen Dauerleistungsfähigkeit«. Für die meisten Menschen liegt diese bei etwa 70 Prozent.

Durch Zählen des Pulsschlags kann man die Intensität eines Trainings bewerten: je intensiver die aerobe Übung, desto höher der Puls. Wer bis an seine Grenzen trainiert (maximale Dauerleistungsfähigkeit), hat auch einen maximal hohen Puls. Der Puls nimmt mit dem Alter ab und wird zudem noch von Herzerkrankungen und bestimmten Herzmedikamenten beeinflusst.

Der zusätzliche Nutzen eines Trainings an der Leistungsgrenze ist eher gering. An dieser Stelle soll der »Zielpuls« erörtert werden. Indem man den Zielpuls (eine Gleichung, die auch das Alter bei der Berechnung mit einbezieht, → Den Zielpuls ermitteln, S. 296) ermittelt, kann man den Wirkungsgrad einer Übung bestimmen. Während des Konditionstrainings sollte der Zielpuls erreicht und für etwa 20 Minuten gehalten werden. Ein Überschreiten des Zielpuls führt zu einem erhöhten Risiko von Muskel- oder Gelenkschmerzen bzw. zu einer Verletzung und trägt damit weniger zur Gesundheit bei.

Um den Zielpuls als Richtlinie zu ermitteln, muss man den Puls zählen. Mit den Fingerspitzen des Zeige- und Mittelfingers wird die pulsierende Arterie (A. radialis) zwischen Handgelenkknochen und der Sehne, die auf der Seite des Daumens liegt, getastet. Man sollte nicht zu fest auf das Blutgefäß drücken, da man dadurch zeitweilig die Durchblutung unterbrechen kann. Der Puls wird 10 Sekunden (oder 15 Sekunden) lang entweder mittels des Sekundenzeigers einer Armbanduhr oder einer anderen Uhr gezählt. Indem man das Ergebnis mit 6 (oder 4) multipliziert, erhält man den Pulsschlag pro Minute (S. 645).

Im Ruhezustand beträgt der Puls bei Männern etwa 70 und bei Frauen etwa 80 Schläge. Während des Sports kann sich der Pulsschlag mehr als verdoppeln (je nach Alter und Ausmaß des Trainings).

Häufigkeit

Man sollte mindestens 3-mal wöchentlich an nicht aufeinander folgenden Tagen aeroben Sport ausüben. Wer noch häufiger Sport ausübt, verbessert seine Kondition und beschleunigt im Fall von Übergewicht den Gewichtsverlust.

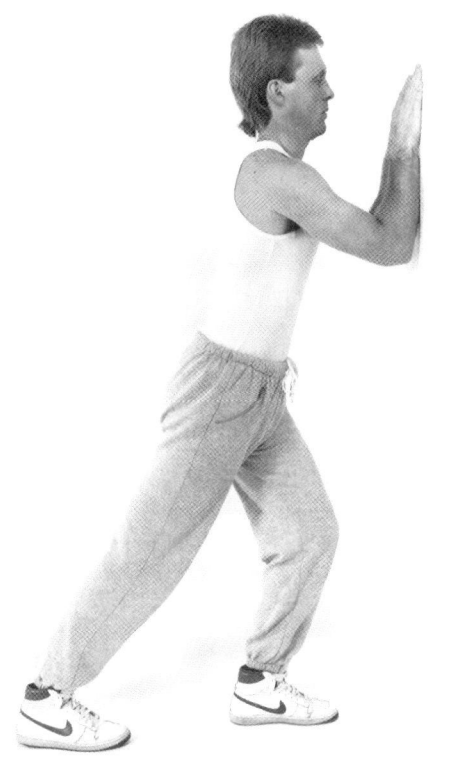

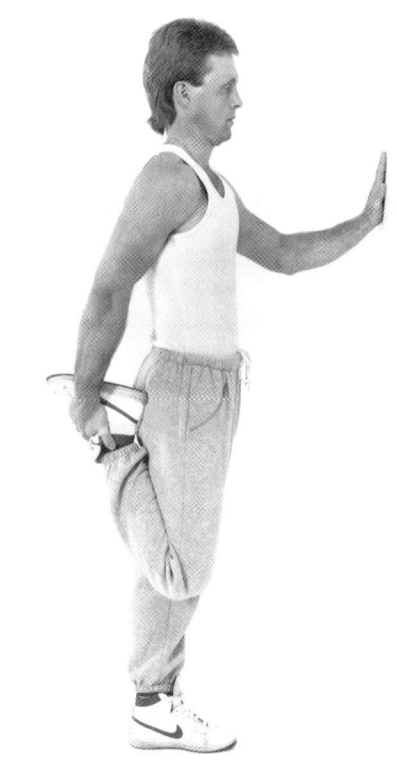

Dehnung der Wadenmuskulatur   **Dehnung der Oberschenkelmuskulatur**

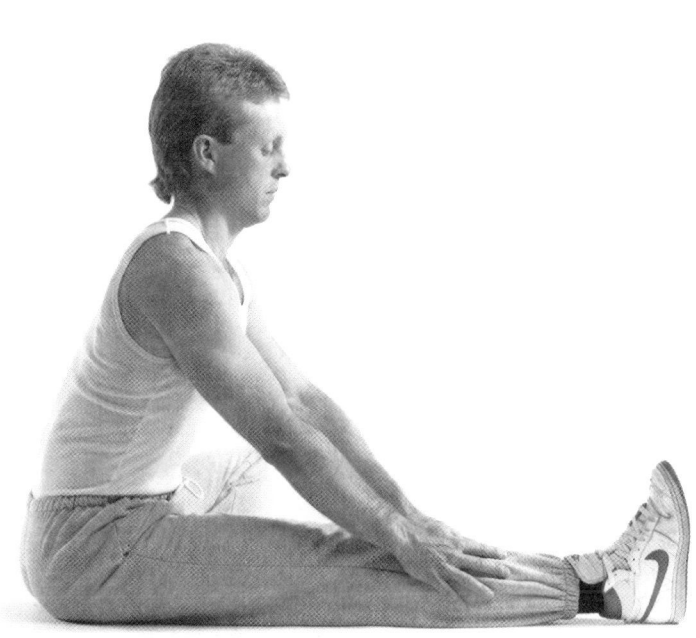

Dehnung der hinteren Oberschenkelmuskulatur

Dehnung der Wadenmuskulatur
Stellen Sie sich mit einem Abstand von einer Armeslänge zur Wand. Lehnen Sie sich mit den Unterarmen an der Wand an, die Stirn auf gleicher Höhe mit den Handrücken. Beugen Sie ein Bein im Kniegelenk. Das andere Bein bleibt durchgestreckt auf der Ferse stehen. Bewegen Sie Ihre Hüften bei geradem Oberkörper in Richtung Wand. Halten Sie die Dehnung 30 Sekunden; die Übung mit dem anderen Bein wiederholen.

Dehnung der Oberschenkelmuskulatur
Lehnen Sie sich mit der linken Hand an der Wand an. Greifen Sie mit der rechten Hand Ihr rechtes Fußgelenk. Ziehen Sie den Fuß vorsichtig zu Ihrem Gesäß hoch. Halten Sie die Dehnung für 30 Sekunden; Wiederholung mit dem anderen Bein.

Dehnung der hinteren Oberschenkelmuskeln
Setzen Sie sich auf den Boden und strecken Sie Ihr rechtes Bein gerade vor sich aus. Beugen Sie Ihr linkes Bein, sodass die linke Fußsohle die Innenseite des rechten Oberschenkels berührt. Beugen Sie sich in der Hüfte und lassen Sie beide Hände langsam Ihr rechtes Bein hinuntergleiten. Halten Sie die Dehnung für 30 Sekunden und wiederholen Sie die Übung mit dem anderen Bein.

Ausdauer

Die Dauer des Konditionstrainings sollte mindestens 20 bis 30 Minuten betragen; bei 45 bis 60 Minuten lässt sich eine gute Kondition schneller erreichen. Ebenso kommt es schneller zum Gewichtsverlust. In diesen Zeiten sind allerdings nicht die Aufwärm- und Entspannungsphasen enthalten.

Wer weniger anstrengende Übungen bevorzugt, sollte die Dauer der Übung verlängern (von 20 auf 40 Minuten) um in den Genuss des erwünschten gesundheitlichen Nutzens zu gelangen.

Auf geht`s!

In den ersten Wochen des Trainings sollte der Zielpuls im unteren Bereich der Schwelle liegen (etwa 50 bis 70 Prozent der maximalen Dauerleistungsfähigkeit bzw. zwischen 11 und 13 auf der Belastungstabelle, Seite 295). Das wöchentliche Konditionstraining sollte auf 3-mal 10 bis 15 Minuten Trainingszeit begrenzt werden. Danach sollte die Trainingszeit jedes 2. Mal um 1 bis 5 Minuten verlängert werden. Die Intensität sollte erst nach dem Erreichen der gewünschten Trainingszeit gesteigert werden. Durch eine allmähliche Steigerung über einen Zeitraum von 1 Monat erreicht man sein selbst gestecktes Ziels.

Falls es während des Trainings zu Beschwerden oder Druckgefühl im Brustraum, Ohnmacht, zu Atemnot, einem plötzlichen Pulsanstieg oder auch -abfall, unregelmäßigem Puls, extremer Müdigkeit oder ernsten Gelenk- und Muskelschmerzen kommt, muss das Training unterbrochen und ein Arzt aufgesucht werden.

Entspannung

Sofort nach dem Konditionstraining muss das Herz wieder zu seinem normalen Pulsschlag zurückkehren können. Damit das Blut nicht in den Beinen versackt, sollte man sich weiter bewegen. Außerdem ist es wichtig, die während des Trainings beanspruchten Muskeln zu dehnen. Leichte Aktivitäten über 3 bis 5 Minuten erleichtern die Beendigung. Langsames Gehen ermöglicht eine Entspannung und das Wiedererlangen des normalen Puls sowie der normalen Atmung. Danach sollten Dehnübungen zur Vermeidung von Muskelkater und Schmerzen und zur Erhaltung der Gelenkigkeit durchgeführt werden. Die gleichen Übungen aus der Aufwärmphase sind auch für die Entspannungsphase geeignet. Man sollte sich nach dem Training ruhig 5 bis 10 Minuten Entspannung gönnen.

Welche Sportart ist die richtige?

Das perfekte Training für einen olympischen Hochspringer sieht völlig anders aus als ein angemessenes Fitnessprogramm für eine schwangere Frau oder einen älteren Mann. Trotzdem ist für alle ein gutes Sportprogramm gleichermaßen wichtig. Zwei Faktoren müssen in die Aufstellung des Fitnessprogramms einfließen: die Ziele und die körperliche Kondition.

Ziele festlegen

Jemand, der seine Kraft, Schnelligkeit oder andere sportliche Eigenschaften trainieren möchte, muss ein anderes Sportprogramm erstellen als jemand, der nur seinen guten Gesundheitszustand erhalten will.

Jedes Sportprogramm sollte verschiedene Aktivitäten enthalten, wobei es grundsätzlich drei verschiedene Arten von Übungen gibt. Diese unterscheiden sich durch ihre unterschiedliche Zielsetzung.

Kraftübungen

Um die Muskelkraft aufzubauen, sind Übungen nötig, bei denen die Muskeln in der Anspannungsphase gegen einen Widerstand arbeiten müssen. Dies ist etwa beim Gewichtheben oder beim Training an einem Sportgerät der Fall. Kraftübungen sind bei einem Sportprogramm mit den Zielen der Gewichtsabnahme, der Erhaltung der Gesundheit des Herz-Kreislauf-Systems oder der einfachen Erhaltung der Fitness und Figur nicht notwendig. Trotzdem können solche Übungen die Muskelkraft stärken bzw. einen Schutz gegen Knochenschwund bieten (S. 894).

Ausdauerübungen (aerobe)

Um die Ausdauer zu trainieren sind viele Übungen geeignet. Besonders Laufen, Schwimmen, Walking und Rad fahren trainieren Herz, Lunge und Muskeln (gut für das Herz-Kreislauf-System). Ein gezieltes Gewichtstraining kann auch als aerobe Sportart gelten, wenn die

Gewichte reduziert und dafür jede Übung häufiger wiederholt wird, etwa auf rund 20- bis 40-mal.

Bei Ausdauerübungen (aerob, den Herzkreislauf anregend) müssen Herz und Lunge für die Muskelarbeit eine höhere Menge Sauerstoff zur Verfügung stellen. Rund 3-mal wöchentlich 20 Minuten aerobes Training sollte die Grundlage jedes Konditionstrainings sein (→ Bewegung und Fitness, S. 644).

Übungen für die Beweglichkeit

Auch Übungen für die Beweglichkeit gehören zum Grundprogramm. Sie tragen weniger zur Kondition, denn zur Vermeidung von Verletzungen und Beschwerden bei. Dehn- und Aufwärmübungen bewirken eine gute Durchblutung. Sie wärmen die Muskeln im wörtlichen Sinne auf und bereiten sie so auf das Training vor. Solche Übungen sind auch am Ende einer Übungseinheit wichtig um die Muskeln entspannen zu lassen und einer Verspannung vorzubeugen.

Die Kondition berücksichtigen

Der andere Faktor ist die körperliche Kondition – liegt Übergewicht, ein bestimmtes Alter, eine Schwangerschaft vor? Jeder Einzelne wird sich einer der hier aufgeführten Kategorien zuordnen lassen.

Kinder

Für die meisten Eltern ist die Vorstellung, ihr Kind zu mehr körperlicher Betätigung anzuhalten, abwegig. Kinder rennen den ganzen Tag herum. Wieso sollten sie mehr Bewegung benötigen?

Trotzdem ist mehr körperliche Bewegung vor allem für übergewichtige Kinder besonders wichtig. Gewichtskontrolle ist in jeder Altersstufe mehr oder weniger eine Frage der Ausgewogenheit zwischen Kalorieneinnahme und Kalorienverbrauch durch tägliche Bewegung – wenn mehr Kalorien verbrannt werden als eingenommen, werden die Kilos purzeln.

Regelmäßige Trainingszeiten mögen für einen Erwachsenen eine gute Lösung sein, aber nicht für ein Schulkind oder gar einen Jugendlichen. Eine bessere Lösung ist die Unterstützung von Sport oder körperlicher Betätigung zuzeiten, an denen es die Kinder selbst wollen. Bei solche Aktivitäten werden Kalorien verbrannt und es kommt zur positiven Auswirkung auf die Selbstachtung und das Selbstbild.

Die subjektive Belastungstabelle

Die Beurteilung anhand einer Belastungstabelle ist eine weitere Möglichkeit festzustellen, ob die sportliche Betätigung auslastend ist.

Die wahrgenommene Belastung bezieht sich auf die gesamte körperliche Anstrengung, die jemand während einer Übung erlebt. In der Tabelle wird alles berücksichtigt, was man als Belastung, körperlichen Stress und Erschöpfung wahrnimmt. Lassen Sie sich beim Ausfüllen der Bewertungstabelle nicht von einzelnen Faktoren wie Beinbeschwerden oder schwerer Atmung beeinflussen, sondern hören Sie auf Ihr inneres Gefühl bezogen auf die Gesamtbelastung.

Die Bewertung »6« bedeutet eine minimale Belastung, wie etwa beim bequemen Sitzen in einem Sessel. Die Bewertung »20« bedeutet eine maximale Anstrengung, wie etwa einen sehr steilen Berg hoch joggen.

Im Allgemeinen werden Bewertungen zwischen »11« und »15« angestrebt. Die Bewertung »13« entspricht 70 Prozent der maximalen Dauerleistungsfähigkeit und wird für die meisten Menschen als ideale Bewertung betrachtet.

6		
7	sehr, sehr leicht	
8		
9	sehr leicht	
10		
11	relativ leicht	
12		**Sport-**
13	etwas schwierig	**Trainings-**
14		**Zone**
15	schwierig	
16		
17	sehr schwierig	
18		
19	sehr, sehr schwierig	
20		

Gesunder Erwachsener

Der Alterungsprozess erinnert uns oft daran, wie wichtig Sport ist: Je älter wir werden, desto weniger vergibt uns der Körper kleinere Ausschweifungen und Bequemlichkeiten. Muskeln, die nur selten gebraucht werden, verlieren ihre Kraft, Spannung und Funktion. Besonders Herz und Lungen müssen trainiert werden um das Risiko eines Herzinfarkts oder anderer Beschwerden zu senken.

Eine gute Nachricht ist, dass es für einen gesunden Erwachsenen eine große Auswahl an verschiedenen sportlichen Betätigungen gibt. Einige Möglichkeiten sind Jogging (→ Joggingprogramm für Anfänger, S. 298), Rad fahren (→ Rad fahren im Gelände, S. 299), Schwimmen, Rudern und vieles andere mehr.

Die Grundregeln lauten: Langsam beginnen und allmählich steigern; danach mindestens 3-mal wöchentlich trainieren; den Zielpuls ermitteln (S. 296) und die subjektiv wahrgenommene Belastung (S. 295) bestimmen.

Die Übungen auf diesem Niveau, nicht weniger als 20 Minuten pro Training, beibehalten.

Wer älter als 40 Jahre ist, übergewichtig, Raucher, bereits einen Herzinfarkt hatte oder an der Zuckerkrankheit erkrankt ist, muss zuerst seinen Arzt aufsuchen. Eventuell muss ein Belastungstest durchgeführt werden um Risiken und Grenzen einschätzen zu können (S. 655).

Schwangere Frauen

Mäßige Übungsprogramme haben wahrscheinlich wenig oder gar keine Auswirkungen auf das Ungeborene – können sich aber auf die Ausdauer (Beschwerden verkürzen oder erleichtern) oder auch das gesamte Wohlbefinden auswirken. Da schwangere Frauen durch Verletzungen jedoch vergleichsweise stärker gefährdet sind, sollten Vorsichtsmaßnahmen bei der Zusammenstellung eines Sportprogramms eingehalten werden (S. 195).

Adipöse (fettleibige) Erwachsene

Jedes vollwertige Programm zur Gewichtsabnahme sollte eine sportliche Betätigung enthalten: Wichtig ist, die Aufnahme der Kalorienmenge zu senken. Durch Sport werden jedoch zusätzliche Kalorien verbraucht, dadurch werden durch Sport der Grundumsatz und auch das Wohlbefinden meist gesteigert.

Wer übergewichtig ist oder für mehrere Monate inaktiv war, sollte seinen Arzt aufsuchen, bevor er sich auf ein Sportprogramm einlässt. Er oder sie führt eventuell einen Belastungstest durch um die Reaktion des Herzens auf die Belastung zu messen (→ Belastungs-/Toleranztest, S. 655). Zu Beginn der Übungen sollte langsam vorgegangen werden, etwa mit Walking.

Nach einem Herzinfarkt

Ein Herzinfarkt, eine Bypass-Operation oder Koronarangioplastie (S. 665 und S. 666) bedeutet nicht, dass kein Sport mehr ausgeübt werden darf. Im Gegenteil: Angemessenes Training ist als Teilbehandlung und zur Erholung und Rehabilitation sehr wichtig. Der Arzt kann beim Zusammenstellen eines Übungsprogramms behilflich sein. Eventuell bieten auch örtliche Selbsthilfegruppen oder Vereine einen Gruppensport an (→ Rehabilitation nach einer Herzerkrankung, S. 668).

Ältere Menschen

Wer sein Leben bei überwiegend sitzender Tätigkeit verbracht hat, sollte vor dem Beginn eines Konditionsprogramms seinen Arzt aufsuchen. Dieser wird eventuell einen Belastungstest durchführen, um die Vorgehensweise zu planen (→ Belastungstest, S. 655).

Walking ist eine hervorragende Übung für ältere Menschen. Sie tut dem Herzkreislauf gut, belastet aber nicht die Knochen und Gelenke, im Gegensatz zu härteren Sportarten. Besonders Frauen nach den Wechseljahren haben aufgrund der Entmineralisation der Knochen ein erhöhtes Risiko eines Konochenbruchs (→ Knochenschwund, S. 894). Sie sollten daher auf unnötige Belastungen so weit als möglich verzichten.

Bei Druckgefühl im Brustraum oder Brustschmerz, Schwindel, Atemnot, plötzlichem sehr starkem Pulsanstieg bzw. Pulsabfall, unregelmäßigem Herzschlag, extremer Erschöpfung oder ernsthaften Gelenk- oder Muskelschmerzen muss mit dem Fitnessprogramm aufgehört und der Arzt aufgesucht werden.

Menschen mit Behinderungen

Für Behinderte ist Sport genauso wichtig wie für Menschen ohne körperliche Einschränkung. Die Gesundheit des Herz-Kreislauf-Systems sollte gestärkt werden.

Den Zielpuls ermitteln

Wann immer man läuft, schwimmt oder Rad fährt, schlägt das Herz schneller. Die Frage ist, ob der höhere Pulsschlag einen maximalen Gesundheitsnutzen hervorbringt oder ob und ab wann er das Herz unnötig belastet?

Beim Auswählen der richtigen Sportart und beim Zusammenstellen eines Sportprogramms muss man sein persönliches Tempo berücksichtigen, also den »Zielpuls« ermitteln. Dazu wird das Alter von 220 abgezogen und davon wiederum 70 Prozent errechnet. Für einen 40-Jährigen macht dies: 220 weniger 40 = 180; 70 Prozent von 180 = 126. Der Zielpuls liegt bei etwa 126 Schlägen pro Minute. Dieser Zielpuls sollte während des Trainings erreicht und gehalten werden.

Wer mehrere Monate inaktiv war, an einer chronischen Erkrankung leidet oder sich von einer Verletzung erholt, sollte vor dem Beginn eines Trainings seinen Arzt aufsuchen (→ Belastungs-/Toleranztest, S. 655).

Eventuell empfiehlt der Arzt statt der 70 Prozent zunächst nur 50 Prozent, zumindest für den Anfang.

Häufige Sportarten

Walking (Schnelles Gehen)

Täglich gehen wir selbstverständlich Dutzende, wenn nicht gar Hundert Gänge in die Küche, zum Auto, ins Bad.

Schnelles Gehen verbessert die körperliche Fitness. Wer ansonsten ein inaktives Leben führt und etwas aus dem Training geraten ist, kann mit einem Walkingprogramm genau das Richtige für sich tun.

Angemessenes Walking kann die Herz- und Lungenleistung verbessern, die Fähigkeit des Körpers steigern unter Belastung Sauerstoff zu verarbeiten und den Ruhepuls senken. Es kann auch zur Senkung des Blutdrucks beitragen.

Beim Walking wird auch Energie verbraucht: Eine Person, die etwa 80 kg wiegt, verbraucht rund 210 Kilokalorien, wenn sie 3 200 Meter in einer Stunde geht, etwa 275, wenn sie 4 800 Meter geht und rund 340 Kilokalorien bei 6,5 km innerhalb einer Stunde. Walking erhöht die Muskelspannung und trägt zum Muskelaufbau an Beinen, Hüften, Gesäß und Bauch bei. Es kann auch ein wertvoller Beitrag zur Gewichtsabnahme sein.

Walking kann ein stärkendes Mittel für Körper und Geist sein. Es kann zum Stressabbau und zur Entspannung am Ende des Tages oder nach Beendigung einer schwierigen Aufgabe beitragen.

Regelmäßiges Walking kann außerdem altersbedingte Erkrankungen verhüten. Es fördert die Knochendichte und kann nach neueren Erkenntnissen vermutlich das Risiko der Entstehung von Knochenschwund senken (S. 894). Bei einigen Menschen kann regelmäßiges Walking die Schmerzen bei Arthrose lindern.

Immer mehr Menschen betreiben Walking, es erfordert keine besonderen Fähigkeiten und bedarf keiner besonderen Einweisung. Um es nicht langweilig werden zu lassen, kann man die Strecke ab und zu ändern. Walking ist eine sehr geeignete, günstige und im Fall der Begleitung durch einen Freund oder Ehepartner sogar eine soziale Art der Bewegung. Außerdem verletzten sich Walker seltener als die meisten anderen Sportler.

Vor Beginn sollten die Ziele bestimmt werden. Um den aeroben Nutzen zu erzielen, sollte mindestens 3-mal wöchentlich (mit jeweils einem Tag Pause dazwischen) ein Training von 20 Minuten oder mehr eingeplant werden.

Kaufen Sie sich gute Laufschuhe! Sie sollten leicht sein, bequem sitzen und einen leicht

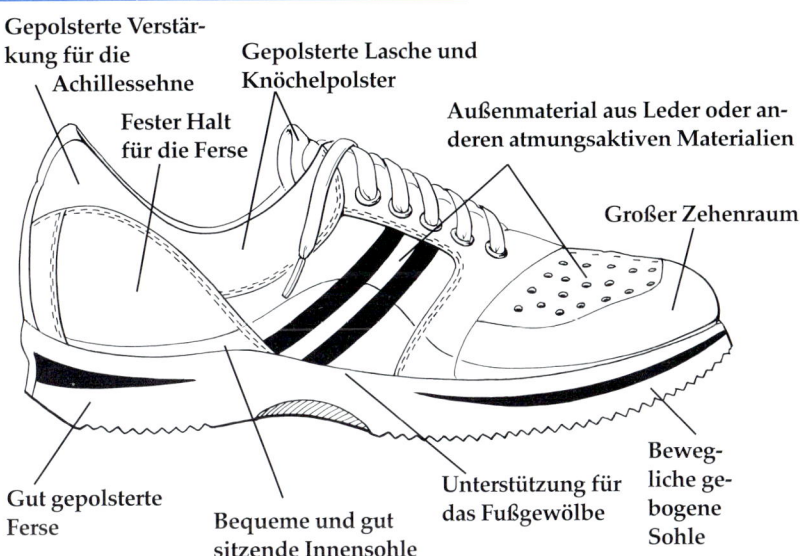

Gepolsterte Verstärkung für die Achillessehne

Gepolsterte Lasche und Knöchelpolster

Fester Halt für die Ferse

Außenmaterial aus Leder oder anderen atmungsaktiven Materialien

Großer Zehenraum

Gut gepolsterte Ferse

Bequeme und gut sitzende Innensohle

Unterstützung für das Fußgewölbe

Bewegliche gebogene Sohle

Die Eigenschaften eines guten Laufschuhs

erhöhten Absatz haben. Sie sollten das Fußgewölbe unterstützen, ausreichend Platz im Zehenraum und der Ferse einen festen Halt bieten (gebogene Unterstützung am hinteren Schuh), damit der Fuß beim Abrollen geführt wird. Außerdem sollten sie eine gut gepolsterte Ferse, eine gute Mittelsohle zur Dämpfung und eine haltbare Außensohle mit guter Rutschfestigkeit haben. Die richtige Bekleidung ist ebenfalls wichtig, besonders bei extrem heißem oder extrem kaltem Wetter (→ Sport bei heißem und kaltem Wetter, S. 304).

Vor dem Training sollte mit Dehnungsübungen begonnen werden. Ein sicheres und Gewinn bringendes Training besteht aus den gleichen Grundregeln: Aufwärmen mit Bewegungs- und Dehnungsübungen, den Konditionsübungen selbst (in diesem Fall Walking) und zum Abschluss die Entspannungsphase mit Bewegungs- und Dehnungsübungen.

Die Dehnungsübungen sollten mindestens 3 bis 5 Minuten lang vor dem Laufen durchgeführt werden. Dies lockert die Gelenke und dehnt die Hauptmuskeln. Zu Beginn sollte man sich etwa 5 Minuten langsam eingehen, bis sich der Herzschlag erhöht hat, die Muskeln durchblutet sind und sich erwärmt haben. Nach jedem Lauf sollte man sich einige Minuten mit langsamem Gehen entspannen und dann 3 bis 5 Minuten Dehnungsübungen machen.

Man sollte langsam beginnen! Anfänger sollten Dauer und Härte des Trainings langsam über einen Zeitraum von 4 bis 6 Wochen steigern. Zunächst wird mit dem Walking in flacher Ebene begonnen. Wenn dies zu einfach wird, kann man in leichter Hügellandschaft walken umso den Schwierigkeitsgrad zu steigern. Wer sich beim Walking nicht mehr unterhalten kann, strengt sich wahrscheinlich zu sehr an.

Es sollte eine Routine von mindestens 3-mal wöchentlich entwickelt werden und zwar jeweils zur gleichen Tageszeit, günstig ist dies vor dem Frühstück oder Mittagessen. Walking mit 1 bis 1,5 kg Handgewichten erhöht den Kalorienverbrauch, besonders bei zusätzlichen Armbewegungen. Eine Person, die etwa 80 kg wiegt, verbraucht beim Gehen über 3 200 m pro Stunde ohne Gewichte 210 Kalorien. Gewichte und kräftiges Schwingen der Arme können den Kalorienverbrauch verdoppeln.

Nachfolgend zur Orientierung eine Tabelle für ein Walkingprogramm:

Woche	Entfernung in km	Zeit in Minuten pro km
1 - 2	1,6 - 3,2	25 - 50
3 - 4	3,2 - 4,0	20- 35
5 - 6	4,0 - 4,8	20 - 30
7 - 8	4,8 - 6,4	20 - 30
9 - 10	6,4 - 8,0	20 - 30

Trinken Sie viel Wasser! Wer Sport treibt, benötigt zur Aufrechterhaltung der Körpertemperatur und zum Entspannen der Muskulatur zusätzlich Wasser. Vor und nach dem Training sollte Wasser getrunken werden.

Hören Sie auf Ihren Körper! Er sendet Signale aus – Schmerz, Übelkeit, Schwindel – und wenn irgendetwas nicht stimmt. Halten Sie an und machen Sie eine Pause! Wenn die Symptome nicht abklingen, sollte ein Arzt aufgesucht werden.

Besonders Menschen, die über mehrere Monate oder länger inaktiv waren, die chronische Gesundheitsbeschwerden haben oder sich von einer Verletzung oder Erkrankung erholen, sollten vor Beginn eines Trainings ihren Arzt aufsuchen. Wer an Bluthochdruck, hohem Cholesterinspiegel, oder der Zuckerkrankheit leidet, Herzerkrankungen in der Familie hat oder Raucher ist, kann einen Belastungstest machen.

Jogging

Jogging ist nicht für jedermann geeignet (wer unter Herz- oder Lungenbeschwerden leidet, sollte es vor Beginn, wie auch bei jedem anderen Sportprogramm, mit seinem Arzt besprechen). Aber viele Menschen finden, dass regelmäßiges Jogging ihrem Bewegungsbedürfnis entspricht.

Wer mehrere Monate inaktiv war, sollte nicht mit einem kilometerlangen Lauf beginnen. Beginnen Sie immer mit Walking! Wer in 30 Minuten problemlos gut 3 km Walking schafft, kann zu abwechselndem Walking und Jogging übergehen (s. Tabelle diese Seite)

Gehen Sie alle 2 bis 7 Tage zum nächsten Schritt über – Ihr Körper sagt Ihnen, wenn Sie zu weit oder zu schnell vorgegangen sind. Um das Risiko einer Verletzung bzw. Gelenk- und Muskelbeschwerden möglichst klein zu halten, sollte nicht öfter als an vier nicht aufeinander folgenden Tagen pro Woche gejoggt werden.

Jogging sollte bei einem angenehm empfundenen Tempo stattfinden, mit dem Zielpuls im unteren Bereich (in etwa 50 Prozent; → Den Zielpuls ermitteln, S. 296). Nach Schritt 12 kann die Intensität des Trainings gesteigert werden.

Die Aufwärm- und Entspannungsphase nicht vergessen! Der Körper benötigt ungefähr 5 bis 10 Minuten vor und nach dem Jogging Dehnungsübungen und Zeit, um sich dem veränderten Tempo anpassen zu können (→ Aufwärmen und Entspannung, S. 292 und 294).

Anfangs braucht der Körper Pausen. Es sollte nicht zu viel trainiert werden. Schritt eins: 1 Minute Jogging, dann 1 Minute Walking. Dies wird innerhalb von 24 Minuten 12-mal pro Training wiederholt. Das Training sollte 3-mal wöchentlich an nicht aufeinander folgenden Tagen stattfinden. Mit jeder neuen Woche kann zum nächsten Schritt im Programm für Anfänger weitergegangen werden.

Joggingprogramm für Anfänger

	Zeit in Minuten		Anzahl		Zeit total in Minuten
Schritt	Jogging	Walking	Jogging	Walking	
1	1	1	12	12	24
2	2	1	8	8	24
3	3	1	6	6	24
4	4	1	5	5	25
5	5	1	4	4	24
6	7	1	3	2	23
7	10	1	2	2	22
8	12	1	2	1	25
9	15	1	2	1	31
10	20	—	1	—	20
11	25	—	1	—	25
12	30	—	1	—	30

Sportgeräte

Es gibt fünf verschiedene Grundausstattungen, jede mit einer Besonderheit. Einige Geräte trainieren nur den Unterkörper, andere bauen die Kraft oder die aerobe Leistungsfähigkeit (Kardiotraining) auf. Folgende Geräte können sowohl die Kraft als auch die aerobe Leistungsfähigkeit aufbauen:

Der Heimtrainer. Baut die Beinkraft auf, stärkt das Herz-Kreislauf-System und ist hervorragend sowohl für Anfänger als auch für ernsthaftes Training geeignet. Einige Räder haben bewegliche Lenker, sodass auch der Oberkörper trainiert werden kann. Bei Knieproblemen sollte der Widerstand auf eine niedrigere Stufe einstellbar sein.

Rudergeräte. Bieten ein sehr gutes aerobes Training, da der ganze Körper aktiviert wird. Sie stärken die Rückenmuskulatur, Schultern, Bauchmuskulatur, Beine und Arme. Gute Technik ist wichtig um Rückenbelastungen zu vermeiden.

Laufbänder. Bauen die Beinkraft und aerobe Leistungsfähigkeit auf. Einige Modelle bieten einstellbare Steigungen an, die auch Hügel simulieren können. Die Geschwindigkeit kann auf Jogging oder Walking eingestellt werden. Modelle mit mehr PS laufen runder und sind haltbarer.

Stepper. Sie formen und kräftigen Hüften, Gesäß, Oberschenkel, die hintere Oberschenkelmuskulatur sowie die Waden und den unteren Bereich des Rückens. Sie bieten ein gutes aerobes Training. Im Vergleich zu Jogging kommt es weniger zu Verschleißerscheinungen am oberen Sprunggelenk und den Kniegelenken. Trotzdem kann das Gerät Knieprobleme verschlimmern.

Skigeräte. Bieten insgesamt ein gutes Training, sind unter Umständen aber schwer zu beherrschen, da Beine und Arme in entgegengesetztem Rhythmus bewegt werden müssen.

Der Kauf eines Geräts
Im Allgemeinen stimmen Preis und Qualität. Billige Modelle sind häufiger instabil, unbequem und nicht sicher. Das Gerät sollte solide gebaut sein und alle beweglichen Teile sollten geschützt liegen.

Das Gerät sollte gut und einfach zu bedienen sein. Heimtrainer und Rudergeräte müssen einen bequemen Sitz haben, den man beim Händler oder im Fitness-Center testet.

Die Länge der Garantiezeit ist meistens auch ein Zeichen für die Qualität. Der Kauf eines Gerätes sollte nicht von Schnickschnack wie

Aufzeichnungsmöglichkeiten der Leistung abhängen. Viele Geräte sind mit Energiezählern, Stoppuhren, Möglichkeit zum Datenausdruck über den Computer und Videoanzeigen ausgestattet. Lassen Sie sich nichts aufschwätzen!

Rad fahren im Gelände

Fahrrad fahren verlernt man nicht und daher ist es eine gute Möglichkeit ein Konditionstraining zu beginnen.

Rad fahren macht nicht nur Kindern Spaß. Wegen der vielen verschiedenen Möglichkeiten zieht der Radsport viele Erwachsene an. Fährt man 3-mal pro Woche länger als 30 Minuten sportlich Rad, ist dies ein gutes aerobes Training. Allerdings sollten einige wichtige Gesichtspunkte bei der Planung eines richtigen Trainings beachtet werden.

Das richtige Fahrrad wählen
Manche Fahrräder sind für glatten Untergrund und hohe Geschwindigkeiten ausgelegt, andere für unwegsames Gelände. Wie sehen die eigenen Bedürfnisse aus: Möchten Sie ein Rennrad, Mountainbike oder ein Tourenrad?

Rennräder haben wenig Gewicht, schmale Reifen, einen niedrigen abgewinkelten Lenker. Beim Fahren auf einem Rennrad liegt der Oberkörper etwa parallel zum Boden.

Mountainbikes haben einen robusteren Rahmen und breitere Reifen mit stärkerem Profil. Der Lenker ist eher aufrecht und die Position beim Fahren mehr aufgerichtet.

Tourenräder (Hybrid-, Trekking- oder Crossräder) sind eine Mischung aus Mountainbikes und Rennrädern.

Beim Kauf eines Fahrrads muss darauf geachtet werden, dass der Rahmen für die Körpergröße richtig ausgelegt ist. Ebenfalls sollte der Sattel sich so verstellen lassen, dass man bei maximaler Entfernung zwischen Sattel und Pedale das Bein nicht ganz durchstrecken muss. Man muss den Lenker gut fassen sowie Bremsen und Gangschaltung gut bedienen können, ohne die Augen von der Straße nehmen zu müssen. In breitbeiniger Position über der Fahrradstange, sollte beim Rennrad der Abstand zwischen Stange und Körper 2 bis 7 cm betragen. Bei einem Mountainbike bzw. Tourenrad sollte der Abstand 7 bis 15 cm betragen. Tragen Sie beim Fahrrad fahren immer einen Helm!

Gestaltung des Sportprogramms
Wie bei jedem anderen Konditionstraining muss das Training zeitlich festgelegt werden.

Wir empfehlen mindestens 3-mal wöchentlich für 30 Minuten oder länger zu fahren. Vor und nach dem Rad fahren sollten Dehnungsübungen gemacht werden.

Ein weiterer Punkt ist die Intensität. Wenn man mit dem Fahrrad und den Trainingszeiten gut zurecht kommt, sollten der Zielpuls und die Belastung ermittelt werden. Beides sollte während des gesamten Trainings gehalten werden (→ Ermitteln des Zielpuls, S. 296 und Die subjektive Belastungstabelle, S. 295).

Personen, die über mehrere Monate oder länger inaktiv waren, die chronische Gesundheitsbeschwerden haben oder sich von einer Verletzung oder Krankheit erholen, sollten vor Beginn eines Lauftrainings ihren Arzt aufsuchen. Wer an Bluthochdruck, hohem Cholesterinspiegel, oder der Zuckerkrankheit leidet, Herzerkrankungen in der Familie hat oder Raucher ist, kann beim Arzt einen Belastungstest machen um die beste Vorgehensweise zu bestimmen (→ Belastungs-/Toleranztest, S. 655).

Die Tageszeit sollte stimmen. Wenn das Ziel etwa Stressbewältigung ist, könnte man dann fahren, wenn ein Ventil zum Druck ablassen benötigt wird – eine Fahrt mit dem Fahrrad nach der Arbeit kann zu einem entspannten Abend daheim beitragen.

Man sollte sich nicht dazu verführen lassen, sich selbst unter Druck zu setzen, indem man in den oberen schweren Gängen fährt, sodass es an ein hartes Rennen erinnert. Dadurch arbeiten Herz und Lunge nicht effektiv, es sei denn man fährt bergauf. Schnelleres Treten über den gesamten Zeitraum – auch beim bergab fahren – macht das Rad fahren zu einer aeroben Aktivität.

Ist das Training auslastend? Geht man vom »Sprechtest« aus, sollte man auch während des Trainings in der Lage sein sich zu unterhalten unter der Voraussetzung, dass man das Sprechen mit der Atmung koordiniert. Wenn eine Unterhaltung nicht möglich ist, sollte das Tempo gedrosselt werden. Falls nach dem Rad fahren keine Dusche nötig ist, war das Training wahrscheinlich nicht auslastend genug (S. 357).

Krafttraining

Zum Krafttraining gehört mehr als ein starker Bizeps. Gewichtheben kann den Muskelaufbau fördern und zusätzlich die Muskeln kräftigen und straffen und damit die gesamte Kondition verbessern. Trotzdem hat Krafttraining nur eine begrenzte aerobe Wirkung, auch wenn man schnell von einer Übung zur nächsten wechselt.

Verschiedene Arten des Krafttrainings

Olympisches Gewicht heben und Powerlifting zählen zu den Wettbewerbskämpfen mit dem Ziel ein möglichst hohes Gewicht in einer bestimmten Zeit zu heben. In diese Kategorie gehört auch Bodybuilding, wo die Teilnehmer zur Konditionierung Gewichte benutzen. Aber hier sollen in erster Linie die Muskeln geformt und bearbeitet oder der visuelle Effekt in den Mittelpunkt gestellt werden.

Im Gegensatz dazu ist Krafttraining (Widerstand) kein Konkurrenzkampf. Hier werden als Widerstand mehrmals leichte Gewichte gehoben, jeweils mit speziellen Übungszielen.

Heutzutage bauen immer mehr Leute Gewichtübungen im Sinne von Krafttraining in ihr Übungsprogramm ein. Eigentlich ist Gewichtstraining ein Training mit dem Ziel des Muskelaufbaus für andere Sportarten. Gewichtstraining arbeitet nach den Grundsätzen des »Überladens«. Man trainiert bestimmte Muskelgruppen wie Arme, Beine oder Brust bis zu einer leichten Erschöpfung. Nach einer kleinen Pause werden die gleichen Übungen wiederholt, diesmal mit allmählich höheren Gewichten (fortschreitender Widerstand).

Das Zusammenstellen eines Programms

Wie oft und wie viel sollte man heben? Hierzu sollte man einen ausgebildeten Lehrer fragen – viele Gymnastik- und Sportschulen haben für Kraft- und Konditionstraining ausgebildetes Personal. Ein Ausbilder kann beim Aufstellen eines Programms behilflich sein, das auf die persönlichen Bedürfnisse zugeschnitten und genügend abwechslungsreich ist, damit es nicht langweilig wird.

Die Übungen beim Gewichtheben hängen von den persönlichen Zielen ab. Will man seine Kraft schnell aufbauen, muss man ein Gewicht wählen, das nach 6-mal heben zur Erschöpfung führt. Will man seine Muskelform verbessern und die Muskelmasse vergrößern, wählt man am besten ein Gewicht, das nach 8- bis 12-mal heben zur Erschöpfung führt. Um die Ausdauer zu verbessern (zum Schwimmen oder Laufen), sollte ein Gewicht gewählt werden, das nach 15- bis 20-mal heben zur Erschöpfung führt. Am besten beginnt man zurückhaltend mit Widerständen um das Risiko einer Verletzung gering zu halten.

Verschiedene Gewichte

Für ein Gewichtstraining stehen verschiedene Gewichte zur Auswahl:

Freie Gewichte. Dies sind für die meisten Menschen die klassischen Geräte zum Ge-

Energieverbrauch

Selbst beim Schlaf benötigt der Körper zur Versorgung des Herzens, zur Aufrechterhaltung der Atmung und anderer Körperfunktionen Energie (Kalorien). Bei langsamen Bewegungen verbraucht der Körper mehr Energie. Beim Sport kann der Kalorienverbrauch dramatisch ansteigen.

Die Tabelle auf dieser Seite gibt den Wert des Kalorienverbrauchs bei 1 Stunde verschiedener Aktivitäten an.

Zur Erinnerung: Auch beim ruhigen Sitzen verbraucht der Körper bis zu 100 Kilokalorien pro Stunde.

An den Zahlen in der Tabelle lässt sich erkennen, dass der Kalorienverbrauch bei den einzelnen Sportarten sehr unterschiedlich ist. Man kann eine Übung mit großer oder geringer Intensität ausführen oder auch irgendwo dazwischen. Außerdem kann ein trainierter Sportler eine Übung mit sparsameren Bewegungen und weniger Energieaufwand ausführen.

Die einzige Ausnahme bildet Walking bei normaler Geschwindigkeit. Die Energie, die beim Laufen verbraucht wird, hängt nur vom Körpergewicht und der Länge der Strecke ab. Je schwerer die Person, desto höher der Kalorienverbrauch; je länger die Strecke, desto höher der Kalorienverbrauch. Der Sportler hat beim Laufen keinen Vorteil gegenüber anderen.

Bei allen Aktivitäten verbraucht eine schlanke Person weniger Kalorien als eine gewichtige Person. Dies ist der Grund dafür, warum sich Mittel- und Langstreckenläufer bemühen, so schlank wie möglich zu sein. Bei weniger Körpergewicht benötigen sie für die gleiche Strecke weniger Sauerstoff und weniger Brennstoff (Kalorien).

Tätigkeit	Durchschnittlicher Kalorienverbrauch pro Stunde*	
	Personen mit 55-59 kg	Personen mit 77-82 kg
Aerobic (Tanzen)	290-575	400-800
Basketball		
Wettkampf	400-690	560-960
Spiel	170-515	240-720
Bowling	115-170	160-240
Eislaufen/Rollschuhlaufen	230-460	320-640
Federball	230-515	320-720
Fußball	290-690	400-960
Gartenarbeit	115-400	160-560
Golf spielen (laufen, tragen oder Wagen ziehen)	115-400	160-560
Handball	460-690	640-960
Holz hacken	170-575	240-800
Jogging		
8 km/Std (7,5 Min/km)	460	640
9,6 km/Std (etwa 6 Min/km)	575	800
Kanu fahren	170-460	240-640
Laufen		
11,3 km/Std. (etwa 5 Min/km)	690	960
12,9 km/Std. (etwa 4,5 Min/km)	745	1 040
16,1 km/Std. (etwa 3,8 Min/km)	860	1 200
Rad fahren		
Im Freien	170-800	240-1120
Heimtrainer	85-800	120-1120
Rudern	170-800	240-1120
Schwimmen	230-690	320-900
Seil hüpfen	345-690	480-960
Ski fahren		
Langlauf	290-800	400-1120
Abfahrt	170-460	240-640
Squash	345-690	480-960
Tanzen	115-400	160-560
Tauchen mit (Tauchgerät)	290-690	400-800
Tennis	230-515	320-720
Tischtennis	170-290	240-400
Treppen steigen	230-460	320-640
Volleyball	170-400	240-560
Walking		
3,2 km/Std. (etwa 20 Min/km)	150	210
4,8 km/Std. (etwa 12,5 Min/km)	200	275
6,4 km/Std. (etwa 9,5 Min/km)	250	340
Wandern	170-690	240-960
Wandern mit Gepäck	290-630	400-880

*Zur Anpassung an das eigene Körpergewicht werden die Kalorien mit dem Körpergewicht (Pfund) multipliziert und dann durch 175 geteilt.

wichtheben. Es gibt einfache Hanteln (Gewicht wird in einer Hand gehalten) und Hantelstangen (mit zwei Haltegriffen). Das Gewicht wird unter Kontrolle der Richtung gehoben. Sie sind nicht teuer, für den Hausgebrauch geeignet und effektiv, allerdings sollte eine mögliche Verletzungsgefahr nicht außer Acht gelassen werden, am besten trainiert man zu zweit.

Geräte. Geräte können einzelne Muskelgruppen mit unterschiedlichen Widerständen trainieren. Manche Geräte sehen hoch technisch und einschüchternd aus, aber im Allgemeinen sind sie einfacher und sicherer zu benutzen als freie Gewichte. Normalerweise sind diese Geräte im Fitnesscenter zu finden, man kann sie aber auch für daheim kaufen – entscheiden Sie sich für das, was Ihnen Spaß macht.

Routine finden

Um einen Nutzen aus dem Gewichtstraining zu ziehen, müssen Sie Zeit und Energie investieren. Normalerweise macht sich ein Kraftaufbau erst nach 6 Wochen bemerkbar. Der Aufbau von Muskelmasse und eine Veränderung der Muskelform dauert länger und ist nach 8 bis 16 Wochen sichtbar.

Versuchen Sie nicht alles auf einmal! Zu viel Gewicht in zu kurzer Zeit kann zu Verletzungen führen. Aus den gleichen Gründen sollten Aufwärm- und Entspannungsphasen in jedes Training eingebaut werden.

Einige Vorsichtsmaßnahmen

Wer an Bluthochdruck oder einer Herzerkrankung leidet, sollte vor dem Beginn des Programms seinen Arzt aufsuchen.

Es sollte die richtige Technik angewandt werden. Während des Hebens sollte das Gewicht nicht hin und her gefedert werden und der Körper darf weder einknicken noch bewegt werden. Auch das richtige Atmen ist wichtig. Um die Wirbelsäule während der Belastung zu unterstützen, muss der Brustkorb aufgebläht werden. (Eventuell kann man einen Unterstützungsgürtel benutzen). Die Atmung muss rhythmisch erfolgen: Einatmen vor dem Heben und Ausatmen während des Hebens. Der Atem darf niemals angehalten werden.

Verletzungen vermeiden

Die meisten Sportverletzungen kommen aufgrund von ungewohnten Belastungen der Knochen, Muskeln oder anderer Gewebe zustande. Der Neuling, der beim Rennen mit aller Gewalt die 8 oder 10 Kilometer am ersten Tag mit aller Mühe gerade noch schafft, wird Schmerzen haben. Der über 40-jährige Ex-Star, der beim Baseballspiel der Firma plötzlich zu neuen Taten erwacht, ist ein guter Kandidat für eine Verstauchung oder andere Verletzungen.

Ein Leben ohne Verletzungen gibt es nicht. Aber es gibt ein paar vernünftige Regeln, bei deren Einhaltung unangemessene, teure und manchmal auch zur Behinderung führende Verletzungen vermieden werden können.

Fragen Sie Ihren Arzt!

Wer älter als 40 Jahre, fettleibig oder schwerer Raucher ist oder unerklärliche Schmerzen im Brustraum oder Herzprobleme hat oder hatte (etwa einen vor kurzer Zeit stattgefundenen Herzinfarkt), unregelmäßigen Puls oder andere ernsthafte Gesundheitsprobleme hat oder sein Leben bei überwiegend sitzender Tätigkeit verbracht hat, sollte vor dem Beginn eines harten Trainingprogramms seinen Arzt aufsuchen. Dieser empfiehlt gegebenenfalls einen Belastungstest (→ Belastungstest, S. 655) um die Kondition von Herz und Lunge zu bestimmen. Eventuell wird er – entsprechend der körperlichen Leistungsfähigkeit – einige Vorschläge machen oder Grenzen setzen.

Vor Beginn aufwärmen!

Um Verletzungen zu vermeiden, sollten wenigstens 3 bis 5 Minuten Dehnungs- und Lockerungsübungen der entsprechenden Muskeln durchgeführt werden. Die ersten 5 Minuten der Übung sollten in mäßigem Tempo erfolgen. Die höhere Durchblutung durch Aufwärmung trägt zur Entspannung der Muskulatur bei, verbessert die Beweglichkeit und erhöht eventuell sogar die Leistung. Gleichzeitig wird die Gefahr von Muskelzerrungen, Verstauchungen und anderen Verletzungen erheblich verringert.

Nach dem Training entspannen!

Nach dem Sport müssen die Muskeln entspannen können. Während des Trainings wurden die Muskeln angespannt, daher sind Dehnungsübungen wichtig. Muskeln, die nicht richtig gedehnt werden, neigen eher zu Zerrungen, Verstauchungen und Verkrampfungen.

Das eigene Tempo bestimmen!

Plötzliche und ungewohnte Anstrengung führt leicht zu Verletzungen. Wer darauf versessen ist seine Leistung zu steigern sollte dies ruhig tun, allerdings bei vernünftigem Tempo. Die Strecke sollte nicht schnell verdoppelt werden. Das Programm sollte so zusammen gestellt werden, dass der Körper die Möglichkeit hat sich auf die sportliche Betätigung einzustellen.

Die richtige Sportart wählen

Durch den wiederholt entstehenden Stoß beim Jogging, ist diese Sportart nicht für Personen geeignet, die an Rückenschmerzen oder dauernden Kniebeschwerden leiden. Tägliches Schwimmen oder Rad fahren auf einem Heimtrainer wären in diesem Fall besser geeignet.

Sport im Alltag

Wer nur 1-mal wöchentlich trainiert, setzt sich unabhängig von der Härte des Trainings einem erhöhten Verletzungsrisiko aus (abgesehen davon käme dann der aerobe Gesundheitsnutzen nicht zur Wirkung → Der Nutzen für die Gesundheit, S. 290). In den Alltag sollte eine Trainingszeit von mindestens 3-mal wöchentlich 20 Minuten eingebaut werden.

Rücksicht auf Verletzungen nehmen

Bei einer Verstauchung des Sprunggelenks oder einer Verrenkung im Knie sollte medizinischer Rat eingeholt und befolgt werden. Ein wesentliches Heilmittel ist die Zeit. Verletzungen müssen ausheilen, es darf nicht zu einer Überbeanspruchung kommen (→ Grundsätze der Sportrehabilitation, S. 875)

Den Rücken schonen

Einige sportliche Betätigungen können zu Rückenverletzungen führen. Deshalb sollten im Alltag und auch besonders bei einem neuen Sportprogramm immer einige sinnvolle Regeln zum Vermeiden von Rückenschmerzen beachtet werden.

Achten Sie auf eine gute Haltung!

Eine gute Haltung ist wichtig, egal, ob auf dem Weg ins Bad zum Zähneputzen oder während eines Marathonlaufs. Halten Sie Ihren Rücken gerade! Ziehen Sie die Schultern zurück! Ziehen Sie den Bauch und das Gesäß ein! Halten Sie Ihren Kopf gerade!

Heben

Beim Heben von Gegenständen sollte man mit geradem Oberkörper in die Knie gehen und die Beine arbeiten lassen, egal, ob man eine Zeitung

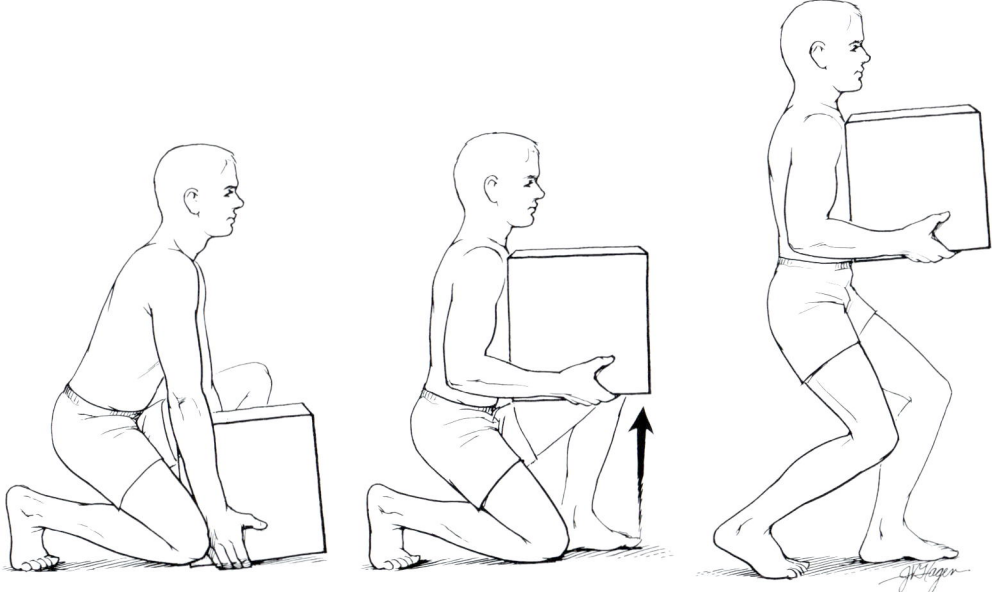

Beim Heben von Gegenständen sollten die Beine die Arbeit übernehmen. Lieber die Knie als den Rücken beugen! Den Gegenstand nahe am Körper langsam heben und möglichst nicht zu schnell anheben! Die Wirbelsäule dabei immer gerade halten.

aufheben oder eine 50 kg-Hantel anheben will. Die Muskeln sollten langsam angespannt werden: Niemals mit einem Ruck oder schnellen Bewegungen heben!

Übungen

Wer unter Rückenproblemen leidet, sollte beachten, dass Sportarten mit ruckartigen Bewegungen (wiederholte Stopps und erneute Bewegung, rasche Wendungen wie bei Tennis und Squash) vermehrt zu Anspannungen und Verrenkungen führen. Stürze und Zusammenstöße können ebenfalls den Rücken verletzen. Statt Fußball oder Tennis zu spielen, wäre es eventuell besser schwimmen zu gehen, Rad zu fahren, zu walken oder zu joggen.

Schlaf

Liegen ist für den Rücken eine Entlastung und gleichzeitig eine vorbeugende Maßnahme. Man sollte nicht auf dem Bauch schlafen (es sei denn mit einem Kissen unter dem Bauch), sondern mit leicht angezogenen Beinen auf der Seite. Die Matratze sollte fest sein und eine stützende Funktion haben. Wenn die Matratze zu weich oder durchgelegen ist, kann man einen harten Rost verwenden oder unter die Matratze ein etwa 1 cm dickes Brett aus Sperrholz legen.

Steifheit vermeiden

Steife und kraftlose Muskeln kommen hauptsächlich bei denjenigen vor, die den ganzen Tag in der gleichen Position am Schreibtisch oder hinterm Steuer sitzen. Regelmäßige Unterbrechungen sollten eingeplant werden. Wer den ganzen Tag steht, sollte das Gewicht regelmäßig von einem Fuß auf den anderen verlagern. Wer sitzt, sollte zwischendurch immer wieder aufstehen, auch wenn es sich nur um ein paar Sekunden handelt. Beim Fahren sollten Pausen gemacht werden, in denen Streckübungen gemacht werden können.

Gewichtsverlust

Eines sehr häufige Ursache für Rückenschmerzen in den Industrieländern ist Übergewicht. Der Rücken wird zusätzlich durch zu viel Bauchspeck belastet. Eine angemessene Diät und Sport können zur Vermeidung von Rückenschmerzen beitragen.

Sport bei heißem und kaltem Wetter

Die Umweltbedingungen haben eine große Auswirkung auf den Sport. Extreme Hitze oder Kälte und extreme Höhen können eine Anpassung an Kleidung und Intensität erforderlich machen. Hören Sie bei extremer Witterung oder Temperatur auf Ihren Körper! Das Training sollte möglichst eingehalten, aber wenn nötig, an die Verhältnisse angepasst werden.

Bei heißem Wetter

An warmen, schwülen Tagen wird die Haut vermehrt durchblutet, damit Hitze abgegeben werden kann. Dadurch steht den Muskeln weniger Blut zur Verfügung als an kalten Tagen, also wird der Puls höher sein, als an kalten Tagen. Zum Ausgleich sollten die Übungen weniger intensiv durchgeführt werden, damit der Zielpuls innerhalb seiner Grenzen bleibt (→ Der Zielpuls, S. 296).

Eine weitere Umstellung an heißen Tagen betrifft die Organisation. Man kann im Haus trainieren oder zu kühleren Tageszeiten (morgens oder abends). Auf jeden Fall sollte bei heißem, schwülem Wetter vor und nach dem Training genügend Wasser getrunken werden. Wer über 30 Minuten trainiert, sollte alle 15 bis 20 Minuten eine Trinkpause einlegen (→ Erschöpfung durch Hitze, S. 415). Auch die richtige Kleidung ist wichtig. Sie sollte leicht und atmungsaktiv sein und locker sitzen.

Bei kaltem Wetter

Bei extrem kaltem und windigem Wetter kann die dem Wetter ausgesetzte Haut erfrieren (→ Erfrierung, S. 416). Bei solchen Wetterbedingungen muss die Haut beim Training im Freien so gut wie möglich geschützt werden. Eine Ausweichmöglichkeit wäre ein Heimtrainer. Walking und Joggen bei Schnee und Eis kann außerdem zu Stürzen führen.

Das Einatmen extrem kalter Luft schadet den Lungen nicht, da sie auf dem Weg zu den Lungenbläschen (Alveolen) auf Körpertemperatur angewärmt wird. Bei Asthma oder Angina pectoris (Brustschmerz) kann sich der Zustand durch ein Training bei kaltem Wetter allerdings verschlechtern. Man kann bei extrem kaltem oder windigem Wetter einen weichen

Schal tragen. Atmen Sie durch die Nase ein, da so die Luft angewärmt, gereinigt und angefeuchtet wird, bevor sie in die Lungen gelangt.

Beim Training im Freien sollte man sich den Wetterbedingungen entsprechend kleiden. Die beste Methode ist das Tragen mehrerer Schichten. So ist man gut isoliert und kann bei Bedarf eine Schicht aus- oder anziehen. Für alle Läufer sind besonders dicke, atmungsaktive Socken wichtig. Eine Windjacke kann bei starkem Wind vor einem extremen Wärmeverlust schützen. Wer abends im Freien Sport treibt, sollte Reflektoren an der Kleidung tragen und in gut beleuchteten, wenig befahrenen Gegenden trainieren.

In großen Höhen

Wer sich in ungewohnt großen Höhen aufhält, kann eventuell einen Leistungsabfall während des Ausdauertrainings feststellen. In großen Höhen steht dem Blut weniger Sauerstoff zur Verfügung. Dies sollte einen aber nicht vom Training abhalten, es sei denn, man leidet unter akuter Höhenkrankheit.

Die akute Höhenkrankheit wird durch einen Sauerstoffmangel im Blut hervorgerufen (Hypoxie) und drückt sich normalerweise in Form von Kopfschmerz, Atemnot unter leichter Belastung, Erschöpfung, Übelkeit, Erbrechen und Schlafstörungen aus. Sie tritt in überwiegend großen Höhen (2 500 m und höher) und bei einem zu schnellen Aufstieg auf.

Motivation

Motivation ist eine erlernte Fähigkeit. Jeder besitzt die Fähigkeit seine innere Barrieren zu überwinden um Sport regelmäßig ausüben zu können. Nachfolgend die häufigsten Hinderungsgründe und Gegenmaßnahmen:

1. Sie wissen nicht so genau, worin der eigentliche Nutzen des Trainings liegt.
Besprechen Sie mit Ihrem Arzt Ihre persönlichen Ziele bezogen auf Bluthochdruck, Gewicht, und Cholesterin- und Triglyzerinspiegel.
2. Sie haben Angst vor Überanstrengung.
Lassen Sie Ihren Gesundheitszustand vom Arzt beurteilen.
3. Sie haben keine Zeit.
Tragen Sie Trainingszeiten in Ihrem persönlichen Kalender ein.
4. Sie kämpfen morgens beim Aufstehen mit sich selbst.
Wenn Sie lange nachdenken, schlafen Sie wahrscheinlich aus. Legen Sie Ihre Sportsachen ans Fußende und vermeiden Sie lange Bedenkzeiten!
5 Sie möchten keine Verpflichtung über einen längeren Zeitraum eingehen.
Planen Sie wochenweise! Suchen Sie sich Aktivitäten, die Ihnen Spaß machen!
6. Sie haben keine Willenskraft.
Trainieren Sie mit einem motivierten Freund, der Sie mitzieht.
7. Sie sehen wirklich keine Fortschritte.
Halten Sie sich Ihren Fortschritt vor Augen, indem Sie Zeiten, Entfernungen, Gewicht oder Belastung in ein Buch eintragen.

Aktiv bleiben

Der Aufruf zu intensiven Trainingsprogrammen in den letzten zwei Jahrzehnten hat bei manch einem zu der Einstellung »alles oder nichts« geführt. Um einen gesundheitlichen Nutzen aus Sport zu ziehen, muss man allerdings nicht unbedingt ein durchtrainierter Sportler werden. Es ist auch sinnvoll sich regelmäßig zu bewegen, seinen Kreislauf anzuregen und beweglich zu bleiben. Viele Empfehlungen und Richtlinien beruhen auf Folgendem: Man wählt eine leichte sportliche Betätigung, bei der mindestens 200 Kilokalorien pro Tag verbraucht werden. Falls man lieber Minuten als Kalorien zählt, dann bedeutet dies übersetzt etwa 30 Minuten und zwar in Abhängigkeit von Gewicht und der jeweiligen Aktivität (→ Höhe des Kalorienverbrauchs, S. 301).

Die beste Nachricht für viel beschäftigte Menschen ist, dass man seine täglichen Aktivitäten zusammenzählen kann. Man fährt morgens mit dem Rad zum Zeitungsladen, hackt das Blumenbeet und macht nach dem Essen mit dem Hund einen flotten Spaziergang. Es zählen natürlich nicht alle täglichen Aktivitäten. Beim Bügeln werden nicht genügend Kalorien verbraucht. Bei leichter Tätigkeit sollten zwischen 4 und 7 Kilokalorien pro Minute verbraucht werden – vergleichbar mit dem Energieverbrauch während eines flotten Spaziergangs.

Kapitel 11

Stress beherrschen

Inhalt

Stresskontrolle

Die meisten Menschen wissen, was Stress ist – es ist ein gängiges Wort in unserer Gesellschaft geworden. Jeder erfährt auf einer alltäglichen Ebene Stress.

Stress ist die persönliche Antwort auf Situationen und Umstände, die den Menschen unter Zwang setzen – ein normaler und vielleicht sogar notwendiger Vorgang.

Stress ist keine von außen wirkende Kraft, sondern vielmehr eine körperliche Reaktion auf bestimmte Auslöser, so genannte Stressoren. Dadurch werden Körperkräfte mobilisiert, die eine Anpassung an ständige Herausforderungen und Veränderungen des Lebens ermöglichen. So ist etwa die sportliche Leistung während eines Wettbewerbs höher als beim Training. Viele Menschen glauben, dass Ziele und Grenzen stimulierend wirken und Voraussetzung für Erfüllung sind.

Manchmal können Stressreaktionen so unterschwellig ablaufen, dass der Stress gar nicht bemerkt wird, zu anderen Zeiten können sie zu einer erdrückenden Last werden. Einer der häufigsten Stressoren ist der Druck, das Unbehagen in Verbindung mit Stress nicht zulassen zu dürfen. Viele Menschen werten dies als Unfähigkeit, mit Stress umgehen zu können oder sogar als Krankheitsanzeichen. Der Anspruch, sich unabhängig von Veränderungen und Problemen immer wohl fühlen zu müssen kann den Druck noch vergrößern.

Es gibt im Grunde zwei Arten von Stressreaktionen. Die Alarmreaktion, die sehr stark ist und den Körper auf eine Gefahrensituation vorbereitet und eine weniger starke, die dem Körper mitteilt, dass er sich auf ein Langzeitproblem einrichten muss, das Ausdauer erfordert.

In Situationen mit starkem Reiz, etwa bei der Wahrnehmung von Angst, taucht ein Phänomen auf, das als «kämpfen oder fliehen» bezeichnet wird. Die körperlichen Zeichen dieser Stressreaktion sind fast immer sichtbar. Dazu gehört ein erhöhter Puls, Muskelanspannung oder Schwitzen.

Die Folgen von Stress sind in der Situation selbst nicht immer gleich sichtbar und klingen auch nicht immer sofort ab. Viele Menschen tragen die Folgen über Wochen und Monate mit sich herum. Daraus lässt sich schließen, dass viele Krankheiten von aufgestautem Stress beeinflusst werden, sei es nun, dass die Krankheit durch Stress hervorgerufen oder verschlimmert wurde. Mit einfachen Worten: Wenn Herausforderungen so hoch sind, dass sie aus eigener Kraft nicht mehr zu bewältigen sind, kann Stress Symptome hervorrufen oder verschlimmern.

Kämpfen oder Fliehen

Das Phänomen »Kämpfen oder Fliehen« wurde zum ersten Mal in den 50er-Jahren beschrieben. Inzwischen sind die chemischen Abläufe im Körper bekannt, die uns auf das »Kämpfen oder Fliehen« vorbereiten.

Die Hirnanhangsdrüse, an der Basis des Gehirns, gibt Hormone zur Regulation vieler Körpervorgänge ab. Bei der Wahrnehmung von Gefahr gibt sie das adrenocorticotrope Hormon (ACTH) ab, das wiederum die Nebenniere anregt weitere Hormone abzugeben. Diese Hormone – Adrenalin und Cortisol – bewirken einen sofortigen Puls- und Blutdruckanstieg sowie eine erhöhte Muskelspannung. Der Körper ist nun auf kämpfen oder fliehen vorbereitet (→ Endokrines System, S. 924).

Die veränderte Durchblutung wird durch Adrenalin hervorgerufen. In Gefahrensituationen benötigt die große Muskulatur vermehrt Blut, sodass Puls und Blutdruck sofort ansteigen können. Außerdem wird Blut aus dem Bauchraum und der Haut abgezogen. Der Körper stellt dem Blut Energie in Form von Blutzucker und -fett zur Verfügung. Er setzt sogar bestimmte chemische Stoffe frei, die im Notfall für eine schnellere Blutgerinnung sorgen. Auch das Nervensystem wird aktiviert. Die Pupillen werden weit gestellt (um besser sehen zu können), die Gesichtsmuskulatur wird angespannt (um angsteinflößend auszusehen), es wird mehr Körperschweiß produziert (um den Körper zu kühlen) und die Atmung wird beschleunigt (um den freien Sauerstoff im Blut zu erhöhen). Alle diese Veränderungen bereiten den Körper auf eine Gefahrensituation vor, egal ob es sich dabei um eine tatsächliche oder eingebildete Gefahr handelt.

Stress erkennen

Viele Menschen sind nicht in der Lage, ihre körperlichen Reaktionen auf Stress rasch wahrzunehmen.

Stress kann sich in Symptomen wie Kopfschmerz, Schlaflosigkeit, Magen- oder Verdauungsbeschwerden äußern. Die Vorboten von vermehrtem Stress können entweder körperliche Symptome oder psychische Erschöpfung sein. Eine alte Angewohnheit wie Nägel kauen kann wieder auftauchen. Da vermehrter Stress nicht immer gleich wahrgenommen wird, werden die Symptome eher als Krankheit denn als Ausdruck eines Ausgleichs oder Anpassungsprozesses gedeutet.

Der Gedanke, an einer Krankheit zu leiden, kann die bereits vorhandene psychische Belastung noch erhöhen.

Stress kann auch in Form von psychischen Veränderungen in Erscheinung treten. Die häufigste Veränderung drückt sich in Reizbarkeit gegenüber nahe stehenden Personen aus. Gelegentlich werden die Betroffenen auch zynisch, pessimistisch oder empfindlich. Viele Menschen fühlen sich als Opfer, missverstanden und nicht wertgeschätzt. Dinge, auf die man sich normalerweise freut, werden als Last empfunden. Einige Menschen neigen zu Ängstlichkeit oder Zurückgezogenheit oder sie werden weinerlich, bekommen Lachanfälle oder zeigen andere unangemessene Verhaltensweisen wie Aggressivität. Manchmal geschehen diese Veränderungen so allmählich, dass sie weder von einem selbst noch von anderen bemerkt werden, bis sie sich auf die Gesundheit oder die Beziehung auswirken.

Genau wie bei den oben genannten körperlichen Symptomen, kann die Wahrnehmung psychischer Veränderungen falsch gedeutet werden – die Signale für vermehrten Stress werden nicht richtig eingeordnet. Manche Menschen werden von diesen Veränderungen überrascht und fühlen sich schuldig oder machen andere dafür verantwortlich.

Im Zusammenhang mit körperlichen und psychischen Reaktionen auf Stress, tritt häufig der Begriff «Burnout» auf.

Umgang mit Stress

Im Alltag entwickelt jeder verschiedene Methoden mit Stressoren umzugehen. Man kann hartnäckig versuchen die vor einem liegenden Veränderungen herunterzuspielen, man kann darüber reden oder man kann versuchen die Veränderungen mit früheren Methoden aus einer sicheren Zeit zu meistern. Häufig verhalten sich Betroffene auf die eine oder andere Weise ohne lange darüber nachzudenken. Manche dieser Veränderungen, wie ein Arbeitswechsel oder Umzug in einen anderen Teil des Landes sind von großer Bedeutung. Andere Ereignisse gehören zum Alltag, wie das Einreichen eines Berichtes, das Bewältigen eines Tests, das Treffen mit einem neuen Kunden, das Interview mit einem neuen Babysitter, das Treffen mit einem neuen Lehrer oder der Wutanfall eines Kindes. Normalerweise werden sowohl relativ große als auch kleinere Krisen ganz gut gemeistert aber manchmal könnte es auch besser laufen.

Der erste Schritt zum besseren Umgang mit stressbedingten Reaktionen ist sich klar zu machen, welche Situation für einen persönlich besonders zu Stress führt. Nicht jeder reagiert auf jedes Ereignis mit gleich viel Stress. So arbeitet sich etwa ein Workahololic für einen Außenstehenden zu Tode. Ihm selbst gibt die Arbeit aber das Gefühl mehr Bereiche unter Kontrolle zu haben. Für diese Menschen ist die Arbeit selbst Teil des Umgangs mit Stress und freie, nicht eingeteilte Zeit ohne Ziele oder gar «Entspannung» bedeuten größeren Stress.

Jeder muss lernen seine persönlichen Stressauslöser zu erkennen. Sie lassen sich zwar nicht vermeiden, aber das Gefühl der Kontrolle ist entscheidend. Sind die Ursachen für das Unbehagen erst einmal bekannt, kann sich auch die Angst vor den dadurch hervorgerufenen Gefühlen verringern.

Mit Stress umgehen heißt auch, mehr Toleranz sich selbst gegenüber aufzubringen. Über viele Veränderungen, Verluste und Ereignisse im Leben hat man nur wenig Kontrolle und das gilt es anzunehmen.

Die meisten Menschen haben für die Sorgen anderer mehr Verständnis als für die eigenen. Sie glauben, dass sie sich immer wohl fühlen müssen. Solange dieser Glaube besteht, bleiben Enttäuschungen nicht aus. Zum Umgang mit Stress gehört die Notwendigkeit, Unbehagen durch Stress als normal zu akzeptieren.

Ein weiterer Schritt betrifft den Umgang mit Stress selbst. Die meisten Menschen wollen beim Auftreten von Problemen irgendetwas tun nur um sich zu beweisen, dass sie selbst in der Lage sind den Einfluss über ihr Leben zurückzugewinnen – wobei sie in Wirklichkeit den Bezug zur Realität verloren zu haben. Die dabei am häufigsten angewandte Methode ist »probieren geht über studieren«.

Im Laufe der Jahre entwickelt jeder Methoden, die ihm dabei helfen sich wohler zu fühlen. Dies ist von Person zu Person sehr unterschiedlich, sodass sich keine Liste mit möglichen Lösungen aufstellen lässt. In jedem Fall aber werden gewisse Werkzeuge oder Methoden benötigt. Zu den Werkzeugen zählen Entspannungstechniken wie Meditation, Sport oder Hobbys. Manche Menschen neigen auch zur Geselligkeit um das Gefühl der Isolation zu überwinden.

Sie schließen sich Sportvereinen an, gehen ihren Hobbys nach, nehmen an Veranstaltungen teil, treffen sich mit ihren Freunden oder reden mit einem besonders guten Freund. Möglicherweise ist auch gezielte, professionelle Hilfe notwendig. Dies sollte mit dem Arzt besprochen werden.

Bei der Einnahme von Medikamenten ist Vorsicht geboten. Für manche Menschen ist soziale Geselligkeit ein wunderbares Mittel um

Zwischenmenschliche Konflikte

Stressbewältigung hängt nicht immer vom Charakter oder den äußeren Umständen ab. Oftmals scheitert sie an einer Konfliktsituation mit anderen Personen. Folgende drei Beispiele sind typisch für solche Konflikte.

Familienkonflikte
Alle Familien stellen mit ihren Beziehungen ein komplettes Netzwerk dar. Jedes Mitglied hat eine andere Beziehung zu einem anderen Mitglied der Familie. Diese Unterschiede können durch Alter, Reihenfolge bei der Geburt, Geschlecht, Charakter oder einer Kombination verschiedener Gründe zu stande kommen.

Ärzte empfehlen oft eine Familientherapie – die gesamte Familie ist der Patient und bei jeder Sitzung ist sie gemeinsam anwesend – wenn mehr als ein Mitglied der Familie psychische Probleme hat, wenn sich ein Muster der Schuldzuweisung eingefahren hat oder ein Jugendlicher besonders auflehnend ist. Oftmals werden Familienprobleme erst durch einen Therapeuten aufgedeckt, wenn ein Mitglied der Familie Probleme hat – etwa bei Schulproblemen, Abhängigkeit oder sexuellen Auffälligkeiten.

Bei einer Familientherapie kann jeder seinen Anteil an dem Problem erkennen. So können etwa Verhaltensmuster bestehen, zu denen alle beitragen und die dann auch nur von allen zusammen verändert werden können. Ein Therapeut löst nicht die Probleme einer Familie, aber er hilft ihnen, ihre Probleme zu verstehen und zeigt Bewältigungsstrategien auf.

Paarprobleme
Viele Paare haben eine unrealistische Erwartung an die Beziehung. Anstatt zu erkennen, dass der Partner ein menschliches Wesen mit Stärken und Schwächen ist, wird er idealisiert und nichts Geringeres als Perfektion erwartet. Im Laufe einer Ehe werden die Paare mit typischen, vorsehbaren Veränderungen konfrontiert. In diesem Zusammenhang sprechen Wissenschaftler oft von «verschiedenen Ehen» innerhalb derselben Ehe. Ständige Herausforderungen sind die Umstellung auf das erste Kind und nachfolgende Kinder, Veränderungen an der Arbeit, der Verlust der Schwiegereltern und veränderte sexuelle Bedürfnisse. Falls eine Ehe überleben soll, muss sich ein Paar verständigen und unausweichliche Konflikte wirksam lösen können.

In Zeiten von Ehekonflikten kann ein Eheberater Probleme beleuchten, die das Paar dann auf reifere Art und Weise aufarbeiten kann.

Konflikte am Arbeitsplatz
Zwischenmenschliche Konflikte am Arbeitsplatz sind etwa Konkurrenz unter Mitarbeitern. Sie kann eine grundsätzliche Unfähigkeit widerspiegeln sich weiter zu entwickeln. Es können allerdings auch zu viele Anwärter auf eine Beförderung sein. Konflikte können aber auch von erniedrigendem Verhalten oder dem Machtbedürfnis einzelner Personen herrühren. Und auch mangelnde Verständigung unter den Mitarbeitern oder zwischen der Leitung und den Angestellten kann zu Problemen führen.

Stress abzubauen – wobei der Alkoholkonsum hier nicht im Vordergrund stehen darf. Sie treffen sich ohne große Erwartungen einfach mit ein paar Freunden. Alle Drogen, egal ob Beruhigungsmittel, Alkohol oder so genannte Hausmittel können Symptome wie Kontrollverlust, Depressionen oder psychische Erregung verstärken. Bei regelmäßiger Einnahme von Drogen zur Problembewältigung kann es zu einer Verschiebung der Probleme in Form von Abhängigkeit kommen.

Zusammenfassend kann gesagt werden, dass Stress zum Leben dazugehört und immer vorhanden ist. Ständig gilt es sich an neue Situationen anzupassen, entweder was die eigene Person (Alters- oder Gesundheitsprobleme) oder das Umfeld betrifft (eine neue Arbeit, familiäre Veränderungen, andere Beziehungen). Die Reaktionen auf solche Stressoren können körperlicher oder psychischer Art sein und sind normalerweise unangenehm. Aber weder ist dies abnormal noch führt es gleich zu einer Krankheit.

Wer lernt, Stress zu erkennen, zu akzeptieren und mit ihm umzugehen, kann seine Auswirkungen in Grenzen halten. Die Methoden für den Umgang mit Stress unterscheiden sich in körperlichen oder psychologischen Ansätze, je nach persönlicher Ausrichtung.

Es sei davor gewarnt zu glauben, dass körperliche oder psychologische Symptome, die zur Arbeitsunfähigkeit führen, den Spaß am Leben oder am Spiel nehmen oder Zukunftsängste hervorrufen, nur auf Stress zurückzuführen sind. Zur Klärung sollte ein Arzt aufgesucht werden. Hier werden allein Methoden der Stressbewältigung zu keiner Entlastung führen.

Methoden der Stressbewältigung

Es gib immer Ereignisse, die Stress auslösen. Zwar können wir einiges tun um die Auswirkungen des Stresses und das damit einhergehende Unbehagen in Grenzen zu halten, aber ganz vermeiden lässt sich Stress nicht. In jedem Fall gilt es, Situationen anzunehmen, die nicht zu umgehen sind. Nachfolgend einige Ratschläge um mit solchen Gegebenheiten besser umzugehen.

Den Überblick behalten

Unkontrollierbare Ereignisse machen den meisten Menschen Angst. Wie oft machen wir uns Sorgen darüber, wie das Wetter zu einem bestimmten Anlass, wie etwa einer Hochzeit, sein wird. Dabei ist völlig klar, dass wir daran sowieso nichts ändern können, wir können uns allenfalls auf schlechtes Wetter entprechend vorbereiten.

Falls solche Sorgen und Ängste auftreten lohnt sich Folgendes zu versuchen: Zunächst sollte man über solche Ereignisse hinausschauen, indem man sich beispielsweise fragt: Was kann schlimmstenfalls eintreten? Wie groß ist die Wahrscheinlichkeit, dass der schlimmste Fall eintritt? Habe ich alles Mögliche getan um den Ausgang dieser Situation zu beeinflussen?

Wird der Ausgang dieser Situation mein Leben beeinflussen und werde ich mich auch noch Jahre später daran erinnern?

Was würde ich einem Freund in einer ähnlichen Situation raten?

Versuchen Sie sich selbst etwas aufzumuntern! Je positiver man an eine Sache herangeht, desto leichter kann man sie beeinflussen oder mit dem Ergebnis umgehen.

Hilfe annehmen

Niemand muss alle seine Probleme alleine lösen. Manchmal kann ein Berater, Psychiater, Psychologe, Geistlicher oder ein guter Freund beim Umgang mit Stress behilflich sein. Viele Menschen glauben, dass Hilfe von außen ein Zeichen von Schwäche ist, das wiederum das Gefühl der Verzweiflung, der Hoffnungslosigkeit oder des Ärgers verstärken kann. Nichts ist weiter von der Wahrheit entfernt. Die Erkenntnis, Hilfe zu benötigen ist ein Zeichen von Stärke. Bei der Suche nach professioneller Hilfe kann der Arzt oder ein Beratungszentrum vor Ort befragt werden.

Methoden der Stressbearbeitung

Nicht immer können die Auslöser für Stress gefunden und beseitigt werden. Aber das Unbehagen lässt sich erträglicher machen. Allein das Gefühl etwas verändern zu können ist schon eine Hilfe.

Nehmen Denken, Fühlen und Handeln Einfluss auf die Gesundheit?

Ein gesundheitliches Problem oder eine Krankheit kann Denken, Fühlen und Verhalten beeinflussen. Umgekehrt können auch Gedanken, Gefühle und Verhalten den Gesundheitszustand beeinflussen. Wenn Stress, psychische oder soziale Faktoren zu einer Krankheit beitragen, kann eventuell eine Verhaltenstherapie die dahinter stehenden Mechanismen aufklären. Dabei helfen speziell ausgebildete Psychologen oder Ärzte, sowohl die Wirkungsweisen auf die Krankheit zu verstehen, als auch die Kontrolle zurückzugewinnen. Dies trägt häufig zu einer erfolgreichen Behandlung und zu einem effektiven Umgang mit einer Krankheit bei.

Bei folgenden gesundheitlichen Problemen wird die Verhaltenstherapie nachweislich als eine sehr erfolgreiche Methode eingesetzt: Bluthochdruck, chronische Schmerzen, nervösem Zucken, Kopfschmerzen, Schlaflosigkeit, Reizkolon, Fettleibigkeit, Raynaud-Krankheit, sexuelle Funktionsstörungen, Fruchtbarkeitsstörungen oder Nichteinhaltung medizinischer Verordnungen.

Nur in den seltensten Fällen liegt eine psychische Erkrankung vor, wenn Verhaltenstherapie zum Einsatz kommt. Stellt der Arzt allerdings eine psychische Erkrankung fest, dann können Medikamente sowie andere Formen der Psychotherapie wirksamer sein als eine Verhaltenstherapie.

Entspannungsmethoden

Manche Menschen glauben, Entspannung würde sowieso nichts helfen. Viele neigen dazu, Fernsehen bei hoch gelegten Füßen oder das Lesen eines Buches oder der Zeitung als Entspannung zu betrachten. Wer während des Fernsehens seine Zähne zusammenbeißt und die Muskeln anspannt oder nur mit halber Aufmerksamkeit dabei ist, weil er die Ereignisse des Tages noch einmal aufleben lässt, ist von Entspannung weit entfernt. Entspannung ist eine Fähigkeit, die es zu erlernen gilt. Entspannungsmethoden können dazu beitragen, das Unbehagen und die Dauer der Stresssymptome in Grenzen zu halten. Zu ihnen zählen Kopfschmerz, Ängstlichkeit sowie Bluthochdruck, Einschlafstörungen und die Raynaud-Krankheit (S. 697), kalte Hände, Hyperventilation, Zähneknirschen und vieles mehr.

Die einfachste Methode der Entspannung ist der eigene Rückzug. Nachfolgend einige Möglichkeiten:

1. Setzen Sie sich bequem hin und schließen Sie die Augen! Lassen Sie den Unterkiefer fallen und entspannen Sie Ihre Augenlider! Lassen Sie ein Gefühl der Schwere zu, ohne dass die Augen fest verschlossen sind.
2. Fühlen Sie im Geiste Ihren Körper! Beginnen Sie mit den Zehen und arbeiten Sie sich langsam aufwärts, über die Beine, Gesäß, Rumpf, Arme, Hände, Finger zum Hals und Kopf. Konzentrieren Sie sich auf jeden Körperteil einzeln! Wo Sie Spannung fühlen, stellen Sie sich vor, wie sich diese auflöst!
3. Spannen Sie einen Teil Ihrer Muskeln an, zählen Sie bis fünf und entspannen Sie wieder! Das Gleiche wiederholen Sie nun mit einer anderen Muskelgruppe. Dies ist eine gute Methode um Spannungen aufzulösen. Verfahren Sie ebenso mit den Gesichtsmuskeln, den Schultern, Armen, Beinen und dem Gesäß.
4. Lassen Sie die Gedanken an sich vorbeiziehen ohne sich an einem festzusetzen. Einige Menschen glauben an Selbstüberzeugung: Sie reden sich ein, dass sie entspannt und ruhig sind, ihre Hände warm (oder kalt bei Hitze) und schwer sind, das Herz ruhig schlägt und sie Frieden spüren.
5. Atmen Sie während dieser Übungen ruhig, regelmäßig und tief!
6. Wenn Sie völlig entspannt sind, stellen Sie sich an Ihrem Lieblingsort oder an einem anderen schönen, ruhigen Ort vor.
7. Kehren Sie nach 5 bis 10 Minuten langsam zurück!

Entspannte Atmung

Zu einem Entspannungsprogramm gehört entspannte Atmung, die sehr rasch beruhigend wirkt.

Die verschiedenen Methoden zu atmen unterscheiden sich in unterschiedlichen Bewegungen des Rumpfes. Die meisten Erwachsenen atmen, indem sie den Brustkorb ausdehnen und wieder einziehen (Brustatmung).

Manche Menschen heben beim Füllen der Lungen ihre Schultern (Schulteratmung). Säuglinge und Kinder atmen normalerweise mit dem Zwerchfell, einem gewölbten Muskel, der die Brusthöhle von der Bauchhöhle trennt. Bei der Zwerchfellatmung kommt es zu einem höheren Sauerstoff- und Kohlendioxidaustausch als bei der Brustatmung und besonders der Schulteratmung. Die Zwerchfellatmung ist außerdem weniger anstrengend. Bei entspannter Zwerchfellatmung werden weder die Schultern auf und ab bewegt noch wird der Brustkorb sichtbar gewölbt. Die Luft fließt sanft in die Lungen hinein und wieder hinaus. Sie wird nicht kräftig eingesogen und wieder hinausgeblasen. Der Bauch hebt sich bei der Einatmung und senkt sich bei der Ausatmung. Dies führt zu einer Entspannung des gesamten Körpers. Mit einiger Übung lässt es sich wie von selbst tief und entspannt atmen. Zu Beginn sollte in der Rückenlage bei leicht sitzender Kleidung geübt werden. Nachdem die Atmung in dieser Position gut beherrscht wird, kann in sitzender und schließlich in stehender Position geübt werden. Mit etwas Training gelingt die Zwerchfellatmung dann in jeder Lage.

1. Legen Sie sich im Bett, auf einem weichen Boden oder auf einer Liege in Rückenlage!
2. Spreizen Sie leicht die Füße! Legen Sie eine Hand bequem auf den Bauch in Nähe des Nabels! Legen Sie die andere Hand auf Ihren Brustkorb!
3. Atmen Sie durch die Nase ein, weil dadurch die Luft gereinigt und angewärmt wird! Atmen Sie durch den Mund aus! Falls das Atmen durch die Nase Probleme macht, atmen Sie durch den Mund ein!
4. Konzentrieren Sie sich einige Minuten auf Ihre Atmung und fühlen Sie, welche Hand sich mit jedem Atemzug hebt oder sinkt.
5. Atmen Sie möglichst viel Luft aus den Lungen aus!
6. Atmen Sie ein, während Sie langsam bis vier zählen, ungefähr eine Sekunde pro Zahl! Versuchen Sie den Bauchraum um etwa 1 cm auszudehnen, während Sie sanft einatmen! (Sie sollten in der Lage sein diese Bewegung mit der Hand zu fühlen). Die Schultern sollten dabei nicht hochgezogen und der Brustraum nicht bewegt werden.
7. Stellen Sie sich während des Einatmens den warmen Luftstrom vor! Stellen Sie sich die Ausbreitung in alle Teile des Körpers vor!
8. Machen Sie nach dem Einatmen 1 Sekunde Pause!
9. Atmen Sie langsam beim Zählen bis vier aus. Während des langsamen Ausatmens, sinkt der Bauchraum ein, während das Zwerchfell zu den Lungen hin entspannt.
10. Stellen Sie sich beim Ausströmen der Luft vor, dass alle Spannung mit ausströmt!
11. Machen Sie nach dem Ausatmen 1 Sekunde Pause!
12. Falls es beim Ein- und Ausatmen schwierig ist bis vier zu zählen kann man etwas weniger zählen und sich später auf vier hocharbeiten. Im Fall von Benommenheit sollten die Atemzüge verlängert oder vertieft werden.
13. Wiederholen Sie 5- bis 10-mal: Langsam einatmen, Pause, langsam ausatmen, Pause! Ausatmen. Langsam einatmen: 1,2,3,4. Pause. Langsam ausatmen:1,2,3,4. Pause. Einatmen: 1,2,3,4. Pause. Ausatmen: 1,2,3,4. Pause, und so weiter.

Beim Üben kann es vorkommen, dass zunächst nicht mit jedem Atemzug der untere Teil der Lungen belüftet wird. Dies wird sich mit der Zeit ändern. Der Grundgedanke ist eine langsame, gleichmäßige, leichte Atmung.

Falls es schwierig ist die Atmung laut Anweisung durchzuführen, kann man auch etwas tiefer einatmen, den Atem für 1 bis 2 Sekunden anhalten und dann durch die gespitzte Lippen 10 Sekunden lang ausströmen lassen. Dies wird 1- oder 2-mal wiederholt, anschließend kann man erneut die andere Methode ausprobieren.

Sportliche Betätigung

Sportliche Betätigung ist eine weitere Methode Stress zu bewältigen. Wer körperlich fit ist, kann sowohl mit körperlichem als auch mit psychischem Stress besser umgehen. Sport hat auch noch lange nach dem Ende des Trainings eine entspannende Wirkung. Aktivitäten wie Laufen und Schwimmen, die mit sich wiederholenden Bewegungsabläufen verbunden sind, können einen ähnlichen psychischen Zustand wie nach einer Meditation bewirken. Aerober Sport mit einer moderaten Steigerung des Herzschlags für mindestens 20 Minuten kommt dem Herzkreislauf zugute und kann gleichzeitig zum Stressabbau beitragen. Yoga und andere anaerobe Dehnungsübungen können entspannend wirken und einen meditationsähnlichen Zustand hervorrufen.

Nahezu jede Sportart hat etwas Gutes. Jogging, Schwimmen, aerober Sport und schnelles Walking können zum Stressabbau beitragen. Dehnungsübungen können zum Abbau von Muskelverspannungen beitragen und nahezu immer angewandt werden.

Der Umgang mit Verspannung

Verspannungen kommen hauptsächlich im Schulter- und Nackenbereich vor. Zur Abhilfe kann man die Schultern rollen, wobei sie zu den Ohren gezogen werden. Anschließend werden die Schultern wieder entspannt.

Um Nackenverspannungen zu lösen, kann man den Kopf langsam im Uhrzeigersinn, dann entgegen dem Uhrzeigersinn kreisen lassen.

Der Oberkörper kann durch Streckungen in Richtung Decke und seitliches Beugen entspannt werden.

Verspannungen im Fuß- und Beinbereich können durch Kreisen der Füße in der Luft, bei angezogenen Zehen gelöst werden.

Um Muskelverspannungen zu lösen, sollte man den ganzen Körper im Stehen strecken.

Kapitel 12

Tabakwaren

Inhalt

Warum geraucht wird

Rauchen verursacht Schwindel erregende Kosten im Gesundheitswesen. Zudem sterben in den Industrieländern jährlich etwa 3 Millionen Menschen unter 65 Jahren an den Folgen des Tabakkonsums.

Dabei sind nicht nur die Raucher selbst durch Erkrankungen der Herzkranzgefäße oder Lungenkrebs gefährdet, sondern Rauchen schädigt auch die Gesundheit der Passivraucher, die den Rauch anderer direkt über die Atemluft aufnehmen.

Allerdings haben die vielfältigen Warnungen sowie die Aufklärung über die Gesundheitsrisiken ihre Wirkung auf Raucher gezeigt. Der Anteil von Rauchern in der Bevölkerung ist stetig zurückgegangen, wobei dies allerdings darauf zurückzuführen ist, dass immer mehr ältere Menschen mit dem Rauchen aufhören. Die Rate der jugendlichen Raucher ist dagegen in den 90er-Jahren wieder leicht angestiegen. Zudem gibt es soziale Unterschiede: Bei sozial und gesellschaftlich schlechter gestellten Menschen ist der Anteil von Rauchern am höchsten. 25 Prozent der Raucher über 20 Jahre sind sich der Gesundheitsrisiken durch Rauchen nicht bewusst oder wollen diese nicht wahrhaben, während 70 Prozent um die Abhängigkeit wissen.

Wenn geraucht wird, dann meist auch sehr viel. Nur sehr wenige Menschen begrenzen das Rauchen auf einige Zigaretten pro Tag.

Da der Tabakkonsum legal und gesellschaftlich immer noch akzeptiert ist, kommt der Aufklärung über die Gefahren des Rauchens eine besondere Rolle zu. Auf den folgenden Seiten werden viele gesundheitliche Risiken erklärt und einige Methoden aufgezeigt sich das Rauchen abzugewöhnen.

Medizinisch ist klar: Das Rauchen von Zigaretten, Pfeife und Zigarren oder die Einnahme von Kautabak gefährden die Gesundheit! Selbst ein unregelmäßiger Konsum ist gesundheitsschädlich.

Raucher geben viele Begründungen, warum sie das Rauchen nicht aufgeben wollen. Einige behaupten, dass Zigaretten ihnen einen Energiestoß liefere um aufzuwachen oder auch wach zu bleiben (etwa beim Auto fahren). Nikotin wirkt in ähnlicher Form anregend wie Adrenalin: Es erhöht Puls und Blutdruck.

Andere Raucher meinen, Rauchen beruhige sie, wenn sie unter Spannung stehen. Sie haben etwas in der Hand, wenn sie nervös sind. Es dient dann als Ablenkung und gibt vielleicht sogar eine Art von Sicherheit.

Abhängig macht das Nikotin im Tabak. Es kann bei regelmäßigem Rauchen zu einem Suchtverhalten führen, das nur mit Tabak befriedigt werden kann. Der Grad der Abhängigkeit hängt von der Höhe des Konsums und der Anzahl der Jahre, in denen geraucht wurde, ab. Es kann sowohl zu körperlicher als auch psychischer Abhängigkeit kommen. Manche Raucher sind davon überzeugt, dass sie viele Lebenssituationen ohne Rauchen nicht hätten bewerkstelligen können.

Von allen Teenagern die mit dem Rauchen beginnen und nicht so bald wieder aufhören, stirbt etwa ein Viertel zwischen 35 und 69 Jahren, ein weiteres Viertel im Alter von etwa 70 Jahren an den direkten Folgen des Tabakkonsums. Dabei ist die Anzahl der gerauchten Zigaretten weniger entscheidend als die Gesamtdauer des Rauchens Wir finden, dass diese Zahlen für sich sprechen.

Macht Nikotin abhängig?

Nikotin kann genauso abhängig machen wie Alkohol oder Kokain. Eine Abhängigkeit liegt möglicherweise dann vor, wenn regelmäßig geraucht wird und einer oder mehrere der folgenden Punkte zutreffen:

- Es wurde bereits ohne Erfolg ernsthaft versucht das Rauchen aufzugeben.
- Diese Versuche führten zu körperlichen Entzugserscheinungen wie starkes Verlangen nach Tabak, Ängstlichkeit, Reizbarkeit, Unruhe, Konzentrationsprobleme, Kopfschmerzen, Schläfrigkeit oder Magenverstimmung.
- Selbst bei Gesundheitsproblemen wie Herz- oder Lungenerkrankungen, die durch das Rauchen verschlimmert werden, wird weitergeraucht.
- Es besteht eine »Immunität« gegenüber Tabak – die ersten Zigaretten verursachen Übelkeit und Benommenheit, die aber bei weiterem Konsum abklingen. Eine bestimmte Anzahl Zigaretten pro Tag zeigt nicht mehr die gewünschte Wirkung, sodass immer mehr geraucht wird.

Der zentrale Punkt bei Abhängigkeit ist der Verlust der Kontrolle. Die chemischen Substanzen kontrollieren das Verhalten, indem sie zeitweilig einen Stimmungswechsel hervorrufen, wenn sie dem Körper nicht zur Verfügung stehen. Es ist nicht möglich aufzuhören, obwohl die gesundheitlichen Risiken bekannt sind.

Wie gefährlich ist Rauchen?

Tabakkonsum ist in den Industrieländern die Haupttodesursache der Menschen im Alter unter 65 Jahren mit jährlich bis zu 3 Millionen Toten. Rauchen ist ein wichtiger auslösender Faktor von Erkrankungen der Herzkranzgefäße sowie Lungenkrebs. Dabei wird nicht nur die Gesundheit der Raucher geschädigt. Sogar Passivraucher, die den Rauch der anderen nur durch die sie umgebende Luft aufnehmen, werden geschädigt.

Die meisten Todesfälle durch Lungenkrebs und chronisch obstruktive Lungenerkrankung geht auf das Konto von Rauchen (→ Lungenblähung, S 715 und → Chronische Bronchitis, S. 714). Lungenkrebs ist die häufigste Todesursache durch Krebs bei Männern und hat inzwischen sogar den Brustkrebs, häufigste Todesursache durch Krebs bei Frauen, überholt. Rauchen trägt wesentlich zur Entstehung von Arterienverkalkung bei, mit Auswirkung auf die Gefäße des Herzens, der Beine und Arme (→ Arterienverkalkung, S. 636). Darüber hinaus steht Rauchen auch im Zusammenhang mit anderen (Krebs)-Erkrankungen wie etwa der Mundhöhle, Luftröhre, des Kehlkopfes, der Speiseröhre, Blase, Nieren, Bauchspeicheldrüse, des Magens und des Gebärmutterhalses.

Allgemeine Auswirkungen auf die Gesundheit

Zigarettenrauch enthält mehr als 4 000 chemische Stoffe, einschließlich Spuren von Giften wie Zyanid, Arsen, Formaldehyd und 43 bekannte Krebs verursachende chemische Stoffe (so genannte Kanzerogene).

Das Kohlenmonoxid im Zigarettenrauch entzieht den roten Blutkörperchen Sauerstoff. Dadurch kommt es zu einer geringeren Sauerstoffversorgung im Gewebe.

Die empfindlichen Gewebe des Mundes, der Luftröhre und des Kehlkopfs sind ständig den schädigenden Wirkungen des Zigarettenrauchs ausgesetzt. Die Krebs verursachenden Wirkstoffe im Zigarettenrauch sind dabei direkt verantwortlich für die meisten Krebserkrankungen der Mundhöhle, des Rachens und des Kehlkopfes. Der typische Mundhöhlenkrebspatient ist älter als 50 Jahre und war sein Leben lang starker Raucher. Pfeifen- und Zigarrenrauch bergen die gleichen Risiken an Mundhöhlenkrebs oder Kehlkopfkrebs zu erkranken. Kautabak steht dabei eher im Zusammenhang mit Lippen- und Mundkrebs.

Nachdem der Rauch den Mund passiert hat, nehmen die Lungen 70 bis 90 Prozent der eingeatmeten Partikel auf. Bereits wenige Zigarettenzüge schränken die Funktion der feinen Zilien im Bronchialsystem ein. Zilien sind winzige, haarige Körper, die wie ein Besen Fremdkörper aus den Lungen entfernen. Eine einzige Zigarette ist ausreichend um die Tätigkeiten der Zilien zu verlangsamen. Regelmäßiges Rauchen legt die Zilien im wörtlichen Sinne lahm. Dadurch wird die Lunge milliardenfach winzigen Fremdkörpern aus dem Zigarettenrauch ausgesetzt. Bei inaktiven Zilien kann sich der Teer aus dem Zigarettenrauch ansammeln und das empfindliche Lungengewebe schädigen. Beim Abkühlen im Inneren der Lungen entstehen an der Innenwand der Atemwege braune, schmierige Beläge. Diese enthalten den Teer und all die anderen chemische Stoffe, die Krebs verursachen können (→ Lungenkrebs, S. 724).

Der Zusammenhang zwischen Rauchen und Lungenkrebs ist mittlerweile erwiesen. Zu Beginn des Jahrhunderts war Lungenkrebs eine recht seltene Erkrankung. Mit dem weit verbreiteten Zigarettenkonsum unter Männern

Tabakwerbung und Gesundheit

Zigaretten sind Konsumartikel und die Tabakindustrie gibt Milliarden für Werbung und Produktförderung aus.

Häufig wird Rauchen in der Werbung im Zusammenhang mit körperlichen Aktivitäten im Freien wie Backpacking (Wandern mit Zelt), Jogging und Bootsfahrten dargestellt. Die Tabakindustrie sponsert große öffentliche Massenveranstaltungen hauptsächlich junger Leute, wie Rockkonzerte, Auto- und Pferderennen und Sportveranstaltungen. In den letzten Jahren hat sich die Werbung meist an Frauen und Jugendliche gerichtet.

Um den Aufklärungskampagnen der Gesundheitsbehörden entgegenzuwirken, stellt die Zigarettenindustrie durch Öffentlichkeitsarbeit, Meinungsbildung und Lobbyisten nachdrücklich einen Zusammenhang zwischen Zigaretten und Krankheitsentstehung infrage und behauptet, dass Nikotin nicht abhängig macht. Obwohl die Zigarettenhersteller behaupten, die Werbung sei nur auf Raucher mit dem Ziel der Markentreue ausgerichtet, werden die Werbe- und Produktförderungskampagnen als auf die Jugend stark beeinflussend bewertet. Sie tragen dazu bei, dass junge Leute mit dem Rauchen anfangen oder weiterhin rauchen.

nach dem 1. Weltkrieg und schließlich 30 Jahre später auch unter Frauen, wurde Lungenkrebs zur häufigsten Todesursache in den Industrieländern. Raucher haben ungefähr ein 10-mal höheres Risiko an Lungenkrebs zu erkranken als Nichtraucher. Pfeife und Zigarren zu rauchen birgt ein etwas geringeres Risiko an Lungen- und Blasenkrebs zu erkranken, weil hierbei der Rauch nicht so tief inhaliert wird. Verschiedene Studien und Berichte belegen jedoch, dass Zigarettenrauch auch die Hauptursache für chronische Lungenerkrankungen wie → chronische Bronchitis, S. 714, sowie → Lungenblähung, S. 715, ist.

Zusätzlich zur Lähmung oder Zerstörung der Zilien in den Lungen kann es durch den Rauch auch zur unwiderruflichen Zerstörung der Lungenbläschen kommen. In den kleinen Säckchen der Lungenbläschen findet der Austausch von Kohlendioxid und Sauerstoff statt. Wenn diese Luftsäckchen zu einem gefährlichen Ausmaß beschädigt sind, dann ist der Körper nicht mehr in der Lage ausreichend Sauerstoff zu den lebenserhaltenden Organen zu transportieren. Dadurch kann eine chronische Bronchitis oder eine Lungenblähung zum Tod führen.

Weniger bekannte Auswirkungen auf die Gesundheit

Es ist bekannt, dass Rauchen die Hauptursache für Lungenkrebs und chronisch obstruktive

Rauchen und Falten im Gesicht

Je älter wir werden, umso mehr Falten bekommen wir. Rauchen kann diesen Prozess beschleunigen. Starke Raucher zwischen 40 und 49 Jahren haben oft genauso viele Falten im Gesicht, wie ein 20 Jahre älterer Nichtraucher.

Tabak kann auch die Durchblutung der Haut schädigen. Dabei bewirkt Nikotin eine Verengung der kleinen Blutgefäße und gefährdet somit die Ernährung der Haut. Aber auch der direkte Kontakt mit Rauch, also mit Hunderten von giftigen Stoffen, kann die Haut reizen und austrocknen und damit die Bildung von Falten fördern.
Typische Falten eines Rauchers:
- Linien oder Falten von den Lippen und dem äußeren Augenwinkel (Krähenfüße) ausgehend.
- Tiefe Linien bzw. zahlreiche flache Linien auf den Wangen und dem Unterkiefer.
- Eingefallene Wangen, die das Gesicht knöchern und hager erscheinen lassen oder eine lederne, verlebte Erscheinung mit grauem Teint.

Lungenerkrankungen ist. Trotzdem ist die häufigste Folge des Rauchens die Herzattacke: Etwa ein Viertel der Todesfälle im Zusammenhang mit koronaren Herzerkrankungen sind auf das Rauchen zurückzuführen. Im Zigarettenrauch befinden sich viele verschiedene chemische Stoffe, die das Herz-Kreislauf-Systems schädigen.

Nikotin im Zigarettenrauch regt die Nebennieren zu zeitweilig erhöhter Hormonausschüttung an, sodass es zu einem erhöhten Blutdruck und Puls kommt – das Herz muss stärker arbeiten. Zigarettenrauch enthält Kohlenmonoxid, das sich mit der Atmung im Blut anreichert, sich dort an den Blutfarbstoff anhängt und somit den Platz von wertvollem Sauerstoff einnimmt. Damit schränkt Rauchen das Sauerstoffangebot für das Herz ein.

Mit jedem Zigarettenzug werden Herz und Blutgefäße einer kleinen, aber überflüssigen Belastung ausgesetzt. Zusätzlich kann das Kohlenmonoxid den Herzmuskel selbst und die Blutgefäße schädigen und möglicherweise sogar die Blutgerinnung beeinflussen.

Rauchen verstärkt wahrscheinlich auch die verklumpenden Eigenschaften bestimmter Blutzellen (Blutplättchen). Der Mechanismus ist sehr komplex, aber letztendlich trägt Rauchen damit zur Entstehung von Cholesterin in den Blutgefäßen bei (→ Arterienverkalkung, S. 636). Von daher wird Rauchen auch mit einem Schlaganfall, der dritthäufigste Todesursache, in Verbindung gebracht. Raucher haben ein 2- bis 3-mal höheres Risiko einen Schlaganfall zu erleiden.

Rauchen trägt zum Gefäßverschluss an Händen und Beinen bei (→ Kreislaufprobleme, S. 690). Dies kann während des Sports zu Schmerzen in Beinen und Oberschenkeln führen und letztendlich zu einer Fußgangrän. Raucherinnen, die bestimmte Antibabypillen einnehmen (Verhütungsmittel mit Östrogenen und Progesteron), gehen besonders nach dem 35. Lebensjahr das Risiko einer ernsthaften Herz- und Gefäßerkrankung ein.

Rauchen beeinträchtigt die Geruchs- und Geschmacksempfindung und senkt damit das Essvergnügen. Außerdem kann Rauchen die Heilung eines Magengeschwürs verlangsamen (→ Magengeschwür, S. 753) sowie die Wahrscheinlichkeit eines Wiederauftretens erhöhen.

Leichte Zigaretten

Leichte Zigaretten sind keine Alternative. Zwar ist in den letzten 30 Jahren der Nikotingehalt von Zigaretten wesentlich gesunken, die Senkung des Schadstoffgehalts ist ein gewisser Fortschritt und laut Werbung sind diese Zigaretten auch weniger gefährlich, aber eine ganze Reihe an Studien belegen auch diesen »light«-Marken gesundheitsschädigende Auswirkungen, teilweise auch weil durch starkes Anziehen der Rauch tiefer in die Lungen gesogen wird.

Die Ausstattung mit einem speziellen Filter für Teer und Nikotin war ein erster wichtiger Schritt um die Schadstoffe im Rauch zu senken. Weitere feine Veränderungen zur Senkung des Teer- und Nikotingehalts waren ein lockerer verarbeiteter Tabak (sodass der Tabakanteil pro Zigarette geringer ist), kürzere Brennzeiten, durchlässigeres Papier und durchlöcherte Filter, die eine Verdünnung des Zigarettenrauchs mit Luft bewirken.

Tatsache ist jedoch, dass leichte Zigaretten die gleichen Mengen Tabak und Nikotin enthalten wie andere Zigaretten – der einzige Unterschied besteht in einer Verdünnung des Rauchs. Abgesehen davon können die Filter kein Kohlenmonoxid oder andere gasförmige Teilchen aus dem Rauch herausfiltern.

Nur nicht in die Irre führen lassen!

Die meisten Raucher rauchen aus Abhängigkeit. Wer auf leichte Zigaretten umsteigt, verändert meistens auch seine Rauchgewohnheiten hin zu mehr oder tieferen Zügen und oftmals auch mehr Zigaretten. Mit einer leichten Zigarette wird genauso viel oder sogar mehr Teer, Nikotin und Kohlenmonoxid aufgenommen wie mit der alten Marke. Leichte Zigaretten verringern wahrscheinlich nicht das Risiko an Krebs, Lungenblähung oder anderen Krankheiten zu erkranken – selbst wenn die Anzahl der gerauchten Zigaretten pro Tag nicht erhöht wird. Außerdem scheint es keinen Unterschied bezüglich des Risikos einer Herzattacke zu geben. Dagegen vermindert sich das Risiko einer Herzattacke innerhalb eines Jahres nachdem das Rauchen aufgegeben wurde, und zwar unabhängig von der Zigarettenart.

Selbst beim Umsteigen auf eine leichte Zigarette wird also das Risiko, an Lungenkrebs, Lungenblähung, einer Herzattacke oder anderen Krankheiten zu erkranken, nicht gesenkt. Um diese Risiken wesentlich zu senken, gibt es nur eine einzige wirklich wirksame Methode: Geben Sie möglichst sofort das Rauchen auf! Lassen Sie sich weder durch Werbung noch durch irgendwelche Gerüchte oder Mythen in die Irre führen; es gibt ganz sicher keine gesunde Zigarette.

Kautabak

Zur Jahrhundertwende war der Genuss von rauchlosem Tabak sehr beliebt. Kau- und Schnupftabak waren verbreitet, bis entdeckt wurde, dass Tuberkulose durch Spucken übertragen werden kann. Danach wurde Spucken in der Öffentlichkeit sowohl gesetzlich verboten als auch gesellschaftlich geächtet. In den 60er-Jahren hat die Tabakindustrie als Antwort auf zurückgehende Raucherzahlen beschlossen, diesen rauchlosen Tabak, mit einem veränderten Eingangsspiegel an Nikotin neu zu vermarkten. Zur Zielgruppe gehörten hauptsächlich junge Männer. Die Bemühungen waren offenbar erfolgreich, denn seit den 70er-Jahren gibt es unter jungen Männern einen Aufschwung bei rauchlosem Tabak.

Dieser ist in zwei Formen erhältlich: Einmal in getrockneter, gemahlener Form, genannt Snuff, der trocken, feucht und als Feinschnitt erhältlich ist, und zum anderen als Kautabak in loser Blattform, gestopft oder gedreht. Der Tabak vermischt sich beim Kauen oder zwischen Gaumen und Wange liegend mit Speichel, sodass Nikotin über die Mundschleimhaut ins Blut abgegeben werden kann.

Die Einnahme von rauchlosem Tabak steht in Verbindung mit Krebs im Mundbereich (→ Krebs im Mundbereich, S.621). Am häufigsten sind Wangen und Gaumen betroffen. Die Weißschwielenkrankheit – weiße Punkte oder Flecken auf der Zunge, den Lippen oder den Wangen, die entarten können – kommt zu einem hohen Prozentsatz bei Personen vor, die rauchlosen Tabak zu sich nehmen. Rauchloser Tabak steht außerdem im Zusammenhang mit Krebserkrankungen der Speiseröhre, des Kehlkopfs und der Bauchspeicheldrüse.

Ein weiteres Gesundheitsproblem in diesem Zusammenhang ist die Zahnlockerung. Rauchloser Tabak kann eine Entzündung des Gaumens mit Schwellungen und auch Blutungen verursachen (→ Zahnfleischentzündung, S. 610). Auszüge aus Kautabak können das Wachstum bestimmter Bakterienarten fördern, die in Verbindung mit der Infektionen der Zahnhöhle (Pulpa) stehen.

Die Entwöhnung von rauchlosem Tabak bedarf spezieller Beratung und eventuell einem stärkerem Nikotinpflaster, das auf Rezept erhältlich ist. Trotz anders lautender Aussagen der Werbung macht rauchloser Tabak in hohem Maß abhängig und ist keine gesunde Alternative zum Zigarettenrauchen. Daher gilt auch hier: Fallen Sie nicht auf Mythen oder Werbung herein und streichen Sie Kautabak.

Rauchen im Jugendalter

Die meisten Raucher beginnen ihre »Karriere« in frühem Alter. Schulklassen wurden beispielsweise aufgefordert bestimmte Produkte in Verbindung mit verschiedenen Symbolen zu benennen. Dazu gehörte sowohl das freundliche Kamel einer beliebten Marke als auch die bekannten Ohren von Micky Maus. Das Kamel wurde genauso oft in Verbindung mit Zigaretten genannt, wie die schwarzen Ohren mit Micky Maus.

80 Prozent der nach 1935 geborenen Raucher haben mit dem Rauchen vor dem 21. Lebensjahr und über die Hälfte vor dem 18. Lebensjahr begonnen. Heutzutage beginnen jedes Jahr hunderttausende Jugendliche mit dem Rauchen. Darunter ist eine wachsende Zahl weiblich. Obwohl die Zahl der Raucher insgesamt seit Mitte der 60er-Jahre gesunken ist, steigt die Zahl der Raucher unter den weiblichen Jugendlichen. Diese Gruppe ist weiterhin Hauptzielgruppe in der Werbung der Tabakindustrie.

Rauchende Jugendliche stammen aus Familien, in denen ein oder beide Elternteile rauchen. Eine Erklärung ist, dass Töchter das Verhalten ihrer Mütter nachahmen und heutzutage mehr Mütter rauchen als in früheren Zeiten.

Das Rauchen von Jugendlichen scheint außerdem vom Gruppenzwang abzuhängen. Bei einer Untersuchung von Oberschülern wurde festgestellt, dass die Wahrscheinlichkeit, ob ein Junge oder Mädchen raucht, davon abhängt, ob die Freunde rauchen. Aufklärung scheint keine abschreckende Wirkung auf Jugendliche zu haben. 9 von 10 untersuchten Jugendlichen glauben, dass Rauchen der Gesundheit schadet und 85 Prozent der Raucher unter ihnen geben an, nicht länger als 5 Jahre rauchen zu wollen.

Die meisten rauchenden Jugendlichen haben eben dieses Verhalten in früheren Jahren strikt abgelehnt. Die Macht der Vorbilder, egal ob gute oder schlechte, ist größer als man glaubt: Eltern, die ohne sichtbare Krankheitszeichen rauchen, haben offensichtlich einen wesentlichen Einfluss auf die jugendlichen Bedenken gegenüber dem Rauchen, sodass viele Teenager mit dem Rauchen beginnen.

Für junge Frauen ist es schwieriger aufzuhören als für junge Männer, da eine ihrer Ängste eine mögliche Gewichtszunahme ist, falls sie mit dem Rauchen aufhören. Die Gewichtszunahme ist eine häufige Begleiterscheinung, aber gewöhnlich handelt es sich nur um wenige Kilo. Die Geschmacks- und Geruchsfähigkeit kehrt gewöhnlich nach dem Aufhören zurück und damit ein höherer Genuss beim Essen. Wer der Versuchung widersteht der zurückgewonnenen Lust am Essen nachzugeben kann eine übermäßige Gewichtszunahme verhindern.

Junge Leute sind von den Gesundheitsgefahren durch Rauchen nicht ausgenommen. Lungenschädigungen können schon im jungen Alter entstehen, ebenso Arterienverkalkung, die zu Herzattacken und Schlaganfällen führen kann.

Passivrauchen

Passivraucher nehmen den Zigarettenrauch anderer durch die sie umgebende Luft auf. Die nachgewiesenen gesundheitsschädigenden Folgen des Mitrauchens (passives Rauchen) haben die meisten Staaten in den USA dazu bewogen, Gesetze zur Einschränkung des Rauchens in der Öffentlichkeit zu erlassen, zudem ist in vielen öffentlichen Bereichen das Rauchen stark eingeschränkt oder gar verboten worden.

Das Inhalieren von Rauch durch Mitrauchen führt zum Anstieg von Puls, Blutdruck und Kohlenmonoxid im Blut. Der entweichende Rauch einer brennenden Zigarette enthält 2-mal so viel Teer und Nikotin wie der inhalierte Rauch, 3-mal so viele Teilchen 3,4-Benzpyren (krebsverursachender Stoff), 5-mal so viel Kohlenmonoxid und wahrscheinlich 50-mal so viel Ammoniak. Menschen mit Atem- und Herzbeschwerden und ältere Menschen sind durch Mitrauchen besonderen Risiken ausgesetzt. Säuglinge, deren Mütter während oder nach der Schwangerschaft rauchen, haben ein 3-mal höheres Risiko an plötzlichem Kindstod zu sterben. Säuglinge unter 1 Jahr, die Zigarettenrauch ausgesetzt sind, werden häufiger wegen Atemwegserkrankungen ins Krankenhaus eingeliefert als Säuglinge von Nichtrauchern. Das Risiko an einer Mittelohrentzündung, Lungenentzündung, Bronchitis oder Mandelentzündung zu erkranken, ist bei Kindern, die passiv

Rauchen während der Schwangerschaft

Viele Frauen, die während der Schwangerschaft rauchen, verleugnen die Gefahr für sich selbst und das Ungeborene. Die Hauptrisiken dabei sind eine Frühgeburt, ein untergewichtiges Baby und häufigere Totgeburten. (→ Risikofaktoren während der Schwangerschaft, S. 194).

rauchen höher. Ein weiteres höheres Risiko ist dadurch gegeben, dass Raucher weitaus eher zu Infektionen der oberen Atemwege neigen und ihre Kinder auf diesem Wege dann auch anstecken.

Die Gesundheitsprobleme durch Rauch in der Umwelt (so genanntes passives Rauchen) sind so schwerwiegend, dass Eltern nur im Freien rauchen oder das Rauchen ihren Kindern zuliebe aufgeben sollten.

Raucherentwöhnung

Die meisten Raucher wissen, dass der Konsum von Tabak eine gesundheitsschädliche Angewohnheit ist. Die meisten Anfänger wissen jedoch nicht, das Rauchen eine Abhängigkeit von chemischen Stoffen ist und die Psyche sowie das Verhalten beeinflusst.

Der Raucher raucht also um einen bestimmten Nikotinspiegel im Blut aufrechtzuerhalten. Wenn ein Raucher mehrere Stunden nicht geraucht hat, sinkt dieser Spiegel ab und der Raucher wird gereizt und nervös – er braucht eine Zigarette. Sobald geraucht wird, klingen diese Entzugserscheinungen ab. Eine Zigarette würde einen Nichtraucher auf keinen Fall von Nervosität befreien. Rauchen wirkt nur auf die Nervosität, wenn diese durch Nikotinentzug hervorgerufen wurde. Da Nikotin eine zur Abhängigkeit führende Droge ist kann es schwierig werden, mit dem Rauchen aufzuhören – tatsächlich misslingen bei den meisten Menschen die ersten Versuche. Obwohl es sehr schwierig sein kann, ist es jedoch nicht unmöglich – Millionen ehemaliger Raucher sind ein Beweis dafür. Die Gründe für das Scheitern sind unterschiedlich: Wie lange und wie viel geraucht wurde, wie abhängig man vom Nikotin ist und wie gut der erste Versuch mit dem Rauchen aufzuhören geplant wurde.

Es gibt keinen Grund, die Hoffnung aufzugeben, auch nicht nach einem oder mehreren Fehlversuchen. Ein Fehlschlag ist kein Grund sich entmutigen zu lassen sondern aus ihm sollte gelernt und ein neuer Versuch gestartet werden. Der Entschluss aufzuhören und es dann durchzustehen, wird mit dem Gefühl des Erfolgserlebnisses belohnt und ist sowohl für die eigene Gesundheit als auch für die anderer von großer Bedeutung.

Methoden der Raucherentwöhnung

Vorab: Es gibt keine perfekte Methode. Allerdings zeigen die meisten erfolgreichen Methoden eine Gemeinsamkeit: Alle Personen die aufhören möchten sind sich darüber im Klaren, dass es wahrscheinlich nicht einfach wird.

Körperliche Entzugserscheinungen können 3 bis 10 Tage anhalten. Nachdem diese Symptome nachlassen, kann der Wunsch nach einer Zigarette immer noch zu den Zeiten aufkommen, wo man sich früher gewöhnlich »eine angesteckt« hat (nach dem Essen oder hinterm Steuer).

Manche Ex- Raucher haben Monate bis Jahre später noch das wiederkehrende Bedürfnis nach einer Zigarette. Diese Bedürfnisse lassen aber bezogen auf Stärke und Dauer mit der Zeit nach.

Die meisten Rückfälle finden innerhalb von 4 Wochen statt. Ein Rückfall hängt von mehreren Faktoren ab, wie etwa dem Grad der Abhängigkeit. Rückfälle können bei einem ungenügend geplanten Nichtraucherprogramm oder persönlicher Schwäche auftreten. Das Programm sollte verschiedene Änderungen in der täglichen Routine beinhalten. Es wird vermutet, dass viele Personen innerhalb von 3 Monaten mit dem Rauchen wieder anfangen, weil sie als Nichtraucher keinen Ersatz für das Rauchen gefunden haben. Halbherzige Versuche wie »nur eine« tragen dazu bei, dass sich alle Vorsätze in Wohlgefallen auflösen. Die Teilnahme an einem Entwöhnungskurs kann dem entgegenwirken. Wer mit dem Rauchen aufhören möchte, sollte über die oben beschriebenen Strategien nachdenken.

Richtige Planung

Bei der Planung kann der Arzt oder ein Nichtraucherkurs hilfreich sein. Vor Beginn des Programms sollte das breite Angebot an Selbsthilfematerial studiert werden, das beispielsweise über Selbsthilfegruppen oder in der Bibliothek erhältlich ist. Dann sollten Sie sich ein definitives Datum setzen! Schreiben sie anschließend auf, warum Sie mit dem Rauchen aufhören wollen! Diese Liste sollte vor Beginn und immer wieder während des Programms gelesen werden.

Andere mit einbeziehen

Man sollte aus seinem Plan kein Geheimnis machen nur um sich bei einem eventuellen Fehlschlag dem Gerede zu entziehen. Sowohl der Familie als auch Freunden und Kollegen wird der Plan mitgeteilt, genaue Angaben zum Zeitpunkt und den Gründen gemacht und um Unterstützung gebeten. Eventuell kann der Partner oder ein Freund gebeten werden gemeinsam aufzuhören.

Die Zeit vorher

Jeder Zigarette wird nun bewusst wahrgenommen, es wird Buch geführt und dafür gesorgt, dass keine Gelegenheit zum Rauchen aufkommt. Der Zeitpunkt für die nächste Zigarette sollte so weit nach hinten geschoben werden wie es die Sucht zulässt und es sollte jeweils nur ein Päckchen, anstelle einer ganzen Stange gekauft werden. Man kann die tägliche Routine durchbrechen, indem Streichhölzer statt Feuerzeuge zum Anzünden benutzt werden. Es wird nur ein Aschenbecher benutzt und dieser immer gleich gesäubert. Entwickeln Sie eigene Methoden um sich das Rauchen jeder Zigarette bewusst zu machen.

Den meisten starken Rauchern fällt es leichter, wenn sie kurz vor dem Aufhördatum ihren Zigarettenkonsum einschränken. Allein durch Reduzieren können jedoch nur die wenigsten das Rauchen völlig aufgeben. Das vorherige Reduzieren auf 10 bis 20 Zigaretten pro Tag kann jedoch die Schwere der Entzugserscheinungen mindern.

Sinnvoll ist auch, Gelegenheiten aus dem Weg gehen, indem die Örtlichkeiten des Rauchens einschränkt werden – etwa nur im Freien, nicht im Auto oder nur in den Pausen rauchen. Auf diese Art und Weise wird das Rauchen zu bestimmten Gelegenheiten unterlassen, sodass man sich nach dem Aufhören in bestimmten Situationen auch ohne Zigarette wohl fühlt. Denken Sie daran: Sie wollen ein eingefahrenes, zum Teil jahrelanges Verhalten verändern.

Gleichzeitig mit dem Aufhören sollten nur noch rauchfreie Orte aufgesucht werden. Der Terminkalender sollte zu diesem Zeitpunkt nicht voll sein und es stehen Methoden zur Verfügung mit den Entzugserscheinungen umzugehen. Hilfreich ist oft die Teilnahme an einer Selbsthilfegruppe. Ratschläge zum Aufhören und Unterstützung erteilen Ärzte, Apotheker, Gesundheitsämter aber auch zahlreiche Ratgeber. Medikamente können die Entzugserscheinungen reduzieren. Dies sollte mit dem Arzt besprochen werden.

Eins nach dem anderen

Mit dem ersten nikotinfreien Tag sollte das Rauchen völlig eingestellt werden. Machen Sie es sich zur Aufgabe, an diesem Tag nicht zu rauchen und bringen Sie alle Ihre Kräfte auf um dieses Ziel zu erreichen. Danach kann der nächste Tag in Angriff genommen werden.

Die Routine ändern

Situationen, in den früher geraucht wurde, sollten vermieden oder geändert werden. So lässt sich der morgendliche Kaffee woanders einnehmen oder stattdessen Tee oder Saft trinken.

Anzünden heißt nicht auch rauchen

Eine angefangene Zigarette muss nicht unbedingt zu Ende geraucht werden. Und wenn sie zu Ende geraucht wird, handelt es sich nicht um ein Versagen. Wichtig ist sich den Tag vor Augen zu halten, ab dem nicht mehr geraucht wird: Nie wieder schmutzige Aschenbecher, keine gelb verfärbten Zähne, kein Zigarettengeruch und keine Brandflecken in Sitzmöbeln, Teppichen oder in der Kleidung. Nie wieder Atemnot und schlechte Ausdauer.

Wer zu seinen alten Rauchgewohnheiten zurückkehrt, sollte einen neuen Versuch starten, sich ein neues Datum setzen und mit den gemachten Erfahrungen einen neuen Plan mit mehr Aussichten auf Erfolg festlegen. Die meisten Ex-Raucher wurden meistens erst nach 5 und mehr Versuchen zu erfolgreichen Nichtrauchern!

Wer meint, es nicht ohne Hilfe zu schaffen, kann sich einer Selbsthilfegruppe anschließen oder ein erfolgreiches individuelles Entwöhnungsprogramm durchführen. Einige Programme bieten Gewichtskontrolle und Techniken zum Umgang mit Stress an. Zu weiteren Informationen wenden Sie sich an Ihren Arzt oder das Gesundheitsamt. Trotz vorhandener Gesundheitsprobleme fällt es manchen Menschen besonders schwer, aufzuhören. Wer zu diesem Personenkreis gehört, sollte die Teilnahme eines stationären Behandlungsprogramms in Erwägung ziehen. Hier ist man während der ersten Entzugserscheinungen unter Kontrolle und so lange in Sicherheit bis die Verhaltensänderungen umgesetzt sind und Aussicht auf Erfolg bieten.

Falls früher eine Mahlzeit mit einer Zigarette beendet wurde, kann der Tisch sofort nach der Mahlzeit verlassen werden. Gehen Sie spazieren, anstatt sich eine Zigarette anzuzünden. Wer früher während des Telefonierens geraucht hat, sollte längere Telefongespräche vermeiden oder das Telefon an einen anderen Platz stellen. Auch der Weg zur Arbeit kann geändert werden.

Bevor das Verlangen nach einer Zigarette unerträglich wird, sollten Tätigkeiten aufgenommen werden, die das Rauchen nicht zulassen, wie etwa Auto waschen, Unkraut jäten oder duschen. Rauchgewohnheiten können sich sehr eingefleischt haben und automatisch ablaufen. Diesem automatischen Ablauf kann man zuvorkommen und Alternativen festlegen.

Der Umgang mit dem Verlangen
Meist hält das Verlangen nach einer Zigarette nur sehr kurz an. Wer sich dies ins Gedächtnis ruft, wird es einfacher haben dem Verlangen zu widerstehen.

Legen Sie für solche Momente kurze ablenkende Tätigkeiten fest, wie Kaugummi kauen, Kreuzworträtsel lösen oder eine Handwerksarbeit ausführen. Kehren Sie den negativen Gedanken »ich kann nicht« um und versuchen Sie es auf positive Art: »ich halte es noch ein paar Minuten aus, dann geht das Verlangen vorbei und ich fühle mich wieder gut«.

Medikamente
Nikotinkaugummi kann den Behandlungsplan zusätzlich unterstützen. Der Kaugummi gibt bei richtiger Handhabung nach und nach Nikotin ab.

Wichtig dabei ist, dass genauso viel Nikotin abgegeben werden soll, wie für die Aufrechterhaltung des Nikotinspiegels nötig ist um die Entzugserscheinungen unter Kontrolle zu bekommen. Parken Sie das Kaugummi in der Backentasche. Sobald der Geschmack nachlässt, beginnen Sie erneut mit dem Kauen. Nach ca. 30 Minuten können Sie den Kaugummi aus dem Mund nehmen. Der Nikotinvorrat ist dann erschöpft. Den Kaugummi kann bei langsamer Reduzierung täglich über mehrere Wochen genommen werden, wobei das Verlangen nach einer Zigarette allmählich nachlässt.

Sobald man sich ohne Zigaretten wohl fühlt, kann innerhalb von 3 bis 6 Monaten nach der letzten Zigarette den Nikotinkaugummi schrittweise weggelassen werden.

Nikotinkaugummi ist nur ein Hilfsmittel und nicht für jeden geeignet. Bei dieser Entscheidung kann der Arzt helfen. Nikotinkau-

gummis sind apothekenpflichtig. Als Nebenwirkungen treten leichte Verdauungsstörungen und leichte Magenschmerzen auf, die meistens auf nicht sachgemäße Handhabung zurückzuführen sind (zu schnelles Kauen oder Hinunterschlucken des Speichels).

Weiterhin gibt es Nikotinpflaster. Hier wird Nikotin über die Haut an das Kreislaufsystem abgegeben. Es wird täglich über 6 bis 12 Wochen getragen und hat sich als sehr wirksam erwiesen, ist allerdings kein Wunderheilmittel. Nikotinpflaster sind ebenfalls apothekenpflichtig. Alle anderen beschriebenen Grundsätze des Nichtrauchens müssen trotzdem eingehalten.

Die häufigste Nebenwirkung des Nikotinpflasters ist eine Hautreizung, die dadurch gesenkt werden kann, indem das Pflaster an verschiedenen Stellen getragen wird. Auf die gereizte Haut kann eine leicht kortisonhaltige Creme aufgetragen werden. Diese Creme ist in Apotheken erhältlich.

Neue Formen der Nikotinabgabe sind Nasensprays und Nikotininhalationsapparate, die es allerdings nur auf Rezept gibt. Sie wurden sowohl allein als auch in Kombination mit Nikotinkaugummi und Nikotinpflaster getestet. Weitere verschreibungspflichtige Medikamente werden in Zukunft auf den Markt kommen.

Probleme beim Aufhören

Sofort nach dem Aufhören kann es zu vermehrtem Hunger, Müdigkeit und Reizbarkeit kommen. Es kann ein starkes Verlangen nach einer Zigarette aufkommen und die Konzentrationsfähigkeit kann nachlassen. Außerdem können Schlafstörungen und vermehrter Husten auftreten.

Die Entzugserscheinungen sind die Folge der Körperreinigung vom Nikotin. Das meiste Nikotin ist nach 3 Tagen abgebaut, aber das Verlangen nach einer Zigarette kann mehrere Wochen andauern. Nichtrauchen führt nicht automatisch zu einer Gewichtszunahme. Eine leichte zeitweilig Gewichtszunahme kann nach Stabilisierung der neuen Nichtrauchersituation angegangen werden. Im Folgenden einige Ratschläge zur Vermeidung einer größeren Gewichtszunahme:

- Trinken Sie vor jeder Mahlzeit ein Glas Wasser
- Planen Sie sorgfältig ausgewogene Mahlzeiten
- Beschließen Sie von vornherein nur fettarme und kalorienarme Mahlzeiten und Getränke zu sich zu nehmen

- Fall Sie etwas im Mund haben müssen, kauen Sie zuckerfreien Kaugummi oder knabbern Sie Karotten, Saures oder Sellerie
- Wenn Süßigkeiten, dann harte Bonbons
- Wiegen Sie sich 1-mal pro Woche
- Treiben Sie regelmäßig Sport

Bei Verstopfung sollte der Anteil der Ballaststoffe in der aufgenommenen Nahrung erhöht werden, wie etwa durch rohes Gemüse und Vollkornflocken. Außerdem sollte viel Wasser getrunken werden.

Zu den häufigen Entzugserscheinungen zählen Anspannungen und Reizbarkeit. Daher ist es wichtig, geeignete Entspannungsmethoden zu finden, etwa ein Spaziergang, eine Dusche oder ein Bad. Atmen Sie mehrere Male tief und langsam, als würden Sie eine Zigarette inhalieren!

Die Vorteile des Nichtrauchens

Innerhalb einiger Tage fallen die ersten körperlichen Veränderungen auf. Geschmacks- und Geruchssinn verstärken sich, die Atmung fällt leichter und der Raucherhusten klingt allmählich ab, auch wenn man noch gelegentlich Auswurf abhustet. Auch die Kondition verbessert sich.

Je länger und ernsthafter geraucht wurde, desto schneller tritt der gesundheitliche Nutzen ein. Innerhalb von 24 Stunden sinken der Kohlenmonoxid- und Nikotinspiegel enorm ab. Die Bronchien erholen sich vom ersten nikotinfreien Tag an. Obwohl die Folgen einer Lungenblähung nicht rückgängig zu machen sind, fällt das Atmen leichter und das Fortschreiten der Krankheit verlangsamt sich.

Nach 1 Jahr verringert sich das Risiko einer Herzattacke, nach 5 Jahren ist es ungefähr genauso hoch wie bei Nichtrauchern. Auch das Risiko an Speiseröhren- oder Bauchspeichelkrebs zu erkranken, sinkt nach dem Aufhören. Nach 7 Jahren ist das Risiko an Blasenkrebs zu erkranken genauso hoch wie bei einem Nichtraucher. Nach 10 bis 15 Jahren ist das Risiko eines Ex-Rauchers an Lungenkrebs, Kehlkopfkrebs oder Mundkrebs zu erkranken in etwa gleich hoch wie bei jemandem, der nie geraucht hat.

Durch das Aufhören mit dem Tabakkonsum gewinnt der Betroffene die Kontrolle über einen wichtigen Teil seines Lebens zurück. Die Selbstachtung steigt und er fühlt sich besser. Zusätzlich profitieren ebenso die Menschen in der Umgebung durch das Nichtrauchen. Die unangenehmen Seiten wie Gesundheitsrisiken, schlechter Atem, gelb verfärbte Zähne und nach Rauch riechende Kleidung und Haare entfallen.

Kapitel 13

Alkoholmissbrauch und Alkoholismus

Inhalt

325

Wissenswertes über Alkohol

Die meisten Menschen trinken Alkohol in begrenzten Mengen ohne gesundheitliche oder soziale Folgen. Millionen anderer Menschen dagegen trinken exzessiv und haben dementsprechend unter den Folgen zu leiden. In Deutschland liegt bei über 9 Millionen Menschen ein riskanter Alkoholkonsum vor.

Alkoholmissbrauch und Alkoholismus sind demzufolge ein großes soziales und ökonomisches Problem der Gesundheitsfürsorge. Jeder 7. Verkehrstote in Deutschland kam bei einem Unfall ums Leben, bei dem Alkohol mit im Spiel war.

Die Behandlung von Menschen mit Alkoholproblemen – allein die Zustimmung zu einer Therapie – ist angesichts der besonderen Problematik sehr kompliziert. Bestandteil des Alkoholismus ist nämlich, dass die Betroffenen ihre Alkoholprobleme leugnen. Alkoholismus muss daher von allen Beteiligten, also nicht nur von den Betroffenen selbst, unbedingt als Krankheit gesehen werden. Es ist kein »Kavaliersdelikt« und keine »Charakterschwäche«. Häufig sind Partner so genannte Co-Alkoholiker, indem sie – gewollt oder ungewollt – die Trinksucht unterstützen.

Es herrscht bislang Uneinigkeit darüber, ab welchen Mengen Alkohol problematisch beziehungsweise gesundheitsschädlich wird. Die Unterscheidung in Alkoholismus und Alkoholmissbrauch wird hauptsächlich in Bezug auf die unterschiedlichen Behandlungsmethoden und -ziele gemacht.

Alkoholismus

Im Allgemeinen wird Alkoholismus als chronische Krankheit mit häufig fortschreitendem und tödlichem Verlauf betrachtet, wobei genetische und psychosoziale Faktoren sowie Umgebungseinflüsse eine Rolle spielen. Typisch sind Zeiten, in denen sich alles auf Alkohol konzentriert, die Wahrnehmung verzerrt ist (überwiegend leugnen), keine Kontrolle über die getrunkene Menge vorhanden ist und trotz schädigender Wirkung immer weitergetrunken wird. Diese Symptome können entweder dauerhaft sein oder periodisch auftreten. Der Unterschied zwischen einem Alkoholiker und anderen Menschen mit Alkoholproblemen besteht einerseits in der körperlichen Abhängigkeit von Alkohol (Sucht, gekennzeichnet durch Toleranz

und auch Entzugserscheinungen) und andererseits in einem alkoholbedingten Zwang zum Trinken.

Alkoholmissbrauch

Alkoholprobleme ohne die oben beschriebenen Symptome werden oft als Alkoholmissbrauch oder gesundheitsschädigendes Trinken und die betroffenen Personen als Problemtrinker bezeichnet. Alkoholmissbrauch führt oft zu gesundheitlichen oder sozialen Problemen und obwohl dies dem Problemtrinker klar ist, wird er trotzdem weitertrinken. Allerdings liegt hier weder Abhängigkeit noch ein Kontrollverlust vor.

Während beim Erwachsenen Jahre bis zur Entstehung einer Abhängigkeit vergehen, können Jugendliche innerhalb weniger Monate abhängig werden. Der Alkoholkonsum ist sowohl unter männlichen wie weiblichen Jugendlichen als auch unter Erwachsenen allgemein rückläufig, aber er ist immer noch hoch. In Deutschland kam jeder 7. Verkehrstote bei einem Unfall ums Leben, bei dem Alkohol im Spiel war, und oft waren die Betroffenen junge Leute.

Körperliche Folgen

Alkohol kommt in verschiedenen Zusammensetzungen vor, etwa als Bestandteil in Parfüms, Auszügen, Tinkturen, Farben und anderen Produkten. Er wird auch bei vielen Herstellungsverfahren benötigt.

Der Alkohol in Getränken heißt Ethanol, eine farblose Flüssigkeit, die in unverdünntem, reinem Zustand ein beißendes oder brennendes Gefühl erzeugt. Er entsteht durch Gärung des natürlichen Anteils an Zucker in Getreide oder in Obst.

Alkohol setzt die Leistungen des zentralen Nervensystems herab – mit ähnlicher Wirkung wie ein Schlaf- oder Beruhigungsmittel. Bei manchen Menschen ist die anfängliche Wirkung stimulierend, aber mit weiterem Alkoholgenuss kommt es zu einer einschläfernden Wirkung. Durch Unterdrückung der Kontrollzentren im Gehirn wirkt Alkohol entspannend und enthemmend. Je mehr Alkohol desto einschläfernder die Wirkung. Zuerst werden das Denken und die Gefühle beeinflusst, dann das

Urteilsvermögen. Bei ausreichender Menge kann Alkohol das Sprachvermögen und Muskelzusammenspiel beeinträchtigen und zum Einschlafen führen. Er kann sogar zum tödlichen Gift werden – indem aufgrund starker Unterdrückung der lebenswichtigen Zentren im Gehirn ein lebensbedrohliches Koma eintritt. Die Aufnahme des Alkohols ins Blut findet hauptsächlich im Dünndarm statt, obwohl auch sehr kleinen Mengen über die Mundschleimhaut und die Speiseröhre und wenig mehr über den Magen aufgenommen werden. Die Höhe der Aufnahme hängt von mehreren Faktoren ab.

Bei leerem Magen wird der Alkohol normalerweise schnell aufgenommen. Ein voller Magen oder Dünndarm, besonders bei fester und fettreicher Nahrung, bewirkt eine Verlangsamung der Magenentleerung und damit der Aufnahme des Alkohols ins Blut. Einmal ins Blut aufgenommen, wird er schnell überall im Körper verteilt, wo Wasser und bestimmte Darmzellen vorhanden sind. Diese Verteilung trägt zu den Vergiftungserscheinungen durch Alkohol bei. Ein alkoholisches Getränk auf vollen Magen verzögert den Stoffwechsel über einen langen Zeitraum, sodass die Alkoholkonzentration im Blut geringer ist.

Fast die gesamte Alkoholmenge wird als Brennstoff im Körper verbrannt, nur geringe Mengen gehen mit der Harnausscheidung und der Ausatmung verloren. Bei der Bestimmung des Alkoholspiegels im Blut wird beim Test die Alkoholmenge bei der Ausatmung gemessen. Der Alkoholspiegel bei der Ausatmung entspricht ungefähr dem Spiegel im Blut.

Alkohol stellt die peripheren Blutgefäße (die sich direkt unter der Haut befinden) weit, wodurch zunächst Wärme entsteht (S. 329). Durch die vermehrte Flüssigkeitsaufnahme und die Auswirkungen des Alkohols auf die Nierentätigkeit steigt der Puls und die Harnausscheidung. Zusätzlich regt Alkohol den Magen zur Ausschüttung von Säure an. Der Körper verarbeitet Alkohol wie jede andere Nahrung, indem er ihn in der Leber zur Herstellung von Wärme und Energie verstoffwechselt. Der Nährwert von Alkohol ist begrenzt, da er keine Vitamine, Mineralstoffe und Eiweiße enthält. Alkoholiker leiden häufig an Ernährungsmangel. Zu den häufigen Mängeln zählen Thiamine (Vitamin B_1), Riboflavin (Vitamin B_2), Nikotinsäure, Folsäure, Pyridoxin (Vitamin B_6), Magnesium, Kalium und Zink. Lange Zeit dachten die Ärzte, dass die Auswirkungen des Alkohols auf den Ernährungszustand die ein-

zige Ursache des Langzeitschadens der Leber sei (dieser Zustand wird als Fettleber und Leberzirrhose bezeichnet; → Vergrößerte Leber, S. 809 und → Leberzirrhose, S. 804) Heute weiß man, dass die giftige Wirkung von Alkohol die Leber direkt schädigen kann.

Alkoholvergiftung

Entscheidend für die Reaktion auf eine bestimmte Menge Alkohol ist nicht nur die zuvor aufgenommene Nahrungsmenge und die vergangene Zeit zwischen Nahrungsaufnahme und Alkohol, sondern auch die Körpergröße und das Körperfett. Die gleiche Menge Alkohol kann auf Frauen eine stärkere Wirkung haben als auf Männer. Frauen sind im Allgemeinen kleiner und haben einen höheren Anteil an Gewebefett als Männer. Außerdem verstoffwechseln sie Alkohol weniger wirksam als Männer.

Die Vergiftungserscheinungen von Alkohol hängen mit der Alkoholkonzentration im Blut zusammen, die ebenfalls den Alkoholspiegel im Blut und Gehirn wiedergibt. Ein Nichtalkoholiker mit einer Alkoholkonzentration von über 100 mg/dl (Milligramm Alkohol pro Deziliter Blut) kann Vergiftungserscheinungen zeigen und Probleme mit der Sprache, dem Denken und Gehen haben. Bei einem Anstieg der Alkoholkonzentration können leichte Verwirrtheit, Betäubung und letztendlich Bewusstlosigkeit auftreten.

Die meisten Länder sprechen bei einer Alkoholkonzentration im Blut von mindestens 70 bis 100 mg/dl oder 0,1 Prozent noch von einem zulässigen Rausch. Trotzdem weisen viele Menschen weit unterhalb dieses gesetzlich erlaubten Wertes eine beeinträchtigte Koordination und verlangsamte Reaktionszeit auf. Die Reaktionszeit ist die Geschwindigkeit, mit der man in einer bestimmten Situation reagiert – wie schnell man etwa beim Autofahren die Bremsen bedienen kann.

Kurz- und Langzeitwirkungen bei exzessivem Alkoholkonsum

Exzessives Trinken kann schädigende Auswirkungen auf das Gehirn und zentrale Nervensystem haben. Bei einem Alkoholiker können auch Erbfaktoren Einfluss auf neurologische Erkrankungen nehmen. Außerdem kann exzessiver Alkoholkonsum die Leber, Bauchspeicheldrüse und das Herz-Kreislauf-System schädigen.

Das Gehirn und zentrale Nervensystem

Sowohl Alkoholiker und starke Trinker als auch Ersttrinker und Personen, die nur gelegentlich ein Glas zu sich nehmen, können sich zumindest nur teilweise erinnern, was während eines Rausches passiert ist. Dieser vorübergehende Gedächtnisschwund wird auch Black-out genannt. Einige exzessive Trinker können mit dem Kurzzeitgedächtnis Probleme haben, die auch noch einige Wochen nachdem das Trinken aufgegeben wurde, anhalten. Normalerweise kehrt das Gedächtnis mit der Enthaltsamkeit zurück.

Nach exzessivem Alkoholkonsum wachen die Betroffenen am nächsten Morgen angegriffen auf. Diese morgendliche Erschöpfung geht teilweise auf die betäubende Wirkung des Alkohols zurück. Das Gehirn wird in seiner Fähigkeit, genügend Traumschlafphasen, so genannte rapid-eye-movement (REM) zu durchlaufen (→ Schlafstörungen, S. 1112), gestört.

Alkoholiker mit einem Ernährungsmangel (Thiamin), können an dem so genannten Wernicke-Korsakoff-Syndrom, einer neurologischen Störung, erkranken. Zu diesem Syndrom gehören zwei voneinander unabhängige Störungen, die bei Alkoholikern oftmals gemeinsam auftreten. Ein Syndrom dieser Krankheit ist eine Schwäche oder Lähmung der Augenmuskulatur, die zu Doppelbildern führt. Mit der Zeit können Betroffene ohne Hilfe weder stehen noch gehen. Das weitere Syndrom ist eine schwere Gedächtnisstörung besonders des Kurzzeitgedächtnisses. Wer an beiden Syndromen leidet, kann streckenweise die eigene Identität vergessen, orientierungslos sein oder eine Sinnestäuschung erfahren.

Die Behandlung des Wernicke-Korsakoff-Syndroms ist rigoros: Thiaminergänzung und Alkoholenthaltsamkeit. Die Symptome dieser Störung sind allerdings normalerweise nicht völlig rückgängig zu machen.

Der Magen-Darm-Kanal

Durch Alkoholgenuss kommt es zu einer Reizung der Magenschleimhaut, die eine Magenschleimhautentzündung auslösen kann (S. 758). Dies kann zum Erbrechen führen und das wiederum zu kleinen Einrissen im oberen Anteil des Magens und im unteren Bereich der Speiseröhre. Diese Mallory-Weiss-Risse können Blutungen verursachen. Regelmäßiges Trinken kann die Aufnahme der B-Vitamine, insbesondere der Folsäure und Thiamin sowie anderer Nährstoffe beeinträchtigen. Die meisten dieser Symptome klingen wieder ab, wenn mit dem Trinken aufgehört wird.

Andere alkoholbedingte Erkrankungen wie Fettleber, eine vergrößerte Leber, Leberentzündung (S. 803) oder Erweiterung der Speiseröhrenvenen (S. 750) erfordern sofortige medizinische Behandlung. Die durch Alkohol ausgelösten Leberschäden sind normalerweise fortschreitend. Der im Blut befindliche Alkohol gelangt in die Leber und wird dort verstoffwechselt. Eine gesunde Leber kann ungefähre Alkoholmengen von 50 Kalorien pro Stunde verarbeiten. Dies entspricht ungefähr 30 g an 40-prozentigem Alkohol pro Stunde. Wenn die Leber mit großen Mengen Alkohol überschwemmt wird, zirkuliert der Alkohol solange im Blut, bis die Leber in der Lage ist diesen zu verarbeiten.

Die Ursache des berühmten Katers (Kopfschmerz und trockener Mund) ist nicht eindeutig geklärt. Eine Erklärung ist, dass Alkohol entwässernd wirkt, es also zu einem Flüssigkeitsverlust über die Harnausscheidung und damit zu einem Wassermangel kommt. Die Behandlung des Katers besteht aus Ruhe, viel Flüssigkeit und Aspirin oder anderer leichter Schmerzmittel.

Alkoholiker können außerdem sowohl an einer akuten als auch an einer chronischen Entzündung der Bauchspeicheldrüse erkranken (S. 818 und S. 819).

Das Herz-Kreislauf-System

Alkohol senkt vorübergehend den Blutdruck. Sehr große Mengen Alkohol können allerdings den Blutdruck erhöhen. Auch wenn laut neuen Berichten eine geringe Menge Alkohol pro Tag

Schwangerschaft und Alkohol

Schwangere sollten keinen Alkohol trinken – er stellt eine Bedrohung für die Gesundheit und Entwicklung des Ungeborenen dar. Viele Kinder von Müttern, die während der Schwangerschaft große Mengen Alkohol getrunken haben, werden mit einer Alkoholembryopathie, Geburtsschäden mit kleinem Kopf, Herzfehler, verkürzten Augenlidern und verschiedenen Missbildungen geboren (S. 195). Viele dieser Kinder liegen in ihrer Entwicklung zurück oder sind nicht zurechnungsfähig.

Diese Wirkungsmechanismen des Alkohols sind noch nicht bekannt. Es ist auch nicht bekannt welche Alkoholmenge zu diesen Schäden beim Ungeborenen bzw. zur Behinderung des Säuglings führt. Die beste Vorbeugung für die Gesundheit des Kindes ist die oben ausgesprochene Warnung: Trinken Sie während der Schwangerschaft keinen Alkohol!

bestimmte Herzerkrankungen verhindern kann, wiegt dies nicht die schädigende Wirkung exzessiven Alkoholkonsums auf. Ein oder 2 Gläser Alkohol bis zu einer Menge von 30 g Ethanol pro Tag können das Risiko bestimmter Erkrankungen der Herzkranzgefäße senken. Diese Schutzfunktion ist möglicherweise auf zurückgehende Veränderungen der Blutfette zurückzuführen. Wer regelmäßig Alkohol trinkt, hat höhere HDL-Cholesterinwerte (High density lipoprotein) im Blut (S. 639). Dieses »gute Cholesterin« verhindert möglicherweise eine Verhärtung der Arterien (Arterienverkalkung). Ezessive Alkoholiker können auch an der so genannten fortschreitenden Kardiomyopathie erkranken. Hierbei handelt es sich um eine Zerstörung des Herzmuskels mit einhergehenden Herzrhythmusstörungen bis hin zum Herzversagen (→ Erkrankung des Herzmuskels, S. 686). Männliche Alkoholiker haben ein viel höheres Risiko einen Schlaganfall zu erleiden.

Sexuelle Funktion und Regelblutung

Alkoholmissbrauch kann bei Männern zu Impotenz und bei Frauen zu einer unregelmäßigen Regelblutung führen.

Krebserkrankungen

Nach Erkrankungen des Herz-Kreislauf-Systems sind Krebserkrankungen bei Alkoholikern die 2. häufigste Todesursache, sie leiden auch häufiger Krebserkrankungen (Kehlkopf, Speiseröhre, Magen und Bauchspeicheldrüse).

Legenden um den Alkohol

Es gab schon immer Mythen, hier einige Beispiele:

Ältere Menschen können keine Alkoholiker werden! Ältere Menschen sind nicht immun gegenüber Alkohol, allerdings ist die Krankheitshäufigkeit bei über 65-Jährigen niedriger.

Alkohol wärmt! Alkohol stellt die Blutgefäße weit und vermittelt ein Wärmegefühl – allerdings nur kurzfristig. Tatsächlich bewirkt Alkohol einen höheren Wärmeverlust über die Haut und führt so zu einer niedrigeren Körpertemperatur. Bei extremer Kälte steigt mit dem Konsum von Alkohol das Risiko einer ernsthaften, möglicherweise sogar zum Tode führenden Unterkühlung (Hypothermie und Lungenentzündung).

Mit Alkohol kommt die wahre Persönlichkeit zum Vorschein! Auch wenn Alkohol vielleicht einige Charakterzüge zum Vorschein bringt, die sonst unterdrückt werden, zerstört exzessives Trinken die Persönlichkeit. Die wahre Persönlichkeit offenbart sich in nüchternem Zustand.

Starker schwarzer Kaffee macht nüchtern! Kaffee kann weder die Geschwindigkeit des Verarbeitungsprozesses in der Leber beeinflussen noch den Alkoholspiegel im Blut senken. Ein vorläufiger Auftrieb durch Kaffee kann dazu verleiten, zu glauben, man sei wach und nüchtern, obwohl dies nicht der Fall ist.

Wer zugibt ein Alkoholiker zu sein bekommt nie wieder eine ordentliche Arbeit! Eine Diskriminierung bei der Einstellung aufgrund gesundheitlicher Benachteiligung ist gesetzlich verboten. Oftmals werden Ex-Alkoholiker von ihren zukünftigen Arbeitgebern für das Aufbringen ihrer Stärke, das bei einer Behandlung notwendig ist, bewundert. Arbeitgeber haben entdeckt, dass es für sie oftmals günstiger ist (gewöhnlich übernimmt die Krankenkasse die Kosten) die Krankheit behandeln zu lassen, als jemand Neues einzustellen.

Den Alkoholiker erkennen

Wissen Sie Ihr Freund oder ein geliebter Mensch ein Alkoholiker ist? Unabhängig von der sozialen Schicht kann jede Person mit Alkoholproblemen ein Alkoholiker sein. Unter den Alkoholikern gibt es viele geachtete Menschen, die jahrelang mit ihren Freunden zusammenleben und als gesund und normal gelten. Das Problem betrifft Jung und Alt, Männer und Frauen, Arm und Reich.

Alkoholismus ist von der Weltgesundheitsorganisation (WHO) als Krankheit anerkannt. Trotzdem sehen viele Menschen in ihm immer noch eine persönliche Schwäche und Schande. Aufgrund dieser unterschwelligen sozialen Verurteilung betrachten sich viele Alkoholiker selbst als schwach und schlecht. Viele entschuldigen ihre Probleme mit kaputten Ehen, Arbeitslosigkeit, persönlichem Unglück oder suchen die Schuld bei anderen. Die Scham und die Schuldzuweisung an andere stellen das größte Hindernis einer Genesung dar.

Tatsächlich ist Alkoholismus eine durchaus gut zu behandelnde Krankheit, wenn der Kranke in die Behandlung einwilligt. Der erste Schritt zur Erkenntnis eines Alkoholproblems ist die Beurteilung der Trinkmuster und die Frage nach der Ursache. Die Anzeichen des Alkoholismus werden weiter unten besprochen.

Leugnen der Krankheit

Ein klares Zeichen von Alkoholismus ist Leugnen. Die Betroffenen vertreten die Auffassung, ihre Probleme rühren nicht vom Trinken her – selbst dann, wenn es nicht mehr zu übersehen ist. Leugnen ist ein Schutz vor der Wahrheit. Anstatt das Problem zuzugeben, reagieren Alkoholiker oft ärgerlich, schieben die Schuld auf andere und trinken in schädigendem Umfang weiter ohne Hilfe einzuholen.

Alkoholtoleranz

Ein frühes Symptom von Abhängigkeit liegt vor, wenn jemand tolerant gegenüber der Wirkung von Alkohol ist. Wenn man mehr als gewöhnlich trinken muss um die Wirkung des Alkohols zu spüren liegt meist eine Toleranz vor. Alkoholiker können sogar noch nach großen Mengen Alkohol, die bei mäßigen Trinkern eine Vergiftung zur Folge hätten, nüchtern erscheinen. Dies ist nicht als Leistung zu bewerten. Es zeigt lediglich, dass der Körper sich an den Alkohol gewöhnt hat. Auch mäßige Gewohnheitstrinker können Alkohol gegenüber tolerant werden.

Man sollte aber wissen, dass die Leber trotz der Toleranz nicht mehr als ca. 30 g an 40-prozentigem reinem Alkohol pro Stunde verstoffwechseln kann. Wenn die Toleranz abnimmt, kann dies ein Zeichen sein, dass die Leber nicht mehr in der Lage ist, den Alkohol schnell genug zu verstoffwechseln.

Entzugserscheinungen und Entzugssyndrom (Delirium tremens)

Wenn alkoholabhängige Menschen plötzlich mit dem Trinken aufhören, leiden sie meistens an körperlichen und psychischen Entzugserscheinungen. Die Hände zittern, Puls- und Blutdruck steigen an, die Körpertemperatur ist erhöht, Übelkeit, Durchfall und andere Magen-Darm-Störungen sowie Schlaflosigkeit treten auf. Im Allgemeinen halten diese Symptome 3 bis 7 Tage an, manche bleiben allerdings einige Wochen bestehen.

Beim Entzugssyndrom (Delirium tremens) können gefährlichere Entzugserscheinungen auftreten, etwa Wahnsinn, Verwirrtheit, Aggressivität, starke Sinnestäuschung, starkes Zittern, Wahnideen und plötzliche Anfälle. Diese Symptome halten oftmals 3 bis 5 Tage an, manchmal auch länger und erfordern sofortige medizinische Untersuchung und Behandlung. Bei einem kleineren Alkoholproblem kann bei Entzugserscheinungen der Hausarzt helfen. Alkoholiker, die mit dem Trinken aufhören möchten, benötigen möglicherweise ein stationäres Entzugsprogramm.

Gesundheitsbeeinträchtigung

Um körperliche Schäden durch Alkohol wie Leberzirrhose, Alkoholhepatitis oder Kardiomyopathie feststellen zu können kann man sich vom Arzt untersuchen lassen. Es wäre allerdings günstiger, wenn die Diagnose Alkohol vor dem Auftreten von Komplikationen gestellt wird. Manchmal verläuft die Krankheit auch ohne körperliche Anzeichen.

Auf Alkohol fixiert sein

Zeichen einer Abhängigkeit liegen dann vor, wenn man es kaum abwarten kann wieder Alkohol trinken zu können, soziale Zusammenkünfte danach ausrichtet, ob Alkohol getrunken wird, sich hauptsächlich mit Leuten trifft, die auch trinken, ständig über Alkohol spricht und sich unwohl fühlt, wenn keiner vorhanden ist. Dazu gehört auch das Aufbewahren von Alkohol an ungewöhnlichen Orten.

Exzessives und häufiges Trinken

Das Hinunterschütten von Getränken, das Bestellen von Doppelten, vorsätzliches Besaufen,

---

Selbsttest auf Alkoholismus

Bei einigen Erkrankungen ist eine Diagnose anhand der Symptome einfach. Bei Alkoholismus ist dies nicht der Fall, da die Symptome von Trinker zu Trinker völlig unterschiedlich sind.

Um diesem Problem gerecht zu werden, wurde von der Mayo-Klinik ein selbst durchführbarer Alkoholike-Test entwickelt. In Anlehnung an den Michigan Alkoholiker-Test (Michigan Alcoholism Screening Test) enthält der Mayo-Test 37 Fragen und wird seit 1972 angewandt. Mit ihm lassen sich 95 Prozent der Alkoholiker, die eine stationäre Behandlung benötigen, ausmachen.

Der Test wird durchgeführt, um Verhaltensmuster, medizinische Symptome und die Folgen des Alkoholkonsums auszumachen – nicht um anzuschuldigen! Einige Auszüge aus dem Test:

1. Trinken Sie gelegentlich Alkohol?
2. Glauben Sie, dass Sie im Normbereich liegen (also nicht mehr als der Durchschnitt trinken)?
3. Haben Sie jemals morgens nach dem Aufwachen, nachdem Sie am Abend zuvor getrunken haben, Erinnerungslücken gehabt?
4. Machen sich Ihre Verwandten Sorgen oder beschweren sie sich über Ihren Alkoholkonsum?
5. Können Sie nach 1 oder 2 Gläsern Alkohol problemlos aufhören zu trinken?
6. Fühlen Sie sich manchmal schuldig, weil Sie Alkohol trinken?
7. Denken Ihre Verwandten oder Freunde, dass Sie im Normbereich liegen?
8. Können Sie jederzeit mit dem Trinken aufhören?
9. Waren Sie jemals bei den Anonymen Alkoholikern?
10. Sind Sie schon einmal beim Trinken in eine Prügelei verwickelt worden?

Folgende Antworten weisen darauf hin, dass Sie gefährdet sind:
1. Ja; 2. Nein; 3. Ja; 4. Ja; 5. Nein; 6. Ja; 7. Nein; 8. Nein; 9. Ja; 10. Ja. Falls Ihre Antworten zu obigen Fragen auf ein Alkoholproblem schließen lassen, benötigen Sie eine ärztliche Untersuchung.

um sich besser zu fühlen sowie Trinken um sich »normal« zu fühlen sind alles Zeichen von Alkoholabhängigkeit.

Alkohol zur Behandlung von Problemen

Alkoholiker trinken oftmals um Schmerzen zu lindern, zu entspannen oder zu schlafen.

Der einsame Trinker

Einsames Trinken gehört zum Verhaltensmuster von Abhängigkeit. Trinken ist wichtiger als das Zusammensein mit anderen Menschen.

Ausreden benutzen

Zu den Zeichen von Abhängigkeit gehören Ausreden, die das Trinken begründen sollen. Für einen Alkoholiker ist jedes Ereignis oder jede Gelegenheit ein Grund zum Trinken.

Die negativen Folgen

Häufig treten bei alkoholabhängigen Menschen Probleme in Beziehungen, auf der Arbeit, mit dem Gesetz, mit Finanzen, sowie häufige und oft auch dramatische Stimmungswechsel sowie Depressionen auf.

Kontrollverlust

Dies ist die Unfähigkeit, eine bestimmte Menge zu trinken oder an einem bestimmten Punkt mit dem Trinken aufzuhören.

Black-outs

Zeitweilige Gedächtnislücken, die zu Angstgefühlen und Besorgnis sowie auch zu Schuldgefühlen führen, weil man nicht weiß, was passiert ist, sind ebenfalls Teil des Abhängigkeitsmusters.

Die Behandlung von Alkoholismus und Alkoholmissbrauch

Das Problem eingestehen

Wer sich als Alkoholiker einer Behandlung unterzieht, tut dies meist unfreiwillig und zwar auf Druck seitens der Familie, des Arbeitgebers oder von Freunden, aufgrund gesundheitlicher Probleme oder auch Schwierigkeiten mit dem Gesetz. Dieser Druck ist meistens notwendig, da das Leugnen des Alkoholproblems zu der Überzeugung führt, eine Behandlung sei nicht nötig.

Die Schutzmauer durchbrechen

Menschen mit Alkoholproblemen bilden meist eine Schutzmauer auf, indem sie bewusst und unbewusst Strategien entwickeln um nicht entlarvt zu werden. Das unbewusste Leugnen kann dermaßen stark sein, dass der Alkoholiker selbst das Ausmaß des Problems nicht wirklich erkennt. Eines der ersten Behandlungsziele ist daher das Durchbrechen dieses persönlichen Selbstschutzes, der über Jahre hinweg aufgebaut wurde und das fortlaufende zerstörerische Trinken ermöglicht hat. Am allerwichtigsten für einen Alkoholiker ist es das Problem zuzugeben. Vorwürfe rufen bei Alkoholikern nur das Gefühl hervor nicht verstanden zu werden. Ein Alkoholiker wurde durch Alkohol krank.

Maßnahmen

Die Zeit vor der Behandlung ist für Familienmitglieder, Freunde, Arbeitgeber und andere betroffene Personen entscheidend. Die Chancen einer Genesung sind höher, wenn die Person mit Alkoholproblemen auf positive Art und Weise mit der Wahrheit über die negativen Auswirkungen des Trinkens konfrontiert wird.

Es gibt keine ideale Person, die dem Alkoholiker mit der Wahrheit gegenübertreten sollte. Eine herbeigeführte Konfrontation durch einen geeigneten Fachmann kann einzelne Familienmitglieder, einschließlich der Problemperson selbst, von jahrelangem Leiden und der Zerstörung innerhalb der Beziehung befreien. Auch der Arbeitgeber oder eine andere Autorität, die den Alkoholiker oder Trinker respektieren, können diese Konfrontation übernehmen. Manchmal ist ein Ex-Alkoholiker die geeignetste Person.

Es gibt weder einen idealen Zeitpunkt noch einen idealen Ort der Konfrontation. Sie sollte jedoch nicht in betrunkenem Zustand oder während des Trinkens stattfinden, sondern wenn der Betroffene nüchtern ist.

In freundlicher aber ehrlicher Art sollte man dem Alkoholiker oder Trinker klar machen, entweder Hilfe anzunehmen oder an den Folgen leiden zu müssen – etwa Scheidung, Kündigung oder Ausschluss aus der Familie. Dem Betroffenen sollte kein weiteres Leugnen des Problems gestattet werden. Auch ein weiterer Versuch wird nicht zugestanden. Zurückziehen kommt der Aufforderung gleich weiterzutrinken.

Die Familienmitglieder

Alkoholprobleme können Beziehungen zerstören. Die Probleme wirken sich zuerst auf die Familie und den Arbeitsplatz aus. Schätzungen in den Industriestaaten gehen davon aus, dass schätzungsweise einer von 20 Arbeitnehmern ein Alkohol- oder Drogenproblem mit Auswirkungen auf die Arbeitsleistung, hat – sei es nun die eigene Arbeit oder die eines Familienmitgliedes.

Familienmitglieder übersehen oft, dass sie selbst Unterstützung benötigen. Sie sind sich weder der wahren Auswirkungen des Alkoholismus und Trinkens noch der Notwendigkeit einer fachmännischen Behandlung bewusst. So kommt es zu einer zunehmenden Verzweiflung und zu einem seelischen Trauma. Die Familien bekommen die psychischen, sozialen, körperlichen und geistigen Probleme als Partner oder Eltern in zunehmendem Maße zu spüren. Diese zusätzlichen Probleme werden verdrängt, indem die ganze Aufmerksamkeit auf den Alkoholiker konzentriert wird. Auch Familien benutzen Leugnen gern als Strategie. Oft wird dies zum Schutzmechanismus um mit den sich wiederholenden Krisen umzugehen – mit der Folge einer körperlichen und geistigen Erschöpfung.

Familienmitglieder reagieren auf diesen Untergang mit Ärger, Sarkasmus und seelischen Ausbrüchen. Dies ist zwar verständlich, aber beim Umgang mit Alkoholismus und Trinken genau das Verkehrte. Die Familienmitglieder müssen über die Probleme im Zusammenhang mit Alkoholismus und Trinken aufgeklärt werden. Sie müssen verstehen lernen, warum die Person sich so verhält. Unter Anleitung lernen die Familienmitglieder, dass sie den Alkoholiker oder Trinker weder bewahren noch retten können. Stattdessen sollten sie die Person unterstützen und ein möglichst positives Klima herstellen.

Eltern, Ehepartner, Kinder und andere Familienmitglieder müssen ihre eigene psychische Gesundheit wiedergewinnen, unabhängig davon, ob dem Alkoholiker oder Trinker geholfen wird. Häufig kommt es in den Familien zu Vertrauens- und Vertraulichkeitsverlust sowie Ablehnung und Ängsten. Indem sie ihre eigenen Bedürfnisse bewahren, beeinflussen sie oftmals den Alkoholiker direkt oder indirekt, sodass er oder sie automatisch die richtige Behandlung erhält. Unzählige Alkoholiker werden heutzutage wieder gesund, weil deren Familien sich entschließen diesen Prozess in Gang zu setzen.

Alkoholismus bei Jugendlichen

Viele Alkoholiker starten ihre »Karriere« bereits im Jugendalter. Wie wahrscheinlich Jugendliche abhängig werden, hängt von vielen Faktoren ab: Einfluss durch Eltern, Gruppen oder andere Vorbilder, Beeinflussung durch die Werbung, vom Eintrittsalter, vom psychischen Bedürfnis und von erblichen Faktoren.

Die zwei wichtigsten Maßnahmen um Alkoholmissbrauch vorzubeugen sind Aufklärung und rechtzeitiges Eingreifen. Die Schulen erkennen zunehmend den Bedarf einer Alkohol- und Drogenaufklärung. Auch Eltern müssen mehr über den Reiz erfahren, den Alkohol auf Jugendliche ausübt, über die Anzeichen des Missbrauchs, die Kurzzeit- und Langzeitauswirkungen, den Umgang damit und welche Hilfe benötigt wird.

Selbstachtung und Gespräche spielen eine zentrale Rolle beim Alkoholmissbrauch. Viele junge Alkoholiker sagen, dass ihre Eltern wenig Verständnis für ihre Gefühle der Unzulänglichkeit hatten und dass Gespräche über ernsthafte Themen nicht möglich waren. Für Schulkinder bestimmt der Gruppenzwang die Wertvorstellungen, hierzu zählt auch der Alkoholkonsum.

Viele Kinderpsychologen sind der Überzeugung, dass in erster Linie Fernsehen und Familienleben die Einstellung von Kindern bis zur 5. Klasse gegenüber Alkohol prägen. Entscheidend für die Verhütung von Jugendalkoholismus sind Abstinenz oder ein verantwortlicher Umgang mit Alkohol daheim und eine gute, vertrauensvolle Kommunikation von klein auf. Trinken die Eltern, werden auch die Kinder leichter den Weg zum Alkohol finden. Machen Kinder dagegen die Erfahrung, dass Alkohol als Droge betrachtet wird, die bei Missbrauch zu Schäden führt, werden sie wahrscheinlich ein vernünftiges Verhältnis zum Umgang mit Alkohol entwickeln.

Behandlungsprogramme

Es gibt verschiedene Behandlungsprogramme für Alkoholprobleme. Zuerst muss allerdings festgestellt werden, ob überhaupt eine Abhängigkeit vorliegt. Falls kein Kontrollverlust vorliegt und der Trinker noch nicht zu alt ist, kann eine Behandlung mit dem Ziel den Alkoholkonsum einzuschränken, gewählt werden. Trinker können ihre Trinkgewohnheiten verändern. Diese Herangehensweise ist bei einem Alkoholiker unzureichend. Hier muss die Abstinenz Teil des Behandlungsziels sein.

Die Behandlung von Alkoholmissbrauch

Bei Personen, die zwar körperlich vom Alkohol nicht abhängig sind, aber die negativen Auswirkungen des Trinkens erleiden, ist das Behandlungsziel die Verhütung von Alkoholismus durch ein Vorsorge- und Früherkennungsverfahren (Screening) oder durch Kurzzeitintervention (Sofortmaßnahmen).

Vorsorge- und Früherkennungsverfahren

Oft wird die Alkoholproblematik bei Personen entdeckt, die medizinische Hilfe bei nicht alkoholischen Problemen suchen, zufällig an einem Testprogramm teilnehmen oder als Autofahrer in einer Verkehrskontrolle einen Alkoholtest machen müssen. Spezielle Testverfahren gibt es auch für Personen, bei denen bereits Verdacht auf Alkoholprobleme besteht. Wurde der Führerschein aufgrund einer Alkoholproblematik entzogen, kann durch Gerichtsbeschluss mithilfe gut entwickelter Tests (so genannter »Idiotentest«) festgestellt werden, ob das Problem weiterhin besteht.

Kurzzeitintervention

Eine Kurzzeitintervention wird normalerweise von speziell ausgebildeten Psychologen mithilfe eines speziellen Behandlungsplans durchgeführt. Hierzu gehören direktes Feed-back, Verhandlung und Zielsetzung, Methoden der Verhaltensänderung, schriftliches Material wie Selbsthilfehandbücher, Beratung und eine mehrmalige Nachsorge in einem Behandlungszentrum.

Die Behandlung von Alkoholismus

Während der Therapie arbeiten die Alkoholabhängigen gemeinsam mit den Therapeuten an ihrer Abhängigkeit. Am Anfang steht eine (schonungslose) Bestandsaufnahme, der sich die Aufarbeitung und eine lösungsorientierte Umsetzung anschließen. Häufig werden auch Entspannungstechniken gelernt um zukünftig mit Belastungssituationen (in denen zuvor häufig Alkohol konsumiert wurde) besser fertig zu werden.

Während der Therapie wechseln sich die Einzel- und Gruppengespräche ab. Während die Einzeltherapie vor allem die Funktion hat, detailliert auf individuelle Probleme und Ursachen einzugehen, werden in der Gruppentherapie generelle Situationen der Abhängigkeit und ihrer Bewältigung angesprochen. Besonders die Gruppentherapie ermöglicht es den Patienten, festzustellen, dass sie mit ihren Problemen nicht allein stehen. Der Austausch in der Gruppe, aber auch die Konfrontation mit eigenen Vorurteilen, Ansichten und Ausweichverhalten durch Mitpatienten ist überaus wirkungsvoll und trägt zum Therapieerfolg bei. Eine Nachbehandlung im Anschluss an eine stationäre Entwöhnung kann den Behandlungserfolg verbessern und stabilisieren.

Es gibt viele weitere Behandlungsmethoden, allerdings oftmals ohne ausreichende Beweise bei unvollständig ausgewerteten Studien. Einige Behandlungsansätze sind Akupunktur, Biofeedback und die Aversionstherapie. Letztere ist eine Kombinationstherapie, wobei zum Trinken von Alkohol ein Medikament eingenommen wird, das ein starkes Ekelgefühl auslöst und zu Übelkeit oder zum Erbrechen führt. Nach wiederholter Kombination löst der Alkohol allein diesen Ekel aus, sodass die Rückfallquote gesenkt wird.

Die Krankheit akzeptieren

Eine erfolgreiche Behandlung ist nur möglich, wenn der Alkoholismus von dem Betroffenen als Krankheit akzeptiert, die Abhängigkeit vom Alkohol zugegeben wird und die Unfähigkeit den Alkoholkonsum unter Kontrolle zu halten eingestanden wird. Wenn der Alkoholiker die Krankheit leugnet, wird eine Behandlung erschwert oder sogar überflüssig. Das Zugeständnis der Ohnmacht gegenüber Alkohol führt zur Aufhebung der Alibis und Ausreden, die einst den Alkoholmissbrauch ermöglicht haben. Dies ist der bedeutendste Schritt zur Genesung, allerdings auch der schwerste, den viele Alkoholiker nicht zu gehen bereit sind.

Entgiftung und Entzugserscheinungen

Die Behandlung beginnt gewöhnlich mit einer Entgiftung. Medizinische Betreuung und eine sorgfältige Überwachung während der Phase der Entzugserscheinungen werden angeboten. Dies dauert normalerweise 4 bis 7 Tage.

Bei den Entzugserscheinungen kann ärztliche Hilfe nötig sein (S. 330). Zur Vermeidung von Entzugssyndromen (Delirium tremens) oder Krampfanfällen kann die Verabreichung von Medikamenten (Benzodiazipine) unter ärztlicher Aufsicht nötig sein.

Medizinische Behandlung

Medizinische Probleme im Zusammenhang mit Alkoholismus müssen behandelt werden. Häufige Probleme sind Bluthochdruck, erhöhter Blutzucker, Lebererkrankungen und Herzerkrankungen. Möglicherweise ordnet der Arzt eine spezielle und individuell abgestimmte Diät an um eventuelle Ernährungsmängel auszugleichen.

Enthaltsamkeit

Wer weiter trinkt, wird kaum Kontrolle über die Krankheit haben, was letztendlich zum Tod führen kann. Aus diesen Gründen fordern die meisten Behandlungsprogramme bei Alkoholismus Enthaltsamkeit.

Genesungsprogramme

Entgiftung und medizinische Behandlung sind für die meisten Personen in einem stationären Behandlungsprogramm nur die ersten Schritte. Weitere wichtige Teile der Behandlung sind die Aufklärung über die Alkoholkrankheit, die dadurch ausgelösten körperlichen Schäden und Probleme sowie die Erfahrung der Genesung. Während dieser Behandlungsphase bieten die meisten Programme tägliche Kurse, Gruppentherapie, Einzelberatung, Entspannungstherapie und eine Einführung in die Grundsätze der Anonymen Alkoholiker an. Außerdem werden bei Bedarf psychische Unterstützung und zusätzliche pflegerische und medizinische Betreuung angeboten.

Psychische Unterstützung und psychiatrische Behandlung

Die Gruppen- und Einzeltherapie unterstützen die psychologische Seite des Alkoholismus. Manchmal spiegeln psychische Symptome psychiatrische Probleme wieder. In diesem Fall findet eine Untersuchung durch einen Psychiater statt. Wer an einer psychiatrischen Krankheit wie einer starken Depression leidet, braucht zusätzlich zum Genesungsprogramm eine spezielle Behandlung.

Medikamente

Wer an einem Langzeitprogramm teilnimmt, sollte keine Beruhigungsmittel oder Schlafmedikamente erwarten. Sie können genauso wie Alkohol zum Missbrauch verleiten. (Eine Ausnahme ist die Behandlung mit Medikamenten bei Entzugserscheinungen oder psychiatrischen Erkrankungen).

Wer Probleme hat dem Alkohol zu widerstehen kann eventuell ein sensibilisierendes Medikament Disulfiram (Antabus) einnehmen. Es wird als Tablette eingenommen und hemmt den Stoffwechsel von Alkohol in der Leber. Zusammen mit Alkohol eingenommen, ruft das Medikament starke Reaktionen hervor, die sich in Hitzegefühlen, Übelkeit, Erbrechen, Kopfschmerzen und Bauchschmerzen ausdrücken können.

Disulfiram kann Alkoholismus weder heilen noch kann es den Zwang zum Trinken aufheben. Aber es kann ein starkes Abschreckungsmittel sein.

Naltrexon, ein Wirkstoff der lange zur Behandlung von Betäubungsmittelabhängigkeit eingesetzt wurde und neuerdings zur Behandlung von Alkoholismus, kann das Verlangen nach Alkohol herabsetzen, indem es die Rauschwirkung unterdrückt. Im Gegensatz zu Disulfiram oder anderen Medikamenten wie Metronidazol und Chlorpropamid verursacht Naltrexon keine aggressiven Begleiterscheinungen. Trotzdem kann es schädigende Nebenwirkungen auslösen.

Fortlaufende Unterstützung

Ausschlaggebend für den Erfolg ist die intensive Nachsorge. Eine Langzeitempfehlung ist der Beitritt in eine unterstützende Organisation, wie die Anonymen Alkoholiker und die Al-Anon. Wer nach deren Programmen lebt, kann seine Genesung ganz auf dem Leben in der Gegenwart und auf gesunde, ehrliche Beziehungen auf der Basis von Selbstverständnis und Wachsen aufbauen und sich Rat und Tat in einer der Selbsthilfegruppen holen.

Anonyme Alkoholiker und Al-Anon

Der Verein der Anonymen Alkoholiker (AA) wurde 1935 gegründet. Die Selbsthilfegruppe aus Ex-Alkoholikern bietet eine Bezugsgruppe an, deren Mitglieder trocken sind und als erfolgreiches Modell der totalen Enthaltsamkeit dienen.

Das AA-Programm besteht aus 12 Schritten, geradlinige Vorschläge für Männer und Frauen, die trocken bleiben möchten. Die 12 Schritte stellen weniger eine Voraussetzung zur Mitgliedschaft dar, denn Richtlinien, um trocken zu bleiben. Die Richtlinien zur Genesung helfen dem Alkoholiker seine Machtlosigkeit gegenüber Alkohol zu akzeptieren. Sie unterstreichen die Notwendigkeit zur Ehrlichkeit in Bezug auf die Vergangenheit und Gegenwart.

Die Genesung unter AA beruht auf der Anerkennung der einzelnen Erfahrungen eines jeden Alkoholikers. Durch Zuhören und Teilnahme an den Geschichten der anderen lernen die Alkoholiker, dass sie nicht allein sind mit ihren Problemen. Die Mitgliedschaft ist kostenlos und hängt nur von dem Willen ab trocken zu bleiben. Mitte der 50er-Jahre haben Familienangehörige von Ex-Alkoholikern eine ergänzende Selbsthilfegruppe, Al-Anon gegründet. Al-Anon wurde für Menschen gegründet, die vom Alkoholismus anderer betroffen waren. Durch ihre gemeinsame Geschichte haben sie mehr Verständnis dafür, wie die Krankheit auch auf die Familienmitglieder und nicht nur die Alkoholiker selbst wirkt. Al-Anon akzeptiert die 12 Schritte von AA als die Grundsätze, nach denen die Teilnehmer ihr Leben führen. Es wird unterstrichen, dass die Mitglieder Abstand und Vergebung lernen müssen, wenn auch sie sich von dieser Krankheit befreien wollen.

Kapitel 14

Medikamente und Drogenmissbrauch

Inhalt

Konsum über einen längeren Zeitraum zu Erinnerungslücken, verminderter Aufmerksamkeit und Schwierigkeiten beim abstrakten Denken, führt (→ Halluzinogene, S. 1134).

Phencyclidine (PCP)

Dieses starken Halluzinogene, auch als »Angel Dust« bekannt, wurden ursprünglich von Tierärzten als Schlafmittel eingesetzt. Beim Menschen wirken schon sehr kleine Dosen hemmungslösend und erzeugen eine allgemeine Euphorie. Andere körperliche Symptome sind erhöhter Puls und Blutdruck, Schwitzen, Rötung der Haut, erhöhte Körpertemperatur und eventuell Gangunsicherheit. Das eigentlich Gefährliche an der Droge ist allerdings ihre Uneinschätzbarkeit.

Fast jede Dosis kann zu zerstörerischem, gewalttätigem Verhalten führen. Wer nach der Einnahme gewalttätig oder merkwürdig wird, verliert jegliche Kontrolle. Weitere Symptome können Muskelstarre, Konzentrationsunfähigkeit, Sehstörungen, Sprachstörungen, Krämpfe, Wahnsinn, Isolationsängste und Paranoia sein. PCP kann zu Herz- und Lungenversagen sowie zu einem Schlaganfall führen. Auch eine Vergiftungspsychose, ähnlich einer Schizophrenie, kann entstehen kann (→ Halluzinogene, S. 1134).

Inhalationsdrogen

Einige Menschen inhalieren verschiedene Wirkstoffe, die einen Rausch bewirken und von denen viele ohne Rezept erhältlich sind. Ein bekannter, rezeptfreier Wirkstoff ist Amylnitrit. Diese Droge stellt die Gefäße weit, indem es die Muskulatur der kleinen Blutgefäße entspannt. Dadurch können sie sich ausdehnen und den Blutdruck senken. Normalerweise wird sie zur Behandlung von Herzanfällen verschrieben (S. 657). Amylnitrit wird inhaliert, weil es einen intensiven und sofortigen Rausch auslöst. Außerdem scheint es beim Sex den Orgasmus zu verstärken. Der Rausch ist mit wenigen Minuten Dauer nur kurzlebig.

Amylnitrit löst keine körperliche Sucht aus, hat allerdings Nebenwirkungen wie Kopfschmerzen, Schwindel, erhöhter Puls, Reizung der Nasenschleimhaut und Husten. Kopfschmerzen können lange nach der Anwendung andauern.

Weitere inhalierte Wirkstoffe ohne Rezept sind verflüchtigende Inhalationsdrogen wie etwa Raumsprays. Diese enthalten normalerweise Butylnitrit und Isobutylnitrit. Von Butylnitrit wird ebenfalls angenommen, dass es das sexuelle Erleben verstärkt. Andere Drogen, die junge Leute inhalieren, sind Lösungsmittel wie Trichlorofluoromethan, andere Formen von halogenem Kohlenwasserstoff (etwa Trichloräthylen), Ester (etwa Ethanol, Amyl und Butylazetat) und aromatischer Kohlenwasserstoff (etwa Benzol).

Die körperlichen Gesundheitsrisiken durch das Inhalieren dieser Lösungsmittel reicht von unregelmäßigem Herzschlag bei der Anwendung von Trichlorfluoromethan und Trichloräthylen, zu Leber- und Nierenfunktionsstörungen bei aromatischem Kohlenwasserstoff und Ethalonazetat.

Opiate

Zu den Opiaten zählen Heroin, Methadon, Morphium und Opium. Sie werden aus Mohn hergestellt und normalerweise als Schmerzmittel verschrieben, allerdings auch oftmals illegal erworben. In kleiner Dosis über einen kurzen Zeitraum machen sie nicht süchtig, in hoher Dosis über einen gewissen Zeitraum jedoch haben sie eine sark süchtigmachende Wirkung.

Zu den Nebenwirkungen zählen verlangsamte Atmung, Blutdruckabfall (bei hoher Dosis), Schwindel, Übelkeit, Schwitzen, unkontrollierte Muskelbewegungen, allgemeine Schwäche und Euphorie. Häufige Einnahme unterdrückt den Sexualtrieb.

Bei Benutzung einer gebrauchten Nadel können Krankheiten wie Aids und Hepatitis übertragen werden und es kann zu einer Blutvergiftung oder Lungenentzündung kommen. Bei Einnahme mit anderen Beruhigungsmitteln kann der Tod eintreten (→ Opioide, S. 1133).

Drogen und sportliche Leistung

Sport regt auf natürliche Art und Weise das Nervensystem an, wobei die Produktion von Hormonen, einschließlich Adrenalin (Epinephrine) in die Höhe getrieben wird. Diese Hormone tragen zur Erhöhung der vom Herzen gepumpte Blutmenge bei, sodass den Muskeln mehr Blut zur Verfügung steht. Außerdem wird mehr Zucker (Glukose) aus der Leber und mehr Fettsäuren aus Körperfett freigesetzt und den Muskeln als Brennstoff zur Verfügung gestellt.

Diese Reaktionen sind für jeden wichtig, der Sport treibt. Die erhöhte Durchblutung sorgt dafür, dass die Muskeln regelmäßig mit Sauerstoff und Nährstoffen versorgt werden und eventuelle giftige Abbauprodukte des gestiegenen Stoffwechsels schneller ausgeschieden werden können.

Einige Sportler nehmen illegale Drogen lediglich, um ihre körperliche Leistungsfähigkeit zu steigern. Diese riskanten Methoden führen zu einem unfairen Vorteil und werden »Doping« genannt. In letzter Zeit standen Sportler häufig aufgrund von Missbrauch aufbauender Steroide (Anabolika) und anderer Drogen in den Schlagzeilen. Das Problem hat internationale Reichweite und betrifft sowohl Berufssportler als auch Amateure in vielen verschiedenen Sportarten.

Eine höhere Wachsamkeit hat zu vermehrten Tests geführt. Selbst Sportlern, die aus gesundheitlichen Gründen Medikamente einnehmen müssen, wurden diese für die Dauer des Wettkampfes verboten, weil sie möglicherweise eine unnatürliche Leistungssteigerung bewirken. Unerlaubte Medikamente haben keinen Platz im Sport.

Aufbauende Steroide (Anabolika)

Einige Sportler nehmen illegal so genannte androgene anabole Steroide ein. Da der chemische Aufbau dieser Drogen dem der natürlichen männlichen Hormone stark ähnelt, haben Anabolika die gleiche Wirkung wie das männliche Sexualhormon Testosteron. Sportler nehmen diese illegale Droge, weil sie den Aufbau von Muskelgewebe fördert.

Anabolika werden zu verschiedenen medizinischen Zwecken eingesetzt, etwa bei Erkrankungen des Skeletts, Wachstumsstörungen, bestimmten Formen der Blutarmut und zur Bekämpfung der Nebenwirkungen einer Bestrahlung oder Chemotherapie. Unabhängig davon, ob sie in großer oder kleiner Dosis über einen längeren Zeitraum eingenommen werden, haben sie viele ernste Nebenwirkungen, besonders auf die Leber, das Herz-Kreislauf-System und die Fortpflanzungsorgane.

Leber

Eine übermäßige Zufuhr Anabolika kann zu Leberschädigung, Gelbsucht und sogar zum Leberversagen führen. Außerdem kann sich eine Hepatitis Peliosis entwickeln. Hierbei handelt es sich um mit Blut gefüllte Zysten, die platzen und somit zum Leberversagen führen können. Zusätzlich besteht auch die Gefahr der Tumorbildung.

Herz-Kreislaufsystem

Anabolika stehen im Verdacht, verschiedene Faktoren zur Entstehung von Herz-Kreislauferkrankungen zu begünstigen. Dazu gehören ein niedriger HDL-Spiegel und Bluthochdruck. Tierversuche haben ergeben, dass die Einnahme von Anabolika zu Schädigungen am Herzen führen kann.

Fortpflanzungsorgane

Unter der Einnahme von Anabolika kann es zu einer eingeschränkten Samenproduktion, einer Verkleinerung der Hoden, einer Abnahme der Sexualhormone und einer Verminderung des Sexualtriebs kommen. Bei Sportlerinnen haben diese Drogen zu einer verminderten Produktion der weiblichen Sexualhormone (sowohl Östrogen als auch Progesteron), Unreife der Eizellen, Hemmung des Eisprungs und unregelmäßiger Regelblutung geführt. Alle diese Veränderungen sind umkehrbar, sobald die Einnahme abgebrochen wird. Es gibt aber auch Sportlerinnen, bei denen die sekundären männlichen Sexualmerkmale wie Bartwuchs oder eine tiefe Stimme nach Beendigung der Einnahme zurückblieben.

Andere unerwünschte Nebenwirkungen beim Missbrauch von Anabolika sind eine Verkleinerung der Brüste und Veränderungen jeglicher Art von Haarwuchs, also die Haare können sowohl bei Männern als auch bei Frauen dünner werden oder ausfallen. Außerdem kann Akne entstehen. Ein weiteres Problem ist die Wirkung auf das Verhalten, das sich in erhöhter Aggressivität ausdrückt.

Sympathomimetische Amine

Es gibt Berufssportler und Athleten der Weltklasse, die zugeben, sympathikomimetische Amine eingenommen zu haben. Hierbei handelt es sich um eine anregende Droge mit der gleichen natürlichen Wirkung wie der des stimulierenden sympathischen Nervensystems. Diese Drogen wirken positiv auf den Wachzustand, die körperliche Ausdauer und sind in der Lage, den Zeitpunkt der Erschöpfung nach hinten zu verschieben.

Zu dieser Drogengruppe zählen Ephedrin und Abwandlungen (Pseudoephedrin und Phenylpropanolamine), die häufig als abschwellendes Mittel in Erkältungsmitteln und in Heuschnupfenmedikamenten vorkommen. Ephedrin ist auch häufig Bestandteil von Asthmamedikamenten. Sportler mit Asthma, die während eines Wettkampfes als Vorsichtsmaßnahme Ephedrin eingenommen haben, wurden disqualifiziert. Diese Drogen sind von den meisten Sportlerorganisationen, einschließlich dem Internationalen Olympischen Komitee (IOC) verboten.

Psychomotorisch anregende Drogen

Es wurden auch schon Sportler disqualifiziert, die psychomotorisch anregende Drogen eingenommen haben. Die häufigsten Drogen in dieser Gruppe, mit denen Missbrauch getrieben wurde, sind die Amphetamine (Amphetamin, Dextroamphetamin, Methamphetamin) und Methylphenidate (Ritalin). Amphetamine werden in der Medizin nur begrenzt eingesetzt, besonders bei hyperaktiven Kindern (→ Hyperkinese, S. 1114) und Narkolepsie (S. 1114). Die Einnahme ohne Rezept ist illegal. Der bekannteste Name dieser Drogen ist Speed. Weitere Bezeichnungen sind Bennies, Dexies, Greenies und Pep. Amphetamine werden normalerweise geschluckt. Bei chronischem Missbrauch werden sie auch gerne gespritzt, um so eine schnellere und stärkere Wirkung zu erzielen.

Die Wirkungen der psychomotorischen Drogen sind denen der sympathikomimetischen Amine ähnlich. Sie bewirken einen höheren Puls und Blutdruck, eine schnellere Atmung und allgemein anregend auf das sympathische Nervensystem. Die Drogen wirken auch auf das Gehirn, sodass sich die Sportler wacher, zuversichtlicher und eventuell sogar euphorisch fühlen. Abgesehen von der höheren Ausdauer, sind die Vorteile dieser anregenden Droge auf die sportliche Leistung begrenzt.

Zusätzlich der Gefahr einer körperlichen und psychischen Sucht können diese Drogen viele unerwartete, schädigende Nebenwirkungen haben, wie Schlaflosigkeit, Schwindel, Zittern, Herzklopfen, unregelmäßiger Herzschlag, Impotenz und eventuelle Amphetaminpsychosen. Der Tod kann bei maximaler körperlicher Tätigkeit sogar bei niedriger Dosis eintreten.

Beta$_2$–Agonisten

Diese Medikamente werden oft zur Behandlung von Asthma oder anderen Atemwegserkrankungen eingesetzt. Sie besitzen ähnlich der Ephiderine anregende Eigenschaften. Zurzeit sind sie bei sportlichen Wettkämpfen als oral eingenommenes Mittel verboten und als zu inhalierendes Spray gestattet. Zu diesen Medikamenten zählen Metaproterenol (Alupent und Metaprel), Salbutamol bzw. Albuterol (Ventolin und Proventil) und Terbutalin (Brethaire).

Betäubende Schmerzmittel

Betäubende Schmerzmittel können einen euphorischen oder psychisch anregenden Zustand erzeugen. Sie können auch die Schmerzschwelle verändern, sodass eine Verletzung vom Sportler unbemerkt bleibt und so zu einer weiteren Verschlechterung führen kann. Diese Drogen sind vom Internationalen Olympischen Komitee verboten.

Nicht betäubende Schmerzmittel, wie Aspirin und nichtsteroidale entzündungshemmende Medikamente wirken hingegen gut bei Schmerzen und Entzündungen und sind bei geringen Verletzungen gut geeignet. Diese Medikamente sind nicht verboten. Man sollte bei der gleichzeitigen Einnahme von betäubenden Mitteln wie Kodein und anderen Medikamenten wie Aspirin vorsichtig sein.

Beta Blocker

Beta Blocker werden normalerweise zur Senkung des Blutdrucks und des Puls bei Erkrankungen des Herz-Kreislaufsystems eingesetzt. Sie blockieren außerdem anregende Reaktionen. Aus diesem Grund wurden sie von Sportlern eingenommen, um den nervösen Zeigefinger beim Abdruck zu beruhigen und die Nerven zu entspannen. Diese Drogen gelten als Dopingmittel und sind verboten.

Wachtumshormone

Die Einnahme von Wachstumshormonen gilt als Doping und ist vom IOC verboten.

Harntreibende Medikamente (Diuretika)

Harntreibende Medikamente sorgen über die Harnausscheidung für eine Entwässerung. Sie werden manchmal von Sportlern zur schnellen Gewichtsabnahme missbraucht, etwa beim Ringsport, wo die Gewichtsklassen streng eingehalten werden müssen. Manche Sportler nehmen harntreibende Medikamente ein, um die Drogenkonzentration im Blut herabzusetzen, damit die Einnahme illegaler Drogen nicht entdeckt wird. Die Einnahme kann Auswirkungen auf das Gleichgewicht des Mineralstoffhaushalts (Kalium und Natrium) haben, zu unregelmäßigem Puls und letztendlich sogar zum Tod führen.

Kortisonhaltige Medikamente

Das Internationale Olympische Komitee (IOC) verbietet sowohl oral eingenommene kortisonhaltige Medikamente als auch Spritzen in Muskel oder Gefäße. Sportler dürfen diese Medikamente örtlich anwenden (Ohren, Augen und Haut), bei Schleimbeutelentzündung in Form von örtlichen Spritzen bzw. Spritzen ins Gelenk und als Inhalationsbehandlung bei Asthma (→ Kortikosteroide, S. 919).

Sicherheit im Alltag

Heutzutage wird viel Zeit, Geld und Forschungsarbeit in die Vorbeugung von Krankheiten gesteckt. Millionen von Menschen entwickeln dafür ein wachsendes Bewusstsein: Sie ändern ihre Ernährung, treiben Sport oder ergreifen sonstige Maßnahmen um ihre eigene Gesundheit und die ihrer Familie zu erhalten.

Allzu oft werden dabei die nahe liegenden Risiken des Alltags übersehen. Pro Jahr ereignen sich etwa 8 Millionen Unfälle in Deutschland. Davon geschehen rund 70 Prozent im privaten Bereich, also im Haushalt, während der Freizeit und beim Sport. Über 500 000 Menschen werden jährlich bei Verkehrsunfällen verletzt. Oft sind bleibende Behinderungen die Folge. Unfälle sind die häufigste Todesursache bei jungen Menschen unter 35 Jahren, bei Kindern sind sie sogar für die Hälfte aller Todesfälle verantwortlich. Ein Großteil dieser Unfälle könnte vermieden werden. Auf den folgenden Seiten werden Ratschläge zur Sicherheit im Haus, auf der Straße oder im gegeben. Sie stellen nur eine Auswahl dar, wecken aber vielleicht eine größere Sensibilität für potenzielle Gefahren in den eigenen vier Wänden und im Alltag.

Sicherheit zu Hause

Jedes Jahr finden etwa 7 000 Menschen in Deutschland durch Verletzungen im Haushalt den Tod. Viele dieser Unfälle könnten durch relativ einfache Maßnahmen der Brandverhütung, der Kindersicherheit und mit etwas gesundem Menschenverstand vermieden werden.

Verhütung von Bränden

Brände sind eine der häufigsten Ursachen für Todesfälle und Verletzungen im Haushalt. In Deutschland kommt es im Durchschnitt alle 2 Minuten zu einem Wohnungsbrand. Die meisten Brände im Haushalt beruhen auf Unvorsichtigkeit und führen oft auch zum Verlust des Haushalts. Mit den folgenden Sicherheitsmaßnahmen lässt sich das Risiko, Verletzungen zu erleiden oder Eigentum zu verlieren auf ein Minimum begrenzen.

Wohnungsrauchmelder
Obwohl Rauchmelder in Deutschland im Wohnbereich noch eher selten angebracht werden, sollte doch kein Haushalt auf diese wichtige Sicherheitsvorkehrung verzichten. 95 Prozent aller Brandopfer sterben an einer Rauchvergiftung. Die meisten Todesfälle fordern Brände in der Nacht. Batteriebetriebene Rauchmelder können beispielsweise an den Decken von Kinder- und Schlafzimmern, in Korridoren oder Treppenhäusern angebracht werden.

Prinzipiell empfiehlt sich die Installation in der Nähe von Gefahrenquellen. In der Dusche oder über Kochherden hat ein Rauchmelder nichts zu suchen, da heißer Wasserdampf leicht einen Fehlalarm auslösen kann.

Die Batterien des Rauchmelders sollten 1-mal im Monat überprüft und möglichst 1-mal jährlich ausgetauscht werden. Staub sollte regelmäßig entfernt werden.

Feuerlöscher
In der Küche, im Keller und eventuell in der Garage sollten sich ein Feuerlöscher und eine Löschdecke befinden. Jedes Familienmitglied sollte im Brandfall in der Lage sein das Gerät richtig zu bedienen. Feuerlöscher müssen in Deutschland der DIN-Norm 14 406 entsprechen und alle 2 Jahre gewartet werden.

Fluchtwege
In jedem Haus oder jeder Wohnung sollten Fluchtwege für den Notfall vorhanden sein. Falls notwendig können Fenster in höher liegenden Stockwerken mit Feuerleitern ausgerüstet werden. Es empfiehlt sich, das richtige Verhalten im Brandfall mit der Familie einzuüben und für den Ernstfall einen Treffpunkt zu vereinbaren, damit sich feststellen lässt, ob alle Familienmitglieder dem Brand entronnen sind. Treppen und Gänge sollten aus solchen Gründen jederzeit frei begehbar und die Ausgangstür niemals mit einem zusätzlichen Schloss verriegelt sein. Machen Sie sich mit den Sicherheitsvorkehrungen vertraut.

Vorsicht bei Holz- und Kohleöfen sowie anderen Zimmeröfen

Es gibt unterschiedliche Vorschriften, in der Regel müssen Öfen aber bestimmte Sicherheitsabstände zu Wänden, Möbeln und Brennmaterial besitzen. Auch der Fußboden unter und vor dem Ofen muss unbrennbar sein.

Öfen, die mit Öl beheizt werden und sonstige freistehende Öfen sollten nicht auf häufig benutzten Gängen im Haus und insbesondere nicht im engen Korridoren oder in der Nähe von Treppen stehen. Brände können auch durch ausgelaufenen Brennstoff von umgestoßenen Heizgeräten entstehen, der sich in der Nähe von Möbeln und Belägen entzündet. Verschüttetes Heizöl sollte sofort entfernt werden, da zusätzlich Ausrutschgefahr besteht. Schornsteinfeger beraten über die richtige Aufstellung des Ofens.

Elektrische Ausstattung

Die elektrischen Leitungen im Haus sollten den gesetzlichen Richtlinien entsprechen und in gutem Zustand sein. Kabel dürfen niemals brüchig sein und Leitungen sollten nie blank aus der Wand oder von der Decke hängen. Auf keinen Fall dürfen Sicherungen überbrückt oder repariert werden. Laien haben am Verteilerkasten nichts zu suchen. Elektrogeräte sollten in Deutschland das VDE-Siegel des Verbandes Deutscher Elektrotechniker oder das VDE-GS-Siegel (Geprüfte Sicherheit) besitzen. Es empfiehlt sich nicht an einer einzelnen Steckdose mithilfe von Mehrfachsteckdosen mehrere Elektrogeräte gleichzeitig zu betreiben. Bei Überlastung kann sich ein Kabel erhitzen und unter Umständen einen Brand auslösen. Leben Kinder im Haushalt, sollten alle Steckdosen immer mit einer Kindersicherung versehen werden.

Verlängerungskabel gehören nicht auf den Fußboden oder unter Läufer oder Teppiche. Man kann leicht darüber stolpern, besonders in der Dunkelheit. Mit der Zeit kann es unter dem Teppich auch zu Abnutzungserscheinungen an der Kabelisolation kommen, mit der Gefahr einer Überhitzung und der Entstehung eines Brands.

Offene Kamine und Schornsteine sauber halten

Um eventuellen Funkenflug zu stoppen, sollte vor offenen Kaminen eine Schutzabdeckung installiert werden. Ein offenes Feuer darf niemals unbeaufsichtigt bleiben. Schornsteine müssen regelmäßig durch den Fachmann gereinigt werden.

Vorsicht beim Umgang mit Feuerwerkskörpern

Lichtspiele und lautes Krachen begeistern Jung und Alt. Wer nicht in die Statistik der Verletzungen eingehen will, sollte jedoch vorsichtig vorgehen. Jede 3. Verletzung im Zusammenhang mit Feuer entsteht beim Umgang mit Feuerwerkskörpern.

Gefahren

Die Lagerung daheim stellt eine mögliche Feuergefahr dar, noch gefährlicher ist der Umgang mit den Feuerwerkskörpern selbst. Zu den möglichen Gefahren zählen Augen- und Gehörverlust (etwa 1 000 Personen ziehen sich pro Jahr bleibende Augenverletzungen durch Feuerwerkskörper zu). Beim unachtsamen Umgang mit Feuerwerkskörpern entstehen Verbrennungen an Fingern und Händen, da Temperaturen bis zu 500 °C auftreten.

Vorbeugung

Beim Kauf von Feuerwehrskörpern sollte man sich über die richtige Handhabung beraten lassen, die Gebrauchsanweisung lesen und sie sorgfältig einhalten.

Feuerwerkskörper dürfen nur im Freien und im offenen Gelände sowie auf geradem Untergrund gezündet werden. Nach dem Zünden muss ein angemessener Sicherheitsabstand eingehalten werden. Feuerwerkskörper sind sehr gefährlich, wenn sie auf Personen oder Tiere geworfen werden. Niemals einen Blindgänger wieder anzünden, sondern sich frühestens nach 5 Minuten nähern, ihn mit Wasser löschen und wegwerfen. Feuerwerkskörper dürfen niemals im Innern einer Flasche oder Dose gezündet werden. An Feuerwerk sollte auch nicht herumgebastelt werden. Es empfiehlt sich, immer einen Eimer Wasser in Bereitschaft zu halten.

Niemals im Bett rauchen

Jährlich sterben Hunderte von Rauchern, weil sie mit einer brennenden Zigarette einschlafen und dadurch einen Brand auslösen. Zigaretten, Zigarren und Pfeifen gehören nicht ins Schlafzimmer. Zigarettenstummel oder Asche dürfen nicht achtlos weggeworfen werden, es könnte noch Glut vorhanden sein.

Brennbares Material muss richtig entsorgt werden

Lappen oder Papier, die mit Terpentin oder brennbaren Chemikalienresten getränkt sind, wie sie beispielsweise bei der Wohnungsrenovierung anfallen, müssen sofort entsorgt werden, da eine Selbstentzündung gefährliche Dämpfe und Feuer entfachen kann.

Zeitungen, Altpapier und alle anderen brennbaren Abfälle müssen von Wärmequellen fern gehalten werden. Farben und andere Haushaltschemikalien sollten in einem Regal gelagert werden, das für Kinder unerreichbar

Gifte immer beschriften

Gifte, die nicht in ihrer Originalverpackung aufbewahrt werden – was generell vermieden werden sollte - müssen eindeutig beschriftet werden. Das Wort »GIFT« sollte hervorgehoben werden. Niemals Gift in Babygläschen, Saftflaschen oder sonstigen Nahrungsmittelbehältern aufbewahren. Kinder könnten denken, dass es sich um Nahrungsmittel handelt und davon kosten.

ist und sich weit entfernt von Sprühfunken und Wärmequellen befindet. Streichhölzer sollten für Kinder ebenfalls unerreichbar sein.

Verhütung von Vergiftungen

Kleine Kinder haben ein besonders hohes Vergiftungsrisiko. Ihre Neugier ist grenzenlos und ihre Körper sind so klein, dass bereits eine verhältnismäßig kleine Menge Gift gefährlich sein kann. Außerdem stecken die meisten kleinen Kinder alles, was sie finden, in den Mund.

Gifte außer Reichweite aufbewahren
Auch scheinbar harmlose Produkte wie Schuhcreme, Nagellack und Nagellackentferner können gefährlich sein. Alle kritischen Mittel sollten in hohen Schränken, auf hohen Regalen in der Toilette oder in verschließbaren Schränken aufbewahrt werden.

In der Küche beziehungsweise im Arbeitsraum sollte ein Aufbewahrungsort für Haushaltsreiniger und in der Werkstatt einer für die Garten- und Autopflege eingerichtet werden. Die gleichen Vorsichtsmaßnahmen gelten für Gartenhäuschen, Keller und andere Orte, an denen solche Mittel aufbewahrt werden.

Haushaltsmittel
Einige Beispiele für potenzielle Gifte im Haushalt sind: Alkohol jeglicher Art, sämtliche Reinigungsmittel – insbesondere solche mit Chlor oder Ammoniak–, Waschmittel, Toiletten- und Abflussreiniger (sie enthalten Natronlauge), Kosmetikartikel, Farben und Farbprodukte wie Terpentin und Nitroverdünner sowie Möbel- und Bodenpolituren.

Garten- und Werkstattmittel
Oft werden zur Schädlingsbekämpfung Chemikalien eingesetzt. Bei richtiger Anwendung sind sie in der Regel unbedenklich. Werden sie jedoch geschluckt, wirken sie als gefährliches Gift. Dies gilt für Unkrautvernichtungsmittel, Garten-, Balkon- und Zimmerpflanzen-Sprays, Schädlingsbekämpfungsmittel gegen Küchenschaben und Ratten und auch für Brenn- und Kraftstoffe (einschließlich Benzin) und viele andere Chemikalien.

Arzneimittel
Aspirin, verschreibungspflichtige Medikamente, Hustenmittel, Erkältungsmittel und alle anderen Arzneien können ebenfalls ein Gesundheitsrisiko darstellen.

Das kindersichere Haus

Die häufigste Todesursache bei Kindern sind Unfälle. Jedes 2. Kind das stirbt, kommt bei einem Unfall ums Leben.

Kindersicherheit im Haushalt hat Vorrang, sowohl für kleine Kinder, die Gefahren noch nicht erkennen können, als auch für größere Kinder, die vorsätzlich mit den Gefahren im Haus spielen.

Schutz des Babys
Kinderbetten müssen der DIN-Norm 66 076 entsprechen. Der Abstand zwischen den Gitterstäben darf nicht mehr als 75 mm betragen. Damit soll verhindert werden, dass Säuglinge mit ihren Köpfchen zwischen den Gitterstäben stecken bleiben. Wer ein altes Kinderbett hat, sollte es auf die vorgeschriebenen Abstände überprüfen. Die Stäbe dürfen keine scharfen Kanten haben und müssen mit einem Verschlussmechanismus gesichert sein. Die Höhe des Bettchens soll mindestens 60 cm über dem Boden betragen. Die Matratze muss genau passen und das Bett sollte an den Seiten mit Kissen ausgepolstert werden, damit sich das Baby nicht stößt. Ein Kopfkissen ist überflüssig.

Räumen Sie alle Plastiktüten weg. Kleine Kinder können beim Spielen mit Plastiktüten ersticken.

Mobiles müssen sicher und über dem Kinderbett hoch genug befestigt werden. Sobald das Kind es erreichen kann, muss es entfernt werden.

Spielzeug sollte generell sehr sorgfältig ausgesucht werden. Spielzeuge fürs Bett müssen groß und weich sein und dürfen keine scharfen Kanten haben, da sich das Kind daran verletzen kann. Stofftiere mit Füllmaterial oder Spielzeug mit Knöpfen oder verschluckbaren Teilen sollte vermieden werden.

Eltern sollten sich darüber klar sein, dass Sie ihr Kind jede Sekunde beschützen müssen, bis es groß genug ist die Sicherheitsregeln selbst zu beherrschen (→ Sicherheit, S. 71).

Das Krabbelkind

Spätestens wenn das Kleinkind den 6. Lebensmonat erreicht, sollten Haus oder Wohnung kindersicher sein. Die Zeitspanne zwischen der Geburt und dem Moment, in dem das Kind mobil wird, dürfte ausreichend sein um die notwendigen Vorkehrungen zu treffen. Da das Kind nun krabbeln und klettern kann, muss es auch vor Gefahren geschützt werden, die sich nicht in seiner unmittelbaren Nähe befinden.

Eltern sollten nicht vergessen, dass sich die Welt des Kindes fast über Nacht von Kinderbett, Kindersitz und Laufstall auf den Bereich des gesamten Hauses ausdehnt (→ Sicherheit, S. 71).

An den oberen und unteren Stufen von Treppen sollten Absperrvorrichtungen angebracht werden. Fenster, die das Kind erreichen kann, müssen entweder verschlossen werden oder im Blickfeld der Eltern sein. Kinder unter 6 Jahren sollten in Etagenbetten nie oben schlafen. Außerdem sollte das Bett feste Sicherheitsgitter haben.

Häufig sind Steckdosen das Ziel kindlicher Neugier. In den meisten Haushaltsgeschäften gibt es preiswerte Kindersicherungen, die sich in unbenutzten Steckdosen befestigen lassen.

Kleine Kinder sind ständig auf Entdeckungsreise und stecken alles in den Mund, was ihnen über den Weg läuft. Alle Dinge, die zu Verletzungen führen könnten (wie Reinigungsmittel, Insektensprays, Medikamente) müssen außer Reichweite aufbewahrt werden. Eventuell müssen niedrige Schränke mit Kindersicherungen versehen werden.

Giftige Stoffe dürfen niemals in einem »falschen« Behälter aufbewahrt werden. Farbverdünner in einer Saftflasche könnte beispielsweise vom Kind irrtümlich für Saft gehalten und getrunken werden.

Eltern sollten wissen, welche Pflanzen im Haus, Garten oder auf dem Balkon und in der näheren Umgebung giftig sind (→ Giftige Pflanzen im Garten, S. 440).

Streichhölzer müssen außerhalb der Reichweite von Kindern aufbewahrt werden. Beim Kochen sollten die Topfgriffe zur Wand zeigen. Es sollten auch keine Tischdecken oder Matten auf Küchen- oder Esszimmertischen liegen, die das Kind herabziehen kann. Heiße Getränke sollten nie nahe der Tischkante stehen. Das Kind könnte sie herunterziehen. Sitzt das Kind mit auf dem Schoss, sollten keine heißen Getränke getrunken werden.

Der Thermostat des Heißwasserboilers sollte zwischen 50 °C bis 55 °C eingestellt sein, da sich ein Kind bereits bei 70 °C verbrühen kann.

Im Badezimmer sollte der Toilettendeckel stets geschlossen sein. Anti-Rutsch-Matten können Rutschgefahren in Wanne und Dusche beseitigen. Säuglinge und Kinder sollten niemals unbeaufsichtigt in der Badewanne planschen, egal wie wenig Wasser in der Wanne ist.

Beim Spiel

Beim Anlegen eines Spielplatzes vor der Tür sollte ein Platz gewählt werden, der vom Haus oder der Wohnung aus eingesehen werden kann. Spielgeräte müssen auf dem Rasen, im Sand oder anderen weichen Untergründen aufgestellt werden, damit sich das Kind bei den unvermeidlichen Stürzen nicht verletzt. Die Geräte müssen kippsicher und fest im Boden verankert sein und regelmäßig auf Sicherheit geprüft und gewartet werden.

Jedes Spiel sollte feste Regeln haben: Immer nur ein Kind auf der Schaukel. Mit beiden Händen festhalten. Nicht im Stehen oder auf den Knien schaukeln.

Das Kind muss auf dem Spielplatz – unabhängig davon, ob es ein öffentlicher oder der eigene ist – immer beaufsichtigt werden.

Sicherheit im Haushalt: eine Checkliste

Küche

Wurde etwas verschüttet, sollte es sofort aufgewischt werden. Wasser, Speisen oder andere Stoffe auf einem Boden mit harter, glatter Oberfläche können zu Stürzen mit hohem Verletzungsrisiko führen.

Verwenden Sie immer eine sichere Trittleiter, wenn Sie ein hohes Regal erreichen wollen und stellen Sie sich nicht auf einen Stuhl, Hocker oder andere wackelige Möbelstücke.

Bewahren Sie Ihre Küchenmesser und Ihr Besteck außerhalb der Reichweite von Kindern auf – vielleicht in einem Messerblock. Wenn Sie die Messer benutzen, halten Sie die Speisen, die Sie schneiden, mit gekrümmten und nicht mit ausgestreckten Fingern.

Stellen Sie Töpfe und Pfannen so auf den Herd oder die Arbeitsfläche, dass ihre Griffe nach hinten weisen. Durch eine unvorsichtige Bewegung oder ein neugieriges Kind können sonst leicht heiße Gerichte oder Flüssigkeiten verschüttet werden, die Verbrennungen verursachen. Fassen Sie heiße Töpfe, Pfannen, Schüsseln oder anderes heißes Koch- und Essgeschirr nur mit Topflappen oder Handschuhen an. Ein Gitter um die Kochplatten verhindert, dass Kin-

Sicherheit von Mikrowellenherden

Ist der Mikrowellenherd in Ihrem Heim sicher? Ja, vorausgesetzt, er ist in einem ordnungsgemäßen Zustand. Die Gefahr, die von der Mikrowellenstrahlung selbst ausgeht, ist relativ gering. Doch aus der unsachgemäßen oder nachlässigen Benutzung des Mikrowellenherdes können Stromschläge, Brände und Verbrennungen resultieren.

Ein Stromschlag ist die häufigste Gefahr. Achten Sie darauf, dass Ihr Herd ordnungsgemäß installiert ist. Überprüfen Sie das elektrische Kabel und den Anschluss regelmäßig um sicherzustellen, dass sie sich in gutem Zustand befinden.

Wenn Speisen auf Papier erhitzt werden oder wenn Kunststoffe zu heiß werden, kann ein Brand die Folge sein.

Falls Sie Glasbehälter verwenden, die nicht für die Benutzung im Mikrowellenherd geeignet sind, kann es zu einer Explosion kommen. Achten Sie darauf, dass sämtliches Geschirr das Sie im Herd verwenden auch mikrowellentauglich ist.

Auch Verbrennungen sind eine Gefahr: Wenn Sie die Speisenbehälter abdecken, kann sich heißer Dampf bilden. Wird anschließend die Abdeckung entfernt, kann es zu Verbrennungen kommen. Zu Ihrer Sicherheit sollten Sie deshalb diese Abdeckungen vorsichtig mit einem langen Holzlöffel entfernen.

Mikrowellenherde erhitzen die Speisen, lassen die Behälter jedoch unter Umständen kühl. Trotzdem sollten Sie einen Topflappen nehmen um die Behälter aus dem Herd zu nehmen. Seien Sie auch vorsichtig bei den ersten Bissen. Vielleicht haben Sie zunächst irrtümlicherweise den Eindruck, das Gericht sei nicht sehr heiß – doch die Speisen können ungleichmäßig erhitzt sein.

Dies gilt auch für Babyfläschchen oder -gläschen: Prüfen Sie immer vorsichtig die Temperatur der Milch oder des Gläscheninhalts, damit sich Ihr Kind nicht verbrennt.

der auf die heißen Platten greifen. Achten Sie darauf, dass sich kein Fett entzündet. Fette und Speiseöle geraten bereits bei 200 bis 300 °C in Brand, Kochherde können Temperaturen bis 500 °C erreichen. Halten Sie Gardinen von Hitzequellen fern.

Löschen Sie brennendes Fett niemals mit Wasser. Für den Fall eines größeren Brandes sollten Sie in der Küche nach Möglichkeit einen Feuerlöscher griffbereit haben.

Ziehen Sie den Stecker von Elektrogeräten, die nicht ständig im Gebrauch sind – das gilt vor allem für Bügeleisen, Toaster und Küchenmaschinen – oder dann, wenn die Geräte gesäubert werden. Stochern Sie nicht im Toaster, solange dieser eingesteckt ist.

Bügeln Sie Kleidung auf einer sicher stehenden, stabilen Oberfläche mit einem feuerfesten Bezug. Lassen Sie ein heißes Bügeleisen niemals unbeaufsichtigt.

Lassen Sie Kleinkinder nie allein in Ihrer Küche.

Bewahren Sie Streichhölzer außerhalb der Reichweite von Kindern auf.

Lagern Sie alle Reinigungsmittel und andere Chemikalien in hoch hängenden oder abgeschlossenen Schränken.

Machen Sie es sich zur Gewohnheit, Schubladen und Schränke geschlossen zu halten, auch dafür gibt es spezielle Kindersicherungen.

Wohnzimmer

Alle Möbel, an denen Kinder sich eventuell hochziehen, müssen stabil stehen oder in der Wand verankert sein, damit sie nicht umkippen und das Kind unter sich begraben. Dies gilt auch für schwere Bücher oder andere Gegenstände. Achten Sie darauf, dass keine elektrischen Kabel quer durch das Zimmer laufen oder unter dem Teppich verlegt werden, dies ist eine Stolperfalle.

Wenn Sie einen Luftbefeuchter verwenden, sollten Sie den Wasserbehälter regelmäßig gründlich reinigen. Bakterien und Pilze können in einer solch feuchten Umgebung gedeihen und ein Gesundheitsrisiko für Sie und Ihre Familie darstellen. Pilz tötende Mittel sind im Handel erhältlich. Teppiche sollten mit rutschsicheren Unterlagen abgesichert werden. Bei Kindern unter 3 Jahren ist darauf zu achten, dass keine verschluckbaren Kleinteile herumliegen.

Alle Steckdosen im ganzen Haus erhalten speziellen Kindersicherungen.

Badezimmer.

Schalten Sie niemals elektrische Schalter an oder ab während Sie in der Badewanne oder unter der Dusche sind oder auf feuchtem Untergrund stehen. Benutzen Sie keine elektrischen Geräte, wie beispielsweise Föhne oder elektrische Rasierapparate, solange Sie nass sind oder wenn Sie in der Badewanne oder unter der Dusche sind. Ein Stromschlag – der sogar zum Tod führen kann – könnte die Folge sein.

Verwenden Sie Anti-Rutsch-Matten in und vor der Duschkabine oder der Badewanne um Stürzen vorzubeugen. Auch Haltegriffe sind hilfreich.

Lassen Sie Ihren Säugling oder Ihr Kleinkind niemals unbeaufsichtigt in der Badewanne. Es könnte auch in wenig Wasser ertrinken.

Installieren Sie ein Nachtlicht im oder in der Nähe des Badezimmers und bewahren Sie Medikamente außerhalb der Reichweite von Kindern an einem sicheren Ort auf.

Werfen Sie Rasierklingen oder Hohlnadeln (beispielsweise für Insulinspritzen) und andere gefährliche Gegenstände nicht in den Abfalleimer, zu dem vielleicht ein kleines Kind Zugang hat. Abgelaufene Medikamente können in Apotheken abgegeben werden.

Schlafzimmer

Eine Lampe sollte immer in Reichweite auf dem Nachttisch stehen und auch die Brille sollte immer zur Hand sein. In einem Notfall kann es außerdem sinnvoll sein, dass ein Telefon bereitsteht – vor allem wenn Sie ein Herzleiden oder ein anderes chronisches Leiden haben. Für diese Fälle gibt es auch Notrufsysteme.

Zu Ihrer eigenen Sicherheit und um Verwechslungen zu vermeiden, sollten Sie niemals mehr als ein Medikament neben Ihrem Bett aufbewahren.

Legen Sie Ihre Hausschlüssel an einen leicht zugänglichen, bekannten Platz.

Rauchen Sie niemals im Bett, dies ist vor allem nach dem Genuss von Alkohol und bei großer Müdigkeit eine Gefahrenquelle. Ziehen Sie die Stecker von Heizkissen oder Heizdecken, wenn Sie diese nicht benutzen.

Eingang und Treppenhaus

Alle Treppen sollten in gutem Zustand sein. Ersetzen Sie kaputte oder beschädigte Treppen-

stufen sowohl im Haus als auch im Freien. Befestigen Sie Teppiche und Teppichböden sorgfältig.

Jede Treppe sollte ein sicheres Geländer haben.

Sind Kleinkinder im Haus, werden Treppenauf- und abgänge mit besonderen Treppensicherungen versehen, damit die Kinder nicht stürzen.

Wichtig ist auch eine ausreichende Beleuchtung von Eingang und Treppenhaus. Bringen Sie jeweils unten und oben an jeder Treppe einen Lichtschalter an.

Um Stürze zu vermeiden, sollten Sie niemals Gegenstände auf der Treppe liegen lassen. Bohnern Sie Treppen oder Treppenabsätze nicht. Vor allem für ältere Menschen sind Stürze ein großes Problem (→ Stürze vermeiden, S. 240).

Keller, Garage, Wasch- und Trockenraum

Eine gute Beleuchtung ist sehr wichtig. Installieren Sie geeignete Lampen über der Waschmaschine, dem Wäschetrockner, der Werkbank und dem Eingang.

Lassen Sie Ihre Waschmaschine und Ihren Trockner von einem qualifizierten Fachmann installieren und warten. Halten Sie sich bei der

---

Naturheilmittel: Natürlich muss nicht sicher sein

Naturheilmittel erfreuen sich wachsender Beliebtheit, aber pflanzliche Mittel sind, im Gegensatz zur weit verbreiteten Meinung, nicht immer harmlos.

Die 1. Regel: Halten Sie sich an die vom Hersteller vorgeschriebene Dosierung und Anwendung. Die Maxime »Viel hilft viel« ist hier nicht angebracht. In jeder Packungsbeilage finden sich genaue Dosierungsanleitungen sowie Hinweise auf mögliche Wechselwirkungen mit anderen Medikamenten.

Die 2. Regel: Eine Selbstmedikation oder Nahrungsergänzung über eine längere Zeit sollte immer in Absprache mit dem behandelnden Arzt erfolgen. Bei Grunderkrankungen wie schweren Herz-Kreislauf-Störungen, Diabetes, schweren Stoffwechselerkrankungen und Erkrankungen von Magen, Darm, Galle oder Leber ist in jedem Fall vor einer Selbstmedikation mit frei verkäuflichen Naturheilmitteln der Arzt zu konsultieren.

Die 3. Regel: Bei Kindern gelten für viele Naturheilmittel Beschränkungen bei der Dosierung oder überhaupt bei der Gabe der Mittel. Holen Sie sich Rat bei Ihrem Kinderarzt und halten Sie sich genau an die Dosierungsanweisungen des Herstellers.

Ätherische Öle: Halten Sie sich an die Dosierungsan-

weisungen. Viele Öle wie beispielsweise Minze verursachen allergische Reaktionen und dürfen bei Säuglingen und Kleinkindern nicht angewandt werden.

Johanniskraut: Die Hersteller weisen auf Wechselwirkungen mit anderen Medikamenten hin. So nimmt bei gleichzeitiger Einnahme von einigen Herzmitteln oder Blutgerinnungshemmern und Johanniskraut die Wirksamkeit dieser Mittel ab.

Ma Huang: Diese Pflanze soll gewichtsreduzierend wirken, ein Nachweis steht aber aus. Statt dessen kann sie zu einem gefährlichen Anstieg des Blutdrucks führen.

Yohimbin: Wirkstoffe in dieser Pflanze sollen die sexuelle Leistung verbessern – sie führt jedoch zu Nebenwirkungen wie Zittern, Angstzuständen, Bluthochdruck und einem beschleunigten Herzschlag.

Qualität beim Arzneimittelkauf

Frei verkäufliche Präparate und Wirkstoffe unterscheiden sich in ihrer Qualität. Solange Sie Arzneimittel aus der Apotheke kaufen, können Sie sicher sein, dass diese eine geprüfte Arzneibuchqualität aufweisen. Mittel, die in Supermärkten, Drogerien oder im Versandhandel angeboten werden, unterliegen dem Lebensmittelrecht.

Benutzung an die Instruktionen des Herstellers. Achten Sie darauf, dass Ihr Trockner gut belüftet ist. Beide Geräte sollten nicht im Wasser oder auf feuchtem Untergrund stehen.

Bewahren Sie Reinigungsmittel, Lösungsmittel, Farben und Farbzusätze sowie Brennstoffe und Öle gut etikettiert und außerhalb der Reichweite von Kindern auf. Verwenden Sie niemals Lebensmittelbehälter zur Aufbewahrung von giftigen Flüssigkeiten – Ihr Kind könnte einen Schluck aus einer Limonadeflasche trinken, die Lösungsmittel enthält. Viele Chemikalien sind giftig. Überlegen Sie, ob es nicht ungefährlichere Alternativen gibt.

Wenn Sie eine Werkstatt haben, halten Sie sie sauber und aufgeräumt. Holzspäne auf dem Boden sind eine Brandgefahr. Herumliegende Werkzeugen und Materialien können dazu führen, dass jemand stolpert und stürzt.

Tragen Sie angemessene Arbeitskleidung, wenn Sie Arbeiten in Haus und Garten verrichten. Sicherheitsbrillen, Ohrenstöpsel und Schutzkleidung (dazu gehören auch Arbeitshandschuhe und Gummistiefel).

Sicherheit außerhalb des Hauses

Die meisten Unfälle geschehen zu Hause, dicht gefolgt von Unfällen am Arbeitsplatz, auf der Straße und während der Freizeit. Auf den folgenden Seiten werden einige Ratschläge zur Sicherheit beim Reisen, am Arbeitsplatz und beim Spielen gegeben.

Sicherheit im Straßenverkehr

Ungefähr 7 000 Menschen kommen jedes Jahr im Straßenverkehr ums Leben und weit mehr werden schwer verletzt. Die Unfallursachen sind vor allem die Folge von Alkohol und Unachtsamkeit und seltener von technischem Versagen.

Immer den Sicherheitsgurt anlegen
Sicherheitsgurte retten Leben. Sie sollten jedes Mal, auch auf kurzen Strecken angelegt werden. Fahrer sollten dafür sorgen, dass auch die Mitfahrer angegurtet sind. Die meisten Unfälle geschehen in der näheren Umgebung der Wohnung.

Autokindersitze
Kinder unter 12 Jahren, die kleiner als 150 cm sind, müssen in Deutschland gemäß § 21 der STVO in allen Fahrzeugen, für die Sicherheitsgurte vorgeschrieben sind, mit einem Kindersitz gesichert sein. Der Sitz muss amtlich genehmigt und für Kinder geeignet sein. Den gültigen Sicherheitsbestimmungen entsprechen nur Sitze nach der Euro-Norm ECE-R-44 (→ Autokindersitze, S. 72).

Defensiv fahren
Die Einhaltung der Verkehrsregeln und vernünftiges Fahren allein sind nicht ausreichend.

Unfälle können auch von anderen Autofahrern, die entweder schlecht oder unvorsichtig fahren, verursacht werden. Man sollte prinzipiell nicht davon ausgehen, dass andere Autofahrer verantwortungsvoll fahren. Defensives Fahren bedeutet andere Autofahrer jederzeit im Blick zu haben und gedanklich auf Ausweichmanöver vorbereitet zu sein. Um jederzeit auf unerwartete Situationen reagieren zu können, sollte man ständig überlegen, was andere Autofahrer im Sinn haben.

Der Sicherheitsabstand sollte immer eingehalten werden. Er beträgt pro 15 km/h Geschwindigkeit eine Autolänge (das heißt etwa fünf Autolängen bei 80 km/h beziehungsweise 300 m bis zum Vordermann).

Die Sicht muss in alle Richtungen frei sein, Spielzeuge oder andere Gegenstände dürfen sie nicht versperren. Fenster und Spiegel müssen sauber sein. Beim Wechseln auf eine andere Spur, beim Anfahren vom Straßenrand und beim Wenden muss der Kopf nach hinten gedreht werden um sicherzugehen, dass kein anderes Auto kommt, beziehungsweise die Straße frei ist. Der Blinker sollte immer betätigt werden, selbst wenn man nur vom Straßenrand aus anfährt.

Fußgänger, Radfahrer, Tiere, Jogger und Motorradfahrer erfordern besondere Vorsicht.

Jedes Auto besitzt einen »toten Winkel«, der dem Fahrer bekannt sein sollte.

Die Fahrweise dem Wetter anpassen
Bei Schnee, Regen und eingeschränkter Sicht muss die Geschwindigkeit reduziert werden. Bei gefährlichen Straßenverhältnissen sollte man besser abwarten, bis sich die Lage bessert.

Man sollte stets auf unerwartete Situationen vorbereitet sein. Bei sehr kaltem Wetter empfiehlt es sich, Essen, Decken und warme Kleidung im Auto zu haben und der Tank sollte möglichst voll sein. Bleibt das Fahrzeug bei Schneefall aufgrund der schlechten Straßenlage oder eingeschränkten Sicht stecken, müssen Motor und Heizung weiterlaufen. Man sollte das Auto nicht verlassen, jedoch bei laufendem Motor die Fenster 2 bis 5 cm herunterkurbeln, damit sich im Auto keine tödliche Konzentration an Kohlenmonoxid aufbauen kann.

Nicht bei eingeschränkter Fahrtüchtigkeit fahren

Nach der Einnahme von Medikamenten, die zu Benommenheit oder verminderter Reaktion führen, darf man kein Fahrzeug steuern. Ein Fahrzeug unter Alkohol- oder Drogeneinfluss zu führen, verstößt gegen das Gesetz. Wenn man sich besonders müde oder krank fühlt, sollte man das Steuer einer anderen Person überlassen.

Nicht ablenken lassen

Kinder sollten während der Fahrt zur Ruhe ermahnt werden. Man sollte sich während der Fahrt auch nicht vom Radio, einer interessanten Unterhaltung oder der Landschaft ablenken lassen.

Regelmäßige Wartung

Das Auto sollte in den empfohlenen Abständen überprüft werden (mindestens alle 6 Monate beziehungsweise alle 15 000 km, je nachdem was zuerst eintritt). Die Reifen (einschließlich des Ersatzreifens) sollten sich in gutem Zustand befinden. Die Scheinwerfer, Bremsen, Scheibenwischer und die Gangschaltung müssen funktionieren. Außerdem müssen sich im Auto ein Verbandskasten (S. 392) und ein Warndreieck befinden. Regelmäßige Wartung vermindert das Risiko einer Panne aufgrund technischem Versagen des Fahrzeugs.

Brandschutz im Hotel

Die meisten Hotels und Motels sind sicher. Sie sind mit Rauchmeldern ausgestattet und halten die gesetzlichen Richtlinien ein. Aber nichts ist unmöglich. Folgende Tipps helfen im Falle des Falles:

- Finden Sie bei der Ankunft heraus, wo die beiden nächsten Fluchtwege sind, wohin sie führen und ob sie unverschlossen sind. Suchen Sie den nächsten Feuermelder.
- Machen Sie sich mit Ihrem Zimmer rechtzeitig vertraut. Sobald sich der Raum mit

---

Sicherheitsregeln für Radfahrer

Helm tragen
Kopfverletzungen sind für mehr als die Hälfte aller Todesfälle bei verunglückten Radfahrern verantwortlich. Da 80 Prozent der Fahrradunfälle mit Kopf- und Nackenverletzungen einhergehen, ist das Tragen eines Helms eine sinnvolle Vorsichtsmaßnahme.

Der Helm sollte eine feste Außenschale und eine Innenschale aus Hartschaum besitzen. Weiche Innenpolster sorgen mit Unterstützung des Kinnriemens für einen guten Sitz an Stirn, Hinterkopf und den Seiten. Innerhalb der Europäischen Union dürfen nur Helme verkauft werden, die der EU-Norm EN 1078 entsprechen. Noch besser ist es, wenn der Helm zusätzlich ein TÜV-GS-Zeichen besitzt.

Mit dem Verkehr fahren
Radfahrer, die auf der falschen Straßenseite fahren, sind häufiger als sonst in Verkehrsunfälle mit Kraftfahrzeugen verwickelt. Besonders Einbahnstraßen werden öfters in der falschen Richtung befahren, was verboten ist.

An Stoppschildern anhalten
Stoppschilder gelten auch für Fahrradfahrer. Vor dem Weiterfahren nach links und rechts schauen.

Vor dem Abbiegen auf den Verkehr achten
Immer zuerst umdrehen, Handzeichen geben und vor dem Abbiegen auf den Verkehr achten.

Nässe
Bei nassem Wetter ist die Bremsfähigkeit stark eingeschränkt. Nasse Blätter im Herbst können rutschig und gefährlich sein.

Defensiv fahren
Augenkontakt mit anderen Radfahrern, Autofahrern und Fußgängern kann Unfälle vermeiden.

Rauch füllt, fällt die Orientierung schwer. Studieren Sie die Anweisungen des Hotels zur Brandsicherheit (oft sind sie an der Rückseite der Zimmertür befestigt).

- Rauchen Sie niemals im Bett.
- Legen Sie die Zimmerschlüssel griffbereit auf das Nachtschränkchen.
- Verständigen Sie bei Rauch oder Flammen direkt die Feuerwehr und lösen Sie anschließend den Hotelalarm aus.
- Fassen Sie bei Feueralarm die Tür vor dem Öffnen vorsichtig an. Falls sie heiß ist, sollte sie geschlossen bleiben. Rufen Sie per Telefon um Hilfe. Ist die Tür kalt, öffnen Sie sie langsam. Achten Sie besonders auf Rauch und Flammen im Flur und benutzen Sie den nächstgelegenen Ausgang. Stecken Sie den Zimmerschlüssel ein. Falls Rauch

oder Flammen den Ausgang versperren, müssen Sie in Ihr Zimmer zurückkehren können. Ihr Zimmer ist dann unter Umständen der sicherste Ort.

- Wenn das Feuer in der Nähe ausgebrochen ist und Sie im Zimmer bleiben müssen, rufen Sie per Telefon Hilfe, schalten Sie die Klimaanlage aus und öffnen Sie zur Belüftung einen Spalt weit das Fenster. Legen Sie nasse Laken und Tücher vor und um die Türe, damit der Rauch nicht in Ihrem Raum eindringt. Legen Sie sich möglichst direkt auf den Boden (hier befindet sich die beste Luft) und halten Sie zur Kühlung und Filterung der Rußpartikel ein feuchtes Tuch über Ihr Gesicht.
- Versuchen Sie nicht durch Rauch oder Flammen zu rennen.
- Benutzen Sie bei Feuer niemals einen Aufzug.

Sicherheit am Arbeitsplatz

Obwohl sich die Sicherheit am Arbeitsplatz dank strenger Richtlinien im Vergleich zu früher stark gebessert hat, sind viele Berufstätige noch immer allen möglichen Gefahren ausgesetzt. Arbeitnehmer sollten sich dieser Risiken bewusst sein und sich und die Kollegen durch die Einhaltung der Vorschriften schützen. Die Überprüfung der Arbeitsbedingungen ist eine grundlegende Pflicht des Arbeitgebers. Sie ist im Arbeitsschutzgesetz geregelt.

Augenschutz
Bei Arbeiten mit dem Risiko einer Augenverletzung ist der Arbeitgeber verpflichtet, Schutzbrillen zur Verfügung zu stellen. Der Arbeitnehmer ist verpflichtet diese zu tragen. Falls sie bei der Arbeit störend sind, sollte man ein anderes Modell ausprobieren. Sie müssen bei allen Arbeiten an Maschinen getragen werden sowie bei allen für das Auge gefährlichen Arbeiten mit Dämpfen oder Schmutzpartikeln in der Luft (→ Augenschutz, S. 532).

Lärmschutz
Lärmschäden gehören zu den häufigsten Berufserkrankungen. Wenn die Lärmbelastung am Arbeitsplatz so hoch ist, dass man schreien muss um sich verständlich zu machen, kann dies zu einer dauerhaften Schädigung der Ohren führen

Es gibt speziellen Gehörschutz, der entweder den Kontakt zur Außenwelt völlig abschneidet oder über eingebaute Mikrofone die Kommunikation mit anderen Arbeitern zulässt. Auch im Handel erhältliche Ohrenstöpsel aus Schaumstoff, Plastik oder Gummi sowie nach Maß gefertigte Ohrenstöpsel können extremen Lärm wirksam senken. Wattebällchen sind nicht zu empfehlen und können außerdem im Gehörgang stecken bleiben (→ Fremdkörper im Ohr, S. 571, → Lärm- und Lautstärke, S. 573 und → Berufsbedingter Gehörverlust, S. 572).

Gefahren durch Dämpfe, Rauch, Staub und Gase
Giftige Dämpfe, Gase, Schmutzpartikel und Rauch am Arbeitsplatz können verschiedene Atembeschwerden hervorrufen. Beim Einatmen giftiger Chemikalien kann es sowohl zu niedriger Langzeitbelastung als auch zu kurzfristig hohen Belastungen (bei Unfällen) kommen.

Zu den gefährlichen Chemikalien zählen Ammoniak, Zyanid, Formaldehyd, Dampfsäuren, Schwefelwasserstoff, Diazomethan, Halogenverbindungen, Stickstoffdioxid, Isozyanat, Ozon, Phosgen, Phtalanhydrid und Schwefeldioxid. Bei der Verarbeitung von Metallen wie Kadmium, Chrom, Nickel, Beryllium, Kupfer, Magnesium und Zink können giftige Dämpfe entstehen. Das Einatmen von Staubpartikeln über einen langen Zeitraum kann zur Staublunge durch Asbestose (von Asbeststaub), Silikosis (von Quarzstaub) oder Byssinose (von Baumwollstaub) führen (→ Berufserkrankungen der Lunge, S. 728). Arbeiter, die durch Schweißen, Löten, Verhüttung, Töpfern und Arbeiten am Schmelzofen hohen Temperaturen ausgesetzt sind, haben ebenfalls ein höheres Erkrankungsrisiko.

Wer Arbeiten unter den oben beschriebenen Gefahren verrichtet, sollte unbedingt alle Sicherheitsbestimmungen einhalten. Besondere Vorsicht ist beim Umgang mit Asbest geboten. Beim Umgang mit Chemikalien sollten die entsprechenden Richtlinien, wie beispielsweise die Gefahrstoffverordnung und das Chemikaliengesetz beachtet werden. Sicherheitskleidung, Filterschutzmasken und Augenschutz sind Pflicht. Außerdem muss eine ausreichende Belüftung sichergestellt sein. Arbeitnehmern müssen mögliche Gefahren, die von den Stoffen ausgehen und mit denen gearbeitet wird, bekannt sein.

Schwangere Frauen beziehungsweise Frauen, die eine Schwangerschaft wünschen, sollten chemische Belastungen vermeiden.

Arbeitnehmer sollten sich beim Verdacht gefährlicher Belastungen am Arbeitsplatz durch

Rauch, Dämpfe, Staub oder Chemikalien ihren Arzt oder die zuständige Berufsgenossenschaft kontaktieren.

Man sollte nicht vergessen, dass auch kleine, harmlos erscheinende Belastungen über längere Zeit hinweg zu einer chronischen Krankheit führen können. Beim Verdacht einer vermeidbaren Belastung sollte der Arbeitgeber beziehungsweise der Sicherheitsbeauftragte eingeschaltet werden (→ Berufserkrankungen der Lunge, S. 728). Weitere Fragen beantwortet die zuständige Berufsgenossenschaft.

Medikamente, Drogen und Alkohol

Alkohol oder illegale Drogen vor oder während der Arbeit sind tabu. Wer Medikamente einnimmt, die zu Benommenheit führen, darf keine Maschinen bedienen. Jeder Arbeitnehmer, der Medikamente einnehmen muss, sollte seinen Hausarzt, Betriebsarzt oder einen Apotheker nach den möglichen Auswirkungen der Medikamente fragen.

Schichtarbeit

Bei regelmäßigem Schichtdienst beziehungsweise wöchentlicher oder monatlicher Rotation können Gesundheitsprobleme entstehen.

Es dauert eine gewisse Zeit bis sich der Körper an einen geänderten Schlaf-Wach-Rhythmus infolge von Wechselschichten gewöhnt hat. Wer schon einmal beim Fliegen mehrere Zeitzonen überflogen hat, kennt die Auswirkungen, die eine Unterbrechung der inneren Uhr zur Folge hat. Häufig treten Schlaflosigkeit, geistige und körperliche Erschöpfung, Verdauungsstörungen und allgemeines Krankheitsgefühl auf. Geschäftsleute kennen dies als Jetlag.

Je älter man wird, desto schwieriger wird es für den Körper sich an Wechselschichten anzupassen. Einige Studien zeigen, dass ein zu häufiger Schichtwechsel über einen längeren Zeitraum zu einem erhöhten Risiko einer Erkrankung der Herzkranzgefäße und zu Magengeschwüren führen kann. Erschöpfung kann Verletzungen und Fehler am Arbeitsplatz zur Folge haben. Es gibt zwar keine grundsätzlichen Lösungen zum »beruflichen Jet-Lag«, aber einige Erleichterungen:

* Die Schicht alle 3 Wochen anstatt jede Woche wechseln.
* Den Schichtwechsel im Rhythmus ändern. Untersuchungen haben ergeben, dass ein Tag-Abend-Nacht-Rhythmus für das Schlafmuster günstiger ist als der übliche Tag-Nacht-Rhythmus.
* Jeder Arbeitnehmer reagiert anders auf Schichtdienst. Bei Anpassungsproblemen

Bildschirmarbeit: Vernünftiges Verhalten

Drei Viertel aller Büroarbeitsplätze sind inzwischen mit einem Computer ausgestattet und es werden immer mehr. In Deutschland trat deshalb Ende 1996 die Bildschirmarbeitsverordnung in Kraft. Die Wirkung elektrischer und magnetischer Felder sowie der Strahlung, die von den Bildschirmen ausgeht, wird von Fachleuten insgesamt als ungefährlich angesehen. Regelmäßige Computerarbeit kann allerdings die Ursache für Muskel- und Skelettprobleme sein. Langes Sitzen, falsche Arbeitshaltungen, schlechte Beleuchtung oder falsch eingestellte Monitore können unter anderem zu Augen- und Rückenbeschwerden, Verspannungen und Durchblutungsstörungen der Arme führen.

Vorbeugemaßnahmen

Wer täglich am Bildschirm arbeitet, sollte zur Vermeidung einer Überanstrengung der Augen und einer Überbeanspruchung der Unterarme und Handgelenke folgende Regeln einhalten:

* Die oberste Zeichenzeile sollte sich unterhalb der Augenhöhe befinden und der Sehabstand sollte zwischen 50 und 70 cm betragen.
* Der Nacken sollte entspannt sein und der Kopf geradeaus schauen.
* Die Tastatur sollte so positioniert sein, dass die Ellenbogen etwa um 70 bis 90 °C angewinkelt sind und die Handgelenke beim Tippen nicht abgewinkelt werden müssen. Eventuell empfiehlt sich eine Gelenkstütze.
* Der Bürostuhl sollte dem Rücken guten Halt bieten und etwa eine Armeslänge vom Computer entfernt stehen. Die Füße sollten entweder auf dem Fußboden oder einer Fußbank, mit den Oberschenkeln parallel zum Fußboden, stehen.

sollte ein Arbeitsplatzwechsel in Erwägung gezogen werden. Bei schweren Schlafstörungen kann der Arzt ein kurzzeitig wirkendes Schlafmittel verschreiben, das zur Eingewöhnung nach jedem Schichtwechsel, für ein paar Tage eingenommen wird (→ Schlaflosigkeit, S. 1112).

Sicherheit in der Landwirtschaft

Der moderne Landwirt arbeitet oft mit komplizierten und gefährlichen Maschinen. Unter Einhaltung einiger Vorsichtsmaßnahmen kann die Gefahr eines Unfalls begrenzt beziehungsweise vermieden werden.

Bedienung der Maschinen

Die Hälfte aller landwirtschaftlichen Unfälle passiert im Zusammenhang mit Maschinen. Sie sollten deshalb immer mit Respekt bedient werden, auch gerade dann, wenn sie täglich benutzt werden. Niemals an einem Gerät bei laufendem Motor hantieren. Sind Reparaturarbeiten notwendig, sollte die Maschine immer zuerst ausgeschaltet werden. Sicherheitsschilder oder andere Schutzvorrichtungen dürfen nie abmontiert werden. Alle Maschinen müssen regelmäßig überprüft und gewartet werden.

Während der Arbeit niemals weite Kleidung (lose Hemdzipfel, lange Ärmel, Schals), lose hängenden Schmuck oder offene lange Haare tragen. Diese können sich in den laufenden Maschinen verfangen und in sie hineingezogen werden. Während der Arbeit sollten Schutzbrillen und Gehörschützer gegen den Lärm getragen werden, beim Einsatz von Chemikalien und Schädlingsbekämpfungsmitteln zusätzlich Atemschutzmasken (→ Sicherheit am Arbeitsplatz, S. 358).

Kinder auf dem Hof und im Garten

Kinder sollten die ganze Zeit über beaufsichtigt werden. Eventuell zugeteilte Aufgaben sollten gut zu bewältigen und altersgerecht sein.

Das Spiel mit landwirtschaftlichen Geräten oder Maschinen im Garten sollte generell verboten werden. Kinder sollten niemals den Eindruck bekommen, es handle sich dabei um potenzielles Spielzeug. Ein Missbrauch in Abwesenheit der Eltern wäre zu gefährlich. Kinder sollten auch nicht auf offenen Ladeflächen von Fahrzeugen mitfahren.

Schädlingsbekämpfungsmittel, Kraftstoffe und Brandgefahr

Gifte und giftige Bestandteile müssen an einem sicheren und für Kinder nicht zugänglichen Ort aufbewahrt werden. Zudem sind die Behälter deutlich zu kennzeichnen. Giftige Materialien dürfen niemals in Lebensmittelbehältnisse abgefüllt werden. Brennbare Materialien müssen an feuersicheren Orten, in sicherer Entfernung von Scheunen und Lagerplätzen für Futter, aufbewahrt werden.

Elektrische Leitungen müssen sich in ordnungsgemäßem Zustand befinden. Feuerlöscher müssen für den Notfall bereit stehen. Ein Rauchverbot eingehalten werden.

Sicherheit beim Wandern und Zelten

Die freie Natur ist ein wunderbarer Ort für Sport und Spaß. Man sollte allerdings mögliche Gefahren nicht übersehen, damit eine Wanderung nicht zu einem gefährlichen oder sogar lebensbedrohlichen Abenteuer wird.

Grenzen erkennen

Aktivitäten im Freien sollten immer der körperlichen Kondition entsprechen. Ein Neugeborenes oder eine ältere Person mit einem Herzproblem gehört nicht auf eine Trecking-Tour in wildem Gelände. Die Freizeitaktivitäten sollten sich nach den Fähigkeiten der Teilnehmer richten.

Planung

Ein Ausflug in eine unbekannte Gegend sollte vorab unbedingt anhand einer Karte geplant werden. Von Zeit zu Zeit sollte man zur besseren Orientierung seine aktuelle Position auf der Karte eintragen. Der Wetterbericht muss vorher eingeholt und Wetterveränderungen während der Wanderung beobachtet werden (→ Sicherheit in der Natur, S. 361). Es empfiehlt sich, eine Notiz über Ziel, geplante Ankunft und geplante Rückkehr zu hinterlassen.

Die richtige Kleidung

Festes Schuhwerk ist zum Wandern unerlässlich. In den Bergen muss ständig mit Wetterumschwüngen gerechnet werden. In höheren Lagen kann es kälter und feuchter sein. In wüstenähnlichen Gegenden kommt es zwischen der Mittagszeit und der Nacht zu ungewöhnlich hohen Temperaturschwankungen.

Die richtige Ausrüstung

Die notwendige Ausrüstung sollte geplant und mit Umsicht zusammengestellt werden. Wichtige Dinge dürfen nicht vergessen werden: Zelt, Schlafsack, Nahrungsmittel, Wasser, Ersatzkleidung, Insektenschutzmittel, Streichhölzer, Taschenlampe.

Ein Verbandskasten oder Erste-Hilfe-Set darf nie fehlen (→ Erste Hilfe Zubehör, S. 392).

Tiere nicht anfassen

Vorsicht vor wilden Tieren. Ein Grund für merkwürdiges Verhalten könnte Tollwut sein. Genauere Informationen erhält man beim zuständigen Förster. Man sollte sich keinem Jungtier nähern, da sich die Mutter normalerweise in der Nähe befindet. Nahrungsmittel nicht im Zelt aufbewahren, da ihr Geruch wilde Tiere anziehen könnte. Stattdessen können sie an einen nahe stehenden Baum gehängt werden.

Vermeiden von Stichen, Bissen und Blasen

Insektenschutzmittel sollten in Gegenden mit Bienen, Stechmücken, Fliegen, Zecken und anderen Insekten mitgenommen werden (→ Lyme Borreliose, S. 1067). Bei zu erwartenden allergischen Reaktionen, muss vor demausflug oder der Reise zuerst der Arzt aufgesucht werden, da eventuell ein antiallergisches Mittel mitgenommen werden sollte (→ Allergischer Schock, S. 444).

Wasser

Nur sauberes Wasser trinken. In verschmutztem Wasser können sich winzige Parasiten, so genannte Giardien oder Lamblien befinden, die Giardiasis hervorrufen, eine Durchfallerkrankung mit Krämpfen und Blähbauch.

Auch kristallklares Wasser kann verunreinigt sein. Die Wahrscheinlichkeit einer Ansteckung ist bei fließenden Gebirgsgewässern sogar größer als bei stehenden Gewässern, da die Parasiten sich nicht auf den Grund setzen können (→ Magen-Darm-Infekte, S. 766).

Wasser muss vor Gebrauch immer 3 Minuten lang gekocht werden. Der Zusatz von Halazon (jodhaltig) tötet die Parasiten ebenfalls ab.

Es gibt verschiedene leichte, tragbare Filter zu kaufen, die Giardien aus dem Wasser filtern. Man sollte sich jedoch nicht darauf verlassen, da Fachleute die Wirkung der Filter infrage stellen.

Beeren

Beeren, Pilze und andere Pflanzen sollten nur gepflückt werden, wenn man ganz sicher ist, dass sie essbar sind. Waldbesucher können durch den Verzehr von rohen Wildbeeren oder Pilzen unbemerkt Fuchsbandwurmeier aufnehmen. Die Larven können im Verlauf mehrerer Jahre nach und nach das Lebergewebe zerstören. Temperaturen von mindestens 70 °C töten die Bandwurmeier ab, Waschen ist ebenfalls hilfreich.

Lagerfeuer

Man sollte niemals das Leben anderer Menschen oder Tiere riskieren, indem man vergisst ein Lagerfeuer zu löschen.

Sicherheit beim Schwimmen und Wassersport

Egal ob Jung oder Alt: Es ist nie zu spät, Schwimmen zu lernen. Kurse werden oft von ehrenamtlichen Helfern in fast jeder Stadt angeboten.

Schwimmen gehen

Ein Schwimmbecken im Garten muss einen Sicherheitszaun haben. Ein Kind darf niemals ohne Aufsicht am Beckenrand, an einem Teich oder anderen Gewässer spielen. Auch als sehr guter Schwimmer niemals alleine schwimmen. Ein Kind muss lernen, dass es nur unter Aufsicht eines Erwachsenen schwimmen darf.

Keinen Kopfsprung in Gewässer mit unbekannter Wassertiefe machen. Außerdem muss man vorher unter der Wasseroberfläche nach eventuellen Hindernissen Ausschau halten.

Man muss seine Grenzen kennen, also nicht zu weit hinaus schwimmen und nicht unter gefährlichen Voraussetzungen (beispielsweise bei starker Gegenströmung).

Kinder sollten auf jeden Fall schwimmen lernen. Vor der Anmeldung zu einem Schwimmkurs sollte man sich erkundigen, ob die Lehrer gut ausgebildet und erfahren sind.

Säuglinge sollten Schwimmflügel benutzen, keine Schwimmwesten. Letztere können sogar zum Ertrinken führen. Niemals ein Kind unbeaufsichtigt lassen. Man sollte die Regeln der Wiederbelebung beherrschen (→ Wiederbelebung, S. 408).

Unter folgenden Bedingungen darf man nicht schwimmen gehen:
- Nach Alkoholkonsum
- Bei Sturm und besonders bei Gewitter
- In unmittelbarer Nähe von Booten oder Fischerbooten.

Sicherheit beim Wassersport

Egal ob man sich mit dem Ruderboot, Motorboot oder Segelboot auf dem Wasser fortbewegt, man sollte immer die entsprechenden Regeln kennen und einhalten. Ein Boot sollte korrekt ausgerüstet und regelmäßig gewartet werden. Alkohol ist beim Wassersport tabu.

Jede Person an Bord sollte grundsätzlich eine Schwimmweste tragen: Sie geben im Wasser Auftrieb und schützen im Boot vor dem Auskühlen. Für Nichtschwimmer und Kinder sind Schwimmwesten ein absolutes Muss.

Das Boot nicht überladen. Der Bootsführer muss das Boot kennen, beherrschen und die Schifffahrtszeichen beachten. Bei gefährlichem Wetter sollte man an Land bleiben. Beim Kentern am Boot bleiben und auf Hilfe warten, nie versuchen an den Strand zu schwimmen.

Ertrinken

Hilfe beim Ertrinken (→ Ertrinken, S. 418).

Sicherheit in der Natur

Die meisten Menschen haben gelernt, mit normaler Wetterlage, das heißt bei Regen, Schnee oder anderen Wetterverhältnissen, zurechtzu-

kommen. Trotzdem sollte die Gefährdung durch das Wetter nicht unterschätzt werden.
Bei Gewitter müssen einige Vorsichtsmaßnahmen eingehalten werden. Den höchst gelegenen Punkt in einer Landschaft, beispielsweise ein einzelnes Haus auf einer Anhöhe oder ein einzeln stehender Baum, meiden. Darauf achten, dass man nicht selbst der höchste Punkt in einer Landschaft ist. Golfschläger oder Angelruten während eines Gewitters nicht auf offenem Gelände tragen. Ins Haus gehen und Fenster und Türen verschlossen halten. Nicht telefonieren, baden oder duschen.

Sich nicht in der Nähe von offenen Gewässern, Traktoren oder metallenen Geräten (Motorräder, Roller, Golfwagen, Fahrräder) aufhalten. Sich nicht in der Nähe von leitenden Metallgegenständen (Zäune, Wäscheleinen, Rohre, Schienen) aufhalten. Ein sicherer Platz ist das Auto bei geschlossenem Fenstern und Türen.

Extreme Kälte
Bei Kälte sollte man auf seine Kleidung achten. Mehrere Lagen dünner Kleidungsstücke, die eine gute Isolation zulassen, sind günstiger als ein einzelnes dickes Kleidungsstück. Zur Warmhaltung des Oberkörpers kann man beispielsweise ein T-Shirt, ein langärmeliges Hemd, einen Pullover und darüber einen Anorak tragen.

Zur Aufrechterhaltung der Körpertemperatur empfiehlt es sich eine Kopfbedeckung zu tragen. Stiefel sollten groß genug für 2 Paar Socken sein.

Bevor man in die Kälte hinausgeht, sollte man keinen Alkohol trinken und keine Zigaretten rauchen. Nikotin senkt die Durchblutung in Händen und Füßen, die empfindlichsten Stellen für Erfrierungen. Alkohol verstärkt das Absinken der Körpertemperatur und trägt somit zur Unterkühlung bei. Eine angepasste Ernährung ist besonders bei kaltem Wetter wichtig. Menschen mit Durchblutungsstörungen an Händen und Füßen sind besonders stark gefährdet.

Bei Erfrierungserscheinungen oder Unterkühlung (starkes Absinken der Körpertemperatur) müssen sofort Notfallmaßnahmen ergriffen werden (→ Erfrierung, S. 416 und → Unterkühlung, S. 416).

Sonnenschutz
Ultraviolette Strahlen können die Haut schädigen. Bei längerem Aufenthalt in der Sonne bzw. zur heißesten Tageszeit (10 bis 14 Uhr) müssen Schutzmaßnahmen ergriffen werden. Im Gesicht, auf den Lippen und anderen unbedeckten Hautstellen muss ein wirksamer Sonnenschutz aufgetragen werden. Lichtschutzfaktor 15 ist für die meisten Menschen ausreichend (→ Sonnenbrände vermeiden, S. 997).

Bei längerem Aufenthalt in der Sonne, besonders bei leichtem Wind und hoher Luftfeuchtigkeit, steigt das Risiko eines Hitzschlags und Erschöpfung durch Hitze. Beides sind Notfälle, die sofortiger Hilfe bedürfen (→ Hitzeprobleme, S. 414).

Um dem vorzubeugen, sind längere Aufenthalte in der Sonne zu vermeiden (S. 414). Bei heißem, schwülen Wetter sollte man während des Aufenthalts im Freien ausreichend Wasser und keine alkoholischen Getränke zu sich nehmen. Empfehlenswert sind ein Sonnenhut mit breiter Krempe und leichte, locker sitzende, Hitze reflektierende Kleidung. Mehrere kalte Duschen oder Bäder am Tag erfrischen. Kinder oder Haustiere niemals unbeaufsichtigt in der Sonne im Auto lassen – auch nicht für ein paar Minuten.

Sonne und Kinder
Ein sehr kleines Kind darf am ersten Tag nicht länger als 2 Minuten der Sonne ausgesetzt werden. Nicht mehr als 2 Minuten täglich steigern. Immer Sonnencreme mit einem hohen Lichtschutzfaktor auftragen und einen Sonnenhut aufsetzen.

Kapitel 16

Zahnpflege

Inhalt

Zahnpflege

Unsere Zähne sind sehr wertvoll. Sie sind Teil des Kiefers, zerkleinern mithilfe der kräftigen Kaumuskeln die Nahrung und leisten einen wichtigen Beitrag zur Verdauung.

Zudem sind sie auch in kosmetischer Hinsicht wichtig, denn immerhin ist das Lächeln eine der ersten Wahrnehmungen des Menschen.

Saubere, schöne Zähne vermitteln einen insgesamt guten Gesundheitszustand. Früher kamen nur gesunde Leute in den Genuss eines gesunden Lächelns, da bis vor kurzem die meisten Menschen ihre Zähne um die Lebenshälfte herum verloren haben. Heutzutage bleiben den meisten Menschen dank Zahnpflege, gesünderer Ernährung und guter Zahnhygiene die Zähne fast das ganze Leben erhalten.

Wichtig für die Erhaltung gesunder Zähne ist eine lebenslange gute Zahnhygiene, die früh beginnen und das ganze Leben über beibehalten werden sollte. Bestandteil dieser Mundhygiene ist auch eine Ernährungsumstellung um die schädlichen Auswirkungen von Zucker und Kohlenhydraten zu vermeiden.

Das häufigste Problem bei Kindern und Erwachsenen ist die Zahnfäule (Löcher oder Karies). Karies wird von Bakterien und Kohlenhydraten verursacht. Die Bakterien befinden sich in dem dünnen, fast unsichtbaren Zahnbelag. Enzyme im Speichel verwandeln Stärke in Zucker, der wiederum von Bakterien zu Säuren gespalten wird, welche die Zähne angreifen.

Kinder sollten früh regelmäßig ihre Zähne putzen. Zahnfäule kann schon beim Zahndurchbruch im Babyalter beginnen.

Ein Kind sollte auf keinen Fall mit einer Saft- oder Milchflasche im Mund einschlafen, denn der Zuckergehalt fördert Zahnfäule. Wenn ein Baby zum Einschlafen eine Flasche braucht, reicht es, sie mit Wasser zu füllen.

Auch Kleinkinder müssen morgens und abends ihre Zähne putzen. Die Eltern sollten dabei mit gutem Beispiel vorangehen und dafür sorgen, dass die Kinder ihre Zähne mit einer fluoridhaltigen Zahncreme putzen. Ab dem Säuglingsalter können regelmäßig Flouridtabletten gegeben werden.

Löcher sind beim Erwachsenen die Hauptursache für Zahnverlust. Außerdem kann eine Erkrankung der Wurzelhaut zu weiterem Zahnverlust führen (→ Erkrankungen der Zähne und des Mundes, S. 601).

Eine Wurzelhauterkrankung (Parodontose) entsteht durch die Entzündung von Zahnfleisch oder des Zahnhalteapparats. Eine Zahnfleischentzündung (die milde Form der Parodontose) kommt in allen Altersstufen gleich häufig vor. Die Häufigkeit der Parodontose (die ernstere Form) steigt mit dem Alter. Gut 50 Prozent der über 45-Jährigen sind betroffen.

Eine fortgeschrittene Parodontose führt zur Lockerung der Zähne und schließlich zum Zahnausfall. Zahnfleischerkrankungen können

Häufigste Ursache von Zahnverlust sind Löcher (Karies). Zahnstein kann zu einer Zahnfleischentzündung und schließlich zu einer Parodontose führen – eine weitere Ursache für Zahnverlust.

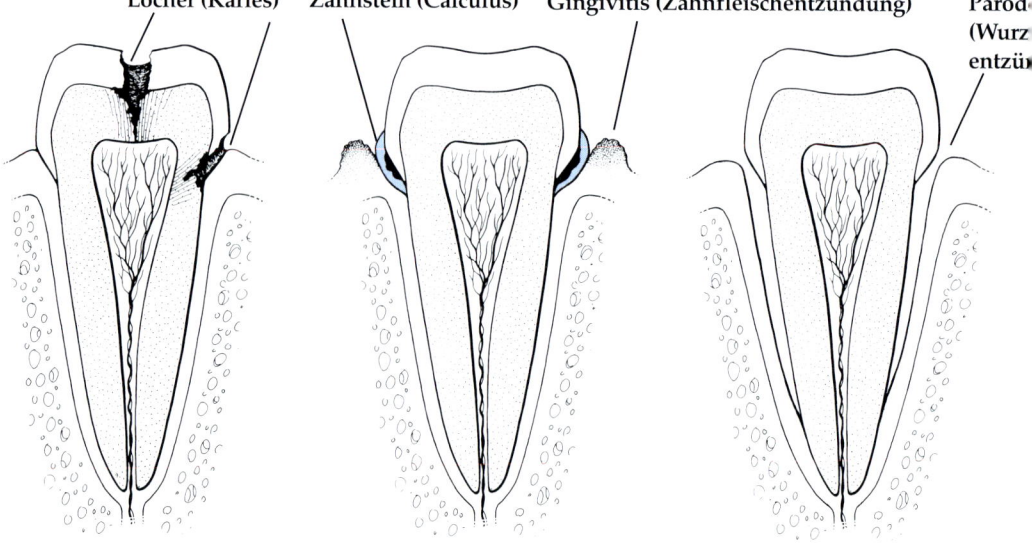

Löcher (Karies)   Zahnstein (Calculus)   Gingivitis (Zahnfleischentzündung)   Parod (Wurz entzü

jedoch bei richtiger täglicher Zahnpflege vermieden werden.

Häufigstes Anzeichen einer Zahnfleischerkrankung ist geschwollenes Zahnfleisch und häufiges Bluten, besonders beim Zähneputzen und beim Reinigen mit Zahnseide. Andere Anzeichen sind Mundgeruch, weiches oder empfindliches Zahnfleisch, Eiter am Zahnfleischrand (wo das Zahnfleisch den Zahn umschließt), sich vom Zahn zurückbildendes Zahnfleisch, lockere Zähne und Veränderungen am Zahnsitz und Gebiss.

Die Ursache einer Parodontose ist wie bei Zahnfäule die Bildung von Belägen. Beläge sind Ansammlungen von Bakterien und Zucker auf der Zahnoberfläche. Sie entstehen laufend im Mund und sammeln sich auf den Zahnoberflächen an. Wenn sie sich am Zahnfleischrand ablagern, kommt es zur Reizung des Zahnfleischs, einer Zahnfleischentzündung (S. 610). Wenn die Beläge nicht beim täglichen Zähneputzen und mit Zahnseide entfernt werden, sammeln sie sich weiter an, verbinden sich mit Mineralstoffen aus dem Speichel und bilden einen Kalkbelag, bekannt als Zahnstein. Lagern sich auf dem Zahnstein weitere Beläge ab, löst sich das Zahnfleisch allmählich vom Zahn und es bleiben Taschen, in denen sich Bakterien ansammeln, die auch Eiter produzieren. Un-

behandelt führt diese Erkrankung zur Zerstörung des Kieferknochens, in dem die Zähne verankert sind. Ansonsten gesunde Zähne lockern sich und können verloren gehen.

Beläge und Zahnstein entfernt man durch sorgfältiges und regelmäßiges Putzen (2-mal täglich) und 1-mal tägliches Reinigen mit Zahnseide. Wie auch bei Zahnfäule sollte die Zuckeraufnahme reduziert werden (S. 613).

Die richtige Zahnbürste

Die beste Zahnbürste zum Zähneputzen und zur Pflege des Zahnfleischs ist weich, mit abgerundeten oder glatten Borsten. Starre oder harte Borsten verletzen eher das Zahnfleisch.

Größe und Form sollten so gewählt werden, das jeder Zahn erreicht wird. Es gibt Zahnbürsten für Kinder und Erwachsene mit verschiedener Anordnung der Borsten. Großer Druck beim Zähneputzen ist nicht nötig, da nur die Spitzen der Borsten die Reinigung übernehmen.

Die Zahnbürste sollte alle 3 bis 4 Monate ausgetauscht werden, bei verbogenen Borsten eher. So ist ein wirksames Entfernen der Beläge (Bakterien und Zucker) von der Zahnoberfläche und dem Zahnfleisch gewährleistet. Bei verbogenen Borsten ist Ersatz überfällig.

Wer beim Kauf einer Zahnbürste für sich und die Familie unsicher ist, sollte seinen Zahnarzt fragen.

Empfindliche Zähne

Bei Schmerzen auf bestimmte Reize – Berührung, Kälte, Wärme, Luft, Beläge (Bakterien), süßen oder sauren Speisen – sprechen die Zahnärzte von einer → Zahnüberempfindlichkeit. Meist werden empfindliche Zähne durch freigelegte Zahnwurzeln aufgrund eines Zahnschmelzdefekts oder der Rückbildung von Zahnfleisch hervorgerufen.

Wer beim Zähneputzen, Reinigen mit Zahnseide, Kauen oder Trinken sensible Stellen aufgrund von Schmerzen aussparen muss, benötigt zahnärztliche Behandlung. Ungenügende Reinigung sensibler Zähne führt zu Zahn- und Zahnfleischerkrankungen.

Vor einer Behandlung muss der Zahnarzt zunächst die Ursache feststellen, anschließend kann er Vorbeugemaßnahmen empfehlen. Dazu zählen eine Zahncreme für empfindliche Zähne, Auftragen einer verschreibungspflichtigen Fluorid-Lösung bei anhaltendem Schmerz oder die Versiegelung der betroffenen Stellen.

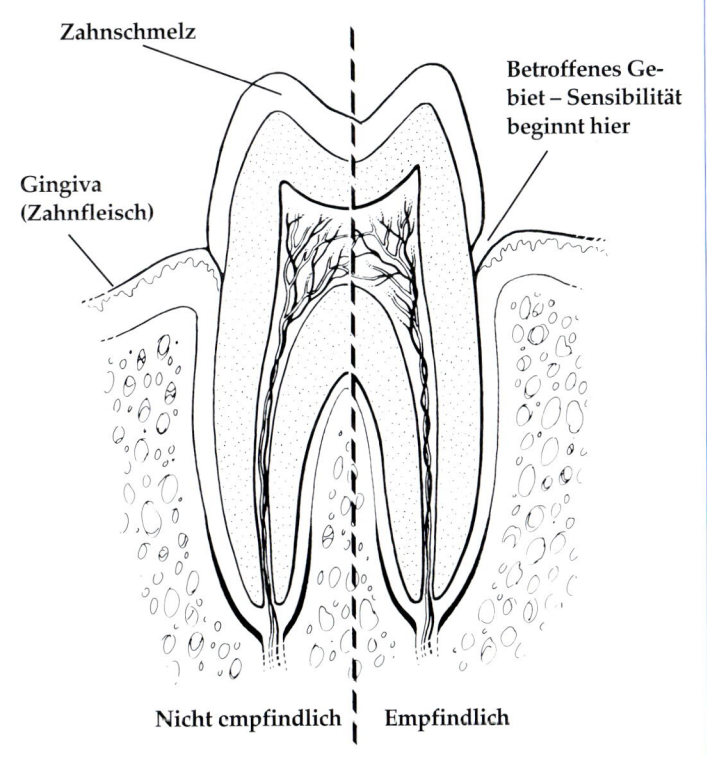

Zahnschmelz
Betroffenes Gebiet – Sensibilität beginnt hier
Gingiva (Zahnfleisch)
Nicht empfindlich   Empfindlich

Zahnputztechniken und Zahnseide

Die Mundpflege hängt eher von der richtigen Putz- und Reinigungstechnik, als von dem verwendeten Produkt ab. Regelmäßiges Putzen und Reinigen mit Zahnseide ist wichtiger, als teure Spezialzahncremes zu verwenden.

Zähne putzen und die Reinigung mit Zahnseide sind die besten Methoden um Bakterien und Nahrungsmittelreste zu entfernen. Die Zähne sollten 1-mal täglich mit Zahnseide gereinigt und mindestens 2-mal täglich (morgens und abends vor dem Schlafen) geputzt werden. Besser noch wäre das Putzen nach jeder Mahlzeit. Die komplette Reinigung, putzen mit fluordierter Zahncreme und Zahnseide sollte 3 bis 5 Minuten dauern. Bei richtiger Reihenfolge wird zuerst mit Zahnseide gereinigt und anschließend geputzt. Dadurch können Nahrungsmittelreste und Bakterien mit Zahnseide zunächst gelöst und anschließend mit der Bürste weggebürstet werden.

Putzen der Zähne und Reinigen mit Zahnseide

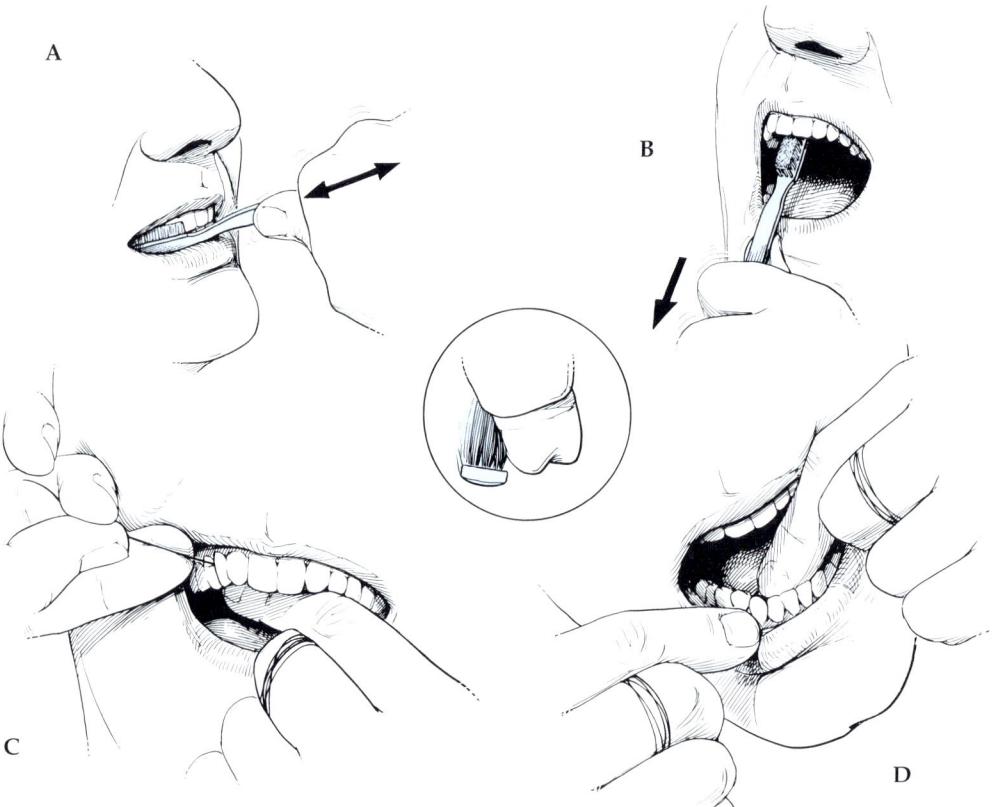

Putzen. Benutzen Sie eine weiche Zahnbürste und üben Sie beim Putzen sanften Druck aus. Beginnen Sie zunächst mit den Außenseiten, dann mit den Innenseiten der Zähne. Mit horizontal angesetzter Zahnbürste wird vorsichtig vor und zurück gebürstet (A), mit kurzem Bürsten der Zahnfleischrand (halbe Zahnbreite). Danach wird von oben nach unten, vom Zahnfleischrand weg, geputzt. Die inneren Seiten der oberen und unteren Schneidezähne werden von oben nach unten (B) gereinigt, wobei mit der Zahnbürste sowohl die Zähne als auch das Zahnfleisch geputzt werden. Der Übergang zwischen Zähne und Zahnfleisch wird im 45°-Winkel (s. Bildausschnitt Mitte) geputzt.

Reinigen mit Zahnseide. Die gewachste oder ungewachste Zahnseide wird um die Mittelfinger beider Hände gewickelt. Für die obere Zahnreihe (C) wird die Zahnseide zwischen Daumen und Zeigefinger gehalten und zwischen den Zähnen vorsichtig vor- und rückwärts, von oben nach unten bewegt. Für die untere Zahnreihe (D) wird die Zahnseide am besten zwischen den Zeigefingern gehalten.

Zahnseide

Nehmen Sie mindestens 45 cm Zahnseide – je nach Vorliebe gewachst oder ungewachst – und wickeln Sie den längsten Teil um den Mittelfinger einer Hand. Wickeln Sie das andere Ende locker 1- bis 2-mal um den Mittelfinger der anderen Hand, sodass 5 bis 7 cm Zahnseide zwischen den Fingern laufen können.

Legen Sie die Zahnseide für die obere Zahnreihe zwischen den Daumen der einen Hand und den Zeigefinger der anderen. Führen Sie etwa 3 cm Zahnseide in jeden Zahnzwischenraum. Ziehen Sie die Zahnseide unter sanften Bewegungen von oben nach unten und zwar im gespannten Zustand, damit die Beläge an den Zahnseiten abgerieben werden.

Am Zahnfleischrand wird die Zahnseide c-förmig um den Zahn gewickelt und der Zahn unter vorsichtigen Auf- und Abwärtsbewegungen gereinigt. Wickeln Sie die benutzte Zahnseide um den Mittelfinger um die Reinigung des nächsten Zwischenraums mit einem sauberen Teil fortsetzen zu können.

Für die untere Zahnreihe wird die Zahnseide um die Mittelfinger gewickelt und in den Zahnzwischenräumen geführt. Reinigen Sie jeden einzelnen Zahn nach der gleichen Methode wie bei der oberen Zahnreihe.

Blutendes Zahnfleisch ist bei der erstmaligen Anwendung von Zahnseide nicht ungewöhnlich. Sollte es jedoch auch bei weiteren Anwendungen zu Zahnfleischbluten kommen, sollte man zum Zahnarzt gehen. Möglicherweise handelt es sich um eine falsche Reinigungstechnik, die der Zahnarzt korrigieren kann (→ Zahnputztechniken und Zahnseide, S. 366).

Zähne putzen

Die Zähne müssen mindestens 2-mal täglich geputzt werden, besonders abends. Beim Putzen sollte die Zahnbürste waagerecht gehalten werden. Mit waagerechten Vor- und Rückwärtsbewegungen wird zunächst die gesamte Zahnfläche aller Zähne sauber geputzt und anschließend vorsichtig mit kurzen Bewegungen senkrecht vom Zahnfleischrand weg.

Die an das Zahnfleisch angrenzenden Gebiete werden entweder mit kurzen Vor- und Rückwärtsbewegungen der Zahnbürste oder mit kreisenden Bewegungen (Zahn und Zahnfleisch) geputzt.

Mit leicht angewinkelter Zahnbürste lässt sich der Übergang von Zähnen und Zahnfleisch besser reinigen. Die Kauflächen müssen mit bürstenden Bewegungen schonend gereinigt werden. Bürsten der Zunge beseitigt Atemgeruch → Zahnputztechniken und Zahnseide, S. 366).

Zahncremes

Von wenigen Ausnahmen abgesehen enthalten Zahncremes genügend Fluorid zum Schutz der Zähne. Das wachsende Bewusstsein für Zahngesundheit in der Bevölkerung hat zur Entwicklung einer ganzen Reihe von Spezialprodukten beigetragen. Eine heutige Zahncreme wirkt nicht nur gegen Karies, sie beseitigt Beläge, wirkt der Bildung von Zahnstein entgegen, ist für empfindliche Zähne geeignet und vieles mehr. Welche Zahncreme aber braucht man nun wirklich? Im Folgenden sollen einige beliebte Behauptungen untersucht werden.

Antibelag

Einige Produkte behaupten, bakterielle Beläge zu entfernen. Unter Benutzung von Zahnseide und richtiger Putztechnik entfernt aber jede Zahncreme einen Teil der Beläge. Unabhängig vom Produkt können alle Beläge mit Putzen allein nicht entfernt werden. Auch bei Benutzung einer Antibelag-Zahncreme ist regelmäßig Zahnkontrolle Pflicht.

Zahnstein

Keine Zahncreme kann Zahnstein unter dem Zahnfleischrand beseitigen. Zahnstein oder so genannter Calculus muss fachmännisch beim Zahnarzt entfernt werden. Zahnstein entsteht, wenn die weißen oder gelblichen Beläge in Verbindung mit Mineralstoffen aus dem Speichel verhärten. Zahncremes gegen Zahnsteinbildung können die Bildung von Zahnstein vermeiden helfen. Bei regelmäßiger Anwendung von Zahnseide und richtiger Putztechnik bleiben aber nur wenige Beläge, aus denen sich Zahnstein bilden könnte, zurück.

Eine Zahncreme gegen Zahnsteinbildung kann eventuell die Empfindlichkeit gegenüber Kälte vergrößern. In diesem Fall sollte wieder auf eine normale Zahncreme umgestiegen werden.

Bicarbonat

Bicarbonat entfernt durch seine leicht abschmirgelnden Eigenschaften Verfärbungen – im nassen Zustand verliert es allerdings einen Teil dieser Eigenschaft.

Einige Zahncremes enthalten zum Abtöten von Bakterien und zum Lösen von Belägen Wasserstoffperoxid. Allerdings erzielt man mit richtigem Putzen und einer fluoridierten Zahncreme die gleichen Ergebnisse.

Desensibilisierung

Desensibilisierende Zahncremes enthalten in geringem Umfang Wirkstoffe, die Zähne

schmerzunempfindlicher machen sollen. Vor der Anwendung einer solchen Zahncreme sollte allerdings der Zahnarzt befragt werden, da bei empfindlichen Zähnen auch eine medizinische Behandlung notwendig sein kann.

Zahnweiß

Vor der Anwendung von Zahnweiß oder einer Poliercreme sollte der Zahnarzt befragt werden. Zahnweiß enthält Stoffe wie etwa Peroxid-Bleiche oder Papayaenzyme, die für das empfindliche Zahnfleisch zu aggressiv sind, besonders bei sich zurückbildendem Zahnfleisch. Zahncremes für Raucher enthalten ebenfalls Inhaltsstoffe mit stark abschmirgelnden Eigenschaften, die das Zahnfleisch angreifen können.

Naturbelassene Zahncreme

Eine naturbelassene Zahncreme – die meisten sind ohne künstliche Zusätze – muss Fluorid enthalten, da sie ansonsten nicht gegen Zahnfäule wirkt.

Zahnstein

Zahnstein (Calculus)

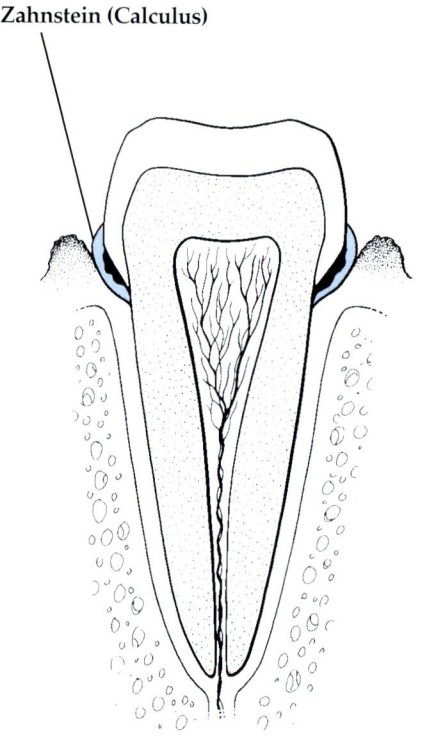

Zahnstein (lateinisch auch Calculus) ist eine Ansammlung von Mineralstoffen und Belägen auf der Zahnoberfläche. Zum Reinigen der Zähne gehört auch die professionelle Entfernung von Zahnstein, besonders über dem Zahnfleischrand, da dies der Hauptentstehungsort für Zahnfleischerkrankungen ist.

Zahnstein oder Calculus entsteht aus der Verbindung von Speichel und Belägen. Zahnstein ist eine Hauptursache für Zahnfleischerkrankungen wie etwa Zahnfleischentzündung und Parodontose. Zahnstein ist besonders unterhalb des Zahnfleischrandes problematisch.

Zahnstein ist ein Kreide ähnliches, hartes und schwer zu entfernendes Material. Zu einer regelmäßigen Zahnkontrolle gehört die Reinigung der Zähne und die Entfernung des Zahnsteins. Dieser wird meistens mit Instrumenten, so genannten Scalern und Küretten, abgekratzt, besonders unterhalb des Zahnfleischrandes. Diese Behandlung ist unangenehm und es kommt zu Zahnfleischbluten. Es gibt auch vibrierende Instrumente zum Entfernen von Zahnstein.

Zahnstein unterhalb des Zahnfleischrandes kann zu Parodontose und schließlich zum Verlust der Zähne führen. Zahncremes gegen Zahnsteinbildung mögen kosmetische Wirkung haben und eine Reinigung der Zähne vor dem Zahnarztbesuch erleichtern, aber sie nützen wenig gegen eine Zahnsteinbildung unterhalb des Zahnfleischrandes (→ Zahncremes, S. 367).

Röntgen

Die Röntgenbilder, die der Zahnarzt macht, dienen ihm zur Diagnose einer Krankheit oder Verletzung. Sie helfen aber auch bei der Beurteilung von Löchern, Knochenschäden durch Parodontose, Zahnabszessen, schief liegenden Zähnen, Kiefer- und Zahnbrüchen sowie anderen Zahn- oder Kieferproblemen.

Bei Löchern lässt sich das Ausmaß der Zahnfäule relativ schwer beurteilen, besonders wenn der Zahnschmelz noch intakt ist oder die Zahnfäule schwer zugänglich zwischen den Zähnen oder auch unterhalb des Zahnfleischrandes gelegen ist. Bei Verdacht auf derartig versteckte Löcher macht der Zahnarzt eine Röntgenaufnahme.

Die Röntgenbelastung einer Zahnaufnahme ist sehr gering, die Durchführung problemlos. Zum Feststellen von Löchern werden Bite-Wing-(BW) Aufnahmen erstellt. Hierbei wird ein kleiner Film neben dem Zahn im Mund platziert. Der Film wird in Position gehalten, indem der Patient fest auf das Papier beißt, das den Film bedeckt. Das Röntgengerät wird auf den Zahn eingestellt und anschließend die Aufnahme gemacht. Nach wenigen Minuten ist der Film entwickelt. Anhand der Bilder kann der Zahnarzt dann zusammen mit dem Patienten einen Behandlungsplan festsetzen.

Röntgenaufnahmen sollten nicht zur Routineuntersuchung gehören, sondern nur zu diagnostischen Zwecken vorgenommen werden, besonders bei mehreren Zähnen. Niemand sollte unnötiger Röntgenstrahlung ausgesetzt werden. Röntgenaufnahmen des gesamten Kiefers sollten ohne eine Begründung nicht öfters als alle 5 Jahre gemacht werden. Diese Entscheidung trifft der Arzt.

Als Röntgenschutz dient eine Bleischürze, die Brust und Bauchraum bedeckt. Diese Schürze muss jeder tragen, ganz besonders aber schwangere Frauen und Frauen im gebärfähigen Alter.

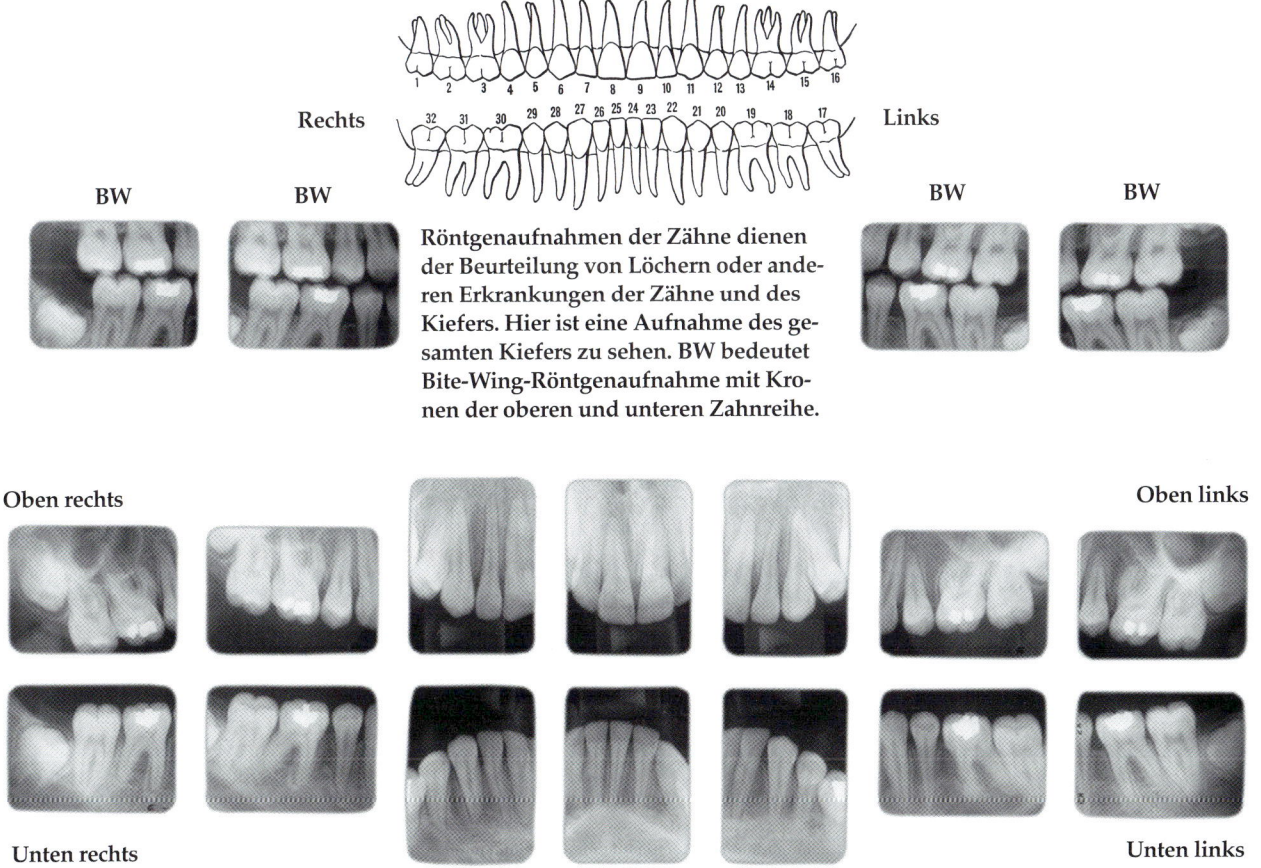

Rechts   Links

BW   BW   BW   BW

Röntgenaufnahmen der Zähne dienen der Beurteilung von Löchern oder anderen Erkrankungen der Zähne und des Kiefers. Hier ist eine Aufnahme des gesamten Kiefers zu sehen. BW bedeutet Bite-Wing-Röntgenaufnahme mit Kronen der oberen und unteren Zahnreihe.

Oben rechts   Oben links

Unten rechts   Unten links

Fluorid und Zahnfäule

Der Zusatz von Fluorid im Trinkwasser hat, vielen Studien zu Folge, zu weniger Karies bei Kindern und Erwachsenen geführt. Inzwischen haben wir den wissenschaftliche Beweis, dass der Zusatz von Fluorid im Trinkwasser und in Zahncreme besonders bei Kindern zur Verhütung von Karies beiträgt.

Die Aufnahme von Fluorid ist besonders während dem Zahnen im frühen Kindesalter wichtig. Im Zahnschmelz eingebaut, bietet Fluorid einen dauerhaften Schutz. Schon ab dem Säuglingsalter können Kinder fluoridhaltige Tabletten einnehmen, die auf Rezept erhältlich sind. Regelmäßig verabreicht härten sie den Zahnschmelz sowohl der ersten als auch zweiten Zähne.

Zudem sollte die ganze Familie zum Zähneputzen fluoridhaltige Zahncreme benutzen. Erhalten die Kinder allerdings Flouridtabletten, sollen sie das Putzwasser nicht schlucken.

Die eindrucksvollen Ergebnisse mit Fluorid haben dazu geführt, dass nicht nur Zahncremes damit versetzt wurden, sondern, wie etwa in der Schweiz, häufig auch die öffentliche Wasserzufuhr. In Deutschland ist das Flouridieren des Wassers nicht üblich.

Kapitel 17

Die Umwelt

Inhalt

Die Umwelt ist in vielen Industrienationen in den vergangenen 25 Jahren zu einem vorrangigen Thema gemacht worden. Flüsse, in denen noch vor 2 Jahrzehnten an Baden nicht zu denken war, haben ihre Freizeitqualität zurückerhalten. Zahllose Umweltschutzgesetze auf nationaler wie auf europäischer Ebene sowie viele Umweltschutzinitiativen, Parteien und Verbände haben in weiten Teilen Europas zu einer deutlichen Verbesserung der Luft- und Trinkwasserqualität geführt.

Dabei sind wir sind noch längst nicht am Ende. Unsere Gesellschaft wartet mit Sorge auf weitere Maßnahmen im Kampf gegen die anhaltenden und immer wieder neu auftretenden Umweltprobleme. So muss man sich oftmals sogar im eigenen Haus mit gefährlichen und teilweise sogar krebserregende Substanzen auseinandersetzen, um den eigenen sowie den Schutz seiner Familie zu gewährleisten. Auf den folgenden Seiten werden einige dieser Probleme angesprochen.

Trinkwasser

Sauberes Wasser wurde und wird als Selbstverständlichkeit betrachtet, nachdem durch öffentliche Gesundheitsprogramme zu Beginn des letzten Jahrhunderts Cholera, Typhus und andere durch Wasser übertragbare Krankheiten im Wesentlichen besiegt wurden.

Heutzutage allerdings stellen nicht mehr die Infektionskrankheiten, sondern andere Probleme eine Gefahr für unser Trinkwasser dar. Schwermetalle, Polychlorierte Biphenyle (PCB), Schädlingsbekämpfungsmittel und andere Belastungen im Trinkwasser bereiten große Sorgen. Und nicht nur die Verunreinigungen sondern auch die Menge des zur Verfügung stehenden Trinkwassers lässt Umweltschützer aufhorchen. So gilt heute schon als sicher, dass im kommenden 21. Jahrhundert viele Verteilungskämpfe auf der Welt um dieses kostbare Nass geführt werden.

Eine andere Belastungsgefahr geht von Sondermülldeponien aus. Veraltete oder unsachgemäß gewartete Tankstellen und Heizöllager belasten Grund- und Brunnenwasser. Abwasser aus landwirtschaftlichen Betrieben, die Düngemittel und viele Schädlingsbekämpfungsmittel einsetzen, belasten Bäche, Flüsse sowie Seen und das Grundwasser in gleichem Maß wie es die Industrie tut.

Die größten Gefahren sind:

Trihalomethane. Chlor, das zur Reinigung von Infektionserregern im Trinkwasser eingesetzt wird, kann chemische Reaktionen mit Schadstoffen aus dem Wasser eingehen. Tierversuche haben ergeben, dass die so entstehenden chemischen Verbindungen, Trihalomethane (THM) potenziell Krebs erregend (kanzerogen) sind.

Nitrate. Mit dem Regenwasser von den Feldern gelangt Nitrat aus Düngemitteln ins Trinkwasser und stellt so eine gesundheitliche Gefahr dar. Bei Erwachsenen und Kindern können aufgenommene Nitrate als Nitrosamine, potenzielle Krebs erregende Verbindungen, das Verdauungssystem belasten.

Asbest und Schwermetalle. Kadmium (aus alten verzinkten Rohren), Blei in alten Häusern (aus bleihaltigen Anstrichen und Rohren) und auch Asbest (Asbestzement in Wasserleitungen und andere Quellen) bilden eine potenzielle Gefahr für die Gesundheit (→ Asbeststaublunge, S. 728).

Lösungsmöglichkeiten

In Deutschland, Österreich und der Schweiz sorgen die jeweiligen Wasserwerke für die Einhaltung der Grenzwerte und für genießbares Trinkwasser. Treten trotzdem Verunreinigungen auf, wäre eine mögliche Lösung bei Trinkwasserproblemen gekauftes Wasser in Flaschen. Es ist allerdings teuer und unter Umständen nicht weniger belastet als Leitungswasser. Durch Abkochen können zwar Bakterien abgetötet werden, aber die Blei- und Kadmiumbelastung bleibt gleich. Sinnvoll können im Handel erhältliche Filter sein, allerdings versprechen sie oft mehr, als sie halten.

Krebsvorsorge

Die Ursachen für die verschiedenen Krebserkrankungen sind zum größten Teil unbekannt. Obwohl die Mediziner ständig neue Ansatzpunkte verfolgen, bleiben noch viele Fragen offen (→ Die Natur des Krebses, S. 1291).

Viele Krebserkrankungen werden durch bestimmte Substanzen, die so genannten Karzinogene verursacht. Diese Substanzen kommen beispielsweise in Zigaretten, Asbest, bestimmten Nahrungsmitteln, verschiedenen Haushaltmitteln und Chemikalien vor.

Mit etwas gesundem Menschenverstand wird klar, dass die Karzinogene, denen Menschen ausgesetzt sind, zunächst bestimmt werden müssen um anschließend genau diese Stoffe im Alltag gezielt vermeiden zu können. Zu den Risikofaktoren gehören:

Passives Rauchen. Nicht nur die Raucher selbst sind der Krebsgefahr durch den Tabakrauch ausgesetzt, sondern auch alle passiven Mitraucher. Tatsächlich befinden sich in dem entweichenden Rauch einer Zigarette (brennende Zigarette im Aschenbecher) doppelt so viel Teer und Nikotin wie im inhalierten Rauch, 3-mal so viel Krebs verursachende Verbindungen wie 3.4-Benzpyren, 5-mal so viel Kohlenmonoxid und wahrscheinlich 50-mal so viel Ammoniak

Daher gilt: Hören Sie mit dem Rauchen auf und überzeugen Sie auch andere, damit Schluss zu machen. Rauchende Eltern setzen die Gesundheit ihrer Kinder aufs Spiel (→ Raucherentwöhnung, S. 321).

Ernährung und Krebserkrankungen. Momentan wird verstärkt ein Zusammenhang zwischen Ernährung und Krebserkrankungen untersucht. Neuere Berichte lassen einen Zusammenhang zwischen bestimmten Nahrungsmitteln und bestimmten Krebserkrankungen vermuten (→ Ernährung und Krebsvorsorge, S. 280).

Sonnenstrahlen. Vermeiden Sie Sonnenbrände! Häufige ultraviolette Strahlung ist die Hauptursache von Hautkrebs. Der Aufenthalt in der Sonne sollte auf ein vernünftiges Maß beschränkt werden. Tragen Sie langärmelige, locker sitzende Kleidung und einen Sonnenhut. Verwenden Sie eine Sonnencreme (Lichtschutzfaktor 15 blockt den größten Anteil ultravioletter Strahlung). Halten Sie sich nicht zur heißesten Tageszeit in der Sonne auf (→ Einen Sonnenbrand vermeiden, S. 997).

Industrielle Schadstoffe. Bestimmte Chemikalien, die Verarbeitung mancher Metalle und das Einatmen bestimmter Fasern stehen in Verbindung mit bestimmten Krebserkrankungen. Wer mit gefährlichen Stoffen arbeitet, muss die Sicherheitsbestimmungen, also Sicherheitskleidung oder Sicherheitsausstattung wie Schutzbrillen, Masken sowie Handschuhe und Overalls einhalten (→ Sicherheit am Arbeitsplatz, S. 358).

Luftverschmutzung

Häufig ist die eingeatmete Luft belastet. Bei bestimmten Wetterlagen kann die Luft durch Schadstoffe aus Industrie, Verkehr oder anderen zu einem Gesundheitsrisiko werden, besonders für Menschen mit Herz- und Lungenfunktionsstörungen und anderen chronischen Erkrankungen.

Folgende Faktoren tragen in erster Linie zur Luftverschmutzung bei:

Autoabgase. Autos und LKWs geben eine Reihe von Schadstoffen, wie Kohlenmonoxid, Stickoxide und Rußpartikel ab.

Industrie- und Kraftwerksanlagen. Fabriken und Kraftwerksanlagen, die Brennstoffe mit Schwefel wie etwa Öl und Kohle verheizen, sind die Hauptverursacher der Umweltverschmutzung durch die Industrie. Stickstoffoxid (hauptsächlich aus Autoabgasen) und Schwefeloxid sind die Hauptverursacher des sauren Regens.

Fluorchlorkohlenstoffe (FCKW). Mittlerweile ist erwiesen, dass die Ozonschicht (eine Schicht in der Atmosphäre, die Schutz vor ultravioletter Strahlung bietet) allmählich abgebaut wird. Fluorchlorkohlenstoffe (FCKW) in Kühlsystemen (Klimaanlagen und Kühlschränke), Chemikalien für die Trockenreinigung und viele andere Produkte werden für die

Pestizidfreie Lebensmittel

Immer mehr Menschen sind dazu bereit, für Lebensmittel die ohne oder mit weniger Pestiziden (Insektenvernichtungsmitteln, Unkrautvernichter, Pilzvernichter) angebaut werden, etwas tiefer in die Tasche zu greifen. In Deutschland kann das Angebot die Nachfrage inzwischen kaum noch decken, denn nur 2 Prozent der Anbaufläche werden gegenwärtig nach ökologischen Kriterien bewirtschaftet. Dabei ist es für den Verbraucher nach wie vor schwierig sich im Dschungel der Selbstbezeichnungen der Lebensmittelproduzenten zurechtzufinden. Was heißt schon »ökoloisch, kontrolliert oder integriert« auf dem Etikett? Worauf kann man sich verlassen?

Durch die EU-Verordnung über den ökologischen Landbau und die Kennzeichnung der landwirtschaftlichen Erzeugnisse und Lebensmittel (kurz Bio-Verordnung), die 1993 in Kraft getreten ist, gibt es zumindest eine gesetzliche Regelung für pflanzliche Produkte und ihre Kennzeichnung mit »bio« oder »öko«, die europaweit gilt. Wer seine Produkte so nennen will, muss sich einmal jährlich kontrollieren lassen und erhält, wenn seine Betriebsführung den EU-Vorgaben entspricht, den EU-Konformitätsvermerk.

Strenger als die EU-Vorschriften sind die Anforderungen, die die Arbeitsgemeinschaft Ökologischer Landbau an seine Mitgliederverbände stellt. Viele der ökologisch wirtschaftenden Betriebe verkaufen ihre Produkte ab Hof, auf dem Wochenmarkt, in Reformhäusern oder Bio-Läden. Manche liefern auch auf Abruf nach Hause. Weinbauern haben wieder eigene Vertriebswege für ihre ökologisch angebauten Weine entdeckt.

Vor allem für die Ernährung von Babys und Kleinkindern sind Lebensmittel aus biologischem Anbau zu empfehlen. Wenn Sie nicht die Möglichkeit haben, Lebensmittel aus kontrollierter Produktion zu kaufen, bevorzugen Sie solche, die in Ihrer Region angebaut werden. Achten Sie auf jahreszeitliche Angebote. Mit dem Kauf von ökologisch erzeugten Lebensmitteln tun Sie nicht nur Ihrer Gesundheit etwas Gutes, sondern Sie tragen auch zur Schonung der Umwelt bei, da Böden und Grundwasser weniger belastet werden.

Veränderungen in der Atmosphäre verantwortlich gemacht. Der Abbau der Ozonschicht gilt als Hauptrisikofaktor für die gestiegene Zunahme von Hautkrebs.

Andere Schadstoffe. An einzelnen Arbeitsplätzen, wie Minen, Industrieparks und in alten Gebäuden werden Arbeiter beispielsweise Asbest (→ Asbeststaublunge, S. 728) und anderen Stoffen ausgesetzt, die Lungenschädigungen bewirken oder das Wachstum von Tumoren fördern.

Schadstoffe in Innenräumen

Auch in Innenräumen können sich Schadstoffe ansammeln. Besonders in gut isolierten Häusern (abgedichtete Häuser, zur Vermeidung von Wärme- und Kälteverlust) kann die Raumluft mit gefährlich hohen Schadstoffspiegeln belastet sein.

Ein längerer Aufenthalt in Räumen mit hoher Schadstoffbelastung kann zu allergischen Symptomen führen (Hautrötungen, Augenreizungen, Husten, Halsschmerzen und anderen Symptomen). Außerdem gibt es Anzeichen für ein erhöhtes Krebsrisiko bei längeren Aufenthalten in Räumen, in denen bestimmte Schadstoffe vorkommen.

Die häufigsten Schadstoffe in der Raumluft sind:

Zigarettenrauch. Mit einem hohen Gehalt an Kohlenmonoxid, Teer und Nikotin stellt der Zigarettenrauch eine Gesundheitsgefahr dar. Dies gilt sogar für den Nichtraucher, der sich nur gelegentlich zusammen mit einem Raucher im gleichen Raum aufhält (→ Passivrauchen, S. 320 und Vergiftung durch → Kohlenmonoxid, S. 376).

Formaldehyd. Obwohl mittlerweile in der Herstellung verboten, können verschiedene Baustoffe (Spanplatten und Isolierschäume), synthetische Teppiche und Gardinenstoffe, Weichspüler und viele Kosmetikartikel im Haushalt Formaldehyd freisetzen. Auch wenn beim richtigen Einbau und der richtigen Handhabung Konzentrationen nicht nachweisbar sind, kann eine Ansammlung hoher Konzentrationen zu Atem- und Lungenbeschwerden führen. Das Risiko ist normalerweise in Wohnwagen höher, da hier beim Bau und zum Einrichten Materialien mit Formaldehyd verwendet wurden.

Haushaltsprodukte. Haushaltsreiniger, Produkte zur Körperpflege, Farben, Hobbymaterial und Lösemittel können schädigende Wirkstoffe enthalten und zur Schadstoffbelastung der Raumluft beitragen. Einige Produkte setzen Schadstoffe sofort während der Anwendung frei, andere allmählich über einen längeren Zeitraum.

Bei folgenden Haushaltsprodukten ist besondere Vorsicht geboten: Schädlingsbekämpfungsmittel, Phosphatreiniger, Chlorbleiche, Fleckenentferner und andere Lösungsmittel, Möbel- und Bodenpolitur, Ofenreiniger, Farben, Raumsprays, Klebstoffe aller Art sowie Epoxydharze.

Beachten Sie im Umgang mit solchen Stoffen folgende Richtlinien:

- Wenn möglich, immer ungiftige Produkte verwenden!
- Nicht mehr als nötig kaufen!
- Den Kontakt mit den Produkten auf ein

Minimum beschränken! Nur in gut gelüfteten Räumen arbeiten!

- Immer zuerst die Gebrauchsanleitung lesen und die Anweisungen des Herstellers befolgen! Keine Chemikalien mischen, vor allem nicht Chlorbleiche mit Ammoniak!
- Gefährliche Produkte ordnungsgemäß und kindersicher lagern und entsorgen!

Andere Schadstoffe. Gaskocher können Lachgas produzieren und beim Heizen und Kochen entsteht Kohlenmonoxid (→ Vergiftung durch Kohlenmonoxid, S. 376). Asbest entsteht meistens beim Alterungsprozess von Heizungsrohren und ist besonders gefährlich (→ Asbeststaublunge, S. 728). Mehr zu Radon, einem weiteren Schadstoff in Innenräumen, auf Seite 378.

Was man tun kann

Das Umweltministerium und die Umweltbehörden auf Länder- und Gemeindeebene sind für die Überwachung der Qualität der Außenluft und die Einhaltung der Vorschriften verantwortlich. Die Überwachung am Arbeitsplatz untersteht den Berufsgenossenschaft en und dem Gesundheitsministerium. Bei Verdacht einer Luftverschmutzung am Wohnort, in der Stadt oder am Arbeitsplatz muss dies einer der Behörden mitgeteilt werden.

Die Abgaswerte beim Auto müssen überprüft werden, ein regelmäßig vorgeschriebener Test (ASU) kontrolliert diese Werte.

Man sollte zu Hause auf Luftverschmutzung in den Innenräumen achten. Ein Grund für Rauch- und Gasansammlungen und andere Schadstoffe kann eine ungenügende Lüftung sein. In einem solchen Fall muss die Lüftung durch einen Fachmann für Heizungs- und Klimaanlagen überprüft werden. Häuser mit wenig Luftaustausch (bei starker Isolierung um Wärme- und Kälteabgaben zu vermeiden) benötigen Sie eventuell eine Lüftungsanlage.

Die Heizungsanlage muss richtig angeschlossen, gewartet und entlüftet werden. Das Gleiche gilt für jedes offene Feuer im Haus (Kamin, Kachelofen, Kocher etc.).

Chemikalien im Garten

Die Pestizidbelastung im eigenen Haus haben Sie selbst in der Hand. Muss es wirklich reinrassiger englischer Rasen sein? Gönnen Sie den Vögeln in Ihrer Nachbarschaft doch ein paar Schnecken oder Blattläuse. Wenn Sie schon Pestizide oder Dünger verwenden, sollten Sie sich an folgende Regeln halten:

Einkauf. Informieren Sie sich vor dem Kauf über die Substanz. Trägt Sie eine Zulassungsnummer und das Dreieck mit Ähre und Schlange? Darf man das Pestizid am beabsichtigten Ort anwenden? Gibt es andere Möglichkeiten? Andere Produkte? Ist die Substanz feuergefährlich? Ist sie für diesen Zweck geeignet? Um Gesundheitsgefahren zu vermeiden, die sich durch das Lagern der Packung ergeben, kaufen Sie nur so viel, wie sie sofort benötigen.

Gebrauchsanweisung. Lesen Sie die Gebrauchsanweisung auf der Packung sorgfältig. Dies gilt vor allem für Sicherheitshinweise. Wenn laut Gebrauchsanleitung Gummihandschuhe sowie Schutzmasken, Schutzkleidung und/oder Schutzbrille erforderlich sind, überlassen Sie die Anwendung des Produkts lieber einem Fachmann oder nehmen Sie ein weniger starkes Mittel. Lassen Sie sich in Gärtnereien oder Gartenfachmärkten ausführlich über die eingekauften Produkte beraten.

Kinder. Es gibt keine absolut sichere Anwendung von Pestiziden und gerade Kinder sind besonders empfindlich. Deshalb sollten Sie auf Pestizide verzichten, wann immer es möglich ist. Für viele Gelegenheiten gibt es auch Großmutters Hausmittel und biologische Alternativen. Fragen Sie in Ihrer Verbraucherberatung, bei Umweltorganisationen und durchstöbern Sie die Öko-Abteilung in Ihrer Buchhandlung.

Vergiftung durch Kohlenmonoxid

Kohlenmonoxid ist ein geschmackloses, geruchloses, farbloses – und tödliches Gas. Oftmals wird es in Anlehnung an seine chemische Formel CO genannt. Das Gas entsteht bei der unvollständigen Verbrennung von Kohlenbrennstoffen. Viele Kochherde, Lampen, Heizgeräte, Öfen, Heißwassergeräte und Maschinen produzieren CO.

Wenn der CO-Spiegel im Blut steigt, belegt Kohlenmonoxid den Platz von Sauerstoff im Blutfarbstoff der roten Blutkörperchen, sodass die Blutkörperchen ihre lebenswichtige Funktion, den Transport von Sauerstoff, nicht mehr erfüllen können.

Kohlenmonoxid in Häusern und unterwegs

Die Gefahr einer Kohlenmonoxidvergiftung ist bei kaltem Wetter am Größten. Häuser werden sorgfältig isoliert und abgedichtet um die Wärme zu erhalten. Gleichzeitig wird damit aber der Luftaustausch gesenkt und die Schadstoffkonzentration, etwa von Kohlenmonoxid in Innenräumen nimmt zu (→ Schadstoffe in Innenräumen, S. 374). Eine CO-Konzentration ist meistens die Folge von defekten Schaltern oder Kontrolllampen an Koch- und Heizgeräten, (tragbare Ölheizgeräte oder unzureichend entlüftete Flammenbrenner).

In vielen Campingautos, Wohnwagen und Pickups sind Camper den Abgasen ausgesetzt. Sie betreiben CO produzierende, nicht entlüftete Backöfen, Heizöfen und Lampen mit offener Flamme.

Die Zeichen einer Kohlenmonoxidvergiftung sind ungenau. Es können Kopfschmerzen, Übelkeit, Erbrechen, Müdigkeit und Schwindel auftreten, die allerdings auch mit einer im Winter häufig vorkommenden Grippe verwechselt werden können. Bei sehr hoher CO-Konzentration können Muskellähmungen und auch Bewusstlosigkeit auftreten.

Beim Verdacht einer CO-Vergiftung muss sofort der Ort verlassen und ein Arzt aufgesucht werden. Er wird einen Bluttest zur Messung der CO-Konzentration im Blutfarbstoff durchführen.

Vorbeugung

Holzöfen, Raumheizer, Kaminöfen und Flammenbrenner müssen sachgemäß aufgestellt, richtig eingestellt, richtig bedient und entlüftet werden. Backöfen und Gasherde dürfen nicht zum Heizen benutzt werden. Fahrzeuge dürfen nicht in geschlossenen Räumen (Garagen und Keller) laufen gelassen werden. Holzkohle darf nicht in Innenräumen, im Wohnwagen oder Zelt verbrannt werden.

Strahlung und Gesundheit

Bei Bedarf kann eine Röntgenaufnahme zur Diagnose eines Gesundheitsproblems notwendig sein. Die Untersuchung selbst wird von einem Radiologen oder Röntgenassistenten durchgeführt. Die Beurteilung erfolgt durch den Radiologen.

Was sind Röntgenstrahlen und wie wirken sie?

Strahlung ist Energie, die zu einem überwiegenden Teil nicht durch den Körper dringen kann. Ein Beispiel für nicht-durchdringende Strahlung ist Licht. Röntgenstrahlen gehören zu den wenigen Strahlen, die den Körper durchdringen können (ionisierende Strahlung).

Da Röntgenstrahlen in der Lage sind den Körper zu durchdringen können sie Bilder innerer Körperstrukturen auf einen Film projizieren. Mithilfe dieser Bilder kann ein Arzt das Körperinnere ohne chirurgischen Eingriff betrachten.

Sind Röntgenstrahlen unbedenklich?
Bei einem überwiegenden Teil aller Röntgenuntersuchungen ist die Menge der eingesetzten Strahlung und damit ein möglicher Schaden für den Körper sehr gering. Der Nutzen wiegt das Risiko auf. Außerdem wird der Körper mit der möglichst niedrigsten Dosis belastet, die zur Herstellung eines durch den Radiologen bewertbaren Bildes erforderlich ist. Nach der Röntgenuntersuchung verbleibt keine Strahlung im Körper.

Weder bei der Magnetresonanz-Tomographie (S. 1334) noch bei einer Ultraschalluntersuchung (S. 1335) werden Röntgenstrahlen eingesetzt.

Einschränkungen bei Röntgenuntersuchungen
Da der Nutzen die geringen Risiken bei weitem aufwiegt, gibt es keine Einschränkung, sofern eine medizinische Notwendigkeit vorliegt.

Messen der Röntgenstrahlen
Die Maßeinheit für Röntgenstrahlen wurde zunächst nach dem Entdecker der Röntgenstrahlung Professor Wilhelm Conrad Röntgen, 1895, benannt. Die später benutzte Einheit rem (roentgen equivalent man) wurde durch die SI-Einheit der Äquivalentdosis, das Sievert (Sv) abgelöst. Die Äquivalentdosis beinhaltet im Gegensatz zur Dosis einer Strahlung, die nur die in etwa von einem Organismus aufgenommene Energiemenge pro Masseneinheit angibt, schon die Wirkung dieser Energie mit der Wirksamkeit der entsprechenden Strahlung auf den Organismus. Die Dosis an radioaktiver Strahlung, die in einer Materialprobe deponiert wurde wird in Gray angegeben (1 Gy = 1 J/kg). Die kleinere Einheit cGy wird eher bei der Berechnung der Strahlenbelastung benutzt.

Strahlungsquellen
Jeder Mensch wird jährlich durchschnittlich etwa 3 mSV ionisierender Strahlung ausgesetzt. Diese Strahlung stammt zumeist aus natürlichen Quellen, wie etwa dem Kosmos, Gestein und Boden mit von Region zu Region unterschiedlicher Stärke. Röntgenstrahlen sind unnatürliche Strahlen. Auf ihr Konto gehen etwa 11 Prozent der jährlichen Strahlenbelastung. In letzter Zeit wurde in einigen Gebieten Radon auch als eine bedeutende Strahlenquelle erkannt (S. 378).

Röntgenuntersuchungen während der Schwangerschaft
Das Risiko eines Schadens durch diagnostische Röntgenstrahlen beim Ungeborenen ist sehr gering. Trotzdem sind die Zellen des Fötus durch das schnelle Wachstum strahlensensibler als die des Erwachsenen. Wer eine Schwangerschaft vermutet, sollte dies dem Arzt mitteilen. Sollte eine Röntgenuntersuchung nicht zu umgehen sein gibt es Maßnahmen um die Strahlenbelastung des Ungeborenen zu senken. Bei einer Röntgenaufnahme des Brustkorbs, einer Computertomographie (CT) oder einer Mammo-

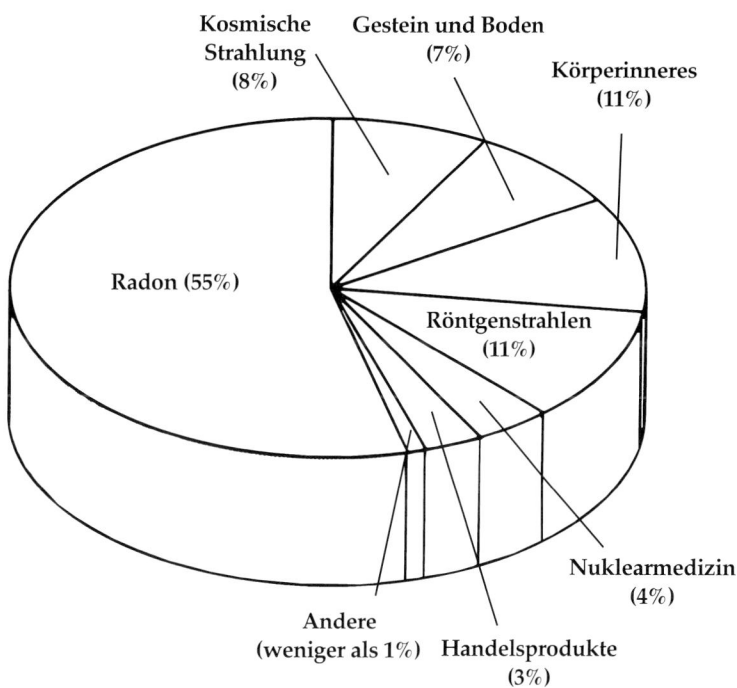

Strahlungsquellen. Zirka 3 mSv Total/Jahr.

graphie kann das Ungeborene abgeschirmt werden, sodass es praktisch zu keiner Belastung kommen kann.

Radioaktives Jod
Gelegentlich müssen Personen mit Schilddrüsenproblemen zur Behandlung radioaktives Jod einnehmen (→ Schilddrüsenüberfunktion, S. 947). Um in einem solchen Fall die Strahlenbelastung für die Familie gering zu halten, ist es während der ersten Tage der Einnahme wichtig den Anweisungen des Arztes zu folgen. Da die Strahlenbelastung mit Entfernung zur Strahlenquelle enorm abnimmt reichen gewöhnlich für einige Tage einfache Maßnahmen aus um die Strahlenbelastung für Familienmitglieder gegen null gehen zu lassen.

Andere Strahlung
Gegen den Großteil der natürlichen Strahlenbelastung (Hintergrundstrahlung) kann man wenig tun, da der Mensch überall von Strahlung umgeben ist. Falls jemand aufgrund seines Berufs oder seines Wohnortes einer höheren Strahlenbelastung ausgesetzt ist, sollte er mit seinem Lebensstil diese höhere Belastung ausgleichen. Bei einer hohen Radonkonzentration im Haus lassen sich beispielsweise Maßnahmen zur Senkung ergreifen.

Radon

Das Element Uran kommt im Boden, Granit, Schiefer und in phosphathaltigem Gestein vor (also auch in Baumaterialien von Gebäuden). Beim Zerfall von Uran werden sehr kleine Mengen Radon freigesetzt, die in dieser Konzentration normalerweise harmlos sind. Radon ist ein farbloses Gas.

Besonders in Innenräumen kann es aber durch Risse in Kellerböden und Wänden, durch Hohlräume um Rohrleitungen und in Trinkwasser (auch in Mineralwässern) zu deutlich höheren Konzentrationen kommen. Radon zerfällt zu radioaktiven Atomen, die sich an Staubpartikel hängen und bei der Einatmung kleine Energiemengen freisetzen. Über die Jahre hinweg kann dies dann zu einer Schädigung des Lungengewebes sowie zu einem erhöhten Lungenkrebsrisiko führen.

Das Messen von Radon

In der Bundesrepublik gibt es für Radon keinen Grenzwert. Zwischen 1980 und 1984 wurden in den alten Bundesländern 20 000 Radon-Messungen in fast 6 000 Wohnungen durchgeführt. Bei 99 Prozent der untersuchten Häuser lagen die Werte unter 200 Bq/m^3, Messungen in Thüringen und Sachsen in der Umgebung der ehemaligen Wismut-Anlagen ergaben bis zu 100 Bq/m^3, im Erzgebirge sogar bis 400 Bq/m^3 – im Freien. In den USA und in Schweden sind Radon-Innenraummessungen für Neubauten vorgeschrieben: Die Richtwerte liegen dort bei 150 (USA) oder 75 Bq/m^3 (Schweden). In der Bundesrepublik wird ab 250 Bq/m^3 eine Sanierung empfohlen (Richtwert der Strahlenschutzkommission 1988).

Testmethoden

Für die Gefahr durch Radon gibt es in Deutschland bislang kein Problembewusstsein. Unbedingt sollten jedoch Häuser in Risikogebieten, also mit vulkanischem oder Granituntergrund und Bergbauregionen unter-

sucht werden. Wer in seinem Haus Radonmessungen durchführen will, sollte sich bei Umweltinstituten, Industrie- und Handelskammern oder auf Umweltfragen spezialisierten Ingenieurbüros erkundigen. Es gibt verschiedene Messgeräte und Messverfahren. Wichtig ist, dass man sich dabei genau an die Anleitungen und Lüftungsvorschriften hält.

Maßnahmen

Wenn bei den Tests über einen längern Zeitraum hinweg eine Radonbelastung von über 200 Bq/m^3 in Neubauten oder 400 Bq/m^3 in Altbauten festgestellt wird, dann können kleinere Maßnahmen vorgenommen werden. Dabei sind kostspielige Veränderungen allerdings nur selten notwendig.

Folgendes lässt sich tun:

Größere Bodenöffnungen im Keller oder im Unterbodenraum müssen abgedichtet werden. Mit einem guten, auf Beton haftenden Abdichtmittel können Risse und Öffnungen im Boden oder an den Wänden versiegelt werden. Der Boden muss gegenüber dem Untergrund gut abgedichtet sein. Die Durchlüftung des Hauses muss nach allen Seiten gewährleistet werden.

Bei sehr hoher Radonbelastung sollte man eine Frischluftzufuhr (Ventilator) in Erwägung ziehen. Eine weitere Möglichkeit ist ein Luft-Wärmetauscher.

Anschließend sollte ein Kontrolltest vorgenommen werden um einen Erfolg der Maßnahmen feststellen zu können.

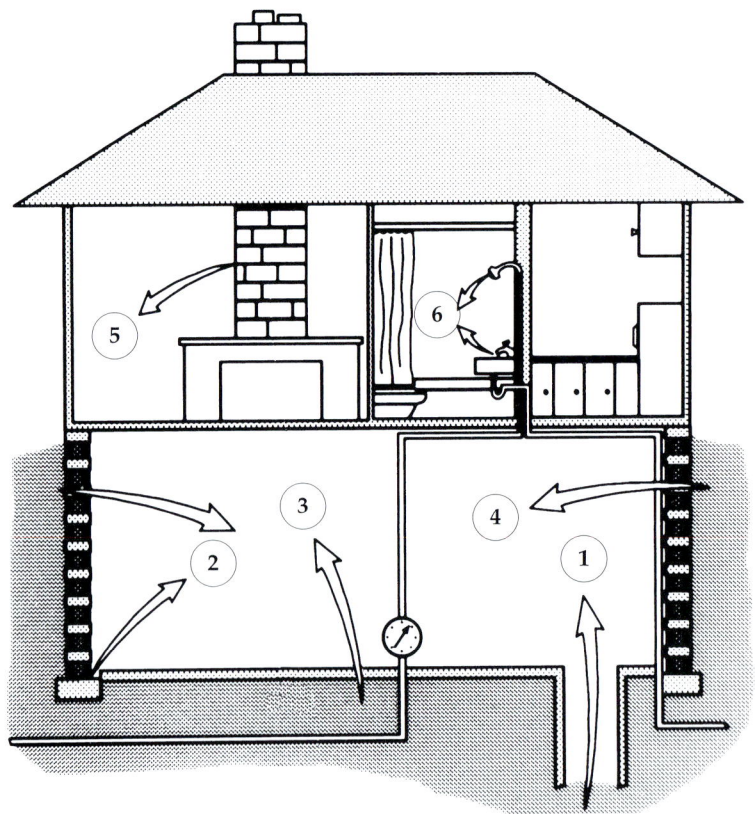

Die 6 wahrscheinlichsten Wege von Radon, ins Haus zu gelangen, geordnet nach Häufigkeit: (1) offene Grubenpumpe, (2) Mauerspalten, (3) Risse im Boden und Mörtel, (4) Betonporen, (5) Baumaterialien und (6) Wasserzufuhr.

Kapitel 18

Reisen ins Ausland

Inhalt

Reiseplanung

Neben den klassischen Urlaubsländern im südlichen Europa zieht es immer mehr Menschen in tropische Gefilde. Zu den selbstverständlichen Reisevorbereitungen gehören Reisepass, Visum und das Einpacken der jeweils richtigen Kleidung für das ausgewählte Urlaubsgebiet. Weniger selbstverständlich scheinen wichtige Impfungen zu sein.

Egal ob ins sonnige Spanien oder auf die Malediven: Auf einer Reise sollte man immer sowohl kleinere Unpässlichkeiten als auch größere Notfälle in Betracht ziehen. Ungefähr 1 von 4 Reisenden erkrankt oder verletzt sich während der Reise. Zudem sorgen auch extreme klimatische Verhältnisse wie hohe Luftfeuchtigkeit, Hitze oder Kälte und kulturell bedingte Unterschiede bei der Nahrungsmittelzubereitung und Hygiene für spezifische Gesundheitsgefahren. Auch die tropische Flora und Fauna kann für die Gesundheit des Urlaubers Gefahren bergen.

Vorbereitung

Beginnen Sie mit der Planung 2 bis 3 Monate vorher! Sobald das Reiseziel feststeht, sollte der Arzt nach notwendigen Impfungen befragt werden. Einige Impfungen müssen in Abständen wiederholt, andere müssen Wochen bis Monate vor Reiseantritt durchgeführt werden. Zudem kann der Arzt auch nach Medikamenten und Medizinprodukten gefragt werden, die er für die geplante Reise empfiehlt.
Bei bestehenden Gesundheitsproblemen, wie Herzerkrankungen, Bluthochdruck, Zuckerkrankheit oder einer Behinderung sollte man sich beim Arzt nach eventuell auftretenden Problemen erkundigen. Nur so ist man auf jede Möglichkeit vorbereitet. Ebenso wichtig sind Verhaltensregeln für den Notfall. Möglicherweise ist es auch sinnvoll, sich mit bestehenden Erkrankungen lieber in der Nähe größerer Städte mit medizinischer Versorgung aufzuhalten.

Versuchen Sie in der bereisten Gegend Namen, Anschrift und Telefonnummer deutsch sprechender Ärzte herauszubekommen. Die Deutsche Botschaft und das Deutsche Konsulat stellen solche Listen normalerweise zur Verfügung. Falls keine Hilfe möglich ist, sollte im Notfall das nächste Universitätskrankenhaus aufgesucht werden.

Bei akuten gesundheitlichen Problemen im Ausland besteht darüber hinaus die Möglichkeit sich per Telefon von einer medizinischen Notrufzentrale in Deutschland rund um die Uhr kompetent beraten zu lassen. Die mehrsprachigen Ärzte in der Notrufzentrale in München – Medical Helping Worldwide, Adresse und Telefonnummer im Anhang – geben rund um die Uhr konkrete Ratschläge zum Verhalten bei einer Erkrankung. Besitzer der jeweils gültigen TRavelMED-Card mit internationaler Telefonfunktion und mit Auslandsreise-Krankenversicherung erhalten alle Leistungen ohne zusätzliche Kosten.

Reiseversicherung

Die meisten Ärzte und Krankenhäuser im Ausland rechnen mit den Versicherungen nicht direkt ab. Sie wollen meistens Bargeld (Kreditkarten) oder zumindest eine Bürgschaft. Zu Hause muss man dann bei der Krankenkasse eine Rückerstattung beantragen.

Vor einem Auslandsaufenthalt besorgen Sie sich bei Ihrer Krankenkasse einen Auslandskrankenschein, den Sie zusätzlich zu Ihrer Versicherungskarte immer bei sich führen. In jedem Fall aber empfiehlt sich der Abschluss einer zusätzlichen privaten Auslandskrankenversicherung. Diese wird auch nötig für Reiseländer, mit denen kein Sozialversicherungsabkommen besteht, etwa die USA.

Impfungen

Vor dem Reiseantritt, besonders wenn der Urlaub in Länder der Dritten Welt führt, muss man unbedingt für einen ausreichenden Schutz aller Familienmitglieder gegen mögliche ansteckende Krankheiten sorgen.

Jeder Erwachsene und jedes Kind sollten unabhängig von einer Reise regelmäßige Auffrischimpfungen gegen Wundstarrkrampf und Kinderlähmung vornehmen lassen. Weitere Impfungen hängen von dem jeweiligen ausge-

Die medizinische Ausrüstung beim Reisen

Geld, Reisepass und Koffer, all diese Dinge stehen bei Reisen ins Ausland außer Frage. Ebenso wichtig, aber meist nicht bedacht, sind allerdings Medikamente, ein Erste-Hilfe-Set und eventuell Arztberichte, wenn man unter einer chronischen Krankheit leidet.

Medikamente

Nimmt ein Familienmitglied regelmäßig Medikamente, so müssen diese auch in ausreichender Menge mitgenommen werden. Sinnvoll ist es, mehr Medikamente mitzunehmen, falls sich der Aufenthalt ungeplant verlängert. Denken Sie nur an die vielen Streiks auf den Flughäfen, die schon manchen Reisenden zu einigen Urlaubstagen mehr verholfen haben.

Wer an Allergien leidet, die in unregelmäßigen Abständen eine Behandlung erfordern, sollte diese Medikamente ebenfalls mitnehmen. Ein hier durchaus gängiges Mittel ist im Ausland unter Umständen nämlich nicht erhältlich.

Zudem sollten alle vom Arzt empfohlenen Medikamente eingepackt werden wie etwa Mittel gegen die Reisekrankheit. Beachten Sie: Bei Flugreisen sollten Sie alle Ihre Medikamente im Handgepäck unterbringen. Nur so können Sie im Notfall diese schnell einsetzen, denn an das Gepäck im Flugzeugrumpf kommen Sie und auch das Flugpersonal während des Fluges nicht ran.

In die Reiseapotheke im Koffer gehören: Fieberthermometer, kleines Blutdruckmessgerät falls man an Bluthochdruck leidet, Verbandszeug, Pinzette, Schere, Wunddesinfektionsmittel, Zuckerelektrolytlösungen gegen Durchfall (notfalls kann diese Lösung aus 2 EL Zucker und 1 TL Kochsalz auf 1 l abgekochtes Wasser selbst hergestellt werden), Insektenschutzmittel, Sonnenschutz, Allergiemittel und eventuell auch Markenkondome.
Man sollte eine Sonnenbrille, eine Ersatzbrille und auch ein zweites Paar Kontaktlinsen und mehr Reinigungs- und Abspüllösung als üblich mitnehmen.

Verschriebene Medikamente sollten in den Originalverpackungen mit unbeschädigtem Etikett aufbewahrt werden. Damit können Probleme im Zusammenhang mit illegalen Drogen vermieden werden.

Arztberichte

Dokumente, die Auskunft über Ihren Gesundheitszustand geben, sollten Sie generell immer bei sich tragen. Notieren Sie die Freinamen (generic names) sowie die Dosierung Ihrer Medikamente deutlich lesbar auf einem Zettel, den Sie in Ihre Brieftasche legen. Auf diesem Zettel sollten auch die Krankheiten stehen, an denen Sie behandelt werden. Ebenfalls sinnvoll sind Adressen von Freunden oder Bekannten, an die sich Ärzte oder Behörden notfalls wenden können. Die Empfehlungen noch einmal im Einzelnen:

- Name, Anschrift, Telefonnummer, und Name der Person, die im Notfall benachrichtigt werden soll.
- Notieren Sie auch Ihren Gesundheitszustand, einschließlich aller chronischen Erkrankungen – besonders Zuckerkrankheit, grüner Star, Herzerkrankungen und Bluthochdruck – sowie Allergien auf Medikamente, Nahrungsmittel und Insektenstiche.
- Eine Liste der täglich eingenommenen Medikamente. Bei Medikamenten sollte man den Oberbegriff der Medikamentengruppe und auch den Arzneimittelhersteller aufschreiben sowie die Dosis und Häufigkeit der Einnahme notieren.
- Der internationale Impfpass. In einigen Ländern wird ein Impfnachweis über Cholera, Gelbfieber und anderes verlangt.
- Name, Anschrift und Telefonnummer des eigenen Hausarztes und des Hausarztes des Reisepartners.

wählten Reiseziel und eventuell auch einer bestimmten Gegend innerhalb des Landes ab. Normalerweise ist das Ansteckungsrisiko in einem ländlichen Gebiet größer als in der Stadt (besonders in den unterentwickelten Ländern), da die Wasser- und Abwassersysteme in ländlichen Gegenden oftmals nicht auf dem modernsten Stand sind.

In einigen Ländern gehören bestimmte Impfungen zu den Einreisebedingungen, Auskünfte darüber erteilen die Ärzte, Gesundheitsämter, Tropeninstitute sowie die Konsulate oder Botschaften des jeweiligen Landes.

Die erforderlichen Impfungen müssen mindestens einen Monat vor der Abreise beim Arzt vorgenommen werden, da bei einigen Impfstoffen der Impfschutz erst nach einigen Wochen gegeben ist.

Auf Auslandsreisen sollte der internationale Impfpass mitgeführt werden. Einige Länder fordern zudem Impfnachweise gegen Cholera, Gelbfieber und anderes.

Einige Reisekrankheiten treten erst nach der Rückkehr auf. Im Fall von Beschwerden muss der Arzt unbedingt über die Auslandsreisen der letzten Zeit informiert werden.

Vorschläge für einen Impfplan

Diphterie, Wundstarrkrampf, Keuchhusten

Die Impfungen gegen Diphterie, Wundstarrkrampf und Keuchhusten (DTP / Diphterie, Tetanus, Pertussis) erfolgen normalerweise gleichzeitig in mehreren Sitzungen, jedoch mit bestimmten zeitlichen Abständen. Der Impfvorgang sollte mit dem Schulalter abgeschlossen sein. Alle 10 Jahre erfolgt normalerweise die gleichzeitig verabreichte Auffrischimpfung gegen Wundstarrkrampf und Diphterie.

Alle Kinder und Erwachsenen sollten immer einen vollen Impfschutz besitzen. Wenn im Fall einer Verletzung die letzte Impfung länger als 5 Jahre zurückliegt, dann sollte unbedingt eine Tetanus-Auffrischimpfung erfolgen.

Kinderlähmung

Die Impfung gegen Kinderlähmung ist eine Schluckimpfung. Normalerweise erfolgen 2 Impfungen im Abstand von 6 bis 8 Wochen und die 3. Impfung wird rund 6 bis 12 Monate nach der 2. Impfung durchgeführt.

Alle Kinder und Erwachsenen sollten diesen Impfschutz unabhängig von Reisen besitzen. Eventuell ist bei Reisen in Entwicklungsländer eine Auffrischimpfung sinnvoll.

Grippe

Eine Durchimpfung der gesamten Bevölkerung wird nicht empfohlen, hingegen sollten sich Personen mit erhöhtem Gesundheitsrisiko vor einer Reise impfen lassen (S. 1066). Dies gilt insbesondere für ältere und chronisch kranke Menschen.

Hepatitis A

Hepatitis A (infektiöse Gelbsucht) wird für alle Reisen in Länder mit mangelnder Hygiene empfohlen. Die Übertragung der Krankheit erfolgt über verseuchte Nahrungsmittel oder Wasser oder über den Kontakt mit erkrankten Personen.

Es werden 2 Impfungen im Abstand von 6 bis 12 Monaten durchgeführt. Die Impfung sollte dann nach 5 bis 10 Jahren aufgefrischt werden. Ein Impfschutz hat sich bereits 4 Wochen nach der 1. Impfung eingestellt.

Hepatitis B

Ebenfalls sollte man sich bei Reisen ins Ausland gegen Hepatitis B impfen lassen. Ein erhöhtes Ansteckungsrisiko betrifft Personen, die mit Blut oder Körperflüssigkeiten in Berührung kommen wie beispielsweise Homosexuelle, Drogenabhängige oder Personen, die sich länger als 6 Monate in einem Entwicklungsland aufhalten.

Die Impfung erfolgt 3-malig im Abstand von 3 Monaten und dann erst wieder nach 5 bis 10 Jahren (Antikörpertest).

Gehirnhautentzündung durch Meningokokken

Bei Reisen in gefährdete Gebiete wie zum Beispiel Westafrika, in die Sahelzone sowie in einige asiatische Länder, sollte diese einmalige Impfung vorgenommen werden. Informationen hierzu sind bei allen Gesundheitsämtern erhältlich.

Tollwut

Weltweit wird eine Impfung gegen Tollwut empfohlen. Risikogruppen sind Tierärzte, Zoologen und Jäger.

Die Impfung erfolgt 4-malig, zuerst nochmals nach 7 Tagen, dann nach 21 Tagen und zuletzt nach einem Jahr. Wenn weiterhin ein Risiko besteht, dann jährlich eine Impfung.

Malariavorbeugung

Zurzeit gibt es keinen Impfstoff gegen Malaria, jedoch wirksame vorbeugende Medikamente. In den meisten durchseuchten Gebieten der Welt sind die Erreger mittlerweile gegen den Wirkstoff Chloroquin resistent. Der Arzt wird daher immer ein Malariamedikament verschreiben, das für das jeweilige Reiseland am wirksamsten ist.

Bei dem meisten Medikamenten wird etwa 1 Woche vor Reiseantritt mit der Einnahme begonnen und diese während der Reise und bis 4 Wochen nach der Reise fortgesetzt. Sprechen Sie mit Ihrem Arzt über eventuelle Nebenwirkungen. Außerdem müssen alle aktuellen und die zuletzt eingenommenen Medikamente auf Verträglichkeit mit dem Antiprotozoenmittel überprüft werden.

Da Malaria leicht mit einer Grippe oder anderen Viruserkrankungen verwechselt werden kann, sollte man beim Auftreten von Fieber innerhalb der folgenden 12 Monate nach Verlassen eines Malariagebiets sehr wachsam sein. Informieren Sie den Arzt über die gemachte Reise. Die Krankheit kann mit einer Blutuntersuchung festgestellt werden.

Halten Sie sich an geschützten Orten mit Fliegengittern an Fenstern und Außentüren auf. Tragen Sie auf ungeschützte Hautstellen und das Kopfkissen ein moskitoabweisendes Mittel auf. Schlafen Sie unter einem Moskitonetz und halten Sie sich in den Stunden der Dämmerung nicht im Freien auf. Falls sich Letzteres nicht vermeiden lässt, schützen Sie sich mit langer Kleidung und tragen Sie auf ungeschützte Hautstellen ein moskitoabweisendes Mittel auf.

Cholera

Für Reisende ist das Risiko, in durchseuchten Gebieten an Cholera zu erkranken, extrem gering. Trotzdem müssen die Reisenden strenge Vorbeugemaßnahmen einhalten um Reisedurchfall zu vermeiden (s. unten). Die Faustregel »abkochen, kochen, schälen oder sein lassen« hat sich bewährt. Reisende in Choleragebiete sollten Folgendes nicht zu sich nehmen:
1. Nicht abgekochtes oder unbehandeltes Wasser oder Eiswürfel
2. Nahrungsmittel und Getränke von Straßenverkäufern
3. Rohen oder halbrohen Fisch oder Meeresfrüchte
4. Rohes Gemüse
Reisende sollten nur gekochte, warme Mahlzeiten oder selbst geschältes Obst essen. Mineralwasser und kohlensäurehaltige Getränke aus Flaschen sind ohne Eis meist unbedenklich. Die Choleraimpfung bietet für 3 bis 6 Monate zu 50 Prozent Schutz und ist nicht empfehlenswert. Darüber hinaus ist sie auch kein Ersatz für Vorsichtsmaßnahmen, die beim Essen und Trinken zu beachten sind. Die Impfungen erfolgen im Abstand von 1 bis 4 Wochen.

Wer während einer Reise in ein Choleragebiet oder bis zu 1 Woche nach Rückkehr, an wässrigem Durchfall erkrankt, muss sofort zum Arzt gehen.

Typhus

Wer in Typhusgebiete reist, kann sich vom Arzt mit einem abgeschwächten Lebendimpfstoff impfen lassen. Die orale Einnahme bietet normalerweise bis zu 5 Jahre lang Schutz. Bei längerem Aufenthalt in einem Typhusgebiet sollte man als gefährdete Person alle 5 Jahre eine Auffrischimpfung erhalten.

Pest

Die Impfung wird 3-malig im Abstand von jeweils 1 Monat vorgenommen und zwar nur bei Personen, die in Gebiete reisen, in denen diese Krankheit noch immer vorkommt.

Gelbfieber

Wer in bestimmte Gebiete Afrikas oder Südamerikas mit hohem Gelbfiebervorkommen reist, sollte spätestens 10 Tage vor der Abreise eine einmalige Lebendimpfung vornehmen lassen. Diese ist nur bei autorisierten Gelbfieberimpfstellen erhältlich. Die Impfung muss mindestens alle 10 Jahre aufgefrischt werden.

Pocken

Pocken gelten seit 1980 als ausgerottet, eine Impfung ist nicht notwendig.

Häufige Reisebeschwerden

Reisedurchfall

Symptome
- Durchfall
- Bauchkrämpfe

Reisedurchfall zählt zu den häufigsten Reisebeschwerden. Eine Reise in ein fremdes Land muss keinesfalls von unangenehmen Magen-Darm-Attacken begleitet werden. Allerdings ist das Risiko bei Reisen, die in ein ungewohntes

Klima führen, unter anderen sozialen oder hygienischen Verhältnissen besonders in Entwicklungsländern, sehr hoch.

Ursachen

Es gibt viele verschiedene Gründe für Reisedurchfall wie etwa ungewohnte Ernährung, Veränderungen der natürlichen Darmbesiedelung, Veränderungen der Lebensgewohnheiten und manchmal Virusinfektionen.

Normalerweise sind die hygienischen Verhältnisse die Ursache. In verseuchten Nahrungsmitteln und Wasser finden sich Bakterien, die sich an die Innenwände der Darmschleimhaut anheften und dort Gifte freisetzen. Diese Gifte verursachen dann Durchfall und Bauchkrämpfe.

Wie gefährlich ist ein Reisedurchfall?

Er beginnt meist ohne Vorwarnung während der Reise oder nach der Rückkehr und ist normalerweise harmlos. Die Beschwerden lassen oft nach 3 bis 4 Tagen nach, das Krankheitsgefühl hält einige Tage an.

Der Reisedurchfall kann unter Umständen lästig sein. Falls die Ursache nicht Bakterien, sondern andere Kleinlebewesen sind, kann er stärker und schwieriger zu überwinden sein sowie länger andauern.

Um den Erreger loszuwerden, ist oftmals die Einnahme eines Medikaments notwendig.

Vorbeugende Maßnahmen

Die Einnahme von Medikamenten muss mit dem Arzt besprochen werden

Es gibt keinen Impfstoff gegen Reisedurchfall. Die Einnahme von Antibiotika oder anderen vorbeugenden Medikamenten wird auch nicht empfohlen.

Flüssigkeitsersatz

Erschöpfung nach einer Durchfallserie weist auf einen hohen Verlust lebenswichtiger Flüssigkeit, Salze und Mineralstoffe hin. Falls keine professionelle Hilfe zur Verfügung steht, kann man sich mit folgendem Mixgetränk behelfen:

1 TL Speisesalz (Natriumchlorid) und 2 EL Zucker in 1 l Mineralwasser auflösen. Steht kein Mineralwasser zur Verfügung, kann man ersatzweise auch 15 Minuten lang abgekochtes Leitungswasser nehmen.

Dieses Getränk kann in jedem Hotelzimmer zubereitet werden. Nehmen Sie es über den Tag verteilt als Ergänzung im Rahmen einer Trinkdiät ein.

Unbedenkliche Wasserquellen

Die erste Regel zur Vermeidung von Durchfall lautet: Kein unabgekochtes Wasser trinken, unabhängig davon, ob es aus einem Fluss, einem Brunnen oder der Wasserleitung stammt. Wasser in Flaschen ist unbedenklich, wenn es in einer Fabrik abgefüllt wurde und noch originalverpackt ist.

In Campingläden gibt es spezielle Wasserfilter, die einen Großteil der Mikroorganismen herausfiltern. Jod- oder Silbersalztabletten aus Campingläden töten ebenfalls die meisten Kleinlebewesen im Trinkwasser ab. Allerdings muss man sich vor dem Gebrauch des Wassers genau an die Anweisung und Einwirkzeiten halten. Gechlortes oder abgekochtes Wasser ist normalerweise unbedenklich.

Das Wasser, das in den Urlaubsgebieten aus den Leitungsrohren neuerer Hotels fließt, ist wahrscheinlich trinkbar, sofern das System auf dem neuesten Stand ist. Man sollte sich aber nicht darauf verlassen.

Oftmals vermeiden Touristen sehr bewusst Leitungswasser, holen sich dann allerdings den Reisedurchfall über Eis in Getränken. Wenn Eiswürfel aus unsauberem Wasser hergestellt werden, gelangen die eingeschlossenen Bakterien beim Schmelzen in das Getränk und werden so aufgenommen.

Vorsicht ist auch bei Fruchtsäften geboten, da diese häufig mit Leitungswasser hergestellt werden. Flaschenwein, Bier und Mineralwasser (ohne Eis) sind unbedenklich.

Unbedenkliche Nahrungsmittel

Warme Mahlzeiten sind normalerweise unbedenklich, rohe Nahrungsmittel sollten dagegen gemieden werden – besonders Blattsalat und rohes Gemüse. Schälbares Obst und Gemüse, das unmittelbar vor dem Verzehr nach sorgfältigem Waschen geschält wird, ist ebenfalls unbedenklich. Vermeiden sie bereits geschältes Obst und Gemüse! Gehen Sie in Restaurants mit einem guten hygienischen Ruf!

Essen Sie keine Nahrungsmittel von Straßenverkäufern und nur Gargekochtes (besonders Fleischprodukte). Wer selbst kocht, muss verderbliche Nahrungsmittel kühlen. Selbst gekochte Nahrungsmittel können verunreinigt sein. Trinken Sie nur pasteurisierte Milch oder Milchprodukte.

Behandlung

Wer dennoch an Reisedurchfall erkrankt, muss den Flüssigkeitsverlust mit sauberen Getränken, Salzen und Mineralstoffen ausgleichen. Flüssigkeitsmangel muss auf jeden Fall vermieden werden. Zum Kaliumausgleich eignen sich Orangen-, Apfelsaft oder andere Fruchtsäfte, allerdings nur, wenn sie nicht mit Leitungswasser hergestellt wurden. Brühe, gezuckerter Tee und Mineralwasser können einem Kräfteverlust entgegenwirken.

Sobald einem wieder nach Essen zumute ist, sollte man mit fettarmen, leicht verdaulichen Nahrungsmitteln beginnen um eine Reizung des Verdauungstrakts zu vermeiden. Bananen sind eine gute Kaliumquelle und können eine Linderung der Durchfälle bewirken. Andere Behandlungsmöglichkeiten sind Getreideflocken, Reis, und weich gekochte Eier (→ Infekte des Magen-Darm-Trakts, S. 766).

Sollten Sie an Durchfall erkranken, bleiben Sie mindestens für einen Tag im Bett, verzichten Sie auf feste Nahrung und trinken große Mengen salz- und zuckerhaltiger Flüssigkeit. Bei Ihrem Arzt erhalten Sie auch geeignete Medikamente gegen Durchfall.

Jetlag

Symptome
- Erschöpfung, Benommenheit
- Reizbarkeit
- Schlafprobleme
- Unklares Denken
- Leichte Koordinationsstörungen

Wer beim Reisen schon einmal mehrere Zeitzonen überflogen hat, der weiß wovon die Rede beim Jetlag ist – Abgeschlafftheit und das Gefühl nicht ganz beieinander zu sein, können den Rhythmus beim Essen, Arbeiten, Entspannen und Schlafen durcheinander bringen.

Ursachen
Als Ursache des Jetlags liegt die urplötzliche Umstellung auf der Hand – die plötzliche Anpassungsfähigkeit, die dem Körper beim Überfliegen der verschiedenen Zeitzonen abverlangt wird.

Wie gefährlich ist der Jetlag?
Jetlag ist nicht gleich Jetlag. Ein Flug in Richtung Osten, also die innere Uhr wird vorgestellt, ist oftmals problematischer als ein Flug in Richtung Westen, der den Tag verlängert (Flüge von Nord nach Süden verursachen keinen Jetlag).

Die meisten Menschen passen sich pro Tag ungefähr um 1 Stunde an. Beim Überfliegen von 4 Zeitzonen benötigt der Körper 4 Tage Anpassungszeit.

Vorbeugende Maßnahmen

Die innere Uhr zurückstellen
Bereits einige Tage vor der Abreise kann mit der Anpassung an den Schlaf-Wach-Rhythmus begonnen werden, den man am Reiseziel vorfindet. Die Uhr kann nach der Hälfte der Reisezeit auf die Uhrzeit am Zielort umgestellt werden, sodass man sich in Gedanken bereits an die neue Zeit anpasst.

Außerdem kann versucht werden die Ankunftszeit am Zielort auf die Zeit zu legen, zu der man gewöhnlicherweise zu Bett geht. Oder man schläft im Flugzeug und legt die Ankunftszeit auf die gewohnte Aufstehzeit. Der psychologische und körperliche Vorteil hierbei ist, dass sich der Körper sofort an den neuen Zeitablauf gewöhnen kann.

Zusätzlicher, ausreichender Schlaf vorm Abflug kann die Beschwerden des Jetlags ebenfalls mindern.

Bei einem wichtigen Ereignis oder Treffen am Zielort sollte man 2 bis 3 Tage früher fliegen. So entstehen durch den Jetlag keine Nachteile.

Viel Flüssigkeit bei leichter Kost!
Während des Flugs wird viel getrunken, aber kein Alkohol und kein Koffein. Letztere entziehen dem Körper Flüssigkeit und führen zu Schlafunterbrechungen.

Vor, während und nach dem Flug wird auf eine eiweißreiche, kalorienarme Ernährung umgestellt. Salzige und fetthaltige Nahrung sollte nur begrenzt zu sich genommen werden. Wer eine Diät einhalten muss, sollte sich daran halten. Viele Luftgesellschaften bieten spezielle Menüs an, die allerdings vorbestellt werden müssen.

Bewegen
Vor allem während eines Langstreckenflugs sollte man sich regelmäßig strecken und im Gang auf und ab gehen.

Langes Sitzen kann zu einem Gesundheitsrisiko mit sogar tödlichem Ausgang werden, denn es kann zu Blutgerinnseln in den Beinen kommen, die sich losreißen und dann eventuell die Lungenarterie verschließen können. Stützstrümpfe können eine Blutgerinnung und ein Anschwellen der Füße und Fußgelenke während des Fluges verhindern.

Es sollten bei Langstreckenflügen auch keine Strümpfe oder Socken mit elastischen Bündchen getragen werden, da diese zu einer Einschnürung führen können und dadurch den Blutkreislauf behindern können.

Einnahmezeiten der Medikamente

Beim Überfliegen von Zeitzonen müssen die Einnahmezeiten regelmäßig eingenommener Medikamente angepasst werden. Dies sollte vor der Abreise unbedingt mit dem Arzt besprochen werden.

Wer insulinpflichtig ist und auf ein Langzeitinsulin eingestellt ist, muss eventuell vorübergehend auf ein normal wirkendes Insulin umsteigen, bis sich der Körper an die neue Zeit, die andere Ernährung und den anderen Tagesablauf gewöhnt hat.

Teil III

Erste Hilfe und Notfallversorgung

Dieser reich illustrierte, spezielle Teil konzentriert sich auf eine Reihe unerwarteter Ereignisse, von Nasenbluten über verstauchte Fußgelenke bis hin zu schweren Verbrennungen, tiefen Schnittwunden, Atemnot, Krampfanfällen oder Brustschmerzen. Zu Beginn ein paar allgemeine Regeln für den Umgang mit kleineren und größeren medizinischen Notfällen.

Inhalt

Teil III

Erste Hilfe und Notfallversorgung

Inhalt

Allgemeines

Ein Unfall ist passiert. Sie selbst, ein Freund oder eine andere Person wurde verletzt oder befindet sich in einer bedrohlichen Situation. Sie müssen etwas tun, aber was?

In diesem speziellenAbschnitt werden wir viele allgemeine Notfälle besprechen und geeignete Maßnahmen vorschlagen, damit umzugehen. Einige allgemein gültige Grundregeln im Umgang mit einem schweren oder leichten medizinischen Notfall sind hier aufgelistet:

Bleiben Sie ruhig. Versuchen Sie nicht in Panik zu geraten: Es kann sein, dass Sie ein überwältigendes Gefühl der Angst erleben, behalten Sie die Kontrolle. Oftmals helfen ein paar tiefe Atemzüge.

Beruhigen Sie den Betroffenen. Wenn eine andere Person schwer verletzt wurde, beruhigen Sie diese Person. Eine Hand auf der Schulter oder eine leichte, beruhigende Berührung kann helfen.

Seien Sie vorbereitet. Befestigen Sie die Notfallrufnummern gut sichtbar neben Ihrem Telefon. Obwohl Sie alle Nummern auch auf den ersten Seiten ihres Telefonbuchs finden, ist es besser sie stets in Sichtweite neben Ihrem Telefon zu haben.

Besuchen Sie Erste Hilfe Kurse. Die auch in ihrer Nähe tätige Hilfsorganisation (Deutsches Rotes Kreuz, Johanniter Unfall Hilfe, Arbeiter Samariter Bund, Malteser Hilfsdienst oder Deutsche Lebensrettungsgesellschaft) bietet diese Kurse preisgünstig oder kostenlos an. In solchen Kursen lernen Sie neben der Erstversorgung von Unfallopfern und anderen Notfallpatienten auch die Herz-Lungen-Wiederbelebung (HLW). Dies kann außerordentlich wichtig sein, wenn eines Ihrer Familienmitglieder einem hohen Herzinfarktrisiko ausgesetzt ist. Solche Erste Hilfe Kurse dauern nur wenige Stunden.

Wenn Sie unsicher sind, rufen Sie Hilfe herbei. Es liegt in der menschlichen Natur Probleme so klein wie möglich zu halten, sie sogar selbst zu lösen. Manchmal besteht die Versuchung bei einer leichten Verletzung zu sagen: „Das wird schon wieder." Natürlich trifft das in den meisten Fällen zu, und viele Fahrten in die Notaufnahmen der Krankenhäuser oder zu den ärztlichen Bereitschaftsdiensten stellen sich als unnötig heraus, aber „lieber einmal zu viel, als einmal zu wenig". Wenn Sie zweifeln, rufen Sie Hilfe. In den meisten Städten und Kommunen lautet die Notrufnummer 19222 (Rettungsdienst) oder 112 (Notruf Feuerwehr und Rettungsdienst).

Hilfe rufen. Wenn Sie die Leitstelle des Rettungsdienstes anrufen, sprechen Sie deutlich. Geben Sie dem Rettungsdienstmitarbeiter so ruhig Sie können die folgenden Informationen. Beantworten Sie die fünf W-Fragen: Wer meldet? Nennen Sie Ihren Namen. Was ist passiert? Wann ist es passiert? (»Ein Mann ist vor fünf Minuten von der Leiter gestürzt. Er sagt er könne sich nicht mehr bewegen.«) Wo ist es passiert? Wo befindet sich der Betroffene? (»Er ist in der Friedrich-Ebert-Straße 154, das ist das dunkelrote Haus, er liegt im Hinterhof.«) Warten Sie auf Rückfragen. Legen Sie nicht auf bis der Rettungsdienstmitarbeiter alle nötigen Informationen bekommen hat. Möglicherweise benötigt er auch Ihre Telefonnummer oder möchte Genaueres über den Zustand des Betroffenen oder den Ort des Geschehens wissen. Vergewissern Sie sich, dass Ihre Hausnummer bei Dunkelheit ausreichend beleuchtet ist.

In der Notaufnahme. Patienten werden in der Notaufnahme nicht nach der Reihenfolge ihrer Ankunft sondern nach der Dringlichkeit und Schwere ihrer Verletzung oder Erkrankung behandelt. Priorität bekommt derjenige, der sofort Hilfe benötigt. Ein Mitarbeiter der Notaufnahme wird das Ausmaß der Verletzung oder der Erkrankung beurteilen.

Notfallwarnzeichen

Beim Auftreten folgender Warnzeichen sollten Sie schnellst möglich ärztliche Hilfe in Anspruch nehmen:

- Plötzlich auftretender Schmerz an einer beliebigen Stelle des Körpers. Brustschmerz oder Druck in der oberen Bauchregion können beispielsweise ein Anzeichen für einen Herzinfarkt sein
- Plötzlich auftretendes Schwindelgefühl, Kopfschmerzen oder eine Änderung des Sehvermögens
- Schwäche oder Ohnmacht
- Schwierigkeiten beim Atmen, plötzliche Kurzatmigkeit
- Schweres oder lang andauerndes Erbrechen und/oder Durchfall
- Selbstmordgedanken
- Starke Blutungen

Der behandelnde Arzt muss über die Umstände des Notfalls informiert sein: Wie haben sich die Anzeichen entwickelt? Wie ist die medizinische Vorgeschichte des Betroffenen? Welche Medikamente nimmt er (besonders Medikamente die im Zusammenhang mit dieser Situation stehen)? Und welche Maßnahmen wurden im Rahmen des Notfalls durchgeführt, welche Medikamente verabreicht?

Bevor Sie nach Hause gehen. Stellen Sie sicher, dass Sie oder die behandelte Person, bevor sie vom Arzt oder der Krankenschwester entlassen werden, alle Folgeanweisungen deutlich verstanden haben. Schreiben Sie sich diese Anweisungen gegebenenfalls auf. (Es ist oft schwierig, sich nach einer aufregenden Situation an alles zu erinnern.) Die Anweisungen können den Rat zur Bettruhe oder zur Durchführung einer Krankengymnastik enthalten, die Einnahme von Medikamenten oder den Zeitplan weiterer Arztbesuche.

Ausstattungsempfehlung für einen Erste Hilfe Kasten

Achten Sie darauf, dass Ihr Medikamentenschrank oder der Erste Hilfe Kasten immer komplett ausgestattet ist. Folgenden Dinge sollten grundsätzlich enthalten sein:
- Mullbinden oder Tupfer in verschiedenen Größen
- Seife
- Aufsaugende Watte
- Pinzette
- Fieberthermometer
- Acetylsalicylsäuretabletten (wie zum Beispiel Aspirin) oder Paracetamol (beispielsweise Ben u ron)
- Desinfizierende Lösung (Wasserstoffperoxid, Jod, Alkohol)
- Kortisoncreme (bei Bissen und Stichen)
- Verbände oder Klammerpflaster (chirurgisches Pflaster)
- Sterile Kompressen
- Heftpflaster
- Scharfe Schere
- Tücher
- Anleitung zur Ersten Hilfe.
- Desinfizierende Creme (wie Betaisodona)

Wenn bei einem Ihrer Familienmitglieder die Gefahr einer schweren allergischen (anaphylaktischen) Reaktion zum Beispiel auf Bienen- oder Insektenstiche bekannt ist (→ Anaphylaxie, S. 444), sollten Sie sich von Ihrem Arzt eine Fertigspritze mit Epinephrin (Adrenalin) verordnen lassen und diese stets greifbar im Erste Hilfe Schrank haben.

Ebenso sollten Sie alle anderen Medikamente, insbesondere auch diejenigen, die Sie regelmäßig einnehmen müssen, immer im Medikamentenschrank aufbewahren.

Der »Notfall« ist ein allgemeiner Ausdruck, der eine Situation beschreibt, in der sofortige Hilfe benötigt wird. Der Ausdruck »Verletzung« beschreibt zum Beispiel eine Verbrennung, eine Wunde oder einen gebrochenen Knochen. Diese Ausdrücke werden oft in der gleichen Bedeutung benutzt.

Versorgung kleinerer Wunden

Bei alltäglichen Schnitten, Abschürfungen oder anderen Wunden ist es oft nicht notwendig einen Arzt aufzusuchen. Allerdings ist eine richtige Versorgung immer wichtig, um Infektionen oder andere Komplikationen zu vermeiden. Die folgenden Richtlinien sollen Ihnen dabei helfen, einfache Wunden zu versorgen:

Stoppen Sie die Blutung. Kleinere Blutungen aus Schnitt- oder Schürfwunden kommen normalerweise innerhalb weniger Minuten selbständig zum Stillstand. Falls dies nicht der Fall ist, üben Sie mit einer sterilen Kompresse oder einem sauberen Stück Kleidung Druck auf die Wunde aus.

Starke Blutungen. Können Sie die Blutung durch Ausüben von Druck nicht zum Stillstand bringen oder spritzt das Blut stoßweise aus der Wunde, müssen Sie einen Druckverband anlegen. Setzen Sie einen Notruf ab (S. 399).

Halten sie die Wunde sauber. Waschen Sie den Wundbereich mit milder Seife und Wasser und entfernen Sie vorsichtig Dreck und Fremdkörper (sollten Dreck oder andere Materialien nicht aus der Wunde entfernt werden können, suchen Sie einen Arzt auf). Tupfen Sie die Wunde mit einem sauberen Stück Stoff trocken. Bedecken sie die Wunde anschließend mit einem Schutzverband

Muss die Wunde genäht werden? Eine tiefe, klaffende oder an den Rändern ausgefranste Wunde muss möglicherweise genäht werden, damit die Wundränder zusammenhalten und eine gute Heilung gewährleistet ist. Das richtige Verschließen der Wunde minimiert die Narbenbildung. Suchen Sie deshalb bei größeren oder tieferen Wunden immer einen Arzt auf.

Weitere Versorgung. Wechseln Sie den Verband mindestens 1-mal täglich und achten Sie darauf, den Wundbereich sauber und trocken zu halten.

Warnzeichen. Wenn sich die Wunde entzündet, das heißt wenn sie druckempfindlich und gerötet ist, oder wenn sie nässt oder eitert, sollten Sie unbedingt sofort Ihren Arzt aufsu-

Tetanusimpfung

Jede kleiner Schnitt, Riss oder sonstige Wunde kann zu einer Tetanusinfektion führen. Die Folge kann der Wundstarrkrampf sein, eine Erkrankung die erst Tage oder sogar Wochen später auftreten kann. Darauf können eine Reihe anderer Anzeichen folgen, die unter Umständen zu Schüttelkrämpfen und Atemstillstand führen.

Infektionsquelle
Das Tetanusbakterium findet man gewöhnlich im Erdreich, es kann aber annähernd überall vorkommen. Wenn seine Sporen in eine Wunde eindringen, keimen sie vor allem unter Sauerstoffabschluss aus und produzieren ein Gift, das die Nerven beeinflusst, die die Muskeln kontrollieren.

Eine Tetanusinfektion ist ernst und kann zum Tod führen, verhindert werden kann kann sie nur durch eine vorbeugende Impfung (→ Tetanus, S. 1070).

Behandlung der Wunde
Eine Tetanusinfektion ist bei richtiger Vorbeugung vermeidbar. Ziehen Sie deshalb Ihren Arzt in jedem Fall dann zu Rate, wenn Sie sich eine Schnitt- oder Stichwunde zuziehen und in den letzten 10 Jahren keine Tetanusspritze erhalten haben oder sich über Ihren Impfschutz im Unklaren sind. Nehmen Sie Ihren Impfausweis mit! Ihr Arzt kann dann entscheiden, ob Sie entweder keine Impfung, nur eine Auffrischimpfung oder eine komplette Tetanusschutzimpfung mit der zusätzlichen sofortigen Verabreichung von Tetanusantikörpern (Tetanusimmunglobulin) benötigen.

Außerdem wird der Arzt die Wunde vorsichtig reinigen und abgestorbenes Gewebe entfernen (S. 392 und → Impfungen, S. 1079).

Vorsorge
Die aktive Immunisierung gegen Tetanus ist für jedermann lebenswichtig. Der Tetanusimpfstoff wird Kindern normalerweise ab dem 3. Lebensmonat als DTP-Spritze verabreicht. In dieser Impfung sind neben dem Tetanusimpfstoff auch Impfstoffe gegen Diphtherie und Pertussis (Keuchhusten) enthalten. Die Tetanusimpfung sollte spätestens alle 10 Jahre aufgefrischt werden. Es ist wichtig, auf einen umfassenden Schutz vor allem auch bei Kindern zu achten.

chen. Möglicherweise ist eine Infektion aufgetreten, die eine zusätzliche Behandlung erforderlich macht (→ Wundinfektionen, S. 1016).

Behandlung kleinerer Beschwerden

Jedem Menschen geht es von Zeit zu Zeit mal nicht so gut. Die Ursache kann harmloser Natur sein, wie zum Beispiel eine Erkältung oder ein Grippevirus, es kann aber auch eine gefährliche Krankheit dahinter stecken. Meistens ist die Erholung von einer banalen kleineren Krankheit nur eine Frage der Zeit, unterstützt von einer gezielten Behandlung. Bei alltäglichen kleineren Beschwerden folgen Sie am Besten den unten aufgeführten Hinweisen.

Abwarten
Wenn Sie sich nicht wohlfühlen ist die erste Regel: Ruhen Sie sich aus – oder drosseln Sie mindestens Ihre gewohnte Geschwindigkeit. Haben Sie eine Grippe, halten Sie Bettruhe, essen Sie regelmäßig und trinken Sie viel. Das kann dazu beitragen, dass Sie sich schneller erholen (→ Grippe, S. 1065). Bei einer Erkältung ist Geduld die beste Behandlung: Sie werden ein paar Tage brauchen, um sich zu erholen. Fühlen Sie sich schlecht, bleiben Sie zu Hause und warten Sie ab (→ Allgemeine virale Erkältungen, S. 1071).

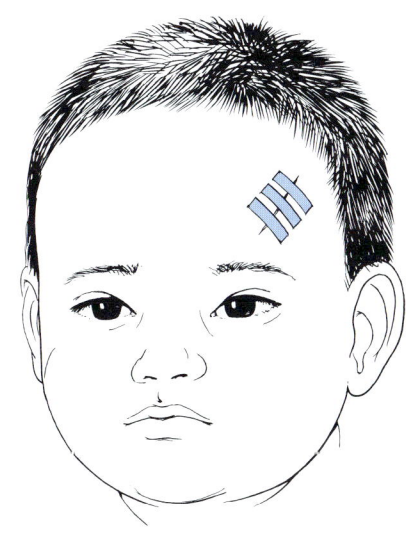

Klammerpflaster können immer dann wirkungsvoll zum Verschluß oberflächlicher Wunden eingesetzt werden, wenn sich die Wundränder problemlos zusammenziehen lassen.

Beobachten Sie die Krankheitszeichen

Achten Sie bei jeder Erkrankung auf die Zeichen Ihres Körpers. Die laufende Nase, ein leichter Husten, ein Schnupfen kommen und gehen gewöhnlich ohne weitere Hilfen der modernen Medizin aus. Scheinbar belanglose Beschwerden, die mehr als 1 oder 2 Wochen anhalten, können jedoch einen ernsten Hintergrund haben.

Ein paar Anzeichen, die normalerweise mit kleineren Beschwerden einhergehen, die jedoch genauso gut Warnzeichen dafür sein können, dass sich etwas Ernsteres anbahnt, sind im Nachfolgenden beschrieben:

Schmerz. Akuter Schmerz (das heißt Schmerz, der plötzlich beginnt) ist normalerweise eine Warnung. Wenn Sie einen plötzlichen, starken Schmerz verspüren, den Sie nie zuvor hatten, sollten Sie umgehend Ihren Arzt aufsuchen.

Fieber. Viele kleinere Beschwerden werden von Fieber begleitet. Erhöhte Körpertemperatur ist die Reaktion Ihres Körpers, um Infektionen und bestimmte Erkrankungen zu bekämpfen. Fieber erhöht aber auch den Flüssigkeitsverlust des Körpers. Deshalb ist eine angemessene Flüssigkeitszufuhr bei Fieber wichtig.

Die Körpertemperatur variiert normalerweise im Laufe des Tages : morgens ist sie niedriger, am Nachmittag höher. Niedriges Fieber (gemessen mit einem Thermometer unter der Zunge) ist definiert als eine Temperatur zwischen 37,5 °C und 38,5 °C.

Suchen Sie Ihren Arzt auf, wenn die Temperatur länger als 1 oder 2 Tage über 38 °C liegt, oder die Temperatur von Anfang an mehr als 39 °C beträgt, oder wenn bei einem Kind, das drei Monate oder jünger ist, eine Temperatur über 38 °C gemessen wird (→ Was ist ein Fiebernotfall?, S. 424).

Husten. Ein Husten aufgrund einer Erkältung ist normal. Hält der Husten jedoch über 2 Wochen an oder ist von blutigem Auswurf begleitet, sollten Sie Ihren Arzt aufsuchen.

Anhaltender Durchfall und Erbrechen. Der große Verlust von Körperflüssigkeit kann, besonders für Kinder, lebensbedrohlich sein. Suchen Sie deshalb Ihren Arzt auf, wenn Sie oder Ihr Kind nicht in der Lage sind, Flüssigkeiten bei sich zubehalten. Sie sollten Ihren Arzt zu Rate ziehen, wenn wässrige Durchfälle oder Erbrechen länger als 2 oder 3 Tage anhalten oder mit Fieber, Blut im Stuhl oder einem Schwächegefühl einhergehen.

Bisse und Stiche

Ein Hund, eine Biene in einem blühenden Busch, eine Spinne oder eine Schlange oder gar ein Mensch können uns möglicherweise gefährliche Bisse oder Stiche zufügen. Jede dieser Verletzungen muss umgehend und richtig versorgt werden, um das Risiko von Infektionen, allergischen Reaktionen oder anderen Komplikationen so gering wie möglich zu halten.

Auf den folgenden Seiten werden besprochen: Tier- und Menschenbisse, Bisse von Spinnen, Skorpionen und anderen Insekten, Bienenstiche, Schlangenbisse sowie die Stiche von Quallen (Quallenfeuer).

Tierbisse

Die meisten Bisse werden durch Haustiere verursacht, typischerweise durch Hunde. Katzenbisse sind seltener, rufen jedoch häufiger Infektionen hervor. Die beste Maßnahme gegen Tierbisse ist eine gute Vorsorge:

Das Tollwutrisiko

Fledermäuse, Füchse und andere wilde Tiere können Tollwut haben – aber auch der normalerweise freundliche Hund von nebenan, besonders wenn er ab und zu frei im Wald rennt.

Tollwut wird von einem Virus hervorgerufen, das das Gehirn angreift. Bei einem Biss wird es über den Speichel des infizierten Tieres auf den Menschen übertragen. Die Inkubationszeit (die Zeit vom Biss bis zum Erscheinen der ersten Anzeichen) liegt bei der Tollwut zwischen 3 und 7 Wochen (→ Tollwut, S. 1070).

Symptome

Nach der Inkubationszeit, entwickelt sich ein Brennen rund um die Bissstelle. Eine ausgedehnte Hautüberempfindlichkeit kann auftreten und Temperaturschwankungen können als unangenehm empfunden werden. Wenn das Virus sich ausbreitet kann es dazu kommen dass »Schaum vor dem Mund« steht. Weitere Symptome einer Tollwutinfektion sind: Unkontrollierte Gereiztheit und Verwirrung wechselnd mit Phasen der Apathie, Krämpfe und Lähmungen die fast unvermeidbar zum Tod führen, wenn das Tollwutvirus unbehandelt bleibt.

In den späteren Stadien kann man das Virus im Speichel der betroffenen Person nachweisen.

Beobachten Sie das Tier

Bei einem unerklärbaren, nicht provozierten Biss durch einen Haushund, eine Hauskatze oder ein anderes Haustier, sollte das Tier gefangen, eingesperrt und von einem Tierarzt 7 bis 10 Tage beobachtet werden. Es ist zu beachten dass die Krankheit sogar durch das Lecken eines infizierten Tieres übertragen werden kann, wenn der Speichel mit verletzter Haut in Kontakt kommt. Wenn Sie von einem wilden Tier gebissen worden sind, sollte das Tier möglichst gefangen und so getötet werden, dass sein Gehirn auf Tollwutviren überprüft werden kann. Informieren Sie daher Mitarbeiter des zuständigen Gesundheitsamtes. Hunde, Marder, Katzen, Fledermäuse, und Füchse, die nicht gefangen werden können, werden generell als tollwutinfiziert eingestuft.

Behandlung

So bald wie möglich sollte die Wunde nach dem Biss gründlich mit Wasser und Seife ausgewaschen werden, gefolgt von einer zweiten Reinigung mit Desinfektionsmittel. Ihr Arzt muss entscheiden, ob er Sie gegen Tollwut behandelt. Die Behandlung besteht aus einer Impfung mit 5 Injektionen, die über einige Tage hinweg verabreicht werden.

Suchen Sie Ihren Arzt auf

Sollte der Verdacht bestehen, dass Sie sich mit Tollwut infiziert haben, suchen Sie umgehend Ihren Arzt oder das für Sie zuständige Gesundheitsamt auf.

Bringen Sie Ihren Kindern früh bei, sich von fremden Tieren fernzuhalten. Beachten Sie, dass Hunde an der Leine zu führen sind und bestehen Sie darauf, dass sich zum Beispiel Ihre Nachbarn auch daran halten. Melden Sie es den örtlichen Behörden, falls Sie oder eine andere Person von einem Tier gebissen wurden. Tiere, die öfters beißen, müssen eingesperrt oder in Extremfällen sogar getötet werden. Auch umherstreunende und wilde Tiere, wie etwa Fledermäuse, Füchse, Marder und andere können Menschen beißen. Diese Tiere, die in der Wildnis leben, sind besonders gefährlich, weil sie Tollwut haben können. Daher sollte möglichst jedes Tier, das einen Menschen beißt, eingefangen und tierärztlich auf Tollwut untersucht werden.

Vorgehen im Notfall

Kleinere Bisse

Behandeln Sie kleinere Bisswunden (die Haut ist verletzt aber nicht herausgerissen, die Blutung hält sich in Grenzen) wie jede andere leichte Verletzung. Waschen Sie die Wunde gründlich mit Seife aus und tragen Sie eine desinfizierende Lösung auf, um einer Infektion vorzubeugen (S. 392).

Stellen Sie sicher, dass die Person, die gebissen wurde, innerhalb der letzten 10 Jahre eine Tetanusimpfung erhalten hat. Falls nicht, suchen Sie umgehend einen Arzt auf.

Größere Bisse

Wenn der Biss eine tiefe Risswunde zur Folge hat, wenn die Haut an der Bissstelle größtenteils herausgerissen ist, oder wenn die Blutung nicht zum Stillstand kommt, üben Sie Druck auf die verletzte Stelle aus, um die Blutung zu stoppen (S. 400). Suchen Sie einen Arzt auf oder veranlassen Sie einen Notruf. Ihr Arzt wird die Wunde untersuchen, sie auswaschen und behandeln. Er wird gegebenenfalls eine Tetanusspritze verabreichen (S. 393).

Anzeichen einer Infektion

Noch Stunden und Tage nach dem Biss können Anzeichen einer Infektion auftreten. Beobachten Sie die Wunde deshalb sorgfältig. Bei Schwellungen, Rötungen, Eiterausfluss oder Schmerzen sollten Sie umgehend Ihren Arzt verständigen.

Verschiedene Krankheiten können durch Kratzer und Bisse übertragen werden. Zusätzliche Anzeichen, neben der Schwellung oder den Schmerzen am Rand der Wunde, können Fieber, Kopfschmerzen oder grippeähnliche Symptome sein. Noch einmal: Suchen Sie sofort Ihren Arzt auf.

Menschenbisse

Menschenbisse sind die gefährlichsten Säugetierbisse (→ Farbbild eines menschlichen Bisses, C-13), vor allem weil sich im Mund von Menschen gefährliche Bakterien befinden. Diese Bakterien gelangen mit dem Speichel in das Gewebe rund um den Biss und führen zu Infektionen. Außerdem besteht natürlich die Gefahr, dass wenn es sich um einen tiefen Biss handelt, Sehnen, Gelenke oder andere wichtige Strukturen verletzt werden.

Vorgehen im Notfall

Wenn Sie von einem Menschen gebissen worden sind, sollten Sie sich generell in medizinische Behandlung begeben Stoppen Sie die Blutung, in dem Sie Druck auf die Wunde ausüben, waschen Sie sie gründlich mit Wasser und Seife aus, und legen Sie einen Verband an. Suchen Sie dann Ihren Arzt oder eine Notaufnahme auf. Zusätzlich zur Untersuchung und Behandlung der Wunde kann Ihr Arzt Ihnen Antibiotika verschreiben, um der Entwicklung einer Infektion vorzubeugen.

Insektenbisse und -stiche

Die Symptome eines Insektenstichs entwickeln sich aufgrund einer Injektion von tierischem Gift oder anderen Substanzen in Ihrer Haut. Bei kleineren Bissen bleibt die Reaktion zeitlich und örtlich begrenzt: Es bildet sich eine Beule auf Ihrer Haut, die sich rund um den Biss entwickelt, das Gebiet juckt möglicherweise ein paar Stunden, dann jedoch verschwinden die Hautirritationen und Beschwerden im Laufe von Tagen. Die Stiche von Insekten wie beispielsweise Stechmücken, Flöhe, Wanzen oder Ameisen verlaufen typischerweise nach dem dargestellten Muster.

Ihr ganzer Körper kann jedoch betroffen sein, wenn es sich, wie im Falle mancher Spinnen und Skorpione, um ein hochwirksames Gift handelt oder wenn Sie, wie einige Menschen, überempfindlich auf die Stiche von Bienen oder Wespen reagieren.

Bienen-, Wespen- und Hornissenstiche

Etwa jeder 50. Mensch ist allergisch gegen das Gift der genannten Insekten. Ein Stich einer Biene oder eines anderen Insekts kann sich für einen derart allergischen Menschen zu einem lebensbedrohlichen Notfall entwickeln. Man nennt das eine anaphylaktische Reaktion.

Symptome einer solchen Reaktion, etwa nach einem Bienenstich, können eine Schwellung um die Augen, an den Lippen, an der Zunge und im Rachen sein. Atembeschwerden, Husten oder Röcheln, ausgedehntes Taubheitsgefühl, Krämpfe oder Hautausschlag können ebenfalls auftreten. Undeutliche Sprache, Angstzustände, geistige Verwirrung, Übelkeit, Erbrechen und Bewusstlosigkeit sind weitere mögliche Anzeichen (→ Insektenstichallergien, S. 1051, S. 444.)

Zeckenbisse

Zecken leben wie Flöhe im Fell oder Gefieder vieler Arten von Vögeln und anderer Tiere. Die Hauptgefahr geht gewöhnlich nicht vom eigentlichen Biss der Zecke aus, sondern von einem Bakterium, das von dem Insekt übertragen wird und die Lyme-Borreliose hervorruft. Die Lyme-Borreliose zeigt sich hauptsächlich in einer Form von Arthritis (Gelenkentzündung), kann jedoch zusätzlich eine große Vielfalt anderer Symptome hervorrufen (→ Lyme-Borreliose, S. 1067).

Beobachten Sie einen kreisrunden Hautausschlag, nachdem Sie in einemein Gebiet waren, in dem Zecken vorkommen können (hauptsächlich im Unterholz oder im hohen Gras), wurden Sie möglicherweise gebissen und mit dem Bakterium infiziert. Es kann sein, dass Sie die sehr kleine Zecke gar nicht zu Gesicht bekommen (→ Farbbild eines Hautausschlags bei Lyme-Borreliose, C-14).

Vorgehen im Notfall

Einfache Insektenbisse und Stiche
Steckt der Stachel einer Biene oder eines anderen Insekts nach einem Stich noch in Ihrer Haut, sollten Sie diesen vorsichtig entfernen. Achten Sie dabei besonders auf die Spitze des Stachels, um nicht noch mehr Gift zu injizieren. Am besten nehmen Sie eine Pinzette, fassen das Stachelende und ziehen Sie den Stachel vorsichtig heraus.

Einfache Insektenbisse sollten zunächst gekühlt werden, indem man ein kaltes, nasses Stück Stoff oder einen Eiswürfel auflegt. Sie können anschließend eine Salbe gegen Insektenstiche (diese enthalten entweder Antihistaminika oder Kortison) zur Linderung des Juckreizes sowie einer Entzündung auftragen.

Giftige Bisse und Stiche

Wenn Sie von einem Insekt gebissen oder gestochen wurden, auf dessen Gift Sie allergisch reagieren, begeben Sie sich umgehend in medizinische Betreuung.

Wenn dieses nicht sofort möglich ist, weil Sie zum Beispiel auf einer Wanderung sind, gehen Sie folgendermaßen vor:

1. Befindet sich der Biss oder Stich an Arm oder Bein, legen Sie einen festen Verband oberhalb von Biss oder Stich (zwischen ihm und dem Herz) an. Dies soll die Ausbreitung des Giftes aufhalten oder unterbinden. Der Verband sollte so eng sein, dass er die Hautdurchblutung einschränkt, nicht jedoch so eng, dass die Blutversorgung von Bein oder Arm nicht völlig unterbunden wird.
2. Bleiben Sie ruhig. Übermäßige Aufregung oder Bewegung steigert Ihren Blutfluss und fördert somit die Verteilung des Gifts.
3. Legen Sie ein mit kaltem Wasser befeuchtetes oder ein mit Eis gefülltes Stück Stoff auf den Biss.
5. Begeben Sie sich so bald wie möglich in medizinische Betreuung.

Wenn Sie wissen, dass Sie allergisch auf Bienenstiche reagieren, kann Ihr Arzt Ihnen ein spezielles Notfallset überlassen, das ein Autoinjektionsgerät oder eine Subkutanspritze mit einer einfachen Dosis Epinephrin (Adrenalin) und eine Antihistamintablette enthält. Sie sollten dieses Set in den Jahreszeiten und in den Situationen greifbar haben, in welchen Sie von den entsprechenden Insekten gestochen werden könnten. Eine Person, die nach einem Insektenstich das Bewusstsein verliert, ist in höchster Lebensgefahr und bedarf einer sofortigen notärztlichen Behandlung (S. 444).

Zeckenbisse

Wenn Sie ein Zecke finden, die auf Ihrer Haut krabbelt, entfernen Sie sie vorsichtig. Zerdrücken Sie sie nicht zwischen Ihren Fingern. Waschen Sie danach Ihre Hände.

Wenn die Zecke schon zugebissen hat und sich in ihrer Haut festhält, reißen Sie sie nicht heraus. Entfernen Sie die Zecke vorsichtig mit einer Pinzette. Die alte Regel, die Zecke mit Öl zu behandeln, ist heute nicht mehr gültig. Haben Sie die Zecke entfernt, waschen Sie die Stelle gründlich. Schauen Sie die nächsten ein oder zwei Wochen nach Anzeichen der → Lyme-Borreliose, S. 1067.

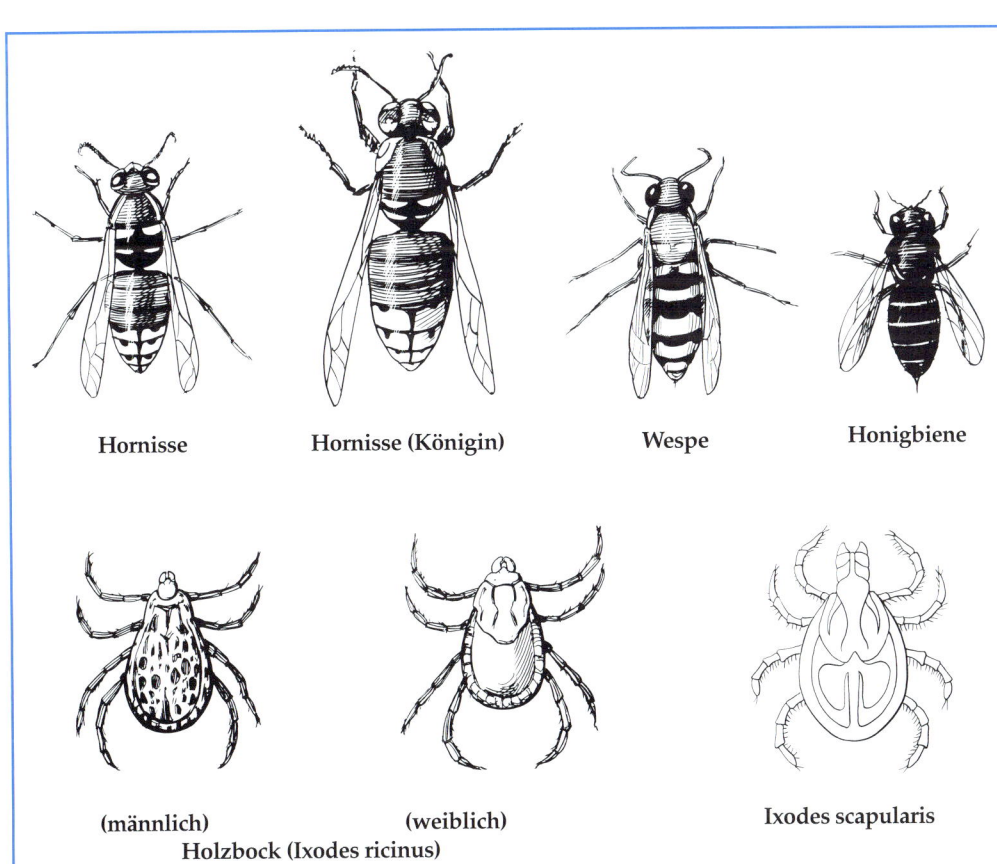

Hornisse	Hornisse (Königin)	Wespe	Honigbiene

(männlich)	(weiblich)	Ixodes scapularis
Holzbock (Ixodes ricinus)		

Viele der uns bekannten Insekten sind anhand bestimmter Merkmale recht einfach zu unterscheiden. Bei dieser Zeichnung stimmen die Größenverhältnisse jedoch nicht.

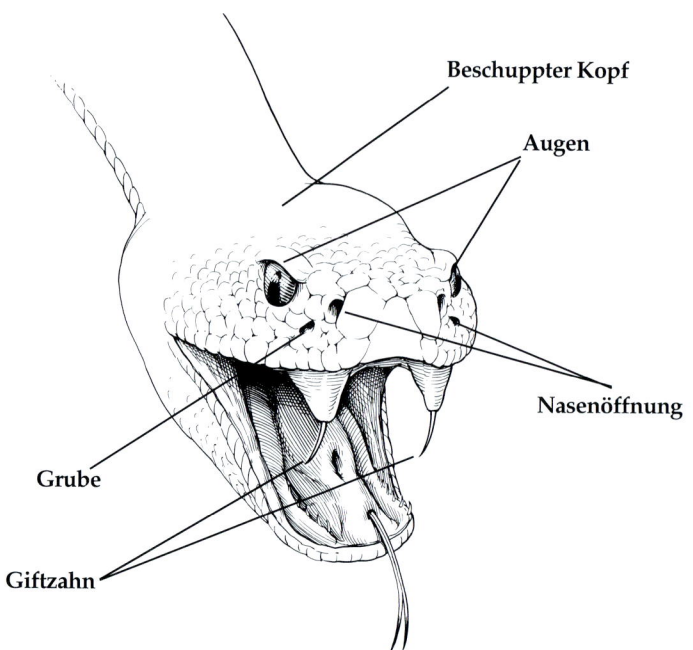

Beschuppter Kopf

Augen

Nasenöffnung

Grube

Giftzahn

In Europa ist nur der Biss der sehr selten vorkommenden Kreuzotter giftig.

Schlangenbisse

Schlangenbisse stammen häufig von ungiftigen Schlangen und erfordern dann außer dem Reinigen und Desinfizieren der Wunde keine weitere Behandlung. Infektionen sind wie bei jeder Wunde möglich. Nach dem Biss einer Giftschlange sind unverzügliche Erste-Hilfe-Maßnahmen notwendig. Die einzige in Mitteleuropa heimische Giftschlange ist die sehr seltene Kreuzotter. Charakteristisches äußeres Merkmal eines Schlangenbisses sind zwei punktförmige Einstiche.

Die Kreuzotter ist eine in Europa und Asien heimische Viper, die eine durchschnittliche Länge von 60 bis 75 Zentimetern erreicht. Der Kopf ist relativ schmal und nur wenig vom Hals abgesetzt. Die Färbung variiert beträchtlich, sie reicht von Braun über Grau und Olivgrün bis zu Kupferrot und Schwarz. Die meisten Exemplare haben eine auffällige Zeichnung, die sich zickzack- oder wellenförmig über den Rücken erstreckt.

Die giftige, vorwiegend tagaktive Kreuzotter lebt bevorzugt in feuchten Biotopen wie Mooren, besiedelt aber auch lichte Wälder, Bahndämme und Steinbrüche, wenn diese nicht zu trocken sind. Sie ernährt sich überwiegend von Fröschen, Eidechsen, Jungvögeln und Mäusen. Durch fortschreitende Umweltzerstörung, aber auch durch gezielte Dezimierungsmaßnahmen, ist die Art stark zurückgegangen. Deshalb steht sie in einigen Ländern Europas unter Schutz, so auch in Deutschland und Österreich.

Quallenfeuer

Verschiedene Lebewesen des Meeres, darunter Quallen, haben Gift in Ihren Fangarmen, das durch Berührung auf den Menschen übertragen werden kann.

Brennen und Schmerz sind die Hauptsymptome, begleitet von roten, urtikariaähnlichen Hautveränderungen.

Ist eine erhebliche Menge Gift übertragen worden, kann es zu Allgemeinsymptomen wie Kurzatmigkeit, Übelkeit, Magenkrämpfen und Verwirrung kommen.

Im Extremfall können Muskelkrämpfe, Ohnmacht, Erbrechen und Atemnot als Zeichen einer anaphylaktischen Reaktion hervorgerufen werden (→ Anaphylaxie, S. 444, → Farbbild einer Hautreaktion nach dem Kontakt mit einer Qualle, C-13).

Vorgehen im Notfall
Wenn Sie Kontakt mit einer Qualle hatten, tun Sie Folgendes:
1. Verlassen Sie das Wasser.
2. Entfernen Sie möglicherweise vorhandene Quallenreste indem Sie die Stelle mit einer Hand voll nassen Sands abwischen.
3. Lindern Sie die stechenden Schmerzen: Waschen Sie das betroffene Gebiet mit Alkohol oder warmem Wasser ab und tragen Sie anschließend eine juckreizstillende Salbe auf.
4. Bei schwerwiegenden Reaktionen begeben Sie sich möglichst umgehend in medizinische Betreuung.

Blutungen

Wenn eine Verletzung zu einer Blutung (Hämorrhagie) führt, müssen Maßnahmen getroffen werden, den Blutverlust zu stoppen. Die Folgen eines beträchtlichen Blutverlusts können Schock, Bewusstlosigkeit und Tod sein.

Die meisten blutenden Verletzungen sind nicht lebensbedrohlich, trotzdem muss eine geeignete Behandlung erfolgen, nicht nur um die Blutung zu stoppen, sondern auch, um Infektionen und andere Komplikationen zu vermeiden. Auf den folgenden Seiten werden geeignete Vorgehensweisen im Notfall erläutert, um diese Ziele zu erreichen.

Oft ist es hilfreich, die vorliegende Art der Blutung zu erkennen. Man unterscheidet im wesentlichen drei Arten: Die kapillare, die venöse und die arterielle Blutung:

Kapillare Blutungen. Kapillaren sind die zahlreichsten, aber auch die kleinsten Blutgefäße im Körper. Wird eine Kapillare durch einen kleinen Schnitt oder einen Kratzer verletzt, kommt es normalerweise zu einer schwachen Blutung. Das körpereigene Blutgerinnungssystem stoppt die Blutung innerhalb weniger Minuten.

Venöse Blutungen. Venen sind diejenigen Blutgefäße, die das Blut zum Herz zurück transportieren. Sie werden häufig verletzt. Weil das Blut bereits seinen Sauerstoff an die Zellen abgegeben hat, ist es dunkelrot gefärbt. Es kommt zu andauernden aber schwachen Blutungen.

Wenn man genügend Druck auf die Wunde ausübt, kommt die Blutung gewöhnlich zum Stillstand.

Arterielle Blutungen. Die seltenste, aber gefährlichste Art der Blutung tritt bei der Verletzung einer Arterie auf. Das ausströmende Blut ist hellrot und spritzt oft im Rhythmus des Herzschlags aus der Wunde. Wird eine große Arterie verletzt und nicht sofort versorgt, ist es möglich, in weniger als einer Minute zu verbluten. Großer Druck direkt auf die Wunde stoppt jedoch in den meisten Fällen die arterielle Blutung.

Auch der Ort und die Art der Wunde haben Einfluss auf die Behandlung. Auf den folgenden Seiten wird die Versorgung verschiedener Wunden erläutert:

Verletzungen der Haut, Blutungen aus dem Mund und anderen Körperöffnungen, bis hin zu schweren Prellungen und Blutungen unter der Haut.

Blutungen aus einer Wunde oder Verletzung

Blutungen an der Oberfläche Ihres Körpers können von sehr leicht – der Stich einer Nähnadel hinterlässt einen winzigen Tropfen Blut – bis sehr schwer (so eine tiefe, klaffende Wunde, aus der rhythmisch Blut im Schwall herausströmt, weil eine Arterie verletzt ist) alle Formen annehmen. Alle Wunden jedoch bedürfen angemessener Hilfe und Behandlung. Falsche oder fehlende Versorgung kann zu schweren Infektionen führen (→ Wundinfektionen, S. 1016). Stellen Sie sicher, dass Ihre Tetanusimpfung noch wirksam ist (S. 393).

Schnitte

Haben Sie sich leicht geschnitten, und die Wunde blutet wenig, waschen Sie den Schnitt gründlich mit Wasser und milder Seife aus. Legen Sie einen Verband an, um die Wunde sauber zu halten.

Ist der Schnitt ernser, das heißt die Blutung kommt nicht in kurzer Zeit alleine zum Stillstand oder die Wunde ist groß, tief oder an den Rändern ausgefranst, suchen Sie Ihren Arzt auf. Zunächst allerdings stoppen Sie die Blutung, indem Sie mit einer sterilen Kompresse oder einem sauberen Stück Stoff Druck direkt auf die Verletzung ausüben. Halten Sie den Druck aufrecht bis die Blutung zum Stillstand gekommen ist.

Bei schweren Blutungen gehen Sie wie auf Seite 400 beschrieben vor.

Prellungen

Prellungen (Kontusionen, Quetschungen) rühren gewöhnlich von einem Schlag oder einem Fall her. Blutungen unter der Haut sind die Folge, die zu einer Ansammlung von Blut führen (Hämatom).

Sollte die Haut nicht verletzt sein, ist ein Verband unnötig. Um die Beschwerden zu lindern, lagern Sie das betroffene Gebiet hoch, und kühlen Sie es mehrmals täglich für 30 bis 60 Minuten mit Eis oder Kältekompressen.

Stichwunden

Eine Stichwunde – zum Beispiel der Tritt in einen Nagel – ruft normalerweise keine starke Blutung hervor und die Wunde scheint sich sofort wieder zu schließen. Dies bedeutet jedoch nicht, dass eine Versorgung unnötig ist.

Wie Sie schwere Blutungen stoppen

Um eine schwere Blutung zu stoppen befolgen Sie die folgenden Schritte:

1. Legen Sie die betroffene Person hin. Der Kopf sollte möglichst ein wenig tiefer liegen als der Rumpf, oder die Beine sollten angehoben werden. Diese Lage erhöht die Durchblutung des Gehirns und verringert damit die Wahrscheinlichkeit, aufgrund des Blutverlusts ohnmächtig zu werden. Wenn möglich, heben Sie die verletzte Stelle an. Eine verletzte Hand zum Beispiel kann über das Niveau des Herzens angehoben werden, um den Blutfluss zu reduzieren.

2. Entfernen Sie kleinere Fremdkörper und Dreck aus der Wunde. Entfernen Sie jedoch keine Gegenstände, die tief in der Wunde stecken. Untersuchen und reinigen Sie die Wunde zu diesem Zeitpunkt nicht. Ihre Hauptaufgabe ist es, den Blutverlust zu stoppen.

3. Üben Sie mit einer sterilen Kompresse, einem sauberen Stück Stoff oder gar einem Kleidungsstück direkt Druck auf die Wunde aus. Wenn nichts anderes greifbar ist, benutzen Sie Ihre Hand.

4. Halten Sie den Druck aufrecht bis die Blutung zum Stillstand kommt. Ist das der Fall, verbinden Sie die Wunde fest mit einem Verbandpäckchen. Haben Sie keines zur Hand, benutzen Sie ein sauberes Stück Stoff.

5. Blutet es weiterhin und sickert Blut durch die Kompresse oder durch das Material, das Sie auf die Wunde halten, lösen Sie den Druck nicht. Drücken Sie mehr aufsaugendes Material darauf.

6. Sollte die Blutung durch direkten Druck auf die Wunde nicht zum Stillstand kommen, müssen Sie die große Arterie abdrücken, die das Gebiet, in dem sich die Wunde befindet, mit Blut versorgt. Im Falle einer Verletzung an der Hand oder am Unterarm zum Beispiel, drücken Sie die Arterie am Oberarm gegen den Oberarmknochen. Tun Sie das mit ausgestreckten Fingern

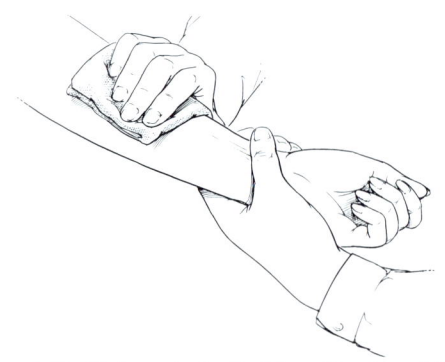

Kommt die Blutung trotz direktem Druck auf die Wunde nicht zum Stillstand, halten Sie den Druck aufrecht, und drücken Sie ebenfalls die nächste in Herzrichtung gelegene große Arterie ab.

und üben Sie mit der anderen Hand weiterhin Druck auf die Wunde aus.

7. Stellen Sie den verletzten Körperteil ruhig, sobald die Blutung zum Stillstand gekommen ist. Entfernen Sie den Verband nicht und bringen Sie die verletzte Person umgehend in eine Notaufnahme (→ Amputationsverletzungen, S. 450).

Arterielle Abdruckpunkte

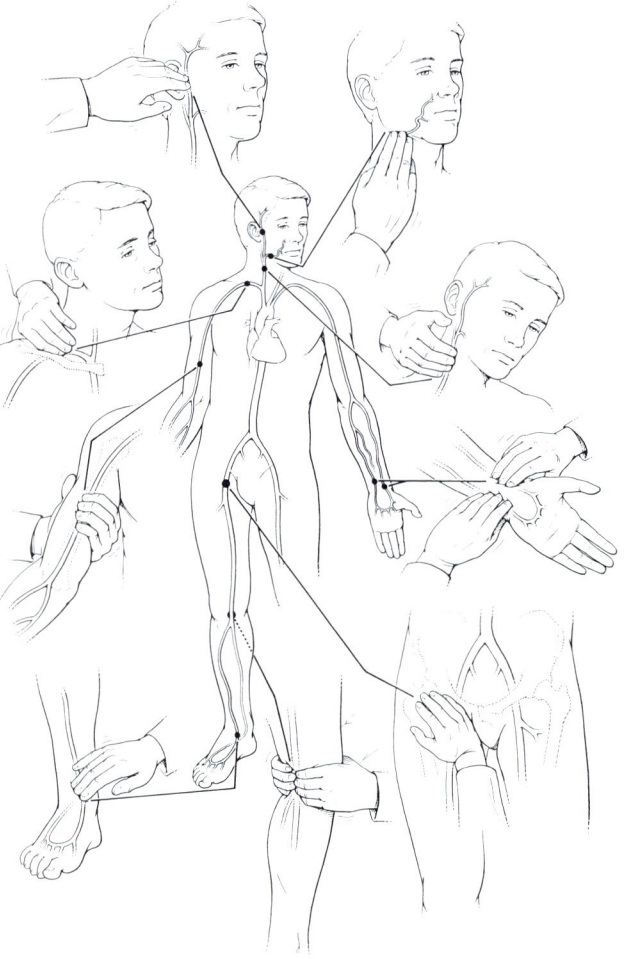

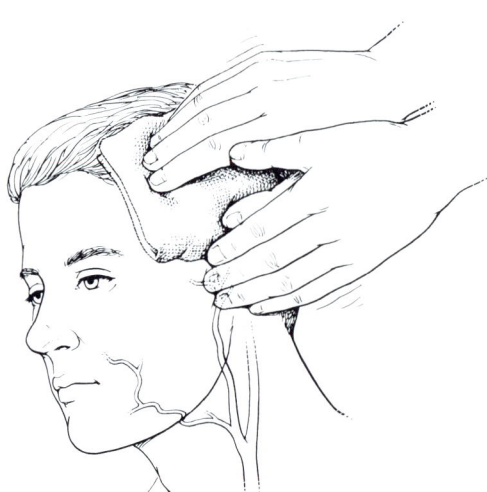

Üben Sie mit einer sterilen Kompresse oder einem sauberen Stück Stoff direkten Druck auf die Wunde aus.

Stichwunden sind aufgrund des Infektionsrisikos gefährlich. Der Gegenstand, der zu der Verletzung führte, kann, besonders wenn er auf der Erde lag, Sporen des Tetanusbakteriums und anderer Bakterien auf seiner Oberfläche tragen. Das kann zu ernsten Infektionen führen (→ Tetanusimpfung, Seite 393). Wenn Sie eine Stichwunde erleiden, stoppen Sie falls nötig die Blutung, indem Sie Druck mit einer sterilen Kompresse oder einem sauberen Stück Stoff ausüben. Begeben Sie sich dann in medizinische Behandlung um einer Tetanusinfektion oder einer anderen Infektion vorzubeugen.

Bindegewebsverletzungen

Eine weitere Verletzung, die zu beträchtlichen Blutungen führen kann, ist die Bindegewebsverletzung. Dabei sind sowohl die Haut, als auch darunter liegendes Gewebe, wie Stütz-, Binde- und Muskelgewebe, und Blutgefäße verletzt. Solche Verletzungen können auftreten, nach einem Schlag (Prellungen), einem schweren Schnitt oder Riss, oder wenn Haut von den darunter liegenden Geweben abgetrennt (Skalpierungsverletzungen) oder abgerissen wird. Bindegewebsverletzungen werden zunächst behandelt wie andere Blutungen auch.

Bauchverletzungen

Wegen der großen Zahl der darunter liegenden inneren Organe, kann eine die Bauchwand durchdringende Verletzung sehr gefährlich sein. Setzen Sie umgehend einen Notruf ab (in den meisten Gebieten 19222 oder 112), Legen Sie die Personen mit Bauchverletzungen auf den Rücken. Wenn keine inneren Organe aus der Wunde austreten, benutzen Sie eine sterile Kompresse oder ein Verbandtuch und üben Druck auf die Verletzung aus, um die Blutung zu stoppen. Ist diese gestillt, legen Sie einen Verband an.

Treten innere Organe aus der Wunde aus, versuchen Sie nicht diese wieder hinein zu drücken: Bedecken Sie die Stelle mit einem sterilen Verbandtuch und üben Sie nur sehr sanften Druck aus, um die Blutung zu stoppen.

Blutungen aus Körperöffnungen

Manchmal werden scheinbar oberflächliche Verletzungen von inneren Blutungen begleitet: Einem Schlag gegen den Kopf zum Beispiel, der eine kleine Platzwunde zur Folge hat, kann eine wesentlich gefährlichere innere Blutung folgen. In manchen Fällen zeigen sich innere Blutungen nicht durch eine Blutung nach außen, in anderen Fällen hingegen erbrechen die Betroffenen Blut oder bluten aus den Ohren, der Nase, dem Mund, dem Anus, der Vagina oder dem Penis.

Innere Blutungen, besonders im Bauchbereich, an Kopf oder Brust sind außerordentlich gefährlich und können lebensbedrohlich sein. Selbst wenn keine größere Blutung nach außen besteht, kann der Blutverlust beträchtlich sein.

Hat der Patient eine traumatische Verletzung erlitten, also eine Verletzung durch einen Sturz, einen Autounfall oder eine andere Gewalteinwirkung von außen, so ist eine innere Blutung zu befürchten (→ Innere Blutungen erkennen, S. 402).

Bluterbrechen

Hämatemesis ist der medizinische Ausdruck für das Bluterbrechen. Es kann Anzeichen sein für Verletzungen oder Erkrankungen im Rachen, in der Speiseröhre, im Magen oder im Zwölffingerdarm (erster Teil des Dünndarms).

Begeben Sie sich in medizinische Betreuung
Während Sie auf Hilfe warten, soll der Betroffene sich möglichst mit erhöhten Beinen hinlegen. Er soll nichts essen oder trinken.

Bluthusten

Der medizinische Ausdruck für das Aushusten von Blut ist Hämoptyse. Das Blut kommt gewöhnlich aus Lunge oder Luftröhre. Es ist schaumig, hellrot und schmeckt salzig. Einige mögliche Ursachen können Bronchien- oder Lungenentzündungen, Blutgerinnsel in der Lunge, stumpfe Verletzungen der Brust oder Lungenkrebs sein.

Sollte der Verletzte größere Blutmengen aushusten, setzen Sie umgehend einen Notruf ab. Während Sie auf Hilfe warten, sollte der Betroffene sich mit leicht erhöhtem Kopf hinlegen (durch Kopfkissen unterstützt). Lockern Sie die Kleidung um Hals und Brust. Beruhigen Sie die Person, halten Sie sie warm und lagern Sie sie möglichst schmerzfrei. Wenn sie durstig ist, können Sie ihr etwas zerstoßenes Eis oder einige kleine Schluck Wasser geben.

Rektale Blutungen

Blutungen aus dem Anus können viele Ursachen haben. Die relativ häufig vorkommenden Hämorrhoiden können Blutungen verursachen, die sich darin zeigen, dass Sie Blut in der Toilettenschüssel oder auf dem Toilettenpapier finden. Dieses Blut ist im allgemeinen hellrot.

Ein tief dunkler oder gar schwarzer Stuhlgang (Teerstuhl) lässt auf größere Blutungen im Magen-Darm-Trakt schließen. (Beachten Sie, dass auch die Einnahme von wismut- oder eisenhaltigen Präparaten schwarzen Stuhl verursachen können.) Wenn Sie Rektalblutungen oder einen Teerstuhl beobachten, wenden Sie sich an Ihren Arzt.

Bei stärkeren analen Blutungen, begeben Sie sich umgehend in medizinische Betreuung.

Vaginale Blutungen

Vaginale Blutungen sind ein normaler Teil des Menstruationszyklus. Sie können jedoch ebenfalls Anzeichen einer ganzen Reihe medizinischer und gynäkologischer Probleme sein. Suchen Sie umgehend Ihren Arzt auf, wenn Sie eine unerklärliche Vaginalblutung haben, besonders wenn Sie schwanger sind.

Blut im Urin

Blut im Urin, Hämaturie genannt, kann beängstigend sein. Eine verhältnismäßig kleine Menge hellrotes, frisches Blut in der Toilette kann den Eindruck hinterlassen, als wäre die ganze Schüssel voller Blut. Die Wahrscheinlichkeit ist groß, dass der Blutverlust nur sehr gering ist. Suchen Sie aber vorsichtshalber doch den Rat Ihres Arztes ein, da die Ursache ein Tumor, eine Infektion, ein Stein, eine Nierenerkrankung oder ein anderes ernsthaftes medizinisches Problem sein kann.

Wenn das Blut dem Urinfluss vorausgeht und hellrot ist, kommt es wahrscheinlich aus der Harnröhre. Ist das Blut gut mit dem Urin vermischt, kann sein Ursprung in Blase oder Nieren liegen.

Nasenbluten

Dieses häufige Leiden bezeichnet eine plötzliche Blutung aus einem Nasenloch. Es kann von einer Verletzung, etwa einem Schlag auf die Nase herrühren, kann aber auch die Folge ausgetockneter Nasenschleimhäute, die Folge von Allergien oder aber auch ganz anderer Ursachen wie zum Beispiel Bluthochdruck sein.

Häufig beginnt das Nasenbluten an der Nasenscheidewand die mit vielen feinen Blutgefäßen überzogen ist. Diese Form des Nasenblutens ist nicht schwerwiegend und kann leicht zum Stillstand gebracht werden.

Bei manchen Menschen jedoch beginnt das Nasenbluten in Regionen, die tiefer in der Nase liegen. Es ist viel schwerer zu stillen.

Innere Blutungen erkennen

Im Falle einer Gewalteinwirkung von außen, wie etwa bei einem Autounfall oder einem Sturz, kann es sein, dass innere Blutungen nicht sofort zu erkennen sind. Sie sollten jedoch stets daran denken, wenn Sie eines der folgenden Zeichen beobachten:

- Blutungen aus Nase, Ohr, Rektum oder Vagina oder Bluterbrechen oder Bluthusten
- Prellungen an Hals, Brust oder Bauch
- Tiefe Wunden im Bereich des Schädels, der Brust oder des Bauches
- Empfindlichkeit der Bauchdecke, verbunden mit einer Abwehrspannung der Bauchmuskeln
- Knochenbrüche (Frakturen).

Innere Blutungen können einen Schock zur Folge haben, da das Blutvolumen, das dem Kreislauf zur Verfügung steht nicht mehr ausreicht. Die Person kann sich schwach, durstig und ängstlich fühlen. Ihre Haut ist möglicherweise kühl. Andere Symptome des Schocks sind eine flache und schnelle Atmung, ein schwacher und schneller Puls, Zittern und Ruhelosigkeit.

Vorgehen im Notfall

Wenn Sie eine innere Blutung vermuten, setzen Sie umgehend einen Notruf ab (in den meisten Gebieten unter der Telefonnummer 19222 oder 112). Behandeln Sie die Person wie bei einem Schock (→ Erkennen und Bekämpfen eines Schocks, S. 442). Sie soll sich bequem hinlegen, sich nicht bewegen. Lockern Sie ihre Kleidung, geben Sie ihr nichts zu trinken oder zu essen, auch wenn sie durstig oder hungrig ist. Sollte sich die innere Blutung an einer Extremität befinden (zum Beispiel zusammen mit einem Bruch oder einer starken Prellung), drücken Sie direkt auf diese Stelle oder drücken Sie die große Arterie oberhalb des Bruchs oder der Prellung ab, um die Blutung zu stoppen (→ Wie Sie schwere Blutungen stoppen, S. 400).

Vorgehen im Notfall

Stoppen Sie ein gewöhnliches Nasenbluten, indem Sie die folgenden Schritte befolgen:

1. Setzen Sie sich aufrecht hin. Die aufrechte Position vermindert den Blutfluss in den Venen der Nase. Legen Sie Ihren Kopf nicht in den Nacken, sondern beugen Sie den Kopf nach vorne, damit das Blut nach außen ablaufen kann. Stecken Sie nichts in Ihr Nasenloch.

2. Drücken Sie mit Daumen und Zeigefinger Ihre Nase zusammen und atmen Sie durch den Mund. Machen Sie das für 5 bis 10 Minuten, um den Blutfluss zu stoppen.

Wenn es Ihnen gelingt, die Blutung zu stillen, ist es nicht nötig, weitere Hilfe in Anspruch zu nehmen. Können Sie die Blutung jedoch nicht stoppen, so begeben Sie sich sofort in medizinische Behandlung (→ Nasenbluten, S. 586).

Verbrennungen

Verbrennungen können durch Feuer, Sonne, Chemikalien, heiße Gegenstände oder Flüssigkeiten, Elektrizität und andres hervorgerufen werden. In Abhängigkeit von ihrer Größe und ihrer Art kann die Verbrennung von einer kleinen harmlosen Verletzung bis hin zu einem lebensbedrohlichen Notfall alle Schweregrade annehmen.

Schweregrad der Verbrennung

Um eine leichte von einer schwerwiegenden Verbrennung zu unterscheiden, muss der Grad der Zerstörung von Körpergewebe festgestellt werden. Die drei Grade, die von Medizinern unterschieden werden, sind hier beschrieben.

Verbrennungen ersten Grades

Die ungefährlichsten Verbrennungen sind diejenigen, bei denen nur die äußerste Hautschicht (Epidermis) betroffen ist. Gerötete Haut, Schwellung und Schmerzen sind Anzeichen für Verbrennungen ersten Grades. Die äußerste Schicht der Haut ist dabei nicht vollständig zerstört. Wenn solch eine Verbrennung nicht gerade große Teile der Hände, der Füße, des Gesichts, der Leistengegend, des Gesäßes oder eines großen Gelenks betreffen, kann sie wie eine leichte Verbrennung behandelt werden. (→ Behandlung kleinerer Verbrennungen zu Hause, S. 405). Sollte die Verbrennung durch die Sonne verursacht worden sein, schlagen Sie unter Sonnenbrand (S. 414) nach.

Verbrennungen zweiten Grades

Ist die oberste Hautschicht vollständig zerstört und die nächsttiefere Hautschicht (Dermis) an-gegriffen, spricht man von einer Verbrennung zweiten Grades. Typischerweise entstehen bei diesem Verbrennungsgrad Blasen, die Haut ist stark gerötet, geschwollen und erscheint gesprenkelt, der Betroffenen leidet unter starken Schmerzen.

Wenn die Ausdehnung der Verbrennung zweiten Grades nicht größer als 5 bis 7 Zentimeter ist, kann Sie wie eine kleinere Verbrennungen behandelt werden (S. 405). Sollte das verbrannte Hautareal größer sein oder sind Hände, Füße, Gesicht, Leistengegend, Gesäß oder große Gelenke betroffen, schlagen Sie nach unter → Behandlung schwerer Verbrennungen S. 405.

Verbrennungen dritten Grades

Diese gefährlichste Art der Verbrennungen betrifft alle Schichten der Haut. Fettgewebe, Nerven, Muskeln und sogar Knochen können verletzt sein. Teile der Haut sind schwarz verkohlt, oder erscheinen weiß und trocken. Der Betroffene erleidet starke Schmerzen. Ist jedoch ein relativ großer Teil des Nervengewebes beschädigt, verspürt er möglicherweise überhaupt keinen Schmerz mehr (→ Behandlung schwerer Verbrennungen, S. 405).

Verbrennungen durch Elektrizität

Jede Verbrennung durch Elektrizität sollte von einem Arzt untersucht werden. Eine solche Verbrennung erscheint möglicherweise nicht schwerwiegend, kann jedoch ausgeprägte Verletzungen tieferen Gewebes unter der Haut mit sich führen. Eine Herzrhythmusstörung, ein Herzstillstand oder andere innere Verletzungen können auftreten, wenn die Strommenge, die durch den Körper fließt, groß genug ist.

Manchmal kann der Stromstoß bewirken, dass die Person weggeschleudert wird oder hinfällt. Das kann zu Frakturen oder anderen Verletzungen führen. Die Erste Hilfe Maßnahmen, die Sie ergreifen sollten, bevor Sie die Notaufnahme erreichen, schlagen Sie unter Behandlung schwerer Verbrennungen auf der Seite 405 nach.

Wichtig bei jedem Eingriff ist, dass Sie sich davon überzeugen, dass der Verletzte nicht mehr mit der Stromquelle in Verbindung steht, da Sie sich sonst selbst in akute Lebensgefahr begeben.

Verbrennungen werden nach der Schädigung der Haut und des Körpergewebes eingeteilt.

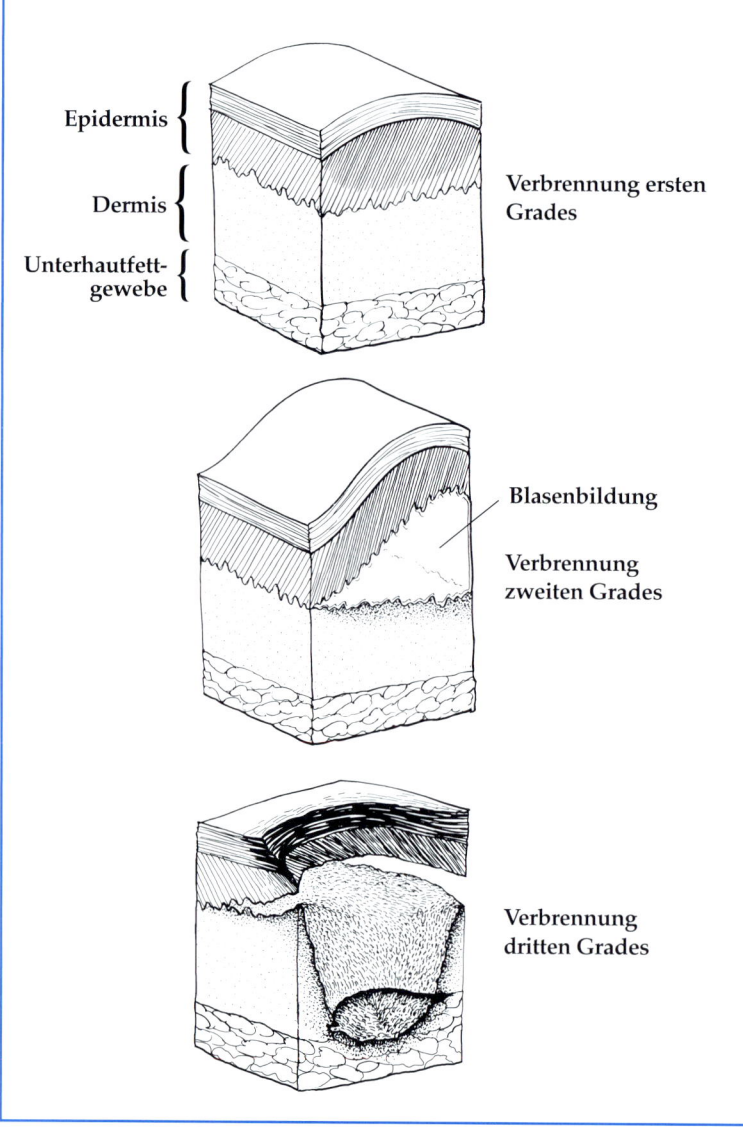

Epidermis {

Dermis {

Unterhautfett-
gewebe {

Verbrennung ersten Grades

Blasenbildung

Verbrennung zweiten Grades

Verbrennung dritten Grades

Verbrennungen durch Chemikalien

Um Verbrennungen durch Chemikalien zu behandeln tun Sie folgendes:

1. Stellen Sie sicher, dass die Ursache der Verbrennung beseitigt ist. Waschen Sie die Chemikalien mit kaltem, fließendem Wasser für mindestens 20 Minuten ab. (Sollte es sich um eine pulverförmige Substanz handeln, wie zum Beispiel Kalk, bürsten Sie die Haut ab, bevor Sie sie abwaschen.)
2. Sollte die Person schwach und blass sein oder flach und schnell atmen, behandeln Sie Sie wie bei einem Schock (→ Wie erkenne und behandle ich einen Schock, S. 442).
3. Entfernen Sie durch die Chemikalie verunreinigte Kleidung oder Schmuck.
4. Bedecken Sie das verbrannte Areal (wenn möglich) mit einem trockenen, sterilen Verband oder einem sauberen Stück Stoff.
5. Beklagt sich der Betroffene über stärker werdende Schmerzen, kühlen Sie die Verbrennung weiterhin mit Wasser.
6. Kleinere Verbrennungen durch Chemikalien heilen normalerweise ohne eine weitere Behandlung. Hat die Chemikalie jedoch schon die erste Hautschicht zerstört und eine Verbrennung zweiten Grades hervorgerufen, deren Ausdehnung mehr als 5 bis 7 Zentimeter beträgt oder Hände, Füße, Gesicht, Leistengegend, Gesäß oder große Gelenke betrifft, dann begeben Sie sich umgehend in medizinische Betreuung.

Chemikalien im Auge

Wenn Chemikalien in Ihr Auge gelangt sind, sollte es sofort mit Wasser ausgespült werden. Sauberes Trinkwasser ist ausreichend – es ist wichtiger mit dem Ausspülen sofort zu beginnen, als nach sterilem Wasser zu suchen.

Spülen Sie die Augen gründlich mit fließendem Wasser für mindestens 20 Minuten. Danach schließen Sie die Augen und bedecken sie lose mit einem feuchten Verband. Begeben Sie sich unbedingt umgehend in medizinische Betreuung.

Behandlung kleinerer Verbrennungen zu Hause

Um kleinere Verbrennungen (→ Schweregrad der Verbrennung, S. 403) zu behandeln, befolgen Sie diese Tipps:

1. Kühlen Sie die Verbrennung für 15 Minuten unter fließendem Wasser. Sollte das nicht möglich sein, tauchen Sie die verbrannte Stelle in kaltes Wasser oder bedecken sie mit kalten Umschlägen. Legen Sie kein Eis direkt auf die Verbrennung, damit könnten Sie Erfrierungen und eine weitere Schädigung verursachen.
2. Nachdem die Verbrennung komplett abgekühlt ist, können Sie eventuell eine Verbrennungs-/Wundsalbe auftragen. Behandeln Sie die verbrannte Haut nicht mit Butter, Mehl oder anderen »Hausmitteln«. Diese Substanzen halten die Hitze im Gewebe und verursachen damit weitere Schäden, außerdem erhöhen sie die Infektionsgefahr.
3. Bedecken Sie die Verbrennung mit einem sterilen Verband. Wickeln Sie ihn lose, um Druck auf die Verbrennung zu vermeiden.
4. Nach einer Verbrennung bilden sich manchmal flüssigkeitsgefüllte Blasen. Zerstören Sie diese Blasen nicht, da sie die darunterliegende Haut zunächst vor Infektionen schützen. Platzen die Blasen auf, sollten sie möglichst steril abgedeckt werden oder mit einer desinfizierenden Salbe behandelt werden.
5. Acetylsalicylsäure (Aspirin oder Paracetamol) können den Schmerz und die Schwellung lindern.

Behandlung schwerer Verbrennungen

Bei schweren Verbrennungen (→ Schweregrad der Verbrennung, S. 403) veranlassen Sie sofort einen Notruf. Während Sie auf Hilfe warten, befolgen Sie diese Schritte:

1. Stellen Sie sicher, dass die Ursache der Verbrennung beseitigt wird, dass etwa ein Brand gelöscht wird. Sollte die Kleidung Feuer gefangen haben, lassen Sie die Person nicht herum rennen, das fördert lediglich das Feuer. Löschen Sie die Flammen mit Wasser oder rollen Sie die Person in einer Decke oder einem Mantel auf dem Boden. Entfernen Sie die verbrannte Kleidung nicht, stellen Sie aber sicher, dass der Betroffene keinen Kontakt zu schwelendem Material hat.
2. Stellen Sie fest, ob der Betroffene atmet. Sollten Sie keine Atmung feststellen oder den Eindruck haben, dass die Atemwege verlegt sind, müssen Sie Maßnahmen zum Freimachen der Atemwege ergreifen (→ Ersticken, Störungen der Atmung und Wiederbelebung, S. 406).
3. Ist die Atmung vorhanden, kümmern Sie sich um die Verbrennung: Bedecken Sie das verbrannte Areal (wenn möglich) mit einem trockenen, sterilen Verband oder einem sauberen Stück Stoff. Tragen Sie keine Salben auf. Vermeiden Sie es, Brandblasen zu öffnen.
4. Warten Sie auf die Ankunft des Rettungsdienstes.

Ersticken, Störungen der Atmung und Wiederbelebung

Ursache für das Ersticken ist eine Verlegung der Atemwege im Bereich des Rachens oder der Luftröhre. Der Weg der Luft in die Lungen ist unterbrochen, der Sauerstoffaustausch in der Lunge mit dem Blut kann nicht mehr stattfinden, Gehirn und andere Zellen werden nicht mehr mit Sauerstoff versorgt. Wenn gegen das Ersticken nicht sofort etwas unternommen wird, kann das den Tod zur Folge haben.

Kommt es durch schwere Erkrankungen, wie zum Beispiel einem Herzinfarkt, nicht nur zu einem Atemstillstand sondern auch zu einem Herzstillstand, so genügt eine alleinige Beatmung zur Rettung des Betroffenen nicht mehr aus. In einem solchen Notfall, müssen Atmung und Blutkreislauf mit Hilfe einer Herz-Lungen-Wiederbelebung (HLW) wiederhergestellt werden Die Beatmung dient der Versorgung der Lungen mit Sauerstoff, die Herzdruckmassage der Verteilung des Blutes im Körper.

Auf den folgenden Seiten sollen Sie die Grundlagen erlernen, bestimmte Notfälle zu unterscheiden: Hat Ihr Partner beim Abendessen einen Herzinfarkt oder erstickt er an einem Stück Fleisch? Außerdem werden Sie erfahren, wie Sie auf einen Notfall reagieren sollen und welche Techniken Sie anwenden können, um eine Verlegung der Atemwege zu beheben oder eine Herzlungenwiederbelebung durchzuführen. Bitte beachten Sie, dass eine effektive HLW nur dann möglich, wenn Sie diese geübt haben. Wir empfehlen Ihnen deshalb dringend, bei einer Hilfsorganisation in Ihrer Gegend einen Kurs in lebensrettenden Sofortmaßnahmen oder in Erster Hilfe zu besuchen.

Verlegte Atemwege erkennen

Die häufigste Ursache für eine Verlegung von Atemwegen ist das unzureichende Kauen von Speisen – insbesondere von Fleisch. Diese Speisebrocken verlegen dann den Rachen (Pharynx) oder die Luftröhre (Trachea). Besonders häufig sind Personen vom Ersticken bedroht, die während der Nahrungsaufnahme gleichzeitig reden oder aber Menschen, die zum Beispiel ein schlecht sitzendes künstliches Gebiss tragen. Ein Mensch der zu ersticken droht, wird höchstwahrscheinlich sofort in Panik geraten: sein Gesicht wird diese panische Angst widerspiegeln, seine Hautfarbe wird blau, die Augen treten hervor und der Betroffene schnappt nach Luft.

Husten gegen das Ersticken

Gelangt ein Essensrest »in den falschen Hals«, wird ein Hustenreflex ausgelöst, der den Fremdkörper wieder herausbefördern kann. Tatsächlich wird ein Mensch nicht ersticken, solange es ihm noch möglich ist, frei zu husten und solange er noch eine normale Hautfarbe hat. Ist das Husten jedoch mehr ein Röcheln und nimmt das Gesicht des Betroffenen eine bläuliche Farbe an, so droht akute Erstickungsgefahr.

Ist es der betroffenen Person noch möglich auf eine ihr gestellte Frage zu antworten, dann kann die Luftröhre nicht vollständig verlegt sein und der Sauerstoff kann die Lungen noch erreichen.

Freimachen der verlegten Atemwege

Es gibt verschiedene Techniken, verlegte Atemwege freizumachen. Stellen Sie zunächst fest, ob es dem Betroffenen noch möglich ist zu atmen: Wenn nein, wird die Person nicht spre-

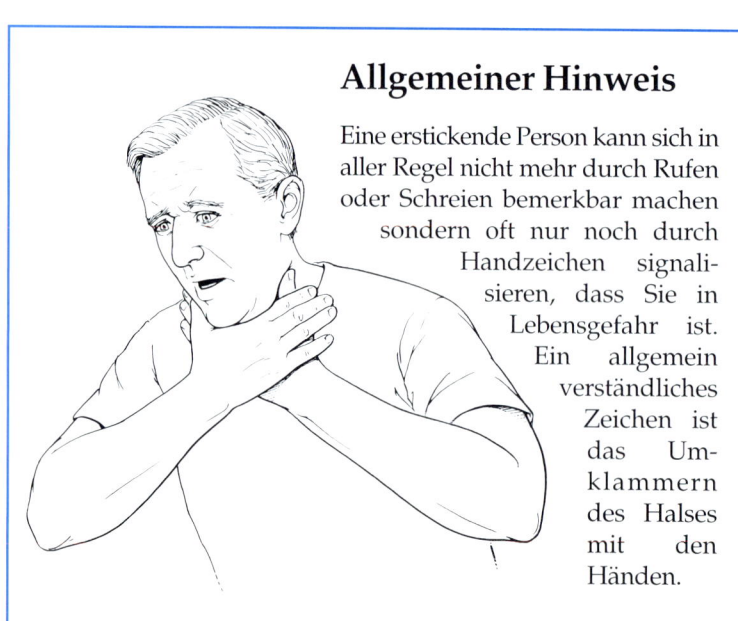

Allgemeiner Hinweis

Eine erstickende Person kann sich in aller Regel nicht mehr durch Rufen oder Schreien bemerkbar machen sondern oft nur noch durch Handzeichen signalisieren, dass Sie in Lebensgefahr ist. Ein allgemein verständliches Zeichen ist das Umklammern des Halses mit den Händen.

chen können und die Haut wird eine blau-graue, fahle Farbe annehmen.

Im folgenden werden einige Möglichkeiten beschrieben mit denen Sie verlegte Atemwege freimachen können.

Manuelles Ausräumen

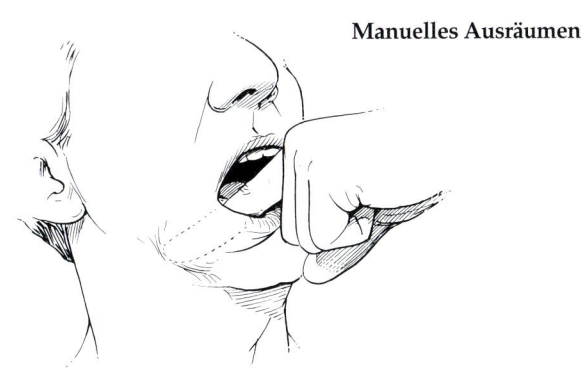

Manuelles Ausräumen

Manuelles Ausräumen

Das manuelle Ausräumen ist die einfachste Methode, um den Mund-Rachenraum von Fremdkörpern zu befreien. Benutzen Sie dazu Ihre Finger. Können Sie den Fremdkörper im Mund der Person sehen, holen Sie ihn einfach heraus.

Der Heimlich-Handgriff

Der Heimlich-Handgriff ist eine lebensrettende Methode, um Fremdkörper aus den Atemwegen zu entfernen. Er sollte wie folgt durchgeführt werden:

1. Stellen Sie sich hinter den Betroffenen und legen Sie Ihre Arme um seine Taille. Beugen Sie die Person nach vorne.

2. Machen Sie mit einer Hand eine Faust, und legen Sie diese oberhalb des Nabels auf den Bauch der Person.

3. Greifen Sie die Faust mit ihrer anderen Hand. Üben Sie jetzt einen schnelle, ruckartige Bewegung nach hinten und oben aus, so als wollten Sie die Person vom Boden hochheben.

4. Wiederholen Sie den Heimlich-Handgriff bis der Fremdkörper oder Essensrest entfernt ist.

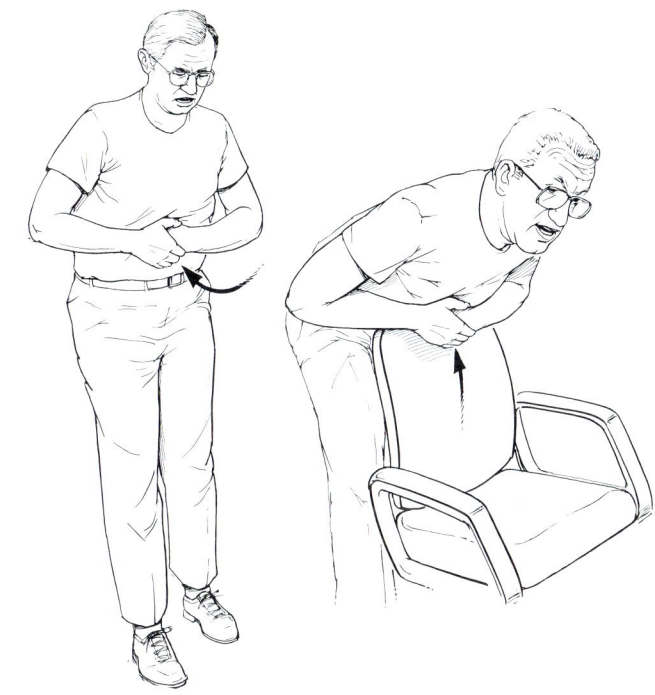

Ist niemand in der Lage, Ihnen zu helfen, können Sie den Heimlich-Handgriff auch an sich selbst durchführen. Legen Sie die geballte Faust oberhalb Ihres Nabels auf den Bauch, greifen Sie die Faust mit der anderen Hand und stoßen Sie Ihre Hände nach hinten und oben oder beugen Sie sich über einen Stuhl, eine Stange oder einen anderen Gegenstand.

Anwendung des Heimlich-Handgriffs bei sich selbst

Platzieren Sie eine Faust etwas oberhalb Ihres Nabels. Greifen Sie die Faust mit ihrer anderen Hand und beugen Sie sich über eine harte Unterlage (wie einen Stuhl). Stoßen Sie Ihre Faust nach hinten und oben.

Heimlich-Handgriff bei Schwangeren und Übergewichtigen

Suchen Sie das untere Ende des Brustbeins auf, indem Sie den unters-

ten Rippenbogen entlang zur Mitte tasten. Legen Sie Ihre Hände etwas oberhalb dieses Punktes auf das Brustbein der betroffenen Person. Ansonsten gehen Sie genau wie beim Heimlich-Handgriff vor. Drücken Sie mit einem kurzen, harten Ruck auf die Brust. Wiederholen Sie das Manöver bis der Fremdkörper oder Essensrest entfernt ist. Wird die Person bewusstlos, müsen Sie vorgehen wie beim → Heimlich-Handgriff beim Bewusstlosen, S. 408.

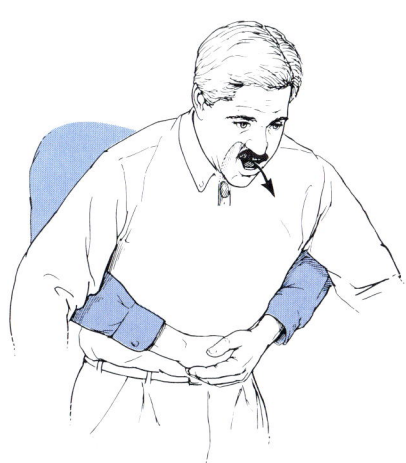

Der Heimlich-Handgriff

Bei einem bewusst-
losen Erstickenden
machen Sie die Atem-
wege frei, indem Sie
ihn auf den Rücken
legen, über ihm knien
und Druck auf den
oberen Bauchbereich
nach unten und vorne
ausüben.

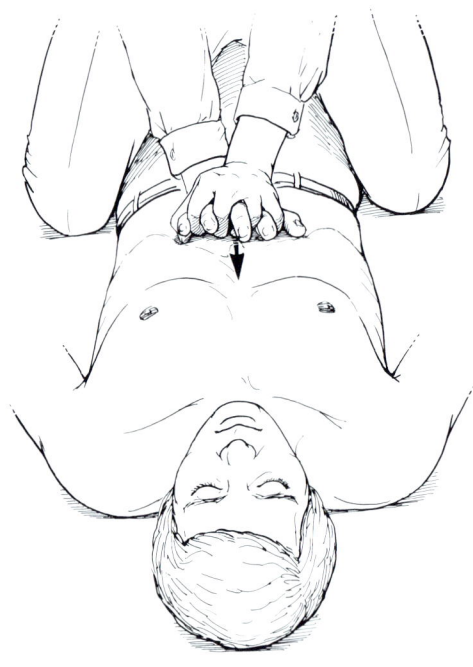

Diese Technik funktioniert natürlich nur, wenn
sich der Fremdkörper im Mundraum oder im
vorderen Teil des Rachens befindet. Wenn der
Fremdkörper tiefer im Rachens sitzt, müssen
Sie immer darauf achten, dass Sie die den
Fremdkörper oder den Essensrest nicht weiter
in den Rachen hereinschieben. Räumen Sie bei
Kindern unter 8 Jahren nicht manuell aus,
wenn der Fremdkörper nicht zu sehen ist.

Ein leichter Schlag auf
den Rücken kann
helfen, die Atemwege
eines erstickenden
Kindes freizumachen.

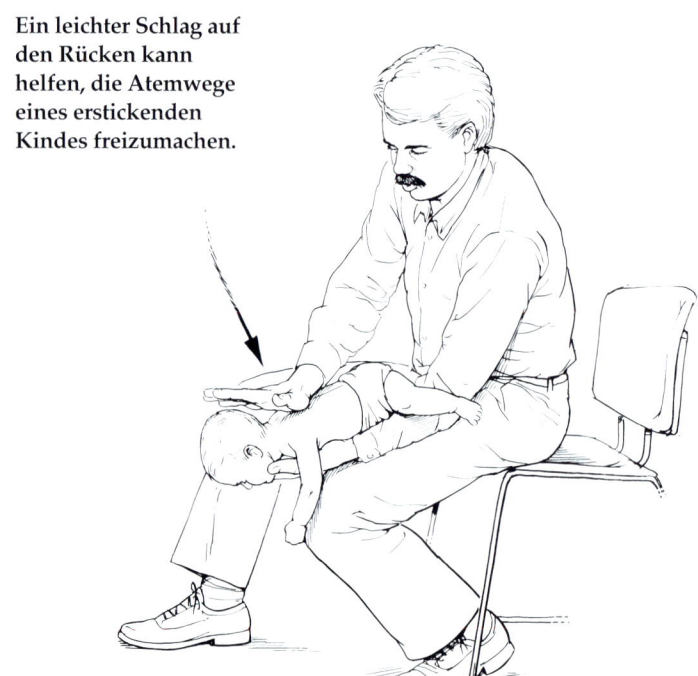

Heimlich-Handgriff beim Bewusstlosen

Legen Sie die bewusstlose Person auf den
Rücken. Schauen Sie in den Mund und räumen
Sie wenn möglich manuell aus. Da sich bei Bewusstlosen alle Muskeln entspannen, kann es
sein, dass der Fremdkörper sich gelöst hat. Sollte das nicht der Fall sein, knien Sie sich breit-
beinig über die Person und platzieren Sie Ihre
Hände unterhalb des Brustkorbs. Legen Sie die
offene Hand mit dem Handballen auf den
Bauch, und greifen Sie mit den Fingern der oberen Hand zwischen die Finger der unteren.
Üben Sie fünf schnelle Stöße nach unten und
vorne aus. Drücken Sie weniger stark bei Kindern unter 8 Jahren.

Erstickende Kinder

Nehmen Sie eine sitzende Position ein. Legen
Sie das Kind mit dem Gesicht nach unten auf
Ihren Unterarm, der auf Ihrem Oberschenkel
liegt. Drücken Sie dem Kind 5-mal mit Ihrem
Handballen in der Mitte auf den Rücken: Die
Kombination aus Schwerkraft und Stößen auf
den Rücken sollten den Fremdkörper, der die
Atemwege verlegt, lösen.

Sind die Stöße auf den Rücken nicht erfolgreich, halten Sie das Kind mit dem Gesicht nach
oben auf Ihrem Unterarm, sodass der Kopf
tiefer ist als der Rumpf. Legen Sie zwei Finger
auf die Mitte des Brustbeins des Kindes, und
üben Sie 5-mal schnell hintereinander Druck
auf die Brust des Kindes aus. Setzt die Atmung
nicht wieder ein, wiederholen Sie sowohl den
Druck von hinten als auch die Brustkompres-
sionen von vorne. Rufen Sie um Hilfe.

Mund-zu-Mund-Beatmung

Sind die Atemwege wieder frei, nachdem Sie
eine dieser Techniken durchgeführt haben und
das Kind beginnt trotzdem nicht zu atmen,
machen Sie eine Mund-zu-Mund-Beatmung
(→ Herz-Lungen-Wiederbelebung, S. 412).

Herz-Lungen-
Wiederbelebung

Diese lebensrettende Technik ist bei allen Notfällen erforderlich, die einen Herz-Kreislauf-
Stillstand hervorgerufen haben. Merkmale sind
immer: Die Person ist bewusstlos und hat einen
Atemstillstand. Bevor Sie mit der Wiederbelebung beginnen, müssen Sie sich immer davon
überzeugen dass die Person bewusstlos ist und
einen Atemstillstand hat.

Der Tod tritt nach dem Herzstillstand
schnell ein: Der Mangel an sauerstoffreichem

Blut hat bereits nach wenigen Minuten (schon zirka 3 Minuten sind ausreichend) irreparable Hirnschäden zur Folge. Der endgültige Tod tritt nach 8 bis 10 Minuten ein. Deshalb ist bei der Behandlung einer bewusstlosen Person, die nicht atmet, die Zeit der entscheidende Faktor. Fangen Sie deshalb unmittelbar nach Erkennen eines Herz-Kreislauf-Stillstands mit den Wiederbelebungsmaßnahmen an. Unterbrechen Sie die Maßnahmen nur zur Alarmierung des Rettungsdienstes unter der Nummer 19222 oder 112. Ist ein zweiter Helfer anwesend, lassen Sie diesen sofort den Notruf durchführen.

Die American Heart Association, die Standards für die Herz-Lungen-Wiederbelebung festlegt, unterscheidet drei Teile der HLW mit den Buchstaben ABC: A für Atemwege freimachen, B für Beatmen und C für Circulation (Herzdruckmassage), die nachfolgend beschrieben werden.

Freimachen der Atemwege

A steht für Atemwege freimachen. Das Freimachen der Atemwege beinhaltet einige Maßnahmen, beginnend mit einer Beurteilung.

Geht es Ihnen gut?

Erster Schritt ist es, sicherzustellen, ob die vermeintlich bewusstlose Person nicht lediglich ruht oder schläft. Fragen Sie: »Geht es ihnen gut?« Erhalten Sie keine Antwort, rütteln Sie an der Schulter des Betroffenen.

Rufen Sie Hilfe

Erhalten Sie keine Antwort, rufen Sie umgehend nach Hilfe. Überprüfen Sie, ob die bewusstlose Person noch atmet. Ist dies nicht der Fall, gehen Sie wie folgt vor:

Lagerung

Legen Sie die Person auf den Rücken. Wenn es nötig sein sollte, rollen Sie die Person herum, sodass das Gesicht nach oben zeigt. Knien Sie sich in einem rechten Winkel auf Hals- oder Schulterhöhe neben die Person.

Kopf überstrecken / Kinn anheben

Dieser lebensrettende Handgriff hilft, die Atemwege freizumachen. Legen Sie eine Hand auf die Stirn, die andere an das Kinn der bewusstlosen Person. Schieben Sie deren Kopf sanft in den Nacken und heben Sie gleichzeitig den Unterkiefer an, um die Atemwege freizumachen.

Modifiziertes Anheben des Kiefers

Wenn die Vermutung besteht, dass eine Verletzung der Halswirbelsäule vorliegen könnte, sollten Sie eine andere Technik zur Freihaltung der Atemwege anwenden. Überstrecken Sie in solchen Fällen den Kopf des Bewusstlosen nicht, sondern heben Sie lediglich den Unterkiefer an. Legen Sie dazu Ihre Hände auf beide Seiten des Gesichts des Betroffenen, mit den Daumen auf den Wangenknochen (nicht drücken). Schieben Sie nun mit Ihren Zeigefingern den Unterkiefer nach vorne.

Untersuchen Sie den Mund nach Fremdkörpern, und räumen Sie diese gegebenenfalls aus.

Atemkontrolle

Kontrollieren Sie die Atmung, indem Sie Ihr Ohr in die Nähe von Mund und Nase des Bewusstlosen bringen und auf den Brustkorb des Betroffenen schauen. So können Sie den Atemzug hören, fühlen und sehen, wenn sich der Brustkorb hebt und senkt. Wenn keine Atmung festzustellen ist, beginnen Sie mit der Mund-zu-Nase oder Mund-zu-Mund-Beatmung.

Beatmung

B steht für Beatmung. Ohne besondere Hilfsmittel ist die beste Methode die Mund-zu-Nase- oder die Mund-zu-Mund-Beatmung. Die Grundlage dieser Beatmungstechniken ist ein-

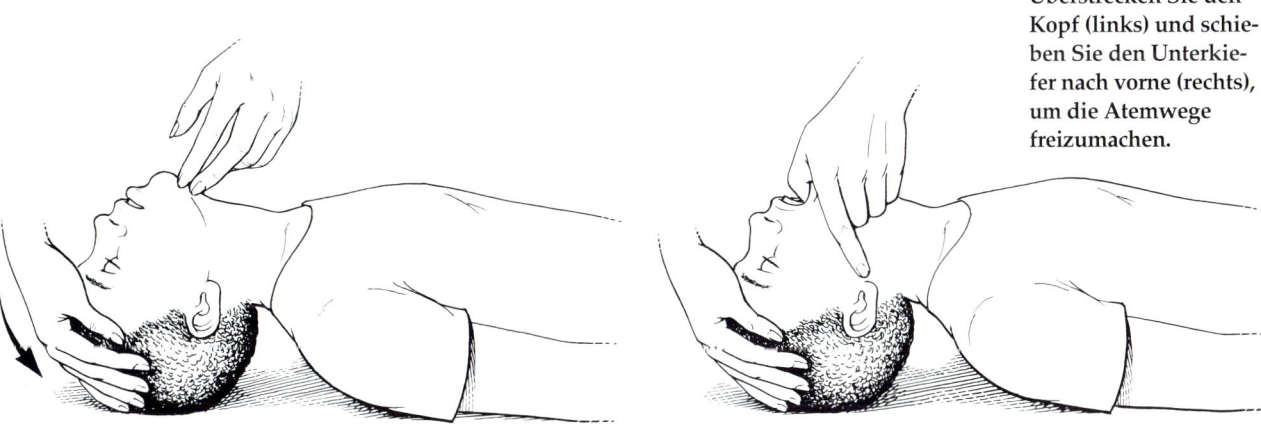

Überstrecken Sie den Kopf (links) und schieben Sie den Unterkiefer nach vorne (rechts), um die Atemwege freizumachen.

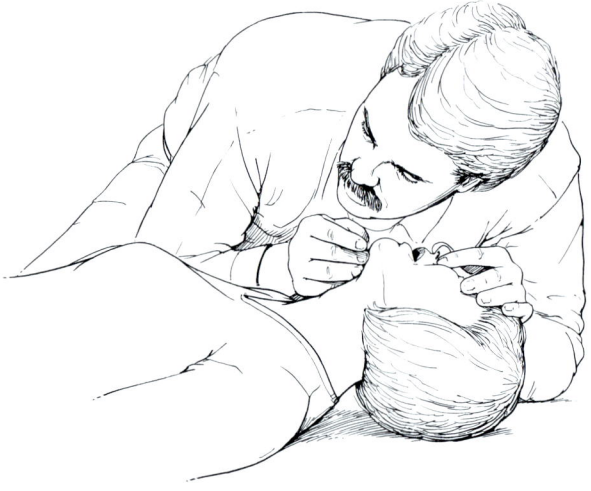
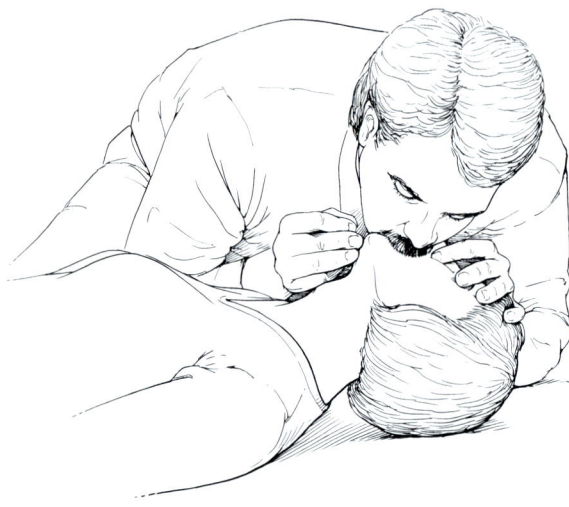

Links: Hören, Sehen, Fühlen. Stellen Sie fest ob die Person atmet oder nicht. Rechts: Mund-zu-Mund-Beatmung.

fach: Sie sorgen für die Atmung des Betroffenen, indem Sie Luft aus Ihren Lungen in Mund oder Nase des Betroffenen ausatmen.

Beatmen Sie zweimal langsam

Knien Sie sich im rechten Winkel zur Schulter der Person. Überstrecken Sie den Kopf und heben Sie den Unterkiefer an. Halten Sie bei der Mund-zu-Mund-Technik die Nase der Person mit Daumen und Zeigefinger geschlossen.

Holen Sie Luft. Öffnen Sie Ihren Mund weit, umschließen Sie damit den Mund des Betroffenen und atmen Sie aus. Drehen Sie Ihren Kopf zur Seite, atmen Sie ein und beatmen Sie ein weiteres Mal. Führen Sie also zwei Atemspenden durch. Beobachten Sie bei jeder Beatmung ob sich der Brustkorb der Person hebt und senkt. Lassen Sie die Person ausatmen (der Brustkorb senkt sich wieder), bevor Sie erneut beatmen. Wölbt sich der Bauch mehr und mehr

hervor, sind die Atemwege verlegt, oder Sie beatmen zu viel oder zu schnell.

Pulskontrolle

Nachdem Sie zwei Atemspenden durchgeführt haben, legen Sie zwei Finger direkt neben den Adamsapfel des Betroffenen. Wenn das Herz schlägt, spüren Sie, wie auf beiden Halsseiten die Halsschlagader pulsiert. Können Sie den Puls nicht sofort ertasten, bewegen Sie Ihre Finger etwas hoch oder runter, um sicherzustellen, dass Sie an der richtigen Stelle kontrollieren.

Kein Puls vorhanden

Wenn kein Puls vorhanden ist, müssen Sie eine Herzdruckmassage durchführen, damit das Gehirn mit Blut versorgt wird (s. rechts).

Beatmen Sie weiter

Hat die Person einen Puls aber atmet weiterhin nicht, fahren Sie mit der Mund-zu-Nase- oder Mund-zu-Mund-Beatmung fort. Beatmen Sie einen Erwachsenen rund alle 4 bis 5 Sekunden 1-mal (das entspricht 12 Atemspenden pro Minute). Drehen Sie Ihren Kopf zwischen zwei Beatmungen zur Seite. Achten Sie auf Anzeichen einsetzender Atmung und beobachten Sie, ob der Brustkorb sich hebt und senkt.

Atmet der Betroffene nur schwach, flach oder mühsam, kann eine Beatmung weiterhin nötig sein. Stimmen Sie jetzt aber Ihre Beatmung mit den Atemzügen des Betroffenen ab: Beatmen Sie wenn er einatmet und warten Sie die Ausatmung ab, bevor Sie erneut beatmen.

Vergessen Sie nicht für einen Notruf zu sorgen. Beatmen Sie weiterhin, bis die Person eine ausreichende Eigenatmung hat oder bis professionelle Hilfe hinzukommt.

Kontrollieren Sie den Puls an der Halsschlagader auf beiden Seiten des Halses.

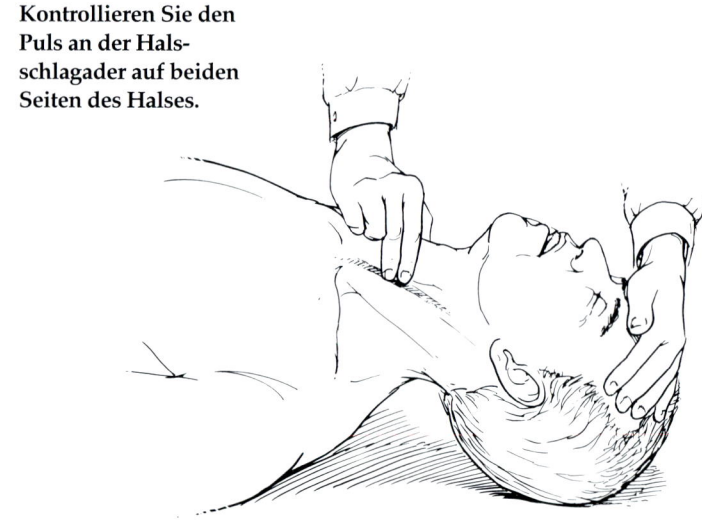

Herzdruckmassage

C steht für Circulation: Der Blutkreislauf muss wiederhergestellt werden, damit das Blut in der Lage ist, Sauerstoff ins Gehirn zu transportieren. Ohne Sauerstoff sterben die Gehirnzellen ab, und innerhalb weniger Minuten können irreversible Hirnschäden entstehen.

Wenn Sie bei einer bewusstlosen Person keinen Puls feststellen können, müssen Sie eine Herzdruckmassage durchführen, um den Blutkreislauf wiederherzustellen. Diese ist aber nur sinnvoll, wenn Sie abwechselnd mit der Beatmung durchgeführt wird, die den Sauerstoff in die Lungen bringt.

Der Druckpunkt

Der Druckpunkt ist die Stelle des Brustbeins, von dem aus die Herzdruckmassage ausgeübt wird. Sie finden diesen Druckpunkt wie folgt:

Knien Sie sich im rechten Winkel zur Brust des Betroffenen neben ihn. Suchen Sie das untere Ende des Brustbeins auf, in dem Sie den untersten Rippen bis zum Brustbein folgen. Wo die Rippen V-förmig in der Mitte des Brustkorbs zusammenlaufen, ist das untere Ende des Brustbeins. Legen Sie einen Finger der tastenden Hand quer darüber und zwei Finger der anderen Hand oberhalb dieser Stelle. Markieren Sie den Punkt, indem Sie zum Beispiel mit Ihrem Fingernagel einen kleinen Kratzer in die Haut machen. Legen Sie nun Ihren Handballen auf diesen Punkt des Brustbeins. Die andere Hand legen Sie darauf und greifen zwischen den Fingern der unteren Hand hindurch.

Strecken Sie Ihre Ellenbogen durch

Richten Sie Ihren Oberkörper so aus, dass sich Ihre Schultern über Ihren Händen befinden. Strecken Sie Ihre Ellenbogen durch.

Herzdruckmassage

Verlagern Sie Ihr Gewicht auf Ihre Hände, um den Brustkorb des Betroffenen zusammen zu drücken. Sie sollten beim Erwachsenen eine Eindrucktiefe von 4 bis 5 Zentimetern erreichen. Zählen Sie Ihre Herzdruckmassagen laut mit und arbeiten Sie in einem gleichmäßigen Rhythmus, etwa 80 bis 100 Massagen in der Minute – somit etwas mehr als eine Herzdruckmassage pro Sekunde. (Zählen Sie: Eintausendeins, eintausendzwei und so weiter bis eintausendfünf.) Wiederholen Sie dies 3-mal.

Atemspende

Sie mussen dem Betroffenen Sauerstoff zukommen lassen. Führen Sie die oben beschriebene Mund-zu-Nase- oder Mund-zu-Mund-Be-

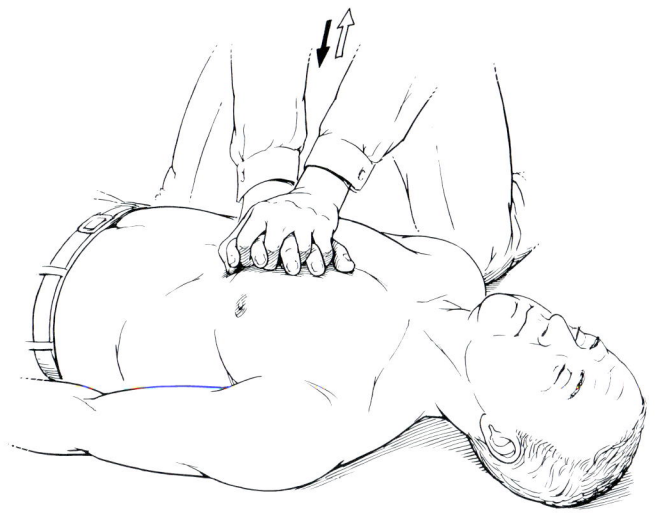

Herzmassage und Beatmung müssen abwechselnd erfolgen.

atmung durch. Vergessen Sie niemals, vor der Beatmung, die Atemwege durch das Überstrecken und das Anheben des Unterkiefers freizumachen. Beatmen Sie 2-mal.

Atemspende und Herzdruckmassage

Sie müssen Atemspende und Herzdruckmassage im bestimmten Rhythmus koordinieren:

Ein-Helfer-Methode

Wenn Sie alleine sind beginnen Sie mit zwei Beatmungen, anschließend machen Sie 15 Herzdruckmassagen. Arbeiten Sie möglichst gleichmäßig, zählen Sie laut mit. Kontrollieren Sie

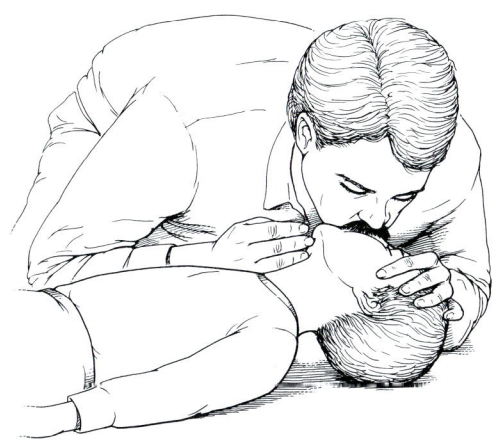

Durchführung der Mund-zu-Nase Beatmung: Zuerst schließen Sie den Mund des Betroffenen, indem Sie den Kopf überstrecken. Umschließen Sie dann seine ganze Nase mit Ihrem Mund, und blasen Sie die Luft in die Nase. Danach drehen Sie Ihren Kopf zur Seite, um die beatmete Luft wieder entweichen zu lassen. Wiederholen Sie diese Schritte stetig und gleichmäßig, bis Hilfe kommt.

HLW beim Kind

Die Techniken der HWL bei bei Kleinkindern (Babys bis zu 12 Monaten) unterscheiden sich von denen bei Erwachsenen und älteren Kindern. Es wird nur mit einer Hand gearbeitet und die Anzahl der Herzdruckmassagen beträgt 5. Beatmen Sie das Kind nur 1-mal und mit einer geringeren Menge Luft. Kontrollieren Sie Atmung und Puls im Abstand weniger Minuten. Ziel ist es, die Blut- und Sauerstoffversorgung des Gehirns wieder herzustellen.

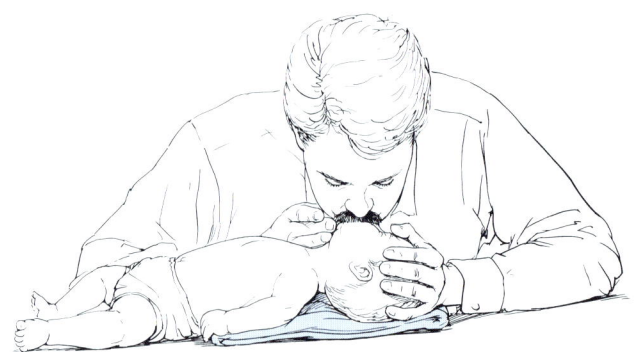

Mund-zu-Mund-und-Nase-Beatmung eines Kleinkindes.

Braucht das Baby Hilfe?

Stellen Sie sicher, dass das Baby nicht nur ruht oder schläft. Gibt das Kind auf einen Schmerzreiz eine erkennbare Reaktion? Hat die Atmung ausgesetzt? Veranlassen Sie sofort einen Notruf (19222 oder 112).

Lagern Sie das Baby

Legen Sie das Kind auf den Rücken

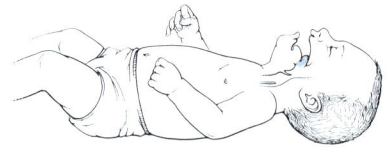

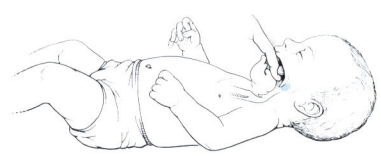

Bevor Sie ein Kind beatmen, überstrecken Sie seinen Kopf, um die Atemwege freizumachen (oben). Entfernen Sie gegebenenfalls Fremdkörper mit Ihren Fingerspitzen aus dem Mund (unten). Achten Sie darauf, den Fremdkörper oder Essensrest nicht tiefer in den Mund oder Rachen des Kindes zu schieben.

und überstrecken Sie sanft dessen Kopf und ziehen Sie sein Kinn nach vorne, um die Atemwege freizumachen (S. 409). Untersuchen Sie den Mund nach Fremdkörpern. Kontrollieren Sie die Atmung: Halten Sie Ihr Ohr direkt über Mund und Nase des Kindes und beobachten Sie den Brustkorb, ob er sich hebt und senkt. Wenn Sie keine Atmung feststellen, beginnen Sie mit der Beatmung.

Beatmen Sie vorsichtig 2-mal

Umschließen Sie Mund und Nase des Babys mit Ihrem Mund. Beatmen Sie 2-mal langsam – eher ein Pusten als ein tiefes Ausatmen. (Zu viel Luft bläht den Magen und führt zu Erbrechen und Komplikationen.)

Pulskontrolle

Nachdem Sie 2-mal beatmet haben, kontrollieren Sie den Puls des Kindes an der Innenseite seines Oberarms. Können Sie keinen Puls feststellen, beginnen Sie mit der Herzdruckmassage (s. unten). Ist der Puls vorhanden, fahren Sie mit der Mund-zu-Mund-und-Nase-Beatmung fort. Beatmen Sie etwa alle 3 Sekunden.

Rufen Sie den Rettungsdienst (19222 oder 112), wenn nicht bereits geschehen und setzen Sie die Beat-

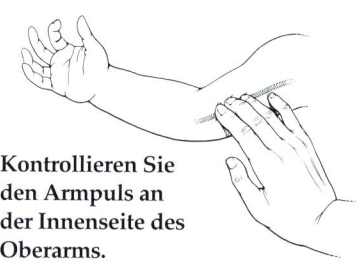

Kontrollieren Sie den Armpuls an der Innenseite des Oberarms.

mung fort bis das Baby alleine atmet oder bis medizinische Hilfe eintrifft.

Herzdruckmassage

Um bei einem Kleinkind eine Herzdruckmassage durchzuführen, legen Sie Ihren Zeige- und Mittelfinger auf der Höhe der Brustwarzen auf das Brustbein des Babys. Drücken Sie das Brustbein in Richtung Wirbelsäule (vorsichtig nur 1,5 bis 2,5 cm). Zählen Sie laut mit, während Sie in einem zügigen Tempo 1,5 Herzdruckmassagen in der Sekunde machen. Beatmen Sie das Baby vorsichtig nach je 5 Massagen 1-mal.

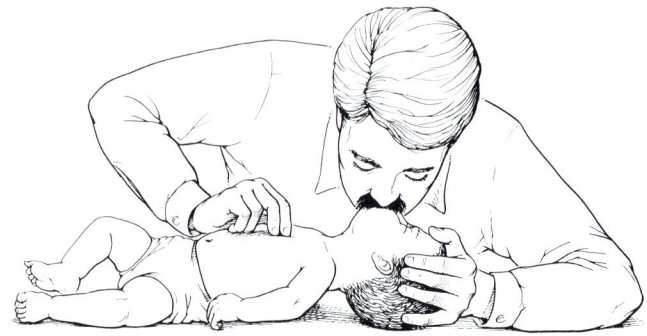

Um eine Herz-Lungen-Wiederbelebung bei einem Kleinkind durchzuführen, wechseln Sie Herzdruckmassagen und Beatmung (Mund-zu-Mund-und-Nase-Beatmung) im Verhältnis 5 zu 1 ab.

Atembeschwerden aufgrund von Krupp, Epiglottitis oder Bronchitis

Einige Störungen der oberen Atemwege können typischerweise bei Kindern Atembeschwerden hervorrufen. Meist hilft es, angefeuchtete Luft einatmen zu lassen, für eine ausreichende Flüssigkeitszufuhr zu sorgen und Bettruhe halten zu lasssen. Starke Schwellungen im Bereich der Atemwege können sich in Form von Atemnot bemerkbar machen.

Pseudokrupp
Diese Infektionskrankheit betrifft meist Kinder unter 8 Jahren. Anzeichen sind Fieber, Halsschmerzen, Heiserkeit und Husten. Der Husten klingt oft bellend (S. 1076).

Epiglottitis
Die Epiglottis ist der deckelförmige Knorpel, der die Luftröhre während des Schluckvorgangs verschließt. Ist er entzündet, liegt eine Epiglottitis vor mit Halsschmerzen, Fieber, Schluckbeschwerden, Speichelfluss und Heiserkeit (S. 594).

Bronchitis
Bronchitis ist eine Virusinfektion der Luftröhre und der Bronchien, mit Schmerzen und Engegefühl in der Brust. Begleitende Anzeichen sind Husten, Schüttelfrost, Unwohlsein und leichtes Fieber (S. 702).

Strömt die Luft durch die verengten Passagen in den Atemwegen, entsteht ein charakteristisches pfeifendes Geräusch, das ähnlich klingt wie das Atemgeräusch bei Asthmatikern.

Vorgehen im Notfall
Leidet Ihr Kind an einer dieser Krankheiten, beobachten Sie seine Atmung. Pseudokrupp, Epiglottitis und Bronchitis können wie Asthma zu verengten Atemwegen führen.

Bewahren Sie Ruhe! Ein schreiendes oder aufgeregtes Kind benötigt mehr Sauerstoff als ein ruhiges. Nehmen Sie Ihr Kind auf den Arm, klopfen ihm sanft auf den Rücken und sprechen Sie beruhigend auf es ein.

Das Einatmen von warmer, feuchter Luft kann Erleichterung bringen. Um die Luft zu befeuchten, füllen Sie z. B. Ihre Badewanne mit heißem Wasser und stellen Sie sich mit Ihrem Kind auf dem Arm in den Wasserdampf. Auch kühle feuchte Luft, auf dem Balkon oder vor der Haustüre kann Erleichterung bringen.

Wenn dem Kind das Atmen zunehmend schwerer fällt, holen Sie schnell medizinische Hilfe. Sollte die Atmung aussetzen, beginnen Sie sofort mit der Beatmung (S. 408).

Puls und Atmung nach vier Zyklen. Setzen Sie einen Notruf ab und machen Sie weiter, bis Hilfe kommt.

Zwei-Helfer-Methode
Bevor Sie beginnen, führen Sie wie eine Kontrolle der Lebenszeichen (Bewusstsein, Atmung, Puls) durch. Beginnen Sie dann mit der Ein-Helfer-Methode , während der andere Helfer den Notruf macht (19222 oder 112). Sobald der zweite Helfer zurückkommt , beginnen Sie mit der Zwei-Helfer-Methode.

Die Zwei-Helfer-Methode ist ähnlich wie die Ein-Helfer-Methode, nur hier beatmet ein Helfer und der andere führt die Herzdruckmassage durch. Drücken Sie mit einer Frequenz von 80- bis 100-mal in der Minute. Jeweils nach fünf Herzdruckmassagen folgt eine kurze Pause für die Beatmung durch den zweiten Helfer.

Der schwere Asthmaanfall

Menschen, die unter Asthma leiden, bekommen auch Asthmaanfälle, die sehr schwer oder sogar lebensbedrohliche sein können. Diese plötzliche Verkrampfung der Atemwege geht mit Atemnot, einem Engegefühl in der Brust und Husten einher, eventuell verbunden mit dem Auswurf von zähem Schleim. Die Verkrampfung der Atemwege ist deutlicher bei der Aus- als bei der Einatmung zu hören. Symptome eines Anfalls sind extreme Atemnot, ein bläulicher Schimmer im Gesicht und auf den Lippen, schwere Angstzustände, ein schneller Puls und schweißnasse Haut. Schwere Asthmaanfälle können nicht nur bei Menschen auftreten, die an Asthma leiden, sondern auch gesunde Menschen treffen, wenn sie entsprechenden Stoffen oder Atemwegsgiften ausgesetzt sind, die zu einer akuten Schwellung und Verkrampfung der Atemwege führen können.

Vorgehen im Notfall
1. Stellen Sie sicher, dass es sich nicht nur um einen »normalen« Erstickungsnotfall handelt, bei dem Sie Methoden zur Entfernung des Fremdkörpers (→ Heimlich-Handgriff, S. 406) durchführen müssen.
2. Bleiben Sie ruhig und versuchen Sie die betroffene Person zu beruhigen.
3. Fragen Sie die betroffene Person, ob sie Medikamente gegen die Atemnot mit sich trägt. Die meisten Asthmatiker tragen nämlich Sprayflaschen, Dosieraerosole bei sich, die ihnen im Notfall krampflösende Medikamente in die Atemwege einbringen können. Setzen Sie den Notruf ab!

Notfälle durch Umwelteinflüsse

Die Welt um uns hält viele Gefahren für unsere Gesundheit parat. Die Sonne gibt uns Wärme, sie kann aber auch unsere Haut verbrennen und unseren Körper überhitzen (→ Hitzeschäden, diese Seite). Genauso können übermäßige Kälte und zu große Feuchtigkeit medizinische Notfälle verursachen (→ Unterkühlung und Erfrierungen, S. 416).

Auf den folgenden Seiten besprechen wir umweltbedingten Notfälle wie Beinahe-Ertrinken (S. 418), Stromunfälle (S. 418), Rauchvergiftung (S. 419) und Kohlenmonoxidvergiftung (S. 419).

Sonnenbrand

Das Sonnenlicht besteht nicht nur aus dem sichtbaren Licht sondern auch aus den ultravioletten Strahlen (UV-Strahlen), die relativ viel Energie mit sich bringen und für unterschiedliche Formen von Hautschäden verantwortlich gemacht werden.

Die UV-B-Strahlung ist kurzwellig und dringt nicht tief in die Haut ein, löst aber durch ihren hohen Energiegehalt Sonnenbrand und langfristig auch Hautkrebs aus.

Zeichen eines Sonnenbrands sind eine rote, empfindliche und geschwollene Haut. Bei schwerem Verlauf kann es auch zu Blasenbildung auf der Haut, zu Abgeschlagenheit mit Kopfschmerzen und zu Schüttelfrost kommen. Die Symptome treten meist erst einige Stunden nach dem Sonnenbad auf.

Die Auswirkungen eines Sonnenbrands sind die gleichen wie bei einer Verbrennung. Sie entwickeln sich, im Gegensatz zu Verbrennungen durch Hitze, allerdings relativ langsam.

Vorgehen im Notfall

Leichter Sonnenbrand
Die meisten Sonnenbrände können selber behandelt werden. Baden oder duschen Sie kalt und tragen Sie mehrmals täglich eine antiallergische Salbe oder eine Kortisoncreme auf. Öffnen Sie Wasserblasen nicht: Bleiben diese intakt, beschleunigt das die Heilung. Sollten die Blasen aber aufgehen, entfernen Sie die Hautfetzen, tragen Sie eine desinfizierende Salbe auf die offenen Stellen und bedecken Sie diese mit einem sauberen Verband, um den Heilungsprozess zu fördern.

Acetylsalicylsäure (wie Aspirin) hilft, die allgemeinen Beschwerden zu lindern und die Schwellung zu reduzieren.

Schwerer Sonnenbrand
Sollten Sie sich einen schweren Sonnenbrand zugezogen haben (nachdem Sie zum Beispiel in der Sonne eingeschlafen sind), kontaktieren Sie Ihren Arzt noch bevor sich der Sonnenbrand vollständig ausgebildet hat. Der Arzt kann eventuell prophylaktisch ein orales Kortikosteroid verabreichen, um die Auswirkungen des Sonnenbrands in Grenzen gehalten. Ist der Sonnenbrand vollständig ausgebildet, behandeln Sie ihn wie eine leichte Verbrennung.

Vorbeugung
Die meisten Hautärzte raten generell vom Sonnenbaden ab. Die Schädigungen der Hautzellen durch wiederholte Sonnenbrände häufen sich, und die übermäßige Belastung durch ultraviolette Strahlung ruft Langzeitschäden hervor. Dies können Verfärbungen der Haut sein, strahlenbedingte Verhornung (S. 1002) und Hautkrebs (S. 1004). Häufige, ausgedehnte Sonnenbäder lassen Ihre Haut vorzeitig altern und verstärken die Faltenbildung (S. 1000).

Wie Sie einem Sonnenbrand vorbeugen und Ihre Haut schützen, lesen Sie ab Seite 997.

Hitzeschäden

Unter normalen Bedingungen wird die Körpertemperatur durch Mechanismen der Haut, wie das Schwitzen, konstant gehalten. Wenn Sie jedoch für eine längere Zeit hohen Temperaturen ausgesetzt sind, besonders wenn es windstill ist und die Luftfeuchtigkeit hoch ist, können diese Kontrollmechanismen versagen.

Die Fähigkeit, hohe Temperaturen zu tolerieren, kann gesteigert werden, indem man sich einige Wochen in einer warmen Umgebung aufhält (Akklimatisation).

Hitzschlag
Ältere und übergewichtige Menschen haben ein erhöhtes Risiko einen Hitzschlag zu erleiden. Weitere Faktoren, die einen Hitzschlag begünstigen sind Flüssigkeitsmangel, Alkoholkonsum, Herzerkrankungen, bestimmte Medikamente und außergewöhnliche Anstrengungen.

Hautnotfälle

Urtikaria (Nesselsucht) und Quincke-Ödem (Schwellung von Haut und Schleimhaut)

Unter Urtikaria versteht man raue, rote, oftmals juckende Flecken verschiedener Größe, die auf der Oberfläche der Haut entstehen und wieder verschwinden. Man findet Sie häufig an Stellen, an denen Kleidung auf der Haut reibt. Die Urtikaria tritt meist an mehreren Stellen gleichzeitig auf. Sie kann für wenige Minuten bis zu einigen Tagen bestehen bleiben.

Unter einem Quincke-Ödem versteht man starke Schwellungen unter der Oberfläche der Haut, besonders um die Augen und Lippen herum. Es kann auch an Händen und Füßen sowie im Rachen entstehen.

Beide, Urtikaria und Quincke-Ödem, resultieren aus einer allergieähnlichen Reaktion auf Nahrung, Medikamente und Pollen sowie auf Hautschuppen von Tieren, Insektenstiche, Infektionen, Krankheiten, auch auf Kälte, Hitze, Licht, seelische Belastung oder andere unbekannte Faktoren. In den meisten Fällen sind Urtikaria und Quincke-Ödem harmlos, hinterlassen keine Narben und sind manchmal kaum zu spüren. Die Heilung kann oft dadurch beschleunigt werden, dass Sie die Haut zum Beispiel durch kaltes Baden oder Duschen kühlen, leichte Kleidung tragen und Anstrengungen vermeiden. Ein Antihistaminikum, das der Arzt verschreibt, kann den Juckreiz lindern und zur Genesung beitragen.

Seltenere Formen des Quincke-Ödems können nicht nur zu Magenkrämpfen und Durchfall führen, sondern auch eine lebensbedrohliche Verengung der Atemwege verursachen (S. 1038). Betrifft solch ein Quincke-Ödem den Rachen oder die Zunge und blockiert somit die Atemwege, veranlassen Sie sofort einen Notruf. Sollte jemand bewusstlos werden und einen Atemstillstand erleiden, dann müssen Sie eine Wiederbelebung durchführen (→ Herz-Lungen-Wiederbelebung, S. 408).

Schwere Kontaktdermatitis

Der Begriff »Dermatitis« bezeichnet eine Entzündung der Haut. »Kontaktdermatitis« beschreibt eine Entzündung mit Rötung und Juckreiz und in schweren Fällen Blasen und nässenden Wunden, die entsteht, wenn die Haut mit Dingen in Kontakt kommt, die diese Entzündung hervorrufen.

Das können sein: Giftige Pflanzen, wie zum Beispiel giftiges Efeu, bestimmte Metalle, die man auch in Ringen oder anderem Schmuck findet, Haushaltsprodukte oder verschiedene Kosmetika (→ Kontaktdermatitis, Farbtafel C-3).

Bei einer Kontaktdermatitis reagieren nur die Bereiche der Haut, die mit der auslösenden Substanz in Berührung gekommen sind. Die Bereiche, die der Substanz am stärksten ausgesetzt waren reagieren zuerst. Nur selten, verursacht eine Kontaktdermatitis mehr als leichte Beschwerden.

Sollten jedoch extreme Schwellung, Rötung und Entzündung auftreten, besonders um die Augen herum und im Rachen, oder ist die Fläche der Haut, die von der Dermatitis betroffen ist, sehr groß, suchen Sie Ihren Arzt auf (→ Kontaktdermatitis, S. 1036).

Eine Kontaktdermatitis kann normalerweise behandelt werden, indem Sie die betroffene Haut mit Wasser und einer milden Seife reinigen und eine kortisonhaltige Creme bis zu 4-mal täglich auftragen. Ein Antihistaminikum kann ebenfalls den Juckreiz lindern.

Ausreichende Flüssigkeitszufuhr und die Möglichkeit zu schwitzen sind der beste Schutz gegen einen Hitzschlag. Die Fähigkeit zu Schwitzen ist bei den Menschen unterschiedlich ausgeprägt. Gehören Sie zu den Menschen mit einer sehr eingeschränkten Fähigkeit zum Schwitzen, sollten Sie besonders vorsichtig sein. Einige Medikamente (wie gegen Reisekrankheit und Depressionen) beeinträchtigen ebenfalls, die Fähigkeit zu schwitzen und machen Sie damit für einen Hitzschlag anfälliger.

Die Hauptmerkmale eines Hitzschlags sind Temperaturen bis 40 °C mit heißer, trockener Haut. Weitere Zeichen sind schneller Puls, schnelle und flache Atmung und erhöhter oder erniedrigter Blutdruck. Oftmals verändert sich auch die Bewusstseinslage und der Betroffene ist verwirrt. In extremen Fällen können Krampfanfälle ausgelöst werden oder es kann sogar zum Koma mit Todesfolge kommen.

Vorgehen im Notfall

Haben Sie den Verdacht, dass eine Person einen Hitzschlag erlitten hat, bringen Sie sie aus der Sonne an einen schattigen Platz. Ein kühler Raum wäre am besten.

Rufen Sie umgehend den Rettungsdienst, da sich ein Hitzschlag zu einer lebensbedrohlichen Erkrankung entwickeln kann und der Betroffene sofort gekühlt, mit Infusionen versehen und überwacht werden muss.

Während Sie auf den Rettungsdienst warten, kühlen Sie die Person mit feuchten Tüchern oder besprenkeln sie mit Wasser. Fächeln Sie ihr Luft zu, mit einem Ventilator, Ihren Händen oder einer Zeitung. Wenn möglich, messen Sie die Temperatur der Person mit einem Thermometer und stellen Sie das Kühlen ein, sobald die Temperatur wieder normal ist. Kommt die Atmung zum Stillstand, beginnen Sie mit der Herz-Lungen-Wiederbelebung (S. 408).

Hitzeerschöpfung

Hitzeerschöpfung ist das Unvermögen des Herz-Kreislauf-Systems, auf hohe Außentemperaturen angemessen zu reagieren. Sie betrifft oft ältere Menschen, die Diuretika (harntreibende Medikamente) einnehmen und tritt manchmal nach übermäßigem Schwitzen auf, das nicht durch ausreichende Flüssigkeitszufuhr ausgeglichen wird. Die Symptome erscheinen sehr plötzlich, was erklärt, dass oft auch der Name »Hitzekollaps« gebraucht wird. Die Anzeichen einer Hitzeerschöpfung sind Schwäche, schneller Puls, niedriger Blutdruck, eine aschgraue, kalte, feuchte Haut und Übelkeit. Sie ähneln denen eines Schocks (S. 441).

Vorgehen im Notfall

Haben Sie den Verdacht auf eine Hitzeerschöpfung, bringen Sie die Person aus der Sonne an einen schattigen Platz oder in einen kühlen Raum. Legen Sie die Person dort auf den Rücken, heben Sie ihre Beine leicht an und öffnen oder entfernen Sie den größten Teil ihrer Bekleidung. Geben Sie der Person kaltes Wasser zu trinken (kein Eiswasser), unter das Sie einen Teelöffel Salz pro viertel Liter Wasser gerührt haben.

Tauchen Zeichen eines Hitzschlags auf – Verwirrung, Delirium und eine Körpertemperatur von mehr als 40 °C – begeben Sie sich in medizinische Betreuung.

Hitzekrämpfe

Hitzekrämpfe sind schmerzhafte Krämpfe der Muskulatur, die häufig nach großen Anstrengungen und starkem Schwitzen auftreten. Sie treten aber nicht nur in sehr heißer Umgebung auf. Betroffen sind vor allem solche Muskelpartien, die stark beansprucht wurden.

Vorgehen im Notfall

Da die Ursache für einen Hitzekrampf meist ein Flüssigkeits- und Salzmangel ist, ist neben einer Ruhepause die Aufnahme von Wasser mit einem Teelöffel Salz pro viertel Liter Wasser die beste Behandlungsmethode. Salz kann auch in Form von zum Beispiel salzigem Essen (gesalzene Nüsse) aufgenommen werden. Eine Massage des verkrampften Muskels kann ebenfalls die Beschwerden lindern.

Unterkühlung

Unter den meisten Bedingungen kann unser Körper die normale Körpertemperatur von rund 36 °C aufrechterhalten. Ist er jedoch für eine längere Zeit niedrigen Temperaturen oder einer kalten, feuchten Umgebung ausgesetzt, können die Kontrollmechanismen versagen. Geht mehr Wärme verloren, als der Körper produzieren kann, kommt es zur Unterkühlung.

Der Sturz aus einem Boot in kaltes Wasser ist ein typischer Grund für eine Unterkühlung. Auch ein unbedeckter Kopf im Winter kann zu einem erheblichen Wärmeverlust führen.

Das Leitsymptom einer Unterkühlung ist eine Körpertemperatur unter 35 °C. Weitere Zeichen sind Schüttelfrost, verwaschene Sprache, geringe Atemfrequenz, blasse und kalte Haut, Orientierungsverlust sowie Müdigkeit, Lethargie und Apathie.

Diese Symptome entstehen meistens langsam fortschreitend. Durch den typischerweise mit einhergehenden Verlust klar und kritikfähig zu denken, ist sich die unterkühlte Person oft gar nicht der Tatsache bewusst, dass Sie schnelle medizinische Hilfe benötigt.

Bei älteren, sehr jungen und/oder sehr mageren Menschen ist das Risiko für eine Unterkühlung besonders hoch. Andere Faktoren, die eine Unterkühlung begünstigen, sind falsche Ernährung, Herzerkrankungen und übermäßiger Konsum von Alkohol oder anderer Drogen. Auch Menschen, bei denen eine unbehandelte Schilddrüsenunterfunktion (S. 948), eine Hypophysenunterfunktion (S. 943) oder ein Diabetes mellitus (S. 925) vorliegen, können durch eine Unterkühlung besonders befährdet sein.

Vorgehen im Notfall

Bringen Sie die Person aus der Kälte in eine Umgebung mit Zimmertemperatur und ziehen Sie ihr warme, trockene Kleidung an. Wickeln Sie sie zusätzlich in warme Decken. Wenn es nicht möglich ist, in einen geschlossenen Raum zu gelangen, suchen Sie einen windgeschützten Ort auf, bedecken Sie den Kopf des Betroffenen und schützen Sie ihn vor der Bodenkälte.

Holen Sie medizinische Hilfe und geben Sie dem Betroffenen – wenn er wach und ansprechbar ist – warme, nichtalkoholische Getränke.

Überwachen Sie Atmung und Puls des Betroffenen. Kommt es zum Atem- oder Herzstillstand oder sind Atmung oder Puls sehr langsam oder flach, beginnen Sie umgehend mit der Wiederbelebung (→ Herz-Lungen-Wiederbelebung, S. 408).

In den meisten Fällen von Unterkühlung, helfen warme Bäder, in extremen Situationen kann es sein, dass die Körpertemperatur nur mit Hilfe einer Dialyse – in einem dafür geeigneten Krankenhaus, rasch genug wieder angehoben werden kann.

Erfrierungen

Sind Sie längere Zeit sehr niedrigen Temperaturen oder niedrigen Temperaturen bei gleichzeitigem Wind ausgesetzt, können die Haut und das darunter liegende Gewebe erfrieren. Am häufigsten sind Hände, Füße, die Nase und die Ohren von Erfrierungen betroffen. Menschen mit Gefäßerkrankungen (wie zum Beispiel arteriellen Durchblutungsstörungen) haben ein erhöhtes Risiko (→ Arteriosklerose: Was ist das?, S. 636).

Erfrierungen kann man an der harten, blassen und kalten Haut erkennen. Das Hautareal ist trotz eines scharfen, brennenden Schmerzes unempfindlich gegenüber Berührung. Beim Auftauen wird das Haut rot und schmerzempfindlich.

In schweren Fällen kommt der Blutfluss im betroffenen Gebiet zum Erliegen und die Blutgefäße werden beschädigt. Sofortige Hilfe ist unerlässlich, damit die Schäden auch rückgängig gemacht werden können.

Vorgehen im Notfall

Eine Person mit Erfrierungen an den Extremitäten ist möglicherweise zusätzlich unterkühlt (die Körpertemperatur ist erniedrigt): Überprüfen Sie dies und behandeln Sie dann die Unterkühlung zuerst (S. 416).

Aufwärmen

Sind Ihre Finger, Ohren oder andere Körperteile erfroren, begeben Sie sich aus der Kälte. Wärmen Sie Ihre Hände, indem Sie sie unter Ihre Achseln stecken. Sind Nase, Ohren oder Gesicht betroffen, bedecken Sie diese mit Ihren Händen und trockenen Handschuhen. Beginnt die Haut beim Aufwärmen zu kribbeln und zu brennen, wird Sie wieder durchblutet. Bleibt das Taubheitsgefühl jedoch während des Aufwärmens bestehen, begeben Sie sich sofort in medizinische Betreuung.

Reiben Sie das betroffene Gebiet nicht. Sollten die Füße betroffen sein, laufen Sie nicht herum. Lassen Sie die Füße nach unten hängen und warten Sie, bis Hilfe eintrifft.

Können sie nicht sofort medizinische Hilfe erhalten, wärmen Sie Hände und Füße in warmem – nicht heißem – Wasser auf (36 bis 39 °C). Verwenden Sie keine anderen Wärmequellen (wie Wärmedecken), weil das Gewebe, das durch die Kälte geschädigt ist, schon bei Temperaturen, die normalerweise gut auszuhalten sind, Verbrennungen davontragen kann.

Rauchen Sie nicht (Nikotin verengt die Blutgefäße und schränkt den Blutfluss ein).

Vorbeugung

Tragen Sie den Temperaturen angemessene Kleidung. Kommen Sie aus einem wärmeren Gebiet in ein kaltes, geben Sie Ihrem Körper Zeit, sich anzupassen. Bedecken Sie immer Hände, Füße, Nase und Ohren mit Schutzkleidung und vermeiden Sie es, viel Alkohol zu trinken, wenn Sie längere Zeit der Kälte ausgesetzt sein sollten (→ Erfrierungen, s. links).

Höhen- und Dekompressionskrankheit

Der Aufenthalt in großen Höhen und großen Tiefen, kann ernste gesundheitliche Probleme verursachen.

Taucher, die zu schnell aus der Tiefe auftauchen oder kurz nach dem Tauchen in einem Flugzeug große Höhen erreichen, können eine Dekompressionskrankheit erleiden, die sich in Gelenk- und Gliederschmerzen äußert. Ein schneller Aufstieg in einem Flugzeug mit schlechter oder fehlender Druckluftversorgung kann bei jedem Menschen diese Probleme verursachen (im Passagierflugzeug sind Sie vor solchen Problemen durch einen regulierten Kabinendruck natürlich sicher).

Die Dekompressionskrankheit führt zu Gelenk- und Brustschmerzen, Kurzatmigkeit und unkontrollierbarem Husten. Auf dem Oberkörper kann sich ein fleckiger, roter Ausschlag bilden. Weitere Symptome sind Kopfschmerzen, Schwindelgefühl und Verwirrtheit. Die Anzeichen können sich Minuten bis Stunden nach dem Aufstieg ausbilden. In extremen Fällen kann es zu Lähmungen, Schock, Bewusstlosigkeit und sogar zum Tod kommen.

Die Höhenkrankheit ist ein ganz anderes Krankheitsbild, das ab Höhen über 2500 Meter über dem Meeresspiegel auftreten kann. Betroffen sind in erster Linie Menschen, die aus Regionen kommen, die deutlich niedriger liegen und sich nicht Zeit genommen haben, den Körper an die größere Höhe – mit enstprechend niedrigerem Sauerstoffgehalt – anzupassen.

Betroffen von der Höhenkrankheit sind nicht nur Bergsteiger in extremen Höhen, sondern häufig auch Skifahrer oder Bergwanderer, die aus tiefer gelegenen Gebieten schnell mit den Seilbahnen große Höhenunterschiede überwinden und eventuell auch gleich extreme körperliche Belastungen auf sich nehmen.

Symptome der akuten Höhenkrankheit sind Kopfschmerzen, Übelkeit, Müdigkeit, Schlaflosigkeit, Kurzatmigkeit und Appetitlosigkeit. Sie entwickeln sich meist einige Stunden nach der

Ankunft in großer Höhe und können einige Tage anhalten. Schwerere Formen der Höhenkrankheit führen zu Atemnot oder neurologischen Ausfällen.

Vorgehen im Notfall
Menschen, die unter einer Dekompressionskrankheit leiden, benötigen sofortige medizinische Hilfe, die eine intravenöse Flüssigkeitszufuhr, hochdosierte Sauerstoffgabe und den schnellen Transport zu einer Dekompressionskammer (Überdruckkammer) beinhaltet.

Einer leichten Höhenkrankheit kann durch die Zufuhr großer Mengen Kohlehydrate und Flüssigkeit vor und während des Aufenthalts in großer Höhe sowie durch körperliche Schonung vorgebeugt werden. Im Fall einer schwereren Form der Höhenkrankheit muss man sich baldmöglichst in tiefer gelegene Regionen begeben, für Ruhe und Sauerstoffzufuhr sorgen.

Beinahe-Ertrinken

Mit dem Begriff Ertrinken wird der Tod durch Ersticken im Wasser bezeichnet. Kommt es »nur« zu einer lebensbedrohlichen Situation, spricht man vom Beinahe-Ertrinken.

Wenn Sie ein guter Schwimmer sind und die Techniken der Wasserrettung beherrschen, beginnen Sie mit den Rettungsmaßnahmen, jedoch ohne die Maßnahmen zum Eigenschutz zu vernachlässigen! Nichtschwimmer oder ungeübte Schwimmer sollten um Hilfe rufen und sich nach Rettungsmitteln umschauen. Eventuell kann man auch mit einem Ruderboot zu der Person gelangen. Fordern Sie die Person nicht auf, ins Boot zu klettern, wenn es keine Einstiegsleiter gibt – das Boot könnte kentern. In diesem Fall ist es besser, wenn sich der Betroffene nur am Boot festhält.

Vorgehen im Notfall
Hat die Person einen Atemstillstand erlitten, führen Sie sofort Wiederbelebungsmaßnahmen durch und versuchen Sie, ohne Zeitverlust, Hilfe zu holen. Sind Sie nicht alleine, schicken Sie einen Helfer, Hilfe zu holen, während Sie mit der Beatmung beginnen. Machen Sie die Atemwege frei und beatmen Sie kurz hintereinander 2-mal. Beatmen Sie die Person alle 4 bis 5 Sekunden.

Verlieren Sie keine Zeit damit, das Wasser aus den Lungen des Betroffenen abfließen zu lassen. Beginnen Sie umgehend mit der Beatmung, um Sauerstoff in die Lungen zu bringen → Herz-Lungen-Wiederbelebung, S. 408.

Rufen Sie den Rettungsdienst. Beinahe-Ertrinken kann zu vielfältigen medizinischen Komplikationen führen. Eine medizinische Notfallversorgung ist daher unumgänglich.

Stromunfälle

Fast jeder Mensch hat schon einmal einen kleineren Stromschlag bekommen. Der Schreck ist meist größer als der Schmerz, da man reflexartig die Hand sofort von der Stromquelle wegzieht und einer größeren Gefährdung entgeht.

Unter Umständen sind auch geringe Stromstärken lebensbedrohlich. Jeder Strom, der durch den Körper fließt, kann einen Herzstillstand (S. 443) herbeiführen. Elektroschocks – vor allem mit stärkerem Strom – können zu schweren, tiefen Verbrennungen und Gewebeschäden führen, wobei auf der Haut direkt oftmals nur eine kleine Brandmarke zu finden ist.

Trennen Sie die Person vom Strom
Finden Sie eine Person, die ihrer Meinung nach einen Stromschlag erlitten hat, schauen Sie sich zunächst um – berühren Sie den Verunglückten nicht. Möglicherweise hat er immer noch Kontakt mit der Stromquelle und bei Berührung könnte der Strom dann auch durch Ihren Körper fließen und Sie einen Stromschlag erleiden.

Schrauben Sie die Sicherung im Sicherungskasten heraus oder ziehen Sie den Netzstecker des Gerätes, von dem der Stromschlag ausgelöst wurde. Vorsicht: Der Stromfluss wird oft nicht unterbrochen, wenn man nur das Gerät ausschaltet!

Schieben Sie das elektrische Gerät von sich und der betroffenen Person mit einem nichtleitenden Gegenstand aus Pappkarton, Plastik oder Holz (ein Besenstiel) weg. Benutzen Sie keinen Gegenstand aus Metall, er leitet Strom!

Vorgehen im Notfall
Wenn kein Kontakt mehr zur Stromquelle besteht, kontrollieren Sie bei dem Verunglückten Atmung und Puls. Liegt ein Atem- oder Herzstillstand vor oder sind Atmung oder Puls gefährlich langsam oder flach, beginnen Sie umgehend mit der Wiederbelebung (S. 408).

Setzen Sie einen Notruf ab.

Behandlung des Schocks
Wenn die Person schwach oder blass ist oder andere Schocksymptome zeigt (S. 441), legen Sie die Person auf den Rücken mit dem Kopf etwas unterhalb des Rumpfes und heben Sie die Beine leicht an.

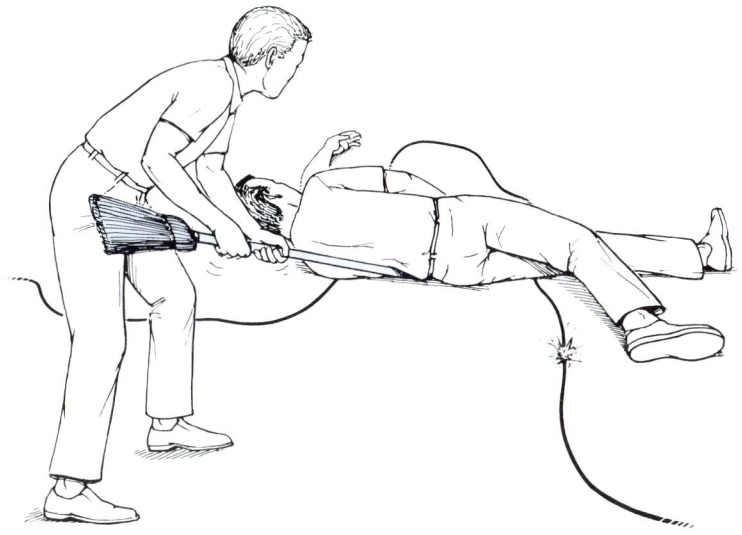

Benutzen Sie einen nichtleitenden Gegenstand (z. B. einen Besenstiel aus Holz), um einen Menschen, der einen Stromschlag bekommen hat, von dem stromführenden Gegenstand wegzuziehen oder wegzuschieben.

Behandeln Sie die Wunden (→ Behandlung schwerer Verbrennungen, S. 405), indem Sie diese steril abdecken und warten, bis medizinische Hilfe eintrifft. Jeder, der einen stärkeren Stromschlag bekommen hat sollte, auch wenn er keine Schäden zu haben scheint, einen Arzt aufsuchen, um innere Verletzungen und Schädigungen des Herzens auszuschließen.

Rauchvergiftung

Ein Feuer hält neben dem Verbrennungsrisiko eine weitere tödliche Gefahr bereit: Die Rauchvergiftung. Wenn Plastik, andere synthetische Stoffe, Holz und Chemikalien verbrannt werden, produzieren Sie Kohlenstoffmonoxid und Dämpfe, die die Augen reizen, die Haut verbrennen und die Atemwege schädigen können. Eine Rauchgasvergiftung ist immer eine potenziell lebensbedrohliche Erkrankung und bedarf ärztlicher Behandlung oder Überwachung!

Die Hauptsymptome einer Rauchvergiftung zeigen sich bereits an den Augen des Betroffenen und an seiner Atemweise: Die Augen sind gerötet und er wird nach Luft schnappen.

Vorgehen im Notfall
Bringen Sie den Betroffenen an einen Platz, der frei von Rauch ist und in sicherer Entfernung zum Feuer oder zur Rauchquelle liegt. Bleiben Sie in verrauchten Räumen soweit unten am Boden wie möglich (heißer Rauch steigt nach oben). Betreten Sie einen verrauchten Bereich nie ohne Atemschutz und überlassen Sie die Rettung professionellem Rettungspersonal.

Haben Sie eine Person aus dem Rauch gerettet, kontrollieren Sie sofort Atmung und Puls. Sind diese nicht festzustellen, beginnen Sie mit der Wiederbelebung (→ Herz-Lungen-Wiederbelebung, S. 408).

Atmet die Person, lockern Sie deren Kleidung und machen Sie es ihr so bequem wie möglich. Rufen Sie den Rettungsdienst – Vergiftungen können nämlich bis zu 24 Stunden nach dem Einatmen des Gases noch zu schweren Atemstörungen führen. Schließlich behandeln Sie die Person wie beim Schock (S. 441).

Kohlenmonoxidvergiftung

Ein Nebenprodukt von Verbrennungen ist Kohlenmonoxid. Wird es in größeren Mengen eingeatmet, verdrängt es den Sauerstoff im Blut und reduziert die Sauerstoffmenge, die den Körperzellen zur Verfügung steht.

Typische Anzeichen der Kohlenmonoxidvergiftung sind Kopfschmerzen, Übelkeit, Erbrechen und Verwirrung. Zuviel Kohlenmonoxid im Blut kann zu Krampfanfällen, Bewusstlosigkeit und schließlich zum Tod führen.

Gefährdet ist man in Räumen, die mit schlecht belüfteten Öfen (Holz-Gas- oder Kohleöfen) beheizt werden, die Kohlenmonoxid produzieren (durch die unzureichende Sauerstoffzufuhr wird der Kohlenstoff nicht zu dem ungiftigen Kohlendioxid verbrannt). Kohlenmonoxid riecht und sieht man nicht!

Vorgehen im Notfall
Behandeln Sie Menschen mit einer Kohlenmonoxidvergiftung wie bei einer Rauchvergiftung (S. 419). Veranlassen Sie umgehend einen Notruf und verabreichen Sie, wenn vorhanden, Sauerstoff.

Ohnmacht, Krampf- und Schlaganfälle

Ein plötzlicher Bewusstseinsverlust gehört zu den alarmierendsten medizinischen Notfällen überhaupt. Die Ohnmacht ist hierbei noch der am wenigsten gefährliche Notfall. Manche kerngesunde Menschen werden zum Beispiel beim Anblick von Blut ohnmächtig und erholen sich innerhalb von Minuten. Dennoch muss man bei allen Ohnmachts-, Krampf- oder Schlaganfällen immer von einem medizinischen Notfall ausgehen. Der Bewusstlose benötigt daher umgehend geeignete Hilfe.

Ohnmacht

Der medizinische Ausdruck für Ohnmacht ist »Synkope«. Eine Synkope ist definiert als kurzer Bewusstseinsverlust, der auftritt, wenn die Blutversorgung des Gehirns vorübergehend unzureichend ist. Der Betroffene wird blass, verliert kurzzeitig das Bewusstsein und stürzt möglicherweise zu Boden.

Meistens ist die Durchblutung spätestens nach einer Minute wieder hergestellt, wenn sich der Betroffene flach auf dem Boden legt. Die Person kommt wieder zu sich und kann ihre Umwelt wieder wahrnehmen.

Die Ursachen für eine Ohnmacht sind vielfältig. Verschiedene medizinische Funktionsstörungen, wie Herzerkrankungen, schwere Hustenanfälle und Kreislaufprobleme können der Grund einer Synkope sein. Zum anderern werden manche Menschen schon ohnmächtig, wenn Sie extrem müde sind, aufregende oder erschreckende Neuigkeiten erfahren oder Blut sehen. Egal, welchen noch so harmlosen Grund die Bewusstlosigkeit haben mag, sie muss immer doch als Notfall behandelt werden.

Vorgehen im Notfall

Beim Liegenden
Stürzt die Person durch die Ohnmachtsattacke auf den Boden, überprüfen Sie die Tiefe der Bewusstlosigkeit, indem Sie die Person kräftig in den Oberarm zwicken. Wenn sie nicht reagiert, überprüfen Sie als nächstes die Atemwege. Atmet die Person? Legen Sie Ihr Ohr über Mund und Nase des Bewusstlosen, um Atemgeräusche zu hören, und den Atemzug zu spüren. Hebt und senkt sich der Brustkorb? Falls die Person atmet aber nicht zu sich kommt, muss sie in die stabile Seitenlage ge-bracht werden, damit sie nicht an Erbrochenem ersticken kann.

Falls Sie keine Atmung feststellen können, müssen Sie umgehend versuchen, den Puls zu fühlen. Er kann schwach und langsam sein, kontrollieren Sie also sorgfältig. Können Sie weder Atmung noch Puls feststellen, so starten Sie umgehend mit der HLW (S. 408).

Sollte die Person auf Schmerzreize reagieren, aber nicht richtig zu sich kommen, bringen Sie sie in die Schocklage. Heben Sie dazu die Beine an oder legen Sie sie auf einen Stuhl oder auf einen anderen Gegenstand. Dadurch wird der Blutrückfluss zum Gehirn begünstigt und das Bewusstsein kehrt schneller wieder zurück.

Beim Sitzenden
Klagt ein Sitzender über Schwäche oder Schwindelgefühl, legen Sie ihn auf den Boden oder fordern Sie ihn auf, seinen Kopf zwischen die Beine zu nehmen. Das steigert die Durchblutung des Gehirns. Wird die Person im Sitzen ohnmächtig, legen Sie sie sofort auf den Boden.

Bewahren Sie die Ruhe
Nach einer Ohnmacht sollte das Gesicht des Betroffenen schnell eine normale Hautfarbe annehmen. Die Person wird sich nach einer Ohnmacht noch kurze Zeit schwach fühlen. Es ist also ratsam, einige Minuten liegen zu bleiben.

Schauen Sie nach anderen Symptomen
Liegen Brustschmerzen vor? Leidet die Person unter Kopfschmerzen? Hat sie Atembeschwerden? Klagt sie über Taubheitsgefühl und anhaltende Schwäche? Dies könnten Anzeichen einer anderen medizinischen Ursache der Ohnmacht sein. Begeben Sie sich in solchen Fällen umgehend in medizinische Betreuung.

Leisten Sie bei Verletzungen Erste Hilfe
Ist die Person durch die plötzliche Ohnmacht gestürzt, versorgen Sie Beulen, blaue Flecken oder Schnittwunden.

Krampfanfälle

Die Gehirnzellen produzieren koordinierte elektrische Entladungen, die zur Übertragung der Nervenimpulse erforderlich sind. Geraten diese Entladungen außer Kontrolle, entsteht ein Krampfanfall.

Ein Krampfanfall ist definiert als eine unwillkürliche Folge wechselnder Muskelan- und entspannungen, verbunden mit Bewusstseinsverlust. Epileptische Anfälle sind die häufigste Form der Krampfanfälle, andere Erkrankungen können aber auch Krampfanfälle auslösen: Nierenversagen (→ Urämie, S. 852), Gehirnhautentzündung (→ Meningitis, S. 481), Schwangerschaftsvergiftung (S. 204), Entzugserscheinungen bei Entzug von Medikamenten wie Benzodiazepinen (z. B. Valium), Barbituraten oder Alkohol, die Einnahme bestimmter Gifte oder Drogen. Selten ist ein Krampfanfall erstes Anzeichen eines Gehirntumors (S. 495).

Vorgehen im Notfall

Während des Anfalls
Schützen Sie die krampfende Person vor Verletzungen. Um das Verletzungsrisiko durch unkontrollierte Bewegungen zu reduzieren, räumen Sie Möbelstücke und andere Gegenstände aus der unmittelbaren Umgebung.

Versuchen Sie nicht, die krampfende Person mit Gewalt festzuhalten.

Sollte der Krampfende erbrechen, versuchen Sie, ihn in die Seitenlage zu bringen oder zumindest den Kopf zur Seite zu drehen, damit das Erbrochene abfließen kann und nicht in die Luftröhre und die Lunge gelangt (Aspiration). Häufig verlieren die Betroffenen während eines Anfalls unwillkürlich Urin oder Stuhl.

Obwohl es zu einem, bis zu einer Minute andauernden, Atemstillstand kommen kann (in dieser Zeit kann die betroffene Person eine bläuliche Hautfarbe annehmen), setzt die Atmung immer wieder ein, ohne dass Wiederbelebungsmaßnamen (→ Herz-Lungen-Wiederbelebung, Seite 408) durchzuführen sind.

Scheint der Grund des Krampfanfalls bei einem Kind oder Kleinkind hohes Fieber zu sein, legen Sie das Kind auf die Seite, und warten Sie, bis der Krampf vorüber ist. Dann kühlen Sie das Kind mit einem feuchten Schwamm, kalten Umschlägen oder lauwarmem Wasser. Eine dem Alter des Kindes angemessene Dosis Paracetamol kann zur Fiebersenkung verabreicht werden (→ Fieberkrämpfe, S. 69). Holen Sie sich medizinische Betreuung.

Nach einem Anfall
Wenn die Person noch niemals zuvor einen Krampfanfall hatte, der Krampfanfall länger als 2 bis 3 Minuten dauert oder wenn er zwar aufhört, sich aber nach kurzer Zeit wiederholt, rufen Sie den Rettungsdienst. Bringen Sie die Person nach dem Krampfanfall in die Seitenlage damit Erbrochenes und andere Flüssigkeiten aus dem Mund und den Atemwegen abfließen können. Erschrecken Sie nicht wenn es zu Blutungen aus dem Mund kommt: Während des Krampfanfalls beißen sich die Betroffenen häufig auf Zunge oder Wange.

Nach dem Anfall bleibt der Betroffene oft für eine gewisse Zeit verwirrt, hat keine Ahnung was passiert ist, ist schläfrig oder sogar tief bewusstlos. Während dieses »Erholungschlafs« muss er kontinuierlich überwacht werden und darf auf keinen Fall alleine gelassen werden!

Verletzt sich die Person bei einem Sturz im Zuge des Krampfanfalls, versorgen Sie mögliche Beulen, blaue Flecken oder Schnittwunden (S. 392).

Notieren Sie Einzelheiten des Krampfanfalls für die weitere Versorgung durch den Arzt. Wichtige Informationen sind Dauer des Anfalls, betroffene Körperteile, Faktoren, die den Krampfanfall ausgelöst haben und jedes andere Merkmal, das ihnen aufgefallen ist.

Schlaganfälle

Eine Störung der Durchblutung (Ischämie) oder eine Blutung (Hämorrhagie) im Gehirn, können zu einem Krankheitsbild führen, das Schlaganfall genannt wird. Symptome eines Schlaganfalls sind:
- Plötzliche Gefühllosigkeit, Schwäche oder Lähmungen des Gesichts, der Arme oder Beine, gewöhnlich auf einer Körperseite
- Verlust der Sprache oder Schwierigkeiten zu sprechen oder zu verstehen
- Eingetrübte oder verminderte Sehfähigkeit, gewöhnlich auf einem Auge
- Schwindel, Gleichgewichts- oder Koordinationsverlust
- Plötzliche, starke Kopfschmerzen ohne offensichtlichen Grund
- Schluckbeschwerden

Ein Schlaganfall ist ein Infarkt des Gehirns. Rufen Sie sofort den Rettungsdienst! Jede Minute zählt. Je länger ein Schlaganfall unbehandelt bleibt, desto größere Schäden entstehen. Der Erfolg der Behandlung ist davon abhängig, wie schnell der Betroffene versorgt werden kann.

Manchmal treten die Anzeichen eines Schlaganfalls nur kurz auf und verschwindem innerhalb weniger Minuten oder Stunden. Auch diese Symptome sind sehr ernst zu nehmen und der Betroffene ist sofort in ärztliche Behandlung zu bringen!

Vorgehen im Notfall

Während Sie auf den Rettungsdienst warten, bleiben Sie bei dem Betroffenen und kontrollieren Sie ständig seine Vitalzeichen (Bewusstsein, Atmung, Puls). Kommt es zum Atemstillstand, müssen Sie sofort mit Wiederbelebungsmaßnahmen beginnen (→ Herz-Lungen-Wiederbelebung, S. 408). Sollte die Person bewußtlos sein, müssen Sie eine Aspiration (Eindringen von Erbrochenem in die Atemwege) verhindern, indem Sie den Betroffenen in die stabile Seitenlage bringen.

Versuchen Sie nicht, der Person etwas zum Essen oder trinken zu geben, die Gefahr des Verschluckens ist sehr groß!

Eine ausführliche Erläuterung des Schlaganfalls finden Sie ab Seite 461.

Bluthochdruckkrise

Bluthochdruck (Hypertonie) ist ein weit verbreitetes Leiden – zirka jeder vierte Mitteleuropäer leidet darunter. Beim Bluthochdruck handelt es sich um eine ernste aber in aller Regel gut behandelbare Erkrankung (→ Hoher Blutdruck, S. 647), bei der die Gefahr von Langzeitschäden durch Schädigungen des Herz-Kreislauf-Systems im Vordergrund steht. Kommt es zur plötzlichen starken Erhöhung des Blutdrucks (Bluthochdruckkrise), stellt dies einen medizinischen Notfall dar.

Die Bluthochdruckkrise ist äußerst selten, am häufigsten tritt Sie auf, wenn Bluthochdruckpatienten vergessen, ihre Medikamente einzunehmen und/oder zusätzlich weitere Stressfaktoren wie andere Erkrankungen oder besondere seelische Belastungen (Stress, Ärger) hinzukommen.

Außer einem sehr hohen Blutdruck weisen folgende Symptome auf eine Bluthochdruckkrise hin:

- Schwere Kopfschmerzen, begleitet von Verwirrung und Sehstörungen
- Brustschmerzen
- Übelkeit und Erbrechen
- Krämpfe

Vorgehen im Notfall

Wenn die oben genannten Anzeichen auftreten, rufen Sie den Rettungsdienst. Während Sie auf diesen warten, sollte sich die betroffene Person am besten mit leicht angehobenem Oberkörper hinlegen und nicht groß bewegen.

Sollten Krämpfe auftreten, schützen Sie die Person wie im Kapitel Krampfanfälle beschrieben (S. 421).

Notfälle im Zusammenhang mit Zuckerkrankheit

Menschen mit einer Zuckerkrankheit (Diabetes mellitus), einer Regulationsstörung die durch einen Mangel an Insulin gekennzeichnet ist, sind für folgende Notfälle prädestiniert:

Die Zuckerwerte können viel zu tief (Unterzucker-Hypoglykämie) oder viel zu hoch liegen (Überzuckerung- Hyperglykämie)

In beiden Situationen kann es für den Betroffenen zu einem lebensbedrohlichen Zustand (Koma) kommen.

Eine ausführliche Beschreibung des Diabetes mellitus finden Sie auf der Seite 925.

Unterzuckerung (Hypoglykämie)

Die Gefahr einer Unterzuckerung droht in erster Linie Menschen die aufgrund ihrer Diabeteserkrankung Medikamente zur Senkung der Blutzuckerspiegel verabreicht bekommen, insbesondere denjenigen, die Insulin spritzen müssen. Wenn bei dieser Person die Nahrungszufuhr und die gespritzte Insulinmenge nicht mehr im Gleichgewicht stehen, z. B. in der Form, dass zuviel Insulin gespritzt wurde oder zuwenig oder zu einem falschen Zeitpunkt Nahrung aufgenommen wurde oder sonstige Dinge die normale Tagesrhythmik stark beeinträchtigen (Extremer Sport, akute fieberhafte Erkrankung u.a.), sinkt der Blutzuckerwert ab. Der Körper kann selber nicht ausreichend gegenregulieren, eine Unterzuckerung droht.

Die Symptome einer Hypoglykämie können stark variieren, häufig treten Unruhe, Nervosität, Hungergefühl, Kaltschweißigkeit , Kopfschmerzen, Konzentrationsstörungen, Sprach- und Sehstörungen oder auch Erregtheit, rauschähliche Zustände oder Aggressivität auf. Rasch kann es zu einer Bewusstlosigkeit (Koma) und/oder zu Krämpfen kommen.

Bei Verdacht auf eine beginnende oder vorhandene Unterzuckerung sollte man der Person Kohlenhydrate am besten in Form von Süßem zu essen geben. Geeignet sind etwa Traubenzucker in Komprettenform, Obstsaft, süße Limonade, Cola-Getränke, Würfelzucker oder Kekse. Weniger geeignet – da schlechter vom Körper aufzunehmen – sind fetthaltige Süßwaren wie Schokolade. Wenn die Person aufgrund seiner Unterzuckerung nicht richtig schlucken kann, können Sie ihr im Abstand von wenigen Minuten einen Teelöffel Traubenzuckerlösung in den Mund geben. Nach dem Verabreichen des Zuckers können 15 bis 30 Minuten vergehen, bis die Symptome nachlassen.

Ist die Person bewusstlos oder krampft Sie, so bringen Sie Sie in die stabile Seitenlage und rufen den Rettungsdienst hinzu.

Ebenso rufen Sie bei fehlender Besserung immer einen Arzt hinzu. Möglicherweise ist es notwendig, Glukose direkt in eine Vene oder Glukagon unter die Haut (subkutan) zu spritzen, um die Symptome abklingen zu lassen.

Eine nicht behandelte Unterzuckerung kann das Gehirn dauerhaft schädigen und ist deshalb eine lebensbedrohliche Erkrankung!

Nachdem sich die Person offensichtlich erholt hat, sollte sie für die nächste Stunde noch nicht alleine gelassen werden, da zum einen eine Hypoglykämie wiederkommen kann und zum anderen der Betroffenen oft noch einige Zeit benötigt, um in den Vollbesitz seiner geistigen Kräfte zu gelangen.

Haben Sie einen Angehörigen der an einer Zuckerkrankheit leidet oder sind Sie selber von der Krankheit betroffen, so sollten Sie den Umgang mit Blutzuckermessgeräten beherrschen. Diese elektronischen Geräte sind mittlerweile kinderleicht zu bedienen und können mit geringsten Blutmengen exakte Blutzuckerwerte liefern.

Überzuckerung (Hyperglykämie)

Eine Überzuckerung ist in aller Regel die Folge einer möglicherweise bisher nicht erkannten oder einer nur unzureichend behandelten Zuckerkrankheit. Die Erkrankung äußert sich normalerweise nicht so schnell und so dramatisch wie eine Unterzuckerung, kann jedoch ebenso wie diese im Extremfall zu schweren Bewusstseinstörungen (Koma) führen.

Mögliche Ursachen für eine Hyperglykämie sind:

- eine bisher nicht bekannte Zuckerkrankheit
- eine bekannte und auch behandelte Zuckerkrankheit wobei der Betroffenen aber
    - zuviel gegessen hat (Diätfehler)
    - zuwenig Insulin gespritzt hat
    - eine neue zusätzliche akute Erkrankungen (z. B. Infekte) hat
    - Stresssituationen (Unfälle, psychische Belastungen, Operationen) erlebt
    - schwanger ist.

Die Symptome einer Hyperglykämie entwickeln sich insgesamt eher langsam. Es dauert gewöhnlich mehrere Stunden oder sogar Tage, bis erste schwerwiegende Anzeichen auftreten.

Charakteristische Symptome sind großer Durst und häufiges Wasserlassen, Übelkeit, Erbrechen, Schwächegefühl, warme und trockene Haut, erhöhte Atemfrequenz mit tiefen Atemzügen, fortschreitende Eintrübung und Bewusstseinsverlust bis hin zum Koma.

Kontrollieren Sie wenn immer möglich den Blutzucker mit einem Blutzuckermessgerät.

Begeben Sie sich umgehend in ärztliche Behandlung, bzw rufen Sie im Falle von Bewusstlosigkeit sofort den Rettungsdienst.

Fieber

Fieber ist eine der Reaktionen des Körpers auf Infektionen. Obwohl der Mechanismus nicht vollständig bekannt ist, spielt Fieber offensichtlich eine Rolle bei der Bekämpfung vieler Infektionskrankheiten. Fieber kann ebenfalls als Reaktion auf verschiedene Medikamente entstehen oder auch ohne einen erkennbaren Grund.

Wann ist Fieber ein Notfall?

Normalerweise bewegt sich Ihre Körpertemperatur in engen Grenzen. Sie ist morgens niedriger und steigt langsam während des Tages an, bis Sie Ihr Maximum am späten Nachmittag oder am Abend erreicht. Sie schwankt in der Regel im Laufe eines Tages nur um 0,5 bis 1 °C und übersteigt gewöhnlich 37,5 °C nicht.

Deshalb ist der Wert von 37 °C, der im allgemeinen als normale Körpertemperatur betrachtet wird, nur ein ungefährer Anhaltspunkt. Werte, die diesen leicht übersteigen, sind daher nicht ungewöhnlich. Eine erhöhte Körpertemperatur ist nicht gefährlich, solange Sie nicht über 40,5 bis 41 °C steigt (→ Hitzeschäden, S. 414). Dann allerdings liegt ein echter Notfall vor.

Was ist Fieber?

Während des Fiebers sind die Mechanismen, die die Körpertemperatur kontrollieren, einfach ein paar Grad höher eingestellt. Der neue Richtwert ist beispielsweise 39 °C, anstelle von 36 bis 37 °C. Zu Beginn des Fiebers versucht der Körper, seine Temperatur anzuheben, und Sie frieren und zittern, um Wärme zu erzeugen. Wickeln Sie sich in eine Decke ein und legen sich auf ein Heizkissen. Das ist angenehm und hilft dem Körper, den neuen Temperaturrichtwert zu erreichen. Ist dieser Richtwert erreicht (z. B. 39 °C), werden Sie nicht mehr frieren und zittern. Verschwindet der Grund für das Fieber, oder nehmen Sie fiebersenkende Medikamente ein, kehrt der Richtwert zu seinem Ausgangswert zurück und Sie werden zu Schwitzen beginnen. Ihr Körper wird sich abkühlen und die Körpertemperatur wieder sinken.

Was ist ein Fiebernotfall?

Bei Neugeborenen
Bei Babys im Alter bis zu drei Monaten ist eine rektale Temperatur von über 38 °C ein Grund Kontakt mit dem Kinderarzt aufzunehmen.

Hohes oder lang anhaltendes Fieber
Ein Kind mit einer Temperatur von 39,5 °C oder mehr sollte nach dem untenstehenden Schema behandelt werden.

Bei Erwachsenen sollten Sie Ihren Arzt verständigen, wenn eine Körpertemperatur von 38,5 °C länger als 3 Tage anhält oder wenn die Temperatur 39,5 °C übersteigt.

Schwere Kopfschmerzen, Nackensteifigkeit, Schwellungen im Hals oder geistige Verwirrung
Wird das Fieber von einem oder mehreren dieser Symptome begleitet, verständigen Sie umgehend Ihren Arzt.

Unerklärliches Fieber
Gibt es keine offensichtlichen Symptome, außer einer Temperatur von 38,5 °C, die länger als 3 Tage anhält, oder einer wenig erhöhten Körpertemperatur, die allerdings einige Wochen besteht, verständigen Sie umgehend Ihren Arzt.

Andere Symptome
Bei Fieber, das von Halsschmerzen, von typischen Anzeichen einer Grippe, von Husten und anderen Symptomen begleitet wird, sollten Sie mit Ihrem Arzt in Kontakt treten, um ernste Erkrankungen auszuschließen oder die Begleiterscheinungen einer Grippe zu lindern.

Die Anwendung eines Fieberthermometers

Es gibt verschiedene Methoden, die Körpertemperatur zu messen. Die bis vor einigen Jahren noch verwendeten Quecksilberthermometer sollten nicht mehr verwendet werden, da Sie zerbrechlich sind und dann die Gefahr des Auslaufens des giftigen Quecksilbers besteht.

Besorgen Sie sich deshalb ein elektrisches Fieberthermometer, mit dem sich die Temperatur in zirka 30 bis 60 Sekunden oral (sublingual), axial oder rektal problemlos messen lässt. Alternativ können Sie auch – meist erheblich teurere – Thermometer erwerben, die die Körpertemperatur in wenigen Sekunden über das Ohr oder noch einfacher durch das Bestreichen der Wange ermitteln können.

Bei Erwachsenen und bei Kindern, die älter als 7 Jahre sind, misst man die Temperatur gewöhnlich oral oder axial. Bei der oralen Messung wird der Meßfühler des Thermometers unter die Zunge gelegt (sublingual), und der Mund muss geschlossen werden.

Bei der axialen Messung legen Sie den Messbereich des Thermometers in die Achselhöhle und verschränken die Arme vor der Brust.

Nach etwa einer Minuten – die elektronischen Geräte geben einen Piepston von sich – können Sie das Thermometer herausnehmen und ablesen.

Die im Vergleich zur axialen und oralen Messung exaktesten Messergebnisse liefert die rektale Messung, die vor allem bei kleinen Kindern gut anzuwenden ist. Führen Sie dazu den Messbereich des Thermometers vorsichtig in das das Rektum des Kindes ein, halten Sie das Kind dabei aber mit der anderen Hand fest. Lassen Sie das Thermometer während des Messvorgangs niemals los, da eine Bewegung des Kindes das Thermometer weiter in das Rektum schieben und Verletzungen verursachen kann. Wenn der Piepton ertönt, können Sie das Thermometer wieder entnehmen und die Körpertemperatur ablesen. Nachdem Sie die Temperatur gemessen haben, spülen Sie das Thermometer mit Wasser oder Alkohol ab.

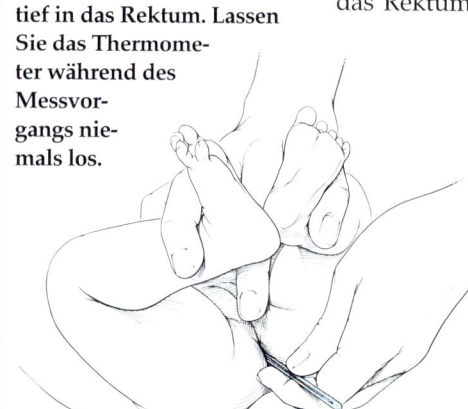

Sollten Sie ein rektales Thermometer benutzen, um die Körpertemperatur eines Neugeborenen zu messen, schieben Sie das Thermometer etwa 2,5 Zentimeter tief in das Rektum. Lassen Sie das Thermometer während des Messvorgangs niemals los.

Behandlung eines Kindes mit Fieber

Ziehen Sie einem Kind mit Fieber leichte Kleidung an, bedecken Sie es höchstens mit einem Laken oder einer leichten Decke. Befolgen Sie die Anweisungen Ihres Arztes in Bezug auf die Verabreichung von fiebersenkenden Medikamenten. Normalerweise bedarf es bei einer Körpertemperatur unter 39 °C keiner Medikation. Ein Kind mit einer Temperatur zwischen 39 und 40 °C sollte Paracetamol bekommen. Verabreichen Sie einem Kind, das unter einer unklaren Krankheit oder einer Viruserkrankung (z. B. Grippe oder Windpocken) leidet, keine Acetylsalicylsäure (z. B. Aspirin), weil es das Risiko einer schweren Reaktion eines Reye-Syndroms erhöht (S. 484).

Ein Kind mit einer Temperatur über 40 °C sollte mit lauwarmem Wasser und einem Schwamm oder mit Wadenwickeln langsam abgekühlt werden. Es sollte Paracetamol erhalten. Kontrollieren Sie die Körpertemperatur des Kindes alle 30 Minuten. Fällt Sie unter 39 °C, hören Sie mit dem Kühlen auf. Wenn Ihr Kind eine höhere Temperatur als 40 °C hat, verständigen Sie Ihren Arzt. Kommt es zu Krämpfen, rufen Sie sofort den Rettungsdienst (→ Fieberkrämpfe, S. 497).

Fremdkörper

Gelegentlich kommt es vor, dass Fremdkörper in Augen, Ohren, Nase oder in andere Körperöffnungen gelangen. In machen Fällen ist es möglich den Fremdkörper durch geeignete Maßnahmen selbst zu entfernen, in anderen Situationen jedoch kann es notwendig sein, den Arzt oder ein Krankenhaus aufzusuchen. (Steckt der Fremdkörper im Hals, → Ersticken, Störungen der Atmung und Wiederbelebung, S. 406.)

Fremdkörper in der Scheide (z. B. ein feststeckender Tampon), im Rektum und der Harnröhre, bedürfen immer einer Untersuchung und Behandlung durch einen Arzt. Unter solchen Umständen begeben Sie sich umgehend in medizinische Behandlung.

wenden Sie an, wenn Sie der Meinung sind, dass der Fremdkörper bereits entfernt ist, die Rötung des Auges und der Schmerz jedoch weiterhin bestehen.)

1. Reiben Sie nicht im Auge. Waschen Sie Ihre Hände, bevor Sie das Auge untersuchen. Sorgen Sie für helles Licht.
2. Schauen Sie nach einem Fremdkörper im Auge. Untersuchen Sie das Auge, indem Sie das untere Augenlid leicht nach unten ziehen und die Person anweisen, nach oben zu schauen. Verfahren Sie ebenso beim oberen

Im Auge

Das Auge reinigt sich selbst. Meist wird der Fremdkörper durch unwillkürliches Zwinkern und Tränenfluss ausgewaschen. Sollten diese natürlichen Mechanismen jedoch nicht ausreichen, müssen Maßnahmen ergriffen werden, um den Fremdkörper zu entfernen. Die Sehkraft kann durch eine Verletzung, eine Infektion, Chemikalien oder dichten Rauch gefährdet werden.

Vorgehen im Notfall

Reinigen Sie das Auge des Betroffenen
Folgen Sie im Notfall den anschließend beschriebenen Schritten. (Das gleiche Verfahren

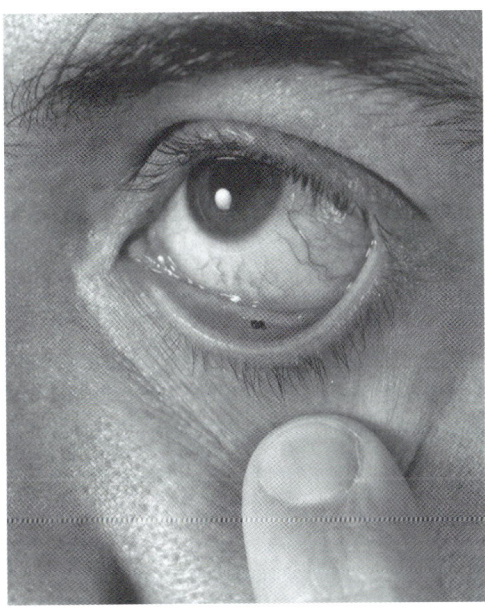

Untersuchen Sie das Auge nach Fremdkörpern.

Lid: Halten Sie das obere Lid fest, und untersuchen Sie das Auge, während der Betroffene nach unten schaut.

Stellen Sie fest, dass ein Fremdkörper im Augapfel feststeckt, bedecken Sie beide Augen (wenn möglich) mit einer sterilen Kompresse oder einem sauberen Stück Stoff. Versuchen Sie nicht, den Fremdkörper zu entfernen.

Suchen Sie einen Augenarzt auf (→ Verletzungen des Auges, S. 531).

3. Schwimmt der Fremdkörper in der Tränenflüssigkeit auf der Oberfläche des Auges, können Sie den Fremdkörper auswaschen oder manuell entfernen. Während Sie das obere oder untere Lid offen halten, benutzen Sie eine feuchte Kompresse oder die Ecke eines sauberen Stück Stoffs, um den Fremdkörper zu entfernen. Wenn es Ihnen nicht gelingt, den Fremdkörper zu entfernen, bedecken Sie beide Augen mit einem weichen Tuch, und suchen Sie einen Augenarzt auf.

4. Ist es Ihnen gelungen, den Fremdkörper zu entfernen, spülen Sie das Auge mit einer Augenspüllösung oder sauberem, lauwarmem Wasser.

5. Bleiben Schmerzen, Rötung oder Sehstörungen bestehen, suchen Sie einen Augenarzt auf.

Reinigen Sie Ihr eigenes Auge

Das oben beschriebene Verfahren ist schwer am eigenen Auge durchzuführen, da das unwillkürliche Blinzeln und der Tränenfluss es unmöglich machen, klar zu sehen. Ist niemand in Ihrer Nähe, wenn Sie einen Fremdkörper ins Auge bekommen haben, versuchen Sie das Auge auszuspülen. Benutzen Sie einen Plastikbecher oder ein kleines Saftglas, um Ihr Auge mit sauberem Wasser auszuwaschen. Setzen Sie den Rand des Glases an den Knochen am unteren Rand ihrer Augenhöhle und schütten Sie das Wasser in das offene Auge. Gelingt es Ihnen nicht, das Auge zu reinigen, suchen Sie einen Augenarzt auf.

Im Ohr

Kinder stecken sich oft Dinge ins Ohr. Manchmal gelangt auch ein Insekt oder andere Dinge aus der Luft zufällig ins Ohr.

Vorgehen im Notfall

Steckt ein Fremdkörper im Ohr, befolgen Sie diese Schritte:

1. Versuchen Sie nicht den Fremdkörper zu entfernen, indem Sie mit einem Ohrreinigungsstäbchen, einem Streichholz oder einem anderen Hilfsmittel im Ohr herumstochern. Es besteht sonst die Gefahr den Fremdkörper weiter ins Ohr zu schieben und sowohl das Trommelfell als auch die empfindlichen Strukturen im Mittelohr zu verletzen.

2. Können Sie den Fremdkörper deutlich sehen, steckt er nicht fest und ist mit einer Pinzette zu erreichen, dann entfernen Sie ihn vorsichtig.

3. Nutzen Sie die Schwerkraft. Kippen Sie den Kopf zur betroffenen Seite. Schlagen Sie nun auf keinen Fall auf den Kopf des Betroffenen, aber schütteln Sie ihn vorsichtig in Richtung Boden, um den Fremdkörper zu lösen.

4. Handelt es sich bei dem Fremdkörper um ein Insekt, kippen Sie den Kopf so, dass das Ohr mit dem sich darin befindlichen Insekt nach oben zeigt. Ziehen Sie das Ohrläppchen vorsichtig nach hinten und oben, um den Gehörgang zu begradigen. Möglicherweise kann sich das Insekt dadurch alleine befreien.

5. Können Sie den Fremdkörper nicht entfernen, oder die Person verspürt nach der Entfernung weiterhin Schmerzen im Ohr, hat Sie ein eingeschränktes Hörvermögen oder weiterhin das Gefühl eines Fremdkörpers im Ohr, dann suchen Sie möglichst umgehend einen Hals-Nasen-Ohren-Arzt auf (→ Fremdkörper im Ohr, S. 571).

Um einen kleinen Fremdkörper aus Ihrem Auge zu entfernen, spülen Sie das Auge mit einer kleinen Menge Wasser.

In der Nase

Gelegentlich gelangt ein Fremdkörper in die Nase.

Vorgehen im Notfall
Beachten Sie die folgenden Maßnahmen:
1. Versuchen Sie nicht den Fremdkörper zu entfernen, indem Sie mit einem Ohrreinigungsstäbchen, einem Streichholz oder einem anderen Hilfsmittel in der Nase herumstochern. Die Gefahr dabei ist, den Fremdkörper weiter in die Nase zu schieben. Versuchen Sie den Fremdkörper zu lösen, indem Sie kräftig durch den Mund ein- und durch die Nase ausatmen. .
2. Schnäuzen Sie vorsichtig Ihre Nase, um den Fremdkörper zu lockern. Vermeiden Sie es jedoch, die Nase kräftig oder wiederholt zu schnäuzen.
3. Können Sie den Fremdkörper deutlich sehen, steckt er nicht fest und ist mit einer Pinzette zu erreichen, dann entfernen Sie ihn vorsichtig.
4. Können Sie den Fremdkörper nicht entfernen, suchen Sie einen Hals-Nasen-Ohren-Arzt auf.

Fremdkörper in den Atemwegen

Fremdkörper können in Luftröhre (Trachea) oder Lunge (Bronchialbereich) gelangen, wenn Sie versehentlich eingeatmet (»verschluckt«) wurden. Besteht durch einen Fremdkörper in den Atemwegen Erstickungsgefahr, muss der Heimlich-Handgriff angewandt und sofort (not) ärztliche Hilfe herbeigerufen werden (→ Ersticken, Störungen der Atmung und Wiederbelebung, S. 406).

In machen Fällen, etwa wenn nur ein kleinerer Fremdkörper in den Atemwegen steckt und diese auch nicht verschließt, stellt dieser Fremdköper dennoch eine Gefahr für die Gesundheit des Betroffenen dar. Verständigen Sie in einem solchen Fall Ihren Arzt. Ihr Arzt wird möglicherweise eine Röntgenaufnahme veranlassen, um festzustellen in welcher Höhe genau der Fremdkörper sitzt. Wenn nötig wird eine Bronchoskopie (S. 726) durchgeführt, bei der ein Schlauch, mit einem optischen System, durch den Rachen in die Atemwege und die Bronchien eingeführt wird, um den Fremdkörper in der Luftröhre oder den Bronchien zu finden, und ihn, meist mit demselben Eingriff, zu entfernen.

Kinder und Knopfbatterien

In zunehmender Zahl werden Knopfbatterien in tragbaren elektronischen Geräten, wie z. B. Kameras, Taschenrechnern, Uhren, Hörgeräten und anderen Artikeln, eingesetzt. Für ein neugieriges kleines Kind können diese glänzenden Batterien sehr faszinierend sein. Sie stellen aber eine große Gefahr dar, wenn Sie verschluckt werden.

Batterien enthalten gesundheitsschädigende alkalische Flüssigkeiten, einige von ihnen sogar lebensgefährliche Mengen Quecksilber. Werden diese im Magen oder Darm freigesetzt, fressen Sie sich durch die Schleimhaut des Verdauungstraktes und rufen Symptome, wie Bauchschmerzen, Verstopfung, Erbrechen und Fieber, hervor.

Verschluckt Ihr Kind eine Knopfbatterie, verständigen Sie sofort Ihren Kinderarzt. Eine Operation kann notwendig sein.

Vorsorge
Eltern und Großeltern sollten dies Gefahr berücksichtigen, wenn Sie Ihr Haus kindersicher machen. Bewahren Sie nicht benötigte Batterien außerhalb der Reichweite von Kindern auf. Werfen Sie verbrauchte Batterien nicht in Mülltonnen sondern entsorgen Sie sie fachgerecht.

Verschluckte Fremdkörper

Gelegentlich verschlucken Kinder Gegenstände wie etwa Münzen, Knöpfe, Fruchtkerne, Sicherheitsnadeln oder andere Haushaltsgegenstände. Diese Fremdkörper passieren gewöhnlich ohne Zwischenfälle das Verdauungssystem. Sie können jedoch auch in der Speiseröhre stecken bleiben. Es besteht dann das Risiko einer vollständigen Verlegung der Speiseröhre

Bleibt ein geschlucktes Objekt im Rachen stecken und blockiert die Atemwege, handelt es sich um einen medizinischen Notfall. Der Heimlich-Handgriff lockert den Fremdkörper, wobei es sich nicht selten dabei um ein großes Stück Nahrung handelt (S. 407).

Bei einem Kind kann sich das Verschlucken eines Fremdkörpers durch Schluckbeschwerden oder verstärkten Speichelfluss bemerkbar machen. Es können ebenfalls Bauchschmerzen und Erbrechen auftreten. Verständigen Sie Ihren Arzt, wenn Sie oder Ihr Kind einen Fremdkörper verschluckt haben. Der Fremdkörper verlegt möglicherweise den Mageneingang und muss mit einem Endoskop entfernt werden. Das ist ein Schlauch, der ein optisches System enthält und in die Speiseröhre geschoben wird. Es wird eingesetzt, um den Fremdkörper zu finden und zu entfernen (S. 749).

Notfälle der Harn- und Geschlechtsorgane

Medizinische Notfälle, die die Harn- oder Geschlechtsorgane betreffen, können heftige Schmerzen in der Leistengegend, Schwierigkeiten beim Wasserlassen oder Harnverhalt, d.h. die Unfähigkeit Urin zu lassen, mit sich bringen. Sexuelle Gewalt und Missbrauch stellen ebenfalls medizinische und meist auch psychologische Notfälle dar, die umgehend professionell behandelt werden müssen.

Schmerzen in der Lendengegend, am Hodensack oder an der Scheide, die möglicherweise mit Blut im Urin einhergehen, können die Folge einer Verletzung, von Nierensteinen oder eines Tumors im Genitalbereich sein. Lassen Sie sich umgehend untersuchen, wenn diese Symptome auftreten. Ein schmerzhaftes

oder brennendes Gefühl beim Wasserlassen sind Anzeichen für eine Infektion der Harnröhre, der Blase oder der Nieren. Suchen Sie ebenfalls baldmöglichst einen Arzt auf, wenn solche Symptome auftreten oder wenn Sie plötzlich Schwierigkeiten beim Wasserlassen haben.

Hodentorsion

Eine Hodentorsion verursacht plötzlich auftretende Schmerzen in einem Hoden. Der Hoden dreht sich dabei um den Samenstrang und unterbindet seine eigene Blutzufuhr. Zu einer Hodentorsion kommt es entweder ohne einen offensichtlichen Grund, etwa im Schlaf, oder aber auch nach körperlicher Anstrengung.

Begleitende Symptome können Übelkeit und Erbrechen, Bauchschmerz, Schwäche und Fieber sein. Die Hodentorsion tritt meist im Teenageralter in der Zeit der Pubertät auf. Eine Entzündung des Nebenhodens (→ Epididymitis, S. 1198) kann ebenfalls Schmerzen im Hoden verursachen.

Vorgehen im Notfall

Verspüren Sie Schmerzen im Hoden, lassen Sie sich umgehend ärztlich untersuchen. Wird der Hoden im Fall einer Hodentorsion nämlich nicht innerhalb weniger Stunden in seine normale Position zurückgebracht (in aller Regel muss dies durch einen operativen Eingriff geschehen), stirbt das Hodengewebe aufgrund der Minderversorgung an Blut ab. Der Hoden muss dann aus dem Hodensack entfernt werden

Lagern Sie die betroffene Person so schmerzfrei und ruhig wie möglich. Eine ausführliche Beschreibung der Hodentorsion finden Sie auf Seite 1197.

Verletzungen der äußeren Geschlechtsorgane

Die männlichen Geschlechtsorgane sind aufgrund ihrer Lage außerhalb der Bauchhöhle nicht geschützt. Der Penis und der Hoden sind daher anfällig für Verletzungen. Diese können ungeheuer schmerzhaft und auch gefährlich sein.

Vergewaltigung und sexueller Missbrauch

Nach einer Vergewaltigung, sexuellem Missbrauch oder sexuellen Gewalttätigkeiten sind die körperlichen Verletzungen oft weniger ausgeprägt als der seelische Schaden, der entstanden ist. Sollte es sich dennoch auch um schwere körperliche Verletzungen handeln, versorgen Sie diese entsprechend (→ Ersticken, Störungen der Atmung und Wiederbelebung, S. 406 oder S. 441).

Um das Opfer eines Gewaltverbrechens, körperlichen Missbrauchs oder einer Vergewaltigung muss man sich mit Feingefühl kümmern. Machen Sie der Person klar, dass Sie sie nicht verletzen werden. Stellen Sie wenige Fragen. Seien Sie statt dessen ein guter Zuhörer. Versuchen Sie emotionale Unterstützung und Bestätigung zu geben.

Missbrauch und Gewaltverbrechen bedürfen, auch wenn die körperlichen Verletzungen gering sind, einer gründlichen Untersuchung und Dokumentation. Viele große Krankenhäuser sind speziell eingerichtet, um Vergewaltigungsopfer zu betreuen. Sie haben die Möglichkeit sowohl die emotionalen und körperlichen als auch die juristischen Auswirkungen anzugehen. Auch Ihr Hausarzt kann in einem solchen Fall ein Ansprechpartner sein. Mittlerweile stehen in allen größeren Städten auch geschützte Anlaufstellen für Opfer von Gewaltverbrechen zur Verfügung.

Im Falle einer Vergewaltigung sollten Sie sich schnellstmöglich in medizinische Behandlung begeben – möglicherweise müssen Sie auch sofort die Polizei rufen. Waschen Sie sich nicht, und wechseln Sie nicht Ihre Kleidung, bevor Sie von einem Arzt untersucht wurden. Ihr Arzt wird Verletzungen behandeln und für psychologische Betreuung sorgen. Er wird sich ebenfalls darum kümmern, mögliche Beweise für die strafrechtliche Verfolgung des Vergewaltigers zusammen zu tragen. (Mehr Informationen zu sexuellem Missbrauch im Vorschulalter erhalten Sie auf den Seiten 109, 127 und 153.)

Vorgehen im Notfall

Wenn es zu einer Blutung im Bereich der äußeren Geschlechtsorgane kommt, stillen Sie diese, indem Sie direkten Druck auf die Wunde ausüben (S. 400). Legen Sie anschließend einen Verband an. Begeben Sie sich in medizinische Betreuung. Sind die Geschlechtsorgane einem kräftigen Stoß ausgesetzt worden, bluten jedoch nicht, lindert Kühlung mit Kältekompressen die starken Schmerzen im Hoden.

Wurde die Verletzung durch einen stumpfen Gegenstand oder einen Sturz hervorgerufen, und gehen die Schmerzen und die Schwellung des Hodensacks innerhalb einer Stunde zurück, ist wahrscheinlich kein ernster Schaden entstanden.

Bleibt der Hodensack allerdings geschwollen, entstehen blaue Flecken, lässt der Schmerz nicht nach oder ist der Penis oder der Hodensack ernsthaft verletzt und blutet, begeben Sie sich in medizinische Behandlung.

Wurde der Hodensack durch einem scharfen Gegenstand verletzt, rufen Sie sofort den Rettungsdienst.

Drogenmissbrauch und Verhaltensstörungen

Drogenmissbrauch und Verhaltensstörungen sind weit verbreitet und bedürfen professioneller Hilfe. Auf den folgenden Seiten wird auf Alkohol- und Drogenvergiftung, plötzliche Persönlichkeitsveränderung und Selbstmordgedanken und Selbstmordversuch eingegangen. Sie lernen die häufigsten Anzeichen solcher emotionaler und geistiger Leiden kennen, die umgehend notfallmedizinisch versorgt werden müssen.

Alkoholvergiftung

Alkohol ist eine Droge, die über das zentrale Nervensystem eine ganze Reihe verschiedener Wirkungen auf den menschlichen Körper hat. Diese Wirkungen sind abhängig von der Menge des Alkohols, der Verfassung und dem Stoffwechsel der Person, die den Alkohol getrunken hat. Alkoholmissbrauch kann zu vorübergehenden Erkrankungen aber auch zu Langzeitschäden oder zum Tod führen.

Erkennen des Alkoholmissbrauchs

Die Anzeichen einer akuten Alkoholvergiftung reichen von verwaschener Sprache und unkoordinierten Bewegungen über lautes und widerspenstiges Verhalten bis hin zu Erbrechen, Lethargie und Bewusstlosigkeit. Die Person hat möglicherweise eine rote Gesichtsfarbe und riecht merklich nach Alkohol.

Erkennen des Alkoholentzugs

Wenn ein Gewohnheitstrinker plötzlich aufhört Alkohol zu trinken, können körperliche Entzugserscheinungen auftreten. Es kommt möglicherweise zu einem Alkoholentzugsdelirium, bei dem die Person halluziniert, sich seltsam verhält, verwirrt oder ruhelos ist und erkennbar mit den Händen zu zittern beginnt (→ Entzug und Delirium, S. 330).

Vorgehen im Notfall

Stellen Sie fest, ob es sich um Alkoholmissbrauch oder um Entzugserscheinungen handelt. Fragen Sie die Person nach dem Grund Ihres momentanen Zustands. Machen Sie das in einer ruhigen und unbedrohlichen Weise. Es ist wahrscheinlicher, dass Sie eine ehrliche Antwort auf eine freundliche Frage bekommen, als auf eine bedrohliche und herausfordernde.

Achten Sie auf die oben angeführten Symptome. Fragen Sie die Person auch, ob Sie zusammen mit dem Alkohol Medikamente oder irgendwelche Arten von Drogen eingenommen hat. Beobachten Sie die Atmung und andere Anzeichen. Kommt es zum Erbrechen, stellen Sie sicher, dass die Person das Erbrochene nicht in die Lungen einatmet (aspiriert). Die betroffene Person soll sich nach vorne beugen oder auf die Seite legen.

Hat die Person durch einen Sturz oder einen anderen Unfall Verletzungen erlitten, stillen Sie mögliche Blutungen und stellen Sie Brüche ruhig. Fragen Sie die Person, ob Sie Verletzungen hat, die Sie selbst nicht entdecken konnten. (Beachten Sie, dass Alkohol eine starke schmerzbetäubende Wirkung hat.)

In den meisten Fällen kommt es bei einer Alkoholvergiftung lediglich für einige Stunden zu Übelkeit und am nächsten Morgen zu Kopfschmerzen. Beobachten Sie jedoch eines der folgenden Anzeichen, rufen Sie den Rettungsdienst:

- Die Person befindet sich offensichtlich im Entzugsdelir
- Es gibt keine Anzeichen auf einen Alkoholmissbrauch, das Verhalten ist jedoch unnormal

- Die Person wird bewusstlos oder aspiriert Erbrochenes
- Es gibt Hinweise auf zusätzlichen Medikamentenmissbrauch oder auf Drogenkonsum

(→ Drogen- und Alkoholmissbrauch, S. 1102, Psychosen durch Alkohol- und Drogenmissbrauch, S. 1129, Alkoholmissbrauch und Alkoholismus, S. 325 und körperliche Abhängigkeit, S. 1231.)

Akute Vergiftung durch Medikamente oder Drogen

Die meisten Medikamente haben eine ganze Reihe von Nebenwirkungen. Sie können gerade bei empfindlichen Menschen gefährliche Reaktionen hervorrufen, die notfallmedizinisch versorgt werden müssen. Es können ebenfalls Wechselwirkungen zwischen verschiedenen Medikamenten auftreten. Deshalb ist es notwendig, dass Sie Ihrem Arzt alle Medikamente nennen, die Sie einnehmen (auch diejenigen Medikamente, die Sie sich rezeptfrei besorgt haben!).

Medikamente

Wenn bei ihnen oder einem Angehörigen nach der Einnahme eines Medikaments starke Kopfschmerzen, Verwirrung, Unruhe, Angstzustände, Sehprobleme, Hautausschläge, Bewusstseinsverlust, Koma oder Krämpfe auftreten, stellen Sie umgehend die Einnahme dieser Medikamente ein und benachrichtigen Sie Ihren Arzt oder rufen Sie den Rettungsdienst.

Illegale Drogen

Die Auswirkungen illegaler Drogen variieren mit der Art und der Menge der Droge, die eingenommen wurde. Die Symptome variieren von geringen Auswirkungen wie etwa erweiterten Pupillen oder geröteten Augen (nach der Einnahme von Marihuana) bis hin zu den Zeichen einer Drogenvergiftung mit bedrohlichen Ausmaßen (→ Halluzinogene, S. 1134).

Bewusstseinsverändernde Drogen

LSD und viele andere Drogen können einen schnellen Herzschlag, erweiterte Pupillen und eine gerötete Gesichtsfarbe hervorrufen. Die Person redet möglicherweise unzusammenhängend und sieht und hört Dinge, die Sie

Plötzliche Persönlichkeitsveränderungen

Emotionaler Stress, Vergiftungen, Alkohol- oder Drogenmissbrauch, Kopfverletzungen, Unterzucker, hohes Fieber, Schlaganfall oder andere Probleme können zu vielfältigen Persönlichkeitsveränderungen führen, die von Desorientiertheit oder Delirium bis zu gewalttätigem oder selbstgefährdendem Verhalten reichen.

Beruhigen Sie die Person

Sehen Sie sich einer Person gegenüber, die sich in unberechenbarer, grotesker oder verrückter Weise aufführt, reden Sie zunächst beruhigend auf die Person ein. Versichern Sie ihr, dass Sie ihr lediglich helfen wollen, aber drängen Sie sich nicht auf. Hören Sie der Person gut zu und antworten Sie behutsam auf ihre Fragen. Versuchen Sie mit Blickkontakt, unaufdringlich einen Kontakt zu der Person herzustellen.

Schützen Sie sich und die Person

Droht eine Person einen Selbstmordversuch zu verüben oder einer anderen Person Schaden zuzufügen, versichern Sie sich, dass sie unbewaffnet ist. Versuchen Sie nicht mit einer Person zu verhandeln, die eine Waffe hat und droht, diese zu benutzen. Die Gefahr für Sie und die Person wäre zu groß. Überlassen Sie das der Polizei.

Eigenschutz geht immer vor Rettungsversuchen! Bedenken Sie, dass psychisch kranke Menschen absolut unberechenbar sein können! Rufen Sie den Rettungsdienst und die Polizei, wenn die Person desorientiert oder erregt ist, zusammenhanglos daherredet oder sich und andere gefährdet. Rufen Sie ebenfalls Hilfe, wenn es nicht möglich ist, mit der Person in Kontakt zu treten.

Während Sie auf die Hilfe warten, können Sie weiter versuchen, die Person zu beruhigen. Machen Sie keine Witze: Humor kann unter solchen Umständen missverstanden werden. Drohen Sie nicht. Fragen Sie die Person, ob Sie verletzt ist oder Schmerzen hat oder ob Sie ihr in irgendeiner Weise helfen können.

Ein Mensch, der auf einem »schlechten Trip« ist, egal ob es das Ergebnis von Drogenmissbrauch oder von emotionalem Stress ist, muss zu seiner eigenen Sicherheit in eine ruhige, ungefährliche Umgebung gebracht und von einer Person begleitet werden, die beruhigend auf ihn einwirkt.

Anleitungen für das Verhalten in diesen speziellen Notfällen finden Sie unter Unterzucker (Hypoglykämie), Seite 927, Alkoholvergiftung, Seite 429 und Selbstmordgedanken und Selbstmordversuch, Seite 431. Denken Sie daran: Eigenschutz geht vor Rettungsversuchen.

nicht wahrnehmen können (Halluzinationen). Manche Menschen leiden unter Angstzuständen und großer Furcht. Verfolgungswahn, aggressives Verhalten oder extreme Entzugserscheinungen können auftreten (S. 343f.).

Aufputsch- und Beruhigungsmittel

Die so genannten Aufputschmittel erzeugen Erregung und stimulieren den Körper, indem Sie Herzschlag und Atmung steigern. Schnelle Sprache, erweiterte Pupillen, verstärkte Schweißbildung und Schlaflosigkeit kommen hinzu. Die Wirkung von Beruhigungsmitteln ist genau entgegengesetzt. Atmung und Herzschlag sind verlangsamt, die Sprache ist stolpernd und verwaschen (→ Drogenabhängigkeit, S. 1131).

Rauschgift

Wie beim Gebrauch von Beruhigungsmitteln sind Puls und Atmung verlangsamt. Die Haut kann kaltschweißig sein. Als Folgen einer Überdosierung kann es zu Schläfrigkeit und Bewusstseinsverlust kommen (→ Drogen, S. 342).

Vorgehen im Notfall

Wenn Sie den Verdacht haben, dass eine Person eine Überdosis Drogen genommen hat, rufen Sie den Rettungsdienst. Achten Sie auf die Warnzeichen wie Bewusstseinsverlust, gefährlich verlangsamte oder zum Stillstand gekommene Atmung, aggressives, panisches, feindliches, gewalttätiges oder ängstliches Verhalten oder Wahnvorstellungen.

Wenn Sie davon ausgehen können, dass die Drogen innerhalb der letzten Stunde oral eingenommen wurden, kann es angebracht sein, Erbrechen zu provozieren (S. 438).

Drogenentzug

Entzugserscheinungen treten typischerweise immer dann auf, wenn eine Person den chronischen Konsum von Alkohol, den Missbrauch von Medikamenten (z. B. Benzodiazepine, Barbiturate) oder die Einnahme von Drogen (z. B. Opiate, Heroin) abrupt beendet. Wenn die Entgiftung nicht systematisch und unter medizinischer Anleitung und Betreuung durchgeführt wird läuft der Betroffene Gefahr, in die verschiedenen Stadien des Entugs – bis hin zu einem Entzugsdelirium mit lebensbedrohlichen Symptomen zu kommen. Eine Entzugsbehandlung setzt deshalb in aller Regel einen längeren Krankenhausaufhalt voraus. Rufen Sie den Rettungsdienst, wenn Sie akute Anzeichen eines Drogenentzugs beobachten (→ Entgiftung, S. 1133).

Selbstmordgedanken und Selbstmordversuch

Obwohl Selbstmordabsichten mitunter offen geäußert werden, schätzen Angehörige oder Freunde die Situation oft falsch ein. Bedrohliche Anzeichen werden schnell übersehen.

Erkennen der Zeichen

Niemals verhalten sich zwei selbstmordgefährdete Menschen gleich, oftmals reagieren sie jedoch ähnlich. Verhaltensweisen, die auf einen Selbstmord hindeuten können, sind eine traurige Grundstimmung, Schwermütigkeit, eine plötzliche emotionale Krise, plötzliche Persönlichkeitsveränderungen, Depressionen und die Äußerung von Selbstmordabsichten(→ Warnzeichen eines möglichen Selbstmords, S. 1125 und Teenagerselbstmord, Seite 1101).

Umgang mit einem möglichen Selbstmörder

Spricht ein Bekannter oder Verwandter von Selbstmord oder benimmt er sich auf eine Art und Weise, die Sie glauben lässt, dass er an Selbstmord denkt, behandeln Sie die Person mit Respekt und Ernsthaftigkeit. Es ist nicht unvernünftig, den Betroffenen konkret darauf anzusprechen und zu fragen, ob er über einen Selbstmord nachdenkt.

Bleiben Sie bei der Person, damit Sie nicht die Möglichkeit findet, den Selbstmord durchzuführen. Sorgen Sie so schnell wie möglich für professionelle Hilfe. Rufen Sie einen Arzt , den Rettungsdienst oder sogar die Polizei. an.

Umgang mit Personen die einen Selbstmordversuch unternommen haben

Wenn Sie eine Person antreffen, die einen Selbstmordversuch begangen hat, versorgen Sie Sie angemessen und rufen Sie den Rettungsdienst. Hat die Person einen Atemstillstand erlitten, müssen Sie umgehend mit der Wiederbelebung beginnen (→ Herz-Lungen-Wiederbelebung, S. 408). Blutet die Person, versuchen Sie die Blutung zu stillen (S. 400). Hat die Person eine Überdosis Tabletten oder Gift eingenommen, rufen Sie den Rettungsdienst.

Hyperventilation

Zu schnelle oder zu tiefe Atmung nennt man Hyperventilation. Paradoxerweise erzeugt Sie das Gefühl, zu wenig Luft zu bekommen.

Ausgelöst wird eine Hyperventilation meistens durch Angst- oder Panikzustände aber

Brustwandschmerzen

Die verbreitetste Art des harmlosen Brustschmerzes ist der Brustwandschmerz. Eine besondere Form dieses Brustwandschmerzes wiederum ist das Tietze-Syndrom. Dabei handelt es sich um Schmerzen in und um die Knorpel, die Rippen und Brustbein (Sternum) verbinden.

Bei Druck auf verschiedene Punkte entlang des Randes des Brustbeins tritt ein Druckschmerz auf, der sich auf diese kleinen Gebiete beschränkt. Wird der Brustschmerz durch den Druck der untersuchenden Finger verstärkt, können Sie eine ernste Erkrankung, wie einen Herzinfarkt, ausschließen. Diese Beschwerden dauern normalerweise nur ein paar Tage an. Aspirin oder andere Schmerzmittel können Linderung verschaffen.

Andere Gründe für Brustwandschmerzen sind verspannte Brustwandmuskeln durch Überbelastung oder starken Husten und Muskelprellungen durch kleinere Verletzungen. Diese Schmerzen werden stärker bei Bewegungen des Brustkorbs und klingen gewöhnlich nach einigen Tagen Ruhe, Wärmezufuhr und der Einnahme von Aspirin oder Paracetamol ab.

Herzinfarkt (Myokardinfarkt)

Ein Herzinfarkt tritt auf, wenn eine Arterie, die den Herzmuskel mit Blut versorgt, verstopft. Dem Herzinfarkt gehen meistens Tage oder Wochen Brustschmerzen (Angina pectoris) voraus, die während oder nach Anstrengungen oder sogar in Ruhe auftreten. Es kann jedoch auch ohne vorausgehende Schmerzen zu einem Herzinfarkt kommen.

Im Verlauf eines Herzinfarkts wird Herzmuskelgewebe beschädigt oder zerstört. Die sich daraus ergebendenSymptome sind im Abschnitt »Ist es ein Herzinfarkt?« aufgeführt.

Ist es ein Herzinfarkt?

Folgende Zeichen und Symptome sind charakteristisch für einen Herzinfarkt:
- Starke, lang anhaltende Brustschmerzen, oft beschrieben als großer Druck oder Engegefühl. Der Schmerz strahlt möglicherweise in die linke Schulter und den linken Arm aus, reicht bis zu Ihrem Rücken und sogar bis zu Ihren Zähnen, Ihrem Kiefer und Hals. Gelegentlich treten auch Schmerzen im Oberbauch auf, die einer schweren Magenverstimmung ähnlich sind.
- Übelkeit, Erbrechen, Kurzatmigkeit und Kaltschweißigkeit
- Schwäche, Ruhelosigkeit und Angstzustände
- plötzliche Bewusstlosigkeit,
- Herz-Kreislauf-Stillstand

Wenn Sie diese Symptome beobachten, rufen Sie sofort den Rettungsdienst.

Jeder Herzinfarkt ist ein medizinischer Notfall! Rufen Sie deshalb umgehend den Rettungsdienst. Hat der Herzinfarkt bei einer anderen Person zu einem Atem- und Herzstillstand geführt, beginnen Sie sofort mit der Herz-Lungen-Wiederbelebung (S. 408).

Lungenembolie

Ein anderer medizinischer Notfall, der sich häufig als Brustschmerz äußert, ist die Lungenembolie. Ein Embolus ist eine Anhäufung von meist körpereigenem Material (gewöhnlich ein Blutgerinnsel), das eine Arterie verschließt. Das Absterben von dem Gewebe, das nicht mehr ausreichend mit sauerstoffhaltigem Blut versorgt wird (Infarkt) ist die Folge. Wenn ein Gerinnsel, das meist aus einer Vene des Beckens oder der unteren Gliedmaße stammt, sich in der Lunge festsetzt, spricht man von einer Lungenembolie.

Die Symptome einer Lungenembolie sind:
- Plötzlich auftretender scharfer Brustschmerz, oft von einem Hustenreiz begleitet
- Plötzliche unerklärliche Kurzatmigkeit
- Husten mit blutigem Auswurf
- Schneller Herzschlag
- Angstzustände und Kaltschweißigkeit

Genau wie bei einem Herzinfarkt rufen Sie auch im Fall einer Lungenembolie umgehend den Rettungsdienst (→ Lungenembolie, S. 734).

Lungenentzündung (Pneumonie) und Lungenfellentzündung (Pleuritis)

Der Begriff Lungenentzündung (Pneumonie) umfasst ein weites Feld von Infektionskrankheiten, die alle das Gewebe der Lunge betreffen. Ein häufiges Anzeichen der Pneumonie ist der Brustschmerz, begleitet von Erkältung, Fieber und Husten mit blutigem oder übel riechendem Auswurf. Kommt zur Pneumonie noch eine Entzündung der die Lunge umhüllenden Membranen (Lungen- oder Rippenfellentzündungen) hinzu, werden die Beschwerden in der Brust beim Einatmen oder Husten beträchtlich.

Ein typisches Zeichen für eine Pleuritis sind atemabhängige Schmerzen, die solange nachlassen oder verschwinden, solange Sie die Luft anhalten (→ Pleuritis und Pleuraerguss, S. 711 und → Pneumonie, S. 704).

Eine Pneumonie oder eine Pleuritis gehören immer in ärztliche Behandlung und Überwachung. Meistens werden die Verabreichung von geeigneten Antibiotika sowie weiter gehende Behandlungsmaßnahmen erforderlich sein.

Andere Gründe für Brustschmerzen

Brustschmerzen können auch andere Gründe haben. Zum Beispiel kann eine eingerissene Erweiterung einer Schlagader (Arterie), die aufgrund einer Schwäche der Arterienwand entstanden ist (ein rupturiertes Aneurysma), starke Brustschmerzen hervorrufen ($\rightarrow$ Aortenaneurysma, S. 693). Dieser medizinische Notfall muss schnellst möglich behandelt werden.

Auch Sodbrennen (Schmerzen in der Speiseröhre), das häufig im Liegen auftritt, verursacht Brustschmerzen, die manchmal mit den Symptomen eines Herzinfarkts verwechselt werden.

Genau wie jeder andere plötzliche und unerklärliche Schmerz, sollte der Brustschmerz für Sie immer ein Signal sein, ärztliche Hilfe in Anspruch zu nehmen.

Bauch- und Beckenschmerzen

Zum Zweck der besseren Unterscheidung wird der Rumpf Ihres Körpers in drei Hauptbereiche unterteilt, die Brust (Thorax), den Bauch (Abdomen) und das Becken (Pelvis). Die Brust wird durch den Brustkorb begrenzt und umfasst Herz und Lungen. Der Bauch und das Becken enthalten Verdauungsorgane und andere Organe, wie Magen, Dünn- und Dickdarm, Leber, Gallenblase, Bauchspeicheldrüse, Milz, Blinddarm und einige der Fortpflanzungs- und Geschlechtsorgane.

Aufgrund dieser großen Anzahl der Organe, sind die Ursachen für Schmerzen und medizinische Probleme zahlreich und vielfältig. Haben Sie starke Schmerzen im Becken- oder Bauchbereich, suchen Sie Rat bei Ihrem Hausarzt. Die folgenden medizinischen Notfälle können möglicherweise akute Schmerzen in der Becken- oder Bauchregion auslösen.

Perforiertes Geschwür des Verdauungstraktes

Wenn ein Geschwür des Verdauungstraktes, das meist im unteren Teil des Magens oder am Beginn des Zwölffingerdarms auftritt, die Wand soweit zerstört hat, dass ein Durchbruch entsteht, nennt man das Perforation.

Ein perforiertes Magengeschwür stellt eine lebensbedrohliche Situation dar. Die Symptome sind starke Schmerzen, meist im oberen Teil des Bauches. Austretender Magen- bzw. Darminhalt in die Bauchhöhle kann eine Entzündung des Bauchfells ($\rightarrow$ Peritonitis, S. 792) hervorrufen. Eine sofortige Notoperation ist meistens unerlässlich.

Gallensteine (Cholezystolithiasis)

Ein starker und plötzlich auftretender Schmerz im oberen rechten Teil des Bauches, der zum rechten Schulterblatt oder zwischen beide Schulterblätter zieht, ist möglicherweise ein Anzeichen für Gallenblasen- oder Gallengangerkrankungen. Die häufigtse Ursache für ein solches Gallenleiden ist das Vorhandensein von Gallensteinen – steinartige Ablagerungen in der Gallenblase die aus Cholesterin oder Kalziumsalzen entstanden. Gallensteine können typischerweise wellenförmige (kolikartige) schlimmste Schmerzen hervorrufen, die bis zu Stunden anhalten und in allgemeine Bauchschmerzen übergehen können. Übelkeit, Appetitlosigkeit und manchmal Fieber und Schüttelfrost können Begleitsymptome sein.

Suchen Sie einen Arzt auf, wenn Sie diese Symptome beobachten ($\rightarrow$ Gallensteine, S. 812).

Entzündung der Bauchspeicheldrüse (Pankreatitis)

Die Bauchspeicheldrüse befindet sich hinter dem Magen und sondert neben dem Hormon Insulin auch wichtige Verdauungsenzyme ab.

Starker, konstanter Bauchschmerz, der viele Stunden oder sogar Tage anhält, kann Anzeichen einer akuten Entzündung der Bauchspeicheldrüse sein. Die Schmerzen die typischerweise nach dem Konsum großer Menge alkoholischer Getränke oder nach reichhaltigen Mahlzeiten auftreten, können zum Rücken und zur Brust hin ausstrahlen. Weitere Symptome sind Fieber, große Mengen weichen Stuhls, Übelkeit und Erbrechen, kaltschweißige Haut, Blähungen und zunehmende Schmerzen beim Liegen auf dem Rücken.

Entwickeln sich diese Symptome, suchen Sie umgehend Ihren Arzt auf ($\rightarrow$ Akute Pankreatitis, S. 818).

Magen-Darm-Entzündung

Magen-Darm-Entzündungen (Gastroenteritis) sind ein sehr verbreitetes Leiden, die Sie auslösenden Viren und Bakterien finden sich überall. Charakteristische Zeichen einer Gastroenteritis sind Übelkeit und Erbrechen, Durchfall, Bauchkrämpfe und Blähungen. Leichtes Fieber kann ebenfalls hinzukommen.

Bei einem Erwachsenen dauert eine Gastroenteritis normalerweise nicht länger als 36 Stunden. Bestehen die Symptome länger , suchen Sie Ihren Arzt auf (S. 766).

Blinddarmentzündung (Appendizitis)

Eine kleine Struktur, die dem Dickdarm angehängt ist, ist der so genannte Wurmfortsatz

Giftnotrufzentralen

Giftnotrufzentralen sind Informationszentren, die großen Krankenhäusern angeschlossen sind. Sie können im Falle einer Vergiftung dort anrufen, nachdem Sie den Rettungsdienst alarmiert haben. Dem Gift entsprechend, wird man ihnen Handlungsanweisungen geben.

Im Notfall

Nachdem Sie den Rettungsdienst verständigt haben, können Sie in einer Giftnotrufzentrale anrufen. Notieren Sie die deshalb Nummer gut sichtbar in der Nähe Ihres Telefons. Informationszentren für Vergiftungen (Zentren mit durchgehendem 24-Stunden-Dienst) In folgenden Kliniken bestehen offizielle Informationszentren für Vergiftungsfälle.

Ort	Anschrift	Telefon
Berlin	13353 Berlin, Augustenburger Platz 1, Virchow-Klinikum Landesberatungsstelle für Vergiftungen Spandauer Damm 130	Tel.: 030/450-53555 Fax: 030/450-53915 Tel: 030/19240
Bonn	53113 Bonn, Adenauerallee 119, Zentrum für Kinderheilkunde der Universität Bonn	Tel.: 0228/2873211 Fax: 0228/287-3314
Braunschweig	38126 Braunschweig, Salzdahlumer Str.90, Med.Klinik, Städt.Klinikum	Tel.: 0531/62290 Fax: 0531/622910
Bremen	28205 Bremen, St.Jürgen-Str. Kinderklinik	Tel.: 0421/4975410 Fax: 0421/4973345
Erfurt	99089 Erfurt, Nordhäuser Str.74, Klinikum Erfurt, Gemeinsames Giftinformationszentrum der Länder Mecklenburg-Vorpommern, Sachsen, Sachsen-Anhalt und Thüringen	Tel.: 0361/73073-0 Fax: 0361/7307317
Freiburg	79106 Freiburg, Mathildenstr.1, Universitäts-Kinderklinik	Tel.: 0761/19240 Fax: 07261/2704457
Göttingen	37075 Göttingen, Robert-Koch-Str.40, Universitätsklinik	Tel.: 0551/19240 Fax:0551 3831881
Homburg/Saar	66421 Homburg/Saar, Universitätsklinik für Kinder- und Jugendmedizin	Tel.: 06841/19240 Fax: 06841/168314
Mainz	55131 Mainz, Langenbeckstr.1, Med. Universitätsklinik	Tel.: 06131/19240 Fax: 06131/232469
München	81675 München, Ismaninger Str.22, Toxikolog.Abtlg. der II.Med.Klinik der TU München	Tel.: 089/19240 Fax: 089/4140-2467
Münster	48149 Münster, Albert-Schweitzer-Str.33, Med.Klinik	Tel.: 0251/836245 Fax:
Nürnberg	90419 Nürnberg, Flurstr.17, 2.Med.Klinik der Städt.Krankenanstalten	Tel.: 0911/3982451
Saarbrücken	66119 Saarbrücken, Theodor-Heuss-Str., Klinik für Anästhesiologie, Kliniken Winterberg	Tel.: 0681/9632643 Fax: 0681/9632476

Giftzentralen sind durchgehend besetzt. Ihr Gesprächspartner wird einige Dinge von Ihnen wissen wollen: Wer sind Sie? Wer leidet an der Vergiftung? Wie ist sein Zustand? Wo befinden Sie sich? Und – ganz wichtig – was wurde eingenommen?

Art des Giftes

Sie sollten die Verpackung des eingenommenen Gifts zur Hand haben, um Fragen über den Namen, die Konzentration und die eingenommene Menge des Stoffs beantworten zu können. Oftmals finden sich noch weitere, wichtige Angaben.

Vorgehen bei Vergiftungsnotfällen

Erkennen von Vergiftungen

An der folgenden Situation gibt es keinen Zweifel: Ein Kind sitzt auf dem Boden und ist umgeben von Tabletten. In seinem Mund hat es ebenfalls einige Tabletten, die teilweise zerkaut sind. Hier handelt es sich offensichtlich um eine Vergiftung. In anderen Fällen jedoch können Sie eine Vergiftung nur vermuten. Achten Sie auf folgende Anzeichen, wenn Sie den Verdacht haben, dass es sich um einen Vergiftungsnotfall handelt:

- Verbrennungen und Rötungen im Bereich des Munds und der Lippen. Sie können durch Trinken einiger Gifte hervorgerufen werden
- Atem, der nach Chemikalien riecht (möglicherweise nach Benzin oder Lösemittel)
- Hinweise aus der Umgebung (Verbrennungen, Flecken, Geruch)
- Bauchschmerzen, Durchfall, Übelkeit oder Erbrechen
- Atemstörungen, Schockzeichen oder psychische Veränderungen

Bedenken Sie jedoch, dass viele Krankheitsbilder, wie etwa Krampfanfälle, Alkoholvergiftungen, Schlaganfälle und Insulinreaktionen, den Symptomen einer Vergiftung ähneln. Finden Sie keine sicheren Anzeichen für eine Vergiftung, behandeln Sie die Person entsprechend der beobachteten Symptome. Rufen Sie den Rettungsdienst. Unterdessen lagern Sie die Person möglichst schmerzfrei. Behandeln Sie Sie wie bei einem Schock (S. 442) oder beginnen Sie mit Wiederbelebungsmaßnahmen, wenn die Atmung sehr langsam ist oder ausgesetzt hat (→ Herz-Lungen-Wiederbelebung, S. 408).

Vorgehen im Notfall

Wenn Sie zu dem Schluss kommen, dass es sich um eine Vergiftung handelt, befolgen Sie diese Schritte:

1. Setzen Sie einen Notruf ab. Rufen Sie dann bei einer Giftnotrufzentrale an.
2. Legen Sie nicht auf. Nachdem sich Ihr Gesprächspartner informiert hat, wird er Ihnen sagen, was zu tun ist.
3. Ist es sinnvoll Erbrechen zu provozieren? Bei Vergiftungen durch bestimmte Substanzen ist es sinnvoll, Erbrechen zu provozieren, bei anderen, wie etwa Petroleum, Säuren und Laugen (S. 439) wiederum nicht. Wenn Sie die geschluckte Substanz nicht kennen, provozieren Sie kein Erbrechen.

Erhalten Sie die Anweisung von der Gift-notrufzentrale Erbrechen auszulösen, dann befolgen Sie diese Instruktionen. Stecken Sie einen Finger in den Mund des Betroffenen und berühren Sie damit die Hinterwand des Rachens (es kann für die betroffene Person einfacher sein, dies selbst zu tun, wenn Sie alt genug ist).

Stellen Sie sicher, dass die Person, die erbricht, das Erbrochene nicht in die Lungen einatmet (aspiriert). Ein kleines Kind können Sie mit dem Gesicht nach unten über Ihren Knien halten. Größere Personen sollten sich nach vorn über beugen oder sich auf die Seite legen und möglicherweise den Kopf seitlich aus einem Bett heraushängen lassen. In jedem Fall sollte sich der Kopf unterhalb des Hüftniveaus befinden.

4. Beobachten Sie die Vitalzeichen. Achten Sie auf Veränderungen des Zustands der vergifteten Person. Kommt die Atmung zum Stillstand, müssen umgehend Wiederbelebungsmaßnahmen eingeleitet werden (→ Herz-Lungen-Wiederbelebung, S. 408). Behandeln Sie den Schock (S. 442).

5. Ist das Gift auf die Kleidung, auf die Haut oder in die Augen gelangt, entfernen Sie die Kleidung und waschen Sie Haut und Augen mit Wasser. Es ist möglich, dass Sie die Augenlieder der betroffenen Person während des Auswaschens offen halten müssen (→ Vorgehen im Notfall, S. 425).

6. Rufen Sie den Rettungsdienst. Nehmen Sie den Behälter oder die Verpackung des Gifts mit ins Krankenhaus. Ist nicht bekannt, um welches Gift es sich handelt und hat die Person erbrochen, nehmen Sie eine Probe mit.

Medikamente als Gifte

Medikamente können nicht nur lebensrettend sein, Sie können bei falscher Anwendung auch schädlich oder sogar tödlich sein. Überdosen scheinbar harmloser Medikamente kosten viele Menschenleben. Grundsätzlich kann jedes Medikament in falscher Dosis oder von der falschen Personengruppe eingenommen zu einem Gift werden und Schäden hervorrufen.

Medikamenteneinnahme nur nach Anweisungen!

Jeder, der die Anweisungen auf einer Medikamentenpackung missachtet, läuft Gefahr, eine Überdosis des Medikaments einzunehmen. Befolgen Sie deshalb die Anweisungen, die Sie auf dem Beipackzettel finden oder die Ihnen Ihr

---

Säuren und Laugen

Säure- und Laugenvergiftung

Werden starke Säuren oder Laugen geschluckt verursachen Sie Verätzungen und Vergiftungen. Sie rufen umgehend starke Schmerzen hervor und zerstören das Gewebe, mit dem Sie in Kontakt kommen. Weitere Symptome sind Schluckbeschwerden, Übelkeit, starker Durst, Schock und Atembeschwerden. Wird die Wand des Magen-Darm-Trakts zerstört, kann die Substanz auch umliegende Organe verletzten. Es kann zu tödlichen Blutungen kommen.

Vorgehen im Notfall

Lösen Sie kein Erbrechen aus. Lassen Sie den Betroffenen Wasser trinken, um die Säure bzw. Lauge zu verdünnen. Setzen Sie einen Notruf ab.

Arzt gegeben hat. Wenn Sie täglich mehrere Medikamente einnehmen, ist besondere Vorsicht geboten. Machen Sie sich einen übersichtlichen Medikamenteneinnahmeplan und richten Sie sich die Medikamente in Dosierungskästchen vor, so dass Sie klar erkennen können, ob und wie Sie die Medikamente genommen haben. (→ Gefahren bei der Einnahme verschiedener Medikamente, S. 1277).

Vorsorge ist besser!

Bewahren Sie Medikamente generell außerhalb der Reichweite von Kindern auf. Lassen Sie Sie nicht leichtsinnig auf dem Küchentresen, dem Nachttisch oder offen in ihrer Handtasche herumliegen. Kaufen Sie kindersichere Verpackungen. Wenn Sie Medikamente einnehmen, die gekühlt werden müssen, legen Sie diese in ein Fach im Kühlschrank, das Kinder nicht erreichen können. Bewahren Sie Medikamente nur in verschliessbaren Schubladen oder einem kindersicheren Medikamentenschrank auf.

Medikamentenallergien

Einige Menschen reagieren allergisch auf bestimmte Medikamente. Selbst die richtige Dosierung, die durch einen Arzt empfohlen wurde, kann bei empfindlichen Personen Hautrötungen (Urtikaria), Gesichtsschwellungen, Atembeschwerden, verschiedene Ausschläge, Juckreiz und sogar Schock hervorrufen. Medikamentenallergien sind selten. Bei Verdacht, verständigen Sie umgehend Ihren Arzt (→ Medikamentenallergien, S. 1050).

Vorgehen im Notfall

Nimmt ein Kind zuviel eines geeigneten Medikaments oder ganz gleich welche Menge eines ungeeigneten Medikaments ein, rufen Sie den Rettungsdienst und eine Giftnotrufzentrale an (S. 438).

Rettungsdienst. Rufen Sie eventuell in einer Giftnotrufzentrale an, um Anweisungen für die weitere Vorgehensweise zu erhalten (S. 438).

Giftige Pflanzen

Viele gezüchtete oder wildwachsende Pflanzen sind giftig, wenn Sie geschluckt werden. Bringen Sie Ihren Kindern bei, niemals unbekannte Beeren oder Pflanzen zu essen.

Vorgehen im Notfall
Nach der Aufnahme giftiger Pflanzen, können unter anderem folgende Symptome auftreten: Brennende Schmerzen in Mund und Rachen, Schwellungen im Rachen, die zu Atembeschwerden führen können, Erbrechen, Bauchschmerzen oder andere Magen-Darm-Beschwerden, Sinnestäuschungen, Krämpfe und Bewusstlosigkeit. Verständigen Sie den

Lebensmittelvergiftung

Eine Lebensmittelvergiftung kann verschiedene Beschwerden hervorrufen, die mit den eingenommenen Giften variieren. Krankheitsbilder sind Gastroenteritis und Botulismus.

Gastroenteritis
Ungewaschene oder unsachgemäß behandelte Nahrungsmittel jeder Art, wie etwa roher Fisch oder rohes Fleisch oder verunreinigtes Wasser, können zu Lebensmittelvergiftungen führen. Ein gutes Beispiel ist der Kartoffelsalat, der bei einem Familienpicknick zu lange ungekühlt bleibt. Wenn Sie erkranken, nachdem Sie ein solches Nahrungsmittel zu sich genommen

---

Giftige Gartenpflanzen

Pflanzen sind eine unersetzliche Nahrungsquelle, aber viele von ihnen sind auch giftig. Wussten Sie, dass Apfelkerne, Kartoffelranken und Tomatenblätter giftig sind?

Essen Sie keine unbekannten Pflanzen
Nehmen Sie sich in Acht vor unbekannten Beeren: Sie können giftig sein. Einige Pilze sind essbar andere hingegen tödlich. Experimentieren Sie im Wald nicht mit Unbekanntem und bringen Sie Ihren Kinder bei, dies ebenfalls nicht zu tun.

Seien Sie zu Hause vorsichtig
Tallilien sind hübsch im Vorgarten– aber Sie sind giftig, genau wie die Zwiebeln der Osterglocke im Garten,

Butterblumen auf dem Feld, der Fliegenpilz auf dem Waldboden, die Stechpalme (Beeren) und der Weihnachtsstern in Ihrem Haus. Essen Sie keine Pflanze, von der Sie nicht sicher sind, dass Sie genießbar ist.

Hautreaktionen
Bestimmte Pflanzen, unter anderem giftiges Efeu oder giftige Eiche rufen bei empfindlichen Personen nach dem Kontakt mit dem Harz dieser Pflanzen einen juckenden Hautausschlag und Blasen hervor (→ Hautallergien, S. 1035).

Allgemein verbreitete Pflanzen, die man meiden sollte

NAME	GIFTIGER TEIL
Kirsche	Kern
Englisches Efeu	die ganze Pflanze
Stechpalme	Blätter und Beeren
Stechapfel	die ganze Pflanze
Tallilien	die ganze Pflanze
Mistel	Beeren
Pilze (besonders Knollenblätterpilz)	die ganze Pflanze
Kartoffeln	Sprossen, Wurzeln und Ranken
Rhododendron	die ganze Pflanze
Rhabarber	Blätter

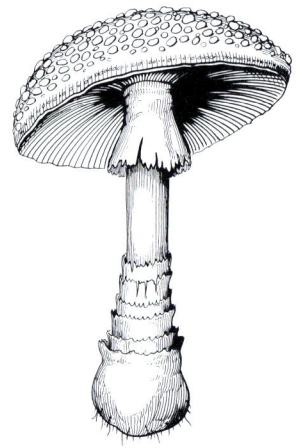

Knollenblätterpilz

haben, wird Ihr Arzt möglicherweise eine Gastroenteritis diagnostizieren. Normalerweise treten etwa nach 1 bis 6 Stunden Magenkrämpfe, Bauchschmerzen, Durchfall und Erbrechen auf. Diese Symptome verschwinden nach etwa 12 Stunden (→ Infektiöse Lebensmittelvergiftung, S. 267).

Botulismus

Botulismus ist eine sehr gefährliche Lebensmittelvergiftung. Sie entsteht durch die Aufnahme eines Gifts, das von bestimmten Bakterien in Nahrungsmitteln unter Abschluss von Sauerstoff gebildet wird. Besonders gefährdet sind Nahrungsmitteln in Dosen, bei denen keine einwandfreie hygienische Behandlung gewährleistet war.

Symptome, die gewöhnlich nach 12 bis 36 Stunden nach der Einnahme der vergifteten Nahrung auftreten, sind Kopfschmerzen, verschwommene Sicht, Muskelschwäche und eventuell Lähmungen. Manche Menschen leiden zusätzlich an Übelkeit und Erbrechen, Verstopfung, Harnverhalt und verminderter Schweißbildung. Diese Symptome bedürfen umgehend einer notärztlichen Versorgung (→ Botulismus, S. 488).

Lebensmittelallergien

Einige Menschen reagieren allergisch auf bestimmte Lebensmittel. Nach dem Verzehr eines solchen allergieauslösenden Lebensmittels treten Anzeichen auf, wie Bauchschmerzen, Durchfall, Übelkeit und Erbrechen, Urtikaria, Schwellungen der Lippen, der Augen, des Gesichts, der Zunge und des Rachens.

Die Reaktionen sind unterschiedlich und reichen von leichtem Schnupfen und Husten bis hin zu Magenkrämpfen, Erbrechen und sogar Bewußtlosigkeit. Lebensmittelallergien können lebensbedrohlich sein, wenn anaphylaktische Reaktionen auftreten. In diesem Fall kommt es zu verengten Atemwegen, schnellem Puls, fallendem Blutdruck, Herz-Kreislauf-Kollaps und Schock. Rufen Sie umgehend den Rettungsdienst (→ Lebensmittelallergien, S.1048).

Schock

Der Name »Schock« steht in der Medizin für eine große Reihe von Vorkommnissen, die aber alle zu einem bedrohlichen Krankheitsbild führen. Am häufigsten ist der Schock eine Folge von Verletzungen, von dramatischen Infektionen, von Verbrennungen, von schweren allergischen Reaktionen und anderen Leiden. Beim Schock verlangsamt oder verringert sich der Blutfluss durch den Körper (peripherer Kreislauf). Das bewirkt ein Absinken des Blutdrucks, eine ungenügende Anzahl roter Blutkörperchen erreicht die Körperzellen und somit fällt die Sauerstoffversorgung der Körpergewebe unter die erforderliche Menge.

Ein Schock ist ein medizinischer Notfall, der umgehend angemessen behandelt werden muss, rufen Sie deshalb den Rettungsdienst.

Arten des Schocks

Ein Schock wird hervorgerufen durch eine ungenügende Blutversorgung, die zu Sauerstoffmangel führt. Sie kann verursacht werden durch stark blutende Wunden (siehe auf dieser Seite), schwere Verletzungen oder Dehydration durch Flüssigkeitsverlust in Form von Erbrechen oder Durchfall. In diesem Fall spricht man von einem hypovolämischen Schock, da er aufgrund eines verminderten Blutvolumens entstanden ist.

Ein kardiogener Schock entsteht, wenn das Herz keine ausreichende Pumpleistung erbringt. Ursache dafür können ein Herzinfarkt oder Herzrhythmusstörungen (S. 669) sein.

Ist die Wandspannung und der Querschnitt der Blutgefäße die Ursache, handelt es sich um einen vasovagalen Schock (vaso steht für Gefäß). Er kann durch Insekten- oder Bienenstiche oder durch Infektionen verursacht werden.

Blutverlust

Ein großer Blutverlust kann einen hypovolämischen Schock verursachen, in dem die Blutmenge unter einen kritischen Punkt fällt. Sowohl äußere (etwa durch eine große Schnittwunde) als auch innere Blutungen, wie Sie bei einem Beckenbruch oder dem Riss eines inneren Organs oder eines Blutgefäßes auftreten können, führen zu einem Schock. Blutungen aufgrund einer Verletzung im Magen-Darm-Trakt oder starke vaginale Blutungen können ebenfalls einen hypovolämischen Schock bewirken.

Erkennen und Behandeln eines Schocks

Erkennen
Die folgenden Anzeichen und Symptome weisen auf einen Schock bei einer kranken oder verletzten Person hin:

Haut: Sie wird blass oder grau aussehen und sich kalt und feucht anfühlen.

Atmung und Puls: Der Puls ist kaum tastbar und schnell, die Atmung flach und beschleunigt. Der Blutdruck ist niedrig, möglicherweise nicht mehr messbar.

Augen: Der Blick ist leer und starr. Die Pupillen sind möglicherweise erweitert.

Wechselnde Bewusstseinslage: Die Bewusstseinslage kann von verwirrt oder eingetrübt bis hin zu tief bewusstlos reichen. Unruhiges Verhalten und unter Umständen Übelkeit und Erbrechen sind zu beobachten. Der Betroffene verspürt meist großen Durst.

Der Schock muss umgehend behandelt werden. Rufen Sie den Rettungsdienst. Es handelt sich um einen Notfall.

Behandlung
Schwere Verletzungen, besonders solche, die einen großen Blutverlust zur Folge haben, verursachen einen Schock. Es ist notwendig Erste-Hilfe-Maßnahmen durchzuführen.

Setzen Sie einen Notruf ab
Jede Art des Schocks ist lebensbedrohlich. Die Hilfe von medizinischem Personal mit geeigneten Hilfsmitteln wird benötigt. Rufen Sie sofort den Rettungsdienst.

Legen Sie die Person hin
Legen Sie die Person auf den Rücken. Der Kopf sollte niedriger sein als die Beine. Diese Lagerung erhöht den Blutfluss zum Gehirn. Die einfachste Methode, das zu erreichen, ist es, die Beine auf einen Stuhl, ein großes Kissen oder eine andere Unterlage zu legen. Verursacht das Anheben der Beine aufgrund einer Verletzung starke Schmerzen, legen Sie die Person flach auf den Rücken. Reduzieren Sie Bewegungen auf ein Minimum. Bei einem kardiogenen Schock müssen Sie die Person allerdings mit erhöhtem Oberkörper lagern (→ Kardiogener Schock, S. 443).

Halten Sie die Person warm
Öffnen Sie enge Kragen, Gürtel oder beengende Kleidung. Bedecken Sie die betroffene Person mit einer Decke. Sollte der Untergrund kalt sein, legen Sie die Decke auch unter den Betroffenen.

Wenn die Person erbricht oder aus dem Mund blutet oder bewusstlos ist
Legen Sie die Person in die Seitenlage. Diese Lagerung verhindert das Ersticken oder das Einatmen von Erbrochenem oder Blut (Aspiration).

Versorgen Sie Verletzungen
Stoppen Sie mögliche Blutungen (S. 399), stellen Sie Brüche ruhig (S. 445 und S. 449) oder führen Sie geeignete Erste-Hilfe-Maßnahmen durch. Behandeln Sie mögliche mit besonderer Vorsicht (S. 448). Die Schmerzen eines Knochenbruchs, der nicht ruhiggestellt wurde, können den Zustand verschlimmern.

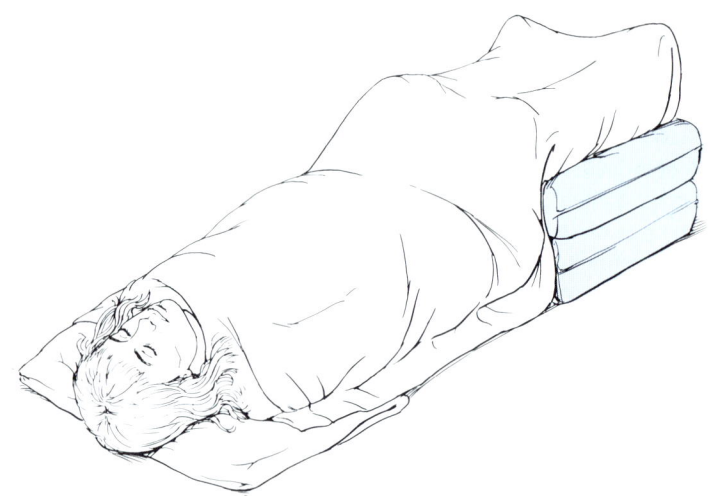

Halten Sie die Person mit einem Schock warm. Heben Sie die Beine über Herzniveau, um den Blutfluss zum Gehirn zu erhöhen.

Die Symptome eines solchen Schocks ähneln denen anderer (S. 441). Die Haut ist blass und fühlt sich kalt und feucht an. Der Herzschlag ist schwach und schnell, hinzu kommt eine flache, beschleunigte Atmung. Der Blutdruck ist möglicherweise nicht mehr messbar. Die Person kann ängstlich, ruhelos und durstig sein.

Vorgehen im Notfall
Rufen Sie sofort den Rettungsdienst. Bei einem hypovolämischen Schock ist eine notfallmedizinische Versorgung unumgänglich. Rufen Sie deshalb schnellstmöglich Hilfe. Ist das Rettungsteam eingetroffen, werden dem Betroffenen intravenös große Mengen Flüssigkeit verabreicht. Es wird zusätzlich Sauerstoff angeboten.

Während Sie jedoch auf den Rettungsdienst warten, beruhigen Sie den Betroffenen und lagern Sie ihn möglichst schmerzfrei. Behandeln

Sie ihn genau wie bei anderen Arten des Schocks (S. 442). Sollte er einen Atemstillstand bekommen, beginnen Sie mit Wiederbelebungsmaßnahmen (S. 408).

Dehydration

Der Grund für einen Flüssigkeitsverlust, der zu einem hypovolämischen Schock führt, kann neben starken Blutungen auch anhaltendes Erbrechen, Durchfall oder der Verlust großer Mengen Urin sein. Weitere Symptome sind die gleichen wie bei anderen Arten des Schocks.

Die Haut ist blass und fühlt sich kalt und feucht an. Der Herzschlag ist schwach und schnell, begleitet von einer flachen, beschleunigten Atmung. Der Blutdruck ist möglicherweise nicht mehr messbar. Die Person ist besorgt und erregt. Sie hat großen Durst.

Vorgehen im Notfall
Rufen Sie umgehend den Rettungsdienst. Bei einem hypovolämischen Schock ist eine notfallmedizinische Versorgung unumgänglich. Bekommt die Person einen Atemstillstand, beginnen Sie mit der Mund-zu-Nase-Beatmung (→ Herz-Lungen-Wiederbelebung, S. 408).

Mögliche Ursachen
Einige Erkrankungen, die einen großen Flüssigkeitsverlust zur Folge haben, sind nachfolgend beschrieben.

Gastroenteritis
Bei einer Gastroenteritis handelt es sich um eine Infektion oder Entzündung des Magen-Darm-Trakts. Sie wird oftmals auch als Magen-Darm-Grippe bezeichnet und wird gewöhnlich durch Viren oder Bakterien ausgelöst, die die Schleimhaut des Magen-Darm-Traktes angreifen.

Diese verbreiteten Infektionen dauern meist nicht länger als 36 Stunden. Besonders bei Kindern oder älteren Menschen jedoch kann der massive Flüssigkeitsverlust, der eine Gastroenteritis begleitet, zu einem hypovolämischen Schock führen. In einem solchen Fall, verständigen Sie Ihren Arzt (→ Infektionen des Gastrointestinaltrakts, S. 766).

Jede der folgenden Erkrankungen muss umgehend behandelt werden. Bei Verdacht ist umgehend der Arzt zu verständigen.

Cholera
Diese akute Infektion entsteht durch die Einnahme von Wasser oder Nahrungsmitteln, die mit menschlichen Ausscheidungen, die das Cholerabakterium enthalten, verunreinigt sind. Erbrechen und schwere Durchfälle sind die Hauptsymptome von Cholera und führen zu Dehydration, hypovolämischem Schock und Tod.

Addisonkrise
Wenn die Nebennierenrinde nicht mehr die benötigte Menge Steroidhormone produzieren kann, nennt man das Addison-Krankheit. Kommt es zu einem Nebennierenversagen, wird der Hormonmangel akut (Addisonkrise).

Im Urin werden große Mengen Salz ausgeschieden, was zu einem hypovolämischen Schock führt. Glücklicherweise ist dieses Krankheitsbild selten. Es sollte dennoch der Verdacht auf die Addison-Krankheit entstehen, wenn die Person braungebrannt erscheint, ohne der Sonne ausgesetzt gewesen zu sein (→ Addison-Krankheit, S. 938).

Übermäßige Einnahme von Diuretika
Zu den am häufigsten verschriebenen Medikamenten gehören die Diuretika. Sie erhöhen die Ausscheidung von Urin und den Verlust von Natrium und Kalium im Urin. Da sie bei vielen Erkrankungen eingesetzt werden (z. B. bei Bluthochdruck, bestimmten Leber- und Herzerkrankungen), sind sie nützliche und oft lebensrettende Medikamente.

Ihr Einsatz muss jedoch gut überwacht werden. Eine Überdosierung kombiniert mit dem gewissenhaften Einhalten einer salzarmen Diät, kann zu einer Verringerung der Flüssigkeitsmenge im Körper führen. In extremen Fällen kommt es zum Schock.

Kardiogener Schock

Bestimmte Vorgänge oder Erkrankungen am Herzen können zu einer Verminderung des Blutflusses führen. Der kardiogene Schock entsteht, wenn die Blutversorgung der Körpergewebe aufgrund einer unzureichenden Pumpleistung des Herzens unter ein bestimmtes Niveau fällt.

Herzinfarkt (S. 661), Herzinsuffizienz (S. 659), Herzrhythmusstörungen (S. 669) oder Herzbeuteltamponade (→ Perikarditis, S. 687) können dazu führen, dass das Herz nicht mehr in der Lage ist, genug Blut zu pumpen, um die Körperzellen mit einer ausreichenden Menge Sauerstoff zu versorgen. Die Folge kann der Schock sein.

Die Symptome ähneln denen der anderen Arten des Schocks (S. 442). Die Haut ist blass und fühlt sich kalt und feucht an. Der Herzschlag ist schwach und schnell, begleitet von einer flachen, beschleunigten Atmung. Der Blutdruck ist möglicherweise nicht mehr messbar.

Vorgehen im Notfall

Rufen Sie umgehend den Rettungsdienst. Bei einem kardiogenen Schock ist eine notfallmedizinische Versorgung unumgänglich. Nach dem Eintreffen des Rettungsteams wird Sauerstoff verabreicht werden und, wenn vorhanden, der Brustschmerz medikamentös behandelt.

Während Sie auf das Eintreffen der Hilfe warten, beruhigen Sie die betroffene Person. Lagern Sie sie mit aufrechtem Oberkörper, um den Herzmuskel zu entlasten. Alle weiteren Maßnahmen sind die gleichen wie bei anderen Arten des Schocks (S. 442). Bekommt die Person einen Atemstillstand, beginnen Sie umgehend mit Wiederbelebungsmaßnahmen (→ Herz-Lungen-Wiederbelebung, S. 408).

Septischer Schock

Erreicht eine Infektion die Blutbahn, verteilen sich Bakterien im Körper. Beim Versuch des Körpers diese Bakterien zu bekämpfen, werden Substanzen freigesetzt, die Endotoxine genannt werden.

Die Anwesenheit von Endotoxinen in ihrer Blutbahn kann Symptome wie warme, gerötete Haut, Schüttelfrost und Fieber, schneller Puls und flache Atmung hervorrufen. Diese Anzeichen bestehen für 30 Minuten bis zu mehreren Stunden und weichen dann feuchter, kalter Haut, sinkendem Blutdruck, extremem Durst, Kurzatmigkeit oder sogar Ateminsuffizienz. In den meisten Fällen leidet die Person bevor es zu solch einem septischen Schock kommt, an einer Infektion, wie etwa einer Nierenentzündung. Es ist die Ausdehnung dieser Infektion auf die Blutbahn, die einen septischen Schock verursacht.

Vorgehen im Notfall

Der septische Schock ist ein lebensbedrohlicher Notfall, der notfallmedizinische Maßnahmen erfordert. Rufen Sie umgehend den Rettungsdienst (S. 442).

Medizinisches Personal kann Sauerstoff verabreichen, intravenös Flüssigkeit zuführen und mit Antibiotika oder anderen Medikamenten die Infektion bekämpfen. Möglicherweise wird vor der Gabe von Antibiotika eine Blutkultur angelegt, um die Art der Infektion genauer zu bestimmen.

Anaphylaxie

Anaphylaxie ist eine schwere allergische Reaktion. Manche Menschen reagieren stärker auf bestimmte allergieauslösende Stoffe (Allergene) als andere. Das Eindringen eines solchen Stoffes in Ihren Körper kann einen anaphylaktischen Schock verursachen.

Anaphylaxie entsteht am häufigsten bei Menschen, bei denen bereits Allergien bekannt sind. Der Verdacht, dass es sich um eine Anaphylaxie handelt, sollte aufkommen, wenn die Symptome innerhalb kürzester Zeit auftreten, nachdem die Person von einer Biene oder einem anderen Insekt gestochen wurde, allergieauslösende Nahrungsmittel zu sich genommen oder neue Medikamente eingenommen hat. Es gibt auch noch andere Ursachen für eine anaphylaktische Reaktion. In diesen Fällen befindet sich die Person jedoch normalerweise in ärztlicher Betreuung. Eine dieser Ursachen kann bei empfindlichen Menschen die Verabreichung bestimmter Impfstoffe, Narkosemittel oder Farbstoffe, die bei bestimmten Diagnoseverfahren eingesetzt werden, darstellen. Eine weitere Ursache für einen anaphylaktischen Schock kann gelegentlich auch eine Bluttransfusion sein.

Die häufigsten Symptome eines anaphylaktischen Schocks sind die folgenden:

- Die Haut fühlt sich warm an und man kann eine deutliche Rötung der Haut (Erythem) erkennen, die möglicherweise fleckig über den ganzen Körper verteilt ist (Urtikaria)
- Die Person leidet unter Atemnot
- Übelkeit, Erbrechen, Magenkrämpfe, schneller Puls und plötzlicher Blutdruckabfall können hinzu kommen
- Ohne sofortige, geeignete Behandlung kann er zu Bewusstlosigkeit und eventuell sogar zum Tod führen

Die Ursache für einen Tod durch einen anaphylaktischen Schock ist meist die Atemnot. Geschwollenes Gewebe im Rachen kann zu einer Verlegung der Atemwege führen.

Vorgehen im Notfall

Rufen Sie umgehend den Rettungsdienst. Bekommt die Person einen Atemstillstand, beginnen Sie sofort mit der Mund-zu-Mund-Beatmung (S. 408).

Ist der Grund der allergischen Reaktion ein Bienenstich, so entfernen Sie den Stachel, wenn er sich noch in der Haut befindet. Kühlen Sie die Einstichstelle mit Kältekompressen oder einem feuchten Tuch.

Vorbeugung

Reagieren Sie oder ein Familienmitglied stark allergisch auf Stiche (Anaphylaxie), sollten Sie ein entsprechend ausgestattetes Notfallset zur Hand haben. Ihr Hausarzt wird ihnen bei der Zusammenstellung dieses Sets behilflich sein. Es sollte Epinephrin (Adrenalin) enthalten, das mit einer Subkutanspritze (unter die Haut) oder einem Autoinjektionsgerät im Falle einer schweren allergischen Reaktion verabreicht wird. Seien Sie in der Gegenwart von Bienen vorsichtig. Tragen Sie Langarmhemden und lange Hosen. Vermeiden Sie bei Ihrer Kleidung helle Farben. Benutzen Sie kein Parfum. Geraten Sie nicht in Panik, wenn Ihnen eine Biene zu nahe kommt. Entfernen Sie sich langsam und vermeiden Sie, wild nach der Biene oder dem anderen Insekt zu schlagen (S. 1053).

Toxisches Schocksyndrom

Das toxische Schocksyndrom ist eine seltene aber gefährliche Erkrankung, die bei der Verwendung von Tampons, besonders bei Frauen unter 30 Jahren, auftreten kann. Bestimmte Tamponmarken wurden mit dem Auftreten dieses Syndroms in Verbindung gebracht. Typische Symptome sind plötzliches Fieber von 38 °C oder höher, Erbrechen oder Durchfall, Schwindel, Schwäche, Ohnmacht oder Verwirrung und ein Ausschlag, der einem Sonnenbrand ähnelt und sogar auf Ihren Handflächen und Fußsohlen auftreten kann.

Rufen Sie umgehend den Rettungsdienst. Beobachten Sie an sich oder einem anderen weiblichen Familienmitglied die oben genannten Symptome, besonders wenn diese während der Menstruation oder dem Gebrauch von Tampons auftreten, entfernen Sie gegebenenfalls den Tampon und rufen Sie Hilfe.

Beschreiben Sie dem Arzt Art und Dauer der Symptome und nennen Sie ihm den Beginn der Menstruationsblutung.

Das toxische Schocksyndrom kann einen Blutdruckabfall bewirken der zum Schock führt (S. 442 und → Toxisches Schocksyndrom, S. 1145).

Knochenbrüche und Gelenkverletzungen

Alle Knochenbrüche und Gelenkverletzungen entstehen durch eine Kraft- oder Gewalteinwirkung von außen. Unter einem Knochenbruch versteht man die ganze oder teilweise Durchtrennung eines Knochens, die mit einer Verletzung der umliegenden Gefäße, Nerven und Muskeln einhergehen kann. Der Begriff Verstauchung wird oft für eine Vielzahl von Verletzungen gebraucht. Tatsächlich bezeichnet er jedoch eine Verletzung der Bänder, die die Knochen zusammenhalten. Bei einer Verrenkung werden die Knochenenden, die das Gelenk bilden, ausgerenkt.

Knochenbrüche, schwere Verstauchungen, Verrenkungen und andere Verletzungen der Knochen und Gelenke müssen von einem Arzt versorgt werden. Sie riskieren eine dauerhafte Behinderung, eine Missbildung und im Falle von Schädel-, Hals- oder Wirbelsäulenverletzungen sogar den Tod, wenn diese Verletzungen nicht umgehend geeignet versorgt werden. Amputationen, Kopfverletzungen und der Verlust eines Zahns werden ebenfalls durch eine Gewalteinwirkung von außen hervorgerufen. Auch Sie müssen notfallmedizinisch versorgt werden.

Stumpfe Verletzungen der Brust oder des Bauchs (z. B. durch einen Autounfall) können innere Verletzungen hervorrufen, die sich nicht durch Blutungen nach außen bemerkbar machen. Sie können jedoch lebensbedrohlich sein. Bei allen Arten von durch Notfällen, die durch eine Gewalteinwirkung hervorgerufen wurden, gilt es, sofort den Rettungsdienst zu rufen und schnellstmöglich eine medizinische Einrichtung zu erreichen.

Knochenbrüche

Ein Knochenbruch (Fraktur) entsteht meist durch Gewalteinwirkung. Die Versorgung eines Knochenbruchs durch den Ersthelfer beschränkt sich auf die Ruhigstellung, die Schienung und gegebenenfalls auf die Stillung einer Blutung. Versuchen Sie nicht, den gebrochenen Knochen in seine ursprüngliche Lage zurückzubringen. Das Reponieren (der medizinische Ausdruck für das Richten des Knochens) müssen Sie einem Arzt überlassen. Anzeichen eines Knochenbruchs sind:

- Schmerzen, Schwellung, Bluterguss
- Abnorme Lage
- Abnorme Beweglichkeit oder Bewegungseinschränkung
- Sichtbare Knochenenden

Verschiedene Knochenbrüche

Man unterscheidet verschiedene Arten von Knochenbrüchen, die im folgenden beschrieben und abgebildet sind.

Offener Knochenbruch

Der gebrochene Knochen ragt aus der Haut heraus. Durch die Wunde können Krankheitserreger eindringen.

Geschlossener Knochenbruch

Der gebrochene Knochen ragt nicht aus der Haut heraus.

Vollständiger Knochenbruch

Der Knochen ist in zwei oder mehrere Teile zerbrochen.

Angebrochener Knochen

Der Knochen ist nicht in zwei Teile geteilt. Er ist lediglich angebrochen. Spontaner Knochenbruch: Er entsteht bei Personen, deren Knochen durch eine Krankheit geschwächt sind. Knochenkrebs (S. 899) oder eine Knochenerkrankung wie Osteoporose (S. 894) können die Ursache sein. Schon eine geringe Gewalteinwirkung kann zu einem Knochenbruch führen.

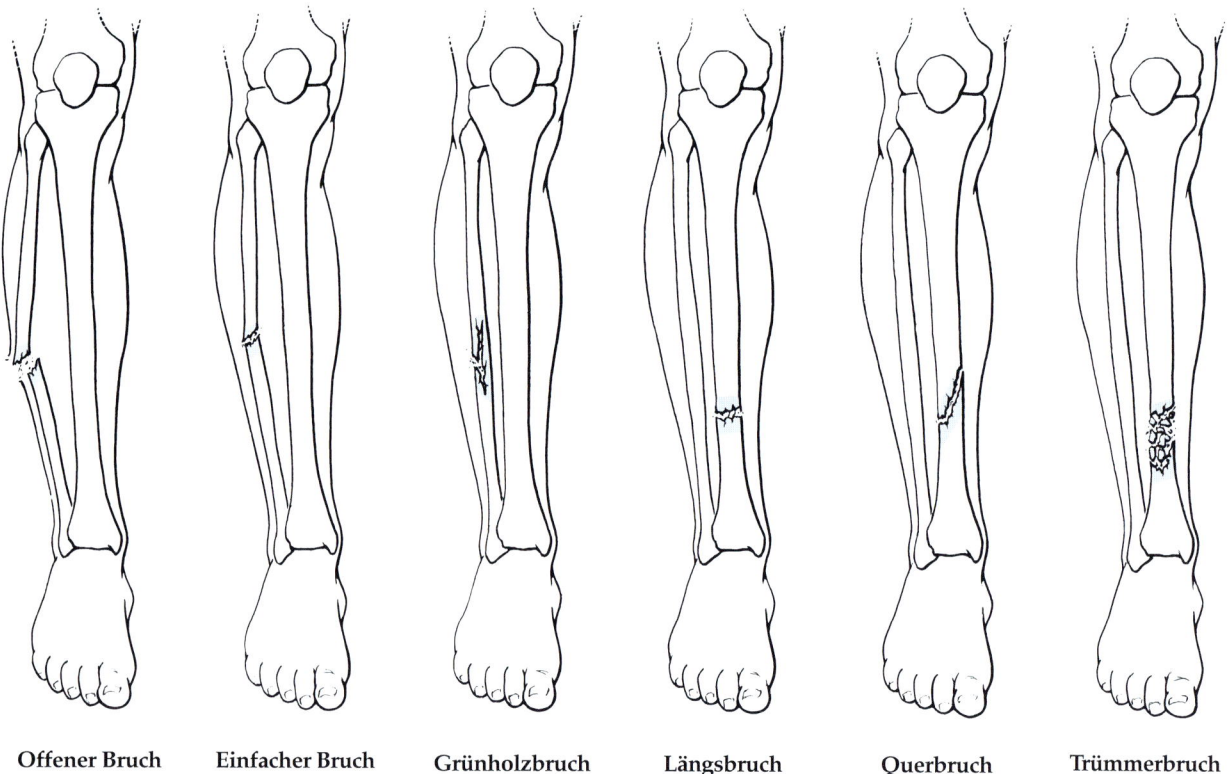

Offener Bruch   Einfacher Bruch   Grünholzbruch   Längsbruch   Querbruch   Trümmerbruch

Vorgehen im Notfall

Blutstillung

Bei offenen Knochenbrüchen (Knochenenden ragen aus der Haut heraus) kann es zu Blutungen kommen. Die Bruchstelle sollte in diesem Fall über Herzniveau gelagert werden, um die Durchblutung zu verringern. (Ein gebrochener Arm z. B. kann angehoben werden.)

Üben Sie mit einem sterilen Verband, einem sauberen Stück Stoff oder einem Kleidungsstück direkt Druck auf die Wunde aus. Sollten Sie nichts anderes greifbar haben, benutzen Sie Ihre Hand. Halten Sie den Druck aufrecht bis die Blutung zum Stillstand kommt (S. 400).

Auch geschlossene Knochenbrüche können zu Verletzungen von Blutgefäßen führen, die dann innere Blutungen verursachen (S. 402).

Lagerung entsprechend der Bewusstseinslage

Atmet die Person flach und beschleunigt, fühlt Sie sich schwach oder ist Sie blass, behandeln Sie die Person wie bei einem Schock (S. 442). Verliert Sie jedoch das Bewusstsein, führen Sie die stabile Seitenlage durch

Ruhigstellung

Bevor die Person mit einem gebrochenen Knochen in ein Krankenhaus transportiert wird,

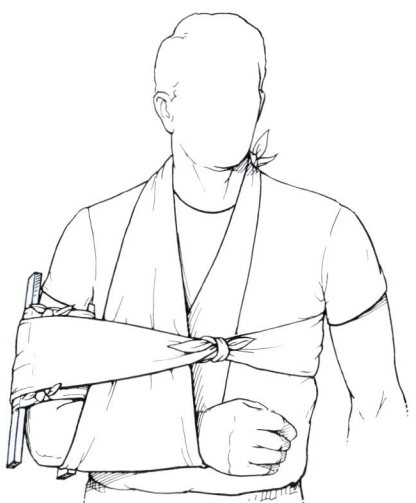

Stellen Sie einen Oberarmbruch mit einer Schiene und einer Schlinge ruhig.

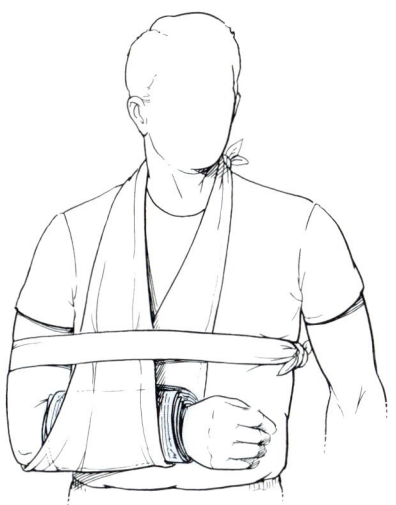

Eine gerollte Zeitung oder Zeitschrift kann als Schienung eines Unterarmbruchs dienen.

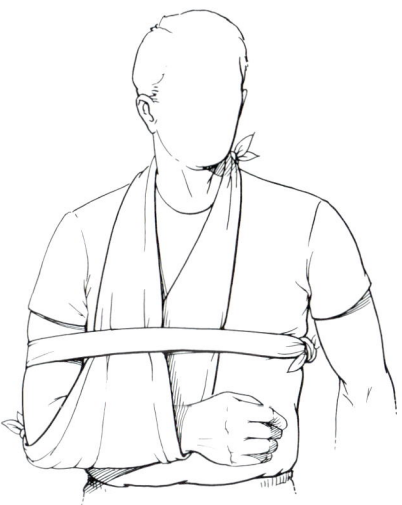

Eine einfache Schlinge kann eine Ellenbogenverletzung ruhigstellen.

sollte der Bruch geschient werden um Bewegungen zu vermeiden. Beziehen Sie das Gelenk über- und unterhalb der Bruchstelle in die Schienung ein. Eine Schiene stabilisiert das verletzte Gebiet und verhindert ungewollte Bewegungen, die sehr schmerzhaft sind und die Verletzung verschlimmern können.

Die Art der Schienung hängt vom Ort des Bruchs ab (S. 447, 448, und S. 449).

Knochenbrüche an den Gliedmaßen

Wenn sich die Fraktur an Hand, Handgelenk, Arm, Ober- oder Unterschenkel befindet, legen Sie eine feste Schiene an. Stoppen Sie gegebenenfalls vorher die Blutung und legen Sie einen Verband an. Bringen Sie die Person in die Schocklage.

Schienen können aus Holz, Plastik, Metall oder einem anderen festen Material bestehen. Polstern Sie die Schiene mit Verbandmull, bevor Sie Sie anlegen. Sie sollte länger sein als der Knochen, den Sie schient, und ebenfalls den Bereich ober- und unterhalb der Verletzung ruhigstellen.

Befestigen Sie die Schiene mit einer Mullbinde, mit Stoffstreifen oder anderen Materialien. Beginnen Sie damit an der Extremität und arbeiten Sie sich zum Körper vor. Legen Sie eine feste Schienung an, jedoch nur so fest, dass der Blutfluss nicht beeinträchtigt wird.

Knochenbrüche am Arm

Zeitungen und Zeitschriften können als Schiene um einen gebrochenen Unterarm gewickelt werden. Eine Schlinge über die Schulter, die am Oberkörper befestigt wird, stellt den Ellenbogen ruhig.

Knochenbrüche am Bein

Schienen Sie bei einem gebrochenen Unterschenkel beide Seiten des ganzen Beins. Sie können das gesunde Bein als Schiene verwenden, wenn kein geeignetes Schienungsmaterial vorhanden ist.

Im Falle eines Oberschenkelbruchs muss das Hüftgelenk ebenfalls geschient werden.

Die Erstversorgung eines Knochenbruchs ist unabhängig von seiner Art des Knochenbruchs, behandeln Sie jede mit angemessenen Erste-Hilfe-Maßnahmen (S. 446) und verständigen Sie einen Arzt (S. 445), der eine Röntgenuntersuchung anordnen wird, um den Umfang der Verletzung beurteilen zu können.

Eine Beinschiene stellt einen Knochenbruch am Unterschenkel effektiv ruhig.

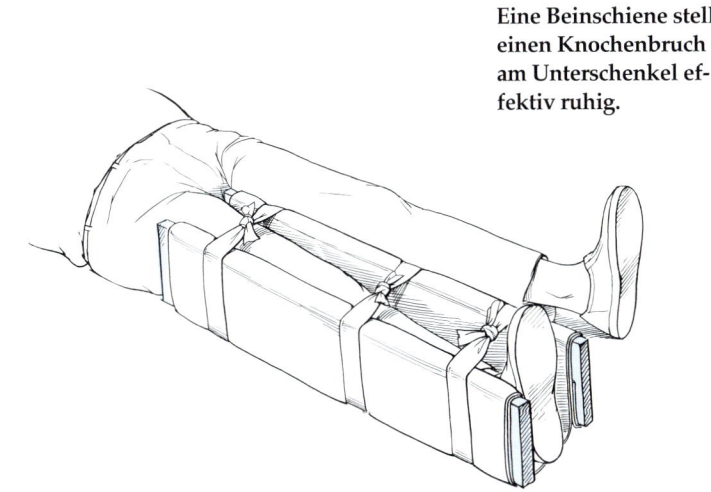

Brüche des Ober-
schenkelknochens
machen eine Schie-
nung vom Rumpf bis
zum Unterschenkel
notwendig.

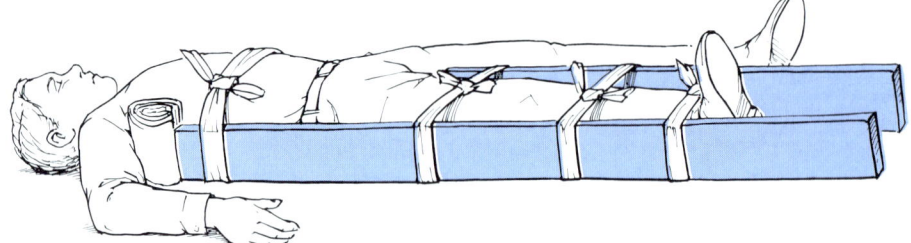

Wirbelsäulenverletzungen

Besteht der Verdacht auf eine Wirbelsäulenverletzung (an Rücken oder Hals), bewegen Sie
die betroffene Person nicht. Dauerhafte
Lähmungen und andere schwerwiegende
Komplikationen könnten die Folge sein.

Gehen Sie von einer Verletzung aus, wenn

- Ein Anzeichen für eine Kopfverletzung
vorliegt
- Nacken- oder Rückenschmerzen auftreten
- Die Verletzung durch Krafteinwirkung auf
den Rücken entstanden ist

- Die Person Schwäche, Taubheitsgefühl oder
Lähmungen beklagt oder die Gliedmaßen,
die Blase oder den Darm nicht mehr kontrollieren kann
- Der Nacken oder Rücken verdreht ist oder
sich in einer unnatürlichen Position befindet
- Die Person niedergeschlagen wurde und
ihre Schmerzen nicht angemessen beschreiben kann

Rufen Sie umgehend den Rettungsdienst.
Lagern Sie den Betroffenen ruhig. Bewegen Sie
die Person nicht, es sei denn Sie droht zu ersticken oder ist unmittelbarer Gefahr ausgesetzt.

Sollte es notwendig werden, die Person zu
bewegen, legen Sie Sie vorsichtig auf ein festes
Brett (Tischplatte oder Tür). Lassen Sie sich von
mehreren Personen helfen, um sicher zu stellen,
dass der Hals, der Kopf und das Rückgrat der
Person in einer Linie festgehalten werden. Achten Sie besonders darauf, dass der Hals stabilisiert wird. Benutzen Sie dafür ein großes Handtuch oder einen großen Schal, eine Tasche oder
andere weiche große Gegenstände, um Bewegungen des Kopfes zu verhindern.

Hüft- oder Beckenbrüche

- Hüft- oder Beckenbrüche entstehen normalerweise durch einen Sturz oder Unfall. Bei
einigen älteren Menschen jedoch, deren
Knochen durch Osteoporose (S. 894) geschwächt sind, können diese Brüche spontan auftreten. Der Verdacht auf ein gebro-
chenes Becken oder eine gebrochene Hüfte
besteht, wenn Schmerzen in der Hüfte, im
unteren Rücken oder in der Leistengegend
auftreten
- die Schmerzen in diesen Gebieten durch
Bewegung des Beins schlimmer werden

Wenn möglich, soll der Betroffene, genau wie
bei einer Wirbelsäulenverletzung, nicht bewegt
werden. Rufen Sie den Rettungsdienst.

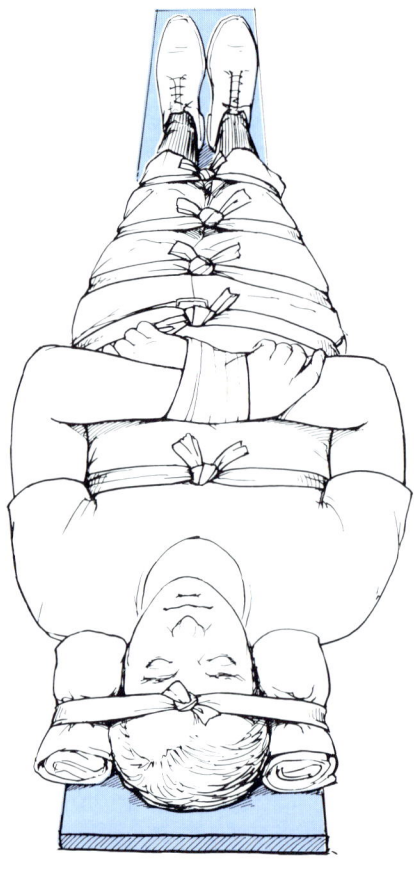

Hals- und Rückenver-
letzungen machen be-
sondere Vorsichtsmaß-
nahmen nötig. Muss
der Betroffene vor dem
Eintreffen des Ret-
tungsdienstes bewegt
werden, so lassen Sie
sich von vielen Men-
schen helfen. Hals- und
Rückenverletzungen
können zu dauerhaften
Lähmungen führen,
wenn der Betroffene
nicht schonend bewegt
wird. Um den Rücken,
den Hals und das
Rückgrat zu stabili-
sieren, kann man ein Brett
unter den Rücken
legen.

Auch hier gilt: Muss die Person bewegt werden, stellen Sie sie auf einem Brett oder einer Tischplatte ruhig (S. 448). Versuchen Sie nicht ein verletztes Bein oder eine verletzte Hüfte, die eine unnatürliche Lage eingenommen haben, gerade zu richten.

Andere Knochenbrüche
Im Falle gebrochener Fingerknochen, Zehen, Rippen oder Gesichtsknochen ist eine Schienung normalerweise nicht notwendig. Stoppen Sie die Blutung und behandeln Sie den Betroffenen wie bei einem Schock (S. 442). Begeben Sie sich in medizinische Behandlung.

Verstauchungen

Eine Verstauchung entsteht durch ein Drehen oder Ziehen über die normale Bewegungsfreiheit des Gelenks hinaus. Dabei werden die Bänder gedehnt. Die Anzeichen einer Verstauchung sind:
- Schmerz und Berührungsempfindlichkeit an der betroffenen Stelle
- Schnell auftretende Schwellungen, manchmal begleitet von einer Verfärbung der Haut
- Eingeschränkte Funktionen des Gelenks

Vorgehen im Notfall
Die meisten leichteren Verstauchungen können Sie möglicherweise selbst behandeln. Gehen Sie wie folgt vor.

Schutz
Stellen Sie das betroffene Gebiet ruhig, um den Heilungsprozess zu fördern und um es vor weiteren Verletzungen zu schützen. Benutzen Sie elastische Binden, Schlingen, Schienen und wenn nötig Krücken oder einen Stock.

Ruhe
Vermeiden Sie Aktivitäten, die Schmerzen oder eine Schwellung hervorrufen. Ruhe ist nötig, um die Heilung des Gewebes zu fördern.

Kühlung
Kühlen Sie sofort, um Schwellungen, Schmerzen und Muskelkrämpfe zu lindern. Dazu können Sie Kältekompressen, Eismassagen und Eisbäder anwenden. Wiederholen Sie dies in den ersten 1 bis 2 Tagen.

Kompression
Schwellungen können zu einem Bewegungsverlust im verletzten Gelenk führen. Üben Sie deshalb Druck aus, bis die Schwellung abgeklungen ist. Kompressions- oder Stützverbände eignen sich dafür am besten.

Anheben
Heben Sie das geschwollene Arm- oder Beingelenk über Herzniveau an, um die Schwellung zu lindern. Das ist besonders nachts sinnvoll.

Schwerwiegende Verstauchungen
Haben Sie den Verdacht auf eine ernsthafte Knochen- oder Gelenkverletzungen oder gehen der Schmerz und die Bewegungseinschränkung nicht innerhalb von 2 bis 3 Tagen zurück, begeben Sie sich in medizinische Behandlung. Ihr Arzt wird eine Röntgenaufnahme anfertigen lassen, um einen Knochenbruch auszuschließen (→ Verstauchungen, S. 869).

Verrenkungen

Eine Verrenkung ist eine Verletzung, bei der die Enden von Knochen aus ihrer normalen Position gebracht werden. In den meisten Fällen entsteht sie durch einen Schlag, einen Sturz oder eine andere Verletzung. Manchmal jedoch kann auch eine zugrundeliegende Erkrankung verantwortlich sein, wie rheumatische Arthritis, eine angeborene Schwäche oder ein durch vorangegangene Ausrenkungen belastetes Gelenk.
Anzeichen für eine Verrenkung sind:
- Abnorme Lage
- Bewegungseinschränkung
- Schwellungen und starke Schmerzen

Vorgehen im Notfall
Versuchen Sie nicht, das Gelenk in seine normale Lage zurück zu bringen. Ein Arzt sollte das Gelenk untersuchen und eine Röntgenaufnahme davon anfertigen. Bewegen Sie die Person im Falle einer Hals- oder Rückenverletzung nicht (S. 448).
Die Verrenkung sollte so schnell wie möglich behandelt werden. Nach einer halben Stunde sind die Schwellung und die Schmerzen so groß, dass eine Behandlung ohne Betäubung nahezu unmöglich ist. Durch eine unsachgemäße Behandlung des Gelenks können weitere Schäden entstehen (S. 866).
Schienen Sie das Gelenk in seiner momentanen Stellung, wie Sie es bei einem Knochenbruch tun würden (S. 447). Begeben Sie sich umgehend in medizinische Behandlung.

Amputationsverletzungen

Bei einer Amputation handelt es sich um die Entfernung einer Gliedmaße, eines Teils einer Gliedmaße oder sogar eines Organs – normalerweise durch eine Operation. Entsteht eine Amputation aufgrund einer Verletzung, handelt es sich um einen Notfall, der umgehend medizinisch versorgt werden muss. Mit einer Amputation sind verschiedene Risiken verbunden, wie Blutverlust, Schock und Infektionsgefahr.

Rufen Sie den Rettungsdienst

Veranlassen Sie jemand, umgehend den Rettungsdienst zu alarmieren. Es ist wichtig, dass die betroffene Person zusammen mit dem abgetrennten Körperteil schnell ein Krankenhaus erreicht, wo Finger oder Gliedmaßen möglicherweise wieder angenäht werden können.

Vorgehen im Notfall

Stillen Sie die Blutung

Das erste Ziel der Versorgung ist es, den Blutverlust zu stoppen. Handelt es sich bei dem abgetrennten Teil um eine kleine Menge Gewebe (z. B. eine Fingerkuppe), kann es ausreichen mit einem sterilen Verband, einem sauberen Stück Stoff oder einem Kleidungsstück, Druck auf die Wunde auszuüben. Ist die Blutung gestillt, bedecken Sie die Wunde mit einem Verband.

Behandeln Sie den Schock

Der Betroffene sollte sich wenn möglich mit dem Kopf unter Herzniveau hinlegen und den Körperteil leicht anheben, an dem ein Teil abgetrennt wurde (S. 442).

Kommt die Blutung nicht zum Stillstand

Wenn eine Hand, ein Fuß, ein Arm oder ein Bein abgetrennt wurden, kann die Blutung ein schlimmeres Ausmaß annehmen. Üben Sie in diesem Fall Druck auf die Arterie aus, die das Gebiet versorgt (S. 400). Haben Sie damit keinen Erfolg, kann es notwendig sein, eine Abbindung anzulegen.

Anlegen einer Abbindung

Das Anlegen einer Abbindung sollte die letzte Maßnahme sein, die Sie in Erwägung ziehen, da dadurch Gewebeschäden auftreten können, die ein Wiederannähen des amputierten Körperteils schwierig oder unmöglich machen. Wickeln Sie eine Krawatte oder ein anderes Stück Stoff um das Gebiet oberhalb der Wunde, jedoch nicht direkt auf die Wunde. Der Stoff muss lang genug sein für zwei Lagen und einen Knoten. Binden Sie zunächst einen Knoten, um dann einen Schraubenzieher, einen Stock oder einen ähnlichen Gegenstand darauf zu legen. Machen Sie nun einen weiteren Knoten. Drehen Sie den Schraubenzieher, um die Abbindung herzustellen.

Drehen Sie nur so weit wie nötig, um die Blutung zu stoppen. Notieren Sie die Zeit, zu der Sie die Abbindung angelegt haben. Binden Sie das Werkzeug in der Stellung fest, in der die Blutung zum Stillstand gekommen ist.

Behandeln Sie andere Verletzungen

Wenn Sie die Blutung an der Stelle der Ampu-

Wenn alle anderen Maßnahmen, um eine Blutung zu stoppen, fehlschlagen, legen Sie eine Abbindung an.

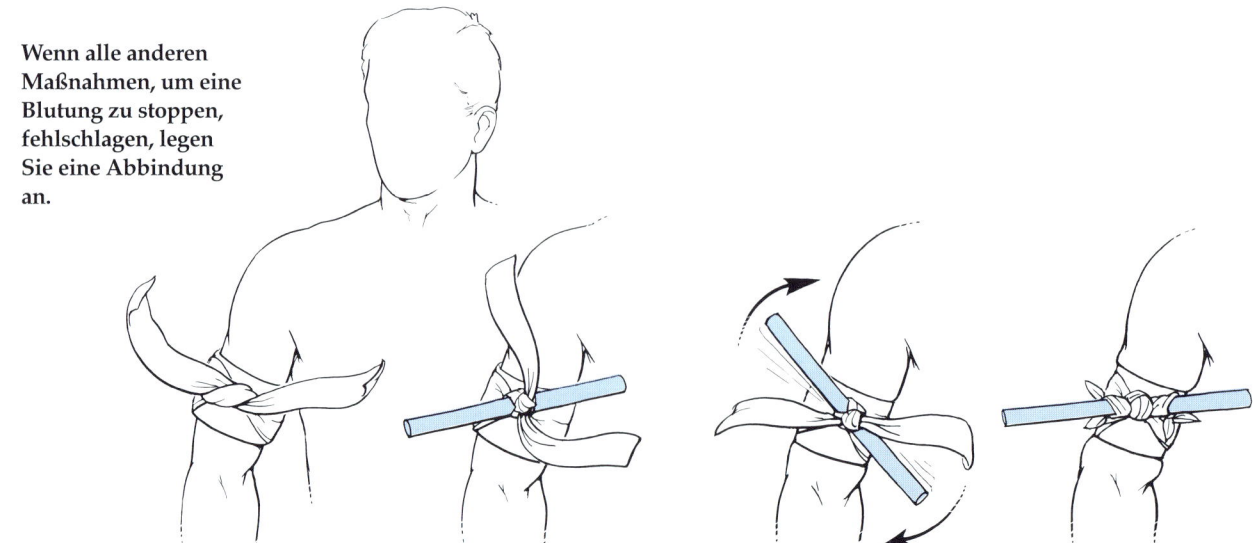

tation unter Kontrolle haben, untersuchen Sie die Person auf weitere Verletzungen, die versorgt werden müssen. Behandeln Sie andere Verletzungen entsprechend.

Sichern Sie den abgetrennten Körperteil

Wenn der Betroffene versorgt ist und Hilfe gerufen wurde, packen Sie den amputierten Körperteil in eine saubere Plastiktüte (haben Sie keine zur Hand, packen Sie ihn in saubere Kleidung). Wenn möglich, stecken Sie die Tüte mit dem Amputat in eine zweite mit Eiswasser gefüllte Tüte. Vermeiden Sie es, das Eis in direkten Kontakt mit dem Amputat zu bringen. Benutzen Sie kein Trockeneis. Verwenden Sie sehr kaltes Wasser wenn Sie kein Eis zur Hand haben. In den letzten Jahren hat man beachtliche Fortschritte im Annähen von Fingern, Händen und sogar abgetrennten Gliedmaßen gemacht. Das Resultat hängt von vielen Faktoren ab. Die Chancen, dass das Annähen Erfolg hat, sind groß, wenn Sie das abgetrennte Körperteil angemessen versorgen und schnellstmöglich eine qualifizierte Operation durchgeführt werden kann (→ Verlust einer Gliedmaße, S. 879).

Kopfverletzungen

Die meisten Kopfverletzungen sind nicht schwerwiegend. Die Schädelknochen stellen für das Gehirn einen effektiven Schutz gegen Verletzungen dar. Nur 10 Prozent aller Kopfverletzungen haben einen Krankenhausaufenthalt zur Folge. Einfache Schnitt- und Schürfwunden können mit Erste-Hilfe-Techniken versorgt werden (S. 392). Rufen Sie jedoch umgehend notfallmedizinische Hilfe, wenn Sie eines der folgenden Anzeichen bei sich oder anderen beobachten:

- Schwere Kopf- oder Gesichtsblutungen
- Wechselnde Bewusstseinslagen. Die verletzte Person ist verwirrt oder lethargisch oder wird, wenn auch nur kurzzeitig, bewusstlos. Auch wenn die Person sofort wieder zu Bewusstsein kommt, sollten Sie den Rettungsdienst rufen.
- Setzt die Atmung aus und können Sie keinen Puls feststellen, müssen Sie eine HLW durchführen (→ Herz-Lungen-Wiederbelebung, S. 408).

Bei jeder schwerwiegenden Kopfverletzung kann der Hals ebenfalls verletzt sein. Zu den möglichen Komplikationen einer Kopfverletzung gehören Gehirnerschütterungen, Gehirnblutungen und Schädelfrakturen.

Gehirnerschütterung

Eine Gehirnerschütterung kann durch einen Schlag oder Sturz auf den Kopf entstehen. Der Aufprall hat eine plötzliche Bewegung des Gehirns innerhalb des Schädels zur Folge.

Normalerweise kommt es bei einer Gehirnerschütterung zu einem Bewusstseinsverlust, entweder vorübergehend oder für eine längere Zeit. Verlust der Erinnerung (Amnesie), Schwindel und Erbrechen können auftreten. Teilweise Lähmungen und Schock sind andere mögliche Symptome.

Innerhalb von 24 Stunden nach der Verletzung kann es zu Kopfschmerzen, Erbrechen, beschleunigtem Puls und Angstzuständen kommen. Eine Gehirnerschütterung muss medizinisch überwacht und versorgt werden (→ Gehirnerschütterung, S. 490).

Gehirnblutungen

Wenn ein Blutgefäß (entweder eine Arterie oder eine Vene) zwischen dem Schädel und dem Gehirn reißt, kommt es zu einer Gehirnblutung. Blut fließt dann zwischen Gehirn und Schädelknochen und bildet ein Blutgerinnsel (Hämatom), das das Gehirngewebe zusammendrückt. Symptome können noch wenige Stunden oder mehrere Wochen nach dem Stoß gegen den Kopf auftreten.

Oftmals entstehen Gehirnblutungen durch Auto- oder Motorradunfälle. Möglicherweise findet man keine offenen Wunden, Schürfwunden oder andere äußere Anzeichen einer Verletzung.

Durch die Gehirnblutung steigt der Druck auf das Gehirn an und produziert Zeichen und Symptome wie Kopfschmerzen, Übelkeit, Erbrechen, Wechseln der Bewusstseinslage und ungleichgroße Pupillen. Da mehr und mehr Blut in den engen Spalt zwischen Gehirn und Schädel fließt, kommt es zu fortgeschrittener Lethargie, Bewusstlosigkeit und unter Umständen sogar zum Tod, wenn dieser Zustand unbehandelt bleibt. Rufen Sie umgehend den Rettungsdienst (→ Epidurale Blutungen, S. 468, und → Subdurale Blutungen, S. 466).

Brüche der Schädelknochen

Sichere Anzeichen für einen Bruch eines Schädelknochens sind sichtbare Knochenfragmente. Es kann auch zu Blutungen in diesem Bereich kommen. Aber auch folgende Anzeichen können auf einen Schädelbruch hindeuten:

- Blaue Flecken oder Farbveränderungen der Haut hinter den Ohren und um die Augen
- Blut oder eine klare, wasserähnliche Flüssigkeit, die aus Ohr oder Nase rinnen

- Ungleichgroße Pupillen
- Deformation des Schädels, wie Schwellungen oder Vertiefungen

Brüche im Bereich der Schädelknochen sind ein medizinischer Notfall und müssen sofort behandelt werden. Sie können dauerhafte Hirnschäden zur Folge haben oder sogar tödlich verlaufen.

Vorgehen im Notfall

Vermuten Sie eine Gehirnerschütterung, eine Gehirnblutung oder einen Bruch eines Schädelknochens, rufen Sie umgehend den Rettungsdienst. Die betroffene Person soll liegen bleiben. Lagern Sie Kopf und Schultern leicht erhöht, indem Sie beispielsweise ein Kopfkissen oder eine Decke unterlegen.

Überwachen Sie die Vitalzeichen der Person. Kommt es zu einem Atemstillstand, führen Sie umgehend Wiederbelebungsmaßnahmen durch (S. 408).

Stillen Sie mögliche Blutungen mit einer Kompresse oder einem sauberen Stück Stoff (S. 399).

Zahnverlust (Avulsion)

Ein durch einen Unfall ausgeschlagener Zahn muss sowohl bei einem Kind als auch bei einem Erwachsenen sofort von einem Zahnarzt notfallmedizinisch versorgt werden. Heute können ausgeschlagene, bleibende Zähne in manchen Fällen wieder eingesetzt werden. Ein abgebrochener Zahn jedoch kann nicht wieder eingesetzt werden.

Vorgehen im Notfall

Sichern Sie den ausgeschlagenen Zahn und verständigen Sie sofort Ihren Zahnart. Wenden Sie sich an den zahnärztlichen Notdienst, wenn dieser nicht erreichbar ist. Ein erfolgreiches Wiedereinsetzen des Zahns hängt von verschiedenen Faktoren ab, wie der Zeit – das Einsetzen sollte wenn möglich innerhalb von 30 Minuten erfolgen, nicht aber später als 2 Stunden nach dem Verlust – und der angemessenen Aufbewahrung und dem Transport des Zahns. Es ist unbedingt notwendig, den ausgeschlagenen Zahn feucht zu halten.

Folgende Schritte sind zu beachten:

1. Fassen Sie den Zahn nur an der Krone an
2. Reiben oder schaben Sie keinen Dreck ab
3. Spülen Sie den Zahn vorsichtig in Leitungswasser ab, nicht aber unter fließendem Wasser
4. Versuchen Sie den Zahn in das Zahnfach zurückzustecken und beißen Sie vorsichtig auf eine Mullbinde oder einen feuchten Teebeutel, um ihn an dieser Stelle zu belassen

Kann der Zahn nicht in das Zahnfach zurückgesteckt werden, legen Sie ihn sofort in Milch, Ihren eigenen Speichel oder warmes, mildes Salzwasser.

Augennotfälle

Es gibt zahlreiche Augenverletzungen und Augenerkrankungen. Nachfolgend sind die häufigsten beschrieben.

Korneaabschürfungen

Die Kornea ist die durchsichtige Membran in der Mitte Ihres Auges, die das Licht vorne am Auge brechen soll, um es hinten auf ihrer Netzhaut abzubilden, die dann das Bild an Ihr Gehirn weiterleitet. Die Verletzungsgefahr der Kornea ist groß. Ein Sandkorn oder eine zu lang getragene Kontaktlinse können an Ihrem empfindlichen Gewebe kratzen (Abschürfungen). Auch ein längerer Aufenthalt in gleißender Sonne oder im Solarium kann diese Verletzung hervorrufen.

Unmittelbarer Schmerz zum Zeitpunkt der Verletzung und anhaltende Schmerzen und eine Rötung, die darauf folgen, sind Schlüsselsymptome einer Korneaabschürfung (obwohl sich in seltenen Fällen der Schmerz über einen Zeitraum von Stunden entwickelt).

Bleibt der Schmerz nach dem Ausspülen des Auges, um einen Fremdkörper zu entfernen (→ Fremdkörper im Auge, S. 425), bestehen, schließen Sie das Auge und bedecken es mit einem weichen Verband oder einer Augenklappe. Begeben Sie sich in medizinische Betreuung, um sicherzustellen, dass der Fremdkörper entfernt ist und dass keine schwerwiegenden Abschürfungen entstanden sind, die eine Operation oder eine andere Behandlung notwendig machen würden.

Blut im Auge

Blut, das in der vorderen Kammer des Auges zu erkennen ist, ist ein Zustand, der als Hyphaema bezeichnet wird (S. 533). Es kann durch einen Schlag auf das Auge, eine andere Verletzung oder bestimmte Medikamente verursacht sein.

In den meisten Fällen wird das Blut innerhalb weniger Tage vollständig resorbiert. Sollte es sich jedoch um eine schwerwiegendere

Augenverletzung handeln, begeben Sie sich in die Behandlung eines Augenarztes oder Ihres Hausarztes.

Augenlidverletzungen

Ist das Augenlid eingerissen oder beschädigt, bedecken Sie das Auge locker mit einer Kompresse. Üben Sie keinen Druck aus. Bringen Sie die verletzte Person in notfallmedizinische Behandlung.

Netzhautablösung

Die Netzhaut (Retina) ist eine dünne, transparente Membran an der Rückseite Ihres Auges. Die Netzhaut enthält Zellen (Zapfen und Stäbchen), die lichtempfindlich sind. Sie liegt auf einer Schicht winziger Blutgefäße, die Sauerstoff und notwendige Nährstoffe anliefern.

Löst sich die Netzhaut von dieser Schicht der Blutgefäße, nennt man das Netzhautablösung. Dieser Vorgang verursacht keine Schmerzen. Es kommt jedoch zur Wahrnehmung von Lichtblitzen, vielen winzig kleinen Objekten, die in Ihrem Blickfeld herum zu schwimmen scheinen, und Doppelbildern. Die Sicht kann verschwommen sein und oftmals scheint es, als ob ein Schatten auf einem Teil Ihres Blickfeldes liegt.

Die Netzhautablösung ist ein medizinischer Notfall, der umgehend behandelt werden muss, um Sehschäden oder Erblindung zu vermeiden. Suchen Sie einen Augenarzt auf. Es ist nicht nötig, das betroffene Auge abzudecken (→ Netzhautablösung, S. 557).

Zentralarterienverschluss

Kommt es zu einem Verschluss eines oder mehrerer Blutgefäße, die die Netzhaut versorgen, sehen Sie nur auf einem Auge verschwommen, nur noch einen Teil oder gar nichts mehr.

Treten also Symptome wie verschwommenes Sehen oder eine teilweise Erblindung auf, begeben Sie sich in notfallmedizinische Behandlung. Verständigen Sie umgehend Ihren Augenarzt oder Hausarzt oder suchen Sie eine Notaufnahme auf (→ Verschluss von Retinablutgefäßen, S. 559).

Grüner Star (Glaukom)

Die Symptome eines akuten Glaukomanfalls sind rote, schmerzhafte Augen, verschwommene Sicht und das Sehen von Farbringen um Lichtquellen herum. Der Glaukomanfall tritt auf, wenn der Flüssigkeitsdruck im Auge zu groß wird.

Es handelt sich dabei um einen medizinischen Notfall, der umgehend versorgt werden muss. Benachrichtigen Sie sofort Ihren Augenarzt (→ Glaukomanfall, S. 550).

Orbitalphlegmone

Bei Orbitalphlegmonen handelt es sich um eine Entzündung der Augenhöhle, die Schmerzen am betroffenen Auge, verminderte Sehfähigkeit, Fieber, Schwellungen des Augenlids und ein generelles Krankheitsgefühl hervorruft.

Schwillt Ihr Auge an, schmerzt es oder verspüren Sie Schmerzen bei Augenbewegungen, handelt es sich um einen Notfall, der sofort versorgt werden muss. Benachrichtigen Sie sofort Ihren Augen- oder Hausarzt (S. 545).

Regenbogenhautentzündung

Eine Entzündung der Regenbogenhaut (Iritis) und die damit verbundenen Entzündung der mittleren Augenhaut (Uveitis) können zu Rötungen des Auges, verschwommener Sicht und Lichtempfindlichkeit führen. Verständigen Sie Ihren Haus- oder Augenarzt (→ Uveitis und Iritis, S. 544).

Bindehautentzündung

Die Bindehautentzündung wird auch als Konjunktivitis bezeichnet. Die Bindehaut ist die durchsichtige Schleimhaut, die die Augenlider auf ihrer Innenseite bedeckt, um dann auf den Augapfel umzuschlagen, wo Sie bis zum Rand der Kornea reicht. Die Bindehautentzündung wird normalerweise durch ein Virus ausgelöst und ist hochansteckend. Die Krankheit, die bei Kindern verbreitet ist, löst Symptome wie Rötung, Juckreiz und eine Schwellung der Bindehaut aus. Es kann auch zu einer Absonderung kommen, die während des Schlafens eine Kruste bildet. Eine verschwommene Sicht und Lichtempfindlichkeit können ebenfalls auftreten.

In den meisten Fällen ist die Konjunktivitis zwar lästig, beeinträchtigt Ihre Sehkraft jedoch nicht. Weil Sie aber extrem ansteckend ist, befolgen Sie spezielle Schritte, um vorzubeugen, dass die Bindehautentzündung auf andere übertragen wird. Waschen Sie Ihre Hände gründlich und benutzen Sie stets nur Ihr eigenes Handtuch (→ Konjunktivitis, S. 542).

Behandlung

Wenn Sie eine Rötung und eine Kruste um Ihre Augen beobachten und Sie den Verdacht auf eine Bindehautentzündung haben, suchen Sie einen Augenarzt auf. Sie können eine kalte Kompresse (Waschlappen) über das geschlossene Augenlid legen, das hilft den Juckreiz und die Schwellung zu lindern.

Teil IV

Erkrankungen des Menschen

Zwar erfreuen sich die meisten Menschen in ihrem Leben überwiegend guter Gesundheit, doch ab und zu sehen sich alle mit gesundheitlichen Problemen konfrontiert. Die folgenden Kapitel sollen helfen vielen dieser Erkrankungen – manchmal mithilfe eines Arztes oder Therapeuten – vorzubeugen oder sie zu bewältigen. Zu über 1 000 häufigen und seltenen Erkrankungen lassen sich hier Informationen zur Vorbeugung und eine eingehende Beschreibung der Ursachen, Symptome, Diagnose, Schwere und Behandlung nachschlagen.

Inhalt

Kapitel 19

Gehirn und Nervensystem

Inhalt

Aufbau und Funktion des Nervensystems

Gehirn und Nervensystem sind die Empfangszentrale für Signale aus dem Körper und der Umwelt. Das Gehirn analysiert diese Informationen und leitet anschließend entsprechende Botschaften weiter. Diese betreffen Funktionen wie etwa Koordination, Lernen, Gedächtnis, Fühlen und Denken.

Die Nervenzelle (Neuron) ist die Grundeinheit von Gehirn und Nervensystem. Sie besteht aus dem Zellkörper, einem großen Faserfortsatz (Axon) und zahlreichen kleineren Faserfortsätzen (Dendriten). Jede einzelne Nervenzelle ist mit den sie umgebenden Nervenzellen über Kontaktstellen verbunden, den so genannten Synapsen.

Grundbaustein dieses Systems ist die Nervenzelle (Neuron). Ein Neuron besteht aus dem Zellkörper, einem großen Faserfortsatz (Axon) und vielen kleinen Faserfortsätzen (Dendriten). Jedes Neuron ist mit anderen Neuronen über Kontaktstellen (Synapsen) an den Axonen und Dendriten verbunden. Über die Synapsen werden chemische Signale von anderen Neuronen empfangen. Alle ankommenden Signale werden im Neuron zu einem elektrischen Signal vereint und entlang des Axons wird ein chemi-

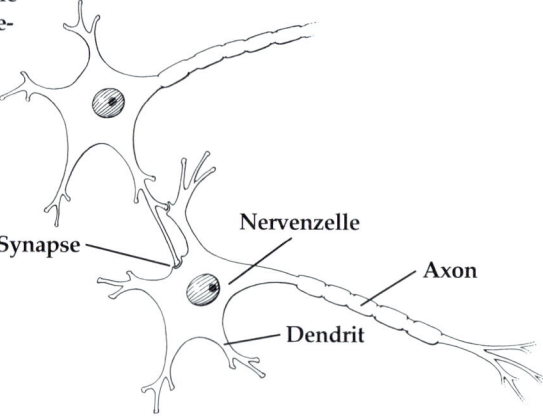

sches Ausgangssignal an die anderen Synapsengruppen gesendet.

Ungefähr 100 Milliarden Neurone, ihre Verbindungen und Stützzellen bilden das Gehirn und ergeben eine Gewebsmasse von etwa 1,4 kg. Das dichte Neuronennetz ist in der Lage, alle Steuerungssignale die für die menschlichen Aktivitäten erforderlich sind zu übertragen. Die Bausteine dieses Systems sind Großhirn, Hirnstamm, Kleinhirn und Rückenmark.

Das Rückenmark steht mit dem Gehirn durch den Hirnstamm in Verbindung, der sich aus Mark, Brücke und Mittelhirn zusammensetzt. Der Hirnstamm steuert lebenswichtige Funktionen wie Atmung und Blutkreislauf. Von ihm gehen Hirnnerven aus, die die Muskulatur von Gesicht, Augen, Zunge, Ohren und Rachen steuern und Wahrnehmungen dieser Organe zurück zum Gehirn leiten.

Neben dem Hirnstamm sind Groß- und Kleinhirn die beiden anderen wichtigen Hirnbereiche. Das Großhirn besteht aus dicken Windungen von Nervengewebe und ist in zwei Großhirnhälften (zerebrale Hemisphären) geteilt, die in der Mitte über den so genannten Balken miteinander verbunden sind.

Von diesen Gehirnhälften werden bewusste Funktionen wie Sprache, Gedächtnis und Sehen gesteuert. Es wurde festgestellt, dass innerhalb dieser Hälften bestimmte Felder für bestimmte Aufgaben verantwortlich sind, wie etwa für das Sprechen und die Steuerung der Muskulatur in bestimmten Körperteilen.

Allgemein erfolgt die Steuerung der Muskulatur der rechten Körperhälfte in der linken, die Steuerung der Muskulatur der linken Körperseite in der rechten Großhirnhälfte. Die Verknüpfung höherer Gehirnfunktionen mit Gehirnfeldern wird derzeit intensiv erforscht.

Das Kleinhirn liegt unterhalb der Großhirnhälften. Es unterstützt die Steuerung von Koordination und Gleichgewicht.

Weitere wichtige Gehirnzentren liegen über dem Hirnstamm. Hierzu gehören Hypothalamus und Thalamus. Der Hypothalamus ist ein (endokrines) Steuerungszentrum, das verschiedene Hormone produziert und zum Beispiel den Schlaf, den Appetit und die sexuelle Lust beeinflusst (→ Endokrines System, S. 923). Der Thalamus ist eine Gruppierung von Nervenzellen, die für die Integration und Weiterleitung vieler Sinneseindrücke und Empfindungen zuständig ist. Ferner spielen Zentren unter der Hirnrinde wie die Basalganglien, die Kerne des

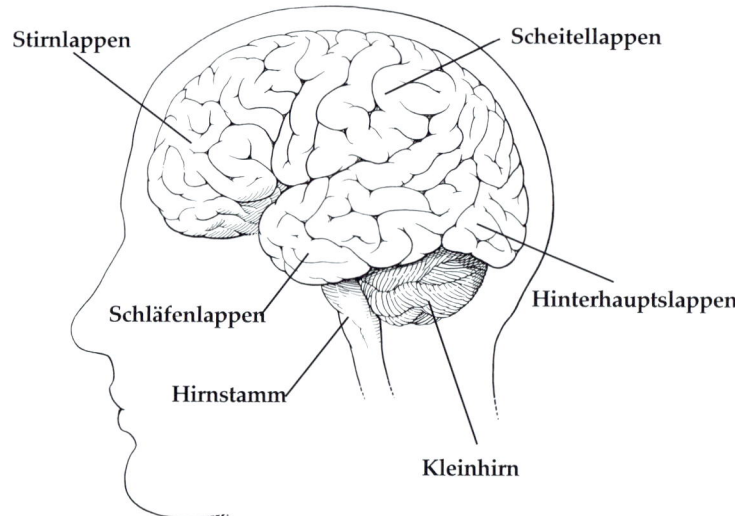

Das äußere Großhirn besteht aus dem Stirn-, Scheitel-, Hinterhaupts- und Schläfenlappen. Zu den anderen großen Hirnbereichen gehören der Hirnstamm und das Kleinhirn.

limbischen Systems und weitere Bereiche eine wesentliche Rolle bei der Weitergabe von Botschaften zwischen den verschiedenen Gehirnregionen. Einige Erkrankungen, wie die Parkinsonkrankheit, sind durch Störungen in diesen Bereichen bedingt.

Gehirn und Rückenmark, das Zentralnervensystem, ist von Knochen umschlossen. Das Gehirn wird durch den Schädel, das Rückenmark durch die Wirbel geschützt. Gehirn und Rückenmark sind in drei Hirnhäute (Meninges) gehüllt: die harte Hirnhaut (Dura mater, außen), die Spinnwebenhaut (Arachnoidea, Mitte) und die weiche Hirnhaut (Pia mater, innen). Diese Schichten bilden einen »Stoßdämpfer« für Gehirn und Rückenmark. Eine Flüssigkeit zwischen Arachnoidea und Pia mater, die Gehirn- und Rückenmarkflüssigkeit, bietet weiteren Schutz vor Verletzungen.

Die Nerven des peripheren Nervensystems verlaufen vom Rückenmark zu allen anderen Körperteilen. Die Teile dieses Systems sind nach den vier Wirbelsäulenabschnitten benannt von denen sie abzweigen: Hals (zervikal), Brust (thorakal), Lende (lumbal) und Steißbein (sakral). Das Rückenmark dient als zentrales Kommunikationsnetz zum Austausch von Signalen zwischen Gehirn und den entferntesten Bereichen des peripheren Nervensystems.

Zum autonomen Nervensystem gehören die Nerven der glatten Muskulatur von Blutgefäßen (vaskulär) und Eingeweiden (visceral), die Nerven von nach innen (endokrinen) und nach außen, an die Körperoberfläche, absondernden (exokrinen) Drüsen sowie die Nerven von funktionssteuernden Zellen innerer Organe. Dieses komplizierte System steuert nicht bewusst steuerbare, lebenswichtige Aktivitäten wie: Verteilung der Blutversorgung, Regulierung des Blutdrucks, Herzschlag, Schwitzen

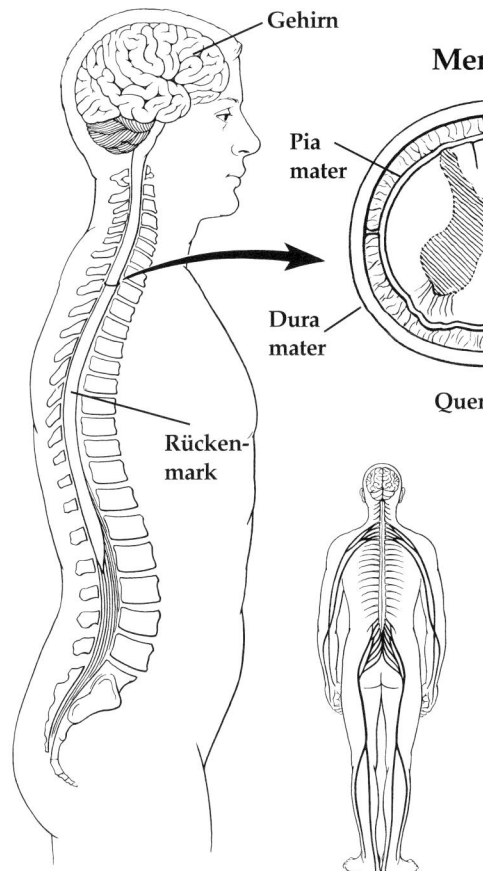

Meningen

Gehirn

Arachnoidea

Pia mater

Dura mater

Rückenmark

Querschnitt

Rückenmark

Peripheres Nervensystem

Das Zentralnervensystem (Gehirn und Rückenmark) wird durch den Schädel und die Wirbel sowie durch drei Hirnhäute geschützt: Dura mater, Arachnoidea und Pia mater (zusammen die Meningen genannt). Unser peripheres Nervensystem (unten rechts) umfasst die Nerven, die zwischen Gehirn und Rückenmark und allen anderen Körperteilen verlaufen.

und Körpertemperatur. Verbindungen zwischen den autonomen und anderen Gehirnfunktionen erfolgen in Hirnstamm und Hypothalamus.

Für das Gehirn ist die arterielle Blutzufuhr überaus wichtig. Trotz seines kleinen Umfangs und Gewichts benötigt das Gehirn ein Fünftel des arteriellen Blutes und ein Fünftel des vom Körper bei Ruhe verbrauchten Sauerstoffs.

Seitenansicht

Vorderansicht

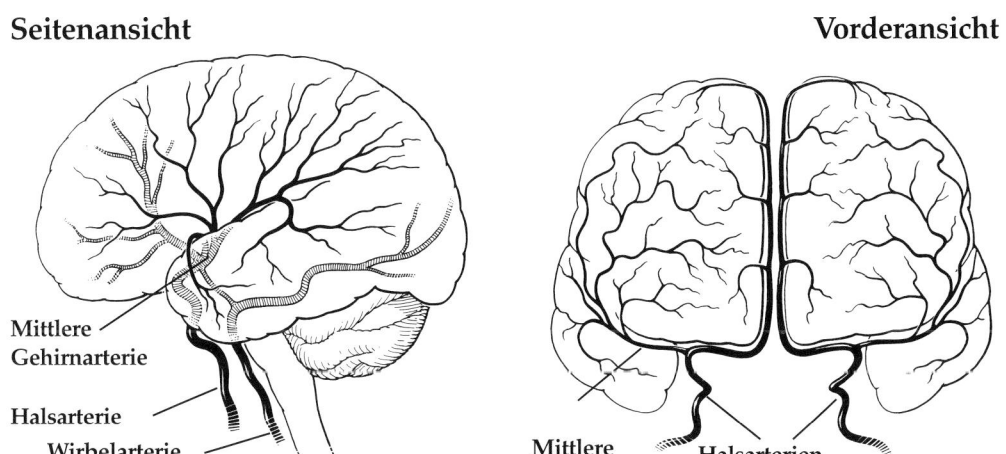

Mittlere Gehirnarterie

Halsarterie

Wirbelarterie

Mittlere Gehirnarterie

Halsarterien (Halsschlagadern)

Das Gehirn muss ständig mit Sauerstoff und Nährstoffen aus dem von mehreren Arterien gelieferten Blut versorgt werden.

Seltener ist die Hirnblutung, bei der aus einer Arterie Blut in das Gehirn austritt und dort Druck, Verschiebung und Tod von Nervengewebe verursacht. Die ersten Symptome sind oft schwerwiegender als die eines Schlaganfalls durch eine verminderte Hirndurchblutung, die Auswirkungen sind jedoch ähnlich. Schwere Kopfschmerzen, gefolgt von den beschriebenen Symptomen, sind eher für den Schlaganfall aufgrund einer Hirnblutung typisch.

Von Subarachnoidalblutung spricht man, wenn Blut zwischen die Arachnoidea und Gehirnoberfläche tritt. Die spontane Subarachnoidalblutung erfolgt oft nach dem Zerreißen eines sackförmigen Aneurysmas, das sich an der Wand eines arteriellen Blutgefäßes bildet. Manchmal blutet ein Aneurysma auch in die Gehirnsubstanz (Hirnblutung).

Unter einer arteriovenösen Fehlbildung versteht man ein Knäuel anormaler Blutgefäße. Diese großen, dünnhäutigen Gefäße bewirken gewöhnlich Blutungen in das Gehirn und können zerebrale Krampfanfälle verursachen. Gelegentlich treten arteriovenöse Fehlbildungen in einer Familie gehäuft auf.

Der Schlaganfall steht bei den Todesursachen in den Industrieländern an dritter Stelle. In Deutschland erleiden jährlich schätzungsweise 500 000 Menschen einen Schlaganfall, rund 100 000 starben 1995 daran. Die Hälfte der Überlebenden leidet unter langfristigen Behinderungen. Mit dem Alter steigt die Wahrscheinlichkeit eines Schlaganfalls und ab 35 Jahren verdoppelt sich die Gefahr alle 10 Jahre.

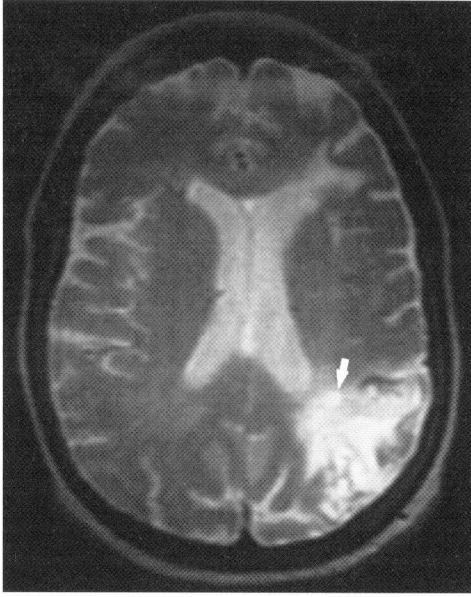

Magnetresonanztomogramm (MRT): Der Pfeil zeigt den von einem Schlaganfall betroffenen Bereich des Gehirngewebes.

Etwa 5 Prozent der über 65-Jährigen haben bereits einen Schlaganfall erlitten.

In erster Linie wird hoher Blutdruck (S. 647) mit dem Schlaganfall in Verbindung gebracht. Zu den weiteren Risikofaktoren gehören Herzerkrankungen wie Vorhofflimmern oder eine Erkrankung der Herzklappen. Ein Herzinfarkt (S. 670, 677, 661) erhöht das Schlaganfallrisiko, da Blutpropfen aus dem Herzen durch die großen Arterien zum Gehirn gelangen können. Rauchen, Zuckerkrankheit und ein hoher Cholesterinspiegel im Blut werden ebenfalls verantwortlich gemacht (S. 318, 643, 650). Zwar ist bei jungen Frauen das Risiko für einen Schlaganfall sehr gering, durch die Einnahme der Antibabypille kann es sich jedoch etwas erhöhen. Bei Frauen die rauchen ist das Risiko stark erhöht. Für Männer ist das Risiko größer als für Frauen.

Diagnose

Die Schlaganfalldiagnose ist nicht von einem einzelnen Symptom abhängig, bedeutsam ist die schnelle Entwicklung der auftretenden Symptome. Eine große Blockade, wie etwa ein Blutpropf oder eine Cholesterinplaque, die mit dem Blut transportiert werden und dann den Zufluss blockieren (Embolie), neigen dazu, binnen weniger Minuten einen kompletten Schlaganfall hervorzurufen. Doch selbst dann kann frühzeitige Hilfe den Schaden begrenzen.

Eine Blockade, die sich vor Ort entwickelt (Thrombus) verläuft oft langsamer. Das Vorhandensein von Symptomen, die bestimmten Arterienbereichen im Gehirn entsprechen, gibt weiteren Aufschluss über einen Schlaganfall.

Um eine Behandlungsart auszuwählen, muss der Arzt entscheiden, welcher Schlaganfalltyp an welcher Stelle vorliegt. Außerdem sind andere Ursachen für die Symptome, wie etwa ein Tumor, auszuschließen.

Folgende diagnostische Tests werden allein oder in Kombination zur Untersuchung von Blutgefäßen angewandt: Ultraschalluntersuchung der Halsschlagader (S. 1335), Röntgenkontrastdarstellung der Arterien (S. 464), die Computertomographie (CT, S. 494) sowie die Magnetresonanztomographie (MRT, S. 494).

Wie gefährlich ist ein Schlaganfall?

Ein Schlaganfall ist eine schwere Erkrankung. Ärztliche Versorgung ist sofort notwendig. Nach jedem vollständigen Schlaganfall kann ein Bereich mit abgestorbenem Gewebe (Infarkt) zurückbleiben. Die Genesung hängt davon ab, ob anderes Nervengewebe die Aufgaben des betroffenen Gebiets übernehmen kann.

Wer mehrere Schlaganfälle hintereinander erleidet, kann aufgrund der Gefäßschäden eine Demenz entwickeln (S. 471).

Der Schlaganfall ist ein akutes (plötzliches) Ereignis, das meistens aus chronischen Zuständen wie hohem Blutdruck, Arterienverkalkung oder einer Herzerkrankung herrührt.

Erste Hilfe

Bis der Notarzt eintrifft, muss die Person, bei der ein Schlaganfall vermutet wird, beobachtet werden. Setzt die Atmung aus, sind Wiederbelebungsmaßnahmen nötig (→ Erste Hilfe, S. 387). Atemnot kann durch die Lagerung von Kopf und Schultern auf einem Kissen gelindert werden. Der Kopf sollte in Seitenlage gebracht werden um das Ersticken an Erbrochenem zu verhindern. Der Patient darf nichts essen und trinken. Bei Lähmungen müssen die gelähmten Körperteile in eine stabile Lage gebracht und geschützt werden.

Behandlung

Während der Intensivbehandlung eines Schlaganfallpatienten im Koma wird dieser mit Sauerstoff, Nährstoffen und Medikamenten versorgt und seine Blase wird künstlich entleert.

Besteht eine Schluckstörung, so kann sie innerhalb von 1 bis 2 Wochen oder auch gar nicht zurückgehen. Nahrung und Flüssigkeit werden intravenös oder direkt in den Magen unter Umgehung der Speiseröhre (Gastrostomie) verabreicht (S. 747).

Arzneimitteltherapie

Nach einem Schlaganfall gilt die größte Sorge der Verhinderung eines weiteren Anfalls. Eventuell werden Medikamente zur Herabsetzung der Gerinnungsfähigkeit des Blutes eingesetzt, darunter Aspirin, Ticlopidin und Blutgerinnungshemmer wie Heparin oder Marcumar.

Blutgerinnungshemmer können bei Personen mit hohem Blutdruck und ausgedehnten Hirnschäden gefährlich sein, da sie die Möglichkeit einer Blutung unter Umständen vergrößern. (Medikamente, die die Blutgerinnungsfähigkeit herabsetzen, das Blut jedoch nicht wirklich verdünnen, werden auch »Blutverdünner« genannt.) Fibrinolytika, neue Medikamente, welche die Arterien tatsächlich öffnen oder das Blutgerinnsel auflösen (lysieren), können nur innerhalb von 3 Stunden nach einem Schlaganfall aufgrund verminderter Durchblutung (Ischämie) eingesetzt werden. Diese Behandlung erfolgt in neurologischen Kliniken.

Bei einem blutungsbedingten Schlaganfall können Schmerzmittel gegen die Kopfschmerzen notwendig sein. Bei Übelkeit und Erbrechen kann die intravenöse Verabreichung von Nährstoffen und Flüssigkeit erforderlich sein.

Operation

Die Entscheidung, ob operiert wird, hängt davon ab, an welcher Stelle die Blutung erfolgte und wie weit sie fortgeschritten ist. Bei einer Subarachnoidalblutung ist oft eine operative Behandlung des Aneurysmas oder der arteriovenösen Fehlbildung notwendig.

Obwohl ein Schlaganfall durch Hirndurchblutungsstörung nur selten direkt operativ behandelt wird, kann die Ausschälplastik der Halsschlagader (→ Endarteriektomie, S. 467), bei der Plaque aus der Halsschlagader entfernt wird, häufig zur Vorbeugung angewandt werden. Diese Ausschälplastik wird oft nach einem leichten Schlaganfall zur Verhinderung eines erneuten Infarkts gewählt.

Vorübergehende Durchblutungsstörung des Gehirns

Symptome

* Plötzliches Auftreten von Schwäche, Kribbeln oder Taubheit, die eine Extremität oder einen Arm und ein Bein zugleich befallen (gewöhnlich auf derselben Körperseite), mit oder ohne Beteiligung des Gesichts
* Koordinationsstörung der Gliedmaßen
* Sehstörungen, Sehen von Doppelbildern
* Gestörtes Sprechen oder Sprachverständnis Schwindel und Gleichgewichtsstörung

Durch die vorübergehende Durchblutungsstörung im Gehirn wird eine so genannte transitorisch ischämische Attacke (TIA) verursacht. Die meisten Anfälle dauern nur wenige Minuten. Ihre Ursachen sind die gleichen wie beim Schlaganfall aufgrund von Durchblutungsstörung (Ischämie, S. 461). Eine vorübergehende Durchblutungsstörung des Gehirns lässt sich meist auf Arterienverkalkung zurückführen, die entsteht, wenn sich Plaque an der Innenwand von Arterien ablagert (S. 636). Plaque entsteht, nachdem die Innenwand einer Arterie beschädigt wurde. An der schadhaften Stelle lagern sich Blutplättchen ab und bilden zusammen mit Cholesterin eine Ablagerung, die sich in das Lumen der Arterie wölbt. Mit weiteren Schädigungen können andere Veränderungen wie Geschwürbildung an der Plaquestelle und Bildung eines Blutpropfs (Thrombus) eintreten. Ein Plaquestück kann außerdem abbrechen,

Röntgenkontrastdarstellung der Gehirnarterien (Karotisarteriographie)

Bei dieser besonderen Röntgentechnik unter Verwendung von Kontrastmittel, die auch Arteriographie genannt wird, wird die Blutzirkulation im Gehirn bildlich dargestellt. Diese diagnostische Methode wird angewandt um die Stelle zu finden, von der eine Störung eines Blutgefäßes im Gehirn oder Hals ausgeht, damit die Behandlung festgelegt werden kann. Sie ist auch geeignet um ungewöhnliche Geschwulste zu beurteilen.

Zur Vorbereitung des Verfahrens wird der Patient stationär aufgenommen und darf einige Stunden vor der Untersuchung nichts essen und trinken. Er erhält ein leichtes Beruhigungsmittel, bleibt jedoch während der Durchführung wach, damit er bei der Prüfung seines neurologischen Zustands mitarbeiten kann.

Die Untersuchung dauert etwa 1 bis 3 Stunden. Falls während des Verfahrens ein Medikament gegeben werden muss, wird eine Kanüle in eine Vene eingeführt. Dann wird ein langes, dünnes, biegsames Rohr (Katheter) durch einen kleinen Einschnitt, gewöhnlich in der Leiste, eingeführt. Normalerweise unter örtlicher Betäubung. Der Katheter wird aufwärts durch die großen Schlagadern in Becken und Bauch bis in eine Hals- oder Wirbelarterie geschoben. Ist der Katheter platziert, wird durch ihn ein Farbstoff (Kontrastmittel) injiziert. Es stellt die beim Röntgen nicht sichtbaren Arterien dar und lässt so Abweichungen erkennen.

Für die Röntgenkontrastdarstellung der Gehirnarterien muss man für kurze Zeit eine unbequeme Hal-

tungen einnehmen. Hin und wieder verursacht das Kontrastmittel ein brennendes Gefühl im Kopf. Man kann jedoch meist am selben Tag das Krankenhaus wieder verlassen.

Die Röntgenkontrastdarstellung ist nicht ohne Risiken. Das Verfahren kann einen Schlaganfall bewirken, wenn der Katheter einen Blutpropf oder Plaque in einer Arterie ablöst. Auch eine allergische Reaktion auf das Kontrastmittel ist möglich. Sollte eine Überempfindlichkeit gegen ein Kontrastmittel bekannt sein, sind besondere Vorbereitungen erforderlich oder man muss auf die Untersuchung verzichten. Das Risiko hängt zu einem großen Teil von der Übung und Erfahrung des Teams ab, das die Untersuchung durchführt. Statistiken zufolge sind die Risiken in einem Krankenhaus, das jährlich weniger als 100 Röntgenkontrastdarstellungen der Gehirnarterien durchführt, 8-mal höher als in einem Krankenhaus, das jährlich 400 Darstellungen durchführt.

Wie bei vielen medizinischen Entscheidungen muss man auch hier die Risiken gegen den Nutzen abwägen. Das Komplikationsrisiko liegt hier bei etwa 0,5 Prozent.

Mit dem Aufkommen effizienter CT- und MRT-Verfahren und der Ultraschalluntersuchung der Halsschlagader (S. 494, 1335) ist die Röntgenkontrastdarstellung zunehmend zu einer Ergänzungsmethode bei den bildgebenden Verfahren für das Gehirn geworden. Trotzdem bleibt sie nützlich um Probleme der Gehirngefäßen zu lokalisieren und ihre Beschaffenheit zu erkennen. Dazu gehören Plaqueablagerungen in den Schlagadern, Blutungsquellen, Aneurysmen und Blutgefäßfehlbildungen.

Die Untersuchung kann der Entscheidung für oder gegen eine Operation vorausgehen, wie etwa der Ausschälplastik der Halsschlagader (S. 467), und kann zur Lokalisierung von Gehirntumoren und -abszessen verwendet werden.

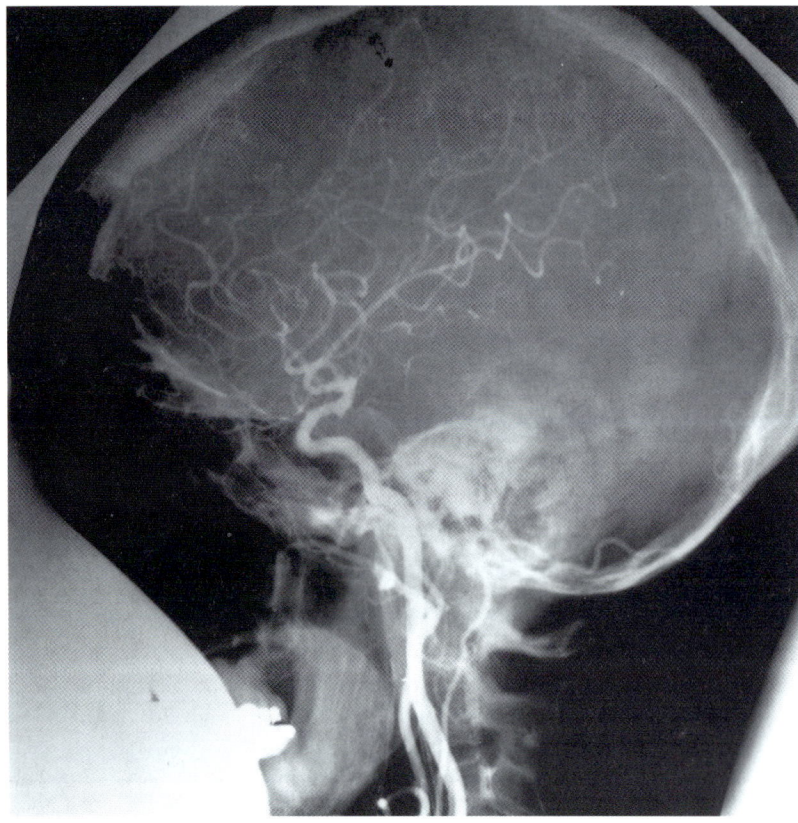

Bei der Arteriographie der Hirngefäße wird ein Katheter durch die großen Arterien im Rumpf bis zu einer Halsschlagader oder Wirbelarterie vorgeschoben. Ein in den Katheter gespritzter Farbstoff (Kontrastmittel) macht die normalerweise auf Röntgenbildern nicht erkennbaren Arterien sichtbar.

Rehabilitation nach einem Schlaganfall

Ungefähr 500 000 Menschen erleiden jährlich in Deutschland einen Schlaganfall, bei den über 75-Jährigen sind es etwa 1 200 pro 100 000 Einwohner. Etwa zwei Drittel bis vier Fünftel der Betroffenen überleben den Anfall, die Hälfte von ihnen lebt noch 5 Jahre, 10 bis 15 Prozent noch 10 Jahre.

Die meisten Menschen müssen nach einem Schlaganfall mit dauerhaften Einschränkungen fertig werden. Einige leben trotz mehrerer Schlaganfälle mit nur geringfügigen Behinderungen weiter. Vier Fünftel der Personen, die langfristig überleben, können wieder ohne Hilfe gehen und zwei Drittel sind in der Lage für sich selbst zu sorgen. Ein Drittel ist wieder berufstätig. Etwa 20 bis 30 Prozent der Überlebenden brauchen intensive Pflege.

Nach einem Schlaganfall ist die Rehabilitation für die Wiedererlangung eines positiven Lebensgefühls und weitestgehender Leistungsfähigkeit entscheidend. Ins Berufsleben kehren meist Büroarbeiter zurück, die jünger als 65 Jahre sind und zu Beginn der Rehabilitation nur gering eingeschränkt waren.

Eine gesunde häusliche Umgebung wirkt sich günstig auf die Rehabilitation aus. Unabhängig vom Alter werden diejenigen, die einen Schlaganfall überlebt haben und zu einem Lebenspartner nach Hause zurückkehren, mit größerer Wahrscheinlichkeit wieder selbstständig. Ermutigung und frühe Behandlung sind dabei wichtig.

Anpassungshilfen und bautechnische Änderungen wie Rampen, Handläufe in Bad und Toilette und Gehhilfen fördern Selbstständigkeit und Sicherheit. Rehabilitationsfachleute oder unabhängige Einrichtungen für betreutes Wohnen geben hier Auskunft und Unterstützung.

Genesung und Rehabilitation nach einem Schlaganfall hängen von der betroffenen Gehirnregion und dem Umfang des geschädigten Gewebes ab. Ein Schaden in der rechten Gehirnhälfte kann Gefühl und Beweglichkeit der linken Körperseite beeinträchtigen. Ist die linke Gehirnhälfte geschädigt, so sind möglicherweise Gefühl und Beweglichkeit der rechten Körperseite und bei Rechtshändern Sprache und Sprechen betroffen. Unter den Begriff »Sprachstörungen« fällt die Schwierigkeit, Sprache zu verstehen oder zu artikulieren. Unabhängig von der betroffenen Gehirnregion ist ein gewisser Verlust der Sehkraft möglich. Ein Schlaganfall im Hirnstamm kann zu Störungen beim Atmen, Schlucken, Gleichgewicht, Hören und bei der Augen- und Zungenbeweglichkeit führen. Auch eine Beeinträchtigung des Gefühls ist möglich. Bei vielen Betroffenen sind Blasen- und Verdauungsfunktion gestört.

Desweiteren kann eine depressive Reaktion auftreten. Die Betroffenen fühlen sich hilflos, frustriert und interessieren sich nicht mehr für Dinge, die sie früher gerne getan haben. Geringere sexuelle Lust, Stimmungsschwankungen und Selbstmordgedanken sind nicht ungewöhnlich.

Der Schlaganfall kann sich auch darauf auswirken, wie ein Mensch denkt, mit anderen umgeht oder alltägliche Ereignisse deutet. Dies kann mit Änderungen in der Ausschüttung chemischer Botenstoffe (Neurotransmitter) zwischen den Synapsen zusammenhängen. Falls erforderlich wird der Arzt Medikamente gegen Depressionen verschreiben.

Zum Rehabilitationsfachteam gehören: Rehabilitationsarzt, Krankenschwester, Diätassistent, Physio-, Ergo- und Sprachtherapeut, Sozialarbeiter, Psychologe und eventuell ein Geistlicher. Die Therapie konzentriert sich darauf, die Fähigkeiten des Patienten auf den bestmöglichen Stand zu bringen. Frühzeitige und wiederholte Beurteilungen des Gesundheitszustands sind zur Aufstellung des Rehabilitationsprogramms erforderlich. Es konzentriert sich darauf, verbliebene Funktionen zur Selbstversorgung, zur Beweglichkeit zu Hause und in der Öffentlichkeit und zur Wiederherstellung einer Freizeitgestaltung und Berufstätigkeit einzusetzen. Viele Schlaganfallpatienten können durch eine Rehabilitation die betroffenen Glieder vollständig oder zumindest eingeschränkt wieder einsetzen.

Manche gesunden ohne besondere Rehabilitationsmaßnahmen. Bei anderen ist die Schädigung so schwer, dass intensive Rehabilitation nicht möglich ist. Vorbeugemaßnahmen gegen eine unwillkürliche Dauerverkürzung der Muskeln (Kontraktur), gegen Hautgeschwüre, Lungenentzündung, Fehl- oder Unterernährung, Verdauungs- und Blasenfunktionsstörungen, soziale Isolation und Depression sind ein Mindeststandard, der Betroffenen in jedem Lebensumfeld zugute kommen sollte.

---

vom Blut wegtransportiert werden und sich an entfernter Stelle im Gehirn festsetzen. Eine mögliche Folge ist eine vorübergehende Durchblutungsstörung des Gehirns (TIA).

Risikofaktoren, die zu einer TIA des Gehirns beitragen, sind hoher Blutdruck, einige Herzerkrankungen, Rauchen, Zuckerkrankheit und fortgeschrittenes Alter.

Diagnose

Das deutlichste Symptom einer vorübergehenden Durchblutungsstörung des Gehirns ist die Geschwindigkeit, mit der sie beginnt und wieder aufhört. Die Symptome treten plötzlich auf und dauern nur kurz, bevor sie sich vollständig zurückbilden. Auch ist das Wiederauftreten derselben oder ähnlicher Symptome von Bedeutung. Die körperlichen Symptome können als geringer Funktions- oder Gefühlsverlust empfunden werden.

Zur Diagnostik ist die vollständige Beschreibung der Symptome hilfreich. Schwächegefühl in nur einem Arm oder Bein kann auf eine Störung der inneren Halsschlagader (Arteria carotis interna) hinweisen, wogegen Schwäche in beiden Armen oder Beinen Störungen der Arterie im Nacken und im Bereich des Hirnstamms (Arteria vertebrobasilaris) nahe legen. Weitere hilfreiche Auskünfte können eine Blutdruckmessung sowie das Strömungsgeräusch geben, das der Arzt mit dem Stethoskop hört, wenn die Blutzirkulation in bestimmten Arterien beeinträchtigt ist. Untersuchungen wie CT oder MRT (S. 494) oder eine Arteriographie (S. 464) können erforderlich sein um eine bildliche Darstellung der Arterien liefern.

Wie gefährlich ist eine vorübergehende Durchblutungsstörung des Gehirns?

Die Symptome ähneln denen des Schlaganfalls aufgrund von Durchblutungsstörung mit einem Unterschied: Die Symptome verschwinden innerhalb von 24 Stunden vollständig. Eine vorübergehende Durchblutungsstörung des Gehirns kann sich am selben Tag oder etwas später wiederholen, jeder Anfall dauert nur einige Minuten. Dies sollte als Warnhinweis dafür verstanden werden, dass ein Schlaganfall folgen kann. Etwa ein Viertel bis ein Drittel der Betroffenen hat später einen Schlaganfall, ein Drittel weitere vorübergehende Gehirndurchblutungsstörungen. Ein Drittel hat keine weiteren, die Gehirngefäße betreffenden Symptome.

Plaqueablagerungen in den Arterien kommen häufig vor, rufen jedoch nicht notwendigerweise eine vorübergehende Durchblutungsstörung des Gehirns hervor. Die Arteriennetze im Gehirn verfügen mit ihren winzigen Verbindungswegen über einen Sicherheitsfaktor. Wenn die Blutzufuhr in einem Netz zunehmend behindert wird, vergrößern sich die Querverbindungen, sodass ein anderes Arteriennetz die Blutzufuhr in diese Region übernehmen kann. Reicht ein solcher Umgehungskreislauf aus, richtet selbst eine vollständig blockierte Arterie manchmal keinen Schaden an.

Die Tatsache, dass die zum Gehirn führenden Arterien groß genug sind um eine ausreichende Blutversorgung zu garantieren, selbst wenn sie durch Plaque bis zu 75 Prozent verengt sind, stellt einen weiteren Sicherheitsfaktor dar. Eine vorübergehende Durchblutungsstörung des Gehirns ist ein Warnsignal, dass die Sicherheitsfaktoren überfordert sind.

Behandlung

Vorbeugend sollte die arterielle Blutversorgung des Gehirns verbessert und ein Schlaganfall vermieden werden.

Arzneimitteltherapie

Bei hohem Blutdruck und mehreren transitorisch ischämischen Attacken wird gewöhnlich zuerst der hohe Blutdruck behandelt (S. 651). Liegt kein Bluthochdruck vor, können Blutgerinnungshemmer eingesetzt werden, meistens Aspirin. (Aspirin hemmt die Verklumpung der Blutplättchen.) Ähnliche Wirkstoffe sind Ticlopidin und Clopidogrel. Der Arzt kann in einigen Situationen auch Blutgerinnungshemmer (wie Heparin oder Marcumar) empfehlen. Blutgerinnungshemmer setzen die Gerinnungsfähigkeit des Blutes herab. Andere Medikamente beugen der Entstehung von Plaque beziehungsweise der Arterienverkalkung vor.

Operation

Manchmal kann eine Karotis-Endarteriektomie, ein operativer Eingriff zur Ausschälung von Plaque aus der Halsschlagader (S. 467), weiteren transitorisch ischämischen Attacken vorbeugen. Diese Operation eignet sich am besten bei vorübergehender Durchblutungsstörung des Gehirns, die durch Plaqueablagerung in den zum Gehirn führenden Kopfarterien hervorgerufen wurde, sofern keine weiteren Schlaganfallsymptome aufgetreten sind.

Blutung unter der Dura mater

Symptome
- Andauernde oder wiederkehrende Kopfschmerzen, Benommenheit, Krampfanfälle oder Verwirrtheit nach einer Kopfverletzung
- Teilweise Lähmung an einer Körperseite
- Verlangsamtes Denken, Persönlichkeitsveränderungen

Notfallsymptome
- Krämpfe, Erstarrung (Stupor) oder Bewusstlosigkeit nach einer Kopfverletzung
- Vergrößerte Pupille(n)

Eine Blutung unter der Dura mater wird durch eine Kopfverletzung verursacht, die auch schon durch einen leichten Stoß gegen den Kopf erfolgen kann. Die Blutung tritt auf, wenn Blutgefäße (normalerweise Venen) zwischen dem Gehirn und der Dura mater zerreißen. Das austretende Blut bildet einen Bluterguss (Häma-

Ausschälplastik der Halsschlagader (Karotisendarteriektomie)

Bei diesem chirurgischen Eingriff wird Plaque aus einem Blutgefäß entfernt, die den Blutstrom vermindern oder Quelle von Teilchen sein kann, die sich ablösen und zum Gehirn transportiert werden. Plaquebildung oder Arterienverkalkung (S. 636) ist eine häufige Erkrankung. Sie tritt oft in den Arterien im Halsbereich auf, die zum Gehirn führen, besonders in der gemeinsamen Kopfarterie (Karotis) an der Stelle, wo sie sich in den inneren (zu Augen und Gehirn verlaufenden) und den äußeren Ast gabelt.

Plaque an dieser Gabelung ist eine häufige Ursache für eine vorübergehende Durchblutungsstörung des Gehirns (S. 463) oder einen Schlaganfall aufgrund von Durchblutungsstörung (S. 461). Die Ausschälplastik der Halsschlagader erfolgt nach einer oder mehreren transitorisch ischämischen Attacken um eine Wiederholung und nachfolgenden Schlaganfall zu verhindern.

Trotz der hohen Erfolgsrate birgt das Verfahren Risiken, die der Arzt abwägen muss. Falls Symptome wie eine vorübergehende Durchblutungsstörung des Gehirns auftreten, die durch Plaque in der Halsschlagader verursacht sein könnten, wird der Arzt die Anzeichen dafür prüfen. Er misst den Blutdruck und prüft, ob Geräusche hörbar sind, wie sie das Blut beim Durchströmen eines verengten Abschnitts der Halsschlagader erzeugt. Bestätigen diese Anzeichen den Verdacht, so sind unter Umständen eine Ultraschalluntersuchung der Halsschlagader (S. 1335), eine MRT (S. 494) oder eine Röntgenkontrastdarstellung der Arterien (S. 464) notwendig, um Ort und Ausmaß der Blockade festzustellen.

Bevor der behandelnde Arzt eine Ausschälplastik der Halsschlagader empfiehlt, wird er weitere Faktoren einschließlich der Möglichkeit eines hohen Blutdrucks und anderer Herz-Kreislauf-Erkrankungen in Betracht ziehen. Bei einer akuten Erkrankung der Herzkranzgefäße kann das Operationsrisiko zu groß sein. Chronisch hoher Blutdruck muss generell vor jeder Operation korrigiert werden. Ist die Arterie vollständig blockiert, so wird eine Ausschälplastik nur selten durchgeführt. Sind viele verschiedene Gefäße im Gehirn geschädigt, kommt dieser Eingriff ebenfalls eher nicht in Betracht.

Eventuell kann das kombinierte Risiko aus einer diagnostischen Röntgenkontrastdarstellung der Arterien und einer Ausschälplastik der Halsschlagader größer sein als das Risiko einer nicht chirurgischen Behandlung, wie etwa einer Arzneimitteltherapie zur Steuerung der Blutgerinnung. Am größten ist das Risiko bei Menschen mit akutem und progredientem Schlaganfall (S. 461), am niedrigsten bei Personen, die zurzeit der Operation ohne Schlaganfallsymptome waren.

In Kliniken, die über große fachliche Erfahrung verfügen, beträgt die Sterberate und der Prozentsatz großer neurologischer Komplikationen für Patienten ohne Schlaganfallsymptome rund 1 bis 4 Prozent.

Der chirurgische Eingriff beginnt mit einem Einschnitt am Hals zur Freilegung der Halsschlagader. Die Arterie wird geöffnet und die Plaque entfernt. Die Wiederherstellung der Durchblutung erfolgt behutsam, damit keine Blutgerinnsel in den Blutstrom gelangen.

Während der Operation kann es zu Komplikationen kommen. Um das Risiko eines Schlaganfalls während der Operation zu minimieren, kann die Gehirnaktivität mittels Elektroenzephalographie (S. 1344) überwacht werden. Der Chirurg stellt so fest, ob die Blutversorgung des Gehirns ausreicht, während die Halsschlagader abgeklemmt ist.

Wie bei jeder Operation hängt die Erfolgsrate bei einer Ausschälplastik der Halsschlagader vom fachlichen Können des Arztes und des Operationsteams ab. Nach der Operation kann erneut eine Blockade auftreten, doch das kommt selten vor. Bei vom Arzt richtig ausgewählten Patienten ist die Operation gewöhnlich erfolgreich, da sie das Risiko weiterer transitorisch ischämischer Attacken und eines Schlaganfalls verringert.

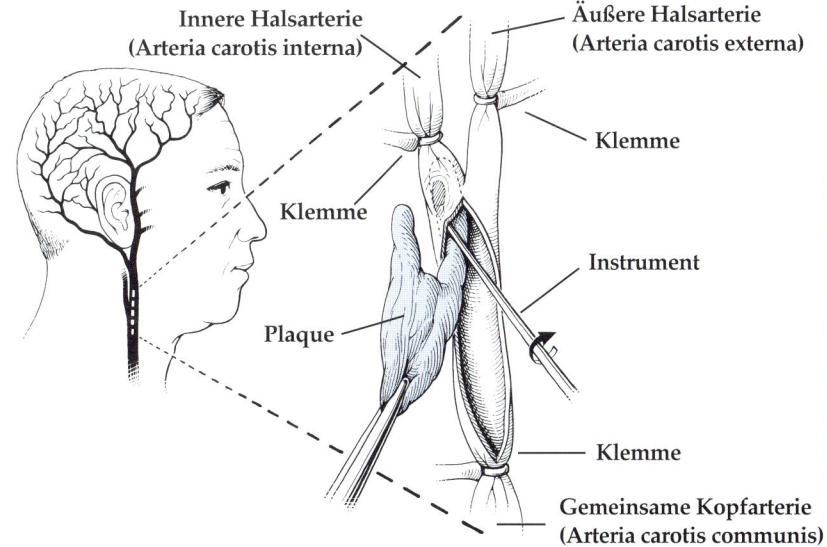

Innere Halsarterie
(Arteria carotis interna)

Äußere Halsarterie
(Arteria carotis externa)

Klemme

Klemme

Instrument

Plaque

Klemme

Gemeinsame Kopfarterie
(Arteria carotis communis)

Wenn die Blutzufuhr zum Gehirn durch ein Hindernis in der Halsschlagader blockiert wird, ist eine Operation, die so genannte Karotis-Endarteriektomie möglich. Klemmen werden an der Arterie angebracht um den Blutstrom zu unterbrechen, solange die Plaque mit einem speziellen Instrument entfernt wird.

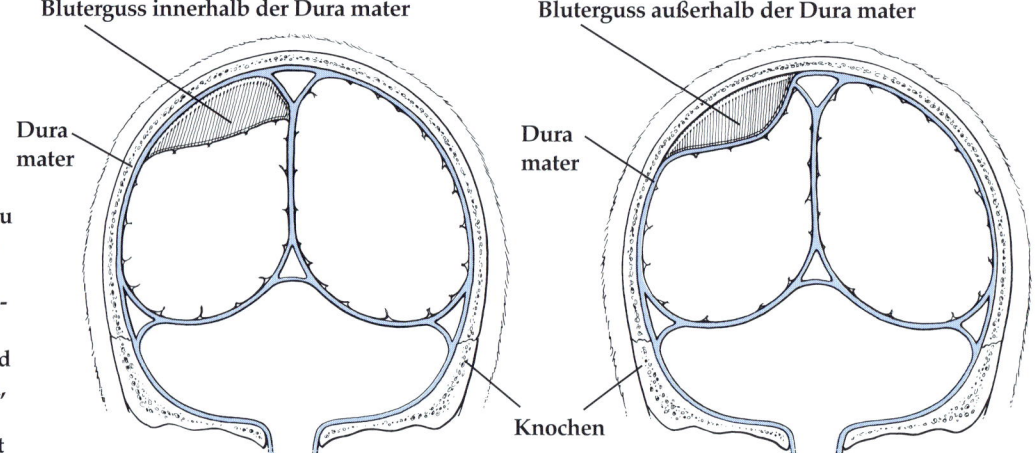

Blutguss innerhalb der Dura mater   Blutguss außerhalb der Dura mater

Dura mater   Dura mater

Knochen

Wenn eine Verletzung zu einer Blutung zwischen dem Gehirn und der Dura mater führt (Zeichnung links), kann sich das Blut ansammeln und einen Bluterguss bilden, der »subdurales Hämatom« genannt wird. Tritt eine Blutung zwischen der Dura mater und dem Schädel auf (rechte Abbildung), so wird diese »epidurales Hämatom« genannt. In beiden Fällen kann Druck auf das Gehirn entstehen, was möglicherweise zu Bewusstlosigkeit führt und sofortiger Behandlung bedarf.

tom) zwischen Dura mater und Arachnoidea, der auf die Gehirnsubstanz drückt. Nimmt der Bluterguss zu, kommt es zu einem fortschreitenden Bewusstseinsabbau, der tödlich endet.

Der Zeitraum zwischen der Verletzung und dem Auftreten der Symptome, wie Kopfschmerzen, Verwirrung, Lähmung und Bewusstlosigkeit, kann variieren. Der Bluterguss ist als akut anzusehen, wenn die Zeitspanne unter 48 Stunden, als subakut, wenn sie zwischen 48 Stunden und 2 Wochen liegt und als chronisch wenn sie über 2 Wochen beträgt.

Diagnose

Der chronische Bluterguss unter der Dura mater ist häufig schwer zu erkennen. Bei fortschreitendem Verlust des Bewusstseins nach einer Kopfverletzung geht man jedoch so lange von einer Blutung innerhalb des Schädels (intrakraniell) aus, bis das Gegenteil bewiesen ist.

Die beste Technik zur Feststellung von Ort und Umfang des Blutergusses ist die CT (S. 494). In manchen Fällen kann auch die Röntgenkontrastdarstellung der Arterien angewendet werden (S. 464). Reicht die Zeit für diese Untersuchungen nicht mehr aus, so ist eine sofortige Operation notwendig.

Wie gefährlich ist die Blutung unter der Dura mater?

Eine akute Blutung unter der Dura mater verläuft trotz schneller medizinischer Hilfe nicht selten tödlich.

Bei den subakuten und chronischen Formen sind die Risiken geringer, aber auch sie erfordern sofortige ärztliche Versorgung beim Auftreten der Symptome, oder eine bleibende Gehirnschädigung ist möglich. Bei Personen, die täglich Aspirin und Blutgerinnungshemmer einnehmen, besteht ein größeres Risiko.

Behandlung

Arzneimitteltherapie

Zur Intensivversorgung gehören verschiedene Verfahren und Arzneimitteltherapien. Mit Kortisonpräparaten und wassertreibenden Medikamenten lässt sich eine Gehirnschwellung behandeln, falls sich andere Flüssigkeiten nach einer Kopfverletzung ansammeln. Nach der Operation kann der Arzt krampflösende Mittel wie Phenytoin verschreiben, um Krämpfe als Folge der Verletzung zu beherrschen oder ihnen vorzubeugen. Krämpfe können noch 24 Monate nach der Verletzung erstmals auftreten.

Operation

Normalerweise ist zur Behandlung des Blutergusses eine Operation notwendig. Ist das Blut lokalisiert und flüssig, kann es ausreichen die Schädeldecke zu durchbohren (Trepanation) um es abzusaugen. Große Blutergüsse oder geronnenes Blut können die Öffnung eines Schädelbereichs notwendig machen (Kraniotomie). Manche Blutergüsse unter der Dura mater sind klein und verursachen weder Symptome, noch müssen sie entfernt werden.

Genesung

Eventuell treten Gedächtnisstörungen, Benommenheit oder Schwindel, Konzentrationsschwierigkeiten, Angststörungen und Kopfschmerzen auf. Bei Erwachsenen erfolgt die Gesundung größtenteils in den ersten 6 Monaten, weitere kleinere Verbesserungen treten im Verlauf von 2 Jahren ein. Eine unvollständige Genesung beruht auf Gehirnschäden. Kinder haben es leichter, da sie enorme Fähigkeiten zur sofortigen Gesundung besitzen. Ihre Hirnfunktionen können sich über einen längeren Zeitraum allmählich immer weiter verbessern.

Blutung außerhalb der Dura mater (Epidurales Hämatom)

Symptome

- Kopfschmerzen, Benommenheit oder Verwirrtheit nach Kopfverletzung
- Übelkeit, Erbrechen oder Schwindel
- Vergrößerte Pupille(n)

Die Blutung außerhalb der Dura mater (auch epidurales Hämatom genannt) tritt ein, wenn ein Blutgefäß (normalerweise eine Vene) zwischen der Außenseite der Dura mater und dem Schädel zerreißt. Gewöhnlich wird das Blutgefäß durch einen Schädelbruch geschädigt. Dann dringt Blut zwischen die Dura mater und den Schädel und bildet dort einen Bluterguss (Hämatom), der auf das Gehirngewebe drückt.

Die Blutung außerhalb der Dura mater wird durch eine Kopfverletzung verursacht. Möglicherweise gibt es keine sichtbaren Hinweise wie eine offene Wunde oder einen blauen Fleck.

Bei der Blutung außerhalb der Dura mater wächst der Druck auf das Gehirn in dem Maße, wie Blut in den engen Zwischenraum zwischen Gehirn und Schädel dringt. Die oben genannten Anzeichen und Symptome können zu Bewusstlosigkeit, bleibenden Gehirnschäden und sogar zum Tod führen.

Diagnose

Die Symptome treten wahrscheinlich innerhalb von Minuten bis Stunden nach der Verletzung auf. Um die Blutung außerhalb der Dura mater zu lokalisieren und einzuschätzen, kann das Röntgen des Schädels und ein CT (S. 494) notwendig sein. Ist die Zeit dafür zu knapp, muss möglicherweise sofort operiert werden.

Wie gefährlich ist diese Blutung?

Kopfverletzungen kommen häufig vor, doch nur etwa 10 Prozent erfordern eine stationäre Behandlung. Obwohl nur ein kleiner Prozentsatz von Kopfverletzungen zur akuten Blutung außerhalb der Dura mater führen, ist die Lebensgefahr beträchtlich, wenn nicht sofortige ärztliche Behandlung erfolgt. Bis zu einem Drittel der Patienten bleiben bei Bewusstsein, doch die meisten sind benommen oder in tiefer Bewusstlosigkeit ab dem Moment der Verletzung.

Behandlung

Operation

Wenn einer Blutung außerhalb der Dura mater vorliegt, ist eine Operation zur Stillung der Blutung erforderlich. Dazu gehört die Öffnung des Schädels (Kraniotomie), um das Blutgerinnsel zu entfernen und die Blutung zu stillen. Bei sofortiger Operation kommt es in der Regel zur vollständigen Gesundung.

Genesung

In der Genesungsphase können Kopfschmerzen auftreten und einige Zeit zusammen mit Angststörungen, Gedächtnisstörungen und Konzentrationsschwierigkeiten anhalten. Änderungen in der Persönlichkeit und Erinnerungslücken werden häufig gar nicht bemerkt. Sprachstörungen und Lähmungen verlieren sich in der Regel. Bei Erwachsenen erfolgt die Gesundung größtenteils in den ersten 6 Monaten, weitere kleinere Verbesserungen treten im Verlauf von 2 Jahren ein. Eine unvollständige Genesung beruht auf Gehirnschäden. Kinder haben es leichter. Ihre Hirnfunktionen können sich über einen längeren Zeitraum allmählich immer weiter verbessern.

Chronische Krankheiten

Gehirn, Rückenmark und periphere Nerven bilden ein System, das aus Milliarden Nervenzellen besteht. Jede dieser Zellen ist in der Lage, komplexe elektrische und chemische Signale zu übermitteln. Dadurch können Informationen durch das Nervensystem geschickt werden.

Sterben einige Zellen ab oder funktionieren sie nicht mehr richtig, bleibt dies unbemerkt, da die Zellen der Umgebung die Signalübermittlung übernehmen. Verschlechtert sich jedoch irgendein Teil des Nervensystems kontinuierlich, geht nach und nach die Funktionsfähigkeit verloren. Dieser Verfall kann geistige Fähigkeiten (Demenz), Muskelbeweglichkeit (Lähmung), Muskelbeherrschung (Tremor) oder die Koordination betreffen.

Verglichen mit anderen Krankheiten liegen über die hier beschriebenen degenerativen Erkrankungen weniger Erkenntnisse vor und ihre Prognose ist nicht so optimistisch. Die Erkrankungen können zu Behinderungen führen und meist gibt es keine heilende Therapie.

Alzheimerkrankheit

Symptome

- Schrittweiser Verlust der Erinnerung an jüngste Ereignisse und Unfähigkeit, Neues aufzunehmen
- Zunehmende Neigung sich zu wiederholen, Dinge zu verlegen, verwirrt zu sein und sich nicht mehr zurechtzufinden
- Langsamer Zerfall der Persönlichkeit, des Urteilsvermögens und der Umgangsformen
- Zunehmende Reizbarkeit, Angst, Depression, Verwirrung und Unruhe

Bei Demenz handelt es sich um ein Syndrom, bei dem geistige und soziale Fähigkeiten in einem Ausmaß verfallen, dass alltägliche Aktivitäten davon betroffen sind. Die Alzheimerkrankheit ist die häufigste Form von Demenz. Sie beruht auf einer Degeneration der Gehirnzellen. Einige Formen geistigen Verfalls werden durch bestimmte neurologische oder medizinische Erkrankungen hervorgerufen und können behandelt werden. Die Ursache für die Alzheimerkrankheit ist jedoch unbekannt und es gibt keine wirksame Behandlung. Die Symptome sind fortschreitend, doch der Grad der Degeneration unterscheidet sich von Fall zu Fall.

Bei der Alzheimerkrankheit kommt es zu allmählich Veränderungen bestimmter Gehirnregionen. Die Verhaltensmuster der Krankheit hängen davon ab, welche Gehirnregion am meisten betroffen ist. Die Gehirnzellen von Alzheimer-Patienten weisen typische Merkmale auf, die zuerst 1907 von Alois Alzheimer beschrieben worden sind. Außerdem zeigt das Gehirn chemische Veränderungen hinsichtlich der Stoffe, die den Gehirnzellen die Kommunikation miteinander ermöglichen.

Die Forschung zu Ursache und Behandlung der Alzheimerkrankheit macht Fortschritte. Unter den möglichen Ursachen die untersucht werden, sind genetische Faktoren, Kontakt mit Giftstoffen, die Produktion eines ungewöhnlichen Proteins, Viren, Veränderungen in der Schranke zwischen Blut und Gehirn und neurochemische Abweichungen. Bisher hat sich keine Hypothese als umfassende Erklärung erwiesen, aber Alterungsprozess und genetische Faktoren scheinen zur Krankheit beizutragen. Ein Merkmal ist das verminderte Vorkommen eines Enzyms, das die Bildung des Nervenbotenstoffs Acetylcholin fördert. Im Nervensystem von Alzheimer-Kranken besteht ein Mangel an Acetylcholin.

Annähernd 50 bis 60 Prozent aller von geistigem Verfall (Demenz) Betroffenen leiden an der Alzheimerkrankheit, das entspricht etwa 150 von 100 000 Menschen. Die Erkrankung tritt bei etwa 4 Prozent der 65- bis 74-Jährigen, 10 Prozent der 75- bis 84-Jährigen und bei bis zu 20 Prozent der über 85-Jährigen auf. Bei jungen Menschen ist die Alzheimerkrankheit äußerst selten und bei Menschen mittleren Alters selten.

Diagnose

Es gibt keinen einfachen diagnostischen Test für die Alzheimer-Erkrankung mit Ausnahme einer Gewebeentnahme am Gehirn eines Toten. Viele der Symptome der Alzheimerkrankheit, etwa Erinnerungsstörungen, treten auch als normaler Bestandteil des Alterungsprozesses oder als Symptome anderer Demenzen oder Krankheiten auf, wie zum Beispiel Vitamin-B$_{12}$-Mangel, Schilddrüsenunterfunktion, Depression, Nebenwirkungen von Medikamenten oder ein chronischer Bluterguss unter der Dura mater (S. 958, 948, 1122, 340, 466).

Einem Menschen, der an geistigem Verfall leidet, kann die Einsicht in seine Erkrankung fehlen. Folglich muss er von jemandem, der bei ihm Anzeichen einer Veränderung der geistigen Fähigkeiten erkennt, ermutigt werden, sich untersuchen zu lassen. Familie und Freunde dieses Menschen spielen eine wichtige Rolle bei der Diagnose von Demenz oder Alzheimerkrankheit und auch bei der laufenden Unterstützung des Erkrankten.

Die Alzheimerkrankheit lässt sich dadurch feststellen, dass andere dementielle Erkrankungen ausgeschlossen werden. Zunächst prüft der Arzt eingehend die Vorgeschichte des Betroffenen und holt zusätzliche Auskünfte bei der Familie oder Freunden ein. Anschließend erfolgt eine gründliche körperliche und neurologische Untersuchung (S. 460) um festzustellen, ob eine andere Krankheit vorliegt. Oft wird das Gehör geprüft. Es folgen Laboruntersuchungen, um sonstige mögliche Ursachen für die Veränderungen des Geisteszustands zu erkennen.

Meist werden die geistigen (kognitiven) Fähigkeiten des Betroffenen durch einen dafür spezialisierten Arzt oder Neuropsychologen beurteilt. Insbesondere wird die Leistung bei unterschiedlichen Gedächtnis- und Intelligenztests mit der Leistung von normalen Menschen gleichen Alters verglichen. Zu den Untersuchungen zum Ausschluss anderer Ursachen für die Veränderungen des Geisteszustands zählen Röntgenaufnahmen des Brustkorbs, Elektrokardiogramm, Bluttests, CT oder MRT des Kopfes, Elektroenzephalogramm und Lumbalpunktion (→ Testmethoden bei Demenz, S. 473)

Wie gefährlich ist die Alzheimerkrankheit?
Die Alzheimerkrankheit selbst ist kein akuter Krankheitszustand. Plötzliche Veränderungen des Geisteszustands können auf anderen Krankheiten beruhen und bedürfen medizinischer Beachtung. Die Krankheit führt jedoch letztlich zum Tod. Die Betroffenen können bettlägerig werden und sind nicht mehr in der Lage, sich selbst zu versorgen. Wegen dieser Einschränkungen kann es zum Tod durch Lungenentzündung oder durch eine andere Infektionskrankheit kommen. Die Krankheit kann sich über wenige Jahre, aber auch über 10 bis 15 Jahre oder mehr hinziehen. Im Endstadium können die Betroffenen oft nicht mehr essen, sich nicht mehr mitteilen und leiden unter Stuhl- und Harninkontinenz.

Behandlung
In den frühen Stadien können Menschen mit Alzheimerkrankheit oft zu Hause, jedoch unter ärztlicher Anleitung, betreut werden. Die Pflege kann schwierig sein. Oft braucht der Pflegende Unterstützung von Hilfseinrichtungen, Familienangehörigen und Freunden. Die Pflege eines Alzheimer-Patienten erfordert viel Geduld und Mitgefühl, um mit der häufigen Wiederholung und dem manchmal beleidigenden Verhalten fertig zu werden. Schließlich kann eine zusätzliche Vollzeitpflege erforderlich werden und oft ist die Unterbringung in einem Pflegeheim notwendig.

Arzneimitteltherapie
Die Medikamente Tacrin, Donezepil und Rivastigmin zur Behandlung der Alzheimerkrankheit hemmen ein Enzym, das einen Botenstoff im Gehirn abbaut (Acetylcholin). Im Nervensystem von Alzheimer-Kranken besteht ein Mangel an Acetylcholin. Die Arzneimitteltherapie soll einige der auftretenden Symptome verbessern, ändert jedoch wahrscheinlich nichts am Gesamtverlauf. Derzeit werden einige Versuchsmedikamente zur Behandlung der Alzheimerkrankheit geprüft. Bis jetzt hat noch keines zur Umkehr des Krankheitsverlaufs geführt. Einige Medikamente kann der Arzt jedoch zur Behandlung verschiedener Verhaltensstörungen verschreiben, welche die Alzheimerkrankheit auch begleiten. Gelegentlich können zur Beherrschung des Verhaltens leichte Beruhigungsmittel, Mittel gegen Depressionen oder Psychosen erforderlich sein. Diese Medikamente, oft in geringer Dosis genommen, können die Lebensqualität des Betroffenen verbessern und der Familie bei der Pflege des Patienten helfen.

Andere Therapien
Aufklärung über die Alzheimerkrankheit ist für Familienangehörige, die mit der Pflege betraut sind sehr wichtig. Informationen über den Krankheitsverlauf und über Techniken für den Umgang mit dem problematischen Verhalten der Patienten sind für den Betroffenen und seine Familie von großem Nutzen.

Ein an Alzheimer erkrankter Mensch sollte ermutigt werden, seine tägliche Routine, sportliche Betätigungen und den gesellschaftlichen Umgang so weit wie möglich fortzusetzen. Allgemeine Gesundheitspflege, einschließlich richtiger Ernährung und ausreichender Flüssigkeitsaufnahme, ist wichtig, doch im Allgemeinen sind besondere Diäten und Nahrungsergänzungen nicht notwendig. Der Betroffene sollte ermutigt werden Neues auszuprobieren und Reisen in Begleitung sind ebenfalls möglich.

Dramatische Veränderungen der Routine sollten vermieden werden, etwa ein Umzug in eine neue Wohnung, das Umstellen der Möbel oder eine Unterbrechung der täglichen Gewohnheiten. Gefährliche Ausstattungen oder Materialien sollten für den Erkrankten nicht mehr zugänglich sein. Auch das Fahren eines Kraftwagens wird nicht mehr möglich sein.

Eine praktische Hilfestellung können Notizen als Gedächtnisstütze für Termine sein. Das Leben kann durch Kalender, Listen der Routineaufgaben und Anweisungen zu Alltagsverrichtungen erleichtert werden. Ein Armband oder Notfallausweis mit den wichtigsten medizinischen Daten ist nützlich, falls der Betroffene die Orientierung verliert und sich verirrt.

Der Umgang mit der Alzheimerkrankheit kann schwierig sein, doch Interesse und Mitgefühl seitens der Pflegepersonen können einen Ausgleich schaffen. Es gibt Alzheimer-Selbsthilfegruppen, die unterstützend wirken.

Vaskuläre Demenz (Multi-Infarkt-Demenz)

Symptome
- Relativ plötzlich auftretende Erinnerungsstörungen oder Verlust anderer geistiger Fähigkeiten
- Geistiger Verfall, gewöhnlich von Schlaganfallsymptomen begleitet (Lähmung, Sprachstörungen, Beeinträchtigung der Sehkraft)
- Beeinträchtigter Gang (kann früh auftreten)
- Verlust der Kontrolle über Ausscheidungsorgane (kann früh auftreten)
- Plötzliches unwillkürliches Lachen und Weinen

Notfallsymptome. Plötzliche Veränderung des Geisteszustands.

Die gefäßbedingte Demenz wird durch eine Folge von Schlaganfällen (S. 461) verursacht, die im Gehirn Gebiete abgestorbener Zellen zurücklassen (Infarkte). Es kommt zu einer schrittweisen Degeneration des Geistes, wobei jeder Schritt einem Schlaganfall entspricht. Meist ist das Gedächtnis, besonders die Erinnerung an jüngste Ereignisse, zuerst betroffen.

Etwa 10 bis 20 Prozent aller Fälle von Demenz werden als gefäßbedingt eingestuft und 10 Prozent sind einer Kombination aus Alzheimerkrankheit (S. 470) und mehrfachen Infarkten zuzuordnen. Etwa 50 von 100 000 Menschen leiden an einer gefäßbedingten Demenz.

Im Frühstadium ist sich der Betroffene der Beeinträchtigung seiner Geisteskraft bewusst und die Frustration darüber steigert unter Umständen noch die typischen Depressionen.

Schlaganfälle und die daraus resultierende gefäßbedingte Demenz sind die charakteristischen Folgen einer oder mehrerer zugrunde liegender Krankheiten, vor allem eines hohen Blutdrucks und daraus folgender Arterienschädigung (→ Hoher Blutdruck und Arterienverkalkung, S. 647 und 636, → Testmethoden bei Demenz, S. 473).

Behandlung

Schlaganfallvorbeugung ist die einzige, möglicherweise wirksame Behandlung. Bei hohem Blutdruck (S. 647), vorübergehender Durchblutungsstörung des Gehirns (S. 463) oder aufgetretenem Schlaganfall ist eine permanente Behandlung nötig, um ein Wiederauftreten und damit die gefäßbedingte Demenz zu verhindern. Die Betroffenen brauchen eine ähnliche Pflege wie bei der Alzheimerkrankheit (S. 470).

Parkinsonkrankheit

Symptome

- Zittern in Ruhe (Ruhetremor)
- »Maskengesicht«, eingeschränkte Mimik
- Langsame Bewegungen
- Schlurfender Gang
- Steifheit oder Starrheit der Glieder
- Schleppende, leise, ausdruckslose Stimme
- Gleichgewichtsstörungen
- Beugehaltung
- Winzige, unleserliche Handschrift

Die Parkinsonkrankheit, früher auch Schüttellähmung oder Paralysis agitans genannt, ist zuerst 1817 von dem Engländer James Parkinson beschrieben worden. Es handelt sich um eine fortschreitende Degeneration von Nervenzellen in der Gehirnregion, welche die Muskelbewegungen steuert. Diese Nervenzellgruppe produziert den chemischen Botenstoff Dopamin, der für die Übermittlung von Signalen von einer bestimmten Zellgruppe zu einer anderen innerhalb des Gehirns wichtig ist. Bei der Parkinsonkrankheit geht die Zellgruppe, die Dopamin produziert, die Substantia nigra (»Schwarze Substanz«), verloren, was zur Beeinträchtigung des Gehens, der Armbewegungen und des Gesichtsausdrucks führt.

Die Ursache der Parkinsonkrankheit ist bis heute noch unbekannt. Die Krankheit zeigt sich auf unterschiedliche Art. Nur eine Körperseite aber auch beide können von ihr betroffen sein.

Wenn die Krankheit an Schwere zunimmt, wird die Mimik starr, die Augen blinzeln nicht mehr, der Mund bleibt leicht geöffnet und erhöhter Speichelfluss ist in den Mundwinkeln sichtbar. Die Beugehaltung ist charakteristisch. Gliedmaßen oder Rumpf sind unter Umständen steifer als normal. Manchen Betroffenen fällt der erste Schritt beim Gehen schwer, sie beginnen mit zögernden, kleinen Schritten, müssen dann aber in Laufschritt fallen um nicht zu stürzen. Manche halten in ihrer Bewegung inne, nehmen eine starre Haltung ein und können die Bewegung nicht wieder aufnehmen.

Das symptomatische Zittern (Tremor) kann durch Anspannung oder Ermüdung verstärkt werden. Das Zittern einer Hand kann die Form eines ständigen Reibens von Daumen und Zeigefinger annehmen (der Pillendreher-Tremor). Im Schlaf verschwindet das Zittern.

Gewöhnlich beginnt diese Krankheit im mittleren oder vorgerückten Alter und schreitet langsam fort. Etwa 200 von 100 000 Menschen in Deutschland leiden unter Parkinson.

Diagnose

Die Diagnose erfolgt hauptsächlich aufgrund der Vorgeschichte und einer umfassenden neurologischen Untersuchung. Ähnliche Symptome wie bei der Parkinsonkrankheit werden durch bestimmte Medikamente hervorgerufen, besonders durch solche zur Behandlung von Übelkeit oder schweren psychotischen Störungen. Ferner zieht der Arzt oder Neurologe sorgfältig eine Reihe anderer degenerativer Gehirnstörungen in Betracht, die in einigen Symptomen der Parkinsonkrankheit ähneln, in anderen aber nicht, wozu ein geringes Ansprechen auf Medikamente zur Behandlung der Parkinsonkrankheit gehört.

Testmethoden bei Demenz

Demenz ist ein Syndrom, das durch einen Verfall geistiger und sozialer Fähigkeiten charakterisiert wird, der das Funktionieren des Menschen im Alltag beeinträchtigt. Die Symptome dieses geistigen Verfalls bestehen in einem fortschreitenden Verlust des Gedächtnisses und anderer geistigen Fähigkeiten und werden oft von zunehmenden Verhaltensauffälligkeiten und Persönlichkeitsveränderungen begleitet. Die Symptome sind nicht Demenz-spezifisch und können durch unterschiedliche andere Erkrankungen verursacht werden, etwa Depressionen, schädigende Nebenwirkungen von Medikamenten, Vitamin-B$_{12}$-Mangel, Störungen der Schilddrüsenfunktion, Alkoholismus, Medikamenten- oder Drogenmissbrauch oder Krankheiten anderer Organe. Demenztests dienen der Feststellung einer eventuell behandlungsfähigen Ursache von Veränderungen des Geisteszustands. Daher ist eine präzise Diagnose wichtig.

Die Einschätzung eines an geistigem Verfall leidenden Menschen beginnt mit der ausführlichen Vorgeschichte der Symptome und mit körperlichen und neurologischen Untersuchungen (S. 460). Um die Ursachen der Veränderungen des Geisteszustands festzustellen, werden dann Labortests angeordnet.

Eine Untersuchung des Geisteszustands ist oft Bestandteil einer neurologischen Untersuchung. Bei diesem Test werden unterschiedliche geistige Funktionen wie Gedächtnis, Aufmerksamkeit, Sprache und das Auffassungsvermögen geprüft. Der Arzt oder klinische Psychologe stellt etwa Fragen um einige geistige Prozesse zu beurteilen. Zu diesen Fragen kann die Einschätzung der Einsicht in das Problem (Was sind Ihre

Schwierigkeiten?) gehören, der Orientierung (Den wievielten haben wir heute? Wo befinden Sie sich jetzt?), des Gedächtnisses (eine Reihe von Wörtern auswendig lernen und später wiedergeben), der Erinnerung (sich an etwas erinnern, das man früher gelernt hat), des abstrakten Denkens (ein Sprichwort erklären), der Aufmerksamkeit (die Monate des Jahres vorwärts und rückwärts aufsagen), der Sprache (Dinge benennen und ein gesprochenes Wort lesen, schreiben und verstehen können), des Allgemeinwissen (Wie heißt der Bundeskanzler? Wie viele Wochen hat ein Jahr?) und der Fähigkeit eigene Gedanken wiederzugeben (Was sind Ihre Sorgen?).

Eventuell wird das Gedächtnis eingehend getestet, weil Gedächtnisstörung ein typischer Befund bei Demenz ist. Es gibt Tests, die die Fähigkeit prüfen sprachliche sowie nicht sprachliche Informationen zu behalten und sich an Ereignisse in der Vergangenheit zu erinnern.

Außerdem können mittels standardisierter neuropsychologischer Tests die Erkenntnisfähigkeiten eingehender geprüft werden. Dazu gibt es standardisierte Intelligenztests (Hamburg-Wechsler-Intelligenztest für Erwachsene), Gedächtnistests (revidierte Fassung der Wechsler-Gedächtnisskala), Sprachtests (Aachener-Aphasie-Test) und Beurteilung der früheren Schulleistungen. Diese Tests sind anhand großer Bevölkerungsgruppen standardisiert worden. Für sie ist charakteristisch, dass die erzielte Leistung einer Testperson mit den Leistungen anderer Menschen gleichen Alters verglichen werden kann. Die Tests helfen bei Beantwortung der Frage, ob sich die Veränderungen des Geisteszustands

im Rahmen der normalen Alterung bewegen oder auf krankhafte Prozesse zurückzuführen sind. Depressionen etwa können einige Aufmerksamkeits- und Gedächtnistests so beeinflussen, dass die Befunde denen der Alzheimerkrankheit ähneln.

Nach klinischen Untersuchungen kann man Labortests zur Erkennung einer bestimmten Krankheit durchführen, welche die Symptome hervorruft. Dazu gehören Erkrankungen des Gehirns wie Schlaganfälle, Tumore, Abszesse oder Flüssigkeitsansammlungen und andere Allgemeinerkrankungen, die den Geisteszustand beeinflussen können, etwa Herz- und Lungen-, Leber- und Nierenerkrankungen und Infektionskrankheiten wie Aids oder Syphilis.

Zu den Tests, mit denen diese Krankheiten festgestellt werden können, zählen CT oder MRT vom Kopf (S. 494), Elektrokardiogramm (S. 655), Röntgenaufnahmen des Brustkorbs (S. 657), Blutwerte- und Urinuntersuchungen sowie ein Test auf die Wirkung bisher eingenommener Medikamente, sowie Elektroenzephalogramme (S. 1344), Lumbalpunktur (S. 485) und Szintigrafie (S. 1337).

Findet sich nach der medizinischen, neurologischen und neuropsychologischen Untersuchung und nach Labortests keine spezifische Ursache für die Verschlechterung des Geisteszustands, kann die Alzheimerkrankheit vorliegen. Wenn die Gewebeentnahme am Lebenden (Biopsie) oder am Toten (Autopsie) nicht stattgefunden hat, stützt sich die Diagnose auf den Ausschluss anderer Ursachen für die Symptome. Die Diagnose auf Alzheimer darf erst gestellt werden, wenn alle anderen behandlungsfähigen Krankheiten ausgeschlossen sind.

Das Zittern, das normalerweise mit der Parkinsonkrankheit verbunden wird, kann viele andere Ursachen haben, etwa den essenziellen Tremor (S. 475). Viele Parkinson-Patienten zeigen nur eine geringes oder kein Zittern.

Der Krankheitsbeginn erfolgt schleichend und die Frühsymptome werden unter Umständen nicht als Krankheitszeichen gedeutet. Sie können in einem leichten Hinterherziehen eines Fußes, einem Steifheitsgefühl in Arm oder Bein oder einem geringfügigen Zittern der Finger einer Hand bestehen. Symptome, die über diese Anzeichen hinausgehen, werden jedoch meist so deutlich, dass der Arzt die Diagnose durch eine einfachen Untersuchung stellen kann.

Wie gefährlich ist die Parkinsonkrankheit?
Die Parkinsonkrankheit verläuft gewöhnlich in Schritten, die Symptome verschlimmern sich letztlich. Die zeitliche Entwicklung ist sehr unterschiedlich. Nach Ausbruch der Krankheit können noch viele erfüllte Jahre vor dem Betroffenen liegen. In späteren Stadien der Krankheit wird jedoch Hilfe nötig. In ihrer schwersten, selltenen Form tritt durch Starrheit und Zittern eine vollständige Behinderung ein.

Viele Parkinsonpatienten leiden an Depressionen und Gedächtnisstörungen. Im Spätstadium können sich akustische und visuelle Halluzinationen entwickeln. Diese können durch Medikamente verstärkt werden, die zur Milderung anderer Symptome verschrieben wurden.

Behandlung
Im frühen Stadium der Krankheit ist eine Behandlung oft noch nicht erforderlich. Eine Arzneimitteltherapie wird normalerweise erst begonnen, wenn tägliche Verrichtungen durch die Krankheit beeinträchtigt werden.

Parkinsonpatienten sollten auf gute allgemeine Gesundheit achten und sich laufend körperlich betätigen. Da der Energiepegel schwanken kann sollten die Aktivitäten entsprechend angepasst werden. Tagsüber sind Ruhepausen nötig. Ausgeglichenheit ist wichtig, weil Ermüdung, Angst und Traurigkeit die Symptome erheblich verschlimmern. Betroffene brauchen emotionale Unterstützung und Ermutigung um mit der Krankheit umzugehen. Hilfestellung bieten Selbsthilfegruppen. Die Teilnahme an Physiotherapie und Ergotherapie wirkt sowohl körperlich als auch emotional anregend. So kann die positive Lebenseinstellung bewahrt und Depressionen vorgebeugt werden.

Arzneimitteltherapie
Das Hauptziel der Behandlung ist der Abbau von Gehschwierigkeiten, die Verbesserung der Beweglichkeit und eine Verringerung des Zitterns durch Wiederherstellung der Dopaminversorgung des Gehirns. Ein Medikament namens Levodopa wird zur Erhöhung der Dopaminmenge im Gehirn eingesetzt. Es kann die Bewegungs- und Gleichgewichtsstörungen dramatisch verbessern. Üblicherweise wird Levodopa in Kombination mit einem anderen Medikament (Karbidopa) verschrieben um die

Nebenwirkungen von Levodopa zu reduzieren und seine Wirksamkeit zu erhöhen. Anticholinergika können auch zur Verringerung des Zitterns verwendet werden, sie haben jedoch einige Nebenwirkungen. Zu den anderen Medikamenten, die auch verschrieben werden könnten, zählen unter anderem Amantadin, Pergolid oder Bromocriptin.

Während der Arzneimitteltherapie ist eine sorgfältige ärztliche Überwachung erforderlich. Dosierung und Zeitpunkt der Einnahme müssen in dem Maße angepasst werden, in dem sich die Symptome verändern. Zu den möglichen Nebenwirkungen gehören unwillkürliche Bewegungen, Übelkeit, Schwindel und psychische Veränderungen. Sie müssen dem Arzt mitgeteilt werden, damit die Therapie auf die individuellen Bedürfnisse eingestellt werden kann. Viele Patienten sprechen zu einem gewissen Grad auf die Arzneimittel an. Manche sind dadurch fast symptomfrei. Im Laufe der Jahre kann die Kontrolle der Symptome jedoch unvollständiger werden und die Reaktion auf die Medikamente kann variieren.

Operation
Es gibt unterschiedliche gehirnchirurgische Verfahren an um das Zittern und auch andere Symptome der Parkinsonkrankheit zu verringern. Bei ausgewählten Patienten wird manchmal Gewebe tief im Gehirn und in Regionen, die Thalamus und Globus pallidus genannt werden, chirurgisch zerstört. Auch hat man Elektroden, die ähnlich dem Herzschrittmacher Impulse aussenden, in das Gehirn implantiert um bestimmte Parkinson-Symptome zu mildern. Aufgrund der verfügbaren computergestützten Technik sind diese Verfahren heute viel exakter durchführbar als in der Vergangenheit.

Vor einigen Jahren hat man die Transplantation von Nebennierengewebe in bestimmte Gehirnregionen untersucht. Zwar waren die ersten Berichte über diese Behandlungsart Erfolg versprechend, doch spätere Erfahrungen mit dieser Art Transplantation enttäuschten. Forschungszentren in Nordamerika und Europa haben die Transplantation von anderen Gewebearten ins Gehirn von Parkinsonpatienten untersucht, mit dem Ziel, verloren gegangene Gehirnbahnen wieder herzustellen. Dabei wurde meistens Gehirngewebe von menschlichen Feten verpflanzt. Dies war zwar teilweise erfolgreich, hat aber ethische Fragen aufgeworfen. Durch gentechnisch hergestellte Zellen, die im Labor entwickelt werden, lassen sich jedoch diese ethischen und praktischen Einschränkungen möglicherweise umgehen.

Tic

Symptome. Gewohnheitsmäßige, wiederholte Bewegungen im Gesicht.

Unter Tics versteht man unwillkürliche Kontraktionen eines Muskels, die gewöhnlich in der Kindheit beginnen. Grimassen, Augen- oder Mundzuckungen, ruckartige Halsbewegungen und Schulterzucken sind häufige Tics. Heranwachsende zeigen oft solche Tics, die mit zunehmendem Alter wieder verschwinden.

Mehrfache, auffälligere Tics, die sich in der Jugend entwickeln und zu denen stimmliche Äußerungen gehören (zum Beispiel Schnüffeln, Grunzen, zwanghaftes Fluchen), kennzeichnen das Gilles-de-la-Tourette-Syndrom. Dieses ist bei Jungen häufiger als bei Mädchen und tritt manchmal in Familien gehäuft auf. Um andere Erkrankungen auszuschließen, muss eine genaue Untersuchung erfolgen.

Behandlung

Arzneimitteltherapie
Manchmal sind keine Medikamente nötig. Geringe Dosen Clonidin oder Clonazepam können bei einfache Tics angewandt werden. Mit Medikamenten gegen Psychosen (Neuroleptika) lassen sich mehrfache Tics häufig in den Griff bekommen. Die Medikamente haben jedoch erhebliche Nebenwirkungen.

Essenzieller Tremor

Symptome
- Rhythmische, abwechselnde Bewegungen von Händen, Armen, Kopf, Zunge oder Kehlkopf
- Arm- und Kopfsymptome, die sich bei Aktivität verstärken

Der essenzielle Tremor (Zittern) ist nicht lebensbedrohlich. Tritt er in einer Familie gehäuft auf, spricht man von familiärem Tremor. Die Ursache dieser häufigsten Form des Zitterns kennt man nicht. Das rhythmische Zittern kann von mittlerer bis zu großer Schnelligkeit reichen (6 bis 12 Bewegungen pro Sekunde).

Fast die Hälfte der Betroffenen ist familiär vorbelastet. Meist beginnt der essenzielle Tremor im mittleren bis vorgerückten Alter und schreitet langsam fort. Allmählich kann er Arme, Kopf, Hände oder die Stimme betreffen. Willkürliche Bewegungen, etwa das Halten einer Tasse oder Gabel, verstärken das Zittern in der Regel. Hierin besteht ein Unterschied zur Parkinsonkrankheit (S. 472), bei der sich das Zittern bei Bewegung verringert.

Auch Stress kann das Zittern verstärken, häufig tritt es bei Aktivität auf und verschwindet gewöhnlich im Schlaf. Die Diagnose erfolgt normalerweise anhand der Vorgeschichte und Untersuchung. Laboruntersuchungen sind nur in beschränkten Umfang nötig.

Behandlung
Eine Behandlung ist oft nicht erforderlich. Zur üblichen Arzneimitteltherapie gehören Propranolol, um das Zittern zu verringern (und Herzfrequenz und Blutdruck herabzusetzen), Primidon (ein Mittel gegen zerebrales Anfallsleiden) oder im begrenzten Maß Beruhigungsmittel.

Anregende Substanzen wie Koffein können, im Übermaß genossen, das Zittern verstärken. Alkohol verringert gewöhnlich das Zittern, kann jedoch zu Alkoholmissbrauch führen.

Multiple Sklerose

Symptome
- Taubheit, Schwächegefühl oder Lähmung in einzelnen oder mehreren Gliedmaßen
- Sehstörungen mit Schmerzen bei Bewegung eines Auges
- Zittern, Koordinationsstörungen oder unsicherer Gang
- Schnelle, unwillkürliche Augenbewegungen

Die Multiple Sklerose (MS) ist eine Krankheit des zentralen Nervensystems. Ihre Ursache ist unbekannt. Im Allgemeinen schreitet sie in Schüben fort, die wochen- oder monatelang anhalten und von Perioden unterbrochen sind, in denen sich die Symptome verringern oder sogar verschwinden (Remissionen). Die Schübe kehren jedoch normalerweise wieder (Rückfall), die Behinderung kann dauerhaft sein und die Symptome können sich verstärken. MS ist eine Hauptursache für schwere Behinderungen bei Erwachsenen im arbeitsfähigen Alter.

Die Schübe sind oft 3 bis 4 Jahre nach ihrem ersten Auftreten am häufigsten. Der erste Schub, der manchmal so leicht ist, dass man sich nicht an ihn erinnert, tritt meist im Alter zwischen 20 und 40 Jahren auf. Bei etwa einem Drittel der Patienten schreitet die Erkrankung allmählich fort, ohne dass es zu Remissionen kommt.

Zu MS gehören eine Vielzahl von Symptomen, was daran liegt, wie die Erkrankung das zentrale Nervensystem angreift. Man geht davon aus, dass jeder Schub auf einer Entzün-

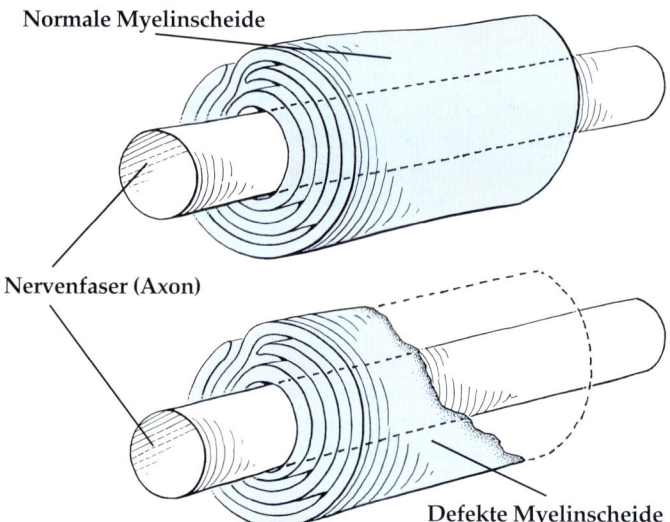

Normale Myelinscheide

Nervenfaser (Axon)

Defekte Myelinscheide

Die Nervenfasern sind durch eine isolierende Schicht (Myelinscheide) geschützt. Bei Multipler Sklerose ist diese Schicht geschädigt, was zu Beschwerden führt.

dung in einem Bereich des zentralen Nervensystems beruht. Sie kann zur Zerstörung der isolierenden Schicht (der Myelin- oder Markscheide) führen, welche die Nervenfasern umhüllt und hinterlässt zahlreiche (multiple) Stellen mit Vernarbung (Sklerose). Die Koordination der Muskeln, das Sehvermögen und andere Signale werden verlangsamt oder blockiert.

Zu den häufigsten allgemeinen MS-Symptomen zählen Bewegungs- oder Koordinationsstörungen, Empfindungsstörungen wie ein kurzer Schmerz, Kribbeln oder Gefühle wie bei einem Elektroschock, Störung der Sehkraft wie verschwommenes Sehen oder Wahrnehmung von Doppelbildern sowie Probleme mit der Harnkontrolle oder mit geistigen Fähigkeiten. Außerdem sind Energielosigkeit und leichte Ermüdbarkeit häufige Beschwerden bei MS.

Jedes dieser Symptome kann durch andere Krankheiten hervorgerufen worden sein. Eines der ersten Anzeichen auf mögliche MS besteht in Symptomen, die kurzzeitig auftauchen (meist einige Tage oder Wochen andauern) und dann völlig verschwinden oder sich weniger bemerkbar machen. Dieses Muster entspricht dem Schub-Remissionszyklus der MS. Die Symptome können durch erhöhte Körpertemperatur, ein heißes Bad, Sonnenbestrahlung oder Stressbelastung verstärkt werden.

Über die Ursache der MS weiß man nicht viel. Vor Auftreten der MS-Symptome ist die Konzentration von Abwehrzellen des Immunsystems im zentralen Nervensystem sehr hoch. Bei MS zerstören sie eventuell die Zellen, die die Myelinscheiden erzeugen. Ein Virus, entweder in den Immunzellen oder in den die Myelinscheiden erzeugenden Zellen, wird als eine der Ursachen nicht ausgeschlossen.

Das Risiko für die Erkrankung an MS ist größer, wenn die Erkrankung schon in der Familie aufgetaucht ist. Eine Virusquelle in der Umwelt oder ein Erbfaktor, der das Immunsystem betrifft, oder eine Kombination von beidem können beteiligt sein. Die Anfälligkeit für MS wird vermutlich vor dem 15. Lebensjahr erworben.

MS tritt auf der Nordhalbkugel erheblich häufiger auf als im Süden. Etwa 70 von 100 000 Einwohnern Deutschlands leiden an MS, darunter mehr Frauen als Männer.

Diagnose
Die neurologischen Symptome der MS sind vielfältig und im Frühstadium nicht leicht zu diagnostizieren. Die Abfolge von Schub, Remission und weiterem Schub legt MS nahe. Eine präzise Diagnose ist sehr wichtig, da die Verwechslung mit anderen neurologischen Erkrankungen möglich ist. Bei Verdacht auf MS ist die Behandlung durch einen Neurologen angezeigt.

Zu den Kriterien, anhand derer MS diagnostiziert wird, gehören die Vorgeschichte, mindestens zweier Schübe und eine beobachtbare Störung des zentralen Nervensystems, wie etwa veränderte Reflexe oder Sinneswahrnehmungen. Da die Schädigungen nach dem Zufallsprinzip Gehirn und Rückenmark betreffen, können die Symptome stark variieren.

Zur Erstellung der Diagnose können Laboruntersuchungen durchgeführt werden. Dazu zählen Aufnahmen der elektrischen Tätigkeit im Gehirn (→ Elekroenzephalogramm, S. 1344) unter Stimulierung. Durch einen standardisierten visuellen Impuls kann festgestellt werden, wie die Nervenzellen des Gehirns auf dieses Signal reagieren. Weitere mögliche Untersuchungen sind die Magnetresonanztomographie (→ MRT, S. 494) und die Lumbalpunktion (S. 485). Letztere wird durch die Konzentration bestimmter Antikörper und Eiweiße in der Rückenmarkflüssigkeit festgestellt.

Wie gefährlich ist die Multiple Sklerose?
Die Auswirkungen der MS sind nicht vorhersagbar. Die durchschnittliche Lebenserwartung beträgt etwa 35 Jahre ab dem Zeitpunkt der Diagnose und ist in den letzten 10 bis 15 Jahren gestiegen, was sich auf die bessere medizinische Versorgung, insbesondere bei der Behandlung von auftretenden Komplikationen zurückführen lässt. Die meisten, die an MS leiden, werden ambulant behandelt und viele von ihnen stehen sogar 20 Jahre nach dem Ausbruch der MS noch im Berufsleben. Eine unübliche akute Form von MS kann binnen Wochen oder Monaten zum Tode führen.

Behandlung

Noch ist MS unheilbar. Die Arzneimitteltherapie hängt von den Symptomen ab. Baclofen ist zur Unterdrückung der Muskelkrämpfe hilfreich. Gegen schwere Schübe können Kortikosteroide verschrieben werden um die Entzündung einzudämmen. Bestimmte Medikamente, etwa Azathioprin, werden zur Unterdrückung der Reaktionen des Immunsystems gegeben. Physiotherapie und Ergotherapie sind zum Training körperlicher Fähigkeiten und zur Beibehaltung einer positiven geistigen Einstellung und Verhinderung von Depressionen wichtig.

In den letzten Jahren wurde ein Interferon-Typ (Interferon beta) zur Behandlung der MS zugelassen. Dieses Medikament wird jeden zweiten Tag unter die Haut gespritzt. Untersuchungen zufolge senkt die regelmäßige Anwendung von Interferon die Häufigkeit von MS-Schüben und macht mehr Menschen während einer 2-jährigen Behandlungszeit schubfrei. Interferon wird mit einer Reihe unerwünschter, schädigender Nebenwirkungen in Verbindung gebracht, zu denen Entzündung und Schmerzen der Einstichstelle, Grippe-ähnliche Symptome, Störungen der Leberfunktion und selten schwere Depressionen gehören. Es ist noch nicht schlüssig nachgewiesen, ob Interferon das Fortschreiten der Krankheit aufhalten kann.

Amyotrophische Lateralsklerose

Symptome
- Allmählicher Verlust von Kraft und Koordination in einem oder mehreren Gliedmaßen
- Muskelzuckungen oder -krämpfe
- Zunehmend steifer, schwerfälliger Gang
- Schluck-, Sprech- oder Atmenprobleme

Die amyotrophische Lateralsklerose (ALS) bezeichnet eine fortschreitende Degeneration der Nervenzellen in Gehirn und Rückenmark, welche die willkürliche Muskulatur steuern. Die betroffenen Nervenzellen werden abgebaut und schwinden ohne andere Anzeichen von Störungen. Es kommt zu Muskelschwund, weil die Nerven fehlen, welche die Muskeln reizen.

ALS ist nicht ansteckend. Etwa 5 von 100 000 Menschen leiden unter ihr, darunter mehr Männer als Frauen. Ein defektes Gen ist als Ursache einiger Fälle erblicher ALS gefunden worden.

Die Krankheit setzt allmählich ein. Meist beginnt sie mit einer zunehmenden Schwäche in einem Körperteil, besonders in der Hand. Später können andere Körperteile betroffen sein.

Begleitsymptome sind Zuckungen und Krämpfe. Mit fortschreitender Krankheit werden weitere Muskelgruppen einbezogen, schließlich kann eine vollständige Lähmung die Folge sein. Ein Fünftel der Betroffenen lebt länger als 5 Jahre, doch der Tod tritt in der Regel 2 bis 10 Jahre nach der Diagnosestellung ein.

Ist die Krankheit bereits fortgeschritten, kann sich die Diagnose auf die Symptome stützen. Eine Elektromyographie (S. 1344) kann zur Untersuchung der Nervenschäden nötig sein.

Behandlung

Für die ALS gibt es kein Heilmittel. Zum Erhalt der Muskelfunktionen und der allgemeinen Gesundheit ist eine individuelle Therapie im Frühstadium hilfreich. Die Krankheit betrifft nicht die geistigen Fähigkeiten und es können noch einige Jahre erfüllten Lebens möglich sein. Eine starke Beeinträchtigung geht von Schluckstörungen aus und der Gefahr, Nahrung und Speichel einzuatmen. Dieser Komplikation kann durch Einführung eines Schlauchs durch die Bauchdecke in den Magen vorgebeugt werden (→ Gastrostomie, S. 747). Durch diesen Schlauch wird der Patient mit Flüssignahrung versorgt.

Das Medikament Riluzole verlangsamt den Krankheitsfortschritt bei einigen Betroffenen und verlängert die Lebenserwartung etwas.

Chorea Huntington

Symptome
- Weit ausgreifender, tänzelnder Gang
- Zögerndes Sprechen
- Unwillkürliche, ruckartige Bewegungen von Armen, Hals, Rumpf und Gesicht
- Persönlichkeitsveränderungen
- Intelligenzabbau

Notfallsymptome. Plötzliche geistige Veränderungen.

Chorea Huntington oder Chorea major ist eine fortschreitende degenerative Krankheit, die von einer Gehirnerkrankung ausgeht, bei der Nervenzellen schwinden. Die Schwere ist vom Ausmaß des Zellverlusts abhängig.

Diese Krankheit ist 1872 von dem amerikanischen Arzt George Huntington dokumentiert worden. »Chorea« stammt vom griechischen Wort für »Tanz« und bezieht sich auf die charakteristischen ununterbrochenen, schnellen, ruckartigen und unwillkürlichen Bewegungen. Die Krankheit tritt meist erstmals zwischen dem 35. und 50. Lebensjahr auf. Bei Kindern kommt sie selten vor. Von 100 000 Menschen sind etwa 10 von der Krankheit betroffen.

Chorea Huntington wird vererbt. Hat ein Elternteil das defekte Gen, besteht eine Wahrscheinlichkeit von 50 Prozent, dass ein Kind ebenfalls den Defekt aufweist.

Die Krankheit schreitet langsam fort. Meist treten zuerst Persönlichkeitsveränderungen von Launenhaftigkeit bis hin zu Verfolgungswahn auf. Unwillkürliche Gesichtsbewegungen können in leichter Form beginnen und sich zu Grimassen entwickeln. Weitere Symptome wie schwerer Chorea und Demenz treten mit Fortschreiten der Krankheit auf. Der Tod tritt nach vielen Jahren aufgrund von Komplikationen bedingt durch die Bettlägerigkeit ein.

Behandlung

Arzneimitteltherapie
Es gibt keine zufrieden stellende Behandlung. Zur Milderung der Choreasymptome können Medikamente verschrieben werden.

Friedreich-Ataxie

Symptome
- Gleichgewichtsstörungen beim Gehen oder Stehen
- Störung des Sprachrhythmus oder der Artikulation
- Schwäche von Gliedmaßen
- Tremor von Händen oder Armen
- Verformung von Wirbelsäule oder Füßen
- Lähmung, besonders der Beine

Die nach dem deutschen Arzt Nikolaus Friedreich benannte seltene Krankheit ist erblich. Die Symptome, die in der Jugend auftreten, beruhen auf einer Nervenfaserdegeneration in Gebieten des Rückenmarks, der peripheren Nerven oder des Kleinhirns. Zur Diagnose werden die Familiengeschichte und neurologische Befunde hinzugezogen und sie kann durch elektrische Veränderungen der Nervenbahnen bestätigt werden (→ Elektromyographie, S. 1344).

Selten überleben die Betroffenen das frühe Erwachsenenalter. Der Tod tritt häufig durch Schädigung des Herzmuskels ein (→ Kardiomyopathie, S. 686).

Behandlung
Eine bestimmte Therapie steht nicht zur Verfügung. Für den allgemeinen Gesundheitszustand empfiehlt sich fortgesetzte körperliche Betätigung.

Zerebrale Kinderlähmung

Symptome
- Vollständige oder teilweise spastische Lähmung oder Schwäche in einzelnen oder mehreren Gliedmaßen
- Zittern (Tremor) oder andere unwillkürliche Bewegungen
- Störungen der Sehkraft, der Sprache oder des Gehörs
- Gelegentlich geistige Verlangsamung

Notfallsymptome. Krampfanfälle (selten).

Mit dem Begriff der zerebralen Kinderlähmung (infantile Zerebralparese) wird eine Gruppe von Störungen bezeichnet, deren Ursache in Verletzungen der Großhirnregion (Cerebrum) vor oder während der Geburt oder in den ersten Monaten danach besteht. Eine Schädigung des Großhirns kann eine Lähmung (Parese oder Paralyse) in einem oder mehreren Körperteilen hervorrufen. Die zerebrale Kinderlähmung ist die Kinderkrankheit, die am häufigsten zu Behinderungen führt. Zwar sind die vom Kind erlittenen Schäden bleibend, doch verschlimmern sie sich in der Regel nicht.

Zur Schädigung des Großhirns kann es auf unterschiedliche Weise kommen, etwa durch eine mangelhafte Versorgung des Gehirns des Ungeborenen mit Blut oder mit Sauerstoff, durch Frühgeburt, Verletzungen während der Geburt, Krankheiten im Säuglingsalter (Gehirnentzündung, Gehirnhautentzündung oder *Herpes simplex*), Hirnblutung bei Frühgeborenen oder Blutgefäßschädigungen.

Die zerebrale Kinderlähmung kann sich in verschiedenen Symptomen äußern. Bei der häufigsten Form, der Little-Krankheit, steht eine Lähmung der Beine im Vordergrund, die eher steif (spastisch) als schlaff ist. Zudem befinden sich die Füße in einer Spitzfußstellung. Eine solche spastische Lähmung kann auch die Arme oder alle Extremitäten betreffen (Tetraplegie). Zusätzlich können Symptome einer vermehrten Bewegung auftreten (Hyperkinese). Sind diese auffälligen Bewegungsmuster bestimmter Art, nämlich langsam »schraubend« oder »wurmartig«, so spricht man von athetotischen Bewegungen. Zu diesen Symptomen können Störungen des Gleichgewichts, Zittern, Sprechstörungen und Probleme der Augenbewegungen kommen. Knapp ein Drittel der Betroffenen entwickelt eine Epilepsie, häufig sind Störungen der geistigen Funktionen oder Sprache. Der Intellekt ist jedoch bei vielen Erkrankten nicht beeinträchtigt.

Diagnose

Die Diagnose während der frühen Kindheit ist schwierig, obwohl erste Hinweise schon beim Säugling auftreten können. Frühe Anzeichen sind eine Überstreckung des Rückens und das Fehlen spontaner Bewegungen. Weitere Symptome sind zum Beispiel die Tendenz die Arme in die Seiten zu stemmen, die Beine scherenartig übereinander zu kreuzen oder der Zehengang. Sobald sich die Symptome zeigen, können Untersuchungen zum Ausschluss anderer Störungen erforderlich sein. Verlangsamt sich die geistige Entwicklung des Kindes, so geben Blutuntersuchungen eventuell über Störungen der Aminosäurenkonzentration und andere biochemische Störungen Aufschluss.

Wie gefährlich ist die zerebrale Kinderlähmung?

Die zerebrale Kinderlähmung ist eine chronische Krankheit, die Langzeitpflege erforderlich machen kann, jedoch nicht lebensbedrohlich ist. Die Schwere der Störung hängt vom Ausmaß der Gehirnschädigung ab und kann von einer Sprachstörung bis hin zu geistiger Verlangsamung und körperlicher Behinderung reichen. Bei einer speziellen Therapie haben viele Betroffene ein langes, erfülltes Leben vor sich.

Behandlung

Wenn die Symptome nicht zu schwer sind, ist ein regelmäßiger Schulbesuch zu empfehlen. Physiotherapie und Ergotherapie kann notwendig sein (S. 480). Bei manchen Kindern hilft eine orthopädische Operation. Die Behandlung sollte sich an der Lernfähigkeit des Kindes und den körperlichen Einschränkungen orientieren. Die Bezugspersonen des Kindes brauchen Anleitung und Hilfe zum Verständnis der Krankheit und der Leistungen des Kindes.

Arzneimitteltherapie

Zur Linderung einiger Symptome können etwa Medikamente zur Muskelentspannung oder zur Krampflösung gegeben werden, um die epileptischen Anfälle zu verringern.

Myasthenia gravis

Symptome

- Schwäche der Gesichtsmuskeln (einschließlich herabhängender Augenlider)
- Wahrnehmung von Doppelbildern
- Schwierigkeiten beim Atmen, Sprechen, Kauen oder Schlucken
- Muskelschwäche in Armen oder Beinen

Schiefhals

Unter dem Begriff »Schiefhals« (Torticollis) versteht man einen vorübergehenden oder dauernden Krampf der großen Halsmuskeln. Meist ist der Krampf auf einer Seite stärker, was dazu führt, dass sich der Kopf dauerhaft zur Seite oder nach vorne neigt. Das Phänomen kann sich im Sitzen, Stehen oder Gehen verstärken. Die Krankheit tritt meist im mittleren Alter auf.

Notfallsymptome. Zunehmende Schwierigkeiten beim Atmen oder Schlucken.

Die Myasthenia gravis ist eine chronische, schubweise auftretende Störung, die durch die Schwäche und schnelle Ermüdbarkeit der willkürlichen Muskulatur gekennzeichnet ist. Die Muskelschwäche entwickelt sich allmählich und kann sich zuerst im Gesicht zeigen.

Ursache der Myasthenia gravis ist eine Störung im Zusammenhang mit dem Immunsystem. Antikörper, die normalerweise zur Bekämpfung von Infektionen gebildet werden, richten sich bei dieser Erkrankung plötzlich gegen gesundes Gewebe. Die meisten von Myasthenia gravis Betroffenen leiden außerdem unter einer Störung der Thymusdrüse, die beim Aufbau des Immunsystems in der Kindheit und Jugend eine Rolle spielt.

Die Myasthenia gravis ist eine seltene Erkrankung, sie tritt etwa bei 5 bis 10 Personen von 100 000 Menschen auf und zwar meistens bei Frauen im Alter zwischen 20 und 40 Jahren.

Diagnose

Das Hauptsymptom, das den Arzt auf eine mögliche Myasthenie gravis aufmerksam macht, ist Muskelschwäche, die sich in Ruhe bessert. Zur Bestätigung der Diagnose kann eine neurologische Untersuchung (S. 460), eine Elektromyographie (S. 1344) und eine Blutuntersuchung auf Antikörper erfolgen. Nach Prüfung der Kraft unterschiedlicher Muskelgruppen ist die Gabe von Edrophoniumchlorid möglich. Eine Verbesserung der Muskelkraft nach Einnahme dieses Medikaments legt die Diagnose auf Myasthenia gravis nahe.

Wie gefährlich ist die Myasthenia gravis?

Es gibt keine Heilung für diese Krankheit, doch die Behandlung kann oft zu einem vorübergehenden Nachlassen der chronischen Krankheitszeichen (Remission) führen. Während der Krisenphase dieser Erkrankung werden die Betroffenen so schwach, dass eine Atmungshilfe

Wie das Gehirn wird auch das Rückenmark von mehreren Häuten (Meninges) geschützt: Dura mater, Arachnoidea und Pia mater. Die Rückenmarkflüssigkeit (blau markiert) umgibt Gehirn und Rückenmark. Bei Meningitis sind die Gehirnhäute und die Rückenmarkflüssigkeit betroffen.

Gehirnhäute

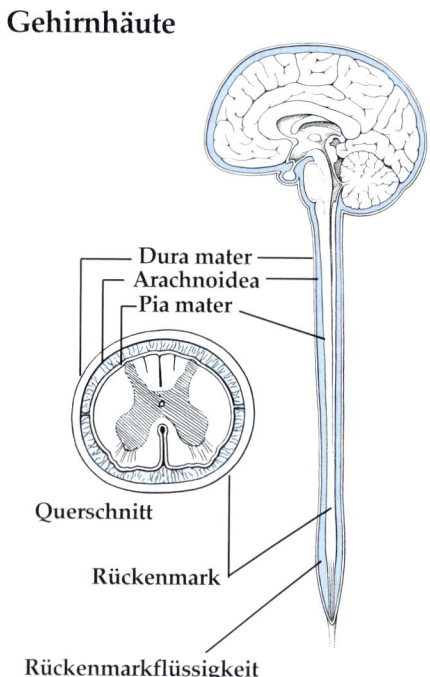

Dura mater
Arachnoidea
Pia mater

Querschnitt

Rückenmark

Rückenmarkflüssigkeit

entzündung (S. 482). Einer eitrige (bakterielle) Hirnhautentzündung bekommen in 70 bis 80 Prozent Kleinkinder.

Diagnose
Im Frühstadium der Hirnhautentzündung zeigen sich unter Umständen noch keine Symptome, doch wenn ein Verdacht auf Erkrankung besteht, sollte sofort medizinische Hilfe gesucht werden. Besonders bei Babys und Kleinkindern ist keine Zeit zu verlieren. Der Arzt untersucht Kopf, Ohren und Haut (entlang der Wirbelsäule) auf den Infektionsursprung. Eventuell werden Röntgenaufnahmen des Brustkorbs, des Schädels und der Nasennebenhöhlen nötig. Eine CT (S. 494) kann Aufschluss darüber geben, ob ein Abszess oder eine Schwellung vorliegt. Die endgültige Diagnose erfolgt aufgrund einer Analyse der Rückenmarkflüssigkeit, die mittels Lumbalpunktion entnommen wird (S. 485). Ein Krankheitszeichen ist ein niedriger Glukosespiegel und eine erhöhte Anzahl weißer Blutkörperchen in der Flüssigkeit.

Wie gefährlich ist die Entzündung?
Eine akute bakterielle Hirnhautentzündung ist ein medizinischer Notfall. Je länger die Krankheit ohne Behandlung bleibt, desto größer ist die Gefahr bleibender neurologischer Schäden wie Schwerhörigkeit, Hirnschäden, eine Verlangsamung der geistigen Fähigkeiten oder Sehstörungen. Für Kleinkinder und ältere Menschen ist die Hirnhautentzündung am gefähr-

lichsten. Bakterien können eitrige oder nicht eitrige Hirnhautentzündungen hervorrufen. Zu letzteren gehört etwa die Hirnhautentzündung bei Lyme-Borreliose oder bei der Syphilis.

Abakterielle Hirnhautentzündungen werden durch Viren, Einzeller (etwa Toxoplasmose), Pilze oder selten auch durch Würmern verursacht. Auch nach einer Strahlentherapie kann eine Hirnhautentzündung auftreten. Viren können akute oder chronische Hirnhautentzündungen hervorrufen. Im Allgemeinen verlaufen abakterielle Hirnhautentzündungen jedoch weniger akut als bakterielle – die Symptome entwickeln sich je nach Art des Erregers und allgemeinem Gesundheitszustand des Betroffenen. Eine immer wiederkehrende Meningitis kann von einem Kanal herrühren, der zwischen der Nase und den Bereichen zwischen dem Gehirn und einer seiner Hirnhäute (im Subarachnoidalraum) verläuft. Durch diesen Kanal, der meist durch eine Verletzung entsteht, kann bei bestimmten Körperstellungen durch die Nase Flüssigkeit auslaufen. Durch ihn können von Nase und Nebenhöhlen Bakterien in den Subarachnoidalraum aufsteigen.

Ein bestimmter Bakterienstamm (Meningokokken) kann Epidemien auf örtlich begrenztem Raum auslösen. In 50 Prozent der Fälle zeigt sich dabei ein purpurfarbener Hautausschlag. Die Krankheit kann schnell zum Tod führen, wenn sie nicht unverzüglich mit Penicillin oder einem anderen geeigneten Antibiotikum behandelt wird. Bestand Kontakt mit Erkrankten, wird eine Impfung empfohlen. Zu den Bakterienstämmen, die vereinzelte Fälle von Hirnhautentzündung hervorrufen, gehören auch *Haemophilus influenzae*, Pneumokokken und Staphylokokken. Die Impfung gegen Haemophilus influenza Typ B (HiB) ist Teil des Impfplans für Babys und Kleinkinder und wird ab dem 3. Lebensmonat empfohlen (S. 1079).

Behandlung

Arzneimitteltherapie
Bei akuter bakterieller Hirnhautentzündung wird sofort mit einer Antibiotikabehandlung begonnen. In manchen Fällen ist die Behandlung von Gehirnschwellung, Schock, Krämpfen oder Flüssigkeitsverlust erforderlich.

Weitere Therapien
Sind Nasennebenhöhlen oder Bereiche des Schläfenbeins infiziert, müssen diese eventuell dräniert werden. Hat sich Flüssigkeit zwischen den Gehirnhäuten angesammelt, so muss sie eventuell abgeleitet oder operativ entfernt werden.

Gehirnentzündung

Symptome
- Benommenheit
- Geistige Verwirrung und Desorientiertheit
- Krampfanfälle
- Plötzliches Fieber
- Heftige Kopfschmerzen
- Übelkeit und Erbrechen
- Zittern
- Bei Kleinkindern Vorwölbung der Fontanelle
- Manchmal steifer Nacken

Notfallsymptom. Bewusstseinsstörungen

Die Gehirnentzündung (Enzephalitis) ist eine akute Entzündung des Gehirns, die meist durch eine Virusinfektion hervorgerufen wird. Gelegentlich tritt sie in einer primären Form auf, wenn die Krankheit auf direktem Virenbefall des zentralen Nervensystems beruht. Häufigste Form ist jedoch die sekundäre (postinfektiöse) Gehirnentzündung, die nach oder während einer Virusinfektion wie Masern, Windpocken, Röteln oder Mumps auftretn kann. Als Auslöser wird eine Überempfindlichkeit vermutet.

Bei der sekundären Gehirnentzündung liegt die Ursache im Körper des Patienten, bei der primären außerhalb. Die Viren können vereinzelt, aber auch in Epidemien auftreten. Die häufigste, vereinzelte Form, Herpes-simplex-Enzephalitis, beginnt zunächst mit leichten Kopfschmerzen und Fieber, dann folgen neurologische Symptome, zu denen Sprachstörungen, Schwäche, geistige Verwirrung, Bewusstlosigkeit, wiederholte Krampfanfälle zählen können. Epidemische Formen können durch Arboviren hervorgerufen werden, die durch Mücken übertragen und nur in warmem Klima aktiv werden.

Diagnose
Die Hauptsymptome bei Kleinkindern sind Vorwölbung der Fontanelle und ein steifer Nacken. Bei älteren Kindern können heftige Kopfschmerzen und Lichtempfindlichkeit auftreten. Bei Erwachsenen können die klinischen Kennzeichen von schwerer Desorientiertheit bis zum Koma reichen.

Der Betroffene kann innerhalb 24 Stunden schwer erkranken. Es kann aber auch eine Woche vergehen, ehe sich die Symptome zeigen. Bei der sekundären virusbedingten Gehirnentzündung kann sich die Krankheit 5 bis 10 Tage nach Ausbruch des ursprünglichen Infekts zeigen.

In der Regel wird die Diagnose mit der Analyse der Rückenmarkflüssigkeit gestellt, die durch eine Lumbalpunktion entnommen wird (S. 485). Sie weist einen normalen Glukosespiegel und eine erhöhte Zahl weißer Blutkörperchen auf. Eine Kultur ergibt keinen Hinweis auf Bakterien. Der Arzt kann die akute bakterielle Hirnhautentzündung (S. 481) ausschließen. Gehören Blutungen zu den Symptomen, kann die Rückenmarkflüssigkeit etwas Blut enthalten. Mit einem Elektroenzephalogramm, MRT oder CT (S. 1344, 494) lässt sich die Diagnose Gehirnentzündung erhärten.

Die Diagnose Herpes-simplex-Enzephalitis ist manchmal schwierig. Mithilfe der DNS-Technik ist es möglich, das Genmaterial von Viren in der Rückenmarkflüssigkeit festzustellen und so die Diagnose zu bestätigen. Finden sich keine Viren, so kann eine Gewebeentnahme (Biopsie) des Gehirns erforderlich sein. Da damit gewisse Risiken verbunden sind, werden schon früh Medikamente gegen Viren gegeben. Spricht der Betroffene nicht darauf an, kann eine Gewebeentnahme aus dem Gehirn angezeigt sein.

Wie gefährlich ist die Gehirnentzündung?
Der Verlauf der virusbedingten Gehirnentzündung kann kurz und gutartig, aber auch schwer sein und zu geistiger Beeinträchtigung führen, etwa zu Gedächtnisstörungen, unzusammenhängendem Sprechen, Störungen der Muskelkoordination oder von Gehör oder Sehkraft.

Die kritischste Krankheitsphase kann von wenigen Tagen bis zu 1 Woche dauern. Das typische Fieber dauert etwa 4 bis 14 Tage. Die neurologischen Folgeschäden können sich über Wochen oder Monate hinweg zurückbilden. Schwerkranke können vollständig genesen.

Die Sterblichkeitsrate hängt vom Ursprung des Virus ab. Von Insekten übertragene Viren können in einem Jahr eine niedrige, im nächsten aber eine hohe Sterblichkeitsrate bewirken.

Behandlung

Arzneimitteltherapie
Bei Herpes-simplex-Enzephalitis ist Aciclovir, ein Medikament gegen Viren, im Frühstadium erfolgreich eingesetzt worden. Manchmal sind krampflösende Medikamente erforderlich.

Weitere Therapien
Weil Viren, die eine Gehirnentzündung verursachen, nicht auf Antibiotika ansprechen, besteht die Behandlung in der Unterstützung des Körpers durch Ruhe, Ernährung und ausreichender Flüssigkeitsaufnahme, damit die natürlichen Abwehrkräfte das Virus bekämpfen können. Während der ersten Genesungsphase

ist Reizbarkeit häufig. Bei körperlichen oder geistigen Folgeschäden können Physio- und Sprachtherapien notwendig sein.

Reye-Syndrom

Symptome. Andauernde Übelkeit und Erbrechen nach einem Virusinfekt.

Notfallsymptome
- Benommenheit
- Stupor (äußerliche »Erstarrung« trotz wachen Bewusstseins)
- Bewusstlosigkeit oder Koma
- Delirium, epileptische oder Krampfanfälle

Das Reye-Syndrom ist selten. Es wurde 1963 als eigenständige Krankheit identifiziert. Die ernste Erkrankung tritt bei Kindern manchmal als Folge eines Virusinfekts auf. Betroffen sind Blut, Leber und Gehirn. Typisch sind unter anderem ein hoher Ammoniakspiegel und hoher Säuregehalt bei niedrigem Glukosespiegel im Blut, bestimmte Stoffwechselstörungen, ferner Fettablagerung in der Leber und ihre Schwellung sowie eine Gehirnschwellung, welche die Notfallsymptome hervorruft.

Die genaue Ursache für das Reye-Syndrom ist unbekannt, doch kann es eventuell durch die Gabe von Aspirin bei Kindern ausgelöst werden. Fast ausnahmslos tritt es zwischen dem 2. und 16. Lebensjahr auf und zwar bald nach einer durch Viren hervorgerufenen Infektionskrankheit wie Windpocken oder Grippe oder nach einem gewöhnlichen Infekt der oberen Atemwege. Jedoch lässt sich fast nie ein Virus in Leber oder Gehirn nachweisen, welche die vom Reye-Syndrom am stärksten betroffenen Regionen sind. Die Krankheit beginnt meist mit grippeähnlichen Beschwerden und Fieber.

Diagnose
Nach den Symptomen eines Infekts treten in der Regel zunächst 1 bis 3 Tage lang Übelkeit und Erbrechen auf, gefolgt von einem Abbau der geistigen Wachheit des Kindes, der mit der zunehmenden Gehirnschwellung einhergeht. Er steigert sich von Teilnahmslosigkeit und Benommenheit zu Erstarrung (Stupor) und sich vertiefenden Komaphasen. Es können Erregungszustände und Krampfanfälle auftreten. Die Symptome entwickeln sich rasch. Ärztliche Hilfe ist dringend erforderlich.

Eine Blutuntersuchung kann einen weiteren Nachweis für das Reye-Syndrom erbringen, doch eine Gewebeentnahme aus der Leber gibt den entscheidenden Aufschluss. Mittels Lumbalpunktion (S. 485) kann Rückenmarkflüssigkeit entnommen werden, um andere Krankheiten auszuschließen, wie Hirnhautentzündung oder Gehirnentzündung (S. 481, 482).

Wie gefährlich ist das Reye-Syndrom?
Auch wenn die Schwere der Krankheit variiert, ist das Reye-Syndrom in der Regel eine ernste, lebensbedrohliche Krankheit. Notfallbehandlung ist dringend erforderlich. Die Überlebenschancen hängen davon ab, wie weit die Krankheit fortgeschritten ist und wie schnell sich die chemischen Prozesse im Körper stabilisieren.

Die Sterblichkeitsrate liegt bei 30 bis 60 Prozent, Überlebende haben in 12 bis 60 Prozent bleibende Hirnschäden mit Funktionsausfällen. Bei zeitiger Behandlung ist Heilung möglich.

Behandlung

Vorbeugung
Das Risiko des Reye-Syndroms kann dadurch verringert werden, dass auf die Gabe von Aspirin bei Kindern unter 16 Jahren, die einen Virusinfekt haben, verzichtet wird. Kindern unter 12 Jahren sollten generell kein Aspirin einnehmen. Alternative Medikamente sind Paracetamol oder Ibuprofen.

Arzneimitteltherapie
Solange Medikamente gegeben und die Lebenszeichen überwacht werden müssen, wird das Kind auf der Intensivstation behandelt. Normalerweise werden die Medikamente intravenös zugeführt. Der Blutzuckerspiegel wird durch Gaben von Glukose erhöht, die Blutwerte durch Elektrolytlösungen mit Natrium, Kalium und Chlorid korrigiert und der vermehrte Säuregehalt im Blut wird mit basischen Lösungen behandelt. Kleine Mengen Insulin können den Glukosestoffwechsel steigern. Mit einem Kortikosteroid (Dexamethason) wird die Gehirnschwellung beherrscht, um die Entzündung abzubauen und ein wassertreibendes Medikament (Mannit) wird verabreicht, um die Entwässerung über die Harnwege zu steigern. Weitere Medikamente können zum Beispiel Abführmittel oder Vitamin K sein.

Als Richtschnur für die Therapie kann die Überwachung des Drucks im Innern des Gehirns dienen. Allgemein werden Arterienkatheter benutzt, um Blutgase, Säure und Druck zu messen. Zu den weiteren häufigen Verfahren gehört die Einführung eines Schlauchs in die Luftwege des Kindes, um die Atmung zu erleichtern (mechanische Beatmung).

Lumbalpunktion

Die Lumbalpunktion (das Anstechen des Wirbelkanals) ist ein Verfahren zur Messung des Drucks in der Gehirn-Rückenmark-Flüssigkeit (Liquor) und zur Entnahme kleiner Flüssigkeitsproben für eine Laboruntersuchung. Sie wird auch zur Einspritzung von Mitteln zur Betäubung der Rückenmarknerven, zur Gabe von Medikamenten und von Stoffen bei diagnostischen bildgebenden Verfahren verwendet.

Die Einstichstelle wird örtlich betäubt, dann wird eine dünne Hohlnadel zwischen zwei Lendenwirbeln (Lumbalbereich) durch die Rückenmarkhaut (Dura) in den Rückenmarkkanal eingeführt. Damit der Zugang möglich ist, müssen die Wirbel etwas auseinander klaffen. Der Patient muss dazu auf der Seite liegen, die Knie zur Brust ziehen und mit beiden Armen umfassen. Bei dieser Haltung wird der Rücken gebeugt und die Wirbel stehen auseinander. Die Punktion ist auch am sitzenden Patienten, der sich nach vorne beugt möglich. Bei einer Blockade der Rückenmark-flüssigkeit im mittleren Rückenbereich ist die Punktion zweier Halswirbel erforderlich.

Ist die Nadel platziert, werden der Flüssigkeitsdruck gemessen und Gehirn-Rückenmark-Flüssigkeit entnommen sowie der Druck erneut gemessen. Wenn ein Medikament oder ein Wirkstoff injiziert wird, dann in der Menge, wie Rückenmarkflüssigkeit entnommen wurde. Der Wirkstoff hat Körpertemperatur und die Einspritzungen erfolgen langsam um eine Irritation des zentralen Nervensystems zu vermeiden. Das Verfahren dauert etwa 5 bis 10 Minuten, wenn nur Rückenmarkflüssigkeit entnommen wird, bei einer Einspritzung länger.

Während des Verfahrens kann ein Druckgefühl auftreten. Es kann auch zu Kopfschmerzen kommen, wenn aufgrund einer Druckabsenkung in der Gehirn-Rückenmark-Flüssigkeit durch die Einstichstelle noch etwas Flüssigkeit ins Gewebe austritt. Normalerweise hilft Bettruhe gegen den Kopfschmerz.

Die Gehirn-Rückenmark-Flüssigkeit kann bei der Diagnose einiger Krankheiten helfen wie Multipler Sklerose, Reye-Syndrom, Guillain-Barré-Syndrom, Infektionskrankheiten des zentralen Nervensystems (Hirnhautentzündung, Gehirnentzündung, Kinderlähmung oder mit Aids zusammenhängende Erkrankungen), bestimmte Tumorarten und die Subarachnoidalblutung, die nicht mit einer CT erkannt werden kann (S. 494). Die Gehirn-Rückenmark-Flüssigkeit kann auf Eiweiß, rote und weiße Blutkörperchen und bösartige Zellen untersucht werden. Kulturen können einen Hinweis auf Infektionskrankheiten geben, die von Bakterien oder Viren ausgehen.

Die Lumbalpunktion kann auch zur Einspritzung eines Kontrastmittels oder radioaktiver Substanzen verwendet werden, wenn der Fluss der Rückenmarkflüssigkeit durch diagnostische bildgebende Verfahren dargestellt werden soll (→ Myelographie, S. 510).

Mit der Lumbalpunktion sind einige Risiken verbunden, die heute jedoch geringer sind als früher. Seit CT verfügbar ist, muss die Lumbalpunktion seltener zur Diagnose der meisten Arten von Hirnblutung eingesetzt werden. Für Menschen mit Blutgerinnungsstörungen bestehen nach wie vor Risiken, da das Verfahren eine Blutung an der Stelle hervorrufen kann, an der die Nadel die Rückenmarkhaut durchsticht. Bei Menschen mit erhöhtem Druck in der Rückenmarkflüssigkeit kann es nach der Probenentnahme zur Quetschung des Hirnstamms kommen.

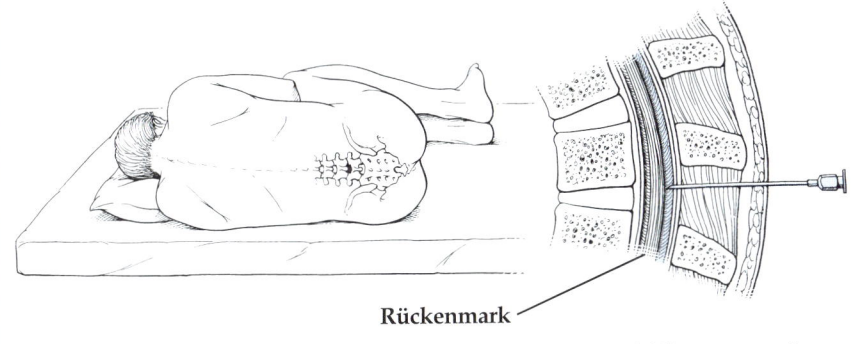

Rückenmark

Bei einer Lumbalpunktion (dem Anstechen des Wirbelkanals) liegt man auf der Seite, die Knie an die Brust gezogen, während eine Nadel zwischen zwei Wirbel eingeführt und eine geringe Menge Gehirn-Rückenmark-Flüssigkeit für eine Laboruntersuchungen entnommen wird.

Spinale Kinderlähmung

Symptome (für die epidemische oder spinale Form)
- Fieber
- Kopfschmerzen
- Steifer Nacken und Rücken
- Muskelschwäche
- Schluckbeschwerden

Notfallsymptome
- Schwäche oder Lähmung
- Respiratorische Insuffizienz (Atemnot)

Die Ursache der (spinalen) Kinderlähmung, auch Poliomyelitis oder Polio genannt, ist ein Virusinfekt. Das Virus dringt durch Mund, Rachen und Verdauungssystem in den Körper ein und breitet sich über das lymphatische System und die Blutbahn aus. Das Poliovirus ist ansteckend und wird durch direkten Kontakt mit Fäkalien oder Speichel übertragen.

Die Krankheit kann leicht verlaufen (Halsschmerzen, leichte Magenbeschwerden und leichtes Fieber), als abakterielle Hirnhautentzündung (S. 482) oder als epidemische (spinale) Kinderlähmung. Bei der spinalen Form tritt das Virus über die Blutbahn ins zentrale Nervensystem ein und infiziert die Nervenzellen von Hirnstamm oder Rückenmark, die für die Steuerung der Muskelaktivität zuständig sind.

Diagnose

Der spinalen Kinderlähmung gehen manchmal Fieber und kurze Erkrankung voraus. Die Inkubationszeit beträgt gewöhnlich 3 bis 14 Tage, manchmal bis zu 35 Tagen. Hauptsymptom ist eine Lähmung der Gliedmaßen ohne Verlust der Sensibilität. Eine Analyse der Rückenmarkflüssigkeit (→ Lumbalpunktion S. 485), zeigt ein normales Blutbild, jedoch erhöhtes Eiweiß.

Wie gefährlich ist die Kinderlähmung?

In 90 Prozent der Fälle handelt es sich um eine leichte Erkrankung, eventuell ohne Symptome, mit vollständiger Genesung in wenigen Wochen, vor allem bei Kindern. Die spinale Kinderlähmung ist dennoch eine ernste Krankheit, die bei Kindern und Erwachsenen auftritt und bei Erwachsenen schwere Formen annehmen kann. Sie erfordert unverzügliche medizinische Versorgung. Diese schwere Erkrankung betrifft etwa 0,1 Prozent der Infizierten.

Die Lähmung variiert je nach betroffener Region des zentralen Nervensystems. Ist etwa der Hirnstamm betroffen, führt dies zur Schwäche der Muskelgruppen, die für Schlucken, Reden, Mimik, Atmung und Blutkreislauf zuständig sind. Infektionen des Rückenmarks verursachen die Lähmung von Armen, Beinen oder Rumpf.

Dehnt sich eine Lähmung der Beine oder Arme auf die Atemmuskulatur aus, oder ist diese primär betroffen, sterben 20 bis 60 Prozent der Betroffenen, sonst ist die Prognose besser. Bei Erkrankten, die überlebt haben, tritt gewöhnlich eine schrittweise Verbesserung der Lähmungssymptome im Verlauf von 6 Monaten ein. Eine nach 6 Monaten noch bestehende Lähmung ist meist dauerhaft und kann von starken Schmerzen begleitet sein. Bei 25 Prozent der Betroffenen bleibt nach der Erkrankung eine Behinderung zurück.

Zu anderen möglichen Komplikationen gehören Herzmuskelerkrankungen, hoher Blutdruck, Flüssigkeitsansammlungen in der Lunge, Schock und eine Infektion der Harnwege.

Manchmal treten Jahre nach der Erkrankung zunehmende Schwäche und Schwund der Muskeln auf. Die Ursache ist nicht geklärt (→ Postpolio-Syndrom, S. 487).

Behandlung

Vorbeugung

Zwei Impfstoffe existieren, der Salk-Impfstoff, der durch Injektionen und Auffrischungsimpfungen intramuskulär verabreicht wird und der Sabin-Impfstoff, der geschluckt wird. Für die Routineschutzimpfung von Kindern wird in Deutschland der Salk-Impfstoff vorgezogen. Wegen der flächendeckenden Schutzimpfungen ist die Kinderlähmung in Industrieländern selten. Wenn keine Schutzimpfung vorliegt oder eine Reise in Entwicklungsländer geplant ist, sollte der Arzt gefragt werden (S. 382).

Weitere Therapien

Eine leichte Erkrankung erfordert mehrtägige Bettruhe. Liegen Lähmungen vor, so sollte das Bett stabil sein und eine Fußstütze besitzen damit sich keine bleibende Unfähigkeit, die Fußspitze zu heben herausbildet (Spitzfuß). Ein Medikament gegen das Virus gibt es nicht, es werden jedoch Mittel gegen Begleiterkrankungen eingesetzt, wie Antibiotika bei Harnweginfektionen. Betrifft die Lähmung die Atemmuskulatur, kann ein Beatmungsgerät erforderlich sein. Wenn die Atmung über längere Zeit durch eine Maschine unterstützt werden muss, wird eventuell ein Luftröhrenschnitt (Tracheotomie) notwendig. Die Genesung sollte durch eine Physiotherapie (S. 480) unterstützt werden.

Epiduralabszess

Symptome

- Ohren- oder Nasenschmerzen mit Eiterabsonderung
- Anhaltende Kopfschmerzen
- Fieber, Übelkeit und Erbrechen
- Schmezen und Empfindlichkeit des Rückens

Notfallsymptome

- Bewusstseinseintrübung
- Zunehmende Störung der Sensibilität, Schwäche oder Lähmung einer Körperseite oder beider Beine
- Krampfanfälle oder Krämpfe
- Sprachstörungen

Dem Epiduralabszess liegt eine bakterielle Infektion zugrunde, bei der sich zwischen der

Post-Polio-Syndrom

Spätfolgen der Kinderlähmung (Post-Polio-Syndrom) können der amyotrophischen Lateralsklerose (→ ALS, S. 477) oder Gelenk- und Sehnenentzündungen ähneln. Schwächen können sich in jeder Muskelgruppe entwickeln, gleichgültig, ob sie durch die vorherige Erkrankung an Kinderlähmung bereits betroffen war. Gelenkschmerzen und grippeähnliche Muskelschmerzen sind häufig. Das Syndrom tritt bei etwa 25 Prozent der Überlebenden auf.

Offenbar handelt es sich dabei nicht um eine Neuaktivierung eines lange vorhandenen Virus oder um eine neue Infektion. Da das Post-Polio-Syndrom zumeist bei 30- bis 50-Jährigen auftritt, kann es auch nicht dem Alterungsprozess zugeschrieben werden. Die Forschung konzentriert sich auf die Nervenzellen im Rückenmark. Normalerweise vermindert sich mit der Zeit ihre Leistungsfähigkeit, die Veränderung wird jedoch durch anderen Zellen ausgeglichen. An Kinderlähmung erkrankte haben einige Nervenzellen bereits im Verlauf der Krankheit verloren. Betroffene, die genesen sind und dann körperlich sehr aktiv waren, haben u. U. ihre verbliebenen Nervenzellen überanstrengt. Auch die ständige Überanstrengung ungeschädigter Muskeln kann nach Jahren zu Schmerzen und Schwäche führen.

Um die Diagnose Post-Polio-Syndrom zu bestätigen, kann der Arzt nach folgenden Faktoren suchen:

- Eine frühere Erkrankung an Kinderlähmung – das Syndrom tritt meist bei Menschen auf, die älter als 9 Jahre waren, als sie Kinderlähmung bekamen und deren Symptome oft schwer waren.
- Ein großer zeitlicher Abstand – der Ausbruch der Spätfolgen variiert sehr, beginnt jedoch etwa 30 Jahre nach der Erstinfektion.
- Langsames Fortschreiten – die Schwäche kann sich in wenigen Monaten rasch entwickeln, wird aber meist erst wahrgenommen, wenn sie die Alltagsverrichtungen behindert.

Der Verlauf der Symptome lässt sich nur schwer vorhersagen, doch tritt die fortschreitende Schwäche bei dem Post-Polio-Syndrom in der Regel nur in geringerem Grad auf.

Auch wenn es für das Syndrom keine spezifische Behandlung gibt, sollte ein Arzt aufgesucht werden. Eine Arzneimitteltherapie, zu der Acetylsalicylsäure-Präparate und nicht-steroidale Entzündungshemmer gehören, kann schmerzhafte Symptome mildern. Ein Ergo- oder Physiotherapeut kann zeigen, wie sich durch richtige Bewegung die Muskelermüdung vermindern lässt. Betroffene sollten sportliche Betätigungen wie Schwimmen oder Wasser-Aerobic vorziehen.

Die eigene Einstellung spielt eine wichtige Rolle bei der Anpassung an die Situation. An vielen Orten gibt es Selbsthilfegruppen, die praktische Ratschläge anbieten.

äußersten Hirn- und Rückenmarkhaut (der Dura mater) und den Knochen der Wirbelsäule oder dem Schädel Eiter bildet. Zuweilen greift der Abszess auch die Knochenfläche an der Innenseite von Schädel oder Wirbeln an. Er kann auch die Hirn- und Rückenmarkhäute durchdringen und sich zu einem subduralen Abszess (unter der Dura), zu einem Hirnabszess oder einer Hirnhautentzündung (S. 481) entwickeln.

Epiduralabszesse im Kopf können aufgrund von Infektionen der Nasennebenhöhlen, der Ohren oder der Warzenfortsätze (Teil des Schläfenknochens) hinter den Ohren entstehen. Durch Kopfverletzungen können ebenfalls Erreger zum Schädel gelangen. Gelegentlich werden Bakterien mit dem Blutstrom von einem anderen infizierten Körperteil in den Raum zwischen Dura und Schädel (Epiduralraum) transportiert. Abszesse der Wirbelsäule können auch von einer Eiterbeule auf der Haut, einer Infektion der Lungen oder der Bauchhöhle ausgehen oder aus einer Infektion im Zusammenhang mit einer Operation entstehen.

Heute sind epidurale Abszesse relativ selten, da der Einsatz von Antibiotika viele Infektionen schon im Anfangsstadium eindämmt. Gefahr geht von chronischen Infektionskrankheiten der Nasennebenhöhlen oder Ohren aus.

Diagnose

Es lassen sich eine direkte und eine durch Blut in den Epiduralraum eingeschleppte Infektion unterscheiden. Es können zunehmende Kopf- oder Rückenschmerzen mit Fieber und Empfindlichkeit der infizierten Stelle auftreten. Vergrößert sich der Abszess, kann er direkt auf Rückenmark oder Gehirn drücken, was zu Schmerzen und einer Beeinträchtigung der Nervenfunktionen führt.

Die Diagnose ergibt sich aus dem Vorhandensein einer Infektion und der anschließenden Entwicklung der Symptome. Eine Röntgenaufnahme, MRT oder CT (S. 494) von Kopf oder Wirbelsäule kann die Diagnose bestätigen.

Wie gefährlich ist der Epiduralabszess?

Ein Epiduralabszess kann schwere Nervenschäden oder den Tod herbeiführen, wenn er nicht schnell behandelt wird. Bei sofortiger Behandlung ist eine vollständige Genesung möglich.

Behandlung

Arzneimitteltherapie

Zur Eindämmung der Infektion werden intravenöse Antibiotika verabreicht. Auch ein operativer Eingriff kann zur Dränage des Infektionsgebiets erforderlich werden. Anschließend werden 1 bis 2 Monate Antibiotika gegeben.

Operation

Um den Abszess zu leeren und den Druck von Rückenmark oder Gehirn zu nehmen (Dekompression), ist gelegentlich eine Operation notwendig. Ein Abschnitt des Schädels oder der Wirbelsäule wird geöffnet um Zugang zum Abszess zu erhalten und die Dränage zu erleichtern. Ist der Abszess in Schädel oder Wirbel eingedrungen, so wird von der befallenen Fläche eventuell etwas entfernt. Alle infizierten Stellen zu lokalisieren und zu säubern ist manchmal schwierig und die Genesung kann durch Neuinfektionen erschwert sein.

Aids und das Nervensystem

Symptome
- Kopfschmerzen
- Steifer Nacken und Fieber
- Sprach- und Sehstörungen
- Störungen von Gedächtnis, Konzentration oder anderen geistigen Fähigkeiten
- Schwäche, Störung der Sensibilität oder der Koordination

Notfallsymptome
- Teilweise Lähmungen, Krampfanfälle oder Krämpfe
- Erstarrung (Stupor)
- Bewusstlosigkeit oder Koma

Aids (erworbene Immunschwäche) kann zu unterschiedlichen Erkrankungen des Nervensystems führen. Aids wird durch ein Virus hervorgerufen, das HIV genannt wird (Human Immunodeficiency Virus). Es kann das zentrale Nervensystem direkt befallen und dort einen fortschreitenden Verfall der Nervenzellen verursachen. Außerdem unterdrückt das HI-Virus das Immunsystem. So können weitere Mikroorganismen eindringen (opportunistische Infektionskrankheiten) und es kann zur Tumorbildung im Nervensystem kommen. Das Virus kann jeden Bereich des Nervensystems infizieren, einschließlich der Hirnhäute (der äußeren Hülle des Gehirns), des Gehirns, des Rückenmarks und der peripheren Nerven.

Viele Aidskranke entwickeln eine Lungenentzündung oder einen seltenen Hautkrebs (Kaposisarkom). Bei fast einem Drittel treten Erkrankungen des Nervensystems auf. Darunter Infektionen aufgrund von Viren, Pilzen oder Bakterien, die Hirnhautentzündung, Gehirnentzündung oder Rückenmarkentzündung (Myelitis) hervorrufen. Weitere Erkrankungen des Nervensystems sind parasitäre Zysten im Gehirn, Wachstum ungewöhnlicher Lymphknotentumore (Lymphome) und eine fortschreitende Form geistigen Verfalls. Auch eine Erkrankung der peripheren Nerven wurde mit Aids in Verbindung gebracht.

Auftreten und Diagnose von Aids werden auf Seite 1060 beschrieben. Wenn sich Symptome sekundärer Erkrankungen zeigen, kann der Arzt zur Diagnose etwa eine MRT (S. 494) oder Lumbalpunktion (S. 485) veranlassen.

Behandlung

Einige mit Aids in Verbindung stehende Erkrankungen des Nervensystems lassen sich behandeln, doch Standardtherapien (etwa Antibiotika gegen bakterielle Infektionskrankheiten) sind wegen der Immunschwäche nur eingeschränkt wirksam.

Botulismus

Symptome
- Schwache Muskulatur 24 bis 36 Stunden nach Verzehr verunreinigter Nahrung
- Wahrnehmung von Doppelbildern
- Trockener Mund
- Sprach- und Schluckbeschwerden
- Erbrechen und Krämpfe

Notfallsymptome
- Rasch fortschreitende Schwäche/Lähmung
- Atmungsprobleme

Botulismus ist eine akute Vergiftung, die durch Giftstoffe eines Mikroorganismus (*Clostridium botulinum*) hervorgerufen wird, der normalerweise in der Erde vorkommt. Er ähnelt dem Wundstarrkrampf-Erreger (S. 1070).

Konservierte oder eingemachte Nahrungsmittel, die nicht lange genug erhitzt wurden um die Sporen des Organismus abzutöten, können zur Vergiftung führen. Ein Kleinkind kann durch Nahrungsmittel vergiftet werden, die ein Erwachsener problemlos verträgt, dazu zählt etwa Honig, der nicht erhitzt wurde. Die Vergiftung kann auch von verschmutzten Wunden ausgehen. Bei einer mit dem Botulismus-Erreger verunreinigten Konserve wölben sich meist der Deckel oder die Seitenteile der Dose.

Das Gift blockiert die Nervensignale zu den Muskeln und den Speicheldrüsen des Mundes. Die Wirkung kann innerhalb von 3 Stunden bis zu 14 Tagen nach Aufnahme des Toxins eintreten. Die Diagnose stützt sich auf die Symptome und lässt sich durch eine Identifizierung der Giftstoffe in Blut, Nahrung oder Stuhl bestätigen. 10 Prozent der Personen, die sich eine Nahrungsmittelvergiftung zugezogen haben und 2 Prozent der Kinder, die an Botulismus erkranken, sterben durch respiratorische Insuffizienz aufgrund einer Schwäche der Atemmuskulatur. Die Erkrankung ist heute wegen der sorgfältigen Nahrungszubereitung selten. Zehnminütiges Erhitzen zerstört die Toxine.

Behandlung

Nie verunreinigte Nahrung essen. Kleinkinder sollten keinen Honig zu sich nehmen. Die Behandlung besteht in der Gabe von Gegengiften. Überleben Betroffene die ersten Tage, erfolgt meist eine vollständige Gesundung.

Veränderungen der Hirnsubstanz

Das Nervengewebe des Gehirns ist empfindlich und leicht durch Reißen, Prellen oder Druck zu schädigen. Gewöhnlich bieten Schädel und Hirnhäute (Meningen) Schutz, doch bei Unfällen, etwa im Straßenverkehr, reicht dieser nicht mehr aus. Eine strukturelle Veränderung des Gehirns aufgrund eines Unfalls kann von einer leichten Gehirnerschütterung bis zur dauerhaften Behinderung oder dem Tod reichen. Weitere Erkrankungen des Hirngewebes, die in diesem Abschnitt dargestellt werden, sind Gehirntumore. Veränderungen durch Blutungen innerhalb des Schädels werden unter »Blutung unter der Dura mater« (S. 466) und »Blutung außerhalb der Dura mater« (S. 468) beschrieben. Strukturveränderungen des Rückenmarks finden sich im Abschnitt Rückenmarkverletzung (S. 506) und -tumor (S. 508).

Wasserkopf

Symptome
- Ungewöhnliche Vergrößerung des Kopfes (bei Neugeborenen)
- Geistiger Verfall
- Langsame und eingeschränkte Kopf- und Augenbewegungen
- Beeinträchtigung der Harnkontrolle

Der Wasserkopf (Hydrocephalus) wird durch eine Störung der normalen Zirkulation der Gehirn-Rückenmark-Flüssigkeit im Gehirn hervorgerufen. Diese Flüssigkeit wird von einer Hirnhaut gebildet und später zwischen Arachnoidea und Pia mater wieder absorbiert.

Ein Wasserkopf, der angeboren ist oder bald nach der Geburt entsteht, kann durch Blockierung des Zirkulationssystems der Flüssigkeit im Gehirn oder durch eine Störung der Flüssigkeitsproduktion oder -resorption verursacht werden. Der Druck dehnt die beim Säugling nur locker miteinander verbundenen Nahtstellen der Schädelteile, sodass sich der Kopf und die Stirnpartie ungewöhnlich vergrößert.

Die Symptome beim Säugling können minimal sein, jedoch im späteren Kindesalter wieder auftreten. Bis zum 5. Lebensjahr schließen sich die Nahtstellen am Schädel, sodass eine merkliche Kopfvergrößerung nicht zu den später auftretenden Symptomen gehört.

Ein angeborener oder in der Kindheit auftretender Wasserkopf, der auf der Blockade der Gehirn-Rückenmark-Flüssigkeit im Gehirn beruht, kann durch Fehlbildungen des Gehirns, einen Virusinfekt des Fetus, eine Gehirnverletzung oder einen Tumor hervorgerufen werden. Ein durch Störungen der Resorption verursachter Wasserkopf kann seine Ursache in Gehirnfehlbildungen haben, in Infektionskrankheiten wie der Hirnhautentzündung (S. 481), Blutungen unter der Arachnoidea (→ Subarachnoidalblutung, S. 433) oder in Rückenmarkschäden wie bei Syringomyelie (S. 514) und Myelomeningozele (S. 514).

Ursache eines Wasserkopfs kann auch eine gesteigerte Liquor-Produktion sein. Bei Erwachsenen kann eine Variante des Wasserkopfs auftreten, bei der die Resorption gestört ist, der Druck der Gehirn-Rückenmark-Flüssigkeit aber normal bleibt (Normaldruck-Hydrocephalus). Die Symptome zeigen sich schrittweise nach einer Hirnhautentzündung, Kopfverletzung oder Subarachnoidalblutung. Sie können auch aus unbekanntem Grund entstehen.

Bei Neugeborenen tritt ein Wasserkopf verhältnismäßig selten bei etwa 1 von 1 000 Kindern auf. Bei Erwachsenen kommt der Normaldruck-Wasserkopf ebenfalls relativ selten vor und betrifft meist ältere Menschen.

Diagnose

Während der Schwangerschaft lässt sich der Kopfumfang des Fetus mittels Ultraschall bestimmen. Wenn der Kopfumfang des Neugeborenen die Norm überschreitet, kann dies ein Anzeichen für einen Wasserkopf sein.

In der späteren Kindheit und im Erwachsenenalter können Symptome auftreten, die weitere Untersuchungen erforderlich machen. Zur Abklärung kann eine Röntgenaufnahme, CT, MRT (S. 494) und eine Lumbalpunktion (S. 485) erforderlich werden, bei der die entnommenen Probe der Gehirn-Rückenmark-Flüssigkeit untersucht und eine Kultur angesetzt wird.

Wie gefährlich ist ein Wasserkopf?

Die Schwere des Krankheitsbilds hängt vom Zeitpunkt des Auftretens und der weiteren Entwicklung ab. Ist die Krankheit bei der Geburt bereits fortgeschritten, so sind größere Gehirnschäden und eine körperliche Behinderung unausweichlich. Der Tod tritt durch eine Infektion ein. In weniger schweren Fällen haben etwa 40 Prozent der Betroffenen eine normale Lebenserwartung und Intelligenz.

Behandlung

Ziel der Behandlung ist die Wiederherstellung des Gleichgewichts zwischen der Bildung der Gehirn-Rückenmark-Flüssigkeit und ihrer Resorption. Bei Kleinkindern mit langsamem Krankheitsverlauf kann Acetazolamid die Produktion der Flüssigkeit herabsetzen. Beruht das Fehlen des Gleichgewichts auf einer Resorptionsstörung, so können wiederholt Lumbalpunktionen den Druck vermindern helfen.

Operation

Der Einsatz eines Dränage-Röhrchens (Shunt) ist bei vielen Kindern und Erwachsenen erfolgreich. Es wird in das Gehirn eingeführt um die Blockierung zu umgehen oder überschüssige Gehirn-Rückenmark-Flüssigkeit zur Absorption in die Blutbahn oder die Bauchhöhle abzuleiten. Shunts sind mit Sonden oder Ventilen (oder beidem) ausgestattet. Ziel des Verfahrens ist es, die Kopfgröße des Kindes zu normalisieren und bei älteren Kindern und Erwachsenen die Symptome zu mildern. Shunts müssen eventuell ausgetauscht werden, wenn das Kind wächst. Erfolgreich gelegte Shunts werden ein Leben lang getragen. Shuntinfektionen können zu Komplikationen führen. In einzelnen Fällen von Blockierung (obstruktiver Hydrocephalus) kann eine Eröffnung der dritten Gehirnkammer (Ventrikulostomie des dritten Ventrikels) statt eines Shunts erfolgen.

Gehirnerschütterung

Symptome

- Kurzzeitiger Bewusstseins- oder Gedächtnisverlust nach einer Kopfverletzung
- Kopfschmerzen und Schwindel
- Übelkeit oder Erbrechen
- Leicht verschwommenes Sehen
- Konzentrationsschwierigkeit

Notfallsymptome

- Anhaltende Verwirrung oder Delirium
- Anhaltende Benommenheit
- Zunehmende Teilnahmslosigkeit (Lethargie)
- Erweiterung der Pupillen
- Sprachstörungen
- Teilweise Lähmung
- Erstarrung (Stupor)
- Koma

Unter einer Gehirnerschütterung (Commotio) versteht man eine kurze Bewusstlosigkeit nach einer Kopfverletzung. Bei einem Stoß oder Aufprall wird das Gehirn plötzlich innerhalb des Schädels bewegt. Dadurch können eine Vielzahl von Verletzungen entstehen. Es tritt keine Schädigung der Gehirnsubstanz ein, selbst wenn die Kopfhaut Schnitte oder Blutergüsse aufweist.

Meist kommt es durch Unfälle im Straßenverkehr oder am Arbeitsplatz, durch Stürze und körperliche Gewalt zu Kopfverletzungen.

Die Sterblichkeitsrate aufgrund von Kopfverletzungen ist durch das Tragen von Sturz- und Schutzhelmen, durch Sicherheitsgurte und einen verbesserten Rettungsdienst zurückgegangen. Trotzdem bleiben Kopfverletzungen nach wie vor ein ernstes Problem.

Diagnose

Bei Bewusstseinsstörungen oder Benommenheit nach einer Kopfverletzung muss sofort ein Arzt aufgesucht werden. Die Diagnose wird dadurch erschwert, dass im Schädel eine Blutung bestehen kann, die sofort operiert werden muss. Zu den gefährlichen Schädigungen zählen eine Blutung unter oder außerhalb der Dura (subdurale oder epidurale Blutung, S. 466, 468) oder andere Kopfverletzungen (S. 491).

Symptome einer schweren Schädigung können sofort, aber auch erst Stunden oder Tage nach der Verletzung auftreten. Hinweise über das Ausmaß des entstandenen Schadens liefert das Verhalten des Betroffenen - wirkt er munter und aufmerksam oder benommen?

Bei der ärztlichen Untersuchung wird nach Anzeichen für einen Schädelbruch oder Gehirnschädigungen gesucht. Eine Röntgenaufnahme oder CT (S. 494) des Schädels kann Aufschluss über die Schwere der Schäden geben und zeigen, ob sich die Verletzungen auf eine Gehirnerschütterung begrenzen. Eine Beobachtungszeit von 24 bis 48 Stunden im Krankenhaus oder zu Hause wird empfohlen.

Wie gefährlich ist eine Gehirnerschütterung?

Bei einer Gehirnerschütterung handelt es sich um eine leichtere, vorübergehende Verletzung. Unfallbedingte Kopfverletzungen führen aber in rund einem Fünftel der Fälle zum Tod oder zu einer Gehirnschädigung. Deshalb ist jede Kopfverletzungen potenziell gefährlich.

Von einer Gedächtnisstörung (Amnesie) sind in der Regel nur die Erlebnisse kurz vor und während des Unfalls, der zur Gehirnerschütterung führte, betroffen. Die Erinnerungslücken können jedoch auch die Wochen (oder in seltenen Fällen die Monate) vor dem Unfall betreffen. Meist erinnern sich Betroffene zuerst wieder an weiter zurückliegende Ereignisse und dann an die jüngsten Erlebnisse.

Bei rund einem Drittel der Personen, die eine Gehirnerschütterung hatten, zeigt sich einige Zeit nach der Kopfverletzung eine Kombination von Symptomen, postkommotionelles oder posttraumatisches Syndrom genannt. Neben Kopfschmerzen und Schwindel können dabei Schlaflosigkeit, Reizbarkeit, Ruhelosigkeit, Konzentrationsstörungen, Depressionen oder Persönlichkeitsveränderungen wie Launenhaftigkeit vorkommen. Warum genau diese Symptome auftreten, ist unbekannt.

Behandlung

Meist heilt eine Gehirnerschütterung von selbst und erfordert wenig oder keine Behandlung. Zur Linderung der Kopfschmerzen können Paracetamol oder enventuell Kodein verschrieben werden. Acetylsalicylsäure-Präparate sollten gemieden werden, da sie zu einer Blutung beitragen können. Ruhe und Entspannung ohne Tätigkeiten, bei denen Konzentration oder lebhafte Bewegungen nötig sind, ermöglichen gewöhnlich eine Genesung in wenigen Tagen.

Andere Gehirnschädigungen

Symptome. Kopfschmerzen.

Notfallsymptome

- Anhaltende Verwirrung, Benommenheit oder Delirium
- Sprach- oder Atemstörungen
- Unterschiedliche Pupillengröße
- Teilweise Lähmung
- Krampfanfälle oder Krämpfe
- Erstarrung (Stupor) oder Koma

Eine Gehirnschädigung kann von einem Schlag auf den Kopf oder einem Gegenstand herrühren, der in den Kopf eindringt, etwa ein Geschoss oder ein Teil einer Maschine am Arbeitsplatz. Verkehrs- oder Berufsunfälle, Stürze oder körperliche Gewalt sind die Hauptursachen für diese Verletzungen. Unfälle, gewöhnlich mit Kopfverletzungen, sind die häufigste Todesursache bei Männern unter 35 Jahren.

Die Gehirnerschütterung (S. 490) ist die leichteste Form einer Kopfverletzung. Mittelgradige bis schwere Gehirnschädigungen können mit einem Schädelbruch, dem Zerreißen von Hirnhäuten oder Nervengewebe, Blutergüssen oder Blutungen im Gehirn einhergehen. Es kann zu einer Gehirnschwellung oder dem Austritt von Gehirn-Rückenmark-Flüssigkeit kommen. Eine Blutung unterhalb oder außerhalb der Dura (subdural oder epidural) ist möglich (S. 466, 468). Die Symptome können erst einige Tage nach dem Unfall auftreten.

Diagnose

Bei jeder Kopfverletzung, auch wenn sie nur eine kurze Bewusstlosigkeit verursacht, sollte sofort ärztliche Hilfe gesucht werden. Wenn es Hinweise auf eine Gehirnschädigung gibt, wird wahrscheinlich die stationäre Aufnahme in ein Krankenhaus zur Beobachtung, Untersuchung und Behandlung veranlasst. Eine CT (S. 494) kann erforderlich sein.

Wie gefährlich ist eine Gehirnschädigung?

Die meisten Menschen mit mittelgradigen Gehirnschädigungen genesen in 1 bis 6 Wochen, obgleich eine Behinderung zurückbleiben kann. Bei bis zu 50 Prozent der Personen, die nach der Verletzung Krampfanfälle hatten, können sich diese auch später fortsetzen (S. 495). Schwere Verletzungen können trotz bester medikamentöser und operativer Behandlung zum Tod oder zu bleibender Behinderung führen.

Behandlung

Für Patienten im Koma nach schwerer Gehirnschädigung ist sofortige Notfallbehandlung notwendig. Medikamente wie Kortikosteroide (S. 919) und unter Umständen eine Operation sind manchmal gegen die Gehirnschwellung erforderlich, die zum Tod führen kann.

Gehirntumor

Symptome
- Kopfschmerzen, die erst kürzlich auftreten
- Erbrechen
- Schwäche und Teilnahmslosigkeit
- Persönlichkeitsveränderung
- Wahrnehmung von Doppelbildern
- Koordinationsstörungen oder unbeholfene Bewegungen von einem Arm oder Bein, die erst vor kurzem aufgetreten sind
- Beeinträchtigung der geistigen Fähigkeiten

Notfallsymptome
- Seh-, Sehkraft- oder Sprachstörungen
- Krampfanfälle
- Erstarrung (Stupor)

Ein Tumor ist eine Ansammlung veränderter Zellen, die gutartig oder bösartig sein können. Die hier beschriebenen Erkrankungen beziehen sich auf zwei Kategorien von Gehirntumoren: primäre und sekundäre.

Primäre Gehirntumore entwickeln sich im Gehirn. Ihre Ursache ist unbekannt, in manchen Fällen sind sie angeboren oder erblich. Sekundäre Gehirntumore (Metastasen) haben ihren Ausgangsort an einer anderen Stelle im Körper und kommen häufiger vor. Sie treten bei einem Viertel der Personen auf, die von einem bösartigen Tumor in anderen Körperteilen betroffen sind. Sekundäre Gehirntumore gehen von primären Tumoren in Lunge oder Brust aus. Tumorzellen bewegen sich von diesen Organen mit dem Blut (metastasieren) zum Gehirn, einem typischen Zielorgan für Metastasen. Sowohl primäre als auch sekundäre Tumore können im Gehirn oder in seiner Nähe ange-siedelt sein, also in Schädel, Hirnhäuten, Stützgewebe, Hirnnerven, Hirnanhangdrüse oder Zirbeldrüse. Viele Tumorarten können dort ihren Ursprung haben, jede Art hat eigene Symptome, Behandlungsmethoden und Prognosen.

Gehirntumore können in jedem Alter auftreten. Sie können symptomlos sein (asymptomatisch) oder sie können sehr langsam über viele Jahre wachsen und asymptomatisch bleiben, bis sie groß werden. Dann können sich rasch fortschreitende Störungen entwickeln.

Diagnose
Die oben genannten Symptome sind für jeden wachsenden Tumor typisch, weil sie den Druck im Schädel erhöhen und Gehirngewebe, Hirnnerven und Blutgefäße zusammenpressen. Notfallsymptome weisen darauf hin, dass das Gehirn bereits schwer in Mitleidenschaft gezogen ist. Auf kurz bestehende Kopfschmerzen können innerhalb von Tagen oder Wochen neurologische Störungen folgen. Bei anhaltenden Kopfschmerzen sollte der Arzt aufgesucht werden.

Eine gründliche körperliche Untersuchung erbringt in manchen Fällen den Verdacht auf einen Gehirntumor. Zur Bestätigung der Diagnose können eine CT oder MRT des Kopfes (S. 494) erforderlich sein. Eine Röntgenaufnahme des Brustkorbs im Hinblick auf eine mögliche, von den Lungen ausgehende Metastase oder weitere Untersuchungen anderer Körperregionen sind zumeist sinnvoll. Ist eine Operation geplant, so kann eine Arteriographie (S. 464) der Gehirnarterien durchgeführt werden.

Wie gefährlich ist ein Gehirntumor?
Sobald ein Gehirntumor neurologische Symptome hervorgerufen hat, muss so schnell wie möglich eine geeigneten Behandlung beginnen. Oft sind gutartige Tumore heilbar, obgleich ihre Lage in manchen Fällen eine völlige Entfernung unmöglich macht. Wenn ein Tumor in eine Gehirnregion eindringt, aus der er nicht vollständig entfernt werden kann, so ist ein Rückfall nach der Operation wahrscheinlich. Sowohl gutartige als auch bösartige Tumore können tief greifende und nicht mehr rückgängig zu machende neurologische Schäden verursachen.

Behandlung
Die Behandlung kann eine Operation, Röntgenbestrahlungen zur Abtötung der Tumorzellen oder Medikamente gegen Krebs (Chemotherapie) umfassen, um das Fortschreiten der Krankheit aufzuhalten. Außerdem können Kortikosteroide zur Verringerung der Gehirnschwellung, krampflösende Medikamente und

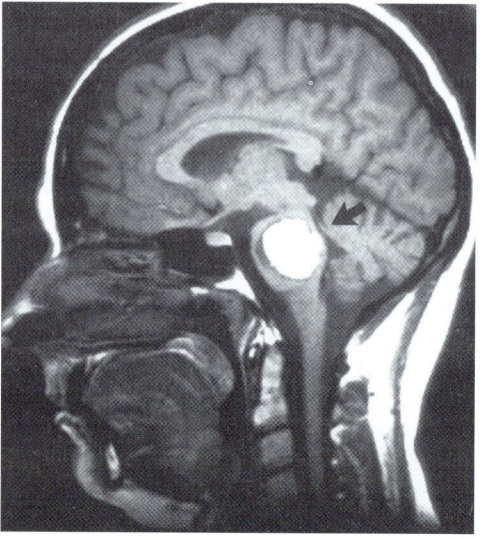

Eine MRT-Aufnahme (Magnetresonanztomographie) zeigt einen Tumor im Mittelhirn (Pfeil).

Schmerzmittel gegen die Kopfschmerzen verschrieben werden. Manche gut- und bösartigen Tumore können durch eine Operation vollständig entfernt werden. Andere lassen sich nur teilweise oder gar nicht entfernen, dann wird eine Bestrahlung oder Chemotherapie empfohlen. Aufgrund der Fortschritte in der computergestützten Chirurgie (stereotaktischen Chirurgie) können inzwischen manche Tumore tief im Innern des Gehirns entfernt werden. Hat sich ein Krebs stark ausgebreitet, so besteht die Hauptaufgabe darin, dem Patienten Linderung zu verschaffen und Zuspruch zu geben, sowie die neurologischen Funktionen zu erhalten.

Neuroblastom

Symptome

- Blässe, Bluthochdruck. Durchfall
- Eine Geschwulst im Bauchraum, eventuell begleitet von einer Lebervergrößerung, wenn sich der Tumor auf die Leber ausgebreitet hat
- Knochenschmerzen, wenn der Tumor sich auf die Knochen ausgebreitet hat
- Atemnot, wenn sich der Tumor auf den Brustkorb ausgebreitet hat

Beim Neuroblastom handelt es sich um einen bösartigen, aus Neuroblasten gebildeten Tumor. Neuroblasten sind Zellen des embryonalen Nervengewebes, aus denen die Nervenzellen entstehen. Neuroblastome treten bei 70 Prozent der Fälle zuerst im Bauchraum auf, oft in Nähe der Nebenniere. Die Erkrankung kann sich danach auf andere Körperregionen ausbreiten, darunter Leber, Knochenmark und Knochen.

Im Gegensatz zu anderen Tumorarten gibt es beim Neuroblastom bei erkrankten Säuglingen einen hohen Prozentsatz an spontanen Rückbildungen, deren Ursache nicht klar ist. Ein Neuroblastom wird bei etwa 1 von 100 000 Kindern unter 15 Jahren diagnostiziert. 90 Prozent der Fälle werden bei Kindern unter 5 Jahren festgestellt, das Durchschnittsalter bei der Entdeckung der Krankheit beträgt 24 Monate. Der Tumor tritt bei Jungen etwas häufiger auf.

Diagnose

Welche Untersuchungen zur Diagnose nötig sind, ist vom Ort des vermuteten Tumors und der Frage abhängig, ob er sich bereits ausgebreitet hat. Existiert im Bauchraum eine Verdickung, kann eine CT (S. 494) angebracht sein. Um festzustellen, ob der Tumor die Knochen befallen hat, kann eine Knochen-Szintigraphie und Knochenmarkentnahme veranlasst werden.

Wie gefährlich ist ein Neuroblastom?

Die Prognose hängt vom Alter des Kindes und vom Fortschritt der Krankheit ab. Je älter das Kind und je größer die Ausbreitung der Krankheit, desto ungünstiger die Heilungschancen.

Behandlung

Ist der Tumor noch klein und hat er sich noch nicht ausgebreitet, so kann eine Operation mit oder ohne örtlicher Bestrahlungstherapie Heilung bringen. Ist die Krankheit schon weiter fortgeschritten, kann eine Chemotherapie erfolgreich sein. Bei schon sehr weit fortgeschrittener Krankheit überleben langfristig weniger als 10 Prozent. In letzter Zeit wurde bei einer Neuroblastom-Erkrankung eine Knochenmarktransplantation mit Chemotherapie durchgeführt, zum Teil jedoch nur im Rahmen von Studien. Die Erfolgsrate dieser Behandlung könnte bei fortgeschrittenem Tumor bei 25 Prozent liegen.

Bell-Lähmung

Symptome

- Erschlaffende Muskulatur und Schwäche einer Gesichtshälfte
- Unfähigkeit, ein Auge zu schließen

Die Bell-Lähmung (Gesichtslähmung, idiopathische periphere Fazialislähmung) ist eine Lähmung der Muskulatur, die für die Steuerung der Mimik einer Gesichtshälfte zuständig ist. Sie ist die Folge einer Schädigung des Gesichtsnervs, der von unterhalb des Ohres zu den Muskeln auf derselben Seite des Gesichts verläuft. Es kommt zu einer Schwäche dieser Muskeln, da die an sie gerichteten elektrischen Impulse vom geschädigten Gesichtsnerv nicht weitergeleitet werden.

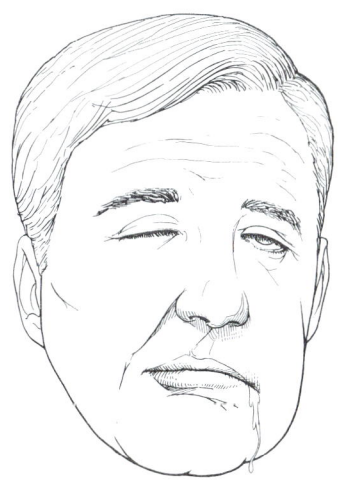

Bei der Bell-Lähmung kann ein Mundwinkel herabhängen und es kann schwierig sein den Speichel an dieser Seite zurückzuhalten. Meist ist diese Störung vorübergehend.

CT und MRT des Kopfes

Die computergestützten bildgebenden Verfahren haben die diagnostischen Neurologie und Neurochirurgie revolutioniert. Zu den häufigsten Verfahrensarten gehören die Computertomographie (CT) und die Magnetresonanztomographie (MRT).

Obgleich sich ihre Verarbeitung mittels Computer ähneln, basieren CT und MRT auf zwei unterschiedlichen Methoden zur Herstellung der diagnostischen Bildgebung. Bei der CT wird ein extrem feiner Röntgenstrahl benutzt, während bei der MRT ein sehr starkes Magnetfeld verwendet wird. Beide Verfahren sind nicht-invasiv, der Körper bleibt unversehrt.

Während einer CT-Aufnahme durchdringt ein Röntgenstrahl den Körper. Unterschiedliche Gewebe wie Knochen oder Flüssigkeit absorbieren Röntgenstrahlen unterschiedlich stark. Die Intensität des Strahls, der aus dem Körper austritt, wird dann vom Röntgendetektor gemessen. Das Gewebe erscheint auf der Aufnahme in Grauabstufungen. Knochengewebe befindet sich an einem Ende des Spektrums und erscheint weiß, die Luft am entgegengesetzten Ende, sie erscheint schwarz.

Bei der MRT befindet man sich in einem Magnetfeld. Jedes Wasserstoffatom im Körper reagiert auf das Magnetfeld. Das Ausmaß der Wasserstoffreaktion hängt von der Gewebeart oder ihrem Wassergehalt ab. Ein Magnetfelddetektor misst die Reaktionen der Atome. Im Unterschied zum Röntgen und der CT, wird bei der MRT keine ionisierende, also den Körper belastende Strahlung verwendet. Das Magnetfeld kann aber Metallgeräte wie Herzschrittmacher, Innenohrimplantate, Gehirnaneurysma-Klipps oder verkapselte Metallsplitter beeinflussen.

Das Abtasten geschieht bei CT oder MRT durch Detektorenmessungen aus verschiedenen Winkeln rund um den Körper, der auf einem Spezialtisch ruht. Die Messungen erfolgen automatisch, dann werden alle Daten per Computer verarbeitet, der eine dreidimensionale Darstellung des Körpers erstellt. Jede zweidimensionale Fläche oder Schicht kann elektronisch aus dieser Darstellung ausgewählt und auf einem Monitor angezeigt werden. Von den Bildschirmdarstellungen lassen sich auch Fotos für weitere Analyse anfertigen.

Die CT zeigt innere Strukturen (Weichteile) besser als Röntgenbilder. Sie verringert oft die Notwendigkeit invasiver Verfahren, die mit größeren Risiken verbunden sind. Sie ist besonders geeignet für die deutliche Darstellung von Gehirnerkrankungen (Schlaganfälle, Blutungen, Verletzungen, Tumore, Abszesse, Zysten, Flüssigkeitsansammlungen, Schwellungen und Stellen mit abgestorbenen Gewebe. Oft kann man aufgrund einer CT zwischen gutartigen und bösartigen Tumoren unterscheiden, da die CT die unterschiedliche Gewebsdichte darstellen kann.

MRT ist besonders geeignet zur Bildgebung von Gehirnregionen, in denen weiche und harte Gewebe aufeinander stoßen, vom Rückenmark und von Körperregionen, die von einem Schlaganfall betroffen sind und auf einer CT-Aufnahme nicht so gut erkannt werden können. Wegen ihrer hoch auflösenden bildlichen Darstellung der weißen und grauen Substanz des Gehirns wird die MRT oft zur Diagnose von Nervenfasererkrankungen wie der Multiplen Sklerose verwendet. CT und MRT sind auch zur Diagnose von Beschwerden in anderen Körperregionen von großer Bedeutung, etwa bei Nieren-, Harnweg-, Bauchspeicheldrüsen- und Lebererkrankungen.

CT und MRT sind sichere, schmerzlose und einfache Verfahren, die oft ambulant durchgeführt werden. Sie bilden die Grundlage für die weitere Untersuchung und ermöglichen eine schnelle Diagnose.

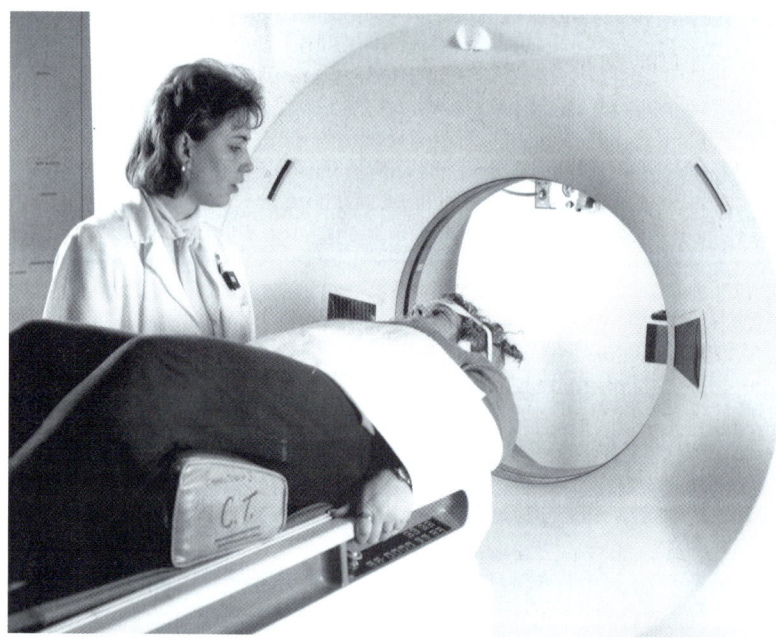

Die Computertomographie ist ein sicheres und schmerzfreies Verfahren zur Erlangung einer genauen bildlichen Darstellung des Gehirns.

Die Ursache der Bell-Lähmung ist unbekannt. Möglicherweise kommt es durch eine Virusinfektion wie Herpes zoster (→ Gürtelrose, S. 1011) zur Schwellung und Schädigung des Gesichtsnervs. Der Nerv hat anschließend nicht genug Platz um sich in seinem Knochenkanal auszudehnen. Die Bell-Lähmung beruht auf dieser Einengung oder Quetschung.

Bei vollständiger Lähmung einer Gesichtshälfte wirkt das Gesicht ausdruckslos. Auf der gelähmten Seite ist praktisch keine Muskelbewegung mehr möglich, ein Mundwinkel kann herabhängen und der Betroffene hat Schwierigkeiten den Speichel zurückzuhalten. Werden die Muskeln der gesunden Seite bewegt, verzerrt sich das Gesicht. Möglicherweise kann das Auge der betroffenen Seite nur teilweise geschlossen werden und es kann tränen. Manche Patienten klagen über Schmerzen hinter dem Ohr, im Kiefer oder in der ganzen Gesichtshälfte. Es können sich Speichelproduktion und Geschmacksempfinden ändern und Empfindlichkeit auf Schall auftreten.

Eine einseitige Gesichtsschwäche ist ein häufiges neurologisches Symptom und die Bell-Lähmung ihre häufigste Ursache. Manchmal scheint sie mit einer Infektion des Mittelohrs verbunden zu sein. Sind beide Gesichtshälften betroffen, können andere Krankheiten wie die Lyme-Borreliose (S. 1067) oder die Sarkoidose (S. 721) die Ursache sein.

Diagnose

Der Beginn der Lähmung erfolgt ziemlich unvermittelt und wird etwa beim Aufwachen bemerkt. Ein oder zwei Tage vor der Lähmung können Schmerzen hinter dem Ohr aufgetreten sein. Der Höhepunkt der Schwäche oder Lähmung kann innerhalb von 48 Stunden nach Beginn erreicht werden. Nach der Untersuchung des Gesichts und der Beweglichkeit der Gesichtsmuskulatur ist eine vorläufige Diagnose möglich. Andere Erkrankungen, etwa ein Schlaganfall (S. 461), können ebenfalls eine einseitige Gesichtslähmung hervorrufen. Ein unvermitteltes Einsetzen ohne vorherige Symptome deutet jedoch auf die Bell-Lähmung. Nach einigen Tagen kann der Arzt eine Elektromyographie (S. 1344) veranlassen, um die Schwere der Nervenschädigung festzustellen.

Wie gefährlich ist die Bell-Lähmung?

Die Bell-Lähmung ist meist eine vorübergehende Störung. In 80 Prozent der Fälle beginnt die Gesundung nach 2 bis 3 Wochen und ist nach wenigen Monaten abgeschlossen. Eine leichte Erkrankung macht sich möglicherweise nur beim Lächeln bemerkbar und verschwindet innerhalb eines Monats wieder. Ein teilweiser Rückgang der Lähmung gegen Ende der ersten Woche lässt auf eine schnelle Heilung schließen.

Die Genesung nach einer vollständiger Lähmung verläuft unterschiedlich. Ob es zu einer langfristigen oder unvollständigen Regeneration der Nervenfasern kommt, kann eine Elektromyographie (S. 1344) beantworten. Eine schwere Schädigung des Gesichtsnervs und seiner Fasern kann irreversibel sein. Wenn die Nervenfasern fehlerhaft zusammenwachsen führt dies zur Kontraktion anderer Muskeln bei Gesichtsbewegungen oder »Krokodilstränen« während der Speichelproduktion.

Behandlung

Einige Ärzte sind überzeugt, dass die Genesung, gleich welchen Grades, auch ohne Behandlung eintritt. Wenn sich das Auge nicht schließen lässt, muss es geschützt werden, da übermäßige Trockenheit zu einem Hornhautgeschwür führen kann. Für die Nacht empfiehlt sich eine Augenklappe oder eine Salbe. Augentropfen, die das Auge feucht halten, können vor Staub und Austrocknung schützen. Auch das Tragen einer Brille kann helfen.

Gelegentlich werden Kortikosteroide wie Prednison verschrieben um die vermutete Schwellung des Gesichtsnervs zu verringern. Physiotherapie und Gesichtsmassage können einem Zusammenziehen der Muskeln und ihrer langfristigen Verkürzung vorbeugen.

Zerebrale Anfallsleiden

Während der normalen Wach- und Schlafzeiten bringt das Gehirn eine Reihe elektrischer Muster hervor, die mit dem Elektroenzephalogramm (→ EEG, S. 1344) aufgezeichnet und erkannt werden können. Wenn die elektrischen Entladungen der Gehirnzellen unorganisiert ablaufen, tritt ein Krampf oder Krampfanfall ein.

Krampfanfälle haben viele Ursachen. Kommt es nur zu einer einzigen Episode, bedeutet das nicht notwendigerweise, dass ein Anfallsleiden vorliegt. Treten die Krampfanfälle jedoch wiederholt auf, wird dieser Zustand als zerebrales Anfallsleiden bezeichnet. Man spricht auch von einer Epilepsie.

Grand Mal

Symptome. Periode der Bewusstlosigkeit, verbunden mit Krämpfen.

Ein (tonisch-klonischer) Grand-Mal-Anfall beginnt mit Bewusstlosigkeit und einem Sturz, gefolgt von einer 15 bis 20 Sekunden dauernden Muskelstarre (tonische Phase) und meist 1 bis 2 Minuten anhaltenden heftigen, rhythmischen Krämpfen (klonische Phase). Der Anfall endet mit einigen Minuten entspanntem Schlaf. Anschließend kehrt das Bewusstsein wieder, der Betroffene kann sich aber nicht an den Anfall erinnern. Er hat danach möglicherweise Kopfschmerzen, fühlt sich benommen oder verwirrt. Grand-Mal-Anfälle werden auch »generalisierte tonisch-klonische Anfälle« genannt.

Ursache ist eine ungewöhnliche elektrische Aktivität in sämtlichen Gehirnregionen. Die Anfälle scheinen meist zufällig aufzutreten. Bei empfindlichen Menschen können sie im Zusammenhang mit der Menstruation, selten als Reaktion auf eine besondere Reizung durch Licht, Geräusche, Berührungen oder Lesen vorkommen. Bei sogenannten fokalen Anfällen sind nur einige Muskelgruppen betroffen, etwa eine Gesichtshälfte oder ein Arm oder Bein.

Krampfanfälle können auch im gesunden Gehirn durch chemische und elektrische Reize ausgelöst werden. In manchem Familien treten sie gehäuft auf. Vernarbtes Gehirngewebe, Infektionskrankheiten des Gehirns, Tumore, Abszesse oder Blutungen, Entzugserscheinungen nach Alkohol-, Drogen- oder Medikamentenmissbrauch oder Stoffwechselstörungen im Zusammenhang mit Nieren- oder Lebererkrankungen sind weitere Ursachen. Wenn sie vor dem 25. Lebensjahr einsetzen, ist die Ursache meist unbekannt. Krampfanfälle, die später einsetzen, können durch einen langsam wachsenden Gehirntumor bedingt sein.

Von einem zerebralen Anfallsleiden sind in Europa etwa 650 von 100 000 Einwohnern betroffen. Eine einzige Episode der Anfälle tritt bei 10 Prozent der Bevölkerung auf.

Diagnose
Ein Grand Mal lässt sich leicht feststellen, doch die Ursache zu finden kann schwierig sein. Wichtig ist eine ausführliche Beschreibung der medizinischen Vorgeschichte. Nach den körperlichen und neurologischen Untersuchungen ist ein Elektroenzephalogramm (S. 1344) nötig. Zu den weiteren diagnostischen Untersuchungsmethoden gehören CT oder MRT (S. 494), Blut-

untersuchungen oder Lumbalpunktion (S. 485). Fokale Anfälle haben ihre Ursache gelegentlich in Narbengewebe oder einem Ghirntumor. Dies lässt sich durch CT oder MRT klären.

Wie gefährlich ist Grand Mal?
Beim Auftreten eines isolierten Anfalls ohne weitere Symptome muss nicht unbedingt ein Anfallsleiden vorliegt. Wiederholte Anfälle können auf eine ernste Erkrankung hinweisen.

Da die Anfälle beispielsweise auch beim Autofahren auftreten können, ist Vorsicht geboten. Bei einem Sturz in Verbindung mit einem Anfall können zusätzlich Verletzungen auftreten.

Behandlung
Treten die Anfälle nicht häufig auf, ist ein relativ normales Leben möglich. Eine Arzneimitteltherapie ist oft sehr erfolgreich. Betroffenen sollten auf ausreichend Schlaf achten, die Einnahme der Medikamente nicht vergessen und Alkohol nur in Maßen geniesen. Regelmäßige und ausreichende Pausen sind wichtig. Das Tragen eines Notfallausweises wird empfohlen.

Kinder, die von einem Anfallsleiden betroffen sind, können die Schule besuchen, wenn sie regelmäßig Medikamente nehmen.

Arzneimitteltherapie
Bei über 75 Prozent der Betroffenen macht eine Arzneimitteltherapie die Krampfanfälle beherrschbar oder verringert sie erheblich. Zur Auswahl und Dosierung der Medikamente ist eine sorgfältige medizinische Überwachung und Untersuchung erforderlich. Als Nebenwirkungen können Benommenheit, Unruhe, Magenbeschwerden oder Hautausschlag auftreten. In einigen Fällen können die Medikamente nach einigen anfallfreien Jahren abgesetzt werden. Dies sollte durch eine langsame Herabsetzung der Dosierung und nie unvermittelt erfolgen. Liegt den Anfällen eine Erkrankung, zum Beispiel ein Infekt oder ein Hirntumor zugrunde, so können sie aufhören, sobald die Ursache behandelt wird.

Bei der Arzneimitteltherapie versucht man zunächst, die Anfälle mit einem Medikament, meist Valproinsäure oder Carbamazepin, unter Kontrolle zu bringen. Gabapentin ist ein neuer Wirkstoff, mit dem sich epileptische Krampfanfälle bei 25 Prozent der Menschen, die auf die herkömmliche Arzneimitteltherapie nicht ansprechen, besser unter Kontrolle bringen lassen. In Verbindung mit anderen Medikamenten gegen zerebrale Anfallsleiden kann Gabapentin Anfällen vorbeugen, die zuvor nicht beherrschbar waren.

Operation

Krampfanfälle, die ihre Ursache in einem Gehirntumor, -abszess oder einer -blutung haben, können aufhören, sobald die Beeinträchtigung beseitigt wird. Betroffenen mit fokalen Anfällen kann eine Operation helfen: Mit einem Elektroenzephalogramm (EEG) lässt sich die Stelle im Gehirn, von der die Krampfanfälle ausgehen, feststellen und mikrochirurgisch entfernen.

Petit Mal

Symptome

- Kurze, plötzliche geistige Abwesenheit, beziehungsweise Bewusstlosigkeit
- Abnahme der Lernfähigkeit bei Kindern

Petit Mal gehört zu den zerebralem Anfallsleiden. Jeder Anfall (Absence) dauert nur wenige Sekunden oder Minuten, es können pro Tag jedoch viele auftreten. Meist bemerkt man nur flatternde Lider oder ein Zucken der Hand, während das Bewusstsein kurz aussetzt. Der Betroffene ist nach wenigen Sekunden wieder völlig normal, es tritt keine Verwirrung auf und er kann sich an den Vorfall nicht erinnern.

Bei atypischen Petit-Mal-Anfällen treten deutlichere Muskelbewegungen auf, etwa ein rhythmischer Krampf, Muskelstarre oder ein Sturz. Im Anschluss ist der Betroffene häufig verwirrt, die Erholung dauert länger.

In beiden Fällen beginnen die Krampfanfälle gewöhnlich bei Kindern im Alter zwischen 6 und 12 Jahren, selten nach dem 20. Lebensjahr. Nach dem Einsetzen können sie wochen- oder monatelang auftreten, bevor sie von Erwachsenen bemerkt werden, denn sie erscheinen gewöhnlich solange sich das Kind ruhig verhält und nur selten, solange es in Bewegung ist. Lernprobleme können ein erster Hinweis auf das Anfallsleiden sein.

Weniger als 10 Prozent aller Personen, die von Anfällen betroffen sind, leiden unter Petit-Mal-Absencen, die manchmal in Kombination mit anderen Anfallsformen vorkommen. Gewöhnlich findet der Arzt keinen Grund für die typischen Anfälle und das Kind ist ansonsten neurologisch gesund. Atypische Krampfanfälle hängen oft mit anderen neurologischen Störungen zusammen. Diese besitzen in manchen Fällen eine erkennbare Ursache, dazu zählen unter anderem angeborene Fehlbildungen des Gehirns, Stoffwechselstörungen, die von den Nieren oder einer Lebererkrankung ausgehen oder vernarbte Stellen im Gehirn, die von Kopf- oder Geburtsverletzungen herrühren.

Diagnose

Bei körperlichen oder neurologischen Untersuchungen wird man keine Auffälligkeiten finden was – bei der typischen Symptomatik – die Diagnose Petit Mal bestätigt. Ein Elektroenzephalogramm (S. 1344) kann klären, ob es Anzeichen für deutliche elektrische Muster gibt, die mit diesen Anfällen verbunden sind. Auch können Blutuntersuchungen oder eine CT gemacht werden (S. 494).

Wie gefährlich sind Petit-Mal-Anfälle?

Durch eine Arzneimitteltherapie haben etwa 90 Prozent aller betroffenen Kinder weniger oder keine Anfälle. Bei etwa einem Drittel verlieren sich die Anfälle mit dem Heranwachsen, bei einem Drittel treten sie weiter auf und ein weiteres Drittel leidet zusätzlich unter Grand-Mal-Anfällen (S. 496).

Behandlung

Die meisten Kinder mit typischen Petit-Mal-Anfällen können ein relativ normales Leben führen sowie Sport treiben. Das Führen eines Kraftfahrzeugs oder das Bedienen gefährlicher Maschinen ist jedoch nur bedingt möglich.

Arzneimitteltherapie

Petit-Mal-Anfälle sprechen normalerweise sehr gut auf Medikamente gegen Krampfanfälle an. Die meisten Betroffenen führen damit ein anfallfreies Leben. Sorgfältige medizinische Begleitung und ärztliche Untersuchungen sind zur Bestimmung des optimalen Medikaments und der geeigneten Dosis für Kinder notwendig. Nebenwirkungen können Schwindel, Magenbeschwerden oder Teilnahmslosigkeit sein.

Fieberkrampf

Symptome. Kurze Episode mit Bewusstlosigkeit und Krämpfen bei Fieber.

Der Fieberkrampf stellt eine Form des Grand-Mal-Anfalls dar (S. 496). Er tritt oft während einer fiebrigen Erkrankung bei Kleinkindern im Alter von 6 Monaten bis 5 Jahren auf. In manchen Familien gibt es eine Anfälligkeit für solche Krampfanfälle. Nach dem 5. Lebensjahr haben jedoch etwa 95 Prozent der betroffenen Kinder keine derartigen Krämpfe mehr.

Etwa 2 bis 5 Prozent aller Kinder haben einmal Krampfanfälle, wenn sie Fieber bekommen. Die Ursache ist unbekannt, doch können solche Anfälle aus vielen Gründen auftreten.

Diagnose

Bekommt ein fieberndes Kind Krämpfe, so muss umgehend der Arzt gerufen werden. Oft tauchen die Krampfanfälle dann auf, wenn das Fieber entweder schnell steigt oder fällt. Auch andere schwerere Erkrankungen wie Hirnhautentzündung (S. 481), Gehirnentzündung (S. 482) oder eine Vergiftung können sich zunächst mit diesen Symptomen zeigen, sodass eventuell eine Notfallbehandlung erforderlich wird.

Nach der Abklärung der medizinischen Vorgeschichte wird eine körperliche und neurologische Untersuchung vorgenommen. Durch eine Lumbalpunktion (S. 485) kann geklärt werden ob eine ernste Infektionskrankheit vorliegt, die eventuell die Ursache für die Krampfanfälle ist. Hängt das Fieber eindeutig mit einer normalen Kinderkrankheit zusammen, so ist meist nur ein Elektroenzephalogramm (S. 1344) nötig, um zu testen ob ungewöhnliche elektrische Gehirnaktivitäten auftreten. Ergeben sich keine Auffälligkeiten, lautet die Diagnose Fieberkrampf.

Gibt es jedoch Hinweise auf andere Ursachen, so können eine CT oder MRT (S. 494), Lumbalpunktion (wenn nicht bereits erfolgt), Blutuntersuchungen und weitere EEG-Untersuchungen erforderlich sein.

Wie gefährlich ist ein Fieberkrampf?

Ein Fieberkrampf tritt unvermittelt auf und nur während das Kind Fieber hat. Verursacht der Krampfanfall eine Bewusstlosigkeit, die nicht länger als 5 bis 10 Minuten dauert, dann ist das Risiko einer geistigen Behinderung oder eines Krampfleidens sehr gering.

Wenn der Krampfanfall länger dauert, die Krämpfe eher nur eine Extremität oder Körperseite betreffen und wenn sich im Elektroenzephalogramm oder sonst neurologische Auffälligkeiten zeigen, besteht das Risiko, dass auch künftig Krampfanfälle auftreten. Dies gilt auch, wenn der Anfall vor dem 15. Lebensmonat auftritt und bereits Verwandte unter solchen Anfällen litten.

Behandlung

Ein Fieberkrampf darf nur wenige Minuten dauern. Das Kind sollte geschützt liegen ohne sich verletzen zu können. Während des Anfalls darf ihm nichts in den Mund gesteckt werden. Damit die Zunge nicht die Atemwege blockiert, sollte das Kind auf der Seite liegen. Während des gesamten Krampfanfalls muss auf die Bedürfnisse des Kindes geachtet werden. Anschließend sollte der Arzt verständigt werden. Durch ein rasches Abkühlen des Kindes können weitere Anfälle nicht verhindert werden.

Arzneimitteltherapie

Wenn beim Kind während des Fiebers nur eine einzelne Krampfepisode auftritt, kann der Arzt meist ein Medikament verschreiben. Zeigt sich jedoch eine Anfälligkeit für Fieberkrämpfe durch das Auftreten von mindestens zwei Episoden, so empfiehlt der Arzt bei fiebrigen Kinderkrankheiten generell auf die Temperatur zu achten, um Krampfanfällen vorzubeugen. Alternativ kann er zu einer ständigen Behandlung mit krampflösenden Mitteln raten. Dann können weitere medizinische Untersuchungen erforderlich sein, um das optimale Medikament in der geeigneten Dosis zu ermitteln.

Wenn nach einigen Jahren keine Krampfanfälle mehr auftreten oder sie weniger werden und die Ergebnisse bei Elektroenzephalogrammen und neurologischen Untersuchungen normal sind, kann der Arzt mit der Verringerung der Dosis beginnen. Viele Kinder können schließlich auf alle Medikamente verzichten und haben keine Anfälle mehr.

Temporallappen Epilepsie

Symptome

- Empfindungsstörungen oder psychische Störungen vor einem Anfall
- Kurzer Bewusstseinsstörung

Bei der Temporallappen-Epilepsie geht Anfällen oft eine Empfindung voraus, die so genannte Aura (Hauch). Anschließend treten stereotype oder automatische Körperbewegungen auf. Meist haben die Anfälle ihren Ausgangsort in den Schläfenlappen. Dieser Gehirnteil erstreckt sich von den Schläfen bis knapp oberhalb der Ohren. Ist der Anfall mit einer Bewusstseinsveränderung verbunden, wird er auch »komplexer partieller Krampfanfall« oder »psychomotorischer Anfall« genannt. Wiederholt sich dieser Anfall oder irgendeine andere Form von Krampfanfällen, so spricht man von zerebralem Anfallsleiden (Epilepsie).

Die Anfälle sind oft von 1 bis 2 Minuten langen Episoden von Bewusstseinsstörung oder Verlust des Kontakts zur Außenwelt gekennzeichnet. Die Körperbewegungen können in einfachen wiederholten Abläufen wie Schmatzen oder Zupfen an der Kleidung bestehen. Es kann Sekunden oder auch Stunden dauern, bis die normale geistige Aktivität wieder zurückgekehrt ist. Unter Umständen kann sich der Betroffene nicht an den Anfall erinnern.

Komplexe partielle Anfälle werden auf eine ungewöhnliche elektrische Aktivität im Schläfenlappen zurückgeführt. Entstehen die Anfälle in einer anderen Gehirnregion, werden sie sinngemäß bezeichnet (etwa Okzipitallappen-Epilepsie). Die Aura, das erste Anzeichen der Krämpfe, wird durch eine elektrische Entladung im betroffenen Gebiet hervorgerufen. Ihr folgt eine Ausbreitung ungewöhnlicher elektrischer Entladungen der Nervenzellen des Gehirns, die zu anderen Symptomen des Krampfanfalls wie Bewusstseinsstörungen führt.

Die Aura, die gewöhnlich Sekunden oder Minuten vor dem Krampfanfall auftritt, wird unterschiedlich beschrieben: Als Halluzination (von Bildern, Geräuschen oder Gerüchen), visuelle Täuschung (sich drehende, schrumpfende oder sich vergrößernde Bilder), gestörte Verarbeitung der Wahrnehmungen (déjà vu oder ständig wiederkehrende Erinnerungen) und plötzliche, heftige Empfindungen (etwa Angst oder Panik).

Gelegentlich werden die Anfälle durch bestimmte Erkrankungen der betroffenen Hirnregion verursacht, etwa durch Narben oder einen Tumor. Oft lässt sich aber kein Grund finden. Die Temporallappen-Epilepsie ist die häufigste Epilepsie des Kindes- und Jugendalters.

Diagnose

Der Arzt benötigt die detaillierte medizinische Vorgeschichte des Betroffenen und möglicherweise auch die seiner Familie. Untersuchungen zur Bestätigung der Diagnose beinhalten in der Regel ein Elektroenzephalogramm (S. 494), Blutuntersuchungen, CT oder MRT (S. 494).

Wie gefährlich ist die Krankheit?

Sobald die Krampfanfälle einsetzen, können sie chronisch werden und sind eventuell mit Medikamenten nicht mehr beherrschbar. Gelegentlich kann der Ursprungsort für die Störungen chirurgisch entfernt werden. Bei 3 bis 4 von 5 Betroffenen, die sich einer Operation unterziehen wird die Häufigkeit der Anfälle erheblich verringert. Bei angeborene Störungen oder Persönlichkeitsstörungen tritt auch nach der Operation keine Verbesserung ein. Betroffene sollten immer einen Notfallausweis bei sich tragen.

Behandlung

Arzneimitteltherapie

Um die Krampfanfälle zu verringern oder zu mildern, ist eine Langzeiteinnahme von Medikamenten erforderlich. Trotzdem lassen sich die Anfälle oft nicht völlig beherrschen. Zur Auswahl des Medikaments und der Dosierung ist eine gründliche medizinische Überwachung nötig. Die Medikamente können Nebenwirkungen wie Unruhe oder Sedierung besitzen. Komplexe partielle Anfälle sind mit Medikamenten schwieriger in den Griff zu bekommen als andere Krampfanfälle.

Operation

Wenn sich ein Tumor als Ursache der Temporallappen-Epilepsie herausstellt oder sich die Ursache einem Ort im Schläfenlappen zuordnen lässt, kann eine Operation zur Entfernung dieser Stelle empfohlen werden.

Kopfschmerzen

Fast jeder hat irgendwann einmal Kopfschmerzen. Kopfschmerzen haben viele Ursachen und Ort, Schwere und Häufigkeit ihres Auftretens variieren stark.

Das Gehirngewebe selbst kann nicht schmerzen. Es wird jedoch vermutet, dass bestimmte Bahnen im Hirnstamm und andere Gehirnregionen zur Entstehung unterschiedlicher Kopfschmerzformen beitragen. Tatsächlich können im überwiegenden Teil des Schädels und in einem Großteil der Hirnhäute keine Schmerzen auftreten. Beobachtungen bei Operationen haben gezeigt, dass nur bestimmte Strukturen des Kopfes schmerzempfindlich sind. An der Außenseite des Schädels zählen die Haut und das darunter liegende Gewebe, wie Muskulatur, Arterien, Knochenhaut des Schädels, Augen,

Ohren und Nasennebenhöhlen dazu. Schmerzempfindlichen Strukturen im Gehirninneren sind unter anderem Arterien, venöse Bluträume und ihre Nebenvenen, Teile der äußeren Hirnhaut an der Hirnbasis und bestimmte Kopf- und Hirnnerven. Schmerz ist praktisch die einzige Empfindung, die durch eine Reizung dieser Strukturen ausgelöst wird.

Schmerzsignale von diesen Teilen des Kopfes werden durch Kopf- oder Hirnnerven an das zentrale Nervensystem geleitet. Die Kopfnerven etwa übermitteln Zahn- und Kieferschmerzen, die Hirnnerven senden Signale über Halsschmerzen und Schmerzen an der Schädelbasis.

Schmerzen an der Außenseite des Schädels werden durch Entzündungen oder Verspannungen der Muskulatur, Entzündungen der Ar-

Einordnung der Kopfschmerzen

Zur Einordnung der auftretenden Kopfschmerzen, kann der Arzt folgende Fragen stellen:

- Wie alt sind Sie?
- Unter welchen Bedingungen setzen die Kopfschmerzen ein?
- Treten sie regelmäßig auf und zu welcher Tages- oder Nachtzeit?
- Wo spüren Sie den Schmerz zuerst?
- Wie empfinden Sie den Schmerz? Ist er stark?
- Setzen die Kopfschmerzen langsam oder unvermittelt ein und wie schnell erreichen sie ihren Höhepunkt?
- Wie lange dauern die Kopfschmerzen gewöhnlich?
- Gehen den Kopfschmerzen andere Symptome voraus?
- Gibt es Symptome, welche die Kopfschmerzen begleiten?
- Wodurch verschwinden die Kopfschmerzen wieder?
- Tauchen Kopfschmerzen in Ihrer Familie gehäuft auf?
- Wie reagieren Sie derzeit auf Medikamente und wie haben Sie früher darauf reagiert?
- Wie denken Sie über die Kopfschmerzen?
- Wieso suchen Sie gerade jetzt Hilfe?

terien der Kopfschwarte, der Nasennebenhöhlen, Ohren oder des Zahnfleischs verursacht. Im Schädelinnern können Kopfschmerzen durch Dehnung oder Kontraktion von Arterien, Entzündung von Hirnhäuten und Druck eines Tumors oder eine Blutung hervorgerufen werden.

Eine Entzündung der Arterien der Kopfschwarte und die darauf folgende Dehnung der schmerzempfindlichen Strukturen wird mit Migräne und Cluster-Kopfschmerz in Zusammenhang gebracht. Forschungsergebnissen zufolge wird Migräne wahrscheinlich durch eine Veränderung der Blutgefäße des Gehirns aufgrund von Störungen des Botenstoffs Serotonin hervorgerufen. Serotonin wird von Nervenzellen produziert. Der Cluster-Kopfschmerz beruht eher auf einem Zusammenspiel von Nerven und Arterien des Kopfes und der Freisetzung eines Gehirnbotenstoffs.

Die Ursache für Spannungskopfschmerz ist unklar. Einige Neurologen sind der Auffassung, dass er nicht völlig von Migräne abgegrenzt werden kann, sondern wahrscheinlich eher eine leichtere Form der Migräne darstellt. Andere Spezialisten betrachten ihn als eine separate Krankheit, die eventuell teilweise mit einer Anspannung der Muskulatur der Kopfschwarte zusammenhängt.

Die ärztliche Diagnose stützt sich auf die medizinische Vorgeschichte und Untersuchung des Betroffenen. Bestehen die Kopfschmerzen erst seit kurzem, treten sie in plötzlichen Anfäl-

len auf, werden sie durch Anstrengung ausgelöst, treten sie immer morgens auf und sind von Erbrechen oder anderen Symptomen wie Fieber, Gewichtsverlust oder neurologischen Auffälligkeiten begleitet, so können weitere Untersuchungen notwendig sein.

Zu ihnen kann eine CT des Kopfes (S. 494) gehören, um strukturelle Auffälligkeiten, die Nasennebenhöhlen, Gesichtsknochen sowie Gewebe und Knochen des Halses zu untersuchen. Eine Röntgenaufnahme der oberen Wirbelsäule kann dann erforderlich sein, wenn den Kopfschmerzen eine Kopf- oder Halsverletzung voraus ging. Der Arzt kann weitere Untersuchungen veranlassen, zum Beispiel eine MRT (S. 494), Lumbalpunktion (S. 485) oder Arteriographie der Gehirngefäße (S. 464) und sich auch mit anderen Fachärzten zur Vervollständigung der Diagnose beraten.

Kopfschmerzen können als dumpf, pulsierend oder scharf empfunden werden. Die Beschreibung des Schmerzcharakters kann bei der Diagnose der Kopfschmerzform helfen. Pulsierende Kopfschmerzen sind normalerweise gefäßbedingt. Sind sie mit Schwindel oder vorübergehenden Sehstörungen verbunden, handelt es sich wahrscheinlich um Migräne. Scharfe, stechende Kopfschmerzen sind eher das Symptom einer Neuralgie (S. 514). Gleichmäßige, nicht pulsierende Kopfschmerzen, die sich wie ein enges Band um den Kopf anfühlen, sind normalerweise Spannungskopfschmerzen.

Als chronisch werden Kopfschmerzen angesehen, die unvermindert als größere und behindernde Störung über 6 Monate oder länger anhalten. An einer Migräne (S. 502) leiden etwa 2 000 pro 100 000 Einwohner, vorwiegend Frauen. Der Spannungskopfschmerz (S. 501) kommt häufig vor, der Cluster-Kopfschmerz seltener.

Ein weitere häufige Form von Kopfschmerzen tritt bei einer Nasennebenhöhleninfektion auf. Die Schmerzen sind meist in Stirn, Wange, Auge oder im oberen Teil des Schädels zu spüren. Kopfschmerzen dieser Art können durch ein Vakuum oder einen Unterdruck auf die Höhlenwand entstehen, wenn die Belüftung der Nebenhöhlen durch eine verstopfte Nase infolge eines Infekts oder einer Allergie gestört ist. Der Vakuumeffekt kann auch die Ursache der Ohren- und Nebenhöhlenschmerzen sein, die man beim Sinkflug eines Flugzeugs empfindet, insbesondere wenn man erkältet ist.

Prämenstruelle Kopfschmerzen, typischerweise Migräne oder Spannungskopfschmerzen, treten bei manchen Frauen während des prämenstruellen Syndroms auf. Sie verschwinden normalerweise am ersten Tag der Monatsblutung. Kopfschmerzen aufgrund hohen Blutdrucks treten eher morgens beim Aufwachen auf, sie sind selten und kommen nur bei extrem hohem Blutdruck vor. Migräne setzt oft morgens ein. Kopfschmerzen können von einem Infekt der Nasenhöhle herrühren und an Stärke zunehmen, wenn man sich vorbeugt. Kopfschmerzen aufgrund einer Ermüdung der Augen können auftreten, wenn man lange gelesen oder nachts lange am Steuer gesessen hat. Überanstrengung kann ebenfalls Kopfschmerz hervorrufen, der möglicherweise Wochen oder Monate unvermindert anhält.

Ferner können Kopfschmerzen ein Hinweis auf eine zugrunde liegende Erkrankung sein. So können akute, heftige Kopfschmerzen zusammen mit Kribbeln, Übelkeit und Seh- oder Sprachstörungen ein Symptom für eine sehr ernste Hirnblutung sein. Alle andauernden, erst seit kurzem bestehenden Kopfschmerzen sind ernst zu nehmen, da sie ein Symptom für einen Tumor, eine Blutung oder Aneurysma, für eine Hirnhautentzündung, eine Gehirnentzündung, für Kinderlähmung, einen Gehirnabszess oder eine Blutung innerhalb des Gehirns sein könnten. Gelegentliche Kopfschmerzen brauchen nicht zu beunruhigen. Ärztliche Hilfe sollte in Anspruch genommen werden, wenn sie mit auffälligeren Symptomen einhergehen oder man die Schmerzen als »noch nie so schlimm« beschreiben würde.

Gegen die häufigen Alltagskopfschmerzen, die durch Ermüdung, Stress oder übermäßigen Alkohol- oder Nikotinkonsum hervorgerufen werden können, empfiehlt der Arzt sicherlich die schädigende Aktivität zu vermeiden und ein nichtbetäubendes Schmerzmittel einzunehmen, wie Acetysalicylsäure oder Paracetamol.

Chronische Kopfschmerzen sind problematischer. Nicht betäubende Schmerzmittel können die Kopfschmerzen zwar lindern, doch nicht ganz beseitigen oder ihre Rückkehr zuverlässig verhindern. Hilfreich sind Mittel gegen Depressionen. Es wird angenommen, dass sie auf bestimmte Gehirnbotenstoffe einwirken und damit den Schmerz lindern und seine Wahrnehmung ändern. Betäubende Schmerzmittel wie Kodein können Linderung bringen und in Kombination mit Acetysalicylsäure oder Paracetamol besonders gut wirken. Wegen der Gefahr einer Abhängigkeit sollten sie jedoch nur mit Vorsicht verwendet werden. Je höher die Dosierung, desto stärker die Nebeneffekte, unter anderem Übelkeit, Verstopfung und Benommenheit. Ergotamin-Präparate, Sumatriptan und Methysergid können zur Behandlung schwerer, gefäßbedingter Kopfschmerzen ge-

nommen werden. Diese Medikamente werden während der Schwangerschaft oder Stillzeit, bei hohem Blutdruck oder Durchblutungsstörungen von Gehirn oder Beinen nicht empfohlen.

Um die chronischen Schmerzen zu beherrschen verfolgt man zwei Ziele: Erstens soll die Arzneimitteltherapie vereinfacht und auf ein Minimum beschränkt werden um unwirksame Medikamente auszusondern. Die Dosierung der restlichen Medikamente wird systematisch herabgesetzt, bis nur noch die Medikamente eingenommen werden, welche den größten Nutzen und die geringsten Nebenwirkungen haben. Zweitens soll der Betroffene die Schmerzen und die Faktoren, die sie verschlimmern, verstehen lernen, damit sie vermieden und die Leistungsfähigkeit gesteigert werden kann. Medikamente gegen Depressionen können den Betroffenen helfen, außerdem Entspannungsübungen (S. 504) oder eventuell eine konsequente Änderung der Lebensführung.

Spannungskopfschmerz

Symptome. Dumpfer oder druckähnlicher Schmerz in Kopfhaut, Schläfen oder Nacken.

Spannungskopfschmerz wird gewöhnlich als diffuser und heftiger Schmerz im Kopf oder im Nacken empfunden. Er kann sich wie Völle oder Druck anfühlen, als stecke der Kopf in einem Schraubstock. Man nimmt an, dass die Ursache für dieses Gefühl, zumindest in einigen Fällen, ein starkes, krampfartiges Zusammenziehen der Kopf- und Nackenmuskulatur und der Muskulatur an der Schädelaußenseite ist. Es gibt einige Anhaltspunkte dafür, dass eine Erweiterung der Blutgefäße in der Kopfschwarte eventuell zu den Schmerzen beiträgt.

Die Beschwerden können den Schlaf beeinträchtigen. Manche Menschen klagen über einen stechenden oder brennenden Oberflächenschmerz der Haut.

Spannungskopfschmerz kommt häufig vor. Da er auf rezeptfreie Schmerzmittel gut anspricht, suchen Betroffene meist keinen Arzt auf. Spannungskopfschmerz, der 2-mal oder öfter pro Woche über Monate hinweg oder länger auftritt, wird als chronisch bezeichnet. Manche Menschen berichten von jahre- oder gar jahrzehntelangen Beschwerden. Typisch für die Schmerzen ist ihre Zu- und Abnahme.

Spannungskopfschmerz ist wohl die häufigste Ursache für Kopfschmerzen. Er kann unter anderem durch schlechte Haltung, Arbeit in unbequemer Stellung oder plötzliche Anstrengung hervorgerufen werden. Stress, Depressionen und Ängste sind die häufigsten Auslöser.

Er ist unabhängig von Alter oder Geschlecht. Die chronische Form entwickelt sich oft in mittleren Jahren und kann mehrere Jahre anhalten.

Diagnose

Für die Diagnose, schließt der Arzt andere mögliche Ursachen für die Schmerzen aus. Untersuchungen können Urintests, Sehtests, Röntgenaufnahmen der Nasennebenhöhlen und des Schädels oder eine CT (S. 494) beinhalten.

Der Arzt wird sich nach dem Befinden des Betroffenen erkundigen und nach Anzeichen für Ängste oder Depressionen forschen, er wird fragen, ob es in Beruf oder Familie eine Belastung gibt, die mit den Kopfschmerzen in Zusammenhang stehen könnte.

Wie gefährlich ist dieser Kopfschmerz?

Spannungskopfschmerz ist nicht lebensgefährlich und führt auch nicht zu schwerwiegenderen Störungen. Er kann jedoch ein Hinweis auf Depressionen, Sorgen oder Stressbelastung sein. Manche von Spannungskopfschmerz Betroffene sind depressiv und müssen entsprechend behandelt werden.

Kopfschmerzen als Warnsignal

Kopfschmerzen können Störungen wie einen Blutpfropf, Gehirntumor oder ein geschwächtes Blutgefäß, das reißen könnte (Aneurysma), begleiten, sie sind jedoch meistens unbedenklich.

Eine seltene Erkrankung, bei der Kopfschmerzen auftreten und die fast immer nach dem 55. Lebensjahr beginnt, ist die Riesenzellarteriitis. Eine Entzündung,der Arterien in Kopfschwarte, Gehirn und Augen. Ohne Behandlung kann sie zu Blindheit, in seltenen Fällen zu einem Schlaganfall führen.

Jeder Besorgnis erregende Kopfschmerz sollte dem Arzt mitgeteilt werden. Außerdem sobald sich Muster oder Intensität der Schmerzen ändern.

Suchen sie umgehend einen Arzt auf, wenn folgendes zutrifft:
- Plötzliche, heftige Kopfschmerzen, oft »wie ein Blitz aus heiterem Himmel«
- Kopfschmerzen mit Fieber, steifem Nacken, Hautausschlag, geistiger Verwirrung, Krampfanfällen, Wahrnehmung von Doppelbildern, Schwäche, Benommenheit, Sprachstörungen
- Kopfschmerzen kurz nach Halsschmerzen oder einer Atemwegserkrankung
- Kopfschmerzen nach einer Kopfverletzung, selbst wenn es sich nur einen geringfügigen Sturz oder Stoß handelte
- Chronische, zunehmende Kopfschmerzen, die nach Husten, Belastung oder plötzlicher Bewegung schlimmer werden
- Neu auftretende Kopfschmerzen nach dem 55. Lebensjahr.

Behandlung

Spannungskopfschmerz spricht am besten auf Massage, Wechselduschen, Entspannungsübungen (→ Biofeedback, S. 1121) und sorgfältige Beachtung von ausreichender Ruhe und körperlicher Betätigung an. Unter Umständen hilft eine Physiotherapie. Betroffene sollten ein Kopfschmerztagebuch führen (→ Migräne, S. 502) um der Ursache besser auf den Grund gehen zu können. Darüber hinaus kann sich die Wirkung der Schmerzmittel oder anderer Medikamente im Laufe der Zeit abnutzen.

Arzneimitteltherapie

Einfache schmerzlindernde Wirkstoffe wie Acetylsalicylsäure, Paracetamol oder Ibuprofen wirken in der Regel gut. Bei einer chronischen Störung können Mittel gegen Depressionen verschrieben werden.

Migräne

Symptome
- Starke Kopfschmerzen
- Übelkeit und Erbrechen
- Flimmernde Regenbogenfarben, blinde Stellen im Gesichtsfeld oder andere Auras

Die Ursache der Migräne (gefäßbedingter Kopfschmerz) ist unbekannt, obwohl manche Anzeichen dafür sprechen, dass die Blutgefäße des Kopfes daran beteiligt sind.

Normalerweise beginnt die Migräne am frühen Morgen oder tagsüber mit einem starken, scharfen Schmerz an einer Seite des Kopfes, der sich allmählich ausbreiten kann. Der Schmerz beginnt an einer Seite des Kopfes oder im ganzen Kopf zu pochen. Es dauert entweder nur Minuten oder aber 1 bis 2 Stunden, bis er seinen Höhepunkt erreicht. Ohne Behandlung, kann der Schmerz einige Stunden bis hin zu 2 Tagen andauern. Schläft man ein, hören die Schmerzen oft auf, beim Aufwachen fühlt man sich jedoch schlapp. Die Anfälle können täglich oder nur einmal in mehreren Monaten auftreten. Sie können von Übelkeit und zuweilen von Erbrechen begleitet werden.

Migräne ist durch einige klinische Schemata charakterisiert: Migräne mit Aura, Migräne ohne Aura und Migräne mit neurologischen Begleiterscheinungen.

Bei der Migräne mit Aura, auch klassische Migräne genannt, gehen den Kopfschmerzen Warnsymptome voraus. Etwa 20 Minuten vor den Kopfschmerzen tauchen oft neurologische Symptome auf, etwa Sehstörungen wie sprühende Lichtblitze, blendende Zickzacklinien, sich langsam ausbreitende blinde Flecken, Schwindel oder ein Taubheitsgefühl an einer Körperseite. Diese vorausgehenden Symptome werden »Aura« genannt. Nicht so häufig sind Aurasymptome, die unter anderem in sich langsam ausbreitender Schwäche oder Taubheitsgefühl in Gesicht, Hand oder Bein, Kribbeln oder Taubheit der Lippen oder Problemen beim Schreiben oder Sprechen bestehen. Ganz selten dauern diese Symptome an, vermutlich aufgrund eines Schlaganfalls (Hirninfarkt).

Bei der Migräne ohne Aura, früher auch einfache Migräne genannt, zeigen sich keine Warnsymptome. Einige Stunden vor den Schmerzen kann die Gefühlslage gehoben sein, voller Energie, mit Durst oder mit Hunger auf Süßes oder benommen, reizbar, depressiv. Diese Phänomene werden auch als »Frühsymptome« bezeichnet. Innerhalb von einigen Minuten bauen sich die Kopfschmerzen zu voller Intensität auf.

Bei manchen Patienten gehen der Migräne neurologische Symptome voraus oder begleiten sie, darunter Schwindel, Halbseitenlähmung oder Bauchschmerzen.

Zu den weniger häufige Migräneformen zählen die familiär gehäuft auftretende Migräne mit Halbseitenlähmung (Migräne mit Aura und Lähmung einer Körperseite, der Betroffene hat mindestens einen nahen Verwandten mit den gleichen Anfällen), Migräne-Aura ohne Kopfschmerzen (meist bei älteren Menschen), ophtalmoplegische Migräne (Migräne mit teilweiser Lähmung der Augen), lang dauernde Migräne (Migräneanfall von über 72 Stunden) und der so genannte migränöse Infarkt (ein oder mehrere Aurasymptome, die länger als 7 Tage anhalten und durch Durchblutungsstörungen des Gehirns verursacht sind).

Migräne kann in der Kindheit, im Jugendalter oder im frühen Erwachsenenalter zuerst auftreten und mit zunehmendem Alter langsam in Anzahl und Stärke der Anfälle abnehmen. Migräne kann auch mit prämenstrueller Anspannung zusammenhängen. Während der Schwangerschaft nehmen die Anfälle eher ab. In etwa der Hälfte der Fälle tritt Migräne familiär gehäuft auf.

Die biologischen Ursachen für Migräne sind unbekannt, doch sind viele Faktoren bekannt, die sie beschleunigen. Entspannung nach einer Phase harter Arbeit kann zur so genannten »Wochenendmigräne« führen. Stress, prämenstruelle Veränderungen, Alkoholgenuss, Hunger oder die Antibabypille sind manchmal die Auslöser. Auch bestimmte Nahrungsmittel können Anfälle hervorrufen, unter anderem Rotwein, Schokolade, reifer Käse, Milch, Hühnerleber, Gepökeltes oder mit Natriumglutamat zubereitete Speisen. Manchmal wird sogar berichtet, dass Sonnenbestrahlung oder körperliche Bewegung einen Anfall auslöst.

Diagnose

Wenn Migräne mit typischen Warnsymptomen einhergeht oder die Schmerzen in der Familie bereits früher aufgetreten sind, ist die Diagnose meist einfach. Liegen diese Merkmale jedoch nicht vor oder sind die Kopfschmerzen stark und erst vor kurzem erstmals aufgetreten, können Untersuchungen zum Ausschluss anderer Schmerzursachen, wie etwa Tumore, Aneurysmen oder sonstiger Strukturstörungen notwendig sein: Etwa durch Lumbalpunktion (S. 485) zur Untersuchung der Gehirn-Rückenmark-Flüssigkeit, Röntgenaufnahmen von Kopf und Nebenhöhlen, Sehtests und CT (S. 494).

Wie gefährlich ist Migräne?

Migräne ist eine chronische Krankheit ohne Heilmittel. Die Kopfschmerzen sind nicht lebensbedrohlich und es gibt keinen Nachweis, dass sie zu anderen Erkrankungen führen. Die Häufigkeit und Stärke der Anfälle sollte sich durch eine Behandlung verringern lassen.

Behandlung

Für akute Anfälle

Leichte Schmerzmittel wie Acetylsalicylsäure, Paracetamol, Ibuprofen oder andere nichtsteroidale Entzündungshemmer bringen bei leichter bis mittelgradiger Migräne Linderung.

Eine Kombination von Schmerzmittel und Barbituraten (Beruhigungsmittel) hilft bei manchen Patienten. Die regelmäßige Einnahme von barbiturathaltigen Medikamenten kann jedoch tägliche Kopfschmerzen hervorrufen und soll nicht öfter als an 2 Tagen pro Woche erfolgen.

Mittel gegen Übelkeit wie Metoclopramid können verschrieben werden, wenn die Kopfschmerzen Übelkeit oder Erbrechen bewirken. Ergotamin wird erfolgreich bei akuter Migräne eingesetzt. Manchmal wird in Kombination damit ein Schmerzmittel verschrieben. Ergotamin kann Kopfschmerzen und andere Nebenwirkungen wie Übelkeit, Erbrechen, Krämpfe und Kribbeln hervorrufen. Es sollte nur wenige Male pro Woche, auf keinen Fall in der Schwangerschaft oder Stillzeit genommen werden.

Isomethepten ist ein mit Ergotamin verwandter Wirkstoff und bringt einigen Patienten Erleichterung, wenn es in Kombination mit einem Schmerzmittel und einem leichten Beruhi-

Muskelentspannungstechniken

Bei Muskelspannungen handelt es sich oft um falsche Angewohnheiten. Manche Menschen entwickeln gewohnheitsmäßig eine Muskelreaktion auf Stress. Um die daraus resultierende Schmerzen zu bewältigen, sind Muskelentspannungstechniken entwickelt worden. Diese Techniken haben sich als hilfreich bei Gesundheitsstörungen wie Spannungskopfschmerz, Störungen des Temporomandibulargelenks (S. 624) sowie Rückenschmerzen erwiesen.

Betroffene können nach einem besonders anstrengenden Tag schon fast damit rechnen, dass bald Kopfschmerzen auftauchen. Strategisches Vorgehen und Disziplin sind nötig, um diesen Teufelskreis aus Anspannung, Schmerzen und daher weiterer Anspannung zu durchbrechen. Entspannungskurse, Yoga, Spaziergänge und Jogging sind Möglichkeiten, wie man die Anspannung selbst beheben kann. Für viele sind Entspannungsübungen ein erfolgreicher Weg zum Stressabbau geworden.

Setzen Sie sich bei Angst oder geistiger Anstrengung in einen bequemen Sessel oder legen Sie sich hin.

Schließen Sie die Augen. Atmen Sie jetzt langsam und tief. Behalten Sie während der gesamten Sitzung dieses tiefe und rhythmische Atmen bei. Heben Sie beim Einatmen Brust und Bauch. Ziehen Sie sie beim Ausatmen zusammen. Halten Sie dazwischen den Atem für einige Sekunden an. Mit Übung können Sie durch solcher Atemzüge in Stresssituationen wieder zur Ruhe kommen.

Jetzt spannen Sie die Zehenmuskeln an und stemmen die Füße gegen den Boden. Halten Sie die Spannung. Spüren Sie dieser Spannung in Zehen und Füßen nach und wo sie sitzt. Halten Sie die Muskeln 20 Sekunden angespannt und konzentrieren Sie sich dabei auf die Spannung. Dann entspannen Sie die Zehen und Füße. Spüren Sie, wie die Anspannung weicht, wie die Muskeln immer entspannter und schwerer werden. Spüren Sie die Wärme, die sie durchströmt, wenn die Spannung geht. Lassen Sie alle Spannung in Zehen und Füßen los. Sagen Sie die Worte »Ruhe« und »entspannen« leise vor sich hin. Lassen Sie alle anderen Gedanken. Geben Sie sich immer

mehr der Entspannung hin und lassen Sie dieses Gefühl wachsen.

Wenn sich Füße und Zehen schlaff anfühlen, vielleicht nach 30 Sekunden, führen Sie diese Übung mit einer benachbarten Muskelgruppe durch und arbeiten Sie sich auf diese Weise langsam den Körper hinauf, stets nur mit einer Muskelgruppe: Knöchel und Unterschenkel, Oberschenkel, Becken und Gesäß, Bauch, Fäuste, Arme, Schultern. Drücken Sie den Kopf in das Polster oder Kissen und spannen Sie die Halsmuskeln an. Beißen Sie die Zähne zusammen. Runzeln Sie die Stirn und verengen Sie die Augen.

Während Sie jeden Abschnitt von Hals und Kopf entspannen, denken Sie die Worte »Ruhe« und »entspannen«. Sagen Sie sich, wie gut es sich anfühlt und atmen Sie tief.

Wenn sich der ganze Körper entspannt ist, halten Sie die Augen geschlossen und fühlen die eigene Schwere. Drücken Sie diese Schwere in den Boden. Während Sie tief atmen, sagen Sie sich wiederholt, dass Sie sich sehr erfrischt fühlen. Zählen Sie bis 3 und öffnen Sie die Augen .

gungsmittel (Isomethepten, Paracetamol und Dichloralphenazon) eingenommen wird. Isomethepten ist eventuell nicht so wirksam wie Ergotamin, wird jedoch besser vertragen.

Sumatriptan ist ein neuerer Wirkstoff zur Behandlung akuter Migräneanfälle. Es wirkt vermutlich durch seine Bindung an bestimmte Serotoninrezeptoren der Blutgefäße des Kopfes.

Sobald sich die ersten Symptome zeigen und die Medikamente eingenommen wurden, reagieren manche Patienten gut auf Ruhe in einem abgedunkelten Raum und Schlaf.

Dauert der Migräneanfall länger und ist von ununterbrochenem Erbrechen begleitet, so sollte die Notambulanz aufgesucht werden, damit der Flüssigkeitsverlust wieder ergänzt und der Schmerz unter Kontrolle gebracht wird.

Vorbeugung

Ist dem Betroffenen bekannt, dass manche Nahrungsmittel bei ihm Migräne auslösen, soll-

te er auf diese verzichten. Auch ein zu langes Ausschlafen sollte man vermeiden. Wird die Antibabypille eingenommen, sollten Frauen erwägen sie eventuell abzusetzen. Etwa 30 Prozent der weiblichen Patienten haben vermehrte Anfälle, solange sie die Pille nehmen.

Um Auslösern auf die Spur zu kommen, empfiehlt sich ein Schmerztagebuch zu führen in dem man notiert, wann die Kopfschmerzen einsetzten, was in den 24 vorangehenden Stunden gegessen wurde, wie man sich fühlte (und was man gerade tat), als die Kopfschmerzen begannen, ob ungewöhnlicher Stress bestand, wie lange die Kopfschmerzen dauerten und wodurch sie aufhörten.

Wenn die Migräneanfälle öfter als 2-mal monatlich auftreten oder die Schmerzen besonders lange dauern, können zur Vorbeugung täglich Betablocker, Kalziumblocker, nicht-steroidale Entzündungshemmer oder Methysergid-Maleinat eingenommen werden.

Cluster-Kopfschmerz

Symptome

- Anhaltende, bohrende Schmerzen im Auge oder um das Auge herum in Episoden, die oft zur gleichen Zeit beginnen
- Tränendes oder gerötetes Auge bei verstopfter Nase an einer Körperseite

Der Cluster-Kopfschmerz ist durch einen heftigen, brennenden, bohrenden Schmerz gekennzeichnet, der oft im Auge oder um Auge und Schläfe herum und gelegentlich in einer Wange oder dem Kiefer einer Seite auftritt. Das betroffene Auge ist gerötet und tränt. Das Nasenloch dieser Seite ist verstopft und läuft eventuell. Weitere Merkmale können eine verkleinerte Pupille an der schmerzenden Seite, ein hängendes Oberlid und ein gerötetes Gesicht sein.

Der Schmerz erlangt innerhalb von 5 bis 10 Minuten seinen Höhepunkt, der gewöhnlich eine halbe bis 2 Stunden anhält. Die Betroffenen legen sich bei einem Anfall in der Regel nicht nieder, weil sich so der Schmerz verschlimmert.

Sein Auftreten ist unvermittelt und jederzeit möglich, doch meist beginnt er 2 bis 3 Stunden nach dem Einschlafen, normalerweise in der Tiefschlafphase (REM-Phase; Rapid Eye Movement – schnelle Augenbewegungen). Er kann täglich und tage-, wochen- oder monatelang auftauchen, gefolgt von einer anfallsfreien Zeit, die Wochen oder Jahre dauern kann (episodische Anfälle) oder er tritt ein Jahr lang oder länger ohne anfallsfreie Zeiten auf (chronische Anfälle). Eine chronische Phase kann nach einer Phase mit episodischen Anfällen einsetzen.

Im Gegensatz zur Migräne, von der Frauen häufiger betroffen sind, kommt der Cluster-Kopfschmerz häufiger bei Männern vor. Der erste Anfall tritt meist zwischen 20 und 40 Jahren auf. Die Betroffenen sind meist starke Raucher. Es gibt in der Regel in ihren Familien keine Häufung dieser Krankheit.

Die Ursache für den Cluster-Kopfschmerz ist bis jetzt noch unbekannt. Eventuell hängt die Krankheit mit einem Botenstoff im Gehirn und bestimmten Kopfnerven zusammen. Er veranlasst die Erweiterung von Blutgefäßen, wodurch Schmerz entsteht. Alkohol kann Cluster-Anfälle auslösen, wenn eine Anfälligkeit für sie besteht. In seltenen Fällen können einige Nahrungsmittel ihr Auftreten beschleunigen.

Diagnose

Sind die Symptome typisch für den Cluster-Kopfschmerz, so hat der Arzt bei der Diagnosestellung kaum Schwierigkeiten. Trotzdem können Untersuchungen angebracht sein um andere Krankheiten auszuschließen, die einen vergleichbaren Schmerz verursachen. Hierzu zählen ein Aneurysma der Halsschlagader, ein Tumor aus neu gebildeten Blutgefäßen, Nasennebenhöhlenentzündung oder grüner Star.

Wie gefährlich ist der Cluster-Kopfschmerz?

Der Cluster-Kopfschmerz ist eine chronische Krankheit. Ein Heilmittel ist nicht bekannt und die Phasenmuster der Anfälle sind unklar. Sie können ein Leben lang anhalten. Der bei einem Anfall auftretende Schmerz kann sehr beeinträchtigend sein, doch entsteht kein bleibender Schaden und die Krankheit führt zu keiner weiteren Gesundheitsstörung.

Behandlung

Bei Anfällen von Cluster-Kopfschmerz sollte ein Tagebuch über die Muster des Auftretens geführt werden, um dem Auslöser auf die Spur zu kommen (→ Migräne, S. 502).

Cluster-Kopfschmerz spricht nicht auf Schmerzmittel an, da deren Wirkung zu spät einsetzt. Oft bringt die Inhalation von reinem Sauerstoff Linderung. Darin kann die effektivste Behandlungsmethode bei häufigen Cluster-Kopfschmerzen bestehen, die vorwiegend nachts auftreten.

Ergotamin als Zäpfchen, Tabletten oder zum Inhalieren lindern den Schmerz bei manchen gut, aber die Dosierung muss gering sein, um Nebenwirkungen, besonders Übelkeit, zu verhindern. Es kann auch zur Vorbeugung verschrieben werden.

Kortikosteroide wie Prednison können dann verschrieben werden, wenn der Cluster-Kopfschmerz noch nicht lange besteht oder ein Schema mit kurzen Anfallsphasen und langen anfallsfreien Phasen vorliegt. Die Nebenwirkungen verbieten eine Langzeiteinnahme.

Etwa 60 Prozent der Betroffenen sprechen auf Methysergid an, das die Anfälle lindert und ihnen vorbeugt. Es wird in Schmerzphasen genommen und in den anfallsfreien Zeiten langsam abgesetzt. Auch Sumatriptan wird eingesetzt.

Lithium kann bei einer chronischen Phase von Cluster-Kopfschmerz helfen. Auch dann wird die Dosis langsam herabgesetzt um Nebenwirkungen vorzubeugen.

Kalziumblocker wie Verapamil sind bei vielen Betroffenen zur Vorbeugung geeignet. Sie werden oft noch 3 oder4 Wochen nach dem letzten Anfall eingenommen, die Dosierung wird dann unter ärztlicher Kontrolle allmählich herabgesetzt und das Medikament schließlich abgesetzt. Bei chronischen Kopfschmerzen ist gelegentlich eine Langzeiteinnahme nötig.

Bei chronischem Cluster-Kopfschmerz ist eventuell eine Therapie erforderlich, die diese Mittel kombiniert. Eine Operation bestimmter Gruppen von Nervenzellgruppen in der Nähe des Gehirns empfiehlt sich als letzte Möglich-

keit, wenn das Kombinationsprogramm keinen Erfolg hatte. Sie bringt laut einiger Studien fast 66 Prozent der vom Cluster-Kopfschmerz Betroffenen Hilfe, jedoch können Muskelschwäche oder eine Wahrnehmungsstörung bestimmter Nerven von Gesicht oder Kopf als bleibende Beeinträchtigung auftreten.

Krankheiten der Wirbelsäule und des peripheren Nervensystems

Das periphere Nervensystem erstreckt sich von Gehirn und Rückenmark zu allen Körperteilen. Dieses Nervennetz ist für sämtliche Bewegungen und Sinneswahrnehmungen zuständig. Schäden an der Wirbelsäule oder den peripheren Nerven können die Kommunikation zwischen Gehirn anderen Körperregionen stören.

Zu den Symptomen gehören Schmerzen in der betroffenen Körperregion, Beeinträchtigung der Muskelbeweglichkeit und Taubheitsgefühl oder ungewöhnliche Wahrnehmungen. Die Schädigungen können von leichter, vorübergehender Taubheit bis zu chronischen Symptomen oder einer dauerhaften Lähmung reichen.

Rückenmarkverletzung

Notfallsymptome (Querschnittssyndrom)
- Schwäche, Koordinationsstörung oder Lähmung eines Körperteils nach Unfall
- Taubheitsgefühl oder Störung der Sinneswahrnehmung
- Störung der Harn- oder Stuhlkontrolle

Die meisten Verletzungen des Rückenmarks sind Folgen von Verkehrs- oder Berufsunfällen, Stürzen sowie Schusswaffenverletzungen oder Sportunfällen. Manchmal kann eine geringfügige Verletzung eine schwere Schädigung hervorrufen, wenn eine Vorbelastung, zum Beispiel durch chronische Polyarthritis vorliegt.

Abhängig vom Verlauf der Nervenfasern können unterschiedliche Körperteile durch Verletzungen entlang des Rückenmarks betroffen sein. Das Rückenmark setzt sich aus langen Nervenfasern (Bahnen) zusammen, die vom Gehirn ihren Ausgang nehmen.

Die Nervenbahnen des Rückenmarks münden in Nervenwurzeln, die zwischen den Wirbeln austreten und periphere Nerven bilden, die in die Haut und Muskulatur führen. Bei einer Rückenmarkverletzung können die Ner-

venbahnen betroffen sein, die das Verletzungsgebiet durchqueren, sodass die entsprechenden Muskeln und die Sensibilität ganz oder teilweise beeinträchtigt ist.

Meist ist der Lendenbereich (lumbal) und der Hals (zervikal) betroffen. Eine Verletzung der Lendenwirbelsäule kann die Kontrolle über Beine und Schließmuskeln und die Sexualfunktionen beeinträchtigen. Bei einer Verletzung der Halswirbelsäule können sowohl die Atmung als auch die oberen und unteren Gliedmaßen betroffen sein. Verletzungen an einer Seite des Rückenmarks beeinträchtigt in der Regel die Muskulatur derselben Körperseite und vermindern die Sensibilität beider Seiten.

Die Verletzung kann auf einer Streckung, Stauchung, seitlichen Beugung oder Durchtrennung des Rückenmarks beruhen. Auch eine Blutung oder das unfallbedingte Eindringen eines Knochen- oder Metallsplitters in das Rückenmark sind mögliche Ursachen. Bei eim Autounfall kann der Aufprall des Kinns auf das Steuerrad eine Dehnung und einen Riss des Rückenmarks herbeiführen. Ein Geschoss oder ein Messer können das Mark durchtrennen. Oft ist eine Rückenmarkverletzung im Halsbereich Folge einer plötzlichen, extremen Biegung des Nackens durch einen Aufprall, etwa beim Fußballspiel, Kopfsprung in flaches Wasser oder bei einem Kraftfahrzeugunfall. Ist die Lendenwirbelsäule betroffen, kann es zu einer Stauchungsverletzung kommen. Auch hier sind Auto- und Motorradunfälle häufige Ursache.

Eine Blutung im Rückenmark kann zu bleibendem Verlust der Sensibilität und Muskelschwäche führen. Blutungen außerhalb des Rückenmarks können zur einer Kompression führen, die abhängig vom Ort der Blutung, Schwäche oder Sensibilitätsbeeinträchtigung von Gliedmaßen und Rumpf zur Folge hat.

Eine Stauchung des Rückenmarks kann auch durch Flüssigkeitsansammlung und Schwellung bedingt sein. Die daraus resultierende

Lähmung kann mehrere Tage anhalten und sich dramatisch verbessern, wenn die Schwellung zurückgeht oder die Flüssigkeitsansammlung operativ entfernt wird, gewissen Beeinträchtigungen bleiben jedoch eventuell bestehen.

Da sich Nervenfasern nur selten regenerieren, führen Durchtrennungen oder schweren Rückenmarkverletzungen meist zu einer bleibenden Behinderung oder Lähmung. Eine Lähmung vom Hals abwärts kann alle vier Gliedmaßen betreffen (Tetraplegie) oder nur die Beine und den Unterkörper (Paraplegie).

Diagnose

Unmittelbar nach der Verletzung können Taubheit oder Lähmung eintreten. Diese Symptome können sich auch allmählich bemerkbar machen, wenn sich im Rückenmark oder in seiner Umgebung nach einem Unfall Flüssigkeit ansammelt. Notfallversorgung ist notwendig, damit die langfristigen Auswirkungen dieser Verletzung so gering wie möglich bleiben.

Nach einer körperlichen und neurologischen Untersuchung sind weitere Untersuchungen zur Sicherung der Diagnose erforderlich, unter anderem Röntgen, CT oder MRT (S. 494) oder Myelographie (S. 510). Zuweilen ist außerdem eine Lumbalpunktion nötig (S. 485).

Wie gefährlich ist eine Rückenmarkverletzung?

Die unmittelbare Auswirkung einer Rückenmarkverletzung ist oft eine Lähmung oder Beeinträchtigung der Sinneswahrnehmungen in einem Körperteil. Dies kann tödliche Folgen haben, falls durch eine Nackenverletzung eine Atemlähmung ausgelöst wird Der Zeitraum zwischen Verletzung und Behandlung hat Einfluss auf das Ausmaß der Heilungschancen.

Eine Wiederherstellung der Beweglichkeit und der Sensibilität innerhalb der 1. Woche lässt normalerweise auf eine Wiederherstellung aller oder der meisten Funktionen schließen. Eine nach 6 Monaten noch bestehende Beeinträchtigung wird meist von Dauer sein. Ist die Blasenkontrolle verloren gegangen, wie häufig bei einer Tetraplegie und Paraplegie, so entwickelt sich eine Anfälligkeit für wiederholte Harnwegsinfektionen. Außerdem besteht eine Anfälligkeit für Verletzungen des Körperteils, in dem die Wahrnehmungsfähigkeit gestört ist.

Behandlung

Eine Notfallbehandlung ist nötig. Ein längerer Krankenhausaufenthalt zum Abheilen der Verletzung und eventuelle monatelange Spezialtherapie zur Rehabilitation sind erforderlich.

Arzneimitteltherapie

Kortikosteroide (Dexamethason oder Methylprednisolon) verringern die Schwellung, die auf das Rückenmark drückt. Bei Harnwegsinfektionen können Antibiotika nötig sein.

Operation

Chirurgische Eingriffe können zur Entfernung von Knochenbruchstücken oder Fremdkörpern, zur Reparatur gebrochener Wirbel durch Versteifung des Knochens bzw. Nagelung oder zur Druckentlastung des Rückenmarks durch Ableitung von Flüssigkeit notwendig werden.

Weitere Therapien

Eine Extensionsbehandlung kann Verschiebungen in der Wirbelsäule korrigieren und den Rücken zur Heilung fixieren. Manchmal wird bei dieser Streckung zusätzlich ein Gerät eingesetzt, das über Klammern im Schädel den Kopf fixiert. Weitere neurologische Untersuchungen sind erforderlich um die Rückkehr von Reflexen und Sensibilität zu prüfen. Die Verletzungen heilen normalerweise in 2 bis 4 Monaten. Danach kann der Arzt abschätzen,

Paraplegie

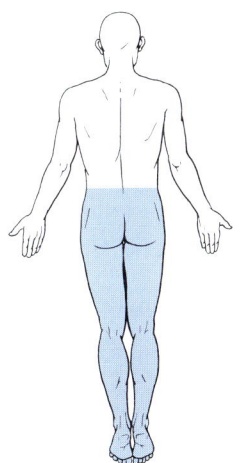

Tetraplegie

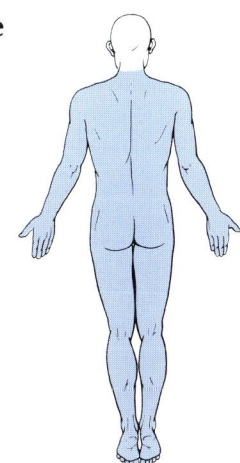

Die Lähmung der unteren Körperhälfte wird Paraplegie, die Lähmung vom Hals abwärts Tetraplegie genannt.

wie groß die bleibende Behinderung sein wird. Jetzt kann die Rehabilitation ansetzen, damit der Betroffene lernt die verbliebene Muskelkraft optimal zu nutzen und sich mit mechanischen Hilfsmitteln fortzubewegen.

Rückenmarktumor

Symptome
- Ständig zunehmende Rückenschmerzen
- Gefühl von Taubheit oder Kälte
- Muskelschwäche in Arm oder Bein oder mehreren Gliedmaßen

Notfallsymptome
- Beeinträchtigung der Blasen- oder Mastdarmkontrolle
- Zunehmende Beeinträchtigung der Kraft oder Wahrnehmungsfähigkeit in einem Bein

Bei einem Rückenmarktumor handelt es sich um ungewöhnliches Zellwachstum innerhalb des Rückenmarks, zwischen den Rückenmarkhäuten, die es bedecken, oder außerhalb der Häute im Wirbelsäulenkanal. Gutartige Tumoren sind in diesem Bereich häufiger als bösartige. Rückenmarktumore haben Ähnlichkeit mit Gehirntumoren (S. 492).

Tumore im Bereich der Wirbelsäule haben ihren Ursprung gelegentlich in einer anderen Körperregion (gewöhnlich Lunge oder Brust), von der Tumorzellen mit dem Blutstrom wandern (metastasieren). Häufiger jedoch beginnen sie direkt im Wirbelkanal. Ihre Ursache ist oft unbekannt, wenngleich gutartige Tumore angeboren oder erblich sein können.

Erst wenn der wachsende Tumor auf das Rückenmark drückt, treten Symptome auf. Ähnliche Symptome können durch andere Erkrankungen verursacht werden. Besteht nach

Rehabilitation bei Querschnittslähmung

In den ersten Stadien einer Paraplegie oder Tetraplegie wird die Verletzung oder Erkrankung behandelt, die der Lähmung zu Grunde liegt. Man achtet auch auf Risiken wie Stuhl- oder Harnverhaltung, Atemwegs- oder Herz- und Kreislaufstörungen, Geschwüre im Magen-Darm-Trakt, Hauterkrankungen, Muskelverkürzung und Venenentzündungen.

Wenn die Ausgangsverletzung oder -erkrankung stabilisiert worden ist, konzentriert sich die Pflege auf eventuelle Probleme, die aus der Unbeweglichkeit resultieren, wie Änderungen der Herz-Kreislauf-Funktion, Muskelverkürzungen, Druckgeschwüre, Harnwegsinfektionen und die Bildung von Blutpfropfen. Häufiges Umlagern des Patienten, Übungen hinsichtlich der Bewegungsfähigkeit der gelähmten Glieder, Hilfe bei Blasen- und Mastdarmfunktionen, Einreibungen mit Hautlotionen und Verwendung weicher Auflagen oder einer Wechseldruckmatratze sind von Anfang an Bestandteil der Pflege. Je nach Lähmungsursache und Therapiefortschritt kann der Krankenhausaufenthalt Tage oder Wochen dauern.

Inzwischen wird ein Rehabilitationsteam zusammengestellt. Physiotherapeuten, Ergotherapeuten, Rehabilitationspsychologen, medizinische Sozialarbeiter, Freizeittherapeuten und anderen Fachleuten werden gemeinsam ein Therapieprogramm für den Patienten aufstellen. Hauptziel ist die verbliebene Muskelkraft des Patienten zu verbessern und ihm größtmögliche Bewegungsfreiheit und Selbstständigkeit für ein erfülltes und aktives Leben zu geben.

Die Therapie (S. 480) umfasst Übungen und verschiedene therapeutische Methoden wie Massagebäder zur Muskelentspannung. Der Patient wird in alltäglichen Verrichtungen und der Nutzung von Hilfsmitteln angeleitet, etwa eines Rollstuhls oder von Geräten, die das Zuknöpfen eines Hemds erleichtern. Für diese Therapie können mehrere Monate Aufenthalt in einer Rehabilitationseinrichtung erforderlich sein.

Das Rehabilitationsteam erleichtert dem Patienten den Übergang zum häuslichen Leben durch wiederholten Kurzurlaub vom Krankenhaus. Es macht ihn mit Hilfseinrichtungen in seinem Wohnort

bekannt und gibt Erkenntnisse und Informationen über die richtige Pflege an ihn weiter. Die medizinischen Dienste der Heimatgemeinde erhalten vom Arzt des Patienten Anweisungen. Er überwacht die Gesundheit des Patienten und hilft ihm, sich mit Unterstützung von Familie oder Freunden einen Lebensstil zuzulegen, der so gesund und unabhängig wie möglich ist.

Notwendige Ausstattungen und Änderungen in der Wohnung sollten zusammen mit den Rehabilitationsfachleuten beschlossen werden. Ziel ist größte Selbstständigkeit und Effektivität zu geringsten Kosten. Auch Transportfragen sind am besten in Zusammenarbeit mit dem Rehabilitationsteam zu klären.

Die Gefühlslage des Patienten ist äußerst wichtig. Einer plötzlichen Behinderung können Depressionen folgen. Viele Behinderte lernen Depressionen durch energische Rehabilitationsarbeit abzuwehren. Für Betroffene ist es extrem wichtig etwas Interessantes zu finden oder wiederzuentdecken, das sie für sich, für andere und zusammen mit anderen durchführen können.

einer körperlichen und neurologischen Untersuchung der Verdacht auf einen Rückenmarktumor, können zur Bestätigung der Diagnose Röntgenaufnahmen, CT oder MRT (S. 494) und eine Myelographie (S. 510) veranlasst werden.

Lautet die Diagnose auf Rückenmarktumor, so muss schnell mit der Behandlung begonnen werden um die Gefahr einer bleibenden Behinderung so gering wie möglich zu halten.

Behandlung

Zum Abbau der Rückenmarkschwellung werden Kortikosteroide (etwa Dexamethason) eingesetzt. Bei isolierten Tumoren außerhalb des Rückenmarks ist eine Operation gewöhnlich erfolgreich. Andere Tumore lassen sich unter Umständen nicht vollständig entfernen, sodass eine Strahlentherapie erforderlich werden kann.

Bei einer frühen Diagnose und Behandlung ist die Erfolgsrate höher, obwohl neurologische Symptome nach der Erstbehandlung oft fortbestehen können. Häufig ist eine Physiotherapie im Anschluss an die chirurgischen Behandlung oder Bestrahlung nötig.

Degenerative Spondylopathie der Halswirbelsäule

Symptome
- Schmerzen oder Steifheit des Nackens
- Schmerzen, Gefühl von Taubheit oder Kribbeln in Schulter oder Arm
- Taubheit oder Schwäche in den Armen oder Beinen
- Störungen der Blasenkontrolle
- Gleichgewichtsstörung oder Steifheit der Beine

Ursache einer Arthrose der Halswirbelsäule ist die Bildung von Knochenspornen an den Halswirbeln. Der Prozess verläuft langsam und allmählich tritt eine Steifheit des Nackens ein. Die Sporne können schließlich auf die Wurzeln der peripheren Nerven drücken, die zu den Schultern und Armen führen. Der Druck verursacht in den betroffenen Gebieten Schmerzen oder andere Empfindungen. Drücken die Sporne auch auf das Rückenmark, so kann dies die Beinmuskulatur und die Blasen- und Mastdarmkontrolle beeinträchtigen.

Auch eine Verletzung der Halswirbelsäule kann viele Jahre später zur Spondylopathie führen. Gewöhnlich bilden sich die Sporne jedoch im Zusammenhang mit dem normalen Alterungsprozess. Die Erkrankung tritt vor al-

lem bei älteren Menschen auf. Wenn sich die Bandscheiben zwischen den Halswirbeln abnutzen und dünn werden, können sie herausgleiten (S. 904) oder das Wachstum von Knochenspornen ermöglichen sogar beides. Die Symptome sind dann zwar ähnlich, doch setzen sie bei der Spondylopathie nicht so plötzlich ein wie bei einem Bandscheibenvorfall.

Diagnose

Ein steifer Nacken ist das aufschlussreichste Symptom, er muss aber nicht schmerzen. Wenn die Symptome unangenehm werden, kann der Arzt eine Röntgenaufnahme der Halswirbelsäule, eine CT oder MRT (S. 494) veranlassen, um festzustellen in wieweit die Sporne die Nervenwurzeln und das Rückenmark beeinträchtigen. Wenn von den Spornen ein Druck auf das Rückenmark oder die Nervenwurzeln ausgeht, so wird eine Myelographie (S. 510) veranlasst um über eine Operation zu entscheiden.

Wie gefährlich ist die Krankheit?

Die Symptome sind oft leicht und unter Umständen wird nie eine ärztliche Behandlung notwendig. Die Beschwerden können chronisch sein oder nur unter bestimmten Umständen auftauchen, wenn man etwa in einer ungünstigen Position geschlafen oder den Hals plötzlich gedreht hat. Nur in wenigen Fällen, wenn ein Druck auf Rückenmark oder Nervenwurzeln entsteht, führt die Erkrankung zu einer bleibenden Behinderung.

Behandlung

Bei einem leichten Fall kann der Arzt gymnastische Übungen, das Tragen einer Halskrause oder eine Extensionstherapie zu Hause empfehlen. Dabei werden eine Kopfschlinge, ausgesuchte Gewichte und ein Flaschenzug verwendet, mit deren Hilfe die Halswirbelsäule jeweils 15 bis 30 Minuten lang gestreckt wird.

Bei einem schwereren Fall sind unter Umständen 1 oder 2 Wochen Krankenhaus, vollständige Bettruhe und auch eine Extension der Halswirbelsäule nötig. Zur Lockerung der Nackenmuskulatur können gymnastische Übungen und Medikamente erforderlich sein.

Arzneimitteltherapie
Schmerzmittel oder Medikamente zur Muskelentspannung können hilfreich sein.

Operation
Eine Operation kann zur Entfernung der Sporne und zur Verbindung der Halswirbel erforderlich sein. Durch die Versteifung von Wirbeln

Röntgendarstellung des Wirbelkanals (Myelographie)

Die Myelographie ist ein diagnostisches Untersuchungsverfahren. Der Patient liegt mit dem Gesicht nach unten auf einem Röntgentisch. Die Haut wird in Höhe des Kreuzbeins örtlich betäubt. Dann wird zwischen zwei Wirbeln im unteren Rückenbereich eine Hohlnadel eingeführt und eine geringe Menge Gehirn-Rückenmark-Flüssigkeit entnommen.

Nun wird langsam Kontrastmittel durch die Lumbalpunktionsnadel eingespritzt. Anschließend werden Röntgenaufnahmen gemacht, auf denen die Beschaffenheit des Raums um das Rückenmark zu erkennen ist und ob er durch eine vorgefallene Bandscheibe oder einen Knochensporn verzerrt ist. Anhand des Kontrastmittels im Wirbelsäulenbereich ist dies auf den Röntgenaufnahmen zu erkennen. Der Tisch wird auf und nieder gekippt, damit das Kontrastmittel an den Ort der vermuteten Störung in der Wirbelsäule gelangt.

Sobald das Mittel platziert ist, werden aus verschiedenen Winkeln Röntgenaufnahmen gemacht, bis die Problemzone erkennbar wird. Die meisten Kontrastmittel werden von den Blutgefäßen absorbiert und mit dem Urin wieder ausgeschieden. Daher müssen sie nach der Myelographie meist nicht entfernt werden.

Während der Einspritzung sind Druckgefühl oder Schwindel möglich. Anschließend können für kurze Zeit Kopfschmerzen auftreten, da sich der Druck der Gehirn-Rückenmark-Flüssigkeit verändert.

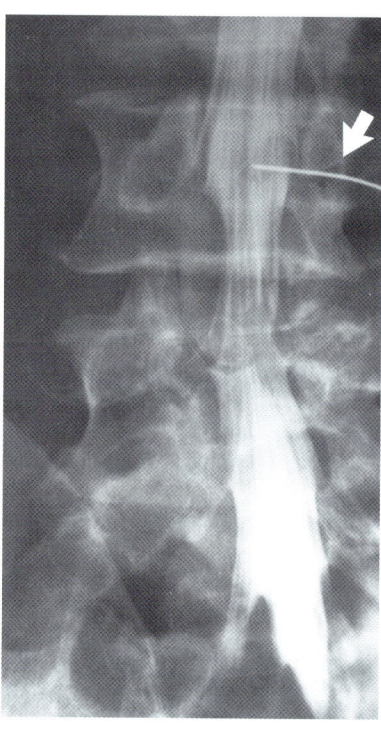

Bei der Myelographie wird ein Kontrastmittel durch eine Hohlnadel (Pfeil) in den Raum um das Rückenmark eingespritzt.

Die Myelographie wird meist stationär in einem Krankenhaus am nüchternen Patienten durchgeführt. Eventuell wird ein Beruhigungsmittel verabreicht. Das Verfahren dauert im Allgemeinen 45 bis 90 Minuten.

Es gibt einige Risiken im Zusammenhang mit der Myelographie. Einige Störungen, etwa ein Tumor oder ein Bandscheibenvorfall, die auf das Rückenmark drücken, können sich durch eine Veränderung des Drucks der Gehirn-Rückenmark-Flüssigkeit verschlimmern, sodass eine sofortige Operation notwendig wird. Doch diese Risiken sind bekannt und große Komplikationen sind selten.

Diagnoseverfahren, bei denen der Körper nicht verletzt wird, etwa eine CT oder MRT, liefern eine gute Auflösung der dargestellten Organe und werden oft zwecks der Diagnose von Wirbelsäulenerkrankungen verwendet. In vielen Fällen ist die Myelographie jedoch weiterhin die bevorzugte Methode, da ihre Auflösung schärfer ist und die bei der Lumbalpunktion gewonnene Flüssigkeit weiteren Aufschluss zur Diagnose geben kann. Mithilfe der Myelographie kann der Arzt die Gehirn-Rückenmark-Flüssigkeit auf Infektionen sowie Entzündungen und Krebszellen hin untersuchen.

---

lassen sich schmerzhafte Bewegungen oder neurologische Probleme verhindern, die sonst mit dem Druck auf Rückenmark oder Nervenwurzeln durch die instabile Halswirbelsäule verbunden wären.

Neuropathien und Polyneuropathien

Symptome

- Kribbeln in Händen oder Füßen
- Taubheitsgefühl in diesen Bereichen
- Schwanken oder Beeinträchtigung der Koordination
- Schwäche und Schmerzen in Händen und Füßen

Das periphere Nervensystem ist ein Nervennetz, das für Bewegungen (motorische Nerven) und Sinneswahrnehmungen (sensorische Nerven) benötigt wird. Es steht mit dem zentralen Nervensystem über den Hirnstamm und über das Rückenmark in Verbindung und erstreckt sich in die Randgebiete des Körpers.

Die peripheren Nerven stellen die Kommunikation zwischen Gehirn und Organen, Blutgefäßen, Muskulatur und Haut her. Befehle des Gehirns werden durch die motorischen Nerven weitergeleitet und Informationen zum Gehirn von den sensorischen Nerven transportiert.

Die Schädigung eines peripheren Nervs kann die Kommunikation zwischen der Region, die er versorgt und dem Gehirn stören. Dadurch kann die Fähigkeit beeinträchtigt werden, Muskeln in der betroffenen Region zu bewegen oder dort normale Sinneswahrnehmungen zu empfangen. Auch kann ein Kribbeln, Brennen oder Schmerzempfinden im Gebiet des betroffenen peripheren Nervs auftreten.

Unter Neuropathien und Polyneuropathien versteht man eine Schädigung peripherer Nerven, von der Gehirn oder Rückenmark nicht betroffen sind. Bei geringer Schädigung kann es zum heftigen, brennenden Schmerz kommen, während eine schwerwiegende Schädigung zu Störung des Gleichgewichts, Muskelschwäche oder gar Lähmung führen kann. Ein einzelner Nerv kann geschädigt sein (→ Karpaltunnelsyndrom, S. 884) oder viele Nerven (Polyneuropathie; Guillain-Barré-Syndrom S. 513).

Für eine Neuropathie oder Polyneuropathie kommen viele Ursachen in Betracht, etwa eine direkte Verletzung, ständiger Druck auf einen Nerv oder Nervenzerstörung durch Krankheit oder Vergiftung. Die häufigsten Gründe für eine Neuropathie sind Zuckerkrankheit, Vitaminmangel, Alkoholmissbrauch in Verbindung mit schlechter Ernährung und Erbkrankheiten.

Druck auf einen Nerv kann von einem Tumor, ungewöhnlichem Knochenwachstum, Gipsverband, Krücken oder zu langer unnatürlicher Körperhaltung ausgehen. Außerdem können eine chronische Polyarthritis, übermäßige Vibrationen durch schwere Maschinen, Blutung in ein Nervengebiet hinein, ein Bandscheibenvorfall (S. 904), Kälte oder Bestrahlung und unterschiedliche Krebsformen auf Nerven drücken. Bei einer häufigen Form der Neuropathie, der Entzündung des den Oberschenkel versorgenden Hirnnervs (Meralgia paraesthetica) treten charakteristisch brennende Schmerzen, Taubheit und Schmerzempfindlichkeit auf der Vorderseite der Oberschenkel auf.

Ferner können Mikroorganismen die Nerven direkt befallen und Nervenschäden herbeiführen. Als Ursache kommen auch Gifte in Frage, etwa Schwermetalle (Blei, Quecksilber, Arsen), Kohlenmonoxid, organische Lösungsmittel und sogar manche Medikamente.

Normalerweise setzen die Symptome allmählich über einen Zeitraum von vielen Monaten ein, doch in bestimmten Fällen, wie etwa einer Arsenvergiftung, können sie unvermittelt auftreten. Zuerst macht sich gewöhnlich in den Zehen oder Fußballen ein Kribbeln bemerkbar, das sich aufwärts ausbreitet. Gelegentlich beginnt es in den Händen und breitet sich in den Armen aus. Dann kann ein zunehmendes Taubheitsgefühl auftreten. Unter Umständen wird die Haut so empfindlich, dass selbst die kleinste Berührung schmerzt. Bei einigen Neuropa-

thien kann es zuerst zu einer Muskelschwäche kommen oder sie ist deutlicher ausgeprägt als die Störungen der Sinneswahrnehmung.

Bei → Diabetes mellitus, S. 925, zeigen sich die Symptome unter Umständen erst nach 15 bis 20 Jahren. Sind die Glukosewerte schlecht eingestellt, können die Symptome früher auftauchen. Zu den spezifischen Symptomen können neben den oben genannten auch wiederholte heftige Schmerzattacken gehören.

Eine schwere Form von Vitamin-B_{12}-Mangel (→ Perniziöse Anämie, S. 958), liegt vor, wenn der Körper Vitamin B_{12} nicht richtig aufnimmt. Zu den Symptomen vor dem Einsetzen einer Neuropathie zählen Blässe, Schwäche, Ermüdung, Kraftlosigkeit oder Kurzatmigkeit. Die Haut kann sich gelb färben und Mund und Zunge sind eventuell wund.

Alkoholabhängige sind besonders anfällig für Neuropathien. Die oft unzureichende Ernährung (besonders mit Vitamin B_1) trägt dazu bei. Zusätzlich kann eine perniziöse Anämie auftreten und die Risiken erhöhen an einer Neuropathie zu erkranken.

Diagnose

Da die Neuropathien oder Polyneuropathien eher einen Symptomkomplex darstellen als eine Krankheit an sich, ist die Diagnose sehr schwer. Vor einer körperlichen und neurologischen Untersuchung wird der Patient befragt: Welche Symptome wurden zuerst bemerkt, welche Medikamente eingenommen, trat kürzlich eine virenbedingte Erkrankungen auf, bestand Kontakt mit Giftstoffen, wie viel Alkohol wird täglich konsumiert und ob in der Familie oder bei Kollegen ähnliche Symptome auftreten? Außerdem benötigt der Arzt die ausführliche Krankengeschichte des Patienten.

Anschließend können weitere Untersuchungen zur Sicherung der Diagnose notwendig sein. Dazu können Blutuntersuchungen, Urintests, eine Röntgenaufnahme des Brustkorbs, Stoffwechseluntersuchungen, Schilddrüsenfunktionstests, Elektromyographie (S. 1344), Lumbalpunktion (S. 485) und eventuell eine Entnahme von Nervengewebe zählen.

Wie gefährlich sind Neuropathien oder Polyneuropathien?

Im Gegensatz zu den Nervenfasern des zentralen Nervensystems haben die Fasern der peripheren Nerven bei richtiger Behandlung eine gute Regenerationsfähigkeit. Bei einigen Krankheiten kommt es zur Genesung, die Symptome können jedoch wieder auftreten, wenn die Ursache nicht beseitigt wurde.

Farbtafeln: Diagnose und Behandlung der häufigsten Erkrankungen

Angesichts der Komplexität des menschlichen Körpers ist es ein Wunder, dass sich die meisten Menschen fast immer einer guten Gesundheit erfreuen. Trotzdem treten Störungen auf. Mit den folgenden Farbtafeln wird eine Vielzahl häufiger Gesundheitsstörungen und Krankheiten vorgestellt, manche eher lästig oder nicht der Sorge wert, andere lebensbedrohlich. Verweise auf die entsprechenden Seiten dieses Buches führen schnell und einfach zur umfassenderen Erläuterung innerhalb des Textes und zu Hinweisen auf Vorbeugung, Behandlungsmöglichkeiten und Tipps zur Selbsthilfe. Der vorliegende Abschnitt enthält unter anderem einen Abriss über die Bauchspiegelung, ein häufig angewandtes chirurgisches Verfahren, mit dem Schmerzen verringert, die Genesungszeit verkürzt und die Kosten für die Gesundheitsvorsorge gesenkt werden können. Den Abschluss bildet eine Farbtafel mit Erläuterung der Rolle, welche die Gene bei Gesundheit und Krankheit spielen.

Inhalt

Rückenschmerzen

Ein schmerzender Rücken kann eine starke Beeinträchtigung sein. Viele Menschen könnten sich die Schmerzen ersparen und im Gesundheitswesen könnte viel Geld gespart werden, wenn einfache Regeln zur Vermeidung häufiger Ursachen von Rückenschmerzen (Überdehnung und Verkrampfung von Muskeln) beherzigt würden (S. 899).

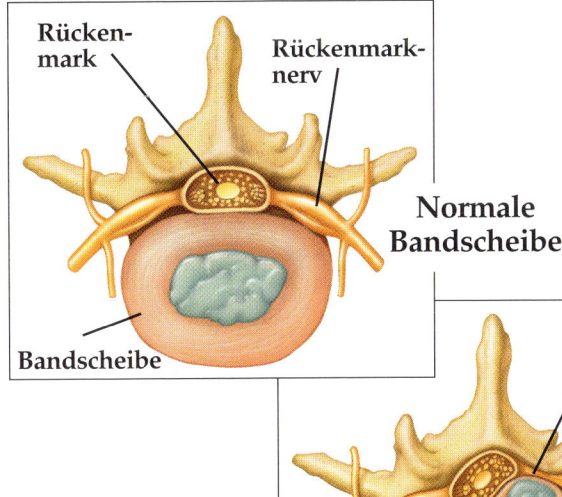

Rücken-mark

Rückenmark-nerv

Normale Bandscheibe

Bandscheibe

Eingeklemmter Nerv

Bandscheiben vorfall

Bandscheibe

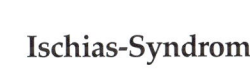

Ischias-nerv

Oben: Eine vorgefallene (herausgerutschte) Bandscheibe drückt auf einen Rückenmarknerv und kann Schmerzen, Störungen der Sensibilität oder eine Lähmung hervorrufen.

Unten: Eine gesunde Wirbelsäule wird durch elastische Bandscheiben gepolstert und ist somit flexibel. Bei Arthrose schrumpfen die Bandscheiben und es bilden sich Sporne. Schmerzen und Steifheit können auftreten wenn die Knochenflächen aneinander reiben. Bei der Osteoporose werden die Wirbel zusammengedrückt und können wegen der schwachen Knochenstruktur brechen.

Ischias-Syndrom

Oben: Schmerzen, die vom Rücken über das Gesäß in die Waden ausstrahlen, können durch eine Entzündung oder Quetschung der Wurzeln des Ischiasnervs hervorgerufen werden. Diese Erkrankung wird Ischias-Syndrom genannt (S. 905).

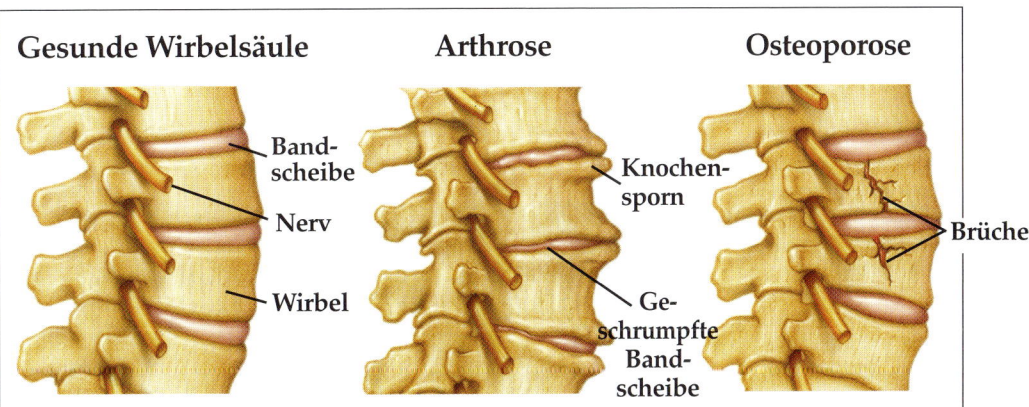

Gesunde Wirbelsäule   **Arthrose**   **Osteoporose**

Band-scheibe

Nerv

Wirbel

Knochen-sporn

Ge-schrumpfte Band-scheibe

Brüche

Hoher Blutdruck (Hypertonie)

Hoher Blutdruck (Hypertonie) gehört zu den häufigsten Erkrankungen von Erwachsenen. Obwohl er oft ohne Symptome auftritt, werden Herzkrankheiten, Schlaganfälle und Erkrankungen von Nieren, Augen und Blutgefäßen mit ihm in Verbindung gebracht. Er kann tödlich sein, ohne dass man sich der Schäden bewusst war. Bei hohem Blutdruck ist ärztliche Hilfe nötig. Nachfolgend sind einige Krankheiten aufgeführt, die oft mit unkontrolliertem hohem Blutdruck verbundenen sind (S. 647).

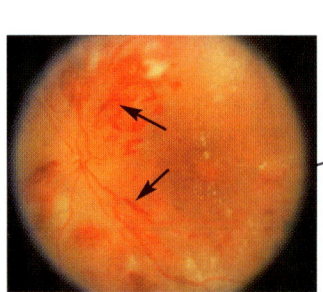

Die Aufnahme zeigt geplatzte Blutgefäße im Auge (Pfeil). Die Blutung kann zum Verlust des peripheren (seitlich) oder des zentralen Gesichtsfelds führen.

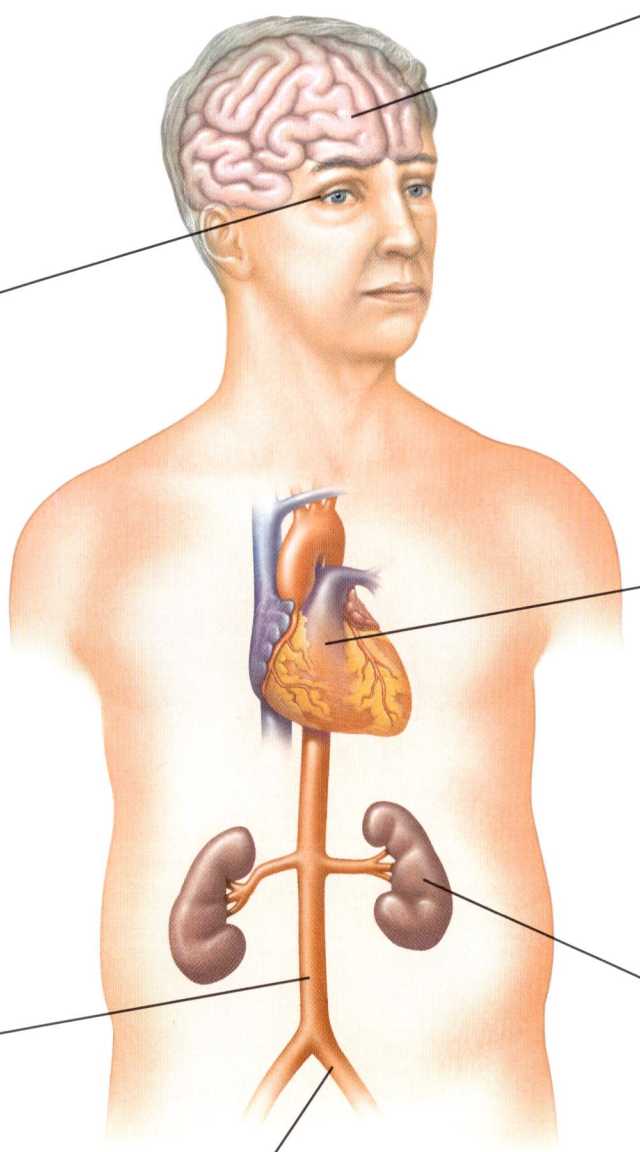

Die Magnetresonanztomographie-Aufnahme (MRT) zeigt eine Blutung innerhalb des Gehirns (Pfeil). Blutungen oder Durchblutungsstörungen sind Ursachen für einen Schlaganfall.

Die Röntgenaufnahme zeigt ein vergrößertes Herz, welches das Herzinfarktrisiko erhöht.

Die Doppler-Ultraschall-Aufnahme zeigt eine Ausbuchtung (Aneurysma) der Körperschlagader (Aorta). Das Platzen des Gefäßes führt häufig zum Tod.

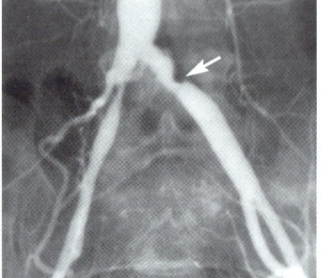

Die Angiographie-Aufnahme zeigt eine Plaquemasse bei Arterienverkalkung (Pfeil) im Blutgefäß, die das Risiko von Herzattacken, Schlaganfall oder, wie hier, von Gangrän in Bein oder Fuß erhöht.

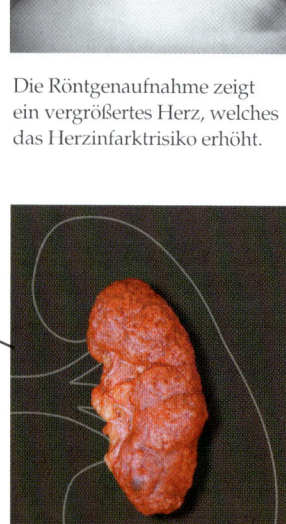

Die Aufnahme zeigt eine geschädigte, geschrumpfte Niere (Nephrosklerose). Ursache ist eine Verengung oder Blockierung von Arterien in der Niere. Eine Dialyse oder Nierentransplantation können erforderlich sein.

Koronare Herzerkrankung

Fetthaltige Massen (Plaque) können sich an den Innenwänden der Herzarterien ablagern. Durch diese Verengung wird der Blutkreislauf gehemmt, es kommt zu Schmerzen (Angina pectoris) oder zum Herzinfarkt. Durch die Angioplastie mittels Ballon oder rotierendem Rundmesser können die Arterien wieder erweitert werden (S. 564).

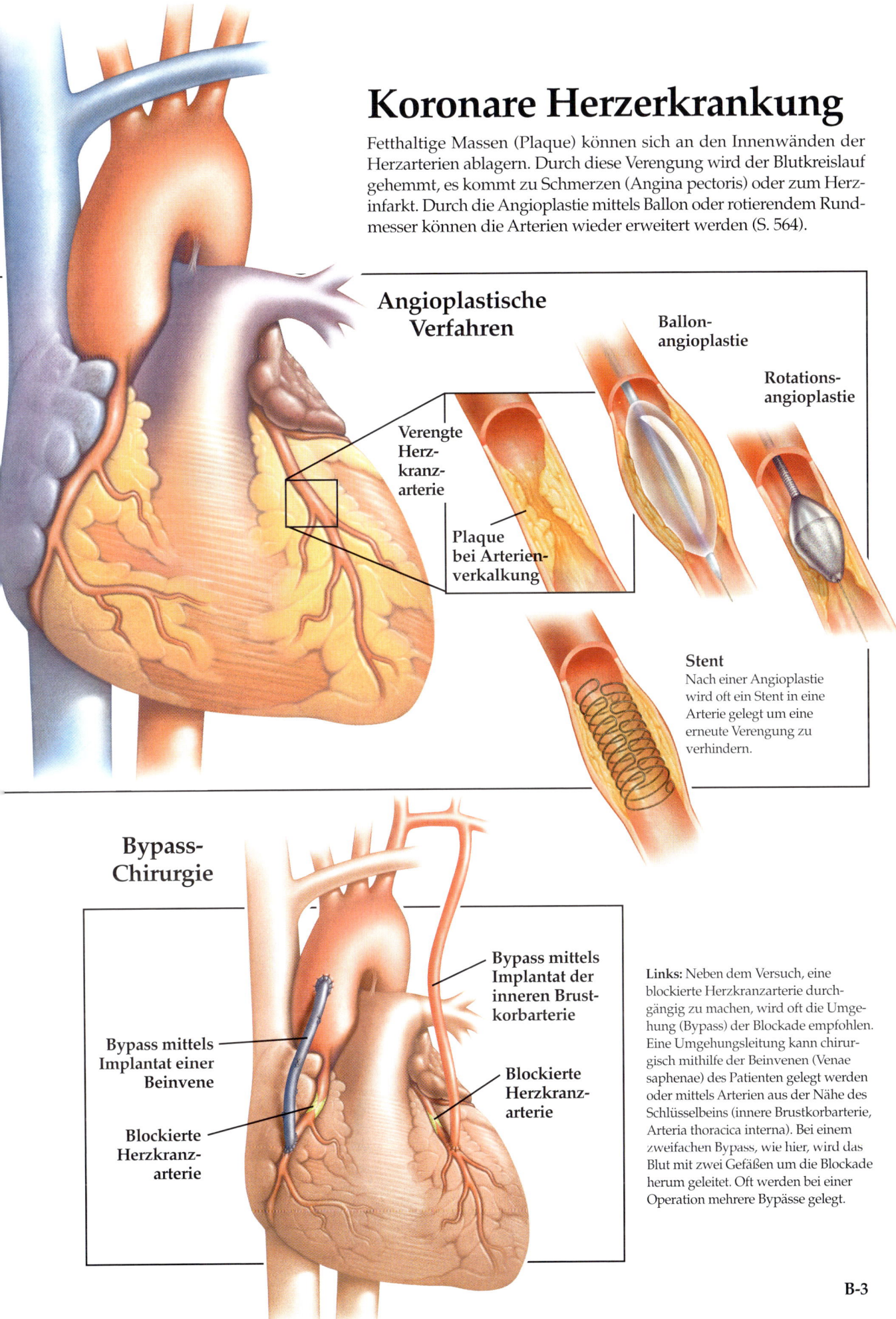

Angioplastische Verfahren

Ballon-angioplastie

Rotations-angioplastie

Verengte Herz-kranz-arterie

Plaque bei Arterien-verkalkung

Stent
Nach einer Angioplastie wird oft ein Stent in eine Arterie gelegt um eine erneute Verengung zu verhindern.

Bypass-Chirurgie

Bypass mittels Implantat einer Beinvene

Blockierte Herzkranz-arterie

Bypass mittels Implantat der inneren Brust-korbarterie

Blockierte Herzkranz-arterie

Links: Neben dem Versuch, eine blockierte Herzkranzarterie durchgängig zu machen, wird oft die Umgehung (Bypass) der Blockade empfohlen. Eine Umgehungsleitung kann chirurgisch mithilfe der Beinvenen (Venae saphenae) des Patienten gelegt werden oder mittels Arterien aus der Nähe des Schlüsselbeins (innere Brustkorbarterie, Arteria thoracica interna). Bei einem zweifachen Bypass, wie hier, wird das Blut mit zwei Gefäßen um die Blockade herum geleitet. Oft werden bei einer Operation mehrere Bypässe gelegt.

Knoten in der Brust

Weil es sich bei einem Knoten in der Brust um Krebs handeln kann, muss er umgehend untersucht werden. Allerdings sind Knoten in der Brust überwiegend gutartig (benigne) und hängen mit dem monatlichen Hormonzyklus der Frau zusammen (S. 1158).

Die monatliche Selbstuntersuchung der Brust ist sehr wichtig. Der Ort, an dem sich Knoten am häufigsten bilden, ist der obere, äußere Quadrant, doch sollte die Brust insgesamt gründlich untersucht werden (S. 1160).

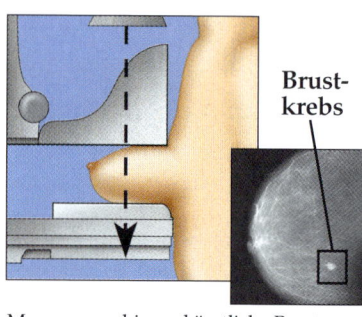

Brust-krebs

Mammographie und ärztliche Brustuntersuchung sind die beiden wirksamsten Methoden, das Risiko zu senken, an Brustkrebs zu sterben. Der Pfeil zeigt den Einfallswinkel der Röntgenstrahlen, das Mammogramm rechts einen Brustkrebs.

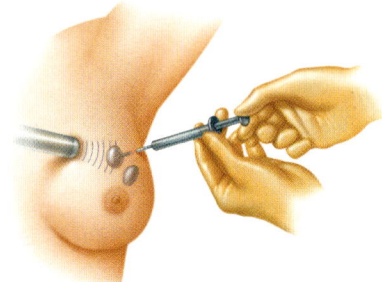

Mit einer feinen Nadel wird aus dem verdächtigen Gewebe Flüssigkeit entnommen. Ist der Knoten fest, wird operativ oder mit einer größeren Nadel eine Gewebeprobe entnommen. Oft wird der gesamte Knoten entfernt. Seine Lage wird per Ultraschall festgestellt.

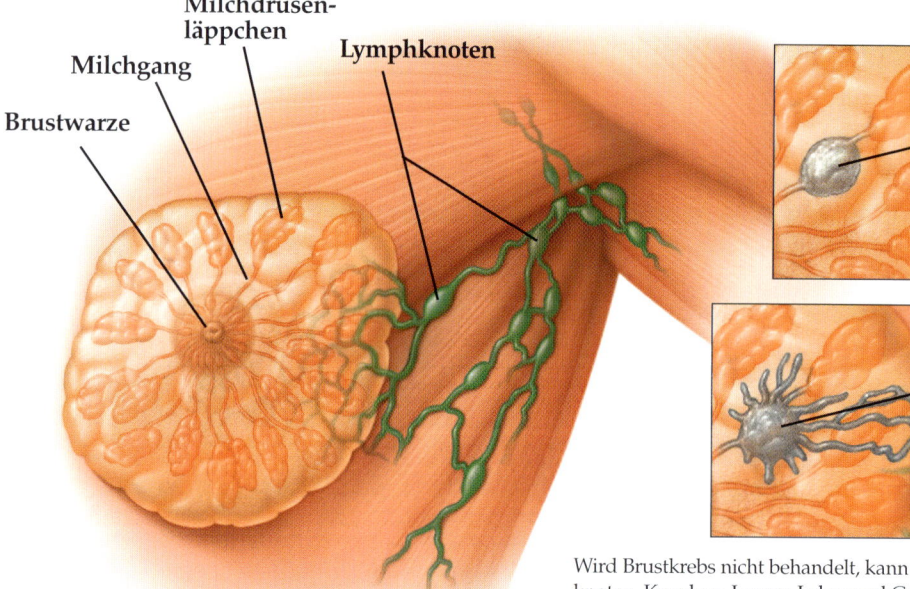

Milchdrüsen-läppchen

Milchgang

Lymphknoten

Brustwarze

Brustkrebs im Frühstadium, der auf den Milchgang beschränkt ist.

Ein invasiver Brustkrebs hat sich von einem Milchgang auf das umliegende Gewebe und einen nahen Lymphknoten ausgebreitet.

Wird Brustkrebs nicht behandelt, kann er auf entfernte Lymphknoten, Knochen, Lunge, Leber und Gehirn übergreifen.

Behandlungsmöglichkeiten

Ziel ist es, den gesamten Krebs zu entfernen und von der Brust so viel wie möglich zu erhalten. Ist der Krebs klein und auf die Brust beschränkt, empfiehlt sich eine Lumpektomie. Hat sich der Krebs ausgebreitet, sind raumgreifendere Operationsarten möglich. Die radikale Mastektomie, bei der Brust, Lymphknoten und Brustmuskeln entfernt werden, wird heute jedoch nur selten durchgeführt (S. 1166).

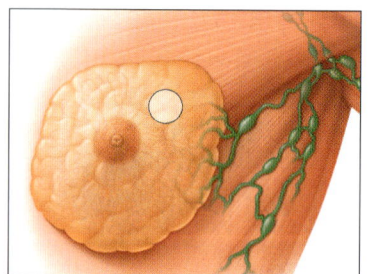

Lumpektomie. Der Tumor wird mit einigen Lymphknoten der Achselhöhle entfernt. Durch Bestrahlung werden noch verbliebene Krebszellen abgetötet.

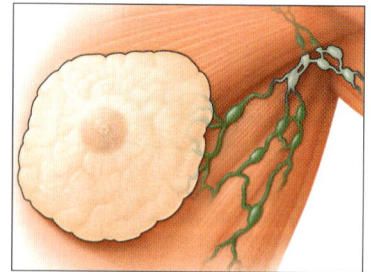

Modifizierte radikale Mastektomie. Die Brust und einige Lymphknoten der Achselhöhle werden entfernt. Die Brustmuskeln bleiben intakt.

Prostataerkrankungen

Eine nicht auf Krebs beruhende Vergrößerung der Prostata (Vorsteherdrüse), die benigne Prostatahyperplasie (BPH), tritt bei älteren Männern häufig auf. Bei Prostatakrebs handelt es sich um eine ernstere Krankheit. Neue Methoden geben Wahlfreiheit bei den Behandlungsformen, die für beide Erkrankungen abzuwägen sind (S. 1209).

— Harnblase

— Prostata

— Harnröhre

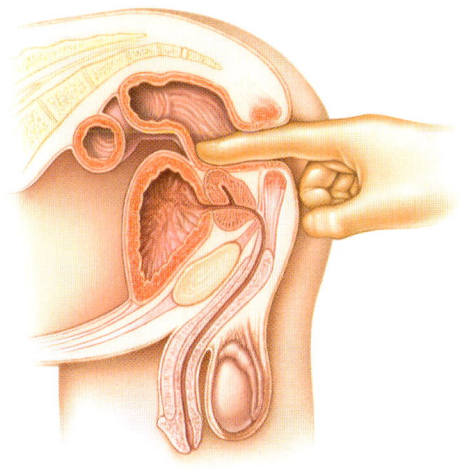

BPH — **Harnröhre** — **Krebs**

Oben links: Während des Alterungsprozesses kann sich die Prostata vergrößern und die Harnröhre verengen, wodurch sich der Harnabfluss verlangsamt. Dies wird auch benigne Prostatahyperplasie (BPH) genannt. **Oben rechts:** Prostatakrebs; er kann symptomlos sein.

Digitale rektale Untersuchung. Zur Untersuchung der Prostata führt der Arzt einen behandschuhten Finger in den Mastdarm ein, um Größe, Form und Struktur der Drüse festzustellen.

Bestimmung des prostataspezifischen Antigens. Die Prostata bildet ein Eiweiß, das so genannte prostataspezifische Antigen (PSA). Bei einem erhöhten PSA-Spiegel im Blut kann ein Prostatakrebs vorliegen. Oft sind weitere Untersuchungen notwendig.

Behandlungsmöglichkeiten

Bei BPH: Häufigstes Verfahren ist die Verkleinerung der Prostata durch die Transurethrale Resektion (TUR). Dabei wird ein dünnes, röhrenförmiges Instrument in die Harnröhre eingeführt, ein Einschnitt ist nicht nötig. Es werden auch andere Methoden geprüft.

Bei Prostatakrebs: Die Entfernung der Prostata (radikale Prostatektomie) ist eine häufig gewählte Behandlungsmöglichkeit, wenn sich der Krebs noch nicht über die Drüse hinaus ausgebreitet hat. Weitere Möglichkeiten

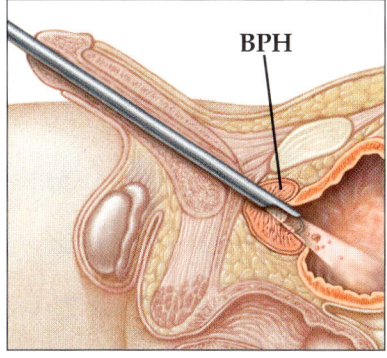

BPH

Transurethrale Resektion

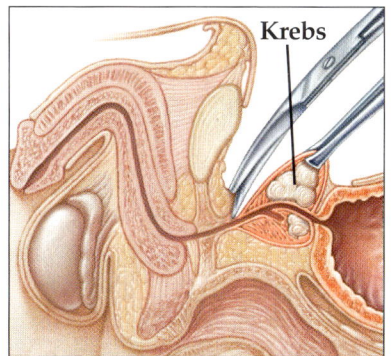

Krebs

Radikale Prostatektomie

sind unter anderem eine Strahlentherapie oder ein beobachtendes Zuwarten ohne Behandlung. Ist es bereits zu einer Ausbreitung gekommen, so sind unter anderem auch eine Entfernung der Hoden (Orchiektomie) oder eine Hormontherapie zu erwägen.

Gelenkerkrankungen

Ursache für ein schmerzendes, steifes Gelenk kann die Gelenkentzündung (Arthritis) sein. Von über 100 Formen der Arthritis ist die Arthrose die häufigste. Fast jeder über 60-Jährige ist betroffen. Das chirurgische Verfahren zur Einsetzung künstlicher Gelenke, ermöglicht häufig ein nahezu normales, schmerzfreies Leben. Die Arthroplastik wird in den letzten Jahren zunehmend zur Behandlung vieler Gelenke angewandt, unter anderem von Hüfte, Knie, Schulter, Ellenbogen, Handgelenk und sogar Fingergelenken (S. 911).

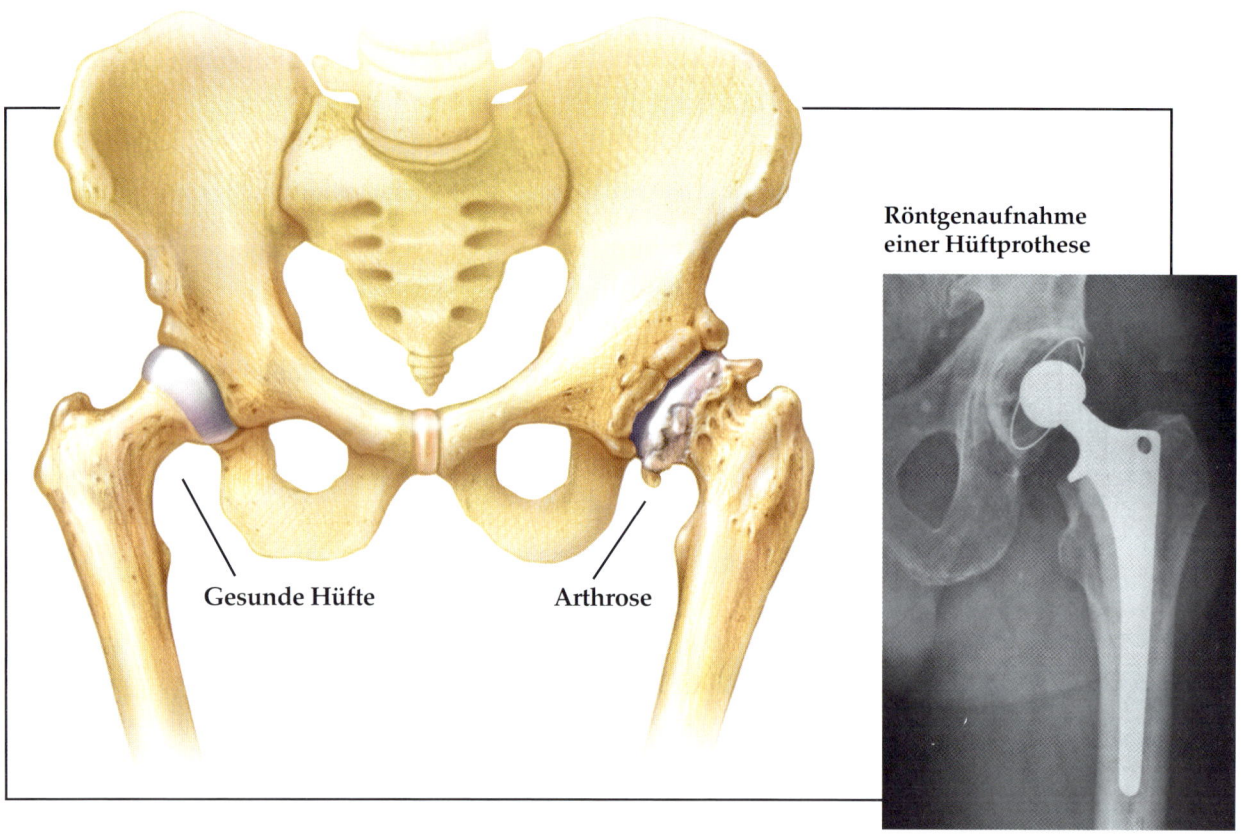

Röntgenaufnahme einer Hüftprothese

Gesunde Hüfte   Arthrose

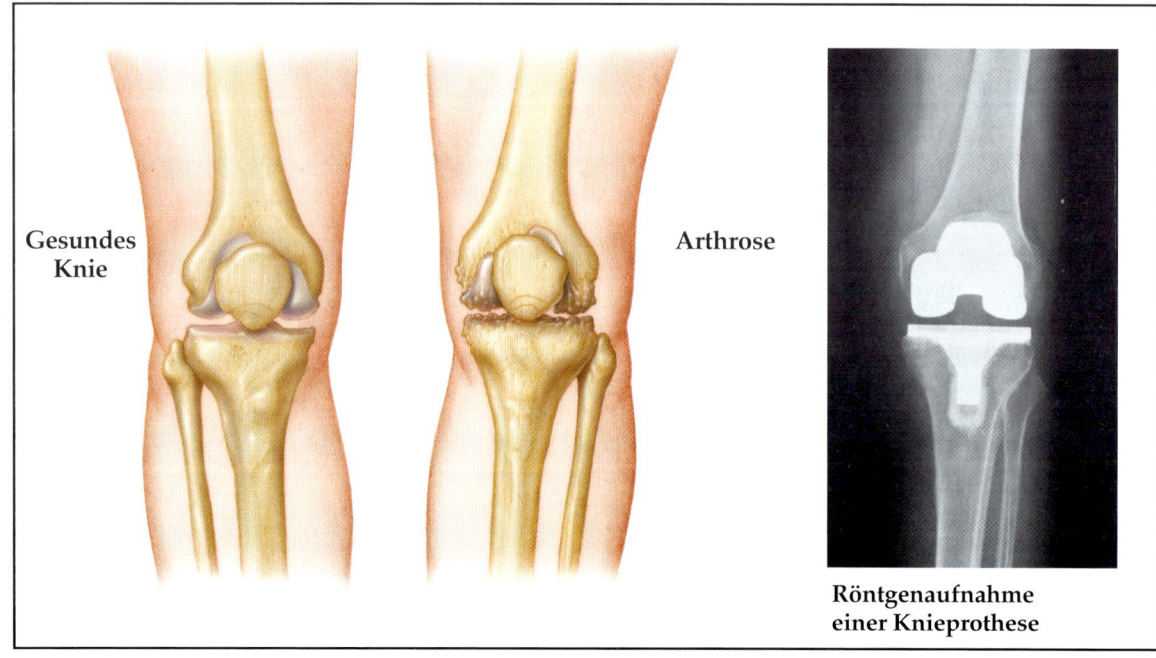

Gesundes Knie   Arthrose

Röntgenaufnahme einer Knieprothese

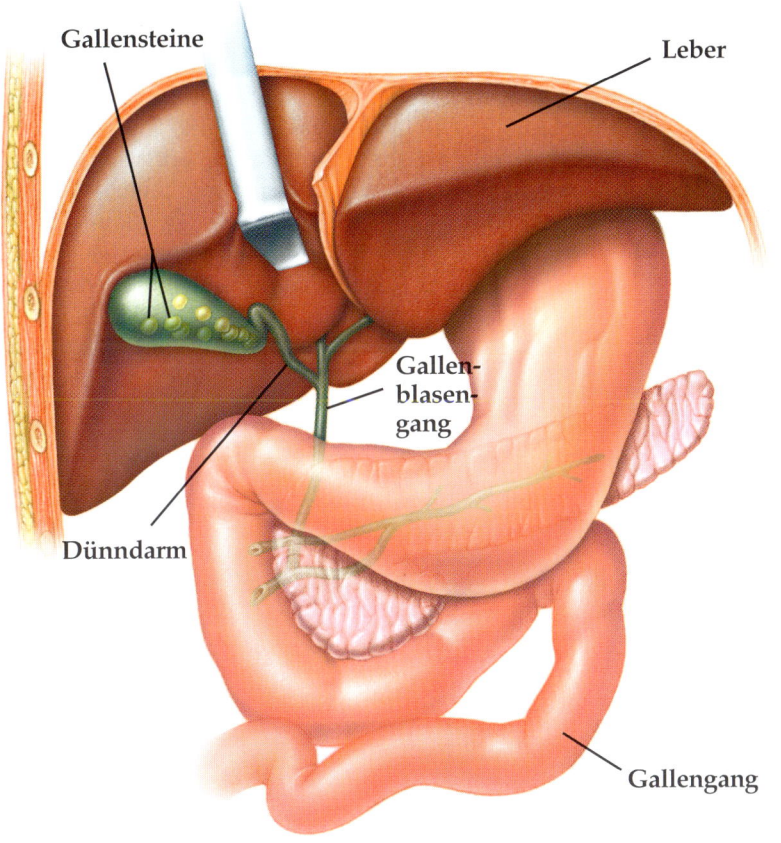

Gallensteine

Leber

Gallen-
blasen-
gang

Dünndarm

Gallengang

Laparoskopie

Röhrenförmige Instrumente, Endoskope, sind zur Diagnose einer großen Zahl von Erkrankungen unverzichtbar. Sie werden zunehmend in der Chirurgie eingesetzt, weil nur winzige Einstiche notwendig sind. Mit der Chirurgie unter Spiegelung (Endoskopie) können Schmerzen, Genesungszeit und Kosten reduziert werden.

Vor kurzer Zeit waren mit einer Gallensteinentfernung ein 7 bis 15 cm langer Schnitt, ein 1-wöchiger Krankenhausaufenthalt und etwa 6 Wochen Genesungszeit verbunden. Heute werden die Gallensteine mithilfe der Bauchspiegelung (Laparoskopie) entfernt, einer speziellen Form der Endoskopie. Bei dieser Operation, genauer der laparoskopischen Gallenblasenentfernung, werden nur einige kleine Einstiche gemacht, manchmal ambulant, und in der Regel beträgt die Genesungszeit weniger als 1 Woche (S. 817).

Aufblähung mittels Kohlendioxid

So wird es gemacht:

Um die Gallenblase mithilfe der Laparoskopie zu entfernen, werden Einstiche unterhalb des Brustkorbs gemacht. Durch einige dünne Metallröhren werden Instrumente geschoben und die Bauchhöhle wird mit Kohlendioxid aufgeblasen. Mit einer Videokamera und einem Kontrollbildschirm sind die inneren Organe gut zu erkennen. Der Chirurg ergreift mit speziellen Instrumenten die sackartige Gallenblase, schneidet sie frei und zieht sie durch eine der kleinen Einstichstellen nach draußen.

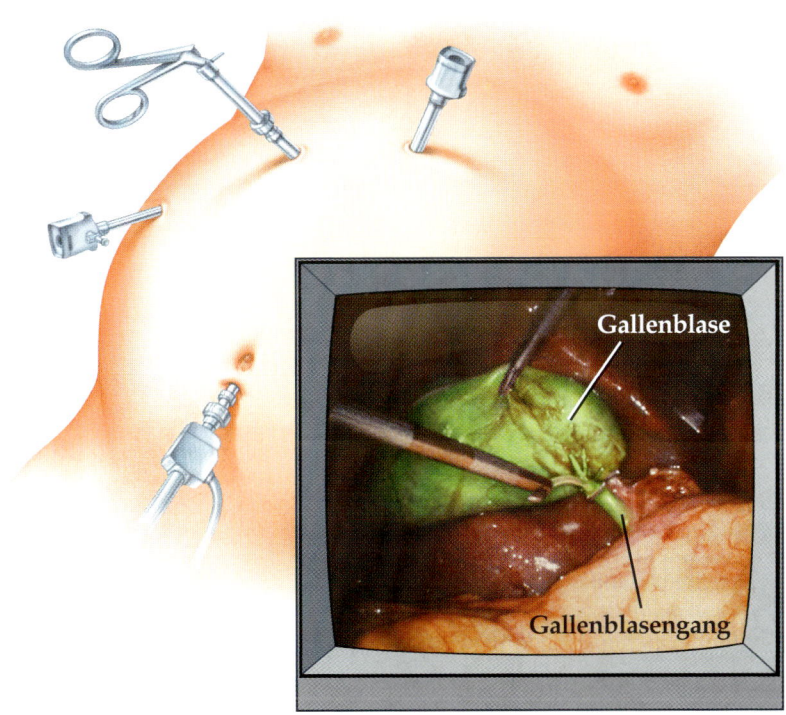

Gallenblase

Gallenblasengang

Kontrollbildschirm

Gene und Gesundheit

Nicht nur Lebensführung und Umwelt beeinflussen die Gesundheit, sondern auch die Gene. Neben der Festlegung der äußeren Erscheinung und anderer Merkmale weisen die Gene die Zellen auch zur Bildung von Eiweißen an, die für das gesunde Funktionieren des Körpers lebensnotwendig sind.

Jeder Zellkern im menschlichen Körper enthält Chromosomen. Diese bestehen aus den – ähnlich einer Wendeltreppe – verwundenen Doppelsträngen der Desoxyribonukleinsäure (DNS).

Bestimmte Abschnitte dieser DNS-Stränge definieren die Gene, die den Zellen mitteilen, welche Eiweiße gebraucht werden, damit der Körper gesund bleibt. Fehlt ein Gen, ist es unvollständig oder doppelt vorhanden, wird dieser Prozess verändert, eine Krankheit kann eintreten.

Jede Zelle enthält fast 100 000 Gene. Ein einziges ungewöhnliches Gen kann das Risiko erhöhen krank zu werden. Eine Kombination von veränderten Genen und äußeren Faktoren (Ernährung oder schädliche Angewohnheiten wie Rauchen) kann das Risiko erhöhen, zu erkranken.

Mit der Bestimmung des jeweiligen Genorts auf dem Chromosom und seiner speziellen Aufgabe, sind die Wissenschaftler derzeit auf der Suche nach vielversprechenden neuen Ansätzen für Vorhersage, Vorbeugung, Diagnose und Behandlung von Krankheiten.

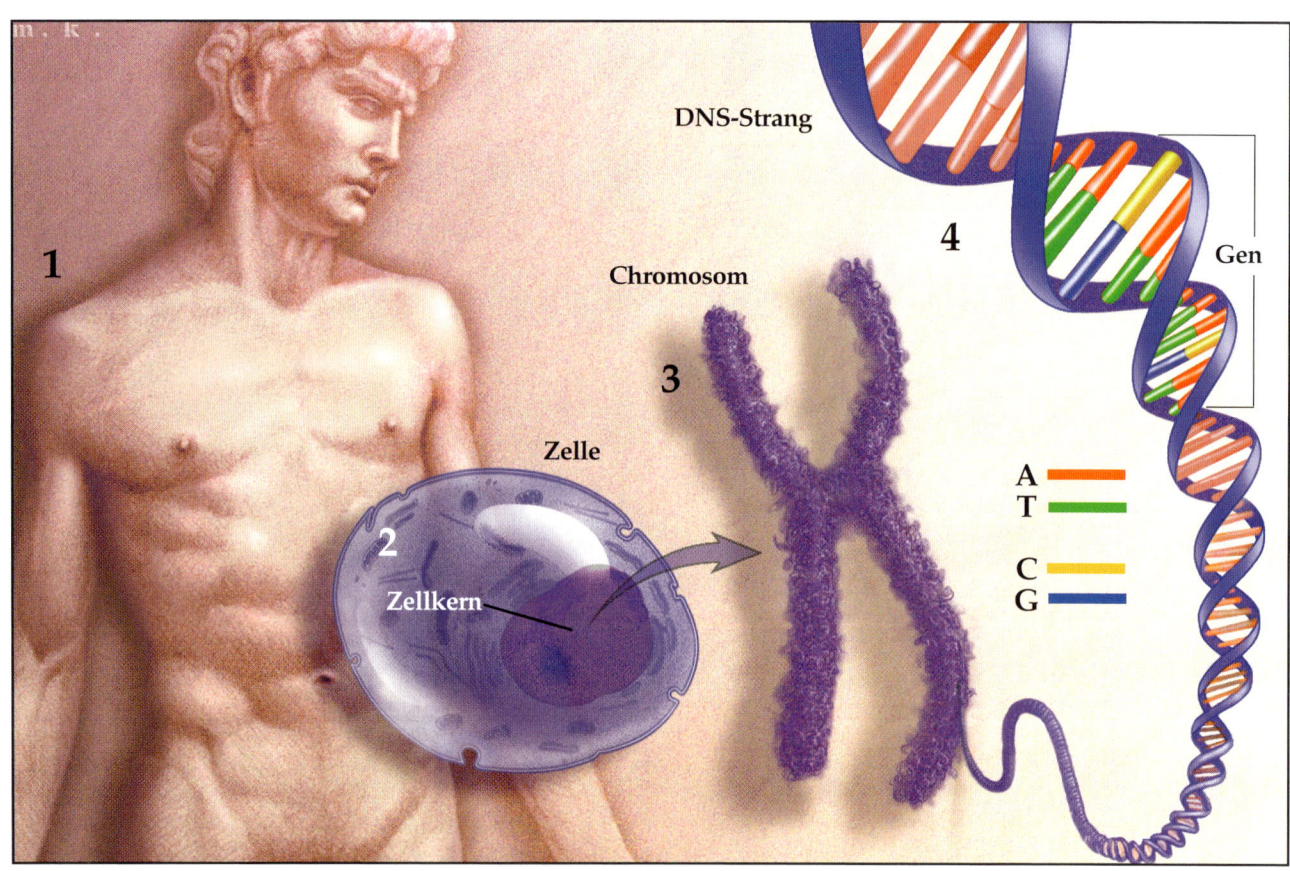

(1) Der Körper besteht aus Zellen – etwa 100 Billionen. Unterschiedliche Zelltypen (zum Beispiel Haut-, Muskel-, Knochen- und Blutzellen) erfüllen unterschiedliche Funktionen. Jede Zelle hat ein »Kontrollzentrum«, nämlich den Zellkern.

(2) Innerhalb des Kerns jeder Zelle befinden sich 23 Paare von Gebilden, Chromosomen genannt. Die eine Hälfte der Chromosomen stammt vom Vater, die andere ist von der Mutter geerbt.

(3) Jedes Chromosom besteht aus Strängen, die einer Wendeltreppe gleichen. Die Stränge, Desoxyribonukleinsäure (DNS) genannt, werden durch chemische Verbindungen zusammengehalten (»die Treppenstufen«).

(4) Jedes Gen setzt sich aus Sequenzen von Tausenden von Paaren chemischer Substanzen zusammen: Adenin (A) und Thymin (T), Cytosin (C) und Guanin (G). Die genaue Sequenz dieser Paare (A/T und C/G) im Gen weist die Zelle an, eine bestimmte chemische Substanz, in der Regel ein Eiweiß, zu bilden, mit einer speziellen Aufgabe. Man kann sich die Sequenzen A/T und C/G wie die Vorgaben aus einem Chemiehandbuch vorstellen und das von der Zelle gebildete Eiweiß als den agierenden Teil. Auf diese Weise sagt jedes Gen jeder Zelle im Körper, wie sie zu arbeiten hat, und legt so das Äußere und das Wachstum fest und beeinflusst oder wirkt direkt auf die Funktion der Organe und die Gesundheit ein.

Behandlung

Die Therapie konzentriert sich auf die Ursache der Neuropathie. Das bedeutet Beherrschung der zugrunde liegenden Krankheit, etwa regelmäßige Vitamin-B$_{12}$-Spritzen bei der perniziösen Anämie, Einstellung des Glukosespiegels auf die Normalwerte bei der Zuckerkrankheit oder Verzicht auf Alkohol. Auch eine Multivitamintherapie kann angebracht sein.

In schweren Fällen mit bleibender Behinderung ist eine Physiotherapie (S. 480) nötig, um die Muskelkraft zu erhalten und Muskelverkrampfungen oder -krämpfen vorzubeugen. Auch können mechanische Hilfsmittel erforderlich sein. Außerdem sollte der Betroffene die Haut, besonders die der Füße, regelmäßig kontrollieren und den Arzt über schwere Blutergüsse oder offene Stellen informieren.

Guillain-Barré-Syndrom

Symptome
- Sich ausbreitendes Taubheitsgefühl und Kribbeln, von Fingern oder Zehen ausgehend
- Muskelschwäche

Notfallsymptome
- Kribbeln und Taubheitsgefühl in mehreren Körperregionen
- Atemnot

Das Guillain-Barré-Syndrom verursacht häufig schwere Schäden am peripheren Nerven (→ Neuropathien oder Polyneuropathien, S. 509). Die Krankheit ist Folge der Entzündung und Zerstörung der Mark- oder Myelinscheide, die die Nervenfasern umhüllen.

Die Ursache dafür ist unbekannt, doch in zwei Dritteln der Fälle tritt das Syndrom nach einer virusbedingten Infektion auf, die entweder dem Patienten bekannt ist oder nachträglich durch Blutuntersuchungen gefunden wird. Die Viren können eine Form von Herpes sein wie das Epstein-Barr-Virus oder aber im Anschluss an eine bakterielle Infektionskrankheit wie der Campylobacter-Infektion aufgetreten sein. Grippesymptome, Erkältung oder andere leichtere Infektionskrankheiten aber auch die Hodgkin-Krankheit (S. 969) können den Symptomen ebenfalls vorausgehen.

Manchmal hängt das Guillain-Barré-Syndrom mit medizinischen Verfahren zusammen. 5 bis 10 Prozent aller Fälle treten nach einer Operation auf. Man vermutete auch einen Impfstoff als Ursache. Diese Bedenken tauchten auf, als in den Jahren 1976 und 1977 nach einer großen Impfkampagne gegen Grippe viele Fälle von Guillain-Barré-Syndrom gemeldet wurden. Neuere Studien weisen jedoch ein lediglich gering erhöhtes Risiko eines Guillain-Barré-Syndroms nach verschiedenen Impfungen nach. Dennoch wird empfohlen, diese Risiken gegeneinander abzuwägen.

Die Symptome können einige Tage bis zu 1 oder 2 Wochen nach der Ausgangsinfektion oder 1 bis 4 Wochen nach einer Operation auftauchen. Nach einem Kribbeln in Fingern und Zehen kann eine allgemeine Muskelschwäche auftreten. Das Schwächegefühl breitet sich gewöhnlich von den Beinen zu den Armen und zum Gesicht aus. In einigen Fällen kann die Schwäche bis zur Lähmung führen, die Atemmuskulatur ist ebenfalls betroffen. Die Muskulatur, die für Augenbewegungen, Mimik, Sprechen, Kauen und Schlucken zuständig ist, kann ebenfalls geschwächt oder gelähmt werden. Am Guillain-Barré-Syndrom erkranken jährlich etwa 1 bis 2 pro 100 000 Einwohner, meist zwischen dem 20. und 30. sowie 50. und 60. Lebensjahr. Männer sind häufiger betroffen als Frauen.

Diagnose
Die Diagnose stützt sich auf die Symptome, eine körperliche Untersuchung, Untersuchungen wie die Elektromyografie (S. 1344) und eine Analyse der Gehirn-Rückenmark-Flüssigkeit (→ Lumbalpunktion, S. 485).

Wie gefährlich ist das Guillain-Barré-Syndrom?
In seiner schweren Form ist das Guillain-Barré-Syndrom ein medizinischer Notfall und kann eine Intensivversorgung im Krankenhaus erforderlich machen. Wenige Patienten müssen in bestimmten Phasen beatmet werden.

Meist tritt die Genesung innerhalb einiger Monate ein. Bei schwereren Schädigungen ist eine Langzeitrehabilitation zur Wiedergewinnung der Selbstständigkeit notwendig. Etwa 70 Prozent der Betroffenen erholen sich vollständig von der Erkrankung. Die Sterblichkeitsrate beträgt 5 bis 10 Prozent.

Behandlung
Das Guillain-Barré-Syndrom wird im Allgemeinen durch die Unterstützung des Organismus behandelt. In schweren Fällen wird in den ersten Wochen ein Plasmaaustausch (Plasmapherese) durchgeführt, bei dem Plasma und schädigende Antikörper aus dem Blut entfernt werden. Das kann die Chancen einer vollständigen Heilung vergrößern. Auch Immunglobuline werden eingesetzt.

Sobald sich der Zustand stabilisiert hat, wird eine Rehabilitationstherapie eingeleitet. Unterwassermassage lindert Schmerzen und erleichtert das erneute Einüben der Bewegungen. Eine Physiotherapie (S. 480) mit passiven Übungen kann in der kritischen Phase ohne Risiko durchgeführt werden. Nachdem die Symptome abgeklungen sind, stellt das Rehabilitationsteam ein Übungsprogramm zusammen, mit dem Muskelkraft und Selbstständigkeit zurückgewonnen werden können. Übungen mit Anpassungshilfen wie Rollstuhl oder Schienen sollen dem Betroffenen während der Genesungszeit Bewegungsfreiheit geben und Fertigkeiten in der Selbstversorgung vermitteln.

Charcot-Marie-Tooth-Krankheit

Symptome
- Schwäche in den Beinen und (weniger ausgeprägt) in den Armen
- Fehlen der Muskelreflexe
- Fußverformung

Die Charcot-Marie-Tooth-Krankheit kommt mit einem Betroffenen unter etwa 2 500 Menschen relativ häufig vor und gehört zur Gruppe der Erbkrankheiten, die durch eine Degeneration der Schutzhülle der peripheren Nerven (Mark- oder Myelinscheide) oder der Nervenfasern selbst verursacht wird. Die Symptome zeigen sich oft zwischen dem mittleren Kindesalter und dem 30. Lebensjahr. Sie entwickeln sich langsam und scheinen sich manchmal spontan zu stabilisieren.

Für die Diagnose dieser Erkrankung können eine körperliche und neurologische Untersuchung, Elektromyografie (S. 1344) und manchmal eine Gewebeentnahme von einem Beinnerv erforderlich sein. Jüngste genetische Untersuchungen haben veränderte Chromosomen bei dieser Krankheit gefunden. Hier besteht in der Zukunft eventuell die Möglichkeit einer Gentherapie.

Behandlung
Eine Beratung, welcher Beruf sich trotz der Erkrankung ausüben lässt, kann notwendig werden. Hilfreich können auch Beinschienen, möglicherweise eine orthopädische Operation oder orthopädische Schuhe zum leichteren Gehen sein. Die Krankheit bringt nicht zwangsläufig eine verkürzte Lebenserwartung mit sich und der Betroffene kann noch lange ein aktives Leben führen.

Syringomyelie

Symptome
- Allmählicher Verlust der Wahrnehmungsfähigkeit in Nacken, Schultern und Oberarmen
- Schwäche der Arme oder Beine

Hierbei bildet sich eine flüssigkeitsgefüllte Höhle im Rückenmark, gewöhnlich im Nacken. Dieser Hohlraum kann sich allmählich entlang des Rückenmarks ausbreiten, wobei er zuerst den Temperatur- und Tastsinn beeinträchtigt und dann Muskelschwund verursacht. Es kann sich eine schwere Behinderung entwickeln. Oft schreiten die Symptome sehr langsam fort.

Die Syringomyelie kann durch eine Rückenmarkverletzung, einen Tumor oder eine angeborene Fehlbildung verursacht werden, welche die Syringomyelie in der Jugend oder im frühen Erwachsenenalter auslöst.

Behandlung
Eine Operation zur Trockenlegung der Höhle und zum Abbau des Drucks auf das Rückenmark stoppt häufig das Fortschreiten der Krankheit. Etwa die Hälfte der Betroffenen erleben nach einer Operation eine erhebliche Besserung.

Meningomyelozele

Symptome
- Eine Aussackung aus dem Rückenmark am Rücken eines Neugeborenen
- Schwäche der unteren Gliedmaßen

Bei der Meningomyelozele (offene Spaltbildung an der hinteren Wirbelsäule) handelt es sich um eine angeborene Fehlbildung, bei welcher sich der Rückenmarkkanal entlang einiger Wirbel im unteren oder mittleren Teil des Rückens beim Ungeborenen nicht geschlossen hat. Sie stellt eine schwere Form der Spina bifida dar.

Aus dem Spalt tritt kurz nach der Geburt das Rückenmark mit den Rückenmarkhäuten in Form eines Säckchens hervor. Unterhalb der Fehlbildung kommt es häufig zu neurologischen Beeinträchtigungen, zu denen oft eine teilweise oder völlige Lähmung zählt.

Weitere angeborene Fehlbildungen sind oft mit der Meningomyelozele verbunden, etwa Syringomyelie (siehe oben), Klumpfuß oder angeborene Hüftluxation. Wenn die Aussackung nicht geschlossen ist, kann es zu einer Hirnhautentzündung (S. 481) kommen. Diese Fehlbildung sollte umgehend operativ behandelt werden. Liegen neurologische Störungen der Blasenkontrolle vor, so sind Harnwegsinfektionen im späteren Kindesalter wahrscheinlich.

Behandlung

Eine sofortige chirurgische Korrektur ist angezeigt. Mit der richtigen Behandlung ist in einigen Fällen ein langes Leben möglich, trotzdem können Probleme, wie etwa eine gestörte Blasen- und Mastdarmkontrolle, weiter auftreten.

Neuralgien

Symptome. Attackenartig auftretende, äußerst scharfe, stechende Schmerzen oder anhaltende brennende Schmerzen.

Bei Neuralgien treten schwere, anfallsartige Schmerzen entlang einer Nervenbahn auf. Ursache kann eine Verletzung oder Reizung des Nervs sein, oft ist sie jedoch unbekannt.

Diese Schmerzen können sich als brennendes, schmerzendes Gefühl im Hintergrund darstellen, das von scharfen, messerstichartigen Schmerzen überlagert wird. Sie können einige Sekunden oder Minuten anhalten und tage- oder wochenlang wiederkehren.

Während der akuten Phase der Erkrankung reagieren manche Betroffene auch auf leichte Berührungen überempfindlich, selbst nicht schmerzende Sinneswahrnehmungen können Schmerzen hervorrufen.

Einige Formen von Neuralgie können als Folge einer Infektion mit dem Herpes-zoster-Virus oder Windpockenvirus auftreten, das Gürtelrose (S. 1011) verursacht und gelegentlich nach einer Infektion mit dem Herpes-simplex-Virus. Eine äußerst beeinträchtigende Komplikation der Herpes-Zoster-Infektion kann die so genannte postherpetische Neuralgie sein. Sie ruft in der Regel einen anhaltenden, brennenden Schmerz hervor, der stärker im Vordergrund steht als die kurze, einschießende oder stechende Schmerzkomponente. Neue Schmerzattacken können durch Berührungen oder Bewegungen wie beim Niesen oder Essen ausgelöst werden. Nachdem alle Symptome der Herpes-Infektion verschwunden sind, kann der Nervenschmerz wochen-, monate- oder auch jahrelang andauern. Die Glossopharyngeus-Neuralgie ist gekennzeichnet durch wiederholte heftige Schmerzen im hinteren Rachen, in den Mandeln, im Mittelohr und am Zungengrund. Die Attacken können durch Bewegungen wie Sprechen oder Schlucken herbeigeführt werden und der Schmerz kann sehr stark sein.

Bei der Okzipitalneuralgie treten die Schmerzen im Hinterhaupt auf. Die Interkostalneuralgie betrifft den Raum zwischen den Rippen. Kennzeichen der Trigeminus-Neuralgie sind starke, scharfe, elektroschockartige Schmerzen in einer Gesichtshälfte

Gewöhnlich kommen Neuralgien erst nach dem 40. Lebensjahr und meist bei älteren Menschen vor. Neuralgien, die nach einer Gürtelrose auftreten und Trigeminus-Neuralgien sind erfreulicherweise die einzigen Formen dieser Erkrankung, die häufig in Erscheinung treten.

Diagnose

Die Diagnose stützt sich auf die Symptome und den Ausschluss anderer Krankheiten, die die Schmerzen hervorrufen könnten. Unter Umständen die Konsultation eines Neurologen notwendig. Falls das Gesicht betroffen ist, kann ein Zahnarztbesuch zur Prüfung von Zähnen und Zahnfleisch erforderlich sein. Gehört zu den Symptomen außerdem eine Schwellung, müssen rheumatische Erkrankungen (S. 918), Venenentzündung (S. 694) und Knochenbrüche ausgeschlossen werden.

Wie gefährlich sind Neuralgien?

Obwohl die Schmerzen stark behindern können, sind sie nicht lebensbedrohlich. Die Attacken können in unterschiedlichen Zeitabständen auftreten, die mit zunehmendem Alter jedoch immer kürzer werden.

Bei der Trigeminus-Neuralgie können die Schmerzen in den Abschnitten auftreten, die von jeweils einem der drei Äste des fünften Hirnnervs (Trigeminus) versorgt werden.

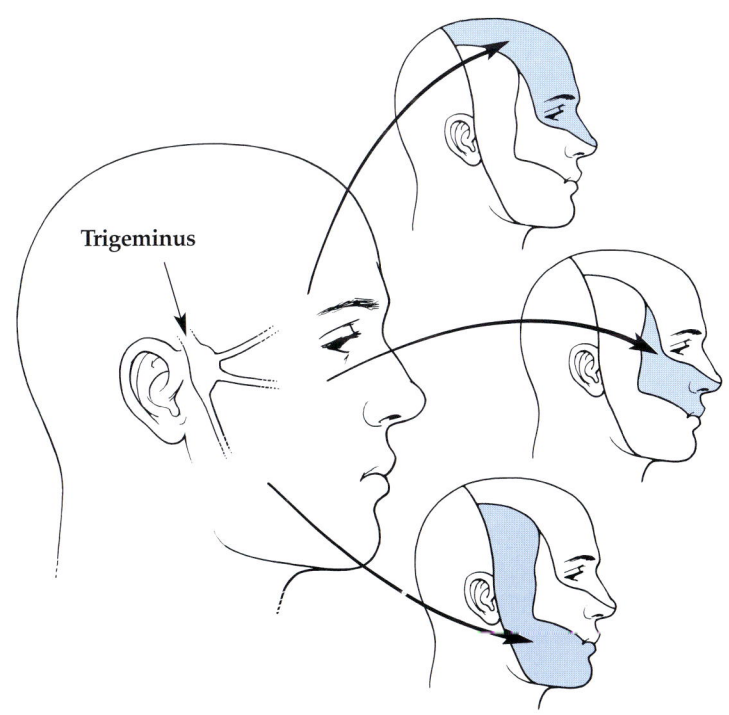

Trigeminus

Behandlung

Arzneimitteltherapie

Die Behandlung ist von den Symptomen abhängig, meist sind jedoch Schmerzmittel erforderlich. Bei leichten Neuralgien kann der Arzt nicht betäubende Schmerzmittel verschreiben, etwa Acetylsalicylsäure, Paracetamol oder Ibuprofen. In schwereren Fällen kann vorübergehend Kodein nötig werden. Carbamazepin und Phenytoin oder eventuell Baclofen sind ebenfalls geeignet. Gelegentlich werden auch Medikamente gegen Depressionen verschrieben, damit der Schmerz leichter zu bewältigen ist. Zur Behandlung der postherpetischen Neuralgie kann eine Physiotherapie hilfreich sein.

Trigeminus-Neuralgie

Symptome. Kurze, blitzartige, unerträgliche Schmerzattacken in Lippen, Zahnfleisch, Wange, Kinn oder (seltener) Stirn.

Bei der Trigeminus-Neuralgie (Tic douloureux) treten wiederholt Schmerzen in einer Gesichtshälfte auf. Sie gehen von einem oder mehreren der drei Äste des fünften Hirnnervs aus, des Trigeminus. Die Schmerzen in einer Gesichtsregion können als reißend, einschießend oder schneidend empfunden werden. Jede Attacke kann einige Sekunden oder wenige Minuten dauern und seine Stärke kann dazu führen, dass der Betroffene die Gesichtsmuskulatur zusammenzieht, daher der Begriff Tic. Diese Attacken können sich tage-, wochen- oder monatelang wiederholen. Gewöhnlich wird als Ursache ein Blutgefäß oder ein Tumor vermutet, der auf den Nerv im Schädel drückt.

Häufig gibt es auslösende Stellen im Gesicht oder bestimmte Bewegungen, die den Schmerz hervorrufen. Dazu können Lächeln, Sprechen, Kauen, Zähne- oder Naseputzen gehören.

Von der Krankheit sind fast ausnahmslos Menschen über 50 Jahre und von ihnen oft die über 70-Jährigen betroffen. Die Wahrscheinlichkeit für eine Trigeminus-Neuralgie ist bei Frauen 3-mal so groß wie bei Männern.

Der Arzt erstellt die Diagnose gewöhnlich nach Ausschluss anderer Erkrankungen, die ebenfalls Schmerzen in Kopf, Kiefer, Zähnen oder Nebenhöhlen verursachen können. Multiple Sklerose (S. 475) kann eine Trigeminus-Neuralgie hervorrufen. Oft wird fälschlicherweise die Ursache im Zahnbereich gesucht.

Die Schmerzen behindern zwar sehr, aber sie sind nicht lebensbedrohlich. Die Attacken können in unterschiedlichen Zeitabständen auftreten, die mit zunehmendem Alter jedoch immer kürzer werden.

Behandlung

Meist wird zuerst versucht die Schmerzen mit Medikamenten wie Carbamazepin in den Griff zu bekommen. Sollten sich die Beschwerden nicht durch eine Arzneimitteltherapie beherrschen lassen, so sind ein Nervenblock oder ein chirurgischer Eingriff zur Herabsetzung der Empfindlichkeit des Nervs eine Alternative. Eine Operation, bei welcher der Nerv von dem Blutgefäß oder dem Tumor befreit wird, die ihn quetschen, kann den Schmerz dauerhaft beseitigen. Dabei handelt es sich jedoch um einen größeren chirurgischen Eingriff, bei dem es zu Komplikationen kommen kann.

Verengung des Wirbelsäulenkanals (Spinalstenose)

Symptome

- Anhaltende Schmerzen in Gesäß, Oberschenkel und Wade
- Schmerzausstrahlung vom unteren Rücken in die Wade
- Fortschreitendes Taubheitsgefühl oder Schwäche im Bein
- Störungen der Blasen- und Mastdarmkontrolle

Zuerst kann beim Gehen oder Stehen ein anhaltender Schmerz in Gesäß, Oberschenkel und Wade auftreten. Beim Beugen nach vorne oder nach einigen Minuten im Sitzen mit gebeugtem Rücken vergeht der Schmerz oft wieder. Diese Symptome lassen auf Spinalstenose schließen, die durch eine Verengung des Wirbelsäulenkanals Schmerzen in den Beinen verursacht. Die Symptome sind oft fein nuanciert und ähneln anderen Rücken- und Beinbeschwerden.

Betroffen von einer Spinalstenose sind in der Regel die über 50-Jährigen. Die Erkrankung entwickelt sich manchmal aufgrund einer angeborenen Fehlbildung, doch meist infolge einer Arthrose der Wirbel (→ Arthrose, S. 907) oder eines Bandscheibenvorfalls.

Übermäßige Beanspruchung, eine vorausgehende Verletzung oder der Alterungsprozess können den Zustand des Schutzgewebes, also des Knorpels, beeinträchtigen, der die Gelenkflächen in der Wirbelsäule überzieht. Die Bandscheiben zwischen den Wirbeln nutzen sich ab und die Räume zwischen den Wirbeln verengen sich. Zusätzlich können sich am Knochen

Fortsätze bilden, so genannte Sporne (Osteophyten). Aufgrund dieser Veränderungen können sich Wirbel und Weichteile in den Wirbelkanal verlagern und auf Nerven drücken.

Druck kann etwa auf die Wurzeln des Ischiasnervs ausgeübt werden. Der dabei verursachte Schmerz strahlt vom unteren Rücken über das Gesäß in die Wade aus. Schließlich können Taubheitsgefühl oder Muskelschwäche in den Beinen auftreten. Manchmal werden die Nerven gequetscht, die zur Harnblase und zum Mastdarm führen, was Inkontinenz zur Folge haben kann.

Der Schmerz verringert sich oft, wenn man sich vorbeugt, da in dieser Haltung der Durchmesser des Wirbelkanals wieder größer wird und so der Druck auf die Rückenmarknerven geringer. In schweren Fällen hält der Schmerz unabhängig von Aktivität oder Haltung an.

Diagnose

Zunächst wird der Arzt Untersuchungen zum Ausschluss anderer Erkrankungen durchführen, die Schmerzen oder Taubheitsgefühl im Bein verursachen, etwa ein Rückenmarktumor (→ Rückenmarktumor, S. 508) oder eine Durchblutungsstörung (→ Arterielle Verschlusskrankheit der Beine, S. 690). Ist ein Bandscheibenvorfall die Ursache, lässt sich dies meist feststellen (→ Bandscheibenvorfall, S. 904).

Bei einer Spinalstenose machen sich die Schmerzen normalerweise beim Bergabgehen stärker bemerkbar und dauern im Stehen an. (Schmerzen, die auf schlechter Durchblutung beruhen sind in der Regel beim Bergaufgehen größer und lassen im Stehen nach.)

Wenn der Arzt eine Spinalstenose vermutet, kann er weitere Untersuchungen veranlassen. Mittels CT (S. 494), MRT (S. 494) oder Myelographie (Röntgenaufnahme unter Kontrastmittel) lässt sich eine Verengung des Wirbelkanals darstellen.

Behandlung

Bei einem leichteren bis mittelgradigen Fall von Spinalstenose können Bettruhe, Arzneimitteltherapie und Physiotherapie unter Umständen ausreichend sein. Die spinale Stenose kann jedoch fortschreiten und zu derart behindernden Schmerzen oder anderen Symptomen führen, dass eine Operation notwendig wird.

Früher war Bettruhe das Kernstück der Behandlung. Heute wird sie nur für wenige Tage empfohlen, wenn die Schmerzen sehr stark sind. Überlanges Liegen kann die Muskulatur schwächen und zu weiterer Beeinträchtigung führen.

Arzneimitteltherapie

Vom Arzt verschriebene nicht-steroidale Entzündungshemmer und Medikamente zur Muskelentspannung können chronische Schmerzen lindern. Auch rezeptfrei in der Apotheke erhältliche Schmerzmittel wie Acetylsalicylsäure oder Paracetamol können helfen. Zur zeitweiligen Linderung können Kortikosteroide gespritzt werden, sie sind aber kein Heilmittel für eine Spinalstenose.

Physiotherapie

Bei akuten Schmerzen können Wärme- oder Kältetherapie oder sanfte Massagen durch einen Physiotherapeuten helfen. Sobald die Schmerzen nachlassen, kann der Therapeut ein Übungsprogramm zur Verbesserung der Flexibilität, Stärkung der Rücken- und Bauchmuskulatur sowie zur Verbesserung der Haltung aufstellen.

Außerdem können ein Mieder oder ein Korsett für den unteren Rückenbereich die Haltung verbessern. Rückenstützen sollten jedoch nur für Aktivitäten verwendet werden, welche die Rückenmuskulatur besonders belasten. Zu langes Tragen von Rückenstützen schwächt die Muskulatur von Rücken und Bauch.

Operation

Der Arzt kann einen operativen Eingriff empfehlen wenn die Schmerzen stark behindern, die Beine fortschreitend schwächer werden oder die Blasen- oder Mastdarmkontrolle gestört ist. Bei dieser Operation, der so genannten Laminektomie - oder häufiger Hemilaminektomie genannt – wird der entsprechende ganze (oder halbe) Wirbelbogen entfernt, der in den Wirbelkanal hineinragt oder auf die Rückenmarknerven drückt. Wird nur ein Teil einer Bandscheibe entfernt, spricht man von Diskektomie. Im Fall von Wirbelgleiten (Spondylolisthese) können einige Wirbel des unteren Rückenbereichs verbunden und damit versteift werden.

Durch die Laminektomie werden Schmerzen im Gesäß oder in den Beinen oft verringert oder beseitigt, Schmerzen im unteren Rücken, die durch die zu Grunde liegenden Erkrankungen wie beispielsweise Arthrose ausgelöst werden, aber möglicherweise nicht.

Der durchschnittliche Krankenhausaufenthalt beträgt bei Laminektomie 4 bis 7 Tage. Nach 3 Monaten können die meisten Alltagsverrichtungen mit Ausnahme schwerer körperlicher Arbeit wieder aufgenommen werden. Nach einer Wirbelsäulenversteifung können Genesung und Rehabilitation länger dauern.

Kapitel 20

Augen

Inhalt

Wie wir sehen

Unsere Augen sind einzigartige Werkzeuge, die in einem Augenblick Millionen unzusammenhängender Informationen über die Außenwelt aufnehmen können. Oft wird das Auge mit einer Kamera verglichen. Wie bei der Kamera tritt durch eine Linse ein Bild ins Auge ein. Das Bild wird in gewissem Sinne im rückwärtigen Teil beider Vorrichtungen fest gehalten: In der Kamera auf dem Film und im Auge mittels eines Kommunikationssystems, welches das Bild sofort zum Gehirn überträgt. Das Auge ist wie eine Kamera, doch viel kunstvoller.

Tausende Male am Tag bewegen sich die Augen und stellen sich scharf auf nahe und ferne Objekte ein, wobei sie innerhalb einer riesigen Bandbreite von Möglichkeiten bestimmte Objekte zur Deutung heraussuchen. Sofort registrieren die Augen, was dutzend Kameras nicht schaffen könnten, und versorgen den Menschen mit einer ständig sich ändernden, unglaublich detaillierten Reihe dreidimensionaler Bilder der Außenwelt.

Struktur des Auges

Die vielschichtige Struktur des Auges ist auf engem Raum untergebracht: Das Auge, das in

Schutzorgane des Auges

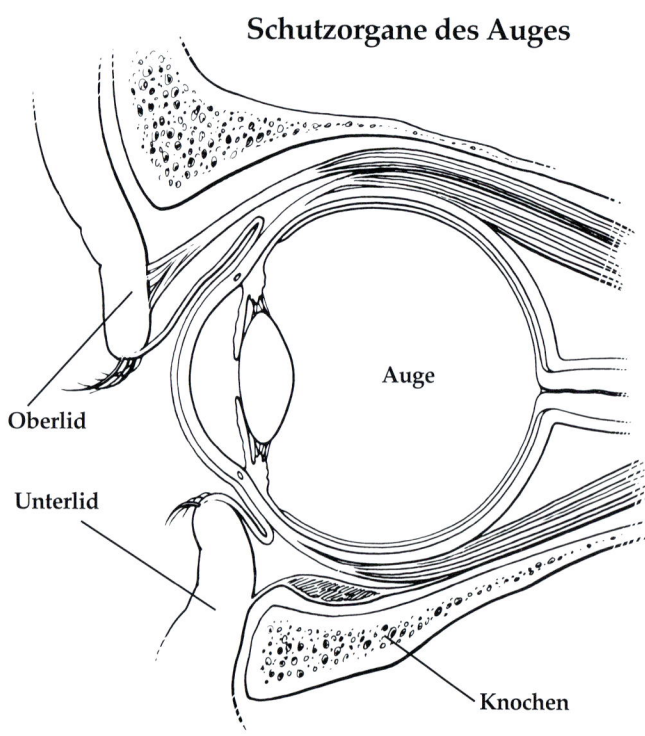

Oberlid

Unterlid

Auge

Knochen

einer schützenden Höhle aus Schädelknochen und auskleidendem Gewebe liegt, misst etwa 24 mm im Durchmesser. Seine empfindlichen Strukturen werden durch den Nasenrücken, die Augenbrauen und die Wangenknochen geschützt. Knochen und umliegendes Gewebe des Auges werden als Augenhöhle bezeichnet.

Die Augen werden zusätzlich durch die Lider geschützt, die sich unwillkürlich öffnen und schließen und das Auge vor starkem Licht, Verletzungen und Fremdkörpern schützen.

Die Tränenflüssigkeit verhindert Reibung, reinigt und ernährt das Auge. Sie wird von Drüsen in den Oberlidern und in der Augenhöhle oberhalb und seitlich der Oberlider abgesondert. Ihr Abfluss erfolgt in die Nase durch zwei winzige Öffnungen, die in den Ober- und Unterlidern ganz nahe der Stelle liegen, wo sich die Lider neben der Nase vereinigen (innerer Augenwinkel). Die Kanäle, durch welche die Tränenflüssigkeit von den Augen zur Nase geleitet wird, heißen Tränen-Nasengänge.

Beim Blinzeln, das alle paar Sekunden geschieht, arbeiten die Lider wie Scheibenwischer mit Waschanlage, die Schmutz und Teilchen wegspülen und die Augen »schmieren«. Im Schlaf bleiben die Lider geschlossen und schützen so das Auge vor dem Austrocknen.

Die Augenbewegungen steuern sechs Muskeln, die an der Lederhaut (Sklera), der äußeren Schutzschicht der Augen, befestigt sind. Sie arbeiten zusammen, um beide Augen nach oben, unten, im Kreis und von Seite zu Seite zu bewegen, sodass sich beide Augen auf genau denselben Punkt ausrichten. (Wenn die Ausrichtungsmechanismen gestört sind, spricht man von einer Augenabweichung.)

Der Augapfel selbst besteht aus mehreren Gewebeschichten. Die Bindehaut überzieht die Innenseite der Lider und den äußersten Teil des Auges. Sie trifft auf die Lederhaut, die derbe, weiße Schicht, die den größten Teil des Augapfels bedeckt. Beide enthalten winzige Blutgefäße, die das Auge ernähren.

Auf der Innenseite der Bindehaut in Augenmitte liegt die Hornhaut. Dieser Schicht aus durchsichtigem Gewebe mit einem darüber liegenden Tränenfilm verdankt das Auge zwei Drittel seines Fokussiervermögens. Die Hornhaut ist so geformt, dass das Licht, wenn es ins Auge eintritt, gebrochen und so durch die Linse und zur Netzhaut im hinteren Auge geleitet wird.

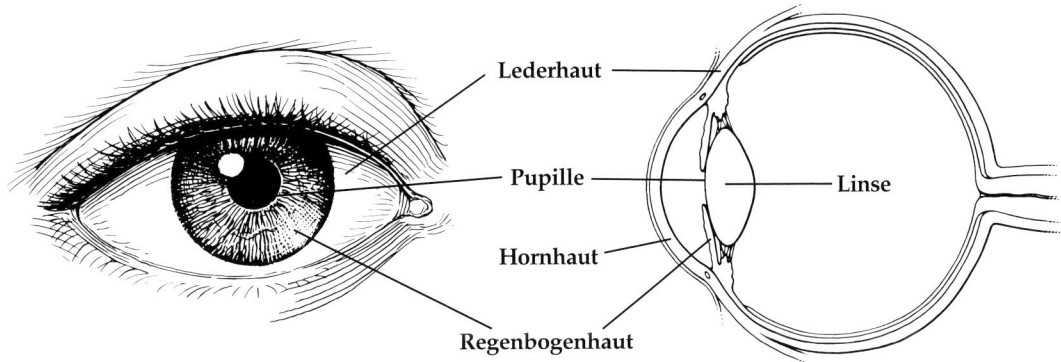

| *Vorderansicht* | *Seitenansicht* |

Lederhaut — Pupille — Hornhaut — Regenbogenhaut — Linse

Hinter der Hornhaut liegen Pupille und Regenbogenhaut (Iris). Die Pupille ist die Öffnung, durch die das Licht ins hintere Auge dringt. Muskeln zur Steuerung der Regenbogenhaut (des farbigen Teils des Auges) ermöglichen die Änderung der Größe der Pupille, damit sie auf die Lichtmenge eingestellt wird. Bei spärlichem Licht vergrößert sich die Pupille, um mehr Licht einzulassen, und bei starkem Licht verkleinert sie sich, um die zarte Netzhaut vor zu viel Lichteinfall zu schützen. Die Pupille erweitert sich (dilatiert) auch als Reaktion auf Aufregung und Medikamente.

Zwischen Hornhaut und Regenbogenhaut befindet sich die vordere Augenkammer. Dieser Raum ist mit Kammerwasser gefüllt, das in der hinteren Augenkammer nahe der Befestigung der Regenbogenhaut gebildet wird. Die Flüssigkeit strömt durch die Pupille in die vordere Augenkammer und wird dann in den Blutstrom durch den Schlemmkanal abgegeben, und zwar im Winkel, wo Regenbogenhaut und Hornhaut aufeinander stoßen. Der Körper reguliert den Druck des Kammerwassers.

Hinter Regenbogenhaut und vorderer Augenkammer sitzt die Linse. Dieses durchsichtige, farblose Gewebe befindet sich in einer Kapsel und ist in Augenmitte an einem Fasernetz aufgehängt. Die Linse kann ihre Form ändern um Lichtstrahlen auf die Netzhaut zu bündeln. Ist ein Gegenstand nahe, wird die Linse dicker um das Bild aufnehmen zu können. Ist er weiter entfernt, so wird sie dünner um das Bild scharf auf der Netzhaut abzubilden. Im Laufe des Lebens bilden sich in der Linse immer mehr Fasern, die allmählich die Linse unelastisch machen, sodass im Alter Dinge in der Nähe nicht mehr scharf zu sehen sind.

Der Großteil des Auges, der hinter der Linse liegt, wird von der runden hinteren Augenkammer eingenommen. Sie ist mit einer farblo-

sen, gallertartigen Masse gefüllt, dem Glaskörper. Manchmal scheinen sich Fädchen oder Fasern vor dem Auge zu bewegen (Mückensehen). Diese Teilchen sind gelegentlich ein Symptom einer ernsteren Augenerkrankung.

Hinter der hinteren Augenkammer liegt die Netzhaut (Retina). Sie entspricht dem Film in der Kamera. Mit ihren zehn Schichten verarbeitet sie die von Hornhaut und Linse projizierten Lichteindrücke.

In der Netzhaut nehmen Stäbchenzellen Licht und Zapfenzellen sowohl Licht als auch Farbe wahr. Stäbchenzellen kommen 20-mal häufiger vor als Zapfenzellen und können auch schwaches Licht aufnehmen. Zapfenzellen brauchen mehr Licht um arbeiten zu können, deshalb kann man in der Dunkelheit Farben

Struktur des Auges

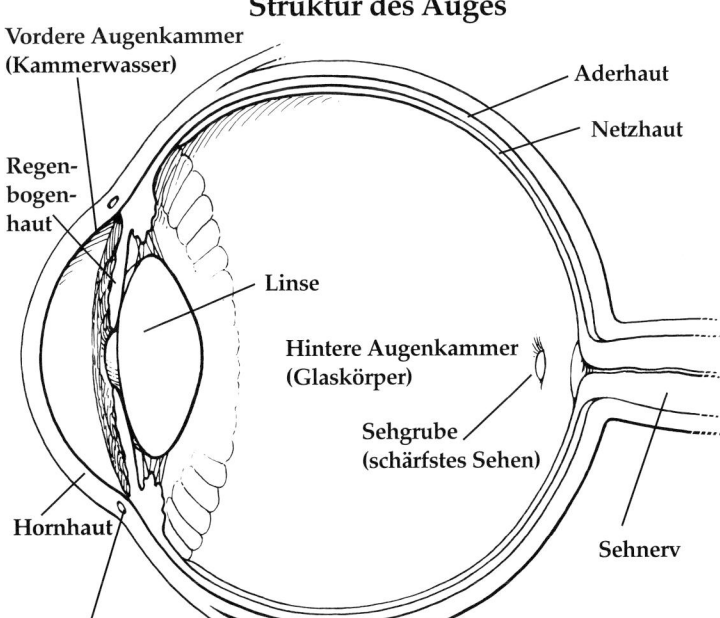

Vordere Augenkammer (Kammerwasser) — Aderhaut — Netzhaut — Regenbogenhaut — Linse — Hintere Augenkammer (Glaskörper) — Sehgrube (schärfstes Sehen) — Hornhaut — Schlemm-Kanal — Sehnerv

nur schwer erkennen. Die Aufgabe der Stäbchen- und Zapfenzellen besteht in der Umwandlung des aufgenommenen Lichts in elektrische Impulse.

Im Bereich einer kleinen Netzhautvertiefung, der Sehgrube (Fovea), ist das schärfste Sehen möglich. Dieser Abschnitt enthält nur Zapfen und ist der lichtempfindlichste Teil des Auges. Die kleine Fläche um die Sehgrube, der gelbe Fleck (Macula lutea), ist verantwortlich für das Sehen im Zentrum des Gesichtsfelds.

Die Netzhaut wird hauptsächlich durch die Aderhaut ernährt. Dieses vielschichtige Gewebe zwischen Netzhaut und Lederhaut enthält Venen und Arterien.

Der Sehnerv nimmt die von der Netzhaut gebildeten elektrischen Impulse auf und leitet sie an das Gehirn weiter. Der Punkt, an dem der Sehnerv die Netzhaut auf seinem Weg zum Gehirn verlässt, ist die Sehnervpapille. Der Sehnerv trägt die Impulse zur Sehrinde im rückwärtigen Teil des Gehirns. Das Gehirn deutet diese Botschaften in unser Sehen um.

Das abbildende System

Wenn man alle Teile des Auges aufzählt, erscheint dieses Organ kompliziert. Doch die Grundmechanismen des Sehens sind einfach.

Lichtstrahlen durchdringen die Hornhaut, die Pupille und dann die Linse. Die innere Augenmuskulatur hilft bei der Anpassung der Linsenform, um die Lichtstrahlen auf die Rückwand der Netzhaut zu bündeln. Dort setzen die Stäbchen- und Zapfenzellen das Licht in elektrische Impulse um, die vom Sehnerv zum Gehirn transportiert werden.

Sobald das Gehirn die elektrischen Impulse erhält, muss es sie deuten. Das von der Netzhaut empfangene Bild steht auf dem Kopf, das Gehirn deutet das Bild jedoch um und das Wahrgenommene wird wieder zurechtgerückt. Das Gehirn muss außerdem die Bilder beider Augen koordinieren, die sich etwas unterscheiden. Die Verschmelzung beider Bilder bewirkt das räumliche (stereoskopische) Sehen.

Augenspezialisten

Augenärzte sind auf Augenkrankheiten und -probleme spezialisiert. Sie sind ausgebildete Ärzte, die zusätzlich zum Medizinstudium eine mehrjährige Fachausbildung in der Diagnose und Behandlung von Augenkrankheiten absolviert haben. Sie dürfen Brillen und Kontaktlinsen verschreiben, vollständige Augenuntersuchungen durchführen und die Augen versorgen. Sie behandeln ferner Augenverletzungen und führen bei Spezialisierung eine Reihe von Operationen durch.

Augenärzte sind in der Handhabung von Spezialinstrumenten zur korrekten Diagnosestellung versiert, insbesondere wenn die Symptome unklar sind. Bei akuten Augensymptomen ist dies entscheidend, da eine Verzögerung von Stunden den Unterschied zwischen Blindheit und guter Sehkraft bewirken kann.

Durch eine mehrjährige Ausbildung wird man zum Augenoptiker oder Augenoptikermeister. Dieser ist gesetzlich ermächtigt, Untersuchungen über Sehstörungen durchzuführen, Brillen oder Kontaktlinsen zu verschreiben und diese – auch nach Rezept eines Augenarztes – herzustellen sowie über Umgang und Pflege zu beraten. Seit Jahren bieten deutsche Fachhochschulen den Studiengang zum diplomierten Optometristen an, dessen Berufstätigkeit jedoch der des Augenoptikers gleicht.

Fehlsichtigkeit durch Brechungsfehler

Die häufigsten Augenprobleme – Kurzsichtigkeit (Myopie), Weitsichtigkeit (Hyperopie), Stabsichtigkeit (Astigmatismus: Unsymmetrische Hornhaut) und Alterssichtigkeit (Presbyopie, Weitsichtigkeit aufgrund des Alterungsprozesses) – beruhen alle auf Brechungsfehlern bei Linse und Hornhaut in einem oder beiden Augen.

Wenn ein Objekt deutlich wahrgenommen werden soll, muss sein Bild die Netzhaut, das ist die lichtempfindliche Hautschicht im hinteren Auge, in scharf gebündelter Form erreichen. Wenn Lichtstrahlen ins Auge treten, werden sie von Hornhaut und Linse gebrochen (in ihrer Richtung abgelenkt), um auf der Netzhaut in einem Punkt zusammenzutreffen.

Damit das Bild scharf ist, muss die Bündelungskraft von Hornhaut und Linse der Länge des Augapfels entsprechen. Bei Normalsichtigkeit erscheint dann das Bild scharf.

Sind die bündelnden Organe und der Augapfel jedoch nicht richtig aufeinander abgestimmt, so erreicht das Licht die Netzhaut nicht gebündelt, sondern hat seinen Brennpunkt vor oder hinter der Netzhaut. Liegt der Brennpunkt vor der Netzhaut, wird diese Störung Kurzsichtigkeit genannt, da nur das Bild naher Objekte an der richtigen Stelle der Netzhaut gebündelt wird. Bei Weitsichtigkeit werden die Bilder entfernter Objekte besser auf der Netzhaut gebündelt. Bei Stabsichtigkeit ist die Hornhaut verkrümmt, wodurch ein Teil der Lichtstrahlen abgelenkt wird.

Kurzsichtigkeit, Weitsichtigkeit und Stabsichtigkeit können erblich sein oder andere Ursachen haben. Eine andere Form von Fehlsichtigkeit ist jedoch ein grundlegender Bestandteil des Alterungsprozesses. Es handelt sich um die Alterssichtigkeit, deren Ursache in Veränderungen der Linse liegt. Mit dem Alter verhärtet sich die Linse und verliert einen Teil ihrer Fähigkeit, die Form zu ändern und Licht zu bündeln. Diese Verhärtung macht es schwierig nahe Objekte scharf zu sehen.

Die meisten Arten von Fehlsichtigkeit lassen sich leicht durch Brillen oder Kontaktlinsen ausgleichen. Für die meisten Betroffenen bringen diese Hilfsmittel, von Augenarzt oder Optiker verschrieben und angepasst, die richtige Korrektur. Neue Operationstechniken können bei leichter oder mittelgradiger Kurzsichtigkeit unter Umständen helfen (S. 525).

Kurzsichtigkeit

Symptome. Verschwommenes Sehen entfernter Objekte.

Kurzsichtigkeit (Myopie) ist eine häufige Fehlsichtigkeit. Etwa 20 Prozent der Bevölkerung sind betroffen. Bei Kurzsichtigkeit ist das Auge nicht rund, sondern von vorne nach hinten gemessen zu lang, sodass die Lichtstrahlen, die von Hornhaut und Linse gebrochen werden, sich vor der Netzhaut und nicht auf ihr bündeln. Entfernte Bilder erscheinen unscharf.

Bilder in der Nähe lassen sich je nach Grad der Kurzsichtigkeit scharf wahrnehmen. Bei starker Kurzsichtigkeit sieht man unter Umständen nur Gegenstände scharf, die sich wenige Zentimeter vor dem Auge befinden, bei leichter Kurzsichtigkeit werden Gegenstände, die einige Meter entfernt sind, noch scharf gesehen.

Manchmal liegt die Ursache für Kurzsichtigkeit nicht in der Vergrößerung des Abstands im Augapfel, sondern in zu großer Bündelungskraft von Linse und Hornhaut. Die Lichtstrahlen werden dann ebenfalls bereits vor der Netzhaut gebündelt.

Oft wird Kurzsichtigkeit in der Kindheit, von den ersten Schuljahren bis ins späte Teenageralter hinein, beobachtet. Jungen und Mädchen sind gleichermaßen betroffen. In dieser Zeit kann sie sich rasch fortentwickeln,

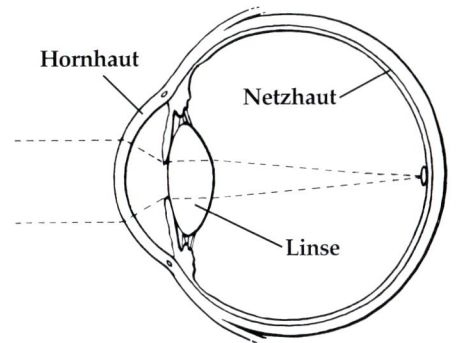

Um scharf sehen zu können, müssen Linse und Hornhaut auf die Länge des Augapfels abgestimmt sein.

Normalsichtigkeit

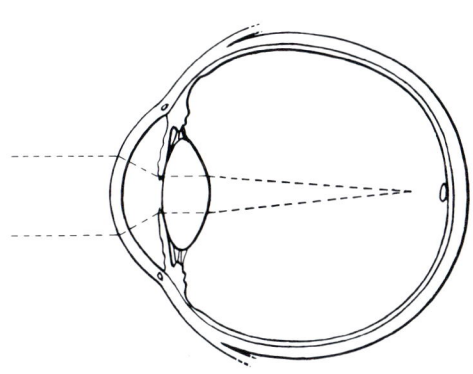

Kurzsichtigkeit (Myopie)

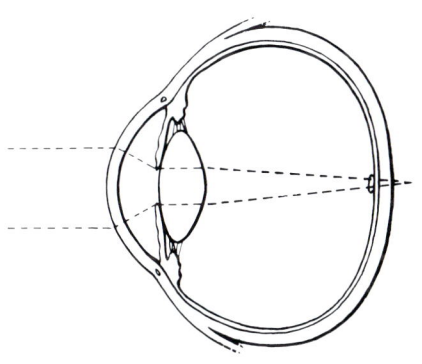

**Weitsichtigkeit
(Hyperopie, Hypermetropie)**

Die Augenuntersuchung

Wie oft sollten die Augen untersucht werden?

Es empfiehlt sich, die Augen alle 3 bis 4 Jahre untersuchen zu lassen, wenn bis zum 50. Lebensjahr keine Augenprobleme vorliegen. Danach sollte man die Augen häufiger auf grünen Star oder andere Erkrankungen prüfen lassen. Bei Fehlsichtigkeit oder anderen Problemen sollten die Augen alle 2 Jahre oder nach Empfehlung des Augenarztes untersucht werden.

Bei Kindern sollten die Augen im 3. oder 4. Lebensjahr untersucht werden, es sei denn, es treten schon vorher Sehprobleme auf.

Untersuchung

Der Augenarzt wird nach der familiären und eigenen Vorgeschichte fragen und einige Untersuchungen durchführen. Beim einfachen Test wird beispielsweise eine Lichtquelle vor dem Auge in einem festgelegten Muster bewegt, um die Augenbewegungen der Augen einzeln und zusammen zu prüfen. Der Augenarzt untersucht meist auch das periphere Sehen, indem er einen Gegenstand am Rand des Gesichtsfelds bewegt.

Snellen-Sehprobe
Ein weiterer Teil der Untersuchung besteht im Erkennen von speziellen Sehzeichen, die nach dem Snellenschen Prinzip angeordnet sind. Es kann sich um schwarze Buchstaben, Zahlen oder so genannte Landolt-Ringe handeln. Die Tafeln mit Landolt-Ringen in verschiedener Größe werden gewöhnlich aus 5 bis 6 m Entfernung gelesen. Das Auflösungsvermögen (der Visus) einer Person ergibt sich daraus, wie groß die Landolt-Ringe sein müssen, damit sie noch scharf erkannt werden. Als normalsichtig gilt ein Wert von 1,0. Viele Menschen können allerdings noch besser sehen (größer als 1,0). Bei einem Visus kleiner als 1,0 wird möglicherweise eine Brille oder Kontaktlinsen nötig sein. Für Kinder gibt es Bildtafeln mit Figuren.

Augenspiegel
Mit einem Augenspiegel (Ophtalmoskop) wird der Augenhintergrund untersucht. Das Gerät besitzt eine Lupe und eine Lichtquelle, die bis auf den hinteren Teil des Auges strahlt, damit der Arzt die rückwärtigen Bereiche des Auges, insbesondere die Netzhaut, betrachten kann. Der Augenhintergrund (Fundus) liefert viele Aufschlüsse über den allgemeinen Gesundheitszustand.

Der Zustand der Gefäße im Augenhintergrund kann oft viel über bestehende Erkrankungen aussagen. Bei hohem Blutdruck (Hypertonie) geben Veränderungen dieser Gefäße oft einen Hinweis auf den Grad der Krankheit und die Dringlichkeit, mit der die Behandlung begonnen werden sollte. Aufschluss über eine Durchblutungsstörung im Gehirn geben manchmal kleine Partikel, die in den Blutgefäßen des Augenhintergrunds erscheinen, was auf die Bildung von cholesterinhaltiger Plaque oder von Pfropfen aus anderem Material hindeutet. Gefäßveränderungen, die für die Zuckerkrankheit typisch sind, Löcher oder Risse in der Netzhaut und viele andere Krankheiten können sichtbar werden.

Der Ansatz des Sehnervs (die Papille) ist mit dem Augenspiegel ebenfalls sichtbar. Eigentlich ist die Papille eine Verlängerung des Gehirns. Ist sie geschwollen, kann dies Zeichen für eine ernste Erkrankung sein, wie beispielsweise ein Gehirntumor, der den Druck im Schädel erhöht.

Für die Augenspiegelung werden Tropfen zur Erweiterung der Pupillen verwendet. Der Arzt kann so noch mehr vom Augenhintergrund erkennen. Das Untersuchungszimmer ist abgedunkelt, sodass sich die Pupillen erweitern und dann wird jedes Auge mit dem Augenspiegel ausgeleuchtet und untersucht.

Die Verwendung von erweiternden Augentropfen gehört zum Routineteil der meisten Untersuchungen. Sie können das scharfe Sehen von nahen Gegenständen oder die Erträglichkeit von starkem Licht vorübergehend erschweren. Wenn auf grauen Star oder Netzhauterkrankungen untersucht werden soll, sind die Tropfen jedoch unbedingt nötig.

Über 50-Jährige sollten sich regelmäßig auf grünen Star untersuchen lassen. Eine einfache Untersuchung zur Messung des Drucks im Auge wird mit einem Tonometer genannten Gerät durchgeführt (S. 550).

sodass alle paar Monate neue Brillengläser erforderlich sind. Im frühen Erwachsenenalter stabilisiert sie sich in der Regel, sodass keine neuen Gläser oder Kontaktlinsen mehr nötig sind. Etwa ab dem 40. Lebensjahr verändern normale Alterungsprozesses die Sehkraft. Kurzsichtigkeit kommt oft familiär gehäuft vor.

Diagnose

Wenn die Eltern oder eine Bezugsperson bemerken, dass das Kind ständig die Augen zusammenkneift, dicht vor Fernsehschirm, Kinoleinwand oder Klassentafel sitzt, die Bücher beim Lesen immer sehr nahe vor die Augen hält und entfernte Gegenstände offenbar nicht wahrnimmt, sollten sie die Sehkraft des Kindes vom Augenarzt untersuchen lassen.

Bei dieser Untersuchung liest das Kind zunächst verschiedene Buchstaben oder erkennt die Lage bestimmter Landolt-Ringe auf einer Tafel, damit die Sehkraft (Auflösungsvermögen, Visus) auf jedem Auge festgestellt werden kann. Für Kinder, die noch nicht lesen können, gibt es besondere Tafeln. Der Arzt führt außerdem eine Reihe von Tests durch um den Grad der benötigten Korrektur festzustellen.

Wie gefährlich ist Kurzsichtigkeit?

Kurzsichtigkeit kann Kinder sozial, emotional und schulisch behindern, wenn sie nicht frühzeitig festgestellt und korrigiert wird.

Behandlung

Korrigierende Sehhilfen

Mit speziell für ein oder beide Augen angefertigtem, konkavem Brillenglas oder Kontaktlinsen kann die Sehkraft auf normal oder fast normal korrigiert werden. Für Kinder unter 12 Jahren eignen sich Kontaktlinsen gewöhnlich nicht.

Operation

Zu den weiteren möglichen Behandlungsformen gehören die radiäre Keratotomie und die photorefraktive Keratektomie (→ Radiäre Keratotomie, diese Seite).

Weitsichtigkeit

Symptome

- Verschwommenes Sehen naher Objekte
- Überanstrengung der Augen einschließlich Augen- und Kopfschmerzen

Weitsichtigkeit (Hyperopie oder Hypermetropie) ist eine häufige Form von Fehlsichtigkeit. Meist beruht sie auf einem zu kurzen Abstand zwischen Hornhaut und Netzhaut. Dadurch treffen die Lichtstrahlen auf die Netzhaut, bevor ihr Brennpunkt erreicht ist. Der Winkel zwischen der Regenbogenhaut und der Innenfläche der Hornhaut ist beim Weitsichtigen verengt, was ihn später für ein Engwinkelglaukom (→ Akuter grüner Star, S. 551) anfälliger macht.

Eine Ursache für Weitsichtigkeit kann außerdem in einer Schwäche in der Bündelungsfähigkeit von Linse und Hornhaut liegen. Unabhängig von der Ursache erscheinen nahe Bilder verschwommen, entfernte scharf.

Weitsichtigkeit ist gewöhnlich bereits bei der Geburt vorhanden und tritt oft familiär gehäuft

---

Radiäre Keratotomie

Die radiäre Keratotomie ist eine chirurgische Technik zur Korrektur leichter und mittelgradiger Kurzsichtigkeit.

Verfahren

Die Hornhaut eines jeden Auges wird mehrmals eingeschnitten, sodass ein Radius- oder Radspeichenmuster entsteht. Die Augen werden einzeln operiert, oft an zwei verschiedenen Tagen. Die radiäre Keratotomie flacht das Zentrum der Hornhaut ab und die äußere Partie fällt steiler ab. Dadurch ändert sich die Lichtbrechung und die Lichtstrahlen werden besser auf die Netzhaut gebündelt.

Genesungszeit

Das Verfahren erfolgt ambulant und unter örtlicher Betäubung. Einige Tage lang sollte danach eine Augenklappe oder eine Brille mit dunklen Gläsern getragen werden. Die völli-

ge Genesung kann einige Wochen bis Monate beanspruchen.

Ergebnisse

Im Prinzip scheint die radiäre Keratotomie eine gute Lösung bei Kurzsichtigkeit zu sein. Eine zehnjährige Follow-up-Studie bei Personen, die sich der Operation unterzogen hatten, zeigte, dass annähernd 70 Prozent keine Sehhilfe trugen. Bei 3 Prozent trat dagegen eine erhebliche Verschlechterung der Sehkraft ein.

Zu den weiteren Nachteilen des Verfahrens gehört die Möglichkeit instabiler Sehkraft, eine Tendenz zu Weitsichtigkeit, späteren Hornhautentzündungen und ein leicht erhöhtes Risiko eines durch äußere Einwirkung bewirkten Hornhautrisses. Viele Chirurgen sind weiterhin unsicher, was den Nutzen der radiären Keratotomie betrifft. Eine vom Bundesverband der Augenärzte (BVA) und der Deutschen Ophthalmologi-

schen Gesellschaft (DOG) eingesetzte Kommission empfiehlt, dass diese Methode nicht mehr angewandt werden sollte.

Seit einiger Zeit wird bei Kurzsichtigkeit auch die photorefraktive Keratektomie eingesetzt, bei der ein ultravioletter Lichtstrahl die Hornhaut abflacht, indem er deren Zellen verdampft. Das Verfahren ist unwiderruflich und kann, wenn auch selten, zu noch schlechterer Sehkraft, selbst mit Sehhilfe, führen. Vorsicht ist daher angebracht.

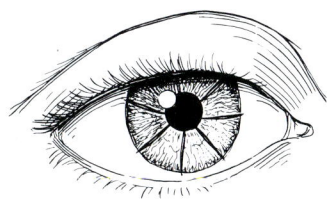

Bei der radiären Keratotomie wird durch ein Reihe chirurgischer Einschnitte in die Hornhaut die Kurzsichtigkeit (Myopie) korrigiert.

Ererbte Augenerkrankungen

Augenerkrankungen können von Generation zu Generation weitergegeben werden. Sie reichen von einfacher Weitsichtigkeit, die mit Brille oder Kontaktlinsen korrigiert werden kann (S. 525), bis zu schwerwiegenderen Erkrankungen wie dem Retinoblastom (S. 545). Bestimmte Krankheiten wie Zuckerkrankheit und hoher Blutdruck können ebenfalls Probleme mit den Augen bewirken.

Fehlsichtigkeit wie bei Kurz-, Weit- und Stabsichtigkeit beruht auf Form und Beschaffenheit von Hornhaut, Linse und Augapfel und oft ist sie bereits von Geburt an vorhanden. Die Ursachen für die Abweichungen sind unbekannt, da die Fehlbildung jedoch in jeder Generation wieder auftaucht, geht man davon aus, dass Gene dabei eine Schlüsselrolle spielen. Häufig jedoch erben nur bestimmte Familienangehörigen die Störung, andere sind völlig von ihr frei.

Vererbung scheint ein Rolle beim Auftreten von Schielen (Strabismus, gewohnheitsmäßigem Schielen, S. 534) und von einer bestimmten Art von Sehschwäche zu spielen (Amblyopie, gewöhnlich infolge von Fehlausrichtung der Augen, S. 534). Wenn bei einem Elternteil die Augen bereits in der Kindheit falsch ausgerichtet waren, ist die Wahrscheinlichkeit, dass die Kinder unter dem gleichen Problem leiden, größer als bei Eltern ohne derartige Störungen.

Störungen im Farbensehen, allgemein und oft irreführend als Farbenblindheit bezeichnet, sind gewöhnlich von Geburt an vorhanden und von der Mutter in der Regel an die Söhne vererbt. Viele Menschen mit Störungen im Farbensehen können bei schwachem Licht nicht zwischen Rot- und Grüntönen unterscheiden, manche können diese Farben sogar in hellem Licht nicht auseinander halten. Nur eine Minderheit so genannter farbenblinder Menschen sieht alles in Grautönen und nur sie sind im eigentliche Sinne farbenblind. Störungen im Farbensehen sind häufig. Sie werden durch einen Mangel an einer oder mehreren lichtempfindlichen Substanzen in den Zapfenzellen der Netzhaut hervorgerufen.

Auch bei bestimmten Augenkrankheiten scheint es einen genetischen Faktor zu geben. Menschen mit grünem Star (S. 550) haben oft eine familiäre Vorgeschichte mit dieser Krankheit, ebenso Menschen mit grauem Star (S. 553). Retinopathia pigmentosa stellt eine ernste Bedrohung der Sehkraft dar. Bei ihr tritt oft ein Wiederholungsmuster in der Familie auf (S. 561). Beim Retinoblastom, einem bösartigen Augentumor, der meist bei Kleinkindern auftritt, scheint in etwa 30 bis 40 Prozent der Fälle ein genetischer Faktor vorzuliegen (S. 545).

Andere Krankheiten, die das Auge in Mitleidenschaft ziehen und einen Vererbungsfaktor haben, sind unter anderem die Zuckerkrankheit und hoher Blutdruck. Die Zuckerkrankheit beeinträchtigt die Sehkraft nach vielen Jahren (→ Diabetes mellitus, S. 925, → Das Auge und Diabetes, S. 562). Hoher Blutdruck (Hypertonie) beeinträchtigt die Sehkraft dann, wenn die Krankheit besonders schwer ist. Er kann aufgrund von Veränderungen im Auge diagnostiziert werden (→ Hoher Blutdruck, S. 647, → Hoher Blutdruck und Sehkraft, S. 564).

auf. Heranwachsende können eine leichte Weitsichtigkeit häufig auf natürlichem Wege überwinden, wenn sich die Augen auf den Zustand einstellen. Der Ziliarmuskel zieht die Linse zusammen, ändert so ihre Form und bringt den Brennpunkt nach vorne auf die Netzhaut. Daher brauchen sie keine Sehhilfen gegen ihre Weitsichtigkeit. Mit dem Alter geht die Fähigkeit der Augen, diesen Zustand zu »korrigieren«, verloren und Sehhilfen sind notwendig.

Diagnose

Abhängig vom Schweregrad können Jahre ohne Symptome vergehen. Betroffenen kann es jedoch schwer fallen, nahe Objekte scharf zu sehen. Nach Arbeiten wie Lesen, Schreiben oder Zeichnen treten möglicherweise Kopfschmerzen oder Augenbeschwerden auf.

Liegen diese Symptome vor, sollte ein Augenarzt aufgesucht werden, der Untersuchungen durchführt, Art und Ausmaß des Problems feststellt und geeignete Brillengläser oder Kontaktlinsen verschreibt (S. 524).

Behandlung

Weitsichtigkeit lässt sich meist leicht mit einer Brille oder Kontaktlinsen behandeln, die auf die Bedürfnisse des Auges eingestellt sind. Der Augenarzt stellt das Rezept zur Korrektur eines oder beider Augen mit konvexen Brillengläsern oder Kontaktlinsen aus.

Die Form des Glases wird so ausgewählt, dass das Licht in einem Winkel gebrochen wird, der den Brennpunkt nach vorne auf die Netzhaut bringt. Es gibt auch chirurgische Verfahren zur Behandlung von Weitsichtigkeit, ihre Anwendung ist aber noch nicht so verbreitet.

Alterssichtigkeit

Symptome
- Verminderte Fähigkeit, Gegenstände im Nahbereich scharf zu sehen
- Überanstrengung der Augen, dabei unter Umständen Augenermüdung und Kopfschmerzen

Beim normalen Auge ändert sich die Form der Linse, wenn Gegenstände scharf gesehen werden sollen: Ist der Gegenstand nahe, zieht sich der Ziliarmuskel zusammen, wodurch sich die Linse wölbt, damit das Abbild in den Brennpunkt gebracht werden kann. Wenn man älter wird, wird die Linse jedoch härter und weniger elastisch, wodurch das scharfe Sehen im Nahbereich erschwert wird.

Diese Fehlsichtigkeit wird Alterssichtigkeit (Presbyopie) genannt. Der Verhärtungsprozess gehört zum Leben und betrifft zu einem gewissen Grad jeden.

Diagnose

Etwa um das 40. Lebensjahr bemerken viele Menschen erstmals eine Veränderung ihrer Sehkraft. Objekte im Nahbereich, die früher leicht zu sehen waren, erscheinen jetzt verschwommen. Die Druckschrift in Büchern kommt einem kleiner vor und instinktiv hält man sie weiter vom Auge weg um sie lesen zu können.

Besteht bereits eine Weitsichtigkeit, so können diese Veränderungen schon etwas früher bemerkt werden, sodass stärkere Brillengläser nötig werden. Selbst bei Kurzsichtigkeit machen sich die Auswirkungen der Alterssichtigkeit bemerkbar. Man entdeckt zum Beispiel, dass man die Brille beim Lesen von klein Gedrucktem unwillkürlich abnimmt. Die Augen können nach dem Lesen zunehmend müde sein und als Folge der Überanstrengung können oft Kopfschmerzen auftreten.

Wenn Arbeiten im Nahbereich wie Nähen und Lesen bei normalem Abstand schwierig werden oder oft Augenermüdung und Kopfschmerzen auftreten, sollte der Augenarzt aufgesucht werden, der die Augen untersucht und die richtigen Brillengläser verschreibt (→ Die Augenuntersuchung, S. 524).

Behandlung

Meistens wird die Alterssichtigkeit mit Brillen und selten mit Kontaktlinsen behandelt. Der Augenarzt richtet die Verschreibung darauf aus, den Brennpunkt näher heranzuholen. In dem Maße, wie die Augen ihre Anpassungsfähigkeit verlieren, können alle paar Jahre bis etwa zum 65. Lebensjahr neue Gläser notwendig werden. Zu dem Zeitpunkt haben die Linsen ihre Fähigkeit, sich auf Nähe oder Weite einzustellen, weitgehend verloren und Änderungen der Gläserstärke sind seltener nötig.

Besteht bereits Kurzsichtigkeit oder Stabsichtigkeit, so ist unter Umständen eine zweite Brille nötig, um die Auswirkungen der Alterssichtigkeit auszugleichen. Manche Personen

---

Fehlsichtigkeit aufgrund wechselnder Blutzuckerkonzentration

Eine erhöhte Blutzuckerkonzentration über längere Zeit verursacht in der Regel eine Stoffwechselveränderung in der Linse und führt zu einer Veränderung ihrer Form.

Wenn sich die Zuckerkrankheit (Diabetes) entwickelt, steigt die Blutzuckerkonzentration allmählich im Verlauf von Wochen oder Monaten an. Die daraus folgende Veränderung der Linsenform bewirkt eine langsame Verlagerung des Brennpunkts, die oft nicht sofort bemerkt wird. Wenn die Zuckerkrankheit jedoch schließlich erkannt worden ist und durch die Behandlung die Blutzuckerkonzentration rasch sinkt, tritt oft eine Verlagerung des Brennpunkts Richtung Weitsichtigkeit (Hyperopie) ein.

Mit der Verschreibung von Brillengläsern sollte abgewartet werden, bis die Blutzuckerkonzentration einen Monat lang gut eingestellt ist. Spätere geringe Schwankungen der Blutzuckerkonzentration verursachen meist keine großen Veränderungen der Sehkraft und machen keine neuen Brillengläser erforderlich. (→ Diabetes mellitus, S. 925).

---

brauchen eine dritte Brille für mittlere Entfernungen (etwa 50 bis 80 cm). Man braucht jedoch nicht die Brillen ständig auf- und abzusetzen, sondern kann sich Brillengläser mit zwei oder gar drei Stärken anfertigen lassen. Das Zweistärkenglas oder Bifokalglass wurde von Benjamin Franklin eingeführt. Der obere Bereich des Glases dient dem Sehen entfernter, der untere Bereich dem Sehen naher Objekte. Das Trifokalglas hat noch eine dritte, mittlere Zone (Zwischenbereich) für das Sehen von Dingen in Armeslänge. Bei Gleitsichtgläsern gehen diese Zonen gleitend ineinander über.

Zur Gewöhnung an die Bifokal- und Trifokalgläser braucht es einige Übung. Wichtig ist dabei auch, dass das Brillengestell richtig angepasst ist: Wenn der Kopf gehoben und gesenkt wird, muss sich die Sehachse bei beiden Augen zur genau gleichen Zeit von einem Bereich zum anderen bewegen.

Stabsichtigkeit

Symptome. Teile des Gesichtsfelds sind verschwommen, typischerweise die senkrecht, waagerecht oder schräg verlaufenden Umrisse..

Bei der Stabsichtigkeit (Astigmatismus) handelt es sich um eine Form von Fehlsichtigkeit, die auf einer unregelmäßigen Krümmung der Hornhaut beruht, wodurch Teile des Gesichtsfelds verschwommen gesehen werden. Beim normalen Auge ist die Hornhaut symmetrisch gekrümmt, doch beim stabsichtigen Auge sind einige Bereiche der Hornhaut steiler oder flacher als normal und diese Form bewirkt ein verzerrtes Bild. Stabsichtigkeit besteht meist von Geburt an und kann in Verbindung mit Kurz- oder Weitsichtigkeit vorkommen. Die Störung ist in der Regel bleibend.

Diagnose

Der Betroffene bemerkt, dass er verschwommen sieht. Wenn die Bezugsperson eines Kindes feststellt, dass das Kind manches deutlich sehen kann, anderes aber nicht, und dies offenbar nach dem Zufallsprinzip, sollte der Augenarzt das Kind eingehend untersuchen (→ Die Augenuntersuchung, S. 524).

Behandlung

Stabsichtigkeit lässt sich mit Brillengläsern oder Kontaktlinsen korrigieren. Nach sorgfältiger Untersuchung stellt der Augenspezialist fest, wie sie beschaffen sein müssen. Die Sehhilfen können dann die Unebenheit der Hornhaut auf einem oder beiden Augen ausgleichen oder eine Kombination von Stabsichtigkeit mit Kurz- oder Weitsichtigkeit korrigieren.

Was man über Kontaktlinsen wissen sollte

Sauerstoffdurchlässige, harte Linsen, weiche Linsen und weiche Austauschlinsen sind heute für das längere Tragen viel komfortabler als früher. Mit wachsender Auswahl und Beliebtheit der verschiedenen Typen wird jedoch auch vermehrt von bisweilen ernsten Problemen mit Kontaktlinsen berichtet.

Wer kann Kontaktlinsen tragen?

Kontaktlinsen sind für Personen mit Fehlsichtigkeit wie Kurz-, Weit- und Stabsichtigkeit höchst hilfreich. Außerdem können Sehprobleme wie eine kegelförmige Hornhaut (Keratokonus) mit Kontaktlinsen besser korrigiert werden. Manche Menschen mit einer künstlichen Augenlinse, die ihnen bei der Operation des grauen Stars eingesetzt wurde, tragen lieber Kontaktlinsen als eine Brille.

Um die Handhabung von Kontaktlinsen zu erlernen, braucht es eine gewisse Zeit der Anpassung, die unterschiedlich lang und unter Umständen für das Auge unangenehm sein kann. Eine gewisse Fingerfertigkeit zum Einsetzen und Herausnehmen der Linsen ist notwendig und die Linsen fordern tägliche Pflege, die bei einigen Arten gering, bei anderen aber ziemlich aufwändig sein kann.

Kontaktlinsen sind also nicht für jeden geeignet. Für Kleinkinder oder für Menschen mit Krankheiten, welche die Beweglichkeit der Hände einschränken, beispielsweise Gelenkentzündung oder die Parkinsonkrankheit, sind sie normalerweise nicht geeignet. Außerdem eignen sich Kontaktlinsen nicht für Menschen mit bestimmten Augenkrankheiten und -störungen. Der Augenarzt kann hier beraten.

Wie funktionieren sie?

Wie ihr Name schon sagt, wird eine Kontaktlinse im Kontakt mit dem Auge getragen. Eine speziell geformte Kunststoffscheibe sitzt auf der Hornhaut. (Die Hornhaut ist das durchsichtige Fenster vor der Pupille wie das Glas einer Uhr.) Die Linse schwimmt auf der Tränenflüssigkeit, welche die Augen beim Blinzeln umspült. Diese Flüssigkeit ermöglicht auch die notwendige Sauerstoffzufuhr für die Hornhaut.

Jede Kontaktlinse wird speziell angefertigt, damit das Licht richtig auf die Netzhaut gebündelt wird, was auch für jedes Brillenglas gilt. Im Gegensatz zu Brillengläsern wird jedoch bei Kontaktlinsen das gesamte Gesichtsfeld korrigiert, weil alle das Auge erreichenden Bilder durch die Linsen eintreten. Die äußeren und inneren Flächen jeder Linse werden geschliffen, um den individuellen Brechungsfehler zu korrigieren.

Kontaktlinsenarten

Bei Kontaktlinsen lassen sich zwei Grundtypen unterscheiden: harte (starre) und weiche. Harte Linsen sind kleine Kunststoffscheiben, welche die Hornhaut knapp bedecken. Weiche Linsen bestehen aus dünnem Kunststoff und bedecken einen etwas größeren Teil der Hornhaut.

Harte Linsen

Sie sind die robustesten, aber auch am wenigsten komfortablen Kontaktlinsen. Da sie hart sind, zerkratzen oder brechen sie nicht so leicht. Sie brauchen auch weniger Pflege als die weichen. Der harte Kunststoff stößt Wasser jedoch eher ab und ist daher nicht so feucht und schwieriger in Position zu halten. Heute werden vermehrt sauerstoffdurchlässige harte Linsen (siehe unten) verwendet.

Weiche Linsen

Weiche Linsen sind empfindlich, weil der verwendete Kunststoff leichter zerreißt. Sie sind gewöhnlich viel bequemer zu tragen als die harten Linsen, weil der weiche Kunststoff weniger Reibung mit dem Augenlid verursacht als die harten Linsen. Die weichen Linsen erfordern aber mehr Pflege als die harten, denn sie müssen regelmäßig gereinigt werden. Auf dem Auge haften sie besser als harte Linsen. Es gibt auch weiche Austauschlinsen, die man einen Tag, 2 oder 4 Wochen verwenden kann.

Weiche Austauschlinsen

Diese Linsen können bis zu 4 Wochen lang verwendet und dann weggeworfen werden. Gegenüber standardmäßigen weichen Langzeitlinsen haben sie kein erhöhtes Risiko infektiöser Hornhautgeschwüre gezeigt. Es gibt auch weiche Linsen, die man nach einem Tag oder 2 Wochen durch neue ersetzt.

Andere Linsenarten

Dazu gehören sauerstoffdurchlässige harte Linsen und Linsen für eine verlängerte Tragezeit. Bei allen Kontaktlinsen besteht das Problem der ausreichenden Sauerstoffversorgung der Hornhaut. Weiche Linsen haben einen unterschiedlich hohen Wassergehalt, daher sind sie sauerstoffdurchlässig. Harte Linsen bewegen sich bei jedem Blinzeln ein wenig, wobei Sauerstoff an die Hornhaut gelangt. Bei sauerstoffdurchlässigen harten Linsen besitzt der feste Kunststoff außerdem Poren, sodass beim Blinzeln noch mehr Sauerstoff an die Hornhaut gelangt.

Weiche Linsen für eine verlängerte Tragezeit werden seit einiger Zeit auch in Deutschland zugelassen. Das silikonhaltige Material ermöglicht genügend Sauerstoffzufuhr zur Hornhaut, sodass diese Linsen bis zu 30 Tage – auch während der Nacht – getragen werden können. Sie sind dünner als die Eintageslinsen, was sie komfortabler, aber auch zerbrechlicher macht.

Bei Modebewussten sind getönte Linsen beliebt. Sie sind in dem Bereich gefärbt, der die Regenbogenhaut bedeckt. Es gibt sie in Blau-, Braun- und Grüntönen und sie intensivieren die Augenfarbe. Außerdem kann man mit ihnen Fehler der Regenbogenhaut, Hornhautnarben und unregelmäßig geformte Pupillen überdecken.

Bifokale Kontaktlinsen

Bifokale Kontaktlinsen (Zweistärkenlinsen) dienen der Korrektur des Sehens im Nah- und Fernbereich. Da sich die Linsen mit dem Auge bewegen, haben manche Menschen Schwierigkeiten, ihr Auge jeweils an den Nah- oder Fernbereich anzupassen. Oft besteht eine befriedigendere Lösung darin, mit regulären weichen Linsen ein Auge für das Sehen im Nahbereich, das andere für den Fernbereich zu korrigieren. Darüber hinaus gibt es auch Mehrstärkenlinsen, die für ähnliche Bedürfnisse wie Gleitsichtgläser verwendet werden.

Huckepacklinsen

Sie sind für Menschen mit bestimmten Sehstörungen geeignet und bestehen aus der Kombination einer weichen und einer harten Linse. Eine weiche Linse mit einer Vertiefung in der Mitte wird zwecks bequemeren Sitzes angepasst, anschließend wird eine harte Linse zur Korrektur des Auflösungsvermögens des Auges auf sie gesetzt. Huckepacklinsen helfen bei Hornhautfehlbildungen oder -verletzungen.

Richtige Anpassung

Gutes Sehen, komfortabler Sitz der Linsen und Gesundheit des Auges hängen von der richtigen Anpassung der Kontaktlinsen ab. Welcher Typ auch immer gewählt wird, auf jeden Fall sollten die Kontaktlinsen von Fachleuten, welche die individuellen Anforderungen ermitteln können, speziell angefertigt werden.

Warnzeichen beachten

Sofern die Kontaktlinsen richtig angepasst wurden und keine anderen Augenprobleme auftreten, dürften sie beim Tragen keine Schwierigkeiten bereiten. Man sollte sich jedoch bewusst sein, dass, wenn auch selten, Beschwerden auftreten können, die das Augenlicht bedrohen.

Einige Probleme beim Tragen von Kontaktlinsen hängen mit der Sauerstoffversorgung der Hornhaut zusammen. Werden die Linsen zu lange ununterbrochen getragen, gelangt nicht genügend Sauerstoff an die Hornhäute. Verschwommenes Sehen, Schmerzen, erhöhter Trä-

Richtige Pflege der Kontaktlinsen

Eine sorgfältige Pflege der Kontaktlinsen ist für den Tragekomfort und die allgemeine Gesundheit des Auges unbedingt notwendig. Jeder Linsentyp hat seine eigenen Anforderungen, doch unabhängig davon ist die erste Regel Sauberkeit.

Vor dem Umgang mit den Kontaktlinsen müssen die Hände gewaschen werden. Der Aufbewahrungsbehälter ist sauber und in Reichweite zu halten, damit die Linsen sofort herausgenommen und sicher aufbewahrt werden können, wenn die Augen schmerzen, sich röten oder eintrüben.

Harte Linsen und sauerstoffdurchlässige Linsen

Sauerstoffdurchlässige Linsen besitzen Poren, durch welche der Sauerstoff zur Hornhaut gelangt. Sie sollten täglich mit einer speziellen Reinigungslösung gereinigt und nachts in einer anderen, speziellen Aufbewahrungslösung gelagert werden. Wöchentlich sind sie mit einer Enzymlösung zu reinigen. Beim Abspülen sollte destilliertes Wasser benutzt werden, da Leitungswasser Rückstände hinterlässt.

Weiche Linsen

Weiche Linsen erfordern sorgfältige Pflege. Sie sollten täglich mit einem Oberflächen-Reinigungsmittel behandelt werden, das speziell für sie bestimmt ist und täglich mit einer Desinfektionslösung oder jeden zweiten Tag unter Hitze desinfiziert werden (dabei sollten die Angaben des Herstellers bezüglich der Temperatur und der Dauer genau beachtet werden).

Zum Abspülen sollte eine spezielle Salzlösung als Flüssigkeit oder Aerosol verwendet werden und kein Leitungswasser. Wöchentlich ist eine Enzymbehandlung durchzuführen, danach mit Salzlösung spülen und zur Neutralisierung der Enzyme desinfizieren. Für weiche Austauschlinsen ist auch ein zusätzliches Kombinationsmittel auf dem Markt - erhältlich, das alle notwendigen verschiedenen Lösungen enthält.

Weiche Linsen für eine verlängerte Tragezeit

Die Linsen sollten überwiegend nachts herausgenommen und wie reguläre weiche Linsen gereinigt werden.

nenfluss, Rötung und Lichtempfindlichkeit der Augen sind die Folge. Die Kontaktlinsen sollten dann sofort herausgenommen und bei ständigen Schmerzen ein Augenarzt konsultiert werden.

Die Bildung neuer Gefäße in der Hornhaut kann eine weitere Reaktion auf Sauerstoffmangel sein. In extremen Fällen kann es zu einer Trübung der Sicht kommen. Unter Umständen ist dann ein Wechsel zu einer anderen Linsenart oder ein völliger Verzicht erforderlich. Ein Sauerstoffmangel der Hornhaut kann auch eine Hornhautverkrümmung hervorrufen.

Eine Bindehautentzündung mit Bildung von Riesenpapillen (großen, warzenförmigen Erhebungen) ist eine verhältnismäßig häufige, allergische Reaktion bei Trägern von weichen Linsen. Sie entwickelt sich langsam. Der Betroffene merkt, dass er die Kontaktlinsen immer weniger lange tragen kann. Der Blick kann beim Blinzeln trübe werden (eine oder beide Linsen bleiben an der Unterseite des Oberlids hängen) oder beide Augen jucken und tränen bald nach dem Herausnehmen der Linsen. Diese Beschwerden treten eher bei Personen auf, deren weiche Linsen bereits alt sind, oder wenn sich auf den Linsen ein Eiweißfilm abgelagert hat. Eventuell muss das Tragen der Kontaktlinsen solange unterbrochen werden, bis die Beschwerden abgeklungen sind. Der Wechsel zu einem neueren Typ von weichen Linsen oder zu sauerstoffdurchlässigen harten Linsen kann helfen.

Überempfindlichkeit gegenüber der Reinigungslösung ist ein weiteres, ziemlich häufiges Problem. Manche Menschen reagieren empfindlich auf bestimmte Chemikalien in Kontaktlinsen-Pflegemitteln, besonders auf Konservierungsmittel. Treten Beschwerden auf, sollte der Augenarzt aufgesucht werden.

Ein Befall der Hornhaut durch Bakterien oder Pilze, die ein Hornhautgeschwür verursachen, kommt zwar selten vor, ist dann aber eine ernste Erkrankung (→ Hornhautgeschwüre und -infektionen, S. 547). Sie kann sich durch ein Nachlassen des Sehvermögens bemerkbar machen, die Augen werden rot, lichtempfindlich und schmerzen. Die Infektion kann auftreten, wenn Kontaktlinsen nicht strikt nach Anleitung gereinigt wurden. Bei Verdacht auf ein Hornhautgeschwür muss unverzüglich der Augenarzt aufgesucht werden.

Eine durch Akanthamöben hervorgerufene Hornhauterkrankung ist selten, aber gefährlich. Die Krankheit äußert sich in Schmerzen und einer Augenrötung und ist nur schwer zu behandeln. Gewöhnlich tritt sie auf, wenn die Kontaktlinsen nicht richtig gereinigt wurden.

Ein Tipp für Kontaktlinsenträger: Für alle Fälle eine Brille in Reserve haben.

Augenverletzungen

Die eine oder andere Augenverletzung kann immer mal vorkommen – sei es durch einen Tennisball, ein Sandkorn am Strand, einen Spritzer Haushaltsreiniger oder anderes.

Viele dieser Verletzungen lassen sich vermeiden, wenn man die Augen bei gefährlichen Aktivitäten durch Schutzbrillen abschirmt. So sollte man es sich zur Gewohnheit machen, bei der Benutzung von Werkzeugen stets eine Sicherheitsbrille zu tragen. Geschieht ein Unfall und ein Auge wird verletzt, so sind eine sofortige, sorgfältige Untersuchung und die richtige medizinische Versorgung nötig.

Eine Verletzung des Auges aufgrund äußerer Einwirkung kann von Gegenständen herrühren, die das Auge treffen oder in es eindringen oder die es verätzen. Eine Verletzung kann zu Infektionskrankheiten wie der Entzündung des Augenhöhlengewebes (S. 545) führen. Auf den folgenden Seiten wird unter anderem der richtige Schutz der Augen erläutert.

Fremdkörper im Auge

Symptome
- Plötzliche Schmerzen im Auge
- Plötzliche Sehminderung
- Rötung des Auges

Jeder hat gelegentlich ein Staubteilchen im Auge, gewöhnlich reicht ein Blinzeln und die Tränenflüssigkeit spült es weg. Es kann jedoch vorkommen, dass dies nicht hilft oder irgendetwas Gefährlicheres ins Auge gelangt ist.

Die Verletzung ist unter Umständen auf Binde- und Hornhaut beschränkt (die Orte, die meist betroffen sind), kann aber auch den Augapfel in Mitleidenschaft ziehen. Sobald Schmerzen und Rötung anhalten, sollte die Verletzung fachmännisch betreut werden, damit die Sehkraft auf jeden Fall erhalten wird.

Diagnose
Wenn sich in einem Auge plötzlich starke Schmerzen einstellen und die Sehkraft vermindert ist, kann dies auf einen Fremdkörper im Auge zurückzuführen sein. Sind die Schmerzen stark, sollte die Notfallambulanz im Krankenhaus oder der Augenarzt aufgesucht werden.

Man sollte nicht versuchen, den Gegenstand selbst zu entfernen. Der Arzt untersucht das Auge bei starkem Licht danach, ob die Hornhaut durch den Fremdkörper zerkratzt (abgeschürft) ist. Eine Hornhautverletzung kann sehr schmerzhaft sein. Zur Linderung kann eine örtliche Betäubung erfolgen.

Ist der Fremdkörper in den Augapfel selbst eingedrungen, können eine Röntgenaufnahme oder eine CT veranlasst werden. Der Arzt befragt den Patienten, um sich ein Bild von der Tätigkeit zurzeit des Unfalls und dadurch von der Art des Materials zu machen, das ins Auge eingedrungen sein könnte.

Wie gefährlich sind Fremdkörper im Auge?
Ein Fremdkörper im Auge kann die Sehkraft ernsthaft bedrohen, vor allem wenn der Gegenstand ins Auge eindringt oder Hornhaut oder Linse beschädigt. Fachärztliche Notfallhilfe ist erforderlich.

Behandlung
Falls der Gegenstand unter starkem Licht auf der Augenoberfläche zu erkennen ist, kann der Augenarzt ihn mit einer Pinzette entfernen. Ist der Fremdkörper nicht mehr vorhanden, hat jedoch die Hornhaut zerkratzt, so wird das Auge örtlich mit einem Antibiotikum behandelt. Eine Augenklappe schützt während der Nacht. In der Regel unterstützt diese Behandlung die Selbstheilungskräfte der Hornhaut.

Ist der Gegenstand in das Auge eingedrungen, so muss er durch einen Augenchirurgen entfernt werden. Vorher wird bereits mit der Notfallversorgung begonnen. Die Pupille wird gewöhnlich medikamentös erweitert und es werden Antibiotika eingesetzt. Bis zur Operation wird das Auge schützend abgedeckt.

Chemische Verätzungen

Symptome
- Augenschmerzen
- Sehminderung
- Erhöhte Lichtempfindlichkeit

Chemische Verätzungen des Auges können das Augenlicht gefährden. Wer beruflich mit gefährlichen Stoffen umgeht, sollte sich der Gefahren bewusst sein und die Augen mit einer Sicherheitsbrille schützen. Haushaltsreiniger, besonders solche mit Ammoniak und Bleich-

Augenschutz

Warnungen, dass Lesen bei schwacher Beleuchtung oder Fernsehen zu dicht am Gerät den Augen schade, stimmen beispielsweise nicht. Auch Lesen beim Licht einer Taschenlampe ist nicht schädlich, genauso wenig wie es den Augen schadet, einen zu bearbeitenden Gegenstand dicht vor die Augen zu halten oder in strahlender Sonne ohne Sonnenbrille Auto zu fahren. Das Auge kann sich zwar müde oder überanstrengt anfühlen, aber nicht beschädigt werden.

Risiken bei Fetten und Chemikalien

Trotzdem können viele Situationen für das Auge gefährlich sein. Einige der häufigsten Verletzungen resultieren aus Unfällen bei alltäglichen Verrichtungen wie Kochen, Putzen oder Gartenarbeit. Spritzendes Fett, verschüttete Haushaltsreiniger oder versprühte Pflanzenschutzmittel sind häufig die Ursache schwerer Augenverletzungen. Substanzen, die Alkali oder Lauge enthalten, sind für das Auge am gefährlichsten.

Sicherheitsbrillen benutzen

Sicherheitsbrillen zu tragen, sollte zur Routine werden. Kinder, die bei gefährlichen Arbeiten in Haushalt, Küche oder Garten helfen, sollten dazu angehalten werden, ebenfalls gewohnheitsmäßig eine Schutzbrille aufzusetzen. Auch beim Hantieren mit Werkzeug sollten Kinder früh zum Tragen einer Sicherheitsbrille erzogen werden.

Risiken beim Make-up

Beim Hantieren in Augennähe sollte man achtsam vorgehen, gleich ob mit Bürste oder mit Fingernägeln. Beim Auftragen von Haarspray sollten die Augen abgeschirmt werden.

Risiken beim Sport

Auch bei sportlicher Betätigung besteht ein Risiko für die Augen. Ein fehlgeschlagener Eishockey-Puck oder Squashball kann schnell eine innere Verletzung der Augen verursachen. Durch schützende Brillen oder Schirme lassen sich solche Unfälle verhindern.

Arbeitsplatzsicherheit

Wer an seinem Arbeitsplatz der Gefahr von Augenverletzungen ausgesetzt ist, muss vom Arbeitgeber eine Schutzbrille gestellt bekommen und sie auch tragen.

Sollte man Sonnenbrillen tragen?

Heutzutage wächst die Sorge um die Auswirkungen von ultravioletter Strahlung auf die Augen. Normalerweise braucht man nicht jedes Mal die Sonnenbrille aufzusetzen, wenn man ins Freie geht. Wer sich jedoch viel in der Sonne aufhält, sollte eine Sonnenbrille tragen, die ultraviolette Strahlen reflektiert.

Es gibt teure und preiswerte Modelle. Bei der Benutzung einer ultravioletten Lampe müssen sie getragen werden. Selbst mit Sonnenbrille sollte man nie direkt in die Sonne schauen, denn das kann bleibende Schäden verursachen.

Eine Sonnenbrille sollte optimalen Schutz vor den ultravioletten Strahlen im Bereich A (UV-A) und Bereich B (UV-B) bieten. Bei langer Bestrahlung durch ultraviolettes Licht steigt das Risiko, an grauem Star zu erkranken. Je besser das ultraviolette Licht reflektiert wird, desto niedriger die Gefahr einer Schädigung. Rezeptfrei erhältliche Sonnenbrillen sollten ein Etikett mit der Angabe tragen, wie viel ultraviolettes Licht sie abhalten. Damit von den Seiten so wenig ultraviolette Strahlen wie möglich eindringen, sollte die Sonnenbrille dicht am Gesicht sitzen oder seitlich geschlossen sein.

Blendung kann mit dunkleren Gläsern verringert werden, die noch mehr sichtbares Licht wegleiten. Bei Aktivitäten auf dem Wasser, im Sand oder Schnee sollten dunklere Gläser als im Stadtverkehr getragen werden. Für eine minimierte Blendung empfehlen sich graugetönte, polarisierte Gläser. Grau oder grün getönte Gläser bieten die geringste Farbverzerrung.

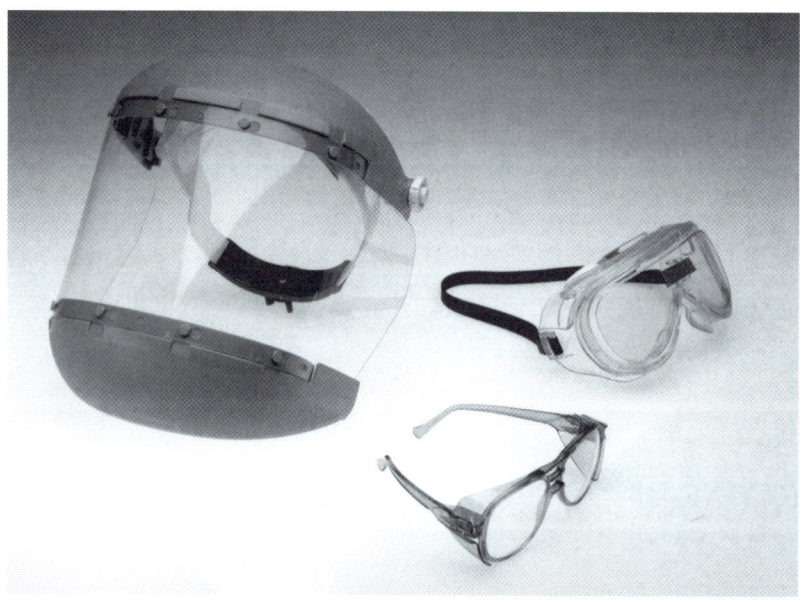

Sicherheitsbrillen sind in vielen Formen erhältlich.

mitteln sowie Pflanzenschutzmittel können ebenfalls schwere Schäden verursachen.

Der direkte Kontakt ist gefährlich, doch konzentrierte Dämpfe und Sprühnebel können genauso schaden. Man sollte eine Schutz- oder Sicherheitsbrille tragen und für eine gute Belüftung des Arbeitsplatzes sorgen.

Diagnose

Der Betroffen weiß wahrscheinlich selbst, ob eine Chemikalie die Verletzung hervorgerufen hat. Das Auge schmerzt und ist unter Umständen lichtempfindlicher, womöglich sieht man verschwommen. Bei Schmerzen sollte sofort medizinische Hilfe in Anspruch genommen werden: Chemische Verätzungen sind ein Notfall und müssen unverzüglich vom Augenarzt versorgt werden.

Behandlung

Vor jeder anderen Maßnahme muss das Auge sofort mit Wasser ausgespült werden und zwar ununterbrochen 15 bis 30 Minuten lang. Man kann den Kopf unter einen Wasserhahn halten oder aus einem sauberen Behälter Wasser ins Auge gießen. Dabei muss das Auge so weit wie möglich geöffnet bleiben.

Dann sollte die Notfallambulanz beim örtlichen Krankenhaus oder der Augenarzt aufgesucht werden. Der Arzt wendet unter Umständen ein örtliches Betäubungsmittel an um die Schmerzen zu lindern. Je nach Verletzungsgrad erhält das Auge einen Verband und wird mit einem Antibiotikum behandelt.

Schwere Schäden an der Bindehaut, der Hornhaut oder den Lidern machen unter Umständen eine spätere Operation notwendig.

Ein »blaues« Auge

Symptome

- Bluterguss rund um das Auge
- Geplatzte Blutgefäße im Weißen des Auges
- Schwellung des Lids und des Gewebes rund um das Auge

Bei einem Unfall ist ein stumpfer Gegenstand auf das Auge geprallt oder ein Kind hat vom Schulrowdy Prügel bezogen – gleich, was letztlich die Ursache war, es entsteht ein Bluterguss um das Auge: das so genannte »blaue« Auge.

Eventuell ist die Verletzung auf eine kleine Blutung unter der Haut beschränkt, welche die typischen blau-schwarzen, blutunterlaufenen Stellen rund ums Auge bewirkt. Es kann aber auch zu einem ernsteren Schaden am Auge selbst kommen. Gelegentlich ist ein blaues Auge ein Hinweis auf eine ausgedehntere Verletzung, möglicherweise sogar auf einen Schädelbruch, besonders wenn die Region um beide Augen blutunterlaufen ist. Eine derartige Verletzung sollte auf jeden Fall vom Augenarzt untersucht werden.

Diagnose

Blutet das Gebiet um das Auge unter der Haut, so können auch das Lid und das umliegende Gewebe anschwellen. Auch das Auge kann rot und geschwollen aussehen. Wiederholte Blutungen im Auge können die Sehkraft mindern und die Hornhaut schädigen und in manchen Fällen kann grüner Star die Folge sein (S. 550).

Behandlung

Auf das verletzte Auge wird ein Eisbeutel aufgelegt, ohne Druck auf das Auge auszuüben. Der Augenarzt kann feststellen, ob eine schwere Schädigung vorliegt. Ist dies der Fall, erhält das Auge einen Verband und es wird Bettruhe verordnet. Eventuell erhält der Patient ein Beruhigungsmittel um Schmerzen und Sorgen zu mindern. Der Arzt kann auch ein Medikament zum Abbau des Drucks im Auge verordnen.

Hyphaema

Symptome. Blutung innerhalb des vorderen Teils des Auges (der vorderen Augenkammer).

Eine Blutung in den vorderen Teil des Auges hinein kann aus einer Augenverletzung resultieren. Diese stammt entweder von einem Schlag oder Stoß mit einem stumpfen Gegenstand oder von einer Durchbohrung des Auges. Gelegentlich hat eine Blutung im vorderen Auge ihre Ursache auch in einer schweren Entzündung der Regenbogenhaut, einem ungewöhnlichen Blutgefäß oder in Krebs im Auge. Normalerweise wird das Blut innerhalb weniger Tage vollständig vom Auge absorbiert.

Behandlung

Manchen Personen mit einer Blutung in die vordere Augenkammer empfiehlt der Augenarzt zum Krankenhausaufenthalt. Es sind wiederholte Blutungen möglich, die eine ernste Komplikation darstellen. Zur Minderung des Risikos können Medikamente verschrieben werden. Bei einer starken Blutung saugt der Augenarzt das Blut durch eine kleine Öffnung im Auge ab, die bei einer wiederholten späteren Blutung erneut geöffnet wird.

Schielen und Amblyopie

Bei manchen Kindern weisen die Augen eine Fehlstellung auf, Schielen (Strabismus) genannt. Zwei häufige Formen sind Einwärtsschielen (Strabismus convergens) und Auswärtsschielen (Strabismus divergens).

Schielen und Sehschwäche werden gewöhnlich in der frühen Kindheit erkannt. Mit dem allgemeinen Begriff Schielen (Strabismus) wird Schielen nach innen oder ein anderer Stellungsfehler der Augen bezeichnet. Eine Amblyopie (eine bestimmte Art einer Sehschwäche) kann als Folge des Schielens auftreten.

Die Normalsichtigkeit hängt davon ab, dass sich die Augen gemeinsam auf einen Punkt einstellen und das so genannte binokulare Sehen hervorbringen. Arbeiten die Augen nicht synchron, sind Doppelbilder die Folge. Schielende Kleinkinder lassen dann eines der Bilder unberücksichtigt, sodass sich die Nervenverbindungen zwischen diesem Auge und dem Gehirn nicht normal entwickeln.

Das daraus resultierende einäugige Sehen hat nicht die Tiefenwahrnehmung des beidäugigen Sehens. Das betroffene Auge wird wahrscheinlich solange kein gutes Sehen entwickeln, bis es zur Mitarbeit gezwungen wird. Dies kann durch einen chirurgischen Eingriff geschehen (die Augen werden aufeinander ausgerichtet) oder durch eine Augenklappe, die das nicht betroffene Auge abdeckt.

Bei der Amblyopie (griechisch »schwaches Auge«) ist die Sehkraft des nicht dominierenden Auges aufgrund einer Störung im Gehirn schwach, gewöhnlich infolge Schielens. Sie kann außerdem durch einen höheren Grad von Weit-, Kurz- oder Stabsichtigkeit auf einem Auge oder durch einen – seltenen – in der Kindheit entstehenden grauen Star hervorgerufen werden. Das Bild des stärker beeinträchtigten Auges wird dann vom Gehirn »abgeschaltet«, das stärkere Auge wird dominant und behält seine gute Sehkraft.

An jedem Augapfel sind sechs Muskeln befestigt. Sie müssen einheitlich arbeiten, damit der Gegenstand im Zentrum der Netzhaut (in der Makula) im Augenhintergrund fixiert und richtig gesehen werden kann. Von der Netzhaut werden die Bilder dann durch den Sehnerv zum Sehzentrum des Gehirns geleitet. Das Gehirn »übersetzt« die elektrischen Botschaften beider Augen in ein einziges, dreidimensionales Bild, das dann die räumliche Wahrnehmung des beidäugigen Sehens vermittelt.

Warum manche Kinder eine Fehlstellung der Augen haben, ist unbekannt. Allerdings tritt sie familiär gehäuft auf. Vom Schielen scheinen Mädchen und Jungen gleichermaßen betroffen zu sein.

Früherkennung

Etwa 4 Prozent aller Kinder schielen. Falls sie nicht vor dem 5. oder 6. Lebensjahr behandelt werden, kann eine bleibende, geringere Sehschärfe auf dem nicht dominanten Auge die Folge sein. Heilung des Schielens und einer Amblyopie bringt die Früherkennung.

Schielen ist gewöhnlich leicht zu erkennen, doch eine Sehschwäche bleibt unter Umständen verborgen, da Kinder meist nicht selbst erkennen, dass ihre Sehkraft auf einem Auge schwächer ist. Zur Feststellung einer Amblyopie können Sehschärfeuntersuchungen notwendig sein (S. 524).

Die häufigsten Formen des Schielens sind Einwärtsschielen (Esotropie) und Auswärtsschielen (Exotropie). Beim Einwärtsschielen ist ein Auge nach innen gestellt, beim Auswärtsschielen steht ein Auge nach außen. Gelegentlich stellt sich ein Auge nach oben oder unten. Die Abweichung der Augen voneinander kann permanent sein oder nur gelegentlich auftreten.

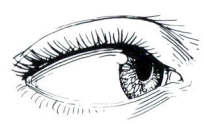 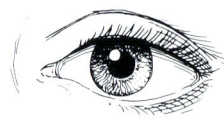

Normale Ausrichtung

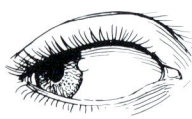 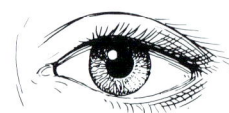

**Einwärtsschielen
(Strabismus convergens)**

Auswärtsschielen (Strabismus divergens)

Säuglinge können gleich nach der Geburt sehen, aber sie können die Augen noch nicht sofort gemeinsam auf einen Punkt ausrichten. Die Nervenverbindungen zwischen den Augen und dem Gehirn müssen sich zuerst organisieren. In den ersten Wochen nach der Geburt kann es deshalb so aussehen, als ob sich die Kinderaugen unabhängig von einander bewegen. Das ist normal. Bis zum Ende des dritten oder vierten Monats jedoch sollten die Augen synchron arbeiten und in der Lage sein, sich auf kleine Gegenstände zu fixieren.

Säuglinge und Kleinkinder haben oft eine breite, flache Nase und eine zusätzliche Hautfalte an der Stelle, wo Augenlider und Nase aufeinander treffen. Dadurch kann es so aussehen, als schiele das Kind nach innen. Sobald sich die Gesichtszüge des Kindes ändern, verschwindet die Falte in der Regel. Bevor man sich also Sorgen macht, ob das Kind schielt – und auch bevor man diese Möglichkeit ausschließt – sollte es sorgfältig untersucht werden.

Man kann die Augen des Kindes aufmerksam anschauen: Der Lichtpunkt, der in einem Auge sichtbar ist, sollte in Symmetrie mit dem des anderen Auges stehen.

Man kann die Augen des Kindes zusätzlich anhand folgender Fragen untersuchen:

- Arbeiten die Augen zusammen? Prüfen Sie diese Fähigkeit, indem Sie Ihre Hand über das Gesichtsfeld des Kindes bewegen. Die Augen sollten sich parallel bewegen.
- Folgt jedes Auge einem Objekt, wenn das andere Auge abgedeckt ist?
- Ist das Kleinkind in der Lage, die Tiefe abzuschätzen, wenn es mit Gegenständen spielt?
- Scheint das Kind nach innen zu schielen, wenn es mit Spielzeug in direkter Nähe spielt, und schaut es normal, wenn es in die Ferne sieht?
- Blinzelt das Kind mit einem Auge?
- Neigt Ihr Kind oft den Kopf zur Seite?

Bezüglich der beiden letzten Fragen: Ein Kind mit einer Amblyopie schließt in der Regel immer dasselbe Auge oder neigt den Kopf zur selben Seite.

Wenn beim Kind der Verdacht auf eine Augenfehlstellung besteht, sollte der Kinderarzt oder der Augenarzt aufgesucht werden. Für eine Untersuchung des Sehvermögens ist es nie zu früh: Störungen können schon bei Neugeborenen festgestellt werden.

Der Schlüssel zur Diagnose der Amblyopie liegt in der Erkennung des Unterschieds in der Sehstärke beider Augen. Der Kinder- oder Augenarzt deckt jeweils ein Auge des Kindes ab und beobachtet seine Reaktionen auf die Bewegungen verschiedener Gegenstände. Wenn ein Auge sehschwach ist, wird das Kind versuchen, die Augenabdeckung abzunehmen.

Um das dritte Lebensjahr kann die Sehschärfe dann gewöhnlich gemessen werden. Eine schlechte Sehleistung auf einem Auge bedeutet nicht unbedingt, dass eine Amblyopie vorliegt. Sie kann auch auf Kurz-, Weit- oder Stabsichtigkeit beruhen. Der Arzt wird dies prüfen und das Augeninnere auch nach Hinweisen auf grauen Star, Tumore, Entzündungen oder andere Krankheiten untersuchen.

Korrekturmaßnahmen

Entgegen einer verbreiteten Annahme wachsen Kinder nicht aus Schielen und Sehschwäche heraus. Um eine bleibende Beeinträchtigung der Sehkraft beim betroffenen Auge zu verhindern, ist daher eine sofortige Behandlung erforderlich – es gibt optische, nichtchirurgische oder chirurgische Behandlungsmethoden.

Doppelbilder

Durch Nerven- oder Muskelstörungen kann ein Auge vom anderen abweichen. Die Augen stellen sich nicht gemeinsam auf einen Punkt ein und die Bilder, die das Gehirn durch die Augen erhält, unterscheiden sich. Dieser Umstand wird Doppelsehen (Diplopie) genannt.

Falls sich die Verbindungen zwischen Gehirn und Auge zu dem Zeitpunkt, an dem die Fehlstellung der Augen eintritt, bereits gut ausgebildet haben (im 1. bis 2. Lebensjahr), so deutet das Gehirn die Signale so, wie es sie erhält und formt zwei Bilder. Die Unfähigkeit, die Blicklinien beider Augen auf den gleichen Punkt zu richten, wird Schielen (Strabismus) genannt. Der Effekt kann behindern, da Gegenstände im Gesichtsfeld doppelt erscheinen.

Doppelbilder sind allerdings manchmal ein Hinweis auf ernstere Störungen wie Zuckerkrankheit (→ Das Auge und Diabetes, S. 562), Myasthenia gravis (S. 479), Multiple Sklerose (S. 475), Basedowkrankheit (S. 563) oder Gehirnverletzungen.

In diesen Fällen beeinträchtigt die zugrunde liegende Krankheit die Nerven zwischen dem Gehirn und den Augenmuskeln oder die Nerven der Augenmuskeln selbst. Doppelbilder sind nur eines von mehreren Symptomen dieser Erkrankungen und bei ihrem Auftreten sollte eine ärztliche Untersuchung erfolgen.

Bis zum Arzttermin kann man sich vorübergehend Erleichterung verschaffen, indem man über einem Auge eine Augenklappe trägt. Die Behandlung der Grunderkrankung kann das Doppelsehen beseitigen. Tritt keine Besserung ein, so lässt sich das Problem mit speziellen Brillen oder operativ beheben.

Optische Methoden

Bei der Kombination von Schielen mit Weitsichtigkeit (die Augen schielen nur beim Sehen im Nahbereich nach innen) kann bereits eine Brille das Problem lösen. Infrage kommt auch eine Zweistärken- oder Prismenbrille um den individuellen Sehfehler auszugleichen.

Nichtchirurgische Methoden

Eine Amblyopie kann unter anderem mit einer Klappe über dem normalen Auge behandelt werden. Auf diese Weise wird die Benutzung des schwachen Auges erzwungen und eine Verbesserung der Sehleistung erreicht. Der Reiz scheint die Ausbildung der Nervenverbindungen zwischen dem Auge und den Gehirnregionen zu fördern, die für die Verarbeitung von optischen Wahrnehmungen verantwortlich sind. Normalerweise findet die Ausbildung und Koordinierung beider Augen während des ersten Lebensjahres statt. Fehlt der Reiz sich auf ein Bild einzustellen (wie in dem nicht dominanten Auge des schielenden Kindes), so tritt diese Entwicklung nicht ein.

Das gleiche Ergebnis kann mit Augentropfen erreicht werden, die eine Substanz enthalten, die eine Akkommodationslähmung (Zykloplegie) hervorruft. Mit ihnen wird das normale Auge behandelt, sie rufen vorübergehend verschwommenes Sehen hervor und erweitern die Pupille. Manchmal werden schielende Kinder auch mit Augentropfen behandelt, die eine Pupillenverengung bewirken (Miotika). Bei kleinen Kindern sind dies die effektivsten Methoden.

Sobald sich die Sehkraft des schwächeren Auges gebessert hat, konzentriert sich das Behandlungsprogramm darauf, die Augen in eine parallele Ausrichtung zu bringen.

Manche Ärzte bevorzugen bei Schielen und Sehschwäche Übungen für das Auge, doch viele Augenärzte sind der Meinung, dass Übungen wenig nützen und empfehlen sie daher nicht.

In einigen Fällen kann eine Brille oder ein operativer Eingriff das richtige Mittel sein.

Chirurgische Methoden

Bei vielen Kindern – insbesondere wenn sie schielen – ist eine Operation notwendig um ihre Augenmuskeln auszurichten.

Der Chirurg macht einen kleinen Einschnitt in das Gewebe, welches das Auge bedeckt. Damit sich die Augen normal ausrichten können, werden ein oder mehrere Muskeln neu positioniert. Sind die Störungen komplexerer Natur, kann auch mehr als eine Operation erforderlich sein, um das Auge in die richtige Stellung zu bringen.

Wenn die Behandlung noch vor dem 5. oder 6. Lebensjahr erfolgt, kann sich die Sehkraft oft fast völlig normalisieren. Das Kind sieht nicht nur besser als vorher, sondern es sieht auch normal aus. So wie alle anderen Kinder auszusehen, kann während der prägenden Jahre der Persönlichkeitsentwicklung von erheblicher Bedeutung sein.

Erkrankungen des Augenlids

Die Augenlider, so dünn und zart sie auch sind, liefern doch einen äußerst wichtigen Schutz für die Augen. Wenn sich ein Gegenstand dem Auge nähert, sorgen schnelle und starke Reflexe dafür, dass sich die Augenlider schließen. Außerdem »schmieren« die Lider das Auge und spülen Fremdkörper hinaus.

Die oberhalb des Augapfels sitzenden Tränendrüsen bilden die Tränenflüssigkeit, die für einen feinen Film unter den Lidern sorgt. Sie läuft durch die Tränen-Nasengänge ab, deren Öffnungen am Innenrand von Ober- und Unterlid liegt und gelangt zur Nase. Aus diesem Grund läuft auch die Nase, wenn die Augen tränen oder wenn man weint. Die Lider sind mit einer durchsichtigen Schleimhaut, der Bindehaut, ausgekleidet, die auch die weiße Oberfläche des Auges, die Lederhaut (Sklera), bedeckt.

Gelegentlich können die Lider zur Problemzone werden. Meist sind Infektionen die Ursache, doch es sind auch Muskel- oder Nervenschäden möglich (→ Lidriss, S. 452).

Gersten- und Hagelkörner

Symptome
- Schmerzhafte Schwellung am Lidrand
- Leicht verschwommenes Sehen

Beim Gerstenkorn (Hordeolum) handelt es sich um eine Infektion am Haarbalg einer Wimper. Auf Grund einer bakteriellen Infektion bildet sich eine entzündete Stelle, ähnlich einer Eiterbeule oder eines Pickels. Es können auch mehrere Gerstenkörner gleichzeitig oder nacheinander auftreten, wenn sich die Bakterien, die

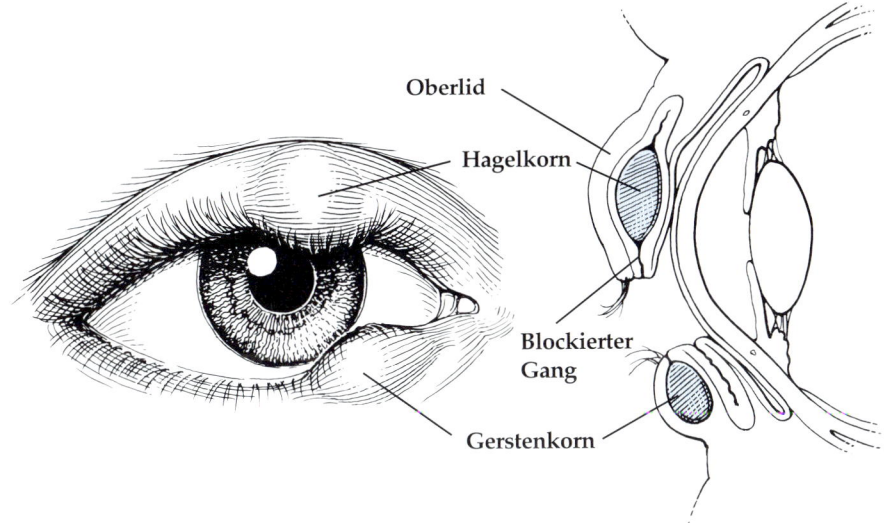

Oberlid

Hagelkorn

Blockierter Gang

Gerstenkorn

Beim Gerstenkorn handelt es sich um eine Infektion am Haarbalg einer Wimper. Eine Verstopfung einer der kleinen Drüsen im Lid kann eine ähnliche Schwellung, das Hagelkorn, verursachen.

anfangs nur einen Haarbalg befallen haben, ausbreiten und weitere infizieren.

Eine andere Schwellung am Lid ist das Hagelkorn (Chalazion), das im Gegensatz zum Gerstenkorn wenig Schmerzen verursacht. Es entsteht, wenn eine der kleinen Drüsen (Meibom-Drüsen), die Teile der Tränenschicht bilden, verstopft ist. In der blockierten Drüse können sich Bakterien vermehren. Im Grunde handelt es sich bei einem Hagelkorn um ein inneres Gerstenkorn.

Diagnose

Gewöhnlich entwickelt sich ein Gerstenkorn langsam zu einem schmerzenden, roten Knoten, der sich mit Eiter füllt und platzt. Der Abfluss des Eiters bringt Erleichterung und das Gerstenkorn verschwindet wieder.

Ein Hagelkorn bildet sich mehr innerhalb des Lids. Meist sind die Beschwerden leichter Natur, doch der Anblick kann störend sein.

Für das Auge und das Sehvermögen sind Gersten- und Hagelkörner fast immer harmlos. Wenn ein Gerstenkorn jedoch das Sehen beeinträchtigt, nicht von selbst verschwindet oder weitere Infektionen auftreten, sollte der Augenarzt aufgesucht werden. Obwohl sich ein Hagelkorn manchmal von selbst zurückbildet, muss es in der Regel vom Augenarzt behandelt werden. Selten kann es sich bei einem vermuteten Hagelkorn um einen Tumor handeln und eine Biopsie (Entnahme einer Gewebeprobe zur Laboruntersuchung) schafft Klarheit. (Farbfotos von Gersten- und Hagelkorn, C-11.)

Behandlung

Ein Gerstenkorn lässt sich durch warme Kompressen behandeln, die 4-mal täglich 10 Minuten lang auf die Entzündungsstelle aufgebracht

werden. Dazu wird ein sehr sauberes Tuch in warmes Wasser getaucht, ausgewrungen und aufgelegt. Die Wärme trägt auch zur Schmerzlinderung bei.

Das Gerstenkorn darf nicht ausgedrückt werden um den Eiter zu entfernen. Man sollte abwarten, bis es von selbst platzt und es dann gründlich auswaschen.

Ist das Gerstenkorn hartnäckig oder folgen Infektionen, kann der Arzt eine antibiotikahaltige Salbe verschreiben, die auf das Lid aufgetragen wird. Ein hartnäckiges Gerstenkorn kann vom Augenarzt geöffnet und vom Eiter entleert werden.

Ein Hagelkorn heilt oft in 1 bis 2 Monaten, ohne dass es behandelt wird. Zur Beschleunigung der Heilung können warme Kompressen sowie eine vom Arzt verschriebene antibiotikahaltige Kortikosteroid-Salbe helfen.

Bleiben diese Methoden ohne Erfolg oder vergrößert sich das Hagelkorn weiter, so kann es in einem einfachen chirurgischen Eingriff entfernt werden. Dieser findet in der Arztpraxis unter örtlicher Betäubung statt. Danach wird das Auge gewöhnlich für einige Stunden mit einer Augenklappe bedeckt.

Probleme mit der Tränenflüssigkeit

Bei Tränen denkt man oft an starke Gefühle. Doch bei jedem Blinzeln »schmieren« Tränen das Auge. Soll es richtig funktionieren, sind Tränen unverzichtbar

Wenn die Augen gereizt werden, erhöht sich der Tränenfluss um Fremdkörper herauszuspülen. Gelegentlich gibt es jedoch Störungen der Tränendrüsen, die zu ständig tränenden oder zu trockenen Augen führen können. Auch eine Infektion der Tränen-Nasengänge kann Probleme mit der Tränenflüssigkeit bedingen.

Trockene Augen

Trockenheit der Augen, die durch einen Mangel an Tränenflüssigkeit hervorgerufen wird, kann ein höchst unangenehmes Gefühl sein. Die Augen können sich dann heiß und kratzig anfühlen und rot und geschwollen aussehen. Gewöhnlich betrifft das Problem beide Augen.

Eine Ursache kann das Sjögren-Syndrom sein, eine Bindegewebserkrankung, die oft bei Menschen mit rheumatoider Arthritis vorkommt (→ Sjögren-Syndrom, S. 920). Eine anderer Grund kann eine allergische Reaktion auf Augentropfen oder auf eine Salbe gegen andere Erkrankungen sein, eventuell wird auch keine Ursache gefunden. Meist sind Frauen nach den Wechseljahren betroffen. Auch wenn trockene Augen keine Bedrohung für die Sehkraft darstellen, ist eine Behandlung notwendig, da erhebliche Beschwerden auftreten.

Behandlung

Wenn sich die Augen trocken anfühlen, wenn sie schwellen und sich beim Blinzeln heiß und kratzig anfühlen, sollte der Augenarzt aufgesucht werden, der nach den Ursachen sucht.

Der Arzt verschreibt eine künstliche Tränenflüssigkeit, mit der man die Augen je nach Bedarf baden kann. Ist eine allergische Reaktion auf Augentropfen der Grund für die Störung, müssen sie abgesetzt werden. Es ist möglich, dass die Beschwerden nicht vergehen und ständig künstliche Tränenflüssigkeit benötigt wird.

Tränende Augen

Zu viel Tränenflüssigkeit kann durch übermäßige Produktion oder eine gestörte Ableitung durch die Tränen-Nasengänge entstehen. Weitere Ursachen können eine Reizung infolge von Abschürfungen durch einen Fremdkörper, eine Lidinfektion, einwärts wachsende Wimpern, Allergien oder Nasenprobleme sein.

Der Verschluss eines Tränen-Nasengangs kann den Tränenabfluss behindern, dies kommt

Augentropfen

Viele Augentropfen sind rezeptfrei erhältlich. Es gibt Tropfen, die als künstliche Tränenflüssigkeit wirken und solche, deren Wirkstoffe gefäßverengend (konstringierend) wirken, wie beispielsweise Tetrahydrozolin.

Künstliche Tränenflüssigkeit

Diese Präparate bestehen aus Substanzen, die Wasser enthalten und der Tränenflüssigkeit ähneln, zum Beispiel Methylzellulose. Werden ein oder zwei Tropfen in jedes Auge geträufelt, erhält dieses seine Gleitfähigkeit zurück und beruhigt sich für mehrere Stunden. Sie können nach Bedarf eingesetzt werden.

Vasokonstringenzien

Produkte dieser Gruppe enthalten eine Substanz, die bewirkt, dass sich die winzigen Gefäße der Hornhaut zusammenziehen. Bei geröteten Augen, in denen die Blutgefäße sichtbar sind, reduzieren ein oder zwei Tropfen pro Auge die Rötung für Stunden und lindern auch das Missempfin-den. Bei juckenden Augen aufgrund von Heuschnupfen können sie auch helfen, dürfen jedoch nicht regelmäßig genommen werden.

Manche Augentropfen der Gruppe enthalten zudem ein Antihistaminikum um bei Heuschnupfen zudem Erleichterung zu bringen. Diese Tropfen dürfen, außer auf Anweisung des Arztes, nicht öfter als 2- bis 3-mal täglich angewendet werden.

Komplikationen einschränken

Jeder Mensch verträgt Medikamente anders, sie wirken unterschiedlich auf die Menschen. Deshalb sind auch die Risiken für eine unerwartete Reaktion verschieden.

Es ist leider nicht möglich, hilfreiche und notwendige Augen-Medikamente von allen Nebenwirkungen freizuhalten. Man kann jedoch etwas unternehmen um diese auf ein Minimum zu reduzieren.

Prinzipiell sollte nur die empfohlene Dosierung verwendet werden. Werden manche Augentropfen öfter als vorgeschrieben genommen, so kann es zu Komplikationen kommen. Nach Einträufeln der Augentropfen sollte man die folgenden einfachen Maßnahmen beachten:

Die Augen 30 bis 60 Sekunden geschlossen halten. Dies fördert die Wirkstoffaufnahme des Auges und minimiert das Abfließen der Tropfen durch den Tränen-Nasengang.

Nicht blinzeln. Beim Blinzeln werden die Tropfen aus dem Auge in den Tränen-Nasengang geschoben. Um diese Öffnung zu verschließen und das Abfließen zu minimieren, drückt man 1 bis 2 Minuten mit dem Zeigefinger fest auf die Verbindung zwischen Unterlid und Nase.

Den Anweisungen folgen

Der Beipackzettel sollte sorgfältig gelesen werden, unabhängig davon, um welche Augentropfen es sich handelt. Ein Apotheker kann die Anwendung der Medikamente erklären und bei der Auswahl der richtigen Sorte helfen.

zumeist bei Erwachsenen vor. Allerdings kommen rund 5 Prozent der Neugeborenen mit einem Tränen-Nasengang auf die Welt, der sich erst innerhalb einiger Wochen spontan öffnet. Gewöhnlich ist ein Auge von ständigem Tränenfluss betroffen.

Wenn Augen über Tage hinweg ständig tränen, sollte der Augenarzt konsultiert werden. Er sucht nach Hinweisen auf einen Verschluss des Tränen-Nasengangs oder eine übermäßige Tränenproduktion und versucht andere Ursachen, wie eine Vernarbung des Tränen-Nasengangs infolge chronischer Nasennebenhöhlenentzündung, eine chronische Allergie oder eine Verletzung der Nase auszuschließen.

Behandlung

Die Behandlung kann mit der Sondierung und Ausspülung der Tränen-Nasengänge beginnen. Bei Säuglingen und Kindern ist dieses Verfahren sehr hilfreich. In einigen Fällen kann eine Operation notwendig sein.

Infektion des Tränen-Nasengangs

Gelegentlich kann es zum Verschluss und einer Entzündung des Tränen-Nasengangs kommen. Diese Erkrankung wird Dakrocystitis genannt. Zwischen dem inneren Augenwinkel (Canthus) und dem Nasenrücken schwillt das Gewebe an, wird rot und schmerzt. Die Tränenflüssigkeit fließt aus dem Auge ab. Bei diesen Symptomen sollte der Augenarzt aufgesucht werden.

Behandlung

Um die Beschwerden zu lindern sollte mehrmals am Tag warme Kompressen auf das Auge gelegt werden. Dazu wird ein sauberes, flusenfreies Tuch in warmes Wasser getaucht, ausgewrungen und 10 Minuten auf das betroffene Auge gelegt. Der Arzt kann Antibiotika verschreiben. Sobald die akute Infektion behandelt worden ist, kann eventuell operativ ein neuer Tränen-Nasengang geschaffen werden.

Augenlidentzündung

Symptome
- Verklebte, verkrustete und gerötete Lider
- Juckende, brennende, geschwollene Lider
- Bindehautentzündung (S. 542)
- Fremdkörpergefühl beim Blinzeln
- Ausfall von Wimpern

Bei der Augenlidentzündung (Blepharitis) handelt es sich um eine Entzündung der Augenlidränder, die oft mit einem seborrhoischen Ekzem (S. 989) und einer bakteriellen Infektion einhergeht. Wenn in den Drüsen nahe der Wimpern zu viel Fett gebildet wird, entsteht ein für das Wachstum von Bakterien günstiges Umfeld. Resultat ist eine krustige Entzündung, die unangenehm ist und unschön aussieht, doch selten die Sehkraft gefährdet.

Menschen, die von einer Augenlidentzündung betroffen sind, können oft eine Vorgeschichte mit wiederholt auftretenden Gersten- und Hagelkörnern vorweisen (S. 536). In schweren Fällen kann sich infolge der Reizung ein Hornhautgeschwür entwickeln (S. 547).

Diagnose
Wenn sich die Augenlider röten, gereizt sind und ein Sekret absondern, das verkrustet, kann es sich um eine Augenlidentzündung handeln. Es ist kein Grund zur Besorgnis, wenn man morgens die Augen nur mühsam öffnen kann, da die zähen Absonderungen des Lids die Augen nachts verkleben. In schweren Fällen können sich an den Lidrändern kleine Geschwüre entwickeln und die Hornhaut kann vernarben. In diesem Fall sollte ein Augenarzt konsultiert werden.

Behandlung

Selbsthilfe
Vor der Behandlung der Augenlidentzündung ist eine sorgfältige Reinigung der Lider wichtig. Morgens wird ein sauberes, flusenfreies Tuch in warmes Wasser getaucht, ausgewrungen und als Kompresse auf die Augen gelegt. Das löst die Ablagerungen. Wimpern und Lidränder werden mit einem Wattestäbchen abgerieben, das in verdünntes Babyshampoo getaucht wurde. So werden Verkrustungen entfernt und das Lid wieder frei beweglich.

Lidjucken

Heuschnupfen ist oft von Lidjucken begleitet, es kann jedoch auch ein Symptom für ein Kontaktekzem sein (S. 1036). Kommt die Hand mit einer reizenden oder allergieauslösenden Substanz in Berührung, kann diese von den Fingern auf die Lider übertragen werden. Auch Kosmetika können allergische Reaktionen der empfindlichen Haut der Lider hervorrufen.

Die Lider sollten nicht übertrieben gerieben oder gekratzt werden, weil dies letztlich zu einer örtlich begrenzten, chronischen Flechte (→ Lichen simplex chronicus, S. 988) mit sich verdickenden Hautstellen und ständigem Jucken führen kann. Reagiert die Lidhaut auf bestimmte Kosmetika oder andere Substanzen empfindlich, so sollten diese gemieden werden.

Lidzucken

Hin und wieder kann sich ein unangenehmes Zucken in einem Lid bemerkbar machen. Dieses unwillkürliche Zittern dauert gewöhnlich nur wenige Sekunden, kann jedoch irritieren und Befürchtungen auslösen.

Normalerweise besteht kein Grund zur Sorge, da ein Zucken fast immer eine geringfügige Störung darstellt. Gelegentliches Zucken eines Muskels in Hand, Unterarm, Bein oder Fuß kommt öfters vor, ebenso Lidzucken. Das Flattern, Faszikulation genannt, dauert nur einige Sekunden, kann aber häufig auftreten.

Man weiß nicht genau, was die meisten Fälle von Lidzucken auslöst, obwohl sie oft mit Erschöpfung und Stress in Verbindung gebracht werden. Viele Menschen empfinden Lidzucken als lästig, weil es ablenken kann und manche fürchten, ihr Auftreten könne ein Hinweis auf ein ernsteres, gesundheitliches Problem sein. Bei manchen Menschen schließen sich die Lider unwillkürlich aufgrund einer seltenen Krankheit, dem essenziellen Lidkrampf (essenzieller Blepharospasmus). Nur sehr selten ist Lidzucken ein Symptom für eine ernste Erkrankung. Bei schwer wiegenden Gesichtstics, Gesichtsmuskelkrämpfen und Multipler Sklerose (S. 475) sind manchmal die Lider betroffen, doch die übrigen Symptome dieser Erkrankungen sind so typisch, dass der Arzt sie nicht mit dem üblichen Lidzucken verwechseln wird.

Lidzucken ist fast immer harmlos, doch kann es irritieren. Eine sanfte Massage des betroffenen Lids bringt vielen Menschen eine erhebliche Erleichterung.

Arzneimitteltherapie
Um die Infektion zu beheben und die Schwellung abzubauen, kann der Arzt eine Salbe oder Augentropfen verschreiben, die sowohl antibiotische als auch kortikosteroide Substanzen enthalten. Führt eine örtliche Behandlung nicht zum Erfolg, so kann sich die orale Gabe von Antibiotika empfehlen.

Ptosis

Symptome. Herabhängen eines oder beider Lider.

Ursache für ein herabhängendes Lid (Ptosis) ist eine Schwäche des Muskels, der für das Heben des Lids zuständig ist. Bei manchen Menschen ist diese Schwäche angeboren. Zur Verhinderung einer Amblyopie (S. 534) kann eine Operation notwendig sein. Wenn die Störung angeboren ist, betrifft sie gewöhnlich nur ein Auge. Sie tritt oft familiär gehäuft auf.

Bei Erwachsenen ist die Störung in der Regel eine normale Alterserscheinung – die Augenmuskeln verlieren ihre Spannkraft. Seltener kann sie die Folge einer Verletzung oder Erkrankung sein, die eventuell die Nerven- und Muskelreaktionen beeinträchtigt, wie die Zuckerkrankheit (S. 562), Myasthenia gravis, ein Schlaganfall, Gehirntumor oder ein Krebs am Halsgrund oder in der Lungenspitze.

Diagnose
Fällt Eltern oder einer Bezugsperson auf, dass ein Kind ungleiche Lider hat, so sollte ein Termin beim Augenarzt vereinbart werden. Falls eine allgemeine Gesundheitsstörung vorzuliegen scheint, empfiehlt sich möglicherweise eine Untersuchung des ganzen Körpers.

Merkt ein Erwachsener plötzlich, dass eines seiner Lider oder beide herabhängen, sollte er ebenfalls einen Arzt konsultieren. Auch hier kann eine vollständige Untersuchung angebracht sein um zu klären, ob eine allgemeine Gesundheitsstörung vorliegt.

Behandlung
Wenn das herabhängende Lid die Sicht beeinträchtigt, sollte man zum Arzt gehen. Ist die Störung angeboren oder liegt die Ursache im Alterungsprozess oder in einer Verletzung, so kann eine Operation zur Kräftigung des Muskels durchgeführt werden. Bei einer Gesundheitsstörung wie Myasthenia gravis, Schlaganfall oder Zuckerkrankheit kann die Behandlung der zugrunde liegenden Krankheit eine Besserung für das herabhängende Lid bringen.

Das Herabhängen eines Lids wird Ptosis genannt.

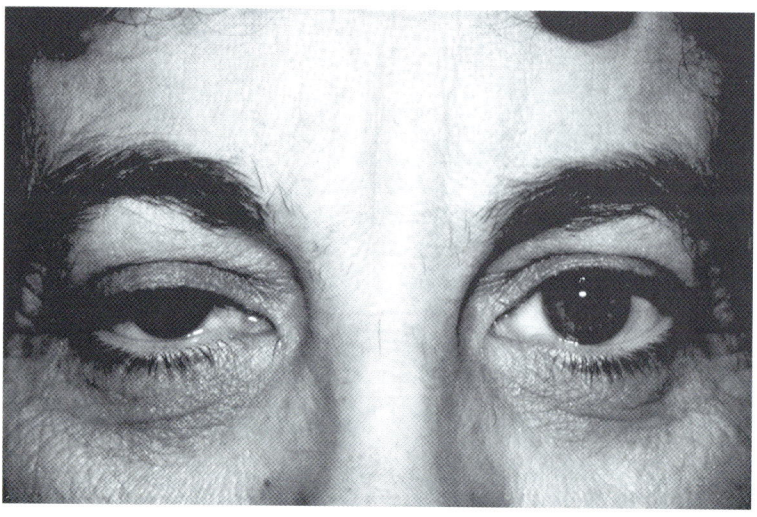

Kosmetische Lidoperationen

Herabhängende Lider oder Augensäcke können vererbt sein oder ihre Ursache im normalen Alterungsprozess haben. Unter Umständen behindert die herabhängende Haut Wahrnehmungen im Randbereich des Sehfelds (peripheres Sehen). Viele entscheiden sich deshalb zur operativen Entfernung dieser Haut.

Die Lidplastik (Blepharoplastik) ist ein chirurgisches Verfahren, bei dem der nicht notwendige Anteil an Haut und Fettgewebe aus dem Ober- und Unterlid entfernt wird. Sie ist ein Routineeingriff, der ambulant und unter örtlicher Betäubung erfolgt.

Verfahren

Der Chirurg macht einen Einschnitt in die Lidfalte, knapp unterhalb des unteren Wimpernkranzes, und entfernt überflüssige Haut, Muskeln und Fettgewebe.

Heilung

Einer der wichtigsten Teile der Heilung ist die Nachbetreuung. Die Operierten müssen den Anweisungen des Chirurgen strikt folgen.

Ergebnis

Eine Lidplastik sollte die Sehkraft nicht beeinträchtigen und Brillenträger können ihre Brille bereits am Tag nach der Operation wieder tragen.

Die Heilungsdauer beträgt gewöhnlich 2 bis 4 Wochen, bis dahin dürften Schwellung, Empfindlichkeit und Schmerzen abgeklungen sein.

Komplikationen

Mit der Lidplastik sind weniger Komplikationen verbunden als mit den meisten anderen kosmetischen Operationen. Es kann jedoch vorübergehend einige Probleme geben. Da von der Operation viele winzige Blutgefäße betroffen sind, sind Hämatome (Blutergüsse) immer möglich. Diese verschwinden gewöhnlich nach wenigen Tagen und hinterlassen keine bleibenden Spuren.

Während der Operation können die Augenmuskeln leicht gestört werden und vorübergehend Doppelbilder verursachen, dies kann auch durch eine Schwellung der Hornhaut geschehen. Gewöhnlich klingen diese Störungen in den ersten Stunden nach der Operation wieder ab. Viele Betroffene berichten von einem erhöhten Tränenfluss über einige Tage, der aber gewöhnlich rasch vergeht.

Selten können schwerwiegende Komplikationen eintreten. Eine davon ist ein Ektropium (Auswärtsstülpen des Lids), es kann entstehen, wenn zu viel Haut vom Unterlid entfernt wurde. Das Lid wendet sich nach außen, sodass die Tränenflüssigkeit manchmal über das Lid herausrinnt, anstatt Bindehaut und Augapfel geschmeidig zu halten. In schweren Fällen kann ein Ektropium operativ korrigiert werden. Eine weitere seltene, doch ernste Komplikation ist die Verminderung oder der Verlust der Sehkraft durch eine starke Blutung (Hämorrhagie).

Infektionssymptome

Sollte nach der Lidoperation eines der folgenden Symptome auftreten, muss dies unbedingt dem Arzt mitgeteilt werden:

- Übermäßige Schwellung, die nicht wieder langsam zurückgeht
- Rötung, die sich innerhalb mehrerer Tage verstärkt
- Empfindlichkeit oder Schmerzen im Lid, die nicht allmählich nachlassen
- Sehstörungen.

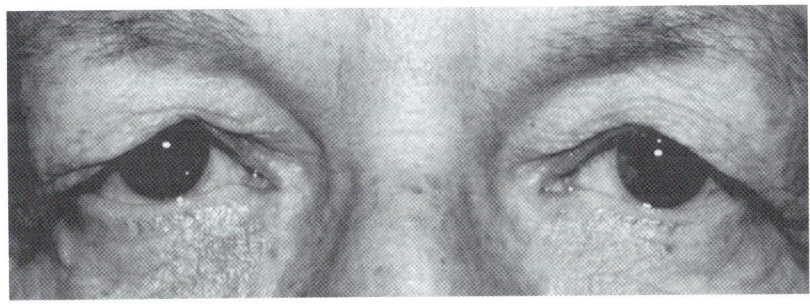
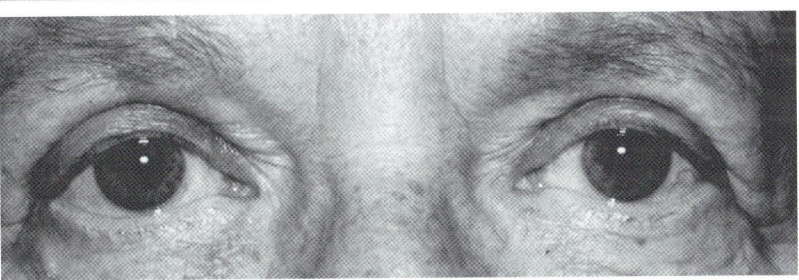

Eine Lidplastik (Blepharoplastik) ist ein chirurgisches Verfahren zur Entfernung überflüssigen Lidgewebes. Oben: Zustand vor Eingriff. Unten: Ergebnis der Oberlidoperation.

Entropium und Ektropium

Symptome

- Scheuern der Wimpern auf dem Auge
- Erhöhter Tränenfluss
- Augenreizung und Absonderungen

Entropium und Ektropium sind Störungen, die oft mit dem Altern einhergehen. Durch eine Einwärtsstülpung des unteren oder oberen Lidrands scheuern die Wimpern auf dem Auge. In schweren Fällen kann eine Geschwürbildung oder Vernarbung der Hornhaut die Folge sein.

Bei dem entgegengesetzten Phänomen, dem Auswärtsstülpen (Ektropium), ist oft eine Muskelschwäche die Ursache. Das Unterlid wendet sich nach außen, sodass manchmal die Tränenflüssigkeit herausrinnt, statt das Auge zu »schmieren«.

Zwar sind Entropium und Ektropium gewöhnlich Begleiterscheinungen des Alters, das Ektropium kann jedoch auch von einer zugrunde liegenden Krankheit wie der atopischen Dermatitis (S. 1083) oder Lupus erythematodes stammen (S. 918).

Diagnose

Erstes Anzeichen eines Entropiums ist eine übermäßige Augenabsonderung und -reizung am Morgen. Sie lässt gewöhnlich im Laufe des Tages nach. In dem Maße, wie die Störung fortschreitet, kann die Reizung häufiger auftreten oder sogar anhalten und eine Einwärtswendung der Wimpern wird sichtbar.

Beim Ektropium bemerkt der Betroffene, dass das Unterlid vom Auge abzusacken scheint, sodass die Tränenflüssigkeit häufiger aus dem Auge rinnt, anstatt durch das Auge absorbiert zu werden und dieses geschmeidig zu halten.

In beiden Fällen sollte der Augenarzt zur Durchführung einer Untersuchung aufgesucht werden. Im Frühstadium ist das Entropium beim Sitzen oder Stehen möglicherweise noch nicht offensichtlich. Der Arzt wird daher den Betroffenen bitten, sich hinzulegen und verstärkt zu blinzeln.

Behandlung

Rinnt aufgrund eines Ektropiums Tränenflüssigkeit aus den Augen, so bleibt für das Auge zu wenig übrig um es geschmeidig zu halten. Die Hornhaut muss dann unter Umständen mit künstlicher Tränenflüssigkeit und Gleitsalben feucht gehalten werden. Betroffene tragen nachts oft einen Plastikschirm um die Feuchtigkeit im Auge zu halten.

Um die Muskeln, welche die Lider festhalten, wieder richtig zu positionieren, können sowohl das Entropium als auch das Ektropium operativ behandelt werden. Die Verfahren sind verhältnismäßig einfach und werden gewöhnlich ambulant und unter örtlicher Betäubung durchgeführt.

Wenn eine andere Erkrankung das Ektropium verursacht hat, ist deren Behandlung das erste Ziel.

Augenerkrankungen

Wir setzen gesunde Augen oft als selbstverständlich voraus. Das Auge ist jedoch anfällig für unterschiedliche Erkrankungen, die nicht unbedingt eine Gefahr für die Sehkraft darstellen, jedoch störend sind und mit der Zeit zu gefährlicheren Beschwerden führen können.

Zu diesen Erkrankungen zählen Infektionen oder Entzündungen der Bindehaut (der Schleimhaut, welche die Innenseite der Lider und den größten Teil des äußeren Augapfels bedeckt), der Regenbogenhaut (Iris) oder der mittleren Augenhaut (Uvea). Weitere mögliche Beeinträchtigungen sind Bindehautblutungen und Tumore (→ Hornhautprobleme, S. 546).

Bindehautentzündung

Symptome
- Gerötete Augen
- Fremdkörpergefühl im Auge
- Augenjucken
- Absonderungen, die nachts verkrusten
- Verschwommenes Sehen und Lichtempfindlichkeit

Bei der Bindehautentzündung (Konjunktivitis) handelt es sich um eine Entzündung der durchsichtigen Hüllschicht (Konjunktiva), welche die Lider und den Augapfel bis zum Rand der Hornhaut überzieht. Der Bindehautentzündung kann eine bakterien- oder virenbedingte (virale) Infektion zugrunde liegen, eine allergische Reaktion oder, bei Neugeborenen, ein noch nicht vollständig geöffneter Tränen-Nasengang. Neugeborene sind zudem für Bakterien anfällig, die manchmal den Geburtskanal befallen. Diese Form von Bindehautentzündung wird gonorrhoische Bindehautentzündung genannt und muss unverzüglich behandelt werden um das Augenlicht zu erhalten. Sowohl virale als auch bakterielle Bindehautentzündungen sind sehr ansteckend und verbreiten sich rasch bei Menschen, die miteinander Kontakt haben.

Diagnose
Allen Formen von Bindehautentzündung sind bestimmte Symptome gemeinsam. Das Weiße im Auge wird rot oder rötlich und beim Blinzeln besteht ein Fremdkörpergefühl. Außerdem

sondern die Augen einen gelblichen Schleim ab, der nachts verkrustet. Die Augen können verkleben, sodass die Augen beim Erwachen nur vorsichtig geöffnet werden können.

Bei einer viralen Bindehautentzündung ist die Absonderung gewöhnlich wässrig, bei einer bakteriellen Bindehautentzündung dagegen oft zähflüssig. Manche Formen von Bindehautzündung können auch mit einer Atemwegsinfektion oder Halsentzündung einhergehen.

Die allergische Bindehautentzündung ist eine Reaktion auf einen allergieauslösenden Stoff (Allergen) und eigentlich keine Infektion. Manche Menschen sind überempfindlich gegenüber bestimmten Substanzen wie Blütenstaub. Kommt ihr Körper damit in Berührung, wird der als Eindringling empfundene Stoff über das Immunsystem abgewehrt. Es kommt zu starkem Jucken, Tränen, einer Entzündung der Bindehaut sowie einer juckenden und wässrig laufenden Nase.

Wenn eines der Symptome einer Bindehautentzündung auftaucht, sollte umgehend der Arzt aufgesucht werden. Er kann eine Probe der Bindehaut entnehmen, die im Labor zur Bestimmung der Infektionsart untersucht wird. (Farbfoto der Bindehautentzündung C-11)

Wie gefährlich ist die Bindehautentzündung?

Bindehautentzündung ist zwar lästig, doch in der Regel harmlos, was die Sehkraft betrifft. Sie kann jedoch hoch ansteckend sein und muss daher frühzeitig festgestellt und behandelt werden (→ Hornhautprobleme, S. 546).

Behandlung

Eine warme Kompresse kann die Beschwerden lindern. Dazu wird ein sauberes, flusenfreies Tuch in warmes Wasser getaucht, gut ausgewrungen und auf die betroffenen Augen gelegt. Bei einer allergischen Bindehautentzündung wirken kühlende Kompressen oft beruhigend. Eine Hilfe können auch speziell zusammengesetzte Augentropfen sein, die sowohl ein Antihistaminikum als auch einen Wirkstoff enthalten, der die Blutgefäße verengt (S. 538).

Arzneimitteltherapie

Bei einer bakteriellen Infektion kann der Arzt antibiotische Augentropfen verschreiben. Die virale Bindehautentzündung heilt von allein ab.

Vorbeugung

Da sich die bakterielle und die virale Bindehautentzündung leicht und schnell ausbreiten können, ist Sauberkeit das beste Mittel, sie in

den Griff zu bekommen. Sobald die Infektion festgestellt worden ist, können folgende Maßnahmen helfen:

1. Die Augen nicht mit den Händen berühren.
2. Die Hände häufig waschen.
3. Handtuch und Waschlappen täglich wechseln.
4. Kleidung nur einmal tragen, dann waschen.
5. Den Kopfkissenbezug täglich wechseln.
6. Augenkosmetik, besonders Wimperntusche, nach wenigen Monaten wegwerfen.
7. Nicht Augenkosmetika anderer Personen benutzen.
8. Handtücher oder Taschentücher nicht mit anderen gemeinsam benutzen.

Entzündung von Lederhaut und Episklera

Symptome

- Schmerzen in einem oder beiden Augen
- Rötliche Stellen im Auge
- Verschwommenes Sehen

Der äußere Teil des Augapfels besteht aus mehreren Teilen. Die Lederhaut (Sklera) ist eine zähe Gewebeschicht, die den größten Teil des Augapfels bedeckt, genauer gesagt, den Teil, der das Weiße im Auge genannt wird. Die Lederhaut ist von der Episklera bedeckt, ein durchsichtiges Gewebe, das zwischen der Lederhaut und der äußeren Hüllschicht, der Bindehaut, liegt. Episklera oder Lederhaut können sich entzünden. (Auch die Bindehaut kann von Entzündung oder Infektion betroffen sein, → Bindehautentzündung, S. 542).

Die Entzündung der Episklera (Episkleritis), die meist bei jungen Erwachsenen auftritt, ist leicht und örtlich begrenzt. Eine Entzündung der Lederhaut (Skleritis) ist eine seltenere und ernstere Krankheit und geht oft mit systemischen Autoimmunkrankheiten wie der rheumatoiden Arthritis (S. 909) oder einer entzündlichen Darmerkrankung (S. 774) einher. Die Lederhautentzündung tritt hauptsächlich bei Menschen zwischen 30 und 60 Jahren auf.

Diagnose

Für die Lederhaut- und die Episklera-Entzündung sind rötliche bis violette Stellen oder erhabene Knötchen im Auge typisch. Bei beiden Krankheiten entzünden sich winzige Blutgefäße des Gewebes. Die Entzündung der Lederhaut kann von dumpfen Schmerzen begleitet sein. Tritt sie im Augenhintergrund auf, kann es zu verschwommenem Sehen kommen. Bei Ver-

Bindehautblutung

Die Bindehaut (Konjunktiva) ist von winzigen Blutgefäßen durchzogen. Gelegentlich kann eines von ihnen reißen, was sich als rotes Blutpünktchen oder Fleck im Augenweiß bemerkbar macht. Der wissenschaftliche Name dafür ist subkonjunktivale Hämorrhagie und der Anblick kann zunächst beunruhigen. Solange die Augen nicht schmerzen, sind Sorgen unbegründet. Treten aber Schmerzen auf, muss sofort ein Augenarzt aufgesucht werden.

Die meisten leichten Bindehautblutungen bilden sich nach 2 bis 3 Wochen zurück. Treten sie jedoch erneut auf, sollte der Augenarzt konsultiert werden, der möglicherweise eine gründlichere körperliche Untersuchung empfiehlt, um eventuellen Bluterkrankungen oder einer zu hohen Dosierung eines Blutgerinnungshemmers auf die Spur zu kommen.

dacht auf Lederhaut- oder Episklera-Entzündung sollte der Augenarzt aufgesucht werden. Bei der Lederhautentzündung kann eine umfassende Untersuchung angebracht sein, da diese Erkrankung oft mit anderen systemischen Krankheiten zusammenhängt.

Behandlung

Die Episkleritis geht häufig nach 1 oder 2 Wochen von selbst zurück, sie neigt aber zu wiederholtem Auftreten. Um die Entzündung einzudämmen, kann der Arzt Kortikosteroide in Tropfen- oder Salbenform verschreiben.

Bei einer Lederhautentzündung verordnet der Arzt unter Umständen Kortikosteroide zum Schlucken oder als Augentropfen. Ein Medikament, das einige Muskeln im Augeninnern entspannt und die Pupille erweitert, kann eingesetzt werden, wodurch die Gefahr einer Beschädigung der Regenbogenhaut herabgesetzt und die Beschwerden gemildert werden.

Entzündung von mittlerer Augenhaut und Regenbogenhaut

Symptome

- Augenrötung
- Verschwommenes Sehen
- Lichtempfindlichkeit

Bei der Entzündung der mittleren Augenhaut (Uveitis) ist die Schicht betroffen, die unmittelbar unter der Lederhaut liegt, die so genannte Uvea. Sie besteht aus der Regenbogenhaut oder Iris (dem farbigen Teil des Auges), dem Ziliarkörper (der die Flüssigkeit im Augeninnern bil-

det und bei der Steuerung der Linsenbewegung beteiligt ist) sowie der Aderhaut oder Choroidea (die innerhalb der Lederhaut liegt und den Augapfel, von der Regenbogenhaut ausgehend, völlig umhüllt, → Aderhautentzündung, S. 560). Auch der Augenhintergrund kann betroffen sein.

Wenn die Entzündung hauptsächlich die Regenbogenhaut und den Ziliarkörper betrifft, so wird auch von vorderer Uveitis (Iritis oder Iridozyklitis) gesprochen. Betrifft sie hauptsächlich die Aderhaut, so wird dies als Choroiditis oder hintere Uveitis bezeichnet.

Bei einer Entzündung der mittleren Augenhaut kann es sich um eine gestörte Immunreaktion handeln, die durch eine systemische Erkrankung wie die Crohn-Krankheit (S. 774), Colitis ulcerosa (S. 777), Sarkoidose (S. 721) oder eine andere Krankheit ausgelöst worden ist. Eine Entzündung der mittleren Augenhaut kann auch bei einer Infektion mit *Herpes simplex* oder *Herpes zoster* auftreten (S. 1011).

Eine Entzündung der mittleren Augenhaut ist unter Umständen sehr ernst. Um bleibende Schäden zu verhindern, sind frühe Diagnose und Behandlung nötig.

Bei einer Entzündung der Regenbogenhaut ist der vordere Teil des Auges betroffen.

Eine seltene, doch sehr schwere Form von Uveitis ist die Ophthalmia sympathica. Wenn bei einem schwer verletzten Auge eine über Wochen anhaltende Entzündung besteht, besteht die Gefahr, dass im nicht verletzten Auge eine Immunreaktion, verbunden mit einer Entzündung der mittleren Augenhaut und erheblichem Verlust der Sehkraft auf beiden Augen, auftreten kann. Daher rät mancher Augenarzt unter Umständen zur Entfernung eines verletzten Auges (Enukleation), wenn die durch die Verletzung hervorgerufene Entzündung nicht wie erwartet zurückgeht.

Diagnose

Bei einer Entzündung der mittleren Augenhaut ist das Auge etwas gerötet, lichtempfindlich und das Sehen verschwommen. Sollte eines dieser Symptome auftreten, muss der Augenarzt konsultiert werden.

Behandlung

Für die Behandlung einer Entzündung der mittleren Augenhaut und Regenbogenhaut stehen mehrere Wirkstoffe zur Verfügung. Wahrscheinlich wird der Arzt ein zykloplegisch wirkendes Medikament verschreiben um die Pupille auf Dauer zu weiten. Die Schmerzen werden gelindert, da die entzündete Regenbogenhaut an der Bewegung gehindert und die Gefahr von Vernarbungen und Verklebungen zwischen Linse und Vorderfläche der Regenbogenhaut herabgesetzt wird. Örtlich angewendete Steroidsalben oder -tropfen können die Schwellung herabsetzen. In schwereren Fällen helfen auch Medikamente mit Acetylsalicylsäure oder oral verabreichte Kortikosteroide.

Die richtige Behandlung verringert mögliche Komplikationen wie grünen Star (S. 550), grauen Star (S. 553) und Flüssigkeitsansammlung innerhalb der Netzhaut.

Entzündung des Augenhöhlengewebes

Symptome
- Augenschmerzen
- Verringerte Sehkraft
- Verlagerung der Augen
- Lidschwellung
- Allgemeines Krankheitsgefühl

Diese seltene, akute Infektion der Augenhöhle, die meist nur ein Auge befällt (Orbitalphlegmone), tritt plötzlich auf. Überwiegend Kinder sind betroffen. Ursache sind Bakterien, die meist von einer Nasennebenhöhlenentzündung, einer Eiterbeule in Auge oder Lid oder einem Fremdkörper in die Augenhöhle eingedrungen sind und die Weichteile, welche die Höhle auskleiden, befallen.

Erste Anzeichen für eine Entzündung des Augenhöhlengewebes sind Schwellung und Rötung des Lids, bald danach Schmerzen und verminderte Sehkraft. Aufgrund der Schwellung kann sich das Auge sichtlich verschieben und aus der Augenhöhle hervortreten. Bei Auftreten dieser Symptome muss der Hausarzt benachrichtigt und die nächste Notaufnahme eines Krankenhauses aufgesucht werden.

Diagnose
Der Arzt führt Untersuchungen an Auge und Blut zur Bestimmung der Infektionsart durch. Eine CT zeigt, ob die Nasennebenhöhlen betroffen sind oder ein Fremdkörper vorliegt.

Behandlung
Da es sich bei einer Entzündung des Augenhöhlengewebes um eine akute und gefährliche Infektion handelt, muss stationär behandelt werden. Der Arzt legt eine Antibiotikatherapie fest, entsprechend dem infektiösen Organismus. Unter Umständen ist eine operative Leerung eines Abszesses notwendig.

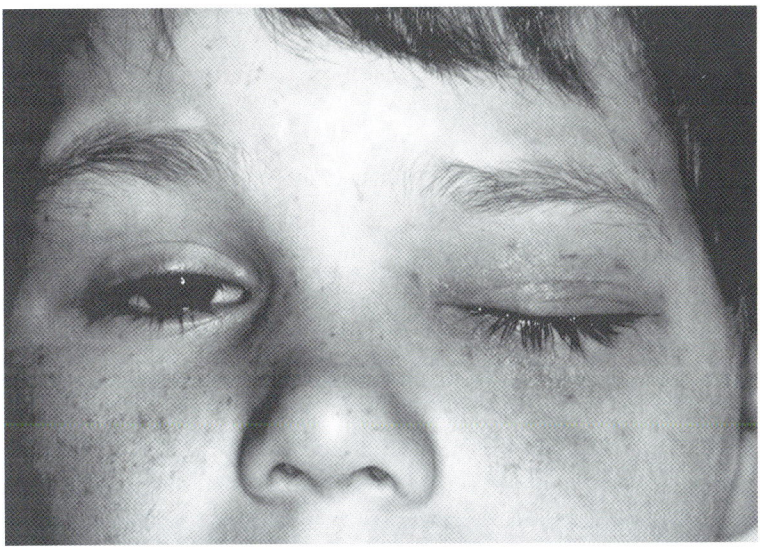

Retinoblastom

Symptome
- Ein weißer Lichtreflex in der Pupille
- Einwärtsschielen
- Rotes, schmerzendes Auge
- Sehminderung
- Blutung im Augeninnern
- Unterschiedliche Färbung der Regenbogenhaut beider Augen
- Weiße Flecken auf der Regenbogenhaut

Bei einem Tumor handelt es sich um eine ungewöhnliche Zunahme von Gewebe. Tumore können sich überall im Körper entwickeln und gutartig (benigne) sein (sich selbst begrenzend) oder aber bösartig (maligne).

Ein Retinoblastom ist eine gefährliche, bösartige Krebsform, die bei Kindern gewöhnlich vor dem 5. Lebensjahr vorkommt. Die Netzhaut (Retina) eines oder beider Augen kann betroffen sein. Nach Schätzungen sind 30 bis 40 Prozent aller Fälle von Retinoblastom erblich. Die Heilungschancen sind bei früher Behandlung gut. Wenn in einer Familie ein Fall von Retinoblastom aufgetreten ist, sollten die Kinder frühzeitig danach untersucht werden.

Diagnose
Beim Verdacht auf ein Retinoblastom muss sofort der Augenarzt aufgesucht werden. Der Schlüssel zur Diagnosestellung liegt in einer gründlichen Untersuchung durch einen Facharzt, der in der Diagnose und Behandlung von Retinoblastomen Erfahrung besitzt.

Gewöhnlich erfolgt die Untersuchung unter Vollnarkose im Krankenhaus. Um Wucherungen zu erkennen, werden die Augen stark erweitert. Eventuell erfolgen auch eine Ultra-

Bei der Entzündung des Augenhöhlengewebes sind Lid und Augenhöhle geschwollen und gerötet. Sofortige ärztliche Versorgung ist notwendig.

schalluntersuchung und eine CT des Kopfes, der Augenhöhlen und der Augäpfel.

Behandlung

Die Behandlung hängt von Anzahl und Größe der Tumore, ihrem Ansiedlungsort und davon ab, ob beide Augen betroffen sind. Kleine Tumoren können mit Bestrahlung, Laser- oder Kältetherapie zerstört werden. Ist der Tumor über das Auge hinausgewachsen oder haben sich seine Zellen in andere Regionen verbreitet, kann eine Chemotherapie eingesetzt werden. Hat ein großer Tumor die Sehkraft beeinträchtigt und wächst trotz Behandlung, so wird unter Umständen das Auge entfernt.

Vorbeugung

Ist in der Familie bereits ein Retinoblastom aufgetreten, sollte man vor einer Schwangerschaft eine genetische Beratungsstelle aufsuchen.

Augenmelanom

Symptome

* Braune oder schwarze Flecken auf Regenbogenhaut oder Bindehaut
* Unterschiedliche Färbung der Regenbogenhaut beider Augen
* Minderung der Sehkraft auf einem Auge
* Rotes, schmerzendes Auge

Mit einem Melanom verbindet man gewöhnlich Hautkrebs (S. 1005), doch kann es auch im Auge auftreten, insbesondere bei älteren Menschen (Farbfoto C-11).

Ein Melanom endet oft tödlich. Es handelt sich um eine besonders schnell wachsende und sich rasch verbreitende Krebsform, daher ist die Früherkennung wichtig. Eine Frühdiagnose ist jedoch manchmal schwierig, da die Symptome nicht immer erkennbar sind.

Ursprungsort des Melanoms kann das Auge sein, es kann sich aber auch, von einem anderen Ort im Körper ausgehend, verbreitet (metastasiert) haben.

Diagnose

Bei Verdacht auf ein Augenmelanom muss unverzüglich der Augenarzt aufgesucht werden. Neben einer gründlichen Augenuntersuchung kann der Arzt weitere Tests veranlassen um das Ausmaß des Tumors festzustellen. Dazu können Ultraschalluntersuchung, CT (S. 1334) oder MRT (S. 1334) gehören.

Behandlung

Ein kleiner Tumor wird oft mit Strahlentherapie behandelt. Hat sich der Tumor ausgebreitet, wird eventuell eine Chemotherapie empfohlen. Falls der Tumor auch nach anderen Behandlungen weiter wächst, muss das betroffene Auge unter Umständen entfernt werden.

Hornhautprobleme

Die Hornhaut (Cornea) ist die gewölbte, durchsichtige Schicht am vorderen Auge, die zusammen mit der Linse das Licht auf der Netzhaut bündelt, die ihrerseits »Bilder« an das Gehirn schickt, wo sie gedeutet werden.

Die Hornhaut ist das Fenster, hinter dem das Auge arbeitet, und ist der Teil des Auges, welcher der Außenwelt am meisten ausgesetzt ist. Dies macht sie anfällig für viele Störungen, Verletzungen, Geschwüre und Infektionen.

Hornhautverletzungen

Symptome

* Starke Augenschmerzen
* Gerötetes Auge
* Geschwollene Lider

Hornhautverletzungen treten recht häufig auf. Es braucht nicht viel, um ein so zartes Gewebe zu beschädigen. Ein Staubkorn im Wind oder Sägemehl können die Hornhaut zerkratzen, zu langes Tragen von harten oder weichen Kontaktlinsen kann sie abschürfen. Sie kann durch ultraviolettes Licht verbrennen, wenn man ohne Augenschutz zu lange in der Sonne oder unter einer Höhensonne sitzt.

Diagnose

Wenn die Hornhaut verletzt wird, bemerkt der Betroffene oft sofort, dass etwas mit dem Auge passiert ist. Das Gewebe rund um das Auge schwillt an, das Auge selbst rötet sich und beginnt heftig zu schmerzen.

Es ist auch möglich, dass sich die Symptome erst einige Stunden nach der Verletzung bemerkbar machen und plötzlich starke Beschwerden auftreten (S. 452).

Sobald die Symptome einer Hornhautverletzung auftreten, muss unverzüglich der Augenarzt aufgesucht werden.

Der Arzt untersucht das Auge auf Abschürfungen oder Verbrennungen. Mit Augentropfen, die einen Farbstoff enthalten, lassen sich die Schäden auf der Hornhaut besser erkennen.

Behandlung
Leichte Hornhautverletzungen werden durch Entfernung des Fremdkörpers (falls vorhanden) und Anlegen einer Augenklappe behandelt. Danach heilt das Auge von allein. Gewöhnlich verläuft der Heilungsprozess bei der Hornhaut schnell und nach 1 oder 2 Tagen dürfte das Auge wieder gesund sein. Zur Verhinderung einer Infektion kann der Arzt eine antibiotische Salbe auftragen und für die ersten 1 oder 2 Tage ein Schmerzmittel verschreiben.

Bei ernsten Hornhautverletzungen ist unter Umständen eine Operation zur Wiederherstellung oder zum Ersatz der Hornhaut notwendig (→ Hornhauttransplantation, S. 548).

Vorbeugung
Bei der Arbeit mit Werkzeugen sollte eine Schutzbrille getragen werden. Beim Schweißen, unter der Höhensonne oder wenn man Sonnenstrahlen längere Zeit ausgesetzt ist, empfiehlt sich das Tragen einer Brille, die ultraviolettes Licht abschirmt (→ Augenschutz, S. 532).

Um die Gesundheit von Haut und Augen zu bewahren, sollte man die richtigen Vorsichtsmaßnahmen treffen und die Zeit, die man im Freien mit Sonnenbaden oder unter der Höhensonne verbringt, begrenzen (→ Wie man einen Sonnenbrand vermeiden kann, S. 997).

Hornhautgeschwüre und -infektionen

Symptome
- Verschlechterung der Sehkraft
- Schmerzen im Auge
- Gerötetes Auge
- Sichtbarer weißer Fleck auf der Hornhaut

Ein Hornhautgeschwür (Ulcus corneae) ist eine offene, entzündete Stelle auf der Hornhaut. Sie kann sich aufgrund einer Infektion bilden, häufiger jedoch entstehen Geschwüre aus Hornhautabschürfungen oder als Folge eines Kratzers durch einen Fremdkörper, der sich infizieren kann (S. 546). Augenlid-Erkrankungen wie ein Entropium (S. 541) oder eine Augenlidentzündung (S. 539) können ebenfalls Geschwure zur Folge haben. Ein Zurückweichen der Lider wie bei der Basedowkrankheit (S. 563) kann bewirken, dass die Hornhaut

nicht mehr feucht gehalten wird und sich Geschwüre bilden.

Die Infektion selbst kann durch Viren, Bakterien, Pilze oder Protozoen (einer weiteren Art infektiöser Mikroorganismen) hervorgerufen werden. Virale Infektionen werden durch den *Herpes simplex*-Virus ausgelöst.

Diagnose
Der Arzt untersucht die Augen und entnimmt eine Gewebeprobe vom Geschwür um eine Infektion als Ursache festzulegen.

Die Symptome eines bakteriell bedingten Geschwürs sind meist heftiger als die des virusbedingten. Bakteriell bedingte Geschwüre sind unter Umständen als weißlicher Fleck auf der Hornhaut sichtbar. Ein durch *Herpes simplex* verursachtes Geschwür ist gewöhnlich nicht zu sehen, kann aber durch einen Farbstoff auf der Hornhaut sichtbar gemacht werden.

Behandlung
Ein Hornhautgeschwür ist gefährlich und sollte so rasch wie möglich vom Augenarzt behandelt werden, der die passende Behandlungsmethode festlegt.

Bakterielle Geschwüre werden gewöhnlich mit antibiotischen Augentropfen behandelt. Bei einem schweren Geschwür kann ein Antibiotikum zur schnelleren Aufnahme in der Nähe des Auges eingespritzt werden. Zum Abbau der Entzündung werden manchmal örtlich Kortikosteroide eingesetzt.

Bei viralen Geschwüren kann der Arzt Tropfen oder Salbe gegen Viren verschreiben. Damit lässt sich das Geschwür zwar besser beherrschen, es kann jedoch wie die meisten anderen Herpes-Infektionen wieder auftreten.

Wenn sich das Geschwür auf einen Befall mit Pilzen oder Protozoen zurückführen lässt, werden dafür bestimmte Tropfen verschrieben.

Ein Hornhautgeschwür, das nicht behandelt wird, kann die Hornhaut bleibend schädigen. Ein tiefes Geschwür kann sogar die Hornhaut durchbrechen und den gesamten Augapfel infizieren. Tritt dies ein, ist eine Operation erforderlich. Eine stark vernarbte Hornhaut muss unter Umständen chirurgisch ersetzt werden (→ Hornhauttransplantation, S. 548).

Vitamin-A-Mangel

Schwerer Vitamin-A-Mangel im Kleinkind- und Kindesalter kann zur Erweichung und Beschädigung der Hornhaut und zu bleibender Blindheit führen. Geringerer Vitamin-A-Mangel kann das Sehen im Dunkeln beeinträchtigen (→ Schwierigkeiten mit dem Sehen bei Dunkelheit, S. 239).

Ein so großer Mangel an Vitamin A, dass es zu Augenproblemen kommt, ist in den entwickelten Ländern so gut wie unbekannt. In einigen Entwicklungsländern stellt Vitamin-A-Mangel aber ein großes Problem dar.

Erkrankung bleibt das direkte Sehen normal. Allmählich geht das periphere Sehen verloren, sodass zum Schluss nur ein begrenzter Ausschnitt des Gesichtsfelds übrig bleibt.

Der einzige Weg zur Früherkennung des Glaukoms liegt in regelmäßigen Augenuntersuchungen beim Haus- oder Augenarzt ab dem 40. Lebensjahr.

Erhöhter Augeninnendruck ist die am frühsten erkennbare Abweichung vom Normalen. Mit der schmerzlosen Augeninnendruckmessung (Tonometrie) kann der Arzt den Augeninnendruck bestimmen (S. 553). Im Rahmen der Routineuntersuchug kann er auch das Augen-

innere prüfen. Dazu verwendet er einen Augenspiegel (Ophtalmoskop), ein Handgerät, das ihm auch Schäden am Sehnerv, ein Symptom des grünen Stars, zeigen kann (S. 524).

Ferner lässt sich das periphere Sehen prüfen. Größere Ausfälle beim peripheren Sehen lassen sich einfach feststellen: Der Arzt bittet den Betroffenen, ihm in die Augen zu blicken, bewegt gleichzeitig seine Hand zur Seite und dann auf und ab und fragt nach, ob dies wahrgenommen wird. Detailliertere Untersuchungen lassen sich mit computergestützten Geräten durchführen. Sie können Schäden am Sehnerv aufdecken, bevor Betroffene eine Sehminderung bemerken.

Diese Untersuchung erfolgt nicht routinemäßig. Sie wird nur dann durchgeführt, wenn der Arzt grünen Star oder eine andere Augen- oder Gehirnerkrankung vermutet.

Wie gefährlich ist der chronische grüne Star?

Der chronische grüne Star gehört zu den Hauptursachen einer Erblindung. Da das einzige Symptom die langsame Einengung des Gesichtsfelds ist, bleibt er oft lange unentdeckt. Eine Früherkennung kann die Erblindung verhindern.

Behandlung

Ein leicht erhöhter Augeninnendruck muss nicht immer behandelt werden. Wenn sich keine Schäden am Sehnerv finden, erfordert ein mäßiger Anstieg des Augeninnendrucks noch keine Behandlung. Der Arzt kann eine sorgfältige Überwachung des Zustands durch mehrmalige Untersuchungen im Jahr vorschlagen.

Meist wird der chronische grüne Star mit Augentropfen behandelt, die den Innendruck im Auge herabsetzen sollen. Diese örtlich wirkenden Medikamente, die heutzutage am meisten verschrieben werden, enthalten einen Betablocker.

Bei Betablockern handelt es sich um extrem wirksame und gewöhnlich sichere Wirkstoffe. Eingesetzt werden Timolol und Betaxolol. Tritt von dem Wirkstoff jedoch zuviel in den allgemeinen Blutkreislauf ein, können Nebenwirkungen die Folge sein. Selten können sich die Symptome von Herzmuskelschwäche, Asthma oder Lungenblähung verschlimmern. Die Wirkstoffe können den Herzrhythmus stören und Symptome des Bronchialasthmas steigern. Unter Umständen führen sie zu Ermüdung, Benommenheit, Depressionen oder Verwirrtheit. Bei Zuckerkrankheit und Insulingaben kann die Blutzuckerkonzentration aufgrund eines Betablockers plötzlich abfallen (S. 538).

Die Fotoreihe veranschaulicht die für das chronische Glaukom typische, fortschreitende Verengung des Gesichtsfelds.

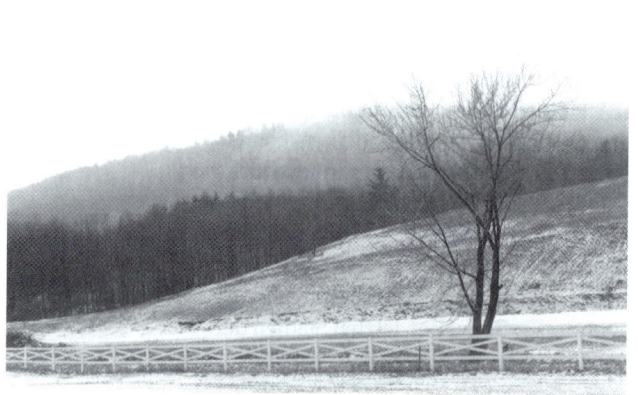

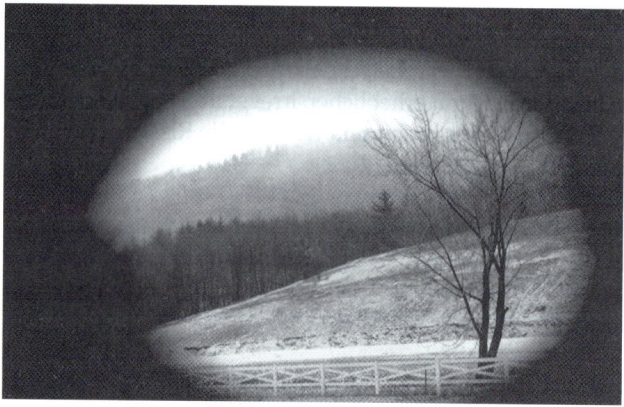

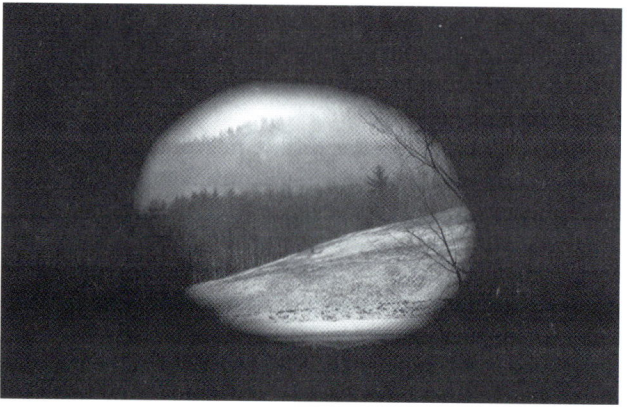

Augeninnendruckmessung

In den Industrieländern ist der grüne Star (Glaukom) eine der Hauptursachen für Erblindung. Auch wenn er früh erkannt wird, kann bereits verloren gegangene Sehkraft nicht wieder hergestellt werden, sofortige Behandlung kann aber die Verschlechterung der Sehkraft und ihren späteren Verlust verlangsamen oder aufhalten. Durch die Augeninnendruckmessung (Tonometrie) können Arzt und Patient auf einen grünen Star aufmerksam werden.

Der Druck im Innern des Augapfels liegt normalerweise bei annähernd 8 bis 22 mm Quecksilbersäule.

Applanationstonometer

Einen genauen Test kann der Augenarzt mit dem Applanationstonometer durchführen. Dabei handelt es sich um eine ausgeklügelte Vorrichtung, die gewöhnlich an einer Spaltlampe – einem augenärztlichen Untersuchungsgerät – montiert ist. Das zu prüfende Auge wird mit Tropfen betäubt und das Tonometer dann direkt darauf platziert. Die gemessenen Augendruckwerte sind sehr genau. Nachdem die Wirkung des Betäubungsmittels abgeklungen ist, kann sich das Auge kurzzeitig kratzig anfühlen.

Non-Kontakt-Tonometer

Zur Messung des Augendrucks wird hierbei Luft auf das Auge »geschossen«. Das Verfahren ist nicht so genau wie das Applanationstonometer, doch ist es nützlich im Rahmen von Screening-Untersuchungen auf grünen Star.

Die Augeninnendruckmessung sollte nach dem 40. Lebensjahr Routinebestandteil von Vorsorgeuntersuchungen sein. Wenn in der Familie grüner Star, Kurzsichtigkeit oder Zuckerkrankheit vorkommen, sollten schon vor dem 40. Lebensjahr regelmäßige Untersuchungen erfolgen.

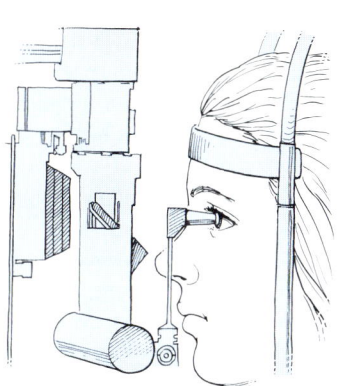

Zur genauen Messung des Augendrucks kann der Arzt ein Applanationstonometer benutzen.

Medikamente zum Schlucken stellen eine andere Behandlungsart dar. Wirkstoffe wie Azetazolamid können den Augeninnendruck senken, indem sie die Bildung des Kammerwassers herabsetzen. Auch bei dieser Wirkstoffart kann es zu Nebenwirkungen allgemeiner Natur kommen. Meist vermeidet man eine Langzeiteinnahme dieser Medikamente.

Der Augenarzt kennt die potenzielle Nebenwirkungen und teilt Betroffenen in der Regel mit, auf was sie achten müssen. Treten solche Nebenwirkungen dann auf, sollte der Augen- oder Hausarzt informiert werden. Dieser passt die Dosierung an oder wechselt zu einer anderen Behandlungsart. In die Arztpraxis sollte man das Medikament mitnehmen.

Operation

Wenn die Arzneimitteltherapie nicht anschlägt, kann der Arzt einen operativen Eingriff empfehlen. Bei einer Methode werden mittels eines Laserstrahls die blockierten Abflusskanäle in der vorderen Augenkammer geöffnet. Diese recht einfache Operation kann in der Augenarztpraxis durchgeführt werden.

In schwereren Fällen kann eine Trabekulektomie angebracht sein, bei der zwischen dem Augeninnern und der Bindehaut ein Abflusskanal geschaffen wird, der den Augeninnendruck herabsetzt.

Grauer Star (Katarakt)

Symptome
- Verschwommenes Sehen
- Schlechteres Sehen bei Dunkelheit oder sehr hellem Licht
- Farbringe um Lichter
- »Zweites Sehen« (Fähigkeit, ohne Brille lesen zu können, sie tritt oft mit zunehmendem Alter auf)

Grauer Star (Katarakt) gehört weltweit zu den Hauptursachen für Sehkraftverlust: Fast 20 Millionen Menschen sind aufgrund dieser Krankheit ohne Sehvermögen, vor allem in Entwicklungsländern. In Deutschland müssen jährlich etwa 400 000 Menschen am grauen Star operiert werden.

Der graue Star zählt zu den am wenigsten gefährlichen Augenerkrankungen, da die verloren gegangene Sehkraft in den meisten Fällen chirurgisch wiederhergestellt werden kann.

Beim grauen Star handelt es sich um eine Trübung der normalerweise durchsichtigen Augenlinse. Die Linse, eine der beiden Strukturen im Auge, deren Mechanismus hauptsächlich zur Lichtbündelung beiträgt, liegt dicht hinter der Pupille. Auf Grund der Trübung wird der Lichteinfall blockiert, der zum Sehen erforderlich ist. Obgleich der graue Star oft in einem Auge beginnt, sind später meist beide Augen betroffen. Die Erkrankung geht mit Veränderungen der chemischen Zusammensetzung der Linse einher.

Alle Menschen entwickeln mit dem Alter eine Linsentrübung. In diesem Sinne weisen die meisten Menschen über 60 bis zu einem gewissen Grad einen grauen Star auf.

Das Alter ist nicht der einzige Faktor, der zur Entstehung von grauem Star beiträgt. Krankheiten wie zum Beispiel Diabetes mellitus spielen auch eine Rolle. Menschen, die über mehrere Jahre Kortikosteroide gegen Krankheiten wie die rheumatoide Arthritis einnehmen, können einen grauen Star entwickeln. Wer sich lange Zeit große Mengen ultravioletten Sonnenlichts aussetzt, scheint ein höheres Risiko zu haben, an grauem Star zu erkranken.

Gelegentlich hat ein Neugeborenes grauen Star oder erkrankt kurz nach der Geburt daran. Bestimmte Augenkrankheiten wie die Regenbogenhautentzündung (S. 544) oder eine Augapfelverletzung können ebenfalls zu grauem Star beitragen. Die Erkrankung tritt oft familiär gehäuft auf.

Diagnose

Da alle Menschen mit dem Alter Änderungen der Sehkraft erleben, bemerkt man unter Umständen die langsame Eintrübung der Linse gar nicht. Eventuell entdeckt man das Problem erst, wenn man beim Führerscheinerwerb mit dem Sehtest Schwierigkeiten bekommt.

Die langsame Verschlechterung der Sehkraft wird von den Betroffenen als Film beschrieben, der sich über eines oder beide Augen legt oder mit dem Eindruck von Nebel. Bei Dämmerlicht oder starkem Licht (wodurch sich die Pupillenöffnung verengt) kann die Sehkraft schlechter sein.

Grauer Star kann sich auch zuerst darin äußern, dass Schwierigkeiten mit dem Nachtsehen auftauschen, besonders während des Autofahrens. Grell erscheinende Leuchten und Farbringe um Lichter machen das Autofahren unangenehm und riskant. Manche Menschen stellen auch eine Veränderung der Sehkraft beim Lesen fest. Sie beobachten, dass sie plötzlich wieder ohne Brille lesen können – wie ein »zweites Sehen«. In dem Maße, wie die Trübung zunimmt, geht die vorübergehende Verbesserung der Lesefähigkeit wieder zurück.

Das so genannte »zweite Sehen« rührt von einer Form des grauen Stars her, dem Kernstar, der vor allem bei älteren Menschen mit Katarakt sehr häufig ist. Hierbei ist der graue Star im Linsenkern angesiedelt. In den ersten Stadien der Erkrankung wird die Bündelungskraft der Linse durch den grauen Star erhöht.

Menschen mit Linsenschrumpfung stellen unter Umständen fest, dass sie sich öfter neue Brillengläser verschreiben lassen müssen.

Bei Veränderungen der Sehkraft sollte der Augenarzt die Augen gründlich untersuchen. Mit bloßem Auge ist der graue Star oft erst erkennbar, wenn er bereits ziemlich fortgeschritten ist. Bei einer vollständigen Augenuntersuchung prüft der Arzt die Augen unter anderem mit einer Spaltlampe und fertigt unter Umständen eine Ultraschallaufnahme (S. 1355) an, um auch Unregelmäßigkeiten im hinteren Augenbereich zu finden, die sich mit dem Augenspiegel wegen der für den grauen Star typischen Trübung nicht erkennen lassen.

Behandlung

Die wirksamste Behandlung des grauen Stars ist die chirurgische Entfernung. Zuvor können aber vorübergehend einige einfachere Behandlungsansätze helfen.

Falls kleinräumige Bereiche mit grauem Star nahe der Linsenrückseite bestehen, können Augentropfen zur Erweiterung der Pupille helfen. Betroffene können das Licht am Arbeitsplatz so einstellen, dass eine Blendung der getrübten Linse verhindert wird. Auch die regelmäßige Anpassung der Brillenstärke kann helfen.

Operation

Zu einem bestimmten Zeitpunkt wird man sich wahrscheinlich dem Thema Operation stellen müssen (→ Wann sollte der graue Star operiert werden? S. 555). Eine Operation ist gewöhnlich dann angebracht, wenn aufgrund der nachlas-

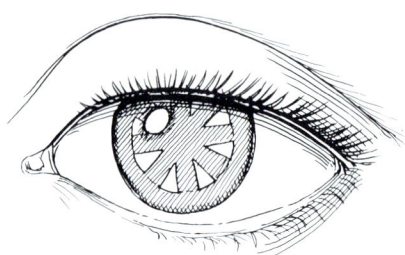

Grauer Star (Katarakt, Eintrübung der normalerweise klaren Linse) ist in mehreren Formen möglich. Oben: Kernstar. Unten: Peripherer Rindenstar mit radiären Speichen. Fast alle Formen von grauem Star lassen sich erfolgreich operativ behandeln.

senden Sehkraft die Alltagsverrichtungen behindert werden. Die Entscheidung, sich der Operation zu unterziehen, ist individuell zu betrachten.

In manchen Fällen kann eine Operation bereits frühzeitig empfohlen werden, wenn die Gefahr besteht, dass der graue Star zu weiteren Augenkomplikationen führt. Früher riet man Menschen mit grauem Star, die Operation so lange aufzuschieben, bis der graue Star »reif« war (bei völlig eingetrübter Linse). Wenn man es zulässt, dass der graue Star zu weit fortgeschritten ist, kann dies, wenn auch selten, zu Komplikationen führen. Heute wird nicht mehr empfohlen, so lange zu warten.

Früher war die Staroperation ein großer Eingriff unter Vollnarkose. Heute wird die Operation in rund einer Stunde oder weniger unter örtlicher Betäubung und oft ohne längeren Krankenhausaufenthalt durchgeführt. Die Linse wird entfernt und meistens durch eine künstliche Linse ersetzt. Als Alternative zur künstlichen Linse kommen Kontaktlinsen oder Brillengläser mit starken Linsen infrage (S. 556).

Die häufigste Form der Staroperation ist die extrakapsuläre Linsenextraktion. Bei diesem Eingriff wird ein etwa ein Zentimeter langer Schnitt in die Augenoberfläche gemacht und die getrübte Linse entfernt. Die Schicht, die den

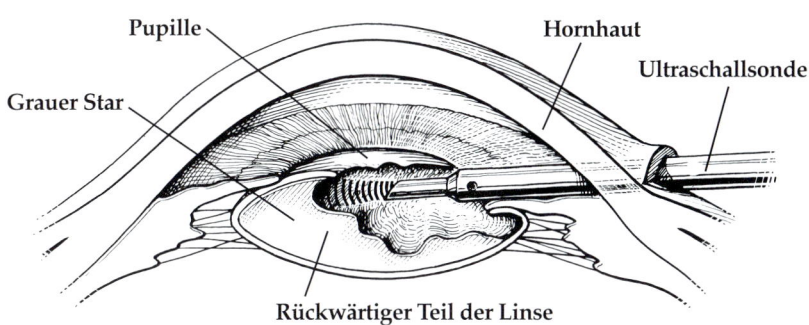

Bei der Phakoemulsifikation brechen Schallwellen aus einer Ultraschallsonde die getrübte Linse auf, die dann abgesaugt wird.

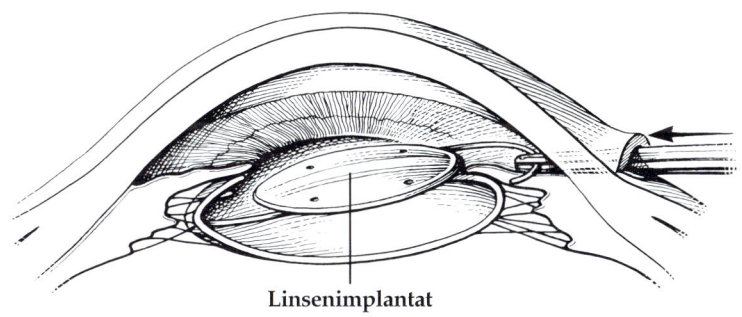

Nach Entfernung der getrübten Linse pflanzt der Chirurg eine Kunststofflinse ein. Sie besitzt zwei federähnliche Bügel, die sie im hinteren Teil der Linsenkapsel festhalten.

Wann sollte der graue Star operiert werden?

Täglich gibt die Staroperation vielen Bundesbürgern ihre Sehkraft zurück – sie ist die häufigste Operation in Deutschland überhaupt. Manchmal wird die Operation jedoch zu früh durchgeführt.

Generell liegt die Entscheidung für eine Staroperation natürlich beim Patienten und dieser sollte sie davon abhängig machen, inwieweit der graue Star sein Leben beeinträchtigt. Als Regel kann gelten: Man sollte die Operation erwägen, wenn man aufgrund des grauen Stars in seiner Lebensführung eingeschränkt wird.

Wenn grauer Star festgestellt wurde und eine oder mehrere der nachfolgend aufgeführten Aussagen zutreffen, dann könnte eine Operation infrage kommen:

So, wie ich jetzt sehe,
1. fühle ich mich beim Autofahren nicht sicher.
2. leidet die Qualität meiner Arbeit darunter.
3. kann ich nicht unbehindert lesen.
4. kann ich nicht das tun, was ich gerne tue.
5. habe ich Sorge, ich könnte gegen etwas laufen oder stolpern und hinfallen.
6. bin ich nicht so selbstständig, wie ich gerne wäre.
7. sehe ich nicht gut genug, auch nicht mit Brille.

Beim grauen Star arbeitet die Zeit nicht gegen den Betroffenen. Zwar kann ein grauer Star die Linse zunehmend trüben, aber er schädigt

die anderen Teile des Auges nur selten. Mit der Operation noch zu zögern, wird keinesfalls deren Erfolg gefährden.

Wenn der Betroffene aber der Meinung ist, dass seine Lebensqualität durch den grauen Star zu stark gemindert wird und er sich für eine Operation entschieden hat, dann sollte er die möglichen Operationstechniken mit einem Augenarzt besprechen.

Wie alle chirurgischen Verfahren wird auch die Staroperation heute ständig verbessert. Man sollte sich deshalb an einen erfahrenen Augenchirurgen wenden, der zu jeder auftretenden Form des grauen Stars die passende Operationsart empfehlen kann.

Alternativen zum Linsenimplantat

Als Alternativen zum Linsenimplantat bieten sich Brille und Kontaktlinsen an.

Brille
Bis vor kurzem war eine Brille mit dicken Linsen notwendig. Obwohl diese helfen, haben sie erhebliche Nachteile, zum Beispiel zu starke Vergrößerung, eingeschränktes peripheres Sehen und verringertes Tiefensehen.

Kontaktlinsen
Mit ihnen sieht man besser als mit dicken Brillengläsern. Sie sind besonders hilfreich, wenn nur in einem Auge die Linse entfernt werden muss. Durch Fortschritte in der Formgebung und Herstellung sind Kontaktlinsen heutzutage angenehmer und bequemer zu tragen. Oft werden nach Staroperationen Linsen für eine verlängerte Tragezeit verschrieben. Kontaktlinsen empfehlen sich jedoch nicht für ältere Menschen, besonders dann nicht, wenn sie unter einer Gelenkentzündung der Hände leiden, weil die Linsen oft schwierig einzusetzen und zu entfernen sind. (→ Was man über Kontaktlinsen wissen sollte, S. 528, → Richtige Pflege der Kontaktlinsen S. 530).

Sehprobleme nach Operation des grauen Stars

Nach einer Staroperation kann sich die Sehkraft unter Umständen langsam verschlechtern, da sich eine dünne Gewebsschicht im Auge (die hintere Linsenkapsel) möglicherweise eintrübt. Die hintere Linsenkapsel wird bei den meisten Staroperationen im Auge belassen, da dies für das Auge sicherer ist und sie die eingepflanzte Linse stützt. Ist die Kapsel daran schuld, dass sich der Blick trübt, hilft oft eine Laserbehandlung. Gewöhnlich erfolgt dieser Eingriff ambulant in der Augenarztpraxis oder im Krankenhaus.

Man sollte sich jedoch bewusst sein, dass es auch viele andere Ursachen für eine Sehkraftverschlechterung geben kann. Auf jeden Fall sollte der Augenarzt konsultiert werden.

rückwärtigen Teil der Linsenkapsel bildet, bleibt intakt. (In seltenen Fällen wenden die Chirurgen ein Verfahren an, bei dem Linse und Kapsel entfernt werden.)

Chirurgen wenden bei der Staroperation eine neue Form der extrakapsulären Linsenextraktion an, die Phakoemulsifikation. Bei ihr ist der Einschnitt weniger als halb so groß wie bei der traditionellen Technik und die Heilung erfolgt schneller. Wenn sie von erfahrenen Chirurgen durchgeführt werden, weisen beide Verfahren langfristig gute Ergebnisse auf und sind zu 95 Prozent erfolgreich. Zuweilen kann die getrübte Linse zwar erfolgreich entfernt werden, dennoch verbessert sich die Sehkraft nicht. Dies kann auf einer Makuladegeneration beruhen (s. unten), die anfangs wegen des Vorhandenseins des grauen Stars nicht immer diagnostiziert werden kann – er hindert den Arzt genau so daran, »hineinzuschauen«, wie er den Betroffenen daran hindert, »hinauszuschauen«.

Makuladegeneration

Symptome. Zunehmend verschwommenes Sehen im Zentrum des Gesichtsfelds.

Die fortschreitende Makuladegeneration gehört zu den Erkrankungen, die eine schwere Sehstörung verursachen können und dann gesetzlich als Blindheit anerkannt werden. (Die Voraussetzungen für eine gesetzlich anerkannte Blindheit liegen in der Bundesrepublik – neben der völligen Blindheit auf beiden Augen – vor, wenn auf dem besseren Auge ein Sehvermögen von einem fünfzigstel oder weniger besteht oder wenn zu einem bestimmten Grad eine Einschränkung des Gesichtsfelds vorliegt). Von dieser Krankheit sind meist ältere Menschen betroffen.

Die Makula, die lateinische Bezeichnung für »Fleck«, sitzt im Zentrum der Netzhaut. Sie ist für das zentrale Sehen zuständig. Im Frühstadium der Makuladegeneration bilden sich kleine Ablagerungen und im Makulagebiet wachsen zwischen der Netzhaut und der Stützschicht des Aderhautgewebes Blutgefäße. Wenn aus diesen Gefäßen Blutplasma oder Blut austritt, schädigt dies die Netzhautzellen, die für das direkte Sehen zuständig sind. Schließlich kann sich eine Narbe bilden, wodurch das zentrale Sehen beträchtlich gestört wird.

Diagnose
Für eine erfolgreiche Behandlung der Makuladegeneration ist es wesentlich, das sie früh erkannt wird. Die Krankheit schreitet gewöhnlich langsam und schmerzlos voran. Typischerweise betrifft sie beide Augen, entweder gleichzeitig oder nacheinander.

Eine geschädigte oder erkrankte Makula verursacht Schwierigkeiten beim Lesen von klein Gedrucktem und beim Erkennen entfernter Gegenstände. Das periphere Sehen bleibt erhalten, sodass trotz der Erkrankung freie Bewegung möglich ist und sogar Straßen ohne fremde Hilfe überquert werden können. Sobald man bemerkt, dass sich das zentrale Sehen ver-

agulatic
digte Fl
handelt
hält gev
be fest. l
pexie oc
Kälte ar
den äuf
die defe
zündun
führt (w
Netzhar

Fotol
großen
nen. Lös
ab, mus
Umstän
men we

Bei d
haut wi
ren Aug
drückt u
die Auß
entwede
festes Si
oder Löc
vorhand
an mehr

Zuwe
ration ir
Wiederb
diesem l
und die
drückt w
werden
den Glas
die Lede
müssen
er von 3
mieden

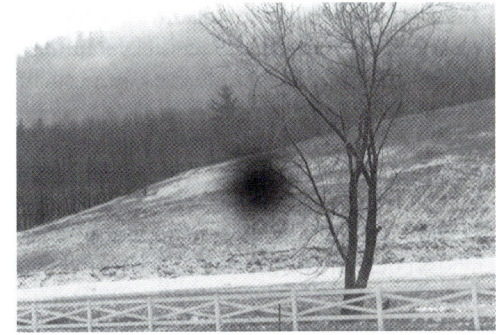

Eine fortschreitende Makuladegeneration kann diesen zentralen blinden Fleck verursachen.

schlechtert, sollte man den Augenarzt aufsuchen. Noch besser sind jährliche Augenuntersuchungen ab dem 50. Lebensjahr.

Der Arzt führt eine Fluoreszenz-Angiographie durch, mit der sich das Muster der Blutgefäße im Auge beurteilen und das Vorhandensein ungewöhnlicher Blutgefäße feststellen lässt. Dazu wird ein spezieller Farbstoff in eine Armvene gespritzt, der in die Augengefäße fließt. Von der Netzhaut werden anschließend mehrere Fotos gemacht um eventuelle Auffälligkeiten der Blutgefäße zu erkennen.

Behandlung

Die einzige bewährte Methode ist die Lasertherapie, bei der ungewöhnliche (undichte) Blutgefäße zerstört werden, um einer weiteren Sehkraftverschlechterung vorzubeugen oder sie zu verlangsamen. Diese Behandlung eignet sich nur für Betroffenen, die sich noch im Frühstadium der Erkrankung befinden.

Um dem Sehkraftverlust vorzubeugen, bittet der Augenarzt Betroffene unter Umständen, das so genannte Amsler-Netz zu verwenden. Wird die Sehkraft anhand dieses Gitternetzes täglich geprüft, können feine Veränderungen rechtzeitig erkannt werden. Diese beruhen eventuell auf Flüssigkeit, die aus Blutgefäßen austritt.

Versc
gefäß

Sympto
Sehen o
des Gesi

Die Netz
wie der l
der Umv
dann zu
Netzhau
ernährt.
hautarte
oder du

Netzhautablösung

Symptome
- Wahrnehmung von Lichtblitzen
- Viele »Mücken« im Blick
- Verschwommenes Sehen
- Schatten über einem Gesichtsfeldbereich

Die Netzhaut (Retina) ist eine dünne, durchsichtige Gewebeschicht im hinteren Teil des Auges. Sie enthält lichtempfindliche Stäbchen-

und Zapfenzellen und außerdem die Nerven, welche die Impulse von Stäbchen und Zapfen zum Sehnerv tragen, der sie zum Gehirn transportiert. Die Netzhaut ist im Prinzip der Film, der die von Hornhaut und Linse projizierten Bilder verarbeitet.

Hinter der Netzhaut befindet sich eine Schicht mit winzigen Blutgefäßen. Sie liefern Sauerstoff und Nährstoffe, damit das Auge richtig arbeiten kann. Wenn sich die Netzhaut von dieser Gefäßschicht trennt, spricht man von Netzhautablösung.

Die meisten Fälle von Netzhautablösung gehen mit einem Riss oder einem Loch in der Netzhaut einher. Dieser Schaden, der durch eine Verletzung oder altersbedingte Veränderungen des Glaskörpers entstanden sein kann, ermöglicht es, dass Flüssigkeit aus dem Glaskörper unter die Netzhaut gelangen und sie von ihrer Unterschicht abheben kann. Gelegentlich ist ein Tumor oder eine entzündliche Erkrankung im hinteren Auge die Ursache für eine Netzhautablösung.

In Deutschland sind rund 10 000 Menschen betroffen. Es gibt mehrere Risikofaktoren. Kurzsichtige Menschen sind für eine Netzhautablösung anfälliger. Die Krankheit tritt bei Männern und Menschen weißer Hautfarbe häufiger auf, als bei Frauen und Menschen anderer Hautfarbe. Zuweilen ist mehr als ein Familienmitglied von ihr betroffen, sodass ein genetischer Faktor vorliegen kann.

Diagnose

Die Netzhautablösung ist ein medizinischer Notfall und muss sofort versorgt werden (S. 452). Sie ist zwar nicht mit Schmerzen verbunden, trotzdem treten fast immer Symptome auf, bevor sich die Netzhaut ablöst. In dem Maße, wie der Glaskörper schrumpft und ab-

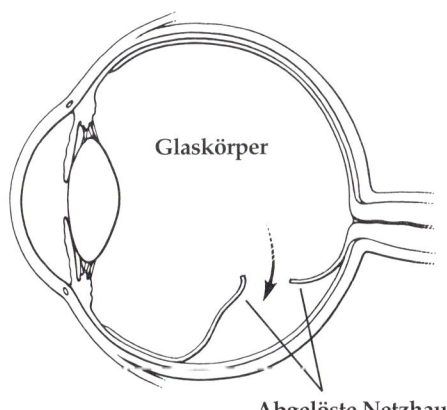

Glaskörper

Abgelöste Netzhaut

Die Netzhaut liegt als dünne Membran dem Augenhintergrund auf. Kommt es in ihr zu einem Loch oder Einriss, fließt die Glaskörperflüssigkeit hinter die Netzhaut und führt zu deren Ablösung.

Erkrankungen des Ohrs

Das Ohr überträgt Schallwellen aus der Luft durch komplizierte Gänge ins Innenohr und wandelt sie in Signale um, die das Gehirn deuten kann. Die komplexen Mechanismen, insbesondere in den Mittelohr- und Innenohrgängen, machen es nicht nur möglich zu hören, sondern auch das Gleichgewicht zu halten.

Die Ohren sind mit Nase und Rachen durch die eustachische Röhre verbunden. Das Mittelohr ist mit dem Warzenfortsatz (Mastoid) verbunden, einem schwammartigen Teil des Schädels. Daher kann sich eine Infektion des Mittelohrs auch auf den Warzenfortsatz ausbreiten. Diese Komplexität macht das Ohr anfällig für Infektionen, angeborene Krankheiten und unfall- oder berufsbedingte Schäden.

Schwimmbadinfektion oder -entzündung des äußeren Ohrs

Symptome
- Jucken im äußeren Gehörgang
- Ohrenschmerzen
- Absonderung von gelblichem oder gelb-grünem, übel riechendem Eiter aus dem Ohr
- Ohrenschmerzen bei Kopfbewegungen
- Schwerhörigkeit

Bei der Otitis externa handelt es sich um eine anhaltende Reizung und Entzündung des äußeren Gehörgangs. Es kann außerdem eine Infektion vorliegen. Im Gang entwickelt sich ein Ekzem, also eine schuppige Abstoßung von Hautschichten (S. 989). Die Haut reißt auf, oft als Folge des Kratzens an dem juckendem Ekzem und Bakterien und Pilze befallen das Gewebe des äußeren Gehörgangs.

Schwimmen in verschmutztem Gewässer ist nur eine Art, sich eine Infektion oder Entzündung des äußeren Ohrs zuzuziehen. Sie können auch entstehen, wenn man versucht, Ohrenschmalz mit einer Haarnadel aus dem Gehörgang zu entfernen; dies kann Reizung, Jucken oder Verletzung der Haut hervorrufen, die dazu verleiten, erneut mit einem Gegenstand im Ohr zu hantieren, obwohl das Trommelfell dabei leicht durchbohrt werden kann. Auch Haarspray und -färbemittel können reizen.

Gelegentlich verursacht ein Pilz, gewöhnlich *Aspergillus niger*, eine Infektion des äußeren Ohrs. Die Symptome ähneln denen der Furunkulose, einer Erkrankung mit wiederkehrenden Eiterbeulen (S. 1009). Bei ihr infiziert sich ein Haarbalg im äußeren Gehörgang. Bei von Furunkulose Betroffene tritt sie immer wieder auf.

Die Entzündung oder Infektion des äußeren Ohrs kommt oft bei jungen Erwachsenen vor.

Diagnose
Bei Jucken, abschilfernder Haut im Ohr oder Schmerzen im äußeren Gehörgang kann eine Entzündung oder Infektion des äußeren Ohrs vorliegen. Oft sickert gelber oder gelb-grüner Eiter aus dem Ohr und manchmal scheint diese Absonderung die Schmerzen zu lindern. Gelegentlich beeinträchtigt die Krankheit das Hören, wenn Eiter oder Schwellung den Gehörgang verschließen.

Der Arzt stellt eine Entzündung des äußeren Ohrs mit einem Otoskop fest, einem Handgerät zur Untersuchung des äußeren Gehörgangs. Wenn Eiter vorhanden ist, wird meist eine Probe zur Laboruntersuchung entnommen.

Infektionen des äußeren Ohrs sind lästig, doch gefährden sie bei richtiger Behandlung die allgemeine Gesundheit in der Regel nicht. Bleiben sie allerdings unbehandelt, vor allem bei zuckerkranken Patienten, so können sie sich ausbreiten und die darunter liegende Knochen und Knorpel schädigen.

Behandlung
Bei Verdacht auf eine Entzündung des äußeren Ohrs können zur Schmerzlinderung ein warmes (nicht heißes) Heizkissen auf dem Ohr sowie Acetylsalicylsäure (Aspirin, ASS) oder ein anderes Schmerzmittel helfen, bevor der Arzt aufgesucht wird.

Nach Diagnosestellung reinigt der Arzt in der Regel das Ohr mit einem Absauggerät oder einem Wattestäbchen. Damit werden Reizung und Schmerzen gelindert. Danach legt er eine von mehreren Behandlungsmethoden fest.

Oft werden Ohrentropfen verschrieben, die Kortikosteroide enthalten (um das Jucken zu lindern und die Entzündung einzudämmen), und ein Antibiotikum (um die Infektion unter Kontrolle zu bekommen, S. 1058). Bei starken Schmerzen kann der Arzt ein Schmerzmittel verschreiben. Während des Abheilens muss darauf geachtet werden, dass kein Wasser ins Ohr gelangt.

Wenn die Entzündung des äußeren Ohrs nicht nach 3 oder 4 Tagen merklich zurückgegangen ist, kann der Arzt ein Antibiotikum zum Schlucken verschreiben. Er kann ein Antibiotikum speziell gegen den Erreger wählen, der die Ursache für die Infektion ist, wenn er im Labor festgestellt worden ist.

Wenn die Infektion auf einen Pilz zurückzuführen ist, kann sie mit einem Sulfonamidpulver behandelt werden. Furunkulose wird mit Antibiotika behandelt, die es in Form von Tabletten oder Ohrentropfen gibt.

Die Krankheit kann innerhalb von einigen Monaten wiederholt auftreten, besonders, wenn ein Pilz die Ursache ist.

Vorbeugung

Generell sollte man das Baden in verschmutzten Gewässern meiden. Nach dem Baden und Schwimmen sollte man die Ohren abtrocknen, da die Feuchtigkeit im äußeren Gehörgang ihn anfällig für Infektionen machen kann. Bevor Haarspray oder Haarfärbemittel aufgetragen werden, kann man die Ohren mit Schafwolle verschließen, die Wasser abstößt.

Gutartige Zysten und Tumore

Symptome

* Ein Knoten im äußeren Gehörgang oder vor oder hinter dem Ohr
* Ansammlung von Ohrenschmalz
* Beschwerden im Ohr
* Schwerhörigkeit

Grützbeutel (Atherome) sind pralle Hautsäckchen, die mit einem käsigen, von den Talgdrüsen der Haut gebildeten Material gefüllt sind. Sie entwickeln sich häufig hinter dem Ohr oder auf der Kopfhaut. Sie sind gutartig und werden gewöhnlich noch nicht einmal bemerkt.

Gutartige (benigne) Tumore des äußeren Gehörgangs (Exostosen), die durch einen Knochenauswuchs verursacht werden, können ebenfalls auftreten. Sie können so groß werden, dass sie den Gehörgang verschließen, das Ohrenschmalz nicht austreten lassen und das Gehör beeinträchtigen. Die Tumore wachsen aber sehr langsam und verursachen selten Beschwerden.

Diagnose

Oft weiß der Betroffene gar nicht, dass er eine Zyste hat. Unter Umständen fühlt er einen halbweichen Knoten am Warzenfortsatz, dem Knochen, der sich hinter dem Ohr hervorwölbt, oder vor dem Ohr. Diese Zysten außerhalb des Ohrs verursachen nur selten Beschwerden; allerdings können sie sich infizieren. Eitrige Zysten werden meist mit Antibiotika behandelt.

Im Fall eines gutartigen Tumors sind sich die Betroffenen oft nicht der Erkrankung bewusst und die knöcherne oder warzenähnliche Wucherung bereitet gewöhnlich keine Beschwerden. Gelegentlich jedoch kann sie den äußeren Gehörgang teilweise verlegen. Wenn das Ohr schmerzt oder das Gehör nachlässt, sollte der Arzt zurate gezogen werden.

Behandlung

Wenn ein gutartiger Tumor so groß ist, dass er den äußeren Gehörgang verschließt, empfiehlt der Arzt in der Regel die operative Entfernung. Dies ist nur ein kleiner, aber heikler Eingriff, da die Haut, welche die Tumore bedeckt, erhalten bleiben muss. Sie ist nämlich gegenüber Infektionen widerstandsfähiger als die Haut, die nachwachsen würde. Gutartige Zysten und Tumore beeinträchtigen die Gesundheit nicht.

Fremdkörper im Ohr

Symptome

* Ohrenschmerzen
* Schwerhörigkeit
* Fremdkörpergefühl im Ohr

Ärzte entdecken häufig die seltsamsten Gegenstände in den Ohren ihrer Patienten: Murmeln, winziges Spielzeug, Edelsteine, aber auch Insekten, Samenkörnern oder Wattepfropfen. Wegen der komplizierten Struktur des Ohres können sich kleine Fremdkörper verklemmen.

Diagnose

Gewöhnlich weiß der Betroffene, wenn etwas in seinem Ohr festsitzt. Das Ohr schmerzt oder fühlt sich gefüllt an und das Gehör kann beeinträchtigt sein. Bei einem kleinen Kind kann das schon schwieriger zu erkennen sein. Das Kind wird gefragt, ob das Ohr wehtut und ob es mit kleinen Dingen gespielt hat. Man schaut im Ohr nach, ob der Fremdkörper sichtbar ist. Wenn man ihn sehen kann, sollte man ihn nicht selbst entfernen. Bei diesem Versuch kann das zarte Gewebe des Ohrs beschädigt oder der Gegenstand tiefer hineingeschoben werden. Man sollte einen Arzt aufsuchen und den Gegenstand dort Entfernen und das Ohr eventuell behandeln lassen.

Ist ein Fremdkörper im Ohr gefährlich?

Die meisten Fremdkörper verursachen kein dauerhaftes Problem. Wenn sie jedoch in das Trommelfell gestoßen werden, kann dieses reißen und das Mittelohr beschädigt werden.

Behandlung

Nach der Untersuchung des Ohrs, auch mit einem Instrument, mit dem der gesamte äußere Gehörgang betrachtet werden kann, entfernt der Arzt den Gegenstand mit einer sehr kleinen Pinzette, dem Alligator. Manchmal kann der Gegenstand auch abgesaugt oder herausgespült werden. Wenn es sich um ein lebendes Insekt handelt, kann man einige Tropfen Öl ins Ohr träufeln, damit sich das Insekt nicht mehr bewegt, bis es endgültig entfernt worden ist.

Trommelfellriss oder -durchbruch

Symptome

* Ohrenschmerzen
* Teilweiser Hörverlust
* Bluten oder Absonderung aus dem Ohr

Das empfindliche Trommelfell kann schon beim Reinigen mit einem Wattestäbchen oder beim Kratzen mit einem kleinen, spitzen Gegenstand durchbohrt werden. Andere Ursachen für einen Trommelfellriss können eine Ohrfeige und eine Explosion sein; bei beiden wird der Luftdruck im Ohr plötzlich verändert.

Eine Infektion des Mittelohrs (→ Otitis media, S. 574) kann eine Entzündung und sogar einen Teil des Trommelfells zerstören. So kommt es am häufigsten zu einem Loch im Trommelfell. Kleine Löcher können heilen, größere bleiben, wodurch Krankheitserreger ins Mittelohr eindringen können.

Ohrenschmerzen, Schwerhörigkeit und eine Absonderung aus dem Ohr können auf einen Riss oder einen Durchbruch des Trommelfells (Membrana tympani) hinweisen.

Diagnose

Wenn Ohrenschmerzen und Hörverlust etwa einen Tag lang zunehmen und das Ohr dann Blut oder eine andere Flüssigkeit absondert (wonach der Schmerz abklingt), kann ein Trommelfelldurchbruch aufgrund von Mittelohrentzündung vorliegen. Der Arzt muss unverzüglich aufgesucht werden.

Er untersucht das Ohr mit einem Otoskop, einem Gerät, mit dem der gesamte äußere Gehörgang betrachtet werden kann. Wenn das Trommelfell nicht mehr intakt ist, erkennt der Arzt das Durchbruchsgebiet oder die Knochen des Mittelohrs dahinter.

Wie gefährlich ist ein Trommelfellriss?

Ein Trommelfellriss kann vor allem zu Beginn sehr schmerzhaft sein. Manchmal heilt der Riss von allein und ohne Komplikationen, bei wenig oder keinem bleibenden Hörverlust. Größere Risse können jedoch zu einem wiederholten Auftreten von Mittelohrentzündung führen.

Behandlung

Bei Verdacht auf Trommelfellriss oder -durchbruch muss umgehend der Arzt konsultiert werden. Bis dahin können die Schmerzen mit Acetylsalicylsäure (Aspirin, ASS) oder einem anderen Schmerzmittel gelindert werden. Auch das Auflegen eines warmen (nicht heißen) Heizkissens auf das Ohr hilft.

Der Arzt kann ein Antibiotikum verschreiben um sicherzugehen, dass sich im Mittelohr keine Infektion bildet. Manchmal wird ein Pflaster auf dem Trommelfell angebracht, um es während des Heilungsprozesses zu verschließen. Auch muss das Ohr solange trocken gehalten werden, bis das Trommelfell abgeheilt ist.

Oft heilt das Trommelfell innerhalb von 2 Monaten. Ist dies nicht der Fall, wird der Arzt einen kleinen chirurgischen Eingriff zur Schließung des Risses empfehlen.

Berufsbedingter Hörverlust

Symptom. Fortschreitender Hörverlust.

Wer über einen längeren Zeitraum einer Lautstärke von 90 Dezibel (dB) oder höher ausgesetzt ist, wird einen Teil seiner Hörfähigkeit verlieren. Die Schallwellen dieser Lautstärken erzeugen starke Schwingungen und diese schädigen die Haarzellen in der Schnecke (Cochlea) des Innenohrs. Diese Art Schädigung führt zu einer Beeinträchtigung, die Schallempfindungsschwerhörigkeit genannt wird, denn sie betrifft

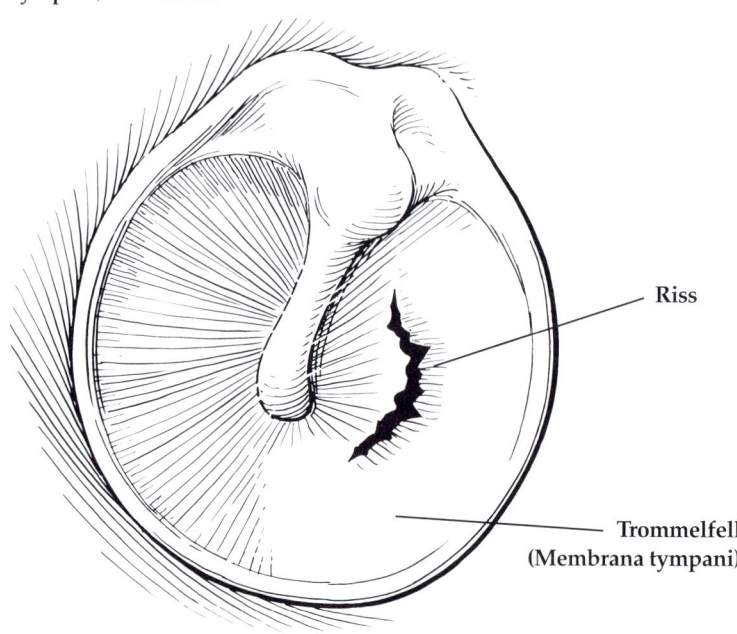

Riss

Trommelfell
(Membrana tympani)

Lärm und Lautstärke

Das Ohr erkennt Wellen mit unterschiedlichem Luftdruck als Schall. Diese Wellen, die sich aus abwechselnd höheren und niedrigeren Werten von Luftdruck zusammensetzen, können einen Schall bewirken, der als laut oder leise, hoch oder tief wahrgenommen wird. Wenn er als unangenehm oder störend empfunden wird, wird er als Lärm bezeichnet.

Der Schallpegel wird in Dezibel (dB) gemessen. Leiser Schall ist kaum hörbar. Sehr lauter Schall kann Ohrenschmerzen hervorrufen. Zwischen diesen Lautstärken liegt eine Skala von Schallpegeln, denen man regelmäßig ausgesetzt ist.

Alltagsgeräusche werden meist hingenommen. Erst wenn sie bei einer Tätigkeit stören, werden sie als Problem empfunden. Der Lärm eines vorbeifahrenden Lastwagens ist ärgerlich, aber wenn er vorbei ist, vergisst man ihn wahrscheinlich gleich wieder. Doch sehr laute Geräusche

wie der ständige Betrieb eines Presslufthammers können Schmerzen und ein Klingeln im Ohr verursachen. Hörschäden können ab einer Schallintensität von etwa 75 dB auftreten.

Wenn man sich durch lautes Rufen verständigen muss, kann der Lärm das Gehör schädigen. Dann sollte man die Lautstärke reduzieren, den Bereich verlassen oder Gehörschutz

Gesetzlich erlaubte Höchstwerte für Lärmbelastung am Arbeitsplatz (Arbeitsstättenverordnung, § 15, Schutz gegen Lärm)

Dauer , (Stunden/Tag)	Lautstärkepegel, in Dezibel
8	90
6	92
4	95
3	97
2	100
1,5	102
1	105
30 Minuten	110
15 Minuten	115

tragen. Die Tabellen zeigen die durchschnittliche Dezibelhöhe bestimmter Tätigkeiten und die gesetzliche Lärmobergrene.

Lautstärkepegel üblicher Geräusche

Dezibel	Geräusch
	Sicherer Bereich
20	Ticken einer Uhr, Rascheln von Blättern
40	Ruhiger Straßenverkehr
60	normales Sprechen, Vogelgesang
	Gefahrenbereich
80	Starker Straßenverkehr
85-90	Motorrad, Schneemobil
80-100	Rockkonzert
	Schmerzbereich/ akute Schäden
120	Presslufthammer im Abstand von 10 m
130	Düsenmaschine im Abstand von 30 m
140	Schuss aus Schrotflinte

Ohrenschutz

Jeder Einzelne kann Maßnahmen ergreifen um seine Ohren zu schützen. Beim Arbeiten mit oder in der Nähe von schweren Maschinen oder der Belästigung mit lauten oder anhaltendem Lärm besteht die Gefahr, eine Schallempfindungsschwerhörigkeit zu entwickeln. Da der Hörverlust meist nicht rückgängig zu machen ist, muss ihm vorgebeugt werden.

Am Arbeitsplatz Ohrstöpsel oder Gehörschützer tragen!

Zu den bewährten Methoden gehört ein Ohrenschutz mit speziellen Gehörschützern. Durch sie werden die größten Lautstärken auf ein erträgliches Niveau gebracht. Sie können die Außenwelt abschirmen oder mit einem kleinen Lautsprecher und Mikrofon ausgestattet sein, sodass die Kommunikation mit anderen möglich ist. Im Handel erhältliche oder passgerecht angefertigte Ohrstöpsel

aus Kunststoff oder Gummi schützen wirksam vor hoher Lärmbelastung. Wattepfropfen sind ungeeignet (→ Fremdkörper im Ohr, S. 571).

Einen Hörtest durchführen!

Bei Lärmbelastung am Arbeitsplatz sollte regelmäßig das Hörvermögen untersucht werden. Bei der Früherkennung von Schwerhörigkeit können Vorbeugemaßnahmen ergriffen werden, um weiteren Schaden zu verhindern. Der Arbeitgeber ist dafür verantwortlich, für den entsprechenden Gehörschutz zu sorgen. Eine entsprechende Arbeitsstättenverordnung hängt in den Betrieben aus.

Auf Freizeitrisiken achten!

Durch unsere Freizeitgestaltung nimmt die Zahl der Menschen mit Schallempfindungsschwerhörigkeit ständig zu. Zu den Aktivitäten mit höchstem Risiko gehören Tontau-

benschießen, das Fahren von Schneemobilen und anderen »Off-Road«-Fahrzeugen und besonders das Hören von extrem lauter Musik. Musiklärm kann ein Risikofaktor sein, der noch über den häufigen Besuch von Rockkonzerten oder Diskotheken hinausgeht. Viele Menschen mit mobilen Kassettenrekordern oder Radios tragen auch Kopfhörer, die, obwohl sie klein sind, extreme Lautstärken produzieren können.

Der Gehörsinn kann hier dadurch geschützt werden, dass einfach die Lautstärke der entsprechenden Geräte heruntergedreht wird. Beim Besuch von Rockkonzerten sollten immer Ohrstöpsel getragen werden.

Auch das sehr nahe Donnern eines U-Bahn-Zugs kann das Gehör schädigen. Wiederum gilt: Ohrstöpsel zu tragen oder einfach die Ohren mit den Händen zuzuhalten kann schon Schutz bieten.

die Funktionen des Innenohrs. Gewöhnlich kann eine Schallempfindungsschwerhörigkeit nicht rückgängig gemacht werden.

Die Lautstärke einer normalen Unterhaltung liegt bei 60 dB. Sie nähert sich 70 dB in einem lauten Restaurant und 90 dB bei einem Diesellaster, der 4 bis 5 m entfernt ist (Tabelle S. 573).

Arbeitslärm auf Großbaustellen ist eine häufige Ursache für Hörverlust. Mitarbeiter des Bodenpersonals von Fluggesellschaften, die ohne Gehörschutz tätig sind, setzen sich in hohem Maße der Gefahr von Hörverlust aus, ebenso die Fahrer von landwirtschaftlichen Maschinen. Auch Rockmusiker sind stark gefährdet, ebenso all jene, die sehr laute Rockmusik hören.

Diagnose
Wer bemerkt, dass das Gehör weniger empfindsam wird, sollte einen Hals-Nasen-Ohren-Arzt aufsuchen. Der Arzt untersucht die Ohren und führt eine Testreihe durch, um die Art der Schwerhörigkeit festzustellen. Anschließend können Fachleute Maßnahmen empfehlen.

Behandlung
Wenn sich die Schwerhörigkeit auf eine Gefährdung am Arbeitsplatz zurückführen lässt, muss ein angemessener Gehörschutz getragen werden, der eine weitere Schädigung verhindert (→ Ohrenschutz, S. 573). Führt der Hörverlust zu Verständigungsproblemen, kann das Tragen einer Hörhilfe angezeigt sein (S. 580).

Barotrauma

Symptome
- Mäßige bis starke Ohrenschmerzen
- Gefühl von verstopftem Ohr
- Leichte Schwerhörigkeit
- Schwindel
- Tinnitus (Geräusch im Ohr)

Im Mittelohr besteht normalerweise der gleiche Luftdruck wie im äußeren Ohr, und zwar aufgrund der eustachischen Röhre. Sie verbindet das Mittelohr mit dem Rachen. Beim Schlucken oder Gähnen öffnet er sich und lässt Luft in das Mittelohr oder aus ihm herausströmen.

Wenn die eustachische Röhre blockiert ist, können Druckunterschiede zwischen den beiden Räumen vor und hinter dem Trommelfell entstehen. Dies wird Barotrauma genannt.

Diagnose
Beim Fliegen oder Tauchen mit verstopfter Nase (Allergie, Erkältung oder Infektion) können die Symptome des Barotraumass auftreten. Schmerzen in einem Ohr, leichte Schwerhörigkeit oder ein Gefühl von verstopftem Ohr können dadurch verursacht werden, dass das Trommelfell als Folge einer Luftdruckveränderung nach innen gedrückt wird.

Schwerwiegender wird es, wenn die Luftdruckveränderung groß oder die eustachische Röhre vollständig blockiert ist. Die kleinen Gefäße des Mittelohrs können platzen und das Ohr mit Blut füllen, wodurch Schwerhörigkeit entsteht und das Gefühl, unter Wasser zu sein.

Die Symptome verschwinden gewöhnlich binnen weniger Stunden, wenn keine bleibenden Verletzungen aufgetreten sind. Bei vorübergehendem Barotrauma handelt es sich um keine ernste Krankheit und sie führt nicht zu bleibender Schwerhörigkeit. Wenn jedoch der Verdacht darauf besteht, sollte der Arzt aufgesucht werden, der die Erkrankung überwacht, um eine Infektion zu verhindern, und untersuchen wird, ob es zu Folgeschäden im Sinne eines Barotraumass gekommen ist.

Behandlung
Wer fliegen muss und eine verstopfte Nase hat, sollte es zuvor mit einem abschwellenden oder antihistaminhaltigen Mittel versuchen, das eine Stunde vor Abflug und eine Stunde vor Landung eingenommen wird. Damit kann einer Blockierung der eustachischen Röhre vorgebeugt werden. Beim Flug sollte man ein Bonbon lutschen oder Kaugummi kauen; durch das wiederholte Schlucken wird die eustachische Röhre offen gehalten. Eine weitere Methode besteht darin, einzuatmen und dann bei zugehaltener Nase und geschlossenem Mund sanft auszuatmen.

Wenn die Symptome nicht innerhalb einiger Stunden verschwinden, sollte der Arzt aufgesucht werden. Zur Behandlung kann ein chirurgischer Eingriff gehören, bei dem das Trommelfell eingeschnitten (Parazentese) und die dort eventuell vorhandene Flüssigkeit entfernt wird. Es kann außerdem eine Antibiotikatherapie verschrieben werden, um eine Infektion des Mittelohrs zu verhindern.

Akute Mittelohrentzündung

Symptome
- Gefühl von verstopftem Ohr
- Starke Ohrenschmerzen
- Fieber und Schüttelfrost
- Übelkeit und Durchfall
- Schwerhörigkeit

Die akute Mittelohrentzündung (Otitis media) ist eine eitrige Entzündung der Schleimhaut im Mittelohr. Von ihr lässt sich die seromuköse Mittelohrentzündung (Paukenerguss) abgrenzen, bei der sich Flüssigkeit, aber kein Eiter, im Mittelohr befindet. Diese Flüssigkeit, je nach Konsistenz serös oder mukös bezeichnet, sammelt sich als Folge eines Verschlusses der eustachischen Röhre oder einer übermäßigen Flüssigkeitsbildung im Mittelohr an. Beschwerden und zeitweilige Schwerhörigkeit sind möglich, aber gewöhnlich liegt keine Infektion vor.

Zu der Flüssigkeitsansammlung kann eine Infektion kommen. Sie entwickelt sich oft im Zusammenhang mit einer Infektion der oberen Atemwege und/oder vergrößerten Rachenmandeln. Diese Form von Mittelohrentzündung kann sich zur schwerwiegendsten Form entwickeln, der akuten eitrigen Mittelohrentzündung.

Bei ihr füllt Eiter das Mittelohr. Durch den Eiterdruck kann das Trommelfell reißen und Blut und dicker Eiter abfließen. Meist sind Kinder von der akuten eitrigen Mittelohrentzündung betroffen. Die Infektion kann durch Viren oder Bakterien hervorgerufen worden sein.

Gelegentlich können wiederholte oder überlange Anfälle von einer akuten Mittelohrentzündung eine Veränderung der Auskleidung des Mittelohrs bewirken. Dann wird in großen Mengen dickflüssigeres Sekret gebildet; es entwickelt sich die muköse Mittelohrentzündung.

Diagnose

Stechende, ständige Ohrenschmerzen mit Fieber und Schwerhörigkeit deuten auf eine infektiöse Mittelohrentzündung hin. Kleinkinder bringen diese Schmerzen durch Weinen zum Ausdruck und ziehen oft am Ohr. Der Arzt ist umgehend aufzusuchen. Wenn sich im äußeren Gehörgang Flüssigkeit oder Eiter erkennen lassen, kann eine Probe für eine Laborkultur entnommen werden, um die Art des die Infektion verursachenden Organismus festzustellen.

Wie gefährlich ist die Mittelohrentzündung?

Wenn die akute eitrige Form der Mittelohrentzündung nicht richtig behandelt wird, kann sie Infektionen hervorrufen, die sich auf den Warzenfortsatz und das Innenohr ausbreiten. Eine bleibende Schwerhörigkeit kann aus einer Schädigung des Trommelfells, der Mittelohrknochen oder der Innenohrstrukturen resultieren. Auch die seromuköse Mittelohrentzündung hat unter Umständen ähnliche Folgen. Grundsätzlich sollte jeder Verdacht auf Mittelohrentzündung ärztlich abgeklärt werden.

Behandlung

Bis zum Arztbesuch können die Schmerzen mit Acetylsalicylsäure (bei Kindern Paracetamol) oder einem anderen Schmerzmittel und durch das Auflegen eines warmen (nicht heißen) Heizkissens aufs Ohr etwas gelindert werden.

Arzneimitteltherapie

Im Fall der serösen Mittelohrentzündung verschreibt der Arzt oft nur abschwellende Mittel, um die Nasenatmung zu verbessern und die Luftzufuhr in das Mittelohr und aus ihr heraus durch die eustachische Röhre zu vergrößern. Er kann eine Antibiotikatherapie gegen die Infektion, die bei der Mittelohrentzündung mit Erguss und der akuten eitrigen Mittelohrentzündung vorliegt. Die Behandlung mit Antibiotika kann verlängert werden, wenn die Infektion nicht zurückgeht. Wenn eine Nasenverstopfung oder Heuschnupfen zur Entwicklung einer Mittelohrentzündung beitragen, können abschwellende Mittel oder Antihistaminika als Nasentropfen verschrieben werden.

Operation

Wenn großer Druck auf dem Trommelfell steht, kann das Trommelfell in einem chirurgischen Eingriff zur Verringerung des Drucks eingeschnitten werden (Myringotomie oder Parazentese). Bei Kindern wird dieser Eingriff meist unter Narkose im Krankenhaus durchgeführt. Das Trommelfell heilt binnen 1 bis 2 Wochen.

Chronische Mittelohrentzündung

Symptome
- Ohrenschmerzen
- Regelmäßig wiederkehrende Eiterabsonderung aus dem Ohr
- Schwerhörigkeit

Die chronische Mittelohrentzündung ist oft Folge einer akuten Mittelohrentzündung (S. 574), bei der das Trommelfell geschädigt wurde. Eine chronische Ohrinfektion (chronische Otitis media) ist gefährlicher als die akute Form, da ihre langsam fortschreitende, lang anhaltende Wirkung zu bleibenden Schäden führen kann. Eine akute Infektion tritt plötzlich auf und kann in der Regel auch schnell behandelt werden. Eine chronische Erkrankung verursacht unter Umständen nicht so große Beschwerden, dass man sofort Maßnahmen ergreift; daher wird sie vom Betroffenen möglicherweise erst erkannt, wenn sie sich bereits festgesetzt hat.

Gelegentlich kann die chronische Mittelohrentzündung von einer andauernden Schwellung oder Entzündung der Rachenmandeln im hintersten Nasenraum herrühren. Die Schwellung blockiert die eustachische Röhre. Probleme mit den Rachenmandeln betreffen oft Kinder. Bei

Dränagerohr bei Kindern – Vor- und Nachteile

Ein Weg zur Behandlung der Mittelohrentzündung ist die operative Einsetzung eines kleinen Kunststoffrohrs in das Trommelfell, durch das der Eiter aus dem Mittelohr abfließen kann (Paukendränage). Dieses Verfahren sollte jedoch eingehend mit dem Hals-Nasen-Ohren-Arzt erörtert werden. Zu den Argumenten für oder gegen die Operation zählen folgende Punkte:

Vorteile
1. Die Operation verringert in der Regel die Zahl der wiederholt auftretenden Mittelohrentzündungen und ihre Schwere.

2. Das Hörvermögen wird wiederhergestellt.

3 Die Operation ermöglicht die Belüftung des Mittelohrs und senkt so das Risiko dauerhafter Veränderungen der Mittelohrauskleidung – Veränderungen, die mit einer sich länger hinziehenden Infektion einhergehen können.

Nachteile
1. Die Operation erfordert eine kurze Allgemeinnarkose, ist allerdings ambulant.

2. Wasser darf nicht ins Ohr gelangen, solange das Rohr vor Ort sitzt.

3. In seltenen Fällen kann es zu einer schweren Vernarbung oder zu einer bleibenden Öffnung im Trommelfell kommen.

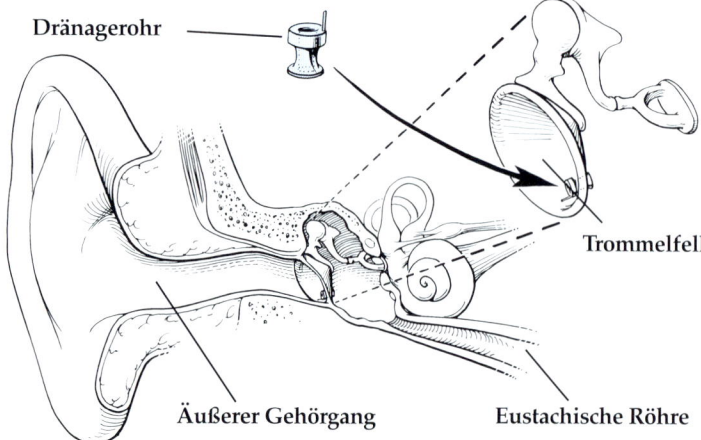

Dränagerohr

Trommelfell

Äußerer Gehörgang   Eustachische Röhre

Bei wiederholter Mittelohrentzündung kann beim Kind ein kleines Rohr in das Trommelfell eingesetzt werden um den Eiter abzuleiten.

Erwachsenen liegt die Ursache in einer wiederholten Blockierung der eustachischen Röhre oder ihrer Vernarbung aufgrund früherer Infektionen, in Heuschnupfen mit verstopfter Nase oder in Wucherungen im Nasen-Rachen-Raum.

Eine chronische eitrige Mittelohrentzündung ist unbehandelt eine schwerwiegende Erkrankung. Offenbar heilt eine zunächst akute Mittelohrentzündung oft nicht vollständig aus und eine geringfügige Infektion bleibt selbst nach Behandlung bestehen. Diese kann sich auf den Warzenfortsatz ausbreiten. Eine solche Infektion des Warzenfortsatzes ist schwer zu behandeln.

Manchmal heilt eine anfängliche akute Infektion aus, hinterlässt jedoch eine für künftige Infektionen anfälligere Stelle. Wenn dann eine chronische Infektion Fuß fasst, kann der dabei entstehende Eiter das Trommelfell durchbrechen oder die Mittelohrknochen schädigen.

Diagnose
Wenn Eiter aus dem äußeren Gehörgang sickert, das Ohr schmerzt oder man schlecht hört, muss der Arzt aufgesucht werden. Er untersucht das Ohr mit einem Otoskop, um den Infektionsherd festzustellen, und kann eine Röntgenaufnahme oder CT (S. 1344) des Kopfes veranlassen, um festzustellen, ob die Infektion auf den Warzenfortsatz übergegriffen hat.

Wie gefährlich ist diese Entzündung?
Je nach der Ausprägung einer chronischen Mittelohrentzündung können eine Hörstörung und eine Schädigung anderer Strukturen im Ohr die Folge sein. Eine sorgfältige Diagnostik und Behandlung sind daher wichtig.

Behandlung

Arzneimitteltherapie
In der Regel wird eine chronische Mittelohrentzündung mit oder ohne Paukenhöhlenerguss mit Antihistaminika und abschwellenden Mitteln behandelt, wenn eine verstopfte Nase oder Heuschnupfen auftreten. Gewöhnlich wird die chronische eitrige Mittelohrentzündung mit oralen Antibiotika (zum Schlucken) behandelt. Wenn das Trommelfell intakt ist, können Ohrentropfen nicht helfen, da sie den Entzündungsherd nicht erreichen können.

Operation
Bessert sich der Zustand nicht und liegt die Ursache für die Krankheit in den Rachenmandeln, empfiehlt der Arzt unter Umständen ihre operative Entfernung. Bei einer weiteren Behandlungsmethode wird ein kleines Kunststoffrohr

ins Trommelfell eingesetzt, um das Mittelohr trockenzulegen (→ Dränagerohr bei Kindern – Vor- und Nachteile, S. 576). Das Ohr darf während der Behandlungsdauer nicht nass werden und diese kann einige Monate bis Jahre dauern. Solch eine langwierige Behandlung kann vor allem für Kinder belastend sein.

Bei chronischer Mittelohrentzündung und Infektion des Warzenfortsatzes (Mastoid) kann der Arzt eine Mastoidektomie empfehlen, eine Operation zur Ausräumung des Warzenfortsatzes, um Wiederauftreten und Ausbreitung der Infektion zu verhindern.

Perlgeschwulst

Symptome
- Schwerhörigkeit
- Eiterabsonderung aus dem Ohr
- Kopf- oder Ohrenschmerzen
- Schwindel
- Schwäche der Gesichtsmuskulatur

Die Perlgeschwulst ist eine Erkrankung von Warzenfortsatz (Mastoid) und Mittelohr. Sie tritt etwa infolge einer blockierten eustachischen Röhre auf. Der Luftdruck im Mittelohr senkt sich und das Trommelfell wölbt sich nach innen. Sie kann auch auftreten, wenn Haut des äußeren Gehörgangs durch ein Loch im Trommelfell in das Mittelohr hineinwächst. Die Hautzellen (Epithelgewebe) im Mittelohr, die normalerweise abgestoßen werden, bilden eine Zyste oder einen Tumor, die Perlgeschwulst (Cholesteatom). Sie greift dann den Knochen an, der das Mittelohr umgibt, und schädigt die kleinen Mittelohrknochen.

Manchmal handelt es sich um eine angeborene Krankheit, bei der die Hautzellen während der vorgeburtlichen Entwicklung hinter dem Trommelfell zurückgehalten wurden. Bei Kindern kann die Perlgeschwulst schnell wachsen. Sonst geht das Wachstum langsamer voran.

Diagnose
Der Hausarzt untersucht das Ohr mit einem Otoskop und fragt nach der Vorgeschichte von Ohrinfektionen. Bei Verdacht auf Perlgeschwulst kann er den Betroffenen an einen Hals-Nasen-Ohren-Arzt überweisen, der eine umfassendere Untersuchung und unter Umständen einen Hörtest durchführt.

Wie gefährlich ist die Perlgeschwulst?
Eine Perlgeschwulst ist gutartig (benigne) und verbreitet sich nicht auf andere Regionen. Allerdings kann sie zu bleibender Schwerhörigkeit führen. Sie kann den Gesichtsnerv beeinträchtigen und eine Hirnhautentzündung hervorrufen, wenn sie nicht behandelt wird.

Behandlung

Operation
Die Krankheit ist chronisch und kann nur operativ behandelt werden. Wenn die Perlgeschwulst noch sehr klein ist, kann sie in einem kleinen Eingriff entfernt werden. Eine größere oder fortgeschrittenere Geschwulst erfordert eine umfassendere Operation oder eine Reihe von Operationen, um die Schäden an den Mittelohrknochen zu beheben. Dabei ist darauf zu achten, dass auch der letzte Rest der Zyste entfernt wird. Mehrere Operationen können nötig werden, weil die Zyste nachwachsen kann.

Zur Operation kann ein Wiederaufbau der Mittelohrknochen gehören, um das Hörvermögen wieder herzustellen. Ohrknochen von Spendern oder Prothesen können zur Wiederherstellung des Mittelohrs verwendet werden.

In schweren Fällen führt der Arzt unter Umständen eine radikale Entfernung des Warzenfortsatzes (Mastoidektomie) durch. So bleibt ein Hohlraum zurück, der sich regelmäßig reinigen lässt. Geschädigte Knochen werden dabei nicht ersetzt und Schwerhörigkeit nicht korrigiert.

Mastoiditis

Symptome
- Rötung, Schwellung und Empfindlichkeit des Warzenfortsatzes hinter dem Ohr
- Ohrenschmerzen
- Fieber
- Eiterabsonderung aus dem Ohr

Wenn eine akute Mittelohrentzündung (S. 574) nicht behandelt wird, kann sich diese Infektion auf den Warzenfortsatz (Mastoid) ausbreiten, jenen Knochen hinter dem Ohr, der mit dem Mittelohr in Verbindung steht. Die Infektion befällt dann auch die äußere Schleimhaut des Warzenfortsatzes und den wabenartigen Knochen im Inneren. Bei einer schweren Infektion kann es zur Zerstörung des Knochens und sogar zur weiteren Ausbreitung kommen.

Diagnose
Treten die Symptome von Mittelohrentzündung oder Mastoiditis auf, muss sofort der Hausarzt konsultiert werden. Er entnimmt eine Probe des im äußeren Gehörgang sichtbaren

Vererbte und während der Geburt auftretende Gehörlosigkeit

Vererbte Anomalien können Gehörlosigkeit verursachen. Sie kann mit erblicher Nierenentzündung (→ Alport-Syndrom, S. 833) einhergehen. Es gibt zahlreiche weitere Formen familiär gehäuft auftretender Gehörlosigkeit. Dazu gehören Taubheit in Verbindung mit einem Kropf (Pendred-Syndrom), einer Fehlbildung der äußeren Ohren, des Gesichts oder Halses, Hautanomalien, geistiger Minderentwicklung, Retinopathia pigmentosa (S. 561) sowie Neuropathien/Polyneuropathien.

Ferner gibt es ungewöhnliche, sehr seltene Formen von Gehörlosigkeit, die nicht mit anderen Anomalien einhergehen. Ist eine solche seltene Gehörlosigkeit in einer Familie vorgekommen, sollte man sich genetisch beraten lassen (S. 42). Das gehörlose Kind sollte geeignete Behandlung und Training erhalten.

Röteln (S. 191) in der Schwangerschaft bedeuten eine große Gefahr für das Ungeborene. Treten sie in den ersten 3 Monaten der Schwangerschaft auf, so wird das Kind wahrscheinlich mit Gehörlosigkeit und anderen Störungen wie grauem Star, Herzkrankheiten und Schäden des Gehirns oder des Nervensystems geboren. In der späteren Schwangerschaft auftretende Röteln können ebenfalls eine Taubheit beim Ungeborenen verursachen.

Frühgeburt, Sauerstoffmangel während oder kurz nach der Geburt, Blutgruppenunverträglichkeit und Hirnhautentzündung können kurz nach der Geburt zu Gehörlosigkeit führen.

Eiters und veranlasst eventuell eine Röntgenaufnahme oder eine CT oder MRT (S. 1344) um festzustellen, wie weit sich die Infektion ausgebreitet hat. Bevor es Antibiotika gab, gehörte die akute Mastoiditis zu den Haupttodesursachen bei Kindern. Heute behandelt man sie erfolgreich mit Antibiotika und die Gefahr für die Gesundheit ist weitgehend gebannt.

Behandlung

Zur Heilung der Infektion des Warzenfortsatzes verschreibt der Arzt Antibiotika. Da das infizierte Material nicht einfach aus dem Warzenfortsatzzellen abfließen kann, ist die Heilung schwierig. Unter Umständen dauert es einige Wochen bei einer hochdosierten Antibiotikatherapie, bis die Infektion beseitigt ist. Schlägt die Behandlung mit Antibiotika nicht an, wird meist eine Mastoidektomie gemacht, bei der der Warzenfortsatz ganz oder teilweise entfernt wird.

Mittelohrverkalkung

Symptome

• Fortschreitende Schwerhörigkeit auf einem oder beiden Ohren
• Tinnitus (Ohrgeräusch)

Bei der Mittelohrverkalkung (Otosklerose) wird die Knochenwand des Innenohrs geschädigt und es kommt zum ungewöhnlichen Wachstum eines brüchigen Knochens am Eingang des Innenohrs. Der Steigbügel, der schwingt und so Schallwellen ins Innenohr leitet, wird meist unbeweglich, sodass es zu einer Schallleitungsschwerhörigkeit kommt. Bei ihr handelt es sich um einen Ausfall des Mechanismus, bei dem Schwingungen durch das Mittelohr hindurch über seine schallleitenden Knochen weitergegeben werden. Im Gegensatz zur Schallempfindungsschwerhörigkeit (S. 572, S. 579) ist die Schallleitungsschwerhörigkeit oft korrigierbar.

Bei jungen Erwachsenen ist die Mittelohrverkalkung die häufigste Ursache für Schwerhörigkeit; sie betrifft je nach Grad etwa 10 Prozent der Bevölkerung in den Industriestaaten. Die Mittelohrverkalkung tritt oft familiär gehäuft auf und kommt bei Frauen häufiger vor.

Die Symptome zeigen sich gewöhnlich zwischen dem 15. und 35. Lebensjahr. Die Krankheit schreitet in der Regel langsam fort und kann auch beide Ohren betreffen. Bei manchen Frauen mit Mittelohrverkalkung erhöht sich der Schwerhörigkeitsgrad in der Schwangerschaft.

Diagnose

Wenn sich das Hörvermögen langsam verschlechtert, sollte der Arzt aufgesucht werden. Er untersucht die Ohren, führt einen Hörtest durch und fragt nach, ob bei nahen Verwandten frühe Schwerhörigkeit vorgekommen ist.

Wie gefährlich ist die Mittelohrverkalkung?

Die Mittelohrverkalkung beeinträchtigt die allgemeine Gesundheit nicht und kann oft erfolgreich behandelt werden. Taubheit allerdings kann zu sozialer Isolierung führen, daher muss die Lebensführung geändert werden.

Behandlung

Operation

Oft kann die Mittelohrverkalkung durch eine Operation (Stapedotomie) behandelt werden. Dabei wird die Haut des äußeren Gehörgangs eingeschnitten und das Trommelfell angehoben um den Steigbügel (Stapes) zu entfernen und durch einen Draht oder eine Prothese zu ersetzen. Danach wird das Trommelfell wieder an seinen Platz gebracht und heilt gewöhnlich in 1 oder 2 Wochen. Gelegentlich kann Laser benutzt werden, um ein kleines Loch am Grund des Steigbügels zu schaffen (Stapedotomie), damit die Prothese eingesetzt werden kann.

Nach der Operation kann Schwindel auftreten, der einige Stunden andauert. Normalerweise bessert sich das Hörvermögen rasch und innerhalb weniger Wochen können die Alltagsaktivitäten wieder voll aufgenommen werden. Gelegentlich bildet sich ein Blutpfropf im Mittelohr, der die Schallleitung blockiert. Meist verschwinden diese Pfropfen ohne Behandlung.

Die Stapedotomie kann den meisten von Mittelohrverkalkung Betroffenen helfen, doch 1 bis 2 Prozent der operierten Patienten verlieren das gesamte Hörvermögen auf dem betroffenen Ohr. Dies sollte vor der Operation bedacht werden. Wenn beide Ohren von einer Mittelohrverkalkung betroffen sind, kann man eventuell erst ein Ohr operieren lassen und die Ergebnisse messen, bevor das zweite Ohr operiert wird. Ist das Innenohr geschädigt, kann eine Stapedotomie das Problem meist nicht lösen.

Arzneimitteltherapie
Eine Behandlung mit Natriumfluoridtabletten, Kalzium und Vitamin D wird oft zur Verhinderung der fortschreitenden Knochenveränderungen und des weiteren Hörverlusts durch Erhärtung des brüchigen Knochens eingesetzt, doch ihr Wert ist nach wie vor umstritten.

Hörhilfen
Außerdem sind Hörgeräte eine wirkungsvolle Hilfe beim Umgang mit der Schwerhörigkeit, die mit Mittelohrverkalkung einhergeht. Bei Mittelohrverkalkung auf einem oder beiden Ohren kann der Arzt den Betroffenen an einen Hörgeräteakustiker zur Anpassung eines Hörgeräts überweisen (S. 580).

Altersschwerhörigkeit

Symptome
* Fortschreitende Schwerhörigkeit
* Tinnitus (Geräusch im Ohr)

Bei Menschen ab dem 65. Lebensjahr kommt eine Beeinträchtigung des Hörvermögens häufig vor. Fast ein Drittel dieser Altersgruppe leidet unter einem merklichen Hörverlust. Manche büßen nur sehr wenig Hörvermögen ein und andere werden ziemlich schwerhörig.

Eine hochgradige Schwerhörigkeit in diesem Alter wird Presbyakusis genannt (aus dem Griechischen von »presby« für »alt« und »kusis« für »hören«). Meist beginnt sie zwischen dem 40. und 50. Lebensjahr und verschlimmert sich allmählich. Sie betrifft vor allem das Hören von Hochfrequenztönen und zwar oft auf bei-

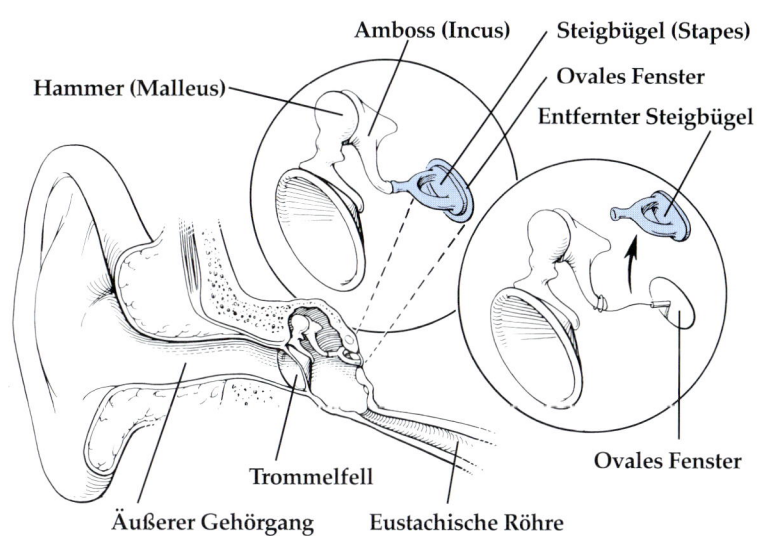

Bei der Stapedotomie wird der geschädigte Steigbügel (Stapes) des Mittelohrs durch einen feinen Draht oder eine Prothese aus rostfreiem Stahl ersetzt.

den Ohren. Männer sind von ihr häufiger und schwerer betroffen als Frauen.

Bei der Altersschwerhörigkeit handelt es sich um eine Form von Hörverlust, deren Ursache in Veränderungen der Schnecke (Cochlea) oder der Nerven liegt, die mit ihr verbunden sind. Die Zellen in diesem gewundenen Hohlraum tragen tausende winziger Haare, welche die Schallschwingungen in elektrische Signale umwandeln. Diese werden ans Gehirn

Kommunikation mit Schwerhörigen

So kann man sich mit einem Schwerhörigen gut verständigen:
* In normaler Konversationslautstärke mit dem Gegenüber sprechen, wenn er oder sie ein Hörgerät trägt. Etwas lauter sprechen, wenn keines getragen wird, aber nicht rufen – das irritiert nur und ist nicht nötig.
* Natürlich und nur etwas langsamer als normal sprechen. Mehr Pausen im Sprachrhythmus machen als sonst. Für einen Schwerhörigen ist schnelles Reden schwerer zu verstehen.
* Bevor man etwas sagt, sichergehen, dass das Gegenüber sich einem ganz zugewandt hat. Wenn es das Gesicht des Sprechers sehen kann, können Gestik und Mimik ihm helfen die Worte des Sprechers zu verstehen. Außerdem das Gesicht des Gegenübers beobachten, ob es Hinweise für Verständnisschwierigkeiten gibt.
* Hintergrundgeräusche reduzieren: Fernseher oder Stereoanlage abschalten und die Fenster schließen, wenn Straßenlärm stören könnte.
* Sich bis auf einen bis einen halben Meter dem Gegenüber nähern, sodass die eigene Sprache lauter als das Hintergrundgeräusch ist.
* In einen ruhigeren Bereich wechseln, wenn sich das Hintergrundgeräusch nicht vermindern lässt.

Schwerhörigkeit und Hörgeräte

Man schätzt, dass Millionen von Menschen ein Hörgerät bräuchten, doch nur wenige regelmäßig eines tragen. Manche merken nicht, dass ihr Gehör beeinträchtigt ist oder wollen es einfach nicht glauben. Andere sind skeptisch, ob ein Hörgerät ihnen helfen würde, oder meinen, die Kosten seien ein Hindernis. Wieder andere stehen einem Hörgerät misstrauisch gegenüber, weil sie gehört haben, das Hörgerät habe keinen Nutzen gebracht oder der Freund sei von einem nur auf Gewinn bedachten Verkäufer übervorteilt worden.

Doch die modernen Hörgeräte sind technisch verbessert, einfach zu bedienen und kleiner als diejenigen, die es noch vor kurzem gab. Dabei gilt es, sich sorgfältig beraten zu lassen und einen gründlichen Vergleich anzustellen, um das den eigenen Bedürfnissen am besten entsprechende Hörgerät zu finden.

Hörtest

Bei Verdacht auf Schwerhörigkeit sollte zunächst der Hausarzt aufgesucht werden. Er kann an den Hals-Nasen-Ohren-Arzt oder an einen Hörgeräteakustiker überweisen, die eine umfassende Untersuchung und eine Reihe von Hörtests durchführen. Manchmal können eine medikamentöse Behandlung oder eine Operation ein Hörproblem beseitigen, besonders, wenn das Problem im äußeren Ohr oder im Mittelohr liegt. Liegt das Hörproblem jedoch im Innenohr, so ist es im Allgemeinen medizinisch nicht behandelbar. Ein Hörgerät kann das Problem zwar nicht beseitigen, aber das Hören verbessern.

Das geeignetste Hörgerät

Heutzutage sind Hörgeräte klein und stark. Meist wird ein Im-Ohr-Gerät getragen. Hierzu zählen das Kanalgerät, das Gehörgangsgerät und die Conchaform. Häufig werden jedoch auch Hinter-dem-Ohr-Geräte verwendet. Selbst Menschen mit hochgradiger bis extremer Schwerhörigkeit können Hinter-dem-Ohr-Modelle tragen. Nur selten und unter bestimmten Umständen werden Gehörhilfen verwendet, die in der Tasche zu tragen sind. Bei diesen ist das Ohrstück über eine Leitung mit einem Mikrofon und einem Verstärker verbunden, der sich in einem kleinen Kasten in der Tasche befindet.

Cochlearimplantat

Manche Kinder und Erwachsene mit extremer Schwerhörigkeit, denen ein Hörgerät nicht hilft, können von einem Cochlearimplantat profitieren. Der Chirurg setzt eine Elektrode ins Innenohr ein, mit der der Hörnerv direkt gereizt werden kann. Die Patienten erlangen die Fähigkeit zu hören und Sprache und Umweltgeräusche zu erkennen. Fast alle zeigen eine verbesserte Fähigkeit, Sprache zu verstehen, wenn sie zusätzlich von den Lippen lesen. Über die Hälfte der Erwachsenen können Sprache ohne Lippenlesen verstehen und eingeschränkt auch Telefonieren.

Kanalgerät

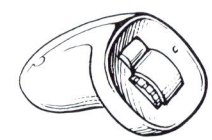

Gehörgangsgerät

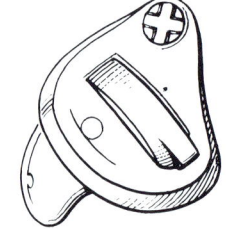

Conchaform

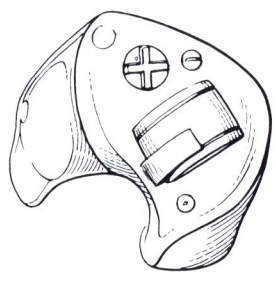

Hinter-dem-Ohr-Hörgerät

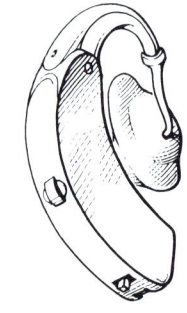

Taschengerät

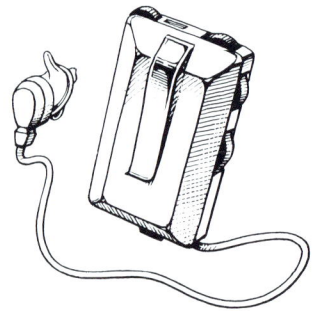

Hörbrille (Hörverstärkerbügel)

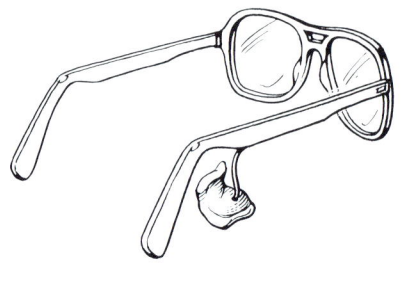

Aus: Hörgeräte bei Hörproblemen (Patientenaufklärungsbroschüre). Mit Genehmigung der Mayo Foundation.

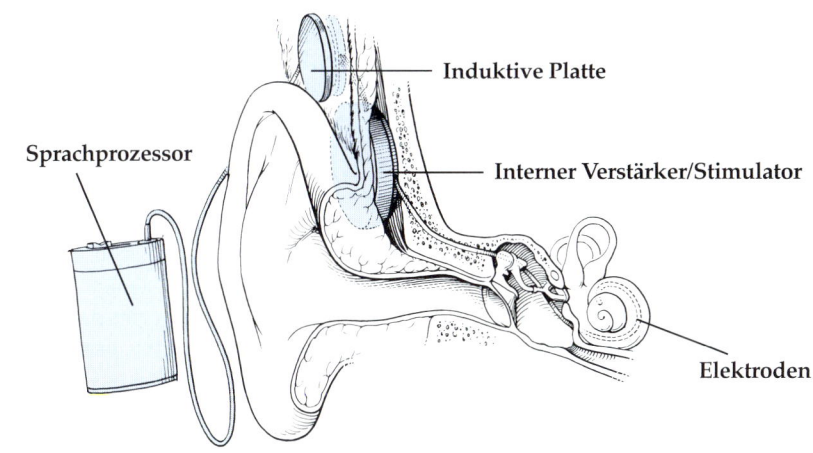

Sprachprozessor

Induktive Platte

Interner Verstärker/Stimulator

Elektroden

Das Cochlearimplantat besteht aus äußeren und inneren Bauteilen. Schallwellen treten durch das Mikrofon in Ohrhöhe ein. Als Nächstes verschlüsselt der Sprachprozessor die Schallwellen und leitet sie mittels induktiver Platte weiter an den internen Verstärker/Stimulator und dann an Elektroden im Innenohr.

Individuelle Anpassung

Hörgeräte müssen den Bedürfnissen des Betroffenen genau entsprechen, um Tragekomfort und Leistung zu garantieren. Nachdem der HNO-Arzt ein Hörgerät verschrieben hat, wird zunächst vom äußeren Gehörgang ein Abdruck angefertigt, damit das Ohrstück richtig sitzt, bequem im Tragen ist und den Schall wirksam ins Ohr leiten kann.

Wer den Umgang mit dem Hörgerät lernt, sollte sich immer darin im Klaren sein, dass das Gehör dadurch nicht wieder normal wird. Ein Hörgerät kann die Umweltgeräusche nur verstärken. Daher bedarf es in der Regel einer gewissen Anpassung beim Träger, bis er sich mit dem Hörgerät wohl fühlt.

Im Allgemeinen muss geübt werden, sich nicht mehr von Hintergrundgeräuschen stören zu lassen. Zunächst sollte das Hörgerät in ruhiger Umgebung getragen werden. So kann man sich an die »neuen« Geräusche gewöhnen, die man jetzt wahrnimmt. Das Hörgerät sollte jeden Tag getragen und Bestandteil der Alltagsroutine werden.

Kostenhilfe

Die Kosten für Hörgeräte variieren, doch wird zumindest ein Teil im Allgemeinen von den Krankenkassen übernommen.

Bei der Auswahl von einem oder zwei Hörgeräten (einem für jedes Ohr) sollte man auf eine Probezeit achten, bevor der Kauf abgeschlossen wird. Im Allgemeinen kann man nach etwa 4 Wochen einschätzen, wie das Hörgerät eingestellt werden muss. Wenn es unbequem sitzt oder offensichtlich das Hören nicht verbessert, sollte man den Fachmann bitten es anzupassen. Falls das Hörgerät das Hörvermögen nicht derart verbessert, dass es den Kauf rechtfertigt, sollte man es gegen Rückerstattung zurückgeben. Unter Umständen muss eine Mietgebühr für die Zeit gezahlt werden, in der man das Hörgerät getragen hat.

Außerdem sollte man sich nicht zum Kauf drängen lassen und bei so genannter »kostenloser« Beratungen vorsichtig sein. Bei Unzufriedenheit mit dem Hörgerät sollte man sich vom Hals-Nasen-Ohren-Arzt oder Hörgeräteakustiker beraten lassen.

Hörgerätpflege

Das Hörgerät muss sorgsam behandelt werden. Chemikalien, Haarspray oder extreme Hitze oder Kälte sollten vermieden werden. Das Ohrstück muss täglich mit einem trockenen Tuch gereinigt werden. Das Hörgerät darf nie mit Wasser in Berührung kommen.

geleitet, wo sie als Schall gedeutet werden. Werden einige dieser Härchen geschädigt oder treten andere Veränderungen in der Schnecke ein, so werden die Signale nicht effizient weitergeleitet und die Folge ist Schwerhörigkeit.

Diese Art Schwerhörigkeit wird auch Schallempfindungsschwerhörigkeit genannt, womit auf die Schädigung des Innenohrs verwiesen wird. Ein Hörverlust aufgrund des Alterungsprozesses ist bleibend und kann nicht operativ rückgängig gemacht werden.

Diagnose

Wenn der Betroffene oder einer seiner Angehörigen ein Nachlassen seines Gehörs bemerken, sollte der Arzt aufgesucht werden. Er kann einige Hörtests veranlassen um festzustellen, ob es sich um Schallempfindungs- oder Schallleitungsschwerhörigkeit handelt (S. 578). Oft wird die Hörschwierigkeit vom Betroffenen abgestritten. Manche Menschen kommen erst wegen eines störenden Tinnitus (Geräusch im Ohr) zum Arzt.

Gelegentlich können Altersschwerhörige die Hochfrequenzstimmen von Frauen und Kindern schwerer verstehen als die tieferen Stimmen von Männern. Es kommt vor, dass es als schwieriger empfunden wird, der Unterhaltung in einer Gruppe als jener mit einer Einzelperson zu folgen. Starke Schwerhörigkeit ist kein Gesundheitsproblem, aber sie kann zu einer starken sozialen Isolaltion führen.

Behandlung

Altersschwerhörigkeit kann weder chirurgisch noch medikamentös behandelt werden. Eine Hörhilfe ist die einzige Behandlungsmethode. Der Arzt schickt den Betroffenen zum Hörgeräteakustiker, der eine Reihe von gründlichen Hörtests durchführt und das Hörgerät anpasst.

Oft hilft auch das Lernen bestimmter Techniken. Dazu gehören Lippenlesen, dem Sprechenden gegenüber stehen oder sitzen, das Hintergrundgeräusch eindämmen (den Fernseher oder die Geschirrspülmaschine abschalten oder das Fenster schließen, um den Straßenlärm auszusperren) und möglichst auch auf die nicht über das Hören ankommenden Signale zu achten, zum Beispiel auf Gestik und Mimik.

Tinnitus

Symptome
- Geräusche im Ohr wie Klingen, Summen, Brausen, Pfeifen oder Zischen
- Schwerhörigkeit

Tinnitus kommt häufig vor und ist die störende Wahrnehmung von Geräuschen oder Tönen im Ohr, wenn kein Schall vorliegt. Tinnitus kann ein Symptom fast jeder Ohrenkrankheit, aber auch anderer Erkrankungen wie etwa Herz- und Gefäßerkrankungen und Blutarmut, sein. Noch weiß man nicht, wie es zur Wahrnehmung der Geräusche kommen kann. Tinnitus geht gewöhnlich mit Schwerhörigkeit einher.

Diagnose

Wenn etwa klingende, summende oder pfeifende Geräusche wahrgenommen werden und keine äußere Quelle für sie vorhanden ist, liegt meist ein Tinnitus vor. Diese Geräusche können ständiger oder zeitweiliger Art sein, in der Lautstärke variieren und mit dem Rhythmus des Herzschlags übereinstimmen.

Bei der Untersuchung prüft der Arzt auch auf Anzeichen für Ohrenkrankheiten wie Infektionen, verlegten äußeren Gehörgang, Mittelohrverkalkung (S. 578), Menière-Krankheit (S. 583), Hörnerv-Verletzung, vererbte Gehörlosigkeit oder berufsbedingte Schwerhörigkeit.

Der Arzt wird das Gehör testen und einige Untersuchungen durchführen, um die Ursache für die Geräusche festzustellen. Er kann außerdem eine CT oder MRT empfehlen (S. 1344).

Behandlung

Ohrgeräusche können sehr störend wirken, bedrohen aber nicht die Gesundheit. In manchen Fällen lassen sich Ohrgeräusche behandeln, etwa wenn Ohrenschmalz, ein Fremdkörper oder eine Mittelohrentzündung die Ursache sind. Dann kann in der Regel auch die Schwerhörigkeit rückgängig gemacht werden.

In vielen Fällen ist jedoch ein Erfolg bei der Behandlung der dem Symptom zugrunde liegenden Ursache nicht sicher. Eine Behandlungsart besteht darin, das unerwünschte Geräusch mit einer dazu in Konkurrenz stehenden Musik zu überlagern, zum Beispiel nachts durch einen Radiowecker oder in manchen Fällen durch einen Tinnitus-Masker oder -Noiser, die wie ein Hörgerät zu tragen sind und angenehmere Geräusche produzieren als der Tinnitus. Bei denjenigen, deren Gehör beeinträchtigt ist, können Hörgeräte auch helfen, das Ohrgeräusch herabzusetzen, indem die Außengeräusche verstärkt werden. Bei Tinnitus sollten Lärm, Nikotin, Medikamente mit Acetylsalicylsäure, Koffein und Alkohol gemieden werden. Diese können die Krankheit verschlimmern. Oft müssen die Betroffenen lernen, dauerhaft mit den störenden Geräuschen zu leben.

Hörnerv-Verletzung

Symptome
- Schwerhörigkeit
- Tinnitus (Ohrgeräusch)

Eine Hörnerv-Verletzung ist häufig die Ursache für Schwerhörigkeit. Die Verletzung rührt meist von einem Schlag aufs Ohr oder einer Explosion her; bei beiden ändert sich der Luftdruck stark und unvermittelt, was die zarten Knochen und andere Mechanismen im Ohr schädigt. Auch können lange Lärmbelastung durch laute Maschinen oder Musik den Hörnerv verletzen (→ Berufsbedingter Hörverlust, S. 572).

Diagnose

Schwerhörigkeit nach einer Explosion in der Nähe oder einem Schlag aufs Ohr ist häufig. Tinnitus in hoher Tonlage (Klingen oder andere Geräusche im Ohr) kann mit teilweiser Taubheit einhergehen.

Behandlung

Die einzig wirksame Behandlung bei hochgradiger Schallempfindungsschwerhörigkeit durch Verletzung besteht in der Hörhilfe (S. 580). Doch können andere Strategien dazu beitragen, sich der teilweisen Taubheit leichter anzupassen. Dazu gehören das Beachten sichtbarer Signale wie Mimik und Gestik und das Lippenlesen.

Vorbeugung

Spezielle Ohrenschützer halten fast jede Art von Lärm ab und können mit Mikrofon und Empfänger ausgestattet sein.

Menière-Krankheit

Symptome

- Schwere Schwindelanfälle zusammen mit Übelkeit und Erbrechen
- Tinnitus (Ohrgeräusch)
- Gedämpftes oder verzerrtes Hören
- Schwerhörigkeit

Die Symptome der Menière-Krankheit wurden vor über 100 Jahren von dem Franzosen Prosper Menière beschrieben. Zu den Symptomen zählen Schwindelanfälle mit Schwerhörigkeit, deren Intensität schwankt, ein Klingen in den Ohren und ein Druckgefühl im betroffenen Ohr.

Die Menière-Krankheit tritt meist zuerst auf einem Ohr auf und in etwa 25 bis 50 Prozent der Fälle schließlich auch im anderen Ohr. Ihre Ursache ist unbekannt. Offenbar erhöht sich die Flüssigkeitsmenge in einem Teil des Innenohrs, dem Labyrinth. Dies drückt auf die Hautschichten des Labyrinths, was sie unter Umständen auch verzehrt oder zerreißt. Dadurch kommt es zu einer starken Störung des Gleichgewichtssinns und oft auch des Hörvermögens.

Diagnose

Regelmäßig auftretende Anfälle kennzeichnen die Menière-Krankheit. Zwischen den Anfällen können Stunden, Monaten aber auch Jahren liegen. Die Anfälle selbst können von Stunden bis zu einem Tag oder auch länger anhalten.

Die Symptome reichen von leicht bis schwer, jedoch gehört zu ihnen gewöhnlich Schwindel in unterschiedlichem Ausmaß. Dabei kann der Schwindel oft so schwer sein, dass er zu Übelkeit und Erbrechen führt. Außerdem zählen Tinnitus (Ohrengeräusch wie Summen oder Klingen) und gedämpftes oder verzerrtes Hören oder Hörverlust insbesondere bei den tiefen Tönen zu den Symptomen. Die Anfälle können mit der Zeit immer schwerer werden.

Bei Auftreten eines dieser Symptome muss der Arzt aufgesucht werden. Er prüft dann das Hörvermögen in unterschiedlichen Hoch- und Tieftonbereichen. Weitere Tests können zur weiteren Diagnosestellung notwendig sein.

Bei der so genannten Elektronystagmographie wird das Ohr mit kaltem oder warmem Wasser gefüllt. Normalerweise empfindet der Betroffene dann einen Drehschwindel, bei dem die Augen mit starken Bewegungen (Nystagmus) reagieren. Diese Augenbewegungen werden geprüft. Das Verfahren wird mit Wasser unterschiedlicher Temperatur wiederholt. Die Reaktionen jeden Ohrs auf das Füllen mit Wasser werden aufgezeichnet und miteinander sowie mit normalen Reaktionen verglichen um festzustellen, ob der Gleichgewichtssinn im Innenohr normal funktioniert.

Wie gefährlich ist die Menière-Krankheit?

Für die meisten Betroffenen ist die Krankheit in erster Linie unangenehm und sie haben nur selten Anfälle. Bei wenigen kann sie jedoch zu voller Ertaubung führen und der Schwindel und die sie begleitende Übelkeit können häufig auftreten und stark beeinträchtigend sein.

Behandlung

Bei einem Menière-Schwindelanfall sollte man möglichst still liegen um die Symptome zu lindern. Sind die unmittelbaren Symptome abgeklungen, muss der Arzt aufgesucht werden.

Arzneimitteltherapie

Der Arzt verschreibt meist Medikamente, gegen den Schwindel und die ihn begleitende Übelkeit sowie das Erbrechen. Andere Behandlungsmethoden, die manchen Betroffenen zu helfen scheinen, sind wassertreibende Medikamente (Diuretika) und eine salzarme Ernährung, um die Flüssigkeitsmengen im Körper zu reduzieren. Oft hilft die Einschränkung von Koffein- und Nikotingenuss. Alkohol sollte gemieden werden.

Da durch Menière-Anfälle Angstzustände ausgelöst werden können, helfen oft auch Beruhigungungsmittel. In manchen Fällen verschwinden die Symptome von selbst.

Operation

Wenn Häufigkeit und Schwere der Anfälle nicht durch die Arzneimittel unter Kontrolle gebracht werden können, empfiehlt der Arzt oft eine Operation. Sie kann mit einem bestimmten Verfahren verbunden sein, mit dem der Druck im Innenohr mit seinen gedehnten Häuten herabgesetzt wird. Manchmal wird auch der Nerv durchtrennt, der das Gleichgewicht steuert.

Bei starker Schwerhörigkeit oder Taubheit auf dem betroffenen Ohr und sehr schwerem Schwindel kann auch das gesamte Innenohr entfernt werden. Der Gleichgewichtssinn wird dann vom anderen Ohr, von der Rückmeldung der Muskelimpulse sowie dem Sehen gesteuert.

Wenn die Menière-Krankheit beide Ohren betrifft, ist die Behandlung schwieriger. Um die schlimmsten Anfälle zu verhindern, kann das schwächere Ohr operiert werden. Eventuell werden die Antibiotika Streptomycin oder Gentamicin verabreicht, die für das Ohr giftig sind. Sie zerstören in exakter Dosierung den für das Gleichgewicht zuständigen Teil des Innenohrs und bewahren dabei den Hörsinn.

Entzündung des Innenohrs

Symptome
- Extremer Schwindel (Verlust des Gleichgewichts und ein Gefühl, als drehte man um sich selbst oder der Raum sich um einen)
- Übelkeit und Erbrechen
- Unwillkürliche Augenbewegungen

Bei dieser Erkrankung (Labyrinthitis) handelt es sich um eine Infektion des Innenohrs, des flüssigkeitsgefüllten Raums, der Gleichgewicht und Gehör steuert. Die Infektion kann durch Bakterien (Folge einer sich ausbreitenden akuten Mittelohrentzündung oder eitrigen Hirnhautentzündung) oder als Folge einer virenbedingten Hirnhautentzündung (S. 433, 481, 574) hervorgerufen werden. Bei einer bakteriellen Infektion ist der Hörverlust auf dem betroffenen Ohr gewöhnlich vollständig.

Diagnose
Wenn beim Betroffenen Übelkeit und Erbrechen vorliegen, seine Augen sich langsam zu einer Seite und dann schnell wieder zurück in ihre Ausgangsstellung bewegen und er auf einem Ohr nichts mehr hören kann, liegt der Verdacht auf Entzündung des Innenohrs nahe. Der Arzt wird den Patienten unter anderem auch fragen, ob er kürzlich eine Mittelohrentzündung hatte.

Die Symptome der Labyrinthitis können erschrecken, doch ist die Krankheit an sich bei richtiger Behandlung nicht gefährlich.

Behandlung
Der Arzt verschreibt bei Vorliegen einer bakteriellen Labyrinthitis Antibiotika. Sowohl bei bakterieller als auch bei viraler Labyrinthitis kann er ein Mittel gegen Übelkeit und ein Beruhigungsmittel empfehlen, um die Auswirkungen des Schwindels zu bekämpfen. Für einige Tage kann Bettruhe notwendig sein.

Die schweren Schwindelsymptome gehen meist in wenigen Tagen oder einer Woche zurück. Ein Gefühl mangelnden Gleichgewichts kann einige Wochen oder Monate anhalten, besonders bei schnellen Bewegungen. Eine Entzündung des Innenohrs tritt selten erneut auf.

Akustikusneurinom

Symptome
- Leichter Schwindel
- Tinnitus (Ohrgeräusch)
- Schwerhörigkeit

Ein Akustikusneurinom ist ein langsam wachsender, gutartiger (benigner) Tumor des achten Hirnnervs (Akustikus), gewöhnlich nahe dem Punkt, an dem der Nerv den Schädel verlässt und in die Knochenstrukturen des Innenohrs eintritt. Da dieser Ort die Form eines Winkels besitzt, der von den Gehirnteilen Kleinhirn und Brücke und einem Teil des Schädels gebildet wird, spricht man auch manchmal von einem Kleinhirnbrückenwinkeltumor.

Diagnose
Bei leichtem Schwindel, Gleichgewichtsstörung, Klingen oder anderen Geräuschen im Ohr und fortschreitender Schwerhörigkeit kann es sich um ein Akustikusneurinom handeln. Doch der Schwindel tritt nicht in unterscheidbaren Anfällen auf wie bei der Menière-Krankheit.

Meist wird ein Hörtest und eine neurologische Untersuchung durchgeführt und eine MRT oder CT (S. 1344) des Schädels um festzustellen, ob ein Neurinom vorliegt.

Behandlung
Obwohl dieser Tumor gutartig ist und nur langsam wächst, kann er eine Gefahr darstellen, da er Teile des Gehirns zusammendrückt und so lebenswichtige Hirnzentren schädigen kann. Eine Entfernung des Tumors ist unumgänglich.

Gutartiger anfallsartiger Lagerungsschwindel

Symptome
- Plötzliches Auftreten von Schwindel (Gefühl, als drehte man sich um sich selbst oder der Raum sich um einen) von weniger als einer Minute bei Kopfbewegung in bestimmte Positionen
- Unwillkürliche Augenbewegungen beim Schwindel.

Typisch für diese Erkrankung ist ein plötzlich auftretender, extremer Schwindel beim Drehen auf eine Körperseite oder beim Zurückbeugen des Kopfes, um nach oben zu schauen. Auslöser des Schwindels ist eine Veränderung der Kopflage. Die Störung geht vom Vestibularapparat aus, dem flüssigkeitsgefüllten Raum im

Innenohr, der das Gleichgewicht steuert. Ursache sind kleine Partikel in der Flüssigkeit im Gleichgewichtsorgan, die bei Veränderung der Position eine Bewegung der Flüssigkeit verursachen, die vom Gehirn als Schwindelsignal interpretiert wird.

Diagnose

Wenn der Betroffene das Gefühl hat, der Raum drehte sich um ihn oder er triebe dahin, wenn er sich auf eine Körperseite dreht oder seinen Kopf nach hinten beugt, und wenn sich die Augen dabei unwillkürlich von Seite zu Seite bewegen, kann es sich um Lagerungsschwindel handeln. Die Symptome lassen gewöhnlich in weniger als einer Minute nach. Treten diese Symptome auf, sollte der Arzt aufgesucht werden. In der Regel werden eine Reihe von Untersuchungen durchgeführt um festzustellen, um welche Form von Schwindel es sich handelt und ob die Orientierungsstörung ein Symptom einer anderen Erkrankung ist.

Behandlung

Der gutartige Lagerungsschwindel ist zwar unangenehm, doch selten ein ernstes Problem, außer der Betroffene übt einen Beruf aus, bei dem selbst kurze Schwindelanfälle das Arbeitsverhältnis gefährden können. Die häufigste Behandlungsart besteht darin, die Lagen oder Tätigkeiten zu vermeiden, welche die Symptome hervorrufen.

Vor wenigen Jahren haben Ärzte eine neue, erfolgreiche Behandlung dieser Art des Schwindels gefunden: das so genannte Lagerungsmanöver.

Zunächst nimmt der Betroffene, aus sitzender Position kommend, eine liegende Haltung ein. Er beugt den Kopf über den Rand eines Tisches in einem 45-Grad-Winkel nach hinten. Dann dreht er den Kopf zur Seite. Nun dreht er sich auf eine Seite und hält dabei den Kopf leicht abgewinkelt, während er auf den Boden blickt. Danach kehrt er langsam in die sitzende Position zurück. Abschließend beugt er das Kinn auf die Brust. Alternativ kann der Arzt den zur Seite gedrehten Kopf des sitzenden Patienten rasch zur anderen Seite drehen und den Hinterkopf auf die Schulter legen. Dann wird der Kopf wieder aufgerichtet.

Bei jeder Lage werden immer mehr Zellreste aus dem hinteren Bogengang im Innenohr in ein winziges, taschenartiges Gebilde bewegt, den Utriculus. Hier bleiben die Reste mit hoher Wahrscheinlichkeit an den klebrigen Hautwänden hängen, wo sie keinen Schwindel mehr hervorrufen können.

Eine Behandlung beseitigt den Schwindel oft sofort. Wenn nicht, kann ein zweiter Versuch die Zellreste lösen, die in den Bogengängen zurückgehalten werden. Tritt der Schwindel erneut auf, sollte man das Verfahren wiederholen.

Danach muss der Kopf 48 Stunden aufrecht gehalten werden, denn dadurch können sich die Teilchen im Utriculus absetzen. Unter Umständen ist auch eine Halskrawatte notwendig, damit der Kopf nicht zur Seite geneigt wird.

Abstehende Ohren

Abstehende Ohren sind kein medizinisches Problem, sondern weitgehend eine Schönheitsfrage. Sie können bei den Betroffenen aber zu starken psychischen Problemen führen.

Behandlung

Abstehende Ohren können durch Bandagen nicht angelegt werden. Bei nur leicht abstehenden Ohren kann jedoch schon eine geschickte Frisur das Problem lösen.

Operation

Mit einem einfachen operativen Eingriff können abstehende Ohren korrigiert werden. Der Chirurg macht dazu einen Einschnitt nahe der Hautfalte hinter dem Ohr. Er entfernt dann einen Hautstreifen und in einigen Fällen etwas Knorpel, zieht das Ohr flach gegen den Kopf und vernäht den Schnitt. Die Narben bleiben hinter dem Ohr versteckt. Die Operation sollte nicht bei Kindern unter 4 Jahren durchgeführt werden, da ihre Ohren noch wachsen.

Verlegung des Gehörgangs durch Ohrsekret

Symptome

- Teilweise Schwerhörigkeit
- Klingen in einem oder beiden Ohren
- Ohrenschmerzen
- Gefühl von verstopftem Ohr

Der äußere Gehörgang ist mit Haarbälgen und Drüsen ausgekleidet, die Ohrenschmalz (Zerumen) absondern. Härchen und Ohrenschmalz verhindern, dass Staub und andere Fremdkörper ins Ohr gelangen.

Normalerweise wandert der Ohrenschmalz im Laufe der Zeit zur Ohröffnung, wo er herausfällt oder beim Waschen entfernt wird. Im Gehörgang wird neues Ohrenschmalz gebildet. Manche Menschen bilden übermäßig viel

Ohrenschmalz, der verhärten und den äußeren Gehörgang blockieren kann. Die Verlegung des Gehörgangs durch Ohrenschmalz gehört zu den häufigsten Ursachen für Schwerhörigkeit.

Diagnose

Der Arzt sollte aufgesucht werden, wenn innerhalb einiger Wochen oder Monaten, zunehmende Schwerhörigkeit auftritt, sich die Ohren verstopft anfühlen und Ohrenschmerzen sowie Ohrgeräusche auftreten. Dieser wird dann als Erstes nach Hinweisen suchen, ob der Gehörgang durch Ohrenschmalz blockiert ist.

Behandlung

Der äußere Gehörgang und das Trommelfell sind sehr zart und können leicht durch ein Stochern mit Wattestäbchen, Haarklammern, Büroklammern und gedrehten Papierstücken verletzt werden. Ohrenschmalz muss eigentlich nicht entfernt werden. Wer einen Trommelfelldurchbruch oder eine Operation des Warzenfortsatzes hatte, darf die Ohren nicht spülen.

Zur Entfernung von zu viel Ohrenschmalz aus gesunden Ohren können einige Tropfen Babyöl, Olivenöl oder Glyzerin ins Ohr geträufelt werden. Diese Prozedur kann 2-mal täglich über einige Tage durchgeführt werden.

Wenn das Ohrenschmalz nach einigen Tagen gut aufgeweicht ist, kann man es entfernen. Dazu wird eine Spritze mit Gummikolben mit etwa 80 ml Wasser in Körpertemperatur aufgefüllt. (Wenn das Wasser viel kälter oder wärmer ist, kann es schweren, wenngleich kurzen Schwindel hervorrufen.) Bei vorgebeugtem Kopf die Ohrmuschel hoch und zurück ziehen um den Gehörgang in eine gerade Linie zu bringen. Mit der anderen Hand das Wasser langsam in den Gehörgang spritzen und dabei den Kolben nur leicht herunterdrücken ohne Schmerzen zu verursachen. Den Kopf zur Seite drehen, damit das Wasser ins Waschbecken abfließen kann. Eventuell muss das Ohr öfter gespült werden, bis das Ohrenschmalz, meist als Klümpchen, herausfällt. Nun die Ohrmuschel mit einem Handtuch abtrocknen und den Gehörgang mit einer Augentropfenpipette voll Äthanol (Alkohol) trocknen. Damit werden das Wasser absorbiert und Bakterien und Pilze abgetötet. Den Kopf zur Seite neigen, um den Alkohol abfließen zu lassen.

Der Arzt verwendet ein ähnliches Verfahren um einer Blockierung durch Ohrenschmalz zu beseitigen, kann aber das Ohrenschmalz auch mit einem Instrument namens Kürette abnehmen oder ein Absauggerät verwenden.

Erkrankungen der Nase und Nasennebenhöhlen

Die Nase ist das Haupttor zu den Atemwegen. Gewöhnlich filtert, befeuchtet und erwärmt sie die Luft, die 12 bis 15 mal pro Minute durch die Nasengänge in Rachen und Lunge strömt.

Gelegentlich treten an der Nase Erkrankungen wie Nasenbluten, Erkältung, Heuschnupfen oder eine Nasennebenhöhleninfektion auf. Die meisten Krankheiten von Nase und Nebenhöhlen sind vorübergehend und heilbar. Selbst der Verlust des Geruchssinns ist selten bleibend.

Nasenbluten

Symptome. Bluten aus einem Nasengang.

Die meisten Menschen haben irgendwann einmal Nasenbluten (Epistaxis). Manchmal ist die Ursache ein heftiger Stoß oder Schlag auf die Nase, doch oft ist es einfach die Folge einer Erkältung, Nasennebenhöhlenentzündung, trockener Luft oder abgelöster Verkrustung.

Bei Kindern und jungen Erwachsenen beginnt Nasenbluten meist an der Nasenscheide-

wand (Septum), dem Knorpel, der die Nasengänge voneinander trennt. Dieses Nasenbluten ist nicht ernst und gewöhnlich leicht zu stillen. Der vordere Teil der Nasescheidewand direkt bei den Nasenlöchern enthält viele kleine Blutgefäße. Sie sind direkt durch einen Schlag oder indirekt durch eine sich ablösende Verkrustung leicht zu verletzen. Auch eine Erkältung mit verstopfter Nase oder eine Allergie wie Heuschnupfen können eine Verkrustung bewirken.

Bei älteren Menschen beginnt Nasenbluten an der Nasenscheidewand oder tiefer in der Nase. Diese tiefer sitzenden Nasenblutungen, die selten sind, lassen sich nicht so leicht stillen.

Diagnose

Meist lässt sich Nasenbluten leicht stoppen und der Vorfall bedarf keiner weiteren Untersuchung. Wenn die Blutung jedoch schwer zu stillen ist oder häufig auftritt, sollte der Arzt aufgesucht werden.

Gewöhnlich untersucht er die Nase mit einem speziellen Instrument und einer Lampe, um genau sehen zu können, wo das Problem liegt. Wenn es tief in der Nase zu sitzen scheint, sucht der Arzt nach anderen, ernsteren Ursachen, zum Beispiel einem Tumor im hinteren Bereich der Nase.

Behandlung
Mit diesen einfachen Maßnahmen lässt sich das übliche Nasenbluten stillen:

1. Nicht hinlegen. Bei aufrechter Haltung verringert sich der Blutdruck in den Nasenvenen, wodurch sich das Bluten verlangsamt.

2. Die Nase mit Daumen und Zeigefinger 5 bis 10 Minuten lang zusammendrücken und durch den Mund atmen. Der Druck auf die blutende Nasenscheidewand dürfte die Blutung stillen.

Häufig wird empfohlen, einen Eisbeutel auf die Nase zu legen, damit sich die Blutgefäße zusammenziehen und die Blutung auf diese Weise aufhört. Diese Methode schadet nicht, doch hilft sie auch nicht: Die Kälte erreicht nur die äußeren Gefäße der Nase, nicht die der Scheidewand.

Wenn sich Nasenbluten nur schwer stillen lässt oder häufig auftritt, sollte der Arzt aufgesucht werden. Die Behandlung kann in mehreren Schritten erfolgen: Zunächst wird das überschüssige Blut abgesaugt. Dann wird mit Medikamenten getränkte Watte in der Nase platziert. Die darin enthaltenen Wirkstoffe führen zu Betäubung und Zusammenziehen der Nasenschleimhäute.

Kauterisation
Wenn die Blutung weiter anhält, kann der Arzt eine chemische oder elektrische Kauterisation empfehlen. Dafür betäubt er das Naseninnere örtlich und verschließt die infrage kommenden Blutgefäße mit einer Chemikalie oder mit einem sehr kleinen elektrischen Instrument (Kauter), um die Blutgerinnung zu unterstützen.

Sollte die Blutung auch nach Kauterisation anhalten, führt der Arzt mit Medikamenten getränkte Gaze vorsichtig in die Nasenlöcher ein. Diese Tamponade, die mehrere Tage liegen bleibt, drückt auf die blutende Stelle und kann so die Blutung zum Stillstand bringen. Wenn die Gaze entfernt wird, werden die Gefäße eventuell nochmals kauterisiert, um einem Wiederauftreten der Blutung vorzubeugen.

Operation
Am schwierigsten ist Nasenbluten zu stillen, wenn eine Krankheit wie hoher Blutdruck oder Arterienverkalkung zu Grunde liegt oder die Blutung im hintersten Nasenbereich auftritt. Der Hausarzt empfiehlt unter Umständen die Hilfe eines Facharztes, der eine spezielle Tamponade in die Nasenhöhle einführt. Das Tamponieren erfordert eine besondere Technik sowie ein Beruhigungsmittel. Es erfolgt stationär im Krankenhaus, wo der Betroffene 2 bis 3 Tage zur Beobachtung bleibt. Dieses Verfahren mag unangenehm sein, doch stillt es die Blutung in der Regel mit Erfolg.

In seltenen Fällen schlagen die üblichen Methoden nicht an, und es kann viel Blut verloren gehen. Das kann gefährlich werden und eine Operation erforderlich machen, bei der die Arterien unterbrochen werden, die zur Blutungsstelle führen. Der Eingriff macht einige Tage Krankenhausaufenthalt notwendig.

Vorbeugung
Bestimmte Maßnahmen können bei häufigem Nasenbluten vorbeugend oder verringernd wirken. Dazu wird 1- oder 2-mal täglich Vaseline auf die Nasenscheidewand aufgetragen. Die Luftfeuchtigkeit sollte erhöht werden, ausserdem sollte Nasebohren unterbleiben und die Nase darf einige Stunden nach Nasenbluten nicht geschneutzt werden. Das Schnäuzen erhöht den Druck auf die geschädigten Blutgefäße und kann erneut zu Nasenbluten führen.

Vorsicht: Abhängigkeit von Nasentropfen!

In der Apotheke werden viele rezeptfrei erhältliche Produkte angeboten, die eine verstopfte Nase befreien sollen, wie Nasentropfen und -sprays. Mit diesen abschwellenden Mitteln kann eine große Fläche der Nasenschleimhaut direkt erreicht werden. Solche Medikamente dürfen nur über einen begrenzten Zeitraum genommen werden, denn sie können abhängig machen.

Rezeptfrei erhältliche Nasentropfen und -sprays sollten nicht öfter als 3- bis 4-mal täglich über 3 bis 4 Tage genommen werden. Werden sie häufig über mehrere Wochen benutzt, so kann sich ein Teufelskreis entwickeln: Die Nase ist zwischen den Anwendungen des Mittels noch öfter verstopft, also wird die Dosis erhöht und das Mittel immer häufiger benutzt.

Der Missbrauch dieser Mittel kann eine Reizung der Nasenschleimhaut, Stechen oder Brennen in der Nase und eine chronische Nasenschleimhautentzündung hervorrufen.

Der einzige Weg eine Abhängigkeit von Nasentropfen zu behandelt ist, sie nicht mehr zu verwenden. Dann kann die Nase zunächst noch schlimmer verstopft sein, doch nach einigen Wochen klingt die Entzündung ab. Bleibt die Verstopfung bestehen, sollte ein Facharzt für Allergien oder für Hals-Nasen-Ohren-Krankheiten aufgesucht werden (→ Heuschnupfen, S. 1040).

Behinderte Nasenatmung

Symptome. Nicht durch die Nase atmen können.

Wenn die Nasenatmung behindert ist, sind die Nasengänge dauerhaft versperrt und lassen keine Atemluft durch. Zwar kann es bei einer Erkältung oder Allergie immer wieder zu einer zeitweiligen Verstopfung der Nase kommen. Eine echte Behinderung der Nasenatmung ist jedoch kein vorübergehendes Ereignis, sondern hat meist zwei Ursachen: eine verbogene Nasenscheidewand (Septum) oder den langen Gebrauch von Nasensprays. Nasenpolypen, Nasentumore und vergrößerte Rachenmandeln sind weitere mögliche Ursachen.

Die Nasenscheidewand ist der knorpel- und knochenhaltige Teil der Nase, der die zwei Nasengänge voneinander trennt. Nur wenige Menschen haben eine vollkommen gerade Nasenscheidewand, wobei die meisten Verbiegungen nur geringfügig sind. Allerdings verläuft das Septum bei manchen Menschen erheblich schräg zur einen oder anderen Seite, was zur Verlegung führt. Dies ist meist Folge einer Verletzung, zum Beispiel eines Schlags auf die Nase, und kann auch Ursache für eine Neigung zu Nasenbluten (S. 586) oder Nasennebenhöhlenentzündung (S. 590) sein.

Die zweite Ursache ist der übermäßige Gebrauch von abschwellenden Nasensprays. Das Nasenspray wird zunächst genommen, um bei Erkältung eine verstopfte Nase zu befreien. Der häufiger Gebrauch führt jedoch langfristig zu einer größeren Neigung zu Nasenverstopfung. So beginnt ein Teufelskreis, der Nasentropfenabhängigkeit oder auch Rhinitis medicamentosa genannt wird.

Diagnose

Wenn keine Erkältung oder Allergie vorliegt und trotzdem nicht frei durch die Nase geatmet werden kann, lässt sich eine Behinderung der Nasenatmung vermuten. Der Arzt untersucht die Nase auf die Ursache der Behinderung und befragt den Betroffenen nach möglichen Verletzungen, Allergien und anderen Symptomen sowie nach dem Gebrauch von Nasensprays.

Oft benutzt der Arzt ein mit einer Lichtquelle ausgestattetes, biegsames Faseroptikendoskop, das ihm bei der Diagnose von Nasenkrankheiten hilft oder ihn bei einer Operation die Hohlräume der Nase besser erkennen lässt.

Behandlung

Für viele Menschen ist eine schiefe Nasenscheidewand nur ein geringes oder gar kein Problem. Wenn jedoch die Blockierung derart ist, dass ein normales Atmen erschwert wird, kann eine Septumplastik die Lösung sein. Bei dieser Operation wird die Scheidewand verlagert. Der Eingriff kann bei örtlicher Betäubung ambulant oder unter Allgemeinnarkose bei einem kurzen Krankenhausaufenthalt erfolgen.

Bei übermäßigem Gebrauch von Nasentropfen oder -sprays als Ursache für die Behinderung ist die Behandlung einfach: Diese Medikamente zukünftig nicht mehr benutzen. Zwar kann sich der Zustand vorübergehend verschlimmern, doch nach einigen Wochen dürfte das Atmen wieder fast normal sein, wenn die schädlichen Wirkungen der Nasentropfen abklingen (→ Vorsicht: Abhängigkeit von Nasentropfen!, S. 587).

Bleibt die chronische Nasenverstopfung ein Problem, kann der Arzt Nase und Nebenhöhlen untersuchen und ein Therapieprogramm empfehlen. Er kann an einen Facharzt für Allergien (Allergologen) überweisen, der eine Reihe von Tests durchführt um festzustellen, ob eine spezifische Allergie gegen bestimmte Substanzen in der Umgebung vorliegt. Wenn er den die Allergie auslösenden Stoff findet, kann er eine Therapie festlegen, zu der unter Umständen Antihistaminika gegen die Allergie gehören (S. 1034).

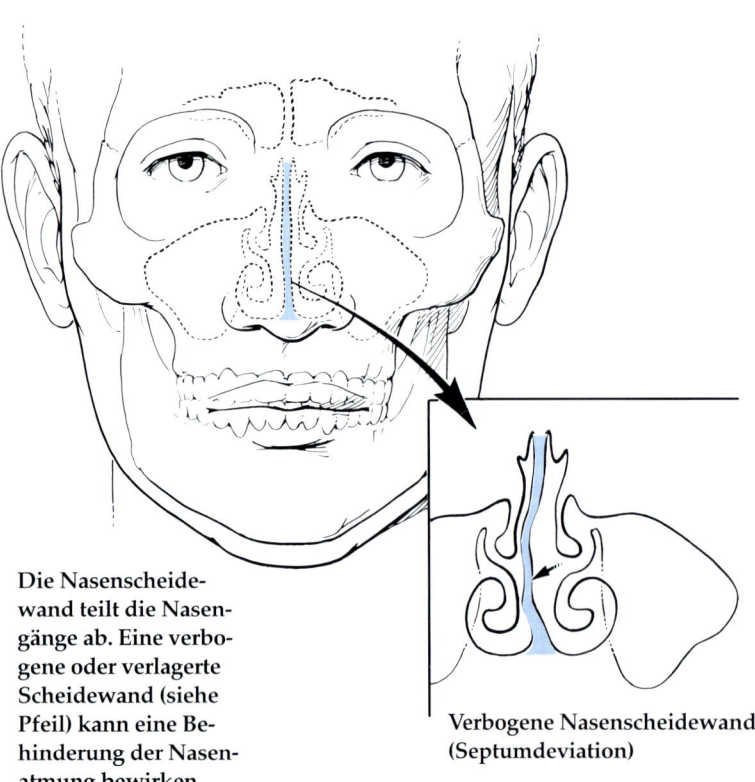

Die Nasenscheidewand teilt die Nasengänge ab. Eine verbogene oder verlagerte Scheidewand (siehe Pfeil) kann eine Behinderung der Nasenatmung bewirken.

Verbogene Nasenscheidewand (Septumdeviation)

Nasen-Rachen-Fibrom

Symptome. Häufiges Nasenbluten.

Beim Nasen-Rachen-Fibrom (Angiofibrom) handelt es sich um einen gutartigen (benignen) Tumor in der Nase, der in der Pubertät bei Jungen und selten bei Mädchen vorkommt. Nach der Pubertät schrumpft er von allein, kann aber auch schnell wachsen und so die Nasengänge und Nasennebenhöhlen versperren und häufiges sowie oft starkes Nasenbluten bewirken. In seltenen Fällen kann er auf das Gehirn drücken.

Diagnose
Bei Verdacht auf Nasenrachenfibrom wird das Naseninnere auf Anzeichen für einen Tumor untersucht. Mit einer Computertomographie (S. 1344) können Größe und Lage des Tumors festgestellt werden. Bildet sich der Tumor nicht von allein zurück, kann der Betroffene gemeinsam mit dem Arzt eine Behandlung erwägen.

Behandlung
Wenn Tumore die Nasenatmung behindern oder Nasenbluten verursachen, können sie chirurgisch entfernt werden. Gelegentlich kann auch eine Embolisation durchgeführt werden. Bei der Embolisation werden winzige Kügelchen einer klebenden Substanz in die Blutgefäße des Tumors injiziert. Diese Kleber blockieren die Blutzufuhr zum Tumor. Nach dieser Behandlung kann dann der Tumor auch noch chirurgisch entfernt werden.

Knollennase

Symptome. Große, knollenartige, gerötete Nase.

Bei der Knollennase (Rhinophym) ist die oberste Hautschicht (Epithelium) der Nase betroffen. Sie verdickt sich stark und lässt die Nase groß und knollenartig aussehen. Die Ursachen sind unklar. Die Krankheit behindert das Atmen nicht und gefährdet auch nicht die Gesundheit.

Früher hielt man eine übermäßig große und verbreiterte Nase für eine Folge starken Trinkens. Heute weiß man, dass Alkoholkonsum nichts mit ihr zu tun hat. Menschen, die maßvoll trinken und solche, die sich völlig enthalten, können ein Rhinophym entwickeln.

Diagnose
Wenn sich die Nasenhaut allmählich übermäßig verdickt, sodass die Nase eine große,

knollenartige Form annimmt, handelt es sich wahrscheinlich um ein Rhinophym.

Behandlung
Die einzige effektive Behandlungsart ist eine Operation. Hierbei schält der Arzt überschüssiges Gewebe von der Außenseite der Nase weg. Im Verlauf der Heilung nimmt die Nase gewöhnlich wieder ihre normale Form an.

Beeinträchtigung der Geruchswahrnehmung

Symptome
- Verminderte Geruchswahrnehmung
- Schwierigkeit bei der Nasenatmung

Bei einer Erkältung mit verstopfter Nase können viele Menschen vorübergehend nichts riechen. Wenn der Geruchssinn jedoch ohne Grund verloren geht, spricht man von Anosmie. Für diese Erkrankung gibt es mehrere Gründe: Sie tritt auf, wenn Gerüche durch eine Verstopfung der Nase die feinen Nervenfasern in der Nase, die zu den Riechhirngebieten führen, nicht erreichen können, wenn die Nerven dieses Gebiets geschädigt, Riechnerven und -nervenfasern zerstört sind oder wenn die für das Riechen zuständige Hirnregion geschädigt ist.

Ein einfaches Mittel für eine »Laufnase«

Wer hat sich bei einer Erkältung nicht schon nach einem Mittel gesehnt, das eine verstopfte Nase kuriert. Viele davon werden in der Werbung gepriesen, doch halten sie selten, was sie versprechen. Selbst wenn sie die Nase tatsächlich, können sie Nebenwirkungen wie Benommenheit oder trockenen Mund haben.

Manchmal wird die Nase zu trocken, wodurch sie noch mehr schmerzt als eine »Laufnase«. Wenn das Mittel ein Antihistaminikum enthält, kann der Schleim im Kopfbereich verdicken und eignet sich so besser für Viren, die sich über ihn auf Ohr oder Rachen ausbreiten können. Bei einer Erkältung muss der Schleim dünnflüssig gehalten werden, weswegen man viel trinken soll.

Eines der besten Mittel gegen eine verstopfte Nase ist ein Dampfbad. Es kann den Schleim lösen und den Kopf frei machen. Dafür bringt man einen Kessel oder flachen Topf mit Wasser zum Sieden und atmet den Dampf einige Minuten lang ein: dabei auf genügend Abstand achten, damit man sich nicht verbrüht! Beim Inhalieren bilden manche Menschen gerne mit einem Handtuch eine Art Zelt über dem Kopf. Das Dampfbad hilft auch, den Schleim im Brustkorb zu lösen. Zusätze wie Kamille oder andere ätherische Öle (Vorsicht vor Verätzungen) können zusätzlich für Erleichterung sorgen.

Meist verursachen Nasenpolypen, Tumore oder Schleimhautschwellungen eine Verlegung des Nasengangs. Virenbedingte Infektionen (Hauptursache für Anosmie bei Älteren) und chronische Naseninfektionen oder Allergien bewirken oft eine Schädigung der Riechrindennerven (S. 569). Riechnerven und -nervenfasern können auch aufgrund einer Kopfverletzung, Nasenoperation oder eines Tumors geschädigt sein.

Die meisten von Anosmie Betroffenen können die Geschmacksrichtungen salzig, süß, sauer und bitter unterscheiden, die von der Zunge geschmeckt werden, doch können sie feinere Geschmacksunterschiede nicht wahrnehmen.

Diagnose

Bei Verlust des Geruchssinns ohne Erkältung sollte der Arzt konsultiert werden. Nasenpolypen (S. 1041) und eine Allergie sind die häufigsten Ursachen. Der Arzt sucht auch nach vorliegenden Tumoren in den Nasengängen.

Oft ist die Behinderung der Geruchswahrnehmung nur störend und nur selten kann sie ein Symptom einer ernsteren Erkrankung sein. In wenigen Fällen nehmen die Betroffenen über kurze Zeit seltsame Gerüche wahr. Wenn der Arzt eine Nasenerkrankung nicht findet, überweist er den Betroffenen an einen Neurologen, der Untersuchungen und Tests durchführt um festzustellen, ob die Ursache im Gehirn liegt.

Zur Untersuchung auf einen Gehirntumor oder auf eine Kopfverletzung kann eine Computertomographie oder Magnetresonanztomographie (S. 1344) durchgeführt werden. Eine Verletzung durch Außeneinwirkung kann die Riechnerven schädigen, welche die Geruchs-

wahrnehmungen von der Nase zum Gehirn transportieren. Der Geruchssinn kann auch nach einem Stoß oder Schlag auf den Kopf beeinträchtigt sein.

Behandlung

Wenn eine Nasenerkrankung wie Heuschnupfen (allergische Rhinitis) oder Nasenpolypen die Ursache ist, lässt sich dies leicht behandeln und der Geruchssinn stellt sich wieder ein. Gewöhnlich behandeln die Ärzte Heuschnupfen mit Antihistaminika. Nasenpolypen und Tumore können operativ entfernt werden.

Unter Umständen kehrt der Geruchssinn wieder zurück, wenn sich die Gewebe der Riechhirngebiete von allein regenerieren.

Nasennebenhöhlenentzündung

Symptome
- Schmerzen ums Auge oder in den Wangen
- Fieber
- Beeinträchtigung der Nasenatmung
- Zahnschmerzen (selten)

Die Nasennebenhöhlen (Sinus) sind die an die Nase angrenzenden Knochenhohlräume. Sie werden in vier Paare untergliedert: die Stirnhöhlen, die Siebbeinzellen zwischen den Augen, tiefer im Kopf, hinter den Augen gelegen die Keilbeinhöhlen und schließlich die Kieferhöhlen in den Wangenknochen. Sie sind durch kleine Öffnungen mit den Nasenhohlräumen verbunden. Normalerweise strömt die Luft in die Nebenhöhlen und hinaus und Schleim fließt durch diese Öffnungen in die Nase ab.

Bei einer Nasennebenhöhlenentzündung (Sinusitis) handelt es sich um eine Infektion der Auskleidung einer oder mehrerer dieser Höhlen. Gewöhnlich schwellen die Nasenschleimhäute ebenfalls an und verstopfen die Nase. Diese Schwellung der Nasenschleimhäute kann die Öffnungen der Nebenhöhlen verschließen und das Abfließen von Eiter oder Schleim verhindern. Schmerzen in der Nebenhöhle können von der Entzündung selbst oder von dem Druck innerhalb der Nebenhöhle herrühren, der aus dem Verschluss der Öffnung resultiert.

Die Infektion kann durch Bakterien, Viren oder Pilze hervorgerufen werden. Eine normale Erkältung ist der häufigste Auslöser für eine Nebenhöhlenentzündung. Da sich die Schleimhäute der Nase in die Nebenhöhlen erstrecken und sie auskleiden, kann eine bakterielle Infektion leicht auf die Nebenhöhlen übergreifen.

Sekretabfluss in den Rachen

Der in Nase und Nasennebenhöhlen gebildete Schleim schiebt sich nach und nach als dünner Film in den Rachen. Er schützt die Lungen, indem er Staub und andere Teilchen abfängt, die eingeatmet werden. In der Regel ist man sich dieses Vorgangs nicht bewusst, sondern schluckt den Schleim herunter.

Normalerweise bilden Nase und Nasennebenhöhlen täglich etwa die Menge einer Tasse Schleim oder mehr. Wenn jedoch Rauch oder andere Reizstoffe die Nase belasten, erhöht sich die Menge. Dieser mehr gebildete Schleim, der mehr Reizstoffe entfernen soll, verursacht oft ein Unbehagen, wenn er im Rachen spürbar wird.

In gewissem Sinn ist der Schleim die Salbe der Natur, da er eine gereizte Nase beruhigt. Man wird sich seiner mehr bewusst, wenn die Luft trocken ist, da der Schleim in Nase und Rachen dann verdickt und nicht mehr so leicht abzustoßen ist.

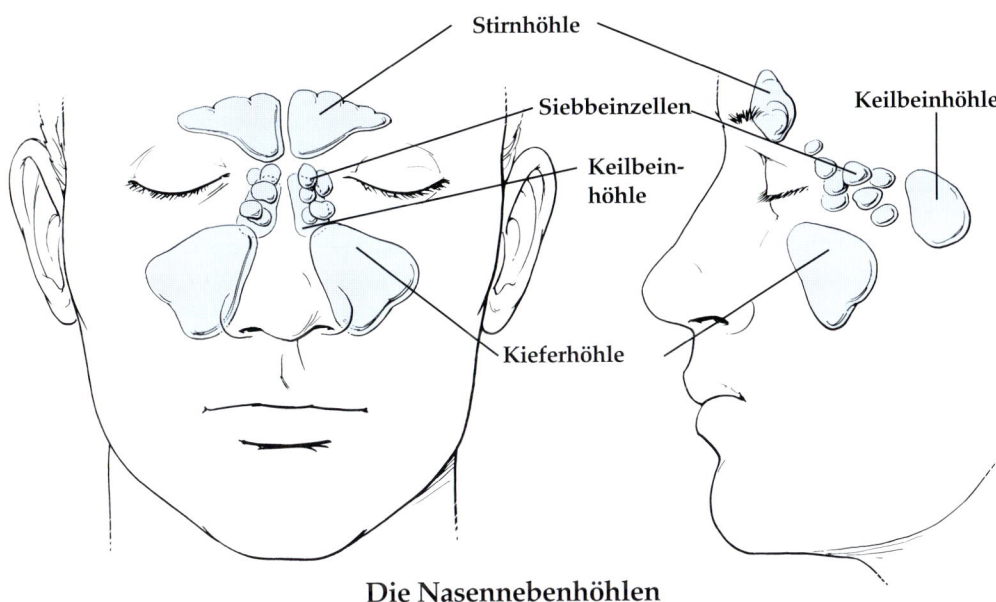

Stirnhöhle

Siebbeinzellen

Keilbeinhöhle

Keilbein-
höhle

Kieferhöhle

Die Nasennebenhöhlen

Am häufigsten treten Nebenhöhlenentzündungen im Gefolge von Erkältungen auf. Die chronische allergische Rhinitis (Heuschnupfen) kann ebenfalls eine Sinusitis hervorrufen, da sich Infektionen leicht in dem in der Nase vorhandenen Schleim bilden und dann auf die Nebenhöhlen ausbreiten können (S. 1040). Eine stark verbogene Nasenscheidewand kann aufgrund der Verlegung der Nebenhöhlenöffnungen zur Sinusitis führen und auch ein Zahnabszess kann sich so weit ausdehnen, dass er die Nebenhöhlen infiziert (S. 607).

Man unterscheidet die akute und die chronische Nasennebenhöhlenentzündung. Die akute ist bei weitem die häufigere und gewöhnlich bakteriell bedingt. Zu ihren Ursachen gehören unter anderem Erkältung, Zahnabszess und schiefe Nasenscheidewand.

Die chronische Sinusitis ist oft die Folge wiederholt auftretender oder nicht behandelter akuter Infektionen. Vernarbungen von früheren Infektionen verengen die Öffnung einer Nebenhöhle oder verlegen sie, wodurch Eiter- oder Schleimabfluss erschwert wird.

Manche Menschen bekommen nie eine Sinusitis, andere dagegen anscheinend bei jedem Schnupfen. Bei manchen entsteht sie nach einem Sprung ins Wasser, bei dem Nase und Nasennebenhöhlen plötzlich mit Wasser gefüllt werden. Diese Reizung und Verunreinigung führt dann zur Nebenhöhlenentzündung.

Diagnose
Bei Auftreten der Symptome sollte der Arzt aufgesucht werden. Bei wiederholt auftretender oder chronischer Sinusitis kann der Arzt Röntgenaufnahmen oder eine Computertomographie empfehlen (S. 1344) um festzustellen, wie schwer die Infektion ist. Er entnimmt unter Umständen eine Probe des Schleims oder Eiters zur Laboruntersuchung.

Wie gefährlich ist die Nasennebenhöhlenentzündung?
Bevor es Antibiotika gab, breitete sich eine Nasennebenhöhlenentzündung häufig auf die Gesichtsknochen und auch auf das Gehirn aus. Heute bedroht Sinusitis nur selten die Gesundheit. Unbehandelt kann sie jedoch chronisch werden, was auch die Behandlung erschwert.

Behandlung
Zunächst wird der Aufenthalt in gleichmäßig geheizten Räumen empfohlen. Dann sollte man sich nicht mit dem Gesicht nach unten beugen, um Schmerzen zu vermeiden. Warme Gesichtspackungen oder das Einatmen von Dampf über einer Schüssel mit siedendem Wasser können helfen. Außerdem sollte man viel trinken, um die Absonderungen dadurch zu verflüssigen.

Arzneimitteltherapie
Bei einer bakteriellen Infektion verschreibt der Arzt eine 10 bis 14 Tage dauernde Antibiotikatherapie. Es können rezeptfrei erhältliche, abschwellende Mittel in Form von Nasentropfen, Sprays oder Tabletten genommen werden, damit die Hohlräume sich wieder öffnen und Sekrete aus den Nasennebenhöhlen abfließen können. Doch sollte dabei Vorsicht walten.

Wenn diese Mittel die Nase zu stark austrocknen, können sie mehr schaden als nutzen. Sie sollten nur auf Anraten des Arztes und strikt nach seinen Anweisungen genommen werden.

Operation

Gelegentlich hält eine Nasennebenhöhlenentzündung trotz medikamentöser Behandlung an. Dann kann eine endoskopische Nasennebenhöhlenoperation durchgeführt werden. Sie bietet Erleichterung ohne äußere Narben zu hinterlassen und kann unter örtlicher Betäubung durchgeführt werden. Der Eingriff hat seinen Namen von dem Instrument, das die Hals-Nasen-Ohren-Ärzte benutzen. Endoskope sind sehr dünne, röhrenförmige Instrumente unterschiedlicher Größe. Sie sind mit einem Sichtgerät ausgestattet und werden zusammen mit kleinen Schneidwerkzeugen benutzt. Bei dieser Operation wird ein feiner, doch entscheidender Nasengang frei geräumt, der bei Blockierung eine wiederholt auftretende Nebenhöhlenentzündungen verursacht. Bei dieser Operation ist meist kein Krankenhausaufenthalt erforderlich und der Betroffene kann am nächsten Tag seine Arbeit wieder aufnehmen.

Bei der endoskopischen Operation bleiben die Nebenhöhlen im Wesentlichen unangetastet; es wird nur der natürliche Sekretabfluss wieder ermöglicht. Bei einer Untersuchung vor der Operation nimmt der Arzt 5 bis 15 Minuten lang mit einem Endoskop das örtlich betäubte Naseninnere in Augenschein. Er kann außerdem eine Computertomographie (S. 1344) der Nebenhöhlen anordnen, auf die er sich während der Operation stützt. Nachdem der Betroffene ein Beruhigungsmittel und eine örtliche Betäubung erhalten hat, führt der Arzt ein Endoskop mit feinen Schneidwerkzeugen in die Nasengänge und blockierten Nebenhöhlen ein. Anhand der per Endoskop auf einen Bildschirm übermittelten Aufnahme entfernt der Arzt infizierte Nebenhöhlenschleimhaut, Polypen und kleine Knochenteile, welche die Nebenhöhlen verlegen, vergrößert die Nebenhöhlenöffnung und saugt die zurückgehaltene Flüssigkeit ab. In aller Regel treten nach dem Eingriff nur geringe Beschwerden und etwas Nasenbluten auf. Außerdem muss der Betroffene in den ersten 3 Wochen den Arzt wöchentlich aufsuchen, um getrocknetes Blut und Absonderungen entfernen zu lassen. Gelegentlich kann sich erneut eine Verlegung der Nebenhöhle entwickeln und der Eingriff muss wiederholt werden. Komplikationen sind selten, können jedoch schwerwiegend sein, weswegen ein erfahrener Chirurg ausgesucht werden sollte.

Wenn es diesen nicht gibt oder diese Operation nicht durchführbar ist, kann ein konventioneller Eingriff unter örtlicher Betäubung erwogen werden. Der Chirurg legt dabei einen Durchgang im Knochen zwischen Nase und infizierter Nebenhöhle an und dann werden die Nebenhöhlen mit keimfreiem Wasser gespült.

Erkrankungen des Rachens

Der Rachen bringt Nahrung zum Verdauungstrakt, Luft in die Lungen und ermöglicht das Sprechen. Bei dieser großen Arbeitsbelastung kommt es hier gelegentlich zu Problemen.

Wie andere Bereiche der Atemwege ist der Rachen anfällig für bakterielle oder virale Infektionen. Oft beschränken sich diese Infektionen auf den Rachen, etwa bei der Kehlkopfentzündung. Bei Mandelentzündung oder Rachenkatarrh betreffen sie das gesamte System.

Außerdem ist der Rachen anfällig gegen Überanstrengung, angefangen bei starkem Alkoholkonsum oder Rauchen bis zum falschen Stimmgebrauch beim Sprechen oder Singen. Dies kann zu einer Reihe von Krankheiten führen, zum Beispiel zu chronischer Kehlkopfentzündung oder zu Geschwulsten auf den Stimmbändern.

Rachenkatarrh

Symptome
- Halsschmerzen
- Schluckbeschwerden
- Fieber

Der Rachen (Pharynx), zwischen den Gaumenmandeln und dem Kehlkopf gelegen, wird üblicherweise als Hals bezeichnet. Rachenkatarrh (Pharyngitis) ist daher nur ein anderer Name für Halsentzündung oder Angina, eine Entzündung, die akut oder chronisch sein kann.

Bakterien, oft Streptokokken der Gruppe B, oder Viren verursachen den akuten Rachenkatarrh – Streptokokkenangina genannt.

Die chronische Form kann durch eine anhaltende Infektion der Nasennebenhöhlen,

Lungen oder des Mundes hervorgerufen werden, die sich auf den Rachen ausdehnt.

Eine ständige Reizung, etwa durch Rauchen oder Einatmen stark verschmutzter Luft, oder zu hoher Alkoholkonsum können ebenfalls einen chronischen Rachenkatarrh verursachen.

Diagnose

Der Rachen ist rot und wund und das Schlucken und manchmal sogar das Atmen ist erschwert. Es kann Eiter auftreten und der Betroffene fühlt sich möglicherweise fiebrig.

Wenn die Halsentzündung länger als einige Tage anhält, sollte der Arzt konsultiert werden. Er untersucht den Rachen und entnimmt mit einem Abstrichtupfer eine Probe, die im Labor auf Bakterien hin getestet wird. Außerdem sucht er auch nach Anzeichen für andere Erkrankungen wie etwa eine Naseninfektion und andere Infektionen der Atemwege.

Behandlung

Meist ist eine Behandlung nicht notwendig. Bei einer bakteriellen Infektion verschreibt der Arzt eine Antibiotikatherapie. Bei einer viralen Infektion helfen Antibiotika jedoch nicht.

Der Betroffene benötigt viel Ruhe. Mit Acetylsalicylsäure oder einem Ersatzmittel und durch das Gurgeln mit warmem Salzwasser können die Schmerzen bei Rachenkatarrh gelindert werden (einen halben Teelöffel Salz in einem Glas warmem Wasser auflösen und mehrmals am Tag damit gurgeln). Halspastillen kön-

»Kloß« im Hals

Manchmal kann im Hals das Gefühl eines »Kloßes« auftauchen, einem kleinen Ball vergleichbar, selbst wenn man gerade nicht schluckt. Auch durch Räuspern, ein Glas Wasser oder forciertes Schlucken lässt sich der »Kloß« nicht beseitigen. Der medizinische Fachbegriff für diese häufige Störung ist »Globusgefühl« oder »Globussyndrom«.

Die Störung, ursprünglich »Globus hystericus« genannt, weist auf den Zusammenhang von Gefühlssystem und Rachen hin. Bei Sorge oder Angst, Depression oder Stress spannt sich die kleine muskuläre Öffnung im unteren Bereich des Halses, der Rachen (Pharynx), an. Diese Anspannung »sagt« dem Gehirn, dass da etwas ist, auch wenn eigentlich nichts da ist.

Hält die Störung an, kann der Arzt den Betroffenen an einen Hals-Nasen-Ohren-Arzt überweisen, der Rachen und Kehlkopf untersucht.

Die Störung klingt im Allgemeinen von alleine ab oder wenn es möglich ist, Stress oder Sorge zu verringern.

Operative Entfernung der Gaumen- und Rachenmandeln

Bei den Gaumen- und Rachenmandeln handelt es sich um Lymphknotengewebe (→ Lymphsystem, S. 968). Die Gaumenmandeln (Tonsillen) sitzen in der hinteren Mundhöhle, die Rachenmandeln (Tonsilla pharyngea) im oberen Rachenraum.

Sowohl Rachen- als auch Gaumenmandeln filtern Infektionen aus dem Körper und sind besonders wichtig für Kleinkinder und Kinder bis etwa zum 3. Lebensjahr.

Im Laufe der Kindheit schrumpfen die Mandeln. Bis zur Pubertät sind die Rachenmandeln fast verschwunden, die Gaumenmandeln haben jetzt die Größe der Mandeln.

An einer Entzündung der Gaumenmandeln (Tonsillitis), einer bakteriellen Infektion, erkranken Kinder nach dem 3. Lebensjahr öfter und gelegentlich auch Erwachsene. Mitun-

ter schwellen die Rachenmandeln an und das Kind spricht »durch die Nase«. Wenn die Lymphknoten häufig (3-mal jährlich oder öfter) und schwer infiziert sind, empfiehlt der Arzt eventuell eine Tonsillektomie und eventuell auch eine Adenoidektomie (Entfernung der Rachenmandeln).

Früher wurden Kinder schnell die Gaumenmandeln entfernt, oft gemeinsam mit den Rachenmandeln. Durch Antibiotika ist die Behandlung der Mandelentzündung heute leichter und eine Operation oft unnötig. Vergrößern sich die Gaumenmandeln, können sie die Atmung und das Schlucken behindern und auch die hintere Mundhöhle und die eustachische Röhre verschließen, was zu → Mittelohrentzündung, S. 574, oder Behinderung der Nasenatmung führen kann.

Mit Tonsillektomie und Adenoidektomie ist die chirurgische Entfernung der Gaumen- und der Rachenmandeln gemeint. Die Gaumenmandeln wachsen nicht nach, doch eventuell die Rachenmandeln, obgleich dies selten Folgeprobleme mit sich bringt. Nach der Operation wird das Kind in der Regel noch einige Stunden beobachtet und dann nach Hause entlassen. Einige Tage lang wird das Kind aber noch sehr starke Halsschmerzen haben.

Tonsillektomie und Adenoidektomie bewahren nicht vor weiteren Racheninfektionen. Die gleichen Organismen, die eine Mandelentzündung hervorrufen, können auch den Rachen befallen – gewöhnlich Streptokokken. Nach der Entfernung dieser Lymphknoten treten Racheninfektionen daher meist seltener auf.

nen ebenfalls Erleichterung bringen. Um eine Reizung des Rachens zu vermeiden, kann man zu leichter oder flüssiger Kost wechseln.

Mandelentzündung

Symptome
- Halsschmerzen
- Kopfschmerzen
- Fieber und Schüttelfrost
- Empfindliche Lymphknoten im Kiefer- und Nackenbereich

Die Gaumenmandeln (Tonsillen), die links und rechts in der hinteren Mundhöhle sitzen, gleichen den Lymphknoten. Neben ihren anderen Aufgaben filtern sie schädliche Mikroorganismen aus, die den Körper infizieren könnten.

Gelegentlich infizieren Bakterien die Gaumenmandeln, die dann anschwellen und sich entzünden. Diese Infektion wird auch Tonsillitis genannt. Sie tritt häufig auf, besonders bei Kindern.

Diagnose
Die Symptome ähneln denen einer Grippe. Anzeichen sind Halsschmerzen mit Schluckbeschwerden, hinzu kommen meist Kopfschmerzen, Fieber und Schüttelfrost.

Die Gaumenmandeln röten sich sichtlich und schwellen an. Außerdem können sich auf ihnen weiße Flecken zeigen. Die Lymphknoten in diesem Bereich sowie die Lymphknoten unter dem Kiefer und im Nacken sind unter Umständen vergrößert und empfindlich.

Halten die Symptome länger als 48 Stunden an oder liegt eine familiäre Vorgeschichte mit Mandelentzündung vor, muss der Arzt aufgesucht werden. Er untersucht den Rachen und macht einen Abstrich, um eine Kultur anzulegen, die ihm zeigt, ob es sich um eine Infektion mit Bakterien der Gruppe B – Streptokokkenangina – handelt.

Heute ist eine Mandelentzündung hauptsächlich unangenehm und beschwerlich. Da sie zur Bildung eines Abszesses auf den Mandeln oder in deren Nähe führen kann, darf sie jedoch nicht unbehandelt bleiben.

Behandlung
Viel Ruhe ist wichtig und man sollte lindernde Getränke zu sich nehmen. Mehrmals am Tag mit warmem Salzwasser gurgeln, lindert den Schmerz. Zur Schmerzlinderung kann auch ein Medikament, das Acetylsalicylsäure enthält, herangezogen werden oder Paracetamol.

Arzneimitteltherapie
Wenn eine bakterielle Infektion Ursache der Halsentzündung ist, verschreibt der Arzt oral einzunehmende Antibiotika, gewöhnlich über den Zeitraum von 10 Tagen. Schon wenige Tage nach der ersten Tablette dürften die Symptome verschwinden.

Bestimmte Streptokokkenarten, die eine Entzündung der Gaumenmandeln und → Rachenkatarrh, S. 592, hervorrufen können, können auch eine → Nierenentzündung, S. 836, oder → rheumatisches Fieber, S. 677, verursachen. Daher ist es wichtig, die Antibiotikatherapie abzuschließen und nicht abzubrechen, sobald die Schmerzen nachlassen.

Entzündung des Kehlkopfdeckels

Symptome
- Halsschmerzen
- Fieber
- Schluckbeschwerden
- Heiserkeit

Notfallsymptome. Atemnot

Bei einer Epiglottitis ist der knorpelige Kehlkopfdeckel (Epiglottis), der die Luftröhre verschließt, entzündet. Meistens sind Kinder zwischen dem 2. und 5. Lebensjahr betroffen, aber auch bei Erwachsenen kann eine Epiglottitis auftreten. Sie ist häufiger bei Männern als bei Frauen und Menschen weißer Hautfarbe sind häufiger betroffen als die anderer Hautfarbe.

Meist wird die Krankheit durch Bakterien hervorgerufen. Bestimmte Krankheiten wie die Hodgkin-Krankheit und Blutkrebs sowie Erkrankungen, die das Immunsystem schwächen, können Erwachsene für eine Entzündung des Kehlkopfdeckels anfällig machen.

Diagnose
Die Symptome einer Entzündung des Kehlkopfdeckels können denen von Rachenkatarrh (S. 592) und einer Mandelentzündung (diese Seite) insofern gleichen, als Schmerzen im Hals und beim Schlucken auftreten. Kinder sind oft fiebrig und heiser.

Halten die Halsschmerzen länger als einige Tage an, muss der Arzt aufgesucht werden. Er untersucht den Rachen und macht einen Abstrich, um damit eine Kultur anzulegen. Zeigt sich anhand der Kultur, dass eine bakterielle Infektion vorliegt, verschreibt der Arzt die entsprechende Antibiotikatherapie. Unter Umständen wird er auch eine Röntgenaufnahme des Rachens machen lassen.

Die Infektion kann sich sehr rasch entwickeln und in wenigen Stunden ein akutes Stadium erreichen. Schwillt der Kehldeckel an, kann er die Luftröhre verschließen und Atemnot hervorrufen.

Betroffene sitzen meist vornüber gebeugt und strecken dabei den Hals, um die Atmung zu erleichtern. Bei Atemnot muss eine Notfallbehandlung erfolgen.

Behandlung

In den meisten Fällen einer Kehlkopfdeckel-Entzündung werden Antibiotika gegeben, um die Bakterien zu vernichten, welche die Infektion verursachen. Tritt schwere Atemnot auf, ist dies ein Notfall. Um das Luftholen wieder zu ermöglichen, ist dann die Einführung einer Atemkanüle in die Luftröhre notwendig (Tracheotomie).

Peritonsillarabszess

Symptome
- Halsschmerzen und ein wunder weicher Gaumen
- Starke Schmerzen beim Schlucken
- Fieber
- Neigung, den Kopf zur Seite zu beugen, weg vom Sitz der Schmerzen

Der Peritonsillarabszess geht mit einer Mandelentzündung (Tonsillitis) einher. Eine der beiden Gaumenmandeln wird von einer Infektion befallen und es entwickelt sich ein Abszess (eine Eiteransammlung) zwischen dieser Mandel und den sie umgebenden Weichteilen.

Diese Infektion kann sich auf den weichen Gaumen ausbreiten (den weichen, hintersten Bereich des Mundhöhlendachs) bevor sich der Abszess bildet, sodass dieser eine große Fläche einnehmen kann. Die Infektion kann sich auf den Hals ausdehnen und sogar bis hinunter in den Brustkorb reichen. Meistens sind junge Erwachsene betroffen.

Diagnose
Wenn der Rachen schmerzt und sich die Beschwerden auf den weichen Gaumen ausbreiten, kann ein Peritonsillarabszess vorliegen. Der Arzt untersucht Gaumenmandeln und Gaumen danach, ob eine entzündete Gaumenmandel durch die Schwellung des weichen Gaumens verdrängt wurde.

Wie gefährlich ist der Peritonsillarabszess?
Wird der Peritonsillarabszess nicht richtig behandelt, kann er gefährlich werden: Die Infektion kann sich auf den Hals und bis in den Brustkorb hinein ausbreiten, wo sie schließlich das Herzgewebe und das Gewebe zwischen den Lungen befallen kann. Gelegentlich kann die Schwellung so stark werden, dass der weiche Gaumen gegen die Zunge gepresst wird, und sowohl den Luftstrom als auch das Schlucken behindert.

Behandlung
Der Arzt behandelt die Infektion mit Antibiotika. Wenn sich Eiter gebildet hat und dieser mittels der Antibiotika nicht schnell abfließen kann, muss der Abszess unter Umständen chirurgisch entleert werden.

Da Abszesse wieder auftreten können, empfiehlt der Arzt unter Umständen eine Entfernung der Gaumenmandeln (Tonsillektomie). Gewöhnlich wird diese Operation bald nach Beginn der Antibiotikatherapie oder etwa 6 Wochen nach Abheilung der akuten Infektion durchgeführt.

Kehlkopfentzündung

Symptome
- Heiserkeit
- Kitzeln und Wundheit im Rachen
- Ständiges zwanghaftes Räuspern

Bei dieser Erkrankung (Laryngitis) handelt es sich um eine Infektion oder Reizung des Kehl-

Aufbau des Kehlkopfs

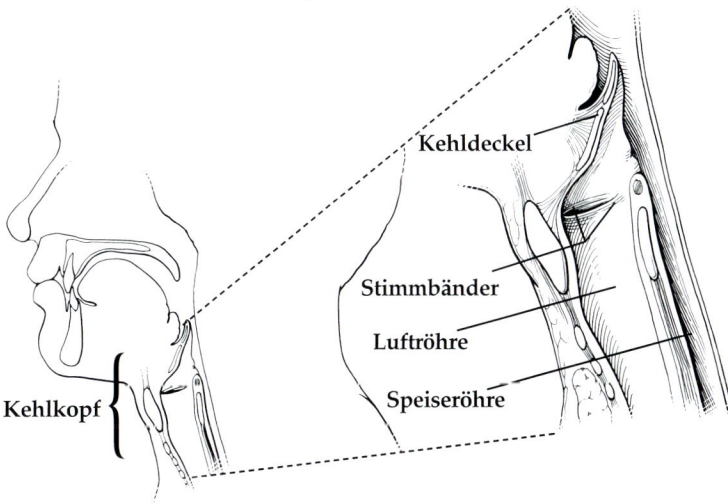

Kehldeckel

Stimmbänder

Luftröhre

Speiseröhre

Kehlkopf

Erkrankungen der Stimmbänder

Die Tonbildung durch den Kehlkopf wird Phonation genannt. Im Kehlkopf befinden sich zwei Stimmbänder, die durch Schwingung Töne hervorbringen (phonieren). Länge und Spannung der Stimmbänder, die ihre Schwingungen auf die Luftsäule übertragen, die durch den Kehlkopf streicht, wird durch die Muskulatur des Kehlkopfs gesteuert. Die Stimmbänder helfen auch dabei, feste und flüssige Nahrung beim Schlucken nicht in die Lunge geraten zu lassen.

Die Stimmbänder sind für Erkrankungen anfällig, unter anderem für solche, die durch Missbrauch oder Überanstrengung hervorgerufen werden wie Polypen, Knötchen und Geschwüre.

Polypen

Polypen sind kleine Schwellungen in der Schleimhaut der Stimmbänder. Wenn sie wachsen, nehmen sie eine rundliche Form an. Sie können sich über die gesamte Stimmbänder ausdehnen oder begrenzt auftauchen.

Ein Polyp kann sich infolge von Überbeanspruchung durch zu langes oder wiederholtes Schreien, Brüllen oder sehr tiefes, unnatürliches Sprechen bilden. Ferner kann er als chronische allergische Reaktion oder aufgrund von eingeatmeten Reizstoffen wie Zigarettenrauch entstehen.

Die Stimme kann durch Polypen keuchend und rau werden. Manchmal entfernt der Arzt die Polypen während einer speziellen Untersuchung, der Laryngoskopie. Um Krebs auszuschließen kann er dabei eine Gewebeprobe entnehmen. Nach der Entfernung der Polypen wird häufig eine Sprechtherapie empfohlen, um die zugrunde liegende Ursache zu beheben.

Sängerknötchen

Menschen, die ihre Stimme oft beruflich einsetzen müssen wie Sänger, Lehrer, Auktionatoren und Geistliche, sind für eine Knötchenbildung auf den Stimmbändern anfällig. Wie Polypen entstehen auch Knötchen durch übermäßigen Stimmeinsatz.

Die Stimme wird keuchend und rau. Im Unterschied zum Polypen wächst beim Knötchen das Epithelgewebe, das die Schleimhaut bedeckt, nicht die Schleimhaut selbst. Es ähnelt daher einem Hühnerauge oder einer Handschwiele.

Schonung der Stimmbänder, also wenig oder kein Sprechen über einige Wochen, kann eine Rückbildung der Knötchen bewirken. Manchmal ist aber auch eine chirurgische Entfernung notwendig. Eine Stimmtherapie hilft die Überanstrengung der Stimme und Sprechgewohnheiten abzustellen, die für die Knötchenbildung verantwortlich sind. Gelegentlich kommen diese Gebilde – auch Schreiknötchen genannt – bei Kindern vor. Sie werden gewöhnlich mit einer Stimmtherapie behandelt.

Kontaktgeschwüre

Die Stimmbänder können auch von Kontaktgeschwüren befallen werden. Diese Krankheit rührt oft von falschem Stimmgebrauch her. Eine weitere häufige Ursache sind Stimmbandverletzungen, etwa aufgrund häufigen Rückströmens von Magensaft oder nach Einführung eines Beatmungstubus bei der Narkose.

Kontaktgeschwüre tauchen dort auf, wo die Knorpel, die die Stimmbänder halten, miteinander Kontakt haben. Zu den Symptomen zählen leichte Schmerzen beim Schlucken oder Sprechen sowie Heiserkeit.

Der Arzt wird nach dem Umgang mit der Stimme und nach Essgewohnheiten fragen. Eventuell entnimmt er, um Krebs auszuschließen, für Laboruntersuchungen eine Gewebeprobe des Geschwürs.

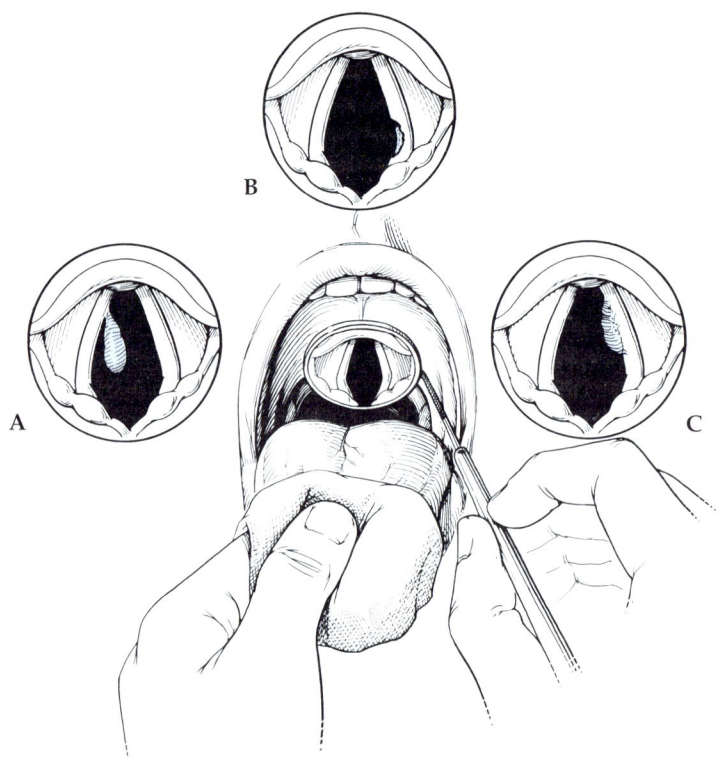

Ein kleiner, winklig angesetzter Spiegel wird bei der indirekten Laryngoskopie verwendet, die ein direktes Betrachten der Stimmbänder ermöglicht. (A) Stimmbandpolyp, (B) Kontaktgeschwür und (C) Stimmbandkrebs (S. 599).

Kontaktgeschwüre werden hauptsächlich durch Schweigen behandelt – oft für 6 Wochen oder länger, damit die Geschwüre heilen können. Eine Stimmtherapie kann notwendig sein.

Ist Magensaft die Ursache für die Geschwüre, gibt es mehrere Behandlungsmethoden. Ein Medikament gegen Säurebildung kann eingenommen werden, 2 bis 4 Stunden vor dem Zubettgehen sollte die letzte Mahlzeit stattfinden und der Kopf sollte zum Schlafen um 10 bis 15 cm erhöht liegen (→ Rückfluss von Magensaft in die Speiseröhre, S. 742).

Weißschwielenkrankheit

Diese Verhornungsstörung der Schleimhaut (Leukoplakie, wörtlich weiße »leuko« Flecken »plakia«) kann auf einem oder beiden Stimmbändern auftreten und mit Krebs einhergehen. Der Arzt entfernt sie daher, sobald sie festgestellt wird und ordnet eine Laboruntersuchung an. → Leukoplakie, S. 618, tritt oft als Folge von Rauchen auf.

Warzen bei Kindern und Jugendlichen

Viele Kinder haben Warzen (Papillome), gutartige (benigne) Gewächse, bei denen man einen Virus als Ursache vermutet. Bei wenigen Kindern, vorwiegend Jungen, entwickeln sie sich auf den Stimmbändern.

Nur sehr selten sind sie bösartig (maligne) und verschwinden meist in der Pubertät. Bis dahin können diese Warzen jedoch beschwerlich werden und gehäuft auftreten, wodurch ihre Entfernung ohne Schädigung des Kehlkopfs schwierig wird. In seltenen Fällen können diese Warzen sehr schnell und in großen Mengen wachsen und so die Atmung behindern. Passiert dies, dann müssen sie rasch behandelt werden, damit die Atmung nicht vollständig blockiert wird.

Zum bevorzugten Verfahren hat sich bei diesen Warzen die Laserbehandlung entwickelt, die wirksamer und weniger schädigend ist als das Ausschneiden mit einer Klinge. Die Warzen treten häufig erneut auf und müssen wieder behandelt werden.

---

kopfs (Larynx), der am oberen Ende der Luftröhre (Trachea) sitzt. Entzünden sich die Stimmbänder im Kehlkopf oder werden sie gereizt, dann schwellen sie an. Die Töne, die durch die über sie hinwegstreichende Luft gebildet werden, werden dann verzerrt und die Stimme kann heiser klingen. In manchen Fällen kann sie so leise werden, dass sie nicht mehr zu hören ist.

Es gibt zwei Arten von Kehlkopfentzündung: die akute und die chronische. Symptome und Behandlung sind bei beiden Formen häufig gleich.

Gewöhnlich verursacht ein Virus die akute Kehlkopfentzündung, sie kann jedoch auch durch eine bakterielle Infektion hervorgerufen werden. Eine Virusinfektion heilt gewöhnlich ohne Behandlung.

Kehlkopfentzündung kann im Verlauf anderer Krankheiten auftreten, zum Beispiel bei einer normalen Erkältung, Bronchitis, Grippe oder Lungenentzündung. Reizungen durch übermäßiges Reden oder Singen, durch Allergien und das Einatmen von Reizstoffen wie bestimmte Chemikalien können ebenfalls Heiserkeit und Stimmverlust verursachen.

Eine ständige Reizung, beispielsweise durch starken Alkoholkonsum, starkes Rauchen oder Rückfluss von Magensäure in den Bereich von Speiseröhre und Rachen, ruft oft eine chronische Kehlkopfentzündung hervor (→ Rückfluss von Magensaft in die Speiseröhre, S. 742).

Richtiger Stimmgebrauch

Die folgenden praktischen Ratschläge können bei der Vorbeugung von Stimmbandproblemen helfen:

- Durch übertrieben lautes oder raues Sprechen, Schreien, Kreischen oder Singen in einer für die Stimme zu hohen Tonlage kann es zu Kontaktgeschwüren und Stimmbandknötchen kommen. Die Tonhöhe herabzusetzen und in einem normaleren Schallbereich zu sprechen ist für die Stimme weniger anstrengend.
- Ein zu lang anhaltender, stoßweiser Husten oder ständiges Kitzeln im Rachen, das häufiges, forciertes Räuspern notwendig macht, kann die Stimmbänder schädigen. Diese Störungen sollten unverzüglich behandelt werden.
- Manche Männer oder Jungen versuchen, mit tieferer Stimme zu sprechen, um männlicher zu wirken. Wird so längere Zeit gesprochen, ermüdet der Kehlkopf schnell und Schmerzen und sogar Kontaktgeschwüre können die Folge sein.
- Ein nicht ganz so auf der Hand liegender Rat zum Stimmgebrauch hat mit Gesundheit und Wohlbefinden insgesamt zu tun. Alle Menschen spüren irgendwann einmal die Auswirkungen von körperlicher Müdigkeit und emotionalem Stress. Unter Umständen verspannt sich dabei die Muskulatur von Kehlkopf und Rachen und gelegentlich kann dieser Stress Stimmbandprobleme wie Heiserkeit, Keuchen oder gar Stimmverlust bewirken. Die Stimme kann daher Aufschluss über die emotionale Gesundheit geben. Man sollte sein Leben überprüfen und gegebenenfalls etwas ändern, damit weniger unnötiger Stress entsteht. Dies kann ein Beitrag sein zum Leben – und Klingen.

Sprechen nach Laryngektomie

Patienten, deren Kehlkopf entfernt wurde (Laryngektomie), müssen das Sprechen neu lernen. Stimmlosigkeit bedeutet nicht Sprachlosigkeit, aber das neue Sprechen wird nicht mehr so klingen wie die frühere Stimme.

Künstliche Sprechhilfen

Eine Methode, um nach der Laryngektomie wieder stimmlich kommunizieren zu können, ist die Benutzung eines künstlichen Kehlkopfs, des Elektrolarynx. Dieses Gerät erzeugt einen Ton, der in den Mund- und Rachenbereich übertragen werden kann. Bald nach der Operation wird es benutzt, während parallel das Sprechen mit Ösophagusstimme erlernt wird, oder wenn nach einer Luftröhren-Speiseröhreneröffnung eine Stimmprothese benutzt wird. Manche Betroffene wollen allein den Elektrolarynx zur stimmlichen Verständigung benutzen.

Es gibt zwei Typen des künstlichen Kehlkopfs, das Halsgerät und das Im-Mund-Gerät. Die Halsgeräte sind in der Hand zu tragende, batteriegetriebene, elektronische, schallerzeugende Vorrichtungen. Ihr Kopfstück wird am Hals angesetzt, der erzeugte Schall durchdringt das Halsgewebe, wird von Rachen und Mund zurückgeworfen und kann dann vom Betroffenen mithilfe von Zunge, Zähnen, Lippen und Gaumen in Sprache umgewandelt werden.

Bei den Im-Mund-Geräten (intraoralen Geräten) wird der von einem Tonerzeuger generierte Schall direkt über ein biegsames Röhrchen in den Mund geleitet. Er kann dann durch Zunge, Zähne, Lippen und Gaumen zu Worten geformt werden. Bei nicht batteriebetriebenen Geräten wird die Luft aus der Lunge dazu benutzt, ein Rohrblatt oder Scheibchen zum Vibrieren zu bringen, das eine »Stimme« produziert, die dann in den Mund geleitet wird.

Ösophagusstimme

Manche Betroffenen lernen das Sprechen neu, durch Benutzung der Ösophagusstimme. Dabei wird Luft in die Speiseröhre (Ösophagus) geschluckt und sofort wieder ausgestoßen. Die Wand der Speiseröhre vibriert dabei und bildet einen tiefen Ton, der einem Aufstoßen ähnelt.

Dieser Ton kann mithilfe von Zunge, Zähnen, Lippen und Gaumen zu Worten geformt werden.

Stimmprothese nach Luftröhren-Speiseröhreneröffnung (Stimmventilprothese)

Eine Stimmprothese sorgt für eine Verbindung zwischen Luft- und Speiseröhre. Der Chirurg stellt eine kleine Öffnung (Stoma) in der hinteren Wand der Luftröhre (Trachea) und der Vorderseite der Speiseröhre her und platziert in diese Öffnung ein kleines Silikonrohr.

Für die Stimmbildung wird beim Ausatmen der Daumen oder Zeigefinger über die Öffnung der Luftröhre (Tracheostoma) gelegt. Die ausgeatmete Luft bewegt sich dann von den Lungen durch die Stimmprothese in die Speiseröhre, die vibriert und die Stimme erzeugt. Über dem Tracheostoma kann ein Ventil angebracht werden, sodass man auch ohne den Einsatz der Finger sprechen kann. Nicht alle von einer Laryngektomie Betroffenen eignen sich für eine Luftröhren-Speiseröhreneröffnung und eine Stimmprothese.

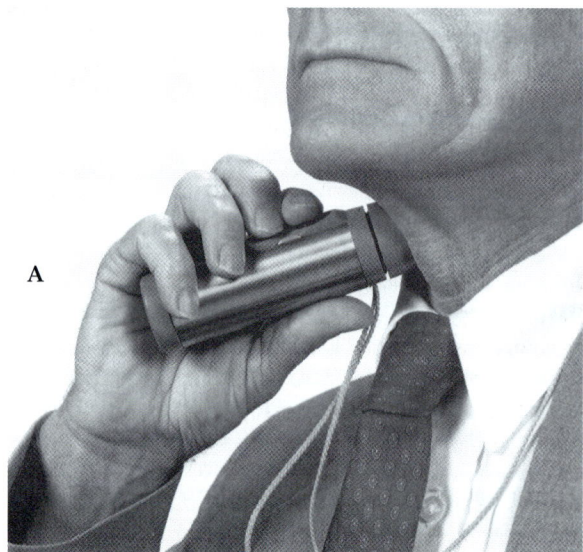 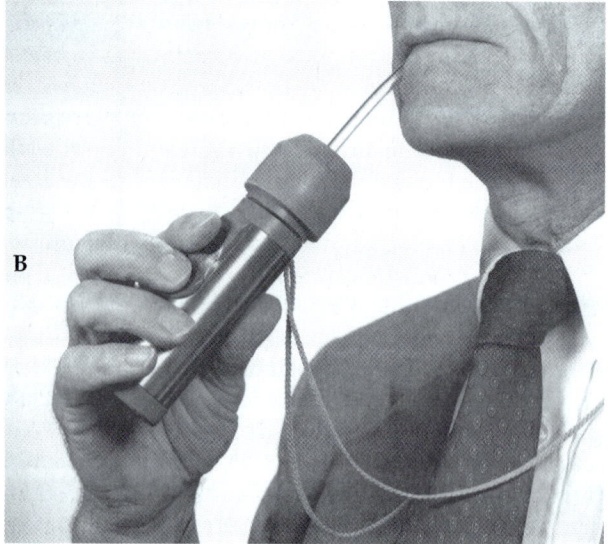

Die beiden hauptsächlichen künstlichen Stimmhilfen sind das Halsgerät (A) und das Im-Mund-Gerät (B).

Diagnose

Hauptsymptom der Kehlkopfentzündung ist Heiserkeit. Je nach Grad der Infektion oder Reizung können die Stimmveränderungen variieren – von leichter Heiserkeit bis zum nahezu völligen Stimmverlust, sodass bei der Stimmbildung kaum mehr als ein leises Flüstern herauskommt. Der Rachen kann kitzeln oder sich wund anfühlen und es kann ein Zwang zu ständigem Räuspern bestehen.

Die einfache viral bedingte Kehlkopfentzündung geht gewöhnlich innerhalb weniger Tagen zurück. Hält sie länger als 2 bis 3 Tage an oder sind weitere Symptome vorhanden, sollte der Arzt aufgesucht werden.

Wie gefährlich ist die Kehlkopfentzündung?

Für die meisten Betroffenen ist die Kehlkopfentzündung ein vorübergehendes Problem, das von allein zurückgeht oder sich mit Antibiotika behandeln lässt. Wenn die Heiserkeit auf Alkoholismus, chronische Bronchitis oder Luftverschmutzung am Arbeitsplatz zurückzuführen ist, muss das zugrunde liegende Problem beseitigt werden.

Behandlung

Arzneimitteltherapie

Der Arzt stellt anhand eines Rachenabstrichs, der im Labor untersucht wird, fest, ob die Kehlkopfentzündung durch Bakterien oder Viren hervorgerufen wurde. Sind Bakterien die Verursacher, verschreibt der Arzt eine Antibiotikatherapie und die Symptome dürften kurz nach Einnahme der ersten Tabletten zurückgehen.

Eine Kehlkopfentzündung, die auf einem Virus oder dem Einatmen von Reizstoffen beruht, lässt sich nicht mit Antibiotika behandeln. In diesem Fall muss die Stimme geschont werden. Hilfreich sind auch eine Dampfinhalation (Dampf über einer Schüssel oder einem Kessel mit heißem Wasser einatmen) und warme, lindernde Getränke. Dieses Programm mit Ruhe, Dampf und Flüssigkeit hilft bei allen Formen von Kehlkopfentzündung.

Um das Problem zu lösen, muss die zugrunde liegende Ursache der chronischen Kehlkopfentzündung behandelt werden. Raucht der Betroffene, muss er damit aufhören. Bei einer → chronischen Bronchitis, S. 714, helfen Antibiotika, das Problem zu beseitigen. Ist die Ursache Alkoholismus, muss dieser behandelt werden. Gegen Allergien helfen Antihistaminika. Ratschläge zur Behandlung des gastroösophagealen Reflux finden sich auf Seite 742.

Kehlkopfkrebs

Symptome

- Heiserkeit
- Schmerzen oder Schluckbeschwerden
- Schwellung am Hals

Fast jeder ist hin und wieder einmal heiser. Manchmal ist Heiserkeit nur eines von mehreren Symptomen bei Erkältung oder Mandelentzündung, bei einer Kehlkopfentzündung kann sie allerdings auch das einzige Symptom sein. Ganz gleich ob Erkältung oder Kehlkopfentzündung, die Stimme wird in der Regel in wenigen Tagen wieder normal.

Heiserkeit ist zudem das Schlüsselsymptom für die meisten anderen Stimmbandkrankheiten und einziges Frühsymptom bei Stimmbandkrebs. Die meisten Krebserkrankungen im Rachen- und Schlundbereich treten als Tumoren auf Stimmbändern, im Kehlkopf oder seiner Umgebung auf. Beschwerden und Schmerzen beim Schlucken sind Anzeichen anderer Krebsformen im Schlundbereich – gleiches gilt auch für eine große Schwellung am Hals.

Wer Zigaretten, Zigarren oder Pfeife raucht, setzt sich einem größeren Risiko aus, an Kehlkopfkrebs zu erkranken als ein Nichtraucher. Auch wer viel Alkohol konsumiert, ist gefährdet. Besonders die Kombination von Trinken und Rauchen macht anfällig für Kehlkopfkrebs. Krebs im Bereich des Schlunds tritt gewöhnlich um das 60. Lebensjahr auf. Bei Männern liegt die Wahrscheinlichkeit, an dieser Krebsart zu erkranken, 10-mal höher als bei Frauen.

Wenn die Heiserkeit einziges Symptom ist, keine ersichtliche Ursache hat und länger als 2 Wochen anhält, muss unverzüglich der Arzt aufgesucht werden. Dieser ist auch zu konsultieren, wenn das Schlucken einige Wochen lang beschwerlich oder schmerzhaft ist, oder eine Schwellung am Hals entdeckt wird.

Diagnose

Der Arzt untersucht den Rachen mittels einer Laryngoskopie. Es gibt 2 Arten dieser Rachenuntersuchung: die indirekte und die direkte.

Bei der indirekten Laryngoskopie wird der Schlund mit einem Kehlkopfspiegel betrachtet. Dieses einfache Verfahren wird meist in der Arztpraxis durchgeführt. Der Patient atmet bei der Untersuchung durch den geöffneten Mund. Um den Blick in den Rachen freizulegen, zieht der Arzt die Zunge sanft nach draußen. Unter Umständen kann ein örtlich wirkendes Betäubungsmittel auf Rachen und weichen Gaumen gesprüht werden, damit beim Patienten kein

Würgreflex erfolgt. Der Arzt führt dann den Kehlkopfspiegel in den hinteren Rachenraum ein. Wenn der zu Untersuchende »aaah« und »iiih« sagt, hebt sich der Kehlkopf und der Arzt kann das Kehlkopfinnere im Spiegel betrachten. Tumore und andere Abweichungen werden auf diese Weise erkennbar. Der Arzt kann auch kleine, biegsame Fiberoptikgeräte benutzen, um den Kehlkopfbereich zu begutachten.

Die direkte Laryngoskopie ist ein verfeinerteres Verfahren, das eine umfassendere Prüfung des Kehlkopfes ermöglicht. Ein Hals-Nasen-Ohren-Arzt führt das Verfahren gewöhnlich im Krankenhaus durch, weil es eine örtliche oder allgemeine Betäubung erfordert. Bei der direkten Laryngoskopie führt der Arzt ein Instrument in den Rachen ein und entnimmt oft eine Gewebeprobe von den Stimmbändern, um sie im Labor untersuchen zu lassen.

Wie gefährlich ist Kehlkopfkrebs?
Die meisten Arten von Kehlkopfkrebs sind bei Früherkennung heilbar. Sie dürfen aber keinesfalls ignoriert werden, da sie sich auf andere Bereiche in Rachen und Schlund ausbreiten können und schließlich auch auf andere Körperregionen.

Behandlung
Für die Behandlung von Kehlkopfkrebs bietet sich eine von mehreren Methoden an. Häufig kann ein früh erkannter Krebs mit einer Strahlentherapie oder einer Operation, die auf einen Teil der Stimmbänder oder den Kehlkopf begrenzt ist, geheilt werden. Der Arzt kann den Tumor oft ausräumen ohne den Kehlkopf entfernen zu müssen. Weiter fortgeschrittene Tumore erfordern jedoch unter Umständen die vollständige Entfernung des Kehlkopfs, die Laryngektomie.

Wenn eine Laryngektomie notwendig ist, kann durch das Einsetzen einer Prothese die Stimme wieder hergestellt werden (→ Sprechen nach Laryngektomie, S. 598) oder der Betroffene übt mithilfe eines Sprachtherapeuten eine neue Sprechtechnik ein.

Kapitel 22

Erkrankungen der Zähne und des Mundes

Inhalt

Gesunde Zähne

Mund und Zähne spielen im täglichen Leben eine außerordentlich wichtige Rolle. Beim Sprechen, Singen oder Lachen etwa dienen sie dazu, Laute zu bilden, und beeinflussen damit unser äußeres Erscheinungsbild. Außerdem sind sie für die erste Phase des Verdauungsprozesses und damit für einen wichtigen Teil unserer Gesundheit zuständig.

Erkrankungen von Mund und Zähnen sind nur scheinbar geringfügig, denn sie können sich auf praktisch jeden Aspekt unseres Lebens störend auswirken.

Entwicklung der Zähne

Entgegen der landläufigen Meinung kommen Menschen nicht ohne Zähne auf die Welt. Die Zahnentwicklung ist bereits im 3. Schwangerschaftsmonat weit fortgeschritten und schon im 4. Monat gibt es Anzeichen für Zahnschmelz und Zahnbein (Dentin) der ersten Zähne (Milchzähne).

Doch erst 6 bis 7 Monate nach der Geburt erscheinen die ersten Zähne im Mund. Trotz großer individueller Unterschiede durchbrechen sie bei den meisten Kindern vor dem Ende des 1. Lebensjahres das Zahnfleisch.

Im Allgemeinen erscheinen zuerst die unteren Schneidezähne, gefolgt von den Schneidezähnen im Oberkiefer, den Eckzähnen und zuletzt den Mahlzähnen (Molaren). Die meisten Kinder haben mit 3 Jahren ein vollständiges Milchgebiss.

Es gibt 20 Milchzähne, die normalerweise jeweils durch einen entsprechenden bleibenden Zahn ersetzt werden, also ein Schneidezahn durch einen Schneidezahn. Die bleibenden ersten Mahlzähne brechen hinter den Mahlzähnen des Milchgebisses durch.

Meist beginnt der Durchbruch der bleibenden Zähne im Alter von 5 oder 6 Jahren. Die unteren Schneidezähne kommen in der Regel zuerst, gefolgt von den oberen Schneidezähnen und den ersten Mahlzähnen (Molaren). Die bleibenden vorderen Backenzähne (Prämolaren) und Eckzähne brechen später durch.

Normalerweise fallen die Milchzähne im Alter von 6 bis 12 Jahren aus. Etwa mit 14 Jahren haben die Kinder dann 28 Zähne, während die letzten 4 Mahlzähne (die Weisheitszähne) etwa im Alter von 20 Jahren durchbrechen.

Von der Mundmitte zum hinteren Rand des Ober- und Unterkiefers gezählt, haben wir also 8 Schneidezähne (4 oben und 4 unten), 4 Eckzähne, 8 vordere Backenzähne (Prämolaren) und 12 Mahlzähne (Molaren).

Aufbau der Zähne

Im Wesentlichen sind alle Zähne gleich aufgebaut. Die von außen sichtbare Krone ist mit Schmelz überzogen und reicht vom Zahnfleischsaum bis zur Zahnspitze. Der harte Zahnschmelz schützt die darunter liegende Zahnstruktur. Er ist gefühllos und kann nach Verletzungen nicht heilen.

Unmittelbar unter der Krone liegt das aus Millionen von röhrenförmig angeordneten, kleinen Zellen bestehende Zahnbein. Es ist aus hartem Material, wenn auch weicher als der Zahnschmelz, und anders als dieser temperatur- und berührungsempfindlich. Unterhalb des Zahnfleischs wird das Zahnbein vom so genannten Zement bedeckt. Das Gewebe des Parodontium (Zahnbett) verbindet den Zement mit dem Knochen, der die Höhle bildet.

Das Zahnbein umschließt die Pulpahöhle mit der Pulpa, die Blutgefäße und Zahnnerven enthält, die am Zahnwurzelende eintreten.

In diesem Kapitel werden Erkrankungen der Zähne und des Mundes beschrieben, an de-

Mund eines Erwachsenen

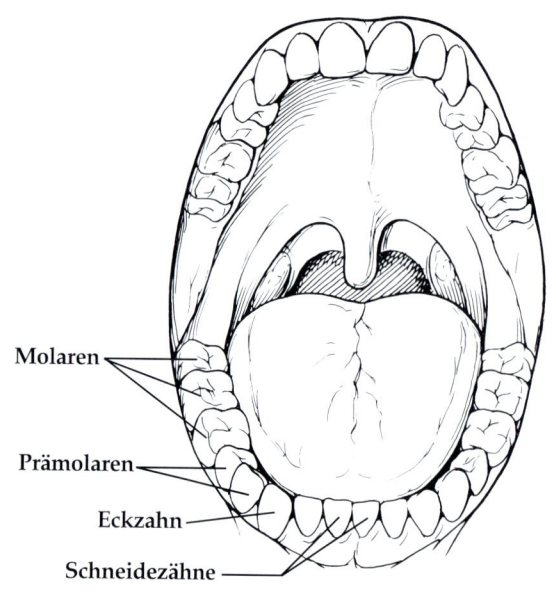

Molaren

Prämolaren

Eckzahn

Schneidezähne

Aufbau der Zähne

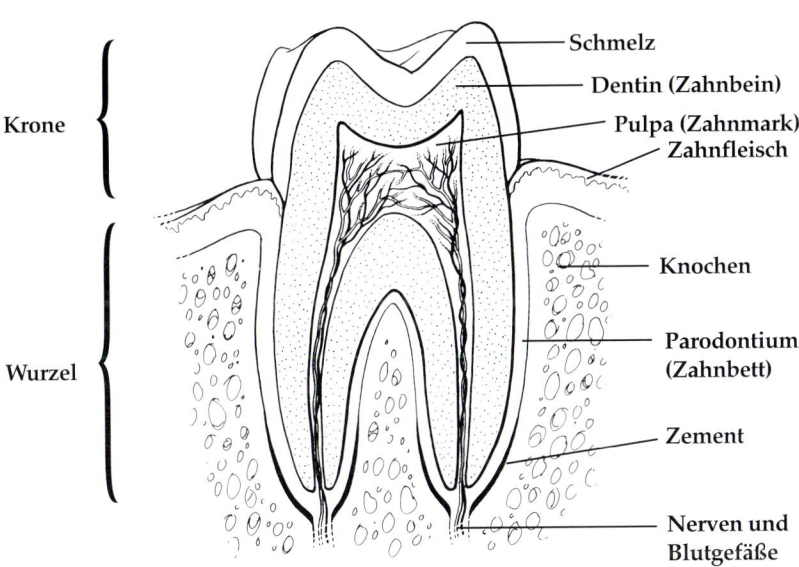

Krone

Wurzel

Schmelz
Dentin (Zahnbein)
Pulpa (Zahnmark)
Zahnfleisch
Knochen
Parodontium (Zahnbett)
Zement
Nerven und Blutgefäße

nen viele Menschen irgendwann im Laufe ihres Lebens einmal leiden. Karies ist eine der häufigsten Krankheiten. Ebenfalls weit verbreitet sind Erkrankungen des Zahnbetts, die bis zum Verlust bleibender Zähne führen können.

Karies und Zahnbetterkrankungen zählen zwar zu den häufigsten Munderkrankungen, doch es gibt noch viele andere, darunter bakterielle Infektionen und Pilzinfektionen sowie Krebs im Mund- und Rachenbereich, Speicheldrüsenprobleme, Zahnfehlbildungen und falsch stehende Zähne wie auch Zahnausfall und traumatische Verletzungen im Bereich des Gesichts.

Der Zahnarztbesuch

Zur Vermeidung von Karies (→ Vorbeugung gegen Karies, S. 608) empfehlen sich regelmäßige Zahnarztbesuche, die mit einer gründlichen Untersuchung gekoppelt sind.

Wie oft soll ein Zahnarztbesuch erfolgen?
Erwachsene und Kinder ab 3 Jahren (im Bedarfsfall auch früher), sollten 2-mal jährlich zum Zahnarzt gehen. Bei bestimmten Beschwerden oder Problemen sind häufigere Termine nötig.

Auch wer oft Karies hat und nicht sehr auf Mundhygiene achtet, braucht eventuell häufiger, etwa alle 3 Monate, eine Zahnbehandlung und -reinigung. Gleiches gilt für Patienten über 35 Jahre, die Karies haben, ihre Zähne nicht gut

genug pflegen und rauchen oder exzessiv Alkohol trinken. Auch wenn man keine eigenen Zähne mehr hat, sollte regelmäßig der Zahnarzt aufgesucht werden.

Wer wenig Löcher hat, seine Zähne gut pflegt und weder raucht noch trinkt, muss eventuell nur 1-mal jährlich zur Untersuchung (nach zahnärztlicher Empfehlung).

Krankengeschichte
Zahnärzte fragen vor der Untersuchung oft nach dem allgemeinen Gesundheitszustand des Patienten, da dieses Wissen für die Behandlung wichtig sein kann.

Menschen mit bestimmten Herzleiden sind zum Beispiel anfällig für Infektionen der Herzklappen, wenn ihr Zahnfleisch bei einer gründlichen Reinigung oder beim Füllen oder Ziehen von Zähnen manipuliert wird. Vor der Zahnbehandlung müssen sie deshalb oft Antibiotika einnehmen (→ Entzündung der Herzinnenhaut: Vorbeugung und Schutz, S. 679).

Manche Menschen reagieren allergisch auf das bei Zahninfektionen verschriebene Penicillin. Patienten mit schlecht eingestellter Zuckerkrankheit können durch den Stress, der mit einer Zahnbehandlung einhergeht, zusätzlich erkranken. Patienten, die Gelbsucht hatten, tragen gelegentlich das Hepatitis-Virus, ohne es zu wissen. Der Zahnarzt fragt wahrscheinlich auch nach den Medikamenten, die eingenommen werden, damit er keine Mittel verschreibt, die eine potenziell schädliche Wechselwirkung hervorrufen können.

Die Untersuchung

Sind alle erforderlichen Fragen geklärt, beginnt der Zahnarzt mit der eigentlichen Untersuchung. Zuerst werden Zahnfleisch und Mundschleimhaut auf → Zahnfleischentzündung, S. 610, → Parodontitis, S. 611, und seltenere Krankheiten wie → Weißschwielenkrankheit, S. 618, → Lichen ruber planus, S. 619, und auch → Krebs, S. 621, hin untersucht. Bei Gebissträgern wird untersucht, ob die Prothese schlecht sitzt oder drückt, was sich durch Hautverdickungen, wunde Stellen oder Rötungen des Zahnfleischs zeigt.

Mithilfe einer nadelförmigen Sonde und eines kleinen Spiegels untersucht der Zahnarzt dann als nächstes jeden Zahn. Er achtet dabei auf Anzeichen von Karies, Verfärbungen und feine Risse im Zahnschmelz. Alte Füllungen werden auf Verschleiß und Neubildung von Karies an den Rändern hin untersucht und mit einer Sonde wird die Zahnbasis auf Erkrankungen des Zahnbetts geprüft.

Auch bei intakt wirkendem Zahnschmelz vermutet der Zahnarzt manchmal Karies. Er macht dann eine Röntgenaufnahme der Zähne, des sie umgebenden Gewebes und des Knochens. Röntgenaufnahmen sind auch oft erforderlich bei Erkrankungen des Zahnbetts oder gefüllten Wurzelkanälen (tote Zähne). Anhand von Röntgenbildern lässt sich auch der Status von Weisheitszähnen oder noch nicht durchgebrochenen bleibenden Zähnen bestimmen. Mundschleimhaut, Zunge und Lippen werden zudem auf Läsionen und andere Abnormitäten hin untersucht.

Reinigung

Auch eine Zahnreinigung (Prophylaxe) ist möglich, um die Gesundheit von Zähnen und Zahnfleisch zu erhalten. Werden die Zähne nicht gut genug gepflegt, kann sich Zahnbelag bilden. Zahnstein entsteht dann, wenn sich der Zahnbelag verhärtet und fest an den Zähnen haftet.

Auf zwei Arten lässt sich Zahnstein entfernen: Bei der traditionellen Methode werden die Ablagerungen mit einem Instrument (Scaler) abgekratzt. Manche Zahnärzte verwenden außerdem Ultraschallgeräte, um den Zahnstein durch Vibration zu lockern. In beiden Fällen kann es zu leichtem Zahnfleischbluten kommen. Wenn sich der Zahnstein schnell bildet, muss er alle paar Monate entfernt werden.

Damit sich auf der Zahnoberfläche nicht gleich wieder neuer Belag ablagert, werden die Zähne anschließend glatt poliert. Mittels rotierender Gummiköpfe wird dabei eine Spezialzahnpasta aufgetragen. Bei Kindern steht zur Vorbeugung gegen Karies am Ende der Untersuchung oft noch eine Fluoridanwendung (→ Zahnpflege, S. 363).

Zahnärztliche Spezialgebiete

Genau wie andere Ärzte sind Zahnärzte oft spezialisiert. Innerhalb der Zahnheilkunde kann die Diagnostik und Behandlung von Erkrankungen des Zahnbetts und Zahnhalteapparats (Parodontologie) abgrenzt werden von der Diagnostik und Behandlung von Krankheiten und Verletzungen der Pulpa, der Wurzel und des umgebenden Gewebes (Endodontologie). Zahnärzte stellen auch Zahnersatz, einschließlich Brücken und Kronen, her und passen diese an. Im Bedarfsfall verweist der Zahnarzt seine Patienten auch an Spezialisten für die folgenden Fachgebiete:

- Behandlung von Kindern (Kinderzahnärzte)
- Diagnose und Korrektur fehlerhafter Zahn und Kieferstellungen (Kieferorthopäden)
- Ziehen von Zähnen (in komplizierten Fällen) sowie Diagnostik und Behandlung von Verletzungen, Krankheiten und Defekten von Kiefer, Gesicht und Mund (Oral- und Kieferchirurgen).

Karies

Karies ist eine bakterielle Erkrankung der Zähne und eine der häufigsten Krankheiten überhaupt. Am weitesten verbreitet ist sie unter Kindern und Jugendlichen, doch viele Menschen leiden ihr Leben lang daran.

In allen Altersgruppen ist Karies die Hauptursache für Zahnverlust. Dank einer verbesserten Vorsorge, Ernährung und mehr Sorgfalt bei der Mundhygiene konnte in den westlichen Industrieländern der Prozentsatz der von Karies betroffenen Kindern im Verlauf der letzten Jahre reduziert werden (→ Zahnpflege, S. 363).

In der Vergangenheit verloren die meisten Menschen ihre Zähne schon in jungen Jahren. Durch die Gabe von Fluor, einer verbesserten Zahnpflege, Ernährung und Hygiene fallen unsere Zähne später aus, und ein relativ neues Problem tritt vor allem bei älteren Menschen verstärkt auf: Karies der Zahnwurzeln (Wurzelkaries). Bei der Bekämpfung dieser Kariesform sind gute Zahnpflege in jedem Lebensalter, vorbeugende Ernährung und sorgfältige Mundhygiene sehr wichtig.

Entwicklung von Karies

Karies entsteht als Folge dreier Faktoren: Bakterien, Zuckeraufnahme über die Ernährung und Anfälligkeit der Zahnoberfläche.

Wie viele andere Körperteile beherbergt auch der Mund Bakterien, die einige der mit der Nahrung aufgenommenen Zucker und Kohlenhydrate abbauen und dabei eine Säure erzeugen. Die Bakterien und die von ihnen gebildeten Säuren werden Teil des Belags, der an der Zahnoberfläche haftet.

Der Zahnbelag besteht aber außerdem aus Speichelbestandteilen und Nahrungsresten. Fährt man einige Zeit nach dem Zähneputzen mit der Zunge über die Zahnoberfläche, lässt er sich ertasten, besonders deutlich auf den Backenzähnen. Er ist ein bisschen rau. Am besten haftet der Zahnbelag in den Vertiefungen und Spalten der Mahlzähne und vorderen Backenzähnen, unmittelbar über dem Zahnfleischsaum, in den Zahnzwischenräumen und an den Rändern von Füllungen (Plomben).

Die Säure im Zahnbelag greift den mineralischen Zahnschmelz an und es bilden sich kleine Löcher (Karies) im Zahnschmelz, die anfangs meist nicht auffallen. Karies macht sich oft erst durch ein »Ziehen« im Zahn beim Verzehr von süßen, kalten oder heißen Nahrungsmitteln bemerkbar.

Ist der Zahnschmelz durchbrochen, dann folgt darunter das weichere, anfällige Zahnbein, in dem kleine Kanäle zur Pulpa im Zahninneren führen. Gelangen Bakterien in das empfindliche Zahnmark, kommt es zu einer Entzündung. Die darin enthaltenen Blutgefäße schwellen an, und weil in dem starren Zahn nicht genug Platz ist, fühlt man Schmerz.

Der menschliche Körper mobilisiert zudem weiße Blutkörperchen, um Bakterien davon abzuhalten, in das den Zahn umgebende Gewebe einzudringen.

Eine solche bakterielle Infektion wird Pulpitis genannt. Um den Zahn herum weiten sich die Blutgefäße und drücken dadurch auf die benachbarten Nerven, was noch mehr Schmerz verursacht. Trotz der Anstrengungen des Körpers zur Bekämpfung der Infektion, breitet sich diese oft weiter aus und Nerv und Blutgefäße sterben ab. Die Zahnschmerzen lassen irgendwann nach, doch an dem Zahn kann sich – manchmal erst nach Jahren – leicht ein Abszess an der Wurzelspitze bilden.

Karies entwickelt sich an den bleibenden Zähnen im Laufe von 1 bis 2 Jahren, an den Milchzähnen schneller. Die Karies verursa-

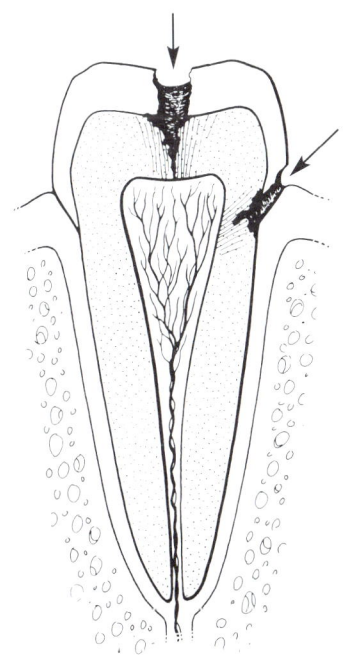

Löcher (Karies) sind oft die Ursache für Zahnverlust.

chende Säure bildet sich bereits innerhalb von 20 Minuten nach dem Essen. Zum Glück stehen wir den Bakterien und der nach der Nahrungsaufnahme gebildeten Säure nicht wehrlos gegenüber, denn die im Mund ablaufenden chemischen und mechanischen Prozesse bieten einen gewissen Schutz: Speichel und Zungenbewegungen spülen das schädliche Material zum Teil weg. Und die moderne Zahnmedizin kennt Behandlungsmethoden und vorbeugende Maßnahmen zur Verminderung der Auswirkungen von Karies (→ Vorbeugung gegen Karies, S. 608).

Behandlung von Karies

Da Karies im Frühstadium normalerweise schmerzlos ist, wird sie meistens erst im Rahmen einer Untersuchung entdeckt. Je früher Karies bemerkt und behandelt wird, desto mehr Schmerz und Kosten bleiben dem Patienten erspart und desto länger bleiben ihm seine Zähne erhalten.

Früh entdeckte Löcher tun nicht besonders weh, weil Zahnschmelz und Zahnbein weit weniger schmerzempfindlich sind als die Pulpa (das Zahnmark). Löcher in den Zähnen können zum Beispiel anhand von Röntgenbildern festgestellt werden. Ob Röntgenaufnahmen angebracht sind, bestimmt der Zahnarzt aufgrund früherer Aufzeichnungen und des jetzigen Zustands der Zähne.

Selbst bei stark kariösen Zähnen kann heute die moderne Zahnmedizin die mit der Behandlung verbundenen Schmerzen lindern und häufig sogar den Zahn retten, beispielsweise mit einer Füllung (Plombe) oder Wurzelbehandlung (Entfernung des erkrankten Zahnteils und Überkronung der intakten Teile von Zahn und Zahnwurzel).

Füllungen

Es kommt häufig vor, dass der Zahnarzt bei einer Routineuntersuchung Karies feststellt, die zuvor nicht bemerkt wurde. Manchmal tritt jedoch ein leichtes Ziehen im Zahn auf, wenn man etwas Süßes, sehr Heißes oder Kaltes isst. Dies kann das erste Anzeichen von Karies sein. Ein heftiger Schmerz beim Verzehr von süßen, heißen oder kalten Speisen kann auf starke Karies hindeuten.

Normalerweise kann die Karies in jedem Stadium aufgehalten werden, indem der kranke Zahnteil durch Bohren entfernt und durch neues Material, eine Füllung aus Amalgam, Kunststoff, Keramik oder Gold, ersetzt wird.

Bei starker Karies oder besonders empfindlichen Patienten wird zur Schmerzlinderung eine örtliche Betäubung (durch Injektion ins Zahnfleisch) eingeleitet. Patienten, die Medikamente einnehmen, sollten ihren Zahnarzt vor Einleitung der Narkose darauf aufmerksam machen, weil die Kombination bestimmter Medikamente und Betäubungsmittel negative Reaktionen hervorrufen kann.

Nach der Kariesentfernung bereitet der Zahnarzt die Füllung vor. Welches Material verwendet wird, hängt von Lage und Funktion des Zahns ab. Da die Mahlzähne am meisten Kauarbeit verrichten und am stärksten belastet sind, wird für sie haltbareres Material verwendet als für die vorderen Zähne, deren Füllung eher so gut wie möglich der natürlichen Zahnfarbe entsprechen sollte.

Bei starker Karies wird manchmal auch eine vorläufige Füllung eingesetzt, damit der Zahnarzt sehen kann, wie der Zahn auf die Behandlung anspricht. Zeigen sich nach ein paar Wochen keine negativen Symptome, wird das vorläufige Provisorium durch eine dauerhafte Füllung ersetzt.

Als Füllmaterial am weitesten verbreitet ist Silber- oder Edelamalgam (eine Mischung aus Silber, Zinn, Zink, Kupfer und Quecksilber), das für die hinteren Zähne verwendet wird.

Statt Amalgam werden heute aber auch in zunehmendem Maße Kunststoff, Keramik oder Gold verwendet.

Füllungen in den Vorderzähnen sollen so wenig wie möglich auffallen. Bis vor kurzem wurde dafür üblicherweise dem Zahnschmelz ähnelndes Silikat (Porzellanzement) gewählt. Inzwischen werden immer häufiger Plastikharze verwendet. Beide Materialien lassen sich so tönen, dass die Farbe der Füllung der natürlichen Zahnfarbe entspricht.

Kleinere Löcher in den Vorderzähnen werden gelegentlich mit Goldfolie verschlossen, die teurer als Porzellan und Kunststoffkomposit ist, dafür aber haltbarer.

Zähne, die so kariös sind, dass sie bei einer mehrfachen oder großen Füllung brechen könnten, füllt der Zahnarzt nach der Kariesentfernung mit Zement oder Amalgam auf und überkront sie anschließend mit weißer Keramik (im vorderen Mundbereich) oder mit Keramik in Verbindung mit einer Gold- oder Goldplatinlegierung (im hinteren Mundbereich).

Ein Abdruck dient als Vorlage für ein Modell, nach dem im Zahnlabor eine Krone hergestellt wird, die dann angepasst, bearbeitet und schließlich an den noch vorhandenen Zahnteilen befestigt wird.

Wurzelbehandlung

Bei stark kariösen oder infizierten Zähnen, die auszufallen drohen, führt der Zahnarzt (oder ein Spezialist) eine Wurzelbehandlung durch. Dabei werden der Nerv und das gefäßhaltige Bindegewebe (Pulpa) aus der Wurzel und der Pulpahöhle entfernt sowie alle anderen erkrankten Zahnteile. Auf diese Weise können Wurzel und Zahnbasis erhalten werden.

Die Behandlung erfolgt beim Zahnarzt und meist unter örtlicher Betäubung. In mehreren Behandlungsschritten wird die Pulpa entfernt, die entstandene Höhlung sterilisiert und mit inertem Material und Zement aufgefüllt. Die verbleibende Zahnstruktur ist zerbrechlicher als vorher und muss deshalb in der Regel überkront werden.

Zahnabszess

Symptome

- Anhaltendes Ziehen oder pochender Schmerz in einem Zahn
- Überempfindlichkeit beim Verzehr heißer oder kalter Speisen und Getränke
- Schmerzen beim Kauen
- Schwellung der Halslymphknoten
- Fieber und allgemeines Unwohlsein

Wenn die Karies nicht ernst genommen und so schnell wie möglich behandelt wird, kann sie sich erheblich verschlimmern und zu weiteren Krankheiten führen.

Bakterien können die Zahnpulpa infizieren und die Infektion kann auf die Wurzel und den angrenzenden Knochen übergreifen (Abszess). Der Zahn kann sich lockern, wenn die Infektion den Knochen erreicht; die infizierte Wurzel und das geschwollene Gewebe schmerzen. Wenn der Zahn abstirbt, dann lässt der Schmerz zwar nach, die Infektion kann aber nach und nach das angrenzende Knochengewebe zerstören. Der sich bildende Eiter kann einen Kanal durch den Kiefer fressen und es kann sich eine Schwellung oder ein Furunkel am Zahnfleisch bilden.

Diagnose

Lang anhaltende pochende Zahnschmerzen, Schmerzen beim Kauen und Überempfindlichkeit beim Verzehr von heißen oder kalten Speisen und Getränken können auf einen Zahnabszess hindeuten. Aber auch leichtes Fieber, Schwellungen der Halslymphknoten und allgemeines Unwohlsein sind mögliche Hinweise auf einen Zahnabszess.

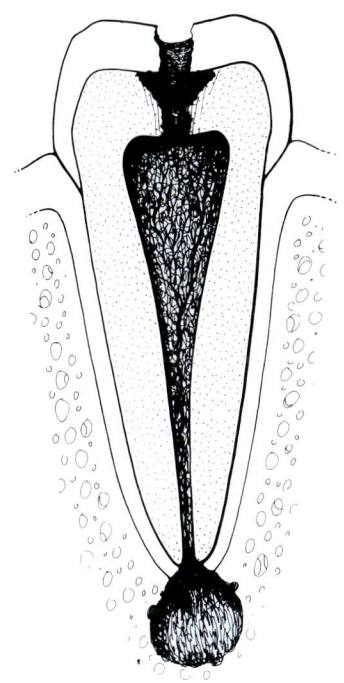

Bei einem Abszess der Wurzelspitze gelangen Bakterien durch ein Loch in den Zahn und breiten sich darin aus. Sie infizieren das Zahnmark, die Wurzel und den Knochen, der den Zahn umgibt.

Die Zahnfleischschwellungen in der Nähe des entzündeten Zahns können aufbrechen und Eiter – eine dickflüssige, übel schmeckende Flüssigkeit – fließt in den Mund. Gleichzeitig lässt der Schmerz wahrscheinlich nach. Patienten mit diesen Symptomen sollten so schnell wie möglich einen Zahnarzt aufsuchen, um den entzündeten Zahn untersuchen und behandeln zu lassen.

Behandlung

Wenn ein Zahnarztbesuch nicht sofort möglich ist, hilft gegen die Schmerzen Aspirin oder ein anderes Schmerzmittel. Mundspülungen mit warmem Salzwasser wirken zwar schmerzlindernd, aber nicht heilend.

Früher mussten entzündete Zähne gezogen werden. Heute ist dies nur noch unter bestimmten Umständen erforderlich und der Zahn kann oft gerettet werden.

Zahnärzte verschreiben häufig zuerst Antibiotika, um die Infektion zu beseitigen und zu verhindern, dass sie auf andere Teile des Körpers übergreift. Oft werden auch Schmerzmittel verschrieben.

Der Zahnarzt leitet eine örtliche Betäubung ein und bohrt ein Loch in die Pulpahöhle des Zahns, um den Druck abzulassen. Danach kann die Höhle ausgeräumt, desinfiziert und mit inertem Material aufgefüllt werden. Hält die Schwellung nach der Beseitigung des Zahnabszesses an, untersucht der Zahnarzt bestimmte Bakterienkulturen, um eine Infektion mit Strahlenpilzen auszuschließen.

Danach wird in den Zahn eine vorläufige Füllung gegeben, die – sobald die Entzündung abgeklungen ist (meist nach einigen Wochen) – durch die bleibende Füllung ersetzt wird.

Einige Monate später wird eine Röntgenaufnahme des Zahns gemacht, auf der zu sehen ist, ob Knochen und Gewebe über der Tasche nachgewachsen sind, die nach der Entfernung des Abszesses entstand. Wirkt die Tasche gesund, ist die Behandlung abgeschlossen. Wenn die Infektion anhält, muss sie weiter behandelt werden. Der Zahnarzt verweist den Patienten dafür eventuell an einen Spezialisten, der das verbleibende erkrankte Gewebe und erforderlichenfalls einen Teil der Wurzelspitze entfernt.

Vorbeugung gegen Karies

Um Karies vorzubeugen sind drei Punkte besonders wichtig: gute Zahnpflege, ausgewogene Ernährung und – bei Kindern – Versiegelung (Fissurenversiegelung) der Kauflächen der Backenzähne und Fluoridierung der Zähne oder die Gabe von Fluoridtabletten.

Tägliches Zähneputzen ist daher unabdingbar. Außerdem gehören regelmäßige Zahnarztbesuche, eine kontrollierte Aufnahme von Zucker und Kohlenhydraten in der Nahrung und, wie gesagt, Fluoridierung und Versiegelung der Zähne zur Kariesprophylaxe.

Eigentlich sollte man sich die Zähne nach jeder Mahlzeit und Zwischenmahlzeit putzen, mindestens jedoch jeden Tag morgens und abends. Außerdem sollte 1-mal täglich eine Reinigung mit Zahnseide erfolgen. Karies entsteht meist nachts, wenn der Mund ausgetrocknet ist und nicht durch Speichel und die Zungenbewegungen gereinigt wird. Abendliches Zähneputzen ist daher besonders wichtig, um Karies verursachende Speisereste und Bakterien zu entfernen.

Es ist auch sinnvoll, den Mund nach Zwischenmahlzeiten mit reichlich Wasser auszuspülen (→ Richtiges Zähneputzen, S. 366).

Mit einer guten Zahnpflege muss schon im Kindesalter begonnen werden. Möglichst früh sollten die Eltern daher ihre Kinder an das regelmäßige Zähneputzen gewöhnen. Wie Zahnseite richtig verwendet wird, kann man sich beim Zahnarzt zeigen lassen.

Kontrollierte Aufnahme von Zucker und Kohlenhydraten

Seit langem ist bekannt, dass Zucker Karies fördert. Inzwischen weiß man aber, dass dies für alle Kohlenhydrate gilt, die durch Enzyme abgebaut werden, und für die meisten gekochten Stärken. Kohlenhydrate sind ein wichtiger Bestandteil der gesunden Ernährung und man sollte ihre Aufnahme nicht einschränken. Wer sich an die folgenden Tipps hält, verringert die Kariesgefahr erheblich, kann aber trotzdem gelegentlich Süßes essen. Vermeiden sollte man süße Snacks »zwischendurch«. Süßes als Hauptmahlzeit richtet aber keinen Schaden an, wenn anschließend die Zähne geputzt werden.

Die folgenden Verhaltensregeln gelten für Kinder und Erwachsene:

1. Klebrige, an den Zähnen haftende Snacks (zum Beispiel kandierte Erdnüsse, Kaubonbons, Rosinen, getrocknete Früchte) sind möglichst zu vermeiden. Rosinen und getrocknete Früchte müssen allerdings nicht komplett vom Speiseplan gestrichen werden. Man sollte sich nur etwa 20 Minuten nach ihrem Verzehr die Zähne putzen oder den Mund ausspülen, um die Säureproduktion durch die Bakterien zu verhindern.

2. Snacks, die Karies fördern, sollten in die Mahlzeiten integriert werden, denn putzt man danach seine Zähne, verringert sich die Kariesgefahr. Wer dagegen ständig zuckerhaltige Getränke konsumiert oder Bonbons lutscht, ermöglicht es den Bakterien, ununterbrochen Säure an die Zähne abzugeben.

Auch Säuglinge können Karies bekommen, da Flaschenmilch oder Säfte meistens Zucker enthalten. Die Nuckelflasche, die zur Beruhigung gegeben wird, sollte deshalb besser mit Wasser gefüllt sein.

Fluoridierung

In Ländern, wo das Trinkwasser fluoridiert ist – für Deutschland trifft dies nicht zu –, haben die Menschen üblicherweise kaum Karies. Manchmal kann aber auch zu viel Fluorid enthalten sein und es bilden sich braune Flecken auf den Zähnen – ein Schönheitsfehler, der sich vermeiden lässt. Es gibt keine Hinweise, dass dem Trinkwasser nachträglich zugesetztes oder natürlich vorkommendes Fluorid ein Gesundheitsrisiko darstellt.

Eine zusätzliche Fluoridaufnahme ist besonders sinnvoll bei Kindern, deren Zähne sich noch entwickeln, denn das Fluorid wird in den Zahnschmelz integriert und sorgt für dauerhaften Schutz. Zahnarzt oder Kinderarzt können die Fluoridtabletten verschreiben. Die zusätzliche Verwendung einer fluoridhaltigen Zahnpasta sollte dann aber unterbleiben.

Kinder, Jugendliche und ältere Menschen sind besonders kariesgefährdet. Für sie empfiehlt sich die äußerliche Anwendung von Fluorid in Form einer Zahnpasta oder eines fluoridhaltigen Mundwassers. Viele Zahnärzte behandeln Kinderzähne prophylaktisch mit fluoridhaltigen Lösungen.

Fluorid wirkt am besten auf glatten Zahnoberflächen, die nicht am Kauvorgang beteiligt sind. Karies entsteht dagegen meistens auf den Kauflächen der Prämolaren und Molaren, da sie Vertiefungen und Furchen haben, die beim Zähneputzen nur schwer zu erreichen sind.

Zahnversiegelung

Neben einer guten Mundhygiene ist die Versiegelung der Kauflächen von Backenzähnen mit einem dünnen, meist durchsichtigen oder weißen, plastikartigen Überzug die einzig wirksame Methode, um Karies vorzubeugen.

Das Verfahren ist völlig schmerzlos. Zuerst reinigt der Zahnarzt die Kauflächen der Molaren und Prämolaren. Um die Haftfähigkeit zu verbessern werden sie mit einer leichten Säure behandelt, anschließend gründlich gespült und getrocknet. Der dann vom Zahnarzt auf jeden einzelnen Zahn aufgetragene Überzug verhärtet sich zu einem »Schutzschild«. Die Bildung von Zahnbelag in den Vertiefungen und Spalten ist somit behindert.

Eine derartige Versiegelung kann bis zu 10 Jahre lang halten, ist in ihrer Effektivität jedoch auch durch verschiedene Umstände zu beeinträchtigen. Wenn nötig, muss sie zwischendurch ausgebessert oder ersetzt werden. Bei einer Beschädigung der Versiegelung ist der darunter liegende Zahn jedoch nicht kariesgefährdeter als ein nicht versiegelter Zahn.

Für Kinder ist die Versiegelung besonders gut geeignet. Sie wird nach dem Durchbruch der ersten bleibenden Molaren und beim Durchbruch der bleibenden zweiten Molaren und Prämolaren angebracht. Auch für ältere oder behinderte Menschen, Heimbewohner und Patienten, die häufig unter Karies leiden, kann eine Versiegelung hilfreich sein.

Erkrankungen des Zahnbetts

Die meisten Zähne gehen durch Karies verloren, doch bei über 35-Jährigen spielen auch Erkrankungen des Zahnbetts eine wichtige Rolle. Viele Menschen sind einmal in ihrem Leben von einer Zahnbetterkrankung betroffen, auch wenn diese nicht immer zum Verlust von Zähnen führen muss.

Das Gewebe des Zahnbetts (Parodontium) besteht aus Zahnfleisch (Gingiva), Wurzelhaut, Wurzelzement und Alveolarknochen (Zahnhöhle), also dem gesamten Zahnhalteapparat. Die Erkrankungen des Zahnbetts brechen nicht von heute auf morgen aus, lassen sich aber leider auch bei sofortiger Behandlung nicht für alle Zeiten heilen. Meistens sind mehrere Faktoren an ihrer Entstehung beteiligt, unter anderem auch der bei jedem Menschen vorhandene bakterielle Zahnbelag, der langfristig auf das Zahnbett einwirkt. Die Erkrankungen, egal in welcher Form, schwächen den Zahnhalteapparat.

Die beiden häufigsten Erkrankungsformen sind Gingivitis (Zahnfleischentzündung) und Parodontitis.

Gingivitis geht oft der gefährlicheren Parodontitis voraus. Beide Krankheiten werden im folgenden Abschnitt beschrieben, ebenso wie die nekrotisierende ulzeröse Gingivitis sowie die vorbeugenden Maßnahmen gegen Erkrankungen des Zahnbetts.

Gingivitis (Zahnfleischentzündung)

Symptome

- Geschwollenes, weiches, gerötetes Zahnfleisch
- Zahnfleisch, das leicht zu bluten beginnt

Gingivitis ist eine Entzündung der Gingiva (Zahnfleisch), die durch Ablagerung von Zahnbelag auf den frei liegenden Zahnteilen verursacht werden kann mit nachfolgender Reizung des Zahnfleischs.

Bei vielen Menschen tritt eine Gingivitis zum ersten Mal in der Pubertät auf. Später kann es dann zu Zahnfleischentzündungen unterschiedlicher Stärke kommen, wobei leichte Verlaufsformen bei Erwachsenen sehr viel häufiger sind. Bei nicht eingestellter Zuckerkrankheit und in der Schwangerschaft kann sich besonders leicht eine Zahnfleischentzündung entwickeln.

Diagnose

Gesundes Zahnfleisch ist fest und hellrosa. Geschwollenes, empfindliches Zahnfleisch, das leicht blutet, kann auf eine Gingivitis hindeuten. Erstes Anzeichen ist oft eine leichte Blutung beim Zähneputzen.

Gewöhnlich zeigt sich dann bei einer genaueren Untersuchung durch den Zahnarzt, dass das Zahnfleisch gerötet und entzündet ist. Eine Gingivitis wird im Anfangsstadium häufig leicht übersehen oder vernachlässigt, weil sie keine unmittelbaren Schmerzen und Beschwerden verursacht.

Patienten mit geschwollenem und gerötetem Zahnfleisch sollten so schnell wie möglich einen Termin beim Zahnarzt vereinbaren, der das Zahnfleisch sorgfältig auf Entzündungen und die Zahnbasis auf einen übermäßigen Belag hin untersucht. Schwillt der Zahnfleischrand nämlich weiter an, kann sich noch mehr Zahnbelag festsetzen, und das Zahnfleisch wird weiter gereizt.

Wie gefährlich ist eine Gingivitis?

Eine Gingivitis wird oft erst spät bemerkt, weil sie schmerzfrei verläuft. Bei Nichtbehandlung kann sie jedoch eine Parodontitis zur Folge haben, die nicht nur das Zahnfleisch, sondern den gesamten Zahnhalteapparat angreift und zum Verlust von Zähnen führen kann.

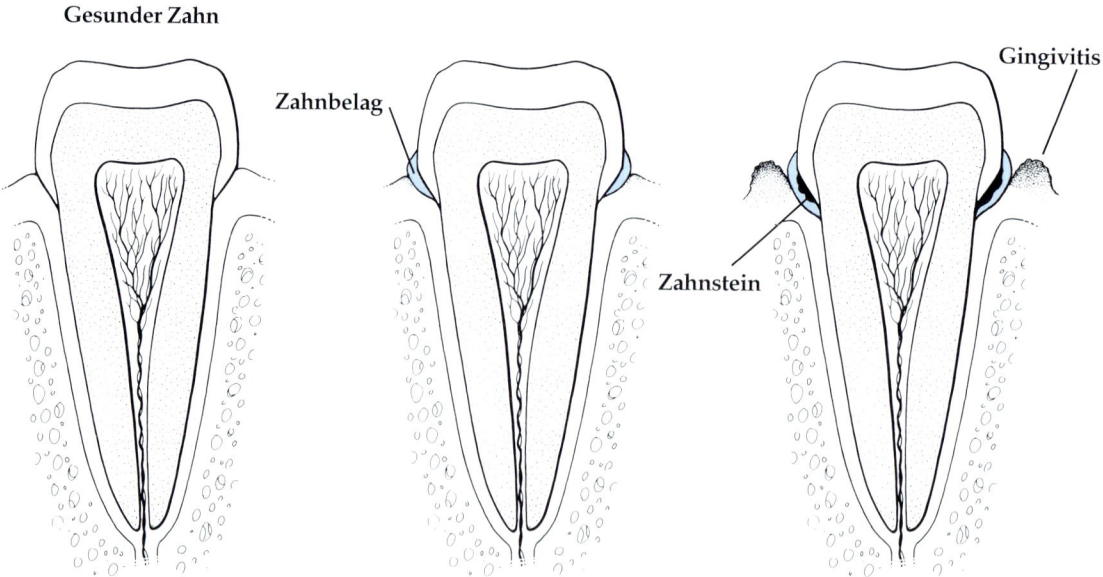

Gesunder Zahn

Zahnbelag

Gingivitis

Zahnstein

Sammelt sich an einem gesunden Zahn Zahnbelag an, der nicht schnell genug entfernt wird, kann sich Zahnstein bilden. Das Zahnfleisch entzündet sich allmählich an dieser Stelle und schwillt an (Gingivitis).

Behandlung

Die Gingivitis wird mit verschiedenen Metho-den behandelt. Am Anfang steht eine gründ-liche Reinigung der Zähne, um Zahnbelag und Zahnstein (eine mineralische Ablagerung an der Zahnoberfläche) zu entfernen.

Diese Reinigung kann vor allem bei emp-findlichem Zahnfleisch oder hartnäckigem Zahnbelag und Zahnstein unangenehm sein. Das so genannte Scaling dient dazu, Bakterien, Zahnbelag und Zahnstein zu entfernen.

In manchen Fällen verschlimmert sich die Entzündung durch falsch stehende Zähne, vor-stehende Füllungen oder schlecht modellierte Kronen und Brücken, weil dadurch die Ent-fernung des Zahnbelags erschwert wird. Die Zahnstellung kann korrigiert werden, damit sich weniger Zahnbelag ansammelt, schlechte Füllungen werden ausgetauscht, Kronen und Brücken besser angepasst.

Vorbeugung

Eine Gingivitis ist meistens das Resultat schlechter Zahnpflege. Wer seine Zähne mehr-mals täglich gründlich putzt, regelmäßig mit Zahnseide behandelt und beim Zahnarzt pro-fessionell reinigen lässt, hat ein sehr verringer-tes Gingivitis-Risiko (→ Vorbeugung gegen Erkrankungen des Zahnbetts, S. 613).

Ist die Krankheit schon ausgebrochen, lässt sich eine Verschlimmerung durch gute Mund-hygiene und regelmäßiges Zähneputzen sowie die Verwendung von Zahnseide verhindern. Bei jedem Zahnarzt kann man sich die richtige Technik zeigen lassen (→ Richtiges Zähneput-zen, S. 366).

In den ersten Wochen nach der Behandlung kann das Zahnfleisch nach dem Zähneputzen noch bluten, doch wenn der Heilungsprozess fortschreitet, ist es bald wieder gesund und fest. Damit es sich nicht wieder entzündet, muss die Pflege fortgesetzt werden.

Parodontitis

Symptome

- Schwellung oder Zurückweichen des Zahnfleischs
- Fauliger Geschmack im Mund
- Mundgeruch
- Zahnschmerzen beim Verzehr von heißen, kalten oder süßen Speisen
- Dumpfes Geräusch beim Klopfen an einen Zahn
- Erhöhte Zahnbeweglichkeit
- Bissänderungen

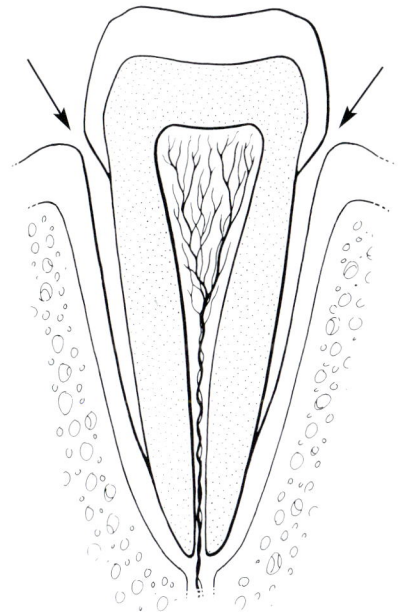

Eine nicht behandelte Gingivitis kann zu Parodontitis führen, bei der das entzündete Zahnfleisch allmählich vom Zahn zurück-weicht (Pfeile). Der Zahn lockert sich und kann sogar ausfallen.

Wenn eine Gingivitis nicht oder erst spät be-handelt wird, kann sich eine Parodontitis ent-wickeln. Aus dem Lateinischen hergeleitet be-deutet dies eine Entzündung (itis) um (peri) den Zahn (odont) herum. Diese früher als »Pyorrhoe« (griechisch: Eiterfluss) bekannte Krankheit greift nicht nur das Zahnfleisch an, sondern führt auch zur Entzündung des Zahn-betts und des Alveolarknochens (Zahnhöhle), also des gesamten Zahnhalteapparats.

Zwischen Zähnen und Zahnfleisch bilden sich mit Zahnbelag gefüllte Taschen. Diese wer-den mit dem Fortschreiten der Zahnfleischent-zündung größer und es setzt sich mehr Zahn-belag in ihnen fest. Wird die Entzündung hinausgezögert und stärker, schädigt sie das Zahnbett der betroffenen Zähne, und das Zahn-fleisch löst sich langsam von den Zähnen. Als Reaktion auf die Infektion durch eindringende Bakterien bildet sich Eiter, der in schweren Fäl-len zwischen den Zähnen austreten kann.

Auf lange Sicht führt eine solche Infektion zum Abbau der Zahnhöhle. Der Zahn lockert sich und kann sogar ausfallen.

Eine Parodontitis ist zwar gefährlich, nor-malerweise jedoch schmerzlos. Bei akutem Ver-lauf kann es in den Zahnfleischtaschen zu einer schmerzhaften Abszessbildung kommen, durch die der Knochen schneller zerfressen wird als bei der chronischen Verlaufsform.

Ist der Knochen angegriffen, stehen die Chancen, den Zahn zu retten, bei jüngeren Pa-tienten im Allgemeinen schlechter als bei älteren. Ein erhöhtes Risiko für Zahnbetterkrankungen besteht eventuell auch bei Menschen, die notorisch mit den Zähnen knirschen.

Diagnose

Wer an geschwollenem Zahnfleisch, einem fauligen Geschmack im Mund, Mundgeruch, Schmerzen beim Verzehr von heißen, kalten oder süßen Speisen und erhöhter Zahnbeweglichkeit leidet, sollte umgehend einen Termin mit einem Zahnarzt vereinbaren.

Der Zahnarzt untersucht das Zahnfleisch auf eine Entzündung hin, sucht nach Ablagerungen von Zahnbelag oder Zahnstein am oder unter dem Zahnfleischsaum und kontrolliert, ob das Zahnfleisch von den Zähnen zurückweicht. Auch die Zähne werden der Reihe nach untersucht. Eventuell stellt der Zahnarzt allgemeine Fragen, um zu sehen, ob eine systemische Erkrankung wie beispielsweise eine Zuckerkrankheit vorliegt. Gibt es Anzeichen dafür, wird der Patient außerdem an einen geeigneten Arzt verwiesen.

Behandlung

Bei einer Parodontitis wird zunächst eine konservative (nichtoperative) Behandlung durchgeführt, bei der die Wurzeloberflächen der Zähne sorgfältig gereinigt werden. Des Weiteren ist eine gute Mundhygiene und Zahnpflege erforderlich. In den ersten 2 Wochen nach der Behandlung kann das Zahnfleisch nach dem Zähneputzen noch bluten.

Nach ein paar Wochen beurteilt der Zahnarzt den Zustand von Zähnen und Zahnfleisch. Im Allgemeinen erholt sich das Zahnfleisch bei guter Pflege, wird wieder fest und rosa. Verschlechtert sich der Zustand von Zahnfleisch und Zähnen nicht, kann eine operative Behandlung vermieden werden.

Kieferorthopädische Behandlung

Bei schlecht oder zu eng stehenden Zähnen kann sich mehr Zahnbelag ansammeln, der schwerer zu entfernen ist. Die Zahnstellung an sich verursacht jedoch keine Parodontitis. Sie ist kieferorthopädisch zu korrigieren. Unebene Beiß- und Kauflächen können anders ausgerichtet werden, um den Druck zu vermindern. Bei nächtlichem Zähneknirschen (Bruxismus) kann eine Aufbiss-Schiene verwendet werden. Eine eventuell vorhandene Grunderkrankung ist jedoch auch zu behandeln.

Chirurgische Behandlung

In späteren Stadien kann eine chirurgische Behandlung erfolgen. So kann zum Beispiel durch

eine Lappenoperation Zahnstein und infiziertes Gewebe entfernt und der Knochen neu geformt werden. Das Zahnfleischgewebe an der Entzündungsstelle wird dabei angehoben, Zahn und Knochen werden gereinigt, ihre Form wieder hergestellt und die Schnittstelle wird mit einer Naht verschlossen.

Die so genannte Gingivektomie wird unter örtlicher Betäubung durchgeführt. Das Zahnfleisch wird dabei zur Beseitigung der Zahnfleischtaschen abgetragen und es wird ein kittähnlicher Schutzverband am Zahnfleischsaum angebracht, damit das Zahnfleisch heilen kann. Stört der Verband beim Essen und Trinken, sollte sich der Patient an den Zahnarzt oder Spezialisten wenden, der die Operation durchgeführt hat, um die Begleiterscheinung beseitigen zu lassen.

Unter Umständen wird übermäßiges Zahnfleischgewebe entfernt und das verbleibende Zahnfleisch wird umgeformt (Gingivoplastik).

Operationen am Alveolarknochen werden zur Korrektur von anatomischen Fehlbildungen oder auch zur Korrektur von durch Zahnbetterkrankungen verursachten Schäden durchgeführt. Um verlorenes Knochengewebe zu ersetzen, werden oft Transplantate aus Knochen oder Ersatzmaterial verwendet, die stimulierend auf das Knochenwachstum wirken.

Vorbeugung

Die Patienten werden auch darüber aufgeklärt, wie sie ihre Zähne richtig pflegen können. Dadurch soll ein Fortschreiten oder erneutes Auftreten der Parodontitis verhindert werden. Eine gute Zahnhygiene ist für die Kontrolle von Zahnbetterkrankungen sehr wichtig ($\rightarrow$ Vorbeugung gegen Erkrankungen des Zahnbetts, S. 613).

Nekrotisierende ulzeröse Gingivitis

Symptome

- Starkes Zahnfleischbluten und Schmerz schon bei leichtem Druck
- Gräulicher Belag auf dem Zahnfleisch

Diese Erkrankung ist eine schmerzhafte Form der Gingivitis, die am häufigsten bei jungen Erwachsenen auftritt und leicht oder schwer verlaufen kann.

Charakteristisch für die nekrotisierende ulzeröse Gingivitis ist, dass das Zahnfleisch schon bei leichtem Druck oder leichter Reizung stark zu bluten beginnt. Die Krankheit wird durch eine Infektion mit Bakterien verursacht, die normalerweise in der Mundflora leben, und ist nicht ansteckend.

Die nekrotisierende ulzeröse Gingivitis bricht häufig plötzlich aus. Nach einer Beschädigung des Zahnfleischs zwischen den Zähnen bleiben Vertiefungen, in denen sich Zahnbelag und Speisereste sammeln, die von einer gräulichen Schicht aus fauligem Zahnfleischgewebe überzogen sind. Entzündung und Infektion können auch auf andere Teile des Mundes übergreifen.

Diagnose
Patienten, deren Zahnfleisch schmerzt und schon bei leichter Reizung oder leichtem Druck stark blutet, sollten sich so schnell wie möglich bei einem Zahnarzt in Behandlung begeben.

Behandlung
Das Zahnfleisch wird zunächst sanft und gründlich gereinigt. Mundspülungen mit Salz- oder Peroxidlösungen helfen in den meisten Fällen gegen die Symptome.

Zahnärzte empfehlen manchmal auch rezeptfreie Schmerzmittel und raten dem Patienten viel zu ruhen, sich ausgewogen zu ernähren und Reizungen des Zahnfleischs durch Rauchen oder stark gewürzte Speisen zu vermeiden. Bei hohem Fieber werden Antibiotika verschrieben.

Vorbeugung gegen Erkrankungen des Zahnbetts

Erkrankungen des Zahnbetts (einschließlich Gingivitis und Parodontitis) sind meistens auf schlechte Zahnpflege zurückzuführen. Werden die Zähne nicht richtig gepflegt, kann sich Zahnbelag bilden und an den Zähnen haften und schließlich Gingivitis oder Parodontits verursachen.

Dieser Belag wird zwar beim Kauen durch Zungenbewegungen und Speichel teilweise entfernt, doch vor allem nahe am Zahnfleischsaum und in den Zahnzwischenräumen können sich Zahnbelag und Zahnstein (verkalkter Zahnbelag) ansammeln und haften.

Gründliches Putzen (mindestens 2-mal täglich) und die Verwendung von Zahnseide (1-mal täglich) verhindert diese Ablagerungen. Am besten ist es, sich die Zähne nach jeder Mahlzeit zu putzen und auf jeden Fall abends vor dem Zubettgehen, denn Zahnbelag hat die schlimmsten Folgen, wenn die Speichelbildung im Mund verringert ist – wie zum Beispiel in der Nacht (→ Richtiges Zähneputzen, S. 366). Entwickelt sich Zahnbelag in großer Menge oder besonders schnell, dann empfiehlt der Zahnarzt besondere Zahnstocher, Bürsten für die Zahnzwischenräume oder Spezialzahnbürsten. Wasserstrahlgeräte können die schädlichen Bestandteile des Zahnbelags aus den Zahnzwischenräumen spülen. Allerdings entfernen sie den Zahnbelag nicht, neutralisieren jedoch teilweise seine Wirkung.

Elektrische Zahnbürsten entfernen den Zahnbelag zwar nicht besser als herkömmliche Zahnbürsten, sie können sich jedoch für Menschen, die manuell weniger geschickt sind, bei denen sich schnell große Mengen von Zahnbelag bilden oder die Zahnspangen tragen, als hilfreich erweisen.

Der Beweis dafür, dass bestimmte rezeptfrei erhältliche Mundwässer Zahnbelag effektiver verringern als Zahnbürste und Zahnseide, steht noch aus. Diese Produkte lassen die Zähne nicht etwa deshalb glatt erscheinen, weil sie Zahnstein und Zahnbelag entfernen, sondern weil in ihnen Glyzerin enthalten ist.

Für Patienten mit chronischen Zahnbettproblemen empfiehlt sich Chlorhexidin. Es hilft besser gegen Zahnbelag als manch andere Spülung. Eine Gingivitis lässt sich damit jedoch nicht heilen. Da zu seinen Nebenwirkungen Geschmacksirritationen, Verfärbung von Zunge und Mundschleimhaut und Fleckenbildung auf den Zähnen zählen, sollte es besser nicht über einen längeren Zeitraum angewendet werden.

Immer wieder wird für Zahnpasten geworben, die angeblich die Entwicklung von Zahnstein verringern. Es ist jedoch nicht bewiesen, dass diese Produkte eine effektive Vorbeugung gegen Erkrankungen des Zahnbetts bieten. Sie können lediglich die Bildung von Zahnstein an den Zahnoberflächen verhindern und die Zähne sehen schöner aus. Zur Entfernung von Zahnstein unter dem Zahnfleischsaum und in den Zahnzwischenräumen, wo das Zahnbett zunächst geschädigt wird, sind sie aber nicht geeignet (→ Maßnahmen gegen Zahnstein, S. 368). Eine häufige Nebenwirkung ist: Die Zähne reagieren empfindlich auf Kälte.

Auch bei sorgfältiger Zahnpflege bilden sich fast immer geringe Mengen Zahnbelag und Zahnstein. Der Zahnstein sollte vom Zahnarzt entfernt werden, eventuell mit einem Ultraschallgerät (durch Vibration). Diese Behandlung ist alle 6 bis 12 Monate empfehlenswert. Patienten, die eine Parodontitis haben oder bei denen sich schnell viel Zahnstein bildet, sollten häufiger einen Termin vereinbaren.

Störungen der Zahnentwicklung

Die Entwicklung von Mund und Zähnen verläuft in den meisten Fällen eigentlich ziemlich normal (→ Entwicklung der Zähne, S. 602). Infolge einer gestörten pränatalen Entwicklung, manchmal auch durch die Umwelt oder durch genetische Faktoren bedingt, kann es jedoch zu Problemen kommen.

Auf den folgenden Seiten werden Entwicklungsstörungen im Kiefer beschrieben, deren Auswirkungen heute dank der modernen Zahnmedizin und Oralchirurgie oft verringert werden können.

Nicht durchgebrochene Zähne

Symptome

- Schmerzendes Zahnfleisch
- Häufige Infektion teilweise durchgebrochener Zähne
- Mundgeruch
- Unangenehmer Geschmack im Mund

Üblicherweise erfolgt 3-mal im Leben ein Zahndurchbruch: Im Alter von etwa einem Jahr brechen die Milchzähne durch, mit 6 bis 12 Jahren die bleibenden Zähne und frühestens im Alter von 16 Jahren, oft auch deutlich später, folgen die Weisheitszähne oder auch dritte Molaren genannt.

Oft können die Weisheitszähne nur schwer durchbrechen, weil der Kiefer zu klein ist. Sie sind dann verdreht, falsch platziert oder schief, was Schmerzen und gelegentlich Infektionen verursacht, wenn sich im weichen Zahnfleischgewebe um den Zahn Speisereste verfangen. Ein Zahn, der schräg durchbricht, kann an den angrenzenden Zahn stoßen und diesen beschädigen. Dies ist ebenfalls schmerzhaft und kann eine Gebissverschiebung zur Folge haben.

Diagnose

Nicht durchgebrochene Zähne verursachen nicht immer Beschwerden, manchmal allerdings starke Schmerzen, wenn sich das Gewebe über den dritten Mahlzähnen vergrößert.

Eine Durchbruchstörung kann vorliegen, wenn beim Beißen auf oder neben einen Weisheitszahn oder einen anderen nicht durchgebrochenen Zahn Schmerzen im Zahnfleisch oder ein unangenehmer Geschmack auftreten. Der Zahn ist manchmal schon teilweise sichtbar, das umliegende Zahnfleisch entzündet, und der nicht durchgebrochene Zahn drückt schmerzhaft auf andere Zähne. Es sollte ein Zahnarzttermin vereinbart werden.

Behandlung

Aspirin oder andere Schmerzmittel und Mundspülungen mit warmem Salzwasser können die Schmerzen fürs Erste lindern.

Bei der Untersuchung achtet der Zahnarzt auf Anzeichen nicht durchgebrochener Zähne und einer Infektion. Die genaue Lage und Position des Zahns wird mit Röntgenaufnahmen bestimmt. Bei einer Infektion um den Zahn herum verschreibt der Zahnarzt Antibiotika.

Nicht durchgebrochene Weisheitszähne werden normalerweise gezogen. Brechen sie schief durch, kann dies zu Gebissverschiebungen führen. Da die Weisheitszähne weit hinten im Mund liegen, sind sie beim Putzen schwer zu erreichen und somit besonders anfällig für Karies und Erkrankungen des Zahnbetts.

Die Zähne werden beim Zahnarzt unter örtlicher Betäubung gezogen. Kompliziertere Fälle verweist er an einen Oral- oder Kieferchirurgen. Sind mehrere Zähne nicht durchgebrochen oder liegt ein Zahn in einem schwierigen Winkel, muss eventuell im Krankenhaus eine Operation unter Vollnarkose durchgeführt werden.

Manchmal brechen die Zähne nicht durch das Zahnfleisch. Häufig kommt dies bei den Weisheitszähnen vor, die ganz hinten im Mund liegen.

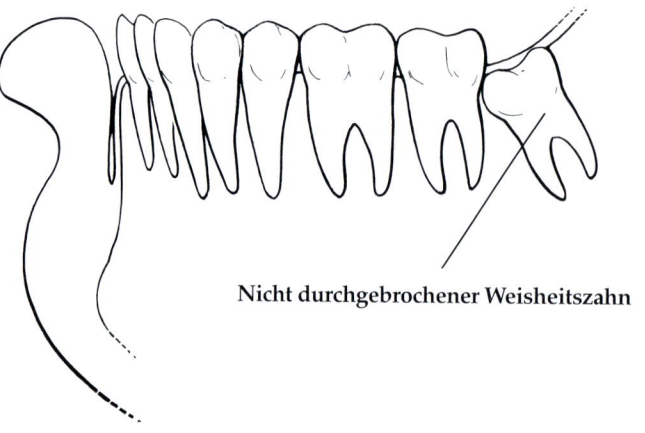

Nicht durchgebrochener Weisheitszahn

Zahnmissbildungen und -verfärbungen

Symptome

- Zahnmissbildung
- Verfärbung des Zahnschmelzes bei Milchzähnen oder bleibenden Zähnen

In seltenen Fällen sind bei Kindern Farbe und Form der Zähne ungewöhnlich. Dafür kann es viele Ursachen geben, beispielsweise frühkindliche Erkrankungen oder Traumata, erbliche Prädisposition, umweltbedingte Faktoren wie ein zu hoher Fluoridgehalt des Trinkwassers oder die Einnahme von Tetrazyklinen während der Schwangerschaft und Stillzeit. Bis zum Alter von etwa 8 Jahren bildet sich auf allen Zähnen (außer den Weisheitszähnen) der Schmelz. In der Regel verschreiben Ärzte daher Schwangeren Tetrazykline nicht für längere Zeit und auch nicht Kindern unter 8 Jahren.

Die Veränderungen betreffen meist sowohl die Milchzähne als auch die bleibenden Zähne. Zahnmissbildungen werden oft durch Infektion, hohes Fieber sowie Fehl- oder Mangelernährung in der frühen Kindheit verursacht. Am häufigsten sind die Zähne betroffen, die zuerst durchbrechen: die 8 vorderen Zähne und die Mahlzähne, die im Alter von 6 Jahren erscheinen. Die Zahnkronen können Löcher oder Furchen haben und eventuell verfärbt sein. Selten sind Zahnmissbildungen auf schwere Erkrankungen wie → Lues, S. 1089, oder das → Down-Syndrom, S. 44, zurückzuführen.

Gelegentlich ist der Zahnschmelz fehlerhaft, meistens aufgrund einer familiären Erbanlage. Der Schmelz ist dann verfärbt, dünn oder überhaupt nicht vorhanden. Eine Verfärbung kann auch durch einen zu hohen Fluoridgehalt im Trinkwasser hervorgerufen werden, der in manchen Gebieten natürlicherweise 2 ppm übersteigen kann.

Behandlung
Zahnmissbildungen lassen sich durch Füllung oder Überkronung behandeln. Auch stark verfärbte oder nicht vollständig von Schmelz überzogene Zähne können auf diese Weise behandelt werden. Ist der Schmelz so missgebildet, dass es zu starker Karies oder übermäßiger Abnutzung der Zähne kommt, wird dieses Verfahren auch bei Milchzähnen angewandt. Sie werden dann in den meisten Fällen mit rostfreiem Stahl überkront.

Behandlung von Störungen der Zahnentwicklung

Kieferorthopädische Behandlung
Nur wenige Menschen haben von Natur aus ein perfektes Gebiss und weiße, symmetrische Zähne. Bei den meisten liegt eine leichte Fehlstellung vor, etwa ein Kreuzbiss der Eckzähne oder vorderen Zähne.

Stehen die Zähne nur geringfügig falsch oder zu eng, muss nicht unbedingt eine Behandlung durchgeführt werden. Viele Kinder und Erwachsene haben jedoch Probleme durch die abweichende Zahnstellung, die von einem Kieferorthopäden behandelt werden muss, der für die Korrektur von Zahnfehlstellungen zuständig ist.

Kieferorthopäden bemühen sich eine normale Biss-Stellung herbeizuführen, bei der die Zähne gut im Kiefer angeordnet sind. Bei der Behandlung werden üblicherweise kieferorthopädische Apparate (Zahnspangen) eingesetzt, mit deren Hilfe die Zähne allmählich in die gewünschte Position verschoben werden.

Identifizierung des Problems
Im Idealfall greifen die Vorderzähne des Oberkiefers ein wenig über die des Unterkiefers und die Spitzen der Mahlzähne passen dabei genau in die Vertiefungen der gegenüberliegenden Mahlzähne. Das Gebiss bietet Platz für alle Zähne, die weder zu eng zusammen noch zu weit auseinander stehen und weder verdreht noch vor- oder zurückgeneigt sind.

Zähne, die nicht richtig aufeinander passen, können Kauprobleme (und damit Schwierigkeiten beim Essen und bei der Verdauung) sowie vermehrt Karies verursachen. Der abnorme Druck, der beim Beißen auf sie ausgeübt wird, kann zur Entwicklung von Zahnbetterkrankungen beitragen. Zahnfehlstellungen und vorstehende Zähne können, wenn sie das Aussehen beeinträchtigen, zu psychisch-emotionalen Problemen führen. Schwere Zahn- und Kieferfehlstellungen müssen kieferchirurgisch korrigiert werden.

Bei Kindern überwacht der Zahnarzt die Entwicklung der bleibenden Zähne und empfiehlt einen Termin beim Kieferorthopäden, wenn sich Probleme abzeichnen. Schon beim Durchbruch der bleibenden Zähne, mit etwa 6 Jahren, können sich erste Probleme zeigen. Manchmal ist auch schon früher eine geeignete Behandlung möglich.

Der Kieferorthopäde untersucht den Mund des Kindes gründlich und macht gegebenenfalls Röntgenaufnahmen, um die Position der durchgebrochenen und noch nicht durchgebrochenen Zähne zu erkennen. Röntgenaufnahmen des Kopfes dienen zur Bestimmung von Größe, Position und Verhältnis von Kiefer und Zähnen.

Wenn der Unterkiefer deutlich kleiner ist als der Oberkiefer, stehen die oberen Zähne weit über die Zähne des Unterkiefers vor (Scherenbiss oder Überbiss).

Ist dagegen der Unterkiefer größer als der Oberkiefer, beißen die oberen Vorderzähne hinter den unteren zu. Bei starken Größenunterschieden zwischen Ober- und Unterkiefer ist eine Operation empfehlenswert. Die meisten Probleme lassen sich jedoch mit kieferorthopädischen Geräten korrigieren. Auch verdrehte, übereinander oder weit auseinander stehende Zähne sollten korrigiert werden.

In der Zwischenzeit lassen auch immer mehr Erwachsene Zahnfehlstellungen korrigieren, die in ihrer Kindheit nicht behandelt wurden. Obwohl dies wegen der langsameren Zahnbewegung bei Erwachsenen oft viel länger dauert, ist das Ergebnis normalerweise erfreulich. Chirurgische Kieferkorrekturen werden bei Erwachsenen häufiger vorgenommen als bei Kindern.

Manchmal werden auch anhand von Ober- und Unterkieferabdrücken Gipsmodelle angefertigt. Der Zahnarzt lässt den Patienten dafür auf eine wachsartige Masse beißen und entsprechend diesem Abdruck wird dann ein naturgetreues Gipsmodell hergestellt. Außerdem werden gelegentlich Fotografien von Zähnen und Gesicht gemacht und andere Messungen vorgenommen.

Korrektur der Zahnstellung

Bei schlimmem Engstand können bleibende Zähne, üblicherweise die vorderen Backenzähne, gezogen und die restlichen Zähne durch kieferorthopädische Geräte (Spangen) korrigiert werden.

Fest sitzende Apparaturen zur Korrektur bestehen meist aus einer Legierung und sind entweder ringförmig um die Mahlzähne herum oder nur an den Außenflächen der vorderen Backenzähne und Schneidezähne angebracht. Es werden inzwischen auch durchsichtige oder in der Zahnfarbe gefärbte Keramikspangen eingesetzt und festsitzende Spangen an der Innenseite der Zähne.

Mit Drähten, Federn und anderen Vorrichtungen wird Druck auf die Zähne ausgeübt, die somit allmählich ihre neue Position einnehmen. Der Kiefer reagiert darauf, indem er den Knochen vor dem verschobenen Zahn auflöst und dahinter neuen Knochen bildet. Gelegentlich wird auch vom gegenüberliegenden Kiefer aus Druck ausgeübt, normalerweise mittels Gummibändern, die an den oberen und unteren Zähnen angebracht und mit einem gegenüberliegenden Zahn verbunden werden.

Wenn eine Verankerung oder Stütze außerhalb des Mundes notwendig sein sollte, wird eine spezielle Halterung um Nacken oder Kopf (Headgear) angepasst, an dem die im Mund angebrachten Vorrichtungen befestigt werden. Diese Korrekturapparate müssen in den meisten Fällen nur nachts oder einige Stunden während des Tages getragen werden.

Vor allem für Kinder, die noch wachsen, eignen sich herausnehmbare Zahnspangen, um damit die Zähne einzeln oder gruppenweise zu verschieben.

Zahnspangen müssen normalerweise 6 Monate bis zu 2 Jahren, manchmal auch länger, getragen werden. Nach erfolgter Korrektur ist die Behandlung aber meist nicht abgeschlossen. Die verschobenen Zähne müssen oft monate- oder jahrelang stabilisiert werden, manchmal auch für immer.

Zu diesem Zweck werden so genannte Retentionsgeräte (Retainer) an die Zähne angepasst. Beispiele dafür sind Mundstücke aus gummiartigem Material, die nachts und tagsüber stundenweise getragen werden, herausnehmbare Plastikgeräte mit Drähten an der Zahnaußenseite sowie herausnehmbare, durch-

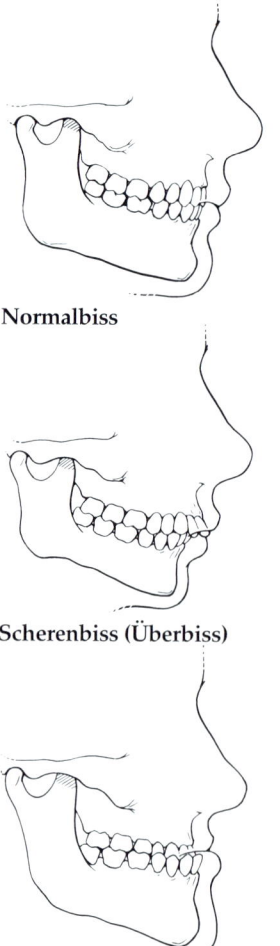

Normalbiss

Scherenbiss (Überbiss)

**Mandibuläre Prognathie
(vorstehender Unterkiefer)**

sichtige Plastikmodelle, die Seiten und Beiß-flächen der Zähne vollständig bedecken, und halbflexible Drähte, die meistens an die Vorder-zähne angepasst und an deren Innenseite befes-tigt werden.

Mundhygiene

Während einer kieferorthopädischen Behand-lung ist besonders auf eine regelmäßige Zahn-pflege zu achten, da sich Speisereste und Zahn-belag leicht an den Zahnspangen ansammeln. Werden die Ablagerungen nicht entfernt, kommt es zur Demineralisation und an den Zähnen bil-den sich bleibende weißliche Flecken. Zahn-ärzte empfehlen Fluorzahnpasten und fluorid-haltige Mundwässer. Die Pflege mit Zahnseide ist ebenfalls ratsam.

Chirurgische Korrektur

Ist eine konventionelle kieferorthopädische Be-handlung nicht ausreichend, kann der Zahnarzt zur chirurgischen Korrektur raten. Dies wird allerdings häufiger bei Erwachsenen als bei Kindern vorgenommen.

Ein vorstehender Unter- oder Oberkiefer kann korrigiert werden, indem ein Teil des Knochens entfernt und der Rest in die korrekte Position gesetzt wird. Durch den Einsatz von Knochenmaterial wird ein zu kurzer Kiefer ver-längert. Aus ästhetischen und funktionalen Gründen können am ganzen Unterkiefer eine Reihe von Korrekturen vorgenommen werden. Auch andere Bissfehler, bei denen eine kiefer-orthopädische Behandlung nicht ausreicht, sind chirurgisch zu korrigieren, wodurch sich die Gesamtbehandlungszeit verkürzt.

Die chirurgische Korrektur wird meist unter Vollnarkose durchgeführt und normalerweise ist ein Krankenhausaufenthalt von einigen Tagen nötig. Die Genesungszeit ist relativ kurz. Für ein paar Tage oder Wochen können die Kie-fer zunächst verdrahtet werden. Während der Heilung sind Kau- und andere Kieferbewegun-gen einzuschränken.

Infektionen und Krankheiten des Mundes

Praktisch jeder leidet hin und wieder unter ei-ner Infektion oder Erkrankung des Mundes. Häufig wird das Problem nicht erkannt, wie bei einer → Gingivitis, S. 610, oder es handelt sich nur um eine geringfügige, vorübergehende Rei-zung wie gelegentlich auftretende Mund- und Lippengeschwüre oder Fieberbläschen.

Andere Probleme sind störender, zum Bei-spiel im Zungen-, Kiefer- oder Speicheldrüsen-bereich, und Krebs im Mund- und Rachen-bereich kann lebensbedrohlich sein. Diese Infektionen und Krankheiten werden im Fol-genden beschrieben.

Mund- und Lippengeschwüre

Symptome. Schmerzhafte kleine weiße Ge-schwüre im Mund.

Mund- und Lippengeschwüre (Aphthen) sind eine lästige, aber weit verbreitete Mundinfek-tion. Sie treten einzeln oder gruppenweise an der Innenseite von Wangen und Lippen, an Zunge, Zahnfleischbasis und Gaumensegel (hintere Mundoberseite) auf.

Im Gegensatz zu manchen Krankheiten – et-wa der Herpes-Infektion – ist die Ursache der gutartigen Aphthen unbekannt. Es scheint je-doch eine erbliche Disposition zu geben.

Mund- und Lippengeschwüre treten häufig in Verbindung mit Verletzungen des Mundes – beispielsweise Stichen, Punktionen oder Rei-zungen, etwa durch Zahnspangen – auf.

Auch körperlicher und emotionaler Stress sowie Mangelernährung können Attacken aus-lösen. Bei einem Mangel an Eisen, Folsäure, Vi-tamin B_{12} oder einer Kombination dieser Nähr-stoffe liegt oft eine erhöhte Anfälligkeit vor.

Bei manchen Frauen bilden sich Mund- und Lippengeschwüre unmittelbar vor Einsetzen der Menstruation.

Behandlung

Mund- und Lippengeschwüre verschwinden normalerweise innerhalb von 7 bis 10 Tagen von selber wieder.

Sie können mit schmerzlindernden, rezept-freien Salben behandelt werden oder mit Anti-biotika, die vom Haus- oder Zahnarzt ver-schrieben werden.

Haben sich die Geschwüre nach 14 Tagen nicht zurückgebildet, sollte ein Termin beim Zahnarzt vereinbart werden (→ Lippenherpes und Mund- und Lippengeschwüre, S. 1010, → Farbfotografie, S. C-10).

Mundfäule

Symptome
- Wunde Stellen an Mundschleimhaut und Zahnfleisch
- Mundgeruch
- Fieber und Unwohlsein

Mundfäule (Gingivostomatitis) ist bei Kindern weit verbreitet. Es handelt sich dabei um eine Virusinfektion, die oft mit einer Erkrankung der oberen Atemwege wie beispielsweise einer Erkältung oder Grippe einhergeht.

Es gibt leichte und schwere Verlaufsformen, die meistens ungefähr 2 Wochen dauern.

Diagnose
Wenn ein Kind wunde Stellen am Zahnfleisch oder an der Innenseite der Wangen, Mundgeruch und Fieber hat und sich unwohl fühlt, sollte ein Arzt- oder Zahnarzttermin vereinbart werden. Der Arzt wird das Kind auch auf Grunderkrankungen hin untersuchen, vor allem auf Lungen- und Racheninfekte. Eventuell entnimmt er eine Probe für eine Erregerkultur.

Behandlung
Die Behandlung der Grunderkrankung oder -infektion hilft, die Mundfäule zu beseitigen. Medizinische Mundspülungen können den Schmerz lindern und den Heilungsprozess unterstützen. Ferner sind eine gute Mundhygiene, nahrhafte weiche Nahrung und viel Flüssigkeit wichtig. Salzlösungen (ein halber Teelöffel Salz auf etwa ein viertel Liter Wasser) oder rezeptfrei erhältliche Mundwässer können schmerzlindernd wirken.

Mundsoor (Candidose der Mundschleimhaut)

Symptome. Weißliche wunde Stellen in Mund und Rachen.

Viele verschiedene Mikroorganismen kommen in ausgesprochen geringer Anzahl im Mund vor. Einer davon, der Pilz *Candida albicans* (der auch an anderen Körperteilen auftritt), vermehrt sich aber gelegentlich unkontrollierbar und ruft eine Infektion namens Mundsoor hervor, die sich bis in die Speiseröhre ausbreiten kann (→ Andere Ursachen von Speiseröhrenentzündung, S. 747).

Dieser Pilz ist auch für die Hefeinfektionen der Scheide verantwortlich, an denen viele Frauen leiden. Die Anfälligkeit für Mundsoor ist am größten, wenn die natürliche Widerstandskraft durch Krankheit geschwächt ist oder das biologische Gleichgewicht im Mund durch Medikamente wie Antibiotika, Immunsuppressiva oder Kortikosteroide empfindlich gestört wurde.

Viele Menschen erkranken irgendwann einmal an Mundsoor. Am häufigsten betroffen sind Säuglinge, Kleinkinder und ältere Menschen. Die Infektion kann jedoch in jedem Lebensalter auftreten.

Mundsoor ist im Allgemeinen nicht gefährlich, kann aber schmerzhaft sein. Die Krankheit kann beim Essen stören und daher die Ernährung beeinträchtigen. Auch nach einer Behandlung durch den Arzt oder Zahnarzt tritt sie oft wieder auf.

Diagnose
Bei leicht erhabenen, weißlichen Belägen im Mund oder auf der Zunge kann es sich um Mundsoor handeln. Diese Beläge können sich beim Zähneputzen oder Essen lösen, sie werden wund und bluten leicht, wenn sie abgebürstet werden. Die Infektion kann sich bis in den Gaumen ausbreiten, das Zahnfleisch, die Mandeln und sogar den Rachen befallen (→ Farbfotografie, S. C-10).

Wenn die beschriebenen Symptome auftreten, untersucht der Arzt oder Zahnarzt Mund und Rachen und stellt fest, ob den Beschwerden eine Krankheit zugrunde liegt.

Behandlung
Der Arzt oder Zahnarzt verschreibt oral einzunehmende Medikamente gegen die Pilzinfektion, meist für 7 bis 10 Tage. Grunderkrankungen werden ebenfalls behandelt.

Vorbeugung
Asthmapatienten, die Kortikosteroide inhalieren, sollten sich anschließend den Mund immer gründlich ausspülen, um das Mundsoor-Risiko zu senken.

Leukoplakie (Weißschwielenkrankheit)

Symptome. Verdickter, verhärteter weißer Fleck an der Wange oder Zunge.

Der Name Leukoplakie kommt aus dem Griechischen und bedeutet »weiße Platte«. Dies beschreibt treffend die charakteristischen weißen Flecken (Schwielen), die bei der Erkrankung auftreten. Häufig ist eine schlecht sitzende

Zahnprothese oder eine unebene Zahnoberfläche, die an Wange oder Zahnfleisch scheuert, die Ursache (→ Farbfotografie, S. C-10).

Als Reaktion auf die Teerbestandteile im Zigarettenrauch entwickelt sich bei Rauchern manchmal eine Leukoplakie im Mund oder an den Lippen, beim Pfeifenraucher auch an Zunge oder Wange.

Die Flecken entstehen auch, wenn Kau- oder Schnupftabak über längere Zeit im Mund behalten wird.

Leukoplakie kann in jedem Lebensalter auftreten, ist aber bei älteren Menschen am häufigsten.

Diagnose

Im Laufe mehrerer Wochen entwickelt sich ein weißer oder gräulicher Fleck an der Innenseite einer Wange oder auf der Zunge, der zunächst nicht auffällt, nach einer Weile aber rau wird und empfindlich auf heiße oder stark gewürzte Speisen reagiert.

In diesem Fall sollte ein Arzt- oder Zahnarzttermin vereinbart werden. Verschwindet der Fleck nach der Behandlung nicht, nimmt der Arzt oder Zahnarzt eine Biopsie vor und untersucht die Probe unter dem Mikroskop. In etwa 3 Prozent der Fälle sind die Flecken ein frühes Zeichen für Krebs.

Behandlung

Bei der Behandlung muss meistens die Ursache der Reizung beseitigt werden. Unebene Zähne werden abgeschliffen, schlecht sitzende Zahnprothesen ausgetauscht. Besteht eine Verbindung zum Rauchen oder Tabakkauen, sollte dies eingestellt werden. Nach Beseitigung der Ursache bildet sich der Fleck normalerweise in ein paar Wochen oder Monaten zurück.

Lichen ruber planus der Mundschleimhaut

Symptome
- Kleine blasse Pusteln, die sich netzartig auf Zunge oder Mundschleimhaut ausbreiten
- Glänzende, leicht erhabene Flecken auf Zunge oder Mundschleimhaut
- Metallischer Geschmack im Mund, Mundtrockenheit, wunde Stellen

Lichen ruber planus der Mundschleimhaut kann sich auf netzartig verteilte blasse Pusteln oder glänzende, erhabene, rote Flecken beschränken, die sich an der Zunge oder der Innenseite der Wangen bilden. Es kann aber auch

zu einer schmerzhaften Schleimhauterosion kommen. Der Mund ist trocken, kann wunde Stellen haben und einen metallischen Geschmack aufweisen. In manchen Fällen treten außer den erhabenen Pusteln keine Symptome auf (→ Farbfotografie, S. C-10).

Die Krankheitsursache ist unklar. Manchmal bricht sie als Reaktion auf emotionalen Stress aus, dann wieder als Nebenwirkung von Medikamenten. Theoretisch kann jeder Erwachsene diese seltene Krankheit bekommen, am häufigsten sind jedoch Frauen mittleren Alters betroffen.

Es scheint einen Zusammenhang zwischen Lichen ruber planus der Mundschleimhaut und der Haut (→ Flache Knötchenflechte, S. 993) zu geben, denn fast die Hälfte der betroffenen Menschen leiden auch an Lichen ruber planus der Haut.

Treten die oben beschriebenen Symptome auf, sollte unverzüglich ein Zahnarzttermin vereinbart werden.

Behandlung

Oft ist keine Behandlung nötig. Sind Medikamente die Ursache, empfiehlt der Zahnarzt, sie nicht mehr einzunehmen. Bei Beschwerden werden geeignete Medikamente verschrieben.

Erkrankungen der Zunge

Symptome
- Glatte, dunkelrote, in manchen Fällen wunde Zunge
- Schwarz oder dunkelbraun verfärbte Zunge
- Behaarte oder pelzige Zunge

Eine Zungenentzündung wird auch als Glossitis bezeichnet. Normalerweise ist die Zungenoberfläche mit kleinen haarähnlichen Papillen bedeckt. Diese verschwinden bei einer Glossitis und es kommt zu einer Reihe von Veränderungen, bis hin zur Verfärbung. Die Zunge kann wund werden und ihre rosa Färbung und samtartige Beschaffenheit verlieren.

Eine Glossitis kann verschiedene Ursachen haben, etwa bakterielle oder Pilzinfektionen, Blutarmut durch Eisenmangel (S. 957) und eine → perniziöse Anämie, S. 958. Wenn die Symptome mehr als 10 Tage lang anhalten, sollten sie vom Arzt oder Zahnarzt untersucht werden.

Akute Zungenentzündung

Sie tritt infolge örtlich begrenzter Infektionen, Verbrennungen oder Traumata auf und ent-

Mundgeruch

Wer träumt nicht davon, immer einen frischen Atem zu haben? Die Hersteller von Pfefferminzbonbons und Mundwässern machen nach wie vor Millionengewinne.

Die Werbung verspricht oft, dass Produkte dieser Art zu einem unwiderstehlich frischen Atem verhelfen. Stillschweigend wird dabei eine erhöhte Anziehungskraft auf das andere Geschlecht in Aussicht gestellt. Leider halten die Produkte nicht immer, was sie versprechen, und fördern weder Atemfrische noch das Liebesleben.

Im günstigsten Fall helfen sie vorübergehend gegen Mundgeruch. Es ist aber unter Umständen effektiver, sich den Mund mit Wasser auszuspülen, die Zähne zu putzen oder etwas zu essen.

Ursachen von Mundgeruch

Mundgeruch kann viele Ursachen haben. Durch den bakteriellen Abbau von Nahrungsresten im Mund kann ein übler Geruch entstehen. Entzündungstaschen – wie bei Parodontitis (S. 611) – sind ein weiterer Grund.

Wenn der Mund beim Schlafen oder nach dem Konsum bestimmter Drogen oder Zigaretten trocken ist, sammeln sich tote Zellen an der Zunge (belegte Zunge), an Zahnfleisch und Mundschleimhaut an, die von Bakterien abgebaut werden. Mundgeruch kann auch nach dem Verzehr von Speisen entstehen, die stark riechende flüchtige Öle enthalten. Bekannteste Beispiele sind Zwiebeln und Knoblauch, doch auch andere Gemüse und Gewürze verursachen Mundgeruch. Nach ihrer Verdauung im Magen und Dünndarm werden die flüchtigen Bestandteile in den Blutkreislauf aufgenommen, in die Lungen transportiert und im Atem freigesetzt.

Dies gilt auch für Alkohol, weshalb der Blutalkohol durch Atemtests gemessen werden kann. Alkohol an sich ist praktisch geruchlos. Der charakteristische Atemgeruch stammt hauptsächlich von den anderen Getränkebestandteilen.

Auch Lungenkrankheiten können Mundgeruch verursachen. Bei chronischen Infektionen wie beispielsweise einer Bronchiektasie (S. 708) oder Lungenabszessen (S. 708) riecht der Atem ausgesprochen schlecht und es wird meist viel Auswurf produziert. Ist die Magenmuskulatur in ihrer Beweglichkeit beeinträchtigt, kann der Mundgeruch, der durch Aufstoßen freigesetzt wird, vom gärenden Mageninhalt kommen. Aber auch ein Rückfluss von Magensaft in die Speiseröhre verursacht Mundgeruch (S. 742).

Bei manchen allgemeinen Gesundheitsproblemen entsteht ein unverwechselbarer Atemgeruch. Bei Nierenversagen (S. 852) ist er zum Beispiel urinartig, bei Leberversagen (S. 804) wird er manchmal auch als »fischig« beschrieben. Aceton verursacht einen obstartigen Atemgeruch und kann bei Diabetikern auftreten, wenn es zu einer Ketoazidose (S. 928) kommt, sowie auch bei Kindern, die wegen einer Kinderkrankheit oder einer Infektion mehrere Tage lang wenig gegessen haben.

Behandlung von Mundgeruch

Mundgeruch, der auf keine Grunderkrankung zurückzuführen ist, sondern aus dem Mund kommt, kann häufig durch gute Mundhygiene beseitigt werden. Dies bedeutet: Zähneputzen nach jeder Mahlzeit, Verwendung von Zahnseide, um Speisereste zu entfernen, Behandlung von Zahnfleischerkrankungen, gute Befeuchtung des Mundes durch häufiges Wassertrinken und Reinigung einer belegten Zunge mit der Zahnbürste (→ Zahnpflege, S. 363).

Nahrungsmittel, die Mundgeruch verursachen, müssen gemieden werden, wenn der Atem frisch bleiben soll, denn auch häufiges Zähneputzen und die Verwendung von Mundwasser überdecken etwa den aus der Lunge aufsteigenden Zwiebel- oder Knoblauchgeruch nur teilweise.

Zu den Symptomen einiger behandlungsbedürftiger Krankheiten wie Lungenkrankheiten, Beeinträchtigung der Magenentleerung, Leber- oder Nierenversagen gehört ebenfalls Mundgeruch.

wickelt sich schnell. Die Zunge schwillt an und reagiert empfindlich. Es kann dadurch zu Schwierigkeiten beim Kauen, Schlucken und Sprechen kommen.

Wenn die Zunge sehr stark anschwillt und die Luftröhre zu blockieren droht, dann muss unverzüglich ein Notarzt gerufen werden (→ Erstickungsgefahr und Wiederbelebung, S. 406). Bei einer Behandlung mit Kortisonpräparaten geht die Schwellung normalerweise umgehend zurück.

Landkartenzunge (Lingua geographica)

Charakteristisch sind papillenlose Stellen an der Zunge, die glatt und leuchtend rot erscheinen. Manchmal ist die Zunge auch wund oder brennt. Die Ursache für dieses Phänomen ist nicht bekannt. Der Zustand verändert sich täglich, kann aber auch anhalten. Eine spezielle Behandlung gibt es nicht. Die Zunge schmerzt an den wunden Stellen weniger, wenn heiße und stark gewürzte Speisen, Tabak und Alkohol gemieden werden.

Haarzunge (Lingua villosa nigra)

Gelegentlich wachsen zu viele haarähnliche Papillen auf der Zunge, die dadurch behaart wirkt. Dies Veränderung der Zungenoberfläche kann beunruhigend sein, auch wenn die Zunge normalerweise nicht wund ist.

Ursache ist oft eine Antibiotikatherapie, übermäßige Verwendung bestimmter Mundwässer, verminderter Speichelfluss oder mangelhafte Mundhygiene. Das Phänomen ist nicht gefährlich und verschwindet normalerweise, wenn die auslösenden Antibiotika oder Mundwässer nicht mehr verwendet werden oder das Fieber fällt. Die haarähnlichen Papillen können vorsichtig mit der Zahnbürste entfernt werden (→ Farbfotografie, S. C-10).

Verfärbung der Zunge

Die im Mund lebenden Bakterien sind Teil unseres natürlichen Körpergleichgewichts. Gelegentlich vermehren sie sich jedoch übermäßig und sammeln sich auf den Papillen oder in den Einsenkungen der Zunge an, sodass diese schwarz oder dunkelbraun erscheint. Auch bismuthaltige Medikamente können die Zunge schwarz verfärben.

Die Ursache kann ferner in einer Antibiotikatherapie oder Pilzinfektion liegen. Aber auch Rauchen oder der Genuss von Kautabak können zur Verfärbung der Zung beitragen.

Um die Verfärbung zu beseitigen, wird die Zunge 2-mal täglich vorsichtig mit einer Zahnbürste behandelt, die bei Bedarf in antiseptisches Mundwasser getaucht wird. Ein Arzt- oder Zahnarzttermin sollte vereinbart werden, wen die Verfärbung auch bei Behandlung nicht verschwindet.

Krebs in Mund und Rachen

Symptome. Blasse Knötchen oder verfärbte Verdickungen an der Seite oder Unterseite der Zunge, am Mundboden, an der Wangenschleimhaut, dem Zahnfleisch, der Mundoberseite oder des Gaumens.

Krebs im Mund- und Rachenbereich kommt häufig vor. Wie bei den meisten Krebsarten sind die Chancen für eine erfolgreiche Behandlung besser, wenn der Krebs früh entdeckt wird.

In den allermeisten Fällen handelt es sich um Plattenepithelkarzinome. Manchmal ist die Ursache ihrer Entstehung nicht bekannt, Tabakkonsum (Zigaretten, Kau- und Schnupftabak) und übermäßiger Genuss von Alkohol gelten jedoch als Risikofaktoren.

Krebs im Mund- und Rachenbereich tritt bei Menschen, die weder rauchen noch trinken, nicht so häufig auf. Eventuell spielen auch chronische Reizungen durch gezackte Zahnoberflächen oder schlecht sitzende Zahnprothesen eine Rolle.

Diagnose

Die meisten Karzinome bilden sich an der Seite oder Unterseite der Zunge oder am Mundboden. Zunächst sind die Tumoren normalerweise schmerzlos, häufig aber sichtbar oder können mit einem Finger ertastet werden.

Damit die Diagnose so früh wie möglich erfolgen kann, ist eine regelmäßige Untersuchung der Mundschleimhäute unerlässlich. Wer beim Anschauen oder Betasten der Mundschleimhäute anhaltende Veränderungen bemerkt, sollte einen Termin beim Arzt oder Zahnarzt ver-

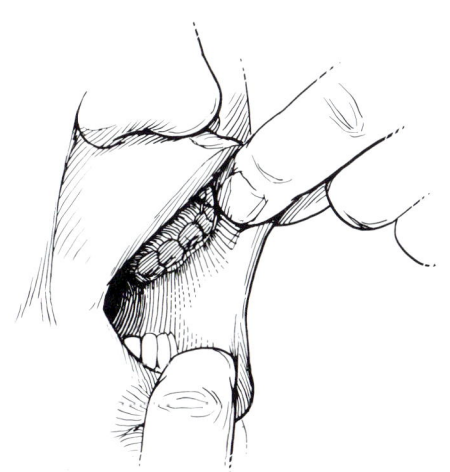 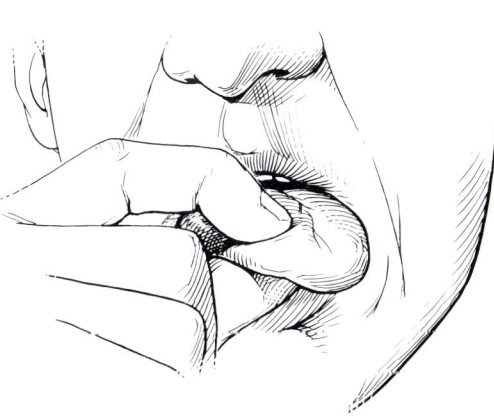

Wer Mund und Zunge regelmäßig selbst untersucht, kann Tumoren erkennen oder ertasten, solange sie noch klein sind. Die Heilungschancen verbessern sich dadurch.

einbaren. Falls Verdacht auf einen Tumor besteht, wird unter örtlicher Betäubung eine Gewebeprobe entnommen und im Labor untersucht (Biopsie).

Wie gefährlich ist Krebs im Mund- und Rachenbereich?

Je früher der Krebs behandelt wird, desto besser sind die Heilungschancen. Leider ist jeder zweite Tumor bei seiner Entdeckung schon sehr groß und oft bilden sich Metastasen in den benachbarten Halslymphknoten, was eine umfangreichere Behandlung erfordert.

Die Heilungschancen verschlechtern sich damit enorm. Fast 25 Prozent der Betroffenen sterben, weil der Krebs zu spät entdeckt und behandelt wird.

Behandlung

Eine frühe chirurgische Entfernung (Exzision) des Tumors bietet die besten Heilungschancen und hat die wenigsten Nebenwirkungen. Eine Alternative ist die Strahlentherapie. Sie eignet sich besonders für Tumoren, die zu groß für eine Exzision sind.

Nach der Operation helfen Rehabilitationsprogramme, Lebensqualität, Sprach- und Kauvermögen und ein normales Äußeres zurückzugewinnen. Je früher der Krebs behandelt wird, desto besser sind die Heilungschancen.

Speicheldrüsenprobleme

Der in den Speicheldrüsen gebildete Speichel dient verschiedenen Zwecken: Er unterstützt die mechanische Reinigung von Mund und Zähnen, hilft beim Schlucken und enthält Enzyme, die die Verdauung und Infektionsabwehr fördern.

In der Mundhöhle gibt es drei große sowie zahlreiche kleinere Speicheldrüsen. Die Ohrspeicheldrüsen befinden sich an beiden Seiten des Mundes, die Unterkieferspeicheldrüse liegt am Mundboden, die Unterzungendrüse zwischen Mund und Mundboden. Alle diese Drüsen geben ihre Sekrete in den Mund ab.

Zu den Funktionsstörungen der Speicheldrüsen zählen ein vermehrter Speichelfluss (Hypersalivation) und ein verminderter Speichelfluss (»trockener Mund«, Xerostomie). Vermehrter Speichelfluss tritt häufig in der Kindheit in Zusammenhang mit Infektionen im Mund sowie bei geistig behinderten Menschen auf. Verminderter Speichelfluss kann die Folge bestimmter Medikamente, einer Strahlentherapie, bestimmter systemischer Erkrankungen oder auch altersbedingt sein.

Speicheldrüseninfektionen

Symptome
- Schwellungen am Mundboden, unter dem Kiefer oder vor den Ohren
- Verminderter Speichelfluss
- Seltsamer Geschmack im Mund
- Schmerzen in der Mundhöhle

Infektionen der Speicheldrüsen sind nicht ungewöhnlich. Die Speicheldrüsen können zum Beispiel von Virusinfektionen wie → Mumps, S. 1077, betroffen sein. Bakterielle Infektionen können im Zusammenhang mit einer schlechten Mundhygiene auftreten oder nach der Verlegung einer Speicheldrüse.

Eine Speicheldrüsenvergrößerung kann recht schmerzhaft sein und es erschweren, den Mund richtig zu öffnen. An der Öffnung des Drüsengangs kann auch Eiter austreten.

Behandlung

Der Arzt oder Zahnarzt verschreibt Antibiotika zur Beseitigung der bakteriellen Infektion. Spülungen mit warmem Salzwasser helfen, den Eiter zu entfernen.

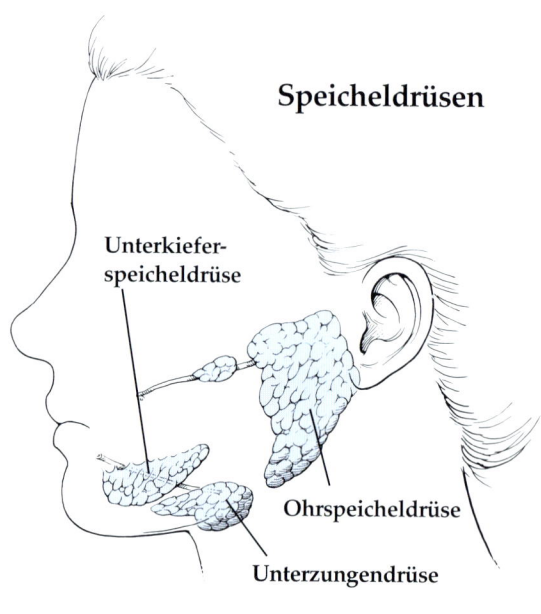

Speicheldrüsen

Unterkieferspeicheldrüse

Ohrspeicheldrüse

Unterzungendrüse

Speichelsteine

Symptome

- Schwellungen unter dem Kinn oder vor den Ohren, besonders beim Essen
- Speichelmangel, vor allem beim Essen
- Schmerzen in der Mundhöhle

Die Unterkieferspeicheldrüsen am Mundboden können durch kleine harte Partikel (Steine), die aus verhärteten chemischen Substanzen des Speichels bestehen, blockiert werden. Verlegen diese Steine den Drüsenausführungsgang teilweise, schmerzt dies oft, vor allem beim Essen, wenn große Mengen Speichel benötigt werden. Die Drüsen können auch anschwellen.

Diagnose

Wenn, vor allem beim Essen, Schwellungen unter dem Kinn oder vor den Ohren auftreten, handelt es sich möglicherweise um die Verlegung eines Speichelgangs. Eventuell kommt es auch zu Speichelmangel und Schmerzen am Mundboden. Der Arzt oder Zahnarzt kann mithilfe von Röntgenaufnahmen feststellen, ob der Ausführungsgang verlegt ist.

Behandlung

Speichelsteine können mechanisch (Manipulation) oder operativ (Exzision) entfernt werden. Wenn es dem Arzt nicht gelingt, den Stein aus dem Speichelgang hinauszuschieben, muss ein chirurgischer Eingriff erfolgen.

Hin und wieder müssen Drüsen, an denen wiederholt Infektionen und Speichelsteine aufgetreten sind, operativ entfernt werden.

Speichelgangtumore

Symptome. Schwellungen unter dem Kinn oder vor den Ohren.

In seltenen Fällen vermehren sich die Zellen in einer der Speicheldrusen, normalerweise einer Ohr- oder Unterkieferspeicheldrüse, und bilden einen meist gutartigen Tumor, der keine Metastasen bildet. Solche Tumoren entwickeln sich im Laufe mehrerer Jahre. Einziges Symptom ist das allmähliche Anschwellen der Drüse.

Behandlung

Der Arzt oder Zahnarzt untersucht die geschwollenen Speicheldrüsen und verweist den Patienten gegebenenfalls an einen Radiologen, der mithilfe einer speziellen Röntgenaufnahme (Sialogramm) das Problem näher bestimmt.

Normalerweise wird die Drüse operativ entfernt. Ist der Tumor bösartig und besteht die Gefahr, dass er Metastasen bildet, wird eine Strahlentherapie oder eine weitere chirurgische Behandlung empfohlen.

Verletzung und Bruch von Gesichtsknochen und Unterkiefer

Zu den häufigsten Unfallverletzungen im Bereich der Mundhöhle zählen Kieferbruch und Kieferverrenkung sowie ausgeschlagene Zähne. Meist handelt es sich dabei um Notfälle, die sofort behandelt werden müssen.

Kieferbruch und Kieferverrenkung

Symptome

- Mundschiefstand
- Unfähigkeit zum Mundschluss (Kiefersperre), Schmerz beim Bewegen des Kiefers

Notfall-Symptome

- Verlegung der Luftröhre
- Starke Blutung

Die meisten Kieferverletzungen betreffen den Unterkiefer. Bei Verletzung von Mund oder Gesicht sollten sich die Betroffenen unverzüglich an einen Arzt, einen Oral- und Kieferchirurgen oder die nächste Unfallstation wenden, um eine angemessene Behandlung zu erhalten.

Diagnose

Zur Diagnosestellung untersucht der Arzt zunächst den Kiefer und stellt durch Röntgenaufnahmen fest, ob tatsächlich ein Knochenbruch vorliegt.

Außerdem kann mithilfe einer Computertomographie (S. 494) festgestellt werden, ob durch die Wucht des Schlags auch anderen Gesichtsknochen gebrochen wurden oder Hals und Rücken verletzt sind.

Ein akuter Notfall liegt bei einer Verlegung der Luftröhre und/oder starker Blutung vor.

Bei Kiefersperre, Mundschiefstand und Empfindlichkeit oder Schmerz im Kieferbereich wird ein Bruch vermutet. Auch ein verschiebbarer Oberkiefer ist ein definitives Frakturzeichen. Bei Kiefersperre kann der Kiefer verrenkt sein. Schwellungen und Blutergüsse begleiten so gut wie alle Kieferverletzungen.

Behandlung

Wenn die beschriebenen Symptome nach einem Unfall auftreten, sollte man so schnell wie möglich das nächste Krankenhaus aufsuchen. Bei Atembeschwerden oder starker Blutung Notruf wählen!

Der Notarzt führt eventuell einen Tubus ein, um die Atmung zu erleichtern (→ Erstickungsgefahr und Wiederbelebung, S. 406). Ein frei hängender Unterkiefer sollte bis zum Eintreffen im Krankenhaus vorsichtig mit der Hand fest gehalten werden.

Kieferverrenkung

Ein ausgerenkter Kiefer kann manuell wieder eingerichtet werden, manchmal unter Narkose.

Mit einem Verband wird der wieder eingerichtete Kiefer stabilisiert, um eine zu weite Mundöffnung für mindestens 6 Wochen zu vermeiden. Dies könnte nämlich zu einer erneuten Verrenkung führen. Um eine zu weite Mundöffnung zu vermeiden sollte während dieser Zeit das Kinn auch zum Beispiel beim Gähnen mit der Faust abgestützt werden.

Tritt eine Kieferverrenkung mehrmals auf, ist ein Oral- und Kieferchirurg wegen einer möglichen Behandlung zu konsultieren.

Kieferbruch

Bei einem Bruch muss der Kiefer zunächst durch einen Verband ruhig gestellt werden. Nach der Untersuchung wird dann über das weitere Vorgehen entschieden, das oft eine chirurgische Behandlung mit sich bringt, um die Knochen wieder einzurichten. In vielen Fällen muss der Kiefer 6 bis 8 Wochen lang ruhig gestellt und mit dem anderen Kiefer verdrahtet werden. Die Patienten sollten in dieser Zeit nur weiche Speisen und Flüssigkeiten zu sich nehmen und das Sprechen einschränken.

Ausgeschlagene Zähne

Wenn Kindern oder Erwachsenen bei einem Unfall Zähne ausgeschlagen werden, ist medizinische Notfallhilfe erforderlich (→ Ausgeschlagene Zähne, S. 453).

Probleme des Kiefergelenks

Symptome
- Empfindlichkeit der Kiefermuskeln
- Dumpfer Schmerz vor den Ohren
- Knacken oder knirschendes Gefühl beim Öffnen des Mundes und beim Kauen
- Gelenksperre, die Mundöffnung und Mundschluss erschwert

Über die Kiefergelenke ist der Unterkiefer mit dem Schädel verbunden. Wie bei anderen Gelenken sind auch die Gelenkflächen des Kiefers mit Knorpel überzogen und durch eine Zwischenscheibe abgetrennt, die verhindert, dass die Knochen aneinander scheuern. Außerdem werden die Kiefergelenke, die sich einen guten Zentimeter vor dem äußeren Gehörgang befinden, durch Muskeln stabilisiert, die den Mund öffnen und schließen.

Die Kiefergelenke sind – wie auch die anderen Gelenke im menschlichen Körper – anfällig für verschiedene Erkrankungen wie beispielsweise Arthrose, rheumatoide Arthritis und andere Entzündungen. In seltenen Fällen bilden sich Tumoren.

Wird der Mund geöffnet, bewegt sich der Unterkiefer nach unten und nach vorn. Die Kiefergelenke links und rechts müssen dabei synchron arbeiten. Ist die Bewegung der beiden Gelenke nicht koordiniert, kann die Scheibe zwischen Unterkiefer und Schädel herausrutschen, und es kommt zu einer Funktionsstörung des Kiefers. Auch wenn der Mund zu schnell oder zu weit geöffnet wird, kann es zu einer Verrenkung kommen.

Kiefergelenkschmerzen entstehen auch durch übermäßige Beanspruchung des Gelenks beim Zähneknirschen (Bruxismus) oder Trauma der Gesichtsseite. Extremes Zusammenbeißen der Kiefer kann Schmerzen in den Kiefergelenken und über den Schläfen zur Folge haben, weil die Muskeln, die die Kieferbewegungen kontrollieren, auch an einem der Schädelknochen befestigt sind.

Bei manchen Menschen sind Kopfschmerzen, Schmerzen an der Gesichtsseite oder am Kiefer auch durch Störungen des Kiefergelenks bedingt.

Diagnose

Empfindlichkeit über dem (bewegten oder ruhenden) Gelenk, ein Knacken oder ein knirschendes Gefühl beim Öffnen oder Schließen des Mundes und eine schmerzhafte Gelenksperre (die Mundöffnung oder Mundschluss erschwert) können auf ein Problem im Bereich des Kiefergelenks hindeuten. In diesem Fall sollte unbedingt ein Arzt- oder Zahnarzttermin vereinbart werden.

Der Arzt kann Röntgenaufnahmen oder eine → MRT, S. 494, anfordern, deren Ergebnisse in vielen Fällen normal sind. Außerdem wird er untersuchen, ob Abnormitäten der Zahnstellung oder der Kieferbewegung vorhanden sind. Hohe Füllungen, Zähne, die gekippt oder wegen ausgefallener Zähne verschoben sind, sowie bestimmte erbliche Merkmale können diese Fehlstellungen hervorrufen.

Es ist gut möglich, dass jemand nachts unbewusst mit den Zähnen knirscht. Der Zahnarzt kann dies jedoch eindeutig anhand einer übermäßigen Abnutzung der Beißflächen der Zähne feststellen.

Der → Spannungskopfschmerz, S. 501, ein dumpfer Kiefer- und Kopfschmerz nach dem Aufwachen, ist eine weitere Folge, wenn Zähne und Kiefer nachts zu sehr zusammengebissen werden.

Behandlung

In den meisten Fällen sind Schmerzen im Bereich des Kiefergelenks nicht gefährlich. Sie können vorübergehender oder chronischer Art sein und gehen häufig schon nach leichter Behandlung oder sogar völlig unbehandelt wieder weg.

Die meisten Erkrankungen des Kiefergelenks sind auf Gelenkentzündungen zurückzuführen. In diesem Fall helfen Physiotherapie und Medikamente (beispielsweise Aspirin oder andere nichtsteroidale Antiphlogistika), die auch bei der Symptombehandlung bei größeren Gelenken verwendet werden.

Bei starken Schmerzen und Entzündungen werden gelegentlich Kortikosteroide in die Gelenke injiziert.

Der Zahnarzt kann Gebissfehler durch den Ausgleich der Beißflächen, den Ersatz fehlender Zähne und den Austausch fehlerhafter Füllungen oder Kronen korrigieren.

Ist das Kiefergelenk nicht richtig ausgerichtet, empfiehlt der behandelnde Zahnarzt wahrscheinlich eine Aufbiss-Schiene aus Plastik. Dieses Korrekturgerät wird über den Zähnen getragen und muss regelmäßig vom Zahnarzt angepasst werden.

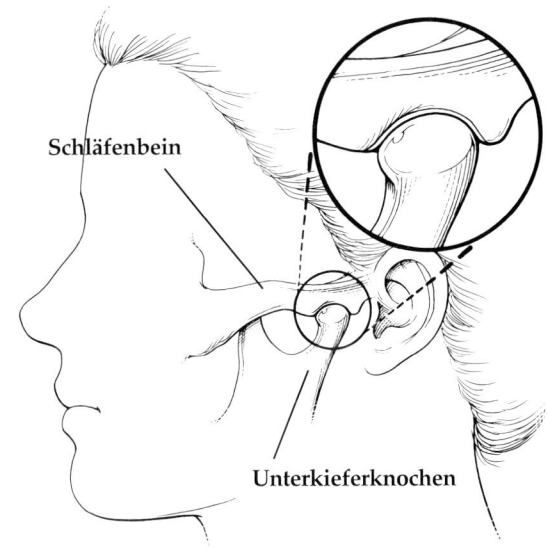

Schläfenbein

Unterkieferknochen

Aufbiss-Schienen verschaffen üblicherweise Erleichterung im Hinblick auf Kiefersperre, Schmerzen und das knirschende Geräusch.

Es ist nicht ungewöhnlich, wenn der Zahnarzt zur Änderung der Ernährungsgewohnheiten rät. So kann er zum Beispiel vom Kaugummikauen, von Karamellbonbons, zähem Fleisch, rohen Karotten und Stangensellerie abraten sowie davon, den Mund beim Gähnen zu weit zu öffnen.

Halten die Symptome trotz Verwendung einer Aufbiss-Schiene an, muss eventuell ein Oral- und Kieferchirurg konsultiert werden. Er repariert oder entfernt die Scheibe, die die aneinander angrenzenden Gelenkflächen des Kiefergelenks trennt, und/oder Teile der Knochen.

Es kann nahezu unmöglich sein, sich das Zähneknirschen abzugewöhnen, vor allem, wenn es nachts unbewusst geschieht. Um die negativen Auswirkungen des Zähneknirschens auszugleichen und die Zähne vor übermäßiger Abnutzung zu schützen, verschreibt der Zahnarzt deshalb harte oder weiche Aufbiss-Schienen, die nachts, während des Schlafens, eingelegt werden.

Daneben können Biofeedback und Entspannungsübungen, Physiotherapie und andere verhaltensändernde Maßnahmen ausgesprochen hilfreich sein.

Treten die Symptome eines erkrankten Kiefergelenks auf, ohne dass ein physischer Defekt vorliegt, können die Schmerzen psychisch bedingt sein. Chronische Anspannung und Angst führen beispielsweise dazu, dass die Kiefer fest zusammengebissen werden und eine Erkrankung des Kiefergelenks ausgelöst wird. In solchen Situationen helfen Biofeedback und Entspannungsübungen (S. 1121).

Die Kiefergelenke befinden sich an der rechten und linken Kopfseite, dort, wo der Unterkieferknochen mit dem Schläfenbein verbunden ist. Entzündungen, Verletzungen und Verrenkungen dieser Gelenke können sehr schmerzhaft sein.

Zahnersatz

Bevor die Zahnmedizin ihren heutigen Stand erreichte, fielen den meisten Menschen mit zunehmendem Alter unweigerlich die Zähne aus. Nur wenige »Glückliche« der Oberschicht konnten zu dieser Zeit auf »moderne« Zahnprothesen zurückgreifen, die allerdings meistens schlecht saßen und aus so ungewöhnlichen Materialien wie Holz hergestellt waren.

Heute sieht dies anders aus. Immer weniger Menschen müssen sich die Zähne ziehen und durch Prothesen ersetzen lassen und beim Verlust der bleibenden Zähne kann auf Zahnersatz zurückgegriffen werden.

Teilprothesen (Brücken) können – abhängig vom Gebisszustand – fest im Mund angebracht oder herausnehmbar sein. Sie werden individuell angefertigt und angepasst, wenn ein Zahn oder mehrere Zähne ersetzt werden müssen. Müssen alle Zähne ersetzt werden, dann geschieht dies in Form einer herausnehmbaren Vollprothese (künstliches Gebiss). Als Ersatz für einen, mehrere oder alle Zähne können auch Zahnimplantate dienen.

Teilprothesen

Geht ein bleibender Zahn verloren, sollte er schnellstmöglich ersetzt werden. Die Zähne sind nämlich so platziert, dass jeder Zahn nicht nur seine eigene Position hält, sondern auch den angrenzenden Zähnen hilft, ihre Position zu halten. Wenn ein verlorener Zahn nicht ersetzt wird, können sich die Zähne neben ihm allmählich auf die Lücke zu bewegen und in sie hineinkippen. Dadurch entsteht eine Gebissverschiebung und beim Kauen kann es zu Schwierigkeiten kommen.

Der Zahnarzt bestimmt, welche Art von Teilprothese (Brücke) im Einzelfall am besten geeignet ist. Wenn die Zähne auf beiden Seiten der Lücke gesund sind, kann eine fest sitzende Brücke angefertigt werden. Die gesunden Zähne neben der Lücke werden dann abgeschliffen und die mit dem künstlichen Zahn verbundene Halterung wird auf ihnen befestigt.

Eine andere Möglichkeit sind herausnehmbare Teilprothesen, bei denen die künstlichen Zähne auf einer Metall- oder Plastikbasis befestigt sind. Verschlüsse und andere Halterungen sind integriert, mit denen die Prothesen an den eigenen Restzähnen festgemacht werden können. Herausnehmbare Teilprothesen sind billiger als festsitzende Brücken. Sie können bei Verlust der angrenzenden Zähne auch um neue künstliche Zähne ergänzt werden.

Alle Prothesen müssen sehr sorgfältig gereinigt werden, weil sich an ihnen besonders leicht Zahnbelag bildet. Fest sitzende Brücken sind gründlich zu putzen. Die herausnehmbaren Prothesen sollten nach jeder Mahlzeit aus dem Mund genommen und gebürstet werden. Auch die restlichen Zähne sind zu putzen. Teilprothesen sollten auch nachts herausgenommen werden.

Zahnprothesen

Müssen infolge einer schweren Zahnbetterkrankung oder Karies alle Zähne gezogen werden (die Entscheidung darüber ist von Patient und Zahnarzt gemeinsam zu treffen), fertigt der Zahnarzt ein künstliches Gebiss (Zahnprothese) an.

Obwohl Zahnprothesen Funktion und Gefühl der natürlichen Zähne nicht annähernd ersetzen können, sind sie immer noch angenehmer als ein völlig zahnloser Mund. Beim Essen geht etwas Gefühl verloren, weil die obere Prothese den Vordergaumen (Oberseite des Mundes) bedeckt. Bestimmte Nahrungsmittel können nicht mehr in jeder Form gegessen werden, etwa Maiskolben, ganze Äpfel oder Bonbons, weil sich die Prothese durch den beim Beißen oder Kauen ausgeübten Druck im Mund lockern kann.

Vor dem Essen sollten deshalb zum Beispiel die Maiskörner vom Kolben gelöst und Äpfel aufgeschnitten werden.

Mit einer Zahnprothese kann beim Kauen viel weniger Druck ausgeübt werden als mit den natürlichen Zähnen (die fest im Kiefer verankert sind). Für gut sitzende Prothesen muss normalerweise keine Haftcreme verwendet werden.

Einsetzen von Zahnprothesen

Zahnprothesen können auf zwei Arten eingesetzt werden: Bei der einen Methode werden die Zähne gezogen und die Zahnprothese wird erst eingesetzt, wenn Zahnfleisch und Kiefer geheilt sind. Die andere Möglichkeit besteht darin, die Prothese schon vorher anzufertigen und, unmittelbar nachdem die Zähne gezogen worden sind, einzusetzen.

Das letztere Verfahren kommt nicht für jeden Patienten infrage. Der Zahnarzt beurteilt die Voraussetzungen im Einzelfall und empfiehlt die am besten geeignete Methode.

Kann die Prothese sofort eingesetzt werden, bleibt dem Patienten eine Zeit ohne Zähne erspart. Nachdem der Kiefer geheilt ist, muss die Prothese jedoch oft neu angepasst werden und gelegentlich ist sogar eine neue Prothese notwendig, wenn sich die Kieferform nach dem Ziehen der Zähne stark verändert hat.

Eine Vollprothese besteht normalerweise aus Unter- und Oberteil, die über dem Zahnfleisch eingesetzt werden. Sind noch ein paar Zähne im Kiefer gesund genug, kann die Prothese so konstruiert sein, dass sie diese Zähne bedeckt. Eventuell muss bei den Restzähnen der Nerv entfernt und eine Überkronung vorgenommen werden, bevor die Prothese konstruiert werden kann.

Diese Form der Prothese sitzt meist etwas stabiler als eine normale Prothese und so wird der Mund weniger wund. Die restlichen Zähne müssen sehr sorgfältig gepflegt werden, damit sie gesund bleiben. Welche Prothesenform für den Patienten infrage kommt, stellt der Zahnarzt fest.

Jede herausnehmbare Zahnprothese, gleich welcher Art, muss regelmäßig angepasst werden, damit sie bequem sitzt und der Verlust von Knochengewebe sowie Druckstellen im Mund verhindert werden.

Probleme mit der Prothese

Symptome
- Ständig locker sitzende Prothese
- Schmerz in der Mundhöhle, wenn die Prothese eingesetzt ist
- Entzündetes Zahnfleisch
- Von der Prothese stammende Druckstellen im Mund

Weil die Prothese ein Fremdkörper ist, wird sie mit ziemlicher Sicherheit Probleme verursachen. Das ist häufiger im Unterkiefer als im Oberkiefer der Fall. Es kommt vor, dass die Prothese locker sitzt, sich Druckstellen bilden oder sich das Zahnfleisch entzündet. Unterkieferprothesen haben normalerweise nicht von selbst festen Halt und es hängt viel davon ab, ob es dem Patienten gelingt, ihren Sitz durch Muskelkraft zu kontrollieren.

Viele Menschen leiden unter schlecht sitzenden Prothesen. Die natürlichen Zähne werden von einer speziellen Knochenart im Unter- und Oberkiefer gehalten. Sind die Zähne nicht mehr da, weichen diese Stützknochen zurück. Der Knochenschwund kann sich mit zunehmendem Alter und bei schlechtem Prothesensitz beschleunigen.

Lockert sich die Prothese, können sich beim Kauen Druckstellen bilden und die Prothese kann beim Sprechen oder Lachen verrutschen. Änderungen im Knochen erschweren es dem Zahnarzt, eine ordentlich sitzende Prothese zu konstruieren, falls das Fundament, auf dem sie ruht, nicht verbessert werden kann.

Die Lockerung der Prothese ist nur eines von vielen Problemen, die infolge des von der Prothese auf das Zahnfleisch ausgeübten Drucks auftreten können. Die Mundschleimhaut, auf der die Prothese aufliegt, ist an manchen Stellen verletzungsanfälliger (weniger elastisch) ist als an anderen. Auf dieses weniger elastische Gewebe kann die Zahnprothese Druck ausüben.

Pflege der Zahnprothese

Eine Zahnprothese oder Teilprothese kann 6 Monate bis 5 Jahre oder noch länger halten, abhängig davon, wie gut ihr Sitz und der Zustand des Kiefers, ihr Material und die Pflege ist.

Eine herausnehmbare Prothese muss gut gepflegt werden, damit sie bequem bleibt und lange hält:

1. Die Prothese muss gut sitzen. Wenn sie nach der Eingewöhnung unbequem ist, sollte mit dem Arzt gesprochen werden.

2 Die Prothese muss vor dem Schlaf herausgenommen werden, damit sich das Zahnfleisch erholen kann und gesund bleibt.

3. Die Prothese sollte in Wasser aufbewahrt werden, da sie sich sonst verziehen kann und nicht mehr bequem zu tragen ist. Herausnehmbare Teilprothesen auf Metallbasis sollten nicht länger als 15 Minuten im Reinigungsbad eingeweicht werden.

4. Die Prothese muss täglich gereinigt werden, um Speisereste und Belag zu entfernen.

5. Noch vorhandene natürliche Zähne müssen täglich geputzt und mit Zahnseide behandelt werden. Zähne und Zahnfleisch sollten unbedingt so lange wie möglich gesund bleiben, vor allem, wenn sie als Stütze für eine Teilprothese dienen.

6. Mund und Zahnfleisch müssen jeden Tag mit einer Bürste, einem Tuch oder mit den Fingern gereinigt und massiert werden. Reinigung und Stimulation von Zahnfleisch und Mundschleimhaut ist mindestens ebenso wichtig wie regelmäßiges Zähneputzen.

Implantate im Kieferknochen (Enossale Implantate)

Neben der Implantation einzelner Zähne oder einer Zahnreihe ist es in besonderen Fällen auch möglich, in einem bereits zahnlosen Kiefer eine Totalprothese auf Implantaten abzustützen.

Bei dem Verfahren, das in den 60er-Jahren in Schweden entwickelt wurde, werden Titanzylinder im Kieferknochen implantiert, an denen feste oder herausnehmbare Einzelzahnimplantate oder Prothesen angebracht werden können.

Wenn es aufgrund eines Unfalls oder größerer operativer Eingriffe zum frühzeitigen Verlust der Zähne kommt, kann diese Methode angewandt werden oder bei Patienten, die normale Prothesen bisher aus physischen oder emotionalen Gründen nicht vertragen.

Die künstlichen Zähne werden am Ober- oder Unterkieferknochen befestigt. Meistens wird die Totalprothese aber im Unterkiefer eingesetzt.

Herkömmliche Zahnprothesen ruhen auf einer dünnen, empfindlichen Schicht Zahnfleischgewebe, das manchmal wund wird oder sich infiziert. Bei der Implantation werden die künstlichen Zähne fast genauso im Ober- oder Unterkiefer verankert wie die normalen Zähne und so kann beim Kauen fast ebenso viel Druck ausgeübt werden wie mit den natürlichen Zähnen, was mit den herausnehmbaren Prothesen nicht möglich ist. Auf diese Weise kann eine Verschlechterung des Kieferzustands vermieden werden.

Das Verfahren

Das Verfahren wird schrittweise im Laufe mehrerer Monate durchgeführt und ist relativ teuer. Der chirurgische Eingriff erfordert eine Vollnarkose und in komplizierten Fällen einen Krankenhausaufenthalt von 1 bis 2 Tagen.

Üblicherweise kann er aber in der Praxis eines speziell geschulten Zahnarztes stattfinden.

In den Kiefer, meist handelt es sich um den Unterkiefer, werden Löcher gebohrt und darin werden Titanzylinder platziert. Wenn das Knochengewebe im Kiefer heilt, wächst es um die implantierten Zylinder herum. Die alte Zahnprothese kann angepasst und während des Heilungsprozesses getragen werden.

Einige Monate später werden stabile Metallstifte in die Zylinder ge-

schraubt und nach weiterer 2 bis 4 Wochen wird ein Abdruck des Kiefers samt Stiften gemacht. Anschließend werden die künstlichen Zähne konstruiert und mit Zement oder kleinen Goldschrauben an den Stiften befestigt.

Manche Implantationsverfahren haben eine Erfolgsquote von über 90 Prozent. Dies ist auf Geschicklichkeit und äußerste Sorgfalt bei ihrer Durchführung zurückzuführen und auf eine disziplinierte Mundpflege seitens der Patienten.

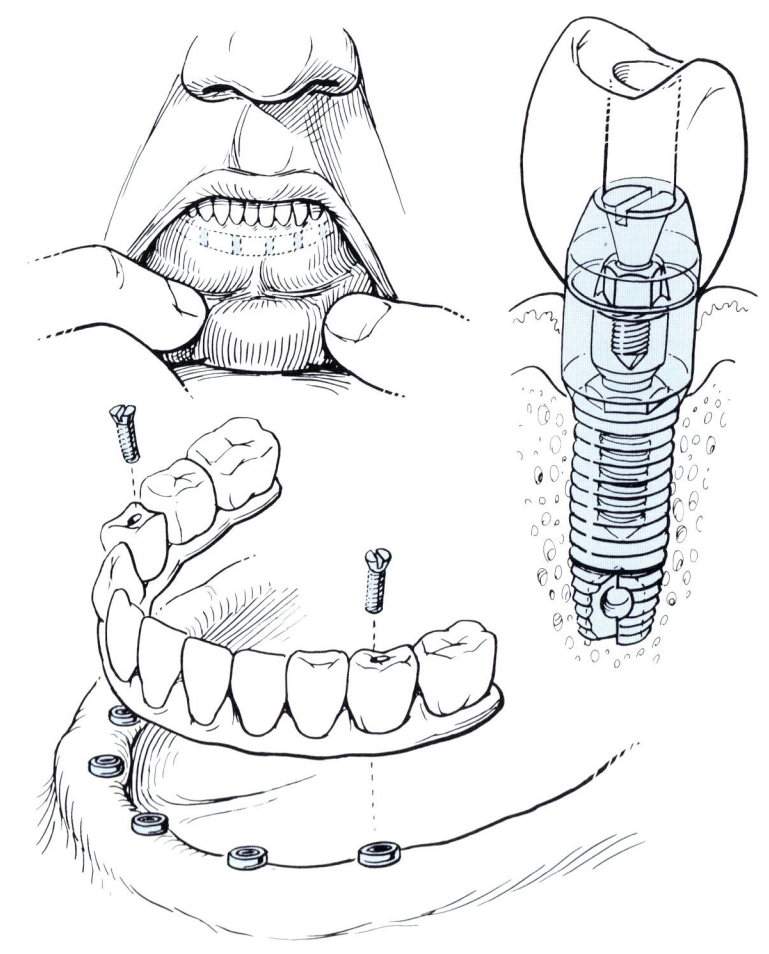

Bei der Osseointegration werden die künstlichen Zähne an im Kieferknochen implantierten Titanzylindern fest verankert.

Das ist unangenehm und kann zu Druckstellen und Geschwüren der Mundschleimhaut führen.

Teilprothesen drücken nicht nur auf den Zahnfleischrücken, sondern auch auf die natürlichen Zähne. Außerdem können sich in ihnen Speisereste verfangen, was bei mangelhafter Mundhygiene Zahnbelag, Zahnstein, Zahnbetterkrankungen und Karies der natürlichen Zähne zur Folge haben kann.

Diagnose

Wenn die Prothese einige Minuten nach dem Einsetzen noch unbequem ist oder wenn Schmerzen beim Kauen, Rötungen und Schwellungen des Zahnfleischs oder weiße Wundstellen auftreten, sollte ein Termin beim Zahnarzt vereinbart werden, der den Zustand von Kiefer, Zahnprothese und Zahnfleisch untersucht.

Behandlung

Der Zahnarzt kann die Prothese anpassen, damit sie nicht mehr so stark auf das Zahnfleisch drückt, oder erforderlichenfalls ein der gegenwärtigen Form von Knochen und Zahnfleisch entsprechendes neues Gebiss anfertigen. Wenn die Rötung und Schwellung des Zahnfleischs auf eine Pilzinfektion zurückzuführen ist, verschreibt der Zahnarzt ein entsprechendes Medikament.

Ist es aufgrund des Kieferschwunds schwierig, eine gut sitzende Prothese anzufertigen, stehen verschiedene chirurgische Techniken zur Verfügung, mit denen ein besseres Fundament geschaffen werden kann, wie Operationen zum Aufbau des weichen Zahnfleischgewebes und des harten Kiefergewebes. Manchmal wird auch eine Metallstütze im Knochen implantiert.

Kapitel 23

Herz und Blutgefäße

Inhalt

Funktionen von Herz und Blutkreislauf

Seit Menschengedenken wird das Herz poetisch als »Sitz des Gefühls« bezeichnet, doch die Wahrheit ist viel weniger prosaisch: Das Herz ist nichts weiter als eine Pumpe.

Allerdings eine sehr leistungsfähige Pumpe, denn es schlägt ein Leben lang im Sekundentakt und sogar noch häufiger, wenn wir Sport treiben. Obwohl das Herz nur etwa ein Pfund wiegt, pumpt es pro Minute mindestens 5 bis 6 Liter Blut durch den Körper, also mehr als 7 000 Liter pro Tag.

Solange das Herz normal funktioniert, pumpt es Blut in die Gewebe, um die Zellen mit Sauerstoff und Nährstoffen zu versorgen. Innerhalb dieses Kreislaufs transportieren die Arterien das Blut in die Gewebe, bevor es durch die Venen zurück zum Herzen, durch die Lungen und schließlich wieder zurück in die Gewebe fließt.

Wenn das Herz länger als ein paar Minuten nicht schlägt und der Blutkreislauf dadurch zum Stillstand kommt, tritt der Tod ein, der leider nur allzu oft das erste und einzige Anzeichen für eine Herzkrankheit ist. Deshalb wird seit einigen Jahren zunehmend Wert auf Vorbeugung gelegt (→ Herz- und Kreislaufkrankheiten: Mit dem Risiko leben, S. 635).

Aufbau des Herzens

Das Herz besteht aus zwei Hälften. Diese umfassen jeweils zwei Abteilungen, die aus Muskeln gebildet sind. Ziehen sich diese Muskeln zusammen, wird das Blut durch den Kreislauf gepumpt. Die untere Abteilung jeder Herzhälfte wird als Kammer (Ventrikel) bezeichnet, die obere Abteilung als Vorhof (Atrium). Die vier Abteilungen sind durch Klappen voneinander getrennt.

Die Herzwand besteht von außen nach innen aus drei Schichten: Der dünnen Außenschicht (Epikard), der Mittelschicht (Myokard, abgeleitet von den griechischen Begriffen für »Muskel« und »Herz«, also dem Herzmuskel selbst) und der dünnen, glatten Herzinnenwand (Endokard), die von dem fibrösen, an der Innenseite glatten Herzbeutel (Perikard) umhüllt werden. Zwischen Perikard und Epikard befindet sich ein dünner, flüssiger Film.

Herz und Kreislauf

Das Blut strömt aus den Geweben durch die Venen in den rechten Vorhof und wird unter

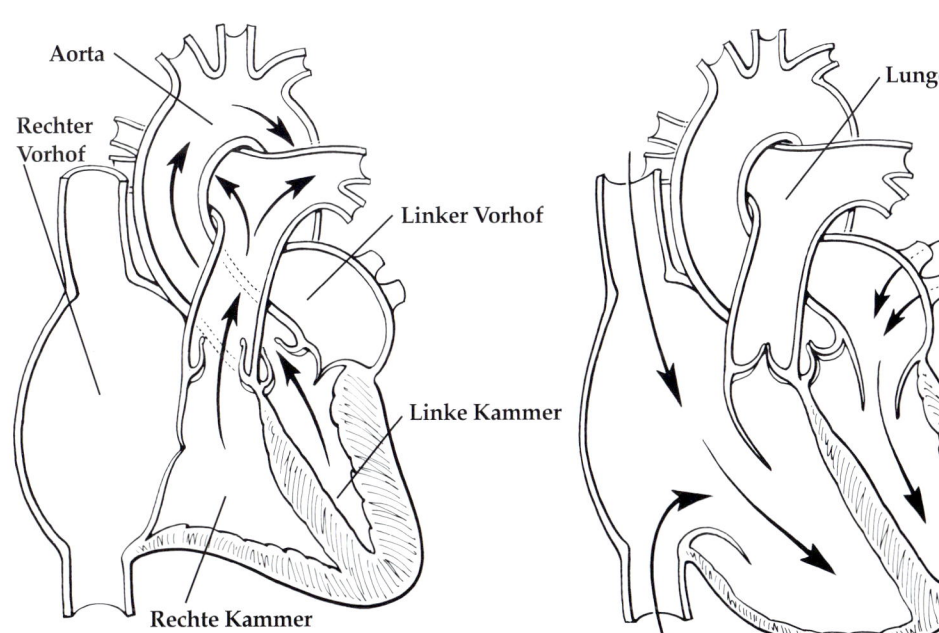

Aorta

Rechter Vorhof

Linker Vorhof

Linke Kammer

Rechte Kammer

Lungenschlagader

Systole

Diastole

Die Herzaktion erfolgt in zwei Phasen: Die Herzkammern ziehen sich zusammen, um das Blut aus dem Herzen zu pumpen (Systole) und erschlaffen um sich wieder mit Blut füllen zu können (Diastole).

leichtem Druck durch die Trikuspidalklappe in die rechte Herzkammer gepumpt.

Die Wände der rechten Kammer sind stärker und dicker als die des rechten Vorhofs. Von hier gelangt das sauerstoffarme Blut durch die Pulmonalklappe in die Lungen, wo das aus den Geweben weitergeleitete Kohlendioxid abgegeben und gleichzeitig Sauerstoff aufgenommen wird. Im weiteren Verlauf wird das Blut aus den Lungen in den linken Vorhof und anschließend durch die Mitralklappe in die linke Kammer transportiert, die das mit Sauerstoff angereicherte Blut unter starkem Druck in die Aorta pumpt. Dieses auch als »Hauptschlagader« bezeichnete Blutgefäß teilt sich auf und liefert das Blut an die Gewebe, wie beispielsweise Gehirn, Organe und Gliedmaßen.

Die Kontraktion der Herzkammern, durch die das Blut hinausgedrängt wird, bezeichnet man als Systole; ihre Erschlaffung, die eine erneute Blutfüllung ermöglicht, als Diastole. Kontraktion und Erschlaffung der linken und rechten Kammer erfolgen gleichzeitig.

Der Herzrhythmus ist von der momentanen Aktivität abhängig. Wenn der Körper ruht, pumpt das Herz langsamer. Bei körperlichen Anstrengungen wie Rennen oder Treppensteigen hingegen arbeitet das Herz schneller um Muskeln und andere Gewebe mit dem erforderlichen zusätzlichen Sauerstoff zu versorgen.

Das Herz schlägt durchschnittlich 72-mal pro Minute, also 104 000 Mal am Tag. Bei jedem Schlag werden 55 bis 85 Milliliter Blut in die Arterien gepumpt.

Die Blutgefäße

Die Blutgefäße bilden das so genannte vaskuläre System (von lateinisch »vasculum« für »kleines Blutgefäß«).

Je weiter die Blutgefäße vom Herzen entfernt sind, desto kleiner sind sie. Die Aorta verteilt das Blut an die großen Arterien, die sich ihrerseits mehrmals verzweigen, bis das Blut schließlich in die kleineren Arteriolen fließt.

Die Arteriolen versorgen die Haargefäße (Kapillaren), die Sauerstoff an die Gewebe abgeben und Kohlendioxid aufnehmen. Die Arterien müssen stark und gleichzeitig elastisch

Der Herzschlag

Auch wer schon einmal ein kaltes Stethoskop auf der Brust gefühlt hat, kennt nicht unbedingt das dumpfe Schlaggeräusch, das der Arzt beim Abhorchen vernimmt. Er interpretiert dieses Geräusch, um Aufschluss über die Herztätigkeit und den allgemeinen Gesundheitszustand des Patienten zu erhalten.

Während der Untersuchung lässt der Arzt den Patienten normal oder in einem bestimmten Rhythmus ein- und ausatmen. Dabei führt er das Stethoskop schrittweise über die Brust des Patienten.

Der Arzt interpretiert sodann die gehörten Geräusche. Beim normalen Herzschlag entsprechen die Geräusche, die durch den Klappenschluss verursacht werden, einem regelmäßigen Muster: Dem 1. Herzton folgt eine kurze, dem 2. Herzton eine längere Pause.

Die unterschiedliche Intensität dieser Herztöne kann Hinweise auf Herz- und Lungenkrankheiten liefern. Übergewicht, eine Lungenüberdehnung (Emphysem) oder Flüssigkeitsansammlung im Herzbereich scheinen die Töne zu dämpfen.

Es können auch andere Geräusche auftreten, beispielsweise infolge von einer Art Wirbelbildung des Blutes während des Herzschlags. Abhängig von Faktoren wie Lokalisation, Eigenschaft und Verhältnis der Geräusche zum 1. und 2. Herzton, kann der Arzt oft die strukturelle Veränderung der dafür verantwortlichen Herzklappe bestimmen.

Auffällige Geräusche während der Erschlaffungsphase (Diastole), in der sich die Herzkammern mit Blut füllen, deuten auf eine Funktionsstörung des Herzmuskels hin.

Anhand anderer Auffälligkeiten, die während der Kontraktion (Systole) in Kombination mit Herzgeräuschen auftreten, lassen sich bestimmte Arten von Veränderungen der Herzklappen feststellen.

Herzgeräusche können sowohl Anzeichen von Blutarmut, Herzklappeninsuffizienz als auch Infektionen wie Entzündung der Herzinnenhaut (→ Entzündungen der Herzinnenhaut, S. 678) sein.

Bei Kindern treten oft akzidentelle Herzgeräusche auf, die nicht das Ergebnis struktureller Abnormitäten sind. Sie sind allerdings normalerweise sehr schwach und auch nur periodisch in einem kleinen Bereich der Brust zu hören. Solche Herzgeräusche sind harmlos und verschwinden im Erwachsenenalter oft wieder.

Mittels der Echokardiographie (→ Echokardiogramme: Bilder aus Schall, S. 683) kann der Arzt die Bedeutung der durch das Stethoskop vernommenen Herztöne besser interpretieren.

Diese Bilder aus Schall erlauben ihm, einen Vergleich der vernommenen Geräusche mit dem Fluss des Blutes durch die verschiedenen Abteilungen des Herzens zu ziehen.

Das Stethoskop liefert dem Arzt also wichtige Hinweise auf den Gesundheitszustand des Herzens.

sein, weil das Blut unter hohem Druck durch sie gepumpt wird.

Von den Kapillaren aus wird das Blut über die zum Herzen hin größer werdenden Venen zurückgeführt. Dabei fließt es durch die Leber und die Nieren, in denen es gereinigt wird. Da der Druck in den Venen nicht so hoch ist, sind sie weniger muskulös und elastisch gebaut als die Arterien.

Herz- und Kreislauferkrankungen

Weil das Herz und die Blutgefäße ständig aktiv sind, können eine ganze Reihe von Problemen auftreten. Am häufigsten ist die → Erkrankung der Herzkranzgefäße, S. 654, die wichtigste Ursache für Herzinfarkte und Bluthochdruck (→ Hoher Blutdruck, S. 647). Andere Probleme wirken sich auf Herzklappen (→ Erkrankungen der Herzklappen, S. 677), Herzmuskel (→ Herzmuskel- und Herzbeutelkrankheiten, S. 686), Herzrhythmus (→ Herzrhythmusstörungen, S. 669) und Blutkreislauf (→ Kreislaufprobleme, S. 690) aus. Die so genannten kongenitalen Erkrankungen sind angeboren, andere Krankheiten treten infolge von Infektionen, erblichen Faktoren, Schilddrüsenproblemen, Lungenkrankheiten oder Traumata auf. Auf den folgenden Seiten werden verschiedene Herz- und Kreislauferkrankungen sowie die

wichtigsten Fortschritte der letzten Jahre in Bezug auf Diagnose und Behandlung solcher Probleme beschrieben. (Auf bestimmte kongenitale Herzbeschwerden wird an anderer Stelle in diesem Buch eingegangen; → Angeborene Herzerkrankungen, S. 51.) Zunächst soll jedoch ein grundsätzlicher Zusammenhang zwischen der Lebensweise und möglichen, sich daraus ergebenden Gesundheitsproblemen hergestellt werden.

Ernährungs- und Bewegungsgewohnheiten, Rauchen und eine Reihe von anderen Faktoren wirken sich auf das Herz und andere Organe aus. Durch die Vermeidung von Risikofaktoren für die Erkrankung der Herzkranzgefäße (Koronare Herzkrankheit) ist es beispielsweise möglich, länger gesund zu bleiben.

Manche Herz-Kreislauferkrankungen können vom Hausarzt behandelt werden, der den Patienten im Bedarfsfall jedoch an speziell ausgebildete Kardiologen (Herzspezialisten) verweisen wird.

Angeborene Herzfehler

Es gibt einige mehr oder weniger schwere Herzleiden, die sich bei oder kurz nach der Geburt zeigen und die teils Fehlbildungen des Herzens, teils Fehlbildungen der großen Blutgefäße zwischen Lungen und Herz betreffen. (→ Angeborene Herzerkrankungen, S. 51.)

Herz- und Kreislaufkrankheiten: Mit dem Risiko leben

Für alle Menschen, unabhängig davon, wie alt sie sind und ob sie bereits einmal einen Herzinfarkt hatten oder nicht, empfiehlt sich eine vernünftige Strategie um, verschiedene Risikofaktoren für Herz-Kreislauf-Erkrankungen zu vermeiden, zu verringern oder zu behandeln.

Solche Krankheiten hatten im 20. Jahrhundert einen bedeutenden Zuwachs zu verzeich-

nen und sind heute mit über 950 000 Opfern pro Jahr die häufigste Todesursache in den Vereinigten Staaten. Ungefähr 60 Millionen Amerikaner sind herz- oder kreislaufkrank. In der Bundesrepublik starben allein 1995 über 87 000 Personen an einem akuten Herzinfarkt.

Weil diese Herz-Kreislauf-Krankheiten als Todesursache Nr. 1 erkannt worden sind, unternimmt die Forschung enorme Anstrengungen, um sie zu verstehen, zu behandeln und – was am wichtigsten ist – zu verhindern.

Seit Mitte des 20. Jahrhunderts gab und gibt es umfassende Untersuchungen, die den ursächliche Zusammenhang zwischen menschlichen Verhaltensweisen, Genen und Alterungsprozess einerseits und Funktionsstörungen des Herzens andererseits genau analysieren. Viele dieser mit vielen Tausenden Teilnehmern und teilweise über Jahrzehnte laufenden Studien haben wertvolle neue Erkenntnisse geliefert.

Und die Ergebnisse sind überzeugend: Außergewöhnlich viele Opfer von Herzinfarkten wiesen bestimmte Risikofaktoren auf. Darunter sind Verhaltensweisen oder Voraussetzungen zu verstehen, durch die das Risiko einer Erkrankung steigt. Menschen, die unter hohem Blutdruck oder Zuckerkrankheit leiden, rauchen oder sich sehr fettreich ernähren, sind in höherem Maße herzinfarktgefährdet als Menschen, bei denen diese Risikofaktoren nicht vorliegen.

Auch Geschlecht, Alter und erbliche Faktoren müssen in Rechnung gezogen werden. In seltenen Fällen kann akuter Stress zu Herzversagen und Tod führen (→ Herztod, S. 674). Chronischer Stress dagegen führt im Allgemeinen nicht zur Erkrankung der Herzkranzgefäße, kann aber insgesamt die Lebensqualität senken. Im Gegensatz zur früheren Auffassung gibt es wohl keine persönlichen Merkmale oder Verhaltensweisen, die Menschen besonders anfällig für die Erkrankung der Herzkranzgefäße machen.

Seit Mitte der 60er-Jahre ist ein erheblicher Rückgang der Erkrankung der Herzkranzgefäße und der darauf zurückzuführenden Todesfälle zu verzeichnen, der zum Teil auf eine Verringerung der Risikofaktoren zurückzuführen ist.

Die im Folgenden beschriebenen Risikofaktoren sollten nicht getrennt, sondern in ihrer Gesamtheit berücksichtigt werden, da sich das Risiko bei Vorliegen mehrerer Faktoren potenziert. Eine groß angelegte, in den USA durchgeführte Untersuchung verdeutlicht diesen Punkt. Gemäß der Studie hatten von rund 13 000 männlichen Weißen zwischen 30 und 60 Jahren nur 2 Prozent einen Herzinfarkt, wenn ihre Cholesterinwerte und ihr Blutdruck nicht zu hoch waren und sie nicht rauchten. Wenn einer der genannten Risikofaktoren vorlag, stieg das Herzinfarktrisiko auf 5 Prozent, bei zwei Risikofaktoren auf 10 Prozent und bei Rauchern mit zu hohen Cholesterin- und Blutdruckwerten sogar auf 20 Prozent.

Da die Untersuchungsergebnisse widersprüchlich sind, lassen sich jedoch nur wenig absolute Aussagen machen. Einigen Studien zufolge gibt es ursächliche Zusammenhänge zwischen bestimmten Ernährungsgewohnheiten oder Laborergebnissen und Herzinfarkten, was bei anderen Untersuchungen nicht ganz so klar nachgewiesen werden konnte. Es ist aber unbestritten, dass sich die individuelle Lebensweise auf die Gesundheit von Herz und Kreislauf auswirkt.

Im Folgenden werden die wichtigsten Risikofaktoren beschrieben und in zwei Kategorien eingeteilt: Faktoren, die sich beeinflussen lassen, und unkontrollierbare Faktoren wie beispielsweise das frühe Auftreten eines Herzinfarkts bei einem Elternteil. Es ist wichtig, sich auch solche Faktoren bewusst zu machen und gegebenenfalls besondere Maßnahmen zur Einschränkung der kontrollierbaren Risikofaktoren zu ergreifen.

Arterienverkalkung

Gesunde Arterien sind gesunden Muskeln ähnlich: Sie sind stark und elastisch. An der Innenseite sind sie glatt, damit der Blutstrom nicht behindert wird.

Der Begriff »Arterienverkalkung« bezeichnet die Ansammlung von Fettablagerungen an der Gefäßwand. Manchmal wird dafür auch das Wort »Atherosklerose« verwendet, das von griechisch »ather« (Brei) abgeleitet ist, denn die weichen Fettablagerungen ähneln von der Beschaffenheit her einem Brei.

Es kommt oft vor, dass sich Blutplättchen (Thrombozyten) an mikroskopisch kleinen Verletzungen der Gefäßinnenwand verklumpen. Dort sammeln sich auch Fettablagerungen, die anfangs nur Streifen von Fettzellen sind, aber mit zunehmender Größe tiefer in die Gefäßwände eindringen und zu Vernarbung und Ablagerung von Kalzium führen. Größere Ansammlungen werden als Atherome oder Plaque bezeichnet und sind ein Hauptmerkmal von Arterienverkalkung.

Die größte Gefahr besteht darin, dass es durch solche Ablagerungen zu einer Verengung des Gefäßlumens kommt und die von der Arterie versorgten Gewebe (Herzmuskel, Gehirn, Beinmuskeln usw.) nicht mehr gut genug durchblutet werden. Außerdem können sich Teile der Fettablagerungen lösen, vom Blut verschleppt werden und schließlich an einer ganz anderen Stelle eine Arterie verstopfen (→ Arterielle Embolie, S. 693).

Arteriosklerose bedeutet »Verhärtung der Arterien« (aus dem Griechischen: »sklerosis« für »Verhärtung«).

Arteriosklerose wird synonym mit Atherosklerose oder Arterienverkalkung verwendet. Die Gefäßwände verlieren ihre Elastizität und enthalten oft Kalziumablagerungen. In manchen Fällen fühlen sich die Arterien der Unterarme wie harte Röhrchen an. In Kombination mit Arterienverkalkung kann Arteriosklerose auch zur Schwächung und Ausweitung einer Arterie führen (→ Aneurysma, S. 693).

Eine Arterienverkalkung kann bei Routineuntersuchungen entdeckt werden, wenn der Arzt Hals, Bauch oder die Leistengegend mit dem Stethoskop abhorcht und dabei ein bestimmtes Strömungsgeräusch vernimmt, weil die Innenwand der Arterien an einer oder mehreren Stellen enger und rauer geworden ist und es dadurch zu einer Art Wirbelbildung im Blutfluss kommt.

Der Arzt stellt dann eine Schätzung über die Stärke des Blutflusses an, indem er an den Arterien der Handgelenke, Beine und Füße den Puls fühlt. Ein verminderter Pulsschlag lässt einen teilweisen Arterienverschluss vermuten.

Mithilfe der differenzierteren Ultraschalldiagnostik können die Strömungsverhältnisse genau beurteilt werden (→ Ultraschalluntersuchung, S. 1335). Wenn Verdacht auf ein Aortenaneurysma im Bereich des Bauches besteht, wird oft Computertomographie oder Ultraschalluntersuchung eingesetzt (→ Computertomographie, S. 1334).

Ansammlungen von Plaque, die Blutgefäße verengen, können auch durch eine Angiographie lokalisiert werden. Dabei werden nach Injektion eines Röntgenkontrastmittels über einen in eine Leistenarterie eingeführten Katheter Röntgenaufnahmen der betroffenen Organe oder Gliedmaßen gemacht. In vielen Fällen erfolgt die Diagnose jedoch erst, wenn die Arterie vollständig verstopft ist und es zu einem Schlaganfall, einem Herzinfarkt oder einer arteriellen Thrombose in anderen Organen oder Gliedmaßen kommt.

Der Körper schützt sich bis zu einem gewissen Grad selbst vor Arterienverengung, indem er mit der Zeit neue Arterien zur Umleitung des Blutstroms bildet (Kollateralkreislauf).

Wenn in einem Körperteil viele Arterien verkalkt sind, wird der arterielle Kreislauf wahrscheinlich auch in anderen Körperteilen beeinträchtigt. Patienten mit schlecht durchbluteten Beinen sind zum Beispiel wegen einer Verengung der Herzkranzgefäße oft anfällig für Angina pectoris und Herzinfarkte.

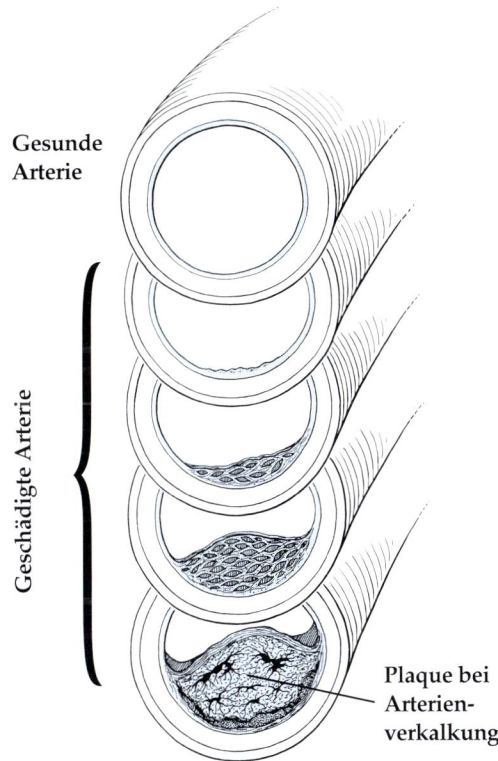

Gesunde Arterie

Geschädigte Arterie

Plaque bei Arterienverkalkung

Bei Arterienverkalkung lagert sich nach und nach Plaque an der Gefäßinnenwand ab. Je mehr Plaque sich ansammelt, desto schlechter kann das Blut zirkulieren. Dadurch erhöht sich das Risiko für Herzinfarkte, Schlaganfälle und andere schwere Erkrankungen der Blutgefäße.

Die durch Arterienverkalkung verursachten Probleme finden sich den jeweiligen Abschnitten über → Schlaganfall, S. 461, → Erkrankung der Herzkranzgefäße, S. 654, und → Arterielle Verschlusskrankheit der Beine, S. 690.

Behandlung mit Chelatbildnern

Mit der Begründung, dass Chelatbildner Plaque bei Arterienverkalkung beseitigen können, wird heftig für diese Art der Behandlung geworben.

Eine solche Therapie kann zwar dafür sorgen, dass der Körper toxische Mineral- und Schwermetallmengen los wird, hat sich aber bei der Behandlung von Arterienverkalkung und anderen Herz- und Gefäßerkrankungen nicht als hilfreich erwiesen.

Es gibt jedoch noch Befürworter dieser Behandlung. Chelatbildner (der Begriff ist von dem griechischen Wort für »Kralle« abgeleitet) verbinden sich mit toxischen Substanzen. Befürworter glauben, dass EDTA (Äthylendiamintetraessigsäure) sich mit dem Kalzium in der arteriellen Plaque verbinden und es dann entfernen kann. Bei der Behandlung, die normalerweise 30 bis 40 Sitzungen umfasst, die auf mehrere Wochen verteilt sind, und zudem teuer ist, wird EDTA intravenös angewendet.

Von solchen Therapien ist dringend abzuraten, da ihr Nutzen bei Herz- und Gefäßkrankheiten in Vorbeugung und Behandlung nicht erwiesen ist. Sie können sogar gefährlich sein. In einigen Fällen ist es zu schweren Nierenkomplikationen, teilweise mit Todesfolge, gekommen.

Kontrollierbare Risikofaktoren

Bestimmte Risikofaktoren, die ihre Wirkung im Laufe mehrerer Jahre entfalten, können zur Entwicklung von Arterienverkalkung beitragen. Durch hohen Blutdruck multiplizieren sich die schädlichen Auswirkungen eines erhöhten Cholesterinspiegels. Wird der Blutdruck durch Kochsalzreduktion und Einnahme von Medikamenten kontrolliert, verringert sich gewöhnlich das Risiko einer schweren Arterienverkalkung. Auch das Rauchen ist förderlich für Arterienverkalkung und sollte vermieden werden. Bei Zuckerkrankheit – vor allem, wenn sie nicht richtig eingestellt ist – entwickelt sich Arterienverkalkung schneller und auch Übergewicht ist ein zusätzlicher Risikofaktor, besonders wenn das überschüssige Fett hauptsächlich an der Körpermitte angesiedelt ist. Alle hier genannten Faktoren lassen sich durch Vorsichtsmaßnahmen, die erforderlichenfalls lebenslang zu befolgen sind, zumindest teilweise kontrollieren. Auch wenn es mit Verzicht verbunden ist: Es zahlt sich aus, die Risikofaktoren möglichst zu vermeiden.

Hoher Blutdruck

Ärzte bezeichnen hohen Blutdruck als »Hypertonie« und meinen damit etwas Anderes als außergewöhnliche emotionale Anspannung oder kurzfristige Blutdruckerhöhung, wie sie bei körperlichen Belastungen oder Stress auftreten kann.

Hoher Blutdruck kann viele Ursachen haben und lässt sich auf viele Arten effektiv behandeln. Beides ist in diesem Kapitel ausführlich beschrieben (→ Hoher Blutdruck, S. 647).

Bluthochdruck ist ein wichtiger Risikofaktor für Herzkrankheiten (S. 650 und 654). Wenn der Blutdruck jahrelang zu hoch ist, kann es im ganzen Körper zu einer Schädigung der Arterien kommen, deren Wände sich verdicken und verhärten. Bei einer hohen Fettkonzentration im Blut verengen sich die Arterien durch Fettablagerungen noch mehr (→ Arterienverkalkung, S. 636).

Infolge dieser Arterienschädigung werden lebenswichtige Organe wie Gehirn, Herz und Nieren nicht mehr so gut durchblutet. Der Körper erhöht den Blutdruck, um die Durchblutung aufrechtzuerhalten. Dadurch werden weitere Blutgefäße beschädigt und ein Teufelskreis wird in Gang gesetzt, der einen hohen Tribut vom Herzen fordert, das nun härter arbeiten muss. In manchen Fällen vergrößert sich der Herzmuskel, um die zusätzliche Belastung zu verkraften (Herzhypertrophie). Ein hoher Blutdruck kann zu einer Schwäche des Herzmuskels und sogar zu einem Herzinfarkt führen (→ Herzmuskelschwäche, S. 659, und → Herzinfarkt, S. 661).

Ein durchschnittlicher Blutdruck liegt bei 120/80 mmHg, das heißt, das Herz erzeugt während des Pumpens (Systole) einen Druck von maximal 120 mmHg und in der Erschlaffungsphase zwischen den Schlägen (Diastole) einen Druck von 80 mmHg (→ Blutdruckmessung, S. 649).

Obwohl die Meinungen darüber, ab welchem Wert der Blutdruck als zu hoch angesehen werden muss, weit auseinander gehen, wird übereinstimmend erklärt, dass hoher Blutdruck vorliegt, wenn die Messungen durchweg 140/90 mmHg oder mehr ergeben (→ Bedeutung der Blutdruckwerte, S. 648).

Schätzungen zufolge leiden Millionen von Menschen in den Industrienationen unter hohem Blutdruck, der in vielen Fällen nicht festgestellt ist, da er nicht mit offensichtlichen Symptomen einhergeht. In Industrieländern liegt der Anteil der Menschen mit hohem Blutdruck allgemein bei etwa 20 Prozent. Hochdruckpatienten leiden weder unter nervöser Anspannung noch unter Kopfschmerzen oder Nasenbluten (außer in sehr seltenen Fällen). Das Problem wird oft erst bei Untersuchungen mit routinemäßiger Blutdruckmessung entdeckt. Die Ursache ist oft unbekannt, in manchen Fällen kann jedoch eine Verbindung zu Erbanlagen, Nierenerkrankungen oder – bei entsprechender Empfindlichkeit – zu hohem Kochsalzkonsum hergestellt werden.

Wer selbst einen normalen Blutdruck, aber nahe Verwandte mit hohem Blutdruck hat, tut ebenfalls gut daran, seinen Kochsalzkonsum zu reduzieren und eine Gewichtszunahme zu vermeiden. Der Blutdruck sollte mindestens einmal im Jahr gemessen werden.

In seltenen Fällen ist Hypertonie die Folge von → Nebennierentumoren, S. 937, oder Abnormitäten der Arterien, welche die Nieren mit Blut versorgen (→ Nierenerkrankungen, S. 650). Bei etwa 95 Prozent aller Patienten ist die Ursache jedoch bisher unbekannt (essenzielle Hypertonie).

Es gibt viele effektive Behandlungsmethoden gegen hohen Blutdruck. Die langfristigen Komplikationen, die sich auf Nieren, Augen, Gehirn und Herz auswirken, können durch Medikamente, Aufgabe des Rauchens, eingeschränkten Konsum von Kochsalz, Alkohol und Fett und andere Strategien vermieden werden (S. 651 und 653).

Rauchen

Vor gut 30 Jahren wies erstmals der Gesundheitsminister der Vereinigten Staaten auf die Gefahren des Rauchens hin. Von da an – seit vielen Jahren auch in der Bundesrepublik – musste auf jeder Zigarettenschachtel eine Warnung vor den gesundheitlichen Risiken zu lesen sein. Seit dieser Zeit sind die Warnungen immer nachdrücklicher geworden, denn zahlreiche klinische, epidemiologische und andere Untersuchungen bestätigen die damals bereits gewonnene Erkenntnis, dass Rauchen die Gesundheit schädigt.

Rauchen verursacht nicht nur Lungenkrebs, sondern gehört auch zu den Hauptrisikofaktoren für Herzkrankheiten, verdoppelt das Risiko des → plötzlichen Herztods, S. 674, und erhöht das Risiko eines → Herzinfarkts, S. 661. Wer mit dem Rauchen aufhört, senkt sein Herzinfarktrisiko innerhalb von ungefähr 2 Jahren auf das eines Nichtrauchers.

Beim Rauchen sondern die Nebennieren ein Hormon ab, das den Blutdruck vorübergehend erhöht und das Herz härter arbeiten lässt. Gleichzeitig ist weniger Sauerstoff für das Herz verfügbar. Jede Zigarette stellt so eine kleine, aber überflüssige Belastung für das Herz und die Blutgefäße dar.

Bei Rauchern kommt es häufiger zu Arterienverkalkung als bei Nichtrauchern, was wahrscheinlich damit zusammenhängt, dass durch den Rauch die Verklumpung von Thrombozyten zunimmt. In mehreren Schritten entsteht dadurch ein Reiz für die Ablagerung von Cholesterin in den Arterien. Mit der Zeit kann das Rauchen, vor allem in Kombination mit anderen Faktoren, erhebliche schädliche Auswirkungen haben.

Tabakrauch enthält Kohlenmonoxid, das sich beim Inhalieren mit dem Hämoglobin des Blutes verbindet und dabei wertvollen Sauerstoff verdrängt. Dadurch ist das Blut, mit dem die Zellen des Körpers versorgt werden, sauerstoffärmer. Bei Rauchern sind oft 8 Prozent des Hämoglobins im Blut von Kohlenmonoxid besetzt, das deshalb nicht wie gewohnt Sauerstoff transportieren kann.

Andere Untersuchungen legen nahe, dass Kohlenmonoxid einen unmittelbar schädlichen Effekt auf den Herzmuskel, die Blutgefäße und möglicherweise sogar auf die Blutgerinnung hat. Auch Zigaretten mit niedrigem Teer- und Nikotingehalt bilden Kohlenmonoxid und sind deshalb gesundheitsschädlich (→ Zigaretten mit niedrigem Teer- und Nikotingehalt, S. 318).

Weil die Entwicklung von Arterienverkalkung sowohl durch hohen Blutdruck als auch durch Rauchen – wahrscheinlich infolge der Schädigung von Blutgefäßen durch Nikotin und Kohlenmonoxid – begünstigt wird, haben Raucher mit hohem Blutdruck ein stark erhöhtes Risiko.

Neueren Untersuchungen zufolge sind auch Nichtraucher durch »Passivrauchen«, also das Einatmen von Rauch, wenn sie sich in der Nähe von Rauchern aufhalten, gefährdet und können auf diese Weise Herzkrankheiten bekommen (→ Passivrauchen, S. 320).

Fazit: Das Vermeiden von Rauchen und Passivrauchen wirkt sich positiv auf die Gesundheit aus. Die negativen Folgen des Rauchens für Lungen, Herz und Blutkreislauf sind überzeugende Argumente, um dieses Laster aufzugeben (Spezielle Ratschläge dazu → Wie man sich das Rauchen abgewöhnt, S. 321).

Cholesterin und Fett in der Ernährung

Die Konzentration von Cholesterin im Blut hat einen großen Einfluss darauf, ob es im Einzelfall zu mit Arterienverkalkung verbundenen Komplikationen wie der Erkrankung der Herzkranzgefäße mit Angina pectoris oder einem → Herzinfarkt, S. 661, → Schlaganfal, S. 461, und der → arteriellen Verschlusskrankheit, S. 690, kommen kann.

Probleme des Cholesterin-Selbsttests

Ein Selbsttest zur Cholesterinbestimmung ist zwar nicht in Deutschland, aber etwa in den USA erhältlich. Er ist leicht durchzuführen, preiswert und kann über einen erhöhten Cholesterinspiegel informieren, doch ein ärztlich angeordneter Labortest ist genauer. Beim Selbsttest können folgende Probleme auftreten:

- Die Messung berücksichtigt nur Gesamtcholesterin, nicht HDL-Cholesterin (Lipoproteine mit hoher Dichte) und LDL-Cholesterin (Lipoproteine mit niedriger Dichte). Auch wenn die Gesamtmenge im grünen Bereich liegt, steigt durch zu wenig HDL-Cholesterin das Risiko für Herz-Kreislauf-Erkrankungen.
- Der Test ist nicht so ausgereift wie ein Labortest. Die Ergebnisse können zum Beispiel bei Patienten mit chronischen Lebererkrankungen oder einem Plasmozytom, die Abnormitäten der Lipoproteine verursachen, irreführend sein.

Da die Tests mittlerweile auch über das Internet in Deutschland bestellt werden können, soll hier auf die regelmäßigen Gesundheitsuntersuchungen verwiesen werden. Im Rahmen solcher Untersuchungen wird der Arzt auch in regelmäßigen Abständen eine Bestimmung des Blutcholesterinspiegels vornehmen lassen.

Falls Blutsverwandte einen hohen Cholesterinspiegel haben oder einen Herzinfarkt oder einen Schlaganfall in jungem Alter hatten, ist das Risiko von durch Arterienverkalkung verursachte Komplikationen höher. Erkrankungen der Herzkranzgefäße treten bei Männern meist früher auf als bei Frauen und obwohl die Menschen ja noch keinen Einfluss auf Erbgut und Geschlecht haben, können sie trotzdem vorsorgen. Beispielsweise durch regelmäßige Gesundheitsuntersuchungen, in deren Rahmen der Arzt den Blutcholesterinspiegel bestimmen lässt, dann durch eine ausgewogene Ernährung, das richtige Körpergewicht und das Abstellen des Rauchens.

Stark überhöhte Blutfettwerte werden oft unter der Bezeichnung »erhöhter Cholesterinspiegel« zusammengefasst. Eigentlich werden verschiedene Blutfette gemessen, nämlich Gesamtcholesterin, HDL-Cholesterin, LDL-Cholesterin und Triglyzeride. Anhand der Messung kann der Arzt stark überhöhte Werte feststellen, eine Behandlung planen und die Ergebnisse der Behandlung überwachen. Mit dem so genannten Lipoproteinprofil können einige der ungewöhnlichen Blutfettwerte näher bestimmt werden.

Die Werte von Gesamtcholesterin und HDL-Cholesterin im Blut können von Tag zu Tag und sogar von Labor zu Labor schwanken. Bei Blut, das aus dem Finger abgenommen wurde, ist die Gefahr eines falschen Testergebnisses größer als bei Blut aus einer Armvene. Auf der Basis einer einzigen Messung lässt sich nicht feststellen, ob die Blutfettwerte normal oder stark überhöht sind. Bevor eine Schlussfolgerung gezogen wird, sollten mindestens 2 Reihen von Messungen vorliegen, die im Wesentlichen miteinander übereinstimmen.

Die Werte von Triglyzeriden (TG) schwanken stärker als die von Gesamtcholesterin und HDL-Cholesterin und erhöhen sich häufig bei Alkoholkonsum oder schlecht eingestellter Zuckerkrankheit.

Wenn eine direkte Blutmessung nicht möglich ist, lässt sich das LDL-Cholesterin aus den drei Hauptergebnissen nach folgender Formel berechnen:

$$\text{LDL-Cholesterin} = \text{Gesamtcholesterin} - (\text{HDL-Cholesterin} + \text{TG}/5)$$

Eine direkte Blutmessung ist jedoch genauer (→ Probleme des Cholesterin-Selbsttests, S. 639).

Der LDL-Cholesterinwert verhält sich etwa parallel zu dem Gesamtcholesterinwert. Hohe Werte in diesen beiden Kategorien weisen auf eine Anfälligkeit für Arterienverkalkung hin.

Bedeutung der gemessenen Blutfettwerte

Da ein Test allein nicht ausreichend ist, sollten die Blutfette (das Gesamtcholesterin, HDL-Cholesterin, LDL-Cholesterin und auch die Triglyzeride) mindestens 2-mal gemessen werden. Bei großen Unterschieden handelt es sich wahrscheinlich um einen Messfehler.

Sobald durch die Messungen zwei übereinstimmende Reihen von Ergebnissen vorliegen, kann die Auswertung erfolgen.

Im Rahmen der regelmäßigen Gesundheitsuntersuchungen auch zur Vorsorge werden bei über 36-Jährigen alle 2 Jahre Messungen des Cholesterins empfohlen. Bei erhöhten Werten erfolgt dann eine entsprechende weitere Diagnostik. Dies ist notwendig, da es – je nachdem, welche Blutfette erhöht sind - verschiedene Arten von Krankheiten gibt, die dann alle jeweils mit anderen Risiken verbunden sind.

Im Allgemeinen gilt eine Konzentration des Gesamtcholesterins von mehr als 200 mg/dl als erhöht, da bei höheren Werten das Risiko einer Arterienverkalkung und auch die Häufigkeit von Herzinfarkten steigt. Selbst wenn das Gesamtcholesterin jedoch unter dem Grenzwert liegt, kann der entsprechende Patient gefährdet sein, wenn etwa das schützende HDL in einer zu niedrigen Konzentration vorliegt – als Grenzwert gelten 35 mg/dl.

Das LDL-Cholesterin wird in Abhängigkeit von anderen Risikofaktoren für Erkrankungen von Herz und Gefäßen beurteilt. Zu beachten ist auch immer das Konzentrationsverhältnis, in dem LDL und HDL zueinander vorliegen.

Je nach Ergebnis ist eine Behandlung angebracht, die zunächst eine cholesterinarme Ernährung sowie Regulierung des Körpergewichts beinhaltet. Sind diese Maßnahmen nicht ausreichend, kommen verschiedene Medikamente infrage. Eine Erkrankung der Herzkranzgefäße, die in der Familie oder beim Patienten selbst aufgetreten sind, und andere Risikofaktoren werden von Ärzten berücksichtigt, wenn sie die Ergebnisse älterer Menschen auswerten.

Unabhängig vom Alter sollten Patienten versuchen, sich das Rauchen abzugewöhnen, ihre Zuckerkrankheit besser einzustellen oder eventuell ihren Blutdruck zu senken, bevor stark überhöhte Blutfettwerte (wie zum Beispiel das Gesamtcholesterin) medikamentös behandelt werden.

Das LDL-Cholesterin begünstigt Arterienverkalkung etwa in der Weise, wie hartes Wasser Kalkablagerungen in der Leitung verursacht: Es lagert sich an der Gefäßinnenwand ab.

HDL-Cholesterin, das auch als »gutes« Cholesterin bezeichnet wird, führt durch Verringerung des »bösen« LDL-Cholesterins eine Art Reinigung durch. Bei höheren HDL-Cholesterinwerten ist das Risiko der Arterienverkalkung nicht so hoch. Der HDL-Cholesterinspiegel kann mithilfe von Sport und Diät erhöht werden, doch unter Umständen muss viel trai-

Einfluss der Ernährung auf die Blutfettwerte

Hohe Blutfettwerte können durch eine Umstellung der Ernährung gesenkt werden. Bei deutlich überhöhtem Triglyzeridspiegel empfiehlt es sich auf Alkohol zu verzichten Übergewicht zu reduzieren und Einfachzucker, zum Beispiel in Sirup, Tafelzucker und süßen Limonaden, zu vermeiden.

Wenn das Hauptproblem in einer Erhöhung des Gesamt- oder LDL-Cholesterins besteht, sollte auf Nahrungsmittel, die reich an Cholesterin und gesättigten Fettsäuren sind, verzichtet, die Gesamtaufnahme von Fett eingeschränkt und die Aufnahme von komplexen Kohlenhydraten (Müsli, Vollkorn, Gemüse) erhöht werden.

Der Arzt legt – manchmal zusammen mit einem Ernährungswissenschaftler – fest, wie grundlegend die Ernährung umgestellt werden muss und was im Einzelnen zu tun ist.

Verschiedene Arten von Fetten
Einige pflanzliche Öle, wie beispielsweise Palm- und Kokosöl, enthalten zwar kein Cholesterin, begünstigen aber trotzdem Arterienverkalkung, weil sie zum größten Teil gesättigt sind. Mit dem Hinweis »cholesterinfrei« versehene Produkte sind also nicht unbedingt für Patienten mit hohen Cholesterinwerten geeignet.

Bei der Härtung von Ölen (zum Beispiel Herstellung von Margarine aus Keimöl, bestimmte Verarbeitung von Erdnussbutter) werden einige der mehrfach ungesättigten Fettsäuren in einfach ungesättigte und in geringerem Maße in gesättigte Fettsäuren umgewandelt und verursachen dadurch eher Arterienverkalkung. Allerdings wird normaler-

weise nur ein kleiner Teil der mehrfach ungesättigten Fettsäuren in gesättigte umgewandelt, sodass Margarine zum Beispiel aus Keimöl bedenkenlos von Menschen mit hohen Blutcholesterinwerten verwendet werden kann.

Der Anteil von mehrfach ungesättigten Fettsäuren in der Ernährung muss nicht bewusst erhöht werden, doch wenn im Rahmen einer Mahlzeit Öl oder Fett verwendet wird, ist die ungesättigte Form der gesättigten vorzuziehen. Allerdings lassen sich solche Faustregeln nicht immer verallgemeinern. Die gesättigte Stearinsäure kommt zum Beispiel häufig in Fleisch vor und verursacht wahrscheinlich keine Arterienverkalkung. Daraus kann folgendes Fazit gezogen werden: Der Zusammenhang zwischen dieser Krankheit und den Ernährungsgewohnheiten ist nicht so einfach, wie es scheint.

Falsche Vorstellungen
Immer wieder liest man, wie gut Knoblauch und Zwiebeln für den Blutdruck sein sollen und dass sie Herzinfarkte verhindern. Bewiesen aber ist das nicht.

Auch eine ballaststoffreiche Ernährung soll vorteilhaft sein, doch eine Senkung des Blutcholesterins fördern hauptsächlich die Ballaststoffe, die in Haferkleie und – in löslicher Form – in Guarkernmehl (Füllstoff in Eiscreme und einigen anderen Nahrungsmitteln) vorkommen, sowie die in Obst und Gemüse enthaltenen Pektine. Die blutcholesterinsenkende Wirkung tritt aber nur dann ein, wenn sie in großen Mengen mit der Nahrung aufgenommen werden (S. 286). Werden aber große Mengen

von Ballaststoffen verzehrt, können sich diese mit Kalzium und einigen essenziellen Spurenelementen verbinden, die dann nicht mehr zur Verfügung stehen. Vor allem die in Haferkleie enthaltene Phytansäure verbindet sich gern mit Kalzium.

Keine Patentlösung
Der Verzehr von Fischöl mit einem hohen Anteil an mehrfach ungesättigten Omegafettsäuren wird zur Senkung des Herzinfarktrisikos empfohlen. Bei Fischen, die in kälteren Gewässern leben, zum Beispiel Thunfisch und Lachs, ist der Anteil dieser Fettsäuren höher. Fischöle senken zwar den Triglyzeridspiegel im Blut, erhöhen jedoch eventuell den Gesamtcholesterinspiegel. Wenn sie in großen Mengen verzehrt werden, lösen sie eine Funktionsstörung der Thrombozyten bei der Einleitung der Blutgerinnung aus. Eskimos auf Grönland, die viel Fischöl konsumieren, haben zwar offenbar weniger oft Herzinfarkte, dafür aber häufiger Schlaganfälle als Europäer. Sie bekommen leicht blaue Flecken und bluten stark.

Weil Fischöl als Nahrungszusatz gilt, fällt es in Deutschland nicht unter das Arzneimittelgesetz und wird daher nicht so genau überwacht wie andere Medikamente und ist in verschiedenen Formen überall auf dem Markt erhältlich.

Manche dieser Produkte enthalten große Mengen von Vitamin D und A, Toxine und chemische Rückstände. Fisch sollte, wenn möglich und passend, in die Ernährung integriert, Fischöl in Kapsel- oder Tablettenform dagegen besser vermieden werden.

niert werden, bevor sich ein Ergebnis zeigt. Ein auch nach Gewichtsabnahme und Training niedriger HDL-Cholesterinspiegel ist unter Umständen behandlungsbedürftig.

Es wird angenommen, dass ein überhöhter Triglyzeridspiegel die Entwicklung von Arterienverkalkung begünstigt, doch der Zusammenhang ist bei weitem nicht so klar wie bei den Werten von LDL-Cholesterin und Gesamtcholesterin. Wahrscheinlich besteht nur ein indirekter Zusammenhang und der Triglyzerid-

spiegel selbst spielt für die Arterienverkalkung kaum eine Rolle. Ein stark überhöhter Triglyzeridspiegel kann zu einer → Bauchspeicheldrüsenentzündung, S. 818, führen.

Stark überhöhte Blutfettwerte können erblich bedingt sein. Beispielsweise verursacht eine seltene Erbkrankheit einen so hohen Cholesterinspiegel, dass Betroffene schon in der Kindheit an einem Herzinfarkt sterben können. Tritt die Krankheit in weniger starker Form auf, haben die Patienten einen sehr hohen Choles-

Medikamente gegen stark überhöhte Blutfettwerte und Arterienverkalkung

Der Arzt entscheidet, inwieweit die Ernährungsgewohnheiten verändert und ob sehr hohe Blutfettwerte medikamentös behandelt werden sollen. Er bestimmt die Behandlung und kontrolliert die Werte durch regelmäßige Bluttests um die Effektivität der Behandlung zu beurteilen und eventuell erforderliche Zusatzmaßnahmen zu bestimmen (etwa eine Dosiserhöhung oder Austausch der Medikamente). Im Folgenden sind die wichtigsten Medikamente zur Blutfettwertsenkung (Lipidsenker) genannt. Auch pflanzliche Substanzen und bestimmte Ballaststoffe sind wirksam.

Colestyramin und Colestipol (Ionenaustauscherharze)
Diese beiden Harze binden Gallensäure im Darmtrakt und veranlassen die Leber mehr Gallensäure zu bilden. Da einige der dafür verwendeten Mechanismen auch der Erzeugung von Cholesterin dienen, wird weniger Cholesterin ausgeschüttet. Wie alle Lipidsenker wird Colestyramin und Colestipol über längere Zeit eingenommen. Sie verringern das Risiko von Arterienverkalkung. Ihre Einnahme ist etwas unangenehm, da sie zu Völlegefühl, Aufstoßen und Verstopfung führen.

Nikotinsäure
Nikotinsäure gehört zum Vitamin-B-Komplex. Als Medikament muss sie in viel größeren Dosen genommen werden als bei der Funktion als Vitamin. Sie wirkt positiv auf Triglyzeride, HDL-Cholesterin und LDL-

Cholesterin und ist preisgünstig. Nebenwirkungen sind die Errötung und Erwärmung des Gesichts oder Körpers, Leberfunktionsstörungen und eventuell eine Blutzuckererhöhung. Eine Tablette Aspirin (250 bis 325 mg) etwa 30 Minuten vor der Einnahme von Nikotinsäure kann die Errötung und Erwärmung oft verringern.

Gemfibrozil
Die Einnahme dieses Medikaments, das zu den Fibraten gehört, ist mit weniger Schwierigkeiten verbunden. Wie Nikotinsäure wirken sich Fibrate positiv auf HDL-Cholesterin, Triglyzeride und LDL-Cholesterin aus. Nebenwirkung können unter anderem gastrointestinale Störungen sein.

Probucol
Probucol senkt das Gesamtcholesterin, aber leider auch den HDL-Cholesterinspiegel und wird daher gerne mit Ionenaustauschharzen kombiniert. Zu den Nebenwirkungen zählen Durchfall, Veränderungen des EKG und der Blutzellenverteilung. In der BRD wird Probucol nur selten verwendet.

Statine
Lovastatin, Pravastatin, Simvastatin und Fluvastatin beeinflussen direkt die Cholesterinbildung. Sie wirken somit besonders effektiv zur Senkung des Gesamtcholesterins und des LDL-Cholesterins. Sie können auch die Resorption von Cholesterinablagerungen fördern und somit Arterienverkalkung aufheben. Neueren Studien zufolge verringern Statin-

wirkstoffe die Zahl der Todesfälle infolge einer Herzkranzgefäßerkrankung erheblich.

Blutfettwerte und Blutdruckmedikamente
Die Blutfettwerte können für die Auswahl Blutdruck senkender Medikamente wichtig sein. Durch Thiaziddiuretika können das Gesamtcholesterin und die Triglyzeride erhöht und das HDL-Cholesterin gesenkt werden. Manche Betablocker erhöhen als Nebenwirkung LDL-Cholesterin und Triglyzeride und senken HDL-Cholesterin.

Bei einer Erhöhung des LDL-Cholesterins und einer Senkung des HDL-Cholesterins bleibt das Gesamtcholesterin manchmal gleich. Kalzium-Kanalblocker und Alphablocker wirken sich wahrscheinlich positiv auf LDL- und HDL-Cholesterin aus.

Aspirin
Aspirin wirkt auf die Thrombozytenfunktion und somit der Blutgerinselbildung in den Gefäßen entgegen. Daher empfielt man Aspirin häufig Patienten mit Schlaganfall- oder Herzinfarktrisiko (→ Kann Aspirin einen Herzinfarkt verhindern?, S. 663).

Bedeutung des Alters
Es gibt Hinweise darauf, dass stark überhöhte Blutfettwerte bei älteren Menschen weniger schädlich sind. Zu hohe Werte bei Cholesterin oder anderen Blutfetten sollten jedoch immer Ernst genommen und mit dem Arzt besprochen werden.

terinspiegel und erleiden oft in mittleren Jahren oder früher einen Herzinfarkt. Auch die Veranlagung für einen hohen Triglyzeridspiegel kann erblich bedingt sein.

Krankheiten wie eine → Schilddrüsenunterfunktion, S. 948, eine schlecht eingestellte → Zuckerkrankheit, S. 925, und eine → Nierenschwäche, S. 852, können die Blutfettwerte beeinflussen. Auch Medikamente wie Betablocker oder Thiaziddiuretika, die bei Hypertonie verwendet werden, können eine negative Wirkung haben. Der erste Schritt bei der Behandlung hoher Blutfettkonzentrationen muss deshalb die Identifizierung und – so weit wie möglich – Heilung der damit verbundenen Krankheiten sein.

Bei niedrigem HDL-Cholesterinspiegel ist ein Trainingsprogramm mit Schwerpunkt auf aeroben Übungen sinnvoll (→ Fitness und Bewegung, S. 644). Bei erhöhtem Triglyzeridspiegel sollte der Alkoholkonsum stark eingeschränkt oder aufgegeben werden. Auch wenn einige Studien nahe legen, dass eine Erkrankung der Herzkranzgefäße durch tägliche kleine Mengen Alkohol (etwa Rotwein) etwas seltener auftritt, ist dies auf keinen Fall als Freibrief für Alkoholkonsum anzusehen.

Ob ein erhöhter Cholesterinspiegel gesenkt werden muss, hängt davon ab, wie das Risiko für eine Erkrankung der Herzkranzgefäße oder Arterienverkalkung eingeschätzt wird.

Übergewicht

Das in der Vergangenheit viel zitierte »Idealgewicht« ist heute nicht mehr gültig. Statt dessen wird heute der so genannte Körpermassenindex (Body-Mass-Index = BMI) verwendet, der aus Gewicht und Größe berechnet wird. (→ Körpermassenindextabelle, S. 259). Dabei wird der jeweilige BMI aus Tabellen abgelesen (Nomogramme) und dazu muss man lediglich seine Größe und sein Gewicht kennen.

Der Körpermassenindex eignet sich gut, um den Schweregrad des Übergewichts einteilen zu können. Dabei gilt ein BMI von 20 bis 24 als Normalgewicht, ein BMI von 25 bis 29 als leichtes bis mäßiges Übergewicht und ein BMI von 30 bis 39 als deutliches Übergewicht und bei einem BMI ab 40 wird von starkem Übergewicht gesprochen.

Übergewicht allein ist kein spezieller Risikofaktor, solange es nicht mit einer Erhöhung des Cholesterinspiegels einhergeht oder dazu beiträgt. Es kann außerdem mit anderen Risikofaktoren wie hohem Blutdruck und Zucker-

krankheit verbunden sein. Übergewichtige haben oft einen niedrigeren Spiegel des »guten« HDL-Cholesterins, der sich bei einer Gewichtsabnahme oft erhöht.

Übergewicht bringt häufig ein höheres Risiko für eine Erkrankung der Herzkranzgefäße und Herzinfarkte mit sich, das mithilfe einer vernünftigen Gewichtsreduzierung durch Umstellung der Ernährung und Sport verringert werden kann (→ Gewichtskontrolle, S. 277).

Zuckerkrankheit

Bei Zuckerkrankheit liegt ein Insulinmangel vor, der zu einer Störung der Glukoseverwertung führt. Die Krankheit lässt sich mit Insulin oder anderen blutzuckersenkenden Mitteln behandeln, erhöht jedoch trotzdem das Risiko für Herzerkrankungen.

Die Erhöhung des Blutzuckerspiegels geht oft mit erhöhten Fettwerten einher und kann zu Arterienverkalkung (→ S. 929) und anderen Problemen der Blutgefäße führen. Männer mit einer Zuckerkrankheit haben ein doppelt so hohes, erkrankte Frauen ein 5-mal so hohes Risiko, an einer Erkrankung der Herzkranzgefäße zu leiden wie die Normalbevölkerung.

Für Patienten, die an Zuckerkrankheit leiden, ist die sorgfältige Einstellung des Blutzuckerspiegels ein wichtiger Teil der Strategie zur Verringerung von Herz- und Kreislaufproblemen. Ernährungsbezogene Maßnahmen, Gewichtskontrolle, Sport und Insulin oder andere blutzuckersenkende Mittel können dabei helfen (→ Zuckerkrankheit, S. 925). Diabetiker, die rauchen, sind besonders gefährdet und sollten unbedingt damit aufhören (S. 639).

Lebensweise

Bei einer überwiegend »sitzenden« Lebensweise ohne regelmäßige sportliche Betätigung kann das Herz außer Form geraten, denn es muss genau wie andere Muskeln trainiert werden, um Tonus, Belastbarkeit und Funktionsfähigkeit aufrechtzuerhalten.

Es ist bisher nicht bewiesen, dass Sport die Erkrankung der Herzkranzgefäße verhindert. Er wirkt sich aber positiv auf andere Risikofaktoren aus. Durch regelmäßige Bewegung werden der normale Puls, der Blutdruck und die Blutfettwerte gesenkt. Außerdem hilft sie das Gewicht zu halten.

Doch nicht alle körperlichen Aktivitäten sind gleichermaßen günstig. Aerobe Übungen

– also Sportarten mit kontinuierlichem, rhythmischem Bewegungsablauf wie Laufen oder Schwimmen, bei denen die Atmung schneller und tiefer wird – sind gut für das Herz. Isometrische Übungen (wie Gewichtheben), bei denen die Atmung nicht verstärkt wird, sind der Gesundheit des Herzens nicht so zuträglich, vergrößern aber Muskelkraft und Muskelmasse (→ Fitness und Bewegung, diese Seite).

Patienten, die über 40 sind und bereits einen Herzinfarkt hatten, Übergewicht oder Zuckerkrankheit oder eine andere schwere Krankheit haben, sollten sich mit dem Arzt besprechen, bevor sie anfangen Sport zu treiben.

Unkontrollierbare Risiken

Auf Geschlecht, Alter und Erbgut hat man keinen Einfluss. Es ist jedoch wichtig, sich dieser Faktoren und der mit ihnen verbundenen Risiken für Herzkrankheiten bewusst zu sein.

Alter
Obwohl das Altern an sich keine Erkrankung der Herzkranzgefäße auslöst, steigt mit zunehmendem Alter das Risiko für einen Herzinfarkt und damit verbundene Erkrankungen.

Geschlecht
Bei Männern treten Herzkrankheiten eher früher auf als bei Frauen, doch mit zunehmendem Alter besteht für beide Geschlechter das gleiche Risiko, an einem Herzinfarkt zu sterben.

Frauen werden nach der Menopause immer anfälliger für Herzinfarkte und ähnliche Probleme, was wahrscheinlich damit zusammenhängt, dass das offenbar schützende Hormon Östrogen abnimmt und dadurch die Risiken steigen. Östrogen erhöht den HDL-Cholesterinspiegel und senkt den LDL-Cholesterinspiegel (→ Cholesterin und Fett in der Ernährung, S. 639). Eine Östrogen-Gestagen-Substitution gegen Knochenschwund wirkt nach der Menopause eventuell auch vorbeugend gegen die Erkrankung der Herzkranzgefäße.

Vor der Pubertät ist der HDL-Cholesterinspiegel bei Jungen und Mädchen ungefähr gleich. Bei Jungen sinkt der Spiegel während der Pubertät, was vielleicht das häufigere Vorkommen einer Erkrankung der Herzkranzgefäße bei Männern erklärt.

Herzinfarkte treten am häufigsten bei Männern in mittlerem Alter auf. Bei den über 60-Jährigen ist das Risiko für Männer und Frauen annähernd gleich. Da sich die Gesellschaft und damit das Rollenverhalten der Frauen in den letzten Jahren geändert hat (und vor allem dadurch, dass immer mehr Frauen rauchen), erleiden Frauen jedoch immer häufiger und in immer jüngerem Alter einen Herzinfarkt.

Vererbung
Die Gesetzmäßigkeiten der Vererbung sind sehr kompliziert. Kurz ausgedrückt: Wenn ein Elternteil oder ein anderer naher Verwandter eines Patienten in jungem Alter einen Herzinfarkt hatte, ist das Risiko des Patienten für eine Erkrankung der Herzkranzgefäße deutlich größer als für Menschen, bei denen keine Herzprobleme in der Familie liegen. Arzt und Patient sollten deshalb über die Gesundheit der Eltern und anderer naher Verwandter auf dem Laufenden sein. Das Risiko schließt nicht nur Vererbung, sondern auch andere Einflüsse wie Rauchen und fettreiche Ernährung ein.

Selbst wenn ein Elternteil früh an einem Herzinfarkt gestorben ist, muss es im Falle des Patienten nicht auch dazu kommen. Diese Information sollte vielmehr als Ansporn zu einer gesunden Lebensweise dienen, bei der viel Wert auf Vorbeugung durch ausgewogene Ernährung und Sport gelegt wird, um die kontrollierbaren Risiken zu senken.

Herzkrankheiten können auch auftreten, wenn sie nicht in der Familie liegen. Deshalb sollte jeder versuchen, die kontrollierbaren Risiken zu verringern.

Fitness und Bewegung

Durch regelmäßige sportliche Betätigung lässt sich der Allgemeinzustand verbessern. Ob jung oder alt, Mann oder Frau, groß oder klein, dick oder dünn, unternehmungslustig oder eher bequem – regelmäßige Bewegung ist gut für das Herz und alle anderen Systeme des Körpers, so beispielsweise für Muskeln und Knochen. Ein Trainingsprogramm kann dazu beitragen, Übergewicht zu reduzieren, Anspannung abzubauen, die Kondition zu verbessern und das Wohlbefinden zu steigern. Außerdem senkt ein ausgewogenes Training das Risiko für Herz-Kreislauf-Erkrankungen (→ Sport und Fitness, S. 289).

Per definitionem sind kardiovaskuläre Übungen für das Herz (griechisch: Kardia) und die Blutgefäße (lateinisch »vasculum« für »kleine Gefäße«) gedacht.

Durch die Übungen muss das Herz kräftiger pumpen und wird so gestärkt. Auch die Fähigkeit der Muskeln, den angebotenen Sauerstoff zu nutzen, wird verbessert. Der Herzmuskel wird besser mit Sauerstoff versorgt, ebenso die anderen Muskeln und Gewebe, und dadurch steigt insgesamt die Belastbarkeit.

Wenn kardiovaskuläre Übungen über einen längeren Zeitraum gemacht werden, kann das Herz wirksamer arbeiten. Ein bei den Übungen stärker belastetes Herz schlägt paradoxerweise langsamer, wenn der Körper in Ruhe ist.

Eine weitere positive Wirkung besteht in der Erhöhung des Spiegels von »gutem« HDL-Cholesterin (Lipoproteine mit hoher Dichte) im Blut, wodurch der Körper besser vor einem Herzinfarkt geschützt ist.

Aerobe und anaerobe Sportarten

Nicht alle Sportarten sind in gleicher Weise geeignet, die Gesundheit und das Herz-Kreislaufsystem zu stärken. Aerobe Sportarten (»Übungen mit Sauerstoffaufnahme«) sind gut für Herz und Kreislauf. Bevor ein aktives Trainingsprogramm begonnen wird, sollte sich der Patient mit dem Arzt besprechen, um mögliche Risiken auszuschließen.

Bei aeroben Übungen verbraucht der Körper kontinuierlich den zusätzlichen Sauerstoff sowie Kalorien. Aerobes Training bieten alle Ausdauersportarten wie zum Beispiel Joggen, Radfahren, Schwimmen und Wandern, weil die Atmung schneller und tiefer wird (Schnaufen). Der Körper erwärmt sich. Wenn die Übungen lange genug energisch gemacht werden, beginnt man zu schwitzen.

Auch anaerobe Sportarten können gesund sein. Sie fördern aber nicht die Gesundheit des Herzens. Über einen kurzen Zeitraum erfolgt eine intensive Anspannung, zum Beispiel beim Gewichtheben.

Hierbei werden zwar die Muskeln gestärkt, aber dadurch, dass die Anstrengung eben nur kurzfristig ist, entsteht kein großer Anreiz für Herz und Lunge, das Körpergewebe mit Sauerstoff ausdauernd zu versorgen.

Dagegen kann eine längere Übungsdauer mit leichten Gewichten, wenn es dabei zu beschleunigter Atmung und Schwitzen kommt, aerob sein.

Die richtige Übungsintensität

Es gibt einen direkten Zusammenhang zwischen Herzrhythmus einerseits und Übungsintensität und -dauer andererseits. Je intensiver trainiert wird, desto schneller schlägt das Herz (der Puls), bis der persönliche Maximalpuls erreicht ist.

Der Arzt kann im Einzelfall den persönlichen Idealpuls berechnen. Das ist die Pulsfrequenz, die beim Trainieren regelmäßig und kontinuierlich für 20 bis 30 Minuten erreicht werden muss, um Herz- und Atmungstätigkeit zu verbessern. Der Idealpuls ist niedriger als der Maximalpuls. Es gibt verschiedene Verfahren zur Berechnung des Idealpulses, die auf der persönlichen Fitness, dem Alter und den mit dem Trainingsprogramm verfolgten Interessen beruhen. Wird zum Beispiel 3- bis 5-mal pro Woche bei ungefähr 70 Prozent des altersgerechten Maximalpulses trainiert, verbessert sich die Fitness ganz beachtlich. Den altersgerechten Maximalpuls erhält man durch Subtraktion des Alters von 220, das heißt, bei 50 Jahren: 220 - 50 = 170; 70 Prozent von 170 = 119 Schläge pro Minute. Anmerkung: Menschen mit sehr unregelmäßigem Puls sollten zur Regulierung

---

Den Puls zählen

Ein Trainingsprogramm kann besser eingeschätzt werden, wenn die individuelle Pulsfrequenz bekannt ist. Bei Einnahme von Herzmedikamenten kann der Arzt bestimmen, ob die verschriebenen Medikamente effizient sind. Bei Herzschrittmachern liefert die Pulsfrequenz Hinweise darauf, ob sie gut funktionieren. Der Radialispuls am Handgelenk wird wie folgt bestimmt:

1. Beenden der jeweiligen Trainingsübung.

2. Lokalisieren der Stelle zwischen Knochen und Sehnen an der Daumenseite des Handgelenks mit den Spitzen von Zeige- und Mittelfinger. Wenn die Finger in der richtigen Position liegen, ist die Blutdruckwelle fühlbar.

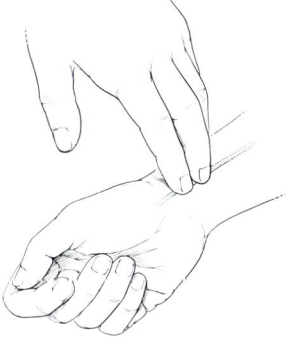

3. Der beim Messen ausgeübte Druck darf nicht so stark sein, dass die Blutströmung behindert wird.

4. Durch Zählen der Pulsschläge für 10 Sekunden und anschließende Multiplikation mit 6 erhält man die Pulsfrequenz (Schläge pro Minute).

der richtigen Übungsintensität nicht den persönlichen Idealpuls verwenden (→ Den Puls zählen, S. 645.).

Durch Berechnung des persönlichen Idealpulses ergibt sich eine Pulsfrequenz, die irgendwo zwischen 50 und 80 Prozent der Leistungsfähigkeit liegt. Menschen mit sehr unregelmäßigem Puls können diese Methode nicht zur Regulierung der Übungsintensität verwenden. Auch wenn bestimmte Medikamente wie zum Beispiel Betablocker (S. 676) eingenommen werden, ist anders vorzugehen.

Die Übungsintensität kann auch durch Einschätzung der persönlichen Belastung bestimmt werden (siehe unten), die sich auf die gesamte körperliche Belastung bezieht und unter anderem Anstrengung, physische Stress und Ermüdung berücksichtigt. Bei der Einstufung in der Skala sollte man sich nicht auf einen einzelnen Faktor wie beispielsweise Beinbeschwerden oder erschwerte Atmung, sondern auf die insgesamt empfundene Belastung konzentrieren. Eine minimale Anstrengung wie das Sitzen auf einem Stuhl wird zum Beispiel mit 6 eingestuft, eine maximale Belastung wie steil bergauf Joggen mit 20.

Der Arzt kann einen persönlichen Belastungsbereich empfehlen. Im Allgemeinen entspricht der Wert 13 dabei 70 Prozent der maximalen Leistungsfähigkeit und gilt für die meisten Menschen als optimal.

Die Übungsintensität kann auch anhand eines einfachen Tests beurteilt werden: Es sollte möglich sein, sich während des Trainings mit einem Sportkameraden zu unterhalten. Kann keine Unterhaltung geführt werden, strengt man sich möglicherweise zu sehr an und sollte nicht ganz so intensiv trainieren.

Persönliche Belastungsskala

Einstufung	Persönliche Belastung
6	
7	Äußerst niedrig
8	
9	Sehr niedrig
10	
11	Ziemlich niedrig
12	
13	Mittel
14	
15	Hoch
16	
17	Sehr hoch
18	
19	Äußerst hoch
20	

Wenn Pulsfrequenz oder persönlich empfundene Belastung unter dem empfohlenen Level liegen, ist die Übungsintensität eventuell zu erhöhen; liegen sie dagegen über dem empfohlenen Level, sollte die Intensität herabgesetzt werden. Der aus übermäßig intensiven Übungen gezogene Nutzen ist klein im Vergleich zu dem erhöhten Risiko für Schmerzen und Verletzungen an Muskeln und Gelenken.

Ein maßvolles Trainingsprogramm sollte nicht zu Beschwerden führen. Bei Beschwerden oder Druckgefühl in der Brust, Atemnot, anfallsartig stark beschleunigtem oder verlangsamtem Herzschlag, unregelmäßigem Puls, übermäßiger Ermüdung, starken Muskel- und Gelenkschmerzen, Schwindel- oder Ohnmachtsanfällen ist das Training abzubrechen und der Arzt zu konsultieren.

Am Anfang sollten Übungsdauer und -intensität im Laufe von 4 bis 6 Wochen langsam gesteigert werden. Dabei ist der Puls regelmäßig zu kontrollieren.

Anzahl der Trainingseinheiten

Kardiologen sind sich einig darüber, dass mindestens 3- bis 5-mal pro Woche aerobe Übungen gemacht werden müssen, um die Kondition zu verbessern. Während jeder Übung, die 20 bis 45 Minuten dauern kann, sollte der persönliche Idealpuls (70 bis 80 Prozent des altersgerechten Maximalpulses) erreicht werden. Dabei sind auch Übungen zum Aufwärmen und Abkühlen zu machen (→ Verschiedene Übungen, S. 292).

Natürlich reicht das genannte Maß an Training nicht immer sofort aus, um eine erkennbare Senkung des Gesamtcholesterinspiegels oder eine Erhöhung des HDL-Cholesterins herbeizuführen. Das Trainingsprogramm wird sich aber wahrscheinlich insgesamt positiv auf die Blutfettwerte auswirken.

Auswahl der richtigen Sportart

Bei einem idealen Trainingsprogramm ist man ständig in Bewegung und belastet Knochen und Gelenke trotzdem so wenig wie möglich. Wandern, Schwimmen, Radfahren, Joggen, Rollschuhlaufen und Skilanglauf bieten sich an. Die aerobe Qualität von Tennis, Basketball und Tanzen wird durch Unterbrechungen des Bewegungsflusses beeinträchtigt (S. 645).

Die ausgewählte Sportart sollte Spaß machen, denn wenn man schon nach kurzer Zeit die Lust verliert, ist es schwer, das Trainingsprogramm durchzuziehen. Es ist ganz wichtig, ein festes Übungsschema einzuführen.

Die Übungsintensität bei bestimmten Aktivitäten oder Sportarten kann dadurch eingeschätzt werden, dass sich der Puls erhöht und dass schwerer geatmet wird. Je schneller Puls und Atmung gehen, desto größer ist die Übungsintensität. Als Vergleich kann das Wandern mit einer Geschwindigkeit von rund 4 bis 6 Kilometern pro Stunde (moderates Training) herangezogen werden.

Walking als aerobe Übung

Schnelles Gehen (Walking) ist für viele Menschen geeignet, weil man dafür nicht besonders sportlich sein muss. Es macht Spaß, ist einfach, kostet nichts und kann allein oder mit Freunden geschehen.

Durch flottes Gehen nach einem festen Plan lernt der Körper, Sauerstoff bei Belastungen besser zu verbrauchen. Walking ist eine hervorragende aerobe Übung. Es hilft den Ruhepuls und den Blutdruck zu senken und man verbrennt dabei Kalorien.

Um diese positiven Wirkungen hervorzurufen, ist es erforderlich, mindestens 3-mal pro Woche 20 bis 30 Minuten flott (mit Beschleunigung von Herzschlag und Atmung) und ohne Unterbrechung zu marschieren (→ Walking, S. 297).

Vorbesprechung mit dem Arzt

Patienten, die über 40 Jahre alt sind, sich nicht viel bewegen, Übergewicht oder Zuckerkrankheit haben, rauchen, an Hypertonie, einer Nierenerkrankung oder einer anderen schweren Krankheit leiden oder einen nahen Verwandten im Alter von unter 50 Jahren durch Herzinfarkt verloren haben, sollten einen Arzt konsultieren, bevor sie mit dem Training beginnen. Der Arzt ordnet eventuell auch einen Belastungstest an (S. 655).

Falls es während einer Übung zu Schmerzen in der Brust, Schwächegefühlen, Atemnot oder Unregelmäßigkeiten der Pulsfrequenz kommt, sollte man das Training abbrechen und den Arzt konsultieren.

Wichtig: Aufwärmen

Vor und nach jedem Training sind ein paar Dehnübungen zu machen, etwa leichtes Joggen oder Gehen, damit sich Muskeln und Herz an die Tempoänderung gewöhnen können (→ Verschiedene Übungen, S. 292).

Hoher Blutdruck

Viele andere in diesem Buch beschriebenen Erkrankungen werden anhand ihrer Symptome identifiziert, wobei etwa Schmerzen oder Atembeschwerden darauf hindeuten, dass es sich um ein bestimmtes Leiden handelt. Bei hohem Blutdruck muss hier anders verfahren werden.

Die meisten Betroffenen zeigen keine Symptome, sodass selbst Ärzte hohen Blutdruck nur feststellen können, wenn sie den Blutdruck mit einem Sphygmomanometer messen, das aus Manschette und Manometer besteht. Manchmal werden Kopfschmerzen, Schwindelgefühle und Nasenbluten als Symptome für hohen Blutdruck angeführt, aber typisch sind sie nicht. Die Begriffe »Hoher Blutdruck« und »Hypertonie« beschreiben beide eine Blutzirkulation durch die Arterien unter einem zu hohen Druck.

Hoher Blutdruck kommt mit zunehmendem Alter immer häufiger vor. Er ist unter Schwarzen häufiger als unter Weißen und betrifft bis zum mittleren Lebensalter mehr Männer als Frauen, in höherem Alter dagegen mehr Frauen als Männer. Er tritt zwar gewöhnlich ohne Symptome auf, ist jedoch alles andere als harmlos. Er wird als »lautloser Killer« bezeichnet, denn in den Industrieländern leiden etwa 20 Prozent der Einwohner an einer oftmals nicht erkannten Hypertonie.

Die Gefahr besteht in den langfristigen Schäden, die hoher Blutdruck an Herz, Gehirn,

Bedeutung der Blutdruckwerte

Nach der WHO-Definition sind Blutdruckwerte von systolisch weniger als 140 und diastolisch weniger als 90 mmHg normal. Grenzwerthypertonie liegt vor bei 140 bis 159 mmHg systolisch und 90 bis 94 mmHg diastolisch. Liegen die Messungen öfter darüber, spricht man von Hypertonie. Die Deutsche Liga zur

Bekämpfung des hohen Blutdrucks definiert die Hypertonie altersabhängig. Bis zu 65 Jahren liegt die Grenze zum Bluthochdruck beim systolischen Druck bei 140 mmHg, darüber bei 160 mmHg. Bei diastolischem Blutdruck von über 90 mmHg liegt unabhängig vom Alter Hochdruck vor.

Als Sonderform ist die maligne Hypertonie abgrenzbar, mit einem diastolischen Blutdruck von über 120 mmHg, Veränderungen des Augenhintergrunds und Nierenschwäche.

Wer zu Hause erhöhte Blutdruckwerte in Ruhe misst, sollte diese unbedingt ärztlich kontrollieren lassen.

Einstufung	systolische Höhe (oberer Wert)	diastolische Höhe (unterer Wert)	Maßnahmen
Normal	unter 130	unter 85	in 2 Jahren wieder messen
Normal/hoch	130–139	85–89	in 1 Jahr wieder messen
Bluthochdruck			
Stufe 1	140–159	90–99	innerhalb von 2 Monaten bestätigen
Stufe 2	160–179	100–109	Arzttermin in einem Monat
Stufe 3	180–209	110–119	Arzttermin in einer Woche
Stufe 4	über 210	über 120	sofortiger Arzttermin

Anmerkung: Die Einstufung beruht auf dem Durchschnitt von mindestens 3 Messwerten bei zwei verschiedenen Arztterminen, zusätzlich zur ursprünglichen Vorsorgeuntersuchung.

Nieren und Augen verursachen kann und die zu schwereren Krankheiten und manchmal sogar zum Tode führen.

Bei der Entdeckung, Behandlung und Kontrolle von hohem Blutdruck sind bemerkenswerte Fortschritte erzielt worden. Seit 30 Jahren ist beispielsweise durch regelmäßige Kontrollen immer mehr Menschen bewusst geworden, dass sie eine Hypertonie haben, und sie nehmen entsprechende Medikamente. Gleichzeitig ist die Zahl von Erkrankungen der Herzkranzgefäße und von Schlaganfällen bedeutend zurückgegangen, was zum Teil den Fortschritten auf dem Gebiet der Entdeckung, Behandlung und Kontrolle von hohem Blutdruck zu verdanken ist.

Normaler Blutdruck

Der normale Blutdruck liegt durchschnittlich bei 120/80 mmHg. Während das Herz pumpt, beträgt der Druck in den arteriellen Blutgefäßen also 120 mmHg (systolischer Druck), zwischen den Herzschlägen 80 mmHg (diastolischer Druck). (Beschreibung von Blutdruck und Blutdruckmessung → Blutdruckmessung, S. 649.)

Der Blutdruck ist abhängig von der Blutmenge, die das Herz pumpt, und dem Widerstand gegen die Blutzirkulation in den Arterien (Gefäßwiderstand), wobei der Widerstand seinerseits vom Durchmesser der kleinen Arterien (Arteriolen) abhängt. Je mehr Blut gepumpt wird und je enger die Arterien sind, desto höher ist also der Blutdruck.

Eine Reihe anderer Punkte kann diese Hauptfaktoren beeinflussen und sich auf den Blutdruck auswirken und in der Praxis müssen viele Überlegungen in die Berechnung einbezogen werden.

Patienten sollten bei der Blutdruckmessung entspannt sein. Hohe Messwerte sind durch wiederholte Messungen in den nächsten Wochen zu bestätigen.

Die Nieren regeln Wasser- und Elektrolythaushalt des Körpers, die sich direkt auf den Blutdruck auswirken. Wenn der Körper mehr Salz enthält, staut sich mehr Wasser im Kreislauf. Das kann zu einem Anstieg des Blutdrucks führen. Auch bei einem höheren Salzanteil im Körper können sich mehr Blutgefäße verengen. Bei weniger Salz fällt tendenziell der Druck. Bei Menschen, die keinen hohen Blutdruck haben, wirkt sich auch eine erhöhte Salzaufnahme kaum auf den Blutdruck aus. Außerdem sind das Nervensystem, die Blutgefäße (insbesondere die Arteriolen) und eine Anzahl von Hormonen zu berücksichtigen.

Blutdruckmessung

Bei Hypertonie ist die regelmäßige Kontrolle des Blutdrucks erforderlich. Sie kann vom Patienten selbst mithilfe verschiedener, als Sphygmomanometer bezeichneter Geräte durchgeführt werden. Es gibt mechanische und elektronische Messgeräte (mit digitaler Anzeige). Patienten sollten sich vor dem Kauf mit dem Arzt besprechen, der ein bestimmtes Gerät empfehlen kann.

Am beliebtesten sind Modelle, die ohne Quecksilber arbeiten, indem sie den Manschettendruck mit einer Metallmembran messen. Quecksilbermessgeräte bestehen ähnlich wie Thermometer aus einem vertikalen Glasröhrchen mit einem Quecksilberdepot am unteren Ende. Sie werden von vielen Ärzten und in Krankenhäusern verwendet. Beide Arten von Geräten bestehen außerdem aus einer in die Manschette integrierten Gummiblase und einem Gummibällchen sowie einem festen oder separaten Stethoskop.

Die Standardmanschette passt den meisten Menschen. Bei sehr dicken oder dünnen Armen kann eine Spezialmanschette erforderlich sein. Ein Blutdruckmessgerät sollte nach dem Kauf beim Arzt geeicht

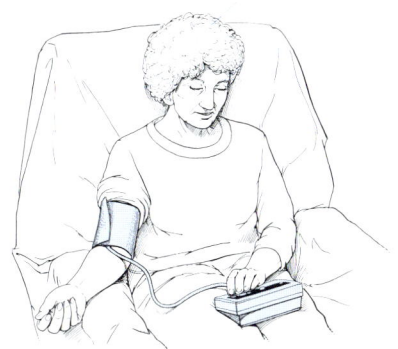

Mit einem elektronischen Sphygmomanometer kann der Blutdruck ohne Stethoskop gemessen und digital angezeigt werden.

werden um sicherzustellen, dass die Blutdruckmessung exakt ist. Man sollte darauf achten, dass es alle 6 bis 9 Monate neu geeicht wird.

Der Blutdruck sollte nicht mit voller Blase oder nach dem Genuss von Kaffee oder Zigaretten gemessen werden, da er in solchen Situationen höher ist.

Vor der Messung sollte man rund 5 Minuten lang ruhig sitzen. Anschließend sind die folgenden Schritte durchzuführen:

1. Den Arm in Höhe des Herzens halten und am besten auf einen Tisch oder eine Sessellehne legen. Rechtshänder messen den Blutdruck am linken Arm, Linkshänder am rechten.

2. Die Manschette um den nackten Oberarm legen. Sie sollte gut sitzen, mit dem unteren Ende ungefähr 2,5 Zentimeter über dem Ellenbogen.

3. Das Stethoskop mit der Vorderseite nach unten unmittelbar über dem Ellenbogen unter die Manschette schieben (siehe Abbildung rechts).

4. Das Gummibällchen ein paar Mal schnell zusammendrücken und pumpen, bis die Druckanzeige 30 mmHg über dem erwarteten systolischen Blutdruck liegt und kein Pulsschlag zu hören ist.

5. Langsam (etwa 2 bis 3 mmHg pro Sekunde) die Luft aus der Manschette lassen. Mit nachlassendem Druck wird der Pulsschlag wieder hörbar. Die Anzeige, bei der er zum ersten Mal wieder zu hören ist, stellt den systolischen Druck (den höchsten Druck, der bei der Kontraktion der Herzkammern erzeugt wird) dar.

6. Die Luft weiter aus der Manschette lassen. Ab einer bestimmten Anzeige ist der Herzschlag nicht mehr zu hören. Das ist der diastolische Druck (der niedrigste Druck in der Erschlaffungsphase des Herzens).

7. Der Blutdruck wird als »systolischer Druck/diastolischer Druck« angegeben.

8. Um die Genauigkeit der Messung sicherzustellen sollte das Verfahren mindestens einmal wiederholt werden.

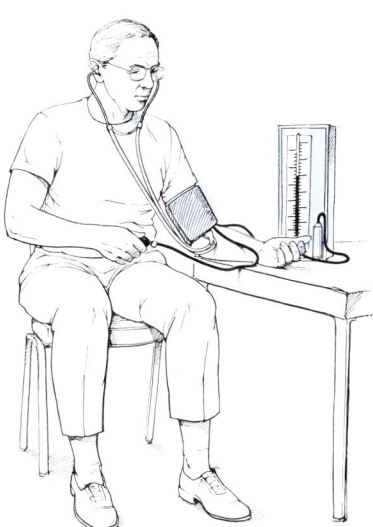

Richtige Armhaltung bei der Blutdruckmessung mit einem Quecksilber-Blutdruckmessgerät.

Elektronische Sphygmomanometer erfreuen sich immer größerer Beliebtheit. Sie sind zwar teurer, aber einfacher zu bedienen, da sie ohne Stethoskop arbeiten.

Der Puls wird elektronisch ertastet und an einen Elektrochip übertragen. Der Blutdruck wird digital angezeigt.

Ursachen für hohen Blutdruck

Das Hauptmerkmal von hohem Blutdruck ist in den meisten Fällen eine Erhöhung des Gefäßwiderstands, beispielsweise bei Verengung der Arteriolen. Das Herz muss in diesem Fall für dieselbe Menge Blut kräftiger pumpen als zuvor und der Druck, mit dem das Blut gepumpt wird, steigt.

Der Blutdruck wird als hoch bezeichnet, wenn er ständig über 140/90 mmHg liegt (→ Bedeutung der Blutdruckwerte, S. 648). Die Gründe dafür sind oft unbekannt: Nur bei etwa 5 Prozent der Hochdruckpatienten werden bestimmte Krankheiten oder Gesundheitsprobleme als Ursache festgestellt. Hoher Blutdruck mit einer Ursache, die unbekannt ist, wird als »essenzielle Hypertonie« bezeichnet.

Bei einer Ursache, die eindeutig zu definieren ist, wird der Begriff »sekundäre Hypertonie« verwendet. Hier tritt der Bluthochdruck infolge anderer Faktoren oder Krankheiten auf, beispielsweise aufgrund oraler Kontrazeptiva, Nierenerkrankungen wie → Nierenversagen, S. 852, → Glomerulonephritis, S. 836, und bestimmter → Nebennierenprobleme, S. 937.

Niedriger Blutdruck

Niedriger Blutdruck wird auch als »Hypotonie« bezeichnet. Fällt der Blutdruck durch Schock bei großem Flüssigkeits- oder Blutverlust oder – seltener — bei schweren Infektionen zu tief, besteht Lebensgefahr. Ein vorrangiges Ziel der Notfallhilfe bei Hypotonie besteht deshalb darin, den Blutdruck möglichst rasch wieder auf eine normale Höhe zu bringen. Chronisch niedriger Blutdruck (der zwar unter dem Durchschnitt liegt, aber nicht gefährlich ist) kommt häufig vor, etwa auch infolge von Medikamenten gegen Bluthochdruck oder bei Herzerkrankungen sowie bei Unterfunktion der Schilddrüse oder Blutarmut.

Orthostatische Hypotonie

Eine unter Umständen gefährliche Form von niedrigem Blutdruck ist die so genannte orthostatische Hypotonie. Hauptsymptome sind Schwindel- oder Ohnmachtsanfälle beim schnellen Aufstehen. Das Problem ist meist nicht besonders ernst und durch vernünftige Vorsichtsmaßnahmen, zum Beispiel durch langsameres Aufstehen, können zukünftige Zwischenfälle vermieden werden. Situationen, in denen die Symptome gewöhnlich auftreten (zu langer Aufenthalt an der Sonne oder Fasten), sind möglichst zu vermeiden.

Falls es immer wieder zu Ohnmachtsanfällen kommt, ist ein Arzt zu konsultieren, der beurteilt, ob das Problem auf eine Grunderkrankung zurückzuführen ist.

Komplikationen bei hohem Blutdruck

Wird hoher Blutdruck nicht behandelt, kann er im Laufe mehrerer Jahre durch den übermäßigen Druck zu Schäden in verschiedenen Teilen des Körpers führen. Durch hohen Blutdruck kann es zu Herzinfarkt, Nierenschäden, Schlaganfall, Verlust des Sehvermögens und weiteren Komplikationen kommen.

Hypertensive Herzkrankheit

Haupttodesursache bei Hochdruckpatienten sind Komplikationen durch Erkrankung der Herzkranzgefäße. Hoher Blutdruck beschleunigt die → Arterienverkalkung, S. 636, speziell auch der Arterien, die den Herzmuskel mit Blut versorgen. Sind diese Gefäße verstopft und der Herzmuskel bekommt nicht genug Sauerstoff, kann es zum Herzinfarkt kommen.

Bei Bluthochdruck muss das Herz härter arbeiten, um die Blutzirkulation in die Gewebe zu erhalten. Mit der Zeit kann sich der Herzmuskel vergrößern, damit er weiterhin Blut aus dem Herzen in die kleineren Gefäße, deren Widerstand sich erhöht hat, pumpen kann. Da das Blut von der linken Herzkammer in den restlichen Körper gepumpt wird, bezeichnet man diese Krankheit als »Hypertrophie der linken Herzkammer« oder »Linksherzhypertrophie«. Sie ist mit einem höheren Risiko für den → plötzlichen Herztod, S. 674, und → Herzinfarkt, S. 661, verbunden. Außerdem arbeitet die Pumpmuskulatur des Herzens mit der Zeit weniger effektiv, was zu einer Herzmuskelschwäche führt. Weil das Herz nicht mehr die gesamte Körperflüssigkeit hinauspumpen kann, sammelt sich infolge der Blutstauung Flüssigkeit in den Lungen, den Beinen und auch anderen Geweben (→ Herzmuskelschwäche, S. 659).

Schlaganfall

Der Riss (die Ruptur) von Blutgefäßen im Gehirn (Hirnblutung) und – was häufiger vorkommt – die Blockade der Blutströmung zu einem Teil des Gehirns durch Blutgerinnsel oder Stückchen von Plaque bei Arterienverkalkung (Hirnthrombose) führen zum → Schlaganfall, S. 461. Die Wahrscheinlichkeit eines Schlaganfalls ist bei Hochdruckpatienten sehr hoch. Wenn der Blutdruck richtig behandelt und gesenkt wird, verringert sich auch das Schlaganfallrisiko.

Nierenerkrankungen

Etwa ein Fünftel des vom Herzen gepumpten Blutes gelangt in die Nieren, die Abfallproduk-

Isolierte systolische Blutdruckerhöhung

Bei der Blutdruckmessung werden zwei Werte erstellt. Der obere (systolische) entspricht dem maximalen Druck, mit dem das Herz das Blut pumpt. Der untere (diastolische) gibt den Mindestdruck an, der während der Erschlaffungsphase in den Arterien herrscht. Bei isolierter systolischer Hypertonie (ISH) ist nur der obere Wert hoch (über 160), der untere normal. Es gibt bei dieser Erkrankung keine Symptome oder Warnzeichen. Zwei Drittel aller älteren Menschen mit Bluthochdruck leiden an ISH. Insgesamt sind heute vier Millionen Menschen von der Krankheit betroffen, im Jahr 2025 werden es etwa 8 Millionen sein. Früher dachten Ärzte, ISH sei eine gutartige Alterserscheinung und verzichteten wegen des nicht bewiesenen Nutzens, der möglichen Nebenwirkungen und

Kosten nur allzu gern auf eine Behandlung. Mit einer 5-Jahres-Studie über ISH bei Älteren konnte jedoch nachgewiesen werden, dass durch die Behandlung dieser Form von Bluthochdruck 24 000 Schlaganfälle und 50 000 schwere Herz- und Gefäßerkrankungen pro Jahr verhindert und Einsparungen in Millionenhöhe erreicht werden können. Im Rahmen dieser Studie beobachteten Forscher in 16 klinischen Zentren 4 736 Männer und Frauen über 60 Jahre, die an ISH litten. Die Teilnehmer hatten im Durchschnitt systolische Werte von über 170 und diastolische von unter 90 mmHg. Eine Gruppe wurde mit Medikamenten gegen ISH behandelt (wenn der systolische Druck nach einer Behandlung mit Chlortalidon, einem preiswerten Diuretikum, nicht unter 160 fiel, mit einer kleinen Dosis

des Betablockers Atenolol), die andere erhielt ein Scheinmedikament (Plazebo). Die Teilnehmer vertrugen die Medikamente gut. In der mit Wirksubstanz behandelten Gruppe gab es 36 Prozent weniger tödliche und nicht tödliche Schlaganfälle sowie insgesamt weniger Todesfälle, auch infolge von Herzproblemen und Herz-Kreislauf-Erkrankungen. Mit der Studie konnte erstmals nachgewiesen werden, dass es sinnvoll ist, Bluthochdruck bei über 80-Jährigen zu behandeln. Bei Diagnose von ISH sollte der Blutdruck regelmäßig gemessen werden. Die Medikamente sind gewissenhaft einzunehmen. Außerdem sollte eine ungesunde Lebensweise (Rauchen, Übergewicht, kochsalzreiche Ernährung, Alkoholkonsum), die das ISH-Risiko erhöht, aufgegeben werden.

te herausfiltern und dazu beitragen, dass das Blut die richtige chemische Zusammensetzung hat. Sie kontrollieren auch den Wasserhaushalt, den Salzgehalt und das Säure-Basen-Gleichgewicht.

Hoher Blutdruck kann die normale Funktionsfähigkeit der Nieren beeinträchtigen. Da einige der Nierenfunktionen auch dazu dienen, den Blutdruck zu kontrollieren, kann sich hoher Blutdruck infolge von Nierenschäden noch weiter erhöhen. Dadurch kann ein Teufelskreis in Gang gesetzt werden, der schließlich dazu führt, dass der Blutdruck noch weiter steigt und die Nieren das Blut nicht mehr reinigen können (→ Nierenschwäche, S. 852).

Medikamentöse Behandlung bei hohem Blutdruck

Auf die Dauer ist es besser, Übergewicht zu reduzieren, Sport zu treiben und die Ernährung umzustellen (→ Verhalten bei Bluthochdruck, S. 653) als Medikamente einzunehmen. In vielen Fällen sind jedoch sowohl Änderungen der Lebensweise als auch Medikamente nötig.

Der Arzt bestimmt, welche Medikamente oder Kombinationen von Medikamenten im Einzelfall am besten geeignet sind. Dabei ist zu

berücksichtigen, wie die Medikamente wirken und ob sie bei Menschen eines bestimmten Alters oder einer bestimmten Rasse besser wirken als andere Medikamente. Der Arzt zieht außerdem die Kosten, Nebenwirkungen, Wechselwirkungen mit anderen Medikamenten und Auswirkungen auf andere Krankheiten in Betracht. Wenn das zuerst verwendete Medikament den Blutdruck nicht senkt, werden ersatzweise oder zusätzlich weitere Medikamente ausprobiert.

Im Folgenden sind die Gruppen von Medikamenten beschrieben, die bei der Behandlung von hohem Blutdruck eingesetzt werden.

Diuretika

Diuretika werden oft als Medikamente der ersten Wahl eingesetzt, vor allem wenn der Blutdruck nicht besonders hoch ist. Sie wirken auf die Nieren und helfen dem Körper, Salz und Wasser auszuscheiden. Sie können den Cholesterin-, Triglyzerid- und Blutzuckerspiegel sowie die Harnsäurewerte erhöhen (→ Eine Ursache von Gicht, S. 916).

Diuretika werden in kleinen Dosen gut vertragen und sind oft mit minimalem Kaliumverlust verbunden. Ärzte empfehlen einen erhöhten Verzehr von Orangensaft und Bananen und verschreiben gelegentlich Kaliumzusätze

Einstellung der Medikamente

Wenn eine Hypertonie medikamentös behandelt wird, ist es sehr wahrscheinlich, dass die Medikamente lebenslang genommen werden müssen. Da es je nach Patient sehr unterschiedliche Arten von hohem Blutdruck gibt, kann es sein, dass der Arzt die Dosis anpassen oder sogar verschiedene Medikamente ausprobieren muss, bevor die Kombination stimmt.

Regelmäßige Blutdruckmessung
Nur durch regelmäßige Blutdruckmessung kann festgestellt werden, ob die Medikamente wirken.

Der Blutdruck wird 3- bis 4-mal täglich gemessen, da er im Verlauf des Tages schwankt. So wird er im Tagesverlauf vielleicht nach und nach immer höher, sinkt beim Schlafen und steigt kurz vor dem Aufwachen wieder an. Bei der Messung sollte man deshalb neben dem Datum und den Blutdruckwerten im-

mer auch die Tageszeit notieren. Das Ziel jeder medikamentösen Einstellung ist ein Blutdruck, der sich rund um die Uhr in einem nicht zu hohen Bereich bewegt.

Sobald der Blutdruck durch die Medikamente gesenkt worden ist, muss er ein- oder zweimal in der Woche, möglichst zu verschiedenen Tageszeiten, überprüft werden (→ Blutdruckmessung, S. 649).

Die Medikamente müssen auch nach erfolgreicher Blutdrucksenkung weiter genommen werden, weil sie helfen, den Blutdruck niedrig zu halten. Steigt der Blutdruck trotz Einnahme von Medikamenten wieder an, ist der Arzt zu konsultieren.

Nebenwirkungen
Treten Nebenwirkungen auf, sollten Patienten auf keinen Fall eigenmächtig die Medikamente absetzen oder die Dosierung verändern. In jedem

Fall muss zuvor der Arzt zurate gezogen werden, der oft als Alternative die Dosis ändern oder ein anderes geeignetes Medikament mit weniger Nebenwirkungen verschreiben kann.

Regelmäßige Einnahme der Medikamente
Auch wenn es banal klingt: Die Medikamente müssen unbedingt regelmäßig eingenommen werden, damit sie wirken können. Sie sollten mithilfe eines festen Plans in den Tagesablauf integriert werden.

Manchmal hilft es, eine Pillenschachtel mit verschiedenen Fächern für die einzelnen Wochentage zu verwenden. Solche Schachteln gibt es auch schon im Handel. Die Schachtel wird jeweils am Wochenanfang aufgefüllt und wenn man sich nicht sicher ist, ob man eine Pille schon genommen hat, schaut man einfach in der Schachtel nach.

um Kaliummangel auszugleichen. Bei Einschränkung der Aufnahme von Natrium in der Ernährung wirken Diuretika besser und es wird nicht so viel Kalium ausgeschieden.

Betablocker
Gelegentlich wird die Behandlung des Bluthochdrucks mit dieser Medikamentengruppe begonnen. Die Wirkstoffe hemmen den Adrenalinausstoß im Körper, vor allem seinen stimulierenden Effekt auf das Herz, das langsamer und weniger kräftig schlägt, solange das Medikament im Körper aktiv ist. Nebenwirkungen sind Teilnahmslosigkeit und Ermüdung, was den Nutzen dieser Medikamente etwas herabsetzt. Einige Vertreter senken auch den Spiegel des »guten« Cholesterins, HDL-Cholesterin (S. 642). Häufig verwendete Betablocker sind Atenolol, Metoprolol, Propanolol und Timolol. Kann der Blutdruck durch Diuretika nicht gesenkt werden, verschreibt der Arzt meist Betablocker, die eventuell in Kombination mit einem Diuretikum genommen werden.

Kalzium-Kanalblocker
Diese Medikamente hemmen den Eintritt von Kalzium in die Zellen. Durch diese Wirkung

verengen sich die kleinen Arterien nicht so leicht. Beispiele für Wirkstoffe in dieser Gruppe sind Diltiazem und Verapamil.

ACE-Hemmer
Wie Kalzium-Kanalblocker verhindern ACE-Hemmer die Verengung von Arterien, jedoch auf andere Art: Sie hemmen die Bildung des blutdruckwirksamem Angiotensin II. Dadurch können sich die Blutgefäße erweitern und der Blutdruck wird gesenkt. Zu dieser Wirkstoffgruppe gehören unter anderem Captopril, Enalapril und Lisinopril, die allein oder in Kombination mit Diuretika verwendet werden können. Eine neuere Entwicklung sind die Angiotensin-II-Rezeptorenblocker, die noch direkter wirken.

Auswahl anderer Medikamente
Alphablocker (wie Prazosin und Terazosin), Reserpin oder Clonidin und Medikamente, die sowohl die Alpha- als auch die Betarezeptoren blocken (wie Labetolol) werden meist in Kombination mit anderen Medikamenten gegen Bluthochdruck verwendet. Hydralazin wirkt gefäßerweiternd und wird auch eingesetzt; Nitroprussid ist für Notfälle, in denen Lebensgefahr besteht, vorgesehen.

Verhalten bei Bluthochdruck

Obwohl die genaue Ursache für hohen Blutdruck oft unbekannt ist, lässt sich diese Erkrankung doch wirksam behandeln. Dabei wird der Druck auf eine angemessene oder normale Höhe gesenkt und die meisten (oder sogar alle) Folgen von Hypertonie können vermieden werden. Um hohen Blutdruck zu senken oder ein weiteres Ansteigen zu verhindern, ist es wichtig, sich an die vom Arzt verordnete Therapie zu halten. Nur dann kann die Lebenserwartung normal oder annähernd normal sein.

Viele Ärzte sind der Meinung, dass vor einer medikamentösen Therapie zunächst die Lebensweise geändert werden muss. Das heißt, die Patienten müssen Übergewicht reduzieren, ihre Ernährung umstellen, den Genuss von Alkohol und Koffein einschränken, sich das Rauchen abgewöhnen und mehr Sport treiben. Falls der Blutdruck dann nach 3 bis 6 Monaten nicht auf ein gesünderes Maß zurückgegangen ist, muss er medikamentös behandelt werden (→ Medikamentöse Behandlung bei hohem Blutdruck, S. 651). Aber auch dann bleibt eine dauerhafte Änderung der Lebensweise ein wichtiger Baustein in der Therapie.

Ernährung

Unsere Ernährung wirkt sich auf die Gesundheit insgesamt aus, vor allem jedoch auf Herz und Blutgefäße. Um das Risiko von Herz-Kreislauf-Erkrankungen zu senken, muss die Aufnahme von gesättigten Fettsäuren und Cholesterin eingeschränkt werden (S. 639). Bestimmte Menschen sprechen auf eine Verringerung des Kochsalzes in der Nahrung sehr gut an und bei diesen Patienten kann solch eine Maßnahme den Blutdruck sehr schnell senken.

Kochsalzreduktion

In den letzten Jahren hat es viele Untersuchungen zu übermäßigem Kochsalzgenuss gegeben. Dabei wurde überzeugend nachgewiesen, dass Salz den Körper veranlasst, Flüssigkeiten zurückzuhalten und dadurch bei vielen Menschen zu Bluthochdruck beiträgt. Durch eine Reduzierung der Salzaufnahme (sowohl in Nahrungsmitteln wie Brot und Butter als auch beim Nachsalzen) auf weniger als 1 Teelöffel pro Tag kann der Blutdruckbei bestimmter Patienten tatsächlich gesenkt werden.

Salz (Natriumchlorid) kommt bei praktisch allen Tieren und Pflanzen vor und ist in kleineren Mengen für die normalen Körperfunktionen erforderlich. Ein Mensch braucht etwa ein halbes Gramm (500 mg, ein Viertel Teelöffel) täglich, doch im Durchschnitt nimmt man durch viele versteckte Salze in den Nahrungsmitteln jeden Tag 2 bis 3 volle Teelöffel Salz zu sich.

Als erste Regel gilt: Mahlzeiten sollten nicht nachgesalzen werden und beim Kochen sollte nur eine geringe Menge Salz (weniger als ein halber Teelöffel pro Tag) verwendet werden. Stark gesalzene Chips und eingelegte Gerichte sind zu vermeiden. Viel Salz ist auch in konservierten Lebensmitteln enthalten, beispielsweise in Käse, Fleisch und Wurst, in Ketschup, Senf und Sojaße, in Fastfood und Fertigsuppen.

In der Zutatenliste, die auf abgepackten Nahrungsmitteln die Inhaltsstoffe ausweisen, sind Speisesalz, Salz und Mononatriumglutamat Synonyme (also gleichwertige Begriffe) für Kochsalz. Neueren Untersuchungen zufolge kann eine Kochsalzreduktion in der Ernährung auch bei Menschen mit normalem Blutdruck möglicherweise die Entwicklung von Hypertonie verhindern. Der Blutdruck lässt sich vermutlich auch durch ausgewogene Aufnahme von Kalzium, Magnesium und Kalium senken. Ärzte und Ernährungswissenschaftler stehen den Patienten bei einer Umstellung der Ernährung gern beratend zur Seite.

Gewichtsabnahme

Bei einem BMI ab etwa 25 bis 40 sowie vorliegendem hohem Blutdruck sollte das Übergewicht abgebaut werden. Der Blutdruck kann bereits bei Abnahme weniger Kilos deutlich sinken. Bei manchen Menschen wird sogar durch die Gewichtsabnahme die Einnahme von Medikamenten überflüssig beziehungsweise kann die Dosierung entsprechend verringert werden (→ Spezielle Anleitungen zur Gewichtskontrolle S. 277).

Sport und Bewegung

Ein geeignetes Trainingsprogramm ist gut für das Herz (→ Fitness und Bewegung, S. 644) und hilft, Übergewicht zu reduzieren. Obwohl noch nicht ganz klar ist, welche Rolle aerobe Übungen bei der Behandlung von hohem Blutdruck spielen, hat sich gezeigt, dass der Blutdruck von Hochdruckpatienten, die regelmäßig trainieren, sinkt. Es sollte jedoch vor Beginn des sportlichen Programms eine Absprache mit dem Arzt erfolgen.

Weitere wichtige Faktoren

Der Genuss von Zigaretten, Zigarren oder Pfeifen sowie koffeinhaltigen Getränken kann den Blutdruck kurzfristig ansteigen lassen, doch es ist unklar, ob Nikotinkonsum zu einer dauernden Blutdruckerhöhung beiträgt. Bei Menschen mit Bluthochdruck kann Nikotinkonsum die Entwicklung von Arterienverkalkung begünstigen (→ Arterienverkalkung, S. 636). Es ist mit Sicherheit am gesündesten, das Rauchen aufzugeben. Tipps und Hilfen dazu finden Sie unter → Tabak, S. 315).

Auch deutlich überhöhter Alkoholkonsum kann zu hohem Blutdruck führen oder ein Absinken des Blutdrucks verhindern. Wird kaum Alkohol getrunken, sinkt der Blutdruck und die Entwicklung von Hypertonie kann verhindert werden. Alkohol sollte auch sonst nur in kleinen Mengen getrunken werden (S. 328).

Erkrankung der Herzkranzgefäße

Mit über 600 000 Opfern pro Jahr ist die Erkrankung der Herzkranzgefäße (koronare Herzkrankheit) die häufigste Todesursache in den Vereinigten Staaten und auch in der Bundesrepublik steht sie bei den Todesursachen an erster Stelle. Etwa 5 bis 10 Prozent der männlichen Bevölkerung leiden daran. Die Erkrankung entwickelt sich zwar langsam, im Laufe vieler Jahre, schlägt aber in einem Drittel der Fälle plötzlich und unvermittelt zu.

Die Blutgefäße (Herzkranzgefäße), die die Herzmuskeln mit Sauerstoff und Nährstoffen versorgen, sind klein. Sie umgeben das Herz wie eine Krone und werden deshalb auch »Koronararterien« genannt. Sie verzweigen sich nach unten – zur Herzspitze – hin. Bei der Erkrankung der Herzkranzgefäße kommt es zu einer Verdichtung von Material (Cholesterin, Narbengewebe, Kalzium und anderen Substanzen) an der Innenwand dieser Arterien. Eine solche Ansammlung (atheromatöse Plaque) ist das Hauptmerkmal von Arterienverkalkung (→ Arterienverkalkung, S. 636). Diese Plaque hat verschiedene Wirkungen, darunter ständig wiederkehrende Schmerzen im Brustraum (→ Angina pectoris, S. 657), eine → Herzmuskelschwäche, S. 659, und → Herzinfarkte, S. 661.

Arterienverkalkung tritt in der Regel leicht unregelmäßig auf, sodass die Arterien an manchen Stellen enger sind als an anderen. Da die Gefäßinnenwand über den atheromatösen Plaques aufgeraut ist, wird die Bildung von Blutgerinnseln begünstigt. Bei einem Herzinfarkt erfolgt üblicherweise der endgültige Verschluss des eingeengten Segments durch ein Blutgerinnsel, das sich an dieser Stelle gebildet hat.

Die Verkalkung der Herzkranzgefäße wird durch dieselben Faktoren (beispielsweise Rauchen, hohe Blutcholesterinwerte, hoher Blutdruck) begünstigt wie die Entwicklung von Arterienverkalkung in anderen Teilen des Körpers.

In den Wänden der Herzkranzgefäße befinden sich Muskelfasern, die sich von Zeit zu Zeit verkrampfen können (Koronarspasmus), wobei das Gefäßvolumen durch ihre Kontraktion weiter verengt wird. Manchmal hat ein solcher Krampf keine klar erkennbare Ursache. Er kann jedoch auch aus emotionalem Stress oder Kälte resultieren.

Erkrankte Herzkranzgefäße können durch viele verschiedene Verfahren behandelt werden wie etwa Medikamente und Änderungen der Lebensweise. Sowohl bei der Diagnose als auch der Behandlung wurden in den letzten Jahren viele innovative Fortschritte gemacht. So lässt sich mit Tests feststellen, ob bestimmte Symptome auf eine Erkrankung der Herzkranzgefäße zurückzuführen sind (→ Belastungstest, S. 655). Andere Tests (→ Szintigraphie und Koronarangiographie, S. 656) werden bei Patienten eingesetzt, die bereits Herzkranzgefäßprobleme hatten. Mithilfe von Bypass-Operationen wird das Blut um eingeengte oder blockierte Arterien herumgeleitet (S. 665). In manchen Fällen können eingeengte Arterien auch durch spezielle Verfahren geöffnet werden (→ Koronarangioplastie, S. 666).

Es hat den Anschein, als ob Erkrankungen der Herzkranzgefäße langsam zurückgehen, weil mehr Aufmerksamkeit auf die kontrollierbaren Risikofaktoren gerichtet wird (S. 638). Zudem haben neue Medikamente und verbesserte Verfahren sowie Operationstechniken zur besseren Durchblutung des Herzmuskels nicht nur die Beschwerden der Betroffenen verbessert, sondern sie haben auch die durchschnittliche Lebenserwartung der Patienten erhöht.

Mithilfe der Elektrokardiographie (EKG) wird die elektrische Aktivität des Herzens abgeleitet und über Elektroden als Kurve aufgezeichnet. Auf diese Weise lassen sich Muster und Störungen feststellen. Häufig werden zunächst weniger Elektroden als hier abgebildet verwendet.

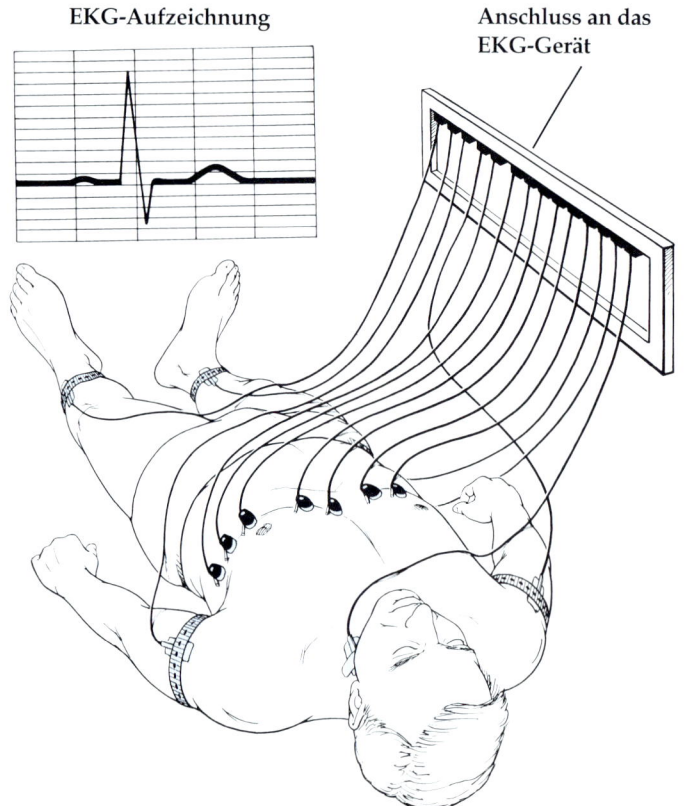

EKG-Aufzeichnung

Anschluss an das EKG-Gerät

Übliche Diagnoseverfahren

Die Folgen einer Einengung oder Blockade von Herzarterien können Schmerzen im Brustraum (Angina pectoris), ein Herzinfarkt und sogar der Tod sein.

Daher ist es Aufgabe des Arztes, eine Erkrankung der Herzkranzgefäße möglichst frühzeitig festzustellen und dem Patienten dabei zu helfen, sie entweder zu vermeiden oder ihre Folgen in Grenzen zu halten.

Zwar kann der Arzt beim Abhorchen mit dem Stethoskop nicht feststellen, ob Herzkranzgefäße blockiert sind, doch es lassen sich indirekte Anzeichen dafür hören (→ Der Herzschlag, S. 634). Der Arzt fühlt zudem den Puls, misst den Blutdruck und führt dann speziellere Untersuchungen durch.

Der Belastungstest

Der ergometrische Test erfolgt auf einem Laufband oder einem stationären Fahrrad und wird als Belastungstest, Belastungs-EKG, Laufbandtest oder Fahrradergometrie bezeichnet. Er funktioniert in jedem Fall nach demselben Prinzip.

Vor Beginn eines intensiven Trainingsprogramms sollte ein Belastungstest gemacht werden, vor allem, wenn Herzkrankheiten in der Familie gehäuft vorkommen oder wenn Patienten über 40 Jahre alt sind und andere Herzrisiken bereits bestehen (→ Herz- und Kreislaufkrankheiten: Mit dem Risiko leben, S. 635). Der Test wird nicht routinemäßig durchgeführt, sondern vom Arzt empfohlen, wenn Symptome auf Erkrankungen der Herzkranzgefäße hindeuten. Auch Patienten, die bereits einen Herzinfarkt gehabt haben, sollten sich dem Test unterziehen um festzustellen, in welchem Umfang die Herzkranzgefäße erkrankt sind. Mit dem Test kann eine Erkrankung der Herzkranzgefäße bei fast 75 Prozent der Betroffenen genau identifiziert werden. Liegt keine ernste Erkrankung der Herzkranzgefäße vor, wird das in den meisten Fällen bestätigt.

Mit Elektroden auf der Brust und einer Blutdruckmanschette um den Arm »trainiert« der Patient auf einem Laufband oder stationären Fahrrad. Der Übungsrhythmus wird zunehmend anstrengender und die Herzfrequenz beschleunigt sich. Während des Tests überwacht der Arzt Herzfrequenz, Blutdruck und elektrokardiographische Aufzeichnung und achtet auf Symptome. Der Test dauert ungefähr eine halbe Stunde und ist vor allem dann sehr aufschlussreich, wenn einer oder mehrere der klassischen Herzrisikofaktoren vorliegen wie beispielsweise Rauchen, Zuckerkrankheit, hoher Blutdruck, erhöhter Cholesterinspiegel oder gehäuftes Auftreten von Schlaganfällen oder Herzkrankheiten in der Familie. Auch die Testreaktion von Patienten, die bereits einen Herzinfarkt hatten, hilft dem Arzt, Trainingsprogramme zu erstellen. Selbst wenn keine Anzeichen für eine Erkrankung der Herzkranzgefäße vorliegen, kann anhand des Tests ein effektives Übungsprogramm entworfen werden. Zeigt der Belastungstest eine konstante und starke Herztätigkeit, wird das Herz sehr wahrscheinlich auch bei anderen Übungen gut arbeiten. Wenn Probleme auftreten, können mithilfe der Testergebnisse spezielle Fitnessprogramme entwickelt werden. Falls sich in den elektrokardiographischen Aufzeichnungen krankhafte (pathologische) Veränderungen zeigen, empfiehlt der Arzt weitere Tests, etwa eine Koronar-Angiographie, eine Radionuklid-Belastungsszintigraphie (→ Szintigraphie und Koronarangiographie, S. 656) oder eine Ultraschall-Kardiographie (→ Echokardiographie, S. 683).

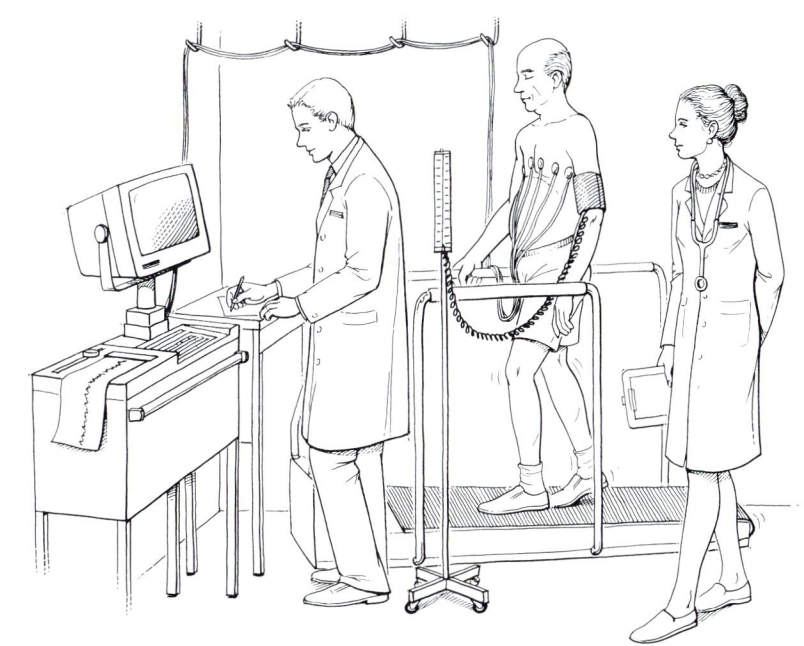

Bei einem Laufbandtest wird die Herzaktivität während der Übung gemessen.

Szintigraphie und Koronarangiographie

Für die Diagnose von Herzkranzgefäßerkrankungen ist es von großem Wert, wenn man die Herzkranzgefäße und Form und Funktionsweise der Herzkammern »sehen« kann. Dafür gibt es im Wesentlichen zwei Methoden, nämlich von außerhalb des Körpers (nicht invasiv) oder durch Einführen von Kathetern oder anderen Instrumenten in den Körper (invasiv). Ultraschallbilder und Szintigramme sind gewöhnlich – mit Ausnahme der Koronarangiographie – Resultat nicht invasiver Verfahren.

Wenn sich beim Belastungs-EKG Störungen zeigen, empfiehlt der Arzt eine nicht invasive Radionuklid-Szintigraphie, um die Diagnose einer Erkrankung der Herzkranzgefäße zu bestätigen. Solche Tests sind sehr genau, leicht durchzuführen und erfordern keinen Krankenhausaufenthalt. Die Strahlenbelastung ist nicht hoch und eine Radionuklid-Szintigraphie kann dem Patienten die Angiographie möglicherweise ersparen.

Bei einer anderen Methode wird mithilfe von Ultraschallwellen die Form des Herzens und der großen Blutgefäße dargestellt. Der Arzt kann anhand dieser Untersuchungsmethode (Echokardiographie) die Herzbewegung sehen (→ Echokardiogramme: Bilder aus Schall, S. 683).

Radionuklid-Szintigraphie

Dieses Verfahren kostet bis zu 4 -mal so viel wie ein ergometrischer Belastungstest, ist jedoch informativer. Es gibt zwei nicht invasive Formen:

Belastungsszintigraphie
Bei der Thallium-Herzszintigraphie wird während eines ergometrischen Tests eine kleine Dosis eines radioaktiven Isotops in eine Armvene injiziert. Ein Messgerät zeichnet dann in einer Reihe von Bildern die Position dieses Isotops in der Herzregion auf. Schlecht durchblutete Teile erscheinen auf den Bildern als dunkle Stellen. Auf diese Weise kann jedoch kein Bild der blockierten Arterie geliefert werden.

Szintigraphie der Gefäße
Bei diesem Verfahren wird ein radioaktives Isotop injiziert, das die Blutzellen sichtbar macht. Danach unterzieht sich der Patient einem fahrradergometrischen Test im Sitzen oder Liegen. Während er in die Pedale tritt, halten Bilder der Messdaten der Radioaktivität die Verteilung des Isotops in der Herzregion fest. Eine dabei festgestellte Beeinträchtigung der Expansion oder Kontraktion der Herzwand gilt als Signal dafür, dass eingeengte Arterien nicht genug sauerstoffreiches Blut transportieren (S. 1339).

Belastungsechokardiographie

Mit Ultraschallwellen lassen sich zweidimensionale Bilder des Herzens erzeugen (S. 1335). Wenn ein Teil des Herzmuskels bei Belastung nicht gut genug durchblutet wird, entwickelt sich ein abnormes Kontraktionsmuster, das durch Vergleich der Bilder von Kontraktionen im Ruhezustand (vor der Belastung) und unmittelbar nach der Belastung zu erkennen ist. Zu diesem Zweck können fahrradergometrische Tests oder Laufbandtests verwendet werden. Das Verfahren ist üblicherweise nicht so teuer wie eine Radionuklid-Szintigraphie.

Koronarangiographie

Hierbei wird ein Katheter (ein schlauchförmiges, flexibles Instrument) im Leisten- oder Ellenbogenbereich arteriell eingeführt und durch die Hauptschlagader (Aorta) zum Herzen und von dort in ein Herzkranzgefäß geleitet. Durch den Katheter wird ein Röntgenkontrastmittel injiziert, um die Arterie auf Röntgenbildern damit sichtbar zu machen.

Eine Angiographie (bei Arterien – wie hier – auch Arteriographie genannt) kann an vielen Blutgefäßen durchgeführt werden. In Bezug auf Herzkranzgefäße (Koronararterien) wird sie als Koronarangiographie bezeichnet. Eingeengte Koronararterien werden mit einer Variation dieses Verfahrens behandelt (→ Koronarangioplastie, S. 666).

Der Katheter kann zusätzlich in der linken Herzhälfte platziert werden, um die Funktion der Mitral- und Aortenklappen zu untersuchen. Auch Beobachtungen zu Form und Funktion der linken Herzkammer sind möglich. Um Vorhof, Kammer und Trikuspidal- und Pulmonalklappen auf der rechten Seite zu untersuchen, wird ein Katheter in eine große Vene eingeführt und in die rechte Herzhälfte weitergeleitet.

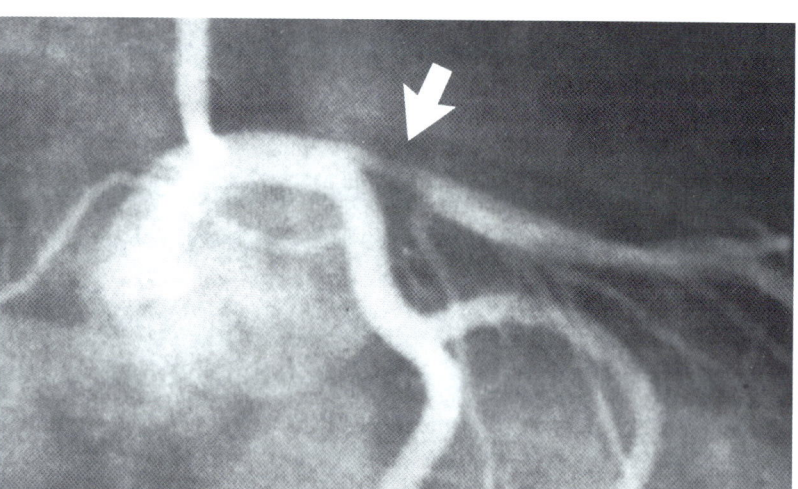

Die Koronarangiographie macht die großen Herzarterien sichtbar. Der Pfeil zeigt eine Einengung, die auf Ablagerung von Plaque zurückzuführen ist.

Elektrokardiographie

Elektrokardiogramme (kurz: EKGs, wobei das K für griechisch »kardia« – »Herz« steht) sind ein wichtiges Hilfsmittel um Herzkrankheiten festzustellen und genau herauszufinden, wo die Schwierigkeit bei einem bestimmten Problem liegt.

Ein Elektrokardiogramm ist die grafische Darstellung der Aktionspotenziale des Herzens. Die Schwankungen der Kurven entsprechen der Herzaktion während der Herzperiode. Sie lassen sich durch am Körper befestigte Elektroden aufzeichnen. Die mittels charakteristischer Wellen dargestellte Herztätigkeit kann dann sofort am Bildschirm oder später per Diagramm ausgewertet werden.

Das Verfahren ist schmerzlos. Der Patient ruht mit 12 bis 15 Elektroden – oder weniger – an Armen, Beinen, Hals und Rumpf bewegungslos auf einer Liege oder einem Untersuchungstisch. Der Aufzeichnungsprozess dauert nur wenige Minuten. Bei der Analyse wird auch auf Anzeichen von Herzrhythmusstörungen, früheren Herzinfarkten und anderen Schwierigkeiten geachtet. Ärzte machen gern ein EKG, wenn Patienten zwischen 30 und 40 Jahren und bei guter Gesundheit sind, um die Aufzeichnungen bei späteren Herzproblemen zum Vergleich heranzuziehen.

Die Elektrokardiographie wurde Anfang des 20. Jahrhunderts erfunden und hat sich als sehr wertvolles Hilfsmittel für Kardiologen erwiesen. Meist wird sie bei entspannten Patienten in Ruhe verwendet. Sie ist aber auch ein wichtiger Teil des Belastungstests (S. 655). Mithilfe eines tragbaren Geräts (»Holter-Monitor«) kann ein 24-Stunden-EKG aufgezeichnet werden, und der Patient kann seinen üblichen Tätigkeiten nachgeht. Der Arzt erhält auf diese Weise ein »Logbuch« der Herzfunktionen eines Tages, das besonders nützlich bei der Diagnose von Herzrhythmusstörungen ist (→ Herzschlag- und Herzrhythmuserkrankungen, S. 669).

Blutuntersuchungen

Manchmal werden Blutproben genommen und unter anderem auf den Cholesterinspiegel hin untersucht. Bei zu viel LDL-Cholesterin oder zu wenig HDL-Cholesterin besteht ein erhöhtes Risiko für Arterienverkalkung, also Fettansammlungen in den Blutgefäßen (→ Cholesterin und Fett in der Ernährung, S. 639). Bei anderen Tests werden der Blutzuckerspiegel (auf Anzeichen von Zuckerkrankheit) und die Schilddrusenhormone gemessen (eine Schilddrüsenüberfunktion oder -unterfunktion kann Herzstörungen zur Folge haben).

Röntgenaufnahme des Brustkorbs

Röntgenaufnahmen liefern ein Bild von Herz und Blutgefäßen und können bei der Feststellung bestimmter Folgen von Herzkrankheiten, etwa Herzvergrößerung, hilfreich sein. Eine ganze Reihe neuer Methoden ermöglicht die weitere Untersuchung des Herzens (→ Szintigraphie und Koronarangiographie, S. 656).

Angina pectoris

Symptome

- Schmerzen (gürtelförmiges Engegefühl mit Erstickungsanfall und Todesangst) unter dem Brustbein, die auf Rachen, Kiefer oder einen Arm ausstrahlen können
- Weniger schwere Druck- oder Beengungsgefühle
- Attacken werden im Allgemeinen durch körperliche Anstrengung oder emotionalen Stress ausgelöst

Der Name »Angina pectoris« stammt aus dem Lateinischen: »angere« (ersticken) beschreibt das typische Erstickungsgefühl, »pectoralis« (Brustkorb) gibt an, wo der Schmerz auftritt.

Die Beschwerden halten normalerweise nur wenige Minuten (manchmal bis zu 15 Minuten) an. Die Schmerzen können stark sein und mit einem Engegefühl hinter dem Brustbein (Sternum) einhergehen, das auf Rachen, Kiefer oder einen Arm übergreifen kann. Sie können auch in Form eines leichten Schwere- oder Beengungsgefühls oder eines Brennens auftreten.

Angina pectoris wird normalerweise durch Belastungen wie schweres Heben, sexuelle Aktivitäten oder körperliche Anstrengungen ausgelöst. Die Schmerzen können durch Ruhe gelindert werden. Als Ursache kommen auch extreme Kälte, Aufregung (Furcht, Ärger, Trauer, Frustration) oder eine schwere Mahlzeit infrage.

Angina pectoris ist das direkte Resultat einer Durchblutungsstörung (Ischämie) des Herzmuskels. Bei Anstrengungen braucht das Herz mehr Sauerstoff, um die zusätzliche Arbeit zu verrichten. Wenn die Koronararterien zu eng sind und das Herz nicht mit dem infolge der Anstrengung zusätzlich benötigten Blut versorgen können, senden die Herznerven ein Schmerzsignal an das Gehirn. Angina pectoris ist ein Symptom, keine Krankheit. Sie kann infolge einer Arterienverengung bei einem Koronarspasmus auftreten (Prinzmetal-Angina). Wahrscheinlicher ist jedoch, dass die verminderte Durchblutung durch Plaque-Ablagerung bei Arterienverkalkung (S. 636) verursacht wird.

Angina pectoris ist oft ein Warnzeichen für eine Erkrankung der Herzkranzgefäße. Häufig auftretende Attacken, die nicht mit körperlicher Aktivität verbunden sind, können auf einen drohenden Herzinfarkt hinweisen und müssen behandelt werden (→ Herzattacke, S. 661).

Angina Pectoris ist weit verbreitet. Bei Männern tritt sie üblicherweise ab einem Alter von 30 Jahren auf, bei Frauen meist erst in einem späteren Alter. In den meisten Fällen ist Arterienverkalkung die Ursache.

Diagnose

Die Beschwerden machen sich in den allermeisten Fällen nach großer körperlicher Anstrengung oder Aufregung bemerkbar. Sie können jedoch auch nach leichten Anstrengungen oder sogar im Schlaf auftreten. Sie werden als brennendes, erstickendes und gelegentlich scharfes gürtelförmiges Engegefühl um den Brustkorb beschrieben und manchmal mit Magenproblemen wie etwa Sodbrennen verwechselt.

Die Schmerzen halten unterschiedlich lang an. Wenn sie länger als 5 oder 10 Minuten dauern, erhöht sich das Risiko einer Schädigung des Herzmuskels. Der Schmerz kann auch »ausstrahlen«, wenn das Gehirn die gesendeten Schmerzimpulse durcheinander bringt. Patienten bekommen dann das Gefühl, starke Schmerzen in Kiefer, Hals oder Armen zu haben, bei denen es sich aber in Wirklichkeit um die Angina pectoris-Schmerzen handelt, die nur scheinbar von einer anderen Stelle herrühren.

Es gibt keinen speziellen Labortest für die Diagnose von Angina pectoris. Der Arzt kann mithilfe eines EKG feststellen, ob es zu einer Beschädigung gekommen ist und ordnet unter Umständen bestimmte Blutnachweise (Herzenzyme) an, um Herzschäden auszuschließen. Außerdem benötigt der Arzt eventuell Blutnachweise um sicherzustellen, dass weder Schilddrüsenabnormitäten (S. 945) noch Blutarmut (S. 956) vorliegen, da das Herz im Falle dieser beiden Erkrankungen schneller schlägt, mehr Sauerstoff verbraucht und dadurch die Entwicklung von Angina pectoris beschleunigt wird.

Wie gefährlich ist Angina pectoris?

Weil der Blutfluss zum Herzen nur teilweise und für kurze Zeit verringert ist, entsteht kein Schaden, im Gegensatz zur Blockade von Herzkranzgefäßen, die dazu führen kann, dass ein Teil des Herzmuskels dauerhaft geschädigt wird (→ Herzinfarkt, S. 661). Bei einer Schädigung des Herzmuskels werden oft die Begriffe »Herzschlag« oder »Herzinfarkt« verwendet. Da Angina pectoris manchmal ein Warnzeichen

für einen zukünftigen oder drohenden Herzinfarkt ist, sollten Patienten mit Angina pectoris bei einem Arzt in Behandlung sein.

Behandlung

Zunächst sollte die Aktivität, die eine Angina pectoris-Attacke ausgelöst hat, sofort beendet werden, damit das Herz nicht mehr so stark belastet ist und weniger Sauerstoff braucht. Die Schmerzen lassen dann meist innerhalb weniger Minuten nach. Wenn das nicht der Fall ist, oder wenn immer häufigere und schwerere Attacken auftreten, sollten sich Patienten so schnell wie möglich an einen Arzt wenden oder den Rettungsdienst rufen.

Dann ist Rauchen vollständig aufzugeben und mögliches Übergewicht muss reduziert werden. Dadurch können die Symptome verringert oder sogar ganz ausgeschaltet werden. Bei einer Senkung des Cholesterinspiegels durch Umstellung der Ernährung, Sport oder auch Medikamente kann sich Plaque bei Arterienverkalkung in einigen Fällen zurückbilden (Regression), sodass Probleme erst später oder überhaupt nicht auftreten.

Sport und Bewegung

Bei Angina pectoris sind Sport und Bewegung sehr wichtig. Sie müssen aber auf die Schmerzen abgestimmt sein und es sind entsprechende Grenzen zu setzen. Patienten sollten deshalb auf ihren Körper und auf den Arzt hören.

Arzneimitteltherapie

Akute Angina pectoris-Attacken werden mit Nitroglyzerin behandelt. Nitroglyzerin sorgt für eine Erweiterung (Dilatation) der Herzkranzgefäße und bessere Durchblutung des Herzmuskels. Es wird normalerweise in Form von Tabletten eingenommen, die sich unter der Zunge (sublingual) auflösen, kann aber auch unter die Zunge gesprüht werden. Die Schmerzen lassen innerhalb weniger Minuten nach.

Nitroglyzerin kann manchmal leichte Kopfschmerzen auslösen, die normalerweise nur kurz anhalten. Wenn es vom Arzt verschrieben wird, sollten immer frische Tabletten vorrätig sein, da sie ihre Wirksamkeit schon nach ein paar Monaten verlieren. Sie dürfen nicht der Sonneneinstrahlung ausgesetzt werden.

Auch Nitrate mit Langzeitwirkung können helfen die Häufigkeit von Angina pectoris-Attacken zu verringern.

Kalzium-Kanalblocker unterbrechen den normalen Einstrom von Kalzium durch Kanäle in den Herzmuskel. Dadurch kommt es zu einer Dilatation (Erweiterung) der Herzkranzgefäße und anderer Arterien im Blutkreislauf, was zu einer besseren Durchblutung der Herzmuskel führt. Das Herz muss nicht mehr so hart arbeiten und braucht weniger Sauerstoff. Kalzium-Kanalblocker wirken auch blutdrucksenkend.

Betablocker senken Herzfrequenz und Blutdruck, was beides (manchmal in Kombination) hilft, die Symptome von Angina pectoris zu verringern. Der Arzt bestimmt die im Einzelfall geeignete Arzneimitteltherapie.

Chirurgische Behandlung

Wenn Angina pectoris trotz Einnahme von Medikamenten nicht nachlässt oder häufiger und stärker auftritt, zieht der Arzt eventuell eine Koronarangioplastie oder eine Bypass-Operation in Betracht (S. 665 und 666).

Herzmuskelschwäche (Herzinsuffizienz)

Symptome
- Schwellung (Ödem) an den Knöcheln; bei bettlägerigen Patienten Schwellungen im unteren Rückenbereich
- Kurzatmigkeit
- Schwäche und Müdigkeit

Die Herzmuskelschwäche ist eine schwere Erkrankung, weil das Herz nicht mehr voll leistungsfähig ist. Diese Situation kann in einigen Fällen sogar lebensbedrohlich sein. Bei den häufigsten Formen einer Herzinsuffizienz pumpt das Herz nicht mehr so effektiv und Gewebe und Organe überall im Körper werden nicht mehr so gut durchblutet.

Bei Linksherzinsuffizienz gibt es einen Rückstau von Blut in den Lungen (Stauungslunge) (→ Lungenödem, S. 660). Diese Stauung ist für die bei der Herzinsuffizienz häufig auftretende Kurzatmigkeit verantwortlich.

Bei Rechtsherzinsuffizienz kommt es zu einem Rückstau von Blut in den Beinen und in der Leber (Stauungsleber). Dadurch bilden sich Schwellungen (Ödeme), die normalerweise an den Unterschenkeln und Knöcheln am deutlichsten sind. Oft versagen die linke und die rechte Herzhälfte gleichzeitig.

Eine schlechte Durchblutung der Nieren führt zur Ansammlung des Flüssigkeits- und Wasserüberschusses im Körper, wodurch sich das Ödem weiter vergrößert. Bei einer schlechten Durchblutung der Muskeln lässt die Ausdauer nach. Deshalb ermüden Patienten, die an einer Herzinsuffizienz leiden, bei körperlicher Anstrengung oft schnell.

Der Verlust der Leistungsfähigkeit des Herzens kann auf eine Schwächung des Herzmuskelgewebes infolge eines Herzinfarkts, auf direkt den Herzmuskel betreffende Krankheiten (→ Erkrankung des Herzmuskels, S. 686), auf mechanische Probleme der Herzklappen (S. 677), auf Bluthochdruck über einen längeren Zeitraum oder auf Konstriktion des Herzens von außen zurückzuführen sein.

Diagnose

Eine Herzinsuffizienz zeigt sich zuerst in Schwächegefühlen, Müdigkeit und Kurzatmigkeit. Routinemäßige körperliche Aktivitäten fallen immer schwerer. Erst sind die Betroffenen nur nach sportlicher Betätigung außer Atem, doch mit fortschreitender Erkrankung tritt die Kurzatmigkeit auch im Ruhezustand auf. Die Atmung im Liegen kann erschwert sein, sodass der Kopf beim Schlafen auf mehrere Kissen gebettet werden muss. Kurzatmigkeit ist ein Symptom von Linksherzinsuffizienz. Schlimmstenfalls führt sie dazu, dass Patienten jede Nacht aufwachen und sich aufsetzen müssen, um besser atmen zu können.

Bei Verdacht auf eine Herzinsuffizienz horcht der Arzt Herz und Lungen mit einem Stethoskop ab, um mögliche Geräusche zu analysieren. Er achtet auch auf Schwellungen oder Verbreiterungen der Halsvenen, Lebervergrößerung und Schwellungen (Ödeme) an den Füßen, alles mögliche Symptome von Herzversagen. Mit Blut- und Urintests wird festgestellt, ob die Nieren Abfallprodukte gut genug entfernen. Es wird ein Elektrokardiogramm (EKG) (→ Übliche Diagnosetests, S. 655) gemacht, um Herzfrequenz und -rhythmus zu untersuchen und frühere Herzinfarkte oder Störungen der Übertragung von elektrischen Impulsen innerhalb des Herzens nachzuweisen. Mit Röntgenaufnahmen des Brustkorbs kann eine Herzvergrößerung oder Stauungslunge festgestellt werden. Mithilfe der Ultraschall-Kardiographie kann der Arzt einen schwachen Herzmuskel oder Klappenprobleme erkennen (→ Echokardiogramme: Bilder aus Schall, S. 683).

Wie gefährlich ist eine Herzinsuffizienz?

Eine Herzinsuffizienz kann, wenn sie nicht behandelt wird, tödlich sein. Änderungen der Lebensweise und eine geeignete medikamentöse Behandlung können jedoch die Herzfunktion verbessern und die Symptome lindern. Die Krankheit wird durch Medikamente zwar nicht geheilt, doch diese können über einen langen Zeitraum eingenommen werden und ermöglichen in manchen Fällen ein fast normales Leben.

Behandlung

Nach ärztlicher Bestätigung der Krankheit ist es für die Patienten von vorrangiger Wichtigkeit, viel zu ruhen und Energie zu sparen. Das heißt aber nicht, dass Sie nur noch im Bett liegen sollen, ganz im Gegenteil: Die Erhaltung der Mobilität und in manchen Fällen sogar ein spezielles Trainingsprogramm sind von entscheidender Bedeutung für eine erfolgreiche Behandlung. Durch Bewegung bleibt der Kreislauf in Form. Wegen der Gravitation (Schwerkraft) eignet sich für manche Patienten ein bequemer Sessel besser zum Ruhen als das Bett.

Ernährung

Der Arzt kann besondere Ernährungsrichtlinien empfehlen. Im Allgemeinen ist jedoch an erster Stelle der Salzkonsum einzuschränken, manchmal so stark, dass ein Ernährungswissenschaftler spezielle Diätvorschriften ausarbeiten muss, die etwa den Verzehr von ungesalzenem Brot oder Butter und Margarine ohne Salz betreffen. Auf alkoholische Getränke ist zu verzichten und es sollte ein der Größe und dem Körperbau angemessenes Gewicht erreicht werden (zur Bestimmung des Körpermassenindex → Körpermassenindextabelle, S. 259).

Arzneimitteltherapie

Eine Herzinsuffizienz wird in den meisten Fällen nicht nur durch eine Umstellung der Ernährung, sondern auch medikamentös behandelt. Am häufigsten verwendet man dafür ACE-Hemmer, Diuretika und Digitalis.

Bei einer neueren Behandlungsform werden gefäßerweiternde Wirkstoffe (Vasodilatanzien) eingesetzt. Beispiele dafür sind ACE-Hemmer (S. 652), Hydralazin und Nitrat-Wirkstoffe. Bei Patienten mit Herzversagen ist nach Einsatz von ACE-Hemmern nachweislich nicht so oft ein Krankenhausaufenthalt erforderlich. Die Medikamente wirken darüber hinaus lebensverlängernd, werden jedoch nicht von allen Patienten vertragen. Deshalb werden manchmal Medikamente wie Hydralazin oder Nitrat-Wirkstoffe an Stelle von oder kombiniert mit ACE-Hemmern eingesetzt. Wenn bei Herzversagen Arterien erweitert werden, muss das Herz weniger hart arbeiten und kann den Blutkreislauf besser in Gang halten. Die genannten Wirkstoffe werden auch bei Bluthochdruck verwendet.

Die auch häufig bei der Behandlung von weniger schwerem Bluthochdruck (S. 651) eingesetzten Diuretika werden manchmal als »Entwässerungspillen« bezeichnet, weil sie die Urin- und Salzausscheidung des Körpers erhöhen. Dadurch bilden sich die Stauungslunge

(und damit die Kurzatmigkeit) und die Schwellungen in den Beinen zurück. Diuretika haben wenig Nebenwirkungen, abgesehen davon, dass Patienten häufiger und kürzere Zeit nach dem Trinken urinieren müssen. Neben Salz wird auch Kalium ausgeschieden. Der Arzt überwacht daher den Kaliumspiegel im Blut und verschreibt, falls erforderlich, einen Kaliumzusatz.

Digitalispräparate wirken direkt auf das Herz. Sie erhöhen die Leistungsfähigkeit des Herzens und sind besonders nützlich, wenn das Herzversagen infolge bestimmter Herzrhythmusstörungen aufgetreten ist (S. 669).

Unabhängig vom Medikament ist es sehr wichtig, dass die verschriebenen Dosen regelmäßig eingenommen werden. Die Digitalisdosis wird oft durch einen Blutnachweis bestimmt, bei dem auch die Menge des Medikaments im Blut gemessen wird. Die Dosis der anderen Medikamente ist von der klinischen Reaktion (also vom Umfang der Verbesserung), der Wirkung auf Blutdruck und Nierenfunktion und dem Auftreten lästiger Nebenwirkungen abhängig. ACE-Hemmer können beispielsweise Husten verursachen und bei Hydralazin und Nitrat-Wirkstoffen kann es zu Kopfschmerzen und Übelkeit kommen.

Chirurgische Behandlung

Gelegentlich ist eine Operation erforderlich. Wenn der Kardiologe etwa einen Herzklappenfehler oder eine örtlich begrenzte Beschädigung des Herzgewebes feststellt, muss ein chirurgischer Eingriff erfolgen. Erkrankte Herzklappen müssen ersetzt werden (→ Herzklappenoperationen, S. 684). Für Patienten, die an einer Erkrankung oder Entzündung des Herzmuskels leiden, kommt eventuell eine Herztransplantation infrage (→ Herztransplantation, S. 688).

Lungenödem

Notfall-Symptome

- Schwere Atemnot
- Unruhe und Angst, Erstickungsgefühl
- Rosafarbener, schaumiger Auswurf
- Schwitzen
- Blässe

Zu einem Lungenödem kommt es, wenn der hydrostatische Druck in den Lungenvenen so hoch ist, dass große Flüssigkeitsmengen schnell aus den Venen heraus und in die Lungenbläschen (Alveolen) hinein gedrängt werden. Dadurch entsteht ein Flüssigkeitsstau (Ödem) in der Lunge.

Ein Lungenödem wird normalerweise durch einen schweren Herzinfarkt, eine plötzliche Überlastung eines insuffizienten Herzens, eine Erkrankung der Mitral- oder Aortenklappen oder – selten – einem zu raschen Aufstieg in große Höhen (Höhenlungenödem) ausgelöst.

Diagnose

Hauptsymptom eines Lungenödems ist das Gefühl, überhaupt keine Luft mehr zu bekommen oder zu ertrinken. Dieses Erstickungsgefühl geht mit Angst und Unruhe einher. Andere Symptome sind Schwitzen, Blässe und Husten, häufig mit rosafarbenem schaumigem Auswurf. Manche Menschen atmen wegen der Flüssigkeit pfeifend (»Herzasthma«).

Wie gefährlich ist ein Lungenödem?

Lungenödeme sind lebensgefährlich. Patienten müssen sofort im Krankenhaus behandelt werden. Daher ist bei Auftreten der genannten Symptome sofort der Notdienst zu rufen.

Behandlung

Die Behandlung erfolgt durch Sauerstoffzufuhr (Atemmaske). Wenn Patienten extrem schlecht Luft bekommen, muss ein Trachealtubus zur mechanischen Sauerstoffzufuhr (künstliche Beatmung) eingeführt werden.

Arzneimitteltherapie

Normalerweise werden Diuretika intravenös verabreicht, um die Lungenflüssigkeit zu entfernen. Bei Stauungslunge hat sich auch Morphin bewährt. Wenn das Lungenödem auf eine Herzinsuffizienz zurückzuführen ist, werden Medikamente zur Stärkung des Herzmuskels (etwa Digoxin) intravenös (in die Vene) verabreicht. Bei sehr hohem Blutdruck kann der Arzt ein intravenöses Vasodilatanzium verschreiben.

Herzinfarkt

Notfall-Symptome

- Anhaltende starke Brustschmerzen, die als schweres Druckgefühl beschrieben werden
- Die Schmerzen können von der Brust auf die linke Schulter und den linken Arm, den Rücken und sogar auf Zähne und Kiefer übergreifen
- Anhaltende Schmerzen im Oberbauchbereich
- Atemnot
- Ohnmachtsanfälle
- Es kann zu Übelkeit, Erbrechen, Ohnmacht und starkem Schwitzen kommen

- Häufige Angina pectoris-Attacken, die nicht aus körperlicher Anstrengung resultieren (instabile Angina pectoris)

Der Fachausdruck für einen Herzschlag lautet »Myokardinfarkt«, wobei »myo« für »Muskel«, »kardia« für »Herz« und »Infarkt« für die Nekrose (Untergang) eines umschriebenen Herzmuskelbezirks wegen Sauerstoffmangels steht.

Der allgemeine Begriff »Herzschlag« (auch: Herzinfarkt) wird verwendet, wenn ein Blutgerinnsel (Thrombus) den Blutfluss in einem oder mehreren der Herzkranzgefäße blockiert. Wenn dadurch ein Herzmuskelbezirk nicht mehr mit Blut versorgt wird, sind die Zellen in diesem Bezirk von der Sauerstoffversorgung abgeschnitten. Das ist – wie bei Angina pectoris (S. 657) – normalerweise schmerzhaft. Der Unterschied besteht darin, dass der Blutfluss bei Angina pectoris nur vorübergehend unterbrochen ist, während bei einem Herzinfarkt ein Teil des Herzmuskels vollständig oder fast vollständig von der Blutversorgung abgeschnitten ist, was dann zum Absterben des betroffenen Herzmuskelbezirks führt.

Blutgerinnsel, die einen Herzinfarkt auslösen, bilden sich meist in den Herzkranzgefäßen, die durch Fettablagerungen an der Gefäßwand (S. 636) eingeengt wurden.

Ein Herzinfarkt ist ein medizinischer Notfall: Wer ihn erleidet, muss sich sofort in medizinische Behandlung begeben. Erleidet ein Mitmensch einen Herzinfarkt, muss man dafür sorgen, dass dieser sofort behandelt wird (Rettungsdienst). Falls es zum Atemstillstand

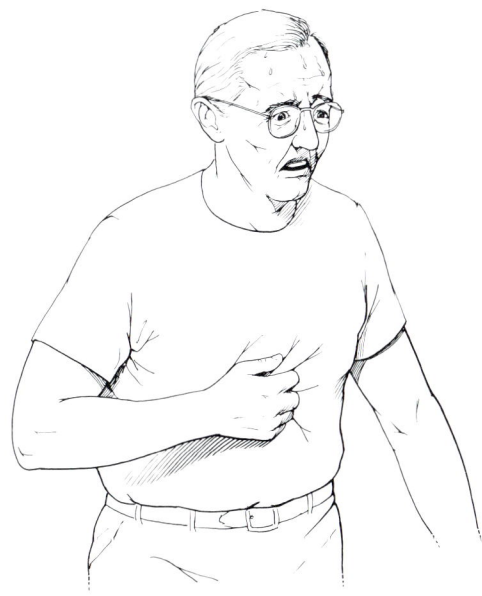

Die mit einem Herzinfarkt verbundenen Schmerzen sind von Fall zu Fall unterschiedlich. Typisch sind jedoch ein schweres Druckgefühl in der Brust und starkes Schwitzen. Die Schmerzen können auf die linke Schulter und den linken Arm, den Rücken und sogar auf den Kiefer ausstrahlen.

Wiederbelebung

Wer dabei ist, wenn jemand einen Herzinfarkt erleidet, muss schnell reagieren. Doch nur etwa jeder 3. Erwachsene, die meisten aus der jüngeren Altersgruppe, ist in Herz-Lungen-Wiederbelebung (HLW) ausgebildet. Und nur 25 Prozent der Familienmitglieder von Herzkranken wissen, was im Notfall zu tun ist.

Die Herz-Lungen-Wiederbelebung (Mund-zu-Mund-Beatmung und Herzdruckmassage) muss innerhalb von 1 bis 4 Minuten nach dem Anfall beginnen. Der Rettungsdienst muss sofort benachrichtigt werden. Wenn das Herzinfarktopfer bewusstlos ist, rät das Notrufpersonal den Anwesenden mit HLW zu beginnen und erteilt Personen, die sich damit nicht auskennen, Anweisungen, bis der Rettungsdienst eintrifft.

Eine HLW-Ausbildung ist besonders wichtig für Menschen, die schon älter sind oder in deren Familie es zu einem Notfall kommen könnte. Das Rote Kreuz und der Rettungsdienst bieten unter anderen entsprechende Kurse an (S. 408).

ten zu haben, sollte auf keinen Fall selbst zum Krankenhaus fahren. Wenn der Patient im Krankenhaus eingetroffen ist, werden die oben beschriebenen Tests eingeleitet. Eventuell wird Sauerstoff verabreicht.

Arzneimitteltherapie

In manchen Fällen werden Medikamente eingesetzt, um das Gerinnsel aufzulösen, das den Blutfluss blockiert. Gerinnungslösende Medikamente (Fibrinolytika) wie etwa die Wirkstoffe Streptokinase oder Gewebsplasminogen-Aktivator können mit einem Katheter durch eine Armvene oder direkt zu dem Gerinnsel geleitet werden. Der Arzt kann auch orale (einzunehmende) Antikoagulanzien verabreichen, um eine weitere Gerinnung zu verhindern. Abhängig von Zustand und Genesungsverlauf des Patienten werden ganz unterschiedliche Medikamente verordnet. Sie sind im Folgenden beschrieben.

1. Schmerzmittel. Wenn der Patient zwar in stabilem Zustand ist, aber starke Schmerzen hat, wird ein Analgetikum verabreicht, zum Beispiel Morphin.

2. Nitrat-Wirkstoffe. Diese Medikamente verringern den Sauerstoffbedarf des Herzmuskels. Am bekanntesten ist Nitroglyzerin, das sublingual eingenommen wird, wenn ein Angina pectoris-Anfall auftritt (→ Angina pectoris, S. 657). Es gibt auch Salben, medizinische Pflaster und Tabletten mit Langzeitwirkung. Nitroglyzerin wird oft während oder nach einem Herzinfarkt durch eine Vene verabreicht, um einen stetigen Rückgang des Sauerstoffbedarfs hervorzurufen.

3. Betablocker. Sie blockieren die stimulierende Wirkung von Adrenalin auf das Herz, das dadurch langsamer und weniger stark schlägt und nicht so viel Sauerstoff benötigt.

4. Kalzium-Kanalblocker. Sie hemmen den normalen Einstrom von Kalzium durch bestimmte Kanäle in Herzmuskelzellen. Bei der Behandlung von Herzinfarkten werden sie nicht routinemäßig eingesetzt, aber gelegentlich verschrieben, um den Sauerstoffbedarf des Herzens zu vermindern.

5. Aspirin. Da es Blutgerinnsel auflöst, wird es oft angewendet, sobald ein Herzinfarkt diagnostiziert worden ist. Man verwendet es häufig in Kombination mit Heparin, einem Koagulationshemmer.

Genesung

Der Aktionsradius des Patienten ist während des Krankenhausaufenthalts eingeschränkt und er wird vom Personal genau beobachtet. Nach der Entlassung sollte er die ärztlichen Anweisungen streng befolgen. Mit jedem neuen Tag erholt sich der Patient zusehends. Je mehr Zeit seit dem Herzinfarkt verstrichen ist, desto besser stehen die Chancen ,ein normales Leben ohne weitere Zwischenfälle dieser Art führen zu können.

Durch einen Herzinfarkt wird man nicht unbedingt zum Invaliden. Regelmäßige sportliche Betätigung – im Rahmen der vom Arzt empfohlenen Richtlinien – kann eventuell einen Beitrag zur vollständigen Genesung leisten. Und vorbehaltlich der ärztlichen Anweisungen können Patienten auch meist wieder arbeiten. Anstatt sich vor einem weiteren Infarkt zu fürchten, sollte man versuchen, die Angst in positive Energie umzusetzen, zum Beispiel, indem man sich das Rauchen abgewöhnt (ein Muss für alle Herzkranken). Wer das als süchtiger Raucher nicht allein schafft, sollte die Teilnahme an einem Entwöhnungsprogramm in Betracht ziehen. In der Anfangsphase können unterstützende Medikamente, Pflaster und Kaugummis verwendet werden (S. 323). Es empfiehlt sich, ein angemessenes Trainingsprogramm auszuarbeiten, um eine Gewichtszunahme zu verhindern. Außerdem sollte weniger Fett über die Ernährung aufgenommen werden. Auch die anderen kontrollierbaren Risikofaktoren sind zu berücksichtigen (→ Herz- und Kreislaufkrankheiten: Mit dem Risiko leben, S. 635).

Bypass-Operationen

Zu einem Herzinfarkt, Angina pectoris und anderen Problemen kommt es infolge einer Einengung oder Blockade der Herzkranzgefäße (genauer der Herzkranzarterien), die den Herzmuskel mit Blut versorgen. In bestimmten Fällen kann der Verschluss durch eine Bypass-Operation oder Koronarangioplastie umgangen werden (→ Koronarangioplastie, S. 666), zum Beispiel, wenn sich die Symptome bei optimaler medizinischer Behandlung nicht zurückbilden oder wenn die Herzkranzgefäße stark eingeengt (stenosiert) sind.

Das Verfahren

Das Wort »Bypass« bedeutet »Umgehung«. Bei einer Bypass-Operation nimmt der Operateur ein kurzes Stück einer Vene, meist aus Ober- oder Unterschenkel (Vena saphena) und leitet mit ihr das Blut um die Verengung in der Koronararterie herum. Ein Bypass ist bei ein bis maximal 8 oder 9 Segmenten dieser Arterien möglich, im Durchschnitt wird er an 4 oder 5 Stellen gelegt.

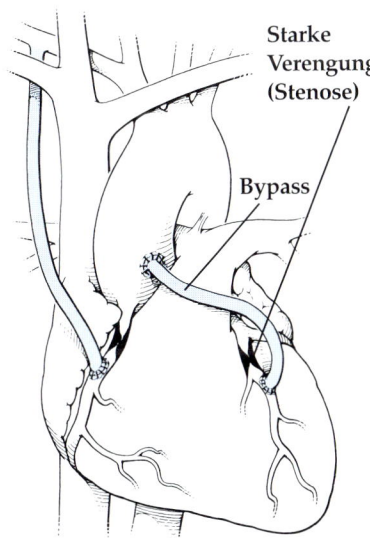

Ein Bypass um eine Stenose herum lässt sich chirurgisch aus Beinvenen (Vena saphena) oder aus Arterien nahe des Schlüsselbeins (Arteria mammaria interna) konstruieren.

Mit der Zeit kann sich in den Vena-saphena-Segmenten eine ähnliche Verengung entwickeln wie in den Koronararterien, die dann medizinisch oder operativ behandelt werden muss. Auch die Arteria mammaria interna, die an beiden Seiten des Brustbeins vorne in der Brust verläuft, wird als Bypass verwendet. Das untere Ende dieser Arterie wird gelöst und jenseits der Verengung mit der Koronararterie vernäht. Das andere Ende bleibt fest. Auf diese Weise wird das Blut in die Herzkranzgefäße umgeleitet.

Diese Art von Transplantation ist vor allem deshalb günstig, weil der späteren Entstehung von Arterienverkalkung mehr Widerstand entgegengesetzt wird. In manchen Fällen können diese Arterien nicht verwendet werden, in anderen Fällen sind beide brauchbar.

Die Operation erfolgt unter Vollnarkose. Teilweise übernimmt dabei eine Herz-Lungen-Maschine die Funktion von Herz und Lungen. Die Operation dauert mindestens rund 2 Stunden, je nachdem, wie kompliziert sie ist.

Das Ergebnis

Der Herzmuskel wird nach einer Operation wieder ausreichend durchblutet. Häufig kann dadurch Angina pectoris oder anderen Problemen der Herzkranzgefäße abgeholfen werden. Für die Zeit nach einer Bypass-Operation rät der Arzt zu einer gesunden, vorbeugenden Lebensweise. Eventuell empfiehlt er auch, täglich eine Aspirintablette in niedriger Dosierung einzunehmen, um einen Verschluss der Bypass-Gefäße zu verhindern.

Erholung und Rehabilitation

Üblich ist ein Krankenhausaufenthalt von ungefähr 7 bis 14 Tagen. Die Patienten bleiben nach der Operation ungefähr 24 bis 36 Stunden auf der Intensivstation (S. 662), wo die Herzfrequenz und der -rhythmus sowie alle andere Vitalzeichen genau überwacht werden. Nahrung und Flüssigkeit werden intravenös zugeführt Über einen Tubus wird die Wundflüssigkeit aus der Operationswunde abgeleitet. Eventuell ist Sauerstoff oder ein Beatmungsgerät erforderlich.

Ärzte und Chirurgen beraten die Patienten in Bezug auf Aktivitäten in den ersten Erholungswochen und die allmähliche Wiederaufnahme einer normalen Lebensweise.

Erfahrene Chirurgenteams führen Bypass-Operationen häufig und mit großer Sicherheit durch. Wie bei allen Operationen gibt es jedoch einige Risiken. Für Menschen, die noch keine 65 Jahre alt sind, eine gesunde linke Herzkammer haben und auch sonst relativ gesund sind, liegt das Risiko, während der Operation oder im Krankenhaus zu sterben, bei unter 1 Prozent.

Kandidaten für eine Bypass-Operation

Menschen, die an leichter, stabiler Angina pectoris leiden oder einen Herzinfarkt überstanden haben, ohne dass fortgesetzt Symptome auftreten, sollten medikamentös oder auf andere Weise konservativ behandelt und nicht einer Bypass-Operation unterzogen werden.

Obwohl es vor allem in der Anfangsphase heftige Auseinandersetzungen über Bypass-Operationen gegeben hat, herrscht inzwischen Einigkeit darüber, dass diese Behandlungsform in bestimmten Situationen geeignet ist:

Dazu gehören zum Beispiel Patienten, deren linke Hauptkoronararterie stark verengt ist, bei denen eine Erkrankung mehrerer Gefäße und eine Linksherzinsuffizienz vorliegt und bei Menschen mit instabiler Angina pectoris. In diesen Fällen wirkt eine Bypass-Operation meistens lebensverlängernd.

Koronarangioplastie

Eingeengte oder blockierte Arterien können Herzinfarkte, Angina pectoris und andere Krankheiten hervorrufen. Arterielle Probleme können in manchen Fällen mit einer besonderen Ernährung und/oder Medikamenten behandelt werden. In anderen Fällen ist eine Bypass-Operation (S. 665) oder Koronarangioplastie die beste Lösung.

Die vollständige Bezeichnung für Koronarangioplastie lautet: Perkutane transluminale koronare Angioplastie (PTCA), um zu beschreiben, dass durch die Haut hindurch (perkutan) ein Verfahren innerhalb einer Arterie (transluminal) des Herzens (koronar) zur Umformung (Angioplastie) dieser Arterie durchgeführt wird.

Das Verfahren ist nicht so kompliziert wie sein Name. Die PTCA wird unter lokaler Betäubung durchgeführt und hat eine große Ähnlichkeit mit dem diagnostischen Verfahren der Koronarangiographie (→ Szintigraphie und Koronarangiographie, S. 656).

Das Verfahren
Nach Injektion eines örtlich wirkenden Narkosemittels in der Leisten- oder Schultergegend führt der Arzt einen hohlen, flexiblen Schlauch (Leitkatheter) in eine Bein- oder Armarterie ein. Dieser wird in das verengte Herzkranzgefäß weitergeführt, während der Arzt auf einem Monitor Röntgenaufnahmen von Blutgefäß und Katheter sieht. Manchmal wird durch den Katheter eine kleine Menge Röntgenkontrastmittel eingeleitet, damit das Angiogramm deutlicher ist und der Arzt sich über die genaue Lage der Verengung sicher sein kann. In den Leitkatheter wird dann ein kleinerer Ballonkatheter eingeführt. Sobald der Ballonkatheter den Bereich erreicht hat, in dem das Herzkranzgefäß verengt ist, wird der Ballon für etwa eine halbe Minute aufgepumpt, um die Arterie aufzudehnen. Dabei kann es zu Schmerzen

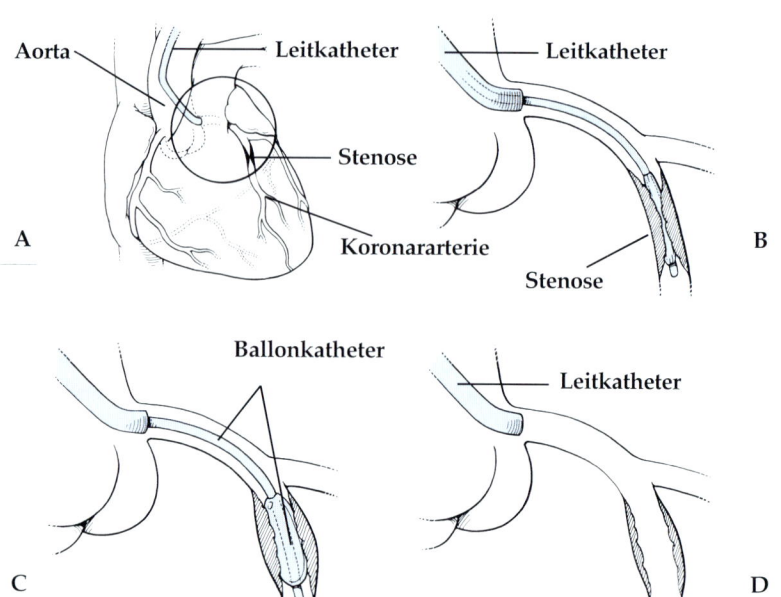

Bei einer PTCA (= Perkutane Transluminale Koronare Angioplastie) werden verengte Koronararterien aufgedehnt. Ein in der Leisten- oder Schultergegend arteriell eingeführter Katheter wird zu der betroffenen Arterie geleitet (A). Dann wird ein zweiter Katheter in den Ersten eingeführt (B). Wenn der zweite Katheter die verengte Stelle erreicht hat, wird der Ballon an seiner Spitze aufgeblasen, um die Arterie aufzudehnen (C). Danach werden die Katheter wieder entfernt (D).

im Brustraum kommen, die aber verschwinden, wenn die Luft wieder abgelassen wird. Der Ballon muss normalerweise mehrmals aufgeblasen werden. Anschließend wird der Ballonkatheter entfernt und es werden Röntgenaufnahmen (Angiogramme) gemacht um zu sehen, ob sich der Blutfluss verbessert hat. Das Verfahren dauert insgesamt 30 bis 90 Minuten. Es kann auch bei einer Arterienverengung in anderen Teilen des Körpers, zum Beispiel in den Beinen, angewandt werden.

Das Ergebnis
Das erhoffte Ergebnis besteht in einer Verbesserung des Blutflusses, Erhöhung des Blutdrucks in der betroffenen Arterie, Kompression oder Beseitigung der verdickten Anteile der Gefäßwand und Erweiterung des Gefäßvolumens. Das Verfahren ist in einem kleinen Prozentsatz der Fälle erfolglos. Dann muss eine Bypass-

Operation erfolgen, für die üblicherweise schon ein Chirurgenteam bereitsteht. Wenn die Angioplastie Erfolg hat, können größere chirurgische Eingriffe und der Einsatz der Herz-Lungen-Maschine vermieden werden. Die Kosten sind erheblich niedriger und die Patienten müssen nur einige Tage im Krankenhaus bleiben.

Erholung und Rehabilitation
In den 24 Stunden nach der PTCA werden Herzfrequenz und -rhythmus und andere Vitalzeichen überwacht. Weil nur ein kleiner Katheter durch die Haut hindurch eingeführt wird, ist der Einschnitt klein. Viele Patienten können eine Woche nach der Operation schon wieder arbeiten.

Kandidaten für PTCA
Das Verfahren kommt für Patienten, für deren Angina pectoris mit Medikamenten keine Abhilfe geschaffen werden kann, infrage. Im Idealfall ist

nur eine Arterie verengt, doch eine PTCA kann auch oft durchgeführt werden, wenn mehrere Arterien eingeengt sind. Ob sie einer Bypass-Operation vorzuziehen ist, hängt von Lage, Zahl und Schwere der Blockaden sowie von der Gesamtfunktion des Herzens ab.

Allerdings wird die Grunderkrankung durch das Verfahren nicht geheilt, das vielleicht sogar wiederholt werden muss, um dieselbe oder eine andere verengte Koronararterie erneut zu erweitern.

Neue Behandlungsmethoden

Verschiedene neue Therapien zur Öffnung von verengten Koronararterien werden immer häufiger durchgeführt. Sie haben vom Ansatz her (mit einem Katheter) große Ähnlichkeit mit der PTCA, doch anstelle eines Ballons setzen die Ärzte Laser, rotierende kleine Klingen oder Röhrchen (Stents) aus Metall ein, um die verschlossene Arterie zu erweitern.

Laser entfernen mit Lichtstrahlung von extrem hoher Energiedichte Plaque von der Gefäßwand. Meist wird nach dem Laserkatheter ein Ballonkatheter eingesetzt, um die Verengung noch weiter zu öffnen.

Bei der Atherektomie wird Plaque mithilfe winziger rotierender Klingen mechanisch entfernt und in manchen Fällen ganz weggeschnitten, sodass sie durch den Katheter aus dem Körper gespült werden kann.

Andere Geräte pulverisieren Plaque in winzige Partikel, die durch den Sog im Blutkreislauf mitgerissen und dann aus den kleinen Blutgefäßen geräumt werden. Wie bei der Lasertherapie wird auch hier meist abschließend ein Ballonkatheter eingesetzt.

Metallspiralen oder Stents können als Gerüst verwendet werden, um das Blutgefäß mechanisch offen zu halten und bestimmte, bei anderen Verfahren wie der PTCA auftretende Komplikationen zu behandeln sowie die Möglichkeit einer erneuten Verengung (Stenose) zu verringern. Stents werden immer häufiger eingesetzt. Manche Patienten mit Stents benötigen vorübergehend (6 Wochen lang) gerinnungshemmende Wirkstoffe (Koagulationshemmer), damit sich auf der Metalloberfläche keine Blutgerinnsel bilden können. Andere Patienten brauchen keine Koagulationshemmer.

Diese neuen Geräte können abhängig von der Arterienverengung (Stenose) im Einzelfall, von anderen gesundheitlichen Faktoren und dem ärztlichen Kenntnisstand, einer PTCA vorgezogen werden.

Sexuelle Aktivität nach einem Herzinfarkt

Wer einen Herzinfarkt hinter sich hat, muss zwar nicht bis ans Ende seiner Tage enthaltsam leben, sollte sich jedoch für ungefähr 30 Tage zurückhalten.

Das Herz wird bei sexuellen Aktivitäten ungefähr so stark gefordert wie bei einem ordentlichen Spaziergang oder kurzem Treppensteigen.

Weil sich Herzfrequenz, Atemfrequenz und Blutdruck bei sexueller Aktivität erhöhen, gilt das gleiche Prinzip wie für andere körperliche Aktivitäten: Man sollte sich vorsehen, aber nicht unnötig ängstigen.

Langsam anfangen

Es ist sinnvoll, sich vor der Wiederaufnahme des Geschlechtsverkehrs auf Intimitäten wie Küsse und Liebkosungen zu beschränken.

Wenn feststeht, dass das Herz gut mitspielt, also eine gewisse Stabilität gewonnen hat, kann man langsam zu den üblichen sexuellen Gewohnheiten zurückkehren.

Um das Herz möglichst wenig zu belasten, ist es strategisch klug, die sexuelle Beziehung mit dem üblichen Intimpartner unter den gewohnten Umständen wieder aufzunehmen. Die Liebe im vertrauten Rahmen kann zur Entspannung und Erholung beitragen. Wenn bestimmte Positionen zu anstrengend sind, sollten zunächst einfachere gewählt werden.

Miteinander reden

Vor und nach dem Geschlechtsverkehr sollte ein Gespräch mit dem Partner stehen. Das gibt ein Gefühl der Sicherheit, denn Ängste und Sorgen erscheinen weniger schlimm, wenn eine Verständigung darüber stattfindet.

Ängste und Sorgen sollten auch dem Arzt gegenüber zur Sprache gebracht werden. Es ist völlig normal, wenn sich die Bedürfnisse vorübergehend ändern und der Wunsch nach sexueller Aktivität stärker oder weniger stark ist als sonst.

Warnsignale erkennen

Bei Schmerzen im Brustraum, schwerer Atemnot oder unregelmäßigem Herzschlag während einer sexuellen Aktivität sollte man sofort aufhören und sich auf gar keinen Fall überanstrengen.

Auch in diesem Punkt gilt, dass Patienten zwar ihr normales Leben wieder aufnehmen sollen, dies aber in vernünftigem Tempo und mit der Hilfe und Anleitung ihres Arztes, ihrer Familie und ihrer Freunde.

Rehabilitation nach einem Herzinfarkt

Nach einem Herzinfarkt können die verschiedensten Rehabilitationsmaßnahmen erforderlich sein. Hier stehen dem Patienten viele Experten zur Seite, darunter Herzspezialisten (Kardiologen) und Rehabilitationsmediziner, Pfleger, Ernährungswissenschaftler, Ergo- und Physiotherapeuten, Sportphysiologen, Psychologen, eventuell Experten für Nikotinentwöhnung, Pharmazeuten und Rehabilitationskoordinatoren.

Der Rehabilitationsprozess spielt sich in drei wichtigen Phasen ab. Am Anfang stehen dabei die lebenserhaltenden Maßnahmen, auf die der Patient wenig Einfluss hat. Dann folgt die ständige medizinische Betreuung mit Arzneimitteltherapie und gegebenenfalls Operation. In dieser Phase werden die meisten Entscheidungen von Patient und Arzt gemeinsam getroffen.

Für die 3. Phase ist der Patient praktisch allein verantwortlich. Sie betrifft die Änderungen der Lebensweise, die während der Genesung vorzunehmen sind. Hier muss zu Beginn eine mentale Umstellung stehen, die sich in einer Änderung der persönlichen Gewohnheiten (Sport, Ernährung, Rauchen und andere Faktoren) niederschlägt. Im Folgenden sind einige wichtige Punkte beschrieben, die in Angriff genommen werden müssen – oft mit professioneller Hilfe.

Stress

Inwieweit Herzkrankheiten psychisch bedingt sind, ist nach wie vor ein Rätsel, doch Experten sind sich einig, dass viele Menschen dazu neigen, sich unnötig unter Druck zu setzen. Und genau das ist nach einem Herzinfarkt zu vermeiden. Bei manchen Menschen kommt es nach einem Herzinfarkt oder nach einer Bypass-Operation vorübergehend zu Unsicherheiten und sogar zu Depressionen. Die Rehabilitationsexperten kennen sich mit solchen Problemen gut aus und können den

Patienten helfen, damit fertig zu werden. Wer sich von einem Herzinfarkt erholt, muss nicht unbedingt den Beruf wechseln, allen Herausforderungen aus dem Weg gehen oder andere radikale Änderungen vornehmen. Bei der Vermeidung von Stress im täglichen Leben muss jedoch eventuell verbissenes Erfolgsdenken revidiert, frustrierendes Pendeln und starker Termindruck vermieden und allgemein die Zahl der Belastungsfaktoren verringert werden.

Sport und Bewegung

Früher sah man als einzig sicheren Weg für Menschen, die einen Herzinfarkt überlebt hatten, den Rückzug aus dem aktiven Leben. Heute muss es in den meisten Fällen nicht mehr so sein. Patienten können sich in der Erholungsphase einem Belastungstest (S. 655) unterziehen, um zu beurteilen, wie das Herz auf körperliche Aktivität reagiert. Der Arzt gibt zwar Empfehlungen und rät auch manchmal von bestimmten Dingen ab, doch gewöhnlich wird das Herz mit zunehmender Erholung immer stärker. Dieser Prozess wird durch Sport und Bewegung unterstützt.

Es ist nicht empfehlenswert, gleich am ersten Tag voll durchzustarten, doch die Teilnahme an einem Herzaufbaukurs (Koronarsport) kann hilfreich sein. Für Menschen, die sich vor ihrem Herzinfarkt nicht viel bewegt haben, ist ein gut organisiertes Sportprogramm jetzt besonders wichtig.

Noch während des Krankenhausaufenthalts helfen Physiotherapeuten den Patienten, sich wieder zu bewegen und das Vertrauen in Herz und Gesundheit zurückzugewinnen. Sie liefern auch in der Anfangsphase von Übungsprogrammen und in der Genesungszeit Anleitungen. Ergotherapeuten leiten die Patienten in Bezug auf Programme an, die diese nach der Entlassung aus dem Krankenhaus im häuslichen Umfeld gut durchführen können. Alle verschiedenen Therapeuten stehen bei der Pla-

nung neuer Übungen, die auf Lebensweise und Konditionszustand abgestimmt sind, beratend zur Verfügung. Beaufsichtigte Rehabilitationsprogramme sind für ambulante Patienten mit Herzproblemen geeignet.

Gesunde Ernährung und Gewichtskontrolle

Nach einem Herzinfarkt ist es wichtig, eine Gewichtszunahme zu vermeiden. Damit einher sollte die Aufnahme von gesättigten Fettsäuren und cholesterinreichen Nahrungsmitteln vermieden werden. Eine Gewichtsabnahme verringert die Herzbelastung. Werden die Essgewohnheiten zugunsten einer geringeren Fettaufnahme geändert, führt das dazu, dass sich weniger Plaque in den Arterien ansammeln kann. Die Ernährungsgewohnheiten können bereits im Krankenhaus mit einem Ernährungswissenschaftler besprochen werden der hilft, einen im Alltag tauglichen Plan für fettärmere und bewusstere Ernährung aufzustellen (→ Ernährung und Gesundheit, S. 251).

Schluss mit dem Rauchen!

Zigaretten wirken sich nicht nur auf Blutdruck und Herzfrequenz aus, sie beschleunigen auch die Arterienverkalkung (S. 636). Nach einem Herzinfarkt sollte man sich das Rauchen für immer abgewöhnen (→ Wie man sich das Rauchen abgewöhnt, S. 321).

Anlaufstellen

Ärzte und andere professionelle Helfer wissen über Herzaufbauprogramme und Beratungsstellen Bescheid. Koronarsportgruppen werden etwa von lokalen Sportvereinen angeboten. Bei der Rehabilitation nach einem Herzinfarkt stehen Mäßigung, Anleitung zu sportlicher Betätigung und eine gesunde Lebensweise im Mittelpunkt (→ Kontrollierbare Risikofaktoren, S. 638). Die genaue Befolgung der Ratschläge kann sich als lebensverlängernd erweisen.

Der Herzrhythmus: Normale Funktion und Störungen

Das Herz muss kontinuierlich (ständig) schlagen. Wird dieser Prozess gestört oder unterbrochen, können die Gewebe nicht mehr mit lebenswichtigem Blut versorgt werden.

Das Herz besteht im Wesentlichen aus zwei Hälften, die jeweils ein Paar aus Muskeln gebildeter Hohlkammern enthalten. Durch das Zusammenziehen (Kontraktion) dieser Muskeln wird das Blut gepumpt.

Der Kontrollmechanismus der Herzfrequenz wird über elektrische Impulse gesteuert. Im rechten Vorhof befindet sich eine Anhäufung spezifischen Herzmuskelgewebes, der so genannte Sinusknoten, der als physiologischer Schrittmacher fungiert und Kontraktionsreize an den Herzmuskel sendet.

Die Herzfrequenz (also die Häufigkeit der Schläge pro Zeit) schwankt abhängig von der jeweiligen Aktivität. Im Ruhezustand schlägt das Herz langsamer und regelmäßiger, etwa 60 bis 80 Mal pro Minute. Beim Rennen, Treppensteigen oder anderen Anstrengungen gibt der Sinusknoten die »Anweisung«, die Herzfrequenz zu erhöhen, um Muskeln und andere Gewebe mit dem zusätzlich benötigten Blut und Sauerstoff zu versorgen. Die Herzfrequenz kann bei sehr anstrengenden Aktivitäten auf bis zu 200 Schläge pro Minute steigen. Wenn eine Fehlfunktion des Sinusknotens vorliegt und die normale Herzfrequenz gestört wird, kann es zu Herzrhythmusstörungen verschiedener Art kommen. Eine zu schnelle Schlagfolge des Herzens wird als Tachykardie bezeichnet, eine zu langsame als Bradykardie. Die Herzfrequenz kann von verschiedenen Faktoren beeinflusst werden, darunter dem Konsum von Tabak, von koffeinhaltigen Speisen und Getränken und Alkohol und von einer Reihe rezeptpflichtiger und nicht rezeptpflichtiger Medikamente. Außerdem können folgende Herzerkrankungen Störungen der Herzfrequenz auslösen.

Herzrhythmusstörungen

Symptome
- Keine
- Herzklopfen oder Extraschläge (Extrasystolen)
- Benommenheit oder Bewusstlosigkeit
- Beschwerden im Brustraum
- Atemnot

Störungen der Schlagfolge des Herzens werden als Herzrhythmusstörungen (Arrhythmien) bezeichnet. Sie weisen je nach ihrer Art unterschiedliche Symptome auf. In manchen Fällen sind sich die Patienten des Problems nicht bewusst, in anderen Fällen treten eines oder mehrere der oben angegebenen Symptome auf.

So gut wie jeder Mensch erlebt gelegentlich eine Extrasystole oder leichtes Herzklopfen. Gewöhnlich weist das nicht auf ein Problem hin. Wenn die Beschwerden jedoch groß sind oder immer wieder auftreten, sollte ein Arzt konsultiert werden. Dabei kann es sich um ein kleines oder großes Problem handeln. Manchmal ist keine Behandlung erforderlich, in anderen Fällen muss eine Arzneimitteltherapie oder eine andere Behandlung erfolgen. Die vom Arzt gewählte Methode hängt vom Alter des Patienten, seinem körperlichen Zustand, einer eventuell vorhandenen Grunderkrankung des Herzens und der genauen Art der Störung ab.

Extrasystolie
Einige Formen der so genannten Extrasystolie, bei der eine leichte Variation im ansonsten normalen Herzschlag auftritt, gehören zu den harmlosen Rhythmusstörungen. Die Redensart »Mein Herzschlag setzte für eine Sekunde aus« beschreibt dieses Phänomen recht gut.

Extrasystolen können sich in einem Routine-EKG zeigen. Wenn zu befürchten ist, dass die

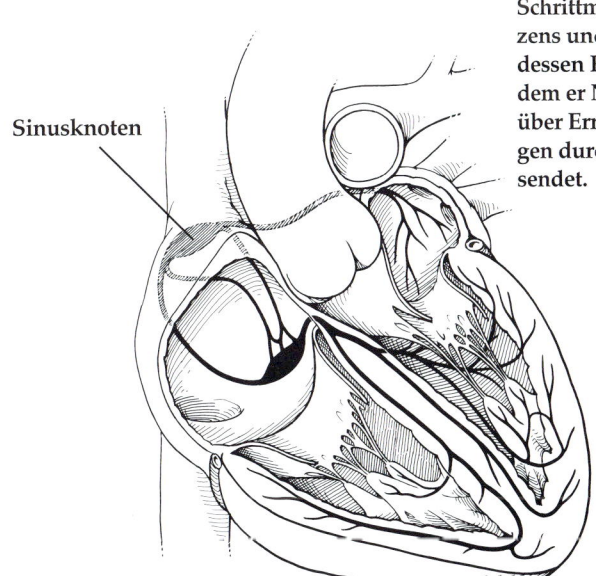

Sinusknoten

Der Sinusknoten im rechten Vorhof fungiert als physiologischer Schrittmacher des Herzens und kontrolliert dessen Kontraktion, indem er Nervenimpulse über Erregungsleitungen durch das Herz sendet.

ektopischen (nicht an der richtigen Stelle im Herzen entstehenden) Schläge einige der oben genannten Symptome auslösen könnten, wird ein Aufzeichnungsgerät, das beim ersten Anzeichen von Symptomen zu aktivieren ist, oder ein Langzeit-EKG zur Diagnostik verwendet.

Extrasystolen sind oft harmlos und müssen nicht behandelt werden. Das Problem wird häufig durch exzessiven Genuss von Tabak, Alkohol oder koffeinhaltigen Speisen und Getränken begünstigt. Menschen mit Extrasystolen sollten den Konsum dieser Substanzen einschränken oder ganz auf sie verzichten.

In bestimmten Fällen verschreiben Ärzte Medikamente zur Kontrolle des Herzrhythmus.

Vorhofflimmern und Vorhofflattern

Bei normaler Funktion ziehen sich die Vorhöfe (→ Funktionen von Herz und Blutkreislauf, S. 633) mit einer Frequenz zusammen, die mit der Kontraktionsfrequenz der Herzkammern koordiniert ist. Bei manchen Menschen kontrahieren die Vorhöfe jedoch viel zu oft (Vorhofflattern). Die Herzkammern schlagen dann meist bei jedem zweiten Vorhofschlag.

Wenn sich die Muskeln in den Vorhofwänden auf unwirksame und unkoordinierte Weise zusammenziehen, spricht man von Vorhofflimmern. Dabei werden in unregelmäßigen Abständen, häufig schneller als normal, elektrische Impulse an die Herzkammern übertragen. Vorhofflattern und Vorhofflimmern treten meist episodisch auf – das heißt, ein über weite Strecken normaler Herzrhythmus wird gelegentlich von einer Attacke unterbrochen –, können aber auch andauern und chronisch werden. Bei Vorhofflattern und Vorhofflimmern kann es vorkommen, dass die Herzkammern nicht genug Blut pumpen, was Schwächegefühle zur Folge hat. Patienten mit Vorhofflimmern sind sich manchmal der Unregelmäßigkeit ihres Pulses und Herzschlags bewusst. Wenn sich die Vorhöfe nicht normal zusammenziehen (und die Kammern nicht vollständig entleert werden), kann sich ein Blutgerinnsel in einem Vorhof bilden. Wenn dieses Gerinnsel gelockert und vom Blut in das Gehirn getragen wird, kann es einen Embolus verursachen (→ Arterielle Embolie, S. 693), der das Gehirn (→ Schlaganfall, S. 461) und andere Organe oder Gliedmaßen schädigt.

Vorhofflattern tritt oft in Verbindung mit einem Herzinfarkt, Lungen- oder Herzoperationen auf. Vorhofflimmern muss nicht mit einer Herzkrankheit verbunden sein, kann aber durch verschiedene Erkrankungen hervorgerufen werden, darunter die Erkrankung der Herzkranzgefäße, die rheumatische Herzkrankheit (S. 677), Funktionsstörungen der Mitralklappe (→ Mitralklappenprobleme, S. 680), Infektion des Herzens (→ Herzbeutelentzündung, S. 687) und verschiedene andere Lungen- und Herzerkrankungen. Auch ein Überschuss an Schilddrüsenhormonen kann die Ursache sein (→ Schilddrüsenüberfunktion, S. 947). Vor allem bei jungen Menschen treten Vorhofflimmern und Vorhofflattern jedoch oft ohne offensichtliche Ursache auf.

Behandlung

Um eine Diagnose erstellen zu können, wird der Hausarzt oder Herzspezialist (Kardiologe) ein Elektrokardiogramm (EKG) schreiben. Patienten, bei denen die Herzrhythmusstörung periodisch auftritt, werden mit einem tragbaren EKG-Gerät (etwa einem Langzeit-EKG) ausgestattet, das ihre Herzfrequenz aufzeichnet, während sie ihren normalen Tätigkeiten nachgehen (→ 24-Stunden-EKG, S. 671). Eventuell sind auch andere Tests erforderlich, von der Blutdruckmessung bis hin zur Ultraschalluntersuchung (→ Echokardiogramme: Bilder aus Schall, S. 683) oder – in seltenen Fällen – einer Angiographie (→ Szintigraphie und Koronarangiographie, S. 656).

Sinusknotensyndrom

Der Sinusknoten reguliert den Herzschlag. Manchmal kann er seiner Aufgabe als physiologischer Schrittmacher nicht gerecht werden. Das wird dann als Sinusknotensyndrom (Sick-Sinus-Syndrom) bezeichnet. Bei dieser Erkrankung leitet der Sinusknoten die Herzschläge zu langsam ein, macht zu lange Pausen zwischen den einzelnen Schlägen oder ruft überhaupt keine Schläge mehr hervor. Wenn Letzteres der Fall ist, muss ein anderer Teil des Herzens die Schrittmacher-Rolle übernehmen, was normalerweise dazu führt, dass die Frequenz erheblich langsamer ist als sonst. Die Situation wird dadurch weiter verkompliziert, dass ein kranker Sinusknoten gelegentlich tendenziell zu schnell oder unregelmäßig schlägt (etwa bei Vorhofflimmern). Beim Sinusknotensyndrom können sich also Symptome eines verlangsamten Herzschlags (wie Müdigkeit, Benommenheit und Ohnmacht) mit Symptomen eines beschleunigten Herzschlags (wie Herzklopfen) abwechseln. Die Behandlung des Sinusknotensyndroms ist kompliziert, da es oft eine langsame und eine schnelle Komponente gibt. Ein schneller Herzschlag lässt sich durch Medikamente verlangsamen. Außerdem kann ein Herzschrittmacher erforderlich sein um eine Verlangsamung des Herzschlags zu verhindern. Bei Einnahme von Medikamenten ohne einen Schrittmacher kann sich der Herzschlag weiter verlangsamen, wodurch in der Folge ernstere Symptome auftreten.

Nach Bestätigung der Diagnose hängt die Behandlung von der Ursache der Herzrhythmusstörung ab. In den meisten Fällen wird ein Medikament zur Kontrolle des Herzrhythmus verschrieben (→ Herzrhythmuskontrolle durch Medikamente, S. 676).

In manchen Fällen wird ein elektrischer Reiz ausgelöst (elektrische Kardioversion), um den Herzrhythmus zu normalisieren. Der Patient wird zuerst mit Medikamenten behandelt, damit das Risiko einer Embolie nicht so hoch ist. Nach Betäubung mit einem schnell wirkenden Schmerzmittel wird durch zwei Plattenelektroden ein leichter Elektroschock ausgelöst, der das Muster der Rhythmusstörung unterbricht und dem Herzen die Wiederaufnahme einer normalen Frequenz und eines normalen Rhythmus ermöglicht.

Paroxysmale (supraventrikuläre) Vorhoftachykardie

Wenn das Herz plötzlich zu rasen beginnt, kann es sich um eine Attacke (Paroxysmus) einer Tachykardie handeln (das Wort ist abgeleitet von griechisch »tachys« für »schnell« und »kardia« für »Herz«). Während eines solchen Anfalls, der nach wenigen Minuten vorbei sein oder sich über 1 bis 2 Tage hinziehen kann, liegt die Herzfrequenz bei zwischen 140 und 240 Schlägen pro Minute. Manche Menschen erleben dabei Vernichtungsgefühle oder starke Angst. Die paroxysmale Vorhoftachykardie ist zwar – bis auf bestimmte Sonderformen – nicht lebensbedrohlich, kann jedoch zu Benommenheit führen. Bei wiederholten Attacken erhöht sich das Risiko einer Herzmuskelschwäche (→ Herzmuskelschwäche, S. 659). Tritt solch eine Attacke auf, sollte ein Arzt oder der Rettungsdienst gerufen werden. Der Arzt kann durch die Untersuchung während des Anfalls ein besseres Verständnis für die Krankheit entwickeln. Eventuell wird ein EKG geschrieben (→ 24-Stunden-EKG und Aufzeichnung, unten).

Behandlung

Der Herzschlag lässt sich auf verschiedene Weise durch Selbsthilfe auf eine normale Frequenz senken. Dabei kann es hilfreich sein, im Sitzen mit vorgebeugtem Oberkörper die Luft anzuhalten und sich wie beim Aufblasen eines Luftballons anzuspannen. Meist wird der Arzt nach der Untersuchung des Patienten weitere nützliche und sichere Techniken empfehlen.

Zukünftige Attacken lassen sich auch durch Änderungen der Lebensweise verhindern. Das Risiko für solche Anfälle ist bei exzessivem Genuss von Tabak, Alkohol und koffeinhaltigen Getränken (Kaffee, Tee, Coca-Cola und Ähnliches) höher. Der Konsum sollte deshalb eingeschränkt werden.

Langzeit-Elektrokardiographie

Mithilfe der Elektrokardiographie (EKG) lassen sich verschiedene Arten von Herzrhythmusstörungen feststellen und diagnostizieren.

In einem EKG wird das Aktionspotenzial des Herzens grafisch dargestellt. Die Herzperiode wiederholt sich etwa im Sekundentakt und die Herzaktion wird durch ein Muster von elektrischen Impulsen wiedergegeben.

Diese Impulse lassen sich mit am Körper befestigten Elektroden aufzeichnen. Die durch charakteristische Wellen dargestellte Herztätigkeit kann dann sofort am Bildschirm oder später per Diagramm untersucht werden.

EKGs sind für Herzspezialisten (Kardiologen) von großem Wert. Seit 1961 wird eine von J.J. Holter entworfene tragbare Version (Holter-Monitor / Langzeit-EKG) verwendet. Dabei sind die auf der Brust befestigten Elektroden mit einem kleinen Aufzeichnungsgerät verbunden. Während der Patient seine normalen Aktivitäten durchführt, zeichnet das Gerät die Herztätigkeit auf. Der Arzt erhält so Informationen über die Herztätigkeit während eines ganzen Tages.

Der Holter-Monitor ist besonders gut für die Diagnose von gelegentlich unvorhersehbar auftretenden Herzrhythmusstörungen geeignet. Eventuell in Kombination mit schriftlichen Aufzeichnungen des Patienten über seine Aktivitäten und Symptome erlauben es die mit dem Holter-Monitor aufgenommenen EKGs dem Arzt, Symptome mit tatsächlichen Herzrhythmusschwankungen in Zusammenhang zu bringen.

Häufig ist ein 24-Stunden-EKG für Diagnosezwecke ausreichend. Leider treten die verdächtigen Symptome nicht immer während der Verwendung eines Holter-Monitors auf. Der Arzt kann für diesen Fall den Patienten mit einem so genannten telemetrischen Aufzeichnungsgerät ausstatten, das mehrere Wochen oder Monate lang getragen wird.

Bei Auftreten eines Symptoms wie beispielsweise Herzklopfen aktiviert der Patient das Gerät, das dann ein EKG aufzeichnet und an ein Referenzlabor überträgt. Dadurch verbessern sich die Chancen für eine korrekte Diagnose der Beziehung zwischen Herzrhythmus und Symptomen.

Der Arzt hat noch andere Möglichkeiten, um die Herzfrequenz während eines Anfalls zu verlangsamen. Dabei werden manchmal bestimmte Medikamente eingesetzt, doch es können auch andere Methoden angemessen sein, darunter die Ausübung von leichtem Druck auf die Halsarterien. In manchen Fällen wird ein elektrischer Reiz ausgelöst (elektrische Kardioversion), um den Rhythmus zu normalisieren (→ Vorhofflimmern und Vorhofflattern, S. 670).

Bei der Behandlung von paroxysmaler Vorhoftachykardie werden heute oft Radiofrequenzkatheter eingesetzt. Manche Arten von paroxysmaler Vorhoftachykardie, vor allem in Verbindung mit einer seltenen Krankheit namens Wolff-Parkinson-White-Syndrom, können auf Dauer geheilt werden, indem ein Katheter in einer Vene platziert und in die Herzregion geführt wird, von der die Herzrhythmusveränderung ausgeht. Das abnorme Gewebe wird dann mit dem Katheter zerstört (Ablation). Dieses Verfahren macht die tägliche Einnahme von Medikamenten überflüssig.

Kammertachykardie und Kammerflimmern

Zu schnelle Kontraktionen der Herzkammern werden als Kammertachykardie bezeichnet. Die Kammertachykardie ist normalerweise mit Herzkrankheiten (→ Erkrankung der Herzkranzgefäße, S. 654) verbunden oder tritt in den Tagen unmittelbar nach einem Herzinfarkt (S. 661) ein. Kammerflimmern beschreibt einen Zustand, bei dem sich die Muskelfasern der Herzkammern in so unkoordinierter und ineffektiver Weise zusammenziehen, dass die Pumptätigkeit praktisch eingestellt wird. Wenn das Herz nicht innerhalb von ein paar Minuten wieder normal schlägt, dann tritt der Tod ein (→ Plötzlicher Herztod, S. 674).

Behandlung

Zuerst muss die ventrikuläre Arrhythmie unter Kontrolle gebracht werden. Hierfür werden verschiedene Medikamente verabreicht und, falls erforderlich, ein Elektroschock ausgelöst (elektrische Kardioversion). Gelegentlich kann eine chirurgische Behandlung erfolgen, etwa durch Ablation mit einem Katheter oder Verwendung von speziellen Defibrillatoren, die ähnlich wie Herzschrittmacher in den Körper implantiert werden.

Andere Arrhythmien

Zu den anderen (meist geringfügigen) Arrhythmien zählen vorzeitige Kammerkomplexe, die den Extrasystolen ähneln. Sie zeigen sich im EKG bei fast zwei Dritteln aller Erwachsenen, die über einen Zeitraum von mehreren Stunden untersucht werden (→ 24-Stunden-EKG, S. 671). Vorzeitige Kammerkomplexe müssen nur behandelt werden, wenn sie mit anderen Symptomen verbunden sind oder häufig auftreten. Es gibt jedoch eine Verbindung zwischen bestimmten Mustern von Kammerkomplexen und dem plötzlichen Herztod (S. 674). Wenn ein Arzt in einem EKG Kammerkomplexe bemerkt, empfiehlt er eventuell die Einnahme von Medikamenten gegen Herzrhythmusstörungen (→ Herzrhythmuskontrolle durch Medikamente, S. 676).

Herzblock

Symptome
- Keine
- Kurzatmigkeit und Erschöpfungsgefühl

Implantierbarer Kardioverter-Defibrillator

Kammerflimmern ist eine lebensgefährliche Herzrhythmusstörung, die bei den Betroffenen häufig erneut auftritt. Bei Patienten mit einer Kammertachykardie können schwere Symptome wie beispielsweise Verlust des Bewusstseins auftreten und die Tachykardie kann in das gefährlichere Kammerflimmern übergehen. Weil es keine Medikamente gibt, die erneute Tachykardien mit einer Wahrscheinlichkeit von 100 Prozent verhindern, sind oft spezielle Maßnahmen erforderlich. Immer häufiger werden deshalb interne Kardioverter-Defibrillatoren verwendet.

Dabei handelt es sich um (wie Herzschrittmacher) batteriebetriebene Geräte, die in den Körper implantiert werden. Weil sie etwas größer als Herzschrittmacher sind, werden sie unterhalb der Haut- und Muskelschicht des Bauches implantiert. Bei Bedarf können sie auch wie normale Herzschrittmacher verwendet werden, um die Herzfrequenz zu steuern. Der Impulsgeber ist über Leitungselektroden mit dem Herzen verbunden. Manche der Leitungen werden durch Venen zur Herzinnenseite geführt und können den Herzschlag ertasten. Andere Leitungen werden an der Herzaußenseite befestigt. Sie verpassen dem Herzen einen Elektroschock, wenn das zur Korrektur der Rhythmusstörung erforderlich ist. Implatierbare Kardioverter-Defibrillatoren ertasten den Herzrhythmus und reagieren darauf in einer Weise, die der Rhythmusnormalisierung dienen soll. Manche dieser Geräte reagieren auf Kammertachykardie und versuchen den Rhythmus durch einen leichten elektrischen Stromstoß zu korrigieren. Wenn mehrere Versuche fehlschlagen oder wenn es zu einem Kammerflimmern kommt, verpasst das Gerät dem Herzen einen direkten Stromstoß. Das kann sich unterschiedlich anfühlen, etwa wie ein Tritt oder ein Schlag in der Brust. Der Arzt informiert den Patienten darüber, ob eine Indikation für die Anwendung dieses Verfahrens vorliegt, und klärt ihn über mögliche Risiken und Komplikationen auf.

Elektrophysiologische Messung

In manchen Situationen sind Elektrokardiographie und andere verwandte Tests, mit denen die elektrische Funktion des Herzens überprüft wird, ergebnislos, vor allem, wenn es aus ungeklärter Ursache zu Schwindel, Ohnmacht oder Herzklopfen kommt. In diesen Fällen werden in einer kontrollierten Umgebung im Krankenhaus elektrophysiologische (EP) Tests durchgeführt um herauszufinden, wo das Problem liegt. Das Verfahren wird in speziellen Labors durchgeführt, die über Geräte zur Aufzeichnung der elektrischen Signale und zur elektrischen Stimulation des Herzens verfügen. Die Vorbereitungen ähneln denen einer Herzkatheterisierung (S. 1340).

Bei einem EP-Test werden Elektrodenkatheter durch Blutgefäße (normalerweise Venen) in das Herz eingeführt, meist in Vorhof und Kammer der rechten Seite. Sie ertasten elektrische Impulse in verschiedenen Herzregionen und messen, wie das Herz Impulse von einem Bereich in den anderen weiterleitet. Indem der Arzt bestimmt, wo und wann Impulse auftreten, kann er das elektrische System des Herzens »kartieren«. Genau wie Schrittmacherelektroden können Elektrodenkatheter den Herzrhythmus mit einem leichten elektrischen Stromstoß korrigieren. Das kann beim Kartieren und auch beim Auslösen der abnormen Herzrhythmen, die die Symptome verursachen, helfen. In letzterem Fall ist es sinnvoll, wenn sich die Patienten in einer kontrollierten Laborumgebung befinden, in der jedes Problem mithilfe von Spezialausrüstung und Fachleuten angegangen werden kann. Durch die Beobachtung des Rhythmusproblems kann der Arzt herausfinden, wodurch die Störung verursacht wird. Während des Tests können verschiedene Medikamente ausprobiert werden. Manchmal werden auch Herzschrittmacher verwendet, um Rhythmusprobleme zu verhindern. Bei einem EP-Test kann festgestellt werden, wie Patienten auf Herzschrittmacher reagieren. Der Arzt kann das Herz während des Tests mit leichten elektrischen Impulsen stimulieren. Diese Impulse können die Rhythmusstörung auslösen, die die Symptome verursacht hat.

Das Risiko für Komplikationen liegt bei unter 1 Prozent. Es kann zu Blutungen, blauen Flecken, Blockaden oder Infektionen an der Stelle, an der die Leitungen eingeführt worden sind, kommen. Es besteht auch ein kleines Risiko, dass der Herzmuskel perforiert oder die Innenwand eines Blutgefäßes einreißt oder sich ablöst oder dass ein Schlaganfall auftritt. All das kommt selten vor. Die Risiken rühren daher, dass bei dem Test abnorme Herzrhythmen herbeigeführt werden. In seltenen Fällen kommt es zu Kammerflimmern. Dann muss eine Defibrillation durchgeführt werden, bei der die Patienten vor Einsatz des Defibrillators mit einem schnell wirkenden Betäubungsmittel für kurze Zeit in Vollnarkose versetzt werden.

Notfall-Symptome
• Extreme Kurzatmigkeit und Schwäche
• Verlust des Bewusstseins, Krämpfe

Die Herzfrequenz wird durch elektrische Impulse kontrolliert, die vom Sinusknoten im rechten Vorhof ausgehen. Dieser physiologische Schrittmacher produziert elektrische Impulse, die sich durch beide Vorhöfe bewegen und deren Muskelwände veranlassen sich zusammenzuziehen (Kontraktionsreize).

Von den Vorhöfen aus gelangen die Impulse über den Atrioventrikularknoten (auch als AV-Knoten, Aschoff-Tawara-Knoten bezeichnet) zum His-Bündel, welches sie in die Muskelfasern der Herzkammern weiterleitet, die sich dann zusammenziehen.

Beim Herzblock passieren die elektrischen Impulse den AV-Knoten und das His-Bündel langsam, nicht regelmäßig oder überhaupt nicht. Die Erkrankung kann verschiedene Ursachen haben, darunter eine Vernarbung der Strukturen im Herzen, die die elektrischen Reize weiterleiten, eine Erkrankung der Herzkranzgefäße (einschließlich eines Herzinfarkts), angeborene Herzfehler, Einnahme bestimmter Medikamente (beispielsweise Herzmedikamente wie Digitalis, Betablocker und Kalzium-Kanalblocker), Infektionen wie → Lyme-Borreliose, S. 1067, → Pfeiffer-Drüsenfieber, S. 1064, und andere Krankheiten.

Diagnose
Ein Herzblock tritt bei vielen Menschen ohne offensichtliche Symptome auf. In schweren Fällen kann es zum plötzlichen Verlust des Bewusstseins kommen. Es gibt eine Gradeinteilung für den Herzblock. Der Herzblock ersten Grades verläuft asymptomatisch (ohne Symptome) und ist nur auf dem EKG als verzögerte Übertragung der Impulse von den Vorhöfen in die Kammern zu erkennen.

Beim Herzblock zweiten Grades erreichen einige der Impulse die Herzkammern nicht und es kommt zu Pulsunregelmäßigkeiten. In vielen Fällen tritt der Herzblock zweiten Grades bei übermäßiger Einnahme bestimmter Herzmedikamente auf. Der Herzschlag normalisiert sich, wenn die betreffenden Medikamente abgesetzt werden. In anderen Fällen muss ein künstlicher Herzschrittmacher verwendet werden (→ Künstliche Herzschrittmacher, S. 675).

Beim Herzblock dritten Grades erreichen überhaupt keine Impulse die Kammern und diese müssen nach ihrem eigenen Rhythmus schlagen (Kammerautomatismus).

Die Herzschlagfrequenz ist dann oft so niedrig, dass das Gehirn und andere Teile des Körpers nicht mehr ausreichend durchblutet werden. Das kann zum Verlust des Bewusstseins führen.

Behandlung

Ein Herzblock ersten Grades und viele Formen von Herzblock zweiten Grades sind keine schweren Erkrankungen und erfordern lediglich Beobachtung oder das Absetzen oder Reduzieren des Medikaments, das den Herzblock hervorgerufen hat.

Wenn das Herz nicht mehr selbst seinen Rhythmus halten kann, muss operativ ein künstlicher Herzschrittmacher eingesetzt (implantiert) werden (S. 675).

Plötzlicher Herztod

Symptome

- Plötzlicher Verlust des Bewusstseins ohne offensichtlichen Grund
- Kein Puls

Viele Menschen haben entsetzliche Angst vor einem Herzinfarkt. In Wirklichkeit ist aber der plötzliche Herztod (Herzstillstand) die Haupttodesursache bei Männern jüngeren und mittleren Alters und kommt bei Männern ungefähr 3-mal so oft vor wie bei Frauen.

Die moderne Medizin entwickelt erst langsam ein Verständnis dafür, wie es dazu kommen kann, dass das Herz eines anscheinend gesunden Menschen plötzlich unkontrolliert schlägt oder sogar ganz zu schlagen aufhört. Dabei wurde vermutet, es könne sich um die Auswirkungen von Alkoholkonsum oder illegalen Drogen wie Kokain handeln. Auch zu Sport wurden solche Verbindungen hergestellt.

Das Gehirn wird von einem Augenblick auf den anderen nicht mehr durchblutet, was zum Verlust des Bewusstseins führt.

Ohnmacht

Ein Ohnmachtsanfall kann für den Betroffenen selbst und für alle anwesenden Personen erschreckend sein. Meist gibt es keinen Grund zur Panik.

Ohnmacht (medizinisch: Synkope) ist ein Symptom, keine Krankheit. Wenn jemand das Bewusstsein verliert, ist das Gehirn nicht ausreichend mit Sauerstoff versorgt. Vorboten einer drohenden Ohnmacht können unter anderem Übelkeit, Schwitzen und eine Trübung des Sehvermögens sein.

Ursachen

Zu einem Ohnmachtsanfall kommt es normalerweise infolge einer Funktionsstörung des Herz-Kreislauf- oder Nervensystems. Verschiedene Herzprobleme können Ohnmachtsanfälle hervorrufen, darunter Herzrhythmusstörungen, insbesondere eine zu schnelle Herzfrequenz. In diesem Fall pumpt das Herz nicht genug Blut in

das Gehirn, was zu Ohnmacht führt (→ Herzrhythmusstörungen, S. 669). Auch eine Verengung der Aortenklappe (→ Probleme der Aortenklappe, S. 682), ein plötzliches Sinken des Blutdrucks und eine Verlangsamung des Herzschlags können Ohnmachtsanfälle hervorrufen. Das vegetative (autonome) Nervensystem kontrolliert die Pumptätigkeit des Herzens und den Druck in den Blutgefäßen. Wenn es nicht richtig arbeitet oder wenn zu wenig Blut gepumpt wird, kommt es zu Funktionsstörungen und eventuell zu einer Ohnmacht.

Risiken

Wenn der Patient bei einem Ohnmachtsanfall flach (möglichst in stabiler Seitenlage) liegt und die Durchblutung schnell wiederhergestellt wird, erlangt er normalerweise das Bewusstsein wieder. Kehrt es schnell

zurück, hat das Gehirn durch den Sauerstoffmangel nur wenig oder gar keinen Schaden genommen. Das größte Risiko einer Ohnmacht besteht normalerweise in dem mit ihr verbundenen Sturz. Hier kann es zu Brüchen oder Kopfverletzungen kommen.

Ärztliche Hilfe

Wer einen Ohnmachtsanfall erleidet, sollte danach rasch einen Arzt zurate ziehen. Der Arzt bestimmt zunächst die Ursache für die Ohnmacht und behandelt diese dann gegebenenfalls mit geeigneten Mitteln, das heißt, mit Herzmedikamenten oder – in seltenen Fällen – mit einem Herzschrittmacher. Falls das Problem vom autonomen Nervensystem ausgeht, kann spezielle Kleidung – etwa Stützstrümpfe – durch Druck auf die Beinvenen helfen, eine ausreichende Durchblutung des Herzens aufrechtzuerhalten.

Die Ursache für Herztod ist meistens Kammer-flimmern, das wiederum normalerweise durch die Erkrankung der Herzkranzgefäße ausgelöst wird (→ Herzrhythmusstörungen, S. 669). In vielen Fällen bleibt die Ursache des plötzlichen Herztods jedoch unbekannt. Als Herzkammern bezeichnet man die beiden unteren Abteilungen des Herzens.

Es ist zum größten Teil ihre Aufgabe, alle Körperteile mit Blut zu versorgen. Wenn das

Künstliche Herzschrittmacher

Bei zu langsamem oder gelegentlich aussetzendem Herzschlag kann die kurzfristige oder dauerhafte Behandlung mit einem künstlichen Herzschrittmacher die beste Lösung sein.

Ohnmachtsanfälle, Atemnot (vor allem bei körperlicher Aktivität) und übermäßige Müdigkeit können Symptome von verschiedenen Herzkrankheiten sein. Sogar bei einem sonst anscheinend gesunden Herzen kann es zur Verlangsamung oder Unterbrechung des Herzschlags kommen.

Ein künstlicher Herzschrittmacher ist ein elektrisches Gerät, das den Herzschlag durch Aussendung einer Reihe von elektrischen Impulsen stimuliert und so die Funktion des physiologischen Kontrollsystems – Sinusknoten und Erregungsleitungssystem – übernimmt (→ Herzrhythmusstörungen, S. 669). Der implantierte Herzschrittmacher imitiert die elektrischen Impulse eines gesunden Herzens und führt so einen ausreichend schnellen Herzschlag herbei. Der Herzschrittmacher schaltet automatisch auf Stand-by, wenn der Herzschlag von selbst schnell genug ist.

Das Gerät
Ein Herzschrittmacher ist ein kleines, leichtes Gerät, das von einer Lithiumbatterie angetrieben wird, die bis zu 10 Jahre lang hält. Andere Modelle, die nicht in den Körper implantiert werden (externe Herzschrittmacher), verwendet man meist nur für kurze Zeit.

Das Verfahren
Herzschrittmacher werden normalerweise vorne in der Brust direkt unter dem Schlüsselbein implantiert. Sie sind mit ein oder zwei isolierten, flexiblen Leitungen verbunden, die normalerweise über eine große Vene un-

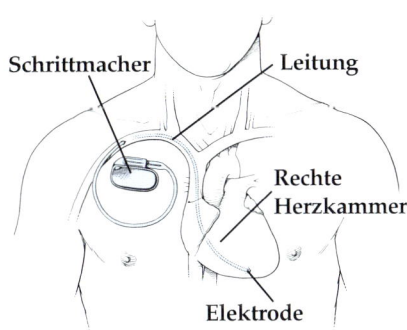

Wenn das Erregungsleitungssystem den Herzschlag nicht gut genug steuert, kann ein batteriebetriebener künstlicher Herzschrittmacher in die Brust implantiert werden. Flexible Leitungen führen in die rechte Herzseite und senden dort elektrische Reizimpulse aus.

ter dem Schlüsselbein in die rechte Herzseite verlaufen, an deren Innenfläche ein elektrisches Kontaktstück (Elektrode) Impulse aussendet, um bei verlangsamter Herzfrequenz die Kontraktion des Herzens zu stimulieren.

Anwendung
Mit künstlichen Herzschrittmachern können zwar nicht alle Herzprobleme gelöst, aber eine Reihe von Herzerkrankungen behandelt werden. Die Geräte werden in erster Linie verwendet, um langsame ventrikuläre Arrhythmien zu kontrollieren oder zu verhindern. Viele Herzschrittmacher lassen den Herzschlag nicht unter eine bestimmte Frequenz sinken, wobei die Untergrenze vom behandelnden Arzt eingestellt wird. Das kann auch nach der Implantation des Herzschrittmachers geschehen. Andere Modelle erhöhen die Herzfrequenz automatisch bei Aktivität oder Stress, genau wie ein gesundes Herz.

Schrittmacher mit zwei Leitungen (im Vorhof und in der Kammer) werden auch Zwei-Kammer-Schrittmacher genannt. Sie stellen sicher, dass das Herz in der normalen Reihenfolge schlägt – zuerst der Vorhof, unmittelbar gefolgt von der Kammer.

Manche Spezialschrittmacher werden zur Behandlung bestimmter Arten von Arrhythmien mit zu schnellem Herzschlag verwendet, wenn Medikamente keine Wirkung zeigen.

Leben mit einem Herzschrittmacher
In den letzten Jahren wurden zwar große technische Fortschritte gemacht, doch auch moderne Schrittmacher reagieren empfindlich auf elektrische Störungen von außen. Wer einen Herzschrittmacher trägt, sollte Bogenschweißen und mechanische Arbeiten an laufenden Automotoren vermeiden, weil die Funktion des Schrittmachers durch die elektromagnetischen Felder gestört werden kann. Funktelefone sind auf der vom Herzschrittmacher abgewandten Seite zu halten und auf keinen Fall in einer Tasche direkt über dem Schrittmacher zu tragen. Darüber hinaus sind elektromagnetische Felder zu meiden, wie etwa in der Nähe von Hochspannungsleitungen oder Umspannungswerken.

Herzschrittmacher können auch bei → Magnetresonanztomographie, S. 1334, (MRT) oder Elektrokoagulation (elektrischer Verschluss von Gefäßen bei Operationen) Probleme verursachen. Der Schrittmacher sollte weder Schlägen noch Stößen ausgesetzt werden, wie es beispielsweise beim Fußballspielen der Fall sein kann. Moderne Herzschrittmacher werden von Mikrowellenherden nicht beeinflusst.

Herzrhythmuskontrolle durch Medikamente

Zur Behandlung von Herzrhythmusstörungen (Arrhythmien) kann der Arzt verschiedene Medikamente verschreiben, von denen einige den Herzschlag verlangsamen, während andere ihn beschleunigen.

Digitalis

Digitalispräparate (zum Beispiel Digoxin) werden bei Vorhofarrhythmien verschrieben. Digitalis verlangsamt die Übertragung der elektrischen Impulse des Herzens und hilft dadurch Herzfrequenz und auch -rhythmus zu normalisieren. Digoxin wird auch in einigen Fällen verwendet um die Leistungsfähigkeit des Herzens zu steigern.

Kalzium-Kanalblocker

Diese Medikamente verringern die Frequenz und Stärke der Herzkontraktionen und damit den Sauerstoffbedarf des Herzens. Sie hemmen den Einstrom von Kalzium in die Zellen. Zwei Kalzium-Kanalblocker, Verapamil und Diltiazem, verwendet man bei der Behandlung von Arrhythmien.

Atropin

Atropin erhöht die Herzfrequenz. Es wird bei der Behandlung einer langsamen Schlagfolge des Herzens (Bradykardie) die infolge von Herzinfarkten oder anderen Erkrankungen eintreten kann, verwendet.

Betablocker

Diese Medikamente blockieren den stimulierenden Effekt des Hormons Adrenalin auf das Herz. Bei der Behandlung von Herzrhythmusstörungen verlangsamen Betablocker die Übertragung der Nervenimpulse vom Sinusknoten zum restlichen Teil des Herzmuskels.

Adenosin

Dieses Medikament verlangsamt die Erregungsleitung im Atrioventrikularknoten und wird zur Behandlung von der paroxysmalen Vorhoftachykardie eingesetzt.

Andere Medikamente

Chinidin, Procainamid, Disopyramid, Mexiletin, Flecainid, Propafenon, Sotalol und Amiodaron und andere sind Medikamente, die zur Kontrolle abnormer Herzrhythmen, einschließlich Vorhofflimmern, Vorhofflattern, paroxysmaler Vorhoftachykardie und Kammertachykardie, verwendet werden.

Alle die hier genannten Medikamente dienen dazu, den Herzrhythmus zu stabilisieren und so das episodische Auftreten einer Tachykardie zu verhindern und den Herzrhythmus besser zu kontrollieren.

Kontrollsystem des Herzens nicht richtig arbeitet und die Herzkammern deshalb sehr schnell und ineffektiv zittern (flimmern), wird der Blutfluss gestoppt und es kann zum plötzlichen Herztod kommen.

Kammerflimmern, das bei Patienten im Krankenhaus auftritt und sofort behandelt wird, kann manchmal erfolgreich behandelt werden. In den meisten Fällen ereignet sich das Kammerflimmern jedoch außerhalb der Reichweite von Ärzten und Pflegern, und die Opfer sterben, bevor man sie mit den richtigen Maßnahmen behandeln kann.

Behandlung

Wenn das Herz nicht mehr funktioniert, muss eine Herz-Lungen-Wiederbelebung (→ HLW, S. 664) erfolgen. So wird das Blut mit einer Mindestmenge an Sauerstoff versorgt und die Blutversorgung des Gehirns kann aufrechterhalten werden.

HLW stellt zwar den Herzschlag wieder her, doch bei Kammerflimmern muss dem Herzen eventuell ein Elektroschock versetzt werden. Dafür wird ein so genannter Defibrillator verwendet, der das Kammerflimmern stoppt und einen normalen Herzrhythmus ermöglicht. Nach der Wiederbelebung können Medikamente verhindern, dass es erneut zu Kammerflimmern kommt (→ Herzrhythmuskontrolle durch Medikamente, diese Seite).

Wer einen Herzstillstand überlebt hat, erhält unter Umständen einen implantierbaren Konverter-Defibrillator (S. 672), der den Herzrythmus überwacht. Bei einer Kammertachykardie oder Kammerflimmern löst das Gerät einen Schock aus, um die Arrhythmie zu beenden.

Vorbeugung

Je mehr über die Ursachen des plötzlichen Herztods bekannt wird, desto offensichtlicher zeigt sich, dass in manchen Fällen festgestellt werden kann, wer besonders gefährdet ist.

Bestimmte Arrhythmien und andere Faktoren können nachweislich bei manchen Menschen Kammerflimmern hervorrufen. Aus diesem Grund empfehlen viele Kardiologen den Patienten im Alter von etwa 30 Jahren ein Basis-EKG machen zu lassen.

Wer schon einmal einen Herzstillstand hatte, für den besteht ein erhöhtes Risiko, einen plötzlichen Herztod zu erleiden.

Erkrankungen der Herzklappen

Das Herz besteht aus vier Räumen und besitzt vier Klappen. Zwei der Klappen (Mitral- und Trikuspidalklappe) regulieren den Blutstrom aus den oberen Räumen (den Vorhöfen) in die Kammern (Ventrikel), während die anderen beiden Klappen (Aorten- und Pulmonalklappe) den Blutstrom aus den Kammern in den Körperkreislauf regeln. Ein Rückstrom des Blutes wird durch die Klappen verhindert.

In der linken Herzhälfte verbindet die Mitralklappe den Vorhof mit der Kammer und die Aortenklappe ermöglicht es dem Blut durch ihre Öffnung in die große Körperschlagader (Aorta) zu fließen. Auf der rechten Seite reguliert die Trikuspidalklappe den Blutstrom aus dem Vorhof in die Kammer, während die Pulmonalklappe das Blut durch die Lungenarterie vom Herzen in die Lungen passieren lässt.

Jede Klappe besteht aus zwei oder drei dünnen Lagen von Gewebe und verhindert, wenn sie geschlossen ist, den Strom und Rückstrom des Blutes von einer Abteilung zur anderen.

Ist die Öffnung einer Klappe verengt und lässt nicht mehr so viel Blut durch, spricht man von einer Stenose (Verengung). Zu einer Stenose oder Obstruktion (Verstopfung) kann es an jeder Herzklappe kommen. Manchmal verliert eine Klappe ihre Form und wölbt sich vor (Vorfall oder Prolaps) oder schließt nicht mehr vollständig und verursacht ein Zurückströmen des Blutes (Regurgitation bei Klappeninsuffizienz).

Herzklappenprobleme können infolge von Infektionen, angeborenen Fehlbildungen oder anderen Ursachen auftreten. Im Folgenden werden einige Erkrankungen dieser Art beschrieben.

Rheumatisches Fieber

Symptome

Hauptkriterien (zur Diagnose sind mindestens zwei der folgenden Kriterien notwendig):
* Entzündung des Herzens (Karditis), die sich manchmal in Schwäche und Atemnot manifestiert
* Polyarthritis (Arthritis, die von einem Gelenk zum anderen wandert)
* Unkontrollierte Bewegungen von Gliedmaßen und Gesichtsmuskeln (Chorca minor)
* Erhabene rosarote Flecken auf der Haut
* Knoten unter der Haut (subkutane Knoten)

Weniger wichtige Kriterien (zur Diagnose sind ein Haupt- und zwei Untersymptome sowie der Nachweis eines vorangegangenen Streptokokkeninfekts notwendig):
* Gelenkschmerzen ohne Entzündung
* Fieber
* Vorangegangenes rheumatisches Fieber oder Nachweis von rheumatischer Herzkrankheit
* Abnormer Herzschlag im Elektrokardiogramm (EKG)
* Entzündungszeichen im Blut

Noch vor 50 Jahren war das rheumatische Fieber in Europa und den USA weit verbreitet und führte bei Tausenden von Menschen zu Herzklappenfehlern. Durch Antibiotika und Verbesserungen des Lebensstandards tritt rheumatisches Fieber in den Industrienationen nur noch selten auf. In den Entwicklungs- und Schwellenländern ist es allerdings weit verbreitet.

Rheumatisches Fieber scheint das Resultat einer Immunreaktion des Körpers auf bestimmte Arten von Streptokokkenbakterien zu sein. Die ersten Symptome von rheumatischem Fieber treten 1 oder 2 Wochen nach einer Streptokokkenentzündung im Rachenbereich auf. Durch intensive und vollständige Antibiotikabehandlung kann rheumatisches Fieber meist verhindert werden. Bei der Vorbeugung besteht ein Problem darin, dass sich eine Streptokokkeninfektion oft nur schwer von einer harmlosen Virusinfektion unterscheiden lässt. Um sicherzustellen, dass eine Streptokokkenent-

Jede Herzklappe besteht aus zwei oder drei Lagen von Gewebe. Sind die Klappen geschlossen, verhindern sie den Strom und Rückstrom des Blutes von einer Abteilung in die andere. Wenn sie offen sind, kann das Blut ungehindert fließen.

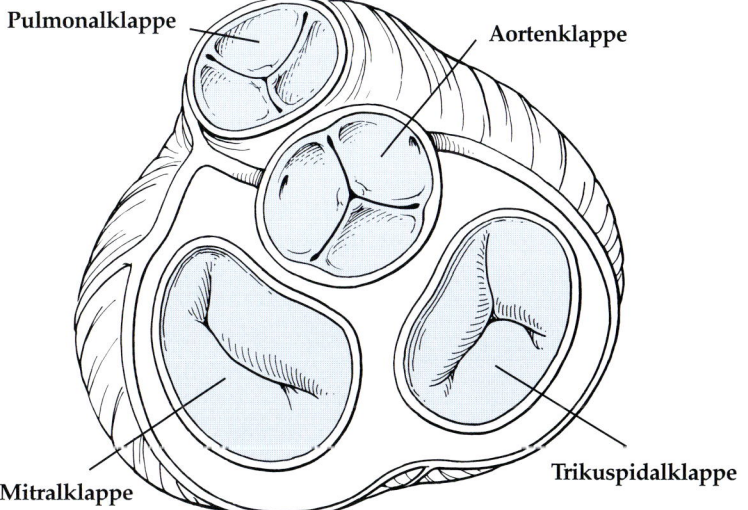

Pulmonalklappe

Aortenklappe

Mitralklappe

Trikuspidalklappe

zündung im Rachenbereich richtig behandelt wird, macht der Arzt einen Rachenabstrich. Fällt dieser positiv aus, wird eine geeignete Antibiotikabehandlung eingeleitet.

Wird ein orales (einzunehmendes) Antibiotikum angewendet, muss die verschriebene Dosis ganz aufgebraucht werden, auch wenn die Halsentzündung schon nach 1 oder 2 Tagen verschwindet.

Rheumatisches Fieber kommt relativ selten vor. Allerdings ist bei jungen Menschen und Patienten mit Herzklappendefekten das Risiko einer erneuten Infektion groß.

Diagnose

Die oben beschriebenen Symptome sind klare Kriterien für die ärztliche Diagnose von rheumatischem Fieber.

Wie gefährlich ist rheumatisches Fieber?

Rheumatisches Fieber kann zu Organentzündungen führen. Meistens sind mehrere Gelenke geschwollen, rot und überwärmt (Arthritis).

Die Herzentzündung kann folgenlos abheilen. Es können jedoch Narben an den Herzklappen zurückbleiben, die zu einer Verstopfung beim Strom (Stenose) oder Rückstrom des Blutes (Regurgitation bei Insuffizienz) führen. Manchmal ist die Klappenfunktion monate- oder jahrelang schwer beeinträchtigt, sodass die beschädigten Herzklappen schließlich chirurgisch repariert oder ersetzt werden müssen. In seltenen Fällen schwächt die Entzündung den Herzmuskel zu sehr und es kommt zum Tod durch Herzversagen (S. 659).

Wenn akutes rheumatisches Fieber das Gehirn angreift, kann es zu unkoordinierten oder unkontrollierten Bewegungen der Gliedmaßen oder Gesichtsmuskeln kommen. Dieses Phänomen nennt sich »Chorea minor«, abgeleitet von dem griechischen Wort für »tanzen«. Früher wurde diese bei rheumatischem Fieber auftretende Komplikation als »Veitstanz« bezeichnet. Die Krankheit kann auch ringförmige, erhabene rote Stellen auf der Haut (Erythema marginatum) hervorrufen. Unter der sonst normalen Haut können sich Knoten bilden.

Behandlung

Vorbeugung

Rheumatisches Fieber ist vermeidbar. Wenn Kinder eine Halsentzündung bekommen, sollte ein Arzt konsultiert werden, vor allem, wenn die Entzündung länger als 24 Stunden anhält und mit Fieber einhergeht (S. 86).

Labortest

Bei Verdacht auf eine Streptokokkenentzündung im Rachenbereich macht der Arzt einen Rachenabstrich, der im Labor getestet wird.

Wenn bestimmte Arten von Streptokokken entdeckt werden, verschreibt der Arzt Antibiotika, in vielen Fällen Penicillin.

Arzneimitteltherapie

Durch die Antibiotikagabe sollen die verbliebenen Streptokokken beseitigt werden. Normalerweise verabreicht man sie mehrere Jahre lang, um erneute Anfälle von rheumatischem Fieber zu verhindern. Bei akutem rheumatischem Fieber werden große Dosen Aspirin und manchmal kortisonähnliche Medikamente angewendet, um den Entzündungsprozess zu unterdrücken. Halsentzündungen kommen häufig vor und sind meist nicht sehr gefährlich. Eine nicht behandelte Streptokokkeninfektion kann jedoch, falls es zu rheumatischem Fieber kommt, schwere Herzkomplikationen zur Folge haben, die das ganze Leben lang anhalten.

Entzündung der Herzinnenhaut

Symptome
- Fieber
- Starke Müdigkeit oder Appetitlosigkeit
- Herzgeräusche
- Nächtliche Schweißausbrüche, Schüttelfrost

Das Endokard ist eine dünne Gewebeschicht, die die Innenwand der vier Herzabteilungen und Klappen überzieht. Damit es zu einer Entzündung des Endokards kommen kann, müssen die verantwortlichen Organismen einen Ort im Herzen finden, an dem sie sich festsetzen und vermehren können. Bei einem normalen, gesunden Herz ist es sehr unwahrscheinlich, dass sich eine Entzündung der Herzinnenhaut (Endokarditis) entwickelt, doch bei angeborenen Fehlbildungen des Herzens oder der Herzklappen oder bei Vernarbung infolge von rheumatischem Fieber (S. 677) besteht ein Risiko. In diesen Fällen kann es innerhalb des Herzens abnorme Oberflächen geben, an denen sich die Organismen ansammeln und vermehren und sich auf andere Körperteile ausbreiten können.

Bestimmte Bakterien, die im Mund und in den oberen Atemwegen häufig vorkommen, können Entzündungen der Herzinnenhaut verursachen, wenn sie beim Ziehen eines Zahnes, der operativen Entfernung der Gaumenmandeln oder einer anderen Operation, bei der es

Entzündung der Herzinnenhaut: Vorbeugung und Schutz

Menschen mit bestimmten angeborenen oder erworbenen Erkrankungen des Herzens oder der Herzkklappen, mit Vernarbungen der Herzklappen infolge von rheumatischem Fieber oder mit künstlichen Herzklappen sind anfällig für möglicherweise lebensgefährliche Herzinnenhautentzündungen. Dabei spielt es keine Rolle, ob das Herzproblem an sich geringfügig ist, ob die Fehlbildung korrigiert worden ist oder ob sich die Betroffenen trotz der Erkrankung gesund fühlen. Antibiotika schützen vor Entzündungen dadurch, dass sie Bakterien vernichten oder unter Kontrolle bringen. Ihre Einnahme empfiehlt sich vor und nach bestimmten Operationen, bei denen Bakterien in den Blutkreislauf und zum Herzen gelangen und dort eine Infektion verursachen können. Gefährdete Menschen sollten ein Merkblatt oder einen Notfallausweis bei sich tragen. Bei den verschiedenen Eingriffen wird folgendes Vorgehen empfohlen:

Chirurgische Behandlung von Zähnen, der Mundhöhle und der Atemwege

Wenn es bei Operationen im Mund- oder Rachenbereich zu Blutungen kommen kann, verschreibt der Arzt wahrscheinlich Amoxicillin (ein Breitband-Penicillin), das 1 Stunde vor und 6 Stunden nach der Operation – unter Umständen auch nur einmalig – eingenommen werden muss.

Bei Allergie gegen Amoxicillin wird ein anderes Antibiotikum, etwa Erythromycin oder Clindamycin, eingesetzt. Bei Patienten, die schon eine Herzklappenoperation hinter sich haben, muss eventuell ein Antibiotikum gespritzt werden.

Urologische und gastrointestinale Operationen und Untersuchung mit Instrumenten

Darmbakterien (Enterokokken) sind oft resistent gegen Penicillin. Vorbeugend ist eventuell eine gespritzte Antibiotikakombination unmittelbar vor und 8 Stunden nach der Operation. Gelegentlich reichen oral einzunehmende Antibiotika oder auch die einmalige Gabe aus.

Entzündungen der Lunge und der Haut

Bei der Entwicklung derartiger Entzündungen ist eventuell eine vorbeugende Antibiotikabehandlung angebracht.

An die Vorbeugung denken!

Tägliche Mundhygiene ist ebenso wichtig wie professionelle Zahnpflege. Regelmäßige Zahnarztbesuche sowie die sorgfältige Zahn und -fleischpflege mit Zahnbürste und -seide sind unerlässlich (→ Zahnpflege, S. 363). Die betroffenen Patienten sollten ihre Zahnärzte über das Risiko einer Entzündung der Herzinnenhaut informieren.

zu Blutungen im Mund- oder Rachenbereich kommt, in den Blutkreislauf gelangen.

Darmbakterien (Enterokokken) können bei der Einführung von Instrumenten oder Operationen im Bereich von Prostata, Blase, Mastdarm oder weiblichen Geschlechtsorganen in den Blutkreislauf gelangen. Ebenfalls sind Rauschgiftsüchtige, die Drogen mit nicht sterilisierten Nadeln intravenös spritzen, anfällig für eine Endokarditis, auch wenn sie keine Herzklappenprobleme haben.

Diagnose

Eine Entzündung der Herzinnenhaut kann sich schnell entwickeln. Dabei kommt es normalerweise zu Fieber und Schüttelfrost, vor allem bei älteren Menschen. Andere mögliche Symptome sind nächtliche Schweißausbrüche, Unwohlsein, Müdigkeit, Appetitlosigkeit, Gewichtsabnahme und Gelenkentzündung.

Wenn die Entzündung einen langsameren Verlauf nimmt, achtet der Arzt auf Symptome wie stark beschleunigte Herzfrequenz (Tachykardie), Milzvergrößerung, Blasse oder gelbbraune Haut, kleine rote Punkte auf Haut und Schleimhäuten und Herzgeräusche. Der Arzt

ordnet eine Reihe von Bluttests an. So bestimmt er die Mikroorganismen, die die Infektion verursacht haben.

Wie gefährlich sind Entzündungen der Herzinnenhaut?

Entzündungen der Herzinnenhaut können tödlich enden, wenn die Infektion nicht behandelt wird. Da die Betroffenen meist bereits an Herzkrankheiten leiden, hängt viel davon ab, ob es zu Komplikationen kommt. Auch wenn die bakterielle Infektion heilt, können noch Jahre später Herzsymptome auftreten, die auf die durch die Entzündung verursachten Herzklappenschäden verweisen. Es kann auch zu Komplikationen wie Herz- oder Nierenversagen kommen.

Behandlung

Vorbeugung

Trotz sehr wirkungsvoller moderner Antibiotika ist die Behandlung unter Umständen schwierig und ihr Ausgang ungewiss. Vorbeugen ist also besser als heilen (→ Entzündung der Herzinnenhaut: Vorbeugung und Schutz, diese Seite).

Arzneimitteltherapie

Die Antibiotikatherapie richtet sich nach der Art der Mikroorganismen. Mithilfe von Bluttests wird bestimmt, welches Antibiotikum geeignet ist. Oft ist es eine Kombination von Antibiotika, darunter häufig Penicillin. Die Mittel werden meist direkt in eine Vene gespritzt und können über einen Zeitraum von mehreren Wochen kontinuierlich verabreicht werden.

Chirurgische Behandlung

Wenn die Herzklappen durch die Infektion stark geschädigt sind, müssen sie eventuell ersetzt werden (→ Herzklappenoperationen, S. 684).

Mitralklappenprobleme

Symptome

- Keine
- Kurzatmigkeit, besonders nach Sport
- Schnelle Ermüdung
- Häufige Anfälle von Bronchitis
- Beschwerden im Brustraum oder Herzklopfen

In der linken Herzhälfte verbindet die Mitralklappe die obere Abteilung (den Vorhof) mit der darunter liegenden Kammer. Wenn sie sich nicht mehr weit genug öffnet und nicht so viel Blut durchströmen kann, spricht man von Mitralklappenstenose (griechisch: »stenosis« für »Verengung«). Wenn die Mitralklappe nicht mehr richtig schließt und es so zu einem Rückstrom des Blutes von der Kammer in den Vorhof kommt, liegt eine Mitralklappeninsuffizienz vor.

Eine Mitralstenose geht fast immer auf rheumatisches Fieber zurück. Eine schwere Mitralklappeninsuffizienz ist in den meisten Fällen auf die so genannte myxomatöse Proliferation, eine Erkrankung, bei der die Mitralklappen erschlaffen, zurückzuführen. Weltweit ist nach wie vor rheumatisches Fieber die Hauptursache von Mitralklappeninsuffizienz.

Mitralklappenstenose

Da sich die Mitralklappe verengt, sammelt sich zu viel Blut im linken Vorhof an. Der Druck steigt an und der Vorhof vergrößert sich. Daneben kommt es zu einem Rückstau des Blutes in den Lungen, was zu einer Stauungslunge (Lungenödem) führt. Eine Mitralstenose hat häufig Vorhofflimmern zur Folge (S. 670).

Mitralklappeninsuffizienz

Ein anderes Problem tritt bei Schlussunfähigkeit der Mitralklappe während der Kontraktion der linken Herzkammer auf. Weil das Blut in den Vorhof zurückströmt, wird der restliche Körper nicht so gut durchblutet. Die linke Herzkammer (die Hauptpumpe) pumpt dann kräftiger und versucht, den verringerten Blutfluss zu kompensieren. Dadurch kann es zu einer Vergrößerung der linken Herzkammer kommen, die sich schließlich abnutzt und erschlafft. Es gibt mehrere mögliche Ursachen für eine Mitralklappeninsuffizienz. Sie kann aus Schäden infolge eines rheumatischen Fiebers resultieren, genauso gut aber angeboren oder die Folge einer Vorwölbung (Prolaps) der Mitralklappensegel sein (→ Mitralklappenvorfall, S. 682).

Diagnose

Hinter Kurzatmigkeit, die vor allem nach leichter Anstrengung oder nachts auftritt, vermutet der Arzt eventuell eine Mitralstenose. In fortgeschrittenem Stadium kann Blutrückstau zur Ansammlung von Flüssigkeit (Ödem) in den Knöcheln führen, die dann anschwellen. Viele Symptome einer Mitralinsuffizienz ähneln denen einer Mitralstenose. Um die Diagnose zu bestätigen, horcht der Arzt oder Kardiologe den Herzschlag ab und versucht charakteristische Herzgeräusche zu erkennen. Es werden Röntgenaufnahmen des Brustkorbs und Elektrokardiogramme gemacht (→ Übliche Diagnoseverfahren, S. 655). Mithilfe der Echokardiographie (→ Echokardiogramme, S. 683) lassen sich Klappenkonfiguration und Abnormitäten des Blutflusses feststellen.

Wie gefährlich sind Mitralklappenprobleme?

Wenn keine schwere Erkrankung der Mitralklappe vorliegt, fühlen sich die Patienten meist jahrzehntelang gesund oder haben nur minimale Symptome. Bei schweren Klappendeformationen können Müdigkeit und Kurzatmigkeit jedoch mit der Zeit zu starker Beeinträchtigung führen. Außerdem besteht ein Risiko für Vorhofflimmern, also schnelles und unkoordiniertes Schlagen der Vorhöfe (→ Herzrhythmusstörungen, S. 669). Das führt manchmal zur Bildung eines gefährlichen Blutgerinnsels (Thrombus), das dann als Embolus auch in andere Körperteile gelangen kann (→ Arterielle Embolie, S. 693).

Behandlung

Vermeidung von Komplikationen

In manchen Fällen können Mitralklappenprobleme durch vorbeugende Behandlung vermieden werden. Dabei wird prophylaktisch

Streptokokkenangina behandelt, um so rheumatisches Fieber zu umgehen (S. 677). Menschen mit Mitralklappenproblemen sind besonders anfällig für Herzinnenhautentzündung. Deshalb sollten vor Untersuchungen im Mundbereich oder im unteren Gastrointestinalbereich besondere Vorsichtsmaßnahmen ergriffen werden (→ Entzündung der Herzinnenhaut: Vorbeugung und Schutz, S. 679).

Arzneimitteltherapie

Die Ansammlung von Flüssigkeit (Ödem) in den Lungen, Knöcheln oder Beinen kann mit Diuretika behandelt werden. Diese Harn treibenden Medikamente, auch »Entwässerungspillen« genannt, führen zu einer erhöhten Urinbildung, die dazu beiträgt, ein Zuviel an Flüssigkeit aus dem Körper zu schwemmen. Auch andere Medikamente unterstützen das Herz dabei, das Blut effizienter durch den Kreislauf zu pumpen.

Bei Vorhofflimmern wird zur Verlangsamung der schnellen Herzfrequenz eventuell Digoxin verschrieben. Außerdem können Koagulationshemmer verabreicht werden um Blutgerinnsel zu verhindern.

Chirurgische Behandlung

Wenn im Fall einer Mitralstenose andere Behandlungsversuche fehlschlagen, empfiehlt der Arzt oft eine Ballonvalvuloplastie. Hier wird die Mitralstenose mithilfe eines Ballonkatheters gesprengt (→ Korrektur von Herzklappenin-

---

Korrektur von Herzklappenstenosen (Valvuloplastie)

Eine verengte Herzklappe (Stenose) kann den Blutfluss einschränken und Komplikationen, etwa eine Herzvergrößerung, zur Folge haben. Das Problem lässt sich durch eine Operation am offenen Herzen (→ Herz-klappenoperationen, S. 684) lösen, doch der Arzt kann auch zu einer Ballonvalvuloplastie raten.

Eine Valvuloplastie wird durchgeführt, wenn sich die Öffnung einer Herzklappe verengt hat. Das kann infolge von Verwachsungen der Klappensegel, etwa durch ein vorangegangenes rheumatisches Fieber (S. 677), geschehen.

Bei einer Mitralstenose (→ Mitralklappenprobleme, S. 680) wird manchmal anstelle einer Operation eine Ballonvalvuloplastie durchgeführt. Bei der Entscheidung für die Ballonvalvuloplastie werden die Risiken sowie der Nutzen des Eingriffs gegen die offene Operation abgewogen. So besteht etwa bei Herzklappen, in denen sich nicht so viel Kalk eingelagert hat und die nicht so stark deformiert sind, nur ein geringes Risiko.

Falls die Symptome auf eine Aortenklappenstenose (→ Probleme der Aortenklappen, S. 682) hindeuten, wird manchmal eine Ballonvalvuloplastie durchgeführt, im Allgemeinen jedoch nur, wenn eine Operation der Aortenklappe für zu riskant gehalten wird oder wenn andere schwere Gesundheitsprobleme vorliegen, die behandelt werden müssen, bevor die chirurgische Ersetzung der Aortenklappe möglich ist.

Das Verfahren

Die Ballonvalvuloplastie der Mitralklappe bedarf keiner offenen Operation: Es wird ein Katheter durch eine Vene (meist in der Leistengegend) eingeführt und durch die Blutgefäße in die rechte Herzhälfte geleitet. Der Katheter passiert den rechten Vorhof, die Zwischenwand, den linken Vorhof und dann die Mitralklappe, wo der Ballon aufgepumpt wird, um die Klappenöffnung zu erweitern. Eine Aortenvalvuloplastie hat einen ähnlichen operativen Verlauf. Allerdings wird hier der Katheter in eine Leistenarterie eingeführt und rückwärts durch die Aortenklappe geleitet. Wenn die Spitze des Katheters die Öffnung der erkrankten Klappe erreicht hat, wird der Ballon aufgepumpt, um die Verengung zu erweitern und den Blutfluss zu verbessern. Manchmal müssen zur Erweiterung der Öffnung zwei Ballons eingesetzt werden.

Genesung

Wie bei jedem Herzeingriff gibt es Risiken. Andererseits können Symptome wie Kurzatmigkeit praktisch sofort behoben werden. Der Krankenhausaufenthalt und die Genesungsdauer belaufen sich meist auf wenige Tage und sind damit deutlich kürzer als bei offenen Herzoperationen.

Ballonkatheter

Mitralklappe mit Kalkeinlagerungen

Eine Mitralstenose lässt sich häufig effektiv behandeln, indem ein Ballonkatheter durch eine Vene, das (vorsichtig punktierte) Vorhofseptum und die enge Mitralklappenöffnung geführt wird. Durch anschließendes Aufpumpen des Ballons werden die Klappensegel auseinander gedrückt und die Öffnung wird erweitert.

suffizienzen, S. 681). Wenn sich zu viel Kalk in der Klappe eingelagert hat und eine Ballonvalvuloplastie nicht sicher genug oder nicht durchführbar ist, muss die Klappe chirurgisch ersetzt werden. In manchen Fällen, vor allem infolge von myxomatös veränderten Mitralklappen, lässt sich die Klappe chirurgisch reparieren. In anderen Fällen muss sie ersetzt werden. Der chirurgische Ersatz erfolgt unter Verwendung von tierischem Gewebe oder auch einer Klappe aus Kunststoff (→ Herzklappenoperationen, S. 684). In speziellen Fällen kann auch eine Valvuloplastie bei einer Mitralstenose durchgeführt werden (→ Korrektur von Herzklappenstenosen, S. 681).

Mitralklappenvorfall

Symptome
- Keine
- Kurzfristige Phasen beschleunigten Herzschlags (Herzklopfen, Palpitationen)
- Schmerzen im Brustraum
- Kurzatmigkeit
- Schnelle Ermüdung

Die Mitralklappe verbindet in der linken Herzhälfte die obere Abteilung (den Vorhof) mit der darunter liegenden Kammer. Bei normaler Funktion kontrolliert die Mitralklappe, die aus zwei Segeln besteht, den Blutfluss zwischen Vorhof und Kammer. Manchmal kommt es jedoch zur ballonartigen Vorwölbung (Prolaps) eines oder beider Klappensegel. Ein Mitralklappenvorfall kann Klickgeräusche zur Folge haben, die für den Arzt zu hören sind, wenn er das Herz mit einem Stethoskop abhorcht. Der Vorfall kann außerdem zu einer Mitralklappeninsuffizienz führen, bei der das Blut, während die Kammer pumpt, in den Vorhof zurückfließt (Regurgitation). Dabei entsteht ein Herzgeräusch. Daher wird ein Mitralklappenvorfall auch als »Klicksyndrom« bezeichnet. Die gewöhnlich eher harmlose Krankheit tritt bei etwa 10 Prozent der erwachsenen Bevölkerung der westlichen Industriestaaten auf und kommt bei Frauen häufiger vor. Eine Häufung gibt es außerdem bei Frauen, die an Skoliose oder anderen Abnormitäten des Skeletts leiden (S. 906).

Diagnose
Ein Mitralklappenvorfall wird wahrscheinlich mithilfe des Stethoskops diagnostiziert. Zur Bestätigung kann der Arzt oder Kardiologe ein Echokardiogramm machen (S. 683).

Wie gefährlich ist ein Mitralklappenvorfall?
Häufig wird ein Mitralklappenvorfall bei einer Routineuntersuchung mit dem Stethoskop entdeckt. Die Krankheit gibt nur selten Anlass zur Sorge. In wenigen Fällen kann sie jedoch eine episodische Beschleunigung des Herzschlags (Palpitationen), Schmerzen im Brustraum und eine hochgradige Mitralklappeninsuffizienz verursachen und muss medizinisch oder sogar chirurgisch behandelt werden.

Behandlung
Die meisten Menschen mit einem Mitralklappenvorfall führen ein normales Leben, haben eine normale Lebenserwartung und müssen ihre Lebensweise nicht ändern. Eine bei Mitralklappenvorfall manchmal, vor allem bei Menschen mittleren und höheren Alters, auftretende Komplikation besteht in der Ruptur der Sehnenfäden (Chordae tendineae). Teile der Klappe (Segel) können »ausschlagen« und Blut austreten lassen. In diesem Fall ist ein rascher chirurgischer Eingriff erforderlich.

Vorbeugende Maßnahmen
Bei einem Mitralklappenvorfall besteht eventuell ein erhöhtes Risiko für Herzinnenhautentzündungen. Vor Zahnbehandlungen und bestimmten Operationen sollten deshalb prophylaktisch Antibiotika eingenommen werden (→ Entzündung der Herzinnenhaut: Vorbeugung und Schutz, S. 679).

Arzneimitteltherapie
Wer zu den wenigen Menschen gehört, deren Mitralklappenvorfall häufig beunruhigende Palpitationen verursacht, kann sich vom Arzt Betablocker verschreiben lassen. Diese Medikamente blockieren den stimulierenden Effekt, den das Hormon Adrenalin auf das Herz hat.

Probleme der Aortenklappen

Symptome
- Keine
- Schwäche bei Anstrengung
- Kurzatmigkeit
- Beschwerden im Brustraum (Angina Pectoris)
- Ohnmachtsanfälle

Die Aortenklappe lässt das Blut von der Hauptpumpe (der linken Herzkammer) in die große Körperschlagader (Aorta) fließen, die das mit

Echokardiogramme: Bilder aus Schall

Bevor die Echokardiographie (auch: Ultraschall-Kardiographie, UKG) entwickelt wurde, konnten sich Ärzte und Kardiologen nur auf die körperliche Untersuchung sowie die grafische Darstellung der elektrischen Aktivität des Herzens (EKG) und auf Röntgenaufnahmen stützen, wenn sie Zustand und Funktion des Herzens beurteilen wollten. Jetzt ist es möglich, auf nichtinvasive Weise direkt in das Herz »hineinzuschauen«.

Die Echokardiographie zeichnet (Graph) mit dem reflektierten Schall (Echo) des Herzens (Kardio) Bilder auf. Spezielle Vibrationskristalle erzeugen harmlose, für das menschliche Ohr nicht hörbare Hochfrequenzschallwellen, die auf die Herzgewebe gerichtet sind und von diesen reflektiert werden. Das Reflektionsmuster wird maschinell aufgezeichnet und auf einem Monitor als grafische Darstellung des Herzens wiedergegeben. Auf diese Weise kann das aktive Herz beobachtet werden. Der Arzt sieht auf dem Monitor die für die Pumpfunktion wichtigste Kammer des Herzens, ihre Bewegungen (Kontraktilität), die Form und Dicke der Zwischenwände, die Klappen, die äußere Umhüllung des Herzens (Perikard) und die großen Venen und Arterien, die an das Herz angeschlossen sind. Geschwindigkeit und Richtung des Blutflusses durch die einzelnen Klappen und Abteilungen des Herzens können mithilfe des Doppler-Verfahrens aufgezeichnet werden, um Verengungen und Insuffizienzen der Klappen festzustellen.

Das Verfahren

Die Echokardiographie ist eine nichtinvasive und normalerweise schmerzlose Methode. Der Patient liegt auf dem Rücken, eventuell leicht nach links geneigt. Ein Spezialgel wird auf die Brust aufgetragen, um die Leitung der Ultraschallwellen zu verbessern. Der Schallkopf (mit den Kristallen, die die Wellen erzeugen und das Echo empfangen) wird in eine günstige Position auf der Brust des Patienten gebracht. Der Schallkopf ist durch ein Kabel mit dem Monitor und anderen elektronischen Komponenten verbunden. Wenn der Arzt ein deutlicheres Bild benötigt, wird der Schallkopf durch die Speiseröhre in den Magen eingeführt, wo Bilder mit höherer Auflösung gemacht werden können, weil sich das Herz und die große Körperschlagader (Aorta) sehr nahe an der Speiseröhre befinden. Dieses Verfahren nennt sich transösophageale Echokardiographie.

Vorteile des Verfahrens

Es sind keine Röntgenaufnahmen erforderlich. Das Verfahren ist sicher und nichtinvasiv und es kann überall durchgeführt werden, am Krankenhausbett, in der Arztpraxis oder sogar im Operationssaal.

Diagnose

Mithilfe der Echokardiographie lassen sich verschiedene Herzbeschwerden diagnostizieren, darunter Erkrankungen der Herzkranzgefäße, -attacken, -klappenfehler, -muskelschwäche, Flüssigkeitsansammlungen im Herzbereich (Perikardergüsse), Fehlbildungen der Aorta und angeborene Herzdefekte bei Kindern und Erwachsenen. Die Echokardiographie hat sich außerdem als besonders nützlich bei der Beurteilung der Funktionsfähigkeit der linken Herzkammer erwiesen.

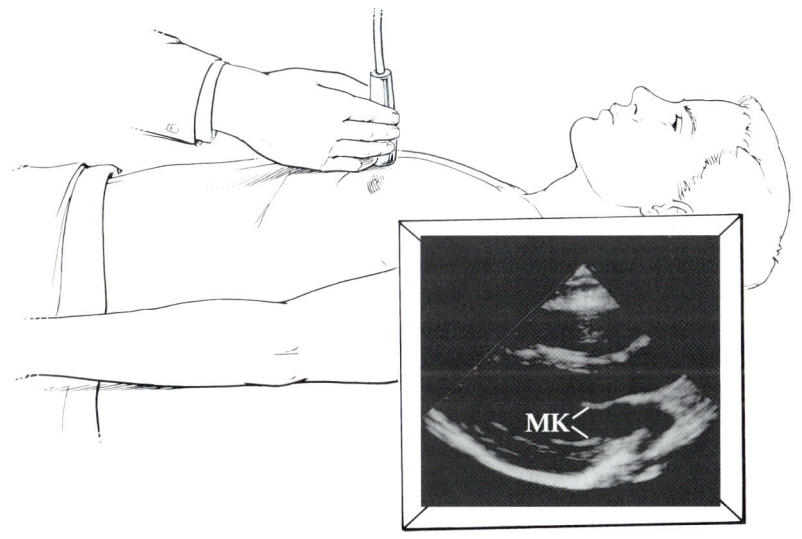

Bei der Echokardiographie wird ein Schallkopf, der Schallwellen erzeugt, über dem Herzen in Position gebracht. Die reflektierten Schallwellen werden bearbeitet und liefern auf einem Monitor kontinuierlich Bilder des Herzens. Dieses Echokardiogramm zeigt eine gesunde Mitralklappe (MK).

Sauerstoff angereicherte Blut wiederum auf die immer kleiner werdenden Arterien und die Körpergewebe verteilt. Die Klappe selbst besteht aus drei halbmondförmigen Semilunarklappen, die sich schließen um zu verhindern, dass das Blut zwischen den Kontraktionen aus der Aorta in die Herzkammer zurückfließt.

Aortenstenose

Wenn die Öffnung einer Klappe verengt ist und weniger Blut durch sie fließen kann, spricht man von einer Stenose. Eine solche Verengung bedeutet, dass die linke Herzkammer (die Hauptpumpe des Herzens) kräftiger pumpen muss um den systolischen arteriellen Blutdruck

Herzklappen-operationen

In manchen Fällen müssen Herzklappenprobleme nicht behandelt werden. Ist eine Behandlung erforderlich, kann sie durch Medikamente oder eine Ballonvalvuloplastie (→ Korrektur von Herzklappenstenosen, S. 681) erfolgen. Gelegentlich ist jedoch eine offene Herzoperation die beste Lösung. Bei dieser wird der Brustkorb des Patienten geöffnet und eine Herz-Lungen-Maschine zur Aufrechterhaltung des Blutkreislaufs eingesetzt, während die Fehlbildung des Herzens repariert wird. Offene Herzoperationen schließen Bypass-Operationen (S. 665), die Korrektur von angeborenen Herzfehlbildungen (→ Angeborene Herzerkrankungen, S. 51), Herzklappenoperationen und auch die Entfernung von Herztumoren ein.

Reparatur der Herzklappen

Wenn die Herzklappen von Patienten repariert werden können, ist das Ergebnis normalerweise besser und anhaltender als bei künstlichen Herzklappen und es ist eventuell keine zusätzliche Arzneimitteltherapie (etwa mit Koagulationshemmern) erforderlich. Wenn sich beispielsweise eine Mitralklappeninsuffizienz nicht mehr wirksam mit Medikamenten behandeln lässt, kann eine chirurgische Korrektur angezeigt sein, die manchmal durch Reparatur der Klappe selbst und der Sehnen (Chordae), die sie am Herzmuskel verankern, erfolgt. Teilweise muss bei der Reparatur einer Herzklappe der Klappenring eingeengt werden, um das richtige Schließen der Klappensegel sicherzustellen.

Als Mitralkommissurotomie bezeichnet man die chirurgische Revision während einer offenen Herzoperation. Der Chirurg macht mit einem Spezialinstrument (Kommissurotom) Schnitte zwischen den Klappensegeln, die bei manchen Menschen mit Mitralstenose »verklebt« sind. Da jedoch eine Ballonvalvuloplastie (S. 681) nor-

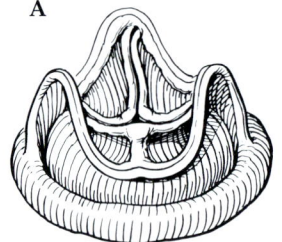 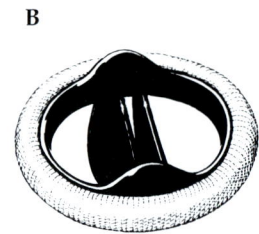 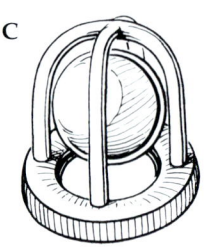

Drei häufig verwendete Prothesen zum Ersatz von defekten Herzklappen: (A) xenologe Bioprothese, (B) Doppelflügelklappe (offen), (C) Kugelklappe.

malerweise genauso effektiv ist, wird diese Operation nicht so häufig durchgeführt.

Ersetzung der Herzklappen

Die Mitralklappe muss ersetzt werden, wenn es unwahrscheinlich ist, dass mit einer Reparatur oder Ballonvalvuloplastie ein zufrieden stellendes Ergebnis erreicht werden kann. Die Ersetzung der Herzklappe ist auch die Methode bei Erkrankungen der Aortenklappen, die sich nicht medikamentös behandeln lassen. Bei der Operation entfernt der Chirurg die defekte Herzklappe und ersetzt sie durch eine künstliche Klappe (Prothese). Chirurgen und Kardiologen besprechen mit dem Patienten, welcher Prothesentyp für ihn am besten geeignet ist. Jeder Typ hat bestimmte Vor- und Nachteile. Mechanische Prothesen bestehen aus Metall und Kunststoffmaterial. Zu ihnen zählen Kugelklappen, Kippscheibenprothesen und Doppelflügelklappen, die alle sehr lange haltbar sind. Der Nachteil von mechanischen Klappen besteht darin, dass die Empfänger das ganze Leben lang Koagulationshemmer wie Cumarin einnehmen müssen (Antikoagulation), weil sich an den Klappen immer wieder Blutgerinnsel bilden, die zu einer Verstopfung oder zu einer Embolie (einem Blutgerinnsel, das in einen anderen Teil des Körpers, etwa in das Gehirn, gelangt) führen können.

Bioprothesen werden aus tierischem (xenologem) oder menschlichem (homologem) Gewebe hergestellt. Bioprothesen aus xenologem Material bestehen normalerweise aus Herzklappen von Schweinen oder dem Perikard von Rinderherzen. Bioprothesen aus homologem Material bestehen aus den von Verstorbenen gespendeten Herzklappen. Anders als Spenderherzen können Herzklappen konserviert werden und sind kein lebendes Gewebe mehr. Bei ihnen kann es nicht zur Abstoßungsreaktion kommen. Der Vorteil von Bioprothesen besteht darin, dass eine Antikoagulation nicht erforderlich ist. Sie halten jedoch nicht so lange wie mechanische Herzklappen. Bei allen Prothesen kann es zu Infektionen kommen, die mit Antibiotika schwer zu behandeln sind. Deshalb ist es für Träger von Herzklappenprothesen wichtig, vor Zahnbehandlungen oder Operationen Vorsichtsmaßnahmen zu ergreifen (→ Entzündung der Herzinnenhaut: Vorbeugung und Schutz, S. 679).

Das Verfahren

Die Operation erfolgt unter Vollnarkose. Durch einen Einschnitt entlang des Brustbeins (Sternum) wird das Herz freigelegt und an eine Herz-Lungen-Maschine zur Aufrechterhaltung der Sauerstoffversorgung und des Blutkreislaufs angeschlossen. Die defekte Herzklappe wird entfernt und ersetzt.

Genesung

Nach der Operation (die mehrere Stunden dauert) bleiben die Patienten einige Tage auf der Intensivstation. Die Herzfunktion und der Genesungsprozess im Allgemeinen werden genau überwacht. In der Erholungsphase helfen Physiotherapeuten, Ernährungswissenschaftler und Psychologen den Patienten ihr normales Leben wieder aufzunehmen.

aufrechtzuerhalten. Das führt häufig zu einer Hypertrophie der linken Herzkammer (Linksherzhypertrophie). Der linke Herzmuskel arbeitet mit der Zeit nicht mehr so effizient; er vergrößert sich und erschlafft.

Aortenklappeninsuffizienz

Ein anderes Problem entsteht, wenn die Aortenklappe in der Diastole nicht mehr schließen kann. Bei dieser als Aortenklappeninsuffizienz bezeichneten Erkrankung strömt Blut in die Herzkammer zurück. Dadurch wird der restliche Körper nicht mehr so gut durchblutet und das Herz muss kräftiger pumpen, um den Blutfluss aufrechtzuerhalten. Die Folge ist häufig eine Vergrößerung der linken Herzkammer, deren Muskel sich mit der Zeit abnutzen und erschlaffen kann. Aortenstenose und Aortenklappeninsuffizienz können aus einer Schädigung der Aortenklappe durch rheumatisches Fieber oder aus angeborenen Fehlbildungen resultieren. In den meisten Industrieländern tritt die Aortenstenose vor allem bei älteren Menschen aufgrund einer Degeneration und Verkalkung der Aortenklappe auf. Sie kommt bei Männern viel häufiger vor als bei Frauen.

Diagnose

Der Arzt kann eine Aortenstenose oder Aortenklappeninsuffizienz beim Abhören des Herzens mit einem Stethoskop feststellen. Er verordnet gegebenenfalls andere Tests, darunter Röntgenaufnahmen des Brustkorbs (um eine Herzvergrößerung festzustellen) Elektrokardiogramme (EKGs), um eine Hypertrophie der linken Herzkammer zu suchen, und Echokardiogramme (→ Echokardiogramme, S. 683).

Wie gefährlich sind Probleme der Aortenklappen?

Die Überlastung der linken Herzkammer stellt das größte Risiko dar. Sie kann zu → Angina pectoris, S. 657, → Herzmuskelschwäche, S. 659, oder → Ohnmachtsanfällen, S. 674, führen. Probleme der Aortenklappen können ohne Symptome verlaufen, bis sie in ein gefährliches Stadium eintreten. Dann ist unter Umständen sofort eine Behandlung (beispielsweise eine Operation der Aortenklappe) erforderlich.

Behandlung

Wer an einer Aortenstenose oder Aortenklappeninsuffizienz leidet, ist nur selten zu völliger Passivität verurteilt. Zu große körperliche Anstrengungen sind zwar zu vermeiden, doch sportliche Betätigung in Maßen ist normalerweise empfehlenswert.

Vorbeugung

Bei Problemen der Aortenklappe besteht das erhöhte Risiko einer Herzinnenhautentzündung. Vor Zahnbehandlungen und bestimmten Operationen sollten deshalb vorsichtshalber Antibiotika eingenommen werden (→ Entzündung der Herzinnenhaut: Vorbeugung und Schutz, S. 679).

Chirurgische Behandlung

Bei starkem Verschleiß der Klappe kann die auf lange Sicht einzige Lösung in einem chirurgischen Ersatz oder einer Klappenrekonstruktion bestehen (→ Herzklappenoperationen, S. 684).

Probleme der Trikuspidal- und Pulmonalklappe

Das Blut verlässt die vier Abteilungen des Herzens durch Klappen. Weiter oben wurden die in diesem Zusammenhang häufigsten Probleme besprochen. Sie betreffen die Aorten- und die Mitralklappe der linken Herzseite. Seltener kann es auch zu schweren Funktionsstörungen der Pulmonal- und Trikuspidalklappe kommen.

Aus der oberen Abteilung, dem rechten Vorhof, fließt das Blut durch die Trikuspidalklappe in die darunter liegende rechte Herzkammer und anschließend durch die Pulmonalklappe in die Lungenarterie und die Lungen, wo es mit Sauerstoff angereichert wird.

Genau wie an der Aorten- und der Mitralklappe kann es auch an der Trikuspidal-und der Pulmonalklappe zu einer Verengung der Klappenöffnung kommen, durch die der Blutfluss eingeschränkt wird (Trikuspidal- oder Pulmonalstenose). In manchen Fällen tritt eine Schlussunfähigkeit der Klappe auf, bei der das Blut durch die Klappe, die eigentlich geschlossen sein sollte, zurückströmen kann (Insuffizienz mit Regurgitation). Beschwerden dieser Art werden oft bei einer Routineuntersuchung entdeckt und müssen nicht immer behandelt werden. Ist die Funktion der Klappe jedoch stark beeinträchtigt, muss sie repariert oder ersetzt werden (→ Herzklappenoperationen, S. 684). In bestimmten Situationen kann die Klappenöffnung mithilfe eines Ballonkatheters erweitert werden, der durch eine Beinvene eingeführt und zum Herzen geleitet wird.

Bei solchen Erkrankungen der Herzklappen kann auch ein erhöhtes Risiko für Entzündungen der Herzinnenhaut bestehen. Deshalb sollten vor Zahnbehandlungen und bestimmten Operationen vorsichtshalber Antibiotika eingenommen werden (→ Entzündung der Herzinnenhaut: Vorbeugung und Schutz, S. 679).

Herzmuskel- und Herzbeutelkrankheiten

Die Herzwand besteht aus drei Schichten: Der dünnen, sehr glatten Außenschicht (Epikard), dem Herzmuskel selbst (Myokard, von griechisch »myo« für »Muskel« und »kardia« für »Herz«) und der glatten Herzinnenwand (Endokard), an der das Blut entlangströmt. Das Herz wird außerdem von dem fibrösen Perikard (Herzbeutel) umhüllt.

Der Herzmuskel und die mit ihm verbundenen Schleimhäute können erkranken. Erkrankungen des Herzmuskels (Kardiomyopathien) sind zwar relativ selten, können jedoch als isoliertes Problem oder als Folge von Krankheiten auftreten, die auch andere Organe betreffen. Es kann auch zu entzündlichen Erkrankungen des Herzmuskels (Myokarditis) und des Herzbeutels (Perikarditis) kommen.

Erkrankung des Herzmuskels

Symptome
- Episodisch beschleunigter Herzschlag (Herzklopfen, Palpitationen)
- Kurzatmigkeit
- Schwäche
- Schmerzen im Brustraum
- Ohnmachtsanfälle
- Flüssigkeitsansammlung (Ödem)

Schäden oder Defekte des Herzmuskels werden als Herzmuskelkrankheit oder Kardiomyopathie (griechisch: »kardia« für »Herz«, »myo« für »Muskel« und »pathos« für »Krankheit«) bezeichnet. Es gibt verschiedene Formen von Herzmuskelkrankheiten.

Herzmuskelkrankheiten

Dilatative Kardiomyopathie
Diese Form der Herzinsuffizienz wird auch als kongestive Kardiomyopathie bezeichnet. Sie kann Symptome einer Herzmuskelschwäche (S. 659) hervorrufen, einschließlich Kurzatmigkeit und Ansammlung von Wasser, was zu Schwellungen (Ödemen), vor allem an Füßen und Knöcheln, führt. Außerdem kommt es zu einer Erweiterung der Herzhöhlen, in denen sich Gerinnsel (Thromben) bilden können, die eventuell als Emboli in andere Teile des Körpers gelangen. Die dilatative Kardiomyopathie kann in jedem Lebensalter auftreten und kommt in bestimmten Familien gehäuft vor.

Durch Alkohol verursachte Kardiomyopathie
Bei Alkoholikern, die viele Jahre lang große Mengen Alkohol konsumiert haben, kann sich eine dilatative Kardiomyopathie entwickeln. Solange es noch nicht zur Herzmuskelschwäche gekommen ist, kann man die Entwicklung stoppen. Der Betroffene muss das Trinken aufgeben.

Hypertrophische Kardiomyopathie
Bei dieser Form der Herzmuskelerkrankung kommt es zur Verdickung und Versteifung der Muskelwände der linken Herzkammer (Hypertrophie), was sowohl den Einstrom des Blutes in das Herz als auch sein Herausströmen beeinträchtigen kann. Die Erkrankung kommt in bestimmten Familien gehäuft vor.

Restriktive Kardiomyopathie
Bei dieser Erkrankung kommt es zu einer Versteifung des Herzmuskels und einer Störung der Ventrikelfüllung zwischen den Kontraktionen (in dem als Diastole bezeichneten Teil des Herzschlagzyklus). Weitere häufige Symptome sind die Bildung von Blutgerinnseln in den Herzabteilungen, Wasseransammlungen (Ödeme) und eine Empfindlichkeit der Leber.

Diagnose
Bei der Diagnose einer Kardiomyopathie (Herzmuskelkrankheit) berücksichtigt der Arzt alle Symptome, vor allem Kurzatmigkeit und Beschwerden im Brustraum, und macht eventuell Röntgenaufnahmen des Brustkorbs oder Elektrokardiogramme. Er kann auch eine Echokardiographie durchführen um, die Herzbewegungen zu beobachten (→ Echokardiogramme: Bilder aus Schall, S. 683). So lässt sich oft feststellen, welche Form von Kardiomyopathie vorliegt. In manchen Fällen erfolgt eine Herzkatheterisierung (S. 1340), bei der ein flexibler Katheter durch eine große Vene in das Herz geleitet wird. Der Arzt kann dabei auch eine Probe von Herzgewebe entnehmen, die unter dem Mikroskop untersucht wird (Biopsie).

Wie gefährlich sind Erkrankungen des Herzmuskels?
Meistens zeigen sich bei einer Erkrankung des Herzmuskels erst in weit fortgeschrittenem Stadium Symptome. Manchmal kommt es zum plötzlichen Herztod, bevor das Problem entdeckt wird (→ Plötzlicher Herztod, S. 674).

Eine Behandlung mit Medikamenten oder anderen Mitteln kann häufig die Symptome lindern und die Lebenserwartung erhöhen. Mit der Zeit kann es zu einer Besserung kommen. Wenn das Herz schwer erkrankt ist, stellt in manchen Fällen eine Herztransplantation die einzige Lösung des Problems dar (→ Herztransplantation, S. 688).

Behandlung
Für die Betroffenen ist es zwar sinnvoll, sich insgesamt fit zu halten, doch sie sollten sich auf keinen Fall körperlich überanstrengen. Bei sportlichen Betätigungen ist der Arzt zu befragen. Die Behandlung muss je nach Art der Kardiomyopathie auf die besonderen Verhältnisse des einzelnen Patienten zugeschnitten sein.

Arzneimitteltherapie
Es hängt von der Art der Kardiomyopathie ab, mit welchen Medikamenten sie behandelt wird. Möglich sind Diuretika (Entwässerungspillen, um die Ansammlung von Wasser in Körpergeweben zu verhindern), → Kalzium-Kanalblocker, S. 652, gefäßerweiternde Mittel (Vasodilatatoren), Medikamente zur Kontrolle von → Herzrhythmusstörungen, S. 669, sowie Digitalis und Betablocker.

Manchmal tritt eine sekundäre Kardiomyopathie infolge eines anderen Leidens auf und die Symptome bessern sich, wenn die Grunderkrankung effektiv behandelt wird. Das kann etwa bei Bluthochdruck, Sarkoidose und der Bronzediabetes (S. 647, 721 und 806) der Fall sein.

Vorbeugung
Bei manchen Kardiomyopathien besteht ein erhöhtes Risiko für Entzündungen der Herzinnenhaut. Deshalb sollten vor Zahnbehandlungen und bestimmten Operationen vorbeugend (prophylaktisch) Antibiotika eingenommen werden (→ Entzündung der Herzinnenhaut: Vorbeugung und Schutz, S. 679).

Bei durch Alkohol verursachter Kardiomyopathie muss unbedingt absolut und dauerhaft auf Alkohol verzichtet werden (→ Alkoholmissbrauch und Alkoholismus, S. 325).

Herzmuskelentzündung

Symptome
- Fieber
- Diffuse Schmerzen im Brustraum
- Gelenkschmerzen
- Abnorm beschleunigter Herzschlag
- Kurzatmigkeit
- Flüssigkeitsansammlungen

Die muskuläre Wand des Herzens wird als »Myokard« bezeichnet. Wie der Name (griechisch: »myo« für »Muskel« und »kardia« für »Herz«) besagt, ist das Myokard der Herzmuskel an sich. Eine akute Myokarditis ist eine Entzündung dieses Muskels.

Sie tritt normalerweise als Komplikation bei oder nach verschiedenen Infektionskrankheiten (etwa durch das Coxsackie-Virus), rheumatischem Fieber, Strahlenbelastung, bestimmten Chemikalien oder Medikamenten auf. Letztere werden auch als nicht entzündliche sekundäre Kardiomyopathie bezeichnet. Gleichzeitig kann sich eine Herzbeutelentzündung entwickeln (s. diese Seite).

Diagnose
Die ärztliche Diagnose der Krankheit erfolgt wahrscheinlich mithilfe von Elektrokardiographie und Röntgenaufnahmen. Oft wird Herzmuskelgewebe entnommen und untersucht (Biopsie), was die einzige Möglichkeit zur Bestätigung der Diagnose ist. Myokarditis kann eine sehr schwere Erkrankung sein. Das Ergebnis hängt von der Art der Infektion ab. Es kann zu Herzversagen und Tod kommen, doch in den meisten Fällen wird die Infektion beseitigt.

Behandlung
Anstrengende Aktivitäten sind zu vermeiden, bis sich die Herzaktion wieder normalisiert hat. Ebenfalls wichtig sind eine angemessene Ernährung (Kochsalzreduktion!) und die Behandlung der Grunderkrankung, falls diese identifiziert werden kann.

Wenn der Arzt Herzrhythmusstörungen bemerkt, dann empfiehlt er einen Krankenhausaufenthalt, die elektrokardiographische Überwachung des Herzens mittels EKG und die Einnahme geeigneter Medikamente (→ Herzrhythmuskontrolle durch Medikamente, S. 676), bis sich der Herzschlag normalisiert hat. In schweren Fällen wird eine Herztransplantation (S. 688) in Betracht gezogen.

Herzbeutelentzündung

Symptome
- Schmerzen im Brustraum, die links auf Hals, Schulter, Rücken oder Ober- und Mittelbauch ausstrahlen
- Kurzatmigkeit
- Schwellung des Bauchs

Herztransplantation

Herztransplantationen werden seit etwa 25 Jahren in vielen medizinischen Zentren routinemäßig durchgeführt. So liegt beispielsweise in der Mayo Clinic in den USA die Ein-Jahres-Überlebensrate mittlerweile bei 95 Prozent, die Fünf-Jahres-Überlebensrate bei 80 Prozent.

Die meisten Empfänger von Spenderherzen führen ein erfülltes und aktives Leben und viele von ihnen können sogar wieder arbeiten.

Wer kommt für eine Herztransplantation infrage?

Vom ungeborenen Kind im Mutterleib bis zum 70-Jährigen kommt jeder für eine Herztransplantation in Frage, bei dessen Herzkrankheit im Endstadium eine andere medikamentöse oder chirurgische Behandlung nicht möglich ist. Psychologische Stabilität und guter Zustand aller anderen lebenswichtigen Organe, einschließlich Leber, Nieren und Lungen, sind Voraussetzung. Außerdem sollten die Kandidaten keine anderen Krankheiten haben, beispielsweise bestimmte Arten von Krebs, Erkrankungen des Blutes oder schwere Zuckerkrankheit, durch die die Lebenserwartung verkürzt wird. Die Empfänger von Spenderherzen müssen bereit sein, Einschränkungen in Kauf zu nehmen wie etwa die lebenslange Einnahme von Medikamenten, die regelmäßige Teilnahme an Studien verschiedener Art und häufige Arztbesuche und Krankenhausaufenthalte. Die meisten Kandidaten für eine Herztransplantation haben keine hohe Lebenserwartung und weisen Symptome von Herzversagen auf wie Kurzatmigkeit, Schwäche, Flüssigkeitsansammlungen oder Herzrhythmusstörungen.

Spenderherzen

Die Situation bei den Spenderorganen ist für die Empfänger nicht zufriedenstellend, da es nicht genügend Spenderherzen gibt. Von den notwendigen Herztransplantationen können nur etwa 10 Prozent aufgrund dieses Mangels durchgeführt werden und bis zu 30 Prozent der Patienten sterben, bevor ein Spenderherz für sie gefunden wird. Viele Menschen sind sich dieses Notstands nicht bewusst und daher sollte mithilfe von Aufklärungskampagnen die Bevölkerung darüber informiert werden, dass ein großer Bedarf an Spenderherzen besteht. Es kommt oft vor, dass Familienangehörige von Verstorbenen Trost darin finden, wenn andere Menschen durch eine Organspende weiterleben können. Ein Spender allein kann viele lebensrettende Organe (Herz, Lungen, Nieren, Leber und Bauchspeicheldrüse) für sechs oder mehr Empfänger liefern.

Die Frage einer Organspende sollte rechtzeitig in der Familie besprochen werden, denn es fällt den Angehörigen von Verstorbenen leichter, deren Organe für eine Transplantation zur Verfügung zu stellen, wenn sie wissen, dass diese es so gewollt hätten. Die Entscheidung des Einzelnen lässt sich in einem Organspendeausweis oder einer Patientenverfügung schriftlich festhalten.

Das Verfahren

Die Mehrzahl der transplantierten Organe werden von toten Spendern entnommen, deren Hirnfunktionen unwiederbringlich erloschen sind und bei denen ein unabhängiges Ärztegremium durch wiederholte Untersuchungen den Hirntod festgestellt hat.

Das Spenderherz wird in einer speziellen Kühlflüssigkeit zum Krankenhaus transportiert. Die Brusthöhle des Empfängers wird geöffnet und das erkrankte Herz wird durch das Spenderherz ersetzt. Wie bei vielen Herzoperationen wird auch in diesem Fall zur Überbrückung des Herz-Kreislauf-Stillstandes routinemäßig eine Herz-Lungen-Maschine eingesetzt.

Abstoßung

Für eine Transplantation müssen Blutgruppe sowie eventuell der Gewebetyp von Spender und Empfänger übereinstimmen oder miteinander verträglich sein. Dies ist unabdingbar, denn das Immunsystem des Empfängers würde bei Nichtübereinstimmung oder Unverträglichkeit das transplantierte Organ sofort als fremd erkennen und über seine Abwehrzellen eine Abstoßungsreaktion auslösen.

Um das Abstoßungsrisiko bei einer Herztransplantation zu verringern, werden Medikamente verabreicht, die die normale Immunantwort des Körpers unterdrücken. Manche dieser immunsupprimierenden Wirkstoffe werden nur für kurze Zeit verwendet und nach der Operation bald abgesetzt, andere müssen lebenslang eingenommen werden. Bekannte Immunsuppressiva sind Cyclosporin, Prednison und Azathioprin. Sie haben Nebenwirkungen und können zudem die Körperabwehr gegen Infektionskrankheiten schwächen, daher gilt es, die Medikamente sorgfältig zu dosieren, um die Nebenwirkungen so gering wie möglich zu halten. Durch Entnahme (mit einem intravenös eingeführten Katheter) und Untersuchung von Herzgewebe kann der Arzt beurteilen, ob eine Abstoßungsreaktion eintreten und wie stark sie sein wird.

Genesung

Wenn eine Herztransplantation gelingt, erholt sich der Patient meist und kann ein relativ normales Leben führen. Ungefähr 90 Prozent der Empfänger von Spenderherzen sind 1 Jahr nach der Operation noch am Leben. Viele leben nach 10 Jahren, manche sogar nach 20 Jahren noch.

Neue Entwicklungen

Zurzeit besteht die wichtigste Aufgabe auf dem Gebiet der Herztransplantation darin, mehr Spenderherzen zu finden. Da es wahrscheinlich nie genug Spender geben wird, werden mögliche Alternativen klinisch und experimentell untersucht. Dabei werden zum Beispiel künstliche Pumpsysteme verwendet, die die Funktion der linken Herzkammer übernehmen (»Kunstherz«). Bei den meisten Patienten ist eine Linksherzinsuffizienz die häufigste Ursache des Herzversagens.

Künstliche Pumpsysteme werden zurzeit in ausgewählten medizinischen Zentren eingesetzt, um Kandidaten für eine Herztransplantation am Leben zu erhalten, bis ein Spenderherz für sie gefunden wird. Die Apparate haben sich bisher als sehr effektiv erwiesen. Vielleicht wird mit ihnen einmal eine langfristige Behandlung von Patienten mit Herzversagen möglich sein.

Ein anderer im Labor verfolgter Ansatz ist die genetische Manipulation von Tieren, vor allem Schweinen, deren Organe vom menschliche Organismus nicht abgestoßen werden (Xenotransplantation).

Die Forschung befindet sich hier zwar noch in einem frühen Stadium, könnte jedoch auf lange Sicht eine zufriedenstellende Lösung für das Spenderproblem liefern.

Das Perikard ist die Umhüllung des Herzens. Es ähnelt einem Beutel mit einer sehr glatten Oberfläche im Inneren und einem zähen, fibrösen, parietalen Blatt (dem eigentlichen Perikard) an der Außenseite.

Akute Perikarditis

Die Perikarditis ist eine durch Bakterien oder Viren verursachte Entzündung des Herzbeutels. Sie tritt in erster Linie bei Männern zwischen dem 20. und 50. Lebensjahr auf, oft nach einer Atemwegserkrankung.

Infolge der Entzündung machen sich Schmerzen bemerkbar, wenn das Perikard an der äußeren Herzwand reibt. Außerdem kann sich zwischen dem Perikard und dem Herzen Flüssigkeit ansammeln.

Herzbeuteltamponade

Eine Herzbeuteltamponade liegt vor, wenn sich der Herzbeutel mit Blut ausfüllt und Druck auf das Herz ausübt, das sich dadurch nicht vollständig füllen kann.

Verletzungen des Perikards bei Operationen oder Unfällen sowie Tuberkulose, Tumoren und akute Virusinfektionen sind mögliche Ursachen für diese Krankheit, die dazu führen kann, dass die Lungen und der Rest des Körpers nicht mehr gut genug durchblutet werden. Eine akute Herzbeuteltamponade ist ein medizinischer Notfall.

Konstriktive Perikarditis

In manchen Fällen kommt es zur dauerhaften Verdickung, Vernarbung und Kontraktur des Perikards, häufig ohne offensichtliche Ursache. Gelegentlich ist eine frühere Entzündung, die beispielsweise durch Tuberkulose verursacht worden sein kann, dafür verantwortlich. Auch dies führt dazu, dass sich der Herzmuskel in der Diastole zwischen den Kontraktionen nicht mehr so gut mit Blut füllen kann.

Diagnose

Bei akuter Perikarditis oder Herzbeuteltamponade macht der Arzt Röntgenaufnahmen, ein Elektrokardiogramm und Echokardiogramm, um einen Herzinfarkt auszuschließen. Oft erfolgen zudem Blutuntersuchungen. Obwohl es oft zu Rückfällen kommt, erholen sich die meisten Patienten mit akuter Perikarditis innerhalb von 2 Wochen bis 3 Monaten wieder. Die Diagnose einer konstriktiven Perikarditis erfordert eventuell computertomographische Aufnahmen des Brustraums (→ Computertomographie, S. 1334) oder eine Herzkatheterisierung (S. 1340). Zur Diagnose und Behandlung einer Herzbeuteltamponade muss eventuell eine Perikardpunktion gemacht werden. Hier wird die angestaute Flüssigkeit unter Verwendung eines Katheters aus dem Perikard abgeleitet.

Behandlung

Arzneimitteltherapie

Bei der Behandlung von Perikarditis werden erforderlichenfalls Schmerzmittel eingesetzt. Bei Wasseransammlungen (Ödemen) und Schwellungen können auch Diuretika (wasseraustreibende Medikamente) verabreicht werden.

Wenn eine Grunderkrankung wie beispielsweise Tuberkulose oder eine andere bakterielle Infektion festgestellt wird, erfolgt eine Therapie mit Wirkstoffen gegen Tuberkulose oder Antibiotika.

Chirurgische Behandlung

Bei chronischer konstriktiver Perikarditis muss eventuell eine Perikardektomie durchgeführt werden, um die Teile des Perikards zu entfernen (Resektion), die steif geworden sind und die Herzaktionen behindern. Obwohl das Perikard vermutlich verschiedenen Zwecken dient, funktioniert das Herz normal weiter, auch wenn der ganze Herzbeutel entfernt wird.

Kreislaufprobleme

Das vaskuläre System – der Blutkreislauf – besteht aus den Blutgefäßen des Körpers. Der Name ist von lateinisch »vasculum« für »kleines Blutgefäß« abgeleitet.

Das Kreislaufsystem besteht aus 2 Teilen. Im kleinen Kreislauf (Lungenkreislauf) fließt das Blut aus der rechten Herzseite in die Lungen, wird dort mit Sauerstoff angereichert und strömt zum Herzen zurück. Der große Kreislauf (Körperkreislauf) beginnt in der linken Herzseite.

Das in den Lungen mit Sauerstoff angereicherte Blut wird von der linken Herzseite aus durch die immer kleineren und weiter verzweigten Blutgefäße – Arterien, Arteriolen und Kapillaren – in die Körpergewebe gepumpt. Nachdem das Blut in den Kapillaren Kohlendioxid und andere Abfallprodukte aus den Geweben aufgenommen hat, strömt es durch die Venolen und Venen und fließt durch die Leber und die Nieren, wo die Abfallprodukte entfernt oder verarbeitet werden, zum Herzen zurück.

Die Gesamtmenge des Blutes im Körper ist im Wesentlichen konstant (ungefähr 7 Prozent des Körpergewichts), doch seine Verteilung innerhalb der Blutgefäße schwankt erheblich und hängt unter anderem von der körperlichen Aktivität und der Außentemperatur ab. Bei sportlicher Betätigung strömt das Blut zum Beispiel vermehrt in die aktiven Muskeln und nach dem Essen ziehen Magen und Darm mehr Blut an, um den Verdauungsprozess zu unterstützen. Auch Änderungen der Außentemperatur wirken sich auf die Durchblutung aus: Bei wärmeren Temperaturen strömt mehr Blut in die äußeren Hautschichten und hilft dem Körper Hitze abzugeben. Bei Kälte wird mehr Blut in die inneren Gefäße geleitet um Wärme zu konservieren.

Es können zahlreiche Funktionsstörungen des Kreislaufs auftreten. Diese sind teilweise die Folge von Herzerkrankungen und teilweise die Folge von Krankheiten, die sich unmittelbar auf die Blutgefäße auswirken, wie etwa der Zuckerkrankheit. Das Spektrum reicht von der Veränderung und Ausweitung von Blutgefäßen (Aneurysma) bis zu durchblutungsstörenden Gefäßverschlüssen oder -verengungen (Arterienverkalkung). Diese Probleme können lebensgefährlich sein, wenn es zu Schlaganfällen oder Herzinfarkten kommt.

Arterielle Verschluss-krankheit der Beine

Symptome
- Schmerzen in den Beinen, vor allem in Waden und Füßen, die beim Gehen auftreten und bald nachlassen, wenn der Patient sich ausruht (Claudicatio intermittens, »Schaufensterkrankheit«)
- Im Ruhezustand Starre oder Schmerzen in den Füßen oder Zehen
- Geschwüre oder Gangrän an den Füßen oder Zehen

Die Auswirkungen einer Arterienverkalkung sind oft zuerst an den Beinen oder Füßen zu erkennen (→ Arterienverkalkung, S. 636 und Herz- und Kreislaufkrankheiten: Mit dem Risiko leben, S. 635). Bei einer Form der arteriellen Verschlusskrankheit der Beine, der obliterierenden Arteriosklerose, verengen sich etwa die Hauptarterien, die Beine und Füße mit Blut versorgen, und es kommt zu Durchblutungsstörungen. Die kleineren Blutgefäße übernehmen zwar einen Teil der Arbeit, doch beim Gehen können Krämpfe in Beinen oder Füßen auftreten, die einige Minuten nach Beendigung der Aktivität verschwinden. Dieses Phänomen heißt auch »Claudicatio intermittens« (Schaufensterkrankheit), weil die Patienten beim Gehen oft Zwangspausen einlegen müssen.

Bei Verschluss (Okklusion) der Blutgefäße sind die Füße blass. Sie fühlen sich kalt an und tun weh. Manchmal findet der endgültige Verschluss nach und nach statt und die Füße sind

Der Blutkreislauf besteht aus zwei Teilen. Im kleinen Kreislauf (Lungenkreislauf) wird das Blut aus der rechten Herzkammer in die Lungen gepumpt, dort mit Sauerstoff angereichert und in den linken Vorhof transportiert. Im großen Kreislauf (Körperkreislauf) wird das Blut aus der linken Herzkammer durch die Arterien in die Körpergewebe gepumpt. Dann strömt es durch die Venen in den rechten Vorhof zurück.

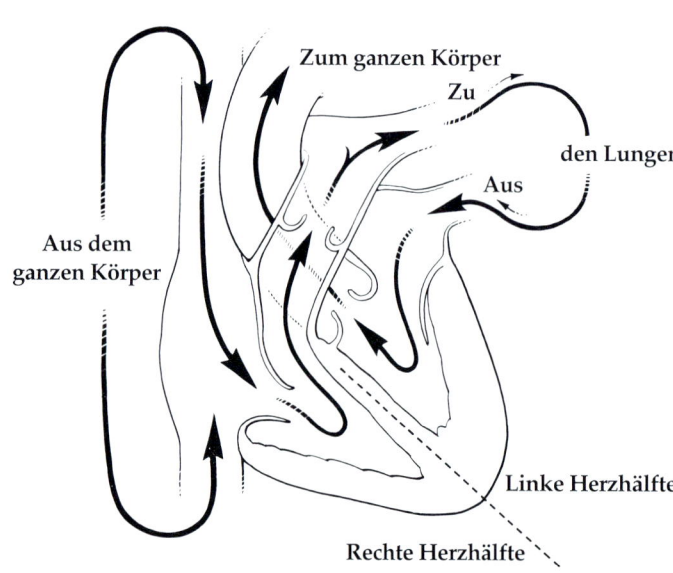

Zum ganzen Körper

Zu

den Lungen

Aus

Aus dem
ganzen Körper

Linke Herzhälfte

Rechte Herzhälfte

besonders anfällig für kleinere Verletzungen und Infektionen. Die normalerweise punkt- oder flächenförmig als schwarze Einschrumpfung in der Nähe der Zehenspitzen oder an der Ferse auftretende Nekrose (Absterben) von Hautgewebe bezeichnet man als Gangrän (→ Gangrän der Extremitäten, S. 692). Erfolgt der Verschluss plötzlich, zum Beispiel, wenn ein Stückchen Plaque oder ein Blutgerinnsel in eine Gabelung der Beinarterie (häufig im Bereich des Knies) gelangt, kommt es zu einem plötzlichen, starken Schmerz sowie zu Blässe und Kälte der Haut unterhalb des Verschlusses (→ Arterielle Embolie, S. 693). Die eingeschränkte Blutversorgung verursacht häufig eine Entzündung und Schädigung der Nerven (Neuritis), die sich in Brennen, Schmerz und Starre manifestiert.

Solche Kreislaufprobleme kommen häufig bei Zuckerkranken vor, die auch an diabetischer Polyneuropathie leiden können. Da sie oft nicht mehr viel Gefühl in den Füßen haben, besteht ein erhöhtes Verletzungsrisiko (→ Zuckerkrankheit, S. 925).

Diagnose

Die wichtigsten Fragen für die Diagnose lauten: Wann und wie treten die Schmerzen auf? Treten sie nur beim Gehen auf? Lassen sie nach, wenn sich der Patient ausruht? Treten sie erneut auf, wenn die Aktivität wieder aufgenommen wird? Wenn diese Fragen mit ja beantwortet werden, vermutet der Arzt eine arterielle Verschlusskrankheit. Der Blutdruck in dem betroffenen Körperteil wird gemessen. Es können auch andere Tests, einschließlich einer Ultraschalluntersuchung, angeordnet werden. Mithilfe der Angiographie (einer röntgenologischen Untersuchung, bei der ein Röntgenkontrastmittel in die Arterie injiziert wird, die den betroffenen Körperteil mit Blut versorgt) kann der Arzt genau feststellen, wo sich der Verschluss ereignet hat und ob eine chirurgische Korrektur sinnvoll ist.

Wie gefährlich ist die arterielle Verschlusskrankheit der Beine?

Die arterielle Verschlusskrankheit der Beine ist oft nicht besonders gefährlich. Bei den meisten Patienten ist es möglich, durch konservative Behandlung schwere Invalidität und den Verlust von Gliedmaßen zu vermeiden. Bei Diabetikern tritt das Problem etwas häufiger auf. Die schlechte arterielle Zirkulation kann zu Unempfindlichkeit gegenüber Hitze und Kälte führen, wodurch eine erhöhte Anfälligkeit für Verbrennungen und Erfrierungen entsteht. Des-

---

Risikofaktoren für die arterielle Verschlusskrankheit der Beine (Claudicatio intermittens)

Das Risiko für eine arterielle Verschlusskrankheit der Beine (Claudicatio intermittens) ist erhöht bei:

- Rauchern
- Männern
- Frauen nach der Menopause
- Über 60-Jährigen
- Hohem Blutdruck
- Erhöhtem Cholesterinspiegel
- Übergewichtigen
- Bewegungsmangel
- Zuckerkranken

Die beste Methode, eine Claudicatio intermittens zu verhindern oder das Risiko zu vermindern, besteht darin, das Rauchen aufzugeben. Durch sportliche Betätigung ist es möglich, den Blutfluss in den kleineren Beinarterien zu verbessern und die Muskeln so zu konditionieren, dass sie weniger Sauerstoff benötigen.

---

halb ist besondere Vorsicht geboten, wenn die Füße mit Wärmflaschen aufgewärmt werden. Sie dürfen auch nicht zu kalten Temperaturen ausgesetzt werden. Wenn sich eine Gangrän entwickelt, ist manchmal eine Amputation erforderlich (→ Gangrän der Extremitäten, S. 692).

Behandlung

Selbsthilfe

Meistens ist körperliche Aktivität eine gute Therapie für schlecht durchblutete Beine. Ärzte können den Patienten ein geeignetes Trainingsprogramm empfehlen, das tägliches Laufen und andere Übungen umfasst. Mit der Zeit treten die Schmerzen dann erst nach längeren Wegstrecken auf. Der Kreislauf kann sich verbessern, weil sich ein Kollateralkreislauf zur Umgehung des Verschlusses entwickelt.

Nicht rauchen

Raucher sind besonders durch arterielle Verschlusskrankheiten gefährdet. Rauchen trägt zur Ablagerung von Blutplättchen an der Arterieninnenwand bei, an der sich dann Cholesterin ansammelt. Wer an eingeschränktem Blutfluss durch die Arterien leidet, sollte sich das Rauchen abgewöhnen.

Füße schonen

Die Füße sind zu schonen, das heißt, die Schuhe müssen passen und selbst winzige Schnitte oder Schrammen müssen sofort behandelt werden, weil die schlecht durchbluteten Gewebe

Gangrän der Extremitäten

Wenn die Blutzufuhr zu den Körpergeweben schwer beeinträchtigt ist, werden diese mit unzureichend Sauerstoff und Nährstoffen versorgt. Wird die Durchblutung nicht rechtzeitig wiederhergestellt, kommt es zur Nekrose. Totes (nekrotisches) Gewebe wird als Gangrän bezeichnet. Die Durchblutung der Beine kann unvermittelt (→ Arterielle Embolie, S. 693) oder langsam enden. In jedem Fall kommt es zu Blässe und Kälte der Füße, die mit unterschiedlich starken Schmerzen verbunden sind. Fast immer treten Wadenschmerzen beim Gehen (Claudicatio intermittens) auf. Kleinere Verletzungen führen häufig zu Infektionen, die sich tief in den Fuß hineinfressen und die Knochen angreifen können (→ Knochenmarkentzündung, S. 899).

Formen von Gangrän

Man unterscheidet zwischen trockener und feuchter Gangrän. Bei ersterer ist das Gewebe zwar abgestorben, hat sich aber nicht infiziert; bei letzterer hat neben der Nekrose (Gewebezerfall) auch eine bakterielle Infektion stattgefunden.

Trockene Gangrän

Das Gewebe fühlt sich kalt an und verfärbt sich allmählich schwarz. Dieser Prozess ist zunächst schmerzhaft, doch nach dem Absterben des Gewebes lässt der Schmerz nach. Mit der Zeit trocknet und schrumpft das Gewebe, aber Gangrän breitet sich nicht aus. Es besteht jedoch die Gefahr, dass sich eine feuchte Gangrän entwickelt. Trockene Gangrän kann bei Menschen auftreten, die seit langem an Zuckerkrankheit (S. 930) leiden, unter verhärteten Arterienwänden (→ Arterielle Verschlusskrankheit der Beine, S. 690) oder Erfrierungen (S. 698).

Feuchte Gangrän

Bei dieser Form der Gangrän, auch Faulbrand genannt, liegt eine bakterielle Infektion vor. Die betroffenen Gewebe sind oft zuerst gerötet und erhitzt. Mit der Zeit kühlen sie ab, verfärben sich blau und es kann Eiter austreten. Infiziertes Gewebe fällt schließlich ab. Wegen der bakteriellen Infektion breitet sich eine feuchte Gangrän meist schnell aus. Die Bakterien tragen zum Abbau des Gewebes bei. Dabei produzieren sie manchmal ein Gas mit starkem, unangenehmem Geruch (Gasgangrän). Wird ein Patient mit Gasgangrän nicht sofort behandelt, kann er innerhalb weniger Tage sterben (→ Gasgangrän, S. 1016).

Vorbeugung

Patienten mit Zuckerkrankheit oder Arterienverkalkung in fortgeschrittenem Stadium müssen ihre Füße besonders gut pflegen (→ Fußpflege, S. 931) und kleine Verletzungen sorgfältig behandeln. Zuckerkranke sollten den Blutzuckerspiegel genau kontrollieren. Das Rauchen muss aufgegeben werden, denn es führt zu einer weiteren Schädigung der Blutgefäße. Aber auch ältere Menschen, die nicht an Zuckerkrankheit leiden, sollten ebenfalls sichergehen, dass Wunden und Verletzungen gut behandelt werden. Auch aus kleinen Verletzungen schlecht durchbluteter Gliedmaßen kann sich durch virulente Bakterien eine feuchte Gangrän entwickeln, die sich durch rechtzeitige Behandlung verhindern lässt.

Behandlung

Wer glaubt, dass er an Gangrän leidet, sollte rasch einen Arzt konsultieren, der sofort eine Behandlung einleitet. Eventuell ist eine Operation zur Öffnung oder Umgehung verschlossener Arterien erforderlich. Von trockener Gangrän befallene Gewebe können einschrumpfen und sind dann nicht mehr problematisch, doch häufig muss totes Gewebe chirurgisch entfernt werden. Um feuchte Gangrän zu verhindern oder zu behandeln, werden normalerweise Antibiotika verschrieben. Das betroffene Gewebe muss operativ entfernt werden.

langsamer abheilen. Kleine Hautverletzungen an Unterschenkeln oder Füßen können, wenn sie nicht behandelt werden, zu Infektionen, Gangrän und schließlich zur Amputation führen (→ Fußpflege, S. 931).

Arzneimitteltherapie

Wenn die Schmerzen im Ruhezustand anhalten, verschreibt der Arzt Aspirin oder ein anderes Schmerzmittel. Er kann auch Pentoxifyllin zur Verbesserung der Durchblutung verordnen. Die Wirksamkeit ist aber umstritten.

Chirurgische Behandlung

Bei vollständigem Verschluss einer größeren Beinarterie kann eine Operation erforderlich sein. Manchmal wird die Arterie durch Ballonangioplastie, also mithilfe eines Ballonkatheters, erweitert.

Dabei ähnelt das Verfahren dem für Herzgefäße verwendeten (→ Koronarangioplastie, S. 666). Gelegentlich werden Laser und andere Geräte eingesetzt. Eventuell muss die erkrankte Arterie operativ entfernt oder mit einer Kunstarterie aus bestimmten Kunststoffen umgangen werden (Bypass-Operation).

Operationen werden normalerweise nur bei Patienten durchgeführt, die nicht mehr gut gehen können, unter Schmerzen oder offenen Hautgeschwüren leiden oder bei denen die Gefahr besteht, ohne operativen Eingriff Gliedmaßen zu verlieren.

Arterielle Embolie

Symptome
• Schmerzen im betroffenen Körperteil
• Blasse, kühle Haut
• Starre

Ein Embolus ist ein Blutgerinnsel, das von seinem Ursprungsort aus in der Blutbahn verschleppt worden ist und den Blutfluss behindert. Dadurch unterscheidet er sich von einem Thrombus, der an seinem Ursprungsort bleibt (→ Herzinfarkt, S. 661.) Es können mehrere kleine oder einzelne große Emboli auftreten, die lebensgefährlich sein können, etwa wenn sie in das Gehirn gelangen (→ Schlaganfall, S. 461) oder zu einer Nekrose in Armen oder Beinen führen, wenn sie nicht innerhalb von Stunden behandelt werden. Oft entsteht eine arterielle Embolie bei Vorhofflimmern (S. 670) aus einem Gerinnsel im linken Vorhof (Vorhofthrombus) oder nach einem Infarkt in der linken Herzkammer.

Diagnose
Bei einer Embolie kann die Durchblutung der Beine und Füße aufhören oder sich im Laufe mehrerer Wochen oder Monate verschlechtern. Die Verschleppung eines Blutgerinnsels oder Propfes aus atheromatöser Plaque der Aorta durch die Arterien in den Oberschenkel kann dazu führen, dass die Arterien auf der Höhe des Knies verstopft werden, wo sich die große Arterie in mehrere kleinere Arterien aufteilt. Dieser Verschluss führt zu plötzlichem Schmerz und Blässe der Unterschenkel und Füße. Wenn das Blutgerinnsel oder der Propf nicht innerhalb von ein paar Stunden nach dem Vorfall operativ entfernt wird, kann das Gewebe unterhalb der Verschlussstelle absterben. Eine Amputation ist erforderlich. Bei einer Embolie ist es sehr wichtig, das betroffene Bein mit weichen Decken zu umwickeln, um es vor Verletzungen zu schützen. Obwohl der Fuß sich sehr kalt anfühlt, darf er nicht aufgewärmt werden. Dadurch könnte es weiter geschädigt werden. Decken, Mull oder andere Umhüllungen können das Bein auch vor Wärmeverlust schützen. Der Arzt misst den Blutdruck in dem erkrankten Bein und versucht, den Embolus mithilfe einer Ultraschalluntersuchung oder durch Injektion eines Röntgenkontrastmittels in die betroffenen Blutgefäße und Röntgenaufnahmen (Arteriographie) zu lokalisieren.

Wie gefährlich ist eine arterielle Embolie?
Wenn die Durchblutung nicht innerhalb weniger Stunden wiederhergestellt wird, kann das betroffene Bein dauerhaft geschädigt werden. Dann ist eine Amputation erforderlich.

Behandlung

Arzneimitteltherapie
Wenn der Arzt eine arterielle Embolie diagnostiziert, verabreicht er sofort Medikamente (Fibrinolytika), um den Embolus aufzulösen. Diese werden manchmal mithilfe eines Katheters direkt an der Verschlussstelle appliziert (Thrombolyse). Daran schließt sich eine Therapie mit Aspirin oder Koagulationshemmern an. Sie soll die Bildung weitere Blutgerinnsel verhindern.

Chirurgische Behandlung
Bei großer Gefahr muss das Gerinnsel sofort chirurgisch entfernt werden. Dafür führt man normalerweise ein Ballonkatheter in die Arterie ein und pumpt es auf. Beim Entfernen des Katheters wird das Gerinnsel mit herausgezogen. Eventuell ist ein Ersatz oder die Umgehung des verschlossenen Blutgefäßes erforderlich.

Erweiterung der Hauptschlagader (Aortenaneurysma)

Symptome
• Häufig treten keine Symptome auf
• Erschütterungen (Pulsationen) in der Bauchregion

Die abnormale Ausweitung einer Arterie wird als Aneurysma bezeichnet. Wenn sich eine schwache Gefäßwand infolge des Blutstroms ausdehnt, entsteht oft eine solche ovale Auswölbung. Aneurysmen treten an allen Blutgefäßen auf, so etwa an den größeren im Gehirn (→ Schlaganfall, S. 461) und an den kleineren im ganzen Körper, am häufigsten jedoch an der Aorta, der großen Körperschlagader. Aortenaneurysmen bilden sich oft direkt unter den Nieren, oberhalb der Stelle, an der sich die Aorta im Bauchraum in die großen Beinarterien gabelt (Abdominales Aortenaneurysma). Wahrscheinlich resultieren abdominale Aortenaneurysmen zum größten Teil aus einer Arterienverkalkung. Risikofaktoren wie hoher Blutdruck (Hypertonie) können zur ihrer Entwicklung beitragen.

Neben der Ausweitung des arteriellen Blutgefäßes sind Ansammlungen von Cholesterin, Kalzium und kleinen Blutgerinnseln kennzeichnend für ein Aneurysma. Die geschwächten Muskelfasern in der Gefäßwand zerfallen. An ihre Stelle tritt vernarbtes Gewebe. Trotz all

Zur abnormalen Ausweitung einer Arterie (Aneurysma) kann es überall im Körper kommen. Am häufigsten sind Aneurysmen jedoch im Pars abdominalis der Aorta direkt unterhalb der Nieren. Die schwachen Gefäßwände wölben sich im Laufe der Zeit aus und das Aneurysma wächst durchschnittlich 3 bis 6 Millimeter pro Jahr.

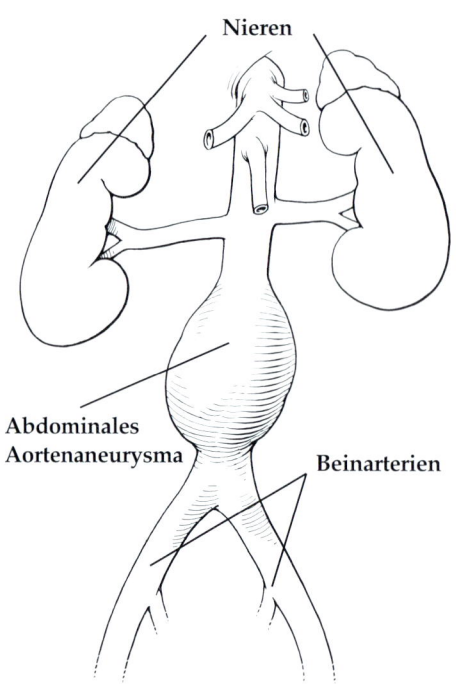

Nieren

Abdominales Aortenaneurysma

Beinarterien

dieser Veränderungen kann der Durchmesser des zentralen Arterienkanals insgesamt ungefähr normal bleiben. Abdominale Aortenaneurysmen treten meistens bei über 60-Jährigen auf, wobei Männer häufiger betroffen sind.

Diagnose

Oft gibt es keine Symptome. Im fortgeschrittenen Stadium können jedoch Schmerzen im Bauch und in der unteren Rückenregion auftreten. Aneurysmen wachsen etwa 3 bis 6 Millimeter pro Jahr und verursachen oft keine Symptome, bevor es zu Blutungen aus der ausgewölbten Gefäßwand kommt. Die Ruptur eines Aneurysmas kann Schock, Verlust des Bewusstseins und den Tod zur Folge haben.

Der Arzt kann das pulsierende Blutgefäß bei einer Routineuntersuchung des Abdominalbereichs bei manchen Patienten ertasten. Manchmal werden Aneurysmen auf Röntgenaufnahmen festgestellt, die für andere Zwecke gemacht wurden, und durch Ultraschalluntersuchung oder Computertomographie (S. 1334) bestätigt.

Wie gefährlich ist ein Aneurysma?

Abdominale Aortenaneurysmen können lebensgefährlich sein und werden oft erst bei der Autopsie festgestellt. Wie Herzkrankheiten gelten sie als »lautlose Killer«. Wird die Krankheit jedoch rechtzeitig entdeckt, kann sie auf sehr effektive Weise chirurgisch behandelt werden. Bei manchen Menschen heben sich die Gewe-

beschichten der Gefäßwand voneinander ab (Dissektion, Aneurysma dissecans), was sofort, oft durch operative Entfernung der betroffenen Arterie, behandelt werden muss.

Behandlung

Ein abdominales Aortenaneurysma lässt sich mit Medikamenten nicht wirkungsvoll behandeln. Wenn das Aneurysma bei seiner Entdeckung noch klein ist und keine Symptome zeigt, kann der Arzt dazu raten, vorerst abzuwarten. Der Patient ist dann in seiner körperlichen Aktivität nicht eingeschränkt, muss sich aber regelmäßig einer Ultraschalluntersuchung oder Computertomographie unterziehen.

Chirurgische Behandlung

In Notfällen oder als vorbeugende Maßnahme kann der Arzt die chirurgische Entfernung und Überbrückung des aneurysmatischen Gefäßabschnitts mit Kunststoffmaterial empfehlen. Das Risiko einer eventuell lebensgefährlichen Ruptur (Riss) steigt mit der Größe des Aneurysmas. Die oben beschriebene Operation ist relativ sicher, führt man sie vor einer Ruptur durch. Von den Patienten, die nach der Ruptur operiert werden, überlebt dagegen nicht einmal jeder Zweite.

Thrombophlebitis

Symptome

- Empfindlichkeit und Schmerz im betroffenen Körperteil
- Rötungen und Schwellungen

Die Bildung eines Blutgerinnsels mit nachfolgender Entzündung in einer Vene bezeichnet man als Thrombophlebitis (griechisch: »thrombos« für »Gerinnsel«, »phleps« für »Vene« und »itis« für »Entzündung«) oder »Phlebitis«. Ist die Entzündung nicht so stark, spricht man von einer Thrombose. Eine Phlebitis tritt meist in den Gliedmaßen auf, am häufigsten in den Beinvenen. Sie kann die oberflächlichen oder die tiefer gelegenen Venen betreffe. Sie hat oft lange Bettruhe nach einer Operation, vollständige Lähmung, bösartige Erkrankungen oder Einnahme des weiblichen Sexualhormons Östrogen als Ursache, manchmal auch langes Sitzen bei einer Autofahrt oder einem Flug.

Diagnose

Entzündung der oberflächlichen Venen

Blutgerinnselbildung und Venenentzündung, die unmittelbar unter der Hautoberfläche sicht-

bar sind, werden als Entzündung der oberflächlichen Venen bezeichnet. Der Arzt kann eine vorläufige Diagnose stellen, wenn er einzelne
Beschwerden kennt und das harte und oft empfindliche Blutgerinnsel ertasten und sehen kann.

Tiefe Venenthrombose

Ein Blutgerinnsel, das in einer tiefer gelegenen
Vene im Bein (seltener im Arm) auftritt, wird als
tiefe Venenthrombose bezeichnet. Um diese
Krankheit zu diagnostizieren, kann der Arzt
wahlweise verschiedene Tests durchführen, darunter Ultraschalluntersuchungen und Röntgenaufnahmen nach Injektion eines Röntgenkontrastmittels in die Beinvenen (Phlebographie).

Wie gefährlich ist eine Thrombophlebitis oder eine Venenthrombose?

Entzündungen der oberflächlichen Venen
führen nur selten zu schweren Komplikationen.
Die Hauptgefahr bei einer tiefen Venenthrombose besteht in einer Lungenembolie (S. 734).
Bei Menschen, die episodisch an einer tiefen
Venenthrombose leiden, kann es zu dauerhaf-
tem Venenverschluss und hartnäckiger Bein-
schwellung kommen.

Behandlung

Eine Entzündung der oberflächlichen Venen
wird meist nur mit Wärme, Hochlagerung der
Beine bei insgesamt ausreichender Bewegung
und nicht-steroidalen entzündungshemmenden Wirkstoffen behandelt. Bei tiefer Venenthrombose wird das Bein hochgelagert und es
werden oft Koagulationshemmer verabreicht.
Oft ist ein Krankenhausaufenthalt erforderlich.

Arzneimitteltherapie

Zur Behandlung der gefährlicheren tiefen Venenthrombose wird ein Koagulationshemmer
verschrieben, meist Heparin, das intravenös
verabreicht wird. Später wird häufig einige Monate lang Cumarin zur oralen Einnahme verschrieben. Die Antikoagulation soll ein weiteres Wachsen des Blutgerinnsels verhindern. In
seltenen Fällen werden Medikamente eingesetzt um das Blutgerinnsel aufzulösen.

Chirurgische Behandlung

Der Arzt kann eine chirurgische Behandlung
empfehlen, bei der die betroffene Vene oder die
Hauptvene in der Bauchhöhle (Vena cava) chirurgisch »abgedichtet« wird um zu verhindern,
dass das Blutgerinnsel in die Lungen gelangt
und eine Lungenembolie (S. 734) auslöst. Dies
lässt sich durch das Einsetzen eines Filters in
die Vene erreichen.

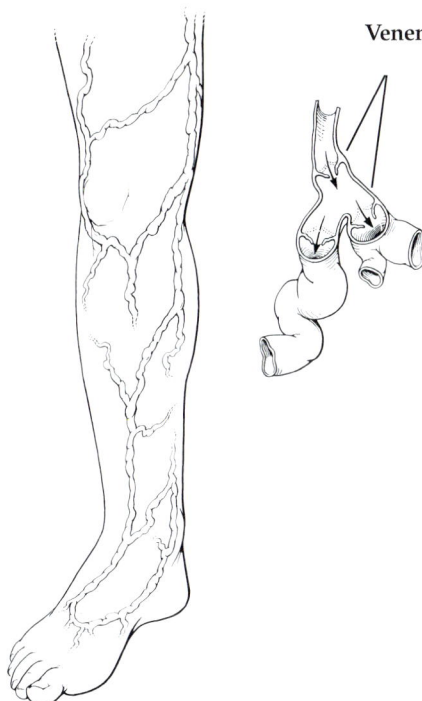

Venenklappeninsuffizienz

**Krampfadern sind
erweiterte Venen, die
an Beinen und Füßen
direkt unter der Haut-
oberfläche sichtbar
sind. Die Ursache für
diese geschlängelten,
oberflächlichen
Venen kann eine
Schwäche der Venen-
klappen (Insuffi-
zienz) sein.**

Krampfadern

Symptome

- Erweiterte Beinvenen, die unmittelbar unter
  der Hautoberfläche sichtbar sind
- Braungraue Verfärbung der Haut am
  Knöchel
- Hautgeschwüre in der Nähe der Knöchel

Krampfadern sind geschlängelte und erweiterte, oberflächliche Venen (Varizen). Jede Vene

Lymphödem

Ein Lymphödem ist eine abnorme Ansammlung von Lymphe im
Bereich der Extremitäten. Es verursacht eine schmerzlose
Schwellung, die normalerweise von den Zehen und Füßen aus
zum Rumpf fortschreitet. Anfangs kann sich diese Art von Ödem
durch Bettruhe und Hochlagerung der Beine bessern, doch in
fortgeschrittenem Stadium hilft das nur noch unwesentlich.

Die Ursache ist in manchen Situationen offensichtlich, zum
Beispiel nach bestimmten Arten von Verletzungen, Operationen
oder Strahlentherapie. Gelegentlich sind Infektionen die Ursache,
vor allem in tropischem Klima. Gefährlicher ist es, wenn das
Lymphödem durch einen Krebs verursacht wird, der den Rückstrom der Lymphe in die Bauchhöhle behindert. Wenn sich aus
ungeklärter Ursache ein Lymphödem im Bereich der Extremitäten entwickelt, führt der Arzt deshalb Tests durch, um eine bösartige Erkrankung auszuschließen.

Stützstrümpfe

Bei Krampfadern oder Funktionsstörungen der tiefer gelegenen Venen ist es sehr wichtig, geeignete Kleidung zu tragen. Gut passende Stützstrümpfe lindern die Beschwerden sofort und auf Dauer. Sie können auch während einer Schwangerschaft von Nutzen sein. Kompressionsverbände und Kompressionsstrümpfe sorgen bei Krampfadern für die erforderliche Unterstützung.

Der Arzt kann Maßanfertigungen verschreiben, die den meisten Druck in den unteren Beinabschnitten ausüben. Patienten sollten diese Kompressionsstrümpfe morgens noch vor dem Aufstehen anlegen. Es ist darauf zu achten, dass die Strümpfe in der Leistengegend und an den Waden nicht zu eng sind.

kann zur Krampfader werden, doch am häufigsten betroffen sind die Venen der Beine und Füße.

Etwa 20 Prozent der Bevölkerung in Industrieländern leidet an Krampfadern. Bei Frauen tritt die Krankheit häufiger auf als bei Männern.

Möglicherweise sind bei Frauen vor allem Schwangerschaften der Grund, warum bei ihnen Krampfadern so viel häufiger als bei Männern auftreten. Krampfadern sind das Ergebnis einer Funktionsstörung der Venenklappen. Normalerweise verhindern diese Klappen, dass das Blut zurückströmt, doch sie können infolge von Schwangerschaft, vorangegangener Thrombophlebitis S. 694), angeborener Bindegewebeschwäche, Übergewicht oder anderen Ursachen »ausleiern«. Wenn die Klappen geschwächt sind und nicht mehr richtig schließen,

Besenreiser kommen häufig vor und sind ein rein kosmetisches Problem.

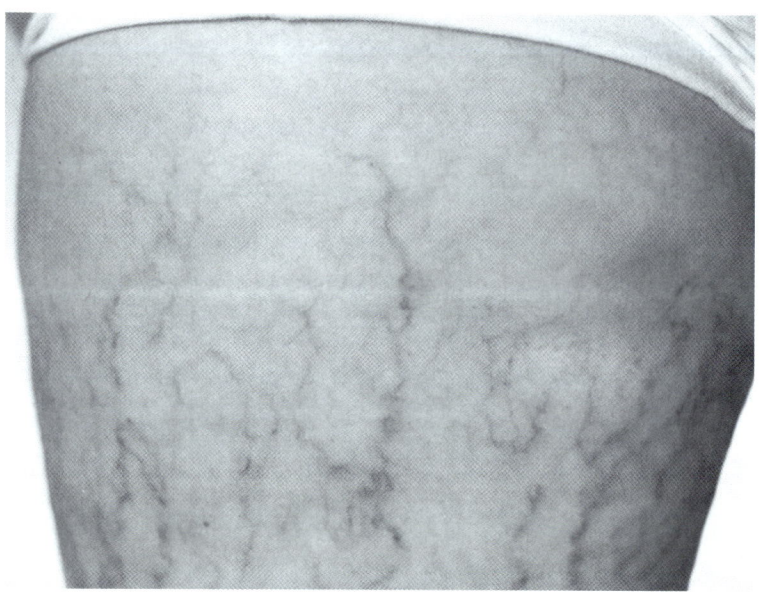

kommt es zu einem Rückstrom von Blut in die Venen, die sich erweitern und zu Krampfadern werden. In Verbindung mit Krampfadern treten häufig Besenreiser auf. Diese erweiterten, oberflächlichen, kleinen Venen haben meist keine pathologische Bedeutung, können jedoch ein kosmetisches Problem darstellen (→ Besenreiser, S. 1001).

Diagnose

Oberflächliche Krampfadern sind erweitert, geschlängelt und normalerweise dunkelblau. Es kann auch zu leichtem Schmerz in den Beinen kommen. Hin und wieder sind die tiefer gelegenen Beinvenen betroffen. Dann können die Beine stark anschwellen und unter Umständen bilden sich Hautgeschwüre.

Der Arzt untersucht die Beine am stehenden Patienten und achtet dabei auf Schwellungen, die ebenfalls auf eine Venenklappeninsuffizienz hindeuten können.

Manchmal bilden sich Geschwüre, die – wenn sie durch Krampfadern oder eine Venenklappeninsuffizienz verursacht werden – in der Regel in der Nähe der Knöchel liegen und das Resultat einer langfristigen »Überschwemmung« dieser Gewebe infolge von erhöhtem Blutdruck in den betroffenen Venen sind.

Bevor sich ein Geschwür entwickelt, kommt es normalerweise zur Einlagerung von bräunlichen Pigmenten.

Wie gefährlich sind Krampfadern?

Krampfadern tendieren dazu, im Laufe der Zeit immer stärker hervorzutreten. Es gibt jedoch Selbsthilfemaßnahmen, mit denen Patienten dieser Entwicklung und den mit ihr verbundenen Beschwerden vorbeugen können. Geschwüre müssen in manchen Fällen chirurgisch behandelt werden.

Behandlung

Selbsthilfe

Patienten sollten unbedingt langes Sitzen oder Stehen vermeiden. Wer sich normalerweise nicht viel bewegt, sollte Beine und Knöchel häufig strecken und beugen, aufstehen und ein wenig herumlaufen. Nach der Arbeit sollten die Beine mindestens 30 Zentimeter über Herzhöhe gelagert werden. Das hilft gegen Schwellungen.

Regelmäßige sportliche Betätigung ist ebenfalls sinnvoll. Wandern, Rad fahren oder Schwimmen entlastet die Venen und verringert die Beschwerden. Außerdem ist es wichtig, passende Stützstrümpfe oder Kompressionsstrümpfe (→ Stützstrümpfe, diese Seite) zu tragen. Außerdem sollte auf das Tragen zu enger Kleidung, die zu Durchblutungsstörungen führen kann, verzichtet werden. Der Arzt kann Hautgeschwüre mit Spezialverbänden, die den Heilungsprozess unterstützen, behandeln. Bei Übergewicht sollte man unbedingt abnehmen, um auf einen normalen BMI zu kommen.

Medikamente
Kleine Krampfadern im Unterschenkel werden im Rahmen einer speziellen Injektionsbehandlung verödet.

Das Gewebe in der Umgebung des Geschwürs sollte durch Kompressionsverbände entstaut werden. Die offene Wunde selbst wird wahrscheinlich regelmäßig behandelt und mit verschiedenen Substanzen zur Desinfektion und Förderung der Wundheilung behandelt.

Chirurgische Behandlung
In schweren Fällen beginnt die Haut in der Nähe der Krampfadern zu jucken und es kommt zu Geschwüren oder einer Änderung der Pigmentation. Bei Entzündungen oder Blutungen sollte ein Arzt konsultiert werden.

Manche Chirurgen empfehlen eine Venenverödung oder Venenstripping, wobei eventuell nicht nur die Hauptvene, sondern auch Nebenvenen entfernt werden.

Der langfristige Nutzen eines solchen Verfahrens ist groß, wenn es für den Patienten geeignet ist: Einer Studie zufolge fühlten sich rund 85 Prozent der Patienten 10 oder mehr Jahre nach der Operation sehr gut.

Wenn ein Hautgeschwür überhaupt nicht heilt, entscheidet sich der Chirurg gelegentlich dafür, es zu entfernen und eine Hauttransplantation vorzunehmen.

Raynaud-Krankheit

Symptome. Finger oder Zehen werden bei Kälte weiß, wobei ein stechender Schmerz auftritt; bevor sich die Haut erholt, kann sie sich blau oder rot verfärben.

Diese nach dem französischen Internisten Maurice Raynaud (1834-1881) benannte Krankheit ist die Folge von Veränderungen der Durchblutung von Händen und Füßen.

Durch einen natürlichen physiologischen Reflexmechanismus ziehen sich die Blutgefäße in den Extremitäten bei Kälte zusammen. Bei Menschen, die an Raynaud-Krankheit leiden, erfolgt diese Reaktion jedoch aus unbekannter Ursache übertrieben stark. Nicht nur Finger und Zehen, sondern auch Wangen, Nase und Ohren können betroffen sein.

Die Raynaud-Krankheit ist selten, kommt aber bei Frauen 4- bis 5-mal häufiger als bei Männern vor. In den meisten Fällen bricht die Krankheit vor dem 40. Lebensjahr zum ersten Mal aus (→ Raynaud-Krankheit, Farbtafel, S. C-16.)

Raynaud-Phänomen
Die Raynaud-Krankheit ist ein eigenständiges Leiden ohne erkennbare Grunderkrankung. Das Raynaud-Phänomen dagegen kann eine Folge von Sklerodermie (S. 919), Kontakt mit bestimmten Chemikalien (insbesondere dem in der Kautschukindustrie verwendeten Vinylchlorid) oder langfristiger Arbeit mit einem Presslufthammer oder einer Kettensäge sein (Vibrationsbedingte Durchblutungsstörungen). Die Symptome des Raynaud-Phänomens ähneln denen der Raynaud-Krankheit.

Akrozyanose
Bei Akrozyanose, einer ähnlichen Krankheit, sind Finger, Zehen oder andere betroffene Gewebe ständig kalt. Wie bei der Raynaud-Krankheit gibt es keine erkennbare Grunderkrankung. Im Gegensatz zur Raynaud-Krankheit sind die betroffenen Körperteile aber praktisch immer kalt, wobei das Kältegefühl mit exzessiver Schweißbildung einhergehen kann.

Behandlung
Für die meisten Menschen stellt die Raynaud-Krankheit eher ein Ärgernis als eine Behinderung dar. Nur sehr selten kommt es langfristig zu gefährlichen Folgen wie Gangrän oder Geschwüren an den Fingerspitzen.

Vorbeugung
Um Anfälle von Raynaud-Krankheit zu vermeiden, ist ein angemessener Schutz gegen Kälte erforderlich. Die Betroffenen sollten sich unbedingt warm genug anziehen und insbesondere Kopf, Hände und Füße schützen.

Außerdem können die Folgenden vorbeugenden Maßnahmen ergriffen werden:

Das Rauchen sollte unterlassen werden, weil Nikotin im Blut die Durchblutung der Haut stört. Kalte Getränke sollten aus isolierten Gläsern getrunken, kalte Gefäße mit Handschuhen oder Fäustlingen aus dem Kühlschrank geholt werden. Wer bei kaltem Wetter Auto fährt, sollte den Wagen vor dem Losfahren ein paar Minuten lang aufheizen (Standheizung).

Bei Akrozyanose ist nur selten eine weitere Behandlung erforderlich.

Arzneimitteltherapie

Rezeptfreie Erkältungsmittel und Appetitzügler, die den Wirkstoff Phenylpropanolamin enthalten, sind zu vermeiden. Frauen sollten anstatt der »Pille«, die sich auf den Kreislauf auswirkt und eine erhöhte Anfälligkeit für die Raynaud-Krankheit herbeiführt, eine andere Verhütungsmethode wählen.

Wenn diese Maßnahmen nicht ausreichen, verschreibt der Arzt ein Medikament, das die für Raynaud-Krankheit verantwortlichen Gefäßkrämpfe verhindert.

In extremen Fällen wird eine Sympathektomie durchgeführt, bei der die Nerven, die die Blutgefäße kontrollieren, durchtrennt werden. Diese Operation gelingt jedoch nicht immer und wird nur als letztes Mittel eingesetzt.

Ein ähnliches Verfahren ist die Sympathikusblockade, bei der verschiedene Chemikalien in die entsprechenden Nervi sympathici gespritzt werden.

Winiwarter-Buerger-Krankheit

Diese Krankheit ist nach Felix von Winiwarter (1848-1917) und dem amerikanischen Chirurgen Leo Buerger (1879-1943) benannt und befällt in seltenen Fällen die Blutgefäße an Händen und Füßen, deren Haut empfindlich wird. Im Laufe der Zeit kommt es zu Schmerzen und zur Bildung von Geschwüren und schließlich ist wegen des Verschlusses von Blutgefäßen, die die Extremitäten versorgen, eine Amputation erforderlich.

Die Krankheit tritt gehäuft bei Männern zwischen dem 20. und 40. Lebensjahr auf. Es scheint eine direkte Verbindung zum Konsum von Zigaretten oder Kautabak zu geben, was sich jedoch nicht schlüssig erklären lässt.

Bei Verzicht auf Nikotinkonsum ist normalerweise eine Heilung möglich. Da viele Patienten es jedoch nicht schaffen, das Rauchen aufzugeben, ist eine Amputation der betroffenen Extremitäten oft auf Dauer unvermeidbar.

Erfrierung

Symptome
- Harte, blasse, kalte Haut nach langem Aufenthalt in der Kälte
- Weiße Flecken auf der Haut
- Gefühllosigkeit der betroffenen Körperteile
- Rötungen und leichte Schmerzen nach Wiedererwärmung

Die Kälteschädigung der Haut (Epidermis) und der unteren Hautschichten wird als Erfrierung bezeichnet. Am häufigsten sind Hände, Füße, Nase und Ohren betroffen.

Erfrierungen können immer dann auftreten, wenn sich jemand zu lange (mehrere Stunden oder noch länger) in extremer Kälte aufhält. Am höchsten ist das Risiko jedoch für Menschen mit Kreislaufproblemen wie beispielsweise Arterienverkalkung (S. 636) und für alkoholisierte Menschen.

Wie gefährlich sind Erfrierungen?

In schweren Fällen wird der betroffene Körperteil nicht mehr durchblutet, worauf es zu einer Schädigung der Blutgefäße kommen kann. Häufig lässt sich der Schaden durch sofortige Behandlung beheben, doch in schweren Fällen müssen erfrorene Körperteile häufig amputiert werden.

Behandlung

Vorbeugung

Durch Tragen von geeigneter Kleidung bei kaltem Wetter kann einer Erfrierung meistens vorgebeugt werden. Hände, Füße, Nase und Ohren müssen unbedingt ausreichend geschützt sein! Wer sich längere Zeit in der Kälte aufhält, sollte den Konsum großer Alkoholmengen vermeiden.

Bei einer Reise von einem wärmeren Klima in ein kälteres braucht der Körper einige Zeit, um sich zu akklimatisieren. Wer sich nach und nach immer länger den kälteren Temperaturen aussetzt, gibt seinem Körper und Kreislauf Zeit genug, die Durchblutung der Hautoberfläche zu verringern und die Wärme zu halten.

Erwärmen

Erfrierungen an den Fingern oder anderen Körperteilen müssen unbedingt sofort behandelt werden, am besten mit professioneller Hilfe. Die betroffenen Körperteile dürfen auf keinen Fall in heißes Wasser getaucht werden (→ Erfrierung, S. 416; für die Behandlung von weniger schweren Erfrierungen). Ansonsten ist der Betroffene warm einzupacken und sofort ärztliche Hilfe zu rufen.

Weitere Behandlung

Wenn es in schweren Fällen nach der Wiedererwärmung der betroffenen Körperteile zu einer Infektion kommt, müssen Antibiotika verabreicht werden. Eventuell sind auch Bettruhe und eine Physiotherapie erforderlich. Während der Genesung sollte nicht geraucht werden.

Kapitel 24

Lungen und Atemwege

Inhalt

Funktion der Lungen (Ventilation)

Die Hauptaufgabe der Lungen besteht darin, Kohlendioxid im Blut durch Sauerstoff auszutauschen. Die Lungen liegen in der Brusthöhle, die auf allen Seiten von Rippen, Knorpel und Rippenmuskeln umgeben ist. Die muskulöse Scheidewand zwischen Brust- und Bauchhöhle nennt man Zwerchfell (Diaphragma).

Die Lungen sind von weicher, schwammiger Konsistenz. Gesunde Lungen sind meist rosa und grau gesprenkelt, können jedoch auch durch Kohlenstoffpartikel in verschmutzter Luft schwarz verfärbt sein. Der rechte Lungenflügel besteht aus drei, der linke aus zwei Lappen. Zwischen ihnen, eher auf der linken Seite, liegt auf dem Zwerchfell das Herz.

Die Luft wird durch Mund und Nase eingeatmet und gelangt über den Rachen (Pharynx), den Kehlkopf (Larynx) und die Luftröhre (Trachea) in die Lungen. Die Luftröhre zweigt sich in zwei Stammbronchien (Hauptbronchien) auf, die sich wiederum jeweils in kleinere Äste (Bronchien) aufteilen, an denen die viel kleineren Bronchiolen hängen. So entsteht der Eindruck eines von oben nach unten wachsenden Baumes. Die kleinsten Bronchiolen münden in sehr kleine, dehnbare Lungenbläschen (Alveolen), in die das Blut durch winzige Blutgefäße (Lungenkapillaren) gelangt. Beim so genannten Gasaustausch geben die Lungenkapillaren Kohlendioxid aus dem Blut an die Lungenbläs-

chen ab und nehmen von diesen Sauerstoff auf. Die Lungen verfügen über rund 300 Millionen solcher Lungenbläschen, die nebeneinander gelegt die Gesamtoberfläche eines Tennisplatzes einnehmen würden.

Das Brustfell (Pleura) besteht aus zwei durch einen dünnen Flüssigkeitsfilm getrennten Schichten. Es hüllt die Lungen ein und erlaubt ihnen, sich beim Atmen in der Brusthöhle auf und ab zu bewegen.

Beim Einatmen ziehen sich die Rippenmuskeln zusammen und die Rippen bewegen sich nach oben und nach außen. Gleichzeitig kommt es zur Senkung (Kontraktion) des Zwerchfells. Durch diese Aktionen wird die Brusthöhle vergrößert, sodass die Lungen expandieren und Luft einziehen können. Auch die einzelnen Lungenbläschen füllen sich mit Luft. Ein gesunder Erwachsener atmet in Ruhe pro Atemzug 400 bis 600 Milliliter Luft ein. Bei schwerer Atmung können 4 bis 6 Liter Luft eingeatmet werden.

Beim Ausatmen erschlaffen Zwerchfell und Rippenmuskeln und nehmen wieder ihre Ausgangspositionen ein. Dadurch verkleinert sich der Brustraum, die Lungen werden leicht zusammengepresst und die sauerstoffarme, kohlendioxidhaltige Luft wird ausgeschieden. Der Mensch muss über seine Atmung nicht nachdenken, sie läuft automatisch ab.

Die Atemwege arbeiten mit verschiedenen Abwehrmechanismen um zu verhindern, dass Fremdkörper in die Lungen gelangen. Die gröbsten Partikel werden schon in der Nase von Härchen herausgefiltert. Spezielle Zellen in der Luftröhre und den Bronchien geben ein Sekret ab, das der Reinigung des Bronchialsystems von Bakterien, Staub und anderen inhalierten Partikeln und dem Schutz der Bronchialschleimhaut vor Austrocknung dient. Winzige Flimmerhaare (Kinozilien) bedecken die oberste Zellschicht der Atemwege und transportieren das Bronchialsekret kontinuierlich nach oben um den Respirationstrakt sauber zu halten. Ihre Funktion kann durch bestimmte Substanzen gestört oder ganz gehemmt werden, beispielsweise durch das Inhalieren von Tabakrauch.

Die Lungen sind durch die Pulmonalarterien und die Pulmonalvenen (von lateinisch »pulmo« für »Lunge«) mit dem Herzen verbunden. Nachdem das Blut aus dem Körper zum Herzen zurückgeflossen ist, wird es von der rechten Herzkammer (der rechts unten

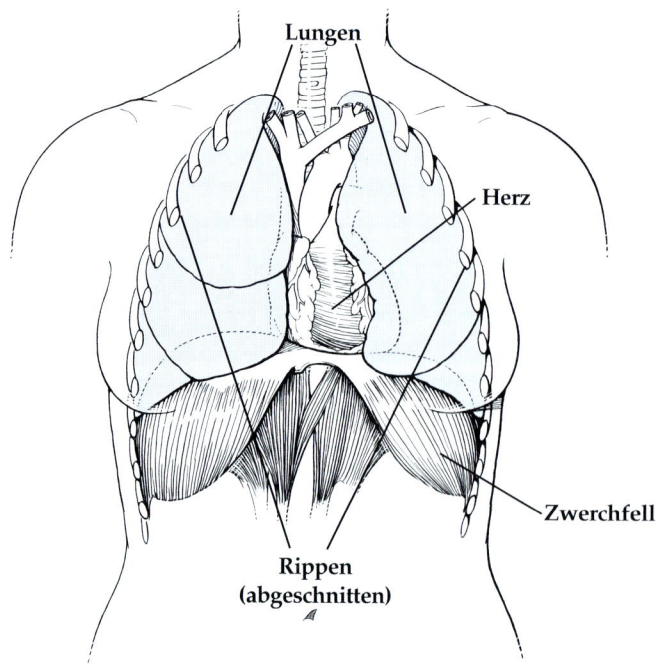

Lungen

Herz

Zwerchfell

Rippen
(abgeschnitten)

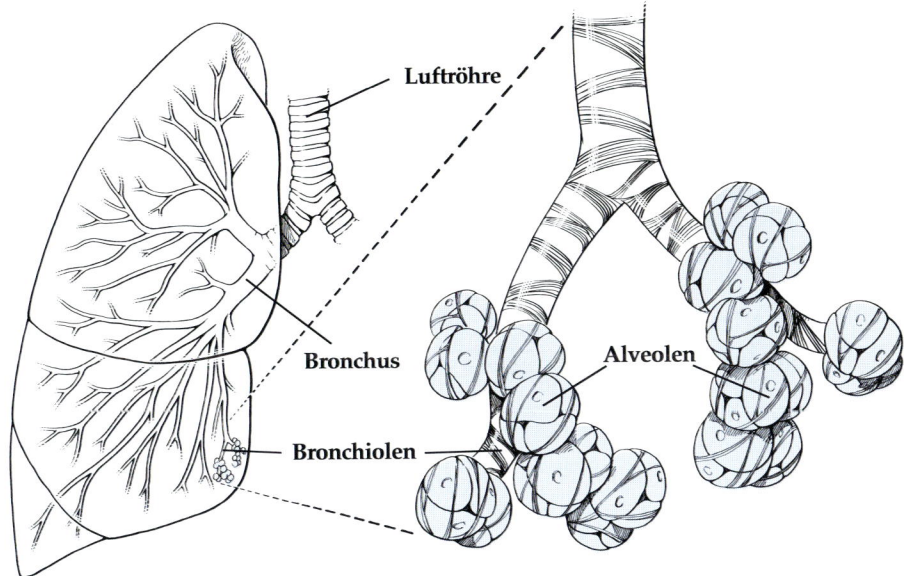

Luftröhre

Bronchus

Alveolen

Bronchiolen

Diese vergrößerte Darstellung eines Lungensegments zeigt Bronchiolen und Alveolen (Lungenbläschen). In den Lungenbläschen findet der Gasaustausch statt, bei dem das Kohlendioxid im Blut durch Sauerstoff ersetzt wird.

gelegenen Abteilung des Herzens) durch die Pulmonalarterie in die Lungen gepumpt. Danach fließt es durch die Arterien der Lungen in immer kleinere Blutgefäße, die ähnlich verzweigt sind wie die Bronchien, und schließlich in ein Netz von winzigen Kapillaren, das die Lungenbläschen umgibt. Die Kapillaren sind so klein, dass oft nur eine Blutzelle auf einmal hindurch passt (→ Funktionen von Herz und Blutkreislauf, S. 633).

Nach dem Gasaustausch in den Alveolen fließt das mit Sauerstoff angereicherte Blut in die kleinsten Venen, die sich zu immer größeren Blutgefäßen zusammenschließen und zuletzt die Pulmonalvenen bilden. Durch diese strömt das Blut von den Lungen zum Herzen zurück und wird von dort aus wieder durch den ganzen Körper gepumpt, um die Zellen mit Sauerstoff zu versorgen und Kohlendioxid zu entfernen.

Infektiöse Atemwegserkrankungen

Bakterien, Viren oder Pilze, die in die Lungen gelangen und sich dort ansiedeln, können verschiedene Krankheiten verursachen, von häufig auftretenden und normalerweise harmlosen Erkältungen (→ Virale Erkältungen, S. 1071) und Grippe bis hin zu Lungenentzündung, Bronchitis und Tuberkulose.

Bronchiolitis

Symptome
- Pfeifendes Atemgeräusch
- Schwierigkeiten beim Ausatmen
- Beschleunigung von Atmung und Herzschlag
- Husten mit Schleimausstoß
- Fieber
- Blaurote Färbung der Haut (Zyanose)

Ursache
Bei meist durch das Respiratory-Syncytial-Virus oder, seltener, durch Bakterien verursachten Atemwegserkrankungen können sich die Bronchiolen entzünden und zu viel Sekret abgeben. Eine Bronchiolitis kommt vor allem im Winter bei Kindern unter 2 Jahren häufig vor, kann jedoch unter besonderen Umständen auch bei jungen Erwachsenen auftreten. Kinder ziehen sich die Krankheit oft durch eine Virusinfektion von anderen Familienmitgliedern zu. Wenn Allergien in der Familie liegen oder Kleinkinder unter Allergien leiden oder immer wieder an einer Bronchiolitis erkranken, kann eine allergische Reaktion die Ursache sein.

Diagnose
Vor einer Bronchiolitis ist normalerweise die Nase ein oder zwei Tage lang leicht verstopft.

Der Atem geht allmählich immer schwerer und schneller und das erkrankte Kind atmet heftiger aus. Es kann auch zu pfeifenden Atemgeräuschen, beschleunigtem Herzschlag sowie Husten und eventuell zu Fieber kommen.

Manchmal entwickelt sich eine Zyanose (blaurote Färbung von Lippen und Nagelbett).

Wie gefährlich ist eine Bronchiolitis?

Bei älteren Kindern und Erwachsenen ist eine Bronchiolitis normalerweise nicht gefährlich, doch wenn es bei Kleinkindern zu Einengung oder Verschluss der Atemwege kommt, wird die Atmung erheblich erschwert.

Behandlung

Vor allem bei Kindern, die jünger als 2 Monate sind, an Zyanose oder wiederholten Anfällen von Bronchiolitis leiden oder sehr schnell und flach atmen, kann ein Krankenhausaufenthalt erforderlich sein. Bei der Behandlung wird warme, feuchte Luft angewendet, die eventuell zusätzlich mit Sauerstoff angereichert ist. Die medikamentöse Behandlung hängt von Art und Schwere der Symptome ab.

Obwohl sich die meisten Kinder in 2 Tagen bis einer Woche wieder erholen, verläuft die Krankheit in seltenen Fällen tödlich. Etwa jedes zweite an Bronchiolitis erkrankte Kind entwickelt in späteren Jahren episodisch pfeifende Atemgeräusche und eine erhöhte Anfälligkeit für Atemwegserkrankungen.

Akute Bronchitis

Symptome
- Schmerz und Gefühl der Enge im Brustraum
- Atemnot
- Pfeifendes Atemgeräusch
- Husten mit Auswurf
- Erkältung
- Allgemeines Unwohlsein und leichtes Fieber

Ursache

Eine Entzündung der Bronchialschleimhaut in der Luftröhre und den großen Bronchien (den großen Atemwegen) wird als Bronchitis oder Tracheobronchitis bezeichnet. Diese Krankheit ist von der Häufigkeit her mit Erkältungen zu vergleichen. Praktisch jeder Mensch leidet irgendwann einmal an ihr.

Die akute Bronchitis wird in den meisten Fällen durch ähnliche Virusinfektionen wie eine Erkältung verursacht (→ Virale Erkältungen, S. 1071). Wenn eine solche Infektion auf die Bronchien übergreift, ruft sie einen Husten hervor, der meist mit gelblich-grauem Auswurf aus den Lungen verbunden ist.

Diagnose

Bei Fieber, Brustschmerzen, Atemnot und Husten mit blutigem, gelblichem oder grünlichem Auswurf sollte man sich an den Arzt wenden, der die Brust mit einem Stethoskop abhorcht und eventuell Röntgenaufnahmen des Brustkorbs, eine Sputumuntersuchung oder andere Tests macht, um andere Ursachen auszuschließen. Wer an chronischen Lungen- oder Herzproblemen (einschließlich Asthma, Emphysem oder einer Herzinsuffizienz) leidet und glaubt, dass er eine Bronchitis hat, sollte ebenfalls den Arzt konsultieren.

Wie gefährlich ist eine akute Bronchitis?

In fast allen Fällen dauert eine akute Bronchitis nur ein paar Tage und hat keine anhaltende Wirkung. Bronchitis, die in regelmäßigen Abständen immer wieder auftritt, kann jedoch ein größeres gesundheitliches Problem darstellen (→ Chronische Bronchitis, S. 714).

Behandlung

Da eine Bronchitis in den meisten Fällen auf eine Virusinfektion zurückzuführen ist, kann der Arzt relativ wenig zur schnellen Erholung beitragen. Eine akute Bronchitis behandelt man am besten mit viel Ruhe, Acetylsalicylsäure (Aspirin, Ass) zur Fiebersenkung, Flüssigkeitszufuhr und rezeptfreien Hustenmitteln.

Eine weitere Reizung der Atemwege, zum Beispiel durch Tabakrauch, ist zu vermeiden. Da auch das Husten die Luftröhre und die Bronchien reizt, sollte es möglichst unterdrückt werden (→ Husten, S. 703), solange dennoch genug Schleim ausgehustet wird. Wer an akuter Bronchitis leidet, muss nicht unbedingt das Bett hüten, sollte sich jedoch möglichst in einer warmen Umgebung mit leicht erhöhter Luftfeuchtigkeit (Verdampfer) aufhalten.

Der Arzt kann bei verengten Lungengängen bronchienerweiternde Wirkstoffe, bei gelblichem oder grünlichem Auswurf Antibiotika verschreiben.

Vorbeugung

Wiederholte Anfälle von Bronchitis sind eventuell auf die Wohnverhältnisse zurückzuführen. Wenn in einer kalten, feuchten Umgebung mit hoher Luftverschmutzung eine erhöhte Anfälligkeit für eine akute Bronchitis besteht, empfiehlt es sich, solche Situationen zu verändern.

Husten

Husten ist ein normaler Schutzreflex, der die Atemwege gegen Reize schützen soll. Ein starker oder quälender Husten kann jedoch schmerzhaft und lästig sein und muss in manchen Fällen ärztlich behandelt werden. In anderen reicht Selbstmedikation aus.

Ursachen

Husten kann durch die folgenden Reize verursacht werden:

- Infektionen wie Erkältungen oder Grippe
- Sekretabfluss in den Rachen, also Überproduktion von Schleim, der langsam aus dem hinteren Nasenbereich in den Rachen tropft
- Umweltreize wie Zigarettenrauch, Smog, Staub, Aerosolsprays und kalte oder trockene Luft
- Asthma, das zur Entzündung und Verengung der Atemwege führt
- Gastroösophagealer Reflux, das heißt Rückfluss von Magensaft in die Speiseröhre (in seltenen Fällen in die Lungen) beim Liegen
- Medikamente, beispielsweise inhalierte Kortikosteroide oder bestimmte Mittel gegen Bluthochdruck und Herzkrankheiten
- das Husten selbst, das sich eventuell nicht medizinisch erklären lässt. Menschen husten beispielsweise um nervöse Anspannung abzubauen, die Aufmerksamkeit auf sich zu lenken oder ihrem Ärger Luft zu machen. In jedem Fall kann ein Husten den Rachen reizen und weiteren Husten auslösen, sodass ein Teufelskreis in Gang gesetzt wird.

Behandlung

Trockener Husten

Trockener Husten dauert normalerweise 1 bis 2 Wochen. Wenn der Rachen durch ständiges Husten gereizt wird, empfehlen sich Hustenbonbons und mit Honig gesüßter Tee. Fließt nachts Magensaft in die Spei-

seröhre und führt dies zu Husten, sollte das Kopfende des Bettes 15 bis 20 Zentimeter erhöht werden. Damit der Husten vorläufig nicht mehr so häufig auftritt, kann ein rezeptfreies Hustenmittel eingenommen werden. Kodein, ein effektiver hustenhemmender Wirkstoffe, ist ein Narkotikum. Daher sind kodeinhaltige Hustenmittel nur gegen Rezept erhältlich. Dextrometorphan ist fast ebenso wirksam, hat aber weniger Nebenwirkungen.

Husten mit Schleimausstoß (produktiver Husten)

Ein solcher Husten hilft, Reizstoffe aus den Lungen und Atemwegen zu entfernen. Damit der Schleim verdünnt wird und leichter ausgehustet werden kann, sollte man viel Wasser trinken. Auch Luftbefeuchter oder Verdampfer können schleimlösend wirken.

Ein produktiver Husten sollte nicht unterdrückt werden. Wenn der Husten ständig den Schlaf stört, kann man hustenhemmende Mittel einnehmen um seine Häufigkeit und Schwere zu reduzieren. Sie sollten aber nicht versuchen, ihn ganz loszuwerden.

Antihistaminika hemmen flüssige Sekrete, die im Rahmen von Allergien, Nasennebenhöhlenentzündung und Sekretabfluss in den Rachen gebildet werden, können jedoch schläfrig machen. Sie sollten nicht in Kombination mit Alkohol oder Tranquilizern eingenommen werden und auch nicht, wenn man unbedingt wach bleiben muss.

Schwerer Husten

Bei chronischem Husten, der länger als 2 oder 3 Wochen anhält, sollte ein Arzt konsultiert werden, der die jeweilige Ursache feststellt.

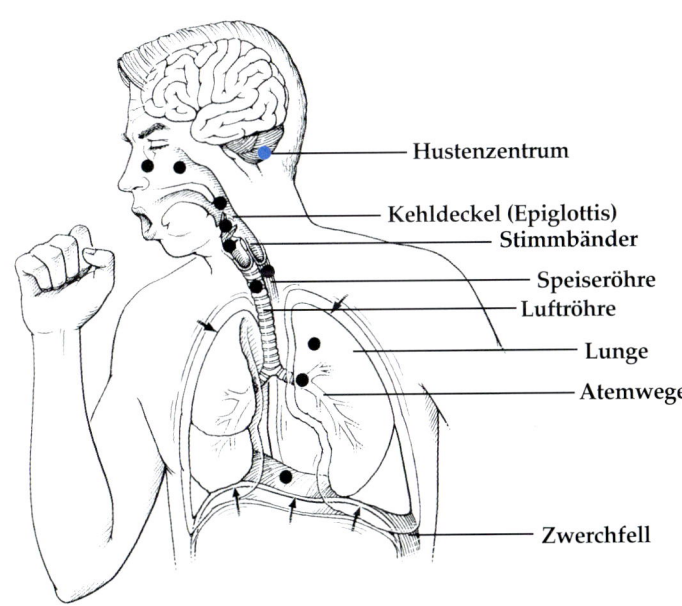

Husten wird ausgelöst, wenn ein Reiz einen der Hustenrezeptoren in Nase, Rachen oder Brust (Punkte) erreicht. Der Rezeptor sendet eine Nachricht an das Hustenzentrum im Gehirn, weches das Husten auslöst: Nach dem Einatmen kommt es zum Verschluss von Epiglottis und Stimmbändern, die Luft staut sich in den Lungen. Bauch- und Brustmuskeln ziehen sich zusammen und drücken gegen das Zwerchfell, bevor sich Stimmbänder und Epiglottis plötzlich wieder öffnen und die Luft explosionsartig ausgestoßen wird.

- Vergrößerung von Leber, Lymphknoten oder Milz
- Mundgeschwüre oder Magen-Darm-Geschwüre
- Erschwerte Atmung

Männer erkranken häufiger schwer an Histoplasma-Mykose als Frauen. Die Krankheit tritt vor allem in Nord- und Mittelamerika auf.

Ursache
Histoplasma-Mykose entsteht durch die Inhalation von Staub – vor allem aus Hühnerställen, Fledermaushöhlen und von Taubendreck –, der Sporen von *Histoplasma capsulatum* enthält.

Diagnose
Histoplasma-Mykose tritt in vier Formen auf. Die leichteste Form ist kaum von anderen Krankheiten wie beispielsweise einer Erkältung zu unterscheiden.

Wenn sich der Pilz von den Lungen aus über das Blut verbreitet, kommt es zu der zweiten Form, für die eine Vergrößerung von Leber, Lymphknoten oder Milz und in selteneren Fällen Mundgeschwüre oder Magen-Darm-Geschwüre charakteristisch sind.

Die dritte Form, die chronische Histoplasma-Mykose, ähnelt der chronischen Tuberkulose.

Bei der vierten und schwersten Form breitet sich der Pilz in Leber, Milz, Lymphknoten und Knochenmark aus (disseminierte Form). Sie kann bei Menschen mit geschwächtem Immunsystem auftreten.

Die Bestätigung einer Histoplasma-Mykose erfolgt durch Nachweis des Pilzes in Sputum, Lymphknoten, Knochenmark, Leber, Blut, Urin oder Mundgeschwüren.

Häufig zeigen Röntgenaufnahmen des Brustkorbs Flecken auf der Lunge, wenn jemand in der Vergangenheit eine Histoplasma-Mykose ohne Beschwerden hatte, und dies deshalb nicht bemerkte.

Wie gefährlich ist eine Histoplasma-Mykose?
In der leichten Form ist Histoplasma-Mykose normalerweise harmlos und muss nicht behandelt werden. Die gefährlicheren Formen können tödlich verlaufen.

Behandlung

Arzneimitteltherapie
Treten Symptome auf, werden Wirkstoffe gegen Pilzinfektionen wie Ketoconazol verschrieben, die einzunehmen sind.

Bei schweren Infektionen muss eventuell der Wirkstoff Amphotericin B intravenös verabreicht werden. Sind die Lungen befallen, wird zwar der Pilz durch diese Behandlung beseitigt, doch die in den Lungen hervorgerufenen Läsionen bleiben.

Aspergillose

Aspergillus ist ein allgegenwärtiger Schimmelpilz. Er findet sich in Nasen- und Atmungssekreten von Menschen, die ihm regelmäßig ausgesetzt sind (Erdreich, landwirtschaftlicher Staub), verursacht in dieser Bevölkerungsgruppe jedoch nur selten Probleme.

Bei Patienten mit Asthma (→ Asthma, S. 720) kann *Aspergillus* eine allergische Reaktion hervorrufen. Bei anderen besonders anfälligen Personen kann es zu einer ungewöhnlichen Form von Lungenentzündung kommen. In beiden Fällen lässt sich diese so genannte Aspergillose mit Medikamenten gegen Pilzerkrankungen behandeln.

Bei Personen mit Lungenschäden kann sich *Aspergillus* in den Lungen ansammeln und zu Husten (eventuell mit blutigem Auswurf), Gewichtsabnahme und leichtem Fieber führen. Oft muss eine Operation durchgeführt werden, um die Blutung unter Kontrolle zu bringen.

Bei einer vorhandenen Erkrankung mit Blutkrebs (Leukämie) ist bei zusätzlicher Infektion mit Aspergillose die Prognose selbst bei intravenöser Verabreichung von Amphotericin B schlecht, einem Mittel gegen Pilzinfektionen.

Cryptococcus-Mykose

Symptome
- Niedriges Fieber
- Schmerzen im Brustraum
- Husten, eventuell mit Auswurf
- Läsionen in den Lungen
- Zunehmend stärkere Kopfschmerzen
- Übelkeit
- Schwindel
- Appetitlosigkeit
- Sehstörungen
- Verschlechterung des Geisteszustands

Ursache
Cryptococcus-Mykose wird durch den Hefepilz *Cryptococcus neoformans* verursacht, der sich im Erdreich und auf Taubendreck findet. Die Krankheit entsteht durch das Inhalieren sporenhaltiger Stäube.

Diagnose

Manchmal treten nur leichte Symptome auf. In schwereren Fällen ähnelt die Krankheit einer Bronchitis und es entwickeln sich Läsionen in den Lungen. Die Hefe bleibt in den Lungen oder breitet sich vor allem auf das zentrale Nervensystem aus.

Um Lungenveränderungen festzustellen, werden Röntgenaufnahmen gemacht sowie Proben von Sputum, Eiter oder Rückenmarksflüssigkeit zum Nachweis des Hefepilzes untersucht.

Wie gefährlich ist eine Cryptococcus-Mykose?

Am anfälligsten sind Menschen, deren Immunsystem durch Blutkrebs, Hodgkin-Krankheit, Aids oder die langfristige Einnahme von Kortikosteroiden geschwächt ist. In manchen leichten Fällen tritt ohne eine Behandlung Besserung ein, doch bei erheblichen Immundefekten kann eine Cryptococcus-Mykose tödlich verlaufen, vor allem, wenn sie von den Lungen aus andere Teile des Körpers befällt.

Behandlung

Arzneimitteltherapie

Bei Immunschwäche wird am besten Amphotericin B intravenös und Flucytosin oral angewendet. In leichteren Fällen kann Ketoconazol oral verabreicht werden. Die Lungenherde müssen eventuell chirurgisch entfernt werden.

Coccidioides-Mykose

Symptome
- Fieber und Frösteln
- Rückenschmerzen und Kopfschmerzen
- Schmerzen im Brustraum
- Rotfleckiger Hautausschlag
- Schwellung der Knie und Knöchel
- Husten
- Verstopfung der Nase

Ursache

Eine Coccidioides-Mykose wird durch Einatmen von Sporen des Pilzes Coccidioides immitis verursacht. Dieser Pilz kommt in Trockengebieten im Südwesten der Vereinigten Staaten, in Mexiko, Mittel- und Südamerika vor. In den Vereinigten Staaten wurde die Krankheit zuerst im kalifornischen San Joaquin Valley entdeckt, wo sie weit verbreitet ist. Sie wird deshalb auch als »Valley fever« oder »San Joaquin fever« bezeichnet.

Diagnose

Eine Coccidioides-Mykose verläuft in den meisten Fällen ohne Symptome. Bei bis zu 90 Prozent der Menschen, die in den Trockengebieten im Südwesten der Vereinigten Staaten leben, werden die Testergebnisse innerhalb von 4 bis 5 Jahren, nachdem sie in diese Regionen gezogen sind, positiv.

Etwa 10 Prozent dieser Menschen leiden unter Schmerzen im Brustraum, die – neben Fieber, Frösteln und anderen grippeähnlichen Symptomen – normalerweise 10 bis 30 Tage nach Kontakt mit dem Pilz einsetzen. Einer verstopften Nase und einem leichten Husten kann eine Bronchitis folgen. Ein bis zwei Tage nach Beginn des Fiebers entwickelt sich ein rotfleckiger Ausschlag (ähnlich wie bei Masern) und Knie und Knöchel können anschwellen.

Wie gefährlich ist eine Coccidioides-Mykose?

Jeder kann die Krankheit bekommen, doch Schwangere und Menschen mit geschwächtem Immunsystem sind besonders anfällig. Die Coccidioides-Mykose nimmt bei dunkelhäutigen Patienten meist einen schwereren Verlauf.

Normalerweise kommt es ohne Komplikationen zu einer Gesundung, doch manchmal heilen die Läsionen in den Lungen nur schwer aus und in seltenen Fällen bricht die Krankheit nach mehreren Wochen oder Monaten erneut aus. Gelegentlich breitet sich die Infektion im ganzen Körper aus und verursacht dann Läsionen in den Lungen, Knochen und in anderen Organen.

Behandlung

Wenn keine Symptome auftreten, ist eine Behandlung normalerweise nicht erforderlich. Wer grippeähnliche Symptome hat, sollte diese behandeln und das Bett hüten, bis das Fieber verschwindet.

Arzneimitteltherapie

Der Arzt kann Amphotericin B verschreiben, das intravenös verabreicht wird und in den meisten Fällen hilft. Die orale Einnahme von Ketoconazol oder einem ähnlichen Medikament ist weniger effektiv, kann jedoch in Intervallen zwischen der Einnahme von Amphotericin erfolgen, wenn die Krankheit mehrmals ausbricht.

Chirurgische Behandlung

In schweren Fällen kann die chirurgische Ableitung von Lungenabszessen oder Pleuraflüssigkeit Abhilfe schaffen.

Chronische Lungenerkrankungen

Es gibt drei chronische Lungenerkrankungen, bei denen die Atmung durch Verlegung der Atemwege erschwert ist (obstruktive Ventilationsstörung). Bei der chronischen Bronchitis ist die Bronchialschleimhaut ständig entzündet und häufig – aber nicht immer – tritt eine obstruktive Ventilationsstörung auf. Ein Lungenemphysem dagegen ist durch die Vergrößerung der Lungenbläschen (Alveolen) und den Abbau der Zwischenwände gekennzeichnet. Emphyseme treten fast immer in Kombination mit chronischer Bronchitis und auffallenden chronisch-obstruktiven Ventilationsstörungen auf. Ärzte bezeichnen ein Emphysem und eine chronische Bronchitis deshalb oft als »chronisch obstruktive Lungenerkrankung« (COLD) oder »chronisch obstruktive pulmonale Erkrankung« (COPD).

Bei Asthma, der dritten Erkrankung dieser Art, verengen sich die Luftröhre und die Atemwege sehr leicht und rasch als Reaktion auf viele verschiedene Reize. Die obstruktive Ventilationsstörung tritt variabel und episodisch, oft in Form von »Anfällen«, auf (→ Asthma, S. 720).

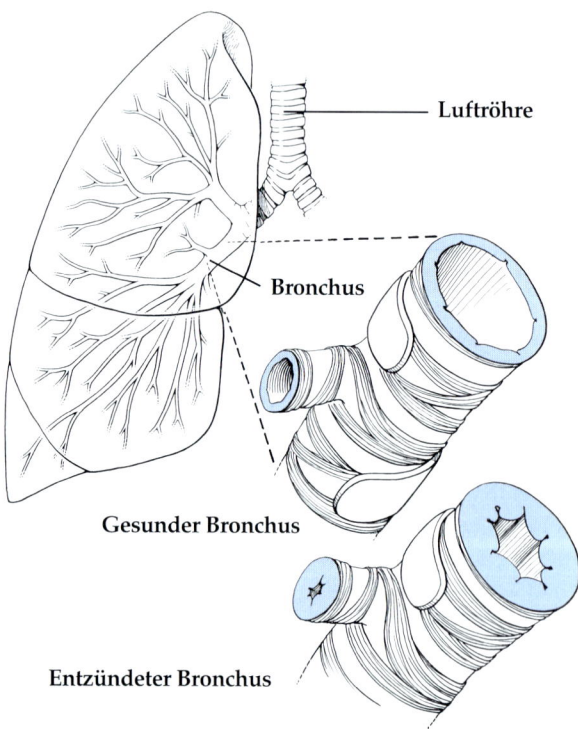

Bei einer Bronchitis kommt es zu einer Entzündung und Verdickung der Wände der Bronchien. Dadurch wird der Luftstrom in den Atemwegen beeinträchtigt (obstruktive Ventilationsstörung).

Chronische Bronchitis

Symptome
• Chronischer Husten mit einem schleimigen Auswurf
• Atemnot

Kennzeichnend für diese Erkrankung ist die chronische Entzündung und Verdickung der Bronchialschleimhaut. Wenn die Atemwege zu sehr verengt sind, wird die Atmung beeinträchtigt und es kommt zu häufigen Hustenanfällen. Außerdem produzieren die Bronchialdrüsen wegen der Entzündung zu viel Sekret, das sich in den Lungen staut und die Atmung weiter erschwert. Die Krankheit hält lange an, kehrt oft wieder und kann chronisch werden.

Die meisten Menschen mit chronisch obstruktiver Lungenerkrankung (COLD) leiden an einer Kombination von chronischer Bronchitis und Lungenemphysem, wobei jedoch normalerweise eine dieser Krankheiten dominiert. Patienten mit chronischer Bronchitis sind meist über 35 Jahre alt und häufig übergewichtig oder fettleibig.

Ursache
Die Hauptursache der chronischen Bronchitis ist das Rauchen. Luftverschmutzung und Stäube oder toxische Gase, zum Beispiel Smog, können jedoch ebenfalls zu einer Reizung und chronischen Entzündung der Bronchien führen. Männer erkranken häufiger als Frauen und etwa 20 Prozent der Männer leiden unter einer chronischen Bronchitis. Seit jedoch immer mehr Frauen rauchen, tritt die Krankheit auch bei ihnen immer häufiger auf.

Diagnose
Das Hauptsymptom von chronischer Bronchitis (im Unterschied zum Lungenemphysem) ist ein chronischer Husten mit schleimigem Auswurf in großen Mengen, der für mindestens 3 Monate anhält und länger als 2 Jahre hintereinander auftritt. Am Anfang entsteht der Husten gewöhnlich in den Wintermonaten und ist dann im Lauf der Jahre fast ständig vorhanden. Wenn sich die Krankheit verschlimmert, treten häufigere und schwerere Rückfälle auf, eventuell verbunden mit Atemnot.

Bei der Diagnose einer chronischen Bronchitis berücksichtigt der Arzt die Krankengeschichte des Patienten, führt unter anderem

Luftröhre

Bronchus

Gesunder Bronchus

Entzündeter Bronchus

eine Lungenfunktionsprüfung durch und macht eine Röntgenaufnahme des Brustkorbs.

Wie gefährlich ist eine chronische Bronchitis?

Eine chronische Bronchitis ist gefährlich und schwer erkrankte Menschen haben normalerweise keine hohe Lebenserwartung. Wird die Krankheit jedoch früh genug entdeckt und gibt der Patient das Rauchen auf, sind die Aussichten besser.

Behandlung

Das Rauchen muss aufgegeben werden. Andere wichtige Therapieziele sind die Linderung der Symptome und die Vermeidung von Atemwegserkrankungen. Der Arzt gibt Empfehlungen für den Umgang mit der Krankheit.

Um den Husten nicht zu verschlimmern, sollten Dämpfe, zum Beispiel in Zusammenhang mit Farbstoffen, Abgasen und sogar bestimmten Essensgerüchen und Parfüms sowie Staub, extrem feuchte oder trockene Luft und kalte Luft vermieden werden. Im Winter sollte ein Luftbefeuchter in der Wohnung verwendet werden, vor allem im Schlafzimmer.

Wenn irgend möglich, ist der Kontakt mit Menschen, die eine Erkältung haben, zu vermeiden, weil sich die Bronchitis durch eine solche Infektion verschlimmern kann. Die Patienten sollten sich immer warm genug anziehen und im Winter – wenn Erkältungen und Grippe umgehen – große Menschenansammlungen meiden. Wer sich trotzdem eine Atemwegserkrankung zuzieht (typische Symptome sind Husten, Veränderungen von Farbe und Menge des Auswurfs und Fieber), muss sich unverzüglich an den Arzt wenden.

Wenn der Arzt nicht davon abrät, sollten sich die Patienten jedes Jahr gegen Grippe impfen lassen (→ Grippeimpfungen, S. 1066) und einen Impfschutz gegen Pneumokokken-Pneumonie haben (→ Impfungen, S. 1079). Der Impfstoff gegen Pneumonie bietet lebenslange Immunität gegen die häufigsten *Pneumococcus*-Arten. Eine zweite Impfung ist manchmal erforderlich.

Reichliche Flüssigkeitszufuhr hilft den dicken Schleim in den Lungen zu verdünnen, der dann leichter ausgehustet werden kann. Da koffein- und alkoholhaltige Getränke die Ausscheidung von Harn beschleunigen, sollten sie nur in kleinen Mengen konsumiert werden.

Arzneimitteltherapie

Der Arzt kann Breitband-Antibiotika (Antibiotika, die gegen viele Arten von Bakterien wirken, zum Beispiel Ampicillin, Erythromycin und Tetracyclin) verschreiben, die 7 bis 10 Tage lang einzunehmen sind. Sie finden bei Veränderungen von Farbe, Menge oder Dicke des Auswurfs, die auf den Ausbruch einer Atemwegserkrankung hindeuten können, Anwendung. Ebenfalls kann bei Krämpfen der Bronchialmuskulatur ein bronchienerweiternder Wirkstoff verschrieben werden.

Bei schwerer Beeinträchtigung der Atmung (respiratorische Insuffizienz) verordnet der Arzt eine ständige oder ergänzende Sauerstofftherapie. Es gibt Geräte für die zusätzliche Sauerstoffzufuhr zu Hause und unterwegs, die maximale Mobilität gewährleisten.

Lungenemphysem

Symptome

- Atemnot
- Chronischer leichter Husten, eventuell mit Auswurf
- Gewichtsabnahme

Eine chronisch obstruktive Lungenerkrankung (COPD) kann in Form eines Lungenemphysems auftreten.

Ursache

Lungenemphyseme kommen recht häufig vor und werden meist durch langjähriges Rauchen verursacht. Auch Vererbung und vorhandenes Asthma können eine Rolle spielen. Das größte Risiko für die Entwicklung von Emphysemen haben Zigarettenraucher, doch auch Zigarren- und Pfeifenraucher sind gefährdet. Emphyseme kommen häufiger bei Männern als bei Frauen vor. Da immer mehr Frauen rauchen, verringert sich dieser Unterschied allerdings.

Normalerweise verfügen die Lungen über 300 Millionen elastische Lungenbläschen (Alveolen), in denen das Kohlendioxid aus dem Blut gegen Sauerstoff ausgetauscht wird. Ein Emphysem entsteht, wenn die Alveolen ihre natürliche Elastizität verlieren. Es kommt zur Überdehnung und Ruptur. Wenn mehrere aneinander angrenzende Alveolen zerreißen, bilden sie zusammen eine große Blase anstelle vieler kleiner. Dieser Prozess schreitet zwar nur langsam voran und betrifft nicht alle Alveolen in gleichem Maße, doch er beeinträchtigt die Lungenfunktion. Durch das Rauchen können sich die elastischen Fasern in den Alveolarwänden auflösen, sodass Zellen beschädigt werden, die eine für die Aufrechterhaltung der Elastizität notwendige Substanz produzieren.

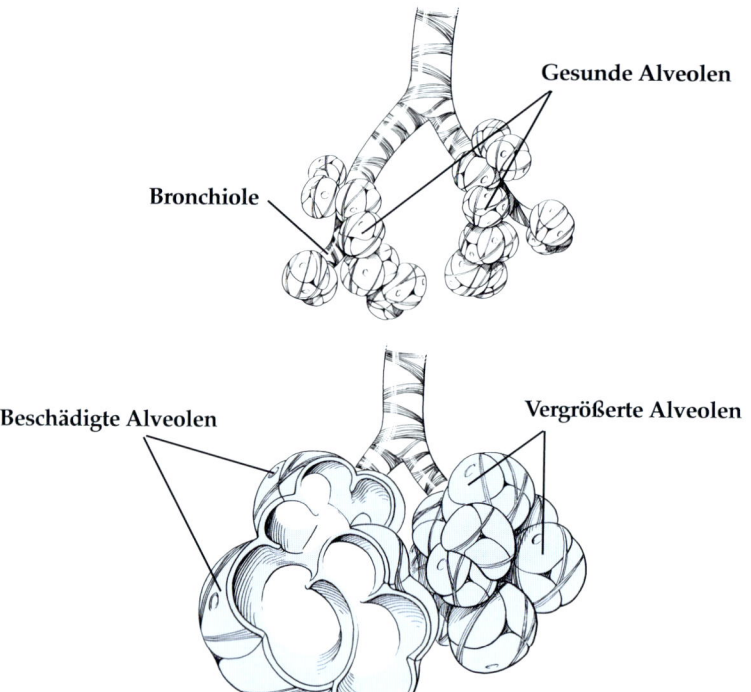

Gesunde Alveolen

Bronchiole

Beschädigte Alveolen

Vergrößerte Alveolen

Bei einem Emphysem verlieren die Lungenbläschen (Alveolen) ihre Elastizität, vergrößern sich und können reißen. Dadurch wird der Austausch von Sauerstoff und Kohlendioxid zwischen Blut und Lunge beeinträchtigt.

Charakteristisch für ein Lungenemphysem ist die Schädigung der kleineren Bronchialäste, die sich in der Folge vor allem beim Ausatmen verengen. Die Luft entweicht dadurch langsamer aus der Lunge als normal, wodurch sich wiederum Kohlendioxidabgabe und Sauerstoffaufnahme verlangsamen.

Atemnot ist das Hauptsymptom eines Lungenemphysems. Sie ist normalerweise aber nicht auf die schlechte Übertragung von Kohlendioxid und Sauerstoff in den Lungen zurückzuführen, sondern auf die Verminderung der Atmungsfähigkeit und die damit verbundene größere Anstrengung. Das ist auch der Grund, warum bei dieser Krankheit eine ergänzende Zufuhr von Sauerstoff weder erforderlich noch besonders sinnvoll ist, es sei denn, der Sauerstoffspiegel im Blut des Patienten ist bereits sehr niedrig.

In manchen Fällen werden Emphyseme durch einen ererbten Alpha-1-Antitrypsinmangel verursacht. Dieses Enzym schützt normalerweise die Elastizität der Fasern in den Alveolarwänden. Menschen, in deren Bluttest ein Alpha-1-Antitrypsinmangel festgestellt wird, haben ein hohes Risiko für die Entwicklung schwerer Emphyseme vor dem 40. Lebensjahr. Wahrscheinlich blockiert das Rauchen ebenfalls die Aktion dieses Enzyms und ruft dadurch auch bei Menschen, die nicht erblich belastet sind, Emphyseme hervor.

Diagnose

Wenn sich ein Emphysem entwickelt, fallen Sport und sogar leichte Anstrengungen allmählich immer schwerer. Die Atemnot kann sich mit der Zeit verschlimmern und ist nach Atemwegserkrankungen besonders stark. Änderungen von Farbe, Menge oder Dicke des Auswurfs können den Ausbruch einer Atemwegserkrankung signalisieren. Der Arzt diagnostiziert ein Emphysem auf der Basis von Symptomen, Krankengeschichte und Ergebnissen der Lungenfunktionsprüfung sowie der Röntgenaufnahmen des Brustkorbs. Häufig bemerkt er eine Vergrößerung des Thoraxumfangs (fassförmiger Thorax).

Wie gefährlich ist ein Emphysem?

Ein Emphysem ist eine schwere chronische Krankheit. Die Schädigung der Lunge ist irreversibel, es gibt keine Heilungsmöglichkeit.

Wenn ein Emphysem früh genug entdeckt wird, lässt es sich jedoch zum größten Teil verhindern. Wer das Rauchen aufgibt, bevor die ersten Symptome auftreten, kann verhindern, dass die Krankheit weiter fortschreitet.

Patienten mit einem Emphysem neigen besonders zu Lungenentzündung, akuter Bronchitis und anderen schweren Erkrankungen der Atemwege.

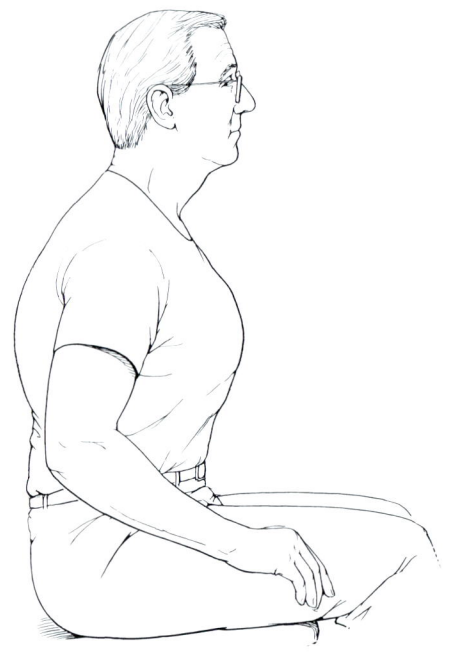

Ein fassförmiger Thorax ist ein typisches Symptom bei einem Lungenemphysem.

Atemgymnastik

Beim Lungenemphysem oder anderen chronischen Lungenerkrankungen können einfache Atemübungen hilfreich sein. Der Patient kann sich einen neuen Atmungstyp aneignen, bei dem er die Luft mithilfe der Bauchmuskeln aus den Lungen entweichen lässt (abdomineller Atmungstyp). Er kann auch die Effizienz der Lungen und der für das Einatmen verantwortlichen Muskeln trainieren. Nach ärztlicher Anleitung wird dafür eine Reihe von Atemübungen entwickelt, die 2- bis 4-mal täglich durchzuführen sind.

Zwerchfellatmung

Der Patient liegt auf dem Rücken und lagert Kopf und Knie mit Kissen hoch. Er atmet langsam und rhythmisch ein und aus und entspannt sich dann wieder.

Dann legt er die Fingerspitzen einer Hand direkt unter dem Brustkorb auf den Bauch und fühlt beim langsamen Einatmen, wie sich sein Zwerchfell hebt.

Die Bauchmuskeln drücken gegen die Hand, während sich der Brustkorb mit Luft füllt und sich dabei nicht bewegt. Dabei atmet der Patient durch den Mund ein und zählt langsam bis 3. Anschließend spitzt er die Lippen und atmet durch den Mund aus, während er langsam bis 6 zählt.

Die Zwerchfellatmung auf dem Rücken sollte so lange trainiert werden bis der Patient die Übung in einem Durchgang 10 bis 15 Mal nacheinander machen kann ohne zu ermüden. Danach erfolgt die Übung im Liegen auf der linken und rechten Seite, schließlich im Sitzen, im Stehen, beim Gehen und beim Treppensteigen.

Atmen mit gespitzten Lippen (Lippenbremse)

Bei den Übungen für Zwerchfellatmung können die Lippen beim Ausatmen gespitzt werden, sodass der Luftstrom beim Ausatmen ein scharfes Geräusch macht. Der Patient atmet tief durch den Mund ein und aus und wiederholt die Übung in jedem Durchgang 10 Mal.

Tief durchatmen

Der Patient atmet im Sitzen oder Stehen tief ein und zieht dabei die Ellenbogen kräftig zurück. Dann hält er den Atem mit gewölbter Brust an, zählt bis 5 und stößt die Luft durch Zusammenziehen der Bauchmuskeln wieder heraus. Die Übung ist 10-mal zu wiederholen.

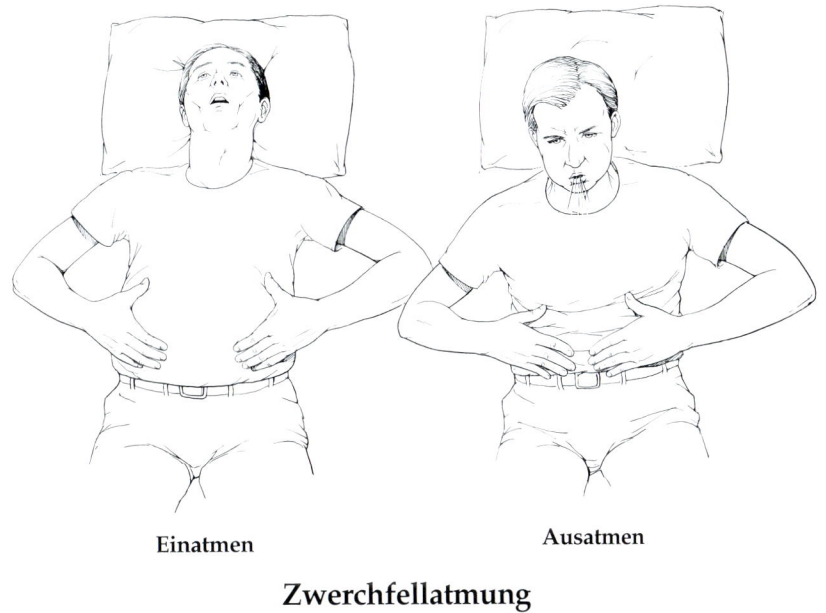

Einatmen   Ausatmen

Zwerchfellatmung

Kontrolliertes Husten

Wenn sich bei einer chronischen Lungenerkrankung Sekret in den Lungen ansammelt, muss dieses entfernt werden, um eine Infektion zu verhindern. Zu diesem Zweck gibt es mehrere einfache Methoden, darunter die Lagerungsdränage (→ Lagerungsdränage und Klopfdränage, S. 709) und kontrolliertes Husten.

Der Patient sitzt leicht vorgebeugt auf einer Bett- oder Stuhlkante.

Dabei sollten die Füße den Boden berühren, sodass mühelos die Balance gehalten werden kann.

Der Patient atmet tief durch die Nase ein, hält kurz die Luft an und hustet dann zweimal möglichst kurz und scharf. Unkontrolliertes explosionsartiges Husten ist zu vermeiden, weil dabei die Atemwege kollabieren können, sodass Schleim und Luft festsitzen. Dadurch kann es zu Atemnot kommen. Anschließend entspannt sich der Patient einen Moment lang, bevor er die Übung wiederholt. Es sollten Taschentücher bereitliegen, falls bei dem Husten Sputum ausgeworfen wird.

Am Anfang sollte nur leicht gehustet werden, mit der Zeit immer härter. Auf diese Weise lassen sich Absonderungen effektiv aus den Lungen entfernen.

Behandlung

Ein Emphysem bildet sich auch durch eine Behandlung nicht zurück. Durch die Therapie kann jedoch verhindert werden, dass sich die Krankheit verschlechtert.

Am wichtigsten ist es, das Rauchen aufzugeben (Tipps und Hilfen Tabak, S. 315). Wenn Patienten sich das Rauchen nicht abgewöhnen, wird sich die Krankheit sicher verschlechtern.

Auch andere Reize, die Atemnot oder ein Gefühl der Enge in der Brust auslösen, sollten vermieden werden. Dazu zählen Dämpfe aus Farbstoffen und Autoabgasen, manche Essensgerüche, bestimmte Parfüms, Staub, kalte Luft und extrem feuchte Luft.

Bei kaltem Wetter kann ein weicher Schal oder eine Schutzmaske (in jeder Apotheke erhältlich) über Mund und Nase getragen werden, um die Luft aufzuwärmen bevor sie in die Lungen gelangt. Weil kalte Luft Krämpfe der Bronchialmuskeln verursachen kann, sollte durch die Nase geatmet werden. Es empfiehlt sich, auch in der Wohnung einen Luftbefeuchter zu verwenden. Kontakte mit Menschen, die an Atemwegserkrankungen wie Erkältung oder Grippe leiden, sind zu vermeiden.

Der Arzt kann Breitband-Antibiotika (Antibiotika wie Ampicillin, Tetracyclin und Erythromycin, die gegen viele Bakterien wirken) verschreiben, die 7 bis 10 Tage einzunehmen sind. Bronchienerweiternde Wirkstoffe helfen, wenn Krämpfe der Bronchialmuskeln auftreten.

Um die Lungenfunktion zu verbessern, sollten die verschriebenen Medikamente unbedingt eingenommen werden. Außerdem empfiehlt es sich, regelmäßig Sport zu treiben. Weniger anstrengende Sportarten wie Wandern oder Radfahren können die Belastungsfähigkeit verbessern. Auch die vom Arzt empfohlenen Atemübungen sollten gemacht werden. Bei manchen Menschen verbessert sich die Belastungsfähigkeit durch dieses Spezialtraining für die Atemmuskeln, die durch die Übungen stärker und ausdauernder werden. Der Arzt gibt dazu Tipps und Empfehlungen (→ Atemgymnastik, S. 717). Wenn sich der Zustand verschlechtert oder eine Atemwegserkrankung ausbricht, sollte sofort ein Arzttermin vereinbart werden.

Manchmal wird eine ständige oder ergänzende Sauerstoff-Langzeittherapie (→ Sauerstoff-Langzeittherapie, S. 718) verordnet.

Sauerstoff-Langzeittherapie

Patienten mit einer chronischen Lungenerkrankung kann der Arzt eine Sauerstoff-Langzeittherapie verordnen, die zu Hause durchgeführt werden kann. Das ist dann häufig der Fall, wenn sich anlässlich einer entsprechenden Überprüfung ein deutlicher Sauerstoffmangel im Blut des Patienten zeigt. Außerdem muss bestimmt werden, wie viel Sauerstoff (in Litern pro Minute) erforderlich ist, um einen ausreichenden Sauerstoffspiegel im Blut zu erreichen.

Obwohl eine ergänzende Sauerstoffzufuhr das Problem der Atemnot erleichtern und das Wohlbefinden des Patienten verbessern kann, wird sie in erster Linie verschrieben, um das Herz zu unterstützen. Die Herzfunktion wird durch eine unzureichende Sauerstoffversorgung am meisten beeinträchtigt. Wenn Sauerstoff verschrieben wird, sollte er ausschließlich nach Anweisung genommen werden, um die bestmögliche Wirkung zu erzielen.

Vorsichtsmaßnahmen

Da Feuer in einer sauerstoffreichen Umgebung schneller brennt, muss mit dem Sauerstoffvorrat besonders vorsichtig umgegangen werden. Gegenstände, die Funken, Flammen oder große Hitze auslösen, sollten nicht in der Nähe des Sauerstoffvorrats aufbewahrt werden. Dazu zählen Rauchutensilien, Streichhölzer, Feuerzeuge und Elektrogeräte wie Heizkissen, Radios und Haartrockner. Auch feuergefährliches Material, einschließlich Alkohol, Aerosolsprays, brennbare Flüssigkeiten und petroleumhaltige Produkten wie beispielsweise Vaseline und Parfüm, sollte nicht in der Nähe des Sauerstoffvorrats gelagert werden.

Der Sauerstoffbehälter samt Zubehör darf niemals einer Temperatur von über 50 °C ausgesetzt sein.

Umgang mit den Geräten

Die schweren, gefährlichen Sauerstoffflaschen müssen gut gesichert sein um zu verhindern, dass sie umkippen. Wenn sie nicht verwendet werden, sind sie ordnungsgemäß mit Schutzkappen zu verschließen.

Beim Installieren des Reglers müssen die technischen Anweisungen genau befolgt werden. Vor Befestigung des Reglers ist das Ventil ein wenig aufzudrehen und sofort wieder zu schließen, um Staub und brennbares Material zu entfernen.

Tragbare Sauerstoffbehälter

Für Patienten, die rund um die Uhr Sauerstoff benötigen, empfiehlt sich die Verwendung eines tragbaren Sauerstoffbehälters. Auch hier gelten die oben genannten Regeln. Tragbare Behälter fassen nur eine begrenzte Sauerstoffmenge. Wenn Patienten länger als ein paar Stunden unterwegs sind, müssen deshalb umfangreichere Vorbereitungen getroffen werden um sicherzustellen, dass ihnen stets genug Sauerstoff zur Verfügung steht.

Rauchen und chronisch obstruktive Lungenerkrankungen

Rauchen ist der Hauptauslöser von chronisch obstruktiven Lungenerkrankungen (COLD) wie Lungenemphysemen und chronischer Bronchitis, die bei starken Rauchern viel häufiger als Todesursache auftreten als bei Nichtrauchern.

Wenn sich Symptome einer COLD zeigen – typisch sind Husten, Atemnot und geringe körperliche Belastbarkeit –, sind die Lungen bereits geschädigt. Wer trotzdem weiter raucht, riskiert, dass sich die Krankheit verschlimmert. Gewöhnt sich der Patient das Rauchen ab, wird die Entwicklung der Krankheit meist verlangsamt oder gestoppt, doch der bereits angerichtete Schaden ist irreversibel.

Zigaretten

Zigarettenrauch enthält eine Mischung aus vielen verschiedenen Chemikalien, Gasen und Teer. In Tabakrauch sind tausende von Substanzen festgestellt worden, deren giftige Wirkung in vielen Fällen unbekannt ist. Manche Komponenten werden durch den noch nicht verbrannten Teil der Zigarette herausgefiltert. Brennt die Zigarette jedoch weiter herunter, verdampfen diese Chemikalien wieder, sodass mit jedem Zug mehr Komponenten freigesetzt werden. Die meisten Raucher inhalieren, was das Risiko weiter vergrößert.

Zigarettenrauch enthält etwa 2 bis 6 Prozent Kohlenmonoxid, ein giftiges Gas, das sich mit Hämoglobin verbindet. Ein mit Kohlenmonoxid verbundenes Hämoglobinmolekül (CO-Hb) kann die Gewebe nicht mit Sauerstoff versorgen. Viele Raucher haben 8 bis 10 Prozent CO-Hb im Blut, während es bei Nichtrauchern höchstens 1,5 Prozent sind. (Wenn jemand an akuter Kohlenmonoxidvergiftung stirbt, hat er 30 bis 40 Prozent CO-Hb im Blut.) Bei Rauchern wird den Geweben der nötige Sauerstoff vorenthalten.

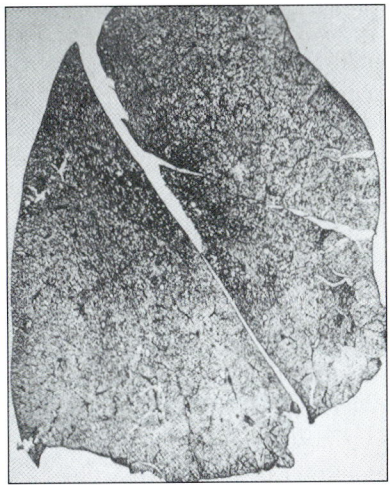

Gesunde Lunge

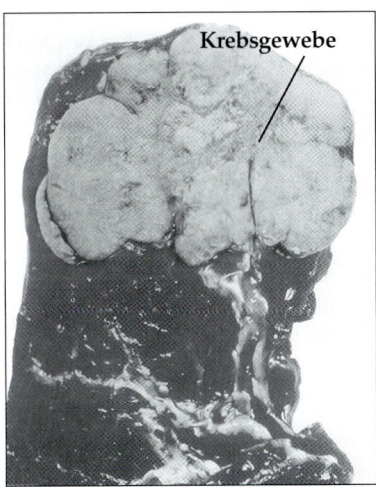

Krebsgewebe

Lungenkrebs

Tabakteer enthält Substanzen, die Krebs erregend sind (Karzinogene). Schleimhautreizende Substanzen im Tabakrauch führen zur Verengung der Atemwege und zur Überproduktion von Bronchialsekret und lösen Husten aus. Diese Substanzen können auch die Infektionsabwehr in den Lungen beeinträchtigen und das Gleichgewicht von Enzymen in der Lunge stören, was zu einer erhöhten Anfälligkeit für Atemwegserkrankungen führt.

Außerdem wird durch inhalierten Tabakrauch die Funktion der Flimmerhaare (Kinozilien), die in Luftröhre und Bronchien beim Entfernen von Fremdkörpern aus den Lungen helfen, lahm gelegt.

Zigarre und Pfeife

Das Rauchen von Zigaretten ist nicht die einzige Ursache für chronische Atemwegserkrankungen. Zigarren und Pfeife sind zwar nicht ganz so gefährlich, aber beileibe nicht harmlos. Weil ihr Rauch mehr schleimhautreizende Substanzen enthält, wird er meist nicht inhaliert.

Marihuana

Auch das Rauchen von Marihuana kann chronische Atemwegserkrankungen zur Folge haben. Der Rauch enthält viele der Reizstoffe, die sich auch in Tabakrauch finden, und darüber hinaus weitere Substanzen wie Delta-9-Tetrahydrocannabinol. Manche dieser Substanzen wirken außerdem schleimhautreizend.

Marihuana wird normalerweise auf eine Art geraucht, die gefährlicher ist als bei Zigaretten: Der Rauch wird tief inhaliert und in den Lungen gehalten oder mithilfe einer Spezialpfeife konzentriert und unter Druck in die Lungen geleitet. Studien zufolge kommt es dadurch zur Entzündung der Atemwege und zu Krebs erzeugenden (karzinogenen) Zellveränderungen. Außerdem werden die Lungen anfälliger für Infektionen durch in Marihuana vorkommende Pilze oder Bakterien. Wissenschaftler haben bei Menschen, die täglich Marihuana rauchen, eine deutlich verminderte Lungenfunktion festgestellt. Diese Raucher sind auch durch chronisch obstruktive Lungenerkrankungen, Kehlkopfentzündung und chronische Entzündung der Nasenschleimhaut gefährdet.

Nicht mehr rauchen

Es empfiehlt sich, das Rauchen rechtzeitig aufzugeben (→ Tabak, S. 315), nicht erst, wenn Symptome einer Atemwegserkrankung auftreten.

Asthma

Symptome

- Atemnot
- Husten
- Gefühl der Enge in der Brust
- Pfeifendes Atemgeräusch

Kennzeichnend für Asthma (Asthma bronchiale) ist das anfallsweise Auftreten von Atemnot wegen Bronchialverengung. Normalerweise findet eine Verengung der Bronchien nur als Schutzreaktion gegen das Eindringen schädlicher Substanzen in die Lungen statt. Bei Asthma verengen sich die Bronchien als Reaktion auf Substanzen, die den Lungen gewöhnlich keinen Schaden zufügen, und zwar zu stark, zu oft und zu schnell (→ Asthma, S. 1044).

Zystische Fibrose

Symptome

- Chronischer Husten
- Verminderte Energie und körperliche Belastbarkeit
- Häufige Lungenentzündungen
- Atemnot
- Appetitlosigkeit
- Chronischer Durchfall und Zeichen von Mangelernährung
- Salzverlust und Erschöpfung bei warmem Wetter

Ursache

Die Zystische Fibrose (Mukoviszidose) ist eine erbliche Stoffwechselstörung, die sich auf die Atemwege und das Verdauungssystem auswirkt. Sie ist die häufigste tödlich verlaufende Erbkrankheit und tritt in Europa bei etwa einem von 2000 Neugeborenen auf. Sie ist auch eine der häufigsten Ursachen für chronische Lungenerkrankungen bei Kindern.

Die Krankheit wird autosomal-rezessiv vererbt, das heißt, sie kann vererbt werden, wenn beide Eltern das defekte Gen aufweisen, ohne dass sich bei ihnen selbst Symptome zeigen.

Die Zystische Fibrose befällt die Schleim- und Schweißdrüsen des Körpers. Bei Neugeborenen kann das erste Symptom ein Darmverschluss durch dickes, zähklebriges Mekonium (innerhalb der Gebärmutter gebildeter schwärzlich-grünlicher Stuhl des Kindes) sein.

Wenn das Kind heranwächst, können sich chronische Atemwegserkrankungen entwickeln, einschließlich Bronchitis, Bronchiektasen (chronische abnorme Erweiterung der Bronchien), Atelektasen, Lungenentzündung oder Lungenfibrose. Zu diesen Problemen kommt es, weil der Schleim in den Lungen des Kindes sehr dick und klebrig ist. Anstatt als Schmiermittel zu dienen, verstopft er die Atemwege, sodass sich Bakterien und andere Mikroorganismen in diesen entwickeln und die natürlichen Abwehrmechanismen des Körpers schwächen können. Wegen einer gestörten Funktion der Bauchspeicheldrüse sind die für die vollständige Verdauung von Fetten und Eiweißstoffen erforderlichen Enzyme nicht verfügbar, was zu chronischem Durchfall und Verdauungsstörungen mit Untergewicht und Mangelernährung führt. Auch die Schweißdrüsen können betroffen sein, sodass der Schweiß extrem salzig ist.

Diagnose

Wenn ein Kind unter chronischen Erkrankungen der Atemwege oder der Bauchspeicheldrüse (Pankreas) leidet, führt der Arzt eine Lungenfunktionsprüfung oder Stuhluntersuchung durch, eventuell auch eine Schweißuntersuchung zum Nachweis einer erhöhten Salzkonzentration. Dieser Test wird häufig an zwei aufeinander folgenden Tagen gemacht, um eine genaue Diagnose zu erstellen. Wenn das Testergebnis positiv ist, sollten auch die Geschwister des Kindes untersucht werden.

Wie gefährlich ist die Zystische Fibrose?

Die Zystische Fibrose ist eine sehr gefährliche Krankheit, die letzten Endes zum Tode führt. Etwa jedes zweite erkrankte Kind erreicht das 26. Lebensjahr. Dank verbesserter Behandlungsmethoden werden heute jedoch viele Patienten über 30 Jahre alt. Bei milden Formen treten Symptome erst im Erwachsenenalter auf.

Behandlung

Die Behandlung ist langwierig. Besonders wenn das Verdauungssystem betroffen ist, sollte die Nahrung viele Kalorien, aber nicht so viel Fett enthalten, da der Energiebedarf der Kinder höher als bei gesunden ist. Das Kind sollte aber Bauchspeicheldrüsenenzyme – die in Kapsel- oder Pulverform zusammen mit fester Nahrung einzunehmen sind – zur Substitution der fehlenden Verdauungsenzyme erhalten. Auch die fettlöslichen Vitamine (etwa Vitamin A und E) sollten ersetzt werden. Bei Salzverlust oder wenn das Kind bei Fieber oder Wärme stark schwitzt, kann eine Salzsubstitution erfolgen.

Mithilfe spezieller Übungen können Eltern ihrem Kind helfen, den Schleim zu lösen und abzuleiten (→ Lagerungsdränage und Klopfdränage, S. 709). Das Kind sollte die Übungen mindestens einmal täglich machen.

Arzneimitteltherapie

Weil die zystische Fibrose die Immunabwehr gegen Atemwegserkrankungen schwächt, sollten Patienten unbedingt gegen alle Erkrankungen dieser Art geimpft werden, einschließlich Keuchhusten (Pertussis), Masern und Grippe. Bakterielle Infektionen der Atemwege müssen außerdem sofort mit geeigneten Antibiotika behandelt werden.

Gelegentlich ist ergänzende Sauerstoffzufuhr nötig. Kortikosteroide und Aerosoltherapien mit Antibiotika oder Amilorid oder mit schleimlösenden Substanzen werden getestet.

Vorbeugung

Wenn Eltern bereits ein Kind mit Zystischer Fibrose haben, liegt die Wahrscheinlichkeit dafür, dass ein weiteres Kind die Krankheit bekommt, bei 25 Prozent, dafür, dass es das defekte Gen hat, bei 50 Prozent und dafür, dass es gesunde Gene hat, bei 25 Prozent. Durch die Beschreibung und Lokalisation des genetischen Defekts, der zystische Fibrose auslöst, entwickelt sich ein immer besseres Verständnis für Ursache, Diagnose und Behandlung dieser Krankheit.

Sarkoidose

Symptome
- Unwohlsein
- Fieber
- Atemnot, hauptsächlich bei sportlicher Betätigung
- Gewichtsabnahme

Ursache
Die Ursache für Sarkoidose ist unbekannt. Die Krankheit kann fast jeden Teil des Körpers befallen, die Haut, die Augen, das periphere Nervensystem, die Leber, die Lymphknoten und das Herz, doch in 90 Prozent der Fälle manifestiert sie sich in den Lungen.

Eine Sarkoidose hat offenbar einen Einfluss auf das Immunsystem. Es scheint zu einer Überreaktion der T-Helfer-Lymphozyten zu kommen, die zu den weißen Blutkörperchen gehören und den Körper vor Krankheiten schützen. Dadurch sammeln sich Entzündungszellen im Gewebe an. In den Lungen führen diese Zellen zu einer Verzerrung der Wände der Alveolen (Lungenbläschen), der Bronchien und Blutgefäße und rufen eine Störung der Sauerstoffabgabe der Lungen ins Blut hervor.

Eine Sarkoidose kommt bei Frauen etwas häufiger vor als bei Männern. Sie tritt hauptsächlich zwischen dem 20. und 40. Lebensjahr auf, kann sich jedoch in seltenen Fällen auch bei Kindern und älteren Menschen entwickeln.

Diagnose
Normalerweise zeigen sich vor allem im Frühstadium der Krankheit keine Symptome. Der Verdacht auf eine Sarkoidose entsteht in vielen Fällen durch eine routinemäßige Röntgenaufnahme des Brustkorbs. Zur Bestätigung der Diagnose entnimmt der Arzt unter Verwendung eines Fiberendoskops eine Gewebeprobe aus der Lunge (→ Spiegelung der Atemwege, S. 726). Manchmal ist eine Biopsie von Haut, Lymphknoten oder der Lederhaut des Auges einfacher, wenn diese Körperteile betroffen sind. Gelegentlich ist der Kalziumgehalt des Serums erhöht (Hyperkalzämie), was einen Anhaltspunkt für die endgültige Diagnose liefern kann.

Wie gefährlich ist eine Sarkoidose?
Eine Sarkoidose verläuft meist langsam oder chronisch. Die meisten Betroffenen erholen sich auch ohne Behandlung vollständig oder mit geringen Nachwirkungen. Bei einigen chronisch Erkrankten tritt sie jedoch im Laufe vieler Jahre immer wieder auf. In seltenen Fällen führt Sarkoidose nach vielen Jahren zum Tode.

Behandlung

Arzneimitteltherapie

Wenn die Krankheit mit ausgeprägten Symptomen verbunden ist oder nach 4 bis 6 Monaten nicht von selbst zurückgeht, kann der Arzt Kortikosteroide verschreiben und – abhängig vom Verlauf – über Monate oder Jahre hinweg auslaufen lassen. Ob eine Besserung eingetreten ist, lässt sich durch Röntgenaufnahmen des Brustkorbs und andere Tests beurteilen. Wenn die Krankheit wieder ausbricht, kann eine weitere Therapie mit Kortikosteroiden erforderlich sein, die wahrscheinlich länger dauert als die ursprüngliche Behandlung, weil die Ergebnisse beim zweiten Mal gewöhnlich nicht so gut sind.

Interstitielle Lungenfibrose

Symptome
- Atemnot, hauptsächlich bei sportlicher Betätigung
- Allgemeine Müdigkeit und Unwohlsein
- Appetitlosigkeit und Gewichtsabnahme
- Husten und Beschwerden im Brustraum

Als interstitielle Lungenfibrose werden mehr als 180 chronische, nicht bösartige und nicht infektiöse Krankheiten bezeichnet, für die das Eindringen von Entzündungszellen in die Wände der Alveolen (Lungenbläschen) und die nachfolgende abnorme Narbenbildung im alveolaren Bindegewebe charakteristisch sind. Mit Fortschreiten der Krankheit nimmt die Vernarbung solche Ausmaße an, dass sie die Lungen zerstören kann. Die Ursache der meisten interstitiellen Lungenerkrankungen ist unbekannt. Sie treten meist nach dem 50. Lebensjahr auf.

Hauptfolge der Bildung von abnormem Narbengewebe ist eine restriktive Ventilationsstörung (verminderte Dehnungsfähigkeit der Lungen mit Beeinträchtigung des Gasaustauschs).

Diagnose

Der Verdacht auf eine interstitielle Lungenfibrose beruht auf den Symptomen des Patienten und auf Geräuschen, die bei der Untersuchung der Brust mit einem Stethoskop zu hören sind. Bei Röntgenaufnahmen des Brustkorbs und Lungenfunktionsprüfungen zeigen sich dann gewöhnlich deutliche Auffälligkeiten. Es kann eine Bronchoskopie mit Biopsie durchgeführt werden, um die Diagnose zu bestätigen (→ Spiegelung der Atemwege S. 726) und um infektiöse oder bösartige Erkrankungen auszuschließen, die auf Röntgenaufnahmen den Anschein einer interstitiellen Lungenfibrose erwecken.

Wenn die Bronchoskopie nicht zu einer eindeutigen Diagnose führt, ist eine Thorakoskopie empfehlenswert. Dabei wird ein Endoskop durch die Brustwand eingeführt, um eine Gewebeprobe aus der Lunge zu entnehmen.

Eine andere Möglichkeit zur Erstellung der Diagnose ist eine »offene« Biopsie der Lunge, bei der die Brustwand unter Vollnarkose eröffnet und eine kleine Probe von Lungengewebe für die Untersuchung unter dem Mikroskop entnommen wird.

Wie gefährlich ist eine interstitielle Lungenfibrose?

Die Krankheit nimmt – je nach Ursache – einen unterschiedlichen Verlauf, manchmal fortschreitend und letzten Endes tödlich, in anderen Fällen stabil oder schwankend.

Eine häufige Ursache für eine interstitielle Lungenfibrose ist die Sarkoidose (S. 721). Andere Formen sind idiopathische (ohne erkennbare Ursache) Lungenfibrose, Alveolarproteinose (eine übermäßige Anreicherung von veränderten Eiweißstoffen in der Lunge) und Goodpasture-Syndrom (einer Erkrankung von Nieren und Lunge).

Idiopathische Lungenfibrose

Die chronische, weder infektiöse noch bösartige Erkrankung verursacht zunehmend Atemnot, ohne dass eine Ursache für die Lungenveränderung zu finden ist. Nach dem Auftreten von Symptomen liegt die durchschnittliche Lebenserwartung bei 4 bis 5 Jahren, doch viele Betroffene leben länger. Die idiopathische Lungenfibrose tritt gehäuft in mittlerem Lebensalter auf – bei Frauen und bei Männern.

Es besteht Verdacht auf diese Krankheit, wenn bei einer Untersuchung mit dem Stethoskop typische Geräusche zu hören sind und Röntgenaufnahmen des Brustkorbs und die Ergebnisse von Lungenfunktionsprüfungen charakteristische Muster zeigen. Es kann jedoch auch eine Lungenbiopsie, Bronchoskopie, Thorakoskopie oder eine »offene« Operation erforderlich sein. Bei berufsbedingtem Kontakt mit Asbest (→ Asbeststaublunge, S. 728) kann gleichzeitig auch Lungenkrebs vorliegen.

Die Behandlung mit Kortikosteroiden hilft nur wenigen Betroffenen. Manchmal wird auch eine Lungentransplantation durchgeführt.

Alveolarproteinose

Diese seltene Krankheit tritt auf, wenn sich Material in den Alveolen verdichtet. Sie betrifft in erster Linie Männer zwischen dem 20. und 50. Lebensjahr. Ihre Ursache ist unbekannt.

Die bei der Alveolarproteinose auftretende Atemnot ist minimal im Vergleich zu den auf Röntgenaufnahmen des Brustkorbs sichtbaren Anzeichen. (Bei idiopathischer Lungenfibrose dagegen stehen großer Atemnot relativ kleine Krankheitszeichen auf den Röntgenaufnahmen gegenüber.) Sie kann im Laufe der Zeit schlimmer werden oder von selbst verschwinden.

Manchmal lässt sich Material, das sich in den Alveolen angesammelt hat, unter Vollnarkose aus den Lungen entfernen. Bei dieser so genannten Bronchiallavage wird das Material mithilfe einer Kochsalzlösung zuerst aus einem Lungenflügel und später aus dem anderen gespült. Normalerweise erholen sich Menschen, die an Alveolarproteinose leiden, wieder, doch gelegentlich kann es zu Rückfällen kommen.

Goodpasture-Syndrom

Die genaue Ursache dieser Krankheit ist unbekannt. Sie tritt jedoch mit etwas größerer Wahrscheinlichkeit bei Rauchern und am häufigsten bei jungen Männern auf. Das Goodpasture-Syndrom verursacht eine Lungenblutung und Glomerulonephritis (eine Art → Nierenentzündung, S. 836). Die Blutung selbst kann lebensbedrohlich sein, während die auftretenden Lungensymptome leicht bis schwer sind. Die Diagnose erfolgt durch Lungen- oder Nierenbiopsie. Die Krankheit verläuft sehr unterschiedlich.

Bei Goodpasture-Syndrom verschreibt der Arzt Kortikosteroide oder Cyclophosphamid. Außerdem kann er ein Verfahren zur Entfernung von im Blut zirkulierenden Antikörpern durchführen, die als Ursache für die Krankheit infrage kommen (Plasmaseparation).

Atelektase

Symptome
- Atemnot
- Fieber
- Niedriger Blutdruck und ein schneller Herzschlag
- Schock
- Schmerzen auf der Seite des betroffenen Lungenflügels
- Schwerer trockener Husten

Als Atelektase wird der Kollaps (das Zusammenfallen) von Teilen eines Lungenflügels oder auch des ganzen Lungenflügels bezeichnet.

Ursache
Atelektase wird durch Verlegung der Luftwege (häufig durch Schleim), durch eingeatmete Fremdkörper oder Druck von außen infolge von Tumoren, Aneurysmen oder vergrößerten Lymphknoten verursacht. Manchmal tritt die Krankheit als Komplikation nach einer Bauchoperation auf, wenn die Atmung flach ist und Teile der Lunge sich nicht ausdehnen. Sie kann auch mit einer bakteriellen Infektion verbunden sein. Wenn Bronchien oder Bronchiolen verlegt sind, fallen die Wände in dem nicht belüfteten Lungenabschnitt dahinter zusammen. Dies führt oft zu einer Infektion.

Diagnose
Eine Atelektase kann sich langsam entwickeln (wie beim Tumorwachstum). Es kann jedoch auch zu einem plötzlichen massiven Kollaps der Lunge kommen. Bei der Diagnose sucht der Arzt auf Röntgenaufnahmen des Brustkorbs nach nicht belüfteten Lungenabschnitten.

Behandlung
Als Erstes muss die Ursache für die Verlegung beseitigt werden. Gelingt das nicht durch Aushusten, Absaugen oder andere Therapien, kann eine Bronchoskopie (S. 726) durchgeführt werden. Um die Infektion zu beseitigen, wird beispielsweise Ampicillin verschrieben.

Vorbeugung
Um eine Atelektase nach einer Operation zu verhindern müssen Patienten tief durchatmen und so bald wie möglich aufstehen und herumlaufen. Häufig wird ein Gerät verschrieben, das schnelles, kräftiges Einatmen unterstützt.

Raucher und Patienten mit chronischer Bronchitis oder einem Lungenemphysem haben nach der Operation ein niedrigeres Atelektase-Risiko, wenn sie mindestens 3 oder 4 Tage vor dem Eingriff aufhören zu rauchen. In den Tagen unmittelbar vor der Operation können auch (über einen Inhalationsapparat verabreichte) bronchienerweiternde Wirkstoffe und periodisch eine Flüssigkeit als Aerosol eingesetzt werden. Der Arzt verschreibt eventuell vorbeugend ein Antibiotikum.

Pneumothorax

Symptome. Atemnot.

Als Pneumothorax (Zusammenfallen der Lungenflügel) bezeichnet man die Ansammlung von Luft zwischen Lunge und Brustwand.

Ursache
Wenn ein Pneumothorax spontan auftritt, wird er normalerweise auf die Ruptur (Riss) eines kleinen Emphysembläschens an der Lungenoberfläche zurückgeführt. Ein Spontanpneumothorax tritt am häufigsten bei jungen Männern zwischen 15 und 35 Jahren auf.

Zum Zusammenfallen der Lungenflügel (Pneumothorax) kommt es, wenn aus den Lungen entwichene Luft sich in der Brusthöhle staut.

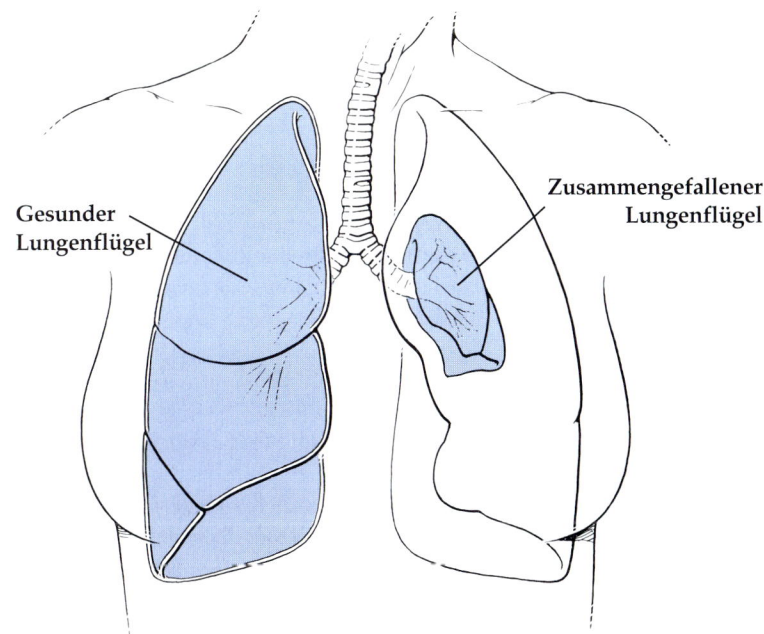

Gesunder Lungenflügel

Zusammengefallener Lungenflügel

Luft kann auch auf anderem Wege in die Pleurahöhle eindringen, etwa durch das offene Mediastinum (das mittlere Gebiet des Brustraums zwischen den beiden Lungenflügeln) – vor allem während eines Asthmaanfalls – und einen Pneumothorax verursachen. Wenn bei einer Bronchoskopie (S. 726) oder während einer Pleurapunktion (Ableitung von Flüssigkeit aus der Pleurahöhle) eine Biopsie gemacht wird, kann die Pleurawand der Lunge versehentlich durchstochen werden, wodurch dann ein Pneumothorax entsteht.

Diagnose

Ist der Pneumothorax (die Ansammlung von Luft im Pleuraraum) klein, zeigen sich eventuell keine Symptome. Bei Verdacht auf einen Pneumothorax macht der Arzt eine Röntgenaufnahme des Brustkorbs, um die Diagnose zu bestätigen und die Luftmenge zu bestimmen.

Behandlung

Wenn der Lungenflügel zu weniger als 20 oder 25 Prozent zusammengefallen ist, kann sich der Arzt dafür entscheiden, die Entwicklung mit einer Reihe von Röntgenaufnahmen zu beobachten, bis die Luft komplett absorbiert oder der Lungenflügel wieder völlig ausgedehnt ist.

Ist der Lungenflügel zu über 25 Prozent zusammengefallen oder leidet der Patient auch in Ruhe unter Atemnot, empfiehlt der Arzt die Entfernung der Luft durch die Brustwand (Entlastungspunktion). Das kann mit einer Kanüle geschehen. Günstiger ist jedoch die Einführung eines Tubus und konstantes Absaugen für mindestens 24 Stunden, weil sich dadurch ein Rückfall besser verhindern lässt. Tritt erneut ein Pneumothorax auf, ist eventuell eine gründlichere chirurgische Behandlung erforderlich.

Lungenkrebs

Symptome
- Husten mit schleimigem und manchmal blutigem Auswurf
- Atemnot
- Fieber
- Schmerzen im Brustraum
- Heiserkeit
- Appetitlosigkeit und Gewichtsabnahme

Lungenkrebs (Bronchialkarzinom) ist die häufigste tödlich verlaufende Krebserkrankung bei Männern und kommt auch bei Frauen immer häufiger vor, da sich die Zahl der Raucherinnen stark erhöht hat. Raucher sind 10- bis 20-mal häufiger von Lungenkrebs betroffen als Nichtraucher. Die Krankheit tritt hauptsächlich ab dem 45. Lebensjahr auf.

Ursache

In etwa 85 Prozent der Fälle wird Lungenkrebs durch Rauchen ausgelöst. Andere Risikofaktoren sind der Kontakt mit Asbest und anderen Krebs erregenden Stoffen, Passivrauchen (S. 320) und hohe Konzentrationen von Radon (Radon, S. 378). Lungenkrebs tritt bei Nichtrauchern nicht oft auf, doch Krebserkrankungen, etwa von Brust, Dickdarm, Prostata, Hoden, Nieren, Schilddrüse und Knochen, können auf die Lungen übergreifen und dort Metastasen bilden.

Gelegentlich werden gutartige Tumore (zum Beispiel Hamartome) in den Lungen festgestellt. Wenn sie Symptome verursachen oder wenn die Diagnose unklar ist, müssen solche Tumore chirurgisch entfernt werden.

In den Lungen können sich mehr als 20 Arten gutartiger und bösartiger Tumore bilden. Gutartige Tumore sind Gewebegeschwülste, die sich nicht auf andere Organe ausbreiten und komplett entfernt werden können. Sie sind nicht lebensbedrohlich und die Gefahr, dass sie wieder auftreten, ist gering. Bösartige Tumore (Karzinome) dagegen sind abnorme Zellwucherungen, die auf benachbarte Gewebe und Organe übergreifen, diese zerstören und Metastasen in anderen Körperteilen bilden können.

Fast alle bösartigen Bronchialkarzinome gehören zu den folgenden vier Arten: Plattenepithelkarzinom, Adenokarzinom, großzelliges Karzinom und kleinzelliges Karzinom. Etwa 60 Prozent der Plattenepithelkarzinome bilden sich an den Schleimhäuten der zentralen Bronchien (der größten Atemwege der Lungen) und sind durch eine Sputumuntersuchung relativ leicht festzustellen. Plattenepithelkarzinome machen ungefähr 25 bis 35 Prozent der Lungenkrebsfälle aus.

Adenokarzinome entstehen normalerweise an der Schleimhaut der kleineren Bronchien. Mit etwa 35 Prozent der Fälle gehören sie auch zu den häufigen Lungenkrebsarten. Ihr Name stammt von den drüsenähnlichen Strukturen, die die Tumorzellen bilden (»adeno« heißt »Drüse«). Adenokarzinome können in der betroffenen Lungenregion auf die Lymphknoten und anschließend über den Blutkreislauf auf andere Organe übergreifen. Weil sie sich meist am Rand der Lunge bilden, ist die Früherkennung durch eine Sputumuntersuchung schwieriger als bei Plattenepithelkarzinomen.

Bronchioloalveoläre Karzinome (eine Unterart des Adenokarzinoms) machen weniger als

Rauchen und Lungenkrebs

Lungenkrebs ist in ungefähr 85 Prozent aller Fälle auf das Rauchen zurückzuführen. Wer mehr als ein Päckchen Zigaretten am Tag raucht, hat ein 20-mal höheres Lungenkrebsrisiko als ein Nichtraucher. Personen, die 20 Jahre lang zwei oder mehr Päckchen Zigaretten täglich geraucht haben, haben im Vergleich zu einem Nichtraucher sogar ein 60- bis 70-mal höheres Risiko.

Das Lungenkrebsrisiko sinkt jedoch langsam, wenn das Rauchen eingestellt wird.

Zurzeit tritt Lungenkrebs noch häufiger bei Männern auf als bei Frauen und ist bei Männern die häufigste Krebserkrankung. Da jedoch immer mehr Frauen rauchen, erkranken auch sie zunehmend. Lungenkrebs steht bei Frauen unter den Krebsarten an vierter Stelle (und ist die häufigste Todesursache durch Krebs überhaupt).

Das Lungenkrebsrisiko steigt entsprechend der Menge der täglich gerauchten Zigaretten, der Zahl der Jahre, in denen geraucht wird, der Menge des inhalierten Rauchs und dem Teer- und Nikotingehalt der Zigaretten.

Zigarettenrauch setzt sich aus einer Reihe von toxischen Chemikalien und aus Teer zusammen, der wiederum viele Karzinogene (Krebs erzeugende Stoffe) sowie Kokarzinogene (Substanzen, die den Effekt von Karzinogenen verstärken ohne selbst Krebs erzeugend zu wirken) enthält.

Kleinzellige Karzinome und Plattenepithelkarzinome sind sehr eng mit dem Rauchen verbunden. Kleinzellige Karzinome sind besonders aggressiv und breiten sich schnell aus. Sie kommen nachgewiesenermaßen am häufigsten bei stark rauchenden Männern und nur selten bei Nichtrauchern vor.

Zigarettenrauch enthält 2 bis 6 Prozent Kohlenmonoxid, ein toxisches Gas, das den Körper bei Transport und Verwendung von Sauerstoff stört. Schleimhautreizende Substanzen im Tabakrauch verursachen Funktionsstörungen der Flimmerhaare (Kinozilien), die Fremdkörper aus den Lungen entfernen, bringen das Gleichgewicht der Lungenenzyme durcheinander und lösen dadurch eine erhöhte Anfälligkeit für Atemwegserkrankungen aus.

Bei Rauchern (→ Tabak, S. 315), die mehr als 20 Zigaretten am Tag geraucht haben, sinkt die Sterbeziffer innerhalb von zehn Jahren, nachdem sie sich das Rauchen abgewöhnt haben, um zwei Drittel, erreicht jedoch nicht wieder das Niveau von Nichtrauchern. Leider gewöhnen sich viele das Rauchen erst ab, wenn sie Symptome einer Atemwegserkrankung oder Krebs bereits haben.

---

5 Prozent der Fälle aus. Sie betreffen die Alveolen (Lungenbläschen) und greifen selten von den Lungen aus auf andere Körperteile über.

Undifferenzierte großzellige Karzinome erscheinen auch am Rand der Lunge und breiten sich über den Blutkreislauf aus. Sie verursachen weniger als 15 Prozent der Lungenkrebsfälle.

Kleinzellige Karzinome schließlich bilden sich auch in den zentralen Lungenregionen und sind leichter festzustellen. Die runden oder ovalen kleinen Krebszellen zählen zu den aggressiveren Krebsarten und verengen die Bronchien, indem sie sie zusammendrücken. Kleinzellige Karzinome machen 15 bis 25 Prozent der Lungenkrebsfälle aus.

Diagnose

Lungenkrebs ohne Symptome wird in seltenen Fällen zufällig auf Röntgenaufnahmen des Brustkorbs entdeckt, die aus anderen Gründen gemacht wurden.

Bei Sputumuntersuchungen zum Nachweis von Tumorzellen können manchmal Plattenepithelkarzinome festgestellt werden, bevor Symp-

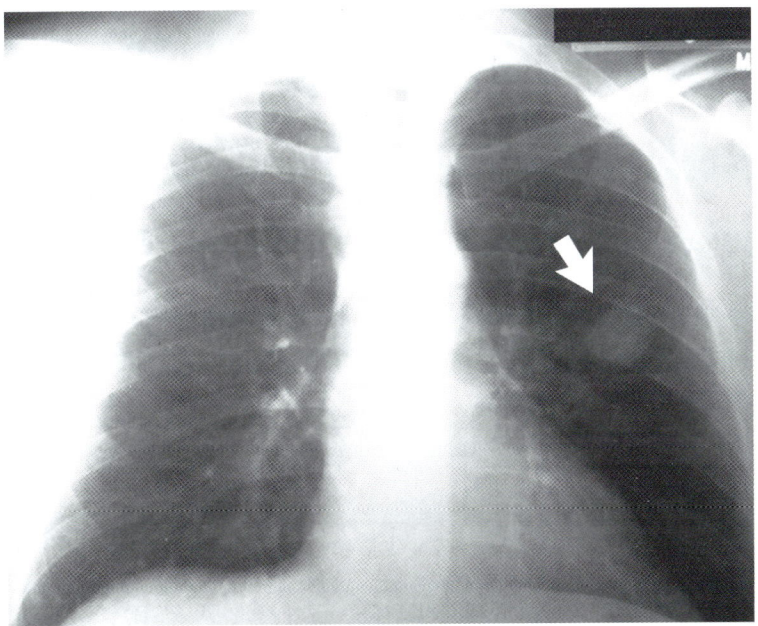

Die Röntgenaufnahme des Brustkorbs zeigt eine abnorme Verdichtung in der Lunge (Pfeil). Viele Ärzte empfehlen Zigarettenrauchern mittleren und höheren Alters wegen des erhöhten Lungenkrebsrisikos jedes Jahr eine Röntgenaufnahme des Brustkorbs machen zu lassen.

tome auftreten. Wenn Symptome vorliegen, werden Art und Ausmaß oft von der Lokalisation des Tumors bedingt.

In vielen Fällen kommt es zu Husten, weil ein Bronchus durch einen wachsenden Tumor blockiert wird. Wenn – in seltenen Fällen – große Mengen Blut ausgehustet werden, deutet das darauf hin, dass der Krebs in ein großes Blutgefäß eingedrungen ist.

Anhaltende Schmerzen im Brustraum lassen vermuten, dass der Tumor die Brustwand befallen hat. Eine auf Verlegung eines Bronchus zurückzuführende Infektion der Lunge kann Fieber, Schmerzen im Brustraum und Gewichtsabnahme verursachen. Wenn die Hauptbronchien durch einen Tumor blockiert werden, kann der betroffene Lungenabschnitt kollabieren (→ Atelektase, S. 723). Verschiedene andere Symptome können auftreten, wenn der Krebs auf Organe wie Leber, Gehirn, Knochen, Herz und Nebennieren übergreift. Gewöhnlich begründet sich der Verdacht auf Lungenkrebs durch die körperlichen Symptome des Patienten oder durch abnorme Verdichtungen auf Röntgenaufnahmen des Brustkorbs. Durch den Vergleich neuer Röntgenaufnahmen mit älteren kann festgestellt werden, ob der abnorme Befund schon vorher vorhanden war und ob sich die Größe verändert hat. Zusätzlich zu normalen Röntgenaufnahmen können Tomogramme (Schichtbilder zur besseren Lokalisierung des Krankheitsherdes in der Lunge) gemacht oder spezielle Untersuchungen wie eine Computertomographie (S. 1334) durchgeführt werden. Mithilfe der Computertomographie lassen sich sehr kleine Läsionen und die Ausbreitung des Krebses in andere Körperregionen aufdecken.

Zur Untersuchung der Bronchien können eine Bronchoskopie (s. unten) sowie eine Biopsie (Entnahme von Gewebe aus dem Tumor) durchgeführt werden. Auch werden oft Blut- und Leberuntersuchungen gemacht.

Spiegelung der Atemwege

Bei einer Spiegelung der Atemwege (Bronchoskopie) wird ein spezielles Spiegelgerät mit elektrischer Lichtquelle in die Bronchien eingeführt, um diese zu untersuchen. So kann der Arzt Tumore, Fremdkörper, innere Blutungen und Abnormitäten der Lunge und der Bronchien feststellen. Durch den offenen Kanal in der Mitte der dabei verwendeten Bronchoskope ist es möglich, Sekret abzusaugen, Proben zu entnehmen und Kochsalzlösung zur Spülung der Bronchien einzuleiten.

Es gibt zwei Arten von Bronchoskopen: Flexible Fiberendoskope mit Glasfaseroptik und einem Durchmesser von 3 bis 7 Millimetern und starre Bronchoskope, die größer und schwerer zu handhaben sind.

Wenn bei Kindern eine Bronchoskopie durchgeführt wird, muss meistens ein starres Bronchoskop verwendet werden. Bei Erwachsenen kommt ein solches Gerät zum Einsatz, wenn ein Fremdkörper entfernt, eine Erweiterung durchgeführt oder ein Laser im Tracheobronchialsystem verwendet werden soll. Andernfalls wird ein flexibles Fiberendoskop genommen, das mithilfe von Glasfaseroptik ein vergrößertes Bild des Tracheobronchialsystems liefert. Der Arzt kann den Weg des Bronchoskops auf einem kleinen Bildschirm verfolgen.

Vor der Bronchoskopie sollten Patienten mindestens 6 bis 12 Stunden lang nichts essen. Die Untersuchung mit einem Fiberendoskop wird normalerweise unter lokaler Betäubung durchgeführt, ist jedoch auch unter Vollnarkose möglich. Das Anästhetikum zur Unterdrückung von Husten- und Schluckreflexen wird meist durch Nasenlöcher oder Mund verabreicht. Der Arzt kann auch ein Beruhigungsmittel anwenden, um dem Patienten zu helfen, sich zu entspannen. Das Bronchoskop wird durch den Mund oder durch die Nase eingeführt, während der Patient sitzt oder liegt. Als orales Betäubungsmittel und Gleitmittel zum Schutz des Bronchialsystems wird oft Lidocain verwendet.

Mit einem flexiblen Fiberendoskop ist das Verfahren schmerzlos und es kommt selten zu Komplikationen. Die Patienten sollten nach der Untersuchung für etwa eine Stunde nichts essen und trinken, weil ihre Schluck- und Hustenreflexe noch unterdrückt sind.

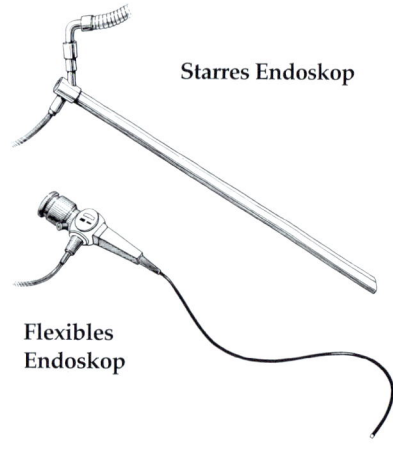

Starres Endoskop

Flexibles Endoskop

Bei einer Bronchoskopie führt der Arzt ein starres oder flexibles Endoskop (Bronchoskop) in die Bronchien ein, um diese zu untersuchen.

Operative Entfernung des befallenen Lungengewebes

Die operative Entfernung (Resektion) des Tumors ist die Therapie der Wahl für Patienten, bei denen der Lungenkrebs nicht auf andere Teile des Körpers übergegriffen hat. Abhängig von der Größe des Tumors kommt eine chirurgische Behandlung bei Plattenepithelkarzinomen, großzelligen Karzinomen und Adenokarzinomen infrage. Bei kleinzelligen Karzinomen wird nur selten eine chirurgische Behandlung durchgeführt, weil diese Krebsform sich meist ausgesprochen schnell und so weit ausbreitet, dass eine komplette operative Entfernung nicht möglich ist.

Die Chancen

Für Patienten, deren Krebs rechtzeitig entdeckt und operativ entfernt wird, liegt die Ein-Jahres-Überlebensrate bei ungefähr 80, die 5-Jahres-Überlebensrate bei etwa 50 Prozent. Kommt es jedoch zu einem Rückfall, sind die Chancen im Allgemeinen schlecht. Mit einer Chemotherapie oder einer Strahlentherapie ist es aber möglich, die Tumorgröße zu verringern, das Leben zu verlängern und Schmerzen und andere Symptome zu lindern.

Das Verfahren

Der Tumor und das Gewebe in der unmittelbaren Umgebung – ein Lungenlappen oder auch ein ganzer Lungenflügel – werden entfernt, normalerweise auch die Lymphknoten des betroffenen Lungenflügels. Manchmal erfolgt zusammen mit der Resektion eine Strahlentherapie. Die Patienten müssen nach der Operation normalerweise etwa 1 bis 2 Wochen im Krankenhaus bleiben, allerdings dauert die vollständige Genesung viel länger. Viele Menschen können ihre normalen Tätigkeiten nach 4 bis 6 Wochen wieder aufnehmen. Geschwindigkeit und Umfang der Genesung sind abhängig vom allgemeinen Zustand der Lungen und von der Menge des entfernten Lungengewebes, außerdem von der allgemeinen physischen und psychischen Verfassung der Patienten.

Das Rückfallrisiko

Nach der Resektion sollten sich die Patienten unbedingt regelmäßig untersuchen lassen, damit ein erneutes Auftreten des Krebses in den Lungen oder in anderen Teilen des Körpers festgestellt werden kann.

Wie gefährlich ist Lungenkrebs?

Lungenkrebs ist eine sehr gefährliche Krankheit. Die 5-Jahres-Überlebensrate liegt bei etwa 13 Prozent und hängt davon ab, wie weit die Krankheit bei ihrer Entdeckung fortgeschritten ist, außerdem vom allgemeinen Gesundheitszustand und vom Alter des Patienten, von der Art des Tumors, der Geschwindigkeit des Tumorwachstums und der Art der Behandlung. Nur etwa 20 bis 25 Prozent aller Bronchialkarzinome können zurzeit der Erstdiagnose chirurgisch entfernt werden. Wenn Lungenkrebssymptome auftreten, ist die Krankheit oft sehr weit fortgeschritten und kann nicht mehr operativ behandelt werden.

Kleinzellige Karzinome sind sehr gefährlich, weil sie sich meist früh ausbreiten, oft noch bevor Symptome auftreten. Die Fünf-Jahres-Überlebensrate nach der Diagnose liegt bei ungefähr 5 Prozent. Wenn eine Operation möglich ist, lebt 5 Jahre danach von den Patienten mit einem Plattenepithelkarzinom noch etwa jeder Dritte und von den Patienten mit einem Adenokarzinom oder großzelligen Karzinom ungefähr jeder Vierte.

Behandlung

Lungenkrebs kann durch Operation (Resektion), Chemotherapie und Strahlentherapie behandelt werden. Mithilfe der Laserchirurgie kann die Atmung wiederhergestellt werden, wenn zentrale Bronchialgänge durch Tumore verlegt sind. Dieses Verfahren wird normalerweise nur gewählt, wenn eine operative Entfernung des Tumors nicht möglich ist.

Die chirurgische Behandlung ist die Methode der Wahl (→ Operative Entfernung des befallenen Lungengewebes, s. oben). Da kleinzellige Karzinome normalerweise nicht operativ entfernt werden können, werden andere Behandlungsmethoden verwendet.

Lungenkrebs tritt häufig bei starken Rauchern auf und der nicht von Krebs befallene Lungenflügel kann deshalb durch ein Emphysem schwer geschädigt sein. Es ist nicht immer gefahrlos möglich, den an Krebs erkrankten Lungenflügel zu entfernen, weil der andere Lungenflügel unter Umständen den Sauerstoffbedarf des Patienten nicht decken kann. Die Situation muss vor einer Operation durch Atemtests geklärt werden.

In manchen Fällen wird eine Strahlentherapie eingesetzt, bei der ionisierende Strahlung in einer Dosis verwendet wird, die das Tumorgewebe schädigt und das umgebende gesunde Gewebe schont. Chemotherapie, normalerweise unter Verwendung mehrerer Substanzen, kommt bevorzugt bei kleinzelligen Karzinomen zum Einsatz, zusätzlich kann auch eine Strahlentherapie erfolgen.

Berufsbedingte Erkrankungen der Lunge

Gefährliches Material am Arbeitsplatz, das über einen längeren Zeitraum in größeren Mengen eingeatmet wird, kann Lungenkrankheiten verursachen. Die wohl bekannteste dieser Krankheiten ist die Asbestose (Asbeststaublunge), die sich in zahlreichen Formen manifestiert. Auch die Pneumokoniose und die durch das Einatmen von Quarzstaub verursachte Silikose sind bekannt. Außerdem lösen verschiedene in Industrie und Landwirtschaft vorkommende Stäube und manche Pilze Krankheiten aus, die häufig nach der betroffenen Berufsgruppe oder dem eingeatmeten Staub benannt sind.

Asbeststaublunge

Symptome
- Schmerzen im Brustraum
- Atemnot
- Verminderte körperliche Belastbarkeit
- Husten

Asbest wurde bis 1975 häufig als Isoliermaterial im Baugewerbe verwendet und dann durch andere Materialien wie zum Beispiel Fiberglas ersetzt. Es gibt vier Arten von Asbestfasern: Chrysotil (Weißasbest), Amosit (Braunasbest), Anthophyllit und Krokydolith (Blauasbest). Sie alle können Atemwegserkrankungen verursachen, wenn sich große Mengen der feinen Asbestfasern in den Lungen ansammeln.

Bei Millionen von Arbeitern besteht ein Risiko für eine Asbeststaublunge. Sie sind etwa im Bergbau, in Fabriken und in Herstellung und Einbau von Asbestprodukten tätig. Zu den Berufszweigen, die Asbestprodukte einbauen, zählen Rohrleitungsmonteure, Kesselschmiede, Schiffbauer und Bauarbeiter. Asbest wurde als Feuerschutz an Gebäuden verwendet, bei Sicherheitskleidung, als Füllstoff für Kunststoffmaterialien, in Brems- und Kupplungsbelägen und in Zement und Bodenfliesen. Abbrucharbeiter und Heimwerker, die ältere Gebäude renovieren, sind ebenfalls gefährdet.

Die Exposition erfolgt nicht nur durch direkten Kontakt mit dem Material. Elektriker, Anstreicher und andere in der Nähe arbeitende Personen sind ebenfalls gefährdet, ja sogar Menschen, die asbestverseuchte Kleidung ausschütteln und waschen.

Gelegentlich sind Fälle von Asbestose in Gegenden und Gemeinden aufgetreten, die in der Nähe von Asbestwerken oder Minen liegen. Als Regel gilt: Ein weiterer Kontakt mit Asbest sollte, wenn möglich, vermieden werden.

Diagnose
Der Kontakt mit Asbest kann Asbestose (eine Form der interstitiellen Lungenfibrose oder Pneumokoniose), Mesotheliome (bösartige Tumore an der Lungen- oder Bauchschleimhaut) und Lungenkrebs verursachen. Zu Lungenasbestose kommt es, wenn sich die Fasern an den Bronchiolen, den kleinsten Bronchialästen, ansammeln. Die Lungen reagieren auf die Fasern und bilden Narbengewebe um sie herum. Wenn die Lungen durch das Narbengewebe ihre Elastizität verlieren, treten Symptome auf. Als Erstes entwickelt sich möglicherweise nach und nach Atemnot bei körperlichen Anstrengungen.

Die Schwere der Krankheit hängt direkt mit der Dauer des Asbestkontakts und der Menge der eingeatmeten Fasern zusammen. Normalerweise zeigen sich die Symptome einer Asbeststaublunge nach mittlerer bis schwerer Exposition über einen Zeitraum von mindestens 10 Jahren. Auf Röntgenaufnahmen des Brustkorbs erscheint das Narbengewebe in Form von verstreuten kleinen hellen Flächen, die zuerst in den unteren Lungenteilen auftreten und sich allmählich nach oben ausbreiten, wenn sich die Krankheit verschlimmert. Zum Schluss kann die ganze Lunge wie durchlöchert wirken.

Der Patient muss seine beruflichen Aktivitäten und andere mögliche Quellen schädlicher Stäube, denen er ausgesetzt war, beschreiben. Er sollte auch erwähnen, ob er Staubmasken oder andere Atemschutzgeräte verwendet hat. Abnormitäten auf Röntgenbildern des Brustkorbs können auf Asbestkontakt hindeuten, doch das heißt nicht unbedingt, dass ein Patient an Asbestose leidet. Die Krankheit wird nur bei langem Asbestkontakt, einem eindeutigen körperlichen und röntgenologischen Befund sowie Symptomen einer Lungenfibrose (abnorme Entwicklung von Narbengewebe) diagnostiziert, die körperlich beeinträchtigt.

Ein anderes Resultat des langen Kontakts mit Asbest kann die Entwicklung von Pleuraplaques im Lungenbereich sein. Verdickungen der Pleura (doppelwandige Umhüllung der Lungen) treten normalerweise am unteren Teil der Brustwand oder in der Nähe des Zwerchfells auf. Pleuraplaques sind ein Indiz dafür, dass ein Asbestkontakt bestanden hat, aber – so-

Entfernung von Asbest aus Gebäuden

Die Allzweckfaser Asbest wurde bis Anfang der 70er-Jahre häufig als preiswertes Feuerschutz- und Isoliermaterial für Gebäude eingesetzt. In Schulen, Bürogebäuden und Einkaufszentren wurde sie auf Balken gesprayt, als Isolierung für Böden und Zimmerdecken verwendet, in Zement und Bodenplatten gemischt und auf Rohre und Boiler aufgetragen. Asbest wieder zu entfernen ist teuer.

Asbeststaub

Das Problem entsteht, wenn Asbest abbröckelt. Bei routinemäßigen Wartungsarbeiten lösen sich die winzigen Fasern leicht von der Oberfläche und bleiben einige Zeit in der Luft. Für die allermeisten Menschen, die in asbestverseuchten Gebäuden arbeiten oder sich in diesen aufhalten, besteht dadurch nur ein kleines Risiko für Atemwegserkrankungen. Bis zu welchem Maße der Kontakt mit Asbest gesundheitlich unbedenklich ist, konnte jedoch noch nicht genau bestimmt werden.

Die Überwachung und Entfernung von Asbest, vor allem aus Schulgebäuden, ist inzwischen gesetzlich geregelt.

Asbestentfernung

Bei der Entfernung von Asbest aus Gebäuden besteht der erste Schritt darin, die Zahl von in der Luft befindlichen Asbestfasern zu bestimmen. Ein auf Asbest spezialisierter

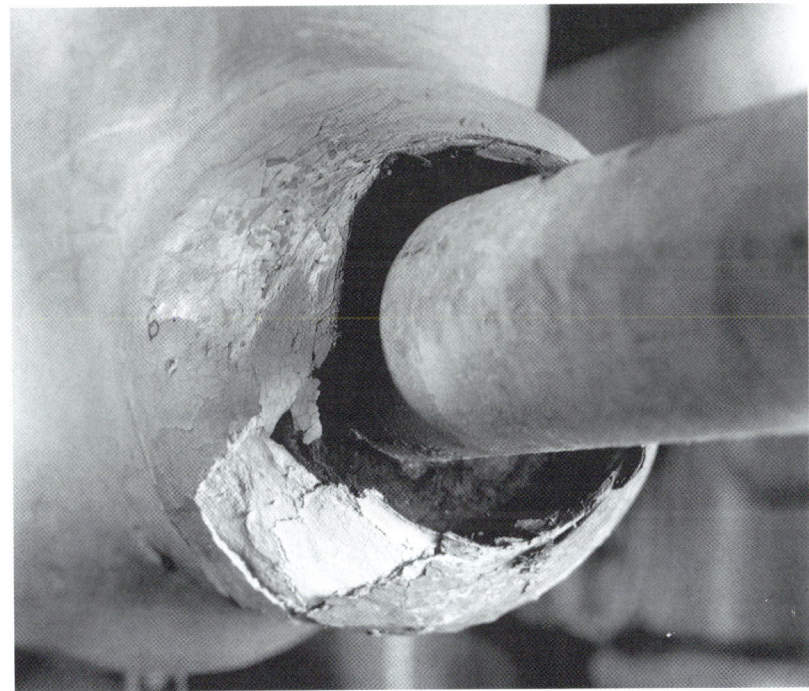

Das bei dieser Rohrumhüllung verwendete Asbest kann der Gesundheit schaden. Es muss sorgfältig und fachmännisch entfernt werden.

und unabhängiger Umweltberater kann mit der Untersuchung des Gebäudes betraut werden.

Asbest lässt sich am sichersten, leichtesten und billigsten entfernen, wenn das Gebäude leer ist. Das ist jedoch nicht immer möglich. Bei Mietgebäuden erfolgt die Entfernung im Idealfall zuerst aus den wegen Wartungs- oder Renovierungsarbeiten belasteten Bereichen und dann – wenn das Gebäude, bevor es komplett renoviert oder abgerissen wird,

leer steht – aus dem Rest des Gebäudes. Bis dahin müssen die Wartungsarbeiter darüber unterrichtet werden, wie sie das gefährliche Material erkennen und den Kontakt mit ihm vermeiden können. Außerdem sollte die Luft ständig auf Asbeststaub kontrolliert werden.

Asbest muss von Experten entfernt werden. Vor dem Abbruch von Gebäuden sollte der abzureißende Teil mit Wasser eingesprengt werden um Staubbildung zu verhindern.

lang keine anderen Symptome vorliegen – nicht unbedingt für eine Schädigung der Lungen.

Mesotheliome (bösartige Tumore, die von den Mesothelzellen der Pleura ausgehen) sind eine relativ seltene Tumorart. Sie entwickeln sich 20 bis 40 Jahre nach dem Kontakt mit Asbestfasern und können auch auftreten, wenn der Kontakt nur für 1 oder 2 Jahre oder noch kürzer bestanden hat. Viele Patienten mit Me-

sotheliomen hatten in der Vergangenheit keinen Asbestkontakt. Zu den Symptomen zählen Schmerzen im Brustraum, nach und nach auftretende Atemnot und Gewichtsabnahme. In etwa der Hälfte der Fälle breitet sich die Krankheit aus und ruft Tumore in anderen Teilen des Körpers hervor. In anderen Fällen bilden sich nur im Brustbereich Tumore. Pleuraergüsse (Flüssigkeitsansammlungen in der Pleurahöhle) tragen oft zu Atemnot und Schmerzen im Brustraum bei. Die Krankheit führt meist innerhalb von 8 bis 14 Monaten zum Tode. 75 Prozent der Patienten mit Mesotheliomen sterben innerhalb eines Jahres nach der Diagnose.

Bei Rauchern, die Asbestkontakt hatten, ist die Gefahr von Lungenkrebs viel größer als bei Rauchern, die keinen Asbestkontakt hatten. Bei Nichtrauchern ist das Risiko, durch Asbestkontakt an Lungenkrebs zu erkranken, wesentlich niedriger. Das Risiko verringert sich, wenn man das Rauchen aufgibt.

Behandlung
Asbestose lässt sich nicht effektiv behandeln.

Kohlenstaublunge (Anthrakose) und Silikose

Symptome
- Atemnot
- Husten mit Auswurf

Zwei Arten von Staublungenerkrankungen, die Anthrakose und die Silikose, werden durch Inhalation industrieller Partikel verursacht, die ständig in den Lungen gespeichert werden.

Die Kohlenstaublunge (Anthrakose) wird durch Einatmen von Kohlenstaub über längere Zeit – mindestens 10 Jahre – ausgelöst. Sie kommt häufiger bei Arbeitern im Anthrazitbergbau als im Steinkohlebergbau vor.

Eine weitere schwere Staublungenerkrankung, die Silikose, wird durch Einatmen von kieselsäurehaltigem Staub (Quarz) verursacht. Kontakt mit solchen mineralischen Stäuben haben Bergleute, Steinschneider, Steinbrucharbeiter (besonders in Granitsteinbrüchen), Mitglieder von Sprengtrupps, Bauarbeiter (auch im Straßenbau), Arbeiter in der Scheuermittelproduktion und Landwirte. Normalerweise dauert es nach dem Kontakt 15 bis 20 Jahre, bis Symptome auftreten. Wenn Arbeiter jedoch ungeschützt einem starken Kontakt mit kieselsäurehaltigen Stäuben ausgesetzt sind, zum Beispiel beim Sandstrahlen in geschlossenen Räumen, beim Tunnelbau durch Fels mit einem hohem Quarzgehalt oder bei der Herstellung von Scheuermitteln, kann sich eine Silikose in weniger als einem Jahr entwickeln.

Diagnose
In den meisten Fällen verursachen eine Kohlenstaublunge und eine Silikose nur bei Rauchern Symptome im Sinne einer Atemnot. Die Krankheiten werden diagnostiziert, wenn auf Röntgenaufnahmen des Brustkorbs unregelmäßige kleine helle Flächen erscheinen und wenn die Patienten Kontakt mit Kohlenstaub oder kieselsäurehaltigen Stäuben hatten. Bei längerem Kontakt werden die unregelmäßigen Flächen größer und verbinden sich zu regelmäßigeren runden Knoten.

Die Kohlenstaublunge und Silikose können jedoch zu einer chronischen Lungenfibrose (komplizierter Pneumokoniose) führen. Nur ein kleiner Teil der Patienten mit Kohlenstaublunge erkrankt an einer chronischen Fibrose. Welcher Mechanismus diese Krankheit auslöst, ist ungeklärt. Bei Patienten mit Silikose ist es jedoch wahrscheinlich, dass sich eine chronische Lungenfibrose entwickelt.

Eine Lungenfibrose wird diagnostiziert, wenn sich auf einer Röntgenaufnahme des Brustkorbs über den kleineren hellen Stellen eine helle Fläche mit einem Durchmesser von über 1,25 Zentimetern zeigt. Die hellen Flächen schließen sich zusammen und können schließlich den gesamten Lungenlappen bedecken. In diesem Stadium verursacht die Krankheit Atemnot und Husten mit schleimigem Auswurf. Die Symptome sind oft schwerer als die Röntgenaufnahme vermuten lässt.

Wie gefährlich sind Kohlenstaublunge und Silikose?
Im Frühstadium wird die Atmung durch eine Kohlenstaublunge und Silikose nicht beeinträchtigt. Die Entwicklung einer deutlichen Fibrose jedoch (wie sie bei Silikose letztlich eintritt) führt zur Beeinträchtigung der Atmung und schließlich – auch wenn weiterer Kontakt mit kieselsäurehaltigen Stäuben vermieden wird – zum Tode, oft in weniger als 2 Jahren. Außerdem ist das Tuberkuloserisiko von Patienten mit Silikose dreimal so hoch wie sonst im Durchschnitt.

Behandlung
Beide Krankheiten lassen sich nicht effektiv behandeln. Wer an einer Kohlenstaublunge oder Silikose leidet, sollte weiteren Kontakt mit dem Staub, der die Krankheit verursacht hat, vermeiden. Das Rauchen muss unbedingt aufgegeben werden. Außerdem empfiehlt es sich, alle Atemwegsreize so weit wie irgend möglich zu meiden. Das gilt für kalte oder trockene Luft, extrem feuchte Luft und schleimhautreizende Dämpfe.

Patienten mit Silikose, deren Tuberkulintest positiv ausfällt, wird oft empfohlen, sich gegen Tuberkulose behandeln zu lassen, auch wenn sie keine Symptome haben.

Vorbeugung
Arbeiter, bei denen ein Risiko für eine Kohlenstaublunge oder Silikose besteht, können durch das Tragen von Staubmasken und andere Maßnahmen einem Staubkontakt vorbeugen. Es empfiehlt sich nicht zu rauchen.

Berufsbedingtes Asthma bronchiale

Symptome
- Atemnot
- Husten
- Gefühl der Enge in der Brust
- Pfeifendes Atemgeräusch

Ursache
In 2 bis 5 Prozent der Fälle ist Asthma bronchiale umweltbedingt. Auslöser können etwa Farben, Holzstaub, Getreidesporen, Blütenstaub, synthetische Farbstoffe, Gummiarabikum und Harz sein. Wer einen dieser Stoffe einatmet, muss jedoch nicht unbedingt an Asthma erkranken. Ein kleiner Prozentsatz der Bevölkerung scheint eine genetische Veranlagung für Allergien zu haben, die durch Kontakt mit den genannten Stoffen ausgelöst werden können.

Diagnose
Es treten die gleichen Symptome auf wie bei Asthma. Ob berufsbedingtes Asthma bronchiale diagnostiziert wird, hängt von der Krankengeschichte des Patienten und den Ergebnissen der Lungenfunktionsprüfungen ab, die eventuell einen Provokationstest einschließen, bei dem die Patienten im Labor der Substanz, die die Allergie auslöst, ausgesetzt werden.

Behandlung
Die Behandlung erfolgt mit bronchienerweiternden und entzündungshemmenden Wirkstoffen, wie Kortikosteroiden, und durch Vermeidung der auslösenden Substanz. In manchen Fällen treten noch Jahre später Asthmasymptome auf, auch wenn kein Kontakt mit dem Auslöser mehr besteht (→ Asthma, S. 720).

Allergische Alveolitis

Symptome
- Hartnäckiger Husten mit großen Mengen von Auswurf
- Pfeifendes Atemgeräusch
- Atemnot
- Lungenfunktionsstörung

Ursachen
Diese Lungenkrankheit wird durch Kontakt mit organischen Stäuben verursacht. Sie ist berufsbedingt und wird entsprechend benannt, meist nach der Substanz, die sie auslöst. Am bekanntesten sind Farmerlunge und Byssinose (s. unten). Landwirte und Menschen, die an Getreidehebern arbeiten, können durch Pilz- und Getreidesporen erkranken.

Außerdem gibt es die so genannte Befeuchterlunge, die durch Pilze in Befeuchtern, Heizungs- und Klimaanlagen ausgelöst wird. Bagassose (Zuckerrohrlunge) wird durch Sporen in feuchtem Zuckerrohrstroh (Bagasse) verursacht, Suberose (Korkstaublunge) durch Einatmen von feuchtem Korkstaub. Auch feuchtes Redwood-Sägemehl, modrige Ahornstämme und -rinde (Ahornrindenschälerkrankheit), feuchter Kompost und Reinigungsmittel können solche Krankheiten hervorrufen.

Diagnose
Alle oben genannten Stäube verursachen bei empfindlichen Menschen die gleichen Symptome. Die Diagnose kann mithilfe von Lungenfunktionsprüfungen erstellt werden.

Wie gefährlich ist eine allergische Alveolitis?
Raucher sind anfälliger für alle hier beschriebenen Krankheiten und haben schwerere Symptome als Nichtraucher.

Behandlung
Gewöhnlich hilft es den reizauslösenden Staub zu vermeiden, um die Symptome zu verringern. Die Patienten sollten viel trinken und einen nicht kontaminierten Luftbefeuchter verwenden. Wenn nötig, verschreibt der Arzt einen bronchienerweiternden Wirkstoff.

Byssinose

Symptome. Gefühl der Enge in der Brust.

Ursache
Diese dem Asthma ähnelnde Krankheit tritt manchmal bei Arbeitern in der Produktion von Baumwolle (oder seltener von Flachs, Jute oder Hanf) auf. Sie wird auch als »Montagsfieber« bezeichnet (obwohl sie kein Fieber verursacht) und entsteht durch das Einatmen von Staub aus Ballen von Rohbaumwolle. Für die Arbeiter, die die Baumwolle vor dem Spinnen reinigen und kämmen, ist das Risiko am größten (Weberhusten).

Dämpfe, Gase, Luftverschmutzung und Rauch

Der Kontakt mit hohen Konzentrationen giftiger Dämpfe und Gase, verschmutzter Luft sowohl im Freien als auch in geschlossenen Räumen sowie Rauch kann verschiedene Symptome der Atemwege verursachen.

Industrieabgase

Langfristige leichte Exposition oder zufälliger Kontakt mit giftigen Chemikalien kann Verschiedene vorübergehende – manchmal auch chronische – Symptome der Atemwege auslösen. Normalerweise sind die unteren Atemwege betroffen und es kommt zu Symptomen wie Atemnot, Husten und chronischer Bronchitis (S. 714). Zu den toxischen Chemikalien zählen etwa Ammoniak, Zyanide, Formaldehyd, Säuredämpfe, Schwefelwasserstoff, Diazomethan, Halogenkohlenwasserstoffe, Stickstoffdioxid, Ozon, Phthalsäureanhydrid, Isocyanate und Schwefeldioxid.

Beim Erhitzen bestimmter Metalle wie Cadmium, Chrom, Nickel und Beryllium auf hohe Temperaturen und dem anschließenden schnellen Abkühlen werden Dämpfe freigesetzt, die bei Inhalation verschiedene Atemwegserkrankungen, darunter Bronchitis, Lungenentzündung, Lungenkrebs und Metalldampffieber, verursachen können. Das der Grippe ähnelnde Metalldampffieber kann aus dem Einatmen von Dämpfen aus Kupfer, Magnesium, Zink und anderen Metallen resultieren. Die Symptome zeigen sich normalerweise einige Stunden nach der Arbeit und verschwinden innerhalb von 24 Stunden, treten bei erneutem Kontakt mit den Dämpfen aber wieder auf.

Für Arbeiter in Industriezweigen, die große Hitze verwenden – wie Schweißen, Verhüttung, Keramik oder Hochöfen –, ist das Risiko am größten. Der Kontakt mit toxischen Dämpfen lässt sich verhindern, wenn ungefährliche Verbindungen, sichere Maschinen und Arbeitsmethoden verwendet werden und für ausreichende Belüftung gesorgt wird.

In allen Fällen haben Arbeiter, die solchen Dämpfen und Gasen ausgesetzt sind und rauchen, ein stark erhöhtes Lungenkrebsrisiko.

Luftverschmutzung

Im Freien

Unter bestimmten Umweltbedingungen kann die durch Straßenverkehr, Kraftwerke und Fabriken verursachte Luftverschmutzung zu erhöhten Werten von Ozon und Schwefeldioxid in der Atemluft führen. Asthmatiker geraten dann oft ins Keuchen, während ältere Menschen, kleine Kinder und chronisch Herz-Lungen-Kranke an Atemnot leiden. Wenn die Ozonkonzentration in der Luft bestimmte Grenzwerte überschreitet, empfiehlt es sich für gefährdete Personen, zu Hause zu bleiben.

In geschlossenen Räumen

Auch verschmutzte Luft in Gebäuden kann ein Problem sein. Um Energie effizienter zu nutzen, wird heute bei Neubauten auf bessere Abdichtung geachtet, was dazu führt, dass sich Dämpfe, die früher nach draußen abzogen, im Haus verdichten.

Ein Beispiel ist Zigarettenrauch, der nicht nur dem Raucher selbst schadet, sondern auch anwesenden Nichtrauchern. Passivrauchen verursacht bei Kindern, deren Eltern rauchen, nachweislich in hohem Maße Infektionen der Atemwege sowie Lungenfunktionsstörungen. Außerdem kann sich bei schlechter Belüftung Asthma durch den Rauch von Kaminfeuern und Dämpfe von Kerosinheizungen verschlimmern.

Ein weiterer potenziell gefährlicher Reizstoff ist Formaldehyd, das in Isolierschäumen und bestimmten Arten von Bodenbelägen in neu erbauten Häusern, in Wohnwagen und Möbelstücken vorkommt. Wenn die Produkte neu sind, kann der stechende Geruch von Formaldehyd Reizungen von Augen, Nase, Rachen und Atemwegen (Luftröhre und Bronchien) verursachen. Das Formaldehyd verdampft allmählich und sollte nach einigen Monaten kein Problem mehr sein. In dieser Zeit kann sich allerdings eine Asthmaerkrankung verschlimmern.

Rauch

Feuerwehrleute und Opfer von Bränden sterben häufiger an Rauchvergiftung als an Verbrennungen. Der eingeatmete Rauch wirkt in verschiedener Weise auf die Lungen. Normalerweise verursacht er eine leichte Entzündung der unteren Atemwege, die sich bei starker Inhalation zu einem Lungenödem entwickeln kann.

In Zusammenhang mit Feuer entsteht immer Kohlenmonoxid, das, wenn es eingeatmet wird, den Transport von Sauerstoff im Blut stört. Jeder Rauch enthält dieses geruchlose Gas. Deshalb soll in geschlossenen Räumen weder Feuer gemacht noch gegrillt werden.

Bei der Inhalation von Kohlenmonoxid tritt fast unmerklich eine Wirkung ein, die bis zum Verlust des Bewusstseins führen kann.

Die Lungen werden außerdem durch den Rauch gereizt, der eine hohe Konzentration von frei schwebenden Partikeln aufweist.

Viele Kunststoffe, Polyurethane und andere für Möbel verwendete synthetische Materialien geben beim Verbrennen verschiedene toxische Gase ab, die besonders gefährlich für die Lungen sind und vorübergehend schwere Krankheiten verursachen können. Bei Feuerwehrleuten, die über einen längeren Zeitraum exponiert sind, steigt das Risiko einer chronischen Erkrankung.

Diagnose

Die Krankheit kann schon kurz nach dem ersten Kontakt oder nach jahrelanger Arbeit in der Baumwollindustrie ausbrechen. Oft kommt es am ersten Arbeitstag nach einer Pause (daher auch der Name »Montagsfieber«) zu einem Gefühl der Enge in der Brust (bronchospastische Reaktion). Zu Beginn treten die Symptome an den restlichen Arbeitstagen nicht auf, doch bei 10 bis 25 Prozent der Betroffenen hält die bronchospastische Reaktion nach und nach immer länger an, erst für einige Tage, schließlich während der ganzen Arbeitswoche und auch an arbeitsfreien Tagen.

Wie gefährlich ist eine Byssinose?

Im Allgemeinen ist Byssinose nicht gefährlich. Wenn sie anhält oder sich verschlimmert, kann sie jedoch zu chronischen Erkrankungen wie Emphysemen und chronischer Bronchitis führen. In einem solchen Fall empfiehlt es sich, die Arbeit in der Baumwollindustrie aufzugeben. Wenn die Patienten nicht mehr dem Kontakt mit Rohbaumwolle ausgesetzt sind, verschwindet die Krankheit in der Regel.

Behandlung

Um die Symptome zu beseitigen, können bronchienerweiternde Wirkstoffe und Antihistaminika verabreicht werden.

Beruflich bedingte Bronchitis

Symptome

- Atemnot
- Chronischer Husten mit Auswurf

Ursache

Eine beruflich bedingte Bronchitis tritt bei Bergleuten und Arbeitern in der Baumwoll-, Flachs- oder Hanfindustrie auf. Auch Dämpfe von Ammoniak, starken Säuren, bestimmten organischen Lösungsmitteln, Chlor, Schwefelwasserstoff, Schwefeldioxid und Brom können diese so genannte toxische Bronchitis verursachen. Es ist noch unklar, ob die Stäube bei Arbeitern, die ihnen ausgesetzt sind, Bronchitis auslösen oder ob sie lediglich eine Bronchitis verschlechtern, die auf anderem Wege – beispielsweise durch Rauchen – verursacht wurde.

Behandlung

Die beruflich bedingte Bronchitis ist eine akute Erkrankung, die sich mit Ruhe, verstärkter Flüssigkeitszufuhr und Vermeidung des Kontakts zu dem entsprechenden Reizstoff behandeln lässt. Manchmal hilft auch ein Luftbefeuchter oder Verdampfer.

Farmerlunge

Symptome

- Fieber
- Frösteln
- Husten mit Auswurf
- Schlimmer werdende Atemnot bei körperlicher Anstrengung
- Müdigkeit
- Übelkeit und Erbrechen
- Appetitlosigkeit und Gewichtsabnahme

Ursache

Die Farmerlunge ist eine Lungenerkrankung, die aus der wiederholten Inhalation von Pilzsporen in feuchtem Heu resultiert. Die Krankheit tritt nur bei einem kleinen Teil der Menschen auf, die den Sporen ausgesetzt sind, und auch dann erst nach langer Zeit. Bei Asthma besteht keine erhöhte Anfälligkeit, da Asthmatiker und Menschen, die an Heuschnupfen leiden, den Kontakt mit den Auslösern nicht lange genug vertragen, um eine Farmerlunge zu entwickeln.

Diagnose

Der Arzt überprüft die Krankengeschichte des Patienten und kann zur Bestätigung der Diagnose eine körperliche Untersuchung und Lungenfunktionsprüfungen durchführen und eine Röntgenaufnahme des Brustkorbs machen. Wenn die mit der Krankheit verbundenen Antikörper im Blut nachgewiesen werden, deutet das zwar stark auf eine Farmerlunge hin, ist aber keine endgültige Diagnose.

Wie gefährlich ist eine Farmerlunge?

Wenn sich akut erkrankte Patienten nicht mehr den in feuchtem Heu enthaltenen Sporen aussetzen, verlieren die Symptome innerhalb von Stunden an Schwere. Die Krankheit kann chronisch sein, vor allem, wenn Patienten über einen langen Zeitraum kleine Mengen der Sporen inhalieren.

Behandlung

Wenn die Inhalation der Pilzsporen vermieden wird, kommt es nicht zur akuten Erkrankung. Lässt sich der Kontakt nicht vermeiden, empfiehlt der Arzt eine spezielle Staubschutzmaske. Eine weitere Möglichkeit ist die Bekämpfung der Pilze mit Chemikalien. In schweren Fällen werden Kortikosteroide verschrieben.

Silofüllerlunge

Symptome
- »Laufnase«
- Husten und Atemnot

Ursache
Die Silofüllerlunge ist eine akute Erkrankung, die durch Einatmen der Dämpfe von feuchtem Silofutter entsteht. Freigesetzte Stickstoffdioxide reizen bei Inhalation Bronchien und Lungen.

Wie gefährlich ist die Silofüllerlunge?
Die Schwere der Erkrankung hängt davon ab, wie lange sich ein Landwirt im Silo aufhält. Manchmal kommt es zu Todesfällen in Silos, die mit dem bräunlichen Gas, das einen beißenden Geruch hat, gefüllt sind. Bei kürzerer Exposition treten nur Reizungen der Atemwege auf, die jedoch einen Arztbesuch erfordern. Häufig haben Reizungen der Lungen ein Lungenödem (Flüssigkeitsansammlung in den Lungen) zur Folge, das die Lungen dauerhaft schädigen kann. In diesem Zusammenhang tritt eventuell auch eine Bronchiolitis (Entzündung der kleinen Bronchien) auf, die zu einer permanenten Schädigung der Lungen führen kann.

Behandlung
Viele Ärzte versuchen mithilfe von Kortikosteroiden eine permanente Schädigung der Lungen zu verhindern.

Lungen, Herz und Blutgefäße

Jedes Mal, wenn das Blut das Herz passiert, fließt es auch durch die Lungen und wird dort mit Sauerstoff angereichert. Ein Blutgerinnsel, das sich in einer Vene bildet und dann im Blutkreislauf mitgeführt wird, kann unter Umständen eine Arterie in den Lungen verlegen und zu einer Lungenembolie oder Nekrose (Infarkt) führen. Chronische Lungenerkrankungen können Herzversagen zur Folge haben.

Manchmal stammen sie auch von den Herzwänden. Emboli, die in der linken Herzseite entstehen, gelangen nicht in die Lungen, sondern in das Gehirn oder einen anderen Teil des Körpers. Zu einer Nekrose (Infarkt) kommt es, wenn Gewebe von der Blutversorgung abgeschnitten ist.

Eine Embolie (plötzliche Verstopfung durch einen Embolus) kann sich in jeder kleinen Arterie ereignen. Die Lungen sind jedoch besonders anfällig, weil das ganze Blut des Körpers bei jeder Zirkulation durch sie hindurch fließt.

Lungenembolie

Symptome
- Plötzliche Atemnot
- Schmerzen im Brustraum
- Starkes Angstgefühl
- Husten mit blutigem Auswurf
- Übermäßiges Schwitzen

Notfallsymptome. Plötzlicher Verlust des Bewusstseins.

Emboli sind in die Blutbahn verschleppte Gebilde – meist Blutgerinnsel, aber auch Fettklümpchen, Luftblasen, Tumorgewebe oder Bakteriengruppen –, die eine Arterie verschließen.

Ursache
Emboli entstehen meist aus Blutgerinnseln (Thrombi), die sich in den Venen der unteren Extremitäten oder des Beckens gebildet haben und im Blutkreislauf durch die rechte Seite des Herzens in die Lungen getragen werden.

Diagnose
Die Symptome sind abhängig von der Größe des Embolus und der Gesundheit von Herz und Lunge des Betroffenen. Eine Lungenembolie ist schwer zu diagnostizieren, vor allem, wenn ihr eine Herz-Lungen-Erkrankung zugrunde liegt. Der Arzt kann Röntgenaufnahmen des Brustkorbs, eine Lungenszintigraphie oder Angiographie (bei der ein Röntgenkontrastmittel in eine Arm- oder Beinvene injiziert wird und in die Lungenarterien fließt) anordnen.

Mit einer Angiographie lässt sich eine Lungenembolie am zuverlässigsten feststellen. Die korrekte Durchführung und Interpretation dieses Verfahrens erfordert jedoch viel Erfahrung. Der Arzt kann auch andere Tests empfehlen.

Wie gefährlich ist eine Lungenembolie?
Eine Lungenembolie kann sehr gefährlich sein. In etwa 10 Prozent der Fälle tritt innerhalb einer Stunde der Tod ein. Wenn die Patienten jedoch

die erste Attacke überleben und die Krankheit richtig diagnostiziert und frühzeitig behandelt wird, sind die Aussichten gut. Wenn die Betroffenen keine anderen schweren Krankheiten haben, werden sie innerhalb weniger Wochen wieder gesund.

Vor dem 45. Lebensjahr tritt die Krankheit bei Frauen häufiger auf als bei Männern, in höherem Alter etwa gleich häufig.

Das Risiko einer Lungenembolie ist erhöht nach Operationen, Bettruhe oder Inaktivität über einen längeren Zeitraum (zum Beispiel langes Sitzen auf einer Flugreise), nach Schlaganfällen, Herzinfarkten, bei Übergewicht und nach Hüft- oder Beinbrüchen. Aber auch blutgerinnungsfördernde Wirkstoffe erhöhen die Anfälligkeit.

Behandlung

Arzneimitteltherapie

Der Arzt verschreibt gerinnungshemmende Wirkstoffe, damit sich keine weiteren Blutgerinnsel bilden und die bereits vorhandenen Gerinnsel sich nicht vergrößern. Normalerweise wird Heparin verabreicht, oft zusammen mit Cumarin. Es können auch andere Medikamente angewendet werden um vorhandene Emboli aufzulösen. Weil all diese Medikamente Nebenwirkungen haben, muss ihre Anwendung genau überwacht werden.

Chirurgische Behandlung

Eine Operation ist nur selten erforderlich, kann jedoch hilfreich sein für Patienten, bei denen sich trotz anderer Therapien immer wieder Emboli bilden oder bei denen plötzlich massive Emboli auftreten.

Vorbeugung

Patienten sollten nach einer Operation so schnell wie möglich wieder aufstehen und ein wenig herumlaufen oder aktive und passive Beinübungen machen. Auf Reisen empfiehlt es sich ebenfalls, regelmäßig aufzustehen und herumzulaufen oder wenigstens im Sitzen Zehen und Füße zu bewegen. Bei bewegungsunfähigen Patienten sollten die Beine hochgelagert und eventuell Kompressionsstrümpfe getragen werden. All diese Maßnahmen dienen als Emboliprophylaxe, weil sie die Bildung von Blutgerinnseln in den Beinen verhindern.

Wenn die Gefahr besteht, dass erneut eine Lungenembolie auftritt, hilft es manchmal, Heparin, Cumarin oder Aspirin, das die Zusammenlagerung von Blutplättchen hemmt, in niedriger Dosierung einzunehmen.

Cor pulmonale

Symptome

- Chronischer Husten mit Auswurf
- Atemnot bei sportlicher Betätigung
- Pfeifendes Atemgeräusch
- Schwäche und schnelle Ermüdung
- Schwellung der Halsvenen
- Schwellung der unteren Extremitäten
- Vergrößerung und Druckempfindlichkeit der Leber

Ursache

Als Cor pulmonale bezeichnet man die Vergrößerung und die nachfolgende Schwäche der rechten Herzkammer als Folge einer Lungenerkrankung. Weil Herz und Lungen sowohl von der Funktion als auch von der Lage her eng miteinander verbunden sind, betreffen Lungenkrankheiten oft auch das Herz.

Das Blut fließt von der rechten Herzseite aus in die Lungen, wo es Kohlendioxid abgibt und mit Sauerstoff angereichert wird. Normalerweise ist nicht viel Druck nötig, um das Blut in die Lungen zu leiten. Die Muskelwände der rechten Herzkammer sind deshalb nicht so stark wie die der linken, die das Blut in den Körper pumpt. Ist die Lungenfunktion jedoch durch ein Emphysem, eine Fibrose oder eine andere schwere chronische Lungenerkrankung beeinträchtigt, ist ein höherer Druck erforderlich, um das Blut in die Lungen zu pumpen. Das Herz kann diese Anforderung zwar eine Weile kompensieren, versagt aber schließlich doch.

Diagnose

Die Diagnose eines Cor pulmonale erfolgt meist durch eine körperliche Untersuchung, Prüfung der Krankengeschichte, Lungenfunktionsprüfung, Röntgenaufnahmen des Brustkorbs und ein Elektrokardiogramm.

Wie gefährlich ist ein Cor pulmonale?

Die Lebenserwartung von Patienten mit Cor pulmonale ist meist die Gleiche wie für jene, die nur an der zugrunde liegenden Lungenerkrankung leiden. Wenn Symptome auftreten, leben die Patienten im Allgemeinen noch 2 bis 5 Jahre, wenn ein unkompliziertes Emphysem die Grunderkrankung ist, oft um einiges länger.

Behandlung

Der Arzt sorgt für die Behandlung der zugrunde liegenden Atemwegserkrankung. Er kann außerdem eine Sauerstofftherapie, die Reduktion von Kochsalz und Flüssigkeitsaufnahme und die Einnahme von Diuretika empfehlen.

Herz-Lungen-Transplantation

Die seit Anfang der 1960er-Jahre erstmals durchgeführten Lungentransplantationen wurden nach 10 Jahren wegen der zunächst schlechten Ergebnisse fürs Erste aufgegeben. Ende der 1970er-Jahre wurde dann ein neuer immunsupprimierender Wirkstoff namens Cyclosporin eingeführt und gab der Hoffnung auf die erfolgreiche Transplantation von Lungen neue Nahrung. Tierversuche zeigten jedoch, dass die transplantierten Lungen nicht ausreichend mit Blut versorgt werden und auch nicht gut genug heilen.

In den 1980er-Jahren fand man eine Lösung: Die gemeinsame Transplantation von Herz und Lunge. 1981 gelang eine solche Operation zum ersten Mal. Wenn beide Organe zusammen transplantiert werden, lässt sich sicherstellen, dass die neuen Lungen und die Luftröhre genug Blut erhalten und heilen können.

In diesem Zusammenhang gibt es viele Probleme und Einschränkungen. Es ist schwierig, Organe für Herz-Lungen-Transplantationen zu finden, da die Lungen von hirntoten Unfallopfern oft nicht intakt sind. Außerdem müssen die Lungen zu Körpergröße, Blutgruppe und Gewebe des Empfängers passen. In der letzten Zeit wurden unter Verwendung neuer immunsupprimierender Wirkstoffe und neuer Verfahren zahlreiche einseitige und doppelseitige Lungentransplantationen erfolgreich durchgeführt, wodurch sich die Möglichkeit ergibt, dass Herz und Lungen eines Spenders das Leben von bis zu drei Empfängern retten können. Wenn der Empfänger eines Lungentransplantats ein gesundes Herz hat, kann das Herz des Organspenders oft einem anderen Patienten übertragen werden.

Lungentransplantationen sind riskant, teuer und sehr kompliziert und werden nur bei Patienten durchgeführt, für die es sonst keine Hoffnung gibt und auch dann nur bei hoher Erfolgswahrscheinlichkeit.

Wenn eine Lungentransplantation erfolgreich verläuft, erholen sich die meisten Empfänger wieder und können auf kurze Sicht ein relativ normales Leben führen. Langfristig gesehen sind die Ergebnisse noch nicht umfassend bekannt.

Kapitel 25

Das Verdauungssystem

Inhalt

Funktion des Verdauungssystems

Das Verdauungssystem besteht aus mehreren Abschnitten: Speiseröhre, Magen, Dünndarm und Dickdarm – schlauchförmige Organe, die dem Transport und der Aufnahme der Nahrung (Verdauung) und der Ausscheidung daraus entstehender Abfallprodukte dienen. Zwei große Drüsen, Leber und Bauchspeicheldrüse, stellen Fermente und andere zur Verdauung notwendige Substanzen her. In der Gallenblase, einem direkt unterhalb der Leber gelegenen Hohlorgan, wird die von der Leber produzierte Gallenflüssigkeit gespeichert.

Verzehrte Nahrung wird mit Muskelkontraktionen, die zum größten Teil automatisch (unwillkürlich) stattfinden, durch den Verdauungstrakt befördert. Der Verdauungsprozess dient der Aufspaltung und dem Abbau der Nahrung in Bestandteile, die vom Blutstrom aufgenommen werden können. Nicht verwertbare Substanzen werden ausgeschieden.

Die Verdauung beginnt im Mund beim Zerkauen der Speisen. Zunächst wird die aufgenommene Nahrung von den Zähnen mechanisch zerkleinert und mit Speichel vermischt, der in den Speicheldrüsen gebildet wird. Der Speichel enthält ein Ferment, das Ptyalin, das Stärke (Kohlenhydrate) in der Nahrung in Zucker umwandelt. Am Ende des Kauvorgangs besteht die Nahrung aus einer breiförmigen Masse. Beim Schlucken wird der Nahrungsbrei in den hinteren Teil des Rachens und von dort an der Kehlkopföffnung vorbei in den oberen Teil der Speiseröhre geschoben. Der Kehldeckel (Epiglottis) verschließt sich und verhindert, dass Speisebrei in den Kehlkopf gelangt. Schließt er nicht, kommt es zum Hustenanfall, man hat sich »verschluckt«.

Speiseröhre

Die Speiseröhre (Ösophagus) ist ein ungefähr 25 cm langes, schlauchförmiges Organ, das in den Magen mündet. Muskeln an der Rachenhinterwand befördern geschluckte Nahrung in die Speiseröhre. Sobald die Nahrung im Hauptteil der Speiseröhre angelangt ist, wird sie über wellenförmige Muskelkontraktionen in den Magen weiterbefördert. Diese rhythmischen Muskelkontraktionen, die den Nahrungsbrei und die entstehenden Abfallprodukte durch den gesamten Verdauungstrakt bis zum After hin transportieren, nennt man auch Peristaltik.

Ein ringförmig um das untere Ende der Speiseröhre gelegener Muskel (unterer Ösophagussphinkter) ist eine Art Ventil, das den Durchtritt der Nahrung in den Magen steuert. Wenn sich der Muskel in erschlafftem Zustand befindet, öffnet sich der Durchgang und die Nahrung gelangt in den Magen. Anschließend schließt er sich und verhindert, dass Nahrungsbrei zurück in die Speiseröhre fließt (regurgitiert). Wenn dieser Verschlussmechanismus gestört ist, gelangt Mageninhalt in den unteren Teil der Speiseröhre (gastroösophagealer Reflux) und kann dort die empfindliche Schleimhaut durch seinen Säuregehalt schädigen. Dies kann Sodbrennen auslösen und zu Entzündungen der Speiseröhre (Ösophagitis) führen (→ Sodbrennen, S. 742 und → Andere Ursachen von Speiseröhrenentzündung, S. 744).

Magen

Die Magenwand besteht aus mehreren kräftigen Muskelschichten. Diese Muskeln spielen eine wichtige Rolle bei der Verdauung, da sie den Mageninhalt umwälzen, vermischen und den Speisebrei weiter mechanisch zerkleinern. Zusätzlich werden die Nahrungsbestandteile mit Magensaft aus den Drüsen der Magenschleimhaut vermischt. Der Magensaft enthält Pepsin, ein Eiweiß spaltendes Verdauungsferment und Salzsäure, die im Magen optimale Wirkungsbedingungen für das Pepsin schafft.

Obwohl der Magen erheblich zur Verdauung beiträgt, ist er für den Abbau und die spätere Aufnahme der Nahrungsstoffe in den Blutstrom (Resorption) nicht unbedingt notwendig. Nur bestimmte Substanzen in der Nahrung, etwa Alkohol, einfache Kohlenhydrate und einige Medikamente, werden in geringen Mengen im Magen selbst resorbiert.

Zwischen der von den Magenschleimhautdrüsen produzierten Säure und der Widerstandsfähigkeit der Magenschleimhaut besteht ein empfindliches Gleichgewicht. Störungen können zu Schädigungen der Schleimhaut führen und ein Magengeschwür (S. 753) oder eine Magenschleimhautentzündung (S. 758) zur Folge haben.

Die Nahrung verlässt den Magen in zwei Phasen. Zuerst ziehen sich die Muskeln im oberen Teil des Magens zusammen und schieben dabei die eher flüssigen Anteile des Speisebreis

Der Verdauungstrakt

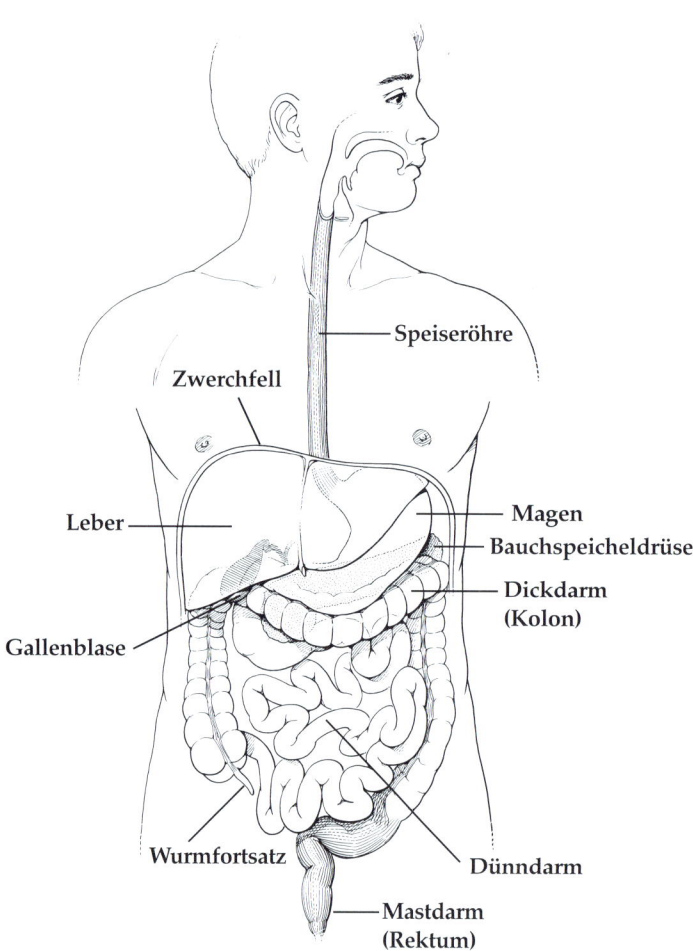

Speiseröhre

Zwerchfell

Leber

Magen

Bauchspeicheldrüse

Dickdarm (Kolon)

Gallenblase

Wurmfortsatz

Dünndarm

Mastdarm (Rektum)

Abschnitt des Dünndarms, der Krummdarm (Ileum), ist für den Transport der Nahrung in den Dickdarm und die Resorption mancher Nährstoffe (wie Vitamin B_{12}) zuständig.

Der Zwölffingerdarm sorgt für eine weitere Durchmischung des Speisebreis und die Neutralisation der aus dem Magen stammenden Säure. Hier mündet auch der Ausführungsgang der Gallenwege aus der Leber und der Gallenblase und der Ausführungsgang der Bauchspeicheldrüse. Die entleerten Verdauungssäfte tragen dazu bei, dass ein Großteil der Nährstoffe aus dem Nahrungsbrei resorbiert wird.

Im weiteren Verlauf des Dünndarms wird der Speisebrei durch Einwirkung verschiedener Fermente in kleinere Einheiten aufgespalten, die dann leicht über die Dünndarmschleimhaut in den Blutstrom aufgenommen werden können. Kohlenhydrate (Stärke) werden in Einfachzucker und Eiweiße in Aminosäuren zerlegt. Fermente aus der Bauchspeicheldrüse spalten Fette in Fettsäuren. Durch die Gallensäuren werden die Fettmoleküle emulgiert und damit wasserlöslich, sodass sie ins Blut aufgenommen werden können. Zudem werden im Dünndarm Mineralstoffe, Vitamine, Wasser und Elektrolyte (wie Natrium und Kalzium) resorbiert.

Wenn der Speisebrei schließlich in den Dickdarm gelangt, sind bereits nahezu alle Nährstoffe ins Blut aufgenommen worden.

Dickdarm

Der Dickdarm sorgt dafür, dass die bei der Verdauung anfallenden Abfallprodukte beseitigt werden. Dies sind vor allem unverdauliche und nicht resorbierte Nahrungsstoffe, Ballaststoffe und Wasser.

Die flüssigen Substanzen (hauptsächlich Wasser) aus dem Dünndarm werden in den Dickdarm (Kolon) geleitet und dort zum größten Teil resorbiert. Dabei arbeitet der Dickdarm äußerst effizient: von den 10 l Flüssigkeit, die er täglich zugeführt bekommt, werden 9,9 l vor Erreichen des Darmausgangs wieder ins Blut aufgenommen.

Die restlichen, unverdaulichen Substanzen gelangen durch die drei Hauptabschnitte des Dickdarms – den rechten, aufsteigenden Teil, das Querkolon und den linken, absteigenden Teil – weiter in das s-förmige Sigma im linken Unterbauch und von dort zuletzt in den Mastdarm (Rektum), den letzten, 10 bis 15 cm langen Abschnitt des Dickdarms, wo sich die Abfallprodukte bis zu ihrer Entleerung als Kot sammeln.

in den Dünndarm. Die festen Anteile verlassen den Magen erst später. Der teilweise verdaute Speisebrei (Chymus) gelangt dann durch den Magenausgang (Magenpförtner, Pylorus) in den ersten Abschnitt des Dünndarms, den Zwölffingerdarm.

Dünndarm

Dieser Darmabschnitt ist wie ein langer, dünner Schlauch gebaut. Bei Erwachsenen wird seine Länge abhängig vom Kontraktionszustand der Wandmuskulatur und dem jeweils angewandten Messverfahren mit 4 bis 7 m angegeben.

Der Dünndarm besteht aus drei Abschnitten. Im Zwölffingerdarm, dem kürzesten Abschnitt, beginnt die Nährstoffresorption. Der Leerdarm (Jejunum) stellt den größten Anteil des Dünndarms dar, hier werden auch die meisten Nährstoffe aufgenommen. Der letzte

Leber

Die Leber bildet die Gallenflüssigkeit, die Cholesterin und Gallensäuren enthält. Die Galle fließt durch die Gallengänge über den Gallenblasengang zur Gallenblase und wird dort gespeichert. Während des Verdauungsprozesses wird Gallenflüssigkeit in den Zwölffingerdarm entleert. Ihre Hauptfunktion besteht darin, die Aufnahme von Fettsäuren durch die Darmschleimhaut zu ermöglichen. Die Gallensäuren werden im Dünndarm wieder in den Blutstrom aufgenommen und zur Leber zurückgeführt, wo sie erneut Gallenflüssigkeit bilden.

Weitere Aufgabe der Leber ist die Speicherung von Glykogen, einer komplexen Kohlenhydratverbindung. Bei Absinken des Blutzuckerspiegels wird das Glykogen in Zucker umgewandelt, der ins Blut gelangt. Umgekehrt wird bei Ansteigen des Blutzuckerspiegels Glykogen in der Leber gespeichert. In der Leber werden zudem viele wichtige Proteine (Eiweiße) hergestellt.

Die Leber kontrolliert Art und Menge der Nährstoffe, die in den Körper transportiert werden. Sie dient auch als eine Art Kläranlage und beseitigt Nährstoffe und körpereigene Substanzen, die ihren Zweck erfüllt haben und nicht mehr gebraucht werden. Außerdem sorgt die Leber für den Abbau von Medikamenten, die dann über den Darm ausgeschieden werden. Auch Alkohol wird in der Leber abgebaut (verstoffwechselt) und zur Energiegewinnung verwendet oder in Speicherfett umgewandelt.

Gallenblase

Die Gallenblase ist ein birnenförmiges Organ, das an der Unterseite der Leber liegt. In ihr wird ein Großteil der von der Leber produzierten Gallenflüssigkeit gespeichert. Die Galle gelangt über die kleinen Gallenwege durch den Gallenblasengang (Ductus cysticus) in die Gallenblase. Wenn nach einer Mahlzeit Fette in den Dünndarm gelangen, wird Gallenflüssigkeit über den Gallenblasengang in den Hauptgallengang (Choledochus) und von dort in den Zwölffingerdarm entleert, wo sie zur Fettverdauung beiträgt.

Normalerweise ist der Anteil von Cholesterin und Gallensäuren in der Galle ausgeglichen. Manchmal steigt die Cholesterinkonzentration jedoch an, was zur Bildung von Gallensteinen führen kann.

Die Gallenblase erfüllt eine wichtige Funktion, ist aber für den Verdauungsvorgang nicht unbedingt notwendig, da Gallenflüssigkeit auch direkt aus den Gallengängen der Leber in den Zwölffingerdarm abgegeben werden kann.

Bauchspeicheldrüse

Die Bauchspeicheldrüse hat die Form einer Banane und reicht vom Zwölffingerdarm bis zur Milz. Sie ist ein lebenswichtiges Organ und hat zwei verschiedene Funktionen: Produktion von Verdauungsfermenten, die durch die Bauchspeicheldrüsengänge in den Zwölffingerdarm abgegeben werden und die Fett- und Eiweißverdauung unterstützen; Herstellung der Hormone Insulin und Glukagon, die in den Blutstrom gelangen und in Leber und anderen Organen dem Zucker - und Eiweißstoffwechsel dienen.

Der Verdauungstrakt setzt sich aus vielen Organen zusammen, die auf komplexe Weise zusammenarbeiten, und daher sind hier viele Arten von Funktionsstörungen und Erkrankungen möglich. Im Folgenden werden die Funktionen und Erkrankungen von Speiseröhre und Magen, anschließend von Darm und After erläutert und zum Schluß folgen Erkrankungen von Leber, Gallenblase und Bauchspeicheldrüse.

Erkrankungen der Speiseröhre

Beim Schlucken wird die Nahrung von Muskeln in der hinteren Mundhöhle (weicher Gaumen) zu einem weichen Klumpen geformt, dem Bolus (Bissen). Der Kehldeckel, ein blattförmiges, klappenartiges Gebilde unterhalb dem Ansatzpunkt der Zunge, legt sich über den Eingang zur Luftröhre und hält die Atemwege frei. Die Nahrung wird dann von der hinteren Mundhöhle aus in die Speiseröhre geschoben.

Die Speiseröhre ist ein rund 25 cm langer Muskelschlauch, der direkt in den Magen mündet. Wellenförmige Muskelkontraktionen, Peristaltik genannt, transportieren die Nahrung automatisch in Richtung Magen.

Am unteren Ende der Speiseröhre befindet sich ein Muskel mit einer besonderen Funktion, der untere Speiseröhrenschließmuskel (unterer Ösophagussphinkter). Im erschlafften Zustand gibt er die Öffnung zum Magen frei, sodass Nahrung hineingelangen kann. Danach zieht er sich wieder zusammen und verschließt die Öffnung. So wird verhindert, dass Nahrung und Magensaft (einschließlich Magensäure) aus dem Magen zurück in die Speiseröhre fließen (Reflux).

Im folgenden Abschnitt werden Erkrankungen der Speiseröhre erläutert, von Sodbrennen, dem wohl häufigsten Problem, bis hin zu Entzündungen, Schluckbeschwerden, Verengungen, Rissen oder Tumoren der Speiseröhre.

Sodbrennen

Symptome
- Ein brennendes Gefühl im Brustbereich, das im Oberbauch beginnen und bis in den Halsbereich ausstrahlen kann
- Aufstoßen und Rückfluss von sauer oder bitter schmeckendem Mageninhalt in Rachen und Mund, vor allem im Liegen oder im Schlaf

Sodbrennen ist ein häufiges Beschwerdebild und wichtiges Symptom bei der gastroösophagealen Refluxkrankheit. Etwa ein Zehntel der Erwachsenen hat mindestens 1-mal in der Woche Sodbrennen, ein Drittel 1-mal im Monat. In der Schwangerschaft tritt Sodbrennen aufgrund der Hormonumstellung und dem erhöhten Druck von unten auf das Zwerchfell besonders häufig auf: eine von vier Schwangeren leidet täglich darunter.

Bei den meisten Neugeborenen ist die Funktion des unteren Speiseröhrenverschlussmuskels noch nicht ausgereift. Daher kann der Mageninhalt zurück in die Speiseröhre und den Mund fließen (»Spucken« der Säuglinge). Spätestens im Alter von 12 Monaten ist bei den meisten Kindern der Verschlussmuskel jedoch ausreichend funktionstüchtig, sodass dieses Problem weniger häufig auftritt.

Sodbrennen wird ausgelöst, wenn säurehaltiger Mageninhalt in die Speiseröhre zurück gelangt (gastroösophagealer Reflux). Normalerweise verhindert der untere Speiseröhrenverschlussmuskel, dass Nahrung nach dem Eintritt in den Magen zurück in die Speiseröhre gelangt. Außer beim Schluckvorgang hält er den Mageneingang fest verschlossen. Manchmal ist diese Funktion jedoch zu schwach, der Muskel erschlafft und der saure Mageninhalt kann in die Speiseröhre zurück fließen, sodass die als Sodbrennen bekannten Symptome auftreten.

Diagnose
Normalerweise reicht die Beschreibung der Symptome zur Diagnosestellung aus. Manchmal gleichen die Beschwerden bei Sodbrennen jedoch Schmerzen, die bei einer Erkrankung der Herzkranzgefäße auftreten (→ Angina pectoris, S. 657); dann wird häufig auch ein Belastungs-EKG gemacht, um sicher zu gehen, dass die Durchblutung des Herzens nicht gestört ist. Auch andere Erkrankungen des Verdauungssystems müssen als mögliche Ursache ausgeschlossen werden.

Wenn die Beschwerden besonders schwerwiegend sind oder nicht auf eine Behandlung ansprechen, können Untersuchungen wie eine endoskopische Untersuchung von Speiseröhre und Magen (→ Gastroskopie, S. 760) oder Röntgenaufnahmen von Speiseröhre und Magen mit Barium als Kontrastmittel (→ Röntgenuntersuchungen mit Barium, S. 762) notwendig werden. Bei Säuglingen mit schweren Refluxsymptomen erfolgt häufig eine Ultraschalluntersuchung und selten eine Röntgenuntersuchung der Speiseröhre mit Kontrastmittel.

Bei Patienten mit Sodbrennen zeigen die Röntgenaufnahmen häufig eine Hiatushernie (eine Vorstülpung eines Teils des Magens durch das Zwerchfell nach oben), in den meisten Fällen machen Hiatushernien aber keine Symptome (→ Hiatushernien, S. 743) und müssen nicht behandelt werden.

Wie gefährlich ist Sodbrennen?
Gelegentliches Sodbrennen ist unangenehm, aber keine ernste Erkrankung. Tritt Sodbrennen jedoch sehr häufig auf, kann eine Ösophagitis vorliegen, eine Reizung oder Entzündung der Speiseröhrenschleimhaut als Folge der Einwirkung von Magensäure. Falls die Entzündung fortschreitet, können Blutungen und Schluckbeschwerden aufgrund einer Verengung (Striktur) der Speiseröhre die Folge sein. Manche Patienten mit einer schweren Speiseröhrenentzündung entwickeln ein Barrett-Ösophagus (→ Andere Ursachen von Speiseröhrenentzündungen, S. 744).

Bei Säuglingen mit Reflux sind Komplikationen wie Lungenentzündung, Wachstumsverzögerung, zu geringe Gewichtszunahme und Eisenmangelanämie (S. 957) sehr selten.

Behandlung
Zur Vorbeugung und Linderung von Sodbrennen genügen oft schon geringe Änderungen in der Lebensweise.

Raucher sollten das Rauchen aufgeben. Nikotin führt zur Erschlaffung des unteren

Hiatushernien

Das Zwerchfell, eine gewölbte Muskelplatte mit einem Bindegewebsanteil in der Mitte, trennt die Brust- von der Bauchhöhle. Die Speiseröhre verläuft durch eine Öffnung im Zwerchfell (den Hiatus) und mündet in den Magen.

Wenn das Bindegewebe um den Hiatus herum zu schwach ist, kann sich ein Teil des Magens durch die Öffnung hindurch in die Brusthöhle hineinstülpen. Dieses Krankheitsbild nennt man Hiatushernie. Als Ursache wird eine Schwächung des Bindegewebes, das den Übergangsbereich von der Speiseröhre zum Magen mit dem Zwerchfell verankert, angenommen – möglicherweise aufgrund einer Druckerhöhung in der Bauchhöhle, die bei Übergewicht oder auch bei Verletzungen auftritt.

Hiatushernien sind häufig. Sie finden sich bei rund 25 Prozent aller über 50-Jährigen. Da sie meist keine Symptome verursachen, bleiben sie normalerweise unentdeckt. Bei Patienten mit Sodbrennen werden sie nach Röntgenaufnahmen der Speiseröhre mit Kontrastmittel häufig zufällig festgestellt. Eine kleine Hiatushernie macht sehr selten Beschwerden und ist als alleiniger Befund keine ernsthafte Erkrankung.

Bei Patienten mit Sodbrennen treten Hiatushernien häufiger auf als bei Personen ohne diese Beschwerden. Eine Hiatushernie trägt also mit zur Entstehung von Sodbrennen bei, auch wenn eine Fehlfunktion des unteren Speiseröhrenverschlussmuskels die wichtigste Ursache ist.

Große Hernien (ein erheblicher Teil des Magens befindet sich über dem Zwerchfell) können Sickerblutungen und eine Eisenmangelanämie (S. 957) auslösen.

Bei sehr großen Hernien, wenn beinahe der gesamte Magen durch den Hiatus des Zwerchfells in die Brusthöhle hineinragt, besteht das Risiko der Strangulation (Abschnürung). Der Magenanteil in der Hernie kann so stark eingeklemmt werden, dass seine Blutversorgung enorm beeinträchtigt ist. Der Patient hat ständig Schmerzen im Brustbereich und Schwierigkeiten beim Schlucken. Bei dieser seltenen Notfallsituation muss meist umgehend operiert werden. Auch beim Vorliegen einer großen Hernie kann eine operative Korrektur ratsam sein, um diesen Notfall zu vermeiden.

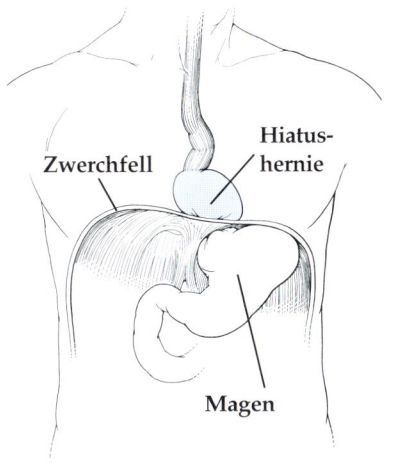

Bei Hiatushernien ragt ein Teil des Magens durch das Zwerchfell in die Brusthöhle hinein.

Speiseröhrenverschlussmuskels und ermöglicht so den Rückfluss von Magensäure.

Zu empfehlen sind mehrere kleine Mahlzeiten am Tag und 2 bis 3 Stunden vor dem Schlafen nichts mehr essen, da ein leerer Magen weniger Magensäure produziert und der Mageninhalt nicht so leicht zurückfließt.

Übergewicht sollte der Patient abbauen. Der Druck auf den Magen von der Bauchhöhle und Bauchdecke her reduziert sich, was zu verringertem Rückfluss von Mageninhalt führt.

Schlafen mit erhöhtem Oberkörper ist auch hilfreich. Das Kopfende des Bettes sollte rund 15 cm höher gestellt werden als das Fußende. So sorgt alleine die Schwerkraft dafür, dass die Magensäure dort bleibt, wo sie hingehört.

Enge Kleidung und Gürtel, die den Oberbauch einengen, sollten vermieden werden.

Alkohol, Schokolade, fette Speisen, Kaffee und Pfefferminzbonbons sollte man nur in kleinen Mengen zu sich nehmen. Sie führen zu einer Erschlaffung des unteren Speiseröhrenschließmuskels.

Ähnliches gilt für manche Medikamente, wie Antihistaminika, krampflösende Mittel sowie Herz- und Asthmamittel. Sie schwächen die Kontraktionskraft des Schließmuskels und können das Sodbrennen verschlimmern.

Bei Säuglingen mit leichten Symptomen (vermehrtes Spucken) hilft oft schon die richtige Lagerung mit erhöhtem Oberkörper und die Gabe von kleineren, aber dafür häufigeren Mahlzeiten. Auch Andicken der Nahrung ist oft sinnvoll. In schwereren Fällen sollte der Oberkörper des Säuglings immer erhöht gelagert werden. Es gibt zudem wirksame Medikamente für Säuglinge mit Refluxkrankheit.

Tritt bei Erwachsenen gelegentlich Sodbrennen auf, so hilft die Einnahme flüssiger, säurehemmender Mittel (Antazida). Bei sehr häufigem oder starkem Sodbrennen können Medikamente eingenommen werden, die die Magensäureproduktion hemmen und somit das Sodbrennen lindern. Bevor verschreibungspflichtige Medikamente eingesetzt werden, sollten erst alle anderen Behandlungsmethoden erschöpft sein. Werden die Medikamente abgesetzt, treten die Beschwerden in den meisten Fällen wieder auf.

Chirurgische Behandlung

Bei Patienten mit Sodbrennen kommt eine operative Behandlung nur selten in Betracht. Nach einer Behandlung mit Medikamenten und der Änderung der Lebensweise haben nur wenige Patienten weiterhin Beschwerden oder entwickeln Komplikationen. In diesen Fällen kann eine Operation notwendig sein. Bei einem möglichen chirurgischen Vorgehen, der Fundoplicatio, wird im unteren Bereich der Speiseröhre ein Bereich höheren Drucks geschaffen, was den Rückfluss von Mageninhalt verhindert. In manchen Fällen reicht hierfür ein endoskopischer, minimal invasiver Eingriff (S. 817) mithilfe einer Bauchspiegelung (Laparoskopie). In seltenen Fällen müssen auch Kleinkinder mit einer Refluxkrankheit operiert werden, wenn Medikamente keine Wirkung zeigen.

Andere Ursachen für eine Entzündung der Speiseröhre

Neben dem Rückfluss von Magensäure aufgrund einer zu schwachen Funktion des unteren Speiseröhrenschließmuskels gibt es noch viele andere Störungen, die eine Speiseröhrenentzündung auslösen können.

Barrett-Ösophagus

Andauernder Rückfluss von Magensäure in die untere Speiseröhre kann die dortige Schleimhaut schädigen. An ihre Stelle tritt daraufhin eine Gewebeschicht, die der Magenschleimhaut ähnelt. Am Übergang zur normalen Speiseröhrenschleimhaut können Entzündungen auftreten und die Passage einengen (Striktur).

In der neuen, der Magenschleimhaut ähnlichen Gewebeschicht entstehen häufig auch Geschwüre, die Blutungen und Risse der Speiseröhrenwand auslösen. Außerdem besteht beim Vorliegen eines Barrett-Ösophagus ein leicht erhöhtes Risiko, dass in der veränderten Schleimhaut ein bösartiger Tumor auftritt. Der Arzt kann durch endoskopische Vorsorgeuntersuchungen (S. 760) und Gewebeentnahmen frühzeitig verdächtige Zellen entdecken.

Sklerodermie der Speiseröhre

Bei der Sklerodermie kommt es zu einer Umbildung von Gewebe an verschiedenen Stellen im Körper, das sich narbenartig verhärtet und versteift. Die Speiseröhre ist häufig betroffen.

(Daneben befällt die Sklerodermie vor allem die Haut, aber auch die Lungen, das Herz und die Nieren, → Sklerodermie, S. 919).

Sklerodermie führt zu einer gestörten Funktion des unteren Speiseröhrenschließmuskels, sodass Mageninhalt in die Speiseröhre zurückfließen kann und Beschwerden sowie Komplikationen ausgelöst werden (→ Sodbrennen, S. 742). Manchmal verengt sich auch die Speiseröhre, was Schluckstörungen bedingt.

Medikamente, die die Magensäureproduktion hemmen, können die Refluxsymptome vermindern. Daneben wird der Arzt allgemeine Maßnahmen empfehlen, die den Rückfluss von Magensäure verhindern können (S. 742). Falls eine Verengung der Speiseröhre die Nahrungspassage blockiert, kann auf endoskopischem Weg eine Erweiterung (Dilatation) durchgeführt werden (S. 748).

Herpes-Simplex-Ösophagitis

Eine Infektion mit dem *Herpes simplex*-Virus kann Entzündungen und Geschwüre in der Speiseröhre hervorrufen. Eine solche Entzündung tritt aber nur auf, wenn der Patient durch eine schwere Erkrankung geschwächt oder sein Immunsystem gestört ist. Herpesbläschen auf der Speiseröhrenschleimhaut in Verbindung mit Entzündungssymptomen weisen deutlich auf eine virale Ursache hin.

Antibiotika sind bei viraler Speiseröhrenentzündung unwirksam, dagegen kann das Antivirusmittel Aciclovir mit Erfolg bei *Herpes simplex*-Ösophagitis eingesetzt werden.

Candida-Ösophagitis

Candida albicans ist ein Hefepilz, der den Ösophagus befallen und eine Entzündung mit starken Schmerzen beim Schlucken hervorrufen kann. Die Candida-Ösophagitis tritt vor allem bei Patienten auf, deren Immunsystem geschwächt ist, beispielsweise durch eine Chemotherapie aufgrund einer Krebserkrankung. Zur Behandlung kommen verschiedene Medikamente gegen Pilzerkrankungen infrage.

Strahlenösophagitis

Eine solche Entzündung der Speiseröhre tritt vor allem bei der Strahlenbehandlung von Lungen- (S. 727) oder Speiseröhrenkrebs (→ Speiseröhrentumore, S. 750) auf. Symptome sind Sodbrennen und Schmerzen beim Schlucken. Eine Strahlenösophagitis entwickelt sich umso wahrscheinlicher, je höher die Strahlendosis bei der Behandlung war. Mithilfe einer Arzneimitteltherapie klingt die Entzündung nach Beendigung der Strahlenbehandlung wieder ab.

Schluckauf

Den Atem anhalten … auf dem Kopf stehend ein Glas Wasser trinken … in eine Papiertüte hineinatmen … einen Teelöffel Zucker essen. All dies sind verbreitete – nicht immer ganz erfolgreiche – Methoden gegen einen Schluckauf, eine harmlose Störung, die wohl jeder einmal erlebt.

Nicht immer ist ein Schluckauf harmlos und nur lästig. Manchmal hält er tage- oder wochenlang an. Dann kann er die Nahrungsaufnahme und den Schlaf beeinträchtigen. Nach chirurgischen Eingriffen kann andauernder Schluckauf die Heilung von Operationswunden im Bauchbereich behindern. Selten ist häufiger oder andauernder Schluckauf Symptom einer ernsten Erkrankung.

Obwohl jeder von uns wohl schon davon betroffen war, wissen nur wenige, was Schluckauf eigentlich ist. Schluckauf wird durch wiederholte, unwillkürliche Kontraktionen des Zwerchfells hervorgerufen. Der Einstrom von Luft in die Luftröhre wird durch abruptes Verschließen des Kehlkopfs unterbrochen und schon ist ein Schluckauf entstanden.

Die Nerven (Nervi phrenici), die für die gleichmäßigen und koordinierten Kontraktionen des Zwerchfells sorgen, reichen beidseits vom Hals- bis in den Brustbereich. Werden sie an einer Stelle gereizt, kann es zu Schluckauf kommen. Auch einzelne reflexartige Kontraktionen des Zwerchfells werden auf diese Weise durch Nervenreizung ausgelöst.

Wenn sich der Magen nach einer größeren Mahlzeit oder reichhaltigem Alkoholkonsum ausdehnt, ist die Neigung zu Schluckauf verstärkt.

Und hier noch ein Gegenmittel: Massieren Sie den hinteren Gaumenbereich mit einem Wattestäbchen, indem Sie es ungefähr eine Minute lang vor- und zurückstreichen. Für den Erfolg dieser Methode kann nicht garantiert werden, sie hilft aber in vielen Fällen.

Speiseröhrenreizung durch Medikamente

Akute Schmerzen hinter dem Brustbein, die sich beim Schlucken verschlimmern, können auftreten, wenn Medikamente in Form von Tabletten oder Kapseln in der Speiseröhre stecken bleiben, sich auflösen oder ihren Inhalt entleeren, bevor sie im Magen ankommen.

Um dies zu verhindern, sollte man Medikamente immer mit viel Flüssigkeit einnehmen und sich direkt danach nicht hinlegen. Durch Tabletten entstandene Geschwüre heilen meistens innerhalb weniger Tage wieder ab.

Schluckstörungen

Symptome
- Flüssigkeiten und feste Nahrung bleiben im Rachen oder im Verlauf der Speiseröhre stecken
- Erbrechen von unverdauter Nahrung
- Gurgelnde Geräusche im Rachen
- Schmerzen oder Druckgefühl hinter dem Brustbein beim Schlucken

Notfallsymptome. Vollständiger Verschluss der Passage, Unmöglichkeit, flüssige oder feste Nahrung zu schlucken (Speichelfluss aus dem Mund).

Schluckbeschwerden äußern sich je nach der zugrunde liegenden Ursache anders und sind verschieden stark ausgeprägt. Speisen können im Rachen stecken bleiben oder der Schluckvorgang kann länger dauern als üblich. Es können heftige Schmerzen hinter dem Brustbein oder dem Sodbrennen ähnliche Beschwerden auftreten.

Es gibt verschiedene Ursachen für anhaltende Schluckstörungen. Beispielsweise treten sie bei Schädigungen oder Funktionsstörungen der Rachen- und Speiseröhrenmuskulatur auf. Durch Einwirkung von Magensäure hervorgerufene Geschwüre oder Narbengewebe (Strikturen) in der Speiseröhre (S. 742) können den Schluckvorgang erschweren oder Schmerzen beim Schlucken verursachen. In der Speiseröhrenschleimhaut können sich Aussackungen bilden, so genannte Divertikel, und die Nahrungspassage in der Speiseröhre behindern.

Auch bei Erkrankungen wie beispielsweise Myasthenia gravis (S. 479) und Speiseröhrenkrebs (→ Speiseröhrentumore, S. 750) treten häufig Schluckstörungen auf.

Schluckbeschwerden können vorübergehend auftreten und ohne Bedeutung sein, sie können aber auch Anzeichen für eine ernste Erkrankung darstellen. Man sollte daher auf jeden Fall den Arzt aufsuchen, wenn Schmerzen oder Beschwerden beim Schlucken längere Zeit anhalten. Eine frühzeitige Diagnosestellung ist bei vielen Grunderkrankungen entscheidend.

Im Folgenden werden Krankheiten beschrieben, die zu Schluckstörungen führen.

Achalasie

Achalasie ist eine seltene Erkrankung der Speiseröhre. Ausgelöst wird sie durch mangelnde Koordination der Muskelkontraktionen in der Speiseröhre und durch erhöhte Anspannung der Muskulatur im unteren Speiseröhrenbereich, sodass die Passage von Nahrung in den Magen stark behindert ist. Die zugrunde liegenden Ursachen für diese Störung sind im Einzelnen nicht bekannt.

Hauptsymptome der Achalasie sind erschwertes Schlucken und ein Völlegefühl, weil sich die Nahrung in der Speiseröhre aufstaut. Häufig werden auch unverdaute Speisen erbrochen (Regurgitation). Zu Beginn der Erkrankung hilft es den Patienten manchmal, große Mengen von Flüssigkeit zu den Mahlzeiten zu trinken, wodurch die Speisen mechanisch in den Magen »geschoben« werden. Mit der Zeit lässt der Erfolg dieser Methode allerdings nach (bei manchen Patienten scheinen vor allem sehr heiße und sehr kalte Flüssigkeiten sogar von Anfang an in der Speiseröhre liegen zu bleiben). Manchmal treten auch Schmerzen hinter dem Brustbein auf.

Beim Vorliegen dieser Symptome wird der Arzt Untersuchungen in die Wege leiten, unter anderem Röntgenaufnahmen nach Bariumbreischluck (S. 762) oder eine Manometrie der Speiseröhre, um herauszufinden, ob die Speiseröhrenmuskulatur richtig arbeitet. Oft folgt auch eine Magenspiegelung (S. 760), um einen bösartigen Tumor auszuschließen.

Wenn eine Achalasie jahrzehntelang unbehandelt bestanden hat, kann sich Speiseröhrenkrebs entwickeln. Andere Komplikationen sind Mangelernährung, Gewichtsverlust und Einatmung hochgewürgter Speisereste (Aspiration), was zu einer Lungenentzündung führen kann.

Medikamente können in manchen Fällen Erleichterung bringen, haben aber insgesamt wenig Wirkung.

Als nicht-chirurgische Behandlungsmethode kommt die mechanische Dehnung des verengten Bereichs in der Speiseröhre mit einer Ballonsonde in Betracht. Dabei wird ein dünner Schlauch, an dessen Ende ein aufblasbarer Teil befestigt ist, in die Speiseröhre bis zur Engstelle eingeführt. Der Ballon wird unter Druck mit Wasser oder Luft gefüllt, sodass er sich ausdehnt und das Innere der Speiseröhre erweitert (dilatiert). Der Patient erhält meistens eine Beruhigungsspritze, zusätzlich wird der Rachenbereich mit einem Spray eingesprüht, der die dortigen Nervenenden unempfindlich macht. Die Ballondilatation schwächt den unteren Speiseröhrenschließmuskel, sodass die Nahrung aufgrund der Schwerkraft in den Magen gelangen kann. Nach dieser Behandlung kehren die geregelten Muskelkontraktionen der Speiseröhre zwar nicht wieder zurück, bei den meisten Patienten wird aber eine ausreichende Besserung der Schluckbeschwerden erreicht.

Daneben kommt ein chirurgischer Eingriff infrage, die Ösophagokardiomyotomie. Um an die Speiseröhre zu gelangen muss der Chirurg den Brustraum öffnen. Die Muskulatur im unteren Bereich der Speiseröhre wird teilweise durchtrennt, um die Nahrungspassage zu erleichtern. Das Operationsrisiko ist gering und die Langzeitergebnisse sind sehr gut.

Speiseröhrenkrampf

Als Speiseröhrenkrampf (diffuser Ösophagospasmus) werden aufeinander folgende, nicht koordinierte Kontraktionen der glatten (unwillkürlichen) Speiseröhrenmuskulatur in deren unterem Bereich bezeichnet, die mit erhöhtem Druck in der Speiseröhre einhergehen. Sie treten meistens beim Schlucken auf, ihre Ursache ist unbekannt.

Die Diagnosestellung kann schwierig sein, besonders wenn die Symptome wenig ausgeprägt sind oder sich ohne Behandlung bessern, was häufig der Fall ist. Die Beschwerden werden oft als einfaches Sodbrennen oder sogar als Angina pectoris fehlgedeutet und treten über Jahre hinweg immer wieder auf, wobei sie an Heftigkeit zunehmen können. Die Symptome hängen fast immer damit zusammen, dass feste und flüssige Speisen nur langsam durch die Speiseröhre transportiert werden.

Die Erkrankung ist harmlos. Bei starken Beschwerden kommt jedoch eine Ballondilatation der Speiseröhre in Betracht. Ein chirurgischer Eingriff ist nur in seltenen Fällen notwendig.

Manometrie

Wenn als Ursache der Schluckbeschwerden eine Fehlfunktion der Speiseröhrenmuskulatur vermutet wird, wird der Arzt den Bewegungsablauf der Muskeln und die Druckverhältnisse in der Speiseröhre überprüfen. Dazu wird eine Schlauchsonde durch den Mund oder die Nase eingeführt und der Druck in der Speiseröhre über 10 bis 15 Minuten kontinuierlich aufgezeichnet. Die Messungen geben Aufschluss über die Stärke und die Koordination der peristaltischen Druckwellen, die in der Speiseröhre beim Schlucken auftreten.

Mit dieser Untersuchung kann man feststellen, ob der Druck im Bereich des unteren Speiseröhrenschließmuskels erhöht ist, ob der Muskel normal arbeitet und ob der geregelte Kontraktionsablauf (Peristaltik) der Muskulatur gestört ist. Letzteres äußert sich in hohen Druckwellen, die gleichzeitig an mehreren Stellen der Speiseröhre auftreten. Auf diese Weise kann das Vorliegen einer Achalasie, eines Speiseröhrenkrampfs oder einer Schlucklähmung (S. 745) bestätigt werden.

Ösophagusdivertikel

Wenn die Muskulatur der Speiseröhre (Ösophagus) Schwachstellen entwickelt, können sich dort Schleimhautausstülpungen bilden, die Divertikel. Am häufigsten ist das so genannte Zenker-Divertikel am Übergang der Rachenhinterwand zur Speiseröhre, das vor allem im höheren Alter auftritt. In manchen Fällen werden Divertikel so groß, dass sich dort Speisereste ansammeln, die manchmal sofort nach dem Essen wieder in den Mund zurückfließen (Regurgitation). Weitere Symptome sind Schluckbeschwerden und das Auftreten von gurgelnden Geräuschen im Rachen. In größeren Aussackungen bleiben die Speisereste manchmal tagelang liegen und verursachen dann üblen Mundgeruch. Divertikel im weiteren Verlauf der Speiseröhre bringen seltener Beschwerden oder Komplikationen mit sich.

Eine Komplikation der Divertikel ist die Einatmung von Speiseresten (Aspiration), vor allem im Liegen und während des Schlafs, mit dem Risiko einer Lungenentzündung.

Bei starken Beschwerden muss das Divertikel operativ entfernt werden, was auf endoskopischem Weg möglich ist.

Schlucklähmung

Typische Symptome sind Schwäche und Fehlfunktion der Rachenmuskulatur mit ungeordneten Kontraktionen beim Schlucken. Die Patienten haben Schwierigkeiten, die Speise aus dem Mund in die Speiseröhre zu befördern. Eine Komplikation ist das Einatmen von Speisebrei in die Luftröhre (Aspiration). Manchmal gelangt Nahrung auch in die Nasenhöhle.

Eine Schlucklähmung entsteht, wenn die Übertragung von Nervenimpulsen auf die Rachenmuskulatur gestört oder behindert ist. Dies ist bei verschiedenen Nerven- und Muskelerkrankungen, etwa bei Myasthenia gravis (S. 479) und amyotrophischer Lateralsklerose (S. 477), sowie bei neurologischen Krankheitsbildern wie → Gehirntumoren, S. 492, oder → Schlaganfällen, S. 461, der Fall. Sehr selten

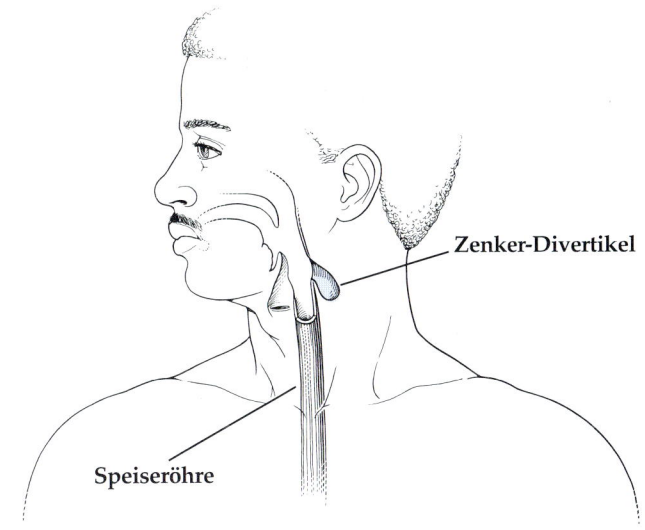

Zenker-Divertikel

Speiseröhre

Wenn in der Rachenmuskulatur am Übergang zur Speiseröhre eine Schwachstelle auftritt, kann sich eine Aussackung, ein Zenker-Divertikel, bilden, in dem sich eventuell Speisereste ansammeln.

Gastrostomie (Magenfistel)

Wenn der Schluckablauf so stark beeinträchtigt, dass eine Nahrungsaufnahme auf normalem Weg nicht mehr möglich ist, was beispielsweise nach Schlaganfällen oder nach operativer Entfernung von Teilen der für das Schlucken wichtigen Muskulatur aufgrund eines Rachen- oder Kehlkopfkrebs der Fall ist, muss ein anderer Weg gefunden werden, Nahrung in den Magen zu befördern.

Dies wird durch eine Gastrostomie, die Anlage einer Magenfistel, erreicht, wobei ein dünner Schlauch durch die Haut direkt in den Magen eingeführt und dort belassen wird. Flüssige oder breiförmige Nahrung kann dann durch diesen Schlauch in den Magen eingebracht werden, von wo aus sie auf ganz normalem Weg weiter transportiert und verdaut wird. Manchmal reicht eine Verlängerung dieses Schlauchs bis in den Dünndarm.

In den letzten Jahren ist die Anlage einer Magenfistel auf operativem Weg unter Vollnarkose durch einen endoskopischen Eingriff mit örtlicher Betäubung der Haut ersetzt worden (→ Magenspiegelung, S. 760). Diese so genannte perkutane endoskopische Gastrostomie (PEG) kann sogar ambulant durchgeführt werden. Der Patient oder die Pflegepersonen werden anschließend über den Umgang mit der Magenfistel und den Einsatz von Spezialnahrungen zur angemessenen Kalorien- und Nährstoffzufuhr beraten.

Bei manchen Patienten kehrt die Fähigkeit zum normalen Schlucken wieder zurück. Der im Magen liegende Schlauch kann dann einfach von außen durch die Haut entfernt werden.

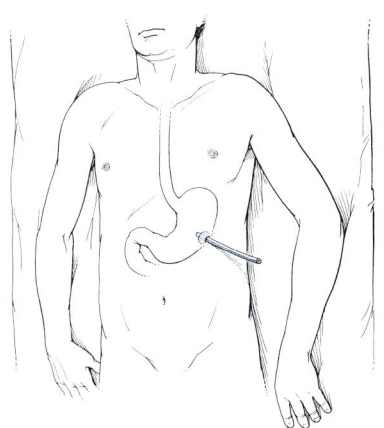

Nach Anlage einer Magenfistel kann Nahrung über einen Schlauch direkt in den Magen eingebracht werden.

ist eine Lebensmittelvergiftung in Form des Botulismus (S. 488) die Ursache einer plötzlich einsetzenden Schlucklähmung.

Zur Feststellung einer Schlucklähmung werden Kontrastmittelaufnahmen (S. 768) und eine Manometrie der Speiseröhre (S. 746) durchgeführt. Auch eine Magenspiegelung (→ Gastroskopie, S. 760) kann erfolgen, um Erkrankungen, wie etwa Tumore, auszuschließen.

Wenn die Schlucklähmung auf einer Allgemeinerkrankung wie etwa Myasthenia gravis beruht, bessert sie sich mit der Behandlung der Grundkrankheit. Nach einem Schlaganfall verringern sich Schluckstörungen mit der Zeit oft auch ohne Behandlung.

In vielen Fällen ist bei einer Schlucklähmung zeitweise eine künstliche Ernährung erforderlich. Operative Eingriffe sind meistens wirkungslos. Dauert die Schlucklähmung länger, wird ein Schlauch durch die Bauchwand in den Magen eingebracht und die Nahrung so zugeführt (→ Gastrostomie, S. 747). Damit kann der gelähmte Bereich umgangen, der übrige Verdauungstrakt aber zur normalen Verdauung eingesetzt werden.

Schluckstörungen

Schluckstörungen können auch auf Tumore, Narbenbildungen und angeborenen Erkrankungen beruhen. Manche Menschen leiden unter dem Globusgefühl (Globus hystericus). Der Patient hat dabei die subjektive, andauernde Empfindung, einen Kloß im Hals zu haben, die Nahrungspassage ist aber nicht beeinträchtigt. Als Ursache gelten psychische Belastungen.

Der Arzt wird nach Stressquellen fragen. Meist kann die Störung durch Beseitigung der emotionalen Belastung behoben werden.

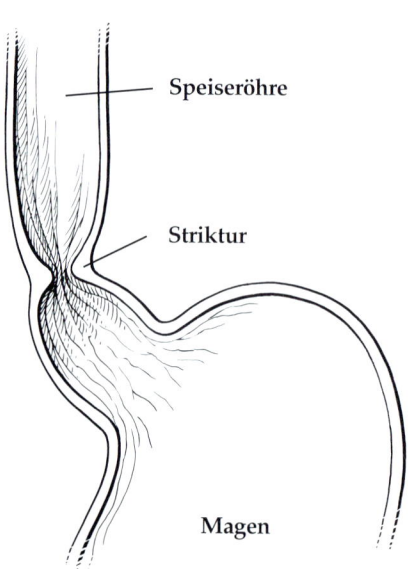

Speiseröhre

Striktur

Magen

Eine Einengung in der Speiseröhre wird Speiseröhrenstriktur genannt. Sie kann die Nahrungspassage behindern.

Speiseröhrenstriktur

Symptome. Schluckstörungen und Behinderung der Nahrungspassage.

Eine Speiseröhrenstriktur ist eine Verengung des Lumens der Speiseröhre, sodass feste oder manchmal sogar flüssige Speisen nur schwer oder gar nicht passieren können. Bei Erwachsenen ist die häufigste Ursache einer Striktur der Rückfluss von Mageninhalt in die Speiseröhre. Die darin enthaltene Magensäure führt zu Schädigungen der Speiseröhrenschleimhaut (S. 742), es kann sich Narbengewebe bilden und das Innere der Speiseröhre wird eingeengt. Narbengewebe kann auch nach Operationen an der Speiseröhre oder durch die Einwirkung ätzender Chemikalien nach versehentlicher Aufnahme von Säuren oder Laugen entstehen (→ Vorbeugung von Vergiftungen, S. 351).

Im oberen Bereich der Speiseröhre auf Höhe des Kehlkopfes bildet sich manchmal eine bindegewebige Membran, die zu einer Einengung an dieser Stelle führt. Dann ist vor allem der Durchtritt von fester Nahrung behindert. Aus unbekannten Gründen tritt diese Störung bei Patienten mit einer Eisenmangelanämie auf.

Eine ringförmige Schleimhauteinschnürung in der Speiseröhre am Übergang zum Magen (unterer Ösophagusring) kann ebenfalls zur Behinderung der Nahrungspassage vor allem für feste Speisen führen.

Diagnose

Zum Ausschluss von Speiseröhren- oder Magenkrebs als Ursache der Schluckbehinderung können endoskopische Untersuchungen (→ Magenspiegelung, S. 760) oder Röntgenkontrastmitteluntersuchungen (S. 762) durchgeführt werden.

Behandlung

Wenn die Speiseröhrenverengung als Folge einer chronischen Entzündung oder eines Verätzungsunfalls auftritt oder durch Membranbildung verursacht wird, kann zur Behandlung eine mechanische Erweiterung der Speiseröhre, die Bougierung, eingesetzt werden.

Vor dem Eingriff darf der Patient rund 6 bis 8 Stunden weder Essen noch Trinken. Die Rachenschleimhaut wird mit einem örtlichen Betäubungsmittel eingesprüht. Meistens erhält der Patient auch ein Beruhigungsmittel. Danach wird ein langes, biegsames, schlauchförmiges Instrument, das Fibroskop genannt wird, durch den Mund in die Speiseröhre eingeführt (→ Magenspiegelung, S. 760).

Bei einer häufig angewandten Erweiterungsmethode wird zunächst ein Führungsdraht durch das Endoskop in die Speiseröhre eingeführt. Nach Entfernung des Endoskops werden nacheinander immer größere Erweiterungsgewichte (Bougis) entlang dem Draht bis an die Stelle der Striktur eingebracht und das Innere der Speiseröhre damit allmählich gedehnt. Auch ein Ballonkatheter kann zur Aufweitung der Striktur eingesetzt werden.

Eingriffe zur Erweiterung der Speiseröhre haben ein geringes Risiko. Als Nebenwirkung treten Druckgefühl hinter dem Brustbein oder leichte Schmerzen beim Schlucken auf, die noch einige Stunden danach anhalten können. In sehr seltenen Fällen ist bei Strikturen auch eine Operation notwendig.

Fremdkörper

Symptome
- Schluckbeschwerden
- Unmöglichkeit, feste oder flüssige Nahrung zu schlucken, oft von Speichelfluss begleitet

Notfallsymptome
- Akute Atemnot
- Patient kann nicht sprechen
- Blasse, feucht kalte Haut

Wenn man Speisen oder Fremdkörper verschluckt und sie auf dem Weg in den Magen stecken bleiben, kann dies zu einer völligen oder teilweisen Blockierung der Speiseröhre führen. Bei Personen mit Strikturen (S. 748) und Tumore der Speiseröhre (S. 750) oder bei gestörter Peristaltik (Muskelkontraktionen in der Speiseröhre) ist das Auftreten einer solchen Blockierung wahrscheinlicher.

In diesen Fällen bleiben Speisen, vor allem unzerkaute Stücke, aufgrund der Einengung der Speiseröhre eher stecken. Auch ältere Personen mit Zahnersatz und Personen, die aus anderen Gründen Schwierigkeiten haben, die Nahrung richtig zu zerkauen, sind gefährdet. Kinder verschlucken oft Nadeln, Münzen, Spielzeugteile oder andere Fremdkörper, die dann die Speiseröhre blockieren.

Ein Fremdkörper, etwa ein Stück Fleisch, das im Rachenbereich stecken bleibt, kann die Atemwege verlegen. Dies ist eine Notfallsituation. Der Betroffene hat akute Atemnot und kann nicht sprechen. Er läuft blau an und verliert nach 1 oder 2 Minuten das Bewusstsein. Mit dem Heimlich-Handgriff gelingt es manchmal, den Fremdkörper zu entfernen. Dieser Notfall ereignet sich typischerweise in Restaurants, wenn die Kombination von Alkoholkonsum und hastigem Essen die normalen Schutzreflexe beim Schlucken schwächt.

Häufiger kommt es vor, dass ein Fremdkörper weiter unten in der Speiseröhre stecken bleibt und die weitere Passage von Nahrung blockiert. Bei völliger Blockierung kann auch der Speichel nicht mehr geschluckt werden. Der Fremdkörper muss vom Arzt entfernt werden (→ Magenspiegelung, S. 760).

Ein Fremdkörper in der Speiseröhre ist in jedem Fall eine ernst zu nehmende Störung, sei es durch die Beeinträchtigung der Atmung im oberen Teil oder durch die Blockade der Nahrungspassage im unteren Teil der Speiseröhre. Bleibt ein Fremdkörper stecken, schwillt häufig die Speiseröhrenschleimhaut an dieser Stelle, was die Blockade noch verstärkt. Fremdkörper im Dünndarm verursachen Entzündungen, Geschwüre und Blutungen.

Die meisten verschluckten Fremdkörper passieren den Magen-Darmtrakt erstaunlicherweise ohne größere Schwierigkeiten. Bei spitzen oder scharfkantigen Gegenständen kommt es manchmal zu Verletzungen der Schleimhaut oder sogar zum Durchbruch (Perforation) von Speiseröhre, Magen oder Darm.

Je nach Ort und Grad der Blockade haben Betroffene fast keine Beschwerden oder können überhaupt nichts mehr schlucken. Zusätzlich können andere Symptome hinzutreten, zum Beispiel Schweißausbruch, Übelkeit, Pulsanstieg und feucht kalte, blasse Haut. Diese Anzeichen lassen das Vorliegen einer Perforation oder Blutung vermuten.

Diagnose
In den meisten Fällen genügt zur Diagnosestellung der Bericht des Betroffenen oder der Angehörigen über Art und Zeitpunkt des Auftretens der Symptome. Eine endoskopische Untersuchung (→ Magenspiegelung, S. 760) oder seltener eine Röntgenuntersuchung mit Bariumbreischluck (→ Kontrastmitteluntersuchung mit Barium, S. 762) können in Zweifelsfällen zur Diagnosestellung beitragen.

Behandlung
Fremdkörper in der Speiseröhre können in der Regel auf endoskopischem Weg entfernt werden. Der Patient erhält ein Beruhigungsmittel und vor Einführung des Endoskops wird der Rachenbereich mit einem Spray unempfindlich gemacht. Dann kann der Arzt den Fremdkörper unter Sicht durch das Endoskop aufspüren und entfernen.

Der Arzt kann den Fremdkörper auch in den Magen vorschieben, wenn dieser den restlichen Verdauungstrakt ohne Probleme passieren kann.

Speiseröhrentumore

Symptome
- Langsam zunehmende Schluckstörungen
- Gewichtsverlust
- Hochwürgen von Speisen
- Bluterbrechen

Speiseröhrentumore bilden sich am häufigsten im mittleren und unteren Teil der Speiseröhre, nahezu 90 Prozent dieser Tumore sind bösartig.

Hauptsymptom von gut- wie bösartigen Speiseröhrentumoren sind über einen längeren Zeitraum zunehmende Schluckbeschwerden. Zunächst ist nur die Aufnahme fester Speisen behindert, später kann auch flüssige Nahrung nicht mehr geschluckt werden. Mit Verschlimmerung der Erkrankung tritt Gewichtsverlust, ein fauliger Mundgeruch und Erbrechen auf.

Bei Männern ist Speiseröhrenkrebs 2-mal so häufig wie bei Frauen, besonders 50- bis 60-Jährige mit hohem Alkohol- und Zigarettenkonsum sind am meisten gefährdet.

Die Röntgenaufnahme nach Bariumbreischluck zeigt eine durch einen bösartigen Tumor verursachte Einengung der Speiseröhre (siehe Pfeile).

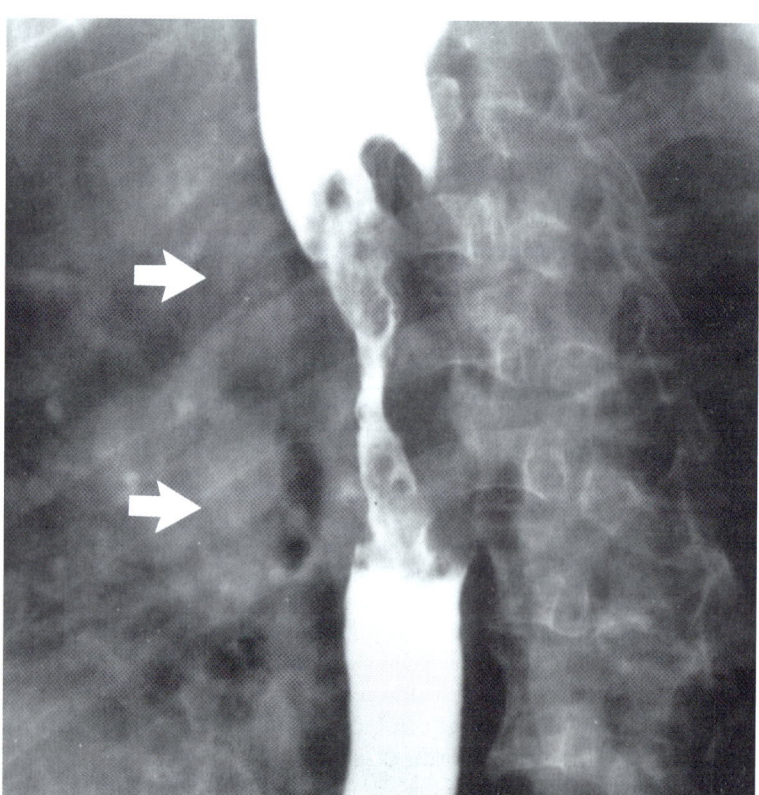

Da die Schluckbeschwerden nur ganz allmählich zunehmen, zögern viele Patienten den Arztbesuch hinaus. Das hat zur Folge, dass sich bei Diagnosestellung in vielen Fällen der Krebs schon über die Speiseröhre hinaus ausgebreitet hat und die Heilungsaussichten gering sind.

Diagnose
Bei andauernden Schluckstörungen sollte umgehend der Arzt aufgesucht werden. Zur Diagnosestellung können eine endoskopische Untersuchung von Speiseröhre und Magen (S. 760) oder eine Röntgenkontrastmitteluntersuchung der Speiseröhre (S. 762) durchgeführt werden. Bei der Endoskopie werden auch Gewebeproben zur feingeweblichen Untersuchung entnommen (S. 1332). Mithilfe eines Computertomogramms (S. 1334) kann festgestellt werden, wie weit sich der Tumor ausgebreitet hat.

Wie gefährlich ist ein Speiseröhrentumor?
Die meisten Speiseröhrentumore sind bösartig. Da die Erkrankung bei Diagnosestellung meistens schon weit fortgeschritten ist, ist die Überlebensrate gering.

Behandlung

Chirurgische Behandlung
Bei einem bösartigen Speiseröhrentumor, der sich nicht über die Speiseröhre ausgebreitet hat, kommt zur Behandlung zunächst die operative Entfernung (eventuell in Kombination mit einer Bestrahlung) oder nur eine Strahlentherapie in Betracht. Kann der Patient nicht operiert werden oder hat sich der Tumor schon zu weit ausgebreitet, zielt die Behandlung darauf ab, die Blockierung der Speiseröhre zu beheben. Der Tumor kann beispielsweise auf endoskopischem Weg (S. 760) mit einem Laser abgetragen werden. Eine weitere Behandlungsmöglichkeit ist die Einbringung einer Kunststoffprothese in Form eines Schlauchs in den blockierten Bereich der Speiseröhre.

Ösophagusvarizen

Notfallsymptome
- Bluterbrechen
- Innere Unruhe, Schweißausbruch, Blässe, Bewusstseinsverlust (Schock)

Ösophagusvarizen sind »Krampfadern« in der Speiseröhre. Sie entstehen, wenn Schleimhautvenen in der Speiseröhrenwand sich erweitern oder vergrößern. Wenn der Druck in diesen krankhaft veränderten Venen zu stark ansteigt, können sie platzen und die Blutung kann zum Kreislaufschock führen. Ösophagusvarizen treten hauptsächlich bei Patienten mit Lebererkrankungen auf (→ Leberzirrhose, S. 804).

Wie gefährlich sind Ösophagusvarizen?
Blutungen aus der Speiseröhre aufgrund von Ösophagusvarizen sind lebensbedrohlich.

Behandlung
Mit einer Endoskopie (→ Magenspiegelung, S. 76) müssen so schnell wie möglich Ort und Schwere der Blutung festgestellt werden. Die Befunde bestimmen das weitere Vorgehen.

Häufig werden zunächst Medikamente zur Blutstillung eingesetzt. Als Sofortmaßnahme kommt auch die Anwendung der so genannten Sengstaken-Sonde in Betracht. Hierbei wird ein Schlauch mit aufblasbarem Mittel- und Endteil durch die Speiseröhre bis in den Magen eingeführt. Werden beiden Teile aufgeblasen, üben sie Druck auf die Varizen und die blutende Stelle aus. Damit kann die Blutung zumindest vorläufig zum Stillstand gebracht werden.

Die sicherste Behandlungsmethode ist die endoskopische Blutstillung. Durch das Endoskop kann der Arzt die erweiterten Venen und die Blutungsstelle direkt einsehen. Bei der am weitesten verbreiteten Methode, der Sklerosierungsbehandlung, wird eine chemische Substanz in die befallenen Venen eingespritzt, die zunächst den Hohlraum verschließt und eine Entzündung und Vernarbung der Varizen hervorruft, was in vielen Fällen zur endgültigen Blutstillung führt. Häufig muss dieser Eingriff allerdings an den gleichen oder an anderen Stellen in der Speiseröhre wiederholt werden. Während dieser Verfahren muss der Patient auf einer Intensivstation versorgt werden.

Ein chirurgischer Eingriff zur Verhinderung von Varizenblutungen, der bis auf wenige Ausnahmen erst einige Wochen nach einer akuten Blutung durchgeführt werden kann, ist die Anlage eines porto-systemischen Shunts. Dies ist eine Kurzschlussverbindung (Shunt) zwischen der Lebervene (Vena porta) und der großen Körpervene (Vena cava), die unter örtlicher Betäubung durch die Haut gelegt wird. Dadurch wird Blut von den Ösophagusvarizen weggeleitet und der Druck in ihnen gesenkt (→ Leberzirrhose, S. 804).

Speiseröhrenruptur

Notfallsymptome
- Akute Schmerzen hinter dem Brustbein
- Rasche, abgeflachte Atmung
- Schweißausbruch
- Blutbeimengung in Erbrochenem

Eine Speiseröhrenruptur ist ein Riss oder ein anderer akut auftretender Defekt in der Speiseröhrenwand. Ursachen können gut- oder bösartige Geschwüre, endoskopische und andere Eingriffe in der Speiseröhre (S. 748) oder aber auch verschluckte, scharfkantige Fremdkörper (→ Fremdkörper, S. 749) sein.

Hauptsymptome sind zumeist akut auftretende Schmerzen hinter dem Brustbein, die manchmal sogar einen Herzinfarkt vortäuschen können, und Blutbeimengungen im Erbrochenen. Durch Röntgenaufnahmen des Brustkorbs, eventuell mit Kontrastmittel, kann die Diagnose gestellt werden.

Behandlung
Eine Speiseröhrenruptur erfordert eine umgehende Operation. Oft tritt Nahrungsmaterial in das umliegende Gewebe oder die Brusthöhle ein. Bei der Operation wird dieser Bereich genau untersucht und gesäubert, um schwerwiegende Entzündungen zu verhindern.

Bei kleinen Rissen ist eventuell keine Operation, sondern nur die Gabe von Antibiotika zur Vorbeugung bakterieller Infektionen im Bereich der Ruptur nötig. Ein über die Nase eingeführter Dränageschlauch leitet Magen- und andere Sekrete nach außen ab. Gleichzeitig wird der Patient eine Zeit lang über Infusionen oder über einen Magenschlauch ernährt, um die Speiseröhre während des Heilungsprozesses zu entlasten.

Magenerkrankungen

Der Magen hat in etwa die Form eines Kommas und liegt im linken und mittleren Oberbauch, direkt unterhalb des Brustkorbs. Die durch die Speiseröhre zugeführte Nahrung wird im Magen durchmischt und mit Magensaft versetzt, sodass eine breiförmige Masse entsteht, die dann in den Dünndarm gelangt. Die Magensäure aktiviert wichtige Fermente im Magen und Zwölffingerdarm, die für die weitere Verdauung der Nahrung sorgen.

Diese normalen Funktionen des Magens laufen allerdings nicht immer problemlos ab. Jeder hat wohl schon einmal Sodbrennen oder Magendrücken erlebt. Diese Beschwerden gehen normalerweise ohne ärztliches Eingreifen vorüber. Halten sie jedoch länger an, kann sich dahinter eine ernsthaftere Erkrankung verbergen.

Diese Erkrankungen betreffen recht häufig die Schleimhaut des Magens, in der sich an Schwachstellen ein kleiner Defekt oder ein Geschwür bilden kann. Geschwüre, Magenschleimhautentzündung und andere Magenerkrankungen werden auf den folgenden Seiten ausführlich erläutert.

Magenverstimmung

Symptome

- Schmerzen oder Völlegefühl im Oberbauch
- Sodbrennen
- Übelkeit
- Blähungsgefühl im Oberbauch mit Besserung durch Aufstoßen

»Magenverstimmung« (Dyspepsie) ist ein recht ungenauer und weit gefasster Ausdruck, der viele Arten von Oberbauchbeschwerden umfasst, vor allem solche, die im Zusammenhang mit den Mahlzeiten auftreten.

Magenverstimmung ist keine Krankheit, sondern zunächst ein Beschwerdekomplex. Manche leiden nur nach Aufnahme bestimmter Nahrungsmittel oder nach zu viel Alkoholkonsum darunter, andere haben täglich damit zu tun. Häufig finden sich trotz entsprechender Untersuchungen keine eindeutigen Ursachen.

Das soll jedoch nicht heißen, dass man solche Beschwerden nicht beachten soll, vor allem, wenn sie häufiger auftreten. Eine »Magenverstimmung« kann Zeichen für eine ernsthafte Erkrankung sein wie beispielsweise Magengeschwüre, Magenschleimhautentzündung, Magenkrebs oder Gallenblasenerkrankungen.

Diagnose

Magenverstimmung ist eine recht ungenaue Symptombezeichnung. Der Arzt wird versuchen, Art, Ort und Zeitpunkt der Beschwerden genauer zu bestimmen. Wo genau werden die Beschwerden meistens empfunden? Treten sie vor, während oder kurz nach den Mahlzeiten oder erst deutlich später auf? Die Antworten geben ihm Hinweise, welcher Bereich des Verdauungstrakts betroffen sein könnte, denn eine »Magenverstimmung« kann durch Erkrankungen an jeder Stelle hervorgerufen werden.

Hat der Patient zum Beispiel Schmerzen unterhalb des Nabels, können Erkrankungen von Speiseröhre, Magen, Zwölffingerdarm oder Gallenblase so gut wie ausgeschlossen werden. Bei Beschwerden oberhalb des Nabels müssen diese Organe genauer untersucht werden.

Der Zeitpunkt des Auftretens der Beschwerden kann ebenfalls Hinweise geben. Treten sie während den Mahlzeiten auf, lässt dies an Entzündungen der Speiseröhre oder der Magenschleimhaut denken (S. 742 und S. 758). Treten sie mehrere Stunden nach dem Essen auf, könnte ein Zwölffingerdarmgeschwür die Ursache sein (S. 753).

Hat der Arzt das genaue Beschwerdebild festgestellt, wird er zunächst eine Stuhluntersuchung auf Blut anordnen (→ Früherkennung von Dickdarmkrebs, S. 790). Aufgrund des höheren Krebsrisikos werden ältere Menschen meistens eingehender untersucht, um zu einer endgültigen Diagnose zu gelangen. Bei unter 30-Jährigen wird zunächst eine Behandlung mit Antazida oder anderen Medikamenten eingeleitet. Falls sich daraufhin die Symptome nicht bessern, wird der Arzt zusätzliche Untersuchungen durchführen.

Beschwerden im Bauchraum können mithilfe von Röntgenkontrastmitteluntersuchungen von Speiseröhre, Magen, Dünn- und Dickdarm genauer beurteilt werden (→ Röntgenuntersuchungen mit Barium, S. 762). Des Weiteren erfolgen Ultraschalluntersuchungen oder eine Computertomographie von Bauchspeicheldrüse, Leber und Gallenblase (S. 1335 und S. 1334). In den meisten Fällen ist jedoch eine Magenspiegelung der einfachste und schnellste Weg, bei unbestimmten Magenbeschwerden krankhafte Veränderungen auszuschließen oder festzustellen.

Wie gefährlich ist eine »Magenverstimmung«?

Bei einer Magenverstimmung handelt es sich eher um eine Unpässlichkeit als eine Krankheit. Das Beschwerdebild kann aber auch Symptom einer unterschwelligen, schweren Erkrankung sein und sollte deshalb vor allem bei längerer Dauer und beim Nichtansprechen auf Medikamente ernst genommen werden

Behandlung

Arzneimitteltherapie

Findet der Arzt trotz eingehender Untersuchungen keine Ursache für die Magenbeschwerden, wird er zunächst eine Behandlung mit Antazida oder Hemmstoffen der Magensäure einleiten. Auch eine Substanz, die einen schützenden Film auf der Magenschleimhaut bildet, kann verordnet werden. Eine weitere Behandlungsmöglichkeit ist die Gabe eines Mittels, das die Magenentleerung beschleunigt.

Änderungen der Lebensweise

In akuten Fällen von Magenverstimmung können zuerst Hausmittel wie eine Nahrungspause und Magentees versucht werden. Der Arzt wird auch dazu raten, für eine gewisse Zeit auf Alkohol, Kaffee und Zigaretten zu verzichten, da sie zu den Magenbeschwerden beitragen können. Auch Medikamente müssen möglicherweise abgesetzt werden. Außerdem sollte versucht werden, Stress und Anspannung im Arbeitsleben und privaten Bereich so weit wie möglich auszuschalten.

Falls eine bestimmte Ursache für die Beschwerden festgestellt wird, wie ein Magengeschwür oder eine Entzündung der Magen- oder Zwölffingerdarmschleimhaut, wird der Arzt eine darauf ausgerichtete Behandlung einleiten.

Säurebedingte Geschwüre

Symptome

- Brennende, bohrende oder drückende Schmerzen im Oberbauch oder unterhalb des Brustbeins, häufig auch so genannter Nüchternschmerz, der sich durch Nahrungsaufnahme oder Antazida bessert
- Schwarzer, übel riechender Stuhl (Teerstuhl)
- Blähungsgefühl nach den Mahlzeiten
- Übelkeit und Erbrechen

Notfallsymptome

- Schock: Feucht kalte Haut und Kollapsneigung deuten auf akuten Blutverlust hin
- Erbrechen von frischem (hellrotem) Blut

Ein säurebedingtes Geschwür ist ein meist rundlicher Defekt in der Schleimhaut von Speiseröhre, Magen oder Zwölffingerdarm. Solche Geschwüre treten am häufigsten im unteren Abschnitt des Magens, im ersten Abschnitt des Zwölffingerdarms und selten auch im unteren Bereich der Speiseröhre auf.

Bei den meisten Betroffenen trägt ein Befall des Magens mit dem Bakterium *Helicobacter pylori* ursächlich zur Entstehung von Geschwüren bei. Normalerweise besteht im Magen und seinen Nachbarorganen ein Gleichgewicht zwischen der Produktion von Magensäure und den Schutzmechanismen der Schleimhaut. Wenn diese Faktoren aus dem Gleichgewicht

geraten, was unter anderem durch die Einwirkung von *Helicobacter* geschieht, kann sich ein Geschwür bilden.

Allerdings, auch im Magen gesunder Personen findet sich oft eine Helicobacterbesiedlung und auch eine starke Säureproduktion allein führt nicht unbedingt zur Geschwürbildung. Umgekehrt ist eine schwache Säureproduktion keine Garantie dafür, dass sich niemals Geschwüre bilden. Insgesamt scheint das Gleichgewicht zwischen der Menge der produzierten Magensäure und dem Vorhandensein der normalen Schutzmechanismen der Schleimhaut eine entscheidende Rolle zu spielen.

Säurebedingte Geschwüre sind ein weit verbreitetes Leiden. Etwa 10 Prozent der Bevölkerung erkranken schätzungsweise daran. Hierbei werden Zwölffingerdarmgeschwüre am häufigsten bei 70- bis 80-Jährigen und Magengeschwüre bei Personen im Alter von 60 bis 70 Jahren festgestellt. In vielen Fällen tritt bei den Patienten nach anfänglicher Abheilung innerhalb eines Jahres wieder ein Geschwür auf.

Es gibt Anhaltspunkte für eine familiäre Neigung zur Geschwürbildung. Die Wahrscheinlichkeit, an einem Zwölffingerdarmgeschwür zu erkranken, ist bei Familienangehörigen eines Patienten 3-mal so hoch wie in der sonstigen Bevölkerung. Magengeschwüre treten ebenfalls familiär gehäuft auf.

Entgegen weit verbreiteten Ansichten ist es nicht bewiesen, dass Personen, die unter Stress stehen oder ihre Mahlzeiten unregelmäßig und in Eile zu sich nehmen, eher zu Geschwürbildung neigen. Magen-Darm-Geschwüre betreffen also nicht nur »Managertypen«, sondern Menschen aller Gesellschaftsschichten.

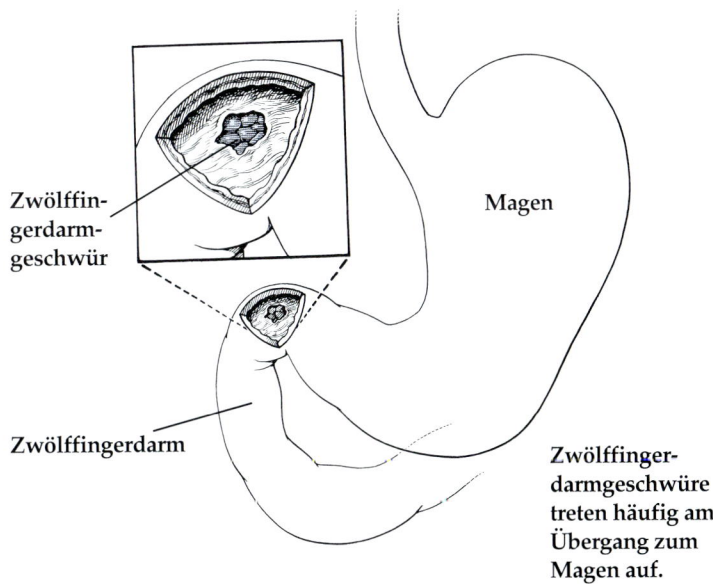

Zwölffin-
gerdarm-
geschwür

Magen

Zwölffingerdarm

Zwölffinger-
darmgeschwüre
treten häufig am
Übergang zum
Magen auf.

Zwölffingerdarmgeschwür

Es gibt kein Symptom, das eindeutig auf ein Zwölffingerdarmgeschwür hinweist. Verlässliche Anzeichen sind brennende, drückende oder nagende Schmerzen, die kommen und gehen, oder ein Leeregefühl in der Mitte des Oberbauchs oder unterhalb des Brustbeins. Bei Geschwüren an der Hinterwand des Zwölffingerdarms strahlen die Schmerzen oft in den Rücken aus und werden in Rückenmitte empfunden. Ein Gefühl der Überblähung und Übelkeit nach den Mahlzeiten ist häufig. Bei lange bestehenden Geschwüren kann es zu Narbenbildungen im Bereich des Magenausgangs kommen, wodurch die Nahrungspassage behindert wird. Als Folge kann Völlegefühl nach den Mahlzeiten und Erbrechen auftreten.

Zwölffingerdarmgeschwüre können auch schmerzlos sein, dann sind manchmal Blutungen das erste Zeichen. Falls sie stärkere Ausmaße annehmen, führen sie zu Teerstühlen, das heißt der Stuhl ist schwarz verfärbt und übel riechend. Seltener kommt es zum Erbrechen rötlich gefärbten oder kaffeesatzähnlichen Materials oder zur rötlichen Verfärbung des Stuhls.

In seltenen Fällen ist das Zollinger-Ellison-Syndrom (S. 757) die Ursache für Geschwüre im Magen, im Zwölffingerdarm oder an anderen Stellen des Dünndarms. Hierbei bilden Tumore in der Bauchspeicheldrüse oder dem Zwölffingerdarm, die oft auch bösartig sind, große Mengen eines Hormons (Gastrin), das die Produktion von Säure im Magen anregt.

Rauchen wird oft mit der Bildung von Geschwüren in Zusammenhang gebracht. Bei starken Rauchern entstehen Geschwüre nicht nur häufiger, sie heilen auch langsamer als bei Nichtrauchern. Dabei ist die genaue Wirkung des Zigarettenrauchens nicht ganz geklärt. Man nimmt an, dass Nikotin die Produktion von Bauchspeicheldrüsensekreten hemmt, die zur Neutralisierung der Magensäure beitragen.

Sowohl für Magen- als auch für Zwölffingerdarmgeschwüre ist ein Zusammenhang zwischen Geschwürbildung und einer Infektion mit dem *Helicobacter pylori*-Bakterium nachgewiesen (→ Magen-Darm-Geschwüre: Helfen Antibiotika?, s. unten).

Magengeschwür

Übermäßige Produktion von Magensäure kann zur Bildung von Magengeschwüren beitragen. In den meisten Fällen scheint die Widerstandsfähigkeit der Magenschleimhaut durch den Bakterienbefall reduziert zu sein. Medikamente, unter anderem Schmerzmittel, die Acetylsalicylsäure enthalten, können Magengeschwüre oder -schleimhautdefekte hervorrufen.

Allein aufgrund der Schmerzsymptomatik kann man Magen- und Zwölffingerdarmgeschwüre nur schwer unterscheiden. Wenn sich die Schmerzen beim Essen bessern, liegt wahrscheinlich ein Zwölffingerdarmgeschwür vor, bei Magengeschwüren können sich die Schmerzen nach dem Essen oft verschlimmern.

Im Zusammenhang mit säurebedingten Geschwüren kann es zu ernsten Komplikationen kommen. Eine unter Umständen lebensgefährliche Komplikation ist das Auftreten einer akuten Blutung. Wegen der Gefahr eines Blutungsschocks (→ Erkennung und Behandlung von Schockzuständen, S. 442) muss der Patient stationär aufgenommen werden. Bei leichtem, aber chronischem Blutverlust entwickelt sich häufig eine Eisenmangelanämie (S. 957).

Ebenfalls gefährlich ist das Auftreten einer Perforation, die entsteht, wenn das Geschwür alle Wandschichten von Magen oder Zwölffingerdarm bis in die Bauchhöhle hinein durchdringt. Hierbei tritt ein plötzlicher, heftiger Schmerz im Oberbauch auf, oft gefolgt von Anzeichen für einen Kreislaufschock. Der Betroffene muss sofort in ärztliche Behandlung. Meistens ist eine Notoperation notwendig.

Magen-Darm-Geschwüre: Helfen Antibiotika?

Bei vielen Patienten mit Magengeschwüren und bei fast allen mit Zwölffingerdarmgeschwüren kann ein Befall mit dem Bakterium *Helicobacter pylori* nachgewiesen werden, der sich mit Antibiotika behandeln lässt. Zwölf Monate später finden sich bei den meisten Patienten keine Anzeichen eines Geschwürs, während bei alleiniger Behandlung mit säurehemmenden Medikamenten die Geschwüre öfters erneut auftreten. Falls ein Helicobacterbefall festgestellt wurde oder bei immer wiederkehrenden Geschwüren und solchen, die durch Behandlung mit säurehemmenden Substanzen nicht abheilen, werden daher regelmäßig Antibiotika eingesetzt.

Ein Helicobacterbefall kann mit einer Atemuntersuchung oder einem Schnelltest durch Nachweis der Bakterien in endoskopisch entnommenen Gewebeproben (S. 760) festgestellt werden.

Die Behandlung wird oft durch eine Kombination von Antibiotika mit einem säurehemmenden Mittel durchgeführt, der so genannten »Triple-Therapie«. Die Betroffenen müssen über eine Woche lang täglich viele Tabletten einnehmen.

Nachteilig sind die Nebenwirkungen von Antibiotika. Bei etwa 20 Prozent der Patienten treten Übelkeit und Durchfälle auf.

Nach der Entdeckung des Zusammenhangs, der zwischen der Geschwürbildung und einem Befall mit *Helicobacter pylori* besteht, ist der Einsatz von Antibiotika bei Magen-Darm-Geschwüren stark in den Vordergrund getreten.

Bei Patienten mit lange bestehenden Geschwüren im Zwölffingerdarm oder Magenpförtnerbereich kann sich eine Blockierung des Magenausgangs entwickeln und zur Erweiterung und Aufblähung des Magens führen. Dabei kann es zum Erbrechen halbverdauter Speisen kommen, die Stunden zuvor aufgenommen wurden.

Diagnose

Bei Verdacht auf ein Magengeschwür kommen zur Diagnosestellung mehrere Untersuchungen infrage: Eine Endoskopie des oberen Verdauungstrakts (→ Magenspiegelung, S. 760) und Röntgenuntersuchungen mit Barium als Kontrastmittel (S. 762). Liegt ein Magengeschwür vor, werden während der Magenspiegelung auch Gewebeproben entnommen (Biopsie) und auf bösartige Zellen hin untersucht. Zwölffingerdarmgeschwüre sind nur selten bösartig.

Wie gefährlich sind Magengeschwüre?

Bei rechtzeitiger Diagnose und Behandlung heilen säurebedingte Geschwüre innerhalb weniger Wochen ab. Dies bedeutet aber noch keine endgültige Heilung, da bei vielen Patienten im Lauf von 2 Jahren erneut ein Geschwür auftritt.

Behandlung

Ziel der Behandlung ist es, Beschwerden zu bessern, das Geschwür zur Abheilung zu bringen, einen Rückfall zu verhindern und Komplikationen vorzubeugen.

Arzneimitteltherapie

Die Mehrheit der Patienten mit säurebedingten Geschwüren spricht gut auf Medikamente an. Beim Nachweis eines Helicobacterbefalls steht eine Kombinationstherapie mit zwei verschiedenen Antibiotika und einem säurehemmenden Medikament (Triple-Therapie) im Vordergrund (→ Magen-Darm-Geschwüre: Helfen Antibiotika?, S. 754). Infrage kommen zudem Medikamente, die die Säureproduktion im Magen hemmen. Bei Geschwürbildung aufgrund der Einnahme von Antirheumatika und bei fehlendem Helicobacterbefall gibt der Arzt ihnen den Vorzug. Hierzu gehören die H_2-Blocker, etwa Cimetidin oder Ranitidin, und die so genannten Protonenpumpenhemmer wie Omeprazol, die die Säureproduktion wesentlich stärker hemmen als H_2-Blocker.

Mit der Antibiotikabehandlung gelingt es in den meisten Fällen, den Bakterienbefall im Verlauf von 1 bis 2 Wochen zu beseitigen. Falls erneut Beschwerden auftreten, können noch für einige Wochen nach Abschluss der Antibiotika-gabe Säurehemmer eingenommen werden. Zur Behandlung kommen auch Substanzen infrage, die einen schützenden Film auf der Schleimhaut von Magen und Zwölffingerdarm bilden. Misoprostol hat neben dieser Wirkung auch säurehemmende Eigenschaften. Zur unterstützenden Behandlung werden häufig auch flüssige Antazida verordnet.

Nach Abschluss der medikamentösen Behandlung von Magengeschwüren sollte eine endoskopische Kontrolluntersuchung durchgeführt werden, um sicherzustellen, dass das Geschwür abgeheilt ist und sich dahinter kein bösartiger Tumor verbirgt.

Chirurgische Behandlung

In den letzten Jahren hat die Verfügbarkeit wirksamer Medikamente ein operatives Eingreifen bei Magen-Darm-Geschwüren in den meisten Fällen unnötig gemacht.

Falls das Geschwür nicht auf Medikamente anspricht oder Komplikationen wie Blutungen, eine Blockierung der Nahrungspassage oder eine Perforation auftreten, wird heute in seltenen Fällen trotzdem eine Operation notwendig.

Vorgehen bei der Operation

Das chirurgische Vorgehen bei einem Magen-Darm-Geschwür ist je nach Situation unterschiedlich. Im Fall einer akuten Perforation ist meistens eine sofortige Operation notwendig.

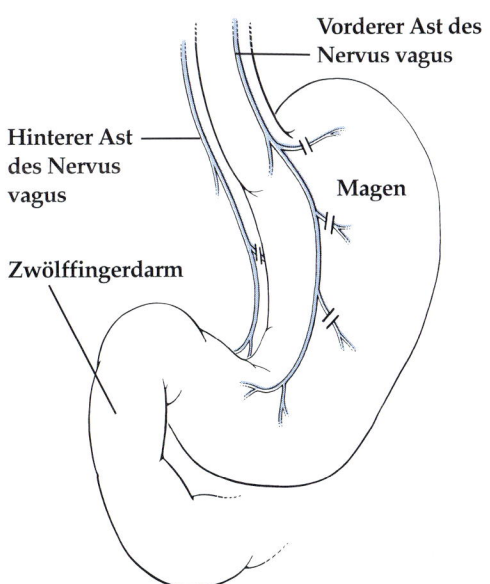

Ein mögliches Vorgehen bei der Ulkuschirurgie ist die Durchtrennung der Nerven, die die Säureproduktion im Magen steuern. Bei der hier dargestellten so genannten proximalen Vagotomie werden einzelne Äste des Vagusnervs durchtrennt.

Hierbei wird das durch das Geschwür verursachte Loch in der Wand des Magens oder des Zwölffingerdarms verschlossen oder, je nach Zustand des Patienten, auch eine ausgedehntere Operation durchgeführt.

Bei einer akuten Blutung, die auf endoskopischem Weg nicht unter Kontrolle gebracht werden kann, wird während der Operation die Blutungsquelle, meistens eine Arterie im Geschwürgrund, gesucht und abgebunden oder auch das blutende Geschwür ganz entfernt.

Neben diesen Notfallmaßnahmen kommen ausgedehnte Eingriffe wie Durchtrennung der Magennerven, die die Säureproduktion anregen, oder die Entfernung eines Teils des Magens mit Anschluss des Restmagens an den Dünndarm in Betracht.

Mögliche Komplikationen
Operationen zur Behandlung von Magen-Darm-Geschwüren können verschiedene Komplikationen nach sich ziehen.

Erneute Geschwürbildung. Bei etwa 5 Prozent der operierten Patienten tritt erneut ein Geschwür auf, wobei besonders Personen mit Zwölffingerdarmgeschwüren betroffen sind. Falls längere Zeit nach einer Operation Oberbauchschmerzen auftreten, sollte immer die Möglichkeit einer erneuten Geschwürbildung in Betracht gezogen werden.

Alkalische Refluxgastritis (Gallensäurereflux). Einige Patienten leiden postoperativ an Oberbauchschmerzen, Appetitverlust und Erbrechen. Das Erbrochene ist dabei gelblich oder grünlich verfärbt, was auf die Beimischung von halbverdautem Material und Gallenflüssigkeit aus dem Zwölffingerdarm zurückgeführt wird. Gleichzeitig besteht häufig eine schwere Eisenmangelanämie (S. 957). Die medikamentöse Behandlung der Beschwerden ist selten erfolgreich, sodass erneut operiert werden muss.

Dumping-Syndrom. Nach einer teilweisen Magenentfernung treten bei manchen Patienten beim oder kurz nach dem Essen eines oder mehrere der folgenden Symptome auf: Kollapsneigung, Schweißausbruch, Schmerzen im Oberbauch, Erbrechen und Durchfall. Dieses Beschwerdebild, Dumping-Syndrom genannt, tritt innerhalb von 60 Minuten nach dem Essen auf. Als Ursache gilt eine zu rasche Entleerung des Mageninhalts in den Dünndarm.

Zur Behandlung des Dumping-Syndroms sollten die Patienten zu den Mahlzeiten keine Getränke oder flüssige Speisen zu sich zu nehmen (zwischen den Mahlzeiten trinken), wenig süße Speisen essen und häufige kleine Mahlzeiten statt drei größere zu sich nehmen.

Durchfälle. Manche Patienten leiden auch unter Durchfällen, die 2 Stunden nach dem Essen auftreten, ohne dass ein Dumping-Syndrom vorliegt. Die Ursache hierfür ist nicht bekannt.

Hypoglykämie (Verminderung des Blutzuckers). Herzklopfen, Kollapsneigung und Schweißausbrüche, die manchmal über eine Stunde nach dem Essen auftreten, scheinen auf einer Abnahme der Blutzuckerkonzentration zu beruhen. Sie wird durch die überschießende Insulinproduktion nach zu rascher Aufnahme von Zucker ins Blut hervorgerufen.

Zur Vermeidung dieser Beschwerden sollten die Patienten weniger süße Speisen zu sich nehmen. Bei Unterzuckerungssymptomen hilft die Gabe von Zucker, am besten als Fruchtsaft.

Komplikationen, die das Blut betreffen. Bei Patienten, denen der Magen teilweise oder ganz entfernt wurde, können bestimmte Nährstoffe nicht mehr ausreichend ins Blut gelangen (Malabsorbtion). Eisenmangel ist die häufigste Mangelerscheinung nach Geschwüroperationen und auf den Blutverlust als Folge der Operation sowie auf die verminderte Resorption von Eisen zurückzuführen (S. 957). Im letzteren Fall kann es mehrere Jahre dauern, bis sich eine klinisch fassbare Anämie entwickelt. Chronischer Eisenmangel kann mit Tabletten, Kapseln oder Tropfen behandelt werden.

Im Magen wird außerdem eine bestimmte Substanz (der Intrinsic-Factor) produziert, die für die Resorption von Vitamin B_{12} unbedingt notwendig ist. Wenn die Teile des Magens, in denen der Intrinsic-Factor gebildet wird, entfernt werden und diese Substanz nicht oder nur in reduziertem Maß vorhanden ist, kann sich eine → perniziöse Anämie, S. 958, entwickeln. Zur Behandlung muss einmal im Monat Vitamin B_{12} in Form einer Injektion verabreicht werden. Orale Gaben von Vitamin B_{12} (beispielsweise Tabletten oder Kapseln) sind in diesen Fällen wirkungslos, da das Vitamin ohne den Intrinsic-Factor nicht ins Blut aufgenommen werden kann.

Allgemeine Malabsorption. Geringe Resorptionsstörungen sind nach Geschwüroperationen häufig. Gewichtsverlust tritt auf, wenn der Magen ganz oder zum Teil entfernt wurde.

Ernährung bei säurebedingten Geschwüren
Die früher übliche Schonkost mit viel Milch wird heute nicht mehr empfohlen. Zu viel Milch kann, wie alle eiweiß- und kalziumhaltigen Nahrungsmittel, die Säureproduktion sogar anregen.

Insgesamt sollten Patienten mit Magen-Darm-Geschwüren einfach solche Nahrung vermeiden, die nicht vertragen wird und Schmerzen, Sodbrennen oder andere Beschwerden auslöst. Am häufigsten sind dies saure, sehr süße und stark gewürzte Speisen, frisches Brot sowie Kaffee und Alkohol. Auch koffeinfreier Kaffee regt die Säureproduktion an und sollte vermieden werden.

Vorbeugung

Das Gleichgewicht zwischen der Magensäureproduktion und den Schutzmechanismen der Schleimhaut kann durch Acetylsalicylsäure und andere entzündungshemmende Mittel, durch verschiedene andere Medikamente sowie durch Alkohol gestört werden. Paracetamol greift die Schleimhaut nicht an (→ Magenbeschwerden als Nebenwirkung von Medikamenten, S. 758).

Zigarettenrauchen scheint die Entstehung von Magen-Darm-Geschwüren zu fördern und verzögert den Heilungsprozess. Deshalb sollte das Rauchen auf jeden Fall stark eingeschränkt oder ganz aufgegeben werden.

Patienten, die schon einmal ein Magen-Darm-Geschwür hatten, sollten dies dem Arzt mitteilen. Arzneimittel, die als Nebenwirkung das Risiko einer Geschwürbildung beinhalten, werden in diesem Fall nur verordnet, wenn unbedingt nötig. Die gleichzeitige Gabe säurehemmender Substanzen wie Omeprazol oder die Schleimhaut schützender Mittel, etwa Sucralfat, kann in solchen Fällen das Risiko einer Geschwürbildung senken.

Zollinger-Ellison-Syndrom

Symptome

- Beschwerden wie bei Magen-Darm-Geschwüren (S. 753), die ungewöhnlich stark und hartnäckig sind und durch Antazida nicht gebessert werden
- Durchfälle

Das Zollinger-Ellison-Syndrom wird durch Tumore in der Bauchspeicheldrüse oder im Zwölffingerdarm ausgelöst. Diese auch Gastrinome genannten Tumore sondern enorme Mengen Gastrin ins Blut ab, was zu überschießender Magensäureproduktion führt.

Rund 90 bis 95 Prozent aller Zollinger-Ellison-Patienten enwickeln im Laufe der Erkrankung ein Geschwür. Diese Geschwüre sind typischerweise sehr hartnäckig und sprechen kaum auf eine Behandlung mit Medikamenten an (→ Säurebedingte Geschwüre, S. 753). Es wird davon ausgegangen, dass bis zu 1 Prozent aller Magen-Darm-Geschwüre aufgrund dieses Syndroms entstehen.

Das Zollinger-Ellison-Syndrom kann Menschen jedes Alters betreffen, am häufigsten ist es jedoch bei 30- bis 60-Jährigen.

Diagnose

Bei Verdacht auf Zollinger-Ellison-Syndrom wird der Arzt Blutuntersuchungen anordnen, um festzustellen, ob der Gastrinspiegel im Blut erhöht ist. Außerdem kann das Ausmaß der Magensäureproduktion bestimmt werden. Endoskopische Untersuchungen von Magen und Zwölffingerdarm und Röntgenkontrastmitteluntersuchungen des Dünndarms sind notwendig, um Geschwüre in diesen Bereichen zu entdecken (S. 762 und S. 760).

Die Gastrinome sind häufig sehr klein und schwer zu lokalisieren. Früher wurde daher symptomatisch mit säurehemmenden Mitteln behandelt. In letzter Zeit können diese Tumore mit modernen Ultraschallgeräten (S. 1335), die im Operationssaal eingesetzt werden, und mithilfe nuklearmedizinischer (unter Verwendung kleiner Mengen radioaktiven Materials, durch das der Tumor »markiert« wird) oder kernspintomografischer Untersuchungen leichter und eindeutiger festgestellt werden.

Wie gefährlich ist das Zollinger-Ellison-Syndrom?

Das Zollinger-Ellison-Syndrom ist in vielen Fällen eine ernste Erkrankung. Bei 50 bis 70 Prozent der Patienten sind die Gastrinome bösartig und breiten sich langsam aus, am häufigsten entstehen Absiedlungen in der Leber und in den Lymphknoten. Die im Zusammenhang mit dem Syndrom auftretenden Geschwüre sind selten erfolgreich zu behandeln und können sich an mehreren Stellen des Magen-Darm-Trakts gleichzeitig bilden. Wie bei den meisten bösartigen Erkrankung ist auch hier die Früherkennung wichtig.

Behandlung

In den meisten Fällen spricht das Zollinger-Ellison-Syndrom auf die bei Geschwüren übliche medikamentöse oder chirurgische Behandlung nicht an (→ Chirurgische Behandlung bei säurebedingten Geschwüren, S. 755). Vor allem bei jüngeren Patienten kann versucht werden, die Gastrinome operativ zu entfernen, was schwierig ist, wenn die Tumore sehr klein sind oder an verschiedenen Stellen auftreten.

Wenn eine operative Entfernung des Tumors nicht möglich ist, müssen säurehemmende Substanzen eingesetzt werden. Am besten geeignet ist hierbei Omeprazol, da es schon in geringer Dosierung die Säureproduktion vorübergehend fast vollständig ausschaltet. H_2-Blocker wie Cimetidin, Ranitidin kommen ebenfalls infrage, allerdings in höherer Dosierung als sonst bei der Behandlung von Geschwüren üblich. Normalerweise muss die medikamentöse Behandlung zeitlebens durchgeführt werden, da sich sonst sofort wieder Geschwüre bilden.

Falls die Gastrinome bösartig sind, müssen die Patienten zudem sorgfältig überwacht werden, um eine weitere Ausbreitung oder ein erneutes Auftreten der Tumore festzustellen.

Magenschleimhautentzündung (Gastritis)

Symptome
- Unspezifische Oberbauchbeschwerden
- Übelkeit und gelegentlich auch Erbrechen
- Durchfälle

Notfallsymptome. Blutung.

Es gibt viele Ursachen für Magenschleimhautentzündungen, wobei je nach der zugrunde liegenden Ursache das Beschwerdebild anders aussehen kann.

Übermäßige Magensäureproduktion kann eine Gastritis auslösen, ohne dass gleichzeitig ein Geschwür vorhanden sein muss. Starkes Rauchen und übermäßiger Alkoholkonsum führen ebenfalls zu Gastritissymptomen oder verstärken die Beschwerden bei einer schon bestehenden Magenschleimhautentzündung.

Diese Störung kann auch als Nebenwirkung von Medikamenten auftreten (→ Magenbeschwerden als Nebenwirkung von Medikamenten, s. unten), wobei eine Sonderform, die erosive Gastritis, gehäuft nach Einnahme von Acetylsalicylsäure und ähnlichen Mitteln vorkommt. Schwerer körperlicher Stress aufgrund von Verbrennungen, Verletzungen, Operationen oder Schock können eine Magenschleimhautentzündung auslösen.

Meistens sind die Beschwerden bei einer Gastritis geringfügig und von kurzer Dauer. Komplikationen oder Spätfolgen kommen so gut wie nie vor. Gelegentlich treten Schleimhautblutungen auf, die aber nicht stark sind.

Bei der atrophischen Gastritis findet ein Abbau und Umbau der Magenschleimhaut statt. Paradoxerweise geht diese Entzündung der Magenschleimhaut mit einem Fehlen von Magensäure einher. Gleichzeitig besteht häufig ein Vitamin B_{12}-Mangel (→ Perniziöse Anämie,

S. 958). Viele ältere Menschen sind von dieser Erkrankung betroffen.

Wahrscheinlich erkrankt jeder Mensch einmal an einer Magenschleimhautentzündung. Die Wahrscheinlichkeit, an einer Gastritis zu erkranken steigt mit dem Alter und ist bei Frauen höher als bei Männern.

Diagnose
Zur Bestätigung der Diagnose kann eine Magenspiegelung durchgeführt werden (S. 760), wobei sich die typischen Schleimhautveränderungen darstellen. Eine Kontrastmitteluntersuchung des Magens mit Bariumbrei zeigt meistens normale Schleimhautverhältnisse.

Wie gefährlich ist eine Magenschleimhautentzündung?
Normalerweise ist eine Magenschleimhautentzündung eine vorübergehende Unannehmlichkeit. Selten treten Schleimhautblutungen auf.

Der Arzt wird sich nach den Essgewohnheiten des Patienten erkundigen und auch nach Zigaretten- und Alkoholkonsum fragen. Falls als Ursache der Gastritis die Einnahme bestimmter Medikamente infrage kommt, wird er eventuell ein anderes Mittel verordnen oder vorschlagen, es zu bestimmten Zeiten am Tag einzunehmen.

Behandlung

Arzneimitteltherapie
In leichten Fällen wird der Arzt Antazida in flüssiger oder in Tablettenform verschreiben. Falls trotzdem Beschwerden aufgrund übermäßiger Säureproduktion bestehen, können auch Säurehemmer wie etwa Cimetidin oder Omeprazol verordnet werden.

Auch Medikamente, die einen schützenden Film auf der Magenschleimhaut bilden, wie Sucralfat oder Misoprostol, können eingesetzt werden. Falls ein Vitamin B_{12}-Mangel besteht, muss der Patient lebenslang mit monatlichen Vitamin B_{12}-Injektionen behandelt werden.

Magenbeschwerden als Nebenwirkung von Medikamenten

Symptome
- Sodbrennen
- Magenverstimmung
- Verstopfung
- Durchfälle
- Stuhlverfärbung (S. 759)
- Eisenmangelanämie (S. 957)

Die pharmazeutische Industrie und das Bundesinstitut für Arzneimittel und Medizinprodukte müssen sicher stellen, dass neu auf den Markt kommende und auch schon im Umlauf befindliche Medikamente wirksam und relativ sicher sind. Zu ihren Aufgabenbereichen gehört es auch festzustellen, ob ein Arzneimittel, sei es verschreibungspflichtig oder frei erhältlich, Nebenwirkungen hat.

Ziel jeder Arzneimitteltherapie ist es, eine gute Wirkung im Sinne einer Besserung oder Heilung der Erkrankung bei geringen Nebenwirkungen zu erreichen. Jedes Medikament hat jedoch auch unerwünschte Wirkungen, und so muss man eventuell auch unangenehme Nebenwirkungen in Kauf zu nehmen, wenn man die erwünschte Wirkung ausnutzen will.

Die Bandbreite von Nebenwirkungen reicht von sehr gering bis äußerst heftig. Manche treten häufig auf und können toleriert werden, wenn die Vorteile die Nachteile der Behandlung überwiegen. Andere unerwünschte Wirkungen wiederum sind selten und können lebensbedrohliche Ausmaße annehmen. Beim Auftreten von Nebenwirkungen wird der Arzt raten, das Medikament in geringerer Dosierung einzunehmen oder es ganz abzusetzen.

Unerwünschte Wirkungen in Form von Magenbeschwerden werden häufig von entzündungshemmenden Mitteln hervorgerufen, Medikamente zur Behandlung von Arthrose und rheumatischen Beschwerden spielen dabei die Hauptrolle. Dazu gehören Acetylsalicylsäure und eine Gruppe von Medikamenten, die nichtsteroidalen Antirheumatika (NSAR), zu denen unter anderem Indomethacin, Ibuprofen, Naproxen und Piroxicam zählen.

Aspirin (Acetylsalicylsäure) ist bei richtiger Anwendung eines der wirkungsvollsten und sichersten Arzneimittel. Wenn man jedoch mehr als 2 bis 3 Tabletten pro Tag einnimmt, kann es zu Schädigungen und Entzündung der Schleimhaut und zur Geschwürbildung im Magen kommen, auch wenn der Patient vorher noch nie ein Magengeschwür hatte. Die dabei öfters auftretenden mikroskopischen Schleimhautblutungen können zu einer Eisenmangelanämie führen. Der Zwölffingerdarm ist von diesen Nebenwirkungen selten betroffen.

Die schleimhautschädigende Wirkung der Acetylsalicylsäure und ähnlicher Medikamente beruht auf der Hemmung des Enzyms Cyclooxygenase, das die Produktion von Faktoren fördert, die die Magenschleimhaut schützen. Die Medikamente schwächen damit die Schutzfunktionen der Magenschleimhaut und des Magenschleims.

Neben diesen unerwünschten Wirkungen auf den Magen beeinträchtigt Acetylsalicylsäure auch die Funktion der Blutplättchen, die bei Verletzungen einen Pfropf im betroffenen Blutgefäß bilden und so für die Blutstillung unerlässlich sind. Deshalb sollte Acetylsalicylsäure vor Operationen abgesetzt werden. Auch Schwangere sollten auf die Einnahme verzichten, da es die Blutungswahrscheinlichkeit vor allem während der Geburt erhöht.

Magen-Darm-Blutungen

Symptome
- Schwarzer, glänzender Stuhl (Teerstuhl)
- Blut im Stuhl
- Bluterbrechen oder Erbrechen von kaffeesatzähnlichem Material

Ursachen
Häufigste Ursachen für Magen-Darm-Blutungen sind säurebedingte Geschwüre, Magenschleimhautentzündung (oft zusammen mit Alkoholmissbrauch oder dem übermäßigen Gebrauch von entzündungshemmenden Medikamenten, S. 758), Ösophagusvarizen, das Mallory-Weiss-Syndrom (kleine Schleimhautrisse am Übergang von der Speiseröhre zum Magen) und Tumore, Polypen und Divertikel im Dickdarm sowie Hämorrhoiden.

Eine rötliche Verfärbung des Stuhls oder die Beimischung von frischem Blut im Stuhl kann auf verschiedene Erkrankungen hinweisen, unter anderem auf Dickdarmpolypen (S. 786), Dickdarmkrebs (S. 789), Morbus Crohn (S. 774) und Colitis ulcerosa (S. 777). Bei starken Blutungen aus dem Magen oder Zwölffingerdarm kann auch frisches Blut im Stuhl erscheinen. Findet sich Blut im Stuhl, sollte unbedingt der Arzt aufgesucht werden. Vielleicht handelt es sich auch nur um eine leichte Hämorrhoidalblutung (S. 795).

Bluterbrechen bedeutet mit größter Wahrscheinlichkeit, dass die Blutungsquelle in der Speiseröhre, dem Magen oder Zwölffingerdarm liegt. Blutungen im weiteren Verlauf des Dünndarms führen normalerweise zu Blut im Stuhl oder Teerstuhl. Bei Personen über 60 Jahren ist der schmerzlose Abgang größerer Mengen Blut im Stuhl häufig auf Blutungen aus Dickdarmdivertikeln zurückzuführen (S. 781).

Erbrechen von frischem, hellrotem Blut deutet darauf hin, dass die Blutung erst kurz vor dem Erbrechen begonnen hat. Wenn das Blut dunkelrot, braun oder kaffeesatzähnlich aussieht, hat es längere Zeit im Magen gelegen. Bei

Magenspiegelung (Gastroskopie)

Durch eine endoskopische Untersuchung, meist als Magenspiegelung (Gastroskopie) bezeichnet, kann der Arzt die Schleimhäute des oberen Verdauungstrakts direkt begutachten. Dazu wird ein Fiberendoskop durch den Mund in die Speiseröhre eingeführt und weiter in Magen und Zwölffingerdarm vorgeschoben. Das Fiberendoskop ähnelt einem dünnen, biegsamen Schlauch und besitzt eine Lichtquelle und ein Linsensystem (Fiberoptik). Falls notwendig, lassen sich über das Fiberendoskop zusätzliche Instrumente einführen. Durch sie können Gewebeproben (Biopsien) und Flüssigkeit entnommen und bestimmte Behandlungsmaßnahmen durchgeführt werden.

Vorgehensweise

Vor der Untersuchung darf mehrere Stunden lang nichts gegessen oder getrunken werden. Geringe Mengen Leitungswasser sind erlaubt. Falls die Untersuchung ambulant durchgeführt wird, sollte der Patient nicht selbst Auto fahren, da meist ein Beruhigungsmittel gegeben wird.

Vor der Einführung des Endoskops (Gastroskops) wird der Rachen des Patienten mit einem örtlichen Betäubungsmittel eingesprüht, um den Würgereflex abzuschwächen, der durch den Druck des Instruments auf den Zungengrund und die Rachenhinterwand ausgelöst wird. In vielen Fällen wird auch ein intravenöses Beruhigungsmittel verabreicht und der Patient in eine Art Halbschlaf versetzt. Beim Einführen des Gastroskops oder beim Einblasen von Luft können leichte Missempfindungen oder ein unangenehmes Völlegefühl ausgelöst werden.

Der Arzt untersucht zunächst die Speiseröhre, dann Magen, Zwölffingerdarm und zuletzt noch einmal den Mageneingang. Dabei muss immer wieder Luft oder auch Flüssigkeit durch das Fiberendoskop eingebracht werden, um die Organwände etwas aufzudehnen und zu säubern.

Einsatzmöglichkeiten

Die endoskopische Untersuchung spielt bei der Diagnose von Erkrankungen des Verdauungstrakts eine große Rolle, da der Arzt krankhafte Veränderungen direkt betrachten und, falls nötig, sofort Gewebeproben entnehmen kann. Durch Nebenkanäle im Gastroskop kann der Arzt außerdem zusätzliche Instrumente einführen, mit deren Hilfe kleine Tumore, Polypen oder verschluckte Fremdkörper entfernt werden können. Auf dem gleichen Weg ist mit speziellen Kathetern die Verödung (Sklerosierung) oder das Abklemmen (Clipping) von blutenden Ösophagusvarizen möglich (S. 750). Der Arzt kann über das Gastroskop mit elektrischen Impulsen oder Laserlicht auch Schleimhautblutungen stillen und Tumorgewebe zerstören. Verengungen (Strikturen), vor allem in der Speiseröhre, können erweitert (dilatiert) werden (S. 748).

Die Risiken von Komplikationen bei einer Magenspiegelung sind sehr gering. Sie sollte dennoch nur von erfahrenen Ärzten durchgeführt werden. In sehr seltenen Fällen kommt es zu Blutungen oder Perforationen.

Anwendung

Am häufigsten wird eine endoskopische Untersuchung bei folgenden Erkrankungen durchgeführt:

Speiseröhrenentzündung: Bei dieser nicht seltenen Erkrankung des Verdauungstrakts (S. 742) sind die entzündlichen Schleimhautveränderungen auf Röntgenbildern schlecht zu erkennen, können aber endoskopisch nachgewiesen werden. Nicht jeder Patient mit Sodbrennen muss endoskopisch untersucht werden. Wenn die Beschwerden auf Behandlung nicht ansprechen, Schluckstörungen auftreten oder auf Röntgenaufnahmen eine Verengung, Geschwulst oder ein Geschwür zu sehen sind, ist eine endoskopische Untersuchung anzuraten. Schleimhautveränderungen können direkt begutachtet und Gewebeproben entnommen werden.

Schluckstörungen: Neben Schleimhautvernarbungen können auch andere Erkrankungen der Speiseröhre den Schluckvorgang beeinträchtigen, etwa Motilitätsstörungen, bei denen das Zusammenspiel der Speiseröhrenmuskulatur gestört und der Nahrungstransport behindert ist. Bei der endoskopischen Untersuchung können krankhafte Schleimhautveränderungen festgestellt werden.

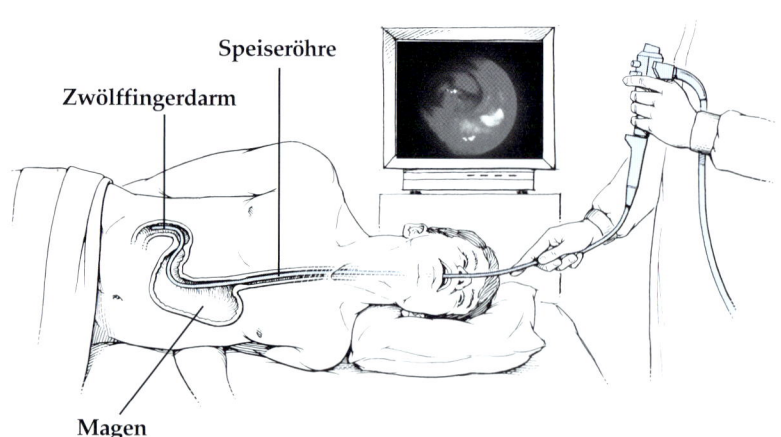

Speiseröhre

Zwölffingerdarm

Magen

Durch das Fiberendoskop kann der Arzt die Organe des oberen Verdauungstrakts (Speiseröhre, Magen und den größten Teil des Zwölffingerdarms) direkt von innen betrachten. Der Bildschirm zeigt ein säurebedingtes Geschwür.

Säurebedingte Geschwüre: Bei der Endoskopie können Geschwüre sicherer entdeckt werden als bei einer Röntgenkontrastmitteluntersuchung. Trotzdem wird bei Verdacht auf ein Geschwür zunächst eine Röntgenuntersuchung durchgeführt, da sie weniger Kosten verursacht und von den Betroffenen als weniger belastend empfunden wird. Wenn diese Untersuchung keinen eindeutigen Befund ergibt oder krankhafte Schleimhautveränderungen in Speiseröhre oder Magen entdeckt werden, sollte eine endoskopische Untersuchung erfolgen. Sie empfiehlt sich auch bei Geschwürblutungen, Krebsverdacht oder vor Geschwüroperationen, um auszuschließen, dass an anderen Stellen weitere Geschwüre sind.

Bösartige Tumore: Vermutet der Arzt eine Krebsgeschwulst, kann er auf endoskopischem Weg verdächtige Schleimhautstellen oder auf Röntgenbildern festgestellte Tumore direkt anschauen und Gewebeproben entnehmen. Nach der Behandlung eines Magengeschwürs sollte eine endoskopische Kontrolluntersuchung erfolgen. Bei Magengeschwüren besteht eine größere Wahrscheinlichkeit, dass sie bösartig sind, als bei anderen Geschwüren im Magen-Darm-Trakt und auf Röntgenbildern können gut- und bösartige Geschwüre schlecht unterschieden werden.

Blutungen aus dem oberen Verdauungstrakt: Hier ist eine endoskopische Untersuchung fast immer notwendig. Der Arzt kann Ort und Stärke der Blutung genau feststellen und entscheiden, ob eine Operation erforderlich ist.

Kommt die Blutung nicht zum Stillstand oder besteht das Risiko erneuter Blutungen, kann die Behandlung oft direkt auf endoskopischem Weg stattfinden. Durch das Fiberendoskop führt der Arzt Instrumente zur elektrischen oder Laserverlötung (Kauterisation) oder zur Einspritzung eines Verödungsmittels ein und stillt so die Blutung.

Vorsorge: Bestimmte chronische Schleimhautveränderungen des oberen Verdauungstrakts, wie etwa das Barrett-Syndrom (S. 744), neigen zu bösartiger Entartung. In diese Fällen sind regelmäßige endoskopische Kontrolluntersuchungen nötig.

Blutungen im Magen und Zwölffingerdarm, bei denen das Blut den normalen Weg durch den Verdauungstrakt nimmt, entstehen Teerstühle, der Stuhl ist schwarz verfärbt, klebrig, glänzend und übel riechend. Übermäßiger Lakritzgenuss, Spinat und die Einnahme von eisen- oder wismuthaltigen Arzneimitteln können ebenfalls zur Schwarzfärbung führen.

Diagnose

Häufig wird das Blut im Stuhl vom Patienten nicht bemerkt und kann nur mit Labortests festgestellt werden (→ Früherkennung von Dickdarmkrebs, S. 790). Wenn solche so genannten okkulten Blutungen nicht entdeckt und behandelt werden, können sie durch den Verlust von Hämoglobin beziehungsweise Eisen zur Eisenmangelanämie führen. Betroffene leiden dann unter zunehmender Müdigkeit und Schwäche (→ Eisenmangelanämie, S. 957).

Vermutet der Arzt die Blutungsquelle im oberen Verdauungstrakt, kann er mithilfe eines dünnen Schlauchs, der durch die Nase bis in den Magen eingeführt wird, untersuchen, ob sich Blut in der Magenflüssigkeit befindet. Auf endoskopischem Weg (S. 760) lässt sich dann der genaue Ort der Blutung feststellen. Eine Blutung im Dickdarm kann durch eine Kontrastmitteldarstellung der Dickdarmblutgefäße (S. 656) oder eine Darmspiegelung (S. 788) erkannt werden. Eine Kontrastmitteldarstellung der Blutgefäße (Angiographie) des Dickdarms erfolgt bei endoskopisch nicht zugänglichen oder geringfügigen, chronischen Blutungen.

Behandlung

Oft ist die Blutung nicht stark und kommt spontan zum Stillstand, manchmal sind aber auch Bluttransfusionen notwendig.

Wenn Ösophagusvarizen die Ursache sind, kann eine akute Blutung für eine gewisse Zeit durch die Infusion von Medikamenten, etwa Vasopressin, gestillt werden. Eine endgültige Blutstillung wird durch Verödung (Sklerosierung) oder Abklemmen der Vene erreicht.

Falls eine Blutung aus einem Dickdarmdivertikel vorliegt, kann direkt in das Blutgefäß, das den Dickdarmabschnitt versorgt, ein Medikament eingespritzt werden, das die Blutung stillt. Auch die Elektro- oder Laserkoagulation blutender Gefäße im Magen, Zwölffingerdarm und Dickdarm auf endoskopischem Weg kommt in Betracht. Sind diese Behandlungsmethoden erfolglos, wird operiert.

Magentumore

Symptome

- Schmerzen im linken oder mittleren Oberbauch, die nach der Einnahme von Antazida nicht besser werden
- Chronische »Magenverstimmung«
- Völlegefühl nach dem Essen
- Gewichtsverlust
- Anämie
- Erbrechen kurz nach dem Essen
- Bluterbrechen
- Teerstuhl

Röntgenuntersuchungen mit Barium

Mit Barium als Röntgenkontrastmittel können der obere Verdauungstrakt und der Dünndarm auf Geschwüre, Tumore, Verengungen und andere krankhafte Veränderungen hin untersucht werden. Außerdem können Störungen des Bewegungsablaufs in Speiseröhre, Magen und Dünndarm sichtbar gemacht und das Ausmaß eines Rückflusses von Mageninhalt in die Speiseröhre (gastroösophagealer Reflux) beurteilt werden.

Nach einem Bariumeinlauf lässt sich auf den Röntgenaufnahmen die Schleimhaut von Enddarm, Dickdarm und oft auch die des letzten Dünndarmabschnitts betrachten, was bei der Diagnose von Erkrankungen wie Morbus Crohn (S. 774), Colitis ulcerosa (S. 777), Dickdarmkrebs (S. 789) und Polypen (S. 786) hilft. Zur Diagnose von Krebsgeschwüren wird eine endoskopische Untersuchung (→ Magenspiegelung, S. 760) durchgeführt.

Vorbereitung

Vor der Untersuchung muss der Patient über Nacht oder 12 Stunden

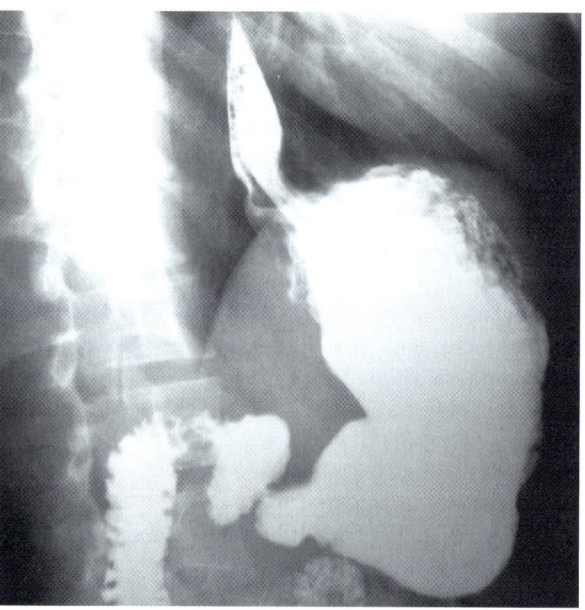

Normaler Magen

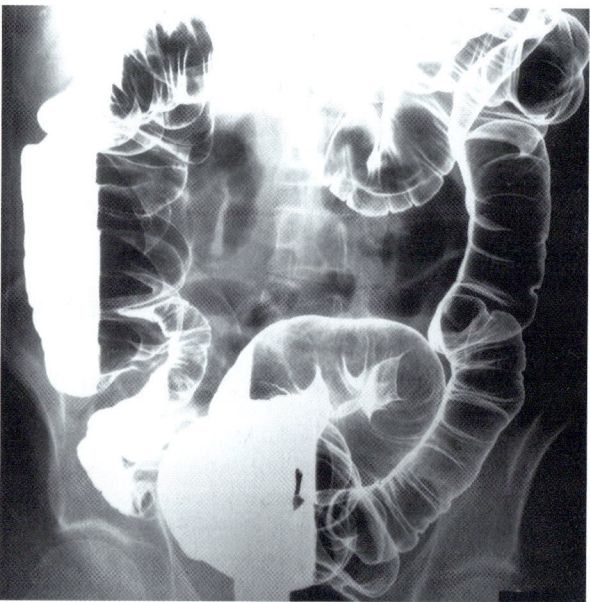

Normaler Dickdarm

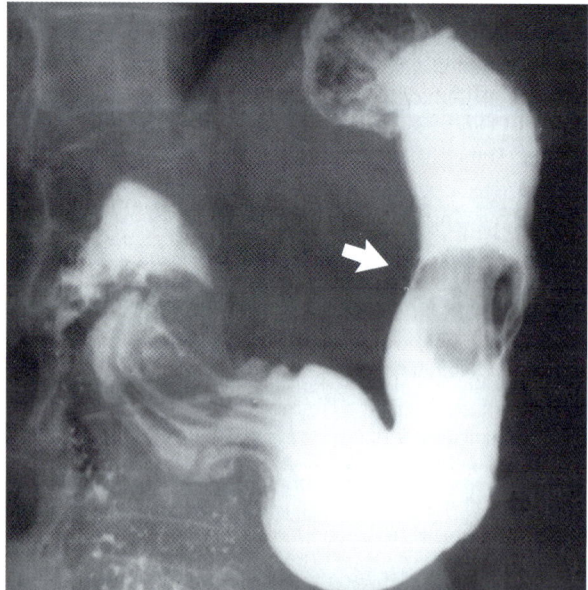

Magentumor (Pfeil)

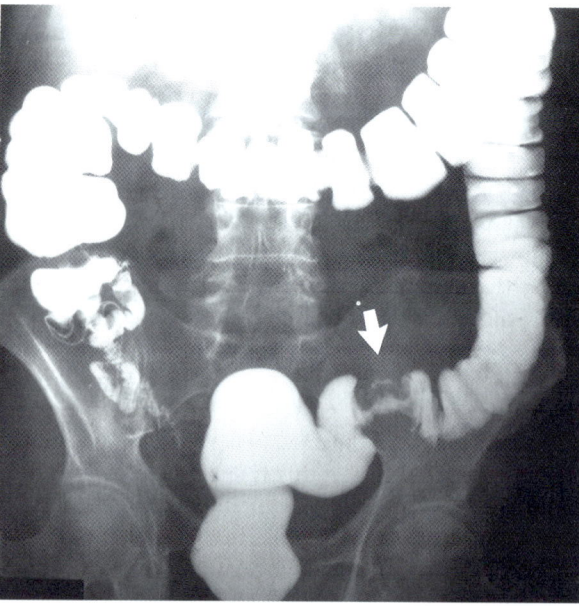

Dickdarmtumor (Pfeil)

lang nüchtern bleiben. Bei der Untersuchung des oberen Verdauungstrakts wird das Kontrastmittel als so genannter Bariumbreischluck in der Form einer kreidig-weißen, breiigen Flüssigkeit getrunken.

Am Vorabend wird zumeist ein Einlauf zur vollständigen Entleerung des Darms verabreicht. Zusätzlich ist 1 oder 2 Stunden vor der Untersuchung ein Reinigungseinlauf nötig.

Das Kontrastmittel wird bei dieser Untersuchung durch den After direkt in den Enddarm eingebracht. Der Patient spürt starken Stuhldrang, sollte aber unbedingt versuchen, das Kontrastmittel im Darm zu halten, damit die Röntgenaufnahmen gemacht werden können.

Untersuchung

Ohne Kontrastmittelgabe kann die Dickdarmschleimhaut mit Röntgenstrahlen nicht dargestellt werden. Der Bariumbrei ist nicht durchlässig für Röntgenstrahlen. Er überzieht die Schleimhaut des zu untersuchenden Organs mit einem gleichmäßigen Film und macht auf dem Röntgenbild die genaue Struktur und eventuelle krankhafte Veränderungen der Schleimhäute sichtbar.

Die Bilder lassen sich direkt auf einen Bildschirm übertragen, damit auch Bewegungsabläufe des Darms erkennbar werden.

Nachdem der Patient den Brei getrunken hat, wird dieser durch die Speiseröhre in den Magen und weiter in den Dünndarm transportiert. Auf den Röntgenbildern oder dem Bildschirm lässt sich dieser Prozess beobachten. Eine Verschmälerung der Bariumsäule in der Speiseröhre bedeutet meistens eine Einengung ihres Inneren durch eine Striktur, einen Tumor oder Varizen (S. 741). Die äußeren Umrisse der Bariumsäule können auf Funktionsstörungen der Muskulatur der Speiseröhrenwand hinweisen. Tritt Kontrastmittel in das umgebende Gewebe aus, liegt eine Perforation der Speiseröhre vor, eine äußerst ernste Erkrankung.

Die Untersuchung kann sich über mehrere Stunden hinziehen, wenn der gesamte Dünndarm beurteilt werden soll.

Bei der Untersuchung des Dickdarms wird das Barium direkt in den Enddarm eingebracht. Danach wird der Patient in verschiedenen Stellungen gelagert, damit das Barium sich im gesamten Dickdarm und auch bis in den Endbereich des Dünndarms verteilt. Um die Schleimhautstrukturen besser sichtbar zu machen, wird hin und wieder Luft in den Darm eingeblasen. Diese so genannte Doppelkontrastmethode ist besonders dazu geeignet, die bei Colitis ulcerosa oder Morbus Crohn auftretenden Schleimhautveränderungen aufzudecken; zudem können damit sehr kleine Polypen festgestellt werden.

Risiken und Nebenwirkungen

Um die Bariumausscheidung zu beschleunigen, wird nach der Untersuchung ein Abführmittel gegeben. Selten kann ein Bariumeinlauf eine Verschlechterung einer Colitis ulcerosa auslösen oder bei Schleimhautschäden sogar eine Perforation des Dickdarms bewirken. Bei Verdacht auf eine Perforation kann auch ein wasserlösliches, resorbierbares Kontrastmittel statt Barium verwendet werden. Die Untersuchung sollte daher nur erfolgen, wenn notwendig.

Der Stuhlgang hat für einige Tage nach der Untersuchung eine hellrosa oder weiße Farbe. Der Patient kann nach der Untersuchung normal essen, sollte für den Rest des Tages aber viel trinken.

Notfallsymptome. Schock mit feucht kalter Haut und Kollaps als Hinweis auf akute, starke Blutung.

Die meisten Magentumore sind bösartig. Sie kommen bei Männern doppelt so häufig vor wie bei Frauen und betreffen vor allem 50- bis 70-Jährige. Bei unter 40-Jährigen ist Magenkrebs sehr selten.

Nur etwa einer von 10 Magentumoren ist gutartig. Wie bei allen bösartigen Tumoren treten auch hier zuerst meist mikroskopische Blutungen auf, die nur durch spezielle Stuhluntersuchungen entdeckt werden.

Die Ursache von Magenkrebs ist nicht ganz klar. Möglicherweise spielen genetische Faktoren eine Rolle. Angehörige von Betroffenen haben ein erhöhtes Risiko, an Magenkrebs zu erkranken. In manchen Ländern wie in Japan ist Magenkrebs viel häufiger als bei uns. Allerdings haben Kinder von japanischen Staatsangehörigen, die in die USA eingewandert sind, seltener Magenkrebs als ihre Eltern. Dies zeigt, dass auch Umwelteinflüsse wie Ernährungsgewohnheiten eine Rolle spielen könnten.

Diagnose

Es gibt kein Symptom, das eindeutig auf das Vorliegen eines bösartigen Tumors im Magen hinweist. Einer von vier Magenkrebspatienten hat die gleichen Symptome wie Patienten mit einem Magengeschwür (S. 753). Rund 5 Prozent der bösartigen Magentumore sind Lymphome, deren Symptome sich nicht wesentlich von den aufgeführten unterscheiden (→ Lymphome, S. 968).

Falls ein Patient zum ersten Mal über länger anhaltende Symptome von Magenverstimmung klagt, eventuell verbunden mit unerklärlichem Gewichtsverlust und Übelkeit, wird der Arzt Untersuchungen, zum Beispiel eine Magenspiegelung (S. 760) oder seltener eine Röntgenuntersuchung des Magens, mit Kontrastmittel (S. 762) in die Wege leiten.

Meistens kann mithilfe dieser Untersuchungen festgestellt werden, ob die Beschwerden auf einem bösartigen Tumor oder auf andere Erkrankungen wie etwa einem Magengeschwür beruhen (S. 753). Bei der Magenspiegelung werden meistens Gewebeproben zur feingeweblichen Untersuchung entnommen (Biopsien). Finden sich bösartige Zellen, so wird ein Computertomogramm (S. 1334) des Oberbauchs durchgeführt.

Wie gefährlich sind Magentumore?
Die erfolgreiche Behandlung von Magenkrebs ist schwierig. Wenn sich der Tumor auf den Magen beschränkt, sind die Heilungsaussichten gut. Häufig hat sich der Krebs bei der Diagnosestellung aber schon ausgebreitet.

Behandlung

Chirurgische Behandlung
Bei bösartigen Magentumoren bietet die Operation die einzige Heilungsmöglichkeit. Die Erfolgsaussichten hängen fast ausschließlich davon ab, ob sich der Krebs in den übrigen Organen ausgebreitet (metastasiert) hat. Wurde der Tumor rechtzeitig entdeckt und bei der Operation alle betroffenen Bereiche entfernt, ist eine vollständige Heilung möglich.

Arzneimitteltherapie
Neben chirurgischen Maßnahmen wird in manchen Fällen zusätzlich eine zytostatische Behandlung (Chemotherapie) eingeleitet, wobei zur Bekämpfung der Krebszellen verschiedene Medikamente angewendet werden. Auch eine Strahlenbehandlung kommt infrage. Allein mit Strahlen- oder Chemotherapie ist allerdings eine Heilung von Magenkrebs nicht zu erreichen, sie führen nur zur Lebensverlängerung und einer Verbesserung der Lebensqualität. Falls der Krebs sich schon so weit ausgebreitet hat, dass weder eine chirurgische noch eine medikamentöse Behandlung Aussichten auf Erfolg bieten, bleibt die Schmerzlinderung mit entsprechenden Medikamenten.

Magenblähung

Symptome. Aufgeblähter Bauch mit andauerndem Völlegefühl.

Bei der Magenblähung handelt es sich um eine seltene Störung, bei der sich eine extreme Ausdehnung (Dilatation) des Magens entwickelt (Magenektasie). Am häufigsten entsteht sie

nach Magenoperationen oder als Folge einer Blockierung des Magenausgangs (→ Magenausgangsstenose, S. 55). Sie kann auch als Komplikation bei anderen Erkrankungen wie etwa Lungenentzündung (S. 704) oder Zuckerkrankheit (S. 925) und manchmal auch ohne erkennbare Ursache auftreten. Über die Nase wird eine Sonde in den Magen geführt, über die Magenflüssigkeit und Luft nach außen abgesaugt wird.

Morbus Ménétrier (Riesenfaltengastritis)

Symptome
• Magenschmerzen
• Übelkeit und Erbrechen
• Gewichtsverlust
• Magenbluten (selten)
• Anschwellen der Hände, Füße oder Beine

Bei dieser Erkrankung vergrößert sich die Magenschleimhaut so stark, dass große Falten im Mageninneren entstehen, auf denen sich winzige Schleimhautdefekte (Erosionen) ausbilden können. Die Ursache dafür ist unbekannt. Die Erosionen entwickeln sich manchmal zu Geschwüren, die bluten können, und über die Falten geht Eiweiß verloren, sodass es zu Eiweißmangel im Blut und dadurch zu Ödemen im Bereich von Armen und Beinen kommt.

Die vergrößerten Schleimhautfalten lassen sich durch eine Röntgenuntersuchung darstellen. Zum Ausschluss eines bösartigen Tumors wird eine Magenspiegelung mit Entnahme von Gewebeproben durchgeführt (S. 760).

Die Behandlung richtet sich nach den Beschwerden. Geschwüre oder Eiweißmangel werden getrennt behandelt. Medikamente, die die Produktion von Magensäure hemmen, können vor allem beim Vorliegen von Erosionen oder Geschwüren hilfreich sein (S. 753). Diese Medikamente verringern oft auch den Eiweißverlust. In manchen Fällen muss der Magen chirurgisch entfernt werden.

Eosinophile Gastroenteritis

Bei dieser seltenen Erkrankung des Verdauungstrakts wandern eosinophile Blutkörperchen (eine Unterart der weißen Blutkörperchen) in die Magen- und Darmschleimhäute ein. Die Diagnose wird mithilfe von Gewebeproben gestellt, die Behandlung erfolgt meist mit Kortikosteroiden.

Erkrankungen des Darms

Der an den Magen anschließende, erste Teil des Darms, der Dünndarm, besteht aus drei Teilen: Zwölffingerdarm, Jejunum (Leerdarm) und Ileum (Krummdarm). Der Dünndarm ist ein 4 bis 7 m langes, schlauchförmiges Organ, das schlingenförmig in der Mitte des Bauchraums liegt. Durch seine Darmwand wird der Hauptanteil der Nährstoffe aus dem Essen ins Blut aufgenommen.

Bevor die Nahrung resorbiert werden kann, muss sie zunächst verdaut werden. Im Mund werden die Speisen mechanisch zerkleinert und im Magen dann durchmischt, wobei feste Anteile weiter zerkleinert werden. Schließlich entsteht eine dickflüssige Masse, die in kleinen Einzelportionen in den Dünndarm entlassen wird. Erst dort beginnt der Verdauungsprozess und die Resorption der Nährstoffe.

Der Aufbau der Dünndarmschleimhaut ist darauf ausgerichtet, die bei der Verdauung entstehenden Spaltprodukte in den Blutstrom aufzunehmen. An der Schleimhautoberfläche befinden sich unzählige kleine Ausstülpungen, die Darmzotten (Villi). Sie bewirken eine erhebliche Vergrößerung der Darmoberfläche, die zur Resorption der Nährstoffe zur Verfügung steht. Gallenflüssigkeit (aus der Leber) und Bauchspeicheldrüsenfermente tragen zum Verdauungsprozess bei.

Der anschließende Dickdarm wird auch Kolon genannt und ist ungefähr 1,5 m lang. In seinem Innern werden unverdauliche Stoffe zusammen mit Wasser verfestigt und bis zur Ausscheidung gesammelt.

Am Übergang vom Dünn- zum Dickdarm befindet sich die Ileozaekalklappe, eine Vorstülpung des Ileums mit Ventilfunktion. In gleichmäßigen Abständen entlässt sie Darminhalt aus dem Ileum in den Blinddarm (Zaekum). Der Blinddarm ist eine ballonförmige Ausbuchtung des Dickdarms, an deren Ende sich der Wurmfortsatz oder Appendix anschließt. Seine Funktion ist nicht bekannt. Entzündungen dieses Wurmfortsatzes (Appendizitis) sind – fälschlicherweise – als Blinddarmentzündung bekannt (→ Akute Blinddarmentzündung, S. 772).

Der Dickdarm hat die Form einer Hängebrücke. Der aufsteigende Teil (Colon ascendens) beginnt im rechten Unterbauch mit dem Blinddarm und verläuft von dort nach oben in Richtung Leber. Der quer liegende Teil, Colon transversum, verläuft im Oberbauch in einem nach unten gerichteten Bogen bis unter die Milz. Hier biegt der Dickdarm in spitzem Winkel nach unten (Colon descendens) und mündet ins Sigma (Colon sigmoideum). Dieser Dickdarmanteil tritt in einer s-förmigen Schleife in das kleine Becken ein, wo er in den Mastdarm (Rektum), auch Enddarm genannt, übergeht, der nach 4 bis 6 cm mit dem After endet.

Die in der Nahrung enthaltenen Nährstoffe werden zum größten Teil im Dünndarm ins Blut aufgenommen. Der restliche Darminhalt besteht aus nicht verwerteten Substanzen, Ballaststoffen, Wasser und Elektrolyten (Mineralsalzen) wie beispielsweise Natrium. Im weiteren Verlauf des Dickdarms wird aus dieser Masse ein Großteil des Wassers und der Mine-

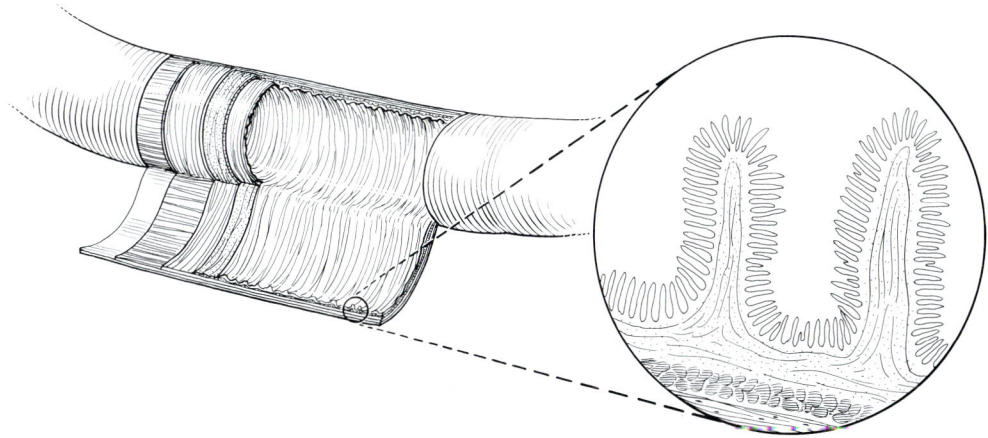

Der Dünndarm ist mit einer Schleimhaut ausgekleidet, die zahlreiche Ausstülpungen (siehe Ausschnitt) bildet. Diese Darmzotten vergrößern die Oberfläche, über die Nahrung resorbiert wird.

Der Dickdarm

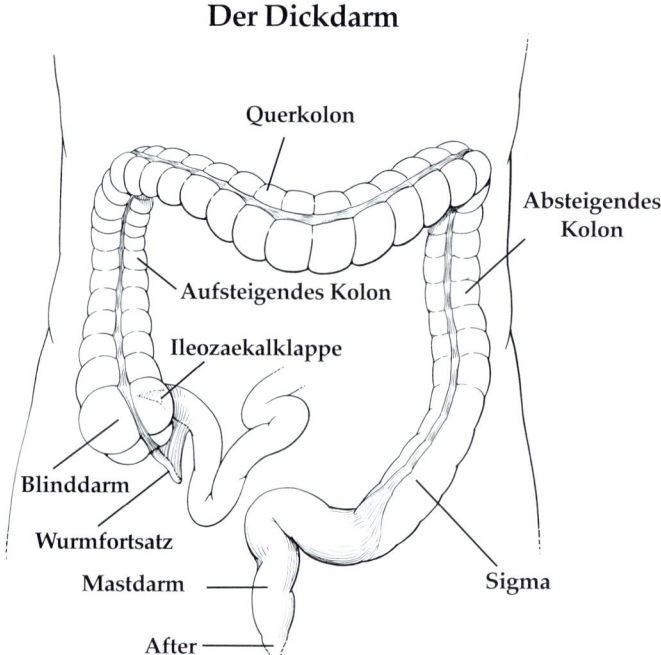

ralsalze über die Schleimhaut wieder aufgenommen. Der Darminhalt verfestigt sich und wird schließlich im Mastdarm vor der Ausscheidung als Kot gespeichert. Von der Flüssigkeitsmenge, die ursprünglich aus dem Ileum in den Dickdarm gelangt, werden über als 90 Prozent über die Dickdarmschleimhaut wieder in den Blutkreislauf aufgenommen.

Diese Rückresorption von Wasser und Mineralsalzen ist für die Aufrechterhaltung der normalen Körperfunktionen entscheidend. Wenn der Flüssigkeitsbedarf des Körpers ansteigt oder der Körper ausgetrocknet ist, resorbiert der Dickdarm mehr Wasser und der Stuhl wird unangenehm hart und trocken. Hier zeigt sich der Nutzen von Ballaststoffen in der Nahrung mit genügend Flüssigkeitszufuhr besonders deutlich, denn Ballaststoffe führen nicht nur zu einer Volumenzunahme des Stuhls, sondern steigern durch die Aufnahme von Flüssigkeit auch seinen Feuchtigkeitsgehalt.

Unverdauliche Nahrungsbestandteile, wie Ballaststoffe aus Pflanzenprodukten und andere Abfallstoffe, werden durch die Einwirkung von Bakterien im Dickdarm teilweise aufgespalten. Dabei bilden sich Gase im Dickdarm, die bei übermäßiger Produktion zu Blähungszuständen führen.

Die Dickdarmschleimhaut kann sich entzünden oder von bakteriellen oder viralen Infektionen betroffen sein. Im Dickdarm entstehen auch häufiger Tumore oder Polypen als in irgendeinem anderen Teil des menschlichen Verdauungssystems.

Magen-Darm-Infekte

Symptome
- Wässriger Durchfall, manchmal mit Blutbeimengungen
- Krampfartige Bauchschmerzen
- Leichtes Fieber
- Übelkeit und/oder Erbrechen
- Gelegentlich Muskel- und Kopfschmerzen

Notfallsymptome. Anhaltend starke Durchfälle mit Kollapsneigung.

Infekte des Magen-Darm-Trakts kommen sehr häufig vor. In Entwicklungsländern sind infektiöse Durchfallerkrankungen häufigste Todesursache bei Säuglingen und Kleinkindern.

Durch Verbesserungen der sanitären Verhältnisse und Hygienemaßnahmen kann ein Großteil dieser Infektionen vermieden werden. Mehr als die Hälfte aller Magen-Darm-Infektionen werden durch Viren hervorgerufen. Aber auch Bakterien und Parasiten kommen als auslösende Erreger infrage. In diesem Abschnitt werden die häufigsten Ursachen für Magen-Darm-Infektionen besprochen.

Virusinfektionen
Akute Virusinfektionen des Magen-Darm-Trakts sind nach Atemwegsinfekten die zweithäufigste Erkrankungsursache. Sie äußern sich in Durchfällen, Übelkeit und Erbrechen, leichtem Fieber, Bauchkrämpfen und Muskelschmerzen und können bei Säuglingen, älteren und schwerkranken Personen oder bei Patienten, deren Immunsystem durch eine andere Erkrankung oder durch Medikamente geschwächt ist, sogar zum Tod führen. Bei älteren Kindern und gesunden Erwachsenen verlaufen solche Infektionen meist leicht, dennoch können sie erhebliche Beschwerden verursachen.

Ein Großteil der Viren wird durch fäkal-oralen Kontakt übertragen, das heißt durch Verschmutzung der Hände mit Kotpartikeln und anschließendem Kontakt der Hände mit dem Mund oder mit Nahrungsmitteln. Häufiges Händewaschen ist deshalb sehr wichtig.

Zur Diagnose dieser Infektionen gibt es keine speziellen Untersuchungen, auch Stuhluntersuchungen helfen nicht weiter. Anhaltspunkte für den Arzt sind nur die Symptome und das Auftreten ähnlicher Fälle im Umfeld des Patienten.

Bei den meisten Patienten klingen Magen-Darm-Infekte im Verlauf weniger Tage von selbst ab. Antibiotika sind wirkungslos. Mittel gegen Durchfall empfehlen sich nicht, weil sich dadurch die Ausscheidung der Viren verzögert und die Krankheitsdauer verlängert.

Akute Magen-Darm-Infekte werden von vielen verschiedenen Viren ausgelöst. Am weitesten verbreitet sind allerdings Infektionen durch Rotaviren und das Norwalk-Virus.

Rotaviren

In Industrieländern sind Rotaviren die häufigste Ursache infektiöser Durchfallerkrankungen. Bei Kindern unter 2 Jahren kommen Rotavirusinfektionen häufig vor. Sie sind oft auch für Durchfallerkrankungen in Kindertagesstätten verantwortlich und auch in Altenpflegeheimen kommen Rotavirusepidemien vor. Eine Häufung von Rotavirusinfektionen ist in den Wintermonaten zu beobachten. Die Übertragung des Virus erfolgt durch direkten Kontakt.

Die Inkubationszeit beträgt 1 bis 3 Tage. Symptome sind wässrige (nicht blutige) Durchfälle, Erbrechen und leichtes Fieber. Die Erkrankung dauert insgesamt 5 bis 8 Tage. Es gibt derzeit keine spezifische Behandlung für Magen-Darm-Infekte durch Rotaviren.

Norwalk-Virus

Dieses Virus ist häufig für das epidemieartige Auftreten von Durchfallerkrankungen in Familien und ganzen Orten verantwortlich, wobei vor allem ältere Kinder und Erwachsenen betroffen sind. In den Wintermonaten findet sich eine Häufung dieser Infektionen, die fast immer von Erbrechen und Übelkeit begleitet sind. Manche Patienten haben Muskelschmerzen.

Das Virus wird gewöhnlich in Lebensmitteln oder Trinkwasser nachgewiesen. Die Inkubationszeit von der Aufnahme infizierter Nahrungsmittel bis zum Auftreten der Symptome schwankt zwischen 4 und 72 Stunden.

Andere Ursachen viraler Magen-Darm-Infekte

Bei Patienten mit geschwächtem Immunsystem sind Zytomegalieviren eine häufige Ursache von Durchfallerkrankungen. Patienten mit Aids sind besonders gefährdet (→ Aids, S. 1060). Zur Behandlung wird das Antivirusmittel Ganciclovir eingesetzt, das aber nicht in allen Fällen wirksam ist.

Darm-Infektionen mit dem *Herpes simplex*-Virus treten häufig bei homosexuellen Männern und heterosexuellen Personen, die Analverkehr ausüben, sowie bei Patienten mit Immunschwäche auf. Infizierte Personen leiden unter Schmerzen im Afterbereich, Verstopfung und blutigen Durchfällen. Auch neurologische Symptome kommen vor, vor allem Schmerzen auf der Rückseite der Oberschenkel, Taubheits-

gefühl oder Missempfindungen im Gesäß- oder Analbereich. Die Behandlung besteht in unterstützenden Maßnahmen, beispielsweise der Anwendung von Schmerzmitteln, Sitzbädern und Abführmitteln. Der Antiviruswirkstoff Aciclovir kann die Beschwerden der ersten Herpesinfektion abschwächen und das Rückfallrisiko vermindern.

Bakterielle Infektionen

Bakterien lassen sich als Ursache von infektiösen Durchfallerkrankungen leichter nachweisen als Viren. Bei bakteriellen Infektionen verschwinden die Beschwerden zumeist auch ohne spezifische Behandlung. In manchen Fällen können Antibiotika von Nutzen sein.

Durchfallerkrankungen können von vielen Bakterien ausgelöst werden. Die häufigsten werden in diesem Abschnitt erläutert.

Campylobacter

Dieses Bakterium befällt alle Altersgruppen, Säuglinge und Jugendliche sind allerdings am häufigsten betroffen. *Campylobacter* ist bei Jugendlichen vermutlich die häufigste Ursache epidemischer Durchfallerkrankungen überhaupt. In den Herbst- und Wintermonaten sind die Infektionen häufiger.

Meistens scheinen als Infektionsquelle infizierte Lebensmittel, vor allem Rohmilch und Geflügel, verantwortlich zu sein.

Die Inkubationszeit vom Kontakt mit infizierten Nahrungsmitteln bis zum Auftreten von Symptomen beträgt 2 bis 4 Tage. Die Erkrankung beginnt plötzlich mit Bauchkrämpfen, Übelkeit, leichtem Fieber und Kopf- und Muskelschmerzen. Hinzu kommt Durchfall.

Die Beschwerden dauern selten über 1 Woche, es kommen aber auch Rückfälle und längere Verläufe vor. Da sich die Infektion in den meisten Fällen von alleine zurückbildet, ist eine antibiotische Behandlung nicht sinnvoll. Bei schweren Verläufen können Antibiotika, wie Erythromycin und Aminoglykoside, eingesetzt werden. Mittel gegen Durchfall sind nicht zu empfehlen, da sie die Erregerausscheidung verzögern und die Krankheitsdauer verlängern.

Salmonellen

Ungefähr ein Drittel aller Fälle von Durchfallerkrankungen, die auf verseuchte Lebensmittel zurückzuführen sind, werden von Salmonellen verursacht. Normalerweise entsteht die Verseuchung mit Salmonellen durch starke Vermehrung der Erreger in den Lebensmitteln (im Gegensatz zu Infektionen, die durch mangelnde Hygiene beim Umgang mit Lebensmitteln hervorgerufen werden). Säuglinge und alte Menschen sind besonders gefährdet. Salmonelleninfektionen treten im Sommer und Frühherbst gehäuft auf.

Es wird ein Zusammenhang zwischen Salmonelleninfektionen bei Nutztieren und der Anwendung von Antibiotika zur Wachstumsförderung diskutiert. Ein Risiko der routinemäßigen Antibiotikagaben ist die Entwicklung von Resistenzen bei Bakterien, die dann mit Antibiotika nicht mehr zu bekämpfen sind.

Salmonellen finden sich am häufigsten in Eiern, Geflügel, Fleisch, nicht pasteurisierten Käsesorten und Rohmilch. Auch Haustiere wie Schildkröten können eine Infektionsquelle darstellen. Die Infektion erfolgt auf fäkal-oralem Weg. Man kann sich infizieren, wenn man sich nach dem Windelwechseln bei einem mit Salmonellen infizierten Säugling nicht die Hände wäscht und anschließend diese zum Mund führt. Wenn mit Salmonellen verseuchte Lebensmittel roh gegessen oder nicht ausreichend erhitzt werden, kann ebenfalls eine Infektion stattfinden. Die Symptome bestehen in Bauchkrämpfen, Durchfall, Übelkeit, Erbrechen und Fieber.

Bei Verdacht auf eine Salmonellenerkrankung müssen zum Erregernachweis Stuhluntersuchungen durchgeführt werden. Meistens verschwinden die Beschwerden nach einiger Zeit von alleine, sodass eine symptomatische Behandlung, vor allem reichliche Flüssigkeitszufuhr, genügt. Die Patienten müssen strikte Hygienemaßnahmen einhalten, um eine weitere Übertragung der Salmonellen auszuschließen. Von dem Gesundheitsamt werden Nachuntersuchungen durchgeführt, um festzustellen, ob nach der akuten Phase noch Erreger mit dem Stuhl ausgeschieden werden (Dauerausscheider), was vor allem für Berufstätige in der Gastronomie wichtig ist. Eine antibiotische Behandlung wird nur bei schwerem Verlauf und bei Säuglingen durchgeführt, wobei zuvor die Erreger auf mögliche Resistenzen gegen Antibiotika getestet werden sollten.

Shigellen
In Entwicklungsländern sind von Shigellen hervorgerufene Durchfallerkrankungen weit verbreitet und finden sich zunehmend auch bei Touristen. Auch in Industrieländern treten in Gemeinschaftseinrichtungen gelegentlich kleinere Epidemien auf, wobei Kinder von 1 bis 5 Jahren am häufigsten betroffen sind.

Die Übertragung erfolgt durch fäkal-oralen Kontakt und auf diesem Weg auch von Mensch zu Mensch.

Gelegentlich kommt es auch zur Verseuchung von Lebensmitteln durch mangelnde Hygiene seitens infizierter Personen.

Die Symptome bestehen zunächst in wässrigen Durchfällen, krampfartigen Bauchschmerzen und Fieber. Im weiteren Verlauf sind Blut- und Schleimbeimengungen zum Stuhl nicht selten. Die Patienten werden angewiesen, strikte Hygienemaßnahmen zu beachten.

Die Beschwerden gehen nach Ausscheidung der Erreger von selbst zurück. Gerade bei Säuglingen gibt es aber auch sehr schwere Verläufe der Erkrankung mit möglichem Schock. Antibiotika können die Krankheitsdauer verkürzen und die Erreger im Darm zum Verschwinden bringen. Wurde der Erreger durch Stuhluntersuchungen festgestellt, werden meist orale Gaben von Ampicillin verschrieben. Als Alternative kommen auch andere Antibiotika infrage.

Escherichia coli
Der Bakterienstamm *Escherichia coli* besteht aus vielen Untergruppen. Nicht alle Typen rufen Durchfallerkrankungen hervor. Infektionsquellen sind meist infizierte Lebensmittel oder Trinkwasser. In letzter Zeit sind häufig Infektionen mit einem *Escherichia coli*-Stamm, den enterohämorrhagischen Typen, aufgetreten, die oft auf kontaminierte und nicht ausreichend erhitzte Fleischprodukte, etwa Hamburger aus Schnellrestaurants, zurückgeführt wurden.

Bei leichten Durchfällen genügt reichliche Flüssigkeitszufuhr zur Behandlung. Bei stärkeren oder längeren Beschwerden kann die Gabe von Antibiotika (wie Sulfonamide oder Ciprofloxacin) notwendig werden. Mittel gegen Durchfall können die Erregerausscheidung verzögern und sollten daher vermieden werden.

Parasitäre Infektionen
Durch Parasiten hervorgerufene Durchfallerkrankungen sind weitaus seltener als bakterielle oder virale Magen-Darm-Infekte.

Giardia lamblia
Giardien oder Lamblien sind einzellige, parasitische Lebewesen. Die Übertragung erfolgt durch Aufnahme von mit Lamblienzysten verunreinigtem Trinkwasser oder Lebensmitteln.

Bis zu zwei Drittel der befallenen Personen haben keinerlei Symptome. Sie können die Infektion allerdings auf fäkal-oralem Weg auf andere übertragen. Falls Symptome auftreten, bestehen sie zumeist in wässrigen Durchfällen, Bauchkrämpfen und Gewichtsverlust. Diese Beschwerden beginnen rund 1 bis 3 Wochen nach Aufnahme der Erreger. Der Stuhlgang ist oft übel riechend und fettig-glänzend. Auch Blähungen und Auftreibung der Bauchdecke kommen vor sowie manchmal leichtes Fieber. Nach 5 bis 7 Tagen gehen diese Beschwerden meist wieder zurück, in manchen Fällen dauert die Erkrankung allerdings Monate.

Die Lamblienzysten können bei Stuhluntersuchungen unter dem Mikroskop nachgewiesen werden. Zur Behandlung kommen Metronidazol oder Ornidazol infrage.

Entamoeba histolytica

Die durch diesen einzelligen Erreger hervorgerufene Amöbenruhr ist in vielen Ländern verbreitet, besonders in Entwicklungsländern. Die Übertragung findet durch zwischenmenschlichen Kontakt und über den fäkal-oralen Weg statt. Bei homosexuellen Männern treten Amöbeninfektionen des Darms häufig auf. Wird der Erreger im Stuhl festgestellt, empfiehlt der Arzt häufig eine Therapie mit Metronidazol. Eine Komplikation ist die Ausbildung von Amöbenabszessen in der Leber.

Cryptosporidium

Bei Patienten mit Aids (S. 1060) verursacht dieser Erreger häufig Durchfallerkrankungen von längerer Dauer. Auch bei sonst gesunden Personen können Infektionen Beschwerden hervorrufen. Durch verunreinigtes Trinkwasser werden manchmal kleinere Epidemien von Cryptosporidium-Infektionen ausgelöst. Betroffene leiden unter wässrigem Durchfall mit bis zu 25 Darmentleerungen pro Tag. Zur Diagnose wird der Erreger im Stuhl nachgewiesen. Die Erkrankung klingt bei ansonsten gesunden Personen innerhalb von 1 bis 2 Wochen von selbst ab. Bei Aids-Kranken und Patienten mit Immunstörungen anderer Art verläuft die Erkrankung meist chronisch. Bisher gibt es noch keine spezifische Behandlung.

Behandlung

Die meisten infektiösen Durchfallerkrankungen klingen nach gewisser Zeit von alleine ab. Die Patienten sind hauptsächlich durch den Verlust von Flüssigkeit und Elektrolyten (wie Natrium und Kalium) gefährdet, die zu Austrocknungserscheinungen und Kreislaufstörungen führt. Das Ziel jeder Behandlung ist die Aufrechterhaltung des normalen Flüssigkeitshaushalts durch die Zufuhr von Wasser und Elektrolyten.

Bei oraler Einnahme von Flüssigkeit und Elektrolyten klingen die Durchfälle schneller ab als bei intravenöser Zufuhr. Wenn möglich, sollten die Patienten daher die Elektrolytlösungen trinken.

Durchfälle bei Antibiotikatherapie

Symptome

- Durchfälle während oder kurz nach einer Antibiotikatherapie
- Krampfartige Bauchschmerzen
- Fieber

Die Einnahme von Antibiotika kann zu Durchfall führen (antibiotika-assoziierte Kolitis). Besonders häufig kommt dies bei der Behandlung mit Ampicillin, Clindamycin, Cephalosporinen und Aminoglykosiden vor. Meistens entstehen die Durchfälle durch eine Beeinträchtigung der Darmflora durch das Antibiotikum. Es vermehren sich bestimmte Bakterien zum Nachteil anderer, wodurch die normale Dickdarmfunktion aus dem Gleichgewicht gerät und es zu Entzündungen der Darmschleimhaut kommt.

Antibiotikabedingte Durchfälle sind häufig. Bei der Einnahme von Clindamycin sind bis zu

Lebensmittelvergiftung

Eine Lebensmittelvergiftung wird durch verseuchte Nahrungsmittel ausgelöst und führt zu Durchfällen, Übelkeit und Erbrechen sowie Bauchschmerzen und Appetitverlust.

Die meisten Lebensmittelvergiftungen werden durch ein Toxin ausgelöst, das vom Bakterium Staphylococcus aureus gebildet wird. Staphylokokken können bei mangelnder Hygiene von Bakterienträgern auf Lebensmittel übertragen werden und vermehren sich dort unter günstigen Bedingungen rasch. Besonders häufig erkranken Personen nach Genuss von mayonnaisehaltigen Speisen wie etwa Kartoffelsalat oder sahnehaltigem Gebäck.

Andere Erreger, die Lebensmittelvergiftungen auslösen können, sind Bacillus cereus, Clostridium botulinum (→ Botulismus, S. 488), Salmonellen, Escherichia coli, Campylobacter jejuni und das Norwalk-Virus (→ Magen-Darm-Infekte, S. 766).

Was tun?

In den meisten Fällen halten Erbrechen und Durchfälle nur einige Stunden lang an. Wenn die Symptome abgeklungen sind, sollten die Patienten 12 Stunden lang auf feste Kost verzichten und nur Flüssigkeit zu sich nehmen. Danach ist für weitere 24 Stunden eine leichte Schonkost zu empfehlen. Wenn Säuglinge oder Kleinkinder, ältere oder kranke Personen betroffen sind, muss der Arzt um Rat gefragt werden.

Vorbeugung

Um Lebensmittelvergiftungen zu vermeiden, sollten Fleisch und Fleischprodukte sowie mayonnaise- oder sahnehaltige Speisen immer im Kühlschrank aufbewahrt werden. Rohes Fleisch darf nicht mit anderen Speisen in Berührung kommen. Verschimmelte Lebensmittel müssen weggeworfen werden.

25 Prozent und bei Ampicillin bis zu 10 Prozent der Patienten betroffen. Die schwerste Form der durch Antibiotika verursachten Durchfallerkrankungen ist die pseudomembranöse Kolitis.

Der Durchfall setzt 4 bis 10 Tage nach Beginn der Antibiotikabehandlung ein. Meistens verschwinden die Symptome nach Absetzen des Antibiotikums oder nach Abschluss der Behandlung von selbst. In 25 Prozent der Fälle treten die Durchfälle jedoch erst auf, wenn das Antibiotikum nicht mehr eingenommen wird.

Diagnose

Meistens liegt die Diagnose aufgrund der Antibiotikatherapie auf der Hand. Bei schweren Durchfällen wird der Arzt eine Dickdarmspiegelung und Stuhluntersuchungen durchführen, um einen Befall mit dem Bakterium *Clostridium difficile*, dem Auslöser der pseudomembranösen Kolitis, auszuschließen.

Wie gefährlich sind Durchfälle bei Antibiotikatherapie?

Die Beschwerden verschwinden meistens nach Absetzen des Antibiotikums vollständig. Bei manchen Patienten verläuft die Erkrankung aber mit anhaltenden Durchfällen und starken Flüssigkeitsverlusten. Gelegentlich entwickelt sich eine pseudomembranöse Kolitis sogar zu einem lebensbedrohlichen Krankheitsbild.

Behandlung

Bei stärkeren Durchfällen während einer Antibiotikabehandlung wird der Arzt zunächst zur Beendigung der Therapie oder zur Umstellung auf ein anderes Antibiotikum raten.

Wenn eine pseudomembranöse Kolitis mit *Clostridium difficile*-Befall und entsprechenden Beschwerden nachgewiesen wird, ist eine Behandlung mit Vancomycin oder seltener mit Metronidazol angesagt. In leichteren Fällen wird Cholestyramin eingesetzt, das die Clostridien-Giftstoffe im Darm bindet, sodass sie mit dem Stuhl ausgeschieden werden können.

Rückfälle sind nicht ungewöhnlich und erfordern dann erneute Behandlungszyklen.

Malabsorption

Symptome

- Gewichtsverlust
- Durchfall
- Blähungen; krampfartige Bauchschmerzen
- Allgemeine Schwäche
- Übel riechender, fettig-glänzender Stuhlgang von graubrauner Farbe

Während des Verdauungsprozesses werden die Nährstoffe in kleine Einheiten (Moleküle) aufgespalten, die dann über die Darmschleimhaut in den Blutstrom aufgenommen (resorbiert) werden. Manchmal kommt es zur unvollständigen Aufspaltung, einer Maldigestion, oder zu einer Beeinträchtigung der Resorption der Nährstoffe, der so genannten Malabsorption. Dann werden diese Nährstoffe über den Stuhlgang ausgeschieden und können vom Körper nicht verwertet werden.

Verschiedene Erkrankungen können diese Störungen auslösen. Bei Erkrankungen der Bauchspeicheldrüse zum Beispiel fehlen häufig bestimmte Fermente, sodass die Nahrung unvollständig verdaut wird und es zu einer Maldigestion kommt. Bei Erkrankungen des Dünndarms, in dem der größte Teil der Nährstoffresorption stattfindet, gehen durch Malabsorption wichtige Nährstoffe über den Stuhlgang verloren.

Ein Hauptsymptom bei Malabsorption sind fetthaltige Stühle (Steatorrhoe). Der Stuhlgang ist grau oder lehmfarben, klebrig und glänzend. Meistens ist auch das Stuhlvolumen erhöht. Charakteristisch sind »schwimmende« Stühle und ein unangenehm scharfer Geruch. Außer Fett geht in vielen Fällen von Malabsorption auch Eiweiß über den Stuhl verloren, was zu einer Verringerung der Muskelmasse und zu Organschäden führen kann.

Verschiedene Vitamine, wie die Vitamine A, B_{12}, D, E und K sowie Folsäure, sind ebenfalls von den Resorptionsstörungen betroffen, sodass Mangelerscheinungen auftreten können. Vor allem eine Verminderung von Vitamin B_{12} und Folsäure im Blut weist auf eine Malabsorption hin. Bei länger anhaltendem Abgang von Fett mit dem Stuhl geht auch Kalzium in größeren Mengen verloren, was zu Störungen des Mineralhaushalts führt. Eine Folge des Kalziumverlusts ist die Bildung von Kalziumoxalatsteinen in den Harnwegen (S. 844). Daneben kann sich eine Osteomalazie entwickeln, eine Form von Knochenentkalkung (S. 896).

Nachfolgend werden einige der häufigsten Dünndarmerkrankungen erläutert, die eine Malabsorption auslösen. Eine wichtige Ursache von Maldigestion, die chronische Entzündung der Bauchspeicheldrüse, steht auf S. 819.

Zöliakie (Einheimische Sprue)

Zöliakie oder Sprue ist eine häufige Ursache von Malabsorption. Hierbei wird ein in Weizen, Roggen, Hafer und Gerste enthaltenes Eiweiß, das Gluten, nicht vertragen. Wenn Zöliakiepatienten glutenhaltige Nahrungmittel zu sich nehmen, verkümmern die Darmzotten, bis sie schließlich ganz verschwunden sind. Dies hat eine erhebliche Einschränkung der Nährstoffresorption und eine verminderte Produktion bestimmter Verdauungsfermente im Dünndarm zur Folge. Häufige Symptome sind übel riechende, massige Fettstühle, aufgetriebener Leib und Blutarmut.

Bei Kindern mit Zöliakie fallen Gewichtsverlust und Wachstumsstörungen auf. Hinzu kommen Knochenveränderungen wie bei Rachitis. Dies entspricht der Osteomalazie bei erwachsenen Zöliakiepatienten, die mit Knochenschmerzen und Muskelschwäche einhergeht (→ Osteomalazie und Rachitis, S. 896).

Häufig gibt schon die Krankengeschichte mit typischen Beschwerden dem Arzt wichtige Hinweise auf das Vorliegen einer Zöliakie. Im Blut lassen sich Antikörper nachweisen, die gegen einen Bestandteil des Glutens gerichtet sind. Die endgültige Diagnose wird meistens durch die endoskopische Entnahme von Gewebeproben aus dem Dünndarm (Dünndarmbiopsie) mit anschließender feingeweblicher Untersuchung gestellt.

Zur Behandlung ist eine streng glutenfreie Diät notwendig. Wenn Mangelerscheinungen bestehen, wird der Arzt auch Vitamin- und Mineralstoffpräparate verordnen. Die Betroffenen werden aufgeklärt, wie wichtig eine glutenfreie Diät ist und wie man sie im Alltag einhalten kann.

Bei strikter Einhaltung einer glutenfreien Diät erholen sich die Darmzotten allmählich, sodass sich nach einigen Monaten die Schleimhautstruktur im Dünndarm normalisiert hat und ihre normale Resorptionsfähigkeit wiederhergestellt ist. Gleichzeitig verschwinden die Durchfälle, der Gewichtsverlust kommt zum Stillstand und die Patienten nehmen wieder an Gewicht zu. Meistens muss die glutenfreie Diät lebenslang eingehalten werden, da sonst die Beschwerden zurückkehren (S. 285).

Tropische Sprue

Diese Erkrankung kommt örtlich begrenzt in bestimmten tropischen und subtropischen Ländern vor und betrifft auch Touristen. Die Symptome treten in manchen Fällen erst Monate oder Jahre später auf und bestehen wie bei einheimischer Sprue in Durchfällen, Gewichtsverlust und Blutarmut. Auch die Schleimhautveränderungen ähneln denen bei Zöliakie. Als Ursache vermutet man eine bakterielle Infektion.

Die Vorgeschichte des Patienten, Untersuchungen und das Nichtansprechen auf glutenfreie Kost führen zur Diagnose.

Es werden Folsäure und anderen Vitaminpräparate sowie Antibiotika (Tetrazyklin) gegeben. Eine besondere Diät ist nicht notwendig. Manchmal müssen die Antibiotika bis zu 6 Monate lang eingenommen werden.

Bakterielle Überwucherung des Dünndarms

Normalerweise verursacht das Wachstum von Bakterien im Dünndarm keine Probleme, weil sie durch die Muskelkontraktionen der Darmwand (Peristaltik) ständig weitertransportiert und schließlich entfernt werden. Unter bestimmten Bedingungen können sich Darmbakterien jedoch so stark vermehren, dass sie zu Resorptionsstörungen mit Malabsorptionssymptomen führen. Diese Störung ist wahrscheinlich mit für die Durchfällen bei Diabetes mellitus mit Darmbeteiligung verantwortlich.

In den meisten Fällen geht die bakterielle Überwucherung auf eine Störung der Darmperistaltik zurück. Eine Anhäufung von Bakterien entwickelt sich häufig nach Darmoperationen in stillgelegten Darmschlingen. Die Diagnose wird durch den Nachweis von Bakterien in einer Flüssigkeitsprobe des Dünndarms oder auch indirekt mithilfe von Blut-, Urin- oder Atemluftuntersuchungen bestätigt. Zur Behandlung werden Antibiotika eingesetzt.

Sklerodermie

Selten ist bei Sklerodermie, einer Autoimmunkrankheit, auch der Dünndarm befallen. Durch eine Versteifung und Verdickung der Darmwand verkümmern die Muskelschichten. Die Folge sind Malabsorption und Störungen der Darmperistaltik. Häufiger befällt Sklerodermie die Speiseröhre und verursacht dann Sodbrennen und Schluckstörungen (S. 744). Sklerodermie kann in Form einer chronisch fortschreitenden Erkrankung auftreten, die mit der Zeit verschiedene Körperorgane betrifft, was die medizinische Bezeichnung progressive systemische Sklerose (PSS) erklärt (S. 919). Ihre Ursache ist nicht bekannt. Durch die Behinderung der Peristaltik kommt es zu bakterieller Überwucherung im Dünndarm und dadurch zu starken Durchfällen. Die periodische Gabe von Antibiotika kann eine Besserung erzielen.

Aids

Bei Patienten mit Aids sind Malabsorptionserscheinungen häufig (S. 1060). Es wird vermutet, dass die Hauptsymptome, Durchfälle und Gewichtsverlust, durch verschiedene und nicht immer nachweisbare Infektionen des Dünn- und Dickdarms hervorgerufen werden.

Morbus Whipple (Whipple- Krankheit)

Diese mit Malabsorption einhergehende Erkrankung, die durch ein Bakterium ausgelöst wird, betrifft besonders Männer über 45 Jahren. Bei Befall des Dünndarms kommt es zu Durchfällen, Bauchschmerzen und Gewichtsverlust. Als Frühsymptom können Gelenkentzündungen auftreten. Auch eine Dunkelfärbung der Haut kommt vor. Die Patienten leiden häufig unter leichtem Fieber. Zur Diagnosebestätigung dienen Gewebeproben aus dem Dünndarm.

Meistens bessern sich die Beschwerden und die Malabsorptionserscheinungen durch eine Langzeitbehandlung (6 bis 18 Monate) mit Antibiotika.

Amyloidose

Amyloidose wird durch die Ansammlung eines Eiweißstoffs, dem Amyloid, im Körper verursacht. Je nachdem, wo sich die Substanz im Körper ablagert, kann dies nur zu geringen bis hin zu schweren Funktionsstörungen führen. Die Anhäufung von Amyloid im Dünndarmgewebe zum Beispiel bewirkt, dass sich die Schleimhaut verdickt und dann gummiartig, blass und wächsern erscheint. Diese Ablagerungen in der Schleimhaut haben schwere Malabsorptionserscheinungen zur Folge. Zur Diagnose werden endoskopisch entnommene Gewebeproben feingeweblich untersucht, um das Amyloid nachzuweisen.

Bei primärer Amyloidose ist die Behandlung nur auf eine Linderung der Beschwerden ausgerichtet. Oft sind chronische Entzündungen, wie Tuberkulose, Hodgkin-Krankheit und die rheumatoide Arthritis, für die Amyloidablagerungen (S. 974) verantwortlich. Bei dieser sekundären Amyloidose kann die Behandlung der Grunderkrankung weitere Amyloidablagerungen verhindern.

Laktoseunverträglichkeit

Laktose oder Milchzucker kommt in Milch und Milchprodukten vor und ist das wichtigste Kohlenhydrat in Kuhmilch. Für seine Verdauung ist das Ferment Laktase verantwortlich. Zur Laktoseunverträglichkeit kommt es, wenn die Dünndarmschleimhaut nicht genügend Laktase produziert.

Wenn Patienten mit dieser Störung Milch zu sich nehmen, kommt es zu Bauchschmerzen, Blähungen und Durchfällen. Kleine Mengen Milch werden meist vertragen. Rund 70 Prozent der Weltbevölkerung reagiert auf Milchzufuhr mit derartigen Beschwerden und etwa 10 bis 15 Prozent der deutschen Bevölkerung sind von einer Laktoseintoleranz betroffen.

In Verbindung mit anderen Malabsorptionsstörungen wie einheimischer und tropischer Sprue, viralen und bakteriellen Infektionen des Dünndarms (S. 770 und S. 771) sowie Mukoviszidose (S. 720) ist der Laktasegehalt der Dünndarmschleimhaut ebenfalls erniedrigt.

Bei Laktoseunverträglichkeit muss nicht auf Milch verzichtet werden. Es genügt, den Verzehr einzuschränken und den Kalziumbedarf mit Milchprodukten zu decken, die Laktase enthalten, wie Käse und Joghurt.

Kurzdarm-Syndrom

Nach chirurgischer Entfernung eines größeren Darmanteils kann es zu Malabsorptionserscheinungen kommen. Diese Störung ist als Kurzdarm-Syndrom bekannt. Weil manche Nährstoffe nur in bestimmten Dünndarmbereichen resorbiert werden, kommt es nach Operationen zu verschiedenen Ernährungsstörungen. In den meisten Fällen ist die Schleimhaut im noch vorhandenen Darmanteil in der Lage, sich anzupassen und mehr Nährstoffe zu resorbie-

Diabetische Enteropathie

Bei lange bestehender Zuckerkrankheit (Diabetes mellitus) kann es zur Beeinträchtigung der Funktion des unwillkürlichen (vegetativen) Nervensystems kommen, das unter anderem die Muskelkontraktionen im gesamten Verdauungstrakt steuert. Dies führt zu Magenentleerungsstörungen mit geringerer Durchmischung des Speisebreis und verminderter Magenperistaltik, sodass Speisen länger im Magen liegen bleiben. Der Magen vergrößert sich dadurch allmählich und ähnelt einem schlaffen Sack. Betroffene Patienten erbrechen manchmal größere Mengen Flüssigkeit und halbverdaute Speisen. Eine befriedigende Einstellung des Diabetes ist bei dieser Störung sehr schwierig. Manchmal können Medikamente zur Beschleunigung der Magenentleerung, etwa Metoclopramid, diese Beschwerden lindern.

Wenn sich die krankhaften Veränderungen der Nervenbahnen (diabetische Neuropathie) hauptsächlich in der Darmwand abspielen, kommt es zur Beeinträchtigung der Transportfunktion des Darms. Dies führt zu nächtlichen Durchfällen. Auch leichte Malabsorptionsbeschwerden können auftreten, die meist eine Folge anderer, gleichzeitig bestehender Störungen sind, beispielsweise einer bakteriellen Überwucherung des Dünndarms (S. 771), einer Zöliakie (S. 770) oder einer Minderfunktion der Bauchspeicheldrüse (S. 819).

In manchen Fällen können die Durchfälle durch periodische Gabe von Antibiotika (jeden Monat eine Woche lang) gebessert werden.

Durchfälle können auch auftreten, wenn die diabetische Neuropathie größere, zum Darm führende Nerven betrifft. Eine Behandlung mit dem Wirkstoff Clonidin kann dann helfen.

ren, sodass keine Malabsorption eintritt. Nur bei Verlust eines großen Darmanteils oder beim Entfernen kleiner Abschnitte des letzten Dünndarmabschnitts vor dem Übergang zum Dickdarm kommt es zu Durchfällen und anderen Malabsorptionssymptomen.

Akute Appendizitis

Symptome
- Bauchschmerzen, die häufig im Oberbauch oder Nabelbereich beginnen und allmählich in den rechten Unterbauch wandern
- Übelkeit und Erbrechen
- Gefühl von Stuhldrang
- Appetitlosigkeit und leichtes Fieber

Der Appendix, auch Wurmfortsatz genannt, steht als blind endendes Anhängsel mit dem ersten Abschnitt des Dickdarms, dem Zäkum oder Blinddarm, in Verbindung. Er ist etwa 10 cm lang und formt einen Hohlraum. Welche Bedeutung oder Funktion er im Körper hat, ist nicht bekannt. Der Wurmfortsatz kann sich gelegentlich ohne eindeutige Ursache entzünden, schwillt an und füllt sich mit Eiter. Diese Erkrankung wird Appendizitis – fälschlicherweise auch Blinddarmentzündung – genannt.

Die Appendizitis kann in jedem Alter auftreten, 10- bis 30-Jährige sind häufig betroffen.

Diagnose
Die Beschwerden sind unterschiedlich und verschieden stark ausgeprägt und reichen von Appetitlosigkeit und unbestimmten »Magenbeschwerden« bis zu starkem Erbrechen und heftigen Bauchschmerzen. Häufig besteht auch leichtes Fieber. Vor allem bei sehr jungen und sehr alten Patienten können die Symptome fehlen. Typisch sind schmerzhafte Druckpunkte im Bauchbereich, die der Arzt prüft. Meistens wird auch eine rektale Untersuchung (Austastung des Mastdarms) durchgeführt.

Bei Verdacht auf akute Appendizitis ist eine sofortige Aufnahme ins Krankenhaus erforderlich. Dort können Blut- oder Ultraschalluntersuchungen zur Diagnosestellung beitragen.

Wie gefährlich ist die akute Appendizitis?
Eine Appendizitis führt selten zum Tod, ist allerdings bei Säuglingen und Greisen in vielen Fällen nur schwer zu diagnostizieren und löst dadurch häufiger Komplikationen aus.

Platzt der entzündete Wurmfortsatz auf und entleert sich Eiter in die Bauchhöhle, kann sich eine Bauchfellentzündung (Peritonitis) ent-

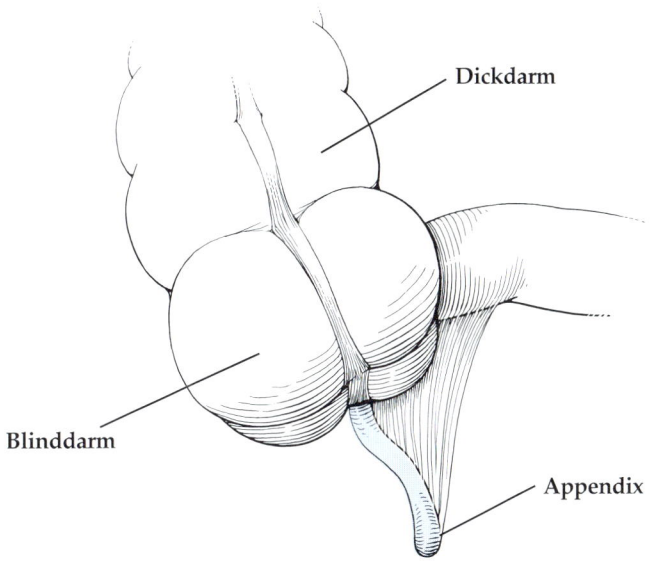

wickeln, eine Entzündung der Schleimhaut, die die Bauchhöhle innen auskleidet. Für den Patienten ist dies oft lebensbedrohlich.

Behandlung

Chirurgische Behandlung
Bei akuter Appendizitis muss der entzündete Wurmfortsatz chirurgisch entfernt werden. Die normale Verdauung wird durch das Fehlen des Appendix nicht beeinträchtigt.

Meckel-Divertikel

Divertikel sind von Schleimhaut ausgekleidete Aussackungen oder Taschenbildungen in der Darmwand, die sich an Schwachstellen in der Muskelschicht bilden. Sie können auch angeboren sein, wie das Meckel-Divertikel, das bei 1 bis 2 Prozent der Bevölkerung vorkommt. Die Taschenbildung tritt im letzten Abschnitt des Dünndarms (Ileum) auf. Das Meckel-Divertikel ist ungefähr 5 cm lang.

Die meisten Menschen mit dieser Fehlbildung haben keine Beschwerden, in manchen Fällen jedoch entwickelt sich in einem Meckel-Divertikel ein Geschwür oder eine Entzündung. Bei Kindern unter 2 Jahren kann es zu starken Blutungen aus dem Enddarm kommen, meist ohne besondere Schmerzsymptomatik. Bei erheblichen entzündlichen Veränderungen der Divertikel besteht das Risiko eines Dünndarmverschlusses oder einer Perforation der Darmwand. Bei Komplikationen werden die Divertikel chirurgisch entfernt.

Der wurmförmige Appendix steht mit dem Blinddarm in Verbindung. Er hat keine bekannte Funktion im Körper. Entzündet er sich, ist er sofort ärztlich zu behandeln.

Invagination

Symptome

- Plötzliche heftige Bauchschmerzen
- Schwäche und Kollapsneigung
- Erbrechen, häufig mit Galle vermischt
- Blut im Stuhl
- Flache Atmung
- Schock

Bei einer Invagination schiebt sich ein Teil des Darms teleskopartig in den anschließenden Darmabschnitt. Diese Störung ist selten, aber bei Kindern zwischen 3 Monaten und 6 Jahren häufigster Grund für einen Darmverschluss.

Die Ursache ist nicht bekannt, in manchen Fällen scheint sie aber im Zusammenhang mit Virusinfekten aufzutreten. Auch ein Meckel-Divertikel erhöht das Risiko einer Invagination.

Im typischen Fall treten die Beschwerden plötzlich auf. Das betroffene Kind klagt über heftige, kolikartige Bauchschmerzen und wird nach einiger Zeit schwächer und lethargisch.

Diagnose

Falls bei einem Kind die entsprechenden Symptome auftreten, muss umgehend der Arzt verständigt werden. Die typischen Beschwerden zusammen mit der körperlichen Untersuchung reichen in vielen Fällen zur Diagnosestellung aus. Häufig sind auch eine Ultraschalluntersuchung oder Röntgenaufnahme des Darms mit oder ohne Kontrastmittel erforderlich (S. 762).

Wie gefährlich ist eine Invagination?

Die meisten Kinder erholen sich rasch, wenn die Behandlung innerhalb 24 Stunden einsetzt.

Behandlung

Ein Bariumkontrasteinlauf genügt in vielen Fällen, um den invaginierten Darmabschnitt wieder in seine richtige Position zu schieben. Bei bis zu 10 Prozent der so behandelten Kinder kommt es jedoch zu einem Rückfall. Eventuell kann eine Operation notwendig werden.

Exsudative Enteropathie (Enterales Eiweißverlustsyndrom)

Symptome

- Schwellungen an verschiedenen Körperstellen (Ödeme)
- Häufige Infektionen

Bei verschiedenen Darmerkrankungen werden vermehrt Eiweiße aus dem Blut in den Magen-Darm-Trakt ausgeschieden und gehen über den Stuhl verloren, vor allem bei chronischen Entzündungen und Geschwüren der Schleimhaut, wie Morbus Crohn oder Colitis ulcerosa, und bei Lymphabflussstörungen im Darm.

Beschwerden, zum Beispiel generalisierte Ödeme und Infektanfälligkeit, gehen auf eine Verminderung der Bluteiweiße durch den Eiweißverlust im Stuhl zurück.

Eine exsudative Enteropathie kann auch durch eine Erweiterung der Lymphgefäße im Darm ausgelöst werden. Neben Eiweiß geht hierbei auch Fett über die Lymphgefäße in das Innere des Darms verloren. Diese Störung tritt häufig aus unbekannter Ursache bei Kindern und Jugendlichen auf oder als Folge bei Erkrankungen mit Aufstau der Lymphgefäße.

Die Behandlung der Grunderkrankung beseitigt meistens den Eiweißverlust. Ansonsten müssen die Patienten eine Diät mit Verzicht auf bestimmte Fette einhalten.

Intestinale Pseudoobstruktion

Symptome

- Anfallsartige Bauchschmerzen
- Übelkeit und Erbrechen
- Gewichtsverlust

Bei dieser Erkrankung ist die Darmfunktion genauso gestört wie bei einer Blockierung, obwohl keine vorliegt. Darmabschnitten blähen sich auf, es kommt zu akuten, anfallsartigen Bauchschmerzen, Übelkeit und Erbrechen. Malabsorptionsbeschwerden (S. 770) mit Gewichtsverlust können mit einhergehen. Die Ursache liegt in einer Erkrankung der Darmmuskulatur oder der Nerven, die die Darmperistaltik steuern. Ist die intestinale Pseudoobstruktion die Folge einer Grunderkrankung wie Sklerodermie (S. 771) oder Diabetes (S. 725), wird sie als sekundär bezeichnet.

Die Behandlung ist schwierig. In schweren Fällen müssen die Patienten intravenös ernährt werden.

Karzinoidsyndrom

Symptome

- Anfallsweise Hautrötung (Flush)
- Durchfälle

Karzinoidtumore sind langsam wachsende, bösartige Tumore, die sich vor allem im Dünndarm und Appendix, aber auch im übrigen

Magen-Darm-Trakt entwickeln und von dort Tochtergeschwülste in die Leber, die Lunge und andere Organe entsenden können.

Diese Tumore produzieren in manchen Fällen extreme Mengen einer im Körper vorhandenen Substanz und lösen das Karzinoidsyndrom aus, das in anfallsweiser Hautrötung (Flush) und Durchfällen zum Teil mit kolikartigen Schmerzen besteht.

Ziel der Behandlung ist eine Verringerung der Tumorgröße durch chirurgische Entfernung oder Chemotherapie. Ob eine völlige Heilung erzielt werden kann, hängt vom Zeitpunkt der Diagnose und dem Ort der Tumorentstehung ab. Viele Patienten überleben 5 bis 10 Jahre, sogar wenn der Tumor schon Tochtergeschwülste (Metastasen) verursacht hat. Zum Tod führen meist eine durch das Karzinoidsyndrom bedingte Herzinsuffizienz oder ein Leberversagen aufgrund von Tochtergeschwülsten.

Morbus Crohn (Enteritis regionalis)

Symptome
- Chronische Durchfälle
- Leichtes Fieber
- Allgemeine Schwäche
- Gewichtsverlust
- Schmerzen in Nabelgegend und rechtem Unterbauch
- Gelenkschmerzen
- Hautveränderungen

Zwei sehr ähnliche Erkrankungen des Magen-Darm-Trakts, der Morbus Crohn und die Colitis ulcerosa (S. 777), werden meist unter dem Begriff der chronisch entzündlichen Darmerkrankungen zusammengefasst. Ihre Ursache ist bis heute nicht bekannt.

Der Morbus Crohn wird auch als Ileitis terminalis, Enteritis regionalis oder granulomatöse Kolitis bezeichnet. Die chronische Entzündung beschränkt sich auf den letzten Abschnitt des Dünndarms (Ileum), kann aber auch andere Bereiche des Magen-Darm-Trakts befallen, etwa Dickdarm und Speiseröhre. Alle Schichten der Darmwand sind entzündlich verändert.

Morbus Crohn ist nicht sehr häufig, rund 0,01 bis 0,05 Prozent der Bevölkerung sind betroffen. Sowohl Kinder als auch Erwachsene können erkranken, wobei der Altersgipfel bei Diagnosestellung bei 20 bis 30 Jahren liegt.

Unklar ist, ob genetische oder Umweltfaktoren bei der Entstehung eine Rolle spielen. Rund einer von vier Crohn-Patienten hat einen Familienangehörigen mit der gleichen Erkrankung oder mit Colitis ulcerosa.

Bei entsprechender Kost und unter ärztlicher Betreuung können die Patienten in der Regel ein nahezu normales Leben führen.

Diagnose
Die Symptome bei Morbus Crohn äußern sich in anhaltenden Durchfällen, Schmerzen vor allem im rechten Unterbauch, leichtem Fieber und Leistungsabfall. Häufig verlieren die Patienten auch erheblich an Gewicht.

Nach Ausschluss anderer Erkrankungen, zum Beispiel Appendizitis oder Darminfektionen, erfolgt eine endoskopische Untersuchung des Dickdarms (→ Koloskopie, S. 788). Dabei werden die Dickdarmschleimhaut und der letzte Abschnitts des Ileums eingesehen und Gewebeproben entnommen. Oft wird auch eine Kontrastmitteluntersuchung des Dünndarms durchgeführt (S. 762), bei der fadenförmige Engstellen und ein »Pflastersteinrelief« der Schleimhaut Morbus Crohn anzeigen.

Wie gefährlich ist Morbus Crohn?
Der Verlauf des Morbus Crohn ist von Patient zu Patient unterschiedlich. Meistens verläuft die Erkrankung jedoch in Schüben.

Die Durchfälle können so schwer sein, dass sie zu enormem Gewichtsverlust und Nährstoffmangel führen. In manchen Fällen weigern sich Betroffene zu essen, weil die Nahrungsaufnahme mit Bauchschmerzen einhergeht.

Die chronisch entzündlichen Veränderungen bei Morbus Crohn können verschiedene Komplikationen mit sich bringen. Eine zuneh-

Die Röntgenaufnahme mit Kontrastmittel zeigt eine fadenförmige Verengung (Pfeil) des letzten Dünndarmabschnitts (terminales Ileum) bei Morbus Crohn.

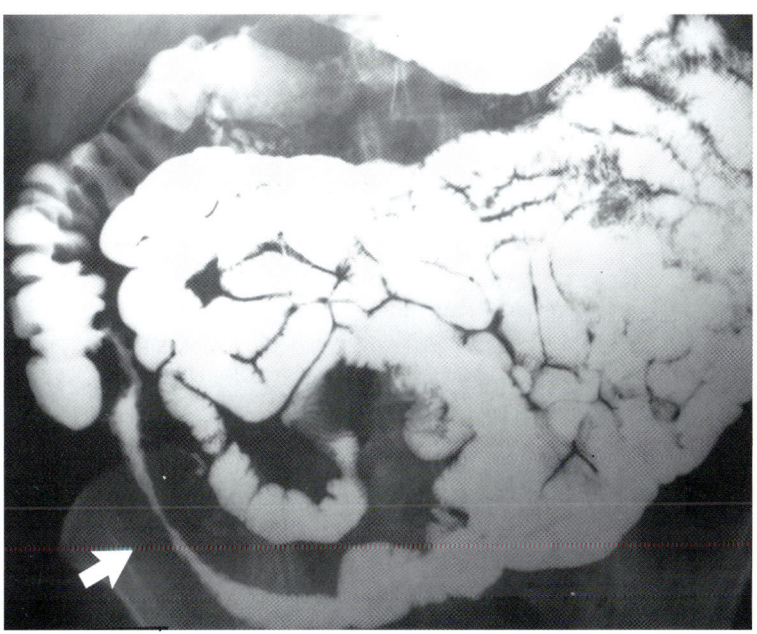

mende Blockierung der Darmpassage, vor allem im Dünndarmbereich, erfordert in vielen Fällen eine Operation.

Eine weitere Komplikation sind Fisteln und Fissuren im After- und Enddarmbereich. Fisteln sind krankhafte Verbindungen zwischen zwei Darmabschnitten oder zwischen Darm und Haut, manchmal auch zwischen Darm und Harnblase oder Scheide. In der Schleimhaut des Analkanals können Einrisse oder Spaltbildungen auftreten, die häufig nach außen bis zur Haut um den After herum reichen, die Analfissuren (S. 796). Bei Fistelbildung zwischen zwei Darmabschnitten kann es aufgrund der Umgehung von Darmabschnitten, die zur Nährstoffresorption notwendig sind, zu Mangelerscheinungen kommen. Bei äußeren Fisteln entleert sich manchmal Darminhalt in kleinen Mengen kontinuierlich nach außen, was zu Hautentzündungen führen kann. Geringe Blutbeimengungen im Stuhl kommen vor, stärkere Blutungen sind dagegen bei Morbus Crohn selten.

Oft sprechen die entzündlichen Verengungen im Dünndarm und die Fistelbildungen nicht auf Medikamente an und müssen operiert werden. Nur selten kommt es bei Morbus Crohn zur Darmperforation oder bösartigen Entartung.

Häufig treten aber Beschwerden außerhalb des Magen-Darm-Trakts auf. Hierzu gehören Gelenkentzündungen – allem große Gelenke sind betroffen – oder entzündliche Veränderungen von Auge oder Haut. Gelegentlich kommt es zur nichteitrigen Entzündung der Gallenwege (→ Primär sklerosierende Cholangitis, S. 814) und zu Nierensteinen. Nur sehr selten heilt ein Morbus Crohn völlig aus, häufig gibt es längere beschwerdefreie Intervalle.

Behandlung

Arzneimitteltherapie

Es gibt keine Medikamente zur ursächlichen Behandlung und Heilung von Morbus Crohn. In den beschwerdefreien Intervallen ist eine Behandlung manchmal nicht notwendig. Falls der Patient nur leichte Symptome hat, kann eine unspezifische Behandlung, beispielsweise mit einer Ernährungsumstellung, versucht werden.

Bei akuten Schüben oder chronisch aktivem Krankheitsbild werden entzündungshemmende Wirkstoffe, etwa Sulfasalazin oder Kortikoide, eingesetzt. Sulfasalazin ist bei Dickdarmbefall besonders wirksam.

Wenn dieses Medikament nicht vertragen wird oder keine Wirkung zeigt, kann Mesalazin gegeben werden. Es enthält wie Sulfasalazin den Wirkstoff 5-Aminosalicylsäure, hat aber weniger Nebenwirkungen. Mesalazin kann auch in Form von Zäpfchen oder Einläufen angewendet werden.

Ist der Morbus Crohn auf den letzten Abschnitt des Dickdarms beschränkt, sind auch Kortisoneinläufe wirksam. Orale Kortisonpräparate kommen erst bei schweren Schüben zum Einsatz und wirken bei Dünndarm- und bei Dickdarmbefall. In schweren Fällen, die nicht auf die eben genannte Behandlung ansprechen, kann eine Arzneimitteltherapie zur Unterdrückung des Immunsystems (Immunsuppression) mit beispielsweise Azathioprin den Morbus Crohn zum Stillstand bringen.

Bei überwiegendem Befall des Dickdarms mit Fistelbildung oder Fissuren im Analbereich ist auch Metronidazol wirksam. Allerdings kommt es häufig zu Nebenwirkungen wie etwa Taubheitsgefühl und Empfindungsstörungen in Fingern und Zehen als Zeichen einer Schädigung der kleinen Nervenbahnen. Der Arzt wird daher eine Langzeitbehandlung mit Metronidazol vermeiden und den Wirkstoff nach 3 bis 4 Monaten in kleinen Schritten absetzen.

Alle diese bei Morbus Crohn eingesetzten Medikamente lindern durch ihre entzündungshemmende Wirkung die Beschwerden, können die Erkrankung aber nicht heilen.

Ernährung

Bei Patienten mit Morbus Crohn können die Nährstoffe in der Nahrung häufig nicht ausreichend resorbiert werden, vor allem dann, wenn die Erkrankung einen Großteil des Dünndarms befallen hat oder größere Dünndarmabschnitte chirurgisch entfernt werden mussten.

Wenn Mangelerscheinungen auftreten, wird der Arzt zur Einnahme von Vitaminen oder Mineralstoffen raten. Ein Mangel an Vitamin B_{12}, das im letzten Dünndarmabschnitt (Ileum) resorbiert wird, kommt bei Patienten mit Morbus Crohn häufig vor. Einmal pro Monat wird das Vitamin dann intramuskulär verabreicht.

Gallensäuren werden auch im letzten Abschnitt des Dünndarms resorbiert. Bei Resorptionsstörungen in diesem Bereich kommt es zu Durchfällen, weil die Gallensäuren erhebliche Mengen Wasser im Darm binden.

Patienten mit aktivem Morbus Crohn und Zeichen von Mangelernährung profitieren manchmal von der Einnahme so genannter »Astronautenkost«. Bei akuten Krankheitsschüben ist in schweren Fällen eine alleinige intravenöse (parenterale) Ernährung für Wochen oder sogar Monate erforderlich, um den erkrankten Darm ruhig zu stellen.

Chirurgische Behandlung

Chirurgische Behandlung

Ungefähr 70 Prozent aller Patienten mit Morbus Crohn müssen im Verlauf der Erkrankung operiert werden, meistens wegen Komplikationen wie etwa Blockierungen der Darmpassage, Abszessen und Perforationen. Bei sehr vielen operierten Patienten kommt es zu Rückfällen.

In besonders schweren Fällen muss, falls der Morbus Crohn nur den Dickdarm betrifft und die medikamentöse Behandlung erfolglos bleibt, der gesamte Dickdarm entfernt werden. Bei dieser Operation werden Dickdarm, Mastdarm und After entfernt und ein künstlicher Darmausgang geschaffen. Der Eingriff wird als Ileostomie (Ileumfistelung) bezeichnet. Um den künstlichen Darmausgang (Stoma) wird auf der Haut ein spezieller Plastikbeutel angeklebt, in den sich der Stuhl entleert (s. unten).

Colitis ulcerosa

Symptome

- Blutig-schleimige Durchfälle, bis zu 20-mal pro Tag
- Bauchschmerzen
- Schmerzhafter Stuhldrang
- Fieber
- Gewichtsverlust
- Gelenkschmerzen
- Hautveränderungen

Die Colitis ulcerosa wird als chronisch entzündliche Darmerkrankung bezeichnet. Ihre Ursache ist nicht bekannt. Im Gegensatz zum Morbus Crohn, der jeden Abschnitt des Magen-Darm-Trakts befallen kann, ist von dieser Erkrankung nur der Dickdarm betroffen.

Künstlicher Darmausgang

Bei Erkrankungen wie Darmkrebs oder Morbus Crohn kann im Rahmen der chirurgischen Behandlung die Anlage eines künstlichen Darmausgangs erforderlich werden. Diese Operationen werden als Kolostomie oder Ileostomie bezeichnet. Dabei wird eine Öffnung (Stoma) in der Bauchwand geschaffen, durch die nach Entfernung des kranken Darmabschnitts ein kurzes Stück des gesunden Darms nach außen geführt und angenäht wird. Die Stuhlentleerung erfolgt dann in einen außen auf der Haut angebrachten Plastikbeutel.

Wenn ein Dickdarmanteil den künstlichen Darmausgang bildet, spricht man von Kolostomie. Wenn dagegen ein Endabschnitt des Dünndarms (Ileum) durch die Bauchhaut nach außen geführt wird, liegt eine Ileostomie vor.

Kolostomie

Der Chirurg legt den Bauchschnitt so an, dass er den Dickdarm gut einsehen und erkrankte Bereiche entfernen kann. In manchen Fällen werden auch Mastdarm und After entfernt und der normale Darmausgang verschlossen. Durch einen zweiten, kleineren Schnitt in der Bauchwand wird ein kurzes Stück des gesunden Dickdarms nach außen geführt und an-

genäht. Zum Auffangen des Stuhlgangs werden dicht schließende Plastikbeutel um die Öffnung (Stoma) angebracht.

Je nach dem welcher Dickdarmabschnitt entfernt werden muss,

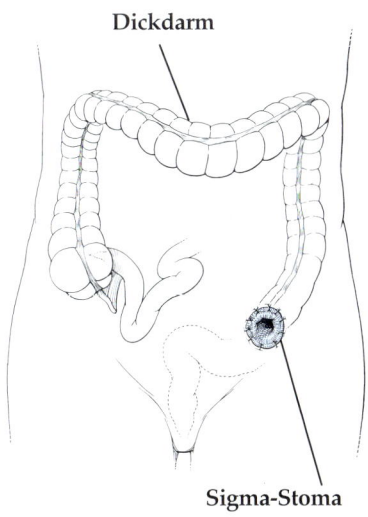

Dickdarm

Sigma-Stoma

Beim Anlegen eines künstlichen Darmausgangs (hier im Sigmabereich) wird nach dem Entfernen des erkrankten Darmabschnitts der Restdarm nach außen geführt. Über dieser Öffnung, die in der Bauchwand (Stoma) liegt, befindet sich dann ein dicht schließender Plastikbeutel, in den sich der Stuhl entleert.

kommen verschiedene Arten von Kolostomien infrage. Die Konsistenz des Stuhls hängt davon ab, an welcher Stelle der Verdauungsprozess unterbrochen wird. Wird der erste Dickdarmabschnitt an das Stoma angebracht, führt dies zu einer breiigen Konsistenz des Stuhls, während er beim Anschluss von näher am Darmausgang liegenden Abschnitten eher geformt ist.

In vielen Fällen ist die Anlage eines künstlichen Darmausgangs endgültig, manchmal erfolgt sie auch nur vorübergehend, um Darmabschnitte bei Verletzungen oder Erkrankungen stillzulegen. In diesen Fällen wird nach Abheilung des Darms das Stoma verschlossen und die zuvor getrennten Darmabschnitte wieder miteinander verbunden.

Ileostomie

Diese Operation wird durchgeführt, wenn Dickdarm und Mastdarm entfernt werden müssen.

Bei der konventionellen Ileostomie wird ein Dünndarmabschnitt durch eine operative Öffnung in der Bauchwand nach außen geführt. Wie bei der Kolostomie erfolgt die Stuhlentleerung in einen Plastikbeutel. Der Stuhlgang ist sehr flüssig, weil der Verdauungsprozess in die-

sem Fall vor Erreichen des Dickdarms abbricht, in dem normalerweise viel Flüssigkeit aus dem Darminhalt wieder resorbiert wird.

Eine Variante dieser Operation ist
die kontinenzerhaltende Ileostomie.
Hierbei wird aus Teilen des Dünndarms innen an der Bauchwand eine
taschenförmige Ausbuchtung und
eine Art Ventil vor dem Durchtritt
des Darms nach außen gebildet. In
dieser inneren Dünndarmtasche
sammelt sich der Stuhl. Bei Bedarf
wird er über einen dünnen Schlauch
(Katheter), der durch die Öffnung in
der Bauchwand in die Tasche eingeführt wird, entleert. Zwischenzeitlich
hält das Ventil den künstlichen
Darmausgang dicht verschlossen.

Obwohl die Darmentleerung mit
dem Katheter völlig schmerzlos ist,
brauchen manche Patienten Zeit, bis
sie es sich zutrauen, diese Prozedur
selbst vorzunehmen. Anfangs sollte
die Tasche ungefähr alle 2 Stunden
entleert werden, später genügen 2 bis
4 Entleerungen pro Tag.

Eine solche Ileumtaschenbildung
wird dann vorgenommen, wenn
beim Entfernen des Dickdarms, beispielsweise wegen Colitis ulcerosa
(S. 777) oder familiärer Polyposis
(S. 786), die Herstellung einer ileo-
analen Anastomose (S. 780) nicht
möglich ist. Bei Morbus Crohn ist
dieses Vorgehen nicht möglich.

Postoperative Änderungen der Lebensweise

Nach der Anlage eines künstlichen
Darmausgangs gleich welcher Art ist
eine gewisse Anpassungszeit an die
ungewohnten Körperverhältnisse erforderlich. Speziell für die Betreuung
von Stomaträgern ausgebildete Berater und Selbsthilfegruppen können
dabei Hilfestellung geben.

Körperliche Tätigkeit

In den ersten 6 bis 8 Wochen nach der
Operation sollten die Patienten es
vermeiden, die Bauchmuskulatur
beim Heben, Schieben oder Ziehen
von Objekten, die mehr als 2 bis 5 kg
wiegen, anzustrengen. Nach und
nach können sie die meisten körperlichen und sportlichen Tätigkeiten
wieder aufnehmen. Allgemein sind
Wandern, Schwimmen und einfache
gymnastische Übungen gut geeignet,
die Muskulatur zu stärken und die
Verdauung zu unterstützen.

Baden und Duschen

Beim Baden oder Duschen kann der
Plastikbeutel über dem Stoma belassen oder entfernt werden. Allerdings
sollte man vermeiden, mit angeleg-
tem Beutel lange heiß zu baden oder
zu duschen. Manche Patienten finden es angenehmer, das Stoma beim
Baden über dem Wasserspiegel zu
behalten.

Sexualleben

Die meisten Ärzte raten zu sexueller
Enthaltsamkeit in der ersten Zeit
nach der Operation. Danach können
wieder sexuelle Beziehungen aufgenommen werden. Viele Patienten
glauben anfangs, dass ihr Partner sie
sexuell nicht mehr anziehend findet.
Mit Geduld und Gesprächen lassen
sich Schwierigkeiten überwinden.

Mit der Zeit finden die Patienten
heraus, welche Stellungen beim Verkehr am angenehmsten für sie sind.
Störungen der Sexualfunktion sind
nach der Operation nicht selten.
Schmerzen in der Scheide beim Verkehr oder Erektionsstörungen sind
normalerweise vorübergehende Probleme. Falls diese Störungen jedoch
monatelang anhalten, sollte man
ärztlichen Rat einholen.

Der Hausarzt kann auch bei allgemeinen Fragen zu bestimmten Tätigkeiten, wie etwa Autofahren, um Rat
gefragt werden.

Die für Colitis ulcerosa typischen entzündlichen Veränderungen sind winzige Geschwüre und mikroskopisch kleine Abszesse, die auf
die innerste Schicht der Darmschleimhaut beschränkt sind. Die Erkrankung beginnt meistens im Enddarm und kann sich von dort aus
im gesamten Dickdarm ausbreiten, befällt aber
nie den Dünndarm. In vielen Fällen ist nur der
Enddarm betroffen (Proktitis).

Die Colitis ulcerosa betrifft alle Altersgruppen, am häufigsten tritt sie bei 15- bis 35-Jähri-
gen auf. Wie bei Morbus Crohn gibt es auch bei
Colitis ulcerosa eine familiäre Häufung.

Diagnose

Bei Verdacht auf Colitis ulcerosa ist eine Rektosigmoidoskopie erforderlich. Hierbei wird ein
flexibles Endoskop in den Enddarm eingeführt
und bis zum Sigma vorgeschoben, sodass der
Arzt die Schleimhaut dieser Darmabschnitte
beurteilen kann (S. 790). Außerdem werden Gewebeproben zur feingeweblichen Untersuchung entnommen. Bei unklaren Fällen kommen Röntgenuntersuchungen mit Kontrastmittel (S. 762) infrage oder eine endoskopische
Untersuchung des Dickdarms (S. 788).

Wie gefährlich ist Colitis ulcerosa?

Die Colitis ulcerosa ist eine chronische Erkrankung. Sie verläuft häufig schubweise, wobei
sich beschwerdefreie Phasen mit Episoden von
blutigen Durchfällen und Bauchschmerzen abwechseln. Eine kontinuierliche Zunahme der
Beschwerden ist möglich.

In rund 15 Prozent der Fälle ist der gesamte
Dickdarm von den entzündlichen Veränderungen betroffen und die Erkrankung nimmt einen
schweren Verlauf. Es kommt zu starken, blutig-
schleimigen Durchfällen, Fieber und Bauchschmerzen. Beim Auftreten der Beschwerden
kann eine Notfallsituation vorliegen, da sie Anzeichen einer ausgedehnten Entzündung der

Schleimhaut sind. Es besteht die Gefahr einer massiven Überblähung des Dickdarms (toxisches Megakolon) mit Perforationsrisiko.

Bei Colitis ulcerosa können auch Symptome außerhalb des Magen-Darm-Trakts auftreten. Hierzu gehören Schmerzen in den großen Gelenken, am häufigsten in Knie- Sprung- und Handgelenken. In manchen Fällen besteht gleichzeitig ein Morbus Bechterew (S. 914). Auch Hautveränderungen kommen bei Colitis ulcerosa vor, unter anderem das Erythema nodosum (schmerzhafte Schwellungen auf der Haut, die allmählich in dunkel gefärbte Hautflecken übergehen und dann wie Blutergüsse aussehen) und das Pyoderma gangränosum (chronische Hautgeschwüre).

Auch akute Entzündungen des Auges können auftreten. Selten ist der Galleabfluss aus der Leber gestört (S. 814).

Patienten, bei denen die Colitis ulcerosa den gesamten oder nahezu den gesamten Dickdarm betrifft, haben nach 8- bis 10-jährigem Krankheitsverlauf ein erhöhtes Risiko, an Dickdarmkrebs zu erkranken. Bei Patienten, deren Colitis weniger ausgedehnt ist (nur den absteigenden Dickdarm betrifft), ist dieses Risiko geringer und erst nach 15- bis 20-jähriger Krankheitsdauer ersichtlich. Die Gefahr einer bösartigen Entartung ist eher abhängig von der Gesamtdauer der Erkrankung und weniger von der Ausdehnung der Entzündung.

Behandlung
Ziel der Behandlung ist die Eindämmung der Entzündungserscheinungen, die Besserung der Beschwerden und die Verhinderung von Komplikationen.

Arzneimitteltherapie
Bei Colitis ulcerosa werden zumeist die entzündungshemmenden Wirkstoffe Sulfasalazin, Mesalazin, Olsalazin sowie Kortisonpräparate eingesetzt.

Bei gering ausgeprägten Krankheitsschüben und zur Erhaltungstherapie in beschwerdefreien Phasen genügt meist die Einnahme von Sulfasalazin. Mesalazin und Olsalazin leiten sich von dieser Substanz ab. Sie kommen infrage, wenn Sulfasalazin nicht vertragen wird oder keine ausreichende Wirkung zeigt. Mesalazin kann auch in Form von Zäpfchen oder Einläufen gegeben werden. Bei schwerem Verlauf mit blutigen Durchfällen ist häufig eine Behandlung mit Kortisonpräparaten (S. 919) erforderlich. Ist die Entzündung nur auf den Enddarm beschränkt, können auch Kortisoneinläufe eine Besserung bewirken.

Bei massivem Befall des Dickdarms mit nicht beherrschbaren Durchfällen müssen Betroffene stationär aufgenommen werden, um den Darm vorübergehend durch intravenöse Flüssigkeitszufuhr und Ernährung ruhig zu stellen.

In manchen Fällen kann unter strenger ärztlicher Überwachung eine immunsuppressive Behandlung erfolgen.

Ernährung
Eine Beeinflussung der Colitis ulcerosa durch bestimmte Kostformen ist nicht erwiesen. Es ist ratsam, solche Speisen zu vermeiden, die offensichtlich Beschwerden verursachen.

Chirurgische Behandlung
Bei 20 bis 25 Prozent aller Patienten mit Colitis ulcerosa wird irgendwann eine Operation erforderlich, vor allem wenn die Erkrankung nicht auf Medikamente anspricht oder schwere Komplikationen auftreten. Am häufigsten wird eine Entfernung des gesamten Dickdarms einschließlich des Mastdarms mit Anlage einer ileo-analen Anastomose (direkte Verbindung zwischen Ileum und After) durchgeführt. Im Gegensatz zu den früher üblichen Eingriffen bleibt hierbei der normale Stuhlabgang durch den After erhalten. Der Eingriff wird von den meisten Patienten, bei denen er selektiv – das heißt nicht im akuten Schub – durchgeführt wird, gut vertragen.

Nach einer Krankheitsdauer von 8 bis 10 Jahren wird der Arzt raten, regelmäßig endoskopische Vorsorgeuntersuchungen des Dickdarms (S. 788) durchführen zu lassen, um bösartige Entartungen der Schleimhaut frühzeitig zu entdecken und Gewebeproben zu entnehmen. Alternativ kommt auch die Entfernung des gesamten Dickdarms (→ Ileo-anale Anastomose, S. 780) zur Krebsvorbeugung infrage.

Dünndarmtumore

Symptome
- Bauchschmerzen, häufig krampfartig
- Blut im Stuhl
- Übelkeit und Erbrechen
- Gewichtsverlust

Dünndarmtumore sind relativ selten, sie stellen nur 3 bis 6 Prozent aller Geschwulstbildungen im Magen-Darm-Trakt dar und können sowohl gut- als auch bösartig sein.

Die meisten Tumore in diesem Bereich sind gutartig und werden am häufigsten bei 40- bis 60-Jährigen diagnostiziert. Normalerweise tre-

Ileo-anale Anastomose

Früher gab es zur operativen Behandlung der Colitis ulcerosa nur die Ileostomie. Bei dieser Operation werden der Dickdarm und der Mastdarm entfernt und der Restdarm an eine Öffnung in der Bauchwand (Stoma) angeschlossen. Nach der konventionellen Ileostomie muss diese Öffnung mit einem Plastikbeutel zum Auffangen des Stuhls versehen sein.

Heutzutage wird bei einer Operation der Colitis ulcerosa zumeist eine ileo-anale Anastomose angelegt. Dabei wird der gesamte Dickdarm einschließlich des Mastdarms entfernt, wobei der Schließmuskel aber erhalten bleibt. Der Chirurg bildet aus dem Ileum (letzter Dünndarmabschnitt) eine Art Tasche und näht diese an den After an.

Damit die Naht zwischen der Ileumtasche und der Aftermuskulatur gut verheilen kann, wird zur Stilllegung dieses Bereichs vorübergehend ein künstlicher Darmausgang (S. 777) angelegt. Nach einiger Zeit wird dieser verschlossen und die normale Darmpassage wiederhergestellt, sodass die Stuhlentleerung wie üblich über den After erfolgt.

Allerdings ist in manchen Fällen, vor allem bei älteren Menschen und solchen mit schwacher Schließmuskelfunktion, ein permanenter künstlicher Darmausgang auch heute noch die geeignetere Methode.

Vorgehensweise

Bei der Anlage einer ileo-analen Anastomose werden Dick- und Mastdarm durch einen Bauchschnitt entfernt. Dann entfernt der Chirurg die Schleimhaut des Afters, wobei er sorgfältig darauf achtet, den Schließmuskel zu erhalten.

Anschließend wird aus dem Ileum am Schnittende eine kleine Tasche gebildet, in der sich der Darminhalt sammeln kann. Stuhlentleerungen sind dann seltener notwendig. Bei Kindern und Jugend-

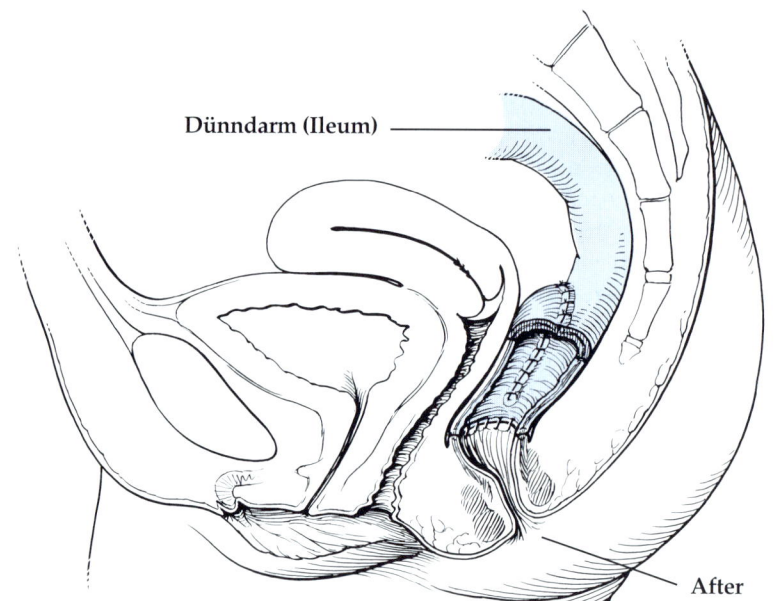

Dünndarm (Ileum)

After

Beim Anlegen einer ileo-analen Anastomose wird der erkrankte Dickdarm einschließlich des Mastdarms entfernt, der Schließmuskel des Afters aber belassen. Den Dünndarm (Ileum) näht dann der Chirurg innen an den After an. Dieses Vorgehen ersetzt die früher übliche Anlage eines künstlichen Darmausgangs durch die Bauchwand und erlaubt eine fast normale Stuhlentleerung.

lichen kann auf diese Tasche oft verzichtet werden, da sich der Dünndarm bei ihnen eher an die neuen Verhältnisse anpasst.

Um günstige Voraussetzungen für die Heilung zu erreichen, wird der Darmabschnitt vorübergehend durch Anlage eines künstlichen Darmausgangs stillgelegt. Der Stuhl entleert sich dann zunächst durch diese Öffnung in einen außen angebrachten Plastikbeutel. Nach 2 bis 3 Monaten, wenn der Heilungsprozess abgeschlossen ist und die Stuhlentleerung über den After erfolgen kann, wird der künstliche Darmausgang wieder verschlossen.

Genesung

Nachdem die anfänglichen Wundschmerzen nachgelassen haben, fühlen sich Betroffene schon bald erheblich besser. Viele Menschen, die durch die Erkrankung stark geschwächt waren, sind erstaunt, wie rasch sie an Gewicht zunehmen und wieder zu Kräften kommen.

Nach dem Verschluss des Stomas ist einige Monate lang mit häufigen Stuhlentleerungen zu rechnen. Der erste Stuhlgang erfolgt ungefähr 3 Tage nach der Rückverlegung. Die künstlich geschaffene Dünndarmtasche wird allmählich größer, sodass sie mehr Darminhalt speichern kann. Dadurch verringert sich die Anzahl der Stuhlentleerungen pro Tag.

Die Anpassungszeit an die neuen körperlichen Verhältnisse ist nicht leicht. Wegen der sehr häufigen Darmentleerungen müssen die Patienten anfänglich ständig zur Toilette und leiden häufig unter wunden Stellen im Afterbereich. Gelegentlich kommt es sogar zu vorübergehender Stuhlinkontinenz. In solchen Fällen kann der Arzt Mittel verschreiben, die die Darmpassage verlangsamen und den Stuhl eindicken.

In den meisten Fällen werden Geduld und Durchhaltevermögen der Betroffenen schließlich belohnt. Im Lauf der Zeit verringert sich die Anzahl der Stuhlentleerungen auf ungefähr 5 bis 6 pro Tag. Gleichzeitig geht der starke Stuhldrang zurück und auch die Stuhlinkontinenz tritt nicht mehr auf.

ten als Symptome Bauchschmerzen, Übelkeit und Erbrechen sowie Darmblutungen auf. Es gibt mehrere Arten gutartiger Tumore, unter anderem Lipome, Leiomyome, Angiome und Adenome, die sich alle nicht in das umgebende Gewebe oder im übrigen Körper ausbreiten. Häufig werden sie zufällig bei Röntgenuntersuchungen festgestellt. Manchmal können auch Blutungen auftreten. Nur ein geringer Prozentsatz der Dünndarmtumore ist bösartig.

Bösartige Dünndarmtumore, wie Adenokarzinome, Leiomyosarkome, Karzinoidtumore und Lymphome, führen in vielen Fällen zu Gewichtsverlust, Bauchschmerzen, Übelkeit und Erbrechen sowie zu Blutungen. Manchmal kann der Arzt eine Geschwulst im Bauchraum tasten.

Leiomyosarkome machen sich häufig durch eine Blutung, eine Perforation oder einen Darmverschluss bemerkbar, während Karzinoidtumore (S. 774) manchmal erst Symptome verursachen, wenn sie sich im Körper ausgebreitet haben.

Diagnose

Dünndarmtumore können oft durch eine Röntgenuntersuchung des Darms mit Kontrastmittel (S. 762) diagnostiziert werden. Manchmal lässt sich aufgrund der Röntgenaufnahmen nicht sicher feststellen, ob es ein gut- oder bösartiger Tumor ist, sodass zur endgültigen Diagnose eine Operation erforderlich ist.

Wie gefährlich sind Dünndarmtumore?

Gutartige Tumore im Dünndarm sind an sich nicht gefährlich, können aber manchmal er-

hebliche Komplikationen wie Blutungen und Darmverschluss nach sich ziehen. Bösartige Tumore in diesem Bereich werden leider zumeist erst sehr spät entdeckt und sind dann lebensbedrohlich.

Behandlung

Gutartige Tumore, die Beschwerden machen, und bösartige Tumore, die sich noch nicht zu weit ausgebreitet haben, müssen chirurgisch entfernt werden. Wenn ein bösartiger Tumor schon Tochtergeschwülste gebildet hat und eine Operation aussichtslos ist, können zur Behandlung Kortisonpräparate und Zytostatika eingesetzt werden. Auch eine Strahlentherapie – allein oder in Kombination mit Medikamenten – ist möglich.

Divertikulose und Divertikulitis

Die Bildung vieler kleiner Aussackungen der Schleimhaut, die durch die Muskelschichten der Darmwand hindurch nach außen gerichtet sind, wird als Divertikulose bezeichnet. Wenn sich diese Aussackungen oder ihre Umgebung entzünden, kommt es zur Divertikulitis.

Symptome

Die meisten Menschen mit Divertikulose haben keinerlei Beschwerden. Im typischen Fall bleibt die Erkrankung unentdeckt oder wird als Zufallsbefund bei aus anderen Gründen durchgeführten Röntgenkontrastmitteluntersuchungen (S. 762) festgestellt.

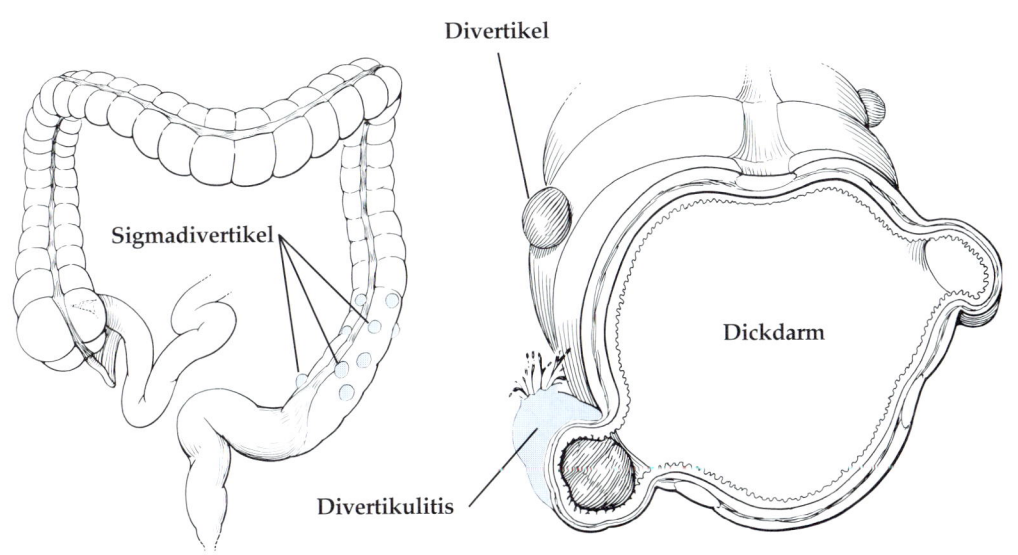

Divertikel

Sigmadivertikel

Divertikulitis

Dickdarm

Divertikel sind kleine Aussackungen in der Dickdarmwand (Abb. ganz links). Mit Divertikulose wird das Auftreten zahlreicher solcher Divertikel im Darm bezeichnet. Wenn die Divertikel sich entzünden und Beschwerden verursachen, entsteht eine Divertikulitis (Abb. rechts).

Eine Divertikulitis kann heftige Symptome verursachen. Sie kommt häufig im Sigma vor, dem Darmabschnitt im linken Unterbauch. Sie entsteht, wenn sich Bakterien in den Aussackungen der Darmwand vermehren und sich die Schleimhaut entzündet. Möglicherweise führen in den Divertikeln festsitzende, unverdaute Speisereste zu Störungen der Blutversorgung, was eine Ansiedlung von Bakterien begünstigt.

Die Entzündungserscheinungen reichen von der Bildung kleiner Abszesse bis zu ausgedehnten Schädigungen und Perforationen.

Die Symptome bei Divertikulitis ähneln denen einer Appendizitis (→ Akute Appendizitis, S. 772), allerdings treten die Schmerzen überwiegend im linken statt im rechten Unterbauch auf. Diese Schmerzen können kolikartig oder andauernd sein, langsam an Stärke zunehmen oder heftig beginnen. Häufig finden sich auch Fieber, Übelkeit und Verstopfung oder Durchfall.

Die entzündeten Divertikel können aufbrechen (Ruptur), wobei sich eitriges Material und Darminhalt in die Bauchhöhle entleeren. Daraus kann sich eine Bauchfellentzündung (→ Peritonitis, S. 792) entwickeln, eine lebensbedrohliche Komplikation. Selten kommt es zu Blutungen aus den Divertikeln.

Ursache

Die eigentliche Ursache ist nicht bekannt. In den Industrieländern wie etwa in Westeuropa und den Vereinigten Staaten kommt Divertikulose sehr häufig vor, 20 bis 50 Prozent aller Personen über 50 Jahren, in höherem Alter noch mehr, leiden daran. In Entwicklungsländern ist die Erkrankung dagegen fast unbekannt. Daher wird vielfach angenommen, dass ein Mangel an Ballaststoffen in der Ernährung bei der Entstehung der Divertikel eine Rolle spielt.

Behandlung

Wenn eine Divertikulose keine Beschwerden macht, ist eine Behandlung nicht nötig. Manche Ärzte raten zu ballaststoffreicher Ernährung oder der Zugabe von Weizenkleie und Leinsamen zur täglichen Kost. Bei geringfügigen Symptomen können krampflösende Medikamente helfen. Das Beschwerdebild bei Divertikulose und Reizkolon ist sehr ähnlich, was häufig zu Fehldiagnosen führt.

Beim Auftreten einer Divertikulitis mit nur leichten Beschwerden genügen zur Behandlung Bettruhe, flüssige Kost und die Einnahme von Antibiotika. Bei starken Entzündungserscheinungen mit ausgeprägten Symptomen oder Ruptur der Divertikel ist eine stationäre Behandlung mit intravenöser Gabe von Antibiotika und parenteraler Ernährung erforderlich.

Bei akuter Divertikulitis, vor allem bei Abszessbildung oder Perforation, muss manchmal auch operativ eingegriffen werden. Neben der Entfernung stark befallener Darmabschnitte wird hierbei in vielen Fällen zur Entlastung des Darms vorübergehend ein künstlicher Darmausgang angelegt (S. 777). Eventuell wird der Arzt zur Entfernung des betroffenen Darmabschnitts raten.

Irritables Kolon (Reizkolon)

Bei diesem Syndrom besteht eine Störung der Darmfunktion ohne organisch fassbare Ursache. Die Beschwerden beginnen in vielen Fällen schon bei Jugendlichen. Frauen sind häufiger betroffen als Männer. In westlichen Ländern wird diese Diagnose häufig gestellt.

Symptome

Die Patienten haben Bauchschmerzen, die immer wieder an einer anderen Stelle im Bauchraum auftreten und wechselnd stark sind. Hinzu kommen starke Blähungen, Verstopfung oder Durchfall, häufig ebenfalls im Wechsel. Seltener bestehen auch Magenbeschwerden, Sodbrennen und Übelkeit.

Im typischen Fall treten die Schmerzen nach den Mahlzeiten auf und bessern sich vorübergehend nach dem Stuhlgang oder nach dem Abgang von Blähungen.

Der Stuhlgang ist häufig hart und schafkotartig. Wegen der chronischen Verstopfung besteht bei vielen Patienten ein Abführmittelmissbrauch. Chronischer Durchfall ist beim irritablen Kolon viel seltener. Gewichtsverlust und Blutabgang mit dem Stuhl treten nie auf.

Ursache

Die Erkrankung wird häufig auch als spastisches Kolon bezeichnet. Wahrscheinlich ist sie auf Funktionsstörungen der Darmwandmuskulatur zurückzuführen. In manchen Fällen verschlimmern sich die Beschwerden nach Aufnahme bestimmter Nahrungsmittel. Auch psychische Einflüsse, wie Stress oder depressive Verstimmung, scheinen eine Rolle zu spielen.

Ratschläge für Betroffene

Das Reizkolon-Syndrom ist eine chronische Störung, die die Betroffenen manchmal lebenslang begleitet. Oft lassen sich die Symptome jedoch durch einfache Maßnahmen in den Griff bekommen:

1. Arztbesuch. Beim ersten Auftreten der Beschwerden sollte man sich einer eingehenden ärztlichen Untersuchung unterziehen. Zum Ausschluss ernsthafter Erkrankungen wird der Arzt eine endoskopische Untersuchung des Enddarms oder auch des ganzen Dickdarms (→ Früherkennung von Dickdarmkrebs, S. 790) und manchmal auch eine Röntgenuntersuchung des Darms mit Kontrastmittel (S. 762) vornehmen. Dies dient nicht zuletzt auch der Beruhigung der Patienten.

2. Richtige Auswahl der Nahrungsmittel. Auf bestimmte Speisen, die regelmäßig Beschwerden verursachen, muss verzichtet werden. In manchen Fällen hilft eine ballaststoffreiche Kost mit viel Gemüse und Obst, in anderen Fällen führt sie zu vermehrter

Ballaststoffe in der täglichen Ernährung

Ballaststoffe regen die Darmtätigkeit an und sorgen für regelmäßigen Stuhlgang. In Drogerien und Apotheken gibt es verschiedene Ballaststoffkonzentrate zu kaufen. Allerdings finden sich heutzutage auch in jedem Vorrats- oder Kühlschrank die notwendigen Bestandteile einer ballaststoffreichen Kost.

Welche Nahrungsmittel sind ballaststoffreich?

Ballaststoffe finden sich in größerer Menge vor allem in Vollkornprodukten, Obst, Gemüse und Hülsenfrüchten. Diese Nahrungsmittel sollten Ballaststoffkonzentraten vorgezogen werden.

Ballaststoffe und Verdauung

Während die Nahrungsmittel bei der Verdauung in kleinere Einheiten aufgespalten und dann resorbiert werden, ist dies bei Ballaststoffen nicht der Fall. Sie gelangen in nahezu unverändertem Zustand bis in den Dickdarm. Dort werden manche Ballaststoffe durch bakterielle Gärungsprozesse teilweise verdaut, andere werden unverändert ausgeschieden.

Ballaststoffe führen zu einer Erhöhung des Stuhlgewichts und einer Vermehrung der Stuhlmasse. Außerdem nehmen sie Wasser aus dem Darm auf, was den Stuhlgang weicher macht.

Vorteile und Nachteile

Manche Mediziner sind der Ansicht, dass Ballaststoffe das Darmkrebsrisiko verringern, indem sie Substanzen, die von Bakterien im Darm in Krebs erregende Stoffe umgewandelt werden, an sich binden, sodass diese mit dem Stuhl ausgeschieden werden. Diese Theorie gründet sich unter anderem auf das geringe Vorkommen von Darmkrebs in Entwicklungsländern mit traditionell ballaststoffreicher Kost.

Erwiesen ist, dass eine ballaststoffreiche Kost für regelmäßigen Stuhlgang sorgen kann. Bei der Divertikulose scheint sie die Wahrscheinlichkeit, dass Komplikationen auftreten, zu vermindern. Ballaststoffreiche Kost bewirkt auch eine Erleichterung der Stuhlentleerung selbst und trägt so zur Verkleinerung von Hämorrhoiden und der Vorbeugung von Hämorrhoidalblutungen bei. Bei wässrigen und durchfallartigen Stühlen können Ballaststoffe den Stuhl verfestigen, da sie viel Wasser aufnehmen.

Möglicherweise erniedrigen die Ballaststoffe auch den Cholesterinspiegel im Blut und verringern bei Diabetikern den Insulinbedarf, weil sie die Resorption von Kohlenhydraten verlangsamen.

Eine ballaststoffreiche Kost kann aber auch Nachteile haben. Unangenehm ist vor allem die vermehrte Gasbildung im Darm mit Ausbildung von Blähungen. Manche Ballaststoffe – zum Beispiel Hafer- und Weizenkleie – führen zu Verwertungsstörungen bestimmter Mineralstoffen wie etwa Kalzium, Eisen und Zink, die allerdings bei einer gemischten Kost und ausreichender Milchzufuhr keine ernsthaften Auswirkungen haben.

Tipps zur richtigen Ballaststoffzufuhr

1. Greifen Sie zu ballaststoffreichen Nahrungsmitteln anstatt spezielle Ballaststoffkonzentrate zu kaufen. Letztere sind kein vollwertiger Ersatz für Ballaststoffe aus frischem Obst oder Gemüse.

2. Nehmen Sie eine gemischte Kost zu sich und achten Sie dabei auf einen hohen Anteil an Vollkornprodukten, Gemüse, Obst und Hülsenfrüchten. Als ballaststoffreiche Zwischenmahlzeiten eignen sich Nüsse und Sonnenblumenkerne, Popcorn, frische oder getrocknete Früchte und Vollkornkekse.

3. Schränken Sie den Konsum von Dosen- und Fertiggerichten ein und bevorzugen Sie Vollkornprodukte. Beim Raffinierungsprozess wird die ballaststoffreiche äußere Kleieschicht der Getreidekörner entfernt. Vollkornprodukte enthalten daher einen größeren Ballaststoffanteil als solche aus raffiniertem Weißmehl. Genauso vermindert sich der Ballaststoffgehalt von Früchten und Gemüse durch Schälen. Orangensaft enthält wesentlich weniger Ballaststoffe als die ganze Frucht. Denken Sie daran, bevor Sie das nächste Mal Obst oder Gemüse schälen oder Saft auspressen.

4. Achten Sie darauf, den Ballaststoffanteil Ihrer Ernährung nur ganz allmählich zu erhöhen. Die Darmfunktion braucht einige Zeit, bis sie sich an die ungewohnte Kost angepasst hat.

Bildung von Darmgas und einer Verschlimmerung der Beschwerden.

3. Einseitige Kostformen sollten vermieden werden. Manche Patienten mit Reizkolon essen aus Angst vor Beschwerden nur ganz bestimmte Nahrungsmittel. Insgesamt ist jedoch eine gemischte Kost anzustreben. Bestimmte Nahrungsmittel verursachen Symptome, wenn sie in großen Mengen aufgenommen werden, werden aber in kleinen Mengen ohne weiteres vertragen.

4. Medikamente mit spezifischer Wirkung gegen die Beschwerden bei irritablem Kolon gibt es nicht. Natürliche Pflanzenfaserprodukte (Quellmittel), die rezeptfrei erhältlich sind, können bei Verstopfung oder Durchfall helfen. Krampflösende Medikamente zur Linderung der Schmerzen sollten nur vorübergehend eingenommen werden. Beruhigungsmittel und Medikamente, die das vegetative Nervensystem beeinflussen, können ebenfalls helfen. Manche Patienten profitieren auch von Psychotherapie.

Pflanzliche Quellmittel

Pflanzliche Quellmittel sind rezeptfrei in Reformhäusern und Apotheken erhältlich und im Vergleich zu anderen ballaststoffreichen Nahrungsmitteln bequemer einzunehmen. In manchen Fällen sind sie sogar notwendig, etwa wenn frisches Obst und Gemüse nicht vertragen werden, weil sie zu starken Blähungen oder Bauchschmerzen führen und diese Beschwerden auch nicht nach einer längeren Umstellungszeit verschwinden. Hier einige Tipps zur richtigen Auswahl und Einnahme solcher Produkte:

• Quellmittel, wie etwa der Pflanzenfaserstoff Psyllium oder Leinsamen, füllen den Magen und verringern wie natürliche Ballaststoffe auch den Appetit. Daher sollten sie bei Übergewicht vor den Mahlzeiten, bei Untergewicht aber danach eingenommen werden.

• Bei der Einnahme dieser Produkte ist auf ausreichende Flüssigkeitszufuhr zu achten (mindestens 200 ml Wasser oder Saft pro Portion).

• Wenn man auf Kalorien achten muss oder zuckerkrank ist, sollte man zu Quellmitteln ohne Zuckerzusatz greifen.

• Auch kochsalzfreie Produkte für Personen, die auf den Kochsalzgehalt der Nahrung achten müssen, sind erhältlich. Die meisten pflanzlichen Quellmittel sind von Natur aus natriumarm und enthalten weniger als 10 mg Kochsalz pro 100 g.

• Flüssige Konzentrate zum Anrühren sollten sofort nach der Zubereitung getrunken werden. Der in den meisten derartigen Produkten enthaltene Faserstoff Psyllium geliert nach dem Mischen mit Wasser. Nach einiger Zeit entwickelt sich daher eine unangenehme Konsistenz und ein schaler Geschmack. Sehr selten kann es auch zu allergischen Reaktionen gegen Psyllium kommen.

Betroffene sollten sich klar machen, dass ein irritables Kolon zwar unangenehme Beschwerden verursacht, aber an sich keine gefährliche Erkrankung ist und auch keine Komplikationen oder ernsthafte Erkrankungen auslöst.

Chronische Verstopfung

Symptome
• Abgang von hartem Stuhlgang weniger als 3-mal pro Woche
• Gelegentlich Blähungen und Schmerzen in der Bauchgegend

Viele Menschen glauben, dass sie schon unter Verstopfung leiden, wenn sie nicht mindestens täglich Stuhlgang haben. Dies ist aber nicht der Fall. Manche Menschen haben 3-mal in der Woche Stuhlgang, andere mehrmals täglich. Beides kann normal sein, solange eine gewisse Regelmäßigkeit besteht.

Ursache
Im Dickdarm wird dem Darminhalt Wasser entzogen, wobei sich allmählich ein geformter Stuhl bildet, der durch Kontraktionen der Darmwand weiter transportiert wird. Wenn sich die Transportgeschwindigkeit verlangsamt oder mehr Wasser resorbiert wird, kann dies den Stuhlgang beeinflussen und zu Verstopfung führen.

Diagnose
Der Arzt sollte aufgesucht werden, wenn sich die Stuhlgewohnheiten plötzlich ändern, also beispielsweise eine Verstopfung neu auftritt. Durch einfache Untersuchungen können organische Ursachen wie etwa Behinderungen der Darmpassage (→ Darmverschluss, S. 793) und eine Unterfunktion der Schilddrüse (S. 948) ausgeschlossen werden. Der Arzt wird auch nach der Einnahme bestimmter Arzneimittel fragen, so können Medikamente, die bei der Parkinsonkrankheit, Depressionen, hohem Blutdruck und manchen Herzerkrankungen eingenommen werden, Verstopfung auslösen.

Zum Ausschluss von Dickdarmerkrankungen wird in den meisten Fällen eine Rektosigmoidoskopie (→ Früherkennung von Dickdarmkrebs, S. 790) und manchmal auch ein Bariumeinlauf (→ Röntgenuntersuchungen mit Barium, S. 762) durchgeführt.

Sind Abführmittel eine Lösung?
Viele Menschen, die unter Verstopfung leiden, benutzen häufig Abführmittel zur Lösung des

Problems. Paradoxerweise können Abführmittel aber zu Verstopfung führen. Außerdem können sie den Darm schädigen und den Mineralhaushalt des Körpers aus dem Gleichgewicht bringen.

Wenn man unter chronischer Verstopfung leidet, sollte man nach Rücksprache mit dem Arzt folgende Ratschläge befolgen, bevor man zu Abführmitteln greift:

1. Trinken Sie täglich mindestens 1,5 bis 2 l Flüssigkeit (am besten Wasser).
2. Nehmen Sie balaststoffreiche Nahrungsmittel wie frisches Obst und Gemüse zu sich.
3. Sorgen Sie für regelmäßige körperliche Bewegung in Ihrem Tagesablauf.
4. Gehen Sie jeden Tag um die gleiche Zeit zur Toilette und nehmen Sie sich Zeit dafür.
5. Gehen Sie möglichst sofort zur Toilette, wenn Sie Stuhldrang verspüren.
6. Nehmen Sie ein pflanzliches Quellmittel oder Ballaststoffkonzentrat ein oder reichern Sie Ihr Essen mit Weizenkleie oder Leinsamen an.
7. Falls weiterhin Verstopfung besteht, können Sie gelegentlich vor dem Zubettgehen milde Abführmittel wie etwa Laktulose (Milchzucker) einnehmen.
8. Verwenden Sie niemals Einläufe, die die Darmschleimhaut reizen.
9. Vermeiden Sie Einläufe jeder Art. Eine gründliche »Reinigung« des Dickdarms, sei es durch Abführmittel oder Einläufe, trägt sogar zu Verstopfung bei.
10. Wenn die Darmträgheit trotz dieser Maßnahmen weiter anhält, muss der Arzt um Rat gefragt werden.

Übermäßige Darmgasbildung (Flatulenz)

Darmgase (Flatus) entstehen vor allem im Dickdarm. Normalerweise werden sie beim Stuhlgang und in kleinen Mengen auch zu anderen Zeiten ausgeschieden. Bei manchen Menschen kommt es zu übermäßiger Darmgasbildung mit unangenehmen Beschwerden.

Woraus bestehen Darmgase?

Darmgase setzen sich hauptsächlich aus fünf chemischen Substanzen zusammen: Sauerstoff, Stickstoff, Wasserstoff, Kohlendioxid und Methan. Der unangenehme Geruch wird meistens von in Spuren vorhandenen anderen Stoffen

Abführmittelmissbrauch

Es kommt so gut wie nie vor, dass jemand aus medizinischen Gründen jeden Tag ein Abführmittel einnehmen muss. Dennoch sind viele Menschen der Ansicht, das dies bei ihnen notwendig ist.

Ein häufiger Grund für die tägliche Einnahme von Abführmitteln ist die völlig unbegründete Angst, dass es schädlich ist, nicht täglich Stuhlgang zu haben. Oft werden Abführmittel auch zur Vorbeugung von Darmträgheit eingenommen. Wieder andere Menschen glauben, mit großen Mengen von Abführmitteln ihren Körper entschlacken zu können und Gewicht zu verlieren.

Verschiedene Arten von Abführmitteln

Eines der ältesten Abführmittel ist Rizinusöl. Im Dickdarm wird es in eine Säure umgewandelt, die verhindert, dass die Darmwand Wasser aus dem Darminhalt resorbiert. Längerer Gebrauch von Rizinusöl kann die Schleimhautzellen der Darmwand schädigen. Phenolphthalein ist eine abführende Substanz, deren Wirkung auf einer Reizung der Darmwand beruht. Sie ist in vielen Abführmitteln vorhanden. Andere, nicht-reizende Substanzen wirken abführend, indem sie den Wassergehalt des Darminhalts erhöhen. Dazu gehören Laktulose und beispielsweise Magnesiumsulfat.

So genannte natürliche oder ballaststoffhaltige Abführmittel binden Wasser im Darminhalt, dehnen sich dabei aus und erhöhen die Stuhlmasse, was zur Anregung der Darmperistaltik führt. Gleichzeitig sorgen sie für einen weicheren Stuhl.

Risiken bei Missbrauch

Übermäßiger Gebrauch von Abführmitteln ist schädlich. Bei zu häufiger Einnahme führen sie zur Ausschwemmung von Vitaminen und anderen wichtigen Nährstoffen. Außerdem wird die Ausscheidung von Wasser, Natrium und Kalium stark erhöht. Eine langfristige Anwendung von Abführmitteln schwächt die Darmwandmuskeln. Dies führt dazu, dass nach längerem, regelmäßigem Gebrauch von Abführmitteln die Darmträgheit nicht nur zurückkehrt, sondern sich in vielen Fällen sogar verschlimmert.

Bei Daueranwendung kann es schließlich dazu kommen, dass der Darm ohne Abführmittel seine Ausscheidungsfunktion nicht mehr erfüllen kann. Der Dickdarm verliert seine normale Wandspannung, erweitert sich und häufig ist die Darmschleimhaut dunkel verfärbt. Abführmittel beeinträchtigen auch die Wirksamkeit vieler Arzneimittel. Bevor Medikamente verschrieben werden, sollte man dem Arzt deshalb sagen, dass man sie regelmäßig anwendet.

Kotstau

Ein Kotstau entsteht, wenn verhärtete Stuhlmassen im Enddarm festsitzen und durch die normale Darmperistaltik nicht bewegt werden können. Er tritt vor allem bei älteren, bettlägerigen Personen und manchmal auch bei Kleinkindern auf.

Hauptsymptome sind ein starker, vergeblicher Stuhldrang und außerdem Schmerzen im Afterbereich, Enddarm und Unterbauch. Daneben kann es zu Appetitverlust, Übelkeit und Erbrechen kommen.

Ursachen

Ursachen für verhärteten Stuhlgang sind mangelnde Zufuhr von Ballaststoffen und komplexen Kohlenhydraten und unzureichende Flüssigkeitszufuhr. Weitere Ursachen sind:

- Einnahme von Medikamenten (wie kodeinhaltige Schmerzmittel, Mittel gegen Depressionen und aluminiumhaltige Mittel zur Bindung von Magensäure) sowie Abführmittelmissbrauch.
- Geringe körperliche Bewegung, vor allem auch Bettlägerigkeit.
- Erkrankungen wie beispielsweise Hämorrhoiden, Nierenfunktionsschwäche oder -transplantation, Krebs, Blutgefäßerkrankungen, Querschnittslähmungen und neurologische Krankheiten wie etwa Morbus Parkinson und amyotrophische Lateralsklerose.
- Unterdrückung des Stuhldrangs. Dies kommt vor allem bei Kleinkindern vor, die lieber spielen als zur Toilette zu gehen.

Vorbeugung

Mit folgenden Maßnahmen lässt sich diese Störung vermeiden:

- Trinken Sie zwei oder mehr Gläser Wasser zu jeder Mahlzeit und ein Glas zwischen den Mahlzeiten.
- Nehmen Sie eine ballaststoffreiche Kost zu sich.
- Gehen Sie sofort zur Toilette, wenn Sie Stuhldrang verspüren.
- Vermeiden Sie regelmäßigen Abführmittelgebrauch.
- Wenn möglich, vermeiden Sie längere Bettruhe und Medikamente, die zur Verfestigung des Stuhlgangs führen.

Die verhärteten Stuhlmassen können von einer Pflegeperson oder vom Arzt manuell entfernt werden.

---

wie etwa Schwefelwasserstoff und Ammoniak verursacht.

Stickstoff und Sauerstoff sind in der Atemluft enthalten und können beim Verschlucken von Luft in den Magen und in den Darm gelangen. Im Dünndarm entstehen bei der Verdauung kleinere Mengen Kohlendioxid. Wasserstoff, Kohlendioxid und auch Methangas werden im Dickdarm produziert, wenn unverdauliche oder nicht resorbierte Kohlenhydrate von Bakterien durch Gärung zersetzt werden.

Verschluckte Luft macht nur einen geringen Anteil der Darmgase aus. Dagegen können kohlendioxidhaltige Getränke den Kohlendioxidgehalt des Magens und damit in vielen Fällen den Darmgasgehalt erheblich erhöhen.

Vorbeugung

Übermäßige Darmgasbildung ist lästig und kann peinlich sein, ist aber nicht gefährlich. Mit einigen Maßnahmen lässt sie sich verhindern:

- Vermeiden Sie blähende Nahrungsmittel. Stark blähend wirken vor allem Bohnen und andere Hülsenfrüchte, alle Kohlarten, Zwiebeln, Sauerkraut, getrocknete Aprikosen und Trockenpflaumen. Bei einem Mangel an Laktase im Dünndarm können auch Milch und Milchprodukte zu Blähungen führen.
- Essen Sie weniger fetthaltige Speisen. Fette Wurstsorten, frittierte Speisen, Sahnesoßen und fetthaltiges Gebäck können Blähungen verschlimmern.
- Verwenden Sie weniger Süßstoffe. Viele zuckerfreie Bonbons und Kaugummis enthalten Sorbit oder Mannit, die viele Menschen nicht resorbieren können.
- Antazida (Magensäure bindende Wirkstoffe) helfen bei Blähungsbeschwerden nicht. Sie neutralisieren Magensäure und lindern Sodbrennen, vermindern aber nicht die Darmgasbildung.
- Bei starken Beschwerden können entblähende Medikamente genommen werden. Es gibt Wirkstoffe, die man ballaststoffreichen Nahrungsmitteln oder – bei Laktoseintoleranz – Milchprodukten zusetzen kann, um die blähende Wirkung zu mindern.
- Manchmal kann übermäßige Darmgasbildung Zeichen einer Erkrankung des Verdauungstrakts sein.

Dickdarmpolypen

Symptome

- Häufig keine Beschwerden
- Neu auftretende Stuhlunregelmäßigkeiten
- Blut im Stuhl
- Schleimbeimengungen zum Stuhl
- Positiver Hämoccultltest

Gutartige (benigne) Tumore kommen im Dickdarm häufig vor. Etwa 30 bis 50 Prozent aller Erwachsenen über 55 Jahre haben Dickdarmpolypen, häufig ohne das sie davon wissen. Mit dem Alter steigt dieser Prozentsatz noch an.

Es gibt verschiedene Arten von gutartigen Tumoren der Dickdarmschleimhaut, wobei Adenome am häufigsten sind. Sie sind meistens harmlos und werden zufällig entdeckt, beispielsweise bei einer Vorsorgeuntersuchung für Darmkrebs (S. 790) oder bei aus anderen Gründen durchgeführten Untersuchungen.

Polypformen

Es gibt verschiedene Arten von Dickdarmpolypen. Zu den häufigsten Formen gehören hyperplastische Polypen, die ungefähr einen halben Zentimeter Durchmesser haben. Solche Polypen sind nicht gefährlich, sollten aber dennoch entfernt und feingeweblich untersucht werden, wenn sie eine Größe von einem halben Zentimeter Durchmesser überschreiten.

Juvenile Polypen treten in der Kindheit auf. Es kommt zu Blutungen aus dem Enddarm und manchmal tritt der Polyp sogar während des Stuhlgangs vorübergehend durch den After nach außen. Diese Polypen können einfach endoskopisch entfernt werden (→ Koloskopie, S. 788) und werden nie bösartig.

Entzündliche Polypen entstehen wahrscheinlich nach Verletzungen oder Entzündungen der Dickdarmschleimhaut, etwa nach einem akuten Schub bei Colitis ulcerosa (S. 777). Auch diese Polypen sind harmlos.

Häufigste Polypenform sind die Adenome. Sie werden je nach mikroskopischem Erscheinungsbild in drei Kategorien eingeteilt: tubuläre, villöse und Mischformen. Tubuläre Adenome kommen am häufigsten vor. Sie messen meist weniger als 1,5 cm im Durchmesser. Seltener sind die villösen Adenome, die in mehr als der Hälfte der Fälle einen Durchmesser von mehr als 2,5 cm haben. Beide Formen können neben erheblichem Schleimabgang auch zu Blutabgang mit dem Stuhl führen. Tubulo-villöse Adenome sind Mischformen.

Bei Adenomen besteht das Risiko einer bösartigen Entartung. Dieses Risiko steigt mit zunehmender Größe des Polypen und ist umso größer, je eher der Polyp dem villösen Typ angehört. Diese Polypen sollten daher endoskopisch entfernt werden, um der Entstehung von Darmkrebs vorzubeugen. In vielen Fällen wird damit eine Heilung erreicht, auch wenn bei der feingeweblichen Untersuchung des Polypen einzelne bösartige Zellen gefunden werden. Wenn der Arzt allerdings den Verdacht hat, dass sich bösartige Zellen schon über das Adenom hinaus in die Darmschleimhaut ausgebreitet haben, wird er eine Operation zur Entfernung des jeweiligen Darmabschnitts und der angrenzenden Lymphknoten empfehlen.

Bei den meisten Dickdarmpolypen spielen genetische Faktoren keine Rolle, dennoch kann es vorkommen, dass mehrere Mitglieder einer Familie betroffen sind. Patienten, bei denen schon einmal ein Polyp festgestellt wurde, neigen dazu, im Lauf des Lebens weitere Polypen zu entwickeln.

Eine erbliche Sonderform ist die familiäre adenomatöse Polypose. Bei dieser seltenen Erkrankung kommt es zur Bildung von zahlreichen (häufig bis zu 1000 und mehr) Polypen im gesamten Dickdarm. Sie machen in manchen Fällen keine Beschwerden, können aber auch zu Darmblutungen führen. Im typischen Fall tritt die Erkrankung schon bei Kindern und Jugendlichen auf.

Beim ebenfalls erblichen Gardner-Syndrom kommen zahlreiche Polypen im Dickdarm und anderen Abschnitten des Verdauungstrakts vor und zusätzlich gutartige Tumore, wie Lipome, Fibrome und Osteome, an anderen Stellen des Körpers.

Die beiden letztgenannten Erkrankungen führen immer zur Entwicklung von Darmkrebs. Daher sollte bei ihnen so bald wie mög-

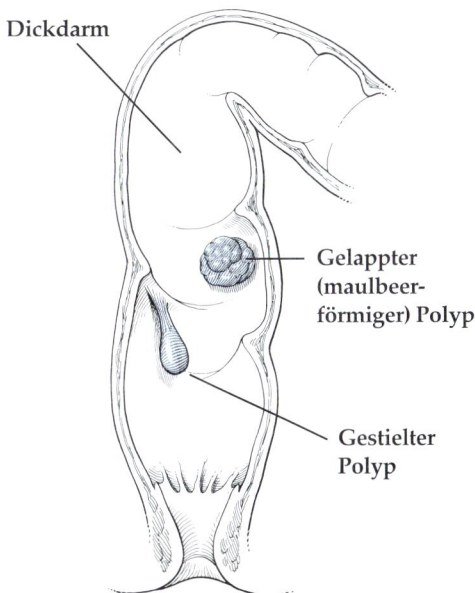

Dickdarm

Gelappter (maulbeerförmiger) Polyp

Gestielter Polyp

Polypen sind kleine, meist gutartige Tumore, die sich im Dickdarm bilden. Es gibt verschiedene Formen. Gestielte und gelappte (maulbeerförmige) Dickdarmpolypen sind am häufigsten.

Dickdarmspiegelung (Koloskopie)

Bei der Dickdarmspiegelung wird der Dickdarm mit einem flexiblen Endoskop untersucht. Der Facharzt kann mithilfe einer eingebauten Lichtquelle und der speziellen Optik die Schleimhaut des Dickdarms vom After bis zum Blinddarm (Zaekum) genau betrachten und beurteilen. In vielen Fällen gelingt es auch, das Instrument über den Blinddarm hinaus rund 10 bis 15 cm weit in den letzten Dünndarmabschnitt einzuführen.

Anwendungsmöglichkeiten

Um Dickdarmpolypen und andere Erkrankungen der Darmschleimhaut festzustellen, stellt eine Dickdarmspiegelung die detaillierteste Untersuchungsmethode dar. Durch das Endoskop können Gewebeproben entnommen und Polypen direkt entfernt werden (Polypektomie).

Dickdarmspiegelungen helfen auch bei der Suche nach der Ursache chronischer oder akuter Darmblutungen. Sie dienen als Vorsorgeuntersuchung bei Personen mit erhöhtem Darmkrebsrisiko, etwa wenn mehrere Familienangehörige betroffen sind, und zur Feststellung von Morbus Crohn und Colitis ulcerosa mit der Möglichkeit feingeweblicher Untersuchungen zur Unterscheidung dieser Erkrankungen. Ferner werden sie bei präoperativen Untersuchungen eingesetzt, etwa um festzustellen, ob an mehr als einer Stelle Polypen oder andere Schleimhauterkrankungen vorliegen, und bei der Suche nach dem Grund chronischer Durchfälle.

Falls der Arzt bei der Untersuchung Schleimhautblutungen oder krankhaft veränderte Schleimhautstellen, die bluten könnten, feststellt,

kann er sie durch das Endoskop mit einem Laserstrahl oder mit Elektrokoagulation direkt behandeln.

Vorgehensweise

Am Tag vor der Untersuchung darf der Patient nur flüssige Kost zu sich nehmen. Am Vorabend erhält er ein Abführmittel und am Tag der Untersuchung einen Einlauf zur Darmreinigung. Eventuell wird kurz vor der Untersuchung eine Beruhigungsspritze verabreicht.

Komplikationen

Die Komplikationsrate ist gering. Blutungen und Perforationen kommen selten vor. Bei akuter Divertikulitis (S. 781), bei Durchblutungsstörungen des Dickdarms oder im akuten Schub einer Entzündung sollte keine Darmspiegelung erfolgen.

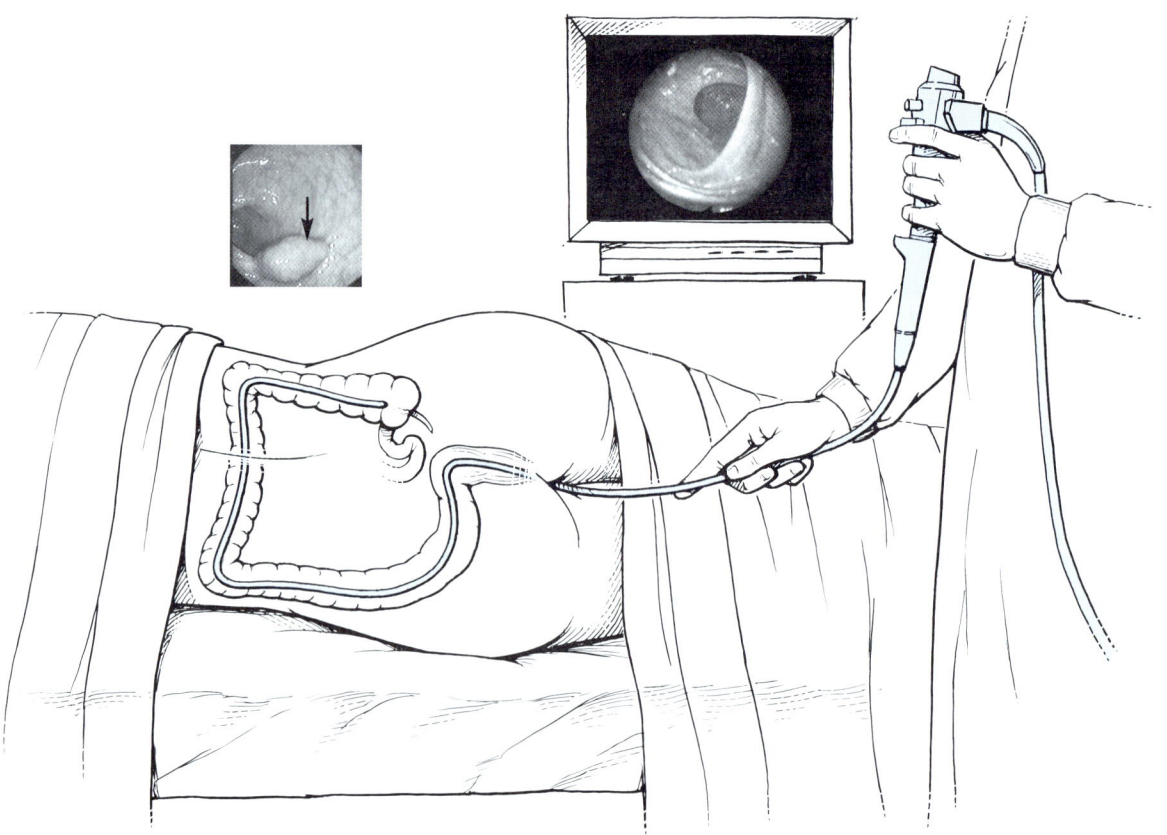

Bei der Darmspiegelung wird ein flexibles Endoskop vorsichtig in den Enddarm eingeführt und weiter in den gesamten Dickdarm vorgeschoben. Der Bildschirm zeigt normale Dickdarmschleimhaut, das kleine Foto einen Dickdarmpolypen.

lich nach der Diagnosestellung eine Operation zur Entfernung des gesamten Dickdarms (Proktokolektomie) durchgeführt werden. Blutsverwandte der Betroffenen müssen möglichst frühzeitig auf das Vorliegen der Erkrankung untersucht werden, um sie rechtzeitig behandeln zu können.

Diagnose

Dickdarmpolypen werden häufig zufällig festgestellt, wenn der Dickdarm wegen anderer Erkrankungen oder zur Abklärung von Blut im Stuhl (→ Früherkennung von Dickdarmkrebs, S. 790) untersucht wird. Dabei handelt es sich in der Regel um endoskopische Untersuchungen von Enddarm und Dickdarm. Manchmal werden sie auch bei Röntgenuntersuchungen des Darms mit Kontrastmittel entdeckt (S. 762). Während einer Darmspiegelung können die Polypen unter Sicht beurteilt und meistens sofort entfernt werden. In Zukunft wird es wahrscheinlich möglich sein, mit nicht-invasiven Untersuchungen, etwa virtueller Koloskopie, Dickdarmpolypen festzustellen.

Wie gefährlich sind Dickdarmpolypen?

Bei Adenomen des Dickdarms besteht jederzeit die Gefahr der Entartung. Es wird angenommen, dass sich die meisten, wenn nicht sogar alle bösartigen Tumore des Dickdarms aus Polypen entwickeln. Andere Komplikationen sind Blutungen und Behinderungen der Darmpassage. Die Entfernung aller entdeckten Polypen ist wichtig bei der Vorbeugung von Darmkrebs.

Behandlung

In den meisten Fällen ist die Entfernung gutartiger Polypen einfach. Wenn möglich werden sie während der Darmspiegelung sofort nach ihrer Entdeckung auf endoskopischem Weg abgetragen. Falls dies nicht gelingt oder nicht möglich ist, ist in seltenen Fällen eine chirurgische Entfernung mit Eröffnung der Bauchhöhle (Laparatomie) und des Darms erforderlich.

Wenn bei einer Darmspiegelung ein Polyp entdeckt und entfernt wurde, sind in der Folgezeit regelmäßige Vorsorgeuntersuchungen empfehlenswert, weil sich mit hoher Wahrscheinlichkeit in Zukunft weitere Dickdarmpolypen entwickeln.

Bei familiärer adenomatöser Polypose besteht eine nahezu 100 prozentige Wahrscheinlichkeit, bis zum Alter von 40 Jahren an Darmkrebs zu erkranken. Daher raten die Ärzte diesen Patienten, als Vorbeugemaßnahme den gesamten Dickdarm chirurgisch entfernen zu lassen. In den meisten Fällen wird hierbei eine

Dickdarmentfernung mit Ileostomie (→ Künstliche Darmausgänge, S. 777) oder mit Anlage einer ileo-analen Anastomose (S. 780) durchgeführt.

Dickdarmkrebs

Symptome

- Blutungen aus dem Enddarm
- Änderung der Stuhlgewohnheiten
- Bauchschmerzen, teilweise krampfartig
- Positiver Hämocculttest
- Unerklärliche Blutarmut
- Unerklärlicher Gewichtsverlust
- Häufig auch keine Beschwerden

Dickdarm- und Mastdarmkrebs zählen in Westeuropa zu den häufigsten bösartigen Erkrankungen (rund 5 Prozent der Bevölkerung) und betreffen Männer und Frauen gleichermaßen. Sie werden auch als kolorektale Karzinome bezeichnet.

Das Risiko, an Darmkrebs zu erkranken, ist erhöht bei Personen, die Dickdarmadenome haben (→ Kolonpolypen, S. 786) oder hatten, in deren Familie gehäuft Dickdarmkrebs vorkommt und bei solchen, die an familiärer adenomatöser Polypose oder Colitis ulcerosa (S. 777) leiden.

Die Ursachen von Dickdarmkrebs sind nicht bekannt. Wissenschaftliche Untersuchungen lassen vermuten, dass die Ernährung eine gewisse Rolle spielt. So wird angenommen, dass der hohe Anteil an tierischen Fetten in der Ernährung oder der hohe Zuckerkonsum in westlichen Ländern die Entstehung von Dickdarmkrebs begünstigen kann. In Japan, wo Gemüse, Geflügel und Fisch die Hauptnahrungsmittel sind, ist diese Krebsart sehr selten.

Diagnose

Wenn sie Blut im Stuhl entdecken, nehmen viele Menschen an, dass sie Hämorrhoiden haben und unternehmen zunächst nichts. Bei jeder Blutung aus dem After sollte aber umgehend der Arzt aufgesucht werden, der eine manuelle rektale Untersuchung (Austastung des Mastdarms mit dem Finger) durchführen wird. Je nach erhobenem Befund und den Symptomen wird er eine Rektosigmoidoskopie (→ Früherkennung von Dickdarmkrebs, S. 790) oder eine Dickdarmspiegelung (S. 788) und manchmal auch einen Bariumeinlauf (S. 762) veranlassen. In manchen Fällen wird Dickdarmkrebs auch diagnostiziert, wenn bei dem Patienten eine Blutarmut, verstecktes Blut im Stuhl (positiver

Früherkennung von Dickdarmkrebs

Todesfälle aufgrund von Dickdarmkrebs stehen statistisch an zweiter Stelle (bei Männern an dritter Stelle) aller Krebstodesfälle. In Deutschland starben 1995 über 21 000 Menschen an Dickdarmkrebs und über 9 000 an Mastdarmkrebs.

In vielen Fällen wird Darmkrebs erst so spät entdeckt, dass keine Heilung mehr möglich ist. Bei rechtzeitiger Diagnose kann diese Erkrankung jedoch häufig durch chirurgische Behandlungsmaßnahmen geheilt werden. Daher ist es wichtig, die Frühsymptome von Darmkrebs und die Vorsorgeuntersuchungen für diese Erkrankung zu kennen.

Familiäre Häufung

Traten bei Eltern oder Geschwistern Darmkrebs oder Dickdarmadenome (→ Dickdarmpolypen, S. 786) auf, hat man selbst ein höheres Risiko, ebenfalls daran zu erkranken. In diesem Fall wird der Arzt zu regelmäßigen endoskopischen Untersuchungen des Dickdarms (→ Dickdarmspiegelung, S. 788) raten und zu Untersuchungen des Stuhls auf Blut.

Symptome

Früherkennung fängt mit der Kenntnis der ersten Symptome von Darmkrebs an. Dazu gehören plötzlich auftretende oder auch schleichend einsetzende Änderungen der Stuhlgewohnheiten (Verstopfung, Durchfall, häufiger Stuhlgang, unwillkürlicher Stuhlabgang), Blut im Stuhl, Unterbauchschmerzen und unerklärlicher, andauernder Stuhldrang. Letzteres kann durch einen Tumor im Enddarm verursacht werden.

Bedeutung von Vorsorgeuntersuchungen

Beim Auftreten der aufgeführten Symptome muss baldmöglichst der Arzt aufgesucht werden. Gerade im Frühstadium verursacht Darmkrebs häufig keinerlei Symptome. Daher sind regelmäßige Untersuchungen des Stuhls auf Blut und das Abtasten des Enddarms durch einen Arzt sehr wichtig. Sinnvoll ist auch die endoskopische Untersuchung der unteren Dickdarmabschnitte.

Stuhluntersuchung auf Blut

Hierbei wird nach verstecktem (okkultem) Blut im Stuhl gefahndet. Es gibt verschiedene Arten solcher Tests. Weit verbreitet ist der Hämoccult-Test, bei dem eine kleine Menge Stuhl vom Patienten an drei aufeinander folgenden Tagen auf imprägnierten Karton aufgetragen und dann in einem verschlossenen Umschlag dem Arzt gegeben wird. Im Labor wird der Test durch die Zugabe eines chemischen Stoffes ausgewertet.

Durch jährliche Untersuchungen auf Blut im Stuhl kann das Risiko, an Darmkrebs zu sterben, um rund ein Drittel gesenkt, aber nicht ausge-

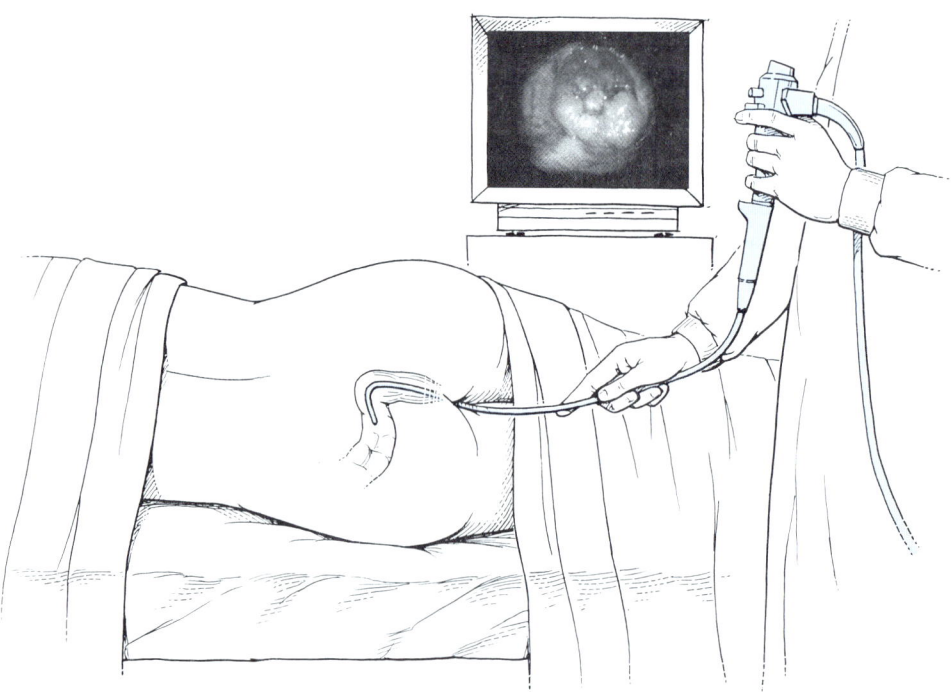

Bei der Endoskopuntersuchung des Enddarms und des letzten Dickdarmabschnitts (Rektosigmoidoskopie) wird ein flexibles Instrument in den After eingeführt und bis zum Sigma vorgeschoben. Der Bildschirm zeigt einen bösartigen Dickdarmtumor. Mit dieser Vorsorgeuntersuchung lassen sich auch andere Dickdarmerkrankungen feststellen.

schlossen werden. Bei bösartigen Tumoren kommt es nicht immer zu Blutungen. Wenn okkultes Blut im Stuhl entdeckt wird, müssen zur weiteren Abklärung endoskopische Untersuchungen des Dickdarms (S. 788) oder auch ein Bariumeinlauf (S. 762) durchgeführt werden.

Rektosigmoidoskopie

Eine wichtige Vorsorgeuntersuchung ist die endoskopische Untersuchung des Mastdarms und des vorausgehenden Dickdarmabschnitts, des Sigmas. Hierbei wird ein flexibles, schlauchförmiges Instrument, das Rektosigmoidoskop, das an einem Ende mit einer Lichtquelle ausgestattet ist, in den Enddarm eingeführt. Zur Vorbereitung genügt ein leichter Einlauf. Die Untersuchung dauert nur rund 5 Minuten. Ungefähr die Hälfte aller Tumore und Polypen des gesamten Dickdarms können auf diese Weise entdeckt werden. Auch zur Diagnose anderer Erkrankungen, beispielsweise einer Colitis ulcerosa, ist diese Untersuchung geeignet. Durch das Endoskop kann der Arzt Gewebeproben (Biopsien) entnehmen.

Es ist umstritten, wie häufig diese Untersuchung zur Vorsorge erfolgen sollte. Die Autoren dieses Buches empfehlen Personen, bei denen aufgrund der Vorgeschichte kein erhöhtes Darmkrebsrisiko besteht, sich ab 45 Jahren alle 3 bis 5 Jahre auf die beschriebene Weise untersuchen zu lassen. Wenn bei Familienangehörigen Darmkrebs aufgetreten ist oder man selbst schon einmal Dickdarmpolypen (Adenome) hatte, sind häufigere Untersuchungen erforderlich.

In manchen Fällen wird der Enddarm und ein kleiner Bereich des Sigmas auch mit einem starren Instrument untersucht. Damit können vor allem Schleimhautveränderungen im Analkanal besser eingesehen und behandelt werden. Diese Untersuchung wird als Rektoskopie bezeichnet.

Vorsorgeuntersuchungen der Zukunft

Stuhltests, mit denen sich Substanzen nachweisen lassen, die durch Tumore oder Polypen abgesondert werden, könnten die Treffsicherheit erhöhen.

Zunehmend wird deutlich, dass genetische Faktoren bei der Darmkrebsentstehung eine Rolle spielen. In Zukunft können die verantwortlichen Gene identifiziert und ihre Träger entsprechend überwacht werden.

Fortschritte in der Computertechnologie tragen beispielsweise dazu bei, die Schleimhaut von Dickdarm und Mastdarm besser und einfacher sichtbar zu machen.

Hämoccult) oder eine plötzliche Änderung der Stuhlgewohnheiten abgeklärt werden sollen.

Das Gen, das für manche Fälle von Dickdarmkrebs mit familiärer Häufung verantwortlich ist, wurde entdeckt. In Zukunft könnten Personen aus diesen Familien vorsorglich untersucht werden, um das Darmkrebsrisiko abzuschätzen.

Wie gefährlich ist Dickdarmkrebs?

Bösartige Dickdarmtumore sind für 20 Prozent aller Todesfälle durch Krebs in den Industrieländern verantwortlich. Im Frühstadium entdeckt, sind diese Tumore aber in vielen Fällen durchaus heilbar. Leider lassen sich viele Menschen zu spät untersuchen, weil sie die ersten Warnzeichen, wie etwa geringfügigen Blutabgang mit dem Stuhl oder Stuhlunregelmäßigkeiten, nicht beachten.

Behandlung

Chirurgische Behandlung

Chirurgische Eingriffe sind bei Dickdarmkrebs die häufigste Behandlungsmethode. In etwa der Hälfte der Fälle wird eine Heilung erreicht.

Vor dem Eingriff werden Blutuntersuchungen und häufig auch eine Computertomographie (S. 1334) durchgeführt, um festzustellen, ob der Tumor sich am Entstehungsort oder bereits in weiter entfernt liegende Organe ausgebreitet (metastasiert) hat. In diesem Fall ist es fraglich, ob eine Operation zu einer Heilung führen kann, und eventuell wird nur ein Eingriff zur Behandlung eines Darmverschlusses oder von Blutungen durchgeführt.

Andere Behandlungsmaßnahmen

Nach der Operation wird der Arzt in manchen Fällen zusätzliche Maßnahmen empfehlen. Dazu gehört eine Behandlung mit Zytostatika (Wirkstoffe gegen bösartige Tumore), wie etwa 5-Fluorouracil (5-FU) und Levamisol oder 5-FU zusammen mit Leukovorin. Wenn der Tumor sich nur in örtliche Lymphknoten und nicht in weiter entfernte Organe ausgebreitet hat, verringert diese Behandlung die Wahrscheinlichkeit, dass der Tumor an der gleichen Stelle zurückkehrt und erhöht die Überlebensrate. Allerdings muss diese Chemotherapie innerhalb von 4 Wochen nach der Operation eingeleitet werden, um Wirkung zu zeigen. Falls der Tumor nicht operabel ist, können Komplikationen wie etwa ein Darmverschluss oder Blutungen auch auf endoskopischem Weg mit einer Laserkoagulation behandelt werden. Die Wirksamkeit all dieser Maßnahmen hängt allerdings stark von dem jeweiligen Befund ab, sodass sie in vielen Fällen eventuell gar nicht erst infrage kommen.

Megakolon

Symptome
- Starke Darmträgheit, bis hin zum Darmverschluss
- Ernährungsstörungen

Als Megakolon oder Riesenkolon bezeichnet man eine außergewöhnlich starke Erweiterung des Dickdarms, die dazu führt, dass der Stuhlgang nicht mehr transportiert wird. Sie kann angeboren oder durch andere Krankheiten verursacht sein. Häufig sind auch Nervenschäden im Dickdarm oder Mastdarm die Ursache.

Die Hirschsprung-Krankheit ist eine solche angeborene Störung, bei der meist in den unteren Abschnitten des Dickdarms und im Mastdarm Nervenzellen (Ganglionzellen) in der Darmwand nicht ausgebildet sind. Dies hat zur Folge, dass die Darmwandmuskulatur dort nicht erschlaffen kann und eine Engstelle entsteht, die die Stuhlpassage behindert. Folgen sind eine massive Erweiterung des Darms vor der Engstelle, Mangelernährung und schließlich ein Darmverschluss. Die Diagnose wird durch eine feingewebliche Untersuchung von Gewebeproben aus dem Enddarm gesichert. Die Hirschsprung-Krankheit betrifft vor allem männliche Säuglinge und kommt familiär gehäuft vor.

In seltenen Fällen bildet sich ein Megakolon aufgrund von psychischen Störungen. Dies kommt vor allem im Kleinkindalter während der Sauberkeitserziehung vor und führt zu schwerer, chronischer Verstopfung.

Jede stärkere Behinderung der Stuhlpassage im Bereich von Sigma und Mastdarm kann die Bildung eines Megakolons auslösen. Dazu gehören bösartige Tumore, schwere chronische Entzündungen oder auch Infektionen der Darmwand, wie die in Mittel- und Südamerika vorkommende Chagas-Krankheit.

Diese Störung tritt auch bei schweren neurologischen Erkrankungen und Verletzungen, Unterfunktion der Schilddrüse und der Behandlung mit bestimmten Substanzen wie morphinhaltigen Schmerzmitteln oder dem Missbrauch von Drogen wie etwa Heroin auf.

Diagnose
Endoskopische (S. 791) und röntgenologische Untersuchungen (→ Röntgenuntersuchungen mit Barium, S. 762) sichern die Diagnose. Nur im speziellen Fall der Hirschsprung-Krankheit ist bei den betroffenen Säuglingen zusätzlich eine Gewebeentnahme aus dem Mastdarm in Vollnarkose erforderlich.

Behandlung
Bei der Hirschsprung-Krankheit wird der befallene Darmabschnitt entfernt und damit meist die normale Darmfunktion wiederhergestellt. Bei erworbenem Megakolon muss die Grunderkrankung behandelt oder bei Einnahme morphinhaltiger Substanzen die Dosis verringert werden. Ist dies nicht möglich, können Einläufe und Abführmittel die Beschwerden lindern, und die Patienten müssen über richtige Stuhlgewohnheiten aufgeklärt werden (S. 784).

Bauchfellentzündung

Symptome
- Zunehmende Schmerzen im gesamten Bauchbereich
- Übelkeit und Erbrechen
- Aufgetriebener Leib
- Stuhl- und Windverhaltung
- Fieber
- Blutdruckabfall
- Starkes Durstgefühl

Eine Entzündung der Schleimhaut, die die Bauchhöhle innen auskleidet und die Bauchorgane überzieht, des so genannten Bauchfells (Peritoneum), nennt man Peritonitis. Die Entzündung kann örtlich begrenzt sein oder den gesamten Bauchraum betreffen.

Eine Bauchfellentzündung entsteht meist, wenn Bakterien in die Bauchhöhle eindringen. Typischerweise ist dies die Folge einer Perforation im Magen-Darm-Trakt oder einer Verletzung im Bauchbereich, etwa einer Stichwunde. Auch Verletzungen oder Entzündungen der Bauchspeicheldrüse oder der Gallenblase können durch das Eindringen von Verdauungsenzymen oder Gallenflüssigkeit in die Bauchhöhle zur Bauchfellentzündung führen.

Bei Patienten mit Lupus erythematodes (S. 918) kommt es manchmal im Rahmen der allgemeinen chronischen Entzündungserscheinungen zu einer spontan auftretenden Peritonitis ohne direkte organische Ursache.

Häufigste Ursachen sind Perforationen der Darmwand aufgrund von Appendizitis (S. 772), Divertikulitis (S. 781) oder eines Magengeschwürs (S. 753). Auch ein Darmverschluss im Dünndarmbereich mit Gangrän und Durchbruch von Darminhalt (S. 793) in die Bauchhöhle kann eine Peritonitis auslösen.

Diagnose
Bei Verdacht auf Bauchfellentzündung ist eine sofortige Krankenhausaufnahme erforderlich.

Unbehandelt führt sie in den meisten Fällen zum Tode. Die Krankengeschichte, eine Untersuchung sowie Röntgenaufnahmen und Blutuntersuchungen führen zur Diagnose.

Behandlung

Meistens ist eine Operation erforderlich, bei der das entzündete Gewebe entfernt, Darmverschlüsse beseitigt oder Verletzungen oder Perforationen des Darms versorgt werden.

Zusätzlich ist eine intravenöse Antibiotikabehandlung zur Bekämpfung der Infektion erforderlich. Bei der Peritonitis kommt es vorübergehend zur Darmlähmung, sodass sich Flüssigkeit und Luft im Magen ansammeln. Mit einem dünnen Schlauch, über die Nase in den Magen (Magensonde) eingeführt, werden diese abgeleitet.

Familiäres Mittelmeerfieber

Symptome

- Fieber
- Bauchschmerzen
- Schmerzen im Brustbereich
- Gelenkschmerzen
- Hautveränderungen an den Unterschenkeln

Das familiäre Mittelmeerfieber (FMF) ist eine genetisch bedingte Erkrankung. Sie geht mit anfallsweise auftretendem Fieber und Entzündungserscheinungen einher und kommt vor allem im südlichen Mittelmeerraum vor. Von diesen Entzündungen sind vor allem die Schleimhäute betroffen, die die Körperhöhlen und die Gelenke innen auskleiden, etwa Bauchfell oder Rippenfell (Polyserositis).

Bei den meisten Patienten treten die ersten Beschwerden zwischen 5 und 15 Jahren auf, wobei Fieber das Hauptsymptom ist. Zusätzlich kommt es aufgrund der oben genannten Polyserositis zu Symptomen wie bei Bauchfellentzündung (S. 792), Rippenfellentzündung (S. 711) oder Polyarthritis (S. 913). Bei ungefähr 25 Prozent der Patienten bestehen schmerzhafte Hautrötungen oder Schwellungen im Unterschenkelbereich. Die Beschwerden treten meist anfallsartig auf, wobei Schwere und Ort der Symptome unterschiedlich sein können. Die Ursache des familiären Mittelmeerfiebers ist unbekannt. Zwischen den Anfällen sind die meisten Patienten beschwerdefrei.

Diagnose

Beim ersten Auftreten der Symptome gibt die Familienvorgeschichte die entscheidenden Hinweise. Der Arzt wird auch nach Dauer und Häufigkeit der Anfälle fragen. Beim familiären Mittelmeerfieber dauern die Attacken 24 bis 48 Stunden und treten alle 2 bis 4 Wochen auf.

Wenn die Beschwerden zum ersten Mal auftreten, sind Blut- und andere Untersuchungen erforderlich, denn zur Diagnosestellung müssen Erkrankungen mit ähnlichen Symptomen wie Appendizitis (S. 772), akute Bauchspeicheldrüsenentzündung (S. 818) oder ein Darmverschluss (S. 793) ausgeschlossen werden.

Behandlung

Viele Behandlungsmaßnahmen, unter anderem Arzneimitteltherapien mit Antibiotika und Kortikosteroiden, wurden ohne große Erfolge getestet. Die Anzahl der einzelnen Anfälle kann jedoch oft durch die Einnahme von Colchizin dramatisch verringert werden. Wegen der Nebenwirkungen bei langfristiger Einnahme darf dieses Medikament allerdings nur unter strenger ärztlicher Kontrolle eingenommen werden.

Darmverschluss

Symptome

- Krampfartige Schmerzen im Mittelbauch
- Stuhl- und Windverhaltung
- Erbrechen
- Auftreibung der Bauchdecke

Bei einem Darmverschluss oder Ileus ist der Darm im Dünn- oder Dickdarmbereich ganz oder teilweise blockiert. Diese Blockierung verhindert den Transport der Verdauungsprodukte durch den Darm bis zum Darmausgang.

Bei einem Darmverschluss im Dünndarmbereich kommt es zu kolikartigen Schmerzen im Mittelbauch und anfallsartigem Erbrechen. Eine Stuhlverhaltung kann unabhängig vom Ort des Darmverschlusses auftreten. Wenn ein völliger Verschluss im unteren Dickdarmbereich besteht, können auch Winde nicht abgehen. Beim teilweisen Darmverschluss kommt es manchmal zu vermehrter Ausscheidung von Flüssigkeit der Darmwände und zu Durchfall.

Ein auffallendes Symptom der Erkrankung ist die zunehmende Auftreibung der Bauchdecke. Bei völligem Darmverschluss sammeln sich Darmgase und Flüssigkeit vor der Blockierung an, was häufig eine massive Aufblähung des Leibs zur Folge hat.

Ein Darmverschluss kann verschiedene Ursachen haben. Am häufigsten sind Verwachsungen (Narbenbildungen) nach Operationen im Bauchbereich, eingeklemmte Eingeweidebrüche (S. 822) oder eine Darmverschlingung (Volvulus). Darmverschlüsse im Dickdarmbereich werden häufig durch bösartige Tumore, oder durch andere Erkrankungen ausgelöst.

Ähnliche Symptome ruft eine Störung der Darmbewegungen (Peristaltik) hervor, die als Darmlähmung oder paralytischer Ileus bezeichnet wird und nach Operationen oder Verletzungen im Bauchbereich auftritt.

Diagnose
Ein fast sicheres Zeichen eines kompletten Darmverschlusses ist das völlige Fehlen von Stuhl- und Windabgang.

Der Arzt wird zur Sicherung der Diagnose Röntgenaufnahmen des Bauches machen. Der Ort des Passagehindernisses kann durch endoskopische Untersuchungen (S. 788 und S. 790) und Röntgenuntersuchungen des Dickdarms mit Kontrastmittel (S. 762) festgestellt werden. In manchen Fällen gelingt es allein durch die endoskopische oder Kontrastmitteluntersuchung das Hindernis im Darm zu beseitigen.

Wie gefährlich ist ein Darmverschluss?
Wurde durch den Darmverschluss die Blutversorgung des betroffenen Darmabschnitts beeinträchtigt, stirbt das Darmwandgewebe allmählich ab. Dieser als Gangrän bezeichnete Vorgang führt mit hoher Wahrscheinlichkeit zur Perforation der Darmwand. Beides sind potenziell lebensbedrohliche Krankheitsbilder.

Behandlung
Bei Verdacht auf einen Darmverschluss wird ein dünner Schlauch (Magensonde) durch die Nase bis in den Magen oder Zwölffingerdarm eingeführt. Darüber werden Verdauungssekrete und Luft entfernt und die Aufblähung der Bauchdecke bildet sich zurück.

Manchmal bildet sich ein Darmverschluss spontan zurück, nachdem die Überblähung der Darmschlingen beseitigt wurde. Ansonsten ist meistens eine Operation erforderlich. Bei paralytischem Ileus (Darmlähmung) führt die Behandlung der Grunderkrankung zu einer Wiederherstellung der normalen Darmfunktion. Hilfreich kann auch eine Arzneimitteltherapie sein, um die Peristaltik anzuregen.

Erkrankungen der Blutgefäße des Darms

Die Blutzufuhr zu den Organen des Bauchraums wird durch ein weit verzweigtes Gefäßnetzwerk gewährleistet. Dennoch kann es dazu kommen, dass der Darm nicht ausreichend mit Blut versorgt wird. Sauerstoff- und Nährstoffmangel ist die Folge und schließlich der Untergang von Gewebe.

Durchblutungsstörungen
Chronische Einlagerung von Cholesterin in die Wand der Darmarterien (Mesenterialarterien) führt zu Verengungen dieser Gefäße mit Einschränkung oder völliger Blockierung der Blutzufuhr zum Darm.

Hauptsymptom einer verminderten Durchblutung der Darmarterien sind allmählich zunehmende, krampfartige Bauchschmerzen, häufig im Nabelbereich, die nach der Nahrungsaufnahme auftreten und zwischen den Mahlzeiten verschwinden. Wegen der Ähnlichkeit mit Angina pectoris werden diese Beschwerden auch Angina abdominalis genannt.

Ein Blutgerinnsel, das aus dem Herz in die Darmarterien geschwemmt wird, kann zu einer Unterbrechung der Blutversorgung des betroffenen Darmabschnitts führen. Symptome sind plötzlich einsetzende, heftigste Bauchschmerzen und eventuell Blutabgang mit dem Stuhl. Bei älteren Patienten sind diese Beschwerden häufig nicht sehr stark ausgeprägt.

Wurde der Ort der Verengung festgestellt, ist meistens eine sofortige Operation notwendig, um den von der Blutzufuhr abgeschnittenen Darmabschnitt zu entfernen.

Ischämische Kolitis
Mit diesem Ausdruck wird eine chronische Mangeldurchblutung des Darms bezeichnet, die durch eine Verkalkung meist der kleinen Gefäße hauptsächlich bei alten Menschen entsteht. Es können auch die größeren Arterien verschlossen sein. Symptome sind Unterbauchschmerzen nach den Mahlzeiten, Durchfall, der blutig sein kann und Gewichtsverlust.

Nur bei akuten Beschwerden ist eine Operation notwendig.

Gefäßdysplasie des Dickdarms
Hierbei handelt es sich um Erweiterungen, Fehlbildungen oder Verschmälerung der Dickdarmgefäße. Alte Menschen sind häufiger betroffen. Oft kommt es zu Darmblutungen. Zur Diagnose wird eine Angiographie des Dickdarms (S. 656) oder eine Darmspiegelung (S. 788) durchgeführt. Blutungen können während dieser Untersuchung zum Stillstand gebracht werden. Bei massiven Blutungen oder bei Blutungen, die an mehreren Stellen im Darm auftreten, muss der betroffene Darmabschnitt oft entfernt werden.

Erkrankungen des Enddarms und des Afters

Am Ende des Mastdarms (Rektum) befindet sich der rund 4 cm lange Analkanal oder Darmausgang, auch After genannt. Ein ringförmiger Schließmuskel kontrolliert den Abgang von Stuhl und Darmgasen aus dem Enddarm.

Im Gegensatz zu den anderen Abschnitten des Verdauungstrakts ist die Darmwand im Analkanal relativ einfach aufgebaut. Die häufigsten Erkrankungen in diesem Bereich sind Hämorrhoiden, Fissuren (Einrisse), Abszesse und Entzündungen.

Hämorrhoiden

Symptome

- Missempfindungen oder Schmerzen im Analkanal oder After, vor allem beim Stuhlgang
- Abgang von hellrotem Blut bei oder nach dem Stuhlgang
- Hervortreten von weichem Gewebe aus dem Analkanal

Innere Hämorrhoiden sind krampfaderartige, knotig erweiterte Venen im Schwellkörper des Mastdarms, oberhalb des Afterschließmuskels. Häufiges starkes Pressen beim Stuhlgang oder der Gebärvorgang können eine Gefäßerweiterung und damit Hämorrhoiden verursachen. Die Gefäße sind dünnwandig und platzen leicht, sodass es beim Stuhlgang zu Blutungen kommen kann. Während der Schwangerschaft entstehen Hämorrhoiden auch häufig aufgrund des erhöhten Venendrucks in der Bauchhöhle.

Als äußere Hämorrhoiden werden Erweiterungen der Venen bezeichnet, die sich unter der Haut des Afters befinden. Auch sie können manchmal bluten. Weitaus häufiger entstehen in ihnen jedoch Blutgerinnsel. Dies wird als Thrombosierung bezeichnet und führt zur Bildung blauroter, praller Knoten im Afterbereich, die äußerst schmerzhaft sind.

Juckreiz und Schmerzen am After treten bei unkomplizierten Hämorrhoiden nicht auf, sondern erst bei Thrombosierung oder bei Entzündung der darüber liegenden Haut beziehungsweise Schleimhaut.

Diagnose

Äußere Hämorrhoiden kann der Arzt durch eine Kontrolle der Analgegend feststellen, innere lassen sich in vielen Fällen bei der Untersuchung des Analkanals und des Mastdarms durch den Finger des Arztes (rektal digitale Untersuchung) nicht tasten, da sie weich sind und weggedrückt werden. Zur Sicherung der Diagnose sind daher Untersuchungen wie eine Proktoskopie (→ Darmkrebsvorsorge, S. 790) oder ein Bariumeinlauf (S. 762) notwendig.

Jede Blutung aus dem Enddarm muss abgeklärt werden. Auf keinen Fall sollte man einfach annehmen, dass Hämorrhoiden die Ursache sind. Zuerst müssen unbedingt beispielsweise ein Dickdarmpolyp oder Darmkrebs ausgeschlossen werden.

Behandlung

Hämorrhoiden verursachen in den meisten Fällen keine oder nur so geringfügige Beschwerden, dass keine ärztliche Behandlung notwendig ist. In manchen Fällen machen sie sich aber mit unangenehmen Symptomen wie Schmerzen, Nässen und Brennen bemerkbar.

Bei leichten Beschwerden wird der Arzt eine Behandlung mit Salben, Zäpfchen oder Pads vorschlagen, die als Wirkstoff Kortison oder ein Lokalanästhetikum enthalten. Hämorrhoidensalben sind auch ohne Rezept erhältlich. Zusätzlich sind zur Besserung von Beschwerden allgemeine Analhygiene nach dem Stuhlgang und Kamillesitzbäder hilfreich. Eine ballaststoffreiche Kost und reichliche Flüssigkeitszufuhr sorgen für weichen Stuhlgang, was der Entstehung weiterer Hämorrhoiden vorbeugt und Schmerzen beim Stuhlgang mindert.

Wenn möglich sollte man langes Stehen oder Sitzen vermeiden. Auch im Handel erhältliche »Hämorrhoidenkissen« heben die schädliche Wirkung längeren Sitzens nicht auf.

Falls die Beschwerden durch diese Maßnahmen nicht zurückgehen, innere Hämorrhoiden dauernd aus dem After hervortreten oder bluten, können sie ambulant mit der so genannten Gummibandligatur behandelt werden. Dabei werden die Hämorrhoiden mit einem Gummiband abgebunden und fallen dann nach einigen Tagen, ohne Schmerzen zu verursachen, von selbst ab. Diese Methode ist in etwa 75 Prozent der Fälle erfolgreich.

Bei thrombosierten äußeren Hämorrhoiden kann der Arzt nach Verabreichung eines örtlichen Betäubungsmittels einen winzigen Hautschnitt anlegen und das Blutgerinnsel entfernen, was die Beschwerden sofort zum Verschwinden bringt.

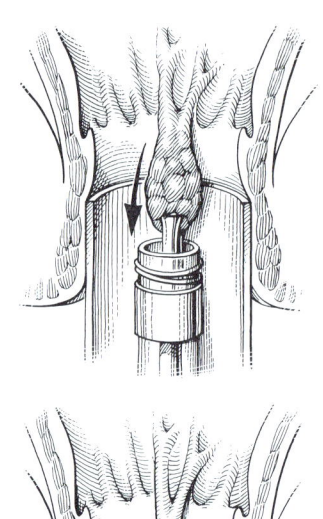

Bei der so genannten Gummibandligatur zieht der Arzt unter Sicht durch das Proktoskop die Hämorrhoide zunächst mit einem speziellen Instrument nach unten (oben). Danach wird ein Gummiband um die Hämorrhoide gelegt (unten) und so ihre Blutversorgung unterbunden. Nach einigen Tagen geht die Hämorrhoide zusammen mit dem Gummiband von selbst mit dem Stuhlgang ab.

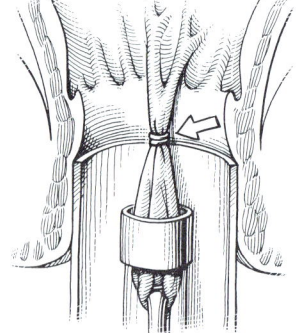

Eine weitere Methode zur Entfernung innerer Hämorrhoiden ist die Sklerosierungsbehandlung, bei der ein Mittel zur Verödung direkt in die Hämorrhoide eingespritzt wird, sowie die Infrarotkoagulation, bei der die betroffenen Gefäßknäuel ebenfalls zerstört werden.

Große Hämorrhoiden müssen durch eine Operation, der Hämorrhoidektomie, gänzlich entfernt werden. Je gründlicher die Entfernung vorgenommen wird, desto geringer ist die Wahrscheinlichkeit, dass die Hämorrhoiden wieder auftreten, aber desto größer sind auch die Schmerzen in den ersten Tagen nach der Operation. Zurzeit wird der Einsatz von Laser für diese Operationen erprobt.

Afterjucken

Juckreiz am After, Pruritus ani genannt, ist ein unangenehmes Beschwerdebild, das im Lauf des Lebens fast jeden von uns einmal betrifft.

Hartnäckiges Afterjucken kommt vor allem bei Kindern und älteren Menschen vor. Bei Kindern wird es meistens durch eine Wurminfektion ausgelöst (S. 1082), bei älteren Menschen durch altersbedingte Hauttrockenheit.

In vielen Fällen ist die Ursache allerdings nicht eindeutig. Bei der Abklärung von chronischem Afterjucken wird der Arzt nach Hinweisen auf Hautkrebs, Schuppenflechte oder eine Pilzinfektion suchen. Außerdem wird er den Patienten auf das Vorliegen von Hämorrhoi-

den, Analfissuren oder Analfisteln untersuchen. Oft wird auch bei genauer Untersuchung keine eindeutige Ursache gefunden.

Einige Faktoren können allerdings zur Entstehung von Afterjucken beitragen. Manche Menschen übertreiben ihre Sauberkeitsbemühungen und waschen die Aftergegend häufig mit Seife und harten Waschlappen, was zu Hautreizungen mit Jucken und Brennen führt. Im Handel ohne Rezept erhältliche Salben und Cremes gegen Afterjucken können eine Überempfindlichkeitsreaktion der Haut auslösen und die Beschwerden verschlimmern. Ob Stress eine Rolle spielt, ist nicht bewiesen. Vor allem im Alter oder nach mehreren Schwangerschaften ist der Afterschließmuskel häufig geschwächt und hält den Analkanal nicht mehr dicht verschlossen. Dadurch gelangen kleine Mengen von Stuhl und Schleim nach außen und führen zu Hautreizungen. Auch wenn der After nach dem Stuhlgang nicht richtig gesäubert wird, können Stuhlreste auf der Haut zu Brennen und Juckreiz führen.

Behandlung
Bei hartnäckigem Afterjucken können folgende Selbsthilfemaßnahmen von Nutzen sein:
1. Nicht kratzen, auch wenn dies sehr viel Willenskraft erfordert. Andauerndes Kratzen schädigt die Haut, verzögert oder verhindert die Heilung von Entzündungserscheinungen und verstärkt den Juckreiz. Waschen mit kaltem Wasser und andere Kälteanwendungen oder das Auftragen einer kortisonhaltigen Salbe kann die Beschwerden lindern.
2. Auf die richtige Analhygiene achten. Waschen Sie die Aftergegend jeden Morgen und Abend und nach dem Stuhlgang mit klarem Wasser.
3. Bei Schließmuskelschwäche hilft es manchmal, eine Baumwollkompresse oder etwas Ähnliches zum Auffangen von Schleim und Stuhl zu tragen und bei Bedarf zu wechseln.
4. Wenn der Juckreiz vor allem nachts auftritt, können vor dem Schlafengehen eingenommene Antihistaminika helfen.

Falls diese Maßnahmen keine Wirkung zeigen, sollte der Arzt aufgesucht werden.

Analfissuren und Analfisteln

Symptome
- Schmerzen bei und nach dem Stuhlgang
- Hellrotes Blut auf dem Stuhl oder an dem Toilettenpapier

Eine Analfissur ist meistens eine relativ geringfügige, oberflächliche Riss- oder Spaltbildung, die von der Haut um den After herum bis hinauf in die Schleimhaut des Analkanals reicht. Äußerlich grenzen Analfissuren oft an den Steissbeinbereich oder an die Haut im Bereich der Hoden oder der Scheide.

Bei einer Analfissur kommt es zu heftigen Schmerzen während und nach dem Stuhlgang, was zum Schließmuskelkrampf führen kann. Die resultierende Verstopfung mit Stuhlverhärtung verschlimmert die Beschwerden. Im akuten Fall helfen Salben, die ein Betäubungsmittel enthalten, oder auch die Einspritzung eines örtlichen Betäubungsmittels unter die Haut. Längerfristig können die Schmerzen durch Auflockerung der Stuhlkonsistenz gebessert werden, was sich durch Zufuhr von reichlich Ballaststoffen und Flüssigkeit oder durch die Einnahme von Laktulose (§ Chronische Darmträgheit, S. 784) erreichen lässt. Diese Maßnahmen sowie Kamillesitzbäder und richtige Analhygiene tragen zur Heilung bei.

In chronischen Fällen ist eine kleinere Operation des Schließmuskels unter Vollnarkose erforderlich, die ambulant erfolgen kann.

Eine Analfistel ist ein kleiner Gewebekanal, der vom Analkanal ausgeht und in die Haut um den After herum nach außen tritt. Analfisteln entstehen, wenn sich Abszesse in der Muskulatur aus der Enddarmgegend nach außen entleeren (§ Anorektale Abszesse, S. 798). Manchmal bilden sich Fisteln auch bei chronischen Entzündungen oder nach Operationen im unteren Dickdarmbereich.

Wenn sich die Fistelöffnung in der Haut verstopft, sammeln sich Eiter und anderes Material im Fistelgang, was Schmerzen und Schwellungen hervorruft. Häufig entleert sich der Fistelinhalt spontan und die Beschwerden verschwinden, bis sich der Vorgang wiederholt.

In manchen Fällen sind Fistelbildungen oder anorektale Abszesse Symptome eines Morbus Crohn (S. 774) oder die Folge einer länger zurückliegenden Operation in diesem Bereich. Zur Abklärung möglicher Ursachen kommen eine rektal digitale Untersuchung, eine Dickdarmspiegelung oder eine Röntgenuntersuchung des Darms mit Kontrastmittel (S. 788 und S. 762) infrage.

Die Behandlung von Analfisteln besteht in der Fistelspaltung, bei der die Haut sowie das

Blutungen aus dem Enddarm

Blut im Stuhl kann ein Zeichen von Darmkrebs sein. In den meisten Fällen allerdings weist dieses Symptom auf weniger gefährliche Erkrankungen des Verdauungssystems hin. Im Folgenden sind einige dieser Erkrankungen aufgelistet:

- Proktitis: Eine Entzündung der Mastdarmschleimhaut. Sie kann sich aufgrund einer Infektion oder nach einer Strahlenbehandlung des Unterbauchs oder auch aus ungeklärter Ursache entwickeln. Bei bakteriellen Entzündungen wird der Arzt Antibiotika verschreiben (S. 798).
- Dickdarm- oder Mastdarmpolypen: Bei gut- und bösartigen Polypen sind Blutungen häufig das erste Symptom (S. 786).
- Hämorrhoiden: Vergrößerte Gefäßknäuel in der Analschleimhaut (S. 795).
- Analfissur: Ein Riss in der Schleimhaut des Analkanals (S. 796).

- Analfisteln: Krankhafte Verbindung zwischen dem Analkanal und der äußeren Haut in der Aftergegend (S. 796).
- Anal- und Mastdarmprolaps: Das Hervortreten der Analkanalschleimhaut oder eines Teils des Mastdarms aus dem After. Zumeist Folge einer Schließmuskelschwäche oder Schwäche der Darmwandmuskulatur. Ein Prolaps kann operativ behoben werden.
- Divertikulose: Kleine Aussackungen oder Taschenbildungen in der Dickdarmwand, die selten zu Blutungen führen, manchmal sind diese aber auch das einzige Symptom. In schweren Fällen muss operiert werden (S. 781).

Rote Bete können zu einer rötlichen Verfärbung des Stuhlgangs führen, die manchmal fälschlicherweise für Blutbeimengungen gehalten wird. Bei jeder Blutung aus dem Mastdarm

sollte umgehend der Arzt aufgesucht werden. Nur durch entsprechende Untersuchungen kann die Ursache aufgedeckt und Darmkrebs ausgeschlossen werden.

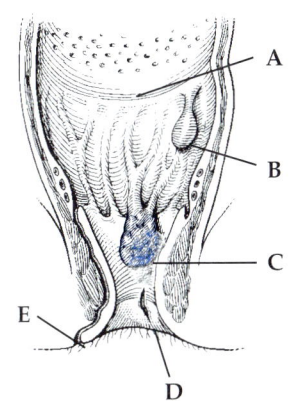

Das Schnittbild von Analkanal und Mastdarm zeigt mögliche Ursachen von Blutungen: (A) Proktitis, (B) Polyp, (C) Hämorrhoide, (D) Analfissur, (E) Analfistel. Nicht abgebildet sind Mastdarmprolaps und Divertikulose.

Muskel- und Fettgewebe über der Fistel durchschnitten werden, sodass sich eine offene Rinne bildet. Die Wunde wird offen gelassen und heilt in 4 bis 6 Wochen ab. Abszesse werden in ähnlicher Weise eröffnet und entleert.

Analabszess

Symptome
- Schmerzen im Analkanal oder in der Aftergegend
- Vorwölbung und Rötung am After
- Fieber
- Eventuell Abgang von Eiter

Analabszesse machen sich meistens direkt neben dem After bemerkbar. Sie entstehen äußerlich durch Infektion der Talgdrüsen am After, seltener innerlich durch chronische Entzündungen der Darmwand oder bei Analfisteln.

Leicht zugängliche, oberflächliche Abszesse können ambulant durch einen chirurgischen Eingriff zur Entleerung des Eiters behandelt werden. Falls Symptome wie Fieber, heftige

Schmerzen und ein Druckgefühl zwischen After und Steissbein bestehen, deutet das auf einen tiefer und näher am Enddarm gelegenen Abszess hin. Diese Abszesse sind schwieriger zu diagnostizieren, nur schwer zugänglich und können Komplikationen mit sich bringen.

Solche tief liegenden Abszesse müssen genau abgeklärt werden, da sich dahinter Darmerkrankungen wie Morbus Crohn (S. 774), Colitis ulcerosa (S. 777) oder Divertikulitis (S. 781) verbergen können.

Diagnose
Zum Ausschluss der oben genannten Erkrankungen ist bei tief liegenden Abszessen eine genaue Untersuchung des Enddarms notwendig. Eine Rektosigmoidoskopie (→ Darmkrebsvorsorge, S. 790), ein Bariumeinlauf (S. 762) oder auch eine Computertomographie oder Ultraschall kommen infrage. Bei starker Schmerzhaftigkeit des Abszessbereichs werden die endoskopischen Untersuchungen unter Narkose durchgeführt.

Behandlung

Chirurgische Behandlung
In der Tiefe gelegene Abszesse werden unter Vollnarkose im Krankenhaus chirurgisch eröffnet und der Eiter entleert. Zur Heilung muss die Wunde offen bleiben und mit Desinfektionslösung gespült werden. Daneben sind meistens Schmerzmittel und in schweren Fällen Antibiotika erforderlich.

Proktitis

Symptome
- Blut-, Schleim- oder Eiterabgang mit dem Stuhl
- Verstopfung, Durchfall oder bleistiftdünn geformte Stühle
- Schmerzhafte Stuhlentleerungen
- Schmerzen im Analkanal
- Fieber

Proktitis wird eine Entzündung der Schleimhaut des Enddarms genannt. Sie kann durch eine bakterielle oder virale Infektion ausgelöst werden, aber auch ein Symptom von Colitis ulcerosa (S. 777), Morbus Crohn (S. 774) oder von entzündlichen Erkrankungen im kleinen Becken sein. In manchen Fällen ist eine Proktitis auch die Folge von Analverkehr. Sexuell übertragbare Infektionen des Enddarms werden auf diese Weise auf die Geschlechtspartner

---

Proktalgie

Manche Menschen werden nachts von heftigen, stechenden Schmerzen im Analbereich aus dem Schlaf gerissen.

Dieses schmerzhafte Beschwerdebild wird Proctalgia fugax genannt. Die Ursache ist nicht ganz geklärt, aber es wird angenommen, dass diese Störung auf einem Krampf der Muskulatur des Beckenbodens und des Enddarms beruht. Die Schmerzen ähneln denen bei nächtlichen Wadenkrämpfen.

Typischerweise treten die Schmerzen nachts im Schlaf auf und sind so heftig und hartnäckig, dass man davon aufwacht. Sie dauern jeweils wenige Minuten bis zu einer halben Stunde. Die Schmerzanfälle können mit wechselnder Häufigkeit wiederkehren, manchmal aber auch für immer verschwinden.

Die Schmerzen sind zwar für den Betroffenen sehr unangenehm, aber dennoch harmlos. Ängste, dass sich schwere Krankheiten dahinter verbergen könnten, sind unbegründet.

Was kann man tun? Zunächst sollte der Arzt um Rat gefragt werden. Er wird, wenn nötig, Untersuchungen zum Ausschluss ernsthafter Erkrankungen durchführen. Das trägt in jedem Fall zur Beruhigung der Patienten bei, die häufig starke Schmerzen mit schweren Erkrankungen gleichsetzen.

Hier einige Tipps, wie sich die Beschwerden lindern lassen:
1. Nehmen Sie ein warmes Bad.
2. Setzen Sie sich auf die Toilette, manchmal verschwinden die Schmerzen nach dem Stuhlgang.
3. Trinken Sie ein Glas warmes Wasser oder knabbern Sie einen Keks, dadurch werden normale Darmbewegungen angeregt und der Muskelkrampf verschwindet.

übertragen (S. 1087). Eine Proktitis kann auch nach einer Strahlentherapie bei Prostatakrebs auftreten.

Manchmal geben die Symptome einen Hinweis auf die mögliche Ursache. Schleim-, Blut- und vor allem Eiterbeimengungen im Stuhl können auf einer Infektion mit Gonokokken beruhen. Bei *Herpes simplex*-Infektionen treten heftige Schmerzen im Analkanal auf und es finden sich kleine Geschwüre oder Bläschen in der Aftergegend. In beiden Fällen besteht häufig auch Juckreiz und Brennen am After.

Als Folge der Entzündung können sich häufiger Stuhldrang oder auch starke Verstopfung entwickeln. Ist die Proktitis Teil einer Entzündung des Dickdarms (Proktokolitis), können Bauchschmerzen und Fieber hinzukommen.

Diagnose

Der Arzt wird die Haut in der Aftergegend auf Anzeichen für Entzündungen untersuchen und eine Enddarmspiegelung (→ Darmkrebsvorsorge, S. 790) durchführen. Außerdem werden Stuhlproben untersucht.

Wie gefährlich ist eine Proktitis?

Die Entzündung kann akut oder chronisch verlaufen. Ob sie sich einfach behandeln lässt oder nicht, hängt von der jeweiligen Ursache ab. Als Komplikation einer Proktitis nach Strahlentherapie kann sich eine erhebliche Verengung des Mastdarms (Stenose) entwickeln.

Behandlung

Arzneimitteltherapie
Bakterielle Infektionen sprechen gut auf Antibiotika an. Bei Bakterienbefall der Schleimhaut wird ein Antibiotikum wie etwa Ciprofloxacin verordnet. Die Behandlung der *Herpes simplex*-Proktitis ist schwierig und vor allem auf die Linderung der Beschwerden ausgerichtet. Bei unkomplizierten Entzündungen oder Schleimhautreizungen hilft zumeist eine örtliche Behandlung mit Zäpfchen oder Einläufen, die als Wirkstoff 5-ASA oder Kortison enthalten (→ Morbus Crohn, S. 774, → Colitis ulcerosa, S. 777). Auch eine strahlenbedingte Proktitis wird auf diese Weise behandelt.

Stuhlinkontinenz

Mit Stuhlinkontinenz wird die Unfähigkeit bezeichnet, den Abgang von Stuhl und Blähungen zu kontrollieren. Bei sonst gesunden Erwachsenen liegt der Inkontinenz fast immer eine andere Erkrankung zugrunde (→ Kotschmieren, S. 1098, als Beispiel für eine ähnliche, im Kindesalter auftretende Störung).

Diagnose

Für den Arzt ist es wichtig zu wissen, ob die Stuhlinkontinenz durch Husten, Niesen oder andere Faktoren ausgelöst wird, ob sie nur nachts auftritt und ob Begleiterscheinungen auftreten. Eine Untersuchung des Afterschließmuskels ist ebenfalls notwendig, um eine Muskelschwäche oder Schädigungen der Muskulatur festzustellen. Spezielle Untersuchungen wie etwa eine Elektromyografie (→ EMG, S. 1344) oder Druckmessungen im Mastdarm und After kommen weniger häufig in Betracht.

Ursachen

Die normale Funktion des Schließmuskels ist vom richtigen Zusammenspiel der beteiligten Nerven und Muskeln abhängig. Operationen, Verletzungen, beispielsweise auch durch eine komplizierte Geburt, Entzündungen von Mastdarm, Analkanal oder After sowie Erkrankungen des Nervensystems, besonders des Rückenmarks, können das Zusammenspiel stören und eine Stuhlinkontinenz auslösen.

Bei älteren Personen kommt Stuhlinkontinenz häufiger vor. Mit dem Alter entwickelt sich eine Senkung des Beckenbodens und eine allgemeine Schwäche des Schließmuskels, sodass Begleiterkrankungen eher eine Inkontinenz auslösen können. Inkontinenz im Alter ist aber keineswegs ein unvermeidliches Schicksal.

Durch Sexualkontakt übertragene Infektionen des Enddarms

Bei der Ausübung von Analverkehr können Erreger auf die Geschlechtspartner übertragen werden (→ Sexuell übertragbare Krankheiten, S. 1087). Dies sind vor allem Gonokokken (S. 1087), das *Herpes simplex*-Virus (S. 1090) und das Feigwarzenvirus (S. 1092), die dann zu Entzündungserscheinungen (→ Proktitis, S. 798) führen.

Durch Sexualkontakt übertragene Infektionen des Enddarms können ernste Komplikationen nach sich ziehen. Hierzu gehören Blutungen, die Entwicklung von narbigen Einengungen des Enddarms (Stenose oder Striktur) oder selten, wie im Fall des Feigwarzenvirus, die Entwicklung von bösartigen Tumoren.

Häufig verursachen diese Infektionen keine oder nur geringe Beschwerden. Nur selten führen sie zur Schädigung anderer Organsysteme. Dennoch muss beim ersten Auftreten von Beschwerden oder bei nachgewiesener Infektion des Sexualpartners der Arzt aufgesucht und eine Behandlung eingeleitet werden. Der Arzt wird eventuell einen HIV-Test empfehlen.

Vor allem bei älteren, bettlägerigen Menschen kann auch eine Kotstauung die Ursache von Inkontinenz sein. Die verhärteten Stuhlmassen blockieren den Enddarm nicht vollständig und der flüssigere Darminhalt fließt aus dem Dickdarm an der Engstelle vorbei. Dies führt zur Überlaufinkontinenz, dem ständigen, unwillkürlichen Abgang kleiner Mengen Stuhl.

Behandlung

Bei gesunden Erwachsenen kann Beckenbodentraining hilfreich sein, eventuell zusammen mit der Einnahme pflanzlicher Quellmittel oder Ballaststoffkonzentrate (S. 784).

Der Arzt wird möglicherweise auch raten, täglich für einen bestimmten Zeitraum auf der Toilette zu sitzen und dabei den Darm vollständig zu entleeren, sodass während des Tages keine Inkontinenz mehr auftritt. Eine ballaststoffreiche Kost mit viel Flüssigkeitszufuhr kann ebenfalls zur Besserung beitragen. Eventuelle psychische Störungen, vor allem bei Kindern, müssen entsprechend behandelt werden.

Vor allem nach Verletzungen des Analkanals ist ein chirurgischer Eingriff zur Wiederherstellung der Schließmuskelfunktion nötig.

Die Behandlung einer lediglich durch Muskelabbau bedingten Stuhlinkontinenz im Alter ist schwierig. Oft beruht eine mit dem Alter auftretende Inkontinenz aber auf Verletzungen des Schließmuskels durch schwere Geburten oder Operationen. In diesen Fällen kann mit einer Operation eine Besserung oder Aufhebung der Inkontinenzbeschwerden erzielt werden.

Erkrankungen der Leber

Neben den Hohlorganen des Magen-Darm-Trakts zählen auch Leber, Gallenblase und Bauchspeicheldrüse (S. 812 und S. 818) zum Verdauungssystem.

Die Leber ist nicht nur das größte innere Organ des Körpers, sondern auch das komplizierteste. Sie kann bis zu 2 kg wiegen und hat zahlreiche komplexe Aufgaben, die zur Aufrechterhaltung der normalen Körperfunktionen wesentlich sind. Diese Aufgaben können in drei Kategorien unterteilt werden: Regulationsvorgänge, Stoffwechsel und Entgiftung.

Die Leber reguliert die Zusammensetzung des Blutes, wobei sie vor allem die Aufnahme von Glukose (Zucker), Eiweiß und Fett in den Blutstrom kontrolliert. Eine weitere Aufgabe der Leber ist die Entfernung einer aus dem Abbau der roten Blutkörperchen stammenden Substanz, dem Bilirubin. Bilirubin gelangt, an Eiweiße gebunden, über den Blutstrom in die Leber. Dort wird es chemisch so verändert, dass es wasserlöslich wird und der Gallenflüssigkeit zugesetzt werden kann. Mit der Galle gelangt es in den Darm und wird über den Stuhl ausgeschieden.

Wenn dieser Ausscheidungsvorgang an einer Stelle gestört ist, steigt der Bilirubinspiegel im Blut an. Schließlich wird das Bilirubin in der Haut und der Lederhaut der Augen abgelagert, was zu einer als Gelbsucht bezeichneten gelben Verfärbung führt.

In der Leber werden die meisten aus dem Darm in den Blutstrom aufgenommenen Nährstoffe verstoffwechselt, das heißt so umgewandelt, dass sie vom Körper verwertet werden können. Daneben ist die Leber auch Speicher für bestimmte Nährstoffe, wie etwa Vitamin A, Eisen und andere Mineralstoffe. Außerdem werden in der Leber Cholesterin, Blutgerinnungsfaktoren und Eiweißstoffe hergestellt.

Eine weitere Aufgabe der Leber ist die Entgiftung des Körpers, das heißt sie entfernt Medikamente, Drogen, Alkohol und andere potenziell schädliche Substanzen aus dem Blutstrom und wandelt sie so um, dass sie über Stuhl oder Urin ausgeschieden werden können.

Die Leber produziert etwa 1 l Gallenflüssigkeit pro Tag, die aufgrund des Bilirubingehalts gelb gefärbt ist. Über die kleinen Gallenwege innerhalb der Leber gelangt die Galle in den Gallenblasengang und von dort in die Gallenblase, wo sie vorübergehend gespeichert wird.

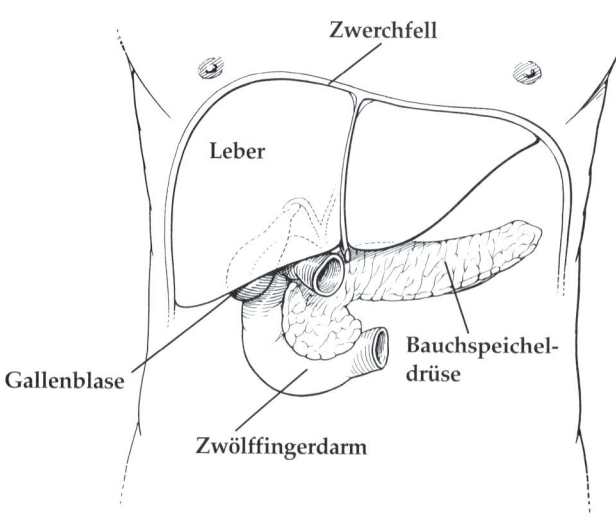

Zwerchfell

Leber

Gallenblase

Zwölffingerdarm

Bauchspeicheldrüse

Nach der Einnahme von Mahlzeiten kommt es zur Kontraktion der Gallenblase, wodurch die Gallenflüssigkeit über den Hauptgallengang in den Zwölffingerdarm entleert wird. Die in der Galle enthaltenen Gallensäuren tragen zur Fettverdauung bei. Stark gewürzte und fettreiche Mahlzeiten führen zur stärkeren Kontraktion der Gallenblase und des Hauptgallengangs.

Weil die Leber sehr kompliziert aufgebaut ist und vielen potenziell schädlichen Substanzen ausgesetzt ist, sollte man annehmen, dass sie besonders anfällig für Funktionsstörungen und Erkrankungen ist. Es gibt aber mehrere Schutzmechanismen, die dies verhindern. Zum einen ist die Leber regenerationsfähig – geschädigtes Lebergewebe kann wiederhergestellt oder durch neu gebildetes Gewebe ersetzt werden. Zum anderen sind für die gleiche Funktion mehrere Einheiten an jeweils verschiedenen Stellen der Leber verantwortlich. Bei Verletzungen oder Erkrankungen eines Teils der Leber können daher andere Bereiche dessen Funktion permanent oder vorübergehend übernehmen.

Leberentzündungen können für das Organ und den gesamten Körper sehr bedrohlich sein.

Akute Leberentzündung

Symptome
- Gelbsucht (Gelbfärbung von Haut und Augen)
- Allgemeine Abgeschlagenheit
- Juckreiz
- Appetitverlust, Übelkeit und Erbrechen
- Geruchs- und Geschmacksstörungen
- Leichtes Fieber

Eine Entzündung der Leber, die durch Viren oder chemische Substanzen verursacht wird – dazu zählen neben Giftstoffen auch Medikamente und Alkohol – (→ Toxische Leberschädigung, S. 803), wird als Hepatitis bezeichnet.

Drei Hauptformen von Virushepatitis sind bisher bekannt: Hepatitis A, Hepatitis B und Hepatitis C, mit ganz ähnlichen Symptomen.

Eine akute Hepatitis kann symptomlos verlaufen und in ganz seltenen Fällen tödlich enden. Dazwischen gibt es alle möglichen Verlaufsformen. Es kann Monate dauern, bis sich die Leber vollständig erholt hat.

Hepatitis A
Die Hepatitis A ist die häufigste Form der Virushepatitis. Sie ist sehr ansteckend und wird vor allem durch verseuchte Lebensmittel und Wasser übertragen. Das Hepatitis-A-Virus ist im Blut, Stuhl und in der Gallenflüssigkeit infizierter Personen 2 bis 3 Wochen vor den ersten Symptomen nachweisbar. Durch Blut oder Stuhl kann das Virus übertragen werden. Rund 2 bis 3 Wochen nach Auftreten der Gelbsucht verschwindet das Virus aus dem Körper.

Häufig verläuft die Hepatitis A symptomlos. Falls Symptome auftreten, ähneln sie zunächst den Symptomen einer Magen-Darm-Grippe. Sobald die Leber jedoch Bilirubin nicht mehr aus dem Blut entfernen kann, tritt eine Gelbsucht hinzu. Bilirubin gelangt dann auch in den Urin und färbt ihn dunkel.

Bei den meisten Patienten heilt Hepatitis A ohne Folgen aus. Nach 1 bis 2 Monaten finden sich in der Leber keine Krankheitszeichen mehr. Chronische Verläufe (S. 804) oder der Übergang in eine Leberzirrhose (S. 804) kommen bei Hepatitis A nicht vor. Das Hepatitis A-Virus bleibt nach der akuten Erkrankung nicht im Körper. Es gibt also keine Menschen, die das Virus in sich tragen, ohne Symptome zu haben.

Hepatitis B
Diese Infektionserkrankung der Leber kann ernsthafte Folgen haben. Die Symptome sind nahezu gleich wie bei Hepatitis A, manchmal aber schwerer oder von längerer Dauer. Eine Hepatitis B führt häufiger zu Leberschäden. In bis zu 10 Prozent der Fälle entwickelt sich nach der akuten Phase als Komplikation eine chronische Leberentzündung.

Das Hepatitis-B-Virus wird durch Kontakt mit Blut oder Körpersekreten übertragen. Bei Drogenabhängigen, die gemeinsam infizierte Injektionsnadeln benutzen, besteht ein hohes Infektionsrisiko. Auch durch Sexualkontakt kann die Hepatitis B übertragen werden. Personen, die im Gesundheitswesen arbeiten und Umgang mit Blutprodukten haben, sowie Menschen, die wiederholt Transfusionen mit Blut oder Blutprodukten benötigen (→ Hämophilie, S. 975), sind ebenfalls gefährdet. Allerdings ist das Risiko einer Übertragung durch Bluttransfusionen durch die heute üblichen Tests von Spenderblut auf Hepatitis B so gut wie ausgeschlossen.

In der Schwangerschaft kann das Virus von der Mutter auf den Fetus übergehen. Bei einigen infizierten Personen treten nie Symptome auf, sie können das Virus aber übertragen (Virusträger). Bei anderen bleibt nach Abklingen der akuten Erkrankung das Virus jahre- oder lebenslang im Körper. Etwa 90 Prozent der Patienten mit unkomplizierter Hepatitis B erholen sich innerhalb von 3 bis 4 Monaten.

Hepatitis C

Die Symptome der Hepatitis C ähneln denen der Hepatitis A und B, sind allerdings meistens nicht so stark. Auch Gelbsucht tritt bei dieser Infektion weniger häufig auf. Die meisten infizierten Personen haben keine Symptome oder leiden nur unter Abgeschlagenheit. Selten kann eine Hepatitis C auch tödlich verlaufen. Häufig wird der Arzt erst durch die Feststellung krankhafter Leberwerte auf das Vorliegen einer Hepatitis C aufmerksam. In vielen Fällen verläuft die Leberentzündung bei Hepatitis C chronisch, heilt also nicht aus. Seltener kommt es zu einem narbigen Umbau der Leber (Leberzirrhose).

Das Hepatitis C-Virus kann mit einer Blutuntersuchung nachgewiesen werden. Bevor diese Tests verfügbar waren, waren Blutübertragungen eine Hauptursache für die Verbreitung von Hepatitis C. Jetzt ist dies nur noch selten der Fall. Auch durch gemeinsames Injektionsbesteck, beispielsweise unter Drogenabhängigen, oder durch nicht desinfizierte Tätowierungsnadeln kann man sich infizieren.

In den letzten Jahren wurden noch mehrere andere Hepatitis-Viren identifiziert, darunter das Hepatitis-Virus D, E und F. Die Beschwerden ähneln den beschriebenen Formen.

Gelegentlich wird eine Leberentzündung auch durch andere Viren, vor allem durch das Zytomegalievirus und das Epstein-Barr-Virus, ausgelöst. In einigen Fällen kann trotz der Symptome kein Virus als Ursache der Leberentzündung nachgewiesen werden.

Diagnose

Wenn man eine Gelbfärbung der Haut bemerkt oder unter anderen Beschwerden, zum Beispiel Juckreiz und ständiger Übelkeit leidet, sollten Blutuntersuchungen zum Nachweis einer Hepatitis durchgeführt werden.

Wie gefährlich ist eine akute Hepatitis?

Nahezu alle ansonsten gesunden Personen, die sich mit dem Hepatitis-A-Virus infizieren, erholen sich nach der akuten Erkrankung vollständig. In 90 Prozent aller Hepatitis B-Fälle heilt die Erkrankung ebenfalls. Die Hepatitis C führt bei über 40 Prozent der Patienten zur chronischen Leberentzündung (S. 804).

Bei älteren Menschen und solchen mit chronischen Erkrankungen, wie Diabetes mellitus, Herzinsuffizienz oder schwerer Blutarmut, dauert die Heilungsphase länger und es besteht ein erhöhtes Risiko für Komplikationen.

Behandlung

Eine spezifische Behandlung für akute Hepatitis gibt es nicht. Bettruhe ist nicht unbedingt notwendig. Die Aufrechterhaltung einer ausreichenden Kalorienzufuhr ist wichtig.

Hepatitisimpfung

Wenn im engsten Familienkreis ein Fall von Hepatitis B aufgetreten ist, empfiehlt sich eine Impfung. Dies gilt auch für Personen, die in einem Risikoberuf arbeiten. Auch die folgenden Personengruppen haben ein hohes Infektionsrisiko: Drogenabhängige, die sich Drogen injizieren, Personen mit häufig wechselnden Geschlechtspartnern, sexuell aktive homosexuelle und bisexuelle Männer, Geschlechtspartner von mit Hepatitis B infizierten Personen, Hämophiliekranke, Dialysepatienten mit chronischer Nierenschwäche, Ärzte, Zahnärzte und Personal sowie männliche Gefängnisinsassen.

Die Hepatitis-B-Impfung wird im Rahmen des Impfprogramms für Säuglinge und Kleinkinder angeboten. Die Impfung wird auch für alle ungeimpften Kinder (ab 10 Jahren), Jugendliche, Studenten und junge Erwachsene empfohlen.

Viele Arbeitgeber von Risikogruppen sind inzwischen verpflichtet, ihren Angestellten kostenlose Hepatitis-B-Impfungen anzubieten. Zu diesen Risikogruppen gehören im Gesundheitsbereich oder im Bereich der öffentlichen Sicherheit tätige Personen sowie alle Personen, die bei ihrer Tätigkeit mit Blut in Kontakt kommen könnten.

In manchen Ländern ist Hepatitis B weit verbreitet, daher sollte vor Fernreisen der Arzt um Rat gefragt werden, ob eine Impfung erforderlich ist (→ Impfungen, S. 380).

Seit kurzem ist auch ein Impfstoff gegen Hepatitis A erhältlich, der häufigsten Form von akuter Leberentzündung. Nach Kontakt mit Erkrankten oder infiziertem Material kann zur Verhinderung einer Infektion ein Immunglobulin mit Antikörpern gegen das Hepatitis-A-Virus verabreicht werden. Die Immunglobulingabe sollte unmittelbar (bis zu 2 Wochen) nach diesem Kontakt erfolgen. Als Vorsorgemaßnahme bei Reisen in Gebiete, wo Hepatitis A häufig vorkommt, empfiehlt sich eine aktive Impfung, die viele Jahre Schutz bietet. In manchen Fällen, wenn das Immunglobulin als Vorsorge gegen eine Infektion gegeben wurde, verhindert es zwar die Erkrankung nicht, schwächt sie aber so weit ab, dass keine ernsten Symptome auftreten. Der Immunglobulinschutz hält allerdings insgesamt nur wenige Wochen lang an.

Alkohol muss während der akuten Erkrankung und in der Erholungsphase vermieden werden. Medikamente dürfen nur nach Absprache mit dem Arzt eingenommen werden.

Bei schweren Hepatitis-Erkrankungen ist eine stationäre Behandlung erforderlich. In der Regel können die Patienten schon nach wenigen Tagen wieder entlassen werden.

Nach Hepatitis B oder C sind für einige Monate regelmäßige Blutuntersuchungen notwendig, um zu klären, ob noch Zeichen einer Leberentzündung vorhanden sind oder ob sich die Leberfunktion normalisiert hat. Interferon, ein körpereigener Wirkstoff gegen Viren, kann zur Behandlung anhaltender Infektionen mit Hepatitis-B- und C-Viren eingesetzt werden.

Es ist nicht unbedingt notwendig, Erkrankte mit Hepatitis B oder C zu isolieren. Personen in der unmittelbaren Umgebung sollten aber informiert werden, wie das Virus übertragen wird. Neben allgemeinen Hygienemaßnahmen ist es wichtig, nach dem Kontakt mit Körperausscheidungen oder Blut der Betroffenen sorgfältig die Hände zu waschen. Personen mit Hepatitis A sind am ehesten ansteckend.

Vorbeugung
Siehe Hepatitisimpfung, S. 802.

Toxische Leberschädigung

Symptome
- Gelbsucht (Gelbfärbung von Haut und Augen)
- Abgeschlagenheit
- Appetitverlust
- Übelkeit und Erbrechen
- Geruchs- und Geschmacksstörungen
- Leichtes Fieber

Chronischer Alkoholmissbrauch ist eine häufige Ursache von Leberschäden. Auch durch die Aufnahme oder Einatmung von Giftstoffen (Toxine) und die Einnahme von Medikamenten kann die Leber geschädigt werden.

Anhand der Symptome ist eine toxische Leberschädigung nicht von einer durch Viren ausgelösten Hepatitis zu unterscheiden. Die feingewebliche Untersuchung von Lebergewebe kann Hinweise geben. In vielen Fällen toxischer Leberschädigung, vor allem bei Alkoholeinwirkung, kommt es zu Fetteinlagerungen in die Leberzellen, der Fettleberhepatitis.

Erste und wichtigste Behandlungsmaßnahme ist die Ausschaltung der auslösenden Ursache. Ansonsten ist die Behandlung auf die Linderung der Symptome ausgerichtet. Bei chronischer Leberschädigung sollte der Patient auf eine gesunde Lebensführung und Ernährung mit genügend Vitaminen und Mineralstoffen achten. Manchmal ist eine spezielle Diät nötig. Die Leberwerte sollten regelmäßig kontrolliert werden. Nur in hochakuten Fällen toxischer Leberschädigung erfolgt stationäre Aufnahme.

Alkoholische Leberschädigung
Häufigste Ursache einer Fettleberhepatitis ist chronischer oder akuter Alkoholmissbrauch. Erste Symptome sind Abgeschlagenheit und Übelkeit, und es können Gelbsucht, Fieber und eine starke Vergrößerung der Leber (S. 804) hinzukommen. In manchen Fällen entwickelt sich schließlich ein Leberversagen.

Die Leberveränderungen bilden sich auch bei völliger Alkoholabstinenz nur langsam zurück oder gehen, vor allem bei weiterem Alkoholmissbrauch, in eine Zirrhose über (→ Leberzirrhose, S. 804).

Eine Zunahme des Leibesumfangs als Hinweis auf eine Flüssigkeitsansammlung sowie zunehmende Konzentrationsstörungen sind Besorgnis erregende Symptome und können Zeichen eines Leberversagens sein.

Leberschädigung durch Giftstoffe und Medikamente
Die Leber kann durch chemische Substanzen und Industriegifte geschädigt werden. Weitaus häufiger sind allerdings Leberschädigungen durch Medikamente.

Leberschäden gehören zu den Nebenwirkungen zahlreicher Medikamente. Beispiele sind Isoniazid (zur Tuberkulosebehandlung), Methyldopa (zur Bluthochdruckbehandlung) und das in Schmerz- und Fiebermitteln enthaltene Paracetamol (in Überdosierung).

Bei bestimmten anderen Medikamenten wird als seltene Nebenwirkung eine Beeinträchtigung des Galleabflusses in der Leber beobachtet. Dazu gehören das Antibiotikum Erythromycin, das Beruhigungsmittel Chlorpromazin, orale Empfängnisverhütungsmittel und Anabolika. Die Galleabflussstörung verschwindet nach Absetzen des Medikaments. Wenn in vorhergehenden Schwangerschaften eine Gelbsucht aufgetreten ist, dürfen keine oralen Empfängnisverhütungsmittel verwendet werden.

Es ist sehr wichtig, dem Arzt mitzuteilen, ob in der Vergangenheit Lebererkrankungen oder Störungen der Leberfunktion aufgetreten sind. Er kann dann entscheiden, welche Medikamente geeignet sind. Auch vor der Einnahme nicht rezeptpflichtiger Mittel muss der Arzt in diesem Fall um Rat gefragt werden. Umgekehrt wird der Arzt bei Symptomen oder Laborbefunden, die auf eine Leberentzündung hinweisen, auch nach der Einnahme von Medikamenten fragen.

Chronische Leberentzündung

Symptome
- Häufig keine Beschwerden
- Allgemeine Müdigkeit und Schwäche
- Appetitlosigkeit
- Übelkeit und Erbrechen
- Gelbliche Verfärbung von Haut und Augen
- Juckreiz

Eine chronische Leberentzündung kann zwei Formen annehmen: die chronisch persistierende und die chronisch aggressive Hepatitis.

Die Mehrzahl der Patienten mit chronisch persistierender Hepatitis hat keine Symptome, selten treten Abgeschlagenheit und Appetitlosigkeit auf. Meistens sind Hepatitis-B- oder C-Viren verantwortlich, manchmal kann auch keine Ursache nachgewiesen werden. Die gleichen entzündlichen Veränderungen entstehen auch als Reaktion der Leber bei Erkrankungen anderer Organe. Leberversagen oder ein Übergang in eine Zirrhose kommen so gut wie nie vor.

Eine chronisch aggressive Hepatitis dagegen besteht in fortschreitenden Leberveränderungen, die zu Leberversagen oder -zirrhose mit tödlichem Ausgang führen können. Unter den möglichen Ursachen sind durch Hepatitis-B- und C-Viren ausgelöste Entzündungen wohl die häufigsten. Auch Medikamente können die Erkrankung auslösen. Manchmal bleibt die eigentliche Ursache im Dunkeln. Häufig haben die Patienten zunächst keine oder nur geringe Beschwerden, etwa chronische Müdigkeit, oder es treten Symptome wie bei einer akuten Leberentzündung auf (S. 801).

Diagnose
Bei Verdacht auf eine Leberentzündung wird der Arzt Blutuntersuchungen durchführen, mit denen er überprüft, ob die Leberwerte erhöht sind. Durch eine Gewebeentnahme (→ Leberbiopsie, S. 807) kann geklärt werden, ob eine chronische Entzündung vorliegt. Die chronisch aggressive Hepatitis ist eine ernste Erkrankung mit möglicherweise tödlichem Ausgang. Eine chronisch persistierende Hepatitis dagegen macht oft keine Beschwerden und heilt, manchmal aber erst nach Jahren, vollständig aus.

Behandlung
Bei der chronisch persistierenden Hepatitis sind Verlaufskontrollen, aber keine spezifischen Behandlungsmaßnahmen nötig.

Die chronisch aktiven Leberentzündungen, die durch Hepatitis-B- und C-Viren hervorgerufen werden, können mit Interferon behandelt werden, was allerdings nicht immer zum Erfolg führt. Bei bestimmten Formen chronisch aktiver Hepatitis, die nicht durch Viren verursacht sind, wirken Kortisonpräparate in Kombination mit dem Wirkstoff Azathioprin, der immunologische Reaktionen unterdrückt. Sie führen in 60 bis 80 Prozent der Fälle zur Heilung. Schon Tage bis Wochen nach Beginn der Behandlung fühlen sich die Patienten besser, aber es kann Jahre dauern, bis sich die Leberwerte normalisieren. Manchmal ist wegen Rückfällen eine lebenslange Kortisonbehandlung nötig.

Kortisonpräparate unterdrücken zwar die Entzündungserscheinungen, können aber die Entwicklung einer Leberzirrhose (→ Leberzirrhose, diese Seite) nicht immer verhindern. Bei schwerem Verlauf und wenn die Erkrankung nicht auf die Behandlung anspricht, kommt in einigen Fällen eine Lebertransplantation in Betracht (→ Lebertransplantation, S. 811).

Leberzirrhose

Symptome
- Manchmal keine
- Appetitlosigkeit
- Abgeschlagenheit und Leistungsminderung
- Gewichtsverlust
- Übelkeit und Erbrechen
- Gelbsucht (Gelbfärbung von Haut und Augen)
- Druckgefühl im Oberbauch
- Magen-Darm-Blutungen
- Zahlreiche Blutergüsse unter der Haut und kleine, rote, spinnenförmige Erweiterungen von Hautgefäßen (Spider naevi)
- Libidoverlust. Impotenz bei Männern, Ausbleiben der Menstruation bei Frauen
- Juckreiz
- Vergrößerung des Leibesumfangs und Anschwellen der Beine

Notfallsymptome
- Bluterbrechen oder Abgang von Blut aus dem Enddarm
- Geistige Verwirrung

Bei der Leberzirrhose kommt es zu einer irreversiblen und fortschreitenden Zerstörung von

Lebergewebe als Folge viraler Infektionen, Einwirkung von Giftstoffen und anderer Erkrankungen. Die normalen Leberzellstrukturen werden durch Narbengewebe ersetzt, dazwischen bleiben Bereiche sich regenerierender Zellen.

Im Verlauf der Erkrankung sterben immer mehr Leberzellen ab und der narbige Umbau der Leber schreitet fort. Dies hat zur Folge, dass immer weniger gesunde Zellen zur Erfüllung der Leberfunktionen zur Verfügung stehen. Zunächst kann die Leber den Zelluntergang durch Regenerierung und Neubildung von Zellen ausgleichen. Mit fortschreitender Vernarbung kommt es jedoch zur Funktionseinschränkung und Organschrumpfung.

Gesundes Lebergewebe braucht zur Erfüllung seiner Funktionen Nährstoffe und andere Substanzen, die im Darm resorbiert werden. Sie gelangen über den Blutstrom durch die Pfortader (Vena porta) und ihre Nebenäste zu den Leberzellen. Mit dem narbigen Umbau der Leber steigt der Druck in diesem Pfortadersystem an (Pfortaderhochdruck), der Zufluss zur Leber wird immer stärker behindert und das Blut sucht sich schließlich unter Umgehung der Leber einen neuen Weg (Umgehungskreislauf). Dies führt zur Minderversorgung der Leber mit Nährstoffen, einer Vergrößerung der Milz und zur Bildung von erweiterten Venen in der Speiseröhre, die leicht bluten können (S. 750).

Die Entgiftungsfunktion der Leber ist durch den Zelluntergang empfindlich gestört. Es häufen sich Abfallstoffe aus dem Eiweißstoffwechsel im Blut an. Wenn diese Substanzen im Blut einen gewissen Schwellenwert überschreiten, kommt es zu Beeinträchtigungen des Nervensystems mit Zittern, geistiger Verwirrung und schließlich zum Leberkoma (Enzephalopathie).

Eine weniger häufige Ursache von Pfortaderhochdruck ist die Bildung eines Blutgerinnsels in der Pfortader (Pfortaderthrombose). Dies kann eine Folge der Pille oder von bakteriellen Infektionen im Bauchraum sein, manchmal wird die Ursache auch nicht gefunden.

Seltener wird Pfortaderhochdruck durch das Budd-Chiari-Syndrom ausgelöst. Bei diesem Syndrom bildet sich ein Blutgerinnsel in der Lebervene, sodass das Blut nicht abfließen kann. Dadurch vergrößert sich die Leber und wird schmerzhaft. Die Blutabflussstörung hat zudem eine starke Ansammlung von Flüssigkeit im Bauchraum (Aszites) zur Folge, was auch Symptom der Leberzirrhose ist.

Im Folgenden werden die verschiedenen Ursachen und Formen der Leberzirrhose beschrieben.

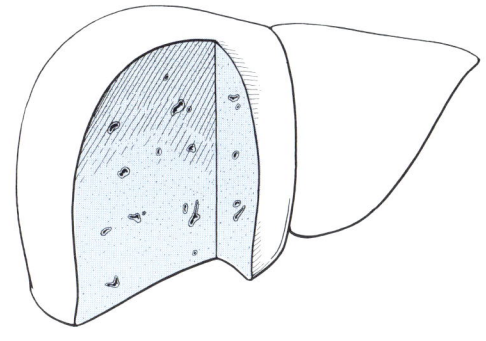

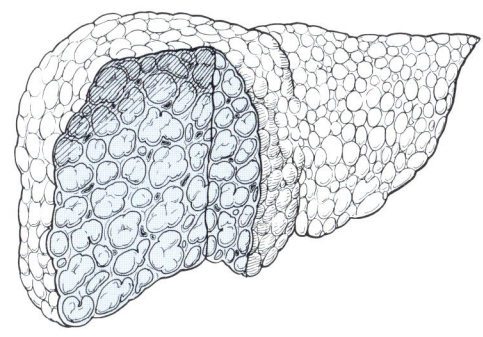

Schnitt durch eine gesunde Leber ohne Narben (oben) und durch eine zirrhotische Leber mit typischem Narbengewebe (unten).

Alkoholische Leberzirrhose

Dies ist die häufigste Form der Leberzirrhose. Das Zirrhoserisiko bei Alkoholkranken ist gegenüber der Durchschnittsbevölkerung 6- bis 8-fach erhöht. Personen, die an einer alkoholbedingten Leberzirrhose erkranken, haben typischerweise über 10 Jahre lang pro Tag etwa 0,7 oder 1 Liter Wein, 2 Liter Bier oder ein viertel Liter Spirituosen getrunken. 100 Milliliter Whiskey am Tag können in wenigen Jahren eine Leberzirrhose zur Folge haben, manchmal reicht auch weniger Alkohol.

Alkoholkranke nehmen die ersten Symptome einer Zirrhose häufig nicht wahr. Die Beschwerden beginnen meistens schleichend mit Appetitlosigkeit, Gewichtsverlust, Neigung zu Blutergüssen, Abgeschlagenheit und Leistungsminderung. Später können Gelbsucht und Ösophagusvarizenblutungen hinzukommen.

Die Behandlung konzentriert sich auf die Eindämmung der Komplikationen, zum Beispiel Blutungen oder Flüssigkeitsansammlung im Bauchraum (Aszites). Alkoholabstinenz ist unbedingt notwendig. Die Vernarbungen in der Leber werden dadurch nicht rückgängig gemacht, aber eine weitere Schädigung der Leber wird vermieden. Zirrhosekranke, die ihren Alkoholkonsum aufgeben, fühlen sich besser und leben – je nach Stadium der Erkrankung – länger als solche, die das nicht tun.

Leberzirrhose nach Hepatitis

Dies ist das Endstadium einer chronisch aggressiven Hepatitis als Folge einer Infektion mit dem Hepatitis B- oder C-Virus. Fälle von Leberzirrhose, bei denen sich keine Ursache feststellen lässt, werden als kryptogen (unbekannten Ursprungs) bezeichnet. Wahrscheinlich sind aber auch dafür Viren verantwortlich.

Die Symptome sind die Gleichen wie bei anderen Zirrhoseformen. Nach überstandener Hepatitis B oder C führen die Kontrolluntersuchungen häufig zu einer früheren Diagnose als bei den kryptogenen Formen, die meistens zufällig festgestellt werden.

Die Diagnose wird durch eine Leberbiopsie (S. 807) bestätigt. Es gibt keine spezifische Therapie für die Leberveränderungen. Stattdessen richten sich die Maßnahmen auf die Behandlung von Aszites (Bauchwassersucht), Beinödemen und anderen Komplikationen. Bei Auftreten von Verwirrungszuständen muss die Eiweißzufuhr eingeschränkt werden.

Primäre biliäre Zirrhose

Nach ihrer Bildung in den Leberzellen wird die Galle über ein weit verzweigtes System kleiner und großer Gänge zur Gallenblase und von dort schließlich in den Darm geleitet. Bei der primären biliären Zirrhose kommt es aus unbekannter Ursache zur chronischen Entzündung und Vernarbung der mikroskopisch kleinen Gallengänge in der Leber. Folge ist eine fortschreitende Zerstörung von Lebergewebe, was schließlich zur Zirrhose führt.

In den meisten Fällen macht diese Erkrankung im Anfangsstadium keine Beschwerden. Sie wird gewöhnlich bei Routineuntersuchungen entdeckt, wenn Laborwerte verändert sind. Vor allem Frauen zwischen 35 und 60 Jahren sind betroffen.

Zu den Symptomen der primären biliären Zirrhose gehören starker Juckreiz (Pruritus), der an den Händen und Füßen beginnt und auf den ganzen Körper übergreift. Mit Fortschreiten der Erkrankung kommt es zu Gelbsucht, Dunkelfärbung des Urins und dunkler Verfärbung von der Sonne ausgesetzten Hautstellen. Schließlich bildet sich ein Pfortaderhochdruck (S. 807) aus, es kommt zu Wassereinlagerung im Körper und schließlich zum Leberversagen mit tödlichem Ausgang. In der Haut um die Augen herum und im Bereich der Ellenbogen und Kniescheiben finden sich häufig gelbliche Knoten und Erhebungen, die Fettansammlungen darstellen und als Folge des hohen Cholesterinspiegels bei dieser Erkrankung entstehen (→ Xanthelasmen und Xanthome, S. 1001).

Der Verdacht auf eine primäre biliäre Zirrhose ergibt sich meistens aus der Vorgeschichte der Patienten, der klinischen Untersuchung und krankhaft veränderten Laborwerten. Zur Bestätigung ist eine Leberbiopsie notwendig (S. 807). Häufig wird auch eine direkte Röntgenuntersuchung der Gallenwege mit Kontrastmittel zum Ausschluss eines Gallenwegsverschlusses anderer Ursache durchgeführt (→ PTC, S. 815 und ERCP, S. 816).

Eine spezifische Therapie der primären biliären Zirrhose gibt es derzeit nicht. Wie bei den anderen Zirrhoseformen ist die Behandlung auf die Linderung der Beschwerden ausgerichtet. Der Wirkstoff Cholestyramin wird gegen den Juckreiz eingesetzt. Zusätzlich sind Vitaminpräparate und die Zufuhr besonderer (mittelkettiger) Fettsäuren hilfreich, weil bei dieser Erkrankung Vitamine und Fettsäuren nicht ausreichend resorbiert werden können.

Zunehmend etabliert sich auch die Lebertransplantation als Behandlungsmöglichkeit der primären biliären Zirrhose, vor allem bei rasch fortschreitendem Verlauf.

Sekundäre biliäre Zirrhose

Diese Zirrhoseform entsteht durch Abflussbehinderungen im Bereich der großen oder kleinen Gallenwege mit nachfolgendem Aufstau von Gallenflüssigkeit. Ursachen können Operationen mit Narbenbildungen, Verengungen im Bereich des Hauptgallengangs oder eine chronische Entzündung der Gallengänge sein.

Die Beschwerden sind die gleichen wie bei der primären biliären Zirrhose, wobei bei allen Erkrankungen mit Gallestau häufig der Juckreiz als erstes auffällt. In manchen Fällen haben die Patienten auch Fieber und Schmerzen im rechten Oberbauch als Ausdruck einer bakteriellen Entzündung der Gallenwege, die durch die Abflussbehinderung in den Gallenwegen begünstigt wird.

Bei einem Galleaufstau müssen Ursache und Ort der Abflussbehinderung lokalisiert werden. Hierzu wird entweder auf endoskopischem Weg über den Zwölffingerdarm Kontrastmittel in die Gallenwege eingebracht oder das Kontrastmittel wird mithilfe einer langen Nadel in die aufgestauten Gallengänge in der Leber eingespritzt, die so mit Röntgenstrahlen sichtbar gemacht werden können (→ PTC, S. 815 und → ERCP, S. 816).

Die wichtigste Behandlungsmaßnahme besteht in der Beseitigung des Abflusshindernisses. Narbige Verengungen der großen Gallenwege können operativ beseitigt werden, allerdings ist die Rückfallquote hoch. Bei

Abflussbehinderungen im Bereich der kleineren Gallenwege in der Leber ist die chirurgische Behandlung schwieriger. Eine Behandlungsmethode besteht in der Einführung einer winzigen starren Röhre (Stent) in den Bereich der Verengung, wodurch der Abfluss wieder hergestellt wird. Dies ist auch im Rahmen der perkutanen transhepatischen Cholangiographie möglich (→ PTC, S. 815). Bei bakteriellen Infektionen sind Antibiotika erforderlich.

Hämochromatose

Bei dieser genetisch bedingten Erkrankung speichert der Körper große Mengen von Eisen in fast allen Organen. Da die Leber auch bei gesunden Personen als Eisenspeicher dient, ist sie am ehesten von der Eisenablagerung betroffen. Im Lauf der Zeit entwickelt sich durch die Anhäufung von Eisen in den Leberzellen eine Zirrhose. Eisen wird auch in der Bauchspeicheldrüse, den Hormondrüsen und im Herzmuskel abgelagert, wo es zu Funktionsstörungen führt. Bei manchen Erkrankungen mit erhöhtem Eisenumsatz, wie der hämolytischen Anämie oder bei häufigen Bluttransfusionen, kommt es zu ähnlichen Eisenablagerungen (Hämosiderose).

Hämochromatose betrifft vor allem 40 bis 60-jährige Männer. Der Eisenverlust durch die Menstruation schützt Frauen vor einer übermäßigen Eisenansammlung im Körper. Die Erkrankung geht häufig mit verstärkter Hautpigmentierung und Zuckerkrankheit (→ Diabetes mellitus, S. 925) einher, daher auch der Beiname »Bronzediabetes«. Weitere Symptome sind Leistungsminderung und Müdigkeit, Beeinträchtigung der sexuellen Aktivität und Gewichtsabnahme.

Bei Verdacht auf Hämochromatose wird der Arzt Blutuntersuchungen durchführen, durch die eine übermäßige Eisenspeicherung festgestellt werden kann. Zusätzlich kommt eine Leberbiopsie infrage.

Normalerweise besteht die Behandlung in wöchentlichen Aderlässen, wodurch das überschüssige Eisen aus dem Körper entfernt wird. Zur Erzielung eines normalen Eisenspiegels im Blut ist häufig eine Behandlungsdauer von bis zu 3 Jahren erforderlich. Sind Aderlässe nicht möglich, können Medikamente zur Eisenbindung eingesetzt werden.

Bei rechtzeitiger Behandlung lassen sich Organschäden vermeiden. Unbehandelt führt die Hämochromatose zur Leberzirrhose. Tritt die Hämochromatose in einer Familie auf, werden bei den nächsten Angehörigen Tests zum Ausschluss der Erkrankung durchgeführt.

Wilson-Krankheit

Bei dieser erblichen Erkrankung reichert sich Kupfer in verschiedenen Körperorganen an, vor allem im Gehirn, in Nieren und Leber. Die Wilson-Krankheit ist sehr selten und beginnt im 10. bis 30. Lebensjahr mit Sprach- und Bewegungsstörungen, Zittern und Beschwerden einer chronischen Leberfunktionsstörung (S. 804). Auffallendes Symptom ist ein durch Kupferablagerung entstehender grau-grüner Ring in der Hornhaut der Augen. Unbehandelt entwickelt sich fast immer eine Leberzirrhose.

Die Behandlung muss lebenslang durchgeführt werden und besteht in kupferarmer Kost zusammen mit der Einnahme des Wirkstoffs Penizillamin, der das Kupfer im Körper bindet und zur Ausscheidung bringt. Bei entsprechender Behandlung ist die Prognose gut.

Alpha1-Antitrypsin-Mangel

Der Mangel an Alpha1-Antitrypsin, ein Enzymhemmstoff, führt zur Bildung eines Lungenemphysems und zu Leberschäden bei Erwachsenen und kann auch Kleinkinder betreffen.

Diagnose

Die auffälligsten Symptome einer Leberzirrhose – Gelbsucht, Ödembildung, Aszites (Bauchwassersucht) und spinnenförmige Blutgefäßerweiterungen in der Haut – sind nicht immer

Leberbiopsie

Bei Verdacht auf das Vorliegen einer ernsten Lebererkrankung wird auch häufig eine Leberbiopsie durchgeführt. Mithilfe dieses Eingriffs lassen sich viele Erkrankungen der Leber, unter anderem Leberzirrhose, Hepatitis und Tumore feststellen.

Vorgehensweise

Der Patient liegt auf einer Liege flach auf dem Rücken. Die Haut wird an der Stelle örtlich betäubt, wo die Nadel eingeführt wird, meistens direkt unterhalb oder zwischen den Rippen im rechten Oberbauch. Über diese Nadel wird ein kleines Stück Lebergewebe zur feingeweblichen Untersuchung entnommen.

Risiken

Der Eingriff ist sehr sicher und führt nur selten zu Komplikationen. Gelegentlich kommt es danach zu Schmerzen oder Blutungen an der Stelle der Probeentnahme.

Ergebnisse

Mit der feingeweblichen Untersuchung und anderen Laboruntersuchungen an der entnommenen Gewebeprobe können bestimmte Lebererkrankungen festgestellt (oder ausgeschlossen) werden.

vorhanden (→ Spider naevus, C-15). Fast immer ist die Leber vergrößert oder verhärtet und die Milz vergrößert.

Treten diese Symptome auf, wird der Arzt Blutuntersuchungen durchführen. Die endgültige Diagnose einer Leberzirrhose wird durch die feingewebliche Untersuchung einer Gewebeprobe aus der Leber (Biopsie) gestellt. Art und Ausmaß der Leberschädigung, manchmal auch ihre Ursache, lassen sich so feststellen.

Wie gefährlich ist eine Leberzirrhose?

Eine Leberzirrhose ist eine sehr ernste Erkrankung, weil die Leberzellschädigung nicht rückgängig zu machen ist. Alkoholbedingte Leberschädigungen sind eine häufige Todesursache in den westlichen Ländern.

Die häufigsten Komplikationen des zirrhotischen Umbaus der Leber werden nachfolgend beschrieben.

Pfortaderhochdruck

Diese Komplikation entwickelt sich bei über zwei Dritteln der Patienten mit Leberzirrhose. Die narbigen Veränderungen in der Leber behindern den Blutfluss in der Pfortader und ihren Ästen, die zur Leber führen. Dadurch erhöht sich der Druck im Pfortadersystem, was die Bildung von Umgehungskreisläufen mit Milzvergrößerung und Erweiterung der Venen in der Speiseröhre und im Magen zur Folge hat (→ Ösophagusvarizen, S. 750).

Ösophagusvarizenblutung

Wenn erweiterte Venen in der Speiseröhre oder im oberen Teil des Magens platzen oder verletzt werden, kommt es zu starken Blutungen, die lebensbedrohlich sein können und notfallmäßig behandelt werden müssen. Eine Infusionsbehandlung mit Vasopressin, das den Druck in den Varizen senkt und die Blutung zumindest vorübergehend zum Stillstand bringen kann, ist manchmal erfolgreich. In schweren Fällen wird eine Sengstaken-Sonde verwendet, ein aufblasbarer Schlauch, der in die Speiseröhre eingeführt wird und die blutenden Varizen zusammendrückt. Falls möglich, wird jedoch sofort eine Sklerosierungstherapie der Ösophagusvarizen begonnen. Auf endoskopischem Weg wird dabei über einen Katheter ein Verödungsmittel direkt in die blutende Vene eingespritzt (S. 760). Manchmal wird die Blutung auch durch Abbinden der Vene mit einem Gummiband oder durch das notfallmäßige Anlegen eines transkutanen intrahepatischen portosystemischen Shunts (S. 751) unter Kontrolle gebracht. Sehr selten wird sie operativ gestillt.

Aszites

Eine stärkere Ansammlung von Flüssigkeit im Bauchraum wird als Aszites bezeichnet. Die Behandlung besteht in salzarmer Kost und dem Einsatz von Diuretika zur Ausschwemmung von überflüssigem Wasser und Mineralsalzen. Ein Teil der Flüssigkeit kann auch mit einer Nadel abgelassen werden.

Spontane eitrige Bauchfellentzündung

Diese Komplikation wird durch eine bakterielle Infektion der Aszitesflüssigkeit ausgelöst. Die Patienten haben Schmerzen im ganzen Bauchbereich und leichtes Fieber. Zur Diagnose wird Flüssigkeit entnommen und auf Bakterien untersucht. Die Behandlung besteht in der Gabe von Antibiotika.

Hepatische Enzephalopathie

Diese Komplikation betrifft das zentrale Nervensystem. Giftige Stoffwechselprodukte, die aufgrund der Leberschädigung nicht aus dem Blutkreislauf entfernt werden, beeinträchtigen die Gehirnfunktion. Zur Diagnose dient die Messung des Ammoniakspiegels im Blut, der das Ausmaß der Anreicherung giftiger Stoffwechselprodukte anzeigt. Die Patienten leiden unter Persönlichkeitsveränderung, Verwirrungszuständen, Schläfrigkeit und Zittern von Händen und Beinen (S. 800).

Behandlung

Eine spezifische Behandlung der Leberzirrhose gibt es nicht. Die therapeutischen Maßnahmen beschränken sich auf die Eindämmung der auftretenden Komplikationen (S. 804).

Bei Aszites und Beinödemen wird der Arzt eine salzarme Kost in Verbindung mit einer leichten Einschränkung der Flüssigkeitsaufnahme empfehlen. Zur schnelleren und sicheren Ausschwemmung von Flüssigkeit aus dem Körper sind häufig spezielle Wirkstoffe zur Entwässerung (Diuretika) erforderlich.

Bei Symptomen, die auf eine Beeinträchtigung der Gehirnfunktion (Enzephalopathie) hinweisen, müssen Betroffene die Eiweißaufnahme durch die Nahrung einschränken und für ausreichende Kalorienzufuhr sorgen.

Zur Sicherstellung einer ausreichenden Zufuhr von Vitaminen, vor allem Vitamine K, A und D, wird der Arzt Präparate verschreiben.

Bei zunehmendem Juckreiz kann Cholestyramin häufig Abhilfe schaffen. Alkohol muss gemieden werden, ebenso Medikamente, die über die Leber verstoffwechselt werden.

In bestimmten Situationen wird der Arzt zur Lebertransplantation raten (S. 811).

Lebertumore

Symptome

- Häufig zunächst keine Symptome
- Appetitlosigkeit und Gewichtsverlust
- Schmerzen im Oberbauch
- Übelkeit und Erbrechen
- Allgemeine Leistungsminderung
- Lebervergrößerung
- Aszites (Zunahme des Leibesumfangs)
- Gelbsucht (Gelbfärbung von Haut und Augen)

Tumore in der Leber sind meistens bösartig. Häufig handelt es sich um Tochtergeschwülste, also um bösartige Tumore, die entstehen, wenn Krebszellen aus anderen Körperbereichen über den Blutstrom in die Leber gelangen und sich dort ansiedeln. Sie werden auch Sekundärtumore der Leber oder Metastasen genannt. Aufgrund ihrer starken Durchblutung ist die Leber besonders anfällig für deren Ansiedlung und steht nach den Lymphknoten an zweiter Stelle der Metastasierungs-Orte.

Die bösartigen Tumore, die in der Leber oder in den Gallenwegen entstehen, werden als primäres Karzinom der Leber (hepatozelluläres oder cholangiozelluläres Karzinom) bezeichnet. Sie machen nur einen geringen Prozentsatz aller Krebsarten aus und sind bei Männern 2- bis 4-mal häufiger als bei Frauen.

Bestimmte Faktoren erhöhen das Risiko der Entwicklung eines primären Leberkarzinoms. Hierzu gehören chronische Lebererkrankungen wie eine Zirrhose oder eine chronisch aggressive Leberentzündung nach Hepatitis-B-Virus Infektion sowie die Einwirkung von Giftstoffen.

Gutartige Tumore der Leber sind selten. Am häufigsten bilden sich Hämangiome, die meistens zufällig festgestellt werden und nicht behandelt werden müssen. Adenome der Leber treten bei Frauen auf, die über einen längeren Zeitraum orale Empfängnisverhütungsmittel eingenommen haben. Diese gutartigen Tumore können Schmerzen verursachen und selten platzen, was lebensbedrohliche Blutungen zur Folge hat. Die fokale noduläre Hyperplasie tritt ebenfalls gehäuft bei Einnahme der Pille auf.

Zystenbildung in der Leber kommt häufig vor und wird meistens zufällig festgestellt. Sie macht selten Beschwerden und führt auch nicht zur Bildung bösartiger Tumore.

Diagnose

Gutartige Lebertumore verursachen meist keine Beschwerden und bleiben oft unentdeckt. Wenn sie stark wachsen, können sie zu Ober-bauchschmerzen, einer Druckempfindlichkeit der Leber oder inneren Blutungen führen.

Bei bösartigen Tumoren sind die Symptome, vor allem in späteren Stadien, auffälliger. Bei Verdacht auf Leberkrebs wird der Patient eingehend körperlich untersucht. Zusätzlich sind Blutuntersuchungen, eine Ultraschalluntersuchung (S. 1335) und oft auch ein Computertomogramm der Leber erforderlich (S. 1334). Mit beiden Methoden lassen sich Lebertumore zuverlässig feststellen. Die feingewebliche Untersuchung einer Gewebeprobe gibt weitere Informationen (S. 807). Falls sich auch hiermit keine eindeutige Diagnose stellen lässt, ist eine Operation erforderlich.

Wie gefährlich ist Leberkrebs?

Leberkrebs führt in den meisten Fällen zum Tod. Die Erkrankten überleben nach Diagnosestellung oft nur 6 bis 12 Monate.

Behandlung

Bei bösartigen Tumoren kommt zur Behandlung eine Chemotherapie infrage, die auch regional durchgeführt werden kann. Die Zytostatika werden dabei in hoher Dosierung direkt in die Blutgefäße der Leber eingebracht.

Ist nur ein Teil der Leber von einem bösartigen Tumor oder Tochtergeschwülsten anderer Karzinome befallen, kann der Bereich chirurgisch entfernt werden. Diese Leberteilresektion wird auch zur Entfernung gutartiger Tumore durchgeführt, die Beschwerden verursachen.

Bei ausgedehntem Befall mit zahlreichen Tochtergeschwülsten eines bösartigen Tumors (beispielsweise bei Dickdarmkrebs) ist eine solche Operation nicht möglich.

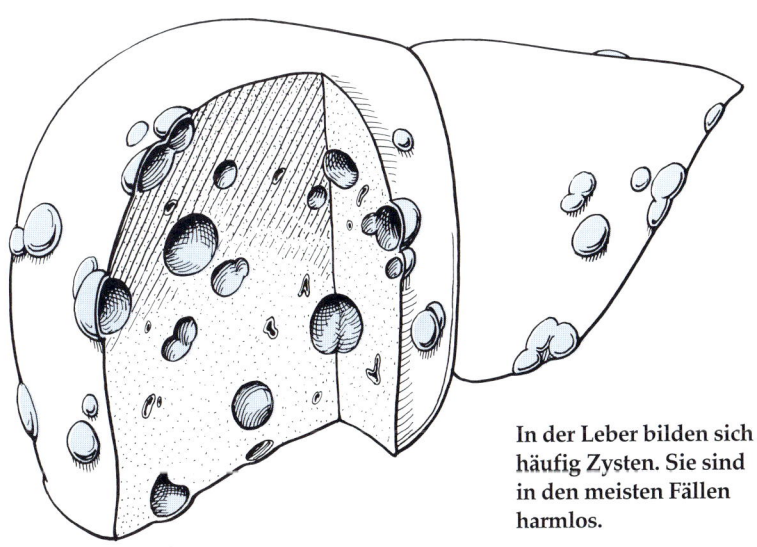

In der Leber bilden sich häufig Zysten. Sie sind in den meisten Fällen harmlos.

Vergrößerte Leber

Symptome

- Häufig keine, eventuell leichte Druckempfindlichkeit der Leber
- Rechtsseitige Oberbauchschmerzen
- Gelbsucht in verschiedenen Ausprägungen

Diagnose

Eine Vergrößerung der Leber wird als Hepatomegalie bezeichnet. Normalerweise ist die Leber weich und liegt unter dem Rippenbogen im rechten Oberbauch. Bei der Untersuchung des Bauchraums fühlt der Arzt die Leber, indem er die Fingerspitzen unterhalb des Rippenbogens auflegt und den Patienten auffordert, tief einzuatmen (durch die Einatmung tritt die Leber tiefer und der Leberrand ist zu tasten).

Mithilfe dieser einfachen Untersuchung sind Vergrößerungen oder Verhärtungen der Leber gut festzustellen. Auf die gleiche Weise kann der Arzt im linken Oberbauch eine vergrößerte Milz tasten. Bei übergewichtigen Personen ist diese Untersuchungsmethode schwieriger.

Mit einem Computertomogramm (S. 1334), einer Ultraschalluntersuchung (S. 1335) oder einer Kernspintomographie (S. 1334) können die Größe, Form und innere Struktur der Leber sowie krankhafte Veränderungen und Tumore innerhalb des Organs festgestellt werden.

Ursachen

Wahrscheinlich häufigste Ursache einer Lebervergrößerung ist die Ansammlung von Fett in den Leberzellen. In den Industrieländern entsteht eine Leberzellverfettung meistens im Gefolge von Alkoholmissbrauch oder Fettleibigkeit. Selten tritt sie als Komplikation bei langfristiger Einnahme von Kortisonpräparaten auf. Die Einlagerung von Fett in die Leberzellen ist auch eines der Symptome des Reye-Syndroms (S. 484), einer akuten Erkrankung, die fast ausschließlich Kinder betrifft.

Einlagerung von Glykogen in die Leberzellen, beispielsweise im Gefolge von Glykogenspeicherkrankheiten, führt ebenfalls zur Lebervergrößerung. Glykogen ist eine Art Stärke, die in der Leber gespeichert und bei Bedarf in Zucker umgewandelt wird, wenn der Körper Energie braucht. Eine Anhäufung dieser Substanz kann eine Folge der gleichen Störungen sein, die auch für eine Verfettung der Leber verantwortlich sind. Sie kommt auch bei Kindern und Jugendlichen mit ungenügend eingestellter Zuckerkrankheit vor (S. 925).

Eine weitere, seltene Ursache einer Lebervergößerung ist die Amyloidose. Bei dieser Erkrankung wird ein Eiweiß, das Amyloid, in der Leber und anderen Körperorganen abgelagert. Die Leber wird dadurch größer, erscheint blass und erhält eine gummiartige Konsistenz. Beste Untersuchungsmethode zur Feststellung einer Amyloidose ist neben Blutuntersuchungen eine Gewebeentnahme aus der Leber (S. 807) mit feingeweblicher Untersuchung.

Aufgrund der starken Durchblutung der Leber siedeln sich Tumorzellen oder Bakterien, die aus anderen Bereichen des Körpers in den Blutkreislauf gelangen, besonders häufig dort an. Ein Beispiel ist der Befall der Leber bei der Miliartuberkulose. Auch bei der Sarkoidose, deren Ursachen nicht eindeutig geklärt sind, kommt es zu Ansiedlungen in der Leber.

Behandlung

Die Behandlung hängt von der jeweiligen Ursache der Lebervergrößerung ab. Alkoholabstinenz und eventuell Gewichtsreduktion sind auf jeden Fall zu empfehlen.

Leberabszess

Symptome

- Anhaltendes Fieber
- Schüttelfrost
- Übelkeit und Erbrechen
- Allgemeine Schwäche
- Gewichtsverlust
- Druckempfindliche Leber
- Gelbsucht

Leberabszesse können durch Infektionen mit Bakterien oder Amöben sowie seltener auch durch Parasiten hervorgerufen werden. Das Krankheitsbild bei bakteriellen Abszessen ist akut und umfasst hohes Fieber und Schüttelfrost, während Amöbenabszesse eher schleichend verlaufen.

Diagnose

Bei Verdacht auf einen Leberabszess wird eine Ultraschalluntersuchung (S. 1335) oder eine Computertomographie (S. 1334) der Leber durchgeführt. Auf den Aufnahmen kann der Arzt Größe, Ort und Anzahl der Abszesse feststellen. Auch Blutuntersuchungen helfen bei der Diagnosestellung, vor allem wenn es sich um eine parasitäre Infektion handelt.

Unter computertomographischer oder Ultraschallkontrolle kann eine Nadel durch die Haut in den Abszess eingeführt und ein Teil der enthaltenen Flüssigkeit zur Untersuchung im Labor entnommen werden. Wenn aber zu vermuten ist, dass die Zystenbildung auf einem Parasiten-(Echinokokkus-)befall beruht, sollte eine solche Punktion nicht erfolgen.

Wie gefährlich ist ein Leberabszess?
Leberabszesse, vor allem solche bakteriellen Ursprungs, sind potenziell lebensbedrohlich. Auch bei richtig diagnostizierten und entsprechend behandelten Leberabszessen überleben Betroffene manchmal nicht.

Behandlung
Bei bakteriellen Abszessen wird die Abszesshöhle häufig chirurgisch eröffnet und der Eiter über einen Katheter abgeleitet. Wenn dies nicht möglich ist, muss der Eiter durch Punktion entleert und in manchen Fällen sogar ein Teil der Leber entfernt werden. Antibiotika werden längere Zeit intravenös verabreicht.

Zur Behandlung von Amöbenabszessen oder Echinokokkuszysten stehen spezielle Wirkstoffe zur Verfügung.

Genetisch bedingte Leberfunktionsstörungen

Einige dieser erblichen Funktionsstörungen führen zu hohen Konzentrationen von Bilirubin im Blut, der Hyperbilirubinämie.

Gilbert-Meulengracht-Syndrom
Dieses Syndrom ist eine angeborene Störung des Bilirubinstoffwechsels. Bilirubin wird normalerweise in der Leber an eine chemische Substanz gebunden (konjugiert) und auf diese Weise wasserlöslich gemacht, sodass es über die Gallenflüssigkeit in den Darm gelangt und

---

Lebertransplantation

In Deutschland wurden 1998 rund 699 Lebertransplantationen durchgeführt, 1 013 Patienten standen allerdings auf der Warteliste. 1999 waren es bereits 757 Transplantationen. Seit 1981 hat sich die Überlebensrate der Empfänger verbessert. Heute überleben nahezu 90 Prozent der Patienten ein Jahr nach der Transplantation, 80 Prozent sind nach 3 Jahren noch am Leben.

Fortschritte auf dem Gebiet der Konservierung von Spenderorganen vor der Transplantation und eine verbesserte chirurgischen Technik sowie Medikamente, die eine Abstoßung des Spenderorgans verhindern haben zu dieser positiven Entwicklung beigetragen.

Wirkstoffe
Cyclosporin unterdrückt (supprimiert) die natürliche Immunreaktion des Körpers, die körperfremde Zellen und Gewebe angreift und zerstört. Diese immunsuppressive Wirkung mindert die Abstoßungsreaktion gegenüber dem Spenderorgan. Cyclosporin hemmt die Aktivierung von bestimmten weißer Blutkörperchen (T-Lymphozyten), die die transplantierte Leber angreifen würden.

Häufig werden auch Kortisonpräparate zur Unterdrückung der Immunreaktion eingesetzt. Wegen ihrer Nebenwirkungen wird die Dosis dieser Präparate in kleinen Schritten im Verlauf der Behandlung immer weiter herabgesetzt.

Infektionen des Spenderorgans mit Bakterien und vor allem Viren gefährden wegen der Unterdrückung der Immunreaktion nicht nur das Organ, sondern auch die Gesundheit des Empfängers. Neuere Antibiotika und antivirale Wirkstoffe – beispielsweise Ganciclovir gegen Infektionen mit dem Zytomegalievirus – können hierbei mit Erfolg eingesetzt werden.

Wer kommt für eine Lebertransplantation infrage?
Patienten mit schweren Lebererkrankungen, bei denen ein tödlicher Verlauf abzusehen ist, und solche, deren Lebensqualität sehr stark herabgesetzt ist, sind Kandidaten für eine Transplantation. Kinder und Erwachsene bis zu 65 Jahren sind am besten geeignet.

Vorgehensweise
Eine Lebertransplantation ist eine langwierige und komplizierte Operation, die 6 bis 10 Stunden dauert und in Spezialabteilungen großer Kliniken durchgeführt wird.

Ein Spenderorgan kann geteilt werden, sodass zwei Empfänger je einen Leberlappen erhalten. Auch ein einzelner Leberlappen von Lebendspendern, beispielsweise von einem Elternteil zum Kind, kann zur Transplantation verwendet werden.

Es wird zunehmend deutlich, dass der Zeitpunkt der Lebertransplantation das Operationsergebnis beeinflusst. Eine frühe Transplantation, bevor die Betroffenen durch die Lebererkrankung stark geschwächt sind, verbessert die Überlebenschancen. Außerdem ist hierbei der Blutverlust geringer und die Nachsorge-Phase im Krankenhaus kürzer.

Genesung
Während der Genesungszeit, die manchmal Monate dauert, sollten sich die Patienten schonen. Sie sind auf eine lebenslange Behandlung mit immunsuppressiven Medikamenten angewiesen, um die Abstoßungsreaktion gegenüber dem Spenderorgan so weit wie möglich zu verhindern. Diese Behandlung muss allerdings genau überwacht werden.

von dort über den Stuhl ausgeschieden werden kann. Beim Gilbert-Meulengracht-Syndrom kann das Bilirubin aufgrund eines fehlenden Enzyms chemisch nicht gebunden werden und reichert sich deshalb im Blut an.

Das Syndrom ist die häufigste Ursache einer leichten Hyperbilirubinämie. Eine Gelbsucht tritt nur gelegentlich und nur in geringer Ausprägung auf, kann allerdings durch Fasten verstärkt werden. Leberschäden sind nicht zu befürchten, eine Behandlung ist nicht notwendig.

Crigler-Najjar-Syndrom

Diese seltene, angeborene Störung des Bilirubinstoffwechsels wird in Typ I und Typ II unterteilt. Bei Typ I fehlt das Enzym zur Konjugation von Bilirubin, was zum frühzeitigen Auftreten einer schweren Gelbsucht und zur Leberschädigung führt. Der Typ II ist die leichtere Form mit nur teilweisem Enzymmangel.

Eine Behandlung des Crigler-Najjar-Syndroms Typ I ist nicht möglich. Die betroffenen Säuglinge sterben meist vor dem ersten Lebensjahr. Der Typ II kann dagegen mit Medikamenten oft erfolgreich behandelt werden.

Dubin-Johnson-Rotor-Syndrom

Bei dieser erblichen Erkrankung ist die Ausscheidung des konjugierten Bilirubins in die Gallenwege gestört, sodass es im Blut erscheint und eine Gelbsucht auslöst, die kommt und geht. Meistens haben die Betroffenen nur geringe Beschwerden wie Übelkeit und Appetitverlust, manchmal aber kolikartige Schmerzen und eine vergrößerte Leber. Auch diese Erkrankung spricht auf Medikamente an.

Erkrankungen der Gallenblase und der Gallenwege

Die Gallenblase ist ein birnenförmiges, 10 cm langes und 4 cm breites, dünnwandiges Hohlorgan, das an der Leberunterseite im rechten Oberbauch liegt. Sie speichert die in der Leber produzierte Gallenflüssigkeit und gibt diese bei Bedarf – normalerweise nach einer Mahlzeit – durch den Hauptgallengang in den Zwölffingerdarm ab. Dort trägt die Galle zur Fettverdauung bei.

Gallensteinleiden

Symptome

- Oft keine Beschwerden
- Bei Gallenkolik: Heftige, plötzliche Schmerzen im Oberbauch,
- mit Ausstrahlung in die rechte Schulter,
- begleitet von Übelkeit und Erbrechen
- Dauer: 30 Minuten bis mehrere Stunden

Gallensteine sind ein weit verbreitetes Leiden. Etwa 10 bis 15 Prozent der Bundesbürger bekommen irgendwann in ihrem Leben Gallensteine. Jährlich kommt es zu rund 600 Neuerkrankungen auf 100 000 Einwohner.

Gallensteine sind kristallartig aufgebaut und können so klein wie ein Sandkorn, aber auch so groß wie ein Tischtennisball sein. Es gibt glatte, runde oder unregelmäßig geformte, vielkantige Steine. Manche Menschen haben nur einen Gallenstein (Solitärstein), andere sogar hunderte von winzigen Steinen (Gallengrieß).

Solange Gallensteine in der Gallenblase liegen bleiben, machen sie wenig Beschwerden. Sobald allerdings ein Gallenstein den Gallenblasengang (der von der Gallenblase zum Hauptgallengang führt) oder den Hauptgallengang selbst (der von Leber und Gallenblase zum Zwölffingerdarm führt) blockiert, können heftige, krampfartige Schmerzen und Entzündungen im Bereich des Abflusshindernisses auftreten (Gallenkolik).

Die Schmerzen setzen plötzlich ein und können mehrere Stunden lang anhalten. Sie sind meistens sehr heftig und werden von Übelkeit und Erbrechen begleitet. Wenn die akuten Schmerzen nachlassen, besteht oft noch bis zu 24 Stunden lang ein leichtes Ziehen und das Gefühl von Wundsein im rechten Oberbauch.

Die von einer echten Gallenkolik ausgelösten Schmerzen treten meist in größeren Abständen und nicht öfter als 2 bis 3 mal pro Jahr auf. Andere Beschwerden, etwa häufiges Aufstoßen, Blähungen und Unverträglichkeit fetter Speisen, sollten nicht automatisch auf ein Gallensteinleiden zurückgeführt werden.

Bei Gelbsucht, vor allem wenn die Gelbfärbung der Haut mit Oberbauchschmerzen einhergeht, muss an Gallensteine, die den Hauptgallengang blockieren (S. 814), gedacht werden. Wenn Gallensteinträger hohes Fieber und Schüttelfrost bekommen, weist dies auf eine Komplikation wie eine akute Entzündung der Gallenblase (Cholezystitis) oder der Bauchspeicheldrüse (S. 818) oder eine durch die Abflussbehinderung ausgelöste Entzündung der Gallenwege (Cholangitis) hin. Typisch für eine Gallenkolik sind nach einer fettreichen Mahlzeit im Lauf der Nacht auftretende Schmerzen im rechten Oberbauch.

Nach den in ihnen enthaltenen Substanzen werden die Steintypen unterschieden. In Europa und Nordamerika sind 80 bis 90 Prozent aller Gallensteine so genannte Cholesterinsteine, das heißt sie bestehen vor allem aus Cholesterin, manchmal auch in Verbindung mit Kalksalzen. Die restlichen 20 Prozent sind Pigmentsteine, die sich aus Gallefarbstoffen und aus Kalksalzen zusammensetzen. Normalerweise sorgen die Gallensäuren in der Gallenflüssigkeit in einer Gleichgewichtsreaktion dafür, dass das enthaltene Cholesterin wasserlöslich bleibt. Wenn die Konzentration von Cholesterin in der Galle ansteigt, wird dieses Gleichgewicht gestört und es bilden sich Cholesterinkristalle. Dies kann der Ausgangspunkt für die Bildung von Gallensteinen sein. Der gleiche Mechanismus spielt auch bei der – seltenen – Bildung von Gallensteinen als Folge von raschem Gewichtsverlust eine Rolle

Von Gallensteinen sind rund 30 Prozent der Bevölkerung betroffen, Frauen mehr als doppelt so häufig wie Männer. Risikofaktoren sind vor allem Alter, Fettleibigkeit und die Zuckerkrankheit. Viele Menschen mit Gallensteinen haben zeitlebens keine Beschwerden, möglich sind aber auch starke kolikartige Schmerzen. Langfristig liegt das Risiko für Komplikationen bei etwa 20 Prozent.

Diagnose

Plötzliche, anfallsartige Schmerzen im rechten Oberbauch können auf ein Gallensteinleiden hindeuten. Der Arzt wird eine körperliche Untersuchung durchführen und auf Zeichen einer Gelbsucht und Druckempfindlichkeit oder Anschwellung im Bereich der Gallenblase als Zeichen für eine Entzündung beziehungsweise Abflussbehinderung achten.

Zur weiteren Abklärung werden Blutuntersuchungen und eine Ultraschalluntersuchung durchgeführt (S. 1335).

Behandlung

Gallensteine, die zufällig entdeckt wurden und keine Beschwerden verursachen, müssen nicht behandelt werden.

Chirurgische Behandlung

Wenn Gallenblasensteine Symptome verursachen, also wiederholte Gallenkoliken oder eine akute Entzündung der Gallenblase auslösen,

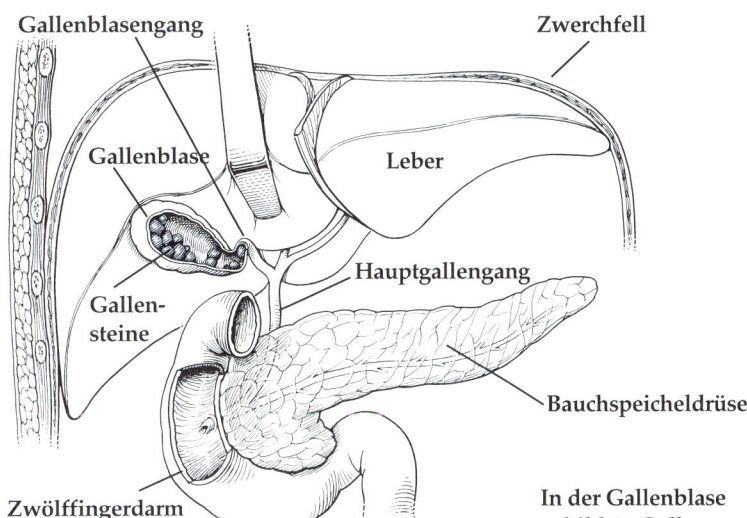

In der Gallenblase gebildete Gallensteine können eine Gallenkolik auslösen, wenn sie in den Gallenblasengang oder den Hauptgallengang wandern.

muss die Gallenblase chirurgisch entfernt werden (Cholezystektomie). In den meisten Fällen ist dabei keine große Operation notwendig und das Operationsrisiko ist sehr gering (→ Laparoskopische Cholezystektomie, S. 817).

Gallensteinauflösung mit Medikamenten

Diese Methode kommt nur bei Cholesterinsteinen von etwa einem Zentimeter Durchmesser infrage. Bestimmte Gallensäuren (Chenodeoxycholsäure oder Ursodeoxycholsäure) werden in Form von Kapseln verabreicht. Die Wirkstoffe wandeln das Cholesterin, das in den Gallensteinen in gebundener, fester Form vorliegt, wieder in die gelöste Form zurück. Dadurch werden die Cholesterinsteine allmählich kleiner und verschwinden schließlich ganz.

Patienten mit Pigment- oder stark kalkhaltigen Steinen kommen für diese Behandlungsmethode nicht infrage. Schwangere dürfen diese Medikamente nicht einnehmen.

Die Dosierung hängt vom Körpergewicht ab, bei Übergewichigen ist eine höhere Dosis erforderlich. Meistens müssen die Medikamente über mindestens 12 Monate – selten auch jahrelang – eingenommen werden, bis die Gallensteine vollständig aufgelöst sind. Die Behandlungsmethode ist daher nicht bei häufigen Gallenkoliken geeignet. Manche Patienten brechen auch wegen der Nebenwirkungen, vor allem Durchfälle, die Behandlung vorzeitig ab. In etwa 50 Prozent der Fälle kommt es zu einer Neubildung von Cholesterinsteinen.

Andere Behandlungsmöglichkeiten

Für Personen, bei denen ein erhöhtes Operationsrisiko besteht, stehen auch andere, nichtchirurgische Behandlungsmethoden zur Verfü-

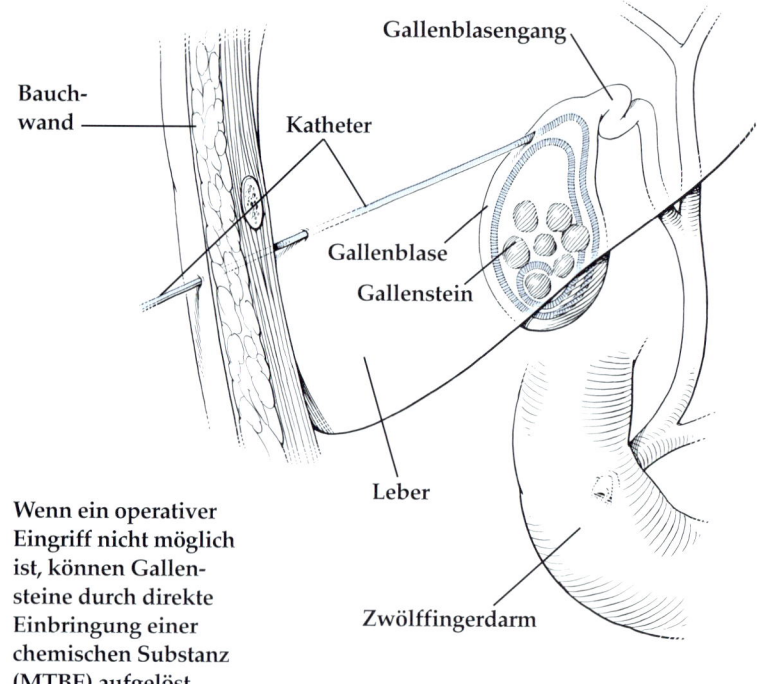

Bauch-
wand

Gallenblasengang

Katheter

Gallenblase

Gallenstein

Leber

Zwölffingerdarm

Wenn ein operativer Eingriff nicht möglich ist, können Gallensteine durch direkte Einbringung einer chemischen Substanz (MTBE) aufgelöst werden.

gung. Ein Beispiel ist die direkte Gallenstein-auflösung mit einer chemischen Substanz. Dabei wird Methyl-tert-Butyl-Äther (MTBE) über einen Katheter direkt in die Gallenblase eingebracht. Diese Methode ist nur bei Cholesterinsteinen wirksam und nimmt bis zur Steinauflösung eine 1- bis 2-tägige Dauerbehandlung in Anspruch. Der Arzt wird wahrscheinlich die lebenslange Einnahme von Chenodeoxycholsäure oder Ursodeoxycholsäure empfehlen, weil sich in der verbliebenen Gallenblase jederzeit erneut Cholesterinsteine bilden können.

In speziellen Zentren steht die Stoßwellenlithotripsie zur Verfügung, bei der Nieren- und Gallensteine durch die Einwirkung von Ultraschallwellen von außen zertrümmert werden können. Diese Methode hat bei Gallensteinen nicht in allen Fällen Erfolg.

Verschluss der Gallenwege

Symptome
- Gelbsucht (Gelbe Haut und Augen)
- Hohes Fieber und Schüttelfrost
- Lehmfarbener Stuhl
- Dunkelfärbung des Urins
- Schmerzen im rechten Oberbauch

Notfallsymptome
- Schock: feucht kalte Haut, Blässe und schneller oder schwacher Puls
- Geistige Verwirrung

Am häufigsten wird ein Gallenwegsverschluss durch Gallensteine im Hauptgallengang (der Verbindung zwischen dem Gallengangsystem in der Leber und dem Zwölffingerdarm) verursacht. Nach operativer Entfernung der Gallenblase (Cholezystektomie) bleiben in einem geringen Prozentsatz der Fälle Gallensteine im Hauptgallengang zurück oder bilden sich dort erneut. Dies kann den Galleabfluss erheblich behindern oder völlig blockieren. Die Patienten leiden dabei unter rechtsseitigen Oberbauchschmerzen und Gelbsucht, manchmal kommt es auch zu Fieberschüben mit Schüttelfrost.

Bei den meisten Menschen münden der Hauptgallengang und der Bauchspeicheldrüsengang in einen gemeinsamen Ausführungsgang in den Zwölffingerdarm. Gallensteine, die kurz vor dieser Mündung liegen bleiben, können den Abfluss von Bauchspeicheldrüsenfermenten blockieren und eine akute Bauchspeicheldrüsenentzündung (S. 818) auslösen. Diese Abflussbehinderung ist lebensbedrohlich und muss so schnell wie möglich behoben werden.

Andere Ursachen
Gallenwegsverschlüsse können auch durch Verengungen oder Strikturen, Entzündungen oder bösartige Tumore hervorgerufen werden.

Verletzungen
Die Ausbildung narbiger Verengungen (Strikturen) im Bereich der Gallenwege ist eine mögliche Komplikation von Gallenblasenoperationen. Die Strikturen können unmittelbar nach der Operation oder erst nach Jahren auftreten. In beiden Fällen kann durch eine erneute Operation die Abflussstörung behoben werden.

Hämobilie
Blut in den Gallenwegen (Hämobilie) kann durch die Bildung von Blutgerinnseln zum Verschluss führen. Diese seltene Störung wird meistens durch eine Verletzung der Leber oder der Gallenwege bei Operationen oder Unfällen ausgelöst. Die Symptome sind Oberbauchschmerzen, Gelbsucht und das Auftreten von – meist okkultem – Blut im Stuhl. Wenn sich das Blutgerinnsel nicht von selbst auflöst, muss es chirurgisch entfernt werden.

Primär sklerosierende Cholangitis (PSC)
Diese Erkrankung betrifft meist Männer über 40 Jahre. Sie äußert sich in einer chronischen Entzündung der großen und kleinen Gallenwege, die zunehmend verdicken und verhärten und eine Behinderung des Galleabflusses auslösen. Der Galleaufstau führt zu Gelbsucht,

Oberbauchschmerzen, Juckreiz, Leistungsminderung und Cholesterineinlagerungen in der Haut. Endstadium einer PSC ist eine Leberzirrhose mit Leberversagen oder Ösophagusvarizenblutung (→ Leberzirrhose, S. 804). Manchmal steht diese Form der Cholangitis mit anderen chronischen Erkrankungen, wie einer Colitis ulcerosa, in Zusammenhang (S. 777).

Bösartige Tumore der Gallenwege

Ein wichtiges Symptom bösartiger Tumore im Bereich der Gallenwege ist eine schmerzlose Vergrößerung der Gallenblase und oft starker Gewichtsverlust. Der Gallenaufstau führt zu Gelbsucht, Juckreiz und lehmfarbenem Stuhl. Mit Ultraschall- und computer- oder kernspintomographischen Untersuchungen (S. 1334) kann die Erkrankung diagnostiziert werden. Auch eine röntgenologische Darstellung der Gallenwege mit Kontrastmittel (→ ERCP, S. 816 und PTC, s. unten) trägt zur Diagnose bei.

Andere Erkrankungen

Galleabflussbehinderungen und Gallenwegsverschlüsse können sich auch bei Druck von außen auf die großen Gallengänge ergeben. Dies tritt als Komplikation bei akuten und chronischen Entzündungen der Bauchspeicheldrüse (S. 818), Bauchspeicheldrüsenkrebs (S. 820), Lymphomen (S. 968) und bei Lebermetastasen (Tochtergeschwülsten) bösartiger Tumore aus anderen Bereichen des Körpers auf. Hauptsymptom ist eine zusätzliche Gelbsucht. Durch

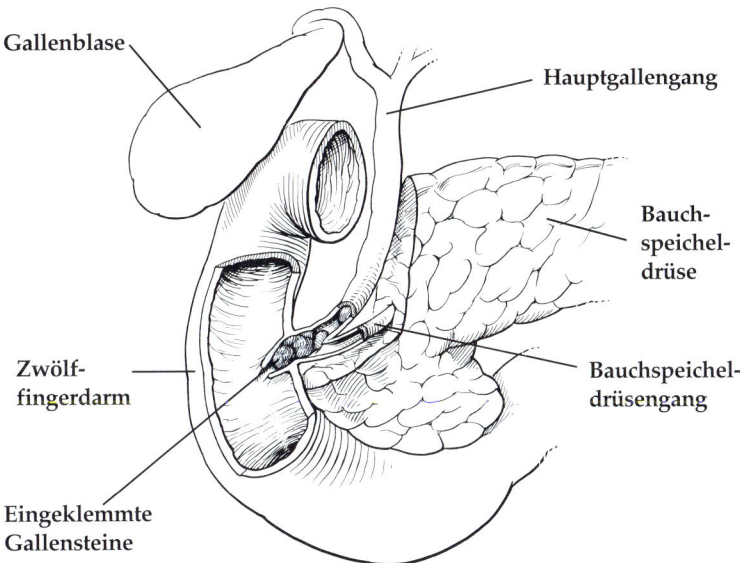

Das Einklemmen von Gallensteinen im gemeinsamen Ausführungsgang der Gallenwege und Bauchspeicheldrüse kann lebensbedrohliche Folgen haben und muss sofort behandelt werden.

die Behandlung der zugrunde liegenden Störung wird zumeist die Abflussbehinderung aufgehoben, ansonsten muss operiert werden.

Diagnose

Der Arzt wird zunächst feststellen, ob Gallensteine den Abfluss blockieren. Zusätzlich können eine Computertomographie oder eine röntgenologische Darstellung der Gallenwege mit Kontrastmittel im Zuge einer endoskopisch

Perkutane transhepatische Cholangiographie (PTC)

Bei der PTC werden die Gallenwege mithilfe von Kontrastmittel auf Röntgenbildern sichtbar gemacht. Sie wird zur Feststellung der Ursache von Oberbauchschmerzen nach Gallenblasenoperationen oder einer ungeklärten Gelbsucht eingesetzt.

Vorgehensweise

Vor der Untersuchung darf 8 Stunden lang nichts gegessen werden. Zur Verabreichung eines Beruhigungsmittels und von Antibiotika wird ein Katheter in eine Vene am Handrücken oder Arm eingeführt und dort belassen. Anschließend wird die Haut im rechten Ober-

bauchbereich mit einem Desinfektionsmittel gereinigt und ein örtliches Betäubungsmittel an der Stelle der späteren Injektion verabreicht.

Ist die Hautstelle gefühllos, wird eine lange, biegsame Nadel durch die Haut in die Leber eingeführt. Manche Menschen empfinden dabei einen dumpfen Schmerz oder ein unangenehmes Völlegefühl, das aber rasch nachlässt. Unter ständiger Röntgenkontrolle wird sichergestellt, dass die Nadel in den Gallenwegen liegt, bevor das Kontrastmittel eingespritzt wird.

Unmittelbar im Anschluss werden eine Reihe von Röntgenaufnah-

men angefertigt, wobei der Untersuchungstisch mehrmals so verstellt wird, dass die Gallenwege aus verschiedenen Blickwinkeln dargestellt werden. Nach Abschluss der Untersuchung wird die Nadel entfernt und ein Verband angelegt. Der Patient muss mindestens 6 Stunden auf der rechten Seite liegen. Bei Bedarf werden Schmerzmittel verabreicht.

Die Untersuchung dauert zwischen 45 Minuten und 1 Stunde und wird in der Klinik durchgeführt. Man sollte zur Überwachung über Nacht im Krankenhaus bleiben, falls Komplikationen, wie Blutungen oder Infektionen, auftreten.

Endoskopisch retrograde Cholangio-Pankreatikographie (ERCP)

Bei dieser Untersuchungsmethode werden Gallenwege und Bauchspeicheldrüsengang vom Zwölffingerdarm aus mittels Endoskop und Röntgenbildern sichtbar. Sie wird zur Feststellung von Gallensteinen in den Gallenwegen, von chronischen Entzündungen der Bauchspeicheldrüse oder bei Verschlüssen der Gallenwege oder des Ausführungsgangs der Bauchspeicheldrüse durch Vernarbungen, Entzündungen oder Tumore eingesetzt.

Vorgehensweise

Der Patient muss vor der Untersuchung 8 bis 12 Stunden lang nüchtern bleiben. Über eine Vene im Handrücken wird ein Plastikkatheter eingeführt, über den ein Beruhigungsmittel und ein die Darmmuskulatur entspannendes Medikament verabreicht werden. Um den Würgereflex bei der Einführung des Endoskops zu unterdrücken, wird der Rachen mit einem örtlichen Betäubungsmittel besprüht.

Während die zu untersuchende Person auf der linke Seite liegt, führt der Arzt das flexible Endoskop durch den Mund und die Speiseröhre in den Magen und von dort aus weiter in den Zwölffingerdarm.

Der Zwölffingerdarm wird durch Einblasen von Luft aufgedehnt, um die winzige Mündung des gemeinsamen Ausführungsgangs von Gallenwegen und Bauchspeicheldrüse besser zu erkennen. Sobald die Mündung identifiziert ist, muss sich der Patient auf den Bauch drehen. Nun wird ein dünner Schlauch (Katheter) durch das Endoskop und weiter durch die Öffnung vorgeschoben, über den Kontrastmittel in die Gallenwege oder den Pankreasgang eingespritzt wird. Der Arzt kann diesen Vorgang über eine Kamera und ein Videosystem direkt beobachten. Zur Dokumentation werden Röntgenaufnahmen angefertigt.

Durch das Endoskop können auch andere Instrumente eingebracht werden. Falls beispielsweise ein Gallenstein festgestellt wurde, der nahe der Gallenwegsmündung festsitzt, wird mit einem elektrischen Kauterisierungsmesser die Mündung erweitert und anschließend mithilfe eines speziellen Ballons, der hinter dem Stein aufgeblasen wird, oder mit einem winzigen Drahtkorb der Gallenstein aus dem Gang entfernt. Bei Verdacht auf einen Tumor können über das Endoskop Gewebeproben entnommen werden. Verengungen (Strikturen) im Bereich der großen Gallengänge lassen sich mit einem aufblasbaren Ballonkatheter erweitern. Anschließend wird eine kleine, starre Röhre (Stent) in den verengten Bereich eingebracht, sodass die Gallenflüssigkeit in den Zwölffingerdarm abfließen kann.

Die während der Untersuchung verabreichten Medikamente können Schläfrigkeit und Schwindelgefühl, sowie Mundtrockenheit und gelegentlich leichte Übelkeit auslösen. Außerdem kann der Darm einige Stunden nach der Untersuchung durch die in den Zwölffingerdarm eingeblasene Luft noch gebläht sein.

Bis der Würgereflex zurückkehrt, darf man nicht essen oder trinken. Ein oder zwei Tage lang fühlt sich der Rachen manchmal noch wund an. Lutschtabletten gegen Halsschmerzen oder Gurgeln mit Salzwasser lindern die Beschwerden.

Die Untersuchung dauert 30 Minuten bis zu einer Stunde und kann ambulant erfolgen.

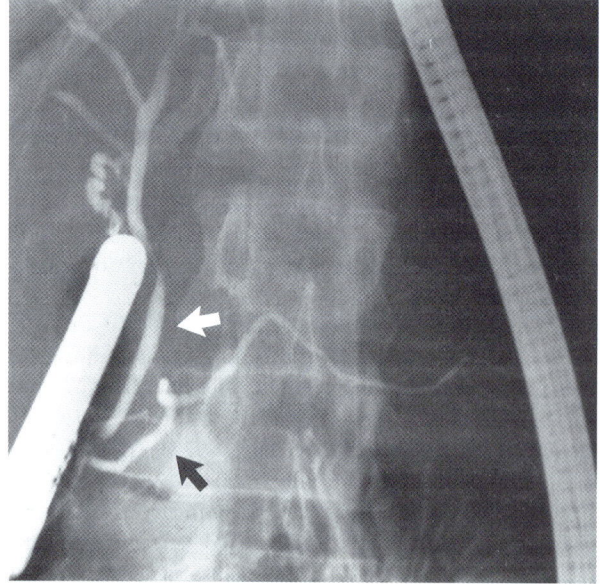 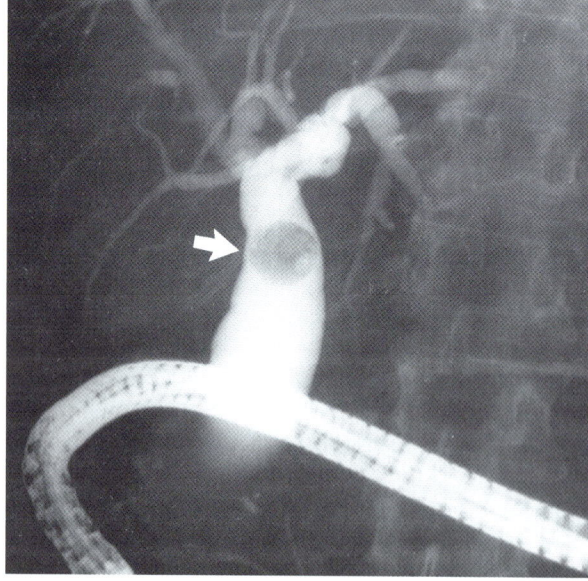

ERCP-Aufnahmen. Links: Hauptgallengang (weißer Pfeil) und Bauchspeicheldrüsengang (schwarzer Pfeil) bei normalen Verhältnissen. Rechts: Erweiterter Hauptgallengang mit darin liegendem Stein (weißer Pfeil).

retrograden Cholangio-Pankreatikographie (→ ERCP, S. 816) oder einer perkutanen transhepatischen Cholangiographie (→ PTC, S. 815) diagnostische Hinweise geben.

Wie gefährlich ist ein Gallengangverschluss?

Ein Verschluss der Gallenwege ist gefährlich und muss behandelt werden. Der Aufstau von Bilirubin führt unbehandelt zu Leberschäden und anderen Störungen, in den erweiterten Gallenwegen können sich Infektionen entwickeln und dadurch Bakterien in großer Zahl in den Blutstrom gelangen. Dies wird als Sepsis (»Blutvergiftung«) bezeichnet und kann zu Schockzuständen mit tödlichem Ausgang führen.

Behandlung

Das Ziel der Behandlung ist die Beseitigung des Abflusshindernisses.

Chirurgische Behandlung und endoskopische Behandlung

Wurde der Verschluss durch Gallensteine im Hauptgallengang verursacht und sind zusätzlich Gallenblasensteine vorhanden, wird der Arzt die operative Entfernung der Steine und der Gallenblase empfehlen. Bei Patienten, die ein erhöhtes Operationsrisiko haben oder bei denen die Gallenblase schon entfernt worden ist, kommt eine ERCP infrage (S. 816). Damit können Gallensteine im Hauptgallengang vom Zwölffingerdarm aus entfernt werden.

Bei narbiger Verengung (Striktur) der Gallenwege nach vorherigen Operationen kann ein Eingriff zur Rekonstruktion (Wiederherstellung) der Gallenwege erfolgen. Bei mehreren Strikturen oder nach erfolglosen Rekonstruktionsversuchen kann die Verengung durch die Einführung einer dünnen Röhre (Stent) überbrückt werden, sodass die Gallenflüssigkeit wieder abfließen kann.

Wenn Blutungen in den Gallenwegen zu Abflussstörungen führen, ist in manchen Fällen eine Operation erforderlich.

Bei primär sklerosierender Cholangitis sind die Gallenwege über größere Abschnitte und an verschiedenen Stellen verdickt und verengt, sodass chirurgische Eingriffe oder Stents meist keine Abhilfe bringen. Wenn schwere Leberfunktionsstörungen ein drohendes Leberversagen ankündigen, muss die Möglichkeit einer Transplantation in Betracht gezogen werden (→ Lebertransplantation, S. 811).

Falls der Galleabfluss durch Druck von außen auf die Gallenwege behindert ist, etwa durch einen bösartigen Tumor, muss zunächst

Laparoskopische Gallenblasenentfernung

Zunehmend werden Operationen auf laparoskopischem Weg durch kleine Einschnitte in der Bauchdecke vorgenommen. Zu den ersten Operationen, die auf diese minimal-invasive Weise erfolgten, gehörte die Entfernung der Gallenblase (laparoskopische Cholezystektomie).

Zur endoskopischen Entfernung der Gallenblase sind drei kleine Einschnitte in der Bauchdecke notwendig, unter dem Brustbein, in Nabelnähe und unter dem rechten Rippenbogen.

Durch diese Einschnitte werden die Operationsinstrumente eingeführt, unter anderem eine winzige Videokamera, anhand deren Bilder der Chirurg das Operationsgebiet einsehen kann.

Der Eingriff dauert ungefähr eine Stunde und findet unter Vollnarkose statt. Anders als konventionelle Gallenblasenoperationen, die einen längeren Krankenhausaufenthalt erfordern, kann er ambulant durchgeführt werden, sodass der Patient oft noch am selben Tag nach Hause gehen kann. Meistens bleiben die Patienten allerdings eine Nacht in der Klinik.

Wenn die Gallenblasensteine eine gewisse Größe überschreiten, Blutgerinnungsstörungen vorliegen, die Gallensteine in den Dünndarm gewandert sind und die Darmpassage blockieren, Verwachsungen im Bereich der Gallenblase bestehen oder das Risiko einer Vollnarkose stark erhöht ist, kommt eine endoskopische Gallenblasenentfernung nicht in Betracht.

die Grundkrankheit behandelt werden. Ist dies erfolglos oder nicht möglich, kann die Abflussbehinderung in manchen Fällen durch die Einbringung eines Stents (S. 816) behoben werden.

Arzneimitteltherapie

Häufiges Symptom bei chronischer Gallenabflussbehinderung ist ein hartnäckiger Juckreiz am ganzen Körper, der durch den Wirkstoff Cholestyramin vermindert oder behoben werden kann. Resorptionsstörungen der Vitamine A, D und K sind ebenfalls eine Folge des Gallenwegsverschlusses. Der Arzt verschreibt deshalb auch manchmal Vitaminpräparate.

Bakterielle Infektionen der Gallenwege mit Fieber und Schüttelfrost müssen mit Antibiotika bekämpft werden.

Gallengangzysten

Bei manchen Menschen bilden sich Zysten im Hauptgallengang, sodass dieser sich stark erweitert (Choledochuszyste). Dadurch kommt es zum Rückfluss (Reflux) von Bauchspeicheldrüsenfermenten in den Hauptgallengang, was zu Entzündungserscheinungen und schließlich auch zu Verengungen (Strikturen) in diesem Bereich führen kann.

Da diese Zysten sehr langsam wachsen, dauert es oft Jahre, in denen die Betroffenen gelegentlich unter Oberbauchschmerzen und »Magenbeschwerden« leiden, bis sie aufgrund stärker ausgeprägter Symptome entdeckt werden. Die Zysten und die sich daraus ergebenden Komplikationen können beispielsweise durch Ultraschalluntersuchungen, Computer-tomographie oder eine röntgenologische Darstellung der Gallenwege (→ ERCP, S. 816 und PTC, S. 815) diagnostiziert werden.

Behandlung

Nach Feststellung der genauen Lage und Ausdehnung der Zyste kann sie operativ entfernt werden. Bei Auftreten von Gallengangzysten ist das Risiko erhöht, an bösartigen Tumoren der Gallenwege zu erkranken.

Erkrankungen der Bauchspeicheldrüse

Die Bauchspeicheldrüse liegt quer hinter dem unteren Abschnitt des Magens. Ihr Kopf, der dickste Anteil, liegt bogenförmig genau am Zwölffingerdarm. Von dort aus verschmälert sich die Drüse bis in den Schwanzbereich, der links bis zur Milz reicht.

Die Bauchspeicheldrüse besteht eigentlich aus zwei getrennten Drüsenorganen, die verschiedene Sekrete mit unterschiedlichen Funktionen im Körper produzieren.

In ihrer (exokrinen) Funktion als Verdauungsdrüse produziert die Bauchspeicheldrüse verschiedene Fermente und alkalische Verdauungssäfte und gibt sie direkt in den Zwölffingerdarm ab. Die alkalischen Sekrete sorgen dafür, dass die Verdauungsfermente aus der Bauchspeicheldrüse und dem Dünndarm optimale Wirkungsbedingungen vorfinden und tragen so zur Aufspaltung der Nährstoffe und ihrer Resorption bei.

In ihrer (endokrinen) Funktion als Hormondrüse produziert die Bauchspeicheldrüse vor allem Insulin und Glukagon, die dann direkt ins Blut abgegeben werden. Diese Hormone spielen im Kohlenhydrat- und Fettstoffwechsel eine wichtige Rolle.

Entzündungen, Verletzungen und Tumore können die Bauchspeicheldrüse schädigen und zu entsprechenden Funktionsstörungen führen. Wird das Hormon Insulin ungenügend produziert, kommt es zur Zuckerkrankheit (S. 925). Die Mukoviszidose, eine genetisch bedingte Erkrankung, die auch die Bauchspeicheldrüse betrifft, wird auf Seite 720 besprochen.

Akute Bauchspeicheldrüsenentzündung

Symptome

*   Heftige, anhaltende Oberbauchschmerzen mit Ausstrahlung in den Rücken und den Brustbereich, Beginn häufig 12 bis 24 Stunden nach einer ausgedehnten Mahlzeit oder übermäßigem Alkoholgenuss
*   Fieber
*   Übelkeit und Erbrechen
*   Feucht kalte Haut
*   Aufgeblähter, druckempfindlicher Bauch

Entzündungen der Bauchspeicheldrüse können akut oder chronisch verlaufen (→ Chronische Bauchspeicheldrüsenentzündung, S. 819).

Bei der Entwicklung einer akuten Bauchspeicheldrüsenentzündung sind viele Faktoren beteiligt oder ursächlich wirksam. Unter anderem sind dies Alkoholkonsum, Gallensteine, Erhöhung der Blutfette oder des Kalziumspiegels im Blut, virale und bakterielle Infektionen und bestimmte Medikamente. Die Vorgänge, die letztlich die Entzündungserscheinungen auslösen, sind nicht genau bekannt. Mehrere Theorien versuchen, den Entzündungsablauf und seine Ursachen zu erklären.

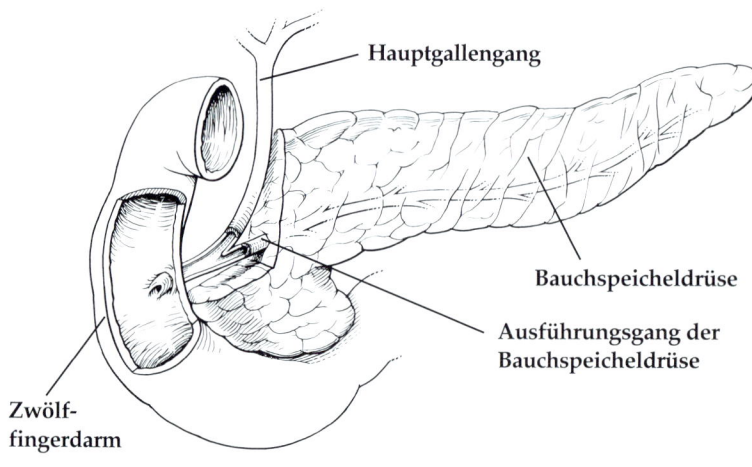

Hauptgallengang

Bauchspeicheldrüse

Ausführungsgang der Bauchspeicheldrüse

Zwölf-fingerdarm

Zumeist wird angenommen, dass die Verdauungsenzyme der Bauchspeicheldrüse selbst das Drüsengewebe angreifen. Dies wird auch als Selbstverdauung (Autodigestion) bezeichnet. Normalerweise verlassen die stark wirksamen Verdauungsfermente die Bauchspeicheldrüse in inaktivierter Form. Wenn sie noch innerhalb der Drüse aktiviert werden, verdauen die Fermente das Bauchspeicheldrüsengewebe.

Zusätzlich setzen manche dieser Fermente, insbesondere Trypsin, eine Kettenreaktion in Gang, bei der immer mehr Fermente aktiviert werden, die wiederum andere aktivieren. Dadurch schreitet die Entzündung sehr rasch und in manchen Fällen unaufhaltsam fort.

Die Gewebeschädigung führt zu einer Anschwellung (Ödem), zu Blutungen und Durchblutungsstörungen in der Bauchspeicheldrüse. Außerdem werden Substanzen (Histamine) freigesetzt, die eine Erweiterung der Blutgefäße im gesamten Körper bewirken. Wenn dieser Mechanismus nicht unterbrochen wird, kann er schwerwiegende Folgen haben.

Diagnose

Heftige, anhaltende Oberbauchschmerzen, die in Rücken, Brustbereich oder nach den Seiten ausstrahlen, besonders in Verbindung mit dem Vorliegen von Gallensteinen oder einer ausgedehnten Mahlzeit, legen den Verdacht auf eine akute Bauchspeicheldrüsenentzündung nahe. Häufig verschlimmern sich die Schmerzen in Rückenlage und bessern sich im Sitzen oder durch Vornüberbeugen. Stuhl- und Windverhaltung sowie aufgeblähte, druckempfindliche Bauchdecken sind weitere Symptome.

Der Arzt wird die Bauchdecke abtasten und nach weiteren Zeichen einer akuten Bauchspeicheldrüsenentzündung wie Fieber, Blutdruckerniedrigung und beschleunigtem Puls suchen.

Es werden Blutuntersuchungen durchgeführt, die die Diagnose bestätigen und die Schwere der Erkrankung aufzeigen. Zu den Blutwertveränderungen zählen stark erhöhte Spiegel bestimmter Bauchspeicheldrüsenfermente, eine Erhöhung der weißen Blutkörperchen (Leukozytose), ein erhöhter Blutzuckerspiegel (Hyperglykämie) und ein niedriger Kalziumspiegel (Hypokalzämie). Meistens werden auch Röntgenaufnahmen von Bauch und Lunge angefertigt. Eine Ultraschalluntersuchung oder Computertomographie (S. 1334) des Bauchraums dient zur Darstellung der Bauchspeicheldrüsenveränderungen im Rahmen der Entzündung und zur Feststellung von Gallensteinen oder Gallenwegsverschlüssen anderer Art.

Wie gefährlich ist eine akute Bauchspeicheldrüsenentzündung?

Der Verlauf der Erkrankung kann stark variieren. Meistens ist die akute Episode nach einer Woche vorüber. Die schwerste Form der Bauchspeicheldrüsenentzündung endet dagegen oft tödlich mit Schock und Kreislaufversagen. Hauptkomplikationen nach überstandener Entzündung sind ausgedehnte Zerstörungen von Drüsengewebe und Funktionsstörungen sowie Abszess- und Zystenbildung (Pseudozyste).

Behandlung

Arzneimitteltherapie

Bei leichten Fällen akuter Bauchspeicheldrüsenentzündung ist das Ziel der Behandlung eine Ruhigstellung der Drüse und eine verminderte Produktion von Verdauungsfermenten, um weitere Schädigungen des Drüsengewebes zu verhindern. Die Patienten müssen Bettruhe einhalten und dürfen zunächst nichts essen oder trinken, weil dies die Ausschüttung von Fermenten der Bauchspeicheldrüse steigert. Eine intravenöse Flüssigkeits- oder Nährstoffzufuhr ist notwendig. Zusätzlich wird der Mageninhalt über eine Magensonde kontinuierlich abgesaugt. Häufig sind Schmerzmittel erforderlich. Falls sich ein Abszess bildet, erhalten die Patienten Antibiotika.

Chirurgische Behandlung

Falls Gallenblasenerkrankungen oder ein Verschluss des Ausführungsgangs die Entzündung der Bauchspeicheldrüse ausgelöst haben, ist eine Operation erforderlich. Sie soll aber erst erfolgen, wenn die akute Episode abgeklungen ist oder unter Kontrolle gebracht wurde.

Bei Einklemmung eines Gallensteins im gemeinsamen Ausführungsgang von Gallenwegen und Bauchspeicheldrüse kommt ein Eingriff zur Erweiterung der Mündung dieses Gangs (Sphinkterotomie) infrage, der auf endoskopischem Weg erfolgt (→ ERCP, S.816 → PTC, S. 815). Danach kann der Stein durch das Endoskop entfernt werden oder auf natürlichem Weg über den Darm abgehen.

Chronische Bauchspeicheldrüsenentzündung

Symptome
- Starke, dauernde oder wiederkehrende Oberbauchschmerzen, die in den Rücken ausstrahlen können
- Fieber

- Übel riechende, massige Stühle
- Übelkeit und Erbrechen
- Appetitlosigkeit
- Gewichtsverlust
- Zunahme des Leibesumfangs
- Auftreten eines Diabetes mellitus
- Beschwerdearme Zeiten und akute Episoden wechseln sich ab

Diese Form der Bauchspeicheldrüsenentzündung entwickelt sich im Gegensatz zur akuten Verlaufsform (S. 818) über Jahre. Manche Patienten leiden dabei unter Dauerschmerzen, andere unter akuten Schmerzattacken wechselnder Häufigkeit, andere haben ein gemischtes Beschwerdebild. In vielen Fällen spielt chronischer Alkoholmissbrauch eine ursächliche Rolle. Bei ungefähr einem Viertel der Patienten ist die Ursache unbekannt.

Eine chronische Bauchspeicheldrüsenentzündung führt mit der Zeit zur verminderten Produktion und Ausscheidung der Fermente, die für die Verdauung und spätere Resorption der Nahrungsfette sorgen. Diese Minderfunktion wird als exokrine Pankreasinsuffizienz bezeichnet und ist ein wichtiges Merkmal der chronischen Bauchspeicheldrüsenentzündung. Bei Erwachsenen ist Alkoholismus die häufigste Ursache für diese Störung, bei Kindern die Mukoviszidose (S. 720).

Stärke und Häufigkeit der Schmerzen bei einer chronischen Bauchspeicheldrüsenentzündung ist von Patient zu Patient unterschiedlich.

Die Bauchspeicheldrüseninsuffizienz (verminderte Produktion von Verdauungsfermenten) führt zu Gewichtsverlust, übel riechenden, lehmfarbenen Fettstühlen (Steatorrhoe) und anderen Zeichen einer chronischen Verdauungsstörung (Maldigestion). Außerdem entwickelt sich durch die Zerstörung von Drüsengewebe oft eine Zuckerkrankheit (S. 925).

Weiteres Symptom einer chronischen Entzündung der Bauchspeicheldrüse sind kleine, kalkhaltige Ablagerungen im Drüsengewebe und Ausführungsgang. Sie sind auf Röntgenaufnahmen gut sichtbar und weisen häufig auf chronischen Alkoholmissbrauch als Ursache der Erkrankung hin. Auch mäßiger, aber regelmäßiger Alkoholgenuss kann über die Jahre zur Bauchspeicheldrüsenverkalkung führen.

Diagnose
Blut- und Stuhluntersuchungen können zur Diagnose einer chronischen Entzündung der Bauchspeicheldrüse beitragen. Der Fettgehalt im Stuhl der Patienten ist häufig deutlich erhöht, weil die Nahrungsfette im Darm nicht ausreichend resorbiert werden. Während akuter Schmerzattacken finden sich erhöhte Spiegel bestimmter Fermente im Blut, allerdings nicht in dem Ausmaß wie bei einer akuten Bauchspeicheldrüsenentzündung.

Mit Ultraschalluntersuchungen, Computertomographie (S. 1334) oder einer röntgenologischen Darstellung der Gallenwege und des Bauchspeicheldrüsengangs (→ ERCP, S. 816) lassen sich manche Ursachen, etwa Verengungen oder Abflusshindernisse im Bereich der Gallenwege oder des gemeinsamen Ausführungsgangs, relativ einfach feststellen. Stimulationstests geben Hinweise, ob bei Maldigestion und Untergewicht tatsächlich eine Erkrankung der Bauchspeicheldrüse die Ursache ist. Hierbei wird eine bestimmte Substanz zur Anregung (Stimulation) der Bauchspeicheldrüse verabreicht und anschließend die Menge der in den Zwölffingerdarm entlassenen Verdauungsfermente gemessen.

Behandlung
Die Behandlung bei chronischer Bauchspeicheldrüsenentzündung konzentriert sich auf die Schmerzbekämpfung und die Behebung der Verdauungsstörungen.

Arzneimitteltherapie
Schmerzmittel stehen zur Bekämpfung der chronischen oder akut wiederkehrenden Schmerzen zur Verfügung.

Die chronischen Verdauungsstörungen können durch Einnahme von Enzympräparaten, die den natürlichen Verdauungsfermenten entsprechen (Enzymsubstitution), gelindert oder behoben werden. Die Enzympräparate müssen zu jeder Mahlzeit eingenommen werden und wirken bei der Verdauung genau wie die Fermente der Bauchspeicheldrüse.

Diät
Absolute Alkoholabstinenz ist erforderlich. Bei Untergewicht sind häufigere Mahlzeiten mit insgesamt hohem Kaloriengehalt unter Zugabe von Enzympräparaten zu empfehlen, manchmal auch flüssige Elementardiäten. Mittelkettige Fettsäuren werden bei Maldigestion besser resorbiert.

Chirurgische Behandlung
Starke Schmerzzustände, die sich auch durch morphinartige Wirkstoffe nicht bessern, erfordern chirurgische Eingriffe zur Entfernung von zerstörtem Gewebe, eine Dränage des Bauchspeicheldrüsengangs oder die Durchtrennung von schmerzleitenden Nervenbahnen.

Bösartige Tumore der Bauchspeicheldrüse

Symptome

- Oberbauchschmerzen, die eventuell in den Rücken ausstrahlen
- Appetitlosigkeit und Gewichtsverlust
- Gelbsucht
- Juckreiz (Pruritus)
- Übelkeit und Erbrechen
- Häufig anfänglich keine Beschwerden

Männer sind häufiger von Bauchspeicheldrüsenkrebs betroffen als Frauen, besonders 60- bis 70-jährige. Die Ursache ist unbekannt.

Die Beschwerden sind zunächst meist uncharakteristisch. Es kommt zu Oberbauchschmerzen und starkem Gewichtsverlust, im Mittel etwa 11 kg. Gelbsucht tritt auf, wenn der Tumor den Ausführungsgang von Bauchspeicheldrüse und Gallenwegen blockiert.

Diagnose

Bei unerklärlichem Gewichtsverlust und Oberbauchschmerzen, die in den Rücken ausstrahlen, sollte der Arzt aufgesucht werden.

Die Unterscheidung zwischen chronischer Entzündung und Bauchspeicheldrüsenkrebs ist schwierig. Ultraschalluntersuchung (S. 1335), Computer- oder Kernspintomographie (S. 1334) können die Diagnosestellung unterstützen, Hinweise gibt die röntgenologische Darstellung des Bauchspeicheldrüsengangs (S. 816). Häufig wird auch eine Gewebeprobe entnommen und mikroskopisch untersucht.

Wie gefährlich ist Bauchspeicheldrüsenkrebs?

Die Überlebensrate bei Bauchspeicheldrüsenkrebs ist gering. Die mittlere Überlebensrate ab Diagnosestellung beträgt nur etwa 6 Monate.

Behandlung

Chirurgische Behandlung

Vor dem Eingriff muss geklärt werden, ob der Tumor operiert werden kann. Häufig hat sich Tumorgewebe aus der Bauchspeicheldrüse so in die Blutgefäße der Umgebung ausgebreitet, dass eine Entfernung das Leben des Patienten gefährden würde, oder es sind bereits weiter entfernte Organe befallen.

Kann der Tumor nicht entfernt werden, werden die Abflusshindernisse der Gallenwege oder Einengungen des Dünndarms beseitigt oder eine Umgehung der Engstelle angelegt.

Andere Behandlungsmaßnahmen

Im Rahmen einer ERCP (S. 816) kann eine dünne, starre Röhre (Stent) in den Ausführungsgang von Bauchspeicheldrüse und Gallen-

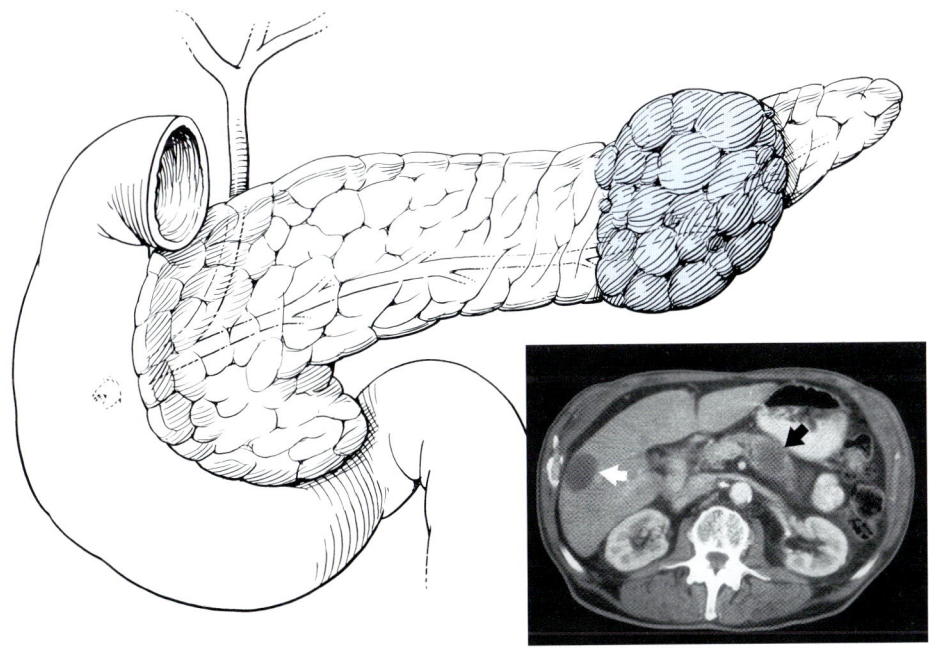

Die Abbildung zeigt einen ausgedehnten, bösartigen Tumor im Schwanzbereich der Bauchspeicheldrüse mit dem zugehörigen Computertomogramm (kleines Bild), auf dem neben dem Tumor (schwarzer Pfeil) auch eine Tochtergeschwulst in der Leber (weißer Pfeil) dargestellt ist.

wegen eingeführt werden, um einen Galleaufstau zu beseitigen oder zu vermeiden.

Chemotherapie mit oder ohne Strahlenbehandlung kann zur Eindämmung des Tumors infrage kommen. Die Schmerzbekämpfung spielt eine wichtige Rolle und erfordert meist starke, morphinhaltige Wirkstoffe. Gegen die Verdauungsstörungen und das Untergewicht helfen Fermente der Bauchspeicheldrüse.

Angeborene Fehlbildungen der Bauchspeicheldrüse

Pancreas anulare

Bei dieser angeborenen Fehlbildung legt sich Drüsengewebe im Bereich des Bauchspeicheldrüsenkopfes ringförmig um den Zwölffingerdarm und kann den Darm stark einen-

gen. Beschwerden treten sowohl bei Erwachsenen als auch bei Kindern auf.

Symptome sind starkes Völlegefühl nach dem Essen, Druckgefühl oder Schmerzen in der Magengrube mit Übelkeit und Erbrechen.

Bei der Diagnosestellung müssen andere Erkrankungen der Bauchspeicheldrüse, vor allem eine chronische Entzündung und bösartige Tumore, ausgeschlossen werden. Komplikationen sind Bauchspeicheldrüsenentzündung (S. 819) und Geschwüre in Magen oder Darm (S. 753). Oft erfolgt eine Operation, bei der der Darm um die Engstelle herumgeführt wird.

Pancreas divisum

Das seltene Pancreas divisum entsteht, wenn während der Organentwicklung des Fetus Teile der Bauchspeicheldrüse nicht zusammenwachsen.

Eingeweidebrüche (Hernien)

Eine weit verbreitete Annahme besagt, dass das Heben schwerer Lasten zur Bildung von Eingeweidebrüchen führen kann, was im Volksmund als »sich einen Bruch heben« bekannt ist. In Wirklichkeit haben die meisten Hernien keine erkennbare Ursache und selbst Neugeborene können betroffen sein.

Treten Teile von Bauchorganen oder Darmabschnitte durch eine Schwachstelle oder Verletzung in der Bauchwand hindurch, wird dies als Hernie oder Eingeweidebruch bezeichnet.

Es gibt verschiedene Arten von Brüchen, die nach ihrer Lage im Bauchraum benannt werden: Leisten-, Schenkel-, Nabelbrüche und die nach Operationen auftretenden Narbenbrüche. Auch die Hiatushernie, bei der ein Teil des Magens durch das Zwerchfell entlang der Speiseröhre nach oben tritt (S. 743), gehört zu den Eingeweidebrüchen. Wenn eine Darmschlinge im Bruchsack so eingeklemmt ist, dass ihre Blutversorgung unterbrochen wird, bezeichnet man dies als Inkarzeration (Brucheinklemmung). Narbenhernien entstehen in nicht richtig verheilten Operationsnarben oder nach Verletzungen der Bauchwand.

Leistenbrüche (Hernia inguinalis)

Bei Männern entwickeln sich Leistenbrüche häufig entlang des Samenstrangs und der Blutgefäße, die aus dem Bauchraum in den Hoden-

sack ziehen. Der Verbindungsbereich innerhalb der Bauchwandmuskulatur wird als Leistenkanal bezeichnet. Die in der Bauchhöhle liegende Öffnung des Leistenkanals ist der innere Leistenring, die auf der Außenseite von den Bauchwandmuskeln gebildete Durchtrittsstelle des Leistenkanals ist der äußere Leistenring.

Bei Schwachstellen im Bindegewebe oder der Muskulatur dieser Strukturen kann eine Darmschlinge aus der Bauchhöhle entlang des Samenstrangs nach außen treten, was als indirekte Leistenhernie bezeichnet wird. In manchen Fällen spielt sich die Bruchbildung zwischen dem inneren Leistenring und dem Schambein ab. Dies wird als direkte Leistenhernie bezeichnet. Bei Männern stellen diese beiden Formen 80 Prozent aller auftretenden Eingeweidebrüche dar. Bei Frauen entwickeln sich Leistenbrüche seltener und zwar an der Stelle, an der die Bindegewebestrukturen, die die Gebärmutter in der Bauchhöhle verankern, den Bauchraum verlassen und in die Gegend der Schamlippen verlaufen.

Symptome einer Leistenhernie sind Druckgefühl oder ziehende Schmerzen im Leistenbereich, die manchmal durch Heben oder Pressen verstärkt werden, sowie manchmal eine sichtbare Vorwölbung in der Leiste.

Wie gefährlich ist eine Leistenhernie?

Bei Leistenbrüchen besteht die Gefahr der Brucheinklemmung, vor allem wenn der Bruchsack mit den Darmschlingen durch

Druck von außen nicht wieder in die Bauchhöhle zurückgedrängt werden kann. Wird dieser Zustand nicht behoben, kann sich akut oder über einen längeren Zeitraum hinweg eine Einklemmung (Inkarzeration) des Bruchinhalts mit Minderdurchblutung entwickeln. Dies führt zum Absterben (Gangrän) der Darmschlingen, was lebensbedrohliche Folgen hat und sofort behandelt werden muss.

Diagnose

Der Arzt tastet von außen den inneren Leistenring mit dem Finger nach Vorwölbungen ab. Dabei bittet er den Patienten zu husten oder die Bauchmuskeln anzuspannen, wodurch bei Vorliegen einer Schwachstelle der Bruchsack eher hervortritt und leicht zu fühlen ist.

In vielen Fällen machen Leistenhernien keine Beschwerden und werden zufällig bei einer Routineuntersuchung entdeckt. Länger bestehende Brüche sind manchmal als Vorwölbung verschiedener Größe in der Leistengegend sichtbar. Zunehmende Schwellung und Schmerzen im Bruchbereich in Verbindung mit Stuhl- und Windverhaltung, Erbrechen und kolikartigen Bauchschmerzen sind Zeichen für eine Brucheinklemmung (Inkarzeration).

Chirurgische Behandlung

Leistenbrüche, die sich nicht einfach in die Bauchhöhle zurückdrängen (reponieren) las-

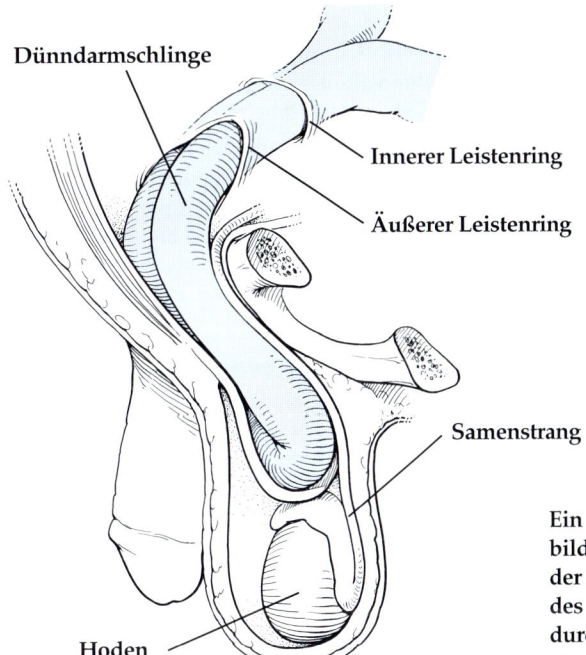

Dünndarmschlinge

Innerer Leistenring

Äußerer Leistenring

Samenstrang

Hoden

Ein Leistenbruch bildet sich häufig an der Durchtrittsstelle des Samenstrangs durch die Bauchwandmuskulatur und kann sich bis in den Hodensack erstrecken.

sen, sollten früher oder später operiert werden. Hierbei wird der Bruchsack eröffnet, die Darmschlinge in die Bauchhöhle zurückverlagert und anschließend die Schwachstelle in der Bauchwand, die so genannte Bruchpforte, vernäht. Etwa 4 Wochen nach der Operation können die Patienten die Bauchmuskulatur wieder belasten und sich körperliche Tätigkeiten zu-

Leistenbruchoperationen

Eingeweidebrüche sollten operiert werden, vor allem wenn sie Beschwerden machen und sich nicht in die Bauchhöhle zurückdrängen lassen. Die Ausnahme bilden Nabelbrüche bei Kleinkindern, die sich häufig im Verlauf von 1 oder 2 Jahren von selbst zurückbilden.

Vorgehensweise

Eine Leistenbruchoperation ist ein leichter Eingriff und erfordert oft nur einen kleinen Schnitt. Die hervortretenden Darmschlingen werden in die Bauchhöhle zurückverlagert und die Schwachstelle in der Bauchwand, die so genannte Bruchpforte, wird anschließend so vernäht, dass die Eingeweide nicht wieder hindurchtreten können.

Bei akuten Erkältungskrankheiten muss die Operation verschoben werden, da die Erhöhung des Drucks im Bauchraum beim Husten zu Wundheilungsstörungen führen kann.

Eine örtliche Betäubung, eine Spinalanästhesie (Betäubung der Nervenbahnen vom Rückenmarkskanal aus) oder eine Vollnarkose können vorgenommen werden, je nach Art und Ausdehnung des Eingeweidebruchs. Bei Einklemmung und starker Schädigung von Darmschlingen im Bruchsack wird der abgestorbene Darmabschnitt entfernt und die Enden im gesunden Bereich wieder zusammengenäht. Nach Rückverlagerung des Bruchsackinhalts wird der Bauchwanddefekt verschlossen. Die Operation dauert rund 1 Stunde.

In manchen Fällen werden zum Verschließen der Schwachstelle in der Bauchwand künstliche Materialien verwendet. Leistenbruchoperationen können auch ambulant erfolgen und werden zunehmend mit minimal-invasiven Operationstechniken durchgeführt (S. 817).

Genesungsphase

Die Patienten können kurz nach der Operation wieder aufstehen. Einschränkungen hinsichtlich der Nahrungs- oder Flüssigkeitsaufnahme bestehen nicht. Man sollte jedoch einige Zeit lang nichts Schweres heben. Falls sich um die Operationswunde eine Rötung mit Schwellung und Schmerzen entwickelt, muss umgehend der Arzt informiert werden.

muten. In letzter Zeit werden zunehmend laparoskopische Operationstechniken zur Behandlung von Leistenbrüchen angewandt.

Andere Behandlungsmaßnahmen

So genannte Bruchbänder oder andere Stützvorrichtungen sollten nur vorübergehend verwendet werden und sind auf keinen Fall eine Dauerlösung.

Andere Eingeweidebrüche

Auch andere Formen von Eingeweidebrüchen können Beschwerden und Komplikationen verursachen und müssen dann chirurgisch behandelt werden.

Schenkelhernie (Hernia femoralis)

Bei einer Schenkelhernie bildet sich ein Bruchsack entlang des Kanals, in dem die großen Blutgefäße (Oberschenkelarterie und -vene) der Beinmuskulatur verlaufen. Die sichtbare Vorwölbung liegt ein wenig unterhalb der Stelle, an der eine Leistenhernie hervortritt. Schenkelhernien sind bei Frauen häufiger als bei Männern. Die Inkarzerationsgefahr ist größer als bei allen anderen Eingeweidebrüchen.

Nabelbruch (Paraumbilikalhernie)

Eine seltenere Form von Eingeweidebrüchen sind Nabelbrüche, bei denen der Bruchsack durch Lücken in der Bindegewebeschicht der Bauchwand neben oder oberhalb des Nabels hindurchtritt. Sie verursachen selten Beschwerden. Bei Kleinkindern können sich kleine Nabelbrüche von allein zurückbilden, bei Erwachsenen wird meistens operiert. Nabelschnurbrüche (Omphalozelen) bei Neugeborenen entstehen, wenn sich die Bauchwand im Bereich des Nabels nicht richtig schließt, sodass innerhalb der Nabelschnur ein Bruchsack entsteht, in dem größere Darmabschnitte und manchmal sogar die Leber oder der Magen liegen (S. 17). Diese Fehlbildung muss operativ korrigiert werden.

Narbenbrüche

Operationswunden oder Verletzungen in der Bauchwand, die nicht richtig verheilt sind, können zur Bildung von Narbenbrüchen führen. Wundinfektionen oder Husten und Pressen nach Bauchoperationen können die Entstehung einer Bruchpforte begünstigen. Bei Beschwerden oder Verwachsungen der Darmschlingen innerhalb des Bruchsacks sollte wegen der Gefahr der Einklemmung operiert werden.

Kapitel 26

Nieren und Harnwege

Inhalt

Die Nieren und ableitenden Harnwege

Die Nieren bilden zusammen mit den ableitenden Harnwegen ein komplexes Organsystem, dessen Aufgabe die Ausscheidung von Flüssigkeit und Abfallstoffen aus dem Körper ist. Zudem stellen die Nieren Hormone her, die bei der Produktion der roten Blutkörperchen, der Regulation des Blutdrucks und der Knochenbildung eine wichtige Rolle spielen, und haben somit auch die Funktion von Hormondrüsen.

Die Harnorgane bestehen aus Nieren, Harnleitern, Harnblase und Harnröhre. Die paarig angelegten Nieren haben die Form einer Bohne. Die Wand der schlauchförmigen Harnleiter, die beidseitig aus der eingedellten Nierenseite abgehen und den Harn in die Harnblase transportieren, enthält Muskelfasern. Die Harnblasenwand besteht aus mehreren Schichten glatter – unwillkürlicher Muskeln – die sich bei der Blasenentleerung zusammenziehen und den Harn durch die Harnröhre befördern.

Die meisten Menschen kommen mit zwei normal funktionierenden Nieren zur Welt. Manche haben von Geburt an nur eine Niere, können damit allerdings ein völlig normales Leben führen.

Die Nieren passen ihre Funktion der sich täglich ändernden Blutzusammensetzung an, die von der aufgenommenen Flüssigkeitsmenge und den Inhaltsstoffen der Ernährung abhängt. Die Nieren sind in der Lage, die Flüssigkeitsbilanz auszugleichen, also dafür zu sorgen, dass der Körper weder an einem Tag überwässert noch am anderen völlig austrocknet, indem sie die Ausscheidung von Flüssigkeit und Salzen aus dem Körper kontrollieren. Andere Organe wie beispielsweise Haut, Lunge und Darm sind ebenfalls an der Wasserausscheidung aus dem Körper beteiligt, den Nieren kommt dabei aber die wichtigste Funktion zu.

Der Ausscheidungsprozess in den Nieren: Über die Nierenarterien wird arterielles Blut aus der Bauchschlagader, einem Abschnitt der Hauptkörperschlagader oder Aorta, zugeführt. Das Herz pumpt dabei jeweils 20 Prozent des gesamten Blutvolumens durch das Nierengefäßsystem, obwohl die Nieren selbst nur 1 Prozent des Körpergewichts ausmachen.

In der Niere wird das Blut durch immer kleiner werdende Blutgefäße bis zu den Nephronen, den eigentlichen Funktionseinheiten, geleitet. Jede dieser Einheiten – pro Niere rund 1 bis 1,5 Millionen – besteht aus einem Knäuel winziger Blutgefäße oder Kapillaren, Glomerulus genannt, und einem daran

Die Nieren und Harnwege

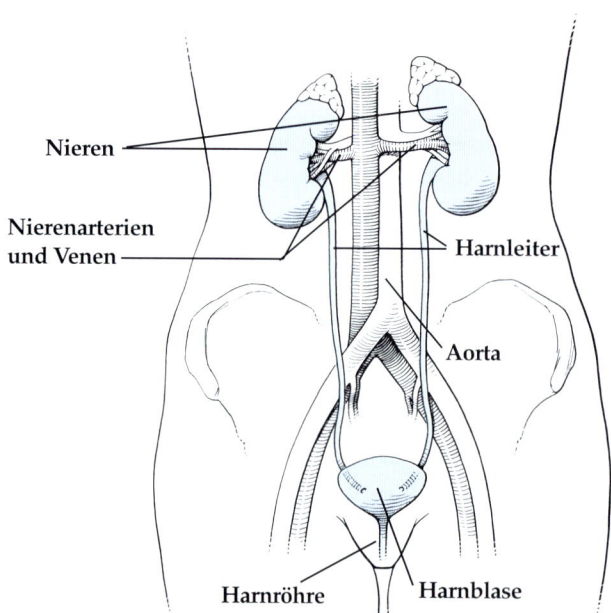

Nieren

Nierenarterien und Venen

Harnleiter

Aorta

Harnröhre   Harnblase

Niere (Schnittbild)

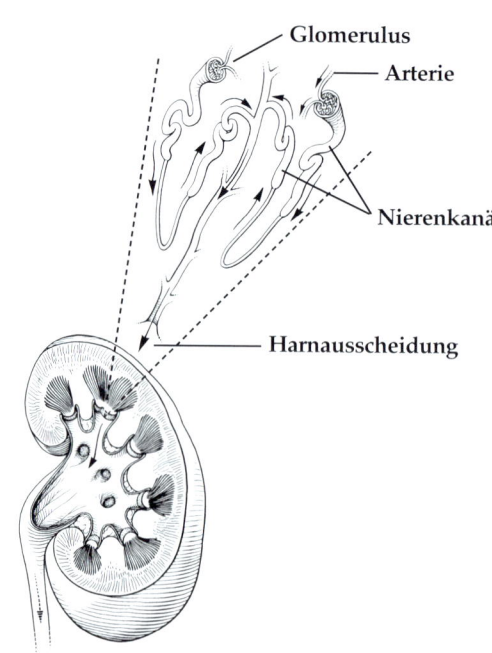

Glomerulus

Arterie

Nierenkanä

Harnausscheidung

anschließenden System von Nierenkanälchen, die zusammen den Filter- und Sammelapparat der Niere darstellen.

In den Kapillarschlingen des Glomerulus findet der erste Filtervorgang statt: Alle Blutkörperchen, Eiweiße und andere Substanzen, die eine gewisse Molekülgröße überschreiten, bleiben im Blutstrom, während kleinere Moleküle zusammen mit dem Wasser in das Nierenkanälchensystem gelangen. Täglich werden etwa 180 l dieses Primärharns gebildet.

Im weiteren Verlauf des Nephrons ändert sich die Zusammensetzung des Primärharns fortlaufend. Manche Substanzen und fast die gesamte Wassermenge werden durch die Wand der Kanälchen wieder in den Blutstrom aufgenommen, während andere in den Kanälchen bleiben. Zusätzlich werden auch aus den sie umgebenden Blutgefäßen überflüssige Substanzen und Abfallstoffe in die Nierenkanälchen abgegeben. Alle diese Vorgänge sind abhängig vom jeweiligen Gehalt des Bluts an den ausgetauschten Substanzen und werden zum Teil von komplizierten, hormonalen Mechanismen gesteuert. Die Zusammensetzung des Harns richtet sich sowohl danach, welche unbrauchbaren Substanzen auszuscheiden sind, als auch danach, welche für den Körper notwendigen Substanzen zurückgehalten werden müssen.

Aus den Nierenkanälchen gelangt der Harn, jetzt Sekundärharn genannt, über so genannte Sammelrohre ins Nierenbecken, von dort in die Harnleiter und weiter zur Speicherung in die Harnblase. Über die Harnröhre verlässt der Harn – täglich etwa 1,5 l – die Blase. Dies entspricht weniger als 1 Prozent der ursprünglich filtrierten Primärharnmenge.

Die im Blutstrom verbliebenen, für die Aufrechterhaltung der normalen Körperfunktion notwendigen Substanzen wie etwa Mineralsalze, Eiweiße, Zucker (Glukose) und Kalzium gelangen über die Nierenvenen zurück in den großen Kreislauf.

Dieser meist problemlose Filtrationsvorgang kann an verschiedenen Stellen und durch verschiedene Einflüsse gestört werden. Schädigungen der Nierenkanälchen führen etwa zum Verlust bestimmter Substanzen im Harn, die normalerweise wieder in den Blutstrom zurückkehren würden. Aus den Kapillarschlingen der Glomeruli kann Eiweiß in den Primärharn gelangen, eine krankhafte Störung, die → nephrotisches Syndrom, S. 840, genannt wird. Verletzungen, Bluthochdruck, bestimmte Giftstoffe, Nierensteine, Tumore und Infektionen, sogar in entfernten Bereichen des Körpers, können zu Nierenschädigungen führen. Leider machen viele Nierenerkrankungen erst richtig Beschwerden, wenn schon erhebliche Schäden aufgetreten sind.

Brauchbare Hinweise auf die Nierenfunktion erhält der Arzt durch eine einfache Urinuntersuchung. Dies ist der erste Schritt, Art und Schwere fast aller Nierenerkrankungen und –funktionsstörungen festzustellen. Liegt eine bakterielle Entzündung vor, können mithilfe einer Urinkultur die Erreger identifiziert und ein Antibiotikum verschrieben werden (S. 1347).

Oft werden Erkrankungen der Nieren oder der Harnwege vom Hausarzt entdeckt. Bei Störungen der Nierenfunktion sind Fachärzte für Nephrologie, bei Erkrankungen der Harnwege Fachärzte für Urologie zuständig.

Im Folgenden werden Erkrankungen und Funktionsstörungen der Nieren und der Harnwege besprochen. Erkrankungen, die nur Frauen oder Männer betreffen, werden in den Kapiteln → Die gesunde Frau, S. 1139, oder → Der gesunde Mann, S. 1195, behandelt.

Angeborene Nierenerkrankungen

Eine funktionstüchtige Niere kann ohne weiteres die Funktion zweier gesunder Nieren erfüllen. Daher können Menschen, die von Geburt an eine einseitige Nierenfehlbildung oder sogar nur eine einzige Niere haben, grundsätzlich ein normales Leben führen. Dies gilt auch für Nierenspender.

Viele der im Folgenden beschriebenen Nierenfehlbildungen machen keine Beschwerden, bleiben aber – zumindest anfänglich – oft unentdeckt oder werden nur zufällig bei Routineuntersuchungen bemerkt.

Anatomische Nierenfehlbildungen

Einzelniere (Solitärniere)
Diese Bezeichnung wird verwendet, wenn von Geburt an nur eine Niere vorhanden ist. Im Allgemeinen übernimmt diese einzelne Niere problemlos die Funktion der fehlenden Niere.

Hufeisenniere
Bei dieser Fehlbildung sind die unteren Nierenenden miteinander verschmolzen und

nehmen zusammen die Form eines Hufeisens an. Hufeisennieren werden in vielen Fällen zufällig bei Ultraschall- (S. 1135) oder Röntgenuntersuchungen der Niere (→ Intravenöses Pyelogramm, S. 829) entdeckt. Sie führen nicht selten zu Komplikationen wie etwa Blutabgang im Urin, Nierensteinen, Harnabflussstörungen und häufigen Harnwegsinfektionen. Meistens können diese Komplikationen aber problemlos behandelt werden, sodass sich nur sehr selten schwere Nierenschäden oder ein Nierenversagen entwickeln.

Doppelniere

Eine so genannte Doppelniere entsteht, wenn das Nierenbecken einer Niere vollständig geteilt ist und aus jedem Teil ein Harnleiter abgeht. Diese Fehlbildung kann ein- oder doppelseitig auftreten und macht oft keinerlei Beschwerden. Das Risiko von Harnabflussstörungen oder Harnwegsinfektionen ist allerdings auch hier erhöht.

Wanderniere oder Senkniere

Bei dieser seltenen Störung ist die Niere frei beweglich und wechselt abhängig von der Körperhaltung ihre Lage. Sie ist eine harmlose Fehlbildung und erfordert keine weiteren Untersuchungen oder Behandlungsmaßnahmen.

Angeborene Harnleiterabgangsstenose

Am Übergang vom Nierenbecken zum Harnleiter kommt es zu einer Verengung – im typischen Fall bei nur einer Niere. Oft wird diese Abflussstörung bei der Abklärung von blutigem Urin im Kindesalter entdeckt. Auch Bauchschmerzen oder wiederholte Harnwegsinfektionen können zur Diagnose führen. In manchen Fällen wird die Fehlbildung auch schon vor der Geburt bei Ultraschalluntersuchungen festgestellt. Durch den Harnaufstau kommt es zu einem stark erhöhten Druck im Nierenbecken, der zum Untergang von Nierengewebe mit Narbenbildung führt. Ohne Behandlung stellt die betroffene Niere ihre

Das Röntgenbild der Nieren zeigt eine rechtsseitige Verdoppelung des Harnleiters (weißer Pfeil).

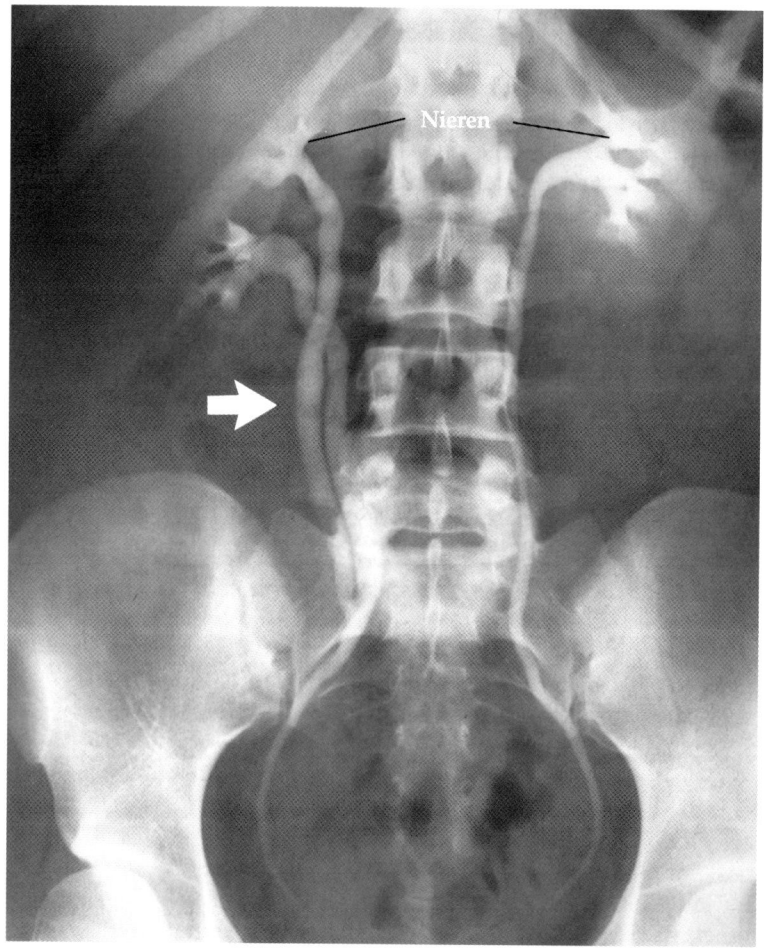

Nieren

Funktion häufig schließlich ganz ein. Um die Abflussbehinderung zu beseitigen und weitere Nierenschäden zu vermeiden, muss frühzeitig eine Operation durchgeführt werden.

Multizystische Nierendysplasie
Diese Fehlbildung wird meistens bei Ultraschalluntersuchungen vor der Geburt entdeckt. Die betroffene Niere ist in ihrer Funktion eingeschränkt oder völlig funktionslos, die andere Niere übernimmt aber deren Funktion völlig.

Angeborene Harnstauungsniere
Ist der Harnabfluss beim Ungeborenen behindert, kann sich schon vor der Geburt eine Harnstauung mit Erweiterung des Nierenbeckens entwickeln, die oft auch nach der Geburt bestehen bleibt. Diese Abflussbehinderung kann verschiedene Ursachen haben, bei männlichen Neugeborenen oft eine Verengung der Harnröhre gleich nach dem Abgang aus der Blase. Der Harnstau wird häufig bei Ultraschalluntersuchungen während der Schwangerschaft entdeckt. Nach der Geburt kann dann die eigentliche Ursache der Abflussstörung mit speziellen Röntgenmethoden, unter anderem einem → intravenösen Pyelogramm, siehe unten, festgestellt werden. Als erstes Symptom treten meistens Harnwegsinfektionen auf. Um das Abflusshindernis zu beseitigen und eine Nierenschädigung zu vermeiden, muss häufig operiert werden. In vielen Fällen bildet sich

Röntgenuntersuchung der Nieren und Harnwege

Ein intravenöses Pyelogramm, kurz IVP genannt und manchmal auch als Auscheidungsurogramm bezeichnet, ist eine Röntgenuntersuchung der Niere mit Kontrastmittel. Es werden dabei Größe, Lage und Form der Nieren, des Nierenbeckens und der Harnwege dargestellt. Genaue Aussagen zur Nierenfunktion erhält der Arzt allerdings durch ein IVP nicht. Vor einer solchen Untersuchung muss man mindestens 6 Stunden lang nüchtern bleiben und erhält zusätzlich ein Abführmittel zur Entleerung des Dickdarms (Stuhl und Luft im Darm können auf den Röntgenaufnahmen die Nieren und Harnleiter verdecken).

Zu Beginn der Untersuchung wird über eine Armvene ein Kontrastmittel (eine für Röntgenstrahlen undurchlässige Substanz) verabreicht, das mit dem Blutstrom in die Nieren gelangt, in die Nierenkanälchen ausgeschieden wird und von dort über Nierenbecken, Harnleiter und Harnblase wandert. Während des zirka eine Stunde andauernden Vorgangs werden immer wieder Röntgenaufnahmen angefertigt.

Bei Verdacht auf krankhafte Veränderungen der Nieren oder Harnwege wird meistens ein IVP durchgeführt, mit dem sich angeborene Missbildungen, Tumore, entzündliche Vernarbungen und Nierensteine feststellen lassen. Manchmal ist bei einem krankhaften Befund zur genaueren Organdarstellung zusätzlich eine Computertomographie erforderlich. Ein IVP liefert nur dann ein brauchbares Ergebnis, wenn die Niere das Kontrastmittel in die Harnwege ausscheidet. Bei eingeschränkter Nierenfunktion ist die Aussagekraft der Untersuchung nur gering und bei schweren Nierenfunktionsstörungen darf die Untersuchung nicht durchgeführt werden.

Außer in dringenden Fällen kommt ein IVP bei Schwangeren wegen der Strahlenbelastung für das Ungeborene nicht infrage.

Nebenwirkungen der Kontrastmittel wie Übelkeit, Erbrechen und Schmerzen an der Injektionsstelle sind relativ selten. Allergische Reaktionen gegen das Kontrastmittel kommen manchmal vor. Man muss daher dem Arzt vor der Untersuchung unbedingt mitteilen, ob man unter irgendwelchen Allergien – besonders gegen Jod und Fisch – leidet oder ob früher schon einmal Allergien gegen Kontrastmittel aufgetreten sind.

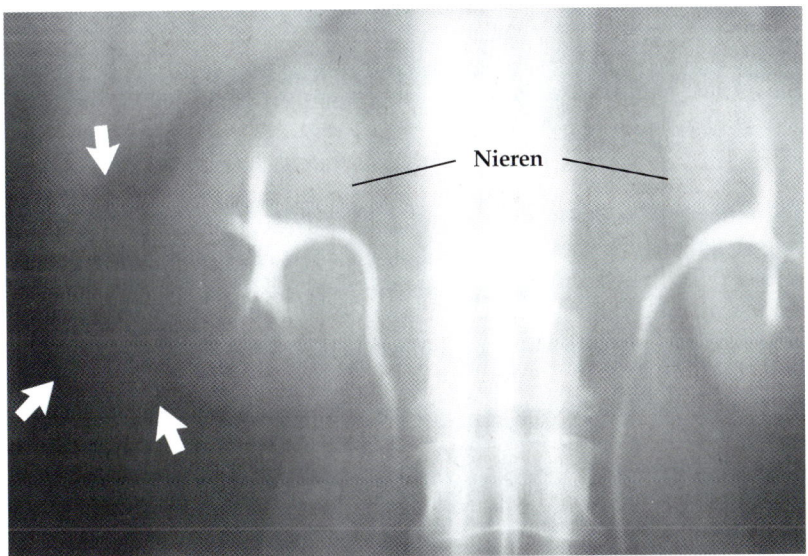

Nieren

Bei einem intravenösen Pyelogramm (IVP) sind Nieren und Harnleiter deutlich zu erkennen. Die weißen Pfeile markieren einen Tumor.

eine angeborene Harnstauungsniere auch mit der Zeit von selbst zurück.

Markschwammniere

Symptome
- Schmerzen in der Lendengegend
- Brennende Schmerzen beim Wasserlassen oder blutiger Urin
- Harnwegsinfektionen oder Nierensteine

Zur Markschwammniere kommt es, wenn sich in den Sammelrohren oft beider Nieren mehrere kleine Zysten bilden und den Harntransport stören. Symptome können schon bei Jugendlichen auftreten, spätestens aber im frühen Erwachsenenalter bis 40 Jahre. Häufig bestehen allerdings auch keine Beschwerden, die oben genannten Symptome treten nicht in allen Fällen auf und nur selten kommt es zu schweren Einschränkungen der Nierenfunktion. Die Diagnose erfolgt durch eine Ultraschall- oder Röntgenuntersuchung der Nieren (S. 829).

Behandlung
Die Behandlung richtet sich nach den auftretenden Beschwerden. Bei symptomlosem Verlauf sollte die Nierenfunktion überwacht werden und es ist eine ausreichende Flüssigkeitsaufnahme zu empfehlen.

Vesikoureteraler Reflux

Symptome
- Wiederholte Harnwegsinfektionen
- Eiweiß im Urin
- Bluthochdruck
- In schweren Fällen Untergang von Nierengewebe mit Nierenfunktionsstörungen

Bei der angeborenen Form dieser Störung zeigt die Harnleitereinmündung in die Blase anatomische Fehlbildungen auf. Der Verschlussmechanismus an dieser Stelle, der wie ein Ventil einen Urinrückfluss aus der Blase in die Harnleiter verhindert, ist dadurch gestört. Ein vesikoureteraler Reflux (VUR) ist die häufigste Harnwegserkrankung im Kindesalter. Die erworbene Form tritt im Erwachsenenalter nach Entzündungen oder Operationen in der Blase oder im Bereich der Harnleitermündung auf.

Bei beiden Formen kommt es zum Rückfluss von Urin aus der Blase in die oberen Harnwege. Dies führt zur Druckerhöhung im Nierenbecken und in schweren Fällen zu Schädigungen des Nierengewebes. Hauptgefahr sind jedoch Bakterien, die aus der Blase über die Harnwege bis in die Nieren gelangen können.

Diagnose
Wenn im Kindesalter wiederholt Harnwegsinfektionen auftreten, muss an das Vorliegen eines VUR gedacht werden. Ein Miktionszystourethrogramm führt allerdings so gut wie immer zur endgültigen Diagnose.

Bei dieser Untersuchungsmethode wird ein dünner, biegsamer Schlauch (Katheter) durch die Harnröhre in die Blase eingeführt (S. 829). Während der Blasenfüllung mit Kontrastmittel und der anschließenden Blasenentleerung werden Röntgenaufnahmen angefertigt. So kann der Arzt feststellen, ob und zu welchem Zeitpunkt Flüssigkeit aus der Blase in die oberen Harnwege zurückfließt (Reflux), die Schwere der Störung beurteilen und die notwendigen Behandlungsmaßnahmen einleiten.

Wurde ein VUR festgestellt, sind zur genaueren Diagnostik ein so genanntes Isotopennephrogramm oder eine Blasenspiegelung (Zystoskopie) sowie Blutuntersuchungen zur Beurteilung der Nierenfunktion erforderlich.

Verlauf und Komplikationen
Der vesikoureterale Reflux kann verschieden stark ausgeprägt sein. Bei leichtem, im Kindesalter auftretenden Reflux besteht eine relativ hohe Wahrscheinlichkeit, dass sich die Störung im Lauf des Wachstums von selbst zurückbildet. Mäßiger oder schwerer Reflux dagegen bleibt ohne Behandlung häufig bestehen.

Wegen der Gefahr von Nierenschäden muss ein Reflux immer ernst genommen werden.

Behandlung
Die Behandlung hängt vom Ausmaß ab.

Arzneimitteltherapie
Bei leichtem bis mäßigem Reflux müssen bestehende Harnwegsinfekte konsequent mit Antibiotika behandelt werden. Anschließend müssen die Betroffenen zur Vorbeugung erneuter Infektionen weiterhin täglich Antibiotika in niedrigerer Dosierung einnehmen, um die Harnwege frei von Bakterien zu halten. Regelmäßige Urinuntersuchungen sind erforderlich, um das Auftreten von Bakterien im Urin frühzeitig festzustellen oder auszuschließen.

Chirurgische Behandlung
Eine Operation ist erforderlich bei Kindern mit schwerem Reflux oder mit mäßigem Reflux, der mit zunehmendem Alter keine Rück-

bildungstendenz zeigt, und wiederholten Harnwegsinfektionen trotz Antibiotikabehandlung sowie bei Vorliegen anderer Harnwegsfehlbildungen, die eine Rückbildung des vesikoureteralen Reflux unwahrscheinlich machen.

Eine solche Operation besteht in der Verlagerung der Mündung des Harnleiters in der Blasenwand mit oder ohne Neueinpflanzung. Bei 95 Prozent der Patienten ist dadurch der Reflux behoben. In einigen wenigen Fällen treten allerdings weiterhin häufig Harnwegsinfektionen auf, obwohl die postoperativen Untersuchungen ergeben, dass die Operation an sich erfolgreich verlaufen ist.

Bei Kindern ist im Anschluss an die Refluxoperation eine Antibiotikatherapie über mehrere Monate erforderlich. Zur Überprüfung des Operationserfolgs wird meistens erneut ein Miktionszysto-Urethrogramm oder eine nuklearmedizinische Untersuchung durchgeführt.

Genetisch bedingte Nierenerkrankungen

Bei einigen Nierenerkrankungen besteht eine mehr oder weniger deutliche familiäre Häufung. Stellt der Arzt bei einem Patienten eine dieser Krankheiten fest, wird er veranlassen, dass sich andere Familienmitglieder, auch wenn sie keinerlei Beschwerden haben, vorsorglich daraufhin untersuchen lassen.

Zystennieren

Symptome
- Schmerzen in der Lendengegend
- Blutiger Urin
- Häufiges nächtliches Wasserlassen
- Nierensteine
- Blutarmut (bei Kindern)
- Bluthochdruck

Bei dieser Erkrankung, auch polyzystische Nierendegeneration genannt, sind beide Nieren von Zysten durchsetzt, die ihre Funktion beeinträchtigen und zur Vergrößerung der Nieren führen. Es gibt zwei verschiedene Typen von Zystennieren: Eine Form tritt im Säuglings- und Kleinkindalter auf, die häufigere, im Erwachsenenalter auftretende Form, führt mit etwa 30 Jahren erstmals zu Symptomen.

Der im Säuglingsalter auftretende Typ wird schon bald nach der Geburt aufgrund von Gedeihstörungen und tastbar vergrößerten Nieren festgestellt. Weitere Symptome sind Bluthochdruck, Blutarmut und Leberfunktionsstörungen. Oft kommt es zum Nierenversagen.

Diagnose
Bei Verdacht auf Zystennieren wird der Arzt zunächst eine Ultraschalluntersuchung der Niere (S. 1335) durchführen. Auch eine Computertomographie (S. 1334) oder eine Kernspintomographie (S. 1334) sind möglich. Selten kann auch eine Chromosomenanalyse erfolgen, um festzustellen, ob das Gen, das zur Ausbildung von Zystennieren führt, bei dem Betreffenden vorhanden ist.

Wie gefährlich sind Zystennieren?
Bei dem im Erwachsenenalter auftretenden Typ entwickelt sich eine zunehmende Niereninsuffizienz mit Bluthochdruck. Gelegentlich kommt es zu Blutungen in eine Zyste mit Schmerzen in der Lendengegend auf der betroffenen Seite. Nierensteine treten bei Patienten mit Zystennieren häufiger auf als in der Durchschnittsbevölkerung. In den meisten Fällen kommt es bei den Betroffenen im 5. oder 6. Lebensjahrzehnt zur so genannten terminalen Niereninsuffizienz. Die Nierenfunktion ist dann so stark ver-

Die Nieren sind vergrößert, da sich auf ihrer Oberfläche zahlreiche, flüssigkeitsgefüllte Zysten entwickeln. Zystennieren führen häufig zur Nierenschwäche.

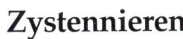

Zystennieren

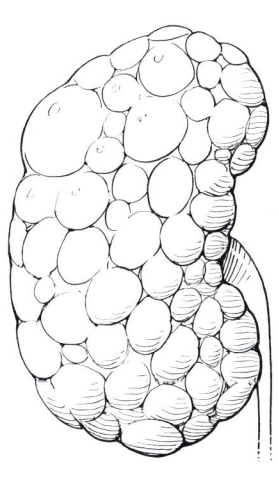
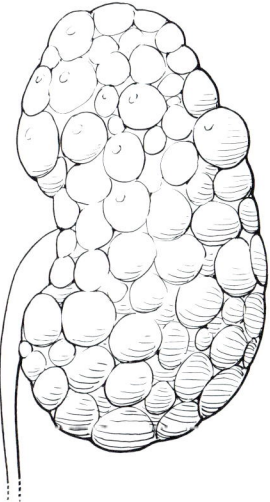

mindert, dass die Patienten zum Überleben eine Dialysebehandlung oder eine Nierentransplantation benötigen. Dieses Stadium tritt bei manchen Betroffenen früh ein, andere dagegen haben lebenslang nur eine leichte bis mäßige Niereninsuffizienz.

Bei Kindern verläuft die Erkrankung meistens schwer und führt schon häufig im Säuglings- oder Kleinkindalter zum Tod. Beim Auftreten neurologischer Symptome oder bei familiärer Neigung zu Hirnaneurysmen wird der Arzt Untersuchungen veranlassen.

Behandlung

Bildung und Wachstum der Zysten in der Niere und das sich entwickelnde Nierenversagen lässt sich nicht verhindern. Die auftretenden Beschwerden und Komplikationen können jedoch behandelt werden. Medikamentöse Blutdruckkontrolle verzögert das Fortschreiten der Nierenschädigung, den gleichen Zweck erfüllt die frühzeitige und konsequente Behandlung von Harnwegsinfektionen bei bestehenden Zystennieren. Falls die Zystenbildung oder das starke Wachstum der Zysten mit Schmerzen, Blutungen, Infektionen oder Harnabflussstörungen sowie Beeinträchtigung der Funktion innerer Organe (wie Leber, Bauchspeicheldrüse und Darm) einhergehen, müssen die

Zysten punktiert oder sogar chirurgisch entfernt werden. Die Nierenfunktion wird durch diese Maßnahmen allerdings auf lange Sicht nicht gebessert. Im Stadium der terminalen Niereninsuffizienz ist eine Dialysebehandlung oder Nierentransplantation erforderlich.

Die im Kindesalter auftretende Form der Erkrankung erfordert eine sorgfältige und konsequente Behandlung der vielfältigen Komplikationen. Die fast immer auftretende Blutdruckerhöhung muss medikamentös unter Kontrolle gebracht werden. In den meisten Fällen entwickelt sich bei den Betroffenen noch im Kindesalter eine terminale Niereninsuffizienz, sodass sie eine Dialysebehandlung oder Nierentransplantation benötigen.

Zystinurie

Symptome
• Nierensteine mit Koliken
• Blutiger Urin

Bei Patienten mit Zystinurie werden bestimmte Aminosäuren (Lysin, Arginin, Ornithin und Zystin) in den Nierenkanälchen nicht in ausreichender Menge oder gar nicht aus dem Vorharn wieder ins Blut aufgenommen und gelangen

Blut im Urin

Blut im Urin (Hämaturie) kann mit bloßem Auge sichtbar sein oder häufig nur durch eine mikroskopische Untersuchung des Urins nachgewiesen werden. Diese so genannte mikroskopische Hämaturie wird oft zufällig bei Urintests im Rahmen einer Vorsorge- oder Einstellungsuntersuchung entdeckt.

Viele Erkrankungen der Nieren und Harnwege können zum Auftreten von Blut im Urin führen. Hierzu gehören unter anderem Harnwegsinfektionen, Nierensteine, Glomerulonephritis, Zysten und Tumore. Trotz eingehender Untersuchung kann aber bei manchen Menschen keine solche Ursache festgestellt werden. Es liegt dann eine so genannte gutartige (benigne) Hämaturie vor.

Die gutartige Hämaturie ist kein Anzeichen einer Nierenschädigung

und hat auch langfristig keine Auswirkungen auf die Nierenfunktion. Sie kann in zwei Varianten auftreten, der nicht familiären oder sporadischen und der familiären oder erblichen Form.

Die nicht familiäre gutartige Hämaturie wird meistens schon im Kindesalter festgestellt. Abgesehen vom Blutnachweis im Urin fallen alle anderen Laboruntersuchungen sowie die Untersuchung der Nieren normal aus. Eine Behandlung ist nicht nötig. Oft bildet sich die Hämaturie im Lauf der Zeit von selbst zurück.

Die familiäre Form der gutartigen Hämaturie wird autosomal dominant vererbt. Häufig sind mehrere Mitglieder einer Familie betroffen, sodass das Auftreten der gleichen Störung bei Blutsverwandten die

Diagnose untermauert. Zunächst sind allerdings eingehende Untersuchungen notwendig, um andere Erkrankungen als Ursache auszuschließen. Häufig ist eine Gewebeentnahme aus der Niere erforderlich. Im typischen Fall wird die Störung schon im Kindesalter entdeckt und bleibt lebenslang bestehen. Sie hat keine Auswirkungen auf die Nierenfunktion und muss nicht behandelt werden.

Bei manchen Kindern mit Hämaturie und ansonsten unauffälligem Nierenbefund werden hohe Konzentrationen von Kalzium im Urin (Hyperkalzurie) für das Auftreten der Störung verantwortlich gemacht. Diese Kinder haben wahrscheinlich im Verlauf ihrer Entwicklung ein erhöhtes Risiko, Nierensteine zu bekommen.

daher in den Urin. Diese erbliche Störung tritt bei einer von 10 000 Personen auf und macht sich durch die Bildung von Nierensteinen, Harnleiter- und Blasensteinen bemerkbar.

Diagnose
Mithilfe einer chemischen Analysemethode werden die Substanzen nachgewiesen, die bei einer Zystinurie im Urin erscheinen. Außerdem werden alle Nierensteine, die operativ entfernt oder spontan ausgeschieden werden, auf ihre chemische Zusammensetzung hin untersucht. Falls dabei Steine entdeckt werden, die Zystin enthalten, weist dies mit hoher Wahrscheinlichkeit auf eine Zystinurie beim Patienten hin.

Wie gefährlich ist eine Zystinurie?
Die Zystinurie ist eine ernst zu nehmende Erkrankung. Manche Patienten müssen lebenslang Medikamente einnehmen. Das Nierensteinleiden macht in vielen Fällen wiederholte chirurgische Eingriffe mit den sie begleitenden Risiken erforderlich. Durch die Harnstauung und Harnwegsinfektionen kann es im Laufe der Zeit bei den Patienten zu Nierenschäden kommen, die allerdings nur selten zu Nierenversagen führen.

Behandlung
Als wichtigste Maßnahme müssen die Patienten auf reichliche Flüssigkeitszufuhr achten. Da die Aminosäure Zystin in alkalischen Flüssigkeiten besser löslich ist, sollten zudem Natriumbikarbonat- oder Natriumzitratlösungen in ausreichender Menge gegeben werden, um den Urin zu alkalisieren. Für Patienten, die auf Flüssigkeit und Alkalisalze alleine nicht ansprechen, gibt es Medikamente zur Verminderung der Zystinausscheidung.

Funktionsstörungen der Nierenkanälchen

Renale tubuläre Azidose
Es gibt mehrere angeborene Erkrankungen, bei denen die Nieren die im Körperstoffwechsel anfallenden Säuren nicht ausreichend ausscheiden können oder Bikarbonat (das im Blut die Säuren neutralisiert) im Urin verloren geht. Beides hat einen Anstieg des Säuregehalts des Bluts, eine so genannte Azidose, zur Folge und einen Anstieg des Chloridspiegels im Blut. Die Störung geht zudem immer mit einem Verlust von Kalium, Natrium und Kalzium im Urin einher. Bei Kindern machen sich diese Funktionsstörungen der Nierenkanälchen unter

anderem durch Gedeihstörungen bemerkbar. Bei Erwachsenen kommt es neben anderen Beschwerden zur Bildung von Nierensteinen, was dann oft zur Diagnosestellung führt.

Vitamin-D-resistente hypophosphatämische Rachitis
Bei dieser angeborenen Störung des Mineralhaushalts kommt es zur vermehrten Ausscheidung von Phosphat im Urin, weil in den Nierenkanälchen nicht genügend Phosphat aus dem Vorharn rückresorbiert wird. Die Folge sind Wachstumsstörungen und rachitisähnliche Knochenveränderungen (S. 896).

Alport-Syndrom

Diese angeborene Erkrankung beruht auf einer Störung der Kollagenbildung in der so genannten Basalmembran, die auf zellulärer Ebene bei der Funktion vieler Organe, zum Beispiel der Niere und des Hörapparats im Innenohr, eine wichtige Rolle spielt.

Bei Männern verläuft die Erkrankung meist schwerer als bei Frauen und führt zu einer unaufhaltsam fortschreitenden Beeinträchtigung der Nierenfunktion, bis – meistens schon vor dem 30. bis 40. Lebensjahr – das Stadium der dialysepflichtigen Niereninsuffizienz erreicht ist. Zusätzlich besteht eine starke Innenohrschwerhörigkeit.

Frauen haben meist keine oder nur geringfügige Symptome, können die Erkrankung aber dennoch an ihre Kinder vererben.

Sichelzellenanämie

Hauptsächlich Afrikaner und Menschen afrikanischer Abstammung sind von dieser Erkrankung betroffen, bei der die Struktur der Hämoglobinmoleküle in den roten Blutkörperchen verändert ist. Unter bestimmten Bedingungen führt dies zu einem Blutgerinnsel in verschiedenen Organen, gefolgt von den entsprechenden Beschwerden und Funktionsstörungen. Auch die Niere kann betroffen sein, was sich in häufigen Harnwegsinfekten und Auftreten von Blut im Urin äußern kann. Außerdem verliert die Niere ihre Fähigkeit, den Urin zu konzentrieren, sodass es zu Austrocknungserscheinungen und zum Verlust von Mineralsalzen im Urin kommt.

Vor allem bei älteren Patienten entwickelt sich gelegentlich eine fortschreitende Niereninsuffizienz. Wegen der Grunderkrankung ist sowohl die Dialysebehandlung als auch eine Transplantation mit Komplikationen behaftet, kann aber dennoch erfolgreich sein. Bei den meisten Patienten mit Sichelzellenanämie kommt es allerdings nicht zu schwerwiegenden Nierenfunktionsstörungen (S. 960), da häufig nur ein Teil des im Blut vorkommenden Hämoglobins beeinträchtigt ist.

Schädigung der Nieren und Harnwege durch äußere Einflüsse

Durch ihre geschützte Lage unter Rippenbogen und Zwerchfell und durch die sie umgebende Fettkapsel sind die Nieren vor äußeren Einwirkungen gut geschützt und Verletzungen sind relativ selten. Allerdings sind die Nieren aufgrund ihrer Ausscheidungsfunktion empfänglicher für Schädigungen durch chemische Substanzen und Giftstoffe, die sich im Nierengewebe und Urin anreichern. Harnwegsinfekte treten häufiger bei Frauen als bei Männern auf. Grundsätzlich kann eine Nierenentzündung durch Infektionen, Medikamente oder als Folge einer anderen Organerkrankung hervorgerufen werden. Im Folgenden geht es um Erkrankungen, die Männer und Frauen betreffen, die spezifischen Erkrankungen werden in den Kapiteln → Die gesunde Frau, S. 1139, und → Der gesunde Mann, S. 1195, beschrieben.

Verletzungen von Niere und Harnleiter

Symptome
- Nach einem Unfall oder bei Zeichen äußerer Verletzungen auftretende Beschwerden
- Blutiger Urin oder eine mikroskopische Hämaturie
- Schmerzen im Rücken oder Lendenbereich
- Übelkeit und Erbrechen
- Zunahme des Bauchumfangs
- Fieber
- Innere Blutung mit Schocksymptomen

Verletzungen der Nieren und Harnwege kommen nicht sehr häufig vor. Meistens treten sie bei der Ausübung bestimmter Leistungssportarten oder als Folge von Arbeits- und Verkehrsunfällen auf. Die äußere Gewalteinwirkung muss sehr stark sein, um bis zu den von Rippen und Rückenmuskeln geschützten Nieren vorzudringen und diese zu verletzen.

Diagnose
Wenn nach einem Unfall oder nach stumpfer Gewalteinwirkung anderer Art Symptome auftreten, die auf eine Nierenbeteiligung hinweisen, werden Urin- und Blutuntersuchungen durchgeführt, um stärkere Blutungen festzustellen. Zusätzlich sind je nach Situation Ultraschall- oder Röntgenuntersuchungen (S. 829) sowie eine Computer- oder Kernspintomographie der Niere erforderlich. Bei Verdacht auf einen Abriss oder Verschluss der Nierengefäße kommt eine spezielle röntgenologische Darstellung der zur Niere führenden Blutgefäße (→ selektive Angiographie, S. 656) in Betracht.

Wie gefährlich sind Verletzungen der Nieren und Harnleiter?
In den meisten Fällen kommt es nach äußerer Gewalteinwirkung auf die Nieren nur zur Bildung von Blutergüssen (Hämatome) in der Nierenkapsel oder im Nierengewebe, die sich von selbst zurückbilden können und nicht zu größeren Blutverlusten führen. Massive Einblutungen mit Schocksymptomen und Infektionen des Hämatominhalts sind mögliche Komplikationen. Bei Verdacht auf Nierenverletzungen ist daher immer eine vorübergehende stationäre Aufnahme zur Beobachtung und Behandlung erforderlich. Wurden die zur Niere führenden Blutgefäße verletzt, kann innerhalb weniger Stunden das Nierengewebe so geschädigt sein, dass die Nierenfunktion erlischt.

Behandlung

Chirurgische Behandlung
In etwa 20 Prozent aller Fälle von äußerer Gewalteinwirkung auf die Nieren kommt es zu massiven Blutungen, sodass eine notfallmäßige Operation erforderlich ist, um das Leben des Patienten zu retten.

Manchmal muss die betroffene Niere entfernt werden, häufig ist aber auch eine chirurgische Wiederherstellung von Niere und Harnleiter nach Ein- oder Abrissen möglich. Bei Blutungen in die Nierenumgebung werden Blut und Flüssigkeit über Katheter nach außen abgeleitet (Dränage), um Infektionen vorzubeugen. Auch bei der Bildung von Blutgerinnseln oder anderen Durchblutungsstörungen nach Verletzungen muss chirurgisch eingegriffen werden.

Konservative Behandlung
In den meisten Fällen genügt zur Behandlung stumpfer Nierenverletzungen Bettruhe für 7 bis 10 Tage sowie Schmerzbekämpfung mit entsprechenden Wirkstoffen. Nach 6 Monaten wird meist eine Ultraschall- oder Röntgenuntersuchung der betroffenen Niere durchgeführt, um Folgeschäden auszuschließen und sicherzustellen, dass die Verletzung ausgeheilt ist.

Verletzungen der Harnblase und Harnröhre

Symptome
- Unfall, der den Beschwerden vorausging
- Schmerzhafter Harndrang mit gleichzeitiger Unmöglichkeit, Wasser zu lassen
- Blutiger Urin
- Unterbauchschmerzen
- Schocksymptome

Bei Unfällen oder durch äußere Gewalteinwirkung wird die Harnblase aufgrund ihrer geschützten Lage im Unterbauch nur selten verletzt. Versehentliche Verletzungen der Harnblase bei Unterbauchoperationen kommen dagegen relativ häufig vor. Folge von Beckenfrakturen nach Autounfällen sind oft Einrisse der Blasenwand oder Eindringen von Knochensplittern in die Blase.

Verletzungen der Harnröhre kommen etwas häufiger vor, sind aber weniger gefährlich. Meistens sind es leichte Einrisse oder Blutergüsse der Schleimhaut. Bei Frauen sind Verletzungen der kurzen Harnröhre sehr selten.

Diagnose
Bei Verdacht auf Verletzungen der Harnblase oder Harnröhre nach einem Unfall wird der Arzt zunächst sorgfältig den Unterbauch abtasten und eine rektale Untersuchung (Austastung des Enddarms) vornehmen. Zum Ausschluss einer Beckenfraktur werden Röntgenaufnahmen angefertigt. Zur genauen Abklärung erfolgt manchmal eine Blasenspiegelung (Zystoskopie), bei der ein spezielles, röhrenförmiges

Nierenschädigung durch Gifte

Die Nieren sind aufgrund ihrer starken Durchblutung und ihrer Ausscheidungsfunktion durch im Blut zirkulierende Giftstoffe und chemische Substanzen gefährdet. Nach Aufnahme bestimmter Giftstoffe können daher Nierenschädigungen eintreten, auch wenn andere Organe kaum oder nicht betroffen sind. Die häufigsten Ursachen werden nachfolgend beschrieben:

Analgetika-Nephropathie (Schäden durch Schmerzmittel)
Diese Erkrankung betrifft Frauen 3- bis 5-mal häufiger als Männer und ist die Folge langjährigen Schmerzmittelmissbrauchs. Die so genannten nicht-steroidalen entzündungshemmenden Wirkstoffe (wie Phenylbutazon, Indomethacin und Ibuprofen) sowie phenacetinhaltige Schmerzmittel spielen dabei die größte Rolle. Ob auch die übermäßige Einnahme von Paracetamol zu Nierenschäden führen kann, ist nicht abgesichert.

Die Analgetika-Nephropathie ist eine der häufigsten Ursachen für chronische Nierenschwäche. Symptome sind weiße Blutkörperchen im Urin (Leukozyturie), Blutarmut und Bluthochdruck.

Blei-Nephropathie (Schäden durch Bleivergiftung)
Bei Kinder können diese Nierenschäden als Folge einer Aufnahme bleihaltiger Farben (zum Beispiel auf Spielzeugen) auftreten. Erwachsene sind oft betroffen, wenn bei Schweißarbeiten an mit bleihaltiger Farbe gestrichenen Metallteilen die auftretenden Dämpfe eingeatmet werden. Bleivergiftung und Nephropathie bedingen gichtartige Gelenkschmerzen, Bluthochdruck, Bauchschmerzen und Blutarmut (S. 71).

Akute Gichtniere (Schädigung der Niere durch Harnsäure)
Die Nierenschädigung entsteht durch die übermäßige Produktion oder den übermäßigen Anfall von Harnsäure im Körper. Am häufigsten kommt dies bei Personen vor, die wegen Leukämie oder bösartigen Tumoren mit Wirkstoffen behandelt werden, die einen Zellzerfall auslösen, wobei sehr viel Harnsäure freigesetzt wird. Symptome der akuten Gichtniere (Uratniere) sind verminderte Urinproduktion sowie Abgang von Blut und Uratkristallen im Urin.

Lösungsmittel-Nephropathie
Tetrachlorkohlenstoff sowie andere Lösungsmittel und Treibstoffe können nach dem Einatmen oder der Aufnahme zur Schädigung der Nieren führen.

Bei Verdacht auf eine toxische Nierenschädigung, wird der Arzt eine genaue Krankengeschichte erheben und nach Medikamenteneinnahme und Kontakt mit Giftstoffen oder chemischen Substanzen fragen. Zusätzlich werden Blut- und Urinuntersuchungen durchgeführt.

Endoskop durch die Harnröhre in die Blase eingeführt wird, damit der untersuchende Arzt die unteren Abschnitte der Harnwege sehen kann.

Wie gefährlich ist eine Verletzung der Harnblase oder Harnröhre?

Bei Verletzungen der Harnblase ist eine stationäre Behandlung erforderlich. Am schwerwiegendsten ist eine Ruptur (Einriss) der Harnblase, wodurch Urin in die Bauchhöhle austritt. Diese Situation ist wegen des hohen Risikos einer Bauchfellentzündung lebensbedrohlich und erfordert ein sofortiges chirurgisches Eingreifen, um die Blasenwand zu schließen und zur Reinigung und Dränage der Bauchhöhle.

Langfristig bilden sich als Komplikation nach Harnröhrenverletzungen manchmal narbige Verengungen (Strikturen) an der Stelle der Verletzung oder der Operation, die zur Reparatur der Harnröhre durchgeführt wurde.

Behandlung

Notfall
Wurde die Harnblase bei einem Unfall verletzt, steht zunächst die Behandlung des Schockzustands im Vordergrund, der durch die starke Blutung ausgelöst wurde (S. 441). Bluttransfusionen und intravenöser Flüssigkeitsersatz tragen zur Stabilisierung des Kreislaufs bei.

Arzneimitteltherapie
Zur Vorbeugung von Infektionen werden Antibiotika verabreicht.

Chirurgische Behandlung
Bei schweren Harnblasenverletzungen, wie einer Blasenruptur, ist eine sofortige Operation erforderlich. Dasselbe gilt für schwere Verletzungen der Harnröhre, etwa bei Ab- oder Einrissen, bei denen Urin in das umgebende Gewebe sickern kann. Der Harn wird durch einen über die Bauchhaut in die Blase eingeführten Katheter abgeleitet. Falls narbige Verengungen (Strikturen) der Harnröhre bleiben, die Schwierigkeiten beim Wasserlassen verursachen, können urologische Eingriffe Abhilfe schaffen.

Akute interstitielle Nephritis

Symptome
- Auftreten von Blut im Urin
- Auftreten von Eiweiß im Urin
- Bluthochdruck
- Dumpfe Schmerzen in der Lendengegend
- Ausschlag

- Gewichtszunahme
- Ödeme

Aus zum Teil unklarer Ursache können entzündliche Veränderungen in der Niere auftreten, die vor allem die Nierenkanälchen, den dazwischen liegenden Bindegewebsraum und seltener auch die Glomeruli betreffen. Diese Erkrankung wird akute interstitielle Nephritis genannt. Bakterien sind an ihrer Entstehung nicht direkt beteiligt (abakterielle Entzündung). Bekannte Ursachen sind allergische und immunologische Reaktionen sowie Allgemeinerkrankungen wie Zuckerkrankheit und Gicht.

Gelegentlich lösen bestimmte gebräuchliche Medikamente eine akute interstitielle Nephritis aus. Daher wird der Arzt bei Verdacht auf diese Erkrankung fragen, welche Medikamente der Patient zurzeit einnimmt. Vor allem Penicillin, Ampicillin und nicht-steroidale Antirheumatika (wie Indomethazin, Ibuprofen und Naproxen) kommen hier in Betracht.

Diagnose
Die akuten interstitiellen Nephritiden führen zu einer krankhaft vermehrten Durchlässigkeit der Zellmembranen in der Niere, wodurch rote Blutkörperchen und Eiweiß in den Urin gelangen. Einfache Urinuntersuchungen geben erste Hinweise auf die Erkrankung. Die Nierenfunktion wird durch Blutuntersuchungen überprüft. Zur Bestätigung der Diagnose und um die Schwere der Schädigung zu beurteilen, ist eine Gewebeentnahme aus der Niere zur feingeweblichen Untersuchung erforderlich.

Verlauf und Komplikationen
Häufig heilt die Erkrankung ohne Folgeschäden aus, wobei der Verlauf allerdings von der jeweiligen Ursache abhängt. Eine medikamentenbedingte Nephritis bildet sich nach Absetzen des verantwortlichen Wirkstoffs oft von selbst zurück, bei stärkeren Schädigungen kann es aber zu chronisch fortschreitender Nierenschwäche kommen. In manchen Fällen kann auch eine vorübergehende Dialysebehandlung erforderlich sein.

Behandlung
Medikamente, die bekanntermaßen eine interstitielle Nephritis auslösen können, müssen unbedingt abgesetzt oder vermieden werden. Die Ödembildung kann durch Einschränkung der Salzzufuhr und Diuretika (Entwässerungsmittel) behandelt werden. Eventuell ist eine eiweißarme Ernährung sinnvoll. Der Bluthochdruck wird mit Medikamenten gesenkt.

Manche Patienten benötigen, solange die Nierenfunktion eingeschränkt ist, eine Dialysebehandlung. Bei einer interstitiellen Nephritis, die durch so genannte Systemerkrankungen, wie den Systemischen Lupus erythematodes, verursacht wird, kommen zur Behandlung auch Kortisonpräparate infrage.

Akute Glomerulonephritis

Symptome
- Vorausgegangene Infektion durch Streptokokken- oder Viren
- Dunkelbrauner Urin
- Bluthochdruck
- Ödembildung
- Eiweiß und rote Blutkörperchen im Urin
- Kopfschmerzen
- Leichte Blutarmut
- Verschwommenes Sehen
- Allgemeine Muskel- und Gelenkschmerzen

Eine akute Glomerulonephritis, eine Entzündung der Glomeruli (S. 826), tritt manchmal nach bestimmten Infektionskrankheiten auf und wird dann auch als akute postinfektiöse Glomerulonephritis bezeichnet. Sie kann aber auch durch andere Erkrankungen ausgelöst werden oder als eigenständige Nierenerkrankung entstehen. Am häufigsten wird die akute Glomerulonephritis durch eine Streptokokkeninfektion ausgelöst, seltener durch eine Entzündung der Herzinnenhaut (Endokarditis), Syphilis, Infektionen des Gefäßzugangs (Shunt) bei Dialysepatienten oder Malaria. Auch Virusinfektionen können solche entzündlichen Veränderungen in der Niere hervorrufen, darunter das Pfeiffer-Drüsenfieber, Mumps, Masern, Hepatitis sowie ECHO- und Coxsackievirusinfektionen. Die Entzündungserscheinungen werden hierbei nicht durch die Erreger verursacht, sondern sind eine Folge der gegen die Infektion gerichteten Immunreaktion des Körpers. Andere Formen der Glomerulonephritis sind unter anderem IgA-Nephritis, Lupusnephritis, Schönlein-Henoch-Purpura und krankhafte Veränderungen der Glomeruli. Sie werden später besprochen.

Streptokokkeninfektionen (wie Mandelentzündungen oder Hautinfektionen, auch als Impetigo bekannt) ziehen nur selten eine akute Glomerulonephritis nach sich, wobei vor allem Kinder im Alter von 6 bis 10 Jahren betroffen sind. Typischerweise tritt die Glomerulonephritis erst auf, wenn es den Patienten schon wieder besser geht. Bei streptokokkenbedingten Mandelentzündungen macht sich die Glomerulonephritis etwa 6 bis 10 Tage nach Abklingen der akuten Symptome bemerkbar. Bei Hautinfektionen durch Streptokokken beträgt diese Latenzphase bis zu 2 Wochen. Im Gegensatz dazu tritt die immunologisch ausgelöste IgA-Nephritis meistens rasch nach einer Infektion der oberen Atemwege auf.

Bei den meisten Infektionen mit Streptokokken kommt es nicht zur Nierenbeteiligung. Nur wenige Stämme dieser Erreger verursachen eine Glomerulonephritis. Zudem sind symptomlose Krankheitsverläufe sehr häufig.

Diagnose
Wenn nach Infektionen des Rachens, der Haut oder nach anderen Infekten die zuvor genannten Symptome auftreten, liegt der Verdacht auf eine akute Glomerulonephritis nahe. Der Arzt wird eine Bakterienkultur von Rachen- oder Hautabstrichen anlegen, um Streptokokken nachzuweisen. Blutuntersuchungen zur Feststellung der Immunreaktion des Körpers sowie Urinuntersuchungen tragen ebenfalls zur Diagnose bei. Erhärtet sich der Verdacht auf eine Glomerulonephritis durch diese Untersuchungen, erfolgt zur endgültigen Diagnosestellung eine Gewebeentnahme aus der Niere zur feingeweblichen Untersuchung.

Wie gefährlich ist eine akute Glomerulonephritis?
Bei akuter Glomerulonephritis, vor allem bei der postinfektiösen Form, bilden sich die Ödeme und der Bluthochdruck nach einer Woche wieder zurück. Die krankhaft veränderten Urinbefunde bleiben manchmal mehrere Monate lang bestehen.

Die Erkrankung scheint im Kindesalter einen leichteren Verlauf zu haben. Die Nierenfunktionsstörungen bilden sich meist wieder völlig zurück und es bleiben keine Nierenschäden. Nur bei einem kleinen Prozentsatz aller Fälle geht die akute Glomerulonephritis in eine chronische Form über, die zu langsam fortschreitender Nierenschwäche führt. Vor allem Patienten, bei denen anfänglich ausgeprägte Symptome bestehen, beispielsweise eine starke Blutdruckerhöhung und Ausscheidung großer Mengen von Eiweiß im Urin (Proteinurie), neigen dazu, eine chronische Nierenschwäche zu entwickeln.

Ist die Episode einer akuten Glomerulonephritis vorbei, erholt sich die Niere meist gut. Tritt die Erkrankung jedoch häufiger auf, entwickelt sich nicht selten ein fortschreitender Nierenschaden.

neue Therapieansätze seltener geworden ist. Die 10-Jahre-Überlebensrate für Patienten mit leichter Erkrankungsform beträgt 85 Prozent.

Die Nierenfunktionsstörungen bei Kindern mit Schoenlein-Henoch-Purpura schreiten gewöhnlich nicht weiter fort. Falls die krankhaften Befunde im Urin jedoch mehrere Monate bestehen bleiben, ist eine Verschlechterung der Nierenfunktion wahrscheinlich.

Behandlung

Bei den meisten Patienten mit chronischer Glomerulonephritis richtet sich die Behandlung zunächst nach dem Verlauf oder den Symptomen der Erkrankung. Blutdruckerhöhung und Flüssigkeitseinlagerungen können medikamentös sowie durch Einschränkung der Salzzufuhr behandelt werden. Bei chronischen Nierenfunktionsstörungen müssen sich die Patienten häufig eiweiß-, kalium- und phosphatarm ernähren, je nach Blutwert. Eine Verminderung der täglichen Eiweißaufnahme scheint das Fortschreiten der Nierenschädigung zu verlangsamen. Manche Formen der chronischen Glomerulonephritis sprechen auch auf Kortisonpräparate an. Außerdem kommt der Einsatz von ACE-Hemmstoffen (Angiotensin-Converting-Enzym-Hemmer) infrage, vor allem bei Patienten mit membranöser Glomerulonephritis und hoher Eiweißausscheidung im Urin. Bei Diabetikern ist eine strenge Blutzuckerkontrolle erforderlich. Im speziellen Fall einer Glomerulonephritis bei Hepatitis-C-Virus-Infektion kann eine Behandlung mit Interferon versucht werden (S. 801).

Ist die Nierenfunktion so stark eingeschränkt, dass sich schwere gesundheitliche oder gar lebensbedrohliche Folgen einstellen, muss eine Dialysebehandlung eingeleitet oder so bald wie möglich eine Nierentransplantation durchgeführt werden (S. 855).

Nephrotisches Syndrom

Symptome
- Starke Eiweißausscheidung im Urin
- Anschwellung der Augenlider, Füße und Hände
- Flüssigkeitseinlagerung mit Zunahme des Leibesumfangs und des Gewichts
- Hypercholesterinämie
- Infektanfälligkeit

Das nephrotische Syndrom, bei dem es zur massiven Eiweißausscheidung im Urin kommt, beruht auf einer Funktionsstörung der Glomeruli, die verschiedene Ursachen haben kann. Meistens wird es durch eine Glomerulonephritis ausgelöst, wobei die fokal-segmentale, die membranöse und die membrano-proliferative Form die wichtigste Rolle spielen. Erkrankungen wie Diabetes mellitus, Plasmozytom und Systemischer Lupus erythematodes (S. 925, 973, 836 und 918) sowie Medikamente (zum Beispiel nicht-steroidale Entzündungshemmer und Goldpräparate) und Giftstoffe (wie Quecksilber) kommen ebenfalls als Auslöser infrage.

Die idiopathische Form des nephrotischen Syndroms (ohne bekannte Ursache) macht im Kindesalter 70 Prozent aller Fälle dieser Erkrankung aus. Hauptsächlich Kinder im Vorschulalter sind betroffen und mehr Jungen als Mädchen. Häufig geht ein banaler Atemwegsinfekt voraus. 15 bis 20 Prozent aller Fälle von nephrotischem Syndrom im Erwachsenenalter werden ebenfalls der idiopathischen Form zugeschrieben. Bei etwa 40 Prozent aller erwachsenen Patienten ist eine membranöse Glomerulonephritis die auslösende Ursache.

Diagnose
Die Diagnose wird anhand der Symptome bestätigt und es werden Blut- und Urinuntersuchungen durchgeführt. Wird eine Verminderung der Bluteiweiße oder werden große Mengen von Eiweiß im Urin festgestellt, wird der Arzt vor allem bei erwachsenen Patienten und unklarer Ursache eine Nierengewebeentnahme veranlassen.

Wie gefährlich ist ein nephrotisches Syndrom?
Die Schwere des Krankheitsbilds ist von der zugrunde liegenden Ursache und den Komplikationen abhängig. In der Regel gehen bei der minimal-change Glomerulonephritis die Symptome und die Proteinurie (Eiweiß im Urin) bei Behandlung mit Kortisonpräparaten zurück. Je früher und häufiger danach wieder Eiweiß im Urin erscheint, desto ungünstiger ist die Langzeitprognose im Hinblick auf die Nierenfunktion. Die meisten Kinder und Erwachsene mit dieser Form des nephrotischen Syndroms entwickeln keine chronische Nierenschädigung.

Falls eine Infektion oder Medikamente die Ursache sind, bildet sich das Syndrom nach Behandlung der Infektion oder Absetzen des Medikaments von selbst zurück.

Bei den anderen Ursachen eines nephrotischen Syndroms ist der Verlauf nicht so günstig. Viele Patienten mit fokal-segmentaler oder der membranösen Form entwickeln eine dialysepflichtige Niereninsuffizienz.

Behandlung

Bei bestimmten Formen der Glomerulonephritis wird der Arzt Kortisonpräparate (Prednisolon) verschreiben. Bei mehr als 90 Prozent der Patienten mit dem Minimal-change-Typ kann damit ein Rückgang der Eiweißausscheidung im Urin erreicht werden. Meistens wird Prednisolon, vor allem bei Kindern, zunächst täglich und nach einem Monat jeden zweiten Tag verabreicht. Ob diese Behandlung wirkt, wird spätestens nach einem Monat deutlich.

Rückfälle sind häufig, dann wird erneut eine Prednisolonbehandlung durchgeführt, wobei die Anfangsdosis im Verlauf von 3 bis 6 Monaten langsam wieder verringert wird.

Prednisolon ist ein wirksames Medikament, das aber auch Nebenwirkungen haben kann

wie Appetitsteigerung mit Gewichtszunahme. Hohe Dosen können bei Kindern zu vorübergehender Wachstumsbeeinträchtigung führen. Tritt keine Wirkung ein, kommen zur Behandlung immunsuppressiv oder zytostatisch wirkende Medikamente infrage, die wegen ihrer schweren Nebenwirkungen immer Mittel der letzten Wahl sind.

Zur weiteren Behandlung beim nephrotischen Syndrom zählen eine kochsalzarme Diät, Blutdruckkontrolle und Entwässerungsmittel. Wegen der erhöhten Infektionsanfälligkeit müssen Antibiotika schon bei den ersten Anzeichen einer Infektion eingenommen werden. ACE-Hemmer (Blutdruck senkende Wirkstoffe) scheinen bei bestimmten Formen des nephrotischen Syndroms eine Besserung zu bewirken.

Harnwegsinfektionen

Harnwegsinfektionen (HWI) zählen bei Frauen zu den häufigsten Infektionskrankheiten. Männer sind vermehrt erst ab dem 50. Lebensjahr betroffen, wenn sich die Prostata vergrößert.

Die Mehrzahl der Harnwegsinfektionen betrifft die unteren Harnwege – Harnblase und Harnröhre. Die Erreger dringen meistens über die Harnröhre ein und werden normalerweise beim Wasserlassen wieder ausgeschwemmt. Bestimmte Faktoren erhöhen jedoch die Wahrscheinlichkeit, dass Infektionen angehen und die Bakterien sich stark vermehren. Bei Frauen tragen Geschlechtsverkehr und Schwangerschaft zu Harnwegsinfektionen bei, bei beiden Geschlechtern Harnabflussstörungen und die Virulenz der jeweiligen Erreger.

Der Begriff Harnwegsinfektion wird für Infektionen verwendet, die Niere, Blase oder die Harnröhre betreffen.

Akute Nierenentzündung (Pyelonephritis)

Symptome
- Schmerzen in der Lendengegend
- Hohes Fieber mit Schüttelfrost
- Erbrechen
- Brennende Schmerzen beim Wasserlassen
- Häufiges Wasserlassen

Wenn Bakterien über die unteren Harnwege bis in das Nierenbecken und das Nierengewebe gelangen, können sie dort eine akute Entzündung, eine Pyelonephritis, hervorrufen.

Diagnose

Beim Auftreten der zuvor beschriebenen Symptome wird der Arzt zunächst den Urin (Mittelstrahlurin) auf Bakterien hin untersuchen. Lassen sich hierbei Bakterien in großer Zahl nachweisen, wird eine Urinkultur angelegt, mit der die Erreger identifiziert und ihre Empfindlichkeit auf Antibiotika festgestellt wird. Schmerzen in der Lendengegend und im Rücken sowie hohes Fieber lassen eine Ausbreitung der Infektion bis zur Niere vermuten.

Wie gefährlich ist eine akute Nierenentzündung?

Eine rechtzeitige und konsequente Behandlung verhindert bleibende Nierenschäden in nahezu allen Fällen. Allerdings kann eine Pyelonephritis bei älteren oder geschwächten Patienten unmittelbar lebensbedrohlich sein. Werden die Erreger nicht völlig zum Verschwinden gebracht, kann die Infektion erneut ausbrechen.

Behandlung

An erster Stelle der Behandlungsmaßnahmen steht die Gabe von Antibiotika, die aufgrund der Empfindlichkeitstestung der Erreger ausgewählt werden. Bei häufigen Rückfällen oder chronischem Bakterienbefall der Harnwege liegt manchmal ein Harnabflusshindernis oder eine ähnliche Störung, wie zum Beispiel ein vesikoureteraler Reflux (Rückfluss von Urin aus der Blase in die Harnleiter, S. 830), vor. In diesen Fällen sind Untersuchungen der Niere mit Ultraschall (S. 1335), ein IVP (S. 829) oder andere diagnostische Maßnahmen erforderlich.

Blasenentzündung (Zystitis)

Symptome
- Häufiges Wasserlassen, starker Harndrang
- Brennende Schmerzen beim Wasserlassen
- Druckgefühl im Unterbauch
- Blut im Urin
- Übel riechender Urin

Diese Erkrankung betrifft vor allem sexuell aktive Frauen und wird auch als »Honeymoon-Zystitis« bezeichnet. Beim Geschlechtsverkehr gelangen Bakterien durch die Harnröhre in die Blase und können sich dort vermehren. Normalerweise werden diese Bakterien beim Wasserlassen wieder ausgeschieden. Wenn dies aber bei starkem Bakterienbefall oder sehr schnellem Bakterienwachstum nicht gelingt, kann sich eine Blasenentzündung entwickeln.

Sexuell aktive Frauen zwischen 20 und 50 Jahren leiden häufig unter einer Blasenentzündung, aber schon als Kleinkinder sind Mädchen empfänglich für diese Infektion. Dies hat vor allem anatomische Gründe, da beim weiblichen Geschlecht der Darmausgang sehr nahe an der Harnröhrenmündung liegt. Mehr als 90 Prozent aller Fälle von Blasenentzündung bei Frauen und Mädchen werden von *Escherichia coli*-Bakterien hervorgerufen, die normalerweise im Darm vorkommen. Männer unter 50 Jahren mit normalen Harnwegsverhältnissen ziehen sich selten Harnwegsinfektionen zu.

Diagnose
Bei Verdacht auf Blasenentzündung wird zunächst eine Urinuntersuchung (Mittelstrahl-urin) durchgeführt. Der Bereich um die Harnröhrenmündung (über der Scheidenöffnung) oder die Penisspitze wird mit einer milden Seife (oder eventuell einem Desinfektionsmittel) gewaschen, anschließend eine kleine Portion des Urins in die Toilette gelassen und dann die nächste Portion in einem sterilen Gefäß aufgefangen. Wenn bei der Untersuchung viele Bakterien gefunden werden, wird eine Urinkultur angelegt, um die Art der Erreger festzustellen und die Behandlung einzuleiten.

(Anmerkung: Blut im Urin ohne Schmerzen oder Beschwerden beim Wasserlassen können auf Nierensteine oder einen Nierentumor hinweisen. Es muss umgehend der Arzt zurate gezogen werden. Siehe S. 843, 847 und 848.)

Wie gefährlich ist eine Blasenentzündung?
Eine Blasenentzündung kann unangenehm und schmerzhaft sein, ist aber an sich nicht gefährlich. In leichten Fällen verschwinden die Beschwerden auch ohne Behandlung. Allerdings neigen viele Ärzte dazu, wegen der Gefahr einer aufsteigenden Harnwegsinfektion bei starkem Bakterienbefall auch bei symptomlosem Verlauf eine Antibiotikabehandlung zu empfehlen und den Erfolg nach etwa 5 Tagen mit einer erneuten Urinuntersuchung zu kontrollieren.

Behandlung
Grundsätzlich sollte man viel trinken, um die Bakterien aus der Blase auszuschwemmen. Bei akuter Blasenentzündung ohne Fieber genügt oft die Einnahme eines Antibiotikums. Bei 80 Prozent aller Patienten verschwinden dann die Bakterien aus dem Urin. Patienten mit Fieber, bestimmten Grunderkrankungen wie Zuckerkrankheit und Schwangere müssen das Antibiotikum über mindestens 7 Tage einnehmen. Gewöhnlich verschwinden die Beschwerden 1 bis 2 Tage nach Therapiebeginn. Bei Rückfällen innerhalb von 6 Monaten sollte eine niedrig dosierte, vorbeugende Antibiotikagabe erwogen werden.

Interstitielle Zystitis

Schmerzhaftes und häufiges Wasserlassen sind die Hauptsymptome der interstitiellen Zystitis, einer Entzündung der Harnblasenwand, die nahezu ausschließlich Frauen im gebärfähigen Alter betrifft. Die genaue Erkrankungsursache ist nicht bekannt.

Die Diagnose wird vom Urologen mithilfe einer Blasenspiegelung (Zystoskopie) beurteilt, bei der er die Blasenschleimhaut einsehen kann (S. 849). Die Erkrankung hat keine gefährlichen Auswirkungen und ist auch nicht Zeichen einer schweren gesundheitlichen Beeinträchtigung.

Eine spezifische Behandlung gibt es nicht. Schmerzmittel können Abhilfe schaffen. Bei starken Beschwerden kann der Urologe durch das Zystoskop Wirkstoffe direkt auf die Blasenschleimhaut aufbringen und die Schmerzen erträglicher machen. Glücklicherweise verschlimmern sich die anfänglichen Symptome nur selten und bilden sich sogar mit der Zeit zurück.

Harnröhrenentzündung (Urethritis)

Symptome
- Häufiges Wasserlassen
- Schmerzen beim Wasserlassen
- Eitriger Ausfluss aus der Harnröhre
- Bei Männern Ausfluss jeglicher Art aus der Harnröhre

Die Harnröhre, durch die der Urin nach außen abgegeben wird, kann sich nach einem Befall mit Bakterien entzünden. Beim weiblichen Geschlecht sind diese Erreger zum Teil die gleichen, die auch Infektionen der oberen Harnwege auslösen. Die Harnröhre der Frauen ist wegen ihrer Nähe zur Scheidenöffnung häufig von sexuell übertragbaren Infektionen wie durch *Herpes simplex*-Viren oder Chlamydien betroffen (S. 1088).

Bei Männern werden Harnröhrenentzündungen häufig durch sexuellen Kontakt verursacht, wobei für die Mehrzahl der Infektionen Gonokokken und Chlamydien verantwortlich sind. Das Reiter-Syndrom (S. 913) ist eine Kombination aus Harnröhrenentzündung, Gelenkentzündung (Arthritis) und Bindehautentzündung (Konjunktivitis). Es betrifft vor allem junge Männer, unter anderem als Folge sexuell übertragener Bakterieninfektionen.

Diagnose

Bei Frauen ist die Unterscheidung zwischen einer Harnröhren- und Harnblasenentzündung schwierig, weil diese Erkrankungen ähnliche Beschwerden verursachen. Die Urinuntersuchung kann Hinweise geben. Bei ungefähr 30 Prozent aller Frauen, die unter schmerzhaftem, häufigem Wasserlassen leiden, findet sich keine deutliche Erhöhung der Bakterienzahl im Urin, was eher für eine Harnröhrenentzündung (keine bakterielle Infektion) als Ursache der Beschwerden spricht.

Der Arzt wird den Patienten bitten, die Beschwerden möglichst genau zu beschreiben. Falls die Symptome schon seit mehr als 7 Tagen bestehen und keine roten Blutkörperchen oder Blut im Urin nachgewiesen werden können, kommen als Erreger Chlamydien infrage, vor allem wenn der/die Betroffene in letzter Zeit den/die Sexualpartner/in gewechselt hat.

Blutiger Urin, ein plötzlicher Krankheitsbeginn und ein eitriger Ausfluss sowie frühere Infektionen der Harnröhre lassen bakterielle Ursachen, beispielsweise eine Gonokokkeninfektion, vermuten.

Bei Männern wird der Arzt durch Kompression des Penis etwas Harnröhrensekret zur bakteriologischen Untersuchung gewinnen. Die letzte Blasenentleerung muss dazu mehrere Stunden zurückliegen, sonst wird das Ergebnis verfälscht. Falls sich auf diese Weise kein Sekret gewinnen lässt, kann der Arzt mit einem Watteträger einen Harnröhrenabstrich machen, um Untersuchungsmaterial zu erhalten.

Wie gefährlich ist eine Harnröhrenentzündung?

Bei Symptomen einer Harnröhrenentzündung sollte immer der Arzt aufgesucht werden. Die Erkrankung ist besonders heimtückisch, weil sich die Beschwerden in vielen Fällen auch ohne Behandlung zurückbilden, obwohl die Erreger weiter die Harnröhre besiedeln und beim Geschlechtsverkehr auf den/die Partner/in übertragen werden. Unbehandelt können solche Infektionen mit Gonokokken oder Chlamydien zu Entzündungen von Organen im Unterleib, zu Harnröhrenverengungen (Strikturen), Sterilität, Gelenkentzündungen, Hirnhautentzündung und entzündlichen Herzmuskelerkrankungen führen.

Behandlung

Die Behandlung ist abhängig von der jeweiligen Ursache. Bei Chlamydieninfektionen müssen Antibiotika über 7 Tage eingenommen werden. Wurde die Harnröhrenentzündung durch Gonokokken hervorgerufen, ist meistens Penicillin das Mittel der Wahl. In vielen Fällen müssen die Sexualpartner/innen des/der Patienten/in mitbehandelt werden.

Steinleiden, Tumore und Zysten der Nieren und Harnwege

Nierensteine (Nephrolithiasis)

Symptome

- Weder Symptome noch Rückenschmerzen, solange die Steine sich nicht bewegen
- Ständiger Harndrang
- Blutiger Urin oder rote Blutkörperchen im Urin

- Bei Kolik: Schmerzen, die im Rücken beginnen, zum seitlichen Unterbauch wandern, in Leiste, Schamlippen und Hoden ausstrahlen, dabei häufig Übelkeit und Erbrechen

Die meisten Menschen, die eine Nierenkolik durchgemacht haben, werden diese Erfahrung nicht so schnell vergessen. Die Mehrzahl der Betroffenen ist sich einig, dass die Schmerzen

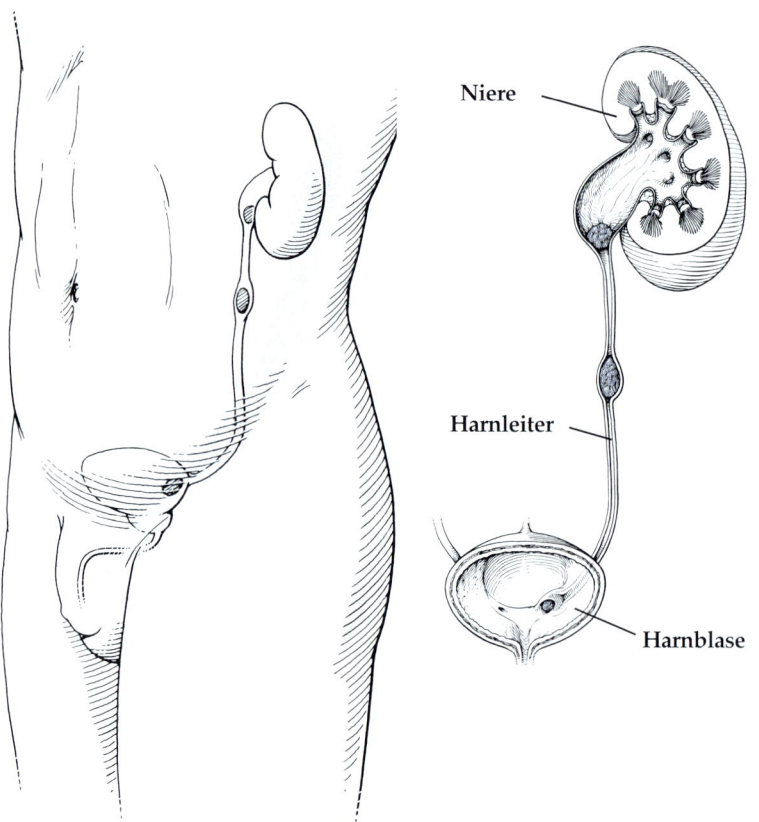

Niere

Harnleiter

Harnblase

Die blau gesprenkelte Zone im Rumpfbereich zeigt an, wo bei einer Nierenkolik Schmerzen empfunden werden, wenn die Nierensteine durch den Harnleiter in die Blase wandern.

zu den qualvollsten gehörten, die sie jemals erlebt haben. In seltenen Fällen gehen Nierensteine auch völlig schmerzlos ab.

Nierensteine kommen relativ häufig vor: Bei rund 3 bis 5 Prozent aller Frauen und bei 6 bis 9 Prozent aller Männer treten bis zum Alter von 70 Jahren ein oder mehrere Nierensteine auf.

Patienten mit Nierensteinen neigen oft zu erneuter Steinbildung. Nach dem Abgang eines Steins beträgt die jährliche Rückfallquote 3 Prozent, nach Abgang eines weiteren Steins 6 Prozent. Bestimmte Steintypen kommen familiär gehäuft vor. Manchmal ist die Nierensteinbildung eine Begleiterscheinung bestimmter Erkrankungen, wie zum Beispiel einer Überfunktion der Nebenschilddrüsen, Funktionsstörungen der Nierenkanälchen (zum Beispiel renal tubuläre Azidose), chronisch entzündlicher Darmerkrankungen oder eines Darmbypass wegen Übergewicht. Meistens ist das Nierensteinleiden allerdings idiopathisch, das heißt die eigentliche Ursache bleibt unbekannt.

Nierensteine entstehen durch chemische und physikalische Reaktionen, die vor allem dann auftreten, wenn der Urin zu stark konzentriert ist. Kalziumsalze, Harnsäure, Zystin und andere Substanzen im Urin können dann Kristalle bilden, die sich zu harten Steinen zusammenschließen und oft Kieselsteingröße erreichen.

Im Folgenden werden die häufigsten Nierensteintypen beschrieben.

Kalziumhaltige Nierensteine

Sie machen 75 bis 85 Prozent aller Nierensteine aus und kommen bei Männern 2- bis 3-mal so häufig vor wie bei Frauen. Das Leiden setzt meistens im Alter von 20 bis 30 Jahren ein und die Rückfallquote bei kalziumhaltigen Steinen, die in den meisten Fällen aus Verbindungen von Kalzium mit Oxalat, Phosphat oder Karbonat bestehen, ist ohne Behandlung relativ hoch. Am häufigsten (rund 80 Prozent) sind die Kalziumoxalatsteine. Oxalat kommt in relativ großen Mengen in manchen Nahrungsmitteln (zum Beispiel Rhabarber) vor. Bei Patienten mit Dünndarmerkrankungen besteht eine erhöhte Neigung zur Bildung von Oxalatsteinen.

Harnsäuresteine

Auch sie bilden sich vor allem bei Männern und machen rund 10 Prozent aller Nierensteine aus. Die Hälfte der Patienten mit Harnsäuresteinen leiden gleichzeitig unter Gicht.

Zystinsteine

Diese Nierensteine, die nur 1 Prozent aller Nierensteine ausmachen, kommen bei Personen vor, die unter einer angeborenen Störung, der → Zystinurie, S. 832, leiden. Männer und Frauen sind gleichermaßen betroffen.

Ausgusssteine

Diese Art von Nierensteinen findet sich vor allem bei Frauen. Sie entstehen als Folge von Harnwegsinfektionen mit Bakterien, die ein bestimmtes Ferment bilden, das im Urin günstige Verhältnisse für die Bildung dieser Steine schafft. Die Steine können sehr groß werden, das gesamte Nierenbecken ausfüllen und auch zu Harnaufstau führen und dadurch Nierenschäden verursachen.

Nicht alle Nierensteine machen Beschwerden. Es kommt auch vor, dass ein Stein bei einer Ultraschall- oder Röntgenuntersuchung der Nieren zufällig entdeckt wird. Schmerzen treten meist erst dann auf, wenn der Stein sich löst und im Harnleiter nach unten wandert.

Diagnose

Die meisten Patienten werden durch eine Nierenkolik mit den typischen Schmerzen auf ihre Nierensteine aufmerksam. Manchmal ist eine Aufnahme ins Krankenhaus erforderlich. Der Verlauf der Kolik bis zum Abgang des Steins lässt sich mit Ultraschall- oder Röntgenuntersuchungen (S. 829) dokumentieren.

Bei einer Nierenkolik sollten die Patienten möglichst den Harn durch ein Sieb ablassen, damit der Stein später im Labor untersucht werden kann. Es ist wichtig, die chemische Zusammensetzung der Nierensteine oder die Ursache der Steinbildung festzustellen, weil davon in manchen Fällen die Art der Behandlung abhängt.

Wie gefährlich sind Nierensteine?
Eine Nierenkolik verursacht starke Schmerzen, letztendlich gelangen jedoch die meisten Steine durch den Harnleiter in die Blase und von dort nach draußen, ohne bleibende Schaden in den Harnwegen zu hinterlassen. Damit es nicht zur erneuten Steinbildung kommt, müssen die zugrunde liegende Ursachen behandelt werden.

Mögliche Komplikationen, wie zum Beispiel ein Harnstau oder eine Harnwegsinfektion, müssen früh entdeckt und behandelt werden, bevor sie zu ernsthaften Nierenschäden führen.

Behandlung
Bei der akuten Nierenkolik sind meistens krampflösende Wirkstoffe und starke Schmerzmittel erforderlich, um den Abgang der Steine für die Betroffenen erträglich zu machen.

Nach dem Steinabgang ist die Behandlung von der Art des Nierensteins und möglichen zugrunde liegenden Ursachen oder Komplikationen abhängig. Für alle Patienten mit Nierensteinen gilt: Täglich 1,5 bis 2 Liter Wasser trinken. Der Urin wird dadurch verdünnt und die Bildung von Kristallen verhindert, aus denen sich Nierensteine entwickeln könnten. Bei Komplikationen sind spezielle urologische Behandlungsmaßnahmen notwendig.

Arzneimitteltherapie
Abhängig von der Steinzusammensetzung und der Schwere des Nierensteinleidens müssen die Patienten – immer zusätzlich zu reichlicher Flüssigkeitszufuhr – Medikamente einnehmen. Thiazidhaltige Diuretika (Entwässerungsmittel) zum Beispiel vermindern die Ausscheidung von Kalzium und Oxalsäure im Urin und verhindern die Bildung von Kalziumsteinen.

Bei Nierensteinen aufgrund einer renal tubulären Azidose (S. 833) wird durch die Einnahme von Natriumbikarbonat und anderen alkalischen Lösungen die Kalziumausscheidung im Urin (Hyperkalzurie) vermindert.

Die Bildung von Harnsäuresteinen kann durch die Einnahme von Hemmstoffen der Harnsäurebildung (zum Beispiel Allopurinol) und von Substanzen zur Alkalisierung des Urins verhindert werden.

Liegt ein Harnwegsinfekt mit Bildung von Ausgusssteinen vor, erhalten die Patienten nach der Erregertestung Antibiotika sowie Mittel zur Ansäuerung des Urins.

Chirurgische Behandlung
Bei Komplikationen wie lang anhaltendem Harnstau, Infektionen oder starken Blutungen muss der Nierenstein eventuell chirurgisch entfernt werden. Im Gegensatz zu früher werden heute weniger belastende Operationsverfahren eingesetzt. Es ist auch möglich, die Nierensteine von außen durch eine Stoßwellenbehandlung zu zertrümmern (→ Extrakorporale Nierensteinzertrümmerung, S. 846).

Gelegentlich führt eine Überfunktion der Nebenschilddrüse zur Bildung von kalziumhaltigen Nierensteinen. In diesem Fall muss die Nebenschilddrüse operativ entfernt werden, um Nierenschäden durch weitere Steinbildung zu vermeiden (S. 950).

Spezielle Ernährung
Neben den schon aufgeführten Grunderkrankungen und sonstigen Faktoren kann in manchen Fällen die übermäßige Zufuhr bestimmter Nahrungsmittel zur Bildung von Nierensteinen beitragen. Der Arzt wird je nach Befund Ernährungsratschläge geben und zum Beispiel oxalsäure- oder purinarme Kost empfehlen.

Blasensteine

Symptome
- Harnwegsinfektion
- Plötzliche Unterbrechung des Harnstrahls beim Wasserlassen
- Schmerzen in der Blasengegend mit Ausstrahlung in den Penis
- Blut oder rote Blutkörperchen im Urin
- Wasserlassen nur in bestimmten Stellungen möglich

Rund 95 Prozent aller Blasensteine treten bei Männern auf. Sie bilden sich vor allem bei Störungen der Blasenentleerung, wie zum Beispiel bei einer Prostatavergrößerung oder Harnröhrenverengungen. In vielen Fällen besteht gleichzeitig eine Harnwegsinfektion.

Diagnose
Treten die beschriebenen Beschwerden auf, wird der Arzt den Unterbauch und die äußeren Geschlechtsorgane untersuchen. Im Urin finden sich eventuell Bakterien, Blut oder rote Blutkörperchen. Blasensteine können meist mit

Extrakorporale Stoßwellen-Lithotripsie

Die meisten Nierensteine gehen durch die Harnleiter und unteren Harnwege ab. Früher war bei Nierensteinen, die nicht von selbst abgingen, ein großer chirurgischer Eingriff notwendig. Heute lassen sich solche Operationen oft durch den Einsatz der extrakorporalen Stoßwellen-Lithotripsie umgehen. Eine längere stationäre Aufnahme oder Operation sind hierfür nicht erforderlich.

Die Methode wurde 1984 in Deutschland entwickelt. Der Lithotriptor erzeugt mechanische Stoßwellen, wodurch die Steine in kleine Fragmente zerlegt werden, die dann leicht über die unteren Harnwege abgehen können.

Vor der Behandlung ist eine Vollnarkose oder eine Betäubung der unteren Körperhälfte ab dem Rippenbogen – die Epiduralanästhesie (Betäubung der Nervenbahnen vom Rückenmarkskanal aus) – erforderlich. Anschließend wird der Patient bis zu den Schultern in eine Art Badewanne gesetzt, die mit Wasser gefüllt ist. Im Lithotriptor selbst sind Röntgenvorrichtungen eingebaut, mit deren Hilfe die Lage des Steins bestimmt wird und die Patienten in die günstigste Position für die Stoßwellenanwendung gebracht werden. Neuere Vorrichtungen benutzen Ultraschall und Röntgenstrahlen, der Patient liegt nicht mehr in einer Badewanne und eine Vollnarkose ist meist unnötig. Die modernen Lithotriptoren haben eine schwächere Wirkung, sodass häufig mehrere Sitzungen notwendig sind, um den Stein zu zertrümmern.

Da der Körper und seine Organe die gleichen akustischen und mechanischen Eigenschaften wie Wasser haben, werden sie durch die Stoßwellen, die während der ein-stündigen Behandlung auf die Körperoberfläche einhämmern, nicht geschädigt. Kristalline Strukturen, wie etwa Nierensteine, werden jedoch durch die von außen wirkenden Kräfte zerstört. Durch die Betäubung spürt der Patient das Auftreffen der Stoßwellen nicht. Jede Stoßwelle ist aber von einem lauten Knall begleitet, sodass Patienten, die nur eine Epiduralanästhesie erhalten haben und wach sind, Kopfhörer aufsetzen und zur Ablenkung Musik hören können.

Der Nierenstein zerfällt nach 200 bis 400 Stoßwellen, manchmal sind bis zu 1 500 Stoßwellen erforderlich. Die Zertrümmerung des Steins wird über die eingebaute Röntgen- oder Ultraschallanlage beobachtet.

Nach der Behandlung müssen die Patienten möglichst umgehend viel Flüssigkeit zu sich nehmen, um die Steinfragmente in Bewegung zu setzen und auszuschwemmen.

Eine solche Stoßwellenbehandlung kommt für Steine infrage, die im Nierenbecken oder im oberen Bereich des Harnleiters liegen. Bei Steinen, die im unteren Bereich der Harnwege liegen, sind andere Behandlungsmethoden erforderlich.

Ein Beispiel ist die so genannte perkutane Ultraschall-Lithotripsie. Durch einen kleinen Hautschnitt wird ein rohrförmiges Instrument, das wie ein Zystoskop aussieht, bis zur Niere vorgeschoben. Durch das Instrument wird eine Ultraschallvorrichtung eingeführt, die den Stein mit Schallwellen beschießt. Die Steinfragmente können über das eingeführte Rohr direkt entfernen werden.

Bei der endoskopischen Lithotripsie wird ein kleines Instrument mit eingebauter Ultraschallvorrichtung durch die Harnröhre in die Blase und weiter in den Harnleiter bis zum Stein vorgeschoben. Auf diesem Weg können Harnleitersteine auch mit Laser- oder elektrohydraulisch erzeugten Stoßwellen zertrümmert werden.

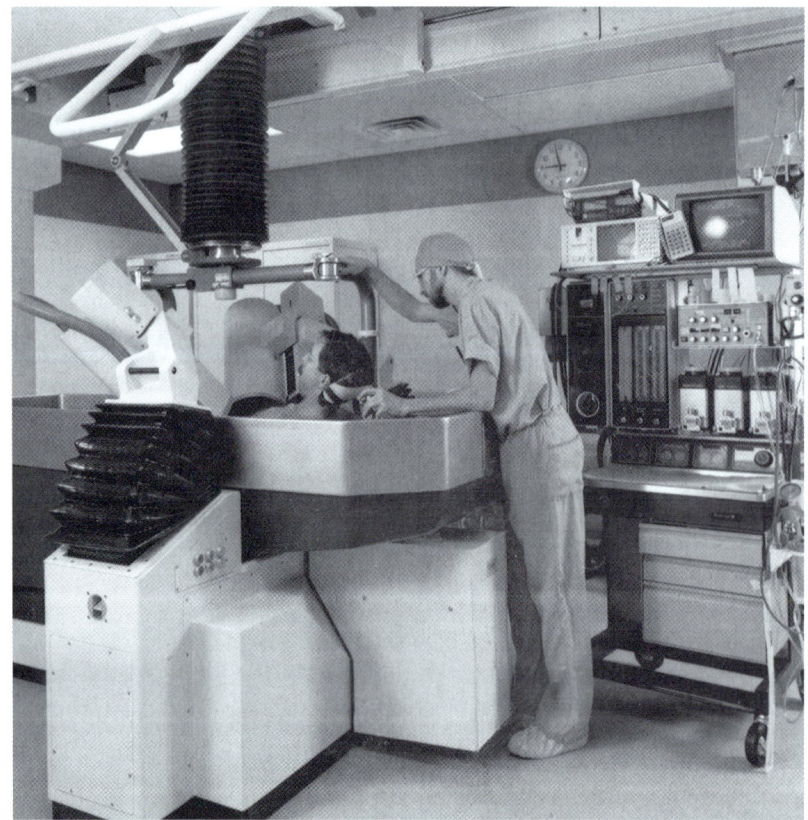

Vorrichtung zur extrakorporalen Stoßwellenzertrümmerung von Nierensteinen.

Ultraschall- oder Röntgenuntersuchungen nachgewiesen werden, manchmal ist auch eine Zystoskopie notwendig.

Wie gefährlich sind Blasensteine?
Blasensteine gehen gewöhnlich von selbst ab. Wenn nicht, müssen sie entfernt und die zugrunde liegenden Ursachen behandelt werden.

Behandlung
Kleine Steine in der Blase können meistens durch die Harnröhre mithilfe eines Zystoskops entfernt werden. Bei größeren Steinen ist eine vorherige Zertrümmerung (Lithotripsie) zum Beispiel mit elektrohydraulischen Stoßwellen oder Ultraschall notwendig, die ebenfalls durch das Zystoskop hindurch stattfindet.

In manchen Fällen werden auch Medikamente zur Auflösung der Blasensteine gegeben.

Nierenzysten

Symptome
- Schmerzen in der Lendengegend
- Blut oder rote Blutkörperchen im Urin

Nierenzysten sind gutartige, meistens rundliche Gebilde, die mit einer wässrigen Flüssigkeit gefüllt sind. Im Allgemeinen sind sie nicht sehr groß, können aber so stark anwachsen, dass sie mehrere Liter Flüssigkeit enthalten. Im Gegensatz zu bösartigen Tumoren nehmen sie nur langsam an Größe zu und wachsen nicht in das umgebende Gewebe ein.

Zysten in den Nieren sind sehr häufig, die Hälfte aller über 50-Jährigen hat mindestens eine Nierenzyste. Frauen sind häufiger betroffen als Männer, Kinder sehr selten. Eine familiäre Neigung scheint nicht zu bestehen.

Diagnose
Nierenzysten werden oft zufällig bei einer Ultraschalluntersuchung (S. 1335) des Oberbauchs oder der Nieren entdeckt oder wenn aus anderen Gründen eine Computertomographie oder ein Kernspintomogramm (S. 1334) durchgeführt werden. Mit diesen Untersuchungsmethoden lässt sich auch meistens die Unterscheidung zwischen Zyste und bösartigem Tumor treffen.

Wie gefährlich sind Nierenzysten?
Die meisten Nierenzysten machen keine Beschwerden und beeinträchtigen die Nierenfunktion nur, wenn sie – was selten der Fall ist – eine extreme Größe erreichen. Allerdings kommt es manchmal zu Komplikationen wie Zystenruptur (Platzen), Einblutungen in die Zyste oder zu Infektionen des Zysteninhalts mit Entzündungen oder Abszessbildung. Sehr selten entwickelt sich ein bösartiger Tumor.

Behandlung
Im Allgemeinen ist eine Behandlung nicht nötig. Nur bei Komplikationen, bei Verdrängungserscheinungen und Harnstau durch sehr große Zysten müssen sie operativ entfernt werden oder ihr Inhalt wird durch Punktion entleert. Auch wenn Zweifel bestehen, ob es sich um einen bösartigen Tumor oder eine Zyste handelt, ist eine Operation erforderlich.

Bösartige Tumore der Nieren und Harnleiter

Symptome
- Blut oder rote Blutkörperchen im Urin
- Schmerzen im Rücken oder in der Lendengegend
- Tastbarer Tumor im Oberbauch
- Gewichtsverlust
- Leistungsminderung
- Periodisch auftretendes Fieber

Einige der am häufigsten vorkommenden Arten der insgesamt sehr unterschiedlichen Krebsarten von Niere und Harnleiter werden im Folgenden beschrieben.

Nierenkrebs (Nierenzellkarzinom)
Das Nierenzellkarzinom, auch Hypernephrom genannt, ist der häufigste bösartige Nierentumor. Er macht 1 bis 2 Prozent aller Krebserkrankungen aus und verursacht etwa 2 Prozent der jährlichen Krebstodesfälle. Es entsteht durch die bösartige Entartung von Schleimhautzellen der Nierenkanälchen.

Männer sind doppelt so häufig betroffen wie Frauen. Das Alter bei Diagnosestellung liegt zwischen 45 und 65 Jahren.

Raucher, vor allem Pfeifen- und Zigarrenraucher, haben ein höheres Risiko, an diesem bösartigen Nierentumor zu erkranken als Nichtraucher. In manchen Fällen scheint der Tumor familiär gehäuft aufzutreten. Patienten, die an der von-Hippel-Lindau-Erkrankung leiden, einer angeborenen Erkrankung der Kapillaren in bestimmten Gehirnarealen, entwickeln häufig das klarzellige Nierenkarzinom. Auch bei Personen mit dialysepflichtiger Nierenfunktionsstörung kommen Hypernephrome etwas häufiger vor als in der Normalbevölkerung.

Bösartige Tumore der Harnwege (Urotheltumoren)

Diese Tumore können im Nierenbecken und Harnleiter entstehen und machen 10 Prozent aller bösartigen Nierentumore aus. Manchmal entwickeln sie sich nach langem Missbrauch von Schmerzmitteln wie etwa Phenacetin – dies betrifft vor allem Frauen mittleren Alters. Häufig ist schmerzloser Blutabgang im Urin der einzige Hinweis auf diese Erkrankung.

Nephroblastom (Wilms-Tumor)

Im Kindesalter auftretende bösartige Tumore der Niere sind meist immer Nephroblastome. Die meisten Kinder sind bei Diagnosestellung 1 bis 5 Jahre alt, aber schon Säuglinge können erkranken. Meistens haben die Kinder zunächst keine Beschwerden, und der Tumor wird oft erst entdeckt, wenn er tastbar ist oder zufällig bei einer Ultraschalluntersuchung.

Diagnose

Tritt Blut im Urin auf, muss umgehend der Arzt aufgesucht werden, auch wenn sonst keine Beschwerden bestehen. Die Untersuchung der Nieren erfolgt mit Ultraschall (S. 1335) oder Röntgenkontrastmittel (→ IVP, S. 829) sowie je nach Befund auch mit Computertomographie oder Kernspintomogramm (S. 1334). In manchen Fällen ist zusätzlich eine Gewebeentnahme aus dem verdächtigen Bereich in der Niere erforderlich (S. 1332).

Ist der Tumor bösartig, muss – zum Beispiel mit einer Computertomographie – untersucht werden, wie weit er sich im umgebenden Gewebe ausgebreitet hat. Mithilfe von Röntgenaufnahmen der Lunge, einer Knochenszintigraphie sowie der Überprüfung der Leberwerte im Blut wird untersucht, ob sich der Tumor in diesen Organen schon angesiedelt hat.

Ein bösartiger Nierenbecken- oder Harnleitertumor (Urothelkarzionom) kann durch Röntgenkontrastmitteluntersuchungen der Harnwege nachgewiesen werden. Häufig ist auch eine Blasenspiegelung erforderlich. Mithilfe einer Sammelurin-Probe können Tumorzellen nachgewiesen werden.

Wie gefährlich ist Nierenkrebs?

Früh erkannt, beträgt die 5-Jahres-Überlebensrate bei Nierenkrebs 65 bis 90 Prozent. Hat sich der Tumor in die umgebenden Lymphknoten ausgebreitet, ist die Prognose allerdings schlechter. Liegen Tochtergeschwülste in der Leber, den Knochen oder anderen Organen vor, beträgt die 5-Jahres-Überlebensrate weniger als 15 Prozent.

Übergangsepitheltumore von Nierenbecken und Harnleiter sind weniger bösartig. Die 5-Jahres-Überlebensrate bei frühzeitiger Entdeckung ist sehr hoch. Hat sich der Krebs ausgebreitet, fällt sie aber auf 10 bis 50 Prozent.

Kinder mit Nephroblastom haben sehr gute Überlebenschancen, wenn die Tumorausbreitung auf die Niere beschränkt ist. Insgesamt überleben 85 bis 90 Prozent der betroffenen Kinder mindestens 5 Jahre.

Behandlung

Hat sich ein Hypernephrom nicht über die Niere hinaus ausgebreitet, wird die betroffene Niere entfernt, meistens auch die Nebennieren und die umgebenden Lymphknoten. Manchmal schließt sich eine Strahlenbehandlung an.

Hat sich der Tumor ausgebreitet, kommen eine Strahlenbehandlung, eine Chemotherapie oder eine Immuntherapie infrage.

Werden Urothelkarzinome der Harnwege im Frühstadium entdeckt, gelingt es häufig, die Niere bei der Entfernung des Tumors zu schonen. Ist der Tumor größer oder hat er sich in die Umgebung ausgebreitet, müssen die Niere, der Harnleiter und ein Teil der Blase im Bereich der Harnleitermündung entfernt werden.

Bei der Behandlung eines Nephroblastoms wird eine Kombination verschiedener Methoden eingesetzt. Vor der Operation erhalten die Kinder häufig Zytostatika (Chemotherapie), um die Tumormasse zu verkleinern. Danach kommen eine Strahlenbehandlung und eine erneute Chemotherapie infrage.

Blasenkrebs

Symptome

- Blutiger Urin
- Schmerzen im Unterbauch
- Schwierigkeiten beim Wasserlassen

Männer haben gegenüber Frauen ein 3- bis 4-fach erhöhtes Risiko, an Blasenkrebs zu erkranken. Unter den jährlichen Krebstodesfällen stehen bösartige Blasentumore bei Männern an 10. Stelle und sind die vierthäufigste Krebsart.

Am häufigsten wird Blasenkrebs im 7. Lebensjahrzehnt festgestellt, selten erkranken auch Männer zwischen 20 und 40 Jahren. Umwelteinflüsse sind zumindest teilweise verantwortlich.

Diagnose

Häufigstes Symptom ist Blut (oder rote Blutkörperchen) im Urin ohne begleitende Schmer-

Blasenspiegelung (Zystoskopie)

Die Blasenspiegelung ist eine wichtige Untersuchungstechnik zur Beurteilung der Schleimhaut von Harnröhre und Harnblase sowie zur Untersuchung der Prostata.

Vor der Blasenspiegelung wird der Harnröhreneingang und bei Männern die Harnröhre selbst örtlich betäubt. Erwachsene sind während der kurzen Untersuchung wach, bei Kindern ist meistens eine Vollnarkose erforderlich. Eine dünne Röhre, das Zystoskop, wird durch die Harnröhre in die Harnblase eingeführt und über ein System von Linsen und Lichtwellenleitern in dieser Röhre kann der Arzt dann die Schleimhautstrukturen sehen und beurteilen.

Bei Verdacht auf Blasenkrebs oder andere Erkrankungen der Blasenwand können während der Spiegelung Gewebeproben aus den verdächtigen Bereichen entnommen werden. Auch kleine Harnblasensteine lassen sich durch das Zystoskop entfernen.

Die Blasenspiegelung wird auch zur Beurteilung anderer Erkrankungen der Harnblase eingesetzt. Ein Hauptanwendungsbereich ist jedoch die Diagnose von Blasenkrebs. Bei Frauen dient die Blasenspiegelung oft der Abklärung chronischer Harnröhren- oder Blasenentzündungen (S. 1192). Bei Männern kann die Abflussbehinderung durch eine vergrößerte Prostata beurteilt werden (S. 1209).

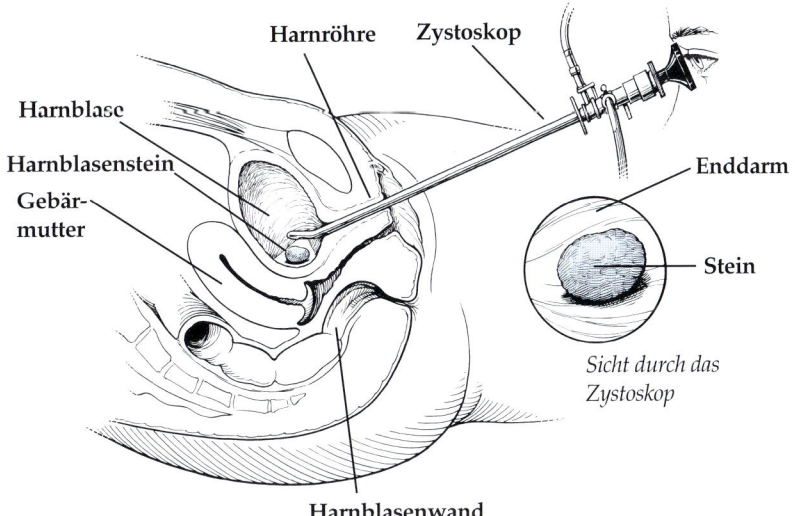

Bei dieser Blasenspiegelung findet sich ein Stein in der Harnblase. Die Untersuchung kann mit örtlicher Betäubung ambulant durchgeführt werden.

---

zen oder sonstige Symptome. Bei Verdacht auf Blasenkrebs erfolgt eventuell eine Untersuchung des Urins auf bösartige Zellen. Häufig wird auch eine Röntgenuntersuchung der Nieren und Harnwege durchgeführt. Die endgültige Diagnose wird durch eine Blasenspiegelung (Zystoskopie) gestellt, bei der eine Gewebeprobe aus dem verdächtigen Bereich in der Blasenwand auf bösartige Zellen hin untersucht wird.

Wird bei diesen Untersuchungen ein bösartiger Tumor entdeckt, folgen eine Computer- oder eine Kernspintomographie (S. 1334), um die Tumorausbreitung im umgebenden Gewebe beurteilen zu können. Ob schon Tumorabsiedlungen in anderen Organen angegangen sind, zeigen Röntgenaufnahmen der Lunge und bestimmte Blutuntersuchungen.

Wie gefährlich ist Blasenkrebs?

Wenn der Tumor bei Diagnosestellung relativ klein ist und noch nicht tief in die Blasenwand eingewachsen (also oberflächlich) ist, sind die Heilungsaussichten gut. Zwar tritt bei ungefähr 50 bis 70 Prozent der Patienten mit dieser Art Blasenkrebs innerhalb von 3 Jahren erneut ein Blasentumor auf, der dann aber nur oberflächlich wächst und relativ leicht behandelt werden kann. Nur 12 Prozent der Patienten, bei denen der Blasenkrebs anfangs oberflächlich gewachsen ist, entwickeln später invasive (in die Blasenwand einwachsende) Tumore.

Bei Patienten mit Tumoren, die sich in die Blasenmuskulatur und das umgebende Fettgewebe ausgebreitet haben, wird meist eine Strahlenbehandlung durchgeführt. Die 5-Jahres-Überlebensrate beträgt ungefähr 45 Prozent.

Hat der Tumor schon Absiedlungen in anderen Organen gebildet, überlebt die Mehrzahl der Patienten trotz Behandlung keine 2 Jahre.

Behandlung

Wenn der Tumor oberflächlich wächst, muss die Harnblase oft nicht entfernt werden. Zur Behandlung genügt ein relativ kleiner chirurgischer Eingriff, bei dem das bösartige Gewebe entfernt wird.

Nach der Entfernung eines oberflächlichen Blasentumors müssen sich die Patienten mehrere Jahre lang alle 3 bis 6 Monate einer erneuten Blasenspiegelung unterziehen, um Rückfälle möglichst früh zu entdecken.

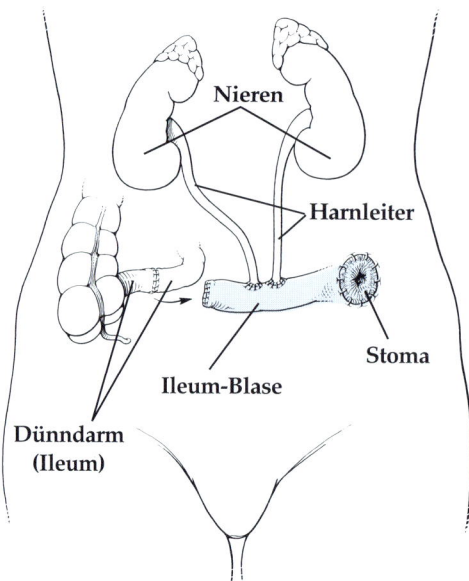

Bei der Ileum-Conduit-Operation werden die Harnleiter an eine aus einem Dünndarmabschnitt künstlich geschaffene Blase (Ileum-Conduit) angeschlossen. Durch eine chirurgisch angelegte Öffnung in der Bauchhaut (Stoma) fließt der Urin in einen außen angebrachten Plastikbeutel ab.

Ist die Erkrankung schon weit fortgeschritten und der Tumor in die Muskulatur der Harnblasenwand und in das umgebende Fettgewebe eingewachsen, muss meistens die ganze Harnblase entfernt werden, manchmal auch die inneren Geschlechtsorgane und ein Teil der Scheide oder die Prostata.

Nach einer Totalentfernung der Harnblase muss eine neue Abflussmöglichkeit für den Urin geschaffen werden. Bei einer Methode wird aus einem Dünndarmabschnitt eine künstliche Harnblase geschaffen, die in der Bauchhöhle in der Nähe des Nabels angebracht und mit den Harnleitern verbunden wird. Der Chirurg legt durch die Bauchdecke eine Öffnung (Stoma) nach außen, durch die der Urin in einen Plastikbeutel abfließt. Die künstliche Blase wird auch Ileum-Conduit oder Ileum-Blase genannt.

Manche Mediziner empfehlen nach dieser Radikaloperation zusätzlich zur Strahlenbehandlung oder Chemotherapie. Bei Patienten, die nicht operiert werden können oder Tumorabsiedlungen in Lymphknoten, Knochen und anderen Organen haben, kommt ebenfalls eine Chemotherapie infrage – rund 30 bis 70 Prozent aller Betroffenen profitieren davon.

Erkrankungen der Nierengefäße

Die Blutzufuhr zu den Nieren erfolgt über die Nierenarterien, die direkt aus der Aorta, der Hauptschlagader des Körpers abgehen. Über diese Arterien wird rund 20 Prozent des gesamten, vom Herz kommenden Blutvolumens durch die Nieren geleitet. Hat das arterielle Blut Filterprozesse durchlaufen und die Niere mit Sauerstoff und Nährstoffen versorgt, fließt es als venöses Blut über die Nierenvenen in die untere Hohlvene und zurück zum Herz.

Erkrankungen oder Fehlbildungen sowohl der Nierenarterien als auch der Nierenvenen können nicht nur die Funktion der Nieren beeinträchtigen, sondern auch zu einer Blutdruckerhöhung führen. Einige solcher Blutgefäßerkrankungen werden im Folgenden beschrieben. Die Präeklampsie und Eklampsie, seltene, aber schwerwiegende Schwangerschaftskomplikationen meist kurz vor der Geburt, und eine Vaskulitis, eine Entzündung der kleinen Arterien, können ähnliche Auswirkungen haben und werden an anderer Stelle beschrieben (S. 204 und S. 921).

Akuter Nierenarterienverschluss (Nierenarterienembolie)

Symptome
- Plötzlich einsetzende Schmerzen in der Lendengegend oder im Oberbauch
- Blutiger Urin

Ein akuter Verschluss einer Nierenarterie kann nach Verletzungen des Bauchraums oder der Lendengegend auftreten. Auch bei Patienten mit bestimmten Herzerkrankungen (→ Erkrankungen der Mitral- oder Aortenklappe, S. 677 oder → Vorhofflimmern, S. 670) kommt es gelegentlich zu einem solchen Ereignis, wenn ein Blutgerinnsel aus dem Herzen durch die Bauchschlagader in die Nierenarterie gelangt und dort stecken bleibt.

Diagnose
Die Symptome, zusammen mit der Vorgeschichte, geben entscheidende Hinweise; die

Diagnose wird aber meist durch eine Gefäßdarstellung der Niere (→ Arteriogramm, S. 677) bestätigt. Gelegentlich führt auch eine Nierenszintigraphie zur Diagnosestellung.

Behandlung

Beim kompletten Verschluss der Nierenarterie kommt es innerhalb weniger Stunden zu einer irreversiblen Schädigung des Nierengewebes mit Verlust der Nierenfunktion auf der betroffenen Seite. Wird die Embolie rechtzeitig festgestellt und der Patient operiert, kann versucht werden, das Blutgerinnsel zu entfernen und die normalen Blutgefäßverhältnisse wieder herzustellen. Hat diese Operation keinen Erfolg, kommt es bei Personen mit nur einer funktionstüchtigen Niere (S. 827) zum dialysepflichtigen Nierenversagen; bei zwei Nieren übernimmt meist die gesunde Niere die Funktion der geschädigten Niere.

Nierenarterienstenose

Symptome. Schwer einstellbare Blutdruckerhöhung.

Bei einer Nierenarterienstenose ist die Nierenarterie vor der Einmündung in die Niere mehr oder weniger stark verengt. Dies führt zur starken Blutdruckerhöhung, die mit Medikamenten häufig nur schwer beherrschbar ist. In fortgeschrittenen Fällen kommt es auch zur Beeinträchtigung der Nierenfunktion. Eine Nierenarterienstenose ist für 1 bis 2 Prozent aller Fälle von Bluthochdruck verantwortlich und die häufigste Ursache für Bluthochdruck, die direkt behandelt werden kann.

In 70 Prozent betrifft die Erkrankung ältere Patienten mit Arterienverkalkung (S. 636). Bei Frauen zwischen 20 und 40 Jahren ist eine Nierenarterienstenose meist die Folge einer Verdickung der Nierenarterienwand (fibromuskuläre Dysplasie).

Diagnose

Typisch für eine Nierenarterienstenose ist ein mehr oder weniger lautes Strömungsgeräusch, das der Arzt bei der körperlichen Untersuchung mit dem Stethoskop in der Nabelgegend hören kann. Allerdings verursachen nicht alle Nierenarterienstenosen dieses Geräusch. Falls gleichzeitig hoher Blutdruck besteht, werden vor allem bei jüngeren Personen weitere Untersuchungen in die Wege geleitet. Eine Röntgenuntersuchung der Nieren mit Kontrastmittel (→ IVP, S. 829) zeigt häufig, dass die betroffene Niere kleiner ist. Der Blutfluss in den Nierengefäßen kann mit der Doppler-Ultraschallmethode gemessen werden. Auch Blut- und Blutgefäßuntersuchungen geben Hinweise auf die Schwere und den Ort der Verengung.

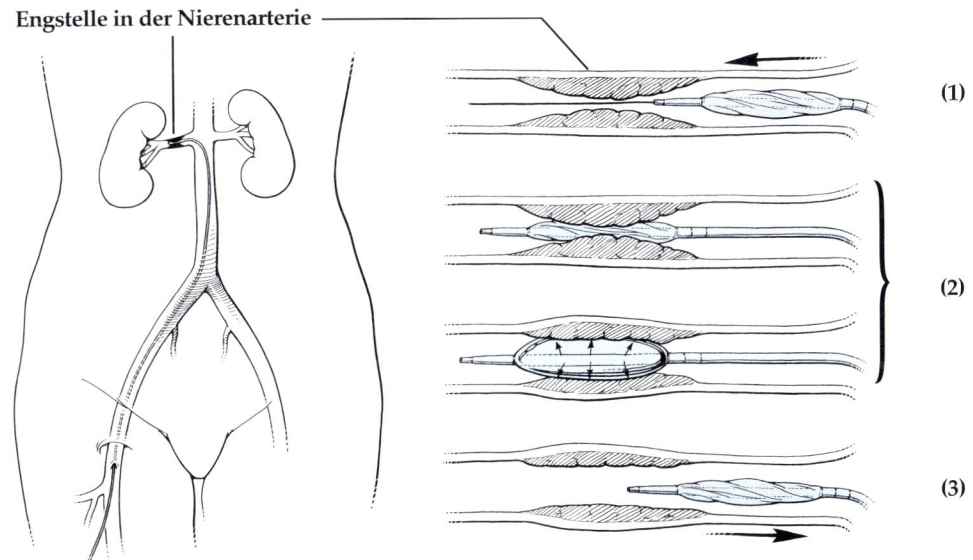

Engstelle in der Nierenarterie

(1)
(2)
(3)

Zur Erweiterung einer verengten Nierenarterie kann die perkutane transluminale Ballondilatation angewandt werden. Hierbei wird ein Katheter durch eine Arterie in der Leiste bis zur Engstelle in der Nierenarterie geschoben (1). Die Spitze des Katheters wird aufgeblasen und die Engstelle dadurch erweitert (2). Anschließend wird der Katheter wieder entfernt (3).

Behandlung

Sie dient der Blutdruckkontrolle und der Verhinderung von Nierenschäden durch die Einschränkung der Nierendurchblutung. Vor allem bei jüngeren Patienten und solchen ohne starke Gefäßveränderungen kommt zur Behandlung eine Operation infrage, bei der der verengte Gefäßbereich entfernt und die Arterie, häufig nach Wiederherstellung der Gefäßwand mit synthetischem Material, wieder an die Bauchschlagader angeschlossen wird. Eine Alternative (besonders bei fibromuskulärer Dysplasie) ist die Erweiterung der Engstelle mit einem Ballonkatheter, der über die Leistenarterie bis zur Nierenarterie geschoben wird (S. 851).

In manchen Fällen muss sich die Behandlung darauf beschränken, den erhöhten Blutdruck mit Medikamenten zu senken.

Bluthochdruckkrise (Maligne Hypertonie)

Notfallsymptome
- Rascher Blutdruckanstieg auf hohe Werte
- Verschwommenes Sehen
- Heftige Kopfschmerzen
- Atemnot
- Schmerzen im Brustbereich
- Krampfanfälle

Bei Patienten mit erhöhtem Blutdruck kommt es aus unbekannten Gründen gelegentlich zu einem krisenhaften Blutdruckanstieg, der lebensbedrohliche Auswirkungen haben kann.

Diagnose

Ein enormer Anstieg des Blutdrucks und die Symptome sind für die Diagnose entscheidend. Der Arzt stellt bei der Untersuchung des Augenhintergrunds manchmal auch Veränderungen der Netzhautgefäße fest (S. 564) und zudem werden bei dieser Störung im Urin große Mengen von Eiweiß ausgeschieden.

Behandlung

Wird die Störung zu spät oder nicht behandelt, können schwere Schädigungen von Gehirn, Augen, Herz und Nieren auftreten. In vielen Fällen ist eine stationäre Aufnahme zur Beobachtung und zur Senkung des Blutdrucks (häufig auch durch intravenöse Dauerinfusion stark wirksamer Medikamente) erforderlich.

Nierenvenenthrombose

Symptome
- Heftige Schmerzen in der Lendengegend und im seitlichen Bauchbereich
- Eiweißausscheidung und eventuell Blut im Urin

Bei dieser Erkrankung bildet sich ein Blutgerinnsel (Thrombus) in der Nierenvene. Dies kann eine Verletzungsfolge sein, kommt aber meistens bei bestimmten Grunderkrankungen oder zusammen mit einem → nephrotischen Syndrom, S. 840, sowie als Folge eines in die Vene einwachsenden bösartigen Nierentumors vor. In seltenen Fällen sind Kleinkinder betroffen, die aufgrund schwerer Durchfallerkrankungen an Austrocknungserscheinungen leiden.

Diagnose

Ultraschall- und Röntgenuntersuchung der Nieren geben erste Hinweise. Auch eine Untersuchungsmethode, bei der der Blutfluss in den Gefäßen mithilfe von Ultraschall gemessen wird (Dopplerschalltechnik), lässt den Venenverschluss erkennen.

Behandlung

Im akuten Fall ist eine intravenöse Infusion blutverdünnender Medikamente erforderlich, wodurch sich die Vene oft langsam wieder öffnet, falls sie nicht durch einen Tumor verschlossen wurde.

Nierenschwäche (Nierenfunktionsstörung) und Nierenversagen

Eine Niereninsuffizienz tritt auf, wenn die Niere ihrer Ausscheidungs- und Filterfunktion nicht mehr nachkommen kann. Dies kann die Folge von Infektionen, Verletzungen, Einwirkung von Giftstoffen, verschiedenen Erkrankungen der Nieren selbst, von Allgemeinerkrankungen wie Zuckerkrankheit, Systemischer Lupus erythematodes oder Sichelzellenanämie sowie eine Folge von Harnabflussbehinderungen durch Verengungen (Strikturen) der Harnleiter, von bösartigen Tumoren oder einer Prostatavergrößerung sein.

Das akute Nierenversagen kann plötzlich und ohne Vorwarnung auftreten. Häufige Ursachen sind zum Beispiel ein starker Blutdruckabfall bei Verletzungen oder Operationen (→ Schock, S. 441), schwere bakterielle Infektionen (→ Septischer Schock, S. 444) sowie Komplikationen verschiedener schwerer Allgemeinerkrankungen. Obwohl ein akutes Nierenversagen eine sehr ernst zu nehmende Erkrankung ist, erholen sich in vielen Fällen die Nieren im Verlauf einiger Wochen bis Monate nach dem akuten Ereignis und nehmen schließlich ihre normale Funktion wieder auf.

Ein Nierenversagen kann sich aber auch schleichend entwickeln – hierfür sind meistens Erkrankungen der Niere selbst verantwortlich. Diese Störung wird als chronische Niereninsuffizienz bezeichnet. Wenn die Arbeitsleistung der Nieren auf 5 bis 10 Prozent der normalen Nierenfunktion abgefallen ist, ist das Stadium der terminalen (endgültigen) Niereninsuffizienz erreicht – nun sind eine Dialysebehandlung oder eine Nierentransplantation erforderlich, um die Betroffenen am Leben zu erhalten.

Akutes Nierenversagen

Symptome
- Abnahme der Urinausscheidung
- Ödembildung
- Magen-Darm-Blutungen
- Krampfanfälle und Koma

Die Bezeichnung akutes Nierenversagen wird verwendet, wenn die Nierenfunktion innerhalb kurze Zeit so stark abnimmt, dass Giftstoffe und Abfallprodukte nicht mehr aus dem Blut herausgefiltert werden können. Diese Substanzen und die nicht ausgeschiedene Flüssigkeit häufen sich im Körper an und führen zum Tod, wenn keine Behandlung erfolgt.

Fast die Hälfte aller Fälle akuten Nierenversagens gehen auf eine indirekte Schädigung der Nieren zurück, die durch einen Blutdruckabfall bei schweren Blutungen durch Operationen oder Verletzungen hervorgerufen wird, oder durch Schockzustände. Auch Medikamente oder Giftstoffe können ein akutes Nierenversagen auslösen. Die Störung tritt zudem im Rahmen eines allgemeinen (multiplen) Organversagens auf, bei dem die Funktion von Lunge, Leber, Herz, Gehirn und Nieren bis zum völligen Versagen beeinträchtigt ist. Weitere mögliche Ursache ist eine Schädigung der Nieren durch Harnstau bei Harnleiterverengung, Tumoren oder Prostatavergrößerung (S. 1209).

Eine Theorie besagt, dass die Filterfunktion der Nierenkanälchen durch Zelltrümmer behindert wird. Sicher ist, dass eine verminderte Durchblutung der Glomeruli sowie Sauerstoffmangel der Nierenzellen beim akuten Nierenversagen eine Rolle spielen.

Minderdurchblutung der Niere (Ischämie)
Ein Kreislaufschock und seine Folgen, zum Beispiel nach Blutverlust, Verbrennungen oder bei schweren Infektionen (Sepsis), sind häufigste Ursachen des akuten Nierenversagens. Diese Zustände führen zur Engstellung oder zu Durchblutungsstörungen der kleinsten Arterien (Kapillaren) im Körper und damit zu einem Sauerstoffmangel der Organe mit Zelltod.

Nierentoxische Substanzen
Viele gebräuchliche und weniger gebräuchliche Substanzen können die Nieren direkt schädigen (nephrotoxische Substanzen).

Die Anwendung bestimmter Röntgenkontrastmittel (S. 656) kann zu akutem Nierenversagen führen. Sonst gesunde Personen sind allerdings so gut wie nie betroffen. Dagegen beträgt das Risiko für Patienten mit Vorerkrankungen der Nieren – vor allem mit diabetischer Nierenschädigung – nach Kontrastmitteluntersuchungen ein Nierenversagen zu erleiden, 10 bis 40 Prozent.

Selten kommt es bei Patienten, die wegen schwerer Infektionen mit den Antibiotika Streptomycin oder Gentamicin behandelt werden, zu Nierenversagen. Risikofaktoren sind vor allem höheres Alter, Nierenerkrankungen, Kaliummangel, Leberfunktionsstörungen und die Einnahme von Entwässerungsmitteln oder die gleichzeitige Einwirkung einer anderen nephrotoxischen Substanz. Ebenso können in seltenen Fällen nicht-steroidale Entzündungshemmer – auch bei kurzzeitiger Anwendung – zu akutem Nierenversagen führen.

Bei ausgedehnten Muskelschäden im Rahmen von Mehrfachverletzungen wird ein im Skelettmuskel vorkommendes Eiweiß, das Myoglobin, freigesetzt, das in der Niere zum akuten Organversagen führen kann. Auch bei Hitzschlag, extremer körperlicher Anstrengung, Drogenüberdosierung, Infektionen oder Alkoholexzessen gelangt Myoglobin in den Blutkreislauf. Schwermetalle und verschiedene Lösungsmittel kommen ebenfalls als Ursachen eines akuten Nierenversagens infrage.

Nierenerkrankungen
Hier sind es vor allem die → interstitielle Nephritis, S. 836, und Erkrankungen aus der

Gruppe der → Glomerulonephritiden, S. 838, die ein akutes Nierenversagen auslösen.

Diagnose

In vielen Fällen befinden sich Patienten mit akutem Nierenversagen wegen der Grunderkrankung oder Verletzung schon in ärztlicher Überwachung, wenn nicht, ist bei Verdacht eine Aufnahme ins Krankenhaus erforderlich.

Wie gefährlich ist akutes Nierenversagen?

Akutes Nierenversagen ist ein lebensbedrohliches Krankheitsbild. Nur etwa die Hälfte aller Patienten überleben und können gesund aus dem Krankenhaus entlassen werden. Besonders gefährdet sind Patienten mit schweren chronischen Gesundheitsstörungen, wie etwa Lungen-, Herz- und Lebererkrankungen, sowie Personen, die starke immunsuppressive Medikamente einnehmen. Bei akutem Nierenversagen, als Folge einer Operation oder nach Mehrfachverletzungen, beträgt die Sterblichkeitsrate 50 bis 70 Prozent.

Dieser Prozentsatz steigt auf 90 Prozent bei Patienten, die wegen akuten Lungenfunktionsstörungen künstlich beatmet werden oder starke Medikamente zur Aufrechterhaltung des Blutdrucks benötigen. Auch bei Nierenversagen nach einem Schlaganfall ist der Verlauf nicht günstig.

Weitere Faktoren, die ein akutes Nierenversagen beeinflussen, sind hohes Alter, Infektionen und Magen-Darm-Blutungen.

Behandlung

Patienten mit akutem Nierenversagen müssen engmaschig überwacht werden, um Komplikationen wie Infektionen, Kreislaufunregelmäßigkeiten, neurologische Störungen oder Magen-Darm-Blutungen frühzeitig festzustellen. Die Ursache des Nierenversagens sollte behandelt werden und es werden bestimmte Laborwerte laufend kontrolliert, sodass eine Vergiftung des Körpers durch Substanzen, die normalerweise über die Nieren ausgeschieden werden (Urämie), und Störungen des chemischen Gleichgewichts im Blut sofort erkannt und behandelt werden können. Parallel muss der Flüssigkeitshaushalt des Körpers im Gleichgewicht gehalten werden. Meist werden die Patienten dialysiert.

Anders als beim chronischen Nierenversagen erholen sich die Nieren beim akuten Nierenversagen oft nach 1 bis 2 Monaten. Bis zur vollen Wiederherstellung der Nierenfunktion können aber bis zu 12 Monate vergehen. Der Arzt wird eine spezielle Kost, bei der vor allem auf die Eiweißzufuhr geachtet wird, und Medikamente verordnen. Gelegentlich kommt es nach Überstehen der akuten Phase zu einem Übergang in eine chronische Niereninsuffizienz.

Ernährung

Viele Patienten müssen anfänglich intravenös ernährt werden. Eine ausreichende Kalorienzufuhr ist dabei sehr wichtig. Eiweißarme, kohlenhydratreiche Infusionslösungen werden oft mit essenziellen Aminosäuren angereichert. Mineralsalze wie Kalium und Natrium dürfen meistens nur in geringen Mengen zugeführt werden.

Chronische Niereninsuffizienz

Symptome

- Krankhafter Urinbefund
- Bluthochdruck
- Gewichtsverlust
- Übelkeit und Erbrechen
- Allgemeines Unwohlsein und Müdigkeit
- Kopfschmerzen
- Verminderte Urinausscheidung
- Konzentrationsstörungen
- Muskelkrämpfe
- Magen-Darm-Blutungen
- Gelblich-bräunliche (Café-au-lait-) Hautfarbe
- Juckreiz

Im Gegensatz zum akuten Nierenversagen entwickelt sich eine chronische Niereninsuffizienz über Jahre aufgrund einer langsamen Zerstörung des Nierengewebes. Die chronische Niereninsuffizienz macht im Frühstadium häufig keine Beschwerden und ist deshalb eine besonders heimtückische Erkrankung. Oft treten erst Symptome auf, wenn die Nierenfunktion bis auf ein Viertel abgefallen ist.

Verschiedene Nierenerkrankungen kommen als direkte Auslöser der chronisch fortschreitenden Nierenfunktionsstörung infrage, wobei die → Glomerulonephritis, S. 838, die wichtigste Rolle spielt. Weitere Ursachen sind unter anderem die polyzystische Nierendegeneration, chronischer Bluthochdruck, chronische Nierenentzündung, vesikoureteraler Reflux und Schmerzmittelmissbrauch (S. 831, S. 647, S. 841, S. 830 und S. 341).

Eine sehr wichtige Ursache der Niereninsuffizienz im Endstadium (terminal) ist in den Industrieländern die Zuckerkrankheit: Bei 50 bis 60 Prozent aller insulinpflichtigen (Typ-I)-Diabetiker entwickeln sich mit der Zeit Nierenschäden (Nephropathie), die eine Dialyse oder Nierentransplantation erforderlich machen.

Bei Diabetikern wird daher mindestens einmal jährlich der Urin auf Albumin (ein Bluteiweiß) hin kontrolliert, um festzustellen, ob eine Mikroalbuminurie vorliegt, frühes Symptom eines durch die Zuckerkrankheit ausgelösten Nierenschadens (diabetische Nephropathie). Das Fortschreiten dieser Nierenschädigung kann manchmal durch den Einsatz von Hemmstoffen des Angiotensin-Converting-Enzymes (ACE-Hemmer) verlangsamt werden.

Wenn Diabetiker in jungen Jahren und ohne sonstige Organschäden von einer chronischen Niereninsuffizienz betroffen sind, kommt zur Behandlung eventuell eine kombinierte Bauchspeicheldrüsen- und Nierentransplantation infrage, mit der Zuckerkrankheit und Nierenversagen gleichzeitig geheilt werden können.

Unabhängig von der jeweiligen Ursache führt das chronische Nierenversagen zur Anhäufung von Abfallstoffen und Flüssigkeit im Körper, die bei normaler Nierenfunktion im Urin ausgeschieden würden. Die bei einer chronischen Niereninsuffizienz auftretenden krankhaften Veränderungen werden auch als Urämie bezeichnet.

Eine chronische Niereninsuffizienz hat Auswirkungen auf nahezu alle Organsysteme. Die meistens auftretende mangelnde Flüssigkeitsausscheidung kann zu Herzversagen (S. 659) und allgemeiner Wassereinlagerung (Ödeme) führen. Weitere Auswirkungen der Nierenfunktionsstörung sind Störungen des Kalziumstoffwechsels, die zu Knochenerweichung und damit zur Neigung zu Knochenbrüchen führen, Blutarmut, Magengeschwüre, Fehlgeburten und Veränderungen der Hautfarbe. Auch das zentrale Nervensystem ist häufig in Mitleidenschaft gezogen, was sich in Konzentrationsstörungen und Gedächtnisschwäche äußert. Außerdem treten Funktionsstörungen im Bereich der Nerven und Muskeln in Armen und Beinen auf.

Diagnose

Sind die Patienten nicht wegen der Nierenerkrankung, die der chronischen Niereninsuffizienz zugrunde liegt, ohnehin in ärztlicher Behandlung, müssen bei den aufgeführten Symptomen die Nierenfunktion und die Nieren genau untersucht werden. Hierzu sind Urin- und Blutuntersuchungen sowie Ultraschall- und Röntgenuntersuchungen erforderlich. Da Röntgenuntersuchungen mit den üblichen Kontrastmitteln selten zu akutem Nierenversagen führen, können müssen diese allerdings vermieden werden.

Wie gefährlich ist eine chronische Niereninsuffizienz?

Eine chronische Niereninsuffizienz führt in vielen Fällen letztlich zum → terminalen Nierenversagen, S. 857. Hierbei ist die Nierenfunktion so stark eingeschränkt, dass das Leben des Patienten nur durch Dialyse oder Nierentransplantation erhalten werden kann.

Behandlung

Eine Heilung ist zwar nicht möglich, die Symptome und Beschwerden können aber unter Kontrolle gehalten, die Komplikationsrate vermindert und das Fortschreiten der Erkrankung insgesamt verlangsamt werden.

Es werden die zugrunde liegende Erkrankung und die Komplikationen der Nierenfunktionsstörung eingedämmt. Bluthochdruck, Herzinsuffizienz, Harnwegsinfekte, Nierensteine, Fehlbildungen der Harnwege sowie die Varianten der Glomerulonephritis, die auf Medikamente ansprechen, müssen behandelt werden. Bei starker Blutarmut wird ein von der Niere selbst gebildetes Hormon, das Erythropoietin, eingesetzt. Ein Vitamin-D-Abkömmling, das Calcitriol (Dihydroxycholecalciferol), kann die Entwicklung von Knochenaufbaustörungen verhindern (→ Osteomalazie, S. 896), die häufig im Gefolge der chronischen Niereninsuffizienz auftreten. Außerdem ist als Teil der Behandlung auch die psychologische Vorbereitung der Betroffenen auf eine später eventuell erforderliche Dialysebehandlung oder Nierentransplantation unbedingt zu berücksichtigen.

Ernährung

Eine den Bedürfnissen des Patienten entsprechende Ernährung mit ausreichender Kalorienzufuhr ist wichtig. Eine mäßige Einschränkung der Eiweißaufnahme kann vermutlich das Fortschreiten einer chronischen Niereninsuffizienz verlangsamen. Übelkeit, Erbrechen und Appetitverlust treten bei eiweißarmer Ernährung seltener auf. Eine angemessene Kalorienzufuhr ist durch die Aufnahme von Kohlenhydraten und Fett möglich. Ödeme und Bluthochdruck können durch eine salzarme Kost gebessert werden. Regelmäßige Gewichtskontrollen und Einschränkungen der Flüssigkeitszufuhr sind bei verminderter Urinausscheidung erforderlich. Bei fortgeschrittener Niereninsuffizienz muss häufig auch die Aufnahme von Phosphat und Kalium eingeschränkt werden.

Dialysebehandlung

Noch vor 40 Jahren war das Stadium der terminalen Niereninsuffizienz gleich bedeutend einem Todesurteil. Durch die Entwicklung verschiedener Dialysemethoden sind die Überlebenschancen für viele Patienten mit chronischer irreversibler Nierenschädigung angestiegen. Die Dialyse ist ein Ersatz für die normale Nierenfunktion, sie entfernt Abfallstoffe und überschüssige Flüssigkeit aus dem Blut.

Bei akutem Nierenversagen wird die Dialyse als Überbrückungsmaßnahme eingesetzt, bis die Nieren ihre Funktion wieder aufnehmen können. Die Anhäufung von Abfallstoffen und Flüssigkeit im Blut – die den Körper stark belastet und zum Tode führt – wird somit verhindert.

Wann mit der Dialysebehandlung begonnen wird, ist abhängig vom Zustand des Patienten und dem ärztlichen Befund. In der Regel wird versucht, die chronische Niereninsuffizienz möglichst lange mit konservativen Maßnahmen unter Kontrolle zu halten (→ Chronische Niereninsuffizienz, S. 854). Irgend-

wann kommt allerdings in den meisten Fällen der Zeitpunkt, an dem der Nutzen der Dialysebehandlung mögliche Risiken überwiegt.

Für junge und ansonsten gesunde Patienten kommt eher eine Nierentransplantation infrage, da sie die Lebensqualität entschieden verbessert. Sie werden vorübergehend in ein Dialyseprogramm aufgenommen, bis ein geeigneter Spender gefunden wird. (Die → Nierentransplantation, S. 857, wird in einem späteren Abschnitt besprochen.) Für viele Patienten mit chronischer Nierenschädigung kommt allerdings eine Transplantation nicht infrage.

In Akutsituationen wird die Dialyse im Krankenhaus durchgeführt. Bei den meisten Betroffenen, die sich langfristig einer Dialysebehandlung unterziehen müssen, kann dies ambulant in Dialysestationen oder auch zu Hause geschehen.

Dialysepatienten leiden neben der Nierenschädigung häufig unter anderen chronischen Gesundheitsstörungen, die ein erhöhtes Risiko für Herzinfarkt, Schlaganfall, Durch-

blutungsstörungen und Infektionen mit sich bringen. Komplikationen der Dialyseformen sind unter anderem mangelhafte Funktion und Infektionen des Zugangs zum Blutgefäßsystem, Ernährungsstörungen, wie Unterernährung oder Fettsucht, sowie eine Bauchfellentzündung oder Hernienbildung.

Die Dialyse ist kein Allheilmittel, ihr ist es aber zu verdanken, dass tausende von Menschen mit chronischer Niereninsuffizienz lange am Leben bleiben und Patienten mit akuter Niereninsuffizienz gerettet werden können.

Im Folgenden werden die verschiedenen Dialysearten beschrieben.

Hämodialyse

Bei dieser Dialyseart werden Abfallstoffe, chemische Substanzen und überschüssige Flüssigkeit aus dem Blut entfernt, indem es durch eine künstliche Niere (Dialysegerät) geleitet und dort bestimmten physikalischen Vorgängen ausgesetzt wird. Die Hämodialyse ist die am häufigsten angewandte Form der Dialyse. Beim Patienten wird operativ ein Zugang zum Gefäßsystem, ein Shunt, gelegt. Hierzu wird meist am Unterarm oder Bein eine Verbindung zwischen einer Arterie und einer Vene geschaffen. Pro Woche werden zumeist 6 bis 12 Stunden Dialyse, verteilt auf 3 Sitzungen, benötigt. Das genaue Dialyseprogramm ist aber immer auf den Einzelfall zugeschnitten.

Während der Hämodialyse wird das Blut aus dem Gefäßzugang (Shunt) über Schläuche in die künstliche Niere gepumpt. Dort übernehmen Membranen und die Dialyseflüssigkeit die Funktion von Glomeruli und Nierenkanälchen und entfernen Abfallstoffe und überschüssige Flüssigkeit aus dem Blut. Zu jedem Zeitpunkt befindet sich hierbei nicht mehr als etwa 150 bis 200 ml Blut außerhalb des Körpers.

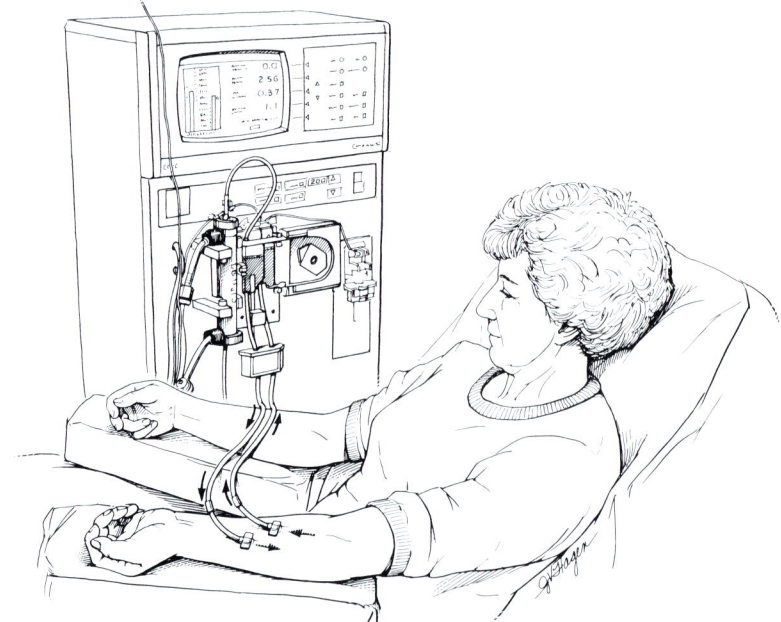

Patientin mit terminaler Niereninsuffizienz bei der »Blutwäsche« am Dialysegerät. Die Pfeile geben die Richtung des Blutflusses an.

Peritonealdialyse
Bei dieser Form der Dialysebehandlung dient das Bauchfell (Peritoneum), das ein weit verzweigtes Kapillarnetz enthält, als Grenzfläche (Membran) zwischen Blut und Spüllösung.

Durch einen in die Bauchhöhle eingepflanzten Spülkatheter werden mehrmals 1,5 bis 2 Liter Dialyseflüssigkeit in die Bauchhöhle eingeleitet und nach einiger Zeit wieder abgelassen. Aus den kleinen Blutgefäßen, die das Bauchfell durchziehen, gelangen dabei die Abfallstoffe aus dem Blut in die Spüllösung. Meist wird die Behandlung 3-mal pro Woche mit insgesamt 40 Liter Spüllösung durchgeführt. Hauptkomplikation der Peritonealdialyse ist das Eindringen von Bakterien oder Pilzen in die Bauchhöhle mit nachfolgender Bauchfellentzündung.

Kontinuierliche ambulante Peritonealdialyse (CAPD)
Bei dieser Variante der Peritonealdialyse wechseln die Patienten selbst die Spüllösung jeden Tag 4- bis 5-mal. Dies verschafft größere zeitliche und räumliche Freiheiten.

Der Stoffaustausch in der Bauchhöhle findet wie zuvor beschrieben statt. Die Methode kann nach kurzer Trainingszeit von den Patienten selbstständig angewendet werden.

Nächtliche intermittierende Peritonealdialyse (NIPD)
Bei dieser Form der Peritonealdialyse findet der Austausch der Dialyseflüssigkeit automatisch 4- bis 5-mal innerhalb von 12 Stunden während der Nachtruhe des Patienten statt. Der maschinelle Aufwand ist gering und das Verfahren vorteilhaft, weil der normale Tagesrhythmus nicht unterbrochen werden muss. Die Methode kann auch zusätzlich zu einem Austausch am Tage verwendet werden.

Niereninsuffizienz im Endstadium (terminale Niereninsuffizienz)

Symptome
- Bleibender Verlust der Nierenfunktion
- Urämie und ihre Komplikationen wie Bluthochdruck, Herzinsuffizienz, Blutarmut, Knochenaufbaustörungen, Magen-Darm-Störungen, Harnwegsinfektionen, geistiger Abbau

Das Stadium der terminalen oder dekompensierten Niereninsuffizienz ist erreicht, wenn die Nierenfunktion auf 5 bis 10 Prozent der normalen Leistung abgefallen ist. Die Nieren können ihre lebensnotwendigen Funktionen nicht mehr erfüllen und es ist eine Dialysebehandlung oder Nierentransplantation erforderlich.

40 000 Personen sind in Deutschland derzeit in Dialysebehandlung, 2 000 Nierentransplantationen werden pro Jahr durchgeführt und 10 000 Patienten stehen auf der Warteliste.

Nierentransplantation

Für Patienten mit terminaler Niereninsuffizienz stehen nur eine Nierentransplantation oder die Dialyse zur Verfügung. Die Nierentransplantation ist die bisher am häufigsten durchgeführte Organverpflanzung mit hohen Erfolgsraten.

Nicht jeder Patient mit terminalem Nierenversagen ist ein Kandidat für eine Transplantation. Liegen chronische Infektionen, akute Glomerulonephritis, starke Veränderungen der Herzkranzgefäße (instabile Angina pectoris) und andere schwere Allgemeinerkrankungen vor, ist in der Regel das Operationsrisiko zu groß.

Insgesamt ist der Gesundheitszustand und die Lebensqualität der Patienten nach erfolgreicher Nierentransplantation in den meisten Fällen besser als unter Dialysebehandlung.

Die Operation selbst ist ein relativ unkomplizierter Eingriff. Die eigentliche Schwierigkeit liegt darin, einen geeigneten Spender zu finden. Die Gewebeverträglichkeit von Spender und Empfänger wird durch Bluttests untersucht, bei denen unter anderem deren Blutgruppe und bestimmte individuelle Antigene im Blut festgestellt werden. Es eignen sich am ehesten die Geschwister des Empfängers als Spender; eineiige Zwillinge sind die ideale Spender-Empfänger-Kombination. Da ein Mangel an passenden Spenderorganen herrscht, spenden oft auch nahe Verwandte wie Großeltern, Tante, Onkel oder Vettern.

In Europa ist der Anteil der Lebendspender viel geringer als in den USA. Hier werden Patienten mit terminaler Niereninsuffizienz, die sich für eine Transplantation eignen, in den meisten Fällen einem Transplantationszentrum (Eurotransplant) gemeldet, das unter infrage kommenden Verstorbenen den passenden Spender auswählt. Die Niere muss innerhalb von 48 Stunden nach dem Tod des Spenders verpflanzt werden. Wegen des Mangels an geeigneten Spenderorganen beträgt die Wartezeit für mögliche Empfänger meist mehrere Jahre.

Nach der Transplantation müssen die Patienten lebenslang Medikamente zur Unterdrückung des Immunsystems einnehmen, um eine

Abstoßung der verpflanzten Niere zu verhindern. Durch Medikamente kann das Abstoßungsrisiko stark vermindert werden. Bei einem blutverwandten Lebendspender beträgt die Wahrscheinlichkeit 85 bis 95 Prozent, dass das Spenderorgan nach einem Jahr noch funktionsfähig ist. Bei einer Leichenspende ist diese Wahrscheinlichkeit mit 80 bis 85 Prozent fast genau so hoch.

Wurde die erste verpflanzte Niere vom Körper des Empfängers abgestoßen, sind weitere Transplantationsversuche durchaus möglich. Die Wahrscheinlichkeit, dass die Spenderniere angenommen wird, ist aber geringer.

Verbesserungen bei der Vorbereitung und Auswahl der Patienten für eine Nierentransplantation und bessere Überwachungsmöglichkeiten nach der Operation haben die Sterblichkeit auf unter 5 Prozent absinken lassen.

Die Empfänger der Spenderniere müssen nach der Operation für eine bis mehrere Wochen im Krankenhaus bleiben. Neben der möglichen Abstoßung der Spenderniere stellen Infektionen eine große Gefahr für Transplantationspatienten dar. Die Medikamente zur Unterdrückung des Immunsystems verringern zwar die Abstoßungsrate, vermindern aber auch die Widerstandskraft des

Körpers gegen Infektionen. Daher empfehlen manche Ärzte die vorsorgliche Einnahme von Antibiotika und Wirkstoffen gegen Pilzinfektionen in den ersten Monaten nach der Transplantation, wenn die Gefahr schwerer Infektionen am größten ist. Aber auch nach dieser Zeit sind Transplantatempfänger aufgrund der Einnahme immunsuppressiver Medikamente empfänglicher für Infektionen jeder Art.

In jedem Fall müssen Patienten mit einer Spenderniere lebenslang sorgfältig ärztlich überwacht werden, um den Erfolg der Operation sicherzustellen und mögliche Komplikationen frühzeitig zu erkennen.

Die größte Gruppe von Patienten mit terminaler Niereninsuffizienz stellen Zuckerkranke mit diabetischer Nierenschädigung.

Diagnose

Die terminale Niereninsuffizienz ist im Allgemeinen das Endstadium einer länger andauernden chronischen Nierenfunktionsstörung. Diese macht zwar anfänglich häufig keine Symptome, wenn die Nierenfunktion allerdings auf 20 bis 25 Prozent eingeschränkt ist, treten deutliche Beschwerden zu Tage. Dementsprechend befinden sich die Patienten meistens schon Jahre bis Jahrzehnte in ärztlicher Betreuung, wenn sie schließlich das Stadium der terminalen Niereninsuffizienz erreichen.

Wie gefährlich ist eine terminale Niereninsuffizienz?

Eine terminale Niereninsuffizienz führt ohne Dialysebehandlung oder Nierentransplantation innerhalb weniger Monate zum Tode. Beide Behandlungsmethoden bringen jedoch Risiken

mit sich, die auch lebensbedrohlich sein können. Jeder Patient sollte sich daher individuell von einem Facharzt für Nierenkrankheiten (Nephrologe) beraten lassen, der die Möglichkeiten und Grenzen der Dialysebehandlung oder Nierentransplantation darlegt und sich auch mit den Erwartungen und Bedürfnissen des Patienten auseinander setzt.

Behandlung

Wenn eine chronische Niereninsuffizienz in das Stadium der terminalen Niereninsuffizienz übergegangen ist, reichen konservative Maßnahmen – Diäteinschränkungen, Medikamente und die Eindämmung von Komplikationen oder der Grunderkrankung – zur Behandlung nicht mehr aus. In manchen Fällen, vor allem bei Patienten mit schweren, nicht die Niere betreffenden Erkrankungen, stellt eine Nierentransplantation nicht unbedingt die beste Behandlungsmethode dar. Hier bleibt die Dialyse als Übergangs- oder als Dauerlösung die einzige Behandlungsmöglichkeit.

Kapitel 27

Knochen, Gelenke und Muskulatur

Inhalt

Aufbau und Funktion des Muskel- und Skelettsystems

Die Knochen bilden das Skelett des Körpers, das zusammen mit Gelenken und Muskeln den Bewegungsapparat darstellt. Die Gelenke verbinden die Knochen, während die Muskeln zusammen mit Sehnen und Bändern für die Bewegung sorgen und eine Art Führungsschiene darstellen. Manche Gelenke arbeiten wie Scharniere, bei denen die Knochen sich nur in bestimmte Richtungen und bis zu einem gewissen Grad bewegen können. Die so genannten Kugelgelenke erlauben weit reichende Bewegungsmöglichkeiten, während zum Beispiel das Rückgrat (Wirbelsäule) und die Handwur-

zelknochen nur einen sehr begrenzten Bewegungsspielraum haben.

Knochen und Muskeln stellen aber auch einen Schutz für die inneren Organe dar. Die Rippen umgeben die Lunge und das Herz, der Schädelknochen schützt das Gehirn. Störungen im Zusammenspiel des Bewegungsapparats können jederzeit und aus vielerlei Gründen auftreten. In diesem Kapitel werden einige mögliche Erkrankungen und Funktionsstörungen besprochen, von Verstauchungen und Rückenbeschwerden bis hin zu Amputationen, Gelenkentzündungen und Osteoporose.

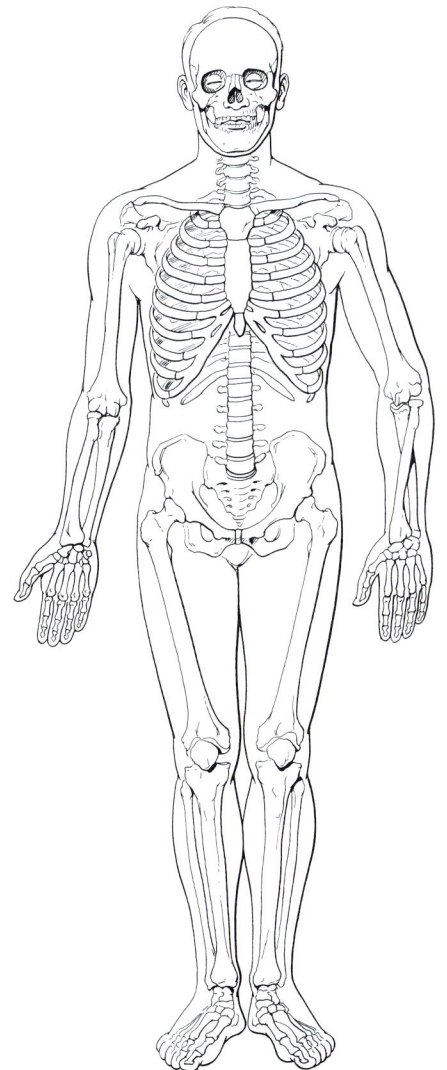

Knochen bestehen aus lebendem Gewebe, das sich ständig verändert. Sie stellen den Stützapparat des Körpers dar und speichern außerdem wichtige Mineralien.

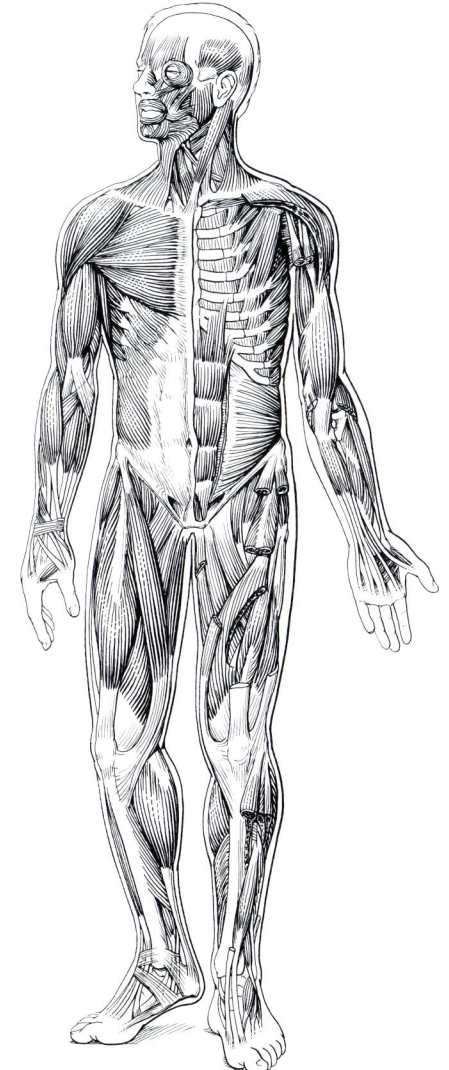

Viele Bewegungsabläufe kommen durch das Zusammenspiel eines Muskels mit seinem Gegenspieler zustande. Die Muskeln sind durch Sehnen mit den Knochen verbunden.

Die Knochen

Unser Skelett setzt sich aus 206 Knochen zusammen. Das Knochengewebe besteht aus den Knochenzellen und den sie umgebenden organischen (Eiweiße, Kollagen) und anorganischen Substanzen (Mineralien).

Faserförmige Eiweißstoffe, die Kollagene, bilden die Knochengrundstruktur, in die Mineralien, vor allem Kalzium und Phosphat, eingebaut werden. Knochenzellen liefern Material für die ständigen Umbauprozesse – Kalzium und Phosphat werden in die Knochen eingebaut und wieder daraus gelöst sowie die organischen Substanzen erneuert. Knochen sind also lebendiges Gewebe, das sich ständig verändert, als Stütze für den Körper dient und gleichzeitig als Speicher für lebensnotwendige Mineralstoffe. In manchen Knochen befindet sich außerdem eine etwas anders aufgebaute Substanz, das Knochenmark, das für die Bildung der Blutkörperchen zuständig ist (S. 955).

Knochenbeschwerden können viele Ursachen haben. Manchmal sind sie Folge von Verletzungen, bei denen Knochen direkt geschädigt (S. 863) werden oder sich aus ihrem Gelenk lösen (S. 866). Aber auch eine Störung des komplexen Gleichgewichts bei den Knochenumbauvorgängen kann, wie zum Beispiel bei → Osteoporose, S. 894, oder → Osteomalazie, S. 896, zu Beschwerden führen.

Die Gelenke

Ein Gelenk besteht aus der Gelenkkapsel, die unter anderem eine Schleimhautauskleidung (Synovia) und die Gelenkflüssigkeit enthält und aus bindegewebigen Bändern, mit denen die Knochen, die das Gelenk bilden, zusammengehalten werden. Die Knochenenden im Gelenk sind von einer Knorpelschicht überzogen, die Stöße und Gewichtsverlagerungen während des Bewegungsablaufs abfängt.

Es gibt viele Gelenkerkrankungen und Störungen der Gelenkfunktion. Arthrose, wahrscheinlich die häufigste Gelenkerkrankung überhaupt, ist hauptsächlich auf eine Abnutzung der Gelenkflächen (vor allem des Knorpels) zurückzuführen und betrifft selten von Anfang an mehrere Gelenke gleichzeitig (S. 907). Sie führt zu Entzündungen der Gelenkschleimhaut (Synovialmembran) und des Knorpelgewebes und dadurch zu Schmerzen und Funktionsstörungen in den Gelenken. Gelenkschäden können auch durch Verletzungen entstehen (→ Kniegelenksschäden, S. 876).

Die Muskulatur

Es gibt insgesamt rund 650 Muskeln im Körper, die aus Muskelfasern aufgebaut sind, die sich ineinander verschieben und wieder auseinander weichen können. Diese einzigartige Eigenschaft der Muskelfasern sorgt dafür, dass die Muskeln sich zusammenziehen und wieder entspannen können, was zusammen mit den Gelenken die Körperbewegung ermöglicht.

Die meisten Muskeln haben einen Partner, der für den jeweils entgegengesetzten Bewegungsablauf verantwortlich ist. Zum Beispiel sorgt der Bizepsmuskel für die Armbeugung, während sein Gegenspieler, der Trizepsmuskel, den Arm streckt. Mit Sehnen sind die Muskeln am Knochen befestigt.

Neben den Skelettmuskeln (gestreifte Muskulatur) gibt es noch die glatte Muskulatur, die nichts mit der Körperbewegung zu tun hat. Die glatten Muskeln finden sich in der Wand innerer Organe wie zum Beispiel im Magen, der Gebärmutter, der Harnblase und in den Wänden der Blutgefäße. Sie verlaufen meistens in mehreren Schichten und werden auch als unwillkürliche Muskeln bezeichnet, weil ihre Funktion willkürlich nicht beeinflusst werden kann. Der Herzmuskel (Myokard), der sich unwillkürlich regelmäßig zusammenzieht, ist eine Sonderform der gestreiften Muskulatur. Er gehört aber, wie die glatte Muskulatur, nicht zum Skelettmuskelsystem.

Die meisten muskelbedingten Beschwerden entstehen durch falsche Belastung oder Überanstrengung. Die Rückenschmerzen eines eher unsportlichen Patienten, der zu Hause Möbel rückt, sind auf die plötzlichen und ungewöhnlichen Anforderungen an die untrainierte Muskulatur zurückzuführen (S. 899).

In diesem Kapitel werden viele Verletzungen besprochen. Außerdem finden sich hier wichtige Hinweise und Richtlinien zu sportlicher Betätigung (S. 867). Bewegung trägt zwar zur Gesunderhaltung des Körpers bei, kann aber auch schädlich sein, vor allem wenn man die individuelle Belastbarkeit von Knochen und Muskeln missachtet. Aufwärm- und Dehnungsübungen sollten daher vor jeder körperlichen Betätigung stehen und bestimmte Tätigkeiten sind zu vermeiden, wenn man schon unter Gelenk- oder Muskelbeschwerden leidet. Mit dem Bewegungsapparat befassen sich verschiedene medizinische Fachbereiche. Wenn fachärztlicher Rat erforderlich ist, kommen als Ansprechpartner infrage: Rheumatologen, Orthopäden, Traumatologen oder auch Heilgymnasten und Ergotherapeuten.

Ein Facharzt für Rheumatologie ist ein Internist, der sich speziell in der Erkennung und Behandlung entzündlicher Krankheiten des Bewegungsapparats (beispielsweise Arthritis) weitergebildet hat. Orthopäden – Chirurgen mit einer Weiterbildung in dieser Fachrichtung – befassen sich mit der Vorsorge und Behandlung von Funktionsstörungen und Erkrankungen des gesamten Bewegungsapparats, also des Knochenskeletts, der Muskeln sowie der Bänder, Sehnen und des Gelenkknorpels. Niedergelassene Orthopäden führen manchmal kleinere chirurgische Eingriffe selbst durch, größere Operationen erfolgen in orthopädischen Fachabteilungen oder -kliniken.

Die Wiederherstellung der Funktion des Bewegungsapparats nach Verletzungen oder Operationen ist Aufgabe der Rehabilitationsmedizin. Speziell ausgebildete Ärzte und anderes Fachpersonal lassen dem Patienten hier vor allem physikalische Anwendungen und Krankengymnastik sowie Schmerztherapie zukommen und es werden spezielle Hilfsmittel oder Gliedmaßenprothesen angepasst.

Ein wichtiger Bestandteil der Behandlung von Erkrankungen des Bewegungsapparats ist die physikalische oder Physiotherapie, bei der Hitze-, Kälte-, Licht- und Massageanwendungen sowie spezielle heilgymnastische Übungen eingesetzt werden. Bei der Rehabilitation von Patienten, die bestimmte Bewegungsabläufe oder andere Körperfunktionen nicht mehr beherrschen, arbeiten Ergotherapeuten häufig eng mit den Fachkräften für Physiotherapie zusammen.

Häufige Verletzungen und Überlastungserscheinungen

Der Bewegungsapparat des Menschen ist im Vergleich zu anderen mechanischen Systemen extrem belastbar. Dennoch kommt es häufig zu Muskel- und Knochenverletzungen. Im Folgenden werden die häufigsten Schädigungen des Bewegungsapparats durch äußere Einwirkung besprochen.

Knochenbrüche (Frakturen)

Symptome
- Schwellung und Bluterguss im Bereich der Haut über dem verletzten Knochen
- Fehlstellung einer Gliedmaße
- Schmerz an der Verletzungsstelle, der sich verstärkt, wenn die betroffene Gliedmaße bewegt oder abgetastet wird
- Patient, der die betroffene Gliedmaße nicht bewegen kann
- Verletzter Knochen, der bei offenen oder komplizierten Knochenbrüchen durch die Haut nach außen ragt

Wenn ungewöhnlich starke physikalische Kräfte direkt oder indirekt auf gesundes Knochengewebe einwirken, kann der Knochen an dieser Stelle brechen. Die Knochenverletzungen werden nach verschiedenen Gesichtspunkten eingeteilt. Vollständige (komplette) Frakturen, bei denen zwei oder mehrere Bruchstücke entstehen, werden von unvollständigen (inkompletten) Frakturen, bei denen der Knochen nur eingerissen oder angebrochen ist, unterschieden. Eine Sonderform ist die so genannte Kompressionsfraktur, bei der sich ein Knochenteil in einen benachbarten Knochen hineinpresst.

Bei einem einfachen oder gedeckten (unkomplizierten) Bruch wird das den Knochen umgebende Gewebe nicht durchbrochen. Wenn der Knochen durch die Verletzung in mehrere Stücke bricht, liegt ein Trümmerbruch vor. Als offener (komplizierter) Bruch wird eine Fraktur bezeichnet, bei der die Knochenenden durch die Haut nach außen ragen. Eine weitere Einteilung erfolgt nach der Art der Gewalteinwirkung in Biegungs-, Dreh-, Scherungsbrüche und Abrissfrakturen.

Wenn ein Knochenbruch in vorgeschädigtem Knochengewebe ohne äußere Einwirkung auftritt, wird dies als pathologische oder Spontanfraktur bezeichnet. Beispiele für Knochenerkrankungen, bei denen es zu solchen Brüchen kommen kann, sind Knochenkrebs oder -metastasen (S. 899) und die Osteoporose (S. 894).

Das Knochenbruchrisiko ist je nach Lebensalter unterschiedlich. Bei Kindern ist das Skelett noch nicht ausgereift, die Knochen sind sehr biegsam und brechen bei Gewalteinwirkung nicht so leicht. Hier tritt eine besondere Art von inkomplettem Knochenbruch, die so genannte Grünholzfraktur, auf. Der Knochen bricht nicht wie ein trockener Zweig in einzelne Teile, sondern es bleibt, wie bei einem grünen Ast, eine

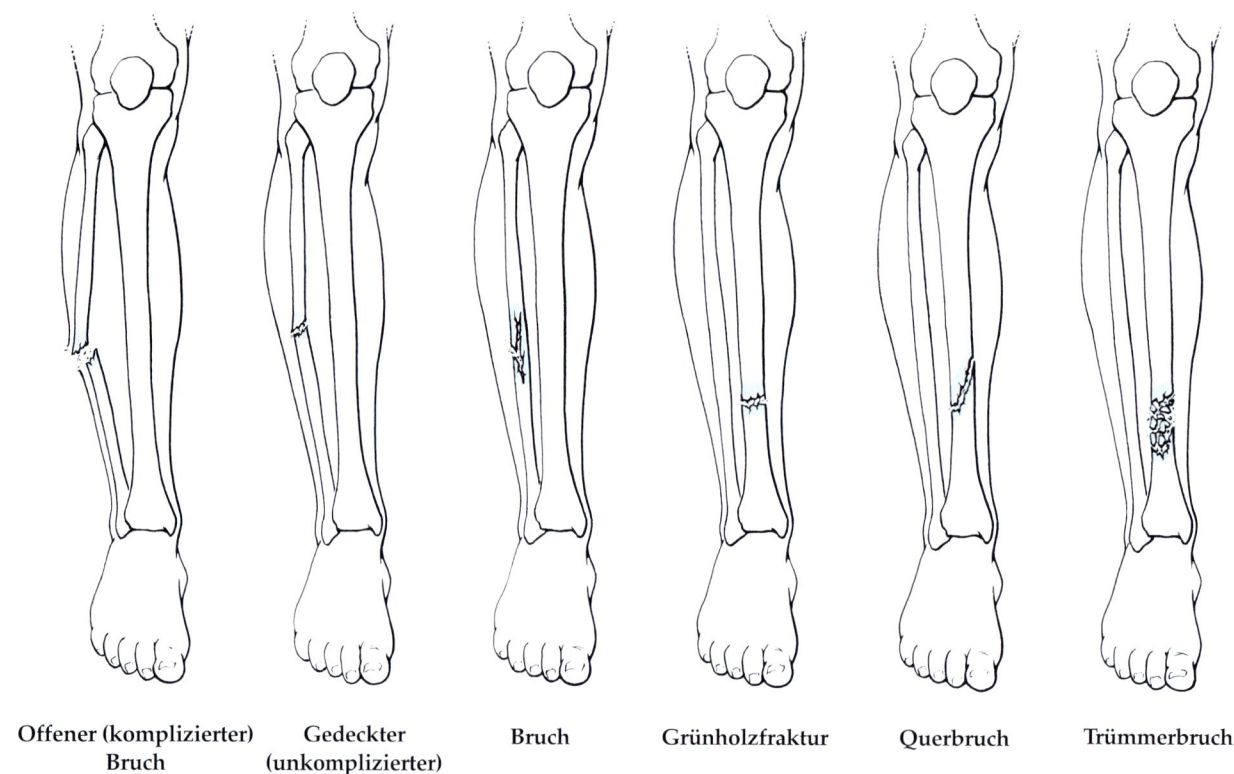

| Offener (komplizierter) Bruch | Gedeckter (unkomplizierter) | Bruch | Grünholzfraktur | Querbruch | Trümmerbruch |

Offene Brüche durch-stoßen die Haut, gedeckte (unkomplizierte) nicht. Unkomplizierte Brüche werden je nach Verlauf und Art der Bruchstelle im Knochen in verschie-dene Kategorien einge-teilt; einige davon sind oben abgebildet.

durchgehende äußere Hülle um die Bruchstelle bestehen.

Ältere Personen haben meistens brüchigere Knochen, sodass Stürze oder andere Einwir-kungen von außen, die bei Jüngeren noch ohne Folgen bleiben, bei ihnen eher zu Knochen-brüchen führen.

Diagnose

Beruht die Verletzung auf einem Unfall oder sonstigen Einwirkungen von außen, hilft oft ei-ne genaue Beschreibung des Unfalls bei der Diagnosestellung. Bei offenen Frakturen ist die Diagnose eindeutig. Der behandelnde Arzt wird die betroffene Körperstelle sorgfältig un-tersuchen, bei manchen gedeckten und vor allem bei unvollständigen Brüchen ist die Ent-scheidung, ob ein Knochenbruch oder nur eine schwere Verstauchung vorliegt, allerdings äußerst schwierig.

Damit der Arzt seine Diagnose bestätigt weiß, ist in jedem Fall eine Röntgenunter-suchung notwendig, bei der Röntgenaufnah-men aus verschiedenen Einstellungen angefer-tigt werden. Bei Verdacht auf Brüche im Bereich des Schädels oder der Wirbelsäule sind häufig zusätzlich eine Computertomographie (CT) oder ein Kernspintomogramm (MRI) erforder-lich (S. 494).

Wie gefährlich sind Knochenbrüche?

Die Schwere eines Knochenbruchs ist vom Ort der Fraktur und Ausmaß der Schädigung an Knochen und umgebendem Gewebe abhängig.

Wenn bestimmte kleine Knochen im Bereich der Hand oder des Fußes gebrochen sind, wird der Arzt oft lediglich empfehlen, die Extremität ruhig zu stellen und zu schonen. Schwere Kno-chenbrüche können allerdings gefährliche Komplikationen nach sich ziehen, wenn sie nicht behandelt werden. Bei jedem Knochen-bruch muss der behandelnde Arzt das umge-bende Gewebe oder die betroffene Extremität genau auf begleitende Blutgefäß- oder Nerven-schäden untersuchen. Bei Frakturen der Schä-delknochen oder der Wirbelsäule besteht das Risiko von Gehirn- oder Rückenmarksschäden (S. 451 und 506). Wenn offene Brüche nicht um-gehend behandelt werden, kann sich eine In-fektion des Knochens und des umgebenden Gewebes (→ Osteomyelitis, S. 899) entwickeln. Die Dauer der Knochenheilung nach einer Fraktur ist vom Alter, allgemeinen Gesund-heitszustand des Patienten und der Art des Bruchs abhängig. Bei Kindern heilt ein unkom-plizierter Knochenbruch meist innerhalb weni-ger Wochen. Manchmal wächst der Knochen nach einer Fraktur besonders langsam zusam-men, dann ist ein chirurgischer Eingriff erforderlich, bei dem gesundes Knochengewebe in die Bruchstelle verpflanzt wird. Das benötigte Knochenmaterial wird meist aus dem Beckenknochen des Patienten entnommen.

Wird die Fraktur umgehend und richtig versorgt und anschließend nachbehandelt, heilt der gebrochene Knochen in der Regel ohne Probleme.

Behandlung

Wenn nach einem Unfall ein Knochenbruch vermutet wird, sollte die betroffene Gliedmaße mit entsprechenden Erste-Hilfe-Maßnahmen ruhig gestellt und der Patient von einem Arzt untersucht werden (→ Verstauchung, S. 869). Ein Knochen, der durch die Fraktur verschoben wurde, muss in seine normale Lage zurückgebracht werden (Reposition / Einrichtung), damit er richtig zusammenwachsen kann. Kann der Knochen ohne operativen Eingriff eingerichtet werden, wird dies als geschlossene Reposition bezeichnet.

Operative Behandlung

Ist zur Einrichtung des Knochens eine Operation erforderlich, wird dies als offene Reposition bezeichnet. Nach örtlicher Betäubung oder Vollnarkose werden die Knochenstücke vom Chirurgen in ihre normale Lage gebracht.

Falls die Fraktur instabil ist, direkt neben einem Gelenk liegt oder bis in ein Gelenk hineinreicht, muss sie meistens mit so genannten Osteosynthesen, zum Beispiel einem Metallstift, einer Schraube oder Metallplatte – oder auch mit einem speziellen Klebstoff –, versorgt werden, damit der Knochen in der richtigen Lage bleibt. Diese Methode hat unter anderem den Vorteil, dass benachbarte Gelenke frühzeitig wieder bewegt werden können und der Patient die Bruchstelle schon nach Wochen statt nach Monaten belasten kann, da die Osteosynthese einen Teil des Gewichts und der Krafteinwirkung abfängt.

Gelegentlich muss im Rahmen der Knochenbruchbehandlung ein künstliches Gelenk an der Frakturstelle eingesetzt werden (S. 911).

Ruhigstellung

Nach erfolgter Einrichtung der Fraktur müssen die Bruchstelle und häufig auch benachbarte Gelenke in der Regel ruhig gestellt werden. Die beiden Knochenenden können sich dann nicht gegeneinander bewegen – es kommt zu keinen Schmerzen und die Knochen können unbehindert zusammenwachsen. Bei Rippenbrüchen werden die Bruchstellen auf natürliche Weise durch die Brustwandmuskulatur geschient.

Gipsverbände und -schienen

Vor der Anlage eines Gipsverbands wird die Extremität an der betroffenen Stelle mit weichem Material gepolstert, um Hautreizungen und Druckschäden zu vermeiden, und dann wird sie mit feuchten Gipsbandagen umwickelt. Innerhalb von 1 bis 2 Tagen trocknet der Gips und wird fest, dann ist er nicht mehr verformbar. Die betroffene Extremität sollte auf Kissen gelagert werden, um eine Abflachung des Gipsverbandes zu vermeiden, die Druckschäden an der darunter liegenden Haut verursachen könnte. Moderne Verbände aus Glasfaser oder Plastik trocknen schneller (in der Regel in 30 Minuten) und sind leichter und haltbarer als die üblichen Gipsverbände.

Je nach Befund genügt zur Behandlung manchmal auch eine Gipsschiene.

Extension

Bei manchen Frakturen können die Knochenbruchstücke nach erfolgter Reposition nur durch Zug von außen an der richtigen Stelle gehalten oder allmählich in die richtige Position gebracht werden. Dies ist vor allem der Fall, wenn, wie am Oberschenkel, starke Muskelkräfte auf die Bruchstelle einwirken und die Knochenenden gegeneinander verschieben. Die Extensionsvorrichtung, eine Kombination von Drähten und Gewichten, die an der verletzten Extremität befestigt wird, wirkt diesen Kräften entgegen, sodass der Knochen richtig zusammenwachsen kann.

Nachsorge

Nach der Reposition und Ruhigstellung des gebrochenen Knochens werden geeignete Nachsorgemaßnahmen eingeleitet. Sie sind ein wichtiger Bestandteil der Frakturbehandlung und müssen so bald wie möglich beginnen, auch wenn ein Gipsverband angebracht wurde. Krankengymnastische Übungen und andere Maßnahmen fördern die Durchblutung, wirken der Bildung von Blutgerinnseln (Thrombosen) entgegen und regen den Heilungsprozess an. Zusätzlich kräftigen Bewegungsübungen die Muskulatur und halten den Abbau (Atrophie) von Muskeln und Knochen in Grenzen, der bei längerer Ruhigstellung auftritt. Sie verhindern darüber hinaus eine Versteifung der benachbarten Gelenke.

Medikamententherapie

Sie beschränkt sich auf die Gabe von Schmerzmitteln. In manchen Fällen werden zur Verhütung von Infektionen zusätzlich Antibiotika gegeben.

Verrenkung (Luxation)

Symptome
- Verformung und Bewegungseinschränkung eines verletzten Gelenks, in der Regel nach Schlag, Sturz oder anderen Unfällen
- Schwellung und heftige Schmerzen

Bei einer Verrenkung werden die Knochen, die das Gelenk bilden, durch Krafteinwirkung von außen aus ihrer normalen Lage gedrängt und die Beweglichkeit des Gelenks wird ganz oder teilweise aufgehoben. Durch die unnatürliche Lage der knöchernen Gelenkanteile können das Gelenk selbst oder auch Muskeln, Sehnen, Nerven oder Blutgefäße in der Umgebung geschädigt werden.

In manchen Fällen ist eine Verrenkung auch die Folge bestimmter Erkrankungen (→ Rheumatoide Arthritis, S. 909) oder einer angeborenen Schwäche der Gelenkbänder.

Diagnose
Nach einer Verrenkung kann der Patient das betroffene Gelenk nicht mehr oder nur eingeschränkt bewegen. Es kommt zu heftigen Schmerzen, die sich verstärken, wenn der Patient versucht, das Gelenk zu beugen oder zu strecken. Außerdem ist in der Regel das Gelenk sichtbar verformt und geschwollen.

Bei Verdacht auf eine Verrenkung wird der Arzt eine Röntgenuntersuchung veranlassen.

Chassaignac-Lähmung (Ellbogenausrenkung bei Kleinkindern)
Diese oft nicht richtig diagnostizierte Verletzung tritt häufig bei Kindern unter 5 Jahren auf. Sie entsteht, wenn ein Erwachsener das Kind an der Hand hält und zum Beispiel beim Überqueren der Straße oder beim Spiel den Arm des Kindes plötzlich nach oben zieht. Die noch weichen Bänder halten diese Belastung nicht aus, das Ellenbogengelenk verrenkt sich.

Wie gefährlich sind Verrenkungen?
Bei Wirbelkörperverrenkungen besteht das Risiko von Rückenmarksverletzungen und möglicherweise daraus resultierenden Lähmungen. Auch bei Verrenkungen des Schulter- und des Hüftgelenks kann es zu Nervenschädigungen kommen.

Bei unkomplizierten Verrenkungen kann die Knochenfehlstellung in den meisten Fällen relativ einfach behoben werden, ohne dass bleibende Nerven- oder sonstige Gewebsschäden auftreten. Anschließend muss das Gelenk für kurze Zeit (rund 2 Wochen) ruhig gestellt wer-den und ist dann meistens nach einer kurzen Phase relativer Schonung wieder voll oder nahezu voll funktionsfähig.

Bei so genannten habituellen oder spontanen Verrenkungen als Folge von Schwachstellen im Gelenkaufbau ist manchmal ein operativer Eingriff zur Straffung der am Gelenk beteiligten Bänder oder zur Korrektur angeborener Fehlstellungen erforderlich.

Behandlung
Bei Verdacht auf eine Verrenkung muss der Patient nach entsprechenden Erste-Hilfe-Maßnahmen in ärztliche Behandlung gebracht werden. Zur genauen Diagnose sind Röntgenaufnahmen des verletzten Gelenks notwendig. Die Behandlung besteht in der Reposition (Einrichtung) der das Gelenk bildenden Knochen. Wird jedoch eine Wirbelkörperverrenkung vermutet, darf die Lage der betroffenen Person nicht verändert werden, bis ein Arzt oder Sanitäter die Verletzung untersucht hat (→ Rückenmarksverletzungen, S. 448).

Die Fehlstellung des knöchernen Gelenkanteils muss so bald wie möglich beseitigt werden. Schon nach einer halben Stunden ist das Gelenk meistens so stark geschwollen und schmerzhaft, dass eine Einrichtung (Reposition) ohne örtliche Betäubung oder Vollnarkose nicht mehr möglich ist.

Ruhigstellung
Nach Wiederherstellung der normalen Verhältnisse wird das betroffene Gelenk meist mithilfe einer Gipsschiene ruhig gestellt.

Nachsorge
Unmittelbar nach Behebung der Fehlstellung und nach der Ruhigstellung des Gelenks wird mit den Nachsorgemaßnahmen begonnen, auch wenn die Verletzung mit einer Gipsschiene versorgt worden ist. Krankengymnastische Übungen sorgen für eine bessere Durchblutung des Gelenks und fördern so den Heilungsprozess. Die Muskelkraft bleibt erhalten und das Risiko eines durch Inaktivität verursachten Muskel- und Knochenabbaus ist vermindert. Frühzeitig durchgeführte Übungen verhindern auch eine Versteifung des Gelenks.

Medikamententherapie
In den meisten Fällen sind lediglich Schmerzmittel erforderlich. Betäubungsmittel werden gegeben, wenn die Einrichtung des Gelenks besonders schmerzhaft oder ein operativer Eingriff notwendig ist. Antibiotika kommen nur in Ausnahmefällen zum Einsatz.

Sportverletzungen

Beim Sport kommt es häufig dann zu Verletzungen, wenn Knochen, Muskeln, Bänder und andere Teile des Bewegungsapparats ungewöhnlichen Belastungen ausgesetzt werden. Wer erstmals an einem Lauftreff teilnimmt und gleich 10 km läuft, wird am nächsten Tag Muskelkater haben und auch auch gute Chancen, Muskel- oder Bänderzerrungen mit nach Hause zu bringen.

Fragen Sie Ihren Arzt!

Wenn Sie über 40 Jahre alt sind, Übergewicht haben oder stark rauchen, wenn Sie unter ungeklärten Brustschmerzen, Herzerkrankungen wie beispielsweise Durchblutungsstörungen des Herzmuskels oder anderen ernsthaften Gesundheitsstörungen leiden oder sich seit längerer Zeit nicht mehr körperlich betätigt haben, sollten Sie Ihren Arzt um Rat fragen, bevor Sie ein Trainingsprogramm oder eine neue Sportart beginnen. Ihr Arzt wird Sie untersuchen und verschiedene Belastungstests (S. 655) durchführen, um Ihre Kreislauf- und Lungenfunktion zu überprüfen.

Aufwärmen muss sein!

Wenn Sie Verletzungen vermeiden wollen, sollten Sie vor jedem Sport mindestens 5 bis 10 Minuten lang Dehnungs- und Aufwärmübungen machen. Diese Übungen sorgen für eine bessere Durchblutung und Auflockerung der Muskulatur, fördern die Beweglichkeit der Gelenke und steigern die körperliche Leistungsfähigkeit. Auf diese Weise können Sie das Risiko von Muskelzerrungen und anderen Verletzungen erheblich verringern.

Und zum Abschluss Entspannung!

Ebenso wichtig wie das Aufwärmen ist das Abkühlungsprogramm nach dem Training. Während der körperlichen Aktivität kontrahieren sich die Muskeln. Vor allem Übungen mit ständig wiederkehrenden Bewegungsabläufen können zu einer lange andauernden Verkürzung von Muskelfasern führen. Um den normalen Anspannungszustand der Muskelfasern wieder herzustellen, muss man zum Abschluss des Trainingsprogramms Dehnungs- und Entspannungsübungen durchführen.

Nichts überstürzen!

Plötzliche, ungewohnte Anstrengung ist die häufigste Ursache für Sportverletzungen. Wenn Sie Ihre Leistung steigern wollen – nehmen Sie sich genügend Zeit dafür. Ihre gewohnte Laufstrecke oder Ihre Ausdauer über Nacht verdoppeln zu wollen ist Unsinn.

Suchen Sie sich die für Sie geeignete Sportart aus!

Wenn Sie zum Beispiel unter chronischen Rückenschmerzen oder Kniegelenkbeschwerden leiden, sind die beim Jogging auftretenden Stoßbelastungen sicher nichts für Sie. Schwimmen oder Fahrradfahren eignen sich in diesem Fall besser. (S. 294).

Trainieren Sie mäßig, aber regelmäßig!

Gut ist es, regelmäßig, etwa 3-mal pro Woche, jeweils rund 20 Minuten zu trainieren.

Verletzungen brauchen Zeit zum Ausheilen!

Wenn Sie sich den Knöchel verstaucht oder die Bänder im Kniegelenk gezerrt haben, sollten Sie sich unbedingt untersuchen, wenn nötig behandeln lassen und den ärztlichen Rat genau befolgen. Das alte Sprichwort »Die Zeit heilt alle Wunden« hat hier seine Richtigkeit: Lassen Sie der Verletzung genügend Zeit zum Ausheilen, bevor Sie die verletzte Stelle wieder belasten (S. 869).

Sehnendurchtrennung

Symptome. Tiefe Wunde; das benachbarte Gelenk, zum Beispiel eines Fingers oder Zehs, kann nicht bewegt werden.

Bei tiefen Verletzungen im Bereich der Hände und Füße, des Unterarms oder der Wade kann es zur Durchtrennung der Sehnen kommen, den bindegewebigen Verbindungen zwischen Muskel und Knochen. Das betroffene Gelenk kann dann nicht mehr bewegt werden.

Als Erste-Hilfe-Maßnahme sollte man die Wunde möglichst sofort nach der Verletzung abdecken, damit keine Bakterien eindringen können, und dann muss die Sehne operativ wiederhergestellt werden. Bei Wunden, die stark verschmutzt oder möglicherweise bakteriell infiziert sind, wird die Sehne erst nach der Wundheilung genäht.

Diagnose

Kann der Patient das in der Nähe der Wunde befindliche Gelenk nicht mehr bewegen, liegt der Verdacht auf eine Sehnendurchtrennung nahe. Die Muskelkraft ist zwar erhalten, der Muskel ist aber nicht mehr mit dem Knochen verbunden, den er bewegen soll. Im Gegensatz dazu kontrahiert sich bei einer Nervendurchtrennung der Muskel überhaupt nicht. Häufig sind zum Ausschluss von Knochenverletzungen Röntgenaufnahmen erforderlich.

Wie gefährlich ist eine Sehnendurchtrennung?

Wenn die Sehne baldmöglichst genäht wird, heilt die Verletzung in den meisten Fällen ohne Funktionseinschränkung des betroffenen Gelenks aus. Geringe Einschränkungen der Beweglichkeit kommen jedoch vor.

Chirurgische Behandlung

Bei Verdacht auf eine Sehnendurchtrennung muss umgehend der Arzt aufgesucht werden. Im normalen Zustand sind Sehnen ähnlich wie ein Gummiband angespannt. Nach der Durchtrennung entfernen sich die beiden Enden voneinander, sodass manchmal eine chirurgische Erweiterung der Wunde erforderlich ist, um die durchtrennten Sehnenabschnitte aufzufinden. In manchen Fällen benutzt der Chirurg auch Material von einer gesunden Sehne, um die Verletzung zu versorgen.

Nachsorgebehandlung

Nach der Operation muss die verletzte Stelle ruhig gestellt werden. Zu gegebener Zeit leitet der behandelnde Arzt dann ein krankengymnastisches Übungsprogramm ein. Hierbei wird derzeit vermehrt passive Bewegung empfohlen (vor allem Dehnungsübungen, bei denen die verletzte Sehne nicht aktiv belastet wird), um langfristig eine Versteifung des betroffenen Gelenks zu verhindern.

Muskelzerrung und Muskelriss

Symptome

- Plötzlicher Schmerz nach direkter oder indirekter Verletzung eines Muskels, gefolgt von Blutergussbildung und Schwellung
- Druckschmerz und Bewegungseinschränkung nach der Verletzung
- Bei größeren Muskelrissen sichtbare Dellenbildung und Funktionsverlust

Wenn ein Muskel übermäßigen, plötzlichen oder ungewohnten Belastungen ausgesetzt wird, kann dies eine Muskelzerrung oder einen Muskelriss nach sich ziehen. Bei der Muskelzerrung sind weniger Muskelfasern verletzt als bei einem Muskelriss, der Verletzungsmechanismus ist aber im Prinzip derselbe.

Während die Muskelzerrung lediglich zur Einschränkung der Muskelkraft führt, tritt beim Muskelriss ein vollständiger Funktionsverlust des betroffenen Muskelbereichs ein. Häufig sind solche Muskelfaserrisse von inne-

ren Blutungen begleitet. Bei ausgedehnten Muskelrissen, bei denen der gesamte Muskelkörper betroffen ist, spricht man auch von einer Muskelruptur.

Häufig ist die Muskulatur an der Rückseite der Oberschenkel betroffen, also die Muskelgruppe, die für die Kniebeugung und Oberschenkelstreckung beim Gehen und Laufen verantwortlich ist. Plötzlich auftretende Schmerzen oder eine Schwächung der Muskelkraft in diesem Bereich können auf einen Muskelriss hinweisen.

Auch in der Leistengegend sind Muskelzerrungen häufig, besonders die Muskeln im Bereich der Bauch-, Oberschenkel- und Beckenmuskulatur sind davon betroffen.

Diagnose

Ausschlaggebend für die Diagnose sind die Schmerzen und Beschwerden nach einer Verletzung (wie zum Beispiel Druckschmerz, Muskelschwäche und Schwellung). Gelegentlich sind zum Ausschluss knöcherner Verletzungen Röntgenaufnahmen notwendig.

Wie gefährlich sind Muskelzerrungen und Muskelrisse?

Mit der richtigen Behandlung und angemessener Ruhigstellung heilen Muskelfaserrisse gewöhnlich relativ rasch und vollständig aus.

Falls allerdings Anzeichen einer Knochenverletzung (S. 863) vorliegen oder die Schmerzen länger als ein paar Tage anhalten, sollte man den Arzt aufsuchen.

Behandlung

In den ersten 24 Stunden nach der Verletzung sollte der schmerzende Muskelbereich mit Eispackungen oder anderen Kälteanwendungen behandelt werden. Danach sind Wärmeanwendungen oder heiße (Teil-) Bäder zu empfehlen. Bei starken Schwellungen sind aber manchmal Kälteanwendungen für die gesamte Heilungsphase vorteilhafter. Zur Vorbeugung und Verminderung der Schwellung sollte man den betroffenen Körperteil hoch lagern. Ein elastischer Verband ist nützlich.

Medikamententherapie

Bei geringfügigen Muskelfaserrissen genügen zur Schmerzbekämpfung Acetylsalicylsäure und andere leichte Schmerzmittel. Bei starken Beschwerden und Schwellungen sollte man sich an seinen Arzt wenden, der entzündungshemmende und muskelentspannende Wirkstoffe oder auch stärkere Schmerzmittel verordnen kann.

Chirurgische Behandlung

Ausgedehnte Muskelrisse und vollständige Rupturen müssen genäht werden.

Vorbeugung

Muskelrisse lassen sich in der Regel vermeiden, wenn man seine Muskeln angemessen trainiert und vor sportlicher Betätigung routinemäßig Dehnungs- und Aufwärmübungen durchführt (S. 292). Falls wiederholt Muskelrisse auftreten, können bestimmte Trainingsprogramme zur Stärkung der Muskulatur von Nutzen sein.

Verstauchung (Bänderriss, Gelenkprellung und -zerrung)

Symptome

- Rasche Anschwellung eines Gelenks nach Verletzung, begleitet von Blutergussbildung
- Eingeschränkte Beweglichkeit des betroffenen Gelenks mit Schmerzen

Umgangssprachlich wird »Verstauchung« auf verschiedene Beschwerden und Verletzungsfolgen angewandt, die in der Fachsprache als Gelenkprellung (Kontusion), Gelenkzerrung (Distorsion) oder Bänderriss (Ligamentruptur) bezeichnet werden. Diesen Verletzungen gemeinsam ist die Schädigung des Bandapparats eines Gelenks. Die elastischen Gelenkbänder bilden die Gelenkkapsel und verbinden die verschiedenen knöchernen Gelenkanteile. Wenn das Gelenk durch ungewöhnliche Drehbewegungen oder Dehnungskräfte über seine normale Bewegungsfähigkeit hinaus belastet oder durch direkte stumpfe Gewalt verletzt wird, kann es zum Riss oder einer Überdehnung dieses Bandapparats kommen.

Die aufgeführten Verletzungen treten am häufigsten im Knie- und Sprunggelenk und im Fußgewölbe auf.

Diagnose

Ist das Gelenk überhaupt nicht mehr zu bewegen ist, dann liegen allerdings wahrscheinlich ein → Knochenbruch, S. 863, oder eine → Verrenkung, S. 866, vor. Bei Verdacht auf Knochenverletzungen, Verrenkungen oder wenn sich Schmerzen, Schwellung und Bewegungseinschränkung im Gelenk nicht innerhalb von 2 bis 3 Tagen bessern, sollte man einen Arzt aufsuchen.

Wie gefährlich ist eine Verstauchung?

Bei Prellungen, Zerrungen und Bänderrissen bestehen fließende Übergänge und häufig auch

---

Wärme oder Kälte – was hilft?

Bei Muskelzerrungen oder leichten Verstauchungen (Bänderdehnungen) sind in den ersten 1 bis 3 Folgetagen Kälteanwendungen zu empfehlen, um Schwellung, Blutergussbildung und allgemeine Entzündungserscheinungen zu unterdrücken. Durch die Kälteanwendungen wird der Sauerstoffbedarf der Zellen herabgesetzt und trotz des vorübergehenden Sauerstoffmangels können die Heilungs- und Reparaturprozesse stattfinden. Die Kälte führt zudem zur Verengung der kleinen Blutgefäße und fördert dadurch die Blutstillung; sie wirkt auch schmerzstillend.

Die nach der Verletzung auftretenden akuten Entzündungserscheinungen und damit verbundenen Einblutungen klingen meist nach 1 bis 2 Tagen ab. Bei Muskelhartspann, Prellungen und Zerrungen helfen in den ersten 24 bis 48 Stunden Kälteanwendungen. Wärme sollte erst angewendet werden, wenn Schwellung und Blutergussbildung nachgelassen haben. Gegen chronische Schmerzzustände im Bereich des Bewegungsapparats helfen Wärmeanwendungen in der Regel am besten. Wärme wird oft zur Lockerung der Muskulatur angewendet.

Kombinationen von geringfügigen Überdehnungen und Blutergüssen bis hin zum vollständigen Bänderriss, der operativ versorgt werden muss. Bei unsachgemäßer Behandlung eines Bänderrisses oder wiederholten Zerrungen kann das Gelenk an Stabilität verlieren (so genanntes Schlottergelenk).

Verstauchungsarten

Prellung

Prellungen entstehen durch direkte oder indirekte Gewalteinwirkung. Man kann sie auch als Stauchungen bezeichnen. Es kommt zur Bildung von Blutergüssen – mit oder ohne Schädigung der Gelenkkapsel – und mäßigen Schwellungen. Das Röntgenbild zeigt keine knöchernen Verletzungen oder Fehlstellungen. Manchmal bildet sich auch eine Flüssigkeitsansammlung im Gelenk, ein Gelenkerguss, oder es kommt zu Einblutungen in das Gelenk.

Zerrung

Durch indirekte Krafteinwirkung wird der Bandapparat so überansprucht, dass es zu Überdehnungen und auch zu Faserrissen kommt. Das Band ist aber an keiner Stelle eingerissen oder durchtrennt. Die Symptome gleichen denen einer Prellung.

Bänderriss

Durch die gleichen Unfallmechanismen kommt es hier zum Abriss oder zur vollständigen Durchtrennung eines Teils des Bandapparats ei-

Ein Bänderriss am Knöchel kann auftreten, wenn der Fuß im Sprunggelenk umknickt. Die Sehnenverbindung zwischen Wadenbein und Sprungbein (Ligamentum talofibularis anterior, im Bild im Kreis) ist hierbei am häufigsten betroffen.

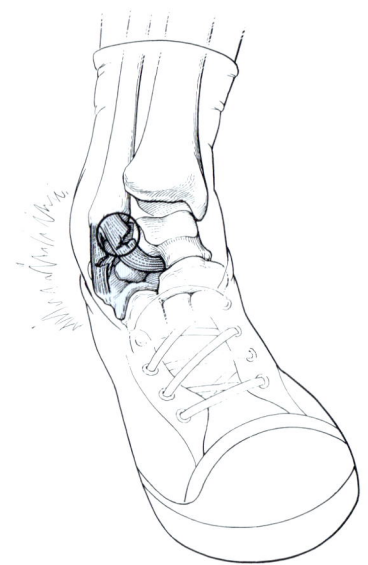

nes Gelenks. Sind mehrere Bänder betroffen, dann geht diese Verletzung häufig mit einer Verrenkung einher.

Mit speziellen, so genannten gehaltenen Röntgenaufnahmen ist die Instabilität des Gelenks nachweisbar.

Was tun bei leichten Sportverletzungen?

Bei geringfügigen Weichteilverletzungen beruht die Behandlung in der Hauptsache auf fünf Prinzipien: Immobilisierung, Schonung, Kälte, Kompression und Hochlagerung.

Immobilisierung
Der betroffene Teil des Bewegungsapparats wird mit elastischen Binden, Schlingen, Schienen, Bandagen oder Gehhilfen ruhig gestellt, um den Heilungsprozess nicht zu behindern und weitere Schädigungen des verletzten Gewebes zu vermeiden.

Schonung
Um richtig heilen zu können, muss der verletzte Körperteil unbedingt geschont werden.

Kälte
Kälteanwendungen lindern die Schmerzen und vermindern Schwellungen und Muskelhartspann.

Kompression
Abhilfe schaffen Kompressionsverbände, die aber entfernt werden sollten, sobald die akute Schwellung nachlässt.

Hochlagerung
Um den Rückgang der Schwellung zu fördern, sollte der betroffene Körperteil beim liegenden Patienten hoch gelagert werden.

Behandlung
Bei leichten Prellungen und Zerrungen genügt meistens eine Eispackung und das Hochlagern des betroffenen Gelenks für 24 Stunden. Manchmal sind Stütz- oder auch Gipsverbände erforderlich. Flüssigkeits- oder Blutansammlungen im Gelenk müssen durch Punktion entfernt werden. Nach 1 bis 2 Tagen sollte man versuchen, das Gelenk wieder zu belasten. Falls dies nicht möglich ist, muss zur weiteren Behandlung ein Arzt aufgesucht werden.

Medikamententherapie
Entzündungshemmende Wirkstoffe werden häufig verschrieben, sie helfen gegen Schmerzen und Schwellung. Bei leichten Schmerzen genügt die Einnahme von Acetylsalicylsäure und anderen frei erhältlichen Schmerzmitteln.

Chirurgische Behandlung
Die betroffenen Bänder müssen operativ zusammengenäht oder am Knochen befestigt werden. Anschließend wird das Gelenk meistens in einem Gipsverband ruhig gestellt. Entsprechende Nachsorgemaßnahmen (wie Physiotherapie, Krankengymnastik) sorgen dafür, dass die das Gelenk umgebende Muskulatur gestärkt wird und die Gelenkbeweglichkeit erhalten bleibt.

Vorbeugung
Im Bereich von Ellenbogen, Handgelenk, Knie und Sprunggelenk können elastische Binden, Kunststoffschalen und andere Stützvorrichtungen bei vorgeschädigten Gelenken erneute Zerrungen oder Bänderrisse verhindern. Es gibt auch speziell angefertigte orthopädische Apparate, die den Knöchel von allen Seiten stützen.

Shin Splint

Symptome. Schmerzen am Schienbein (an der Vorderseite des Unterschenkels).

Schmerzen an der Innenseite des Unterschenkels im Bereich des Schienbeins (Tibia) können die Folge eines Shin Splints sein, der durch Reizung und nachfolgende Entzündung der bindegewebigen Fasern (Faszie), die die Unterschenkelmuskulatur mit der Vorder- und Innenseite des Schienbeins verbinden, entsteht, was zu Schmerzen und gelegentlich auch zu Schwellungen des umgebenden Gewebes führt.

Meistens sind diese Beschwerden die Folge wiederholter Stoßbelastungen des Unterschenkels, die zum Beispiel durch regelmäßiges Joggen auf harten Straßenbelägen, Tennisspielen auf Hartplätzen oder bei Soldaten nach langen Märschen auftreten.

Diagnose

Nach Fragen zum Auftreten der Beschwerden untersucht der Arzt zunächst den Unterschenkel. Zum Ausschluss eines Haarrisses im Knochen oder eines Ermüdungsbruches des Schienbeins (→ Knochenbrüche, S. 863) sind manchmal Röntgenaufnahmen erforderlich.

Behandlung

Wie bei anderen leichten Sportverletzungen sind auch hier Schonung, Kälteanwendungen und Immobilisierung wirksame Behandlungsmethoden. Manchmal bessern sich die Beschwerden auch durch heiße Teilbäder oder warme Unterwassermassagen.

Medikamententherapie

In den meisten Fällen genügen zur Schmerzbekämpfung Acetylsalicylsäure und andere leichte Schmerzmittel.

Andere Behandlungsmöglichkeiten

Bei Patienten mit Fußgewölbeschäden oder -verformungen kommen auch speziell nach ärztlicher Verschreibung angefertigte (orthopädische) Einlagen in Betracht.

Muskelkrämpfe und Muskelhartspann

Symptome

- Ein plötzlicher heftiger und »krampfartiger« Schmerz meist im Unterschenkelmuskel
- Sichtbare Verformungen und tastbare Verhärtungen der Muskulatur

Muskelkrämpfe können zum Beispiel durch eine reflektorische Steigerung des Muskeltonus bei Überbeanspruchung des Muskels oder durch Reizung der zum Muskel führenden Nerven ausgelöst werden. Außerdem können chemische Veränderungen der Muskelfasereiweiße die typischen Muskelverhärtungen auslösen.

Nächtliche Wadenkrämpfe sind ein bekanntes Phänomen. Häufig treten Muskelkrämpfe auch bei Sportlern auf, die übermüdet sind und viel Flüssigkeit verloren haben.

Wie gefährlich sind Muskelkrämpfe?

Bei den meisten Menschen treten Muskelkrämpfe nur gelegentlich auf. Für manche sind sie allerdings ein immer wiederkehrendes Problem, das äußerst unangenehm sein kann, vor allem wenn die Krämpfe nachts auftreten. Wenn man häufig unter nächtlichen Muskelkrämpfen leidet, sollte man zur Abklärung und Behandlung den Hausarzt aufsuchen.

Schmerzen in der Wadenmuskulatur mit Muskelkrämpfen, die nach längerem Gehen auftreten, können ein Zeichen für Durchblutungsstörungen in den Beinen sein (Claudicatio intermittens oder »Schaufensterkrankheit«, → Arteriosklerose, S. 690). Auch durch einen Druck auf Nervenbündel im Bereich der Wirbelsäule können solche Beschwerden ausgelöst werden (→ Wirbelkanalverengung, S. 906).

Wer unter Muskelkrämpfen in den Beinen leidet, die regelmäßig beim Laufen oder beim Sport auftreten, sollte sich ärztlich untersuchen

---

Nackenschmerzen

Das ganze Leben über tragen die Nackenmuskeln ein Gewicht, das ungefähr dem einer Kegelkugel entspricht. Hat man einen steifen Hals oder Nackenbeschwerden anderer Art, wird die Nackenmuskulatur automatisch angespannt, weil jede Bewegung die Schmerzen verschlimmert.

Im Folgenden werden Behandlungsmethoden beschrieben, die bei akuten Nackenschmerzen Erleichterung schaffen.

Medikamente

Vorübergehende Erleichterung bringen Parazetamol und andere nicht-steroidale entzündungshemmende Wirkstoffe wie Acetylsalicylsäure, Ibuprofen oder Naproxen.

Schonung

Ständig gleich bleibende Haltungen, wie beispielsweise Bildschirmarbeit, müssen vermieden werden. Leichte gymnastische Übungen zur Lockerung der Muskulatur sollten regelmäßig durchgeführt werden.

Zuerst Kälte, dann Wärme

Kältepackungen lindern die akuten Schmerzen in den ersten 1 oder 2 Tagen. Mehrmals täglich sollte dabei ein Eisbeutel auf den schmerzenden Bereich gelegt werden, maximal für 20 Minuten. Bei länger anhaltenden oder chronischen Schmerzen sind Wärmeanwendungen hilfreich.

Immobilisierung

In seltenen Fällen muss die Nackenmuskulatur vorübergehend ruhig gestellt werden (Halskrause). Aus warmen Handtüchern kann man sich eine solche Nackenkrause gegen akute Schmerzen auch selbst anfertigen.

Eine solche Selbstbehandlung darf allerdings höchstens 3 bis 4 Tage dauern, danach ist unbedingt der Arzt aufzusuchen.

lassen. Ein durch die Einnahme harntreibender Wirkstoffe oder durch starkes Schwitzen ausgelöster Kaliummangel wird zwar häufig für Muskelkrämpfe verantwortlich gemacht, ist aber nur selten die eigentliche Ursache.

Behandlung

Bei einem Muskelkrampf sollte versucht werden, den betroffenen Muskel mit sanfter Gewalt passiv zu strecken, was häufig die Verkrampfung der Muskelfasern löst und die Schmerzen sofort lindert. Auch eine kräftige Massage des betroffenen Bereichs hilft und ein heißes Bad oder eine Wärmepackung können Erleichterung verschaffen. Muskelkrämpfe und Muskelhärten können aber auch mit Kälteanwendungen gelindert und aufgelöst werden.

Medikamententherapie

Bei häufig auftretenden nächtlichen Wadenkrämpfen kommen zur Behandlung zunächst Magnesiumpräparate infrage. Falls diese keine Wirkung zeigen, können nach ärztlicher Verschreibung auch allgemein muskelentspannende Wirkstoffe wie Diazepam und Diphenhydramin eingenommen werden.

Vorbeugung

Man kann Muskelkrämpfen beim Sport vorbeugen, indem man bei körperlicher Anstrengung ausreichend Flüssigkeit zu sich nimmt, vor und nach dem Sport Dehnungsübungen ausführt und eine Überbeanspruchung gefährdeter Muskelgruppen vermeidet.

Oberschenkelprellung

Kommt es in der Muskelgruppe an der Vorderseite des Oberschenkels, die für die Streckung des Beins im Kniegelenk verantwortlich ist, vor allem durch direkte Gewalteinwirkung, wie bei Kontakt- und Mannschaftssportarten, zu Muskelrissen oder -überdehnungen, spricht man von Oberschenkelprellung oder -kontusion.

Diagnose

Schmerzen und Schwellung an der Vorderseite des Oberschenkels sind Hauptsymptome einer Oberschenkelprellung. Wenn der Patient versucht, das Knie der betroffenen Seite so stark zu beugen wie das der Gegenseite, verstärken sich die Schmerzen. Häufig kommt es auch zur Verfärbung der Haut über der Verletzung, die als Rötung beginnt und sich zu einem ausgeprägten, dunkelblau gefärbten Bluterguss entwickelt. Zum Ausschluss eines Knochenbruchs

sind manchmal Röntgenaufnahmen erforderlich. Die vollständige Ausheilung dauert zwischen einer Woche und einigen Monaten.

Behandlung

Zur Linderung der Beschwerden sollte der betroffene Muskel sofort nach der Verletzung ruhig gestellt und mit Eispackungen behandelt werden. Gegen die Schwellung helfen elastische Bandagen und Hochlagerung des Beins. Manchmal muss der Patient, um seine Oberschenkelmuskeln zu entlasten, vorübergehend eine Gehhilfe benutzen. Stützbandagen können zum Schutz der gefährdeten Muskelgruppe beim Sport getragen werden.

Tennisellbogen (Epicondylitis humeroradialis)

Symptome

- Ständig wiederkehrende oder chronische Schmerzen an der Streckseite des Unterarms in Höhe des Ellenbogengelenks
- Die Schmerzen können bis zum Handgelenk ausstrahlen

Die Bezeichnung Tennisellbogen hat sich für dieses Krankheitsbild eingebürgert, ist aber etwas unglücklich gewählt, weil die Beschwerden nur selten etwas mit Tennis zu tun haben. Sie beruhen wahrscheinlich auf kleinsten Einrissen oder Reizungen der Faserknorpelzone, die die Unterarmmuskulatur mit dem Ellbogengelenk verbindet.

Die Einrisse sind die Folge ständig wiederholter Drehbewegungen des Unterarms. Einen »Tennisellbogen« kann man sich zuziehen, wenn man beim Tennis ständig Rückhand spielt, die Wohnung neu streicht oder beim Basteln mit dem Schraubenzieher hantiert.

Diagnose

Die Diagnose kann meistens allein aufgrund der körperlichen Untersuchung gestellt werden. Um andere Ursachen oder begleitende Komplikationen auszuschließen, sind allerdings auch Röntgenaufnahmen erforderlich.

Wie gefährlich ist ein Tennisellbogen?

In den meisten Fällen bilden sich die Beschwerden über einen Zeitraum von 6 bis 12 Wochen allmählich zurück. Kinder und Jugendliche mit Werferellbogen sollten den betroffenen Arm, solange er schmerzt, schonen, da es sonst zur Schädigung der Wachstumsfugen kommen kann.

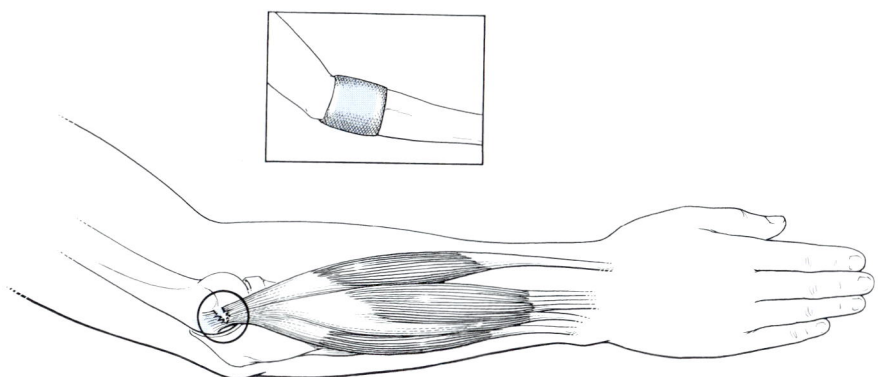

Ein Tennisellbogen
führt zu Schmerzen an
der Streckseite des
Unterarms in Höhe des
Ellenbogens, wenn das
Gelenk beansprucht
wird. Die Beschwerden
lassen sich auf kleinste
Einrisse des Faser-
knorpels zurückführen
(s. Kreis), der den
Muskel mit dem Kno-
chen verbindet. Eine
elastische Stützbanda-
ge kann die Beschwer-
den lindern helfen.

Behandlung

Geeignete Behandlungsmethoden sind Wärme-
oder Kälteanwendungen, Unterwassermassage, Ultraschallbehandlung und die Ruhigstellung des schmerzhaften Ellbogens während der
Nacht zum Beispiel mit einer Schiene.

Vorbeugung

Ein elastischer Stützverband am Unterarm
kann verhindern, dass stets wieder Beschwerden eines Tennisellbogens auftreten. Die Ban-
dage wird direkt unterhalb des Ellbogengelenks
lenks getragen und trägt zur Entlastung der
entzündeten Sehnen- und Faserknorpelanteile
bei. Auch Hantelübungen zur Kräftigung der
Muskulatur in der beschwerdefreien Phase
können von Nutzen sein.

Medikamententherapie

Acetylsalicylsäure und andere leichte Schmerzmittel wirken gut gegen die Schmerzen. Unter
Umständen können auch Kortisoninjektionen
im Bereich der Entzündung die Beschwerden
bessern.

Joggerknie

Symptome. Schmerzen im Bereich der Kniescheibe, häufig begleitet von einer Schwellung.

Mit der zunehmenden Beliebtheit von Jogging
und Freizeitsport hat auch die Häufigkeit des
so genannten Joggerknies zugenommen. Ursache der Beschwerden, die ein- oder beidseitig
auftreten können, ist eine Entzündung der
Sehnen (Tendinitis) des Kniegelenks. Diese
Entzündungserscheinungen sind gewöhnlich
die Folge einer falschen Belastung oder einer
Überbeanspruchung des Kniegelenks und nicht
einer einmaligen Einwirkung von außen
(→ Kniegelenksverletzungen, S. 876). Die
Schmerzen sind meist bewegungsabhängig
und nicht ständig vorhanden.

Diagnose

Im Allgemeinen lässt sich die Diagnose leicht
stellen. Röntgenaufnahmen zeigen einen normalen Befund.

Wie gefährlich ist ein Joggerknie?

Unter Schonung und angemessener Behandlung lassen die Schmerzen im Lauf der Zeit
nach.

Behandlung

Gegen akute Schmerzen helfen Eispackungen.
Die körperlichen oder sportlichen Betätigungen, die die Beschwerden ausgelöst haben, sollten vermieden werden. Außerdem darf man
das Bein im Kniegelenk nicht zu stark beugen,
da dies das vorgeschädigte Gewebe zusätzlich
belastet.

Vorbeugung

Häufigste Ursache dieses Beschwerdebilds ist
ein falsches Trainingsprogramm. Um ein erneutes Auftreten der Schmerzen zu verhindern,
sollte man sein Trainingsprogramm überarbei-
ten und sich von einem Sportmediziner beraten
lassen. Manche Betroffene wechseln zu solchen
Sportarten, bei denen die Kniegelenke sehr viel
weniger belastet werden, etwa Radfahren.

Sind Fehlstellungen der Beine als Ursache
der Beschwerden anzunehmen, wird der Arzt
den Patienten gegebenenfalls zur Heilgymnas-
tik oder physikalischen Therapie überweisen.

Eine weitere wichtige Behandlungs- und
Vorbeugungsmaßnahme sind Dehnungs- und
Kräftigungsübungen (S. 289).

Medikamententherapie

Zur Schmerzlinderung bei Joggerknie kommen
Acetylsalicylsäure und andere entzündungshemmende Wirkstoffe infrage. Manchmal wird
der Arzt auch Kortisoninjektionen zur Behandlung der Entzündungserscheinungen empfehlen. Allerdings sollten Kortisonpräparate nur in
Sonderfällen angewendet werden (S. 919).

Achillessehnenreizung

Symptome

- Dumpfe Schmerzen oder Missempfindungen im Bereich der Achillessehne, vor allem beim Laufen oder Springen
- Gelegentlich auch leichte Schwellung und Druckschmerz über der Achillessehne

Notfallsymptome. Ein hörbar schnalzendes Geräusch und starke Schmerzen.

Die Achillessehne ist die Sehne, die die Unterschenkelmuskulatur mit dem Fersenbein verbindet und für die Streckung des Fußes verantwortlich ist. Sie ist hauptsächlich bei Leistungssportlern starken Belastungen ausgesetzt, die zu kleinsten Rissen und Überdehnungen des Bindegewebes und nachfolgend zu Entzündungs- und Degenerationserscheinungen führen. Aufgrund einer solchen chronischen Schwächung, aber auch durch einmalige akute Überlastung, kann es zum vollständigen Riss oder Abriss der Achillessehne kommen.

Diagnose

Bei Achillessehnenreizung ist der Röntgenbefund normal.

Wie gefährlich ist eine Achillessehnenreizung?

Im Allgemeinen bessern sich die Entzündungserscheinungen innerhalb einiger Wochen, Bei Sportlern ist eine Änderung des Trainingsprogramms erforderlich.

Behandlung

Schonung ist in der Regel die beste Behandlungsmethode. Zumindest vorübergehend sollte man zu Sportarten wechseln, bei denen die Sehne weniger belastet wird. Gegen die Schmerzen helfen Eispackungen und die Einnahme von Acetylsalicylsäure oder anderen entzündungshemmenden Wirkstoffen. Orthopädische Schuheinlagen zur Fersenhebung entlasten die Achillessehne. Vollständige Achillessehnenrisse müssen genäht werden.

Handballfinger (Strecksehnenabriss am Finger)

Symptome

- Schmerzen und Schwellung des Fingermittelglieds nach direkter Gewalteinwirkung
- Unmöglichkeit, das Endglied des betroffenen Fingers zu strecken

Durch direkte Schlageinwirkung auf das gestreckte Fingerendglied kann es zu einem Riss oder Abriss der Strecksehne im Bereich des Fingermittelgelenks kommen, was zur typischen Fehlstellung der Fingerendglieder führt. Solche Verletzungen treten häufig bei Ballsportarten wie Handball und Volleyball auf.

Diagnose

Wie bei allen Verletzungen durch Krafteinwirkung von außen sind auch hier Röntgenaufnahmen notwendig.

Wie gefährlich ist ein Handballfinger?

Häufig werden bei dieser Verletzung zusammen mit der Sehne auch kleine Anteile des Knochens mit ausgerissen. Wenn die Verletzung richtig versorgt wird, kann man den betroffenen Finger nach rund 8 Wochen wieder normal bewegen.

Behandlung

Sie ist abhängig vom Ausmaß der begleitenden Knochenverletzung. Wenn die Strecksehne über dem Endgelenk ohne Knochenbeteiligung abgerissen ist, wird das Fingerendgelenk mithilfe einer speziellen Schiene für ungefähr 6 Wochen ruhig gestellt. Wenn allerdings zusammen mit der Sehne größere Knochenanteile ausreißen, ist meist eine operative Sehnennaht erforderlich.

Fersenschmerzen

Symptome. Schmerzen im Fersenbereich, wenn der Fuß belastet wird.

Das Fersenpolster besteht aus bindegewebigen Strukturen im Bereich des Fersenbeins, die den Knochen und das Fußgewölbe vor einer Überlastung durch das eigene Körpergewicht schützen. Schmerzen in der Ferse sind oft die Folge von Einrissen und Entzündungserscheinungen an den Stellen, an denen das Bindegewebe des Fersenpolsters mit dem Fersenbein verbunden ist. Es kommt zu leichten Schmerzen beim Auftreten bis zu heftigsten Schmerzen bei geringfügiger Belastung oder zu nicht belastungsabhängigen Schmerzen.

Diagnose

Der Arzt wird nachfragen, ob es sich um Dauerschmerzen handelt oder ob die Schmerzen nur bei Belastung der Ferse auftreten. Ermüdungsbrüche des Fersenbeins müssen röntgenologisch ausgeschlossen werden. Aller-

Grundsätze der Sportrehabilitation

Ziel der Sportrehabilitation ist es, nach einer Verletzung die allgemeine Gesundheit und normale Beweglichkeit eines Sportlers wieder herzustellen. Dauer und Endergebnis des Rehabilitationsprozesses sowie die Behandlungsmethoden, werden von verschiedenen Faktoren beeinflusst wie: Alter, gewohntes Trainingsprogramm, Körperbau und Trainingszustand des Sportlers zur Zeit der Verletzung.

1. Stadium

In diesem Stadium werden die akuten Beschwerden, Schmerzen oder Entzündungserscheinungen direkt nach der Verletzung behandelt. Hierzu gehören in der Regel die fünf grundsätzlichen Behandlungsmethoden Immobilisierung, Schonung, Kälte, Kompression und Hochlagerung (S. 870).

2. Stadium

Als nächster Schritt folgt der Versuch, die volle Beweglichkeit eines verletzten Gelenks oder Muskels wieder herzustellen. Krankengymnastische Übungen – allein oder mithilfe eines Therapeuten durchgeführt– sorgen in der Anfangsphase für aktive oder passive Bewegung der Muskulatur. Diese werden nach einiger Zeit meist von iso-metrischen Kräftigungsübungen der Muskulatur abgelöst (die Muskeln werden dabei angespannt, das jeweilige Gelenk aber nicht bewegt). Anschließend kann mit leichtem Gewichtstraining begonnen werden. Sobald Muskelkraft und Gelenkbeweglichkeit wieder normal sind, kommen zusätzliche Trainingsverfahren infrage, wie etwa Standradfahren oder Schwimmen.

3. Stadium

Erst jetzt sind wieder Bewegungsmuster erlaubt, die für die Ausübung einer bestimmten Sportart notwendig sind. Ein Fußballspieler kehrt beispielsweise zu leichtem Training zurück. Parallel dazu sollte immer ein allgemeines Kreislauf- und Ausdauertraining erfolgen. Es eignen sich je nach Verletzung Radfahren oder Schwimmen.

4. Stadium

Der Sportler hat nun wieder seine frühere Form erreicht und kann sein normales Training aufnehmen. Der Sportarzt wird beim Aufstellen des Trainingsprogramms allerdings Rücksicht auf die vorangegangene Verletzung nehmen. Wird eines dieser Stadien im Rehabilitationsprozess übersprungen, können sich die Beschwerden verschlimmern oder die gleichen Verletzungen wieder auftreten.

---

dings sind auf den Röntgenbildern die durch gleichförmige Belastung hervorgerufenen Risse im Knochengewebe oft erst 6 Wochen nach Beginn der Beschwerden sichtbar.

Mithilfe einer speziellen Röntgenuntersuchung, des so genannten → Knochenszintigramms, S. 1136, lässt sich die Diagnose bestätigen.

Wie gefährlich sind Fersenschmerzen?

In den meisten Fällen lassen die Schmerzen im Laufe weniger Wochen nach und verschwinden schließlich ganz. Allerdings können sie jederzeit wieder auftreten, vor allem wenn man Schuhe trägt, die sich nicht für die Ausübung von Sportarten eignen, bei denen die Ferse stark belastet wird. Gut sitzende und den Anforderungen entsprechende Trainingsschuhe können hier Abhilfe schaffen. Manchmal kann man ein Wiederauftreten der Beschwerden aber nur vermeiden, indem man die Sportart wechselt.

Behandlung

Eispackungen helfen bei akuten Schmerzen. Massage und leichte Dehnungsübungen kön-

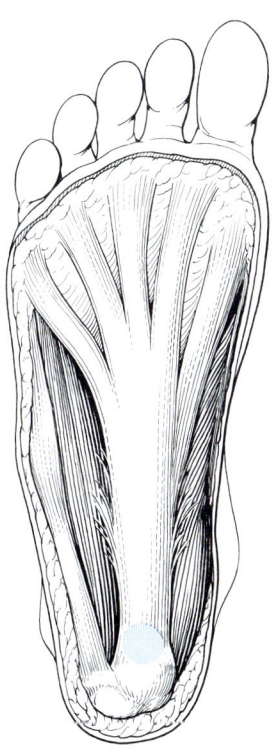

Fersenschmerzen sind die Folge von Einrissen und Entzündungserscheinungen im Bereich des Fersenpolsters, das die bindegewebigen Strukturen des Fußgewölbes mit dem Fersenknochen verbindet (s. Kreis). Selten ist ein Fersensporn die Ursache.

nen zur Linderung der Beschwerden beitragen. Zusätzliche Abhilfe schaffen gepolsterte Trainingsschuhe oder ein weiches Fersenpolster aus Schaumgummi, das man in der Apotheke und in Sanitätshäusern kaufen kann. Bei hartnäckigen Beschwerden kann der Hausarzt auch ein speziell angefertigtes orthopädisches Fersenpolster aus Kunstfasergewebe verschreiben.

Medikamententherapie
Zunächst sollte man Acetylsalicylsäure und andere frei erhältliche Wirkstoffe zur Schmerzlinderung einnehmen. Falls sich die Beschwerden nicht bessern, kann der Arzt zur Entzündungshemmung ein Kortisonpräparat in den schmerzhaften Bereich der Ferse injizieren.

Kniegelenkverletzungen

Symptome
- Schmerzen und Schwellung im Kniegelenk
- Instabilität des Kniegelenks
- Ein hörbar schnalzendes Geräusch, eine plötzlich reißende Empfindung oder mechanische Blockierung des Gelenks nach einer Verletzung

Notfallsymptome. Falls heftige Schmerzen bestehen und das Kniegelenk nicht mehr belastet werden kann oder instabil ist, muss umgehend ärztliche Hilfe in Anspruch genommen werden.

Viele äußere und innere Einwirkungen können zu Kniegelenkverletzungen führen. Bei allen Kontaktsportarten wie beispielsweise Fußball kommen akute Verletzungen des Kniegelenks sehr häufig vor. Chronische Kniegelenkbeschwerden entwickeln sich bei vielen Menschen im Alter durch Verschleiß oder nach langer Überbeanspruchung.

Aus zwei Gründen ist das Kniegelenk besonders anfällig für Verletzungen: Es ist durch seine Lage innerhalb des Bewegungsapparats sowohl akuten Einwirkungen von außen als auch allmählicher Abnutzung durch dauernde Inanspruchnahme ausgesetzt. Zudem ist das Kniegelenk ein komplizierter Mechanismus.

Diagnose
Zur Diagnosestellung wird das verletzte Kniegelenk in mehrere Richtungen bewegt, um den genauen Ort und die Art der Verletzung festzustellen.

Es werden mehrere Röntgenaufnahmen angefertigt. Weitere Untersuchungsmethoden sind die Arthrographie, bei der vor den Röntgenaufnahmen ein Kontrastmittel in den Gelenkspalt injiziert wird (S. 1341) und die Kernspintomographie. Auch mit einer Gelenkspiegelung (Arthroskopie) lassen sich Kniegelenkverletzungen diagnostizieren (S. 878).

Wie gefährlich ist eine Kniegelenkverletzung?
Die Schwere einer Kniegelenkverletzung hängt davon ab, welche Gelenkanteile betroffen sind. Danach erfolgt die Einteilung in Meniskusschäden, Bandschäden und Knorpelschäden. Schmerzen und Schwellung sind allen drei Verletzungsarten gemeinsam.

Meniskusschäden
Der ringförmige Außenmeniskus und der halbmondförmige Innenmeniskus liegen im Kniegelenk zwischen dem Oberschenkelknochen und dem Schienbein. Verletzungen entstehen meistens nach indirekter Krafteinwirkung, etwa Verdrehung des Kniegelenks, selten nach direkter Krafteinwirkung, wie Schlag oder Stoß auf das Knie. Manchmal ist im Augenblick der Verletzung ein knallendes Geräusch zu hören.

Häufig gibt das verletzte Kniegelenk nach, die betroffenen Personen stürzen zu Boden, können gelegentlich aber wieder aufstehen und weiterlaufen. Meistens kommt es jedoch nach einer Meniskusverletzung zu heftigen, andauernden Schmerzen und einer Schwellung des Kniegelenks; das Bein kann nicht belastet werden. Meniskusschäden brauchen zur Ausheilung mehrere Wochen und oft können chronische Beschwerden bleiben.

Ursachen von Kniegelenkbeschwerden

Aufgrund seiner komplizierten Bewegungsabläufe und Struktur ist das Kniegelenk vielen Einflüssen ausgesetzt, die Schmerzen im Gelenk hervorrufen können. Häufigste Ursachen für Kniegelenkbeschwerden sind Verletzungen, eine erbliche Veranlagung für Kniegelenkerkrankungen, Übergewicht und allgemeiner Verschleiß der Gelenkanteile. Allmähliche Abnutzung des Gelenkknorpels führt zu Arthrose und macht sich durch anhaltende Schmerzen bei Bewegung oder Belastung des Kniegelenks bemerkbar. Schmerzen im Kniegelenk können auch auf anderen Erkrankungen beruhen. Bei der Chondromalazie (Knorpelerweichung) kommt es zum Verlust von Gleitknorpelgewebe auf der Rückseite der Kniescheibe – in der Regel ein Frühzeichen von Knorpelabbau. Wenn sich die Schleimbeutel im Knie, in denen die Gelenkflüssigkeit erzeugt wird, entzünden, entstehen Zysten (Baker-Zyste).

Schwellung des Kniegelenks

Gelegentlich kommt es aus zunächst nicht ersichtlichen Gründen zur Anschwellung des Kniegelenks, die häufig bei Bewegung Schmerzen verursacht. Auch Druckempfindlichkeit und Rötung können auftreten, allerdings können sowohl die Schmerzen als auch die Rötung ganz fehlen.

Wenn ein Knie gerötet und geschwollen ist, bei Bewegung schmerzt und man zusätzlich Fieber hat, sollte umgehend ein Arzt aufgesucht werden, da diese Symptome auf eine bakterielle Infektion im Gelenk hinweisen. Selten sind es erste Symptome von Gicht (S. 916). Wenn die Schmerzen nicht ständig vorhanden sind oder nur bei bestimmten Bewegungen des Gelenks auftreten, kann auch eine Knorpel- oder Bänderverletzung vorliegen. In manchen Fällen ist eine Kniegelenkschwellung ohne Beteiligung anderer Gelenke auch erstes Zeichen einer Systemerkrankung wie zum Beispiel → rheumatoider Arthritis, S. 909, oder einer chronisch entzündlichen Darmerkrankung (S. 913). In diesem Fall verschwindet die Schwellung nach Behandlung der zugrunde liegenden Erkrankung.

Bei Jugendlichen kommt es manchmal zur spontanen Schwellung eines Kniegelenks ohne begleitende Schmerzen oder Entzündungszeichen, die sich in wenigen Tagen wieder zurückbildet. Nur wenn diese Schwellungen nicht abklingen sind weitere und genauere Untersuchungen notwendig.

Bänderriss

Das Kniegelenk wird außen und innen von Bändern aus kräftigem Bindegewebe zusammengehalten und in seinen Bewegungen stabilisiert. Wenn diese überdehnt werden oder einreißen, treten sofort Schmerzen, Schwellung und Druckschmerzhaftigkeit auf.

Freie Gelenkkörper

Manche Kniegelenkverletzungen führen zur Abscherung oder zum Abriss von Gelenkknorpel (zum Beispiel von der Rückfläche der Kniescheibe) oder von Meniskusanteilen, die sich aus ihrer normalen Lage entfernen und frei in der Gelenkflüssigkeit umhergleiten. Selbst winzige Knorpelstücke, die sich lose im Gelenk befinden, können sich zwischen die knöchernen Gelenkanteile klemmen und damit das Gelenk blockieren oder Schmerzen verursachen.

Behandlung

Abhängig von Art und Ausmaß der Gelenkschädigung gibt es verschiedene Behandlungsmethoden. Bei geringfügigen Verletzungen genügen zunächst die fünf grundlegenden Behandlungsansätze Immobilisierung, Schonung, Kälte, Kompression und Hochlagerung (S. 870). Das verletzte Knie darf nicht oder nur leicht belastet werden. Eispackungen und Kompressionsverbände helfen gegen Schmerzen.

Sind durch die Verletzung größere Schäden innerhalb des Gelenks entstanden, ist meistens ein operativer Eingriff zur Wiederherstellung des normalen Gelenkaufbaus erforderlich. Verrenkungen oder Knochenabrisse werden hierbei eingerichtet und wenn nötig mit Metallplatten oder Schrauben versorgt, Bänderrisse werden genäht und abgerissene Bänder wieder am Knochen befestigt. Geringfügige Gelenkschäden können oft im Rahmen einer Arthroskopie behandelt werden (S. 878).

Nachsorge

Nach der Operation werden oft Vorrichtungen oder Stützbandagen zur Ruhigstellung des Kniegelenks angelegt, wie zum Beispiel eine Schiene, Gipsverband oder Kunststoffschale.

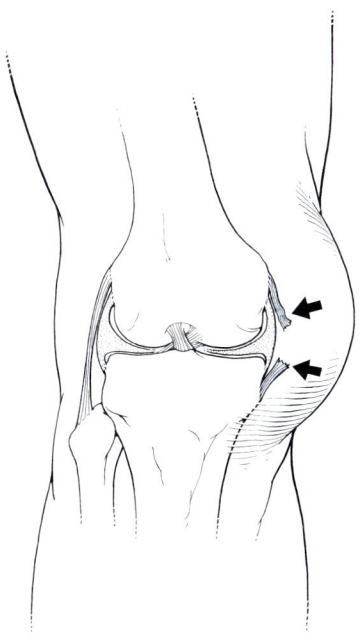

Die Pfeile zeigen auf einen Bänderriss, eine häufige Kniegelenkverletzung. Bei Bänderrissen kommt es zur Schwellung und Instabilität des Gelenks.

Gelenkspiegelung (Arthroskopie)

Bis zur Entwicklung des Arthroskops (1972) waren bei Verletzungen des Kniegelenks und anderer Gelenke größere Operationen notwendig. Heute können Gelenkschäden arthroskopisch behandelt werden. Bei manchen Gelenkverletzungen ist aber immer noch eine Operation erforderlich.

Das Untersuchungsgerät
Das Arthroskop besteht aus einem starren Rohr, an das ein optisches System von Vergrößerungslinsen, eine Lichtquelle und ein Videosystem mit Kamera angeschlossen sind.

Vorgehensweise
Nach örtlicher Betäubung oder Vollnarkose macht der Chirurg einen kleinen Einschnitt neben der Kniescheibe (beziehungsweise neben dem Schultergelenk oder einem anderen zu untersuchenden Gelenk).

Durch den Hautschnitt wird der starre Anteil des Arthroskops eingeführt. Der Arzt kann dann unter direkter Sicht durch ein Sichtfenster oder indirekt auf einem Bildschirm die inneren Gelenkflächen und die Gelenkhöhle betrachten. Zur Spülung der Gelenkhöhle und Sichtverbesserung wird häufig eine sterile Flüssigkeit eingespritzt.

Untersuchungs- und Behandlungsmöglichkeiten
Durch das Arthroskop kann der Arzt die Gelenkanteile und Gewebestrukturen betrachten und Schädigungen beurteilen. Zusätzlich kann man durch spezielle, am Arthroskop angebrachte Zusatzinstrumente Gewebeproben entnehmen oder kleinere chirurgische Eingriffe vornehmen. Auch zur Diagnose der meisten degenerativen und entzündlichen Gelenkerkrankungen ist die Arthroskopie gut geeignet.

Nach dem Eingriff
Das Gelenk erholt sich nach einer Arthroskopie rasch. Der Eingriff dauert selten länger als eine Stunde und kann ambulant durchgeführt werden.

Anschließend muss man das betroffene Gelenk mehrere Tage lang schonen, die meisten Alltagsverrichtungen sind aber erlaubt.

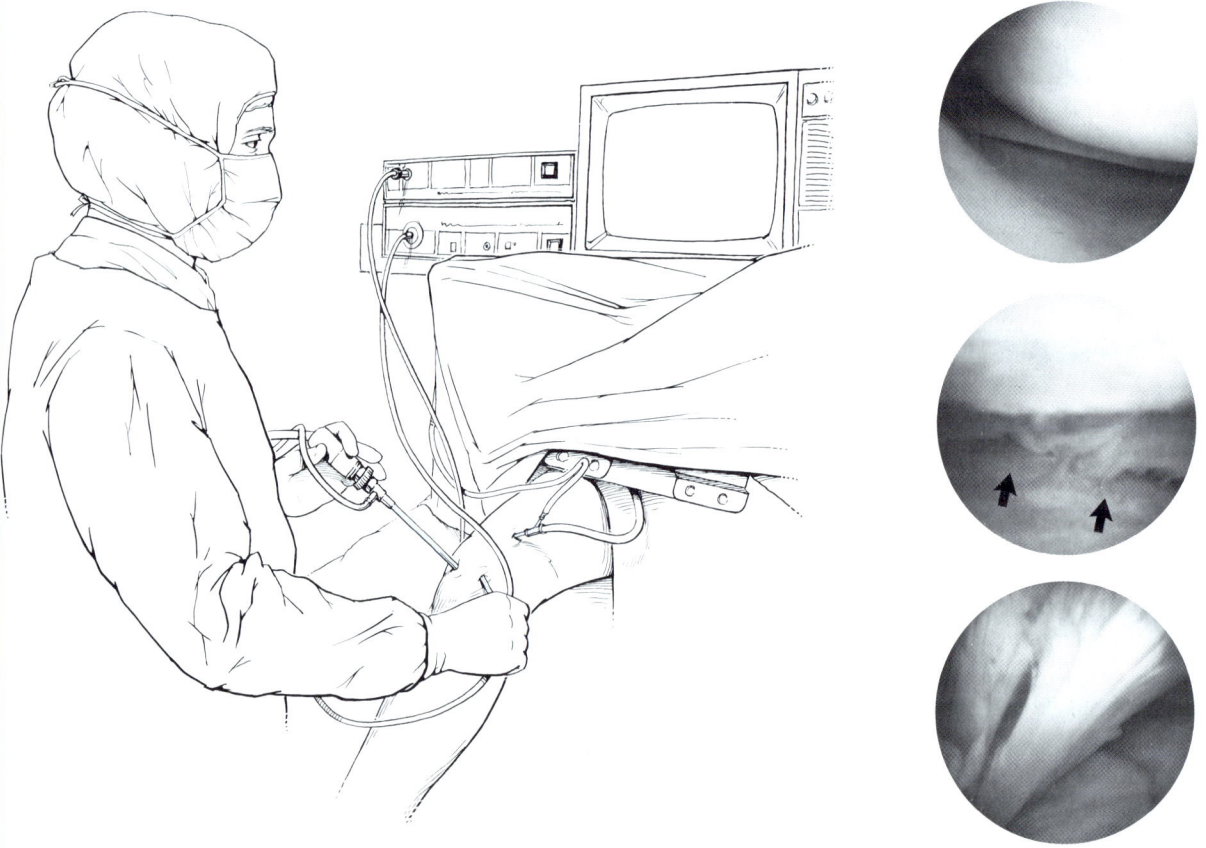

Mithilfe des Arthroskops kann der Arzt Gelenke, etwa das Kniegelenk, von innen betrachten sowie Untersuchungen und kleinere chirurgische Eingriffe vornehmen, ohne das Gelenk zu eröffnen. Rechte Seite: Der Blick durch das Arthroskop zeigt (oben) einen normalen Meniskus, (Mitte) einen Meniskusriss und (unten) ein normales vorderes Kreuzband.

Orthopädische Kniestützbandagen

Nach Kniegelenkverletzungen, die zur Schwächung und verminderten Belastbarkeit des Kniegelenks geführt haben, kann die Gelenkfunktion durch Stützvorrichtungen wie Schienen oder Stützbandagen verbessert werden. Es gibt zwei Arten solcher Kniestützen: den elastischen Kunststoffschlauch, der über das Kniegelenk gezogen wird und in der Mitte eine Öffnung für die Kniescheibe freilässt, und Kniestützapparate aus Metall oder Plastik, die an den Seiten mit Scharnieren (mechanisches Gelenk) versehen sind. Diese Stützvorrichtungen geben aber oft nur wenig Halt und schützen das Gelenk nur begrenzt vor Verletzungen.

Nach einem Riss des vorderen Kreuzbands (der häufigsten Kniegelenkverletzung) kann der Arzt eine orthopädische Kniestützbandage verschreiben, die dem Kniegelenk Halt gibt. Die Entscheidung, eine solche Schiene zu tragen, liegt beim Patienten und hängt von seinem Alter und Lebensstil ab. Je nach Verletzung kann eine solche Schiene das Gelenk stabilisieren und dem Patienten, vor allem wenn er schon älter ist, eine Operation ersparen. Muss ohnehin operiert werden, kann die Schiene das Kniegelenk während der Heilungsphase entlasten und erneuten Verletzungen vorbeugen.

Fehlen oder Verlust von Gliedmaßen

Manche Menschen werden mit fehlenden Gliedmaßen oder nur Teilen von Gliedmaßen geboren. Dies ist die Folge einer Entwicklungsstörung des Embryos im Mutterleib.

Der Verlust von Gliedmaßen im späteren Leben ist meistens ein schlimmes Ereignis. Eine Amputation erfordert in der Regel einen größeren chirurgischen Eingriff und dabei spielt es keine Rolle, ob sie akut nach einer Verletzung (wie einem Autounfall) oder im Verlauf bestimmter Erkrankungen notwendig wird.

Eine Amputation belastet die Heilungsreserven des Körpers erheblich und der Patient macht eine schwierige Zeit durch. Er muss nicht nur lernen, mit einer Behinderung oder Einschränkung seiner körperlichen Fähigkeiten zu leben, sondern auch die Veränderungen am eigenen Körper akzeptieren.

Der behandelnde Arzt und Spezialisten oder Fachpersonal aus anderen medizinischen Bereichen können in dieser Anpassungsphase Hilfestellungen geben. Künstliche Gliedmaßen sorgen dafür, dass Amputierte ein nahezu normales Leben führen können. Bei auftretenden Depressionen oder anderen psychologischen Problemen kann man sich an speziell ausgebildete Psychologen oder Selbsthilfegruppen wenden. In manchen Fällen ist auch eine psychiatrische Behandlung erforderlich.

Eine Reihe verschiedener Erkrankungen können zur Amputation von Gliedmaßen oder Teilen von Gliedmaßen führen. Bei vielen Patienten mit fortgeschrittener Zuckerkrankheit

entwickeln sich Durchblutungsstörungen in Armen und Beinen, weil sich große und kleine Arterien verengen. Die verminderte Durchblutung führt zur Bildung von Hautgeschwüren und zum Absterben von Gewebe (Gangrän), sodass die betroffene Gliedmaße, meistens Zehen, ein Fuß oder Unterschenkel, amputiert werden muss. Diese Gewebenekrose (Gangrän) kann auch auf Durchblutungsstörungen anderer Art beruhen (S. 692). Bei bestimmten Formen von Knochenkrebs (S. 899) bringt die ra-

Künstliche Gliedmaßen

In der Tumorchirurgie, bei schweren Durchblutungsstörungen und nach Unfällen kann die Amputation oder Teilamputation von Gliedmaßen notwendig werden. Der entfernte Körperteil kann manchmal durch ein Kunstglied (Prothese) ersetzt werden.

Mithilfe solcher künstlicher Gliedmaßen kann zwar die ursprüngliche Beweglichkeit, Kraft und Geschicklichkeit des amputierten Körperteils nicht völlig wiederhergestellt, die Lebensqualität des Betroffenen aber erheblich verbessert werden.

Ein Team aus Krankengymnasten und Orthopädiemechanikern hilft dem Patienten. Zunächst werden unter krankengymnastischer Anleitung Übungen zur Kräftigung der im Amputationsstumpf verbliebenen Muskulatur absolviert. Sobald die Operationswunde vollständig verheilt ist, kann die endgültige Prothese angepasst werden.

Die Prothese wird ganz nach den individuellen Bedürfnissen des Patienten hergestellt.

dikale Tumorentfernung zwangsläufig die Amputation oder Teilamputation der betroffenen Gliedmaßen mit sich.

Gelegentlich kommt es bei Arbeits- oder Verkehrsunfällen zur Amputation von Gliedmaßen. Bei sofortiger Versorgung in chirurgischen Fachabteilungen können die abgetrennten Körperteile oft wieder angenäht werden.

Wie gefährlich sind Amputationen?

Unfallbedingte Abtrennungen von Gliedmaßen bergen Risiken wie starken Blutverlust, Kreislaufschock und große Infektionsgefahr.

Meist ist die Amputationsoperation selbst nicht lebensbedrohlich. Die Hauptschwierigkeit für den Patienten ist, mit den Folgeerscheinungen fertig zu werden; anfängliche Wundschmerzen, chronische Phantomschmerzen bis hin zur Anpassung der Lebensweise.

Eine Amputation bringt aber nicht nur körperliche, sondern auch emotionale Belastungen mit sich. Viele Patienten leiden unter Schmerzen im Amputationsstumpf oder unter dem Gefühl, dass die amputierte Extremität oder Teile davon noch vorhanden sind (Phantomgliedmaßen oder Phantomschmerz). Außerdem kommt es zur Beeinträchtigung des Selbstwertgefühls im Zusammenhang mit der veränderten Körpervorstellung. Künstliche Gliedmaßen werden speziell auf die Bedürfnisse des Patienen hin hergestellt.

Wenn nach Amputationsverletzungen abgetrennte Gliedmaßen wieder chirurgisch angenäht werden, sind die Ergebnisse unterschiedlich. Manchmal ist die Funktion des betreffenden Körperteils nicht oder nur geringfügig beeinträchtigt, während in anderen Fällen Empfindungsvermögen, Beweglichkeit und Muskelkraft nie vollständig zurückkehren.

Behandlung

Wurden Gliedmaßen abgetrennt, muss man neben der Erstversorgung des Patienten auch Maßnahmen zur Erhaltung und zum Transport des abgetrennten Körperteils beachten (S. 450).

Chirurgische Behandlung

Die Medizin hat im Bereich der Rekonstruktionschirurgie solche Fortschritte gemacht, dass heute abgetrennte Finger, Hände und ganze Gliedmaßen wieder angenäht werden können. Hierbei kann der Chirurg mithilfe eines Operationsmikroskops winzige durchtrennte Gewebestrukturen wie Nerven und kleine Blutgefäße wieder miteinander verbinden. Zur Bekämpfung von Infektionen werden Antibiotika eingesetzt. Wenn der abgetrennte Körperteil richtig behandelt und transportiert wurde und die Operation in einer chirurgischen Fachabteilung stattfindet, sind die Chancen gut, dass er erfolgreich wieder angenäht werden kann.

Nachsorge und Rehabilitation

Das Rehabilitationsprogramm wird von erfahrenen Ärzten und heilgymnastischen Fachkräften zusammengestellt. Ein Team von Medizinern, Krankengymnasten, Ergotherapeuten und Orthopädiemechanikern betreut die Patienten in der Nachsorgephase.

Ziel ist die Rückführung des Patienten in seine gewohnten Lebensumstände. Wichtig dabei sind Übungen zur Kräftigung der verbliebenen Muskulatur. Die Patienten erlernen den richtigen Umgang mit Prothesen oder Gehhilfen und erhalten psychologische Betreuung. Künstliche Gliedmaßen werden angepasst, wenn die Schmerzen am Amputationsstumpf nachgelassen haben. Je nach Amputationsart müssen bestimmte Muskelgruppen geübt werden.

Erkrankungen der Muskeln, der Sehnen und des Bindegewebes

Das richtige Zusammenspiel von Muskeln, Sehnen und Bindegewebe ist für die Bewegungsabläufe des Körpers verantwortlich. Fast alle Muskelgruppen arbeiten mit ihnen entgegen wirkenden Muskeln (Antagonisten) zusammen, um die Beugung und Streckung der verschiedenen Gliedmaßen zu ermöglichen.

Bei der Bewegung spielen auch die Sehnen eine Rolle. Sie bestehen aus Bindegewebsfasern und Kollagen, verbinden die Muskeln mit den Knochen und übertragen die Muskelkontraktionen auf das Skelett.

Die folgenden Abschnitte beschäftigen sich mit häufigen Erkrankungen von Muskeln, Sehnen und Bindegewebe.

Erkrankungen des Sehnengleitgewebes

Symptome

- Streckbehinderung von Finger oder Daumen: Beim Versuch den Finger zu strecken kommt es zur Verzögerung der Bewegung,

bis der Finger plötzlich in die Streckstellung springt (schnellender Finger)
- Schmerzen oder Druckempfindlichkeit eines Fingers
- Reibegeräusche bei der Gelenkbewegung
- Bewegungsschmerzen in einem Gelenk

Notfallsymptome. Rötung und Überwärmung eines Gelenks deutet auf eine bakterielle Infektion hin. Hier muss umgehend der Arzt aufgesucht werden (→ Infektarthritis, S. 914).

Lange, strangartige Sehnen verlaufen vom Handgelenk bis zu den Fingerendgliedern. Jede ist von einer Bindegewebs- und Schleimhautschicht, der Sehnenscheide, umgeben, die für ihre Gleitfähigkeit und Nährstoffversorgung sorgt. Entzündungen der Sehnenscheiden sind häufig. Ursache ist meist eine Überbeanspruchung duch einseitige Belastungen.

Eitrige Entzündungen der Sehnenscheiden entstehen, wenn Bakterien durch Stich- und Bisswunden eindringen. Auch der »schnellende Finger« zählt zu den Erkrankungen des Sehnengleitgewebes. Charakteristisch ist eine schnalzende Empfindung bei Beugung oder Streckung des betroffenen Fingers. Ohne Behandlung schreitet die Störung fort, bis der Patient den Finger nicht mehr strecken kann. Der Finger gehorcht einem Streckbefehl nicht sofort, sondern »schnellt« nach Verzögerung in die Streckposition.

Wie gefährlich sind Erkrankungen des Sehnengleitgewebes?

Wenn eitrige, durch Bakterien verursachte Sehnenscheidenentzündungen nicht so bald behandelt werden, können sie zur dauerhaften Schädigung der betroffenen Sehne und des Sehnengleitgewebes führen.

Bei Sehnenscheidenentzündungen aufgrund einer Überbeanspruchung sind Schonung und Zeit die besten Heilmittel. In vielen Fällen müssen die Betroffenen ihre Arbeitsgewohnheiten ändern oder zu Tätigkeiten wechseln, die keine einseitigen Belastungen der Sehne mit sich bringen.

Behandlung

Medikamententherapie
Bei einer eitrigen Sehnenscheidenentzündung ist neben der operativen auch eine Behandlung mit Antibiotika erforderlich.

Bei nicht eitrigen Entzündungen werden Schmerzmittel und entzündungshemmende Wirkstoffe wie Acetylsalicylsäure eingesetzt.

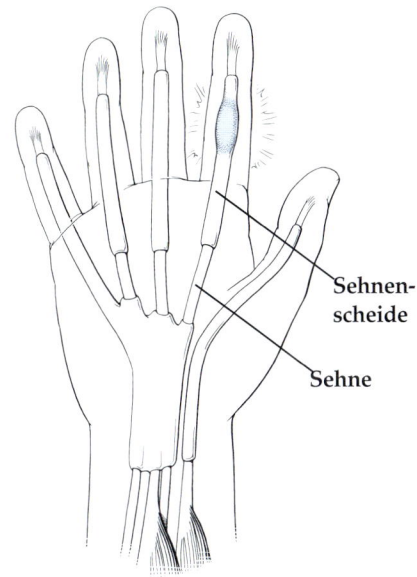

Sehnenscheide

Sehne

Manchmal sind auch Kortisoninjektionen in den betroffenen Bereich notwendig. Diese Behandlungsmaßnahme sollte aber schweren Fällen vorbehalten bleiben (S. 919).

Chirurgische Behandlung
Bei durch Bakterien hervorgerufen, eitrigen Sehnenscheidenentzündungen ist meistens eine sofortige Operation erforderlich, um den Eiter zu entleeren und eine Ausbreitung der Infektion zu verhindern. Sind einseitige mechanische Belastungen die Ursache, kommt ein chirurgischer Eingriff infrage. Die entzündete Sehnenscheide wird dabei aufgeschnitten um das Sehnengewebe zu entlasten. In den meisten Fällen wird hierdurch die normale Gelenkbeweglichkeit wieder hergestellt.

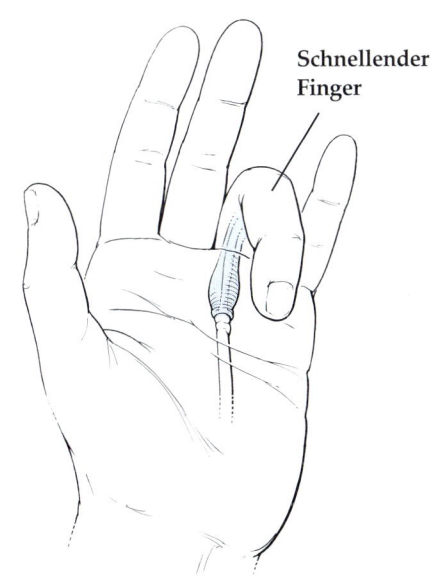

Schnellender Finger

Sehnenscheiden sind schützende Hüllen. Sie umgeben die zu den Fingern führenden Sehnenstränge und können sich durch Überlastung oder bakterielle Infektion entzünden (s. farbige Stelle). Die Entzündungen werden je nach Ursache medikamentös, operativ oder nur durch Schonung behandelt.

Zu den Erkrankungen der Sehnenscheiden gehört auch der »schnellende Finger«. Die Sehnenscheide ist hier entzündet und verdickt, sodass die Fingerstreckung behindert ist. Das chirurgische Öffnen der Sehnenscheide stellt die normale Beweglichkeit wieder her.

Sehnenentzündung

Symptome. Schmerzen und Druckempfindlichkeit im Bereich eines Gelenks. Besonders häufig sind Ellbogen- und Schultergelenk betroffen.

Kleinere Verletzungen oder mechanische Überlastung können Beschwerden im Schulter oder Ellbogengelenk auslösen. Verantwortlich hierfür sind meistens geringfügige Einrisse oder Entzündungen der Sehnen, über die die Skelettmuskeln an der Knochenhaut verankert sind.

Schulter- und Ellbogengelenk sind am häufigsten betroffen (→ Tennisellbogen, S. 872). Zum Ausschluss von Knochenerkrankungen oder -schäden werden Röntgenaufnahmen des schmerzhaften Bereichs gemacht.

Wie gefährlich ist eine Sehnenentzündung?

Entzündungen können dauerhafte Schädigungen des Sehnengewebes zur Folge haben. Aufgrund der Schmerzen nehmen die Patienten zudem eine Schonhaltung ein, die Einschränkungen der Gelenkbeweglichkeit zur Folge haben kann. Wenn man ein Gelenk jahrelang einseitig belastet, treten später vielleicht geringfügige Beschwerden auf, die allerdings im Alter zur Versteifung des Gelenks mit Sehnenvernarbungen führen können.

Häufig verschwinden die Beschwerden einer Sehnenentzündung innerhalb weniger Wochen, wenn man das betroffene Gelenk schont. Im Alter oder bei Belastung nimmt die Heilung längere Zeit in Anspruch und in vielen Fällen entwickelt sich auch ein chronisches Krankheitsbild. Die Dehnbarkeit der Bänder und Seh-

nen des Schultergelenks nimmt dabei immer weiter ab, was schließlich zu starken Einschränkungen der Beweglichkeit führt (→ Akute Schulterschmerzen, S. 917).

Behandlung

Unbedingt notwendig ist die Schonung des betroffenen Gelenks für mehrere Tage. Der Arm kann in einer Schlinge getragen oder die Schulter mit einem elastischen Verband ruhig gestellt werden. Hochlagerung und Kältepackungen sind empfehlenswert und sorgen für einen Rückgang von Schmerzen und Schwellung.

Medikamententherapie

Die medikamentöse Behandlung beschränkt sich auf die Einnahme von Schmerzmitteln wie etwa Acetylsalicylsäure.

Hartnäckige Beschwerden können auch durch Kortisoninjektionen in den schmerzhaften Bereich gebessert werden (→ Kortikosteroide, S. 919).

Chirurgische Behandlung

Bei teilweisen oder vollständigen Sehnenrissen ist ein operativer Eingriff notwendig, bei dem die Sehne genäht und die Gelenkstruktur wieder hergestellt wird.

Übungen

Schonung ist ein Grundpfeiler bei der Behandlung von Sehnenentzündungen, aber eine längere Ruhigstellung kann zur Versteifung des Gelenks führen und muss daher unbedingt vermieden werden. Zur Erhaltung der Gelenkbeweglichkeit sollte schon nach wenigen Tagen mit leichten Bewegungsübungen begonnen werden, bei denen die gesamte Bewegungsbreite des Gelenks einbezogen wird.

Vorbeugung

Geeignete Vorbeugemaßnahmen, um Sehnenentzündungen zu verhindern, sind Aufwärmübungen vor oder Übungen zur Abkühlung nach sportlicher Betätigung (S. 292). Übungen zur Kräftigung der Muskulatur im Bereich des betroffenen Gelenks können zusätzlich dazu beitragen, Rückfälle zu vermeiden.

Fibromyalgie

Symptome

- Unbestimmte Schmerzen in verschiedenen Bereichen des Bewegungsapparats, verbunden mit Bewegungseinschränkungen von Gelenken und Muskulatur

Das Schultergelenk ist kompliziert aufgebaut. Die beteiligten Muskeln sind durch kräftige Sehnen mit den Knochen verbunden. Bänder sorgen für den Zusammenhalt der Knochen und stabilisieren das Gelenk.

Schlüsselbein

Schulterblatt

Oberarmknochen

- Allgemeine Minderung der Leistung und Schlafstörungen

Fibromyalgie ist ein chronisches Beschwerdebild, das durch nicht-entzündliche, schmerzhafte Veränderungen im Bereich von Muskeln, Sehnen, Bändern, dem zugehörigen Gleitgewebe sowie des unter der Haut liegenden Bindegewebes gekennzeichnet ist. Es kann den gesamten Bewegungsapparat oder nur Bereiche davon betreffen. Die Fibromyalgie gehört zum Krankheitsbild des Weichteilrheumatismus, der in der Fachsprache auch extraartikulärer Rheumatismus genannt wird.

In den meisten Fällen kommt es zur starken Druckschmerzhaftigkeit an bestimmten, deutlich abgegrenzten Stellen, meist an den Übergängen der Muskeln in die Sehnen und an den Ansatzpunkten der Bänder und Sehnen an den Knochen: beispielsweise an der Vorderseite des Ellbogens und des Hüftgelenks, an der Rückseite von Knie- und Schultergelenk, am oberen Rand des Schulterblatts und entlang der Wirbelkörper. Zusätzlich leiden die Patienten unter Schlafstörungen.

Die Ursache ist ungeklärt. Bisher ist umstritten, ob Umweltgifte das Beschwerdebild auslösen können. Psychische Faktoren wie Angstzustände oder emotionale und psychische Überlastung sowie Stress scheinen aber eine Rolle zu spielen. Die Beschwerden können jahrelang anhalten.

Diagnose
Die Diagnose wird aufgrund der typischen Beschwerden bestätigt. Andere, vor allem entzündliche Gelenkerkrankungen müssen durch Labor- und andere Untersuchungen ausgeschlossen werden. Auch Anzahl und Ort der druckschmerzhaften Punkte spielt bei der Diagnosestellung eine wichtige Rolle.

Wie gefährlich ist eine Fibromyalgie?
Die Beschwerden sind unangenehm und können sich über Jahre hinziehen, organische Veränderungen der betroffenen Weichteile treten aber nicht auf, sodass keine bleibenden Schäden oder Behinderungen entstehen.

Behandlung
Die Behandlung ist schwierig und nicht immer erfolgreich. Regelmäßiger, ausreichender Schlaf ist wichtig. Auch Krankengymnastik und Ergotherapie oder Freizeitsport können eine Besserung bewirken. Außerdem müssen die Patienten versuchen, psychische Belastungen auszuschalten oder zu vermindern. In vielen Fällen ist eine psychosomatische oder psychiatrische Behandlung erforderlich.

Eine Schmerzbehandlung mit den üblichen Antirheumatika zeigt in der Regel keine Wirkung, auch Vitaminpräparate oder spezielle Diätformen scheinen keinen Einfluss auf die Beschwerden zu haben.

Medikamententherapie
In den meisten Fällen sprechen die Schmerzen bei Fibromyalgie auf Paracetamol an, wobei diese symptomatische Behandlung allerdings weitaus weniger wichtig ist als die allgemeinen Maßnahmen.

Rippenknorpelentzündung

Symptome. Schmerzen und Schwellungen im Bereich des Ansatzes der Rippen.

Schmerzen und Druckempfindlichkeit sind die Folge einer Entzündung des Knorpelgewebes. In manchen Fällen sind hierfür Verletzungen wie zum Beispiel ein Sturz oder ein Schlag auf den vorderen Brustkorb verantwortlich, meistens ist aber keine direkte Ursache ersichtlich. Tiefes Einatmen und direkter Druck auf die betroffenen Rippenansätze verschlimmern die Schmerzen (S. 434).

Wenn die Beschwerden zum ersten Mal auftreten, sind die Betroffenen häufig beunruhigt, da man die Schmerzen leicht mit den Symptomen eines Herzinfarkts verwechseln kann. Eine Rippenknorpelentzündung ist zwar an sich keine gefährliche Erkrankung und muss nicht sofort behandelt werden, man sollte aber trotzdem – wie bei allen plötzlich auftretenden, heftigen Schmerzen im Bereich des Brustkorbs – umgehend einen Arzt aufsuchen oder verständigen, der einen Herzinfarkt ausschließt.

Diagnose
Druckschmerzhaftigkeit am Ansatz der Rippen am Brustbein ist ein wichtiger Hinweis auf eine Rippenknorpelentzündung. Wenn allerdings keine fühlbaren und sichtbaren Schwellungen im Bereich der Rippenansätze auftreten, ist die Bestätigung der Diagnose schwierig. Der Arzt wird zum Ausschluss anderer Erkrankungen Untersuchungen wie zum Beispiel Röntgenaufnahmen der Lunge, ein Elektrokardiogramm und Blutuntersuchungen veranlassen.

Behandlung
Die Schmerzen verschwinden in den meisten Fällen innerhalb von 4 bis 6 Wochen, wenn die

884   TEIL IV   Häufige und seltene Erkrankungen des Menschen

Patienten sich schonen und Tätigkeiten oder Bewegungen vermeiden, die die Beschwerden verschlimmern. Wenn nach diesem Zeitraum immer noch Beschwerden bestehen, sollten weitere Untersuchungen wie beispielsweise eine Probeentnahme aus dem Rippenknorpel durchgeführt werden.

Medikamententherapie
Acetylsalicylsäure und andere entzündungshemmende Wirkstoffe können zur Schmerzbekämpfung eingesetzt werden. Auch die Injektion von Kortison in die schmerzhaften Bereiche kommt zur Behandlung infrage (→ Kortikosteroide, S. 919).

Karpaltunnelsyndrom

Symptome
- Taubheitsgefühl oder prickelnde Missempfindungen in den Fingern oder der Handfläche
- Schmerzen im Handgelenk, die in den Unterarm und in die Handfläche bis zu den Fingern ausstrahlen
- Taubheitsgefühl und Schmerzen sind nachts schlimmer, sodass die Patienten davon aufwachen. Die Beschwerden treten häufig dann auf, wenn man tagsüber die Hand oder das Handgelenk stark beansprucht hat und bessern sich, wenn man das Handgelenk ausschüttelt, aufsteht und umhergeht.

Der Karpaltunnel ist ein von Knochen und Bindegewebe begrenzter Kanal, der im Inneren des Handgelenks verläuft (griechisch »carpalis« für Handgelenk) und die Nerven und Sehnen auf ihrem Weg vom Unterarm zur Hand und den Fingern umgibt und schützt.

Wenn sich das Gewebe, das den Kanal bildet, entzündet und anschwillt, drückt es auf den Nervus medianus, der für das Empfindungsvermögen der Haut im Bereich von Daumen, Zeige- und Mittelfinger sowie der Daumenseite des Ringfingers zuständig ist. Beim Karpaltunnelsyndrom kommt es daher zu einem typischen Taubheitsgefühl in diesem Bereich. Oft sind beide Handgelenke betroffen.

Das Beschwerdebild findet sich häufig bei Berufsgruppen, bei denen die Handgelenke dauernder oder einseitiger Belastung ausgesetzt sind. Besonders gefährdet sind Personen, die bei ihrer Tätigkeit mit gebeugtem Handgelenk Objekte fest halten oder zusammendrücken, also beispielsweise Schreibkräfte und Bildschirmarbeiter, Zimmerleute, Kassenpersonal im Supermarkt, Geigenspieler und Kraftfahrzeugmechaniker.

Häufig entsteht das Karpaltunnelsyndrom in Zusammenhang mit anderen Erkrankungen oder Zuständen. Bei Schwangeren kommt es beispielsweise durch die Neigung zu Flüssigkeitseinlagerung und die Gewichtszunahme häufig zu den typischen Karpaltunnelbeschwerden, die sich nach der Geburt in der Regel wieder zurückbilden. Das Karpaltunnelsyndrom ist zudem öfter ein Begleitsymptom bestimmter Hormonstörungen.

Diagnose
Wichtiger diagnostischer Hinweis ist das Taubheitsgefühl in den Händen, das den kleinen Finger nicht mit einschließt. Der Arzt wird auch das so genannte Tinel-Klopfzeichen prüfen: Wenn er mit dem Finger die Unterseite des Handgelenks abklopft, empfindet der Patient einen stechenden Schmerz oder kribbelnde Missempfindungen in der Hand oder im Unterarm. Weiteres Anzeichen für ein Karpaltunnelsyndrom ist ein Muskelabbau (Atrophie) im Bereich des Daumenballens.

Wie gefährlich ist ein Karpaltunnelsyndrom?
In der Regel bessern sich die Beschwerden bei Behandlung vollständig, sodass keine bleibende Schädigung der Handmuskeln oder -nerven bleibt.

Behandlung
Konservative Behandlungsmethoden umfassen einfache Maßnahmen wie Schonung des Handgelenks und das Tragen einer Schiene, die das Handgelenk zwar ruhig stellt, leichte Handbewegungen aber nicht einschränkt.

Medikamententherapie
Das betroffene Handgelenk kann mit anästhesierenden Salben eingerieben werden und auch intramuskuläre Injektionen eines Kombinationspräparats aus Kortison und Kastanienextrakten bessern manchmal die Beschwerden. Kortisoninjektionen ins Handgelenk sollten nur erfolgen, wenn alle konservativen Behandlungsmethoden versagt haben (→ Kortikosteroide, S, 919) und eine Operation nicht möglich ist. Im Allgemeinen wird der behandelnde Arzt frühzeitig eine Operation empfehlen.

Chirurgische Behandlung
Die chirurgische Behandlung des Karpaltunnelsyndroms kommt vor allem dann infrage, wenn die Schmerzen und das Taubheitsgefühl

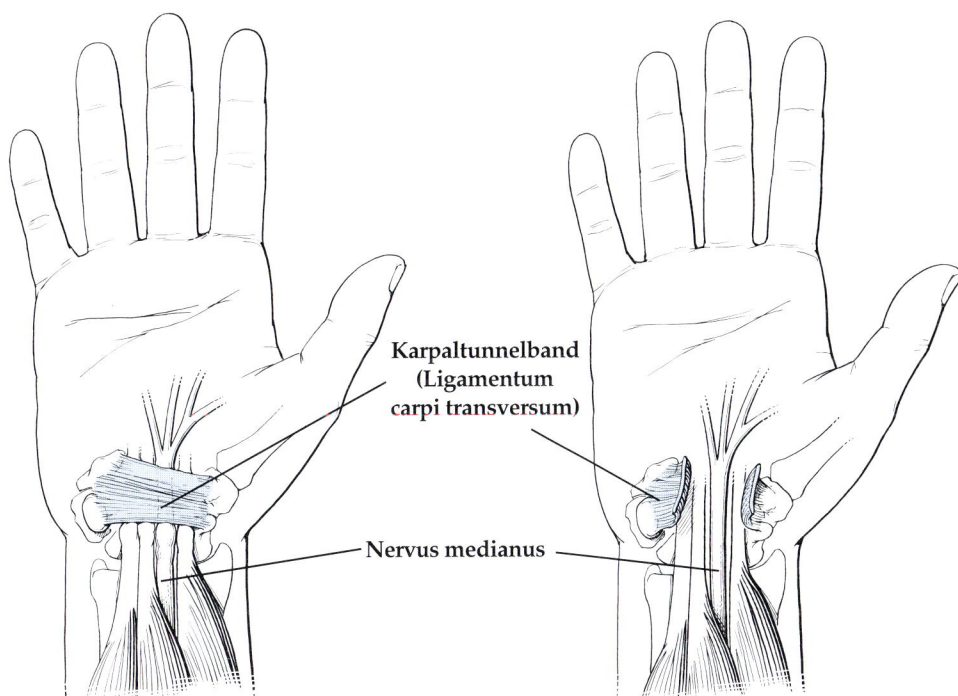

Karpaltunnelband
(Ligamentum
carpi transversum)

Nervus medianus

Ein enger Kanal im Handgelenk – der Karpaltunnel – schützt den Nervus medianus, der für Gefühlsempfindungen im Daumen, Zeige- und Mittelfinger sowie in der dem Daumen zugewendeten Seite des Ringfingers verantwortlich ist. Entzündungen oder Schwellungen im Bereich dieses Kanals führen zur Druckschädigung des Nervus medianus mit Schmerzen und Taubheitsgefühl. Falls konservative Behandlungsmaßnahmen versagen, muss das Karpaltunnelband durchtrennt werden (Abbildung rechts).

sehr hartnäckig sind und auf die konservativen Behandlungsmaßnahmen nicht ansprechen. Bei der Operation wird das Band im Handgelenk durchtrennt, das den Nervus medianus komprimiert. Dies kann in manchen Fällen auch ohne größeren Hautschnitt mithilfe eines Arthroskops vorgenommen werden (S. 878). Nach der Wundheilung kann die Hand in der Regel nach wenigen Wochen wieder eingesetzt werden.

Daumengrundgelenkarthrose

Symptome
- Schmerzen und gelegentlich auch Schwellung im Bereich des Daumenballens, vor allem bei einfachen Tätigkeiten wie Schreiben mit einem Stift, Öffnen von Dosen oder Aufschließen einer Tür
- Verminderte Geschicklichkeit oder Schmerzen beim so genannten Pinzettengriff (Halten eines Gegenstands mit Daumen und Zeigefinger)

Die aufgeführten Beschwerden sind oft erstes Anzeichen einer Arthrose (degenerative Gelenkerkrankung) des Daumengrundgelenks, das die Handwurzelknochen mit den Daumenknochen verbindet. Diese Arthrose wird durch Knorpel- und Knochenabbau an den Gelenkflächen des Gelenks ausgelöst und betrifft vor allem Frauen über 55 Jahren. Allgemeine Ver-

schleißerscheinungen sind die Hauptursache, aber auch genetische Faktoren, Verletzungen, rheumatoide Arthritis (S. 909) und Gicht (S. 916) können eine Rolle spielen. Schädigungen des Knorpels und der Bänder, die das Gelenk stabilisieren, werden besonders durch ständige gleichförmige Daumenbewegungen hervorgerufen. Durch eine Untersuchung von Daumen und Daumenballen sowie durch Röntgenaufnahmen des Gelenks lässt sich das Ausmaß der Erkrankung feststellen.

Behandlung
Schon die Schonung des Daumens sorgt in den meisten Fällen für einen Rückgang der Schwellung, Entzündungserscheinungen und Schmerzen. Acetylsalicylsäure und andere frei erhältliche Schmerzmittel können zur Linderung stärkerer Schmerzen eingenommen werden. Stützbandagen oder Hülsen, die den Daumen umschließen und das Gelenk dadurch stabilisieren und entlasten, bessern häufig die Beschwerden. Solche Bandagen können individuell angepasst werden. Tätigkeiten, die Beschwerden auslösen, sollten ohne Zuhilfenahme des Daumens oder immer nur für kurze Zeit durchgeführt werden. Man kann sich auch beim Hausarzt oder in orthopädischen Fachgeschäften nach Werkzeugen und anderen Dingen des täglichen Gebrauchs erkundigen, die speziell für Arthrosepatienten vorgesehen sind. Durch regelmäßige und täglich ausgeführte

Tumore der Muskulatur

Symptome
- Tastbare Knoten oder Schwellungen unter der Haut im Bereich eines Muskels
- Schmerzen oder Druckschmerz
- Schnelle Größenzunahme des Knotens oder der Schwellung

Tumore der Muskulatur kommen selten vor und sind meistens gutartig. Es gibt jedoch bösartige Muskeltumoren wie zum Beispiel das Rhabdomyosarkom, die innerhalb kurzer Zeit zum Tod führen können und rasch behandelt werden müssen.

Diagnose
Bemerkt man einen Knoten, eine Schwellung oder andere Auffälligkeiten auf der Körperoberfläche, die nach ein paar Tagen nicht von selbst wieder verschwinden, muss man möglichst bald den Hausarzt aufsuchen. Die meisten unter der Haut tastbaren Geschwülste sind Lipome (Fettgeschwülste). Sie liegen oberhalb der Muskelschicht, sind weich oder prall-elastisch, leicht verschiebbar und nicht druckschmerzhaft. Oft finden sich bei einem Patienten mehrere solcher Fettgeschwülste am ganzen Körper. Lipome sind in der Regel harmlos.

Ist die Geschwulst in irgendeiner Weise verdächtig, wird der Arzt weitere Untersuchungen wie etwa Röntgenaufnahmen, eine Kernspintomographie, ein Computertomogramm (S. 494) oder Gewebeentnahmen veranlassen.

Behandlung
Gutartige Tumore müssen nicht, können aber zur Sicherheit entfernt werden. Bei bösartigen Muskeltumoren sind dagegen eine radikale chirurgische Tumorentfernung und Chemotherapie notwendig.

Muskeldystrophie

Symptome
- Zunehmende Muskelschwäche im Kindesalter. Typisch sind verspätetes Laufenlernen, unsicherer Gang und die Unfähigkeit, die Arme über den Kopf zu heben
- Fortschreitende Behinderung, schließlich mit Gehunfähigkeit

Muskeldystrophien sind chronisch fortschreitende, meistens genetisch bedingte Erkrankungen der Muskulatur, die zu einem je nach Erkrankungstyp unterschiedlich ausgeprägten Muskelabbau in verschiedenen Körperbereichen führen. Häufigste Form ist die Duchenne-Muskeldystrophie.

Bei dieser Form der Muskeldystrophie ist die Muskelfunktion auf der Ebene der Muskeleiweiße gestört, es kommt zur zunehmenden Schwächung und einem Abbau von Muskelfasern. Die Muskeln, vor allem im Wadenbereich, vergrößern sich, da das untergegangene Muskelgewebe durch Fett ersetzt wird.

Die Duchenne-Muskeldystrophie ist genetisch bedingt (X-chromosomal rezessiv) und betrifft nur Männer. In der Regel treten die ersten Symptome im Kleinkindalter auf.

Diagnose
Die Kinder lernen spät laufen und entwickeln Gehstörungen. Zu Beginn sind Schwierigkeiten beim Treppenlaufen besonders auffällig. Auch die Unfähigkeit, die Arme über den Kopf zu heben, weist bei entsprechenden anderen Symptomen auf eine Duchenne-Muskeldystrophie hin. Zur Diagnosestellung sind Gewebeentnahmen aus der Muskulatur (Muskelbiopsie) und feingewebliche Untersuchungen erforderlich.

Wie gefährlich ist eine Muskeldystrophie?
Unter den verschiedenen Formen der Muskeldystrophie hat der Typ Duchenne den schwersten Verlauf. Es kommt zum Muskelabbau im Bereich von Armen, Beinen und Wirbelsäule, sodass die Betroffenen spätestens im Teenageralter an den Rollstuhl gefesselt sind. Der Befall der Brustkorbmuskulatur führt zur Behinderung der Atmung mit Neigung zu Lungenentzündungen, was in vielen Fällen schließlich im 2. oder 3. Lebensjahrzehnt zum Tode führt.

Behandlung
Die Duchenne-Muskeldystrophie ist nicht heilbar. Durch Krankengymnastik kann Gelenkfehlstellungen vorgebeugt und die Atemfunktion verbessert werden.

Genetische Beratung
Über die Hälfte aller Patienten mit Duchenne-Muskeldystrophie tragen ein fehlerhaftes Gen auf dem X-Chromosom. Frauen sind nicht betroffen, da sie neben dem fehlerhaften ein gesundes X-Chromosom haben. Sie vererben allerdings den Gendefekt auf die Hälfte ihrer männlichen Nachkommen. Wenn in der Familie Fälle von Duchenne-Muskeldystrophie aufgetreten sind, sollten sich weibliche Familienmitglieder daher vor einer Schwangerschaft genetisch beraten lassen.

Fußbeschwerden

Unsere Füße tragen tagaus tagein unser Körpergewicht und werden dabei nicht immer gut behandelt. Erst wenn sich Beschwerden einstellen, werden wir auf sie aufmerksam.

Wenn man unter Fußbeschwerden leidet, kann Gehen zu einer Qual werden. Zur Behandlung sollte zunächst der Hausarzt, ein Orthopäde oder auch eine Fußpflegeeinrichtung aufgesucht werden. Fußpfleger oder Podologen sind speziell ausgebildete Fachkräfte, die in vielen Fällen die Ursache von Fußbeschwerden feststellen und sie behandeln oder solchen Beschwerden auch vorbeugen können.

Mittelfußschmerz (Metatarsalgie)

Symptome

- Schmerzen im Bereich der Zehenballen
- Gefühl, »wie auf Kieselsteinen« zu gehen

Der Fachausdruck Metatarsalgie bezieht sich auf ein Beschwerdebild, das von vielen Erkrankungen ausgelöst werden kann. Männer und Frauen aller Altersgruppen können darunter leiden, häufig sind jedoch Frauen mittleren Alters betroffen. Im Allgemeinen helfen schon einfache Behandlungsmaßnahmen.

Das Fußskelett besteht aus insgesamt 26 Knochen, die von kräftigen Sehnensträngen und Bändern zusammengehalten werden. Bei jedem Schritt ist dieser Bandapparat starken Hebel- und Druckkräften ausgesetzt.

Jeder Fuß hat 5 Mittelfußknochen (Metatarsalknochen) – Röhrenknochen mit dünnem Schaft und breiteren Enden – die mit Teilen des Sprunggelenk- und Fersenbereichs (Fußwurzelknochen) das Fußgewölbe bilden. Mit den Zehenknochen sind sie durch Kugelgelenke verbunden.

Diagnose

Risikofaktoren sind schmale Füße mit hohem Fußgewölbe, bei denen der Hauptanteil des Körpergewichts auf den Zehenballen ruht. Sind die Beine nicht gleich lang, werden die Gelenke zwischen Mittelfuß- und Zehenknochen auf der Seite des kürzeren Beins zusätzlich belastet. Ein entzündeter Großzehenballen oder schmerzhafte Hornhautbildungen im Bereich der Zehenballen können ebenfalls Mittelfußschmerzen auslösen, ebenso wie rheuma-

toide Arthritis, Ermüdungsbrüche der Mittelfußknochen, Flüssigkeitseinlagerung, Muskelüberbeanspruchung, Senk- und Spreizfüße, Übergewicht, Schwangerschaft sowie langes Stehen oder Laufen.

Behandlung

Enge Schuhe oder solche mit hohen Absätzen und dünnen Sohlen sind sehr häufig die Wurzel des Übels und sollten nicht getragen werden. Der Hausarzt oder Fußpflegefachkräfte werden manchmal zu gepolsterten Schuheinlagen raten, die den Vorderfuß- und Zehenballenbereich entlasten. Zur Linderung akuter Schmerzen können nicht-steroidale, entzündungshemmende Wirkstoffe wie etwa Ibuprofen verschrieben werden. Bei Entzündungen des Großzehenballens oder vermehrter Hornhautbildung können Aufweichmittel und Hornhautsalben Abhilfe schaffen. Größere chirurgische Eingriffe sind sehr selten erforderlich.

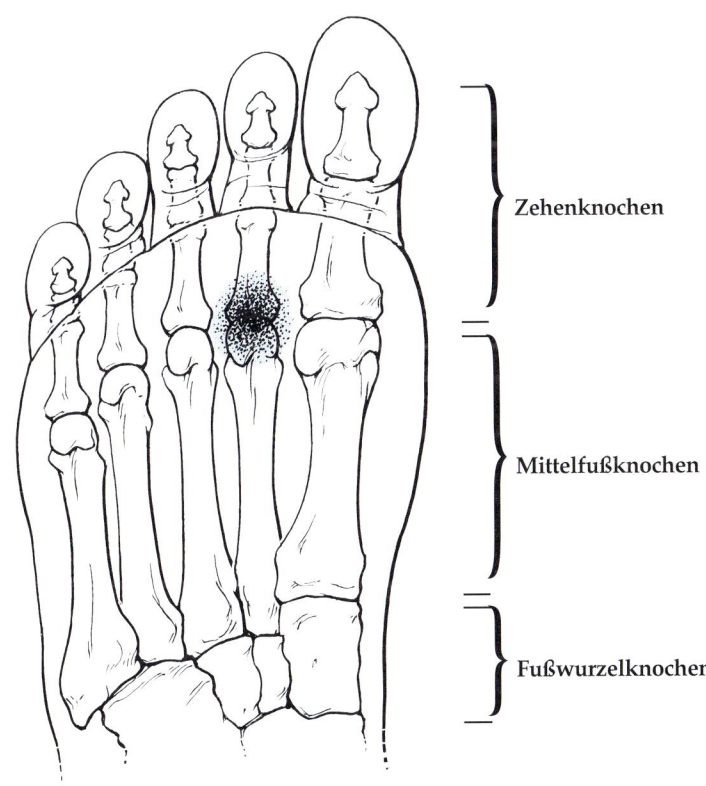

Mittelfußschmerzen (Metatarsalgie) treten im Bereich der Gelenke auf, die die Zehenknochen mit den Mittelfußknochen verbinden. Das am häufigsten betroffene Gelenk ist farbig hervorgehoben.

»Brennende Füße«

Symptome. Brennende, zum Teil auch prickelnde, vor allem nachts auftretende Missempfindungen im Bereich der Fußsohlen.

Das Syndrom der »brennenden Füße« ist bei über 65-Jährigen sehr häufig. Die Beschwerden reichen von leichten Missempfindungen bis hin zu anhaltenden, heftigen Schmerzen. Mögliche Auslöser sind hautreizende Materialien in Kleidungsstücken, schlecht passende Schuhe, Pilzinfektionen oder allergische Reaktionen auf Badezusätze oder Salben.

Diagnose

Die eigentliche Ursache der Beschwerden lässt sich selten eindeutig feststellen. Sind die Symptome auf Nervenerkrankungen oder Durchblutungsstörungen zurückzuführen, leiden die Patienten häufig zusätzlich unter prickelnden Missempfindungen, Muskelschwäche und allgemeinen Empfindungstörungen in den Beinen. Auch Übelkeit, Erbrechen, Inkontinenz oder Impotenz können dabei auftreten.

Bestimmte Erkrankungen des peripheren Nervensystems (Polyneuropathien), die motorische (Bewegungs-), sensible (Empfindungs-) und autonome (unwillkürliche) Nerven betreffen, sind häufig für hartnäckige Beschwerden eines Burning-Feet-Syndroms verantwortlich. Es gibt über 100 bekannte Ursachen für Polyneuropathien, darunter die Zuckerkrankheit (S. 925), perniziöse Anämie, angeborene Störungen, Fehlernährung bei einseitigen Diäten oder Alkoholismus, Medikamente, chronisches Nierenversagen und Lebererkrankungen.

Behandlung

Unabhängig von der Ursache können Selbsthilfemaßnahmen die Beschwerden lindern. Socken aus Kunstfasern wie Acryl oder Polyester und solche aus Baumwolle sollten Wollsocken vorgezogen werden. Gut sitzende Schuhe aus natürlichen, atmungsaktiven Materialien und Einlagen können Abhilfe schaffen. Belastungen wie langes Stehen ohne Gewichtsverlagerung verschlimmern die Beschwerden und sollten vermieden werden. Auch kalte Fußbäder (2-mal täglich 15 Minuten) helfen.

Falls diese Maßnahmen erfolglos bleiben, wird der Arzt zu Schmerzmitteln wie Acetylsalicylsäure oder Parazetamol raten und eventuell durchblutungsfördernde Wirkstoffe oder Beruhigungsmittel verschreiben. Bei Nervenerkrankungen sind die Beschwerden hartnäckig.

Morton-Neuralgie

Symptome

- Brennende Missempfindungen, ausgehend von einem Zehengrundgelenk, mit Ausstrahlung in den betroffenen Zeh
- Schmerzen in den Füßen, auch in Ruhe

Diese Beschwerden werden von einer gutartigen Geschwulst an Nervenendigungen (Neurom) im Bereich der Zehengrundgelenke hervorgerufen.

Behandlung

Zur Linderung der Symptome kann man den schmerzhaften Bereich am Fuß mehrmals täglich leicht massieren. Bei starken Schmerzen kann die Geschwulst auch chirurgisch entfernt werden.

Hühneraugen und vermehrte Hornhautbildung (Kallus)

Symptome. Zum Teil recht schmerzhafte Verdickung und Verhärtung der Haut auf der Oberseite der Zehen oder an den Zehenballen.

Hühneraugen und Hornschwielen entstehen, wenn die Haut an den Füßen durch ständigen Druck oder dauernde Reibung gereizt wird und sich daraufhin verhärtet und verdickt.

Richtiger Schuhkauf

Schuhe, die nicht richtig passen, sind eine häufige Ursache für Fußbeschwerden. Durch gut sitzende Schuhe lassen sich manche späteren Probleme mit den Füßen vermeiden.

Kaufen Sie Schuhe, die den Zehen Bewegungsfreiheit lassen. Spitz zulaufende Schuhe engen den Fuß ein und führen zum Einwachsen von Zehennägeln, Hornhautbildung, Hühneraugen und Entzündungen des Großzehballens. Wählen Sie Schuhe mit niedrigen Absätzen.

Schnürschuhe bieten mehr Platz und können der Fußgröße besser angepasst werden. Empfehlenswert sind Trainingsschuhe, hinten geschlossene, flache Sandalen und geräumige Pumps aus weichem Leder mit gepolsterter Innensohle. In Leder- und Wildlederschuhen können die Füße atmen, während Kunstleder oder Plastik die Schweißabgabe behindert.

Schuhe kauf man am besten am frühen Nachmittag, da um diese Zeit meistens eine Schuhgröße passt, die einerseits dem Fuß genug Platz lässt, wenn er im Lauf des Tags etwas anschwillt, andererseits aber auch nicht zu groß ist und dem Fuß daher genügend Halt gibt.

KAPITEL 27 Knochen, Gelenke und Muskulatur 891

Vor allem Hühneraugen, aber auch Hornschwielen, können sich entzünden und sind
manchmal sehr schmerzhaft.

Meistens sind schlecht passende Schuhe für
die Entstehung dieser Hautveränderungen verantwortlich (→ Hallux valgus, s. unten). An
den Händen bilden sich Hornschwielen häufig
bei Menschen, die mit bestimmten Werkzeugen
arbeiten.

Wie gefährlich sind Hühneraugen und vermehrte Hornhautbildung?

Viele Menschen haben Hühneraugen und
Hornschwielen, die zwar störend und gelegentlich auch schmerzhaft, aber völlig harmlos
sind. Wenn man allerdings versucht, die Hornhaut selbst mit scharfen Werkzeugen zu entfernen, statt fachgerechte Fußpflege in Anspruch
zu nehmen, kann es zu Verletzungen und nachfolgenden Entzündungen kommen. Besonders
Diabetiker, die häufig unter Durchblutungsstörungen und reduzierter Heilungstendenz
nach Verletzungen leiden, sollten diese Selbstbehandlung unterlassen (→ So bleiben Ihre
Füße gesund, S. 931). Wenn sich Hühneraugen
und Hornschwielen verfärben, entzünden, geschwürig verändern oder plötzlich schmerzhaft
werden, muss zur Abklärung der Arzt aufgesucht werden.

Behandlung

Das Ausschalten der Entstehungsursache ist die
beste Behandlungsmaßnahme. Vor allem sollten immer gut sitzende Schuhe aus weichem
Leder mit genügend Zehenspielraum getragen
werden und drückende Schuhe geweitet werden. Diese einfachen Maßnahmen führen nach
wenigen Wochen zum Verschwinden der übermäßigen Hornhautbildung, ansonsten sollte
man sich zur Entfernung der Hühneraugen
oder Hornschwielen an Fußpflegefachkräfte
wenden.

Hallux valgus

Symptome

- Eine harte Vorwölbung am Großzehgrundgelenk, begleitet von
- Schmerzen und verminderter Beweglichkeit
  in diesem Bereich

Ein Hallux valgus führt zur leichten bis mittelgradigen Verformung des Fußes. Die große
Zehe ist nach außen zur zweiten Zehe hin gebogen und legt sich dabei manchmal auch über
diese. Das Ende des ersten Mittelfußknochens

Behandlung von Hornschwielen

Übermäßige Hornhaut kann entfernt und ihrer Bildung entge-
genwirkt werden, indem man nach jedem Bad, nach dem Duschen oder einem warmen Fußbad die betroffenen Hautstellen
mit einem Handtuch abrubbelt. Durch die Einwirkung von
heißem Wasser und Seife werden die äußeren Schichten der
Haut aufgeweicht und lassen sich so leichter entfernen.

Auch mit Bimsstein und ähnlichen Produkten kann man
Hornschwielen während oder nach einem Bad vorsichtig abrei-
ben. Für Zuckerkranke oder Menschen mit Durchblutungsstörungen ist diese Methode allerdings nicht geeignet.

---

drückt die Fußkontur nach außen und es
kommt zur Vorwölbung des Großzehenballens.

Da konventionelle Schuhe bei Hallux valgus
so gut wie nie genügend Raum bieten, kommt
es durch die ständige Reibung zu vermehrter
Hornhautbildung und manchmal auch zu
Entzündungen (→ Hühneraugen und Hornschwielen, S. 890).

Diagnose

Um die Diagnose zu bestätigen und das Ausmaß der Fehlstellung festzustellen, werden
manchmal Röntgenaufnahmen angefertigt.

Wie gefährlich ist ein Hallux valgus?

In der Regel treten nur mäßige Beschwerden
auf. Manchmal kommt es jedoch zu Entzündungen der Haut, der unter der Haut liegenden
Schleimbeutel (Bursitis) oder zu arthrotischen
Veränderungen des Großzehgrundgelenks mit
Schmerzen und Gelenkversteifung (S. 917 und
S. 907); zudem ist die Verformung ein kosmetisches Problem. Der Hausarzt kann über die
Behandlungsmöglichkeiten Auskunft geben,
wenn ein Hallux valgus mit starken Schmerzen
einhergeht oder sehr störend ist.

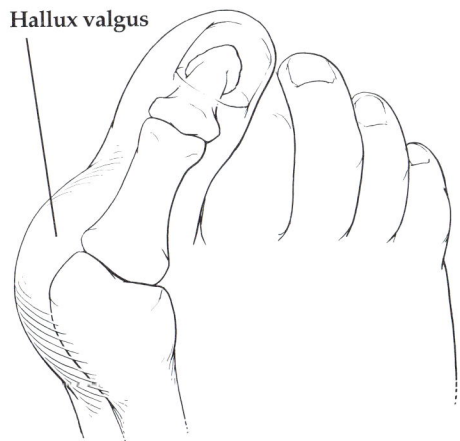

Hallux valgus

Eine Fehlstellung der
Zehenknochen, Hallux
valgus genannt, führt
zur Vorwölbung des
Großzehenballens
über die normale Fuß-
kontur hinaus. Sie ent-
steht häufig durch das
Tragen enger, spitz
zulaufender Schuhe
mit hohen Absätzen.

Müde Füße

Die fünf häufigsten Ursachen für Fußbeschwerden sind Senk- und Spreizfüße, Hohlfüße (sehr hohes Fußgewölbe, das zu Fehlstellungen der Fersen- und Zehenknochen führt), übermäßige Hornhautbildung, ein Hallux valgus und Hammerzehen.

Mit zunehmendem Alter kommt es zum Abbau und gleichzeitigem bindegewebigen Umbau des Fersenfettpolsters, was zur stärkeren Belastung der Muskeln, Bänder und Knochen des Fußes beim Stehen und Gehen führt. Verschleißerscheinungen und arthrotische Veränderungen beeinträchtigen die Beweglichkeit der kleinen Gelenke im Fuß und damit auch die normale Körperhaltung und führen zu einer Fehlbelastung der Füße. Durchblutungsstörungen tragen manchmal zu Fußbeschwerden bei. Auch Übergewicht, schlecht sitzende, spitz zulaufende Schuhe mit hohen Absätzen, die den Fuß einengen und Dauerbelastungen bei manchen Sportarten führen zu schmerzenden Füßen und verstärken und beschleunigen die normalen Alterserscheinungen. Mit richtigem Schuhwerk kann man seine Füße unterstützen. Bei Knochenfehlstellungen oder Verformungen der Füße können orthopädische Schuhe Abhilfe schaffen.

Behandlung
Es sollten richtig passende Schuhe mit genügend Zehenspielraum getragen werden. Wenn sich eine Schleimbeutelentzündung entwickelt, kann man zur Linderung der akuten Beschwerden alte Schuhe anziehen, in die im Bereich der Vorwölbung des Großzehenballens ein Loch geschnitten ist. Auch spezielle Polster können Abhilfe schaffen. Bei starken Beschwerden kommt eine Operation infrage, bei der die Fehlstellung beseitigt oder der überstehende Knochenanteil entfernt wird.

Senk- und Spreizfüße

Symptome. Wenn der Fuß belastet wird, verschwindet das sonst sichtbare Fußgewölbe und die Fußsohle setzt flach auf der Unterlage auf.

Jeder Fuß besteht aus 26 Knochen, die von Bändern, Muskeln und Sehnen zusammengehalten werden. Die genau aufeinander abgestimmte Stellung dieser Strukturen bildet das Quergewölbe (Mittelfußgewölbe) und des Längsgewölbe der Füße aus. Beim Gehen und Stehen sorgen diese elastischen Gewölbe dafür, dass das Körpergewicht gleichmäßig auf den Fußsohlenbereich verteilt wird und Belastungen abgefangen werden. Die Form der Fußgewölbe beeinflusst auch den Gang. Das Fußgewölbe muss kräftig und fest genug sein, um den Kör-

per aufrecht zu halten, andererseits aber auch biegsam und elastisch, um unterschiedliche Belastungen auszugleichen.

Im Säuglings- und Kleinkindalter sind Senkfüße normal. Erst im Alter von 12 bis 13 Jahren ist das Fußgewölbe voll ausgebildet. Bei manchen Menschen geschieht dies allerdings unvollständig oder bleibt aus. Ohne Behandlung kann es zur ungleichen Verteilung der Muskelmasse und zu Gelenkbeschwerden in den Beinen, der Hüfte und im unteren Bereich der Wirbelsäule kommen.

Spätere Schädigungen des Fußgewölbes werden meistens durch Überbeanspruchung oder Dauerbelastungen der Füße hervorgerufen. Starkes Übergewicht, Haltungsschäden oder gleichförmige, lang andauernde Belastungen schwächen den Bandapparat und die Muskulatur der Füße und führen zum Absinken des Längsgewölbes (Senkfuß). Sportarten oder längeres Laufen auf harten Oberflächen überlasten den Zehenballenbereich, sodass sich das Quergewölbe allmählich senkt (Spreizfuß). Diese Veränderungen der Fußgewölbe lösen durch die Kompression von Nerven und Blutgefäßen Schmerzen und Missempfindungen in den Füßen aus. Häufig sind sie auch die Ursache von Entzündungen des Bandapparates im Fuß oder von Achillessehnenentzündungen, Ermüdungsbrüchen, Vorwölbungen des Großzehenballens und Hornschwielenbildung.

Behandlung
Bei chronischen Schmerzen aufgrund einer Senkung des Fußgewölbes lässt sich durch orthopädische Einlagen eine deutliche Besserung der Beschwerden erzielen. Es gibt auch weiche Stützeinlagen für Personen, deren Füße harte Einlagen nicht vertragen. Orthopädische Einlagen können vom Facharzt verschrieben und individuell angefertigt werden.

Hammerzehe

Symptome
- Klauen- oder hammerartige Verkrümmung einer Zehe, begleitet von
- Schmerzen und einer Einschränkung der Beweglichkeit

Neben dem Hallux valgus, der nur die große Zehe betrifft, leiden viele Menschen auch unter so genannten Hammer- und Krallenzehen (Digitus malleus). Diese Fehlstellung findet sich am häufigsten an der zweiten Zehe. In der Regel sind sowohl das Grund- als auch das

Endgelenk betroffen, wodurch die Zehe ihr typisches Aussehen erhält. Eine Hammerzehe kann sich bilden, wenn man falsche, zum Beispiel zu kleine Schuhe trägt. Manchmal geht die Fehlstellung aber auch auf Muskel- und Nervenschäden im Rahmen eines Diabetes mellitus zurück (S. 931).

Bei der Hammerzehe zeigt das Zehengrundglied nach oben und das Zehenendglied nach unten, bei der Krallenzehe sind die Zehenglieder insgesamt krallenartig nach unten gebogen.

Wie gefährlich ist eine Hammerzehe?

Hammer- und Krallenzehen können das Gehen und Stehen stark behindern und führen häufig zu Schmerzen durch direkte Hautreizung, aber auch zu Gelenk- und Rückenbeschwerden durch die mit diesen Fehlstellungen einhergehende Belastung der unteren Körperhälfte.

Behandlung

Der Hausarzt oder Orthopäde kann Einlagen verschreiben, die die betroffene Zehe in ihrer normalen Lage abstützen und Schmerzen und Kompression vermindern. Es sollte auch immer auf richtig sitzendes Schuhwerk geachtet werden. Bei starken Beschwerden muss die Fehlstellung operativ korrigiert werden.

Eingewachsener Zehennagel

Symptome. Schmerzen, Schwellung und Rötung der Haut an der Zehenspitze neben dem Zehennagel.

Eingewachsene Zehennägel kommen sehr häufig vor und meistens ist die große Zehe betroffen. Ursachen sind ungewöhnlich stark gebogene Zehennägel, schlecht sitzende Schuhe oder falsches Schneiden der Nägel. Eine gelbliche Verfärbung der Schwellung und starke, klopfende Schmerzen weisen auf eine Infektion des betroffenen Gewebes hin.

Behandlung

Wenn sich die Haut um den eingewachsenen Nagel herum entzündet, wird dieser Anteil des Nagels ambulant und unter örtlicher Betäubung chirurgisch entfernt. Antiseptische Fußbäder und antibiotikahaltige Salben – in manchen Fällen auch die Einnahme von Antibiotika – sind zusätzlich zur Infektionsbekämpfung erforderlich. Außerdem muss der betroffene Fuß nach dem Eingriff zunächst hoch gelagert und ruhig gestellt werden.

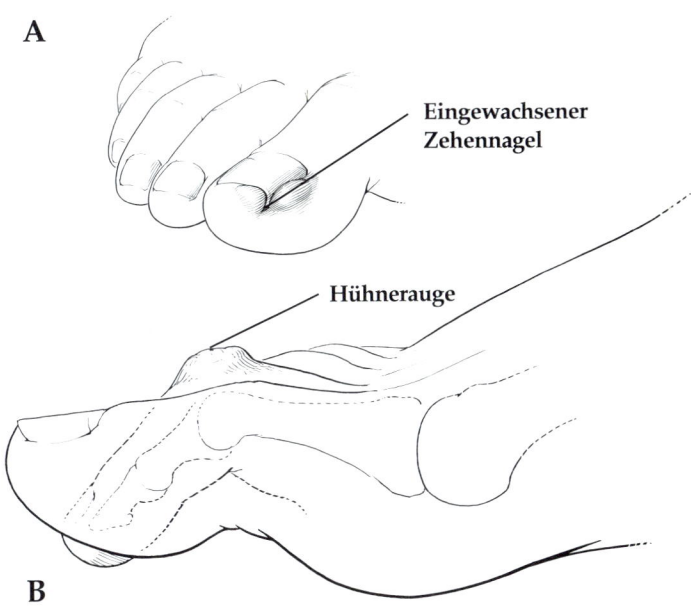

A

Eingewachsener Zehennagel

Hühnerauge

B

Um das Einwachsen von Zehennägeln (A) zu verhindern, sollten die Fußnägel nie zu kurz und immer gerade geschnitten werden. Verkrümmungen der Zehen (B) kommen als Hammerzehe oder Krallenzehe vor. Am häufigsten ist die zweite Zehe betroffen, auf der sich anschließend nicht selten durch dauerndes Reiben am Schuhwerk ein Hühnerauge bildet. In vielen Fällen lindern orthopädische Schuheinlagen die Schmerzen und Beschwerden. Die beste Vorbeugemaßnahme ist richtiges Schuhwerk.

Vorbeugung

Um zu verhindern, dass es immer wieder zum Einwachsen von Zehennägeln kommt, sollte man die Fußnägel nicht zu kurz und immer gerade, nie im Bogen wie die Fingernägel, schneiden. Außerdem sollten keine engen Socken oder Schuhe mit ungenügendem Zehenspielraum getragen werden.

Fußgeschwür (Ulcus pedis)

Symptome

- Offene Hautwunden an den Füßen, die von entzündetem Gewebe umgeben sind
- Falls sich Bakterien im Gewebe ansiedeln, sich aus dem Geschwür entleerender Eiter

Vor allem bei älteren Menschen bilden sich manchmal Geschwüre und offene Hautstellen im Bereich der Füße und Zehen – besonders gefährdet sind Zuckerkranke. Auslösende Ursache sind meistens chronische Durchblutungsstörungen und/oder Nervenschäden in Kombination mit kleinen Verletzungen oder Hautreizungen durch schlecht passende Schuhe. Häufig entstehen die Geschwüre auch als Folge einer Druckschädigung der Haut bei längerer Bettlägerigkeit.

Diagnose

Werden als Ursache der Geschwüre Durchblutungsstörungen vermutet, wird der Arzt zunächst den Puls an verschiedenen Stellen am Bein fühlen, um die Durchgängigkeit der großen Arterien zu prüfen. Falls nötig, schließt sich daran eine spezielle Ultraschalluntersuchung (Doppler) der Blutgefäße in den Beinen an, mit der Gefäßverschlüsse festgestellt werden können. Eine genaue röntgenologische Darstellung der Arterien und ihrer krankhaften Veränderungen mithilfe von Kontrastmittel ist dann erforderlich, wenn eine Operation zur Behebung der Durchblutungsstörungen erwogen wird (S. 656).

Geschwüre aufgrund einer verminderten arteriellen Durchblutung der Beine und Füße bilden sich meistens im Bereich der Zehen und Zehenballen, während Geschwüre als Folge von venösen Stauungen eher im Knöchel- und Unterschenkelbereich gelegen sind. Störungen der Nervenfunktion (Polyneuropathie) in den unteren Gliedmaßen führen zur Bildung von Geschwüren an den Fußsohlen, oft im Bereich von Hornschwielen.

Behandlung

Der Arzt wird zunächst die Grunderkrankung behandeln und versuchen, die Durchblutungsstörungen durch entsprechende Wirkstoffe und krankengymnastische Maßnahmen zu bessern. Oft sind aber chirurgische Eingriffe an den Beinarterien und in schweren Fällen, etwa bei sich ausbreitenden Infektionen, sogar Amputationen von Zehen oder eines Teils des Fußes notwendig.

Erkrankungen der Knochen

Der menschliche Körper setzt sich aus 206 Knochen zusammen. Die Knochen bilden das Skelettgerüst, das zusammen mit Muskeln und Sehnen den Bewegungsapparat darstellt und die inneren Organe schützend umhüllt.

Unsere Knochen sind ein lebendiges, sich ständig veränderndes Gewebe. Es besteht aus Knochenzellen, zwischen denen sich die von ihnen gebildete Grundsubstanz aus Eiweißen und Kohlenhydraten sowie Kollagenfasern befinden. Das Knochengewebe dient auch als Speicher für Mineralstoffe wie etwa Kalzium und Phosphat. Im Inneren der Knochen werden zudem die Blutzellen hergestellt. Bei den ständigen und vielfältigen Umbauvorgängen, denen das Knochengewebe unterliegt, kann es leicht zu Funktionsstörungen oder krankhaften Veränderungen kommen, die auch erhebliche Auswirkungen auf das Skelett und den gesamten Bewegungsapparat haben können.

Osteoporose

Symptome
- Rückenschmerzen
- Allmähliche Abnahme der Körpergröße und vornübergebeugte Körperhaltung
- Neigung zu Knochenbrüchen (Wirbelknochen, Hüftgelenk und Handgelenk)

Die Osteoporose ist als Beschleunigung der normalen Alterungsvorgänge im Knochengewebe anzusehen. An der primären Osteoporose leiden eine von 4 Frauen über 45 Jahren und 9 von 10 Frauen über 75 Jahren. In der Regel macht sie sich erst nach dem Eintritt der Wechseljahre bemerkbar: Es kommt zu einer langsam fortschreitenden Entkalkung der Knochen und zum Abbau der Kalziumspeicher. Männer haben von Anfang an größere Kalziumreserven und eine höhere Knochendichte als Frauen, sodass die mit zunehmendem Alter auftretenden Verluste und Abbauvorgänge erst später und nicht im gleichen Maß auffallen. Risikofaktoren sind vor allem eine kalziumarme Ernährung, Zigarettenrauchen, zu wenig Bewegung, früh einsetzende Wechseljahre und Untergewicht.

Die krankhafte Veränderung der normalen Knochenstruktur ist die Folge einer Entkalkung mit gleichzeitigem Abbau des inneren Knochengerüsts. Die Knochen sind nicht mehr genügend belastbar und schon bei leichten Verletzungen kann es zu Knochenbrüchen kommen. Die eigentliche Ursache der Knochen-

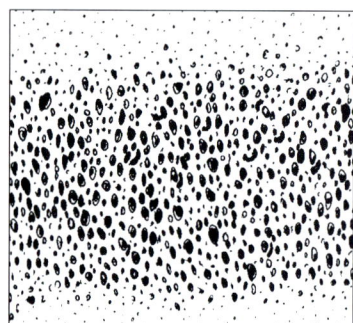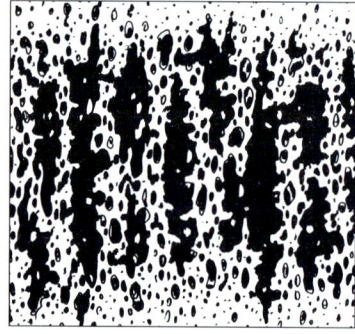

Links: Normales Knochengewebe. Rechts: Osteoporose mit poröser Knochenstruktur, die zu geringer Belastbarkeit und zum Bruch führt.

umbauvorgänge bei primärer Osteoporose ist nicht bekannt.

Manchmal entsteht eine Osteoporose auch als Begleiterscheinung verschiedener Grunderkrankungen wie Akromegalie und Cushing-Syndrom (S. 942 und S. 937) oder als Folge einer lang andauernden Einnahme bestimmter Medikamente wie Kortison.

Diagnose

Oft wird eine Osteoporose anhand routinemäßiger Röntgenaufnahmen der Lunge, auf denen auch die Wirbelsäule abgebildet ist, schon vor dem Auftreten von Beschwerden diagnostiziert. In vielen Fällen macht sich die Erkrankung allerdings erst bemerkbar, wenn die Patienten einen Knochenbruch erleiden.

Bei Verdacht auf Osteoporose wird der Arzt Blut- und Urinuntersuchungen veranlassen, um andere Erkrankungen auszuschließen. Mit einer speziellen computertomographischen Untersuchung sowie der Photonabsorptionsmetrie kann zudem die Knochendichte gemessen und der Schweregrad der Osteoporose bestimmt werden.

Wie gefährlich ist Osteoporose?

Hauptkomplikation der Osteoporose ist das Auftreten von Knochenbrüchen im gesamten Bewegungsapparat.

Die Osteoporose wirkt sich auf die allgemeine Lebensführung der Patienten aus. Um einen fortschreitenden Knochenabbau zu verhindern, müssen bestimmte Ernährungsrichtlinien befolgt und ein krankengymnastisches Übungsprogramm eingehalten werden. Aufgrund des erhöhten Risikos von Knochenbrüchen müssen Osteoporosepatienten im Alltag besonders vorsichtig und aufmerksam sein.

Charakteristisch für die Osteoporose sind so genannte Kompressionsfrakturen der Wirbelknochen, die viele Beschwerden auslösen können. Die Schmerzen setzen meistens plötzlich ein und können von dem betroffenen Bereich der Wirbelsäule in den Rücken und bis zur Vorderseite des Oberkörpers ausstrahlen. Im Verlauf von 1 bis 2 Monaten gehen die Schmerzen in den meisten Fällen allmählich von selbst zurück. Nur selten ist bei einer Osteoporose eine chirurgische Behandlung der Wirbelbrüche erforderlich. Wenn – was bei langjährigem Verlauf einer Osteoporose häufig der Fall ist – mehrere Wirbelkörper betroffen sind, kommt es zur Ausbildung eines so genannten »Witwenbuckels« (nach vorn geneigte Brustwirbelsäule) mit dauernd vornübergebeugter Haltung.

Behandlung

Körperliche Aktivität

Mäßige, aber regelmäßige Bewegung ist ein wichtiger Faktor im Kampf gegen den Knochenabbau und zur Vorbeugung der Osteoporose. Übungen und Tätigkeiten, bei denen das Knochengerüst das Körpergewicht tragen muss (etwa Wandern statt Schwimmen), regen den Kalziumeinbau ins Knochengewebe an. Bewegung kräftigt die Muskulatur und schult den Gleichgewichtssinn, was dazu beiträgt, Stürze und Knochenbrüche zu vermeiden.

Die Übungen oder Sportarten müssen sorgfältig, eventuell nach ärztlicher Beratung, ausgewählt werden. Geeignet sind beispielsweise Wandern sowie das Trainieren auf einem Standfahrrad oder einer Rudermaschine. Paradoxerweise tritt Osteoporose bei Leistungssportlerinnen häufiger auf als bei der sonstigen weiblichen Bevölkerung.

Vorbeugung

Je mehr Kalzium eine Frau vor den Wechseljahren im Knochengewebe gespeichert hat, desto geringer ist die Wahrscheinlichkeit, dass bei ihr nach den Wechseljahren wesentliche Osteoporoseerscheinungen auftreten. Daraus leitet sich die Empfehlung ab, dass Frauen und Mädchen schon vor dem 25. bis 30. Lebensjahr Ernährungs- und Bewegungsgewohnheiten an-

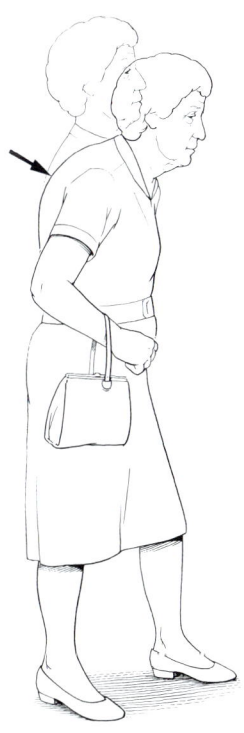

Wenn bei einer Osteoporose im Lauf der Zeit Kompressionsfrakturen mehrerer Wirbelkörper auftreten, entwickelt sich die typische, leicht vornübergebeugte Haltung, die im Volksmund »Witwenbuckel« heißt.

nehmen sollten, die die Kalziumeinlagerung in das Knochengewebe fördern.

Milchprodukte, grünes Blattgemüse und Hülsenfrüchte, Nüsse sowie Vollkornprodukte gehören zu den kalziumreichen Lebensmitteln und sollten ein regelmäßiger Bestandteil der täglichen Ernährung sein. Empfohlen wird eine Aufnahme von rund 1 000 mg Kalzium pro Tag, um den Kalziumgehalt des Skeletts so hoch wie möglich zu halten, damit spätere Verluste keine oder nur geringere Auswirkungen haben. Ältere Frauen mit Osteoporose sollten sich an diese Ernährungsrichtlinien halten.

Frauen unter 40 Jahren können außerdem durch körperliches Training oder Bewegungsübungen, bei denen das Körpergewicht auf dem Skelettsystem lastet, der Ausbildung einer Osteoporose entgegenwirken.

Bewegung, ausreichende Kalziumaufnahme sowie, wenn nötig, die Einnahme von Östrogenen und Vitamin-D-Präparaten sind die Hauptbestandteile für eine Osteoporosevorbeugung. Meiden sollte man zu viel Alkohol, Nikotin (S. 321) und Koffein, weil diese die Kalziumaufnahme aus dem Magen-Darm-Trakt hemmen und auch den Vitamin D-Stoffwechsel negativ beeinflussen.

Medikamententherapie

Bei osteoporotischen Veränderungen, die nach Eintritt der Wechseljahre auftreten, empfehlen viele Ärzte die Einnahme von Östrogenen. Wenn die Eierstöcke in den Wechseljahren ihre Hormonbildung allmählich einstellen, kommt es zum Östrogenmangel, der einen gesteigerten Knochenabbau mit Kalziumverlust aus den Knochen mit sich bringt. Östrogenpräparate können dies verhindern und osteoporotische Knochenveränderungen zum Teil rückgängig machen. Zusätzlich zu den Östrogenen muss ein Progesteronpräparat eingenommen werden, damit das Wachstum der Gebärmutterschleimhaut (Endometrium) nicht zu stark angeregt wird. Östrogene sind in verschiedenen Darreichungsformen erhältlich, etwa als Tabletten und Hormonpflaster. Manchmal müssen verschiedene Methoden der Östrogenzufuhr ausprobiert werden, bis die beste Behandlungsform gefunden wird. Viele Ärzte raten zur zusätzlichen Einnahme von Kalziumpräparaten und in manchen Fällen auch von Vitamin D. Intramuskuläre Injektionen von Kalzitonin, eines im Körper vorkommenden Hormons, können den Knochenabbau vermindern und bessern oft die Knochenschmerzen. Außerdem setzen Ärzte unterschiedlich stark wirksame Schmerzmittel ein.

Chirurgische Behandlung

Bei Knochenbrüchen gelten die üblichen Behandlungsregeln, von der Akutversorgung der Fraktur durch konservative oder chirurgische Maßnahmen bis zur Nachbehandlung mit krankengymnastischen Übungen.

Osteomalazie und Rachitis

Symptome

* Schmerzen in Armen, Beinen, Wirbelsäule und Becken mit Druckschmerzhaftigkeit der Knochen
* Zunehmende Schwäche und ein herabgesetztes Leistungsvermögen

Im Kindesalter

* Zusätzlich zu den obigen Symptomen treten O-Beine, Hühnerbrust (nach vorn spitz zulaufender Brustkorb) und eine Vorwölbung des Bauchs auf
* Leichtes Fieber und nächtliche Unruhe

Osteomalazie heißt wörtlich übersetzt Knochenerweichung. Diese Veränderung der Knochensubstanz ist die Folge zu geringen Kalziumeinbaus in das Knochengewebe, wobei die Knochenstruktur (im Gegensatz zur Osteoporose) erhalten bleibt. Die Knochen werden biegsam und geben unter dem Körpergewicht oder anderen auf sie einwirkenden Kräften nach – das Skelett verformt sich. Tritt die Osteomalazie im Kindesalter auf und betrifft das wachsende Skelett, spricht man von Rachitis.

Häufigste Ursachen einer Osteomalazie sind Störungen der Fettresorption im Zusammenhang mit Malabsorptionserkrankungen. Bei diesen Störungen werden Nahrungsfette im Darm nicht in den Blutstrom aufgenommen und mit dem Stuhlgang ausgeschieden, was zu Vitamin D-Mangel führt. Gleichzeitig geht mit den Fettsäuren Kalzium im Stuhl verloren. Verschiedene Darmerkrankungen wie die Zöliakie und das so genannte Kurzdarmsyndrom (S. 770 und S. 772) können Malabsorptionserscheinungen auslösen.

Eine weitere, häufige Ursache ist ein erhöhter Säuregehalt des Bluts als Folge von Nierenfunktionsstörungen. Diese renale Azidose tritt bei Patienten mit angeborenen und erworbenen Nierenerkrankungen auf (S. 833). Die Säureanteile im Blut lösen hierbei das Kalzium aus den Knochen.

Bei angeborenen oder erworbenen Störungen der Milchzuckerresorption, bei denen Milchprodukte nicht vertragen werden, wird der Arzt Vitamin-D-Präparate und Kalzium verschreiben, um einem Mangel vorzubeugen (→ Laktoseintoleranz, S. 772). Es gibt auch eine angeborene Form der Rachitis mit vermindertem Wachstum und anderen Störungen, bei der die Zellen im Darm und im Knochen nicht auf Vitamin-D-Einwirkung reagieren (→ Vitamin-D-resistente Rachitis, S. 833).

Diagnose

Bei Verdacht auf Osteomalazie oder Rachitis wird der Kalzium- und Phosphatgehalt im Blut bestimmt. Außerdem werden Röntgenaufnahmen bestimmter Bereiche des Skelettsystems angefertigt. Nur selten ist zur Bestätigung der Diagnose eine Knochenbiopsie erforderlich, bei der ein kleines Stück Knochengewebe zur feingeweblichen Untersuchung entnommen wird.

Wenn eine Osteomalazie festgestellt wurde, muss der Arzt nach möglichen zugrunde liegenden Ursachen wie Nierenfunktionsstörungen oder Darmerkrankungen (Malabsorption) fahnden.

Wie gefährlich sind Osteomalazie und Rachitis?

Meistens verschwinden die Beschwerden mit der Normalisierung des Kalziumhaushalts. Bei Kindern und Erwachsenen werden durch eine entsprechende Behandlung die Kalziumspeicher in den Knochen wieder aufgefüllt. Vor allem bei Kindern bilden sich die Knochenverformungen weitgehend zurück.

Behandlung

Medikamententherapie

Im Allgemeinen führt die erfolgreiche Behandlung der Grunderkrankung zur Heilung oder zumindest Besserung der Osteomalazieerscheinungen. Manchmal ist zusätzlich die Einnahme von Kalzium- und Vitamin-D-Präparaten erforderlich.

Chirurgische Behandlung

Selten kommen, vor allem bei Vitamin-D-resistenter Rachitis, auch chirurgische Eingriffe zur Behebung der Knochenverformungen infrage.

Ostitis deformans (Morbus Paget)

Symptome

- Knochenschmerzen, manchmal verbunden mit einer Überwärmung der Haut über dem betroffenen Bereich
- Kopfschmerzen
- Schienbeinverkrümmung
- Gehörverlust

Bei dieser Erkrankung kommt es zum gesteigerten Knochenabbau und als Reaktion darauf zu einem verstärkten Aufbau von Knochengewebe in dem betroffenen Bereich. Das neue Knochengewebe ist aber anders strukturiert und nicht so belastungsfähig wie der vorherige Knochen. Ähnlich wie bei der Osteoporose treten daher bei nur geringfügigen Verletzungen Knochenverformungen und -brüche auf.

In der Regel wird die Erkrankung bei über 50- bis 70-Jährigen festgestellt, wobei insgesamt 3 bis 4 Prozent der über 40-Jährigen betroffen sind. Selten tritt Morbus Paget auch bei jüngeren Erwachsenen auf. Eine familiäre Häufung kommt gelegentlich vor.

Diagnose

Bei Verdacht auf Ostitis deformans kann anhand von Blut- und Urinuntersuchungen festgestellt werden, ob bestimmte Nebenprodukte des Knochenumbaus in höheren Mengen vorhanden sind. Der Arzt wird neben einem Ganzkörper(knochen)szintigramm (S. 1336) auch Röntgenaufnahmen der befallenen Knochenbereiche veranlassen.

Wie gefährlich ist Ostitis deformans?

In vielen Fällen macht die Erkrankung keine oder nur geringfügige Beschwerden und wird zufällig bei routinemäßigen oder aus anderen Gründen durchgeführten Röntgen- oder Blutuntersuchungen festgestellt.

Wenn Beschwerden auftreten, ist meistens nur jeweils ein Körperbereich betroffen, am häufigsten die Wirbelsäule, die Schädelknochen, die Becken- und Oberschenkelknochen und das Schienbein. Manchmal sind auch verschiedene Körperteile gleichzeitig befallen.

Behandlung

Bei beschwerdearmem Verlauf ist meist keine Behandlung erforderlich. Zur Schmerzbekämpfung genügen im Anfangsstadium Acetylsalicylsäure, Indometacin und andere schwach wirksame Schmerzmittel oder entzündungshemmende Wirkstoffe.

Wenn die Erkrankung fortschreitet, kann gegen die Schmerzen und Knochenverformungen über 6 Monate hinweg Etidronsäure eingesetzt werden. Auch die Hormonsubstanz Kalzitonin wirkt den Schmerzen und dem Knochenabbau entgegen, muss allerdings intramuskulär verabreicht werden.

Symptome bei endokrinen Erkrankungen

Das endokrine System wird von den Hormondrüsen des Körpers gebildet. Über den Blutstrom erreichen die von ihnen abgegebenen Hormone alle Körperorgane und beeinflussen deren Funktion. Das Knochensystem macht hier keine Ausnahme.

Akromegalie
Hier bemerken die Patienten erst lange nach Abschluss des Wachstumsalters, dass ihre Hände und Füße sowie ihr Unterkiefer und die Schädelknochen größer werden (S 942).

Gigantismus (Riesenwuchs)
Diese ebenfalls durch übermäßige Wachstumshormonproduktion ausgelöste Erkrankung ist sehr selten. Sie betrifft Kinder.

Unterfunktion der Hirnanhangsdrüse
Bei dieser Erkrankung produziert die Hirnanhangsdrüse zu wenig Wachstumshormon – bei Kindern kommt es zu stark vermindertem Wachstum mit Zwergwuchs (S. 943).

Überfunktion der Nebenschilddrüsen
Das von den Nebenschilddrüsen gebildete Parathormon spielt eine wichtige Rolle im Kalziumstoffwechsel des Körpers. Wenn zu viel von dem Hormon produziert wird, kommt es zu übermäßiger Kalziumfreisetzung aus dem Skelett (S. 951).

In seltenen Fällen ist zur Behandlung stark behindernder Knochenverformungen, zum Beispiel im Bereich des Unterschenkels, auch ein chirurgischer Eingriff notwendig.

Fibrodysplasie

Symptome
- Knochenschmerzen, vor allem im Bereich des Unterschenkels
- Gangstörungen
- Selten Auftreten von Frakturen und Knochenverformungen
- Häufig auch keine Symptome

Diese Erkrankung hat feingeweblich große Ähnlichkeit mit der Ostitis deformans (S. 897) und ist durch einen krankhaft veränderten, zystischen Knochenumbau gekennzeichnet. Das neue Knochengewebe ist bei der Fibrodysplasie eher bindegewebig strukturiert. In der Regel tritt die Erkrankung im Kindesalter auf und kann einen oder auch verschiedene Teile des Skeletts betreffen. Die Ursache ist nicht bekannt. Manchmal tritt Fibrodysplasie bei Mädchen zusammen mit verfrühter Sexualentwicklung auf (→ Verfrühte Pubertät, S. 135).

Diagnose
Röntgenaufnahmen erhärten den Verdacht auf eine Fibrodysplasie. Zur endgültigen Diagnose ist eine Knochenbiopsie mit anschließender feingeweblicher Untersuchung der entnommenen Gewebeprobe erforderlich.

Behandlung
Eine Heilung ist zwar nicht möglich, Knochenverformungen und fibröse Knochenauswüchse können allerdings operativ korrigiert werden. Manchmal sind hierfür Knochentransplantationen notwendig.

Osteogenesis imperfecta (Glasknochenkrankheit)

Symptome
- Stark verminderte Belastungsfähigkeit des gesamten Knochensystems mit häufigen Knochenbrüchen
- Blaue oder schwärzliche Färbung der Lederhaut der Augen (blaue Skleren)
- Verformung von Armen und Beinen
- Minderwuchs

Die Osteogenesis imperfecta ist eine seltene Erbkrankheit, die zur erhöhten Brüchigkeit und Zerbrechlichkeit der Knochen führt. Schon während der Geburt, im Säuglingsalter und wenn das betroffene Kind laufen lernt, kommt es zu Knochenbrüchen an vielen verschiedenen Körperstellen. In der Pubertät oder im späteren Leben entwickelt sich außerdem häufig eine Hörstörung.

Die Erkrankung kommt in verschiedenen Ausprägungen vor. Bei den leichteren Formen geht die Häufigkeit der Knochenbrüche ab dem Pubertätsalter deutlich zurück.

Diagnose
Diagnose ergibt sich aus der Vorgeschichte, der Familiengeschichte sowie aus Röntgenaufnahmen der Knochen.

Wie gefährlich ist die Glasknochenkrankheit?
Die schwerste Form der Osteogenesis imperfecta verläuft schon im Kleinkindalter tödlich. Todesursache sind meistens Lungenentzündungen, die einen schweren Verlauf nehmen.

Behandlung
Die Erkrankung ist einer Behandlung bisher nicht zugänglich. Wichtig ist es, das Risiko von Knochenbrüchen so gering wie möglich zu

halten. Wenn doch Frakturen auftreten, müssen sie konsequent versorgt werden. Skelettverformungen können operativ korrigiert werden. Betroffene Eltern sollten vor einer erneuten Schwangerschaft eine genetische Beratungsstelle aufsuchen.

Knochenmarkentzündung (Osteomyelitis)

Symptome
- Heftige Schmerzen und Hitzegefühl im Bereich des erkrankten Knochens
- Druckschmerzhaftigkeit und Schwellung
- Fieber

Eine Knochenmarkentzündung wird meistens durch Bakterien, gelegentlich auch durch Pilzbefall hervorgerufen und kann zur Zerstörung des Knochens und des umgebenden Gewebes führen. Die Erreger dringen meistens nach einer Verletzung, einem offenen Knochenbruch oder einer tiefen Hautwunde in den Knochen ein oder gelangen aus Infektionsherden im Körper über den Blutstrom zum Knochengewebe.

Diagnose
Bei Verdacht auf Knochenmarkentzündung können Blutuntersuchungen, Röntgenaufnahmen, ein Knochenszintigramm (S. 1336) und eine Feinnadelbiopsie (S. 1332) zur Bestätigung der Diagnose beitragen. Manchmal ist auch eine Operation erforderlich.

Behandlung
In der Regel müssen die Patienten mindestens 3 Wochen lang intravenös Antibiotika bekommen, die nach Erregertestung ausgewählt wurden. Selten ist die chirurgische Entfernung des infizierten oder abgestorbenen Knochengewebes und eine operative Versorgung mit einer Osteosynthese (Metallplatte, Nagel) notwendig.

Knochentumore

Symptome
- Tastbare Vorwölbung oder Schwellung
- Schmerzen im betroffenen Bereich
- Spontan auftretende Knochenbrüche

Direkt vom Knochengewebe ausgehende Tumore sind selten. Die Mehrzahl dieser primären Knochentumore sind gutartig. Hierzu zählen Zysten, Chondrome und Fibrome. Der häufigste bösartige Knochentumor ist das Osteosarkom, das meistens Jugendliche und junge Erwachsene befällt. Das → Plasmozytom, S. 973, das mit starken Knochenschmerzen einhergehen kann, entsteht in den Blut bildenden Zellen im Knochenmark und gehört daher nicht zu den Knochentumoren an sich.

Häufiger entstehen bösartige Knochentumore durch Metastasierung.

Diagnose
Auf Röntgenaufnahmen lassen sich gutartige Tumore häufig nicht sicher von bösartigen unterscheiden. Zur Diagnosestellung ist meistens eine Knochenbiopsie notwendig.

Wie gefährlich sind Knochentumore?
Gutartige Knochentumore sind harmlos und machen oft keine Beschwerden. Bei bösartigen Tumoren ist die Überlebensrate je nach Zeitpunkt der Diagnose und der Art des Tumors unterschiedlich.

Behandlung
Gutartige Tumore können chirurgisch entfernt werden, wenn sie Beschwerden machen.

Die Behandlung des Osteosarkoms besteht in der radikalen chirurgischen Entfernung des Tumors. Anschließend erhalten die Patienten eine Chemotherapie. Knochenmetastasen können nur in einzelnen Fällen operativ entfernt werden und sprechen auf Chemotherapie an.

Rückenschmerzen

Von der Schädelbasis bis zum Steißbein besteht die Wirbelsäule aus 33, bei manchen Menschen auch aus 34 Einzelknochen. Im Kreuzbeinbereich sind die Wirbelknochen miteinander verschmolzen, ansonsten sind sie durch die Zwischenwirbelscheiben oder Bandscheiben voneinander getrennt. Die Bandscheiben bestehen aus einer äußeren Lage aus festem Faserknorpel und Bindegewebe, die einen gallert-artigen, weichen Kern umgibt. Die auf diese Weise aus übereinander gelagerten Wirbelknochen und Zwischenwirbelscheiben bestehende Wirbelsäule wird von einem Geflecht aus Bändern und Muskeln zusammengehalten.

Die Wirbelsäule kann in mehreren Ebenen gebeugt, gestreckt und auch etwas um die eigene Achse gedreht werden; sie trägt dabei das Körpergewicht. Außerdem umhüllen und

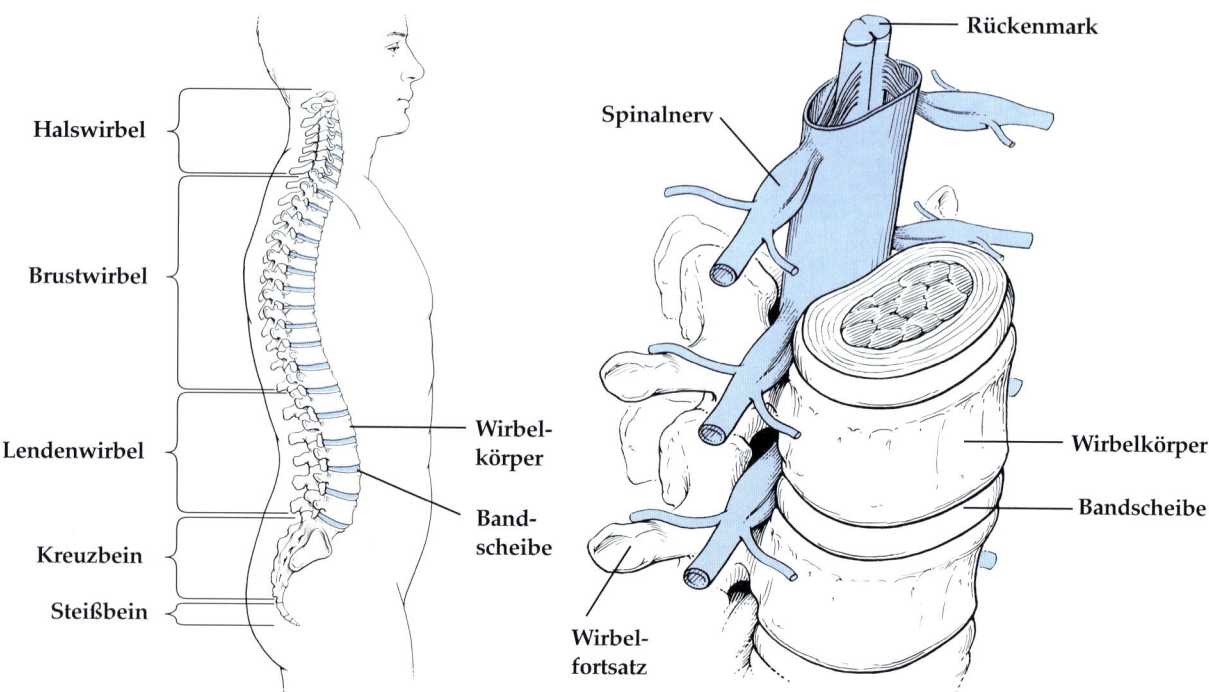

schützen die Wirbelkörper das Rückenmark, in dem alle wichtigen Nervenbahnen vom und zum Gehirn verlaufen.

Weil die Wirbelsäule so kompliziert aufgebaut ist, können leicht Funktionsstörungen und krankhafte Veränderungen ihrer Struktur auftreten. Schon kleinste Änderungen in der Aufreihung oder dem Zusammenspiel der einzelnen Teile können Rückenschmerzen auslösen. Wenn hierbei die Nervenbahnen im Rückenmark oder die aus dem Spinalkanal entspringenden Spinalnerven betroffen sind, kommt es zu Schmerzen und Empfindungsstörungen in den Gliedmaßen oder an abseits der Wirbelsäule gelegenen Körperstellen, die von diesen Nerven versorgt werden. Bei schweren Verletzungen der Wirbelsäule besteht das Risiko von Rückenmarkschäden, die zu Lähmungserscheinungen führen können (S. 448).

Verspannungen und Hexenschuss

Symptome. Rückenschmerzen und Bewegungseinschränkung der Wirbelsäule.

In den meisten Fällen werden Rückenschmerzen durch Zerrungen oder Überlastung von Muskeln und Bändern im Bereich der Wirbelsäule verursacht. Falsches Heben von Lasten, im Beruf oder in der Freizeit, ist sehr häufig der auslösende Faktor. Sogar minimale Muskel-

anspannung wie etwa beim Niesen und auch psychische Belastung können Rückenschmerzen zur Folge haben. Manchmal ist keine eindeutige Ursache erkennbar. Rückenschmerzen gehören zu den häufigsten Beschwerden.

Diagnose
Zunächst wird der Arzt nach auslösenden Faktoren für die Rückenbeschwerden fragen und eine allgemeine Krankengeschichte erheben. Weitere Untersuchungen, um Erkrankungen wie beispielsweise einen Bandscheibenvorfall (S. 904) oder eine Spondylose (S. 906) auszuschließen, folgen.

Manchmal setzen Rückenschmerzen unmittelbar nach einer falschen Bewegung oder nach dem Heben einer Last ein, manchmal entwickeln sie sich auch ganz allmählich. Manche Patienten wachen sogar morgens mit plötzlichen Rückenschmerzen auf. Ein wichtiger Hinweis für den Arzt sind an der gleichen Stelle immer wieder auftretende Schmerzen.

Wie gefährlich sind Verspannungen und Hexenschüsse?
Oft verschwinden plötzliche Rückenschmerzen nach einiger Zeit und entsprechender Schonung bald wieder. Allerdings sind Rückfälle eher die Regel, doch eine Kombination von Vorbeugemaßnahmen, etwa Haltungsübungen, können dazu beitragen, solche Beschwerden in Zukunft ganz oder zumindest teilweise zu vermeiden.

Vorbeugung

Alltägliche Tätigkeiten bringen besondere Risiken für das Auftreten von Rückenschmerzen mit sich. Beim Heben von Lasten muss genauso auf die Wirbelsäule geachtet werden wie beim Schlafen und Sitzen.

Körperliche Bewegung

Regelmäßige Bewegung ist das wirksamste Mittel im Kampf gegen Rückenschmerzen. Sie sorgt für eine bessere Sauerstoffversorgung des Körpers, steigert die Leistungsfähigkeit und reduziert überflüssige Pfunde, die die Wirbelsäule belasten.

Die wichtigste Stütze der Wirbelsäule, die Rückenmuskulatur, kann durch Dehnungs- und Kräftigungsübungen in Form gehalten werden, die Verschleißerscheinungen der Wirbelgelenke entgegenwirken. Aufwärmübungen vor körperlichem Training beugen Zerrungen der Rückenmuskeln vor. Rückengymnastik fördert die Beweglichkeit der Wirbelsäule.

Krafttraining stärkt die Muskulatur in den Armen, Beinen und im Bauchbereich. Mit kräftigen und geübten Muskeln kann man Stürze und andere Unfälle besser abfangen oder vermeiden. Kräftige Bauchmuskeln tragen auch zu einer besseren Haltung bei und wirken Rückenschmerzen entgegen. Bei Patienten mit Osteoporose können Kräftigungsübungen der Rückenmuskeln das Auftreten von Kompressionsfrakturen verhindern (S. 894).

Vor der Aufnahme eines Gymnastikprogramms sollten der Arzt oder Krankengymnast um Rat gefragt werden, vor allem, wenn man unter Wirbelsäulenschäden oder anderen Gesundheitsstörungen leidet, wie Osteoporose oder Durchblutungsstörungen.

Mit den Übungen sollte langsam begonnen werden. Nach langem Bewegungsmangel sind die Rückenmuskeln geschwächt und empfänglich für Zerrungen und andere Verletzungen. Ist die Muskulatur kräftiger geworden, empfiehlt sich ein tägliches Übungsprogramm von 15 Minuten. Im Allgemeinen sind Schwimmen und Wassergymnastik bei Rückenbeschwerden am besten geeignet, weil hierbei Lendenwirbelsäule und Kreuzbein entlastet werden. Joggen auf harten Oberflächen ist dagegen sehr schädlich, stattdessen sind Fahrradfahren oder Laufen auf dem Laufband zu empfehlen. Beim Radfahren ist allerdings immer darauf zu achten, dass der Sitz und der Lenker so eingestellt sind, dass man beim Fahren automatisch die richtige Haltung einnimmt.

Bewegungen, die dem Rücken gefährlich werden könnten, sollten vermieden werden. Wenn man Probleme mit dem Rücken hat oder hatte, muss man sich bewusster bewegen und manche Tätigkeiten anders angehen als gesunde Personen. Am größten ist das Risiko von Rückenschäden bei Tätigkeiten und Sportarten, die mit Rumpfdrehungen und abrupten Bewegungen einhergehen, sowie bei allen Kontaktsportarten.

Heben von Lasten

Beim Heben sollten die Beine die Arbeit tun, nicht der Rücken. Man sollte in die Knie gehen, dann langsam die Beine wieder gerade machen

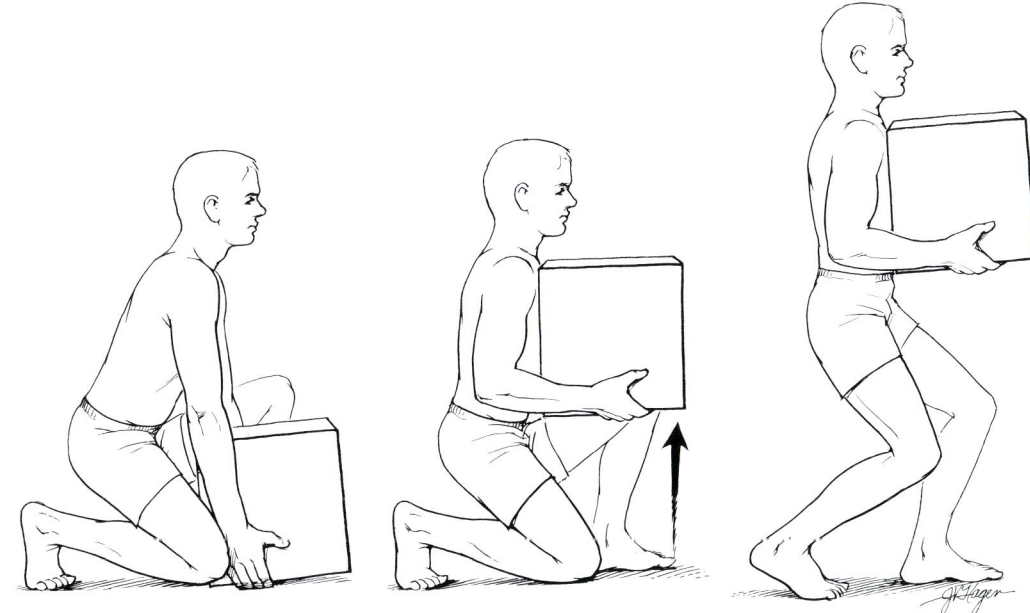

Beim Heben von Gegenständen sollen die Beine – und nicht der Rücken – die Arbeit tun. Es werden also nicht der Rücken, sondern die Knie gebeugt. Der Gegenstand sollte eng am Körper gehalten und langsam angehoben werden. Dabei sind plötzliche und ruckartige Bewegungen zu vermeiden.

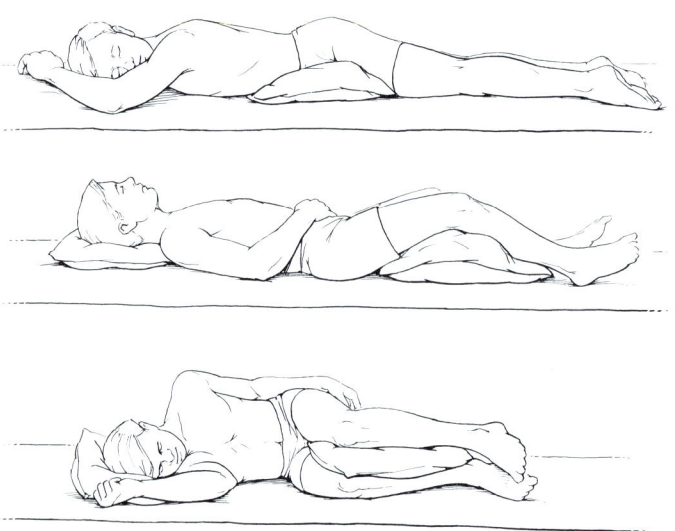

Geeignete Schlafhaltungen bei Rückenschmerzen und zur Vorbeugung: Auf dem Bauch mit einem Kissen unter Becken und Unterbauch (oben), auf dem Rücken mit Unterstützung von Nacken und Knien durch Kissen (Mitte) und – die beste Haltung bei Rückenschmerzen – auf der Seite mit gebeugten, leicht angezogenen Knien, zwischen die man ein Kissen schiebt (unten).

und sich auf diese Weise aufrichten. Der Rücken muss dabei immer gestreckt bleiben. Plötzliche, ruckartige Bewegungen beim Anheben müssen vermieden werden.

Schlafhaltung

Rückenschmerzen bessern sich häufig durch Bettruhe oder im Liegen. Dies kann man auch zur Vorbeugung von Rückenbeschwerden ausnutzen. Auf dem Bauch sollte man nur schlafen, wenn der Unterkörper mit einem Kissen unterstützt wird. Beste Schlafhaltung bei Rückenbeschwerden ist die Seitenlage mit leicht angezogenen Knien. Die Matratze sollte die Wirbelsäule ausreichend und an den richtigen Stellen unterstützen.

Regelmäßige Haltungsänderung

Wenn man jeden Tag stundenlang am Schreibtisch sitzt, an einer Maschine steht oder Auto fährt, kommt es leicht zu Verspannungen und Ermüdungserscheinungen der Rückenmuskulatur. Machen Sie es sich zur Gewohnheit, diese gleichförmigen Haltungen öfters zu unterbrechen – verlagern Sie bei längerem Stehen das Körpergewicht von einem auf den anderen Fuß, stehen Sie bei längerem Sitzen in regelmäßigen Abständen auf und gehen Sie kurz umher und legen Sie während langer Autofahrten öfters eine Pause ein und machen Sie 10 Minuten lang Gymnastik.

Gewichtsabnahme

Übergewicht ist eine häufige Ursache für Rückenbeschwerden. Überflüssige Pfunde – vor allem im Bauchbereich – belasten die Wirbelsäule. Wer zu viel wiegt, sollte auf jeden Fall versuchen, Gewicht abzunehmen und gleichzeitig für regelmäßige körperliche Bewegung zu sorgen (S. 289).

Richtige Haltung

Personen, die sich beim Stehen und Sitzen immer gerade halten, haben ein geringeres Risiko, später einmal Rückenbeschwerden zu bekommen als solche mit schlechter Haltung. Falsche Haltung ist eine der häufigsten Ursachen für Rückenschmerzen.

Was ist eigentlich falsche Haltung?

Ein Extrem ist die leicht vornübergebeugte Haltung (Kyphose) mit nach vorn hängenden Schultern. Im Laufe der Zeit kommt es dabei zu einer Verkürzung der Brustwandmuskeln, wodurch die Beweglichkeit des Brustkorbs eingeschränkt wird. Das andere Haltungsextrem ist der Hohlrücken (Lordose) – der Bauch ist nach vorne und das Gesäß nach hinten gestreckt – die normale Wirbelsäulenbiegung im Lendenbereich ist hierbei verstärkt. Dies belastet die unteren Lenden- und Kreuzbeinwirbel und trägt dazu bei, dass Rückenbeschwerden entstehen.

Was ist eigentlich richtige Haltung?

Stellen Sie sich vor, dass von Ihren Ohren Fäden bis zu ihren Knöcheln gespannt sind. Beugen Sie nun Ihre Knie, führen die Schultern nach vorne und stehen Sie dann langsam aus dieser Haltung auf, wobei Sie versuchen, die imaginären Fäden straff zu spannen. Wenn Sie nun so gerade wie möglich stehen, müssten die »Fäden« knapp hinter der Kniescheibe am Bein nach oben verlaufen und über die Schulterkuppe zum Ohr ziehen. Wie man es lernt, diese richtige Haltung tagtäglich einzunehmen, wird im Folgenden beschrieben.

Achtung! Rekruten lernen das Rückgrat ganz selbstverständlich gerade zu halten. Hierbei hilft es, die Schultern nach hinten zu führen und dort zu halten. Gleichzeitig darf man nicht vergessen, den Bauch und die Gesäßbacken einzuziehen sowie die Körperkontur zu straffen und das Kinn nicht nach vorne zu strecken.

Sitzen Sie gerade! Eine vornübergebeugte Sitzhaltung führt zwangsläufig zu Rückenbeschwerden. Im Allgemeinen belastet langes Sitzen den Rücken mehr als langes Stehen.

Für längeres Sitzen geeignete Stühle haben ein gerades Rückenteil oder stützen die Lendenwirbelsäule. Die Höhe der Sitzfläche muss so eingestellt werden, dass die Fußsohlen auf dem Boden stehen und die Oberschenkel waagrecht auf dem Sitz liegen. Auf diese Weise wird

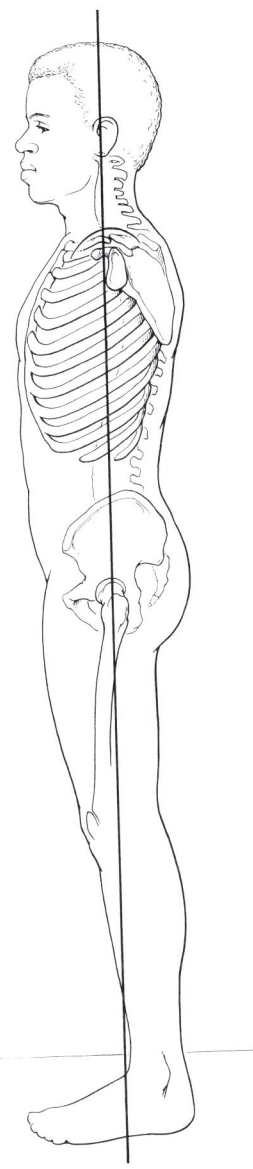

Um sich die richtige Haltung zu verdeutlichen, kann man sich vorstellen, senkrecht zwischen Ohr und Fußrücken einen Faden zu spannen.

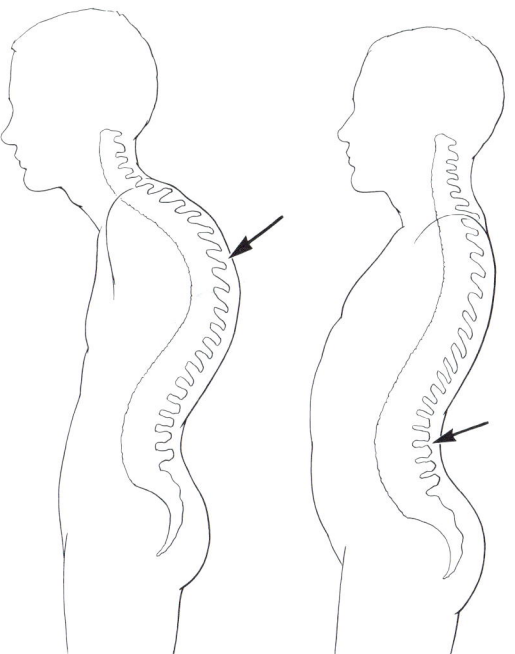

Häufige Fehlhaltungen: die Kyphose (links), bei der die Schultern nach vorn hängen, und die Lordose (rechts) mit einem starken Hohlkreuz.

das Körpergewicht gleichmäßig verteilt, sodass Rückenmuskulatur und Wirbelsäule nicht gezwungen werden, einen zu großen Anteil des Körpergewichts zu stützen.

Gute Schuhe sind wichtig! Tragen Sie Schuhe, die dem Fuß und den Beinen Halt geben. Schuhe mit hohen Absätzen führen zu einer starken Belastung der Rückenmuskulatur.

Übung macht den Meister! Es genügt nicht, zu wissen, was gute Haltung ist, richtige Haltung muss auch geübt werden. Machen Sie sich Ihre Körperhaltung immer wieder einmal bewusst, verbessern Sie sie wenn nötig, und schon bald wird gute Haltung ganz selbstverständlich für Sie sein.

Behandlung

Rückenschmerzen können viele Ursachen haben, von Muskelverspannungen und Bänderzerrungen bis hin zu einem Bandscheibenvorfall (S. 904) und zahlreichen chronischen Wirbelsäulenerkrankungen. Es ist zwar für den Arzt nicht einfach, die genaue Ursache herauszufinden, er wird aber immer versuchen, Erkrankungen und Schädigungen der Wirbelsäule auszuschließen. Bei neu auftretenden Rückenschmerzen sollte daher immer der Arzt aufgesucht werden.

Meistens genügt Schonung, und schon nach wenigen Tagen kann man sich wieder normal bewegen. Zusätzlich stehen verschiedene Behandlungsmethoden zur Verfügung. Falls konservative Maßnahmen wie Kälte- oder Wärmeanwendungen, Physiotherapie und heilgymnastische Übungen keine Besserung bewirken (→ Selbsthilfemaßnahmen, siehe unten) oder die Beschwerden immer wieder neu auftreten, wird der Arzt den Patienten an einen Facharzt für Neurologie, Orthopädie oder Neurochirurgie überweisen. Bei manchen Erkrankungen oder Fehlstellungen der Wirbelsäule lässt sich eine Operation nicht umgehen.

Selbsthilfemaßnahmen

Meistens sind Rückenschmerzen unangenehm, aber harmlos und selbst mit einfachen Mitteln zu behandeln. Mit entsprechender Schonung und leichten Schmerzmitteln lassen sich die akuten Beschwerden lindern, bis sie – innerhalb von 2 Wochen – von selbst verschwinden. In 80 bis 90 Prozent der Fälle verschwinden unkomplizierte Rückenbeschwerden spätestens nach 6 Wochen auch ohne Behandlung. Bänder- oder schwere Muskelzerrungen brauchen zur Ausheilung bis zu 12 Wochen. Auch die Beschwerden nach einem Bandscheibenvorfall bilden sich in vielen Fällen im Lauf der Zeit und unter entsprechender Schonung von selbst zurück.

Hitze- und Kälteanwendungen (heiße Bäder, heiße oder kalte Kompressen) bessern Muskelschmerzen und -entzündungen. Anfänglich hilft Kälte – mehrmals täglich nicht länger als jeweils 20 Minuten lang – besser als Wärme.

Medikamententherapie

Leichte Schmerzmittel wie Parazetamol, Ibuprofen oder Acetylsalicylsäure werden häufig zur Schmerzbekämpfung eingesetzt. Eventuell kann der Arzt auch stärkere Schmerzmittel und muskelentspannende Wirkstoffe verordnen. Wenn der Schmerz oder Druckschmerz bei der Untersuchung auf eine bestimmte Stelle konzentriert ist, kommt auch die Injektion eines örtlichen Betäubungsmittels in den schmerzhaften Bereich infrage.

Physikalische Therapie und Krankengymnastik

Der Arzt oder das krankengymnastische Fachpersonal können ein spezielles Behandlungs- und Übungsprogramm zusammenstellen.

Abwechselnde Hitze- und Kälteanwendungen, zusammen mit einer leichten Massage der Rückenmuskulatur, bilden die Grundlage der physikalischen Therapie. Bei manchen Erkrankungen müssen auch Stützkorsette, Gipsscha-

len oder mechanische Zugvorrichtungen (Extension) eingesetzt werden zur Entlastung des betroffenen Wirbelsäulenabschnitts. Zur Vorbeugung und Behandlung kommen zusätzlich krankengymnastische Übungen infrage.

Chirurgische Behandlung

Ein chirurgischer Eingriff im Bereich der Wirbelsäule ist immer ernst zu nehmen. Glücklicherweise ist nur bei weniger als einem Prozent aller Patienten eine Operation erforderlich.

Bandscheibenvorfall

Symptome
- Leichte bis heftige Schmerzen im Rücken oder Nacken
- Ein Bandscheibenvorfall im Bereich der Halswirbelsäule führt häufig zu Taubheitsgefühl oder Muskelschwäche in einem Arm oder einer Hand, nicht selten begleitet von heftigen Schmerzen in Nacken, Schulter und Arm
- Ein Bandscheibenvorfall im mittleren und unteren Bereich der Wirbelsäule führt zu Taubheitsgefühl und Muskelschwäche im Gesäß, den Beinen und den Füßen
- Ein heftiger, einschießender Schmerz im Rücken beim Husten, Niesen oder Pressen
- In den meisten Fällen betreffen die Beschwerden nur eine Körperhälfte

Die Zwischenwirbelscheiben sind mit Stoßdämpfern zu vergleichen. Da sie aus Knorpel bestehen, der kein eigenes Blutversorgungssystem hat, altern sie relativ früh und können auf Schädigungen und Überlastung nicht mehr angemessen reagieren.

Ein Bandscheibenvorfall entsteht, wenn das geschädigte Knorpelgewebe nachgibt oder platzt und sich der gallertartige Bandscheibenkern nach außen drängt. Die Vorwölbung zwischen den Wirbelkörpern kann die dort liegenden Nervenbahnen oder das Rückenmark selbst zusammenpressen, was zu Schmerzen, Empfindungsstörungen und Muskelschwäche in den Körperbereichen führt, die von den betroffenen Nerven versorgt werden.

Diagnose
Neben den Symptomen gibt die neurologische Untersuchung entscheidende Hinweise auf den Ort des Bandscheibenvorfalls. Mithilfe eines → Computer- oder Kernspintomogramms, S. 1334, kann die Diagnose bestätigt und das Ausmaß der Schädigung festgestellt werden.

Stützkorsette: Angenehm, aber kein Allheilmittel

In orthopädischen Fachgeschäften und Sanitätshäusern sind Stützvorrichtungen für die Wirbelsäule in Form von Korsetten oder Stützschalen erhältlich. Richtig angepasst, sorgen sie für eine relative Ruhigstellung der Wirbelsäule bei Rumpfdrehungen, beim Bücken und bei anderen Bewegungen. Sie entlasten die Wirbelsäule, wärmen und stützen das umgebende Gewebe, was als angenehm empfunden wird.

Leider müssen diese Stützvorrichtungen, um eine Wirkung zu haben, eng am Körper anliegend getragen werden. Dies kann sehr unbequem sein. Gegen das Tragen von Korsetten spricht, dass sie auf Dauer zu einer Schwächung der Rückenmuskulatur führen, weil das Korsett den Muskeln die Arbeit abnimmt.

Andere Erkrankungen, zum Beispiel Tumore im Wirbelsäulenkanal oder Durchblutungsstörungen des Rückenmarks (S. 508 und S. 690), die ähnliche Symptome auslösen, können damit ausgeschlossen werden.

Auf konventionellen Röntgenaufnahmen ist ein Bandscheibenvorfall nicht zu sehen. Mithilfe eines Kernspin- oder Computertomogramms kann die Vorwölbung des Bandscheibenkerns aber häufig sichtbar gemacht werden.

Auch eine Untersuchung der Nervenleitung in den Armen oder Beinen, eine Elektromyographie (→ EMG, S. 1334) kommt infrage.

Ein Knochenszintigramm eignet sich zum Ausschluss eines Knochentumors oder einer Kompressionsfraktur eines Wirbelkörpers bei Osteoporose.

Wie gefährlich ist ein Bandscheibenvorfall?

In vielen Fällen bilden sich die Beschwerden bei einem Bandscheibenvorfall nach einiger Zeit (meist 2 bis 6 Wochen) wieder zurück, wenn die Patienten sich schonen und konservative Behandlungsmaßnahmen anwenden. Gelegentlich ist auch eine Operation erforderlich.

Behandlung

Körperliche Schonung, in manchen Fällen auch völlige Bettruhe, ist die beste Behandlungsmethode. Nach 1 bis 2 Wochen kann man die Wirbelsäule allmählich wieder normal belasten. Hinzu kommen, ähnlich wie bei Verspannungen und Hexenschuss (S. 900), andere konservative Behandlungmethoden wie Kälte- und Wärmeanwendungen, Massagen, leichte gymnastische Übungen und eventuell auch Extensionsverfahren (Zug an der Wirbelsäule).

Chirurgische Behandlung

Die Nervenkompression bei Bandscheibenvorfall bildet sich manchmal trotz Schonung und anderer konservativer Maßnahmen nicht zurück. Der vorgefallene Bandscheibenanteil oder manchmal auch der gesamte Bandscheibenkern (Nukleus pulposus) muss dann chirurgisch entfernt werden.

Die häufigste Bandscheibenoperation, die Laminektomie, erfolgt im Bereich der unteren Wirbelsäule. Hierbei muss zunächst ein Teil des Wirbelkörpers entfernt werden, um Zugang zum Zwischenwirbelbereich zu bekommen. Danach wird der Teil der Bandscheibe oder des Gallertkerns entfernt, der auf Nerven oder Rückenmark drückt. Die gesamte Bandscheibe kann beim chirurgischen Zugang vom Rücken aus aber nicht entfernt werden.

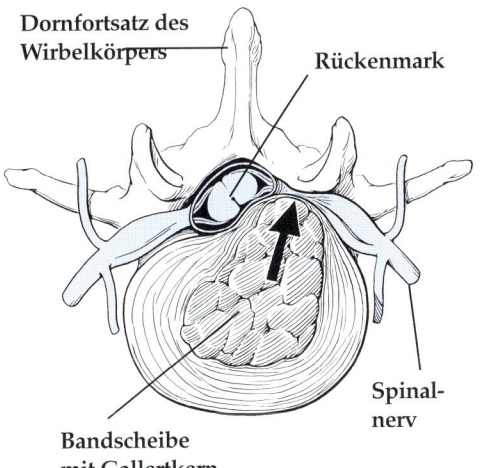

Dornfortsatz des Wirbelkörpers

Rückenmark

Spinalnerv

Bandscheibe mit Gallertkern

Im Bereich der Halswirbelsäule wird vom vorderen Halsbereich aus ein Zugang zur Wirbelsäule geschaffen.

Solche Bandscheibenoperationen sind ernste Eingriffe und werden nur dann durchgeführt, wenn alle konservativen Maßnahmen auch nach mehrmonatiger Behandlung ohne Erfolg bleiben oder Nervenschädigungen zu befürchten sind. Die gleichen operativen Methoden werden zur Behandlung von Nervenkompressionen anderer Ursache, etwa durch Knochenauswüchse oder Tumore, angewendet.

Andere Behandlungsmöglichkeiten

Selten kommen bei Bandscheibenvorfall und Nervenkompression auch zwei andere Behandlungsmöglichkeiten infrage, bei denen dem Patienten eine Operation erspart bleibt.

Eine dieser Methoden ist die Injektion von Chymopapain, eines Enzyms aus der in den Tropen vorkommenden Papayapflanze, in die Bandscheibe. Dieses Enzym bewirkt eine

Beim Bandscheibenvorfall verlagert sich der gallertartige Kern der Bandscheibe und drückt dadurch auf einen Spinalnerv oder auf das Rückenmark. Der Bandscheibenvorfall heißt auch Diskushernie, Bandscheibenprolaps oder im Volksmund »eingeklemmte Bandscheibe«.

Ischiasbeschwerden

Der Ischiasnerv entspringt der Lendenwirbelsäule; er versorgt den Gesäßbereich sowie die Außenseite der Ober- und Unterschenkel bis zum Fußrücken. Entzündungen oder Kompression einer Nervenwurzel am Abgang aus dem Wirbelkanal führt zu Ischiasschmerzen, die im Lendenwirbelsäulenbereich beginnen und über das Gesäß bis zum Unterschenkel ausstrahlen.

Die Schmerzen sind häufig von Empfindungsstörungen, Taubheitsgefühl und Muskelschwäche im Bein begleitet und werden durch Husten, Niesen und Anspannung der Bauchmuskeln verstärkt. Gewöhnlich gehen sie mit der Zeit von selbst zurück. Lässt sich die Nervenkompression mit konservativen Behandlungsmaßnahmen nicht bessern, wird operiert.

Schrumpfung der Bandscheibe, sodass die Kompression der Nervenbahnen nachlässt und die Beschwerden verschwinden oder sich deutlich bessern. In den letzten Jahren hat diese Methode allerdings an Bedeutung verloren.

Die perkutane Bandscheibenentfernung ist eine weitere Behandlungsmethode, die keine größere Operation erfordert. Der Arzt führt am Rücken eine dicke Nadel bis zur Wirbelsäule ein über die ein Gerät eingeführt wird, mit der der Gallertkern der Bandscheibe – meistens nach Injektion von Chymopapain – abgesaugt werden kann.

Leider gelingt es nicht in allen Fällen, mit diesen einfacheren Maßnahmen die Nervenkompression zu beheben, und es muss eine Operation erfolgen. Ein konventioneller chirurgischer Eingriff ist auch bei solchen Patienten notwendig, bei denen die Ursache der Nervenwurzelkompression nicht eindeutig festgestellt werden kann.

Spondylarthrose

Symptome
- Rückenschmerzen
- Schmerzen im Rücken mit Bewegungseinschränkung der Wirbelsäule
- Schmerzen an der Rückseite der Oberschenkel
- Eine leichte Spondylarthrose, die gewöhnlich keine Beschwerden macht

Die Spondylarthrose betrifft vor allem die Lenden- und Halswirbelsäule und führt mit der Zeit zur Versteifung der Wirbelgelenke mit zum Teil starker Einschränkung der Wirbelsäulenbeweglichkeit.

Abnutzung durch Alterungsprozesse ist die häufigste Ursache, aber auch Verletzungen und Überbeanspruchung können zur Spondylarthrose führen. Es kommt aufgrund eines allmählichen Abbaus der Bandscheiben zur Verschmälerung des Gelenkspalts zwischen den Wirbelkörpern, was zu einer Verkalkung und Verwachsung der Wirbelkörperober- und -unterseite (Osteochondrose) und häufig auch zur Bildung von Knochenauswüchsen am Rand der Wirbelkörper (Spondylose) führt. Diese Veränderungen führen zu Kreuz- oder Nackenschmerzen und einer Versteifung der Wirbelsäule.

Diagnose
Auf Röntgenaufnahmen sind die typischen Knochenveränderungen im Allgemeinen gut zu erkennen. Zum Ausschluss eines Morbus Bechterew kann eine Blutuntersuchung durchgeführt werden.

Wie gefährlich ist eine Spondylarthrose?
Sehr selten führt eine Spondylarthrose zu Störungen der Nervenfunktion im Bereich des Unterkörpers mit Harn- und Stuhlinkontinenz und Gehstörungen (→ Wirbelkanalverengung, diese Seite). Meistens müssen die Patienten lernen, mit den Schmerzen und Beschwerden zu leben, tragen aber keine ernsthaften Nervenschädigungen oder Behinderungen davon.

Behandlung
Die Behandlung einer Spondylarthrose ist nicht einfach und besteht vorwiegend in symptomatischen Maßnahmen wie zum Beispiel der Einnahme von leichten Schmerzmitteln, Gymnastik und Physiotherapie.

Wirbelkanalverengung

Symptome
- Schmerzen im Gesäßbereich, in den Oberschenkeln und in den Waden beim Gehen und Stehen
- Im Sitzen und beim Vornüberbeugen lassen die Schmerzen nach

Eine Wirbelkanalverengung (Lumbalstenose) im Bereich der Lendenwirbelsäule kann sich aufgrund arthrotischer Veränderungen der Wirbelkörper entwickeln oder auch angeboren sein und führt zur Kompression der dort im Wirbelkanal verlaufenden Nervenbahnen. Die Symptome ähneln denen bei arteriellen Durchblutungsstörungen der Beine (S. 690).

Diagnose
Der Arzt wird zunächst eine körperliche Untersuchung vornehmen und die Durchblutung der Beine prüfen. Zusätzlich kommen spezielle Untersuchungen der Blutgefäße infrage. Wenn diese keinen krankhaften Befund ergeben, wird der Arzt ein Computer- oder Kernspintomogramm oder auch ein Myelogramm anordnen, um festzustellen, ob der Wirbelkanal im unteren Bereich der Wirbelsäule verengt ist.

Behandlung
Bei starken und hartnäckigen Beschwerden sollte man sich vom Facharzt untersuchen und anschließend darüber beraten lassen, ob eine Operation (Laminektomie) notwendig ist, um den Druck auf die Nervenwurzeln zu beheben.

Skoliose

Symptome
- Seitliche Verkrümmung der Wirbelsäule
- Asymmetrischer Brustkorb mit auf einer Seite vorstehendem Schulterblatt

Eine schmerzlose, seitliche Verkrümmung der Wirbelsäule wird Skoliose genannt. In vielen Fällen folgt der Verkrümmung nach einer Seite eine kompensatorische Biegung des nachfolgenden Wirbelsäulenabschnitts nach der anderen Seite, sodass insgesamt eine Doppelkrümmung entsteht.

Bei wenigen Patienten ist die Skoliose auf angeborene Missbildungen der Wirbelsäule zurückzuführen. Meist ist die Ursache jedoch nicht bekannt, genetische Faktoren können eine Rolle spielen. Die Verformung der Wirbelsäule setzt häufig schon im Kleinkindalter (bei Jungen auch schon im Säuglingsalter) oder im frühen Schulalter ein. Nicht selten werden die Symptome allerdings erst in der Pubertät entdeckt. Mädchen sind in diesem Alter häufiger betroffen als Jungen.

Wie gefährlich ist eine Skoliose
Eine Skoliose schreitet in der Regel chronisch bis zu einem bestimmten Verkrümmungsgrad der Wirbelsäule fort. In leichten Fällen ist keine Behandlung erforderlich.

Bei ausgeprägter Skoliose können sich die Wirbelkörper am Ort der stärksten Krümmung auch umeinander drehen, was zu einem Auseinanderklaffen der Rippen auf einer Seite des Brustkorbs und einer starken Engstellung der Rippen auf der anderen Seite führt.

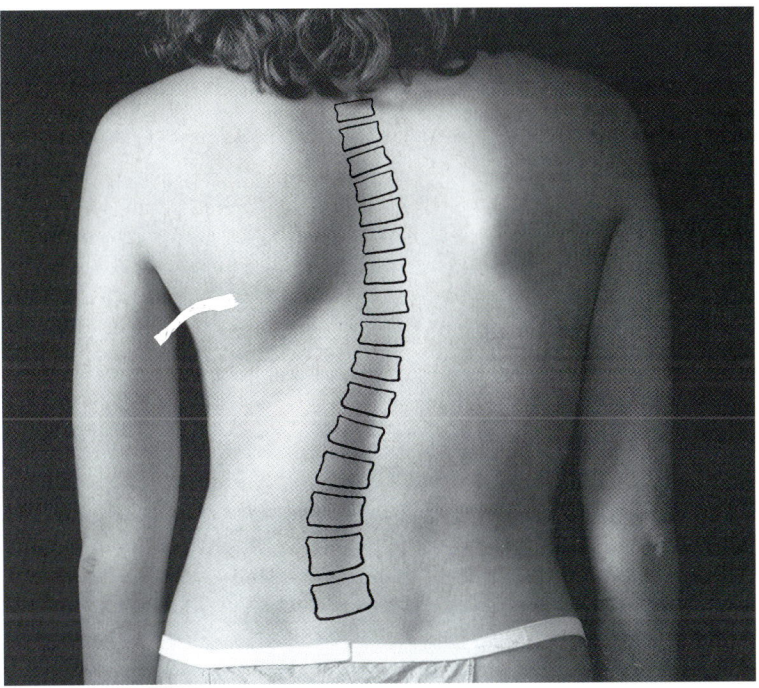

Eine seitliche Verkrümmung der Wirbelsäule wird Skoliose genannt.

Behandlung
Nach der Diagnosestellung muss die weitere Entwicklung der Skoliose genau beobachtet und dokumentiert werden. Geringgradige Verkrümmungen müssen nicht behandelt werden. Bei stärkerer Ausprägung der Wirbelsäulenverkrümmung kann sie durch das Tragen eines speziell angepassten Korsetts gebessert werden. Dies ist häufig bei Wachstumsschüben vor und in der Pubertät erforderlich. In 10 Prozent aller Fälle muss die extreme Verkrümmung der Wirbelsäule durch eine Operation beseitigt werden. Solche Operationen werden nur in Fachkliniken von Spezialisten durchgeführt.

Erkrankungen der Gelenke

Die einzelnen Knochen des Bewegungsapparats sind durch verschiedenartig aufgebaute Gelenke miteinander verbunden. Die im Gelenk aufeinander treffenden Knochenenden werden durch eine Lage von Knorpelgewebe gegen Stoß- und Reibungskräfte geschützt. Dieser Gelenkknorpel hat eine ausgesprochen glatte Oberfläche. Innen ist die Gelenkhöhle von einer Schleimhautschicht, der so genannten Synovia, ausgekleidet. Sie stellt die Gelenkflüssigkeit her, die für eine bessere Gleitfähigkeit der Gelenkkörper gegeneinander sorgt. Der Synovia liegt nach außen die Gelenkkapsel an, die aus einer bindegewebigen Faserschicht besteht und die Gelenkhöhle schützt. Die einzelnen Gelenkanteile werden außerdem innen und außen von Bindegewebsbändern zusammengehalten.

Gelenkbeschwerden entstehen häufig durch ein Versagen der rein mechanischen Funktion der einzelnen Gelenkanteile (wie etwa bei der Arthrose, die auch als Gelenkabnutzung bezeichnet werden kann). In vielen Fällen ist die Ursache aber auch in Entzündungserscheinungen innerhalb des Gelenks zu suchen, die durch bestimmte Infektionen oder durch nicht infektiöse Erkrankungen hervorgerufen werden. Solche Gelenkerkrankungen werden als Arthritis bezeichnet. Im Folgenden werden die Arthrose sowie die verschiedenen Formen von Gelenkentzündungen besprochen.

Die so genannte Heber-den-Arthrose tritt vor allem bei Frauen im mittleren Alter auf und kann ein Zeichen einer allgemeinen Arthrose sein. Sie führt zu knotenförmigen Verdickungen der Fingerendglieder, die anfangs schmerzhaft sind, aber außer einer kosmetischen Beeinträchtigung keine Folgen für die Patienten haben.

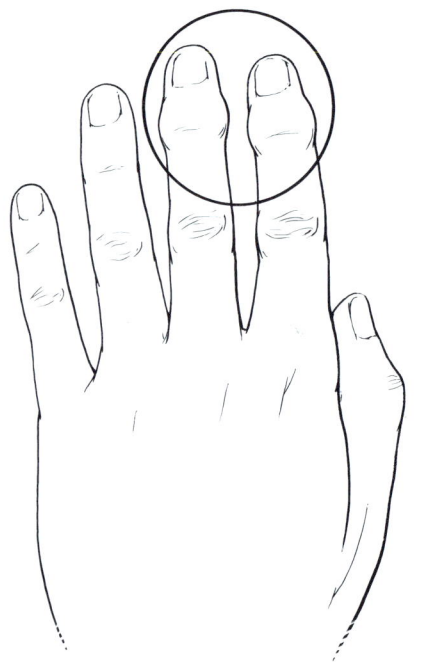

Arthrotische Gelenkveränderungen (Arthrosis deformans)

Symptome

- Schmerzen in einem oder mehreren Gelenken während oder nach Bewegung
- Wetterabhängige Gelenkbeschwerden
- Schwellungen und Bewegungseinschränkung in einem oder mehreren Gelenken
- Sonderfälle: Heberden-Arthrose mit Entwicklung von Verdickungen im Bereich der Fingerendglieder und Bouchard-Arthrose mit Auftreibung der Mittelglieder der Finger

Die Arthrosis deformans ist weltweit eine der häufigsten Erkrankungen überhaupt. Sie ist seit Jahrhunderten bekannt und betrifft allein in Europa Millionen von Menschen.

Wenn die Arthrose im Knie- oder Hüftgelenk beginnt, bleibt sie meistens auf diese Gelenke beschränkt. Sind anfänglich allerdings die Fingergelenke befallen, entwickeln sich häufig arthrotische Veränderungen vieler verschiedener Gelenke.

Der genaue Entstehungsmechanismus der Arthrosis deformans ist zwar nicht bekannt, als Hauptursache gelten allerdings Abnutzung und Verschleiß der Gelenkflächen. Personen, deren Gelenke hohen Belastungen ausgesetzt sind, etwa Leistungssportler und körperlich schwer arbeitende Menschen, haben daher ein hohes Risiko, im späteren Leben arthrotische Gelenkveränderungen zu entwickeln. Eine Arthrose tritt am ehesten an den Gelenken auf, die andauernd starken Belastungen ausgesetzt sind, wie etwa die Wirbelgelenke in Hals- und Lendenwirbelsäule. Die Arthrose führt dort zur Bildung von so genannten Knochenspangen, die im Röntgenbild gut zu erkennen und typisch für arthrotische Veränderungen sind. Ebenfalls sehr häufig betroffen sind die Knie- und Hüftgelenke. Bei Jugendlichen tritt eine Arthrose selten auf, wobei allerdings eine Kniegelenksarthrose schon bei relativ jungen Erwachsenen vorkommt.

Diagnose

Die wichtigsten Faktoren bei der Diagnosestellung sind Schmerzen an einem oder mehreren Gelenken, das Alter des Patienten sowie Bewegungseinschränkungen der Gelenke. Hinzu kommt, dass arthrotische Gelenkveränderungen sehr häufig vorkommen. Die röntgenologische Darstellung der typischen Knochenauswüchse (so genannte Osteophyten) bestätigt die Diagnose; sie sind allerdings nicht immer vorhanden. In Zweifelsfällen müssen andere Gelenkerkrankungen wie etwa die rheumatoide Arthritis durch bestimmte Blutuntersuchungen ausgeschlossen werden.

Wie gefährlich sind arthrotische Gelenkveränderungen?

Arthrotische Gelenkveränderungen schreiten in den meisten Fällen chronisch fort. Die Schmerzen lassen allerdings häufig im Verlauf der Erkrankung allmählich wieder nach. Im Lauf der Zeit geht in manchen Fällen die Gelenkknorpelschicht weitgehend verloren, sodass die beiden Knochenenden aneinander reiben und sich glätten; man nennt diesen Zustand manchmal auch eine »ausgebrannte« Arthrose. Nur in seltenen Fällen kommt es als Folge von arthrotischen Gelenkveränderungen zu völliger Gehunfähigkeit.

Das Lebensalter spielt beim Auftreten der Erkrankung eine entscheidende Rolle.

Behandlung

Physikalische Therapie; Krankengymnastik
Bei Übergewicht kann eine Gewichtsabnahme erheblich zur Besserung von arthrotischen Beschwerden beitragen. Übergewicht belastet vor allem Knie- und Hüftgelenke stark und beschleunigt die normalen Abnutzungserscheinungen. Eine Entlastung der betroffenen Gelenke kann häufig allein durch Benutzung einer Gehhilfe erreicht werden. Vor allem bei arthrotischen Veränderungen der Wirbelgelenke ist auf gute Körperhaltung zu achten (S. 902).

Auch ein krankengymnastisches Übungsprogramm ist in manchen Fällen nützlich, sollte aber nur nach Beratung durch den Arzt oder Krankengymnasten aufgenommen werden.

Zusätzlich werden bei Arthrose verschiedene physikalische Behandlungsmethoden angewendet, etwa Kälte- oder Wärmeanwendungen, Elektrotherapie und Ultraschall. Wenn die Halswirbelsäule betroffen ist, kann ein Stützkragen Erleichterung schaffen.

Medikamententherapie

Zum Einsatz kommen nicht-steroidale Antiphlogistika wie etwa Ibuprofen oder Diclofenac. Bei starken Entzündungserscheinungen kommt zur Behandlung auch die Injektion von Kortisonpräparaten direkt in das arthrotische Gelenk infrage (→ Kortikosteroide, S. 919). Der Arzt wird dies vor allem dann empfehlen, wenn stark beanspruchte Gelenke wie das Knie-oder Sprunggelenk betroffen sind.

Außerdem können antiarthrotische Substanzen, zum Beispiel Glucosaminsulfat oder Hyaluronsäure verschrieben werden.

Chirurgische Behandlung

Im Anfangsstadium hilft eine arthroskopische Gelenkspülung, um die Enzymaktivität zu normalisieren. Bei schwerer Arthrose wird durch eine Arthrodese (operative Gelenkversteifung) eine schmerzfreie Belastung ermöglicht. Bei fortgeschrittener Gelenkzerstörung wird ein endoprothetischer Gelenkersatz eingesetzt.

Rheumatoide Arthritis

Symptome
- Zu Beginn häufig allgemeines Unwohlsein
- Symmetrische Schmerzen und Schwellungen, nicht selten mit Überwärmung der kleinen Gelenke (meistens Fingergrund- und –mittelgelenke), später auch großer Gelenke
- Morgensteifigkeit vor allem der kleinen Gelenke

Die rheumatoide Arthritis entsteht anders als die häufigere Arthrosis deformans (S. 907) nicht aufgrund von Alters- und Abnutzungserscheinungen der Gelenke, sondern ist als Autoimmunkrankheit zu verstehen, das heißt als eine Krankheit, bei der das Immunsystem körpereigene Zellen angreift. Die genaue Ursache dieser krankhaften Immunvorgänge ist noch nicht bekannt. Wissenschaftler nehmen an, dass ein bis jetzt noch nicht identifiziertes Virus eine Immunantwort des Körpers hervorruft, die sich

neben dem Virus auch gegen körpereigene Zellen in den Gelenken richtet und dort Entzündungen hervorruft.

Im Gegensatz zur Arthrose, die nur den Bewegungsapparat selbst betrifft, ist die rheumatoide Arthritis eine systemische Erkrankung, die bei manchen Patienten Auswirkungen auf andere Organe wie z. B. das Herz, das Rippenfell und die Augen hat. Meistens sind mehrere Gelenke gleichzeitig befallen, wobei beide Hände oder beide Füße gleichzeitig betroffen sind. Typisch ist die so genannte Morgensteifigkeit der befallenen Gelenke, die sich durch Bewegung im Lauf des Tages bessert. Das Auftauchen von Rheumaknoten ist ebenfalls charakteristisch; sie bestehen in kleinen, erbsen- bis walnussgroßen Vorwölbungen unter der Haut im Bereich des Ellbogens, den Ohren und der Nase, dem Hinterkopf, der Kniescheibe oder

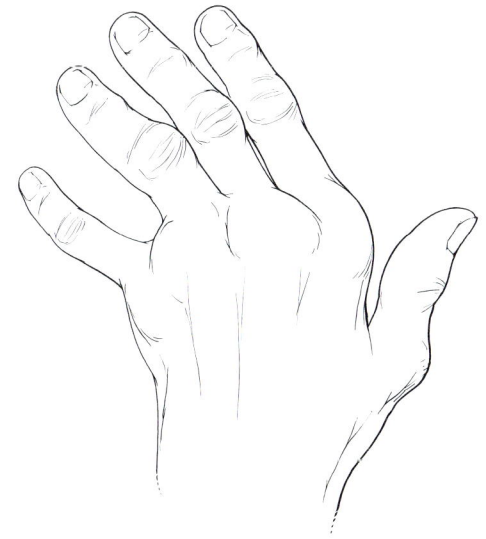

Die rheumatoide Arthritis kann zur Entwicklung dieser typischen Fehlstellung der Finger führen. Die betroffene Hand verliert an Kraft und schmerzt vor allem bei einem akuten Schub.

der Zehen. Rheumaknoten sind im Allgemeinen nicht schmerzhaft und stören nur in kosmetischer Hinsicht.

Die Erkrankung kann in jedem Lebensalter einsetzen, am häufigsten tritt sie jedoch zwischen dem 20. und 50. Lebenjahr zum ersten Mal auf.

Diagnose

Der Hauptangriffspunkt der rheumatoiden Arthritis ist die Synovia (Gelenkinnenhaut), die Schleimhaut, von der die Gelenkhöhle innen ausgekleidet ist (S. 862). Wissenschaftliche Untersuchungen haben ergeben, dass sich bei rheumatoider Arthritis die Abwehrzellen des Immunsystems im Synovialgewebe besonders stark anreichern, sodass vermutet werden kann, dass Autoimmunprozesse bei der Entstehung der akuten und chronischen Entzündungserscheinungen eine Rolle spielen.

Diese Entzündungserscheinungen werden von weiteren krankhaften Veränderungen in den Gelenken begleitet. Es kommt zu einer Auftreibung des Gelenkknorpels und zu einer allmählichen Schädigung des umgebenden Gewebes, einschließlich der Bänder, Muskeln und Knochen. Diese Veränderungen tragen zu den allgemeinen Beschwerden bei rheumatoider Arthritis bei und können zu einer Lockerung des Gelenkzusammenhalts bis hin zu einer spontanen Verrenkung führen.

Bei Verdacht auf rheumatoide Arthritis ist zunächst eine sorgfältige körperliche Untersuchung notwendig, wobei der Arzt feststellt, ob die Gelenkbeschwerden beidseitig und symmetrisch sind.

Laboruntersuchungen, beispielsweise der Nachweis von Rheumafaktoren, können die Diagnose bestätigen.

Wie gefährlich ist die rheumatoide Arthritis?

Die rheumatoide Arthritis führt in vielen Fällen zu schweren Veränderungen und in manchen Fällen sogar zu einer Zerstörung der befallenen Gelenke. Es kommt zu Fehlstellungen der betroffenen Gliedmaßen, die zu einer starken Bewegungseinschränkung und zu einer Schwächung der am Gelenk beteiligten Muskeln führen. Manche Patienten leiden außerdem unter Nachtschweiß, Fieber und allgemeiner Leistungsminderung. Allerdings bleibt auch bei schweren Formen von rheumatoider Arthritis häufig eine gewisse Beweglichkeit des erkrankten Gelenks erhalten.

Im Allgemeinen nimmt die Erkrankung einen chronischen Verlauf. Phasen von erhöhter

Krankheitsaktivität, die man auch Schübe nennt, wechseln mit relativ beschwerdefreien Phasen (Remissionen) ab, in denen die Schwellungen, Schmerzen und Allgemeinsymptome wie Schlaflosigkeit und Schwäche sich bessern oder ganz verschwinden. Im Einzelfall lässt sich nicht voraussagen, welchen Verlauf die Erkrankung nehmen wird. Wenn allerdings über einen Zeitraum von 4 oder 5 Jahren mehr oder weniger kontinuierlich Beschwerden bestehen, verläuft die rheumatoide Arthritis meistens chronisch fortschreitend und begleitet die Patienten ihr Leben lang. Bei solchen Patienten besteht manchmal nach zehn bis 20 Jahren das Krankheitsbild einer so genannten »ausgebrannten« Arthritis.

Die Erkrankung an sich ist nicht heilbar, aber die meisten Patienten können mit geeigneten medikamentösen und krankengymnastischen Behandlungsmaßnahmen sowie einigen Änderungen ihrer Lebensführung ein nahezu normales Leben führen. Sorgfältige ärztliche Überwachung ist unbedingt notwendig, um Krankheitsschübe rechtzeitig behandeln und eine Beteiligung innerer Organe so früh wie möglich erkennen zu können.

Behandlung

Je früher konsequent behandelt wird, desto besser ist die Prognose. Die Behandlung beinhaltet eine interdisziplinäre Zusammenarbeit von internistischen und orthopädischen Rheumatologen, Physiotherapeuten, Ergotherapeuten und Sozialarbeitern.

Physikalische Therapie; Krankengymnastik

Neben Bewegungsübungen und Bewegungsbädern, Übungen zur Kräftigung der Muskulatur und Bindegewebsmassage gehören hierzu auch der Schutz der Gelenke mit verschiedenen Stützvorrichtungen und der Gebrauch spezieller Hilfsmittel wie etwa Küchengeräte und Essbestecke speziell für Rheumakranke.

Im akuten Krankheitsschub ist neben der Schmerzbekämpfung eine relative Schonung des Gelenks erforderlich, damit sich die Entzündungsaktivität nicht verstärkt und dadurch das Gelenk noch mehr geschädigt wird. In manchen Fällen muss das Gelenk sogar mit einer Schiene, vor allem auch nachts, ruhig gestellt werden. Während relativ beschwerdefreier Phasen sind krankengymnastische Übungen sehr nützlich.

Medikamententherapie

Die Bekämpfung akuter Symptome erfolgt mit nicht-steroidalen Antirheumatika (NSAR) wie etwa Acemetacin, Diclofenac, oder Glukokorti- koiden. Längerfristig werden langsam wirken- de Antirheumatika eingesetzt, deren Wirkung allerdings erst nach Monaten eintritt (etwa Chloroquinderivate). In mittelschweren bis schweren Fällen setzt der Arzt Immunsuppres- siva wie Methotrexat ein, wobei wegen der Nebenwirkungen eine engmaschige ärztliche Überwachung notwendig ist.

Chirurgische Behandlung

Die chirurgische Entfernung der entzündeten Gelenkinnenhaut (Synovektomie) bessert die Beschwerden häufig. Das kann durch die In- jektion von Radionukliden (Radiosynoviorthe- se) geschehen. Bei starker Gelenkschädigung bzw. -fehlstellung kommt auch eine Sehnen- plastik oder ein Gelenkersatz infrage.

Juvenile rheumatoide Arthritis

Symptome

- Schwellungen und Steifigkeit der Gelenke
- Fieber und Ausschlag
- Allgemeine Abgeschlagenheit und Leistungsschwäche
- Entzündung der Augen

Die juvenile rheumatoide Arthritis (JRA) ähnelt in ihrem Erscheinungsbild der Erwachsenen- form (S. 909), unterscheidet sich von ihr aber in einigen Punkten. So betrifft die juvenile Form nur Kinder und Kleinkinder und scheint einen anderen immunologischen Wirkmechanismus zu haben. Außerdem ist die juvenile rheuma- toide Arthritis in 75 Prozent der Fälle nach Mo- naten bis zu 20 Jahren ausgeheilt bzw. kaum noch aktiv; bei Erwachsenen hält die Erkran- kung dagegen lebenslang an.

Die Erkrankung wird nach Anzahl und symmetrischem oder asymmetrischem Befall der betroffenen Gelenke in Untergruppen auf- geteilt. Wenn vier oder weniger Gelenke, mei- stens mit asymmetrischem Verteilungsmuster, erkrankt sind, spricht man von oligoartikulärer JRA. Diese Form verläuft häufig leicht und hin- terlässt keine oder nur geringfügige Gelenk- schädigungen. Die so genannte polyartikuläre Form der JRA, bei der mehr als vier Gelenke mit symmetrischem Verteilungsmuster beteiligt sind, nimmt dagegen in vielen Fällen einen schweren Verlauf und kann zu Behinderungen führen. Eine Sonderform ist der Morbus Still, bei der die Gelenkentzündung von ausgepräg- ten Allgemeinsymptomen wie etwa Fieber,

Künstliche Gelenke

Die beste Methode zur Wiederherstellung der Gelenkbeweg- lichkeit besteht in vielen Fällen darin, auf chirurgischem Weg zu versuchen, die normale Struktur des Gelenks wieder herzustel- len (Arthroplastik). Dabei werden Gelenkflächen geglättet oder Knochenauswüchse entfernt. In vielen Fällen ist allerdings eine so genannte Alloarthroplastik, also das Einsetzen eines künstli- chen Gelenks, erforderlich, bei der die Gelenkkörper (die Kno- chen, die das Gelenk bilden) durch Prothesen aus Plastik und/oder Metall ersetzt werden.

Am häufigsten wird diese Operation am Hüftgelenk ausge- führt. Hierbei werden der Oberschenkelkopf und –hals sowie die im Beckenknochen liegende Hüftgelenkspfanne entfernt. An- schließend wird die Gelenkprothese mit ihrem Stiel in den Ober- schenkelknochen eingelassen und die Gelenkpfanne ebenfalls durch eine Plastikprothese ersetzt. Spezielle Klebstoffe und künstlicher Knochenzement dienen hierbei zur Befestigung des Fremdmaterials. In letzter Zeit sind künstliche Gelenke mit einer besonderen Beschichtung entwickelt worden, in die allmählich normales Knochengewebe einwächst.

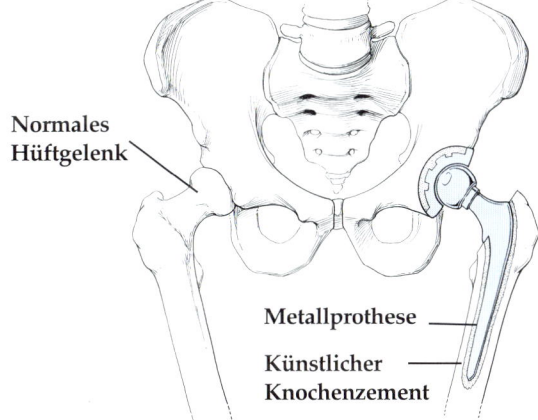

Normales Hüftgelenk

Metallprothese

Künstlicher Knochenzement

Links ist ein normales Hüftgelenk abgebildet. Nach Gelenkschäden oder einem Oberschenkelhalsbruch und bei rheumatoider Arthritis kann ein künstliches Hüftgelenk eingesetzt werden.

Anämie, Bauchschmerzen und Vergrößerung von Leber und Milz begleitet ist. Die Ursache der JRA ist im Einzelnen nicht bekannt.

Diagnose

Verschiedene Blutuntersuchungen tragen zur Diagnosestellung bei. Insgesamt hängt die Dia- gnose allerdings hauptsächlich von den auftre- tenden Symptomen ab.

Wie gefährlich ist die juvenile rheumatoide Arthritis?

Genau wie bei der rheumatoiden Arthritis der Erwachsenen besteht auch bei der juvenilen

Gelenkerkrankungen im Kindesalter

Perthes-Calvé-Legg-Krankheit

Diese Erkrankung betrifft Jungen 4-mal häufiger als Mädchen und macht sich meistens im Alter von 5 bis 9 Jahren bemerkbar.

Die Perthes-Calvé-Legg-Krankheit führt zu einer Schädigung des oberen Anteils des Oberschenkelknochens (Hüftkopf) aufgrund einer verminderten Durchblutung. Dies wird auch als ischämische Nekrose bezeichnet. Die Ursache ist unbekannt.

Das Kind klagt über Schmerzen in der Hüfte und bei Belastung häufig auch im Knie; es hinkt beim Gehen. Erst im Verlauf der Erkrankung zeigen Röntgenbilder die typischen krankhaften Veränderungen. Zu Beginn kann die Diagnose nur mithilfe eines Kernspintomogramms (S. 1334) oder – seltener – eines Knochenszintigramms (S. 1336) gestellt werden.

Im Allgemeinen heilt die Erkrankung im Lauf von 2 bis 3 Jahren aus. Vor allem krankengymnastische Behandlung, Extension und in manchen Fällen Gehhilfen oder Schienen kommen zum Einsatz. Selten ist chirurgisches Vorgehen erforderlich. Je älter das Kind bei Beginn der Erkrankung ist, desto wahrscheinlicher sind bleibende Gelenkschäden, die im Erwachsenenalter zu Beschwerden und einer Gehbehinderung (→ Arthrose, S. 907) führen können. In diesen Fällen ist eine Gelenkersatzoperation erforderlich.

Epiphysenlösung am Hüftkopf (Epiphysiolysis capitis femoris)

Während des Wachstumsschubs vor der Pubertät kann es zu einer Ablösung der Wachstumsfuge im Bereich des Hüftkopfs kommen. Hierdurch dreht sich der Oberschenkelknochen nach außen und rutscht am Oberschenkelhals im Bereich der Wachstumsfuge, die ihn mit dem Hüftkopf verbindet, leicht nach oben.

Die Erkrankung kommt bei Jungen doppelt so häufig vor wie bei Mädchen, bei Jungen meistens im 12. bis 14., bei Mädchen im 10. bis 12. Lebensjahr. Übergewicht ist ein deutlicher Risikofaktor. In 25 Prozent der Fälle sind beide Hüften betroffen. Die Epiphysenlösung kann sich allmählich über Wochen und Monate entwickeln, aber sie kann auch plötzlich eintreten. Hauptsymptome sind Schmerzen im Knie und in der Leistengegend sowie Hinken beim Gehen, wobei der Fuß nach außen gedreht ist.

Eine akute Epiphysenlösung ist eine Notfallsituation, bei der sofort operativ vorgegangen werden muss, um eine Nekrose (Absterben) des Hüftkopfes zu vermeiden.

Ein langsames Abgleiten der Epiphyse ist viel häufiger. Wenn es im Frühstadium entdeckt wird, können Folgeschäden am Hüftkopf durch eine operative Korrektur mit Drähten und Metallpins vermieden werden. Häufig wird die Erkrankung allerdings erst nach Wochen oder Monaten diagnostiziert. In diesen Fällen führen die Schäden am Hüftgelenk trotz ausgedehnten operativen Eingriffen nicht selten zu einer vorzeitigen Arthrose mit entsprechenden Beschwerden.

Osgood-Schlatter-Krankheit

Diese Erkrankung betrifft meistens sportliche Jungen im Alter von 10 bis 14 Jahren. Es kommt zu Schmerzen und einer Schwellung an dem Knochenvorsprung am Schienbein genau unterhalb der Kniescheibe, an dem die Kniescheibensehne ansetzt. (An dieser Stelle entwickelt sich auch häufig durch längeres Knien auf harten Oberflächen eine Schleimbeutelentzündung.)

Die Beschwerden verschwinden nach Abschluss des Wachstums meistens von selbst.

Angeborene Hüftluxation

Wenn bei der Geburt die Hüftpfanne nicht richtig ausgebildet, also zu flach ist, bietet sie dem Hüftkopf nicht genügend Halt, sodass er leicht aus der Pfanne herausrutschen kann (Luxation). Diese mangelnde Reife der Hüftpfanne wird auch als angeborene Hüftdysplasie bezeichnet. Wenn sie nicht oder zu spät erkannt wird, kommt es zu Fehlstellungen des Hüftgelenks mit Gehbehinderung.

Bei den Vorsorgeuntersuchungen im Säuglingsalter wird auf die Feststellung dieser Erkrankung besonderer Wert gelegt. Die alleinige Dysplasie wird mit einer Spreizhose behandelt. Wenn schon eine Luxation, also eine Verrenkung des Hüftkopfes eingetreten ist, sind zur Behandlung spezielle Bandagen und Schienenapparate erforderlich.

Klumpfuß

In der Fachsprache wird diese angeborene Missbildung des Fußes auch als Pes varus oder Pes equinovarus bezeichnet. Zur Behandlung wird der Fuß etwa 3 Monate lang mit einem Gipsverband oder einer Schiene in der richtigen Stellung gehalten, wodurch die Fehlstellung behoben werden kann (S. 46)

Form das Risiko bleibender Gelenkschäden. Hinzu kommt im Kindesalter eine Beeinträchtigung des Knochenwachstums. Gerade Kinder schonen außerdem instinktiv die schmerzhaften Gelenke, was zu Muskelschwäche und -kontrakturen führen kann. Bei der oligoartikulären Form kann eine Entzündung der Regenbogenhaut im Auge mit Verschlechterung der Sehkraft auftreten. Auch Entzündungen des Herzmuskels sind nicht selten.

Behandlung

Abhängig von der Schwere des Verlaufs kommen verschiedene Medikamente zum Einsatz.

Bei leichten Beschwerden genügen entzündungshemmende Wirkstoffe, bei stärkeren Entzündungserscheinungen müssen zusätzlich Sulfasalazin oder Methotrexat verabreicht werden. Wenn dadurch die Erkrankung nicht zum Stillstand kommt, sind Kortisonpräparate erforderlich. Die Therapie schwerer Verläufe ist umstritten und vielfach noch experimentell; verschiedene Wirkstoffe, beispielsweise Immunsuppressiva und Immunglobuline, werden eingesetzt.

Hinzu kommt eine kindgerechte krankengymnastische Behandlung sowie physikalische Therapie mit Wärme- und Kälteanwendungen. Bei Kindern muss ganz besonders auf einen Ausgleich zwischen Ruhe und Bewegung geachtet werden. In Phasen starker Krankheitsaktivität ist zwar Bettruhe erforderlich, ansonsten sollte das Kind allerdings auch aus psychologischen Gründen in den Schulalltag eingegliedert werden und seine Freizeit aktiv gestalten. Spezielle Hilfsorganisationen und Selbsthilfegruppen können hierbei Ratschläge geben.

Eine chirurgische Behandlung bei schweren Gelenkschäden kommt meistens erst nach Abschluss des Wachstumsalters infrage. Wenn bei älteren Kindern nur ein Gelenk befallen ist, kann in hartnäckigen Fällen eine Entfernung der Gelenkinnenhaut die Beschwerden bessern.

Entzündliche Gelenkerkrankungen

Symptome

Neben der rheumatoiden Arthritis gibt es weitere entzündliche Erkrankungen der Gelenke verschiedener Ursache oder Erkrankungen, bei denen als Hauptsymptom oder Begleiterscheinung Entzündungserscheinungen an den Gelenken bestehen. Einige davon werden im Folgenden kurz dargestellt.

Psoriasis-Arthritis
- Gelenkentzündungen als Begleitsymptom einer Psoriasis (S. 992), wobei vor allem die kleinen Fingergelenke betroffen sind.

Reiter-Syndrom
- Häufig durch Sexualkontakt übertragene Infektion, die zu Entzündungen der Gelenke, der Harnröhre (Urethritis) und der Bindehaut (Konjunktivitis) führt, manchmal begleitet von Hauterscheinungen.
Erhöhte Empfänglichkeit bei Vorhandensein bestimmter genetischer Faktoren

Morbus Bechterew (ankylosierende Hyperostose der Wirbelsäule)
- Chronische Entzündung der Gelenke vor allem im rumpfnahen Bereich, etwa Gelenke der Beckenknochen, Schultergelenk, Wirbelsäule. Zunächst morgendliche Steifigkeit der Wirbelsäule und Kreuzschmerzen mit Ausstrahlung in die Beine, später häufig bleibende Versteifung der Wirbelsäule in vornübergebeugter Haltung

Arthritis bei chronisch entzündlichen Darmerkrankungen
- Als Begleitsymptom eines Morbus Crohn oder einer Colitis ulcerosa tritt manchmal eine Entzündung der großen Gelenke, vor allem des Knie-, Schulter- und Ellenbogengelenke auf. Schmerzen und Bewegungseinschränkung sind, wie bei vielen Formen der Arthritis, morgens schlimmer

Bei den hier genannten Erkrankungen besteht eine genetische Veranlagung zum Auftreten der Gelenkbeschwerden. Die weißen Blutkörperchen der Patienten weisen an ihrer Oberfläche spezifische Antigene auf, etwa das HLA-B27. Diese so genannten Gewebeverträglichkeitsantigene lassen sich durch Blutuntersuchungen, wie sie auch bei einer Gewebetypisierung üblich sind, nachweisen. Warum manche Antigenträger erkranken, während andere ihr Leben lang gesund bleiben, ist ungeklärt.

Psoriasis-Arthritis

Die Psoriasis ist eine häufige Hauterkrankung mit Entzündung, Rötung und Schuppung bestimmter Hautbereiche (S. 992). Die Haut der Ellbogen und Knie ist bevorzugt befallen. Hinzu kommen Eindellungen und Verfärbungen der Finger- und Fußnägel (Tüpfelnägel). Bei einem von zehn Patienten kommt es darüber hinaus zu Gelenkbeschwerden. Sie treten meistens im Alter von 20 bis 30 Jahren, bei Frauen häufiger als bei Männern auf.

In den meisten Fällen verursacht die Psoriasis-Arthritis nur geringfügige Beschwerden und führt nicht zu bleibenden Gelenkschäden.

Behandlung

Die Behandlung besteht hauptsächlich in der Verordnung von entzündungshemmenden Wirkstoffen, etwa Ibuprofen, Naproxen und Acetylsalicylsäure, sowie von krankengymnastischen Übungen. In hartnäckigen oder schweren Fällen kommen auch andere Medikamente infrage.

Reiter-Syndrom

Dieses Syndrom betrifft junge Männer und besteht aus einer Reihe von Beschwerden, die in der Regel in einer bestimmten Reihenfolge auftreten. Zunächst bemerken die Patienten als Zeichen einer Harnröhrenentzündung Ausfluss aus dem Penis. Einige Tage oder Wochen danach kommt es zu Gelenkbeschwerden mit asymmetrischem Verteilungsmuster, vor allem in den Beinen. Zusätzlich treten dann auch ein schuppender Ausschlag an den Handflächen und Fußsohlen und eine Bindehautentzündung auf (→ Konjunktivitis, S. 542).

Bei fast allen Patienten mit Reiter-Syndrom kann ein bestimmter genetischer Faktor, HLA-B27 genannt, nachgewiesen werden. In der Hälfte der Fälle klingen die Beschwerden innerhalb von 6 Monaten ab. Wenn die Symptome zurückkehren, kann das Beschwerdebild in eine chronische Form mit bleibenden Gelenkveränderungen und Wirbelsäulenschäden sowie Störungen der Herzfunktion übergehen.

Behandlung

Bei nachgewiesener Infektion mit auslösenden Erregern muss eine Behandlung mit Antibiotika eingeleitet werden. Ansonsten werden entzündungshemmende Wirkstoffe, zum Beispiel Acetylsalicylsäure, verordnet.

Morbus Bechterew

Auch bei Patienten mit Morbus Bechterew findet sich, wie beim Reiter-Syndrom, in 90 Prozent der Fälle das HLA-B27-Antigen. Dementsprechend ist eine familiäre Häufung der Erkrankung nicht selten. Betroffen sind überwiegend Männer, wobei die ersten Symptome im Alter von 15 bis 30 Jahren auftreten. Gelegentlich besteht ein Zusammenhang mit chronisch entzündlichen Darmerkrankungen (→ Morbus Crohn, S. 774 und → Colitis ulcerosa, S. 777).

In der Regel beginnt sie mit nächtlichen Schmerzen im unteren Bereich der Wirbelsäule sowie in den rumpfnahen Gelenken. Im weiteren Verlauf führt die Entzündung, die meistens schubweise abläuft, zu einem Zusammenwachsen der Wirbelgelenke und Wirbelkörper mit Versteifung der gesamten Wirbelsäule.

Behandlung

Entzündungshemmende Wirkstoffe werden zur Schmerzbekämpfung bei akuten Schüben eingesetzt. Die wichtigste Behandlungsmaßnahme besteht allerdings in Krankengymnastik mit dem Ziel, die Beweglichkeit der Wirbelsäule so lange wie möglich zu erhalten oder eine Versteifung der Wirbelsäule in einer möglichst normalen Stellung zu erreichen.

Gute Haltung (S. 902) und Streckung der Wirbelsäule auch nachts (hartes, flaches Bett) ist hierbei sehr wichtig. Raucher sollten das Rauchen aufgeben, weil die Erkrankung bei Befall der Rippengelenke langfristig die Lungenkapazität einschränkt. Im Spätstadium kommen zur Behandlung auch chirurgische Eingriffe wie Gelenkersatz oder Operationen zur Aufrichtung der Wirbelsäule in Betracht.

Arthritis bei chronisch entzündlichen Darmerkrankungen

Bei einem von zehn Patienten mit Colitis ulcerosa (S. 777) und bei einem von fünf Patienten mit Morbus Crohn (S. 774) tritt als Begleitsymptom eine Entzündung eines oder mehrerer Gelenke auf.

Behandlung

Akute Gelenkschmerzen werden in der Regel mit entzündungshemmenden Wirkstoffen wie z. B. Acetylsalicylsäure behandelt. Langfristig bessert die Behandlung der Grunderkrankung auch die arthritischen Beschwerden.

Gelenkentzündungen mit infektiöser Ursache

Symptome

- Schmerzen und Bewegungseinschränkung in einem Gelenk, am häufigsten sind Knie,

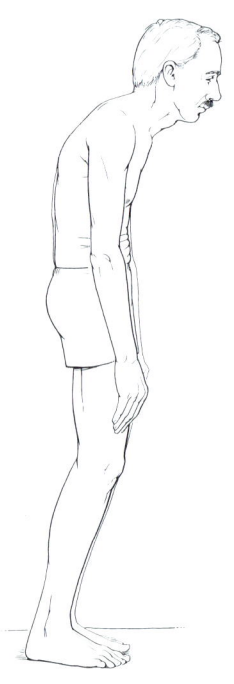

Die fixierte, mehr oder weniger starke Vornüberneigung der Wirbelsäule führt zu der typischen Körperhaltung bei Morbus Bechterew.

Schulter, Hüfte, Knöchel, Ellbogen, Finger und Handgelenk betroffen.
- Rötung und Überwärmung in der Umgebung des betroffenen Gelenks
- Schüttelfrost, Fieber und Schwächegefühl

Notfallsymptome. Wenn alle drei oben genannten Symptome gleichzeitig bestehen, muss so bald wie möglich ein Arzt aufgesucht werden.

Bakterien, Viren oder Pilze können Gelenke befallen und dort eine Infektion hervorrufen. Im typischen Fall dringen die Erreger an einer anderen Stelle in den Körper ein und erreichen über den Blutstrom das Gelenk. Manchmal gelangen allerdings Bakterien oder Pilze über offene Wunden in der Nähe des Gelenks auch direkt dorthin.

Verschiedene Ursachen dieser Gelenkinfektionen werden im Folgenden kurz beschrieben.

Lyme-Krankheit (Zecken-Borreliose)
Diese Erkrankung wird durch Zecken übertragen. In der Regel bildet sich zunächst an der Stelle des Zeckenbisses eine scharf begrenzte, kreisförmige Rötung und Schwellung. Später kommt es zu Fieber, Schüttelfrost, Halsschmerzen, Übelkeit und allgemeiner Schwäche. Erst nach Abklingen der akuten Symptome treten Gelenkbeschwerden mit Schmerzen und Bewegungseinschränkungen auf.

Gonokokkeninfektionen
Bei ungefähr einem Drittel aller Patienten mit Gonorrhoe, einer sexuell übertragbaren, von Bakterien hervorgerufenen Krankheit (S. 1087), kommt es auch zu Gelenkschmerzen, häufig in Verbindung mit einem Ausschlag.

Staphylokokkeninfektionen
Ausgangspunkt ist hier in den meisten Fällen eine Staphylokokkeninfektion der Haut, über die die Bakterien in den Blutstrom und von dort in ein Gelenk gelangen.

Gelenkentzündung bei Tuberkulose
Bei einigen wenigen Patienten mit Tuberkulose tritt als Begleitsymptom eine Gelenkentzündung auf.

Virale Infektionen
Gelenkbeschwerden sind eine häufige Begleiterscheinung bei viralen Erkrankungen wie etwa Hepatitis B, Röteln und Mumps. Im Allgemeinen bildet sich die Gelenkentzündung auch ohne spezifische Behandlung zurück, wenn die

---

Rheumatisches Fieber

Die Behandlung des rheumatischen Fiebers ist einer der wichtigsten Erfolge der modernen Medizin. In der Vergangenheit führte diese Erkrankung bei vielen Kindern zu einer Schädigung des Herzmuskels und der Herzklappen. Die Entwicklung von Antibiotika, mit denen Streptokokkeninfektionen prompt und erfolgreich behandelt werden können, hat das rheumatische Fieber in den Industrieländern nahezu zum Verschwinden gebracht.

Das rheumatische Fieber tritt etwa 2 bis 4 Wochen nach einem Streptokokkeninfekt, etwa einer durch Streptokokken verursachten Mandelentzündung, auf. Neben anderen Symptomen führt die Erkrankung zu Rötung, Schwellung und vor allem einer starken Schmerzhaftigkeit der großen Gelenke, besonders in den Beinen, wobei diese Beschwerden im typischen Fall von Gelenk zu Gelenk wandern.

Die Gelenksymptome beim rheumatischen Fieber werden nicht durch die Erreger selbst, sondern durch eine immunologische Überempfindlichkeitsreaktion der Gelenkschleimhaut hervorgerufen. Sie dauern unbehandelt 1 bis 2 Wochen. Der Arzt behandelt das rheumatische Fieber mit Penicillin, das intravenös verabreicht wird.

Grunderkrankung ausheilt oder erfolgreich behandelt wurde.

Diagnose
Bei Verdacht auf eine Gelenkinfektion wird der behandelnde Arzt in vielen Fällen mit einer Nadel etwas Gelenkflüssigkeit aus der Gelenkhöhle entnehmen (Punktion). Dies ist nicht unbedingt erforderlich, wenn die Grunderkrankung schon bekannt und nachgewiesen ist wie etwa bei der Lyme-Krankheit und bei viralen Infektionen Wenn eine bakterielle oder Pilzinfektion eines Gelenks rechtzeitig diagnostiziert und behandelt wird, heilt sie meistens rasch und ohne bleibende Schäden aus.

Behandlung
Bei bakteriellen und Pilzinfektionen besteht das Risiko bleibender Gelenkschäden; sie müssen daher so schnell wie möglich nach Diagnosestellung und Erregertestung mit Antibiotika bzw. Wirkstoffen gegen Pilzinfektionen behandelt werden. In schweren Fällen ist auch eine stationäre Behandlung erforderlich. Nicht selten sind Gelenkpunktionen zur Entleerung des Eiters oder eine chirurgische Eröffnung des Gelenks zur Entfernung von abgestorbenem Gewebe erforderlich. Wenn eine erhebliche Schädigung des Gelenks zurückbleibt, muss die Gelenkbeweglichkeit eventuell mithilfe einer Prothese operativ wiederhergestellt werden.

Gicht

Symptome

- Plötzlich, meistens nachts einsetzende, heftige Schmerzen in einem Gelenk, häufig im Großzehgrundgelenk
- Begleitende Schwellung und Rötung

Ein erhöhter Harnsäuregehalt im Blut wird als Hyperurikämie bezeichnet. Die Harnsäure im Blut stammt zu einem geringen Teil aus der Aufnahme von purinhaltigen Lebensmittel (Innereien), zum größten Teil jedoch aus der körpereigenen Harnsäureproduktion. Normalerweise besteht ein Gleichgewicht zwischen Harnsäureproduktion und –ausscheidung. Eine Störung dieses Gleichgewichts, bei der auch genetische Faktoren eine Rolle spielen, führt zu einer Hyperurikämie. Ab einem bestimmten Harnsäurespiegel im Blut und in den Körperflüssigkeiten bilden sich feste Harnsäurekristalle, etwa in der Gelenkflüssigkeit, was den eigentlichen Gichtanfall auslöst. Beim ersten Anfall ist in 50 Prozent der Fälle das Großzehgrundgelenk betroffen.

90 Prozent aller Gichtanfälle treten bei Männern über 40 Jahren auf und bei einem von vier Patienten finden sich in der Familie weitere Personen mit Gicht. Risikofaktoren sind vor allem Übergewicht, Diabetes mellitus und hoher Blutdruck.

Diagnose

Typisch für einen Gichtanfall ist der plötzliche Beginn der Beschwerden. In einem normalen Gelenk entwickeln sich innerhalb weniger Stunden heftigste Schmerzen, zusammen mit einer Rötung und Schwellung der darüber liegenden Haut. Die Schmerzen halten meistens einige Tage lang an und verschwinden dann im Verlauf von 1 bis 2 Wochen. Danach erscheint das Gelenk unverändert.

Falls eine Bestätigung der Diagnose notwendig ist, kann der Arzt durch eine Punktion etwas Gelenkflüssigkeit entnehmen und die darin enthaltenen weißen Blutkörperchen auf das Vorhandensein von Harnsäurekristallen untersuchen lassen. Außerdem wird meistens der Harnsäurespiegel im Blut bestimmt.

Bei chronischem Verlauf einer Gicht kommt es an bestimmten Körperstellen zur Ablagerung von Harnsäure (Urat) unter der Haut in Form von rundlichen Knoten, die auch Gichttophi genannt werden. Am häufigsten ist hiervon die Ohrmuschel betroffen. Auch Nierensteine (Uratsteine) können Folgeerscheinung einer Hyperurikämie sein.

Was ist Pseudogicht?

Die Pseudogicht führt zu Entzündungserscheinungen in einem Gelenk (Monoarthritis). Statt Harnsäuresalzen werden hierbei Kalziumpyrophosphat-Dihydrat-Kristalle in dem betroffenen Gelenk abgelagert. Am häufigsten sind von der Pseudogicht das Kniegelenk, daneben auch Handgelenk und Knöchel, seltener die Gelenke im Fußbereich betroffen. Sie kommt bei Männern und Frauen gleich häufig vor, im Gegensatz zur Gicht allerdings meistens im höheren Alter, etwa um das 70. Lebensjahr. In der medizinischen Fachsprache wird sie auch als Chondrokalzinose bezeichnet.

Wie gefährlich ist Gicht?

Ein akuter Gichtanfall kann wirkungsvoll behandelt werden. Zur Vorbeugung weiterer Gichtanfälle wird der Arzt bei erhöhten Harnsäurewerten bestimmte Medikamente zur Senkung des Harnsäuregehalts im Blut verordnen. Wenn der Gichtanfall allerdings nicht oder nicht ausreichend behandelt wird, können bleibende Gelenkschäden entstehen. Ein stark erhöhter Harnsäuregehalt im Blut geht unbehandelt außerdem häufig mit Harnsäureablagerungen oder der Bildung von Harnsäuresteinen in den Nieren einher.

Behandlung

Medikamententherapie

Der seit Jahrhunderten bei Gichtanfällen gebräuchliche, pflanzliche Wirkstoff Colchizin gilt auch heute noch als Standardbehandlung eines akuten Gichtanfalls. Auch Indometazin kommt zur Behandlung infrage. Bei akuten Attacken, die länger als zwei Tage dauern, wird Colchizin in Kombination mit Kortison eingesetzt. Wenn nötig, wird der Arzt danach Harnsäure senkende Wirkstoffe wie etwa Allopurinol und Benzbromaron verordnen.

Bei Pseudogicht ist Colchizin nicht in allen Fällen wirksam, sodass diese Erkrankung in der Regel mit entzündungshemmenden Wirkstoffen behandelt wird.

Ernährung

Nach neueren Erkenntnissen ist eine Hyperurikämie oder Gicht hauptsächlich auf eine Stoffwechselstörung und nicht auf übermäßige Harnsäureaufnahme in der Nahrung zurückzuführen. Dennoch sollten Patienten mit Gicht oder Hyperurikämie Alkohol nur in Maßen zu sich nehmen, ein normales Körpergewicht halten und Nahrungsmittel mit hohem Puringehalt vermeiden.

Schmerzhafte Schultersteife

Symptome

- Meistens plötzlich auftretende Schmerzen in der Schulter, vor allem bei Bewegung
- Bewegungseinschränkung im Schultergelenk
- Ausstrahlung der Schmerzen in Oberarm und Hals

Die Beschwerden sind meistens eine Folge von Entzündungserscheinungen im Bereich der Sehnen und Bänder des Schultergelenks oder deren Ansätze am Knochen, die als Rotatorenmanschette das Schultergelenk umgeben.

In manchen Fällen treten die Schmerzen plötzlich und ohne erkennbare Ursache auf, häufig geht aber auch eine übermäßige Belastung der Schulter beim Sport oder bei der Arbeit voraus. Die Beschwerden können mehrere Wochen, selten auch monatelang anhalten. Nicht selten ist dabei nahezu der gesamte Oberarm schmerzhaft.

Die Schmerzen verstärken sich bei Schulter- und Armbewegungen, vor allem dann, wenn der Betroffene versucht den Arm gestreckt zur Seite zu heben oder einen Mantel anzuziehen. Manchmal halten die Patienten den Arm auf der erkrankten Seite eng an den Körper, um Bewegungen im Schultergelenk möglichst zu vermeiden. Gerade durch solche Schonhaltungen kann sich allerdings ein Zustand entwickeln, bei dem sich das Bindegewebe um das Schultergelenk herum verhärtet und eine feste Schicht bildet, sodass starke, bleibende Bewegungseinschränkungen des Gelenks die Folge sein können. Regelmäßige und ausreichende Bewegung des Schultergelenks ist daher erforderlich.

Rückfälle nach anfänglichem Abklingen der akuten Beschwerden sind häufig. In manchen Fällen sind chirurgische Eingriffe an Sehnen und Muskeln notwendig.

Gelegentlich sind akute Schulterschmerzen auch auf einen Riss der Rotatorenmanschette zurückzuführen. Hierbei kann eine Hilfsperson zwar den Arm und die Schulter des betroffenen Patienten passiv zur Seite und nach oben bewegen, der Patient selbst kann diese Bewegungen jedoch aktiv nicht bewerkstelligen. Auch hier ist zur Behandlung eine Operation mit Bändernaht erforderlich.

Behandlung

In der akuten Phase steht die Schmerzbekämpfung mit entzündungshemmenden Wirkstoffen verschiedener Art im Vordergrund. Zusätzlich sind allerdings, wie auch in den weniger schmerzhaften Phasen, intensive krankengymnastische Übungen in Kombination mit physikalischen Behandlungsmaßnahmen erforderlich, um das Schultergelenk beweglich zu erhalten. Nur bei starken und hartnäckigen Beschwerden kommt die Injektion eines Kortisonpräparats in den schmerzhaften Bereich infrage (→ Kortikosteroide, S. 919).

Tägliche, regelmäßige Schultergymnastik nach Anweisung des Arztes oder Krankengymnasten hilft meist, eine völlige Versteifung des Schultergelenks zu verhindern.

Schleimbeutelentzündung (Bursitis)

Symptome. Schmerzen und Schwellung im Bereich eines Gelenks, besonders häufig des Ellbogens, des Knies, der Hüfte, der Schulter oder des großen Zehs.

Schleimbeutel sind Aussackungen der Synovia, der Schleimhaut, von der die Gelenkhöhle innen ausgekleidet ist. Sie wirken als Stoßdämpfer zwischen den Gelenkkörpern und dem Bindegewebeapparat (Sehnen und Bänder) des Gelenks und vermindern dort außerdem die Reibungskräfte, die bei Gelenkbewegungen auftreten.

In den meisten Fällen sind gleichförmige, sich ständig wiederholende Bewegungsabläufe die Ursache von Schleimbeutelentzündungen. Aber nicht immer können bei dieser Erkrankung offensichtliche Ursachen festgestellt werden.

Diagnose

Der Arzt wird zunächst einmal das Knie sehr genau untersuchen und sich nach Unfällen und

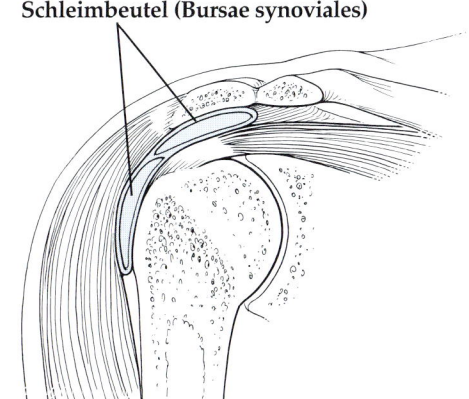

Schleimbeutel (Bursae synoviales)

Überbeanspruchung eines Gelenks kann zu einer Entzündung der Schleimbeutel führen, die als Polster zwischen Knochen und Gelenkbändern eingeschaltet sind.

bestimmten Tätigkeiten für den Zeitraum, bevor die Beschwerden aufgetreten sind, erkundigen. Darüber hinaus wird er nachprüfen, ob das Knie und seine umliegenden Bereiche an bestimmten Stellen auf Druck schmerzhaft reagieren. Um andere Erkrankungen, hauptsächlich solche mit Knochenbeteiligung, auszuschließen, werden in Zweifelsfällen dann Röntgenaufnahmen angefertigt. Bei einer Schleimbeutelentzündung zeigen Röntgenbilder einen Normalbefund.

Behandlung
Bei Schonung des Gelenks heilt eine Schleimbeutelentzündung meist innerhalb von 2 Wochen ab. Gegen die Schmerzen helfen Acetylsalicylsäure und andere leichte Schmerzmittel. Auch Kortisoninjektionen können die Entzündungserscheinungen zum Verschwinden bringen (→ Kortikosteroide, S. 919).

Wenn am gleichen Gelenk immer wieder eine Schleimbeutelentzündung auftritt, kann der Schleimbeutel chirurgisch entfernt werden.

Autoimmunkrankheiten des Bindegewebes

In der medizinischen Fachsprache werden diese Erkrankungen auch als systemische Bindegewebserkrankungen oder Kollagenosen bezeichnet. Sie sind Folge einer Störung der Immunreaktion des Körpers, bei der bestimmte Immunvorgänge (Bildung von Immunkomplexen) körpereigenes Gewebe schädigen (S. A-16). Dementsprechend finden sich bei diesen Erkrankungen bestimmte, normalerweise nicht oder nicht in großen Mengen vorhandene Antikörper im Blut. Zu den Kollagenosen gehören der Lupus erythematodes, die Sklerodermie und die Polymyositis.

Systemischer Lupus erythematodes

Symptome
- Gelenkschmerzen, manchmal verbunden mit Schwellung und Rötung vor allem in den Finger- und Handgelenken, wobei die Beschwerden kommen und gehen
- Hautausschlag, im Gesicht besonders an Nasenrücken und Wangen und an anderen, dem Sonnenlicht ausgesetzten Stellen
- Allgemeine Leistungsminderung und Schwäche
- Husten mit Schmerzen im Brustkorb
- Raynaud-Phänomen (S. 697)

Der Systemische Lupus erythematodes (SLE) ist eine chronische Autoimmunkrankheit, deren eigentlich auslösende Ursache bisher nicht bekannt ist. Bei 90 Prozent der Patienten kommt es zu Entzündungserscheinungen an den Gelenken, bei 75 Prozent zu Hautsymptomen. Typisch ist der »Schmetterlingsausschlag« im Gesicht. In den meisten Fällen verläuft die Erkrankung in Schüben mit dazwischen

liegenden symptomfreien oder –armen Phasen (Remissionen). Fast alle Patienten sind junge Frauen im Alter zwischen 15 und 35 Jahren.

Diagnose
Der behandelnde Arzt wird eine genaue Krankengeschichte erheben und dabei auch besonders nach der Einnahme bestimmter Medikamente fragen. Die körperliche Untersuchung gibt erste Hinweise darauf, welche Organsysteme betroffen sind. Bei Verdacht auf SLE werden außerdem verschiedene spezielle Blutuntersuchungen durchgeführt, etwa zur Feststellung der so genannten antinukleären Antikörper (ANA) und der Rheumafaktoren. Allerdings treten diese Antikörper manchmal auch bei gesunden Personen auf, sodass sie nur in Verbindung mit entsprechenden Symptomen die Diagnose untermauern. Zusätzlich wird der Arzt einen bestimmten Laborwert (Kreatinin) im Blut prüfen, der Hinweise auf die Nierenfunktion gibt, da der SLE auch die Nieren angreifen kann.

Wie gefährlich ist Systemischer Lupus erythematodes?
Der Krankheitsverlauf bei SLE hängt davon ab, welche Organsysteme von den Entzündungserscheinungen betroffen sind. Auch die Häufigkeit und Schwere der Krankheitsschübe sowie das Ansprechen auf die Behandlung spielen eine große Rolle. In manchen Fällen verschlimmern sich die anfänglichen Beschwerden nicht und die Entzündung bleibt etwa auf die Gelenke beschränkt, in schweren Fällen kann es während eines Schubs innerhalb weniger Wochen zu dialysepflichtigem Nierenversagen kommen. Auch eine Beteiligung der Lunge und des Gehirns kommt relativ häufig vor. Insgesamt ist der SLE eine lebenslang bestehende

Kortikosteroide

Die Hormone Hydrokortison und Kortison werden von der Nebenniere produziert. In natürlicher und in abgewandelter Form spielen sie heutzutage als Arzneimittel eine wichtige Rolle bei der Behandlung zahlreicher Erkrankungen und werden dann auch als Kortikosteroide oder Glukokortikoide bezeichnet.

Anwendungsgebiete

Aufgrund ihrer stark entzündungshemmenden Wirkung werden Kortikosteroide häufig bei entzündlichen (nicht infektiösen) Krankheitszuständen eingesetzt und bringen zum Beispiel bei chronischen Gelenkerkrankungen Schmerzen, Rötung und Schwellungen meistens rasch zum Verschwinden. Bei Nebennierenrindenunterfunktion müssen sie als Ersatz für die natürlichen Hormone eingenommen werden. Zusätzlich spielen Kortikosteroide bei der Behandlung von Hauterkrankungen, Allergien und Asthma, bestimmten Tumoren, rheumatischen Krankheiten und Kollagenosen eine wichtige Rolle. Nach Organtransplantationen tragen sie außerdem dazu bei, die Abstoßung des Spenderorgans zu verhindern.

Kortikosteroide können in allen möglichen Formen verabreicht werden: in Tablettenform zum Einnehmen etwa nach einer Organtransplantation, in Salbenform etwa bei Hauterkrankungen, in Tropfenform etwa am Auge und in Form von Injektionen direkt in einen erkrankten Körperbereich oder auch intravenös bei lebensbedrohlichen Zuständen.

Risiken und Nebenwirkungen

Je länger man Kortikosteroide regelmäßig einnehmen muss, desto größer ist das Risiko, dass bestimmte Nebenwirkungen auftreten. Im Lauf der Zeit kommt es zu einer Verkleinerung (Atrophie) der Nebennierenrinde, die sich nach Absetzen der Medikamente nur langsam wieder zurückbildet. Typische Nebenwirkungen sind außerdem Gewichtszunahme, Knochenentkalkung ähnlich wie bei einer Osteoporose (S. 894), Muskelschwäche, Ödembildung, hoher Blutdruck, Ausbildung eines so genannten »Mondgesichts«, Dünnerwerden der Haut und manchmal auch psychische Veränderungen. Diese Nebenerscheinungen treten natürlich nur extrem selten alle auf einmal und bei kurzzeitiger Einnahme von Kortikosteroiden in der Regel überhaupt nicht auf. Wenn man die Wirkstoffe nur örtlich in Salben- oder Tropfenform anwendet, ist das Risiko von Nebenwirkungen sehr viel geringer als bei so genannter systemischer Anwendung in Form von Tabletten.

Bei Patienten, die länger als 3 bis 6 Monate lang Kortokosteroide wie etwa Prednison einnehmen müssen, kommt es neben einer Verkleinerung der Nebennierenrinde auch zu einer eingeschränkten Funktion der Hirnanhangdrüse.

Wenn diese Patienten plötzlich starken Stresseinwirkungen ausgesetzt werden, etwa bei Operationen, Verletzungen oder schweren Infektionen, kann die Nebennierenrinde nicht die zusätzliche Menge an Hormonen produzieren, die in solchen Situationen dringend gebraucht werden, um den Körper zu stabilisieren. Dieser relative Hormonmangel hat schwerwiegende Auswirkungen und kann sogar zum Tod des Patienten führen. Solche Patienten brauchen deshalb in Stresssituationen, zum Beispiel vor Operationen oder nach Unfällen, große Mengen von – intravenös oder intramuskulär verabreichten – Kortikosteroiden, um den vorübergehend erhöhten Hormonbedarf zu decken.

Bei Langzeitbehandlung mit Kortikosteroiden muss daher ein Arzneimittelpass getragen werden, damit der behandelnde Arzt in Notfallsituationen entsprechend vorgehen kann.

Erkrankung, deren Verlauf und Behandlung sorgfältig ärztlich überwacht werden müssen.

Behandlung

In leichten Fällen ohne Zeichen von Krankheitsaktivität verordnet der Arzt meistens nichtsteroidale entzündungshemmende Wirkstoffe und zusätzlich Chloroquin.

Bei Krankheitsschüben oder allgemein starker Krankheitsaktivität müssen Kortisonpräparate (S. 919) und immunsuppressive Medikamente eingesetzt werden.

Bei akuten und chronischen Entzündungen im Bereich des Bewegungsapparats kann die Injektion eines Kortisonpräparats direkt in den erkrankten Bereich die Beschwerden rasch und zuverlässig bessern. Falls sich der Zustand des Patienten trotz dieser Behandlungsmaßnahmen verschlechtert, kommt ein Plasmaaustausch (Plasmapherese) infrage.

Allgemeine Maßnahmen sind der Schutz der Haut vor starker Sonneneinstrahlung sowie Krankengymnastik und physikalische Therapie bei Gelenkbeschwerden. Nicht selten treten bei SLE auch Depressionen auf, die entsprechend behandelt werden müssen.

Falls der Verdacht besteht, dass sich der SLE aufgrund der Einnahme eines bestimmten Medikaments entwickelt hat, muss der Wirkstoff selbstverständlich sofort abgesetzt werden.

Sklerodermie

Symptome
- Zunächst Schwellungen der Hände und Füße, vor allem morgens
- Später Verdickung und Verhärtung der Haut mit Spannungsgefühl
- Gelenkschmerzen und eine Einschränkung der Bewegungs
- Raynaud-Syndrom

Die Sklerodermie führt zu krankhaften Veränderungen des Bindegewebes im ganzen Körper. Die Haut verdickt sich und beginnt zu glänzen und unangenehm zu spannen, vor allem über Knochenvorsprüngen. Wie bei den anderen Autoimmunkrankheiten des Bindegewebes können im Lauf der Zeit aufgrund des allgemeinen Befalls der kleinen Blutgefäße im Körper Funktionsstörungen in nahezu allen Organen auftreten. Bei den meisten Patienten beginnt die Erkrankung im Alter von 20 bis 40 Jahren; sie befällt aber gelegentlich auch Kinder und alte Menschen. Bei Frauen ist die Sklerodermie 4-mal häufiger als bei Männern.

Diagnose
Die Diagnose gründet sich auf die Krankengeschichte und das Ergebnis der körperlichen Untersuchung (→ Farbbild, S. C-16). Bei der Sklerodermie tritt außerdem das so genannte Raynaud-Syndrom häufiger auf als bei anderen Bindegewebserkrankungen. Dieses Syndrom besteht in schmerzhaften Durchblutungsstörungen der Finger (selten auch der Zehen), die sich dadurch vor allem durch Kälteeinwirkung oder bei psychischem Stress zuerst weiß, dann blau und schließlich rot verfärben, bevor sie zum Normalzustand zurückkehren.

Zur Bestätigung der Diagnose wird der behandelnde Arzt oft eine Hautbiopsie mit anschließender feingeweblicher Untersuchung der Gewebeprobe veranlassen.

Wie gefährlich ist eine Sklerodermie?
Bei gutartigen Formen der Sklerodermie beschränken sich die krankhaften Veränderungen des Bindegewebes häufig auf die Haut und die Speiseröhre, die sich verhärten und versteifen, und kommen nach etwa 2 Jahren zum Stillstand. Manchmal bleiben allerdings erhebliche Schädigungen und Fehlstellungen der Fingergelenke zurück.

Die bösartige Form der Sklerodermie betrifft außer der Haut auch die meisten inneren Organe und führt zu Bluthochdruck, Atemnot, Nierenversagen und Resorptionsstörungen im Darm mit ausgeprägten Mangelerscheinungen und Untergewicht. Sie verläuft nicht selten tödlich.

Behandlung
Die medikamentöse Behandlung der Sklerodermie, die leider nicht in allen Fällen erfolgreich ist, besteht in der Gabe von Kortikosteroiden und immunsuppressiven Wirkstoffen. Das Raynaud-Syndrom, das bei Sklerodermie in schweren Fällen zum Absterben der Fingerkuppen führt, lässt sich manchmal durch gefäßerweiternde Medikamente beeinflussen. Durch die Beteiligung innerer Organe auftretende Störungen wie Bluthochdruck, Lungenentzündungen und Malabsorption werden mit entsprechenden Medikamenten behandelt.

Bei starken Gelenkbeschwerden können krankengymnastische Übungen in Verbindung mit Schmerzbekämpfung eine Besserung oder zumindest eine Verzögerung der Versteifung und Verformung bewirken und die Durchblutung verbessern.

Nikotin bewirkt eine zusätzliche Blutgefäßverengung, sodass man bei ausgeprägtem Raynaud-Syndrom unbedingt das Rauchen aufgeben sollte (S. 321). In der kühleren Jahreszeit oder beim Kontakt mit kalten Gegenständen sollten immer Handschuhe getragen werden.

Die Speiseröhre wird durch die Sklerodermie häufig in eine Art starres Rohr umgewandelt, was zu Refluxerscheinungen mit hartnäckigem Sodbrennen führen kann (S. 742). Der Arzt wird Medikamente zur Verminderung der Magensäureproduktion verordnen (S. 744) und empfehlen, 3 bis 4 Stunden vor dem Zubettgehen nichts mehr zu essen, um den nächtlichen Rückfluss von Speisen aus dem Magen in die Speiseröhre zu verhindern.

Sjögren-Syndrom

Symptome
- Trockenheit der Augen mit dauerndem Fremdkörpergefühl
- Mundtrockenheit

Das Sjögren-Syndrom findet sich häufig als Begleiterscheinung bei rheumatoider Arthritis (S. 909) und bei Kollagenosen wie etwa Lupus erythematodes (S. 918), Sklerodermie (S. 919) und Polymyositis (S. 921). Frauen im mittleren Alter sind am häufigsten betroffen.

Beim Sjögren-Syndrom ist die Tränen- und Speichelproduktion aufgrund einer fortschrei-

Vaskulitis

Mit dem Fachausdruck Vaskulitis wird eine Gruppe von Erkrankungen bezeichnet, die meistens zu den Autoimmunerkrankungen gerechnet werden und mit einer entzündlichen Schädigung der großen oder kleinen Arterien einhergehen. Sie führen zu verschiedenartigen Allgemeinsymptomen wie etwa Fieber, Schwächegefühl und allgemeinem Unwohlsein.

Es gibt bisher keine spezifischen Tests oder Blutuntersuchungen, mit denen die Diagnose einer Vaskulitis bestätigt werden könnte. Im Allgemeinen ist allerdings bei diesen Erkrankungen die Blutsenkungsgeschwindigkeit stark bis extrem stark erhöht. Die Ergebnisse dieser und anderer Blutuntersuchungen in Kombination mit den Beschwerden erhärtet den Verdacht auf eine Vaskulitis.

In den meisten Fällen muss die Diagnose durch die Entnahme einer Gewebeprobe aus einem befallenen Blutgefäß (Biopsie) mit anschließender feingeweblicher Untersuchung bestätigt werden (S. 1332).

Zur Behandlung werden im Allgemeinen Kortikosteroide in möglichst niedriger Dosierung eingesetzt. In manchen Fällen führt auch Acetylsalicylsäure zu einer Besserung der Entzündungserscheinungen und Beschwerden.

Periarteriitis nodosa

Bei dieser schweren Erkrankung sind vor allem die kleinen und kleinsten Arterien befallen. Die Entzündung führt zu Gefäßverschlüssen und Durchblutungsstörungen in den betroffenen Bereichen des Körpers.

Die Entzündungserscheinungen spielen sich vor allem an den Gefäßen von Haut, Nieren, Herz und Darm ab. Typische Symptome sind Gewichtsverlust, Fieber, allgemeine Schwäche und Müdigkeit. Eine Lungenbeteiligung kann zu Husten und Atemnot, eine Beteiligung des Darms zu Bauchschmerzen mit blutigen Durchfall führen. Die Überlebensrate unter entsprechender Behandlung liegt bei über 50 Prozent.

Churg-Strauss-Syndrom

Bei dieser Erkrankung liegt eine generalisierte Gefäßentzündung ähnlich der Periarteriitis nodosa in Verbindung mit Asthma vor. Zur Abgrenzung gegenüber einer Periarteriitis nodosa mit Lungenbeteiligung dienen Blutuntersuchungen, die beim Churg-Strauss-Syndrom – im Gegensatz zur Periarteriitis – eine Erhöhung bestimmter Immunglobuline (Ig E) und der eosinophilen Blutkörperchen ergeben.

Hypersensitivitäts-Angiitis (Allergische Vaskulitis)

Diese Form der Vaskulitis entsteht durch eine allergische Reaktion der kleinen Blutgefäße auf bestimmte Arzneimittel oder Bakterienantigene. Die Symptome ähneln denen der Periarteriitis nodosa.

Arteriitis temporalis (Riesenzellarteriitis)

Diese Erkrankung, die vor mehr als 50 Jahren von Ärzten der Mayo-Klinik beschrieben wurde, tritt nahezu ausschließlich bei Personen über 50 Jahren auf. Sie wird manchmal auch als Horton-Krankheit bezeichnet. Ihre Hauptsymptome sind zunächst einseitige, später auch beidseitige Kopfschmerzen mit Sehstörungen und einem Schwindelgefühl. In den meisten Fällen ist die Schläfenarterie sicht- oder tastbar verdickt und druckschmerzhaft. Allgemeines Unwohlsein, Müdigkeit, Appetitverlust, Schmerzen beim Kauen, Gewichtsabnahme und Nachtschweiß sind häufige Begleitsymptome. Wenn die Arteriitis temporalis nicht so rasch wie möglich behandelt wird, besteht die Gefahr der Erblindung.

Die Behandlung wird meistens schon bei Verdacht begonnen und die Diagnose später durch eine Probeentnahme aus der befallenen Schläfenarterie bestätigt. Im Allgemeinen bessern sich die Beschwerden durch eine Behandlung mit Kortikosteroiden, die mindestens ein bis zwei Jahre lang eingenommen werden müssen.

---

tenden Entzündung der Tränen- und Speicheldrüsen stark vermindert. Dies führt zu dem typischen Beschwerdebild mit trockenen Augen, Bindehautentzündung und Fremdkörpergefühl in Kombination mit trockenem Mund mit Schluckbeschwerden.

Behandlung

Gegen die Bindehautentzündung helfen »künstliche Tränen« in Form spezieller Augentropfen. Außerdem kann man versuchen, die Speichelproduktion durch allgemeine Maßnahmen anzuregen. In schweren Fällen werden auch Kortikosteroide und Immunsuppressiva eingesetzt.

Polymyositis und Dermatomyositis

Symptome

- Muskelschwäche
- Entzündungserscheinungen (Schmerzen, Schwellung, Überwärmung und Rötung) an den kleinen Gelenken
- Rötliche Verfärbung der Haut an bestimmten Stellen (Erythem)

Die Polymyositis ist eine entzündliche Erkrankung der Skelettmuskulatur. Treten zusätzlich Hautveränderungen auf, spricht man von einer Dermatomyositis.

Am häufigsten sind Erwachsene zwischen 30 und 60 Jahren sowie Kinder im Alter von 5 bis 15 Jahren betroffen.

Diagnose

Der behandelnde Arzt wird zunächst eine genaue Krankengeschichte erheben und den Patienten dann sorgfältig untersuchen, wobei er besonders auf Hautveränderungen und eine Abnahme der Muskelkraft achtet.

Anschließend können spezielle Blutuntersuchungen durchgeführt werden, um festzustellen, ob bestimmte Muskelenzyme im Blut vorhanden oder erhöht sind. Auch eine Untersuchung zur Messung der elektrischen Ströme im Muskel, eine so genannte Elektromyographie (S. 1344), kann zur Diagnosestellung herangezogen werden. Mithilfe einer Muskelbiopsie lässt sich die Diagnose in den meisten Fällen bestätigen.

Wie gefährlich sind Polymyositis und Dermatomyositis?

In vielen Fällen bleiben die Beschwerden bei Polymyositis und Dermatomyositis monate- oder sogar jahrelang bestehen. Schluckstörungen aufgrund eines Befalls der Rachenmuskulatur sind besonders gefährlich, weil dabei Nahrungsbestandteile in die Lunge gelangen und schwere Entzündungen hervorrufen können. Beim Auftreten einer Dermatomyositis muss immer nach bösartigen Erkrankungen gefahndet werden.

Behandlung

Wie bei den anderen hier beschriebenen Erkrankungen sind auch hier Kortikosteroide und immunsuppressive Wirkstoffe die Hauptstütze der Behandlung. Auch Acetylsalicylsäure oder Immunglobuline können gelegentlich eine Besserung bewirken. Falls ein bösartiger Tumor die Ursache einer Dermatomyositis ist, führt seine Entfernung bzw. Behandlung häufig zum Verschwinden dieser Erkrankung.

Polymyalgia rheumatica

Symptome

• Muskelschmerzen und -steifheit mit symmetrischer Verteilung, im Bereich von Hüften, Oberschenkeln und unterer Wirbelsäule oder Nacken, Schulter und Oberarmen

• Leichtes Fieber, allgemeines Krankheitsgefühl und Gewichtsverlust

Die eigentliche Ursache der Polymyalgia rheumatica konnten die Wissenschaftler bisher nicht klären, sie wird jedoch den immunologisch bedingten entzündlichen Erkrankungen zugerechnet. Die Entzündungserscheinungen betreffen hauptsächlich die Muskulatur des Beckengürtels oder des Schultergürtels und können zu heftigen – besonders frühmorgens auftretenden – Schmerzen mit erheblichen Bewegungseinschränkungen führen.

Typisch ist auch eine Druckschmerzhaftigkeit der Oberarme. Die Erkrankung befällt meistens ältere Menschen über 50 Jahre, Frauen häufiger als Männer. Bei 50 Prozent der Patienten besteht zusätzlich eine Arteriitis temporalis.

Diagnose

Charakteristisch ist die Kombination der Befunde: Muskelschmerzen, stark beschleunigte Blutsenkungsgeschwindigkeit und Anämie. Auch die Verteilung der Muskelbeschwerden am Körper und das hauptsächlich frühmorgendliche Auftreten der Schmerzen geben entscheidende Hinweise. Zum Ausschluss anderer Erkrankungen werden häufig Röntgenaufnahmen und verschiedene Blutuntersuchungen veranlasst.

Wie gefährlich ist die Polymyalgia rheumatica?

Ohne Behandlung können die Schmerzen und Muskelbeschwerden jahrelang anhalten und zu starken, allerdings nicht bleibenden, Bewegungseinschränkungen führen. Bei gleichzeitig auftretender Arteriitis temporalis besteht die Gefahr der Erblindung.

Behandlung

Wenn die Erkrankung frühzeitig erkannt und mit Kortikosteroiden (S. 919) behandelt wird, kommt es innerhalb von wenigen Tagen zu einer Besserung der Beschwerden. Die Behandlung wird mindestens 2 Jahre lang mit einer möglichst niedrigen Kortikoiddosis fortgesetzt. Danach werden in den meisten Fällen die Medikamente in kleinen Schritten allmählich wieder abgesetzt. Um ein Wiederauftreten der Erkrankung sofort feststellen zu können, müssen im Weiteren bestimmte Laborwerte sorgfältig überwacht werden.

Kapitel 28

Das endokrine System

Inhalt

Die Aufgaben des endokrinen Systems

Die endokrinen Drüsen sind ein Kontrollorgan des menschlichen Körpers. Anders als andere Organe oder Körperteile, die der Bewegung, Atmung, Nahrungsaufnahme oder Wahrnehmung unserer Umgebung dienen, steuert das endokrine System unbewusste Vorgänge im Körper. Zusammen mit dem Nervensystem koordiniert es die Aktivitäten des Organismus und dessen Reaktionen auf gewöhnliche und ungewöhnliche Ereignisse.

Die Schlüsselfunktion des Systems wird durch die Hormone wahrgenommen. Ein Hormon ist ein chemischer Botenstoff (der Name kommt aus dem Griechischen und bedeutet »Antrieb«). Obwohl die Hormone im Blut zirkulieren, wirken sie jeweils nur auf bestimmte Organe (Zielorgane) oder Gewebe.

Die verschiedenen Hormone werden von unterschiedlichen Drüsen freigesetzt und zu-

meist ins Blut abgegeben, um Anweisungen zu den einzelnen Organen und Geweben zu transportieren. Von der Bauchspeicheldrüse beispielsweise wird Insulin freigesetzt, mit dem der Körper die Zuckermenge im Blut reguliert. Als Reaktion auf Stress oder andere Reize schütten die Nebennieren Adrenalin (auch Epinephrin genannt) aus, das für eine Steigerung der zur Verfügung stehenden Energiemenge sorgt. In ähnlicher Weise beeinflussen auch die Hirnanhangsdrüse, die Schilddrüse, die Nebenschilddrüse und die Geschlechtsdrüsen die Körperfunktionen.

Grundsätzlich gilt, dass die Menge an im Blut zirkulierendem Hormon umso größer ist, je aktiver das Zielorgan dieses Hormons ist. Manche Hormone (wie einige, die von der Hirnanhangsdrüse produziert werden) kontrollieren ihrerseits die Aktivität anderer Drü-

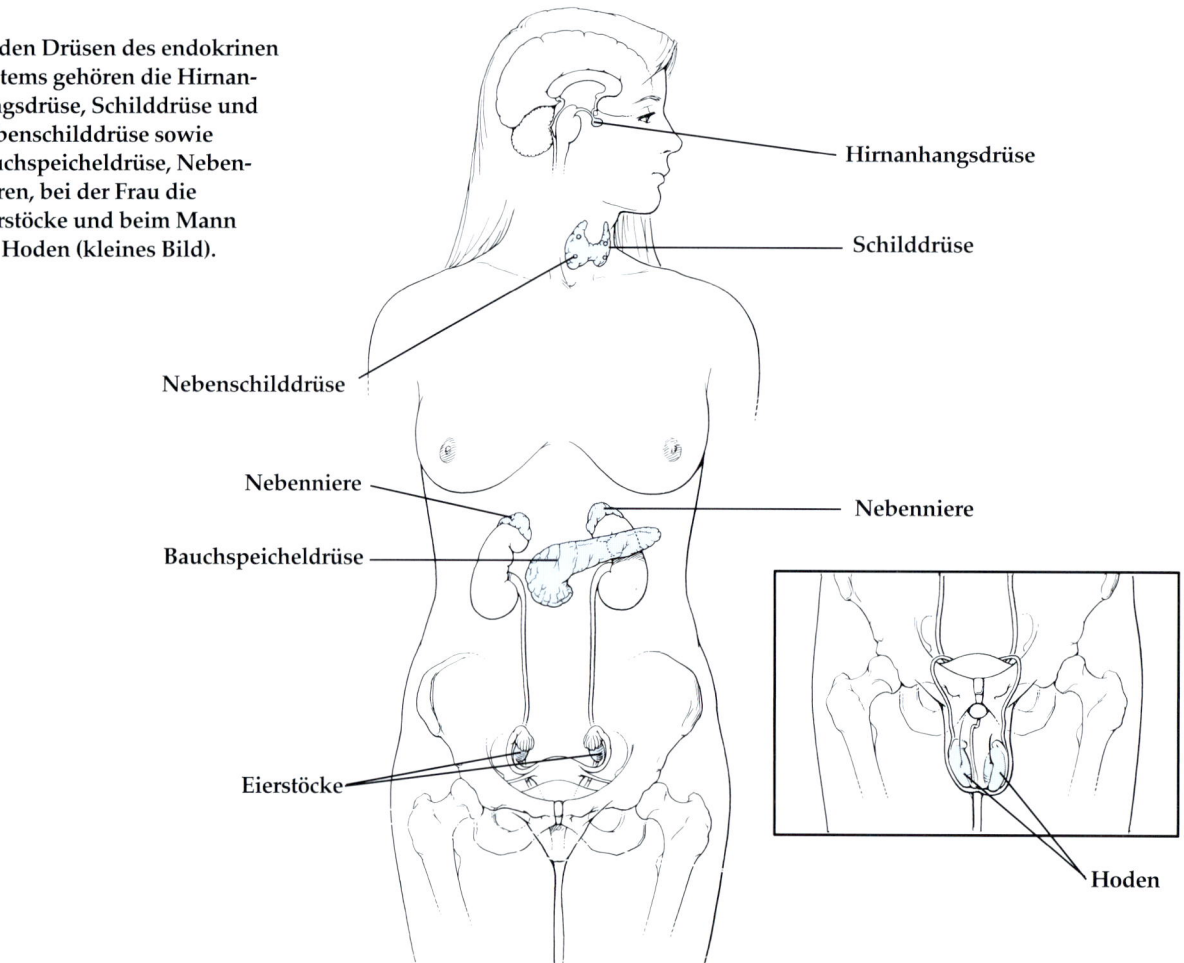

Zu den Drüsen des endokrinen Systems gehören die Hirnanhangsdrüse, Schilddrüse und Nebenschilddrüse sowie Bauchspeicheldrüse, Nebennieren, bei der Frau die Eierstöcke und beim Mann die Hoden (kleines Bild).

Hirnanhangsdrüse

Schilddrüse

Nebenschilddrüse

Nebenniere

Nebenniere

Bauchspeicheldrüse

Eierstöcke

Hoden

sen. Praktisch jeder Teil des Körpers ist direkt oder indirekt dem Einfluss von Hormonen unterworfen.

Sowohl Fortpflanzung und Wachstum, als auch der Flüssigkeits- und Salzhaushalt des Körpers werden durch Hormone gesteuert.

Das endokrine System besteht aus mehreren getrennten, jedoch miteinander in Verbindung stehenden Drüsen oder Geweben, die Hormone produzieren. Bei den meisten Menschen arbeiten Bauchspeicheldrüse, Nebennieren, Hirnanhangsdrüse, Schilddrüse und Nebenschilddrüse sowie die Eierstöcke oder Hoden fehlerfrei zusammen. Dadurch wird die Hormonproduktion und deren Abbau so genau gesteuert, dass die hormonellen Aktivitäten des Körpers praktisch unbemerkt bleiben. Gelegentlich treten jedoch Störungen im endokrinen System auf.

Die Komplexität des endokrinen Systems bedingt, dass durch Fehler viele kleine oder größere Probleme entstehen können. Bei der häufigsten endokrinen Erkrankung, dem Diabetes, kommt es beispielsweise zur Erhöhung des Blutzuckers. Eine Vielzahl von Symptomen kann dadurch entstehen, so zum Beispiel verstärkter Durst und Drang zum Wasserlassen. Arbeitet bei einem Kind die Hirnanhangsdrüse nicht fehlerfrei, so kann es zu Riesen- oder Zwergwuchs kommen, falls keine entsprechende Diagnose und Therapie erfolgen.

Bei endokrinologischen Problemen ist der ärztliche Ansprechpartner der Endokrinologe. Auf den folgenden Seiten werden die hormonellen Probleme genannt, die in der Praxis des Endokrinologen am häufigsten vorkommen. Dazu gehören Erkrankungen der Bauchspeicheldrüse und der Nebennieren, der Schilddrüse und Nebenschilddrüse sowie der Hirnanhangsdrüse. (Im Abschnitt Mann und Gesundheit ab Seite 1195 werden die Hoden besprochen, Erkrankungen der Eierstöcke und der Brust sind im Abschnitt Frau und Gesundheit ab Seite 1139 aufgeführt.)

Erkrankungen der Bauchspeicheldrüse

Die längliche, dünn geformte Bauchspeicheldrüse liegt hinter dem Magen und hat ungefähr die Länge einer Hand. Sie produziert Verdauungsenzyme und spielt daher bei den Verdauungsprozessen eine wichtige Rolle (→ Die Aufgaben des Verdauungssystems, S. 739). Die andere Funktion der Bauchspeicheldrüse, die auch als »Kontrollorgan der Verbrennung« bezeichnet werden kann, betrifft den Zuckerstoffwechsel.

Die von der Bauchspeicheldrüse ausgeschütteten Hormone ermöglichen den Nahrungsmittelabbau (Metabolismus) im Körper und regulieren dessen Glukoseverbrauch. Die Glukose ist eine einfache Zuckerform, die von allen Zellen als tägliche Energiequelle genutzt wird.

Arbeitet die Bauchspeicheldrüse normal, so verändert sich die Glukosekonzentration im Blut nach Mahlzeiten, Sport, Stress und Infektionen, bleibt aber dennoch innerhalb vorgegebener Grenzen.

Die Bauchspeicheldrüse stellt drei Hormone her. Insulin wird produziert, wenn die Glukosekonzentration im Blut steigt, und dies geschieht normalerweise kurz nach einer Mahlzeit. Die Fett- und auch die Muskelzellen werden durch das Insulin zur Aufnahme von Glukose und somit zur Energiegewinnung angeregt. Überschüssige Glukose wird in der Leber in Form von Glykogen, einer Art Stärke, gespeichert.

Das zweite Hormon der Bauchspeicheldrüse ist Glukagon. Bei Bedarf spaltet dieses Hormon die Glykogenvorräte in der Leber. Diese können dann in den Blutkreislauf gelangen und es kommt zur Erhöhung der Zuckerkonzentration im Blut.

Das dritte Hormon der Bauchspeicheldrüse ist Somatostatin. Unter anderem wird mit ihm die Produktion und Freisetzung von Insulin und Glukagon reguliert.

Diabetes mellitus

Symptome
- Verstärkter Durst
- Häufiger und verstärkter Drang zum Wasserlassen
- Gewichtsverlust trotz gesteigertem Appetit
- Müdigkeit, Übelkeit, Erbrechen
- Vaginitis, Hautinfektionen, getrübte Sehschärfe, häufige Blaseninfektionen

Notfallsymptome

• Diabetische Ketoazidose: Die Symptome entwickeln sich innerhalb weniger Stunden. Zunächst treten verstärkter Durst und Harndrang, Übelkeit, vertiefte und beschleunigte Atmung, Bauchschmerzen und ein leicht süßlich riechender Atem auf, dann kommt es zum allmählichen Verlust des Bewusstseins aufgrund einer diabetischen Ketoazidose. Dieser Zustand entwickelt sich vorwiegend bei insulinabhängigen Patienten, häufig nach Auslassen einer Insulininjektion oder bei einer Infektion.

• Hypoglykämisches Koma (Insulinreaktion): Die Hauptmerkmale einer Insulinreaktion sind Zittern, Schwächegefühl, Verwirrung, Schwindelgefühl, doppeltes Sehen oder Koordinationsschwierigkeiten, in manchen Fällen gefolgt von vergiftungsähnlichen Zuständen, Krämpfen und Ohnmacht. Die Symptome entwickeln sich innerhalb von wenigen Minuten. Notfallmaßnahmen sind unbedingt notwendig.

• Hyperosmolares Koma: Die Symptome entwickeln sich innerhalb einiger Tage. Es kommt zu einem allmählichen Verlust des Bewusstseins, hauptsächlich bei älteren Menschen, deren Diabetes eigentlich keine Insulininjektionen erfordert. Ein hyperosmolares Koma entsteht oft in Zusammenhang mit anderen Erkrankungen zum Beispiel einem Schlaganfall.

Manchmal versagt das Kontrollsystem der Bauchspeicheldrüse. Wenn die Glukosemenge im Blut steigt, weil die Zellen sie nicht nutzen können, entsteht eine Hyperglykämie (zusammengesetzt aus dem griechischen Wort »hyper« für »über«, «glyk« für »Zucker« und »emia« für »Blut«), die sich leicht durch Messung der Blutglukosekonzentration nachweisen lässt. Bei hohen Glukosekonzentrationen im Blut wird Glukose auch über den Urin ausgeschieden, wo sie ebenfalls leicht nachweisbar ist.

Ist der Körper aufgrund eines Insulinmangels (zu wenig Hormon oder Insulinresistenz) unfähig, die Glukose im Blut zu nutzen, so entsteht ein Diabetes mellitus. Auch dieser Name kommt aus dem Griechischen und bezieht sich auf die Süße oder den Honig (mellitus), der durch den Körper läuft (diabetes).

Zurzeit leiden in Deutschland etwa 4 Millionen Menschen an Diabetes mellitus und vermutlich sind rund 7 bis 8 Millionen Betroffene unentdeckt. Es kommt häufig vor, dass bei wenig ausgeprägten Formen von Diabetes über Jahre hinweg keine Symptome auftreten.

Etwa einer von 10 Patienten leidet an insulinabhängigem Diabetes (IDDM), der Rest ist nicht insulinabhängig (NIDDM). Der insulinabhängige Diabetes wird auch Typ-I-Diabetes, juveniler oder ketoseanfälliger Diabetes oder Diabetes im Jugendalter genannt. Im deutschen Sprachraum wird meist von Typ-I-Diabetes gesprochen.

Typ-I-Diabetes kann sich bei jedem Menschen und in jeder Altersgruppe entwickeln. Besonders häufig betroffen sind Kinder und Jugendliche (aus einem bislang unbekannten Grund ist das Risiko bei Jungen höher als bei Mädchen). Bei Patienten unter 19 Jahren handelt es sich meistens um die insulinabhängige Variante des Diabetes. Vererbung scheint bei der Entstehung eine besondere Rolle zu spielen, da 2 von 3 Patienten Familienmitglieder mit Diabetes haben. Dennoch reichen die genetischen Faktoren alleine nicht aus, die Krankheit entstehen zu lassen. Dazu sind andere, noch nicht bekannte Faktoren notwendig.

Der Typ-I-Diabetes (IDDM) unterscheidet sich vom Typ II dadurch, dass zu seiner Behandlung Insulin notwendig ist. Bei Patienten mit Diabetes vom Typ I produziert die Bauchspeicheldrüse wenig oder gar kein Insulin. Die Symptome entwickeln sich rasch innerhalb von Monaten oder gar Wochen. Im ersten Jahr nach der Diagnose kann sich eine Besserung des Zustandes ergeben, die als »Honeymoon«, also Flitterwochen-Periode, bezeichnet wird und in der kein Insulin benötigt wird oder der Bedarf stark abnimmt. Bei vollständig ausgeprägtem Typ-I-Diabetes ist Insulin unerlässlich, nicht nur zur Vermeidung einer Ketoazidose, sondern auch als lebenserhaltende Maßnahme.

Der Typ-II-Diabetes (NIDDM) wird auch als Diabetes im Erwachsenenalter oder stabiler Diabetes bezeichnet. Typischerweise sind die Patienten älter als 40 Jahre.

Bei dieser Form des Diabetes handelt es sich nicht um einen Insulinmangel. Obwohl es zu abgesenkten Hormonspiegeln kommen kann, weisen die Betroffenen in der Regel gleich hohe oder sogar erhöhte Insulinmengen im Blut auf. Das Problem besteht darin, dass der Körper resistent gegen Insulin ist. Um normale Glukosekonzentrationen im Blut zu erhalten, sind keine höheren Insulinmengen nötig.

Die meisten Patienten mit NIDDM sind übergewichtig oder fettleibig und verschlimmern damit ihren Diabetes – eine Gewichtsreduktion ist positiv. In manchen Fällen können Insulininjektionen helfen, die Glukosekonzentration im Blut in akzeptablen Grenzen zu halten. Anders als bei IDDM führt das Auslassen dieser Injektionen jedoch nicht zur Keto-azidose. Über den Mund eingenommene Medikamente, so genannte orale Antidiabetika, sind oft hilfreich. Gewichtsreduktion kann in vielen Fällen den Bedarf an Insulin oder oraler Antidiabetika reduzieren oder ersetzen.

Eine schwächer ausgeprägte Diabetesform – der Schwangerschaftsdiabetes – entwickelt sich bei 2 bis 3 Prozent der Schwangeren. In der Regel kann Schwangerschaftsdiabetes durch Ernährungsumstellung behandelt werden und die Blutzuckerwerte normalisieren sich wieder nach der Geburt des Kindes. Dennoch entwickeln viele Frauen mit Schwangerschafts-diabetes später einen Typ-II-Diabetes.

Da in der Regel vermehrt junge Frauen schwanger werden, ist ein Nicht-Schwanger-schaftsdiabetes, der sich während der Schwangerschaft entwickelt, meist insulinabhängig. Tritt während der Schwangerschaft ein Diabetes auf, sollte ein Arzt konsultiert werden.

Eine dritte, aber weitaus seltenere Diabetesform ist der sekundäre Diabetes. Obgleich die Symptome dem Typ-I- oder Typ-II-Diabetes ähnlich sind, entwickelt sich diese Form als Folge anderer Erkrankungen wie zum Beispiel einer → Akromegalie, S. 942, dem → Cushing-Syndrom, S. 937, einer → Schilddrüsenüber-funktion, S. 947, oder nach einer operativen Entfernung der Bauchspeicheldrüse.

Diagnose

Bei häufigem Harndrang und verstärktem Durst sollte ein Arzt konsultiert werden. Dieser bestimmt die Glukosekonzentration im Blut und Urin. Ist Glukose im Urin vorhanden, liegt eine »Glukosurie« vor, bei erhöhten Blutgluko-sekonzentrationen spricht man von »Hyper-glykämie«. Diese Befunde sind Anzeichen für Diabetes vom Typ I und Typ II.

Um zwischen den beiden Diabetes-Typen zu unterscheiden, wird der Urin auf bestimmte Substanzen, die Ketone, untersucht. Solange kein Insulin verabreicht wird, hat eine Person mit Typ-I-Diabetes enorme Ketonmengen im Urin, während bei Typ II, wenn überhaupt, nur kleine Mengen nachweisbar sind.

Erhält eine Person mit Typ-I-Diabetes einige Tage lang kein Insulin, entwickelt sich meistens eine → Ketoazidose, S. 928. Dabei sammeln sich die Ketone im Blut und Urin an, die Atmung vertieft und beschleunigt sich und es kommt zu einem allmählichen Bewusstseins-verlust. Ohne unmittelbare und gezielte Behandlung tritt fast immer der Tod ein.

Der Typ-II-Diabetes kann sich über Jahre hinweg entwickeln und wird oft nur durch Zufall bei einer Blut- oder Urinuntersuchung entdeckt. Für die Ausbildung der klassischen Symptomtriade, verstärkter Durst, mehr Urin und Gewichtsverlust, bedarf es beträchtlicher Glukosemengen im Urin.

Wie gefährlich ist ein Diabetes?

Vor der Entdeckung des Insulins im Jahre 1921 führte Typ-I-Diabetes in der Regel zum Tod. Heutzutage ermöglichen moderne Arzneimittel eine sorgfältige und effektive Therapie. Dies gilt für beide Typen der Erkrankung.

Bei manchen Patienten mit Typ-I-Diabetes schwankt der Blutzucker zwischen sehr niedrigen und sehr hohen Konzentrationen. Man spricht dann von einem »anfälligen«, »instabilen« oder »labilen« Diabetes. In der Regel werden diese Patienten während eines Krankenhausaufenthaltes stabilisiert. Die »intensivierte Insulintherapie« besteht aus 3 bis 4 Insulininjektionen pro Tag und wird oft bei instabilem Diabetes angewandt. Trotz der Krankheit kann ein Diabetiker ein normales, produktives Leben führen, vorausgesetzt er achtet auf eine gesunde Ernährung und regelmäßige Gaben von Insulin oder oralen Antidiabetika.

Sowohl bei Diabetes vom Typ I als auch bei Typ II gibt es kurz- und langfristig bestimmte Risiken. Die kurzfristigen Risiken ergeben sich durch Insulinreaktionen (sehr niedrige Gluko-sekonzentrationen) und durch sehr hohe Glukosekonzentrationen. Sie können jedoch in der Regel durch ein an den Patienten angepasstes Programm aus gesunder Ernährung, körperlicher Bewegung und einer Abstimmung der Medikamentendosis in den Griff bekommen werden. Eine Ketoazidose stellt ein weiteres kurzfristiges Risiko dar, das ein Diabetiker unbedingt vermeiden sollte.

Der Diabetes birgt zwei langfristige Risiken. Diese entwickeln sich langsam und machen sich nur durch wenige frühzeitige Symptome bemerkbar. Ein Risiko betrifft die großen Blutgefäße, deren Schädigung zu einem erhöhten Risiko für Schlaganfall, Herzinfarkt und Fußgangräne führt. Das andere Risiko ergibt sich bei Schädigung der kleinen Blutgefäße, was zu Augen-, Nieren- oder Nervenleiden führen kann. Eine engmaschige Kontrolle des Blutzuckers verringert das Risiko für diabetesbedingte Komplikationen entscheidend (S. 461, 661, 691, 562 und 854).

Insulinreaktion (Hypoglykämie)

Wenn die Konzentration der Blutglukose unter den Normalwert absinkt, kommt es zur Insulinreaktion. Dann zirkuliert zu wenig Glukose zum Nervensystem und zu anderen Zellen, die infolgedessen an einem Energiemangel leiden. Eine Hypoglykämie kann zum Beispiel entstehen, wenn die Insulindosis oder die Dosis oraler Antidiabetika zu hoch ist, wenn eine Mahlzeit ausgelassen wird oder auch als Folge andauernder und verstärkter körperlicher Anstrengung. Bei Personen ohne Diabetes kann eine Hypoglykämie auch durch Tumoren ausgelöst werden oder wenn zu viel Alkohol getrunken und nicht durch eine ausreichende Nahrungszufuhr ausgeglichen wird.

Eine Insulinreaktion tritt häufig bei insulinpflichtigen Patienten auf, bisweilen jedoch auch bei der Einnahme oraler Antidiabetika.

Symptome

Die Symptome einer Hypoglykämie sind bei jedem Patienten verschieden. Häufig treten Schwächegefühle, Zittern und Schwindelanfälle auf, es kann auch zu Herzrasen kommen und dem Auftreten von kaltem Schweiß. Die Haut erscheint blass oder aschgrau. Nervosität und Hunger können dazukommen, außerdem verschwommenes Sehen und Kribbeln in den Händen und Füßen.

Wird eine Hypoglykämie nicht korrigiert, kann es zu Kopfschmerzen und zu Gehschwierigkeiten kommen. Häufig sind auch Verhaltensänderungen, so zum Beispiel Verwirrtheit, Sturheit oder Mangel an sozialem Verhalten. Verschlimmert sich der Zustand, lässt die Kontrolle der Motorik weiter nach und der Patient erweckt den Anschein, als leide er an einer Ver-

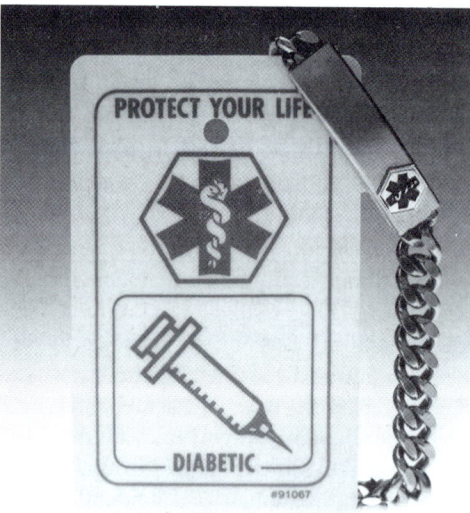

SOS-Armband oder SOS-Identifikationskarte können lebensrettend sein, da sie das medizinische Personal auf die Krankheit aufmerksam machen und eine korrekte Diagnose und Behandlung ermöglichen.

giftung. In schweren Fällen verliert er das Bewusstsein (S. 926). Bei Kindern treten auch Krämpfe auf. Sehr selten kann es bei älteren Personen zum Schlaganfall kommen.

Das Erkennen der Symptome

Die Diabetikerschulung lehrt das Auftreten einer hypoglykämischen Reaktion zu erkennen und mit ihr umgehen zu lernen.

Bei den ersten Symptomen sollte jegliche körperliche Aktivität sofort eingestellt und die Hypoglykämie behandelt werden – also beispielsweise das Auto anhalten, den Rasenmäher abschalten und nicht weiterjoggen. Konzentrierte Glukose sollte jederzeit greifbar sein, auch wenn kein Süßwaren- oder Getränkespender in der Nähe ist. Freunde und Verwandte sollten über die Symptome und den Verlauf der Hypoglykämie aufgeklärt werden. So kann bereits in einer frühen Phase, oder wenn keine weitere ärztliche Hilfe notwendig ist, Hilfe geleistet werden. Bewusstlosen sollte allerding keine Nahrung verabreicht werden.

Behandlung

In den meisten Fällen erhöht sich der Blutzucker innerhalb von 10 bis 15 Minuten bereits durch den Verzehr einfacher Kohlenhydrate. Geeignet sind ein kleines Glas Orangensaft, Limonade (zuckerhaltig) oder der Verzehr von 2 bis 3 Zuckerwürfeln. Verschwinden die Symptome nicht, sollte eine zweite Gabe erfolgen. Auch Panikanfälle können hypoglykämieähnliche Symptome hervorrufen. In diesem Fall sollte der Blutzucker gemessen werden, um herauszufinden, wie der Körper im Vergleich zu einer Insulinreaktion reagiert. Handelt es sich um eine Insulinreaktion, verhindert eine kleine Mahlzeit ein erneutes Auftreten der Symptome.

Notfallmaßnahmen

Insulinreaktionen sind ernst zu nehmen. Werden sie rechtzeitig erkannt und behandelt, ist der Umgang damit jedoch unproblematisch. Bei Bewusstlosigkeit muss Glukagon unter die Haut (wie bei Insulininjektionen) oder Glukose direkt in eine Vene injiziert werden. Da Insulinreaktionen jederzeit auftreten können, sollte man als Diabetiker ein SOS-Armband, ein SOS-Medaillon oder eine Karte mit Informationen über die Krankheit mit sich tragen (s. links).

Ketoazidose

Diese akute diabetesbedingte Komplikation ergibt sich häufig dann, wenn der Zeitplan der Insulininjektionen nicht eingehalten wird oder

»Reaktive Hypoglykämie«

Tausende von Menschen haben schon Kopfschmerzen, chronische Müdigkeit oder Beklemmungsgefühle auf eine Hypoglykämie zurückgeführt. Angeblich treten diese Symptome nach dem Essen auf, worauf viele Menschen die Aufnahme zuckerhaltiger Mahlzeiten vorsorglich stark einschränken. Diese Art der Hypoglykämie, die »reaktive Hypoglykämie«, ist allerdings selten – wenn sie überhaupt existiert. Was als Hypoglykämie bezeichnet wird, hat oft psychologische Ursachen.

Zwischen den Mahlzeiten sinkt der Blutzucker-(Blutglukose-)Spiegel ab. Beim gesunden Menschen bleibt er jedoch innerhalb gewisser Grenzen. Liegt tatsächlich eine reaktive Hypoglykämie vor, fällt der Blutzuckerspiegel unter die Normalgrenze und löst die Freisetzung von vier Hormonen aus: Epinephrin, Glukagon, Cortisol und Wachstumshormon. Diese veranlassen den Abbau von gespeicherter Glukose (Glykogen) aus der Leber und erhöhen die Glukoseproduktion. Verantwortlich für die Symptome der Hypoglykämie ist wahrscheinlich Epinephrin, das Schwitzen, Zittern, Herzrasen, Beklemmung und Hunger hervorruft.

Die einzige Möglichkeit, herauszufinden, ob es sich tatsächlich um eine reaktive Hypoglykämie handelt, ist, den Blutzucker etwa 2 bis 4 Stunden nach dem Essen bei Auftreten der Symptome zu testen. Der Blutzuckerspiegel sollte dann unter der Normalgrenze liegen.

Für die Entstehung einer reaktiven Hypoglykämie sind Stress und Angstgefühle verantwortlich. Angstgefühle lösen die Freisetzung von Epinephrin aus, ähnlich wie bei einem niederen Blutzuckerspiegel. Der Körper reagiert deshalb ähnlich wie bei einer Hypoglykämie.

Emotionaler Stress kann sich in einer Gier nach Süßem äußern. Obwohl es so scheinen mag, hat das Weglassen von Zucker keine Auswirkungen auf den Körper. Mit dem Gefühl der Kontrolle über das eigene Verhalten verschwindet das Beklemmungsgefühl.

---

der Patient aufgrund einer Krankheit oder Verletzung unter starkem Stress steht. (Psychologische Faktoren oder emotionaler Stress haben wenig oder keinen Einfluss auf die Blutglukosekonzentration.) Glukose und Ketone sammeln sich im Blut an, das säurehaltiger wird.

Symptome
Über mehrere Stunden entwickelt sich verstärkter Harndrang und unstillbarer Durst (bei einem Kind ist der Zeitraum kürzer).

Danach können Schwächegefühle und Schläfrigkeit auftreten, das Gesicht erscheint gerötet, es kommt zu Erbrechen, Durchfall oder Bauchschmerzen. Manchmal riecht der Atem süßlich oder nach Früchten, was mit dem Geruch von Alkohol verwechselt werden kann (es handelt sich dabei um das Abfallprodukt Azeton, das über die Lungen ausgeschieden wird). Es kommt zu vertiefter und beschleunigter Atmung. Bei Bewusstseinsverlust spricht man vom diabetischen Koma.

Behandlung
Treten die genannten Symptome auf, müssen sie sofort behandelt werden, da sie sonst zum Tod führen (laut Statistik ist die Todesursache bei etwa 10 Prozent aller Diabetiker eine Ketoazidose). Eine Ketoazidose ist am wahrscheinlichsten, wenn ein Diabetes nicht erkannt oder schlecht eingestellt ist. Grundsätzlich besteht jedoch bei einer Verletzung, Infektion oder nach dem Verlust großer Flüssigkeitsmengen durch Erbrechen oder Durchfall für jeden Patienten mit Diabetes die Gefahr einer Ketoazidose. In diesen Situationen ist es daher wichtig, die Blutglukosekonzentration und die Ketonkonzentration im Urin zu überwachen.

Eine Ketoazidose erfordert Notfallmaßnahmen wie die Gabe von Insulin und die intravenöse Infusion von Salzlösungen zum Flüssigkeitsausgleich. Die Blutglukosekonzentration und der Flüssigkeitsstatus müssen überwacht werden, bis der Patient wieder stabil ist.

Hyperosmolares Koma
Ältere Personen mit Typ-II-Diabetes, die an weiteren Krankheiten (wie einem Schlaganfall) leiden und zu wenig Flüssigkeit zu sich nehmen, können hohe Blutglukosekonzentrationen aufweisen. Ketone sind, wenn überhaupt, nur in geringen Mengen nachweisbar.

Als Folge kann es zum Verlust des Bewusstseins kommen, was eine stationäre Behandlung erforderlich macht. Die Zufuhr genügender Flüssigkeitsmengen während einer Krankheit ist daher auch für Personen mit einem schwach ausgeprägten Diabetes notwendig. Ältere, verwirrte Menschen, die keinen Durst verspüren und nicht nach Wasser nachfragen, sind besonders anfällig für ein hyperosmolares Koma.

Atherosklerose, Bluthochdruck und koronare Herzerkrankung

Veränderungen in den kleinen und großen Blutgefäßen sind die Ursache vieler diabetesbedingter Komplikationen. Weil der Körper Fett nicht effizient verarbeitet, sammelt sich dieses an der Arterieninnenwand an, die sich dadurch verengt, den Blutdurchfluss hemmt und es kommt zur Arteriosklerose. Eine eingeschränkte Blutzirkulation kann zu Bluthochdruck (Hypertension), Herzinfarkt, Schlaganfall und Fußgeschwüren führen.

Hoher Blutdruck schädigt die Blutgefäße und Organe, durch die das Blut fließt. Bei einer Koronarerkrankung sind die Blutgefäße, die Sauerstoff und Nährstoffe zum Herzen transportieren, von der Arteriosklerose betroffen.

Alle diese drei komplexen und langfristigen Erkrankungen treten häufig bei Personen mit Diabetes auf. Das Arterioskleroserisiko kann durch eine engmaschige Kontrolle des Diabetes, die begrenzte Fett- und Kalorienzufuhr, regelmäßige körperliche Aktivität, Stabilisierung des Körpergewichts innerhalb akzeptabler Grenzen, Nichtrauchen und durch die Kontrolle des Blutdrucks gemindert werden. Der Arzt kann auch Medikamente zur Kontrolle abnormal erhöhter Blutfette verschreiben. Mehr über Therapie und Vorsorge findet sich im Abschnitt über Atherosklerose (S. 636), Bluthochdruck (S. 647) und Koronarerkrankungen (S. 654).

Beim Gehen oder Treppensteigen treten bei Personen mit Diabetes manchmal Wadenkrämpfe (Claudikatio) auf, die verschwinden, wenn die Bewegung eingestellt wird. Hinken, jegliche Art von Verfärbung der Füße, Hautgeschwüre oder nichtheilende Wunden müssen unverzüglich vom Arzt begutachtet werden.

Sehstörungen

Eine diabetesbedingte Augenerkrankung wird auch diabetische Retinopathie genannt (S. 562). Winzige Blutgefäße auf der Augenrückseite (Netzhaut) vermehren und verdicken sich und werden brüchig. Die entstehenden Blutungen, Vernarbungen und Netzhautablösungen können zu Blindheit führen. Weil eine diabetische Retinopathie oft bis zum fortgeschrittenen Stadium keine Symptome aufweist, sind regelmäßige Augenuntersuchungen wichtig. Der Augenarzt beurteilt, wann eine Laserbehandlung zur Versiegelung geschädigter Blutgefäße und zur Verhinderung weiterer Blutungen notwendig wird (S. 558). Nahezu die Hälfte aller Diabetiker weist nach 10 Jahren eine diabetische Retinopathie auf. Leidet eine Person seit über 30 Jahren an Diabetes, so ist diese Komplikation fast zwangsläufig vorhanden. Auch → Katarakte, S. 553, und → Glaukome, S. 550, sind häufig.

Hohe Blutglukosekonzentrationen können die Lichtbrechung im Auge verändern und die Sehschärfe mindern. Durch eine rasche Absenkung des Blutzuckerspiegels während einer Behandlung kann sich dieser Zustand verschlimmern. Die Anpassung einer Brille sollte deshalb erst nach Stabilisierung der Blutzuckerwerte nach 6 bis 8 Wochen erfolgen.

Erkrankung der Nieren

Eine Nierenerkrankung betrifft etwa 30 Prozent der Patienten mit Typ-I-Diabetes und etwa 5 bis 10 Prozent der Patienten mit Typ-II-Diabetes, mit einer Krankheitsdauer von 20 Jahren. Beide Diabetesformen können die Filterfunktion der Niere beeinträchtigen (→ Chronisches Nierenversagen, S. 854).

Um die Folgen einer Nierenerkrankung zu verhindern oder zu mildern, muss der Blutdruck unter Kontrolle gehalten werden. Infektionen der Harnwege sollten sofort behandelt werden. Der Arzt kontrolliert regelmäßig den Verlust von Albumin im Urin. Außerdem sollte wegen der Gefahr einer Nierenschädigung die regelmäßige Einnahme von Schmerzmitteln vermieden werden, die Phenacetin enthalten. Der Arzt kann hier Alternativen empfehlen und die Anwendung intravenöser Kontrastmittel zur Röntgenuntersuchung einschränken.

Diabetische Nephropathie

Hohe Blutzuckerkonzentrationen können die Nerven schädigen und deren Fähigkeit zur Reizleitung einschränken. In den Füßen und Händen kann Kribbeln oder Taubheit oder ein Gefühl des Brennens entstehen (periphere Neuropathie). Mit der Zeit nimmt das Empfinden in der betroffenen Körpergegend ab, die somit anfälliger für Verletzungen oder Infektionen wird. Liegt zudem eine eingeschränkte Durchblutung der Extremitäten vor, so entstehen Geschwüre und Gangräne. Zur Vermeidung von Infektionen ist eine gründliche Fußpflege unerlässlich (→ Fußpflege, S. 931).

Fußleiden

Jeder Diabetiker hat ein Risiko, Fußleiden zu entwickeln. Schnitte, Blasen, Hühneraugen, Schwielen und ähnliche Beschwerden, die bei einem Nichtdiabetiker rasch verheilen, können zu ernsten medizinischen Problemen werden. Es können Gangräne oder Infektionen entstehen, die in schweren Fällen eine Fuß- oder Beinamputation erforderlich machen (S. 925).

Fußpflege

Diabetiker oder Menschen mit schlechter Durchblutung der unteren Extremitäten sollten jeden Tag einige Minuten für die Fußpflege aufwenden, um das Risiko späterer Fußleiden zu minimieren.

Füße sauber halten

Die Füße sollten jeden Tag mit warmem Wasser und einer milden Seife oder einem Reinigungsmittel vorsichtig gewaschen werden. Der Arzt kann Mittel empfehlen. Danach werden die Füße mit einem weichen, sauberen Handtuch gründlich abgetrocknet. Gegen trockene Haut wird eine Feuchtigkeitslotion aufgetragen (nicht zwischen den Zehen). Man sollte nur weiche, saugfähige und saubere Strümpfe oder Strumpf-

hosen tragen und sowohl Schuhe als auch Strümpfe meiden, die die Blutzirkulation einengen oder Fußschweiß verstärken. Strümpfe aus synthetischem Material verhindern die Verdunstung von Feuchtigkeit und sind nicht geeignet.

Füße täglich inspizieren

Fußoberseite, Fußsohlen, die Haut zwischen den Zehen und der Zehennägel wird genau inspiziert. Ein kleiner Spiegel hilft bei der Kontrolle der Fußsohle. Es sollte auf Schnitte und Kratzer, Risse, Schwielen, blaue Flecken, Hühneraugen oder Anzeichen einer Infektion (Schwellung, Röte) geachtet werden. Bei einer Reizung oder einer Infektion ist der Arzt aufzusuchen.

Fußnägel richtig schneiden

Keine Scheren oder abgerundete Klipper verwenden, da dadurch Verletzungen entstehen können. Die Nägel mit einer Nagelfeile flach und nicht zu kurz abfeilen. Eine runde Form ist nicht geeignet, da hierdurch das Einwachsen der Zehennägel begünstigt wird. Bei Diabetikern ist dies oft Ursache ernster Fußleiden.

Verletzungen vermeiden

Körperliche Bewegung kräftigt die Durchblutung und hält die Füße gesund. Man sollte allerdings immer die Gefahr einer Verletzung berücksichtigen. Extreme Hitze oder Kälte ist zu vermeiden. Bei müden Füßen sollte man sich hinsetzen und die Füße hoch legen.

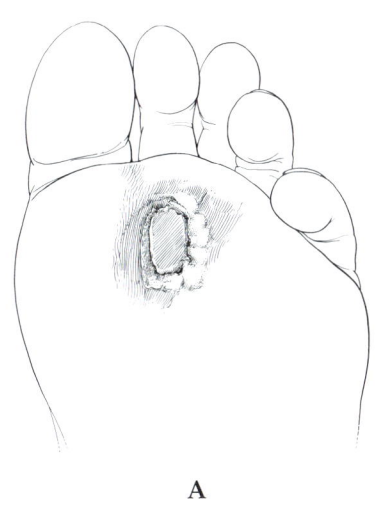 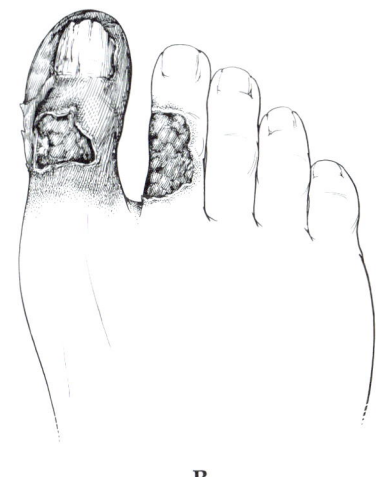

A   B

Im Verlauf der Jahre kann Diabetes die Nerven und Blutgefäße in den Extremitäten beeinträchtigen. Schon kleinere Wunden können sich in diesem Fall zu nicht heilenden Geschwüren entwickeln (A). Der Blutfluss in den Gefäßen kann so beeinträchtigt sein, dass es aufgrund der Minderdurchblutung zum Gewebezerfall (Gangrän) kommt (B).

Beim insulinpflichtigen Diabetes ist das Risiko für Fußleiden in den ersten 10 Jahren der Erkrankung gering. Trotzdem sollte auf die möglichen Symptome geachtet und diese bei Auftreten unmittelbar behandelt werden.

Charcot-Gelenk

Eine weitere ernste Komplikation einer diabetischen Neuropathie ist das Charcot-Gelenk. Diese Erkrankung ist selten und das Ergebnis einer seit längerem andauernden Degeneration der Nerven. Dabei lösen sich allmählich die kleinen Knochen des Fußgewölbes voneinan-

der, der Fuß schwillt an und flacht ab. Ein Charcot-Gelenk kann eine in der Regel nicht schmerzhafte Verkrüppelung der Fußes nach sich ziehen.

Behandlung

Obwohl für Patienten mit Typ-I- und Typ-II-Diabetes die medikamentöse Behandlung sehr wichtig ist, gehört zur Therapie unbedingt auch eine Änderung des Lebensstils. Im Gegensatz zu Erkrankungen, bei denen keine Verbindung zu körperlicher Bewegung und Ernährung besteht, ist das Fortschreiten des Diabetes eng an

Verhaltensmuster gekoppelt. Diabetiker müssen darauf vorbereitet sein, sich an ihre Krankheit anzupassen, und besonders drei Dinge beachten: eine geeignete Diät, einen Plan zur Gewichtskontrolle sowie einen abgestimmten Plan für körperliche Bewegung und (wenn nötig) medikamentöse Unterstützung.

Bei der Versorgung eines Diabetikers können mehrere Ärzte oder Pflegepersonal beteiligt sein: Hausarzt, Kinderarzt, Internist, ein Endokrinologe oder Diabetologe. Auch ein Spezialist für Fußleiden, ein Augenarzt oder andere Spezialisten können hinzugezogen werden, wenn Komplikationen auftreten.

Auch dem Patienten selbst kommt in der Behandlung und im Umgang mit dem Diabetes eine entscheidende Rolle zu. Nur der Betroffene kann für den täglichen Umgang mit der Krankheit Verantwortung übernehmen. Dazu zählen die regelmäßige Medikamenteneinnahme und die Einhaltung des vom Arzt empfohlenen Ernährungs- und Bewegungsprogramms.

Aktuelle Ernährungsrichtlinien

Die Deutsche Gesellschaft für Ernährung rät Betroffenen, zusammen mit einem Diätberater einen individuellen Ernährungsplan zusammenzustellen, der die persönlichen Nahrungsmittelvorlieben, den Gesundheitszustand (zum Beispiel Gewicht oder die Höhe des Cholesterolspiegels im Blut) und den Insulinbedarf berücksichtigt. Die Richtlinien fordern:

- Vernünftige Ziele hinsichtlich des Körpergewichts. Anstatt ewig zu versuchen das Idealgewicht zu erreichen, sollte ein »vernünftiges« Körpergewicht angestrebt werden. Schon 10 bis 20 Pfund weniger können die Kontrolle des Blutzuckerspiegels verbessern.
- Flexible Blutfettspiegel. Bei gesundem Körpergewicht und normalem Cholesterolspiegel sollte der Fettanteil der Nahrung nicht mehr als 30 Prozent der Gesamtkalorienzahl betragen. Zur Gewichtsreduktion und bei erhöhten Cholesterolspiegeln sollte der Fettanteil 20 bis 25 Prozent betragen.
- Den Zuckerverzehr kalkulieren. Zucker ist nicht länger verboten, da Tafelzucker den Blutzucker in ähnlicher Weise beeinflusst wie komplexe Kohlenhydrate, also zum Beispiel Brot, Reis oder Kartoffeln. Wichtig ist die Gesamtmenge an Kohlenhydraten, nicht deren Herkunft. Trotzdem sollte reiner Zucker nur in begrenzten Mengen genossen werden.

Die Zusammenstellung der Mahlzeiten bei Diabetes sollte ernährungswissenschaftlich ausgewogen und flexibel sein. Größere Flexibilität erfordert mehr Verantwortung und so ist die Zusammenarbeit mit einem Ernährungsberater wichtiger denn je, damit auch der Genuss eines erweiterten Nahrungsmittelspektrums innerhalb des Ernährungsplans bleibt.

Ernährung

Gesunde Ernährung ist wichtig. Tatsächlich ist ein Ernährungsprogramm für viele Diabetiker zur Behandlung ausreichend, das für jeden Patienten maßgeschneidert wird. Allerdings zählen für Übergewichtige eine Gewichtsreduktion und regelmäßige Mahlzeiten für Schlanke auf jeden Fall dazu. (Angaben zur Errechnung des BMI gibt die Tabelle auf S. 259. Liegt der BMI über 25, spricht man von leichtem bis mäßigem Übergewicht, ab einem BMI von 40 wird von starkem Übergewicht geredet.)

Alkoholische Getränke verschlimmern den Diabetes. Der Alkoholkonsum sollte daher eingeschränkt werden. Zudem enthält Alkohol viele Kalorien und hat daher ungünstige Auswirkungen auf ein Ernährungsprogramm.

Ein richtiges Ernährungsprogramm verfolgt zwei Ziele. Erstens hilft es die Blutzuckerwerte zu kontrollieren. Zweitens – und dieses Ziel ist ebenso wichtig – unterstützt es die Gewichtskontrolle und -reduktion. Bei Fettleibigkeit ist der Bedarf des Körpers für Insulin erhöht, da eine vermehrte Nahrungszufuhr zu einem erhöhten Glukosespiegel führt. Die Kontrolle des Blutzuckerspiegels ist umso schwieriger, je höher die Wahrscheinlichkeit für das Auftreten von Komplikationen ist.

Personen mit Diabetes müssen den Verzehr von Kohlenhydraten (Zucker, Stärke), Fetten und Eiweiß genau beachten. Ein Ernährungsberater stellt für jeden Patienten einen geeigneten Ernährungsplan zusammen. Einfache Zucker, also Süßigkeiten, Kuchen und zuckerhaltige Getränke, sollten vermieden werden. Geeignet sind dagegen ballaststoffreiche Nahrungsmittel wie Vollkornbrot, Früchte und Gemüse (Beispiel für ein richtiges Ernährungsprogramm auf S. 284).

Körperliche Bewegung

Körperliche Bewegung ist eine weitere Komponente des Behandlungsprogramms. Regelmäßige Bewegung trägt zur Aufrechterhaltung der allgemeinen Gesundheit bei. Wichtiger ist jedoch der positive Effekt auf Herz und Blutgefäße und die Durchblutung. Für eine Gewichtsreduktion ist körperliche Bewegung sehr wichtig.

Intensive körperliche Bewegung senkt den Blutzuckerspiegel, da die Muskeln mehr Glukose verbrauchen. Zudem reagieren alle Zellen im Körper empfindlicher auf das vorhandene Insulin und können es daher besser nutzen.

Der Arzt kann den Patienten hinsichtlich der Häufigkeit und Intensität der körperlichen Bewegung beraten. In Kapitel 10 werden Sportprogramme (S. 289) vorgestellt. Diabetiker müssen jedoch beim Sport besondere Regeln berücksichtigen.

Weil körperliche Bewegung den Blutglukosespiegel ähnlich wie Insulin beeinflusst, sollte auf Anzeichen eines niedrigen Blutglukosespiegels geachtet werden (→ Insulinreaktion, S. 927). Ein leichter, kohlenhydrathaltiger Imbiss oder etwas Milch, ungefähr 30 Minuten vor dem Sport, sollte zur Gewohnheit werden. Für den Fall einer Hypoglykämie, mit den charakteristischen Symptomen wie Nervosität, Schwäche oder Hunger, sind immer schnell wirkende Kohlenhydrate griffbereit zu halten. Diabetiker sollten, um das Risiko einer Hypoglykämie zu reduzieren, keinen Sport treiben, wenn das injizierte Insulin seine maximale Wirkung erreicht hat.

Arzneimitteltherapie

Bei Diabetes wird Insulin verschrieben. Oral einzunehmende Antidiabetika werden manchmal von Typ-II-Diabetikern benutzt. In jedem Fall ist aber ein genau festgelegtes Ernährungs- und Bewegungsprogramm Voraussetzung für den effektiven Gebrauch und die Dosierung von Insulin oder anderen Medikamenten.

Die Entscheidung darüber, ob Insulin oder orale Antidiabetika verwendet werden, hängt von der Diabetesform ab und davon, wie stark diese ausgeprägt ist. Bei einer fettleibigen Person kann bereits eine Reduzierung des Nahrungsmittelkonsums und ein Bewegungsprogramm ausreichend sein. Helfen diese Maßnahmen nicht, verschreibt der Arzt orale Antidiabetika oder Insulininjektionen. Bei Typ-I-Diabetikern sind Insulininjektionen notwendig, deren Dosierung von der Ernährung und Bewegung abhängen.

Insulin

Es gibt verschiedene Insulinarten unterschiedlicher Stärke. Manche stammen aus der Bauchspeicheldrüse von Rindern oder Schweinen. Mithilfe der so genannten rekombinanten DNS-Technologie ist die Produktion von menschlichem Insulin in Mikroorganismen möglich geworden.

Manche Insuline wirken schnell, andere über einen längeren Zeitraum. Die Art des Insulins, die Menge und der Zeitplan der Verabreichung werden auf die persönlichen Bedürfnisse des Patienten maßgeschneidert und auf dessen Bereitschaft zur Einhaltung eines disziplinierten Programms. Möglicherweise wird eine Mischung aus einem regulären und einem mittelfristig wirkenden Insulin benötigt

Aktuelle Behandlungsrichtlinien

Kann die engmaschige Kontrolle des Blutzuckers die Entwicklung diabetesbedingter Komplikationen verzögern? Jahrzehntelang lautete die Antwort »vielleicht«. Mittlerweile lautet sie »ja«. Diabetes kann zu Erblindung, Nierenversagen und zur Degeneration der Nerven führen. Mithilfe einer engmaschigen Blutzuckerkontrolle kann das Entstehen und Fortschreiten der Komplikationen um rund 60 Prozent verringert werden. Bei insulinabhängigem Diabetes mellitus (Typ I) bedeutet eine engmaschige Kontrolle:
- Häufige Selbstkontrolle des Blutzuckers mithilfe von Lanzetten und Stechhilfen
- Die Insulinmenge häufiger abstimmen
- Genaue Aufzeichnungen führen

Wird kein Insulin benutzt, sollte der Blutzucker mit Ernährung, Bewegung und, wenn ärztlich verordnet, oralen Antidiabetika kontrolliert werden. Je näher er an den Normgrenzen liegt, desto niedriger ist das Risiko für Komplikationen.

sowie zusätzliche Injektionen zu anderen Tageszeiten. Patienten mit Typ-I-Diabetes müssen sich in der Regel mehrere Insulininjektionen pro Tag geben. Der Arzt ist bei der Entscheidung über die Art der Insulintherapie behilflich.

Selbstüberwachung der Glukose

Der Schlüssel zur Diabeteskontrolle liegt in der Bestimmung der Blutzuckerkonzentration und deren Überwachung. Die Glukoseselbstmessung ermöglicht die richtige Abstimmung von Ernährung, medikamentöser Behandlung und körperlicher Bewegung. Sie ist bei einem medikamentös behandelten Diabetes – ob mit Insulin oder oralen Antidiabetika – besonders wichtig. Diabetiker mit labilem Blutzuckerspiegel oder Schwangere mit Diabetes sollten ihren Blutzucker mehrmals am Tag messen.

Früher war die Messung des Urinzuckers eine gängige Methode zur Erfassung des Blutzuckers. Heute liefern Bluttests ein genaueres Ergebnis. Der Arzt hilft bei der Ausarbeitung eines Zeitplans, der Bestimmung der Testhäufigkeit und der Auswahl der angewandten Methode. Bluttests sollten vor einer Mahlzeit und vor dem Schlafengehen durchgeführt werden, da dann der Glukosespiegel dem Normalwert am nächsten ist. Der Arzt kann auch einen zusätzlichen Bluttest (»glykosyliertes Hämoglobin«) durchführen, um festzustellen, wie genau der Blutzuckerspiegel in den vorausgegangenen 6 bis 8 Wochen kontrolliert wurde.

Die Ergebnisse werden täglich aufgezeichnet. Sie geben dem Patienten und dem Arzt Aufschluss über die Effektivität der Behandlung und dienen als Entscheidungshilfe, ob eine Änderung der Behandlung erforderlich ist.

Bei vielen Patienten mit Typ-I und einigen mit Typ-II-Diabetes wird die intensivierte Insulintherapie angewandt. Diese besteht aus einer Injektion schnell wirkenden Insulins zusammen mit einem lang wirkenden Insulin vor jeder Mahlzeit (die Dosis ist von der jeweiligen Höhe des Blutzuckerspiegels abhängig). Eine andere Möglichkeit ist die Insulinpumpe. Dieses batteriebetriebene Gerät enthält eine bestimmte Menge Insulin, das über eine Nadel kontinuierlich und automatisch unter die Bauchhaut gespritzt wird. Ärzte empfehlen generell eher die intensivierte Insulintherapie als die Insulinpumpe.

Orale Antidiabetika
Ist der Blutzuckerspiegel über die Nahrungszufuhr und durch körperliche Bewegung nicht zu kontrollieren, so kann der Arzt orale Antidiabetika verschreiben, um die Bauchspeicheldrüse zur vermehrten Herstellung von Insulin zu stimulieren. Diese Medikamente

Insulininjektionen

Insulin wird immer durch Injektionen verabreicht (wird es geschluckt, zerstört das Verdauungssystem das Hormon, bevor es vom Körper genutzt werden kann). Beim Spritzen ist zu beachten:

1. Zuerst muss die Schutzhülle der Nadel entfernt werden. Danach wird der Kolben bis zu der Marke zurückgezogen, die exakt dem jeweiligen Insulinbedarf entspricht.

2. Das Fläschchen mit Insulin aufrecht in einer Hand halten und die Nadel der Spritze durch den Gummistopfen stechen. Den Kolben nach unten drücken, um die Luft in der Spritze zu entfernen.

3. Flasche samt Spritze umdrehen. Achten Sie darauf, dass die Spitze der Nadel mit Flüssigkeit bedeckt ist. Nun den Kolben langsam zurückziehen, bis etwas mehr als die benötigte Dosis aufgezogen ist.

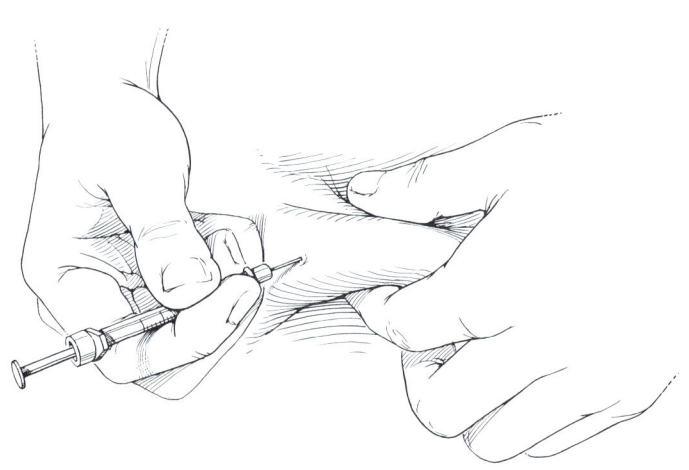

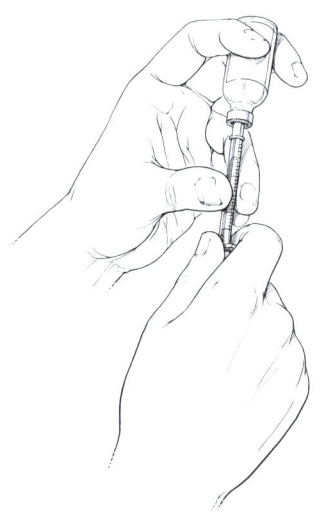

4. Zur Entfernung von Luftblasen die Spritze leicht antippen. Wenn die Blasen bis zum Ende der Nadel gestiegen sind, den Kolben der Spritze leicht drücken, bis diese wieder in der Flasche sind. Die Flüssigkeit in der Spritze genau auf die benötigte Dosis einstellen und dann vorsichtig die Nadel aus der Flasche ziehen.

5. Die Einstichstelle vor der Injektion mit einem Alkoholtupfer oder Wattebausch, getränkt mit medizinischem Alkohol, säubern.

6. Halten Sie die Spritze wie einen Stift. Mit der anderen Hand eine Hautfalte mit zirka 3 bis 5 cm Durchmesser abkneifen.

7. Die gesamte Länge der Nadel rasch in die Hautfalte einführen.

8. Die Hautfalte loslassen und das Insulin langsam und stetig unter konstantem Druck auf den Kolben injizieren. Den Kolben ganz durchdrücken. Anmerkung:

Blockiert der Kolben während der Injektion, die Nadel entfernen und die Anzahl der Einheiten, die sich noch in der Spritze befinden, genau festhalten. Der Arzt gibt dann Anweisungen zum weiteren Vorgehen.

9. Nach der Injektion die Einstichstelle mit einem Alkoholtupfer oder einem in Alkohol getränkten Wattebausch bedecken. Für einige Sekunden fest andrücken und nicht reiben, da hierdurch die Aufnahme des Insulins in den Blutkreislauf zu schnell erfolgen kann.

10. Die Nadel in einen Sicherheitscontainer entsorgen.

Heutzutage sind auch eine Reihe von Injektionshilfen auf dem Markt – so genannte Insulinpens, die Dosierung und richtige Applikation des Insulins sehr vereinfachen. Sie sind besonders für Kinder geeignet.

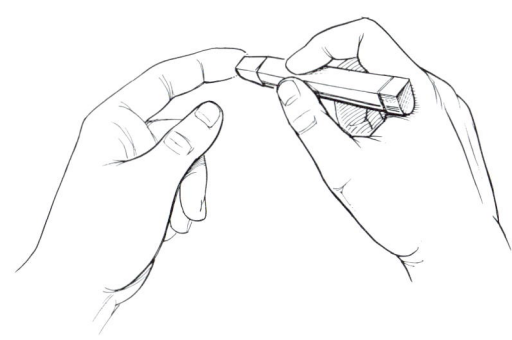

(1) Die richtige Insulindosis ist unabdingbar für die Diabeteskontrolle. Blutzuckermessungen sind genauer als die Bestimmung des Urinzuckers. Stechhilfen, bei denen die Nadel auf Knopfdruck über eine Sprungfeder aktiviert wird, sind einfach und schnell zu handhaben und angenehmer als eine Lanzette.

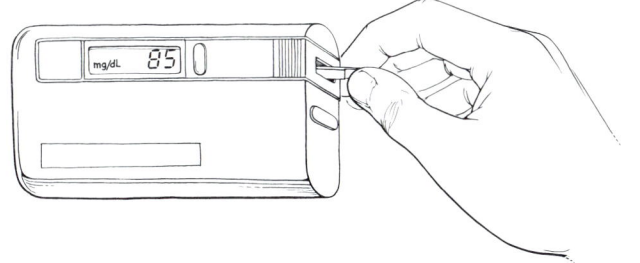

(3) Blutglukosemessgeräte analysieren die Probe automatisch und liefern statt eines Messbereichs eine Zahl als Messergebnis. Es sind auch Teststreifen erhältlich, die eine direkte Messung ermöglichen.

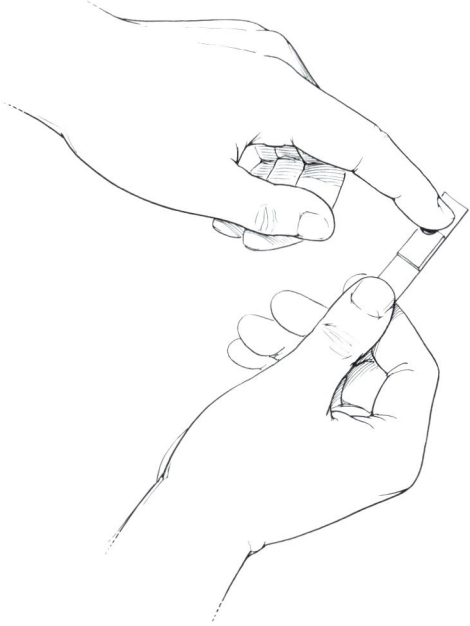

(2) Beim Glukosetest wird ein Bluttropfen auf die chemisch behandelte Oberfläche des Fensters auf einem Glukoseteststreifen gegeben.

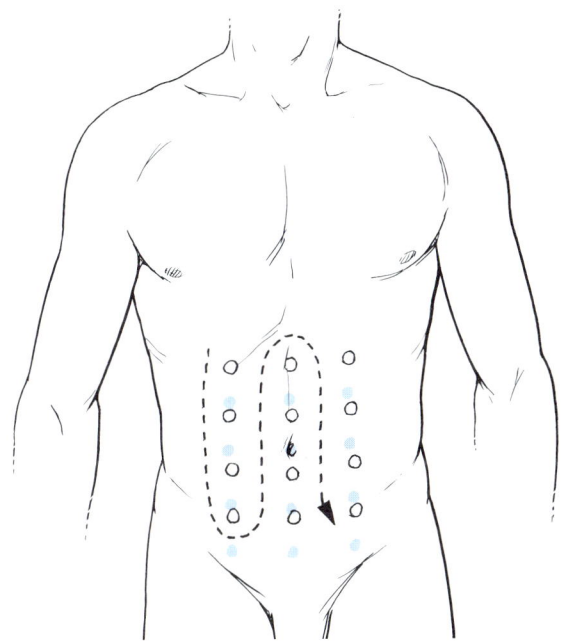

(4) Insulin sollte in den Bauch injiziert werden, weil es dort konstanter absorbiert wird, und nicht in die Schenkel, Arme oder in das Gesäß. Es sollte auch nicht während körperlicher Bewegung verabreicht werden. Die Einstichstellen sind systematisch zu wechseln. Werden die Injektionen nämlich zu häufig in einem kleinen Hautbereich verabreicht, kann es zu Vernarbungen der darunter liegenden Fettschicht kommen und eine fehlerhafte Absorption des Insulins in die Blutbahn ist die Folge.

können außerdem den Zellen dabei helfen, das Insulin besser zu nutzen.

Orale Antidiabetika wirken nur dann, wenn die Bauchspeicheldrüse noch immer kleine Mengen an Insulin selbst produziert. Die verschriebenen Medikamente werden für gewöhnlich 1- oder 2-mal am Tag vor den Mahlzeiten eingenommen.

Chirurgische Maßnahmen

Der Arzt kann den Patienten an ein Krankenhaus überweisen, wo eine Transplantation der Bauchspeicheldrüse vorgenommen wird. Sind durch den Diabetes auch die Nieren geschädigt, wird die Transplantation der Bauchspeicheldrüse oft zusammen mit einer Nierentransplantation vorgenommen.

Prävention

Es gibt keine Präventivmaßnahmen für Diabetes vom Typ I. Bei über 40-Jährigen ist allerdings Fettleibigkeit eng mit der Entstehung eines Diabetes gekoppelt. In manchen Fällen kann daher eine Gewichtskontrolle der Erkrankung vorbeugen und bei Übergewicht ist es sinnvoll, ein Programm zur Gewichtsreduktion aufzustellen. Dies gilt vor allem, wenn in der Familie bereits ein Diabetes vorliegt (→ Fettleibigkeit, S. 1099).

Nach der Diagnose eines Diabetes kann eine genaue Kontrolle des Blutzuckerspiegels die Entstehung und das Fortschreiten von Komplikationen verringern. Ein gutes Bewegungsprogramm ist sehr wichtig und das Rauchen sollte eingestellt werden, da es bei Diabetikern einen wesentlichen Risikofaktor für die Entwicklung von Herzkrankheiten und anderen Folgeschäden darstellt (→ Rauchen, S. 639).

Inselzelltumoren der Bauchspeicheldrüse

Symptome

Insulinom
- Schwächeanfälle, Schwitzen, beschleunigter Herzschlag und geistige Verwirrung. Die Symptome bessern sich nach Nahrungsaufnahme

Gastrinom (Zollinger-Ellison-Syndrom)
- Magenschmerzen, die zwar vorübergehend durch Nahrungsaufnahme und durch Mittel gegen Magensäure gelindert werden, sich aber im Laufe von Wochen und Monaten verschlimmern
- Wässriger Durchfall

Glukagonom
- Ausschlag auf verschiedenen Körperstellen
- Entzündete Zunge
- Gewichtsverlust

Die meisten Tumoren der Bauchspeicheldrüse produzieren keine Hormone und viele sind bösartig (S. 820). Einige seltene und ungewöhnliche Tumoren bilden sich außerhalb der Langerhansschen Inseln, wo die Hormone Insulin und Glukagon produziert werden. Diese Tumoren produzieren Hormone in großen Mengen, was gravierende Auswirkungen hat.

Der Tumor wird nach der Art des Hormons benannt, das von ihm hergestellt wird. Ein Inselzelltumor, der Insulin produziert, wird Insulinom genannt und verursacht das periodische Auftreten einer Hypoglykämie (niedriger Blutzuckerspiegel). Die Symptome gleichen denen einer Insulinreaktion, die nach einer Insulininjektion auftreten kann (S. 934). Sie entwickeln sich allmählich über mehrere Monate bis hin zu einem Jahr und treten oft bei körperlicher Anstrengung, einem leeren Magen oder vor dem Frühstück auf. Ein Ernährungsprogramm bringt keinen dauerhaften Erfolg, obwohl häufiges Essen die Symptome zeitweise lindert. Beim Insulinom wird die Bauchspeicheldrüse chirurgisch entfernt.

Ein Gastrinom ist ein weiterer, Hormon produzierender Inselzelltumor. Das Hormon Gastrin stimuliert die Sekretion von Säure und Verdauungssäften im Magen. Ein Tumor, der Gastrin produziert, verursacht Symptome entsprechend einem Magengeschwür, die aber auf die herkömmlichen Behandlungsmaßnahmen nicht ansprechen. Diese Erkrankung wird Zollinger-Ellison-Syndrom genannt. Die Diagnose stützt sich auf einen erhöhten Gastrinspiegel im Blut und in der Magensäure. Die Behandlungsmaßnahmen werden in Kapitel 25 besprochen.

Eine dritte Art von Tumoren der Bauchspeicheldrüse stellen die Glukagonome dar, die Glukagon produzieren. Typisch für ein Glukagonom sind Hautsymptome. Um die Höhe des Blutzuckerspiegels festzustellen, führt der Arzt außerdem Bluttests durch.

Es gibt weitere Hormon produzierende Tumoren, die jedoch selten sind und durch viele Symptome gekennzeichnet, unter anderem durch wässrigen Durchfall, Gewichtsverlust und einen erniedrigten Kaliumspiegel im Blut. Beim Auftreten von wässrigem Durchfall, der über mehrere Wochen hinweg von Erschöpfung und Gewichtsverlust begleitet ist, führt der Arzt in der Regel Blut-, Stuhl- und radiologische Tests durch, um diese seltene Krankheit auszuschließen.

Wie gefährlich sind Tumoren der Bauchspeicheldrüse?

Wie alle Tumoren, erfordern auch Tumoren der Bauchspeicheldrüse sofortige Behandlung. Werden sie rechtzeitig erkannt, können sie oft vollständig entfernt werden.

Behandlung

Eine operative Entfernung des Tumors ist für die Behandlung oft grundlegend. Einige dieser Tumoren können bösartig sein. Eine medikamentöse Therapie kann helfen die Symptome der vermehrten Hormonproduktion zu lindern, vor allem wenn der Tumor gestreut hat.

Erkrankungen der Nebenniere

Im Körper gibt es zwei Nebennieren, die oberhalb der Nieren liegen und so groß wie das äußere Daumenglied sind. Die Nebenniere besteht aus dem inneren Mark, Medulla genannt, und der äußeren Rinde, dem Cortex.

Die Medulla produziert zwei Hormone – Epinephrin (Adrenalin) und Norepinephrin (Noradrenalin), deren Produktion durch das Gehirn gesteuert wird. Werden sie in das Blut abgegeben, so steigern sie die Herzfrequenz und den Blutdruck und beeinflussen auch andere Körperfunktionen. Die Hormonausschüttung wird durch körperlichen und seelischen Stress ausgelöst.

Der Cortex produziert mehrere Hormone, die unter dem Begriff Kortikosteroide zusammengefasst werden: Die Geschlechtshormone, zu denen die männlichen (Androgene) und die weiblichen Hormone (Östrogene) gezählt werden, die die Geschlechtsentwicklung und die Fortpflanzung regulieren (Geschlechtshormone werden auch von anderen Drüsen im Körper, den Hoden und Eierstöcken, ausgeschüttet. Sowohl bei Männern als auch bei Frauen werden jeweils beide Arten von Hormonen, männliche und weibliche, gebildet). Die Hydrokortisone (Glukokortikoide) regulieren den Abbau stärkehaltiger Nahrungsmittel zu Glykogen, einer Speicherform von Zucker, in der Leber. Und die Mineralkortikosteroide steuern den Kalium- und Natriumhaushalt im Körper. Ihr wichtigster Vertreter ist Aldosteron. Alle Kortikosteroide werden durch ein Hormon kontrolliert, das von der Hirnanhangsdrüse ausgeschüttet wird. Aldosteron bildet dabei eine Ausnahme, da es von einem Hormon der Nieren, dem Renin, reguliert wird.

Die Hormone der Nebennieren beeinflussen praktisch jedes Körpersystem. Kommt der komplexe Hormonhaushalt der Nebennieren durcheinander oder treten Fehler auf, so kann es zu vielen Erkrankungen kommen.

Cushing-Syndrom

Symptome
- Über den Zeitraum von mehreren Monaten bis zu einem Jahr nimmt das Gesicht eine rundere Form an und rötet sich
- Zwischen und oberhalb der Schulterblätter sammelt sich Fett an, was den Anschein eines Buckels gibt

- Streifenbildung der Haut der unteren Rumpfgegend
- Erschöpfung und Muskelschwäche
- Wasserrückstau (Ödeme)
- Bluthochdruck
- Übermäßiges Haarwachstum
- Stimmungsschwankungen
- Impotenz oder Ausbleiben der Menstruation
- Osteoporose, vor allem in den Wirbelsäulen- und Hüftknochen
- Diabetes
- Neigung zu Prellungen
- Fettleibigkeit

Diese Erkrankung tritt bei übermäßiger Ausschüttung von Glukokortikoiden in das Blut auf. Der Überschuss kann das Ergebnis einer Überproduktion der Nebennieren oder der langfristigen Einnahme steroidhaltiger Medikamente zur Behandlung einer anderen Erkrankung sein. Seinen Namen hat dieses Syndrom von Harvey Cushing, einem amerikanischen Arzt des frühen 20. Jahrhunderts.

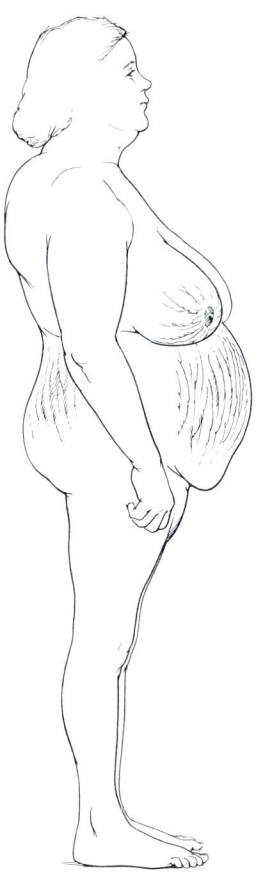

Das Cushing-Syndrom tritt bei überschüssigen Mengen von Glukokortikoiden im Blut auf. Wird es nicht behandelt, nimmt das Gesicht eine rundere Form an, auf dem Rücken entwickelt sich ein charakteristischer Buckel und die Haut in der unteren Rumpfgegend weist Streifen auf.

Diagnose

Während der Untersuchung achtet der Arzt auf charakteristische Veränderungen in der Kopf- und Schultergegend. Ein rundes, gerötetes Gesicht und vermehrtes Fettgewebe über den Schlüsselbeinen und zwischen den Schulterblättern weisen auf das Cushing-Syndrom hin. Häufige oder spontane Prellungen an Armen oder Beinen stellen ein weiteres Symptom dar.

Wird ein kortikosteroidhaltiges Medikament zur Behandlung einer anderen Krankheit (zum Beispiel von rheumatoider Arthritis, Asthma oder Hautproblemen) eingenommen, ist die Ursache der Symptome für den Arzt in der Regel offenkundig. Liegt die Ursache aber in einer hormonellen Überproduktion der Nebennieren, sind weitere Tests notwendig. Eine solche Überproduktion kann durch Tumoren in einer Nebenniere, durch Vergrößerung beider Drüsen oder Überproduktion des nebennierenstimulierenden Hormons, ausgelöst durch einen Tumor in der Hirnanhangsdrüse, der Lunge oder einem anderen Organ, erfolgen. Die genaue Ursache wird durch die Bestimmung der Hormone in Blut und Urin vor und nach der Gabe eines synthetischen Hormons (Dexamethason) bestimmt. Auch eine → MRT, S. 942, oder ein → CT-Spektrum, S. 1334, der Hirnanhangsdrüse, der Nebennieren oder der Lungen kann durchgeführt werden. Und eine Blutentnahme aus den Venen, die die Hirnanhangsdrüse versorgen, kann angezeigt sein.

Wie gefährlich ist ein Cushing-Syndrom?

Die erfolgreiche Entfernung eines gutartigen Tumors der Hirnanhangsdrüse oder der Nebennieren führt in der Regel zur Ausheilung, obwohl auch eine langfristige Hormontherapie erforderlich sein kann. Häufig tritt eine beschleunigte Arteriosklerose mit Herzinfarkten und Wirbelsäulenbrüchen auf. Ohne Behandlung führt diese Erkrankung zum Tod.

Behandlung

Arzneimitteltherapie

Resultieren die Symptome aus der Einnahme von Steroidhormonen, so besteht die Therapie aus einem Absetzen dieser Medikamente oder der Verringerung der Dosis. Dies sollte jedoch erst nach Absprache mit dem Arzt erfolgen, da ein plötzliches Absetzen von Steroidhormonen die zugrunde liegende Erkrankung (wie zum Beispiel Asthma oder andere Beschwerden, gegen die die Medikamente verschrieben wurden) verschlimmern kann. Der Arzt kann eine schrittweise Verringerung der Dosis verschrei-

ben. In manchen Fällen wird das anfänglich eingenommene Steroidhormon durch ein anderes Arzneimittel ersetzt. Körperlicher Stress, wie zum Beispiel eine Verletzung, eine Infektion oder eine Operation, kann die Produktion der Nebennierenhormone gefährlich verringern und Notfallmaßnahmen erforderlich machen. Dieses Risiko kann bis zu einem Jahr nach Absetzen der Steroidhormone andauern.

Chirurgische Maßnahmen

Ist das Cushing-Syndrom die Folge eines Tumors in den Nebennieren, der Hirnanhangsdrüse oder der Lunge, so ist die operative Entfernung eines solchen Tumors die beste Therapie. Bestrahlungen oder Medikamente, die die Produktion der Nebennierenhormone blockieren, sind andere Behandlungsmöglichkeiten. Bei Kindern werden Tumoren der Hirnanhangsdrüse in der Regel bestrahlt. Sind die Nebennieren aufgrund der Behandlung nicht mehr zur Herstellung der Hormone in der Lage, verschreibt der Arzt Medikamente zum Ausgleich dieses Hormonmangels.

Addison-Krankheit

Symptome

- Schwäche, Lethargie und auch Blutarmut (Anämie)
- Gewichtsverlust und verringerter Appetit
- Dunklere Hautfarbe
- Verringerter Blutdruck
- Hypoglykämie
- Bauchschmerzen, begleitet von Durchfall, Verdauungsbeschwerden, Erbrechen oder Verstopfung
- Nachlassen des sexuellen Interesses
- Gelenk- und Muskelschmerzen

Notfallsymptome. Akutes Nebennierenversagen (Addison-Krise): starker Flüssigkeitsverlust, ausgelöst durch schweren Durchfall und Erbrechen, Schock und Bewusstseinsverlust

Im Gegensatz zu dem → Cushing-Syndrom, S. 937, entsteht die Addison-Krankheit, wenn die Nebennierenrinde zu wenig Steroidhormone produziert. Benannt ist diese Erkrankung nach dem englischen Arzt Thomas Addison, der sie erstmals identifizierte. Manchmal findet man dafür auch die Bezeichnung Nebennierenrindeninsuffizienz.

Dieses Versagen der Nebennieren ist das Ergebnis eines Angriffs des eigenen Körpers (wie bei einer Autoimmunerkrankung) oder die

Folge einer anderen Erkrankung wie zum Beispiel einer Tuberkulose. Die Addison-Krankheit kann in jedem Alter, auch in der Kindheit, auftreten und betrifft Männer und Frauen gleichermaßen.

Diagnose
Die Symptome der Addison-Krankheit entwickeln sich meist langsam, möglicherweise über einige Monate hinweg, manifestieren sich dann aber plötzlich. Bei Verdacht auf Addison-Krankheit werden Blut- und Urinproben entnommen und deren Konzentration an Kortikosteroidhormonen bestimmt. Eventuell kann auch die Messung der Reaktion des Körpers auf die Gabe eines synthetischen, nebennierenstimulierenden Hormons erforderlich sein.

Wie gefährlich ist die Addison-Krankheit?
Bei akutem Versagen der Nebennieren muss der Patient unverzüglich in ein Krankenhaus überwiesen werden. Ein Nebennierenversagen kann durch körperlichen Stress, Infektion, Verletzung, Erbrechen, Durchfall oder die Einnahme harntreibender Medikamente ausgelöst werden. Es ist ein lebensbedrohlicher Zustand, der sofortige medizinische Hilfe erfordert. Dazu zählt die Infusion von Salzlösungen und Steroidhormonen. Wird die Addison-Krankheit früh diagnostiziert, besteht die Therapie nur aus der täglichen Einnahme von Steroidhormonen und Elektrolytpräparaten. Ansonsten kann ein normales und gesundes Leben geführt werden, die Symptome verschwinden und oft verliert sich auch die dunkle Hautfarbe.

Behandlung

Arzneimitteltherapie
Bei der Addison-Krankheit verschreibt der Arzt ein oder mehrere, regelmäßig einzunehmende Steroide. Man sollte diese Medikamente, den ärztlichen Anweisungen entsprechend, regelmäßig einnehmen, da der Körper sich nur so mit Steroidhormonen versorgen kann. Ohne die Hormone kann es zu einem akuten Versagen der Nebennieren kommen.

Die Ersatzhormone, in der Regel ist es ein prednisolonhaltiges oder ein hydrokortisonhaltiges Medikament, werden 1-mal am Morgen und 1-mal am späten Nachmittag eingenommen (dadurch wird der Rhythmus der Steroidproduktion des Körpers nachgeahmt). Eine zweite Substanz, Fludrokortison, kontrolliert den Natrium- und Kaliumhaushalt des Körpers und hält den Blutdruck konstant. Wird dieses Mittel zu hoch dosiert, kann es zu einem

übermäßigen Salzrückhalt, und damit zu hohem Blutdruck und geschwollenen Füßen kommen. Ist der Körper auf die Einnahme von Steroiden angewiesen, kann er nicht auf Stresssituationen reagieren, in denen zusätzliche Mengen dieser Hormone benötigt werden. Dazu zählen beispielsweise eine Operation, eine Infektion und selbst kleinere Krankheiten. Sind solche Stresssituationen zu erwarten, sollte der Arzt aufgesucht werden, damit er eine Veränderung in der Dosierung der Steroidpräparate vornehmen kann. Jede Person, die solche Medikamente einnimmt, sollte für den Notfall ein SOS-Armband tragen.

Ernährung
Die tägliche Ernährung sollte mäßige Mengen von Salz enthalten. Zu niedrige Salzkonzentrationen können die Symptome eines akuten Nebennierenversagens auslösen.

Phäochromozytom

Symptome
- Hoher Blutdruck
- Übermäßiges Schwitzen
- Beschleunigte Herzfrequenz oder Herzpochen
- Kopfschmerzen
- Gesichtsblässe
- Gewichtsverlust
- Verstopfung

Diagnose
Der Tumor bildet sich aus Zellen der Medulla oder der zentralen Region der Nebennieren und produziert übermäßige Mengen an Epinephrin. Ein erhöhter Blutdruck kann ständig vorhanden sein oder in Abständen auftreten, begleitet von Schwitzen, Kopfschmerzen, blasser Haut und starkem Herzklopfen. Liegt ein erhöhter Spiegel der Hormone Epinephrin und Norepinephrin im Blut oder Urin vor, vor allem nach einem Anfall von hohem Blutdruck, gilt dies als Anzeichen für ein Phäochromozytom. In diesem Fall können weitere Tests erforderlich sein.

Wie gefährlich ist ein Phäochromozytom?
Phäochromozytome können lebensbedrohlich sein, da sie, besonders nach einem Trauma oder einer Operation, gefährlich hohe Mengen an Epinephrin ausschütten können. Die Tumoren können auch zusammen mit anderen Tumoren endokriner Drüsen auftreten wie beispielsweise Schilddrüsenkrebs in der Medulla. Die meisten

Phäochromozytome sind gutartig und streuen nicht. Einige können jedoch auch bösartig sein.

Behandlung

In der Regel ist die operative Entfernung des Tumors angezeigt, worauf die Symptome in vielen Fällen verschwinden. Vor dem Eingriff werden Arzneimittel verabreicht, um die Hormonwirkung zu blockieren und den Blutdruck zu normalisieren.

Aldosteronom

Symptome

- Hoher Blutdruck
- Muskelschwäche oder Krämpfe
- Bisweilen: Übermäßiger Harndrang und Durst

Diagnose

Dieser Tumor, auch als Conn-Syndrom bezeichnet, entsteht aus der äußeren Schicht der Nebenniere (Cortex) und produziert übermäßige Mengen des Hormons Aldosteron. Dadurch speichert der Körper zu viel Natrium und Wasser und verliert zu viel Kalium, was zur Erhöhung des Blutdrucks und einer Senkung des Kaliumspiegels führt. Liegen diese beiden Symptome vor, sind weitere Tests zur Bestätigung der Diagnose erforderlich. Ein erhöhter Aldosteronspiegel kann auch das Ergebnis einer Überproduktion der Nebennieren und nicht durch einen Tumor verursacht sein.

Wie gefährlich ist ein Aldosteronom?

Da diese Tumoren selten bösartig sind, muss vor allem der erhöhte Blutdruck behandelt werden (S. 647). Stark erniedrigte Kaliumspiegel können Muskel- und Herzbeschwerden verursachen.

Behandlung

Bei einem Tumor in einer Nebenniere führt deren operative Entfernung bei den meisten Patienten zur Verbesserung des Blutdrucks und einer Normalisierung des Hormon- und Kaliumspiegels. Manchmal ist danach noch die

Hirsutismus

Manche Frauen entwickeln Haarwuchs, wo typischerweise nur bei Männern Haare zu finden sind, beispielsweise im Gesicht, auf der Brust und an den Ohren. Dies wird Hirsutismus genannt und wird durch Epilepsie-Wirkstoffe wie Phenytoin (besser bekannt unter den Handelsnamen Zentropil und Phenhydan) oder durch Medikamente gegen Bluthochdruck verursacht. Bestimmte Tumoren oder andere Erkrankungen der Nebennieren können ebenfalls einen Hirsutismus verursachen.

In manchen Fällen findet der Arzt trotz eingehender Tests und Untersuchungen keine plausible Ursache. Diese Patienten leiden dann an einem idiopathischen Hirsutismus – ein Hirsutismus unbekannter Ursache.

Es wird angenommen, dass in den meisten Fällen eine leichte Steigerung der Empfänglichkeit für die Wirkung von Androgen (ein männliches Hormon) oder eine Überproduktion dieses Hormons verantwortlich ist. Frauen mit idiopathischem Hirsutismus haben normale Monatszyklen, keine Anzeichen eines Nebennierentumors oder einer abnormalen Funktion der Nebennieren. Können solche Ursachen ausgeschlossen werden, ist das Problem kein Gesundheitsrisiko, sondern kosmetischer Art.

Obgleich es kein Medikament speziell für die Behandlung von extremem Haarwuchs gibt, können einige Mittel – einschließlich kortisonhaltiger Hormone, Diuretika mit dem Wirkstoff Spironolacton und östrogen- sowie progesteronhaltiger Verhütungspillen – den starken Androgenspiegel unterdrücken und den Hirsutismus kontrollieren. Es sollte aber nicht vergessen werden, dass auch diese Medikamente Nebenwirkungen haben und eben nicht speziell gegen Hirsutismus entwickelt wurden. Die Wirkung der Medikamente kann daher auch mehrere Monate auf sich warten lassen.

Kosmetischen Methoden ist unter Umständen der Vorzug zu geben (S. 1019).

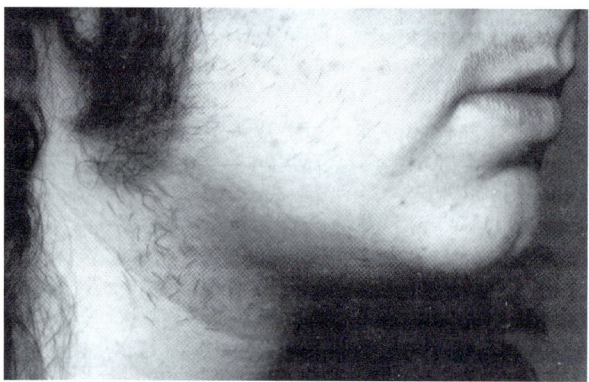

Übermäßiges Haarwachstum im Gesicht und an anderen Stellen wird Hirsutismus genannt. Meistens ist es die Nebenwirkung bestimmter Medikamente, aber oft ist seine Ursache auch unbekannt.

Einnahme von Medikamenten zur Regulation des Blutdrucks erforderlich. Es können auch Medikamente gegeben werden, die gezielt die Aldosteronproduktion blockieren.

Andere Tumoren der Nebennieren

Tumoren der Nebennieren können übermäßige Mengen an Kortisol produzieren und damit ein → Cushing-Syndrom, S. 937, hervorrufen.

Selten führen Tumoren der Nebenniere zur Produktion von Hormonen des jeweils anderen Geschlechts, bedingen bei Männern Impotenz oder Brustvergrößerung, bei Frauen abnormen Haarwuchs, unregelmäßige Monatsblutung oder eine tiefe Stimme.

Nebennierentumoren werden oft bei einer Untersuchung des Bauchraums entdeckt. Gutartige Tumoren werden inaktive Nebennierenadenome genannt. Nebennierenkarzinome sind selten, trotzdem nimmt die Wahrscheinlichkeit, dass der Tumor bösartig ist, mit seiner Größe zu. Größere oder wachsende Tumoren werden daher meistens operativ entfernt.

Kongenitale Hyperplasie der Nebennieren

Symptome
- Vergrößerung des Penis oder der Klitoris bei Kleinkindern
- Selten akutes Nebennierenversagen (S. 938)
- Hoher Blutdruck (selten)
- Beschleunigtes Wachstum – nur in der Kindheit – was zur geringen Körpergröße im Erwachsenenalter führt

Die kongenitale Hyperplasie ist die häufigste Erkrankung der Nebennieren bei Säuglingen und Kindern. Verursacht wird sie durch einen genetischen Defekt, durch den dann ein Mangel an Enzymen entsteht, der die Nebennieren zur unregelmäßigen Hormonproduktion veranlasst. Manche Mädchen leiden an einem partiellen oder mäßig ausgeprägten Enzymmangel. Sie entwickeln sich deshalb während der Kindheit noch normal, können später aber Hirsutismus, unregelmäßige Monatsblutungen oder auch Unfruchtbarkeit entwickeln.

Diagnose

Liegt ein Verdacht auf eine kongenitale Hyperplasie der Nebennieren vor, dann werden die Genitalien sorgfältig untersucht. Der Arzt nimmt außerdem Blut- und Urintests vor, um darin den Spiegel der Nebennierenhormone zu bestimmen.

Wie gefährlich ist eine kongenitale Hyperplasie der Nebennieren?

Zunächst müssen andere Ursachen für die Symptome ausgeschlossen werden. Wird die Krankheit diagnostiziert, dann kann sie mit Medikamenten behandelt werden. Das Langzeitrisiko der Behandlung entsteht hauptsächlich durch die Nebenwirkungen, weshalb auch das Knochenwachstum und die Wachstumsentwicklung der jungen Patienten immer genau beobachtet werden sollten.

Behandlung

In den meisten Fällen besteht eine Therapie aus der oralen Gabe von Kortikosteroiden.

Erkrankungen der Hirnanhangsdrüse

Die Hirnanhangsdrüse liegt an der Gehirnbasis hinter den Nasengängen und hat ungefähr die Größe und Form einer Haselnuss. Trotz seiner kleinen Größe ist dieses Organ die wichtigste endokrine Drüse des Körpers. Sie kontrolliert das Körperwachstum, die täglichen Körperfunktionen und die Fortpflanzungsfähigkeit.

Die Hirnanhangsdrüse besteht aus zwei Teilen, einem vorderen (anterioren) und einem hinteren (posterioren) Lappen.

Der anteriore Lappen produziert sechs Hormone, darunter Prolaktin, das die Milchproduktion der Brust stimuliert, und das Wachstumshormon zur Regulation des Körperwachstums. Die anderen 4 Hormone beeinflussen andere Teile des endokrinen Systems, sie stimulieren die Funktion der Schilddrüse, Eierstöcke, Hoden und Nebennieren.

Der posteriore Lappen produziert zwei Hormone: Oxytocin und das antidiuretische Hormon. Oxytocin löst die Wehen bei der Geburt aus und stimuliert die Brust während der Stillzeit zur Milchproduktion. Das antidiuretische Hormon kontrolliert die Urinproduktion der Nieren.

Die meisten Funktionsstörungen der Hirnanhangsdrüse entstehen durch inaktive oder aktive Tumoren. Aktive Tumoren schutten übermäßige Mengen von den Hormonen der Hirnanhangsdrüse aus, was zu bestimmten körperlichen Anzeichen und Symptomen, wie dem Cushing-Syndrom, führen kann (S. 937).

Beide Tumoren können Beschwerden verursachen, auch durch Druck auf das benachbarte Gewebe. Obwohl die Mehrzahl der Hirnanhangsdrüsentumoren nicht bösartig ist und nicht streut, können sie zu schwerwiegenden und lebensbedrohlichen Störungen führen.

Akromegalie/Riesenwuchs

Symptome
- Beschleunigtes Wachstum bis hin zu außerordentlicher Körpergröße bei Erwachsenen (tritt nur bei Riesenwuchs auf, der sich bereits während der Kindheit entwickelt)
- Allmähliche Vergrößerung der Hände, Füße, des Kiefers und der Stirn
- Erweiterte Zahnzwischenräume
- Große Zunge
- Verstärktes Schwitzen
- Schnarchen
- Karpaltunnelsyndrom
- Auffälligkeiten in der Hirnanhangsdrüse (→ Inaktive Tumoren der Hirnanhangsdrüse, S. 943)
- Unterfunktion der Hirnanhangsdrüse (S. 943)

Diese Symptome werden in der Regel durch einen Tumor in der Hirnanhangsdrüse verursacht, der zur Überproduktion von Wachstumshormon führt. Diese Veränderungen ent-

stehen über mehrere Jahre hinweg und werden von dem Patienten oder seiner Familie oft nicht bemerkt.

Diagnose
Akromegalie kann sich durch verschiedene körperliche Merkmale äußern. Der Arzt fragt deshalb gezielt nach einer Vergrößerung der Handschuh-, Schuh- oder Hutgröße oder danach, ob die Ringgröße dieselbe geblieben ist. Eine Diagnose wird durch Bluttests bestätigt, die über einen erhöhten Spiegel an Wachstumshormon und anderen, davon abhängigen Hormonen Aufschluss geben können. Der Wachstumshormonspiegel kann auch nach der Einnahme von Glukose gemessen werden. Eventuell wird auch die Sehkraft geprüft. Ein MRT- oder CT-Scan hilft beim Nachweis eines Tumors in der Hirnanhangsdrüse. Die beschriebenen Symptome werden nur selten von Tumoren außerhalb der Hirnanhangsdrüse hervorgerufen.

Wie gefährlich ist eine Akromegalie/Riesenwuchs?
Bei einer übermäßigen Produktion von Wachstumshormon kommt es zu verstärktem Wachstum der Knochen und der inneren Organe. Andere Auswirkungen sind möglicherweise ein hoher Blutdruck, Diabetes mellitus, Arthritis, Dickdarmpolypen und eine Einschränkung des Sehvermögens. Wird die Erkrankung nicht behandelt, kann es wegen der Vergrößerung des Herzens zu Herzversagen kommen.

Behandlung
In der Regel wird der Tumor operativ entfernt. Der Eingriff wird oft durch Bestrahlung unterstützt, um ein vollständiges Entfernen des Tumors zu gewährleisten. Es gibt zudem zwei Wirkstoffe, die die überschüssige Produktion des Wachstumshormons blockieren: Bromocriptin und Octreotid. In manchen Fällen kann die Hirnanhangsdrüse durch den Tumor auch beschädigt sein. Dann wird eine Hormontherapie erforderlich.

Prolaktinom

Symptome

Bei Frauen
- Unregelmäßigkeiten oder Unterbrechung der Monatszyklen
- Milchige Absonderungen der Brust
- Unfruchtbarkeit

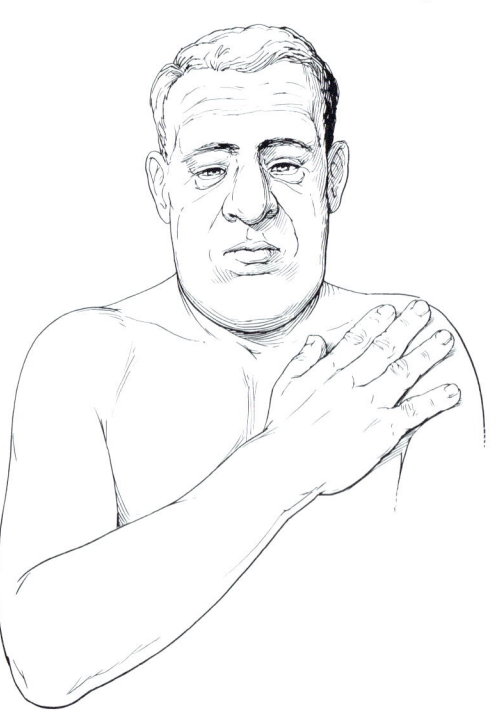

Riesenwuchs wird bei Erwachsenen durch einen Überschuss an Wachstumshormon ausgelöst. Es kommt zur Vergrößerung der Hände, des Kiefers und des Schädels sowie anderer Knochen. Körperteile werden betont und es bilden sich gröbere Gesichtszüge aus.

Bei Männern
- Impotenz, verringertes Sexualinteresse, geringe Körperbehaarung
- Unfruchtbarkeit

Bei beiden Geschlechtern
- Auffälligkeiten der Hirnanhangsdrüse (→ Inaktive Tumoren der Hirnanhangsdrüse, diese Seite)
- Unterfunktion der Hirnanhangsdrüse

Prolaktinome sind Tumoren der Hirnanhangsdrüse, die überschüssige Mengen des Hormons Prolaktin produzieren. Sie können mikroskopisch klein sein oder mehrere Zentimeter Durchmesser haben. Bei größeren Tumoren kann es zu einer Einschränkung des peripheren Sehvermögens und zu anderen Auffälligkeiten in der Hirnanhangsdrüse (s. unten) kommen. Hohe Prolaktinspiegel können auch durch Medikamente hervorgerufen werden.

Diagnose
Um andere Ursachen auszuschließen, nimmt der Arzt eine sorgfältige Anamnese und eine körperliche Untersuchung vor. Die Brüste werden auf Absonderungen hin untersucht. Der Prolaktinspiegel und der Spiegel anderer Hormone werden durch Bluttests ermittelt. Liegt ein Tumor vor, kann er mithilfe einer MRT oder Computertomographie lokalisiert werden.

Wie gefährlich ist ein Prolaktinom?
Hauptsächliche Folge eines überhöhten Prolaktinspiegels ist ein verringerter Spiegel an Geschlechtshormonen. Eine Behandlung kann erforderlich sein, um beispielsweise schwanger werden zu können oder um Komplikationen wie eine Osteoporose zu verhindern (S. 894).

Behandlung
Ein Prolaktinom kann medikamentös (durch Bromocriptin) und operativ behandelt werden. Der Arzt entscheidet, welche Behandlung für den Patienten geeignet ist.

Inaktive Tumoren der Hirnanhangsdrüse

Symptome
- Verlust des peripheren Sehvermögens
- Doppelsehen
- Hängendes Augenlid
- Kopfschmerzen
- Übermäßiger Durst oder Harndrang
- Müdigkeit, Benommenheit

- Kälteunverträglichkeit
- Verstopfung
- Unregelmäßige Monatsblutungen
- Verringertes Sexualinteresse, Impotenz und verringerte Körperbehaarung bei Männern
- Verlangsamtes Wachstum und Entwicklung bei Kindern

Inaktive Tumoren der Hirnanhangsdrüse – das sind Tumoren, die keinen Hormonüberschuss produzieren – können Beschwerden durch Druck auf die umliegenden Gewebe verursachen. Die Nerven, die die Sehkraft und die Bewegungen der Augen kontrollieren, liegen in der Nähe der Hirnanhangsdrüse und können durch einen Tumor beeinträchtigt werden. Außerdem kann die Funktion der Hirnanhangsdrüse, und damit die Funktion der Schilddrüse, der Nebennieren, des Wasserhaushalts oder der Geschlechtshormone beeinträchtigt sein. Die Symptome schreiten langsam fort, können aber auch plötzlich auftreten (Hypophysenapoplexie).

Diagnose
Ein CT- oder MRT-Scan bestätigt den Verdacht auf einen Tumor der Hirnanhangsdrüse. Die Sehkraft wird überprüft, Blut- und Urintests zeigen Hormonmangel oder -überschuss an.

Wie gefährlich ist ein inaktiver Tumor der Hirnanhangsdrüse?
In der Hirnanhangsdrüse können sich mehrere Arten von Tumoren entwickeln, am häufigsten sind ein Hypophysenadenom und ein Craniopharyngiom. Diese Tumoren verursachen unter Umständen nur einige der beschriebenen Symptome, sie können aber auch zu lebensbedrohlichen Hormonmangelzuständen oder zu einem Druck auf die Hirnmasse führen.

Behandlung
Der Tumor wird meist operativ entfernt. Häufig schließt sich eine Bestrahlungstherapie an. Ein Hormonmangel wird durch Gabe der entsprechenden Hormone ausgeglichen.

Unterfunktion der Hirnanhangsdrüse

Symptome

Bei Kindern
- Verlangsamtes Wachstum und verlangsamte sexuelle Entwicklung
- Hypoglykämie (S. 927)

Bei Erwachsenen
- Bei Frauen Unterbrechung der Monatsblutung, Unfruchtbarkeit und Unfähigkeit zum Stillen nach der Geburt
- Bei Männern verringertes Sexualinteresse, Haarausfall (Bart und Körperbehaarung)
- Faltenbildung um Mund und Augen
- Müdigkeit
- Verringerter Appetit und in einigen Fällen Gewichtsverlust

Notfallsymptome. Fieber und ein erniedrigter Blutdruck bei Stresssituationen und einer Infektion

Bei einer Unterfunktion der Hirnanhangsdrüse stellt dieses Organ unzureichende Mengen oder gar keine Hormone mehr her. Der Name leitet sich aus der griechischen Vorsilbe »hypo« ab, was »unter« bedeutet. Manche Personen entwickeln eine Tendenz für eine Unterfunktion der Hirnanhangsdrüse. Bei anderen hat die Erkrankung unbekannte Ursachen. Oft kann die Ursache jedoch ermittelt werden.

Ursache für die Unterfunktion kann ein Tumor oder eine Entzündung der Hirnanhangsdrüse sein oder die Folgen einer schweren Kopfverletzung. Manche Frauen leiden nach der Geburt unter einer Unterfunktion der Hirnanhangsdrüse. Während der Schwangerschaft vergrößert sich bei ihnen die Drüse so stark, dass sie nicht mehr mit Sauerstoff und Nährstoffen versorgt werden kann und ein Teil des Gewebes abstirbt.

Da die Hirnanhangsdrüse Hormone produziert, die wiederum andere Drüsen stimulieren, kann ihre Unterfunktion Symptome anderer Erkrankungen hervorrufen wie zum Beispiel eine → Schilddrüsenunterfunktion, S. 948, und die → Addison-Krankheit, S. 938.

Diagnose
Bei Kindern führt eine Unterfunktion der Hirnanhangsdrüse zu Zwergwuchs. Schlüsselsymptom ist ein auffällig verlangsamtes Wachstum. Diese Erkrankung ist selten und nur wenige Kinder, die kleiner als der Durchschnitt sind, leiden daran.

Besteht der Verdacht auf eine Unterfunktion der Hirnanhangsdrüse, wird ein Blut- und Urintest zur Messung des Hormonspiegels durchgeführt. Bei einem weiteren Test wird Insulin injiziert, um einen niedrigen Blutzuckerspiegel hervorzurufen (→ Hypoglykämie, S. 927) und die Hirnanhangsdrüse zur Hormonausschüttung zu stimulieren, die dann gemessen werden kann.

Zeigen diese Tests einen Mangel an Hormonen der Hirnanhangsdrüse auf, sind zur Klärung der Ursachen weitere Tests erforderlich. Möglicherweise liegt ein Tumor vor (S. 941 bis S. 943).

Wie gefährlich ist eine Unterfunktion der Hirnanhangsdrüse?
Ist im Körper zu wenig des Hormons vorhanden, das die Funktion der Nebennieren steuert, kann dieser nicht mehr adäquat auf körperliche Anstrengung, Verletzungen oder Infektionen reagieren. Ein Zustand, der lebensbedrohliche Ausmaße annehmen kann. Ein Mangel an Wachstumshormon kann zu Zwergwuchs und damit verbunden zu psychischen Problemen führen. Eine geeignete Hormonersatztherapie kann diese Erkrankung und andere Symptome einer Unterfunktion der Hirnanhangsdrüse verhindern.

Behandlung
Ist die Ursache der Unterfunktion der Hirnanhangsdrüse bekannt, kann eine darauf abgestimmte Therapie den Hormonmangel beheben. Ist dies nicht möglich, gibt es, abhängig vom Ausmaß der Störung, andere Möglichkeiten des Hormonersatzes. Bei Kindern kann das Körperwachstum durch die Injektion von Wachstumshormon angeregt werden. Die Sexualentwicklung ist bei Mädchen durch Östrogen-, bei Jungen durch Testosterongaben zu stimulieren. Bei Erwachsenen kann eine spezielle Hormonersatztherapie zur Behandlung von Fruchtbarkeitsproblemen erforderlich sein. Eine Ersatztherapie mit Schilddrüsen- oder Nebennierenhormonen kann bei Kindern und Erwachsenen angebracht sein. Nebennierenhormone wie zum Beispiel Prednisolon oder Hydrokortison müssen täglich eingenommen werden, bei Bedarf sogar öfter. Ein SOS-Armband gibt im Notfall Auskunft über den Hormonbedarf.

Diabetes insipidus

Symptome
- Übermäßiger Durst
- Verstärkter Harndrang

Notfallsymptome. Starker Wasserverlust, körperlicher Zusammenbruch und niedriger Blutdruck können einem Koma vorausgehen

Trotz der ähnlichen Symptome und des Namens darf diese Erkrankung nicht mit Diabetes mellitus verwechselt werden. Diabetes mellitus tritt als Folge eines Insulinmangels auf, also des Hormons, das den Körper zur Aufnahme und Nutzung des Energiespenders Glukose befähigt. Ein Diabetes insipidus entsteht dagegen bei einem Mangel an antidiuretischem Hormon (ADH), das vom posterioren Lappen der Hirnanhangsdrüse produziert wird.

Bei einem Mangel an antidiuretischem Hormon verliert der Körper die Kontrolle über seinen Wasserhaushalt. Die Nieren scheiden das Wasser einfach aus, anstatt es zur Aufrechterhaltung des benötigten Flüssigkeitsspiegels zu speichern.

In nahezu der Hälfte aller Fälle von Diabetes insipidus ist die Ursache der Erkrankung unbekannt, obgleich sich einige Jahre nach dem Auftreten der Symptome ein Tumor der Hirnanhangsdrüse herausstellen kann. Andere Ursachen können eine Kopfverletzung, die operative Entfernung eines Tumors der Hirnanhangsdrüse oder andere entzündliche Reaktionen sein.

Diagnose

Hauptsymptom ist die enorme Urinmenge, die ausgeschieden wird – innerhalb von 24 Stunden können es zwischen 5 und 20 Liter sein. In der Regel erfolgt während des Tages und der Nacht alle 30 Minuten ein Gang zur Toilette. Der Wasserverlust kann Hauttrockenheit und einen fast unstillbaren Durst verursachen.

Bei Verdacht auf Diabetes insipidus führt der Arzt einen Test durch, um den Wasserentzug zu bestimmen. Während mehrerer Stunden darf dabei keine Flüssigkeit getrunken werden und es wird das Harnvolumen bestimmt. Wenn der Spiegel an antidiuretischem Hormon normal ist, sinkt die Urinmenge. Liegt dagegen ein Diabetes insipidus vor, werden beträcht-liche Mengen an Wasser ausgeschieden. Um den Wasser- und Salzhaushalt zu bestimmen, können außerdem auch Bluttests durchgeführt werden.

Wie gefährlich ist ein Diabetes insipidus?

Mit der entsprechenden Behandlung kann ein Patient mit Diabetes insipidus ein normales Leben führen, es sei denn, die zugrunde liegenden Ursachen – ein Tumor oder eine Erkrankung – verursachen weitere Probleme.

Behandlung

Arzneimitteltherapie

Antidiuretisches Hormon kann entweder als Nasenspray oder durch eine Injektion verabreicht werden. Diese Therapie muss in der Regel lebenslang fortgeführt werden. Ist die Ursache für Diabetes insipidus eine Kopfverletzung oder ist es die Folge einer Operation, so kann die Drüse unter Umständen innerhalb weniger Monate ihre normale Funktion wieder aufnehmen. In diesem Fall muss die Medikation nicht fortgeführt werden.

Der Arzt kann ein Diuretikum aus der Familie der Thiazide verschreiben. Obwohl Diuretika den Harndrang eigentlich verstärken, werden Thiazide auch zur Behandlung von Diabetes insipidus eingesetzt.

Chirurgische Maßnahmen

Bei einem Tumor der Hirnanhangsdrüse kann eine Operation oder eine Bestrahlungstherapie angezeigt sein (S. 941 bis S. 943).

Ernährung

Eine Einschränkung der Salzzufuhr ist in manchen Fällen hilfreich.

Erkrankungen der Schilddrüse

Die Schilddrüse liegt am unteren Halsende und ist wie ein Schmetterling geformt. Sie umschließt die Luftröhre (Trachea) und ihr linker und rechter Lappen sind über ein Brückenstück (Isthmus) miteinander verbunden.

Die Schilddrüse bestimmt die wesentlichen Körperfunktionen. Als Reaktion auf die Befehle, die von der Hirnanhangsdrüse ausgegeben werden, scheidet die Schilddrüse das Hormon Thyroxin aus, das die Geschwindigkeit der chemischen Reaktionen innerhalb des Körper steuert. Je mehr Thyroxin vorhanden ist, desto schneller laufen diese Reaktionen ab. Die Schilddrüse produziert außerdem Kalzitonin, ein Hormon, das den Kalziumspiegel im Blut reguliert.

Kropf

Der Begriff Kropf, abgeleitet aus dem griechischen Wort »guttur«, »Kehle«, umschreibt viele Beschwerden. Ein Kropf ist eigentlich eine Vergrößerung der Schilddrüse. Es kann sich um einen lokalen Knoten oder eine Schwellung beider Lappen handeln.

Die vergrößerte Schilddrüse kann normale, zu geringe oder überschüssige Mengen an Hormon produzieren. Selten engt die vergrößerte Drüse die umschlossene Luftröhre (Trachea) ein, der Kropf verursacht aber wenig Beschwerden.

Früher war Jodmangel in der Ernährung die häufigste Kropfursache. Seit der Einführung jodhaltigen Speisesalzes ließ die Kropfhäufigkeit nach. Zudem enthalten die heutigen Speisen genügend Jod. Eine zusätzliche Einnahme ist daher unnötig. In anderen Teilen der Erde ist Jodmangel allerdings auch heutzutage nicht ungewöhnlich.

Einfacher Kropf

Ein einfacher Kropf besteht aus einer weichen, ausgedehnten Vergrößerung der Drüse. Häufig trat er während der Schwangerschaft oder in der Jugend auf, ist heute aber selten geworden. Wird die Vergrößerung der Schilddrüse zum kosmetischen Problem, kann ihre Größe durch die Gabe von Schilddrüsenhormonen reduziert werden.

Basedowkrankheit

Die Basedowkrankheit ruft in der Regel eine leichte, aber einheitliche Schwellung der Schilddrüse hervor. Die Schwellung kann sich jedoch auch deutlich vergrößern (→ Schilddrüsenüberfunktion, S. 947).

Adenomatöser Kropf

Adenome bestehen aus mehr oder weniger normalem Schilddrüsengewebe, das sich vom übrigen Gewebe abkapselt. Selten produzieren Adenome zu viel Schilddrüsenhormon und es entwickelt sich eine Überfunktion der Schilddrüse. In

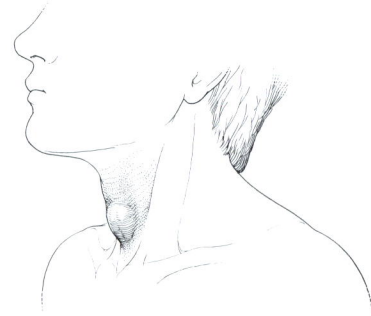

Der Kropf ist eine Vergrößerung der Schilddrüse, die meistens aufgrund einer jodarmen Ernährung hervorgerufen wird. Seit es jodiertes Speisesalz gibt und mit der Nahrung mehr Jod aufgenommen wird, ist ein Kropf recht selten geworden.

anderen seltenen Fällen blockiert ein Adenom teilweise die Luftröhre, sodass asthmaähnliche Atembeschwerden entstehen (→ Überaktive Schilddrüsenknoten, S. 947).

Schilddrüsenkrebs

Die meisten Schilddrüsenkarzinome wachsen langsam. Nach einer Bestrahlungstherapie der Halsregion treten sie etwas häufiger auf. Die häufigsten Arten sind das papilläre und das follikuläre Schilddrüsenkarzinom. Die papilläre Form greift oft auf die Lymphknoten des Halses über. Ein follikuläres Schilddrüsenkarzinom kann die Lunge und entfernt liegende Organe befallen.

Ein Schilddrüsenkarzinom beginnt als kleiner Knoten, der zunächst nur schwer von einem Adenom zu unterscheiden ist. Mit einer Nadel kann eine Gewebeprobe für eine mikroskopische Untersuchung gewonnen werden. Obwohl der Test nicht immer eindeutige Auskunft darüber geben kann, ob es sich um ein Karzinom handelt, hilft er bei der Entscheidung über eine operative Entfernung des Knotens.

Stellt sich bei der Operation heraus, dass der Knoten bösartig ist, wird der größte Teil der Drüse entfernt. In einigen Fällen wird nach der Operation zur Unterstützung der Behandlung radioaktives Jod verab

reicht. Schilddrüsenhormone können das Wachstum verbliebener Krebszellen verzögern.

Medulläres Karzinom der Schilddrüse

Bei dieser ungewöhnlichen Erkrankung der Schilddrüse produzieren die Krebszellen das Hormon Kalzitonin. Das Fortschreiten des Tumors kann über die Kalzitoninkonzentration im Blut verfolgt werden. Das medulläre Karzinom tritt familiär gehäuft auf. Die betroffene Person kann auch an einem Phäochromozytom leiden (S. 939).

Lymphozytäre Thyreoiditis

Diese Art von Kropf wird nach ihrem Entdecker, einem japanischen Pathologen, auch Hashimoto-Krankheit genannt. Bestimmte, irrtümlich produzierte Antikörper, verursachen einen Funktionsverlust der Schilddrüse und damit eine Schilddrüsenunterfunktion (S. 948).

Die Drüse vergrößert sich leicht und erhält eine gummiartige Struktur. Eine Diagnose wird durch Bluttests zum Nachweis der Antikörper unterstützt und durch eine Nadelbiopsie der Schilddrüse bestätigt. Durch die Gabe von Schilddrüsenhormon kann die Drüse verkleinert werden, sodass eine operative Entfernung nicht erforderlich ist.

Subakute Thyreoiditis

Diese seltene Erkrankung verursacht Schmerzen in der Schilddrüse, die sich beim Schlucken verstärken. Die Drüse ist leicht vergrößert und druckempfindlich. Eine Diagnose wird durch eine Blutsenkung unterstützt (S. 1331). Liegt eine subakute Thyreoiditis vor, kann die Blutsenkungsrate sehr hoch und der Spiegel an Schilddrüsenhormon entweder sehr hoch oder sehr niedrig sein.

Meist kehrt die Schilddrüse innerhalb einiger Monate zur normalen Funktion zurück. Oft hilft Aspirin bei der Symptomkontrolle. Bei stärkeren Symptomen kann der Arzt auch Kortikosteroide verschreiben.

Schilddrüsenüberfunktion

Symptome

- Gewichtsverlust trotz gesteigertem Appetit
- Beschleunigter Herzschlag und erhöhter Blutdruck
- Nervosität und Schwitzen
- Schwellung an der Halsbasis (Kropf)
- Verstärkte Darmtätigkeit, in einigen Fällen Durchfall
- Muskelschwäche
- Reizbarkeit

Notfallsymptome. Thyreotoxische Krise: Fieber, stark beschleunigter Puls, Erregung bis hin zum Delirium. Unverzügliche Hilfe ist erforderlich

Eine Überfunktion der Schilddrüse entsteht, wenn die Schilddrüse übermäßige Mengen an Schilddrüsenhormon produziert. Der Name leitet sich aus dem Griechischen ab – »hyper«, »über« und »thyreos«, »schildförmig« – und bezieht sich auf die Schilddrüsenform (→ Schilddrüsenunterfunktion, S. 948).

Die zwei Formen der Schilddrüsenüberfunktion sind die Basedowkrankheit (auch toxischer diffuser Kropf genannt) und der überaktive noduläre Kropf, manchmal auch Plummers-Krankheit, nach einem früheren Arzt an der Mayo Klinik, genannt. Bei beiden Formen werden überschüssige Mengen des Schilddrüsenhormons Thyroxin produziert.

Basedowkrankheit

Die Funktionen der Schilddrüse werden normalerweise durch ein Hormon der Hirnanhangsdrüse reguliert. Bei der Basedowkrankheit wird die Schilddrüse jedoch verstärkt durch irrtümlich produzierte Antikörper stimuliert und das eigentliche schilddrüsenstimulierende Hormon (TSH) ist im Blut nicht mehr nachweisbar. Die Produktion von Schilddrüsenhormon ist abnorm hoch, genau wie der Thyroxinspiegel.

Eine Schilddrüsenüberfunktion führt zur Erhöhung des Energieumsatzes des Körpers (basale metabolische Rate). Ein Merkmal dieser Veränderung ist ein verstärkter Appetit, da der Körper mehr Brennstoff für seine zusätzlichen Aktivitäten benötigt. Da hierdurch auch mehr Wärme erzeugt wird, ist manchen Patienten ständig warm, obwohl andere Personen um sie herum frieren oder keine Veränderung der Temperatur empfinden. Es kann zum Zittern der Hände kommen und die Handflächen fühlen sich warm und feucht an. Der Herz-

schlag ist beschleunigt und weist in manchen Fällen Unregelmäßigkeiten auf (→ Vorhofflimmern, S. 670). Auch Schlafstörungen sind häufig. Die Schilddrüse kann leicht vergrößert sein, was aber oft unbemerkt bleibt. Die Auffälligkeiten im Immunsystem, die bei der Basedowkrankheit die Schilddrüse stimulieren, können auch Auswirkungen auf die Augen haben. Es kann zur Erweiterung der Lider, einer verstärkten Absonderung von Tränenflüssigkeit und in manchen Fällen auch zu Doppelsehen kommen.

Überaktive Schilddrüsenknoten

Diese Form der Schilddrüsenüberfunktion wird durch ein oder mehrere Adenome der Schilddrüse und den dadurch erhöhten Thyroxinspiegel verursacht. Ein Adenom ist ein Teil der Drüse, der sich vom Rest des Gewebes abgekapselt hat und einen Knoten bildet. Dieser kann bis über 2 cm groß werden und ist damit tast- und in manchen Fällen auch sichtbar.

Die meisten Schilddrüsenadenome produzieren wenig oder kein Schilddrüsenhormon. In manchen Fällen kann ein Adenom allerdings auch sehr große Hormonmengen ausschütten. Die auftretenden Symptome sind denen einer Basedowkrankheit sehr ähnlich, allerdings sind die Augen dabei nicht betroffen.

Diagnose

Der Arzt wird beim Vorzeigen der Zunge oder beim Vorstrecken der Finger des Patienten versuchen ein leichtes Zittern nachzuweisen. In der Regel fragt er außerdem nach dem Auftreten von Durchfall oder anderen Veränderungen in der Verdauung und danach, ob der Patient sensibler auf Temperaturveränderungen reagiert, besonders auf Temperaturerhöhungen.

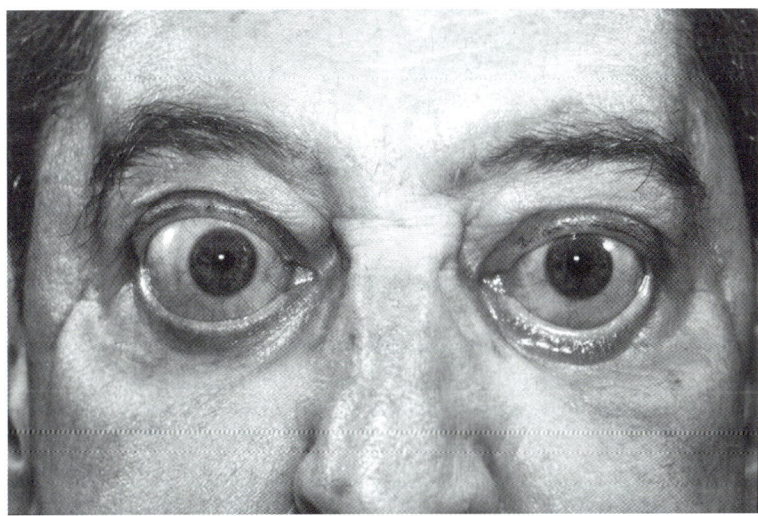

Hervorstehende Augen, Händezittern und ein schneller Herzschlag, einschließlich Schlafprobleme sind die häufigsten Symptome der Basedowkrankheit.

Beim Schlucken wird er auch die Schilddrüse untersuchen.

Da Angstzustände Symptome ähnlich einer Schilddrüsenüberfunktion hervorrufen können, müssen psychische Ursachen ausgeschlossen werden. Ein erhöhter Thyroxinspiegel sowie niedrige oder nicht vorhandene TSH-Spiegel können durch einen Bluttest ermittelt werden. Ein Test, bei dem die Aktivität der Schilddrüse mit radioaktivem Jod gemessen wird, hilft bei Diagnose und Festlegung der Therapie.

Bei der Basedowkrankheit entwickelt die Schilddrüse in der Regel einen verstärkten »Appetit« auf Jod, weshalb sich bei einem Test mit radioaktivem Jod innerhalb von 24 Stunden eine größere Jodmenge in der Schilddrüse ansammelt als gewöhnlich. Bei überaktiven Schilddrüsenknoten werden ähnliche Bluttests wie bei der Basedowkrankheit durchgeführt. Die radioaktiven Jodtests zeigen, dass das Jod hauptsächlich von dem überaktiven Adenom aufgenommen wird.

Wie gefährlich ist eine Schilddrüsenüberfunktion?

Eine Schilddrüsenüberfunktion kann unterschiedlich stark ausgeprägt sein. In manchen Fällen wird bereits nach kurzer Behandlungsdauer eine komplette und permanente Heilung erzielt, in anderen Fällen treten Rückfälle auf, die eine zweite oder dritte Behandlung erforderlich machen.

Bleibt eine Schilddrüsenüberfunktion unbehandelt, sind die Folgen unter Umständen fatal. Dennoch kann die Gesundheit in den meisten Fällen wiederhergestellt werden.

Behandlung

Es gibt drei Behandlungsarten: flüssiges radioaktives Jod, Antischilddrüsenmedikamente in Tablettenform und eine Operation. Welche Behandlung angebracht ist, entscheidet der Arzt aufgrund der körperlichen Verfassung und dem Alter des Patienten sowie anhand Art und Schweregrad der Schilddrüsenüberfunktion.

Arzneimitteltherapie

Am häufigsten wird flüssiges radioaktives Jod gegeben. Der Körper transportiert dieses Jod (eine Schlüsselsubstanz für Schilddrüsenhormone) zur Schilddrüse, wo das konzentrierte, radioaktive Jod die Hormonproduktion der Schilddrüse verlangsamt. Die Dosierung ist abhängig von der Größe der Schilddrüse und den Befunden aus dem Test mit radioaktivem Jod.

Nach 2 bis 3 Monaten wird der Status der Schilddrüse erneut untersucht. Entweder ist dann zu diesem Zeitpunkt eine erneute Gabe von radioaktivem Jod oder eine Schilddrüsenersatztherapie erforderlich (→ Schilddrüsenunterfunktion, diese Seite). Ist die Funktion der Schilddrüse normal, wird eine Kontrolluntersuchung in Abständen von 6 bis 12 Wochen durchgeführt.

Bei einer anderen Art der Behandlung werden Medikamente in Tablettenform gegeben. Die Symptome der Schilddrüsenüberfunktion verschwinden in der Regel 6 bis 8 Wochen nach Beginn der Therapie. Ein normaler Behandlungszyklus dauert allerdings 9 bis 12 Monate, während denen die Tabletten eingenommen werden müssen. Danach können die Symptome wieder auftreten und einen erneuten Behandlungszyklus erforderlich machen.

Chirurgische Maßnahmen

In den meisten Fällen werden überaktive Schilddrüsenknoten operativ entfernt. Bei der Behandlung der Basedowkrankheit werden allerdings auch häufig radioaktives Jod und Antischilddrüsenmedikamente eingesetzt. Im Rahmen eines operativen Eingriffs wird in der Regel der größte Teil des Schilddrüsengewebes entfernt, besonders dann, wenn die Symptome durch 2- oder 3-malige Gabe von radioaktivem Jod oder Antischilddrüsenmedikamenten nicht zu beseitigen waren. Die Augen können so stark betroffen sein, dass das Sehen beeinträchtigt und eine Operation zur Minderung des Augeninnendrucks erforderlich wird.

Ernährung

Kommt es zu extremem Gewichtsverlust und Muskelschwund, kann eine mit Kalorien und Eiweiß angereicherte Ernährung angezeigt sein.

Schilddrüsenunterfunktion

Symptome

- Lethargie (verlangsamte Körper- und Geistesfunktionen)
- Verlangsamter Herzschlag
- Kälteintoleranz
- Verstopfung
- Trockene Haut und Haar
- Kropf (bei manchen Patienten)
- Schwere und verlängerte Monatsblutungen
- Verringertes Sexualinteresse

Notfallsymptome. Myxödemkoma: starke Kälteintoleranz und Schwindel, gefolgt von ausgeprägter Lethargie und Bewusstlosigkeit. Ein Myxödemkoma kann durch Beruhigungsmittel, Infektionen oder andersartigen Stress verursacht werden und erfordert sofortige ärztliche Hilfe

Eine zu wenig aktive Schilddrüse bedingt eine Schilddrüsenunterfunktion (das Gegenteil einer Schilddrüsenüberfunktion, siehe S. 947). Der Name stammt aus dem Griechischen – »hypo« für »unter« und »thyreos« für »schildförmig«. Der Symptomkomplex und die Befunde, wenn die Schilddrüsenunterfunktion über Jahre unbehandelt bleibt, heißt Myxödem.

Das Schilddrüsenhormon hat eine solch weit reichende Wirkung auf Wachstum und Entwicklung, dass ein Mangel zu vielen Problemen führen kann. Die normalen Körperfunktionen (normale metabolische Rate) verlangsamen sich und der Patient fühlt sich körperlich und geistig schlapp. In extremen Fällen kann ein Mangelzustand bei Kleinkindern und Kindern zu Entwicklungsstörungen führen (→ Kretinismus, diese Seite). Bei Erwachsenen können sich die geistigen Prozesse verlangsamen, die Körpertemperatur kann nicht mehr reguliert werden und es kann sich ein Herzversagen entwickeln.

Eine Schilddrüsenunterfunktion hat viele Ursachen. Durch irrtümlich produzierte Antikörper kann die Schilddrüse beispielsweise langsam zerstört werden. Die Hirnanhangsdrüse schüttet zu wenig des schilddrüsenstimulierenden Hormons (TSH) aus. Auch durch die Hashimoto-Krankheit (→ Lymphozytäre Thyreoiditis, S. 946) kann die Schilddrüsenunterfunktion verursacht werden. In manchen Fällen ist sie sogar das Ergebnis einer zu effektiven Behandlung gegen eine Schilddrüsenüberfunktion. Selten werden Kinder ohne Schilddrüse geboren.

Obwohl es keine häufige Erkrankung ist, ist eine Schilddrüsenunterfunktion nicht ungewöhnlich. Sie kann bei beiden Geschlechtern und in jedem Alter auftreten. Am häufigsten sind Frauen im mittleren Alter betroffen. Bei älteren Patienten bleibt die Unterfunktion meistens unentdeckt.

Diagnose

Eine Schilddrüsenunterfunktion entwickelt sich gewöhnlich langsam über Monate oder sogar Jahre. Für die Betroffenen bleibt sie oft unbemerkt, für Freunde und Bekannte sind dagegen die Veränderungen nach einem längeren Zeitraum zwischen zwei Treffen sehr auffällig.

Zunächst können sich Müdigkeit und Muskelschwäche ergeben und man friert bei kühlen oder kalten Temperaturen. Häufig kommt es auch zu Verstopfung. Das Gesicht erscheint aufgeschwemmt, die Haut wird trockener, verdickt sich und verliert an Glanz. Die Stimme kann rauer werden und es kann zu Hörschwächen kommen. Obwohl Gewichtszunahme oft als ein Symptom für Schilddrüsenunterfunktion gilt, ist dies, wenn überhaupt, nur selten der Fall.

Am besten lässt sich eine Schilddrüsenunterfunktion mit Labortests nachweisen. Das Blut wird dabei auf verschiedene Formen von Schilddrüsenhormon, TSH und Antikörper hin untersucht. Ein erniedrigter Spiegel an Schilddrüsenhormon und ein hoher TSH-Spiegel lassen eine Schilddrüsenunterfunktion vermuten, während ein hoher Antikörperspiegel auf die Hashimoto-Krankheit als Ursache für die Schilddrüsenunterfunktion hindeutet.

Wie gefährlich ist eine Schilddrüsenunterfunktion?

Bei den meisten Patienten ist eine Schilddrüsenunterfunktion weder chronisch noch fortschreitend, sodass unter Behandlung ein normales Leben möglich ist. Dennoch ist besonders bei Kindern und Patienten mit Hormonmangel eine Behandlung wichtig.

Myxödemkoma

Eine Schilddrüsenunterfunktion ist normalerweise nicht lebensbedrohlich, außer es tritt ein Myxödemkoma auf. Dieser seltene Zustand ist in der Regel die Folge einer lang andauernden, nicht diagnostizierten Schilddrüsenunterfunktion und kann durch Beruhigungsmittel, Rauschmittel, Krankheit, Kälteexposition, Unfall, Verletzung oder durch einen operativen Eingriff ausgelöst werden.

Kretinismus

Bei Kindern kann eine unbehandelte Schilddrüsenunterfunktion zu Zwergwuchs und geistiger Retardierung (Kretinismus) führen. Wird die Schilddrüsenunterfunktion während der ersten Lebensmonate diagnostiziert (bei den routinemäßigen Bluttests nach der Geburt), sind die Chancen auf eine normale Entwicklung gut. Zu den typischen Anzeichen für den Entwicklungsstillstand zählen ständiger Speichelfluss, durchgedrückter Rücken und vorstehender Bauch, kleine Körpergröße und unregelmäßig sitzende, schlecht geformte Zähne.

Behandlung

Arzneimitteltherapie

Am wichtigsten ist die tägliche Einnahme von Schilddrüsenhormon. Der Arzt verschreibt in der Regel ein synthetisches. In den meisten Fällen bessert sich der Zustand innerhalb 2 bis 3 Wochen nach Beginn der Therapie. Alle Symptome verschwinden nach wenigen Monaten. Diese Behandlung muss allerdings ein Leben lang fortgeführt werden.

Ernährung

Bei manchen Menschen resultiert der Mangel an Schilddrüsenhormon aus einem lang andauernden, ernährungsbedingten Jodmangel.

Um diesen Mangel zu kompensieren, vergrößert sich die Schilddrüse – es bildet sich ein Kropf. In Deutschland kommt ein Kropf mittlerweile relativ selten vor, da das Speisesalz mit Jod angereichert ist und viele Nahrungsmittel Jod enthalten. In anderen Gebieten auf der Erde bleibt Jodmangel, aufgrund geringer Jodmengen im Boden, eine häufige Ursache für einen Kropf. Der Verzehr von jodhaltigem Speisesalz ist dort eine gängige Gesundheitsmaßnahme (S. 946).

Erkrankungen der Nebenschilddrüse

Die Schilddrüse sitzt vorne an der Halsbasis, die Nebenschilddrüsen sitzen jeweils an den vier Enden der Schilddrüsenlappen. Die kleinen Drüsen – jede hat ungefähr die Größe eines Reiskorns – produzieren Parathormon. Ist der Parathormonspiegel erhöht, spricht man von einer Nebenschilddrüsenüberfunktion (die griechische Vorsilbe »hyper« bedeutet »über«). Ein verringerter Parathormonspiegel führt zur Nebenschilddrüsenunterfunktion (die griechische Vorsilbe »hypo« bedeutet »unter«).

Die verstärkte Hormonsekretion einer oder mehrerer Nebenschilddrüsen erhöht den Blutkalziumspiegel. Es wird vermehrt Kalzium aus den Knochen gelöst und vom Darm resorbiert. Die Nebenschilddrüsen kontrollieren durch An- und Abschalten ihrer Aktivität innerhalb enger Grenzen den Kalziumspiegel im Blut (so, wie ein Thermostat die Temperatur regelt). Für

die Regulation des Kalziumspiegels im Blut ist außerdem Vitamin D erforderlich. Das Hormon Kalzitonin, das von der Schilddrüse produziert wird, spielt dabei eine noch weitgehend ungeklärte Rolle.

Nebenschilddrüsenüberfunktion

Symptome

Eine Nebenschilddrüsenüberfunktion macht sich zunächst nicht bemerkbar, wenn es nicht aufgrund von Nierensteinen zu Schmerzen kommt. Im Verlauf der Jahre können auftreten:

- Nierensteine
- Müdigkeit
- Verstärkter Harndrang und Durst
- Verdauungsbeschwerden und Symptome eines Magengeschwürs

Produziert eine oder mehrere der Nebenschilddrüsen zu viel Parathormon, so spricht man von einer Nebenschilddrüsenüberfunktion (beim umgekehrten Fall, also wenn zu wenig Parathormon produziert wird, spricht man von einer Nebenschilddrüsenunterfunktion, S. 951). Ist der Parathormonspiegel im Körper zu hoch, so erhöht sich auch die Kalziumkonzentration, während die Phosphatkonzentration abnimmt.

In über 80 Prozent der Fälle wird die Überproduktion durch eine Gewebevermehrung in einer der Nebenschilddrüsen hervorgerufen. In anderen Fällen vergrößern sich alle vier Nebenschilddrüsen und produzieren einen Hormonüberschuss. Gewebevermehrungen sind in der Regel auf eine Region in der Nebenschilddrüse begrenzt und streuen nicht.

Obwohl man diese Erkrankung früher für selten hielt, ist sie bei Personen mittleren Alters

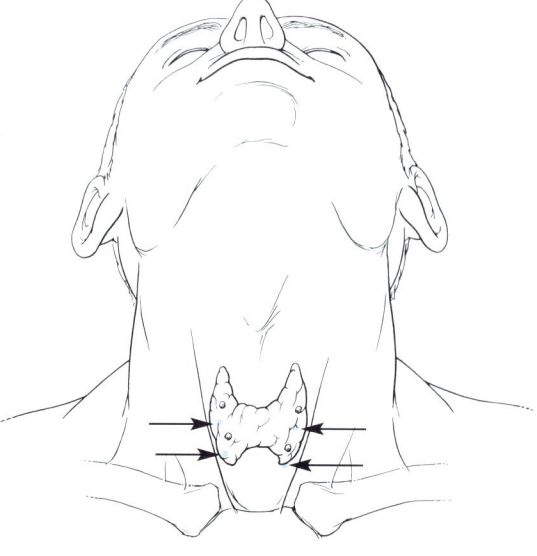

Die reiskorngroßen Nebenschilddrüsen (Pfeile) sitzen auf der Schilddrüse und produzieren das Parathormon, das den Kalziumspiegel im Blut reguliert.

nicht unüblich. Frauen entwickeln etwa doppelt so häufig wie Männer eine Überfunktion der Nebenschilddrüsen.

Diagnose

Bei etwa der Hälfte der Patienten mit Nebenschilddrüsenüberfunktion sind keine Symptome bemerkbar. Sehr oft wird die Erkrankung zufällig bei einem Routinebluttest anhand des hohen Kalziumspiegels entdeckt. Ein niedriger Phosphatspiegel kann ein weiteres Anzeichen sein. Die Diagnose wird durch den Nachweis des Spiegels an Parathormon im Blut bestätigt.

Bei einer Nebenschilddrüsenüberfunktion kann ein Zuviel an Vitamin D den Kalziumspiegel ansteigen lassen (Hyperkalzämie). Auch die Einnahme bestimmter Diuretika, wie zum Beispiel Thiazin, kann dies bewirken. Selten führt der Arzt eine Ultraschalluntersuchung zum Nachweis von Nebenschilddrüsentumoren durch. Bei zu hohen Kalziummengen im Blut kann eine Erkrankung mit dem Namen → Sarkoidose, S. 721, entstehen und sollte ausgeschlossen werden. Einige Karzinome der Lunge, der Brust und anderer Organe schütten Hormone aus, die dem Parathormon ähnlich sind und auch die Kalziumkonzentration im Blut erhöhen.

Wie gefährlich ist eine Nebenschilddrüsenüberfunktion?

In manchen Fällen muss die Krankheit nicht behandelt werden. Der Arzt überwacht lediglich die Verfassung des Patienten. Besonders die Nieren müssen kontrolliert werden, da es zur Bildung von Nierensteinen und einer unzureichenden Nierenfunktion kommen kann.

Für die Knochen besteht ein langfristiges Risiko: Ein hoher Kalziumspiegel im Blut kann bedeuten, dass zu viel Kalzium aus den Knochen freigesetzt wird, die als Vorratsspeicher fungieren. Der Arzt kann deshalb mit weiteren Tests den Mineralgehalt der Knochen und den Zustand des Skeletts überprüfen.

Betreffen die Veränderungen das Skelett, kann eine operative Entfernung des Tumors erforderlich sein. Auch Magengeschwüre können im Verlauf einer Nebenschilddrüsenüberfunktion entstehen.

Behandlung

Ein erfahrener Chirurg kann meist den Nebenschilddrüsentumor lokalisieren und entfernen. Ist der Tumor nicht im üblichen Bereich der Nebenschilddrüsen lokalisiert, sind aufwändigere Techniken, so die Untersuchung des Bereichs hinter dem Brustbein, erforderlich.

Nebenschilddrüsen-unterfunktion

Symptome
- Muskelkrämpfe oder Taubheitsgefühle, besonders in Händen, Füßen und der Kehle
- Atemschwierigkeiten
- Trockene Haut
- Pilzinfektionen
- Bei Kindern: Erbrechen, Krämpfe und Kopfschmerzen

Produzieren die Nebenschilddrüsen zu wenig Hormon, so entsteht eine Nebenschilddrüsenunterfunktion (bei einer überschüssigen Hormonproduktion wird von einer Nebenschilddrüsenüberfunktion gesprochen, S. 950). Eine Nebenschilddrüsenunterfunktion kommt sehr viel seltener vor als eine Nebenschilddrüsenüberfunktion.

Das Hormon der Nebenschilddrüsen (Parathormon) ist essenziell für den Kalziumhaushalt im Körper. Ohne ausreichende Mengen an Parathormon sinkt der Kalziumspiegel im Blut unter den Normalwert, während der Phosphatspiegel ansteigt. Ein niedriger Kalziumspiegel kann Probleme verursachen, besonders Muskelspasmen und -krämpfe. Im Laufe der Jahre können auch Katarakte und in seltenen Fällen schwere Krämpfe auftreten.

Es gibt zwei Arten von Nebenschilddrüsenunterfunktion. Eine spontane Nebenschilddrüsenunterfunktion unbekannter Ursache kann eine Anfälligkeit für Pilzinfektionen und einen Funktionsverlust der Eierstöcke oder der Nebennieren nach sich ziehen. Kinder sind häufiger betroffen als Erwachsene.

Eine Nebenschilddrüsenunterfunktion kann aber auch nach der operativen Entfernung der Nebenschilddrüsen bei der Behandlung eines Kropfes oder als chirurgische Komplikation nach der operativen Entfernung mehrerer Nebenschilddrüsen entstehen.

Diagnose

Schlüsselsymptom bei der Diagnose einer Nebenschilddrüsenunterfunktion sind die niedrige Kalziumkonzentration (Hypokalzämie) und die hohe Phosphatkonzentration im Blut.

Wie gefährlich ist eine Nebenschilddrüsenunterfunktion?

Die von der Nebenschilddrüsenunterfunktion ausgelösten Muskelspasmen sind unangenehm. Atembeschwerden werden durch Spasmen der Muskeln ausgelöst, die die Stimmbänder kontrollieren. Besteht der niedrige

Kalziumspiegel bereits seit mehreren Jahren, so können Katarakte und Krämpfe auftreten.

Behandlung

Der Arzt verschreibt in der Regel Vitamin D und auch Kalziumersatzpräparate. Sind bestimmte Symptome (zum Beispiel die Muskelspasmen) besonders stark ausgeprägt, dann kann zur unmittelbaren, jedoch nur zeitweiligen Linderung auch Kalzium intravenös injiziert werden.

Die Betroffenen müssen lebenslang bedeutend höhere Mengen an Kalzium und Vitamin D zu sich nehmen, als bei einer normalen Ernährung angezeigt wäre. Eventuell wird der Arzt dann regelmäßige Tests zur Kontrolle des Kalziumspiegels ansetzen. Eine Kalziumersatztherapie kann die Gesundheit zwar in ausreichendem Maß wiederherstellen, dennoch sind regelmäßige Untersuchungen für die Aufrechterhaltung eines normalen Kalziumspiegels wichtig.

Kapitel 29

Das Blut

Inhalt

Lernen Sie Ihr Blut kennen

Das durch den Körper zirkulierende Blut nimmt eine Reihe wichtiger Funktionen wahr. Im Lungengewebe wird der eingeatmete Sauerstoff in das Blut aufgenommen und kommt über die Arterien in die verschiedenen Körpergewebe. Gleichzeitig wird über das Blut Kohlendioxid aus den Geweben entfernt, über die Venen zur Lunge transportiert und dort ausgeatmet.

Auch lebenserhaltende Nährstoffe werden mit dem Blut vom Darm zu den Körperzellen befördert. Müssen Abfallstoffe aus den Zellen entfernt werden, so werden sie vom Blut zu den Nieren transportiert, wo sie ausgeschieden werden (→ Nieren und Harnwege, S. 825).

Das Blut trägt außerdem zur Verständigung der verschiedenen Körperteile und der Koordination ihrer Funktionen bei, da es auch Transportmittel für Botenstoffe – beispielsweise für Hormone – ist. Auch das Immunsystem nutzt das Blut zum Transport von Antikörpern (Eiweißstoffe, die zur Abwehr von Fremdkörpern beitragen) und Immunabwehrzellen (S. 1059). Schließlich hilft das Blut bei der Regulation der Körpertemperatur, indem es die von den Muskeln produzierte Wärme verteilt.

All diese unterschiedlichen Funktionen werden von den Blutzellen und dem flüssigen Anteil des Bluts, dem Plasma, wahrgenommen. Bei der Mehrzahl der Blutzellen handelt es sich um die roten Blutkörperchen (Erythrozyten), in denen das Hämoglobin, eine rote, mit Eisen angereicherte und komplexe Substanz, enthalten ist. Der in der Lunge eingeatmete Sauerstoff wird vom Hämoglobin gebunden und dann mithilfe des Bluts bis in die winzigen Blutgefäße (Kapillaren) transportiert. Dort gibt das Hämoglobin dann den Sauerstoff ab, sodass dieser aus dem Blut in die Zellen gelangen kann.

Vergrößerte Milz

Die Milz liegt im oberen linken Viertel des Bauchraums und wird durch den darüber liegenden Brustkorb geschützt.

Vier wichtige Funktionen hat die Milz. Erstens ist sie ein Teil des Immunsystems und trägt entscheidend zur Entfernung von fremden Organismen und Antigenen aus dem Blut bei – auch ein Teil der Antikörper wird als Antwort auf das Eindringen fremder Antigene in der Milz gebildet. Zweitens spielt sie eine wichtige Rolle bei der Entfernung normaler und abnormaler Blutzellen aus dem Blut.

Drittens vermittelt die Milz die Blutversorgung der Leber und viertens kann sie, unter gewissen Umständen, essenziell für die Entstehung neuer Blutzellen werden.

Normalerweise kann die Milz wegen ihrer Lage unter dem Brustkorb nicht ertastet werden, außer bei bestimmten Situationen, in denen sie sich vergrößert (Splenomegalie). In manchen Fällen verläuft eine solche Vergrößerung symptomfrei. Gelegentlich kann es jedoch auch zu Schmerzen links außen im oberen Bauchraum und zudem bisweilen in der linken Schulter kommen.

Eine akute Milzvergrößerung kann sich durch eine im Organ vorliegende Blutung nach einem Trauma des linken Brustkorbs oder der oberen Bauchgegend ergeben und ist oft mit Schmerzen verbunden. Erkrankungen wie infektiöse Mononukleose, Tuberkulose, Histoplasma-Mykose, bakterielle Entzündung der Herzinnenhaut und Malaria (S. 1055) können eine Milzvergrößerung auslösen, die von Fieber begleitet wird.

Auch in Folge von Erkrankungen des Immunsystems kann sich die Milz vergrößern. Dazu zählen rheumatoide Arthritis, Lupus erythematosus (S. 918) und die hämolytische Anämie (S. 962).

Da die Milz wichtig für die Blutversorgung der Leber ist, führt jede Krankheit, die von ihr verhindert wird, zu einer Milzvergrößerung. Dazu gehören eine Zirrhose, eine Verstopfung der großen Lebervene (Portalvene) sowie ein kongestives Herzversagen, bei dem sich das Blut in der Leber staut. Eine Milzvergrößerung kann sich auch durch Erkrankungen der roten Blutkörperchen (zum Beispiel Thalassämie und Sichelzellkrankheit) ergeben.

Schließlich kann sich die Milz auch dann vergrößern, wenn abnormale Zellen aufgrund gutartiger oder bösartiger Erkrankungen in sie einwandern. Ein Beispiel für eine gutartige Erkrankung ist die Amyloidose (S. 974). Zu den bösartigen Erkrankungen, die eine Milzvergrößerung aufgrund der Einwanderung abnormaler Zellen zur Folge haben, gehören Leukämien, Lymphome, ein Hodgkin-Lymphom und metastasierende Tumoren.

Mithilfe von Ultraschall- oder Computertomographie kann der Arzt eine vergrößerte Milz feststellen. Die Behandlung richtet sich nach der zugrunde liegenden Ursache.

Weiße Blutkörperchen (Leukozyten) verteidigen den Körper gegen Eindringlinge, darunter gegen Bakterien, die Infektionen auslösen können, und gegen Viren und Pilze. Es gibt drei Hauptgruppen weißer Blutkörperchen. Zur ersten Gruppe, den Granulozyten (»körnige« Zellen), gehören Neutrophile, Eosinophile und Basophile. Zusammen mit der zweiten Gruppe, den Monozyten, kämpfen sie gegen viele verschiedene Arten von Infektionen, unter anderem dadurch, dass sie fremde Substanzen in sich aufnehmen. Die dritte Gruppe weißer Blutkörperchen sind die Lymphozyten, die gezielt gegen spezifische infektiöse Partikel vorgehen. Zu den Lymphozyten gehören die B- und T-Zellen. B-Zellen stellen Antikörper her, während T-Zellen fremde und virusinfizierte Zellen attackieren (→ Die Funktionsweise des Immunsystem, S. 1056).

Blutplättchen (Thrombozyten) sind farblose Blutzellen, die verletzte Blutgefäße reparieren. Sie verstopfen die Löcher in den Gefäßwänden und verhindern so einen Blutverlust. Ist eines der Blutgefäße im Körper verletzt, sammeln sich Blutplättchen an und verstopfen die verletzte Stelle. Dies ist der erste Schritt der Blutgerinnung (Koagulation), der durch im Blutplasma vorkommende Eiweißstoffe fortgesetzt wird.

Im Plasma, einer gelblichen Flüssigkeit, sind außer den Gerinnungsfaktoren noch andere Proteine enthalten. Blutplasma ist das, was nach der Entfernung der Blutzellen vom Blut übrig bleibt. Unter dem Begriff Serum versteht man Plasma, aus dem die Gerinnungsfaktoren entfernt worden sind.

Das lymphatische System, ein weiteres Zirkulationssystem im Körper, transportiert die Lymphe. Die Lymphe hilft dabei, Wasser und Proteine aus den Geweben ins Blut zu transportieren.

Die Mehrzahl der Blutzellen wird im Knochenmark gebildet, das sich in den Hohlräumen der Knochen befindet. Die meisten dieser Zellen reifen im Knochenmark und durchlaufen dort auch weitere Entwicklungsstadien. Manche Blutzellen durchlaufen diese Reifungsstadien jedoch in der Milz oder in den Lymphknoten.

Bei Verdacht auf eine Erkrankung des Bluts werden Bluttests durchgeführt. Die benötigten Blutproben werden entweder aus einer Armvene entnommen oder von den Kapillargefäßen der Fingerspitzen.

Bluttests gehören zu jeder Routineuntersuchung. Der am häufigsten durchgeführte Test ist die Bestimmung eines kompletten Blutbilds.

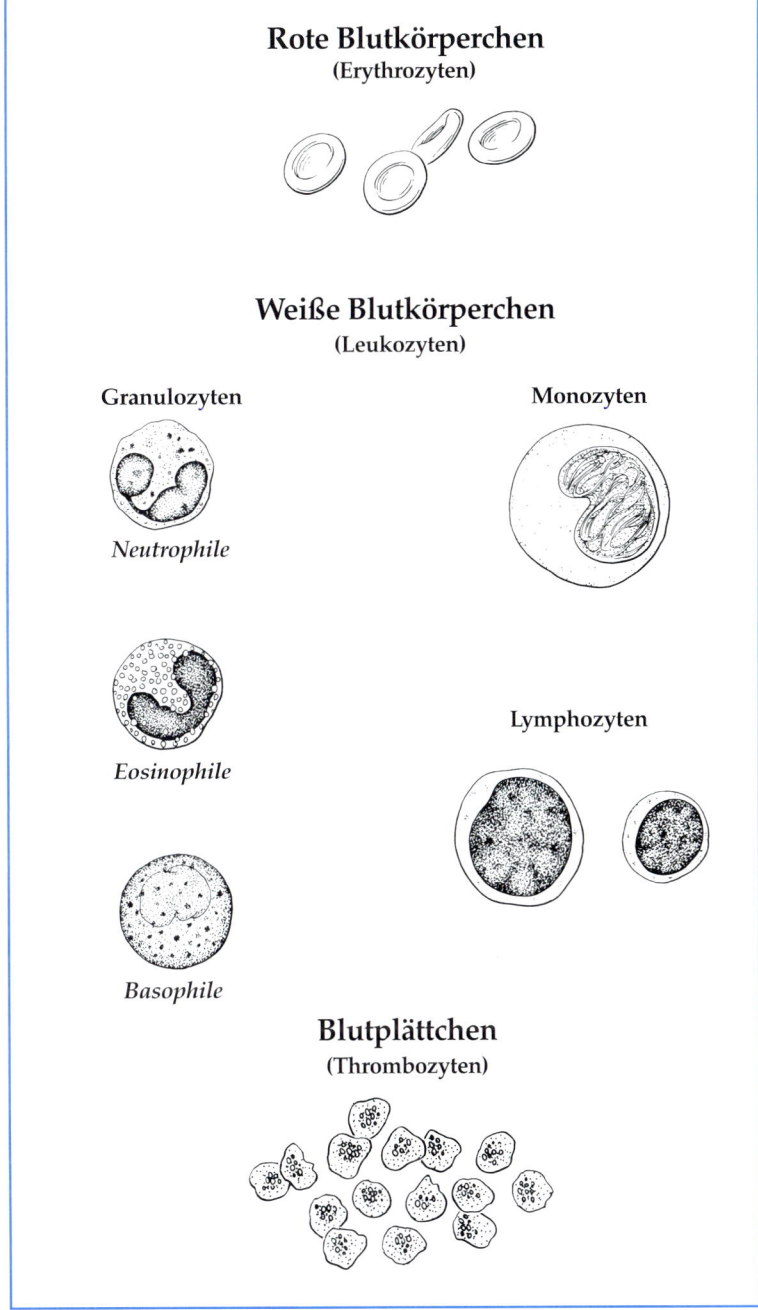

Rote Blutkörperchen
(Erythrozyten)

Weiße Blutkörperchen
(Leukozyten)

Granulozyten

Neutrophile

Eosinophile

Basophile

Monozyten

Lymphozyten

Blutplättchen
(Thrombozyten)

Dabei wird der zahlenmäßige Anteil jeder Sorte von Blutzellen in einem festgelegten Volumen bestimmt. Zudem werden die Blutzellen unter dem Mikroskop auf Veränderungen ihrer Größe und Form überprüft. Zu einem kompletten Blutbild gehört auch die Bestimmung des Hämatokrits, der Prozentanteil des gesamten Blutvolumens, das von den roten Blutkörperchen eingenommen wird. Der Hämatokrit beträgt bei Frauen in der Regel 42 Prozent und bei Männern 47 Prozent. Außerdem wird auch der Hämoglobinstatus bestimmt (Hämoglobin, ein mit Eisen angereichertes Molekül in den

Die roten Blutkörperchen (Erythrozyten) enthalten Hämoglobin. Weiße Blutkörperchen werden Leukozyten genannt. Sie teilen sich in drei große Gruppen auf – Granulozyten, Monozyten und Lymphozyten. Sie verteidigen den Körper gegen Fremdstoffe. Die Blutplättchen (Thrombozyten) reparieren verletzte Blutgefäße.

roten Blutzellen, speichert Sauerstoff und transportiert ihn zu den Körperzellen).

Bei Verdacht auf eine Erkrankung einer bestimmten Gruppe der weißen Blutkörperchen wird ein differenzielles Blutbild durchgeführt. Dabei wird die relative Menge jeder Art der weißen Blutkörperchen bestimmt. Bei anderen Bluttests wird die Zahl der Blutplättchen oder die Blutungsdauer (hilfreich für die Funktionsbestimmung der Blutplättchen) ermittelt.

Um festzustellen, ob der Körper ausreichend viele neue Blutzellen herstellt, kann der Arzt eine Knochenmarkprobe entnehmen und unter dem Mikroskop untersuchen. Diese Probe wird in der Regel aus der Rückseite eines großen Beckenknochens oder einem Knochen des Brustbeins entnommen (S. 1332).

Viele durch Störungen im Blut ausgelösten Probleme können vom Hausarzt behandelt werden. In manchen Fällen kann eine Überweisung zum Blutspezialisten, dem Hämatologen, erfolgen.

Bei manchen Blutkrankheiten handelt es sich um Krebs, beispielsweise um Leukämien, Lymphome und multiple Myelome. Traditionell werden diese Krebsarten vom Hämatologen oder Onkologen (Krebsspezialisten) mit einer Chemotherapie behandelt, die eng mit den Radiologen zusammenarbeiten, die den Krebs mit Röntgenstrahlen behandeln. Manche Ärzte haben sich sowohl auf Onkologie als auch auf Hämatologie spezialisiert.

Auf den folgenden Seiten werden die verschiedenen Bluterkrankungen erklärt. Sie sind danach eingeteilt, in welchem Bereich des Blutkreislaufsystems sie auftreten. Anämien werden durch eine zu geringe Anzahl an roten Blutkörperchen verursacht. Zu den Symptomen einer Anämie gehören Atemlosigkeit sowie Blässe und Ausdauerschwäche. Eine verminderte Anzahl an weißen Blutkörperchen erschwert die Abwehr des Körpers gegen Infektionen. Bei einer Leukämie gibt es in der Regel zu viele weiße Blutkörperchen. Lymphome befallen die Lymphknoten, Milz und das Knochenmark. Gerinnungsstörungen treten auf bei Störungen der Blutplättchen oder der Gerinnungsfaktoren.

Blutarmut (Anämie)

Bei einer Anämie ist die verfügbare Menge an Hämoglobin sowie die Anzahl der roten Blutkörperchen (Erythrozyten) verringert. Es gibt eine Reihe von Anämien mit unterschiedlichen Ursachen. Zusammen zählen sie zu den häufigsten Blutkrankheiten.

Zu Beginn einer Anämie sind die Anzeichen wie Müdigkeit und Blässe so unauffällig, dass sie zunächst oft nicht bemerkt werden. Ungewöhnliche Blässe macht sich am deutlichsten unter dem Nagelbett, auf der Unterseite der Augenlider und der Innenseite der Lippen sowie auf den Handflächen bemerkbar. Bei einer Anämie sehen die Falten der Handfläche genauso blass aus wie die umliegende Haut. Diese Symptome treten auf, wenn die Hämoglobinkonzentration weniger als 7 g/dl beträgt. Beim Sport gerät man leichter außer Atem und auch das Herz kann schneller als gewöhnlich schlagen.

Häufigste Ursache einer Anämie ist Eisenmangel. Ist nicht genügend Eisen vorhanden, kann der Körper nicht die benötigte Menge an Hämoglobin herstellen. Liegt ein Mangel an Vitamin B_{12} vor (wie bei einer perniziösen Anämie) oder an Folsäure (Folsäuremangel), werden nicht genügend rote Blutkörperchen hergestellt. Bei Erbkrankheiten, wie der Sichelzellkrankheit, Thalassämie oder einer seltenen Hämoglobinkrankheit, bildet der Körper defektes Hämoglobin.

Bei der hämolytischen Anämie werden die roten Blutkörperchen schneller zerstört (hämolysiert), als sie das Knochenmark ersetzen kann. Häufigste Ursache einer hämolytischen Anämie ist eine Immunantwort des Körpers gegen die eigenen roten Blutkörperchen (Autoimmunität). Die zweithäufigste Ursache ist die Einnahme von Medikamenten gegen Infektionen oder hohen Blutdruck.

Auch erbliche Enzymdefekte, wie ein Defekt der Glukose-6-Phosphatase (G6P), können eine hämolytische Anämie auslösen. Außerdem können viele Infektionen und chronische Erkrankungen, einschließlich bestimmter Arten von Krebs, die Bildung der roten Blutkörperchen beeinflussen und eine Anämie hervorrufen (man spricht dann von einer Anämie aufgrund einer chronischen Erkrankung).

Im Folgenden werden Anämien aufgeführt, die sich in ihren Symptomen oft stark ähneln. Trotz der vielen Ähnlichkeiten in den Symptomen handelt es sich aber dabei um Erkrankungen mit unterschiedlicher Ursache.

Blutarmut durch Eisenmangel

Symptome

- Im Frühstadium keine
- Blässe
- Müdigkeit

Eine Blutarmut durch Eisenmangel tritt dann auf, wenn die im Körper zur Bildung von Hämoglobin notwendige Eisenmenge nicht vorliegt. Für den Eisenmangel gibt es verschiedene Ursachen, darunter ein unzureichender Verzehr eisenhaltiger Lebensmittel, ungenügende Aufnahme von Eisen im Körper und Blutverlust.

Weltweit gilt ein Eisenmangel als häufigste Ursache einer Blutarmut, vor allem bei Frauen im gebärfähigen Alter.

Außerhalb der Schwangerschaft kann die Blutarmut durch den Blutverlust während der Monatsblutung verursacht werden. Ohne die zusätzliche Einnahme von Eisenpräparaten tritt die durch Eisenmangel bedingte Blutarmut praktisch bei allen schwangeren Frauen auf, da der Eisenvorrat im Körper den Hämoglobinbedarf der Mutter und des heranwachsenden Embryos decken muss.

Sowohl bei Kleinkindern, Kindern als auch Jugendlichen kann eine Blutarmut durch Eisenmangel auftreten. In diesem Alter findet enormes Körperwachstum statt und es wird viel Eisen zum Aufbau von neuen Muskeln und Hämoglobin benötigt. Bei Kindern kann auch eine Bleivergiftung zu einem Eisenmangel beitragen (→ Bleivergiftung, S. 71).

Bei Erwachsenen ist die häufigste Ursache einer Anämie Blutverlust im Verdauungstrakt, der zum Beispiel durch Aspirin, nicht-steroidale, entzündungshemmende Medikamente, eine Darmerkrankung oder eine Zwerchfellhernie (S. 743) verursacht werden kann.

Diagnose

Die Symptome einer durch Eisenmangel bedingten Blutarmut entwickeln sich so langsam, dass sie oft kaum bemerkt werden. Wie bei anderen Anämien kommt es zu Müdigkeit und Ausdauerschwächen. Haut, Gaumen, Nagelbett und die Ränder der Augenlider erscheinen blass. Mit der Zeit kommt es zu einem merklich beschleunigten Herzschlag.

Selten entwickeln die Betroffenen eine Gier nach Substanzen – Pikazismus genannt –, die nicht zu den Nahrungsmitteln zählen wie Eis, Lehm oder Erde. Manche dieser Substanzen beeinträchtigen die Eisenabsorption im Darm und verschlimmern dadurch den Blutmangel.

Zur Diagnose einer durch Eisenmangel bedingten Anämie stehen dem Arzt verschiedene Bluttests zur Verfügung. Die Größe der roten Blutkörperchen ist reduziert, ihre Anzahl kann aber normal sein. Die Hämoglobinmenge in den roten Blutkörperchen ist niedrig und im Mikroskop sehen die Blutzellen blass aus.

Bei Verdacht auf Blutverlust im Verdauungstrakt kann durch bestimmte Tests (S. 790) die Menge an Blut im Stuhl genau bestimmt werden.

Wie gefährlich ist eine durch Eisenmangel bedingte Blutarmut?

Es handelt sich um ein chronisches Leiden und ist die Blutarmut stark ausgeprägt, kann sie die Leistungsfähigkeit mindern. Diese und andere Symptome können jedoch in der Regel rasch durch die Einnahme von Eisenpräparaten rückgängig gemacht werden. Außerdem muss die Ursache des Eisenmangels bestimmt werden. Es kann sich dabei um das erste Symptom eines Dickdarmkarzinoms, von Dickdarmpolypen, säurebedingter Magengeschwüre oder einer Gastritis handeln (S. 789, 786, 753 und 758). Auch andere schwere Krankheiten können die Ursache sein. Der Patient sollte daher Wert darauf legen, dass die Ursache genau ergründet wird.

Behandlung

Wird die durch Eisenmangel bedingte Blutarmut nicht durch eine Krankheit verursacht, so kann sie in der Regel durch eisenhaltige Nahrungsmittel gelindert werden.

Ernährung

Zu den Nahrungsmitteln, die Eisen in leicht verwertbarer Form enthalten, gehören Fleisch (besonders Leber), Fisch und Geflügel sowie Hülsenfrüchte (Erbsen und Bohnen), Kartoffeln und Reis. Vielen Weizenprodukten wird Eisen bei der Produktion zugesetzt, das der Körper nicht so leicht verwerten kann. Gleiches gilt für das in vielen Gemüsesorten enthaltene Eisen. Die Eisenaufnahme im Körper kann durch den Verzehr von Zitronensaft gesteigert und durch Milch und Tee verringert werden.

Für Kinder, Schwangere, Frauen während der Monatsblutung und andere Personen mit erhöhtem Eisenbedarf ist der Verzehr eisenhaltiger Nahrungsmittel besonders wichtig. Dies ist auch bei Vegetariern, Personen, die ein Gewichtsreduktionsprogramm durchlaufen und Kleinkindern der Fall.

Muttermilch enthält eine Form von Eisen, die besonders leicht verwertet werden kann.

Kinder über 4 Monate benötigen mehr Eisen. Kinder, die gestillt werden, sollten daher in diesem Alter zusätzlich eisenhaltige Tropfen oder Getreideflocken erhalten.

Eisenpräparate können zum Beispiel in einer Wachstumsphase oder während der Schwangerschaft sinnvoll sein. Sie sollten jedoch nicht überdosiert werden (→ Die Gefahren von zu viel Eisen, diese Seite)

Arzneimitteltherapie

Zur Behandlung verschreibt der Arzt Eisensalze (Eisensulfat oder Eisengluconat), die mehrmals am Tag geschluckt werden müssen. Nur in seltenen Fällen muss Eisen über eine intramuskuläre Injektion verabreicht werden.

Chirurgische Maßnahmen

Ist die dem Eisenmangel zugrunde liegende Ursache ein Blutverlust im Verdauungstrakt, zum Beispiel durch ein Dickdarmkarzinom, ist in der Regel ein operativer Eingriff erforderlich.

Andere Behandlungsmöglichkeiten

Beim Vorliegen einer sehr schweren Blutarmut, die eine sofortige Behandlung erfordert, ist

auch die Transfusion konzentrierter roter Blutkörperchen möglich (S. 980).

Perniziöse Anämie

Symptome

- Im Frühstadium selten vorhanden
- Verminderte körperliche Leistungsfähigkeit
- Raue Zunge
- Appetitmangel und Gewichtsverlust
- Geh- und Gleichgewichtsschwierigkeiten
- Geistige Veränderungen wie Gedächtnisverlust, Depressionen und Dementia
- Taubheitsgefühl in Händen und Füßen

Eine perniziöse Anämie wird durch einen Mangel an Vitamin B_{12} verursacht, das zur normalen Bildung der roten Blutkörperchen benötigt wird. Häufig wird die Erkrankung vererbt. Der Begriff perniziöse Anämie wurde geprägt, als es noch keine wirkungsvolle Behandlungsmöglichkeit gab und die Erkrankung unweigerlich zum Tod führte.

Fleisch und Milchprodukte sind reich an Vitamin B_{12}. Trotzdem wird diese Krankheit, außer bei strikten Vegetariern, nicht aufgrund eines zu geringen Verzehrs dieser Nahrungsmittel verursacht, sondern durch eine eingeschränkte Aufnahmefähigkeit von Vitamin B_{12} im Verdauungstrakt. Diese eingeschränkte Absorption ist ein komplexer Vorgang.

Entlang eines bestimmten Teil der Magenwand befinden sich Zellen, die den so genannten Intrinsic-Faktor (IF) produzieren. Dieser wird zur Absorption von Vitamin B_{12} im Dünndarm benötigt. Der Intrinsic-Faktor bindet an das Vitamin B_{12} und dieser Komplex wird dann im Ileum, dem untersten Teil des Dünndarms kurz vor dem Übergang in den Dickdarm, absorbiert. Ein Vitamin-B_{12}-Mangel kann auch nach einer Erkrankung oder operativen Entfernung des Ileums entstehen, da dann die Komplexe aus Vitamin B_{12} und Intrinsic-Faktor nicht mehr absorbiert werden können.

Diese Erkrankung ist selten und betrifft vor allem ältere Menschen. Männer und Frauen sind gleichermaßen betroffen. Die Erkrankung tritt bevorzugt bei Personen nordeuropäischer Herkunft auf.

Diagnose

Die Bestimmung einer perniziösen Anämie kann über Bluttests erfolgen. Auch die Menge an Vitamin B_{12} im Blut kann in einem Test ermittelt werden. Größe und Form der roten Blutkörperchen wird im Mikroskop bestimmt.

Die Gefahren von zu viel Eisen

Zu viel des Guten kann auch schädlich sein – Eisenpräparate sind deshalb nur nach Vorschrift einzunehmen.

Nur bei einem zusätzlichen Eisenbedarf, der nicht durch Nahrungsmittel gedeckt werden kann, sollten Eisenpräparate eingenommen werden. Die Einnahme solcher Präparate ist zuvor unbedingt mit dem Arzt abzusprechen, da ein Zuviel an Eisen gefährlicher sein kann als eine perniziöse Anämie.

Die Gefahr der Eisenansammlung im Körper ist besonders groß, wenn ein oder zwei Gene für eine Erkrankung mit dem Namen Hämochromatose vorhanden sind (S. 806). Diese Erkrankung wird durch die Absorption hoher Mengen von Eisen im Verdauungstrakt verursacht, sodass die Einnahme eisenhaltiger Präparate die Krankheit verschlimmern kann.

Zu viel Eisen kann zu Leberschäden und einer Zirrhose führen. Es kann sich auch ein bronzefarbener Diabetes entwickeln, bei dem die Haut eine bräunliche Farbe annimmt. Zudem kann es zu Herzversagen oder Herzrhythmusstörungen kommen, wenn der Körper mit Eisen überladen wird. Eisenablagerungen in den Gelenken können Arthritis auslösen und Ablagerungen in den Hoden können zu Sterilität und Impotenz führen.

Wenn viel Blut aufgrund einer Erkrankung, wie zum Beispiel einem Dickdarmkarzinom, verloren geht, kann die Einnahme eisenhaltiger Präparate die Diagnose verzögern. Die Diagnose einer durch Eisenmangel bedingten Blutarmut ist daher wichtig.

Liegt eine perniziöse Anämie vor, so sind die roten Blutkörperchen vergrößert, aber zahlenmäßig reduziert.

In manchen Fällen ist die Entnahme einer Knochenmarkprobe erforderlich, da dort die roten Blutkörperchen gebildet werden (S. 1332). Der Arzt kann außerdem einen Test veranlassen, mit dem auf Antikörper gegen den intrinsischen Faktor geprüft wird. Ein solcher Test gilt als indirekter Hinweis darauf, ob dieser Faktor vorhanden ist oder nicht. Mit dem so genannten Schilling-Test kann geprüft werden, ob aufgrund des Mangels an Intrinsic-Faktor (und damit perniziöser Anämie) ein Vitamin-B_{12}-Mangel vorliegt oder die Vitaminaufnahme aus einem anderen Grund gestört ist.

Wie gefährlich ist perniziöse Anämie?

Unbehandelt schreitet diese chronische Erkrankung langsam, aber stetig fort. Früher, als noch keine angemessene Therapie möglich war, führte sie langfristig zum Tod. Heute können die Mangelerscheinungen mithilfe von Vitamin-B_{12}-Präparaten ausgeglichen werden, was den Betroffenen ein normales Leben ermöglicht. Kann die Krankheit für längere Zeit unbemerkt fortschreiten, so können sich körperliche Schäden entwickeln, hauptsächlich in den Nerven und im Verdauungssystem.

Behandlung

Wenn die genetischen Grundlagen erkannt werden, ist es möglich einzugreifen, bevor sich die Symptome entwickeln. Hat ein Familienangehöriger bereits perniziöse Anämie, sollte man sich in regelmäßigen Abständen untersuchen lassen, bevor die Symptome auftreten.

Arzneimitteltherapie

Zur Behandlung einer perniziösen Anämie wird Vitamin B_{12} injiziert, zunächst täglich, nach einigen Tagen allerdings sind Injektionen einmal pro Monat ausreichend.

Die Injektionen müssen ein Leben lang erfolgen, da nur auf diese Weise das verabreichtes Vitamin B_{12} absorbiert werden kann.

Blutarmut durch Folsäuremangel

Symptome

- Im Frühstadium für gewöhnlich keine
- Geringe Ausdauerfähigkeit und merklich schneller Herzschlag
- Gewichtsverlust
- Durchfall

Wie bei einer perniziösen Anämie (S. 958), greift ein Folsäuremangel in die Vorgänge bei der Bildung der roten Blutkörperchen ein. Folsäure, auch Folat genannt, gehört zur Vitamin-B-Gruppe. Ein Mangel an Folsäure verursacht die Vergrößerung der roten Blutkörperchen sowie ihre zahlenmäßige Verringerung. Zu diesem Mangel kann es kommen, wenn zu wenig Folsäure über die Nahrung aufgenommen wird oder wenn die Folsäure im Verdauungstrakt nicht absorbiert werden kann.

Die Erkrankung ist relativ häufig und besonders Alkoholiker sind betroffen. Viele sind mangelernährt, da sie die hauptsächliche Kalorienmenge aus dem Alkohol beziehen und der Darm einen Teil seiner Absorptionsfähigkeit eingebüßt hat. Aber auch schwangere oder stillende Mütter und Kinder in der Wachstumssphase und Pubertät sind häufig betroffen. Bei diesen Personen ist der Bedarf an Folsäure erhöht und kann durch die verfügbare Menge nicht gedeckt werden. Eine durch Folsäuremangel bedingte Anämie tritt oft bei Mangelernährung auf (S. 770). Auch Medikamente können einen Folsäuremangel verursachen.

Für den Arzt kommen möglicherweise noch andere Ursachen für einen Folsäuremangel in Betracht, darunter Knochenmarkerkrankungen, Nebenwirkungen einer Krebstherapie, eine Leber- oder Schilddrüsenerkrankung, Rauchen oder Hämolyse (S. 962).

Diagnose

Die Symptome eines Folsäuremangels sind ähnlich denen einer perniziösen Anämie, deshalb ordnet der Arzt in der Regel bestimmte Tests an, um zwischen den beiden Erkrankungen zu unterscheiden. Dazu zählen die Bestimmung der Anzahl der Blutzellen unter dem Mikroskop und die Bestimmung des Folsäuregehaltes im Blut. Liegt eine durch Folsäuremangel bedingte Blutarmut vor, so können noch weitere Tests zur Ermittlung der Ursache durchgeführt werden.

Behandlung

Ob es sich um einen chronischen oder akuten Folsäuremangel handelt, hängt von der jeweiligen Ursache ab. Mit der richtigen Therapie kann der Betroffene jedoch ein normales Leben führen.

Vorsorge

Die meisten Menschen können einem Folsäuremangel durch richtige Ernährung, mäßigeren Genuss von Alkohol und der vorgeschriebenen Einnahme von Ausgleichspräparaten, zum Beispiel während der Schwangerschaft, vorbeugen. Liegt ein Folsäuremangel vor, muss die zugrunde liegende Ursache ermittelt und dagegen vorgegangen werden. Ist die Ursache ein Alkoholmissbrauch, muss das Trinken eingestellt werden.

Ernährung
Manchmal hilft eine Ernährungsanpassung. Rohe Früchte und Gemüse, Leber und Nieren sind reich an Folsäure. Auch andere Nahrungsmittel enthalten Folsäure; diese kann jedoch durch zu langes Kochen zerstört werden.

Arzneimitteltherapie
In fast allen Fällen besteht die tägliche Therapie aus der Einnahme von Folsäure. Folsäure wird nur dann injiziert, wenn aufgrund einer Erkrankung des Verdauungstrakts die Absorption beeinflusst wird.

Sichelzellkrankheit

Symptome
- Müdigkeit, Kurzatmigkeit und beschleunigter Herzschlag (wie bei jeder Blutarmut)
- Verzögertes Wachstum und Entwicklung
- Infektionsanfälligkeit
- Hautgeschwüre an den unteren Beinregionen
- Sehstörungen, wenn die Netzhaut betroffen ist

Notfallsymptome
- Schmerzanfälle aufgrund verstopfter Blutgefäße und Organschäden

Normale und sichelförmige Blutzellen. Die sichelförmigen Zellen nehmen die Form eines Halbmondes an.

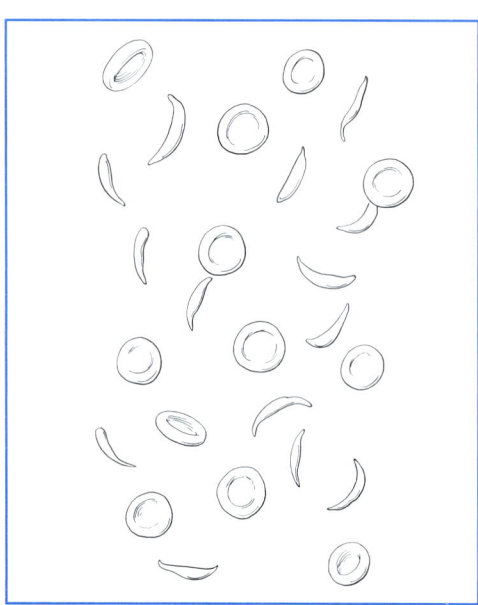

- Aplastische Krise, in der die Anzahl der roten Blutkörperchen drastisch sinkt
- Symptome einer Blutarmut – schwere Kurzatmigkeit, Müdigkeit, Schwindel, besonders beim Aufrechtstehen

Die Sichelzellkrankheit ist die am häufigsten vorkommende Erbkrankheit. Die roten Blutkörperchen werden starr und nehmen die Form eines Halbmondes an, statt rund und biegsam zu sein. Diese Veränderungen lösen Schmerzattacken aus. Die Krankheit ist nach der Form der roten Blutkörperchen benannt (Sichel), die durch eine bestimmte Hämoglobinform, dem Hämoglobin S, verursacht wird. Solche Zellen sind leicht zu beschädigen und tendieren dazu, sich aufzulösen (hämolysieren) – dabei wird Hämoglobin ins Blutplasma freigesetzt und es entsteht eine Blutarmut. Die Erkrankung wird auch Sichelzellanämie genannt.

Es handelt sich um eine Erbkrankheit, von der besonders Menschen dunkler Hautfarbe oder afrikanischer Herkunft betroffen sind. Bei den Betroffenen ist ein Gen für Hämoglobin S vorhanden, das von einem der Eltern vererbt wurde. Dieses Gen ist rezessiv, also müssen zwei Kopien vorliegen, um die volle Symptomatik auszubilden. Ist nur eine Kopie vorhanden, so gilt der Betroffene als Träger der Krankheit, ohne an all ihren Folgen zu leiden.

Bei solchen Krankheitsträgern können die roten Blutkörperchen zwar die typische Sichelform annehmen, es treten aber außer in Höhenlagen keine Symptome auf. Manche Träger entwickeln Symptome während eines Flugs in einem Flugzeug ohne Druckausgleich oder bei einer Autofahrt in höher gelegenen Regionen. Der reduzierte Sauerstoffgehalt macht die roten Blutkörperchen anfälliger und verstärkt deren Sichelform, sodass sie leichter aufbrechen.

Diagnose
Zur Diagnose der Sichelzellkrankheit werden Bluttests durchgeführt. Der Test, durch den die Diagnose in der Regel bestätigt wird, heißt Hämoglobin-Elektrophorese. Es handelt sich dabei um einen Labortest, durch den das bezeichnende Hämoglobin S isoliert und identifiziert werden kann.

Wie gefährlich ist die Sichelzellkrankheit?
Es handelt sich um eine chronische Erkrankung, die die Infektionsanfälligkeit des Körpers erhöht. Deren Fortschreiten kann durch die Vermeidung von Infektionen oder deren frühzeitige Behandlung verhindert werden.

Porphyrie

Zu den Erkrankungen, die Porphyrie genannt werden, zählen mehrere schwere Blutkrankheiten. Krankheitsursache ist die Unfähigkeit des Körpers, die so genannte Hämgruppe, die sauerstoffbindende Komponente des Hämoglobins in den roten Blutkörperchen, herzustellen. Die Hämgruppe wird in Leber und Knochenmark in einer Abfolge chemischer Reaktionen gebildet. Für jede Form der Porphyrie ist jeweils ein Defekt in einem dieser Reaktionsschritte verantwortlich.

In manchen Fällen können sich Chemikalien unter der Hautoberfläche ansammeln. Bei Sonneneinstrahlung kann es zur toxischen Reaktion kommen, die schmerzende Hautschäden verursacht. Es kann zu Vernarbung und Verkrüppelung, etwa durch den Verlust eines Ohrs oder der Nase, kommen.

Manche Patienten entwickeln im Gesicht, auf Armen, Händen und Beinen starken Haarwuchs. Bei manchen Formen einer Porphyrie können die Chemikalien eine leichte Rotfärbung der Zähne verursachen. Finger- und Zehennägel können eine klauenähnliche Form annehmen.

Die Hautschäden können bereits in der Kindheit auftreten. Sammeln sich die Giftstoffe in anderen Organen, wie dem Gehirn, an, überleben die meisten Betroffenen nur einige Jahre. Tritt die Porphyrie erst im Erwachsenenalter auf, können die Betroffenen ein langes und relativ normales Leben führen.

Gegen den chemischen Defekt, der einer Porphyrie zugrunde liegt, gibt es kein Heilmittel. Durch Medikamente, häufige Blutabnahme (Phlebotomie) und in manchen Fällen eine chirurgische Entfernung der Milz kann eine Linderung der Symptome erzielt werden.

Gibt es Fälle von Prophyrie in der eigenen Familie oder in der des Partners, sollte vor der Familienplanung eine genetische Beratungsstelle aufgesucht werden, um das Risiko für den Nachwuchs abzuwägen.

Es können sich zwei Arten eines akuten, schweren Vorfalls ergeben, spontan bedingt oder durch Infektion oder Stress. Diese Krisen werden durch akute Sichelbildung ausgelöst und können von einer Verstopfung der kleinen Blutgefäße, Schmerzen und der Auflösung der roten Blutkörperchen begleitet sein.

Die Krise kann Knochen- und Gelenkschmerzen, Probleme im zentralen Nervensystem (etwa Schlaganfälle), akute Brustschmerzen und Infektionen verursachen. Es kann auch zur zeitweiligen, unzureichenden Bildung roter Blutkörperchen im Knochenmark kommen, die eine schwere und lebensbedrohliche Blutarmut verursacht. Tritt eine solche Krise wiederholt auf, so werden Nieren, Lungen, Leber und das zentrale Nervensystem geschädigt, was zum Tod führen kann. Während der Schwangerschaft kann sich ein erhöhtes Sterblichkeitsrisiko für Mutter und Kind ergeben.

Bei Trägern nur einer Genkopie ist die Krankheit meist harmlos, außer in Situationen, in denen wenig Sauerstoff zur Verfügung steht. Sind beide Eltern Träger, entwickelt etwa eines von vier Kindern die Sichelzellkrankheit.

Behandlung

Arzneimitteltherapie
Der Arzt wird möglicherweise täglich Folsäure verordnen, da die Krankheit den Bedarf des Körpers für dieses Vitamin erhöht. Infektionen werden mit Antikörpern behandelt. Impfungen gegen *Pneumococcus*, Grippe und *Haemophilus* sollten bis zum Ende der Impfzyklen durchgeführt werden.

Während einer Krise werden Medikamente gegen Schmerzen sowie Flüssigkeit zur Vermeidung einer Austrocknung verabreicht. Es wird bei Bedarf Sauerstoff zugeführt.

Durch eine Knochenmarktransplantation kann die Chance einer Heilung bestehen.

Andere Behandlungsmöglichkeiten
Bluttransfusionen stellen die effektivste Möglichkeit einer Ersatztherapie dar, da die Menge an abnormalem Hämoglobin reduziert wird. Außerdem kann eine Transfusion von Erythro-

Seltene Hämoglobinerkrankungen

Seltene Hämoglobinerkrankungen – Hämoglobinopathien – werden durch verschiedene Formen von Hämoglobin verursacht. Es wurden über 400 Varianten identifiziert. Diese abnormen Hämoglobine transportieren den Sauerstoff nicht so effektiv wie die normale Form.

Ein Beispiel ist das Hämoglobin S-C. Eine davon betroffene Person erbt die genetische Anlage für die Sichelzellkrankheit (Hämoglobin S) von einem Elternteil und die andere Variante (Hämoglobin C) vom anderen. Die Lebenserwartung ist leicht verringert und es ist eine schwache bis stärker ausgeprägte Anämie vorhanden. Betroffene können auch Schmerzattacken wie bei einer Sichelzellkrankheit (S. 960) erleben.

Die Hämoglobin-E-Krankheit trifft häufig Menschen südostasiatischer Herkunft. Sie verursacht eine schwache bis mäßig ausgeprägte Anämie.

zytenkonzentrat vorgenommen werden, wodurch sich die Sauerstoffversorgung im Blut erhöht.

Hämolytische Anämie

Symptome

- Müdigkeit
- Blässe
- Atemlosigkeit
- Merklich beschleunigter Herzschlag, besonders bei körperlicher Anstrengung
- Gelbfärbung der Haut
- Dunkler Urin
- Vergrößerte Milz

Notfallsymptome. Plötzliches Auftreten von Schmerzen im oberen Bauchraum.

Bei hämolytischen Anämien werden die roten Blutkörperchen zerstört und Hämoglobin tritt aus. Die Blutkörperchen werden dabei schneller zerstört, als vom Knochenmark Nachschub gebildet werden kann. Der Begriff »hämolytisch« kommt aus dem Griechischen und bedeutet »Zerstörung des Blutes«.

Es gibt sowohl erbliche als auch nicht-erbliche Formen der hämolytischen Anämie. Die erbliche Form wird durch Veränderungen der Membran der roten Blutkörperchen oder durch eine verringerte Anzahl an Enzymen der roten Blutkörperchen verursacht. Bei der so genannten Sphärozytose sind die roten Blutkörperchen klein, rund und zerbrechlich. In anderen erblichen Formen liegt ein Enzymmangel vor (etwa der Glukose-6-Phosphatdehydrogenase und der Pyruvatkinase).

Eine hämolytische Anämie kann auch durch bestimmte Medikamente oder durch Infektionen verursacht werden. In manchen Fällen kann die Ursache auch eine Immunantwort des Körpers gegen die eigenen roten Blutkörperchen sein (Autoimmunität). Manche Formen der hämolytischen Anämie sind schwer zu behandeln, jedoch selten tödlich.

Diagnose

Bei Verdacht auf hämolytische Anämie wird eine Blutprobe entnommen, in der die Zahl der neu gebildeten roten Blutkörperchen (Retikulozyten) bestimmt und festgestellt wird, ob diese verformt sind. Bei einer hämolytischen Anämie erhöht sich die Zahl der neu gebildeten roten Blutkörperchen. Auch der obere Bauchraum wird auf eine Milz- oder Lebervergrößerung untersucht.

Behandlung

Arzneimitteltherapie
Wird die hämolytische Anämie durch ein Medikament verursacht, so muss die Einnahme abgebrochen werden. Ist die Ursache eine Autoimmunreaktion, werden entsprechende Medikamente zur Behandlung verschrieben. Kortikosteroide helfen in vielen Fällen die Zerstörung (Hämolyse) der roten Blutkörperchen zu verhindern.

Chirurgische Maßnahmen
In manchen Fällen, besonders bei erblicher Sphärozytose (einem Defekt in der Erythrozytenmembran) und bei autoimmunen Formen, die nicht auf Kortikosteroide ansprechen, wird die Milz operativ entfernt (Splenektomie).

Andere Formen von Blutarmut

Mangel an Glukose-6-Phosphatdehydrogenase
Diese Form wird durch einen erblich bedingten Mangel des Enzyms Glukose-6-Phosphatdehydrogenase in den roten Blutkörperchen bedingt. Wie bei einer hämolytischen Anämie (diese Seite) kommt es letztlich zu einer Zerstörung der roten Blutkörperchen. Besonders häufig ist diese Erkrankung bei Menschen aus den Mittelmeerländern und bei Menschen, die afrikanischer Herkunft sind.

Die Schwere der Symptome hängt von der Ausprägung des Gendefekts ab. Bei Menschen afrikanischen Ursprungs sind die Symptome allgemein schwächer, stärkere Symptome zeigen Betroffene aus den Mittelmeerländern.

Die Gene für die Erkrankung liegen auf dem X-Chromosom. Wie bei der Hämophilie (S. 975) sind deshalb eher Jungen und Männer (die nur ein X-Chromosom besitzen) betroffen als Mädchen und Frauen (die zwei X-Chromosome besitzen).

Thalassämie
Diese seltene Krankheit kann in zwei Formen auftreten. Beide beruhen auf einem erblich bedingten Defekt des Hämoglobins. Bei der Alpha-Thalassämie wird nicht genügend Alphaglobin, ein Teil des Hämoglobins, gebildet. Bei der Beta-Thalassämie fehlt Betaglobulin.

Eine Alpha-Thalassämie tritt häufig bei Personen mit südostasiatischer Herkunft auf. Die Beta-Thalassämie wird nach ihrem Entdecker, einem amerikanischen Arzt, auch Cooley-Anämie oder Mittelmeeranämie genannt, da sie verstärkt in Mittelmeerländern vorkommt.

Die Gene für beide Thalassämien sind rezessiv. Um die Krankheit auszubilden, müssen deshalb beide Elternteile ihre jeweiligen Krankheitsgene vererbt haben. Ist nur ein Gen vorhanden, so gilt der Betroffene als Träger, hat aber keine Symptome. Liegen beide Gene vor, so entwickeln die Betroffenen meist eine schwere chronische Anämie, begleitet von eingeschränktem Wachstum, einer vergrößerten Milz und in manchen Fällen auch Herzversagen.

Ohne Behandlung kommt es in der frühen Kindheit zum Tod. Es gibt kein Heilmittel, aber bei entsprechender Behandlung kann ein Betroffener 20 bis 30 Jahre alt werden. Eine Knochenmarktransplantation mit gesunden Geschwistern als Spendern führt meist zu einer deutlichen Besserung (S. 967). Eine weitere Therapie besteht aus der Transfusion konzentrierter roter Blutkörperchen. Diese Zellen enthalten viel Eisen, wodurch der Körper überlastet werden kann. Um dies zu vermeiden, wird ein Medikament verabreicht, das die Ausscheidung des Eisens im Urin ermöglicht. Durch genetische Beratung kann das Risiko einer Übertragung der Gene auf die Nachkommen geklärt werden.

Eine schwächer ausgeprägte Form der Thalassämie, die Thalassaemia minor, tritt häufig auf. Diese Erkrankung verursacht die Bildung von Blutzellen, die genauso aussehen wie Blutzellen bei einer durch Eisenmangel hervorgerufenen Anämie. Es sind jedoch keine Symptome vorhanden. Eine Eisenersatztherapie kann schädlich sein, da es zu einer Überladung des Körpers kommen kann. Diese Krankheit verursacht an sich keine Beschwerden.

Durch chronische Erkrankungen bedingte Anämie

In manchen Fällen kann sich eine Anämie als Ergebnis einer chronischen Erkrankung entwickeln. Die wichtigsten chronischen Erkrankungen in diesem Zusammenhang sind chronische Entzündungen wie etwa rheumatoide Arthritis (S. 909), eine Urämie, wie sie bei einem Nierenversagen auftritt (S. 852), chronische Lebererkrankung (S. 800) oder akute und chronische Infektionen und Druckgeschwüre.

Aplastische Anämie

Bei einer aplastischen Anämie ist die Bildung roter Blutkörperchen im Knochenmark deutlich verringert. Diese ungewöhnliche und seltene Krankheit kann spontan auftreten oder durch bestimmte Medikamente oder Giftstoffe ausgelöst werden.

Die Erkrankung kann chronisch oder akut sein, ist jedoch immer fortschreitend. Die Symptome ähneln der Reaktion einer Person, die sich in höher gelegenen Regionen aufhält. Weil auch die Zahl der Blutplättchen verringert ist, kann es leicht zu Blutungen oder auch zur Bildung von blauen Flecken kommen. Die geringe Anzahl an weißen Blutkörperchen erhöht die Infektionsanfälligkeit. Eine Infektion und eine starke Blutung (Hämorrhagie) sind Notfallsymptome.

Um eine aplastische Anämie zu diagnostizieren, wird die Gesamtzahl der Blutzellen bestimmt und eine Knochenmarkprobe untersucht. Die Behandlung richtet sich zunächst gegen die zugrunde liegende Ursache. Außerdem reduziert der Arzt das Infektionsrisiko und behandelt auftretende Infektionen aggressiv mit Antibiotika. Auch die Transfusion roter Blutkörperchen oder von Blutplättchen kann infrage kommen. Wenn sich ein passender Spender findet, dann kann bei einem besonders schweren Fall auch eine Knochenmarktransplantation (S. 967) erfolgen.

Zu den Vorsorgemaßnahmen zählt den Kontakt mit organischen Lösungsmitteln sowie mit flüchtigen Chemikalien, Reinigungsmitteln und Fleck- oder Lösemitteln zu vermeiden. Dies gilt insbesondere für den Einsatz in geschlossenen Räumen.

Sideroblastische Anämie

Sideroblasten sind junge rote Blutkörperchen, die zu viel Eisen enthalten. Sideroblastische Anämien sind selten.

Die Behandlung richtet sich nach der Ursache. Man kann diese Anämie nach Kontakt mit Arzneimitteln oder Giftstoffen wie Alkohol oder Blei entwickeln. Wird die Ursache entfernt, verschwindet in der Regel auch die Anämie vollständig. Die Erkrankung wird auch mit bestimmten Krebsarten wie etwa → Leukämie, S. 964, → Lymphome, S. 968, und → Myelome, S. 973, sowie mit entzündlichen Erkrankungen wie der rheumatoiden Arthritis (S. 909) in Verbindung gebracht. In solchen Fällen wird die zugrunde liegende Ursache behandelt. Es gibt auch eine erbliche Form der sideroblastischen Anämie.

In manchen Fällen bleibt die Ursache unbekannt. Dann können Bluttransfusionen sowie die Gabe eines Medikaments zur Entfernung des durch die Transfusionszellen angesammelten Eisens aus dem Körper (über den Urin) erforderlich sein.

Leukämien

Leukämien sind eine Form von Krebs, die die blutbildenden Gewebe des Körpers befallen, darunter das Knochenmark und das lymphatische System. Es kommt zur Bildung abnormer weißer Blutkörperchen, die vor allem im Knochenmark, dem lymphatischen System und im Blut in großer Zahl vorkommen. Sammeln sie sich dort an, stören sie die Funktionen lebenswichtiger Organe. Mit der Zeit werden mehr abnorme als gesunde Blutzellen gebildet.

Da es zu wenige gesunde weiße Blutkörperchen gibt, wird der Körper anfälliger für Infektionen. Die abnormalen weißen Blutkörperchen beeinflussen die Bildung roter Blutkörperchen und der Blutplättchen im Knochenmark. Durch diesen Mangel an roten Blutkörperchen werden die Organe des Körpers nicht ausreichend mit Sauerstoff versorgt und durch den Mangel an Blutplättchen läuft die Blutgerinnung weniger effektiv ab. Blutungen und Prellungen werden damit häufiger. Ohne Behandlung führen diese Störungen zum Tode.

Wie Leukämien entstehen, ist unbekannt. Wissenschaftliche Ergebnisse weisen auf bestimmte Chemikalien oder Viren als mögliche Ursache hin. Ein erhöhtes Risiko zur Entwicklung einer Leukämie kann auch erblich bedingt sein. Die Erkrankung tritt familiär gehäuft auf. Auch bei bestimmten Erbkrankheiten, etwa dem Down-Syndrom (S. 44), besteht ein erhöhtes Risiko.

Leukämien werden je nach Typ der davon betroffenen weißen Blutkörperchen in verschiedene Klassen eingeteilt. Bei der myelogenen Leukämie sind die Granulozyten betroffen, eine Gruppe von weißen Blutkörperchen, die im Knochenmark gebildet werden. Bei einer lymphatischen Leukämie sind die Lymphozyten betroffen, die im Knochenmark und im lymphatischen System gebildet werden.

Die einzelnen Leukämien werden je nach Geschwindigkeit ihres Fortschreitens und des Reifegrads der betroffenen Zellen eingeteilt. Eine akute Leukämie schreitet rasch fort und befällt unreife Zellen. Solche weißen Blutzellen, Blasten genannt, befinden sich in einer frühen Phase eines etwas weiter fortgeschrittenen Reifestadiums. Eine chronische Leukämie schreitet langsamer fort und zeichnet sich durch eine Überzahl an reifen weißen Blutkörperchen, als auch durch eine Überzahl an Blasten aus. Sowohl die akuten als auch die chronischen Formen der Leukämien kommen etwas häufiger bei Männern als bei Frauen vor.

Chronische myeloische Leukämie

Symptome
- Symptome einer Anämie (S. 956)
- Knochenschmerzen
- Fieber und Infektionen
- Gewichtsverlust
- Geschwollene Lymphknoten
- Druck unter dem linken Rippenbogen aufgrund der vergrößerten Milz
- Blutungen und Prellungen
- In manchen Fällen keine Symptome

Notfallsymptome
- Schwere Blutungen
- Plötzliches Auftreten kleiner roter Flecken auf der Haut

Eine chronische myeloische Leukämie zeichnet sich durch eine Überzahl an vom Krebs befallenen Granulozyten aus, die im Knochenmark gebildet werden. Sie wird auch als myeloide, myelozytäre oder granulozytäre Leukämie bezeichnet. Die Erkrankung tritt vor allem bei Personen mittleren Alters auf.

Diagnose
Die Erkrankung ist heimtückisch. Bei einem Drittel der Fälle sind zum Zeitpunkt der Diagnose keine Symptome vorhanden und erst im Rahmen eines Routinebluttests werden abnorme Werte gemessen.

Zur Diagnose einer chronischen myeloischen Leukämie führt der Arzt mehrere Bluttests durch. Dazu gehören ein komplettes Blutbild (S. 955), ein Differenzialblutbild der verschiedenen weißen Blutkörperchen und die Bestimmung eines Enzyms mit dem Namen leukozytäre alkalische Phosphatase. Möglicherweise wird auch eine Knochenmarkprobe genommen (S. 1332). Der Arzt kann auch feststellen, ob ein abnormales Chromosom mit dem Namen Philadelphia-Chromosom vorhanden ist, was bei 80 bis 90 Prozent der von einer chronischen myeloischen Leukämie betroffenen Patienten der Fall ist.

Wie gefährlich ist eine chronische myeloische Leukämie?
Bei der chronischen myeloischen Leukämie handelt es sich um eine fortschreitende Krankheit, die, außer durch eine Knochenmarktransplantation, unheilbar ist (S. 967). Bei den meis-

ten Betroffenen entwickelt sich in 3 bis 5 Jahren eine akute Phase, blastische Krise genannt. Dabei lässt sich im Blut eine hohe Zahl von Blasten (unreife weiße Blutkörperchen) feststellen und es entwickeln sich rote, stecknadelgroße Flecken auf der Haut – Blutungen, die durch den Mangel an Blutkörperchen bedingt sind. Der Tod ist unausweichlich, da diese Form der akuten Leukämie resistent gegenüber Behandlungsmaßnahmen ist. Bisher kann der tödliche Ausgang einer blastischen Krise nur durch hoch dosierte Chemotherapeutika, begleitet von Ganzkörperbestrahlung und gefolgt von einer Knochenmarktransplantation und der Gabe von Interferon, beeinflusst werden.

Behandlung

Arzneimitteltherapie
Die Behandlung in der chronischen Phase besteht meistens aus einer Chemotherapie oder der täglichen Injektion von Busulfan oder Interferon unter die Haut. Bei Patienten unter 55 Jahren wird manchmal eine hoch dosierte Chemotherapie, begleitet von einer Knochenmarktransplantation (S. 967), angewandt.

Chirurgische Maßnahmen
Ist die Milz signifikant vergrößert, wird sie möglicherweise operativ entfernt (Splenektomie). Dadurch wird zwar die Lebenserwartung nicht gesteigert, aber die Schmerzen verringert und das Risiko von Blutungen durch einen Milzriss ausgeschlossen.

Akute nicht lymphatische Leukämie

Symptome
- Müdigkeit und generelles Unwohlsein, hauptsächlich aufgrund der Anämie
- Fieber
- Prellungen, kleine rote Hautflecken oder Ausschlag
- Übermäßiges Wachstum des Zahnfleischs
- Sehschwierigkeiten oder Verlust des Sehvermögens
- Kopfschmerzen oder Krampfanfälle
- Geschwollene Lymphknoten
- In manchen Fällen sind keine Symptome vorhanden

Notfallsymptome
- Blutungen im Verdauungstrakt, Bewusstseinsveränderungen, Unfähigkeit zu sprechen oder eine Extremität zu bewegen

- Fieber, begleitet von einer bakteriellen Infektion im Blut

Eine akute nicht lymphatische Leukämie ist eine Krebsform, die eine Überproduktion unreifer weißer Blutkörperchen, der Blasten, hervorruft. Normalerweise würden solche Zellen zu Granulozyten reifen. Der Begriff nicht lymphatische unterscheidet diese Leukämieform von anderen Formen, bei denen die Lymphozyten oder deren Vorläuferzellen betroffen sind. Diese Form einer akuten Leukämie wird in Bezug auf das Knochenmark als Entstehungsort der kranken Zellen, auch myelogene, monozytäre oder myelozytäre Leukämie genannt. Es ist die häufigste Leukämie bei Erwachsenen.

Diagnose
Die Diagnose einer akuten nicht lymphatischen Leukämie beruht auf einem kompletten Blutbild (S. 1330), einem differenziellen Blutbild der verschiedenen weißen Blutkörperchen und der Untersuchung des Knochenmarks. Der Arzt sucht zur Unterstützung der Diagnose auch nach Chromosomenveränderungen, die bei der Vorhersage der Reaktion des Körpers auf die Krankheit helfen. In machen Fällen veranlasst er auch die Untersuchungen der Rückenmarkflüssigkeit.

Wie gefährlich ist eine akute nicht lymphatische Leukämie?
Eine akute nichtlymphatische Leukämie kann sich rasch entwickeln. Ohne Behandlung tritt der Tod innerhalb weniger Wochen ein. Behandelt wird mit einer Kombination verschiedener Medikamente (Chemotherapie), was häufig einen Rückgang (Remission) der Krankheit bewirkt. Ohne weiterführende Behandlung kommt es jedoch in über 80 Prozent der Patienten zu einem Rückfall. Bei 35 bis 40 Prozent der Betroffenen entwickelt sich bei Fortsetzung der Behandlung und bei Eintreten einer anfänglichen Remission wiederholt eine solche Besserung.

Behandlung

Arzneimitteltherapie
Es werden Kombinationen verschiedener Medikamente verabreicht. Die Gabe von Antibiotika kann das Auftreten der üblichen Infektionen verhindern oder bereits vorhandene Infektionen lindern. Der Arzt stimmt die Art des verabreichten Antibiotikums auf die Ergebnisse der Blut-, Speichel- oder Urinproben ab.

Andere Behandlungsmöglichkeiten

Eine Knochenmarktransplantation kann sowohl im Stadium der Remission, bei Rückfällen oder bei Folgeremissionen vorgenommen werden, falls sich ein geeigneter Spender findet.

Chronische lymphatische Leukämie

Symptome
- Geschwollene Lymphknoten
- Müdigkeit und generelles Unwohlsein, hauptsächlich aufgrund der Anämie
- Infektionen
- Gewichtsverlust
- Blutungen
- Nächtliche Schweißausbrüche
- Druck unter dem linken Rippenbogen aufgrund der vergrößerten Milz
- In vielen Fällen treten keine Symptome auf

Eine chronische lymphatische Leukämie ist charakterisiert durch eine Vermehrung der weißen Blutkörperchen, der Lymphozyten. Es handelt sich um die häufigste Leukämie der westlichen Welt. In 90 Prozent der Fälle sind die Betroffenen älter als 50 Jahre. Die Erkrankung tritt 2- bis 3-mal häufiger bei Männern als bei Frauen auf.

Diagnose
Die Entwicklung einer chronischen lymphatischen Leukämie ist oft heimtückisch, da die Symptome nur langsam bemerkbar werden. Meistens wird die Erkrankung im Rahmen normaler Routinebluttests entdeckt, vor allem, wenn die Betroffenen keine Symptome aufweisen. Zu den Bluttests gehören das komplette Blutbild (S. 1330) und ein Differenzialblutbild.

Es können noch weitere Tests durchgeführt werden, um herauszufinden, welche Unterart der weißen Blutkörperchen betroffen ist. Die Ergebnisse eines solchen Tests erlauben eine Aussage hinsichtlich des Verlaufs der Krankheit und der Art der Behandlung.

Wie gefährlich ist eine chronische lymphatische Leukämie?
Der Verlauf einer chronischen lymphatischen Leukämie ist sehr unterschiedlich. Weil es sich um eine Überproduktion reifer und funktioneller weißer Blutkörperchen handelt, können die Betroffenen ohne Behandlung Jahre überleben.

In anderen Fällen schreitet die Krankheit schneller voran, sodass eine frühzeitige Behandlung erforderlich und hilfreich sein kann.

Behandlung
Ist die Krankheit in keinem fortgeschrittenen Stadium, erfolgt oft keine Behandlung. Stattdessen wird die Verfassung des Patienten mithilfe regelmäßiger Bluttests kontrolliert.

Arzneimitteltherapie
Im fortgeschrittenen Stadium werden Chemotherapeutika eingesetzt. Außerdem können kortikosteroidhaltige Mittel, etwa Prednisolon, verabreicht werden.

Chirurgische Maßnahmen
In seltenen Fällen kann die operative Entfernung der Milz angezeigt sein (Splenektomie), etwa wenn sie sich massiv vergrößert hat oder wenn Immunkomplikationen auftreten, die gegen eine Behandlung resistent sind.

Akute lymphatische Leukämie

Symptome
- Unübliche Prellungen, eingeschlossen kleine Blutungen in die Haut
- Blutungen der Schleimhäute
- Müdigkeit und allgemeines Unwohlsein
- Fieber
- Blässe
- Vergrößerte Leber, Milz oder Lymphknoten
- Knochenschmerzen

Notfallsymptome
- Fieber
- Blutungen

Eine akute lymphatische Leukämie ist eine Form von Krebs, die eine Überproduktion unreifer Blutzellen, der Blasten, hervorruft (diese Zellen würden normalerweise zu Lymphozyten heranreifen). Diese Blasten werden auch Lymphoblasten genannt, deshalb wird die Erkrankung auch akute lymphoblastische Leukämie genannt. Eine andere Bezeichnung dafür ist Leukämie der Kindheit, da sie besonders häufig bei Kindern auftritt.

Diagnose
Die Symptome einer akuten lymphatischen Leukämie können spontan auftreten oder sich über Wochen oder Monate entwickeln. Bei Verdacht auf akute lymphatische Leukämie werden ein komplettes Blutbild (S. 1330) sowie ein differenzielles Blutbild zur Bestimmung der Anzahl der verschiedenen Arten der weißen Blutkörperchen erstellt. Bestätigen die Ergeb-

nisse den Verdacht auf akute lymphatische Leukämie, so wird eine Knochenmarkprobe auf eine erhöhte Anzahl von Blasten untersucht (S. 1332).

Die meisten Krankenhäuser führen weitere Tests durch, um festzustellen, welche Untergruppen von weißen Blutkörperchen vorhanden sind. Dadurch kann die Krankheit besser charakterisiert und die optimale Therapie zusammengestellt werden.

Wie gefährlich ist eine akute lymphatische Leukämie?

Ohne Behandlung führen die Blutungen und Infektionen innerhalb von Monaten zum Tod. Heute zählt die Behandlung von Leukämien bei 2- bis 10-Jährigen zu den großen Erfolgsgeschichten in der Krebstherapie.

Je jünger der Patient und je niedriger die Zahl der weißen Blutkörperchen ist, desto größer ist die Chance auf Heilung. Mit der richtigen Kombination von Chemotherapeutika sind bis zu 70 Prozent der Betroffenen 5 Jahre nach Entdeckung des Krebses beschwerdefrei und viele davon geheilt. Für ältere Kinder oder Erwachsene ist die Prognose weniger aussichtsreich: Nur etwa 20 Prozent überleben die Krankheit auf längere Sicht. Der Verlauf der Krankheit hängt von der Art der jeweils vorhandenen Lymphoblasten ab.

Behandlung

Arzneimitteltherapie

Die Behandlung einer akuten lymphatischen Leukämie läuft in 3 bis 4 Phasen ab. Zunächst wird eine Behandlung mit verschiedenen Anti-krebsmedikamenten durchgeführt, um die Krankheit zu bekämpfen. Arzneimittelkombinationen verstärken den Effekt auf die Leukämiezellen. Der Arzt kann ein Antikrebsmittel (Chemotherapeutikum), wie etwa Methotrexat, auch in die Rückenmarksflüssigkeit injizieren. Leider bleibt dabei die normale Funktion des Knochenmarks, des Immunsystems und der anderen Organe nicht verschont. Außerdem verzögern manche Chemotherapeutika das Wachstum von Kindern, die dieses Manko später allerdings in der Regel wieder aufholen.

Ist ein Rückgang der Erkrankung zu verzeichnen, werden die Chemotherapeutika in der zweiten Phase weiter verabreicht und es kann eine Bestrahlung des zentralen Nervensystems angezeigt sein, um die Krebszellen zu zerstören, die dort vor der Wirkung der geschluckten oder injizierten Medikamente geschützt sind. Werden diese Zellen nicht zerstört, kann es zum Rückfall kommen.

Bei manchen Patienten wird die Chemotherapie auch bei einem Rückgang der Krankheit weitergeführt und in manchen Fällen von anderen Medikamenten begleitet. Dadurch sollen die letzten verbleibenden Krebszellen eliminiert werden.

Zu guter Letzt wird für einen bleibenden Erfolg mehrere Jahre lang eine niedrig dosierte Chemotherapie fortgesetzt, um sicherzustellen, dass die Krankheit tatsächlich besiegt ist.

Andere Behandlungsmöglichkeiten

Bei einem Rückfall oder bei Patienten, bei denen die Gefahr eines Rückfalls besonders groß ist, kann eine Knochenmarktransplantation erforderlich sein.

Knochenmarktransplantation

Eine Knochenmarktransplantation stellt eine Hoffnung für schwer kranke Patienten dar, da sie hohe Dosierungen von Chemotherapeutika und eine intensivere Antikrebstherapie erlaubt.

Einteilung der Transplantate

Syngene

Der Spender bei einer syngenen Transplantation ist der eineiige Zwilling des Empfängers. Eineiige Zwillinge sind genetisch identisch und für den Empfänger besteht nicht die Gefahr einer schweren Reaktion gegen das Transplantat, genannt Transplantat-Wirt-Reaktion, oder die Gefahr einer Abstoßung.

Allogene

In diesem Fall ist der Spender ein Bruder, eine Schwester oder ein Elternteil des Empfängers. Um die Verträglichkeit des Knochenmarks zu überprüfen, werden die menschlichen Leukozytenantigene (Haupthistokompatibilitätsantigene, HLA) bestimmt, um herauszufinden, ob sie zueinander passen.

Bei diesem Test werden sechs Proteine, die HLA-Proteine, bestimmt, die sich auf der Oberfläche der weißen Blutkörperchen und der meisten anderen Körperzellen befinden. Die Verträglichkeit von Spender- und Empfänger-HLA beträgt rund 25 Prozent, wenn nur ein erstgradig Verwandter für die Untersuchung zur Verfügung steht. Bei sechs Personen erhöht sich die Wahrscheinlichkeit auf etwa 75 Prozent.

Autologe

Bei der autologen Knochenmarktransplantation stammt das Knochenmark vom Patienten. Dieser wird mit hoch dosierten Chemotherapeutika und mit Bestrahlung behandelt und erhält danach wieder sein eigenes Knochenmark zurück. Hierbei besteht keine Gefahr für eine Transplantat-Wirt-Reaktion.

Nicht verwandte Spender

Bei dieser Art von allogener Knochenmarktransplantation sind Spender und Empfänger nicht verwandt. Solche Spender werden nach dem Kriterium der Übereinstimmung oder weitgehendsten Übereinstimmung mit dem Knochenmark des Empfängers ausgewählt, meist anhand eines nationalen Knochenmarkregisters.

Die Vorgänge bei einer Transplantation

Eine Knochenmarkspende ist komplizierter als eine Blutspende. Im Krankenhaus wird aus dem Beckenknochen (Ilium) des lokal betäubten Spenders Knochenmark entfernt und in eine Vene des Empfängers injiziert. Die Knochenmarkzellen wandern daraufhin im Blut zu den Knochenhohlräumen, wo sie neue Zellen bilden.

Während der Transplantation verbleibt der Patient im Krankenhaus in einem speziellen Raum, dessen Luftzufuhr gefiltert wird, um das Infektionsrisiko weitestgehend zu verringern; auch die intravenöse Gabe von Antibiotika ist eine häufige Maßnahme.

Bei einer allogenen oder syngenen Knochenmarktransplantation wird das Knochenmark an einem Tag aus dem Spender gewonnen und in den Empfänger transplantiert. Bei einer autologen Knochenmarktransplantation wird das Knochenmark eingefroren (die Zellen können monate- und jahrelang so verbleiben), bis der Patient die hoch dosierte Chemotherapie mit oder ohne Bestrahlung beendet hat.

Bei einer Knochenmarktranspantation handelt es sich um eine einzigartige Form der Transplantation, da sich das aus dem Spender entnommene Knochenmark selber ersetzt. Der Verlust einer kleinen Menge Knochenmark ist deshalb nicht weiter signifikant.

Wann ist eine Knochenmarktransplantation erforderlich?

Die besten Ergebnisse nach einer allogenen oder syngenen Knochenmarktransplantation wurden erzielt bei schwerer aplastischer Anämie (S. 963), chronischer granulozytärer Leukämie (S. 964) und akuter nicht lymphatischer Leukämie (S. 965). Klinische Studien beschäftigen sich mit der Knochenmarktransplantation bei einer zurückgehenden akuten nicht lymphatischen Leukämie (S. 965), zurückgehenden Lymphomen (s. diese Seite) und zurückgehenden Neuroblastomen (S. 493). Patienten, die an einer dieser Erkrankungen leiden, haben innerhalb eines kurzen Zeitraums ein hohes Sterberisiko, falls sie nicht zum Beispiel durch eine Knochenmarktransplantation behandelt werden.

Bei autologen Knochenmarktransplantationen wurden beste Ergebnisse beim Hodgkin-Lymphom (S. 969) und bei Non-Hodgkin-Lymphomen (S. 970) erzielt.

Die Risiken

Die Hauptursache von Todesfällen nach einer Knochenmarktranspantation ist auf die Transplantat-Wirt-Reaktion, nicht auf Abstoßungsreaktionen, zurückzuführen. Bei dieser Reaktion sind Haut, Leber, Gastrointestinaltrakt und die Lungen direkt betroffen. Eine Transplantat-Wirt-Reaktion tritt bei allogenen, nicht bei syngenen oder autologen Transplantationen auf.

In den ersten 100 Tagen nach einer allogenen Knochenmarktransplantation beträgt die Sterblichkeitsrate 25 Prozent, bedingt durch Infektionen oder die Transplantat-Wirt-Reaktion. Das zweithäufigste Problem sind Lungenentzündungen, durch Infektionen oder andere Komplikationen hervorgerufen.

Ausblick

Zur Behandlung von Leukämien und Lymphomen werden zurzeit andere Behandlungsmöglichkeiten entwickelt. Dazu gehört die Gabe bestimmter Antikörper (monoklonale Antikörper), die gegen die Krebszellen gerichtet sind. Nach Entfernung des Knochenmarks und vor der Transplantation in den Empfänger, werden die entnommenen Zellen mit diesen Antikörpern und eventuell zusätzlich mit Chemotherapeutika behandelt. Dies wird bei autologen Transplantationen durchgeführt.

Lymphome

Lymphome sind Krebserkankungen des lymphatischen Systems. Zum lymphatischen System gehören die Lymphknoten, auch Lymphdrüsen genannt, die über den ganzen Körper verteilt und über kleine Gefäße, die Lymphen, verbunden sind. Auch die Milz gehört zum lymphatischen System. Das erste Symptom eines Lymphoms ist oft eine Vergrößerung der Lymphknoten. Lymphome können sich aber auch außerhalb der Lymphknoten in praktisch jedem Teil des Körpers entwickeln.

Eine Schwellung der Lymphknoten, die normalerweise etwa die Größe einer Bohne haben, muss nicht unbedingt ein Anzeichen für ein

Lymphom darstellen, denn Lymphknoten können sich auch aufgrund anderer Ursachen vergrößern. Falls die Schwellung nach 4 Wochen
immer noch vorhanden ist, sollte der Arzt konsultiert werden.

Lymphome sind eine Gruppe von Erkrankungen. Dazu gehören die Hodgkin-Krankheit
und die Non-Hodgkin-Krankheit, die beide im
Folgenden beschrieben sind.

Hodgkin-Krankheit

Symptome
- Schmerzlose Schwellung der Lymphknoten
  von Hals, Achselhöhlen oder Leisten
- Anhaltende Müdigkeit
- Fieber und Schüttelfrost
- Nächtliche Schweißausbrüche
- Gewichtsverlust und verringerter Appetit
- Starkes Jucken

Notfallsymptome
- Plötzliches Auftreten eines hohen Fiebers
  jeglicher Ursache
- Verlust der Kontrolle über die Blase oder
  über den Darm
- Taubheits- oder Schwächegefühl in Armen
  oder Beinen

Die Hodgkin-Krankheit ist benannt nach Thomas Hodgkin, einem englischen Arzt aus dem
19. Jahrhundert. Je nach Erscheinungsbild des
Gewebes unter dem Mikroskop werden vier
verschiedene Typen der Hodgkin-Krankheit
unterschieden (histologische Subtypen).

Die Ursache der Hodgkin-Krankheit ist unbekannt. Bei bis zu 90 Prozent der betroffenen
Personen sind die erkrankten Zellen mit
Epstein-Barr-Virus infiziert (S. 1064). Ob dies
die Ursache für die Erkrankung darstellt, ist
noch immer unbekannt. Bei Aids-Patienten ist
das Risiko der Entwicklung der Hodgkin-
Krankheit besonders hoch.

Am häufigsten sind 15- bis 35-Jährige betroffen, aber auch bei Personen über 50 kann
die Hodgkin-Krankheit auftreten.

Diagnose
Zur Diagnose der Hodgkin-Krankheit ermittelt
der Arzt die Krankheitsgeschichte des Patienten, führt eine körperliche Untersuchung und
Röntgenaufnahmen des Brustkorbs durch und
nimmt Blut- und Urinproben.

Am wichtigsten ist die Lymphknotenbiopsie, bei der ein kleines Stück aus den Lymphknoten entfernt wird und nach Gewebsmustern

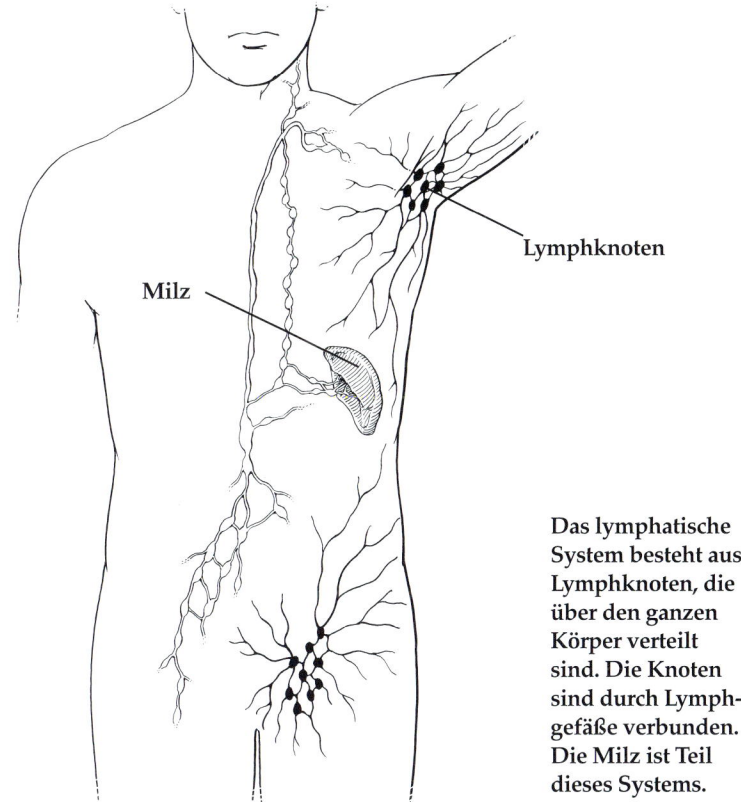

Lymphknoten

Milz

Das lymphatische
System besteht aus
Lymphknoten, die
über den ganzen
Körper verteilt
sind. Die Knoten
sind durch Lymph-
gefäße verbunden.
Die Milz ist Teil
dieses Systems.

untersucht wird, die typisch für die Hodgkin-
Krankheit sind. In manchen Fällen wird nur ein
Teil des Lymphknotens entfernt, um unter dem
Mikroskop untersucht zu werden. Der Rest des
Knotens, der sich noch an seinem Platz befin-
det, wird dann als Anzeiger für die Wirksam-
keit der Behandlung verwendet.

Bestätigt sich die Diagnose auf Vorliegen der
Hodgkin-Krankheit, so werden weitere Tests
durchgeführt, um festzustellen, wie weit der
Tumor fortgeschritten ist und welche Therapie
angewandt werden muss. Bei einem solchen
Test zur Feststellung des Tumorstadiums kann
eine doppelseitige Knochenmarkbiopsie entnommen (S. 1332), eine computertomographische Aufnahme des Bauchraumes und des
Brustkorbs (S. 1334), eine Galliumscintigraphie
(S. 1338) oder eine Operation durchgeführt
werden, um den Bauchraum zu untersuchen
(Laparotomie).

Wie gefährlich ist die Hodgkin-Krankheit?
Wird die Hodgkin-Krankheit rechtzeitig ent-
deckt und behandelt, besteht zu 90 Prozent eine
Heilungschance. Vor einigen Jahren war die
Krankheit fast immer tödlich. Von den Patien-
ten, die sich zu Beginn der Chemotherapie in

einem der fortgeschrittenen Stadien der Krankheit befunden haben, sind 10 Jahre nach der Chemotherapie 50 bis 80 Prozent beschwerdefrei und gelten als geheilt.

Behandlung

Strahlentherapie
Sie wird bei einem Tumor innerhalb eines begrenzten Gebiets angewendet und manchmal mit Chemotherapie kombiniert. Ist nur eine Lymphknotenregion betroffen, sind 90 Prozent der Betroffenen nach 10 Jahren geheilt. Sind zwei Lymphknotenregionen über oder unterhalb des Bauchfells betroffen, sind etwa 70 Prozent der Patienten 10 Jahre nach der Therapie geheilt.

Arzneimitteltherapie
Im fortgeschrittenen Stadium der Krankheit wird eine Chemotherapie durchgeführt. Zwei Drittel der Betroffenen können durch eine langfristige Chemotherapie geheilt werden. Beim Rückfall kann die Chemotherapie in einer höheren Dosis fortgesetzt werden und von einer Strahlentherapie oder autologen Knochenmarktransplantation (S. 967) unterstützt werden. Bei der autologen Knochenmarktransplantation wird das Knochenmark vor Beginn der Chemotherapie entfernt und danach wieder in den Körper eingesetzt. Medikamente können während der Chemotherapie somit höher dosiert werden können.

Chirurgische Maßnahmen
Manchmal kann eine Operation erforderlich sein (Laparotomie), um das Ausmaß der Erkrankung festzustellen.

Non-Hodgkin-Lymphom

Symptome
- Schmerzloses Anschwellen der Lymphknoten, mit oder ohne Schwellung des Bauchraumes
- Andauernde Müdigkeit
- Fieber oder Schüttelfrost
- Nächtliche Schweißausbrüche
- Verringerter Appetit

Notfallsymptome
- Plötzliches Auftreten eines hohen Fiebers jeglicher Ursache
- Schwere Verstopfung oder Harnschwäche
- Geistige Verwirrung, Schwindelgefühle
- Unfreiwilliger Verlust von Urin oder Stuhl
- Taubheits- oder Schwächegefühl in Armen oder Beinen

Non-Hodgkin-Lymphome sind eine Gruppe von Krebserkrankungen der weißen Blutkörperchen (Lymphozyten). Diese Tumoren werden ihrer Größe nach eingeteilt. Außerdem werden sie entsprechend der Aktivität der erkrankten Zellen in drei Gruppen eingeteilt: niedriger, mittlerer und hoher Grad von Bösartigkeit (Malignitätsgrad).

Die Non-Hodgkin-Krankheit ist häufiger als die Hodgkin-Krankheit. Am häufigsten tritt sie bei kürzlich transplantierten Personen auf, da deren Immunsystem durch Immunsuppressiva geschwächt ist. Die Erkrankung entwickelt sich häufig bei Personen zwischen 45 und 70 Jahren. Anders als bei der Hodgkin-Krankheit sind vor allem ältere Menschen betroffen.

Diagnose
Bei Verdacht auf Non-Hodgkin-Lymphom wird vom Arzt eine körperliche Untersuchung durchgeführt, und es werden Blut und Urin im Labor, der Bauchraum durch eine computertomographische Aufnahme (S. 1334) und das Knochenmark über eine Biopsie (S. 1332) untersucht. Zur Klassifizierung der Krankheit wird in der Regel auch eine Lymphknotenbiopsie entnommen.

Wie gefährlich ist das Non-Hodgkin-Lymphom?
Bei einem niedrigen Malignitätsgrad ist das Non-Hodgkin-Lymphom nicht heilbar, aber die Überlebensrate sehr gut und die Krankheit spricht gut auf die Behandlung an. Die Überlebensrate nach 5 Jahren beträgt 75 Prozent. In manchen Fällen von Symptomfreiheit rät der Arzt nur zur Beobachtung der Krankheit.

Non-Hodgkin-Lymphome mit mittlerem oder hohem Malignitätsgrad sind mithilfe aggressiver Therapie heilbar. Kommt es trotz Behandlung zu einem Rückfall, so überleben die Betroffenen meist nicht länger als eineinhalb Jahre. 60 bis 80 Prozent der Patienten erleben unter Chemotherapie einen kompletten Rückgang der Krankheit. Das Risiko für einen Rückfall und das Sterberisiko hängen vom Alter der Betroffenen und anderen Faktoren ab.

Behandlung

Arzneimitteltherapie
In der Regel wird eine Chemotherapie mit einer Kombination verschiedener Antikrebsmittel angewandt.

Chirurgische Maßnahmen
Selten wird operiert, wenn die Krankheit den Magen befallen hat.

Andere Behandlungsmöglichkeiten
In manchen Fällen von Non-Hodgkin-Lymphomen mit mittlerem oder hohem Malig-nitätsgrad wird eine Strahlentherapie angewandt.

Ernährung
Eine gesunde Ernährung hilft die Lebensqualität zu erhalten. Die Überlebensdauer wird dadurch aber nicht verbessert.

Wachstumserkrankungen des Knochenmarks

Das Knochenmark befindet sich in den Hohlräumen der Knochen und bildet unter normalen Umständen alle roten und die meisten der weißen Blutkörperchen sowie die Blutplättchen. Ist das Knochenmark erkrankt, ist dies ein ernst zu nehmendes Problem. Die Blutzellen werden nicht mehr normal gebildet und es kommt zu Mangelzuständen wie etwa Blutarmut und zu Krankheiten des Gerinnungssystems. Außerdem kann sich die Infektionsanfälligkeit erhöhen.

Bei einem Kind enthalten alle Knochen blutbildendes Knochenmark. Entwickelt sich der Körper weiter, so findet sich blutbildendes Knochenmark nur noch in den Knochen der Wirbelsäule, des Schädels, der Rippen und des Beckens. Benötigt der Körper aus irgendeinem Grund eine extra Anzahl von Blutzellen, so wird das Knochenmark in den Armen und Beinen erneut zur Blutzellbildung angeregt.

Bei Verdacht auf eine Erkrankung des Knochenmarks, wird eine Knochenmarkprobe entnommen und im Mikroskop untersucht. Bei der Entnahme des Knochenmarks wird eine spezielle Nadel in den Hüftknochen oder das Brustbein eingeführt und eine kleine Menge Knochenmark abgesaugt. Deshalb heißt dieser Vorgang auch Aspiration.

In vielen Fällen wird gleichzeitig eine Knochenmarkbiopsie entnommen. Dabei wird die Stelle, an der die Biopsie entnommen werden soll, betäubt; daraufhin wird eine Nadel in den Knochen eingeführt und ein kleines Stück des Knochenmarks für eine mikroskopische Untersuchung entnommen (S. 1332).

Polycythaemia vera (Osler-Varquez-Syndrom)

Symptome
- Schwäche
- Jucken, besonders beim Baden in warmem Wasser
- Schwindel
- Ein »dicker« Kopf und Rötung des Gesichts und der Hände
- Völlegefühl, das sich im linken oberen Bauchraum bemerkbar macht

Notfallsymptome
- Blut im Erbrochenen oder im Stuhl
- Schlaganfall
- Blutgerinnsel in den Beinen

Von einer Polycythaemia vera spricht man, wenn das Knochenmark zu viele Blutzellen bildet. Das Wort Polycythaemia heißt eigentlich »viele Zellen im Blut« und vera bedeutet »wirklich«.

Bei dieser Erkrankung findet sich eine große Zahl im Blutstrom zirkulierender roter Blutkörperchen und auch die Zahl der weißen Blutkörperchen und der Blutplättchen kann erhöht sein. Die Krankheit ist selten und ihre Ursache ist unbekannt.

Eine Polycythaemia vera tritt häufig im fortgeschrittenen mittleren Alter auf. Bei Kindern ist diese Erkrankung extrem selten. Männer zählen etwas häufiger zu den betroffenen als Frauen.

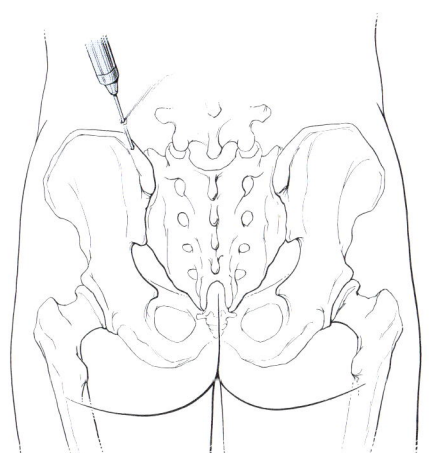
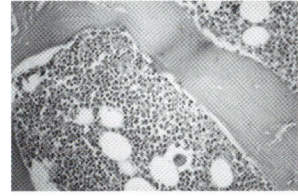

Bei einer Knochenmarkbiopsie wird mit einer Nadel eine Knochenmarkprobe entnommen und unter dem Mikroskop untersucht (oben).

Behandlung

Die Betroffenen sollten aktiv bleiben, viel Flüssigkeit zu sich nehmen und eine gesunde Ernährung beachten. Durch körperliche Aktivität wird der Kalziumgehalt der Knochen aufrecht erhalten, die dadurch gestärkt werden. In manchen Fällen sollte vom Heben schwerer Gegenstände abgesehen werden. Wird die körperliche Aktivität durch Schmerzen behindert, kann eine Rückenstütze, ein Gehstock oder ein anderes orthopädisches Hilfsmittel dazu beitragen, aktiv zu bleiben. Der Eiweißverzehr braucht nicht eingeschränkt zu werden.

Arzneimitteltherapie

Wird die Erkrankung in einem frühen Stadium entdeckt, ist in vielen Fällen keine Behandlung erforderlich. Es werden dann entsprechende Antikrebsmittel verabreicht, entweder in Tablettenform oder auch durch eine intravenöse Behandlung. Schmerzmittel lindern die Knochenschmerzen.

Chirurgische Behandlung

Instabile Knochen werden chirurgisch fixiert.

Andere Behandlungsmöglichkeiten

Starke Schmerzen können durch gezielte Bestrahlung der betroffenen Bereiche kontrolliert werden.

Amyloidose

Symptome

- Müdigkeit oder Schwäche
- Taubheitsgefühl in Händen oder Füßen
- Gewichtsverlust
- Kurzatmigkeit
- Schwellungen in den Beinen
- Durchfall

Bei einer Amyloidose wird ein Protein names Amyloid an verschiedenen Stellen im Körper abgelagert. Die Bezeichnung Amyloidose ist etwas irreführend, da sie die Beteiligung einer stärkeähnlichen Substanz nahe legt, es handelt sich aber um ein Protein (Eiweiß), nicht um eine Stärkeart. Die Erkrankung ist selten.

Diagnose

Die Diagnose einer Amyloidose richtet sich nach dem Vorhandensein von Amyloidablagerungen im Körper, die im Mikroskop entdeckt werden können. Häufig werden dazu Biopsien aus dem Gaumen, Dickdarm, Bauchfett und den Nieren entnommen. Zur Unterstützung der Diagnose können auch Biopsien aus dem Herz, den Nerven und dem Knochenmark entnommen werden.

Wie beim multiplen Myelom (S. 973) produzieren auch hier die Plasmazellen ein abnormes

Granulozytopenie und Agranulozytose

Bei Blutuntersuchungen können auch seltene Erkrankungen wie die Granulozytopenie und die Agranulozytose gefunden werden.

Beide Erkrankungen werden in der Regel durch andere Krankheiten wie etwa eine Leukämie (S. 964) oder eine aplastische Anämie (S. 963) verursacht. Es kann sich auch um eine Nebenwirkung der Einnahme bestimmter Medikamente handeln.

Granulozytopenie

Enthält das Blut eine verminderte Anzahl weißer Blutkörperchen, der Granulozyten, so liegt eine Granulozytopenie vor. Entweder bildet das Knochenmark nicht genügend dieser Zellen oder sie werden schneller zerstört als gebildet.

Die Erkrankung wird auch Neutropenie genannt, weil die Neutro-

philen, eine Untergruppe der Granulozyten, am häufigsten betroffen sind. Der Name Neutrophil (neutral liebend) bedeutet, dass sich diese Zellen von säure- als auch von laugenhaltigen Färbemitteln gleich gut anfärben lassen. Die Neutrophilen sind die erste Maßnahme des Körpers zur Abwehr von Bakterien und Pilzen (nicht von Viren). Eine Granulozytopenie erhöht daher die Anfälligkeit des Körpers für Infektionen. Hier kann eine Behandlung mit Antibiotika hilfreich sein.

Die Granulozytopenie kann erstes Anzeichen einer Leukämie (S. 964) oder aplastischen Anämie (S. 963) sein. Eine Granulozytopenie aufgrund anderer Ursachen oder aufgrund von Arzneimitteln ist häufiger als die spontan auftretende Variante der Erkrankung.

Agranulozytose

Bei dieser seltenen Krankheit ist die Zahl der Granulozyten im Blut deutlich verringert. Fast alle Neutrophilen sind zerstört, was den Körper anfällig für Infektionen macht. Die Betroffenen müssen daher hinsichtlich der Entwicklung von Infektionen überwacht und mit Antibiotika behandelt werden.

Häufigster Grund für die Entwicklung einer Agranulozytose ist der Kontakt mit Chemikalien, Lösungsmitteln, Kohlenwasserstoffen oder Medikamenten wie Penicillinen, Phenothiazinen und entzündungshemmenden Substanzen.

Üblicherweise wird die Ursache entfernt, und der Betroffene bis zur Erholung des Knochenmarks vor der Entwicklung schwerwiegender Infektionen geschützt.

Protein. Dieses kann im Urin nachgewiesen werden.

Wie gefährlich ist eine Amyloidose?

Bisher gibt es noch kein Heilmittel. Die Erkrankung ist chronisch, schreitet langsam fort und führt in der Regel innerhalb von Jahren zum Tod.

Es können sich lebensbedrohliche Situationen wie Nierenversagen (S. 852) und kongestives Herzversagen (S. 659) ergeben. Befinden sich die Amyloidablagerungen in weniger wichtigen Organen oder Geweben, so müssen sich nicht in jedem Fall Symptome entwickeln. Die meisten Fälle liegen irgendwo zwischen diesen beiden Extremen.

Behandlung

Arzneimitteltherapie

Verschiedene Medikamente stehen zur Verfügung, von denen das geeignete gefunden werden muss. Außerdem können Diuretika sowie Schmerzmittel verschrieben werden. Die Betroffenen sollten sich vor Infektionskrankheiten schützen.

Ernährung

Eine Veränderung in der Menge und Art der verzehrten Proteine hat keinen Einfluss auf die Krankheit, allerdings müssen, je nach Art der betroffenen Organe, spezielle Ernährungsregeln beachtet werden. Der Arzt kann hier beraten.

Erkrankungen des Gerinnungssystems

Erkrankungen des Gerinnungssystems entstehen, wenn die Vorgänge bei der Blutgerinnung gestört sind. Der Gerinnungsprozess, an dem Blutplättchen und bestimmte Plasmaproteine, die Gerinnungsfaktoren, beteiligt sind, beginnt, wenn sich Blutplättchen an einer verletzten Stelle eines Gefäßes ansammeln. Es beginnt eine Abfolge von Enzymreaktionen, durch die ein Netzwerk aus Proteinen entsteht, das die Blutplättchen umgibt, festhält (Plättchenphase) und einen Blutpfropfen bildet (Koagulationsphase). Während dieser Reaktionsabfolge wird jeder Gerinnungsfaktor von einer inaktiven in eine aktive Form umgewandelt.

Um herauszufinden, bei welchem Schritt diese Gerinnungskaskade beim Patienten gestört ist, werden Labors hinzugezogen.

Gerinnungsprobleme können Krankheiten wie Hämophilie, die von-Willebrand-Krankheit und eine diffuse intravaskuläre Gerinnung hervorrufen. Werden die Gerinnungsprobleme durch Veränderungen der Gerinnungsfaktoren hervorgerufen, kann sich dies in tief liegenden Gewebs- und Gelenkblutungen äußern, allerdings können auch Prellungen, Nasenbluten und andere Blutungen auftreten.

Sind zu wenige Blutplättchen (Thrombozyten) vorhanden oder deren Funktion verringert, entstehen kleine punktförmige Hautblutungen, die Petechien genannt werden.

Hämophilie

Symptome

- Viele großflächige und tiefe Prellungen
- Schmerzen und Gelenkschwellungen durch innere Blutungen
- Blut im Urin oder im Stuhl
- Verlängertes Bluten aus Schnitten oder Verletzungen oder nach einer Operation oder nach dem Zahnziehen

Notfallsymptome

- Blutungen in den Kopf, in den Hals oder in den Verdauungstrakt
- Plötzliche Schmerzen, Schwellungen und Wärmegefühl in großen Gelenken wie den Knien, den Ellbogen, der Hüfte und der Schultern und in den Muskeln der Arme und Beine
- Blutung aus einer Verletzung (besonders bei schweren Formen der Hämophilie)

Unter die Hämophilien fallen verschiedene erbliche Erkrankungen, die die Gerinnungsfaktoren betreffen (das sind die Proteine im Blut, die die Gerinnung verursachen). Häufigste Form ist die Hämophilie A – die klassische Hämophilie –, bei der nicht genügend Gerinnungsfaktor VIII vorhanden ist. Bei den meisten der übrigen Fälle handelt es sich um Hämophilie B

(Christmas-Krankheit), bei der ein Mangel an Gerinnungsfaktor IX herrscht.

Sowohl die Hämophilie A als auch die Hämophilie B wurden auch die Krankheit der Könige genannt, da sie von den Nachkommen der englischen Königin Viktoria vererbt und in die Königshäuser Spaniens, Deutschlands und Russlands eingeführt wurde. Die Hämophilie ist eine der häufigsten erblichen Gerinnungskrankheiten. Sowohl die A- als auch die B-Form der Hämophilie werden durch rezessive Gene auf dem X-Chromosom vererbt. Die Krankheit tritt daher auch nur bei männlichen Kindern und nicht bei Mädchen auf (S. 42). Mädchen, die das kranke Gen der Hämophilie erben, sind Träger der Krankheit, entwickeln jedoch keine Symptome, da sie durch die normale Kopie des Gens auf dem anderen X-Chromosom geschützt sind. In den meisten Fällen tritt die Hämophilie in bereits von der Krankheit betroffenen Familien auf, in denen die Krankheit vom Großvater über die Mutter als Trägerin auf den Enkel übertragen wird. Dennoch kann die Krankheit auch in bislang nicht betroffenen Familien auftreten.

Diagnose

Das Hauptproblem für die Betroffenen sind nicht die äußerlichen Verletzungen, die leicht durch Druck und Verbände behandelt werden können, schwerwiegender sind die inneren Blutungen. Die Schwere der Blutung variiert bei den Betroffenen. Die schweren Formen treten bereits während der frühen Kindheit zu Tage. Bei Neugeborenen ergeben sich bis zum Zeitpunkt einer Beschneidung in der Regel keine Anzeichen einer Hämophilie. Fängt das Kind an zu krabbeln oder zu gehen, ergeben sich allerdings verstärkte Prellungen unter der Haut. Bei den schweren Hämophilien treten auch oft aus unbekannten Ursachen plötzliche Blutungen auf. Bei schwach ausgeprägten Formen kann die Hämophilie längere Zeit unbemerkt bleiben. Problematische Blutungen ergeben sich nur nach Operationen, Zahnextraktionen oder schweren Verletzungen.

Die Diagnose wird vom Arzt anhand der Bestimmung der Aktivität der Gerinnungsfaktoren VIII und IX (unter anderem) und des Vorhandenseins von Hemmstoffen dieser Faktoren gestellt.

Wie gefährlich ist eine Hämophilie?

Mit den heutigen Behandlungsmöglichkeiten hat ein von einer Hämophilie Betroffener eine nahezu normale Lebenserwartung. Obwohl die Krankheit ein Leben lang bestehen bleibt, kann man sie durch die Gabe von Medikamenten oder Gerinnungsfaktoren in den Griff bekommen und ein normales Leben führen. Je nach Schweregrad der Hämophilie sollte darauf geachtet werden, das Risiko einer Blutung bei körperlichen Aktivitäten, chirurgischen Eingriffen oder Zahnoperationen zu verringern. In manchen Fällen entwickeln sich bei der Behandlung Probleme, etwa dann, wenn Antikörper gegen die verabreichten Gerinnungsfaktoren gebildet werden.

Ohne Behandlung treten wiederholt Blutungen in den Gelenken auf, die chronische Schmerzen und Muskelschwäche verursachen und auf lange Sicht auch das Gelenk durch Knochenarthritis zerstören können (S. 907). Blutungen in die Muskeln oder im Bindegewebe kann Druck auf die Nerven ausüben und dadurch Schmerzen, Steifheit und Taubheitsgefühle verursachen. Ohne Behandlung kommt es zu chronischen Nervenschäden und Muskelschwund. Sammelt sich Blut im Kopf, im Hals oder im Verdauungstrakt an, handelt es sich um eine schwere Komplikation. Es ist deshalb sehr wichtig, solche Vorkommnisse sofort zu behandeln. Um eine Zerstörung der Gelenke zu verhindern, sollten alle Blutungen sofort durch die Infusion von Gerinnungsfaktoren oder, bei einer schwach ausgeprägten Hämophile, durch ein Medikament mit dem Namen Desmopressin (s. unten) behandelt werden. Liegt eine Hämophilie oder der Verdacht darauf vor, kann durch Pränataldiagnostik und genetische Beratung festgestellt werden, ob das Risiko der Übertragung auf die Nachkommen besteht (S. 42).

Behandlung

Trotz der Hämophilie können die Betroffenen ein relativ normales Leben führen.

Körperliche Betätigung

Die beschädigten Gelenke können durch Physiotherapie gestärkt werden. Schwimmen, Radfahren und Wandern können Muskeln aufbauen und so die Gelenke schützen. Kontaktsportarten sollten vermieden werden.

Arzneimitteltherapie

Bei schwach ausgeprägter Hämophilie A können die auftretenden Blutungen durch Desmopressininfusionen (langsame Injektion in eine Vene) behandelt werden. Dieses Medikament hilft bei der Bekämpfung einer Blutung, indem es die Freisetzung von Gerinnungsfaktor VIII anregt und die Blutgefäße veranlasst sich zusammenzuziehen.

Bei einer Hämophilie B oder einer stärker ausgeprägten Hämophilie A können Blutungen möglicherweise nur durch die Infusion von Gerinnungsfaktoren gestoppt werden. Diese Gerinnungsfaktoren stammen aus gereinigtem menschlichem Blut und werden entweder als gereinigtes Konzentrat, als frisches, gefrorenes Plasma oder als Kyropräzipitat (darunter versteht man Gerinnungsfaktorkonzentrat aus Blutspenden) verabreicht. Heutzutage werden alle Gerinnungsfaktorkonzentrate behandelt, um eine Übertragung des HI-Virus zu verhindern (→ Aids, S. 1060). Es wurden außerdem rekombinante Faktoren entwickelt. Mit entsprechendem Training (entweder durch den Arzt oder durch ein lokales Hämophilie-Zentrum) kann man lernen sich Desmopressin oder einige der Blutprodukte selbst zu infundieren, sobald Anzeichen einer Blutung auftreten. Medikamente, die die Blutung verstärken können, wie etwa Aspirin, sollten daher vermieden werden.

Chirurgische Maßnahmen

Haben die wiederkehrenden Blutungen einige der Gelenke bereits zerstört, können künstliche Gelenke eingesetzt werden (→ Ersatz von Gelenken, S. 911).

Von-Willebrand-Jürgens-Syndrom

Symtome
* Nasenbluten oder starke Monatsblutungen
* Häufige Prellungen
* Blut im Stuhl; der Stuhl ist dabei schwärzlich oder teerig

Diese chronische Erkrankung des Gerinnungssystems wird durch einen Defekt in einem bestimmten Gerinnungsfaktor, dem von-Willebrand-Faktor, verursacht. In vielen Fällen liegt auch ein Mangel an Faktor VIII vor. Unter normalen Umständen wirken beide Faktoren zusammen, um den Komplex zu bilden, der für eine Ansammlung der Blutplättchen an einer verletzten Stelle benötigt wird. Bei dem von-Willebrand-Jürgens-Syndrom sind die Ansammlung der Blutplättchen und die Bildung des Blutgerinnsels eingeschränkt.

Die Krankheit ist nach einem finnischen Arzt benannt, der sie erstmals beschrieben hat. Sie wurde früher auch Pseudohämophilie oder vaskuläre Hämophilie genannt. Es handelt sich dabei um die häufigste erbliche chronische Erkrankung des Gerinnungssystems.

Die Symptome sind bei jedem Betroffenen unterschiedlich stark. Die schwersten Formen treten selten auf, die schwächer ausgeprägten Formen sind häufiger. Beide Geschlechter sind mit gleicher Häufigkeit betroffen. Bereits vor dem Erwachsenwerden können starke Nasenblutungen auftreten. Bei Frauen tritt eine verstärkte Monatsblutung auf. Andere Symptome beinhalten ausgeprägte Prellungen, Blut im Urin oder Stuhl oder verstärkte Blutungen nach einer Operation oder Zahnextraktion.

Diagnose

Zur Diagnose der Erkrankung werden spezielle Bluttests durchgeführt. Dabei wird nach einer verlängertes Blutungsdauer, einer eingeschränkten Funktion der Blutplättchen und einer Verringerung des von-Willebrand-Faktors oder des Faktors VIII geachtet.

Behandlung

Die Betroffenen erhalten Desmopressin-Infusionen, um die Blutung zu stoppen. Dieses Medikament stimuliert die Freisetzung des von-Willebrand-Faktors und des Faktors VIII aus den Blutgefäßen. Eine Transfusion von Plasma oder Kryopräzipitat kann ebenfalls angewandt werden (ein Kryopräzipitat ist ein Konzentrat aus Gerinnungsfaktoren aus Blutspenden). Arzneimittel, die die Blutung verstärken, wie etwa Aspirin, sollten vermieden werden. Die Entwicklung dieser Erbkrankheit kann nicht verhindert werden, Paare können bei Kinderwunsch jedoch eine genetische Beratungsstelle aufsuchen. Wird bei einem Familienmitglied das von-Willebrand-Jürgens-Syndrom diagnostiziert, sind möglicherweise auch die Geschwister betroffen (S. 42).

Verbrauchskoagulopathie

Symptome
* Schwere Blutungen an verschiedenen Körperstellen
* Es können auch gar keine Symptome vorhanden sein

Bei dieser Erkrankung handelt es sich um eine nicht erbliche Krankheit, die durch übermäßige Koagulation verursacht wird. Dies ist der Fall, wenn aktivierte Gerinnungsfaktoren im gesamten Blut vorhanden sind, statt auf eine verletzte Stelle begrenzt zu sein. Diese Faktoren verursachen das Verklumpen (Koagulation) der Blutplättchen in den kleinen Blutgefäßen, daher auch der Name Verbrauchskoagulopathie.

Bei dieser ungerichteten Koagulation wird so viel von den Körperreserven an Gerinnungsfaktoren und Blutplättchen aufgebraucht, dass nicht genügend Reserven zur Bildung von Blutgerinnseln an verletzten Stellen zur Verfügung steht. Der Körper reagiert mit einer verstärkten Auflösung dieser Blutgerinnsel und es kommt zu diffusen Blutungen.

Die seltene Erkrankung wird häufig auch abgekürzt DIC (intravaskuläre Koagulation und Fibrinolyse) genannt und Defibrinationssyndrom. Fast immer ist die Ursache eine zugrunde liegende Erkrankung wie etwa eine Infektion, ein Trauma oder chirurgischer Eingriff.

Diagnose

Bei Verdacht auf Verbrauchskoagulopathie werden verschiedene Bluttests durchgeführt. Dazu gehören die Bestimmung der Blutplättchen, der Prothrombindauer, der Fibrinogenkonzentration im Blut und andere Tests.

Wie gefährlich ist eine Verbrauchskoagulopathie?

Die zugrunde liegenden Ursachen können lebensbedrohlich sein, durch eine Behandlung kann die Verbrauchskoagulopathie allerdings gestoppt werden. Zu den Ursachen zählen verschiedenartige gynäkologische Notfälle, verbreitete Karzinome, massives Trauma, Schock oder bakterielle Sepsis (Blutinfektion).

Die Erkrankung selbst kann verschieden stark ausgeprägt sein. Tritt sie in Zusammenhang mit einer Krebserkrankung oder anderen Krankheiten auf, so kann sie chronisch werden. In solchen Fällen wird sie nur im Rahmen von Blutuntersuchungen entdeckt, verursacht aber ansonsten keine Symptome. Häufiger ist die akute Variante, bei der schwere Blutungen, etwa aus chirurgischen Nähten, auftreten. In den Beinen können sich Blutgerinnsel bilden und es kann ein Schlaganfall auftreten. In seltenen Fällen kann es zu Geschwüren der Finger, der Genitalien oder der Nase kommen.

Behandlung

Die einzige, wirklich dienliche Maßnahme gegen eine Verbrauchskoagulopathie ist die Behandlung der zugrunde liegenden Ursache. Dennoch kann die Infusion verschiedener Blutprodukte erforderlich sein, um die verbrauchten Gerinnungsfaktoren zu ersetzen. Sind solche Transfusionen unwirksam oder kommt es zu Blutgerinnseln, kann die Verabreichung von Heparin (ein Medikament, das intravenös verabreicht wird und die Bildung von Blutgerinnseln verhindert) erforderlich werden.

Thrombozytopenie

Symptome
- Neigung zu oder ausgeprägte Prellungen
- Masernähnlicher Ausschlag, für gewöhnlich auf der unteren Beingegend
- Blut im Erbrochenen oder im Stuhl
- Starke Monatsblutungen
- Blutungen während einer Operation

Notfallsymptome. Schwere oder verbreitete Blutungen, darunter im Gehirn und im Verdauungstrakt.

Die Thrombozytopenie, eine häufige Erkrankung des Gerinnungssystems, wird durch einen Mangel an Blutplättchen verursacht. Es gibt eine idiopathische und eine sekundäre Form der Thrombozytopenie. In den meisten Fällen handelt es sich um einen erworbenen Zustand und nicht um eine Krankheit, die vererbt wurde.

Die idiopathische Trombozytopenie wird auch idiopathische thrombozytopenische Purpurea (ITP) genannt. Purpurea (aus dem griechischen Wort für violett) ist ein Ausschlag, bei dem kleine rote Flecken (Petechien) auftreten, die durch Hautblutungen verursacht werden. Obwohl das Wort idiopathisch »mit unbekannter Ursache« bedeutet, werden die meisten Fälle einer idiopathischen Thrombozytopenie durch die Bildung von Antikörpern in Milz und Lymphgewebe verursacht; diese Antikörper sind gegen die eigenen Blutplättchen gerichtet und zerstören diese bereits im unreifen Zustand. Da dieser Prozess autoimmuner Natur ist (also gegen den eigenen Körper gerichtet ist), spricht man auch von autoimmuner thrombozytopenischer Purpurea (AITP oder ATP). Am häufigsten tritt diese Erkrankung bei Kindern und jungen Erwachsenen auf, kann aber grundsätzlich Personen jeden Alters betreffen. Frauen sind häufiger betroffen als Männer, allerdings erkranken gleich viel Mädchen wie Jungen.

Bei einer isolierten sekundären Thrombozytopenie gibt es andere Ursachen. Dazu gehören virale Infektionen, ein systemischer Lupus erythematosus (S. 918), Lymphome (S. 968), chronische lymphatische Leukämie (S. 966), Sarkoidose (S. 721), Krebserkrankungen der Eierstöcke (S. 1190) und schwere Infektionen nach Transfusionen oder Medikamenten. Medikamente, die in manchen Fällen eine Thrombozytopenie hervorrufen können, sind Heparin, Quinidin, Sulfonamide, Prokainamide, Rifampicin und Chemotherapeutika.

Diagnose

Um eine Thrombozytopenie nachzuweisen, wird die Anzahl der Blutplättchen bestimmt und ein Blutausstrich angefärbt und unter dem Mikroskop untersucht. Ergibt sich ein Verdacht auf Thrombozytopenie, kann auch eine Knochenmarkprobe entnommen werden, um die Ursache für die verringerte Anzahl der Blutplättchen zu finden (S. 1332).

Wie gefährlich ist eine Thrombozytopenie?

Vor allem bei Kindern kann sich eine idiopathische Thrombozytopenie ohne Behandlung von selbst auflösen. In solchen Fällen gleicht das Knochenmark die fehlenden Blutplättchen durch verstärkte Produktion neuer Zellen aus, während die eigentliche Ursache verschwindet. Diese jungen Blutplättchen sind bei der Blutgerinnung sehr effektiv, deshalb treten trotz verringerter Zahl der Blutplättchen in der Regel keine Gerinnungsstörungen auf. Der Arzt entscheidet sich dann möglicherweise dafür, keine weitere Behandlung durchzuführen.

Bei Erwachsenen wird eine akute Thrombozytopenie in vielen Fällen chronisch. Der Schweregrad kann variieren, es kann auch nach einem vollständigen Rückgang der Erkrankung wieder zu einem Rückfall kommen. Die gefährlichsten Komplikationen, Gehirn- oder Darmblutungen, sind allerdings selten.

Behandlung

Bei der sekundären Thrombozytopenie wird die Grunderkrankung behandelt oder es werden die auslösenden Medikamente abgesetzt. Manchmal wird Thrombopoietin verabreicht, ein Hormon, welches das Knochenmark zur Bildung neuer Blutplättchen anregt.

Arzneimitteltherapie

Zur Behandlung einer idiopathischen Thrombozytopenie werden Medikamente eingesetzt, die die Immunabwehr schwächen oder verändern, darunter Prednisolon (Kortikosteroid).

Chirurgische Maßnahmen

Zur Linderung der Symptome oder zur Behandlung einer chronischen idiopathischen Thrombozytopenie, die nicht auf Kortikosteroide anspricht, wird in manchen Fällen die Milz operativ entfernt (Splenektomie).

Andere Behandlungsmöglichkeiten

Bei schweren Blutungen wird das verlorene Blut durch Transfusion konzentrierter roter Blutkörperchen ersetzt. Nach der Infusion von Immunglobulin, werden in manchen Fällen intravenös Blutplättchen verabreicht (S. 981).

In anderen Fällen ist keine Behandlung erforderlich. Hier ist trotz der geringen Plättchenzahl keine Gerinnungsstörung vorhanden und die Störung verschwindet von selbst.

Bluttransfusionen

Bluttransfusionen werden oft benötigt, um einer Person mit Bluterkrankungen oder anderen Krankheiten etwa nach einem Unfall oder einer Operation das Leben zu retten. Blutspenden werden immer benötigt. Jeder sollte deshalb daran denken, wenn möglich, Blut zu spenden. Auch in Deutschland sind weniger Menschen zu einer Spende bereit, als dazu aus gesundheitlicher Sicht geeignet wären.

Blutspende

Personen über 17 Jahre und mit mindestens 55 kg Körpergewicht sind geeignete Blutspender. Nicht spenden darf man bei Krankheiten wie Hepatitis oder wenn man zu einer Risikogruppe für Aids gehört (S. 801 und 1060).

Blut gespendet werden kann in Krankenhäusern, in Blutspendezentralen oder beim Roten Kreuz. Dort wird von geschultem Personal eine Blutprobe entnommen, um festzustellen, ob genügend Hämoglobin vorhanden ist. Außerdem werden Fragen nach dem Gesundheitszustand des Spenders gestellt. Ist der Spender gesund und die Hämoglobinmenge normal, so wird etwa ein halber Liter Blut aus einer Armvene entnommen.

Eine Blutspende dauert nicht lange und ist nicht schmerzhaft. Sie ist außerdem sicher, da für jeden Spender eine neue, sterile Einmalspritze verwendet wird. Bei der Blutspende besteht für den Spender keine Ansteckungsgefahr.

Der Körper eines Mannes enthält etwa 5 bis 6 Liter Blut, der einer Frau etwa 4 bis 5 Liter. Bei einer Blutspende wird in der Regel etwa ein halber Liter entnommen. Ein gesunder Erwachsener kann diese Menge entbehren, ohne Beschwerden zu entwickeln. Der Körper ersetzt die fehlende Menge innerhalb weniger Stunden und die Anzahl der roten Blutkörperchen kehrt wieder zu ihrer normalen Zahl zurück. Dies ist bereits lange Zeit vor dem Zeitpunkt der Fall, an dem man wieder Blut spenden darf (8 Wochen nach der ersten Spende).

Arten von Bluttransfusionen

Wird das gespendete Blut als Ganzes übertragen, so spricht man von einer kompletten Bluttransfusion. Häufiger wird das Spenderblut jedoch in seine Bestandteile – rote Blutkörperchen, frisches gefrorenes Plasma, Kryopräzipitat, Gerinnungsfaktorkonzentrat, Granulozyten (eine Gruppe weißer Blutkörperchen) und Blutplättchen – aufgeteilt, die dann bei Bedarf einzeln verabreicht werden.

Rote Blutkörperchen
Bei einem Mangel an roten Blutkörperchen wird eine Transfusion durchgeführt, die nur aus roten Blutkörperchen besteht. Dadurch werden lediglich die fehlenden roten Blutkörperchen ersetzt und der Körper nicht mit zusätzlichen Mengen an Plasma oder anderen

Blutzellen belastet. Das Risiko einer erheblichen Erhöhung des Blutvolumens ist verringert.

Die Transfusion roter Blutkörperchen wird häufig zur Behandlung verschiedener Formen von Blutarmut (Anämien) eingesetzt, zum Beispiel bei einer verringerten Bildung von roten Blutkörperchen im Knochenmark. Rote Blutkörperchen werden auch bei einer akuten Krise übertragen, die durch erbliche Krankheiten wie Sichelzellkrankheit (S. 960), Thalassämie (S. 962) oder Mangel an Glukose-6-Phosphatdehydrogenase (S. 962) ausgelöst werden.

Rote Blutkörperchen können maximal 6 Wochen überleben, wenn sie in Flüssigkeit aufbewahrt werden. Tiefgefroren können sie bis zu 10 Jahren aufbewahrt werden.

Frisch eingefrorenes Plasma
Frisch eingefrorenes Plasma wird zur Behandlung von Gerinnungskrankheiten wie beispielsweise dem von-Willebrand-Jürgens-Syndrom, schwach ausgeprägter Hämophilie sowie zur Behandlung von schweren Verbrennungen eingesetzt. Es kann tiefgefroren rund 1 Jahr lang aufbewahrt werden.

Kryopräzipitat
Kryopräzipitat wird aus frischem Plasma hergestellt und sofort tiefgefroren. Es ist mit den folgenden drei Gerinnungsfaktoren angerei-

Blutgruppen

Etwa um das Jahr 1900 entdeckte man, dass bei manchen Blutransfusionen das Blut des Spenders nicht mit dem des Empfängers verträglich war. Außerdem stellt jeder Mensch Antikörper gegen Antigene her, die auf den eigenen roten Blutkörperchen nicht vorhanden sind.

Sind in dem übertragenen Blut Blutgruppenantigene enthalten, die sich von denen des Empfängers unterscheiden, so werden die fremden Zellen im Spenderblut von den Antikörpern angegriffen, die diese Antigene auf ihrer Oberfläche tragen. Die Einteilung der Blutgruppen richtet sich daher nach der Art der Antigene (Proteine) auf der Oberfläche der roten Blutkörperchen. Genauso wie bei anderen Körpermerkmalen wird auch die Art der Antigene auf den

roten Blutkörperchen bei jedem Menschen durch die Gene bestimmt, die von den Eltern vererbt wurden.

Es gibt vier große Blutgruppen: A, B, AB, und 0. Jede dieser Blutgruppen kann entweder rhesus-positiv oder rhesus-negativ sein. In Deutschland ist die Blutgruppe A positiv die häufigste, gefolgt von 0 positiv, B positiv, A negativ, 0 negativ, AB positiv, B negativ und AB negativ. Diese Hauptgruppen werden einheitlich vererbt. Sie helfen unter anderem bei der Festlegung von Vaterschaften.

Heutzutage stimmen bei einer Blutübertragung die Blutgruppen von Spender und Empfänger überein. Hat der Empfänger die Blutgruppe A, sind die roten Blutkörperchen mit A-Antigenen bestückt und im Plasma sind Antikörper gegen B

enthalten. Bei Blutgruppe B sind B-Antigene auf den Zellen und Antikörper gegen A im Plasma enthalten.

Ist die Blutgruppe rhesus-negativ, fehlt den roten Blutkörperchen der Rhesus-Faktor (Rh-Faktor). Der Körper bildet nicht spontan Antikörper gegen diesen Faktor. Die Bestimmung des Rh-Faktors ist wichtig, vor allem für werdende Mütter, die bei der ersten Schwangerschaft Antikörper gegen Rh-positives Blut ausbilden können, wenn sie selber negativ sind. Werden diese Mütter erneut Rh-positivem Blut ausgesetzt, kann es zu Komplikationen bis hin zum Tod führen (S. 1139).

Neben AB0- und Rh-Systemen gibt es weitere Blutgruppensysteme (wie Kell-Cellano, die bei Organtransplantationen wichtig sind).

chert: Gerinnungsfaktor I und VIII und von-Willebrand-Faktor. Es wird zur Behandlung von Gerinnungserkrankungen wie Hämophilie (S. 975) und von-Willebrand-Jürgens-Syndrom (S. 977) eingesetzt.

Koagulationsfaktorkonzentrat

Konzentrate aus Koagulationsfaktor sind gefriergetrocknete Präparationen aus spezifischen Gerinnungsfaktoren im Plasma. Vor der Transfusion muss das Konzentrat rekonstituiert, wieder aufgelöst werden. Es wird zur Behandlung von Erkrankungen des Gerinnungssystems, wie etwa der Hämophilie, eingesetzt.

Granulozyten

Transfusionen mit Granulozyten werden zur Behandlung einer Blutvergiftung bei Neugeborenen eingesetzt. Diese Zellen können nur wenige Stunden aufbewahrt werden. Allerdings werden solche Transfusionen heutzutage, im Zeitalter der modernen Antikörper, nur noch selten benötigt.

Blutplättchen

Transfusionen von Blutplättchen können Blutungen ausgleichen, die sich etwa bei lang andauernden Operationen, durch massiven Blutverlust oder aus anderen Gründen ergeben.

Bei Leukämien (S. 964), Lymphomen (S. 968) oder Thrombozytopenie (S. 978) kann die Bildung der Blutplättchen aufgrund von Chemotherapie oder Bestrahlung verringert sein. Solche Patienten erhalten häufig Plättchentransfusionen. Bei Patienten mit idiopathischer Thrombozytopenie sind Plättchentransfusionen allerdings weniger sinnvoll, da die Plättchen durch Antikörper zerstört werden (s. unten).

Blutplättchen können nur 5 Tage lang aufbewahrt werden, da sie sonst ihre Funktionsfähigkeit verlieren.

Gegenreaktionen auf Transfusionen

Bei einer Bluttransfusion wird Blut übertragen, dessen Blutgruppe mit der des Empfängers übereinstimmt (→ Blutgruppen, S. 980). Bevor die Transfusion durchgeführt wird, wird eine Blutprobe des Empfängers mit der des Spenders vermischt, um sicher zu gehen, dass die beiden zusammenpassen.

Antikörperreaktionen

Trotz der Vorsichtsmaßnahmen sind in manchen Fällen beim Empfänger Antikörper gegen

---

Sicherheit bei Bluttransfusionen

Durch die Ausbreitung von Aids haben sich für die Blutspende, Bluttestung und Bluttransfusion entscheidende Veränderungen ergeben. Die Blutkonserven sind dadurch so sicher wie niemals zuvor. Außerdem werden Wege zur Auswahl geeigneter Spender getestet, um das Risiko der Infektionsübertragung bei Bluttransfusionen zu verringern. Zu den Entwicklungen für die verbesserte Sicherheit von Blutübertragungen zählen:

- Spender, die eventuell Aids haben, werden vertraulich behandelt und können so von einer Blutspende absehen
- Ein hoch empfindlicher Test für HIV, der bei jeder Blutspende eingesetzt wird
- Neue Methoden zur Zerstörung von HIV und anderer Viren in manchen Blutprodukten
- Routinemäßige Testung von Blutspenden hinsichtlich anderer übertragbarer Viren
- Erhöhte Zahl von autologen Bluttransfusionen (das Blut des Empfängers wird verwendet)

---

die roten oder weißen Blutkörperchen oder die Blutplättchen des Spenders vorhanden und es kommt zu einer Immunreaktion. Stimmt das Blut des Spenders mit dem des Empfängers nicht überein, äußert sich dies in folgenden Symptomen: Fieber, Schüttelfrost, Brustschmerzen, Schmerzen im unteren Rücken, Schmerzen entlang der Vene, in die die Transfusion verlegt wurde, Kurzatmigkeit, rot gefärbter Urin, Nesselsucht und Übelkeit. In der Folge kann es außerdem zu Nierenversagen und Blutgerinnung in den Gefäßen kommen, die letztendlich sogar zum Tod führen.

Das Risiko für solche Komplikationen besteht vor allem bei Patienten, die häufig Bluttransfusionen erhalten. In solchen Fällen werden immer mehr Antikörper gegen die Antigene im Blut der verschiedenen Spender gebildet.

Die Übertragung von Krankheiten

Krankheiten wie Hepatitis, Zytomegalievirusinfektionen, Syphilis, Malaria, Toxoplasmose und Aids können durch Bluttransfusionen übertragen werden. Um das Infektionsrisiko größtmöglich zu verringern, wird gespendetes Blut in verschiedener Weise getestet.

Zum Nachweis von Aids wird ein so genannter Enzyme-linked-immunosorbent-Test (ELISA) durchgeführt. Ist das Testergebnis positiv, wird ein noch genauerer Test zur Bestätigung des ersten Testergebnisses durchgeführt. Meist handelt es sich bei diesem zweiten Test um einen Western Blot oder einen Immunblot. Spender, bei denen ein solches positives Ergeb-

Autologe Transfusion während einer Operation

Das Blut, das ein Patient während einer Operation verliert, kann gesammelt und ihm danach wieder zugeführt werden. Bei diesem Vorgang, der intraoperative autologe Transfusion genannt wird, sammelt der Chirurg während der Operation die Blutzellen, die aus der Wunde austreten. Aus dem gesammelten Blut werden Wundreste entfernt, wonach es wieder in den Patienten zurückgeführt wird.

nis durch die Blutbank ermittelt wird, werden benachrichtigt und das gespendete Blut wird entsorgt. Bei Verdacht auf Infektion mit dem HI-Virus sollte in keinem Fall Blut gespendet, sondern der Arzt aufgesucht werden.

Zu den Symptomen einer Hepatitis gehören Müdigkeit, Gelbsucht, dunkel gefärbter Urin, Übelkeit und Erbrechen (S. 801). Aids äußert sich in unerklärlichem Gewichtsverlust, Durchfall, geschwollenen Lymphknoten und ungewöhnlichen Formen von Hautkrebs (S. 1060).

Andere Reaktionen

Es gibt noch andere mögliche Gegenreaktionen bei Bluttransfusionen. Bei Herzerkrankungen kann beispielsweise die Erhöhung des Blutvolumens ein Problem darstellen. Bei häufigen Bluttransfusionen (200 oder mehr) kann sich ein überhöhter Eisengehalt im Blut ergeben.

Es sei darauf hingewiesen, dass sich bei den meisten Personen, die eine Bluttransfusion erhalten, keine Gegenreaktionen oder Infektionen ergeben. Kein Patient sollte eine erforderliche Transfusion aus unbegründeter oder übersteigerter Furcht ablehnen.

Eigenbluttransfusionen

Das sicherste Blut für eine Transfusion ist das eigene. Das Immunsystem entwickelt keine Gegenreaktion und es ergeben sich keine Infektionen, die nicht schon vorhanden sind. Diese Art von Transfusion, auch autologe Transfusion genannt, wird immer beliebter.

Im Notfall greift man in der Regel auf Transfusionen des Blutes verschiedener Spender zurück, es sei denn, der Patient befindet sich in einem Krankenhaus, in dem das Blut des Patienten während der Operation gesammelt werden kann (siehe diese Seite). Ist eine Operation erforderlich, sollte der Patient allerdings schon vorher sein Blut spenden, in der Regel im Laufe einer Woche vor dem Eingriff. Das Blut wird aufbewahrt und zum Ersatz des während der Operation verlorenen Bluts verwendet.

Eine autologe Transfusion ist kostenintensiver als die Transfusion von Blutspenden verschiedener Spender. Dies liegt daran, dass das Blut speziell gekennzeichnet, einzeln gelagert und zur richtigen Zeit übertragen werden muss. Von vielen Patienten wird dieses Mehr an Kosten gerne in Kauf genommen.

Man sollte annehmen, dass das Blut eines nahe stehenden Spenders am besten geeignet ist, falls der Patient selber kein Blut abgeben kann. Dieser Spender kann eine befreundete Person oder ein Verwandter sein, dessen Blutgruppe mit der des Empfängers übereinstimmt. Dennoch sind die Blutbanken besser in der Lage, einen geeigneten Spender zu ermitteln, dessen Blut keine Gegenreaktion hervorruft. Das Blut einer vom Patienten ausgewählten Person ist eventuell nicht sicher genug oder die beiden Blutgruppen stimmen nicht überein.

Es werden sich immer Situationen ergeben, in denen eine autologe Transfusion nicht möglich ist, daher bleibt der Bedarf an Blutspenden bestehen.

Ausblick: Künstlicher Blutersatz

Wissenschafter verschiedener Forschungszentren arbeiten an der Entwicklung künstlicher Blutersatzstoffe. Dafür gibt es mehrere Gründe: Die Verfügbarkeit solcher Substanzen könnte Infektionen, Immunreaktionen und andere Komplikationen bei einer Transfusion verringern und es könnte der Mangel an Spenderblut behoben werden. Allerdings handelt es sich bei künstlichen Blutersatzstoffen zurzeit noch um experimentelle Substanzen, die zwar Sauerstoff transportieren, aber keinesfalls die vielfältigen anderen Aufgaben von Blut wahrnehmen können. Der beste Weg, eine Gegenreaktion zu vermeiden, ist der, für einen Notfall das eigene Blut bereits im Voraus zu spenden.

Kapitel 30

Die Haut

Inhalt

Gesunde Haut, Haare und Nägel

Die Haut ist ein einzigartiges und bemerkenswertes Organ. Die rund 2 Quadratmeter Haut eines Erwachsenen nehmen etwa 15 Prozent seines Körpergewichts ein.

Ein Quadratzentimeter Haut besteht aus Millionen von Zellen und vielen spezialisierten Nervenendigungen zur Temperatur- und Schmerzempfindung. Außerdem sind zahlreiche Talgdrüsen, Haarfollikel und Schweißdrüsen vorhanden und diese ganze komplexe Struktur wird von einem Netzwerk von Blutgefäßen versorgt.

Die Haut schützt die lebenswichtigen Organe und sie regelt die Wärme. Je nach Körpertemperatur erweitern oder verengen sich die Kapillar- und Blutgefäße der Haut. Ist es heiß, schwitzt man und durch die Verdunstung von Schweiß auf der Körperoberfläche sinkt die Körpertemperatur. Bei Kälte verengen sich die Blutgefäße, die Haut erscheint blass und kalt. Der Blutfluss in der Haut und die Wärmeabgabe nach außen werden so verringert und die Wärme im Körperinnern bewahrt. Außerdem werden Stoffwechselprodukte ausgeschieden.

Die Struktur der Haut, ihre Farbe und Reinheit geben Auskunft über den Gesundheitszustand. Droht Gefahr, senden Sinnesnerven Signale an das Gehirn. Die Enden bestimmter Nerven in der Haut leiten Reize an das endokrine System weiter und vermitteln dadurch sexuelle Erregung.

Die Haut ist im Durchschnitt etwa einen Viertel Zentimeter dick. In bestimmten Bereichen, wie zum Beispiel am Augenlid oder der Innenseite der Ellbogen, ist sie sehr dünn, an anderen Stellen dagegen sehr dick, wie an Handflächen oder Fußsohlen. Die Haut besteht aus drei Schichten: der Epidermis, der Dermis und dem subkutanen Gewebe.

Die Epidermis ist die oberste, sichtbare Hautschicht. Die äußerste Epidermisschicht besteht aus toten Hautzellen. Direkt darunter liegen die Plattenepithelzellen und am Grund der Epidermis die Basalzellen.

Es dauert zirka einen Monat, bis die neuen, in der lebenden Epidermis gebildeten Hautzellen zur äußeren Hautoberfläche gewandert sind. Mit wachsender Entfernung von ihrer Herkunftsschicht werden diese Zellen immer kleiner und flacher, bis sie sich in ein lebloses Protein, das Keratin, umwandeln. An der Hautoberfläche verbleiben sie für kurze Zeit und werden dann beim Waschen und durch Reibung entfernt. Die Haut ist daher ein dynamisches Organ, das ständig ersetzt wird.

Etwa 95 Prozent der Epidermis bestehen aus den Zellen, aus denen die Haut nachgebildet wird. Die übrigen Zellen produzieren ein schwarzes Pigment, Melanin genannt, das den Farbton der Haut ausmacht und diese vor der Einwirkung ultravioletten Lichts schützt.

Alle Menschen werden mit gleich viel Pigmentzellen (Melanozyten) geboren. Die Geschwindigkeit der Melaninbildung und die Konzentration des Farbstoffes in der Epidermis sind jedoch vererbt. Sie sind maßgeblich für die unterschiedlichen Hautfarben.

Zu fast 90 Prozent besteht die Haut aus Dermis, der Schicht unter der Epidermis. Die Dermis besteht aus einem dichten Geflecht aus starken, weißen (Kollagen) und gelben, elastischen Fasern (Elastin), in dem Blutgefäße, Muskelzellen, Nervenfasern, Lymphgänge, Haarfollikel und Drüsen verteilt sind. Die Dermis verleiht der Haut Stärke und Elastizität. Mit dem Alter wird die Dermis dünner und die Haut wird durchsichtiger. Bei vielen älteren Menschen sind daher die Blutgefäße in der Haut sichtbar.

Unter der Dermis liegt subkutanes Gewebe, das hauptsächlich aus Fett besteht und von Blutgefäßen und Nerven durchzogen ist.

In dieser, ungleichmäßig über den Köper verteilten Schicht, deren Hauptaufgabe die

Die Haut

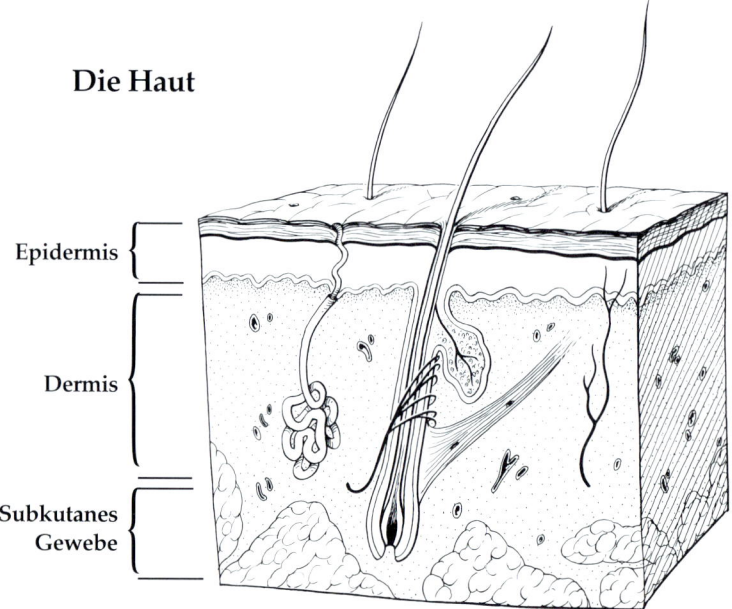

Epidermis

Dermis

Subkutanes
Gewebe

Bildung von Fett ist, liegen die Wurzeln der Talg- und Schweißdrüsen. Mit dem Alter verdünnt sich das subkutane Gewebe.

Die Talgdrüsen sind in der ganzen Haut verteilt, kommen aber besonders häufig in der Kopfhaut, dem Gesicht, der Brustmitte und in der Haut der Genitalien vor. Die Drüsen sind mit den Haarfollikeln verbunden und geben eine ölige Substanz (den Talg) ab, die im Follikel an die Hautoberfläche steigt. Der ölige Talg, aus Fettsäuren, Cholesterin, verschiedenen Kohlenwasserstoffen, ungesättigten Alkoholen und Wachsen zusammengesetzt, feuchtet die Haut an und schützt sie.

Es gibt zwei Sorten von Schweißdrüsen. Die merokrinen Drüsen sind über den ganzen Körper verteilt, kommen aber am häufigsten auf den Handflächen, Fußsohlen, der Stirn und den Unterarmen vor. Die apokrinen Drüsen sind spezialisierte Schweißdrüsen, die bei Stress oder psychischer Erregung Schweiß absondern. Auch das Ohrenschmalz wird teilweise von ihnen gebildet und sie sind für den körpereigenen Geruch verantwortlich. Am häufigsten kommen sie in den Achselhöhlen, in der Gegend um die Brustwarzen und der Genitalregion vor.

Der Mensch ist eigentlich ein behaartes Lebewesen. Die einzigen wirklich haarlosen Stellen sind die Lippen, Handflächen und die Fußsohlen. Das Kopfhaar schützt die Kopfhaut vor übermäßiger Sonneneinstrahlung und den Kopf vor traumatischen Verletzungen. Das Haar ist ein deutlicher Indikator des Alters und auch der allgemeinen Gesundheit.

Jedes Haar wächst aus einem einzelnen Follikel, der seine Wurzeln im subkutanen Gewebe der Haut hat. Talg aus einer nahe gelegenen Talgdrüse gibt dem Haar Glanz und Schutz gegen Wasser. Über winzige Kapillargefäße werden die Haarfollikel mit Mineralstoffen, Proteinen, Vitaminen, Fetten und Kohlenhydraten versorgt. Das Haar selber besteht aus leblosem Material, dem Eiweißstoff Keratin. Auch Melanin ist im Haar enthalten. Die Anzahl der Melaninkörnchen im Haar bestimmt dessen Farbe.

Finger- und Fußnägel werden ebenfalls aus der Epidermis gebildet und bestehen aus Keratin. Jeder Nagel wächst von einem in der Haut gelegenen Nagelbett nach außen. Im Monat wachsen die Fingernägel etwa einen viertel bis halben Zentimeter und damit etwa 2- bis 3-mal so schnell wie die Zehennägel. Im Alter verlangsamt sich das Wachstum. Plötzliche Veränderungen im Aussehen der Nägel können erstes Anzeichen einer Erkrankung sein.

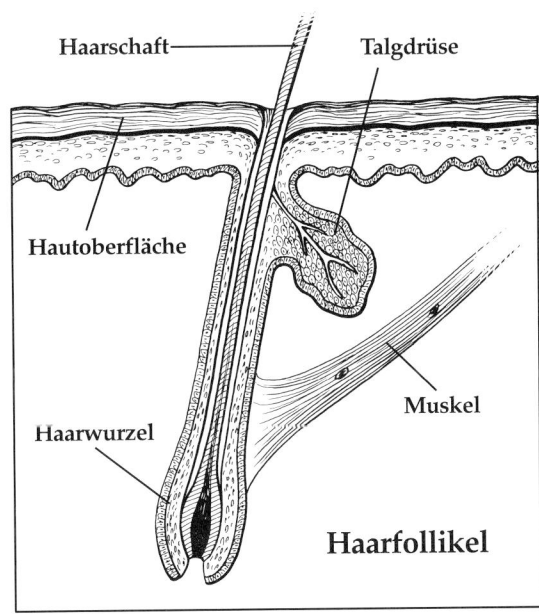

Haarfollikel

Die Bildung von Haaren und Nägeln kann durch schwere Mangelernährung, Verletzungen und bestimmte Arten der Chemotherapie beeinflusst werden. Der Schaft des wachsenden Haares verdünnt sich dabei und bricht schließlich ab. Auch die Nägel können an einigen Stellen dünner werden. Wie groß diese dünnen Stellen an Haaren und Nägeln sind, ist von der Dauer der Verletzung oder der Art der Chemotherapie abhängig. Entgegen der allgemeinen Annahme hat die Struktur der Nägel nichts mit der Knochenstruktur zu tun. Brüchige Nägel können durch zusätzliches Kalzium oder Gelatine nicht verstärkt werden.

Probleme wie Akne, Dermatitis, Haarausfall, Pilzinfektionen sowie viele weitere Haut-, Haar- oder Nagelprobleme werden am besten von einem Dermatologen behandelt. Mit der richtigen Pflege lassen sich allerdings viele Haut- und Haarprobleme verhindern.

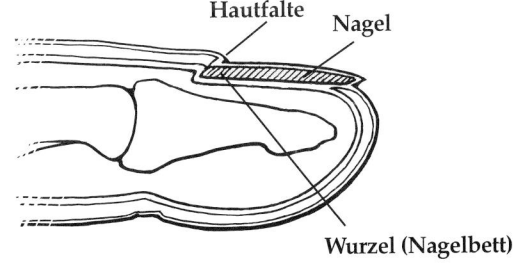

Aufbau eines Fingernagels

Hautpflege

Wichtigstes Ziel der Hautpflege ist ihr Schutz vor ultraviolettem Licht. Unabhängig von Hautfarbe, Hauttyp oder Alter, werden Hautschäden und letztendlich Hautkrebs dadurch verhindert, dass die Haut vor den ultravioletten Strahlen geschützt wird.

Dunkle Haut verträgt mehr Sonne als helle. Allerdings kann jede Haut fleckig, ledrig und faltig werden, wenn sie zu viel Sonne ausgesetzt wird. Schutzkleidung, Sonnenschutzmittel und tägliches Eincremen mit einer Feuchtigkeitscreme können dies verhindern (→ Einen Sonnenbrand vermeiden, S. 997).

Ebenso wichtig für den Schutz der Haut ist die richtige Reinigung. Welche Pflegeprodukte jeweils am besten geeignet sind, richtet sich nach dem Hauttyp – es gibt fettige, trockene, ausgeglichene oder gemischte Hauttypen.

Auch Kosmetika sollten auf den Hauttyp abgestimmt werden: Produkte auf Ölbasis eignen sich für trockene Haut und eine Wasserbasis eignet sich für fettige Haut.

Frauen sollten als ersten Schritt bei der Hautreinigung ihr Augen-Make-up entfernen. Wattebällchen sind hierfür geeignet, da sie weich genug sind, um die empfindliche Haut um die Augen nicht zu schädigen.

Zur Gesichtswäsche sollten lauwarmes (nie heißes) Wasser, eine milde Seife und ein Schwamm oder ein Waschlappen benutzt werden, um die toten Zellen an der Hautoberfläche zu entfernen. Generell sollte bei der Körperpflege auf heißes Wasser und scharfe Seifen verzichtet werden. Baden trocknet die Haut aus. Bei trockener Haut sollte daher Seife nur zur Reinigung des Gesichts, der Achseln, der Genitalgegend, der Hände und Füße verwendet werden. Nach dem Baden wird das überschüssige Wasser zunächst mit den Handflächen abgewischt. Anschließend wird ein Badeöl aufgetragen und die Öl-Wasser-Mischung in die Haut eingerieben, bis diese trocken ist. Im Winter ist diese Vorgehensweise besonders wichtig, da dann die Haut der Beine, Arme und Körperseiten besonders trocken wird. Das Öl feuchtet die Haut nicht nur an, sondern verhindert auch die Verdunstung des Wassers, das die Haut beim Baden aufgenommen hat.

Bei Männern wird die Gesichtshaut besonders bei der Rasur strapaziert. Die Haut kann sehr empfindlich werden und durch das Rasieren können auch Verletzungen entstehen. Es sollte immer eine scharfe Klinge verwendet werden. Der Bart wird mit einem warmen Waschlappen für einige Sekunden aufgeweicht, dann wird viel Rasierschaum aufgetragen und die Klinge nur einmal in Haarwuchsrichtung über den Bart geführt. Wird die Klinge entgegen der Haarwuchsrichtung geführt, so kann es zu einer verbrennungsähnlichen Verletzung kommen, ebenso bei unvorsichtiger Benutzung eines elektrischen Rasierers. Es gibt zahlreiche Pflegepräparate zur Behandlung von Hautreizungen, die bei einer elektrischen Rasur entstanden sind.

Hautreizungen können auch bei Frauen entstehen, die sich aus kosmetischen Gründen rasieren, und sollten ebenfalls vermieden werden. Ein Haarentfernungsmittel sollte zuvor auf seine Hautverträglichkeit getestet werden. Dies ist am besten möglich, wenn das Produkt auf eine kleine Hautfläche aufgetragen und eine mögliche Reaktion abgewartet wird.

Hautprobleme sollten nicht vernachlässigt werden. Gute Hautpflege wird mit dem Alter immer wichtiger.

Hauttypen

Die Gesichtshaut eignet sich am besten zur Klassifizierung der Haut. Dabei sollten die Haut und besonders die Poren genau betrachtet werden.

Fettige Haut
Fettige Haut entsteht bei einer übermäßigen Aktivität der Talgdrüsen. Sie ist dick, hat große Poren und entwickelt eher Akne und weniger Falten. Die meisten Menschen mit fettiger Haut neigen auch zu fettigem Haar.

Trockene Haut
Trockene Haut kann durch verringerte Aktivität der Talgdrüsen, durch Umwelteinflüsse oder normales Altern entstehen. Sie ist in der Regel dünner und leichter reizbar. Trockenes Haar und kleine Poren sind häufige Begleiterscheinungen. Es entwickeln sich eher Falten, seltener Akne. Die Haut wird mit zunehmendem Alter trockener.

Ausgeglichene Haut
Eine ausgeglichene Haut ist weder fettig noch trocken. Sie ist glatt und besitzt eine feine Struktur. Hautprobleme sind selten. Dennoch besitzt auch ausgeglichene Haut die Neigung zur Trockenheit, speziell bedingt durch Umwelteinflüsse oder mit zunehmendem Alter.

Mischhaut
Mischhaut hat fettige Hautflächen – in der Regel auf der Stirn und um die Nase – und Hautflächen, die eher trocken oder ausgeglichen sind.

Hautkrankheiten

Die Haut ist ein komplexes System, das ständig den Elementen ausgesetzt ist. Es kann daher leicht zu Hautproblemen kommen, von denen sich jedoch viele mit der richtigen Hautpflege verhindern lassen.

Die Haut schützt den Körper vor der Umwelt. Sie ist erstaunlich widerstandsfähig gegen eine ganze Reihe von Einwirkungen. Trotzdem kann es zu Reizungen (Irritationen) und Entzündungen kommen, die als Dermatitis bezeichnet werden. Die Kapillargefäße der Haut können sich bei Sonnenbrand, einem Quaddelausschlag oder einer Kupferfinne erweitern.

Jede Hautaktivität kann zu Problemen führen, beispielsweise die Produktion von zu viel Talg (Akne), von zu vielen neuen Hautzellen (Schuppenflechte) oder von zu viel oder zu wenig Melanin (Pigmentstörungen).

Die im Folgenden beschriebenen Hauterkrankungen sind weder lebensbedrohlich noch ansteckend, können aber unangenehm sein oder das Aussehen des Betroffenen beeinflussen. Die Symptome können innerhalb einer Woche verschwinden oder ein langfristiges Therapieprogramm erforderlich machen.

Das Wort Dermatitis, oder anders ausgedrückt ein Ekzem, bedeutet eigentlich Hautentzündung. Ursachen dafür gibt es viele. Es kann sich um ein Kontaktekzem, einen Hitzeausschlag, eine lokal begrenzte Flechte (Neurodermitis), um eine atopische Dermatitis, ein Stauungsekzem sowie um eine seborrhoische Dermatitis handeln.

Kontaktekzem

Symptome
- Gerötete Haut und Jucken
- Blasenbildung und Nässen aus den Geschwüren in schweren Fällen
- Hautveränderungen an der Stelle, die mit der verursachenden Substanz in Kontakt gekommen ist

Eine Hautentzündung oder eine Kontaktekzem (→ Farbtafel, S. C-3) kann durch direkten Kontakt mit einer Reihe von Substanzen entstehen. Der Ausschlag, der sich nach Berührung von Gifteteu bildet, ist dafür ein gutes Beispiel, obwohl die individuelle Empfindlichkeit sehr unterschiedlich ist (S. 1036). Bei Überempfind-

lichkeit gegen das Material der Armbanduhr oder gegen ein Schmuckstück kann sich die darunter liegende Hautfläche entzünden. Ein anderes Beispiel sind rote, raue Augenlider, die durch den Gebrauch bestimmter Kosmetika entstehen oder indem die Augen mit der Reizsubstanz in Berührung gebracht werden.

Diagnose

Vermutet der Dermatologe, dass es sich bei einem vorliegenden Hautproblem um ein Kontaktekzem handelt, wird er folgenden Hauttest, auch Patch-Test genannt, durchführen: Kleine Mengen verschiedener Substanzen werden auf die Haut aufgetragen, abgedeckt und nach 48 Stunden kann die Reaktion der Haut abgelesen werden.

Reagiert die Haut auf eine der aufgetragenen Substanzen, so wird das Hautproblem wahrscheinlich durch eine Kontaktallergie hervorgerufen – nur wenige Menschen sind davon betroffen. Bei einer allgemeinen Reaktion auf eine Reizsubstanz spricht man von einem irritierenden Kontaktekzem. Sowohl bei einem Kontaktekzem als auch bei einer Kontaktallergie reagiert nur die Hautfläche, die mit der Reizsubstanz in direktem Kontakt steht. Die Hautfläche mit dem ausgeprägtesten Kontakt reagiert am stärksten.

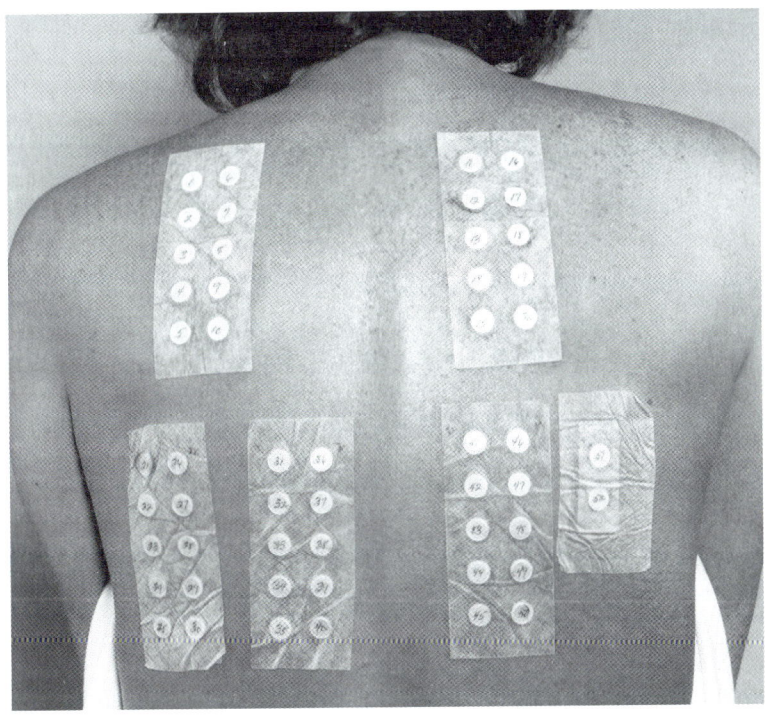

Der Patch-Test hilft bei einer Allergie die auslösenden Substanzen zu ermitteln.

Hitzeausschlag

Manche Menschen entwickeln bei heißem Wetter einen Hitzeausschlag – stecknadelkopfgroße Pickel, die von geröteter Haut umgeben sind (→ Farbtafel, S. C-3).

Ein Hitzeausschlag juckt stark und wird häufig von einem prickelnden und stechenden Gefühl begleitet. Typischerweise tritt er am Hals, der oberen Brust, in Leiste und Achseln auf. Die medizinische Bezeichnung für die häufigste Art des Hitzeausschlags ist Miliaria rubra.

Durch Schweißabsonderung entsteht ein Hitzeausschlag. Die Feuchtigkeit zerstört die Zellen auf der Hautoberfläche, die dann eine Barriere bilden und den freien Abfluss des Schweißes auf der Hautoberfläche behindern. Der Schweiß sammelt sich daher unter der Haut.

Die beste Behandlung eines Hitzeausschlags ist, ihn zu verhindern. Situationen, die zu übermäßigem Schwitzen führen können, sollten vermieden werden. Hat sich ein Hitzeausschlag gebildet, so sollte die betroffene Hautfläche kühl und trocken gehalten werden. In der Regel verschwindet der Ausschlag dann innerhalb weniger Tage.

Eine Klimaanlage kann hilfreich sein. Schwitzt man bereits, sollten weder Deodorant, Cremes, noch Insektenspray oder Puder aufgetragen werden. Ist die Haut kühl und trocken, kann Kalamin oder eine Kalamin-ähnliche Lotion aufgetragen werden, um die Symptome zu lindern.

Auch Stoffe, die jahrelang keine Probleme verursacht haben, können eine Kontaktallergie hervorrufen, wenn sie über einen längeren Zeitraum benutzt werden.

Andere, schwer zu identifizierende Auslöser können sein: Bestandteile in medizinischen Lotionen (Antihistamine, Antibiotika oder Antiseptika), Pflanzen, Gummi, Metalle (Nickel), Farbstoffe, Kosmetika und Chemikalien, die beispielsweise bei der Herstellung von Kleidern und Schuhen verwendet werden.

Einige Substanzen verursachen nur bei Sonneneinstrahlung eine Kontaktdermatitis (→ Erhöhte Lichtempfindlichkeit, S. 998) wie beispielsweise Rasierwasser, Sonnenschutzmittel, schwefelhaltige Salben, einige Duftstoffe und teerhaltige Produkte. Auch Substanzen in der Luft, wie Pollen oder Insektizide, können eine Kontaktdermatitis verursachen.

Behandlung

In der Hauptsache besteht die Behandlung darin, den Auslöser zu identifizieren und in Zukunft zu rmeiden. Manchmal können hydrokortisonhaltige Salben und leicht adstringierende, feuchte Umschläge Hilfe leisten.

Neurodermitis

Symptome
- Jucken, das sich bei nervlicher Belastung verschlimmert
- Kleine Bereiche von ledriger, verdickter Haut
- Kratzspuren

Obwohl es sich um zwei verschiedene Erkrankungen handelt, werden die Begriffe Neurodermitis und lokal begrenzte chronische Flechte oft vertauscht (→ Farbtafel, S. C-3). Bei diesen häufigen Hauterkrankungen handelt es sich, einfach ausgedrückt, um kleine flache Hautgeschwüre (Plaques) verschiedenen Durchmessers (3 bis 30 cm), die klar abgegrenzt sind und deren Ränder dick und ledrig (flechtenartig) geworden sind.

Eine lokal begrenzte chronische Flechte entsteht häufig durch zu enge Kleidung, die auf der Haut reibt oder kratzt, oder wird durch Reiben und Kratzen der betroffenen Person verursacht. Die Haut verdickt sich, juckt, und ruft noch mehr Kratzen oder Reiben hervor. Dies kann auch bei einer Psoriasis oder in der Haut zum Beispiel um die Afterregion herum äußerst unangenehm werden.

Eine allgemeine Neurodermitis ist eng verwandt mit einer lokalen Neurodermitis, nur sind größere Körperbereiche betroffen. Die Haut wird weniger ledrig. Eine lange bestehende Neurodermitis kann eine braune Pigmentierung verursachen und ist häufig mit psychischer Anspannung und Angstzuständen verbunden.

Behandlung

Vor allem sollte man mit dem Kratzen aufhören, was bei Kindern leichter gesagt als getan ist. Dabei hilft es vielleicht, sich vor Augen zu halten, dass dadurch die Beschwerden verschlimmert werden. Fällt dies schwer, kann auch ein enger Verband oder Umschlag angelegt werden, der schwer zu entfernen ist und für einige Wochen oder länger auf der betroffenen Stelle verbleibt.

Der Arzt kann außerdem hydrokortisonhaltige Salben gegen das Jucken und die Entzündung verschreiben. Bei stärkeren Beschwerden sind diese Präparate auch höher konzentriert erhältlich. Die verdickten Plaques können auch durch das Auftragen von acetylsalicylhaltigen Salben mit Peelingeffekt entfernt werden.

Beruhigungsmittel (Sedativa) können helfen, allerdings sollte deren Einnahme wegen der Suchtgefahr vom Arzt überwacht werden.

Atopische Dermatitis

Symptome. Juckende, verdickte, rissige Haut, vor allem an den Innenseiten der Ellbogen oder auf der Rückseite der Knie.

Eine atopische Dermatitis, oder auch infantiles Ekzem genannt (→ Farbtafel, S. C-2), ist oft begleitet von Allergien wie Asthma (S. 1044), Nasenverstopfung (S. 1040) und Quaddelausschlag (S. 1038). Sie tritt familiär gehäuft auf und macht sich in der Regel bereits in der Jugend mit geröteten und schuppigen Hautbereichen an den Ellbogen und Knien bemerkbar. Es kommt zu beträchtlichem Hautjucken.

Der Schweregrad einer atopischen Dermatitis kann während der Kindheit und beim Heranwachsenden zu- und abnehmen. Später sind die Beschwerden oft geringer (S. 1038).

Behandlung

Zur Behandlung werden hydrokortisonhaltige Salben aufgetragen. Wird die Haut brüchig, so verschreibt der Arzt in manchen Fällen nasse Umschläge mit schwach adstringierender Wirkung. Bei schwerem Juckreiz können Antihistaminika helfen. Besonders bei Nacht kann das Antihistaminikum Diphenhydramin beruhigend wirken.

Stauungsekzem bei Krampfadern des Unterschenkels

Symptome. Verdickte und juckende Haut an den Fußknöcheln.

Bei Krampfadern und anderen chronischen Beschwerden der Beine, bei denen nicht nur die Arterien, sondern auch andere Gefäße betroffen sind, kann es zu Flüssigkeitsansammlungen (Ödemen) in den Gefäßen unter der Haut kommen (→ Krampfadern, S. 695). Folge ist eine Mangeldurchblutung der betroffenen Gebiete, die dadurch brüchig werden. Am häufigsten sind die Fußknöchel betroffen, da sie wenig Stützgewebe besitzen. Die Haut kann sich entzünden oder es können sich Geschwüre um die Fußknöchel bilden, die schwer abheilen. Man spricht dann von einem Stauungsekzem bei Krampfadern des Unterschenkels (→ Farbtafel, S. C-3). Obwohl die Haut zu Anfang dünn werden kann, kommt es später zu unregelmäßigen Verdickungen, möglicherweise als Reaktion auf den Juckreiz oder auf andauerndes Kratzen.

Behandlung

Die Behandlung richtet sich in erster Linie gegen die Ursache der Wasseransammlung in den Fußknöcheln. Eventuell ist auch eine operative Entfernung der Krampfadern erforderlich.

Eine andere Möglichkeit der Behandlung besteht darin, die Füße mindestens eine Woche lang in einer Position über der Höhe des Herzens zu lagern. Dies findet in der Regel im Krankenhaus unter Aufsicht eines Spezialisten für Krampfadern statt. Nach einer solchen Behandlung werden beim Gehen elastische Stützstrümpfe getragen.

Um verdickte, brüchige Haut weicher zu machen und Infektionen vorzubeugen, werden nasse, adstringierende Umschläge benutzt.

Seborrhoisches Ekzem

Symptome

- Fettige, schuppige und juckende Bereiche auf der Kopfhaut, an den Seiten der Nase, zwischen den Augenbrauen, hinter den Ohren oder über dem Brustbein
- Zähe, schwer zu behandelnde und juckende Schuppen

Ein seborrhoisches Ekzem (→ Farbtafel, S. C-3) ist durch eine fettige, schuppige und etwas gerötete Haut gekennzeichnet, die vor allem auf dem Kopf, in den Falten der unteren Nasenbereiche, auf dem Nasenrücken und über dem Brustbein vorkommt. Bei fettleibigen Personen finden sich solche Hautstellen auch unter der Brust, in den Hautfalten des Genitalbereichs und in der Gegend um den Nabel.

Manche Menschen werden mit einer Neigung für eine seborrhoische Dermatitis geboren. Diese Form kann nie vollständig geheilt, aber mit einer entsprechenden Behandlung gut kontrolliert werden.

In Hautfalten, die durch den engen Kontakt zweier Hautflächen feucht werden, zum Beispiel unter den Brüsten und im Genitalbereich, können sich etwa durch Anitbiotika sekundäre Pilzinfektionen ansiedeln, die die Beschwerden verstärken.

Behandlung

Durch häufiges Haarewaschen mit speziellen Shampoos und gründlichem Spülen sowie dem Einsatz hydrokortisonhaltiger Salben kann die Haut beruhigt werden. Möglicherweise müssen auch die sekundären Infektionen behandelt werden.

Schuppen

Jeder Mensch sondert auf dem Kopf Hautschuppen ab – das Abstoßen der äußeren Zellschichten ist ein natürlicher Vorgang. Auffällig wird die Schuppenbildung dann, wenn sich sehr viele auf Haar und Kleidung ansammeln (→ Farbtafel, S. C-3).

Die Ursache einer solch auffälligen Schuppenbildung ist unbekannt. Es handelt sich um eine schwach ausgeprägte Form eines seborrhoischen Ekzems (S. 989) und entwickelt sich möglicherweise aufgrund übermäßiger Talgproduktion oder einer Pilzinfektion.

Normale Schuppen können leicht erkannt werden. Bleibt das Symptom länger bestehen oder kommt es zum Auftreten großer Schuppen, die sich auch in der Nasengegend, den Ohren oder auf der Brust bilden, liegt möglicherweise eine schwerere Form oder eine Schuppenflechte vor (S. 992) und ein Hautarzt sollte aufgesucht werden.

Maßnahmen gegen Schuppen

Die in der Drogerie erhältlichen Schuppenshampoos enthalten in der Regel Schwefel, Salicylsäure, Selenium oder Teer als aktive Substanz.

Das Haar sollte täglich mit einem solchen Shampoo gewaschen werden und der Schaum sollte einige Minuten einwirken. Shampoos immer gut auswaschen, da sich Schuppen manchmal auch aufgrund von Shampoorückständen im Haar bilden. Eine Spülung hilft beim Kämmen. Sie legt sich um das Haar, macht es weicher und besser kämmbar.

Verringert sich die Schuppenbildung, kann wieder ein Shampoo nach Wunsch benutzt werden. Um die Schuppenbildung auch weiterhin zu kontrollieren, hilft allerdings in manchen Fällen der gelegentliche Gebrauch eines Schuppenshampoos.

Verringern sich die Schuppen trotz Einsatz der Hausmittel nicht, kann der Dermatologe eine Steroidlotion zum Einreiben verschreiben, um die Schuppenbildung zu unterdrücken. Ein stärkeres Salicylsäure- oder Teerpräparat kann die Schuppen aufweichen, sodass sie leichter wegzuspülen sind.

Ekzem durch Überbehandlung

Symptome. Gerötete und empfindliche Haut an den Stellen, an denen aggressiv gegen eine andere Hautkrankheit behandelt wird.

Dermatologen sehen häufig Patienten mit Hautentzündungen, die sich über mehrere Wochen und Monate entwickeln und sich trotz der aufgetragenen Salben oder anderer Behandlungsmaßnahmen verschlimmern.

Meist kann die zugrunde liegende Ursache nicht ermittelt werden. Die Entzündung kann die möglicherweise vorliegenden, eigentlichen Ursachen verdecken.

Behandlung

Für die Dauer von 1 bis 2 Wochen muss in diesem Fall mit der Behandlung ausgesetzt werden. Nur besonders milde Mittel können weiter benutzt werden. Für manche Patienten ist dies nur schwer akzeptabel, doch das Problem kann nur dann angegangen werden, wenn alle anderen Behandlungsmaßnahmen abgesetzt werden. In der Zwischenzeit kann sich das Problem verbessern oder sogar verschwinden.

Akne

Symptome

- Mitesser mit weißen oder schwarzen Talgpfropfen im Gesicht, an Hals, Schultern oder auf dem Rücken
- Pickel
- Zysten

Akne entsteht, wenn die Haarfollikel der Haut verstopfen. Jeder Follikel besitzt eine Talgdrüse, deren Sekret die Haut elastisch macht.

Bilden sich Talg und tote Zellen schneller, als sie aus der Pore abtransportiert werden können, so werden beide zu einem weißen, festen Pfropfen, der die Pore verstopft. Es kommt zur Verdickung der Follikelwände und zur Bildung eines Mitessers. Bleibt die Pore geöffnet, so wird die Oberfläche des Pfropfens dunkel. Diese schwarzen Mitesser entstehen nicht durch Schmutz.

Pickel sind Infektionen, die auftreten, wenn die Mitesser die Follikelwand durchbrechen. Dabei gelangen fester Talg, tote Zellen und Bakterien in die Haut. Geschieht dies in den unteren Hautschichten, so können beulenähnliche Infektionen entstehen, zystische Akne genannt (→ Farbtafel, S. C-9).

In manchen Fällen produziert die Talgdrüse weiterhin Material, das nicht nach draußen gelangen kann. Es bildet sich dann unter der Haut ein abgeflachter, tastbarer Klumpen, der Talgzyste genannt wird und einen Durchmesser bis zu 3 cm haben kann. In der Regel ergeben sich weder Verfärbungen noch Schmerzen, solange die Zyste nicht infiziert wird.

An irgendeiner Form von Akne leiden 2 von 3 Teenagern. Besonders häufig ist Akne bei heranwachsenden Jugendlichen, da die hormonellen Veränderungen in diesem Alter die Talgdrüsen stimulieren und mit zunehmender Talgproduktion die Chancen auf eine Akne anwachsen. Monatsblutungen, die Pille, kortisonhaltige Medikamente und Stress können in späteren Jahren die Akne verschlimmern. Das plötzliche Auftreten von Akne bei einer erwachsenen Frau kann Zeichen eines Tumors sein, der die Hormonproduktion beeinflusst. Sofortige medizinische Hilfe ist erforderlich.

Öl oder Fett auf der Haut kann die Akne verschlimmern. Dies gilt auch für Make-up auf Ölbasis, ölhaltige Sonnenschutzmittel oder Haarpflegeprodukte sowie für Öl aus Maschinen oder aus der Speisezubereitung.

Diagnose

Akne ist in der Regel leicht zu erkennen. Pickelähnliche Pusteln ohne Mitesser können allerdings auch Anzeichen einer → Kupferfinne, diese Seite, oder eine Reaktion auf die Einnahme von Kortikosteroiden sein.

Wie gefährlich ist Akne?

Für viele Menschen ist Akne von der frühen Jugend bis ins frühe Erwachsenenalter ein chronisches Problem. In manchen Fällen verschwindet sie, dennoch bleiben Narben. Medizinische Behandlung bewirkt innerhalb weniger Monate eine sichtbare Verbesserung. Allerdings können das Selbstbewusstsein, die Persönlichkeit und das Sozialleben in Mitleidenschaft gezogen werden.

Behandlung

Akne kann eine langwierige, konsequente Behandlung in vier Schritten erforderlich machen. Zuerst sollte man herausfinden, wodurch sich die Akne verschlimmert, und diese Dinge meiden. Bei der Entfernung der Mitesser und Pickel sollte man den Anweisungen des Arztes Folge leisten oder sie von einem Spezialisten entfernen lassen. Drittens sollten Reinigungsmittel oder Seifen verwendet werden, die die Haut leicht austrocknen, damit die Pfropfen in den Follikeln abfallen können. Und zu guter Letzt kann die Haut mithilfe von Arzneimitteln zur Abstoßung der Pfropfen angeregt werden.

Arzneimitteltherapie

Zur Aknebehandlung stehen zwei Sorten von Medikamenten zur Verfügung. Die erste Sorte muss auf die Haut aufgetragen werden. Sie trocknet den Talg und stimuliert die natürliche Abstoßung der Haut. Rezeptfrei erhältliche Lotionen enthalten Benzoylperoxid, Schwefel, Resorcin oder Salicylsäure als aktiven Bestandteil. Die Anwendung höher konzentrierter Lotionen oder eines Präparats mit Vitamin-A-Säure (Tretinoin oder Retinolsäure) sollte vom Dermatologen verschrieben und überwacht werden.

Die zweite Sorte wird eingenommen. Bei schwerer Akne werden vom Hautarzt entwe-

---

Ernährung und Akne

Angeblich wird eine Akne durch bestimmte Nahrungsmittel, beispielsweise Schokolade oder Gewürze, beeinflusst. Dafür gibt es allerdings nur wenige wissenschaftliche Belege. Stellt man fest, dass sich die Akne bei Verzehr bestimmter Lebensmittel verschlimmert, sollten diese gemieden werden. Diese Maßnahmen können Sie auch mit Ihrem Arzt besprechen.

---

der ein Antibiotikum (Tetracyclin) oder – bei besonders schweren Formen – eine Form der Vitamin-A-Säure (Isotretinoin) verschrieben. Beide Medikamente können Nebenwirkungen verursachen und sollten keinesfalls während einer Schwangerschaft verwendet werden.

Chirurgische Maßnahmen

Bei zystischer Akne und Talgzysten kann eine kleine Operation (unter lokaler Betäubung) notwendig sein, um die Pfropfen zu lösen und zu entfernen.

Aknenarben können mithilfe kosmetischer Operationen behandelt werden. Häufig wird die Haut abgeschliffen, ein Geschichtspeeling durchgeführt oder es werden Chemikalien angewandt. Falls die Haut zur Narbenbildung neigt (→ Wulstnarben, S. 1003), kann durch diese Maßnahmen das Aussehen allerdings eher verschlimmert werden.

Beim Peeling werden die oberen Hautschichten entfernt. Mit einer sich schnell drehenden Drahtbürste wird die Haut abgeschliffen, in der Regel nur bei ausgeprägter Narbenbildung. Es wird lokal betäubt oder die oberen Hautschichten werden vereist. Eine Vollnarkose ist nicht erforderlich, das Ganze wird ambulant durchgeführt.

Kupferfinne

Symptome

• Rötungen im Gesicht
• Entzündungen der Wangen, Nase, Stirn und des Kinns
• Rote, knollige Nase

Die Kupferfinne (→ Farbtafel, S. C-9) ist eine chronische Entzündung der Wangen, Nase, Stirn oder Augenlider. Ihre Ursache ist unbekannt. Die Symptome entstehen aufgrund einer Erweiterung der Blutgefäße, die direkt unter der Haut liegen. Betroffen sind vor allem Menschen mit heller Haut, die schnell erröten.

Eine Kupferfinne entwickelt sich in der Regel im Alter zwischen 30 und 50 Jahren. Obwohl Frauen häufiger betroffen sind, tritt bei Männern oft die schwere Form auf, erkennbar an der leuchtend roten, knollenförmigen Nase.

Behandlung

Eine Kupferfinne ist nicht lebensbedrohlich, kann aber das Aussehen entscheidend beeinflussen. Die Rötung kann in manchen Fällen gemindert werden, indem man scharfe und stark gewürzte Speisen meidet sowie auch heiße Getränke und Alkohol. Bringt dies keine Besserung, so sollte der Arzt konsultiert werden.

Durch eine lang andauernde Behandlung mit Antibiotika, zum Beispiel mit Tetracyclin, kann eine Kupferfinne in den meisten Fällen kontrolliert werden. Wurde die Dosis allmählich reduziert, kann das Medikament mit der Zeit auch abgesetzt werden, ohne dass es zu einem Rückfall kommt. Nach einiger Zeit können mit einer Laserbehandlung übrig gebliebene Gefäße verödet und das Erscheinungsbild der Haut verbessert werden.

Schuppenflechte

Symptome

- Trockene, gerötete Hautflecken, die mit silbrigen Schuppen bedeckt sind
- Kleine Schuppenflecken (häufig auch bei Kindern)

Notfallsymptome. Rötung und Schuppenbildung auf der ganzen Haut.

Hautpflege bei Schuppenflechte

Schuppenflechte kann man mit der richtigen Hautpflege in den Griff bekommen. Die folgenden Maßnahmen sollten regelmäßig, jeden Tag durchgeführt werden.

Die Haut wird täglich auf Rötungen, trockene Stellen und Flecken mit silbrigen Schuppen hin untersucht. Obwohl Sonnenlicht durchaus hilfreich sein kann, sollte man aber das Hautkrebsrisiko nicht durch übermäßiges Sonnenbaden erhöhen, und ein Sonnenbrand sollte vermieden werden. Man sollte seine Haut vor Verletzungen, Kratzern, Schnitten und Reibung schützen, da es sonst eventuell zu einem Ausbruch von Schuppenflechte kommen kann.

Schuppenflechte ist eine häufige, nicht ansteckende Hautkrankheit und entsteht aufgrund einer genetischen Veranlagung, die den Lebenszyklus der Hautzellen betrifft. Normalerweise dauert es etwa einen Monat, bis neu gebildete Hautzellen von den tiefer gelegenen Hautschichten, in denen sie gebildet werden, bis zur Oberfläche der Haut steigen, dort sterben und abgestoßen werden. Bei einer Schuppenflechte dauert dieser Vorgang lediglich 3 bis 4 Tage. Aus den abgestorbenen Zellen bilden sich rasch dicke Schuppen.

Die Schuppenflechte (→ Farbtafel, S. C-16) tritt in Zyklen auf, sie kann sich in kleinen Schuppenflecken äußern oder weite Hautflächen betreffen. Betroffen sind in der Regel Ellbogen, Knie, Oberkörper und Kopfhaut. An den Nägeln können sich Vertiefungen oder Rillen bilden.

Schuppenflechte kann verschiedene Formen annehmen wie Pusteln, brüchige Haut, Jucken, kleinere Blutungen oder schmerzende Gelenke.

Durch Hautverletzungen, zum Beispiel durch Schnitte, Verbrennungen, Ausschlag oder Insektenbisse, kann Schuppenflechte ausgelöst werden. Andere Auslöser sind Medikamente, virale oder bakterielle Infektionen, übermäßiger Alkoholgenuss, Übergewicht, zu wenig Sonnenlicht, ein schwerer Sonnenbrand, Stress oder andauernde Hautreizung.

In Europa sind etwa 2 Prozent der Bevölkerung betroffen, nur wenige entwickeln schwere Symptome. Eine Schuppenflechte kann plötzlich, in jedem Alter auftreten, häufiger ist jedoch ihre stufenweise Entwicklung im Alter zwischen 15 und 35.

Diagnose

Die Diagnose wird in der Regel nach einer körperlichen Untersuchung gestellt. Anhand einer Gewebeprobe, die unter dem Mikroskop untersucht wird, werden andere Krankheiten oder Pilzinfektionen als Ursache ausgeschlossen.

Wie gefährlich ist eine Schuppenflechte?

Eine Schuppenflechte kann schwach oder stark ausgeprägt sein. Sie ist zwar unheilbar, dennoch gibt es recht effektive Behandlungsmaßnahmen.

Ist nahezu die gesamte Haut betroffen, handelt es sich um einen akuten Ausbruch, der sofortige Hilfe erforderlich macht. Während eines Ausbruchs können auch akute sekundäre Infektionen auftreten. In einem von 10 Fällen, vornehmlich bei Frauen, tritt eine sekundäre chronische Arthritis auf (→ Arthritis aufgrund von Schuppenflechte, S. 913).

Behandlung

Selbsthilfe

Bei Schuppenflechte sollte man auf einen gesunden Lebensstil und auf die allgemeine Gesundheit achten. Bei Normalgewicht ist die Schuppenflechte in den Hautfalten weit weniger unangenehm. Die Symptome können eventuell auch an einigen Stellen gemildert werden, indem man sie dem Sonnenlicht aussetzt.

Kratzen, Reiben oder Zupfen an den betroffenen Stellen sollte unterbleiben.

Arzneimitteltherapie

Bei schwach ausgeprägten Fällen sind rezeptfrei erhältliche Aktivkohleseifen, Shampoos, Reinigungsmittel, Salben und Badeöle ausreichend. Der Dermatologe kann helfen eine Behandlungsstrategie zu entwerfen und bei Bedarf stärkere Medikamente mit Aktivkohle oder Kortison verschreiben.

Ist die Kopfhaut betroffen, müssen oft zusätzlich zu den verwendeten Teershampoos phenol- oder natriumchloridhaltige Lotionen oder teerhaltige Präparate eingesetzt werden.

Wird aus der Schuppenflechte eine richtige Behinderung, kann auch ein orales Antikrebsmittel, Methotrexat, verschrieben werden, um das Wachstum der Zellen zu verlangsamen. Dieser Wirkstoff wird allerdings nur eingesetzt, wenn alle anderen Maßnahmen versagen, da er auf lange Sicht Nierenschäden verursacht und auch während der Schwangerschaft zu Fehlbildungen des Ungeborenen führt.

Wirksam sind auch Präparate mit dem Vitamin-D-Derivat Calcipotriol. In der Regel wird das geruchlose Präparat, das sie Kleidung nicht verschmutzt, 2-mal täglich auf die Haut aufgetragen. Zu den Nebenwirkungen, die im Allgemeinen schwächer sind als bei den Kortikosteroidpräparaten, gehören Brennen, Jucken oder Hautreizungen. Nach rund 4 Wochen ist ein Rückgang der Symptome zu verzeichnen.

Lichttherapie

Schwere Fälle von Schuppenflechte machen oft eine etwa 3-wöchige Lichttherapie im Krankenhaus oder in speziell dafür eingerichteten Zentren notwendig. Dabei wird zunächst eine aktivkohlehaltige Salbe aufgetragen (Goeckerman-Therapie), um die Haut zu sensibilisieren. Danach erfolgt eine Bestrahlung mit ultraviolettem Licht. Bei manchen Patienten wird die Schuppenflechte mit einer Kombination von Medikamenten und ultraviolettem Licht behandelt. Diese Therapieform wird PUVA-Therapie genannt.

Flache Knötchenflechte

Symptome. Juckende Stellen an Handgelenken, Beinen, Oberkörper, Genitalien, Mund.

Bei der flachen Knötchenflechte handelt es sich um einen seltenen, immer wieder auftretenden, juckenden Ausschlag, der glänzende, rötlich violette Flecken auf der Haut und grau-weißliche im Mund verursacht (→ Farbtafel, S. C-10). Gewöhnlich tritt er im mittleren Lebensalter auf. Der erste Anfall kann Wochen oder Monate dauern und Rückfälle können über Jahre hinweg vorkommen. Symptome wie Mundtrockenheit, ein metallischer Geschmack oder Brennen im Mund können erstes und einziges Symptom der Erkrankung sein.

Die Ursache der flachen Knötchenflechte ist unbekannt. Ausbrüche stehen in Zusammenhang mit Stress. Der Ausschlag kann Rinnen in den Nägeln verursachen.

Die Diagnose wird anhand einer körperlichen Untersuchung oder einer Biopsie gestellt.

Behandlung

Eine kortikosteroidhaltige Salbe lindert das Jucken. In schweren Fällen können auch Kortikosteroide in Tablettenform (Prednisolon) verschrieben werden.

Schuppenröschen

Symptome. Schwach juckende, rote Stellen am Oberkörper, den Oberarmen, am Hals und an den Schenkeln.

Ein Schuppenröschen ist ein häufig auftretender, gutartiger Ausschlag (→ Farbtafel, S. C-15). Häufig sind junge Menschen betroffen.

Ein einzelner schuppiger roter Fleck kann das erste Anzeichen sein. Nach einigen Tagen bilden sich mehrere Flecken. Die Erkrankung wird vermutlich durch ein Virus verursacht. Der Ausschlag verschwindet innerhalb 3 bis 12 Wochen. Um andere Krankheiten auszuschließen, werden Bluttests durchgeführt.

Behandlung

Die betroffene Hautstelle sollte vorsichtig gereinigt werden, da sich der Ausschlag sonst auf andere Körperstellen ausdehnen kann. Milde Feuchtigkeitsmittel, Präparate zur Linderung des Juckreizes (antipruritische Lotionen) und Hydrokortisonsalben können das Jucken vermindern. Auch kurze Sonnenbäder helfen. Empfehlenswert sind auch Antihistamine.

Trockene Haut

Symptome. Juckende, schuppige Haut.

Trockene Haut, auch Asteatosis oder Winterjucken genannt, ist ein häufiges Problem bei älteren Menschen (→ Farbtafel, S. C-15). Besonders unangenehm werden die Beschwerden im Winter, wenn die kalte Luft draußen und die warme drinnen wenig Feuchtigkeit enthalten.

Die Symptome entstehen, weil die Haut Feuchtigkeit und Fett verliert und deshalb brüchig wird. Es können sich runde Flecken gereizter Haut entwickeln. Am häufigsten betroffen sind die unteren Beinregionen, die Oberarme, die Körperseiten und die Schenkel.

Behandlung

Zur Verminderung der Hauttrockenheit sollten die Badegewohnheiten im Winter entsprechend verändert werden (→ So schützen Sie Ihre Haut beim Baden vor dem Austrocknen, diese Seite). Täglich sollte der Haut Feuchtigkeit zugeführt werden. Ein Bad trägt nicht zur Austrocknung bei, solange nicht zu viel Seife benutzt wird und die Haut nach dem Baden mit Badeöl oder einer Lotion eingecremt wird. Im Winter ist auch der Einsatz eines Luftbefeuchters sinnvoll.

Bei lang anhaltenden Symptomen kann auch eine Hydrokortisonsalbe aufgetragen werden. Tritt ein unangenehm juckender Ausschlag auf, kann der Arzt ein stärkeres Kortisonpräparat verschreiben, das die Haut mit mehr

So schützen Sie Ihre Haut beim Baden vor dem Austrocknen

Um den Austrocknungseffekt auf die Haut beim Baden zu verringern, sollte Folgendes beachtet werden:
1. Weniger häufig baden. Für die meisten Menschen sind 2- bis 3-mal pro Woche ausreichend. Die Badedauer sollte auf 15 Minuten beschränkt werden.
2. Verwendet werden sollten fetthaltige und nicht schäumende Seifen, da sie die natürlichen Hautfette nicht lösen. Seifenersatz, Gele und Flüssigseifen sind weniger austrocknend als Deodorants und antibakterielle Seifen. Seife sollte nur für das Gesicht, die Unterarme, die Genitalien, für Hände und Füße benutzt werden – sonst ist sauberes Wasser ausreichend.
3. Nach dem Baden sollte die Haut rasch mit einem Handtuch abgerieben werden. Ein Öl oder eine Creme kann in die noch feuchte Haut eingerieben werden (Feuchtigkeitsersatz). Besonderes Augenmerk sollte auf die Beine, Arme, den Rücken und die Körperseiten gelegt werden. Ist die Haut bereits trocken, ist eine Feuchtigkeitscreme auf Wasser-in-Öl-Basis geeigneter als eine Creme, die mehr Wasser enthält.

Feuchtigkeit versorgt und das Jucken lindert. Handelt es sich um ein allgemeines, andauerndes Jucken, sollte der Arzt aufgesucht werden, um andere Krankheiten auszuschließen.

Ichthyose

Symptome. Trockene, schuppige Haut von früher Kindheit an.

Bei der Ichthyose, aufgrund des Ausschlags auch Fischschuppenkrankheit genannt, handelt es sich um die häufigste Form einer erblichen Hautkrankheit (→ Farbbild, S. C-15). Die Erkrankung tritt in der Regel zuerst im Alter zwischen 1 und 4 Jahren auf. In manchen Fällen erfolgt bis zum höheren Alter kein Rückfall.

Der Ausschlag befällt häufig die Ellbogen, Knie und Hände und verschlimmert sich im Winter. Eine Ichthyose kann gleichzeitig mit einer atopischen Dermatitis auftreten.

Behandlung

Auf die betroffenen Stellen wird Petroleumgel (Vaseline) aufgetragen und über Nacht werden diese mit einer Plastikfolie umwickelt. Es hilft auch 2-mal täglich Quark aufzutragen.

Quaddelausschlag

Symptome
- Rote oder rosafarbene, juckende Beulen auf der Haut
- Hautschwellungen

Ein Quaddelausschlag, auch Urticaria genannt, ist eine häufige Hautkrankheit (→ Farbtafel, S. C-9). Typischerweise treten die Beschwerden aufgrund innerer oder äußerlicher Allergien auf. Das Angioödem, eine seltene Form des Quaddelausschlags, kann tödlich sein (S. 1038).

Pigmentveränderungen

Symptome
- Langsam wachsene weiße Flecken auf der Haut
- Dunkelbraune Hautflecken

Die Hautfarbe wird durch das Melaninpigment bestimmt, das von den Melanozyten in der Haut gebildet wird. Bisweilen unterlaufen Fehler bei der Melaninbildung. An einer Hautstelle kann sich zu viel Melanin bilden und die

Juckreiz

Der medizinische Fachbegriff für Juckreiz ist Pruritus – es kann sich dabei um eine äußerst unangenehme, lästige Erscheinung handeln.

Ursachen

Juckreiz kann eine systemische (allgemeine) Erkrankung anzeigen, zum Beispiel eine Lebererkrankung mit Verstopfung der Gallengänge, einige Blutkrankheiten (→ Polycythaemie, S. 971, → Leukämie, S. 964, und →Hodgkin-Krankheit, S. 969) und in seltenen Fällen auch Krebs. Nierenversagen (S. 852) kann ebenfalls starken Juckreiz verursachen, wenn sich Harnstoff und andere Abfallprodukte im Blut anreichern. Juckreiz entsteht aber auch, wenn zum Beispiel Hakenwurmlarven die Haut durchdringen (S. 1084).

Viele äußerliche Hautkrankheiten sind von Juckreiz begleitet, so beispielsweise Insektenbisse, atopische Dermatitis, Quaddelausschlag (Urticaria), flache Knötchenflechte und Hautparasiten (Krätze) (S. 1014, 989, 994, 993 und 1085). Alternde Haut entwickelt häufiger Juckreiz. Manche Medikamente – wie beispielsweise Aspirin und kodeinhaltige Schmerzmittel – können auch Juckreiz verursachen, allerdings ohne einen begleitenden Ausschlag.

Juckreiz ist typisch für → Neurodermitis, S. 988, und wird durch Kratzen verstärkt. Dadurch verdickt sich die Haut und der Juckreiz verstärkt sich.

Unabhängig von der zugrunde liegenden Ursache kann auch psychischer Stress zu einem Juckreiz beitragen oder ihn verstärken. Sind die Ursachen vor allem psychischer Art, spricht man von psychogenem Juckreiz. Die Betroffene bilden sich in manchen Fällen ein, der Juckreiz werde von einem Parasiten hervorgerufen und von anderen Symptomen begleitet, zum Beispiel einer brennenden Zunge. In einem solchen Fall handelt es sich um ein eindeutig psychiatrisches Problem und bedarf entsprechender Abklärung und Behandlung.

Behandlung

Obwohl es viele Medikamente gegen Schmerzen gibt, gibt es kein Mittel speziell gegen Juckreiz.

Antihistaminika lindern einen durch einen Quaddelausschlag verursachten Juckreiz, helfen allerdings nicht bei anderen Ursachen. Meistens haben sie außerdem einen leicht beruhigenden Effekt und können deshalb beim Einschlafen helfen. Denselben Effekt haben auch Beruhigungsmittel.

Ist die Ursache für den Juckreiz psychischer Art, kann der Betroffene vom Arzt an einen Psychiater überwiesen werden.

Juckreiz aufgrund von Insektenbissen, atopischen Ekzemen oder einer Neurodermitis kann durch hydrokortisonhaltige Cremes oder Salben kontrolliert werden.

Die häufigste Ursache für einen Juckreiz ist trockene Haut während des Alterns. Dagegen gibt es Selbsthilfemaßnahmen: Das Badewasser sollte lauwarm sein und die Badedauer nicht zu lange. Man sollte nur wenig Seife verwenden und die Haut nach dem Baden eincremen, keine alkoholhaltigen Lotionen verwenden, täglich unmittelbar nach dem Baden auf die betroffenen Stellen Badeöl auftragen sowie die Raumtemperatur niedrig und die Luftfeuchtigkeit mittels eines Luftbefeuchters sehr hoch halten.

In der Drogerie oder Apotheke sind Seifen erhältlich, die den Juckreiz bei trockener Haut lindern. Denselben Effekt hat ein Bad in Haferkleie oder in Stärke und Backpulver.

Für ein Haferkleiebad wird eine Hand voll Haferflocken in ein Baumwolltuch eingenäht und wie für einen Haferbrei gekocht. Der Haferflockenbrei-Schwamm kann dann in einem lauwarmen Bad verwendet werden.

Für ein Stärke-und-Soda-Bad müssen etwa 1 Pfund Backpulver und 1 Pfund Wäschestärke in einer halben Badewanne voll mit lauwarmem Wasser aufgelöst werden. Gut mischen und beim Baden keine zusätzliche Seife verwenden.

Waren die Beschwerden am Tag stark, so helfen diese Bäder in manchen Fällen am Abend und erleichtern das Einschlafen.

Haut dunkler färben (→ Chloasma, S. C-7). Wird kein Melanin gebildet, ist die Haut weiß. Treten wiederholt weiße Flecken auf, kann es sich um Vitiligo (Weißfleckenkrankheit) handeln (→ Farbtafel, S. C-7).

Chloasmen treten am häufigsten im Gesicht auf und breiten sich selten aus. Schwangere und Frauen, die die Pille nehmen sind oft betroffen, aber auch Männer bilden Chloasmen aus. Die Ursache ist unbekannt.

Vitiligo-Flecken können in jedem Alter auftreten, häufig jedoch erstmals zwischen 20 und 30 Jahren. In der Regel ist die Haut über den Augen, am Hals, den Achselhöhlen, der Leiste, der Hände oder der Knie zuerst betroffen. Die Flecken sind symmetrisch und treten am ganzen Körper auf. Es gibt eine erbliche Komponente bei der Entwicklung dieser Krankheit

Manchmal wird Vitiligo hervorgerufen, weil das Immunsystem die Melanin produzierenden

Zellen zerstört. Andere Ursachen können Schilddrüsenprobleme (S. 945) oder auch eine → perniziöse Anämie, S. 958, sein.

Weder eine Vitiligo noch Chloasmen sind lebensbedrohlich. Mit Kosmetika oder Hautfärbemittel können die Flecken verdeckt werden. Auf den Vitiligoflecken kann sich leicht ein Sonnenbrand entwickeln, daher sind Sonnenschutzmittel empfehlenswert.

Behandlung

Um wieder eine einheitliche Hautfarbe zu gewinnen, stehen Behandlungsmöglichkeiten der Repigmentierung und Pigmentierung zur Verfügung. Eine Repigmentierung der Vitiligoflecken erfolgt durch Sonneneinstrahlung oder UV-Bestrahlung, nachdem die Haut zuvor mit Salben oder Medikamenten in Tablettenform sensibilisiert wurde. Die Therapie wird PUVA genannt und unter der Aufsicht eines Dermatologen durchgeführt.

Um die Chloasmen aufzuhellen, kann eine retinolsäurehaltige Creme verwendet werden. Diese wird über Nacht aufgetragen und morgens abgewaschen (S. 999).

Hautausschlag durch Medikamente

Symptome
- Hautveränderungen, darunter Rötungen, Quaddelausschläge, Blasen und Hautblutungen
- Juckreiz

Entwickelt sich ein Ausschlag, während ein Medikament eingenommen wird, dann ist die Ursache wahrscheinlich darin zu suchen.

Eine Reaktion aufgrund eines Medikaments muss sich nicht auf einen Ausschlag oder Juckreiz beschränken. Die Symptome können sehr unterschiedlich sein. Fieber, Krampfanfälle, Übelkeit, Erbrechen oder Durchfall, unregelmäßiger Herzschlag, Atemnot oder Asthma sowie ein eingeschränktes Harnvolumen können ebenfalls auftreten. Mit Labortests kann ein Effekt auf den Hämoglobinstatus oder die Zahl der weißen Blutkörperchen nachgewiesen werden.

Der Ausschlag kann verschiedene Formen annehmen und somit die Ursachenermittlung erschweren. Ein medikamentenbedingter Ausschlag tritt in der Regel während der ersten paar Tage der Medikamenteneinnahme auf, was ein erster Hinweis auf eine Medikamentenallergie sein kann.

Fieber ist eine der ersten Reaktionen auf eine Medikamentenallergie. Werden mehrere Medikamente gleichzeitig eingenommen, so sollte bei lang andauerndem Ausschlag der Arzt aufgesucht werden (→ Gegenreaktionen auf Medikamente, S. 1275).

Behandlung

Wird der Ausschlag durch ein Medikament verursacht, so verschwinden die Symptome in der Regel nach Absetzen des Mittels. Handelt es sich um ein ärztlich verordnetes Medikament sollte jedoch der Arzt vor dem Absetzen zurate gezogen werden.

Bei Juckreiz bringen Haferflockenbäder oder nasse Umschläge Linderung (→ Juckreiz, S. 995). Auch eine Hydrokortisoncreme oder Antihistaminika können helfen.

Sonnenbrand

Symptome
- Rote, geschwollene und empfindliche Haut
- Wasserblasen

Notfallsymptome. Fieber, Schüttelfrost, Übelkeit oder Delirium.

Ein Sonnenbrand entsteht, wenn die Haut zu lange ultraviolettem Sonnenlicht ausgesetzt ist. Es handelt sich dabei um die Hauptursache der in jüngster Zeit rapide zunehmenden Anzahl tödlicher Hautkrebserkrankungen (Melanome). Trat bei einer Person in der Vergangenheit oft ein schmerzhafter Sonnenbrand mit Blasen auf, so ist das Risiko einer Melanomentwicklung erhöht (S. 1005). Auch das kurze, intensive Sonnenbad am Wochenende stellt ein Risiko dar.

Ein Sonnenbrand wird nur durch kurzwelliges UV-Licht verursacht, es sei denn, man entwickelt eine Lichtempfindlichkeit (S. 998). Der UV-Anteil im Sonnenlicht variiert: In Bergregionen ist er höher, weil er nicht durch Wolken oder Dunst gefiltert wird. Kalte Luft beeinträchtigt den UV-Gehalt des Lichts nicht. Ultraviolettes Licht, das durch Schnee, Sand, Wasser und andere Oberflächen reflektiert wird, kann einen genauso starken Sonnenbrand verursachen wie direktes Sonnenlicht.

Die gerötete, geschwollene Haut bei einem Sonnenbrand wird durch einen Stau in den Kapillaren der Haut verursacht. Obwohl jede Art von ultravioletter Strahlung die Haut durchdringen kann, hat nur die kurzwellige Strahlung einen Effekt auf die Kapillaren. Je dunkler die Haut, desto weniger gut durchdringen diese Strahlen die Haut, weil sie von dem Pigment Melanin abgehalten werden.

Ein leichter Sonnenbrand oder kurzzeitige Sonneneinstrahlung können die Haut zu einer erhöhten Melaninproduktion anregen, um sich gegen weitere UV-Einstrahlung zu schützen. Mehr Melanin bedeutet eine tiefere Bräune, vorausgesetzt die Pigmente sind gleichmäßig verteilt. Ansonsten bilden sich Flecken mit unterschiedlicher Pigmentierung wie etwa Sommersprossen. Melaninproduktion und die Pigmentverteilung sind genetisch festgelegt. Die Bräunungsfähigkeit der Haut kann daher nicht beeinflusst werden.

Es ist vom Hauttyp abhängig, wie lange man ein Sonnenbad genießen kann, ohne einen Sonnenbrand zu bekommen. Ein Anhaltspunkt dafür ist der Zustand der Haut nach 45 bis 60 Minuten Sonnenbad ohne Sonnenschutzmittel. Bildet sich schnell ein Sonnenbrand mit nur geringer oder auch ohne Bräune, so handelt es sich um einen sehr empfindlichen Hauttyp. Ist der Sonnenbrand geringfügig und die Haut bräunt langsam, ist die Haut nur mäßig empfindlich.

Obwohl der Hauttyp die Sonnenempfindlichkeit entscheidend beeinflusst, spielen noch weitere Faktoren eine Rolle. Ein Sonnenbrand ohne Bräune entwickelt sich vor allem bei heller Haut, blauen oder grünen Augen und blondem oder rotem Haar. Bei Menschen mit dunkelbraunen Augen, brünettem oder schwarzem Haar oder brauner oder schwarzer Haut ist das Sonnenbrandrisiko am geringsten.

Diagnose

Die Symptome eines Sonnenbrands entwickeln sich erst einige Stunden nach der Sonneneinstrahlung. Dann sind die schmerzhaften, geröteten und Blasen bildenden Stellen jedoch nicht zu verkennen.

Wie gefährlich ist ein Sonnenbrand?

Die Auswirkungen eines Sonnenbrands sind ähnlich jeder anderen Verbrennung, obwohl sich die Symptome langsamer entwickeln als bei einer Verbrennung durch Hitzeeinwirkung. Die Haut wird verletzt und bei einem schweren Sonnenbrand sterben die Hautzellen ab und es entwickeln sich Blasen.

Hautschäden aufgrund eines wiederholten Sonnenbrands verstärken sich und die langfristige Einwirkung ultravioletter Strahlung führt zu bleibenden Auswirkungen wie etwa Hautverfärbungen, → aktinische Keratose, S. 1002, und → Hautkrebs, S. 1004. 90 Prozent aller Hautkrebsfälle sind darauf zurückzuführen.

Behandlung

Arzneimitteltherapie

Ein Sonnenbrand sollte mehrmals am Tag mit kühlenden Umschlägen (Leitungswasser) und bei schweren Fällen mit Hydrokortisonsalbe behandelt werden. Die Wasserblasen nicht aufstechen, da dies die Heilung einschränkt. Brechen die Blasen von selbst auf, so sollten die Hautreste entfernt und eine antibakterielle Salbe aufgetragen werden. Die Wunde muss sauber gehalten werden.

Handelt es sich um einen schweren Sonnenbrand, sollte der Arzt aufgesucht werden, noch bevor sich die Symptome entwickeln. Er kann dann beurteilen, ob die Einnahme von Kortikosteroiden erforderlich ist.

Einen Sonnenbrand vermeiden

Vor einigen Jahren war tiefe Bräune noch modern und selbst die Ärzte empfahlen Sonnenbäder aufgrund ihrer angeblich heilenden Wirkung. Heute weiß man, dass zu starke und ausgiebige Sonneneinstrahlung zu vorzeitiger Hautalterung führt. Es bilden sich Falten und in späteren Jahren kann sich auch Hautkrebs entwickeln.

Ist man längere Zeit der Sonne ausgesetzt, so sollte man sich schützen – mit einem Hut und eventuell auch mit langen Ärmeln und langen Hosen. Freizeitaktivitäten im Freien sollten möglichst am frühen Morgen oder späten Nachmittag durchgeführt werden.

Hält man sich länger in der Sonne auf, empfiehlt es sich, ein hochwertiges Sonnenschutzmittel aufzutragen, das einen Sonnenbrand verhindert und einen mäßigen Bräunungseffekt unterstützt. Kokosnussöl, Kakaobutter oder Babyöl bieten so gut wie keinen Sonnenschutz und beschleunigen auch das Bräunen nicht. Gute Sonnenschutzmittel enthalten entweder p-Aminobenzoesäure (PABA) oder Benzophenon. Sonnenschutzmittel auf Alkoholbasis dringen tiefer ein und liefern den besten Schutz.

Die Sonnenschutzmittel werden nach Lichtschutzfaktoren (SPF) eingeteilt, die von 2 bis 45 reichen. Welches Mittel für welche Haut passend ist, erfährt man am besten beim Arzt. Im Zweifelsfall sollte ein Mittel mit mindestens SPF 15 benutzt werden.

In Bezug auf den Lichtschutzfaktor unterscheidet man den amerikanischen SPF (Sun Protection Factor) und den europäischen Faktor. Der Unterschied besteht darin, dass die amerikanische SPF-Zahl fast doppelt so hoch ist wie der europäische Faktor. Die amerikanische SPF Zahl 8 entspricht dem Faktor 4.

Sonnenschutzmittel wirken am besten, wenn sie mindestens eine halbe Stunde vor der Sonneneinstrahlung aufgetragen werden und in regelmäßigen Abständen erneuert werden. Die Schutzwirkung lässt nach, wenn das Mittel verdunstet oder beim Baden oder Schwitzen abgewaschen wird.

Sand, Wasser und andere Oberflächen können Sonnenlicht in einem Maße reflektieren, dass es fast die gleiche Stärke hat wie direktes Sonnenlicht. Auch im Winter sollte ein Sonnenschutzmittel verwendet werden, besonders beim Skilaufen in den Bergen, da hier die Sonneneinstrahlung stärker ist.

Die zarte Haut um Augen, Nase und Lippen benötigt besonderen Schutz. Es bieten sich an Sonnenblocker wie Zinkoxid oder Titanoxid, die die Sonneneinstrahlung vollständig blockieren, oder ein spezieller Lippenschutz mit SPF 15 oder höher.

Vor dem Sonnenbad sollten weder Parfüm noch Rasierwasser benutzt werden, da dies zu Hautflecken führen kann. Nach dem Sonnenbad werden Schweiß, Salz, die Chemikalien aus dem Wasser und Sonnenschutzmittel unter der Dusche abgewaschen und eine Feuchtigkeitscreme aufgetragen werden.

Erhöhte Lichtempfindlichkeit

Symptome
- Rötungen
- Ausschlag
- Blasenbildung oder Schwellungen

Unter einer erhöhten Lichtempfindlichkeit versteht man eine verstärkte Hautreaktion nach der Einwirkung von Sonnenlicht oder künstlichen Lichtquellen. In der Regel tritt diese Reaktion nach dem Verzehr bestimmter Nahrungsmittel oder Medikamente auf.

Bei manchen Menschen kommt es zu Lichtempfindlichkeitsreaktionen nach der Einnahme von Medikamenten. Dazu zählen Antikrebsmittel, Entwässerungspillen, Beruhigungsmittel sowie Antibiotika aus der Tetrazyklinfamilie, Medikamente gegen Depressionen und Antihistaminika, die Pille, Medikamente gegen Epilepsie, Antidiabetika oder Medikamente gegen Bluthochdruck (Antihypertensiva), Sulfonamide (in der Regel gegen Harnwegsinfektionen eingesetzt) und äußerlich aufzutragende antiseptische Salben.

Auch Hautpflegeprodukte können eine Reaktion verursachen, die Lichtkontakt-Dermatitis genannt wird.

Substanzen aus Pflanzen lösen am häufigsten eine Lichtkontakt-Dermatitis aus (beispielsweise Zitruspflanzen, Petersilie, Sellerie, Karotten, Senf oder Feigen), aber auch künstliche Süßstoffe (Zyklamate), antibakterielle Deoseifen sowie Parfüme mit Bergamottöl, Sandelholz, Lavendel oder Zitrusöle, Haut bleichende Substanzen, Shampoos oder Seifen mit Aktivkohlebestandteilen, Sonnenschutzmittel mit p-Aminobenzoesäure, medizinische Kosmetika, Detergenzien und Rasierwasser.

Es gibt zwei Arten der Lichtempfindlichkeit, die fotoallergische und die fototoxische. Die fotoallergische Reaktion basiert auf einer Veränderung des Immunsystems und die Haut reagiert dann jedes Mal, wenn sie dem Sonnenlicht ausgesetzt wird.

Die Haut rötet sich (nicht so wie beim Sonnenbrand) und entwickelt einen Ausschlag mit Bläschen. Auch Hautflecken, Blasen oder Schwellungen können auftreten und die Symptome können sich auf Hautgebiete ausdehnen, die nicht dem Sonnenlicht ausgesetzt waren.

Die fototoxische Reaktion dagegen sieht aus und fühlt sich an wie ein Sonnenbrand. Es entwickeln sich Rötungen, Blasen und das charakteristische Unwohlsein. Diese Reaktion kann immer wider auftreten, wenn sich ausreichende Mengen der sensibilisierenden Substanz im Körper befinden.

Behandlung
Die Lichtempfindlichkeitsreaktion verschwindet in der Regel innerhalb einer Woche, nachdem Sonnenschutzmaßnahmen eingeleitet wurden und die sensitivierende Substanz vermieden wird. Nur in seltenen Fällen halten die Symptome danach noch an.

Bei einer fotoallergischen Reaktion sollte man beim Aufenthalt im Freien entsprechende Kleidung und Sonnenschutzmittel tragen. Treten schwere Reaktion auf, kann der Arzt Kortikosteroidsalben oder Hydrochloroquintabletten verschreiben.

Aktinische Elastose durch Sonneneinstrahlung

Symptome
- Lockere, herabhängende oder faltige Haut
- Trockene, zähe, ledrige Haut

Eine Elastose ist eine degenerative Erkrankung des Bindegewebes der Haut. Sie stellt sich mit der Zeit als Folge der normalen Hautalterung ein. Wenn man wiederholt ultravioletter Strahlung ausgesetzt ist, kann sich dieser Prozess beschleunigen und das Ergebnis ist eine aktinische Elastose durch Sonneneinwirkung.

Die Haut besteht aus zwei Formen von Bindegewebe – aus Kollagen, eine starke, weiße Faser, und aus Elastin, eine elastische, gelbe Faser. Ultraviolette Strahlung durchdringt die Haut und schädigt beide Gewebetypen. Der Kollagenanteil wird reduziert, der Elastinanteil erhöht, die Haut verliert ihre Elastizität. Die Anordnung der Schichten gerät durcheinander und es bilden sich abnorme Zellen.

Immer wenn die Haut ultraviolettem Licht ausgesetzt wird, ergeben sich kleine, nicht reparable Schäden, die sich mit der Zeit summieren und verstärken. Die Anzeichen und Symptome einer solaren Elastose entstehen allmählich, parallel dazu gehen einher ein Verlust der Widerstandsfähigkeit, der Flexibilität und der feuchtigkeitsspeichernden Fähigkeit der Haut. Bei übermäßiger Sonneneinstrahlung kann die betroffene Haut eines 30-Jährigen rund 15 bis 20 Jahre älter aussehen.

Bekommt man leicht einen Sonnenbrand und wird nur schwer braun, so kann sich eine solare Elastose ausbilden. Besonders gefährdet sind hellhäutige Personen mit blauen oder grünen Augen und blonden oder rotem Haar, die

Die Behandlung alternder oder beschädigter Haut

Bei den meisten Menschen können die Auswirkungen der Hautalterung durch Maßnahmen gemindert werden, deren Effekt entweder einige Monate oder mehrere Jahre lang anhält (danach muss möglicherweise eine Wiederholung erfolgen). Liegen keine Risikofaktoren vor, so kann die Behandlung, die in der Regel jedoch nicht von den Kassen bezahlt wird, ambulant durchgeführt werden.

Kollageninjektionen
90 Prozent der Haut besteht aus Kollagen, einem fasrigen Molekül. Kleine Fältchen können durch die Injektion von Rinderkollagen gemindert werden. Da der Körper das Kollagen jedoch absorbiert, müssen die Injektionen im Abstand von einigen Monaten wiederholt werden.

Risiken
Manche Menschen sind gegen Kollagen allergisch.

Retinolsäurehaltige Präparate
Retinolsäure ist ein Abkömmling des Vitamins A, mit dem kleine Fältchen auf sonnengeschädigter Haut gemindert werden können. Jede Nacht wird sie auf das Gesicht, den Hals, den Oberkörper oder die Hände aufgetragen. Dadurch schält sich die Haut und das Nervenwachstum

wird stimuliert. Sogar Hautschäden in der Dermis können so beseitigt werden. In den meisten Fällen erhält die Haut außerdem eine bessere Struktur sowie eine gesündere Farbe und Glanz.

Risiken
Es kann zur erhöhten Empfindlichkeit der Haut kommen, zu Trockenheit, Rötungen und starkem Schälen. In diesen Fällen sollte das Mittel weniger häufig (etwa 3-mal pro Woche) aufgetragen werden. Während der Behandlung sollte die Sonne gemieden werden. Haut, die mit retinolsäurehaltigen Präparaten behandelt wird, sollte nicht mit Färbemitteln, Haarentfernerwachs oder Parfüm in Kontakt kommen.

Hautabschleifen
Diese Maßnahme mindert kleinere Falten im gesamten Gesichtsbereich oder nur an Problemzonen, zum Beispiel in der Mundgegend. Die oberste Hautschicht wird abgeschliffen, damit neue Haut wachsen kann. Die entstehende Rötung hält etwa 1 oder 2 Wochen an. Eine leichte Rotfärbung der Haut ist danach noch einige Wochen lang vorhanden.

Risiken
Bei Neigung zu Fieberbläschen, kann

es nach der Behandlung zu einem Ausbruch dieser Beschwerden kommen. Jegliche Sonneneinstrahlung kann einen schweren Sonnenbrand mit bleibenden Hautverfärbungen bewirken. Ein Hautabschleifen wird nicht empfohlen bei Menschen mit dunkler Hautfarbe oder Orientalen, da die Hautpigmentierung dadurch fleckig werden kann.

Chemisches Peeling
Um die äußere Hautschicht zu entfernen, wird eine ätzende Chemikalie aufgetragen. Die Haut schält sich und neue, glattere Haut kann sich bilden. Das ganze Gesicht kann so behandelt werden oder lediglich kleine Regionen wie die Mund- oder Augengegend. Etwa 10 Tage lang bleibt eine braune, krustige Schicht, die anschließend starke Rötung hält für etwa 6 Wochen an und danach eine leichte Rötung für einige Monate.

Risiken
Wird die Prozedur nicht von einem Arzt durchgeführt, können kleine oder sogar schwere Narben entstehen. Die Haut wird dauerhaft aufgehellt und enthält weniger Sonnenschutzpigmente – die Empfindlichkeit für einen Sonnenbrand und das Hautkrebsrisiko nehmen daher zu.

ohne Sonnenschutz häufig intensiver Sonneneinstrahlung ausgesetzt sind. Am höchsten ist das Risiko für Sonnenanbeter, Bauern, Schiffspersonal und andere Personen, die sich häufig im Freien aufhalten. Auch Menschen, die in Regionen mit intensiver Sonneneinstrahlung leben, etwa in Gebirgsregionen, sind gefährdet.

Diagnose
Die Effekte einer solaren Elastose sind am deutlichsten sichtbar, wenn man die Hautstellen, die vor der Sonne geschützt waren, mit ungeschützten Stellen vergleicht. Der Dermatologe kann die Diagnose stellen und auch andere Symptome sonnengeschädigter Haut erkennen, wie eine → aktinische Keratose, S. 1002.

Wie gefährlich ist eine solare Elastose?
Es gibt keine medizinische Behandlung, mit der die Hautschäden rückgängig gemacht und die Haut verjüngt werden kann.

Ist die Haut so stark geschädigt, dass sich eine solare Elastose entwickelt, besteht ein erhöhtes Hautkrebsrisiko. Bemerkt man ein ungewöhnliches Zellwachstum oder die Veränderung einer Warze oder eines Leberflecks, sollte der Arzt aufgesucht werden.

Behandlung
In der Regel empfiehlt der Dermatologe eine Feuchtigkeitscreme, um der Haut Feuchtigkeit zurückzuführen und sie weicher zu machen. Gesichtsmassagen und Masken werden meist als angenehm empfunden, da sie für einen begrenzten Zeitraum die Muskelspannung

lindern und die Blutzirkulation stimulieren. Kleinere Falten können kurzfristig durch Kollagenspritzen ausgeglichen werden, der Effekt hält allerdings nur etwa einen Monat lang an.

In manchen Fällen empfiehlt der Arzt ein chemisches Peeling, eine Hautabschleifung oder ein Facelifting als langfristige Maßnahmen. Retinolhaltige Präparate sind ein effektives Peelingmittel (S. 999).

Um weitere Schäden zu vermeiden, sollte Sonnenlicht gemieden werden. Ist dies nicht möglich, muss man die Haut schützen (S. 997).

Alternde Haut

Symptome
* Hautverfärbungen, darunter Leberflecken, Sommersprossen und rote, gelbe, braune oder graue Flecken
* Die Hautstruktur verändert sich, es entstehen grobe Runzeln, hängende Falten, fahles Aussehen, raue, übermäßig trockene und ledrige Haut
* Hautwucherungen, einschließlich schuppiger Flecken

Der Alterungsprozess der Haut findet unter normalen Umständen langsam statt, kann sich aber beschleunigen, wenn die Haut lichtempfindlich ist oder häufig ohne Schutz ultraviolettem Licht ausgesetzt wird (→ Farbtafel, S. C-4).

Hautalterung und Sonnenschäden der Haut sind irreversibel. Die einzelnen Symptome und Maßnahmen sind in den Abschnitten über → Leberflecken, S. 1003, → aktinische Elastose , S. 998, und → aktinische Keratose, S. 1002, aufgeführt, den hauptsächlichen Problemen der Hautalterung.

Hautschäden durch Sonneneinstrahlung erhöhen das Hautkrebsrisiko (S. 1004) signifikant. Im Laufe der Jahre sollte daher auf Hautveränderungen geachtet werden.

Möglichst guter und umfassender Sonnenschutz (S. 997) ist wichtig, wenn man sich im Freien aufhält.

Behandlung
Zur Behandlung bestimmter Symptome sollten die Maßnahmen beachtet werden, die auf Seite 414 erläutert werden. Generell sollten ausreichend feuchtigkeitsspendende Produkte und Sonnenschutzmittel aufgetragen werden. Bemerkt man Hautveränderungen oder Hautwucherungen, ist der Arzt zu konsultieren.

Falten

Faltenbildung ist ein natürlicher Alterungsprozess. Mit dem Alter wird die Haut dünner, trockener, weniger elastisch und faltiger. Sie verliert ihren jugendlichen Glanz und die jugendliche Farbe.

Zu Hauttrockenheit kommt es, wenn in der Haut zu wenig Talg produziert wird. Ein Nachlassen des Bindegewebes (Elastin und Kollagen) in der Dermis verursacht Faltenbildung und Ausdünnung. Eine verminderte Blutversorgung ist die Ursache für das Nachlassen der rosigen Hautfarbe.

Obwohl die Hautalterung unvermeidlich ist, kann sie durch einen gesunden Lebensstil und die Benutzung von Sonnenschutzmitteln verlangsamt werden.

Für faltige Haut gibt es kein Heilmittel. Übermäßige Sonneneinstrahlung und Rauchen verstärken die Faltenbildung. Der Arzt kann eventuell retinolsäurehaltige Präparate verschreiben (→ Die Behandlung alternder oder beschädigter Haut, S. 999).

Spider naevi (Gefäßspinnen)

Gefäßspinnen haben mit Spinnen nichts zu tun. Der Name kommt von dem spinnenähnlichen Geflecht bläulicher Venen, das unter der Haut der Beine sichtbar ist (→ Farbtafel, S. C-15). Ihre Ursache ist unbekannt und es gibt keine Vorbeugung.

Im Gegensatz zu Krampfadern (S. 695) sind die Gefäßspinnen nicht schmerzhaft, sondern ein kosmetisches Problem. Manche Betroffene tragen weder kurze Hosen noch Röcke.

Gefäßspinnen erfordern keine medizinischen Maßnahmen. Es handelt sich um eine häufig vorkommende, schwach ausgeprägte und medizinisch unbedeutende Art von Krampfadern. Werden die Spinnenvenen allerdings von den Betroffe-nen als Belastung oder als Ursache für eine Einschränkung empfunden, so ist die Sklerotherapie eine Möglichkeit der Behandlung.

Was ist eine Sklerotherapie?

Bei der Sklerotherapie, oder auch Verödungsbehandlung, werden die Venen verödet, sodass kein Blut mehr durch sie hindurch fließt und keine sichtbaren Verfärbungen mehr auftreten. Die Behandlung hat keinen Einfluss auf die Durchblutung der Beine.

Der Arzt injiziert langsam eine Flüssigkeit (in der Regel Salzlösung oder Wasser) in eine oder mehrere der sichtbaren Venen. Die Prozedur dauert nur einige Minuten und in der Regel können in einer Sitzung viele Venen behandelt werden. Sind viele Gefäßspinnen an verschiedenen Stellen vorhanden, können mehrere Behandlungen erforderlich sein. Obwohl eine Sklerotherapie die Bildung neuer Gefäßspinnen nicht verhindert, werden dennoch 50 bis 80 Prozent der vorhandenen im Verlauf einer einzigen Behandlung beseitigt.

Gibt es Nebenwirkungen?

Die Verfärbungen lassen innerhalb einer Woche nach und sind innerhalb von 2 Monaten verschwunden. In etwa einem Drittel der Fälle bildet sich in dem behandelten Gebiet eine bräunlich-gelbe Verfärbung, die Wochen oder sogar Monate, in seltenen Fällen auch länger bestehen bleibt.

Cholesterineinlagerungen in der Haut

Symptome. Weiche, fetthaltige »Beulen« unter der Hautoberfläche.

Sowohl bei Xanthelasmen als auch bei Xanthomen handelt es sich um Cholesterinablagerungen unter der Haut, die als gelbliche, scharf begrenzte Beulen sichtbar sind.

Xanthelasmen (→ Farbtafel, S. C-11) sind flach und treten in der Nähe der Nase und in der Hautgegend der Augenlider auf. Sie sind nicht schmerzhaft und können harmlos sein, allerdings sollte man seinen Cholesterin- und Triglyzeridspiegel vom Arzt kontrollieren lassen.

Xanthome sind Symptom einer zugrunde liegenden Stoffwechselerkrankung, bei der der Lipidspiegel (Fettgehalt) im Blut erhöht ist. Sie können an allen Körperstellen auftreten, am häufigsten sind Xanthome jedoch über den Gelenken und Sehnen. Bei manchen Erkrankungen treten sie dort auf, wo die Haut ständigem Druck ausgesetzt ist, so beispielsweise an den Knien, Ellbogen, Händen, Füßen oder Pobacken. Xanthome sind flach und haben einen Durchmesser von 3 bis 10 cm. Sie treten häufig auf bei → Diabetes mellitus, S. 925, primärer billiärer Leberzirrhose (→ Zirrhose, S. 806), einigen Krebserkrankungen und erblichen Stoffwechselerkrankungen, zum Beispiel bei familiär gehäuft auftretender Hypercholesterinämie (erhöhter Cholesterinspiegel).

Man sollte sich an einen Arzt wenden, wenn man ein Xanthelom oder Xanthelasmen entfernen lassen möchte. Beide können jedoch auch nach der Entfernung wieder auftreten.

Gutartige Hautgeschwüre

Gutartige Hautgeschwüre sind sehr häufig, vor allem ältere Menschen sind davon betroffen. In der Regel sind sie harmlos und müssen mit Ausnahme einer → aktinischen Keratose, S. 1002, und bestimmten → Pigmentflecken, S. 1003, nicht entfernt werden, es sei denn, sie werden als unangenehm oder störend empfunden. Treten neue Geschwüre auf oder verändern sich die alten, sollte jedoch vorsichtshalber der Arzt zurate gezogen werden. Auf den folgenden Seiten sind einige gutartige Flecken, Knoten und Beulen beschrieben.

Stielwarzen (Akrochordon)

Symptome. Kleine, vorstehende Hautstellen am Hals, den Achselhöhlen, am oberen Rumpf und in den Hautfalten.

Unter einer Stielwarze (Akrochordon) versteht man einen kleinen, gutartigen Tumor unbekannter Ursache, der ähnlich einem kleinen Stiel aus der Haut herauswächst (→ Farbtafel, S. C-4). Der Tumor ist weich und hautfarben, erscheint aber oft dunkler. Stielwarzen sind häufig, besonders im mittleren Lebensalter. In der Regel sind sie nicht schmerzhaft. Durch Reibung an Kleidung können jedoch Reizungen auftreten.

Behandlung
Eine Behandlung ist nicht erforderlich, es sei denn, die Stielwarze ruft Beschwerden hervor. Der Arzt kann sie entfernen, ohne dass eine Narbe entsteht. Die Stielwarze wird dabei entweder mit flüssigem Stickstoff vereist (Kryotherapie), abgeschnitten oder mit einem elektrischen Gerät weggebrannt.

Seborrhoische Keratose

Symptome. Gelbe, braune oder schwarze Wucherungen im Gesicht, der Brust, den Schultern und am Rücken.

Bei einer seborrhoischen Keratose handelt es sich um gutartige Hauttumoren unbekannten Ursprungs, die besonders bei hellhäutigen Menschen über 40 Jahren häufig auftreten können (→ Farbtafel, S. C-4). Die Oberfläche dieser ovalen Tumoren ist wachsartig, warzenähnlich, schuppig und leicht erhaben. Die Tumoren selbst können über 4 cm groß werden. Ihre Farbe variiert von gelb bis zu einem dunklen Braun oder Schwarz. Sie sehen aus wie aufgemalt und treten manchmal vereinzelt, meist jedoch in größerer Zahl auf.

Behandlung
Seborrhoische Keratose ist in der Regel schmerzlos und erfordert keine Behandlung, außer es kommt zu Juckreiz, einer Reizung oder die Veränderungen werden als störend empfunden. In der Regel sind die Wucherungen nur oberflächlich, sodass sie problemlos und ohne Narbenbildung entfernt werden können. Der Arzt entfernt die Tumoren mit flüssigem Stickstoff (Kryotherapie) oder chirurgisch (auch ambulant).

Aktinische Keratose

Symptome. Körnige, schuppige, graurote bis dunkelrote Flecken im Gesicht, an der Kopfhaut und auf dem Handrücken.

Eine aktinische oder solare Keratose tritt meistens bei hellhäutigen Personen mit sonnengeschädigter Haut auf (→ Farbtafel, S. C-4). Zu Beginn sind die Keratosen flach und schuppig, später sind sie hart und haben eine warzenähnliche Oberfläche. Die sandpapierähnliche Oberfläche ist eher fühl- als sichtbar. Aktinische Keratosen gelten als gutartige Tumoren, können aber erstes Anzeichen von Hautkrebs sein.

Behandlung
Man sollte die Keratosen rasch entfernen lassen, da sich in 20 Prozent der Fälle daraus ein Plattenepithelkarzinom entwickelt (S. 1005). Der Arzt entfernt die betroffenen Stellen mit flüssigem Stickstoff (Kryotherapie), durch ein äußerlich aufgetragenes Mittel, durch elektrische Verödung oder chirurgisch.

Muttermale

Symptome. Hautflecken, die sich vor oder kurz nach der Geburt ausbilden.

Einige, der häufig auftretenden Muttermale werden als Hämangiome (Blutschwamm) bezeichnet. Sie sind gutartig, in der Regel schmerzlos und entstehen durch das Wachstum eines Blutgefäßes an der betroffenen Stelle. Die Ursache dafür ist unbekannt (S. 15).

Kirsch-Angiom

Symptome. Kleine, glatte, kirschfarbene Höcker auf der Haut.

Ein Kirsch-Angiom ist ein kleiner, gutartiger Tumor unbekannter Ursache, der sich meist bei über 40-Jährigen ausbildet (→ Farbtafel, S. C-4).

Behandlung
Ein Kirsch-Angiom verursacht keine Schmerzen und ist harmlos, seine Entfernung kann allerdings aus kosmetischen Gründen gewünscht sein. Das Angiom ist oberflächlich und kann vom Arzt einfach mit flüssigem Stickstoff (Kryotherapie), der Lasertherapie (S. 1004) oder chirurgisch mithilfe eines elektrischen Geräts entfernt werden.

Leberflecken

Symptome. Flache, hellbraune bis schwarze Flecken im Gesicht oder auf dem Handrücken.

Leberflecken sind harmlose flache Hautflecken mit stärkerer Pigmentierung. Sie haben die Größe von Sommersprossen oder können mehrere Zentimeter erreichen (→ Farbtafel, S. C-4). Bei über 55-Jährigen treten sie häufig auf, vor allem auf dem Handrücken oder auf der Stirn. Obwohl Sonneneinstrahlung als eine der häufigsten Ursachen gilt, gibt es auch andere, bislang unbekannte Ursachen.

Behandlung

In den meisten Fällen ist keine Behandlung erforderlich. Wird sie aus kosmetischen Gründen gewünscht, so können die Leberflecken durch Haut bleichende Substanzen aufgehellt oder durch Vereisung mit flüssigem Stickstoff entfernt werden (Kryotherapie). Zur Vorbeugung kann ein Sonnenschutzmittel mit hohem Lichtschutzfaktor benutzt werden.

Pigmentflecken

Symptome. Fleischfarbene, braune, blaue oder schwarze Hautflecken.

Pigmentflecken, eine Ansammlung von Pigmentzellen, hat fast jeder Mensch (→ Farbtafel, S. C-5). Diese gutartigen Tumoren können Haare enthalten, glatt bleiben oder auch leicht hervorstehend oder runzlig sein und in fortgeschrittenem Alter sogar abfallen.

Pigmentflecken sind in der Regel harmlos, können sich jedoch auch zu Hautkrebs umwandeln. Treten Veränderungen in Größe und Farbe auf oder entwickeln sich Juckreiz, Schmerzen, Blutungen oder Entzündungen, sollte der Arzt hinzugezogen werden. Bestimmte Pigmentflecken sollten vom Arzt beobachtet werden (dazu zählen vor allem die braunen oder schwarzen Leberflecken mit unregelmäßiger Form, erbliche Leberflecken und solche, die nahe der Nägel oder Genitalien liegen, → Melanome, S. 1005).

Behandlung

In der Regel ist keine Behandlung erforderlich. Wird aus kosmetischen Gründen eine erwünscht, so können die Pigmentflecken chirurgisch entfernt werden. Verändert sich ein Pigmentfleck, wird er vom Arzt unter Umständen entfernt und mikroskopisch untersucht.

Wulstnarben (Keloide)

Symptome. Hautfarbene oder hellere knotenförmige oder rillenförmige Hautwucherungen.

Unter einer Wulstnarbe (Keloid) versteht man eine verstärkte Ausbildung von Narbengewebe, die auch hypertrophe Vernarbung genannt wird (→ Farbtafel, S. C-5). Keloide entstehen an Verletzungen der Haut (durch eine Operation, Impfung, schwere Akne, Verbrennung oder geringfügige Kratzer), bevorzugt an schwarzer Haut. Helle Haut ist davon seltener betroffen.

Behandlung

Eine operative Entfernung verursacht häufig neue Narben, es sei denn, es folgt anschließend eine Röntgenbestrahlung oder Steroidinjektion (Unterspritzen mit Kortison). Kleine Keloide können auch durch Vereisung mit flüssigem Stickstoff entfernt werden (Kryotherapie).

Warzen

Symptome. Kleine, harte, hautfarbene, weiße oder hellrote körnige Hautwucherungen.

Eine gewöhnliche Warze, auch Verruca vulgaris genannt, ist ein gutartiger Tumor, der durch

---

Überwachung von Pigmentflecken

Ein Pigmentfleck entsteht ohne Grund und ohne bekannte Ursache. Meistens sind sie harmlos und müssen nicht entfernt werden. Trotzdem sollten Pigmentflecken beobachtet werden.

Man sollte seine Haut regelmäßig auf Veränderungen untersuchen, um diese früh zu entdecken. Auf folgende Anzeichen sollte besonders geachtet werden:

Größe: Melanome erreichen mindestens Bleistiftdurchmesser.

Farbe: Einzelne, gutartige Pigmentflecken haben eine einheitliche Farbe. Bei Abweichungen sollte der Arzt befragt werden.

Form: Harmlose Pigmentflecken haben eine scharf abgegrenzte, glatte Form. Unregelmäßigkeiten sollten beachtet werden.

Höhe: Gutartige Pigmentflecken sind in der Regel flach oder kuppelförmig. Ist die Höhe unregelmäßig, gilt dies als Warnzeichen.

Struktur: Schuppen, ein Abblättern der Haut, Nässen oder leicht auftretende Blutungen können Anzeichen eines Melanoms sein. Dies gilt auch für Verhärtungen und Erweichungen der verfärbten Hautregion.

Empfindung: Sind Juckreiz, Berührungsempfindlichkeit oder Schmerzen vorhanden?

Umgebende Hautregionen: Schwellungen, Rötungen oder Farbveränderungen sollten besonders beachtet werden.

Laserbehandlung

Was ist ein Laser?

Das Wort Laser bedeutet Lichtamplifikation durch stimulierte Emission von Strahlung. Jede Laserart wird nach der Substanz benannt – fest, flüssig oder gasförmig –, die zur Emission von Licht stimuliert wird. Damit ein Laserstrahl entsteht, wird das Licht durch Spiegel reflektiert, gebündelt und verstärkt.

Die Wellenlänge des Lichtstrahls ist maßgebend für die Laserwirkung auf das Gewebe. Ein so genannter pulsierender Laser variiert zwischen verschiedenen Wellenlängen, ist sicherer und produziert bessere Ergebnisse.

Einige Laser, die zur Behandlung von Hauterkrankungen verwendet werden, zerstören das gesamte Hautgewebe. Andere haben Wellenlängen, die nur bei einer bestimmten Hautfarbe oder Pigmentierung wirksam werden. Laser werden häufig angewandt zur Behandlung wiederkehrender Warzen in der Nagelgegend und an den Fußsohlen sowie bei einigen Hautkrebsarten, zum Entfernen von Tätowierungen, bei Knollennase (Rhinophyma), Lippenkarzinom im Vorstadium, Gefäßspinnen im Gesicht, pigmentierten Muttermalen und Hämangiomen.

Eine Laserbehandlung verursacht nur geringfügige Blutungen und Schmerzen und reduziert das Infektionsrisiko. Bei Hautproblemen erfolgt die Laseroperation in der Regel ambulant unter örtlicher Betäubung. Laser sind jedoch kostspielig und nicht immer die beste Wahl.

Wird eine Laserbehandlung empfohlen, sollte man sich nach alternativen Behandlungsformen erkundigen. Diese sind möglicherweise billiger, werden von der Versicherung bezahlt und führen zu denselben (oder sogar besseren) Ergebnissen. Man sollte sich auch erkundigen, ob der Arzt in der Anwendung eines Lasers geübt ist.

ein Virus hervorgerufen wird, das eine relativ schnelle Vermehrung der Hautzellen verursacht (→ Farbtafel, S. C-5). Warzen sind bei Berührung ansteckend. Am häufigsten treten sie an Händen und Füßen auf (Fußwarzen).

Warzen sind harmlos und verschwinden in der Regel nach 2 Jahren. An den Fußsohlen verursachen sie jedoch oft Schmerzen.

Behandlung

Auch mit rezeptfrei erhältlichen Mitteln lassen sich Warzen entfernen. Helfen diese nicht, kann der Arzt stärkere Medikamente verschreiben oder die Warze durch Vereisung (Kryotherapie), elektrisches Verbrennen, einen kleinen chirurgischen Eingriff oder mit Laserchirurgie entfernen.

Hautkrebs

Bemerkt man Veränderungen an einer Hautwucherung oder ein neues Gebilde, das wächst und nicht heilt, sollte der Arzt aufgesucht werden, da es Hautkrebs sein könnte. Die Heilungschancen für Hautkrebs sind hoch, wenn die Erkrankung im Frühstadium entdeckt wird. Ansonsten können sich schlimmere Folgen ergeben oder sogar der Tod eintreten.

Mehr als 90 Prozent der Hautkrebse treten an Stellen auf, die regelmäßig ultravioletter Strahlung ausgesetzt sind – einer der Hauptursachen für Krebs. Auch Erbanlagen (wie helle Haut, blaue Augen, blondes oder rotes Haar), chemische Luftverschmutzung und Röntgenstrahlung können auslösende Faktoren sein. Anorganische Arsenverbindungen, die vor 1970 bei medizinischen Behandlungen angewandt wurden, können ebenfalls zu der Entwicklung eines Hautkrebses beitragen.

Dieser Abschnitt erläutert verschiedene Formen von Hautkrebs und zeigt, wie man die Haut regelmäßig auf Veränderungen hin untersuchen sollte und Sonnenschutzmittel richtig anwendet, um einen Hautkrebs zu verhindern (→ Einen Sonnenbrand vermeiden, S. 997).

Basalzellkarzinom

Symptome

- Perlförmiger oder wachsartiger Knoten unter der Haut im Gesicht, den Ohren oder am Hals
- Flache, hautfarbene oder braune narbenähnliche Läsionen auf Brust oder Rücken

Das Basalzellkarzinom ist die häufigste Form eines bösartigen Hauttumors und ist für drei Viertel aller Hautkrebserkrankungen verantwortlich (→ Farbtafel, S. C-6). Wenn aus den Basalzellen der Epidermis Krebszellen werden, bildet sich ein schmerzloser Knoten oder eine flache Läsion, die nach einigen Monaten ulzeriert (aufbricht), sich langsam vergrößert und niemals ganz abheilt.

Basalzellkarzinome entwickeln sich in der Regel an ungeschützten Hautstellen. Eine Hauptursache ist wahrscheinlich die wiederholte Einwirkung ultravioletter Strahlung. Auch die genetische Veranlagung kann eine Rolle spielen. Hellhäutige, blauäugige und rothaarige Personen sind besonders gefährdet. Basalzellkarzinome treten in der Regel nach dem 40. Lebensjahr auf.

Ein Basalzellkarzinom bleibt lokal begrenzt und streut nur selten auf andere Körperstellen. Mangelnde medizinische Betreuung kann allerdings dazu führen, dass sich der Tumor auf angrenzendes Gewebe ausdehnt.

Behandlung

Eine Hautbiopsie, an der befallenen Stelle entnommen, kann die Diagnose bestätigen. Die Behandlung ist abhängig von der Größe des Karzinoms, dessen Tiefe und Lokalisation. Es kann eine Abschabung vorgenommen werden, eine Gewebezerstörung (Kauterisation) oder chirurgische Entfernung sowie eine Kryochirurgie oder Bestrahlung und eine Reihe mikroskopisch kontrollierter Schnitte.

Bei frühzeitiger Behandlung liegen die Heilungschancen bei 95 Prozent. In jedem Fall müssen jedoch auch danach Sonnenschutzmittel verwendet werden, um weiteres Tumorwachstum zu vermeiden. Außerdem sollte man sich regelmäßig untersuchen lassen.

Plattenepithelkarzinom

Symptome. Feste, gerötete Knoten oder flache Läsionen mit schuppiger oder krustiger Oberfläche im Gesicht, an den Ohren, am Hals, auf den Händen oder Armen.

Ein Plattenepithelkarzinom ist ein bösartiger Tumor, der aus dem mittleren Bereich des Hautepithels entsteht (→ Farbtafel, S. C-6). Diese Krebsart ist aggressiver als ein Basalzellkarzinom und kann streuen (zum Beispiel auf die Lymphknoten oder die inneren Organe).

Zu Beginn verursacht der Tumor keine Schmerzen. Kommt es allerdings zu Geschwüren, dann können sich Schmerzen entwickeln und der Tumor heilt niemals vollständig ab. Der Tumor bildet sich in normaler Haut, an der Stelle einer Verbrennung, Narbe oder chronischen Entzündung. Er kann auch in sonnengeschädigter Haut aus einem Hauttumor im Frühstadium eines Karzinoms entstehen (→ Aktinische Keratose, S. 1002).

Plattenepithelkarzinome treten am häufigsten an Hautstellen auf, die regelmäßig dem Sonnenlicht ausgesetzt sind. Ultraviolette Strahlung wird daher als Hauptursache angesehen, aber auch erbliche Veranlagung spielt eine Rolle. Hellhäutige, blauäugige, blonde Personen sind am häufigsten betroffen.

Behandlung

Um die Diagnose zu bestätigen, wird aus dem Knoten oder der Läsion eine Gewebeprobe entnommen. Die Behandlung richtet sich nach der Größe und Tiefe des Tumors, dessen Lokalisation und den Anzeichen einer Streuung. Eine operative Entfernung des Tumors und der umliegenden Haut kann ebenso erforderlich werden wie eine begleitende Bestrahlungstherapie. Die entfernte Haut kann mithilfe einer Hauttransplantation ersetzt werden.

Wird die Behandlung rechtzeitig begonnen, so beträgt die Heilungschance 95 Prozent. Das Risiko eines Wiederauftretens der Läsionen wird durch die konsequente Benutzung von Sonnenschutzmitteln verringert. Regelmäßige Kontrolluntersuchungen sind Pflicht.

Melanome

Symptome

- Oberflächlich ausbreitendes Melanom: kleine Läsion mit unregelmäßigem Rand und rote, weiße, blaue oder blauschwarze Flecken am Rumpf oder an den Gliedmaßen
- Noduläres Melanom: glänzende, feste, kuppelförmige Höcker an beliebigen Hautstellen
- Akral-lentiginöses Melanom: dunkle Läsionen auf den Handflächen, Fußsohlen, Fingerspitzen und Zehen oder auf den Schleimhäuten

Farbtafeln der häufigsten Hautkrankheiten

Die Farbe und Struktur der Haut kann viel über deren Gesundheit und den allgemeinen Gesundheitszustand aussagen. Häufig ist ein Ausschlag, eine Wucherung oder eine Wunde erstes Anzeichen einer Erkrankung, in anderen Fällen ist außer der Hauterkrankung keine weitere Erkrankung vorhanden. Die folgenden Farbtafeln geben einen Überblick über die verschiedenen Hautkrankheiten. Da deren Erscheinungsform stark variieren kann, sollte ein Arzt konsultiert werden, wenn Unsicherheit über die Art der Erkrankung besteht.

Inhalt

Kinderkrankheiten
Hochansteckend

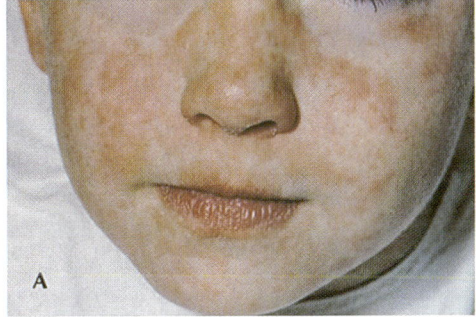

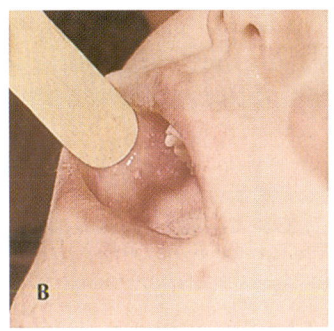

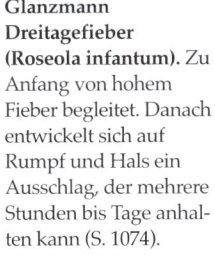

Masern (Morbilli). Roter, fleckiger Ausschlag, der zuerst im Gesicht (A) oder hinter den Ohren auftritt, sich danach auf Brust und Rücken ausdehnt und schließlich auch auf Arme und Beine. Zusätzlich bilden sich weißliche kleine Punkte (B) auf der Innenseite der Wangen (S. 1073).

Röteln (Rubeola). Ausschlag mit feinen, hell-roten Flecken, der zunächst auf Gesicht und Rumpf (siehe oben), später auf Armen und Beinen erscheint und etwa 2 bis 3 Tage anhält (S. 1074).

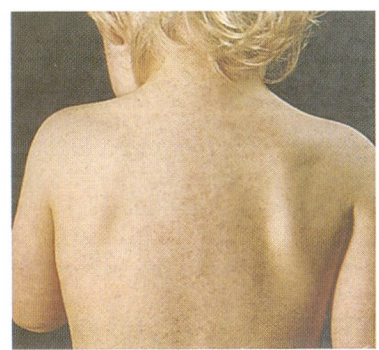

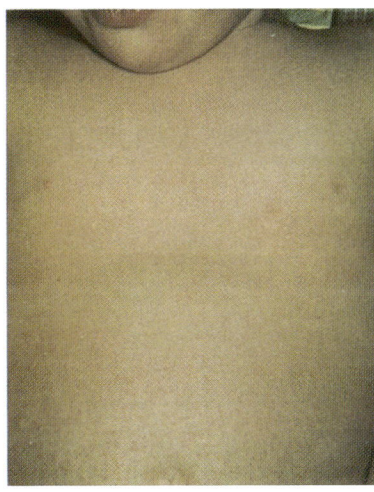

Glanzmann Dreitagefieber (Roseola infantum). Zu Anfang von hohem Fieber begleitet. Danach entwickelt sich auf Rumpf und Hals ein Ausschlag, der mehrere Stunden bis Tage anhalten kann (S. 1074).

Scharlach. Der sand-papierähnliche Ausschlag tritt zunächst am Hals und der Brust (nicht im Gesicht) auf und dehnt sich dann auf den gesamten Körper aus. Am stärksten betroffen sind Achselhöhlen und Leistengegend (S. 1080).

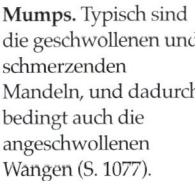

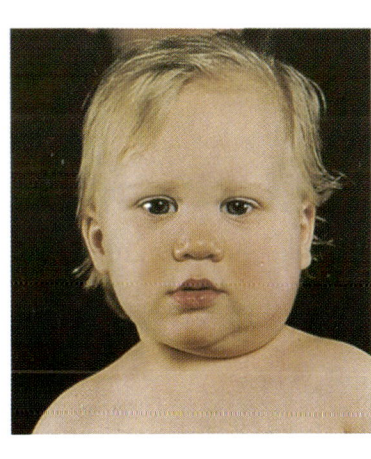

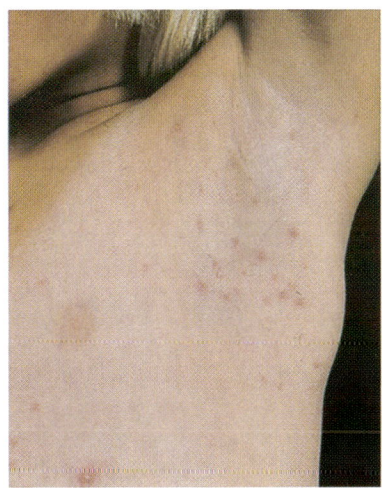

Mumps. Typisch sind die geschwollenen und schmerzenden Mandeln, und dadurch bedingt auch die angeschwollenen Wangen (S. 1077).

Windpocken (Varizella). Juckender, roter Ausschlag im Gesicht, auf der Kopfhaut, der Brust, dem Rücken und in geringerem Ausmaß auf Armen und Beinen. Die Flecken füllen sich rasch mit einer klaren Flüssigkeit, brechen auf und bilden Verkrustungen. Flecken verschiedener Stadien können gleichzeitig vorhanden sein (S. 1076).

Hauterkrankungen bei Neugeborenen

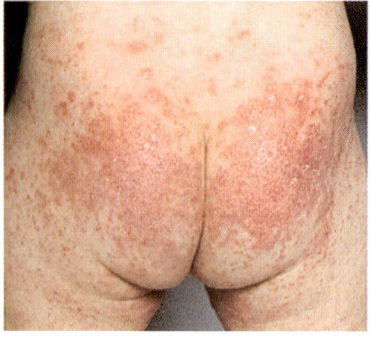

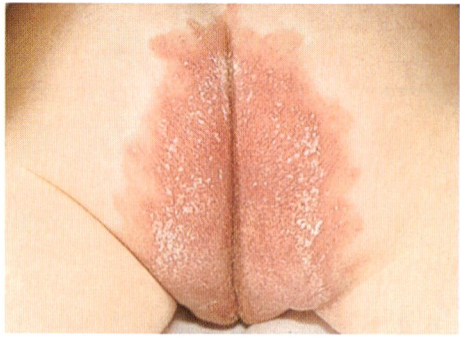

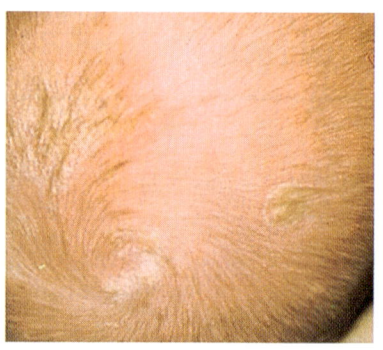

Windeldermatitis. Entwickelt sich häufig auf empfindlicher Haut bei Kontakt mit Stuhl oder Urin und verschwindet in der Regel ohne weitere Behandlung (S. 14 und 68).

Candida-Mykose. Die Pilzinfektion kann sich auf den Pobacken und den Genitalien entwickeln und ist durch leuchtend rote Flecken gekennzeichnet, die sich zu einer einzigen Fläche mit gelapptem Rand formen (S. 1013).

Milchschorf (Seborrhoisches Ekzem). Häufige Erkrankung bei Kleinkindern. Die trockenen, schuppigen Flecken erwecken den Anschein von Schmutz auf der Kopfhaut. Über den Schuppen kann sich eine gelbe Kruste bilden. Außerdem können sich schuppige Flecken entlang der Haarlinie, an Augenbrauen, Augenlidern, Nase und Ohren bilden (S. 14 und 68).

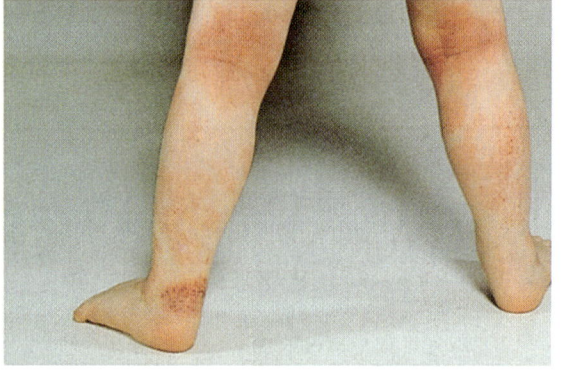

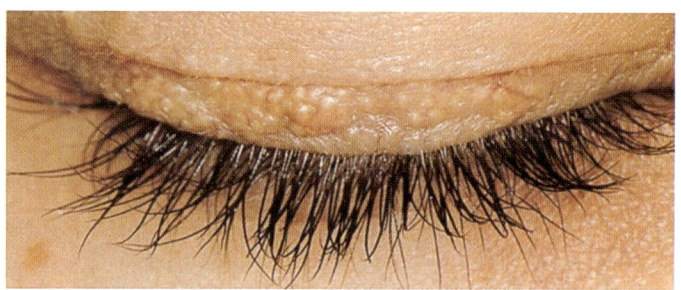

Ekzema infantum (Atopische Dermatitis). Ausschlag mit rauen, roten Flecken, häufig begleitet von extrem trockener Haut. Es kann sich dabei um eine Nahrungsmittelallergie handeln oder eine Reizung aufgrund bestimmter Kleidung. Der Ausschlag wird von Juckreiz begleitet (S. 14, 989 und 1038).

Friesel. Kleine weiße Pickel oder Zysten im Gesicht – seltener am Rumpf – von Neugeborenen. Der Ausschlag verschwindet in der Regel ohne weitere Behandlung (S. 15 und 69).

Muttermale (Blutschwämme, Hämangiome)

Es gibt viele Arten von Muttermalen. Hämangiome, gutartige Tumoren aus neu gebildeten Blutgefäßen sind eine häufige Art. Sie sind leuchtend rot, deutlich sichtbar, leicht vorstehend und können an jeder Stelle des Körpers auftreten.

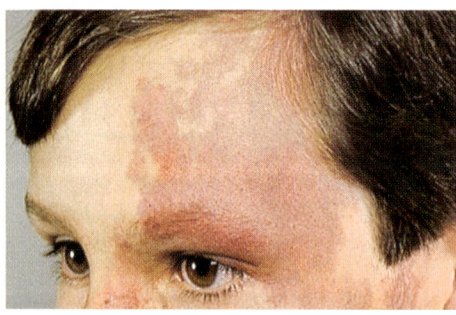

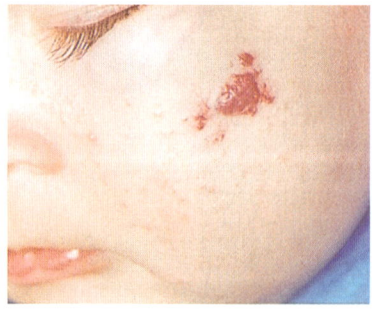

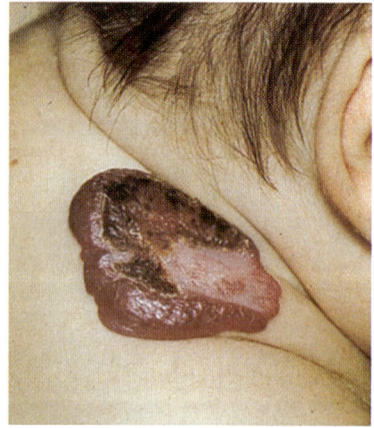

Naevus vinosus. Kastanienbraune oder rote Hautverfärbung, die am häufigsten im Gesicht auftritt (S. 16).

Blastomatöses Hämangiom. Bildet sich vor allem im Gesicht, auf der Kopfhaut, dem Rücken oder der Brust (S. 15).

Kavernöses Hämangiom. Typisch handelt es sich um eine rot-blaue, schwammartige, mit Blut gefüllte Gewebsmasse.

Dermatitis (Ekzeme) bei Erwachsenen

Der Begriff Dermatitis beschreibt gereizte und entzündete Haut. Ein anderes Wort dafür ist Ekzem. Wie nachfolgend gezeigt, kann eine Dermatitis in verschiedenen Formen auftreten.

Kontaktdermatitis

Der direkte Kontakt mit einer der nachfolgend aufgeführten Substanzen kann eine Kontaktdermatitis hervorrufen (S. 987 und S. 1036).

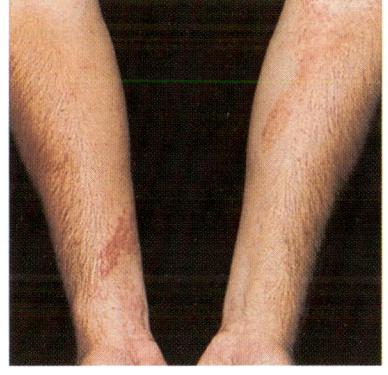

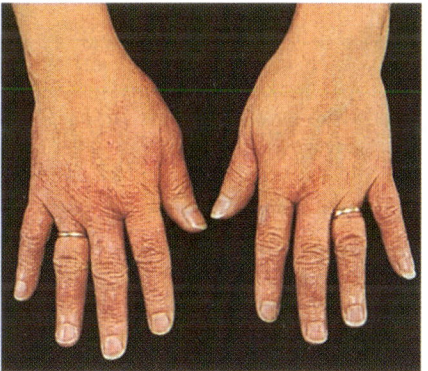

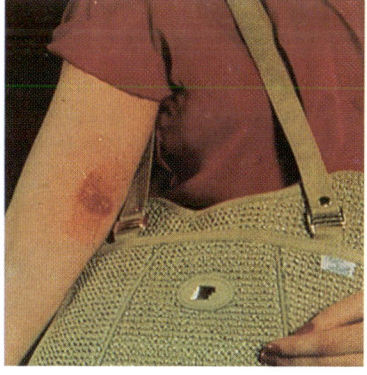

Giftefeu. Charakterisiert durch einen stark juckenden Ausschlag mit kleinen Pickeln und Pusteln und einer allgemeinen Schwellung der Haut.

Nickeldermatitis. Wird durch Kontakt mit nickelhaltigen Objekten, zum Beispiel Gürtel- oder Taschenschnallen, hervorgerufen (S. 1037).

Spül- oder Hausfrauenhände. Häufig auftretende Hautreaktion nach Kontakt mit Haushaltschemikalien (S. 987).

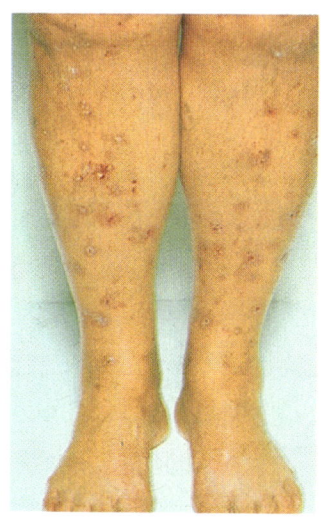

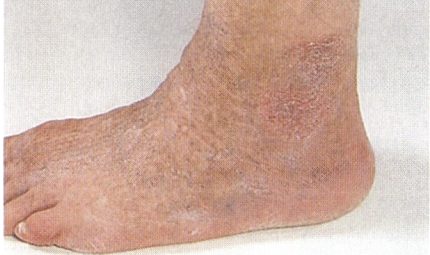

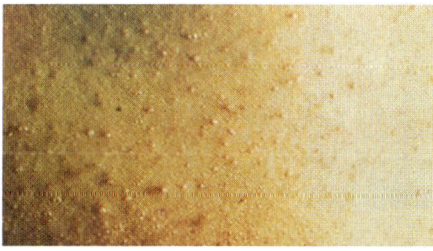

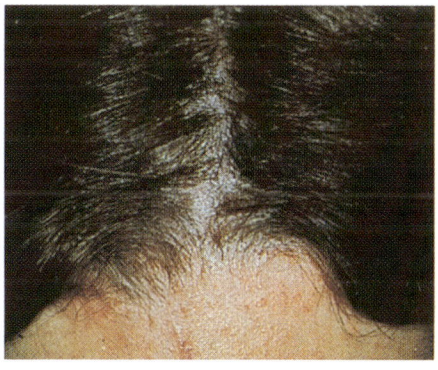

Stauungsekzem bei Krampfadern des Unterschenkels. Sich verdickende Haut an den Fußknöcheln, begleitet von Juckreiz und meist in Verbindung mit Krampfadern auftretend. Die Haut kann sich entzünden und um Fußknöchel und Ferse können sich entzündliche Geschwüre entwickeln. Durch häufiges Kratzen verdickt sich die Haut oft unregelmäßig (S. 989).

Seborrhoisches Ekzem. Fettige, schuppige und juckende Hautbereiche an den Nasenseiten, zwischen den Augenbrauen, hinter den Ohren oder über dem Brustbein. Ein schwach ausgeprägtes seborrhoisches Ekzem sind beispielsweise Schuppen.

Neurodermitis. Typisch sind Kratzspuren (Abschürfungen) und kleine, flache Wucherungen unterschiedlicher Größe und mit deutlich abgegrenztem Rand. Die Wucherungen können sich verdicken und lederähnliche (flechtenähnliche) Struktur annehmen (S. 988).

Hitzeausschlag. Typisch sind stecknadelkopfgroße Pickelchen, die von geröteter Haut umgeben sind. Die Läsionen sind von starkem Juckreiz begleitet und bilden sich vor allem auf dem Hals, der oberen Brustgegend, der Leiste und den Achselhöhlen. Parallel kommt es meistens zu starker Schweißabsonderung (S. 988).

Nicht karzinogene (gutartige) Hautkrankheiten

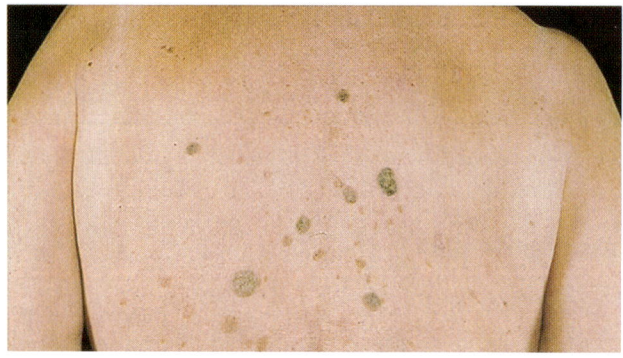

Seborrhoische Keratose. Gutartige Hauttumoren, die nach dem 40sten Lebensjahr häufig auftreten. Die ovalen Hautwucherungen sind wachsartig, warzenähnlich, schuppig und leicht erhöht. Sie sehen aus wie auf die Haut aufgemalt und ihre Farbe reicht von gelb bis dunkelbraun oder schwarz. Von Ausnahmen abgesehen, treten die Tumoren meist gehäuft in Gruppen auf (S. 1002).

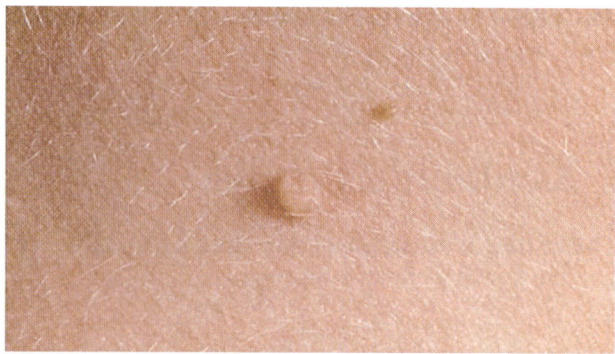

Stielwarzen (Akrochordon). Winzige, harmlose, schmerzfreie Tumoren auf einer stielartig vorstehenden Wucherung. Ein Akrochordon ist weich und in der Regel hautfarben, kann jedoch auch dunkler sein (S. 1002).

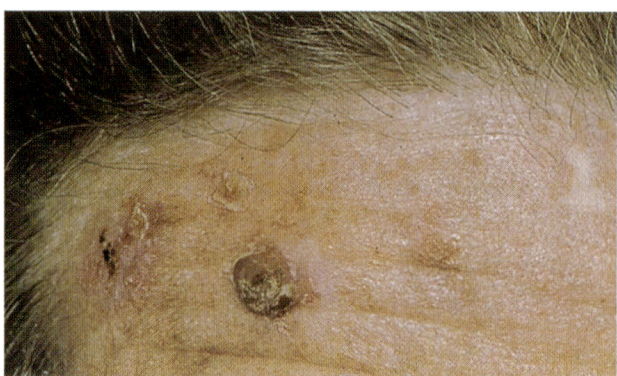

Aktinische Keratose (Keratose durch Sonneneinwirkung). Körnige, schuppige, graue bis rote Flecken im Gesicht, auf der Kopfhaut und dem Handrücken, mit fühlbar sandpapierähnlicher Struktur. Die Ursache für ihre Entstehung ist mit großer Wahrscheinlichkeit eine langfristige überhöhte Einwirkung ultravioletter Sonnenstrahlung (S. 1002).

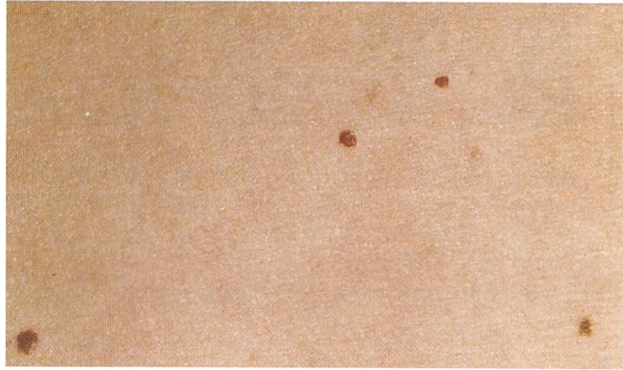

Kirsch-Angiom. Gutartiger Hauttumor unbekannten Ursprungs, der häufig nach dem 40sten Lebensjahr auftritt. Typisch sind kleine, glatte, kirschrote Flecken auf der Haut, häufig am Rumpf. Ihre Größe variiert von stecknadelkopfgroß bis zu einem Durchmesser von 0,75 cm (S. 1002).

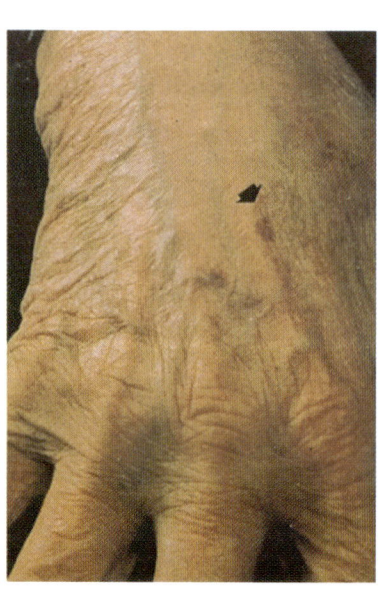

Leberflecken. Harmlose, flache Flecken verstärkter Pigmentierung, deren Größe die einer Sommersprosse (siehe Pfeil) bis hin zu mehreren Zentimetern Durchmesser betragen kann. Sie sind hellbraun bis schwarz und treten am häufigsten auf dem Handrücken oder im Gesicht auf (S. 1003).

Sonnengeschädigte Haut. Charakterisiert durch grobe und herabhängende Falten, Fahlheit, raue und extrem trockene oder ledrige Haut. Ursache dafür ist die langfristige und überhöhte Einwirkung ultravioletter Sonnenstrahlung auf die ungeschützte Haut (S. 1003).

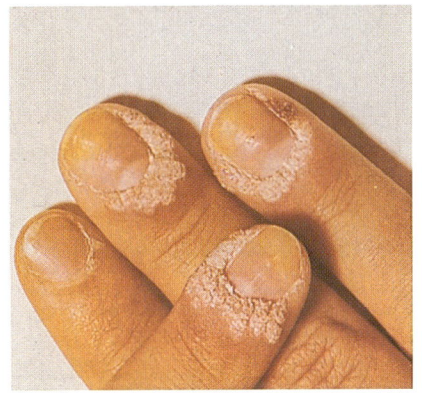

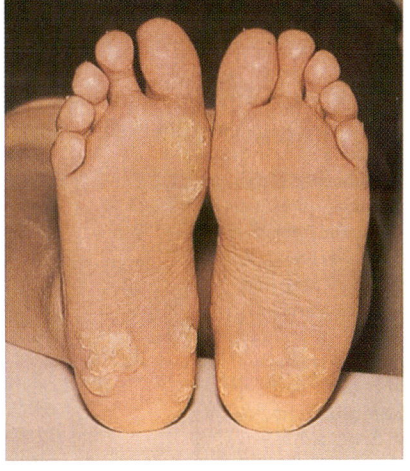

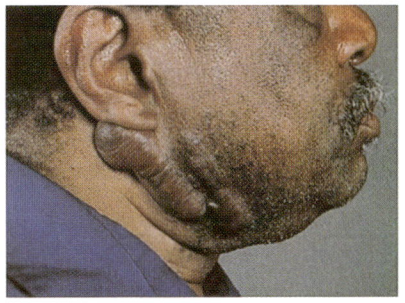

Warzen (Verruca vulgaris). Gutartige Tumore, die durch ein Virus verursacht werden, das die schnelle Teilung der Hautzellen stimuliert. Warzen sind bei Kontakt ansteckend und treten am häufigsten an Händen und Füßen auf (S. 1003).

Wulstnarben (Keloide). Überproduktion von Narbengewebe. Typisch sind die fleischfarbenen oder auch heller gefärbten, knotigen oder länglichen Hautwucherungen. Ein Keloid ist in der Regel harmlos, kann aber berührungsempfindlich, von Juckreiz begleitet und kosmetisch belastend sein.

Pigmentflecken (Pigmentierte Naevi)

Pigmentflecken sind gutartige Ansammlungen von Pigmentzellen. Sie können Haare enthalten, glatt sein, sich von der umliegenden Haut abheben oder runzlig werden. Verändert sich ein Pigmentfleck in Farbe oder Größe oder entstehen zusätzlich Juckreiz, Schmerzen, Blutungen oder eine Entzündung, sollte in jedem Fall ein Arzt aufgesucht werden (S. 1003).

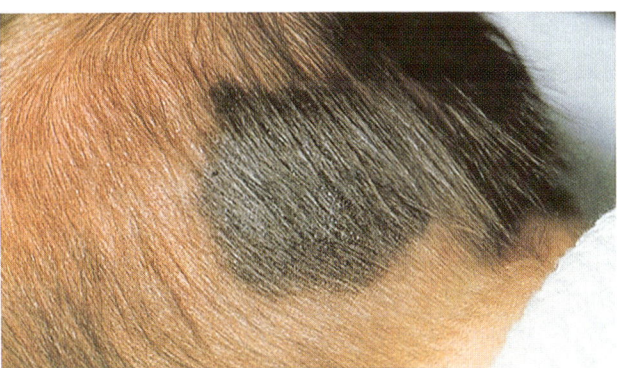

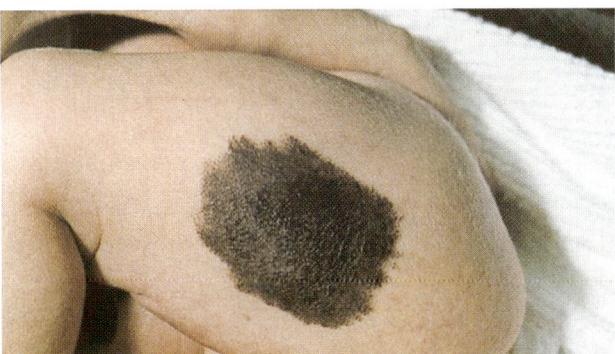

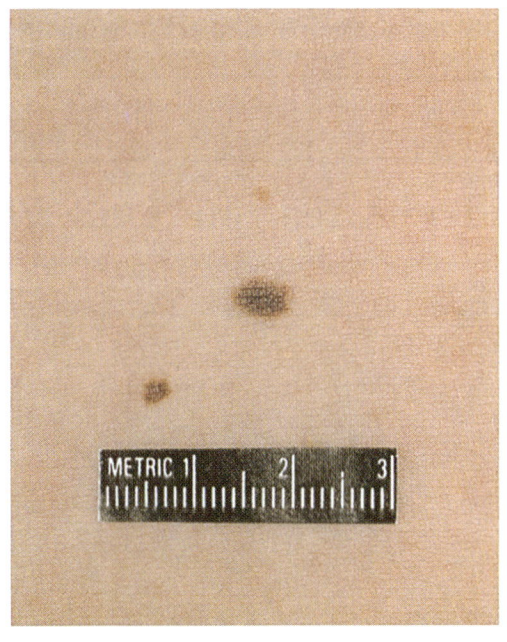

Hautkrebs

Melanome Melanome sind die tödlichste Form von Hautkrebs.
Diese Hauttumore erfordern eine unverzügliche Diagnose und Behandlung.

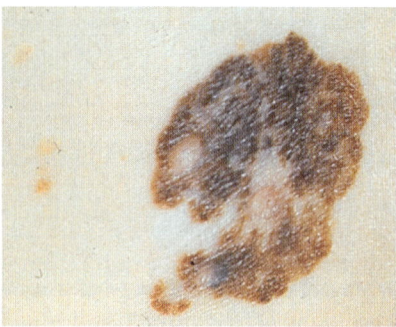

Sich oberflächlich ausbreitendes Melanom. Typisch ist die unregelmäßige Pigmentierung und der unregelmäßige Umriss. Dieser häufig auftretende Hautkrebs bildet sich vor allem am Rumpf und an den Gliedmaßen (S. 1005).

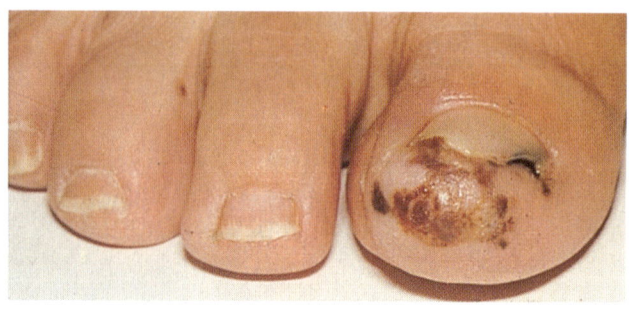

Akral-lentiginöses Melanom. Sommersprossenähnliches Melanom auf den Extremitäten. In der Regel ist die Haut unter den Finger- oder Zehennägeln betroffen (S. 1005).

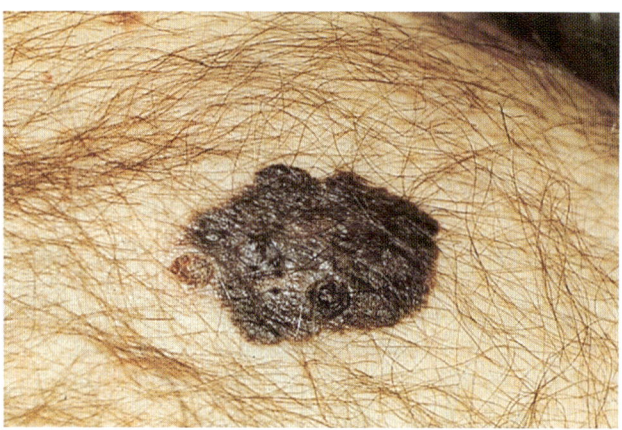

Noduläres Melanom. Dieser Tumor hebt sich von der umliegenden Haut ab. Es gibt keine bevorzugte Körperstelle für die Entwicklung nodulärer Melanome. Da schon früh die unteren Hautschichten mit betroffen sind, ist eine frühzeitige Behandlung besonders wichtig (S. 1005).

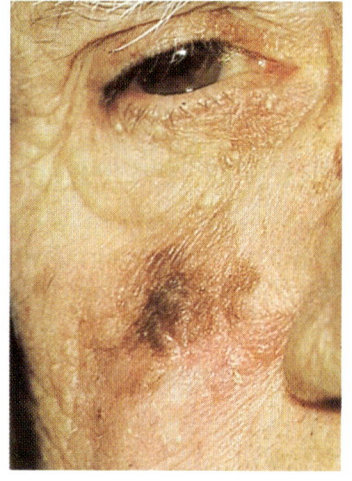

Lentigo-maligna Melanom. Am häufigsten betroffen sind ältere Menschen. Dieses Melanom bildet sich vor allem auf sonnenge-schädigter Haut im Gesicht und am Handrücken. Vorstadium ist ein Lentigo Melanom, ein flacher, hell- bis dunkelbraun gefärbter Bereich, der jahrelang vorhanden sein kann, bevor der Hautkrebs in die tieferen Hautschichten eindringt (S. 1005).

Andere Arten von Hautkrebs

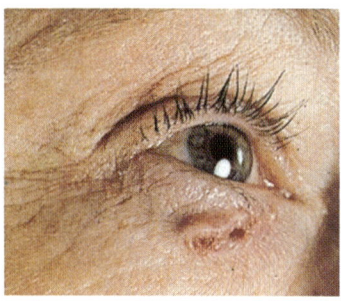

Basalzellkarzinom. Die bösartigste Form von Hautkrebs. Typisch ist eine perlförmige und wachsartige Hautwucherung im Gesicht, an den Ohren oder am Hals. Es kann sich auch um flache, fleischfarbene oder braune, narbenähnliche Läsionen auf der Brust oder am Rücken handeln (S. 1005).

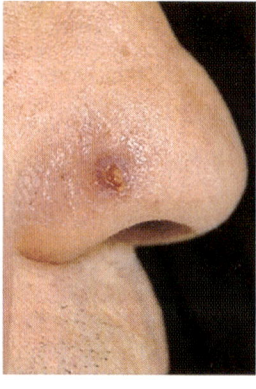

Kaposisarkom. Rot-violette Knoten an beliebigen Hautstellen (oben links) oder dunkelblaue oder violett-braune Knoten an den Zehen oder Beinen (oben rechts). Kaposisarkome sind heutzutage häufiger, da sie in Zusammenhang mit dem Aids-Syndrom auftreten (S. 1006).

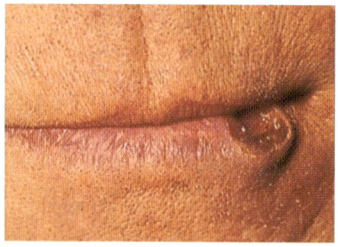

Plattenepithelkarzinom. Sie sind in der Regel schmerzlos, bis eine Ulzeration eintritt. Die Läsion ist in der Regel fest, rot, knotig oder flach mit einer schuppigen oder verkrusteten Oberfläche und tritt häufig im Gesicht, an den Ohren, am Hals, den Händen oder Armen auf (S. 1005) – an Stellen, die vermehrt dem Sonnenlicht ausgesetzt sind.

Pigmentveränderungen der Haut, Haare und Nägel

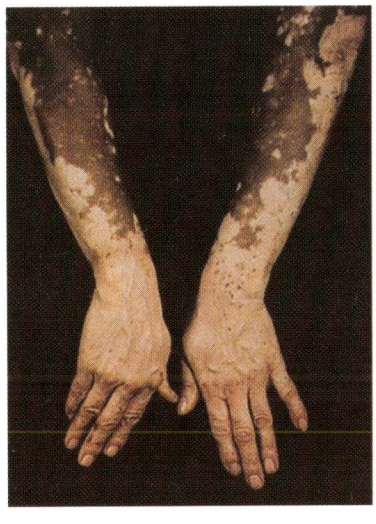

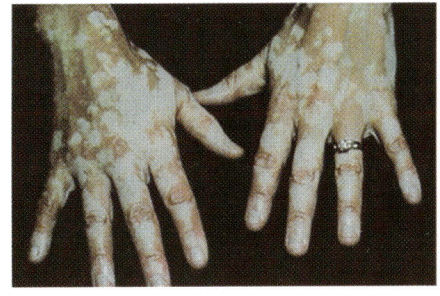

Weißfleckenkrankheit. Kann auf dunkler Haut helle Flecken verursachen (links). Bei weißer Haut (oben), fällt die Erkrankung vor allem im Sommer auf, wenn die pigmentarmen Hautflächen sich von der gebräunten Haut abheben (S. 994).

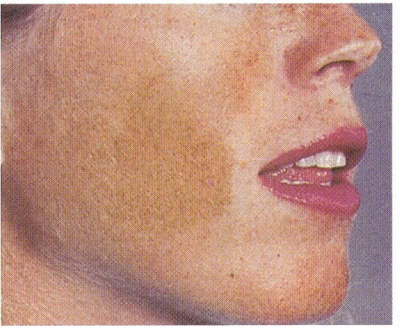

Chloasmen. Dunklere Hautstellen, vor allem im Gesicht. Tritt häufig während der Schwangerschaft oder als Begleiterscheinung bei Einnahme der Pille auf. Chloasmen entstehen durch überschüssiges Melanin in der Haut (S. 994).

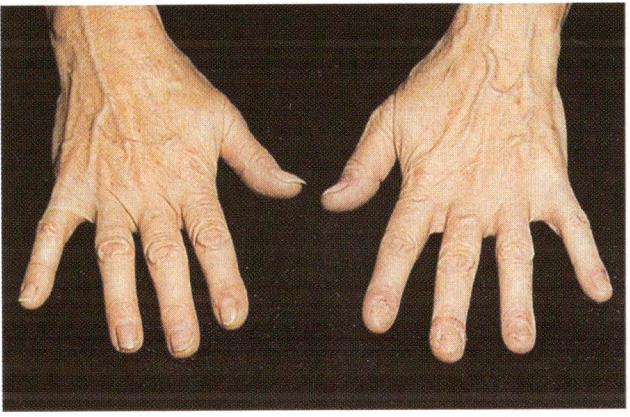

Nagelfalzentzündung. Oberflächliche Infektion der Haut in der Nagelgegend, in der Regel verursacht durch Staphylokokken oder Pilze (Candida). Die betroffene Haut rötet sich und schwillt an (S. 1021).

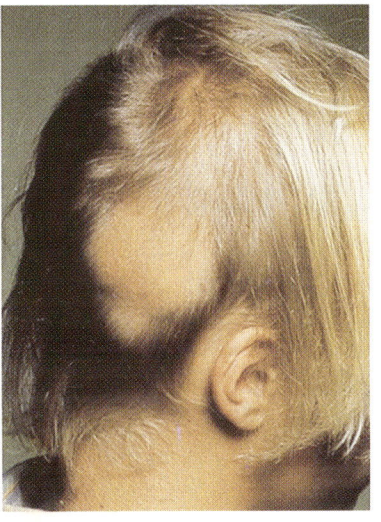

Lokaler Haarausfall. Tritt plötzlich an einer oder mehreren Stellen der Kopfhaut auf, die sich auch teilweise überlappen können. Die kahlen Bereiche sind glatt, es entstehen keine Schmerzen, die Ursache ist unbekannt (S. 1018).

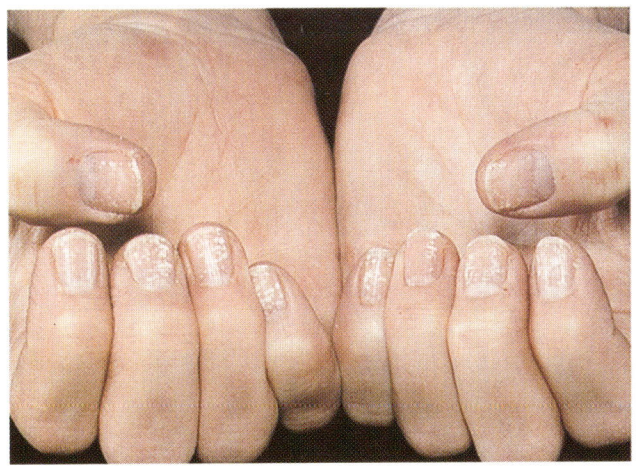

Leukonychie. Bildung weißer Flecken unter einem Teil oder unter der kompletten Nagelfläche (S. 1023).

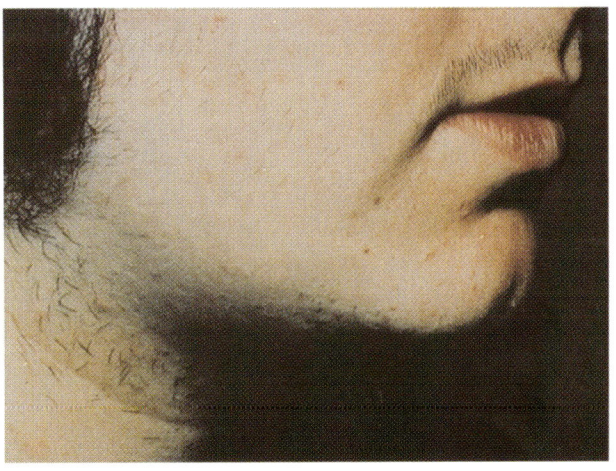

Hirsutismus. Übermäßiger Haarwuchs. Die Erkrankung entwickelt sich in der Regel über mehrere Monate hinweg (S. 1019).

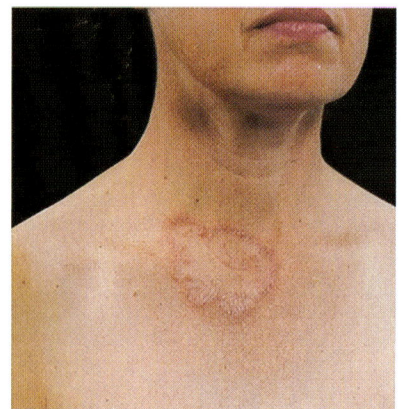

Fadenpilzerkrankung. Juckende, rote, schuppige und leicht von der umgebenden Haut abgehobene Ringe am Rumpf, im Gesicht, in der Leiste oder an den Schenkeln. Der Ring wächst nach außen, während sich die Infektion ausbreitet und so ist die Infektion im zentralen Bereich schwächer ausgeprägt (S. 1013).

Pilzinfektionen

Pilzinfektionen werden durch Pilze verursacht. Anfällig sind Personen, die in schlechten hygienischen Verhältnissen leben. Auch feuchte Haut oder Haut- oder Nagelverletzungen erhöhen das Infektionsrisiko.

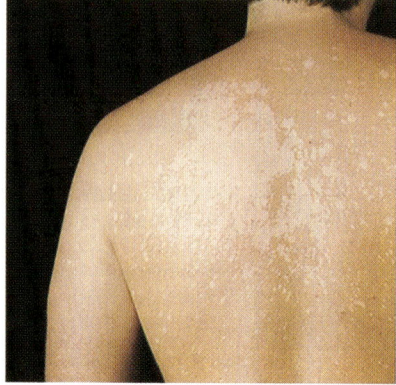

Chromophytose. Hauchdünner Pilzwuchs auf der Haut, charakterisiert durch kleine, leicht schuppige und aufgehellte Flecken am Oberkörper, Hals oder im Gesicht (S. 1013).

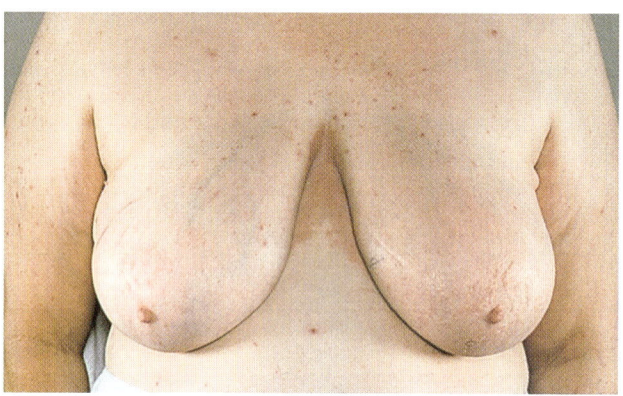

Hautwolf. Rote, feuchte Flecken, die von kleinen, roten Pusteln umgeben sind. Entwickelt sich vor allem unter den Brüsten, in den Achselhöhlen, im Nabel, zwischen den Schenkeln oder in der Leiste oder zwischen den Fingern und Zehen (S. 1012).

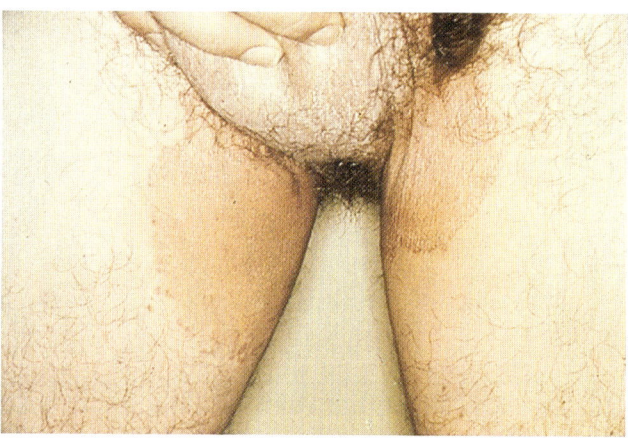

Leistenwolf. Leistenwolf. Gerötete, feuchte und deutlich abgegrenzte Flecken in der Leistengegend (S. 1013).

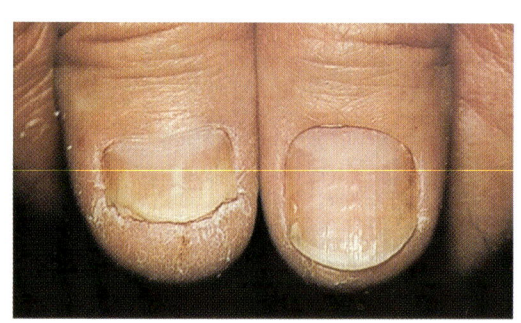

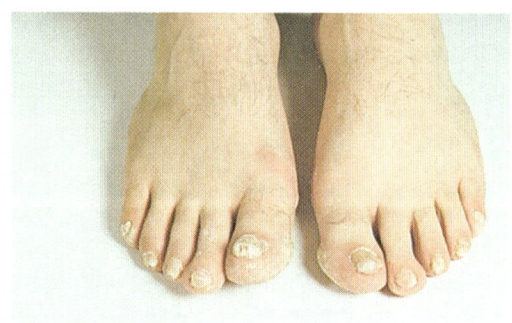

Nagelmykose. Pilzinfektion der Fingernägel (oben) oder der Fußnägel (unten) (S. 1022).

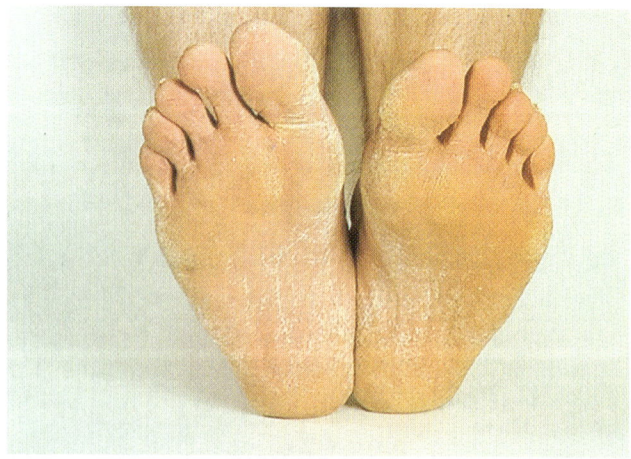

Fußpilz. Juckende, gerötete, schwammige, schuppige oder brüchige Haut zwischen den Zehen. Es können sich auch einige flüssigkeitsgefüllte Pickel oder extrem trockene, weißschuppige Hautbereiche am seitlichen Fuß oder der Fußsohle ausbilden (S. 1013).

Akne und Nesselausschlag

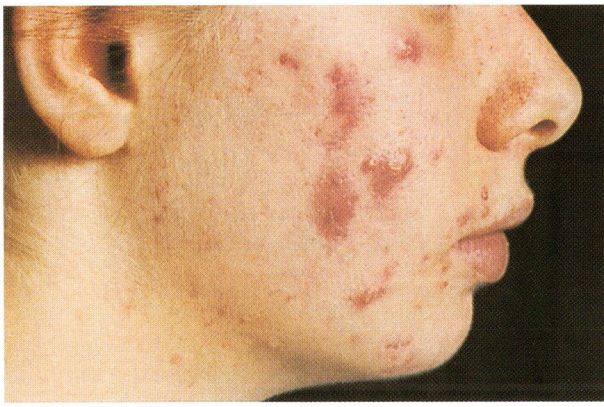

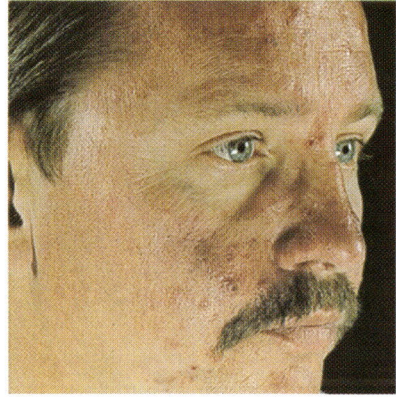

Zystische Akne. Die schwerste Form der Akne bildet sich, wenn Haarfollikel durch Hautfett oder durch tote Zellen der Talgdrüsen verstopft werden. Platzen die verstopften Follikel in der Haut auf, so können sich pickelähnliche Infektionen bilden (S. 990).

Kupferrose. Chronische Entzündung der Haut im Bereich der Wangen, des Kinns, der Stirn oder der Augenlider mit pickelähnlichen Pusteln in den geröteten Bereichen (S. 991).

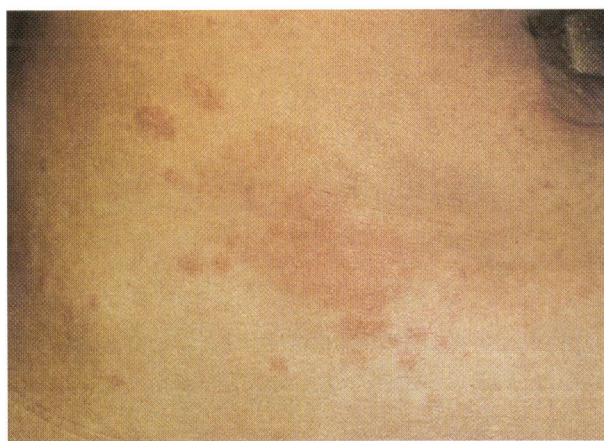

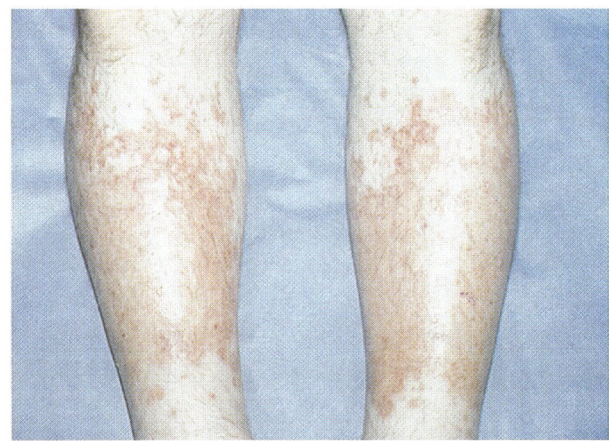

Nesselsucht (Urticaria). Die akute Form (links) ist charakterisiert durch einen roten Ausschlag mit von der Haut abgehobenen, juckenden Blasen verschiedener Größe, die sich in unregelmäßigen Abständen auf der Hautoberfläche bilden. Mit der Zeit kann der Nesselausschlag chronisch (rechts) werden (S. 1038).

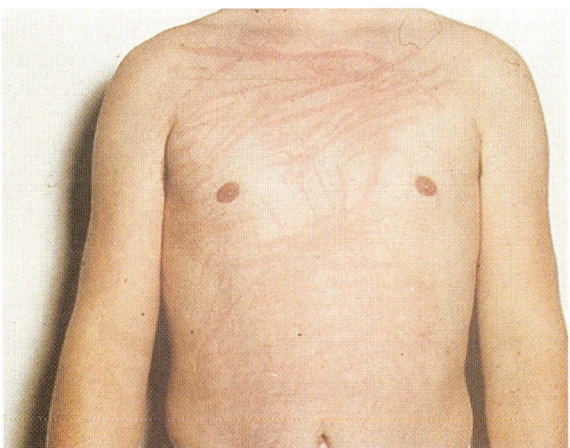

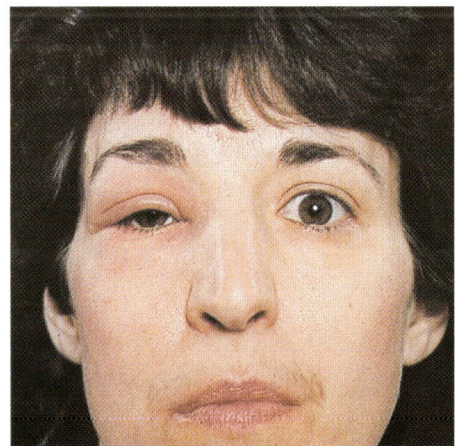

Dermographie. Ein Ausschlag, der sich auf Kratzspuren bildet (S. 1039).

Angioödem. Große Schwellungen (Beulen), die sich unter der Hautoberfläche bilden, vor allem an den Augen und Lippen, aber auch auf Händen und Füßen und im Schlund (S. 1038).

Erkrankungen des Mundes

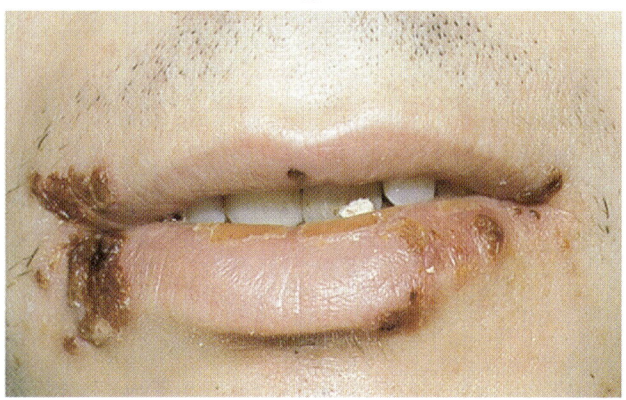

Fieberbläschen (Herpes simplex). Kleine, flüssigkeitsgefüllte Blasen, die einzeln oder in Gruppen auftreten. Die Haut ist gerötet und schmerzt. Die Blasen füllen sich, brechen auf und nässen. Unter der gelblichen Kruste bildet sich nach einiger Zeit neue, gesunde Haut (S. 1010).

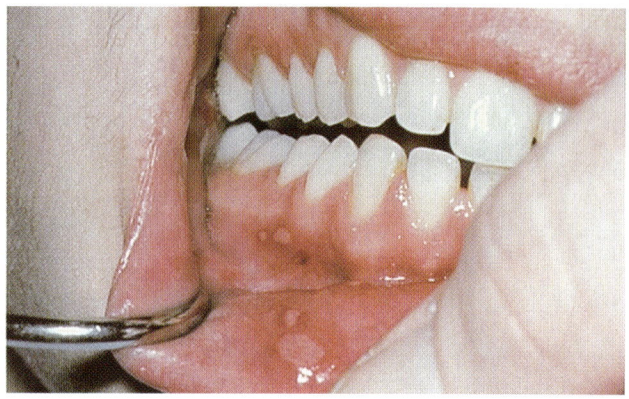

Mund- und Lippengeschwüre. Können einzeln oder in Gruppen auf der Innenseite der Wangen oder Lippen, auf der Zunge, dem unteren Zahnfleisch oder am weichen Gaumen auftreten. Die Blasen sind oft schmerzhaft, in der Mitte weiß oder gelb gefärbt und besitzen einen geröteten Rand (S. 617).

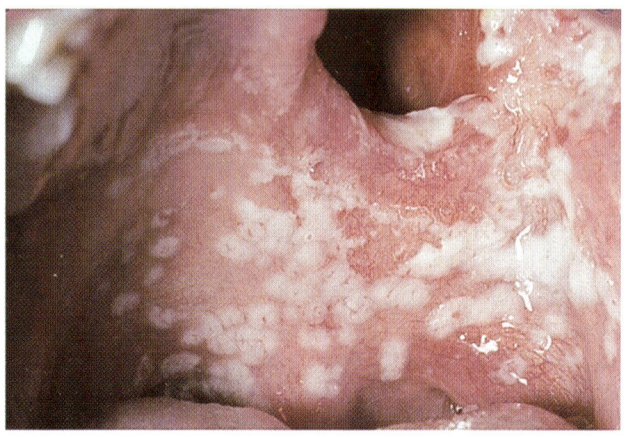

Mundsoor (Candidose). Sich leicht abhebender, cremeweißer Ausschlag im Mund oder auf der Zunge. Werden die Flecken abgerieben, kann es zu Blutungen kommen (S. 6, 618 und 1013).

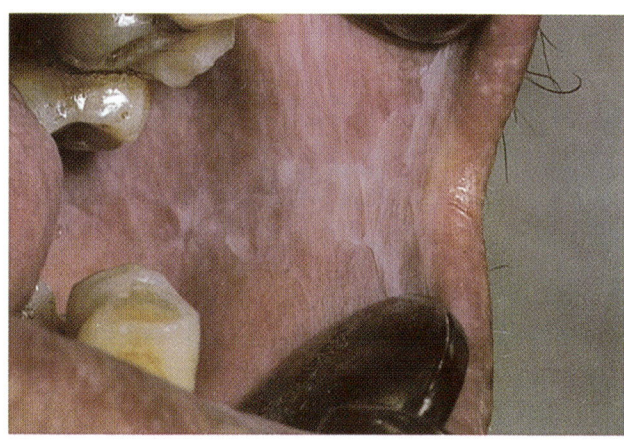

Flache Knötchenflechte der Mundschleimhaut. Kleine, blass gefärbte Pickel, die eine netzartige Struktur auf der Zunge oder der Innenseite der Wangen bilden. Es können auch glänzende, hervorgehobene Flecken auftreten (S. 619 und 993).

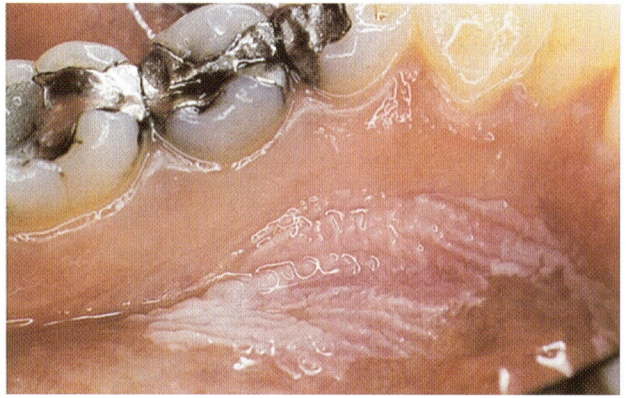

Weißschwielenkrankheit (Leukoplakie). Verdickter, verhärteter, weißer Fleck auf der Innenseite der Wangen oder der auf der Zunge. Besonders Raucher und Personen, die Tabak schnupfen, sind davon betroffen. Es kann sich um ein Vorstadium von Hautkrebs handeln (S. 618).

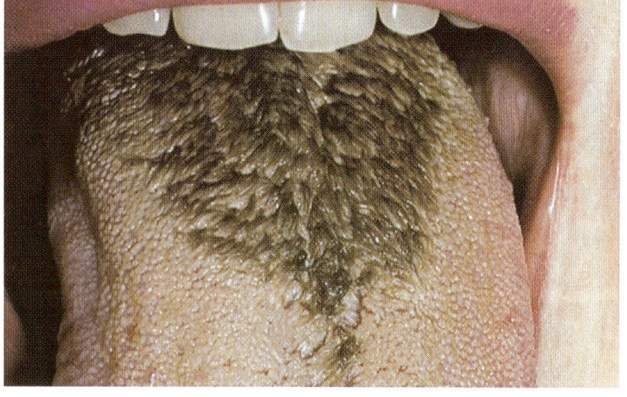

Haarzunge. Haarähnliche Wucherungen auf der Zunge, die in der Regel nicht entzündet ist, es besteht aber das Risiko einer Infektion. Die Wucherungen können mit einer Zahnbürste entfernt werden (S. 620).

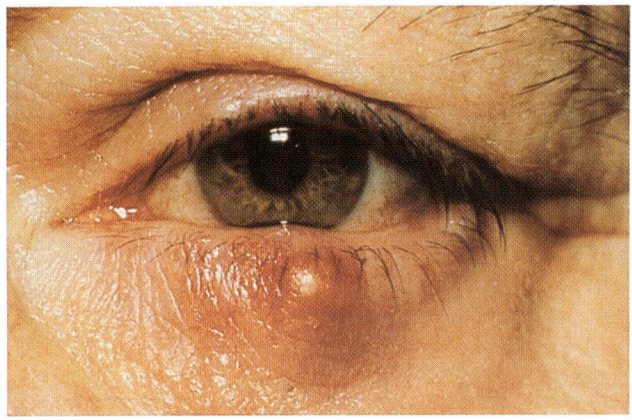

Gerstenkorn (Hordeolum). Bakterielle Infektion an der Wurzel (Follikel) eines Wimpernhaares. Sieht einer Blase oder einem Pickel ähnlich und ist oft schmerzhaft (S. 536).

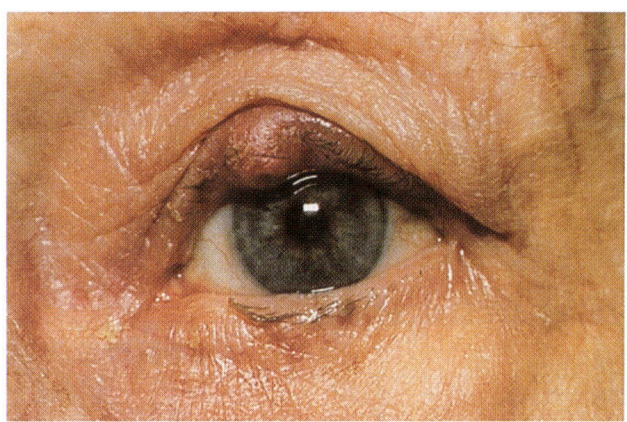

Hagelkorn. Schmerzlose Schwellung des Augenlids, hervorgerufen durch die Blockade einer der kleinen Tränendrüsen.

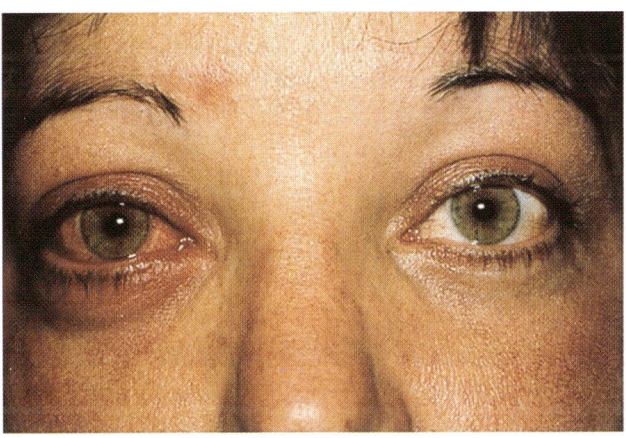

Bindehautentzündung (Konjunktivitis). Die Bindehaut ist eine durchsichtige Membran, die das Augenlid umgibt. Typisch für ihre Entzündung sind eine Rötung, Juckreiz und das Gefühl eines Fremdkörpers im Auge. In der Nacht bildet sich aus den Absonderungen eine Kruste. Die Bindehautentzündung kann auch durch ein Virus hervorgerufen werden (S. 542).

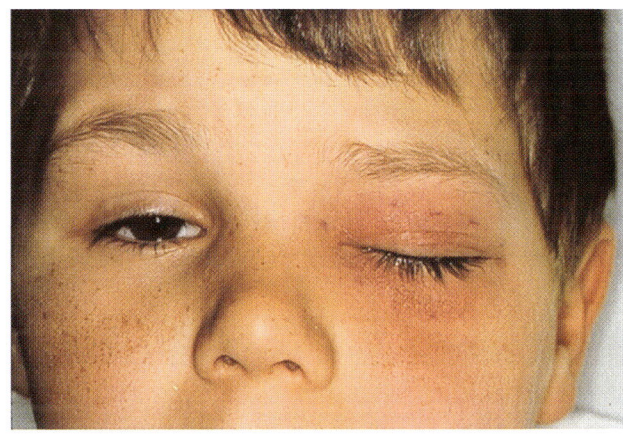

Wundrose am Auge. Schwellung und Rötung des Augenlids, unmittelbar gefolgt von Schmerzen und einer Einschränkung des Sehvermögens. Durch die Schwellung kann es zu einer Verschiebung des Auges kommen. Rasche Hilfe ist erforderlich (S. 545).

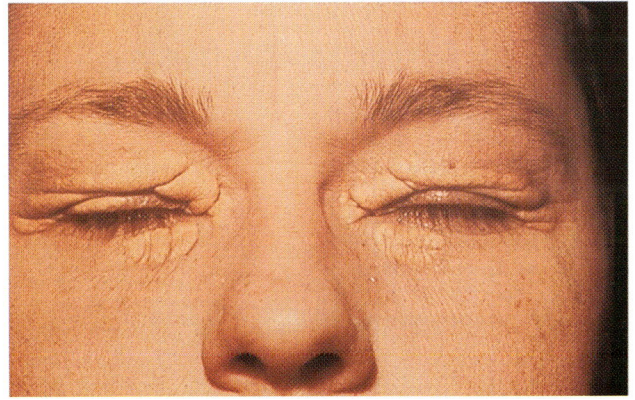

Xanthelasmen. Weiche, gelbe, fettreiche und flache Läsionen auf den Augenlidern, oft begleitet von einem erhöhten Cholesterin- und Triglyzeridspiegel im Blut (S. 1001).

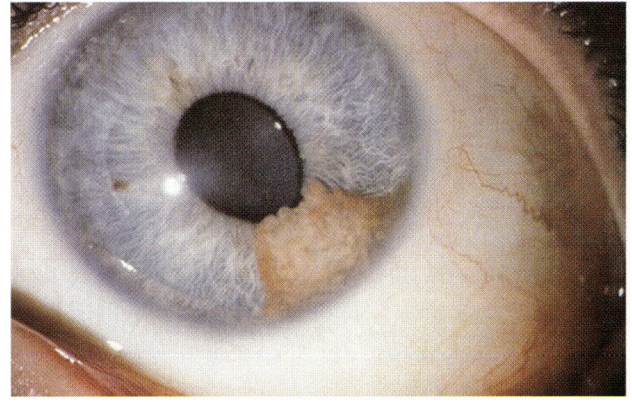

Irismelanom. Kann durch einen braunen oder schwarzen Fleck in der Iris angezeigt sein. Tritt dies auf, sollte unverzüglich der Augenarzt konsultiert werden (S. 546).

Hautinfektionen

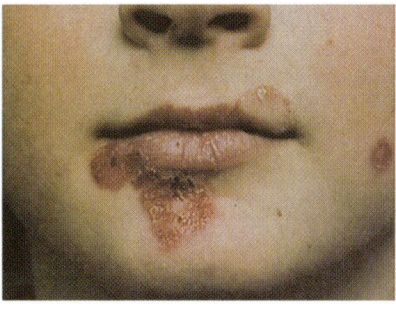

Eiterflechte. Häufig vorkommende ober-flächliche Infektion, die durch Bakterien (Staphylokokken, Streptokokken oder beide) hervorgerufen wird, die an einer Hautabschabung, einem Kratzer oder einem Insektenbiss, eindringen. Die Infektion beginnt mit einer Rötung, die kurzzeitig Blasen formt, während der folgenden Tage nässt und dann eine dicke Kruste bildet (S. 1007).

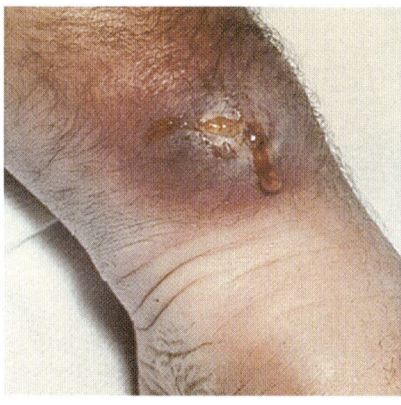

Eiterbeule. Ansammlung von Blasen, die unter der Haut einen zusammenhängenden Infektionsherd bilden. Die Schwellungen, Rötungen und Schmerzen können sich aus-breiten. Eiterbeulen bilden sich am häufigs-ten am oberen Rücken oder am Übergang zum Hals (S. 1009).

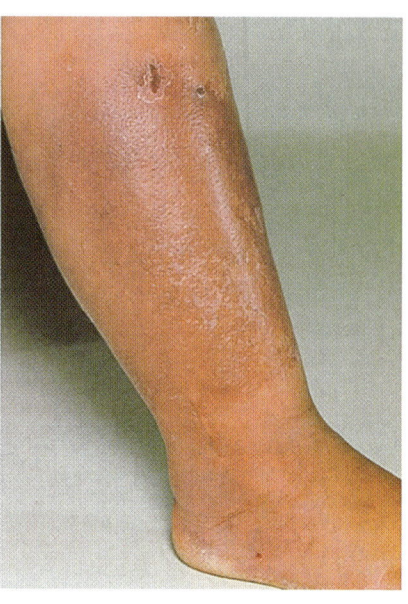

Zellulitis. In der Regel verursacht durch eine bakterielle Infektion. Typisch ist eine schmerzhafte Rötung und Schwellung der Haut, die sich heiß anfühlt (S. 1009).

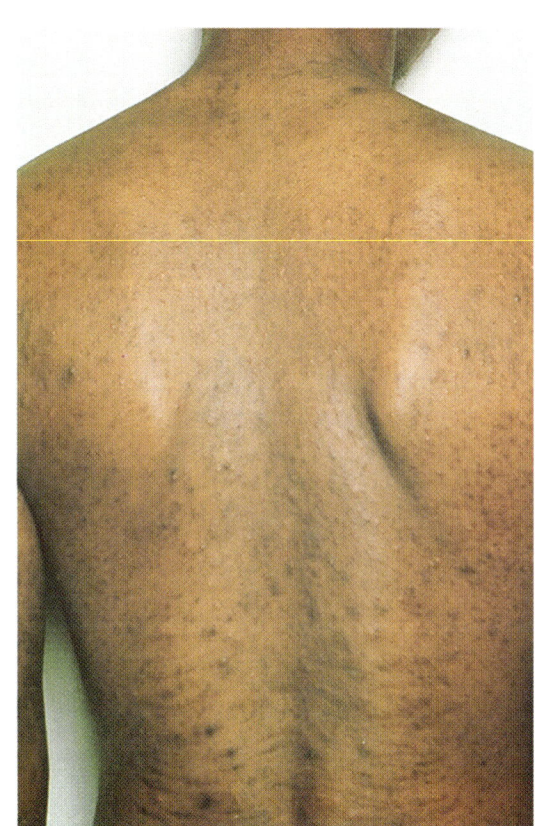

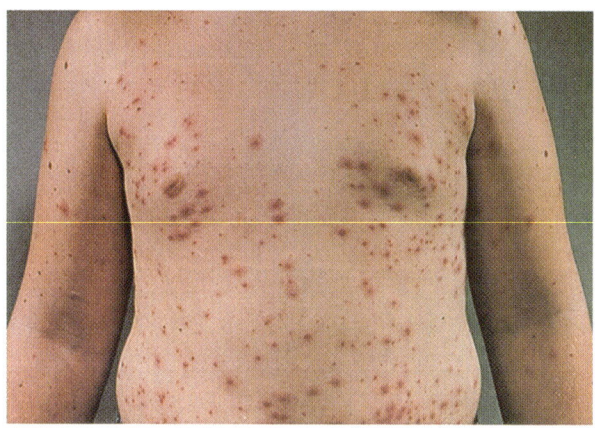

Follikulitis. Kleine, weiße Pickel um die Haarfollikel. Es handelt sich dabei um eine oberflächliche Infektion durch Bakterien oder Pilze, die an jeder beliebigen Hautstelle durch Reiben, Blockade der Haarfollikel oder eine Verletzung auftreten kann. Nach einer Rasur der Achselhöhlen, der Bartgegend oder des Halses können sich die Beschwerden verschlimmern.

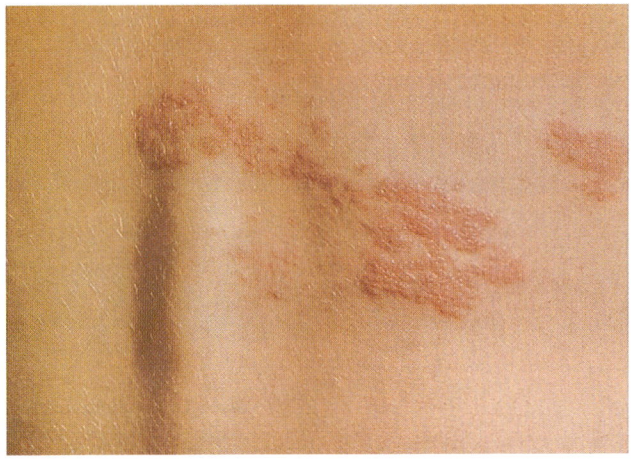

Herpes zoster. Charakterisiert durch ein Kribbeln oder Taubheitsgefühl in einer bestimmten Hautgegend auf einer Seite des Gesichtes oder des Rumpfs, gefolgt von einem roten Ausschlag mit kleinen, flüssigkeitsgefüllten Blasen (S. 1011).

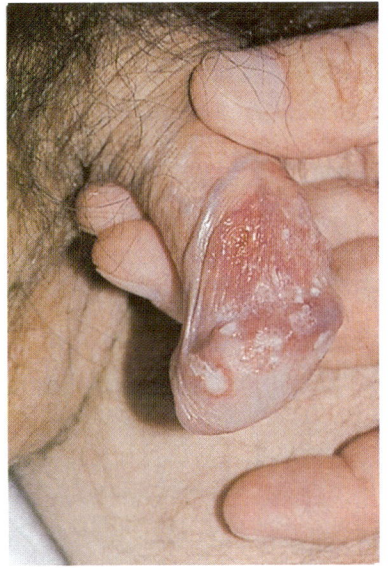

Genitaler Herpes (Herpes-simplex Typ 2) Läsion in der Genitalgegend, charakterisiert durch Wasserblasen (Vesikel) oder offene Geschwüre (Ulcus). Die Geschwüre sind anfänglich kleine, berührungsempfindliche, rote Blasen und entwickeln sich innerhalb einiger Tage zu Wasserblasen. Es entwickeln sich Schmerzen und Juckreiz. Die Blasen brechen auf und werden zu nässenden oder blutenden Geschwüren. Nach 3 bis 4 Tagen bildet sich eine Kruste und die Geschwüre heilen (S. 1090).

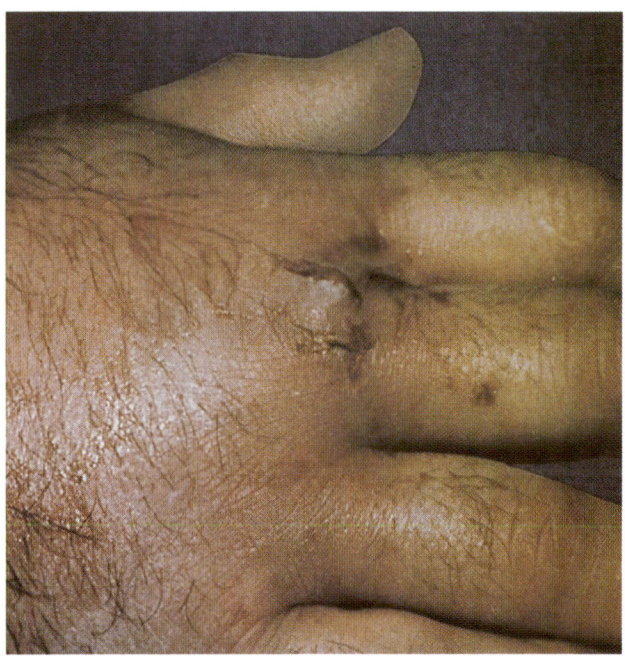

Bisse. Bisse können während eines Kampfes verursacht werden, wenn beispielsweise die Hände oder Fingerknöchel an den Zähnen des Gegners verletzt werden. Häufig treten Bakterien in die Wunde ein und verursachen eine Infektion. Die Wunden müssen unverzüglich behandelt werden (S. 395 und 1015).

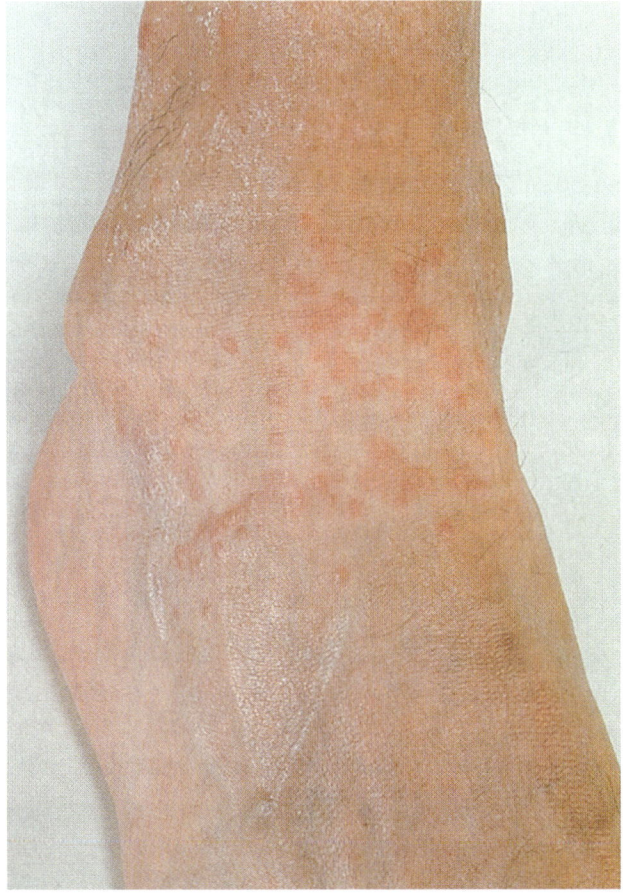

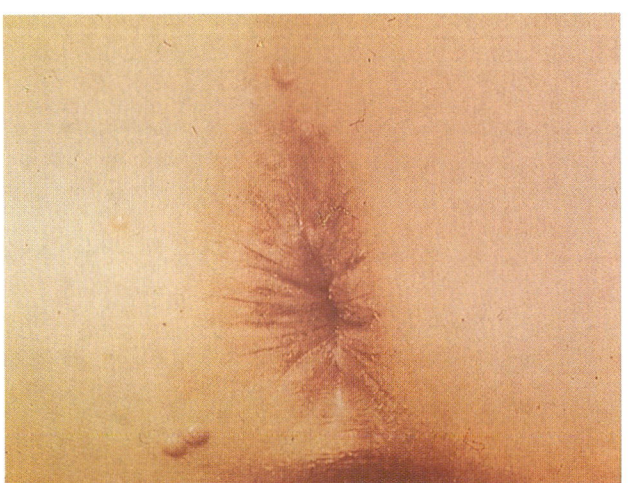

Dellwarzen. Eine häufig vorkommene virale Infektion der Haut, charakterisiert durch kleine, perlenähnliche Wucherungen mit einem weißen, käseähnlichen Kern. Die Erkrankung ist ansteckend (S. 1012).

Quallenstich. Rote Läsionen, einem Quaddelausschlag ähnlich – in einer Linie angeordnet und begleitet von stechendem Schmerz. Wird durch Kontakt mit dem Nesselgift der Quallen hervorgerufen (S. 399 und 1015).

Parasitenbefall und Bisse

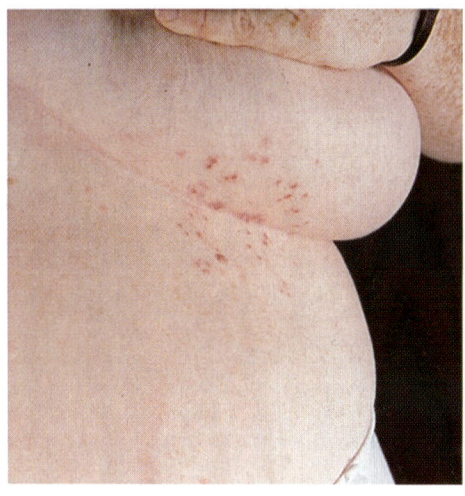

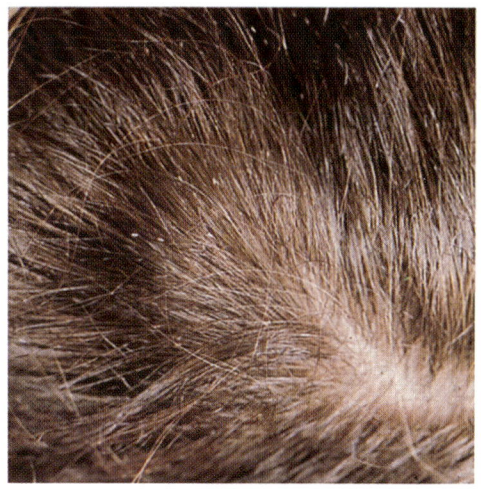

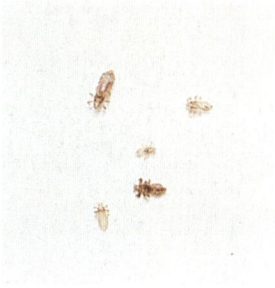

Läuse. Diese winzigen Insekten werden durch Kontakt mit infizierten Personen übertragen (S. 1085).

Krätze. Verursacht durch winzige Milben, die die Haut befallen. Die einzelnen Stellen sehen aus wie unregelmäßige Markierungen mit einem Stift. Es tritt starker Juckreiz auf (S. 1085).

Kopfläuse. Sichtbar auf dem Kopf, dem Übergang zum Hals und über den Ohren. Die kleinen Eier (Nissen) sitzen an der Haarbasis (S. 1085).

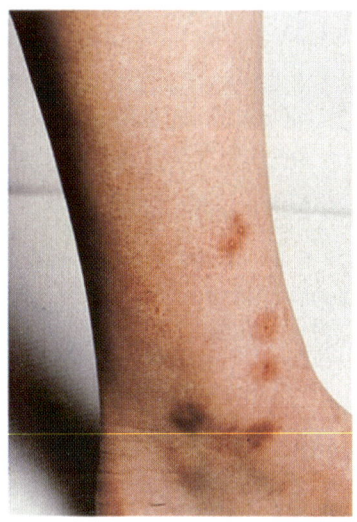

Sandflohbisse. Typisch sind kleine rote Pickel, in einigen Fällen auch ein Quaddelausschlag. An der Stelle, an der der Sandfloh seine Saugröhre in die Haut einführt, entsteht starker Juckreiz. Sandflöhe und Zecken ernähren sich von menschlichem und tierischem Blut (S. 1086).

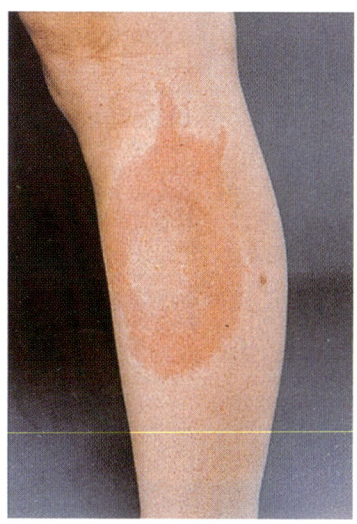

Lyme-Krankheit. Wird durch Zeckenbisse übertragen. An der Bissstelle entsteht ein roter Ausschlag, der von grippeähnlichen Symptomen wie Kopfschmerzen, Schüttelfrost, Fieber, Schmerzen und Gliedersteife gefolgt wird. Bei Ausbreitung ist der Ausschlag im Zentrum weniger stark ausgeprägt (S. 396 und 1067).

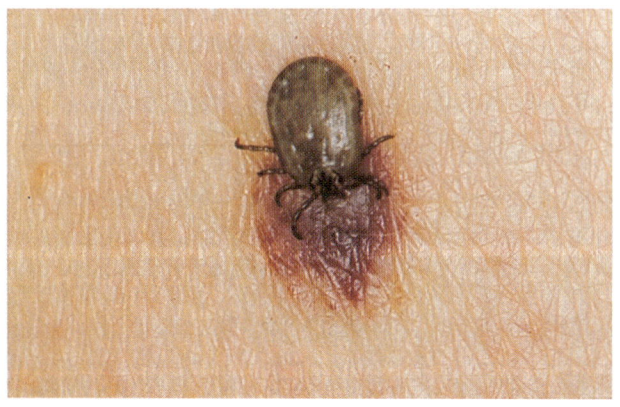

Zeckenbiss. Kleine, harte, juckende und rot umrandete Knoten (S. 936 und 1087).

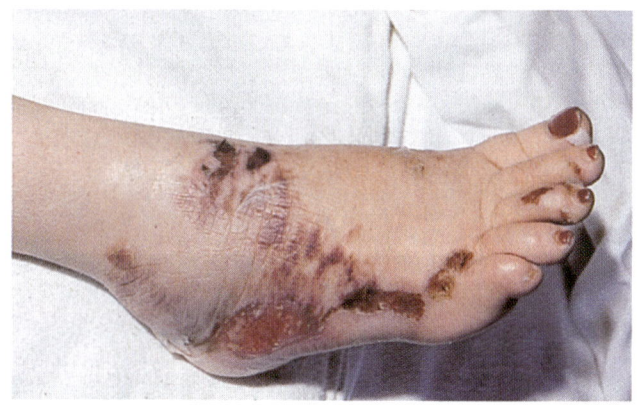

Spinnenbiss. An der Bissstelle bilden sich flüssigkeitsgefüllte Blasen, die sich später öffnen und zu großen, tiefen Geschwüren werden (S. 396 und 1014).

Andere Hautkrankheiten (Fortsetzung auf S. C-16)

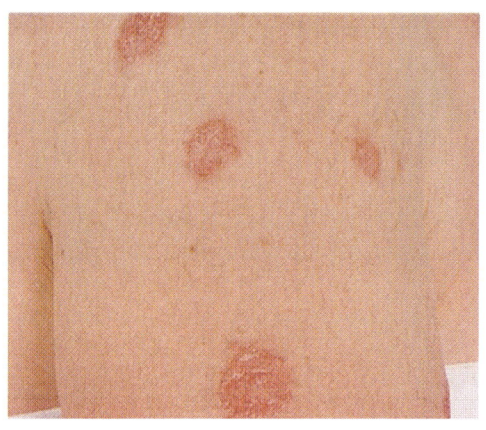

Münzenförmige Dermatitis. Hautentzündung, bei der die Läsionen das Aussehen von Münzen besitzen (→ Kontaktdermatitis, S. 987)

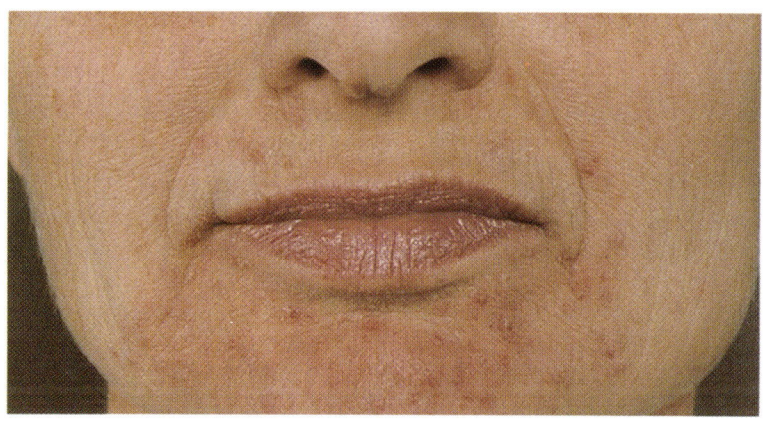

Periorale Dermatitis. Entzündung der Haut in der Mundgegend (→ Kontaktdermatitis, S. 987).

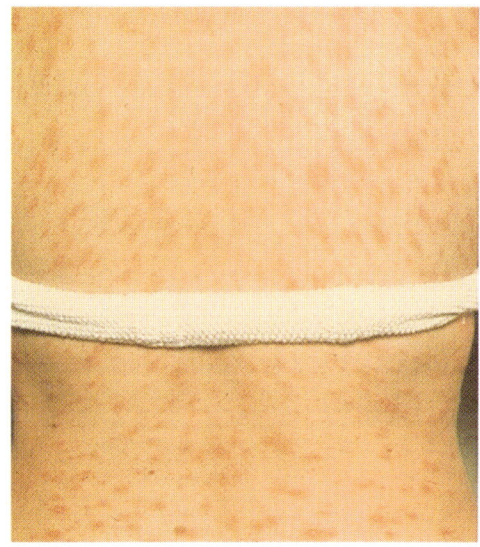

Schuppenröschen. Häufig auftretender Ausschlag mit schwach juckenden und roten Flecken am Rumpf, den Oberarmen, am Hals und an den Schenkeln. Kommt vor allem bei jungen Menschen vor. Das erste Zeichen kann ein einzelner schuppiger roter Fleck am Rumpf sein. Nach einigen Tagen entwickeln sich weitere Flecken. Die Erkrankung wird wahrscheinlich durch ein Virus verursacht und verschwindet nach rund 3 bis 12 Wochen (S. 993).

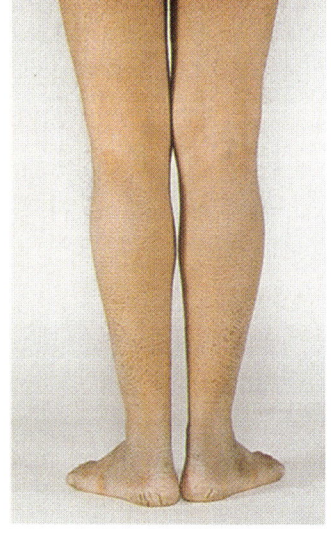

Fischschuppenkrankheit. Eine erbliche Hauterkrankung, bei der die Haut ein fischschuppenähnliches Aussehen annimmt (S. 994).

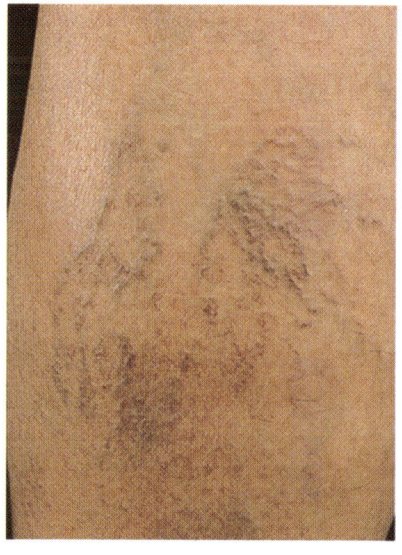

Gefäßspinnen. Eine sichtbare Ansammlung von bläulichen Venen unter der Haut (S. 1001).

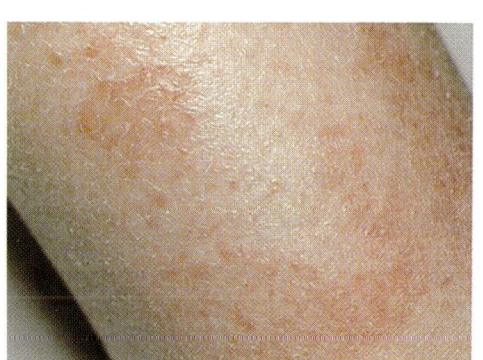

Trockene Haut (Asteatosis). Trockene, schuppige Haut, die häufig bei trockener Luft auftritt. Die Haut kann brüchig werden und stellenweise kann es zu Hautreizungen kommen. Besonders häufig betroffen sind die untere Beinregion, die Oberarme, die Körperseiten und die Schenkel (S. 994).

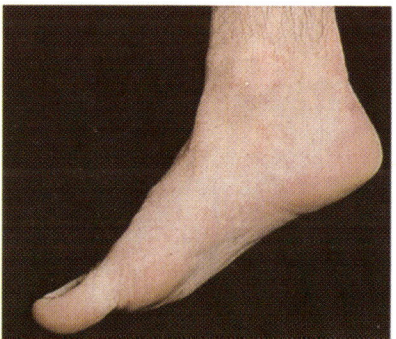

Hautausschlag durch Medikamente. Zu den Hautveränderungen gehören Rötungen, Nesselausschlag, Blasenbildung und Hautblutungen. In der Regel mit Juckreiz verbunden. Beschwerden werden durch allergische Reaktionen auf Medikamente verursacht.

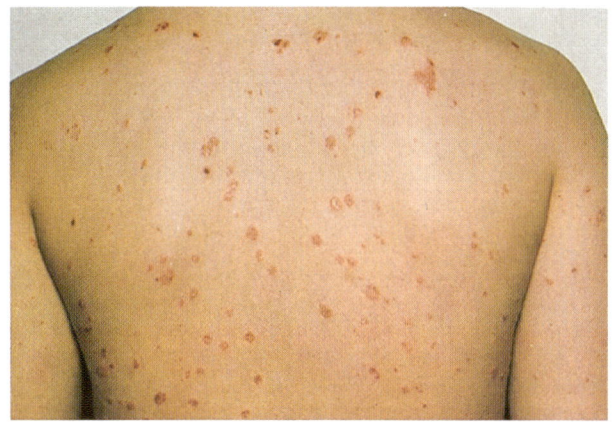

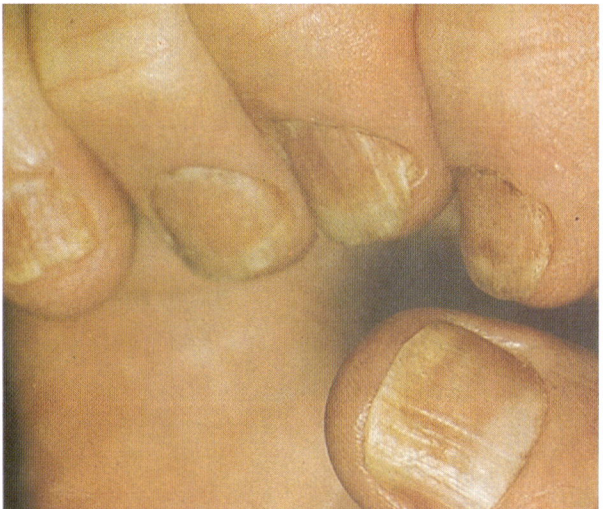

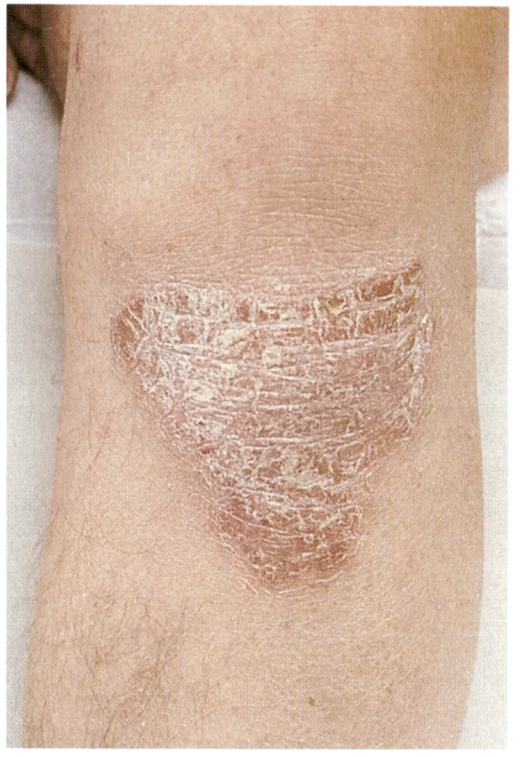

Schuppenflechte. Häufig vorkommende Erkrankung, die durch ihr zyklisches Auftreten gekennzeichnet ist. Die Haut kann an einigen Stellen mit trockenen, roten Flecken und silbrigen Schuppen bedeckt sein. Außerdem kommt es zu Juckreiz. Es können sich auch kleine, schuppige Punkte bilden. Am stärksten betroffen sind in der Regel der Rumpf, Knie, Ellbogen und die Kopfhaut. An den Nägel entwickeln sich Vertiefungen und Rillen (S. 992).

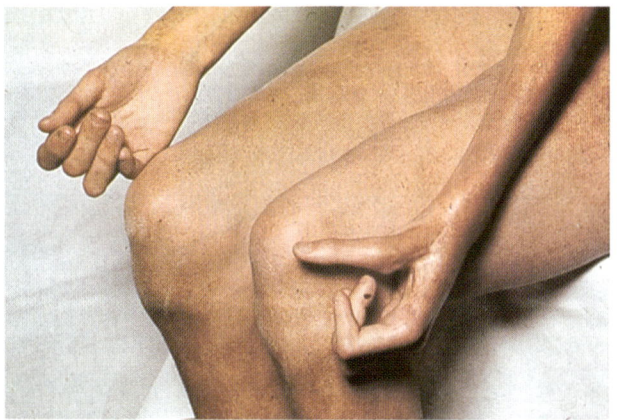

Sklerodermie. Fortschreitende systemische Erkrankung, bei der sich die Haut immer mehr verdickt und spannt. Betroffen sind vor allem die Arme, das Gesicht und die Hände, die dabei ihre Flexibilität verlieren (S. 919).

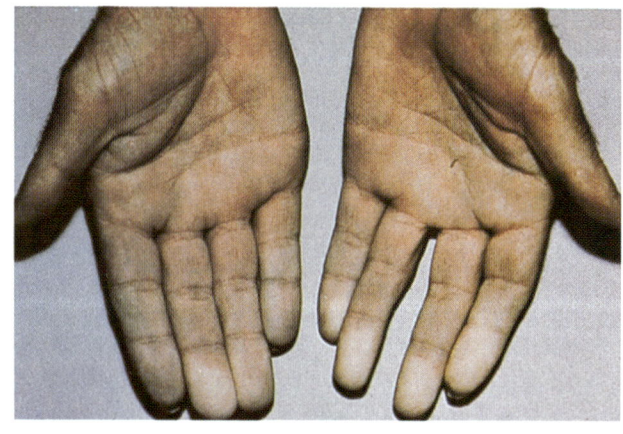

Raynaud-Krankheit. Bei dieser Erkrankung färben sich die Finger und Zehen bei Kälte weiß und es entwickelt sich ein stechender Schmerz. Bevor es wieder zu einer Besserung kommt, kann sich die Haut blau oder rot färben (S. 697).

Eiterbeulen (Furunkel) und Karbunkel

Symptome

- Geschwollene und berührungsempfindliche Knoten auf der Haut, in der Regel hellrot oder rot
- Geschwollener, geröteter und schmerzender Bereich breitet sich aus

Ein Furunkel ist eine lokale Infektion einer oder mehrerer Haarfollikel und wird in der Regel durch Staphylokokken verursacht. Treten mehrere Furunkel gleichzeitig an mehreren Körperstellen auf, spricht man von einer Furunkulose. Im Gegensatz dazu handelt es sich beim Karbunkel um eine Ansammlung von Furunkeln, die einen zusammenhängenden Infektionsbereich unter der Haut bilden (→ Farbtafel, S. C-12). Diese Erkrankung wird leicht durch Kontakt auf andere Körperstellen übertragen.

Manchmal verschwindet ein Furunkel, nachdem sich kurzzeitig Juckreiz und schwacher Schmerz entwickelt haben. Häufiger allerdings kommt es innerhalb weniger Tage zu einer Vergrößerung. In der Läsion sammelt sich Eiter an, der Druck und die Schmerzen nehmen zu. Es bildet sich eine weiße oder gelbe, pickelähnliche Beule, die schließlich platzt, ausläuft und heilt. Danach kann sich ein weiterer Furunkel in der Nähe der ersten Stelle bilden, der einen ähnlichen Verlauf nimmt.

Fast jeder Mensch ist im Laufe seines Lebens einmal von einem Furunkel betroffen. Furunkel können sich an einer beliebigen Hautstelle bilden, kommen jedoch am häufigsten im Gesicht, am Hals, in den Achselhöhlen, an den Gesäßbacken und den Schenkeln vor.

Karbunkel bilden sich in der Regel in der oberen Rückengegend und am Übergang zum Hals. Sie treten seltener auf als Furunkel. Männer sind häufiger betroffen als Frauen.

Furunkel und Karbunkel entstehen vor allem bei schlechten hygienischen Bedingungen oder schlechter körperlicher Verfassung, wenn Kleidung an der Haut reibt und bei Erkrankungen wie Akne, Dermatitis, Diabetes mellitus und perniziöser Anämie.

Diagnose

Die Diagnose wird in der Regel durch Begutachtung der betroffenen Stelle bestätigt. Manchmal wird eine Bakterienkultur aus dem Eiter angelegt, um festzustellen, welches Bakterium das Furunkel hervorgerufen hat. Bei Verdacht auf eine Grunderkrankung können auch Blut- und Urinproben erforderlich werden.

Wie gefährlich sind Furunkel und Karbunkel?

Ein Furunkel platzt in der Regel innerhalb von 2 Wochen. Ist dies nicht der Fall, kann sich die Infektion über den Blutstrom auf die inneren Organe ausdehnen und es können lebensbedrohliche Infektionen entstehen.

In der Nasengegend kann sich die Infektion eines Furunkels oder Karbunkels noch schneller ausbreiten und zum Gehirn- oder Rückenmarksabszess führen (S. 486). Um solche schweren Komplikationen zu verhindern, ist rasche medizinische Hilfe erforderlich.

Sowohl Furunkel als auch Karbunkel können bleibende Narben hinterlassen, vor allem bei unzureichender Behandlung. Wiederholtes Auftreten kann ein Anzeichen für das Vorliegen einer anderen Erkrankung sein und medizinische Hilfe notwendig machen.

Behandlung

Es sollten täglich warme, feuchte Umschläge für zirka 30 Minuten aufgelegt werden. Die Furunkel verschwinden entweder dadurch oder sie öffnen sich schneller und können austrocknen. Keinesfalls sollten sie ausgedrückt oder aufgestochen werden, da sich die Infektion sonst ausbreitet. Der infizierte Bereich wird häufig mit einer antibakteriellen Seife ausgewaschen und man sollte darauf achten, dass der Blaseninhalt nicht mit anderen Hautbereichen in Kontakt kommt.

Bei schwereren Fällen oder wenn die Furunkel oder Karbunkel im Gesicht oder am Rücken auftreten, verschreibt der Arzt Antibiotika zum Einnehmen. Manchmal erfolgt auch eine chirurgische Öffnung und Reinigung der Beulen.

Wundrose und Zellulitis

Symptome. Schmerzende Bereiche mit heißer, geröteter, angeschwollener Haut mit Linien oder Blasen, Fieber und Schüttelfrost.

Eine Wundrose ist eine akute Entzündung des Koriums (Lederhaut), meist durch Streptokokken verursacht.

Die infizierten Bereiche glänzen und sind deutlich abgesetzt. Es treten hohes Fieber und mehrere Rückfälle auf. Eine seltene Komplikation dieser Erkrankung sind Gangräne.

Behandlung

Nach der Untersuchung verschreibt der Arzt in der Regel Antibiotika, wodurch die Infektion

Blasen

Eine Blase entwickelt sich, wenn es aufgrund von Reibung oder Druck zwischen den einzelnen Hautschichten zu einer Flüssigkeitsansammlung kommt. Entwickelt sich eine Blase, sollte man die betroffene Stelle schonen und mit einem Pflaster bedecken.

Dank der heute verfügbaren Antibiotika stellt auch eine infizierte Blase keine ernsthafte Komplikation dar. Sie sollte jedoch nicht aufgestochen werden, es sei denn, sie schmerzt, schränkt das Gehen oder die Benutzung der Hand ein. Eine kleine Blase sollte mit einem Pflaster abgedeckt werden. Zur Abdeckung einer größeren Blase eignet sich poröses, kunststoffbeschichtetes Verbandspflaster, das die Feuchtigkeit aufsaugen und unter dem die Wunde »atmen« kann.

Öffnet man eine Blase, sollten vorher beide Hände und die Blase mit warmem Wasser und Seife gewaschen werden. Danach wird die Blase mit Jod oder 70-prozentigem Alkohol abgetupft und an mehreren Stellen mit einer sterilen Nadel aufgestochen. Die Flüssigkeit sollte ablaufen, die darüber liegende Schicht allerdings intakt bleiben. Antibiotikasalbe wird aufgetragen und die Wunde mit einem Mullpflaster abgedeckt. Nach einigen Tagen kann die abgestorbene Haut mit einer Pinzette vorsichtig abgehoben und mit einer Schere abgeschnitten werden. Es wird Antibiotikasalbe aufgetragen und der Bezirk auf Anzeichen einer Infektion untersucht (Rötung oder Eiter).

innerhalb einer Woche aufgehalten wird. Das Hochlagern der betroffenen Bereiche und heiße, feuchte Kompressen helfen ebenfalls. Breitet sich die Infektion aus, so kann ein Krankenhausaufenthalt erforderlich werden und die Antibiotika müssen intravenös zugeführt werden. In manchen Fällen ist auch eine Operation notwendig. Bei starken Schmerzen können Schmerzmittel helfen.

Lymphknoten- und Lymphgefäßentzündung

Symptome. Geschwollene Hautbereiche, oft begleitet von Rötungen und Schmerzen.

Lymphadenitis ist eine Infektion der Lymphknoten, die von Bakterien, Viren, Pilzen oder anderen Krankheitserregern verursacht wird. Bei der Lymphangitis handelt es sich um eine ähnliche Infektion der Lymphgefäße. Es können eitergefüllte Abszesse und eine → Wundrose, S. 1009, auftreten.

Eine Lymphangitis verursacht einen pochenden Schmerz in der Wundgegend, Unwohlsein, Fieber bis über 40 °C, Appetitver-

lust, Schweißausbrüche und Schüttelfrost. Ausgehend von der Infektionsstelle kann sich außerdem ein roter Streifen entlang der Extremität bilden – sofortige ärztliche Hilfe ist dann erforderlich.

Zu den diagnostischen Tests zählen eine Blutuntersuchung und eine Lymphknotenkultur oder -biopsie.

Behandlung

Die Behandlung richtet sich nach der Ursache der Infektion. In der Regel kann man die Infektion mithilfe von Antibiotika innerhalb einiger Tage in den Griff bekommen und es erfolgt eine vollständige Heilung. Auch feuchte, heiße Umschläge oder ein Wärmepflaster, Hochlagern des betroffenen Bereichs und Aspirin können die Heilung unterstützen. Abszesse müssen möglicherweise vom Arzt geöffnet werden.

Fieberbläschen, Mund- und Lippengeschwüre

Symptome
- Vereinzelt oder in Gruppen auftretende, kleine, flüssigkeitsgefüllte Blasen auf einer angeschwollenen, geröteten und schmerzenden Hautstelle
- Schmerzhafte Blase im Inneren des Mundes. Das Zentrum der Blase ist weiß oder gelb mit einem geröteten Rand

Fieberbläschen sind häufig vorkommende Infektionen (→ Farbtafel, S. C-10), die überall am Körper auftreten können, besonders aber auf der Mundschleimhaut, den äußeren Mundbereichen, den Lippen, der Nase, den Wangen oder den Fingern.

Die Erkrankung wird durch das Herpes-simplex-Virus Typ 1 verursacht und durch Kontakt mit der aktiven Infektion einer anderen Person übertragen. Andere Infektionsherde sind kontaminiertes (verunreinigtes) Besteck, Handtücher oder Rasierklingen. Das Herpes-simplex-Virus Typ 2 verursacht einen genitalen Herpesausschlag (S. 191).

Die ersten Symptome einer Herpesinfektion können bis zu 20 Tagen nach dem Kontakt mit dem Virus auftreten und 1 bis 7 Tage anhalten. Die Blasen bilden sich, brechen auf und nässen, es bildet sich eine gelbe Kruste, die nach einiger Zeit abfällt. Darunter hat sich neue, gesunde Haut gebildet.

Das Virus bleibt in einer latenten Form in den Nervenzellen, kann jedoch bei einer akuten Infektion oder in der Nähe der ursprünglichen

Infektionsstelle erneut zum Ausbruch kommen. Die Rückfälle sind schwächer ausgeprägt als die Anfangsinfektion und werden durch die Regelblutung, Sonnenbäder, Stress oder fiebrige Erkrankungen ausgelöst.

Nicht infektiöse Mund- oder Lippengeschwüre dauern 1 bis 2 Wochen an (→ Farbtafel, S. C-10). In einer späten Heilungsphase entwickelt sich eine graue Membran über den Wunden.

Mund- oder Lippengeschwüre treten in Abständen erneut auf. In der Regel bilden sie sich erstmals zwischen dem 10. und 40. Lebensjahr und können jahrelang vereinzelt oder an mehreren Stellen auftreten. Die Rückfälle sind nicht vorhersehbar, sie können durch Stress, Erschöpfung oder durch Nahrungsmittelallergien ausgelöst werden. Erste Anzeichen sind ein Kribbeln oder Brennen, dann bildet sich an der Stelle, an der später das Geschwür entsteht, ein geröteter Fleck oder eine Beule. In schwereren Fällen treten zudem Fieber, Lustlosigkeit und eine Schwellung der Lymphknoten auf. Frauen sind häufiger betroffen als Männer. Manchmal treten die Geschwüre familiär gehäuft auf.

Diagnose
Die Herpes-simplex-Infektion kann durch Proben aus der Wunde oder durch einen Bluttest bestätigt werden.

Wie gefährlich sind Fieberbläschen, Mund- und Lippengeschwüre?
Fieberbläschen werden durch die Behandlung häufig gelindert. Allerdings kann die Infektion auch ernstere Komplikationen verursachen, sich beispielsweise auf die Augen ausdehnen und zur Netzhauterblindung führen.

Bei Fieberbläschen sollte man den Kontakt mit Kindern meiden und auch den Kontakt zu Personen, die an atopischer Dermatitis oder an einer Immunsuppression leiden (etwa Aids).

Behandlung
Um die Beschwerden zu lindern, sollten scharfe und säurehaltige Speisen gemieden werden. Auf die betroffene Stelle kann Eis aufgetragen werden. Außerdem können gegen Viren wirksame Medikamente, wie beispielsweise Acyclovir, verschrieben werden.

Treten Mund- und Lippengeschwüre wiederholt auf, werden in der Regel Mundspülungen empfohlen. In schweren Fällen kann der Arzt antibiotikahaltige oder antihistaminikahaltige Mundwässer verschreiben oder ein kortikosteroidhaltiges Präparat empfehlen, das lokal aufgetragen oder eingenommen wird.

Gürtelrose

Symptome. Schmerzen oder Kribbelgefühl an einer bestimmten Stelle einer Körper- oder Gesichtsseite. Nachfolgend entwickelt sich ein roter Ausschlag mit kleinen, flüssigkeitsgefüllten Blasen.

Eine Gürtelrose (Herpes zoster) wird vom gleichen Virus verursacht, das auch die Windpocken hervorruft (→ Farbtafel, S. C-13). Ist man einmal an Windpocken erkrankt, so kann das Virus in den Nervenzellen überdauern und Jahre später in Form einer Gürtelrose wieder auftreten.

Aus unbekannter Ursache kommt es bei der Reaktivierung des Virus zu einer Abfolge von Ereignissen. Zu Anfang bemerkt man einen Schmerz oder ein Kribbeln, wenn sich das Virus ausgehend vom Rückenmark entlang der Nerven ausbreitet. Betroffen ist nur der Gesichts- oder Körperbereich, der von dem betroffenen Nerv gesteuert wird. Wenn das Virus 2 bis 3 Tage später die Nervenenden in der Haut erreicht, entwickelt sich ein Ausschlag.

Seine stärkste Ausprägung erreicht der Ausschlag innerhalb der folgenden 3 bis 5 Tage. Er kann das Aussehen eines Gürtels annehmen, der auf einer Seite des Körpers vom Rückenmark bis zum Brustbein, über eine der Gliedmaßen oder auf eine Gesichts- oder Kopfseite reicht. Innerhalb weniger Tage trocknen die Blasen aus und bilden Krusten, die 2 bis 3 Wochen nach den Anfangssymptomen abfallen.

Von einer Gürtelrose kann jede Altersgruppe betroffen sein, am häufigsten jedoch Personen nach dem 50. Lebensjahr. Ein Rückfall ist möglich.

Da das Immunsystem den Körper vor einer erneuten Invasion des Windpockenvirus schützt, kann man mit einer Gürtelrose nicht angesteckt werden, wenn man bereits Windpocken hatte.

Diagnose
Die Diagnose wird anhand der Symptome und des charakteristischen Ausschlags bestätigt.

Wie gefährlich ist eine Gürtelrose?
Eine Gürtelrose ist in der Regel nicht gefährlich, obwohl der Schmerz entlang des betroffenen Nervs einige Monate oder sogar Jahre anhalten kann. Diese Beschwerden werden postherpetische Neuralgie (PHN) genannt und treten bei der Hälfte aller Personen auf, die an einer Gürtelrose erkrankten und älter als 70 Jahre sind.

Gürtelrose schädigt die Nervenfasern, die dann ihre Aufgabe – Reizsignale von der Haut weiterzuleiten – nicht mehr in angemessener Weise wahrnehmen können. Patienten mit PHN leiden häufig unter Schmerzen, die an mehreren Stellen gleichzeitig auftreten.

Betrifft die Gürtelrose einen der Hauptnerven im Gesicht, den Trigeminus, so kann der Ausschlag das gesamte Gesicht und die Mundinnenseite oder die Augen betreffen. In diesem Falle sollte unverzüglich ein Augenarzt aufgesucht werden, da es sonst zu einer bleibenden Schädigung der Augen und einer chronischen Einschränkung des Sehvermögens kommen kann.

Eine Gürtelrose kann schwere Folgen haben, wenn das Immunsystem geschwächt ist oder die betroffene Person an Krebs leidet, zum Beispiel an einer Leukämie oder an der Hodgkin-Krankheit. Nach einer Transplantation werden häufig Immunsuppressiva verabreicht und das Erkrankungsrisiko erhöht sich.

Behandlung

Wichtig ist es, eine Gürtelrose früh zu erkennen, da die Infektion dadurch rechtzeitig kontrolliert und die Schmerzen verringert werden können. Sobald die typischen Symptome auftreten, sollte der Arzt aufgesucht werden.

Die Behandlung sollte schon bei Auftreten der ersten Symptome begonnen werden – am besten innerhalb der ersten 3 Tage. Eine aggressive Behandlungsstrategie verhindert größere Nervenschäden und chronische Schmerzen im Nervensystem.

Zu einer dreigleisigen Behandlung zählen hoch dosierte Antivirusmedikamente (Azyclovir oder Ganzyclovir), um die Dauer und den Schweregrad der Symptome zu verringern, sowie entzündungshemmende Mittel und Schmerzmittel, die entweder eingenommen oder injiziert werden, um die Schmerzen zu lindern.

Zur Linderung der Symptome können auch kühle, feuchte Kompressen (zum Beispiel mit Aluminiumazetatlösung) und Lotionen beitragen. Bei schwächer ausgeprägten Anfällen von PHN können Schmerzmittel wie Aspirin helfen. Falls die Augen gefährdet sind, sollte ein Augenarzt aufgesucht werden.

Dellwarzen

Symptome. Winzige, perlförmige Papillen auf der Haut, mit einer weißen, käseartigen Masse in ihrer Mitte.

Bei Dellwarzen handelt es sich um eine relativ häufig vorkommende Virusinfektion der Haut (→ Farbtafel, S. C-13). Jede der kleinen runden Papillen hat einen typischen schwarzen Punkt an der Spitze. Bei Kindern bilden sich die Knoten in der Regel im Gesicht, am Rumpf oder den Gliedmaßen. Die Infektion ist bei Berührung ansteckend. Bei Erwachsenen treten die Papillen am häufigsten an den Genitalien, der Bauchgegend und der Innenseite der Schenkel auf und werden oft durch sexuellen Kontakt übertragen.

Die festen Knoten sind oft schmerzlos und verschwinden innerhalb eines Jahres. Werden die Knoten oder die umliegende Haut verletzt, so kann sich die Infektion ausbreiten.

Behandlung

Ohne Behandlung können sich die Läsionen vermehren. Die Papillen können vom Arzt durch Einfrieren oder Herausschneiden entfernt werden oder indem die Kernmasse herausgedrückt wird.

Pilzinfektionen

Symptome
- Juckende, gerötete, schuppige und brüchige Haut zwischen den Zehen
- Juckende, flüssigkeitsgefüllte Beulen an den Seiten der Füße oder der Fußsohle
- Extrem trockene Haut mit kleinen, weißen Schuppen an den Seiten oder Sohlen der Füße oder an den Handflächen
- Juckende, gerötete oder graue, schuppige Bereiche auf der Kopfhaut, begleitet von stellenweiser Kahlheit oder abgebrochenen Haaren
- Juckende, gerötete, schuppige, leicht erhöhte und sich ausdehnende Ringe am Rumpf, im Gesicht oder den Hautfalten der Leisten- oder Schenkelgegend
- Gerötete, feuchte, deutlich abgegrenzte Bereiche, umgeben von kleinen, roten Pusteln in den Achselhöhlen, der Leiste oder den Hautfalten der Pobacken und der Schenkel, unter den Brüsten oder zwischen den Fingern oder Zehen
- Gerötete Bereiche mit weißen Flecken im Mund oder brüchige Haut in den Mundwinkeln
- Kleine, leicht schuppige, blasse Flecken am Oberkörper, Hals oder im Gesicht

Pilzinfektionen werden durch Mikroorganismen verursacht, die als Parasiten in der Haut leben. Im Körper leben eine ganze Reihe von Mikroorganismen, darunter kleine, hefenähnliche Pilze. Einige davon sind nützlich und verursachen keine Beschwerden. Andere können sich in Form infektiöser Kolonien vermehren.

Schimmelähnliche Pilze, Dermatophyten genannt, verursachen Fußpilz, Leistenwolf und eine Fadenpilzerkrankung der Haut oder Kopfhaut (→ diese Seite). Diese Pilze leben auf dem abgestorbenen Gewebe der Haare, Nägel und der äußeren Hautschicht. Mangelnde Hygiene, andauernd feuchte Haut und kleinere Haut- oder Nagelverletzungen können das Infektionsrisiko erhöhen.

Vor allem Kinder entwickeln häufig eine Fadenpilzinfektion (→ Farbtafel, S. C-8). Eine solche Infektion ist äußerst ansteckend und kann durch kontaminierte Hüte, Kämme oder Bürsten sowie durch Rasierzeug übertragen werden.

Bei manchen Pilzinfektionen handelt es sich um Hefepilz- oder Candidainfektionen, die durch einen Pilz namens Candida hervorgerufen werden. Dazu zählen beispielsweise die Windeldermatitis und Infektionen des Mundraumes, der so genannte Mundsoor, der vor allem bei Kleinkindern auftritt (→ Farbtafeln, S. C-2 und C-10). In den Hautfalten übergewichtiger Personen kann es durch Reibung zu wunden Stellen kommen. Infektionen des Genitalbereichs (S. 1173) werden durch Sexualkontakt übertragen.

Candidainfektionen entstehen besonders häufig während einer Schwangerschaft, bei Adipositas, Erkrankungen des endokrinen Systems wie etwa Diabetes mellitus, bei Krebsarten wie Leukämie oder Immunschwächen wie Aids sowie als Begleiterscheinung bei der Einnahme mancher Medikamente.

Bei einer anderen Hefepilzinfektion, der Chromophytose, wächst auf der Haut eine hauchdünne Pilzschicht (→ Farbtafel, S. C-8). Einziges Symptom sind Hautbereiche mit veränderter Farbe, die sich langsam ausbreiten. Besonders häufig sind Teenager betroffen.

Diagnose

Pilzinfektionen verursachen häufig typische Hautveränderungen, die eine Diagnose bestätigen. In manchen Fällen muss eine Gewebeprobe aus den befallenen Stellen entnommen und im Labor untersucht werden.

Wie gefährlich sind Pilzinfektionen?

Pilzinfektionen sind in der Regel nicht lebensbedrohlich. Sie können schwach oder stark aus-geprägt sein, halten oft lange an und es kann zu einem Rückfall kommen. Im Normalfall schlägt eine Behandlung rasch an, manchmal kann es aber auch lange dauern und dann sind bestimmte Vorsorgemaßnahmen zu beachten, beispielsweise bei einer Infektion der Nägel.

Eine Hautinfektion durch Candida-Pilze kann sich über das Blut auf die inneren Organe ausbreiten. Dies ist selten, falls jedoch Fieber, Augenschmerzen, Sehstörungen oder Symptome einer Gehirnhautentzündung auftreten, ist sofortige ärztliche Hilfe erforderlich (S. 481).

Behandlung

Fußpilz, eine Fadenpilzerkrankung und ein Leistenwolf können durch Antimykotika (Miconazol, Clotrimazol) behandelt werden. Es gibt auch rezeptpflichtige Mittel zum Einnehmen, wenn die Infektionen chronisch oder stärker werden oder die Fadenpilzerkrankung die Kopfhaut betrifft. Entwickelt sich als Folgeerscheinung eine bakterielle Infektion, werden auch Antibiotika verschrieben.

Eine Windeldermatitis bei Kleinkindern oder ein Hautwolf bei Erwachsenen sollte mit Antimykotika behandelt werden. Der betroffene Bereich muss sauber und trocken gehalten und eventuell mit antimykotischem Puder behandelt werden. Gegen Mundsoor gibt es Mundwasser.

Bei stark ausgeprägten oder anhaltenden Candida-Infektionen können auch Antimykotika zum Einnehmen verschrieben werden. Da es beim längeren Gebrauch der Mittel zu Nebenwirkungen kommen kann, sollte die Behandlung vom Arzt überwacht werden.

Bei der Chromophytose kann häufiges Duschen helfen und zudem sollten einen Monat lang schwefelhaltige Mittel (beispielsweise Natriumthiosulfit oder Natriumhyposulfit) aufgetragen werden oder Seleniumsulfit über einen Zeitraum von 5 Tagen.

Leistenwolf und Fußpilz

Diese Erkrankungen werden durch Pilze verursacht, die sich bevorzugt an warmen und feuchten Hautstellen vermehren (→ Farbtafel, S. C-8). Sie treten häufig bei Sportlern, bei übergewichtigen oder stark schwitzenden Personen auf.

Bei einem Leistenwolf kommt es zu Juckreiz in der Leistengegend und im Analbereich. Bei Fußpilz treten Juckreiz, Stechen und Brennen an den Fußsohlen oder den Handinnenflächen auf. Außerdem kann die Haut brüchig werden und sich abschälen.

Diese Infektionen sind schwach ansteckend und werden im Allgemeinen in öffentlichen Duschen oder im Schwimmbad durch Kontakt mit kontaminierten Handtüchern oder Badematten übertragen. Sind die Fußsohlen oder Handflächen extrem trocken, handelt es sich in der Regel um einen Nagelpilz (S. 1022).

Zur Vorsorge und Behandlung eines Leistenwolfes oder Fußpilzes müssen Hygienemaßnahmen eingehalten werden. Um einen Leistenwolf zu verhindern, sollte die betreffende Hautstelle sauber und trocken gehalten werden, Wundreiben vermieden und Sportkleidung häufig gewaschen werden. Behandelt werden diese Erkrankungen 2- bis 3-mal pro Tag mit antimykotischem Puder (bei häufigerer Anwendung verschlimmern sich die Symptome!). Antimykotika in Salbenform sind ebenfalls erhältlich und können vor dem Zubettgehen aufgetragen werden.

Sandalen oder Fußduschen in öffentlichen Duschen oder im Schwimmbad können Fußpilz nicht verhindern. Die hauptsächliche Vorsorgemaßnahme ist, die Füße trocken zu halten, sie nach dem Baden also gründlich abzutrocknen. Auch hier können Puder gegen Pilzinfektionen helfen.

Statt Socken aus synthetischem Material, die nicht genügend Feuchtigkeit aufnehmen, sollten Baumwoll- oder Wollsocken verwendet und häufig gewechselt werden. Die Schuhe sollten luftdurchlässig sein und Ledersohlen haben. Schuhe mit synthetischem Obermaterial und Gummisohlen sind nicht geeignet. Außerdem sollte man mehrmals täglich die Schuhe wechseln.

Spinnen- und Insektenbisse

Symptome
- Juckende und gerötete Beulen
- Gerötete, schmerzende und offene Geschwüre
- Örtlich begrenztes Taubheitsgefühl oder Kribbeln

Notfallsymptome
- Schwellungen im Gesicht, verbreitetes Taubheitsgefühl, Muskelkrämpfe, Atemnot, Kopfschmerzen, Übelkeit oder Fieber
- Koma

Die Symptome bei einem Insektenbiss werden durch das Einbringen von Gift oder anderen Substanzen unter die Haut verursacht. Meistens ist die Reaktion auf einen bestimmten Bereich beschränkt und nur von kurzer Dauer. Liegt eine Allergie gegen das Gift vor oder handelt es sich um ein besonders starkes Gift, so kann der ganze Körper betroffen sein.

Gefahr durch Spinnenbisse kann auf Reisen in die USA oder in Mittelmeerländer drohen. Der Biss einer Schwarzen Witwe fühlt sich an wie ein Stich mit einer Stecknadel. Manche Menschen spüren nicht einmal, dass sie gebissen wurden. Zuerst entwickeln sich nur eine geringe Schwellung und schwach ausgeprägte rote Stellen in der Bissgegend. Innerhalb weniger Stunden allerdings tritt heftiger Schmerz und Muskelsteife ein. Zudem können Schüttelfrost, Fieber, Übelkeit und starke Bauchschmerzen auftreten. In der Regel lässt der Schmerz nach einigen Stunden nach, kann sich aber innerhalb von 2 bis 3 Tagen wiederholen.

Die meisten Ameisenbisse verursachen nur eine örtlich begrenzte Hautrötung und -schwellung. Der Biss einer Feuerameise allerdings kann viele kleine, flüssigkeitsgefüllte Pusteln verursachen, die sich – wie bei Spinnenbissen – zu Geschwüren entwickeln.

Viele Blut saugende Insekten wie Moskitos, Flöhe, Fliegen, Wanzen und Sandflöhe bringen Substanzen in die Haut ein.

Bienen-, Wespen- und Hornissengift verursachen einen unmittelbaren Schmerz und sich rasch ausbildende Beulen. Liegt keine Allergie vor (→ Insektenstichallergien, S. 1051), so heilt der Stich nach einigen Stunden ab und hinterlässt Juckreiz.

Diagnose
Spürt man den Biss oder Stich unmittelbar, so kann man die Stelle auch deutlich erkennen. Weiß man, welche Spinne oder welches Insekt die Ursache war, so kann der Arzt bei einer schweren Reaktion eine angemessene Behandlung vornehmen.

Weiterer Verlauf und Vorhersage
Die Symptome eines typischen Bisses oder Stichs dauern für gewöhnlich einige Stunden oder Tage an. Bei einer Allergie oder bei Vorliegen mehrerer Stiche kann sich allerdings ein lebensbedrohlicher Zustand entwickeln, der sofort ärztlicher Hilfe bedarf. Viele Menschen sind allergisch gegen Bienengift und können dann daran sogar sterben. Bisse von Giftspinnen sind dagegen selten tödlich, Kinder und ältere Menschen sind jedoch empfindlich.

Behandlung
Insektenbisse mit schwachen Symptomen können mit Eis behandelt werden, um die Schmer-

zen zu lindern. Mit Hydrokortison- oder Ringelblumensalbe können der Juckreiz und die Entzündung gemindert werden und bei schlimmeren Fällen verschreibt der Arzt Kortikosteroide.

Der Bienenstachel sollte vorsichtig entfernt werden. Tritt eine stärkere Reaktion auf, kann der Arzt Antihistaminika und Medikamente gegen Krämpfe injizieren. Bei Ohnmacht, Teilnahmslosigkeit oder Atemnot sollten sofort Notfallmaßnahmen ergriffen werden. Der Arzt kann Notfallmedikamente verschreiben, die man bei einer Bienen- oder Hornissengiftallergie immer griffbereit haben sollte.

Verletzungen durch Quallen

Symptome
- Stechen und Schmerzen
- Gerötete Läsionen – ähnlich einem Quaddelausschlag, die in einer Linie angeordnet sind
- Kurzatmigkeit, Übelkeit, Magenkrämpfe und Erregung

Quallen sind wirbellose, im Wasser schwebende Organismen, die in Kolonien leben. Sie können verschiedene Farben und Größen annehmen. Die so genannte Portugiesische Galeere ist beispielsweise leicht an ihrem blauen oder roten glockenförmigen Körper zu erkennen. Sie schwebt an der Wasseroberfläche und kann einen Durchmesser von mehreren Zentimetern bis zu fast einem halben Meter erreichen. Am Körper hat sie ein Reihe von Tentakeln, die meisten kurz, mit fransenförmigem Saum, andere mit bis zu einem Meter Länge.

Bei Berührung umschlingen die Tentakel das jeweilige Objekt, zum Beispiel den Fuß, und injizieren mit kleinen Stacheln Quallengift unter die Haut des Opfers. Dieses Gift (ein Nervengift) bleibt auch nach dem Tod der Qualle lange wirksam und so kann auch das Waten in seichtem Gewässer risikoreich sein. Auch vom Quallenkörper abgetrennte Tentakel können über einen langen Zeitraum hinweg Gift ausscheiden.

Wie gefährlich sind Quallenstiche?
Todesfälle sind selten, allerdings können die Verletzungen schmerzhaft sein. Häufige Symptome sind schwaches Kribbeln bis hin zu schweren Verbrennungen und Taubheitsgefühl. An der betroffenen Stelle entwickelt sich eine rote Linie. Manchmal kommt es auch zu Blasen oder Striemen (→ Farbtafel, S. C-13).

Bisswunden durch Menschen

Von Menschen verursachte Bisswunden sind selten, stellen aber ein ebenso ernstes medizinisches Problem dar.

Eine »echte« Bisswunde ist eine Verletzung, die verursacht wird, wenn das Fleisch zwischen Ober- und Unterkiefer gerät. Sie entspricht daher den meisten tierischen Bisswunden. Bei »Kampf«-Bisswunden werden die Fingerknöchel durch Kontakt mit den Zähnen des Gegners aufgeschnitten (→ Farbtafel, C-13).

Diese Bisswunden sehen zwar oberflächlich aus, die Verletzung kann allerdings auch die Sehnen und Gelenke betreffen. Außerdem sind im Mund eines Menschen viele Bakterien angesiedelt, sodass der in die Wunde geratene Speichel ernste Infektionen verursachen kann. Die Tollwutgefahr ist relativ gering, aber es kann das Hepatitis-B-Virus übertragen werden.

Manche Betroffene lassen Bisswunden aus einem Kampf aus Scham oder Angst vor gerichtlichen Folgen nicht behandeln. Man sollte jedoch bedenken, dass man einen längeren Krankenhausaufenthalt, chronische Gelenkversteifung und – bei einer schweren Infektion – eine Amputation riskiert, wenn die Wunde nicht rechtzeitig behandelt wird. Liegt also eine echte Bisswunde oder eine Bissverletzung aus einem Kampf vor, sollte rechtzeitig ärztliche Hilfe aufgesucht werden, bevor sich das Risiko für Folgeschäden erhöht.

In schweren Fällen kann es zu Muskelkrämpfen, Ohnmacht, Husten, Erbrechen und Atemnot kommen und letztendlich auch zum Tod (→ Anaphylaktische Reaktion, S. 444).

Behandlung
Es folgen einige praktische Tipps zum Umgang mit Quallenstichen:
Raus aus dem Wasser. Die Schmerzen und Krämpfe können das Schwimmen erschweren, es besteht die Gefahr des Ertrinkens.
Den Schmerz behandeln. Die betroffene Stelle sollte mit Essig, Salz, Zucker oder auch trockenem Sand eingerieben werden. In vielen Fällen lässt der Schmerz sofort nach.
Die Wunde reinigen. Nach 15 bis 20 Minuten die Wunde mit Meerwasser auswaschen. Kein frisches Wasser verwenden und die Haut nicht reiben, da sonst noch mehr Gift freigesetzt werden könnte.
Die Tentakel entfernen. Eine Paste aus Meerwasser und Sand (oder Backpulver, Talk oder Mehl) bereiten und auftragen. Danach mit einem Messer oder einem scharfen Gegenstand, beispielsweise einer Muschelschale, abschaben. Dabei sollten Handschuhe getragen oder ein Handtuch benutzt werden.
Medizin auftragen. Hydrokortisonsalbe kann die Rötungen und Schwellungen mindern. Die Schmerzen können durch ein örtliches

Betäubungsmittel (wie Benzocain) gelindert werden. Auch schwache Schmerzmittel wie Aspirin oder Acetaminophen können helfen. In schweren Fällen müssen allerdings stärkere Mittel eingesetzt werden.

Vorsorge. Schwimmt man in quallenverseuchten Gewässern, empfiehlt sich Schutzkleidung, zum Beispiel ein spezieller Tauchanzug. Bei Strandwanderungen sollten Schuhe oder Sandalen getragen werden. Auf herumliegende Quallen oder Tentakel achten.

Wundinfektionen

Symptome
- Schwellungen, Verfärbungen und Absterben des umliegenden Gewebes
- Heiße, entzündete Haut um die Wunde
- Erhöhte Temperatur

Bei einer Verletzung, durch die ein Hautriss entsteht, oder nach einer Operation können verschiedenartige Wundinfektionen entstehen, beispielsweise eine Wundrose (→ Wundrose und Zellulitis, S. 1009). In anderen Fällen kommt es zum Absterben des Gewebes (Gangrän) oder im schlimmsten Fall gar zum Tod des Patienten.

Nekrotisierende subkutane Infektion
Es handelt sich dabei um eine schwere Infektion einer Wunde, die durch eindringende Bakterien verursacht wird. Hauptsymptome sind Hautschwellungen, Verfärbungen und ein Absterben des umliegenden Gewebes. Die Haut um die Wunde wird heiß, entzündet sich, wird berührungsempfindlich und auch gerötet. Verschlimmert sich die Infektion, so kann sich die Haut verfärben und es kann sich ein Gangrän entwickeln.

Eine solche Infektion wird häufig durch anaerobe Bakterien verursacht, die nur in sauerstoffloser Umgebung überleben. Die Behandlung erfolgt mit Antibiotika. Um das passende Mittel zu finden, werden die Bakterien in einer Eiterprobe bestimmt. Häufig muss die Wunde weit geöffnet werden, damit das gesamte infizierte Gewebe entfernt werden kann. Eine Operation reicht oft nicht aus, um das tote Gewebe vollständig zu entfernen. Betrifft die Infektion einen Arm oder ein Bein, ist in manchen Fällen eine Amputation erforderlich.

Gasgangrän
Eine Gangrän ist durch abgestorbenes Gewebe gekennzeichnet. Ein Gasgangrän entsteht, wenn die Wunde von bestimmten Bakterien, den Clostridien, infiziert wird. Es kommt dann zu plötzlichem Schmerz und einer Schwellung der Wundgegend, die Temperatur steigt leicht an, der Blutdruck sinkt und der Herzschlag wird beschleunigt. Die Haut um die Wunde hellt sich auf, da sich darunter Flüssigkeit ansammelt. Später wird eine wässrige, faulig riechende, bräunlich rote Flüssigkeit abgesondert. Verschlimmert sich die Infektion, ändert sich die Gewebefarbe von anfänglich blass über violett bis hin zu dunkelrot. Ohne Behandlung kommt es zu Krämpfen, Delirium, Koma und Tod.

Die Infektion wird mit intravenöser Gabe von Penicillin behandelt. Wichtig ist die chirurgische Entfernung des infizierten Gewebes und des umgebenden Hautbereichs.

Hautabszess
Ein Hautabszess wird durch Bakterien verursacht, die meistens in eine kleinere Wunde eindringen und zur Bildung eines eitergefüllten Geschwürs in der Haut führen. In manchen Fällen kommt es zu einer Schwellung der nahe gelegenen Lymphknoten und zu Fieber.

Zur Behandlung wird der infizierte Bereich geöffnet und gesäubert, mit Salzlösung ausgewaschen und 24 bis 48 Stunden lang mit Gaze bedeckt, um Eiter und andere Absonderungen aufzusaugen. Mit Wärme und durch Hochlagern des betroffenen Bereichs kann die Entzündung gemildert werden. Angebracht ist ferner die intravenöse oder intramuskuläre Injektion von Antibiotika.

Bisswunden von Tieren
Die meisten Bisswunden, die in der Notfallaufnahme behandelt werden, stammen von Katzen und Hunden. Vor allem Katzenbisse können sich leicht infizieren. Eventuell muss die Tetanusimpfung aufgefrischt werden (→ Tetanus, S. 1070) und eine Impfung gegen Tollwut kann erforderlich sein (→ Tollwut, S. 1070).

Die Wunde wird mit warmem Wasser gründlich gereinigt. In vielen Fällen muss sie aber auch geöffnet werden und das gesamte infizierte Gewebe wird entfernt. Die betroffene Stelle sollte hochgelagert werden.

Haar

Das Haar besteht wie die Nägel und die äußere Hautschicht aus dem Protein Keratin. Sein sichtbarer Teil, der außerhalb der Haut liegt, wird Haarschaft genannt. Der Mensch hat durchschnittlich 100 000 Kopfhaare.

Unter der Haut liegt die Haarwurzel. Sie ist vom Haarfollikel umgeben, das an seiner Basis von winzigen Blutgefäßen versorgt wird. Eine nahe gelegene Talgdrüse verleiht dem Haar seinen Glanz und gibt ihm einen gewissen Wasserschutz.

Jedes Haar besteht aus drei Schichten. Die äußerste Schicht, das Oberhäutchen, ist dünn und farblos. Die mittlere, dicke Schicht, die Haarrinde, bestimmt Farbe und Struktur des Haars.

Die Haarfarbe wird durch das Melanin der Pigmentzellen festgelegt. Bei Blonden sind weniger und bei Brünetten mehr Melaninkörnchen in der Haarrinde vorhanden. Die innerste Haarschicht, das Mark, ist nahezu farblos und reicht nicht bis zum äußersten Haarende. Sie reflektiert das Licht und so schimmert das Haar.

Genau wie die Hautzellen, wachsen auch die Haare und werden regelmäßig abgestoßen. Durchschnittlich verliert man am Tag 50 bis 100 Haare. Pro Monat wächst das Haar um rund 1 cm und dies für etwa 2 bis 6 Jahre. Danach folgt eine Ruhepause. Ständig befinden sich etwa 85 Prozent der Haare im Wachstum, die restlichen 15 Prozent sind in der Ruhepause. Nach einer Ruhepause fällt das Haar aus und ein neues beginnt zu wachsen.

Das Haar kann viel über die Verfassung eines Menschen aussagen und es in den gewünschten Zustand zu bringen ist nicht immer einfach. Viel Zeit und Geld werden verwendet, um die Haare lockig zu machen, zu färben, stachelig aussehen zu lassen, zu glätten, aufzubauen oder zu entfernen. In diesem Abschnitt werden einige Haarprobleme sowie Maßnahmen zur Haarpflege erläutert.

Kahlheit bei Frauen

Symptome
- Dünner werdendes Haar auf dem Kopf
- Mäßig starker Haarausfall auf dem Scheitel oder entlang des Haaransatzes

Mit zunehmendem Alter wird das Haar bei Frauen dünner. Mit 80 kann man zwar genau-so viele Haare haben wie mit 18, dies ist aber eher ungewöhnlich. Es kann auch ein extremer Haarausfall vorliegen, der genetisch bedingt ist und von beiden Elternteilen vererbt wird.

Vorkommen und Wachstum der Haare auf dem Körper wird größtenteils durch eine Gruppe von Hormonen, den Androgenen, bestimmt. Größere Veränderungen der Androgenproduktion im Körper können, was die Haare anbelangt, entscheidende Veränderungen hervorrufen. So stellt man möglicherweise fest, dass während oder nach den Hormonveränderungen in den Wechseljahren das Kopfhaar dünner und das Gesichtshaar dicker wird.

Mangelernährung, eine Schwangerschaft, innere Erkrankungen oder Erkrankungen der Kopfhaut, Haarschäden und bestimmte Arzneimittel können bei Frauen einen Haarverlust bewirken. Manchmal handelt es sich auch um ein vorübergehendes Problem (S. 1018).

Behandlung
Der Dermatologe kann Ratschläge erteilen, wie man den Haarverlust aufhalten und verlorenes Haar wieder regenerieren kann. Es können äußerlich anzuwendende Mittel wie Hormonsalben, Reiz- oder Sensibilisierungsstoffe eingesetzt werden, die das Haarwachstum anregen sollen. Auch eine Behandlung mit Minoxidil ist möglich und es können Haartransplantationen in Betracht gezogen werden. Nähere Erläuterungen finden sich auf S. 1019.

Auch Friseure oder andere Haarexperten können zum Beispiel bei der Wahl einer neuen Frisur oder eines Haarteils behilflich sein.

Kahlheit bei Männern

Symptome
- Zurückgehender Haaransatz
- Mäßiger bis starker Haarausfall

Kahlheit bei Männern beginnt in der Regel mit einer Ausdünnung der Haare entlang des Haaransatzes, gefolgt von der Ausbildung eines kahlen Bereichs an der obersten Kopfstelle. Das Haar wird feiner und wird nicht mehr so lang wie zuvor. Meist handelt es sich um gewöhnliches Kahlwerden. Es ist nicht rückgängig zu machen, im Gegensatz zu Haarausfall, der durch eine Krankheit oder andere Faktoren verursacht wird.

Zum Teil kann dieses Phänomen auf Erbanlagen zurückgehen, einen komplexen, noch nicht richtig geklärten Mechanismus. Kahlheit ist auch eine Folge des Alterns und wird durch Hormone, die Androgene, beeinflusst, die bei beiden Geschlechtern Anzahl und Verteilung der Haare regeln.

Wie zu Anfang dieses Abschnitts erläutert, hat das Haar einen bestimmten Wachstumszyklus (S. 1017). Am Ende eines solches Zyklus fällt das ruhende Haar aus und in der Wurzel bildet sich ein neues Haar. Bei Männern, die kahlköpfig werden, haben sich die Wachstumsgeschwindigkeit des Haars und die Abstände zwischen den Wachstumsphasen verkürzt. Es kommt zu häufigeren Wachstumsphasen und am Ende eines Zyklus verlieren mehr und mehr Wurzeln die Fähigkeit zur Neubildung eines Haares.

Mithilfe des Arztes sollte geklärt werden, ob der Haarausfall nicht Folge eines medizinischen Problems ist (→ Vorübergehender Haarausfall, diese Seite). Ist dies der Fall, wird der Arzt das Problem selbst angehen.

Behandlung

Es gibt keine Heilung für gewöhnlichen Haarausfall, aber eine chirurgische Haartransplantation und die Anwendung des Wirkstoffs Minoxidil können helfen. Beide Maßnahmen sind allerdings kostspielig.

Obwohl die Wirkung von Minoxidil, alleine und in Kombination mit anderen Medikamenten, noch immer wissenschaftlich untersucht wird, sind sich die Experten einig, dass nur bei 30 Prozent der Anwender neues Haarwachstum zu verzeichnen ist. Zudem ist die langfristige Wirkung des Mittels unbekannt. Minoxidil wird 2-mal pro Tag in die Kopfhaut eingerieben oder aufgesprüht, die Behandlung muss lebenslang fortgeführt werden, da sonst das neue Haarwachstum unterbrochen wird.

Häufig verhilft die chirurgische Haartransplantation zu neuem Kopfhaar. Diese, mit geringem Risiko behaftete Methode wird bereits seit den 50er-Jahren angewandt. Es werden kleine Bereiche der eigenen, haartragenden Haut (aus dem Bereich über den Ohren und dem Hinterkopf) entfernt und in kleine Löcher in der Kopfhaut eingepflanzt. In einer Sitzung werden zwischen 60 und 100 solcher Haartransplantate übertragen, von denen jedes etwa den Durchmesser eines Radiergummis besitzt. Die Operation findet unter örtlicher Betäubung statt und wird in der Regel ambulant durchgeführt. Unter Umständen muss die Prozedur jedoch wiederholt werden.

Mithilfe neuartiger Mikro- oder Minitransplantationstechniken ist die Übertragung immer kleinerer Transplantate möglich und es wird ein natürlich wirkender Haaransatz geschaffen. Im vorderen Kopfbereich befinden sich weniger Haare, während im hinteren Bereich Stellen mit dichter stehenden Haaren liegen. In jeder Sitzung werden rund 150 bis 200 Kleinsttransplantate übertragen. Bei größeren kahlen Stellen sind aber dennoch mehrere Sitzungen erforderlich. Diese Technik kann auch angewandt werden, wenn ein diffuser Haarausfall vorliegt. Dabei werden stufenweise zahlreiche winzige Kleinsttransplantate in kleine Einschnitte eingepflanzt, die das noch vorhandene Haar unterstützen.

Nach der Operation bildet sich innerhalb weniger Tage ein Schorf in der Nähe jedes Transplantats. Wenn dieser abfällt, fällt auch das transplantierte Haar aus und innerhalb weniger Monate wächst ein neues nach.

Haarexperten oder der Friseur können bei der Wahl eines Haarteils oder einer neuen Frisur helfen. Bei manchen Männern werden kahle Bereiche durch einen Kurzhaarschnitt unauffälliger, von modischen Aspekten abgesehen. Es gibt eine Reihe von Mitteln, die angeblich das Haarwachstum unterstützen sollen und denen mit Vorsicht zu begegnen ist.

Vorübergehender Haarausfall

Symptome
- Kleine, kahle Stellen auf der Kopfhaut
- Haare werden allgemein dünner
- Haarausfall auf dem Kopf, Ausfall der Augenbrauen und Wimpern
- Vollständiger Haarausfall auf dem ganzen Körper

Ein stufenweiser Haarausfall kann aus vielen Gründen erfolgen, beispielsweise nach exzessiver Haarbehandlung, zu straffen Frisuren, zwanghaften Angewohnheiten (Zwirbeln, Reiben oder Ziehen der Haare), bei Hauterkrankungen oder Infektionen, bei inneren Krankheiten, hohem Fieber, schlechter Ernährung (Crash-Diät oder Magersucht) sowie bei Einnahme der Pille oder auch bei einer Antikrebstherapie.

Bei einem plötzlich auftretenden Haarausfall handelt es sich im Allgemeinen um eine Alopecia areata, die etwa bei 2 Prozent der Bevölkerung auftritt. Sie beginnt abrupt mit der Ausbildung einer oder mehrerer kahler Stellen, die bis zu 10 cm Durchmesser haben und sich überlappen können. Die kahlen Stellen sind schmerzfrei und glatt (→ Farbtafel, S. C-7).

Die Ursache einer Alopecia areata ist unbekannt. Mögliche Auslöser sind Stress, Vererbung und eine Autoimmunreaktion gegen die körpereigenen Haarfollikel.

In 90 Prozent der Fälle wächst das Haar innerhalb von 6 bis 24 Monaten wieder nach. Tritt die Erkrankung bereits in jungen Jahren auf oder fällt das gesamte Kopfhaar aus, so sind die Prognosen weniger gut.

Die Diagnose einer Alopecia areata wird anhand der Anamnese und einer Untersuchung bestätigt. Um eine Grunderkrankung auszuschließen, sind weitere Tests erforderlich.

Behandlung

Die Behandlung richtet sich nach der Grunderkrankung, falls eine solche vorhanden ist. Der Arzt kennt verschiedene Methoden, wie man den Haarwuchs anregen kann (→ diese Seite).

Hirsutismus

Symptome. Haarwachstum an unüblichen Stellen (beispielsweise auf den Wangen und bei Frauen auf der Oberlippe).

Dichtes und gesundes Haar wird als schön empfunden, Haarwachstum an unüblichen Stellen eher als abstoßend. Bei Frauen werden Haare auf den Wangen, der Oberlippe, in den Achselhöhlen oder auf den Beinen als unattraktiv empfunden, bei Männern gilt mäßige Körperbehaarung oft als akzeptabel.

Das Ausmaß des Haarwachstums auf dem Kopf und am Körper ist bei jeder Person anders. Gemäß dem Schönheitsideal unserer Gesellschaft sollten bei Frauen im Gesicht, am Körper, an den Armen oder Beinen so gut wie keine Haare vorhanden sein.

Bei vielen Frauen entwickelt sich während der Pubertät starkes Haarwachstum am Körper und im Gesicht, manchmal bildet sich sogar ein leichter Oberlippenbart. Die normale Androgenproduktion bewirkt zu dieser Zeit viele Veränderungen im Körper eines jungen Mädchens, wie Haarwachstum in der Schamgegend und in den Achselhöhlen. Viele Frauen – vor allem aus Südeuropa und dem Mittleren Osten – haben verstärktes Haarwachstum im Gesicht und am Körper.

Bei Frauen nimmt die Haarmenge in der Regel mit dem Alter zu, dies gilt auch für die Zeit nach den Wechseljahren. Bei Männern nimmt mit dem Alter die Körperbehaarung zu.

Kann ausgefallenes Haar nachwachsen?

Wenn ein Haar ausgefallen ist, bleibt dessen Wurzel in der Regel am Leben und das Haar kann nachwachsen.

Manchmal können Kortisontabletten den Haarwuchs anregen. Bei ständiger Einnahme solcher Präparate kann es aber zu körperlichen oder psychischen Nebenwirkungen kommen und das während der Einnahme gewachsene Haar fällt wieder aus, wenn die Präparate abgesetzt werden. Kortison kann auch in die Kopfhaut eingerieben oder injiziert werden und somit einen vorübergehenden Effekt erzielen bei der Behandlung kleinerer Bereiche.

Bei einer anderen Methode werden chemische Reizstoffe auf die Kopfhaut gerieben, um eine chronische Hautentzündung zu verursachen und dadurch den Haarwuchs anzuregen. Hierbei werden zum Teil auch Sensitivierungsmittel für Allergien eingesetzt. All diese Methoden müssen von einem Fachmann überwacht werden. Sie sind zeitaufwändig und leider nicht immer wirksam.

Auch der Wirkstoff Minoxidil kann verwendet werden, der eigentlich für die Behandlung von Bluthochdruck entwickelt wurde. Er hat die unbeabsichtigte Nebenwirkung, Haarwuchs anzuregen, manchmal sogar an eher unerwünschten Stellen. Der Wirkstoff wird auf die kahlen Stellen aufgetragen. Haar, das während dieser – teuren und im Ergebnis unsicheren – Behandlung wächst, ist in der Regel wirr.

Entwickelt sich zu viel Haar, spricht man von Hirsutismus. Es ist natürlich eine ganz persönliche Sache, was denn nun zu viel Haar ist, wenn allerdings ganz plötzlich ein starker Haarwuchs auftritt, sollte der Arzt konsultiert werden.

Unter Umständen hat sich in der Nebenniere oder in den Eierstöcken ein Tumor entwickelt (S. 940 und 1189). Einige Medikamente, darunter Antiepileptika wie Phenytoin, können ebenfalls das Haarwachstum anregen. Eine Essstörung → Magersucht, S. 1102, bewirkt oft eine Vermehrung der feinen Körperbehaarung. Ein Hirsutismus kann aber auch ohne erkennbaren Grund auftreten (S. 940).

Behandlung

Wird übermäßige Gesichts- oder Körperbehaarung als störend empfunden, gibt es mehrere Möglichkeiten der Behandlung.

Einzelne Haare können ausgezupft werden – die am häufigsten angewandte Methode. Dabei besteht allerdings immer die Möglichkeit einer Infektion des Haarfollikels. Der betreffende Bereich sollte daher zuvor gewaschen und mit etwas Alkohol abgetupft werden. Das Haar wird dann mit einer Pinzette ausgezupft.

Kapitel 31

Allergien

Inhalt

Was sind Allergien?

Allergien entstehen, wenn das körpereigene Immunsystem bestimmte Dinge als potenziell gefährlich ansieht. Um Allergien zu verstehen, ist es wichtig, die Wirkungsweise des Immunsystems kennen zu lernen.

Aufgabe des Immunsystems ist es, den Körper gegen schädliche Eindringlinge, die Antigene, zu schützen. Dazu zählen Keime, Viren und andere Organismen, die den Körper angreifen können. Das Immunsystem ist bei der Suche nach Eindringlingen, deren Erkennung und Zerstörung sehr wachsam.

Wichtigste Waffe dieses Verteidigungssystems sind die weißen Blutkörperchen, die Lymphozyten, die in großer Zahl im Knochenmark gebildet werden. Einige wandern in den Thymus und entwickeln sich dort zu spezialisierten Immunzellen. Andere Lymphozyten wandern von Knochenmark und Thymus in die Lymphknoten und in die anderen Organe des Immunsystems, also in Milz, Mandeln, Polypen, den Blinddarm und Dünndarm. Andere Lymphozyten zirkulieren in Blut und Lymphe.

Unter den Lymphozyten gibt es T- und B-Zellen, die jeweils eine besondere Aufgabe bei der Immunabwehr haben.

T-Zellen werden im Thymus aktiviert. Sie greifen die Antigene direkt an und können bei deren Zerstörung mit den B-Zellen zusammenarbeiten. Die Immunreaktion der T-Zellen wird auch zellulär genannt, da die Reaktion zwischen dem Antigen und dem Immunsystem auf oder in der Zelle stattfindet. Diese Zellen erkennen Tumorwachstum und einige virale oder bakterielle Infektionen. Sie sind auch für die Abstoßungsreaktion eines Transplantats verantwortlich. T-Zellen stellen bestimmte Stoffe, die so genannten Lymphokine, her, die zirkulierende Fresszellen, die Makrophagen, dazu anregen können, Bakterien aufzunehmen (zu phagozytieren).

B-Zellen bilden Plasmazellen, die wiederum Antikörper bilden, die mit ganz bestimmten Antigenen reagieren. Die Antikörper zirkulieren im Blut und neutralisieren die Antigene, indem sie sie davon abhalten, ins Zellinnere einzudringen. Sie können die Antigene aber auch mit einer Art Marker versehen, damit diese leichter von Makrophagen erkannt werden.

Die von den B-Zellen gebildeten Antikörper bestehen aus einem Eiweiß, dem Immunglobulin. Es gibt fünf verschiedene Immunglobuline: IgA, IgD, IgE, IgG und IgM. An allergischen Reaktion ist vor allem das IgE beteiligt.

Was das Immunsystem vor allem auszeichnet, ist sein Gedächtnis. Lymphozyten sind darauf programmiert, die chemischen Eigenschaften eines eindringenden Antigens aufgrund eines früheren Kontakts zu erkennen und dieses sofort zu zerstören. Unsere Gesundheit ist größtenteils auf dieses immunologische Gedächtnis zurückzuführen.

Das Immunsystem reagiert auf Eindringlinge wie schädliche Bakterien, Viren und andere (Antigene) mit einer oder mit beiden von zwei verfügbaren Waffen: Die eine Waffe sind die Antikörper, die im Blut zirkulieren, die andere Waffe stimuliert spezielle Zellen sich der Eindringlinge anzunehmen.

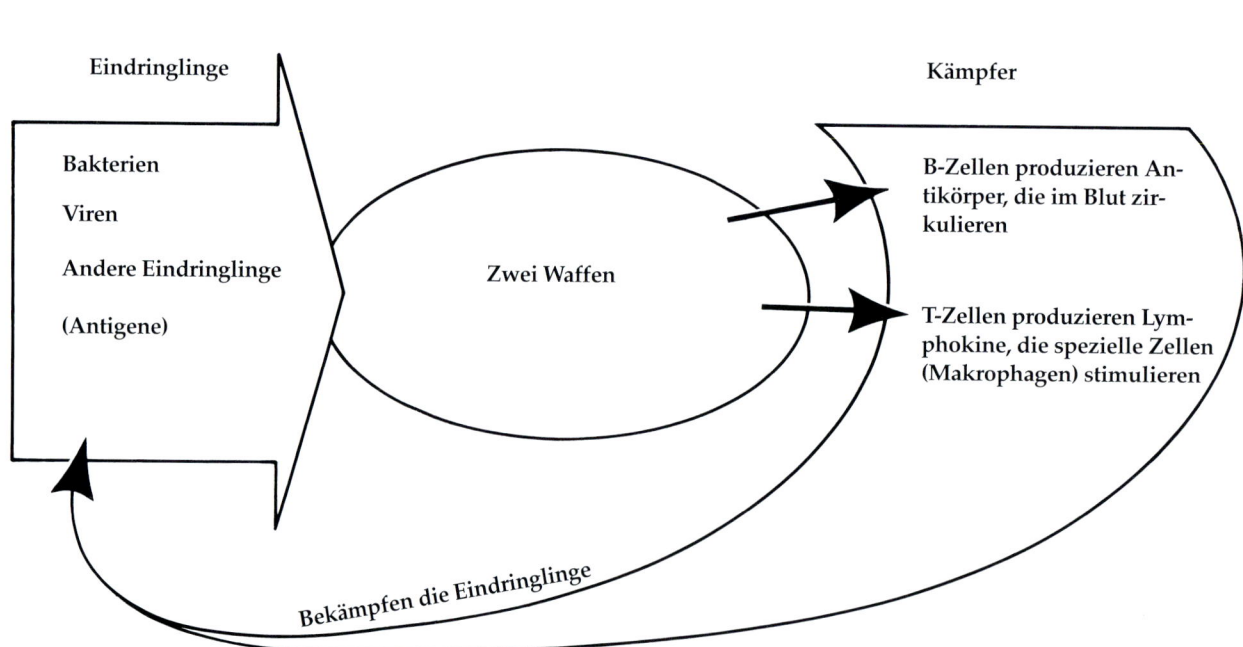

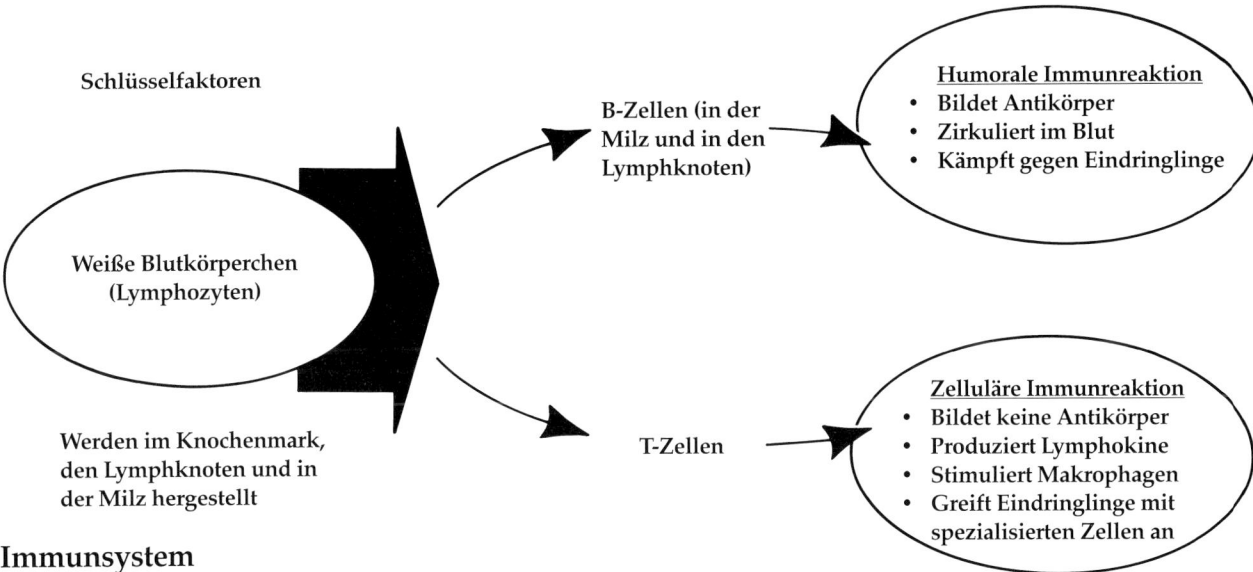

Immunsystem

Es gibt zwei Hauptgruppen weißer Blutkörperchen: T- und B-Zellen. Beide gewähren kurz- und langfristigen Schutz. Kurzfristig sind die B-Zellen für die humorale Immunreaktion zuständig. Sie werden in den Lymphknoten und in der Milz zur Bildung von Antikörpern aktiviert, die wiederum im Blut die Eindringlinge abwehren. Die T-Zellen aus dem Thymus produzieren Lymphokine, die wiederum Makrophagen zur Abwehr der Eindringlinge in bestimmten Zellen stimulieren.

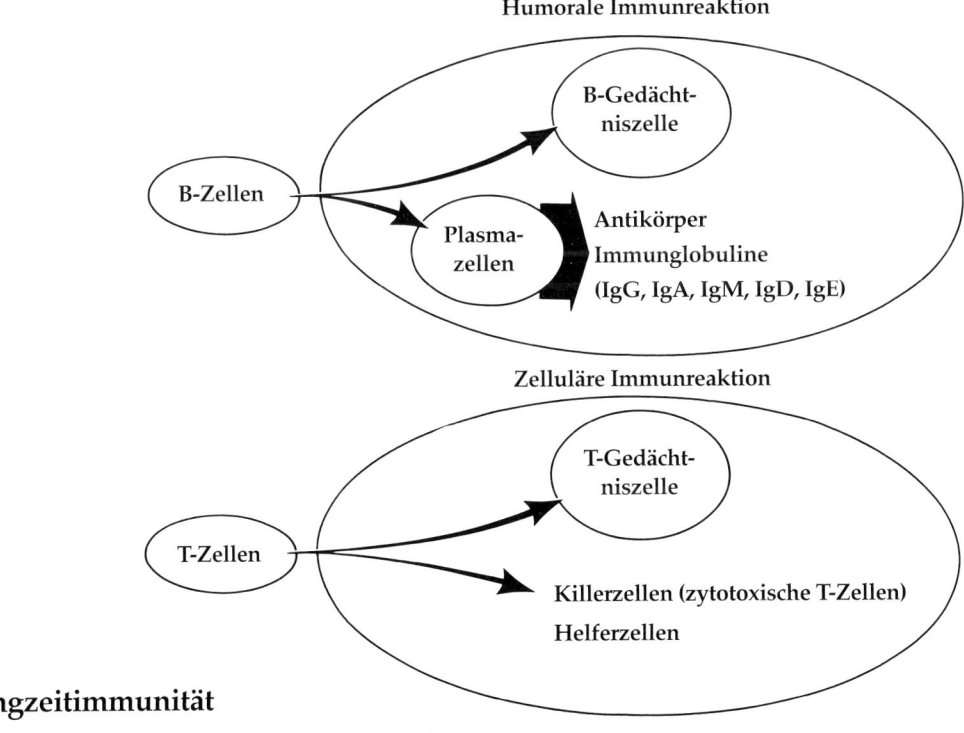

Langzeitimmunität

Um über einen längeren Zeitraum Immunität zu gewähren, können sich B- und T-Zellen an die Antigene, gegen die sie gekämpft haben, erinnern und sind daher auf einen erneuten Kontakt mit ihnen vorbereitet.

Menschen werden mit einer natürlichen Immunität geboren, die aufgrund der mütterlichen Antikörper ausgebildet wird, nur für einige Zeit anhält und langsam durch das Immunsystem des Kindes ersetzt wird. Diese neue Immunität entsteht durch Kontakt mit fremden Stoffen – ein Beispiel dafür sind die Windpocken. Ist man einmal an Windpocken erkrankt, so verhindert das Immunsystem einen erneuten Krankheitsausbruch, obwohl das verursachende Virus jahrelang im Körper überleben kann (Herpes zoster, → Gürtelrose, S. 1011).

Eine Immunreaktion entsteht auch, wenn lediglich eine kleine Antigenmenge in den Körper eingebracht wird. Dies kann beispielsweise in Form einer Impfung geschehen wie gegen Kinderlähmung, Diphtherie, Tetanus oder Masern. Die dabei injizierten Antigene wurden so verändert, dass sie keine vollständige Infektion, aber sehr wohl eine Immunreaktion verursachen können. Nach einer solchen Impfung kann man daher für einige Tage Muskelkrämpfe und schwaches Fieber entwickeln.

Wichtigstes Resultat der Impfung ist allerdings, dass in bestimmten Lymphozyten eine Erinnerung an das Antigen induziert wird und bei einem späteren Antigenkontakt sofort eine Immunreaktion erfolgen kann. Für viele Antigene hält diese Erinnerung ein Leben lang.

Nicht alle Fremdstoffe werden vom Immunsystem attackiert, wenn sie in den Körper gelangen. Die meisten Nahrungsmittel, Getränke und Medikamente verursachen keine Immunreaktion, im Gegensatz zu schädlichen Keimen, Viren und anderen Eindringlingen. Gelegentlich geht das Immunsystem auch gegen harmlose Eindringlinge vor, etwa gegen Pollen. Dann spricht man von einer Allergie. Bei einer Allergie entsteht also eine Immunreaktion gegen eine an sich harmlose Substanz.

Viele Probleme einer Allergie kann der Hausarzt behandeln. Manchmal wird man auch an einen Spezialisten für Allergien, einen Allergologen, überwiesen. Bei einer Hautallergie muss in der Regel der Dermatologe hinzugezogen werden (S. 983).

Wie Allergien entstehen

Bei den meisten Menschen erfüllt das Immunsystem seine Schutzfunktion für den Körper recht effizient. Bei manchen Menschen allerdings ergeben sich dabei Fehler und das Immunsystem erkennt Substanzen als fremd, die eigentlich gutartig sind. Allen diesen Reaktionen gemeinsam ist die Interaktion eines Allergens (ein Antigen, das eine Antikörperreaktion hervorrufen kann) mit einem spezifischen Antikörper (meist ein Protein).

Dringt ein Allergen in den Körper ein, reagiert es mit Antikörpern der IgE-Klasse auf der Oberfläche basophiler Zellen (zirkulierende weiße Blutkörperchen) oder der von Mastzellen (ein Zelltyp, der in Lunge, Verdauungstrakt und Haut vorkommt). Folge davon ist die Ausschüttung von Histamin (eine körpereigene Chemikalie, die als Reizmittel wirkt) und an-

derer Chemikalien zur Abwehr des Allergens, das als gefährlich angesehen wird.

Auch die eosinophilen Zellen, eine andere Gruppe zirkulierender weißer Blutkörperchen, sind an der allergischen Reaktion beteiligt. Ihre Anzahl im Blut, der Nasenschleimhaut und den Bronchien einer allergischen Person ist erhöht.

Es kommt zu Symptomen, deren Schweregrad sehr unterschiedlich ist.

Wenn Histamin in der Lunge freigesetzt wird, so wird Schleim gebildet und die Luftwege verengen sich und schwellen an. Es kommt zu Niesen, Husten und in manchen Fällen auch zu Kurzatmigkeit. Wird Histamin in Nase und Nebenhöhlen freigesetzt, so fängt die Nase an zu laufen, die Augen tränen und in Nase, Kehle, der oberen Mundhöhle und in den Augen entwickelt sich ein Juckreiz.

Histamin in der Haut ruft einen Quaddel-(Nessel-)Ausschlag und andere Arten von Ausschlag hervor. Im Verdauungstrakt ergeben sich als Resultat einer Histaminfreisetzung Magenkrämpfe und Durchfall. Wenn der ganze Körper betroffen ist, spricht man von einem anaphylaktischen Schock. Dabei erweitern sich die Blutgefäße, während sich die Luftwege verengen. Der Pulsschlag verlangsamt sich, es kommt zu Atemnot und letztendlich kann ein solcher Schock zu Bewusstlosigkeit und sogar zum Tod führen (→ Anaphylaxie, S. 1053).

Jedes Allergen produziert seine spezifischen IgE-Antikörper. Aus diesem Grund kann man beispielsweise eine Allergie gegen Pollenallergene entwickeln, muss dies aber nicht auch gegen Schimmel tun. Bei einem Menschen können aber auch verschiedene IgE-Antikörper und damit eine Überempfindlichkeit gegen viele Allergene vorhanden sein. Es ist daher nicht ungewöhnlich, dass man nicht nur gegen eine, sondern gegen zwei oder drei Substanzen gleichzeitig allergisch ist.

Die Stärke einer allergischen Reaktion variiert stark. Während der Pollensaison entwickeln manche Menschen nur schwache Symptome, während es bei anderen zu schweren Asthmaanfällen kommt. Die Reaktionsstärke wird von der Menge an IgE-Antikörpern bestimmt.

Allergene

Ganz unterschiedliche Dinge können allergische Reaktionen verursachen. Dazu gehören Substanzen, die im Freien, im Haus oder auch in Lebensmitteln vorkommen. Allergene können auch in bestimmten Medikamenten, in Pflanzenteilen (wie Pollen), Hausstaub, tierischen Exkrementen sowie in Schimmel, Pilzen und Insektengift vorkommen. In diesen Fällen wird die allergische Reaktion von einem ganz bestimmten Allergen ausgelöst. Man kann aber auch eine allergische Reaktion gegen chemische Veränderungen, die durch Hitze, Kälte oder Sport hervorgerufen werden, entwickeln.

Kontakt mit Allergenen

Bei einer Überempfindlichkeit gegen bestimmte, sehr häufig vorkommende Allergene kann die allergische Reaktion täglich auftreten. Die verschiedenen Allergene gelangen auf unterschiedliche Weise in den Körper.

Der Kontakt mit pflanzlichen Allergenen kann bereits erfolgen, wenn man lediglich gegen die Blätter streift. Die allergische Reaktion tritt dann meist an der Berührungsstelle auf. Eine allergische Reaktion gegen Giftefeu zieht man sich beispielsweise häufig bei einem Spaziergang im Wald oder bei der Gartenarbeit zu. Das Pflanzenharz, das die Allergie verursacht, gelangt dabei auf die Haut und verursacht dort die Reaktion. Auch der Kontakt mit Kleidung, auf der sich Harzreste befinden, kann eine Reaktion auslösen.

Eine andere Kontaktallergie kann durch Kontakt mit bestimmten Metallen, wie Nickel (in Modeschmuck) oder Chrom, verursacht werden. Personen, die allergisch gegen Kosmetika sind, können nach Kontakt mit Nagellack, Haarfärbemittel, Augen-Make-up oder Lippenstift einen Ausschlag entwickeln. Personal in Heil- und Pflegeberufen neigt nach häufigem Kontakt mit Handschuhen und anderen Gummiartikeln zu einer Latexallergie.

Am häufigsten erfolgt der Kontakt mit dem Allergen durch Einatmen. Millionen Menschen erleben ihre Überempfindlichkeit gegen Pollen als Heuschnupfen, medizinisch allergische Rhinitis bezeichnet. Wird das in der Luft schwebende Pollenkorn eingeatmet, erfolgt eine Reaktion im Atmungstrakt. Schimmelpilze sondern während ihres Reproduktionszyklus bestimmte Partikel ab, die ebenfalls in der Luft schweben. Werden sie eingeatmet, so kann sich im Atmungstrakt eine ähnliche Reaktion ergeben. Dies geschieht auch, wenn eine überempfindliche Person Tierexkremente oder Hausstaub einatmet. Abgesehen von Allergenen können auch Rauch, Dämpfe, Nebel oder Babypuder eine allergische Reaktion hervorrufen.

Bei den meisten Menschen äußert sich die Reaktion auf ein eingeatmetes Allergen in schnupfenähnlichen Symptomen – die Nase läuft, es kommt zu Husten und zu juckenden,

Hausstaubmilbenallergie

In den letzten Jahren führen zunehmend Spinnentiere, vor allem Milben, zu allergischen Rektionen beim Menschen. Sie führen vor allem durch das Einatmen von Milbenkot und Tierkadavern zu Fließschnupfen und Asthma, aber auch zu Hautreaktionen wie Bindehautentzündungen und Kontaktallergien.

Die tägliche Reinigung der Wohnung ist oberstes Gebot. Täglich sollte gesaugt und feucht ausgewischt werden. Teppiche sind zu meiden, weichen Sie auf leicht zu pflegende Bodenbeläge aus. Die Wohnräume und auch Schlafräume sollten trocken und kühl gehalten werden. Die Betten werden regelmäßig ausgelüftet und die Matratzen ausgestellt.

tränenden Augen. Ein Asthmaanfall ist möglich, aber selten: Die Luftwege in den Bronchien schwellen an, es entwickeln sich ein Pfeifen und ein Engegefühl im Brustkorb, häufig wird auch dicker Schleim produziert und es kommt zu Husten. Während eines derartigen Anfalls kann es zu Atemschwierigkeiten kommen, die in schweren Fällen durchaus lebensbedrohlich sein können.

Auch bestimmte Nahrungsmittel können bei Überempfindlichen eine IgE-Antwort auslösen. Meistens handelt es sich dabei um Milch, Eier, Nüsse, Schalentiere, Fisch, Fleisch, Mais, Beeren und Hülsenfrüchte. Auch Nahrungsmittelzusatzstoffe lösen Allergien aus, darunter Salicylate (vorhanden in allen Nahrungsmitteln aus Apfel- oder Weinessig), Tartrazin E102 (in Lebensmitteln zur Farbverstärkung), Sulfit (Konservierungsmittel für Früchte, Gemüse, Fleisch und Getränke, beispielsweise Wein) und Gummi arabicum (wird als Verdickungsmittel benutzt) (→ Nahrungsmittelallergien, S. 1048).

Allergien können sich auch gegen Medikamente entwickeln, die eingenommen, intramuskulär oder intravenös verabreicht werden. Penicillin ist häufigster Auslöser einer allergischen Reaktion, gefolgt von anderen Antibiotika, Insulin, örtlichen Betäubungsmitteln und den Kontrastmitteln, die beim Röntgen verwendet werden. Viele Menschen sind auch gegen Aspirin allergisch, meistens treten jedoch weder ein Ausschlag noch Pusteln auf und es entwickelt sich auch kein Asthmaanfall. Wenn doch, kann dieser Zustand jedoch möglicherweise lebensbedrohlich sein. Eine solche allergische Reaktion kann durch fast jedes Medikament hervorgerufen werden (→ Allergien gegen Medikamente, S. 1050).

Der Biss oder Stich eines Insekts kann ebenfalls eine Allergie verursachen. Bei den meisten Menschen ist der Stich einer Biene oder Wespe lediglich für einige Stunden unangenehm. Bei hoch empfindlichen Menschen kann er allerdings auch eine systemische Reaktion auslösen (→ Insektenstichallergien, S. 1051, und → Anaphylaxie, S. 1053).

In seltenen Fällen reagieren Personen empfindlich (nicht allergisch) auf Hitze, Kälte, Druck, Licht oder Sonnenstrahlen. Bei allen kommt es zu Hautausschlägen, die jedoch keine echte allergische Reaktion sind (→ Hautallergien, S. 1035). Selten sind auch Überempfindlichkeitsreaktionen gegen Veränderungen im Körper nach sportlicher Anstrengung: Es kommt zu Pusteln und kleinen Quaddeln. Bei manchen der betroffenen Menschen verschlimmern sich die Asthmasymptome bei sportlicher Betätigung (S. 1047).

Allergieauslöser

Niemand weiß, warum manche Menschen überempfindlich auf Pflanzenharze, Pollen, Schimmel, Hausstaubmilben, Nahrungsmittel oder Medikamente reagieren. Um die Symptomauslöser festzustellen, fragt der Arzt zum Beispiel nach der Familiengeschichte, nach medizinischen Problemen in der Vergangenheit, dem psychischen und sozialen Zustand in der Vergangenheit und Gegenwart, dem Lebensstil (darunter Arbeit, Essverhalten und Freizeitgewohnheiten) und möglicherweise auch nach dem Kontakt mit bestimmten Allergenen. Wichtig ist auch die Frage, ob bereits die Eltern Allergien haben, denn eine erbliche Komponente ist bei Allergien wahrscheinlich. Menschen mit Allergien haben häufig ein Familienmitglied, das auch an Allergien oder einer Überempfindlichkeit leidet. Die Allergie muss nicht gegen dasselbe Allergen gerichtet sein, da weniger die Überempfindlichkeit gegen ein bestimmtes Allergen, als vielmehr die allgemeine Tendenz für solche Reaktionen vererbt wird.

Der Arzt versucht auch herauszufinden, welche Faktoren die Überempfindlichkeit verstärken können. Ein wiederholter oder verstärkter Kontakt mit bestimmten Substanzen kann auch für die Reaktion verantwortlich sein – so kann eine Person, die im Frühling und Sommer häufig im Garten arbeitet, stärkeren Heuschnupfen entwickeln.

Eine Beobachtung ist wichtig, da der Kontakt mit Pollen oder Schimmel Ursache der Symptome sein kann. Der Arzt wird sich auch nach den Lebensmitteln erkundigen, die in den vergangenen 5 Tagen bis 2 Wochen verzehrt wurden, da möglicherweise auch dies mit dem Auftreten der Symptome zusammenhängen kann.

Allergietests

Nach einer vollständigen Anamnese und nachdem die betroffenen Stellen in der Lunge, auf der Haut, in den Augen, der Nase und den Ohren untersucht wurden, wählt der Arzt eine Testmethode aus.

Hauttest

Am häufigsten wird ein Hauttest durchgeführt. Dabei werden kleine Mengen des vermuteten Allergens auf die Haut von Unter- oder Oberarm, gelegentlich auch auf den Rücken, aufgetragen. Um das Allergen unter die Hautfläche zu bringen, wird der Bereich dann leicht angestochen oder angekratzt. Es gibt auch die so genannte intradermale Methode, bei der winzige Mengen des Allergens direkt in die Haut injiziert werden. Nach 15 bis 30 Minuten kann dann das Ergebnis abgelesen werden.

Ist der Testbereich geschwollen und gerötet, so ist er für das betreffende Allergen positiv. Da viele Betroffene gegen mehrere Allergene allergisch reagieren und um andere Allergene ausschließen zu können, werden bei den Hauttests gleich mehrere verschiedene Allergene getestet.

Ist der Hauttest positiv, besteht für die Testperson ein erhöhtes Risiko einer allergischen Reaktion, wenn sie mit dem Allergen in Kontakt kommt. Die Tests sind aber nicht absolut eindeutig: Trotz positivem Ergebnis sind manche Personen im täglichen Leben nicht gegen die betreffende Substanz allergisch und genauso kann ein negatives Ergebnis nicht die Möglichkeit ausschließen, allergisch gegen die getestete Substanz zu reagieren. Die Ergebnisse aus Hauttests sind daher vorsichtig zu interpretieren. Die meisten Irrtümer treten bei Tests mit Lebensmittelallergenen auf. Hauttests werden bei verschiedenen Allergien durchgeführt. Nützlich sind sie besonders bei Allergien der Luftwege, einer Allergie gegen Penicillin, Latex oder Insektengift. Für Allergien gegen Lebensmittel eignen sie sich weniger gut und für Medikamentenallergien – außer für Penicillin und dessen Derivate – sind Hauttests ungeeignet.

Die Hauttests müssen vorsichtig angewandt werden. Wird zu viel Allergen aufgetragen,

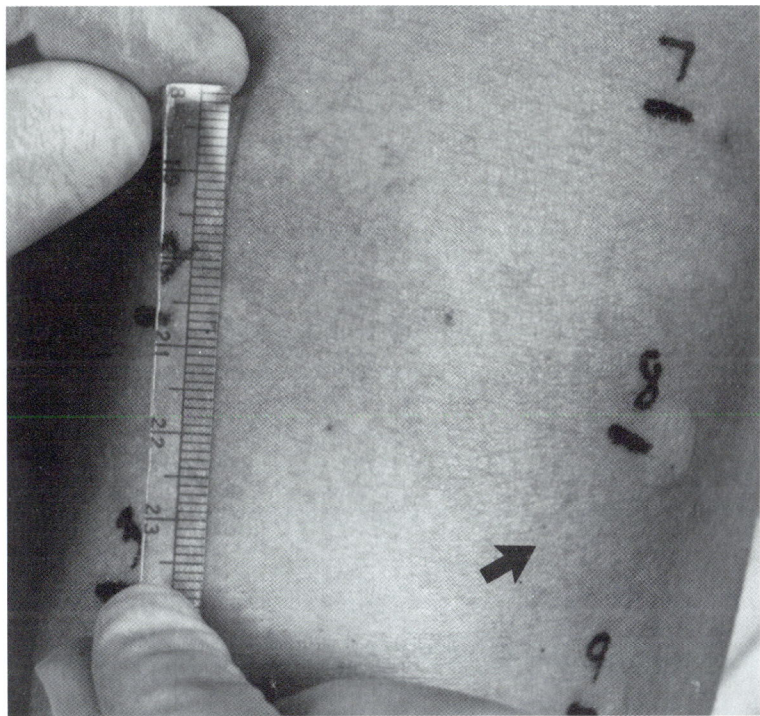

Ein Hauttest zeigt die typische allergische Reaktion auf ein unter die Haut eingebrachtes Allergen.

Ungeeignete Tests und Behandlungsweisen

Bei Verdacht auf eine Lebensmittelallergie sollte man sich vor Tests in Acht nehmen, die wissenschaftlich nicht anerkannt sind, darunter fallen der zytotoxische Test, der Provokations- und Neutralisationstest oder die Überempfindlichkeitsbehandlung gegen Hefe.

Beim zytotoxischen Test werden in einem Reaktionsgefäß Nahrungsmittelextrakte mit den weißen Blutkörperchen des Patienten gemischt. Es wird behauptet, dass eine Veränderung der Zellform eine Allergie anzeigt. Dies ist wissenschaftlich nicht erwiesen.

Beim Provokations- und Neutralisationstest wird dem Betroffenen eine kleine Menge Lebensmittelextrakt injiziert, um die Symptome zu verursachen. Treten die Symptome auf, wird zur Neutralisation eine erneute Menge des Extrakts gespritzt, um die erste Gabe auszugleichen. Auch diesem Test fehlt die wissenschaftliche Grundlage.

Einer Überempfindlichkeitsbehandlung gegen Hefe liegt die Annahme zugrunde, dass alle Allergien durch einen Pilz namens *Candida* verursacht werden. Die Betroffenen werden angewiesen alles aus ihrer Nahrung zu entfernen, das Hefe und Schimmel enthält, beispielsweise Früchte, Milch, raffinierter Zucker (zum Beispiel Brot) oder industriell verarbeitete Lebensmittel. Angeblich kann sich der Körper dann selbst heilen. Es gibt jedoch keinen Beweis dafür, dass *Candida* etwas mit Allergien zu tun hat.

entsteht selbst bei nicht allergischen Personen eine Überreaktion und eine allergische Person kann in seltenen Fällen eine anaphylaktische Reaktion entwickeln, sofortige medizinische Hilfe und Adrenalininjektionen benötigen (S. 1053). Am verlässlichsten sind Hauttests, bei denen Hausstaubmilben, Tiersekrete oder Pollen als Allergene eingesetzt werden.

RAST

Eine Allergie gegen eingeatmete Substanzen kann in einem Labortest, dem Radio-Allergo-Sorbent-Test (RAST) festgestellt werden, bei dem die Menge bestimmter IgE-Antikörper im Blut gemessen wird. Im Vergleich zu Hauttests ist der RAST für den Patienten angenehmer und risikofrei, da er anhand einer Blutprobe durchgeführt wird. Zudem wird das Testergebnis nicht durch die eventuell vorhandene Einnahme von Antihistaminika verfälscht.

Der RAST ist allerdings nicht so empfindlich wie der Hauttest und viele Allergene können damit nicht getestet werden. Die Ergebnisse sind nicht sofort verfügbar, da sie der Arzt von einem Speziallabor erhält. Zudem ist ein RAST um einiges teurer als ein Hauttest.

Was der Arzt tun kann

Handelt es sich um eine echte Allergie?

Da es für Allergien häufig keine Erklärung gibt, wird für viele gesundheitliche Beschwerden eine vermutete Allergie verantwortlich gemacht. Allergische Reaktion sind jedoch sehr spezifisch, selbst wenn die Ursache schwer festzustellen ist. Bei einer echten Allergie sind meistens IgE-Antikörper vorhanden. Während der Reaktion wird im Gewebe Histamin ausgeschüttet, das typische Symptome, also Hautausschläge und Quaddeln, Atembeschwerden wie Nasenverstopfung und Asthma, und innere Probleme, wie Übelkeit oder Durchfall, verursachen kann.

Manche Pflanzeninhaltsstoffe reagieren mit den T-Lymphozyten des Immunsystems und nach jedem weiteren Kontakt mit dem Pflanzenstoff entwickeln Überempfindliche einen juckenden Ausschlag mit Blasen.

Manchmal entwickelt sich eine Reaktion, die einer Allergie ähnlich ist, deren Ursache aber nicht die Bildung von IgE-Antikörpern ist. Dies tritt häufig beim Verzehr bestimmter Lebensmittel auf, die mit Gift produzierenden Bakterien infiziert sein können, oder die Betroffenen leiden unter einem → Reizdarm, S. 782, Stress oder auch einer Lebensmittelunverträglichkeit (→ Laktoseintoleranz, S. 1049). Die Symptome, darunter Durchfall und Erbrechen, können leicht mit einer Allergie verwechselt werden, da sie immer dann auftreten, wenn die betreffenden Lebensmittel verzehrt werden. Einzige Möglichkeit, die Ursache festzustellen, ist ein Besuch beim Arzt, der das Problem erkennen und geeignete Gegenmaßnahmen treffen kann.

Auch Medikamente können Reaktionen hervorrufen, die einer Allergie ähnlich sind. Aspirin kann nicht allergische Reaktionen verursachen, die aber einer Allergie ähnlich sind, und auch das Antibiotikum Ampicillin kann beispielsweise einen nicht allergischen Ausschlag verursachen.

Grundsätzliche Prinzipien der Behandlung

Die effektive Behandlung von Allergien hat mehrere Strategien. Zunächst ist die Diagnose wichtig, um die Ursache zu identifizieren. Dann muss der Arzt den geeigneten Weg zur Problemlösung und Symptomlinderung finden. Zur Bestätigung der Diagnose wird eine vollständige Anamnese aufgenommen, ein Hauttest oder RAST durchgeführt oder es werden die Lebensmittelallergene bestimmt.

Vorsichtsmaßnahmen

Die beste Therapie gegen Allergien ist, den Kontakt mit dem Allergen zu vermeiden. Dies ist relativ einfach, wenn das Allergen bekannt ist, also zum Beispiel bei einer Allergie gegen Giftefeu, Penicillin oder Erdbeeren. Bei Heuschnupfen treten da schon größere Probleme auf, wenn sich die Allergene während bestimmter Monate ständig in der Luft befinden. Auch bei einer Allergie gegen Hausstaub ist es sehr schwer, die Allergene zu vermeiden, da diese selbst in sehr sauberen Wohnungen überall vorhanden sind.

Arzneimitteltherapie

Grundsätzlich werden Allergien mit Antihistaminika behandelt. Durch sie wird die Bildung von Histamin blockiert, der Substanz, die viele der typischen Allergiesymptome hervorruft.

Antihistaminika gibt es auch rezeptfrei, zum Beispiel als Schnupfenmittel. Bei vielen Menschen mit Allergien der Luftwege (zum Beispiel bei einer Allergie gegen Schimmel, Hausstaubmilben oder bei Heuschnupfen) lindern diese Mittel die verstopfte und verschnupfte Nase, die juckenden Augen, die trockene Kehle und den Husten. Bei Symptomen wie Quaddeln, einem Anschwellen der Schleimhäute oder bei Nahrungsmittelallergien müssen Antihistaminika in einer höheren Dosierung verschrieben und eingenommen werden.

Kortikosteroidmedikamente (wie Kortison) werden bei schweren Symptomen verschrieben. Diese wirkungsvollen, entzündungshem- menden Medikamente sind in unterschiedlicher Form erhältlich, sie können injiziert oder eingenommen werden, über ein Inhalationsgerät oder einen Nasenspray verabreicht oder äußerlich aufgetragen werden (→ Kortikosteroidmedikamente, S. 919). Kortikosteroide sind nur mit ärztlichem Rezept erhältlich und können bei der Behandlung einer Allergie ausgesprochen effektiv sein. Diese positiven Effekte müssen allerdings gegen die Nebenwirkungen abgewogen werden. Bei Nasensprays oder Inhalatoren sind die Nebenwirkungen gering. Kortikosteroidhaltige Salben, wie sie zur Behandlung einer Kontaktdermatitis angewandt werden, können bei überempfindlichen Menschen Hautprobleme verursachen und sollten daher vorsichtig angewandt werden.

Cromoglicinsäure ist ein nicht kortikosteroidhaltiger Wirkstoff, der bei verschiedenen Allergieformen und besonders bei Allergien der Luftwege verschrieben wird. Das Mittel wird in Form von Augentropfen oder Nasenspray meist bereits vor Auftreten der Allergie verabreicht, da sich die Wirkung erst nach einer gewissen Zeit entwickelt. Damit können allerdings schwere Symptome in Nase und Augen verhindert werden.

Die schwerste Form einer Allergie ist die Anaphylaxie – die Blutgefäße sind erweitert, die Luftwege in den Bronchien verengt (es kann zu Keuchen, niedrigem Blutdruck, Bewusstlosigkeit und in manchen Fällen zum Tod kommen). In Notfallsituationen, beispielsweise bei Insektenstichen, Medikamentenallergien und

Totales Allergiesyndrom: Kann man gegen die heutige Zeit allergisch sein?

Bei den meisten Menschen entstehen Allergien als Reaktion oder Antwort auf eine Überempfindlichkeit gegen bestimmte Allergene wie Pollen, Schimmel und Insektengift. Aber auch starke Blumendüfte, Abgase, Ozon, Zigarettenrauch und selbst Temperaturveränderungen können Überempfindlichkeitsreaktionen auslösen.

Manche Betroffene versichern, dass sich bei ihnen solche Reaktionen immer weiter verschlimmern – bis sie gegen fast alles allergisch sind. Frauen sind häufiger betroffen als Männer. Sie leiden an Schwindel, verminderter Konzentrationsfähigkeit, Kopf- und Gelenkschmerzen. Was in Amerika als Syndrom des »Zwanzigsten Jahrhunderts«, in Europa und Australien als »totales Allergiesyndrom« bekannt ist, lässt sich nur schwer behandeln, da die Symptome aufgrund eines psychologischen Erregungszustandes entstehen. Die Symptome treten tatsächlich auf, eine Allergie gegen bestimmte Substanzen ist aber nicht vorhanden.

Das totale Allergiesyndrom entwickelt sich erst allmählich und in der Regel nach einem traumatischen Ereignis, wie zum Beispiel nach dem Tod eines Kindes, eines nahen Angehörigen oder dem Verlust der Arbeitsstelle.

Verschlimmern sich die Symptome, steigern sich die Betroffenen immer mehr in ihr Problem hinein. Mit der Zeit stellt sich Frustration ein über die Unfähigkeit der Ärzte, die Symptome zu behandeln. Die Betroffenen suchen dutzende von Ärzten und Heilpraktikern auf, bis ihr Zustand dann schließlich als Allergie diagnostiziert wird.

Nahrungsmittelallergien, wird die Anaphylaxie mit Adrenalininjektionen (Epinephrininjektionen) behandelt (→ Anaphylaxie, S. 1053).

Allergiespritzen

Bestimmte Allergien, zum Beispiel gegen Pollen, Schimmel und Insektengifte, können mit einer Immuntherapie behandelt werden. Dabei werden sehr kleine Mengen eines bekannten Allergens injiziert, um den Körper zur Bildung eines neutralisierenden Antikörpers anzuregen.

Manche Allergologen vertreten die Meinung, dass diese neutralisierenden Antikörper die Interaktion der IgE-Antikörper mit dem Allergen blockieren. Vermutlich sind noch andere Mechanismen beteiligt. Damit die Behandlung wirkt, müssen mehrere Injektionen, meist wöchentlich, vorgenommen werden. Die Dosis des Allergens wird dabei ständig erhöht, bis die geeignete Menge erreicht ist, die dann über einen Zeitraum von bis zu mehreren Jahren monatlich verabreicht wird.

Märchen über Allergien

Die Ursachen einer Allergie sind nicht immer sofort erkennbar. Sie lassen sich schwer definieren und die allergische Reaktion ist in ihrer Ausprägung nicht vorhersagbar. Eine erfolgreiche Behandlung ist schwierig und es existieren viele Missverständnisse über die Entstehung und das Wesen einer Allergie.

Fast jeder Betroffene erhält früher oder später gut gemeinte Ratschläge über die mutmaßlichen Ursachen seiner Allergie und deren Behandlung. Auf dieser und der folgenden Seite finden Sie einige Bemerkungen zu den gängigsten Missverständnissen beziehungsweise Fehlinformationen in Bezug auf Allergien.

Allergien sind psychosomatischen Ursprungs

Obwohl Allergien oft Nase und Nebenhöhlen betreffen, sind sie keineswegs nur auf den Kopf oder die Vorstellung im Kopf beschränkt. Al-

Antihistaminika

Wenn das Immunsystem einen Eindringling erkennt und als Reaktion darauf IgE-Antikörper bildet, wird Histamin freigesetzt. Histamine sind für die meisten allergischen Reaktionen verantwortlich.

Medikamente, die am häufigsten eingesetzt werden, um die Histaminwirkung zu bekämpfen, sind die Antihistaminika. Obwohl sie zur Behandlung bestimmter Allergien sehr wirkungsvoll sind, haben sie unterschiedlich starke Nebenwirkungen. Sie können Schwindel, Trockenheit der Nasen- und Mundschleimhäute und Sehstörungen verursachen. Das Schwindelgefühl ist bei der neueren Generation der Antihistaminika wie zum Beispiel bei Terfenadin, Astemi-

zol und Loratadin weniger stark ausgeprägt.

Terfenadin und Astemizol können jedoch starke Herzrhythmusstörungen verursachen, vor allem bei Patienten mit Lebererkrankung nach Alkoholmissbrauch, bei berufsbedingtem Kontakt mit Lebergiften oder bei anderen schweren Lebererkrankungen. Patienten, die Astemizol oder Terfenadin einnehmen, müssen andere Wirkstoffe vermeiden, darunter die Antibiotika Erythromycin, Troleandomycin und Clarithromycin sowie die oralen Antimykotika Ketoconazol, Itraconazol, Fluconazol und Miconazol. Für Loratadin ist keine Beeinflussung des Herzrhythmus bekannt.

Da man nach der Einnahme von Antihistaminika oft schläfrig wird, sollte man sich danach nicht ans Steuer eines Fahrzeugs setzen oder Maschinen bedienen.

Auch der Genuss von Alkohol sollte vermieden werden, da die Absorption mancher Antihistaminika dadurch beschleunigt wird und die Schläfrigkeit verstärkt.

Die Einnahme von Antihistaminika sollte mit dem behandelnden Arzt abgesprochen werden. Rezeptpflichtige Antihistaminika sind in der Regel stärker als rezeptfreie Mittel. In manchen Fällen sind die Nebenwirkungen der Antihistaminika allerdings stärker als ihr positiver Effekt auf die Allergiesymptome.

lergien gibt es tatsächlich. Sie sind das Ergebnis einer Reaktion des Immunsystems gegen ein bestimmtes Allergen. Die Symptome werden zwar durch Stress oder die jeweilige psychische Verfassung beeinflusst, die jedoch die Allergie nicht verursachen. Wie die chemischen Vorgänge im Körper und die psychische Verfassung zusammenwirken, ist heute noch nicht wissenschaftlich geklärt.

Eine Klimaveränderung heilt Allergien

Jahrelang hielt sich unter den Betroffenen die Annahme, eine Allergie könnte durch den Umzug in eine andere Klimaregion mit veränderter Vegetation geheilt werden. Bei vielen stellte sich ein kurzzeitiger Erfolg ein, denn auch in der neuen Heimat gibt es meist Pollen bildende Pflanzen, gegen die überempfindliche Personen dann Allergien entwickeln können.

Bei Allergien muss man niesen und sich kratzen, doch man stirbt nicht daran

Die meisten allergischen Reaktion gleichen tatsächlich einem Schnupfen. Andererseits können aber auch schwere Symptome entstehen. Hoch empfindliche Menschen können beispielsweise nach dem Stich einer Biene, Wespe oder Hornisse oder nach einer Penicillininjektion in einen lebensbedrohlichen Zustand geraten. Bei einer Allergie gegen Nahrungsmittel können nach dem Verzehr der entsprechenden Produkte schwere Bauchkrämpfe und Schock-

symptome auftreten. Eine seltene Form eines erblichen Angioödems kann den Hals und damit das Ein- und Ausatmen blockieren.

Obwohl manche Allergie in der Tat eher unangenehm als gefährlich ist, müssen ausgeprägte allergische Reaktionen ernst genommen und unverzüglich behandelt werden.

Haustiere mit kurzem Fell verursachen keine Allergien

Die Felllänge hat auf die Stärke der Allergie keinen Einfluss. Eigentlich ist das Fell selbst noch nicht einmal die Ursache für die Allergie. Tierhaarallergien werden vielmehr durch die Schuppen ausgelöst, die ständig von der Haut des Tieres abgestoßen werden. Auch Speichel und Urin können Allergien verursachen. Ist man gegen Tiere mit Fell allergisch, sollte man sich auf Fische oder Reptilien als Haustiere beschränken.

Manche Pflanzen verursachen schon bei der bloßen Betrachtung eine Allergie

Dies ist natürlich übertrieben. Das Harz der Pflanzen, das die Allergie auslöst, muss zumindest die Haut oder die Kleidung berühren. Von der Kleidung kann es jedoch leicht auf die Haut übertragen werden. Dies mag der Grund dafür sein, dass manche Menschen eine allergische Reaktion entwickeln, obwohl sie glauben die Pflanzen nicht berührt zu haben. Beim Verbrennen können die Reizstoffe der Pflanze auch in die Luft übergehen.

Hautallergien

Viele Menschen entwickeln irgendwann in ihrem Leben eine Hautallergie oder Hautreaktionen. Bei empfindlichen Menschen entwickelt nach dem Kontakt mit bestimmten Substanzen an der betroffenen Hautstelle ein juckender, Blasen bildender Ausschlag. Schwellungen und juckende Quaddeln werden in manchen Fällen auch von einer Allergie verursacht.

Bei einer anderen Form der Allergie, dem Angioödem, entwickelt sich unter der Haut

oder im Rachen eine Schwellung ohne erkennbare Ursache.

Alle diese Beschwerden werden von Histaminen und anderen chemischen Stoffen hervorgerufen, die aufgrund der Allergie in das Gewebe und in den Bronchien ausgeschüttet werden (→ Was sind Allergien?, S. 1026). Auf den folgenden Seiten werden die häufigsten Hautallergien, einschließlich Dermatitis, Quaddeln und Angioödem, beschrieben.

Wiesengrasdermatitis

Kommt man mit der nassen Haut in Kontakt mit Gräsern oder anderen Pflanzen und wird diese Hautstelle anschießend einer Sonneneinstrahlung ausgesetzt, kann es zur Wiesengrasdermatitis kommen. Diese nicht gerade selten auftretende phototoxische Hautentzündung geht mit einer streifigen Rötung und Blasenbildung im Kontaktbereich einher. Es kommt zu einem brennenden Gefühl und Juckreiz. Einige Tage später kann sich die betroffene Hautstelle braun verfärben.

So genannte photosensibilisierende Substanzen (die Furocumarine) sind für die Auslösung der Symptome verantwortlich. Diese sind beispielsweise in Gräsern, Zitronen und Schafgarbe enthalten, finden sich aber auch im Grün der Karotten, in Feigen, Limetten, wilder Petersilie und Sellerie. In den letzten Jahren hat besonders der Riesenbärenklau auf die photosensibilisierenden Substanzen in Pflanzen und deren Auswirkungen auf die menschliche Haut aufmerksam gemacht.

Die betroffenen Hautstellen werden mit feuchten Umschlägen behandelt und der Arzt kann eine kortikoidhaltige Creme verschreiben.

Die Symptome, die durch eine Wiesengrasdermatitis hervorgerufen werden, verbessern sich schnell, die braunen Verfärbungen können jedoch noch wochenlang sichtbar bleiben. Um eine Wiesengrasdermatitis zu vermeiden, sollte man an Sonnentagen mit nasser Haut keine Pflanzen berühren beziehungsweise den Kontakt meiden.

Kontaktdermatitis

Symptome
- Juckender Ausschlag mit kleinen Pusteln, Blasen und verbreiteter Schwellung
- Brennen in den Augen und auf den Schleimhäuten

Bei einer Kontaktdermatitis handelt es sich um eine Überempfindlichkeitsreaktion, die von T-Zellen und nicht durch IgE-Antikörper verursacht wird (→ Was sind Allergien?, S. 1026). Zu den häufigsten Reizstoffen zählen Pflanzeninhaltsstoffe, die Chemikalie Para-Phenylendiamin, die in Färbemitteln für Haar und Pelze enthalten ist, aber auch Leder, Gummi und Druckereiprodukte können eine Kontaktdermatitis auslösen sowie Nickel in Schmuck, Bestandteile von Gummi, Ethylendiamin in Salben und Augentropfen sowie Dichromate, die in Textiltinte, Farben und der Lederproduktion Verwendung finden.

Auch Medikamente, Kosmetika, Deodorants und Mundwässer können eine Kontaktdermatitis auslösen und je nach Empfindlichkeit der betroffenen Person sind schon sehr geringe Mengen ausreichend, die sofort oder erst im Laufe der Zeit zur Ausbildung der typischen Symptome führen.

Kommt eine überempfindliche Person mit dem Pflanzensaft oder -harz in Berührung (entweder direkt mit der Haut oder mit einem Umweg über verschmutzte Kleidung; möglich ist auch, dass das Haustier mit der Pflanze in Berührung kommt), reagiert deren Haut.

Schon eine kleine Menge der allergenen Substanz ist ausreichend, um eine Reaktion auszulösen, wenn sie auf die Haut gelangt. Entgegen einer weitläufigen Annahme reicht es nicht aus, die Pflanzen, die eine Kontaktdermatitis auslösen können, lediglich anzusehen oder in deren Nähe zu stehen, um einen Ausschlag zu entwickeln.

Der Ausschlag breitet sich auch nicht nach dem Waschen aus oder wenn man die gebildeten Blasen aufkratzt. Nur wenn die reizenden Pflanzeninhaltsstoffe vor dem Abwaschen auf der Haut verrieben werden, kann sich der Ausschlag auf andere Bereiche des Körpers verteilen. Beispielsweise können sich die Augen entzünden, wenn sie mit Fingern oder Händen berührt wurden, die Kontakt mit den Pflanzenstoffen hatten. Es ist daher empfehlenswert, sich nach dem Kontakt mit solchen Pflanzen gründlich zu baden und eine Seife zu verwenden, um die Reaktion zu mildern.

Zu den Pflanzen, die eine Kontaktdermatitis verursachen können, zählen unter anderem Pflanzen aus der Familie der Borretschgewächse, Traubenkraut (Blätter und Pollen), Chrysanthemen, Salbei, Wermut, Sellerie, Orangen, Zitronen und Kartoffeln.

Ein ähnlicher Ausschlag kann bei empfindlichen Personen auch nach dem Kontakt mit bestimmten Chemikalien oder Metallen (wie Nickel) auftreten. Eine solche Überempfindlichkeit entwickelt sich meist über Jahre hinweg, auch wenn man immer nur mit geringen Mengen des Reizstoffes in Berührung kommt.

Dazu gehören die Chemikalien Formaldehyd, Chlor und Phenol (Carbolsäure) sowie Alkohole und Metalle wie Nickel, Chrom, Quecksilber und Beryllium. Die wahrscheinlich häufigste Reaktion gegen Metalle entsteht bei empfindlichen Menschen nach länger andauerndem Kontakt mit nickelhaltigem Modeschmuck (Uhrenbänder, Ohrringe und Armreifen etwa können Nickel enthalten). Über einen Zeitraum von mehreren Wochen und Monaten entwickelt sich bei den Betroffenen ein juckender, schuppiger und auch geröteter Hautbereich (→ Farbtafel, S. C-3).

In den Kontakt mit Chemikalien kommt man nicht nur, wenn man einen bestimmten Beruf ausübt. Viele Chemikalien finden sich auch in Haushaltsprodukten wie zum Beispiel in chemisch gereinigter Kleidung, in Färbemitteln, Polituren, Gips, Papier oder in Teppichen, Isoliermaterial und Pressmaterial, das zum Hausbau oder in der Möbelherstellung verwendet wird. Das früher noch oft bei der Möbelherstellung und Isolierung eingesetzte Formaldehyd verursacht Brennen in den Augen und auf den Schleimhäuten. Der Kontakt mit Latex verursacht häufig eine Kontaktdermatitis und andere Reaktionen.

Manche Menschen sind auch empfindlich gegen Allergene, die im Augen-Make-up, in Haarfärbemitteln, Lippenstift und Nagellack enthalten sind. Gelegentlich können auch Parfüme, Parfümwässer und Deostoffe Hautreaktionen verursachen.

Diagnose

Etwa 2 Tage nach dem ersten Kontakt mit dem Allergen entwickelt sich ein Ausschlag, bei besonders empfindlichen Personen kann er sich auch bereits nach wenigen Stunden bilden. Die betroffene Stelle rötet sich und schwillt an, es bilden sich kleine, juckende Bläschen und Beulen. Die Blasen füllen sich zunächst mit einer klaren Flüssigkeit und platzen dann. Die offene Haut darunter kann nun leicht von Bakterien infiziert werden. Nach etwa 5 Tagen erreicht der Juckreiz seine stärkste Ausprägung und ist dann gewöhnlich nach 1 bis 2 Wochen verschwunden.

Auf den Fußsohlen, den Handflächen oder auf der Kopfhaut entwickelt sich nach dem Kontakt mit bestimmten Pflanzeninhaltsstoffen nur in ganz seltenen Fällen ein Ausschlag. Bei Kontakt mit Formaldehyd kommt es zum Brennen in den Augen und an den Mundrändern sowie im Mund, der Kehle oder auf den Schleimhäuten.

Wie gefährlich ist eine Kontaktdermatitis?

Bei einer Kontaktdermatitis handelt es sich um einen Reizzustand, der sowohl Schmerzen als auch Unwohlsein hervorruft. Die sich bildenden Bläschen können sich außerdem infizieren.

Kurzzeitig kann durch die Kontaktdermatitis eine Behinderung entstehen, die jedoch keine langfristigen Auswirkungen hat.

Behandlung

Der Juckreiz, der den Ausschlag einer Kontaktdermatitis begleitet, kann man mit einem Brei aus Backpulver oder Magnesiumsulfat und Wasser lindern, durch das Auftragen von Kalaminlotionen oder einer Hydrokortisonsalbe (manche Menschen sind aber auch überempfindlich gegen die Substanzen in bestimmten Cremes und Lotionen und der Zustand kann sich dann verschlimmern, wenn diese aufgetragen werden – hier ist also Vorsicht geboten). Alkohol sollte nicht aufgetragen werden, da dies den Juckreiz möglicherweise verschlimmern kann. Um eine Infektion zu verhindern, werden die offenen Blasen mit einer sterilen Gaze abgedeckt. Salben und Lotionen helfen bei offenen Blasen wenig, sie können aber bei geschlossenen Blasen verwendet werden. Trotz des Juckreizes sollte man es möglichst vermeiden, sich zu kratzen.

In schweren Fällen oder wenn empfindliche Bereiche wie das Gesicht, die Augen oder der Genitalbereich betroffen sind, ist ein Arztbesuch angeraten. Der Arzt kann eine Kortisonsalbe, Antihistaminika oder ein Kortisonpräparat zum Einnehmen verschreiben.

Vorbeugung

Der beste Weg, eine Kontaktdermatits zu vermeiden, ist es, den Kontakt mit den auslösenden Reizstoffen zu vermeiden.

Reizende Pflanzeninhaltsstoffe, die auf die Haut gekommen sind, sollten möglichst schnell und vorsichtig mit Wasser und Seife entfernt werden. Kleidungsstücke sollten gewaschen werden.

Bei einer Überempfindlichkeit gegen Haushaltschemikalien sollte der Kontakt mit ihnen so weit wie möglich eingeschränkt werden. Knitterarme Kleidung sollte vor dem Tragen mehrfach gewaschen werden, alte Möbel und älteres Isoliermaterial sollte auf möglicherweise enthaltenes Formaldehyd geprüft werden.

Bei einer Überempfindlichkeit gegen Metall sollte Schmuck aus massivem (nicht plattiertem) Gold oder Sterling-Silber getragen werden. Nickelhaltiger Schmuck oder anderer Metallschmuck ist zu vermeiden. Reagiert man allergisch auf Kosmetika, dann lohnt sich eventuell der Kauf allergiegetesteter Produkte. Wenn man auf Latexprodukte mit einer Überempfindlichkeit reagiert, sollten diese vermieden werden.

Atopische Dermatitis

Symptome. Extremer, anhaltender Juckreiz und stellenweise Verdickung der Haut.

Eine atopische Dermatitis (Ekzem) tritt für gewöhnlich bei Kleinkindern und Kindern auf. Grundsätzlich kann sie jedoch in jedem Alter auftreten. Bei 70 Prozent der Betroffenen kommt die atopische Dermatitis familiär gehäuft vor. Es handelt sich dabei nicht um eine Allergie, obwohl etwa ein Drittel aller Betroffenen als Begleiterscheinung eine Allergie der Luftwege entwickeln wie beispielsweise Heuschnupfen und Asthma (→ Atopische Dermatitis, S. 989, und → Farbfoto eines Ekzems C-2).

Diagnose

Bei einer atopischen Dermatitis bilden sich Bereiche mit trockener, stark juckender und verdickter Haut. Typischerweise treten solche Stellen in der Kniekehle und in der Armbeuge auf. Der Juckreiz hält an und führt oft dazu, dass sich die Betroffenen an diesen Stellen stark kratzen. Kleinkinder und Kinder mit atopischer Dermatitis schwitzen stärker als normal, sie haben eine trockene Haut und der Juckreiz ist ebenfalls stärker. Reibung, Wärme oder Aufregung kann die Kinder dazu veranlassen, sich an den betroffenen Stellen zu kratzen (→ Farbtafel, S. C-2).

Die meisten Kinder mit atopischer Dermatitis stammen aus Familien, in denen auch einige Familienmitglieder an allergieähnlichen Erkrankungen wie Asthma oder Heuschnupfen leiden. Normalerweise verschwindet die atopische Dermatitis bei Kindern spätestens mit dem 6. Lebensjahr, bei manchen kann sie bis zur Pubertät anhalten, sogar bis ins Erwachsenenalter.

Wie gefährlich ist eine atopische Dermatitis?

Das Ekzem ist zwar unangenehm, bei den meisten Menschen ist es jedoch nur ein vorübergehendes Problem.

Behandlung

Die atopische Dermatitis wird in der Regel mit Salben, Lotionen oder Antihistaminika behandelt. Ziel dabei ist es, den starken Juckreiz zu lindern, weil sich dieser durch das Kratzen weiter verstärken kann.

Die Haut sollte mit den Salben und Lotionen feucht gehalten werden. Hält der Juckreiz an und wird somit weiterhin an den betroffenen Stellen gekratzt, kann der Arzt Antihistaminika verschreiben. Aktivkohlehaltige Salben helfen, wenn die atopische Dermatitis bereits Monate und Jahre vorhanden ist und sich die Haut dadurch verdickt hat und flechtenähnlich geworden ist. Kortikosteroidsalben lindern sowohl die Entzündungen als auch den Juckreiz.

Kinder, die an einer atopischen Dermatitis leiden, sollten maximal 3-mal pro Woche gebadet werden. Badeöl kann die Haut vor dem Austrocknen schützen, auf die Benutzung von Seifen – außer einer Neutralseife – sollte verzichtet werden. Damit sich das Kind beim Kratzen nicht verletzt, werden seine Fingernägel möglichst kurz geschnitten.

Quaddeln und Angioödem

Symptome

Quaddeln
- Über das Niveau der Haut erhobene, gerötete, oftmals juckende Striemen unterschiedlicher Größe, die sich in unregelmäßigen Abständen auf der Hautoberfläche bilden und verschwinden
- An der Stelle, an der die Haut gekratzt wird, entstehen neue Striemen (Dermatographie)

Angioödem
- Ausgedehnte Striemen unter der Hautoberfläche, besonders in der Augen- und Lippengegend, aber auch auf den Händen und Füßen und in der Kehle

Etwa ein Fünftel der Bevölkerung entwickelt mindestens einmal im Leben Quaddeln. Diese Erkrankung wird auch Urticaria, also »Nesselsucht«, genannt. Die Läsionen treten in der Regel eher stellenweise gehäuft auf als einzeln und können einige Minuten bis zu einigen Tagen auf der Haut verbleiben. Betroffen ist die Oberfläche der Haut, während es sich bei einem Angioödem um eine Erkrankung handelt, die sich unter der Hautoberfläche entwickelt (→ Farbtafel, S. C-9).

Quaddeln und ein Angioödem entstehen aufgrund der Ausschüttung von Histaminen und anderen Substanzen ins Blut. Die Ursache dafür ist unbekannt, obwohl man viele Substanzen identifizieren konnte, die Quaddeln entstehen lassen. Dazu zählen beispielsweise Nahrungsmittel, Pollen, Tierschuppen, Medikamente, Latex, Insektenstiche und Infektionen sowie Krankheiten, Kälte, Hitze, Licht und psychische Erregung. Wie bei vielen Allergien ist die Entwicklung von Quaddeln oder eines Angioödems teilweise erblich bedingt.

Nahrungsmittel, die bei überempfindlichen Menschen Probleme verursachen können, sind Beeren, Schalentiere, Fische, Nüsse, Eier und Milch. Ebenfalls bekannt für ihre Eigenschaft, Überempfindlichkeitsreaktionen auszulösen, sind Penicillin und Aspirin. Dasselbe gilt für Pollen und Tierschuppen.

Diagnose
Hauptsächliches Symptom eines Quaddelausschlags und eines Angioödems ist eine Schwellung der Haut und die Bildung roter Streifen. Bei einem Quaddelausschlag sind die an der Hautoberfläche gelegenen Streifen von starkem Juckreiz begleitet. Bei einem Angioödem sind die Schwellungen in tieferen Hautschichten angesiedelt und treten am häufigsten in der Mund- und Augengegend auf, die dann geschwollen aussehen. Auch Hände und Füße sind teilweise betroffen.

Um eine geeignete Behandlungsmethode für die Quaddeln zu finden, erkundigt sich der Arzt nach der Krankengeschichte. Es kann auch notwendig sein, den Kontakt mit möglichen Reizstoffen, über einen Zeitraum von 2 Wochen bis hin zu 1 Monat, aufzuzeichnen. Trotzdem ist es nicht immer möglich, die Ursache zu bestimmen (→ Farbtafel, S. C-9).

Wie gefährlich sind Quaddeln und Angioödeme?
Quaddeln und Angioödeme sind normalerweise harmlos. Sie verursachen keine bleibenden Schäden und sind in manchen Fällen nicht einmal unangenehm. Ein erbliches Angioödem kann jedoch mehr Beschwerden verursachen und möglicherweise gefährlich werden. Es handelt sich dabei um eine Erkrankung, die einen Eiweißstoff im Blut betrifft und eine spezielle Behandlung erfordert. Es kann zu einer Schwellung ohne Juckreiz kommen, in manchen Fällen begleitet von Bauchkrämpfen und Durchfall. Ist die Kehle oder die Zunge betroffen, so können die Luftwege blockiert werden und es kann zu einem lebensgefährlichen Zustand kommen.

Behandlung
In manchen Fällen ist keine Behandlung erforderlich. Ansonsten werden Quaddeln und Angioödeme in der Regel mit Antihistaminika oder anderen Wirkstoffen wie Adrenalin (Epinephrin), Terbutalin und Cimetidin behandelt. Manchmal verschreibt der Arzt auch Kortikosteroide (S. 919). Überempfindliche Menschen sollten die Einnahme gewisser Medikamente vermeiden.

Allergieähnliche Reaktionen auf Hitze, Kälte oder Licht

Symptome. Ausschlag oder Schwellungen bei einem Quaddelausschlag, verursacht durch Hitze, Kälte, Sonne oder Reibung

Notfallsymptome. Muskelkrämpfe, Erbrechen und Ohnmachtsanfälle nach Eintauchen in kaltes Wasser.

Die merkwürdigsten Formen allergieähnlicher Reaktionen sind die, die durch physikalische Reize wie Hitze, Kälte, Licht oder Sonnenlicht ausgelöst werden. Meist kommt es zu Quaddelausschlägen. In manchen Fällen kann sogar nur durch Reiben eines stumpfen Gegenstandes auf der Haut innerhalb weniger Minuten eine solche Reaktion hervorgerufen werden. Bei einer Dermographie rötet sich die Haut sofort, selbst wenn mit dem Fingernagel leicht über sie hinweggestrichen wird und an der Berührungsstelle entstehen Streifen (→ Farbtafel, S. C-9).

Diagnose
Zu den allergieähnlichen Symptomen gehören kleine Quaddeln, die sich nach anstrengender sportlicher Betätigung, einer heißen Dusche oder psychischem Stress bilden. Hände und Füße schwellen an, wenn sie Druck ausgesetzt sind. Die Quaddeln entwickeln sich auch, wenn Körperstellen erwärmt werden, die zuvor kalter Luft ausgesetzt waren. Um solche Reaktionen zu testen, nimmt der Arzt die Krankengeschichte (Anamnese) des Betroffenen auf und er führt einen Test durch, bei dem kalte und warme Gegenstände auf die Haut aufgetragen werden, um eine Reaktion hervorzurufen.

Behandlung
Menschen, die empfindlich auf Temperaturen reagieren, sollten bei Kälte warme Kleidung tragen. Es ist besser, warm zu duschen als kalt oder heiß. Reagiert der Körper extrem auf Kälte, sollte man nicht in kaltem Wasser schwimmen oder baden. Der Arzt kann außerdem ein starkes Antihistamin verschreiben.

Werden die Quaddeln durch Sonnenlicht verursacht, sollte man sich möglichst vor Sonneneinwirkung schützen und Sonnenschutzmittel auftragen. Die ist besonders dann wichtig, wenn gleichzeitig Antibiotika, Diuretika, Antihistaminika, Antimykotika, Beruhigungsmittel oder Hypoglykämika genommen werden. Diese Medikamente können nämlich, genauso wie bestimmte Duftstoffe, in der Sonne Hautreaktionen verursachen.

Allergien der Atemwege

Allergien der Atemwege verursachen häufig schnupfenähnliche Symptome: eine verstopfte Nase und verstopfte Bronchien, eine laufende Nase, Husten und Niesen. Gelegentlich kann es auch zu Keuchen kommen. In der Tat werden Allergien der Atemwege und ein Schnupfen häufig verwechselt, bis man bemerkt, dass die Allergiesymptome länger als die eines Schnupfens anhalten oder viel unmittelbarer auftreten und verschwinden.

Bei manchen Menschen treten diese Symptome während der Blütezeit auf – im Frühling, Sommer oder Herbst. Bei anderen erscheinen die Symptome im Winter, wenn die Wohnung seltener gelüftet wird und Hausstaubmilben und Schimmel häufiger vorkommen. Auch beim Kontakt mit dem Fell eines Tieres können sich diese Symptome entwickeln.

Bei allen Allergien der Luftwege handelt es sich um eine Reaktion des Immunsystems auf Allergene in der Luft (→ Was sind Allergien?, S. 1026). Die häufigsten Allergien gegen Pollen, Schimmel, Staub und Tierschuppen werden auf den folgenden Seiten erläutert sowie Asthma und Nasenpolypen.

Heuschnupfen (Allergische Rhinitis)

Symptome
- Verstopfte oder laufende Nase
- Häufiges Niesen
- Juckreiz in den Augen, der Nase, dem Gaumen oder im Hals
- Husten

Bei Heuschnupfen reagieren die Betroffenen auf die Blütenpollen in der Luft mit einem »dicken« Kopf, geschwollener Nase und juckender Kehle. Diese Symptome werden unter dem Begriff Heuschnupfen zusammengefasst (medizinisch wird dieser Zustand allergische Rhinitis genannt), obwohl nicht nur Heu als Auslöser für die Symptome infrage kommt.

Unerklärlicherweise sind manche Menschen empfindlicher als andere gegen die winzigen Pollen in der Luft. Aller Wahrscheinlichkeit nach ist diese Überreaktion des Immunsystems auf potenzielle Eindringlinge teilweise genetisch bedingt. Viele Menschen glauben, Heuschnupfen sei eine Kinderkrankheit, die im Erwachsenenalter vergeht. Dies stimmt nicht: Heuschnupfen kann sich in jedem Alter entwickeln und auch wieder vergehen. Besonders häufig betroffen sind Personen, die bereits an anderen Allergien leiden, wie an einer Dermatitis oder an Asthma.

Heuschnupfenpatienten reagieren auf bestimmte Allergene. Manche reagieren nur auf eine oder zwei Substanzen allergisch, andere gegen viele. Wird ein Pollenkorn, gegen das man allergisch ist, eingeatmet, reagieren die körpereigenen Antikörper damit und es werden Histamine ausgeschüttet. Diese führen zu Entzündungen der Augen und Lider, Nase und Nebenhöhlen. Es kommt zu häufigem und starkem Niesen – bis zu 20- bis 30-mal hintereinander. Die Heuschnupfenanfälle dauern in der Regel 15 bis 20 Minuten und treten mehrmals am Tag auf. Viele Betroffene fühlen sich nicht wesentlich eingeschränkt, wenn sie jedes Jahr zu einer bestimmten Jahreszeit für einige Wochen unter einer verstopften Nase und häufigem Niesen leiden.

Diagnose
Für viele Menschen ist Heuschnupfen lediglich eine unangenehme, jährlich auftretende Erscheinung. Sind die Beschwerden des Heuschnupfens jedoch schlimmer, sollte ein Allergologe aufgesucht werden.

Der Arzt wird zuerst versuchen das betreffende Allergen und die Häufigkeit des Kontakts herauszufinden. Die Patienten werden gebeten über das Auftreten der Symptome ein Tagebuch zu führen: Treten die Symptome beispielsweise nur im Frühjahr auf, kann es sich um eine Allergie gegen die Pollen von Frühjahrsblühern handeln. Treten die Heuschnupfenanfälle aber während der gesamten Blütezeit auf, so ist man möglicherweise gegen mehrere Pollen allergisch.

Der Arzt kann auch versuchen die allergieverursachenden Pollen mithilfe einer Reihe von Hauttests zu ermitteln. Dazu zählen Nadeltests und manchmal auch ein Radio-Allergo-Sorbent-Test (→ Allergietests, S. 1031).

Behandlung
Der beste Weg, die Heuschnupfensymptome in den Griff zu bekommen, ist es, den Kontakt mit den Allergenen zu vermeiden. Während der Pollenflugzeit sollte man sich also so wenig wie möglich im Freien aufhalten. Dies gilt besonders für die trockenen, windigen Tage, wenn

mehr Pollen fliegen. Türen und Fenster sollten geschlossen werden, hilfreich sind auch Klimaanlagen oder Luftfilter.

Ein schwacher Heuschnupfen kann durch rezeptfreie Antihistaminika und Schnupfenmittel gelindert werden. Antihistaminika können jedoch Benommenheit und Mundtrockenheit verursachen, die so unangenehm wie der Heuschnupfen selbst sein können. Bei Antihistaminen wie Terfenadin, Astemizol oder Loratain sind diese Nebenwirkungen weniger stark (→ Antihistaminika, S. 1034).

Zu häufig sollten die rezeptfreien Nasensprays oder Tropfen nicht benutzt werden, denn obwohl sie die Symptome zunächst verringern, können sie eine Abhängigkeit auslösen. Nach Wochen oder Monaten der Anwendung sind dann höhere Dosierungen oder häufigere Anwendungen erforderlich, um die Beschwerden zu lindern. Dann sollte die Einnahme abgebrochen und das Abklingen der auftretenden Symptome abgewartet werden.

Bei schwerem Heuschnupfen kann der Allergologe versuchen die allergieauslösenden Pollen zu ermitteln, damit er die am besten geeignete Behandlung zusammenstellen kann. In der Regel werden Antihistaminika verschrieben. Zusätzlich kann der Arzt kortikosteroidhaltige Nasensprays verschreiben. Oft wird auch Cromoglicinsäure-Nasenspray verschrieben, das über mehrere Wochen angewendet werden muss, um seine Wirkung zu entfalten. Hilfreiche Augentropfen enthalten den Wirkstoff Levocabastin.

Um Heuschnupfen zu heilen, kann auch eine so genannte Immunisierung (Immuntherapie) durchgeführt werden. Dabei wird das Immunsystem gegen die Allergene desensitiviert und zwar durch mehrere Injektionen mit einer ansteigenden Mengen an Antigen. Viele Menschen, die sich dieser Therapie unterziehen, verlieren ihre Allergie innerhalb von 2 Jahren. Die Prozedur ist jedoch Zeit raubend, teuer und bei etwa 25 Prozent der Patienten unwirksam.

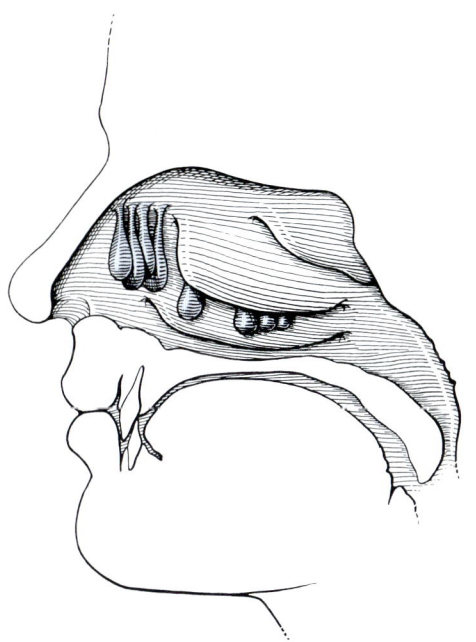

Perlenähnliche Knoten entlang der Innenseite der Nase werden Polypen genannt. Verursachen sie Atemschwierigkeiten oder wiederholte Nebenhöhlenentzündungen, können sie durch eine einfache Operation entfernt werden.

produktion von Flüssigkeit in den Schleimhäuten hervorgerufen, in manchen Fällen ausgelöst durch Heuschnupfen oder andere Allergien, die die Nase betreffen. Oft kann keine Ursache festgestellt werden.

Diagnose

Hat man den Eindruck, die Nase ist ständig verstopft, man hat Atemschwierigkeiten und Gerüche sind nur schwer wahrnehmbar, dann sind möglicherweise Nasenpolypen vorhanden. Kopfschmerzen können ein Zeichen dafür sein, dass ein Polyp die Öffnung zwischen dem Nasenraum und den Nebenhöhlen blockiert.

Manchmal kann man Polypen auch selbst diagnostizieren. Leuchtet man mit der Taschenlampe in die Nase und betrachtet den Innenraum mit einem Spiegel, sind die Polypen häufig als kleine, perlenförmige Wucherungen zu erkennen. Befinden sie sich weiter hinten, dann sind sie auf diese Weise nicht zu sehen. Nasenpolypen müssen vom Arzt behandelt werden.

Wie gefährlich sind Nasenpolypen?

Nasenpolypen sind unangenehm, in der Regel jedoch nicht lebensbedrohlich. In manchen Fällen behindern sie den Abfluss in die Nebenhöhlen so stark, dass es wiederholt zu Nebenhöhlenentzündungen kommt und beträchtliche Beschwerden beim Atmen durch die Nase entstehen. Es scheint auch eine Verbindung zwischen der Einnahme von Aspirin und Nasenpolypen oder zystischer Fibrose und Nasenpolypen zu geben (S. 720).

Nasenpolypen

Symptome

- Atemschwierigkeiten
- Eingeschränktes Riechvermögen

Schwillt die Schleimhaut entlang der Naseninnenwand bis in die Atemwege hinein an, so wird diese Schwellung Nasenpolyp genannt. Polypen können einzeln oder zu mehreren auftreten. Nasenpolypen werden durch eine Über-

Pollen

Die Pollenkörner, die die Bienen von Blüte zu Blüte tragen, sind für den Menschen relativ harmlos, da es sich hierbei um vergleichsweise große Körner von wachsartiger Struktur handelt.

Heuschnupfen wird durch kleinere Pollenkörner ausgelöst, die der Wind verbreitet. Immergrüne, aber auch Laub tragende Bäume bilden im Frühjahr Pollen, Gräser und die meisten Blütenpflanzen im Juni und Juli. Spät blühende Pflanzen entwickeln Pollen erst im Herbst.

In warmen Klimazonen mit langen Vegetationsperioden können Pollenkörner 8 bis 9 Monate lang in der Luft vorkommen, in Klimazonen mit kürzeren Vegetationsperioden weniger lang.

In Europa führen meist Gräser die Liste der allergieverursachenden Pflanzen an, gefolgt von Erle, Haselnuss, Birke und Beifuß.

Hauptsächlich Süßgräser verursachen Allergien, bei den Bäumen und Sträuchern sind es Ahorn, Eiche, Esche, Birke, Pappel, Ulme, Haselnuss und Wacholder.

Die Menge an Pollenkörnern in der Luft ist vom Wetter abhängig. Ein heißer, trockener Wind verteilt die Pollenkörner, während sie bei feuchter Witterung in den Boden ausgewaschen werden.

Die meisten Pollenkörner sind so klein, dass sie durch offene Fenster, Türen und auch Fliegenschutzgitter in die Wohnung gelangen können. Schon 20 Pollenkörner pro Kubikmeter reichen aus, um eine allergische Reaktion hervorzurufen.

Viele Pflanzen produzieren jedoch Millionen von Pollenkörnern. Klimaanlagen, die regelmäßig gewartet werden, können dazu beitragen, die Pollenkörner aus den Innenräumen fern zu halten.

Behandlung

Nasenpolypen werden unter örtlicher Betäubung operativ entfernt. Die Polypen können allerdings wiederholt auftreten und müssen dann wiederum entfernt werden.

Allergien gegen Schimmel, Tierschuppen und Staub

Symptome
- Verstopfte, laufende Nase
- Häufiges Niesen
- Juckende Augen, Nase, Gaumen oder Kehle
- Husten
- Keuchen

Nicht alle Arten von Heuschnupfen (→ Allergische Rhinitis, S. 1040) werden durch Pollen verursacht. Die gleichen Reaktionen können auch durch eine Überempfindlichkeit gegen Schimmel, Tierschuppen und Hausstaubmilben ausgelöst werden.

Manche Menschen entwickeln einen allergischen Anfall, wenn sie einen leeren Raum betreten. Bei anderen treten die Anfälle das ganze Jahr über zu unterschiedlichen Zeiten auf. Die Symptome können auch jahreszeitlich bedingt sein. Generell reagieren sie alle empfindlich auf Allergene in der Luft, bei denen es sich nicht um Pollen handelt.

Diagnose

Bei den meisten Menschen ist eine Allergie gegen Schimmel, Staub oder Tiere lediglich unangenehm. Treten die Symptome nur während einiger Wochen pro Jahr auf, können sie ignoriert oder wie die eines Schnupfens behandelt werden, denen sie tatsächlich sehr ähneln, mit der Ausnahme, dass sie länger anhalten und die Schleimhautabsonderungen in der Regel klar sind. Beeinträchtigen die Symptome in alltäglichen Situationen, hilft ein Besuch beim Allergologen die genauen Ursachen und eine geeignete Behandlungsmethode zu bestimmen.

Um die Diagnose einer Allergie gegen Allergene in der Luft, wie Schimmel und Staub, zu bestätigen, stellt der Arzt eine Reihe von Fragen: wie stark die Reaktionen dagegen sind, wie oft die Symptome auftreten – ob ganzjährig oder jahreszeitlich bedingt, in welcher Situation sie vor allem auftreten. Der Patient wird gebeten 1 Monat lang ein Tagebuch zu führen, um die Häufigkeit der Symptome und mögliche Ursachen zu bestimmen. Mit einigen Hauttests versucht der Arzt dann das Allergen zu bestimmen, das die Überempfindlichkeitsreaktionen auslöst. Am häufigsten wird der Prick-Test verwendet, es kann auch der Radio-Allergo-Sorbent-Test herangezogen werden (→ Allergietests, S. 1031).

Wie gefährlich sind solche Allergien?

Die schnupfenähnlichen Symptome von Allergien sind unangenehm und ärgerlich, stellen aber keine Bedrohung für die Gesundheit dar.

Behandlung

Eine Allergie behandelt man am besten, indem man die Allergene meidet. Dies ist oft einfacher gesagt als getan, denn manche Allergene, wie Schimmelsporen, kommen in der Luft vor und so bleibt als Ausweg nur die vollklimatisierte Wohnung. Bei Allergenen wie Staub oder Tierschuppen ist es dagegen leichter möglich, den Kontakt einzuschränken.

Die medizinische Behandlung einer Allergie gegen Schimmel, Staub oder Tiere gleicht der Behandlung von Heuschnupfen. Rezeptfreie Antihistaminika (→ Antihistaminika, S. 1034) und Nasensprays lindern oft die Symptome. Ist die Reaktion stärker oder beeinträchtigt den normalen Tagesablauf, kann der Allergologe eine Behandlung vorschlagen. Um die Nasenschleimhäute zu befreien, kann er Antihistaminika, steroid- oder cromoglicinsäurehaltige Sprays verschreiben, der Wirkstoff Levocobastin hilft bei Augenreizungen. Bei starken Reaktionen, können Steroide zum Einnehmen verschrieben werden (→ Kortikosteroide, S. 919).

Medikamente gegen Heuschnupfen haben auch Nachteile. Viele Antihistaminika verursachen Benommenheit oder bei manchen Menschen auch Nervosität. Entzündungshemmende Steroide zum Einnehmen haben bei lang andauernder Einnahme Nebenwirkungen.

Wie bei Heuschnupfen kann auch bei einer Allergie der Atemwege eine Desensibilisierung durchgeführt werden. Die Allergene, die die Allergie verursachen, werden über einen Hauttest ermittelt und dann wiederholt in niedriger Dosierung unter die Haut gespritzt. Stufenweise wird die verabreichte Menge erhöht, um den Körper zu einer Abwehrreaktion anzuregen und die Produktion von Histamin und anderen Substanzen im Körper zu verringern. Eine Desensibilisierung wird in der Regel wöchentlich durchgeführt und kann 3 Monate bis zu mehreren Jahren andauern. Nach dem ersten Zyklus muss durch weitere Injektionen, die in Abständen von 2 bis 6 Wochen verabreicht werden, die Immunität aufrecht erhalten werden. Auch dies muss möglicherweise mehrere Jahre fortgesetzt werden.

Vielen Menschen hilft diese Immuntherapie, die jedoch auch Nachteile hat. Sie ist teuer und aufwändig, beinhaltet das Risiko einer Infektion und führt nicht immer zum Erfolg. Vor- und Nachteile sollten mit dem Hausarzt und Allergologen besprochen werden.

Tiere

Manche Menschen sind gegen Tiere mit Fell und gegen Vögel allergisch. Dabei sind Fell und Federn selbst nicht die auslösenden Faktoren, sondern vielmehr die Schuppen, die von der Haut abgestoßen werden und die Allergie ver-

Katzenallergie

Obwohl die Katze unter allen Haustieren am häufigsten Juckreiz und Niesen auslöst, übertrifft die Liebe vieler Tierhalter oftmals praktische Überlegungen. Trotz Allergie halten sich diese Menschen eine Katze. Um die Beschwerden in Grenzen zu halten, kann helfen:

* Die Katze mehrere Wochen lang jede Woche 1-mal baden. Dadurch verringert sich die Menge an Allergenen in der Luft um bis zu 90 Prozent.
* Teppiche und Polstermöbel weitgehend vermeiden. Die Böden regelmäßig feucht auswischen und regelmäßig saugen.
* Um die Katzenallergene im Staub zu verringern, sollte ein Staubsauger mit speziellem Luftfilter verwendet werden. So können mehr als 99 Prozent der durch den Filter aufgesaugten Staubpartikel zurückgehalten werden.
* Die Katze so oft wie möglich ins Freie lassen. Das Tier sollte außerdem aus dem Schlafzimmer, vor allem aus dem Bett und aus anderen Räumen, in denen man sich häufig aufhält, verbannt werden.
* Die Ventilation verstärken, um die Menge an Allergenen zu verringern.

Entwickelt ein Familienmitglied aufgrund einer Katzenallergie Asthma, so muss die Katze weggegeben werden. Anhaltender Kontakt mit den Allergenen führt nämlich dazu, dass die Luftwege ständig blockiert sind, selbst wenn die Allergene entfernt werden. Hat man für die Katze ein neues Zuhause gefunden, wird die Wohnung gründlich gereinigt, man sollte sich aber bewusst sein, dass es Wochen oder Monate dauern kann, bis alle Allergene aus Teppichen und Polstermöbeln verschwunden sind.

ursachen. Andere Allergene sind Tierspeichel und -urin. Menschen, die gegen Pollen oder Schimmel allergisch sind, können auch gegen Tierschuppen allergisch werden. Einziger Weg, eine Reaktion zu verhindern, ist die Ursache zu vermeiden. Dies bedeutet keine Haustiere mit Fell oder Federn zu halten. Ist man sogar allergisch gegen die kleinen Schuppen, die teilweise noch in der verarbeiteten Wolle vorhanden sind, sollte man auf Wollprodukte verzichten. Dies gilt auch für Möbel oder Teppiche aus Tierhaar.

Schimmel

Viele Betroffene sind allergisch gegen die Sporen gewöhnlicher Schimmelpilze in der Luft. Die in der Natur vorkommenden Schimmelpilze bilden ihre Sporen meist im Sommer und Frühherbst, in warmen Regionen – hierzu kann man auch das Haus zählen –, jedoch das ganze Jahr über. Für viele Menschen werden sie daher zum großen Problem.

Im Haus wachsen Schimmelpilze an feuchten Stellen, wie im Keller oder Badezimmer, in Möbelpolstern, Teppichen, ausgestopften Tieren, Holz, Büchern und Tapeten. In der Natur leben sie in der Erde, auf Kompost oder in feuchter Vegetation. Empfindliche Menschen reagieren beim Rasenmähen, bei der Ernte oder beim Spaziergang durch feuchtes Gras. Die häufigsten Schimmelpilze im Haus sind Penicillium, Aspergillus, Mucor und Rhizopus, in der Natur kommen Alternaria und Hormodendrum vor.

Die Sporen der Schimmelpilze sind überall, allerdings kann man den Kontakt zu ihnen einschränken. Im Sommer und Winter sollte man Türen und Fenster in der Wohnung, im Auto und Büro geschlossen halten und eine Klimaanlage benutzen. Ein feuchter Keller wird trockengelegt und Geräte zur Verringerung der Luftfeuchtigkeit sind regelmäßig zu reinigen, um das Wachstum von Schimmel oder anderen Organismen im Innenraum zu vermeiden.

Schimmelige oder von Milben befallene Dinge wie Bücher, Schuhe oder Matratzen sollten entsorgt werden. Holzmöbel können mit einer milden Bleiche gewaschen und in der Sonne getrocknet werden. Empfohlen wird Matratzen und Polster aus synthetischem Material zu benutzen, Badezimmer und die Kellerwände zu desinfizieren und statt Tapeten einen schimmelpilzresistenten Wandanstrich anzubringen.

Staub

Bei vielen Menschen ist gewöhnlicher Hausstaub ein Problem während des ganzen Jahres. Im Hausstaub kann alles Mögliche enthalten sein, darunter Pollen, Schimmelpilzsporen, Fasern und Detergenzien. Hauptverursacher der Hausstauballergie sind jedoch winzig kleine Insekten, die Hausstaubmilben. Milben kommen im Sommer am zahlreichsten vor, die Reaktion der Betroffenen ist allerdings im Winter am stärksten. Auch Fasern aus Polstermaterial, Matratzen, Spielzeug, Möbel, Teppiche, Decken und Vorhänge können Allergien auslösen.

Bei einer Hausstauballergie sollte die Wohnung so sauber wie möglich gehalten werden. Das bedeutet regelmäßiges Staubsaugen, feuchtes Auswischen der Böden und die Entfernung von Staub auf den Möbeln und anderen Gegenständen in der Wohnung. Teppiche und Decken sollten wöchentlich gereinigt werden. Es empfiehlt sich, beim Putzen eine Staubmaske zu tragen. Überflüssige Teppiche, Vorhänge, Fransen, Betthimmel oder Doppelbetten sollten vermieden werden, Kissen, Matratzen und Bettfederungen können in allergiesichere Bezüge eingenäht werden.

Hilfreich sind Zentralheizungen und Klimaanlagen, die die Luft filtern und befeuchten. Es gibt auch mobile Luftreinigungsgeräte, es sollten aber nur Geräte verwendet werden, die kein Ozon oder andere Reizstoffe produzieren.

Andere Reizstoffe

Bei wenigen Menschen werden Allergien durch dutzende anderer Stoffe verursacht. Dazu zählen Rauch und Dämpfe aus Industrieanlagen, Tabakrauch, Gesichts- und Babypuder, Latex und Waschpulver. Menschen mit Allergien der Luftwege reagieren oft auf mehrere Allergene.

Reizstoffe, zum Beispiel solche, die bei der Wohnungsrenovierung entstehen, also Wandfarbe, Lösungsmittel oder Sägespäne, sollten ebenso vermieden werden wie Rauch und Rauchquellen, einschließlich Zigaretten, Holz- und Laubfeuer. Es bietet sich an, flüssige Waschmittel zu verwenden und kein Körper- oder Gesichtspuder zu benutzen.

Asthma

Symptome
- Keuchen
- Atemschwierigkeiten und Kurzatmigkeit
- Schmerzloses Engegefühl in der Brust
- Husten

Notfallsymptome
- Extreme Atemnot
- Bläuliche Lippen und Nägel
- Schwere Atemlosigkeit
- Schwitzen
- Schwerer Husten

Bei Asthma kommt es zu regelmäßig wiederkehrenden Anfällen von Keuchen, Engegefühl in der Brust, Husten und Atemschwierigkeiten. Die Ursache ist häufig unbekannt. Infektionen der Luftwege und Sport können die Symptome verschlimmern, ebenso kalte Luft, Stress, der Kontakt mit Pollen, Schimmelsporen, Tierschuppen oder Hausstaubmilben. Bei Erwachsenen können auch Medikamente wie Aspirin die Symptome verschlimmern.

In Europa leiden etwa 3 bis 7 Prozent der Kinder und 5 Prozent der Erwachsenen an Asthma. Es handelt sich um eine zum Teil erbliche Krankheit, die nicht ansteckend ist. Asthma zählt zu den häufigsten chronischen Krankheiten und ist außerdem der am häufigsten genannte Grund für Krankmeldungen in Schulen. Etwa die Hälfte der Asthmatiker entwickelt die Krankheit bereits vor dem 10. Lebensjahr.

Diagnose

Atemschwierigkeiten oder Hustenanfälle mit Schleimbildung sind die wichtigsten Symptome von Asthma. Die unterschiedlich starke Blockierung der Luftwege entsteht durch die Entzündung der Bronchialwände, eine Verengung der glatten Muskelfasern in den Bronchien, und erhöhte Schleimproduktion. Dadurch verringert sich die Luftzufuhr in den geschwollenen Bronchien und beim Ein- und Ausatmen entsteht ein keuchendes Geräusch.

Die Symptome eines Asthmaanfalls entwickeln sich Minuten nach einer anstrengenden Tätigkeit oder nach dem Kontakt mit einem Allergen. Sie können auch bei einem Schnupfen oder aus keinem erkennbaren Grund entstehen.

Um ein Asthma und dessen Ursachen zu diagnostizieren, gibt es verschiedene Tests. Erforderlich können sein eine komplette Leibesuntersuchung, Atem- und Allergietests und eine röntgenologische Untersuchung. Möglicherweise wird der Patient gebeten zu Hause einen Atemtest durchzuführen, um herauszufinden, ob das Auftreten der Anfälle einem bestimmten Muster unterworfen ist und welche Ursachen es dafür gibt (→ Gerät zur Messung des Lungenausstoßvolumens, diese Seite).

Wie gefährlich ist Asthma?

Asthmaanfälle können schwach ausgeprägt bis lebensbedrohlich sein und minuten- bis tagelang anhalten. Ein Anfall kann durch einen gewöhnlichen Husten ausgelöst werden, die Symptome halten allerdings länger an als bei einer Erkältung.

Asthmatiker sollten ärztlich überwacht werden, denn wenn die Luftwege blockiert sind, kann ein Asthmaanfall gefährlich werden. Mit ärztlicher Hilfe kann man die Anfälle in den Griff bekommen, sodass sie in den seltensten Fällen behindernd oder gar lebensbedrohlich werden.

Behandlung

Zusätzlich zu professioneller Hilfe ist es wichtig, die Entstehungsweise von Asthma zu verstehen und Selbsthilfemaßnahmen dagegen zu entwickeln. Es folgen einige einfache und leicht zu merkende Grundsätze:

Aktivität

Wie viel Sport man treibt und welchen Lebensstil man aufrechterhält, muss möglicherweise neu überdacht werden. Hat man vor der Erkrankung viel Sport getrieben, muss dies unter Umständen eingeschränkt werden (→ Asthma und Sport, S. 1047).

Gerät zur Messung des Lungenausstoßvolumens

Um schwere Asthmaanfälle zu vermeiden oder zu minimieren, kann die Lungenfunktion mithilfe eines Gerätes zur Messung des Lungenausstoßvolumens regelmäßig kontrolliert werden, dem so genannten Peak-Flow-Meter. Wie ein Thermometer oder eine Blutdruckmanschette ermöglicht dieses Gerät eine objektive Beurteilung des jeweiligen Lungenzustandes und ist gewissermaßen ein Frühwarnsystem.

Ein Gerät zur Messung des Lungenausstoßvolumens misst, wie viel Luft maximal ausgeatmet wird. Ist dieser Wert niedriger als gewöhnlich, kann dies Zeichen eines beginnenden Asthmaanfalls sein. Der Arzt erklärt in der Regel den Umgang mit dem Gerät. Muss das Asthma täglich behandelt werden, sollte das Lungenausstoßvolumen mehrmals am Tag bestimmt werden.

Beim Gebrauch des Geräts wird wie folgt vorgegangen:

1. Das Mundstück mit dem Gerät verbinden.
2. Den Indikator an den Anfang der Skala bringen.
3. Tief einatmen und mit geschlossenen Lippen so stark und fest wie möglich in das Mundstück blasen.
4. Die Anzeige auf der Skala zeigt das maximale Lungenausstoßvolumen an.
5. Den Indikator wieder an den Anfang der Skala bringen und den Test mindestens 2-mal wiederholen.
6. Den höchsten Wert aus diesen 3 Tests notieren.

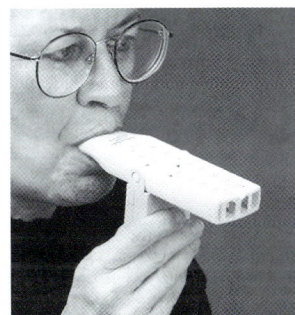

Symptome

Um die Lungenfunktion regelmäßig zu kontrollieren, sollte ein Gerät zur Messung des Ausstoßvolumens der Lunge benutzt werden (→ Gerät zur Messung des Lungenausstoßvolumens, diese Seite).

Kontrolle der auslösenden Faktoren

Auf Allergene und Reizstoffe im Freien und zu Hause achten und diese möglichst vermeiden. In der Wohnung gibt es mehr als 2 000 Reizstoffe, die einen Anfall auslösen können, darunter Tabakrauch, Hausstaub und Haustiere. Im Freien sind es Pollen, Schimmel und kalte Luft.

Leidet man unter einer Pollenallergie, sollte man die Fenster während der Pollensaison geschlossen halten, eine Klimaanlage benutzen und im Haus auf eine optimale Luftfeuchtigkeit achten. Bei einer Hausstauballergie kann an den Staubsauger eine spezielle Filtertüte oder ein elektrostatischer Filter angebracht werden.

Inhalationsgerät mit Dosierhilfe

Ein Inhalationsgerät mit Dosierhilfe (Inhalierdosimeter) ist ein nützliches Gerät für die Behandlung von Asthma. Mit ihm können Medikamente (etwa Bronchiodilatatoren, Kortison und Cromoglicinsäure) exakt dosiert in die Lunge befördert werden.

Das Zusammendrücken des Geräts und gleichzeitige Einatmen will jedoch geübt sein. Ziel ist es, das Medikament mit der einströmenden Luft zu vermischen und diese Mischung dann langsam in die Lunge einzubringen.

1. Den Inhalator 5- bis 6-mal vorsichtig schütteln.

2. Ein Abstandsstück an die Öffnung des Inhalators anbringen. Dieses 12 bis 24 cm lange Rohr ermöglicht eine gründliche Mischung des Medikaments in den Bronchien.

3. Vor dem Inhalieren den Kopf aufrecht halten und aufrecht sitzen. Einmal normal ein- und ausatmen und dann für einen Moment innehalten. Nicht versuchen die gesamte Luft aus den Lungen auszuatmen.

4. Den Mund um das Mundstück der Röhre fest schließen.

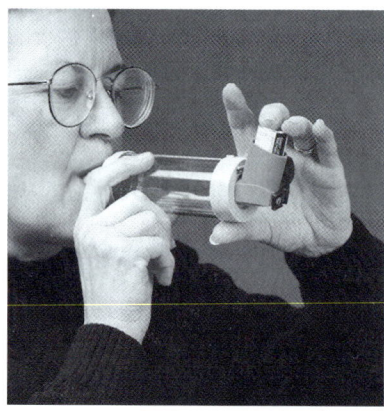

5. Den Inhalator einmal zusammendrücken, während gleichzeitig langsam eingeatmet wird. Kann der Inhalator nicht mehr weiter zusammengedrückt werden, trotzdem für 5 bis 7 Sekunden weiter einatmen.

6. Nach dem Inhalieren das Abstandsstück vom Mund wegführen und den Atem 10 Sekunden lang anhalten. Anschließend durch die Nase ausatmen.

7. Wird eine zweite Dosis benötigt, sollte man 4- oder 5-mal normale Atemzüge machen und dann noch 1-mal wie in Schritt (1) beschrieben beginnen.

8. Wenn Kortison inhaliert wurde, sollte man nach dem Einsatz des Geräts den Mund ausspülen oder die Zähne putzen.

Manche erwachsene Asthmatiker erleben Anfälle nach der Einnahme nicht-steroidaler entzündungshemmender Medikamente wie Ibuprofen oder Aspirin. In diesem Fall sollten rezeptfreie Mittel, die diese Stoffe enthalten, gemieden werden. Auch Nahrungsmittel, die Sulfite enthalten, können Asthmaanfälle auslösen (S. 1049).

Den Arzt unterstützen

Man sollte eng mit dem Arzt zusammenarbeiten. Nur so können die Ursachen geklärt werden und man ist in der Lage, den Symptomen vorzubeugen oder diese zu verhindern.

Arzneimitteltherapie

Es gibt verschiedene Medikamente gegen Asthma, die im Folgenden beschrieben werden.

Präventionsmittel
(entzündungshemmende Mittel)
Im Anfangsstadium helfen inhalative, schnell wirksame Bronchodilatatoren (Beta-2-Sympathomimetika), etwa Fenoterol, Salbutamol und Terbutalin, die bis zu 4-mal täglich als Dosieraerosol angewendet werden. Die Dauerbehandlung stützt sich neben den Beta-2-Sym-

pathomimetika auf antientzündliche Substanzen wie Cromoglicinsäure (DNCG), Nedrocromil und inhalative Glukokortikoide. Durch entzündungshemmende Mittel wird die Anzahl der dafür verantwortlichen Zellen in den Luftwegen und der Eintritt von Blut aus den Blutgefäßen in die Luftwege vermindert. Gleichzeitig wird das spontane Verkrampfen der Luftwege verhindert. Inhalierbare Steroide wie Beclometason und Flunisolid werden zur täglichen Behandlung mittleren und schweren Asthmas eingesetzt. Sie verringern die Zahl der Anfälle und die benötigte Dosis des zu inhalierenden Bronchiodilatatoren (Beta-Agonist) zur Linderung der Symptome. Da die Inhalatoren das Medikament direkt in die Lungen leiten, verursachen sie weniger Nebenwirkungen als Steroide zum Einnehmen (→ Inhalationsgerät mit Dosierhilfe, diese Seite).

Entzündungshemmenden Asthmamedikamente sind auch Cromoglicinsäure und Nedocromil. Bei täglicher Einnahme verhindern sie Anfälle bei leichtem und mittleren Asthma.

Lindernde Mittel (Bronchiodilatatoren)
Diese Medikamente öffnen verstopfte Luftwege und lindern vorübergehend Asthmaanfälle.

Zu den Wirkstoffen gehören Beta-Agonisten, Theophyllin und orale Steroide.

Beta-Agonisten werden in der Regel gegen leichte, gelegentlich auftretende Symptome verschrieben. Das am häufigsten verwendete Mittel Pirbuterol hilft schnell bei akuten Anfällen, vor dem Sport oder bei kalter Luft. Es wird bei Bedarf eingenommen und seine Wirkung hält für etwa 6 Stunden an. Inhalierte Beta-Agonisten mit Kurzzeitwirkung wirken nicht gegen die zugrunde liegende Entzündung, sind also nicht für den Langzeitgebrauch vorgesehen.

Salmeterol ist der Beta-Agonist mit der längsten Wirkungsdauer, aber wegen des langsamen Wirkungseintritts für die Akuttherapie ungeeignet. Bis zu 12 Stunden lang mindert er die Blockade der Luftwege und wird auch zur Vermeidung der Symptome eingesetzt, etwa zur Vorbeugung gegen nächtliche Asthmaanfälle. Beta-Agonisten sind auch in Tablettenform erhältlich, die aber langsamer wirken.

Theophyllin kann in Tablettenform eingenommen werden, um die nächtlichen Symptome zu lindern. Das Mittel ist nicht so wirkungsvoll wie die Beta-Agonisten, allerdings hält es länger an als die nur kurzzeitig wirkenden Beta-Agonisten.

Bei Erwachsenen oder Kindern, deren Asthma schwer kontrolliert werden kann oder die an schweren Anfällen leiden, kann eine 5- bis 14-tägige Behandlung mit oral gegebenen Steroiden wie Prednisolon erforderlich sein.

Maßnahmen

Mithilfe des Arztes sollte ein Maßnahmenplan zur Kontrolle des Asthmas erstellt werden, der die Beachtung sämtlicher schon beschriebener Faktoren enthält. Dieser Plan sollte sich auf die jeweiligen Symptome beziehen sowie auf die benötigten Medikamente, die Kontrollmaßnahmen und die Maßnahmen bei einem Notfall. So lange wie möglich sollte der Plan befolgt werden, treten jedoch Veränderungen auf, ist er mithilfe des Arztes an die neuen Verhältnisse anzupassen.

Asthma und Sport

Bei manchen Menschen werden Asthmaanfälle durch Sport ausgelöst. Das bedeutet jedoch nicht, dass man auf die Ausübung von Sport ganz verzichten muss. Obwohl es zu Atemschwierigkeiten kommen kann, werden die Lungen durch regelmäßigen Sport nicht belastet, sondern er hilft dabei, die Muskelspannung aufrechtzuerhalten, was für den allgemeinen Gesundheitszustand wichtig ist.

Warum Sport einen Asthmaanfall auslösen kann, ist unbekannt. Das Risiko ist höher bei anstrengenden Sportarten. Bei kaltem Wetter sollte man nicht im Freien Sport treiben, da Asthmaanfälle auch durch kalte Luft ausgelöst werden können.

Geht man bei kaltem Wetter ins Freie, sollte man selbst bei kurzen Aufenthalten Nase und Mund mit einem Tuch oder Schal bedecken. Es sind auch Mützen mit Mundschutz erhältlich. Da die Luft beim Durchzug durch die Nase erwärmt und gefiltert und anschließend auch angefeuchtet wird, sollte man immer durch die Nase einatmen.

Auch die Einnahme von Medikamenten gegen Asthma vor dem Sport kann hilfreich sein. Zu den am häufigsten eingesetzten Mitteln gehören Cromoglicinsäure und Nedocromil. Asthmatiker sollten Art und Weise ihrer sportlichen Aktivitäten mit dem Arzt besprechen.

Was bringt die Zukunft?

Die medizinische Forschung und das immer besser werdende Verständnis der entzündlichen Vorgänge bei Asthma könnten die Entwicklung einer neuen Generation von Medikamenten möglich machen, mit denen sich eine Entzündung an den wesentlichen Punkten hemmen lässt.

Man hat bereits ein Gen identifiziert, das an der Entzündung und Blockierung der Luftwege beteiligt ist. Ein anderes Gen, das sich auf demselben Chromosom befindet, ist an der Entwicklung allergischer Reaktionen beteiligt. Diese Entdeckungen könnten zur Entwicklung gentherapeutischer Maßnahmen zur Verhinderung oder Behandlung von Asthma führen (→ Farbtafeln: Diagnose und Behandlung der häufigsten Erkrankungen, S. 512).

Allergien gegen Nahrungsmittel, Medikamente und Insektenstiche

Allergien gegen Lebensmittel, Medikamente und Insektenstiche sind das Ergebnis einer Antikörperreaktion gegen Allergene, die in Kontakt mit dem Immunsystem des Körpers gekommen sind (→ Was sind Allergien?, S. 1026).

Die Symptome einer solchen Allergie reichen von einem einfachen Ausschlag bis hin zu einer systemischen Reaktion mit Einbeziehung des Gastrointestinaltrakts, des Atmungs- und Herz-Kreislauf-Systems.

Die Symptome können sehr unmittelbar auftreten, beispielsweise nach dem Verzehr eines bestimmten Lebensmittels, der Einnahme eines bestimmten Medikaments oder nach einem Bienenstich. Bei manchen Allergenen können bis zum Auftreten der Symptome Tage oder sogar Wochen vergehen.

Nahrungsmittelallergien

Symptome
- Bauchschmerzen, Durchfall, Übelkeit oder Erbrechen
- Ohnmachtsanfälle
- Quaddeln unter der Haut (S. 1038) oder Bildung von Ekzemen
- Anschwellen der Lippen, Augen, des Gesichts, der Zunge und der Kehle
- Verstopfte Nase
- Asthma

Notfallsymptome
- Schwere Symptome wie oben aufgelistet
- Anaphylaxie (S. 1053)

Bei Nahrungsmittelallergien handelt es sich um spezifische Reaktionen des Immunsystems auf spezielle Lebensmittel oder Lebensmittelbestandteile. Das Immunsystem produziert riesige Mengen an Antikörpern, die die Lebensmittel oder Lebensmittelbestandteile angreifen, und es wird Histamin ausgeschüttet, das letztendlich die Symptome verursacht.

Von allen Allergien gibt es bezüglich der Nahrungsmittelallergien wahrscheinlich die meisten Missverständnisse. Viele Menschen glauben, dass sie gegen bestimmte Lebensmittel allergisch sind, dennoch hat nur ein Bruchteil davon tatsächlich eine Allergie. Bei den meisten Beschwerden wird kein Histamin ausgeschüttet, es handelt sich daher eher um eine Intoleranz gegenüber bestimmten Lebensmitteln. Bei Kindern sind Nahrungsmittelallergien häufiger als bei Erwachsenen, die Allergie verliert sich aber meistens im Alter von 6 Jahren. Fast drei Viertel aller Nahrungsmittelallergien betreffen Menschen, die keine 30 Jahre sind.

Etwa 90 Prozent der Nahrungsmittelallergien werden durch Proteine in Kuhmilch, Eiweiß, Erdnüssen, Weizen oder Sojabohnen hervorgerufen. Aber auch Beeren, Schalentiere, Mais, Bohnen und Gummi-Arabikum (Verdickungsmittel bei der Lebensmittelherstellung) können allergische Reaktionen verursachen. Gleiches gilt für Speisefarben (→ Nahrungsmittelallergie und Nahrungsmittelintoleranz, S. 1049).

Dagegen wirkt Schokolade, entgegen der allgemeinen Annahme vor allem in Bezug auf Kinder und Kleinkinder, nur in den seltensten Fällen als Allergen.

Diagnose
Die meisten Lebensmittel rufen sofort eine Reaktion hervor. Hat man beispielsweise etwas Bestimmtes gegessen und unmittelbar darauf schwellen die Zunge oder die Lippen an, so ist die Ursache eindeutig. Das Auftreten einer Reaktion mehr als 2 Stunden später ist dagegen eher ungewöhnlich.

Um die Ursachen festzustellen, sollte man nach und nach verdächtige Lebensmittel weglassen. Zunächst für 1 oder 2 Wochen, um sie dann wieder Schritt für Schritt in die tägliche Ernährung aufzunehmen.

Diese Methode hat jedoch auch Nachteile, da sie stark von psychologischen und physiologischen Faktoren abhängt. So können sich bei genügend intensiver Vorstellung einer vorliegenden Nahrungsmittelallergie auch die entsprechenden Symptome einstellen – allerdings handelt es sich dabei nicht um eine wirkliche Allergie. War die Reaktion auf ein Lebensmittel stark, sollte man sich ebenfalls nicht auf diese Methode verlassen.

Der Arzt führt einige diagnostische Tests durch, um festzustellen, ob tatsächlich eine Nahrungsmittelallergie vorliegt. Zuerst wird die Entwicklung der Symptome zurückverfolgt, es wird festgehalten, wann sie zum ersten Mal aufgetreten sind, welches Lebensmittel verzehrt wurde, wie viel davon erforderlich ist, um eine Reaktion auszulösen, und ob es in der Familie bereits Mitglieder mit Allergien gibt.

Möglicherweise wird der Patient auch gebeten ein Tagebuch zu führen, in dem er über mehrere Wochen hinweg über seine Essgewohnheiten, Symptome und angewandte Arzneimittel Buch führt. Der Arzt kann auch eine körperliche Untersuchung durchführen.

Zur Ursachenermittlung gibt es eine Reihe von Testmethoden. Der so genannte Pricktest zeigt, ob das Immunsystem auf die kleine Menge an verabreichtem Allergen anspricht. Negative Testergebnisse sind in der Regel verlässlich, bei positiven Reaktionen kann es vorkommen, dass sich im Hauttest, jedoch nicht nach dem Verzehr der betreffenden Substanz, eine Reaktion ergibt.

Genauer ist möglicherweise der doppelblind durchgeführte Lebensmitteltest. Dabei werden unterschiedliche Mengen des verdächtigen Lebensmittels verabreicht, ohne dass der Patient oder der Arzt weiß, um welches Lebensmittel

Nahrungsmittelallergie und Nahrungsmittelintoleranz

Nahrungsmittelallergie und -intoleranz werden oft in einen Topf geworfen. Bei einer echten allergischen Reaktion schüttet der Körper allerdings Histamine und andere Substanzen aus, die die typischen Symptome im Gastrointestinaltrakt, in den Luftwegen und auf der Haut verursachen.

Bei einer Nahrungsmittelintoleranz kann es zu ähnlichen Symptomen kommen, jedoch wird kein Histamin ausgeschüttet. Die häufigsten Ursachen für eine Nahrungsmittelintoleranz sind ein Mangel an bestimmten Verdauungsenzymen, ein Reizdarm oder eine Lebensmittelvergiftung. Solche psychischen und physischen Stressfaktoren können die Verdauung beeinflussen und eine Gegenreaktion hervorrufen.

In manchen Fällen bleibt die Ursache unentdeckt. Der Markt für so genannte Heilmittel ist allerdings ebenso groß, wie die Zahl der Theorien über den angeblichen Zusammenhang bestimmter Lebensmittel und Beschwerden wie Menstruationskrämpfe, Müdigkeit, Nervosität oder Hyperaktivität und Bettnässen bei Kindern. Bei diesen Beschwerden spielen Lebensmittel keine Rolle – ebenso wenig sollten Zytotoxizitätstests, Provokations- oder Neutralisationstests oder eine Desensibilisierung gegen Hefen durchgeführt werden (→ Ungeeignete Tests und Behandlungsweisen, S. 1031).

Die Diagnose einer Nahrungsmittelintoleranz wir dadurch erschwert, dass manche Menschen nicht gegen das Lebensmittel, sondern gegen eine Substanz allergisch sind, die bei der Zubereitung verwendet wird. Dies gilt vor allem für Lebensmittel, die Laktose, Weizen, Glutamat, Sulfite, Salicylate und Tartrazine enthalten.

Laktoseintoleranz
Die meisten Menschen entwickeln mit zunehmendem Alter eine Laktoseunverträglichkeit: Lactose ist ein in der Milch vorkommender Zucker. Bei etwa 70 Prozent der Weltbevölkerung – also fast allen Menschen, mit Ausnahme der Westeuropäer und Menschen mit westeuropäischer Abstammung – kann Laktose nach dem 6. Lebensjahr nicht mehr vollständig verwertet werden. Selbst bei Kleinkindern sind bereits 1 bis 3 Prozent intolerant für diesen Zucker (→ Diskussion über Laktoseintoleranz, S. 772). Die meisten Betroffenen können jedoch Milchprodukte zu sich nehmen, in denen die Laktose bereits umgewandelt vorliegt, dazu gehören Hartkäse, Joghurt und Sauermilch.

Intoleranz gegenüber Weizen und Gemüse
Eine Unverträglichkeit von Gluten, einem Bestandteil von Weizenmehlprodukten, tritt am häufigsten bei Kleinkindern auf, von denen einige diese Intoleranz mit der Zeit verlieren. Eine Unverträglichkeit kann sich auch gegen Brokkoli und Erbsen entwickeln, die Blähungen verursachen, und gegen Pilze und Wein, die Durchfall oder Verstopfung hervorrufen.

Glutamatintoleranz
Natriumglutamat, ein Geschmacksverstärker, ruft bei empfindlichen Menschen Kopfschmerzen, Hitzewellen und Taubheitsgefühl im Mund hervor. Da Natriumglutamat vor allem in chinesischen Restaurants eingesetzt wird, können die Symptome nach dem Verzehr des dort zubereiteten Essens auftreten (»China-Restaurant-Syndrom«). Natriumglutamat ist auch in Gewürzmischungen und Fertignahrung enthalten.

Überempfindlichkeit gegenüber Speisefarben
Tartrazin, oder E 102, ist eine Speisefarbe, die bei der Herstellung von Lebensmitteln, Medikamenten und Kosmetika benutzt wird und vor allem bei Asthmatikern häufig allergische Reaktionen auslöst. Wird eine solche Überempfindlichkeit vermutet, sollte man auf alle gelb, orangefarben oder gelbgrün eingefärbte Lebensmittel achten und auch die Packungsbeschriftung lesen.

Überempfindlichkeit gegenüber Sulfit
Sulfite sind in vielen Lebensmitteln enthalten, darunter in Wein, Salat, frischen und getrockneten Früchten, Meeresfrüchten, Kartoffeln, Trockensuppen, Maraschinokirschen und einigen alkoholfreien Getränken. Sie werden als Konservierungsmittel eingesetzt. Obwohl die Überempfindlichkeit gegen Sulfite nicht weit verbreitet ist, tritt sie bei 4 bis 8 Prozent aller Asthmatiker auf. Betroffene sollten sich vor dem Essen erkundigen, ob Sulfite darin enthalten sind. Auf der Packung ist auf Beschriftungen wie Natriumbisulfit, Kaliumbisulfit, Natriumsulfit, Schwefelsulfit und Kaliummetabisulfit zu achten.

Überempfindlichkeit gegenüber Salicylaten
Nur wenige Menschen reagieren empfindlich auf Salicylate, die in vielen Lebensmitteln vorhanden sind, vor allem in Früchten und Fruchtprodukten wie zum Beispiel Essig, Apfelwein und Wein. Betroffene sollten diese Lebensmittel meiden, zu denen auch Salatdressings auf Essig- oder Mayonnaisebasis oder Ketchup zählen, sowie Fleisch, das mit Essig zubereitet wurde, also beispielsweise Corned Beef, Essiggemüse und andere Gemüse wie Avocado, Mais, Gurken, Paprika, Kartoffeln und Oliven. Auch Getränke wie Tee, Root Beer und fermentierte und destillierte Alkoholika (außer Wodka) enthalten Salicylate. Dasselbe gilt für Lebensmittel mit Minzaroma.

es sich jeweils handelt. Der Test ist allerdings aufwändig und Zeit raubend.

Immuntests werden verwendet, um in einer Blutprobe nach Antikörpern gegen eine Lebensmittelprobe zu suchen. Auch dieser Test eignet sich eher dazu, eine Nahrungsmittelallergie auszuschließen als sie zu diagnostizieren.

Wie gefährlich sind Nahrungsmittelallergien?

Für die meisten Menschen sind Allergien gegen Lebensmittel unangenehm, in manchen Fällen sogar extrem belastend. Die Reaktionen sind dabei sehr unterschiedlich und reichen von bloßem Schniefen und Husten bis hin zu schweren Bauchkrämpfen, Erbrechen und sogar einem anaphylaktischen Schock. Die Symptome eines anaphylaktischen Schocks – verengte Luftwege, schneller Puls, niedriger Blutdruck, Herz- und Kreislaufkollaps und Schock – können lebensbedrohlich sein.

Behandlung

Die einzig wirksame Behandlung einer Nahrungsmittelallergie ist die Vermeidung der Lebensmittel, die die Beschwerden verursachen. Für manche Menschen ist dies kein Problem, für andere, die gegen sehr häufig vorkommende Allergen reagieren, bedeutet dies eine Einschränkung der Ernährung – was unter anderem auch das Essen in Restaurants enorm erschwert. Außerdem muss bei der Wahl der Lebensmittel auf Ausgewogenheit geachtet werden. Man sollte nur die Lebensmittel vermeiden, die die Reaktion auch tatsächlich verursachen.

Bei einem anaphylaktischen Schock sind Notfallmaßnahmen erforderlich. Dazu gehören die sofortige Injektion von Adrenalin (Epinephrin) und sofortige ärztliche Behandlung.

In manchen Fällen können allergieauslösende Lebensmittel nicht vermieden oder nicht erkannt werden. Manche Reaktionen sind auch lediglich unangenehm, jedoch nicht weiter gefährlich. Wird die Allergie gegen bestimmte Lebensmittel als Belastung empfunden, kann eine symptomorientierte Behandlung erfolgen, beispielsweise mit Antihistaminika oder bestimmten Salben.

Es gibt keine optimale Behandlungsmethode bei Nahrungsmittelallergien, aber sie müssen auch nicht ein Leben lang bestehen bleiben. Vor allem Kinder verlieren ihre Überempfindlichkeit oft nach dem 6. Lebensjahr. Auch bei Erwachsenen kann es vorkommen, dass die Allergie von selbst verschwindet. Dies gilt vor allem für Allergien gegen Milch, Eier und Soja-produkte, bei Erdnüssen, Walnüssen, Fisch und Schalentieren ist dies jedoch seltener der Fall.

Allergien gegen Medikamente

Symptome
- Keuchen und Atemschwierigkeiten
- Quaddeln
- Juckreiz
- Ausschlag
- Schock

Notfallsymptome
- Anaphylaxie, verbunden mit Schwellung der Augen, Lippen oder Zunge, Schwellung der Kehle verursacht Atemschwierigkeiten, Husten oder Keuchen, Quaddeln, undeutliche Aussprache, geistige Verwirrung, Krämpfe, Übelkeit und Erbrechen, Angstzustände, deutlicher Abfall des Blutdrucks und Bewusstlosigkeit (S. 1053).
- Schweres Asthma
- Verengung der Kehle durch Schwellungen

Fast alle Medikamente können beim Menschen eine Gegenreaktion auslösen. In der Regel sind die Reaktionen gegen die meisten Medikamente eher selten, sie können jedoch von lediglich unangenehm sogar bis hin zu lebensbedrohlich reichen. Manche Reaktionen sind echte allergische Reaktionen, bei denen IgE-Antikörper gegen die verabreichte Substanz gebildet und Histamin ausgeschüttet wird. Bei anderen Reaktionen handelt es sich um Nebenwirkungen oder Vergiftungserscheinung, die durch die Medikamente ausgelöst werden. Manche Reaktionen treten auch ohne erkennbare Ursache auf. Der Arzt kann herausfinden, um welche Art der Reaktion es sich handelt.

Penicillin und damit verwandte Substanzen sind Auslöser vieler Medikamentenallergien. Es kann zu Ausschlägen oder Quaddeln oder sogar zu unmittelbar auftretenden anaphylaktischen Zuständen kommen, Letzteres allerdings nur bei besonders empfindlichen Personen. Patienten, die mit Ampicillin, einem anderem Antibiotikum, behandelt werden, entwickeln einen nicht allergischen Ausschlag.

Auch andere Medikamente können Reaktionen verursachen, darunter Medikamente auf Sulfa-Basis, Barbiturate, krampflösende Mittel, Insulin und Lokalanästhetika. Auch jodhaltige Kontrastmittel, die vor einer Röntgenuntersuchung ins Blut injiziert werden, können eine allergische Reaktion auslösen.

Eine allergische Reaktion wird auch häufig durch Aspirin hervorgerufen. Es bilden sich Quaddeln, die allerdings nicht durch eine immunologische Reaktion verursacht werden. Bei etwa einem Viertel der Patienten, die bereits an Nesselsucht (Quaddeln) leiden, verschlimmert sich der Zustand nach der Aspirineinnahme. Auch etwa 10 Prozent aller Asthmatiker sind allergisch gegen Aspirin und können nach der Einnahme akute Bronchialkrämpfe entwickeln.

Diagnose

Die häufigste Reaktion gegen Medikamente ist ein Ausschlag. Penicillin kann sowohl einen Ausschlag als auch Quaddeln sowie eine weitere Reaktion verursachen, die das Serum betrifft. Bis es zu dieser Serumreaktion kommt, können bis zu 3 Wochen vergehen. Es kommt zu Fieber, Gelenkschmerzen, einer Schwellung der Lymphknoten und einem Ausschlag. In seltenen Fällen können Penicilline, Streptomycin, Insulin und Tetracycline einen anaphylaktischen Schock auslösen.

Eine Überempfindlichkeit gegenüber Penicillin kann mittels eines Hauttests diagnostiziert werden. Allergien gegen andere Medikamente lassen sich weniger leicht nachweisen, sodass Hauttests in solchen Fällen uneffektiv und sogar gefährlich sein können. Der Arzt muss daher den Patienten genau fragen, wann welche Medikamente eingenommen wurden und wie viel, ob in Kombination mit anderen Wirkstoffen, wie lange danach sich die Symptome entwickelten und welche anderen Mittel gleichzeitig eingenommen wurden, beispielsweise rezeptfreie Substanzen wie Vitamine, Abführmittel, Nasentropfen, Erkältungsmittel und Aspirin.

Wie gefährlich ist eine Medikamentenallergie?

Schwere Reaktionen wie eine Anaphylaxie oder ein akuter Schock sind lebensbedrohlich, treten aber relativ selten auf. Die meisten Reaktionen beschränken sich auf Ausschläge und Quaddeln, was jedoch nicht bedeutet, dass man solche Reaktionen ignorieren sollte.

Behandlung

Die häufigsten Reaktionen auf eine Medikamentenallergie – Ausschlag, Juckreiz und Quaddeln – werden mit Antihistaminika und gelegentlich mit Steroiden behandelt (→ Kortikosteroide, S. 919). Asthmatische Reaktionen werden mit → Bronchodilatatoren, S. 1046, und Steroiden behandelt. Bei einer Anaphylaxie werden Adrenalininjektionen gegeben (S. 1053).

Die meisten Medikamentenallergien sind nicht heilbar, mit Ausnahme der Penicillinallergie. In manchen Fällen kann die Empfindlichkeit aber so weit reduziert werden, dass der Betroffene das Medikament toleriert und weiter einnehmen kann. Dazu werden kleine und langsam ansteigende Mengen des Medikaments verabreicht. Eventuell werden zuvor und während der Verabreichung des Penicillins zusätzlich Antihistaminika und Steroide gegeben, um eine allergische Reaktion zu vermindern.

Ist man gegen bestimmte Medikamente allergisch, sollte diese gemieden werden und der Arzt sollte vor Beginn einer Behandlung über eine solche Allergie informiert werden. Auch Nahrungsmittel, die die betreffende Substanz enthalten, muss man meiden. Bei einer Aspirinallergie sollten keine aspirinhaltigen Mittel eingenommen werden.

Um im Notfall das Rettungspersonal über die Allergie zu informieren, sollten betroffene Personen ein SOS-Amulett tragen.

Insektenstichallergien

Symptome

- Quaddeln
- Juckreiz in den Augen
- Engegefühl in der Kehle und in der Brust

Notfallsymptome. Anaphylaxie, verbunden mit starker Schwellung der Augen, Lippen oder Zunge; die Schwellung der Kehle verursacht Atemschwierigkeiten, Husten oder

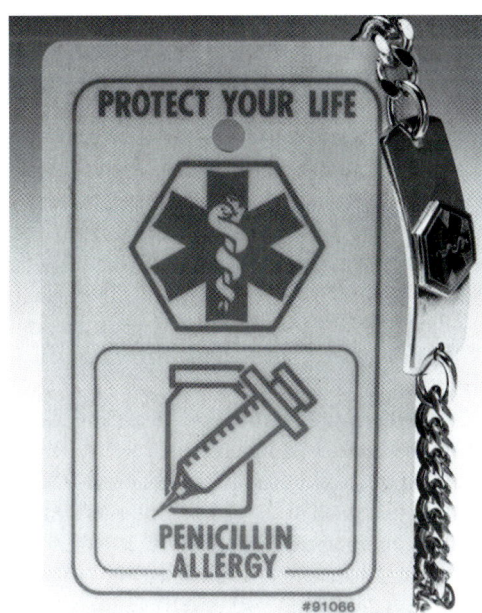

Bei einer Allergie gegen Medikamente sollte man immer ein SOS-Amulett bei sich tragen.

Keuchen, Quaddeln, undeutliche Aussprache, geistige Verwirrung, Krämpfe, Übelkeit und Erbrechen, Angstzustände, deutlicher Abfall des Blutdrucks und Bewusstlosigkeit (S. 1053).

Für die meisten Menschen ist der Stich einer Biene oder Wespe lediglich lästig. Die betreffende Stelle kann anschwellen und jucken oder für einige Stunden stechen, bis sich der Stich allmählich zurückbildet. Etwa 1 bis 2 Prozent der Bevölkerung sind allerdings extrem empfindlich gegenüber Insektengift, besonders gegenüber dem von Honigbienen, Wespen, Hornissen und Feuerameisen. Wespen verursachen am häufigsten allergische Reaktionen. Schwächer ausgeprägte Reaktionen ergeben sich nach Zeckenbissen, Stichen von Stechmücken und dem Biss einiger Spinnen.

Insektengift setzt sich oft aus vielen Substanzen zusammen. Der toxische Effekt besteht aus einer Rötung, Schwellung und Juckreiz an der Stelle des Stichs. Bei überempfindlichen Personen kann es außerdem zur Bildung von IgE-Antikörpern und damit zu einer Ausschüttung von Histamin im Körper kommen.

Bei Allergien wie gegen Pollen oder Staub kann sich die Allergie auf andere Substanzen ausdehnen. Bei einer Insektengiftallergie ist dies nicht der Fall. Menschen, die häufig mit Honigbienen in Kontakt kommen, entwickeln zwar oft eine Allergie aufgrund wiederholter Stiche, dies ist jedoch auch nach nur einem oder zwei Stichen möglich.

Diagnose

Die Symptome nach einem Insektenstich erscheinen für gewöhnlich innerhalb weniger Minuten. Bei weniger empfindlichen Personen kommt es zu Quaddelbildung, zu Schmerz und starkem Juckreiz an der Stichstelle. Auch die Augen beginnen zu jucken. Sehr empfindliche Personen können starke Symptome entwickeln, darunter einen schweren Nesselausschlag und einen anaphylaktischen Schock: Die Kehle schwillt an, es kommt zu Atemschwierigkeiten, zu Bauch- und Unterleibskrämpfen, Übelkeit, Erbrechen, Schwindel, einem deutlichen Abfall des Blutdrucks, zu Orientierungslosigkeit und zu schweren Beklemmungszuständen. Auch Bewusstlosigkeit kann eintreten.

Schwere Reaktionen auf Insektenstiche können bereits nach 10 bis 20 Minuten oder erst nach mehreren Stunden auftreten. Je früher die Reaktion eintritt, desto schwerer ist sie in der Regel. Bei den ersten Anzeichen einer schweren Reaktion muss der Betroffene sofort mit Adre-

nalin (Epinephrin) behandelt werden. Ist die allergische Reaktion verzögert, kommt es zu Fieber, Gelenkschmerzen, Quaddeln und geschwollenen Lymphdrüsen. Ein einziger Stich kann sowohl eine unmittelbare als auch eine verzögerte Reaktion verursachen.

Die auslösende Ursache ist oft erst später feststellbar. Der Arzt versucht herauszufinden, an welcher Körperstelle sich der Stich befindet, wie das Insekt ausgesehen, sich bewegt hat, wie der Stich aussah und zu welcher Tageszeit und an welchem Ort es gestochen hat. Um die Diagnose zu bestätigen, können mehrere Wochen später Hauttests durchgeführt werden.

Wie gefährlich sind Insektenstichallergien?

Insektenstiche sollte man nicht auf die leichte Schulter nehmen. Die Reaktionen können schwach ausgeprägt sein, aber auch lebensbedrohlich werden. Betroffene, die gegen Insektengift allergisch sind, sollten bei jedem Insektenstich den Arzt aufsuchen. Viele Menschen sind sich ihrer Überempfindlichkeit gegenüber Insektengift gar nicht bewusst. In einem solchen Fall sind auch vergangene Erfahrungen nicht immer verlässlich, da sich zu jedem Zeitpunkt eine Allergie entwickeln kann.

Behandlung

Bei einer schweren allergischen Reaktion führt der Arzt oder das Rettungsteam Wiederbelebungsmaßnahmen des Herz-Kreislauf-Systems durch. Ist die Kehle zugeschwollen, kann auch eine Tracheostomie erforderlich werden, bei der eine künstliche Luftröhre eingeführt wird. Es wird Adrenalin (Epinephrin) injiziert und die allergischen Symptome können auch durch die zusätzliche Gabe von Antihistaminika verringert werden.

Um die Quaddeln und Schwellungen zu reduzieren, werden häufig Kortikosteroide (→ Kortikosteroide, S. 919) verschrieben, deren Wirkung länger anhält, als die des im Notfall verabreichten Adrenalins.

Ist die allergische Reaktion weniger stark ausgeprägt, kann der oder die Betroffene selbst verhindern, dass sich das Gift weiter im Körper verteilt: Der Stachel wird entfernt und Eis auf die Stichstelle aufgelegt, um Schwellung und Juckreiz zu verringern (→ Insektenbisse und -stiche, S. 395).

Ist die Diagnose »Insektengiftallergie« bestätigt, können eine Reihe von Maßnahmen getroffen werden. Es kann eine Immuntherapie zum Aufbau einer Toleranz gegen das betreffende Gift durchgeführt werden. Wöchentlich werden dabei so lange kleine Mengen des Gifts verabreicht, bis man die Menge an Gift, die in einem Stich oder Biss enthalten ist, toleriert. Durch Wiederholung der Injektionen in Abständen von 4 bis 6 Wochen über einen Zeitraum von 3 bis 5 Jahren wird die neu aufgebaute Toleranz aufrecht erhalten.

Es gibt noch andere Maßnahmen. Vor allem sollte man die betreffenden Insekten meiden – Bienenzüchter sollten sich also beispielsweise von ihren Bienenstöcken trennen. Man sollte auch Dinge meiden, durch die diese Insekten angelockt werden wie Kleidung mit leuchtenden Farben sowie süßliche Duftstoffe, Duftseifen, Sonnenschutzmittel und andere Kosmetika. Weiße Kleidung wird von Honigbienen und deren Verwandten nicht erkannt.

Im Freien sollte man Schuhe und langärmelige Kleidung tragen. Man sollte auch darauf achten, dass keine Insekten in lose anliegende Kleidungsstücke geraten.

Generell sind Orte und Plätze zu meiden, wo viele Bienen und andere stechende Insekten zu finden sind. Bienen gibt es vor allem in Obst- und Blumengärten und an Stellen mit Kleerasen. Beim Picknick oder bei Veranstaltungen im Freien werden meist viele Wespen und Bienen angelockt.

Im Zweifelsfalle ruhig verhalten und nicht nach dem Insekt schlagen, sondern sich langsam davon wegbewegen. Panikartiges Verhalten reizt die Tiere.

Menschen mit extremer Überempfindlichkeit sollten eine Notfallausrüstung mit Antihistamintabletten und einer mit Adrenalin (Epinephrin) gefüllten Spritze bei sich tragen. Solch eine Ausrüstung kann vom Arzt verschrieben und immer dann benutzt werden, wenn keine sofortige ärztliche Hilfe geleistet werden kann. Auch ein SOS-Amulett kann dem Rettungsteam oder dem Notarzt im Ernstfall wichtige Informationen über die Allergie anzeigen.

Anaphylaxie

Symptome
- Blockade der Luftwege und zugeschwollene Kehle, daraus resultierende Atemnot
- Schock und deutlicher Blutdruckabfall
- Schneller Pulsschlag
- Herz-Kreislauf-Kollaps
- Quaddeln und Angioödem
- Übelkeit, Erbrechen und Durchfall
- Schwindel, geistige Verwirrung, undeutliche Sprechweise und extreme Beklemmungszustände

Bei der Anaphylaxie handelt es sich um die schwerste und beängstigendste aller allergischen Reaktionen. Glücklicherweise ist eine solche Reaktion selten, obwohl jedes Jahr dutzende von Menschen an ihr sterben.

Bei einer Anaphylaxie erfolgt eine IgE-Antikörperantwort gegen viele verschiedene Antigene. Die Reaktion ist systemisch, das heißt, sie ist nicht auf die Kontaktstelle des ursprünglichen Reizes beschränkt. Eine schwach ausgeprägte Anaphylaxie kann lediglich Quaddeln und starken Juckreiz hervorrufen. Eine schwere Reaktion ist lebensbedrohlich, da es zur Blockierung der bronchialen Luftwege oder der Kehle kommt. In manchen Fällen werden auch beide Atemwege blockiert. Häufig tritt gleichzeitig ein Schock auf – dabei senkt sich der Blutdruck dramatisch, was zu einem stark beschleunigten Puls, Schwäche, Blässe, geistiger Verwirrung, Bewusstlosigkeit und einem kardiovaskulären Kollaps führt. All diese Symptome können zum Tod führen, falls keine unmittelbare Hilfe erfolgt.

Fast jedes Allergen kann eine solche Reaktion hervorrufen, einschließlich Insektengifte, Pollen, Latex, Pferdeserum in Impfstoffen, Medikamente wie Penicillin, Insulin, Aspirin und die Kontrastmittel, die bei röntgenologischen Untersuchungen verwendet werden. Bei manchen Menschen entwickelt sich eine anaphylaktische Reaktion ohne erkennbare Ursache.

Bereits Sekunden oder Minuten nach Kontakt mit dem Allergen entwickeln sich die anaphylaktischen Reaktionen. Sie treten besonders häufig bei Insektenstichen oder -bissen oder nach der Gabe bestimmter Medikamente auf. Häufig sind solche Reaktionen auch nach dem Genuss von Erdnüssen, anderen Nüssen und Schalentieren. Pollen verursachen dagegen nur selten eine anaphylaktische Reaktion.

Ist bereits einmal eine schwache anaphylaktische Reation aufgetreten, kann es beim nächsten Kontakt mit dem Allergen zu einer weit schwereren Reaktion kommen. Eine Überempfindlichkeit kann sich praktisch über Nacht entwickeln, wobei es unerheblich ist, ob vorher bereits eine Empfindlichkeit gegenüber dem Allergen bestand.

Behandlung
Normalerweise wird eine anaphylaktische Reaktion mit einer Injektion von Adrenalin (Epinephrin) behandelt. Dadurch öffnen sich die Luftwege und die Blutzirkulation wird verbessert. Lebensrettende Maßnahmen beinhalten kardiovaskuläre Wiederbelebungsmaßnahmen und eine Notfalltracheotomie.

Kapitel 32

Infektionskrankheiten

Inhalt

Die Funktionsweise des Immunsystems

Der Körper kann sich auf unterschiedliche Weise gegen infektiöse Organismen verteidigen (→ Was ist eine Allergie?, S. 1026). Dabei sind die Haut und der Gastrointestinaltrakt die erste Barriere gegen Eindringlinge. Geraten die Eindringlinge hinter diese Barrieren, ist es die Aufgabe des Immunsystems, gegen sie vorzugehen.

Das Immunsystem hat zwei hauptsächliche Abwehrmöglichkeiten: die humorale und die zelluläre Abwehr.

Die humorale Immunabwehr stützt sich auf bestimmte Körpereiweiße, die Antikörper, die im Blut und in anderen Körperflüssigkeiten zirkulieren. Als Reaktion auf den Kontakt mit einer körperfremden Substanz werden die Antikörper gebildet – von Plasmazellen, die von weißen Blutkörperchen, den B-Lymphozyten oder B-Zellen abstammen. Die B-Zellen haben ihren Namen von der Bursa Fabricii der Vögel, wo vergleichbare Zellen gebildet werden.

Jede Fremdsubstanz, die in den Körper eintritt – sei es durch eine Injektion oder Wunde – und die Bildung von Antikörpern hervorruft, wird Antigen genannt. Der jeweils gebildete Antikörper passt zu seinem Antigen wie ein Schlüssel zu seinem Schloss und kann das fremde Antigen neutralisieren. Antikörper sind sehr spezifisch: Jeder Antikörper ist nur gegen das Antigen wirksam, gegen das er gebildet wurde.

Ein gutes Beispiel für dieses Prinzip sind die Vorgänge bei der Tetanusimpfung. Dabei wird eine genau berechnete Menge Tetanustoxoid in den Muskel gespritzt (ein Toxoid ist ein Gift, das zwar seine Giftwirkung verloren hat, aber trotzdem eine Antikörperreaktion hervorrufen kann). Der Körper erkennt das Tetanustoxoid und produziert Antikörper, die dann bei einer Infektion die giftigen Substanzen der Tetanusbazillen neutralisieren. Die Antikörper finden sich schon einige Wochen nach der Impfung im Blut und sind dort viele Jahre lang vorhanden.

Hat der Körper einmal erlernt einen bestimmten Antikörper zu bilden, kann er dessen Produktion sehr schnell wieder starten. Ist man also gegen Tetanus geimpft, so reicht selbst 5 bis 10 Jahre später eine einzige Tetanusspritze (Booster-Injektion) aus, um innerhalb weniger Tage die Produktion ausreichender Antikörpermengen zu stimulieren.

Die zelluläre Immunreaktion stützt sich auf die Tätigkeiten der Phagozyten und anderer weißer Blutkörperchen. Phagozyten sind Zel-

Das Immunsystem reagiert auf körperfremde Eindringlinge (Antigene), etwa infektiöse Organismen. Ziel der Immunreaktion ist es, diese Antigene zu neutralisieren oder zu zerstören und sie somit unwirksam zu machen. Antigene können B-Zellen (B-Lymphozyten) aktivieren, die sich vor allem im Blut, in den Lymphknoten entlang des Darms und im Knochenmark befinden. Bei einer humoralen Immunreaktion bilden die B-Zellen Plasmazellen, die wiederum Antikörper zur Neutralisation des Antigens produzieren. So genannte B-Gedächtniszellen können sich an einen früheren Kontakt mit einem Antigen erinnern und rasch Antikörper bilden, um es zu inaktivieren.

Humorale Immunreaktion

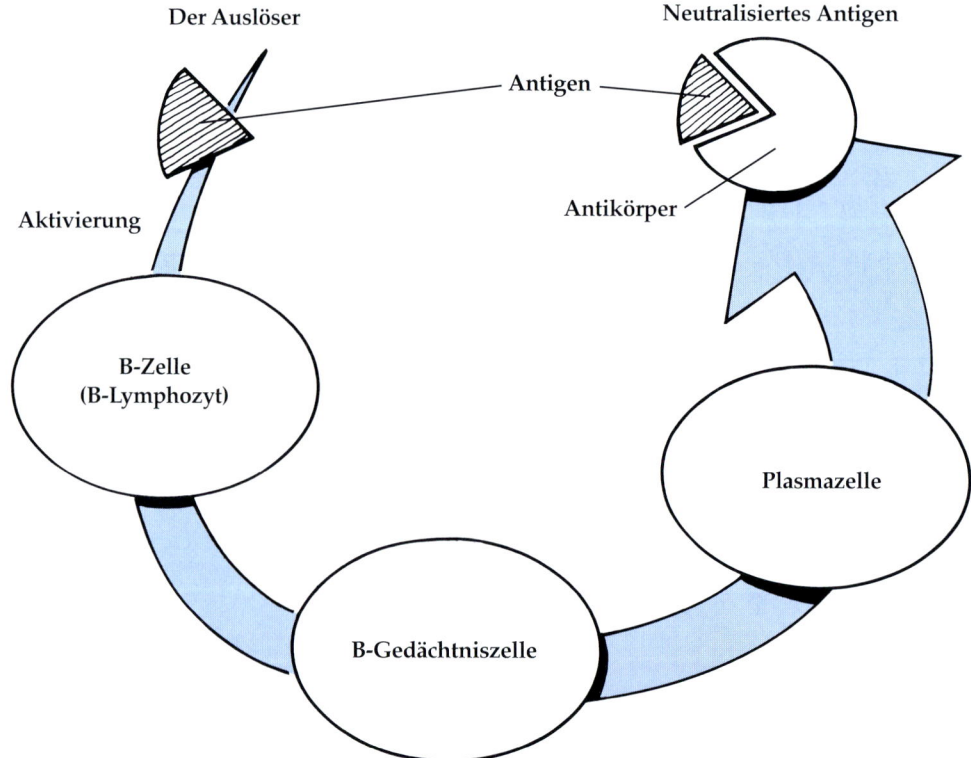

Der Auslöser

Neutralisiertes Antigen

Antigen

Aktivierung

Antikörper

B-Zelle (B-Lymphozyt)

Plasmazelle

B-Gedächtniszelle

Zelluläre Immunreaktion

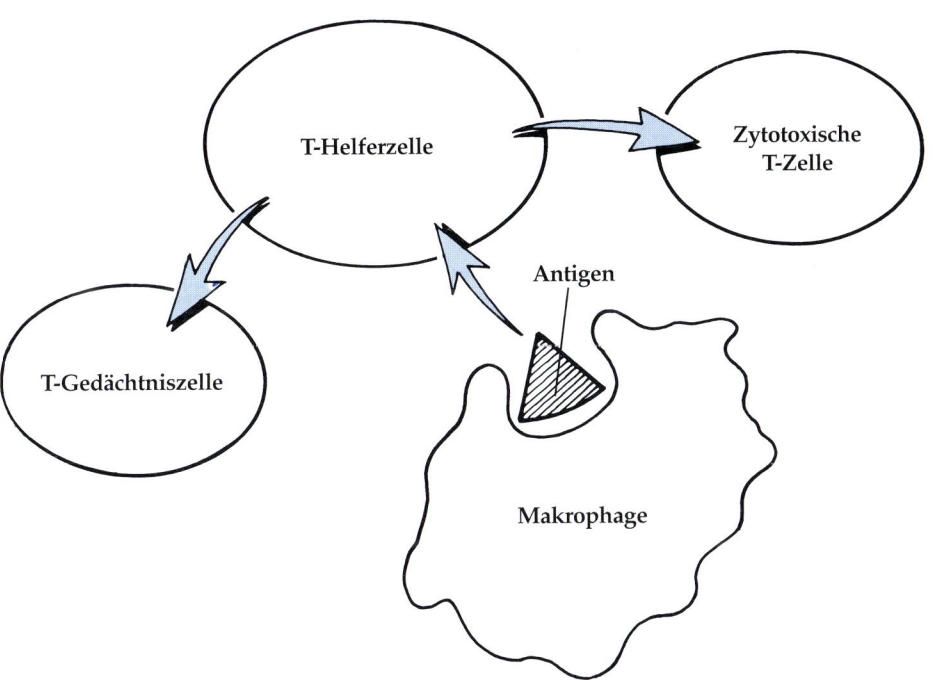

Zweite Hauptform der Immunantwort ist die zelluläre Immunreaktion. Dabei werden eindringende Fremdkörper (Antigene) von den Makrophagen gefressen, in bestimmter Art und Weise verdaut und den T-Zellen präsentiert. Die Makrophagen aktivieren die T-Helferzellen, die wiederum die zytotoxischen T-Zellen (die Antigene direkt eliminieren können) und die T-Gedächtniszellen (T-Zellen, die sich an einen früheren Kontakt mit demselben Antigen erinnern können) stimulieren.

len, die Viren, Bakterien, Pilze und andere körperfremde Zellen entweder auflösen oder in sich aufnehmen können.

Die weißen Blutkörperchen, die an dieser Abwehrreaktion beteiligt sind, sind die T-Lymphozyten oder T-Zellen – so genannt, weil sie im Thymus gebildet werden. Etwa 70 Prozent dieser T-Zellen sind Helferzellen, die verblei-

benden 20 bis 30 Prozent sind zytotoxische T-Zellen. T-Zellen spielen eine zentrale Rolle bei der Regulation der Immunantwort.

Aufgabe der Helferzellen ist es, die Vermehrung der Makrophagen zu veranlassen, also der Zellen, die die Fremdpartikel bei einer Infektion auflösen können. Auch die neutrophilen Zellen haben diese Funktion. Bei einer Infektion wie

---

Vergrößerung der Lymphknoten

Bei einer Immunreaktion treten Makrophagen sowie T- und B-Zellen in den Lymphknoten in Kontakt mit dem jeweiligen Antigen.

Die Lymphknoten vergrößern sich, wenn sich die Lymphozyten und Makrophagen als Reaktion auf den Kontakt mit dem Antigen vermehren oder wenn als Antwort auf eine Infektion entzündliche Zellen einwandern.

Es kommt auch zur Vergrößerung, wenn große Mengen schädlicher Lymphozyten einwandern oder wenn ein Befall mit metastasierenden Zellen stattfindet. In seltenen Fällen kann es auch bei Fettspeicherkrankheiten zu einer Vergrößerung der Lymphknoten kommen.

Es ist nichts Ungewöhnliches, wenn man in der Leistengegend (Inguinal) kleine Lymphknoten ertastet.

In vielen Fällen können sie ganz einfach aufgrund vergangener Infektionen vorhanden sein. Handelt es sich jedoch um eine plötzliche Vergrößerung der Lymphknoten, die einige Wochen anhält und ohne erkennbaren Grund erfolgt, ist es unter Umständen doch ratsam, den Arzt zu konsultieren.

Bei Personen unter 30 Jahren lösen sich vergrößerte Lymphknoten in der Regel nach einiger Zeit von selbst auf. Bei über 50-Jährigen kann eine Vergrößerung der Lymphknoten allerdings auch Zeichen einer ernsteren Erkrankung sein.

Die Lymphknoten liegen auch an Stellen, an denen sie nicht ertastet werden können.

Bei chronischer Heiserkeit, Keuchen oder einer einseitigen Schwellung oder Vergrößerung einer der Gliedmaßen sollte der Arzt aufgesucht werden, da es möglich ist, dass die Lymphknoten verstopft sind.

Auch bei Krankheiten wie rheumatoider Arthritis, einem → Lupus erythematodes, S. 918, oder einer Allergie gegen Medikamente kann es zu einer Vergrößerung der Lymphknoten kommen. Begleitend kann die Milz vergrößert sein, da diese beiden Organe – Lymphknoten und Milz – ähnliche immunologische Aufgaben besitzen.

beispielsweise einer Lungen- oder Blinddarmentzündung finden sich diese Zellen in verstärkter Zahl. Die Helferzellen stimulieren auch die B-Zellen zur Produktion von Antikörpern.

Lymphozyten sind im Knochenmark, in der Milz im Blut und in den Lymphknoten vorhanden. Bei den Lymphknoten, die im Bauchraum, in der Lunge, im Hals, in der Leiste und in den Achselhöhlen liegen, handelt es sich um eine Ansammlung von Lymphozyten, die durch Bindegewebe zusammengehalten werden. Bei einer Infektion vergrößern sie sich, werden hart und können dann ertastet werden. Irrtümlicherweise werden die Lymphknoten auch

Lymphdrüsen genannt. Bei der Lymphe handelt es sich um eine farblose Flüssigkeit, die in speziellen Kanälen den Körper, die Lymphknoten und schließlich alle Organe durchfließt. Die Lymphknoten stellen für Fremdstoffe, die in der Lymphe zirkulieren, eine Barriere dar, dies ist zum Beispiel notwendig, wenn bei einer Person mit Fußpilz ein Streptokokkus-Bakterium durch einen Riss in der Haut zwischen den Zehen in den Körper gelangt, sich vermehrt und in der Lymphe das Bein aufwärts wandert.

Die Bahnen, auf denen sich eine solche Infektion ausbreitet, können durch die Haut hindurch als rote Streifen erkennbar sein, was

Antibakterielle Substanzen

Vor der Entdeckung des Penizillins gab es nur wenige Substanzen, die zur Bekämpfung bakterieller Infektionen eingesetzt werden konnten. Heutzutage gibt es dagegen viele Mittel gegen Infektionskrankheiten, die kontinuierlich weiterentwickelt werden.

Bei den meisten antibakteriellen Substanzen handelt es sich um Antibiotika (Substanzen, die von Mikroorganismen gebildet werden). Manche davon sind auch synthetisch hergestellt. Alle antibakteriellen Substanzen können unerwünschte und sogar schwer wiegende Nebenwirkungen haben, die allerdings selten auftreten.

Bakterielle Spezifität
Jedes Antibiotikum wirkt gegen eine bestimmte Gruppe von Bakterien, manche lediglich gegen 1 oder 2 verschiedene Arten, oder auch gegen viele. Bei Infektionsverdacht werden Blut-, Eiter-, Urin-, Stuhl- oder Speichelproben genommen, um den betreffenden Organismus zu identifizieren und herauszufinden, wie resistent oder empfindlich der Bakterienstamm gegenüber Antibiotika ist.

Die Testergebnisse liegen nach etwa 24 Stunden vor. Je nach Diagnose kann der Arzt ein Breitbandantibiotikum verschreiben, das gegen viele Bakterienstämme wirkt. Aufgrund der Tests kann dann ein Antibiotikum eingesetzt werden, das besser auf die vorliegende Infektion abgestimmt ist.

Äußerlich wirkende Antibiotika und Antibiotika zum Einnehmen
Bei Infektionen, die auf bestimmte Bereiche wie Auge, Ohr oder Haut beschränkt sind, werden Antibiotika als Lösung oder Salbe aufgetragen. Meistens jedoch werden Antibiotika über den Mund eingenommen, in den Muskel oder in die Venen injiziert. Es gelangt dann über die Darmwand (bei mündlicher Einnahme), aus den Muskeln (bei intramuskulärer Verabreichung) oder auf direktem Weg (bei intravenöser Verabreichung) in den Blutstrom. Intramuskulär oder intravenös werden Antibiotika nur bei schweren Infektionen verabreicht oder wenn sie im Darm nicht ausreichend absorbiert werden.

Wie Antibiotika wirken
Befindet sich ein Antibiotikum erst einmal im Blut, so wird es rasch im ganzen Körper verteilt (das Herz benötigt nur etwa 1 Minute, um das Blut im gesamten Körper zirkulieren zu lassen). Das Antibiotikum wirkt allerdings nur dann, wenn es auf das entsprechende Bakterium trifft. Entweder wird das Bakterium getötet oder die Vermehrung verhindert, je nach Art und Dosierung.

Arten von Antibiotika
Antibiotika wie Penicillin oder Cephalosporin töten Bakterien, indem sie den Aufbau der bakteriellen Zell-

wand verhindern und letztendlich zum Absterben dieser Organismen führen. Die meisten anderen antibakteriellen Substanzen wie die Aminoglycoside (etwa Gentamycin oder Streptomycin) sowie die Tetrazycline, Sulfonamide und Makrolidantibiotika (wie Erythromycin) blockieren Proteine und Chemikalien, die die Bakterien zur Vermehrung und zum Überleben benötigen. Dadurch kann das körpereigene Immunsystem die Bakterien kontrollieren und eliminieren.

Resistenz gegen Antibiotika
Werden Bakterien einem Antibiotikum ausgesetzt, so können sie mit der Zeit resistent dagegen werden. Dies kann sofort oder erst nach einer gewissen Zeit geschehen. Eine Resistenz oder Toleranz verändert nicht das Aussehen eines Bakteriums unter dem Mikroskop oder andere Merkmale des Stammes. Eine Resistenz oder Toleranz lässt sich nur durch empfindliche Laboruntersuchungen feststellen. Weil auch die Bakterien in unserer Umgebung Resistenzen entwickelt haben, sind manche Antibiotika heute nicht mehr so wirksam wie früher. Es werden zwar laufend neue Antibiotika entwickelt, aber es ist zu erwarten, dass auch sie mit der Zeit ihre Wirksamkeit einbüßen werden. Besonders die Infektionen, die man sich im Krankenhaus zuzieht, können gegen Antibiotika resistent sein.

manchmal nicht ganz korrekt als Blutvergiftung bezeichnet wird (→ Entzündung der Lymphgefäße, S. 1010). Die Lymphknoten in dem betroffenen Bein schwellen an und werden druckempfindlich, solange sie versuchen die Infektion in Schach zu halten. Bei manchen Krankheiten, wie der infektiösen Mononukleose, bei der sich die Lymphozyten vermehren und im Körper ausbreiten, können alle Lymphknoten im Körper samt der Milz anschwellen und vom Arzt ertastet werden.

Das Immunsystem ist also ein komplexes Verteidigungssystem zur Eindämmung und Eliminierung von Infektionen. Aber auch infektiöse Organismen besitzen Verteidigungsmaßnahmen. Das Ergebnis ist ein immer während Kampf zwischen dem Körper und dem Eindringling – den der Körper in vielen Fällen gewinnt, manchmal aber auch verlieren kann.

Infektiöse und parasitäre Organismen

Organismen, die in den Körper eindringen können, gibt es überall: in der Luft, auf Staubpartikeln, in der Nahrung und in Pflanzen, auf oder in Tieren und Menschen, in der Erde und im Wasser sowie auf so gut wie jeder anderen Oberfläche. Dabei kann es sich um mikroskopisch kleine Organismen oder auch um größere Parasiten handeln.

Die überwiegende Mehrzahl dieser Organismen verursacht keine Krankheiten, da sie in der Regel das Immunsystem in Schach hält. Ist dieses jedoch geschwächt oder begegnet es einem Organismus, gegen den noch keine Immunität aufgebaut werden konnte, kommt es zu einer Erkrankung.

Im Folgenden werden die wichtigsten infektiösen Organismen beschrieben.

Bakterien

Bakterien sind Einzeller, die nur unter dem Mikroskop sichtbar sind. Sie sehen aus wie schlanke Stäbchen oder Gruppen runder Zellen, leben ohne die Hilfe anderer Organismen und können sich durch Zellteilung vermehren. Gelangen infektiöse Bakterien in den Körper, so vermehren sie sich dort und produzieren wirkungsvolle Substanzen – Toxine –, die die Zellen im umliegenden Gewebe schädigen und die Krankheit verursachen. Zu den Bakterienstämmen, die am häufigsten Krankheiten auslösen, gehören Staphylokokken, Streptokokken, Chlamydien, Haemophilus, Gonokokken und Rickettsien. Nicht alle Bakterien sind schädlich,

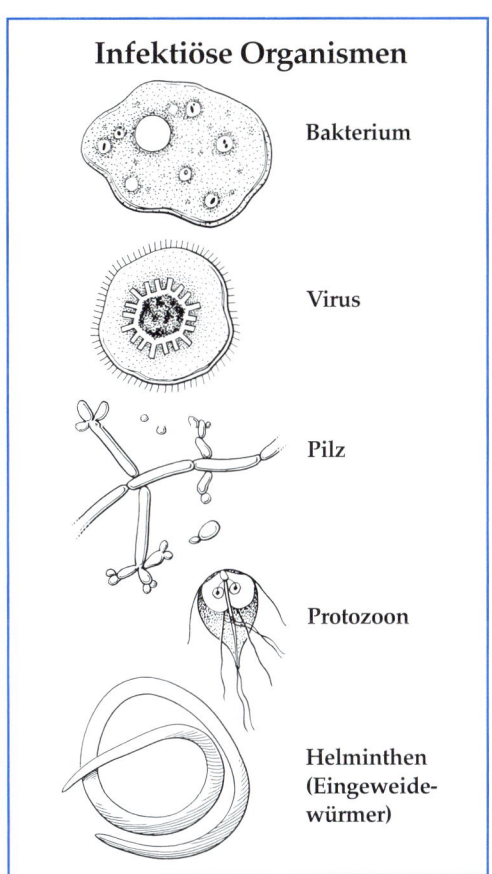

Infektiöse Organismen

Bakterium

Virus

Pilz

Protozoon

Helminthen (Eingeweidewürmer)

manche Bakterien im Körper (etwa in Mund oder Darm) sind im Gegenteil sehr hilfreich.

Viren

Viren können sich nicht selbstständig vermehren. In seiner einfachsten Form handelt es sich bei einem Virus um eine Kapsel, gefüllt mit genetischem Material. Im Körper befällt es einige Zellen und übernimmt deren Stoffwechsel. Es weist die Zelle an, exakt die Teile herzustellen, die es zu seiner Vermehrung benötigt. Die Wirtszelle wird dabei meist zerstört. Zu den häufigsten Virenerkrankungen zählen Kinderlähmung, Aids und der ganz gewöhnliche Schnupfen.

Antimykotika

Infektionen, die von Pilzen verursacht werden, etwa Fußpilz, Leistenwolf, Fadenpilzerkrankungen und Candidiasis, heilen ohne medikamentöse Therapie nur schwer ab. Es gibt mehrere Medikamente, die bei der Behandlung infektiöser Pilzerkrankungen wirksam sind. Manche dürfen nur äußerlich angewandt werden, andere werden eingenommen oder als Injektion verabreicht.

Antimykotika schädigen die Zellwand der Pilze. Der Zellinhalt läuft aus und die Zelle stirbt. Äußerlich angewandte Antimykotika haben selten Nebenwirkungen.

Antivirale Medikamente

Medikamente, die gegen Viren eingesetzt werden, haben erst während der letzten 2 Jahrzehnte Zugang zu den Arztpraxen gefunden. Durch diese Mittel werden virale Infektionen nicht vollständig geheilt, sie können jedoch die Schwere der Erkrankung mildern und deren Dauer verkürzen. Viren vermehren sich sehr schnell – antivirale Medikamente müssen daher in einem frühen Stadium der Infektion oder bereits als Präventivmaßnahme (prophylaktisch) verabreicht werden.

Acyclovir
Der am häufigsten eingesetzte Wirkstoff bei einer Virusinfektion ist Acyclovir. Er wird bei Herpes-Infektionen (genitaler und oraler Herpes), Windpocken und bei Gürtelrose verschrieben und wird in der Regel oral eingenommen. Ist das Immunsystem des Patienten geschwächt oder liegt eine schwere Infektion vor, kann das Mittel auch intravenös verabreicht werden.

Amantadin
Dieses Mittel dient zur Prävention oder Bekämpfung von grippalen Symptomen (S. 1065).

Die Wirkungsweise antiviraler Medikamente
Ein Virus kann sich nicht selbstständig vermehren. Es muss in eine Körperzelle gelangen und den Stoffwechsel dieser Wirtszelle zur Herstellung viraler Proteine veranlassen. Manche der antiviralen Medikamente verändern das genetische Material der Wirtszelle, sodass es vom Virus nicht mehr zur Herstellung der zur Reproduktion benötigten Moleküle verwendet werden kann. Andere Medikamente blockieren die Enzymaktivität der Wirtszelle. Amantadin verhindert die Aufnahme des Virus in die Wirtszelle. Da antivirale Medikamente Nebenwirkungen haben können, sollten sie vorsichtig eingesetzt werden.

Pilze
Schimmel, Hefen und Waldpilze gehören alle zum Stamm der Pilze. Unter den Schimmelpilzen und Hefen gibt es infektiöse Arten. Pilze sind einzellige Organismen, die größer sind als Bakterien. Neben den tausenden von Arten, die harmlos oder sogar nützlich sind (etwa beim Backen), gibt es etwa 100 Pilzarten, die Krankheiten auslösen können. Etwa *Candida*, die bei Kleinkindern oder Personen, die mit Antibiotika behandelt werden oder ein geschwächtes Immunsystem haben, → Mundsoor, S. 618, auslösen kann, einen Ausschlag in Mund und Rachen.

Protozoen
Protozoen sind Einzeller, die als Parasiten im Körper leben können. Sie können allerdings auch einen Teil ihres Lebens außerhalb des Körpers verbringen, etwa in Nahrungsmitteln, Erde, Wasser oder Insekten. Ein Beispiel dafür sind die Protozoen, die Malaria verursachen. Viele Protozoen leben im Darm des Menschen und sind harmlos, manche können jedoch Krankheiten auslösen.

Helminthen
Der Begriff Helminth leitet sich aus dem griechischen Wort »helmins« für »Wurm« ab. Die Helminthen zählen zu den größeren Parasiten und kommen in den Eingeweiden vor. Gelangen sie in den Körper, so befallen sie den Darmtrakt, Lungen, Leber, Haut und sogar das Gehirn, wo sie von den Nährstoffen des Körpers leben. Die häufigsten Helminthen sind der Bandwurm und die Rundwürmer.

Systemische Infektionen

Das Immunsystem wird von vielen Krankheiten bedroht. Manche werden von Bakterien oder Viren verursacht, andere haben unterschiedliche Ursachen.

Auf den folgenden Seiten werden die häufigsten Infektionskrankheiten beschrieben, darunter Kinderkrankheiten wie Masern oder Windpocken sowie die Immunschwäche Aids.

Betrifft eine Infektion vor allem ein bestimmtes Körperorgan oder System im Körper (wie das Herz, das Gehirn oder die Haut), so wird die Krankheit in dem betreffenden Kapitel erläutert. Die in diesem Abschnitt aufgeführten Erkrankungen betreffen den gesamten menschlichen Körper, daher der Ausdruck systemische Infektionen.

HIV-Infektion und Aids

Symptome (HIV-Infektion)
- Andauernde, unerklärliche Erschöpfung
- Starke nächtliche Schweißausbrüche
- Starker Schüttelfrost und Fieber mit mehr als 39 °C über mehrere Wochen hinweg
- Unerklärlicher Gewichtsverlust von mehr als 10 Prozent des Körpergewichts innerhalb von 1 bis 2 Monaten
- Unerklärliche Schwellung der Lymphknoten für mehr als 3 Monate
- Chronischer Durchfall
- Andauernde unerklärliche Kopfschmerzen
- Andauernder und trockener Husten sowie Kurzatmigkeit

- Bleibende weiße Flecken oder ungewöhnliche Wundstellen auf der Zunge oder im Mund
- Bleibende prellungsähnliche Flecken auf oder unter der Haut, in der Mundhöhle, der Nase oder auf den Augenlidern
- Schwierigkeiten beim Sprechen, Gedächtnis- und Konzentrations- sowie Koordinationsschwächen

Bei Aids (aquired immmunodeficiency syndrome oder erworbenes Immunschwächesyndrom) handelt es sich um eine Immunschwäche, die durch das HIV (human immunodeficiency virus oder Immunschwächevirus des Menschen) hervorgerufen wird. Die ersten HIV-Infektionen traten in den 60er-Jahren in Zaire auf – die genaue Geschichte der Ausbreitung des HI-Virus ist noch immer ungeklärt; seit den 80er-Jahren breitet sich die Infektion aber in der restlichen Welt aus. Beim Mensch äußert sich eine HIV-Infektion in einer fortschreitenden Schwächung des Immunsystems.

In einem gesunden Immunsystem arbeiten weiße Blutkörperchen und Antikörper bei der Abwehr mikroskopisch kleiner Krankheitserreger zusammen. Gelangt ein fremder Organismus in den Körper, wird er angegriffen und zerstört. Diese Reaktion wird von T-Lymphozyten koordiniert (→ Die Funktionsweise des Immunsystems, S. 1056). Gelangt das HI-Virus in den Körper, kann es dort nur überleben, wenn es eine Wirtszelle findet.

Zielzellen des HI-Virus sind die T-Helferzellen (die zu den weißen Blutkörperchen zählen). Das Virus lagert sich an diesen Zellen an, dringt in sie ein, integriert sein Genom und vermehrt sich dann in der Wirtszelle. Das HI-Virus kann auch Makrophagen infizieren, die damit wichtigen Speicherzellen für das Virus.

Verlassen die neu gebildeten Viren ihre Wirtszelle, befallen sie wiederum T-Helferzellen. Das Immunsystem bekämpft diese Infektion, indem es Antikörper und eine erhöhte Anzahl von T-Helferzellen bildet. Das Stadium, in dem Antikörper gebildet werden, wird Serokonversion genannt. Die meisten Patienten entwickeln während dieser akuten HIV-Infektion grippeähnliche Symptome.

In der ersten Zeit nach einer HIV-Infektion zeigen die meisten Betroffenen keine Symptome einer Erkrankung. Dennoch sind sie vom Zeitpunkt der eigenen Infektion an in der Lage, andere mit dem Virus anzustecken.

Unmittelbar nach der Ansteckung ist ein HIV-Test leider nicht sehr genau, da der Körper eine gewisse Zeit benötigt, um die messbaren Antikörper zu bilden. Der Zeitraum zwischen der HIV-Infektion und einem positiven Antikörpertest wird als Fenster bezeichnet. Ein solches Fenster, das heißt also der Zeitraum, in dem erstmals Antikörper gebildet werden, dauert in der Regel 6 bis 12 Wochen, manchmal auch bis zu 6 Monaten. Das HI-Virus vermehrt sich stetig und schwächt das Immunsystem schließlich so weit, dass sich opportunistische Krankheiten (Krankheiten, die der Körper normalerweise abwehren kann) entwickeln. Das Vorhandensein solcher Erkrankungen, weniger als 200 T-Zellen pro Milliliter und ein positiver Antikörpertest sind Diagnosekriterien für Aids.

Bis in die frühen 80er-Jahre hatte Aids nicht einmal einen Namen. Mittlerweile hat sich die Krankheit jedoch als Epidemie auf der ganzen Welt ausgebreitet. Schätzungen der Organisation UNIADS zufolge, waren Ende 1999 weltweit 34,3 Millionen Menschen mit HIV infiziert, etwa 18,8 Millionen sind seit Beginn der Epidemie an Aids gestorben. In den USA und Westeuropa sind derzeit über 1,4 Millionen Menschen mit HIV infiziert, in Deutschland leben nach Angaben des Robert-Koch-Institutes 37 000 HIV-Infizierte, seit 1982 wurden 18 524 Aids-Fälle registriert. Für HIV gibt es keine Grenzen, weder kulturell, noch länderspezifisch, noch religiös. Weder das Aussehen einer Person, noch deren Rasse, Geschlecht oder sexuelle Orientierung sagt etwas darüber aus, ob die Person HIV-positiv ist oder nicht. Mit HIV kann sich grundsätzlich jeder infizieren.

Wie wird Aids übertragen?
Damit es zur Infektion kommt, müssen 3 Dinge gewährleistet sein:

Das Virus muss vorhanden sein
HIV muss in bestimmten Körperflüssigkeiten vorhanden sein, um bei bestimmten Tätigkeiten übertragen werden zu können.

Das HI-Virus muss in genügend hoher Konzentration vorhanden sein
Körperflüssigkeiten wie Tränen, Schweiß und Speichel enthalten keine für eine Infektion ausreichenden Mengen an HIV. Eine Übertragung auf diesem Weg ist daher unwahrscheinlich.

Das Virus muss ins Blut gelangen
Nur wenn das Virus die vorhandenen Barrieren überwindet und ins Blut gelangt, erfolgt eine Infektion. HIV wird nicht durch Umarmungen, Küsse oder die gemeinsame Benutzung von Haushaltsgegenständen übertragen, da sich dabei keine Möglichkeit für das Virus ergibt, ins Blut zu gelangen. Dies ist nur über die wich-

tigsten Körperflüssigkeiten möglich: Blut, Samen (einschließlich der Flüssigkeit, die vor dem Samenerguss abgesondert wird), Vaginalflüssigkeit und Muttermilch. Die Übertragung kann auf unterschiedliche Weise erfolgen:

Sexueller Kontakt: HIV kann durch sexuellen Kontakt mit einer infizierten Person übertragen werden. Er kann oral, anal oder vaginal sein und zwischen Personen gleichen oder unterschiedlichen Geschlechts stattfinden.

Die korrekte Benutzung von Kondomen bei jedem sexuellen Kontakt kann das Infektionsrisiko verringern. Allerdings bieten auch Kondome nicht immer vollständigen Schutz. Sie können das Ansteckungsrisiko zwar verringern, aber nicht vollständig eliminieren.

Vor einer HIV-Infektion kann man sich nur durch sexuelle Enthaltsamkeit schützen oder indem man sich vergewissert, dass der Partner nicht mit HIV infiziert ist. Da Promiskuität das Risiko erhöht, sollte man sexuelle Kontakte zu unterschiedlichen Personen einschränken.

Direkter Blutkontakt: Ein anderer Übertragungsweg ist der direkte Kontakt mit infiziertem Blut. Häufigstes Beispiel ist die gemeinsame Benutzung von infizierten Spritzen und Nadeln (etwa zur Verabreichung von Drogen, von Steroiden, beim Tätowieren oder Piercen).

Mutter und Kind: HIV kann von der Mutter auf das Kind übertragen werden. Dies kann bereits geschehen, während sich das Kind noch in der Gebärmutter befindet, aber auch während der Geburt oder beim Stillen.

Bluttransfusionen: Seit 1985 muss in westlichen Industriestaaten jede Blutkonserve und jedes andere Produkt aus menschlichem Blut auf HIV-Antikörper untersucht werden. Zurzeit ist das Risiko einer Infektion durch Blutübertragung sehr gering und liegt bei etwa 1:250 000. Pflegepersonal, das in Kontakt mit Körperflüssigkeiten kommt, hat ein erhöhtes Infektionsrisiko. Von den jährlich etwa 1 000 Angestellten im Gesundheitsdienst, die sich versehentlich mit einem HIV-infizierten Gegenstand verletzen, infizieren sich jedoch lediglich 3 (also weniger als 0,3 Prozent).

Genauso wichtig wie die Kenntnis der Übertragungswege für HIV, ist die Kenntnis darüber, wie HIV nicht übertragen werden kann. HIV wird nicht durch Umarmen und Küssen übertragen, genauso wenig bei der Benutzung öffentlicher Toiletten, Telefonen, Schwimmbädern und Geschirr oder durch Insekten.

Diagnose

Der HIV-Status einer Person (HIV-positiv oder HIV-negativ) kann nur mittels eines Bluttests auf Antikörper gegen das Virus bestimmt werden. Ein solcher Test sollte etwa 3 bis 6 Monate nach dem vermuteten Zeitpunkt der Infektion durchgeführt werden.

Es gibt verschiedene HIV-Antikörpertests: Meist werden die Blutproben mit dem so genannten Enzyme-linked immunosorbent Assay, abgekürzt ELISA, getestet. Ist das 1. Testergebnis positiv, wird der Test wiederholt. Ist auch der 2. Test positiv, sind also Antikörper vorhanden, folgt ein weiterer Test, der so genannte Western Blot, der die ELISA-Testergebnisse bestätigt. Die Kombination dieser beiden Tests ermöglicht bei der Bestimmung von HIV-Antikörpern eine Trefferquote von fast 100 Prozent.

Liegt die Anzahl der T-Helferzellen unter 200 pro Milliliter oder sind opportunistische Erkrankungen vorhanden, so ist dies in Kombination mit einem positiven Antikörpertest für die Diagnose von Aids ausreichend. Manche Patienten sehen trotz einer T-Zellzahl von unter 200 gesund aus, doch opportunistische Krankheiten und die geringe Anzahl der T-Zellen sind ein Zeichen dafür, dass das Immunsystem zu versagen beginnt.

Die Diagnose auf Aids findet nicht unmittelbar nach der Infektion mit HIV statt. Es vergehen nach einer HIV-Infektion durchschnittlich 10 bis 12 Jahre, bis Aids diagnostiziert wird.

Zu den häufigsten opportunistischen Krankheiten zählen eine Lungenentzündung, hervorgerufen durch *Pneumocystis carinii*, und ein Kaposi Sarkom. *Pneumocystis carinii* ist ein Mikroorganismus, der die Lunge befällt. Gesunde Menschen wehren eine solche Infektion in der Regel ab, bei geschwächtem Immunsystem breitet sich der Erreger aber in den Lungen aus und verursacht Atemschwierigkeiten. Ein Kaposi Sarkom ist eine Form von Krebs, die ebenfalls bevorzugt bei Personen mit Immunschwäche auftritt. Dabei entwickeln sich in der Regel rötliche oder violette Flecken auf der Haut, den Lymphknoten, im Mund, dem Verdauungstrakt oder im Lungengewebe.

Bevor man sich auf HIV oder Aids testen lässt, sollten die Konsequenzen eines positiven Testergebnisses bedacht werden. Man sollte sich beim Arzt erkundigen, ob der Test anonym und vertraulich durchgeführt wird. Vertraulich bedeutet, dass die Testergebnisse zwar gespeichert, aber nur auf persönlichen Wunsch herausgegeben werden (eine gerichtliche Verfügung ausgenommen), beim anonymen Test wird der Name der Testperson nicht gespeichert. Wichtig ist es, ein Institut auszuwählen, das vor und nach dem Test eine Beratung anbietet und den Test sorgfältig durchführt.

Aids im Freundes- und Bekanntenkreis

Aids ist eine schreckliche Krankheit. Der Umgang mit ihren Auswirkungen und Konsequenzen ist schwierig, nicht nur für die Betroffenen, sondern auch für Freunde und Familie. Trotz der Fortschritte in der Entwicklung neuer Medikamente gibt es noch immer keine Heilung für Aids. Die emotionale und physische Unterstützung seitens der Freunde und der Familie ist für die Betroffenen daher sehr wichtig und hilft ihnen, das Leben so normal wie möglich zu gestalten.

Man sollte objektiv bleiben

Da Aids häufig durch ungewöhnlichen und risikoreichen Sexualverkehr oder das gemeinsame Benutzen infizierten Spritzbestecks bei Drogensüchtigen übertragen wird, löst die Information über die Erkrankung eines Freundes oder Verwandten in der Regel gemischte Gefühle aus. Hat sich die betreffende Person aufgrund ihres Lebensstils infiziert, den man selbst ablehnt, ist man zunächst mit dieser oft schwer nachzuvollziehenden Gewohnheit konfrontiert. Das anschließend aufkommende Bewusstsein, dass die nahe stehende Person in Kürze sterben kann, kann ungelöste Probleme und emotionale Konflikte zu Tage treten lassen. Vor allem die Tatsache, dass die meisten Aids-Kranken in recht jungen Jahren infiziert werden, macht die Aussicht auf eine schwere Krankheit und einen baldigen Tod sehr schwierig.

Eine positive Haltung bewahren

Man sollte sich auf die positiven Aspekte seiner Beziehung zu dem oder der Kranken konzentrieren – wer diese Person eigentlich ist, warum man sie schätzt und wie man selbst helfen kann. Auch sollte man die eigenen Gefühle nicht für sich behalten, sondern sie auch gegenüber dem Patienten offen aussprechen. Dies gilt auch für Gespräche mit Beamten, Rechtsbeiständen oder Selbsthilfegruppen.

Hilfe suchen

Man kann nicht als Einzelner für eine Aids-kranke Person sorgen. Es ist wichtig, ein Netzwerk zu schaffen, in das Fachleute, Freunde und Verwandte integriert werden, die Unterstützung bieten können. Außerdem sollte der Patient selbst so viele Entscheidungen wie möglich treffen. Dies hängt allerdings vor allem von dessen Gesundheitszustand ab.

Ein oder zwei Personen, die etwas Abstand bewahren können und nicht in die tägliche Pflege des Kranken involviert sind, können für Pflegepersonal, Freunde und Bekannte als Kontaktpersonen dienen und sich um die geschäftlichen Belange des Patienten kümmern wie die monatlichen Rechnungen, Versicherungen und die Korrespondenz. Man sollte auch rechtzeitig mit einem Rechtsanwalt sprechen, um im Notfall auch Entscheidungen anstelle und im Sinne des Kranken treffen zu können (→ Wie man eine Zahlungsvollmacht erstellt, S. 1381).

Die Diagnose Aids kann Folgen hinsichtlich der Versicherung, Arbeitsstelle, Ausbildung und Wohnung haben. Man sollte daher die Privatsphäre des Patienten respektieren und ihn selbst entscheiden lassen, wer von der Krankheit erfahren soll. Das Recht auf eine Pflege oder Dienstleistungen wird durch die Krankheit nicht geschmälert. Eine Aids-kranke Person darf nicht diskriminiert werden.

Die Pflege zu Hause

Um die Pflege zu Hause zu erleichtern, sollte das Umfeld so angenehm wie möglich gemacht werden. Wichtig ist die persönliche Hygiene des Patienten, er sollte regelmäßig baden, besonders bei Fieber oder nächtlichen Schweißausbrüchen. Man kann sich vom Pflegepersonal zeigen lassen, wie man einen Patienten für ein Bad vorbereitet und die Bettlaken wechselt, ohne dass der Kranke das Bett verlassen muss. Auch Mundhygiene

ist wichtig. Verursacht eine Zahnbürste Blutungen, können Zähne und Zahnfleisch mit einem weichen Tuch oder einem Wattestäbchen gereinigt werden. Hilfreich sind auch Mundspülungen mit warmem Salzwasser oder verdünntem Wasserstoffperoxid.

Besteht ein Risiko für die Pflegeperson?

Aids wird nicht durch gewöhnlichen Kontakt mit dem Patienten übertragen, allerdings sollte man im Umgang mit den Körperflüssigkeiten wie Blut, Samen, Vaginalflüssigkeit oder anderen Körperflüssigkeiten, die Blut enthalten, vorsichtig sein, da diese infektiös sind. Auch Rasierklingen, Zahnbürsten oder andere Gegenstände, auf denen sich Blut befinden könnte, sollten nicht gemeinsam benutzt werden. Kleidung, Bettlaken und Handtücher, die mit Körperflüssigkeit, Erbrochenem oder Exkrementen in Kontakt gekommen sind, sollten entfernt und in heißem Seifenwasser gewaschen werden. Blut, das auf eine feste Oberfläche gelangte, wird mit Haushaltsbleiche in einer 1:10-Verdünnung abgewaschen, um das Virus zu töten.

Vor und nach dem Kontakt mit dem Patienten sollte man sich die Hände waschen. Verabreicht man dem Patienten Injektionen, putzt ihm die Zähne oder wäscht dessen Anal- oder Genitalregion, sollte man dabei Vinyl- oder Latexhandschuhe tragen. Dies gilt auch für den Umgang mit Exkrementen, Erbrochenem und Urin. Um zu vermeiden, dass diese Flüssigkeiten in Mund oder Augen geraten, sollte man gegebenenfalls Mund- und Augenschutz tragen. Spritzen und Nadeln, die bei der Pflege benötigt werden, müssen speziell entsorgt werden.

Man sollte sich bewusst machen, dass ein Aids-kranker Mensch Respekt und Zuneigung benötigt, um solange wie möglich ein normales Leben zu führen.

Behandlung

Da es bei einer HIV-Infektion oder Aids keine Heilung gibt, zielen alle Maßnahmen auf die Behandlung und Kontrolle der Symptome ab.

Der Arzt überwacht das Immunsystem und den allgemeinen Gesundheitszustand, um die Entwicklung der Krankheit zu verfolgen und rechtzeitig weitere Behandlungsmaßnahmen einzuleiten. Richtige Ernährung und Hygiene ist ebenso wichtig wie die generelle Erhaltung der Gesundheit. Einer der wichtigsten Aspekte bei der Behandlung einer HIV-Infektion und Aids ist die emotionale Unterstützung.

Arzneimitteltherapie

Anwendung finden hauptsächlich antivirale Medikamente, Medikamente zur Unterstützung des Immunsystems und Medikamente zur Abwehr opportunistischer Infektionen.

Antivirale Medikamente haben die Aufgabe, das Virus zu hemmen. Bei Patienten mit symptomatischer HIV-Infektion können diese Medikamente lebensverlängernd sein. Die ersten antiviralen Wirkstoffe wie Zidovudin (AZT), Didanosin (DDI), Zalcitabin (DDC) und Stavudin (D4T) zielten auf die Hemmung eines viralen Enzyms, der reversen Transkriptase, ab. Proteaseinhibitoren sind eine neue Klasse von Medikamenten, sie blockieren die Replikation des viralen Enzyms HIV-Protease. Hierzu gehören etwa Saquinavir, Ritonavir und Indinavir. Das Virus benötigt die HIV-Protease zur Bildung und zum Zusammenbau seiner Proteine. Proteaseinhibitoren werden zusammen mit Inhibitoren der reversen Transkriptase eingesetzt.

Medikamente, die das Immunsystems unterstützen, helfen ihm bei der Virusabwehr. Diese Mittel sind jedoch erst im experimentellen Stadium, hier wird aber intensiv geforscht.

Medikamente zur Abwehr opportunistischer Infektionen werden eingesetzt, weil man bei Aids-Patienten meist voraussagen kann, welche Infektionen eintreten werden. Einige dieser oft ernsten Infektionen können durch sie verhindert oder behandelt werden.

Impfstoffe

Das Ziel der Forschung ist es, einen Impfstoff gegen HIV und Aids zu entwickeln. Leider wird dies durch bestimmte Eigenschaften des Virus erschwert. Das HI-Virus kann sich in Zellen verstecken, vermehrt sich in großer Zahl und verändert sich sehr schnell.

In naher Zukunft wird es deshalb keinen Impfstoff gegen Aids geben. HIV und Aids müssen daher durch Aufklärung und das Vermeiden risikoreichen Verhaltens bekämpft wer-den. Man schützt sich darum am besten, in dem man die Tatsachen über HIV und Aids weiß und sich vor Augen hält.

Infektiöse Mononukleose

Symptome
- Fieber
- Halsschmerzen
- Appetitlosigkeit
- Müdigkeit und Schwäche
- Muskelschmerzen
- Geschwollene Lymphknoten
- Schmerzen im oberen linken Bauchbereich

Eine infektiöse Mononukleose wird auch Epstein-Barr-Virusinfektion genannt, da sie vom so genannten Epstein-Barr-Virus verursacht wird. Das Virus kann zwar grundsätzlich jeden infizieren, dennoch treten die meisten Infektionen bei jungen Menschen im Alter zwischen 16 und 25 Jahren auf. Solche Infektionen können Einzelfälle sein oder sich epidemisch ausbreiten. Der Übertragungsweg ist mit großer Wahrscheinlichkeit ein infizierter Speichel, die Inkubationszeit beträgt bei Kindern und Heranwachsenden in der Regel 7 bis 14 Tage. Bei Erwachsenen kann sie 30 oder gar 50 Tage lang sein.

Diagnose

Eine infektiöse Mononukleose kann ganz unterschiedliche Symptome haben. Die Patienten können Fieber entwickeln, Halsschmerzen, eine Schwellung der Lymphknoten oder in manchen Fällen sogar eine Milzschwellung. Das Virus kann auch Übelkeit, Hepatitis, Gelbsucht, Kopfschmerzen, Gliedersteife, Brustschmerzen, Husten, Tachykardie (beschleunigter Herzschlag) und Arrhythmien verursachen. Es kommt zu Appetitverlust, Muskelschmerzen, Müdigkeit und Schwäche. Manche Patienten entwickeln auch einen rötlichen Ausschlag. Durch die Verschiedenartigkeit der Symptome ist die Diagnose erschwert. Bei Verdacht auf Mononukleose führt der Arzt einen Monospot-Test durch, um festzustellen, ob sich das Virus in der Blutbahn befindet.

Wie gefährlich ist eine infektiöse Mononukleose?

Bei einer Mononukleose handelt es sich um keine gefährliche Erkrankung, außer wenn sich die Milz außerordentlich vergrößert und reißt oder wenn lebenswichtige Organe wie Gehirn oder Herz infiziert sind. Patienten mit infektiö-

Chronisches Müdigkeitssyndrom

In jüngster Zeit sind Menschen, die an chronischer Müdigkeit, körperlicher Schwäche, Konzentrationsschwäche und Gedächtnisschwierigkeiten leiden, immer verstärkter im Mittelpunkt des Interesses der Ärzte.

Müdigkeit, Schwäche und Gedächtnisschwierigkeiten können eine ganze Reihe von Ursachen haben, darunter Stress, eine unbekannte Krankheit oder psychische Leiden, beispielsweise eine Depression. Experten haben den Begriff »Chronisches Müdigkeitssyndrom« geprägt, um diesen Symptomkomplex zu beschreiben (bei einem Syndrom handelt es sich um eine Anzahl von Symptomen).

Eine genau definierte Ursache für das Chronische Müdigkeitssyndrom wurde bisher nicht entdeckt, obwohl emotionale und psychologische Faktoren eine Rolle spielen können. In der Regel gibt es keinerlei Anzeichen für eine zugrunde liegende virale Infektion.

Es gibt verschiedene Gesichtspunkte, die bei der Diagnose beachtet werden müssen. Die Müdigkeit sollte seit mindestens 6 Monaten vorhanden sein, und alle anderen Erkrankungen, Infektionen oder emotionale Erkrankungen müssen als Symptomursache ausgeschlossen werden. Zudem müssen mindestens 4 der folgenden Kriterien erfüllt sein: 1) Halsschmerzen, 2) schmerzende Lymphknoten im Hals oder in den Achselhöhlen, 3) andauernde Müdigkeit nach sportlicher Betätigung, 4) neu aufgetretene Kopfschmerzen, 5) unerklärliche Muskelschmerzen, 6) Schmerzen, die unterschiedliche Gelenke befallen und nicht von Rötungen oder Schwellungen begleitet sind, 7) Gedächtnis- und Konzentrationsschwächen und schließlich 8) Schlafstörungen.

Beim Chronischen Müdigkeitssyndrom werden die auftretenden Symptome behandelt und deren Entwicklung verfolgt. Eine gezielte Behandlung gibt es nicht.

Schmerzen im Kopf, in den Gelenken und Muskeln können mit Schmerzmitteln beeinflusst werden, Medikamente gegen Depressionen können den Zustand bessern, auch wenn keine Symptome einer Depression vorliegen. Auch eine kognitive Therapie oder eine Verhaltenstherapie können helfen.

Letztendlich ist das Chronische Müdigkeitssyndrom eine langwierige Erkrankung, die in der Hälfte aller Fälle aber nach einigen Jahren wieder völlig ausheilt. Die Symptome können jedoch über eine Reihe von Jahren kommen und gehen.

---

ser Mononukleose sollten rücksichtsvoll behandelt werden, da es zu länger anhaltender Müdigkeit und Erschöpfung kommen kann. In der Regel kommt es nach etwa 10 Tagen zum Rückgang des Fiebers, der Lymphknotenschwellung und Milzschwellung. Bevor man sich allerdings wieder vollständig gesund fühlt, können 2 bis 3 Monate vergehen.

Behandlung
Es gibt keine spezielle Behandlung für diese Virusinfektion. Empfohlen wird vor allem Bettruhe und man sollte sich auf eine Krankheitsdauer von 2 bis 3 Wochen einstellen. Der Arzt wird zudem mehrere Monate lang von Kontaktsportarten abraten. Um das Fieber und die Halsschmerzen zu lindern sowie eine Austrocknung des Körpers zu vermeiden, muss viel Flüssigkeit aufgenommen werden. Auch die Einnahme von Aspirin und das Gurgeln mit Salzwasserlösung (ein halber Teelöffel Salz auf ein Glas warmes Wasser) gegen die Halsschmerzen sind mehrmals täglich zu empfehlen.

Die Halsschmerzen bei einer infektiösen Mononukleose werden häufig von einer bakteriellen Streptokokkeninfektion verschlimmert, die mit Antibiotika behandelt wird.

Tritt plötzlich ein scharfer Schmerz im linken oberen Bauchraum auf, sollte unverzüglich der Arzt konsultiert werden, da es sich um eine Milzvergrößerung oder einen Milzriss handeln könnte. In seltenen Fällen kann bei einem Milzriss eine Notfalloperation erforderlich sein.

Influenza

Symptome
- Fieber und Schüttelfrost
- Halsschmerzen
- Husten
- Muskelschmerzen
- Müdigkeit und Schwäche
- Verstopfte Nase

Wie der gewöhnliche Schnupfen, wird eine Influenza – oder Grippe – meistens dort übertragen, wo viele Menschen aufeinander treffen, etwa in der Schule oder in Pflegestätten. Grippewellen gibt es in der Regel im Winter und Frühjahr. Da auch andere Viruserkrankungen, bei denen es sich nicht um eine Influenza handelt, Grippe genannt werden, herrscht beträchtliche Verwirrung über diese Krankheit.

Es gibt 3 Arten von Influenzaviren, die alle über infizierte Tröpfchen in der Luft übertragen werden. Die großen Grippeepidemien werden für gewöhnlich vom Influenzavirus Typ A verursacht. Typ B und C sind nicht sehr weit verbreitet. Typ B-Viren verursachen kleinere und örtlich begrenzte Ausbrüche, während die Typ C-Viren seltener vorkommen und in der Regel nur eine leichte Erkrankung verursachen. Bei den Virustypen B und C handelt es sich um relativ stabile Viren. Typ A-Viren verändern sich ständig, es treten fortlaufend neue Stämme auf, und somit entstehen jedes Jahr neue Epidemien und die Erkrankung tritt gleichzeitig in verschiedenen Gegenden auf. Alle 10 bis 40 Jahre kommt es zu einer Influenza-Pandemie, bei der Menschen auf der ganzen Welt vom gleichen Virus infiziert werden.

Diagnose

Eine Influenza entwickelt sich plötzlich und verursacht Fieber (in der Regel 38 bis 39 °C, in Einzelfällen über 41 °C), Schüttelfrost, Muskelschmerzen, Schwäche, Unwohlsein, eine verstopfte Nase, Gesichtsrötung, einen trockenen Husten und Halsschmerzen. Alle Symptome gleichen denen einer normalen Erkältung, sind aber stärker ausgeprägt. Eine Influenza entwickelt sich normalerweise nach einer Inkubationszeit von 1 bis 4 Tagen. Das Fieber kann 3 bis 5 Tage, in manchen Fällen jedoch auch nur einen einzigen Tag oder eine ganze Woche, andauern.

Es ist schwierig, eine Influenza mit absoluter Sicherheit zu diagnostizieren, da sie vielen leichten Erkrankungen gleicht, die ebenfalls von Fieber begleitet sind. Bei Verdacht auf Influenza kann der Arzt das Virus unter Umständen aus einem Halsabstrich isolieren oder einen Bluttest auf Antikörper gegen das Virus durchführen. Diese Test werden vor allem deshalb durchgeführt, damit die Öffentlichkeit rechtzeitig über Natur und Ausbreitung des Virus informiert werden kann.

Wie gefährlich ist eine Influenza?

Die Influenza selbst ist nicht sehr gefährlich und dauert in der Regel 1 bis 7 Tage. Es können jedoch Komplikationen auftreten wie zum Beispiel eine akute Nebenhöhlenentzündung, eine Bronchitis oder eine Lungenentzündung. Dabei ist die durch Pneumokokken hervorgerufene Lungenentzündung die häufigste Form, die durch Staphylokokken bedingte Lungenentzündung ist jedoch ebenso gefährlich und kann zum Tod führen. Gefährdet sind vor allem ältere Menschen und Menschen mit geschwächtem Immunsystem oder anderen Krankheiten wie chronischen Herz- oder Lungenerkrankungen. Diese Gruppe sollte sich rechtzeitig impfen lassen (→ Grippeimpfung, diese Seite).

Behandlung

Für eine Influenza gibt es keine bestimmte Behandlung. Wichtig ist Bettruhe sowie eine gesunde Ernährung und ausreichend Flüssigkeit. Der Husten kann durch Dampfinhalationen oder ein beruhigendes Hustenmittel zeitweise gelindert werden, während Schmerzmittel und

Grippeimpfung

Jedes Jahr wird – in Abhängigkeit von den Voraussagen darüber, welcher Influenzavirusstamm sich dieses Mal am stärksten ausbreitet – von den Behörden eine neue Schutzimpfung empfohlen. Dies gilt vor allem für Menschen mit geschwächtem Immunsystem oder mit schweren Krankheiten wie chronischer Herzoder Nierenerkrankung, Lungenerkrankung und Atemschwierigkeiten (einschließlich starke Raucher), Patienten mit zystischer Fibrose, chronischer Anämie (wie Sichelzellanämie) oder schwerem Diabetes. Auch Menschen über 65 Jahren sollten immunisiert werden. Dasselbe gilt für Angestellte im Gesundheitsdienst, Polizisten, Feuerwehrmänner und anderes Personal, von dem die öffentliche Sicherheit abhängt.

Die Impfung erfolgt im frühen Herbst vor der Grippesaison durch eine einmalige Injektion in den Oberarm. Kindern werden manchmal 2 Injektionen im Abstand von 1 bis 2 Wochen verabreicht. Da sich die Viren ständig verändern, ist es notwendig, sich jährlich impfen zu lassen, am besten im Oktober oder Anfang November.

Die Impfung kann nicht vollständig vor einer Infektion schützen, allerdings kommt es in den meisten Fällen nur zu einer schwach ausgeprägten Erkrankung.

Der Impfstoff kann an der Impfstelle eine Reizung verursachen und manche Menschen leiden anschließend für 6 bis 24 Stunden unter leichtem Fieber und Muskelschmerzen, die 1 bis 2 Tage anhalten können. Schwere Reaktionen sind selten. Menschen mit einer Allergie gegen Eier und Eiprodukte können jedoch schwere allergische Reaktionen entwickeln und sollten sich deshalb besser nicht impfen lassen.

Bei einer Schwangerschaft sollte die Impfung erst nach dem 3. Monat erfolgen.

fiebersenkende Medikamente gegen das Fieber und die Muskelschmerzen helfen. Die Symptome einer Influenza A-Infektion können auch durch Amantadin, ein antivirales Mittel, gelindert werden. Antibiotika helfen nicht und sollten nur dann eingesetzt werden, wenn es zu Komplikationen aufgrund begleitender bakterieller Infektionen kommt. Zur Influenza-Therapie werden auch Neuraminidasehemmer eingesetzt wie Zanamivir, das als Spray verabreicht wird. Diese können nicht nur die Grippe verkürzen, sondern auch zur Prophylaxe dienen.

Vorbeugung

Einer Influenza kann man durch eine Impfung im Herbst vorbeugen. Auch Amantadin reduziert das Infektionsrisiko. Zur Prophylaxe muss es aber vor oder unmittelbar nach dem Kontakt mit dem Influenza A-Virus genommen werden. Es wird meist nur Personen verschrieben, bei denen mit einer schweren Krankheit oder ernsten Komplikationen zu rechnen ist. Amantadin hilft nur gegen das Influenzavirus vom Typ A, während eine Impfung auch gegen den Typ B schützt. Keine dieser Maßnahmen schützt vor anderen viralen Erkrankungen.

Lyme-Krankheit (Lyme-Borreliose)

Symptome

- Charakteristischer roter Ausschlag an der Stelle eines Zeckenbisses
- Kopfschmerzen
- Schüttelfrost und Fieber
- Schmerzen im Körper
- Gelenkentzündung und Arthritis

Diese Erkrankung ist nach dem Ort benannt, wo es zu einer Infektion vieler Kinder kam (Lyme in Connecticut, USA). Sie wird durch einen Organismus (Spirochaeten) verursacht, den eine bestimmte Zeckenart überträgt – flächendeckend in ganz Europa, zwischen Mai und Oktober, mit Ausnahme der südlichen und nördlichen Randzonen und der Höhenlagen über 1 000 m.

Diagnose

Die Diagnose der Lyme-Krankheit ist schwierig, da sie ähnliche Symptome wie andere Krankheiten hervorruft. An der Stelle des Zeckenbisses – der unbemerkt bleiben kann – entwickelt sich meist ein rötlicher Ausschlag, dem grippeähnliche Symptomen wie Kopfschmerzen, Schüttelfrost, Fieber, Schmerzen und Gliederstei-

fe folgen (→ Farbtafel C-14). Nach Wochen oder Monaten kann es zu Gesichtslähmung, Gelenkentzündung, verschiedenen neurologischen Symptomen und manchmal zu starkem Herzklopfen und Herzstillstand kommen (S. 672). Der Arzt kann einen Bluttest durchführen, um nach dem auslösenden Organismus zu suchen, der Test ist allerdings nicht immer eindeutig.

Wie gefährlich ist die Lyme-Krankheit?

In einem frühen Stadium kann die Erkrankung mit Antibiotika behandelt werden. Bleibt eine Behandlung aus, kann es zu Komplikationen der Gelenke, des Herzens und Gehirns kommen.

Behandlung

Arzneimitteltherapie

Es werden Antibiotika eingesetzt. Aspirin hilft gegen Gelenkentzündungen.

Vorbeugung

In Waldgebieten oder beim Spaziergang durch Gras sollte man feste Schuhe, langärmelige Kleidung und lange Hosen, in die Socken gestopft, tragen. Auf Zeckenbisse am eigenen Körper und auf dem von Haustieren ist zu achten. Festgesaugte Zecken werden sofort mit einer Pinzette entfernt. Dabei sollte die Zecke weder gedrückt noch verdreht, sondern vorsichtig und stetig herausgezogen werden.

Katzenkratzkrankheit

Symptome

- Vergrößerte Lymphknoten
- Schwaches Fieber
- Hautpustel
- Müdigkeit
- Kopfschmerzen
- Halsschmerzen

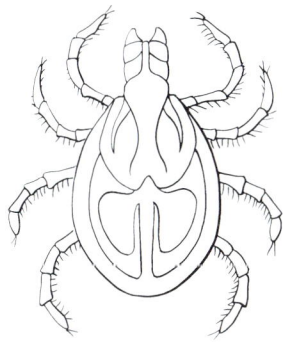

Die Zecke *Ixodes scapularis* überträgt die Lyme-Krankheit.

Die Katzenkratzkrankheit wird wahrscheinlich durch das Bakterium *Rochalimaea henselae* verursacht. Fast alle Betroffenen haben oder hatten Kontakt zu Katzen und weisen oft Biss- oder Kratzspuren auf. Die Krankheit wird direkt nach einem Kratzer, Biss oder beim Ablecken, meist durch junge Katzen, übertragen.

Die Katze selbst zeigt keine Krankheitsanzeichen. Ungefähr 3 bis 10 Tage nach dem Kratzer oder Kontakt bildet sich eine Hautpustel, 2 bis 3 Wochen später vergrößern sich die Lymphknoten, was 2 bis 4 Monate oder auch länger anhalten kann. Etwa ein Drittel der Betroffenen weist an unterschiedlichen Stellen vergrößerte Lymphknoten auf. Sowohl Kinder und Erwachsene sind betroffen.

Diagnose

Die Diagnose Katzenkratzkrankheit wird gestellt, wenn sich 2 bis 3 Wochen nach Kontakt mit einer Katze die Lymphknoten vergrößern. Bestätigt wird sie, wenn sich an der Stelle des Kratzers oder Bisses eine Pustel bildet. Bei den meisten Patienten ist ein Hauttest auf das betreffende Antigen positiv. Er zeigt allerdings nur an, ob es in der Vergangenheit zu Kontakt mit dem fraglichen Antigen gekommen ist.

Wie gefährlich ist die Katzenkratzkrankheit?

Langfristige Komplikationen sind selten. Die Schwellung der Lymphknoten kann allerdings einige Monate oder sogar Jahre andauern. Nach der Krankheit ist man lebenslang immun.

Behandlung

Der Inhalt aufbrechender oder druckempfindlicher Pusteln kann vom Arzt mit einer Nadel abgesaugt werden, was die Schmerzen lindert und die Heilung beschleunigt. Feuchte Umschläge unterstützen die Zirkulation in den Lymphknoten und reduzieren die Schwellung und die Schmerzen. In der Regel verschwinden die Symptome ohne weitere Behandlung. Sind sie stärker ausgedehnt, können auch Antibiotika angewandt werden.

Frühsommer-Meningoenzephalitis

Symptome
- Fieber und Schüttelfrost
- Kopfschmerzen
- Übelkeit und Erbrechen
- Krampfanfälle
- Verwirrung und Bewusstseinsverlust

Die Frühsommer-Meningoenzephalitis (FSME) wird durch ein Virus verursacht, das durch den Biss infizierter Zecken übertragen wird. Diese sind von April bis November in Gras und auf Sträuchern anzutreffen, jedoch nur in Gegenden unter 1 000 m Höhe. Die meisten Infektionen treten in Endemiegebieten wie etwa der Schwäbischen Alb auf. Dort sind rund 1 bis 5 Prozent der Zecken infiziert.

Diagnose

Häufig verläuft die Infektion ohne Symptome. Es können sich aber auch nach rund 7 bis 10 Tagen grippeähnliche Symptome einstellen und bei einigen Betroffenen kommt es nach einer Woche zu einer Entzündung des Gehirns oder der Hirnhäute. Neben Fieber kann es auch zu Symptomen wie Kopfschmerzen, Übelkeit und Erbrechen kommen, die sich bis hin zu Krampfanfällen, Verwirrung und Bewusstseinsverlust steigern können. Um den Verdacht auf eine FSME zu bestätigen wird die Gehirnflüssigkeit des Betroffenen auf Antikörper hin untersucht.

Wie gefährlich ist eine Frühsommer-Meningoenzephalitis?

Wenn die Entzündung auch das Rückenmark betrifft, kann es zu Arm- oder Beinlähmungen kommen. 1 bis 2 Prozent der Fälle können dann tödlich verlaufen. Auch Schäden können bleiben.

Behandlung

Zecken, die sich verbissen haben, packt man mit einer Pinzette vorn am Rüssel (nicht am Leib) und zieht sie vorsichtig aus der Haut.

Arzneimitteltherapie

Eine spezielle Behandlung für FSME gibt es nicht. Einige Tage nach dem Biss können vom Arzt jedoch Antikörper gegeben werden (passive Immunisierung).

Vorbeugung

Menschen, die in gefährdeten Gebieten wohnen und sich oft im Freien aufhalten, können sich vorsorglich impfen lassen (aktive Immunisierung). Mit der passenden Kleidung kann man sich auch gegen Zeckenbisse schützen: feste, geschlossene Schuhe, lange Ärmel und Hosen.

Typhus

Symptome
- Fieber
- Kopfschmerzen
- Müdigkeit und Schwäche

- Halsschmerzen
- Husten
- Durchfall

Notfallsymptome
- Plötzlicher Abfall der Körpertemperatur
- Schockzustand, charakterisiert durch verringerten Harndrang, Schwindelgefühl beim Aufstehen, Lethargie und eine Veränderung des Bewusstseinszustands

Typhus wird durch das Bakterium *Salmonella typhi* verursacht, das durch den Verzehr kontaminierter Lebensmittel oder Flüssigkeiten übertragen wird. In den Industrieländern ist Typhus selten. Die Bakterien durchdringen die Darmwand und führen zur Entzündung der Lymphknoten und der Milz. Chronische Träger, Menschen, die Typhusbakterien über Jahre in ihrem Darm tragen, ohne Symptome aufzuweisen, sind mögliche Überträger. In Entwicklungsländern, wo die Hygiene unzureichend ist, kann es zu Typhusepidemien kommen.

Diagnose

Die Krankheit entwickelt sich meist langsam. Vor allem bei Kindern kann es aber auch schnell zu Fieber und Schüttelfrost kommen. Erste Symptome sind oft Kopfschmerzen, Husten, Schwäche und Müdigkeit, allgemeine Schmerzen und Halsschmerzen, häufig begleitet von Erbrechen, Verstopfung, Durchfall oder Bauchschmerzen. Das Fieber ist abends am höchsten.

Wird Typhus nicht behandelt, so folgt nach 7 bis 10 Tagen das 2. Stadium und der Patient wird sehr krank. Das Fieber verschlimmert sich, es kommt zu Durchfall – in Konsistenz und Farbe mit Erbsenbrei vergleichbar – oder zu Verstopfung. In schweren Fällen fällt der Patient in folgenden Zustand: Er ist bewegungslos, hat die Augen halb geschlossenen, und lässt alle Anzeichen völliger Ermüdung erkennen. Nach der 2. Woche kann sich auf Brust und Rücken ein Ausschlag entwickeln, der nach 3 bis 4 Tagen wieder verschwindet. Kommt es zu keinen Komplikationen, bessert sich der Zustand langsam. Die Schmerzen im Bauch verschwinden allmählich, das Fieber geht zurück und die Körpertemperatur normalisiert sich nach etwa 10 Tagen. Die Krankheit kann jedoch bis zu 2 Wochen nach Abklingen der Symptome jederzeit erneut aufflammen.

Etwa ein Drittel der Patienten entwickeln Komplikationen. Ein plötzlicher Abfall des Blutdrucks, in der Regel während der 3. Woche, ist ein Anzeichen für innere Blutungen. Er kann von erhöhtem Pulsschlag, Schocksymptomen und Blut im Stuhl begleitet sein. In der 3. Woche kann es zu einer Perforation der Darmwand kommen, was einen Anstieg der Körpertemperatur und des Pulsschlags auslöst, sowie Gliedersteife, Bauchschmerzen und Druckempfindlichkeit im Bauchraum.

Seltener kommt es zu einer Lungenentzündung, Psychosen, Meningitis oder Blasen-, Nieren- oder Rückenmarkinfektionen. Zur Bestätigung der Diagnose werden Blut-, Urin- und Stuhlproben untersucht und im Labor Kulturen des Erregers angelegt.

Wie gefährlich ist Typhus?

Unbehandelt ist Typhus sehr gefährlich. Besonders anfällig sind ältere und behinderte Menschen. Bei Kindern verläuft die Krankheit meist schwächer. Treten Komplikationen auf, ist die Prognose häufig schlecht. Selten kann eine Person auch Träger der Krankheit sein und keine Symptome haben.

Behandlung

Viel Flüssigkeit und eine kalorienreiche, leicht verdauliche Nahrung sind wichtig, da der Patient schnell an Mangelernährung und starkem Flüssigkeitsmangel leiden kann. Eventuell ist eine intravenöse Flüssigkeitszufuhr erforderlich. Da die Bakterien im Urin und Stuhl vorkommen, sind beim Umgang mit kontaminierter Bettwäsche oder Kleidung entsprechende Vorsichtsmaßnahmen zu treffen.

Fieber mit unbekannter Ursache

Fieber ist die häufigste Reaktion des Körpers auf eine Infektion – ist aber nicht immer Anzeichen einer Infektion. Fieber kann auch als Reaktion auf eine nicht infektiöse Erkrankung entstehen und in manchen Fällen ist die Ursache nicht zu bestimmen. Bei einer Körpertemperatur von über 38 °C, die über 3 Wochen und länger ohne erkennbare Ursache bestehen bleibt, kann es sich um ein Fieber unbekannter Ursache handeln.

Um die Ursache des Fiebers zu ermitteln, können Bluttests, körperliche Untersuchungen und Röntgenaufnahmen durchgeführt werden. In manchen Fällen können auch Gewebeproben von Arterien, Lymphknoten, dem Knochenmark, der Leber oder den Muskeln entnommen werden.

Medikamente können als Gegenreaktion Fieber auslösen. Unterbricht man die Einnahme des Medikamentes, dann verschwindet innerhalb einer Woche auch das Fieber.

Die Ursache eines Fiebers zu ermitteln ist in manchen Fällen schwierig, jedoch meistens nach einer gründlichen Untersuchung möglich, sodass der Arzt geeignete Maßnahmen zur Behandlung einleiten kann.

Arzneimitteltherapie
Der Arzt kann ein wirksames Antibiotikum verschreiben. Welches Mittel eingesetzt wird, hängt vom jeweiligen Bakterienstamm ab.

Vorbeugung
Zurzeit gibt es 2 Möglichkeiten, sich gegen Typhus impfen zu lassen. Der orale Impfstoff wird in Form von 4 Kapseln verabreicht, die jeden 2. Tag eingenommen werden. Die Injektion des Impfstoffes wird nur einmalig vorgenommen. Beide Impfungen sind jedoch nicht vollständig effektiv. Personen, die in verseuchte Gebiete reisen, sich dort länger aufhalten oder dem Erreger während einer Epidemie ausgesetzt waren, sollten sich immunisieren lassen. Wichtig ist vor allem Hygiene. Träger des Typhuserregers dürfen unter keinen Umständen in Lebensmittel verarbeitenden Berufen arbeiten.

Wundstarrkrampf (Tetanus)

Symptome
- Versteifung der Kiefer-, Hals- und anderer Muskeln
- Reizbarkeit
- Krämpfe der Kiefer- und Halsmuskeln
- Schmerzhafte Krämpfe

Tetanus (Gebisssperre oder Wundstarrkrampf) wird durch Bakterien verursacht, deren Sporen in der Erde vorkommen. Gelangen diese in eine tiefe Wunde mit wenig Sauerstoff, vermehren sie sich und produzieren ein Gift, das Tetanospasmin. Dieses beeinträchtigt die muskelkontrollierenden Nerven. Von der Infektion bis zum Auftreten der Symptome vergehen 3 bis 5 Wochen (durchschnittlich 8 bis 12 Tage).

Diagnose
Manche Patienten verspüren nur Schmerzen oder ein Kribbeln in der Wunde und leichtere Muskelkrämpfe, während die meisten eine Versteifung von Kiefer und Hals, Schluckschwierigkeiten und Reizbarkeit entwickeln. Es folgen Krämpfe der Kiefer- und Gesichtsmuskeln, die sich auf Hals-, Bauch- und Rückenmuskeln ausdehnen. Schließlich kommt es zu schmerzhaften Krämpfen der Atemmuskeln und zu Atemnot. Der Patient ist während des gesamten Krankheitsverlaufs in der Regel wach und ansprechbar.

Wie gefährlich ist Wundstarrkrampf?
Kommt es bereits in einem frühen Stadium zu Muskelkrämpfen, sind die Prognosen auf Heilung schlecht. Wundstarrkrampf ist gefährlich und führt bei kleinen Kindern und älteren Menschen häufig zum Tod. Vorsorgemaßnahmen sind daher besonders wichtig.

Behandlung
Zieht man sich eine tiefe Wunde zu, die zudem verunreinigt ist, sollte man augenblicklich den Arzt aufsuchen. Sind bereits 5 Jahre seit der letzten Auffrischimpfung vergangen, wird der Arzt zur Auffrischung erneut impfen. Der Körper bildet dann rasch die vor Wundstarrkrampf Schutz bietenden Antikörper. Es kann auch eine Behandlung mit Antibiotika erforderlich sein sowie Öffnung und Reinigung der Wunde. Bei Wundstarrkrampf kann ein Krankenhausaufenthalt, in der Regel auf der Intensivstation, notwendig werden.

Vorbeugung
Eine aktive Impfung ist für jeden wichtig. Kindern wird die Tetanusschutzimpfung in der Regel im Rahmen der Diphtherie/Tetanus/Keuchhusten-Kombinationsimpfung (S. 1079) verabreicht. Es folgen Auffrischungsimpfungen alle 10 Jahre oder bei einer schweren Verletzung, wenn die letzte Impfung über 5 Jahre zurückliegt.

Tollwut

Symptome
- Schmerz und ein darauf folgendes Kribbeln an der Bissstelle
- Empfindliche Haut
- Stark erhöhter Speichelfluss
- Flüssigkeiten können nicht geschluckt werden
- Wutanfälle im Wechsel mit Ruhephasen
- Krämpfe und Lähmungen, die zum Tod führen

Tollwut wird durch ein Virus verursacht, das durch Biss und Speichel eines infizierten Tiers übertragen wird und das menschliche Gehirn befällt. Infiziert sein können Hunde und Katzen, Fledermäuse, Stinktiere und Füchse, seltener Nagetiere. Die Inkubationszeit zwischen Biss und ersten Symptomen beträgt meist 3 bis 7 Wochen, kann aber auch 10 Tage oder 2 Jahre betragen.

Diagnose
Ohne Behandlung kommt es zunächst zu Schmerzen an der Bissstelle, denen ein Kribbeln folgt. Die Betroffenen sind sehr empfindlich gegenüber Temperaturveränderungen sowie Luftzug und fangen an zu würgen, wenn sie Flüs-

sigkeiten schlucken sollen. Ferner kommt es zu Ruhelosigkeit, Muskelkrämpfen, Wutanfällen und extremer Reizbarkeit, außerdem zu sehr starkem Speichelfluss. Schließlich treten Krämpfe am ganzen Körper und Lähmungen auf.

Wie gefährlich ist Tollwut?

Tollwut verläuft fast immer tödlich. Der Tod tritt gewöhnlich 7 bis 25 Tage nach Erscheinen der Symptome auf und wird durch Herz- oder Lungenversagen oder Lähmungen verursacht.

Behandlung

Wird man von einem Hund, einer Katze oder einem Nutztier gebissen, sollte das Tier eingefangen und vom Tierarzt 7 bis 10 Tage lang be- obachtet werden. Wird man von einem wilden Tier gebissen, sollte es, wenn möglich, getötet und sein Gehirn auf Tollwuterreger hin untersucht werden. Wild lebende Füchse, Waschbären, Stinktiere, Fledermäuse, Kojoten und Wölfe gelten generell als tollwutinfiziert.

Der Arzt muss entscheiden, ob eine Behandlung erforderlich ist. Diese besteht in der Regel aus der Gabe passiver Antikörper (die Hälfte davon wird direkt in die Wunde, die andere Hälfte in einen Muskel injiziert) und eines Impfstoffs, der im Rahmen von 5 Injektionen verabreicht wird. Die 1. Impfstoffgabe erfolgt zusammen mit der Antikörperinjektion beim 1. Besuch, die 4 nachfolgenden am 3., 7., 14. und 28. Tag.

Häufig auftretende ansteckende Erkrankungen

Viele bekannte Kinderkrankheiten – Windpocken, Masern, Mumps – sind hochinfektiöse Erkrankungen, die leicht übertragen werden können. Manche gehören gewissermaßen zur Kindheit, während andere wie beispielsweise die gefürchtete Kinderlähmung sehr gefährlich sein können. Einige Erkrankungen, die bei Kindern relativ harmlos verlaufen, können Erwachsenen jedoch sehr gefährlich werden, dazu zählen beispielsweise die Windpocken oder die Röteln bei schwangeren Frauen.

In der Regel wird die Diagnose dieser Krankheiten anhand der charakteristischen Symptome und Anzeichen bestätigt. Bluttests sind normalerweise nicht erforderlich, werden in manchen Fällen jedoch dennoch durchgeführt, damit die Gesundheitsbehörden Ausmaß und Eigenschaften der Krankheit in einer Population besser beurteilen können.

Heutzutage können Impfungen die mit den Erkrankungen verbundenen Probleme so gut wie beseitigen. Auf den folgenden Seiten werden die häufigsten ansteckenden Krankheiten und Vorsorgemaßnahmen sowie Impfungen beschrieben.

Virale Erkältung

Symptome

- Wässrige, laufende und verstopfte Nase
- Niesen
- Wässrige Augen
- Halsschmerzen
- Husten
- Leichtes Fieber, das von Zittern, Glieder- schmerzen und Schüttelfrost begleitet sein kann
- Kopfschmerzen
- Allgemeines Unwohlsein

Jeder Mensch entwickelt irgendwann im Leben einen Schnupfen. Tatsächlich handelt es sich bei der Hälfte aller kurzzeitigen Erkrankungen um Schnupfen oder eine andere akute respiratorische Erkrankung, darunter → Keuchhusten, S. 1075, → Pharyngitis, S. 592, → Laryngitis, S. 595, → akute Bronchitis, S. 702, und manche Formen von → Lungenentzündung, S. 704.

Erkältungen treten besonders häufig bei Kindern auf. Sie haben ihren ersten Schnupfen für gewöhnlich bereits während des ersten Lebensjahres und sind bis zum Alter von 6 Jahren besonders empfindlich. Danach hat sich das Immunsystem etabliert (→ Gewöhnliche und wiederkehrende Erkältungen, S. 86). Mit dem Alter wird man weniger empfindlich gegenüber Schnupfen, allerdings besagen die Statistiken, dass ein Mensch durchschnittlich 3- bis 4-mal pro Jahr einen Schnupfen entwickelt.

Die meisten Erkältungen werden durch Viren verursacht. Gewöhnlicher Schnupfen wird nicht nur durch ein bestimmtes Virus hervorgerufen. Über 200 verschiedene Virusstämme können Erkrankungen der Atemwege verursachen. Dazu zählen auch die Rhinoviren, die am häufigsten mit einer normalen Erkältung in Verbindung gebracht werden. Meist sind Nase und Hals bei einer Erkältung betroffen, obwohl dieselben Viren auch eine Bronchitis der Lungen und eine Rachenentzündung (Laryngitis) verursachen können. Einer viralen Erkältung kann eine bakterielle Infektion von Hals, Ohren und Lungen folgen.

Erkältungen werden meist auf 2 Wegen übertragen. Der direkte Kontakt mit kontaminierten Sekreten, etwa beim Händeschütteln, ist der wirkungsvollste Weg der Ansteckung. Auch offenes Niesen oder Husten verbreitet die Viren in der Umgebung, sodass sie von anderen Menschen eingeatmet werden können.

Erkältungen treten jahreszeitlich gehäuft auf. Im Herbst, Winter und Frühjahr haben mehr Menschen eine Erkältung als im Sommer.

Diagnose
Die allgemeinen Symptome einer Erkältung sind bekannt: dicker Kopf, verstopfte Nase, Husten, Niesen, Heiserkeit und wässrige, tränende Augen. Da Erkältungen von vielen verschiedenen Viren verursacht werden, können auch die Symptome sehr unterschiedlich sein. So können Fieber und Schüttelfrost auftreten, müssen es aber nicht, und manchmal ist der Husten schlimmer als die laufende Nase.

Die Erkältung entwickelt sich in der Regel innerhalb von 1 bis 2 Tagen nach der An-

steckung und äußert sich zunächst mit laufender Nase oder Halsschmerzen, zunehmender Verstopfung der Nase, leichten Glieder- oder Kopfschmerzen. Erstes Hauptsymptom ist meist eine wässrig laufende Nase. Nach einiger Zeit wird die Absonderung dicklich und gelblich-grün.

Eine ansonsten gesunde Person benötigt bei einer Erkältung keine ärztliche Hilfe. Dauert die Erkältung jedoch über 10 oder 14 Tage an, so sollte der Arzt klären, ob keine sekundäre bakterielle Infektion der Lunge, des Kehlkopfes, der Luftröhre, der Nebenhöhlen oder der Ohren vorliegt.

Sind solche Erkrankungen bereits in der Vergangenheit aufgetreten, muss der Arzt möglichst schnell aufgesucht werden.

Wie gefährlich ist ein Schnupfen?
Erkältungen sind für die meisten Menschen lediglich unangenehm und verschwinden in der Regel von selbst. In manchen Fällen entwickelt sich allerdings nach der Erkältung eine ernstere, sekundäre bakterielle Infektion, die vom Arzt gezielt behandelt werden muss.

Fieber und Fieberthermometer

Normalerweise entwickelt sich die Körpertemperatur über den Tag hinweg nach einem bestimmten Muster: Am Morgen ist sie niedrig, steigt während des Tages an und erreicht am späten Nachmittag und Abend ihren höchsten Wert. Die Temperatur schwankt dabei um ein halbes Grad hin und her, übersteigt aber in der Regel nicht die Marke von 37 °C.

Die 37 °C-Marke am Thermometer ist daher nur als Anhaltspunkt zu verstehen. Liegt die Temperatur etwas höher oder niedriger, muss dies kein Zeichen einer Erkrankung sein. Eine Körpertemperatur über 40 °C kann jedoch gefährlich werden.

Für gewöhnlich kontrolliert der Körper seine Temperatur zwischen 36,1 °C am Morgen und 37,2 °C am Abend durch einen Regelkreis selbst. Bei Fieber wird der Sollwert in diesem Regelkreis einfach ein paar Grad höher eingestellt – beispielsweise auf 38,9 °C statt 37,2 °C.

Der Kälte und dem Zittern kann man entgegenwirken, indem man sich in eine Decke einwickelt oder an die Heizung setzt. Der Körper bekommt dann genug Wärme, um diesen neuen Sollwert zu erreichen, und das Frieren und Zittern lässt nach.

Verschwindet die Fieberursache oder nimmt man Paracetamol ein, so kehrt der Sollwert wieder zu seinem Normalwert zurück und man schwitzt. In einer kühleren Umgebung und durch die verstärkte Schweißabsonderung wird Körperwärme abgegeben.

Es gibt verschiedene Methoden, die Körpertemperatur zu messen: oral, rektal im Ohr und an den Schläfen. Mundthermometer werden in den Mund oder unter die Arme geschoben, die rektalen Fieberthermometer in den Darmausgang. Die Infrarotmessgeräte werden in den äußeren Gehörgang eingeführt oder an die Schläfe angelegt.

Heutzutage muss man nur noch an den alten Fieberthermometern die Temperatur an einer Messsäule – meistens Alkohol, in Ausnahmefällen noch Quecksilber – ablesen und genau auf die Strichmarkierung achten.

Die aktuellen Thermometer zeigen ihre Messdaten digital an und machen sich durch eine Piepton bemerkbar, wenn die Messzeit vorüber ist.

Ansonsten wird üblicherweise bei Erwachsenen und Kindern über 7 Jahren das Thermometer für rund eine Minute im Mund, unter der Zunge, belassen, bei Kindern unter 7 Jahren für 3 Minuten unter der Achselhöhle oder 2 Minuten lang im Darmausgang.

Für Kleinkinder gibt es auch Fieberthermometer in Schnullerform. Die Eltern können mit diesen Thermometern die Temperatur während des Nuckelns messen.

Behandlung
Da Schnupfen eine Virusinfektion ist, wird nicht mit Antibiotika behandelt. In der Regel kann er 3 bis 4 Tage anhalten, aber 10 bis 14 Tage sind möglich.

Selbsthilfe
Man kann selbst einige Dinge tun, um sich besser zu fühlen: sich zu Hause ausruhen, wenn man sich müde oder benommen von den Medikamenten fühlt oder einen starken Husten hat. Zu Hause vermeidet man auch die Infektion anderer Menschen. Ein warmer (nicht heißer) Raum mit feuchter Luft (Luftbefeuchter oder Dampferzeuger) ist für den Aufenthalt ideal. Um die Schleimhäute feucht zu halten, sollte viel Flüssigkeit getrunken werden. Erwachsene können gegen Schmerzen Aspirin einnehmen, während Kindern Paracetamol gegeben werden kann. Rezeptfrei erhältliche Schnupfenmedizin, Nasentropfen oder Hustensäfte können ebenfalls manche Symptome lindern. Allerdings wird der Schnupfen dadurch nicht geheilt und vergeht auch nicht schneller. Hustendrops helfen die Kehle feucht zu halten, führen aber nach einiger Zeit häufig zu einer Magenreizung. Bei Hustenbonbons besteht diese Gefahr nicht.

Halsschmerzen können durch mehrmals tägliches Gurgeln mit Salzwasser oder durch rezeptfrei erhältliche Mittel gelindert werden. Nasensprays oder Tropfen sollten nicht länger als ein paar Tage angewendet werden, da Suchtgefahr besteht.

Wenn es sich um eine bakterielle Infektion handelt, verschreibt der Arzt Antibiotika.

Masern

Symptome
- Fieber
- Husten, Niesen
- Entzündete Augen (Bindehautentzündung)
- Halsschmerzen
- Winzige weiße Flecken entlang der Wangen
- Ausschlag

Masern ist eine weit verbreitete Kinderkrankheit, die auch bei Erwachsenen auftreten kann. Das auslösende Virus wird durch infizierte Wassertröpfchen übertragen, also beispielsweise beim Niesen. Bevor sich der Ausschlag entwickelt, sind die Masern am ansteckendsten und Vorsorgemaßnahmen sind daher schwierig. Solange der Ausschlag anhält, kann die Krankheit übertragen werden. Nach der Er-krankung ist man ein Leben lang immun und erkrankt kein zweites Mal an den Masern.

Diagnose
Zu Beginn einer Maserninfektion steht Fieber, das bis zu 40 °C erreichen kann, begleitet von anhaltendem Husten, Niesen, entzündeten Augen (Bindehautentzündung) und Halsschmerzen. Nach etwa 4 Tagen erscheinen rote Flecken im Gesicht und hinter den Ohren, die sich bis zur Brust und schließlich bis zu Armen und Beinen ausbreiten. Hat der Ausschlag Arme und Beine erreicht, hat er sich im Gesicht bereits zurückgebildet (→ Farbtafel C-1).

Die Symptome treten in der Regel 10 bis 14 Tage nach Kontakt mit dem Virus auf. Die Diagnose wird anhand des typischen Ausschlags und der weißen Flecken auf der Innenseite der Wangen bestätigt.

In manchen Fällen wird vom Arzt eine Blutprobe entnommen, um sie auf Antikörper gegen das Virus zu testen.

Wie gefährlich sind Masern?
Normalerweise hält die Infektion 10 bis 12 Tage an und der Patient erholt sich anschließend vollständig. In seltenen Fällen tritt in einer frühen Phase zusätzlich eine Lungenentzündung auf oder Komplikationen unmittelbar nach Erscheinen des Ausschlags. Es kann auch zu einer Enzephalitis kommen, die von Erbrechen, Krämpfen, Koma und Gehirnschäden begleitet ist.

Aspirineinnahme und Risiken

Aspirin ist bei der Bekämpfung einer Reihe von Symptomen und Krankheiten sehr wirksam. Gemeinhin gilt es als harmlos, in vereinzelten Fällen können sich allerdings gefährliche Situationen nach der Einnahme von Aspirin ergeben. Die Hauptrisiken werden im Folgenden beschrieben.

Bei Kindern
Kindern darf bei Fieber kein Aspirin gegeben werden. In einigen Fällen scheint es eine bisher nicht näher identifizierte Verbindung zwischen Aspirin und dem sehr gefährlichen Reye-Syndrom (S. 481) zu geben.

Bei Erwachsenen
Aspirin kann kleinere Magenblutungen verursachen und sollte deshalb nur bei Bedarf eingenommen werden. Ein schwärzlich gefärbter Stuhl gilt als Zeichen für Darmblutungen. Die Einnahme von Aspirin sollte mit dem Arzt besprochen werden und im Zweifelsfall können Aspirinfilmtabletten oder ein Ersatzmedikament, beispielsweise Paracetamol, verschrieben werden.

Behandlung

Arzneimitteltherapie

Es kann Paracetamol oder ein beruhigendes Hustenmittel eingenommen werden. Der Patient sollte nach Erscheinen des Ausschlags für etwa 1 Woche isoliert werden und im Bett bleiben, bis das Fieber verschwindet. Bei einer bakteriellen Infektion werden Antibiotika verschrieben.

Vorbeugung

Der Masernimpfstoff ist sehr wirksam und wird meistens als Kombinationsimpfung Masern, Mumps, Röteln (MMR) gegeben. Die Ärzte raten für gewöhnlich, diese Impfung im 12. bis 15. Lebensmonat des Kindes zu verabreichen. Eine 2. Impfung sollte dann im Alter zwischen 4 und 6 Jahren erfolgen (vor Schuleintritt).

Röteln

Symptome
- Ausschlag
- Schwaches Fieber

Bei einer Rötelninfektion handelt es sich um eine relativ leichte Infektion, die durch infizierte Tröpfchen in der Luft übertragen wird. Die Inkubationszeit beträgt 2 bis 3 Wochen, der Patient ist etwa 1 Woche lang infektiös, bevor der Ausschlag auftritt.

Diagnose
Die Symptome der Krankheit sind meist schwach und werden häufig kaum bemerkt. Es kann zu leichtem Fieber, vergrößerten Lymphknoten und einem feinen, rosaroten Ausschlag im Gesicht, auf Rumpf, Armen und Beinen kommen (→ Farbtafel C-1). Der Ausschlag verschwindet meist nach 3 bis 5 Tagen, bleibt aber an jeder betroffenen Körperstelle jeweils nur für 1 Tag. Oft tritt auch überhaupt kein Ausschlag auf. Der Arzt kann eine Blutprobe auf Antikörper gegen das Virus überprüfen.

Wie gefährlich ist eine Rötelninfektion?
Bei der Rötelninfektion selbst handelt es sich lediglich um eine leichte Infektion und anschließend ist man in der Regel lebenslang immun. Bei einer Schwangeren können die Auswirkungen auf das Ungeborene allerdings schwerwiegend sein.

Das Kind kann unter vermindertem Wachstum leiden, Katarakte, Ausschläge, Taubheit, kongenitale Herzschäden und Schäden anderer Organe entwickeln. Das höchste Risiko für den Embryo besteht vor allem während des 1. und 2. Trimesters der Schwangerschaft.

Behandlung

Die Infektion verschwindet in aller Regel von selbst. Zur Linderung der Symptome kann Paracetamol gegeben werden. Ein Kind, das während des 1. Trimesters der Schwangerschaft der Krankheit ausgesetzt war, benötigt unter Umständen über Jahre hinweg ärztliche und chirurgische Hilfe. Infiziert man sich während der Schwangerschaft mit Röteln, sollten mit einem Arzt die Risiken einer Missbildung des Embryos besprochen werden.

Vorbeugung

In der Regel wird eine kombinierte Masern/Mumps/Röteln-Impfung verabreicht. Allen Mädchen sollte vor der 1. Menstruation ein abgeschwächter Lebendimpfstoff gegeben werden und Frauen sollten nach der Impfung mindestens 3 Monate lang empfängnisverhütende Maßnahmen ergreifen.

Glanzmann Dreitagefieber

Symptome
- Hohes Fieber
- Geschwollene Lymphknoten am Hals
- Ausschlag auf Rumpf und Hals

Das Glanzmann Dreitagefieber wird durch das Herpes-Virus Typ 6 des Menschen übertragen. Die Übertragung erfolgt mit großer Wahrscheinlichkeit über das Atmungssystem. Überwiegend kleine Kinder sind von dieser viralen Infektion betroffen, teilweise jedoch auch Erwachsene. Die Infektion ist in der Regel nicht gefährlich, es können jedoch Komplikationen auftreten.

Diagnose
Hauptsymptom bei einem 6 Monate bis 3 Jahre alten Kind ist plötzlich auftretendes, hohes Fieber (bis über 40 °C). Das Kind wirkt reizbar und weist eine Schwellung der Lymphknoten auf.

Durch das hohe Fieber kann es auch zu Krämpfen kommen (S. 69). Während das Fieber langsam wieder sinkt, bildet sich auf Rumpf und Hals ein Ausschlag, der wenige Stunden bis zu mehreren Tagen anhalten kann (→ Farbtafel C-1).

Die Diagnose des Glanzmann Dreitagefiebers erfolgt in der Regel anhand seiner typischen Symptome und kann durch einen Antikörpertest bestätigt werden.

Behandlung

Das Glanzmann Dreitagefieber wird mit Paracetamol und nassen Umschlägen zur Fiebersenkung behandelt. Die Krämpfe dauern in der Regel nicht lange an, der Arzt kann jedoch zur Linderung krampflösende Mittel verschreiben.

Keuchhusten

Symptome
- Niesen und verstopfte Nase
- Tränende Augen
- Verringerter Appetit
- Unwohlsein
- Ein scharfer, trockener, stakkatoähnlicher Husten, häufig gefolgt von explosiven Hustenanfällen, die mit einem Keuchen enden

Notfallsymptome. Atemschwierigkeiten und blaue Lippen.

Der Keuchhusten hat seinen Namen von dem typischen Keuchen, das nach dem Hustenanfall beim Einatmen auftritt. Er wird auch Pertussis genannt, da es von einem Bakterienstamm namens *Bordetella pertussis* verursacht wird.

Vor allem Kinder unter 2 Jahren sind von Keuchhusten betroffen. Die Übertragung erfolgt durch infizierte Tröpfchen in der Luft, die oftmals von einem Erwachsenen stammen, der an einer abgeschwächten Form dieser Krankheit leidet. Die Ansteckungsgefahr ist während dem frühen Krankheitsstadium am höchsten, bleibt aber generell während der gesamten Krankheitsdauer bestehen.

Diagnose

In den Frühstadien ist Keuchhusten schwer zu diagnostizieren, da die Symptome einem Schnupfen gleichen. Nach 10 bis 14 Tagen kann sich das charakteristische Keuchen entwickeln. Der Patient hustet stakkatoähnlich rasch aufeinander folgend und inhaliert die Atemluft danach hörbar tief ein. Dieses Einatmen ist von einem keuchenden, hohen Geräusch begleitet.

Die Hustenanfälle können durch verschiedene Reize ausgelöst werden, darunter Angst, Ärger, Weinen und Niesen. Der Patient hustet große Mengen zähen Schleims aus und es kommt auch häufig zu Erbrechen. Nach etwa 4 Wochen klingen die Symptome langsam ab.

Wie gefährlich ist ein Keuchhusten?

Die meisten erkrankten Kinder werden erfolgreich und ohne bleibende Schäden mit Antibiotika behandelt. Keuchhusten kann jedoch auch zu Lungenentzündung führen und die Lungen chronisch schädigen. Asphyxie (Sauerstoffmangel) kann zu Gehirnschäden führen. Haben die Lippen des Kindes eine blaue Farbe, bedeutet dies meist, dass es unter Atemschwierigkeiten leidet und sofortige Hilfe benötigt.

Behandlung

Das Kind sollte häufig kleine Mahlzeiten zu sich nehmen und viel trinken.

Arzneimitteltherapie

Behandelt wird mit Antibiotika. In lebensbedrohlichen Situationen werden mehrere Tage lang Kortikosteroide verabreicht. Hustenmittel helfen in der Regel nicht.

Vorbeugung

Aufgrund der Impfung tritt Keuchhusten heutzutage nicht mehr allzu häufig auf. In Ländern, in denen die Impfung nicht vorgeschrieben ist, waren die Folgen katastrophal, es kam zu Todesfällen. Die Impfung gegen Keuchhusten, die meist im Rahmen einer Mehrfachimpfung zusammen gegen Diphtherie und Tetanus erfolgt, beinhaltet gewisse Risiken, die der Arzt erläutern kann.

Krupphusten

Symptome
- Lauter, metallischer Husten
- Atemschwierigkeiten

Notfallsymptome
- Speichelfluss oder Schluckschwierigkeiten
- Unfähigkeit, den Kopf nach vorne zu senken
- Bewusstlosigkeit
- Blaue oder milchige Lippen
- Hoher Ton beim Einatmen
- Sich verschlimmernder Husten
- Zunehmende Atemschwierigkeiten
- Mehr als 160 Herzschläge pro Minute

Beim Krupphusten handelt es sich um eine Infektion des Kehlkopfes (Larynx), der Luftröhre (Trachea) und der Bronchien, die in der Regel durch ein Virus verursacht wird.

Betroffen sind meist Kinder im Alter zwischen 3 Monaten und 5 Jahren und häufiger Jungen als Mädchen. Einem Krupphusten geht in aller Regel eine mehrere Tage lang andauernde Infektion der oberen Atemwege voraus.

Aufgrund der Verengung der Luftwege hat das Kind einen lauten, metallisch klingenden Husten, das an das Bellen eines Seehunds erinnert. Seine Stimme klingt heiser und die Atemschwierigkeiten werden durch Erregung und Weinen verschlimmert. Das Kind fühlt sich meistens beim Sitzen wohler als beim Liegen.

Ein Krupphusten dauert in der Regel 3 bis 4 Tage. Während dieser Zeit kann sich die Krankheit mehrmals abschwächen und verstärken. Für gewöhnlich verschlimmert sich der Zustand des Kindes in der Nacht und wird am Morgen wieder besser.

Behandlung

Da fast alle Fälle von Krupphusten durch Viren verursacht werden, ist eine Behandlung mit Antibiotika unwirksam. Die meisten Kinder mit Krupphusten können zu Hause behandelt werden. Warme, feuchte Luft lindert die Schwellung der Atemwege und den Husten. Man kann dazu die heiße Dusche 10 Minuten lang bei geschlossener Badezimmertür laufen lassen, bis eine Atmosphäre wie im Dampfbad entsteht. In dieser feuchtwarmen Luft sollte das Kind für etwa 10 Minuten bleiben. Im Kinderzimmer kann auch ein Luftbefeuchter für das richtige Klima sorgen. Den warmen Dampf des Geräts sollte das Kind mehrmals tief durch den Mund einatmen. Auch ein feuchter Waschlappen über Mund und Nase oder ein kurzer Aufenthalt an der frischen Luft kann die Symptome lindern.

Ein Kind, das an Krupphusten leidet, ist häufig verängstigt, weint und verstärkt damit das Problem. Man sollte versuchen, es mit einem Lieblingsstofftier, einem Buch oder einem Spielzeug abzulenken. Um den dicken Schleim zu lösen, ist es wichtig, dem Kind viel zu trinken zu geben. Während der Krankheit sollte man mit dem Kind im selben Raum schlafen, um bei einer Verschlimmerung des Zustands rechtzeitig alarmiert zu sein. Da Zigarettenrauch die Symptome verschlimmert, sollte in der gesamten Wohnung nicht geraucht werden. Manchmal kann es bei einem Krupphusten zur vollständigen Blockierung der Luftwege kommen. Es handelt sich dann um eine Notfallsituation, die sich meist über mehrere Stunden hinweg entwickelt und einen tödlichen Ausgang nimmt, wenn keine unmittelbare medizinische Hilfe erfolgt. Die Notfallsymptome sollten daher beachtet werden und sobald eines der Symptome auftritt und sich verschlimmert, ist der Kinderarzt oder die Notfallambulanz zu verständigen.

Windpocken

Symptome
• Fieber
• Schwäche
• Roter, juckender Ausschlag

Windpocken, auch Varizellen genannt, treten hauptsächlich bei Kindern auf. Es können aber auch Erwachsene, die nicht immun dagegen sind, infiziert werden. Windpocken sind ansteckend und werden durch Einatmen infizierter Tröpfchen oder durch Kontakt mit dem bei der Krankheit auftretenden Ausschlag übertragen. In späteren Jahren kann das Virus bei infizierten Personen eine Gürtelrose auslösen (S. 1011).

Diagnose

Das bekannteste Anzeichen für Windpocken ist der juckende, rote Ausschlag im Gesicht, auf der Kopfhaut, der Brust, dem Rücken und, wenn auch in geringerem Ausmaß, auf Armen und Beinen (→ Farbtafel C-1).

Der Ausschlag – einzelne, oberflächliche Punkte – entwickelt sich in der Regel nach Kontakt mit dem Virus innerhalb von 2 Wochen.

Die Punkte füllen sich mit einer klaren Flüssigkeit, brechen auf und verkrusten. Die Kruste fällt nach 1 oder 2 Wochen ab. Da sich der Ausschlag über 1 bis 3 Tage entwickelt, können gleichzeitig Punkte in verschiedenen Stadien vorhanden sein. Begleitend können Fieber und Unwohlsein auftreten – Symptome, die bei Kindern schwächer und bei Erwachsenen stärker ausgeprägt sind.

Wie gefährlich sind Windpocken?

Bei Kindern sind Windpocken harmlos, bei Erwachsenen nicht. In seltenen Fällen kann es zu einer tödlichen Lungenentzündung kommen. Bei Personen mit geschwächtem Immunsystem, beispielsweise Kindern mit Leukämie oder nach Nierentransplantationen, kann die Krankheit gefährliche Folgen haben. Unter Umständen kann eine Enzephalitis entstehen, die jedoch in den allermeisten Fällen vollständig geheilt werden kann.

Bei einer Infektion während des 1. oder 2. Trimesters einer Schwangerschaft besteht ein geringes Risiko für Missbildungen des Embryos. Kommt es während der letzten 5 Tage vor der Geburt zu einer Infektion, kann dies zu ernsten Schäden beim Säugling führen. Das Kind sollte sofort mit Varizella-Zoster-Immunglobulin (VZIG) immunisiert werden.

Windpocken dauern vom Beginn des 1. bis zum Verschwinden des letzten Ausschlags selten länger als 2 Wochen.

Eine Sekundärinfektion des offenen Ausschlags durch Bakterien kann hohes Fieber verursachen und zu Narbenbildung führen.

Behandlung

Um eine Ausbreitung der Krankheit zu verhindern, sollte man den Patienten isolieren, bis der Ausschlag verkrustet. Die Haut wird durch häufiges Baden sauber gehalten. Ist das Fieber gesunken, sind auch Duschen möglich. Kühle Feuchtkompressen und lauwarme Wasserbäder können den Juckreiz lindern. Komplikationen werden den Symptomen entsprechend behandelt und eine sekundäre bakterielle Lungenentzündung mit Antibiotika.

Arzneimitteltherapie

Gelegentlich helfen Antihistamine den Juckreiz lindern. Bei schweren Varizella-Infektionen, bei denen die Lungen oder das Gehirn betroffen sind, und bei Personen mit geschwächtem Immunsystem kann auch mit Aciclovir behandelt werden. Dies ist bei Kindern mit Windpocken jedoch nicht als Normbehandlung aufzufassen.

Vorbeugung

Da Windpocken in der Regel harmlos sind, sind sich die Experten uneinig, ob eine Impfung wirklich für alle Kinder sinnvoll ist. Kinder mit schwachem Immunsystem oder Neugeborene, deren Mütter zur Zeit der Geburt Windpocken hatten, können geimpft werden, ebenso Erwachsene, die viel Kontakt mit Kindern haben und nicht immun sind gegen diese Erkrankung. Der Impfstoff wird in 2 Impfungen im Abstand von 4 bis 8 Wochen verabreicht. Personen mit geschwächtem Immunsystem und solche, die noch keine Windpocken hatten, sollten unmittelbar nach Kontakt mit dem Virus mit Varizella-Zoster-Immunglobulin (VZIG) behandelt werden.

Mumps

Symptome

- Geschwollene, schmerzende Speicheldrüsen
- Fieber
- Schwäche und Müdigkeit
- Entzündung der Bauchspeicheldrüse, der Hoden, Eierstöcke oder des Gehirns

Mumps ist eine Kinderkrankheit, die jedoch auch bei Erwachsenen auftreten kann. Sie wird durch ein bestimmtes Virus verursacht und breitet sich über das Einatmen infizierter Tröpfchen aus.

Die betroffenen Personen sind etwa 1 Tag vor Erscheinen der Symptome und der darauf folgenden 3 Tage ansteckend. Die Ansteckungsgefahr lässt danach mit dem Abklingen der Symptome nach.

Pocken

Zu den Erfolgsgeschichten der modernen Medizin zählt die Ausrottung der Pocken, einer hochinfektiösen Erkrankung, die sich früher in Epidemien ausbreitete und in nahezu der Hälfte der Fälle zum Tod führte. Die Erkrankung verursacht starke Kopfschmerzen, Fieber und einen roten, Blasen bildenden Ausschlag, der oft zu Narbenbildung führt.

Ende des 18. Jahrhunderts entdeckte Edward Jenner, ein englischer Arzt, dass sich eine Pockeninfektion durch die Impfung mit dem Kuhpockenvirus verhindern ließ. In Europa und den USA wurden daraufhin groß angelegte Kampagnen zur Pockenimpfung gestartet. Trotzdem kam es in vielen Ländern noch zu vereinzelten Ausbrüchen und 1967 veranlasste die Weltgesundheitsorganisation daher globale Maßnahmen zur Ausrottung der Pocken.

Zehn Jahre später waren die Pocken ausgerottet und eine Pockenimpfung ist daher heute nicht mehr erforderlich.

Diagnose

Die Symptome erscheinen etwa 2 bis 3 Wochen nach Beginn der Virusinfektion. Hauptsymptom sind die geschwollenen und schmerzenden Speicheldrüsen – dadurch schwellen auch die Wangen an (→ Farbtafel C-1). Bei kleinen Kindern ist das Fieber in der Regel schwach ausgeprägt. Wird der Kranke lethargisch, kann eine Gehirn- oder eine Hirnhautentzündung (Meningoenzephalitis) vorliegen. Schmerzen im Oberbauch, Übelkeit und Erbrechen können eine Entzündung der Bauchspeicheldrüse anzeigen. Schmerzen in der unteren Bauchgegend können bei Frauen auf eine Entzündung der Eierstöcke hinweisen.

Bei etwa einem Viertel der Männer, die sich eine Mumpsinfektion zuziehen, kommt es zu einer Hodenentzündung (→ Orchitis, S. 1201). Die Diagnose wird durch Viruspartikel im Speichel oder Antikörper im Blut bestätigt. Diese Tests sind in der Regel jedoch nur selten erforderlich.

Wie gefährlich ist Mumps?

Mumps ist zwar unangenehm, aber in der Regel nicht gefährlich und dauert selten länger als 2 Wochen. In manchen Fällen kann sich jedoch eine Enzephalitis entwickeln, die zu neurologischen Komplikationen führen kann, die in seltenen Fällen tödlich sind. Eine Hodenentzündung ist unangenehm und führt in einigen Fällen zu Unfruchtbarkeit.

Behandlung

Es gibt keine spezielle Behandlung für eine Mumpsinfektion. Der Arzt rät in der Regel zu

Bettruhe, bis die Symptome verschwunden sind. Um die Ausbreitung der Erkrankung zu verhindern, kann es notwendig sein, den Patienten zu isolieren. Bei den meisten Komplikationen richtet sich die Behandlung nach den jeweiligen Symptomen. In manchen Fällen können auch fiebersenkende Mitteln wie Paracetamol gegeben werden.

Vorbeugung

Gegen Mumps wird im Alter von 15 Monaten in Kombination – Masern, Mumps, Röteln –

Impfkalender

In diesem Impfkalender sind die von der Ständigen Impfkommission am Robert-Koch-Institut (STIKO) empfohlenen Impfungen für Säuglinge, Kinder und Jugendliche aufgeführt.
Ziel der Impfungen ist eine Immunität gegen die wichtigsten Infektionskrankheiten.

Empfehlungen für Säuglinge, Kinder und Jugendliche

Alter	Impfung gegen
ab 3. Monat	1. Diphtherie - Pertussis - Tetanus - *Haemophilus influenzae* Typ B (DPTHib) und 1. Hepatitis B-Impfung (HB) und 1. Poliomyelitis-Impfung (IPV) [1]
ab 4. Monat	2. Diphtherie - Pertussis - Tetanus - *Haemophilus influenzae* Typ B (DPTHib)
ab 5. Monat	3. Diphtherie - Pertussis - Tetanus - Haemophilus influenzae Typ B (DPTHib) und 2. Hepatitis-B-Impfung (HB) und 2. Poliomyelitis-Impfung (IPV) [1]
12.–15. Monat	4. Diphtherie - Pertussis - Tetanus - Haemophilus influenzae Typ B (DPTHib) und 3. Hepatitis-B-Impfung (HB) und 3. Poliomyelitis-Impfung (IPV) [1] und 1. Masern - Mumps - Röteln (MMR)
ab 6. Jahr	Tetanus - Diphtherie (Td) und 2. Masern - Mumps - Röteln (MMR)
11.–15. Jahr	Poliomyelitis-Impfung (IPV) [1] Tetanus - Diphtherie (Td) Hepatitis-B-Impfung, Röteln (für alle Mädchen), Hepatitis-B-Impfung für ungeimpfte Jugendliche (Grundimmunisierung)
alle 10 Jahre	Poliomyelitis-Impfung (IPV) [1] Tetanus - Diphtherie (Td)

[1] Zur Immunisierung gegen Diphtherie, Pertussis, Tetanus, Poliomyelitis und *Haemophilus influenzae* werden Kombinationsimpfstoffe empfohlen, die inaktivierte Polioviren (IPV) enthalten. Die orale Polio-Vakzine ist wegen der Gefahr der vakzineassoziierten paralytischen Poliomyelitis nicht mehr tolerierbar.

geimpft. Im Alter von 6 Jahren wird eine Auffrischung der Dreifachimpfung empfohlen. Auch Erwachsene können sich impfen lassen, die keine Immunität haben und einer Ansteckungsgefahr ausgesetzt sind. Personen, die allergisch auf Hühnereiweiß sind, deren Immunsystem geschwächt ist und auch Schwangere sollten sich nicht impfen lassen.

Diphtherie

Symptome
- Halsschmerzen und Heiserkeit
- Ausfluss aus der Nase
- Unwohlsein und Fieber
- Kehle und Mandeln sind von einer dicken grauen Schicht bedeckt
- Schneller Pulsschlag

Diphtherie ist eine akute Infektion, die von dem Bakterium *Corynebacterium diphtheriae* hervorgerufen wird, das in der Regel die Atemwege angreift. Die Infektion erfolgt durch Einatmen infizierter Tröpfchen, die von einer infizierten und erkrankten Person oder auch von symptomfreien Trägern abgegeben werden. Das Bakterium kann auch Hautwunden oder Schleimhäute infizieren. Diphtherie kommt heutzutage nur noch selten vor.

Diagnose
Nach einer Inkubationsperiode von 2 Tagen bis zu einer Woche kann es zu Halsschmerzen, Fieber und Unwohlsein kommen. Der Arzt achtet auf eine graue Schicht auf den Mandeln und in der Kehle.

Wie gefährlich ist Diphtherie?
Mit der richtigen Behandlung sind die Prognosen gut und es entwickeln sich keine Komplikationen. Die graue Schicht auf den Mandeln kann allerdings gefährlich werden, wenn sie die Atmung behindert, und es kann zur schweren Herzinfektion, einer Myocarditis, kommen (S. 687). In manchen Fällen kann das Bakterium auch die Kopfnerven infizieren. Es kommt zu nasaler Sprechweise, Auswürgen der Nahrung und Unfähigkeit zum Schlucken. Dieser Zustand ist selten tödlich, es sei denn, es kommt zur Lähmung der Atemmuskeln.

Behandlung
Eine Person mit Diphtherie sollte isoliert werden, 10 bis 14 Tage lang Bettruhe halten und ausschließlich flüssige oder weiche Nahrung zu sich nehmen.

Impfungen

In Europa werden fast alle Kinder vor dem Schuleintritt im Alter von 4 bis 5 Jahren geimpft. Manche Eltern verschieben das Impfen bis ins Schulalter hinein, allerdings wird dadurch das Risiko für das Kind, sich eine möglicherweise gefährliche Krankheit zuzuziehen, unnötig erhöht.

Die meisten Impfungen sollten erstmals mit 2 bis 3 Monaten erfolgen. Impfungen mit Lebendimpfstoffen – also gegen Kinderlähmung, Masern, Mumps und Röteln – sollten am besten vor dem Alter von 18 Monaten abgeschlossen sein.

Nachfolgend sind die zurzeit verfügbaren Impfstoffe sowie Angaben zur Impfung beschrieben. Die Dosierung und die Altersangaben können je nach Anweisungen des Herstellers variieren.

Diphtherie

Dieser Impfstoff wird in der Regel zusammen mit dem Impfstoff gegen Tetanus und Keuchhusten verabreicht (Kombinationsimpfstoff). Der Impfzyklus sollte im Alter von 2 Monaten begonnen werden und beinhaltet insgesamt 5 Impfungen. Kindern über 12 Jahren und Erwachsenen sollte der Tetanus/Diphtherietoxoid-Impfstoff für Erwachsene verabreicht werden. Alle 10 Jahre ist die Impfung aufzufrischen.

Keuchhusten (Pertussis)

Der Impfzyklus wird im Alter von einem bis zu 3 Monaten begonnen, in der Regel in Kombination mit der Tetanus- und Diphtherieimpfung. Manche Kinder entwickeln eine Reaktion gegen den Impfstoff und der Impfzyklus muss abgebrochen werden. Kindern über 6 Jahren sollte der Impfstoff nicht verabreicht werden.

Tetanus

Tetanustoxoid wird in der Regel in Form von 5 Injektionen zusammen mit der Impfung gegen Diphtherie und Keuchhusten verabreicht. Die Injektionen erfolgen im Alter von 2, 4, 6

und 18 Monaten, die letzte Impfung wird kurz vor dem Schuleintritt durchgeführt.

Die Tetanus/Diphtherieimpfung wird alle 10 Jahre aufgefrischt.

Kinderlähmung

Die Poliomyelitis-Impfung erfolgt in der Regel im Alter von 3, 5 und 15 Monaten sowie im Zeitraum zwischen 11 und 15 Jahren. Anschließend wird alle 10 Jahre eine Auffrischungsimpfung empfohlen.

Masern

Der abgeschwächte Lebendimpfstoff gegen Masern wird in der Regel im Alter von ungefähr 15 Monaten zusammen mit der Mumps- und Rötelnimpfung verabreicht. Besteht ein Risiko auf eine Erkrankung vor diesem Lebensalter, muss die Impfung früher erfolgen und mit 15 Monaten wiederholt werden, da das Kind zum früheren Zeitpunkt möglicherweise noch keine Antikörper entwickelt hat. Die Impfung kann auch zu einem späteren Zeitpunkt oder bei Erwachsenen durchgeführt werden.

Kinder mit Leukämie oder einer anderen schweren Krankheit sowie Kinder unter Strahlentherapie oder Therapie mit Kortikosteroiden oder Antimetaboliten sollten nicht geimpft werden.

Mumps

Die Mumpsimpfung erfolgt in Form einer Injektion zusammen mit der Masern- und Rötelnimpfung. Sie sollte nur bei Kinder im Alter von über 1 Jahr durchgeführt werden.

Röteln

Diese Impfung wird in der Regel im Alter von 15 Monaten, zusammen mit der Impfung gegen Masern und Mumps, verabreicht. Obwohl es sich bei Röteln um keine gefährliche Krankheit handelt, kann ein Neugeborenes in Folge einer Infektion während der Schwangerschaft schwere Geburtsfehler aufweisen. Alle

Mädchen sollten daher vor der 1. Menstruation mit einem abgeschwächten Lebendimpfstoff geimpft werden. Nach der Impfung sollte eine Schwangerschaft für mindestens 3 Monate vermieden werden.

Haemophilus Typ B

Für alle Kinder wird eine Impfung gegen *Haemophilus influenzae* Typ B empfohlen. Sie erfolgt im Alter von 2, 4, 6 und 12 bis 18 Monaten. Durch die Impfung wurde das Auftreten schwerer Haemophilus-Infektionen bei Kindern drastisch vermindert.

Hepatitis A

Die sehr sichere und wirkungsvolle Hepatitis A-Impfung empfiehlt sich besonders für Menschen, die ein erhöhtes Risiko für eine Hepatitis A-Infektion tragen oder oft in Länder reisen, in denen Hepatitis A-Infektionen häufig sind. Es gibt Überlegungen, generell auch Kinder mit diesem Impfstoff zu impfen. Im Alter unter 18 Jahren wird die Impfung in Form von 3 Injektionen verabreicht, im Alter über 18 in 2 Injektionen.

Hepatitis B

Der Impfstoff empfiehlt sich für Menschen mit erhöhtem Infektionsrisiko oder ohne Immunität gegen das Hepatitis B-Virus (S. 802). Neuerdings wird die Hepatitis B-Impfung auch für Kinder empfohlen und sollte während des 1. Lebensmonats, während des 2. Bis 4. Lebensmonats und dann wieder mit 6 bis 18 Monaten erfolgen.

Tollwut

Wird man von einem tollwütigen Tier gebissen, muss man gegen Tollwut geimpft werden – es folgt je eine Injektion am Tag 1, 3, 14 und 28 nach dem Biss. Am 1. Tag werden auch passive Antikörper verabreicht. Ohne Impfung können die Folgen einer Tollwutinfektion tödlich sein (S. 1070). Bei Reisen in Gebiete, in denen Tollwut häufig vorkommt (Indien, Teile

Südamerikas) empfiehlt sich eine prophylaktische Behandlung.

Lungenentzündung

Gegen eine von Pneumokokken verursachte Lungenentzündung gibt es einen Impfstoff (S. 704). Die 1. Impfung ist sicher, Folgeimpfungen sind wegen der Nebenwirkungen nicht für jeden geeignet. Sie sollten nur bei erhöhtem Risiko für eine durch Pneumokokken verursachte Lungenentzündung (etwa nach Milzentfernung oder Organtransplantation) gemacht werden. Die Impfung gegen Haemophilus influenzae Typ b (Hib) empfiehlt sich für Kinder ab 2 Monaten.

Windpocken (Varizella)

Für Windpocken gibt es einen Impfstoff, der Kindern zwischen 12 und 18 Monaten verabreicht werden kann.

Auch nicht geimpfte Kinder über 18 Monaten, die noch keine Windpocken hatten, können geimpft werden. Kinder unter 13 Jahren erhalten eine 1-malige Impfung, Kinder über 13 Jahren werden 2-mal geimpft, im Abstand von 4 bis 8 Wochen.

Arzneimitteltherapie

Die Verabreichung des Antitoxins gegen Diphtherie ist unbedingt erforderlich. Zur Bekämpfung der Infektion werden Antibiotika gegeben, auch den symptomfreien Trägern.

Vorbeugung

Die Immunisierung erfolgt in Form von Kombinationsimpfungen gegen Keuchhusten (Pertussis) und Tetanus (S. 1075 und 1070). Die Impfung ist sehr wirkungsvoll. Alle 10 Jahre empfiehlt sich eine Auffrischungsimpfung, besonders bei Reisen in Gebiete, in denen Diphtherie häufig vorkommt.

Scharlach

Symptome

- Halsschmerzen
- Fieber
- Schüttelfrost
- Ausschlag auf Hals und Brust

Scharlach war früher eine häufige, ernste Kinderkrankheit, die heute nur noch selten vorkommt. Erreger ist ein spezieller Streptokokkenstamm. Scharlach beginnt meist plötzlich mit Halsschmerzen, Fieber und Schüttelfrost. Die Bakterien produzieren einen Giftstoff (erythrogenes Toxin), der auf Hals und Brust einen Ausschlag hervorruft, jedoch nicht im Gesicht. Er verbreitet sich über den ganzen Körper und sieht wie Sandpapier aus (→ Farbtafel C-1). Häufig sind vor allem die Achselhöhlen und die Leiste betroffen. Die Zunge schwillt an und färbt sich leuchtend rot. Ausschlag und Fieber verschwinden nach etwa 3 Tagen. Die Schwellung der Zunge kann noch einige Zeit anhalten, meist kommt es zur vollständigen Genesung.

Behandlung

Der Arzt verschreibt für mindestens 10 Tage Penicillin oder ein anderes Antibiotikum. Man sollte viel trinken und Bettruhe halten. Gegen die Symptome empfiehlt sich die Einnahme von Paracetamol.

Parasitäre Infektionen

Bei Parasiten kann es sich sowohl um mikroskopisch kleine Einzeller (Protozoen) handeln als auch um größere Organismen wie beispielsweise Helminthen (abgeleitet vom griechischen Wort »helmins« für »Wurm«). Viele Protozoen verbringen die Hälfte ihres Lebenszyklus außerhalb des menschlichen Körpers, leben in Nahrungsmitteln, Schmutz, Wasser oder Insekten. Der Malariaerreger ist dafür ein gutes Beispiel. Im menschlichen Körper sind immer Protozoen vorhanden, die jedoch normalerweise das Immunsystem in Schach hält.

Bandwürmer und Rundwürmer zählen zu den Helminthen und kommen am häufigsten im Menschen vor. Sie befallen Darm, Lunge, Leber, Haut oder sogar das Gehirn und ernähren sich von den dort jeweils vorhandenen Nährstoffen.

Malaria

Symptome

- Wiederholte Schübe von Schüttelfrost, Fieber und Schweißausbrüchen
- Kopfschmerzen
- Muskelschmerzen
- Anämie

Malaria wird durch die weibliche *Anopheles*-Mücke übertragen. Die Krankheit tritt vor allem in den ländlichen Gebieten der Tropen und Subtropen auf. Weltweit leiden etwa 200 Millionen Menschen an Malaria, in Deutschland werden jährlich etwa 1 000 neue Fälle gemeldet, hauptsächlich Personen, die Reisen in Gebiete unternommen haben, in denen die *Anopheles*-Mücke vorkommt. Der weibliche Moskito wird mit dem Erreger infiziert, wenn er einen infizierten Menschen sticht und mit dessen Blut die Protozoen einsaugt. Der Parasit entwickelt sich im Moskito weiter und wird beim Stechen auf andere Menschen übertragen. Dort wandert er in die Leber, durchläuft ein weiteres Entwicklungsstadium und gelangt danach in die Blutbahn, wo er die roten Blutkörperchen infiziert. In diesen kommt es zur Vermehrung. Nach 48 bis 72 Stunden platzen die befallenen Blutkörperchen und neue Parasiten werden freigesetzt.

Diagnose

Die Symptome der Malaria sind vom Entwicklungsstadium des Parasiten abhängig. Nach einer Inkubationszeit von 8 Tagen bis zu 8 Monaten kommt es zu Anfällen von Schüttelfrost. Diese dauern 15 bis 60 Minuten an und werden hervorgerufen, wenn es beim Platzen der roten Blutkörperchen zu einem Anstieg der Körpertemperatur kommt. Auch Kopfschmerzen, Erbrechen und Übelkeit können auftreten. Die Körpertemperatur bleibt für einige Stunden erhöht und sinkt dann wieder, begleitet von Schweißausbrüchen. Dieser Zyklus kann sich, je nach Erregerart, alle 48 bis 72 Stunden wiederholen. Treten diese Symptome innerhalb 1 Jahres nach einer Reise in malariaverseuchte Gebiete auf, sollte man sofort den Arzt aufsuchen. Die Diagnose wird anhand eines Blutausstrichs bestätigt.

Wie gefährlich ist Malaria?

Ohne Behandlung kann eine Malaria zum Tode führen. Sie kann aber auch nach 6 bis 8 Monaten verschwinden oder bei einigen Arten bis zu 3 Jahren andauern.

Behandlung

Vorbeugung und Arzneimitteltherapie
Gegen Malaria gibt es noch keinen Impfstoff, aber wirkungsvolle Medikamente zur Prophylaxe. In den meisten Ländern, in denen Malaria auftritt, hat sich eine Resistenz gegen Chloroquin entwickelt, weshalb nun bei Reisen in die entsprechenden Länder häufig Mefloquin verschrieben wird. Der Reiseplan sollte mit dem Arzt besprochen werden, damit rechtzeitig geeignete Vorsorgemaßnahmen ergriffen werden können. Mit der Mediakmenteneinnahme wird 1 Woche vor Reiseantritt begonnen und sie wird während der gesamten Reisedauer und noch 4 Wochen danach fortgesetzt. Auch die Nebenwirkungen von Mefloquin sollten mit dem Arzt besprochen und bei der Einnahme anderer Medikamente berücksichtigt werden.

In malariaverseuchten Gebieten kann man Vorkehrungen treffen, um nicht gestochen zu werden. Schutzgitter vor Türen und Fenstern halten die Mücken ab und man sollte nachts unter einem Moskitonetz schlafen, sich zwischen Abend- und Morgendämmerung nicht im Freien aufhalten (da die Mücken zu diesen Tageszeiten bevorzugt stechen) und ein Insektenschutzmittel benutzen.

Malaria wird in den Frühstadien oft mit einer grippeähnlichen Krankheit verwechselt. Tritt innerhalb von 12 Monaten nach einer Reise in malariaverseuchte Gebiete eine von Fieber begleitete Erkrankung auf, sollte unverzüglich der Arzt aufgesucht und über die Reise informiert werden. Zur Bestätigung der Diagnose wird ein Bluttest durchgeführt.

Malaria wie auch die zu ihrer Prävention verschriebenen Medikamente können bei Schwangeren eine Fehl- oder Todgeburt auslösen.

Bandwurm

Symptome

- Wurmeier im Stuhl oder Bandwurmglieder in Kleidung, Bettwäsche oder im Stuhl
- Hunger, Schwindel und Müdigkeit
- Appetitverlust und Gewichtsabnahme
- Erbrechen
- Reizbarkeit

Nur 6 Bandwurmarten befallen den Menschen. Rinderbandwurm (mit bis zu 23 m der längste Bandwurm), Fischbandwurm und Schweinebandwurm werden in der Regel durch den Verzehr rohen und infizierten Fleisches des jeweiligen Tieres übertragen.

Der Zwergbandwurm wird direkt von einer Person zur anderen übertragen. Eher zufällig, durch das Verschlucken infizierter Rattenflöhe, Käfer oder Kakerlaken in Getreidevorräten oder anderen Nahrungsvorräten, wird der Nagerbandwurm (häufig bei Ratten) übertragen.

Der Hundebandwurm kommt häufig bei Kindern vor, die engen Kontakt mit infizierten Hunden oder Katzen haben und infizierte Flöhe oder Läuse verschlucken.

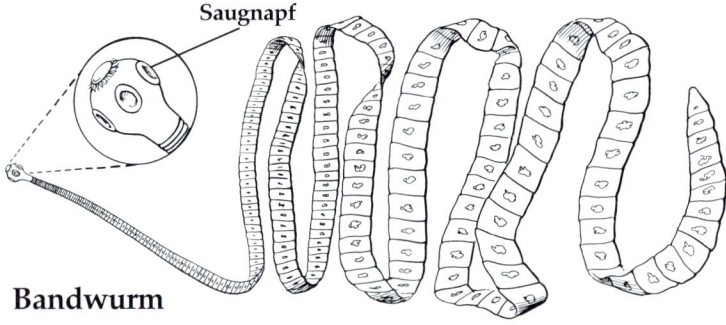

Saugnapf

Bandwurm

Diagnose

Bandwürmer verursachen in der Regel nur wenige Symptome. Der Rinder-, Schweine- oder Fischbandwurm kann zu starkem Hunger, Schwindel und Müdigkeit führen. Die 3 kleineren Bandwurmarten können Appetit- und Gewichtsverlust, Erbrechen und Reizbarkeit (vor allem bei Kindern) hervorrufen.

In schweren Fällen kann es gegebenenfalls auch zu Übelkeit, Durchfall und Bauchschmerzen kommen. Bandwürmer werden normalerweise durch Wurmeier oder Wurmsegmente im Stuhl, in der Bettwäsche oder in der Kleidung entdeckt. Zur Bestätigung der Diagnose untersucht der Arzt die Wurmsegmente unter dem Mikroskop.

Wie gefährlich ist ein Bandwurmbefall?

Ein Bandwurm im Darm ist normalerweise nicht lebensbedrohlich. Einige Bandwurmarten können jedoch die Darmwand durchdringen und in verschiedene innere Organe gelangen, woraus sich ernste Probleme ergeben können.

Behandlung

Arzneimitteltherapie
Zur Behandlung von Bandwürmern gibt es verschiedene Mittel. Der Wurm löst sich im Darm langsam auf und wird innerhalb von 24 bis 48 Stunden nach Behandlungsbeginn ausgeschieden. Werden 3 bis 5 Monate lang keine Segmente mehr ausgeschieden, gilt der Wurm als vollkommen beseitigt.

Trichinose

Symptome
- Durchfall und Krämpfe
- Unwohlsein
- Fieber
- Muskelschmerzen und Empfindlichkeit
- Gesichtsschwellung

Trichinella spiralis lebt in den Eingeweiden der meisten Fleischfresser; einschließlich der im Wasser lebenden. Der weibliche Wurm gibt Larven ab, die in die Muskeln der Fleischfresser wandern und dort Zysten bilden. Wird der infizierte Muskel verzehrt, entsteht aus den Zysten eine neue Generation von Würmern.

Menschen bekommen eine Trichinose in den meisten Fällen durch den Verzehr infizierten rohen oder zu wenig gekochten Schweinefleisches oder Schweinefleischprodukten. Eine Übertragung kann auch durch den Verzehr von Rinder-, gemischt mit Schweinehackfleisch, erfolgen. Strenge Untersuchungsmaßnahmen des öffentlichen Gesundheitswesen haben Trichinose stark reduziert: Fleisch von Wildtieren, vor allem Bären, gilt aber immer noch als Infektionsquelle.

Diagnose

2 bis 12 Tage nach dem Verzehr infizierten Fleisches kann es zu Durchfall, Bauchkrämpfen und Unwohlsein kommen, die 1 bis 7 Tage anhalten. Manche Menschen entwickeln gar keine Symptome. Werden die Muskeln von den Larven befallen, kommt es zu Muskelschmerzen, Berührungsempfindlichkeit, Fieber, Gesichtsschwellung, Schwäche, Lichtempfindlichkeit und Bindehautentzündung, die meist bis zu 6 Wochen anhalten. Zur Diagnosebestätigung macht der Arzt einen Bluttest und entnimmt etwas Muskelgewebe zum Nachweis der Larven.

Wie gefährlich ist eine Trichinose?

Abgesehen von einigen Fällen, in denen es zum Tode des Patienten kam, genesen die Betroffenen in 3 Monaten fast vollständig. Bei geringem Befall bleibt die Infektion oft unbemerkt.

Behandlung

In den meisten Fällen ist keine Behandlung erforderlich. Während des Frühstadiums können jedoch Medikamente verschrieben werden.

Vorbeugung
Eine Trichinose kann vermieden werden, wenn man das Fleisch gründlich kocht oder bei –15 °C für 3 Wochen einfriert.

Enterobiasis (Madenwurmbefall)

Symptome
- Starker nächtlicher Juckreiz im Afterbereich
- Schlaflosigkeit, Reizbarkeit und Unruhe
- Vage Darmbeschwerden

Maden- oder Fadenwürmer befallen nur den Menschen und leben in dessen Dickdarm. Nachts wandern die weiblichen Würmer durch den After nach außen, legen große Mengen von Eiern ab und sterben. Nach einigen Stunden können die Eier auf andere Menschen übertragen werden oder den Wirt erneut infizieren, wenn sie wegen Hygienemangels durch kontaminiertes Essen und Getränke wieder über den Mund aufgenommen werden. Die verschluckten Eier entwickeln sich im Dünndarm und wandern dann in den Dickdarm. Der gesamte Zyklus dauert 3 bis 4 Wochen, die Eier sind 2 bis 3 Wochen lebensfähig.

Diagnose

Hauptsymptom ist der starke Juckreiz in der Gegend des Darmausgangs, vor allem nachts. Manche Patienten bemerken auch gar keine Symptome. Eine Diagnose wird bestätigt, indem Wurmeier in der Gegend des Darmausgangs nachgewiesen werden. Dazu wird ein Stück Zellophan auf die juckende Stelle auflegt und dann unter dem Mikroskop untersucht. Diesen Test sollte man morgens vor dem Toilettengang und dem Duschen oder Baden machen.

Wie gefährlich ist eine Enterobiasis?

Die Infektion ist unangenehm, aber nicht gefährlich und problemlos zu heilen. Häufig kommt es jedoch zu Reinfektionen.

Behandlung

Personen mit den typischen Symptomen sowie andere Familienmitglieder sollten isoliert werden. Die Betroffenen sollten sich nicht kratzen, ihre Fingernägel sauber halten und nach dem Toilettengang immer die Hände waschen. Die Bettwäsche ist oft zu wechseln und zu reinigen, um eine Infektionsausbreitung zu vermeiden.

Arzneimitteltherapie

Die verfügbaren Medikamente sind sehr effektiv, darunter das Mittel Mebendazol.

Strongyloidiasis

Symptome

- Kleine, manchmal juckende Hautläsionen
- Durchfall, manchmal im Wechsel mit Verstopfung
- Bauchschmerzen
- Blähungen

Die Strongyloidiasis ist nach dem kleinen Wurm *Strongyloides stercoralis* benannt, der die

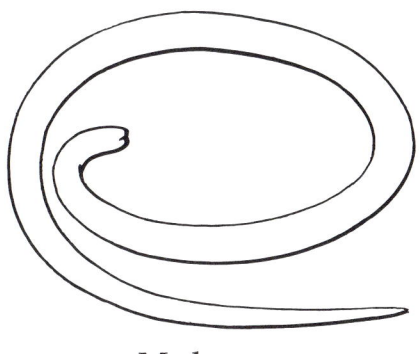
Madenwurm

Krankheit verursacht. Der Erreger gehört zur Klasse der Fadenwürmer und kommt in vielen tropischen und subtropischen Gegenden vor, allerdings tritt eine Strongyloidiasis bisweilen auch in gemäßigten Zonen auf.

Besonders häufig kommt es zu Infektionen, wenn viele Menschen unter schlechten hygienischen Bedingungen auf engem Raum zusammenleben, beispielsweise in Heilanstalten oder Gefängnissen.

Diagnose

Erstes Anzeichen einer Infektion sind kleine, gerötete und manchmal juckende Hautläsionen dort, wo die Larve in die Haut eindringt. Sie wandert im Blut zur Lunge und von dort in den Hals, wo sie verschluckt wird. So wird der Darm befallen und es kommt zu Durchfall (manchmal im Wechsel mit Verstopfung), Bauchschmerzen und Blähungen.

Die Bauchschmerzen gleichen dem dumpfen Schmerz eines Magengeschwürs. Außerdem kann es zu Übelkeit, Erbrechen und Appetitverlust kommen. In schweren Fällen von Durchfall sind Blut und Schleim im Stuhl vorhanden. Die Larven in der Lunge können einen trockenen Husten, eine Halsreizung, schwaches Fieber, Keuchen, Atemschwierigkeiten oder eine Bronchitis hervorrufen.

Aufgrund der Verschiedenartigkeit der Symptome ist die Diagnose erschwert. Als Hinweis auf eine Strongyloidiasis gelten allerdings Larven in den Exkrementen oder im Zwölffingerdarm.

Die meisten Betroffenen können nach Eliminierung der Würmer geheilt werden. Schwere Fälle sind eine Ausnahme.

Behandlung

Zur Behandlung einer Strongyloidiasis gibt es Medikamente.

die Bettwäsche oder sogar über den Toilettensitz übertragen.

Diagnose

Erstes Anzeichen ist ein starker Juckreiz. Bei Kleiderläusen kommt es bei manchen Menschen zu Quaddeln auf der Haut oder zu Hautabschürfungen durch das Kratzen. Kopfläuse sind am ehesten im Nacken oder über den Ohren sichtbar. Am Haar selbst befinden sich kleine Nissen (die Eier). Körperläuse sind schwer zu finden, da sie sich in die Haut eingraben, manchmal sind sie jedoch in den Nähten der Unterwäsche zu entdecken. Schamläuse befinden sich auf der Haut und in den Haaren der Schamgegend (→ Farbtafel C-14).

Läuse verursachen kein ernstes medizinisches Problem, sind jedoch unangenehm und können leicht übertragen werden.

Behandlung

Arzneimitteltherapie

Es gibt verschiedenen Lotionen und Shampoos, die zum Teil auch rezeptfrei erhältlich sind. Die Mittel sollten auf alle befallenen Hautstellen und Haare aufgetragen werden. Verbleibende Eier können mit einer Pinzette oder einem feinen Kamm entfernt werden. Auch die jeweiligen Sexualpartner sollten sich auf einen Befall mit Läusen hin untersuchen und notfalls behandeln lassen. Kinder sollten solange zu Hause bleiben, bis die Behandlung abgeschlossen wurde. Bettwäsche, Kämme, Bürsten und Hüte sollten man mit heißem Seifenwasser reinigen.

Flöhe

Symptome
- Lokalisierter Ausschlag
- Starker Juckreiz

Flöhe sind kleine, Blut saugende Insekten, die auf Hunden, Katzen, anderen Tieren und Menschen leben. Durch ihre Sprungfähigkeit können sie von einem Tier auf den Menschen gelangen. Flöhe schlüpfen aus Eiern, die in der Bettwäsche oder Matratze abgelegt wurden, und ernähren sich von tierischem oder menschlichem Blut.

Diagnose

Flöhe verursachen starken Juckreiz. Die Flohbisse werden vor allem an der Taille, an den Knöcheln, in den Achselhöhlen und in den Knie- oder Armbeugen sichtbar. Bei Personen mit einer Überempfindlichkeit gegen Flohspei-

chel kann es zu Quaddelbildung kommen. Der sicherste Weg, eine Diagnose zu bestätigen, ist die Identifizierung der kleinen Insekten. Flohbefall ist keine ernste Krankheit, meist jedoch unangenehm und sollte behandelt werden.

Behandlung

Der Juckreiz kann durch Kalaminlotion gelindert werden, die Symptome bleiben aber solange bestehen, bis die Flöhe entfernt werden. Voraussetzung dazu ist die konsequente Behandlung der Haustiere und deren Lebensräume, denn haben sich die Flöhe einmal etabliert, ist ihre Ausrottung schwierig. Flohhalsbänder helfen meist nichts. Es gibt verschiedene Flohinsektizide. Diese Sprays sollten sowohl auf die Schlafstätte des Haustiers als auch auf die des Menschen aufgetragen werden, wenn dort Flöhe vermutet werden. Auch Möbel und Teppiche kann man einsprühen, hierfür sind Zerstäuber hilfreich. Andere Haustiere wie Vögel und Fische sollten entfernt werden, da sie gegenüber diesen Insektiziden empfindlich sind. Bei starkem Flohbefall helfen Eigenmaßnahmen meist nicht mehr und ein professioneller Kammerjäger sollte zu Hilfe gezogen werden.

Sandflöhe

Symptome
- Starker Juckreiz
- Pickelähnliche Pusteln oder Quaddeln

Bei den Sandflöhen, auch Erntemilben genannt, handelt es sich um die Larven einer bestimmten Milbenart. Sandflöhe leben in hohem Gras oder Büschen und am Waldrand. Bauern, Jäger und Wanderer werden am häufigsten infiziert.

Diagnose

Die Larven bevorzugen warme, feuchte Gebiete und siedeln sich meist in Hüftgegend, auf Knöcheln, in Armbeugen, Achselhöhlen oder der Leistengegend an. Die kleinen, roten Insekten setzen sich an der Haut fest und führen einen Rüssel ein, durch den sie Blut saugen. Es bilden sich kleine, rote Pickelchen und manchmal Quaddeln. Einige Stunden nach Einführen des Rüssels entwickelt sich an der betroffenen Stelle ein starker Juckreiz. Sandflöhe bleiben 1 bis 4 Tage an der gleichen Hautstelle und fallen ab, wenn sie mit Blut angefüllt sind. Ein Sandflohbefall lässt sich durch die Identifizierung der Tiere diagnostizieren. Diese befinden sich im Zentrum der Pickelchen, die noch nicht aufgekratzt wurden. Sandflöhe verursachen keine ernsten Krankheiten, sind jedoch aufgrund des starken Juckreizes sehr unangenehm (→ Farbtafel C-14).

Behandlung
Die Behandlung zielt auf die Linderung des Juckreizes ab. Der Arzt verschreibt Antihistamine, Kortikosteroidlotionen oder -salben, die direkt auf die Pickelchen aufgetragen werden.

Zecken

Symptome
- Juckreiz
- Vorhandensein von Zecken
- Kleine, harte Knoten, umgeben von geröteter Haut

Zecken sind kleine, flache Insekten, die sich von Blut ernähren. Sie leben in hohen Gräsern, Büschen und in Waldgebieten und heften sich an Tiere oder Menschen an. Nach einem Aufenthalt in solchen Gebieten sollte man den Körper auf Zecken untersuchen, besonders im Haar, an den Knöcheln und in der Genitalgegend.

Diagnose
Zecken können am leichtesten identifiziert und entfernt werden, bevor sie sich an der Haut anheften. Danach bilden sie einen kleinen, harten und juckenden Knoten, der von geröteter Haut umgeben ist. Einige Zeckenarten produzieren Giftstoffe, die die Beinnerven lähmen. Die Lähmung wandert, ausgehend von der Stelle, an der sich die Zecke festgebissen hat, das Bein aufwärts (→ Farbtafel C-14).

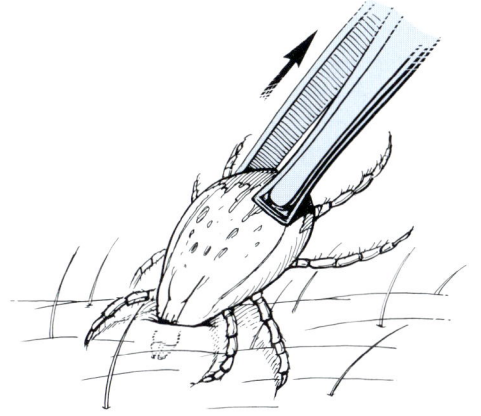

SO NICHT!
Die Zecke wird mit einer Pinzette, die direkt zwischen Haut und Zecke anzusetzen ist, langsam und vorsichtig herausgezogen.

Wie gefährlich ist ein Zeckenbiss?
Zeckenbisse können gefährlich sein, da die Tiere Überträger der → Lyme-Krankheit, S. 1067, oder der → Frühsommer-Meningoenzephalitis (FSME), S. 1068, sein können.

Nach einigen Tagen kann es zu der so genannten Zeckenbisslähmung kommen, deren Symptome denen einer Poliomyelitis gleichen. Die Erkrankung kann schwer wiegend sein, allerdings verschwinden die Symptome in der Regel, nachdem die Zecke entfernt worden ist.

Behandlung
An der Stelle, an der sich die Zecke befindet, nicht kratzen, da man dadurch zwar den Körper der Zecke entfernt, der Kopf des Tieres aber in der Haut stecken bleibt. Die Zecke sollte vielmehr mithilfe einer Pinzette, die ganz vorn am Zeckenrüssel angesetzt wird, und mit einer langsamen und stetigen Bewegung herausgezogen werden.

Geschlechtskrankheiten

Durch sexuellen Kontakt übertragene Viren und Bakterien können verschiedene Infektionen verursachen. Tripper, eine Chlamydieninfektion und die Syphilis sind bakteriellen Ursprungs, bei Herpes und Genitalwarzen handelt es sich dagegen um virale Infektionen. Auf den folgenden Seiten werden diese Infektionen beschrieben. Andere Erkrankungen, die häufig durch Sexualkontakt übertragen werden, sind an anderer Stelle in diesem Buch beschrieben, darunter → Hepatitis, S. 801, und → Aids, S. 1060.

Tripper (Gonorrhoe)

Symptome
- Dicklicher, eiterähnlicher Ausfluss aus dem Harnleiter
- Brennen beim häufigen Harnlassen

Tripper ist eine Geschlechtskrankheit, die durch das Bakterium *Neisseria gonorrhoeae* verursacht wird. Weltweit werden 62 Millionen Neuerkrankungen pro Jahr diagnostiziert. Am häufigsten sind Personen im Alter zwischen 15 und

29 Jahren betroffen. Die Krankheit wird durch Sexualkontakt übertragen und betrifft beide Geschlechter. Frauen können allerdings mehrere Wochen oder sogar Monate beschwerdefrei bleiben. Auch homosexuelle Männer können symptomfrei bleiben, besonders dann, wenn der Rachenraum oder das Rektum betroffen sind.

Diagnose

Bei Männern treten die ersten Symptome etwa 2 Tage bis 3 Wochen nach dem Kontakt mit dem Bakterium auf. Zunächst kommt es zu einem Kribbeln im Harnleiter. Einige Stunden später folgen Schmerzen beim Harnlassen und ein milchiger Ausfluss. Sowohl die Schmerzen als auch der Ausfluss verstärken sich, wenn die Erkrankung fortschreitet. Der Ausfluss wird dicker und eiterähnlich.

Bei Frauen kann es 1 bis 3 Wochen dauern, bis die ersten Symptome auftreten. Die Infektion betrifft in der Regel den Gebärmutterhals (Zervix) und die Fortpflanzungsorgane, kann aber auch den Harnleiter mit einbeziehen. Durch die Krankheit kann es zu häufigem, dringlichem und schmerzhaftem Harndrang kommen, begleitet von einem eiterähnlichen Ausfluss aus Harnleiter oder Vagina. Bei den meisten Frauen kommt es jedoch lediglich zu einer leichten Verstärkung der vaginalen Absonderungen und leichter Entzündung, die nur im Rahmen einer körperlichen Untersuchung erkannt wird. Die Symptome sind oft so schwach, dass die Frauen die Infektion gar nicht wahrnehmen.

Bei Männern und Frauen kann sich ein rektaler Tripper nach Analverkehr mit einer infizierten Person oder durch Infektion aus der Genitalgegend entwickeln. Dadurch können sich Beschwerden in der Analgegend sowie rektale Absonderungen ergeben, in vielen Fällen sind jedoch keine Symptome bemerkbar.

Durch oralen Sex kann es zum Tripper im Rachenraum kommen, mit Halsschmerzen, Schluckbeschwerden und Rötung des Halses und der Mandeln, oder oft auch ohne Symptome. Breitet sich die Infektion bis zum Auge aus, kann es zu einer Bindehautentzündung kommen.

Zur Diagnose eines Trippers entnimmt der Arzt Proben aus dem Ausfluss und dem infizierten Gewebe und legt damit Kulturen an, bevor eine Antibiotikatherapie begonnen wird. Die Symptome eines Trippers gleichen denen zahlreicher anderer Geschlechtskrankheiten, darunter einer nicht-gonokokkalen Harnleiterentzündung (S. 1175) sowie einer Cervicitis oder Vaginitis, die durch Chlamydien, *Candida*

oder auch andere Erreger verursacht werden (S. 1173). In vielen Fällen sind mehrere Arten infektiöser Erreger vorhanden, die alle behandelt werden müssen. Alle Personen, bei denen ein Tripper diagnostiziert wurde, sollten auch auf Syphilis untersucht werden.

Wie gefährlich ist ein Tripper?

Ein Tripper ist eine akute Erkrankung, die ohne Behandlung chronisch wird. Bei Männern kann er zu einer → Epididymitis, S. 1198, führen. Bei Frauen kann sich die Infektion bis auf die Gebärmutter und die Eileiter ausdehnen. Es kommt zur Unterleibsentzündung, zu einer Vernarbung der Eileiter und zu Unfruchtbarkeit (S. 1187). Ein Tripper kann sich auch über das Blut auf andere Organe ausbreiten, sodass es zu Fieber, Ausschlag, Muskelschmerzen und Gliedersteife kommen kann. Diese Komplikationen können bleibende Schäden verursachen. Durch geeignete Behandlungsmaßnahmen kann ein Tripper geheilt werden, allerdings werden mehr und mehr Erregerstämme gegen Antibiotika resistent. Wichtig ist vor allem, dass alle beteiligten Sexualpartner untersucht, geeignete Kulturen angelegt und alle Infektionen behandelt werden.

Behandlung

Wegen der Ansteckungsgefahr ist es erforderlich, jeglichen sexuellen Kontakt bis zum Verschwinden der Infektion zu unterlassen. Zu den allgemeinen Behandlungsmaßnahmen bei Männern gehören heiße Sitzbäder, Bettruhe, kalte Umschläge und Immobilisierung, falls eine Epididymitis vorliegt. Bei Frauen ist bei einer Infektion der Eileiter Bettruhe und möglicherweise eine chirurgische Behandlung angezeigt. Eine Kontrolle des Behandlungserfolges anhand von Gewebekulturen aus den infizierten Stellen ist ratsam.

Arzneimitteltherapie

Der Arzt verschreibt geeignete Antibiotika und Schmerzmittel.

Chlamydieninfektionen

Symptome

- Schmerzen beim Harnlassen
- Vaginaler Ausfluss bei Frauen
- Ausfluss aus dem Harnleiter bei Männern

Eine andere Infektion der Genitalien bei Frauen und Männern wird durch den bakteriellen Erreger *Chlamydia trachomatis* verursacht. Übertragungsweg ist der vaginale oder der orale Geschlechtsverkehr.

Durch die Berührung des Auges mit einer Hand, auf der sich kontaminierte Sekrete befinden, kann es zu einer Augenentzündung kommen. Außerdem kann die Infektion während der Geburt von der Mutter auf das Kind übertragen werden und eine Lungenentzündung verursachen. *Chlamydia trachomatis* ist weltweit die häufigste Ursache von Erblindung. In Entwicklungsländern wie Indien, Afrika und dem Mittleren Osten verursacht der Erreger bei Kindern schwere Augeninfektionen.

Diagnose

Die Diagnose einer durch Chlamydien verursachten Infektion kann schwierig sein, da in vielen Fällen, besonders bei Frauen, keine Symptome vorhanden sind. Ansonsten gleichen die Symptome denen eines Trippers.

Bei Männern kann es durch die Chlamydieninfektion zu einem Brennen während des Harnlassens und zum Ausfluss aus dem Harnleiter kommen. Die Symptome sind schwächer als bei einem Tripper und können 1 bis 3 Wochen nach Kontakt mit dem Erreger auftreten. Bei Frauen kann es zu einem Brennen beim Harnlassen, einem dünnflüssigen vaginalen Ausfluss oder zu Schmerzen im unteren Bauchraum kommen. In vielen Fällen wird nur durch einen infizierten Sexualpartner auf eine Infektion geschlossen.

Die Diagnose einer Chlamydieninfektion wird bestätigt, wenn die Erregerbakterien in Gebärmutterhalssekreten (bei Frauen) oder in Harn- oder Samenflüssigkeit (bei Männern) identifiziert werden. Dies erfolgt durch Anfärben der Bakterien (Test mit monoklonalen Antikörpern).

Wie gefährlich ist eine Chlamydieninfektion?

Früher nahm man an, dass sich nur Männer mit Chlamydien infizieren können und Frauen lediglich Träger der Krankheit sind. Inzwischen weiß man, dass eine Chlamydieninfektion bei Männern und Frauen schwere Erkrankungen hervorrufen kann.

Bei Männern kann es unter anderem zu Entzündungen der Harnleiter und einer Epididymitis kommen, bei Frauen zur Harnwegsinfektion, einer Entzündung des Gebärmutterhalses und anderer Unterleibsorgane. Bei Neugeborenen kann sich während der ersten beiden Wochen nach der Geburt eine Bindehautentzündung oder auch eine Lungenentzündung entwickeln.

Behandlung

Wird die Infektion durch Chlamydien bestätigt, müssen alle Sexualpartner behandelt werden, unabhängig davon, ob Symptome vorhanden sind oder nicht. Geschieht dies nicht, besteht die Gefahr, dass die Infektion zwischen den Sexualpartnern wiederholt ausgetauscht wird.

Arzneimitteltherapie

Chlamydieninfektionen werden in der Regel mit Antibiotika behandelt. Die Infektion sollte nach 1 bis 2 Wochen verschwunden sein. Ist dies nicht der Fall, sollte dies mit dem Arzt besprochen werden. Die Effektivität der Behandlung kann mithilfe von Erregerkulturen bestimmt werden.

Vorbeugung

Der sicherste Weg zur Vermeidung der Erkrankung ist eine stabile, monogame Beziehung mit einem nicht infizierten Partner. Das Risiko wird ferner durch die Benutzung eines Kondoms beim Geschlechtsverkehr gemindert.

Syphilis

Symptome

Primäres Stadium
- Schmerzfreie Geschwüre auf den Genitalien, am Rektum, der Zunge oder den Lippen

Sekundäres Stadium
- Ausschlag auf verschiedenen Körperstellen, besonders auf den Handflächen und auf den Fußsohlen
- Mundgeschwüre
- Fieber
- Kopfschmerzen
- Gelenk- und Muskelschmerzen

Bei der Syphilis handelt es sich um eine komplexe Erkrankung, die durch den Spirochaeten (ein Bakterienstamm) *Treponema pallidum* verursacht wird. Obwohl die Syphilis früher weit verbreitet war, ist sie bei Heterosexuellen heute seltener als ein Tripper oder eine Chlamydieninfektion. Neuerdings ist allerdings wieder ein Anstieg der Fälle zu verzeichnen, vor allem in den armen Vorstadtvierteln großer Städte und bei Aids-Patienten (S. 1060). Der Erreger wird in der Regel durch sexuellen Kontakt übertragen und gelangt durch kleinere Verletzungen in der Haut oder den Schleimhäuten in den Körper. Eine Infektion kann auch durch infiziertes Blut und während der Schwangerschaft von der Mutter auf das ungeborene Kind erfolgen.

Diagnose

Eine Syphilis verläuft in 3 Stadien:

Im 1. Stadium, etwa 10 Tage bis 6 Wochen nach Kontakt mit dem Erreger, erscheinen Geschwüre auf den Genitalien, in der Genitalgegend, dem Rektum oder im Mund, die normalerweise nicht mit Schmerzen verbunden sind.

Lediglich bei einer sekundären bakteriellen Infektion der Geschwüre kann es zu Schmerzen kommen. Der Arzt achtet außerdem auf eine Schwellung der Lymphknoten in der Leistengegend.

Anhand einer mikroskopischen Untersuchung der Absonderungen aus den Geschwüren kann eine rasche Diagnose erstellt werden. Zum Nachweis der Bakterien ist auch ein Bluttest möglich.

Das 2. Stadium beginnt 1 Woche bis 6 Monate nach dem 1. Stadium. Auf dem Körper, besonders auf den Handflächen und Fußsohlen, kann sich ein roter Ausschlag entwickeln. Auf den Lippen, im Mund, Hals, auf den Genitalien und am Anus können sich Läsionen bilden.

In diesem Stadium sind die Läsionen auf der Haut und den Schleimhäuten besonders infektiös. Es kann außerdem zu grippeähnlichen Symptomen, Gelenk- und Muskelschmerzen kommen.

Ein Zwischenstadium, in dem keine Symptome auftreten, wird latente Syphilis genannt und durch Bluttests diagnostiziert. Kommt es in diesem Stadium nicht zu einer angemessenen Behandlung, kann sich der Erreger im Körper ausbreiten und es kann zu einem Rückfall kommen.

Im letzten Stadium, der tertiären Syphilis, kommt es zu einer schweren Infektion, bei der sich die Bakterien im ganzen Körper verteilt und die inneren Organe befallen haben, darunter Knochen, Herz und Gehirn. Um festzustellen, ob das Gehirn bereits infiziert ist, kann eine Untersuchung der Rückenmarkflüssigkeit erforderlich sein.

Wie gefährlich ist eine Syphilis?

Wird die Diagnose früh genug gestellt und die Infektion angemessen behandelt, ist es durchaus möglich, eine Syphilis vollständig zu heilen. Ohne Behandlung kann die Erkrankung jedoch auch zum Tode führen.

Wird eine Frau während der Schwangerschaft infiziert, kann es zur Infektion des ungeborenen Kindes und zu Missbildungen oder sogar zum Tod des Kindes kommen.

Behandlung

Sowohl im primären als auch im sekundären Stadium der Syphilis ist eine Antibiotikatherapie ausreichend. Die Erkrankung ist jedoch in beiden Stadien, vor allem im sekundären, sehr ansteckend. Geschlechtsverkehr sollte bis zum Nachweis des vollständigen Abklingens der Infektion unterlassen werden. Gegen die Syphilis gibt es keinen Impfstoff. Bluttests zur Kontrolle des Behandlungserfolges können bis zu einem Jahr lang erforderlich sein.

Arzneimitteltherapie

Zur Behandlung der Frühstadien der Syphilis ist Penicillin sehr wirkungsvoll. Dies gilt teilweise auch für die Spätstadien. Bei Überempfindlichkeit gegen Penicillin wird ein anderes Antibiotikum verschrieben.

Genitaler Herpes

Symptome

* Schmerzen oder Juckreiz in der Genitalgegend (Frauen) oder auf dem Penis (Männer)
* Wasserblasen (Vesikel) oder offene Geschwüre (Ulcera)

Eine Herpeserkrankung wird durch das Herpes-simplex-Virus (HSV) verursacht und kann die Genitalgegend (in der Regel HSV 2) oder den Mund und die Lippen (→ in der Regel HSV 1, S. 1010) betreffen. Ein genitaler Herpes wird durch vaginalen oder analen Geschlechtsverkehr übertragen. Das Virus gelangt über winzige Haut- oder Schleimhautverletzungen in den Körper. Durch Kontakt mit kontaminierten Fingern kann es auch zur Infektion der Augen kommen. Männer und Frauen sind gleich häufig betroffen.

Diagnose

Das 1. Symptom einer Infektion mit HSV 2 sind Schmerzen oder Juckreiz auf der Haut in der Genitalgegend. Dieses Prodromalstadium beginnt 2 bis 7 Tage nach dem Kontakt mit dem Virus. Einige Stunden bis mehrere Tage später erscheinen die Geschwüre: Bei Frauen in der Vaginalgegend, an den externen Genitalien, den Gesäßbacken und am After, bei Männern erscheinen sie auf dem Penis, der Vorhaut, den Gesäßbacken und den Schenkeln. Es kann auch zu innen liegenden Geschwüren am Gebärmutterhals (bei Frauen) oder im Harnleiter (Männer) kommen (→ Farbtafel C-13).

Sind Geschwüre vorhanden – sie erscheinen zunächst als kleine, druckempfindliche, rote

Sicherer Sex

Die meisten Geschlechtskrankheiten können geheilt werden. Dies gilt jedoch nicht für eine HIV-Infektion, die trotz vielfältiger neuer Behandlungsmöglichkeiten in den meisten Fällen letztendlich zum Tod führt. Aufklärung über diese Krankheit ist daher besonders wichtig.

Obwohl man sich auch durch die gemeinsame Benutzung von kontaminierten Spritzen oder, was seltener vorkommt, durch Bluttransfusionen anstecken kann, erfolgt die Übertragung des Virus in der Regel durch sexuellen Kontakt. Das Virus ist in der Samen- und Vaginalflüssigkeit vorhanden und gelangt in den Körper durch winzige Risse in der Schleimhaut von Vagina oder Rektum, die während des Geschlechtsverkehrs auftreten. Die Virusübertragung erfolgt nur nach engem Kontakt mit infiziertem Blut, Samen oder Vaginalsekreten.

Auch Geschlechtskrankheiten wie eine Chlamydieninfektion, Herpes, Genitalwarzen und Syphilis sind beim Geschlechtsverkehr äußerst ansteckend. Viele davon können bereits bei einmaligem Geschlechtsverkehr übertragen werden. Keine dieser Krankheiten wird allerdings durch Händeschütteln, das Sitzen auf einer Toilettenbrille oder durch das Zusammenleben in einem Haushalt übertragen. Alle Erreger von Geschlechtskrankheiten, einschließlich HIV, können außerhalb des Körpers so gut wie nicht überleben.

Der sicherste Weg, Geschlechtskrankheiten und Aids zu vermeiden, ist sexuelle Abstinenz oder Verkehr mit nur einem, nicht infizierten Partner. Durch häufiges Wechseln der Sexualpartner, sowohl heterosexuell als auch homosexuell, wird das Risiko, sich eine Geschlechtskrankheit zuzuziehen, drastisch erhöht. Zurzeit ist für keine dieser Krankheiten ein Impfstoff verfügbar.

Obgleich Kondome das Risiko nicht vollständig beseitigen, können sie es jedoch zumindest mindern, wie auch die Vermeidung gewisser sexueller Praktiken.

Ein Kondom, im Volksmund auch Gummi oder Präservativ genannt, besteht aus einer dünnen Hülle, die über den steifen Penis gestreift wird. Bei richtiger Benutzung wirkt das Kondom empfängnisverhütend und mindert das Risiko der Übertragung von Geschlechtskrankheiten, einschließlich Aids.

Kondome gibt es rezeptfrei in jeder Drogerie, Apotheke und anderen Geschäften und sie sind in verschiedenen Stärken, Größen oder Farben erhältlich. Es gibt Kondome mit und ohne Gleitmittel, mit und ohne Samenreservoir am Ende und mit glatter, rauer oder speziell strukturierter Oberfläche. Auf der Packung sollte vermerkt sein, dass das Produkt vor HIV schützt, und man sollte außerdem auf das Verfallsdatum auf der Packung achten.

Kondome sollten bei Zimmertemperatur aufbewahrt werden. Um seine Funktion zu erfüllen, muss das Kondom vor dem Genitalkontakt unbeschädigt über den steifen Penis gezogen werden, muss dort gut anliegen und darf erst nach Beendigung des Geschlechtsverkehrs entfernt werden. Gleitmittel können ein Reißen des Kondoms verhindern.

Es gibt auch ein Kondom für Frauen, das ebenfalls das Risiko der Übertragung von Geschlechtskrankheiten verringert. Diese Kondome geben Frauen die Möglichkeit, mehr Kontrolle über ihre persönliche Gesundheit auszuüben.

Die meisten anderen Formen der Empfängnisverhütung aufseiten der Frau, beispielsweise die Pille oder ein Diaphragma, bieten keinen Schutz gegen Geschlechtskrankheiten. Eine Kombination aus Spermizid und Diaphragma wirkt unter Umständen antibakteriell.

Sexuelle Praktiken sind mit einem unterschiedlichen Risiko der Übertragung von HIV verbunden. Bei passivem Analverkehr besteht das höchste Risiko, da es zu Verletzungen in den analen und rektalen Membranen kommen kann und das Virus dadurch in den Blutstrom gelangt. Für den passiven Partner besteht daher ein ungleich höheres Risiko als für den aktiven Partner. Syphilis und Tripper können jedoch auch über das Rektum vom passiven auf den aktiven Partner übertragen werden. Die meisten Studien zu diesem Thema wurden mit Homosexuellen durchgeführt, allerdings birgt Analverkehr bei Heterosexuellen dasselbe Risiko.

Ein Risiko der Übertragung des Aids-Virus besteht auch beim heterosexuellen Vaginalverkehr, besonders mit wechselnden Sexualpartnern. Man nimmt an, dass das Virus leichter vom Mann auf die Frau übertragen wird, als umgekehrt. Heterosexueller Vaginalverkehr ist auch der Hauptübertragungsweg für andere Geschlechtskrankheiten.

HIV, Tripper, Herpes, Syphilis und andere Geschlechtskrankheiten können auch durch oralen Sex übertragen werden. Das Einführen des Penis in den Mund (Fellatio), gefolgt vom Samenerguss und Schlucken der Samenflüssigkeit, ist häufigste Ursache eines oralen Trippers. Durch oralen Kontakt mit der Klitoris und der Vaginalöffnung (Cunnilingus) werden oft Herpesviren übertragen.

Geschlechtskrankheiten werden nur selten durch Aktivitäten übertragen, bei denen es lediglich zu einer Berührung der Haut kommt, also beispielsweise Umarmungen, Massagen und gegenseitige Masturbation, ohne einen Kontakt mit Körperflüssigkeiten.

Pickelchen und werden innerhalb weniger Tage zu flüssigkeitsgefüllten Blasen –, kann das Harnlassen schmerzhaft sein. Die Blasen öffnen sich, nässen oder bluten. Nach 3 bis 4 Tagen bildet sich ein Schorf, und die Geschwüre verheilen. Solange die Infektion noch nicht verheilt ist, kann es zu Schmerzen und einer Druckempfindlichkeit in der Genitalgegend kommen. Während des 1. Schubs kann es außerdem zu grippeähnlichen Symptomen – Kopfschmerzen und Fieber – und zu einer Schwellung der Lymphknoten in der Leiste kommen.

Die Diagnose wird durch Kulturen aus der Blasenflüssigkeit oder den Geschwüren bestätigt. Zudem ist eine gründliche Untersuchung auf andere Geschlechtskrankheiten erforderlich. In vielen Fällen ist außer der Herpesinfektion noch mindestens eine weitere Geschlechtskrankheit vorhanden.

Wie gefährlich ist ein genitaler Herpes?

Für eine Herpesinfektion gibt es zurzeit noch kein Heilmittel. Das Virus bleibt latent an den infizierten Stellen. Von Zeit zu Zeit wird es reaktiviert und verursacht Krankheitssymptome. Sind Läsionen vorhanden, ist die Krankheit sehr ansteckend.

Abgesehen von den Geschwüren verursacht ein Herpes in der Regel keine weiteren ernsten oder chronischen Komplikationen. Neugeborene können während der Geburt durch Läsionen im Geburtskanal der Mutter infiziert werden, was zu Gehirnschäden, Erblindung oder Tod führen kann. Dies ist besonders häufig bei Müttern der Fall, bei denen die Krankheit erstmals während der Entbindung ausbricht.

Behandlung

Die äußerliche Behandlung besteht darin, die Läsionen sauber und trocken zu halten.

Arzneimittelbehandlung

Während des ersten Ausbruchs kann die Einnahme des Antiviruswirkstoffs Aciclovir die Heilung beschleunigen. Diese Behandlung verhindert allerdings nicht das Auftreten erneuter Ausbrüche. Sind diese häufig, so kann Aciclovir täglich eingenommen werden, um das Virus unter Kontrolle zu halten.

Vorbeugung

Sind Läsionen vorhanden, ist Herpes sehr ansteckend und Geschlechtsverkehr sollte unterbleiben, bis diese abgeheilt sind. Die Benutzung eines Kondoms während des Geschlechtsverkehr reduziert das Risiko der Übertragung. Der sicherste Weg, eine Infektion zu vermeiden, ist jedoch eine monogame Beziehung mit einem nicht infizierten Partner.

Genitalwarzen

Symptome. Warzen auf den Genitalien.

Genitalwarzen werden durch das Humane Papillomavirus (HPV) verursacht. Sowohl Männer als auch Frauen sind betroffen.

Die Infektion wird leicht durch Sexualkontakt übertragen. Personen, die ein geschwächtes Immunsystem haben, und Schwangere sind besonders gefährdet.

Diagnose

Genitalwarzen sind in ihrem Aussehen gewöhnlichen Hautwarzen sehr ähnlich. Sie können sich 3 Wochen bis 3 Monate nach Kontakt mit dem Virus entwickeln.

Bei Männern erscheinen sie in der Regel in der Nähe der Penisspitze, in manchen Fällen auch auf dem Penisschaft oder dem Hodensack. Bei Frauen bilden sie sich auf den Schamlippen, der Innenseite der Vagina, am Gebärmutterhals oder nahe des Darmausgangs.

HPV kann auch Läsionen am Muttermund verursachen. Der Arzt stellt die Diagnose gewöhnlich nach einer Leibesuntersuchung.

Wie gefährlich sind Genitalwarzen?

Bei Genitalwarzen handelt es sich in der Regel nicht um eine gefährliche Infektion, obwohl sie ansteckend sind.

Frauen, bei denen es durch die HPV-Infektion zu Läsionen am Gebärmutterhals kommt, haben allerdings ein erhöhtes Risiko auf Gebärmutterhalskarzinom. Sie solllten deshalb jedes Jahr einen Abstrich beim Frauenarzt durchführen lassen (S. 1181).

Behandlung

Wichtig ist das Entfernen der Warzen und die medizinische Behandlung beider Sexualpartner. Hilfreich sind Mittel, die direkt auf die Warzen aufgetragen werden. Häufig kann man die Warzen auch chirurgisch durch Vereisung entfernen lassen.

Große Genitalwarzen werden heutzutage auch mithilfe der Lasertechnologie entfernt. Möglich ist auch eine Elektrodesikkation (eine Austrocknung des Gewebes durch Anlegen eines elektrischen Stroms), worauf die Warze an ihrer Basis herausgeschnitten wird. Diese Maßnahmen erfordern in der Regel eine lokale oder allgemeine Betäubung.

Kapitel 33

Psychische Gesundheit

Inhalt

Was bedeutet psychische Gesundheit?

Psychische Gesundheit beschreibt die Fähigkeit, Veränderungen im Leben sowie traumatische Erfahrungen und Verluste auf eine Art zu bewältigen, die es der Persönlichkeit nicht nur erlaubt, intakt zu bleiben, sondern auch emotional zu wachsen.

Wer psychisch gesund ist, lernt, anstatt alle Konflikte zu unterdrücken, diese und andere Sorgen zu akzeptieren, zu verstehen und mit den Reaktionen darauf zurechtzukommen, so dass das Leben weitergehen kann. Eine Definition von psychischer Gesundheit ist also teilweise vom jeweiligen Kulturkreis und den Umständen abhängig. Jede Kultur hat ihre eigene Art und Weise, mit Stress umzugehen. In einem Land etwa reagiert man auf den Tod eines engen Verwandten mit Jammern und Klagen, während in einem anderen Land die Fähigkeit, ohne offensichtliche Gefühlsregungen einfach weiterzumachen, als angemessen und gesund betrachtet wird. Ein Verhalten, das in einem Kulturkreis als extrem launenhaft gilt, mag in einem anderen völlig akzeptabel sein.

Wer psychisch gesund ist, kann Beziehungen zu Familie und Freunden aufrechterhalten und auf der Arbeit und zu Hause verantwortlich handeln. Die Aufgaben können dabei verschieden sein – einer festen Arbeit nachgehen, Kinder versorgen oder andere Aktivitäten. Der gemeinsame Nenner für psychisch gesunde Menschen jedoch ist die Fähigkeit, sich diesen Aufgaben in gewisser Harmonie mit den geliebten Menschen und der Gesellschaft zu stellen (→ Stressbewältigung, S. 307).

Gesunde Menschen haben auch eine realistische Sicht der Motivationen anderer. Im Gegensatz zum Psychotiker besitzt die »gesunde Person« normale Gedankenprozesse, die generell logisch und vernünftig sind. Man kann sich mit anderen Menschen vernünftig und rational unterhalten. Ideen werden auf rationale Weise weitergeführt und Gedanken nicht sprunghaft von einem Thema zum anderen gelenkt.

Definitionen

In der heutigen Gesellschaft sind Angst und mangelndes Selbstbewusstsein wohl die zwei größten Feinde psychischer Gesundheit. Angst kann ein Symptom für ungelöste oder stressbedingte Konflikte sein. Manchmal drückt sich Angst aber auch in körperlichen Symptomen aus. Mangel an Selbstbewusstsein ist möglicherweise die Folge des missglückten Versuchs, Erwartungen zu erfüllen. Beschwerden über Erschöpfung, Schlaflosigkeit und mangelnde Konzentration sind ebenfalls verbreitet und könnten Hinweise auf unterschwellige Depressionen sein.

Der Begriff Persönlichkeit umfasst die charakteristische Art zu denken, sich zu verhalten und auf die Umwelt zu reagieren. Jemand, der ständig unangemessen oder stereotyp auf seine Umwelt reagiert, ist in der Persönlichkeit gestört.

Psychose ist ein Zustand, bei dem Denkprozesse durch Wahnideen, Halluzinationen oder beides beeinträchtigt sind – ein Beispiel für solch einen Zustand ist Schizophrenie. Demenz beschreibt die fortschreitende und unfähig machende Verschlechterung der geistigen Fähigkeiten als Folge einer organischen Gehirnkrankheit. Die Funktionen des Gehirngewebes verschlechtern sich möglicherweise so weit, dass soziale Kontakte und berufliche Leistung beeinträchtigt werden. Das auffallendste Merkmal der Demenz ist Gedächtnisverlust, aber auch Depressionen oder Angstzustände können auftreten. Alzheimer ist ein bekanntes und häufig diskutiertes Beispiel. Demenz ist normalerweise irreversibel.

Demenz, generell eine Folge organischer Gehirnstörungen, wird in Kapitel 19 (→ Gehirn und Nervensystem, S. 457) besprochen.

Vermutet der Arzt eine psychische Störung, sollte er die Möglichkeit in Betracht ziehen, dass die Symptome die Folge einer körperlichen Erkrankung sein könnten. Er sollte diese Möglichkeit zunächst mit angemessenen Labor- und radiologischen Untersuchungen ausschließen. Erst dann ist eine psychiatrische Diagnose angebracht.

Der Hausarzt kann viele bekannte psychische Störungen behandeln. In einigen Fällen ist eine Überweisung an einen Psychiater oder Psychologen notwendig.

Ein Psychiater ist ein Arzt mit einer Fachausbildung. Fachärzte für psychotherapeutische Medizin oder für Kinder- und Jugendpsychiatrie durchlaufen nach ihrem Studium eine oft langjährige Ausbildung, in der sie sich auf bestimmte Bereiche seelischer Erkrankungen spezialisieren. Inhalte und Verlauf der Ausbildung sind genau geregelt.

Ein Diplom-Psychologe ist ein Spezialist für emotionale Themen. Diplom-Psychologen haben einen Hochschulabschluss und eine weiterführende Fachausbildung. Sie beurteilen ihre Patienten psychometrisch und behandelt mit Hilfe psychotherapeutischer Methoden sowie mit Entspannungsverfahren. Psychologen verschreiben keine Medikamente und untersuchen ihre Patienten auch nicht körperlich. Viele von ihnen beschäftigen sich mit psychologischer Forschung oder spezialisieren sich etwa auf körperlich behinderte Patienten.

Ein Psychoanalytiker ist ein Psychiater oder Psychologe mit einer Fachausbildung in Psychoanalyse, einer Form der Psychotherapie. Besteht bei einer Person der Verdacht auf eine psychische Störung, erhält sie möglicherweise eine Überweisung an den Psychiater oder Psychologen. Dieser Spezialist untersucht dann den geistigen Zustand des Patienten, um seine Denkmuster einzuschätzen. Um die Krankheit verstehen zu können, werden die Orientierung, der Bewusstseinsgrad, das selektive Bewusstsein sowie die Urteilsfähigkeit untersucht.

Der Psychiater oder Psychologe wird den Emotionalzustand und das Verhalten einschätzen und entscheiden, ob es Hinweise auf eine Wahrnehmungsstörung wie Halluzinationen oder Gedächtnisstörungen gibt.

Der Begriff »Nervenzusammenbruch« soll hier nur einmal erwähnt werden, um ihn direkt wieder zu verwerfen. Er wird manchmal benutzt, um die ernsthafte psychische Erkrankung einer Person zu beschreiben, die nicht in der Lage ist, die Anforderungen des Alltags zu bewältigen. Es ist jedoch kein Fachbegriff und somit ungeeignet, eine psychische Störung zu definieren und eine entsprechende Behandlung zu empfehlen.

In diesem Kapitel werden eine Anzahl von häufigen psychischen Problemen vorgestellt. Einige dieser Probleme sind richtige Erkrankungen oder Störungen. Andere sind nur eine Frage der Anpassung einer Person an veränderte Lebensumstände oder ein konkretes Ereignis.

Normale Entwicklung

Psychische Gesundheit bedeutet nicht die Abwesenheit von Konflikten, sondern die Fähigkeit, sie zu bewältigen. Im Laufe seines Lebens wird jeder Mensch mit bestimmten Konflikten konfrontiert. Es kann eine große Hilfe sein, diese Konflikte als das zu erkennen, was sie sind – anstatt anzunehmen, dass man der Einzige ist, der solche Schwierigkeiten hat.

Seit Jahrhunderten wissen die Menschen von den verschiedenen Lebensphasen. Shakespeare etwa sprach von den »sieben Altersstufen des Menschen«. Psychologen sprechen von vorhersehbaren Anpassungsproblemen in der Entwicklung vom Säugling und Kind zum Jugendlichen und weiter zum erwachsenen Menschen.

Der Jugendliche

Das Erwachen der Sexualität ist ein wichtiges Merkmal der Jugendzeit, einer Zeit, in der die Pubertät aus dem Körper eines Kindes den eines Erwachsenen macht. Aber auch in anderen Lebensbereichen entwickelt sich ein Teenager sehr schnell.

Die wichtigste Frage eines Jugendlichen lautet »Wer bin ich?«. Die Antwort auf diese Frage liegt normalerweise nicht bei den Eltern, sondern bei Gleichaltrigen. Auf der Suche nach einer eigenen Identität und der Loslösung von der Familie versucht es der Jugendliche vielleicht mit »Coolsein«, Rauchen, Trinken oder mit Sex und dem Tragen ungewöhnlicher Kleidung. Dieser Loslösungsprozess kann für Eltern sehr frustrierend sein, aber er ist wichtig für Jugendliche, damit sie Verantwortung für ihr eigenes Verhalten und ihre Ziele übernehmen können.

Der Übergang zum Jugendlichen geschieht in drei Phasen. Im ersten Stadium (von etwa 12 bis 15 Jahren) ist das Hauptthema die Loslösung vom Elternhaus. Die intensive Bindung an Eltern und Geschwister, die für die Kindheit so charakteristisch ist, löst sich auf, und der Jugendliche wird zunehmend ängstlich und emotional unbeständig.

Er oder sie kann diese emotionalen Umbrüche durch auffälliges Verhalten ausdrücken, sich wie ein Rockstar kleiden, Graffitis sprühen oder mangelndes Interesse an der Schule zeigen.

Das zweite Stadium (von 16 bis 18 Jahren) ist eine Zeit, in der die sexuelle Identität angenommen und Beziehungen zum anderen Geschlecht aufgebaut werden. Viele Teenager wollen jetzt als Mann oder Frau Anerkennung finden, oft indem sie sich provokativ anziehen oder verhalten. Im dritten Stadium (von 18 bis 20 Jahren) löst die junge Person das Problem der Trennung von der Familie und beschäftigt sich zunehmend damit, ihre Identität als Erwachsener zu festigen, besonders in Bezug auf die berufliche Karriere. Obwohl das Jugendalter für viele eine Zeit der Unruhe und Rebellion ist, durchleben die meisten Teenager diese Lebensphase jedoch relativ reibungslos (S. 137).

Der Erwachsene

Als Erwachsener – etwa ab Anfang 20 – werden Männer und Frauen mit wichtigen Entscheidungen konfrontiert. Viele beginnen eine berufliche Karriere, wählen einen Lebenspartner und gründen eine Familie. All dies bedeutet tatsächlich Verantwortung zu übernehmen: Nun beginnt der »Ernst des Lebens«.

Für die meisten jungen Erwachsenen ist dies eine Zeit, in der Nähe und Isolation die wichtigsten emotionalen Themen sind. Die emotionalen Störungen in dieser Zeit spiegeln gewöhnlich den Schmerz oder Protest wider, den das Gefühl, beim Aufbau von Nähe zu versagen, hervorruft.

Das mittlere Erwachsenenalter oder die Mitte des Lebens beginnt im fünften Jahrzehnt. In dieser Zeit ist es normal, auf nicht eingeschlagene Wege zurückzuschauen, zurückliegende Erfolge und Misserfolge, erfüllte Träume und Enttäuschungen zu betrachten und sie im Kontext der Jugendträume zu bewerten. Wer kinderlos ist, wird sich mit der Familie auseinandersetzen, die er nie hatte. Hat man Kinder, die gerade das Elternhaus verlassen, wird man mit dem »leeren Nest« konfrontiert. In der Mitte des Lebens beginnt der Mensch, seine eigenen Grenzen und seine Sterblichkeit zu erkennen.

In diesem Stadium fühlt man sich nicht selten so, als würde man gefangen gehalten – von finanziellen Belastungen, von sozialen und beruflichen Rollen und sogar von der Chronologie als die Generation, auf der die Verantwortung lastet sowohl für die älter werdenden Eltern als auch für die eigenen Kinder. In der Mitte des Lebens bewältigt man diese Probleme vielleicht, indem man versucht, negativen Gefühlen zu entkommen oder sie zu unterdrücken. Oder man beginnt, sich nach außen, dem Rest der Gesellschaft hin zu orientieren, um »seinen Beitrag zu leisten«.

Der ältere Mensch

Das Nachlassen der Gesundheit im Alter beeinflusst die emotionale Anpassung für die meisten sehr stark. Mindestens 3 von 4 Menschen über 65 haben eine chronische Krankheit. Einem von 10 fällt es schwer, sich außerhalb der Wohnung zu bewegen. In diesem Alter sind nur noch weniger als 20 Prozent der Männer berufstätig. Bei den Frauen ist die Zahl noch geringer. Verluste müssen bewältigt werden, wie etwa der Tod des Ehepartners. Zudem lebt ein Viertel der Menschen über 65 allein. 15 Prozent der über 65-Jährigen leiden entweder an einer funktionellen oder organischen Gehirnstörung, wie Alzheimer, 5 Prozent leben in Pflegeheimen.

Die Folge solcher Einschränkungen sind ein Gefühl der Isolation und ein Mangel an sozialen Kontakten und intellektuellen Herausforderungen. All diese Punkte tragen zu einem Nachlassen der psychischen Fähigkeiten bei.

Probleme in der Kindheit

Viele Kinder haben emotionale Probleme der einen oder anderen Art bei der Auseinandersetzung mit Themen wie Selbstkontrolle, Umgang mit Gleichaltrigen und Trennung von den Eltern. Folglich sind die Eltern schnell besorgt und tragen sich, ob jeder Albtraum ein Anzeichen für eine Phobie oder jeder hektische Tag ein Zeichen für Hyperaktivität ist. Meistens diagnostizieren die Ärzte ernsthafte emotionale Probleme auf der Basis von langfristigen Symptomen und nicht aufgrund von gelegentlichem Bettnässen oder einer Auseinandersetzung auf dem Spielplatz.

Auf den folgenden Seiten werden die geläufigsten Kindheitsprobleme, die psychische Ursachen haben, beschrieben (→ Schulangst, S. 133).

Bettnässen (Enuresis)

Symptome. Ungewollte Urinausscheidung mindestens zweimal im Monat bei Kindern ab 5 Jahren.

»Mami, ich habe ins Bett gemacht.« Fast alle Eltern hören irgendwann einmal diesen Satz, und viele Kinder haben nachts ab und zu einmal einen solchen »Unfall«.

Ernsthaftes Bettnässen (Enuresis) ist jedoch das ungewollte Ausscheiden von Urin mindestens 2-mal im Monat bei Kindern ab 5 Jahren. Gewöhnlich handelt es sich dabei nicht um ein emotionales Problem. Das Alter, in dem Kinder physiologisch so weit sind, das Bett nicht mehr zu nässen, ist sehr unterschiedlich.

Ist ein Kind niemals ein ganzes Jahr lang völlig trocken gewesen, wird dieser Zustand als primäre Enuresis bezeichnet. 80 Prozent der Bettnässer leiden unter primärer Enuresis. Vielleicht beginnt das Kind wieder mit dem Bettnässen, nachdem es mindestens ein ganzes Jahr lang trocken war. Diesen Fall bezeichnet man dann als sekundäre Enuresis. Sie entsteht oft vorübergehend als Reaktion auf eine stressige Veränderung im Leben des Kindes, der Geburt von Geschwistern, der ersten Woche in der Schule oder der vorübergehenden Abwesenheit der Eltern.

Jungen leiden häufiger unter Enuresis als Mädchen. Es kann sein, dass das Kind im ersten Drittel der Nacht uriniert und sich nicht daran erinnert. Zwar hält in 1 Prozent der Fälle die Enuresis bis ins Erwachsenenalter an, doch bei den meisten Kindern verschwindet sie im Jugendalter. Von nassen Schlafanzügen einmal abgesehen beeinträchtigt Enuresis das Leben des Kindes nicht. Die Erniedrigung durch Gleichaltrige und der Zorn und die Zurückweisung durch die Eltern können jedoch das Selbstbewusstsein schmälern.

Behandlung

Dem Kind vor dem Schlafengehen weniger zu trinken zu geben ist ein Weg, ihm zu helfen, trocken zu bleiben. Das Kind nachts aufzuwecken, damit es auf die Toilette gehen kann, könnte ebenfalls hilfreich sein, genauso wie eine Verhaltenstherapie. Man kann zum Beispiel für jede trockene Nacht selbst gebastelte Orden oder Auszeichnungen überreichen, um das Kind zur Kooperation zu motivieren.

Verhaltenstherapeutische Hilfsmittel mit einem Alarmsystem, die das Kind wecken, helfen dann, wenn das Kind motiviert genug ist, mit dem Bettnässen aufhören zu wollen. Sollte das Problem anhalten, kann der Arzt außerdem Medikamente verschreiben, etwa Imipramin, und deren Dosierung überwachen. Bei der sekundären Enuresis sollte das Kind untersucht werden, um organische Ursachen, wie Infektionen, Krampfanfälle oder Diabetes, auszuschließen. Handelt es sich um eine Stressreaktion, dann könnte eine Psycho- oder eine Familientherapie nützlich sein.

Auch wenn es frustrierend ist, immer wieder das Bett frisch beziehen zu müssen, ist es wichtig, dass Eltern Unterstützung und nicht Ärger zeigen, um das Kind zur Zusammenarbeit zu bewegen und einen weiteren Verlust des Selbstbewusstseins zu vermeiden.

Einkoten (Enkopresis)

Symptome. Wiederholter Stuhlgang an unpassender Stelle (außerhalb der Toilette oder dem Topf) bei Kindern ab 4 Jahren.

Enkopresis ist der wiederholte Stuhlgang an unpassender Stelle, wie etwa in der Unterwäsche oder auf dem Boden. Bei Definition wird Enkopresis als Diagnose erst ab dem 4. Lebensjahr gestellt und beinhaltet nicht den unkontrollierten Stuhlgang aufgrund organischer Störungen. Enkopresis kommt bei Jungen 5-mal häufiger vor als bei Mädchen. 25 Prozent der Kinder mit Enkopresis leiden auch an Enuresis (→ diese Seite).

Der Stuhlgang ist dabei hart und schmerzhaft, da das Kind lange versucht, ihn zurückzuhalten. Da die Verstopfung, die folgt, zu schmerzhaftem Stuhlgang führt, will das Kind diesen möglicherweise ganz unterdrücken. Der Gebrauch von stuhlerweichenden Mitteln und Zäpfchen kann helfen, den erweiterten Enddarm wieder auf normale Größe zu bringen.

Wie ernsthaft ist Enkopresis?

Manchmal ist dieser Zustand die Folge von psychischem Stress, wie etwa der Geburt von Geschwistern oder dem Schulanfang. Er könnte jedoch auch Teil einer passiv-aggressiven Beziehung zu den Eltern sein, besonders dann, wenn der Stuhl absichtlich verschmiert wird. Schämt sich das Kind, versucht es vielleicht, peinliche Situationen, zum Beispiel einen Aufenthalt im Ferienlager, zu vermeiden.

Behandlung

Der Arzt kann eine Routine für die Benutzung der Toilette erstellen, eine ballaststofffreie Ernährung verordnen und stuhlerweichende

Mittel verschreiben. Hilfreich ist oft eine Verhaltenstherapie, bei der dann belohnt wird, wenn das Kind erfolgreich die Toilette benutzt. Das Kind sollte niemals beschämt oder bestraft werden. Vielleicht ist der kurzfristige Gebrauch von Zäpfchen oder Einläufen notwendig, um eine ernsthafte Verstopfung zu beheben.

Eine Familientherapie kann helfen, feindselige Verhaltensmuster zu erkennen. Eltern lernen dabei, die Individualität ihres Kindes mehr zu achten, und das Kind lernt, seine Wut auf direktere Art und Weise auszudrücken.

Lernstörungen

Ein Kind mit einer Lernstörung zeigt eine unzureichende Entwicklung in einem bestimmten akademischen Bereich. Es ist nicht die Folge einer nachweisbaren körperlichen oder neurologischen Störung, geistiger Minderentwicklung oder unzureichender Lernmöglichkeiten. Normalerweise hat das Kind Schwierigkeiten in einem bestimmten akademischen Bereich – beim Lesen, Rechnen, Sprechen oder Sprachenlernen. (→ Für eine umfassende Beschreibung von Lernstörungen s. S. 129)

Übergewicht/Fettleibigkeit

Symptome. Der BMI übersteigt 26 (leichtes Übergewicht) oder 30 (gesundheitsgefährdendes Übergewicht).

Man gilt als fettleibig, wenn der BMI über 30 liegt. Werden mehr Kalorien aufgenommen, als der Körper verbrauchen kann, entsteht Übergewicht. Überschüssige Kalorien, die als Fett gespeichert werden, führen zu Übergewicht.

Es gibt Hinweise darauf, dass die Fütterungsgewohnheiten bei Säuglingen eine wichtige Rolle bei der nicht genetisch bedingten Übertragung von Übergewicht von einer Generation auf die andere spielen. Viele Kinder in Industrieländern sind heute auffallend weniger körperlich fit als Kinder früherer Generationen. Sie sind weniger körperlich aktiv, was ihren Kalorienverbrauch erheblich reduziert. Eine weitere Ursache könnte die Art der Ernährung sein – Fastfood, Snacks und Süßigkeiten sind sehr kalorienreich.

Wie ernst ist Übergewicht zu bewerten?

Nach verschiedenen Schätzungen wird die Häufigkeit von Übergewicht bei Kindern auf 16 bis 33 Prozent veranschlagt. 80 Prozent der Kinder mit Übergewicht im Alter zwischen 10 und 13 Jahren werden auch als Erwachsene übergewichtig sein. Weil diese Kinder bei Gleichaltrigen weniger beliebt und ihre sportlichen Leistungen schlechter sind, haben sie häufig ein negatives Selbstbild.

Behandlung

Hat ein Kind Übergewicht, ist es hilfreich, ein Tagebuch über aufgenommene Nahrung sowie körperliche Aktivität zu führen. Eine Untersuchung durch einen Arzt, der die Geschichte des Kindes kennt, kann helfen, ein angemessenes Gewicht festzulegen.

Kann die Gewichtszunahme kontrolliert werden, während das Kind weiterwächst, dann korrigiert sich das Übergewicht langsam von selbst. Dies ist am ehesten durch moderate Veränderungen im Essverhalten und bei der körperlichen Bewegung zu erreichen, wie etwa durch das Vermeiden des Nachschlags beim Mittagessen und der Beschränkung der Zwischenmahlzeiten auf Obst und Gemüse. Diese Veränderungen werden wahrscheinlich ein gesünderes und länger anhaltendes Ergebnis hervorbringen als eine strenge Diät (S. 113).

Geistige Minderentwicklung

Symptome

- Ein Ergebnis von 72 oder weniger Punkten in einem individuellen Intelligenztest
- Langsame Entwicklung der Sprache und Motorik
- Soziale und emotionale Unreife
- Schlechte Schulleistungen in den meisten oder allen Fächern

Geistige Minderentwicklung kann eine Folge angeborener Chromosomen- oder Stoffwechselstörungen sein, wie Trisomie 21 (→ Down-Syndrom, S. 44) oder Fölling-Krankheit (S. 8). Röteln, Toxoplasmose und schwerer Alkoholkonsum während der Schwangerschaft sind ebenfalls mögliche Ursachen.

Eine geistige Minderentwicklung bei Kindern kann entstehen, wenn sie unter sozial oder wirtschaftlich benachteiligten Lebensumständen aufwachsen, in denen es ihnen an angemessenen Sprachvorbildern fehlt, sie ständig unterfordert sind oder eine unstrukturierte und unsichere Umgebung haben. Eine andere mögliche Ursache ist eine schwere Kopfverletzung.

Eine Person, die 72 oder weniger Punkte bei einem der Intelligenztests (etwa dem Wechsler- oder Stanford-Binet-Test) erreicht, kann als geistig minderentwickelt betrachtet werden. Hausärzte, Psychiater, klinische Psychologen, Audiologen und Sprachtherapeuten können an der Einstufung beteiligt sein.

Beschränkungen durch die Entwicklungsstörung können leicht bis schwerwiegend sein. Eine leichte Minderentwicklung wird vielleicht erst erkannt, wenn das Kind in die Schule kommt und mit Mitschülern verglichen wird. Ein Mensch mit einer schweren Minderentwicklung benötigt vielleicht spezielle Pflege und Beaufsichtigung rund um die Uhr.

Bei einigen Menschen fällt die Entwicklungsstörung nur durch ihr Verhalten in bestimmten Situationen auf. Diese Personen haben möglicherweise aufgrund mangelnder sozialer Fähigkeiten Schwierigkeiten, mit anderen Menschen in Beziehung zu treten oder effektiv zu kommunizieren. Sie können daher anfällig sein für den Einfluss Fremder.

Behandlung

Ein Kind, das als geistig minderentwickelt diagnostiziert wurde, kann vielleicht eine normale Schule (Förderschule) oder eine Sonderschule besuchen. Abhängig vom Grad der Behinderung können Betreuer dem entwicklungsgestörten Menschen helfen, mit alltäglichen Bedürfnissen zurechtzukommen. Erwachsene mit dieser Behinderung können von einer beruflichen Spezialausbildung profitieren und erweisen sich unter Aufsicht am Arbeitsplatz als sehr kompetent.

Betreutes Leben in einer Gruppe ist für Menschen mit leichter Minderentwicklung, die alleine leben können, eine Möglichkeit. Ein Betreuer besucht sie je nach Bedarf wöchentlich, täglich oder mehrmals am Tage, um sie in bestimmten Fähigkeiten zu unterweisen, ihnen bei der Medikamenteneinnahme und Terminplanung zu helfen oder einfach nur um zu plaudern. Es gibt auch Einrichtungen für jene, die mehr Aufsicht und Pflege benötigen.

Autismus im Säuglingsalter

Symptome
* Das Kind scheint in seiner eigenen Welt zu leben
* Seltsame Reaktionen auf Menschen und Gegenstände in der Umgebung
* Schlechte Kommunikation
* Abneigung gegenüber Liebkosungen und sogar Abscheu vor Körperkontakt
* Fast vollständiger Mangel an sozialer Wechselbeziehung

Autismus im Säuglingsalter ist eine der ernsthaftesten Geisteskrankheiten bei Kindern. Ein autistisches Kind ist anderen Menschen gegenüber extrem unempfänglich. Es kommuniziert sehr schlecht, mag keine Liebkosungen und schreckt manchmal sogar vor Körperkontakt zurück. Autistische Kinder suchen keinen Trost, wenn sie traurig sind, ahmen Erwachsene nicht nach (winken etwa beim Abschied nicht zurück) und haben so gut wie keine sozialen Wechselbeziehungen.

Ein autistisches Kind kann seinen Körper stereotyp bewegen (die Hände drehen und sich im Kreis drehen, mit dem Kopf gegen die Wand schlagen), ist fasziniert von bestimmten Objektteilen (etwa den Rädern eines Spielzeugautos), wird bei der geringsten Veränderung in seiner Umgebung sehr beunruhigt (so beim Umstellen der Möbel) und beharrt ungewöhnlich stark auf bestimmten Gewohnheiten.

Autismus wird gewöhnlich offensichtlich, bevor das Kind 30 Monate alt ist. Es spricht nicht oder imitiert nur Laute, hat Probleme beim Benennen von Gegenständen und zeigt seltsame Gesichtsausdrücke und Gesten. Selten zeigen die Kinder ein außergewöhnliches Talent, das sie aber nicht nutzen können.

Es ist nicht bekannt, wie sich diese Störung entwickelt, doch Röteln während der Schwangerschaft (S. 1074), Fölling-Krankheit (→ Fölling-Krankheit, S. 8), Gehirnentzündung (S. 482) oder Hirnhautentzündung (S. 481) können ein Kind anfällig machen. Sie kommt bei Geschwistern von autistischen Kindern 50-mal häufiger vor als beim Rest der Bevölkerung und 3- bis 4-mal häufiger bei Jungen als bei Mädchen.

Nicht alle Kinder, die autistisches Verhalten zeigen, leiden unter Autismus. Eine zuverlässige Diagnose sollte von einem Experten in Kinderpsychiatrie gestellt werden.

Behandlung

Autismus ist sehr schwer zu behandeln. Die wirkungsvollsten Behandlungsmethoden umfassen eine Kombination aus Sonderpädagogik, Verhaltenstherapie und Medikamenten. Viele autistische Kinder agieren auf einer unterdurchschnittlichen intellektuellen Stufe. Andere wiederum sind intelligent und erbringen gute schulische Leistungen, haben aber schwere Anpassungsprobleme. Nicht alle autistischen Kinder sind schwer behindert. Manche haben eine leichtere Form von Autismus (Asperger Syndrom), die soziale Unbeholfenheit zur Folge hat. Diese Kinder kommen jedoch in der Schule mit und können letztendlich auch ins Arbeitsleben integriert werden.

Probleme in der Jugend

Das Jugendalter ist eine Zeit großer körperlicher und emotionaler Veränderungen. Einige Experten sprechen von Jugendliche auch als »Kindern im Körper von Erwachsenen«.

Jugendliche sind häufig übermäßig kritisch ihrem Äußeren gegenüber. »Ich hasse meine Nase!« Fast jeder Jugendliche findet etwas an seinem Aussehen auszusetzen. Solche Bemerkungen spiegeln oft Zweifel am Selbstbild wider. Manchmal will man durch solche Kommentare einfach nur bestätigt werden; der Jugendliche möchte hören, dass er oder sie es wert ist, geliebt zu werden.

Manchmal handelt es sich auch um eine versteckte Botschaft. Sind die Eltern erst kürzlich geschieden worden, könnte der Jugendliche glauben, er wäre für die Scheidung verantwortlich. Die beste Art, damit umzugehen, ist zu fragen, warum er oder sie so fühlt. Oft brauchen Jugendliche einfach nur ein offenes Ohr.

Die Probleme Jugendlicher liegen nicht nur bei ihrer Befangenheit und Sexualität, sondern auch bei dem oft traumatischen Weg vom abhängigen Kind zum jungen Erwachsenen, der beginnt, sich von den Eltern zu lösen. Auf den folgenden Seiten werden einige Probleme Jugendlicher besprochen.

Jugenddepression

Symptome

- Fast tägliche, den ganzen Tag andauernde depressive oder reizbare Stimmung
- Auffallend mangelndes Interesse an fast allen Aktivitäten
- Veränderungen der Essgewohnheiten und des Gewichts (normalerweise Appetitlosigkeit, die zu Gewichtsverlust führt; manchmal auch gesteigerter Appetit)
- Nächtliche Schlaflosigkeit oder exzessives Schlafen am Tag
- Erschöpfung am Tag oder Energieverlust
- Ein anhaltendes Gefühl eigener Wertlosigkeit oder unberechtigte Schuldgefühle
- Fast tägliche Konzentrations- oder Entscheidungsschwierigkeiten
- Immer wiederkehrende Todes- oder Selbstmordgedanken

Die wenigsten Teenager sind immer fröhlich. Viele schlafen stundenlang, wenn sie die Gelegenheit haben. Ein Teenager jedoch, der viele der vorher aufgelisteten Symptome zeigt, ist möglicherweise depressiv.

Eltern müssen achtsam sein und ihr Kind untersuchen lassen, um eine körperliche Krankheit auszuschließen. Ein Kinderpsychologe bestätigt eventuell, dass der Jugendliche depressiv ist. Unbehandelt kann Jugenddepression monatelang anhalten. Schwer wiegende Jugenddepression ist sehr ernst zu nehmen, da sie zu Selbstmord führen kann, der dritthäufigsten Todesursache bei Jugendlichen.

Manchmal ist die Depression die offensichtliche Reaktion auf ein beunruhigendes Ereignis, wie etwa den Tod eines Verwandten, das Ende einer engen Freundschaft, Versagen in der Schule oder den Umzug in eine neue Umgebung. Oft gibt es keine offensichtliche Ursache. Solche Depressionen liegen dann in der Familie (S. 1023).

Behandlung

Jugenddepression wird mit einer Kombination aus Antidepressiva und Psychotherapie behandelt (S. 1107). Psychotherapie alleine ist bei einer leichteren Depression wirksam. Medikamente sind bei einer schweren Depression notwendig. Besteht Selbstmordgefahr, muss der Jugendliche vielleicht in einer psychiatrischen Klinik behandelt werden.

Selbstmord bei Jugendlichen

Wir leben in einer Zeit radikaler gesellschaftlicher Veränderungen. Teenager müssen Themen wie Loslösung und Identität bewältigen. Vielleicht fühlen sie sich überflüssig oder haben Schulprobleme, die zu Versagensängsten führen. Schwangerschaften und Gesetzeskonflikte können Teenager schwer belasten.

Jugendliche, die einen Selbstmordversuch begehen, möchten einem Leben entrinnen, das ihnen unerträglich erscheint, oder versuchen, ihre Eltern »zu bestrafen«. Vielleicht kann der selbstmordgefährdete Teenager nicht mit seinen Ängsten umgehen. Verluste, durch Scheidung oder der Tod eines Elternteils, werden oft mit Selbstmord bei Jugendlichen in Verbindung gebracht. Depressionen und Psychosen können auch eine Rolle spielen. Einige vermeintliche Selbstmorde sind aber auch Folge von Drogenmissbrauch oder ungewöhnlichen sexuellen Praktiken.

Selbstmorddrohungen sollte man ernst nehmen (→ Warnsignale vor einem möglichen Selbstmord, S. 1125). Eine Psychotherapie mit Schwerpunkt auf dem richtigen Umgang mit Wut oder Verlusten kann hier hilfreich sein (S. 1107).

Magersucht

Symptome

- Irreale Angst vor Gewichtszunahme
- Exzessive Diäten und übermäßiger Sport
- Deutlicher Gewichtsverlust oder keine Gewichtszunahme in einer Wachstumsphase
- Weigerung, das Normalgewicht zu halten
- Ausbleiben der Menstruation
- Ständige Beschäftigung mit Essen, Kalorien und der Essenszubereitung

Viele Teenager machen irgendwann einmal eine Diät. Diejenigen, die Magersucht entwickeln, machen trotz Warnungen weiter bis zum Punkt der extremen Abmagerung.

Diese Störung taucht überwiegend bei weiblichen Teenagern und jungen Frauen auf, obwohl es auch bei Jungen ein paar Fälle gibt (weniger als 10 Prozent). In einem typischen Fall beginnt ein Mädchen mit Normalgewicht oder leichtem Übergewicht Snacks und kalorienreiches Essen aus seinem Speiseplan zu streichen. Es beginnt, Mahlzeiten auszulassen, und seine Essgewohnheiten werden zunehmend strenger. Das Hungern wird oft mit übermäßiger körperlicher Bewegung verbunden.

Die Betroffene hat vielleicht großes Interesse daran, Kochrezepte zu lesen, Kalorien zu zählen, Mahlzeiten zuzubereiten und für ihre Familie zu backen. Sie ermutigt andere zu essen, während sie es vermeidet. Diese Haltung resultiert in einem zunehmenden Verlust von Körperfett. Bringt sich der Teenager außerdem selbst zum Erbrechen und benutzt Abführ- und harntreibende Mittel, um den Gewichtsverlust zu beschleunigen, hat das noch ernsthaftere körperliche Veränderungen zur Folge.

Die spezifische Ursache für Magersucht ist nicht bekannt. Viele Faktoren spielen eine Rolle. Manche Menschen scheinen biologisch prädestiniert zu sein, was dann während der Pubertät zum Ausdruck kommt. Individuelle psychologische Faktoren, etwa Angst vor Sexualität und Familienkonflikte, könnten ebenfalls eine Rolle spielen, ebenso der Schlankheitswahn in der heutigen Gesellschaft.

Wird das Problem frühzeitig erkannt, kann eine Behandlung das Fortschreiten der Krankheit verhindern und eine völlige Heilung ist möglich. Es ist jedoch eine ernsthafte Erkrankung, die mehrere Jahre andauern kann. In extremen Fällen hat sie den Tod zur Folge.

Behandlung

In den meisten Fällen werden eine Psychotherapie, Ernährungsberatung und Elterntherapie empfohlen, während der magersüchtige Teenager weiterhin zu Hause lebt. Gerät der Gewichtsverlust jedoch außer Kontrolle und haben gefährliche Praktiken wie Erbrechen und der Missbrauch von Abführ- und harntreibenden Mitteln bereits körperliche Schäden verursacht, wird ein Klinikaufenthalt für eine intensivere Behandlung notwendig.

Ess-Brechsucht

Symptome

- Regelmäßige Anfälle von Fresssucht
- Selbstverursachtes Erbrechen oder Missbrauch von Abführmitteln
- Körpergewicht innerhalb eines ziemlich normalen Rahmens
- Angst vor Gewichtszunahme

Bei der Ess-Brechsucht oder Bulimie handelt es sich um den übermäßigen Nahrungsverzehr – normalerweise von kalorienreichen Süßigkeiten – innerhalb einer kurzen Zeit. Dieser Vorgang geht solange, bis es durch ein Sattheitsgefühl oder Magenschmerzen unterbrochen wird. Da die Person Angst hat zuzunehmen, verhindert sie dies durch selbstverursachtes Erbrechen (die geläufigste Form der Darmentleerung) und den Missbrauch von Abführmitteln.

Bulimie tritt meistens bei älteren weiblichen Teenagern und jungen Frauen auf.

Anders als bei Magersüchtigen erkennen bulimische Frauen normalerweise, dass ihr Essverhalten nicht normal ist. Sie werden, nachdem sie sich voll gestopft haben, oft depressiv.

Ess-Brechsucht ist ernsthaft, weil sie das berufliche und soziale Leben beeinträchtigt. Die Brechsucht kann schwere gesundheitliche Folgen haben, da sie dem Körper Flüssigkeit und Blutsalze (beispielsweise Kalium) entzieht. Sie kann sogar zum Tod führen.

Behandlung

Eine Behandlung der Ess-Brechsucht umfasst die Aufklärung der Person über die Folgen dieser Krankheit und das Erlernen eines gesunden Essverhaltens, am besten mit Hilfe von Psychiatern und Ernährungswissenschaftlern, die sich auf die Behandlung von Essstörungen spezialisiert haben. Antidepressiva können den Drang zu essen und dann zu erbrechen lindern. Eine Psychotherapie hilft, mitverursachende Anpassungsprobleme zu bewältigen. Ist die Ess-Brechsucht außer Kontrolle und tauchen körperliche Komplikationen auf, kann ein Klinikaufenthalt notwendig werden.

Drogen- und Alkoholmissbrauch

Der Missbrauch von legalen und illegalen Drogen ist unter Jugendlichen alarmierend hoch.

Abhängig von der Droge und dem Teenager, kann es einfach nur Experimentieren oder aber eine ernsthafte Sucht sein.

Für Informationen über die Symptome und die Behandlung von Drogensucht siehe Medikamenten- und Drogenmissbrauch, S. 335, und Drogenabhängigkeit, S. 1131.

Opfer von Gewalt

Symptome
- Blaue Flecken
- Alte Knochenbrüche
- Unerklärbare Verletzungen
- Schmerzen im Genitalbereich
- Plötzliche Veränderungen im Verhalten
- Appetitlosigkeit
- Probleme in der Schule
- Bauchschmerzen

Teenagern fällt es oft schwer, über Gewalt zu sprechen, vor allem wenn sie gegen sie selbst gerichtet ist. Dies gilt besonders für körperliche und sexuelle Misshandlung durch einen Verwandten, Freund oder eine andere Vertrauensperson. Das Opfer meldet den Vorfall oft nicht aus Angst vor Vergeltungsmaßnahmen des Täters und aus Angst, dessen Liebe zu verlieren. Bemerkt man unerklärbare Verletzungen oder Schmerzen bei einem Teenager oder Veränderungen in seinem Verhalten, sollte fachliche Hilfe geholt werden. Ärzte, Jugendämter oder spezielle Beratungsstellen stehen zur Verfügung.

Behandlung
Manchmal teilt sich ein Teenager einem vertrauenswürdigen Erwachsenen mit – etwa einer Lehrerin, einem Verwandten oder einer geistlichen Person. Um den Jugendlichen vor weiterem Schaden zu bewahren, sollte man den Missbrauch zuerst dem Jugendamt oder dem Hausarzt mitteilen. Der Fall wird dann von den zuständigen Behörden untersucht, die über die nächsten Schritte in Bezug auf die Sicherheit des Jugendlichen entscheiden.

Hat der oder die Jugendliche ein ernsthaftes Trauma erlebt (zum Beispiel Gewalt, sexuelle oder körperliche Misshandlung oder Vergewaltigung), kann Psychotherapie und im Fall von Inzest eine Familientherapie dem jungen Menschen helfen, diese Situation zu bewältigen und sein Selbstwertgefühl wieder aufzubauen.

Probleme im Alter

Kinder und Jugendliche bemühen sich, die Veränderungen, die in ihrem Körper und in ihrem Leben vor sich gehen, zu bewältigen. Das Gleiche gilt für ältere Menschen. Körperliche und geistige Veränderungen bei älteren Menschen können den Verlust der Mobilität, sexuelle Probleme oder allgemein ein Gefühl der Unfähigkeit zur Folge haben. Veränderte Lebensumstände können zu Isolation und Einsamkeit führen. Im Alter fällt es schwerer, sich an Veränderungen zu gewöhnen. Folgende Probleme sind bei älteren Menschen verbreitet.

Altersdepression

Symptome
- Mangelndes Interesse oder Freude an den gewohnten Aktivitäten
- Ein Gefühl der Traurigkeit
- Appetitlosigkeit und Gewichtsverlust
- Schlafstörungen
- Energieverlust und Erschöpfung
- Konzentrationsschwierigkeiten und ein Gedächtnisverlust

Depressionen können bei älteren Menschen schwer zu erkennen sein. Oft verhält sich eine depressive ältere Person nicht so wie jemand, der ständig traurig und den Tränen nahe ist. Depressive ältere Menschen klagen manchmal über Erschöpfung, Schwächeanfälle, Schlaflosigkeit, Appetitlosigkeit, Angstzustände, eine schlechte Konzentration oder mangelndes sexuelles Interesse. In seltenen Fällen zieht sich die Person so zurück, dass er oder sie Probleme hat, selbst die einfachste Bitte zu verstehen (→ Verwirrtheit aufgrund von Gefäßschäden, S. 471). Allerdings leiden die Personen üblicherweise bei leichter bis moderater Demenz (→ Alzheimer, S. 470) auch gleichzeitig unter schweren Depressionen. Manchmal ist es für einen Arzt schwer, eine Altersdepression eindeutig zu diagnostizieren.

Es gibt verschiedene Ursachen für die Altersdepression, unter anderem Einsamkeit (besonders nach dem Tod des Ehepartners), chronische Krankheiten und Schmerzen, Nachlassen der Mobilität und der Fähigkeit, selbst einfache Aufgaben zu erledigen, Frustration über Gedächtnisverlust und das Gefühl, nicht mehr gebraucht zu werden, wenn der Ruhestand beginnt und die Familie unabhängig ist. Manchmal ist Depression ein Zeichen für eine körperliche Krankheit (→ Schilddrüsenunterfunktion, S. 948). Der Arzt kann körperliche Leiden mit ähnlichen Symptomen wie bei einer Depression ausschließen. Viele Medikamente können zu einer Altersdepression beitragen. Oft kann keine Ursache gefunden werden (S. 1123). Die Beweise für eine biochemische Ursache von Depressionen sind noch nicht schlüssig.

Behandlung

Tragen Medikamente zu einer Depression bei, können sie unter Aufsicht vorsichtig und nach und nach abgesetzt werden. Altersdepression kann oft auch durch andere Maßnahmen als Medikamente gelindert werden: durch eine Teilnahme an Gruppenaktivitäten, die Kontakte und Tapetenwechsel vermittelt; durch regelmäßige Besuche von jungen Leuten; und im Falle von gesunden Rentnern durch ehrenamtliche Tätigkeiten in der Gemeinde.

Eine schwere Depression erfordert weitere Untersuchungen und die Behandlung unter der sorgfältigen Aufsicht eines Arztes. Die Behandlung kann Antidepressiva und eine Elektroschocktherapie (S. 1124) mit einschließen.

Paranoide Reaktionen im Alter

Symptome. Wahnideen, die monatelang oder noch länger andauern und sich auf reale Lebenssituationen beziehen, wie etwa Verfolgungswahn, Angst vor Vergiftung oder Krankheit oder vor Hintergehen durch den Ehepartner.

Paranoide Symptome und Wahnideen tauchen manchmal bei älteren Menschen auf, besonders wenn sie schwerhörig sind. Das erste Symptom ist typischerweise, dass die Person einem Familienmitglied oder Freund/in gegenüber sehr misstrauisch wird. Diese Symptome können ein Zeichen von Depression oder Demenz (S. 471) sein. Vor einer Therapie muss die richtige Diagnose gestellt werden.

Behandlung

Medikamente gegen Psychosen, wie Haloperidol (Haldol) oder Respiridon (Resperdol), können helfen, doch müssen diese Medikamente vorsichtig und kontrolliert verabreicht werden.

Schlafstörungen im Alter

Symptome
- Verwechslung von Tag und Nacht
- Probleme beim Einschlafen
- Häufiges Aufwachen während der Nacht

Schlafstörungen sind ein häufiges Problem bei älteren Menschen, verschlimmern sich aber im Zusammenhang mit psychischen Störungen. Im besten Falle ist der Schlaf im Alter »einfach nicht mehr das, was er mal war«. Das Einschlafen dauert länger und man schläft nicht mehr so tief und wacht nachts häufiger auf. Generell brauchen ältere Menschen weniger Schlaf.

Es gibt zwei mögliche Ursachen für Schlafstörungen im Alter. Häufig sind es chronische Schmerzen, wie etwa durch Arthritis. Oder die Person ist tagsüber nicht aktiv genug. In Heimen, wo die Bettzeit oft schon für 19:00 Uhr angesetzt ist, kann es ebenfalls schwer fallen, die Nacht durchzuschlafen.

Andere mögliche Ursachen sind körperliche Probleme, wie etwa dekompensierte Herzinsuffizienz (S. 659), Speiseröhrenreflux (S. 742),

---

Hilfeleistung bei Depressionen

Das Beste, was man für einen depressiven Menschen tun kann, ist zu helfen, professionelle Hilfe zu finden. Werden Medikamente verschrieben, sollte man ihn ermutigen, die Behandlung fortzuführen, bis sie abgeschlossen ist. Es kann nämlich einige Wochen dauern, bevor die Antidepressiva ihre Wirkung zeigen.

In dieser Zeit sollte man emotionale Unterstützung anbieten, Gespräche mit der Person führen und gut zuhören. Sie sollte ihre Gefühle frei ausdrücken dürfen. Geben Sie dem depressiven Menschen Hoffnung, ohne jedoch die Realiäten zu vergessen.

Erwarten Sie nicht, dass der depressive Mensch plötzlich aus seiner Depression »erwacht«. Auch sollte er nicht der Faulheit oder des Simulierens beschuldigt werden. Depression ist eine Krankheit, die Zeit und eine richtige Behandlung braucht.

Bemerkungen über Selbstmord sollten nie ignoriert, sondern sofort dem behandelnden Arzt mitgeteilt werden.

Wer für den depressiven Menschen sorgt, sollte jederzeit um Hilfe bitten. Es kann sehr belastend sein, alleine für die Person zu sorgen, und ein Gefühl der Hilflosigkeit verursachen. Vielleicht ist Hilfe durch einen Pflegedienst angebracht (S. 1319).

häufiges Wasserlassen, Angstzustände, Depressionen, übermäßiger Genuss von Anregungsmitteln (Kaffee) oder Alkohol und Drogen. Eine ältere Person mit häufigen Schlafstörungen überanstrengt nicht nur das Pflegepersonal und die Familie, sondern auch sich selbst.

Behandlung

Sind Schmerzen die Ursache für schlechten Schlaf, helfen vielleicht Aspirin oder Paracetamol, wenn Schlaftabletten nicht wirken. Leichte körperliche Bewegung, ein ruhiges, bequemes Bett und warme Milch vor dem Schlafengehen können den Schlaf verbessern. Gibt es keine körperlichen oder psychischen Ursachen, kann der gelegentliche Einsatz eines kurz wirkenden Benzodiazepins oder eines beruhigenden Antidepressivums helfen. Sie sollten jedoch nicht regelmäßig benutzt werden. Benzodiazepine können abhängig machen, Antidepressiva jedoch nicht. Vor dem Einsatz der Medikamente sollten alle möglichen Ursachen für die Schlaflosigkeit untersucht werden (→ Schlafstörungen, S. 1112).

Persönlichkeitsprobleme

Es gibt viele Arten von Persönlichkeitsstörungen, sie spiegeln jedoch alle die Unfähigkeit des Menschen wider, die Anforderungen und Beschränkungen der äußeren Welt zu akzeptieren. Diese Störungen können das eigene Verhalten und die Beziehungen zur Familie und anderen Personen beeinträchtigen.

Vor der schlüssigen Diagnose einer Persönlichkeitsstörung müssen die Ärzte medizinische und neurologische Veränderungen ausschließen, die sich ähnlich äußern könnten. Persönlichkeitsgestörte Menschen hatten oft emotionale Probleme in der Kindheit. Nur jede Fünfte dieser Personen sucht psychiatrische Hilfe und Behandlung. Die Mehrheit dagegen erfährt lang anhaltende Probleme in der Ehe, im Beruf und in Freundschaften.

Hat man eine Persönlichkeitsstörung, erkennt man die Gründe für seine Probleme vielleicht gar nicht, sondern macht andere für die eigenen Gedanken und Handlungen verantwortlich. Psychotherapie ist die am weitesten verbreitete Behandlungsform (S. 1107). Manchmal helfen jedoch auch Medikamente. Das wichtigste bei einer Therapie ist es, ein Vertrauensverhältnis aufzubauen.

Paranoide Persönlichkeit

Symptome
- Misstrauen und Überempfindlichkeit gegenüber mutmaßlicher Verletzung, Kränkung und Täuschung durch andere
- Abschieben der Verantwortung auf andere Personen
- Verschlossenheit
- Mangel an Humor oder mangelndes Verständnis für andere
- Man nimmt sich selbst zu wichtig

Leidet man an dieser Störung, hat man möglicherweise das Gefühl, dass es »jeder auf einen abgesehen hat«.

Da man viel Energie darauf verwendet, nach versteckten und bösen Absichten hinter dem Verhalten anderer Menschen zu suchen, ist man schnell beleidigt. Paranoide Personen haben nur eine geringe Bandbreite an Gefühlen und können kalt und humorlos erscheinen. Sie reagieren schnell feindselig.

Behandlung
Eine Behandlung ist schwierig, doch kann eine Psychotherapie (S. 1107) hilfreich sein.

Schizoide Persönlichkeit

Symptome
- Reserviertheit und emotionale Kälte
- Mangel an engen Freundschaften
- Isolation
- Energiemangel
- Gleichgültigkeit gegenüber Lob oder Kritik von anderen

Schizoide Persönlichkeiten scheinen andere Menschen kaum zu brauchen und sind normalerweise Einzelgänger. Sie leben oft in fast völliger sozialer Isolation ohne Freundschaften und verhalten sich reserviert gegenüber anderen.

Behandlung

Die Behandlung einer schizoiden Persönlichkeit ist schwierig, doch könnte eine Psychotherapie (S. 1107) hilfreich sein.

Schizotypische Persönlichkeit

Symptome

- Ungeordnetes oder irrationales Denken
- Seltsame Sprache (vage oder metaphorisch)
- Unpassende Bezugsherstellung (neutralen Ereignissen besondere Bedeutung beimessen)
- Misstrauen

Schizotypische Persönlichkeiten haben eine große Ähnlichkeit mit schizophrenen Menschen (→ Schizophrenie, S. 1127) in Bezug auf ihre seltsame Art zu denken, die Welt wahrzunehmen und zu sprechen, aber ihre Symptome sind nicht überzeugend oder stark genug, um sie als schizophren zu diagnostizieren. Obwohl diese Menschen oft sozial isoliert sind, liegen ihre Schwierigkeiten hauptsächlich im Verstehen (Wahrnehmung) und nicht, wie bei Schizoiden, im zwischenmenschlichen Bereich.

Behandlung

Es gibt keine Behandlungsmethode für schizotypische Personen. In manchen Fällen kann eine Psychotherapie (S. 1107) hilfreich sein.

Antisoziale Persönlichkeit

Symptome

- Mangelnde Beachtung gesellschaftlicher Regeln und Erwartungen
- Wiederholte Verletzung der Rechte anderer
- Kriminelles Verhalten
- Mangelnde Achtung für die Wahrheit
- Bei Eltern Vernachlässigung oder Misshandlung der Kinder
- Körperliche Aggressivität, wie etwa Misshandlung des Ehepartners
- Wenig Anzeichen von Reue

Eine antisoziale Persönlichkeit zeigt mangelnde Beachtung der gesellschaftlichen Erwartungen und Regeln, innerhalb derer er oder sie lebt und verletzt wiederholt die Rechte anderer.

Obwohl die Diagnose auf Personen älter als 18 Jahre beschränkt ist, liegt dieser Störung doch eine längere Geschichte von antisozialem Verhalten zugrunde. Vor dem Alter von 15 Jahren zeigen diese Menschen oft ein Verhalten, das Lügen, Probleme mit dem Gesetz, Schul-

schwänzen, Jugendkriminalität und Drogenmissbrauch und das Weglaufen von zu Hause umfasst. Als Erwachsene verstoßen sie oft gegen das Gesetz, versagen im Beruf oder stellen sich nicht ihrer finanziellen Verantwortung oder der als Eltern. Sie sind in ihrem Verhalten rücksichtslos (beispielsweise Autofahren unter Alkoholeinfluss) und unfähig, mit einem Sexualpartner eine langfristige Beziehung einzugehen. Zudem sind sie oft alkohol- oder drogenabhängig, aggressiv und gereizt.

Die antisoziale Persönlichkeitsstörung ist nicht einfach nur ein medizinischer Ausdruck für Kriminalität. Sie beschreibt eine schon lange bestehende Störung, bei der der oder die Betroffene gewöhnlich nicht beim Psychiater landen, sondern vor dem Gericht oder im Gefängnis.

Selbstmord, Alkoholismus, Landstreicherei und soziale Isolation sind unter antisozialen Menschen weit verbreitet. Bemerkenswert ist jedoch das anscheinende Fehlen von Angst oder Depressionen in Situationen, in denen man solche Gefühle erwarten könnte. Trotz ihrer ständigen Konfrontation mit dem Gesetz können diese Menschen eine charmante und auffallend normale Fassade aufrechterhalten.

Behandlung

Es gibt keine allgemein wirksame Behandlungsmethode für antisoziale Persönlichkeiten.

Borderline-Persönlichkeit

Symptome

- Ständige Schwierigkeiten, ein positives Selbstbild aufrechtzuerhalten
- Stimmungsschwankungen
- Zwischenmenschliche Probleme
- Impulsives, oft schädigendes Verhalten (beispielsweise Selbstmordversuche)

Bei einer Borderline-Pesönlichkeit spricht man von einer Person mit einer »stabilen Instabilität« und chronischen Problemen wie Stimmungsschwankungen, plötzlichen Wutausbrüchen, Depressionen, Angst oder einem Gefühl der inneren Leere. Obwohl sie mit anderen Menschen nicht gut auskommt, ist die Person nicht gerne allein. Als Verteidigungsmechanismus tendiert sie dazu, andere Menschen als entweder »nur gut« oder »nur schlecht« zu bezeichnen.

Behandlung

Die Behandlung von Borderline-Persönlichkeiten ist ausgesprochen schwierig und oft erfolg-

los. In einigen Fällen kann jedoch eine Psychotherapie helfen (S. 1107).

Hysterische Persönlichkeit

Symptome
- Beziehungen, die sehr intensiv erscheinen, aber eigentlich oberflächlich sind
- Hoch dramatisches und einnehmendes Verhalten, übertriebene Gefühle
- Selbstbezogen
- Ständig auf der Suche nach Aufmerksamkeit und Anerkennung
- Sexualisierung von Beziehungen
- Geringe Toleranz für Frustration

Diese Störung hat meistens stürmische und unbefriedigende Beziehungen zur Folge. Sie wird bei Frauen viel häufiger diagnostiziert als bei Männern und scheint in der Familie weitergegeben zu werden.

Das Verhalten der hysterischen Persönlichkeit könnte eine Kombination aus erlernten und ererbten Eigenschaften sein.

Behandlung
Es gibt keine generell wirksame Behandlung für hysterische Persönlichkeiten. In einigen Fällen allerdings kann eine Psychotherapie hilfreich sein (S. 1107).

Narzisstische Persönlichkeit

Symptome
- Selbstüberschätzung, das heißt eine übertriebene Einschätzung der eigenen Macht und Talente
- Ständiges Auf-der-Suche-sein nach Anerkennung
- Gleichgültigkeit gegenüber den Gefühlen und Bedürfnissen anderer
- Schwierigkeit, Ablehnung zu ertragen

Psychotherapie

Unter Psychotherapie werden Behandlungsmethoden bei emotionalen Problemen verstanden. Therapeut und Patient versuchen, ein vertrautes Arbeitsverhältnis zu entwickeln. In der Zurückgezogenheit der Praxis ermutigt der Therapeut den Patienten, sich beim Besprechen der Probleme und Konflikte zu entspannen und dem Nutzen der Therapie gegenüber optimistisch zu sein. Der Therapeut kann die Probleme deuten und verschiedene Wege aufweisen, sie zu bewältigen.

Es gibt viele verschiedene Therapiearten. Generell fallen sie jedoch in eine von zwei Kategorien.

Psychodynamische Therapien können dem Menschen helfen, die psychologischen Kräfte hinter seinen Handlungen besser zu verstehen, mit dem Ziel, dass diese Einsichten Veränderung bewirken. Die Psychoanalyse ist ein Beispiel für diese Art von Therapie, obwohl sie in den letzten Jahren nur selten angewandt wurde.

Bei Verhaltenstherapien geht es dagegen nicht um Gefühle und Motivationen. Hier werden bestimmte Techniken angewandt, um das Verhalten zu ändern, etwa bei einer Therapie, in der eine Abneigung gegen das Rauchen entwickelt werden soll.

Therapiesitzungen können beruflichen Stress oder finanzielle Probleme nicht beseitigen oder die Persönlichkeit eines schwierigen Partners verändern. Was sie jedoch können, ist dem Menschen zu helfen sich mit seiner Umwelt konstruktiver auseinander zu setzen, seine Prioritäten und Reaktionen auf Stress zu überdenken und sich in seinem Sosein zu verstehen und zu akzeptieren.

Die meisten Therapien umfassen eine Mischung aus Selbsterforschung durch den Patienten und richtungsweisende Unterstützung durch den Therapeuten. Die psychodynamische Therapie kann aus Einzelgesprächen oder einer Gruppentherapie bestehen.

Die psychodynamische Therapie ist normalerweise eine Kombination aus Gesprächen, Erläuterungen, Entspannung, Erforschung und Unterstützung. Sie versucht, eine Verbindung herzustellen zwischen den inneren Erfahrungen und den Reaktionen auf äußere Ereignisse. Psychodrama ist eine besondere Form

der Gruppentherapie. Sie geht vielleicht nur über ein paar Sitzungen und behandelt ein bestimmtes Problem oder ist langfristig angesetzt.

Die Verhaltenstherapie umfasst verschiedene verwandte Methoden und Techniken, die alle auf der Lerntheorie beruhen. Anstatt anzunehmen, dass das Problem des Patienten für eine unterschwellige psychische Störung symptomatisch ist, arbeiten die Verhaltenstherapeuten an dem problematischen Verhalten selbst. Sie konzentrieren sich darauf, die Reaktionen des Patienten auf bestimmte Problemsituationen zu ändern.

Um das zu erreichen, verwenden sie am häufigsten klassische Konditionierungmethoden – die Basis für Pawlows berühmtes Experiment mit Hunden. Durch systematische Desensibilisierung, bei der der Patient einer Situation oder einem bestimmten Reiz, der ihn ängstigt oder stört, ausgesetzt ist, kann er lernen, einen Angstzustand zu überwinden.

Andere Methoden der Verhaltenstherapie umfassen den Umgang mit Angst, das Erlernen sozialer Fähigkeiten und der Selbstbehauptung.

Die narzisstische Person schätzt ihre Einzigartigkeit, ihre Bedeutung und ihre Talente übertrieben positiv ein. Wird sie zurückgewiesen, reagiert sie extrem ärgerlich oder mit Schamgefühlen. Sie hat Probleme, andere Menschen realistisch zu sehen, und beurteilt sie entweder als »vollkommen« oder »wertlos«.

Behandlung

Es gibt keine bekannte Behandlungsmethode für die narzisstische Persönlichkeit. Bei manchen Menschen kann jedoch eine Psychotherapie hilfreich sein (S. 1107).

Ausweichende Persönlichkeit

Symptome

- Übertriebene Sorge, zurückgewiesen oder gedemütigt zu werden, was das Vermeiden enger Bindungen zu anderen Menschen zur Folge hat
- Geringes Selbstwertgefühl

Ausweichende Persönlichkeiten sind ständig mit ihren eigenen Unzulänglichkeiten beschäftigt und haben folglich Angst vor Zurückweisung. Das führt dazu, dass sie sich von anderen Menschen zurückziehen, obwohl sie sich oft nach Nähe zu sehnen scheinen.

Behandlung

Die Behandlung einer ausweichenden Persönlichkeit ist schwierig, und es gibt keine bekannte Behandlungsmethode. In manchen Fällen kann jedoch eine Psychotherapie hilfreich sein (S. 1107).

Abhängige Persönlichkeit

Symptome

- Betrachtet sich selbst als ungeschickt oder hilflos
- Vermeidet persönliche Verantwortung und erlaubt es anderen Personen, tägliche kleine oder wichtige Lebensentscheidungen für sie zu treffen
- Chronische Unfähigkeit, den Alltag zu meistern, jedoch nicht geistig minderentwickelt

Die abhängige Persönlichkeit erlaubt es anderen, alltägliche oder wichtige Lebensentscheidungen für sie zu treffen und möglicherweise wichtige Aspekte des eigenen Lebens zu übernehmen. Man sieht sich selbst als unzulänglich, und um der Verantwortung aus dem Weg zu gehen, unterwirft man seine eigenen Wünsche und Bedürfnisse bereitwillig denen anderer Menschen.

Behandlung

Es gibt keine bekannte Behandlungsmethode für abhängige Persönlichkeiten, aber eine Psychotherapie könnte angebracht sein (S. 1107).

Zwanghafte Persönlichkeit

Symptome

- Hochgradig perfektionistisch und unflexibel
- Symptome beginnen in der frühen Kindheit

Das Wort zwanghafte Persönlichkeit beschreibt Menschen, die ständig mit Details, Vorschriften und Vorgehensweisen beschäftigt sind. Oft bestehen sie darauf, Dinge auf eine bestimmte Art und Weise zu tun und können wegen ihrer Unschlüssigkeit sehr unproduktiv sein.

Zwanghafte Personen legen mehr Wert auf Arbeit und Besitz als auf zwischenmenschliche Beziehungen. Es fällt ihnen oft schwer, warme Gefühle anderen Menschen gegenüber zu zeigen, und sie wirken reserviert, kühl und gleichgültig.

Folgenden Merkmale sind typisch:

1. So auf Perfektionismus aus, dass es sehr schwer fällt, eine Arbeit zu beenden

2. Übermäßige Beschäftigung mit Details – Regeln, Vorschriften, Listen und Terminplänen. Dabei wird oft der Grund für die Aktivität aus den Augen verloren

3. Der Wunsch, Situationen zu kontrollieren; alles ist exakt so auszuführen, wie der Betroffene es will; Arbeit kann nicht deligiert werden, aus Angst, dass sie dann nicht ordentlich gemacht wird

4. Extreme Hingabe an die Arbeit ohne offensichtliche Notwendigkeit auf Kosten von Freizeit und Freundschaften (Workaholic)

5. Auffallend unentschlossen, weil zu viel über Prioritäten nachgedacht wird

6. Extrem moralistisch und unflexibel in Bezug auf moralische und ethische Fragen, ohne dass eine kulturelle oder religiöse Identität bestehen würde

7. Zuneigung wird nur bedingt geäußert

8. Geht mit Zeit, Geld oder Geschenken geizig um, auch wenn der Geiz keinen persönlichen Vorteil bringt

9. Sammelt alles; ist nicht in der Lage, Dinge wegzuwerfen, egal wie wertlos sie sind

Behandlung
Es gibt keine spezielle Behandlung.

Passiv-aggressive Persönlichkeit

Symptome
- Schiebt alles auf die lange Bank
- Mürrisches, gereiztes oder streitsüchtiges Verhalten
- Tendiert dazu, langsam zu arbeiten oder absichtlich schlechte Arbeit zu leisten, wenn er oder sie diese nicht wirklich tun will
- Empört sich (unrealistischerweise) darüber, dass andere übertriebene Anforderungen stellen
- »Vergisst« Verpflichtungen
- Glaubt, dass er oder sie viel bessere Arbeit verrichtet als es wirklich der Fall ist
- Zeigt Unwille gegenüber nützlichen Vorschlägen anderer, wie er oder sie produktiver arbeiten könnte
- Unterlässt es, seinen oder ihren Teil der Arbeit zu tun und behindert dadurch die Bemühungen anderer
- Unangemessene Kritik an oder Verachtung von Autoritätspersonen

Eine Person, die ständig passiven Widerstand gegenüber normalen beruflichen und zwischenmenschlichen Anforderungen und Verpflichtungen leistet, könnte unter Umständen eine passiv-aggressive Persönlichkeitsstörung haben. Diese Störung setzt beim jungen Erwachsenen ein und zeigt sich in den verschiedensten Situationen.

Menschen mit dieser Störung zeigen einen Unwillen gegenüber jeglicher beruflicher und sozialer Verantwortung. Sie geben ihm durch die oben genannten Symptome und nicht durch offene Wut Ausdruck, und sie benutzen Verzögerungstaktiken, Schlamperei und »Vergesslichkeit«, um ihren Verpflichtungen nicht nachkommen zu müssen.

Anstatt Verantwortung für ihre Handlungen zu übernehmen, machen sie oft andere verantwortlich und manipulieren sie.

Behandlung
Eine Therapie kann helfen, die destruktiven Muster von passiv-aggressivem Verhalten zu erkennen und zu verändern.

Trauerarbeit

Das Wort »Trauer« bezieht sich auf die subjektiven Gefühle und Emotionen nach dem Verlust eines geliebten Menschen.

Der Trauerprozess

Trauer ist die emotionale und körperliche Antwort auf einen Verlust, der Vorgang, bei dem man lernt, sich abzufinden und loszulassen. Trauer braucht Zeit. Es handelt sich jedes Mal um einen individuellen, persönlichen Weg.

Verliert man einen geliebten Menschen, entweder durch Tod oder Trennung, wird das Leben nie mehr so sein wie vorher, weil man nie mehr dieselbe Person sein wird. Das heißt nicht, dass alle Veränderungen negativ sein werden. Man wächst auf eine Art und Weise, die man nie für möglich gehalten hätte. Innenschau, die Entwicklung neuer Bewältigungsmechanismen, die Infragestellung des Lebensstils sowie der Werte und das Trauern helfen, innere Stärke und neuen Schwung zu finden. Man geht als ein liebevollerer und mitfühlenderer Mensch aus dem Ganzen hervor.

Symptome
- Anspannung oder Schmerzen im Brustkorb und Hals
- Schlafstörungen, von Schlaflosigkeit bis hin zu dem Wunsch, nur noch zu schlafen
- Gewichtszunahme oder -verlust
- Konzentrationsschwäche
- Verwirrtheit
- Kopfschmerzen oder andere körperliche Beschwerden
- Rückzug
- Mangelndes Interesse an alltäglichen Beschäftigungen wie Kochen, Einkaufen oder Körperhygiene
- Wut, Groll, Bitterkeit
- Gereiztheit
- Sexuelle Probleme
- Stimmungsschwankungen

Die Art der Trauerbewältigung hängt von vielen Faktoren ab. Litt der oder die Verstorbene etwa an einer Krankheit, erscheint sein oder ihr Tod eventuell wie eine Erlösung, und die Zeit, die mit Erwartungstrauer, der Trauer vor dem eigentlichen Verlust, verbracht wird, kann den Schmerz nach dem Tod mildern. Der Tod eines Kindes jedoch wird die Eltern wahrscheinlich voller Schmerz zurücklassen, egal wie viel Erwartungstrauer bereits vorhanden war.

Das öffentliche Verhalten einer trauernden Person wird von der Art der Familie und kulturellen Einflüssen stark mitbestimmt. In einigen Kulturen sind Weinen und Wehklagen die Norm; in anderen erwartet man Gefasstheit.

Beruhigungsmittel, Antidepressiva und Alkohol sind nicht zu empfehlen. Man soll sich durch die Gefühle hindurcharbeiten und sie nicht abtöten. Zeit ist das alleinige Heilmittel.

Unsere Gesellschaft erwartet, dass man innerhalb eines Jahres über die Trauer hinweg ist, nachdem man die Geschehnisse eines vollen Kalenderjahres ohne die Anwesenheit des geliebten Menschen durchlebt hat. Die Symptome bestehen jedoch oft viel länger. Auch wenn man vielleicht nie ganz über den Verlust hinwegkommt, kann man nach einer gewissen Trauerzeit zu einem normalen Leben zurückkehren.

Trauer äußert sich bei jedem Menschen anders, es gibt jedoch genug Übereinstimmungen, sodass man sie in Phasen einteilen kann, wobei keine bestimmte Zeitdauer oder Reihenfolge existiert. Es ist möglich, eine Stufe zu überspringen, in einer anderen länger zu verweilen oder verschiedene gleichzeitig durchzumachen.

Das Ausbleiben der Trauer

Obwohl unsere Gesellschaft Menschen bewundert, die angesichts großen Leids gelassen erscheinen, kann die Weigerung, sich mit der Realität eines Verlustes auseinander zu setzen, oder die Unfähigkeit, es zu tun, ungesund sein.

Trauer, die nicht offen ausgedrückt wird, kommt an anderer Stelle zum Vorschein. Oft tauchen die Symptome erst mit der Zeit auf. Die Person erscheint vielleicht seltsam euphorisch oder zeigt anhaltende körperliche Symptome ähnlich denen des oder der Verstorbenen. Oder aber sein oder ihr Verhalten wird unberechenbar an Tagen wie dem Todestag oder Geburts- und Lieblingsfeiertag des oder der Verstorbenen.

Die Trauer wird vielleicht auf einen anderen Verlust, der vergleichbar unbedeutend ist, oder auf die Probleme einer anderen Person projiziert.

Trauerarbeit ist wichtig. Wenn ein geliebter Mensch es vermeidet zu trauern, sollte man ihn zu einer Therapie ermutigen.

Trauerphasen

Verdrängung und Auflehnung

Die ersten Tage oder Wochen hat man vielleicht Probleme zu glauben, dass die Person wirklich gestorben ist. Der Verstand erscheint verschwommen und es fällt schwer, sich zu konzentrieren. Man hört nur die Hälfte dessen, was gesagt wird, und funktioniert nicht wirklich.

Verzweiflung

Der Schmerz der Trauer ist so groß, dass man ihn körperlich spüren kann. Vielleicht träumt man immer wieder von der verstorbenen Person oder hört ihre Stimme.

Wut ist weit verbreitet, aber es kann schwer fallen, eine passende Zielscheibe zu finden. Das führt dazu, dass man die Menschen im Umfeld angreift. Ärztliches Personal sind häufige Opfer, aber auch Freunde und die Familie, die ganze Welt oder der oder die Trauernde selbst.

Man sollte seiner Wut Ausdruck verleihen und sie nicht nach innen richten, mit jemandem darüber sprechen oder sie auf körperlich konstruktive Weise, zum Beispiel durch Sport oder Gartenarbeit, ausleben.

Die Trauerzeit ist auch eine Zeit, in der man nach Antworten sucht. Warum gerade ich? Warum dieser Mensch? Manche Menschen stellen ihren Glauben in Frage. Andere wiederum beginnen, sich ständig mit den Details des Unfalls oder der Krankheit zu beschäftigen.

Depression

Die längste Trauerphase kann Monate dauern. Eventuell hat man Schlafprobleme oder möchte nur noch schlafen, verliert die Motivation, alltäglichen Beschäftigungen nachzugehen, und ist fast völlig unfähig, das Haus zu verlassen.

Eine einfache, tägliche Routine hilft, wenigstens etwas Gleichgewicht zu bewahren. Man sollte versuchen, auf sich selbst zu achten, indem man sich pflegt, gesund isst und sich bewegt, auch wenn es nur ein Spaziergang ist.

Sozialer Rückzug ist in dieser Zeit normal, da man sich von der Gemeinschaft anderer getrennt fühlt oder sich schämt, in aller Öffentlichkeit zu weinen. Vielleicht ist es besser, Zuhause zu bleiben und sein soziales Leben auf die Menschen zu beschränken, bei denen man sich emotional sicher fühlt.

Auflösung und Annahme

Für lange Zeit, vielleicht monatelang, hat man sich durch die Trauer hindurchgearbeitet, aber sie ist noch nicht abgeschlossen. Die letzte Phase beginnt erst jetzt.

Das Energieniveau steigt, man fühlt sich unter anderen Menschen wieder wohler, kann über die verstorbene Person sprechen, ohne in Tränen auszubrechen, und wieder Freude am Leben haben, ohne sich schuldig zu fühlen. Immer noch gibt es schlechte Tage, aber man erholt sich schneller wieder davon.

Auflösung bedeutet zu akzeptieren, den Rest des Lebens ohne die verstorbene Person zu verbringen. Es bedeutet, den neuen Menschen, zu dem man durch den Trauerprozess geworden ist, anzunehmen. Die Auflösung kommt zur richtigen Zeit. Trauerarbeit erfordert jedoch Mut, auch den Mut, ein neues Leben zu beginnen.

Unterstützung finden

Wir leben in einer Gesellschaft, die den Tod verdrängt und der Trauer nicht viel Zeit und Unterstützung einräumt. Der Trauerprozess kann Jahre dauern, aber manche Menschen erwarten, dass man innerhalb weniger Monate wieder »normal« ist. Es ist wichtig, Menschen zu finden, von denen man Unterstützung erhält.

Niemand sollte allein trauern. Es ist wichtiger denn je, sich mit Menschen zu umgeben, die uns zuhören, mit uns nachdenken, sich um uns kümmern, uns halten, mit uns weinen und sich mit uns erinnern.

Familie und Freunde

Jedes Familienmitglied ist von einem Todesfall in der Familie betroffen. Die meisten Familien und Freunde kommen zusammen, um ihre Trauer zu teilen und sich durch starke Familienbande unterstützen zu lassen. Manchmal wird man jedoch selbst von engen Familienmitgliedern im Stich gelassen. Vielleicht mangelt es ihnen an der Fähigkeit, die Tiefe des Verlustes zu verstehen, oder sie haben Angst davor oder glauben, stark sein zu müssen. In diesem Fall muss man anderswo Unterstützung suchen.

Selbsthilfegruppen

Es kann helfen, mit anderen Menschen zu sein, die einen ähnlichen Verlust erfahren haben. Viele Krankenhäuser und Gemeinden bieten Selbsthilfegruppen an, in denen Menschen ihre Erfahrungen, Probleme, Gefühle und Ängste austauschen können. Die Gruppenmitglieder sind noch bereit zuzuhören, wenn andere Menschen längst denken, dass »man doch endlich darüber hinweg sein müsste«.

Selbsthilfe

Unterstützung finden bedeutet, auf andere Menschen zuzugehen. Ein Großteil der Trauerarbeit muss jedoch allein geleistet werden, und

dafür gibt es Hilfsmittel. Man kann in der öffentlichen Bibliothek Bücher und Artikel über Trauerbewältigung finden. Durch sie erkennt man, dass man nicht allein ist, dass andere Menschen ähnliche Verluste erlitten und es überlebt haben. Man kann seine Gefühle auch in einem Tagebuch oder in Gedichten und Geschichten niederschreiben. Es ist also wichtig, sich mit der Trauer auseinanderzusetzen und nicht vor ihr davonzulaufen.

Professionelle Hilfe

Bleiben trotz aller Bemühungen Probleme bei der Trauerbewältigung, sollte professionelle Hilfe in Anspruch genommen werden. Sozialarbeiter, Geistliche, Psychologen und Psychiater sind speziell dafür ausgebildet, Menschen bei der Trauerarbeit zu helfen. Man kann um eine Empfehlung vom Hausarzt, der Krankenschwester, Sozialarbeiterin, von kirchlichen Organisationen, Selbsthilfegruppen oder vom Bestattungsinstitut bitten.

War das Verhältnis zur verstorbenen Person ambivalent, war also einer der Partner beispielsweise ein Alkoholiker, kann die Trauerarbeit schwieriger sein. Ein Experte kann helfen, sowohl die positiven als auch negativen Aspekte der Beziehung mit dem oder der Verstorbenen zu erkennen.

Unterstützung bei der Trauer

Trauert jemand den man kennt, kann man helfen den Schmerz zu lindern. Man sollte in Kontakt bleiben und anbieten vorbeizukommen, um sein Beileid auszusprechen, sobald es der oder dem Trauernden recht ist. Manchmal ist es besser, bis nach der Beerdigung zu warten. Man hat während der Beerdigung vielleicht nur die Gelegenheit für ein paar Worte der Zuneigung. Oft muss man auch gar nichts sagen; eine Umarmung oder ein Händedruck können schon reichen. Nicht die Worte sind wichtig, sondern dass man sein Mitgefühl ausdrückt.

Man sollte Hilfe und Unterstützung anbieten. Die Bedürfnisse des Trauernden nach der Beerdigung sind sehr unterschiedlich. Ein Verwandter oder eine gute Freundin könnte bei den täglichen Arbeiten im Haushalt helfen, dem Kochen, der Kinderbetreuung und dem Entgegennehmen von Telefonaten. Der oder die Trauernde sollte ermutigt werden zu essen, zu schlafen und sich zu pflegen um Depressionen vorzubeugen. Während eines Besuchs sollte man zuhören und dem Trauernden erlauben, seine Gefühle ehrlich zum Ausdruck zu bringen. Man sollte bereit sein, den Schmerz zu teilen und Wut zu akzeptieren.

Der Trauernde sollte in das alltägliche Leben eingebunden bleiben. Man kann ihn zu einem Besuch oder Ausflug einladen oder ihn ermutigen, sich einer Selbsthilfegruppe, die von Kliniken und Organisationen angeboten werden, anzuschließen.

Schlafstörungen

Viele Menschen leiden unter Schlafstörungen. Doch die Schlafgewohnheiten eines Menschen verändern sich im Laufe des Lebens deutlich.

Nicht jeder Schlaf ist gleich. Anhand von Gehirnwellen lassen sich verschiedene Schlafphasen erkennen, die in einem ziemlich regelmäßigen Rhythmus während der Nacht wiederkehren. Es gibt Wachphasen, Schläfrigkeit, leichten Schlaf und tiefen, erholsamen Schlaf. Der Bedarf an Tiefschlaf nimmt mit dem Alter ab. Der Traumschlaf oder REM (rapid-eye-movement)-Schlaf stellt sich 1 bis 2 Stunden nach dem Einschlafen ein. Die erste REM-Phase ist die kürzeste. In der Nacht können sich längere REM-Phasen einstellen. Während des REM-Schlafes bewegen sich die Augen unter den geschlossenen Lidern schnell hin und her.

Beim REM-Schlaf handelt es sich weder um leichten noch um tiefen Schlaf. Es ist die Phase des Schlafs, in der am meisten geträumt wird und die im Vergleich zu den anderen Schlafphasen durch unregelmäßiges Atmen und eine unterschiedliche Herzfrequenz gekennzeichnet ist. Im REM-Schlaf kommt es auch zu Erektionen des männlichen Penis.

Während des REM-Schlafes weisen die Gehirnzellen eine höhere elektrische Aktivität bei niedrigerer Amplitude als in anderen Schlafphasen auf, was von einem Elektroenzephalographen (→ EEG, S. 1344) aufgezeichnet werden kann. Auf den ersten Blick sind diese Wellen denen im Wachzustand sehr ähnlich. REM-Schlaf ist nicht absolut lebensnotwendig.

Im REM-Schlaf verbraucht das Gehirn größere Mengen an Sauerstoff und weist erhöhten Blutfluss auf. Personen, die in der REM-Phase aufgeweckt werden, erinnern sich oft an intensive Träume. Bei einem normalen Nachtschlaf kommt es etwa alle 90 Minuten zu 4 bis 5 REM-Phasen. Sie sind Teil des normalen Schlafzyklus und machen zusammen etwa 1,5 Stunden aus.

Schlaflosigkeit

Symptome
- Unfähigkeit, nachts ausreichend zu schlafen
- Probleme beim Einschlafen
- Nächtliches Aufwachen bei Erwachsenen
- Müdigkeit während des Tages

Normaler Schlaf

»Schlaf« ist ein Wort, das einen biologischen Zustand, aber auch ein Verhalten beschreibt, bei dem wir ruhig und relativ unempfänglich für äußere Reize sind. Schlaf ist regelmäßig, wiederkehrend und leicht reversibel (im Gegensatz zum Koma). Die meisten Menschen verbringen etwa ein Drittel ihres Lebens in dem Zustand der Bewusstlosigkeit, den man Schlaf nennt, etwa 7,5 Stunden pro Nacht für einen Menschen mittleren Alters.

Wer nicht genug schläft, fühlt sich weniger munter und vital oder verwirrt und erschöpft. Schlafmangel beeinflusst nicht nur das Energieniveau, sondern auch die geistige und soziale Funktionsfähigkeit. Schlafentzug über einen längeren Zeitraum verursacht psychologische Störungen. In der Tat sind lange Phasen ohne ausreichenden Schlaf so verwirrend und demoralisierend, dass Schlafentzug eine Praxis bei der Foltermethode Gehirnwäsche ist.

Das Schlafverhalten ist, abhängig vom Alter, sehr unterschiedlich. Der neugeborene Säugling kann bis zur Hälfte der gesamten Schlafzeit im Traum- oder REM-Schlaf verbringen und 5- bis 6-mal am Tag schlafen. Säuglinge fallen direkt in den REM-Schlaf, während Erwachsene erst andere Schlafphasen durchlaufen.

Einige Forscher glauben, dass die Häufigkeit des REM-Schlafes bei Neugeborenen ein Bedürfnis nach Stimulation von innen widerspiegelt, die es dem Zentralnervensystem erlaubt, sich normal zu entwickeln. Andere sind der Meinung, dass REM-Schlaf bei der Verarbeitung neuer Informationen, die das Kind in sehr hoher Rate empfängt, eine Rolle spielt. Während des Wachstums des Kindes normalisieren sich die Schlafgewohnheiten. Die häufigen, unregelmäßigen Schlafzeiten werden durch zwei Schlafzeiten am Tage ersetzt, die nach und nach auf eine reduziert werden, bis das erwachsene Schlafverhalten – eine lange, nächtliche Schlafzeit ohne Schlafzeiten tagsüber – erreicht ist.

In späteren Jahren scheinen viele Menschen jedoch zu häufigem Schlafen am Tage bei weniger Nachtschlaf zurückzukehren. Dieses Verhalten ist bei jedem Menschen anders, abhängig von der neurologischen Entwicklung und anderen Faktoren, gilt aber allgemein als Norm für die Spanne eines menschlichen Lebens.

Unter Schlaflosigkeit versteht man die Unfähigkeit, »genug« Schlaf zu bekommen. Wer unter Schlaflosigkeit leidet, behauptet eventuell, dass er »überhaupt nicht« geschlafen hat, obwohl er in der Tat etwas Schlaf gefunden hat.

Man hat das Gefühl, nachts kaum zu schlafen, tatsächlich schläft man 4 oder mehr Stunden, jedoch bei häufigem Aufwachen, was zu dem Eindruck führt, nicht geschlafen zu haben. Bei älteren Menschen kommt es oft vor, dass sie weniger schlafen und nachts öfters aufwachen, was jedoch nicht als Schlaflosigkeit gilt.

Veränderungen im Umfeld, etwa neue Arbeitszeiten oder Jetlag, können Schlafstörungen verursachen, aber auch zu viel Kaffee, Tee oder Cola. Reagiert man auf Koffein empfindlich, können selbst ein oder zwei Tassen zu Schlaflosigkeit führen. Die Einnahme anderer Anregungsmittel (Methylphenidat, Amphetamin) trägt ebenfalls zur Schlaflosigkeit bei.

Ein oder zwei Gläser Alkohol scheinen einigen Menschen zu helfen sich so zu entspannen, dass sie einschlafen können. Doch selbst geringe Mengen Alkohol können das normale Schlafverhalten beeinträchtigen. Man schläft vielleicht schneller ein, aber der Schlaf später in der Nacht, wenn sich der Alkoholspiegel im Blut senkt, ist schlecht. Einige Medikamente, etwa die psychoaktiven wie Antidepressiva und Benzodiazepin, können Schlaflosigkeit verursachen, besonders wenn sie über längere Zeit eingenommen werden.

Schlaflosigkeit kann auch durch Schmerzen, Allergien, Atemstillstand im Schlaf (S. 1114), Syndrom der unruhigen Beine (S. 1115), Drogenmissbrauch oder -entzug oder Stoffwechsel- und Hormonstörungen wie Cushing Syndrom (S. 937) und Schilddrüsenüberfunktion (S. 947) verursacht werden.

Schlaflosigkeit kann ein Symptom für ein vorübergehendes Problem, aber auch für eine langfristige latente psychische Störung sein. Manchmal leiden Menschen vorübergehend an Schlaflosigkeit aufgrund von Angst – etwa vor einer Prüfung. Bei Menschen mittleren Alters und bei alten Menschen kann eine Depression oder chronische Angstzustände zu Schlafstörungen führen, besonders während der frühen Morgenstunden. Menschen mit häufigen Albträumen wachen oft in der REM-Phase auf.

Die Schlafgewohnheiten sind sehr individuell, und was einem Menschen hilft zu schlafen, funktioniert bei einem anderen nicht. Der erste Schritt bei Schlaflosigkeit ist, die Gewohnheiten vor dem Schlafengehen zu ändern. Hier sind ein paar Vorschläge: Man sollte die Zeit, die man im Bett verbringt, reduzieren, um tiefer

schlafen zu können, wenn man dann tatsächlich schläft. Wird man durch Sorgen wach gehalten, sollte man sich mit ihnen früh am Abend auseinander setzen, sie niederschreiben und nach Lösungen suchen. Wird man von einem Wecker oder einer Uhr wach gehalten, sollte man sie entfernen. Koffein nach dem Abendessen sollte vermieden werden (in Kakao, Kaffee, schwarzem Tee und Cola), aber auch Tabak und Zigaretten, da Nikotin oberflächlichen Schlaf und Schlaflosigkeit verursachen kann.

Um sich schläfrig zu fühlen, sollte man seine Bettlektüre und Fernsehprogramme auf leichte Kost, die die Gefühle nicht durcheinander bringt, beschränken, also keine Horrorgeschichten lesen. Es ist am besten, eine feste, tägliche Schlafens- und Aufwachzeit festzulegen. Anstrengende körperliche Betätigung und emotionale Aufregung kurz vor dem Schlafengehen sollten vermieden werden. Ein warmes Bad oder ein Glas heiße Milch kann helfen sich zu entspannen. Körperliche Bewegung am Tag kann dem Körper helfen, sich müde genug zu fühlen, um gut zu schlafen. Auch wenn man wegen der schlaflosen Nächte müde ist, sollte man das Schlafen tagsüber vermeiden, um nachts wieder in einen gesunden Schlafrhythmus zu finden. Regelmäßiges Schlafen am Tag kann die Ursache für Schlaflosigkeit sein. Man sollte seine Sorgen früh am Abend überdenken. Hat man tagsüber keine Zeit für körperliche Bewegung, sollte man 5 bis 6 Stunden vor dem Schlafengehen einen Spaziergang machen, sich jedoch nicht zu sehr anstrengen, oder man wird beim Einschlafen Schwierigkeiten haben.

Am wichtigsten ist es zu entspannen. Viele Menschen bemühen sich zu sehr darum, einzuschlafen. Man sollte es dem Körper überlassen. Kommt der Schlaf nicht auf natürliche Weise, sollte man lesen, Musik hören oder fernsehen, um sich von dem Schlafproblemen abzulenken.

Behandlung

Kann man trotz Einsatz von Hausmitteln keinen gesunden Schlaf entwickeln, sollte man sich einer sorgfältigen medizinischen Untersuchung unterziehen, da es viele potenzielle Ursachen für Schlaflosigkeit gibt. Trägt ein latentes psychologisches Problem zur Schlaflosigkeit bei, ist es hilfreich, dieses mit einem Psychologen oder Psychotherapeuten zu besprechen.

Mit Schlaftabletten sollte man vorsichtig umgehen. Kann man aufgrund körperlicher Schmerzen nicht schlafen, kann der Arzt für kurze Zeit ein Schlafmittel in Verbindung mit einem Schmerzmittel wie Aspirin oder Paracetamol verschreiben. Schlaftabletten (auch als Sedativ oder Hypnotikum) verlieren nach 4 bis 6 Monaten nicht nur ihre Wirkung, sondern können auch den normalen Schlafrhythmus stören und so zur Schlaflosigkeit beitragen.

Atemstillstand im Schlaf

Symptome
- Extreme Müdigkeit während des Tages
- Extrem lautes Schnarchen
- Anfälle von Atemstillstand im Schlaf
- Kopfschmerzen am Morgen

Die Ursache für Atemstillstand im Schlaf oder Apnoe (vom griechischen »a pnein« gleich »ohne Atem«) ist eine Blockierung der Luftzirkulation in den oberen Atemwegen.

Nachts kann es zu sehr lautem Schnarchen kommen, am Tage ist man dann sehr schläfrig und wacht eventuell mit Kopfschmerzen auf.

Bei dieser Störung entspannen sich die Rachenmuskeln so weit, dass die Wände zusammenstürzen. Die Luftzirkulation wird dadurch gänzlich oder fast ganz blockiert. Nach 10 bis 30 oder mehr Sekunden ohne Luft erwacht man auf einem leichteren Schlafniveau.

Die Muskeln erreichen wieder ihren normalen Tonus (Spannung), die Blockierung wird aufgehoben und man atmet wieder normal.

Die Atemblockierung verhindert einen tiefen, erholsamen Schlaf. Man fühlt sich also so, als ob man die ganze Nacht wach gewesen wäre, obwohl man eigentlich geschlafen hat.

Bei Erwachsenen trägt Übergewicht zu Atemstillstand bei, und eine Gewichtsabnahme bringt oft eine Verbesserung. Einige normalgewichtige oder leicht übergewichtige Menschen leiden ebenfalls unter Atemstillstand. Diese Diagnose kann aufgrund der extremen Müdigkeit dieser Personen am Tage und ihrem Schnarchverhalten – Anfälle von Atemstillstand, gefolgt von tiefem Luftschnappen und dem Wiederaufnehmen der Atmung – gestellt werden. Studien in einem Schlaflabor (S. 1115) können die Diagnose bestätigen.

Mehr als die Hälfte aller Fälle von Atemstillstand im Schlaf werden bei Menschen über 40 Jahren diagnostiziert. Die Störung ist eine der Hauptursachen für Müdigkeit am Tage; 30 bis 60 Prozent der Menschen mit extremer Müdigkeit leiden unter Atemstillstand im Schlaf.

Behandlung
Eine Gewichtsreduzierung ist sehr wichtig und bringt oft große Erleichterung. Für viele übergewichtige Menschen ist es jedoch schwierig, eine kalorienarme Diät in Verbindung mit körperlicher Bewegung einzuhalten, selbst wenn sie Erleichterung von quälenden, beunruhigenden Symptomen verspricht.

Experten für Schlafstörungen können bei der Benutzung eines Gerätes helfen, das Luft durch eine Maske liefert, die auf die Nase aufgesetzt wird. Dabei herrscht ein etwas größerer Druck als bei der Luft in der Umgebung. Man nennt dies CPAP-Beatmung (continuous positive airway pressure). Der Luftdruck ist gerade ausreichend, um die oberen Atemwege zu öffnen und damit Schnarchen und Atemstillstand zu verhindern.

Operative Eingriffe zur Vergrößerung des Rachenraums sind nur teilweise effektiv.

Narkolepsie

Symptome
- Unnormales Schlafbedürfnis während des Tages
- Wunsch, länger als die normalen 7 bis 8 Stunden zu schlafen
- Anfälle von REM-Schlaf am Tage, die vorübergehende Muskellähmungen verursachen können
- Lähmendes Gefühl beim Einschlafen und Aufwachen
- Traumartige Halluzinationen

Narkolepsie (vom griechischen Wort »narke« für »Betäubung«) – auch Schlafkrankheit genannt – ist der ständige Drang, tagsüber zu schlafen. Menschen mit Narkolepsie haben Anfälle von unkontrollierbarer Müdigkeit. Sie schlafen dann kurz und wachen erfrischt wieder auf,

---

Schnarchen

Einige Studien haben gezeigt, dass bis zu 50 Prozent aller erwachsenen Männer schnarchen. Einige Schnarcher leiden unter Atemstillstand. Schnarchen kann außerdem den Schlaf des Partners sehr beeinträchtigen. Untersuchungen haben gezeigt, dass der Schlaf des Schnarchers selbst beeinträchtigt wird und Schnarchen zu Müdigkeit am Tage führen kann. Stört das Schnarchen den Schlaf oder besteht die Gefahr des Atemstillstands, kann eine Schlafstudie helfen. Die Behandlung gegen Schnarchen ist ähnlich der gegen Atemstillstand (siehe diese Seite), mit dem Unterschied, dass in manchen Kliniken jetzt Laseroperationen durchgeführt werden. Der Chirurg entfernt das Gaumenzäpfchen und den weichen Gaumen in der Hoffnung, dass das Schnarchen abnimmt oder verschwindet. Die langfristige Wirksamkeit der Gaumen-Laseroperation ist jedoch nicht bekannt.

werden aber innerhalb etwa einer Stunde wieder schläfrig. Diese Schlafanfälle ereignen sich nach den Mahlzeiten, aber auch bei einer Autofahrt, einer Unterhaltung oder beim Sex.

Lebensbedingte Faktoren, wie etwa Schichtarbeit, können den Zustand verschlimmern. Bei der Narkolepsie handelt es sich wahrscheinlich um ein neurologisches Problem des Schlaf-Wach-Mechanismus im Gehirn.

Diagnose

Obwohl Müdigkeit am Tage auch ein Symptom für Atemstillstand im Schlaf sein kann, gibt es doch einen wichtigen Unterschied. Im Gegensatz zu der an Atemstillstand leidenden Person hat die Person mit Narkolepsie kurze Schlafanfälle und fühlt sich nach dem Erwachen erholt. Viele Fälle von Narkolepsie stehen mit Schrecklähmung in Verbindung. Hier handelt es sich um Lähmungsanfälle verschiedener Muskeln, manchmal verursacht durch Lachen oder andere Gefühlsausbrüche. Bei einem solchen Anfall werden die Knie »weich«, der Kiefer fällt nach unten, und die Person kann sogar stürzen. Beim Aufwachen am Morgen ist die Person mit Narkolepsie vielleicht ein paar Minuten lang nicht in der Lage, sich zu bewegen, ein Zustand, der Schlaflähmung genannt wird. Viele dieser Menschen haben auch Halluzinationen.

Narkolepsie wird gewöhnlich im Alter zwischen 15 und 25 Jahren diagnostiziert. Ein Hinweis ist oft die Schwierigkeit, während des Unterrichts wach zu bleiben. Männer und Frauen sind gleichermaßen betroffen.

Behandlung

Um plötzliche Schlafanfälle zu verhindern, sollte man feste Schlafzeiten einplanen, damit der Körper in wichtigen Situationen ausgeruht ist. Nachts sollte man ausreichend schlafen. Eine bis 4 festgesetzte, ungefähr 10 Minuten lange Schlafzeiten, wenn man wirklich schläfrig ist, können es ermöglichen, auch ohne Medikamente normal zu funktionieren. Da man nach den Mahlzeiten besonders schläfrig ist, sollte man tagsüber nur leichte Kost essen und Mahlzeiten vor wichtigen Terminen vermeiden. Moderate Mengen an Koffein – besonders Kaffee, Tee und Cola – können helfen, wach zu bleiben.

Es ist auch wichtig zu lernen, mit Narkolepsie und den emotionalen Problemen, die diese Krankheit im Beruf und im Privatleben mit sich bringt, besser umzugehen.

Arzneimitteltherapie

Eine medizinische Behandlung von Narkolepsie besteht aus der Einnahme anregender Mit-

tel wie Dextroamphetamin und Methylphenidat. Im Falle von Schrecklähmung kann der Arzt ein Antidepressivum verschreiben, um die Anfälle von REM-Schlaf zu unterdrücken.

Syndrom der unruhigen Beine

Symptome
- Im Wachzustand und besonders beim Liegen unangenehmes Kribbeln tief im Innern der Waden und manchmal auch in den Füßen, Oberschenkeln oder Armen
- Unwiderstehlicher Drang, die Beine zu bewegen
- Mögliche Verschlimmerung der Symptome durch Stress

Das Syndrom der unruhigen Beine ist eine Störung, bei der sich die Beine im ruhigen Zustand sehr unbehaglich anfühlen. Die Beschwerden beginnen normalerweise kurz nach dem Zubettgehen. Oft fühlt man sich, als ob man aufstehen und herumgehen oder seine Beine bewegen möchte. Solche Aktivitäten erleichtern die Symptome für kurze Zeit, diese kommen jedoch wieder. Sie dauern etwa eine Stunde oder auch länger an. Myoklonus (von dem griechischen »myo« gleich »Muskel« und »klonos« gleich »heftige Bewegung«) ist der Name für Zuckungen in den Beinen. Sie sind nicht zu verwechseln mit Beinkrämpfen (S. 871).

Beim Syndrom der unruhigen Beine fühlt man während des Wachseins (besonders beim Liegen) ein Kribbeln tief in den Waden.

Manchmal sind Füße, Oberschenkel oder Arme auf ähnliche Weise betroffen. Es ist ein unangenehmes, jedoch kein schmerzhaftes Gefühl. Diese Beschwerden sind nicht gefährlich, können aber unangenehm sein und den Schlaf beeinträchtigen.

> ## Schlafkliniken
>
> Einige Krankenhäuser betreiben Schlafkliniken zur Diagnose von Schlafstörungen. Man kommt in den frühen Abendstunden dorthin und verbringt die Nacht in einem bequemen Bett. Die Elektrokardiographie- (→ EKG oder Herzüberwachung, S. 1343) und Elektroenzephalographie- (→ EEG oder Gehirnüberwachung, S. 1344) Aufzeichnungen gehen oft die ganze Nacht hindurch. Außerdem wird die Atmung überwacht.
>
> Bei Männern, die unter Impotenz leiden, kann die Häufigkeit und Dauer nächtlicher Erektionen ebenfalls überwacht werden.
>
> Die Ergebnisse erlauben es dem Schlafspezialisten, das Problem zu erkennen und eine Behandlung vorzuschlagen.

Der Mittagsschlaf

Sollte man dem Drang nach einem Mittagsschlaf nachgeben?

Es kommt darauf an. Jede fünfte Person, die einen Mittagsschlaf macht, fühlt sich danach energiegeladen und klar denkend und schläft nachts gut. Bei den restlichen vier ist das nicht so.

Ein leichter Abfall der Körpertemperatur zeigt an, dass der Drang nach einem Mittagsschlaf (zwischen 13 und 16 Uhr) in die biologische Uhr des Menschen integriert ist. Mitteleuropäer geben ihm meist nicht nach, in anderen Ländern ist er Tradition.

Der Test

Um herauszufinden, wie ein Mittagsschlaf das Energieniveau und die Qualität des Nachtschlafs beeinflusst, sollte man eine Woche lang täglich einen Mittagsschlaf machen. In der nächsten Woche sollte man dann tagsüber nicht schlafen. Man sollte ein Logbuch führen und aufschreiben, wann man abends ins Bett geht, wie lange man zum Einschlafen braucht, wie oft man nachts aufwacht, wie viele Stunden man insgesamt schläft, wie man sich morgens fühlt und wie man sich nach dem Mittagsschlaf fühlt. Nach zwei Wochen sollte man abschätzen können, ob sich der Mittagsschlaf positiv oder negativ auswirkt.

Tipps

Der Mittagsschlaf sollte kurz sein, um eine Beeinträchtigung des Nachtschlafs zu vermeiden – eine halbe Stunde ist ideal. Wenn möglich, sollte man mitten am Nachmittag schlafen. Kann man nicht schlafen, sollte man sich einfach nur hinlegen und ruhen.

Die periodischen Zuckbewegungen (nächtlicher Myoklonus) kommen während des Schlafens vor und können den Schlaf beeinträchtigen.

Behandlung

Beide Störungen tauchen meistens bei Menschen mittleren Alters und älteren Menschen auf und scheinen sich durch Stress zu verschlimmern. Muskelentspannungstraining oder ein warmes Bad vor dem Schlafengehen kann helfen. In einigen Fällen verschreibt der Arzt ein Medikament, etwa Clonazepam oder eine Kombination aus Levodopa und Carbidopa.

Albträume und Nachtangst

Symptome
- Albträume: beängstigende Träme während der REM- oder Traumschlafphase
- Nachtangst: Schreien und Aufschrecken aus dem Schlaf ohne Erinnerung an einen beängstigenden Traum, höchstens an ein beängstigendes Bild

Ein Albtraum ist ein Traum, aus dem man voller Angst aufwacht. Besonders immer wiederkehrende Albträume können auf eine psychische Störung oder Stress hinweisen, aber auch gesunde Menschen haben Albträume.

Nachtangst ist eine Störung, die gewöhnlich in der Kindheit vorkommt, und zwar häufig im Alter zwischen 3 und 5 Jahren und danach sehr viel seltener. Während des Tiefschlafs wacht das Kind plötzlich schreiend und voller Angst auf und ist nicht in der Lage zu erklären, was geschehen ist. Es lässt sich auch nicht trösten oder vollständig wecken. Obwohl die Nachtangst 10 bis 20 Minuten anhalten kann, wird das Kind sich generell am nächsten Morgen nicht daran erinnern können. Nachtangst kann die Eltern mehr beunruhigen als das Kind.

Nachtangst ereignet sich normalerweise im ersten Drittel der Nacht, Albträume dagegen häufig gegen Morgen. Nachtangst erscheint viel beängstigender als Albträume, aber die betroffene Person wird sich an das Geschehene nicht erinnern können, von einem Schreckbild einmal abgesehen. An einen Albtraum kann man sich oft jedoch ganz genau erinnern.

Nachtangst scheint in der Familie zu liegen. Bei Erwachsenen kann sie durch den Genuss von Alkohol und emotionalen Stress verschlimmert werden. Erwachsene, die häufig unter Albträumen oder Nachtangst leiden, sind in ihrem wachen Leben oft schwer wiegenden Konflikten und Stress ausgesetzt.

Behandlung

Bei Kindern verschwindet die Nachtangst normalerweise, wenn sie älter werden. Für Erwachsene gibt es keine spezielle Behandlung gegen Albträume. Eine Psychotherapie (S. 1107) kann jedoch hilfreich sein.

Schlafwandeln

Symptome
- Herumgehen oder andere Aktivitäten (Öffnen von Schranktüren, Toilettenbenutzung, Autofahren) im Schlaf
- Die Aktivität geschieht normalerweise im ersten Drittel der Nacht
- Sie hält meistens ein paar Minuten bis zu einer halben Stunde an
- Verwirrung oder Desorientiertheit beim Aufwachen ist charakteristisch

Schlafwandeln bedeutet nicht nur Herumwandern, sondern auch andere Aktivitäten im Schlaf – das Umstellen von Möbeln, sich an- und auszuziehen oder sogar ins Auto einzusteigen und loszufahren. Meist geschieht dies im ersten Drittel der Nacht und umfasst kurze Episoden, die aber auch bis zu einer halben Stunde andauern können.

Die Augen des oder der Schlafwandelnden sind offen, der Gesichtsausdruck ist leer oder verwirrt, und er oder sie wird beim Aufwecken orientierungslos sein. Viele Menschen glauben, dass sich Schlafwandler bei ihren »Ausflügen« nicht verletzen können. Das trifft jedoch nicht zu. Schlafwandler verletzen sich oft, weil sie stolpern oder das Gleichgewicht verlieren.

Schlafwandeln kommt am häufigsten im Alter von 6 bis 12 Jahren vor. Kleinkinder jedoch, die sich oft im Schlaf im Bett aufsetzen und wach zu sein scheinen, verlassen nur selten das Bett und wandern herum. Psychologische Faktoren, aber auch Übermüdung und vorausgehender Schlafverlust sind wahrscheinlich die Ursachen für das Schlafwandeln bei Kindern. Bei Erwachsenen können eine Persönlichkeitsstörung oder Angst und Konflikte eine Rolle spielen. Schlafwandeln scheint ebenfalls in der Familie zu liegen.

Behandlung
Es gibt es keine spezielle Behandlung. Um Verletzungen zu vermeiden, ist es jedoch ratsam, das Zimmer und Haus für den Schlafwandler sicherer zu gestalten. Man sollte keine Gegenstände oder elektrischen Kabel herumliegen lassen, über welche die schlafwandelnde Person stolpern könnten; auch Kleinmöbel sollten nicht mitten im Schlafzimmer aufgestellt werden. Das obere Ende einer Treppe sollte unbedingt durch ein Gitter abgesichert werden. Außerdem sollten Betroffene Alkohol und Beruhigungsmittel vermeiden, die auf das zentrale Nervensystem wirkende.

Arzneimitteltherapie
Hält der Arzt die Einnahme von Medikamenten für notwendig, können kurz wirkende Tranquilizer wie etwa Benzodiazepin helfen. Eine Psychotherapie und ein Entspannungstraining können ebenfalls hilfreich sein.

Zähneknirschen

Symptome. Zähneknirschen oder festes Zusammenbeißen der Zähne während des Schlafs.

Etwa 15 Prozent der Durchschnittsbevölkerung berichtet über nächtliches Zähneknirschen. Manchmal ist es so stark, dass die Zähne geschädigt werden. Oft ist es so laut, dass man

das Geräusch im Wachzustand nicht nachahmen kann. Der Partner wird häufig wach davon. Zähneknirschen scheint hauptsächlich zu Beginn der Nacht vorzukommen.

Behandlung
Manchmal wird Zähneknirschen durch Probleme des Zahnreihenschlusses verursacht (die Art und Weise, wie die oberen und unteren Zähne zusammenpassen, wenn der Kiefer geschlossen ist). Psychologische Faktoren spielen jedoch öfter eine Rolle. Zähneknirschende Menschen scheinen besonders besorgt zu sein. Sie sind oft angespannt und unterdrücken ihren Ärger. Zähneknirschen wird häufig durch Alkoholgenuss verstärkt. Eine Psychotherapie, Alkoholabstinenz und eine Schlussbissanpassung können Abhilfe schaffen. Der Zahnarzt kann auf Wunsch einen Schutz aus Kunststoff anfertigen, der nachts getragen wird und eine weitere Schädigung der Zähne verhindert.

Träume

Träumen ist eine geistige Aktivität während des Schlafens. Ihr genauer Nutzen ist nicht bekannt, aber Träume können beim Ordnen von Eindrücken, Ideen und Gefühlen behilflich sein. Sie können ein Hinweis darauf sein, was den wachen Menschen beschäftigt.

Man nimmt an, dass Träume nur in den REM-Schlafphasen vorkommen. Diese Abschnitte »tiefen« Schlafs dauern jeweils etwa 20 Minuten und treten 4- bis 5-mal pro Nacht auf. Wacht man während des REM-Schlafs auf, kann man sich oft ganz genau an seine Träume erinnern. Wird man jedoch nach dem Ende des Traums wach, erinnert man sich vielleicht an nichts.

Es ist nicht bekannt, warum manche Menschen in Farbe träumen und andere nicht.

Veränderungen der Gehirntätigkeit, die das Träumen begleiten, werden mit einem Elekroenzephalogramm (EEG) aufgezeichnet. Dieses Gerät zeichnet selbst die kleinsten elektrischen Impulse auf, die durch die Gehirnaktivität produziert werden.

Schichtarbeit

Manche Menschen haben Schlafstörungen aufgrund des wechselnden Schichtdienstes in ihrem Beruf. Sie sind chronisch müde und leiden an Schlaflosigkeit (S. 1112). Arbeitet man regelmäßig nachts, sollte das Schlafzimmer während des Tagschlafs so ruhig wie möglich sein. Es ist besser, den Nachtrhythmus auch an den freien Tagen beizubehalten. Vielen Menschen ist das jedoch nicht möglich. Die Einnahme von Schlaftabletten sollte vermieden werden.

Angststörungen

Angst ist ein verbreitetes Gefühl und in leichter Ausprägung hilfreich bei der Anpassung an Stresssituationen. Es ist ein häufiges, aber oft schwer zu erklärendes Gefühl.

Obwohl das Wort »Angst« im normalen Sprachgebrauch oft nicht mehr als Sorge oder Beunruhigung bedeutet, wird es in der Medizin als ein schmerzhaftes oder ängstliches Gefühl des Unbehagens gegenüber einem drohenden oder zu erwartenden Unglück definiert. Es ist eine emotionale Reaktion, die sich in verschiedenen körperlichen Symptomen mit unterschiedlicher Intensität äußert.

Angstreaktionen

Symptome

- Anspannung oder Entsetzen vor einer Gefahr, deren Ursprung oft nicht erkannt wird
- Schneller Herzschlag oder Atmung
- Zittern
- Beschwerden im Magen-Darm-Trakt
- Motorische Anspannung (Zittern, Muskelschmerzen, Ruhelosigkeit, Unfähigkeit, sich zu entspannen)
- Perspiration
- Trockener Mund
- Schwindelgefühl
- Ungeduld und Gereiztheit, Schlaflosigkeit oder Konzentrationsschwäche
- Bei allgemeinen Angststörungen: Angst, die mindestens einen Monat lang anhält, ohne spezielle Phobie oder Panikattacken
- Möglicher Drogen- oder Medikamentenmissbrauch, um Symptomen zu entgehen

---

Der flaue Magen

So wie Stress und Angst Spannungskopfschmerzen verursachen können, können sie auch zu Anspannung im Magen führen. Weiche Muskeln in der äußeren Schicht des Magens und Darms können sich plötzlich zusammenziehen und ein Gefühl verusachen, als würde sich der Magen verknoten oder verkrampfen.

Zwar kann dies Unbehagen und Schmerzen verursachen, es ist jedoch nicht gefährlich. Wenn die Angst abnimmt, verschwindet das Gefühl normalerweise wieder. Hält das Gefühl jedoch an, ist es sehr stark oder wird es von Übelkeit, Erbrechen, Durchfall oder Schluckbeschwerden begleitet, sollte der Arzt aufgesucht werden. Diese Symptome könnten auf ein Magengeschwür, einen Eingeweidebruch oder einen Tumor hinweisen.

Im Bereich der psychischen Gesundheit bezieht sich der Begriff Angst auf Anspannung oder Entsetzen vor einer undefinierbaren Gefahr, im Gegensatz zur normalen Furcht, für die es eine spezifische, erkennbare Ursache gibt.

Angst und Furcht sind normale Gefühle: Eine Alarmreaktion angesichts einer Gefahr oder Stress ist normal. Die Symptome – beschleunigter Herzschlag, erhöhter Blutdruck, Muskelanspannung und erhöhtes Bewusstsein – sind eine fast automatische Reaktion, die von verschiedenen körperlichen Reaktionen begleitet werden. Diese sind die Folge erhöhten Katecholamineinflusses, von Stoffen im Blut, wie etwa Adrenalin, die das sympathische Nervensystem stimulieren. Die Alarmreaktion liefert die zusätzliche Stärke, die man benötigt, um eine gefährliche Situation zu überwinden oder ihr zu entkommen. Ein wesentliches Merkmal von Angstzuständen ist, dass man die gefährliche Situation nicht immer genau definieren kann.

Diagnose

Die Anzeichen für Angst sind ähnlich der für Furcht – das Herz beginnt schneller zu schlagen, man atmet schnell, zittert und bekommt einen flauen Magen. Im Gegensatz zu normaler Furcht weiß man bei Angstzuständen nicht genau, was einen beunruhigt, und die Ursache der Angst scheint in keinem Verhältnis zur Intensität der emotionalen Reaktion zu stehen.

Furcht ist eine Reaktion auf eine verständliche, identifizierbare, momentane Gefahr; Angst ist eine bewusste Reaktion auf einen unbewussten Reiz. Sie kann auch das erste sichtliche Zeichen einer Depression oder voll ausgeprägten Psychose sein. Angstzustände können die Antwort auf eine spezifische Stresssituation sein. In diesem Fall spricht man von situationsbedingter Angst. Es kann jedoch auch ein ganz allgemeines Gefühl des Unbehagens sein.

Bei allgemeinen Angststörungen hält die Angst mindestens einen Monat lang an ohne Anzeichen einer Phobie oder Panikattacken.

Die Symptome sind unter anderem Muskelanspannung, Zittern, Muskelschmerzen, die Unfähigkeit, sich zu entspannen, Ruhelosigkeit, Schwitzen, Herzklopfen, schnelle Atmung und hoher Puls, trockener Mund, Schwindelgefühl, Übelkeit, Magenschmerzen, Besorgtheit, Ungeduld, Gereiztheit, Schlaflosigkeit, Konzentrationsschwierigkeiten und Müdigkeit beim Aufwachen.

Manchmal versucht man, die Angst durch Drogen wie Alkohol, Schlaf- und Beruhigungsmittel und angstlösende Mittel zu unterdrücken, was zu Abhängigkeit führen kann. Dann verstärken diese Mittel den Zustand sogar. Angststörungen können auf Ängste, Stress und Verluste in der Kindheit, die später wieder wach gerufen werden, zurückzuführen sein.

Behandlung

Angst lösende Medikamente (Benzodiazepin), Psychotherapie (S. 1107), um die Angst verursachenden Konflikte zu verstehen, und Verhaltenstherapie, um Entspannungsmethoden (S. 1121) zu lernen, können hilfreich sein. Man sollte nicht versuchen, das Problem durch langfristige Einnahme von angstlösenden Mitteln zu bekämpfen, da die Gefahr von Abhängigkeit und Sucht besteht. Eine kurzfristige Einnahme mit der geringsten noch wirkungsvollen Dosis ist sicherer ($\rightarrow$ Stressbeherrschung, S. 307).

Panikattacken

Symptome

- Gefühl der Angst oder extremer Anspannung und Gefühl drohenden Unheils
- Kurzer Atem
- Herzklopfen, Brustschmerzen oder das Gefühl zu ersticken
- Schwindel- oder schwankendes Gefühl
- Gefühl der Unwirklichkeit
- Nervöses Zittern in den Gliedmaßen (Hände oder Füße); Hitzewallungen und kalte Schauer; unerklärliches Schwitzen
- Zittern
- Angst, den Verstand oder die Kontrolle zu verlieren oder zu sterben
- Übelkeit, Erbrechen oder Durchfall

Eine Panikattacke ist eine nicht erklärbare und durch keinen ersichtlichen Grund verursachte Alarmreaktion. Der Körper reagiert wie in einer lebensbedrohlichen Situation oder bei extremer körperlicher Anstrengung, doch gibt es keinen erkennbaren Auslöser. Plötzlich beginnt man zu keuchen, das Herz schlägt schneller, man ist schwindelig und die Handflächen sind feucht.

Panikattacken scheinen in der Familie zu liegen, und man glaubt, dass biochemische Faktoren eine wichtige Rolle bei dieser häufigen Störung spielen. Da viele Symptome einer Panikattacke einer organischen Störung ähneln, wird sie oft nicht als solche erkannt. Man besucht einen Arzt in der falschen Annahme, dass man unter Herz- oder Atemproblemen leidet.

Hyperventilation

Hyperventilation (von dem griechischen Wort »hyper« gleich »über« und dem lateinischen Wort »ventus« gleich »Wind«) bedeutet, zu schwer zu atmen und dennoch das Gefühl zu haben, nicht genug Luft zu bekommen. Sie verursacht verschiedene Symptome, wie Ohnmachtsanfälle und ein nervöses Zittern. Hyperventilation ist ein Grund für Ohnmachtesanfälle beim Erhalt schlimmer Nachrichten oder anderen traumatischen Ereignissen.

Wenn man schnell atmet, entsteht ein Ungleichgewicht der Blutgase, welches die Symptome verursacht. Man ist so aufgeregt, dass man oft nicht merkt, wie schnell man eigentlich atmet.

Da Hyperventilation oft mit Angst in Verbindung steht oder von ihr verursacht wird, behandelt man sie manchmal mit Tranquilizern, was jedoch in den meisten Fällen unnötig ist.

Hyperventilation kann durch eine einfache Methode gelindert werden, die als das traditionelle Mittel gegen Schluckauf bekannt ist. Man hält einfach den Atem an oder versucht, in eine Papiertüte ein- und auszuatmen, wobei das ausgeatmete Kohlendioxid wieder eingeatmet wird. Dies hilft, das richtige Gleichgewicht der Blutgase wiederherzustellen und die damit verbundenen Nebenwirkungen zu beseitigen.

Behandlung

Arzneimitteltherapie

Meist kann ein trizyklisches Antidepressivum das Problem der Panikattacken bessern. Die ständige Angst vor den Attacken selbst kann mit angstlösenden Mitteln behandelt werden.

Andere Therapien

Eine Psychotherapie (S. 1107) kann helfen, die unbewussten Ursachen der Attacken aufzudecken. Verhaltens- oder Entspannungstherapien (S. 1121) können die Symptome ganz beheben.

Phobien

Symptome
- Anhaltende irrationale Angst vor bestimmten Objekten, Aktivitäten oder Situationen
- Drang, das, was man fürchtet, zu meiden
- Beeinträchtigung der Fähigkeit, im normalen Alltagsleben zu funktionieren

Eine Phobie (von dem griechischen Wort »phobos« gleich »Furcht« oder »Flucht«) ist eine anhaltende, irrationale Angst – vor einem Objekt, wie etwa einem Insekt oder vor einer Situation, zum Beispiel der Aufenthalt in einer Menschenansammlung. Sie produziert den unwiderstehlichen Drang, das Objekt oder die Situation, vor der man sich fürchtet, zu meiden.

die Hochstimmung oder Depression ohne Beziehung zu äußeren Umständen auf, spricht man von einer manisch-depressiven Psychose.

Die Gefühle können so stark werden, dass sie völlig die Kontrolle übernehmen und der Kontakt zur Realität verloren geht. In der manischen Phase wird oft ein Krankenhausaufenthalt nötig. In dieser Phase kann man sich »high« oder gereizt fühlen. Die Euphorie ist für Fremde nicht unbedingt offensichtlich. Für Freunde und Familie ist sie jedoch ungewöhnlich und für die manische Phase typisch. Sprache und Denken sind schnell, oft so schnell, dass es schwer ist, die Person zu verstehen. Das Gesagte kann so voll von Pointen und Wortspielen sein, dass es keinen Sinn mehr ergibt.

Das Selbstbewusstsein einer manisch-depressiven Person kann sich bis zu Wahnideen und Größenwahn steigern. Die Person ist wahrscheinlich hyperaktiv und schnell bereit, mehr Tätigkeiten zu übernehmen als sie bewältigen kann. Werden solche Handlungen jedoch vereitelt, reagiert sie gereizt. Sie ist oft nicht in der Lage, die Konsequenzen ihrer Handlungen abzusehen, was sich in Einkaufswut, selbstzerstörerischen sexuellen Handlungen, unvernünftigen Entscheidungen oder rücksichtslosem Fahrstil äußern kann. Die Stimmung wechselt ständig und es kann vorübergehend zu Wahnideen oder Halluzinationen kommen.

Wird sie nicht behandelt, kann die manische Phase Wochen dauern. Die Betroffenen sind in dieser Zeit ruhelos, sehr gesprächig sowie leicht abzulenken und schlafen weniger.

Während der depressiven Phase (die häufigere Krankheitsform) ist man fast den größten Teil des Tages niedergeschlagen. Man verliert das Interesse und die Freude an fast allen Aktivitäten, nimmt an Gewicht zu oder ab, und der Schlafrhythmus verändert sich. Der Betroffene fühlt sich erschöpft, wertlos und leidet unter Konzentrationsschwäche, zieht sich völlig zurück und redet kaum noch. Todessehnsucht und Selbstmordgedanken treten immer wieder auf. Wird sie nicht behandelt, kann die Depressionsphase monatelang andauern.

Oft kommt es in einem Jahr zu 2 oder mehr vollständigen Zyklen (eine manische Phase, gefolgt von einer schweren Depression ohne vorübergehende Besserung zwischendurch). Diese Situation scheint chronischer zu sein als andere Arten bipolarer Störungen. Schwere Depressionen sind bei Frauen häufiger, die bipolare Störung kommt bei Männern und Frauen jedoch gleichermaßen häufig vor. Etwa 1 Prozent der erwachsenen Bevölkerung leidet unter dieser Krankheit oder hat an ihr gelitten.

Sie beginnt normalerweise im Alter zwischen 15 und 25 Jahren und tritt bei nahen Verwandten bipolar gestörter Menschen häufiger auf.

Behandlung

Arzneimitteltherapie
Beruhigungsmittel helfen, die manische Phase unter Kontrolle zu halten. Antidepressiva können in der Depressionsphase helfen. Lithiumkarbonat ist das Standardmittel für die manische Phase, und die regelmäßige Einnahme kann unkontrollierte Stimmungsschwankungen verhindern. Krampflösende Medikamente wie Carbamazepin können Patienten helfen, die Lithiumkarbonat nicht vertragen.

Andere Therapien
In schweren Fällen kann eine Elektroschocktherapie notwendig sein (S. 1124), da die Gefahr eines Selbstmords besteht. Ist ein Patient selbstmordgefährdet, ist es wichtig, dass die ihm nahe stehenden Personen ihre Anteilnahme ausdrücken (→ Warnsignale vor einem möglichen Selbstmord, S. 1125). In diesem Fall wird allerdings ein Klinikaufenthalt notwendig sein.

Dieser ist auch notwendig, wenn sich der Patient in einer depressiven Phase befindet und unfähig wird, sich um seine persönlichen Belange zu kümmern. Auch dann, wenn der Arzt eine Elektroschocktherapie verschreibt oder erwartet, dass die Antidepressiva ernsthafte Nebenwirkungen zeigen werden, ist ein Klinikaufenthalt angebracht. Wenn man bedenkt, wie ernst die Depressionsphase bei der bipolaren Störung oft ist, ist es erstaunlich, wie häufig auch eine ambulante Behandlung Erfolg zeigt.

Während der depressiven Phase stellt eine Psychotherapie meistens nur eine emotionale Unterstützung dar. Der Therapeut erklärt den Angehörigen die Krankheit, baut eine Beziehung zum Patienten auf, weckt Hoffnung und fördert die Zukunftsplanung. Er kann dem Patienten ein strukturiertes Tagesprogramm erstellen, wird das Selbstmordrisiko beurteilen und greift wenn nötig ein.

Jahreszeitlich bedingte Persönlichkeitsstörung

Symptome
- Depression, verursacht durch eine bestimmte Jahreszeit, meistens den Winter
- Kopfschmerzen
- Gereiztheit, niedriges Energieniveau
- Weinkrämpfe

Die jahreszeitlich bedingte affektive Störung ist eine ausgeprägte Form der Wintermelancholie.

Wer betroffen ist, schläft im Winter sehr viel und nimmt stark an Gewicht zu, da man Heißhunger auf Kohlenhydrate entwickelt. Betroffene haben nur wenig Energie und sind gereizt, leiden unter Kopfschmerzen, fühlen sich gestresst und weinen möglicherweise häufig. Die Ursachen sind noch nicht bekannt, können jedoch mit der biologischen Uhr in Verbindung stehen, welche die Temperatur und die Hormonproduktion regelt. Die Störung beginnt meist in der Jugend oder beim jungen Erwachsenen und ist bei Frauen weiter verbreitet.

Behandlung

Eine Innovation bei der Behandlung der jahreszeitlich bedingten affektiven Störung ist der Einsatz fluoreszierender Glühbirnen in einer Lichttherapie.

Die Patientin darf einige Stunden lang vor einer speziell entwickelten hellen Lampe lesen, jedoch nicht schlafen. Die Symptome verschwinden normalerweise innerhalb weniger Tage, treten jedoch wieder auf, sobald die Therapie abgebrochen wird.

Forscher sind dabei, den Einsatz von Vollspektrum-Glühbirnen zu testen, welche die Zeit des Sonnenlichts künstlich verlängern könnten.

Mentale Störungen

Bei der Psychose ist das Denken gestört, was sich durch die extrem abnormale Interpretation der Wirklichkeit und der täglichen Ereignisse äußert. Die Psychose ist ein Symptom für eine Gehirnstörung, wobei man annimmt, dass eine chemische Anomalie das Problem verursacht.

Schizophrenie

Symptome

- Zwei oder mehr der folgenden Symptome, die über eine Woche andauern: Halluzinationen, die fast einen Tag andauern, Zusammenhanglosigkeit, Mangel an oder unpassender Ausdruck von Gefühlen, Wahnideen (Gespräche mit Marsbewohnern)
- Nachlassende Fähigkeit, in Beruf und Sozialleben zu funktionieren; mangelnde körperliche Hygiene
- Symptome dauern mindestens 6 Monate an
- Keine Hinweise auf eine organische Ursache

Schizophrenie ist die häufigste Psychose. Sie ist schwer zu behandeln, und die Heilungschancen sind gering. Betroffene ziehen sich von anderen Menschen und Aktivitäten zurück und leben in einer Welt des Wahns und der Fantasie.

Der Erkrankte ist nicht fähig, an selbstbestimmten, zielgerichteten Aktivitäten festzuhalten und leidet an oftmals multiplen, bruchstückhaften oder bizarren Wahnideen (etwa dass er von der Mafia verfolgt wird).

Es kann zu einer Auflösung der Gedankenverknüpfungen kommen. Das Gesagte wird zusammenhanglos, vage, sehr abstrakt oder wiederholt sich ständig. Sinnlose Selbstgespräche werden häufig geführt oder auch Worte erfunden, deren Sinn sich aber nicht erschließt.

Halluzinationen kommen ebenfalls häufig vor, und es kann sein, dass der Betroffene Stimmen hört. Schizophrenie sollte jedoch nicht mit der multiplen Persönlichkeit verwechselt werden. Bei der Schizophrenie ist das Gesicht oft ausdruckslos und die Stimme monoton. Das normale Selbstgefühl ist verloren gegangen und der Betroffene zieht sich zurück. Manchmal benimmt er sich Fremden gegenüber aber auch aufdringlich und anhänglich. Auf die Umwelt reagiert er immer weniger. Der Patient erscheint eventuell steif oder stuporös oder zeigt sich übermäßig erregt, von eigenartiger Gespreiztheit und schneidet häufig Grimassen. Nicht selten geht er auf und ab und bewegt sich hin und her. Oft erscheint er ungepflegt und verwirrt oder kleidet sich exzentrisch.

Schizophrenie taucht gewöhnlich im Jugendalter oder beim jungen Erwachsenen auf, kann aber auch in der Mitte oder im späten Erwachsenenalter beginnen. Die Ursache ist nicht bekannt, doch man vermutet eine genetische Disposition. Es gibt Hinweise, dass sich genetische Faktoren mit Umwelteinflüssen verbinden.

Schizophrenie ist bei beiden Geschlechtern gleich häufig. Sind die Symptome sichtbar geworden, ist es selten, zu dem Funktionsniveau zurückzufinden, das vor der Krankheit bestanden hat. Meist wechseln akute Zeiten schizophrenen Verhaltens mit Zeiten von Restbeeinträchtigung zwischen den einzelnen Episoden.

Man unterscheidet verschiedene Arten der Schizophrenie: der katatone Typ (der Stupor und Mutismus beinhalten kann oder einen schnellen Wechsel zwischen extremer Erregtheit und Stupor), hebephrene Schizophrenie (inkohärent und entweder ausdruckslos oder unangemessene Gefühle) und paranoide Schizophrenie (charakterisiert durch die ständige Beschäftigung mit einer oder mehreren systematisierten Wahnideen).

Behandlung

Da es sehr viele Theorien zur Schizophrenie gibt, gibt es auch viele Behandlungsmethoden. Normalerweise werden Menschen mit akuten oder schweren Anfällen von Schizophrenie in der Klinik behandelt.

Oft werden Antipsychotika verordnet, etwa ein Phenothiazin, um die Erregtheit und Depression zu mildern und die Gedankenabläufe zu verbessern. In der Klinik kann im akuten Fall auch eine Elektroschocktherapie eingesetzt werden (EKT). Antipsychotika verbessern den Zustand normalerweise, und der Patient kann aus der Klinik entlassen werden. Wird die Einnahme der Medikamente jedoch unterbrochen, kehren die Symptome unweigerlich zurück.

Diese Medikamente scheinen dadurch zu wirken, dass sie die chemischen Rezeptoren im Gehirn blockieren, die normalerweise über Dopamin, einen chemischen Nervenbotenstoff, in Verbindung stehen. Sie sind zwar sehr wirkungsvoll, verursachen jedoch eine Reihe von Nebenwirkungen: trockener Mund, erhöhte Sonnenempfindlichkeit der Haut, Verstopfung, Verlust der Blasenkontrolle, verschwommene Sicht, orthostatische Hypotonie (ein Schwächegefühl, wenn man schnell aus einem Sessel oder dem Bett aufsteht) oder Zittern.

Eine unterstützende Psychotherapie (S. 1107) kann helfen, zu einer normaleren, weniger isolierten Lebensweise zurückzufinden.

Vorübergehende reaktive Psychose

Symptome

- Gestörtes Denken oder Wahnideen, von der Vorstellung, dass die tote Großmutter noch lebt, bis hin zu der Überzeugung, dass das Essen in allen Restaurants vergiftet ist. Diese Vorstellungen gibt man auch angesichts logischer Gegenargumente nicht auf
- Wahrnehmungsstörungen (im Besonderen Halluzinationen)
- Sprachstörungen (Konversationen, die keinen Sinn ergeben oder umherschweifen)
- Affektstörungen (das Gefühl, das man auszudrücken scheint, stimmt entweder nicht mit dem, was man denkt, überein oder wechselt viel schneller als normal)
- Die Symptome dauern mindestens ein paar Tage, aber nicht länger als einen Monat an

Leidet man plötzlich für mindestens eine Stunde, aber nicht länger als einen Monat unter psychotischen Symptomen und kehrt früher oder später wieder zu seinem ursprünglichen Funktionsniveau zurück, dann lautet die Diagnose vorübergehende, reaktive Psychose.

Die Symptome treten oft nach einem sehr belastenden Ereignis auf, etwa dem Verlust eines geliebten Menschen oder Kriegserfahrungen. Man macht viel durch und erlebt dabei extreme Gefühlsschwankungen oder auch eine überwältigende Verwirrung. Betroffene sind sich ihrer Symptome vielleicht selbst bewusst, oder aber sie werden anderen Menschen in Gesprächen deutlich.

Das Verhalten und die Art, sich zu kleiden, sind oft bizarr und die Patienten nehmen eine seltsame Körperhaltung an. Häufig schreien sie oder bleiben völlig stumm. Die Sprache wird verworren und enthält oft die Wiederholung unsinniger Phrasen. Es kann zu vorübergehenden Halluzinationen und Wahnideen kommen. Die Betroffenen können auch orientierungslos und vergesslich werden.

Die Störung taucht meistens im Jugend- oder frühen Erwachsenenalter auf. Oft lassen die Symptome nach 1 oder 2 Tagen nach. Der Betroffene leidet danach jedoch weiterhin unter vermindertem Selbstwertgefühl und fühlt sich eine Weile leicht unsicher.

Behandlung

Arzneimitteltherapie

Die Behandlung umfasst den Einsatz von Medikamenten, die oft als schwere Tranquilizer bezeichnet werden, etwa Chlorpromazin oder Haloperidol. Beide gehören zu den Antipsychotika und führen nicht wirklich zu Gelassenheit, sondern reduzieren oder beseitigen vollständig die psychotischen Symptome und das Verhalten.

Andere Therapien

Eine Psychotherapie (S. 1107) kann unterstützend wirken und der Person helfen, das emotionale Trauma als Ursprung der Psychose zu bewältigen.

Alkohol- oder drogen-bedingte Psychosen

Symptome
- Delirium
- Aggression, Feindseligkeit oder Gewalt-tätigkeit
- »Horrortrip« oder Angst und geistige Verwirrtheit (Panik, Wahnideen, Halluzinationen) nach Einnahme einer halluzinogenen Droge
- Nach Einnahme einer bestimmten Medikamentenkombination (etwa Alkohol und Barbiturate) oder einer -überdosis (beispielsweise Schlaftabletten oder Antidepressiva) ähnelt das Verhalten dem der Schizophrenie

Hier handelt es sich um eine Psychose, die durch die Einnahme bestimmter Medikamente (vor allem Halluzinogene und Amphetamine), eine Drogenüberdosis oder durch Alkoholmissbrauch oder nicht behandelten Alkoholentzug verursacht wird.

Dabei kann man unter einigen oder allen Symptomen der akuten Psychose oder Schizophrenie leiden – Verwirrtheit, Gewalttätigkeit oder visuelle Halluzinationen (S. 1127 und 1128). Das Delirium ist einer Psychose oft so ähnlich, dass Labortests der einzige Weg sind, sicherzustellen, dass es durch Drogenmissbrauch verursacht wurde. Eine Überdosis Kokain oder Amphetamine sind zwei Hauptursachen für ein Delirium.

Selbst normalerweise ruhige und kontrollierte Menschen können aggressiv und gewalttätig werden. Ein nicht behandelter Drogen- oder Alkoholentzug kann zu Delirium, epileptischen Anfällen oder schrecklichen Halluzinationen führen. Selbst eine Überdosis Medikamente kann ein psychoseartiges Verhalten verursachen. Dazu gehören die nicht verschreibungspflichtigen Schlaftabletten und Antihistamine sowie Antidepressiva und Medikamente zur Behandlung der Parkinsonkrankheit.

Eine psychotische Reaktion – allgemein unter dem Ausdruck »Horrortrip« bekannt – auf eine halluzinogene Droge wie LSD oder PCP (angel dust) und manchmal auch auf Marihuana oder Haschisch ist eine erschreckende, verwirrende mentale Reaktion, die von Angst und Panik, der Angst, »den Verstand zu verlieren« und Wahnideen und Halluzinationen begleitet wird.

Behandlung
Zur ihrer eigenen Sicherheit muss die Person in einer sicheren, ruhigen Umgebung isoliert und von jemandem betreut werden, der ihr im Falle eines »Horrortrips« beisteht. Es kann sein, dass die Person mit einem Antipsychotikum wie Haloperidol behandelt werden muss, um sie wieder zurück in die Realität zu bringen.

Suchtverhalten

Meist denkt man beim Wort Sucht zunächst an Drogen, doch kann man nach einer Vielzahl von Substanzen und Gewohnheiten (Kaffee, Tabak, Glücksspiel) süchtig sein. Der Begriff Suchtverhalten bezieht sich auch auf psychische Abhängigkeiten wie etwa Überessen.

Das Hauptmerkmal eines Suchtverhaltens ist das unwiderstehliche Bedürfnis, der Sucht nachzugehen, ohne dass man dabei Freude empfindet oder einen Nutzen daraus zieht.

»Das Wichtigste dabei ist das Spiel selbst«, schrieb Dostojewskij, der selbst ein Spieler war. »Ich schwöre, dass es nicht Geldgier ist, obwohl ich das Geld sehr dringend brauche.«

Im Folgenden wird das Verhalten beschrieben, das mit dem Missbrauch von Alkohol und anderen Süchten einhergeht. Die Abhängigkeit von Medikamenten und Drogen wird in einem anderen Abschnitt besprochen (S. 1131).

Alkoholabhängigkeit

Symptome

- Wiederholte Erklärung, dass man mit dem Trinken aufhören will; gleichzeitiges abstreiten, dass man ein Alkoholproblem hat
- Schuldgefühle bezüglich des Alkoholkonsums
- Die Tendenz, zu viel zu trinken
- Der Wunsch weiterzutrinken, selbst nachdem Freunde sagen, dass man genug hat
- Gereiztheit, wenn Familie oder Freunde Bemerkungen über das Trinken machen
- Streiten über das Trinken
- Unfähigkeit, sich beim Aufwachen an den Abend zuvor zu erinnern, bei gleichzeitiger Versicherung durch Freunde, dass man keinen Black-out hatte

- Reue gegenüber Dingen, die man im betrunkenen Zustand getan oder gesagt hat
- Versuche, Freunden oder Verwandten während des Trinkens aus dem Weg zu gehen
- Finanzielle Probleme
- Unzuverlässigkeit im Beruf
- Unregelmäßiges Essen in Trinkphasen
- Führerscheinentzug oder Autounfall wegen Trunkenheit am Steuer
- Zittern beim Aufwachen, das nach einem Glas Alkohol verschwindet
- Heftige Trinkphasen, die mehrere Tage andauern
- Wahnideen und Halluzinationen nach einer längeren Trinkphase
- Gedächtnis- und Konzentrationsverlust

Alkoholismus ist eine chronische, oft progressive (fortschreitende) Krankheit, die charakterisiert ist durch Zeiten, in denen man sich ständig mit Alkohol beschäftigt, durch verminderte Kontrolle über die Alkoholeinnahme und durch wiederholten Alkoholkonsum trotz des bekannten Risikos. In diesem Zusammenhang ist Alkoholismus gleichbedeutend mit Alkoholabhängigkeit (→ Alkoholmissbrauch und Alkoholismus, S. 325).

Oft beginnt die Alkoholabhängigkeit, nachdem man entdeckt hat, dass ein paar Gläser helfen, Stress, etwa durch Probleme in der Familie, im Beruf oder soziale Isolation, abzubauen. Trotz eines gelegentlichen Katers und der Tatsache, dass dieser Stressabbau nur vorübergehend ist, beginnt man, bei Anspannungen zu trinken. Je mehr die alkoholabhängige Person jedoch trinkt, umso weniger Spannungen kann sie ertragen, wenn sie nüchtern ist.

Das Entscheidende dabei ist nicht die Menge Alkohol, da manche Menschen schon nach wenigen Gläsern betrunken sein können. Die Diagnose Alkoholismus wird gestellt, wenn man Probleme hat, den Tag ohne regelmäßigen Alkoholkonsum zu bewältigen. Die Ursachen dieser Krankheit sind noch nicht ganz geklärt, doch scheinen sie in der Familie zu liegen. Außerdem gibt es einige Hinweise auf eine genetische Veranlagung. Alkoholismus wird oft nicht entdeckt, da Alkoholiker ihre Abhängigkeit charakteristischerweise meistens abstreiten.

Alkoholismus ist bei Männern häufiger als bei Frauen (deren Anteil jedoch steigt) und ist bei den sozial schwachen Menschen in den Städten und bei Minderheiten weiter verbreitet.

Behandlung
Ein grundsätzliches Prinzip bei der Behandlung von Alkoholismus ist: »Einmal Alkoholi-

ker, immer Alkoholiker.« Die meisten Untersuchungen deuten darauf hin, dass ein Alkoholiker zu normalem Alkoholgenuss nicht in der Lage ist. Deshalb zielt eine Behandlung auch darauf ab, den Alkohol völlig aus seinem Leben zu verbannen. Der Betroffene darf niemals wieder einen Tropfen anrühren. Die Anonymen Alkoholiker (AA) sind das wirkungsvollste bekannte Behandlungsprogramm. Es besteht aus einer Gruppentherapie, einem 12-Stufen-Abstinenzprogramm mit einer spirituellen Grundlage und sanfter Konfrontation mit den Mechanismen, mit denen Alkoholiker ihre Krankheit verleugnen. In Verbindung mit den AA kann eine Aversionstherapie die Person vom Trinken abhalten. Das Medikament Disulfiram (Antabus) blockiert die normale Alkoholoxidation, sodass sich Acetaldehyd im Blut ansammelt und unangenehme Symptome wie schnellen Puls und Erbrechen verursacht.

Eine Psychotherapie (S. 1107) kann notwendig sein, um das Selbstwertgefühl wiederherzustellen und neue, gesunde Verhaltensmuster zu entwickeln (→ Alkoholmissbrauch und Alkoholismus, S. 325).

Spielsucht

Symptome
- Das Spielen entwickelt sich nach und nach von gelegentlichem zu gewohnheitsmäßigem Spielen mit immer höheren Einsätzen. Dabei werden andere Interessen wie Familie und manchmal auch der Beruf vernachlässigt
- Heftiges Verlangen nach der schmerzhaften, doch auch angenehmen Spannung, die das Spielrisiko mit sich bringt
- Man hat Schuldgefühle, wenn man Geld verliert und versucht, den Verlust zu verheimlichen
- Man lügt, um die Spielverluste zu verheimlichen
- Man spielt weiter, egal ob man gewinnt oder verliert, bis die Spielstätte schließt oder man kein Geld mehr hat
- Illegale Aktivitäten können vorkommen (Betrug, Diebstahl, Unterschlagung), um sich die Spielsucht leisten zu können und Schulden zu bezahlen

Die Spielsucht scheint bei Männern häufiger zu sein als bei Frauen. Sie geht oft Hand in Hand mit exzessivem Trinken und ist deshalb ernst zu nehmen, weil sie das Familienleben zerstören und zu finanziellem Ruin führen kann.

Behandlung

Einzel- und Gruppentherapie (S. 1107) sowie Selbsthilfegruppen sind eine Hilfe.

Koffeinabhängigkeit

Symptome

- Angstzustände
- Muskelzuckungen und sensorische Störungen wie Ohrenklingen oder das Aufblitzen von Lichtern
- Herzklopfen
- Magen- und Darmbeschwerden oder auch Durchfall
- Zeiten der Unermüdbarkeit
- Schlaflosigkeit
- Entzugserscheinungen, wenn die tägliche Einnahme unterbrochen wird: Kopfschmerzen, Schläfrigkeit und Lethargie, Gereiztheit, Nervosität, vage Depressionen, gelegentliches Gähnen, Depressionen
- Bei Frauen möglicherweise Überempfindlichkeit der Brust

Ist man abhängig von Kaffee, kann man ein Koffeinhoch leicht erkennen: Das Herz schlägt schneller, man ist nervös und hat vielleicht Magenprobleme. Versucht man, den Kaffee abzusetzen, bekommt man Kopfschmerzen und fühlt sich schläfrig. Koffein ist nicht nur in Kaffee, sondern auch in Schokolade und Colagetränken enthalten.

Behandlung

Koffeinsucht wird geheilt, indem Koffein abgesetzt oder reduziert wird. Bei Durst werden koffeinfreie Getränke oder Wasser getrunken. Die Symptome beginnen sich nach 4 bis 10 Tagen zu bessern.

Drogenabhängigkeit

Drogen- oder Medikamentenabhängigkeit sind wegen der langfristigen körperlichen Auswirkungen, ihrer zerstörerischen Wirkung auf die Familie und den Beruf und der Risiken eines plötzlichen Entzugs sehr gefährlich. Auch eine Abhängigkeit von verschreibungspflichtigen Medikamenten ist möglich, wenn es gelingt, Rezepte von verschiedenen Ärzten zu sammeln. Illegale Drogen sind nicht nur an sich gefährlich, sondern auch durch die Möglichkeit der gleichzeitigen Verwendung anderer gefährlicher Substanzen. Hilfe ist nötig, etwa in Form von Selbsthilfegruppen, Drogen freien Wohngemeinschaften oder Tagesstätten (→ Medikamenten- und Drogenmissbrauch, S. 335).

Beruhigungsmittel

Symptome

- Benommenheit oder Koma
- Verwaschene Sprache
- Mangelnde Koordination
- Gedächtnisverlust
- Verwirrtheit
- Zittern oder verringerter Muskeltonus
- Nervosität
- Paranoia
- Unangemessener Ausdruck von Gefühlen

Zu den Beruhigungsmitteln zählen unter anderem verschreibungspflichtige Sedativa (Beruhigungsmittel), Schlafmittel und angstlösende Substanzen. Ihre Wirkung kommt der der Trunkenheit nach Alkoholkonsum gleich. Von den Schwierigkeiten, die diese Medikamente im Beruf und Familienleben auslösen abgesehen, besteht die Gefahr einer tödlichen Überdosis.

Klebstoff

Vor allem in Entwicklungsländern gibt es viele Kinder, die schon mit 6 oder 7 Jahren Klebstoff schnüffeln. Klebstoff wirkt wie ein Beruhigungsmittel. Er wird direkt aus der Tube oder aber aus Plastiktüten geschnüffelt oder auf Stoff verteilt. Am Anfang wird man schon nach mehrmaligem Schnüffeln »high«. Innerhalb weniger Wochen entwickelt sich jedoch eine Toleranz. Chronische Schnüffler verbrauchen einige Tuben, um die erwünschte Wirkung zu erzielen. Die Symptome ähneln denen des Betrunkenseins: verwaschene Sprache, Schwindelgefühl, Hemmungslosigkeit, Benommenheit und Amnesie. Halluzinationen und Bewusstlosigkeit sind mögliche Folgen.

Barbiturate

Die meisten Menschen beginnen, Barbiturate einzunehmen, um Erleichterung von unerträglicher Anspannung, Angstzuständen oder Minderwertigkeitsgefühlen zu finden. Menschen mittleren Alters erhalten die Medikamente oft von ihrem Arzt zur Behandlung von Nervosität oder schlechtem Schlaf. Sie können jahrelang chronisch berauscht sein, ohne dass es bemerkt wird, bis sie schließlich immer weniger belastbar sind oder Symptome wie undeutliche Aussprache zeigen.

Besonders die kurz wirkenden Barbiturate wie Secobarbital führen zu psychischer und körperlicher Abhängigkeit, wenn man 1 bis 2 Monate lang eine über dem therapeutisch empfohlenen Wert liegende Dosis eingenommen hat. Die häufigsten dieser Medikamente auf dem Schwarzmarkt sind Secobarbital (die roten Teufel), Phenobarbital (die Gelben) und eine Kombination aus Secobarbital und Amobarbital (die Roten und die Blauen, Regenbogen). Manche nehmen Barbiturate auch intravenös ein.

Benzodiazepine

Ärzte verschreiben oft Medikamente aus der Gruppe der Benzodiazepine wie Chlordiazepoxid, Diazepam, Alprazolam und Lorazepam, um Angstzustände und die Symptome eines Alkoholentzugs zu lindern. Diese Medikamente werden häufig missbraucht. Die in ihnen enthaltenen Substanzen können das zentrale Nervensystem sehr negativ beeinflussen.

Behandlung

Mit einem Kind, das Klebstoff schnüffelt, sollte man zu einem Kinderpsychologen gehen. Die Behandlung einer Barbiturat- oder Benzodiazepinabhängigkeit umfasst eine Entziehungskur und die Verhinderung eines Rückfalls. Die Entzugserscheinungen können leicht (wie etwa Angstzustände, Schwäche, starkes Schwitzen und Schlaflosigkeit) bis schwer sein (epileptische Anfälle). Selbsthilfegruppen für Drogenabhängige können helfen, einen Rückfall zu verhindern (→ Entziehungskur, S.1133).

Anregende Medikamente

Symptome
- Nervosität
- Schnelles Sprechen
- Gereiztheit
- Konzentrationsschwäche
- Kreislaufschwäche in Zeiten schweren Missbrauchs über mehrere Tage hin und Ernüchterung und Zusammenbruch, da man durch Symptome wie Nervosität, Paranoia und Mangelernährung gezwungen ist, die Einnahme der Droge zu unterbrechen
- Verstopfte Nase (bei Kokain)

Die am häufigsten eingenommenen anregenden Mittel sind Amphetamine und Kokain.

Amphetamine führen zu extrem starker psychischer Abhängigkeit, die einem inneren Zwang nahe kommt. Die Betroffenen entwickeln ein hohes Toleranzniveau für die euphorische Wirkung, die mehrere Stunden anhält. Es handelt sich weniger um eine körperliche Abhängigkeit im Sinne eines biochemischen oder physiologischen Bedürfnisses, und daher sind die Entzugssymptome auch nicht so ernsthaft wie bei der Alkohol- oder Heroinabhängigkeit.

Einige Leute halten Kokain für eine sichere »Freizeitdroge«. In Wirklichkeit ist Kokain jedoch viel gefährlicher als bisher angenommen. Es wird normalerweise über die Nase geschnupft, jedoch auch immer häufiger in Kristallform geraucht (Crack) oder in die Venen gespritzt. Die Wirkung der Droge tritt schnell ein, und sie wirkt zunächst anregend und hebt die Stimmung.

Kokain löst die Ausschüttung der Hormone des sympathischen Nervensystems (Adrenalin und Noradrenalin) aus. Diese Hormone regen den Herzmuskel an, schneller und stärker zu schlagen. Der Blutdruck und die Körpertemperatur steigen an, man wird aufmerksamer, und der Appetit lässt nach. Die Folge sind große Euphorie, die Illusion der Kontrolle und eine gesteigerte Libido.

Doch selbst eine einzige, maßvolle Dosis Kokain kann tödlich sein. Crack zu spritzen oder zu rauchen ist noch gefährlicher, da eine größere Menge der Droge in den Blutstrom gelangt.

Kokain kann das Herz zu sehr beanspruchen, es zwingen, zu schnell und zu stark zu schlagen. Ermüdet das Herz, kann es unregelmäßig schlagen oder zum Stillstand kommen. Kokain kann auch Koronararterienkrämpfe (Krämpfe der Herzkranzgefäße) verursachen, eine plötzliche Verengung der Arterien, die zum Herzen führen.

Solche Krämpfe können zur Bildung von Blutgerinnseln in ansonsten gesunden Arterien führen. Blockiert der Krampf oder das Blutgerinnsel den Blutstrom zum Herzen vollständig, kann dies einen Herzinfarkt, gefährliche Herzrhythmusstörungen oder den plötzlichen Tod zur Folge haben.

Kokain kann also schnell töten, auch wenn das Herz völlig gesund ist. Die Höhe der Dosis ist dabei nicht von Bedeutung. Selbst Sportler in absoluter Topform sind den potenziellen und verschiedenen Wirkungen von Kokain nach einer einzigen maßvollen Dosis erlegen.

Die chronische Einnahme von Kokain kann die Ess- und Schlafgewohnheiten beeinträchtigen sowie psychische Probleme wie Gereiztheit und Konzentrationsschwäche verursachen.

Lässt die Kokaineuphorie nach, fühlt man sich oft gereizt, und akute Angstreaktionen zusammen mit gelegentlichen Halluzinationen können eintreten.

Das Verlangen nach Kokain kann überwältigend werden. Wird Kokain als Crack geraucht, ist das Suchtpotenzial sehr hoch.

Behandlung

Beim Entzug von Amphetaminen treten meist schwere Depressionen mit Selbstmordrisiko auf. Der Entzug hat gewöhnlich auch extreme Lethargie, Erschöpfung, Angst und furchtbare Albträume zur Folge. Die Amphetaminpsychose ist normalerweise jedoch selbstbegrenzt, und eine Behandlung besteht hauptsächlich aus unterstützenden Maßnahmen. Man kann mit einer Psychotherapie beginnen (S. 1107), doch die Abhängigkeit von der Droge beeinträchtigt oft deren Wirksamkeit. Selbsthilfegruppen mit einem mehrstufigen Abstinenzprogramm können hilfreich sein.

Die Behandlung einer Überdosis Kokain ist ein medizinischer Notfall. Ein Krankenhausaufenthalt auf der Intensivstation kann nötig sein, um den Blutdruck und Herzrhythmus zu überwachen und mögliche epileptische Anfälle zu behandeln.

Die Behandlung einer chronischen Kokainabhängigkeit erfordert oft die gemeinsamen Bemühungen der Familie, des Arztes und des Psychologen oder Psychotherapeuten. Eine Einzel- oder Gruppentherapie (S. 1107) kann ebenfalls helfen.

Opioide

Symptome

- Depressionen, meistens nervöser Art
- Angstsymptome
- Impulsivität
- Angst zu versagen
- Geringes Selbstwertgefühl, Hoffnungslosigkeit und Aggression
- Beschränkte Bewältigungsstrategien und geringe Frustrationstoleranz
- Bedürfnis nach sofortiger Befriedigung
- Freunde, die auch Drogen missbrauchen

Opium (das griechische Wort für »Saft«) wird aus dem milchigen Ausfluss der unreifen Samenkapsel des Mohns hergestellt. Zu den Opioiden zählen die Opiate (Substanzen, die auf natürlichem Weg aus Opium hergestellt werden), wie etwa Heroin und Morphium, und synthetische Substanzen, die wie Morphium

---

Entziehungskur

Wer alkohol- oder drogenabhängig ist, kann mit Hilfe einer Entziehungskur wieder »clean« werden. Beim Alkoholiker besteht die Gefahr von epileptischen Anfällen, Delirium tremens oder sogar Tod, falls die Entgiftung nicht systematisch durchgeführt wird. Gleichermaßen besteht beim Missbrauch von Medikamenten wie Benzodiazepinen oder Barbituraten die Gefahr von epileptischen Anfällen. Egal ob es sich bei dem Rauschmittel um Alkohol, ein Opioid wie Heroin, ein Barbiturat oder einen Tranquilizer handelt: Es geht dem Süchtigen bei Beginn des Entzugs wahrscheinlich ein paar Tage lang sehr schlecht.

Eine Entziehungskur beinhaltet auch unterstützende Maßnahmen. Manchmal wird die Droge nach und nach entzogen. Bei einer Abhängigkeit von einem der Medikamente aus der Benzodiazepin-Familie ist es wichtig, das Medikament langsam abzusetzen, um das Risiko von epileptischen Anfällen zu verringern. Eine Entziehungskur erfordert oft eine längere Behandlung in einer spezialisierten Klinik. Ist die Entziehungskur sicher abgeschlossen worden, sollte eine psychotherapeutische Behandlung der Abhängigkeitsproblematik erfolgen.

---

wirken. Die Ärzte verschreiben sie als Schmerz- oder Betäubungsmittel oder als Hustenstiller (Kodein und Methadon).

Heroin, eine illegale Droge, wird meistens gespritzt. Da Drogenabhängige selten auf Hygiene achten, wenn sie Spritzen benutzen, sind Hautinfektionen und Infektionen der systemischen Organe häufig, besonders Tuberkulose und chronische Hepatitis ohne Gelbsucht. Durch das gemeinsame Benutzen der Nadeln übertragen die Drogenabhängigen Viren wie die Erreger von Hepatitis B und HIV. Beide Krankheiten sind bei intravenösen Drogenbenutzern verbreitet.

In den letzten Jahren ist die Zahl der von Opiaten abhängigen Menschen stetig gestiegen.

Behandlung

Früher wurde angenommen, dass eine Abhängigkeit von diesen Rauschgiften leicht zu erwerben, aber nur sehr schwer zu durchbrechen sei. Eine Folgestudie unter drogensüchtigen Vietnam-Kriegsveteranen zeigte jedoch, dass die meisten der Männer, die Rauschgift in Vietnam exzessiv missbrauchten, aufhörten, als sie nach Hause kamen und nicht wieder damit anfingen. Eine Behandlung umfasst eine sichere Entziehungskur (oft mit Hilfe von Methadon) sowie eine unterstützende Psychotherapie (S. 1107), die dem Süchtigen hilft, zu einem produktiven Leben zurückzufinden.

Halluzinogene

In den 60er-Jahren experimentierten viele Menschen mit der Wirkung von halluzinogenen Drogen auf das Bewusstsein, wie LSD und PCP.

Drogen

LSD (Lysergsäurediäthylamid) macht nicht abhängig, führt jedoch zu starken Veränderungen der Stimmung und Gedankenabläufe, die zu Halluzinationen führen können und einem Zustand, der einer akuten Psychose gleichkommt. Außergewöhnlich geniale und intensive Wahrnehmungen können vorkommen. Beim »Horrortrip« kommt es zu akuten Panikreaktionen oder psychotischen Symptomen. Selbstmordversuche sind ebenfalls möglich. Außerdem wird auch oft von schnellem Herzschlag, Bluthochdruck und Zittern berichtet.

PCP (Phencyclidin; in »Angel Dust« enthalten) wurde früher als Betäubungsmittel eingesetzt (wegen der psychischen Nebenwirkungen heute verboten). Es wird noch von Veterinären angewandt, um große Tiere für kurze Zeit ruhig zu stellen. Manche Menschen benutzen es, um LSD, Amphetamine oder Kokain damit zu verschneiden. Die geläufigste Straßenmischung ist »Angel Dust«, ein weißes, körniges Puder, welches die Droge in einer Konzentration von 50 bis 100 Prozent enthält.

In geringen Dosen (5 mg) löst PCP Erregung, mangelhafte Koordination und einen Mangel an Sinnesempfindungen aus (Schmerzunempfindlichkeit). In hohen Dosen kann es zu erhöhtem Speichelfluss, Erbrechen, Stupor oder Koma kommen.

Die Symptome einer PCP-Überdosis ähneln der einer akuten schizophrenen Reaktion. Der Missbrauch von PCP führt zu Schlaflosigkeit, Magersucht und starken Veränderungen im Verhalten, unter anderem chronischer Schizophrenie. Wird eine akute Psychose durch PCP festgestellt, besteht ein Selbstmordrisiko oder die Gefahr der Gewalttätigkeit.

Auswirkungen

Normalerweise lässt die psychotische Wirkung des LSD nach 12 bis 18 Stunden nach, und psychiatrische Hilfe ist nicht notwendig. Es ist wichtig, den oder die Betroffene zu schützen, damit er oder sie sich nicht selbst (oder anderen) körperlichen Schaden zufügen kann. Betreuung und Zuspruch sind dringend erforderlich. Selbst Monate später können die beunruhigenden Symptome wieder auftreten. Plötzliche LSD-Abstinenz verursacht keine Entzugserscheinungen, doch wird man nach einer Panikattacke, die auf die Einnahme von LSD folgen kann, wohl unterstützenden Zuspruch von einem Therapeuten benötigen. Bei einer Überdosis PCP müssen sofort lebensrettende Maßnahmen auf der Intensivstation eines Krankenhauses eingeleitet werden, um ein mögliches Koma, Krämpfe und Atemnot zu behandeln. Eine Überdosis PCP kann zum Tod führen.

Marihuana- und Cannabismischungen

Symptome

- Introvertiertheit
- Antriebsschwäche
- Schlechte Urteilsfähigkeit
- Desorientierung
- Nervosität
- Delirium

Marihuana-Zigaretten (Joints) werden aus den Blättern und Blüten der Pflanze Cannabis sativa hergestellt. Als Haschisch bezeichnet man das gepresste, konzentrierte Harz der Cannabis-Pflanze. Der menschliche Körper absorbiert die psychoaktive Substanz dieser Drogen, Tetrahydrocannabinol (THC), schneller durch den Marihuana-Rauch als durch die orale Einnahme von Cannabismischungen. Hat man einen akuten Marihuana- oder Haschischrausch, fühlt man sich entspannt und euphorisch, eine Wirkung ähnlich der einer leichten Betrunkenheit. Das Denken ist gewöhnlich beeinträchtigt, ebenso wie die Konzentration und die Wahrnehmungs- und psychomotorischen Funktionen. Marihuana kann bei labilen Menschen schwere emotionale Störungen verursachen.

Ein chronischer Marihuana-Raucher kann das Interesse am täglichen Leben und an sozial erstrebenswerten Zielen verlieren. Man verbringt mehr und mehr Zeit mit dem Kaufen und Konsumieren der Droge.

Dauerbenutzer leiden oft an erhöhter Herzfrequenz, Augenrötung (Aufnahme über die Bindehaut) und verminderter Lungenfunktion. Sie entwickeln eine Toleranz und müssen immer öfter rauchen, um die Euphorie zu spüren.

Behandlung

Werden diese Substanzen gewohnheitsmäßig missbraucht, kann eine Psychotherapie helfen, Selbstbewusstsein zu entwickeln und den Weg weisen zu einem erfüllteren Leben.

Die Entzugssymptome bei chronischem Marihuana-Missbrauch sind unter anderem Schwitzen, Zittern, Übelkeit, Erbrechen, Durchfall, Gereiztheit und Schlafstörungen (S. 342).

Psychosomatische Krankheiten

Erst im 20. Jahrhundert gab es den umfassenden, wissenschaftlichen Versuch, die komplexe Beziehung zwischen psychischer und körperlicher Gesundheit zu verstehen. Früher war diese Beziehung eher abergläubischer Natur: So gab es den Glauben, dass Menschen, die schwer krank geworden waren, den Zorn der Götter heraufbeschworen hatten. Der Begriff psychosomatisch (von den griechischen Wörtern »psyche« gleich »Seele« und »soma« gleich »Körper«) wurde im 19. Jahrhundert geprägt.

Psychosomatische Krankheiten, von der Medizin meist somatoforme Störungen genannt, sind Krankheiten, die oft während einer Lebenskrise oder belastenden Situationen beginnen und wieder verschwinden, wenn sich die Situation gebessert hat oder man gelernt hat, mit ihr umzugehen.

Diese Störungen sind gekennzeichnet durch körperliche Symptome, die durch emotionale Faktoren verursacht werden. Die Störung beeinflusst gewöhnlich nur ein Organsystem, etwa die Haut oder den Magen-Darm-Trakt. Es sind oft die gleichen Symptome wie bei einer emotionalen Krise. Doch sind sie meistens intensiver und dauern eine längere Zeit an.

Konversionsreaktion

Symptome
- Körperliche Probleme, die auf eine körperliche Störung hinweisen
- Zeitlicher Zusammenhang zwischen dem Beginn der Symptome und einer psychosozialen Krise
- Die Symptome werden nicht bewusst absichtlich hervorgerufen
- Meistens Schmerzen oder sexuelle Fehlfunktion, jedoch nicht auf diese Symptome beschränkt

Konversionsreaktion, früher unter dem Ausdruck hysterische Neurose bekannt, ist ein körperliches Problem, das eine organische Ursache zu haben scheint, jedoch eigentlich Ausdruck eines psychologischen Konfliktes oder Bedürfnisses ist. Die klassischen Beispiele sind Lähmungen, epileptische Anfälle und Blindheit, aber Erbrechen und Scheinschwangerschaften gehören ebenfalls dazu. Normalerweise kann man durch die Störung den inneren Konflikt vom Bewusstsein fern halten, um beispielswei-

se etwas Unangenehmes nicht tun zu müssen oder Unterstützung von anderen Menschen zu erhalten, die im Normalfall nicht zu erwarten wäre. Diese Störung tritt gewöhnlich im Jugend- oder frühen Erwachsenenalter auf.

Behandlung
Generell stimmt der Beginn einer Konversionsreaktion zeitlich mit einer belastenden Situation überein. So wird die Störung meistens nachlassen, wenn sich die Situation verbessert oder man lernt, mit ihr umzugehen. Eine Psychotherapie (S. 1107) und Hypnose haben sich als erfolgreiche Behandlungsmethoden erwiesen.

Somatisierungsstörung

Symptome
- Vorgeschichte mit vielen körperlichen Beschwerden oder die Überzeugung, dass man kränklich ist
- Verschiedene Symptome, für die der Arzt keine organische Ursache feststellen kann und gegen die man verschreibungspflichtige Medikamente einnimmt, einen Arzt aufsucht oder seinen Lebensstil ändert

Bei dieser Störung treten oft viele körperliche Beschwerden auf, die mehrere Jahre andauern und für die der Arzt keine körperlichen Ursachen feststellen kann. Der Betroffene kann sich den Beschwerden gegenüber eher vage oder höchst dramatisch verhalten. Es handelt sich meistens um Magen- und Darmbeschwerden, sexuelle Probleme, chronische Schmerzen, Herz-Lungen- oder neurologische Probleme (Taubheit oder Kribbeln).

Die Symptome beginnen meistens im Jugendalter, und die Störung ist bei Frauen weitaus häufiger.

Behandlung
Mit Hilfe einer Psychotherapie (S. 1107) lässt sich die hinter der Störung liegende psychologische Motivation erkennen.

In belastenden Situationen tendieren Betroffene dazu, ihre Gefühle, besonders Aggressivität, zu unterdrücken. Dies kann zu psychosomatischen Symptomen führen. Folglich kann eine unterstützende Psychotherapie in Kombination mit der Behandlung der Symptome von großer Hilfe sein.

Schmerzkliniken

1976 gab es 17 Schmerzkliniken in den USA. Zurzeit sind es zwischen 500 und 1000.

In diesen Kliniken arbeiten Ärzte und Therapeuten aus verschiedenen Fachgebieten mit dem Patienten zusammen, um die Schmerzen unter Kontrolle zu bringen. Dieser Teamansatz ist sehr wichtig, da es bei chronischen Schmerzen unwahrscheinlich ist, dass nur eine Methode erfolgreich ist. Die Fachkräfte in einer solchen Klinik behandeln nicht nur die Schmerzen selbst, sondern auch die Probleme, die im Gefolge der Erkrankung auftreten: Ehe- und Familienprobleme, Arbeitsunfähigkeit und der damit verbunden Verlust des Einkommens, Depression und Angstzustände. In einer Schmerzklinik können die Patienten stationär oder ambulant behandelt werden.

Hypochondrie

Symptome

- Ständige Beschäftigung mit oder ständige Angst vor Krankheit oder angeblicher Krankheit
- Keine sichtbare körperliche Störung als Ursache für die körperlichen Symptome
- Die Störung hält mindestens 6 Monate an
- Der Glaube an die Krankheit hat nicht die Intensität einer Wahnidee. Das heißt, man kann die Vorstellung akzeptieren, dass man eigentlich keine ernsthafte Krankheit hat

Hypochondrie ist die zwanghafte Beschäftigung mit vermeintlichen Krankheiten, bei der man körperliche Symptome als Beweis für eine körperliche Krankheit deutet. Der Arzt kann nach einer gründlichen Untersuchung keine körperliche Störung feststellen, und doch hat man weiterhin unbegründete Angst vor einer Krankheit.

Zunächst werden Veränderungen in der Herzfrequenz, Schwitzen oder Magen-Darm-Beschwerden als Hinweise auf eine ernste Krankheit aufgefasst. Oder man beschäftigt sich ständig mit einem bestimmten Organ, befürchtet etwa, ein Herzleiden zu haben. In diesem Zustand laufen die Patienten oft von einem Arzt zum andern und sind enttäuscht, wenn diese versichern, dass alles in Ordnung ist.

Oft entsteht der Eindruck, der Patient würde seine eingebildete Krankheit genießen, während er sich gleichzeitig über deren Symptome beklagt. Man erwartet oft zu viel von den Ärzten und weiß ihre Hilfe nicht zu schätzen. Die Symptome entsprechen meistens nicht den der Medizin bekannten Gesetzmäßigkeiten.

Im Gegensatz zum Münchhausen-Syndrom, bei dem man eine körperliche Krankheit vortäuscht oder sich selbst eine Verletzung zufügt, um ein übermäßiges Bedürfnis nach Aufmerksamkeit zu befriedigen, glaubt der Hypochonder fest daran, dass er körperlich krank ist.

Behandlung

Hat der Arzt alle organischen Ursachen für die Beschwerden ausgeschlossen, kann so wie bei allen Somatisierungsstörungen eine Psychotherapie (S. 1107) helfen, die Konflikte, die sich hinter der Störung verbergen, aufzuarbeiten.

Chronische Schmerzstörungen

Symptome

- Ständige Beschäftigung mit Schmerzen, die mindestens 6 Monate andauern
- Keine körperlichen Störungen oder Nachwirkungen einer Verletzung, die für die Schmerzen verantwortlich sein könnten; soziale oder berufliche Beeinträchtigung als Folge der Beschwerden, die weit über das hinausgeht, was der Arzt aufgrund der Untersuchungsergebnisse erwartet hätte

Bei den chronischen (somatoformen) Schmerzstörungen leiden Betroffene unter ständigen Schmerzen ohne das Vorhandensein von körperlichen Ursachen, welche die Schmerzen und ihre Intensität erklären könnten. (Diese Störungen sollte man nicht mit chronischen Schmerzen aufgrund eines körperlichen Leidens verwechseln, wie etwa die chronischen Schmerzen durch Arthritis.) Die Schmerzen stimmen oft nicht mit der Anatomie des Nervensystems überein oder ähneln denen einer bekannten Krankheit (etwa Angina oder Hexenschuss), jedoch ohne sichtbare organische Ursache.

Es gibt Hinweise darauf, dass psychische Faktoren zu den Schmerzen beitragen, besonders dann, wenn der Schmerz deutlich in Verbindung steht mit einem psychischen Konflikt oder Bedürfnis. Manchmal erlauben es die Schmerzen der Person, unangenehme Aktivitäten zu vermeiden oder Unterstützung von Familie, Freunden oder Fachexperten zu bekommen, die ansonsten nicht vorhanden wäre. Es sind jedoch nicht immer psychische Faktoren im Spiel. Bei den somatoformen Schmerzstörungen gibt es keine körperliche Erklärung für die Schmerzen, wie etwa die Spannungskopfschmerzen, die durch Muskelkrämpfe verursacht werden.

Die Störung ist ernsthaft, weil sie das tägliche Leben beeinträchtigt. Normalerweise werden Betroffene arbeitsunfähig, laufen von einem Arzt zum anderen, nehmen viele Schmerzmittel ohne Erfolg ein und werden praktisch zum Invaliden. Depressionen sind oft die Folge.

Bei dieser Störung, die gewöhnlich im Alter zwischen 30 und 50 Jahren auftritt, entstehen die Schmerzen meistens plötzlich und werden mit den Wochen und Monaten schlimmer.

Es gibt Hinweise darauf, dass Menschen mit dieser Störung oft enge Blutsverwandte mit noch schmerzhafteren Verletzungen und Krankheiten oder Depressionen und Alkoholsucht haben. Die chronische Schmerzstörung ist bei Frauen fast doppelt so häufig wie bei Männern. Das Problem wiegt dann besonders schwer, wenn Schmerzen ohne offensichtliche Ursache nach einem Unfall am Arbeitsplatz auftreten und es um Schadensersatzforderungen geht.

Behandlung
Wie bei anderen somatoformen Störungen müssen organische Ursachen ausgeschlossen

---

Der mehrphasige Minnesota-Persönlichkeitsfragebogen (MMPI)

Hier handelt es sich um einen objektiven Persönlichkeitstest, der aus mehr als 500 Richtig-oder-Falsch-Standardfragen besteht und der die umfassende Beschreibung eines Persönlichkeitsprofils liefern kann. Richtig angewandt hat er eine große Aussagekraft über das Wirklichkeitsverständnis einer Person, ihre Impulskontrolle, Depressionen, Schuldgefühle, über die wichtigsten Abwehrmechanismen und Symptome als Folge von psychologischen Problemen.

---

werden. Im Falle von Schadensersatzforderungen bedeutet eine schnelle Lösung des Falles die beste Chance auf Schmerzerleichterung.

Schmerzkliniken können helfen, mit den chronischen Schmerzen leben zu lernen. In solchen Kliniken kann man sich einem Medikamentenentzug unterziehen, bessere Lebensgewohnheiten und Biofeedback lernen und an einer Entspannungs- und Physiotherapie sowie an einer Gruppenpsychotherapie teilnehmen (→ Schmerzkliniken, S. 1136).

Kapitel 34

Die Frau und ihre Gesundheit

Inhalt

Die weiblichen Geschlechtsorgane

Die Fortpflanzungsorgane

Die gynäkologischen Organe sind mit der Geburt eines Kindes verbunden – die Eierstöcke, Eileiter und die Gebärmutter. Der Begriff Gynäkologie bedeutet »Studium der Frauen«, von dem griechischen Wort »gyne« für »Frau« und »logos« für »Studium«.

Die beiden Eierstöcke befinden sich ungefähr 10 bis 11 cm unterhalb der Hüfte in der Mitte der Beckenhöhle. Jeder ist nur etwa mandelgroß. Bei der Geburt besitzen die Eierstöcke bereits einen lebenslangen Vorrat von ungefähr 1 Million Ova oder Eizellen. Zwischen der Pubertät und den Wechseljahren geben die Eierstöcke generell ein Ei pro Monat frei, und zwar in der Mitte des Menstruationszyklus. Sie produzieren außerdem die weiblichen Geschlechtshormone Östrogen und das Gelbkörperhormon Progesteron.

Zwischen jedem Eierstock und der Gebärmutter liegt ein Eileiter, der jeweils den Durchmesser eines Bleistifts hat und dessen Durchgang nicht breiter als eine Nadel ist. Jeder Eileiter ist ungefähr 10 Zentimeter lang und mit der Gebärmutter verbunden. Die Gebärmutter in der Form einer auf dem Stiel stehenden Birne ist bei einer nicht schwangeren Frau ungefähr 6,5 Zentimeter lang.

Die Wände der Gebärmutter sind dick und bestehen hauptsächlich aus starken Muskeln, die sich während der Geburt zusammenziehen, um das Kind herauszupressen. Der enge Teil der Gebärmutter wird der Gebärmutterhals genannt, ebenfalls mit dicken Wänden. Norma-

lerweise ist seine Öffnung sehr klein – groß genug etwa für die Menstruationsflüssigkeit, aber nicht groß genug, um aus Versehen einen Tampon hineinschieben zu können. Während der Geburt weitet sich die Gebärmutterhalsöffnung, um das Kind hindurchzulassen.

Der Gebärmutterhals reicht bis in die Scheide, einem muskulösen Schlauch von etwa 13 cm Länge. Die meiste Zeit berühren sich die Wände der Scheide, sie können sich jedoch ausdehnen, um Raum zu schaffen für einen Tampon etwa oder ein termingerecht geborenes Kind. Zellen in der Scheidenwand produzieren Gleitmittel. Bei Mädchen blockiert eine dünne Membran, das Jungfernhäutchen, teilweise die Öffnung des Scheidenkanals. Es bleibt oft bis zum ersten Geschlechtsverkehr intakt. In seltenen Fällen muss der Arzt das Jungfernhäutchen einschneiden, bevor das Mädchen menstruieren kann.

Die Öffnung der Scheide wird von den äußeren Genitalien geschützt. Der gesamte Bereich wird äußere Geschlechtsorgane oder Vulva genannt. Sie bestehen aus dem Schamhügel, den Schamlippen, der Klitoris und der Scheidenöffnung, dem Scheidenvorhof. Der Schamhügel ist das Polster aus Fettgewebe am Bauchende, das während der Pubertät mit Haaren bedeckt wird. Die Schamlippen sind zwei Gewebefalten, die sich auf jeder Seite der Scheide nach unten ausstrecken. Es gibt die äußeren und inneren Schamlippen, die Labia majora und die Labia minora (»labium« ist das lateinische Wort für »Lippe«). Dort, wo die Schamlippen zusammenkommen, bedecken sie eine klei-

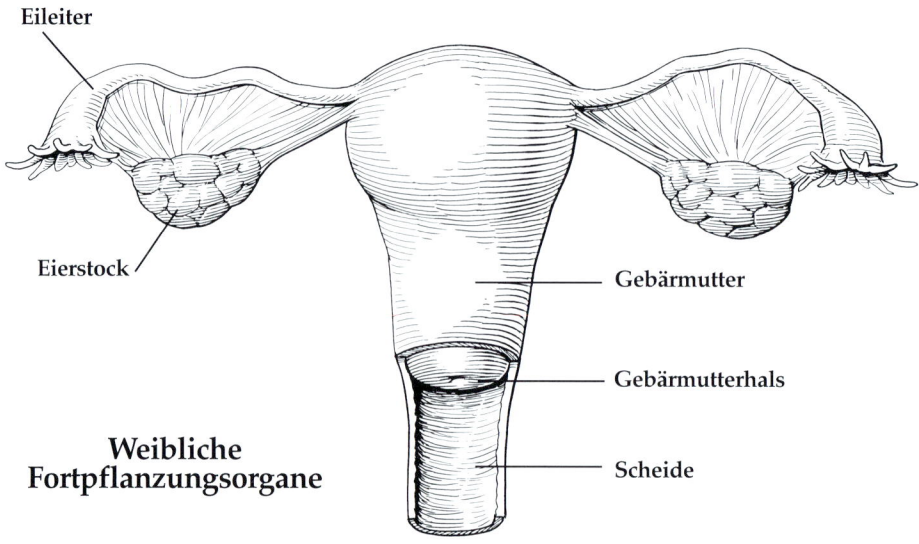

Eileiter

Eierstock

Gebärmutter

Gebärmutterhals

Scheide

Weibliche Fortpflanzungsorgane

ne Vorwölbung, die Spitze der Klitoris. Bei sexueller Erregung wird die Klitoris, so wie der männliche Penis, steif. Die wichtigen Bartholin-Drüsen befinden sich im Scheidenvorhof. Die von ihnen ausgeschiedenen Substanzen machen die Scheide gleitfähig.

Zwischen der Klitoris und der Scheide befindet sich eine weitere, kleinere Öffnung, der Eingang zur Harnröhre. Die Harnröhre ist der etwa 4 cm lange Verbindungsgang zur Harnblase, wo der Urin gesammelt wird. Die Harnblase befindet sich zwischen dem Schambein und der Gebärmutter. Sowohl Männer als auch Frauen haben eine Harnblase und Harnröhre. Doch können bei beiden Geschlechtern unterschiedliche Probleme mit den Harnwegen auftreten. Deshalb beschäftigt sich dieses Kapitel auch mit Störungen der weiblichen Harnwege (S. 1192).

Beckenuntersuchung

Eine Beckenuntersuchung ist ein einfaches Verfahren, das vom Gynäkologen oder Hausarzt durchgeführt werden kann. Die Patientin sitzt dabei mit gebeugten Knien auf einem Untersuchungsstuhl, wobei die Fersen meistens in steigbügelartigen Metallstützen ruhen. Der Arzt untersucht zunächst, ob die äußeren Genitalien normal aussehen – keine Wundstellen, Verfärbungen oder Schwellungen sichtbar sind. Danach kommt die innerliche Untersuchung. Um die Innenwände der Scheide und des Gebärmutterhalses zu sehen, führt der Arzt ein Instrument, Spekulum genannt, ein, mit dem er die Scheidenwände auseinander hält. Dann leuchtet er mit einer Lampe hinein und untersucht den Bereich auf Wunden, Entzündungen, Anzeichen abnormalen Ausflusses oder andere ungewöhnliche Erscheinungen. Der nächste Schritt ist normalerweise der Abstrich vom Gebärmutterhals. Mit dem Spekulum in Position wird der Gebärmutterhals sanft mit einem kleinen Spatel, einer Bürste oder einem Baumwollstäbchen abgeschabt. Der Abstrich wird für einen Papanicolaou-Test (→ Pap-Test, S. 1181) ins Labor geschickt, wo er auf Gebärmutterhalskrebs oder andere Befunde hin untersucht wird.

Der Arzt kann die inneren Organe wie Gebärmutter und Eierstöcke nicht sehen, kann sie aber durch Abtasten untersuchen, nachdem er den Spiegel entfernt hat. Dafür führt er zwei mit Gleitmittel versehene behandschuhte Finger in die Scheide ein. Dadurch, dass er mit der anderen Hand auf den Bauch drückt und gleichzeitig die Finger in der Scheide bewegt, kann er die Position, Größe und Lage der Gebärmutter, Eierstöcke und anderen Organe untersuchen. Durch das Abtasten der Konturen dieser Organe können manchmal auch Tumore oder Zysten entdeckt werden.

Vulva

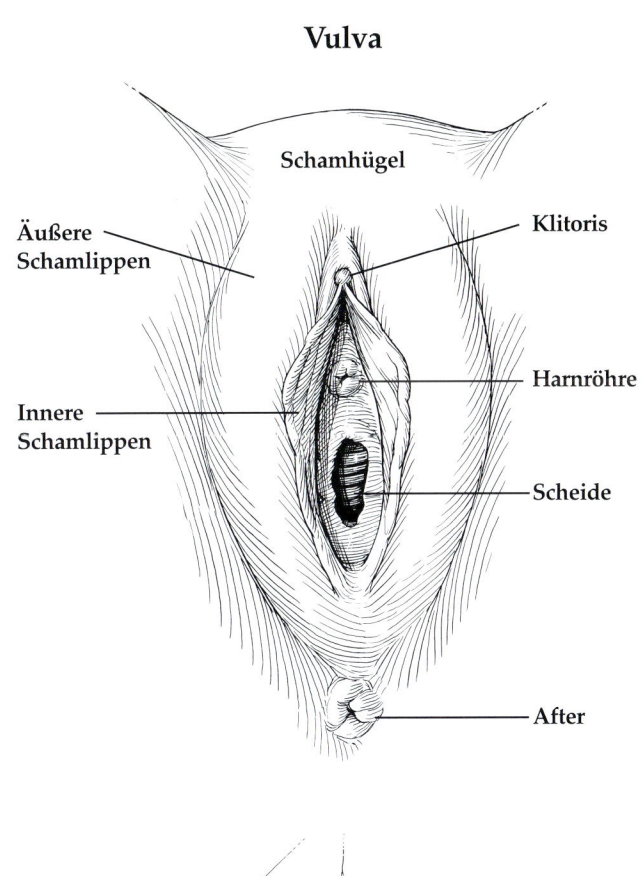

Schamhügel

Äußere Schamlippen

Klitoris

Harnröhre

Innere Schamlippen

Scheide

After

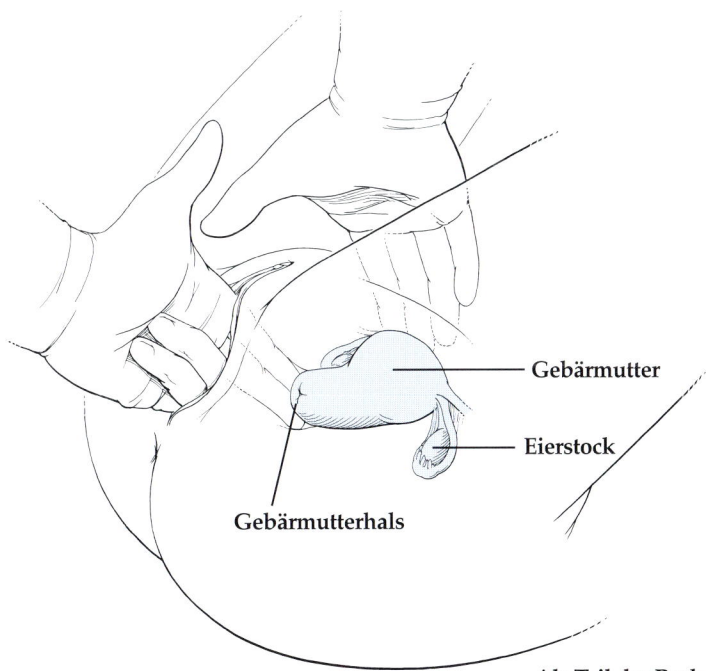

Gebärmutter

Eierstock

Gebärmutterhals

Als Teil der Beckenuntersuchung führt der Arzt zwei behandschuhte Finger in die Scheide ein. Durch gleichzeitiges Drücken auf den Bauch kann er die Gebärmutter, Eierstöcke und andere Organe abtasten.

Die Auswahl des Gynäkologen

Gynäkologen sind Ärzte, die sich auf die Behandlung des weiblichen Fortpflanzungssystems spezialisiert haben. Frauen können sie bei Problemen mit der Menstruation oder der Brust, bei Krebs der Fortpflanzungsorgane, für die Behandlung von Unfruchtbarkeit oder Geschlechtskrankheiten, für Probleme während der Wechseljahre und für eine Beratung über Empfängnisverhütung, Abtreibung oder sexuellen Problemen aufsuchen.

Da Gynäkologen auch als Geburtshelfer ausgebildet sind, betreuen viele von ihnen Schwangerschaften und Geburten. Manche Frauen wählen während ihrer fortpflan-

zungsfähigen Lebensjahre einen Gynäkologen als Hausarzt. In ländlichen Gebieten, in denen es keine Gynäkologen gibt, können Hausärzte, Allgemeinmediziner oder Internisten die routinemäßigen gynäkologischen Untersuchungen durchführen.

Eine weitere Alternative ist die Hebamme. Unter besonderen Umständen bringen die Hebammen alleine die Kinder auf die Welt und betreuen die Mütter nach der Geburt, unter anderem mit routinemäßigen Brust- und Beckenuntersuchungen inklusive Abstrich.

Für routinemäßige Untersuchungen ist ein Gynäkologe nicht immer

notwendig, wohl aber für ernsthafte Probleme. Ein anderer Arzt kann durch Empfehlung bei der Wahl eines Gynäkologen behilflich sein. Auch die Landesärztekammern oder Kliniken sind bei der Wahl behilflich. Während des ersten Besuchs beim Gynäkologen sucht die Patientin nach Antworten auf wichtige Fragen. Nimmt der Arzt sich die Zeit, die Dinge in einer Sprache zu erklären, die sie versteht? Ist er oder sie bereit Fragen übers Telefon zu beantworten? Und vor allem, fühlt sie sich wohl bei dieser Person? Wenn nicht, sollte sie andere Gynäkologen konsultieren, bevor sie eine endgültige Wahl trifft.

Um die Organe aus einem anderen Winkel her abtasten und den Enddarm untersuchen zu können, führt der Arzt einen Finger in den Enddarm und einen oder mehrere Finger in die Scheide ein und bewegt sie gleichzeitig.

Das Abtasten der inneren Organe kann für die Frau unangenehm sein, sollte jedoch keine Schmerzen verursachen. Ist dies jedoch der Fall, sollte sie es dem Arzt sofort mitteilen. Es wird

weniger unangenehm sein, wenn man die Muskeln im Beckenbereich entspannt. Oft hilft es, langsam und tief einzuatmen.

Eine gynäkologische Routineuntersuchung schließt generell eine Brustuntersuchung mit ein. Der Arzt fragt außerdem nach der medizinischen Vorgeschichte. Er wird das Datum der letzten Periode wissen wollen, es sei denn, man ist für eine Menstruation noch zu jung. Außerdem fragt er nach früheren Schwangerschaften und Geburten und nach der Art der Empfängnisverhütung. Unter Umständen wird die Patientin gewogen, ihr Blutdruck gemessen und eine Urin- und Blutprobe für Laboruntersuchungen entnommen.

Die Brust

Die Brust besteht zum größten Teil aus Fett- und Bindegewebe, die als Schutz für ein Netzwerk von Milchdrüsen und Blutgefäßen dienen. Während der Milchsekretion scheiden diese Drüsen Milch in ein System von Gängen aus, die schließlich direkt hinter der Brustwarze zusammenkommen. Die Brüste sind durch Bindegewebe mit den Muskeln der Brustwand (den Pektoralismuskeln) verbunden.

Die Brustwarzen sind aus erektilem Gewebe. Manche sind immer steif und stehen vor, andere sind invertiert (Schlupfwarzen) und wieder andere sind normalerweise flach, werden aber steif, wenn es kalt ist, wenn etwas sie berührt oder während sexueller Erregung. Alle

Weibliche Brust

Fettgewebe

Bindegewebe

Brustwarze

Milchgänge

Milchdrüsen

drei Arten von Brustwarzen sind völlig normal. Die Brustwarze ist vom Warzenvorhof umgeben, einem Gewebering von der gleichen Farbe wie die Brustwarze.

Fettdrüsen im Warzenvorhof machen die Brustwarzen während des Stillens geschmeidig. Bei manchen Frauen sind diese Drüsen als kleine Wölbungen sichtbar. Bei vielen Frauen ist der Rand des Warzenvorhofs behaart. Es gibt keinen Grund, diese Haare zu entfernen. Bei einigen Frauen, die die Pille nehmen, tritt der Haarwuchs hier verstärkt auf.

Manche Frauen sind bezüglich ihrer Brüste unsicher. Sie glauben, dass sie entweder zu groß oder zu klein sind, oder sind über deren unterschiedliche Größe besorgt. Die Größe spielt jedoch keine Rolle, weder bezüglich der sexuellen Empfänglichkeit noch hinsichtlich der Stillfähigkeit.

Frauen mit einer kleinen Brust sind genauso empfänglich wie Frauen mit großer Brust und sie können einen Säugling genauso erfolgreich stillen. Außerdem ist es normal und weit verbreitet, dass die beiden Brüste in ihrer Größe und Form etwas unterschiedlich sind. Dabei kommt es aus nicht bekannten Gründen häufiger vor, dass die rechte Brust kleiner als die linke ist.

Menstruation und Menstruationsstörungen

Pubertät und Menarche

Die Pubertät beginnt bei Mädchen mit 8 Jahren. Die Hirnanhangsdrüse beginnt zwei wichtige Hormone in zunehmender Menge auszuschütten: das Follikel stimulierende und das luteinisierende Hormon (LH). Diese Hormone gelangen über den Blutstrom in die Eierstöcke, wo sie Veränderungen und Wachstum auslösen.

Bei der Geburt enthalten die Eierstöcke bereits alle Eizellen, die sie jemals besitzen werden. Die Eier ruhen, bis sie von einer stark ansteigenden Menge an Hypophysenhormonen stimuliert werden. Die Eizellen beginnen zu wachsen und zusätzliche Schichten von Außenzellen zu entwickeln. Diese Zellen beginnen ein weiteres Hormon, das Östrogen, zu produzieren. Während der Kindheit produziert der Körper eines Mädchens nur sehr wenig Östrogen, in der Pubertät steigt die Menge jedoch um das 20-fache an. Während sich die Eizellen entwickeln, wachsen und reifen auch die Eierstöcke und andere innere Fortpflanzungsorgane.

Schon bald gibt es auch äußere Zeichen der Veränderung. Die Brust des Mädchens beginnt sich zu entwickeln, da das Östrogen die Entwicklung der Milchdrüsen einleitet. Es ist möglich, dass sich eine Brust vor der anderen und unterschiedlich schnell entwickelt. Im Normalfall werden die Brüste etwa gleich groß. Als Nächstes wachsen die Schamhaare und später die Haare unter den Armen. Das Mädchen erlebt einen Wachstumsschub. Seine Hüften und Brüste werden runder und es beginnt mehr und mehr wie eine Frau auszusehen.

Ungefähr 2 Jahre nachdem seine Brust sich zu entwickeln begonnen hat, erreicht das Mädchen die Menarche, das heißt, es menstru-iert zum 1. Mal. Die Menarche bedeutet den Beginn seines fortpflanzungsfähigen Lebens und die Wechseljahre (das Ende der Eierstockfunktionen) wird dessen Ende kennzeichnen.

Der Begriff Menarche ist abgeleitet von den griechischen Worten »men« für »Monat« und »arche« für »Beginn«. Bei Männern gibt es keine Entsprechung für die Menarche, die eine große Veränderung im biologischen Status einer Frau bedeutet. Die Einstellung eines Mädchens ihrer Menstruation gegenüber und die Gefühle darüber, was es bedeutet, eine Frau zu sein, können davon beeinflusst werden, wie Familie und Freunde auf ihre 1. Menstruation reagieren.

Die Menarche tritt in den westlichen Industriestaaten zwischen dem 11. und 14. Lebensjahr auf, rund 1 bis 2 Jahre früher als im 19. Jahrhundert. Die Medizin glaubt, der Grund dafür ist die bessere Ernährung junger Mädchen heutzutage. Anscheinend muss ein Mädchen entweder ein bestimmtes Körpergewicht, etwa 48 Kilo, erreicht haben, oder aber es muss dieses Gewicht erreicht und gleichzeitig eine bestimmte Menge an Fett und Wasser gespeichert haben, bevor die hormonellen Veränderungen beginnen können. Übergewichtige Mädchen haben ihre erste Periode meist früher als normalgewichtige. Sehr sportliche, schlecht ernährte oder an einer chronischen, schwächenden Krankheit leidende Mädchen beginnen generell später zu menstruieren.

Beginnen sich die Brüste eines Mädchens vor dem 8. Lebensjahr zu entwickeln oder hat es seine erste Periode vor dem 9. Lebensjahr, sollte es einen Arzt aufsuchen. Dieser seltene Zustand wird vorzeitige Pubertät genannt. Die vorzeitige sexuelle Entwicklung ist möglicherweise ein ernsthaftes Symptom (→ Verfrühte

Pubertät, S. 135), kann aber in den meisten Fällen behandelt werden.

Die Betroffene sollte auch dann einen Arzt aufsuchen, wenn sich ihre Brüste mit 14 Jahren noch nicht entwickelt haben oder sie mit 16 ihre erste Periode noch nicht hatte, besonders dann, wenn sie besorgt darüber ist.

In den ersten Jahren nach der Menarche ist es normal, dass der Menstruationszyklus eines Mädchens unregelmäßig ist oder manchmal sogar ganz ausbleibt. Ihre Eierstöcke geben wahrscheinlich nicht jeden Monat eine Eizelle ab. Man sollte jedoch bedenken, dass ein Mädchen selbst vor ihrer ersten Periode schwanger werden kann, da das erste Ei freigegeben werden kann, bevor die Periode beginnt.

Medizinisch gesehen endet die Pubertät erst dann, wenn sich die Menstruation etabliert hat und der Zyklus regelmäßig ist.

Der normale Menstruationszyklus

Der Menstruationszyklus beginnt am ersten Tag der Periode und endet am ersten Tag der Periode des nächsten Zyklus. Die Freigabe einer Eizelle (Ovum), so klein, dass sie mit dem bloßen Auge kaum zu sehen ist, geschieht etwa in der Mitte des normalen Menstruationszyklus. Normalerweise gibt nur ein Eierstock eine Eizelle in beliebiger Reihenfolge frei.

Jeden Monat, auch während der Periode, entwickeln sich einige Follikel in einem der Eierstöcke und der nächste Zyklus beginnt. Diese Follikel sind winzige Säcke, die jeweils ein unreifes Ei enthalten. Nach etwa 1 Woche beginnt ein Follikel schneller zu wachsen als die anderen, die wieder auf Normalgröße zurückschrumpfen.

In der Zwischenzeit schütten die Eierstöcke immer mehr Östrogen aus, was zu einem Großteil von den äußeren Zellen dieses einzigen, dominanten Follikels produziert wird. Das Östrogen wirkt auf die Gebärmutterschleimhaut ein und führt dazu, dass sie wächst und sich verdickt. Ein oder 2 Tage vor dem Eisprung hat die Östrogenmenge ihren Höchststand erreicht. Sie beginnt dann wieder abzunehmen und das dominante Follikel beginnt geringe Mengen des Gelbkörperhormons Progesteron zu produzieren. Das Follikel schwillt an, bricht auf und entlässt die Eizelle.

Andere begleitende Anzeichen sind ein leichter Anstieg der Körpertemperatur und eine Veränderung des Drüsensekrets aus dem Gebärmutterhals.

Nach der Abgabe wandert das Ei in den Eileiter und beginnt seine Reise in die Gebärmutter, die etwa 6 Tage dauert. Während das Ei wandert, kann es von einer Samenzelle befruchtet werden. Die Befruchtung findet generell innerhalb von 24 Stunden nach dem Eisprung statt, bevor das Ei mehr als ein Drittel der Länge des Eileiters zurückgelegt hat.

Das Follikel im Eierstock verändert sich, während das Ei zur Gebärmutter wandert. Wieder vergrößert es sich schnell – in diesem Stadium wird es Gelbkörper genannt – und es beginnt große Mengen an Gelbkörperhormon und Östrogen zu produzieren. Unter dem Einfluss dieser Hormone baut sich die Gebärmutterschleimhaut weiter auf. Ihre Drüsen produzieren Nährstoffe und andere Substanzen. Die Blutversorgung steigt, wie auch die Anzahl der winzigen Blutgefäße im Gewebe.

Am Ende des Menstruationszyklus hat sich die Gebärmutterwand in ihrer Dicke verdoppelt und große Mengen an Nährstoffen wurden dort gelagert. Sie ist jetzt bereit ein befruchtetes Ei zu versorgen.

Im Falle einer Schwangerschaft, bei der sich das befruchtete Ei in der Gebärmutter einnistet, helfen Hormone die vom Gelbkörper ausgeschüttet werden, das Ei zu versorgen. Geschieht dies nicht, stirbt die Eizelle ab oder wird zusammen mit vaginalem Ausfluss ausgeschieden, normalerweise bevor die Periode beginnt. Innerhalb von 2 Wochen nach dem Eisprung beginnt der Gelbkörper zu schrumpfen und die Östrogen- und Progesteronmengen nehmen wieder ab. Die Gebärmutter stößt die aufgebaute Wandauskleidung ab und die Monatsblutung beginnt.

Die Menstruationsflüssigkeit besteht nicht nur aus Blut, sondern auch aus Sekret aus der Scheide und dem Gebärmutterhals und Gewebe, das von der Gebärmutterwand abgestoßen wurde. Am 4. oder 5. Tag der Periode ist die Gebärmutterschleimhaut wieder dünn geworden, aber der Prozess des Wiederaufbaus hat bereits begonnen.

Im Durchschnitt ist ein Zyklus 28 Tage lang, doch er kann auch zwischen 23 und 35 Tage dauern. Liegt ein Zyklus nicht in diesem Zeitrahmen, kann er trotzdem völlig normal sein. Doch sind extrem lange oder kurze Zyklen manchmal ein Zeichen für Unfruchtbarkeit. Im Durchschnitt dauert die Periode selbst 4 Tage an. Perioden von 2 oder 7 Tagen sind jedoch ebenfalls nichts Ungewöhnliches.

Es ist normal, dass die Periode aus keinem ersichtlichen Grund irgendwann einmal vorübergehend unregelmäßig wird. Vielleicht bleibt

KAPITEL 34 Die Frau und ihre Gesundheit 1145

sie ganz aus oder ist viel länger, kürzer oder stärker als normal. Manchmal spiegelt diese Veränderung einfach nur das Alter der Frau wider: Die Periode tendiert dazu, in der Menarche oder zu den Wechseljahren hin länger zu dauern. Manchmal spielt auch Stress eine Rolle. Der Monatszyklus wird von Hormonen gesteuert, die letztendlich vom Hypothalamus kontrolliert werden, einem Bereich im Gehirnstamm, der wie eine Art Thermostat für das gesamte System funktioniert. Der Hypothalamus wiederum arbeitet mit der Hirnanhangsdrüse zusammen. Einige ihrer Hormone regulieren die Hormonfunktionen der Eierstöcke, was sich wiederum auf die Gebärmutter auswirkt.

In den folgenden Abschnitten werden Richtlinien vorgeschlagen, durch die man lernt normale Unregelmäßigkeiten im Zyklus von Zeiten zu unterscheiden, in denen man einen Arzt konsultieren sollte. Einige der Störungen, wie beispielsweise das Ausbleiben der Regelblutung (Amenorrhoe) oder schmerzhafte Regelblutungen (Dysmenorrhoe), haben ähnliche Namen. In ihnen sind zwei griechische Wörter enthalten, »men« gleich »Monat«, da die Menstruation ein monatlicher Vorgang ist, und »rhoia« gleich »Fluss«.

Toxisches Schocksyndrom

Symptome
- Plötzliches Fieber von 39 °C oder höher
- Durchfall oder Erbrechen
- Schwindel- und Schwächegefühl, Ohnmachtsanfälle, Desorientiertheit
- Hautausschlag, der einem Sonnenbrand ähnelt, besonders an Handflächen und Fußsohlen

Das toxische Schocksyndrom (TSS) ist eine seltene, aber potenziell gefährliche Störung hauptsächlich bei Frauen unter 30 Jahren, die meistens mit dem Gebrauch von Tampons und manchmal von Verhütungsschwämmen in Verbindung gebracht wird.

In den frühen 80er-Jahren gab es in den USA eine kleine TSS-Epidemie, von der hauptsächlich junge, menstruierende Frauen betroffen waren, die eine bestimmte Sorte Tampons der Größe Super aus synthetischem Material verwendet hatten. Es hatte den Anschein, als ob TSS von Toxinen oder Giftstoffen der *Staphylokokkus-aureus*-Bakterien verursacht wurde. Diese Bakterien sind im Körper oft vorhanden und verursachen keine Probleme. Einige Forscher glaubten, dass wenn Frauen Supertampons lan-

---

Monatshygiene

Früher benutzten menstruierende Frauen Tücher, um die Menstruationsflüssigkeit aufzufangen, die sie wuschen und wieder benutzten. Heute gibt es Binden zu kaufen sowie Tampons und Schwämme, die in die Scheide eingeführt werden, um die Flüssigkeit aufzunehmen.

Die Verpackungen der Binden und Tampons sind oft mit dem Aufdruck »Normal« oder »Super« gekennzeichnet. Diese Bezeichnungen stehen weniger für die Größe des Produktes als für seine Absorbierfähigkeit. Da es keine allgemein gültigen Standards gibt und der Normaltampon der einen Marke so absorbierfähig sein kann wie der Supertampon einer anderen, muss jede Frau selbst herausfinden, mit welcher Marke und Größe sie am besten zurechtkommt. Vom gesundheitlichen Standpunkt aus betrachtet ist es nicht schädlich, während der Periode Geschlechtsverkehr zu haben. Manche Frauen benutzen ein Diaphragma, dass durch Verhütungsgel gleitfähig gemacht wurde, um den Menstruationsfluss vorübergehend zu stoppen.

---

ge Zeit im Körper trugen, die Tampons ein Nährboden für diese Bakterien werden könnten. Andere Forscher meinten, dass die großen Tampons an der Oberfläche der Scheide kratzten und es den Bakterien oder ihren Toxinen somit ermöglichten, in den Blutstrom zu gelangen.

Die Sorte Tampons, die mit der ursprünglichen TSS-Epidemie in Verbindung stand, wurde vom Markt genommen. In den letzten Jahren gab es ein paar Fälle von TSS bei Frauen, die ein Diaphragma oder einen Verhütungsschwamm benutzt hatten. Die Krankheit ist aber insgesamt sehr selten, ihre Häufigkeit liegt bei nur 1 bis 3 Fällen auf 100 000 Personen. 25 bis 30 Prozent der Menschen, die heute an TSS erkranken, sind nicht junge, menstruierende Frauen, sondern ältere Frauen, Männer und sogar Kinder.

Diagnose
Zeigen sich die oben genannten Symptome, besonders während der Periode am Ende, sollte zunächst der Tampon entfernt werden. Dann werden dem Arzt die Symptome mitgeteilt, ebenso wie lange man schon darunter leidet und zu welchem Zeitpunkt die Periode begonnen hat. Andere mögliche Symptome sind Kopf-, Hals- und Muskelschmerzen und blutunterlaufene Augen.

Der Ausschlag kann an verschiedenen Körperstellen auftreten, unter anderem zum Beispiel an den Handflächen und Fußsohlen. Nach etwa einer Woche beginnt sich die Haut an diesen Stellen zu schälen.

Orale Verhütungsmittel

Orale Verhütungsmittel sind sehr effektiv. Ihre Fehlerrate beträgt weniger als 1 Prozent. Die heutigen Antibabypillen unterscheiden sich sehr von den ursprünglichen Präparaten, da die Hersteller die Dosis weiblicher Hormone reduziert haben. Als die Pille noch große Mengen an Östrogen enthielt, verursachte sie bei manchen Frauen Herz- und Kreislaufstörungen. Bei den neuen, gering dosierten Pillen besteht immer noch ein gewisses Risiko, besonders bei Frauen unter 30 Jahren. Rauchen kann das Risiko erhöhen.

Es gibt zwei Arten von oralen Verhütungsmitteln. Die Kombinationspille (sowohl Östrogen als auch Progesteron) enthält nur ein Zehntel des Östrogens der ursprünglichen Pille und nur halb so viel Progesteron. Die so genannte Minipille, die nur Progesteron enthält, ist ebenfalls niedrig dosiert. Die neuen Pillen mit den neuen Progestagenen haben weniger Nebenwirkungen wie Kopfschmerzen und Depressionen als ihre Vorgänger.

Die Pille ist nicht für jede Frau

Manche Frauen sollten keine oralen Verhütungsmittel benutzen. So sollte die Kombinationspille nicht eingenommen werden, wenn es eine Vorgeschichte von Schlaganfällen, Blutgerinnseln, hohem Blutdruck, schwerem Diabetes, Brust- oder Gebärmutterkrebs gibt oder die Frau an einer Lebererkrankung oder Sichelzellanämie leidet.

Außerdem zeigen Studien, dass die Risiken in Verbindung mit der Pille bei Raucherinnen und in geringerem Maße auch mit dem Alter zunehmen. Deshalb empfehlen Ärzte generell, dass Raucherinnen ab 35 Jahren die Pille nicht mehr nehmen sollten.

Nebenwirkungen

Da bei der Pille immer noch ein geringes Schlaganfallrisiko besteht, sollten Frauen während der Einnahme die folgenden Warnzeichen beachten. Tauchen öfters Kopfschmerzen als gewöhnlich auf oder fühlt die Frau sich schwach und beginnt Schwierigkeiten beim Sprechen zu haben, sollte sie einen Arzt anrufen. Diese Symptome sind bei niedrig dosierten Pillen kein Grund zur Beunruhigung. Auch sollte sie vor einer Operation mit dem Arzt über die Einnahme der Pille sprechen.

Orale Verhütungsmittel haben noch andere, weniger ernste Nebenwirkungen. Es kann zu Zwischenblutungen kommen oder die Periode kann ganz ausbleiben, besonders wenn gerade mit der Einnahme der Pille begonnen wurde. Es gibt viele Sorten von Antibabypillen auf dem Markt und der Arzt kann die Probleme meist durch Verschreiben einer anderen Pille beseitigen.

Bei manchen Frauen ist die Periode während der Einnahme der Pille regelmäßig, bleibt aber nach Absetzen der Pille ganz aus. Dieser Zustand ist fast immer vorübergehend. Bei etwa 5 Prozent der Frauen, die die Pille nehmen, steigt nach ungefähr 5 Jahren der Blutdruck ein wenig. In den meisten Fällen wird er jedoch wieder normal, wenn die Pille abgesetzt wird.

Andere mögliche Nebenwirkungen sind Übelkeit, Empfindlichkeit der Brust, Wasserablagerung, Depressionen und Nervosität. Außerdem kann man entweder durch die Wasserablagerung im Körper oder weil die Pille den Appetit anregt und man einfach mehr isst, an Gewicht zunehmen.

Wechselwirkung mit anderen Medikamenten

Bei einem neuen Medikament sollte nicht vergessen werden dem Arzt mitzuteilen, dass die Pille eingenommen wird, da sie mit anderen Medikamenten, wie etwa krampflösenden Mitteln und Antibiotika, in Wechselwirkung treten kann.

Gute Nachrichten

Nicht alle Nebenwirkungen sind nachteilig und orale Verhütungsmittel haben auch positive Wirkungen. So sind schwere Blutungen oder Bauchkrämpfe ebenso selten wie Knoten in der Brust. Das Risiko von Eisenmangelanämie, Eierstockzysten, Eierstockkrebs oder Rheuma ist ebenfalls geringer. Die Periode wird wahrscheinlich regelmäßig, leicht und voraussagbar sein. Junge Frauen, die die Pille nehmen, scheinen auch weniger an Gebärmutterkrebs zu erkranken als andere Frauen.

Außerdem gibt es bis jetzt keine überzeugenden Hinweise darauf, dass Frauen, die die Pille nehmen, öfters an Brustkrebs oder anderen bösartigen Tumoren erkranken als andere Frauen. (Für Informationen über andere Verhütungsmethoden siehe S. 170.)

Wie gefährlich ist TSS?

Die TSS-Symptome treten plötzlich und unerwartet auf und die Krankheit verläuft in ungefähr 3 Prozent der Fälle tödlich.

Der Blutdruck der betroffenen Patientinnen kann unter Umständen abstürzen und es kann eine Schockreaktion eintreten.

In einigen Fällen kann es auch zu Nierenversagen kommen.

Behandlung

Bei schweren Fällen von TSS sind Antibiotika notwendig. Da *Staphylokokkus aureus* Penicillin und Ampicillin gegenüber resistent sein kann, braucht man möglicherweise andere Medikamente. Beginnt der Blutdruck zu fallen, dann werden ein Krankenhausaufenthalt und blutdruckstabilisierende Medikamente notwendig. Man muss auch reichlich Flüssigkeit zu sich nehmen, um somit einen Wassermangel auszugleichen.

Vorbeugung

Man kann das TSS-Risiko reduzieren, indem man die Tampons mindestens alle 8 Stunden wechselt. Frauen, die für diese Art von Infektion anfällig sind, sollten keine Tampons benutzen. TSS kommt häufig wieder. Bis zu 30 Prozent der Menschen, die die Infektion einmal hatten, erkranken wieder daran, doch sind die nachfolgenden Ausbrüche meist nicht so ernsthaft. Frauen, die schon einmal an TSS erkrankt waren, sollten nie Tampons benutzen.

Prämenstruelles Syndrom

Symptome. Ein voraussagbares Schema körperlicher wie emotionaler Veränderungen, die kurz vor der Menstruation auftreten.

Körperliche Veränderungen sind unter anderem Blähungen, Wasserablagerung, Gewichtszunahme, Brustschmerzen, Anschwellen des Bauches, Gliederschmerzen, geschwollene Hände und Füße, Müdigkeit, Übelkeit, Erbrechen, Durchfall, Verstopfung, Kopfschmerzen und Atemwegs- oder Hautprobleme.

Emotionale Veränderungen sind unter anderem Depressionen, Gereiztheit, Angstzustände, Anspannung, Stimmungsschwankungen, Konzentrationsschwäche oder Lethargie.

Für 2 bis 5 Prozent der Frauen ist das prämenstruelle Syndrom (PMS) ein ernsthaftes Problem. Bei vielen anderen zeigt es sich in einer gemäßigteren Form. Die Symptome können jederzeit nach der Zyklusmitte auftreten und klingen schon bald nachdem die Periode begonnen hat ab. Die Symptome können von Monat zu Monat einmal stärker, einmal schwächer sein und Frauen zwischen 20 und 40 Jahren sind öfters von ihnen betroffen.

Niemand weiß sicher, wodurch PMS verursacht wird, doch hat es zweifellos mit den zyklischen Veränderungen im Hormonhaushalt zu tun, da die Symptome während einer Schwangerschaft und nach den Wechseljahren nicht auftreten. Stress kann das Problem verschlimmern, ist jedoch nicht die einzige Ursache. Manchmal leiden Frauen mit schwerem PMS unter Depressionen, die nicht diagnostiziert wurden. Aber auch Depressionen allein erklären nicht alle Symptome. Manchmal wird PMS für Symptome verantwortlich gemacht, die eigentlich psychische Ursachen haben.

Diagnose

Ein Arzt wird ein bestimmtes Symptom nur dann dem PMS zuordnen, wenn es Teil eines voraussagbaren prämenstruellen Schemas ist. Möglicherweise bittet der Arzt die Patientin ihren Monatszyklus ein paar Monate lang aufzuschreiben, bevor sie zu einem Gespräch kommt. In einem Kalender oder Tagebuch werden alle Symptome, der Tag, an dem man sie zuerst bemerkt hat, und der Tag, an dem sie wieder verschwunden sind, aufgeschrieben. Man sollte auch den Tag notieren, an dem die Periode begann.

Wie gefährlich ist PMS?

PMS kann schwer zu ertragen sein. Da es jedoch keine zugrunde liegende, ernsthaftere Störung widerspiegelt, wird es nicht als bedenklich betrachtet. Nur die Wechseljahre bringen Heilung, doch lässt PMS normalerweise schon vorher ganz von selbst nach. Einige Symptome des PMS können von einem Arzt behandelt werden.

Behandlung

Arzneimitteltherapie

Keines der Medikamente, die zurzeit für die Behandlung des PMS eingesetzt werden, hilft allen Frauen, da jede Frau individuell und unterschiedlich auf PMS reagiert. Jedes der Medikamente hilft zumindest einigen Frauen.

Um die Wasserablagerung und das Aufblähen zu reduzieren, kann der Arzt ein harntreibendes Mittel verschreiben. Man wird jedoch leicht von diesen Mitteln abhängig und beginnt nach stärkeren Medikamenten zu verlangen. Man kann es mit oralen Verhütungsmitteln probieren (S. 1146), obwohl diese die Symptome genauso verschlimmern wie verbessern können. Bei starker Gereiztheit können Tranquilizer helfen, doch auch diese haben ihre Risiken. Die Einnahme von Vitamin B_6 ist weit verbreitet, es gibt jedoch keine Hinweise darauf, dass es hilft, und große Dosen dieses Vitamins sind gefährlich.

Ernährung und Bewegung

Durch Vermeidung von Salz in den letzten Tagen vor der Periode können das Aufblähen und die Wasserablagerung reduziert werden. Wird auch Koffein vermieden, fühlt man sich vielleicht weniger gereizt und angespannt und hat weniger Brustschmerzen. Auch regelmäßige körperliche Bewegung kann helfen. Frauen, die nur leichte PMS-Symptome haben, sagen, dass es ihnen schon hilft, ihre Symptome ein paar

Monate lang aufzuschreiben. Wird ihnen bewusst, dass ihre Probleme vorhersehbar und temporär sind, sind sie leichter zu ertragen.

Mittelschmerz

Symptome
- Schmerzen im unteren Bauchbereich zur Zeit des Eisprungs
- Manchmal leichte Blutungen aus der Scheide, welche die Schmerzen begleiten

Mittelschmerz tritt in der Mitte des Menstruationszyklus, zur Zeit des Eisprungs auf. Meist ist es ein dumpfer Schmerz, der ein paar Minuten oder Stunden andauern kann. Er wird manchmal von leichten Blutungen begleitet.

Die Ursache ist unbekannt. Eine Theorie besagt, dass wenn ein Follikel aufbricht und ein Ei entlässt, die Flüssigkeit aus dem Follikel in die Bauchhöhle gelangen kann, was Schmerzen verursacht. Die schnelle Abnahme des Östrogenspiegels während des Eisprungs kann ein Grund für die Blutungen sein. Der Mittelschmerz lässt sich gewöhnlich leicht diagnostizieren. Selten ist der Schmerz so stark, dass er dem einer Blinddarmentzündung ähnelt (S. 772).

Behandlung

Arzneimitteltherapie
Um die Schmerzen zu lindern, reicht ein leichtes Schmerzmittel wie Aspirin oder Paracetamol.

Menstruationsschmerzen

Symptome. Schmerzen im unteren Bauchbereich während der Menstruation, die sich bis zu den Hüften, dem unteren Rückenbereich und den Oberschenkeln hin ausdehnen können, sowie Übelkeit, Erbrechen, Durchfall oder Gliederschmerzen während der Menstruation.

Leichte Bauchkrämpfe an den ersten beiden Tagen der Periode sind normal. Mehr als die Hälfte aller Frauen leiden darunter. 10 Prozent der Frauen haben jedoch so starke Schmerzen, dass sie ohne Schmerzmittel ihren normalen Tagesablauf nicht bewältigen können.

Das Problem wird primäre Dysmenorrhoe genannt, wenn die Schmerzen kein Symptom für eine zugrunde liegende, gynäkologische Störung sind, sondern nur eine Verstärkung natürlicher Vorgänge. (Die Vorsilbe »dys« bedeutet »schwierig«, »men« steht für »Monat« und »rhoia« bedeutet »Fluss«.) Fachleute glauben, dass schmerzhafte Regelblutungen durch zu große Mengen an Prostaglandinen verursacht werden, Substanzen, welche die Gebärmutter dazu bringen, sich zusammenzuziehen.

Wenn eine gynäkologische Störung die Ursache für schmerzhafte Regelblutungen ist, spricht man von sekundärer Dysmenorrhoe. Generell vermutet man eine sekundäre Ursache, wenn die Schmerzen länger als die ersten 1 bis 3 Tage der Periode andauern, auch zwischen der Periode mit oder ohne Blutungen auftreten, ein paar Tage vor Beginn der Periode auftreten und von Schmier- oder starken Blutungen begleitet werden. Die Ursache könnten Gebärmuttermyome (S. 1182), Endometriose (S. 1185), eine Geschlechtskrankheit (S. 1087), Adenomyosis (S. 1186), eine Entzündung der weiblichen Geschlechtsorgane im Becken (S. 1187), eine Eierstockzyste oder ein Eierstocktumor (S. 1189) sein.

Diagnose
Der erste Schritt für den Arzt besteht darin, die eigentliche Ursache für die sekundäre Dysmenorrhoe zu finden. Dazu führt er eine Beckenuntersuchung durch (S. 1141) und entnimmt eventuell Blut- und Urinproben. Er kann auch Ultraschall einsetzen, um die inneren Organe zu sehen (S. 1335), oder für einen direkten Einblick eine Bauchspiegelung (S. 1346) machen.

Wie gefährlich ist Dysmenorrhoe?
Die primäre Dysmenorrhoe ist schmerzhaft, aber nicht ernsthaft. Sie kommt im Jugendalter häufiger vor und lässt bei Frauen ab Mitte 20 oder die ein Kind bekommen haben oft nach oder verschwindet ganz.

Die sekundäre Dysmenorrhoe ist schwerwiegender, die meisten dieser Krankheit zugrunde liegenden Störungen können jedoch behandelt werden.

Behandlung

Arzneimitteltherapie
Gegen die primäre Dysmenorrhoe kann der Arzt ein Schmerzmittel verschreiben. Medikamente wie Ibuprofen, Mefenaminsäure, Naproxen und Indometacin helfen etwa 80 Prozent der Frauen, die sie einnehmen. Orale Verhütungsmittel und Aspirin können die Schmerzen ebenfalls lindern.

Bei der sekundären Dysmenorrhoe richtet sich die Behandlung nach der eigentlichen Ursache der Störung.

Das Ausbleiben der Regelblutungen

Symptome
- Bei jungen Mädchen: Die erste Regelblutung hat mit 16 Jahren noch nicht stattgefunden (primäre Amenorrhoe)
- Bei nicht schwangeren erwachsenen Frauen: Ausbleiben der Regel für 6 Monate oder länger (sekundäre Amenorrhoe)

Hat ein Mädchen mit 16 Jahren noch niemals menstruiert, ist es wahrscheinlich, dass es sich zwar normal, allerdings etwas langsamer als die meisten anderen Mädchen entwickelt. Bei sehr sportlichen oder dünnen Mädchen verzögert sich die Menarche häufig (S. 1150). Da jedoch die geringe Möglichkeit einer hormonellen Anomalie besteht, sollte ein Arzt aufgesucht werden, besonders dann, wenn sich auch andere sexuelle Entwicklungen verzögern, also etwa die Brust und die Schamhaare noch nicht zu wachsen begonnen haben. Das Ausbleiben der Regel wird auch Amenorrhoe genannt. Hat ein Mädchen noch nie menstruiert, nennt man diesen Zustand primäre Amenorrhoe.

Hat dagegen eine Frau schon seit Jahren Regelblutungen, bleiben diese jedoch plötzlich für einen oder mehrere Monate aus, nennt man das sekundäre Amenorrhoe. Es gibt verschiedene Erklärungen für diese Störung. Vielleicht ist die Frau schwanger, hat schnell ziemlich viel Gewicht verloren, viel Sport getrieben (S. 1150) oder steht unter Stress. Auch bei extrem übergewichtigen Frauen bleibt die Regel manchmal aus. Vielleicht nimmt die Patientin auch ein Medikament ein, das als Nebenwirkung den Zyklus unterdrückt. Wurde die Pille gerade abgesetzt, kann die Periode einige Monate lang ausbleiben. Auch Stillen kann die Menstruation hinauszögern und wenn eine Frau kurz vor den Wechseljahren (S. 1153) steht, ist das häufigere Ausbleiben der Periode normal.

Die sekundäre Amenorrhoe ist relativ häufig. Ernsthaftere Probleme, wie ein Tumor oder Störungen der Hirnanhangdrüse, können ebenfalls zur Amenorrhoe führen, doch sind diese Ursachen selten (→ Erkrankungen der Hirnanhangsdrüse, S. 941). Das Ausbleiben der Periode nach einer Schwangerschaft, besonders dann, wenn auch kein Milchfluss stattfindet, kann bedeuten, dass die Hirnanhangsdrüse während der Geburt ganz oder teilweise versagt hat, eine Störung, die postpartale Nekrose der Hirnanhangsdrüse genannt wird.

Ist die Menstruation gewöhnlich regelmäßig, die Periode jedoch mehr als 2 Wochen verspätet, kann das ein Hinweis auf eine Schwangerschaft sein. Ist diese jedoch sicher auszuschließen und sind keine anderen Symptome vorhanden, schadet es nicht, 6 bis 9 Monate mit dem Arztbesuch zu warten. Die Frau sollte jedoch beachten, dass sie auch ohne Menstruation schwanger werden kann.

Diagnose
Sowohl bei der primären als auch bei der sekundären Amenorrhoe kann der Arzt eine Beckenuntersuchung durchführen (S. 1141). Er überprüft, ob die Scheidenwände feucht und auch sonst normal sind, und untersucht den Gebärmutterhalsschleim, um zu sehen, ob die Eierstöcke normale Östrogenmengen produzieren. Eine andere Art, den Östrogenspiegel zu überprüfen, ist die Einnahme von Progesteron für ein paar Tage. Danach wird abgewartet, ob Blutungen einsetzen, die darauf hinweisen, dass das Östrogen nicht das Problem darstellt. Die Ursache sind dann vielleicht polyzystische Eierstöcke (S. 1191).

Treten trotz Progesteron keine Blutungen ein, schütten die Eierstöcke wahrscheinlich nur wenig oder gar kein Östrogen aus und es findet kein Eisprung statt. Verschiedene Störungen können den Eisprung verhindern. Blut- und Röntgenuntersuchungen können dem Arzt helfen die Ursache festzustellen.

Wie gefährlich ist Amenorrhoe?
Amenorrhoe ist selten ein Anzeichen für eine ernsthafte Störung. Ohne Menstruation kann es jedoch schwierig sein schwanger zu werden.

Behandlung
Der Arzt kann verschiedene Hormone verschreiben, um die Funktion der Eierstöcke zu überprüfen.

Generell ist eine Behandlung nicht notwendig, wenn man davon ausgehen kann, dass keine ernsthafte Störung die Amenorrhoe verursacht. Frauen, die nicht menstruieren, sind jedoch für Knochenschwund anfälliger (S. 894). Dagegen kann der Arzt Östrogen und ein Kalziumpräparat verschreiben.

Liegt der primären oder sekundären Amenorrhoe eine Störung zugrunde, wird der Arzt mit einer entsprechenden Arzneimitteltherapie entgegenwirken.

Seltene Regelblutungen

Symptome. Weniger Regelblutungen als die gewöhnlichen 11 bis 13 pro Jahr.

Sport und Menstruation

Bei Balletttänzerinnen, Joggerinnen und anderen Frauen, die viel Sport treiben, bleibt die Periode zeitweise oder vollständig aus. Diese Störung kommt bei jungen Frauen häufiger vor als bei älteren, besonders dann, wenn der Zyklus sowieso unregelmäßig ist. Teenager, die Leistungssport betreiben, sind bei ihrer ersten Menstruation oft schon 18 oder 19 Jahre alt.

Medizinische Fachleute glauben, dass dabei verschiedene Faktoren eine Rolle spielen können, unter anderem Stress und das Verhältnis der Fettzellen zu anderen Körperzellen (eine strenge Diät oder schneller und hoher Gewichtsverlust können die Menstruation beeinträchtigen). In beiden Fällen bleibt die Periode aus, weil die Eierstöcke nicht auf zyklische Art und Weise Östrogen produzieren, welche die Gebärmutterwand benötigt, um sich aufzubauen und wieder abgestoßen zu werden (S. 1144). Reduziert die Frau ihr Sportprogramm oder nimmt an Gewicht zu, beginnt sie wahrscheinlich wieder zu menstruieren. Sollte dies nicht der Fall sein – oder will sie einfach nicht weniger Sport treiben oder zunehmen –, kann der Arzt eine geringe Östrogendosis verschreiben, und zwar aus gutem Grund: Ein Mangel an Östrogen kann nämlich Knochenschwund zur Folge haben (S. 894), der in späteren Jahren zu häufigen Knochenbrüchen führen kann.

Aber Vorsicht: Verhütungsmittel sind immer noch notwendig, da ein Eisprung und damit eine Schwangerschaft jederzeit möglich sind.

Manche Frauen haben einen normalen Eisprung und normale Regelblutungen, doch seltener als die meisten Frauen. Diesen Zustand nennt man Oligomenorrhoe, ein Wort, das drei griechische Wörter verbindet: »oligo« gleich »wenig«, »men« gleich »Monat« und »rhoia« gleich »Fluss«.

Es ist normal, kurz vor den Wechseljahren seltener zu menstruieren. Manche Frauen haben jedoch ihr ganzes erwachsenes Leben lang nur selten ihre Periode und niemand weiß genau warum. Manchmal beginnt eine solche Frau selten zu menstruieren und leidet gleichzeitig an Akne und ungewöhnlich starkem Haarwuchs im Gesicht und am Körper. Die Ursache könnten zu große Mengen Androgen im Körper sein, die entweder von der Nebenniere oder von einem Eierstocktumor produziert werden (→ Erkrankungen der Nebenniere, S. 937, und Hirsutismus, S. 940).

Diagnose
Der Arzt wird die medizinische Vorgeschichte genau prüfen, eine Beckenuntersuchung durchführen (S. 1141) und wahrscheinlich auch Blut- und Urinuntersuchungen veranlassen, um den Spiegel verschiedener Hormone zu testen.

Wie gefährlich ist Oligomenorrhoe?
In den meisten Fällen stellt Oligomenorrhoe keine gesundheitliche Gefahr dar und erfordert keine Behandlung. Menstruiert die Frau jedoch selten und hat Schwierigkeiten, schwanger zu werden, sollte sie einen Spezialisten aufsuchen.

Behandlung

Arzneimitteltherapie
Wenn die Ursache für die Oligomenorrhoe ein zu niedriger Östrogenspiegel ist, kann der Arzt Östrogen verschreiben, um den Mangel auszugleichen. Diese Behandlung stellt die normale Menstruation wieder her und hilft Knochenschwund zu verhindern (S. 894).

Sind zu große Mengen an Androgen die Ursache des Problems, hängt die Behandlung von den Untersuchungsergebnissen darüber ab, was diese Überproduktion verursacht (→ Erkrankungen der Nebenniere, S. 937).

Starke Regelblutungen

Symptome
* Regelblutungen, die länger als 7 Tage andauern
* Ungewöhnlich starke Regelblutungen

Starke Regelblutungen sind häufig, meist bei jungen Frauen, die noch keinen regelmäßigen Eisprung haben, und bei älteren Frauen nahe den Wechseljahren. Doch jede Frau kann zu jeder Zeit in ihrem fortpflanzungsfähigen Leben starke Monatsblutungen bekommen. Manche Frauen haben bei fast jedem Zyklus starke Blutungen. Menorrhagie, die medizinische Bezeichnung für schwere Regelblutungen, ist abgeleitet von dem griechischen Wort »men« gleich »Monat« und »rhegnynai« gleich »ausbrechen«. Sie ist auch als Hypermenorrhoe bekannt.

Starke Regelblutungen spiegeln oft eine spontane Störung des Hormonzyklus wieder. Sie können aber auch durch Gebärmuttermyome (S. 1182), Entzündungen der weiblichen Geschlechtsorgane im Becken (S. 1187) oder seltener durch Endometriose (S. 1185) verursacht werden. Die Spirale (Intrauterinpessar, IUP) als Verhütungsmittel kann ebenfalls Menorrhagie verursachen. Ist das der Fall, muss sie in vielen Fällen entfernt werden.

Ist die starke Periode eine einmalige Erscheinung und ist sie verspätet, könnte es sich um eine Fehlgeburt handeln. Dann sollte sofort der Arzt gerufen werden. Ist die Fehlgeburt unvollständig, muss möglicherweise eine Aus-

Die Ausschabung

Die Ausschabung ist ein chirurgischer Eingriff, bei dem der Arzt erst den Gebärmutterhals weitet und ein dünnes, löffelförmiges Instrument (Kürette) einführt, um die Gebärmutterwand auszuschaben.

Die Gebärmutterhalsöffnung ist sehr klein und fest. Um sie für die Ausschabung zu weiten, führt der Arzt eine Reihe von spitz zulaufenden Stäbchen ein, jedes dicker als das Vorhergehende. Er kann aber auch andere Instrumente benutzen.

Bei der herkömmlichen Ausschabung wird die Gebärmutterwand mit einer Kürette, einem langen, dünnen, löffelförmigen Instrument, ausgeschabt. Heute wenden Ärzte auch oft die Saugkürettage bei niedrigem Druck an, um Endometriumgewebe zu entfernen.

Der Arzt kann mithilfe der Ausschabung eine Diagnose stellen. Hat eine Frau zu oft oder sehr stark menstruiert, stellt der Arzt die Ursache fest, indem er das ausgeschabte Gewebe unter einem Mikroskop untersucht (→ Starke Regelblutungen, S. 1150, und Ungewöhnliche Gebärmutterblutungen, S. 1152). Manchmal behebt schon die Ausschabung selbst das Problem vorübergehend oder für immer. Eine Ausschabung kann auch helfen Gebärmuttermyome (S. 1182), Endometriumpolypen (S. 1182) Gebärmutterkrebs (S. 1183) und Gebärmutterhalskrebs (S. 1180) zu diagnostizieren. Die Ausschabung kann bestimmte Probleme nicht nur diagnostizieren, sondern auch helfen sie zu behandeln. Der Arzt kann Endometriumpolypen, die aus dem Gebärmutterhals hervorstehen, und selten sogar Myome entfernen, obwohl dieser Eingriff normalerweise eine größere Operation erfordert.

Nach einer Fehlgeburt oder unvollständigen Abtreibung kann es notwendig sein, das verbleibende Gebärmuttergewebe abzusaugen oder auszuschaben, um Infektionen zu verhindern. Die Ausschabung, die früher die Standardmethode für eine frühe Abtreibung war, ist heute fast überall durch die Saugkürettage ersetzt (S. 199). Die Ausschabung kann in der Arztpraxis bei örtlicher Betäubung durchgeführt werden. Manchmal zieht der Arzt es vor, den Eingriff unter Vollnarkose im Krankenhaus vorzunehmen. Die Beckenmuskeln entspannen sich völlig und eine genauere Untersuchung ist möglich.

Bei der Ausschabung im Krankenhaus kann man meist noch am gleichen oder nächsten Tag nach Hause. Blutungen aus der Scheide, Bauchkrämpfe und Rückenschmerzen sind danach für ein paar Tage normal, man kann aber gewöhnlich direkt nach dem Eingriff sein Alltagsleben wieder aufnehmen. Man sollte jedoch Sex vermeiden und ein paar Wochen lang keine Tampons benutzen, bis der Gebärmutterhals wieder normal und die Gebärmutterschleimhaut völlig abgeheilt ist.

Obwohl die Ausschabung ein kleiner Eingriff ist, ist doch keine Operation ganz ohne Risiken. In seltenen Fällen kann es zu Infektionen oder Blutungen oder zu Verletzungen der Gebärmutter oder der sie umgebenden Organe durch den Eingriff kommen oder es entstehen Komplikationen bei der Narkose.

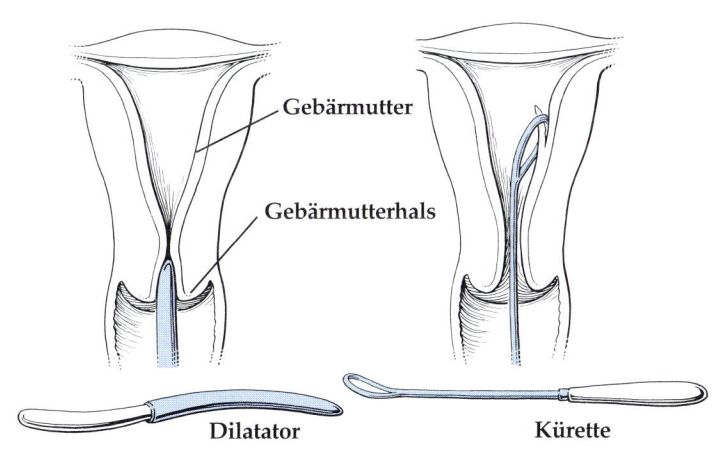

Gebärmutter

Gebärmutterhals

Dilatator

Kürette

Bei einer Ausschabung beginnt der Arzt mit einer Reihe chirurgischer Instrumente, die Dilatatoren genannt werden und spitz zulaufende Stäbchen sind, den Gebärmutterhals zu öffnen bzw. zu weiten. Danach führt er ein weiteres Instrument, Kürette genannt, ein, um eine geringe Menge an Gewebe von der Gebärmutterwand abzuschaben.

schabung vorgenommen werden, ein kleiner Eingriff, bei dem der Arzt die Gebärmutter entweder vorsichtig ausschabt (diese Seite) oder eine Saugkürettage durchführt.

Tritt eine nicht verspätete starke Periode auf und lässt sich eine Schwangerschaft ausschließen, braucht ein Arzt nicht hinzugezogen zu werden. Man sollte seine Aktivitäten einfach nur reduzieren, bis die Blutungen nachlassen. Ist dies nach 24 Stunden noch nicht der Fall, sollte man den Arzt anrufen. Treten mehrere starke Regelblutungen hintereinander auf, sollte ein Arzt aufgesucht werden, um sicherzustellen, dass man durch den Blutverlust keine Eisenmangelanämie entwickelt hat und dass es keine anderen Ursachen gibt.

Diagnose

Der Arzt wird eine Beckenuntersuchung durchführen (S. 1141) um die Gebärmutter auf Anomalien hin zu untersuchen. Er kann auch einen Pap-Test (S. 1181) und eine Biopsie des Gebärmutterhalses (S. 1332) oder der Gebärmutterschleimhaut durchführen. Außerdem kann er eine Blutuntersuchung veranlassen, um eine Anämie auszuschließen und Anzeichen für andere Probleme zu entdecken, welche die starken Blutungen verursachen könnten. Ist die Patientin anämisch, wird der Arzt noch andere mögliche Ursachen für den Blutverlust in Erwägung ziehen.

Wie gefährlich ist Menorrhagie?

Menorrhagie ist unangenehm und kann schmerzhaft sein, ihr liegt jedoch selten eine ernsthafte Störung zugrunde. Doch sollte man darauf achten, dass man nicht anämisch wird.

Behandlung

Arzneimitteltherapie

Bei einer jungen Patientin mit normaler Gebärmutter wird der Arzt wahrscheinlich Östrogen, Progesteron oder beides verschreiben, oft in Form der Antibabypille, um die Blutungen zu verringern.

Nimmt die Frau die Pille bereits und hat trotzdem starke Regelblutungen oder kann sie die Pille aus einem bestimmten Grund nicht einnehmen, kann der Arzt andere Medikamente einsetzen. Bei einer Anämie verschreibt der Arzt Eisentabletten.

Chirurgische Behandlung

Halten die starken Blutungen trotz Medikamenteneinnahme ein paar Monate an, kann der Arzt eine Ausschabung durchführen, um die Störung festzustellen, die das Problem verursacht.

Auch wenn durch die Ausschabung (S. 1151) die Ursache nicht erkannt wird, kann sie doch häufig die starken Blutungen stoppen. Wenn alle anderen Maßnahmen fehlgeschlagen sind, kann der Arzt als letzten Ausweg zur Entfernung der Gebärmutter raten.

Ungewöhnliche Gebärmutterblutungen

Symptome. Blutungen aus der Scheide, die in unregelmäßigen Zeitabständen geschehen und in Dauer und Stärke nicht voraussagbar sind.

Ungewöhnliche Gebärmutterblutungen sind meist schmerzlos. Die Blutungen kommen bei Mädchen vor, die gerade zu menstruieren beginnen, bei Frauen, die auf die Wechseljahre zugehen, oder sind Folge von Stress und Krankheit. Meistens hat sich die Gebärmutterwand zu stark ausgebildet, weil die Eierstöcke anormale Hormonmengen produzieren. Sind die ungewöhnlichen Gebärmutterblutungen nicht auf bestimmte Lebensphasen oder Stress zurückzuführen, könnte die Ursache in einer polyzystischen Eierstockerkrankung liegen (S. 1191). Seltener ist ein Eierstocktumor, der Östrogen produziert, oder ein anormaler Östrogenstoffwechsel aufgrund einer Lebererkrankung das Problem. Die Einnahme eines östrogenhaltigen Medikamentes könnte auch die Ursache sein.

Diagnose

Der Arzt wird die medizinische Vorgeschichte der Patientin überprüfen und eine Beckenuntersuchung (S. 1141) durchführen, um sicher zu sein, dass die Ursache der Blutungen wirklich die Gebärmutter und nicht etwa die Harnblase, Scheide oder der Gebärmutterhals ist. Er wird versuchen herauszufinden, ob eine Schwangerschaft außerhalb der Gebärmutter oder eine frühe Fehlgeburt die Ursache ist.

Wie gefährlich sind ungewöhnliche Gebärmutterblutungen?

Der Arzt wird anhaltende Blutungen behandeln, die nicht auf Menarche oder Wechseljahre beruhen. Medikamente können die Blutungen meist kontrollieren. Wenn nicht, kann eine Ausschabung (S. 1151) helfen. Frauen mit chronischen Blutungen sind häufig unfruchtbar.

Behandlung

Arzneimitteltherapie

Sind die Blutungen nicht zu stark, kann der Arzt für kurze Zeit ein orales Verhütungsmittel mit einer relativ hohen Dosis Östrogen verschreiben. Ist das Problem ernster, sind vielleicht ein Krankenhausaufenthalt, Bettruhe, und Östrogen- oder Progesteronspritzen notwendig. Nach dieser Behandlung braucht man im Falle der Anämie Eisentabletten und sollte mehrere Monate lang ein orales Verhütungsmittel einnehmen, damit sich die Blutungen nicht wieder einstellen.

Chirurgische Behandlung

Werden die Blutungen durch eine Hormontherapie nicht unter Kontrolle gebracht, rät der Arzt möglicherweise zu einer Biopsie der Gebärmutterschleimhaut oder einer Ausschabung, um die Blutungsursache festzustellen. Manchmal löst eine Ausschabung das Problem.

Die Wechseljahre

Symptome
- Hitzewallungen: plötzliches Schwitzen und Erröten des Gesichts
- Schmerzhafter Geschlechtsverkehr aufgrund der allmählichen Verdünnung des Scheidengewebes und der Reduzierung des Gleitschleims
- Nervosität, Depressionen, Gereiztheit, Schlaflosigkeit
- Viel später Rückenschmerzen und brüchige Knochen aufgrund von Knochenschwund
- Keine Symptome

Die Wechseljahre sind ein natürliches Stadium im Leben einer Frau (S. 1144). Sie sind der Übergang von der Zeit, in der sie Kinder bekommen konnte, zu der Zeit, in der keine Menstruation mehr stattfindet und sie nicht mehr schwanger werden kann. Die Eierstöcke produzieren nicht mehr genug Östrogen, um die Gebärmutterwand und die Scheidenwände zu stimulieren.

Die natürlichen Wechseljahre beginnen bei den meisten Frauen zwischen 40 und 55 Jahren. Etwa in der Mitte des Lebens nähern sich Frauen den Wechseljahren. Die Regelblutungen werden weniger, unregelmäßig und unberechenbar. Die Periode tritt dann öfter oder seltener auf, kann auch zeitweise ganz ausbleiben oder kürzer, länger oder stärker als bisher sein. Etwa ein Drittel aller Frauen erfahren diese Unregelmäßigkeiten nicht. Sie hören eines Tages einfach auf zu menstruieren. Für die meisten Frauen sind die Wechseljahre jedoch ein allmählicher Prozess, der zwischen ein paar Monaten und ein paar Jahren andauern kann, wobei die Eierstöcke immer weniger Östrogen produzieren. Östrogen wird immer noch an anderer Stelle im Körper produziert, aber die zur Verfügung stehende Gesamtmenge nimmt etwa in der Mitte der Wechseljahre dramatisch ab. Schließlich ist der Östrogenspiegel so niedrig, dass er die Gebärmutterschleimhaut nicht mehr dazu anregen kann, sich aufzubauen und zu wachsen. An diesem Punkt sind die Wechseljahre erreicht. Medizinisch gesehen bedeutet der Ausdruck Wechseljahre (Menopause) das Ende der Menstruation. Er ist abgeleitet von dem griechischen Wort für »Monat« (men) und »das Aufhören« (pausis). Genau genommen tritt die Menopause dann ein, wenn eine Frau

zum letzten Mal menstruiert, doch im Allgemeinen bezeichnet der Ausdruck »Wechseljahre« einen Zeitraum über mehrere Jahre, von den ersten Unregelmäßigkeiten im Zyklus bis zu dem Zeitpunkt hin, an dem sich der Körper an die hormonellen Veränderungen gewöhnt hat.

Obwohl heute bei Mädchen die Menarche früher eintritt als bei früheren Frauengenerationen, hat sich der Beginn der Wechseljahre etwas nach hinten verschoben. Es ist heute nicht ungewöhnlich für eine Frau Mitte 50, noch zu menstruieren. Das Durchschnittsalter für die letzte Menstruation ist jedoch 50 oder 51 Jahre. Da die Lebenserwartung einer Frau fast 80 Jahre beträgt, ist es möglich, dass sie etwa ein Drittel des Lebens nach den Wechseljahren verbringt.

Der dramatische Abfall des Östrogenspiegels, der zu den Wechseljahren führt, ist auch für die Hitzewallungen und Veränderungen in der Scheide verantwortlich. Hitzewallungen entstehen durch die Erweiterung von Blutgefäßen. Manche Frauen haben sie nur sehr leicht, doch für andere können sie sehr unangenehm sein und sie wachen nachts mehrmals schweißgebadet auf. Auch am Tage kann das Gesicht heiß werden und man beginnt zu schwitzen.

Jede Frau erfährt während der Wechseljahre Veränderungen in der Scheide. Die Verdünnung des Scheidengewebes und Reduzierung des Gleitschleims kann Schmerzen beim Geschlechtsverkehr zur Folge haben. Wird Sex zum Problem, kann ein wasserlösliches Gleitgel ebenso helfen wie ein verlängertes Vorspiel. Eine weitere Folge der Veränderungen in der Scheide bei gleichzeitiger Verdünnung des Harnorgangewebes ist eine größere Anfälligkeit für Entzündungen der Scheide und Harnwege. Knochenschwund kann ein größeres Problem sein. Es ist eine häufige Störung im Alter, bei der die Knochen porös und brüchig werden (→ Erkrankungen der Knochen, S. 894).

Bei einem kleinen Prozentsatz von Frauen treten während der Wechseljahre emotionale Probleme auf, die mit den hormonellen Veränderungen verbunden zu sein scheinen. Die Verbindung ist jedoch schwer zu beweisen, da die Mitte des Lebens sowohl für Männer als auch Frauen eine schwierige Zeit bedeuten kann. Die Kinder verlassen das Elternhaus, vielleicht stirbt ein Ehepartner und die Gesundheit der Eltern ist schlecht oder sie sterben ebenfalls. Jede dieser Veränderungen kann die Ängste oder Depressionen auslösen, die manchmal den Wechseljahren zugeschrieben werden.

Die Wechseljahre können die körperliche und psychische Gesundheit aber auch positiv beeinflussen. Leidet eine Frau etwa an Migräne oder Endometriose, können die Symptome nach den Wechseljahren verschwinden und Myome gehen normalerweise zurück (S. 1185 und 1182). Außerdem entfällt die Angst, schwanger zu werden. Da die eigene Familie jetzt weniger Zuwendung erfordert, können auch Beziehungen sich verbessern.

Diagnose
Um die Hitzewallungen oder andere Symptome der Wechseljahre zu kontrollieren oder um nach Ausbleiben der Periode eine Schwangerschaft auszuschließen, sollte ein Arzt aufgesucht werden. Dabei wird die medizinische Vorgeschichte erfragt, eine Beckenuntersuchung durchgeführt und, falls erforderlich, ein Schwangerschaftstest vorgenommen.

Der Arzt wird sicherlich raten trotz Ausbleiben der Periode weiterhin zu verhüten, da ein Eisprung immer noch möglich ist.

Wie gefährlich sind die Symptome der Wechseljahre?
Die meisten Probleme der Wechseljahre werden nicht als ernsthaft angesehen, weil sie nicht schädlich und vorübergehend sind. Damit verbundene Probleme wie Knochenschwund und arteriosklerotische Herzkrankheit hingegen können gesundheitsschädigend und sehr gefährlich sein.

Behandlung

Arzneimitteltherapie
Eine Östrogensubstitution kann Hitzewallungen lindern und die Verdünnung des Scheidengewebes temporär aufhalten. Sie kann das Fortschreiten von Knochenschwund verzögern.

Die Östrogensubstitution war in den 70er-Jahren weit verbreitet, bis Forscher sie mit einem leicht erhöhten Krebsrisiko der Gebärmutterschleimhaut in Verbindung brachten. Heute hat sich die Behandlung geändert. Generell besteht sie in der geringsten noch wirksamen Östrogendosis (etwa täglich 0,625 Milligramm) zusammen mit Gestagenen. Studien zeigen, dass die Zugabe von Progesteron das Krebsrisiko reduziert. Meist nimmt man bei der Östrogensubstitution die ersten 11 bis 15 Tage im Monat Östrogentabletten ein und dann 10 Tage lang Östrogen zusammen mit Progesteron. Dann setzt man beide Medikamente ab, was für einige Tage zu Blutungen aus der Scheide führt. Frauen nehmen diese Medikamente meistens viele Jahre lang ein, um Hitzewallungen und Scheidenprobleme zu kontrollieren. Einige Ärzte verschreiben Progesteron heute in den ersten 10 bis 12 Tagen, anstatt Mitte bis Ende des Monats. Manche Ärzte empfehlen eine fortlaufende Therapie (tägliches Gestagen und Östrogen).

Einige Fachleute hätten die Östrogensubstitution gerne öfters verschrieben, um Knochenschwund zu verhindern. Andere wiederum warnen vor den möglichen Risiken. Viele Ärzte meinen, dass man eine Östrogensubstitution erwägen sollte, wenn man ein besonders hohes Knochenschwund-Risiko hat. Dieses besteht bei zierlichen oder dünnen Frauen und Frauen, die rauchen, Alkohol trinken oder aus Nordeuropa abstammen, besonders dann, wenn jemand wie die Mutter oder Tante an Knochenschwund litt.

Die meisten Ärzte raten Frauen, die vorzeitig in die Wechseljahre kamen, dringlich zu einer Östrogensubstitution. Die Wechseljahre gelten als vorzeitig, wenn man vor dem 40. Lebensjahr aufhörte zu menstruieren, entweder auf natürliche Art und Weise oder weil die Eierstöcke operativ entfernt wurden (→ Entfernung der Gebärmutter, S. 1184).

Östrogensubstitution hat einen positiven Effekt auf die Verhinderung von Erkrankungen des Herz-Kreislauf-Systems, da sie das HDL-Cholesterin erhöht und das LDL-Cholesterin reduziert (S. 639). Leidet man bereits an einer Erkrankung der Herzkranzgefäße, kann Östrogen das Risiko eines Herzinfarktes verringern.

Während der Einnahme von Östrogen sollte man jährlich ein Mammogramm machen (S. 1165) und sich gynäkologisch untersuchen lassen, inklusive eines Pap-Abstrichs.

Ärzte verschreiben manchmal Megestrolacetat als eine alternative Behandlung gegen Hitzewallungen.

Bei den emotionalen Problemen, die manchmal in der Mitte des Lebens auftreten, hängt die Behandlung von den spezifischen Symptomen ab. Mögliche Behandlungsmethoden umfassen Antidepressiva für schwere Depressionen, gelegentliche Einnahme von Schlafmitteln gegen vorübergehende Schlaflosigkeit und Psychotherapie dort, wo sie angebracht ist. Manchmal hilft eine Östrogensubstitution emotionale Probleme zu verbessern.

Ernährung und Bewegung
Um Knochenschwund vorzubeugen, ist eine kalziumreiche Ernährung wichtig – viel Milch sowie grünes Gemüse. Eine Frau sollte täglich mindestens 1 Gramm Kalzium zu sich nehmen. Die meisten Ärzte, die eine Östrogensubstitution verschreiben, um Knochenschwund vorzubeugen, raten ihren Patientinnen, Kalzium entweder in Form von Tabletten oder über die

Nahrung einzunehmen. Sie empfehlen regelmäßige körperliche Bewegung, da Sportarten wie Gehen und Joggen, bei denen der Körper Gewicht ausgesetzt ist, wahrscheinlich Knochenschwund verlangsamen. Sport kann auch das gesamte Wohlbefinden verbessern (S. 894).

Blutungen nach der Menopause

Symptome. Blutungen aus der Scheide, die ein oder mehrere Jahre nach der letzten Menstruation auftreten.

Es gibt viele mögliche Erklärungen für plötzliche Blutungen nach den Wechseljahren. Vielleicht eine Scheideninfektion oder die Frau blutet nach dem Geschlechtsverkehr oder dem Ausspülen der Scheide ein wenig, weil die Scheidenwände dünner und empfindlicher geworden sind (S. 1153).

Östrogen und Progesteron als Medikamente eingenommen können ebenfalls Blutungen verursachen. Da auch Krebs der Gebärmutterschleimhaut (S.1183) zu Blutungen führen kann, sollte so schnell wie möglich ein Arzt aufgesucht werden.

Diagnose

Der Arzt wird eine Beckenuntersuchung durchführen (S. 1141). Seine erste Sorge gilt den Ursprung der Blutungen festzustellen, da sie von überall aus dem Bereich der Fortpflanzungsorgane herrühren können, aus der Gebärmutter und ihrem unteren Teil, dem Gebärmutterhals oder der Scheide. Sie können auch in den Harnwegen oder dem Enddarm entstehen.

Scheinen die Blutungen aus der Scheide zu stammen, wird der Arzt wahrscheinlich einen Pap-Abstrich (S. 1181), eine Biopsie der Gebärmutterschleimhaut und eventuell eine Ultraschalluntersuchung der Scheide durchführen. Fällt einer dieser Tests nicht normal aus, kann der Arzt eine Biopsie des Gebärmutterhalses, eine Ausschabung der Gebärmutter oder beides durchführen, um den Ursprung der Blutungen näher bestimmen zu können. Beides sind kleine chirurgische Eingriffe. Bei einer Biopsie wird ein kleines Stück des Gebärmutterhalsgewebes entnommen. Bei der Ausschabung schabt der Arzt die Innenwand der Gebärmutter aus (S. 1151). Wird dabei Gebärmutterkrebs oder eine andere Anomalie entdeckt, muss die Gebärmutter entfernt werden.

Manchmal kann der Arzt auch nach gründlichen Untersuchungen keine Erklärung für die Blutungen nach den Wechseljahren finden. Treten die Blutungen nicht wieder auf, gibt es keinen Grund zur Besorgnis. Treten sie wiederholt auf, muss man erneut untersucht werden.

Wie gefährlich sind Blutungen nach der Menopause?

Sie können unbedenklich oder ernsthaft sein. Es kommt dabei auf ihre Ursache an.

Behandlung

Die Behandlung ist abhängig von der zugrunde liegenden Störung. Ist das Scheidengewebe dünn geworden, kann der Arzt eine östrogenhaltige Scheidencreme oder Zäpfchen verschreiben. Scheideninfektionen werden normalerweise mit Antibiotika behandelt. Im Falle von Krebs können eine Operation, Bestrahlung, Chemotherapie oder eine Kombination all dieser Behandlungsmethoden notwendig sein.

Primäre Eierstockfehlfunktion

Symptome

- Die erste Regelblutung hat im Alter von 16 Jahren noch nicht eingesetzt
- Die Brüste und Schamhaare haben sich nicht entwickelt
- Die Genitalien sehen nicht normal aus

Aufgrund einer Anomalie ihrer Chromosomen werden manche Mädchen ohne normal entwickelte innere und äußere Geschlechtsorgane geboren. Manchmal ist dies schon bei der Geburt ersichtlich, aber oft ist der erste Hinweis ein Ausbleiben der Menstruation in der Pubertät. Abhängig von der Art des genetischen Problems kann es auch sein, dass sich Brüste und Schamhaare nicht entwickeln. Ein Drittel der Mädchen, die nicht zu menstruieren beginnen, leiden unter einer Störung, die Gonadendysgenesie (Anomalie der Eierstöcke) genannt wird. Es gibt verschiedene Arten der Gonadendysgenesie, die häufigste jedoch – sie tritt bei einem von 2 500 neugeborenen Mädchen auf – ist das Turner-Syndrom. Ein weiblicher Teenager mit diesem Syndrom ist sehr klein, sein Körper ist wie der eines Kindes, seine Brüste haben sich nicht entwickelt und er hat nur wenig oder keine Scham- und Achselbehaarung. Ihre inneren Fortpflanzungsorgane sind ebenfalls wie die eines Kindes und ihre Eierstöcke sind nur einfache Faserstränge ohne Follikel oder Eizellen. Die vollständige testikuläre Feminisierung ist eine weitere, angeborene Störung, die ein Ausbleiben der Menstruation zur Folge haben kann. Das Mädchen entwickelt in der Pubertät Brüste, aber nur wenig oder keine Scham- oder Achselbehaarung. Ihre Genitalien scheinen normal, aber ihre Scheide ist kurz und sie besitzt keinen Gebärmutterhals. Manche Mädchen haben gar keine Scheide, Gebärmutter, Eierstöcke oder Eileiter. Stattdessen befinden sich irgendwo in der Beckenhöhle hoch stehende Hoden. Aussehen und Benehmen sind jedoch grundsätzlich weiblich. Die hoch stehenden Hoden stellen ein leichtes Krebsrisiko dar.

Diagnose

Wenn Mädchen die späten Teenagerjahre erreicht haben, ohne jemals menstruiert zu haben, sind sie meist nur in ihrer Entwicklung etwas zurück (S. 1149). Vermutet der Arzt jedoch eine angeborene Störung, wird er dieses Problem überprüfen, da eine Hormonbehandlung in vielen dieser Fällen einen großen Unterschied machen kann. Er wird eine Beckenuntersuchung durchführen (S. 1141) und eventuell einen Bluttest veranlassen, um den Hormonspiegel zu messen. Da der Arzt genau wissen will, welche Chromosomen nicht normal sind, lässt er möglicherweise einen Chromosomentest machen.

Der Arzt kann auch mehr über den Zustand der Eierstöcke herausfinden, indem er eine Zeit lang das weibliche Geschlechtshormon Progesteron verschreibt. Produzieren die Eierstöcke Östrogen, wird das Progesteron Gebärmutterblutungen verursachen, die man Abbruchblutungen nennt. Sie sind ein Zeichen dafür, dass die Gebärmutter eine Schleimhaut besitzt, die stimuliert werden kann.

Wie gefährlich ist eine primäre Eierstockfehlfunktion?

Sie kann wegen des Krebsrisikos ernsthaft sein. In manchen Fällen ist der Eierstock normal genug, dass es ab und zu zu Regelblutungen und sogar zu einer Schwangerschaft kommen kann. In den meisten Fällen menstruiert das Mädchen jedoch niemals und ist daher auch steril. Wird es in der Pubertät mit weiblichen Geschlechtshormonen behandelt, entwickeln sich seine Brüste und die sekundären Geschlechtsmerkmale. Es wird es auch zu einem erheblichen Maße vor Knochenschwund schützen.

Behandlung

Arzneimitteltherapie

Ärzte verschreiben generell Östrogen und Progesteron, um die sekundären Geschlechtsmerkmale zu entwickeln und zu erhalten.

Chirurgische Behandlung

Spezialisten raten im Fall einer testikulären Feminisierung zu der Entfernung von jeglichem Hodengewebe, da es ein erhöhtes Krebsrisiko darstellt. Durch eine Operation kann auch das Aussehen der äußeren bisexuellen Genitalien korrigiert oder sogar eine Scheide geschaffen werden, die für den Geschlechtsverkehr, jedoch nicht für die Fortpflanzung funktionsfähig ist.

Störungen des Hypothalamus, der Schilddrüse, Hirnanhangsdrüse, Nebenniere und der Eierstöcke

Symptome. Menstruationsstörungen

Der Menstruationszyklus wird von einer Vielzahl von Hormonen kontrolliert. Der Hypothalamus, ein Teil des Gehirns, sendet Substanzen, die Releasing faktors, direkt an die Hirnanhangsdrüse. Diese wiederum schüttet Hormone aus (Gonadotropine genannt), die über den Blutstrom zu den Eierstöcken gelangen, wo sie die Follikel dazu bringen, Östrogen und Progesteron zu produzieren (→ Erkrankungen der Hirnanhangsdrüse, S. 941). Östrogen und Progesteron bereiten die Gebärmutter auf eine mögliche Schwangerschaft vor. In diesem Prozess kann zu jeder Zeit eine Störung auftreten.

Unregelmäßigkeiten im Zyklus können viele Ursachen haben: Probleme im Hypothalamus, einem Teil des Gehirns, der durch Krankheit beeinträchtigt werden kann, Drogenmissbrauch, extremer Gewichtsverlust oder Stress. In seltenen Fällen ist ein Tumor oder eine Infektion im Hypothalamus für die Menstruationsstörungen verantwortlich.

Hört die Hirnanhangsdrüse auf Hormone zu produzieren, sind die Eierstöcke die ersten davon betroffenen Organe. Entwickelt sich ein junges Mädchen sexuell nicht normal, kann der Grund in einer ungenügenden Gonadotropinproduktion der Hirnanhangsdrüse oder in einer Eierstockfehlfunktion liegen (S. 1155). Manchmal produziert die Hirnanhangsdrüse zu viel des Hormons Prolaktin, entweder als Reaktion auf gewisse Medikamente wie Tranquilizer oder orale Verhütungsmittel oder seltener aufgrund eines Tumors. Wird es zu anderer Zeit zu viel ausgeschüttet, kann es den Eisprung und die Menstruation verhindern (→ Milchfluss, S. 1162).

Manchmal entstehen an den Eierstöcken selbst Zysten oder Tumore, sodass die Hormone nicht mehr in Normalmenge ausgeschüttet werden (S. 1189). Der Menstruationszyklus kann auch durch Störungen der Schilddrüse (→ Erkrankungen der Schilddrüse, S. 945) unterbrochen werden. Leidet die Betroffene an Schilddrüsenüberfunktion, kann es zum Ausbleiben der Regel kommen. Im Falle einer Unterfunktion kann die Menstruation länger andauern und stärker werden. Das Interesse am Sex lässt nach. Auch Veränderungen der Nebenniere beeinträchtigen den Monatszyklus, was durch Medikamente behoben werden kann.

Diagnose

Der Arzt wird eine gründliche Untersuchung inklusive einer Beckenuntersuchung (S. 1141) durchführen. In Bluttests können die verschiedenen Hormonspiegel im Blut gemessen werden. Sind die Hormonmengen der Hirnanhangsdrüse normal, es gibt jedoch Anzeichen für einen Östrogenmangel, wie etwa eine Verdünnung der Scheidenwände, könnte das Problem bei den Eierstöcken liegen. Bei einer Blutuntersuchung können Probleme der Ne-

benniere entdeckt und bei einem Scanning Tumore erfasst werden. Der Arzt kann mit einem Laparoskop, einem dünnen, röhrchenartigen Instrument mit Lampe (S. 1346), die Eierstöcke nach Zysten absuchen.

Wie gefährlich sind diese Anomalien?

Manche Anomalien, wie etwa bösartige Tumoren, sind ernst zu nehmen, andere wie etwa Unregelmäßigkeiten im Monatszyklus, stellen einfach nur eine Reaktion auf Stress oder eingenommene Tranquilizer dar.

Behandlung

Arzneimitteltherapie

Die Behandlung hängt von dem zugrunde liegenden Problem ab. Produziert der Körper ein Hormon nicht in der normalen Menge, kann es oft als Medikament eingenommen werden.

Chirurgische Behandlung

Ist ein Tumor die zugrunde liegende Ursache, ist eine Operation oder Bestrahlung notwendig.

Die Brust

Die gesunde Brust

Von der Pubertät an bis nach den Wechseljahren verändert sich die Brust einer Frau ständig, abhängig von Hormonschwankungen im Körper. Sobald der Körper in der Pubertät beginnt Östrogen in großen Mengen zu produzieren, entwickeln die Brüste beide Stroma, stützendes Bindegewebe, und ein System aus Drüsen und Gängen. Es sind jedoch die Fettzellen, die zur gleichen Zeit entstehen, die den Hauptteil des Brustgewebes ausmachen.

Beginnend mit der Pubertät werden die Brüste im Laufe des Menstruationszyklus größer. Während der 1. Hälfte des Zyklus schütten die Eierstöcke Östrogen aus, was zum Wachstum von neuen Zellen in den Drüsen, Gängen und dem restlichen Brustgewebe führt. Außerdem steigt die Blutversorgung der Brust. In der 2. Zyklushälfte werden die Drüsen in der Brust mit Progesteron und Östrogen überschüttet und sie beginnen ein Sekret zu produzieren, das die Vorstufe von Brustmilch darstellt. Wird die Frau nicht schwanger, sinkt der Hormonspiegel wieder, der Körper absorbiert das Sekret, die Entwicklung neuer Zellen geht zurück und die Blutversorgung nimmt ab. Die

Brüste mancher Frauen schwellen gegen Ende des Menstruationszyklus schmerzhaft an (→ Prämenstruelles schmerzhaftes Anschwellen, S. 1158). Andere Frauen haben Zysten in der Brust, die sich in dieser Zeit vergrößern (S. 1158). Die Antibabypille kann als Nebenwirkung ebenfalls Brustschmerzen und Anschwellen verursachen. Für die meisten Frauen stellt dies jedoch kein Problem dar.

Während einer Schwangerschaft vergrößern sich die Brüste erheblich. Zusammen können sie mehr als 400 Gramm an Gewicht zunehmen. Das Gangsystem, das von Hormonen, die von der Plazenta und Hirnanhangsdrüse produziert werden, stimuliert wird, wächst und verzweigt sich. Im Stroma werden mehr Zellen gebildet und Fettzellen kommen hinzu. Die Brustwarzen und der Warzenvorhof wachsen wahrscheinlich auch und können bei hellhäutigen Frauen dunkler werden. Diese Veränderungen sind oft bleibend.

Nach der Geburt wirken andere Hormone auf die Brust. Die Milchproduktion wird von Prolaktin reguliert, das von der Hirnanhangsdrüse produziert wird. Ist das Kind entwöhnt und die Brust wird nicht länger stimuliert, nimmt die Prolaktinproduktion ab, die Milch

Die Brust eines jungen Mädchens

Die Brust einer erwachsenen Frau

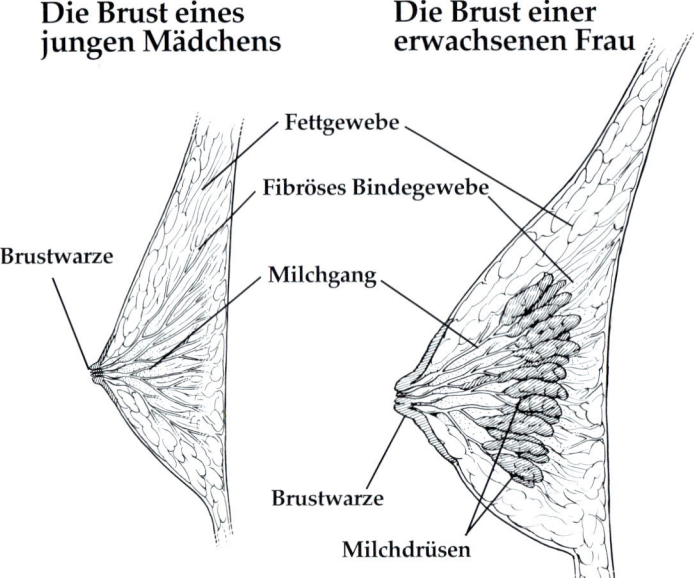

Fettgewebe

Fibröses Bindegewebe

Brustwarze

Milchgang

Brustwarze

Milchdrüsen

In der Pubertät entwickelt die normale Brust sehr rasch fibröses Bindegewebe (Stroma). Die erwachsene Brust besitzt mehr Fettgewebe. Die Brust verändert sich in Reaktion auf die monatlichen Veränderungen im Hormonspiegel.

hört auf zu fließen und die Brüste nehmen früher oder später wieder ihre Normalgröße und ihren normalen Zustand an.

In den Wechseljahren hören die Brustveränderungen, die den Menstruationszyklus begleiteten, auf. Einige Probleme wie etwa zystische Brustknoten verbessern sich oder verschwinden. Allerdings steigt das Brustkrebsrisiko. Eine frühe Diagnose kann einen großen Unterschied machen. Deshalb sollte man in jedem Alter, aber besonders nach den Wechseljahren, seine Brust jeden Monat untersuchen (→ Selbstuntersuchung der Brust, S. 1160). Im Alter von 40 Jahren sollte man mit der Mammographie beginnen (S. 1165) und ab 50 Jahren jährlich ein Mammogramm machen lassen.

Prämenstruelles schmerzhaftes Anschwellen

Symptome. Brüste, die kurz vor Beginn der Periode anschwellen und schmerzen.

So, wie die Gebärmutterwand in Vorbereitung auf eine mögliche Schwangerschaft jeden Monat dicker wird, entwickeln auch die Brüste jeden Monat in ihren Drüsen und Gängen neue Zellen in Vorbereitung auf ein mögliches Stillen (S. 1162).

Etwa 1 Woche vor der Periode vergrößern sich die Brüste. Bei manchen Frauen ist diese Veränderung extrem und unangenehm.

Das Anschwellen der Brust ist eines der Symptome des prämenstruellen Syndroms (S. 1147).

Diagnose
Der Arzt kann die Patientin darum bitten, alle prämenstruellen Symptome ein paar Monate lang aufzuschreiben und besonders die Tage zu notieren, an denen die Brust zu schmerzen beginnt, dieses Symptom wieder verschwindet und die Periode beginnt.

Behandlung

Arzneimitteltherapie
Der Arzt kann ein harntreibendes Mittel verschreiben. Es kann in den letzten 10 Tagen vor Beginn der Periode oder 1 oder 2 Tage vor Beginn der Symptome eingenommen werden.

Selbsthilfe
Am Zyklusende kann Salz in der Ernährung reduziert werden, da es durch die vermehrte Speicherung von Flüssigkeit das Anschwellen des Gewebes verstärkt. Ein bequemer BH, der ganztags getragen wird, kann ebenfalls helfen.

Knoten in der Brust

Symptome
- Ein oder mehrere, möglicherweise schmerzhafte Knoten in der Brust
- Ein grünliches oder strohfarbenes Sekret aus den Brustwarzen

Der weitaus größte Teil aller Brustknoten ist gutartig. Einige sind es jedoch nicht. Entdeckt die Frau also einen Knoten, sollte sie sofort den Arzt verständigen. Stellt die Frau den Knoten gegen Ende des Menstruationszyklus fest, sollte sie ein paar Tage warten, da der Knoten nach der Regelblutung verschwunden sein könnte – ein Hinweis auf eine harmlose Zyste.

Zysten entstehen durch eine gutartige Störung, die fibrös-zystische Mastopathie, Mammadysplasie oder auch chronische Brustdrüsenentzündung genannt wird. Eine Zyste ist ein mit Flüssigkeit gefüllter Sack, der zum Ende des Menstruationszyklus hin, wenn der Körper mehr Wasser speichert, meistens dicker wird. Manche Zysten sind sehr klein, andere wiederum können so groß wie ein Hühnerei sein. Drückt man darauf, kann eine große Zyste ihre Form etwas verändern. Sie kann unter der Haut auch etwas hin- und herbewegt werden.

Niemand kennt die Ursache für diese Zysten. Da sie nach den Wechseljahren normalerweise verschwinden, spielen die Eierstockhormone wahrscheinlich eine Rolle. Im Alter zwischen 25 und 50 Jahren entwickeln sich diese Zysten am häufigsten, mit einem oder mehreren Knoten in beiden Brüsten. Brustknoten, bei denen es sich weder um Zysten noch um Krebs handelt, sind wahrscheinlich Bindegewebsgeschwulste, gutartige Tumore, die meistens bei jungen Frauen auftreten. Sie fühlen sich fest, glatt und gummiartig an, grenzen sich in ihrer Form klar ab und können unter der Haut hin- und herbewegt werden.

Es gibt noch andere Arten von Knoten, verursacht durch eine Entzündung (S. 1160) oder eine ernsthafte Verletzung. Ein Knoten könnte auch ein Fettgewebsgeschwulst oder ein intraduktales Papillom (S. 1163) sein, besonders dann, wenn es einen Gang verstopft, was zu einer Zyste führen könnte. Keine dieser Erscheinungen ist bösartig.

Diagnose

Das Hauptanliegen des Arztes ist es, sicherzustellen, dass es sich bei den Brustknoten nicht um Krebs handelt. Ist es nur ein Knoten, der sich wie eine Zyste anfühlt, kann der Arzt versuchen sie mit einer dünnen Nadel zu punktieren. Dieser Eingriff kann in der Arztpraxis und mithilfe von Ultraschall durchgeführt werden. Eine örtliche Betäubung ist dabei nicht immer notwendig. Kann der Knoten punktiert werden, wird er verschwinden, ein Hinweis darauf, dass es sich um eine Zyste handelte. Die Flüssigkeit kann ins Labor geschickt und auf Anzeichen von Krebs hin untersucht werden.

Fühlt sich ein Knoten nicht wie eine Zyste an oder kann der Arzt die Flüssigkeit nicht absaugen, kann er ein Mammogramm machen lassen, eine spezielle Röntgenaufnahme der Brust (S. 1165). Eine Ultraschalluntersuchung kann ebenfalls hilfreich sein (S. 1335). Auch bei Knoten, die keine Flüssigkeit enthalten, kann es sich um Zysten handeln.

Entdeckt man beim Ultraschall einen festen Knoten und keine hohle Zyste, ist der nächste Schritt eine Biopsie, bei der ein Teil oder der ganze Knoten entfernt und unter dem Mikroskop untersucht wird. Die Nadelbiopsie, bei der ein sehr kleines Stück Kerngewebe entnommen wird, kann bei örtlicher Betäubung in der Arztpraxis durchgeführt werden. Die stereotaktische Biopsie, die von einem Radiologen bei örtlicher Betäubung ambulant durchgeführt wird, ist eine wichtige, neuere Methode der Gewebsentnahme. Die chirurgische Biopsie, bei welcher der ganze Knoten entfernt wird, ist eine weitere Methode, den Knoten mikroskopisch zu bestimmen. Sie wird im Krankenhaus entweder bei örtlicher oder Vollnarkose durchgeführt.

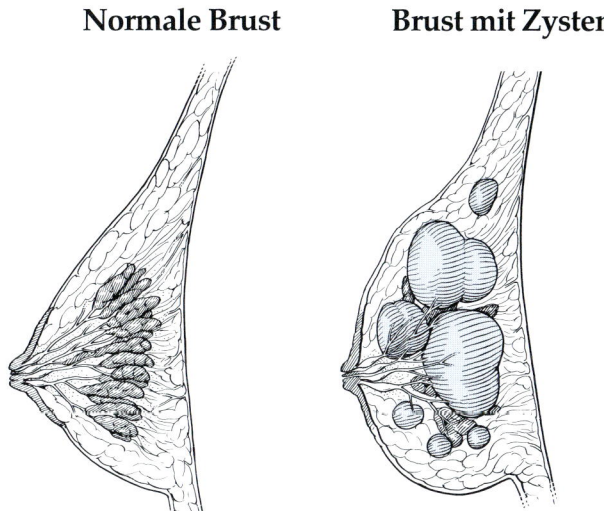

Normale Brust   **Brust mit Zysten**

Wie gefährlich sind Brustknoten?

Sind sie nicht bösartig, sind sie auch nicht gefährlich, können jedoch unangenehm sein. Neueren Studien zufolge besteht kein größeres Brustkrebsrisiko für die Frauen, die an fibröszystischer Mastopathie leiden. Frauen mit Knoten in der Brust werden es jedoch schwerer haben, einen bösartigen Tumor zu entdecken.

Behandlung

Arzneimitteltherapie

Viele Frauen ziehen es vor, ein leichtes Schmerzmittel wie Ibuprofen oder Aspirin einzunehmen und das unangenehme Gefühl ansonsten zu ertragen. Eine Stützung der Brust durch einen gut sitzenden BH, der auch nachts getragen wird, kann ebenfalls helfen. Danazol und Bromocriptin lindern die Brustschmerzen bei vielen Frauen, sind jedoch teuer und können in manchen Fällen unangenehme Nebenwirkungen verursachen.

Chirurgische Behandlung

Der Arzt kann sicherheitshalber Zysten punktieren. Ansonsten müssen sie nicht entfernt oder behandelt werden, es sei denn, sie kommen nach der Punktion wieder oder vergrößern sich. Bindegewebsgeschwulste und andere gutartige Tumore können, wenn sie zu groß oder zu unangenehm sind, entfernt werden.

Ernährung

Tabak- und Koffeingenuss sollten reduziert werden. Obwohl die Beweise nicht eindeutig sind, berichten einige Frauen, dass ihre Knoten zurückgingen, als sie mit dem Rauchen oder dem Genuss von Koffein aufhörten.

Selbstuntersuchung der Brust

75 Prozent aller Brustknoten sind gutartig, doch einige nicht. Eine regelmäßige Selbstuntersuchung kann lebensrettend sein, da Brustkrebs heilbar ist, wenn er früh entdeckt wird.

Man sollte die Brust 1-mal im Monat untersuchen. Vor den Wechseljahren ist die beste Zeit zur Untersuchung ein paar Tage nach Ende der Periode, da die Brüste dann wahrscheinlich nicht empfindlich oder geschwollen sind. Nach den Wechseljahren sollte man einen Tag im Monat auswählen und die Brüste monatlich immer an diesem Tag untersuchen.

Zunächst kann man sich vor einen Spiegel stellen, lässt die Arme hängen, sieht sich die Haut der Brüste an und achtet dabei auf Anzeichen von Faltenbildung, Dellen und Vertiefungen oder Veränderungen der Größe und Form der Brüste. Hat man eigentlich keine Schlupfwarzen, sollte man darauf achten, ob die Warzen nicht neuerdings eingedrückt sind. Die Hände liegen dabei erst auf den Hüften, dann hinter dem Kopf. In jeder Position wird auf die gleichen Anzeichen geachtet. Als Nächstes duscht man. Wenn die Brüste nass und eingeseift sind, legt man die linke Hand hinter den Kopf und untersucht die linke Brust mit der rechten Hand. Man sollte sich die Brust als eine Uhr vorstellen, bei der man die rechte Hand auf 12 Uhr am oberen Ende der Brust legt. Die Hand sollte flach aufliegen und die Fingerspitzen zusammen sein. Dann wird mit kleinen Kreisbewegungen nach Knoten getastet. Die Hand bewegt sich dabei weiter auf 1 Uhr, 2 Uhr und so weiter. Wieder bei 12 Uhr angelangt geht man mit den Fingerspitzen näher an die Brustwarze heran und wiederholt die Be-

wegungen. Nun wird ein noch kleinerer Kreis gezogen und so weiter, bis das gesamte Gewebe unter der Brustwarze untersucht wurde. Dabei wird auch auf Ausfluss aus den Brustwarzen geachtet. Am Ende wird der Bereich unter den Achselhöhlen abgetastet, da sich hier ebenfalls Brustgewebe befindet. Die ganze Untersuchung wird mit der linken Hand an der rechten Brust wiederholt. Die Brüste werden auch auf dem Rücken liegend untersucht und dabei wieder auf Ausfluss aus den Brustwarzen geachtet. Um die rechte Brust zu untersuchen, wird ein Kissen unter die rechte Schulter und Hand unter den Kopf gelegt. Um die linke Brust zu untersuchen, legt man das Kissen unter die linke Schulter und Hand unter den Kopf. Wer an fibrös-zystischer Mastopathie (→ Knoten in der Brust, S. 1158) leidet, sollte sich vielleicht notieren, wie viele Knoten vorhanden sind, wo sie sich befinden und wie groß sie ungefähr sind. Dadurch können mögliche Veränderungen sofort festgestellt werden.

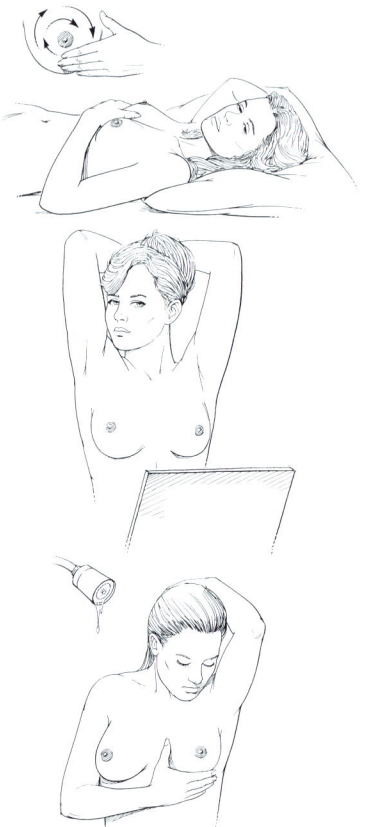

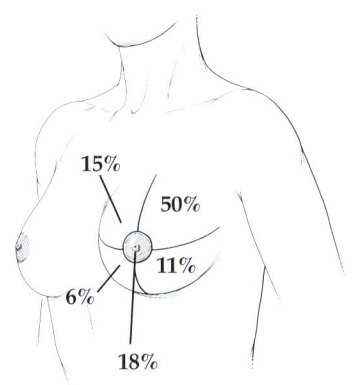

Krebs entsteht in manchen Bereichen der Brust häufiger als in anderen.

Suchen Sie mit den Augen und Händen nach Knoten, Verdickungen oder Schwellungen in der Brust. Im Liegen oder Stehen ist eine kreisförmige Massagebewegung am sinnvollsten (oberes und unteres Bild). Beide Positionen sind für eine vollständige Untersuchung notwendig. Wasser und Seife während des Duschens können das Abtasten erleichtern.
Mittleres Bild: In den Spiegel zu schauen kann auch hilfreich sein. Heben Sie die Arme an und achten Sie auf Veränderungen in der natürlichen Symmetrie der beiden Brüste und auf ungewöhnlichen Ausfluss aus den Brustwarzen.

Brustentzündungen

Symptome
- Rote, empfindliche, schmerzhafte Schwellung oder Knoten in der Brust
- Geschwollene Drüsen in den Achselhöhlen

Brustentzündungen, manchmal auch Mastitis genannt, sind bei stillenden Frauen oder Frauen, die gerade mit dem Stillen aufgehört haben, nicht ungewöhnlich. Diese Entzündungen werden von Bakterien verursacht, die in die Brust eindringen. Ist die Entzündung schwer, kann es zu einem Abszess kommen. Das umliegende

Gewebe schützt sich, indem es eine Substanz absondert, die sich zu einer Art Wand um die Infektion verhärtet, in der sich Eiter ansammelt.

Diagnose

Bei einer stillenden Frau weisen die oben aufgeführten Symptome auf eine Entzündung hin. Manchmal treten Brustentzündungen jedoch auch bei nicht stillenden Frauen auf. Da die Symptome denen einer seltenen Krebsform ähneln, wird der Arzt genaue Untersuchungen durchführen, um Krebs auszuschließen. Diese Untersuchungen können ein Mammogramm, Ultraschall, eine Nadelbiopsie oder eine chirurgische Biopsie (S. 1164 und 1165) umfassen.

Wie gefährlich sind Brustentzündungen?

Brustentzündungen sind meist schnell mit Antibiotika zu behandeln. Wirken diese nicht und es bildet sich ein Abszess, kann er dräniert werden.

Behandlung

Vorbeugung

Während der Stillzeit sollte man die Brustwarzen zwischen dem Stillen sauber und trocken halten und keine reibende Kleidung tragen.

Arzneimitteltherapie

Der Arzt wird ein Antibiotikum und möglicherweise ein Schmerzmittel gegen die Schmerzen und das Fieber verschreiben. Dabei kann man auch weiterhin stillen. Die Medikamente dürften weder der Milchproduktion noch dem Kind schaden. Mehr Ruhe und mehr Aufnahme von Flüssigkeit können ebenfalls helfen.

Chirurgische Behandlung

Meist ist ein Antibiotikum ausreichend. Falls nicht, kann der Abszess dräniert werden. Der Arzt kann ihn mit einer Nadel punktieren oder am Rand des Warzenvorhofs einen kleinen Einschnitt machen, damit der Eiter ablaufen kann. Der Schnitt hinterlässt eine ganz kleine Narbe.

Probleme mit den Brustwarzen

Symptome

- Ausfluss aus den Brustwarzen
- Nach innen gekehrte Brustwarzen, so als ob sie nach innen gestülpt worden wären (nur, wenn sie vorher anders aussahen)
- Knoten im Warzenvorhof (dem Bereich, der die Brustwarzen umgibt)
- Abschuppen der Brustwarzen

Pilzinfektionen

Der Hefepilz (Candida albicans) ist ein Pilz, der die Brustwarzen und Brüste infizieren kann. Es treten dann beim Stillen Schmerzen in der Brustwarze oder Brust auf, auch wenn das Kind richtig an der Brust anliegt und richtig saugt. Die Schmerzen können eine Brustwarze oder Brust oder beide betreffen.

Die Symptome sind eine rote, juckende, sich schuppende Haut auf der Brustwarze oder dem Warzenvorhof. Eingerissene Brustwarzen, die nicht heilen, sind verdächtig.

In der Brust treten brennende oder pulsierende Schmerzen während oder nach dem Stillen auf. Das Kind hat entweder keine Symptome oder Mundsoor (S. 16) oder Windeldermatitis.

Pilzinfektionen können nach einer Behandlung mit Antibiotika auftreten. Für eine Diagnose und Behandlung sollte man den Hausarzt aufsuchen.

Es ist immer ratsam, auf Veränderungen der Brustwarzen zu achten. Obwohl die Ursache meistens gutartig ist, könnte es doch Krebs sein.

Bei weißlichem oder grünlichem Ausfluss aus der Brustwarze handelt es sich wahrscheinlich um Brustmilch, besonders wenn er aus beiden Brustwarzen austritt ($\rightarrow$ Stillen, S. 215, und Milchfluss, S. 1163).

Ist die Flüssigkeit grünlich oder strohfarben, kann dies auf fibrös-zystische Mastopathie (S. 1158) zurückzuführen sein. Ein dunkelroter oder schwarzer Ausfluss enthält Blut und kann auf einen kleinen, gutartigen Tumor in einem der Milchgänge (S. 1163) deuten. Aber auch Brustkrebs ist eine entfernte Möglichkeit.

Schlupfwarzen sind normal, wenn man sie seit der Pubertät hat. Entsteht an einer vorher normalen Brustwarze später eine Vertiefung, kann dies ein Hinweis auf Krebs sein. Knoten im Warzenvorhof sind meist Zysten, die durch verstopfte Fettdrüsen entstehen. Kommt es zu einer Entzündung, kann aus einer Zyste eine Eiterbeule werden.

Das Schuppen der Brustwarze ist meistens auf gutartige Veränderungen zurückzuführen. Dauert es an, kann eine Biopsie notwendig sein ,um eine mögliche Krebserkrankung auszuschließen.

Diagnose

Bei Ausfluss aus den Brustwarzen wird der Arzt die Brüste untersuchen und eine Ausflussprobe entnehmen. Um eine Krebserkrankung auszuschließen, kann er weitere Tests veranlassen. Bei einer nach innen gekehrten Brustwarze oder blutigem Ausfluss müssen Krebsuntersuchungen durchgeführt werden (S. 1163). Der Arzt wird eine Zyste oder Eiterbeule sehr wahrscheinlich feststellen können.

Wie gefährlich sind Probleme mit den Brustwarzen?

Ausfluss und nach innen gekehrte Brustwarzen sind nur dann ernsthaft, wenn es sich um Anzeichen für Krebs handelt. Zysten kann man ignorieren, es sei denn, sie entzünden sich. In diesem Fall lösen Antibiotika meistens das Problem. Bei anhaltendem Schuppen der Brustwarzen sollte man den Arzt aufsuchen.

Behandlung

Gegen Eiterbeulen wird der Arzt wahrscheinlich ein Antibiotikum verschreiben. Ob ein chirurgischer Eingriff notwendig ist, hängt von dem zugrunde liegenden Problem ab.

Stillen

Viele Frauen entschließen sich nicht nur wegen der gesundheitlichen Vorteile für das Stillen, sondern auch, um eine möglichst enge Bindung mit dem Kind herzustellen.

Die Muttermilch bietet dem Kind einen einzigartigen Schutz gegen Infektionen und Allergien und regt die Entwicklung seines Immunsystems an. Die Vormilch ist die klebrige, gelbliche Flüssigkeit, die in den ersten Tagen nach der Geburt von der Brust abgesondert wird und viele Hormone und Antikörper enthält, die dem Kind zugute kommen. Nach 3 bis 5 Tagen bewirkt die Hirnanhangsdrüse, dass die Brüste reife, nahrhafte Milch produzieren. Das Saugen der Milch aus den Brüsten durch das Kind garantiert die fortwährende Milchproduktion. Der Milchfluss wird durch den Milchejektionsreflex kontrolliert. Beim Saugen des Kindes reagieren die Brustwarzen, indem sie sensorische Impulse an das Gehirn senden. Die Hirnanhangsdrüse schüttet Hormone aus (meist Oxytozin), die im Blut transportiert werden. Haben sie die Brust erreicht, bringen sie die Zellen, welche die Alveolen (die Hohlräume, in denen die Milch produziert wird) umgeben, dazu, sich zusammenzuziehen. Dabei wird die Milch in die Milchgänge gepresst. Anfangs kann dieser Vorgang mehrere Minuten dauern. Hat sich der Körper auf das Stillen eingestellt, kann der Milchejektionsreflex leicht ausgelöst werden. Manchmal reicht schon das Schreien des Kindes, um ihn zu stimulieren.

Das Stillen sollte Mutter und Kind Freude bereiten. Am Anfang ist jedoch mit einer vorübergehenden Empfindlichkeit der Brustwarzen zu rechnen. Schmerzen sind ein Anzeichen dafür, dass etwas nicht in Ordnung ist. Der Mund des Kindes sollte in der Mitte der Brustwarze anliegen, so können Verletzungen der Brustwarzen vermieden werden. Vielleicht bemerkt die Frau während des Stillens auch einen verstopften Milchgang oder es entsteht ein heißer und schmerzhafter Brustknoten. Zur Erleichterung sollte sie ihn dann mit Wärme, genügend Ruhe, vorsichtigen Massagen und längeren und häufigeren Stillzeiten behandeln.

Mastitis ist eine Brustdrüsenentzündung, die meist von Bakterien auf der Haut verursacht wird. Symptome sind etwa Fieber, grippeähnliche Symptome und eine schmerzende, gerötete Stelle auf der Brust. Als Gegenmaßnahmen sollte mehr Flüssigkeit getrunken, mehr geruht und die betroffene Stelle mit Wärme behandelt werden. Der Arzt kann ein Antibiotikum verschreiben.

Stillen wird für das 1. Lebensjahr des Kindes empfohlen. Das Entwöhnen sollte ein allmählicher Prozess sein (S. 216), da ein plötzliches Entwöhnen sowohl für Mutter als auch Kind schwierig sein kann und einen Milchstau zur Folge haben kann. Durch feste Nahrung ab dem 6. Monat wird der allmähliche Entwöhnungsprozess eingeleitet. Eine Brustpumpe zwischendurch kann einen relativ normalen Lebensstil gewährleisten. Das Hormon Prolaktin hilft auch dabei, die Brüste auf das Stillen vorzubereiten.

Normale Brust   ### Milch gebende Brust

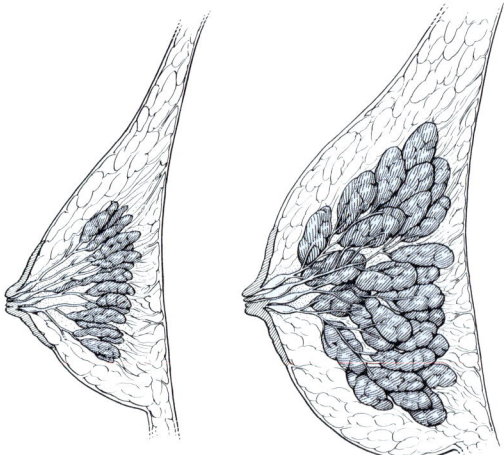

Beim Stillen wird die Brust größer. Vor allem die Milchdrüsen und die Milchgänge brauchen nun mehr Raum.

Milchfluss

Symptome
- Weißlicher oder grünlicher Ausfluss aus den Brustwarzen, meistens aus beiden Brüsten
- Kann von Amenorrhoe (→ Ausbleiben der Regelblutung, S. 1148) begleitet werden

Normalerweise produziert eine Frau nur nach der Geburt Brustmilch. Tritt auch zu anderen Zeiten Milch aus den Brustwarzen aus, wird dies Milchfluss oder Galaktorrhoe genannt.

In manchen Fällen ist die Ursache ein Tumor in der Hirnanhangsdrüse, der Prolaktinom genannt wird. Er ist meist gutartig, doch schüttet er das Hormon Prolaktin aus, das die Produktion der Brustmilch kontrolliert (→ Prolaktinom, S. 942). Oft ist die Ursache unbekannt.

Diagnose
Der Arzt wird die Brüste und die Flüssigkeit untersuchen, um Brustkrebs auszuschließen. Die medizinische Vorgeschichte der Patientin gibt Aufschluss darüber, ob der Milchfluss die Nebenwirkung eines Medikamentes sein könnte. Der Arzt wird wahrscheinlich auf Schilddrüsenunterfunktion (S. 948) hin untersuchen, Bluttests veranlassen, um den Prolaktinspiegel zu überprüfen, und eine Computertomographie (S. 1334) des Hypothalamus und der Hirnanhangsdrüse durchführen lassen.

Wie gefährlich ist Milchfluss?
Milchfluss ist kein Gesundheitsrisiko, es sei denn, er wird durch einen Tumor der Hirnanhangsdrüse verursacht. Diese Tumoren wachsen langsam und einige verändern sich früher oder später nicht mehr. Sie können oft mit Medikamenten wirkungsvoll behandelt werden. Ist dies nicht möglich, wird der Arzt zu einer Operation oder Bestrahlung raten.

Behandlung

Arzneimitteltherapie
Gegen Schilddrüsenunterfunktion wird Thyroxin verschrieben. Handelt es sich um einen Tumor der Hirnanhangsdrüse oder finden Tests keine Ursache für den Milchfluss, kann der Arzt Bromocriptin verschreiben, das einen Tumor schrumpfen lassen und den Prolaktinspiegel senken kann. Bromocriptin heilt Milchfluss auch oft dann, wenn die Ursache nicht bekannt ist.

Chirurgische Behandlung
Bei einem großen Tumor der Hirnanhangsdrüse kann eine Operation notwendig sein. Da diese Tumoren häufig zurückkommen, ist oft eine langfristige Behandlung mit Bromocriptin oder eine Bestrahlung notwendig.

Intraduktales Papillom (Milchgangpapillom)

Symptome
- Wässriger oder blutiger Ausfluss aus der Brustwarze
- Winziger Knoten unterhalb der Brustwarze

Intraduktale Papillome sind winzige, gutartige Tumore, die in den Milchgängen der Brust an dem Punkt wachsen, wo die Gänge die Brustwarze erreichen. Sie sind relativ selten und oft zu klein, um sie zu ertasten.

Diagnose
Der Arzt wird Brustkrebs ausschließen. Er wird sanften Druck auf den Bereich des Warzenvorhofs ausüben, um den Milchgang zu finden, in dem sich das Papillom befindet, damit der Gang mit dem Tumor entfernt werden kann. Intraduktale Papillome sind gutartig, sollten jedoch entfernt werden, da dies der einzige Weg ist, einen Krebstumor mit Sicherheit auszuschließen.

Behandlung

Chirurgische Behandlung
Ein tastbarer Knoten kann vom Chirurgen entfernt werden. Ist kein Knoten vorhanden, sind sorgfältige Nachuntersuchungen mit regelmäßigen Mammogrammen notwendig.

Brustkrebs

Symptome
- Ein Knoten oder eine Verdickung in der Brust, der nicht unbedingt schmerzhaft oder empfindlich sein muss
- Klarer oder blutiger Ausfluss aus der Brustwarze
- Eine Veränderung der Brustkonturen – eine Brust könnte etwa höher sein als die andere
- Jegliche Vertiefung oder Delle in der Brusthaut
- Rötungen oder Vernarbungen der Haut, wie auf der Haut einer Orange

In Deutschland erkranken jährlich etwa 50 000 Frauen neu an Brustkrebs. Obwohl die Krankheit oft erfolgreich behandelt werden kann,

Brustkrebs breitet sich aus (bildet Metastasen) durch das Lymphsystem (wie hier abgebildet) und durch den Blutkreislauf.

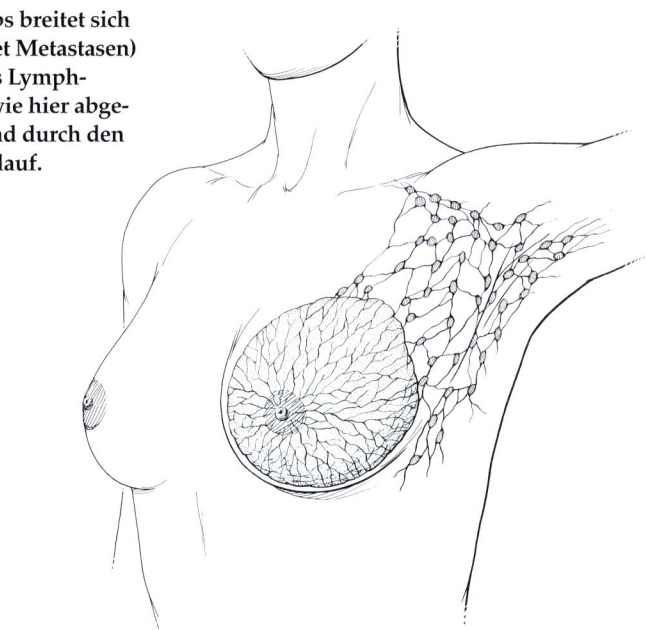

Das Risiko, an Brustkrebs zu erkranken, ist auch dann etwas erhöht, wenn man keine Kinder hat oder beim ersten Kind über 35 Jahre alt war. Brustkrebs in einer Brust erhöht das Risiko für die andere Brust. Das Risiko steigt auch mit dem Alter. Meistens tritt der Krebs jedoch bei Frauen auf, die keine erkennbaren Risikofaktoren haben. Man kann nur wenig tun, um die meisten dieser Risikofaktoren zu vermindern. Man kann den oben aufgeführten Symptomen gegenüber jedoch achtsam sein und ein Mammogramm machen lassen, um einen bösartigen Tumor im Frühstadium zu erkennen.

Eine Frau zwischen 20 und 40 Jahren sollte sich mindestens alle 3 Jahre von einem Arzt untersuchen lassen. Eine Frau über 40 sollte jährlich zur Untersuchung gehen. Viele Krebsspezialisten glauben, dass besonders die Frauen, die ein erhöhtes Brustkrebsrisiko haben, jährlich oder alle 2 Jahre ein Mammogramm machen lassen sollten (S. 1165), und zwar beginnend mit dem 40. Lebensjahr. Frauen über 50 sollten dies jährlich tun. Die Mammographie kann Leben retten, da sie den Krebs oft in einem frühen, heilbaren Stadium entdeckt.

Diagnose

Zunächst werden die Brüste sorgfältig untersucht und die Achselhöhlen abgetastet, um nach Anzeichen für Brustkrebs in den Lymphknoten zu suchen, da sich Brustkrebs über die Lymphknoten ausbreiten kann. Es folgt ein Mammogramm. Eine verdächtige Stelle kann mit einem tastbaren Knoten in Verbindung stehen. Das Mammogramm kann auch auffällige Bereiche entdecken, die nicht in Verbindung mit einem tastbaren Knoten stehen. Der Arzt kann nicht jeden Brustkrebs auf einem Mammogramm erkennen – bis zu 10 Prozent werden nicht erkannt.

Bei einem Brustknoten, der ertastet oder auf einem Mammogramm erkannt wird, kann der Arzt oder Radiologe auch eine Ultraschalluntersuchung (S. 1335) durchführen, um zu sehen, ob es sich um eine mit Flüssigkeit gefüllte Zyste handelt. Der Arzt kann versuchen die Flüssigkeit mit einer dünnen Nadel aus ihr herauszuziehen. Die Flüssigkeit kann auf bösartige Zellen untersucht werden. Verschwindet der Knoten nach dem Entziehen der Flüssigkeit, ist es wahrscheinlich, dass es nur eine unbedenkliche Zyste war (→ Knoten in der Brust, S. 1158). Eine chirurgische Biopsie, bei der normalerweise der ganze Knoten entfernt wird, ist der einzige Weg, um sicher zu sein, ob ein Knoten bösartig ist. Der Arzt wird wahrscheinlich zu solch einer Biopsie raten, wenn dem Knoten keine Flüssig-

wenn sie früh entdeckt wird, tötet Brustkrebs hierzulande etwa 20 000 Frauen jährlich. Wissenschaftler wissen nicht, was Brustkrebs verursacht. Studien haben jedoch bestimmte Faktoren entdeckt, die eine Frau für Brustkrebs anfälliger machen. Man hat ein deutlich höheres Risiko als die meisten Frauen, wenn die Mutter oder Schwester Brustkrebs hatte, besonders dann, wenn sie in jungen Jahren oder an beiden Brüsten daran erkrankte. Frauen, in deren Familie gehäuft Brustkrebsfälle aufgetreten sind, können in einem der 12 interdisziplinären Zentren für familiären Brust- und Eierstockkrebs einen genetischen Test machen. Geprüft wird, ob eine Mutation in dem so genannten Brustkrebs-Genen BRCA1 und 2 vorliegt. Frauen, die an einem BRCA1- und BRCA2-Gentest teilnehmen möchten, müssen gewisse Kriterien erfüllen. Als Alternative bleibt nur die intensive Nutzung von Früherkennungsuntersuchungen wie Mammographie, Sonographie und Kernspintomographie.

Stereotaktische Brustbiopsie

Bei dieser neuen, nicht-chirurgischen Methode benutzt der Arzt Mammogramme, die aus verschiedenen Winkeln aufgenommen wurden, um die genaue Position eines verdächtigen Bereichs feststellen zu können. Ein Computer stellt dann eine Nadel auf diesen Bereich ein, die es dem Radiologen ermöglicht, eine kleine Gewebsprobe zu entnehmen. Die stereotaktische Biopsie dauert etwa 30 bis 45 Minuten bei örtlicher Betäubung. Sie hinterlässt keine Narbe, kostet nur etwa ein Drittel einer chirurgischen Biopsie und kann genauso präzise sein.

Das Mammogramm

Das Mammogramm ist ein Röntgenbild der weiblichen Brust. Die Mammographie kann Leben retten, da sie Brustkrebs oft in einem noch heilbaren Stadium entdeckt. Der Test ist jedoch nicht unfehlbar. Manchmal zeigt er einen Tumor nicht an und manchmal weist er auf ein nicht existierendes Problem hin. Die Mammographie wird am besten von regelmäßigen Brustuntersuchungen durch den Arzt und die Frau selbst zu Hause begleitet (S. 1160).

In der Medizin gibt es eine Kontroverse darüber, ab welchem Alter man mit einem regelmäßigen Mammogramm beginnen sollte. Bei jungen Frauen entsteht Brustkrebs nur selten und ihre Brüste lassen sich nicht gut röntgen.

Die meisten Experten sind sich einig, dass Frauen unter 35, die nicht in einer erhöhten Risikokategorie sind, keine Mammogramme brauchen und dass Frauen über 50 sie jährlich machen lassen sollten.

Die Diskussion geht darüber, ob Frauen zwischen 40 und 49 regelmäßige Mammogramme und Frauen

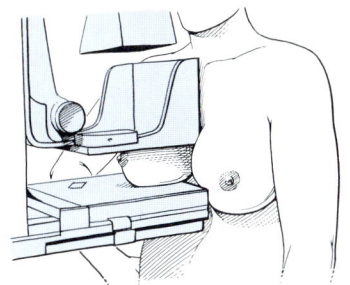

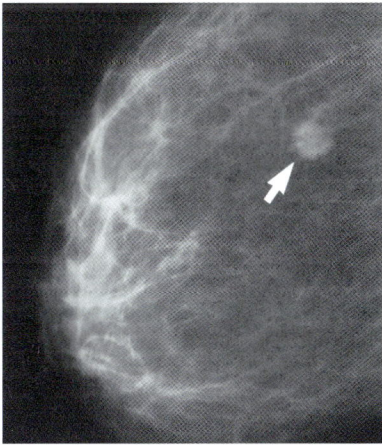

Der Pfeil zeigt einen Krebstumor auf einem Mammogramm. Mammogramme werden von einem speziellen Röntgenapparat (siehe oben) erstellt, der einen Tumor entdecken kann, bevor die Patientin oder der Arzt ihn ertasten kann.

mit 35 ein erstes Basismammogramm machen lassen sollten, das einen Maßstab für ihre Brüste darstellen würde.

Neuere Studien weisen darauf hin, dass regelmäßige Mammogramme bei Frauen zwischen 40 und 49 Leben retten, doch der Nutzen des Basismammogramms bleibt weiterhin umstritten.

Heutzutage scheint dies der beste Rat zu sein:

- Frauen unter 40 brauchen keine Mammographie, es sei denn, ein Problem tritt auf oder sie gehören zu einer Gruppe mit erhöhtem Risiko (beispielsweise Fälle von Brustkrebs in der direkten Familie).
- Frauen zwischen 40 und 49 mit Fällen von Brustkrebs in der Familie sollten jährlich ein Mammogramm machen lassen.
- Frauen zwischen 40 und 49 ohne Symptome oder selbst entdeckten Knoten und ohne Vorgeschichte von Brustkrebs in der Familie sollten ihre spezielle Situation mit ihrem Arzt besprechen.
- Frauen ab 50 sollten jährlich ein Mammogramm machen lassen.

---

keit entzogen werden kann, wenn er nach dem Entzug der Flüssigkeit nicht schrumpft, wenn er zurückkommt oder wenn die entzogene Flüssigkeit Blut oder bösartige Zellen enthält. Mit einem Draht kann der Arzt eine Anomalie lokalisieren, die auf einem Mammogramm sichtbar ist, aber nicht ertastet werden kann.

Eine Nadelbiopsie eines gut zugänglichen Knotens kann in der Arztpraxis bei örtlicher Betäubung durchgeführt werden. Eine chirurgische Biopsie wird wahrscheinlich in einem Krankenhaus bei örtlicher oder Vollnarkose durchgeführt. Der Chirurg entfernt den gesamten Knoten, um ihn vom Pathologen mikroskopisch und biochemisch untersuchen zu lassen. Ist das Ergebnis positiv, handelt es sich um einen bösartigen Knoten. Anderenfalls wird er als gutartig bezeichnet. Bei mehr als 70 Prozent der Biopsien ist der Knoten gutartig.

Wie gefährlich ist Brustkrebs?

Bilden sich Metastasen (Tochtergeschwulste), die sich über das Lymphsystem oder den Brutkreis-

lauf auf andere Körperbereiche ausbreiten, besteht akute Gefahr. Wird der Brustkrebs früh entdeckt, während er noch begrenzt und klein ist, dann liegen die Heilungschancen bei rund 90 bis 95 Prozent. Durch verstärkten Einsatz der Mammographie kann er früh erkannt werden. 75 Prozent der Frauen mit Brustkrebsdiagnose werden geheilt.

Behandlung

Chirurgische Behandlung

Eine Operation ist die grundsätzliche Behandlung bei Brustkrebs (→ Operation bei Brustkrebs, S. 1166). Heutzutage wird eine Operation oft mit einer Bestrahlungs-, Hormon- oder Chemotherapie kombiniert. Bei fast jeder Brustkrebsoperation werden einige Lymphknoten aus der Achselhöhle entfernt und auf Krebs untersucht. Die An- oder Abwesenheit eines bösartigen Tumors in den Lymphdrüsen der Achselhöhle ist mit entscheidend für die Planung der Behandlung nach der Operation.

Operation bei Brustkrebs

In vielen Fällen haben regelmäßige Mammogramme und ein erhöhtes Bewusstsein der Frauen und Ärzte zu einer früheren Diagnose von Brustkrebs beigetragen. Wird er im frühsten Stadium erkannt, ist Brustkrebs durchaus heilbar.

Eine Brustkrebsoperation beginnt mit der Bestätigung der Anomalien, die beim Abtasten oder durch das Mammogramm entdeckt wurden. Der Arzt wird eine Gewebebiopsie durchführen, um sie mikroskopisch untersuchen zu lassen und um Hormonmarker an den Tumorzellen zu bestimmen. Abhängig von der Größe, Lage und Erscheinung der Anomalie auf dem Mammogramm ist eine Nadelbiopsie (Kernbiopsie) oder eine offene Biopsie (die einen kleinen Schnitt erfordert) notwendig. Mehr als 70 Prozent aller Biopsien sind gutartig.

Lautet die Diagnose Brustkrebs, müssen die Patientin und der Arzt eine Entscheidung über die chirurgischen Möglichkeiten zur Behandlung der Krankheit treffen. Die Empfehlung des Arztes wird teilweise von der Größe des Tumors, seiner Lage, der Krebsart und der Frage abhängen, ob sich der Krebs bereits ausgebreitet hat. Im Folgenden werden die verschiedenen chirurgischen Möglichkeiten beschrieben.

Radikale Mastektomie

Bei der radikalen Mastektomie wird die ganze Brust entfernt. Hierzu gehören auch ein Teil der Haut, wo sich die Brustwarze und der Warzenvorhof befinden, und die darunter liegenden Brustwandmuskeln. Der Chirurg wird auch Lymphknoten in der Achselhöhle (Axilla) entfernen in einem Versuch, die Ausbreitung des Krebses zu verhindern. Diese Operation, die bis vor 20 Jahren weit verbreitet war, ist entstellend und hat ein deutliches Anschwellen (Lymphödem) und verringerte Beweglichkeit des Armes zur Folge. Sie wird außer bei großen, weit fortgeschrittenen Tumoren, die schon in große Teile der Brustwandmuskeln (Pektoralis) vorgedrungen sind, nicht mehr durchgeführt.

Modifizierte radikale Mastektomie

Mit zunehmender Einsicht in das biologische Verhalten des Brustkrebses wurde klar, dass die weniger radikalen Operationen für die Behandlung des primären Tumors genauso effektiv sind, doch eine viel geringere Beeinträchtigung und Entstellung bedeuten. Die modifizierte radikale Mastektomie ist der alten radikalen Mastektomie sehr ähnlich, doch werden die Brustwandmuskeln erhalten und viel weniger Lymphknoten entfernt. Die Bewahrung der Brustwandmuskeln (Pektoralis) erleichtert den prothetischen Wiederaufbau der Brust, sollte die Patientin dies wünschen. Man weiß jetzt, dass Krebs, der sich auf die Lymphknoten der Achselhöhle (axillare Lymphknoten) ausgebreitet hat, aggressiver ist und eine zusätzliche Behandlung wie etwa eine Hormon- oder Chemotherapie und möglicherweise eine Bestrahlung der Achselhöhle erfordert. Viele Lymphknoten zu entfernen (im Vergleich zu nur 10 bis 15) reduziert jedoch nicht das Risiko, an Brustkrebs zu sterben.

Brusterhaltende Operation

Wird der Tumor selbst zusammen mit einem kleinen Rand von normalem Brustgewebe entfernt, ist die Heilungsrate ähnlich wie bei der radikalen Mastektomie. Dieser Operation (Lumpektomie, weitflächiges, lokales Herausschneiden) folgt dann 4 bis 6 Wochen lang eine Bestrahlung der Lumpektomie-Stelle und des verbleibenden Gewebes. Der Arzt wird aus den zuvor dargelegten Gründen durch einen separaten, kleinen Einschnitt in der Achselhöhle eine Lymphknotenprobe entnehmen. Diese Art der Operation ist für kleine Brustkrebstumore am besten geeignet.

Einfache Mastektomie

Diese Operation ist der modifizierten radikalen Mastektomie ähnlich. Allerdings entfernt der Chirurg bei diesem Eingriff die Lymphknoten in der Achselhöhle nicht. Diese Opera-

Modifizierte radikale Mastektomie

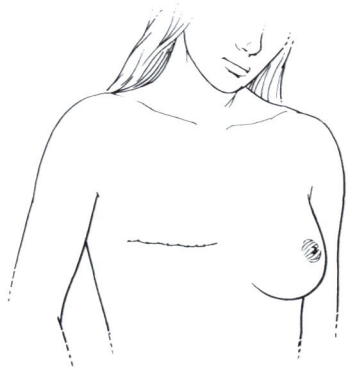

Bei der modifizierten radikalen Mastektomie wird die gesamte Brust zusammen mit den Lymphknoten der Achselhöhle entfernt. Die Brustmuskeln bleiben intakt.

Brusterhaltende Operation

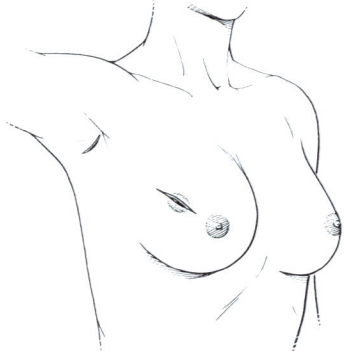

Die brusterhaltende Operation bewahrt die Brust nach einer Lumpektomie und Probenentnahme aus den axillaren Lymphknoten. Das verbleibende Brustgewebe wird bestrahlt.

tion ist dann zu empfehlen, wenn der Krebs an mehreren Stellen in der Brust auftritt, sich jedoch nicht über die Gänge hinaus ausgebreitet hat (Oberflächenkarzinom). Hier ist das Risiko, dass sich der Krebs auf die Lymphknoten ausbreitet, gering. Manche Frauen entscheiden sich für eine prophylaktische (präventive) einfache Mastektomie, weil sie ein hohes Risiko tragen.

Subkutane Mastektomie

Entfernt wird nur das Brustgewebe, und Haut, Brustwarze, der Warzenvorhof, die Brustwandmuskeln und Lymphknoten werden erhalten. Dies ist keine Brustkrebsoperation, sondern wird hauptsächlich von plastischen Chirurgen als eine präventive (prophylaktische) Maßnahme bei Frauen ausgeführt, die einem hohen Brustkrebsrisiko ausgesetzt sind. Die Chirurgen kombinieren diese Operation mit dem Einsetzen einer Brustprothese unter die Muskeln, um die Brustkonturen wiederherzustellen. Zwar reduziert diese Operation das Brustkrebsrisiko erheblich, jedoch nicht vollständig, da etwas Brustgewebe mit der Brustwarze verbunden bleibt. Dieser Bereich ist jedoch, wenn es regelmäßig getan wird, leicht zu untersuchen.

Palliative Operation

Hat sich der Krebs schon über die Brust und Achselhöhlen hinaus ausgebreitet (in die Knochen, das Gehirn, die Leber), kann eine reine Lumpektomie, ohne Bestrahlung oder nachfolgende Mastektomie, angebracht sein. Dieser Eingriff kann zumindest die Diagnose bestätigen, Gewebe für Laboruntersuchungen (Studien der Hormonrezeptoren) zur Verfügung stellen und ein gewisses Maß an Tumorkontrolle gewähren. Bei einem großen und geschwürig werdenden Tumor, der die Haut darüber zerstört, kann eine einfache Mastektomie   Schmerzlinderung

bringen und gegen Infektionen und Blutungen helfen. Generell sind solche weit fortgeschrittenen Tumore jedoch nicht heilbar.

Wiederaufbau der Brust

Heutzutage lassen sich viele Frauen nach einer Mastektomie die Brust wieder aufbauen. Zwar gibt es Kontroversen über die Sicherheit prothetischer Silikonimplantate, doch die Verwendung von mit Salzwasser gefüllten Silikonimplantaten ist nach wie vor gestattet. Bestehen gegenüber eines prothetischen Implantates Bedenken, wünscht man sich aber dennoch eine Wiederherstellung der Brust, kann der Chirurg ausgezeichnete Ergebnisse erzielen, indem er Haut-, Fett- und Muskelgewebe aus der Bauch- oder Brustwand entnimmt und sie zu einer Brust formt. Dies ist eine viel aufwändigere Operation und nicht bei jeder Patientin möglich. Man kann beide Arten des Wiederaufbaus entweder gleich nach der Mastektomie oder auch später durchführen lassen, je nachdem, was die Patientin oder der Arzt bevorzugt. Auf keinen Fall sollte die eigene Brustwarze für die Wiederherstellung der Brust verwendet werden,

da hier neue Krebszellen entstehen können. Plastische Chirurgen können eine neue Brustwarze mit Warzenvorhof ohne Schwierigkeiten rekonstruieren und pigmentieren (tätowieren).

Ein Wiederaufbau der Brust beeinträchtigt weder eine Chemo- oder Hormontherapie, noch erschwert er die Erkennung von wiederkehrenden Krebstumoren oder erhöht die Wahrscheinlichkeit, dass der Krebs wieder auftritt.

Schlussfolgerung

Arzt und Patientin müssen die verschiedenen Möglichkeiten zur Krebsentfernung und zum Wiederaufbau der Brust eingehend besprechen. Um die bestmögliche Entscheidung zu treffen, sollte man sich auch anhand verfügbaren Lesematerials informieren und beim geringsten Zweifel eine zweite Meinung einholen.

Verschiedene Selbsthilfegruppen können nach einer Brustkrebsoperation Unterstützung bieten. Adressen sind unter anderem über die Deutsche Krebshilfe erhältlich, die auch ausführliches Informationsmaterial zur Verfügung stellt (Adressen im Anhang).

Wiederaufbau der Brust

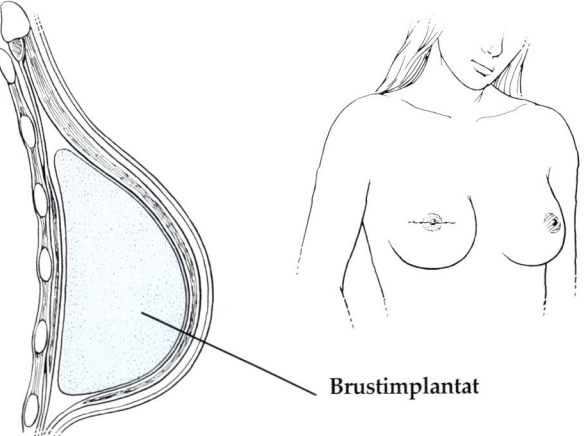

Brustimplantat

Beim Wiederaufbau der Brust setzt der Chirurg ein Brustimplantat unter die Muskeln der Brustwand. Er kann auch den Warzenvorhof und die Brustwarze rekonstruieren.

Anschwellen nach einer Mastektomie

Nach einer Mastektomie treten im ersten Jahr nach der Operation starke Schwellungen auf. Schwillt der Arm an, sollte sofort der Arzt aufgesucht werden.

Während der Operation entfernt der Arzt Brustgewebe und Lymphknoten in der Achselhöhle, um zu sehen, ob sich der Krebs ausgebreitet hat. Die Lymphknoten fungieren als Filter für die Flüssigkeit, die normalerweise aus den Blutgefäßen und Zellen ausläuft. Diese Flüssigkeit fließt dann durch die Lymphgefäße und tritt wieder in den Blutkreislauf ein. Das Entfernen der Lymphknoten kann die Lymphdrainage der Arme beeinträchtigen und die Schwellung verursachen. Mit der Zeit bilden sich viele der Lymphgefäße neu und die Schwellung geht zurück.

Es ist jedoch wichtig, jede Art von Schwellung untersuchen zu lassen, da sie auch die Folge einer Nieren- oder Herzerkrankung, einer Infektion oder eines Wiederauftretens des Brustkrebses sein kann.

Bestrahlung

Entschließt sich die Patientin für eine brusterhaltende Therapie (Lumpektomie), ist eine Bestrahlung der Brust notwendig. Manchmal wird auch bei einer Mastektomie nach der Operation die Brustwand bestrahlt, um alle Krebszellen, die nicht entfernt wurden, abzutöten. Hat sich der Brustkrebs auf die Knochen ausgebreitet, kann der Arzt mit einer Bestrahlung die Schmerzen lindern.

Hormontherapie

Nach der Operation wird der Krebsspezialist (Onkologe) entscheiden, ob die Patientin von einer Nachfolgebehandlung profitieren könnte. Sie soll das Wachstum von Krebszellen verhindern, die sich ausgebreitet haben, aber nicht zu entdecken sind. Manche Krebsarten sprechen auf eine Hormonbehandlung an, meistens in Form von Medikamenten, die Östrogen entgegenwirken. Tritt der Brustkrebs wieder auf, kann der Arzt eine Hormontherapie verordnen. Sie hindert den Tumor am Wachsen oder lässt ihn sogar schrumpfen und kann zur teilweisen oder völligen vorübergehenden Besserung führen. Wirkt ein Hormon nicht länger, kann ein anderes vielleicht helfen. So können die Ärzte die Krankheit oft für Jahre zum Stillstand bringen. Sind die Hormone nicht länger effektiv, kann der Arzt eine andere Therapie, meistens eine Chemotherapie, verordnen.

Chemotherapie

Chemotherapeutika wirken toxischer als Hormone. Nach der eigentlichen Krebsoperation wird der Onkologe entscheiden, ob die Patientin von einer Chemotherapie profitieren könnte. Ziel der Chemotherapie ist es, die Krebszellen, die sich über die Brust hinaus ausgebreitet haben, abzutöten.

Ist der Brustkrebs wiedergekehrt, kann die Chemotherapie einen Wachstumsstopp oder das Schrumpfen des Tumors bewirken. Die kann das Fortschreiten der Krankheit verlangsamen und die Symptome lindern. Die Chemotherapie hat schwere Nebenwirkungen: Sie verringert die weißen Blutkörperchen und erhöht so das Infektionsrisiko, führt zu Haarausfall, Übelkeit und zunehmender Erschöpfung. Abhängig von der vorausgehenden Behandlung, dem Gesundheitszustand und dem Risiko durch Nebenwirkungen setzen Ärzte verschiedene Medikamente ein.

Erkrankungen der äußeren Geschlechtsorgane

Die Scheide ist der Verbindungsgang zwischen der Gebärmutter und den äußeren Genitalien. Sie ist etwa 13 cm lang und ihre Wände sind mit starken Muskeln ausgekleidet. Die meiste Zeit ist die Scheide so eng, dass sich die Wände berühren, doch sie kann sich extrem ausdehnen. Das untere Ende der Gebärmutter, der Gebärmutterhals, erstreckt sich bis zum oberen Ende der Scheide. Bei jungen Mädchen ist das andere (äußere) Ende der Scheide teilweise von einer dünnen Membran, dem Jungfernhäutchen blockiert. Es ist selten, dass das Jungfernhäutchen die Scheide vollständig verschließt. Die Membran ist manchmal halbkreisförmig und bedeckt nur einen Teil der Scheidenöffnung oder sie ist kreisförmig. In diesem Fall hat sie meistens mindestens ein Loch.

Der Bereich der äußeren Geschlechtsorgane wird Vulva genannt (S. 1141). Zu ihr zählen der Schamhügel, ein Polster aus Fettgewebe am Bauchende, das nach der Pubertät von den Schamhaaren bedeckt wird, und lippenartige Gewebefalten, die äußeren und inneren Schamlippen, welche die Scheide und die Harnröhre schützen. Direkt hinter dem Schamhügel, dort wo die Schamlippen zusammenkommen, befindet sich die Klitoris, eine kleine Vorwölbung, die sich bei sexueller Erregung ausdehnt. Die Harnröhre, die winzige Öffnung direkt hinter der Klitoris, führt zur Harnblase, in welcher der

Urin gesammelt wird. Hinter der Harnröhre befindet sich die Scheide. Verschiedene Drüsen in der Vulva und Scheide machen diesen Bereich gleitfähig.

Entwicklungsstörungen

Symptome
- Die Scheide ist klein, sehr kurz oder fehlt ganz; kein Gebärmutterhals
- Geschlechtsorgane, die den männlichen Genitalien ähnlich sind

Im Augenblick der Empfängnis erhält der Embryo entweder die männlichen (XY) oder weiblichen (XX) Geschlechtschromosomen. In den folgenden 40 Tagen sind männlicher und weiblicher Fetus nicht voneinander zu unterscheiden. Hat der Fetus 1 Y-Chromosom, entwickeln sich nach dieser Zeit die Hoden. Ist kein Y-, sind dafür aber 2 X-Chromosomen vorhanden, entwickeln sich Eierstöcke. Die Hoden und Eierstöcke schütten jeweils männliche oder weibliche Hormone aus und als Reaktion darauf entwickelt der Fetus entweder ein männliches oder weibliches Urogenitalsystem. Zu jedem Zeitpunkt in dieser Entwicklung kann ein Fehler auftreten. Bei einem weiblichen Fetus entwickelt sich ein innerer Gang, der Müller-Gang, zu den Eileitern, der Gebärmutter und dem oberen Teil der Scheide. Ist diese Entwicklung fehlerhaft, wird das Kind möglicherweise ohne oder mit einer zu kurzen Scheide oder ohne Gebärmutter geboren. Dieser Zustand ist als Müller-Agenesie bekannt. Da die meisten Anomalien innen auftreten und das Kind eine Scheidenöffnung hat, kann es sein, dass das Problem erst in der Pubertät, wenn die erste Menstruation ausbleibt, offensichtlich wird.

Ein Mädchen, das ohne oder mit zu kurzer Scheide geboren wird, könnte auch an einer Störung leiden, die vollständige testikuläre Feminisierung genannt wird. Das Mädchen hat keinen Gebärmutterhals, keine Gebärmutter oder Eierstöcke, stattdessen jedoch Hoden, die oft innen liegen. Genetisch war sie als Junge programmiert, hat jedoch anomale Androgenrezeptoren. So waren die männlichen Hormone vor der Geburt nicht in der Lage, sich mit diesen Rezeptoren zu verbinden, um die männlichen Geschlechtsorgane hervorzubringen. In der Pubertät entwickeln sich zwar die Brüste, doch wachsen nur wenige oder gar keine Scham- und Achselhaare. Das Mädchen kann in seiner Einstellung und Identität jedoch völlig weiblich sein.

Manchmal wird ein Mädchen mit sexuell zweideutigen Geschlechtsorganen geboren. Vielleicht hat sie eine ungewöhnlich große Klitoris, fast wie ein kleiner Penis oder die äußeren Schamlippen sind teilweise zusammengewachsen und sehen fast wie ein männlicher Hodensack aus. Die häufigste Ursache für zweideutige Genitalien ist die kongenitale Nebennierenrindenhyperplasie (S. 941), die manchmal auch Scheinzwittertum genannt wird. Bei dieser Störung produziert der Körper zu einem wichtigen Zeitpunkt in der Entwicklung des Fetus nicht genug eines bestimmten Enzyms. Ein Mädchen mit dieser Störung hat aber zumeist normale innere Organe.

Wird ein Kind mit zweideutigen Genitalien geboren, sollte man sofort einen Spezialisten aufsuchen. Dem Kind wird dann ein Geschlecht »zugeordnet«, abhängig von den Chromosomen und dem Zustand der Genitalien und inneren Organe. In einer frühen Operation können die Genitalien, falls notwendig, korrigiert werden. Ist die Zweideutigkeit der Genitalien auf kongenitale Nebennierenrindenhyperplasie zurückzuführen, kann es zum Fötalschock (Nebennierenrindeninsuffizienz, Addison-Krise) kommen, es sei denn, der Arzt ist wachsam genug, sie zu verhindern (S. 941).

Diagnose
Der Arzt wird die Patientin untersuchen und die medizinische Vorgeschichte der Familie erfragen, da Entwicklungsstörungen oft (aber nicht immer) vererbt werden. Durch Labortests an Blut- oder Hautzellen kann festgestellt werden, welche Chromosomen die Störung verursacht haben, und diese Informationen werden bei der nachfolgenden Behandlung berücksichtigt. Durch Labortests können auch Anomalien der Androgenrezeptoren erkannt werden.

Wie gefährlich sind Entwicklungsstörungen?
Die meisten Mädchen mit Müller-Agenesie sind steril, doch einige haben eine normale oder fast normale Gebärmutter und Eierstöcke und können empfangen und gebären, wenn der Chirurg eine künstliche Scheide rekonstruiert. Mädchen mit kongenitaler Nebennierenrindenhyperplasie haben normale innere Organe. Werden die Anomalien in der Scheide chirurgisch korrigiert und den Mädchen die richtigen Medikamente verabreicht, können auch sie Kinder haben. Mädchen mit testikulärer Feminisierung sind immer steril. Sie haben jedoch, von einer spärlichen Körperbehaarung abgesehen, ein normales Aussehen.

Behandlung

Arzneimitteltherapie

Für die Behandlung der kongenitalen Nebennierenrindenhyperplasie werden meist Glukokortikoide (kortisonverwandte Steroide) verschrieben, damit sich die Brüste entwickeln und die Menstruation einsetzen kann. In der Pubertät werden Östrogene verabreicht, um die sekundären Geschlechtsmerkmale wie etwa die Brüste zu entwickeln und zu erhalten.

Chirurgische Behandlung

Bei Mädchen, die ohne normale Scheide geboren wurden, kann der Chirurg eine künstliche Scheide rekonstruieren. Dies wird generell dann getan, wenn die Chance auf eine Mutterschaft besteht. Die Operation ermöglicht auch sexuelle Aktivitäten. Im Falle der testikulären Feminisierung werden die Hoden normalerweise entfernt, da das Risiko besteht, dass sich dort Krebs bildet.

Vulvaentzündung

Symptome
- Anschwellen der Vulva mit Rötung und Juckreiz
- Wässrige oder Krusten bildende Blasen
- Chronischer Zustand: im Schambereich verdickte und weiße Haut

Die Vulvaentzündung oder Vulvitis ist eine Entzündung der äußeren Geschlechtsorgane. Sie kann durch eine allergische Reaktion auf ein Intimspray, auf das Waschmittel, mit dem die Unterwäsche gewaschen wurde, oder auf ein Medikament sein oder sie ist die Folge von schlechter Hygiene. Die Entzündung kann auch durch eine Bakterien-, Virus- oder Pilzinfektion verursacht werden (S. 1173) oder es handelt sich um Krebs (S. 1172).

Diagnose
Der Arzt wird eine Beckenuntersuchung durchführen (S. 1141) und möglicherweise Blut-, Urin- und andere Laboruntersuchungen veranlassen. Besteht Verdacht auf eine Geschlechtskrankheit, wird die Patientin daraufhin untersucht. Hält die Entzündung an, ist oft eine Biopsie notwendig, um eine Krebserkrankung auszuschließen. Dabei handelt es sich meistens um einen Eingriff in der Arztpraxis bei örtlicher Betäubung. Vulvitis ist selten ernsthaft, es sei denn, sie wird durch Krebs verursacht.

Behandlung

Arzneimitteltherapie

Die zu verschreibenden Medikamente hängen von der Ursache des Problems ab. Doch was auch immer die Ursache sein möge: Eine kortisonhaltige Creme hilft meistens gegen den Juckreiz.

Selbsthilfe

Der betroffene Bereich sollte trocken und sauber gehalten werden. Es hilft, lockere, saugfähige Kleidung und Baumwollunterwäsche zu tragen. Tritt die Vulvitis immer nach der Benutzung eines Intimsprays oder Deodorants auf, sollte man mit dem Arzt sprechen. Die Ursache könnte eine Allergie sein. Dabei gilt es zu bedenken, dass eine Allergie normalerweise einige Tage braucht, bevor sie ausbricht (→ Hautallergien, S. 1035).

Atrophische Vulvadystrophie

Symptome
- Trockene, juckende, gerötete Stellen im Schambereich
- Später können diese Stellen weiß werden und Blasen bilden
- Einige Stellen werden weiß und verdicken sich
- Die Haut wird papierähnlich oder durchsichtig. Die Klitoris und Scheidenöffnung können schrumpfen

Dystrophie ist eine Art Degeneration des Gewebes. In den meisten Fällen tritt sie bei Frauen nach den Wechseljahren auf der Haut des Schambereichs und manchmal des Enddarms auf. In den betroffenen Hautstellen können sich unter Umständen Krebszellen bilden. Handelt es sich um die Weißschwielenkrankheit oder Leukoplakie (weiße Hautstellen), kann eine Biopsie notwendig sein.

Diagnose
Um eine Krebserkrankung auszuschließen, besteht für den Arzt die Möglichkeit, eine Biopsie der Vulva durchzuführen (ein kleines Stück Gewebe für Untersuchungen herausschneiden). Dieser Eingriff kann entweder bei örtlicher oder Vollnarkose durchgeführt werden. In weiteren Untersuchungen wird der Arzt auch auf Anzeichen für eine zugrunde liegende Infektion achten. Die Vulvadystrophie ist in der Regel nicht gefährlich, es sei denn, es handelt sich um Krebs.

Hygiene

Es genügt, die Genitalien einmal pro Tag mit einer milden Seife und Wasser zu waschen. Meistens sind Spülungen und Intimsprays unnötig und können sogar schädlich sein.

Die Scheide reinigt sich normalerweise selbst. Die Scheidenwände produzieren eine Flüssigkeit, die tote Zellen und Organismen beim Ausfließen mit ausspült.

Dieser gesunde Ausfluss ist klar oder milchig und wird beim Trocknen gelblich. Er ist schleimig und hat einen milden, nicht unangenehmen Geruch. Etwa zurzeit des Eisprungs und während sexueller Erregung wird eine größere Menge dieses Ausflusses produziert.

Starker, andersfarbiger oder stark riechender Scheidenausfluss kann ein Symptom für eine Scheideninfektion (S. 1173) sein. In diesem Falle sollte man den Arzt aufsuchen.

Einige zu kaufende Spülbäder enthalten hautreizende Chemikalien, welche den normalerweise sauren Scheidenbereich verändern können. Der Säuregrad ist wichtig, da er das Wachstum von Hefepilzen und anderen Infektionen verursachenden Organismen verhindert.

Der Arzt kann für die reinigende Wirkung, und um den normalen Säuregrad zu bewahren, auch verdünnte Essigspülbäder empfehlen. Spülbäder können den Schleimpfropf wegspülen, der den Gebärmutterhals abdeckt und infektiöse Organismen daran hindert, in die Gebärmutter zu gelangen.

Trotz all dieser negativen Wirkungen gibt es einige Probleme, gegen die der Arzt desinfizierende Spülbäder verordnen kann.

Die Bakterien und Hefepilze, die Scheideninfektionen verursachen, wachsen am besten in warmen, feuchten Bedingungen. Deshalb ist es am besten, Unterwäsche aus Baumwolle oder synthetische Wäsche mit einer Baumwolleinlage zu tragen, jedoch enge Nylonstrumpfhosen zu vermeiden. Enge Nylonslips und -strumpfhosen stauen die Wärme und Feuchtigkeit im Genitalbereich.

Noch ein letzter Punkt sei zu beachten: Frauen sollten die Scheide immer von vorne nach hinten abwischen, damit die Scheide nicht mit Bakterien aus dem Stuhl verunreinigt wird und sich somit wieder leichter infizieren kann.

Behandlung

Arzneimitteltherapie

Die Behandlung hängt von der Ursache des Problems ab. Mithilfe einer Kortison- oder Testosteroncreme können die Symptome meistens gelindert werden.

Regelmäßige Untersuchungen lassen potenziell bösartige Veränderungen rechtzeitig erkennen.

Hautjucken im Schambereich

Symptome. Starker Juckreiz, Brennen oder Überempfindlichkeit im Genitalbereich.

Die möglichen Erklärungen für Juckreiz im Schambereich können seborrhoische Dermatitis (S. 989), eine Allergie (S. 1035), eine Infektion (S. 1173) oder seltener eine systemische Erkrankung sein. Vor der Pubertät und nach den Wechseljahren kann die Vulva ohne ersichtlichen Grund jucken oder überempfindlich sein. Das Problem könnte ein zu niedriger Östrogenspiegel sein.

Diagnose

Entzündungen können mithilfe von Labortests an Ausflussproben oder an Scheidengewebe oder durch eine Kolposkopie (eine Untersuchung mit einem Instrument, das eine vergrößerte Sicht der Scheidenoberfläche ermöglicht, S. 1346) diagnostiziert werden. Die Ursache einer Allergie kann offensichtlich sein. Wenn nicht, können Tests durchgeführt werden. Hautjucken im Schambereich ist nicht ernsthaft. Sollten sich jedoch im Schambereich weiße Hautstellen bilden, sollte man den Arzt aufsuchen.

Behandlung

Selbsthilfe

Wird der Juckreiz nicht von Ausfluss oder anderen Symptomen begleitet, kann man ein paar Wochen warten, bevor man zum Arzt geht. Zunächst sollten keine Intimsprays oder andere Produkte mehr benutzt werden, welche die Vulva reizen könnten. Slips sollten aus Baumwolle sein, Strumpfhosen sollten vermieden und die Stelle täglich mit einer milden Seife gewaschen werden.

Arzneimitteltherapie

In den meisten Fällen werden kortikosteroidhaltige Salben verschrieben, um die Symptome zu lindern. Ansonsten hängt die Einnahme von Medikamenten von dem zugrunde liegenden Problem ab.

Chirurgische Behandlung
Bilden sich weißliche Hautstellen (Leukoplakie) im Schambereich, empfiehlt der Arzt vielleicht einen kleinen chirurgischen Eingriff zur Entfernung.

Genitalwarzen

Symptome
- Kleine, rosa- oder rotfarbene Schwellungen im Genitalbereich, die schnell wachsen
- Mehrere Warzen zusammen können wie ein Blumenkohl aussehen

Genitalwarzen (auch als Feigwarzen oder spitzes Kondylom bekannt) sind häufig. Sie werden von dem Papillomavirus verursacht und normalerweise durch direkten sexuellen Kontakt übertragen. Die Inkubationszeit beträgt 1 bis 6 Monate. Diese Warzen können an der Vulva, den Scheidenwänden, dem Gebärmutterhals oder dem Damm (dem Bereich zwischen äußeren Genitalien und After) wachsen. Manchmal treten sie während der Schwangerschaft auf, möglicherweise aufgrund der Veränderungen im Immunsystem.

Diagnose
Der Arzt kann Genitalwarzen am Aussehen erkennen. Da jedoch auch andere Geschlechtskrankheiten wie Gonorrhoe oder Syphilis (S. 1087) als Folge des sexuellen Kontaktes auftreten können, sind möglicherweise weitere Tests notwendig, um diese Geschlechtskrankheiten auszuschließen. Ebenso schließt eine Biopsie Krebs aus.

Wie gefährlich sind Genitalwarzen?
Genitalwarzen sind einfach nur unangenehm, da sie dazu neigen, immer wieder aufzutreten. Sie werden jedoch auch mit Gebärmutterhalskrebs und Enddarmkrebs in Verbindung gebracht. Wer an Genitalwarzen leidet, sollte jährlich einen Pap-Abstrich machen lassen (S. 1181).

Behandlung
Eine bestehende, anhaltende Infektion wird behandelt, da die Warzen mit dieser Infektion verschwinden können. Ansonsten werden die Warzen einige Male mit einer Tinktur behandelt, die sie in vielen Fällen austrocknet.

Helfen Medikamente nicht oder kommen die Warzen wieder, kann eine Behandlung mit einem elektrischen Kauter, einem Laserstrahl oder möglicherweise eine operative Entfernung notwendig sein.

Bartholin-Drüsen-Abszess

Symptome. Ein heißer, schmerzhafter, geschwollener Knoten in der Scheide

Die Bartholin-Drüsen befinden sich am Eingang der Scheide, jeweils eine auf jeder Seite. Sie können sich entzünden, manchmal als Folge von Gonorrhoe. Zuerst kann bei der Entzündung Eiter fließen. Wird die Drüsenöffnung jedoch verstopft, kann sich ein Abszess bilden.

Diagnose
Der Arzt wird nach Symptomen für eine Scheidenentzündung suchen (S. 1173) und Labortests veranlassen.

Wie gefährlich ist ein Bartholin-Drüsen-Abszess?
Der Abszess spricht meistens auf eine Behandlung an, doch manchmal bildet sich danach eine gutartige Bartholin-Zyste, die operativ entfernt werden muss. Gonorrhoe ist gefährlich und kann unbehandelt zu Sterilität führen.

Behandlung
Der Arzt kann den Abszess aufschneiden und dränieren.

Grützbeutel (Atherom)

Symptome
- Ein weicher, glatter Knoten in der Schamhaut, manchmal mit einem kleinen schwarzen Punkt in der Mitte

Talgdrüsen direkt unter der Oberfläche der Haut produzieren eine ölige Substanz, welche die Haut geschmeidig erhält.

Ist die Öffnung einer Talgdrüse verstopft, kann sich unter Umständen eine mit Flüssigkeit gefüllte Zyste bilden. Solche Zysten sind schmerzlos und häufig, aber auch anfällig für Entzündungen.

Eine entzündete Zyste kann aufplatzen, auslaufen und wiederkommen, da der Zystensack bestehen bleibt.

Der Arzt kann Grützbeutel an ihrem Aussehen erkennen. Sie sind harmlos und die meisten Menschen ignorieren sie einfach.

Behandlung
Bei einer entzündeten Zyste kann ein Antibiotikum verschrieben werden. Eine störende Zyste kann ambulant bei örtlicher Betäubung operativ entfernt werden.

Krebs der äußeren Geschlechtsorgane

Symptome

- Ein kleiner, harter, juckender Knoten in der Schamhaut
- Ein Geschwür mit erhöhten Rändern an der Vulva; es kann bluten oder wässrig sein

Krebs der äußeren weiblichen Geschlechtsorgane ist selten. Er macht nur 3 bis 4 Prozent aller Tumorarten der weiblichen Fortpflanzungsorgane aus und tritt häufiger nach den Wechseljahren auf.

Um einen verdächtigen Knoten im Schambereich zu diagnostizieren, entfernt der Arzt ein kleines Stück Gewebe für Laboruntersuchungen. Krebs der äußeren weiblichen Geschlechtsorgane wächst normalerweise sehr langsam und eine frühe Behandlung bedeutet eine vollständige Heilung.

Behandlung

Chirurgische Behandlung

Meistens ist eine Vulvektomie notwendig: der Chirurg entfernt den Tumor, die ihn umgebende Haut und möglicherweise Lymphdrüsen in der Leistengegend und die Haut zwischen den Lymphdrüsen und dem Tumor.

Die Krebsart und Größe des Tumors entscheiden darüber, wie viel Gewebe entfernt werden muss. Eine Bestrahlung kann ebenfalls notwendig sein.

Pedikulose (Befall durch Filzläuse)

Symptome

- Gräuliche kleine Insekten in den Schamhaaren
- Kleine, weiße Punkte, die an den Haaren hängen (die Lauseier)
- Starker Juckreiz

Filzläuse können beim Geschlechtsverkehr oder in seltenen Fällen durch die Kleidung und Bettwäsche übertragen werden.

Manchmal verursachen die Läuse, die auch in den Haaren an anderen Körperstellen auftreten können, keine Symptome. Doch in den meisten Fällen leidet man an sehr starkem Juckreiz und einem leichten, bläulichen Hautausschlag. Das Problem ist auch unter dem aus dem Lateinischen stammenden Ausdruck Pediculus pubis bekannt.

Behandlung

Arzneimitteltherapie

Der Arzt empfiehlt eventuell die Standardtherapie mit 0,3 Prozent Lindan (g-Hexachlorcyclohexan); Jacutin-Gel im Bereich der behaarten Haut und Jacutin-Emulsion (mit 2,5 Prozent Benzylbenzoat) auf der übrigen Haut. Die befallenen Areale an 3 aufeinander folgenden Tagen abends einreiben, über Nacht einwirken lassen und morgens mit Seife oder Shampoo auswaschen. Bei Säuglingen und Kleinkindern sowie während der Schwangerschaft und in Stillzeit wird Benzylbenzoat 10 Prozent (Antiscabiosum) oder 25 Prozent bei Erwachsenen an 3 aufeinander folgenden Tagen jeweils abends auf die betroffenen Areale auftragen und am 4. Tag die Haut gründlich gereinigt. Um eine erneute Ansteckung zu verhindern, sollte man Kleidung, Bettwäsche und Handtücher reinigen lassen oder in sehr heißem Wasser waschen. Es sollte nur so viel Wäsche gewaschen werden, wie für den täglichen Gebrauch nötig ist. Die restliche Kleidung wird 2 Wochen lang von Menschen entfernt aufbewahrt. Dies ist die Zeit, in der die Läuse aus den Eiern schlüpfen und verhungern. Infizierte Matratzen sollte man ebenso behandeln.

Scheidenentzündung

Symptome

- Ungewöhnlicher Ausfluss aus der Scheide
- Juckreiz, gereizte Haut
- Schmerzhafter Geschlechtsverkehr
- Schmerzen im Unterleib
- Blutungen aus der Scheide

Hat man einige der oben genannten Symptome, leidet man eventuell an einer Scheidenentzündung (Vaginitis), die häufig, aber heilbar ist, oder an einer Geschlechtskrankheit, die ernsthafter ist, aber ebenfalls behandelt werden kann. Man kann an einer der beiden Krankheiten leiden, ohne Symptome zu haben. Geschlechtskrankheiten werden auf den Seiten 157 und 1087 besprochen.

Vaginitis ist eine Entzündung der Scheide, die meist durch eine Infektion verursacht wird, die unter anderem sexuell übertragen werden kann. Wie bei einer Geschlechtskrankheit sollte man den Sexualpartner über die Infektion informieren. Möglicherweise muss er ebenfalls behandelt werden. Man sollte erst dann wieder Geschlechtsverkehr haben, wenn die Symptome verschwunden sind.

Es gibt 3 häufige Arten der Scheidenentzündung: Trichomoniasis, Pilzinfektionen und unspezifische Scheidenentzündung.

Trichomoniasis

Trichomoniasis wird durch einen Parasiten verursacht. Symptome können fehlen, oder es bildet sich ein übel riechender, grünlich gelber, auch schaumiger Ausfluss. Die Übertragung erfolgt meistens durch sexuellen Kontakt.

Pilzinfektionen

Pilzinfektionen werden durch einen Pilz verursacht. Das Hauptsymptom ist Juckreiz, man kann aber auch an weißem Ausfluss, der Hüttenkäse ähnelt, leiden. Schwangere Frauen und Diabetikerinnen, Frauen, die Antibiotika, Kortikosteroide oder die Pille einnehmen, oder Frauen mit Eisenmangel sind für diese Infektion besonders anfällig.

Unspezifische Scheidenentzündung

Dieser Typ wird allgemein bakterieller Scheideninfekt genannt. Wahrscheinlich wird er durch verschiedene Organismen verursacht, unter anderem Gardnerella vaginalis. Viele Frauen haben überhaupt keine Symptome, andere wiederum leiden an weißem oder grauem, nach Fisch riechendem Ausfluss, der die Scheidenwände bedeckt.

Diagnose

Der Arzt stellt die Diagnose, indem er die medizinische Vorgeschichte erfragt, eine Beckenuntersuchung durchführt (S. 1141) und den verantwortlichen Organismus durch Laboranalysen von Ausflussproben oder Gewebeabstrichen identifiziert. Manchmal helfen auch Blutuntersuchungen.

Wie gefährlich ist eine Scheidenentzündung?

Scheidenentzündung ist weit verbreitet und unangenehm, da sie die Tendenz hat, immer wieder aufzutreten.

Behandlung

Arzneimitteltherapie

Ärzte behandeln die Trichomoniasis in den meisten Fällen mit Metronizadoltabletten und Pilzinfektionen mit Salben oder Zäpfchen gegen Pilzinfektionen. Für die unspezifische Scheidenentzündung (bakterieller Scheideninfekt) kann der medizinische Fachmann der Betroffenen Metronizadol oder Clindamycin verschreiben.

Atrophische Scheidenentzündung

Symptome
- Wundstellen, Brennen oder Jucken in der Scheide
- Leichtes Bluten nach dem Geschlechtsverkehr
- Schmerzhafter Geschlechtsverkehr
- Dünner, wässriger Scheidenausfluss

Die atrophische Scheidenentzündung wird durch die Degeneration des Scheidengewebes verursacht. Das Problem tritt meistens nach den Wechseljahren auf, doch kann es auch während des Stillens dazu kommen.

In beiden Fällen nimmt die Östrogenproduktion ab. Dadurch können die Scheidenwände dünner, trockener und weniger elastisch werden und leicht bluten.

Eine Beckenuntersuchung (S. 1141) kann ausreichen, um das Problem zu diagnostizieren, doch kann der Arzt auch Labortests veranlassen, wenn Verdacht auf eine Scheidenentzündung besteht.

Die atrophische Scheidenentzündung ist meistens wenig mehr als unangenehm, doch kann sie das Sexualleben beeinträchtigen.

Behandlung

Arzneimitteltherapie

Bei stillenden Frauen ist das Problem vorübergehend. Nach den Wechseljahren kann der Arzt eine Östrogensubstitution empfehlen (S. 1154) oder man kann Östrogen direkt in der Scheide in Form einer Salbe oder Zäpfchen auftragen. Diese Behandlungsmethoden führen nicht zur Heilung, sondern müssen täglich und langfristig angewandt werden.

Stellt schmerzhafter Geschlechtsverkehr das größte Problem dar, kann ein wasserlösliches Gleitmittel helfen. Regelmäßiger Geschlechtsverkehr verbessert die Blutzirkulation in der Scheide und hilft das Gewebe geschmeidig zu erhalten.

Scheidenzysten

Symptome
- Kleine Schwellungen in der Scheidenwand
- Ein Knoten, der aus der Scheidenöffnung hervorsteht

In der Scheide können sich verschiedene Arten von gutartigen Zysten bilden. Die häufigsten sind Einschlusszysten und Gartner-Gang-Zysten. Einschlusszysten werden durch eine Verletzung verursacht – nach einer Operation oder Geburt kann es etwa zu Vernarbungen in der Scheide kommen. Eine Gartner-Gang-Zyste ist der Überrest eines Ganges, der vor der Geburt einem Zweck dient und dann verschwindet. Manchmal vergrößert sich eine Gartner-Gang-Zyste so sehr, dass sie aus der Scheidenöffnung herausragt.

Besteht Verdacht auf Krebs, kann der Arzt eine Biopsie der Zyste vornehmen. Bei einer Beckenuntersuchung können die meisten Zysten jedoch identifiziert werden.

Behandlung

Chirurgische Behandlung
Eine Scheidenzyste lässt sich einfach ignorieren. Ist sie jedoch lästig, kann der Arzt sie, wenn sie klein genug ist, in der Praxis bei örtlicher Betäubung operativ entfernen.

Unspezifische Harnröhrenentzündung

Symptome
- Häufiger Harndrang, begleitet von einem stechenden oder brennenden Schmerz
- Unterleibsschmerzen
- Gelegentlicher dünner Scheidenausfluss

Die unspezifische Harnröhrenentzündung (S. 1088) wird manchmal durch Chlamydien und manchmal durch das Bakterium *Ureaplasma urealyticum* hervorgerufen.

Die Symptome treten 10 bis 20 Tage nach der Ansteckung auf. Die Frauen weisen jedoch in den meisten Fällen keine Symptome auf. Wird die Krankheit jedoch nicht behandelt, können später Komplikationen wie zum Beispiel eine Entzündung der weiblichen Geschlechtsorgane im Becken (Entzündung der Eileiter, Eierstöcke, Gebärmutter oder des Gebärmutterhalses) auftreten.

Bei Männern zeigen sich eher Symptome. Man sollte sich auf jeden Fall von einem Arzt untersuchen lassen, wenn der Sexualpartner an Harnröhrenentzündung erkrankt. Seine Infektion könnte auf Ureaplasmen, Chlamydien oder eine andere Geschlechtskrankheit zurückzuführen sein.

Diagnose
Der Arzt stellt die Diagnose, indem er die medizinische Vorgeschichte erfragt und eine Beckenuntersuchung durchführt (S. 1141), um andere mögliche Ursachen auszuschließen. Dann identifiziert er mithilfe eines Harnröhrenabstrichs den verantwortlichen Organismus.

Wie gefährlich ist unspezifische Harnröhrenentzündung?
Generell ist diese Krankheit eher unangenehm als ernsthaft, besonders dann, wenn sie früh erkannt und behandelt wird.

Behandlung
Antibiotika sind die häufigste Behandlungsmethode.

Verlust der Beckenabstützung

Symptome
- Eine Auswölbung in den Scheidenwänden
- Völlegefühl und Beschwerden beim Pressen, manchmal in Verbindung mit Rückenschmerzen

---

Schmerzen in der Scheide

Schmerzhaften Geschlechtsverkehr nennt man Dyspareunie. Die häufigste Ursache sind Scheideninfektionen (S. 1173) oder Herpes. Die Symptome sind Wundstellen in der Scheide und anhaltende oder wiederkehrende Schmerzen beim Geschlechtsverkehr. Manchmal ist die Scheidenhaut jedoch einfach nur durch ein Spülbad, Intimspray oder eine Verhütungscreme gereizt.

Die Dyspareunie kann auch auf Blasenprobleme wie eine Harnröhren- oder Harnblasenentzündung (S. 1192 und 1193) zurückzuführen sein. Verursacht der Geschlechtsverkehr tiefe innere Schmerzen, kann es sich um Endometriose (S. 1185) oder Risse in den Bändern, welche die Gebärmutter stützen, handeln (→ Verlust der Beckenabstützung, diese Seite) oder man leidet an einer anderen Störung des Gebärmutterhalses, der Gebärmutter, Eileiter oder Eierstöcke.

Bei stillenden Frauen oder Frauen nach den Wechseljahren kann sich das Scheidengewebe verdünnen, da weniger Östrogen produziert wird (S. 1153). Ein Dammschnitt (S. 210) kann zu Vernarbungen in der Scheide geführt haben. Ist die Frau während des Geschlechtsverkehrs zu angespannt, kann es sein, dass die Scheide nicht feucht genug wird. Einige Frauen leiden unter Scheidenkrämpfen, dem unkontrollierten Zusammenziehen der Muskeln an der Scheidenöffnung. Scheidenkrebs ist sehr selten, aber auch er könnte die Ursache für die Schmerzen sein (S. 1176).

Um die Ursache für die Scheidenschmerzen zu bestimmen, wird der Arzt eine Beckenuntersuchung durchführen und eventuell Blut- und Urinuntersuchungen oder andere Labortests veranlassen. Die Behandlung hängt immer von der Ursache der Schmerzen ab.

Übungen bei Inkontinenz

Wenn im Alter die Muskeln des Beckenbodens schwächer geworden sind, tritt als Folge zeitweises unkontrolliertes Urinieren (Stressinkontinenz) auf. Dabei lässt sich die Kontrolle über die Blase wieder erlangen, indem täglich ein paar Minuten in einfache Übungen investiert werden.

Die Blasenfunktion wird von Muskeln kontrolliert, die den After und die Scheide umgeben. Sie werden Pubococcygeus-Muskeln genannt. In den 50er-Jahren entwickelte Dr. A.M. Kegel ein Übungsprogramm zur Stärkung dieser Muskeln.

Man sollte mit dem Zusammenziehen des Schließmuskels am After beginnen, so als ob man den Stuhlgang oder das Urinieren verhindern wollte. Dann sollte man die Muskeln entspannen und den Vorgang wiederholen, insgesamt 20- bis 30-mal. Die ganze Übung sollte man mehrmals am Tage machen. Mit dem allmählichen Aufbau der Pubococcygeus-Muskeln dürfte sich auch die Blasenkontrolle verbessern. Als eine Art Bonus stellen viele Frauen fest, dass sie auch sexuell empfänglicher werden.

- Stressinkontinenz (beim Lachen oder Husten läuft Harn aus)
- Probleme beim Urinieren oder bei der Darmentleerung
- Druckgefühl auf den Unterleib beim Anheben oder langen Stehen

Die Organe im Unterleib – wie Blase, Gebärmutter und Dünndarm – werden vom Beckenboden gestützt, einer Schicht aus Muskeln und Bändern.

Diese Muskeln helfen auch die Harnröhre dort, wo sie die Blase verlässt, verschlossen zu halten. Sie können nach einer Geburt, mit zunehmendem Alter oder auch aufgrund einer vererbten Schwäche gedehnt oder schlaff werden.

Ist dies der Fall, können einige der inneren Organe prolabieren oder vorfallen, also absinken. Als Folge können die oben genannten Symptome auftreten. Ein Vorfall kommt bei älteren Frauen und Frauen, die mehrere Kinder geboren haben, häufiger vor.

Manchmal sinkt die Gebärmutter in die Scheide ab. In extremen Fällen kann der Gebärmutterhals sogar aus der Scheidenöffnung herausragen. Wenn die Blase (Blasenvorfall) oder die Harnröhre absinkt, kommt es zu einer Auswölbung in der Vorderwand der Scheide. Eine Auswölbung in der Hinterwand kann bedeuten, dass entweder der Dünndarm oder der Enddarm (Rektozele) prolabiert ist, was zu Problemen bei der Darmentleerung führen kann.

Diagnose

Die Auswölbungen in den Scheidenwänden machen es normalerweise während einer Beckenuntersuchung (S. 1141) leicht, einen Vorfall zu diagnostizieren.

Wie gefährlich ist der Verlust der Beckenabstützung?

Leichte Vorfälle sind besonders bei älteren Frauen häufig. Solange es sich um einen leichten Vorfall handelt und man sich nicht zu unwohl fühlt, muss man das Problem nicht sofort behandeln lassen. Körperliche Bewegung und Gewichtsverlust können es lösen.

Sinkt die Blase oder Harnröhre ab, kann es jedoch manchmal vorkommen, dass der Harn zu lange in der Blase bleibt, was eine Brutstätte für Bakterien bedeutet. Es kann also zu wiederholten Entzündungen der Harnwege kommen und eine chirurgische Korrektur könnte die beste Lösung sein. Ein Enddarmprolaps er-

Werden die Muskeln, die den Beckenboden formen, schwächer, kann die Gebärmutter so weit in die Scheide absinken (Vorfall) (siehe Pfeil), dass der Gebärmutterhals aus der Scheidenöffnung herausragt (nicht abgebildet).

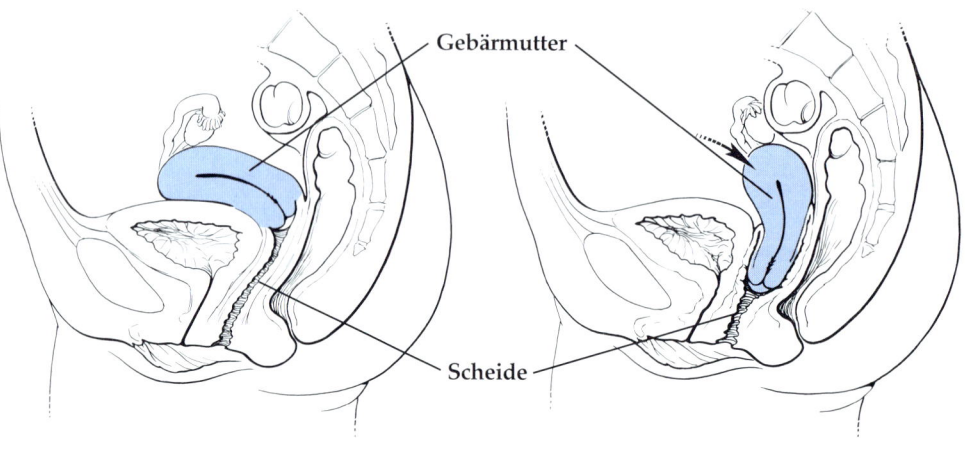

Normale Position der Gebärmutter

Gebärmuttervorfall

Gebärmutter

Scheide

fordert normalerweise keine Operation, es sei denn, die Auswölbung ist größer und die Symptome sind unangenehm.

Behandlung

Selbsthilfe
Einfache Übungen (nach Kegel) stellen manchmal die einzig notwendige Maßnahme dar (→ Übungen bei Inkontinenz, S. 1176). Andere Behandlungsmethoden sind eine Diät bei Übergewicht und das Essen von ballaststoffreicher Nahrung (sie hilft den Darm ohne Anstrengung zu entleeren).

Reichen diese Maßnahmen nicht aus, kann der Arzt ein Scheidenpessar verschreiben, eine Gummivorrichtung, die auf dem Gebärmutterhals sitzt und hilft prolabierte Organe zu stützen. Es muss regelmäßig entfernt und gesäubert werden.

Chirurgische Behandlung
Ist eine Operation notwendig, kann ein Chirurg die abgesunkenen Organe wieder in die richtige Stellung bringen und die Muskeln und Bänder des Beckenbodens festigen. Die Operation bei einem symptomatischen Gebärmuttervorfall wäre eine transvaginale Gebärmutterentfernung (S. 1184).

Scheidenkrebs

Symptome
* Wässriger Ausfluss aus der Scheide
* Blutungen nach dem Geschlechtsverkehr oder nach einer Beckenuntersuchung
* Schmerzhafter Geschlechtsverkehr
* Häufiger Harndrang oder schmerzhafter Stuhlgang

Scheidenkrebs ist extrem selten. Er macht nur etwa ein Prozent aller Krebsarten der weiblichen Fortpflanzungsorgane aus und tritt am häufigsten bei Frauen im Alter zwischen 45 und 65 Jahren auf. 95 Prozent aller Arten von Schei-

denkrebs sind langsam wachsende Plattenepithelkarzinome. Sie breiten sich oft auf die Blase und den Enddarm aus und verursachen dabei häufigen Harndrang oder schmerzhaften Stuhlgang.

Diagnose
Manchmal liefert ein Pap-Test (S. 1181) den ersten Hinweis auf Scheidenkrebs. Ist der Scheidenkrebs in so einem frühen Stadium, dass der Arzt ihn nicht sehen oder fühlen kann, ist eine Kolposkopie (S. 1346) hilfreich. Bei dieser Untersuchung bestreicht der Arzt den Gebärmutterhals und die Scheidenwände mit einer Jodlösung (Schillers-Test). Normales Gewebe verfärbt sich dunkelbraun, bösartige Zellen jedoch verfärben sich nicht. Da sich Adenosis und einige andere gutartige Störungen ebenfalls nicht verfärben, ist der Schiller-Test kein endgültiger Test für Krebs, doch zeigt er dem Arzt, in welchem Bereich er eine Biopsie durchführen muss. Die Kolposkopie kann auch den Ursprung anomaler Zellen identifizieren.

Wie gefährlich ist Scheidenkrebs?
Er ist selten, kann jedoch tödlich sein. Generell liegt die 5-jährige Überlebenschance ohne Wiederauftreten bei 30 Prozent.

Behandlung

Chirurgische Behandlung
Das Ausmaß der Operation hängt davon ab, wo sich der Krebs befindet, wie weit er sich ausgebreitet hat und wie alt und ansonsten gesund die Patientin ist. Befindet sich der Krebs im oberen Drittel der Scheide, wird der Chirurg wahrscheinlich die Gebärmutter und diesen Teil der Scheide entfernen, außerdem wahrscheinlich einige Lymphknoten im Becken, um herauszufinden, ob sich der Krebs schon ins Lymphdrüsensystem ausgebreitet hat. Ansonsten erfolgt eine begrenztere Operation mit einer darauf folgenden Bestrahlungstherapie. Oft kann die plastische Chirurgie den fehlenden Teil der Scheide rekonstruieren.

Erkrankungen des Gebärmutterhalses, der Gebärmutter und der Eileiter

Die Gebärmutter oder Uterus ist das Organ, das den Fetus während einer Schwangerschaft aufnimmt. Außer während einer Schwangerschaft ist sie etwa 6,5 cm lang. Die starken Muskeln in

der dicken Gebärmutterwand ziehen sich während der Geburt zusammen, um das Kind herauszupressen. Die Gebärmutter hat die Form einer auf dem Stiel stehenden Birne. Das dünnere Ende, der Gebärmutterhals, mündet in die Scheide und hat ebenfalls dicke Wände. Seine Öffnung ist normalerweise sehr klein.

Die Eileiter, 2 dünne Kanäle, sind mit der Gebärmutter verbunden, einer an jeder Seite des breiten Endes. Jeder Eileiter ist etwa 10 cm lang und etwa so breit wie ein Bleistift, mit einem inneren Kanal, der etwa so breit ist wie eine Nadel. Jeder Eileiter führt vom Inneren der Gebärmutter zu einer Stelle nahe der Eierstöcke. Einmal im Monat entlässt einer der Eierstöcke ein Ei, das durch den Eileiter hinunter in die Gebärmutter wandert.

Entwicklungsstörungen

Symptome
- Ausbleiben der 1. Menstruation in der Pubertät
- Unfähigkeit, schwanger zu werden oder ein Kind auszutragen

Aufgrund genetischer Probleme oder weil während der Entwicklung im Mutterleib Störungen auftreten, werden einige Frauen mit Anomalien des Gebärmutterhalses, der Gebärmutter oder der Eileiter geboren. Dabei kann es sich um das fast vollständige Fehlen der Fortpflanzungsorgane (S. 1169) oder nur um leichte Störungen handeln, die es erschweren, schwanger zu werden oder ein Kind auszutragen.

Diagnose
Besteht Verdacht auf eine Entwicklungsstörung der Gebärmutter oder Eileiter, kann der Arzt eine besondere Röntgenuntersuchung veranlassen, eine Kontrastdarstellung von Gebärmutter und Eileitern (→ Hysterotubographie, S. 1346). Da weiches Gewebe auf Röntgenbildern nicht zu sehen ist, wird bei dieser Methode ein Kontrastmittel eingesetzt, das der Film registrieren kann. Das Kontrastmittel wird in die Gebärmutter gespritzt und wandert die Eileiter hinauf bis in die Bauchhöhle, wo es vom Körper absorbiert wird. Während sich das Kontrastmittel verteilt, macht der Radiologe eine Reihe von Röntgenaufnahmen. Der Vorgang kann unangenehm sein, besonders dann, wenn der Arzt Druck ausübt, um das Kontrastmittel durch die Eileiter zu pressen. Deshalb kann eine örtliche Betäubung, die in den Gebärmutterhals gespritzt wird, oder ein orales Beruhigungsmittel verwendet werden. Der Arzt wird die Hysterotubographie wahrscheinlich in der ersten Hälfte des Menstruationszyklus, vor dem Eisprung, durchführen wollen, um zu vermeiden, dass

ein befruchtetes Ei einer Bestrahlung ausgesetzt würde. Dies kann zu Geburtsfehlern führen.

Anhand zweier weiterer Methoden kann der Arzt die Eierstöcke, Eileiter und die Gebärmutter untersuchen: die vaginale Ultraschalluntersuchung und die Bauchspiegelung. Die Bauchspiegelung (S. 1346) ermöglicht den direkten Einblick in die inneren Geschlechtsorgane. Sie erfordert eine intravenöse Ruhigstellung oder eine ambulante Vollnarkose.

Behandlung

Chirurgische Behandlung
Der Chirurg kann einen Gebärmutterhals, der zu schwach ist, um eine Schwangerschaft bis zum Ende zu stützen, korrigieren und manche Probleme, die auf die Gestalt der Gebärmutter zurückzuführen sind, beheben. Ein Spezialist für Sterilität wird jedoch gewöhnlich zunächst jede andere mögliche Ursache ausschließen wollen, bevor eine Operation in Erwägung gezogen wird, auch wenn die Gebärmutter nicht völlig normal aussieht.

Polypen am Gebärmutterhals

Symptome
- Blutungen nach Geschlechtsverkehr, Zwischenblutungen oder nach der Menopause
- Ungewöhnlich starke Monatsblutungen
- Starker, wässriger, blutiger Ausfluss aus der Scheide
- Krampfartige Beckenschmerzen

Leidet man an diesen Symptomen, sollte man sofort den Arzt aufsuchen, da sie entweder durch harmlose Polypen am Gebärmutterhals oder aber durch Gebärmutterhalskrebs (S. 1180) verursacht werden könnten. Manchmal verursachen Polypen überhaupt keine Symptome und der Arzt stellt sie lediglich während einer routinemäßigen Beckenuntersuchung fest.

Gebärmutterhalspolypen sind traubenartige Wucherungen, die meistens am Gebärmuttermund hervorstehen. Man kann einen oder eine Ansammlung von Polypen haben. Sie sind häufig und treten aufgrund hormoneller Veränderungen oft während einer Schwangerschaft auf. Sie können auch nach einer Verletzung des Gebärmutterhalses auftreten.

Sie sind selten bösartig und ein kleiner Polyp verursacht oft keine Symptome. Große dagegen können zu Blutungen führen und es erschweren, schwanger zu werden. Deshalb sollten sie gegebenenfalls entfernt werden.

Diagnose

Da Polypen auch bösartig sein können, wird der Arzt eventuell einen Pap-Test (S. 1181) und eine Biopsie (S. 1332) durchführen, bei der eine Gewebeprobe für Laboranalysen entnommen wird.

Behandlung

Chirurgische Behandlung

Der Arzt kann einen einzelnen Polypen in der Praxis bei örtlicher Betäubung entfernen. Bei vielen großen Polypen muss man für die Operation eventuell ins Krankenhaus. Treten die Polypen wieder auf – was selten ist –, kann eine Ausschabung notwendig sein (S. 1151). Bei diesem chirurgischen Eingriff schabt der Arzt die Gebärmutterwand aus.

Gebärmutterhalsentzündung

Symptome

- Klarer, gräulicher oder gelber Scheidenausfluss
- Schmerzhafter Geschlechtsverkehr
- Häufiger Harndrang, Schmerzen beim Urinieren
- Brennen oder Juckreiz im Genitalbereich
- Blutungen nach dem Geschlechtsverkehr

Die Gebärmutterhalsentzündung wird auch Cervicitis genannt. Sie kann durch eine örtliche Infektion verursacht werden, besonders dann, wenn der Gebärmutterhals bei einer Geburt verletzt wurde. Cervicitis kann auch ein Symptom für eine Scheideninfektion, für Geschlechtskrankheiten (S. 1087) und für entzündete weibliche Geschlechtsorgane im Becken sein (S. 1187).

Diagnose

Während einer Beckenuntersuchung (S. 1141) macht der Arzt einen Abstrich, um eine Gewebeprobe zu erhalten, und schickt diese an ein Labor, das den verantwortlichen Organismus identifiziert. Der Arzt kann auch einen Pap-Test (S. 1181) machen, um Gebärmutterhalskrebs auszuschließen und eine Kolposkopie durchführen (S. 1346).

Behandlung

Der Arzt wird das Antibiotikum oder Sulfamedikament verschreiben, das gegen die verantwortlichen Organismen am wirksamsten ist. In schweren Fällen kann er den Gebärmutterhals durch Kältechirurgie (Anwendung extremer Kälte) oder mit einem elektrisch aufgeheizten Instrument in seiner Praxis ausbrennen.

Naboth-Eier

Symptome. Ein mit Flüssigkeit gefüllter Knoten am Gebärmutterhals, der während einer Beckenuntersuchung festgestellt wird.

Naboth-Eier (benannt nach dem deutschen Anatom Martin Naboth) entstehen durch verstopfte Schleimdrüsen am Gebärmutterhals. Sie entstehen entweder durch neues Gewebe, das meist nach einer Geburt wächst, oder, bei älteren Frauen, durch sich verdünnendes Gebärmutterhalsgewebe, das natürliche Sekrete einschließt. Meist diagnostiziert der Arzt ein Naboth-Ei während einer Beckenuntersuchung (S. 1141). Es erfordert selten eine Behandlung.

Behandlung

Chirurgische Behandlung

Falls nötig, entfernt der Arzt die Zyste durch Verätzung oder Ausbrennung mit extremer Kälte. Der Eingriff kann in der Praxis und meist ohne örtliche Betäubung durchgeführt werden.

Cervixdysplasie

Manchmal zeigen sich im Pap-Test (S. 1181) Zellen, die als präkanzerös bezeichnet werden. Diesen Zustand nennt man Dysplasie. Die Cervixdysplasie kann leicht, moderat oder schwerwiegend sein. Die leichte Cervixdysplasie verschwindet oft von selbst wieder. Falls nicht, kann dies der 1. Schritt in einem Prozess sein, der einige Jahre später zu Krebs führt.

Dysplasie kommt meist bei Frauen zwischen 25 und 35 Jahren vor, doch kann sie auch schon vorher auftreten. Man hat sie mit durch Viren verursachte Geschlechtskrankheiten in Verbindung gebracht. Häufig wechselnde Sexualpartner oder Geschlechtsverkehr vor dem 18. Lebensjahr erhöhen das Risiko.

Diagnose

Wird beim Pap-Abstrich Dysplasie diagnostiziert, sind eine Kolposkopie und Biopsie (S. 1346) notwendig. Diese können meistens in der Arztpraxis durchgeführt werden. Ein Kolposkop ist ein Instrument mit Vergrößerungslinse und Lampe. Der Arzt benutzt es, um während einer Biopsie den Gebärmutterhals zu untersuchen. Er entfernt ein Stück Gewebe, um es für Analysen ins Labor zu senden. Eine örtliche Betäubung ist nicht unbedingt notwendig. Sind die Ergebnisse negativ, wird ein weiterer Pap-Test 4 bis 6 Monate später vorgenommen.

Gelegentlich entfernt der Arzt das Gewebe mit einer dünnen Drahtschlinge und sorgfältig dosiertem elektrischem Strom. Dies nennt man eine elektrochirurgische Exzision.

Wie gefährlich ist Cervixdysplasie?

Sie verschwindet oft von selbst oder kann erfolgreich behandelt werden.

Behandlung

Chirurgische Behandlung

Ärzte behandeln Cervixdysplasie normalerweise mit Ausbrennen, elektrochirurgischer Exzision oder einer Laseroperation.

Beim Ausbrennen wird das anomale Gewebe zerstört. Dies kann in der Praxis oder im Krankenhaus durchgeführt werden. Meist ist eine Narkose nicht notwendig.

Bei einer Laseroperation wird die Dysplasie von einem Lichtstrahl von sehr hoher Energie weggebrannt. Das umgebende Gewebe wird nur wenig oder gar nicht beschädigt, die Stelle heilt schnell. Dieser Eingriff wird meist in der Arztpraxis oder im Krankenhaus durchgeführt.

Bei schwerwiegender Dysplasie ist oft eine Konusbiopsie notwendig. Ein zapfenförmiges Stück Gewebe wird vom Gebärmutterhals entfernt und analysiert. Dieser Eingriff erfordert eine Vollnarkose in einem Krankenhaus. Danach muss man sich zu Hause ein paar Tage ausruhen. Ergibt die Analyse, dass das anomale Gewebe vollständig entfernt wurde, ist eine weitere Behandlung nicht notwendig. Durch die Konisation verringert sich der Gebärmutterhalsschleim, was das Risiko einer Fehlgeburt erhöht. Wird man schwanger und hatte zuvor eine Konusbiopsie, sollte man dies dem Arzt mitteilen. Nach der Dysplasiebehandlung wird der Arzt regelmäßige Nachuntersuchungen empfehlen.

Gebärmutterhalskrebs

Symptome

- Scheidenblutungen nach Geschlechtsverkehr oder Wechseljahren; Zwischenblutungen
- Wässriger, blutiger Ausfluss aus der Scheide; er kann stark und übel riechend sein
- Im späteren Stadium dumpfe Rückenschmerzen und allgemeines Unwohlsein

Gebärmutterhalskrebs ist eine häufige Krebsart der weiblichen Fortpflanzungsorgane. Er tritt meist zwischen dem 30. und 55. Lebensjahr auf. Viruskrankheiten wie etwa Genitalwarzen, Geschlechtsverkehr vor dem 18. Lebensjahr und häufig wechselnde Sexualpartnern erhöhen das Risiko, an Gebärmutterhalskrebs zu erkranken.

Diagnose

Der Arzt wird einen Pap-Test (S. 1181) und wahrscheinlich eine Kolposkopie und Biopsie (S. 1346 und 1332) durchführen. Ein Kolposkop ist ein Instrument mit einer Vergrößerungslinse, das einen genauen Blick auf den Gebärmutterhals ermöglicht. Bei einer Biopsie entfernt der Arzt ein Stück Gebärmutterhalsgewebe für eine Laboranalyse. Dies ist der einzige Weg, um festzustellen, ob das Gewebe bösartig ist.

Liegt eine Krebsdiagnose vor, kann der Arzt eine Konisation und Ausschabung vornehmen, wobei er die Gebärmutterwand vorsichtig ausschabt, um Gewebeproben zu entnehmen (S. 1151). So kann er feststellen, ob sich der Krebs auf die Gebärmutter ausgebreitet hat. Anhand der Tumorgröße wird er bestimmen, in welchem Stadium sich die Krankheit befindet. Die Bestimmung des Krebsstadiums ist der Schlüssel zur Entscheidung darüber, welche Art der Behandlung folgen soll. Die Behandlung kann eine radikale Gebärmutterentfernung, eine Bestrahlung oder beides umfassen.

Wie gefährlich ist Gebärmutterhalskrebs?

Gebärmutterhalskrebs ist gefährlich, wenn er sich über die Gebärmutter hinaus ausgebreitet hat. Jährlich erkranken in Deutschland etwa 5 800 Frauen. Das entspricht einem Anteil von 3 bis 4 Prozent an allen bösartigen Neubildungen bei Frauen, der jedoch stark mit dem Alter variiert. So wird bei jeder 4. Frau, die im Alter zwischen 25 und 35 Jahren an Krebs erkrankt, Gebärmutterhalskrebs diagnostiziert. Bei den über 65-jährigen beträgt dieser Anteil weniger als 5 Prozent. Das durchschnittliche Erkrankungsalter liegt bei 55 Jahren. Vor wenigen Jahren war das Zervixkarzinom noch die häufigste Krebserkrankung der weiblichen Genitalien, inzwischen sind Krebserkrankungen des Gebärmutterkörpers und der Eierstöcke häufiger.

Behandlung

Chirurgische Behandlung

Der Arzt führt bei invasivem Krebs, der sich über einen Großteil des Gebärmutterhalses bis in die Gebärmutter ausgebreitet hat, meist eine radikale Entfernung der Gebärmutter durch. Dabei entfernt er Gebärmutter, Gebärmutterhals, obere Scheide, ein Teil des umliegenden Gewebes, Lymphknoten und Eileiter, bei einer jungen Frau erhält er eventuell einen oder beide Eierstöcke. Danach folgt häufig eine Bestrahlung. Ergibt die Biopsie der Lymphknoten, dass sich der Krebs bereits ausgebreitet hat, kann eine Chemotherapie notwendig sein.

Bestrahlung

Bei Gebärmutterhalskrebs ist die Heilungsquote für Operation oder Bestrahlung fast identisch. 75 bis 90 Prozent der Frauen, die mit Bestrahlung behandelt werden, überleben mindestens die nächsten 5 Jahre. Für 45 bis 55 Prozent der Frauen, bei denen sich der Krebs über den Gebärmutterhals hinweg ausgebreitet hat, gilt das Gleiche. Eine Bestrahlung umfasst oft sowohl die äußere Bestrahlung durch einen Apparat als auch die innere Bestrahlung durch radioaktives Material, das in die Gebärmutter oder den oberen Teil der Scheide eingesetzt wird und einige Tage dort verweilt. Dabei bleibt die Patientin im Krankenhaus. Das Einsetzen geschieht bei Vollnarkose. Die Bestrahlung hat unangenehme Nebenwirkungen, doch nicht für jede Patientin. Sie umfasst Durchfall, Blutungen des Enddarms und Erschöpfung. Danach können für einige Monate Probleme mit Inkontinenz auftreten. Wurde die Gebärmutter nicht entfernt, beeinträchtigt die Bestrahlung wahrscheinlich den Monatszyklus und Symptome der Wechseljahre, wie etwa Hitzewallungen, können auftreten, es sei denn, die Wechseljahre sind schon vorbei. Die Bestrahlung kann zu Verengung und Verkürzung der Scheide führen. Die Benutzung eines Gleitmittels kurz vor dem Geschlechtsverkehr löst dieses Problem meistens.

Nach einer Behandlung gegen Gebärmutterhalskrebs muss man sich mindestens 5 Jahre lang regelmäßig untersuchen lassen.

Der Papanicolaou-Abstrich

Seit den 40er-Jahren ist die Todesrate bei Gebärmutterhalskrebs um 70 Prozent zurückgegangen, hauptsächlich deshalb, weil sich die Frauen durch einen Papanicolaou (Pap)-Abstrich untersuchen lassen. Zwar ist er nicht unfehlbar, doch werden in diesem Test 95 Prozent der Fälle dieses Krebses entdeckt, und zwar in einem Stadium, wenn er mit dem bloßen Auge noch nicht gesehen, jedoch behandelt und fast immer geheilt werden kann. Gelegentlich stellt man durch den Pap-Abstrich auch Krebs der Gebärmutterschleimhaut oder der Eierstöcke fest. Der Papanicolaou-Abstrich (nach seinem Entwickler G. N. Papanicolaou) wird während einer Beckenuntersuchung (S. 1141) durchgeführt. Im schlimmsten Fall ist er unangenehm. Mit einem hölzernen Spatel, einer Bürste oder einem Baumwollstäbchen schabt der Arzt an der gesamten Oberfläche des Gebärmutterhalses und mit einer kleinen Bürste auch im Innern des Gebärmutterhalskanals, um Zellproben zu entnehmen. Sie werden im Labor mikroskopisch analysiert. Bei einem negativen Ergebnis ist der Gebärmutterhals normal, ist es positiv, sind anomale Zellen vorhanden. Ein positives Ergebnis bedeutet nicht, dass man Krebs oder Dysplasie hat (S. 1179), einen präkanzerösen Zustand. Es bedeutet jedoch, dass man näher untersucht werden muss, z. B. durch eine Kolposkopie und Biopsie. Den ersten Pap-Abstrich sollte man mit 18 Jahren beziehungsweise mit dem ersten Geschlechtsverkehr machen lassen. Danach sollte man in Abständen von einem Jahr seinen 2. und 3. Abstrich machen lassen. Zeigen die 3 Abstriche normale Ergebnisse, kann man sie danach in größeren Zeitabständen machen lassen, außer man gehört zu einer Risikogruppe. Dann sollte man sich jährlich untersuchen lassen. Die Frauen mit dem höchsten Risiko sind die, welche vor dem 18. Lebensjahr Geschlechtsverkehr hatten, die viele Sexualpartner hatten oder die an einer Geschlechtskrankheit leiden oder gelitten haben.

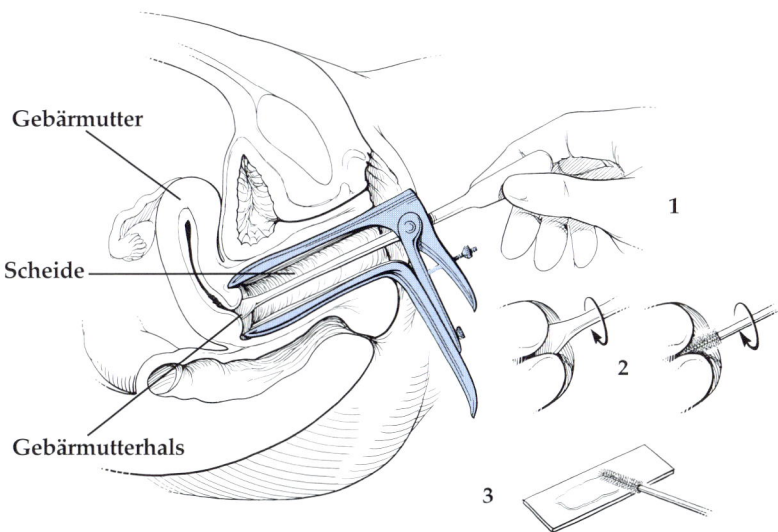

Gebärmutter

Scheide

Gebärmutterhals

1

2

3

Mit dem Spekulum in Position dreht der Arzt einen hölzernen Spatel und dann eine Bürste, um eine Zellprobe zu entnehmen (1 und 2). Die Probe wird auf ein Glasplättchen aufgebracht (3) und unter einem Mikroskop untersucht.

Gebärmuttermyome

Symptome
- Schwere oder lange Regelblutungen
- Schmerzen oder Druck im Unterleib oder unteren Rückenbereich

Notfallsymptome. Plötzliche, stechende Schmerzen tief im Unterleib.

Ein Myom ist eine gutartige Geschwulst, die sich in der Gebärmutterwand bildet oder mit ihr verbunden ist. Es ist möglich, nur ein Myom zu haben, doch meistens hat man mehrere. Sie können so klein wie eine Erbse oder so groß wie eine Grapefruit sein. Die meisten Frauen haben dabei keine Symptome. (Myome werden auch Fibrome oder Leiomyome genannt.)

Normalerweise wachsen sie langsam. Sie reagieren jedoch auf erhöhte Östrogenwerte, was dazu führt, dass sie sich während einer Schwangerschaft, bei Einnahme eines oralen Verhütungsmittels oder während einer Östrogensubstitution schnell ausbreiten können. Nach den Wechseljahren schrumpfen diese Geschwulste meistens oder verschwinden ganz.

Myome werden nur selten bösartig und die meisten verursachen kaum Probleme. Sie sind außerdem sehr häufig – etwa 20 Prozent aller Frauen über 35 leiden darunter. Treten Myome auf, sollte man sich regelmäßig untersuchen lassen, um sicherzugehen, dass sie nicht zu groß werden. Wird die Periode zu stark, kann dies eine Eisenmangelanämie zur Folge haben. Myome können die Empfängnis erschweren, im Falle einer Schwangerschaft eine Fehlgeburt verursachen oder bei der Geburt hinderlich sein. Manchmal verdreht sich ein an der Gebärmutterwand wachsendes Myom, was die Blut- und Sauerstoffzufuhr unterbricht. Wenn dies geschieht, kann plötzlich ein stechender Schmerz im Unterleib auftreten. Eine Notoperation zur Entfernung des Myoms ist notwendig.

Diagnose
Der Arzt erkennt Myome meist, wenn er sie während einer Beckenuntersuchung ertastet (S. 1141). Besteht der geringste Zweifel, wird der Arzt ein CT oder eine Ultraschalluntersuchung veranlassen (S. 1335) oder eine Ausschabung durchführen (S. 1151), einen kleinen chirurgischen Eingriff, bei dem Gewebe von der Gebärmutterwand abgeschabt wird.

Behandlung
Treten keine Symptome auf, ist eine Behandlung meistens nicht notwendig. Treten Symptome auf und es besteht kein Kinderwunsch, wird der Arzt wahrscheinlich die Entfernung der Gebärmutter (S. 1184) empfehlen.

Als Alternative kann der Arzt einfach nur die Myome entfernen. Dieser Eingriff, Myomektomie genannt, ist jedoch auch eine größere Operation mit einer höheren Komplikationsrate als die Entfernung der Gebärmutter. In ungefähr 10 Prozent der Fälle kommen die Myome wieder.

Polypen an der Gebärmutterschleimhaut

Symptome
- Schmierblutungen zwischen den Regelblutungen, besonders nach dem Geschlechtsverkehr oder Spülbädern
- Krämpfe im Unterleib
- Schwere oder lang andauernde Regelblutungen

Polypen an der Gebärmutterschleimhaut sind kleine, weiche Wucherungen in der Gebärmutterwand (dem Endometrium). Sie sind fast nie bösartig und treten meist in den Wechseljahren auf. Man kann einen oder viele Polypen haben.

Normalerweise verursachen sie keine Symptome. Sie können jedoch bis in die Scheide vorstehen und Krämpfe verursachen, da sie den Muttermund dehnen. Verdrehen sich diese Polypen und die Blutzufuhr wird unterbrochen, kann es zur Entzündung kommen. Polypen treten oft zusammen mit der Endometriumhyperplasie (S. 1183) oder festen Wucherungen, Myome genannt (diese Seite), auf.

Vorstehende Polypen sind während einer Beckenuntersuchung (S. 1141) zu erkennen. Bei nicht vorstehenden Polypen, die Symptome verursachen, wird der Arzt meist eine Ausschabung vornehmen (S. 1151), einen kleinen Eingriff, bei dem er die Gebärmutterwand ausschabt. Dieser Vorgang kann das Problem diagnostizieren und gleichzeitig beheben. Polypen der Gebärmutterschleimhaut sind fast immer harmlos.

Behandlung

Chirurgische Behandlung
Der Arzt kann Polypen während einer Ausschabung entfernen, meistens ambulant im Krankenhaus bei örtlicher Betäubung. Nach der Entfernung wird er sie untersuchen lassen, um sicherzugehen, dass sie nicht bösartig sind. Gelegentlich können sie wiederkommen.

Endometriumhyperplasie

Symptome
- Zwischenblutungen
- Schwere oder lange Regelblutungen

Endometriumhyperplasie ist eine Verdickung der Gebärmutterschleimhaut (dem Endometrium). Sie tritt am häufigsten bei Teenagern und Frauen vor den Wechseljahren auf und ist leicht zu behandeln, muss jedoch von einem präkanzerösen Zustand, der adenomatöse Hyperplasie genannt wird, unterschieden werden.

Diagnose
Besteht Verdacht auf Endometriumhyperplasie, wird eine Biopsie der Gebärmutterschleimhaut durchgeführt. Die Beschwerden, die dieser kleine Eingriff verursacht, ähneln denen von Krämpfen während der Regelblutung.

Behandlung
Bei jungen Frauen hilft oft die mehrmonatige Einnahme der Antibabypille. Helfen orale Verhütungsmittel nicht oder ist die Frau schon älter, sollte sie eine Ausschabung (S. 1151) vornehmen lassen, ein Eingriff, bei dem Geweprobeben von der Gebärmutterwand abgeschabt werden. Zeigen sich bei einer Laboranalyse präkanzeröse Zellen, ist meistens eine Entfernung der Gebärmutter (S. 1184) notwendig. Zwar könnte auch eine Hormonbehandlung Erfolg bringen, doch besteht dann die Gefahr, dass sich der Krebs später bildet.

Gebärmutterkrebs

Symptome
- Blutungen aus der Scheide nach den Wechseljahren
- Schwere Regelblutungen oder Zwischenblutungen vor den Wechseljahren
- Ein rosafarbener, wässriger Ausfluss aus der Scheide

Gebärmutterkrebs, auch Krebs der Gebärmutterschleimhaut genannt, beginnt in der Gebärmutterschleimhaut, dem Endometrium. Es ist eine der häufigsten Krebsarten bei amerikanischen Frauen und bei Früherkennung auch eine der heilbarsten. Er tritt am häufigsten nach den Wechseljahren im Alter zwischen 50 und 70 Jahren auf. Übergewicht ist ein Risikofaktor für Gebärmutterkrebs. Außerdem erschwert es die Behandlung (Operation und Bestrahlung). Bei der Östrogensubstitution werden heute geringere Östrogendosen eingesetzt, die für einen Teil des Monats mit Gestagenen kombiniert werden. So besteht bei einer Östrogensubstitution kein höheres Gebärmutterkrebsrisiko. Östrogen kann in den Wechseljahren allerdings Blutungen verursachen. So könnten Blutungen aufgrund von Gebärmutterkrebs fälschlicherweise auf die Östrogeneinnahme zurückgeführt werden, was eine frühe Krebsdiagnose erschweren würde.

Ein erhöhtes Gebärmutterkrebsrisiko besteht bei Frauen, die nie ein Kind geboren haben, die noch mit 52 Jahren menstruieren, oder mit Sterilitätsproblemen oder unregelmäßigen Regelblutungen. Frauen, die die Antibabypille eingenommen haben, haben ein geringeres Risiko.

Diagnose
Im Frühstadium verursacht Gebärmutterkrebs keine Symptome. In weniger als 50 Prozent der Fälle wird er durch Pap-Abstriche (S. 1181) entdeckt und fällt auch während einer Beckenuntersuchung (S. 1141) nicht auf. Der erste Hinweis sind oft Blutungen aus der Scheide.

Treten Symptome auf, wird eine Biopsie der Gebärmutterschleimhaut durchgeführt. Dabei entfernt der Arzt ein kleines Stück Gewebe von der Gebärmutterwand für Laboranalysen. Normalerweise ist eine Betäubung dabei nicht notwendig. Ist man an Gebärmutterkrebs erkrankt, wird dies in der Biopsie in den meisten Fällen erkannt. Als Alternative kann eine Ausschabung vorgenommen werden (S. 1151).

Handelt es sich um Krebs und besteht Grund zur Annahme, dass er sich über die Gebärmutter hinaus ausgebreitet hat, wird der Arzt eine Reihe von Tests durchführen, um mögliche Metastasen zu lokalisieren.

Wie gefährlich ist Gebärmutterkrebs?
Er wächst normalerweise langsam und ist zum Zeitpunkt der Erkennung meistens örtlich beschränkt. So können die meisten erkrankten

Krebs der Gebärmutterschleimhaut ist eine häufige Krebsform, die sich in der Gebärmutterwand (Schleimhaut) bildet. Er ist bei Früherkennung normalerweise heilbar.

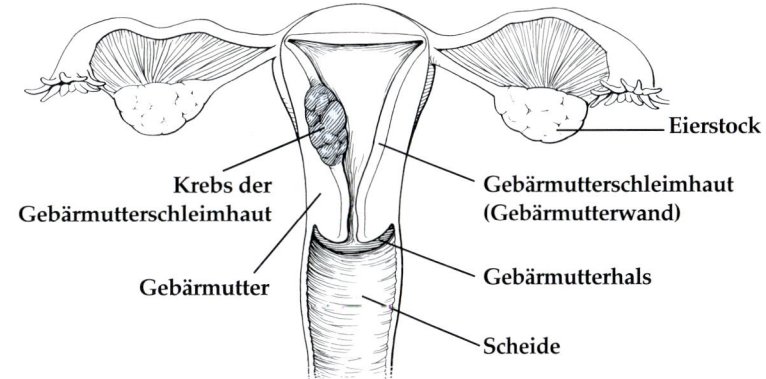

Krebs der Gebärmutterschleimhaut

Gebärmutter

Eierstock

Gebärmutterschleimhaut (Gebärmutterwand)

Gebärmutterhals

Scheide

Frauen geheilt werden. Bei einer Früherkennung liegt die 5-jährige Überlebenschance bei 88 Prozent. Auch wenn der Krebs sich schon auf umliegendes Gewebe ausgebreitet hat, liegt die Überlebenschance immer noch bei 75 Prozent. Nur selten handelt es sich bei dem Tumor um eine schnell wachsende, tödliche Krebsform.

Behandlung

Chirurgische Behandlung
Die meisten Ärzte werden die Entfernung der Gebärmutter (siehe diese Seite) empfehlen. Die Eileiter und Eierstöcke werden ebenfalls entfernt, da sich der Krebs tendenziell auf diese Organe ausbreitet.

Bestrahlung
Hat sich der Krebs bereits über die Gebärmutter hinaus ausgebreitet, kann eine Bestrahlung nach der Operation notwendig sein. Manchmal wird sie anstelle einer Operation eingesetzt. Dabei kommen sowohl tiefe Röntgenbestrahlung wie auch radioaktive Substanzen in Gebärmutter oder Scheide zum Einsatz. Die Substanzen bleiben ein paar Tage im Körper. In dieser Zeit bleibt man im Krankenhaus. Die Behandlung kann aus einer Kombination dieser beiden Methoden bestehen.

Arzneimitteltherapie
Hat der Krebs Metastasen gebildet (sich auf andere Teile des Körpers ausgebreitet), können

---

Entfernung der Gebärmutter

Die Entfernung der Gebärmutter wird auch Hysterektomie genannt. Eine Hysterektomie kann bei Gebärmutterkrebs, schwerer Endometriose (S. 1185), bei Gebärmuttermyomen (S. 1182), Verwachsungen im Becken, bei denen die Gebärmutter mit den umliegenden Organen verwächst, bei schweren und unkontrollierten Blutungen oder bei einem Gebärmuttervorfall, bei dem die Gebärmutter aus der Scheide herausragt, notwendig sein.

Diese Operationen sind nicht alle gleich. Bei einer teilweisen Entfernung der Gebärmutter bleiben der Gebärmutterhals und untere Teil der Gebärmutter erhalten. Bei einer vollständigen Entfernung wird die gesamte Gebärmutter inklusive Gebärmutterhals entfernt. Außerdem gibt es die vollständige Entfernung der Gebärmutter mit beidseitiger Entfernung der Eileiter und Eierstöcke und die radikale Hysterektomie, bei der auch der obere Teil der Scheide und einige Lymphknoten entfernt werden. Wie viel der Chirurg entfernen muss, wird durch die Krankheit selbst bestimmt.

Bei der Hysterektomie führt der Chirurg in den meisten Fällen einen Schnitt im Unterleib aus, entweder horizontal direkt über der Schambehaarung oder vertikal vom Nabel bis zum Ansatz der Schamhaare.

Manchmal führt der Arzt auch eine vaginale Hysterektomie durch, und zwar indem er einen Schnitt am oberen Ende der Scheide macht. Jede dieser Operationen dauert 1 bis 2 Stunden bei Vollnarkose.

Bei einem großen, gutartigen oder einem Krebstumor an der Gebärmutter oder den Eierstöcken wird der Arzt einen Bauchschnitt machen. Viele Chirurgen bevorzugen diese Art der Operation in jedem Fall, da sie ihnen einen besseren Blick auf die verschiedenen Organe im Becken erlaubt. Die vaginale Operation wird meistens bei der Korrektur eines Gebärmuttervorfalls durchgeführt.

Nach der Entfernung der Gebärmutter ist ein Krankenhausaufenthalt nötig. Mögliche Komplikationen sind Becken-, Nieren- und Blasenentzündungen sowie innere Blutungen.

Zu Hause darf für einige Zeit nicht gebadet werden. Ebenso sind Auto fahren, Anheben von schweren Gegenständen sowie Geschlechtsverkehr und aktive Sportarten eine Zeit lang nicht gestattet.

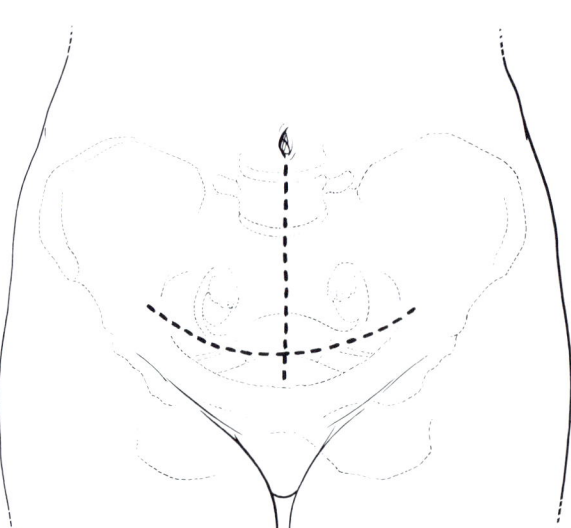

Bei der Entfernung der Gebärmutter kann ein horizontaler oder ein vertikaler Schnitt in den Unterleib vorgenommen werden.

die Gestagene ein weiteres Wachstum verhindern, manchmal für 2 bis 3 Jahre oder länger. Auch andere Krebsmittel werden eingesetzt.

Blasenmole

Symptome
- Während einer Schwangerschaft wächst die Gebärmutter viel schneller als sie sollte
- Blutungen aus der Scheide, starke Übelkeit und Erbrechen, keine Bewegungen des Fetus
- Ausfluss von traubenartigem Gewebe aus der Scheide
- Hoher Blutdruck

Eine seltene, gutartige Wucherung, Blasenmole genannt, entwickelt sich manchmal zu Schwangerschaftbeginn. Sie entsteht aus dem Gewebe, welches das befruchtete Ei umgibt und aus dem sich normalerweise der Mutterkuchen entwickeln würde. In diesen Fällen stirbt der Fetus ab. Bleibt Gewebe vom Mutterkuchen nach einer Geburt oder Fehlgeburt in der Gebärmutter zurück, kann sich manchmal noch Jahre später ebenfalls eine Blasenmole bilden.

Wer unter den genannten Symptomen leidet, sollte sofort einen Arzt aufsuchen, denn der Tumor muss entfernt werden. Er wächst schnell und kann sehr groß werden. Zwar sind mehr als 80 Prozent dieser Blasenmole gutartig, doch entwickeln sich 15 Prozent zu invasiven Molen. Diese immer noch gutartigen Molen reichen so tief in die Gebärmutterwand, dass sie Blutungen und andere ernsthafte Probleme verursachen können. Ein Chorionkarzinom, ein schnell wachsender, bösartiger Tumor, der sich rasch auf andere Teile des Körpers ausbreitet, folgt in 2 bis 3 Prozent der Fälle auf eine Blasenmole.

Das Erkrankungsrisiko ist in den Ländern Asiens (Indonesien 1:85, Indien 1:160, Japan 1:522) und der Dritten Welt (Uganda 1:970) unbekannterweise höher als in Westeuropa, wo mit einer Blasenmole auf etwa 2 500 Schwangerschaften zu rechnen ist. Sie tritt meist bei Frauen unter 20 und über 35 Jahren (alternde Gameten) auf. Das Risiko, nach einer Blasenmole an einem Chorionkarzinom zu erkranken, liegt in Westeuropa bei etwa 2 bis 3 Prozent, in asiatischen Gebieten bei etwa 10 Prozent.

Diagnose
Um andere Schwangerschaftskomplikationen, bei denen der Fetus gesund ist, auszuschließen, wird der Arzt wahrscheinlich eine Ultraschalluntersuchung durchführen. Da Blasenmole humanes Choriongonadotropin (HCG) produzie-

ren, ein Hormon, das im Urin oder Blut festgestellt werden kann, veranlasst der Arzt eventuell Urin- oder Bluttests.

Wie gefährlich sind Blasenmolen?
Eine nicht invasive Mole kann leicht entfernt und invasive Mole und bösartige Tumore können ebenfalls behandelt werden. Selbst bei einem Chorionkarzinom liegen die Heilungschancen bei 75 bis 85 Prozent.

Behandlung

Chirurgische Behandlung
Die Mole wird abgesaugt, und zwar in einem Eingriff ähnlich einer Ausschabung (S. 1151). Danach werden die humanen Choriongonadotropin-Werte überwacht, die wieder in den Normalbereich absinken sollten. Ist dies nicht der Fall, hat sich entweder eine invasive Mole oder ein Chorionkarzinom gebildet.

Der Arzt kann zur Entfernung der Gebärmutter raten (→ Entfernung der Gebärmutter, S. 1184), aber es ist wahrscheinlicher, dass er eine Chemotherapie vorschlägt.

Chemotherapie
Die Chemotherapie zeigt sowohl bei invasiven Molen als auch bei Chorionkarzinomen gute Resultate. Außerdem kann die Frau wieder schwanger werden und eine schwere Operation wurde vermieden.

Endometriose

Symptome
- Schmerzhafte Menstruation – die Schmerzen können vor der Menstruation beginnen und noch für einige Tage danach anhalten
- Gelegentlich starke Regelblutungen
- Stechende Schmerzen tief im Becken während des Geschlechtsverkehrs
- Sterilität
- Schmerzen, wenn während der Darmentleerung gepresst wird

Bei der Endometriose wandern Teile des Endometriums (der Gebärmutterschleimhaut) aus der Gebärmutter und pflanzen sich an anderen Organen im Becken an. Die Verpflanzungen bilden sich am häufigsten an der Außenseite der Eierstöcke, der Eileiter oder der Gebärmutter und der sie stützenden Bänder.

Diese falsch platzierten Zellen ahmen den Menstruationszyklus nach (S. 1144), indem sie sich erst verdicken und dann mit Beginn der

Regelblutung zu bluten beginnen. Da die Verpflanzungen von anderem Gewebe eingeschlossen sind, kann das Blut nicht abfließen. So entstehen Blutblasen, die umliegendes Gewebe reizen, das Zysten bildet, um die Blasen zu verkapseln. Die Zysten können zu Narben oder Verwachsungen (anormales Gewebe, das Organe miteinander verbindet) führen. Narben und Verwachsungen an Eierstöcken oder Eileitern können eine Schwangerschaft verhindern.

Etwa 4 bis 12 Prozent aller Frauen in der Prämenopause entwickeln eine Endometriose. Nur bei der Hälfte treten Beschwerden wie Dysmenorrhoe, Unterleibsschmerzen und Blutungsstörungen auf, die behandelt werden müssen. Bei etwa 20 Prozent aller unfruchtbaren Patientinnen ist Endometriose die Ursache.

Meistens heilen die Wechseljahre eine leichte bis moderate Endometriose, doch kann eine Östrogensubstitution sie reaktivieren.

Diagnose

Die Bauchspiegelung ist der einzige Weg, um die Diagnose zu bestätigen. Da Eierstockkrebs ähnliche Symptome verursacht und die Hormone, die normalerweise verschrieben werden, um Endometriose zu behandeln, zu einem schnelleren Wachstum des Krebses führen, ist eine sichere Diagnose sehr wichtig. Ein Laparoskop ist ein dünnes Instrument mit einer Lampe. Es wird durch einen kleinen Einschnitt in den Bauch eingeführt und ermöglicht die Organe im Becken zu sehen. Die Bauchspiegelung ist ein kleiner Eingriff, der im Krankenhaus meist ambulant bei örtlicher Betäubung durchgeführt wird (S. 1346).

Wie gefährlich ist Endometriose?

Die Gewebeverpflanzungen sind selten bösartig, stehen jedoch häufig in Zusammenhang mit Sterilität. Die Symptome können ernsthafter oder leichter sein, doch meistens verschlimmern sie sich im Laufe der Zeit.

Behandlung

Schwangerschaft

Will die Frau ein Kind haben und leidet an Endometriose im Frühstadium, wird ihr der Arzt eine baldige Schwangerschaft empfehlen, da eine Empfängnis mit der Zeit immer schwerer werden kann. Während einer Schwangerschaft schrumpfen die Verpflanzungen meistens und die Symptome verschwinden. Bei einer Frau mit Endometriose besteht allerdings ein höheres Risiko einer Schwangerschaft außerhalb der Gebärmutter (S. 199).

Arzneimitteltherapie

Mittel zur hormonellen Therapie war lange Zeit Danazol, das meist die Beschwerden linderte. Da es ähnlich wie ein männliches Sexualhormon wirkt, kann es zu Akne, Zunahme der Behaarung und Gewichtszunahme kommen.

GnRH(gonadotrophin releasing hormone)-Analoga (Suprecur, Synarela) wirken ähnlich wie Danazol, können aber zu den für Wechseljahre typischen Beschwerden führen und den Knochenstoffwechsel negativ beeinflussen. Die Nebenwirkungen können durch zusätzliche Östrogentherapie reduziert werden.

Chirurgische Behandlung

Wirken die Medikamente nicht, kann man die Verpflanzungen operativ entfernen oder sie durch Elektrokauterisation zerstören. Eine Laseroperation während einer Bauchspiegelung könnte weniger Narben und Verwachsungen verursachen. Leider treten diese oft wieder auf. Gibt es sonst keine Hilfe und sind die Schmerzen sehr stark, kann die Entfernung der Gebärmutter und Eierstöcke (S. 1184) notwendig sein.

Adenomyose (Endometriosis uteri interna)

Symptome

- Krämpfe während der ganzen Periode, mit zunehmendem Alter Verschlimmerung
- Lange, extrem starke Monatsblutungen

Bei der Endometriosis uteri interna beginnt ein Teil des Gewebes der Gebärmutterschleimhaut in den Muskelwänden der Gebärmutter zu wachsen. Dies geschieht meist spät im fortpflanzungsfähigen Alter der Frau, nachdem sie bereits Kinder gehabt hat. Viele Frauen mit dieser Störung haben keine Symptome.

Während einer Beckenuntersuchung (S. 1141) bemerkt der Arzt normalerweise, dass die Gebärmutter vergrößert und druckempfindlich ist. Dies und die anderen Symptome weisen auf Endometriosis uteri interna hin, die fast immer harmlos ist, jedoch schmerzhaft sein kann.

Behandlung

Bei Frauen kurz vor der Menopause wird der Arzt ein Schmerzmittel verschreiben und keine andere Behandlung vorschlagen, da das Problem meist mit der Menopause verschwindet. Sind die Schmerzen stark und man ist noch Jahre von den Wechseljahren entfernt, empfiehlt der Arzt möglicherweise die Entfernung der Gebärmutter (S. 1184).

Adnexitis (Entzündung der weiblichen Geschlechtsorgane im Becken)

Symptome

- Schwere Schmerzen und Druckempfindlichkeit im Unterleib, manchmal zusammen mit Fieber und Erbrechen (akute Krankheit)
- Leichte wiederkehrende Schmerzen im Unterleib, manchmal zusammen mit Rückenschmerzen; unregelmäßige Regelblutungen
- Sterilität (chronische Krankheit)
- Schmerzhafter Geschlechtsverkehr
- Starke, früh einsetzende Regelblutungen
- Starker, faul riechender Scheidenausfluss

Notfallsymptome. Übelkeit, Erbrechen, Schock-Anzeichen, etwa Schwächeanfälle

Eigentlich ist die Entzündung der weiblichen Geschlechtsorgane im Becken eine Entzündung der Eileiter (Salpingitis). Mittlerweile zählt man aber auch Entzündungen der Eierstöcke, der Gebärmutter und des Gebärmutterhalses dazu.

Meistens werden die Bakterien durch Geschlechtsverkehr übertragen. Salpingitis tritt bei fast 15 Prozent der Frauen mit Gonorrhoe auf. Die Entzündung kann manchmal nach einer Geburt oder nach Eingriffen wie einer Ausschabung oder Biopsie der Gebärmutterschleimhaut auftreten. Schätzungsweise gibt es in der BRD jährlich 100 000 neue Fälle. Meist leiden Frauen unter 25 Jahren darunter. Einige haben keine Symptome, bei anderen Frauen entsteht eine leichte, chronische Infektion und wieder andere leiden an einer akuten Attacke.

Benutzt die Frau ein Diaphragma oder der Mann ein Kondom, ist sie bis zu einem gewissen Grad vor der Krankheit geschützt. Benutzt die Frau dagegen ein Intrauterinpessar (IUP), ist das Infektionsrisiko höher. Während der Regel ist sie am anfälligsten. Leidet sie an einer

---

Beckenschmerzen

Bei Schmerzen im Beckenbereich, die mehr als ein paar Stunden andauern, wiederkehren oder von anderen Symptomen wie Fieber oder Blutungen aus der Scheide begleitet werden, sollte der Arzt aufgesucht werden.

Vor allem muss zwischen akuten Schmerzen (wie die Schmerzen und das Fieber, die manchmal ein Zeichen für den Beginn einer Entzündung der weiblichen Geschlechtsorgane im Becken sind) und chronischen Schmerzen (man leidet schon länger darunter) unterschieden werden. Chronische Schmerzen können episodisch sein, also kommen und gehen oder ständig vorhanden sein. Der Arzt wird fragen, ob die Schmerzen im Zusammenhang mit der Periode, der Darmentleerung oder dem Urinieren, dem Geschlechtsverkehr oder sportlichen Aktivitäten auftreten.

Akute Schmerzen
Beckenentzündung
Kommt es ein paar Tage nach der Periode zu schweren Schmerzen im Unterleib, eventuell begleitet von Fieber oder Erbrechen, kann es sich um eine akute Entzündung der Geschlechtsorgane im Becken handeln. Die Schmerzen beginnen oft in der Mitte des Unterleibs und breiten sich allmählich nach unten und zu beiden Seiten hin aus, ein Zeichen dafür, dass die Entzündung von der Gebärmutter auf die Eileiter übergegangen ist.

Der Unterleib wird auf Druck empfindlich reagieren. Es kann zu übel riechendem Ausfluss oder Blutungen aus der Scheide kommen. Treten plötzlich Schocksymptome wie Kälte, feuchtkalte Haut, schneller Atem oder unregelmäßiger Herzschlag auf, sollte man sofort medizinische Hilfe suchen. Es könnte sein, dass ein durch die Entzündung verursachter Abszess durchgebrochen ist oder innere Blutungen bestehen.

Komplikationen im 1. Schwangerschaftstrimester
Im 1. Schwangerschaftstrimester können Unterleibs- oder Rückenschmerzen auf eine Fehlgeburt (S. 197) hinweisen. Es kann sich um ständige, dumpfe oder um stechende Schmerzen handeln, die kommen und gehen. Es kann zu Schmier- oder schweren Blutungen aus der Scheide kommen. Dann ist sofort der Arzt zu verständigen. Sind die Schmerzen und Blutungen sehr stark, kann es sein, dass der Fetus tot ist. Danach kann eine Ausschabung notwendig sein (S. 1151), um eine Infektion zu verhindern.

Schwangerschaft außerhalb der Gebärmutter
Bei plötzlichen, anhaltenden, schweren Schmerzen im Unterleib, besonders wenn sie nur auf einer Seite auftreten und von Blutungen aus der Scheide begleitet werden, kann es sich um eine Schwangerschaft außerhalb der Gebärmutter handeln. Das bedeutet, dass sich ein befruchtetes Ei in einem der Eileiter oder Eierstöcke und nicht in der Gebärmutter weiterentwickelt. Manchmal muss auch sofort der Rettungsdienst gerufen werden (→ Schwangerschaft außerhalb der Gebärmutter, S. 199).

Nicht gynäkologische Ursachen
Nicht alle akuten Unterleibsschmerzen werden durch die Fortpflanzungsorgane verursacht. Eine Blinddarmentzündung etwa beginnt oft mit plötzlichen, intensiven Schmerzen im Bereich des Nabels, die in die untere rechte Seite des Unterleibs wandern (S. 772). Divertikulitis und Blasenentzündung verursachen ebenfalls Unterleibsschmerzen. Sind die Schmerzen bei Divertikulitis intensiv, können

sie sich wie ein Gürtel um den Körper herum anfühlen (S. 781). Gallensteine können schwere Schmerzattacken verursachen, die im oberen Bauchbereich beginnen und sich bis ins rechte Schulterblatt ausdehnen (S. 812).

Episodische Schmerzen
Schmerzhafter Geschlechtsverkehr
Schmerzhafter Geschlechtsverkehr (Dyspareunie) hat mehrere mögliche Ursachen. Stillende Frauen oder Frauen nach den Wechseljahren produzieren nicht mehr die gleichen Östrogenmengen, was das Gewebe in der Scheide dünner und empfindlicher machen kann (S. 1153). Auch eine allergische Reaktion kann die Scheidenwände reizen oder man hat Zysten in der Scheide (S. 1172), eine Scheideninfektion oder eine Geschlechtskrankheit wie Herpes oder Genitalwarzen (S. 1092). Wurde erst kürzlich ein Kind geboren, könnten die Schmerzen auf Narben von einem Dammschnitt zurückzuführen sein (S. 210).

Das Problem könnte auch eine Blasenentzündung sein (S. 842) oder der Verlust der Beckenabstützung (S. 1175). Treten die Schmerzen nur auf, wenn der Partner tief eindringt, liegt das Problem wahrscheinlich in der Gebärmutter. Es könnte sich um eine Entzündung der Fortpflanzungsorgane im Becken (S. 1187), eine Schwangerschaft außerhalb der Gebärmutter (S. 199), Endometriose (S. 1185) oder Zysten oder Tumore an den Eierstöcken (S. 1189) handeln. Kann keine der oben genannten Erkrankungen die Schmerzen erklären, könnten sie durch Scheidenkrampf verursacht werden. Aus psychischen Gründen produziert die Scheide während des Geschlechtsverkehrs wenig Gleitschleim und die Scheidenmuskeln verkrampfen sich.

Mittelschmerz
In der Mitte des Menstruationszyklus, zurzeit des Eisprungs, kann es zu Unterleibsschmerzen kommen, die man Mittelschmerz nennt (S. 1148). Das ist ein dumpfer Schmerz, der ein paar Minuten bis Stunden andauern kann.

Schmerzhafte Regelblutungen
Ein Übermaß an Prostaglandinen (PG), die von der Gebärmutterschleimhaut produziert werden (S. 1148), kann während der Periode schwere Schmerzen verursachen. Das Problem kann auch vorübergehend als Folge des Absetzens des oralen Verhütungsmittels oder der Verwendung eines Intrauterinpessars auftreten. Wer jedoch gleichzeitig an Fieber und an starkem, unangenehmem Ausfluss zwischen den Regelblutungen leidet, kann eine Scheiden- oder Beckenentzündung haben (S. 1187).

Chronische Schmerzen
Endometriose oder Endometriosis uteri interna
Unterleibsschmerzen, die kurz vor der Periode beginnen, die ganze Periode über andauern und kurz danach sogar noch schlimmer werden, können durch Endometriose (S. 1185) oder Endometriosis uteri interna (S. 1186) verursacht werden. In beiden Fällen werden die Schmerzen oft von starken Monatsblutungen begleitet. Bei der Endometriose verpflanzt sich das Gewebe der Gebärmutterschleimhaut an andere Organe im Becken, etwa an die Eierstöcke und Eileiter. Bei der Endometriosis uteri interna beginnt das gleiche Gewebe in den Wänden der Gebärmutter zu wachsen.

Chronische Eileiterentzündung
Nach einer Entzündung der Fortpflanzungsorgane im Becken (S. 1187), besonders wenn man immer wieder Anfälle hatte, können im Becken chronische Schmerzen auftreten. Sie verschlimmern sich meistens während der Menstruation und während des Geschlechtsverkehrs.

Beckenschmerzen-Syndrom
Möglicherweise verspürt die Frau etwa 7 bis 10 Tage vor der Menstruation erhebliche Schmerzen im Becken. Die Schmerzen verschlimmern sich beim Sitzen und Stehen und bessern sich beim Liegen. Der untere Rücken und die Beine können ebenfalls schmerzen. Es kann zu schmerzhaftem Geschlechtsverkehr und verstärktem, normalem Scheidenausfluss kommen. Außerdem können Symptome wie beim prämenstruellen Syndrom (PMS) auftreten (S. 1147). Die Ursache kann ein Blutstau aufgrund der erhöhten Blutversorgung der Gebärmutter kurz vor der Menstruation sein.

Nicht gynäkologische Ursachen
Chronische Beckenschmerzen können auch auf die Organe des Darmtraktes und der Harnwege zurückzuführen sein. Eine Blasenentzündung (S. 842) verursacht manchmal beim Harnlassen einen beißenden Schmerz direkt oberhalb des Schambeins oder ein Brennen in der Harnröhre. Andere Symptome sind häufiger Harndrang und gelegentlich Blut im Urin. Ein gereizter oder krampfender Dickdarm verursacht krampfartige Unterleibsschmerzen, die oft von Übelkeit, Erbrechen, Durchfall oder Verstopfung begleitet werden. Treten die Unterleibsschmerzen zusammen mit einem aufgeblähten Unterleib auf, und zwar nach einigen Tagen der Verstopfung, kann es sich um einen Darmverschluss handeln.

Entzündung, sollte der Partner auch behandelt werden. Hat er nämlich ebenfalls eine Infektion, kann er seine Partnerin wieder anstecken.

Diagnose
Während einer Beckenuntersuchung (S. 1141) entnimmt der Arzt mit einem Baumwollstäbchen Zellproben aus der Scheide und dem Gebärmutterhals und lässt sie im Labor auf den für die Infektion verantwortlichen Organismus hin untersuchen. Bestehen die geringsten Zweifel über die Richtigkeit der Diagnose oder darüber, wie weit sich die Entzündung ausgebreitet hat, kann der Arzt eine Bauchspiegelung

durchführen. Er führt ein dünnes, mit einer Lampe versehenes Instrument durch einen kleinen Einschnitt in den Bauch ein, um die Organe im Becken zu betrachten. Meist geschieht dies ambulant bei lokaler oder Vollnarkose.

Wie gefährlich ist eine Entzündung der weiblichen Geschlechtsorgane im Becken?

Unbehandelt kann sich an den Eierstöcken oder Eileitern ein Abszess bilden, der bei Durchbruch ein chirurgischer Notfall ist. Werden die Eierstöcke oder Eileiter beschädigt oder vernarben sie, kann dies zu Sterilität führen. Die Entzündung der Geschlechtsorgane im Becken kann auch eine Bauchfellentzündung bewirken. Sie ist immer gefährlich und erfordert eine intensive Behandlung mit Antibiotika. Selten kann sie auch zu einer Blutvergiftung (Septikämie) und einer Entzündung der Gelenke führen.

Die Entzündung der Geschlechtsorgane im Becken kann ernsthafte langfristige Folgen haben, unter anderem chronische Beckenschmerzen aufgrund von Verwachsungen, chronische Entzündungen und Schwangerschaften außerhalb der Gebärmutter, bei denen der Fetus meistens in einem der Eileiter heranwächst.

Behandlung

Arzneimitteltherapie
Nur selten wird auf die Ergebnisse der Laboranalysen gewartet, bevor Medikamente zum Einsatz kommen. Meist wird mit einer Kombination von Antibiotika begonnen. Sind die Laborergebnisse bekannt, können die Medikamente gewechselt werden. Auch Schmerzmittel und Bettruhe gehören zur Verordnung. Bei schweren Fällen oder wenn die Medikamente nicht schnell genug wirken, kann auch ein kurzer Krankenhausaufenthalt notwendig sein. In 15 bis 25 Prozent der Fälle kehrt die Entzündung wieder.

Chirurgische Behandlung
Eine Operation ist nur selten notwendig. Bricht ein Abszess jedoch auf oder besteht die Gefahr, dass dies geschieht, kann der Arzt ihn dränieren oder entfernen. Oft werden dabei auch ein Eileiter oder Eierstock oder beide mit entfernt.

Erkrankungen der Eierstöcke

Jeder der beiden Eierstöcke ist etwa so groß wie eine Mandel. Sie befinden sich im Unterleib, oberhalb und seitlich der Gebärmutter und etwa 10 bis 12 cm unterhalb der Taille. Bei der Geburt sind etwa 1 Million unentwickelte Eizellen (Ova) in den Eierstöcken, jede umgeben von einem Follikel. Von der Pubertät bis zu den Wechseljahren wächst monatlich eine Eizelle heran, bis der Follikel aufbricht und sie entlässt. Sie wandert im Eileiter zur Gebärmutter.

Die Eierstöcke produzieren die weiblichen Geschlechtshormone Östrogen und Progesteron (Gelbkörperhormon), die den Zyklus regulieren. In der 1. Zyklushälfte schütten die Eierstöcke Östrogen aus. Das meiste davon produzieren die äußeren Zellen des einen Follikels, in dem die Eizelle heranreift. Das Östrogen bewirkt die Verdickung der Gebärmutterwand, die so eine befruchtete Eizelle aufnehmen kann.

Kurz vor dem Eisprung beginnt derselbe Follikel winzige Mengen an Progesteron zu produzieren. Nach der Entlassung der Eizelle vergrößert sich der Follikel sehr schnell – in diesem Stadium Gelbkörper genannt – und erhöht die Produktion von Östrogen und Progesteron. Diese Hormone wirken zusammen, um die Entwicklung der Gebärmutterwand abzuschließen. Bei einer Schwangerschaft helfen Hormone, die vom Gelbkörper ausgeschüttet werden, diese zu erhalten. Tritt keine Schwangerschaft ein, beginnt der Gelbkörper zu schrumpfen und die Östrogen- und Progesteronspiegel sinken. Als Folge stößt die Gebärmutter das aufgebaute Gewebe ab, was zur Menstruation führt.

Eierstockzysten und gutartige Tumore

Symptome

- Normalerweise keine Symptome
- Dumpfer Schmerz im Unterleib oder ein Druck- oder Völlegefühl
- Schmerzhafter Geschlechtsverkehr
- Verspätete, unregelmäßige oder schmerzhafte Regelblutungen
- Festes, schmerzloses Anschwellen des Unterleibs
- Plötzliche stechende Unterleibsschmerzen

Notfallsymptome. Plötzliche schwere Unterleibsschmerzen mit Fieber und Erbrechen.

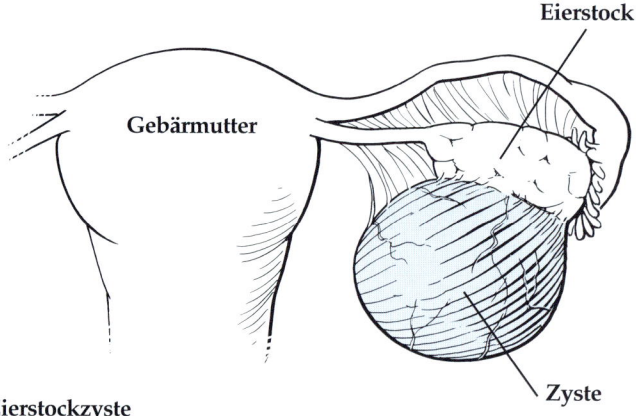

Eine Eierstockzyste kann während einer routinemäßigen Beckenuntersuchung entdeckt werden.

Die meisten Eierstockzysten sind harmlos und entwickeln sich zurück. Andere Arten von Zysten stellen eine Warnung dar. Sie sind gutartig und verursachen keine Symptome – der Arzt entdeckt sie während einer routinemäßigen Beckenuntersuchung. Frauen, bei denen sich solche Zysten im Alter zwischen 50 und 70 Jahren bilden, haben jedoch ein höheres Eierstockkrebs-Risiko und sollten regelmäßige Beckenuntersuchungen durchführen lassen.

Eine Zyste ist ein oft mit Flüssigkeit gefüllter Sack. Ein Tumor ist ein fester Knoten. Gutartige Tumore greifen nicht auf umliegendes Gewebe über und breiten sich auch nicht auf andere Körperteile aus. Ist der gutartige Tumor oder die Zyste jedoch groß, können sie Unterleibsbeschwerden verursachen. Manchmal können sie die Produktion der Eierstockhormone beeinträchtigen und unregelmäßige Blutungen aus der Scheide oder eine Zunahme der Körperbehaarung zur Folge haben. Drückt eine große Zyste oder ein Tumor auf die Blase, kann es zu häufigerem Harndrang kommen, da das Fassungsvermögen der Blase eingeschränkt ist. Verdrehen sich ein Tumor oder eine Zyste, kann es zu krampfartigen Schmerzen kommen. Plötzliche oder stechende Schmerzen können bedeuten, dass die Zyste aufgebrochen ist. Eine verdrehte oder aufgebrochene Zyste erhöht das Infektionsrisiko. Bei schweren Unterleibsschmerzen, Fieber und Erbrechen oder bei Schocksymptomen wie Kälte, feuchtkalter Haut und schnellem Atem ist sofort der Arzt zu rufen.

Diagnose
Ertastet der Arzt während einer Beckenuntersuchung (S. 1141) eine Zyste am Eierstock, kann er eine Ultraschalluntersuchung oder eine Bauchspiegelung veranlassen, um die Diagnose zu bestätigen. Bei der Bauchspiegelung, einem kleinen chirurgischen Eingriff, benutzt der Arzt ein dünnes, beleuchtetes Instrument, das in den Bauch eingeführt wird und mit dem er die Eierstöcke betrachten kann (S. 1346).

Behandlung
Bei einer Patientin, die jünger als 40 Jahre ist und keine Symptome verspürt, können 2 oder 3 Monatszyklen abgewartet werden, um zu sehen, ob sich die Zyste wieder zurückbildet. Wenn nicht, wird der Arzt meist Hormone verschreiben oder die Zyste operativ entfernen.

Chirurgische Behandlung
Verursacht die Zyste Probleme, kann eine Operation oder ein anderer Eingriff notwendig sein. Manchmal dräniert der Arzt die Zyste während einer Bauchspiegelung, doch meistens erfordert sie eine operative Entfernung im Krankenhaus. Ist die Patientin älter als 40 und die Zyste größer als 5 cm im Durchmesser oder hat die Frau die Wechseljahre schon hinter sich, wird der Arzt die Zyste oder den Tumor meistens operativ entfernen. Ist die Zyste oder der Tumor nicht zu groß, bleibt der Eierstock bei der Operation intakt.

Eierstockkrebs

Symptome
- Normalerweise am Anfang keine Symptome
- Unbestimmbare Beschwerden im Unterleib und leichte Verdauungsstörungen
- Angeschwollener Unterleib und Unterleibsschmerzen (Spätstadium der Krankheit)

Eierstockkrebs kann tödlich sein. In seinen Frühstadien verursacht er nur wenige bemerkbare Symptome. Er wird häufig während einer routinemäßigen Beckenuntersuchung entdeckt. Bleibt er unentdeckt, verursacht er früher oder später Symptome und der Tumor kann Flüssigkeit produzieren, die zum Anschwellen des Bauches führt. In 70 bis 80 Prozent der Fälle ist die Krankheit zum Zeitpunkt der Diagnose bereits im fortgeschrittenen Stadium.

Eierstockkrebs tritt meistens nach den Wechseljahren auf. Frauen, die niemals schwanger waren oder Schwierigkeiten bei der Empfängnis hatten, haben ein etwas erhöhtes Risiko, zu erkranken. Dagegen ist das Risiko bei mehreren Schwangerschaften oder genommener Antibabypille gering. Doch ist in jedem Fall eine jährliche Beckenuntersuchung wichtig, da eine frühe Diagnose und Behandlung die beste Chance für eine Heilung darstellen.

Diagnose

Wird bei einer Beckenuntersuchung (S. 1141) eine Wucherung an einem der Eierstöcke festgestellt, wird der Arzt eine Ultraschalluntersuchung oder Computertomographie (CT) veranlassen. 3 von 4 Eierstocktumoren sind gutartig.

Wie gefährlich ist Eierstockkrebs?

Bei einer Früherkennung beträgt die 5-jährige Überlebenschance 60 bis 80 Prozent. Faktisch liegt sie jedoch nur bei 30 bis 40 Prozent, da dieser Krebs nur selten rechtzeitig erkannt wird. Mithilfe aggressiver Operationen und Chemotherapie leben Frauen mit fortgeschrittenem Eierstockkrebs heute länger als vorher.

Behandlung

Wird bei einer jungen Frau mit Kinderwunsch der Tumor frühzeitig erkannt, entfernt der Chirurg eventuell nur den betroffenen Eierstock und Eileiter. Meistens entwickelt sich der Tumor aber in beiden Eierstöcken. Dann, oder wenn sich die Krankheit bereits ausgebreitet hat, entfernt der Arzt beide Eierstöcke, die Gebärmutter, die Eileiter, umliegende Lymphknoten und eine Gewebefalte, die Bauchnetz oder Omentum genannt wird, da sich Eierstockkrebs oft auf das Bauchnetz ausbreitet. Außerdem entnimmt er viele Gewebe- und Flüssigkeitsproben des Bauchbereich.

Chemotherapie

Der Onkologe (Krebsspezialist) wird die Patientin wahrscheinlich mit einer Medikamentenkombination behandeln. Nach einer Chemotherapie schrumpft ein Tumor meistens. 12 bis 18 Monate danach beginnt er oft wieder zu wachsen. Da er dann den ursprünglichen Medikamenten gegenüber resistent ist, wird der Arzt bei der 2. chemotherapeutischen Behandlungsserie andere Medikamente einsetzen.

Bestrahlung

In seltenen Fällen wird der Arzt auch zu einer Bestrahlung raten.

Syndrom der polyzystischen Eierstöcke

Symptome

- Unberechenbare oder ausbleibende Regel
- Sterilität
- Ungewöhnlich starke Gesichtsbehaarung

Diese Krankheit tritt bei jungen Frauen auf, von denen die meisten in ihren Teenagerjahren niemals einen normalen Menstruationsrhythmus hatten und schließlich aufhörten zu menstruieren. Ihre Gesichter können ziemlich behaart und sie können übergewichtig sein. Die Blutungen treten ohne Krämpfe auf. Meist haben diese Frauen keinen Eisprung. Aus unerklärlichen Gründen entwickeln sich die Follikel zwar, doch bilden sie Zysten, anstatt eine Eizelle zu entlassen. Früher oder später besteht jeder Eierstock nur noch aus einer Ansammlung von kleinen Zysten. Eine fortgeschrittene Art des Syndroms der polyzystischen Eierstöcke ist als das Stein-Leventhal-Syndrom bekannt. Es führt zu Sterilität, kann aber oft behandelt werden.

Diagnose

Während einer Beckenuntersuchung (S. 1141) können die vergrößerten Eierstöcke ertastet werden. Bluttests zeigen, dass die Hormone nicht in den normalen Mengen vorhanden sind.

Behandlung

Arzneimitteltherapie

Besteht kein Wunsch nach einer Schwangerschaft, kann der Arzt die Antibabypille oder lang wirkende Gestagene, wie etwa Medroxyprogesteron verschreiben, um den Eisprung zu unterdrücken und möglichen präkanzerösen Veränderungen in der Gebärmutterwand vorzubeugen. Besteht Kinderwunsch, kann ein Fertilitätsmedikament verschrieben werden. Clomifen löst bei den meisten Frauen einen Eisprung aus, aber weniger als die Hälfte von ihnen werden letztendlich schwanger. Wirkt Clomifen nicht, kann der Arzt die Verschreibung von Gonadotropinen in Erwägung ziehen.

Chirurgische Behandlung

Tritt trotz der Einnahme von Medikamenten keine Schwangerschaft ein, kann eine Bauchspiegelung an der Gebärmutterwand durchgeführt werden, welche die Chancen einer Schwangerschaft oft verbessert.

Das Syndrom der polyzystischen Eierstöcke ist eine Störung mit unregelmäßigen Regelblutungen und gelegentlich starker Gesichts- und Körperbehaarung. An den Eierstöcken, die keine Eizellen entlassen, bilden sich stattdessen Zysten.

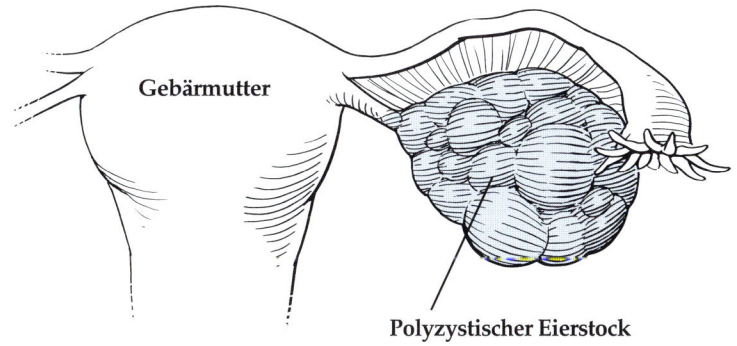

Gebärmutter

Polyzystischer Eierstock

Erkrankungen der Blase und Harnröhre

Die Blase liegt zwischen Schambein und Gebärmutter. In ihr wird der von den Nieren produzierte Urin gesammelt. Die Blase hat dehnbare, muskulöse Wände, die sich während der Urinansammlung ausdehnen. Ziehen sich die Wände zusammen, wird der Urin in die Harnröhre, eine dünne, etwa 3,5 cm lange Röhre, gepresst. Die Öffnung zur Harnröhre befindet sich zwischen der Klitoris und der Scheide (S. 1141).

Sowohl Männer als auch Frauen haben eine Blase und eine Harnröhre, doch sind sie bei beiden Geschlechtern etwas unterschiedlich. Aus diesem Grunde können unterschiedliche Probleme auftreten. Harnröhrenentzündungen treten bei Frauen häufiger auf als bei Männern, da die Harnröhre der Frau nahe ihrer Scheide und ihrem After liegt, die beide Bakterien beherbergen, und da sie kürzer als die männliche Harnröhre ist. Außerdem bekommen einige ältere Frauen Probleme mit den Harnwegen, wie etwa Inkontinenz. Dabei werden die Beckenbodenmuskeln schwächer und erlauben es einigen Organen, im Körper abzusinken.

Dieser Abschnitt beschreibt häufige Probleme der Harnwege bei Frauen. Für andere Erkrankungen der Harnwege siehe Seite 825.

Chronische Harnröhrenentzündung

Symptome
- Beschwerden beim Harnlassen, die anhalten oder immer wiederkehren
- Häufiger Harndrang

Manchmal ist die Harnröhre wochen- oder monatelang gereizt und entzündet, mit oder ohne Anzeichen auf eine bakterielle Infektion. In diesem Fall wird häufiger Harndrang verspürt und das Harnlassen ist unangenehm. Die chronisch entzündete Harnröhre hat sich allmählich, dadurch dass sie immer wieder teilweise heilte, verengt.

Eine Entzündung, die sich bis in den unteren Teil der Blase ausgebreitet hat, nennt man Entzündung des Blasendreiecks. Der Arzt benutzt ein beleuchtetes, röhrenförmiges Instrument (→ Blasenspiegelung, S. 849), das in die Blase eingeführt werden kann, um eine Entzündung des Blasendreiecks zu diagnostizieren.

Behandlung
Bei Anzeichen für eine Infektion werden Antibiotika oder Sulfamedikamente verschrieben.

Harnröhrenentzündung nach dem Geschlechtsverkehr

Es ist möglich, dass Symptome einer Harnblasenentzündung (S. 842), wie häufiger Harndrang und Schmerzen beim Harn lassen, fast immer nach dem Geschlechtsverkehr auftreten. Meistens dauern die Symptome 1 oder 2 Tage an und verschwinden dann wieder, treten jedoch beim nächsten Geschlechtsverkehr wieder auf. Es handelt sich dabei um eine Form der chronischen Harnröhrenentzündung.

Normalerweise werden die Symptome durch eine Infektion (oft Chlamydia, S. 1088) verursacht. Nimmt man jedoch gerne Schaumbäder, macht Spülbäder oder benutzt Intimsprays, können diese die Harnröhre ebenfalls reizen.

Es ist auch möglich, dass die Harnröhre beim Geschlechtsverkehr verletzt wurde.
Wird das Problem durch Schaum- oder Spülbäder oder Intimsprays verursacht, sollten sie einfach nicht mehr verwendet werden. Anderenfalls wird der Arzt befragt. Er wird eine Urinprobe machen und sie auf Bakterien untersuchen lassen. Bei einer Infektion helfen meistens Antibiotika. Manchmal werden in der Laboranalyse allerdings keine Mikroorganismen gefunden, die verantwortlich sein könnten. Und einige Frauen haben selbst nach einer Behandlung mit Antibiotika weiterhin Symptome, sobald sie Geschlechtsverkehr haben.

In solchen Fällen kann der Arzt vorbeugende Maßnahmen empfehlen, nämlich die Einnahme eines Antibiotikums, etwa einer niedrigen Dosis Nitrofurantoin oder Trimethoprim-Sulfamethoxazol bei jedem Geschlechtsverkehr.

Zur Selbsthilfe gehört Hygiene: Genital- und Analbereich täglich mit einer milden Seife und Wasser waschen, sicherstellen, dass Hände und Penis des Partners sauber sind, nach dem Geschlechtsverkehr die Blase sofort entleeren, um Bakterien aus der Harnröhre auszuspülen, und beim Geschlechtsverkehr ein wasserlösliches Gleitmittel benutzen, um das Eindringen zu erleichtern und Verletzungen zu vermeiden.

Auch andere Maßnahmen, wie etwa das Dehnen (Dilatieren) der Harnröhre mit einem Instrument, können helfen.

Harninkontinenz und ähnliche Probleme

Symptome
- Ungewolltes Harnlassen
- Etwa beim Husten oder Niesen läuft etwas Urin aus

Wer so plötzlich und dringend urinieren muss und den Drang nicht zurückhalten kann, leidet an Dranginkontinenz. Das Problem kann von einer leichten Entzündung der Harnwege herrühren. Bei Stressinkontinenz wird die Kontrolle über die Blase nur beim Husten, Niesen, Lachen oder Heben verloren.

Ursache ist meist eine Schwächung der Beckenbodenmuskeln, welche die Blase stützen und den oberen Teil der Harnröhre verschließen. Die Muskeln können nach einer Geburt, aufgrund von Übergewicht oder mit zunehmendem Alter schwächer werden (S. 1175).

Krankheiten wie Alzheimer (S. 470) und Verletzungen des Rückenmarks können in manchen Fällen ebenfalls zu Inkontinenz führen.

Tests bestehen aus Urinproben für Laboranalysen und zum Ansetzen von Kulturen und aus einer Blasenspiegelung, urodynamischen Untersuchungen oder beidem.

Behandlung

Arzneimitteltherapie
Der Arzt behandelt Blasenentzündungen in den allermeisten Fällen mit Antibiotika (S. 1058). Das Auftragen einer Östrogensalbe in der Scheide kann in manchen Fällen Reizungen der Harnwege verringern.

Chirurgische Behandlung
Bei Stressinkontinenz kann die betroffene Patientin durch eine Operation die Beckenbodenmuskeln wieder straffen.

Eine andere Möglichkeit wäre, sich vom Arzt ein Pessar (welches den Gebärmutterhals umgibt) anpassen zu lassen, das tagsüber in der Scheide getragen wird und die Organe im Becken stützt.

Selbsthilfe
Die Beckenbodenmuskeln können durch einfache Übungen gestärkt werden (→ Übungen bei Inkontinenz, S. 1176).

Interstitielle Zystitis

Symptome. Schmerzhaftes und häufiges Harnlassen

Die interstitielle Zystitis ist eine Entzündung der Blasenwand. Diese seltene Erkrankung betrifft fast ausschließlich Frauen im gebärfähigen Alter. Zwar sind die genauen Ursachen nicht bekannt, doch wird die Erkrankung nicht durch eine Infektion oder Krebs verursacht.

Diagnose
Der Urologe diagnostiziert interstitielle Zystitis, indem er die Blasenwand während einer Blasenspiegelung visuell untersucht.

Behandlung
Bei manchen Patientinnen helfen Schmerzmittel, doch gibt es keine spezielle Behandlung für interstitielle Zystitis. Sind die Symptome schwer, dann kann der Urologe mithilfe eines Blasenspiegels auch die Medikamente direkt in die Blasenwand verabreichen. Im günstigsten Fall bedeuten diese Maßnahmen jedoch nur eine Verbesserung der Symptome. Man sollte aber nicht vergessen, dass diese Störung nicht auf eine ernsthaftere zugrunde liegende Krankheit hinweist und dass sich die ursprünglichen Symptome nur selten verschlimmern. In manchen Fällen lassen sie mit der Zeit sogar nach.

Reizblase

Symptome
- Plötzlicher und manchmal nicht zu kontrollierender Harndrang
- Häufiger nächtlicher Harndrang

Muss man oft so plötzlich und dringend urinieren, dass man es nicht immer bis ins Badezimmer schafft, kann dafür eine Reizblase verantwortlich sein – ein recht häufiges Problem. Manchmal ist eine Infektion verantwortlich, doch oft ist die Ursache nicht klar. Es ist möglich, dass die Blase chronisch entzündet ist. Diese Störung kann unangenehm sein, doch ist sie nicht gefährlich. Sie sollte von einer akuten Blasenentzündung unterschieden werden.

Diagnose
Der Arzt wird um eine Urinprobe für Laboranalysen bitten. Während des Urinierens kann auch eine besondere Art von Röntgenaufnahme (eine Ausscheidungszystourethrographie) gemacht werden. Eine Blasenspiegelung

(S. 849) ist eine weitere Möglichkeit. Bei diesem Vorgang wird ein beleuchtetes Instrument durch die Harnröhre in die Blase eingeführt.

Behandlung

Arzneimitteltherapie

Die Ärzte setzen bei Infektionen Antibiotika ein. Imipramin kann die Muskeln, welche die Blase zusammenziehen, entspannen. Andere Medikamente können die Aktivität der Nerven, die das Zusammenziehen kontrollieren, verringern.

Selbsthilfe

Wird die Reizblase nicht durch eine Infektion verursacht, kann sie oft durch spezielles Blasentraining behandelt werden. Weitere Informationen dazu liefert der Arzt.

Kapitel 35

Der Mann und seine Gesundheit

Inhalt

Die männlichen Geschlechtsorgane

Hauptaufgabe der männlichen Geschlechtsorgane ist es, Spermien zu produzieren und sie in das weibliche Fortpflanzungssystem zu transportieren. Wie auch bei den weiblichen Geschlechtsorganen (→ Die Frau und ihre Gesundheit, S. 1139) gibt es bei den männlichen Genitalien eine Überschneidung zwischen den Geschlechtsorganen und den Harnwegen. Die Verbindung ist so eng, dass eine Störung der Geschlechtsorgane häufig Symptome in den Harnwegen verursacht, und dies ist auch umgekehrt möglich. Ein Urologe ist ein Arzt, der sich sowohl mit den Geschlechtsorganen als auch mit den Harnwegen des Mannes beschäftigt, er ist aber auch Spezialist für Probleme der weiblichen Harnwege.

Die Hauptgeschlechtsorgane des Mannes sind der Penis, die Hoden, der Samenleiter (der Kanal, durch den der Samen fließt), Samenblase und Prostata.

Der Penis ist ein Sexualorgan, das aber auch Urin transportiert, und zwar in der Harnröhre, die in der Mitte des Penis verläuft. Sie transportiert den Urin während des Wasserlassens und das Sperma während des Samenergusses. Im Penis befinden sich viele Blutgefäße, die bei der Erektion eine Rolle spielen. Bei der sexuellen Erregung versorgen sie drei zylindrische, schwammartige Gebilde, die im Penis parallel zur Harnröhre liegen, mit Blut. Der Penis dehnt sich dadurch aus, richtet sich auf und wird steif.

Die Hoden sind zwei ovale, etwa 5 cm große Organe. Sie liegen in einem Hautsack, auch Hodensack genannt, der unterhalb des Bauches und hinter dem Penis hängt. In jedem Hoden befindet sich eine Masse fest verschlungener Schläuche, die von einer schützenden Kapsel umgeben sind. In der Pubertät beginnen die Hoden die für die Fortpflanzung notwendigen Spermien zu produzieren. Dieser Prozess hält das ganze Leben über an. Außer den Spermien produzieren die Hoden auch das männliche Hormon Testosteron, das bei der Entwicklung und Erhaltung der typischen männlichen Körpermerkmale (stärkere Körperbehaarung, größere Muskelmasse und -stärke und tiefere Stimme) eine wichtige Rolle spielt.

Die Spermienproduktion muss bei einer niedrigeren Temperatur stattfinden als der, die im Körperinneren herrscht. Dies wird durch die Lage der Hoden außerhalb der Bauchhöhle gewährleistet.

Die in jedem Hoden ständig produzierten Spermien werden über die Nebenhoden (die strangartigen Gebilde, die am oberen Ende und hinter den Hoden liegen) und Samenleiter transportiert und in der Samenblase gesammelt. Die Mischung aus Spermien und der von der Samenblase und der Prostata produzierten Flüssigkeit ergibt den Samen (Sperma), der während des Geschlechtsverkehrs ejakuliert wird. Zwar machen die Spermien nur einen kleinen Teil des Samens aus, dennoch enthält ein einzelner Samenerguss bis zu 500 Millionen Spermien. Nach dem sexuellen Akt trifft eine dieser Zellen möglicherweise auf eine weibliche Eizelle und befruchtet diese (S. 167).

Die Prostata fügt dem Sperma Flüssigkeit hinzu, die wohl unter anderem die Fähigkeit der Spermien verbessert, in der Scheide zu überleben. Häufig vergrößert sich die Prostata mit dem Alter und drückt dann manchmal auf die Harnröhre. Dieser Druck erschwert das Wasserlassen und muss möglicherweise operativ behoben werden (S. 1209).

Die männlichen Geschlechtsorgane

Samenstrang (Samenleiter)
Samenblase
Blase
Harnröhre
Penis
Nebenhoden
Prostata
Enddarm
Hodensack
Hoden

Probleme mit Hoden und Hodensack

Die Hoden (Testikel) haben zwei wichtige Funktionen: Sie produzieren die für die Fortpflanzung notwendigen Spermien und schütten Hormone aus (zum Beispiel Testosteron), die bei der Entwicklung des männlichen Körpers eine Schlüsselrolle spielen. Ihre Lage im Hodensack, einem Hautsack außerhalb des Beckenbereichs, garantiert ihnen eine niedrigere Temperatur als in der Bauchhöhle, was für die Spermienproduktion wichtig ist.

Die relativ ungeschützte Lage der Hoden und des Hodensacks macht sie für Verletzungen anfällig, sie können dadurch aber auch leicht untersucht werden.

Dieser Abschnitt behandelt Probleme, die in den Hoden, den Nebenhoden (strangartige Gebilde nahe dem oberen Ende der Hoden), Samenleitern (Kanäle, die Spermien transportieren) und Samensträngen (die Hoden sind hier aufgehängt) auftreten können, wobei sich alle diese Organe im Hodensack befinden. Die Selbstuntersuchung der Hoden wird ebenfalls beschrieben.

Hodentorsion

Symptome
- Plötzliche, meistens starke Schmerzen in einem der Hoden
- Erhöhung eines Hodens im Hodensack
- Übelkeit und Erbrechen
- Schwächeanfall
- Anschwellen
- Fieber

Notfallsymptome. Plötzliche, schwere Hodenschmerzen, die spontan oder nach schwerer körperlicher Betätigung auftreten.

Die Hoden sind im Hodensack an einem Samenstrang aufgehängt, in dem die Blutgefäße liegen, die den Hoden versorgen. Bei der Hodentorsion verdreht sich der Hoden am Samenstrang und die Blutversorgung wird abgeschnitten. Die Hodentorsion tritt manchmal ohne erkennbare Ursache auf, sogar beim Schlafen. In anderen Fällen ist sie Folge einer schweren körperlichen Betätigung.

Die Hodentorsion ist selten, kann jedoch in jedem Alter geschehen. Meistens tritt sie bei Kindern auf, kann aber auch in der Pubertät und in seltenen Fällen bei Babys vorkommen.

Diagnose
Eine Hodentorsion verursacht schwere lokale Schmerzen, die oft von Übelkeit, Erbrechen und Schwächeanfällen begleitet werden. Anzeichen einer körperlichen Verletzung gibt es nicht. Gleiche Symptome können eine Entzündung im Hodensack und ein Tumor verursachen oder auch eine Entzündung der Nebenhoden (S. 1198). Um zwischen den Problemen zu unterscheiden, sollte man den schmerzenden Hoden im Stehen etwas anheben. Bei einer Torsion wird der Hoden dabei noch mehr, bei einer Nebenhodenentzündung wahrscheinlich weniger schmerzen. Um eine Hodentorsion von Problemen mit dem Hodensack zu unterscheiden, führt der Arzt oft eine Ultraschalluntersuchung des Hodens durch.

Manchmal ist ein operativer Eingriff notwendig, um die Diagnose zu bestätigen und die Torsion zu beheben.

Wie gefährlich ist die Hodentorsion?
Schwere Schmerzen im Hoden erfordern umgehende medizinische Hilfe. Wird die Torsion nicht innerhalb von Stunden behoben – oft durch eine Operation –, wird der Hoden aufgrund mangelnder Blutzufuhr geschädigt und muss aus dem Hodensack entfernt werden.

Nur selten dreht sich der verdrehte Samenstrang ohne medizinisches Eingreifen wieder auf.

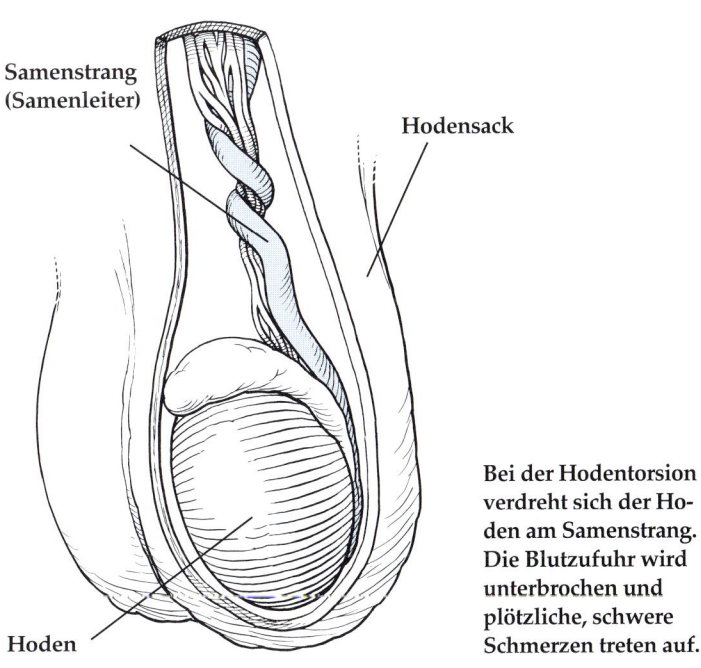

Samenstrang (Samenleiter)

Hodensack

Hoden

Bei der Hodentorsion verdreht sich der Hoden am Samenstrang. Die Blutzufuhr wird unterbrochen und plötzliche, schwere Schmerzen treten auf.

Behandlung

Chirurgische Behandlung
Die Hodentorsion erfordert eine sofortige operative Korrektur, um damit den Hoden in seine normale Position zurückzubringen und in der richtigen Lage zu befestigen.

Andere Therapien
Manchmal bewegt der Arzt den verdrehten Hoden vorsichtig hin und her und bringt ihn dadurch wieder in seine richtige Position. Auch in diesem Fall ist aber eine spätere Operation wünschenswert, um eine erneute Torsion zu verhindern.

Versagen der Hoden

Symptome
- Sterilität
- Möglicher mangelnder Sexualtrieb
- Mögliche Verzögerung der Pubertät oder der Entwicklung der männlichen Körpermerkmale

Verletzungen der Hoden

Die männlichen Geschlechtsorgane liegen nicht im Unterbauch und sind daher für Verletzungen anfälliger. Die Schmerzen, die durch einen Schlag gegen die Hoden verursacht werden, sind sehr stark, bleibende Verletzungen der Hoden jedoch selten. Ihr schwammartiges Gewebe und ihre Beweglichkeit ermöglichen es ihnen, selbst starke Schläge ohne Schäden zu überstehen.

Wurden die Hoden durch einen stumpfen Gegenstand oder bei einem Sturz verletzt und Schmerzen sowie Schwellung des Hodensacks verschwinden innerhalb einer Stunde, besteht wahrscheinlich keine ernsthafte Verletzung. Bleibt der Hodensack jedoch geschwollen, bildet sich ein Bluterguss oder bleiben die Schmerzen, sollte sofort ein Arzt aufgesucht werden.

Hat ein scharfer Gegenstand den Hoden verletzt, sollte man sofort den medizinischen Notdienst in Anspruch nehmen.

Diese Vorsichtsmaßnahmen gelten auch bei Babys und Kindern. Anhaltende Schmerzen, Schwellungen oder Blutergüsse signalisieren, dass man sofort zum Arzt sollte. Ein Junge kann durch eine nicht behandelte Hodenverletzung steril werden.

Neben Verletzungen gibt es auch viele andere Ursachen für Hodenschmerzen, die in diesem Kapitel beschrieben werden. Es ist wichtig, die folgenden Punkte zu beachten: Treten starke Schmerzen auf, sollte man sofort zum Arzt oder zur Notaufnahme in ein Krankenhaus gehen. Unbehandelte Hodenverletzungen oder andere Probleme mit den Hoden können ernste Komplikationen verursachen wie Blutgerinnsel, Sterilität oder sogar den Verlust eines Hodens. (Verlust eines Hodens führt nicht zu Impotenz, Sterilität, Verlust des Sexualtriebs oder dem Verlust anderer männlicher Charakteristiken.)

Der Begriff »Hodenversagen« bezieht sich auf die Unfähigkeit der Hoden, Spermien oder männliche Hormone zu produzieren. Die Ursachen für dieses Versagen können Anomalien der Chromosomen vor der Geburt, Probleme bei der sexuellen Reifeentwicklung und Schädigung der Hoden durch Krankheit, Drogen und Medikamente oder Verletzungen sein. Hodenversagen ist eine seltene Störung.

Diagnose
Das Versagen der Hoden ist eine der vielen Ursachen für Sterilität. Um die Ursache festzustellen, muss der Arzt beide Sexualpartner untersuchen sowie Blut-, Urin- und Spermauntersuchungen (S. 1216) machen lassen.

Bei einer langsamen oder nicht vorhandenen sexuellen Reifeentwicklung wird die Diagnose durch Gespräche, eine körperliche Untersuchung und entsprechende Tests bestätigt.

Wie gefährlich ist das Versagen der Hoden?
Das Versagen der Hoden ist weder ein lebensbedrohliches Problem noch das erste Stadium eines degenerativen Prozesses. Problematisch sind die Symptome selbst – Sterilität, möglicher mangelnder Sexualtrieb oder verzögerte sexuelle Reifeentwicklung.

Behandlung

Arzneimitteltherapie
Durch die Gabe männlicher Hormone kann in vielen Fällen der normale Sexualtrieb oder die Kontinuität der normalen sexuellen Entwicklung erreicht werden. Die Zeugungsfähigkeit ist jedoch nur selten wieder herstellbar.

Nebenhodenentzündung

Symptome
- Schmerzen im Hodensack, die über einen Zeitraum von mehreren Stunden oder Tagen immer stärker werden
- Fieber
- Anschwellen

Am oberen Ende und hinter jedem Hoden liegt ein aufgewickelter Schlauch, der Nebenhoden, der die Spermien zum Samenleiter transportiert. Bei einer Entzündung schwillt er an und fühlt sich heiß an. Eine Nebenhodenentzündung wird meistens von Bakterien verursacht, manchmal kann sie auch durch nicht bekannte Ursachen entstehen.

Diagnose

Schmerzen in den Hoden, die sich über mehrere Stunden hin verschlimmern und von Fieber begleitet werden, deuten auf eine Nebenhodenentzündung hin. Meistens ist nur ein Hoden betroffen. Der Arzt kann eine Urin- und Sekretprobe aus der Prostata entnehmen, um den verantwortlichen Organismus zu identifizieren.

Wie gefährlich ist eine Nebenhodenentzündung?

Die Nebenhodenentzündung ist meist ein akutes Problem, das durch Medikamente ohne bleibende Schädigung der Geschlechtsorgane behoben werden kann. Manchmal entsteht auch eine chronische Entzündung. Nur selten ist ein Operation erforderlich.

Behandlung

Arzneimitteltherapie

Antibiotika werden bei einer Nebenhodenentzündung bakteriellen Ursprungs verschrieben. Da die Sexualpartnerin mit dem gleichen Bakterium angesteckt sein könnte, kann auch für sie eine Behandlung notwendig sein.

Andere Therapien

Die Behandlung einer Nebenhodenentzündung umfasst zudem Bettruhe, Kühlen des Hodensacks mit Eis, Hochlagerung des Hodens und den Einsatz von Schmerzmitteln.

Skrotalwülste

Symptome
- Knoten oder Schwellung im Hodensack
- Lokaler Schmerz oder Empfindlichkeit

Skrotalwülste haben verschiedene Ursachen, unter anderem Tumoren, Zysten oder andere Entzündungen, Verletzungen oder einen Leistenbruch.

Der Tumor kann gut- oder bösartig sein. Tumoren, die im Hoden selbst wachsen, sind meistens bösartig (Krebs), Tumoren an anderen Stellen im Hodensack meistens gutartig. Hodenkrebs wird zu einem späteren Zeitpunkt in diesem Kapitel besprochen.

Eine häufige Form einer schmerzlosen, gutartigen Zyste ist der Samenbruch oder auch Spermatozele genannt. Er wächst neben dem Nebenhoden nahe dem oberen Hodenende. Wasserbruch und Krampfaderbruch, die später beschrieben werden (S. 1200 und S. 1201), sind ebenfalls schmerzlose, gutartige Ursachen für ein Anschwellen des Hodensacks. Der Blutbruch ist ein durch eine körperliche Verletzung verursachter Skrotalwulst, der aus einer Ansammlung von Blut besteht. Beim Leistenbruch kann ein Teil des Darms in den Hodensack absinken und dort eine Auswölbung verursachen.

Diagnose

Jeder Skrotalwulst sollte vom Arzt diagnostiziert werden. Handelt es sich um einen Tumor, könnte er bösartig sein. Bluttests und eine schmerzlose Ultraschalluntersuchung (S. 1335) helfen die vielen harmlosen Ursachen für Skrotalwülste von Tumoren zu unterscheiden.

Wie gefährlich sind Skrotalwülste?

Bösartige Tumoren sind gefährlich. Werden sie vor der Krebsausbreitung entdeckt (→ Selbstuntersuchung der Hoden, S. 1200), können sie aber meistens effektiv behandelt werden.

Behandlung

Chirurgische Behandlung

Ein Tumor am Hoden muss operativ entfernt werden. Bei Hodenkrebs muss der gesamte Hoden entfernt werden und möglicherweise eine nachfolgende Behandlung erfolgen.

Bei Leistenbrüchen muss zumeist operiert werden (→ Leistenbruch, S. 822). Andere Ursachen für Skrotalwülste erfordern meistens keine Behandlung.

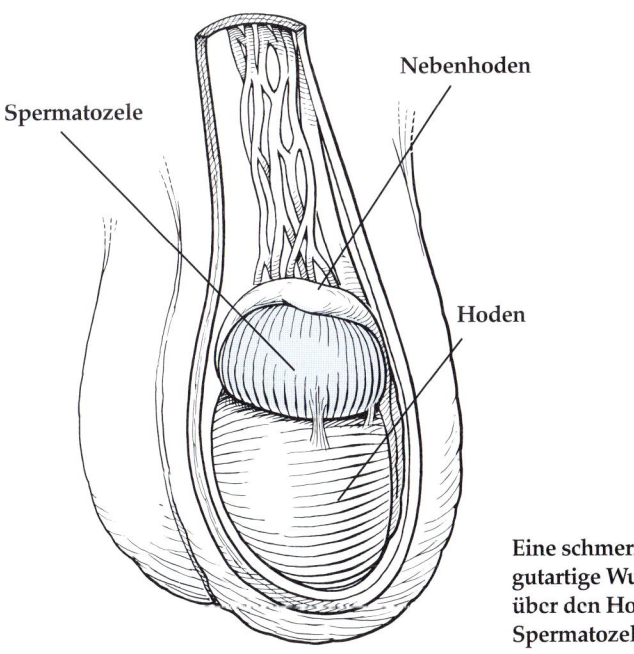

Spermatozele

Nebenhoden

Hoden

Eine schmerzlose, gutartige Wucherung über den Hoden wird Spermatozele genannt.

Wasserbruch

Symptome. Weiche, normalerweise schmerzlose Schwellung im Hodensack.

Der Wasserbruch wird auch Hydrozele genannt, abgeleitet vom griechischen Wort hydro gleich »Wasser« und cele gleich »Tumor«. Es handelt sich um eine Ansammlung wässriger Flüssigkeit in der Hülle, die den Hoden hält. Normalerweise enthält dieser Mantel gerade genug Flüssigkeit, um den Hoden geschmeidig zu halten. Eine größere Menge, wie beim Wasserbruch, entsteht, wenn der Körper entweder zu viel Flüssigkeit produziert oder nicht genügend Flüssigkeit absorbiert. Wasserbrüche sind eine häufige Ursache für Schwellungen des Hodensacks, die in jedem Alter an einem oder beiden Hoden auftreten können. Bei älteren Männern sind sie jedoch am häufigsten.

Diagnose

Um einen Wasserbruch von einem Tumor oder anderen Ursachen der Schwellung zu unterscheiden, wird der Arzt die Stelle sorgfältig abtasten und wahrscheinlich eine Lampe an den Hodensack halten. Handelt es sich bei der Schwellung um einen Wasserbruch, scheint das Licht nicht hindurch. Es kann auch eine Ultraschalluntersuchung durchgeführt werden.

Wie gefährlich ist ein Wasserbruch?

Ein Wasserbruch ist nicht gefährlich. Eine Behandlung ist meistens nicht notwendig, es sei denn, der Hodensack ist so geschwollen, dass es unangenehm ist.

Behandlung

Chirurgische Behandlung

Halten die Beschwerden im Hodensack an, kann eine Operation notwendig sein. Die Flüssigkeit kann auch mit einer Spritze abgesaugt (aspiriert) werden. Es ist ein einfacher Eingriff, der jedoch selten vorgenommen wird, da sich die Flüssigkeit meistens wieder ansammelt. Die Nadelaspiration ist wegen einer möglichen Bakterienübertragung potenziell gefährlich und sollte nur bei Patienten angewandt werden, für die eine Operation ein zu großes Risiko ist.

Selbstuntersuchung der Hoden

Hodenkrebs kann tödlich sein. Wird er jedoch frühzeitig erkannt, kann er geheilt werden.

Das Frühstadium einer Wucherung im Hoden lässt sich durch eine einfache Untersuchung – dauert nur 1 bis 2 Minuten – entdecken. Wie die Selbstuntersuchung der Brust bei Frauen ist die Untersuchung der Hoden einfach und wichtig und kann sich als lebensrettend erweisen. Da Hodenkrebs bei jüngeren Männern häufiger ist als bei älteren, sollte im Teenageralter mit der monatlichen Selbstuntersuchung der Hoden begonnen werden.

Nach dem Duschen oder einem warmen Bad wird die Selbstuntersuchung durchgeführt, wenn die Haut des Hodensacks schlaff und entspannt ist. Man sollte einen Hoden nach dem anderen untersuchen, ihn dabei in die Hand nehmen und sanft zwischen Daumen und Zeigefinger hin- und herrollen. Dabei wird auf Knoten an der Hodenoberfläche geachtet und darauf, ob der Hoden vergrößert, verhärtet oder sonst irgendwie anders ist als bei der letzten Untersuchung. (Eine kleine, feste Stelle an der Rückseite des Hodens ist normal. Der Strang, der vom oberen Ende des Hodens nach oben führt, ist Teil des Hodensacks und keine Wucherung.)

Fühlt man einen Knoten oder eine Veränderung, bedeutet dies nicht unbedingt Krebs. Doch sollte man bald zum Arzt gehen, um Gewissheit zu bekommen.

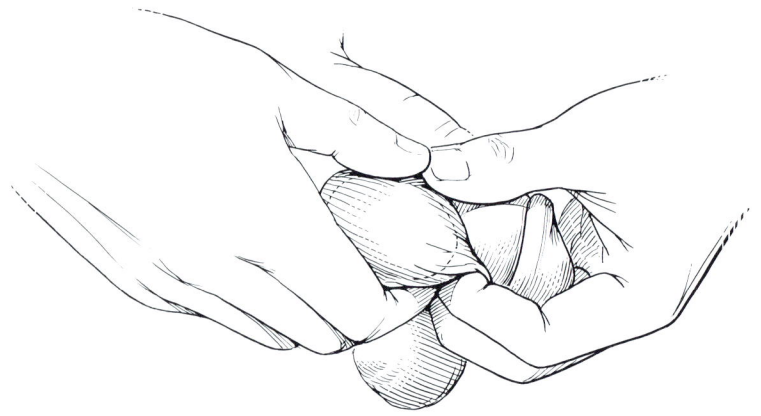

Durch regelmäßige Selbstuntersuchung der Hoden können gefährliche Wucherungen rechtzeitig für eine Heilung erkannt werden. Die Hoden werden zwischen Daumen und Zeigefinger hin- und hergerollt, nach Knoten, Schwellungen, Verhärtungen oder anderen Veränderungen abgetastet.

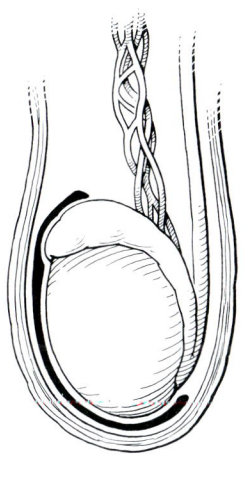

Normaler Hoden

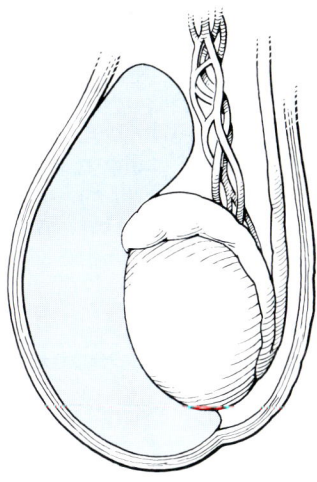

Wasserbruch

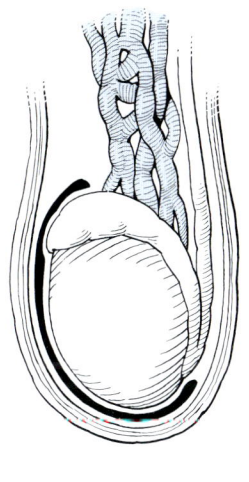

Krampfaderbruch

Ein Wasserbruch ist eine harmlose, aber anormale Ansammlung wässriger Flüssigkeit im Hodensack, der normalerweise keine Behandlung erfordert. Ein Krampfaderbruch ist eine durch Krampfadern (erweiterte Venen) verursachte Schwellung im Hodensack. Um Sterilität zu verhindern, muss dieser Zustand möglicherweise behandelt werden.

Krampfaderbruch

Symptome. Schwellung im Hodensack, meist auf der linken Seite. Die Schwellung ist schmerzlos und die Stelle fühlt sich wie eine Tüte voller Würmer an. Dieses Gefühl verschwindet im Liegen fast vollständig.

Ein Krampfaderbruch ist eine Schwellung im Hodensack, die durch Krampfadern (dies sind erweiterte Venen) verursacht wird. Aufgrund eines Problems mit den Venenklappen staut sich das Blut in den Venen, die von den Hoden ausgehen.

Diagnose
Der Arzt wird den geschwollenen Hodensack sorgfältig abtasten und eine Lampe gegen die geschwollene Stelle halten. Beim Krampfaderbruch scheint das Licht nicht durch das Blut der Venen hindurch. Eine schmerzlose Ultraschalluntersuchung kann ebenfalls durchgeführt werden.

Wie gefährlich ist ein Krampfaderbruch?
Der Krampfaderbruch selbst ist kein ernsthaftes Problem. Das Problem besteht darin, dass das gestaute Blut in den Hoden zu Sterilität führen kann.

Behandlung

Chirurgische Behandlung
Leidet der Patient an einem Krampfaderbruch und deshalb unter Sterilität, dann ist eine Operation ratsam, um den Bruch zu unterbinden. Dieser Eingriff kann oft ambulant durchgeführt werden.

Hodenentzündung

Symptome
- Schmerzen im Hodensack
- Schwellung, meistens nur an einer Seite des Hodensacks
- Ein Gefühl der Schwere im Hodensack

Die Hodenentzündung wird oft durch eine bakterielle Infektion oder das Mumpsvirus verursacht. Sie kann auch in Verbindung mit einer Prostata- oder Nebenhodenentzündung auftreten. Bei vielen, selteneren Krankheiten ist eines der Symptome eine Hodenentzündung.

Diagnose
Der Arzt wird die Schwellung im Hodensack vorsichtig abtasten. Da die Hoden- und die Nebenhodenentzündung (S. 1198) sowie auch andere Probleme mit den Hoden alle ähnliche Symptome haben, wird der Arzt wahrscheinlich auch eine Urinprobe auf die verantwortlichen Infektionsauslöser hin untersuchen.

Wie gefährlich ist eine Hodenentzündung?
Die Hodenentzündung kann einen oder beide Hoden bleibend schädigen. Die Folge könnten eine verringerte Größe der Hoden und Sterilität sein.

Behandlung

Arzneimitteltherapie
Gegen eine Hodenentzündung aufgrund einer bakteriellen Infektion helfen Antibiotika. Eine Hodenentzündung, die durch eine Virusinfektion, wie zum Beispiel Mumps, verursacht wurde, wird mit Ruhe und schmerzlindernden Medikamenten behandelt.

Hodenhochstand

Symptome. Der Hodensack enthält einen (oder keinen) anstatt zwei Hoden.

Vor der Geburt entwickeln sich die Hoden in der Bauchhöhle des Babys. Normalerweise sinken sie einen Monat vor der Geburt auf ihre Position im Hodensack ab. Ein kleiner Prozentsatz der Säuglinge wird jedoch mit einem oder zwei hoch stehenden Hoden geboren.

Bei den meisten dieser Babys sinken die Hoden in den ersten Lebensjahren ohne medizinische Intervention in den Hodensack ab. Manchmal sind jedoch Medikamente oder eine Operation erforderlich. Ist ein Hoden im 5. Lebensjahr noch nicht abgesunken, kann er später oft keine Spermien produzieren.

Es gibt auch seltenere Ursachen und so ist eine sorgfältige Untersuchung wichtig. Manchmal sind beide Hoden vorhanden, aber einer ist kleiner als normal.

Diagnose
Der Arzt kann das Fehlen oder die gestörte Entwicklung eines Hodens durch Abtasten des Hodensacks bestätigen. Andere Tests sind möglicherweise notwendig, bevor über den richtigen Weg der Korrektur entschieden werden kann.

Wie gefährlich ist ein Hodenhochstand?
Bei Säuglingen oder Kleinkindern korrigiert sich der Zustand oft von selbst, er kann aber auch durch Medikamente oder eine Operation korrigiert werden. Nach dem 5. Lebensjahr kann der Hodenhochstand zum nicht funktionsfähigen Hoden führen. Auch nachdem er abgesunken ist oder nach einer operativen Korrektur wird ein vorher hoch stehender Hoden für Krebs anfälliger sein.

Behandlung

Arzneimitteltherapie
Oft werden Hormone verschrieben, damit der Hoden in den Hodensack absinkt.

Chirurgische Behandlung
Hoden, die nicht in den ersten Lebensjahren oder durch die Wirkung von Hormonen absinken, müssen operativ an den richtigen Platz gebracht werden, damit die Hoden funktionsfähig bleiben und das Risiko einer späteren Erkrankung an Hodenkrebs verringert wird. Das beste Alter für die Operation ist zwischen 12 und 18 Monaten.

Hodenkrebs

Symptome
* Ein Knoten oder eine Schwellung in einem der Hoden
* In manchen Fällen ein Gefühl der Schwere in einem der Hoden

Hodenkrebs beginnt oft in den Zellen, die die Spermien produzieren, und entsteht meist nur in einem Hoden. Der Krebs wird zunächst als ein harter Knoten am Hoden wahrgenommen, der bei Berührung normalerweise nicht schmerzt. Im Frühstadium gibt es keine anderen Symptome. Die meisten Männer entdecken den Tumor selbst (→ Selbstuntersuchung der Hoden, S. 1200) – je früher, umso besser.

Hodenkrebs ist bei Männern zwischen 15 und 35 Jahren häufiger. Standen bei der Geburt beide oder ein Hoden hoch, ist das Krebsrisiko in dem betroffenen Hoden größer. Wird er früh erkannt und behandelt, kann Hodenkrebs in vielen Fällen geheilt werden.

Diagnose
Mit einer Selbstuntersuchung kann eine Wucherung oder ein Tumor im Hodensack entdeckt werden. Schon in Teenagerjahren (S. 156) sollte mit einer regelmäßigen Selbstuntersuchung der Hoden begonnen werden. Egal ob die Wucherung schmerzhaft ist oder nicht, entdeckt man einen Knoten, dann ist sofort der Arzt aufzusuchen. Eine Ultraschalluntersuchung kann die Diagnose bestätigen.

Ein Tumor im Hoden ist fast immer bösartig (Krebs), doch ist eine Untersuchung durch den Arzt notwendig, um zu bestimmen, ob es sich tatsächlich um einen Tumor handelt. Andere Probleme mit den Hoden oder dem Hodensack können Knoten verursachen, die sich sehr ähnlich anfühlen (→ Nebenhodenentzündung, S. 1198, → Skrotalwülste, S. 1199, → Wasserbruch, S. 1200, → Krampfaderbruch, S. 1201, und → Hodenentzündung, S. 1201).

Hat man einen Tumor in einem der Hoden, ist die operative Entfernung des Hodens not-

wendig. Ist der Tumor bösartig, können Bluttests, Röntgenaufnahmen und andere Tests
Aufschluss geben, ob sich der Krebs auf andere Teile des Körpers ausgebreitet hat.

Wie gefährlich ist Hodenkrebs?

Der häufigste Hodenkrebs, das Seminom, kann
in fast allen Fällen geheilt werden, wenn es
frühzeitig entdeckt und behandelt wird. Zieht
man alle Arten von Hodenkrebs in Betracht,
auch die in einem späten Stadium erkannt
werden, leben 90 Prozent der Betroffenen nach
der Behandlung noch 5 Jahre oder länger.

Behandlung

Chirurgische Behandlung

Der betroffene Hoden muss operativ entfernt
werden. Dies bedeutet aber nicht den Verlust
der Manneskraft, da der verbleibende, gesunde
Hoden die sexuellen Funktionen und auch die
Hormonproduktion aufrechterhalten kann.

Der Verlust beider Hoden hat Sterilität zur
Folge. Die Injektion männlicher Hormone
(rund alle 3 Wochen) trägt allerdings dazu bei,
die normalen Sexualfunktionen zu erhalten.

Hodenkrebs

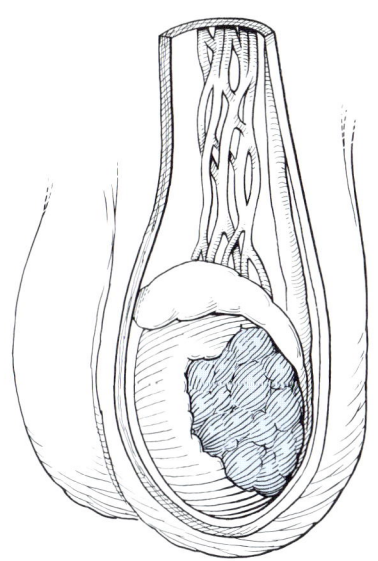

Ein schmerzloser
Knoten im Hoden kann
auf Krebs hinweisen.
Man sollte sofort zum
Arzt gehen. Je früher
der Krebs behandelt
wird, umso größer sind
die Heilungschancen.

Andere Therapien

Bestrahlung und Chemotherapie können das
Ausbreiten des Krebses auf andere Teile des
Körpers verhindern und die Metastasen be-
kämpfen.

Penis, Harnröhre und Harnblase

Der Penis fungiert als Sexual- und als Trans-
portorgan für den Urin. Jede dieser Funktionen
kann durch Infektionen und andere Probleme
beeinflusst werden. Die Harnröhre, die in der
Mitte des Penis verläuft, transportiert sowohl
Sperma als auch Urin.

Der Urin kommt aus den Nieren (S. 826)
und wird von den Harnleitern zur Blase, einem
Auffangbeutel im Unterbauch, geleitet, bevor
er durch die Harnröhre aus dem Körper ausgeschieden wird. Obwohl bei Männern die Entfernung von der Blase nach draußen viel größer
ist als bei Frauen, können Infektionen verursachende Organismen in die Blase gelangen.

Harnblasenentzündung

Symptome
- Schmerzen beim Wasserlassen (ein bren-
  nendes oder juckendes Gefühl)
- Häufiger Harndrang
- In manchen Fällen trüber, unangenehm
  riechender, blutiger Urin

- In manchen Fällen Schmerzen im Unterbauch
- In manchen Fällen leichtes Fieber

Die Harnblasenentzündung oder Zystitis ist die
Folge einer Infektion. Das Wort Zystitis stammt
vom griechischen Wort cyst gleich »Blase«. Die
Entzündung wird selten von etwas anderem als
einer Infektion wie beispielsweise einer interstitiellen Harnblasenentzündung verursacht.
Aufgrund der Länge der Harnröhre ist eine
Harnblasenentzündung bei Männern oft auch
auf eine vergrößerte Prostata zurückzuführen,
welche die Entleerung der Blase behindert.

Die Harnblasenentzündung ist bei Männern
selten und leicht zu behandeln, doch muss auch
das zugrunde liegende Problem behandelt werden, um ein Wiederauftreten zu verhindern.

Diagnose
Der Arzt wird eine Harnblasenentzündung aufgrund der Symptombeschreibung und zusätzlicher Tests diagnostizieren. Eine Urinprobe
kann notwendig sein, um die Bakterien, welche

die Infektion verursachen, zu bestimmen. Andere Tests sind zum Beispiel eine Blasenspiegelung (S. 849) und eine spezielle Art Röntgenaufnahme des Nierenbeckens, intravenöses Pyelogramm genannt (S. 829).

Wie gefährlich ist eine Harnblasenentzündung?

Eine Harnblasenentzündung ist nicht gefährlich, wenn sie sofort und richtig behandelt wird. Werden sie und die Grundursache nicht behandelt, kann die Entzündung chronisch werden oder immer wieder auftreten.

Behandlung

Arzneimitteltherapie
Der Arzt verschreibt Antibiotika, um den verursachenden Organismus zu bekämpfen. Zusätzliche Medikamente oder eine Operation könnten notwendig sein, um ein latentes Problem zu beheben.

Peniswarzen

Symptome
* Warzen an der Eichel oder dem Penisschaft
* Keine sichtbaren Verletzungen

Peniswarzen ähneln den Warzen, die man an anderer Stelle des Körpers findet. Alle Warzen, auch die Peniswarzen, werden durch ein Virus verursacht und sind somit ansteckend. Warzen im Genitalbereich können während des sexuellen Kontakts auf die Partnerin übertragen werden oder umgekehrt. Daher müssen oft sowohl der Mann als auch seine Sexualpartnerin behandelt werden.

Diagnose
Peniswarzen werden aufgrund ihres Aussehens diagnostiziert. Manchmal sieht eine kleine Wucherung am Penis wie eine Warze aus, ist jedoch Symptom einer Geschlechtskrankheit oder eines bösartigen Tumors. Vermutet der Arzt eines der anderen Probleme, wird er Tests durchführen lassen, um eine effektive Behandlung in die Wege zu leiten.

Nicht sichtbare Warzen können nach dem Auftragen einer Essigsäurelösung sichtbar werden. Diese Maßnahme wird oft ergriffen, wenn bei der Sexualpartnerin Veränderungen auftauchen, die auf ein übertragenes Virus hinweisen. Die Veränderungen können bei einer gynäkologischen Untersuchung oder bei einem → Pap-Test, S. 1181, festgestellt werden.

Wie gefährlich sind Peniswarzen?
Peniswarzen sollten behandelt werden, da sie auf die Sexualpartnerin übertragen werden und sich am Penis vermehren können. Frauen haben ein erhöhtes Gebärmutterhalsrisiko, wenn sie an Genitalwarzen erkranken. Ist der Pap-Test der Sexualpartnerin anormal, sollte der Mann auf Peniswarzen hin untersucht werden, auch ohne vorliegende Anzeichen oder Symptome. Hat der Mann Peniswarzen, müssen er und seine Partnerin behandelt werden, um eine Wiederansteckung zu verhindern.

Behandlung

Arzneimitteltherapie
Der Arzt wird wahrscheinlich eine Podophyllin- oder ähnliche Tinktur auf die Warzen auftragen, um sie zu entfernen. (Man sollte sich nicht einfach eine rezeptfreie Warzentinktur in der Apotheke kaufen und auf den Penis auftragen, da diese Tinkturen für weniger empfindliche Haut als die Penishaut gedacht sind.)

Manchmal ist eine aufwändigere Behandlung notwendig wie Vereisung, Laseroperation oder die Zerstörung mit elektrischem Strom.

Harnröhrenentzündung

Symptome
* Brennende Schmerzen beim Wasserlassen oder Samenerguss
* Häufiger Harndrang
* Ausfluss aus dem Penis

Die Harnröhre ist der Kanal im Penis, durch den Urin und Sperma geleitet werden. Die Harnröhrenentzündung wird oft durch eine Geschlechtskrankheit verursacht, besonders durch Gonorrhoe und die Chlamydieninfektion (S. 1087). Manchmal ist ihre Ursache auch unbekannt. Der Ausfluss bei der Harnröhrenentzündung kann klar oder gelb und dünn- oder dickflüssig sein. Die Entzündung heilt leicht und auch die Sexualpartnerin des Betroffenen sollte behandelt werden. Manchmal wird die Harnröhrenentzündung mit einer Form von Arthritis, dem Reiter-Syndrom (S. 913), in Verbindung gebracht.

Diagnose
Schmerzen beim Wasserlassen und Ausfluss aus dem Penis sind Gründe, einen Arzt aufzusuchen. Dieser untersucht Urin und Ausfluss, um den verursachenden Organismus zu bestimmen.

**Wie gefährlich ist eine
Harnröhrenentzündung?**
In den meisten Fällen verschwindet die Entzündung nach einer Behandlung.

Manchmal ist eine wiederholte Behandlung notwendig. Wenn auch dies keinen Erfolg zeigt, kann die Harnröhrenentzündung eine Harnröhrenverengung, Nebenhodenentzündung, Prostataentzündung oder andere Komplikationen zur Folge haben.

Behandlung

Arzneimitteltherapie
Eine Harnröhrenentzündung wird mit Antibiotika behandelt. Die Sexualpartnerin muss möglicherweise ebenfalls behandelt werden.

Harnröhrenverengung

Symptome
• Langsamer, schwacher Urinstrahl
• Tröpfelnder Urin

Bei der Harnröhrenverengung, einem seltenen Problem, ist der enge Kanal im Penis, der Urin und Samen transportiert, so sehr verengt, dass der freie Durchfluss beeinträchtigt ist. Es gibt verschiedene Ursachen für eine Harnröhrenverengung, unter anderem eine Verletzung des Penis oder eine Erkrankung, die Vernarbungen zur Folge hatte. Sie alle führen dazu, dass die Harnröhre langsam schrumpft, sich verengt und in extremen Fällen sogar verschließt. Die Harnröhrenverengung kann einige Jahre nach einer akuten Erkrankung an Gonorrhoe offensichtlich werden.

Diagnose
Man sollte den Arzt befragen, wenn man beim Wasserlassen Schmerzen oder sonstige Probleme hat. Außer einer Harnröhrenverengung können dafür auch andere Infektionen und Probleme verantwortlich sein. Der Arzt wird den Penis untersuchen, die Harnröhre mit einem dünnen, biegsamen Instrument, dem Blasenspiegel (S. 849), begutachten und verschiedene Tests durchführen.

**Wie gefährliche ist eine
Harnröhrenverengung?**
Die Harnröhrenverengung muss behandelt werden, um wieder normal und schmerzfrei urinieren zu können. Zunächst wird die Harnröhre gedehnt, indem bei örtlicher Betäubung ein dünnes Instrument (Sonde genannt) einge-

Nicht infektiöser Ausfluss aus der Harnröhre

Dieser seltene, unangenehme Zustand kann bei Männern auftreten, die plötzlich ihre normalen sexuellen Aktivitäten einstellen, möglicherweise aufgrund einer Erkrankung der Partnerin oder einem nicht gesundheitlich bedingten Grund. Ein Mann, der an nicht infektiösem Ausfluss aus der Harnröhre leidet, bemerkt vielleicht Flecken in seiner Unterwäsche oder Ausfluss aus der Harnröhre während der Darmentleerung.

Der Ausfluss ist nichts anderes als das normale Sekret der Prostata. Er wird mit der Zeit oder mit Wiederaufnahme der sexuellen Gewohnheiten verschwinden.

führt wird. Die Behandlung muss einige Male wiederholt werden. Ist der Durchfluss auch nach wiederholter Dehnung noch nicht zufrieden stellend, kann ein operativer Eingriff notwendig sein.

Die Stärke der Verengung wird normalerweise mit einem Blasenspiegel überwacht. Der operative Eingriff erfolgt mithilfe des Blasenspiegels und Spezialinstrumenten.

Eichel- und/oder Vorhautentzündung

Symptome. Reizung und Rötung der Eichel.

Die Eichelentzündung ist ein häufiges Problem der männlichen Geschlechtsorgane. Sie tritt bei nicht beschnittenen Männern häufiger auf, besonders dann, wenn die Vorhaut verengt ist und sich nicht leicht zurückziehen lässt.

Es gibt verschiedene Arten der Eichelentzündung. Die zugrunde liegenden Ursachen können eine Infektion der Harnwege, Reizung durch Kleidung, die sich am Penis reibt, eine Reizung durch Chemikalien, die beim Reinigen

Hygiene für Männer

Penis und Hodensack sollten täglich mit Seife und Wasser gewaschen werden. Ist der Penis nicht beschnitten, dann ist nach dem Zurückziehen der Vorhaut auch die Eichel zu waschen. Diese Hygienemaßnahmen tragen dazu bei, die Genitalien sauber und frei von leichten Infektionen zu halten.

Beim Waschen sollte man auf Anzeichen einer Erkrankung achten, zum Beispiel auf Wundstellen oder Wucherungen, und bei Symptomen einen Arzt aufsuchen.

Waschen schützt jedoch nicht vor einer Ansteckung mit einer Geschlechtskrankheit. Für Ratschläge, wie man Geschlechtskrankheiten vermeiden kann, siehe Seite 1206.

Geschlechtskrankheiten bei Männern

Geschlechtskrankheiten, die bei vaginalem, analem oder oralem Geschlechtsverkehr mit einer infizierten Person übertagen werden, können tragische Folgen haben. Mögliche Infektionswege bei Aids (acquired immunodeficiency syndrome) sind der infizierte Samen, Speichel und Blut, besonders Blut an Spritzen, die sich infizierte Drogenabhängie zur subkutanen Injektion teilen. Die Symptome treten nicht sofort nach Eindringen des Organismus auf und sowohl Verlauf als auch die Folgen der Krankheit sind bei jedem Betroffenen unterschiedlich (→ Geschlechtskrankheiten, S. 1087 und → Aids, S. 1060).

Der Gebrauch eines Kondoms stellt während des sexuellen Kontakts einen großen Schutz vor Ansteckung und Übertragung einer Geschlechtskrankheit dar, jedoch keinen 100-prozentigen Schutz. Einzig sicherer Weg, eine Erkrankung zu vermeiden, ist es, nur mit einem nicht infizierten Partner, dem man vertraut, sexuellen Kontakt zu haben.

oder der Herstellung der Kleidung verwendet werden, oder eine Reaktion auf Verhütungscremes sein. Männer mit Diabetes sind aufgrund des hohen Zuckergehalts im Urin besonders anfällig für eine Eichelentzündung. Ebenfalls eine häufige Ursache ist eine Pilzinfektion.

Diagnose

Ist der Penis gereizt und die Reizung verschwindet nicht innerhalb 1 bis 2 Tagen, sollte man zum Hausarzt oder Urologen gehen. Der Arzt wird den Penis untersuchen und möglicherweise Tests durchführen, um andere, ernsthaftere Infektionen auszuschließen.

Bei einer Eichelentzündung wird der Arzt den Urin des Patienten untersuchen, um einen eventuell vorhandenen Diabetes zu erkennen.

Priapismus

Dieser seltene Zustand tritt als Folge einer Störung des Rückenmarks auf, die sich aufgrund einer Leukämie oder Harnröhrenentzündung entwickelte. Es handelt sich um eine anhaltende, oft schmerzhafte Erektion, die ohne sexuelle Erregung eintritt.

Beim Priapismus ist der Penisschaft fest, die Eichel jedoch weich. Der Penis füllt sich wie bei einer normalen Erektion mit Blut, dieses fließt aber nicht ab und die Erektion bildet sich nicht wie nach einem normalen Geschlechtsverkehr zurück oder nachdem die Erregung nachgelassen hat.

Leidet man an einer schmerzhaften, anhaltenden Erektion, sollte medizinische Hilfe in Anspruch genommen werden, um die normale Erektionsfähigkeit des Penis zu erhalten. Der Arzt untersucht den Penis und führt Tests durch, um die Grundursache festzustellen.

Behandlung

Die grundlegende Behandlung bei einer Eichelentzündung ist Sauberkeit (→ Hygiene für Männer, S. 1205). Bei einem nicht beschnittenen Penis, dessen Vorhaut sich nur schwer zurückziehen lässt, kann eine Beschneidung notwendig sein, um eine Eichelentzündung zu verhindern oder zu heilen. Mit Antibiotika oder antifungalen Medikamenten können eine Bakterien- oder Pilzinfektion geheilt werden.

Peniskrümmung

Symptome. Krümmung des Penis (manchmal schmerzhaft), die während einer Erektion entsteht und den Geschlechtsverkehr schwierig oder unmöglich macht.

Die Peniskrümmung, nach dem französischen Arzt, der sie zuerst beschrieb, auch Peyronie-Krankheit genannt, tritt meistens bei 40- bis 60-Jährigen auf. Im Penis bildet sich dichtes, festes Narbengewebe (Plaque), das sich während der Erektion nicht mit Blut füllt. Dies führt dazu, dass sich der erigierte Penis zur Seite mit der Narbe hin krümmt. Warum sich das Narbengewebe bildet, ist nicht bekannt.

Diagnose

Leidet man an einer Peniskrümmung, ist das Narbengewebe als ein Wulst fühlbar, der unter der Haut den Penis entlang führt.

Wie gefährlich ist eine Peniskrümmung?

Die Symptome sind oft nicht ernsthaft und verschlimmern sich auch nicht immer mit der Zeit. Oft verschwindet die Krankheit nach Jahren von selbst. Stellt sich allerdings auch nach einer gewissen Zeit keine Besserung ein, sollte ein Urologe aufgesucht werden.

Paraphimose

Symptome
- Schmerzhafte Schwellung in der Eichel eines nicht beschnittenen Penis
- Zurückgezogene Vorhaut, die nicht über die Eichel gezogen werden kann

Notfallsymptome. Starke Schwellung in der Eichel eines nicht beschnittenen Penis.

Paraphimose tritt auf, wenn die Vorhaut zurückgezogen ist und nicht wieder über die Eichel gezogen werden kann. In diesem Fall sollte man sofort zum Urologen oder zur Notaufnahme in ein Krankenhaus gehen. Wahrscheinlich ist eine chirurgische Behandlung notwendig, um die Vorhaut zu lösen. Wird sofort behandelt, kann eine bleibende Schädigung des Penis normalerweise vermieden werden.

Peniskrebs

Symptome

- Schmerzlose Wundstelle am Penis – ein Geschwür, Knötchen oder eine warzenartige Wucherung
- Andere Arten schmerzloser Wundstellen oder Warzen am Penis

Peniskrebs ist selten und tritt meistens bei nicht beschnittenen Männern auf. Im Frühstadium bilden sich kleine, schmerzlose Wucherungen am Penis, normalerweise nahe der Eichel. Ohne chirurgische Entfernung und Untersuchungen können diese Wucherungen oft nicht von Peniswarzen unterschieden werden. Mit Fortschreiten der Krankheit kann es zu Schmerzen und Blutungen kommen.

Diagnose

Jede Wucherung am Penis ist ein Grund, sofort einen Urologen aufzusuchen, um abzuklären, ob sie bösartig ist. Ist dies der Fall, wird mit Tests ermittelt, ob sich der Krebs auf andere Teile des Körpers ausgebreitet hat, und über die bestmögliche Behandlungsmethode gegen die Ausbreitung der Krankheit entschieden.

Wie gefährlich ist Peniskrebs?

Wie jede Krebsart kann auch Peniskrebs lebensbedrohlich sein. Je früher er behandelt wird, umso besser sind die Heilungschancen.

Behandlung

Chirurgische Behandlung

Die Entfernung der bösartigen Wucherung und möglicherweise von Teilen des umliegenden Penisgewebes ist notwendig. Muss viel vom Penis entfernt werden, zum Beispiel bei fortgeschrittenem Krebs, kann oft trotzdem ein Teil erhalten werden, der für sexuelle Aktivitäten und für das Wasserlassen ausreichend ist.

Andere Therapien

Bestrahlung und Chemotherapie können helfen die Ausbreitung des Krebses auf andere Teile des Körpers zu verhindern oder zumindest zu bekämpfen.

Harninkontinenz

Symptome. Ständiger oder zeitweiser Verlust der Harnkontrolle.

Harninkontinenz, die Unfähigkeit, den Harn zurückzuhalten, kann mehrere Ursachen haben. Muskel- und Nervensystem, die das Zurückhalten und Ausscheiden des Urins kontrollieren, sind komplex und können durch Krankheit, Medikamente, Harnwegsentzündungen, Probleme mit der Prostata oder eine Harnwegsoperation beeinträchtigt werden.

Bei Kindern treten häufig Probleme mit Bettnässen auf (S. 1098). Nach der Pubertät ist die Harninkontinenz bis zu den späteren Lebensjahrzehnten selten. In Deutschland sind rund 6 bis 7 Millionen Menschen harninkontinent. 15 Prozent der über 65-jährigen Frauen und 8 Prozent der Männer in diesem Alter sind betroffen, bei den über 80-Jährigen ist es sogar fast jeder Dritte.

Oft kann die Kontrolle über die Blase durch die Behandlung des zugrunde liegenden Problems, die Einnahme von Medikamenten oder durch Veränderung der Lebensgewohnheiten wiedergewonnen werden. Bleibt die Inkontinenz bestehen, gibt es Hilfsmittel, die das Leben mit diesem Problem erleichtern.

Diagnose

Der Arzt wird nach den Medikamenten, nach Operationen und Infektionen fragen, die man hatte. Er wird den Penis, Enddarm und den Bauchbereich untersuchen und um eine Urinprobe zur Analyse bitten. Manchmal sind eine Ultraschalluntersuchung, eine Röntgenaufnahme (→ Intravenöses Pyelogramm, S. 829) oder eine Blasenspiegelung (S. 849) notwendig.

Wie gefährlich ist Harninkontinenz?

Menschen mit Inkontinenz ziehen sich leider oft aus der Gesellschaft zurück. Hygiene, richtiges Benutzen und Wechseln von Einlagen und Windeln verhindert jedoch unangenehmen Geruch. Eine Behandlung ist möglich und es gibt Wege, mit dem Problem leben zu lernen.

Risiken sind infektiöse Reaktionen auf den Urin auf der Haut oder auf die Katheder, die manchmal benutzt werden.

Behandlung

Selbsthilfe

Der Arzt kann zu Übungen zur Stärkung des Beckenbereichs raten oder Übungen zum Blasentraining empfehlen. Manchmal können kleine Veränderungen im Tagesrhythmus, wie zum Beispiel die Änderung der Zeiten für die Medikamenteneinnahme oder die Änderung der Schlafgewohnheiten, einen großen Unterschied machen.

Kann die Inkontinenz nicht behoben werden, gibt es Hilfsmittel, wie saugfähige Unterwäsche, sowie Vorrichtungen, die den Urin auffangen, zum Beispiel eine Art Kondom, das über den Penis gestülpt wird und den Urin über einen Schlauch in einen Plastikbeutel ableitet. Auch eine Klammer aus Schaumgummi, die um den Penis herum getragen wird, kann hilfreich sein. In schwereren Fällen wird ein Katheder durch den Penis zur Blase gelegt, der den Urin in einen Plastikbeutel außerhalb des Körpers leitet.

Arzneimitteltherapie
Der Arzt kann Medikamente verschreiben, um die Inkontinenz zu bekämpfen.

Chirurgische Behandlung
Latente Ursachen für die Inkontinenz, wie zum Beispiel Probleme mit der Prostata, erfordern manchmal eine operative Korrektur (S. 1210). Bei anderen Inkontinenzproblemen kann der Urologe einen künstlichen Schließmuskel einpflanzen, damit Ausscheidung und Zurückhalten kontrolliert werden können.

Harnwegsinfekte bei Männern

Harnwegsinfekte (HWI) sind bei Frauen zwar häufiger, können jedoch auch Männer treffen. Klassisches Symptom sind Schwierigkeiten oder Schmerzen beim Wasserlassen. Selbst wenn man den Drang verspürt, kann der Urin nicht frei fließen, man scheidet nur kleine Mengen aus und der Harndrang kehrt schnell zurück.

Die meisten Harnwegsinfekte sind bei Behandlung nicht gefährlich. Treten jedoch Schmerzen im Unterbauch oder Rücken, Schüttelfrost, Fieber oder Erbrechen auf, könnten die Nieren entzündet sein. Eine Nierenentzündung ist ein ernsthaftes Problem, das eine schnelle Behandlung und möglicherweise einen Krankenhausaufenthalt notwendig macht.

Häufigster Verursacher eines HWI ist das Bakterium *Escherichia coli*, das im Darm lebt, durch das Lymphsystem in die Blase gelangt und eine Blasenentzündung hervorrufen kann (Zystitis). Auch andere Faktoren können zum HWI bei Männern führen:

- Probleme mit der Prostata. Die Prostata ist so groß wie eine Walnuss, liegt unterhalb der Blase und umgibt die Harnröhre. Ein HWI kann auftreten, wenn sich die Prostata vergrößert, die Harnröhre dadurch verengt wird und sich die Blase nicht mehr vollständig leeren kann. Zurückbleibender Urin kann eine Brutstätte für Bakterien sein. Die Vergrößerung der Prostata ist ein normaler Teil des Alterungsprozesses, jedoch nicht die Infektion. Die Prostatadrüse fügt dem Sperma Proteine hinzu, die antibakteriell wirken. Werden nur wenige oder keine davon produziert, kann dies den Mann anfälliger für Infektionen machen.
- Invasive medizinische Eingriffe. Ein Katheter kann Bakterien einführen, besonders wenn er mehrere Tage lang liegt.
- Verengte Harnröhre. Eine häufige Entzündung kann zur Vernarbung und Verengung der Harnröhre führen, auch Harnröhrenverengung genannt. Vor Jahren glaubte die Medizin, dass Verengungen durch die immer wiederkehrende Geschlechtskrankheiten wie Gonorrhoe verursacht werden. Heute werden die Verengungen eher mit Kathetern oder dem Einsatz von Instrumenten zur Untersuchung und Behandlung urologischer Probleme in Verbindung gebracht.
- Wassermangel. Eine nicht ausreichende Aufnahme von Flüssigkeit kann zu stehendem (konzentriertem) Urin führen.

Der Arzt kann ein HWI über die Symptome und durch Tests, unter anderem eine Urinanalyse und das Ansetzen einer Urinkultur, diagnostizieren. Vor dem Test sollte nicht zu viel getrunken werden, da die Flüssigkeit die Urinprobe verdünnen kann und die Genauigkeit der Tests beeinträchtigt.

Der Arzt wird ein Breitbandantibiotikum oder ein Sulfamedikament verschreiben. Die Symptome verschwinden normalerweise nach einigen Tagen, es sollten aber auf jeden Fall alle verschriebenen Medikamente eingenommen werden, bis sie aufgebraucht sind.

Erkrankungen der Prostata

Die Prostata oder Vorsteherdrüse befindet sich im Becken unterhalb der Blase. Sie schließt die Harnröhre, den Kanal, durch den der Urin fließt. Diese Drüse spielt eine wichtige Rolle bei der Fortpflanzung, da sie den Spermien Flüssigkeit hinzufügt, die unter anderem das Überleben der ejakulierten Spermien in der Scheide zu verbessern scheint. Es kommt häufig vor, dass sich die Prostata mit dem Alter vergrößert und das Urinieren beeinträchtigt. Andere Probleme mit der Prostata, die in diesem Abschnitt beschrieben werden, sind Entzündungen und Krebs.

Vergrößerung der Prostata

Symptome
- Häufiger Harndrang
- Schwierigkeiten, den Harnstrahl zu beginnen
- Nachlassende Stärke und Druck des Harnstrahls
- Häufiges Urinieren während der Nacht
- Tröpfelnder Urin nach dem Wasserlassen

Notfallsymptome. Harnstau

Eine gutartige Vergrößerung der Prostata wird auch benigne Prostatahyperplasie genannt. Die Prostata oder Vorsteherdrüse, die nur bei Männern vorhanden ist, hat eine wichtige sexuelle Funktion: Sie fügt dem Samen, der die Spermien transportiert, Flüssigkeit hinzu. Oft vergrößert sich die Prostata als eine normale Folge des Alterns, was etwa mit den späten 40er-Jahren beginnt. Da sie die Harnröhre umgibt, kann eine Vergrößerung der Prostata den freien Fluss des Urins durch die Harnröhre während des Wasserlassens beeinträchtigen.

Handelt es sich um eine starke Vergrößerung, können die oben beschriebenen Symptome auftreten.

Vier von 5 Männern leiden mit 80 Jahren an einer vergrößerten Prostata.

Die Symptome können unterschiedlich sein und reichen von leichtem bis hin zum vollständigen Harnstau. Meistens sind sie unangenehm und manchmal auch sehr beunruhigend. Je mehr sich die Vorsteherdrüse vergrößert, desto gravierender werden die Symptome. Mittels einer Operation, die normalerweise ohne Komplikationen verläuft, ist dieser Zustand leicht zu korrigieren.

Diagnose
Der Arzt bittet den Patienten die Symptome genau zu beschreiben, damit er deren Schwere beurteilen kann. Er wird die Prostata untersuchen, indem er einen behandschuhten Finger tief in den Enddarm des Betroffenen einführt und die Drüse damit abtastet. Auch ein Urintest und ein Bluttest können durchgeführt werden, anhand derer die Nierenfunktion überprüft wird. Der Urinfluss kann mit einem elektronischen Strömungsmesser gemessen werden.

Oft wird auch ein Prostata-spezifischer Antigen-Bluttest durchgeführt, um Prostatakrebs auszuschließen, und manchmal wird der Arzt auch die Blase mit einem Blasenspiegel untersuchen (S. 849).

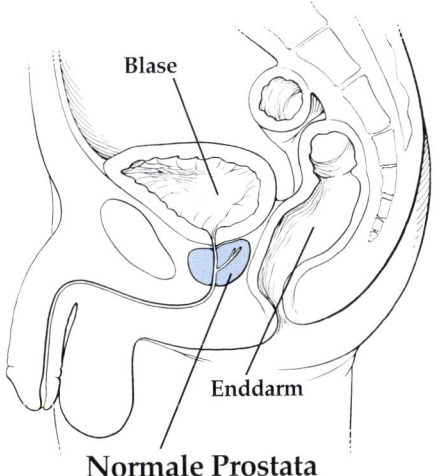

Normale Prostata

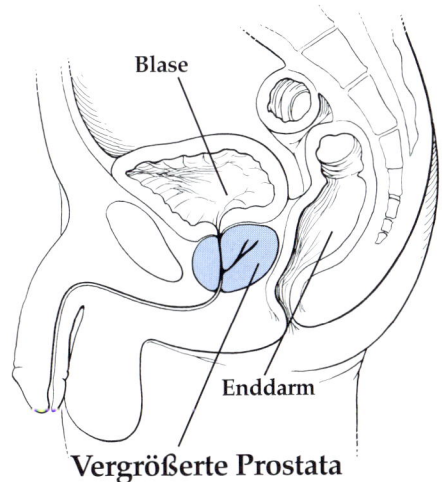

Vergrößerte Prostata

Eine vergrößerte Prostata kann beim Wasserlassen Probleme verursachen, da der Urinfluss beeinträchtigt ist.

Wie gefährlich ist eine Vergrößerung der Prostata?

Sind die Symptome leicht, dann müssen sie nur beobachtet werden. Bei moderaten bis schweren Symptomen sollte man sich allerdings von einem Urologen untersuchen lassen. Er kann dazu raten, vorsichtig abzuwarten, sich operieren zu lassen, oder vielleicht eine neue Behandlungsmethode vorschlagen.

Behandlung

Bei einer gutartigen Vergrößerung der Prostata kann der Arzt zunächst eine medikamentöse Behandlung in Erwägung ziehen. Es gibt Medikamente, welche die Prostata schrumpfen lassen oder den Urinfluss verbessern, indem sie das Gewebe nahe der Prostata entspannen.

Manchmal werden auch Medikamente, Alphablocker wie Terazosin und Doxazosin, eingesetzt. Ein anderes Medikament, Finasterid, das auf die männlichen Hormone in der Prostata wirkt, kann ebenfalls verschrieben werden. Oft wird der Patient erst mit den Medikamenten behandelt, bevor eine Operation empfohlen wird.

Im Rahmen einer chirurgischen Behandlung kann die Prostata verkleinert oder ganz entfernt werden. Heute ist die Teilentfernung der Prostata durch die Harnröhre der am häufigsten durchgeführte chirurgische Eingriff, der ohne einen Bauchschnitt auskommt. Manchmal ist jedoch aufgrund der Größe der Prostata ihre operative Entfernung durch den Bauch notwendig.

Es werden auch immer wieder neue Operationsmethoden getestet, die sicher und leicht durchzuführen sind, nur einen kurzen Krankenhausaufenthalt und eine kurze Genesungszeit erfordern und weniger Nebenwirkungen haben. Zu diesen Methoden zählen der Einschnitt in die Prostata durch die Harnröhre (ein weniger invasiver Eingriff als die Teilentfernung), Prostata-Stents sowie Mikrowellen- und Lasertherapie. Diese Möglichkeiten sollten mit dem Urologen besprochen werden.

Teilentfernung der Prostata durch die Harnröhre

Bevorzugt wird ein chirurgischer Eingriff vorgenommen, um die vergrößerte Prostata zu verkleinern. Die Teilentfernung der Prostata erfolgt dabei durch die Harnröhre, die den Urin von der Blase durch den Penis transportiert. Der Patient erhält eine Spinalanästhesie, manchmal aber auch eine Vollnarkose. Eine dünne Röhre, Rektoskop oder Operationsbauchspiegel genannt, wird so in die Harnröhre eingeführt, dass ihr Ende mit dem elektrischen Schneideinstrument in die Prostata eindringt.

Das Rektoskop ist auch mit einem kleinen Teleskop ausgestattet, durch das der Urologe beobachtet, wie er kleine Stücke der vergrößerten Prostata entfernt und somit einen Kanal schafft, durch den der Urin ungehindert fließen kann.

Nach der Operation wird das Rektoskop entfernt. Ein Katheder verbleibt für 2 Tage in der Harnröhre, damit sich die Blase entleeren kann, während der ausgehöhlte Kanal heilt. Der Krankenhausaufenthalt beträgt etwa 3 bis 4 Tage.

Mit der Teilentfernung der Prostata durch die Harnröhre werden normalerweise alle Symptome beseitigt, die durch die vergrößerte Prostata verursacht wurden, und zwar ohne Komplikationen. Nach einer Prostataoperation kommt es häufig vor, dass der ganze Samen oder ein Teil davon beim sexuellen Kontakt in die Blase fließt, statt durch den Penis ejakuliert zu werden (→ Retrograde Ejakulation, S. 1229). Dies ist kein Grund zur Besorgnis, da der Samen mit dem Urin ausgeschieden wird. Es kann jedoch die Zeugungsfähigkeit beeinträchtigt werden. Selten vergrößert sich die Prostata wieder, was eine erneute Operation erfordert. In seltenen Fällen kann eine Prostataoperation zu Impotenz oder zum völligen Verlust der Harnkontrolle führen.

Akute Prostataentzündung

Symptome
- Plötzliches, moderates oder hohes Fieber
- Schüttelfrost
- Häufiger Harndrang
- Probleme beim Wasserlassen
- Schmerzen im unteren Rücken- und Dammbereich
- Schmerzen oder auch Brennen beim Wasserlassen
- In manchen Fällen Blut im Urin

Bei der akuten Prostataentzündung (Prostatitis) ist ein Teil oder die gesamte Prostata entzündet. Oft geht diese Entzündung mit einer Blasenentzündung (→ Zystitis, S. 1203) einher und sie erfordert eine sofortige Behandlung. Bleibt die Behandlung zu lange aus, dann können sich Abszesse in der Prostata bilden und in sehr extremen Fällen kann es auch zum Harnstau kommen.

Diagnose

Leidet man an Symptomen einer akuten Prostataentzündung, sollte sofort ein Arztbesuch erfolgen. Der Arzt wird die Prostata mit einem behandschuhten Finger, den er in den Enddarm einführt, untersuchen. Bei der akuten Prostataentzündung ist die Prostata sehr schmerzempfindlich. Eine Urinprobe wird auf die auslösenden Bakterien hin untersucht.

Wie gefährlich ist eine akute Prostataentzündung?

Eine nicht behandelte akute Prostataentzündung kann zu Abszessen der Prostata oder vollständigem Harnstau führen. Normalerweise wird sie mit Antibiotika behandelt, in schweren Fällen kann auch ein Krankenhausaufenthalt notwendig sein. Obwohl die akute Prostataentzündung meistens geheilt wird, hat sie manchmal eine chronische Entzündung zur Folge.

Behandlung

Arzneimitteltherapie

Eine akute Prostataentzündung wird mit Antibiotika, die oral oder intravenös verabreicht werden, behandelt.

Chronische Prostataentzündung

Symptome
- Häufiger Harndrang und brennende Schmerzen beim Wasserlassen
- Schmerzen im Becken- und Genitalbereich
- Schmerzhafter Samenerguss

Die chronische Prostataentzündung (chronisch bedeutet langwierig oder immer wiederkehrend) ist eine Infektion der Vorsteherdrüse, in manchen Fällen auch eine Folge der akuten Prostataentzündung. Die Symptome sind meist leichter als beim akuten Fall. Die Erkrankung kann mit anderen Harnwegsinfekten in Verbindung stehen.

Diagnose

Treten die Symptome einer chronischen Prostataentzündung auf, sollte ein Arzt aufgesucht werden. Dieser wird die Prostata mit einem behandschuhten Finger, den er in den Enddarm einführt, untersuchen. In einer Urinprobe wird nach dem verursachende Organismus gesucht und es können weitere Tests erforderlich sein.

Wie gefährlich ist eine chronische Prostataentzündung?

Die chronische Prostataentzündung wirkt sich bei jedem Mann unterschiedlich aus. Die Symptome reichen von einem unangenehmen Gefühl bis hin zu schweren Schmerzen. Manchmal ist die chronische Prostataentzündung auf Bakterien zurückzuführen, die andere Harnwegsinfekte verursachen können oder sich von dort auf die Prostata ausgebreitet haben. Diese anderen Infekte müssen beseitigt werden.

Behandlung

Selbsthilfe

Manchmal lindern heiße Sitzbäder die Symptome einer chronischen Prostataentzündung. Die Massage der Prostata war früher eine häufige Behandlungsmethode, wird heute jedoch nicht mehr oft angewandt.

Arzneimitteltherapie

Eine chronische Prostataentzündung wird oft mit Antibiotika behandelt. Manchmal werden auch Schmerz- oder entzündungshemmende Mittel verschrieben, um die Symptome zu lindern.

Prostatakrebs

Symptome
- Verringerte Stärke des Urinstrahls
- Schwierigkeiten, mit dem Urinieren zu beginnen
- Hüft- oder Rückenschmerzen
- Blut im Urin

Das Prostatakarzinom zählt mit 28 000 Neuerkrankungen in Deutschland zur zweithäufigsten Krebserkrankung bei Männern (rund 17 Prozent aller bösartigen Neubildungen bei Männern) und es steht an dritter Stelle der Krebsarten, an denen die Männer sterben. Die Erkrankung tritt üblicherweise erst ab dem 50. Lebensjahr auf.

Die Symptome des Prostatakarzinoms überschneiden sich mit denen der gutartigen Vergrößerung der Prostata, einer Störung, die häufig in der Lebensmitte und bei älteren Männern auftritt. Prostatakrebs kann daher mit der gutartigen Vergrößerung der Prostata verwechselt werden, was dem Krebs mehr Zeit gibt, sich auszubreiten.

Die Ursachen des Prostatakrebses sind unbekannt. Die Vergrößerung der Prostata, die mit zunehmendem Alter häufig auftritt, führt nicht zu Prostatakrebs.

Bei Früherkennung kann Prostatakrebs geheilt werden. Durch eine digito-rektale Untersuchung, eine Routineuntersuchung, bei der der Arzt einen behandschuhten Finger in den Enddarm einführt und die Prostata abtastet, kann der Krebs früh, noch bevor er Symptome verursacht, erkannt werden.

Beginnen sich die Prostatakrebs-Symptome zu zeigen, ist eine Heilung weniger wahrscheinlich. Eine regelmäßige Vorsorgeuntersuchung ab dem 45. Lebensjahr ist daher wichtig.

Sie umfasst die digito-rektale Untersuchung, transrektalen Ultraschall und gegebenenfalls eine Biopsie. Die Bestimmung des PSA (Prostata-spezifisches Antigen)-Werts ist noch nicht in den Kassenleistungen zur Früherkennung von Prostatakrebs enthalten, wird aber von vielen Ärzten angeboten.

Diagnose

Prostatakrebs wird am ehesten mithilfe der digito-rektalen Untersuchung und der PSA-Wert-Bestimmung entdeckt. Findet sich an der Prostata ein harter Knoten, werden andere Untersuchungen, wie Röntgen-, Blut- und Urinuntersuchungen, durchgeführt. Oft macht der Arzt eine Ultraschalluntersuchung, um die Prostata auf verdächtige Stellen hin zu untersuchen, die bei der digito-rektalen Untersuchung nur schwer zu ertasten sind. Ultraschall wird auch eingesetzt, wenn mit einer Biopsienadel – durch die Dammhaut oder die Oberfläche des Enddarms gestochen – ein kleines Stück Prostatagewebe für die mikroskopische Krebsuntersuchung entfernt wird.

Ist die Gewebsprobe bösartig, sind weitere Tests notwendig, um zu bestimmen, ob sich der Krebs auf andere Teile des Körpers ausgebreitet hat und um über eine entsprechende Behandlung zu entscheiden.

Manchmal wird die Krebsdiagnose auch allein anhand der mikroskopischen Untersuchung der entnommenen Gewebsprobe gestellt.

Prostatakrebs hat die Tendenz, sich auf die Knochen auszubreiten, und so wird er manchmal erst erkannt, wenn der Arzt versucht Ursachen für starke Rückenschmerzen zu finden. Eine Knochenszintigrafie zeigt, ob sich der Krebs auf die Knochen ausgebreitet hat.

Wie gefährlich ist Prostatakrebs?

Früh erkannt kann Prostatakrebs durch eine Operation oder Bestrahlung geheilt werden. Hat sich der Krebs bereits ausgebreitet, zielt die Behandlung hauptsächlich darauf ab, das Fortschreiten der Krankheit zu verzögern und die Symptome zu lindern. Prostatakrebs wächst sehr langsam und selbst wenn sich bereits Metastasen gebildet haben (sich der Krebs bereits über die Prostata hinaus ausgebreitet hat), kann der Patient bei richtiger Behandlung noch viele Jahre leben. Normalerweise wird man von einem Onkologen betreut, der besondere Kenntnisse über Prostatakrebs hat, der bereits Metastasen bildet.

Behandlung

Wird der Krebs früh entdeckt und gibt es keine Anzeichen dafür, dass er sich über die Prostata hinaus auf die Knochen oder Lymphknoten ausgebreitet hat, kann er oft durch die operative Entfernung der Prostata oder durch Bestrahlung geheilt werden. Hat sich die Krankheit ausgebreitet, kann eine Hormonbehandlung hilfreich sein. Männliche Hormone fördern das Wachstum von Prostatakrebs. Sie können beseitigt werden, durch eine operative Entfernung der Hoden (Orchiektomie) oder monatliche Injektionen von Medikamenten (wie Leuprorelin und Goserelin), die die Produktion männlicher Hormone im Körper verhindern. Nebenwirkungen einer Hormonbehandlung können unter anderem Impotenz, Hitzewallungen und Gewichtszunahme sein. Der Nutzen einer Verzögerung des Krebswachstums ist jedoch größer als der Schaden durch diese Nebenwirkungen. Früher wurden weibliche Geschlechtshormone eingesetzt, doch das wird heute generell nicht mehr getan.

Störungen der männlichen Sexualität

Zu diesen Problemen zählen unter anderem die Schwierigkeiten, eine Erektion zu bekommen, sowie ein zu früher Samenerguss und andere Probleme bezüglich der Erektion und des Samengusses. Die Spannbreite der Störungen der männlichen Sexualität ist sehr groß. Sie reicht von durchaus leichten Problemen bis hin zu Zuständen, die das Selbstbewusstsein des Mannes und sein Sexualleben sehr stark beeinträchtigen können.

Die Ursachen und Lösungen aller dieser sexuellen Probleme betreffen oft auch die Sexualpartnerin (→ Gesundheit in der Partnerschaft, S. 1213).

Kapitel 36

Gesundheit in der Partnerschaft

Inhalt

Die normale Fortpflanzung

Bei der normalen Fortpflanzung verschmelzen das Spermium (männliche Keimzelle) und die Eizelle (weibliche Keimzelle). Die genetische Information beider Elternzellen vereinigt sich, es entwickelt sich ein Embryo und nach 9 Monaten in der Gebärmutter der Mutter wird ein Kind geboren. Um die Funktion und die Probleme des menschlichen Fortpflanzungssystems zu verstehen, muss man die verschiedenen Schritte verstehen, die für eine erfolgreiche Befruchtung notwendig sind.

Die Spermien werden unter dem Einfluss von Hormonen in den männlichen Hoden produziert. Von dort aus wandern sie durch verschiedene innere Organe, bevor sie den Penis erreichen. Diese Organe sind unter anderem Prostata und Samenblasen, die Flüssigkeiten ausscheiden und damit für eine gesunde Umgebung der Spermien sorgen. Die Mischung aus diesen Flüssigkeiten und den Spermien, die als Samen bekannt ist, wird in den Samenblasen bis zum Samenerguss aufbewahrt.

Während des Geschlechtsverkehrs wird der Samen vom Penis in die Scheide ejakuliert. Obwohl die Spermien nur einen kleinen Teil des Samens ausmachen, kann ein einziger Samenerguss zwischen rund 250 Millionen und einer Milliarde Spermien enthalten. Jedes Spermium hat einen langen, peitschenartigen Schwanz, mit dem es sich vorwärts in Richtung der Eizelle bewegt. Obwohl so viele Spermien produziert werden, erreichen doch nur etwa

Spermium

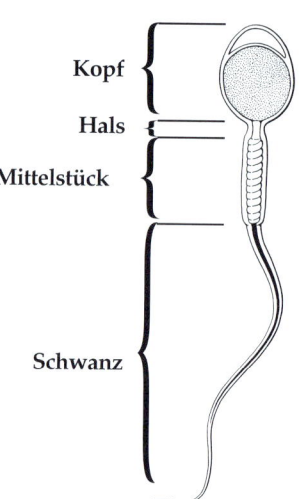

Kopf

Hals

Mittelstück

Schwanz

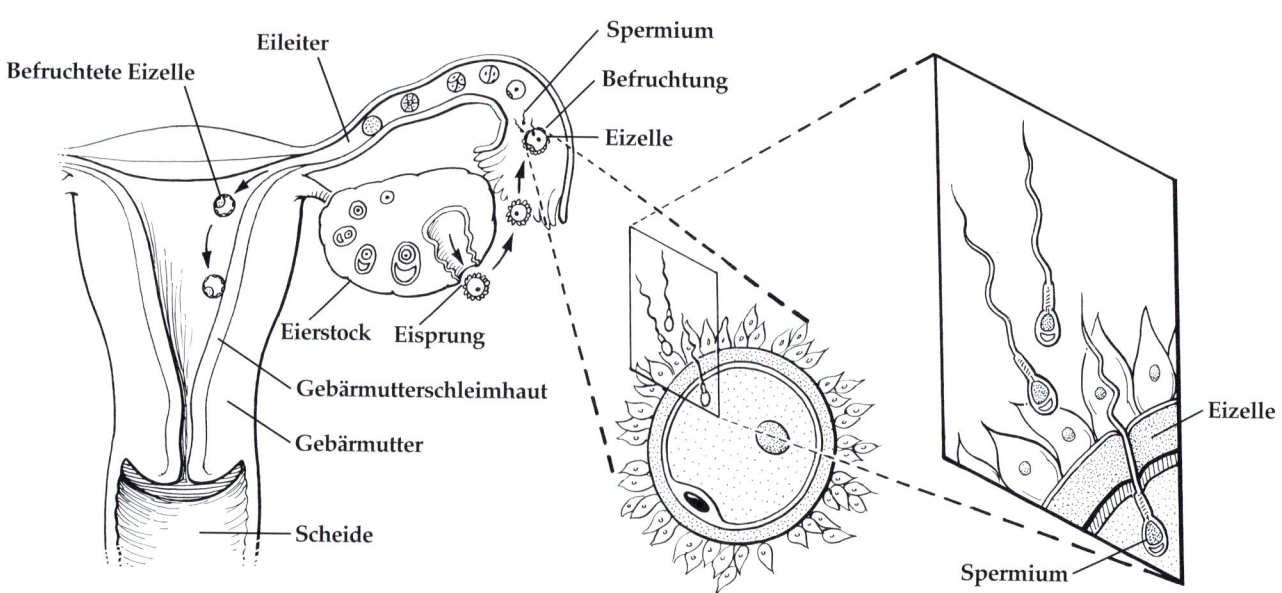

Während jedem Menstruationszyklus entlässt ein Eierstock eine Eizelle – Eisprung genannt – und das Ei wandert in den Eileiter. Soll es zu einer Befruchtung kommen, müssen die Spermien, die in die Scheide ejakuliert wurden, durch die Gebärmutter in den Eileiter schwimmen, wo dann ein Spermium in die Eizelle eindringt (rechts außen). Das befruchtete Ei wandert in die Gebärmutter und nistet sich in der Gebärmutterschleimhaut, dem Endometrium, ein.

200 oder auch weniger davon im Eileiter den Bereich um die Eizelle.

Bei einer Frau werden die Eizellen von den beiden Eierstöcken produziert.

Schon der weibliche Embryo hat eine bestimmte Anzahl an Eizellen in jedem Eierstock. Bevor Mädchen die sexuelle Reife erlangen, gehen jedoch die meisten dieser Eizellen verloren. Mit der ersten Menstruation entlässt dann jeweils einer der Eierstöcke jeden Monat eine oder gelegentlich auch mehrere Eizellen.

Die freigesetzte Eizelle muss eine kleine Distanz vom Eierstock bis zur Öffnung des Eileiters zurücklegen, der den Eierstock mit der Gebärmutter verbindet. Für ihren Weg durch den Eileiter benötigt die langsam wandernde Eizelle mehrere Tage. Gelingt es einem Spermi-um, den ganzen Weg durch die Gebärmutter hindurch bis hoch in den Eileiter zu schwimmen, kann es zur Befruchtung kommen.

Ist ein Spermium erfolgreich in die Eizelle eingedrungen, verändert sich deren Membran und es können keine weiteren Spermien eindringen. Die befruchtete Eizelle wandert noch einige Tage den Eileiter hinunter, teilt sich und wächst dabei. Im unteren Teil des Eileiters bewegt sie sich schneller und bleibt weitere 3 bis 4 Tage in der Gebärmutterhöhle, bevor sie sich in der Gebärmutterwand einnistet. Der Embryo oder Fötus wird sich von diesem Punkt an bis zur Geburt (oder einer Fehlgeburt) entwickeln. (Für eine weitere Beschreibung der Funktionen und Fehlfunktionen der Fortpflanzungsorgane siehe S. 163, 167, 1140 und 1196.)

Unfruchtbarkeit

Unfruchtbarkeit ist ein häufiges Problem in der Partnerschaft, das heute aber in recht vielen Fällen gelöst werden kann. Dieser Abschnitt gibt einen Überblick über die bei der Beurteilung der Unfruchtbarkeit eines Paares angewandten Methoden, die Hauptursachen und die verschieden Behandlungsmöglichkeiten, die heute durchführbar sind. Der Abschnitt endet mit den ethischen Überlegungen bei einer Fertilitätstherapie.

Unfruchtbarkeit kann auf Probleme mit den Spermien, den Eizellen oder auch auf Probleme bei ihrer Vereinigung zurückzuführen sein. Sie kann allerdings auch durch eine gestörte Funktion der Eileiter oder der Gebärmutter sowie durch Infektionen und immunologische und andere Faktoren bedingt sein. Zudem kann Unfruchtbarkeit auch eine Folge von sexuellen Störungen sein, was später in diesem Kapitel noch besprochen wird. Für Ärzte bedeutet der Ausdruck Unfruchtbarkeit normalerweise die Unfähigkeit, innerhalb eines Jahres schwanger zu werden, trotz häufigem Geschlechtsverkehr ohne Verhütungsmittel.

Man sollte nicht vergessen, dass Unfruchtbarkeit etwas ganz anderes ist als Sterilität. Liegt nämlich eine Sterilität vor, dann kann es unter keinen Umständen zur Empfängnis kommen. Bei der Unfruchtbarkeit ist dagegen eine Schwangerschaft durchaus möglich und nicht ausgeschlossen, zumal es immer mehr hilfreiche medizinische Methoden gibt.

Das Ausmaß des Problems

Rund 10 bis 15 Prozent aller Paare sind unfruchtbar (gemäß der zuvor gegebenen Definition). Von diesen Paaren ist in 30 Prozent der Fälle der Mann der unfruchtbare Partner und in 20 Prozent der Fälle trägt er zu dem Problem der Unfruchtbarkeit bei. Die Frau ist in 50 bis 70 Prozent der Fälle unfruchtbar. Sowohl bei Männern als auch bei Frauen können verschiedene Faktoren für die Unfruchtbarkeit verantwortlich sein.

Beurteilung

Ist ein Paar nicht in der Lage, innerhalb einer angemessenen Zeit ein Kind zu empfangen, sollte es Hilfe in Anspruch nehmen. Der Gynäkologe der Frau, der Urologe des Mannes oder der Hausarzt kann entscheiden, ob ein Problem mit Unfruchtbarkeit besteht, das eine Behandlung erfordert.

Bei 40 Prozent der unfruchtbaren Paare gibt es mehr als eine Ursache für das Problem. So wird der Arzt also normalerweise eine genaue Untersuchung beider Partner durchführen. Bei Männern ist die Samenanalyse der einzige diagnostische Test.

Bevor es sich den Fertilitätstests unterzieht, sollte sich ein Paar darüber im Klaren sein, dass ein gewisses Maß an Verpflichtung erforderlich ist. Der Arzt wird die sexuellen Gewohnheiten des Paares genau erfragen und möglicherweise Vorschläge machen, wie diese Gewohnheiten zu ändern sind. Viele Tests und die Zeit von Versuch und Fehlschlag können einige Monate andauern. Die Beurteilung ist teuer, bedeutet in einigen Fällen Operationen und unangenehme Eingriffe, deren Kosten nicht immer von der Krankenversicherung getragen werden, und es gibt keine Garantie, dass es nach all den Tests und Beratungsgesprächen zu einer Empfängnis kommen wird.

Für Paare jedoch, die sich sehr ein eigenes Kind wünschen, ist dies eventuell der einzige Weg zur Schwangerschaft.

Tests für den Mann
Bei einem zeugungsfähigen Mann produzieren die Hoden genügend Spermien, die in der Lage sind, die Samenblase zu erreichen. Zudem ist es notwendig, dass der Mann den Samen in die Scheide der Frau ejakulieren kann.

Zunächst wird eine körperliche Untersuchung durchgeführt, die eine Untersuchung der Geschlechtsorgane und Fragen über die medizinische Vorgeschichte, die Einnahme von Medikamenten und die sexuellen Gewohnheiten mit einschließt.

Vielleicht bittet der Arzt auch um eine Probe des ejakulierten Samens, der durch Masturbation oder unterbrochenen Geschlechtsverkehr gewonnen und in einen sauberen Behälter ejakuliert wird.

Der Samen wird dann im Labor untersucht, es werden die Menge, Farbe und das Vorhandensein von Infektionen oder Blut notiert. Vor allem werden jedoch die Spermien selbst analysiert. Die Konzentration der vorhandenen Spermien im Samenerguss wird untersucht sowie deren Form und Beweglichkeit.

Manchmal sind noch andere Tests, zum Beispiel Bluttests, notwendig, um den Testosteronspiegel und den Spiegel anderer Hormone zu bestimmen.

Tests für die Frau
Bei der fruchtbaren Frau entlassen die Eierstöcke regelmäßig gesunde Eizellen und die Fortpflanzungsorgane lassen Eizellen und Spermien ungehindert passieren, damit diese im Eileiter verschmelzen können.

Eine allgemeine körperliche Untersuchung, die eine normale gynäkologische Untersuchung mit einschließt (S. 1141), ist der erste Schritt, wenn sich eine Frau wegen einer möglichen Unfruchtbarkeit untersuchen lässt. Der Arzt wird viele Fragen über die medizinische Vorgeschichte, Krankheiten, die Einnahme von Medikamenten, den Menstruationszyklus und die sexuellen Gewohnheiten stellen.

Anschließend folgen spezifische Fertilitätstests. Ein nützlicher Test ist die Untersuchung des Zervixschleims, der ungefähr zum Zeitpunkt des Eisprungs, etwa 2 bis 16 Stunden nach dem Geschlechtsverkehr, durchgeführt wird. Der Arzt entnimmt eine winzige Probe des Schleims, der den Gebärmutterhals – das untere Ende der Gebärmutter, das in die Scheide mündet – umgibt. Die Probe wird unter dem Mikroskop untersucht, um zu bestimmen, wie gut die Spermien den Schleim durchdringen und ob sie überleben können.

Eine Biopsie der Gebärmutterschleimhaut, ein weiterer Test, kann helfen zu bestimmen, ob und wann der Eisprung stattfindet und ob die Gebärmutterschleimhaut hormonell darauf vorbereitet ist. Der Arzt entnimmt dazu kurz vor Beginn der Regelblutung eine Gewebsprobe von der Gebärmutterschleimhaut.

Manchmal werden auch im Rahmen eines Bluttests der Spiegel der Hormone bestimmt, die für einen erfolgreichen Eisprung wichtig sind, und mögliche Infektionen identifiziert.

Das Messen der Basaltemperatur wird in Fertilitätskliniken heute nur noch selten angewandt, da sie die Zeit des Eisprungs nur unzuverlässig anzeigt.

Nach einem oder mehreren dieser Tests wird der Arzt wissen, ob ein Eisprung stattfindet und ob die Spermien in den Fortpflanzungsorganen der Frau überleben können. Wurden keine Probleme festgestellt, sind möglicherweise zusätzliche Informationen notwendig.

Bei der Gebärmutterspiegelung wird das Innere des Gebärmutterhalses und der Gebärmutter mit einem kleinen Instrument auf Anomalien, die zu Unfruchtbarkeit führen könnten, untersucht. Der Test wird manchmal unter Vollnarkose durchgeführt.

Die Kontrastdarstellung von Gebärmutter und Eileitern hilft den Zustand von Gebärmutter und Eileiter einzuschätzen. Dazu wird eine Flüssigkeit in die Gebärmutter injiziert und anschließend eine Röntgenaufnahme gemacht, um festzustellen, ob die Flüssigkeit aus der Gebärmutter in die Eileiter wandert. Verstopfungen oder andere Probleme können lokalisiert werden, die dann mit Medikamenten oder einer Operationen behoben werden können.

Ein weiterer Test ist die Bauchspiegelung. Sie bedarf eines kurzen operativen Eingriffs bei örtlicher Betäubung oder Vollnarkose. Unter dem Nabel wird dazu ein kleiner Einschnitt gemacht, über eine Nadel eine kleine Menge Gas (meistens Kohlendioxid) in den Bauch gepumpt, um Raum zu schaffen, und dann ein dünnes, beleuchtetes Teleskop in Bauch und Becken eingeführt, mit dem Eileiter, Eierstöcke und die Gebärmutter betrachtet werden.

Das häufigste Problem, das bei der Bauchspiegelung festgestellt wird, ist eine Endometriose (S. 1185, 1188 und 1346).

Mit dem Bauchspiegel kann der Arzt auch Blockierungen oder Anomalien an den Eileitern und der Gebärmutter erkennen. Oft wird ein Farbstoff in den Gebärmutterhalskanal und durch die Gebärmutter und die Eileiter gespritzt, um zu sehen, ob sie durchlässig sind. Der Test hilft Blockierungen oder andere Probleme, die operativ behoben werden können, zu identifizieren. Er kann stationär oder ambulant im Krankenhaus durchgeführt werden.

Dies sind die wichtigsten Tests zur Feststellung der möglichen Ursachen weiblicher Unfruchtbarkeit. Welche Tests und in welcher Reihenfolge durchgeführt werden, hängt von den Gesprächen und der Übereinkunft zwischen der Patientin und dem beteiligten Arzt oder der Klinik ab.

Bei bis zu 20 Prozent der unfruchtbaren Frauen kann keine Ursache gefunden werden, egal welche Tests durchgeführt wurden.

Ursachen

Unfruchtbarkeit kann ein Problem des Mannes, der Frau oder beider Partner sein. Die körperlichen Untersuchungen und Tests sollten dem Arzt oder der Klinik helfen die Ursache festzulegen.

Manchmal hat das Problem nicht wirklich mit Unfruchtbarkeit zu tun, sondern ist eine allgemeine sexuelle Störung. Ein impotenter Mann zum Beispiel wäre mit einer normalen Erektion während des Geschlechtsverkehrs zeugungsfähig. In ähnlicher Weise verringert der Samenerguss vor dem tiefen Eindringen des Penis in die Scheide die Chancen, dass ein Spermium die Eizelle erreicht (S. 1221).

Von solch grundlegenden mechanischen Problemen abgesehen liegt die Hauptursache für Zeugungsunfähigkeit wahrscheinlich bei den Spermien. Azoospermie ist die völlige Abwesenheit von Spermien im Samen, meistens aufgrund einer Hodenstörung oder einer Blockierung des Durchgangs, der von den Hoden wegführt. Bei der Oligospermie sind zwar Spermien im Samen vorhanden, jedoch nicht in ausreichender Menge, um eine Eizelle jederzeit befruchten zu können. Die Ursachen

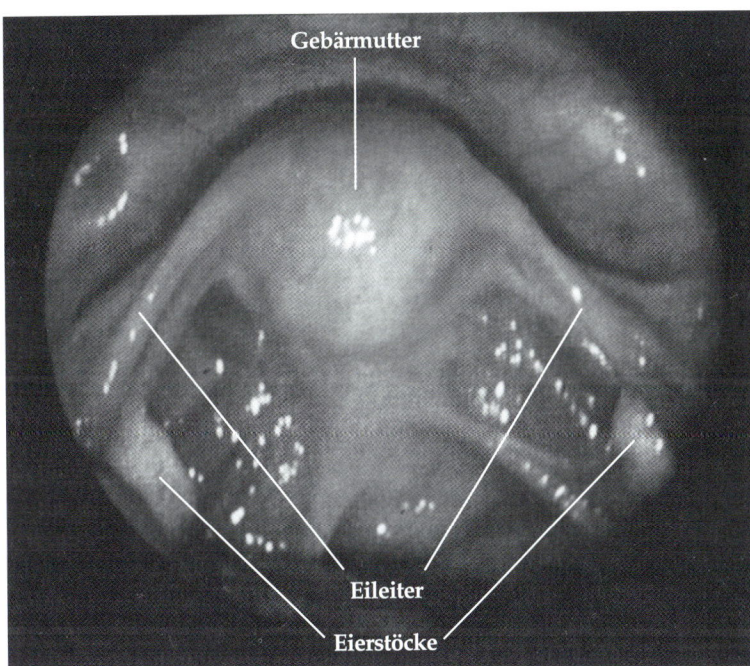

für diese und andere Probleme mit den Spermien sind unter anderem Probleme mit den Hoden, Hormonstörungen und Infektionen.

Eine wichtige Ursache für Zeugungsunfähigkeit ist der Krampfaderbruch (S. 1201), bei dem sich die Venen, welche die Hoden umgeben, verändern.

Dieses Problem kann chirurgisch korrigiert werden. Die Krampfader verhindert das normale Abkühlen der Hoden und führt dadurch zur Erhöhung der Hodentemperatur – ein Faktor, der die Spermienproduktion beeinträchtigt. Es können auch noch andere Probleme mit den Hoden für die Zeugungsunfähigkeit verantwortlich sein.

Hormonstörungen können oft durch Blutuntersuchungen festgestellt und manchmal behandelt werden. Aufgrund von Geschlechtskrankheiten oder anderen Infektionen können die Kanäle, durch welche die Spermien wandern müssen, blockieren, die Spermien schädigen (ihre Fähigkeit, die Eizelle zu erreichen, beeinträchtigen) oder sie abtöten. Auch Verletzungen können die Spermienproduktion beeinflussen. Mumps (und andere Infektionen) führen manchmal zur Entzündung eines oder beider Hoden, was die Spermienproduktion in dem betroffenen Hoden für immer beeinträchtigen oder völlig unterbinden kann (S. 1201).

Bei manchen Männern ist die Spermienproduktion normal, doch der Samen wird in die Blase statt aus dem Penis ejakuliert (→ Retrograde Ejakulation, S. 1229).

Bei Frauen ist in bis zu 15 Prozent der Fälle das Ausbleiben des Eisprungs während des

Mit einem Bauchspiegel kann der Arzt die Gebärmutter und andere Organe im Becken betrachten.

Monatszyklus (auch Anovulation genannt) für die Unfruchtbarkeit verantwortlich. Eine Anovulation kann durch verschiedene Faktoren verursacht werden. Findet die Menstruation nicht oder nur gelegentlich statt, kann dies auf ein Problem bei der Entwicklung der Gebärmutter oder Eierstöcke hinweisen. Allerdings kann auch eine Frau mit normaler Regelblutung Probleme mit dem Eisprung haben.

Hyperprolaktinämie, ein Zustand, bei dem zu viel des Hormons Prolaktin im Blut vorkommt, kann zum Ausbleiben des Eisprungs führen. Der Hypothalamus – ein Teil des Gehirns – produziert Hormone, die normalerweise die Hirnanhangsdrüse der Frau stimulieren und damit den Eisprung auslösen. Schüttet der Hypothalamus die Hormone nicht aus, kommt es auch nicht zum Eisprung. Weitere Ursachen für das Ausbleiben des Eisprungs sind unter anderem chronische Krankheiten wie unkontrollierter Diabetes oder Erkrankungen der Schilddrüse.

Ist der Eisprung normal, liegt das Problem woanders. In bis zu einem Drittel der Fälle ist eine Störung der Eileiter das Problem. Tumoren oder Anomalien bei der Bildung der Eileiter können den Durchgang für die Eizellen blockieren. Bei der Endometriose befindet sich ein Teil des Gewebes, das die Gebärmutterwand auskleidet und jeden Monat während der Regelblutung abgestoßen wird, irgendwo in der Bauchhöhle außerhalb der Gebärmutter. Dieses Gewebe kann den Durchgang der Eizelle durch den Eileiter behindern und dadurch Unfruchtbarkeit verursachen (S. 1185).

Manchmal ist der Eisprung normal, die Eizelle wandert erfolgreich durch den Eileiter, stößt dann aber auf andere Probleme. Diese sind unter anderem der Lutealphasendefekt, bei dem die weitere Entwicklung der Eizelle nach dem Eisprung gestört ist (häufig durch eine Hormonstörung), oder aber die Gebärmutterschleimhaut (das Endometrium) ist nicht auf die Versorgung einer befruchteten Eizelle vorbereitet.

Manchmal sind Probleme mit der Gebärmutter die Ursache der Unfruchtbarkeit, unter anderem beispielsweise eine anormale Form der Gebärmutter oder Tumoren (S. 1178). Eine nach hinten geneigte oder zurückgebogene Gebärmutter ist fast niemals die Ursache für Unfruchtbarkeit. Mittels einer operativen Korrektur kann die Fruchtbarkeit möglicherweise wiederhergestellt werden. Anomalien des Gebärmutterhalses, Wucherungen, welche die Spermien aufhalten, oder Probleme mit dem Zervixschleim, der die Spermien schädigt oder

ihren Durchgang verhindern können ebenfalls Unfruchtbarkeit verursachen.

Ebenfalls verantwortlich können immunologische Faktoren sein. Manche Frauen sind allergisch gegen Spermien und ihr Körper produziert Antikörper, welche die Spermien abtöten. Auf ähnliche Art bilden manche Männer Antikörper, die eigentlich eine Infektion bekämpfen sollen, stattdessen jedoch die Spermien angreifen. Die Behandlung der Infektion kann dieses Problem lösen.

Bei Männern wie bei Frauen können Krankheiten, welche die Harn- und Geschlechtsorgane betreffen, zu Unfruchtbarkeit führen. Dazu zählen unter anderem die Geschlechtskrankheiten (S. 1087). Eine Entzündung der weiblichen Geschlechtsorgane im Becken wird durch Geschlechtskrankheiten wie Gonorrhoe oder eine Chlamydieninfektion, eine Scheidenentzündung, seltener durch Tuberkulose und eine anaerobe Streptokokkeninfektion (S. 1187) verursacht. Diese Krankheiten können Probleme verursachen, je nachdem wie stark die Eileiter entzündet, an ihren Öffnungen und um die Eierstöcke herum gereizt sind. Selbst bei einer schweren Entzündung, die auch Eileiter und Eierstöcke betrifft, kann eine Behandlung mit Antibiotika und eine konservative Operation in 25 bis 30 Prozent der Fälle zur Wiederherstellung der Fruchtbarkeit führen.

Behandlung

Die Behandlungsmethoden bei Unfruchtbarkeit hängen von den Ursachen ab. Neueste Entwicklungen bei den Behandlungsmethoden haben die Anzahl der ehemals unfruchtbaren Paare, bei denen es doch noch zu einer Schwangerschaft kam, ansteigen lassen.

Einige Ursachen für Unfruchtbarkeit können nicht behoben werden. Doch selbst in diesen Fällen gibt es Methoden der künstlichen Befruchtung, sodass die Frau trotzdem schwanger werden kann.

Dieser Abschnitt unterteilt die Behandlungsmethoden bei Unfruchtbarkeit in zwei Kategorien: 1) die Fruchtbarkeit erzeugen oder wiederherstellen und 2) die assistierte Fortpflanzungstechnologie.

Methoden zur Wiederherstellung der Fruchtbarkeit

Die Spermien können in den weiblichen Fortpflanzungsorganen bis zu 72 Stunden lang überleben und eine Eizelle kann bis zu 24 Stunden lang befruchtet werden. Haben Paare in der Mitte des Zyklus alle 2 bis 3 Tage Geschlechtsverkehr miteinander, können sie ausschließen, dass eine falsche Zeitabstimmung zur Unfruchtbarkeit beiträgt.

Allgemeine sexuelle Probleme wie Impotenz oder vorzeitiger Samenerguss können ebenfalls behandelt werden, um die Fruchtbarkeit zu verbessern. Diese Probleme und ihre Behandlung werden im Abschnitt Sexualität und sexuelle Störungen (S. 1221) beschrieben.

Liegt die Ursache für die Unfruchtbarkeit bei den Spermien, kann die Zeugungsfähigkeit in manchen Fällen wiederhergestellt werden. Ein Krampfaderbruch zum Beispiel, eine häufige Ursache für Probleme mit den Spermien, kann operativ korrigiert werden und in einigen Fällen wird die Zeugungsfähigkeit wiederhergestellt. Probleme mit den Hoden, der Prostata, den Samenblasen und der Harnröhre können ebenfalls behandelt werden (→ Der Mann und seine Gesundheit, S. 1195).

Ist die Spermienproduktion beeinträchtigt, weil entsprechende Bereiche in den Hoden beschädigt sind, hat eine Behandlung mit Medikamenten wenig Sinn. In extrem seltenen Fällen, in denen die Spermienproduktion aufgrund eines Problems der Hirnanhangsdrüse beeinträchtigt ist, erweist sich der Einsatz von humanem Choriongonadotropin oder humanem Hypophysengonadotropin als hilfreich. Beeinträchtigen Infektionen die Spermienproduktion, werden die Spermien geschädigt, abgetötet oder ihr Transport blockiert, wird durch eine Behandlung der Infektion die Zeugungsfähigkeit oft wiederhergestellt. Dies gilt besonders für Geschlechtskrankheiten, bei denen beide Partner behandelt werden müssen.

Zunächst werden Infektionen oder andere zugrunde liegende Krankheiten behandelt. Wird bei der Frau die Unfruchtbarkeit durch ein Ausbleiben des Eisprungs verursacht, kann der Arzt einen Eisprung erzeugen. Hierzu wird er humanes Choriongonadotropin verabreichen, nachdem die Follikelreifung zum Beispiel mit Clomifen, Cyclofenil oder Epimestrol stimuliert wurde. Blockierungen, Tumoren oder andere Probleme mit den Eileitern werden operativ behoben. Die Mikrochirurgie macht präzise Operationen an den Eileitern möglich und führt in bis zu 30 Prozent zur Schwangerschaft.

Endometriose (S. 1185) kann eine weitere Ursache für Unfruchtbarkeit sein. Zwar helfen Hormone (die Antibabypille) bei der Behandlung von Endometriose und lindern auch die von ihr verursachten Schmerzen, doch sind sie wirkungslos bei der Behandlung von Unfruchtbarkeit. Während einer Bauchspiegelung kann der Versuch unternommen werden, die Endometriose zu entfernen. Der Arzt wird die Patientin dann mit einer Superovulationstherapie oder einer In-vitro-Fertilisation behandeln (siehe unten), Methoden, die bei der Behandlung einer durch Endometriose verursachten Unfruchtbarkeit effektiv sind.

Die assistierte Fortpflanzungstechnologie
Bei der assistierten Fortpflanzungstechnologie arbeitet ein Team aus Ärzten, Psychologen, Embryologen und Laboranten zusammen mit dem Paar.

Die In-vitro-Fertilisation (IVF) ist die am häufigsten angewandte Methode. Dabei werden reife Eizellen aus den Eierstöcken der Frau entnommen, im Labor in einer flachen Schale

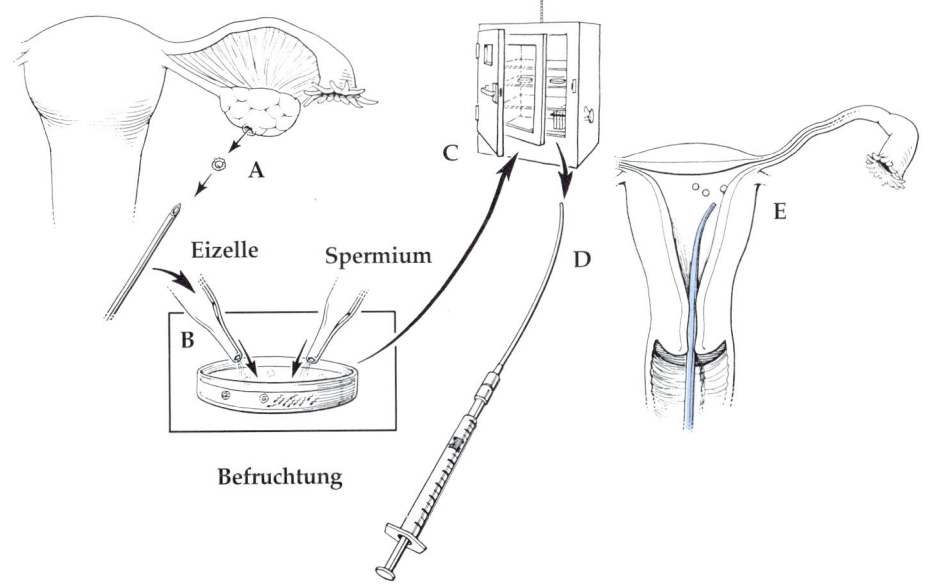

Eizelle Spermium

Befruchtung

Bei der In-vitro-Fertilisation entfernt der Arzt mit einer Nadel Eizellen aus dem Eierstock (A). Eizellen und Spermien vom Partner oder einem Spender werden in einer Petrischale (B) vereint und im Brutschrank (C) aufbewahrt. Findet eine Befruchtung statt, werden die befruchteten Eizellen mit einer Kanüle (D) in die Gebärmutter (E) eingesetzt.

mit den Spermien befruchtet und die befruchteten Eizellen werden 2 Tage später in die Gebärmutter eingesetzt. Bei der ZIFT- Methode wird die befruchtete Eizelle einen Tag nachdem sie entnommen wurde in den Eileiter eingesetzt und wandert dann in die Gebärmutter. Manchmal – die Methode wird GIFT genannt – werden auch die Gameten (Eizellen und Spermien) direkt in einen Eileiter gesetzt. Die Eizellen werden noch im Eileiter befruchtet und wandern in die Gebärmutter. Die Erfolgschancen dieser verschiedenen Methoden sind in etwa gleich.

Eine IVF beginnt damit, dass die Patientin Fertilitätsmedikamente einnimmt, um die Eierstöcke zu stimulieren mehr Eizellen zu produzieren. Es gibt verschiedene Fertilisationsprotokolle, die nach ihrer Länge unterschieden werden. Beim langen Protokoll erhält die Frau etwa eine Woche vor der Regelblutung (bevor Hormone die Eistimulation starten) ein Medikament injiziert, das die Hormone reduziert, die im Eierstock die Entwicklung der Eizellen anregen. Um die Medikamentenwirkung zu überprüfen, werden nach etwa 10 Tagen eine vaginale Ultraschalluntersuchung und ein Bluttest durchgeführt. Eventuell muss das Medikament dann noch 1 bis 2 Wochen lang eingenommen werden.

Wurde die Funktion der Eierstöcke vorübergehend unterdrückt, erhält die Frau 7 Tage lang Hormonspritzen, um die Entwicklung von Follikeln (mit Flüssigkeit gefüllte Blasen, in denen die Eizellen heranreifen) in den Eierstöcken anzuregen. Weitere Bluttests und eine vaginale Ultraschalluntersuchung folgen, um das Wachstum der Follikel zu überprüfen, da nur reife Eizellen entnommen werden.

Nach einer ausreichenden Stimulation der Eierstöcke wird ein weiteres Hormon, das humane Choriongonadotropin (HCG), injiziert, das die Eizellen bei der Reifung unterstützt und den Eisprung auslöst. Die Eizellen werden 34 bis 38 Stunden nach der HCG-Injektion oder kurz vor dem Eisprung entnommen.

Die Entnahme der Eizellen dauert gewöhnlich 20 bis 50 Minuten. Die Patientin wird

Ethische Überlegungen bei einer Fertilitätstherapie

Die Ursachen einer Unfruchtbarkeit zu bestimmen und sie zu behandeln sind sowohl für das Paar als auch für die Ärzte oder die Klinik eine große Herausforderung. Dies zu tun erfordert über einen längeren Zeitraum viel Energie. Es werden ständig neue Behandlungsmethoden entwickelt.

Die persönliche Einstellung überprüfen
Für ein Paar, das eine Fertilitätstherapie erwägt, ist es wichtig, seine Einstellung dieser Therapie gegenüber zu überprüfen. Nur weil etwas getan werden kann, heißt das nicht, dass es auch getan werden sollte. Die Einstellungen diesem Thema gegenüber sind sehr unterschiedlich. Manche Paare glauben aufgrund religiöser oder ethischer Überzeugung, man solle es akzeptieren, wenn aus dem Geschlechtsverkehr keine Kinder hervorgehen. Es gibt aber auch Paare, die sich so sehr ein eigenes Kind wünschen, dass für dieses Ziel kein Test zu langwierig, keine Therapien zu kompliziert und keine Ausgaben und Mühen zu groß sind.

Die meisten Paare liegen mit ihrer Einstellung irgendwo in der Mitte dieser Positionen. Fertilitätskliniken und auf das Problem spezialisierte Ärzte sind darauf vorbereitet, ethische Fragen mit den Paaren zu besprechen. Die Gespräche sollten auch darauf eingehen, was realistisch erwartet werden kann. Obwohl die medizinische Wissenschaft viele neue Methoden zur Verfügung stellt, gibt es doch Grenzen und die Erfolgsrate ist nicht 100 Prozent. Psychologen und Selbsthilfegruppen stehen ebenfalls zur Verfügung.

Es nicht persönlich nehmen
Unfruchtbar zu sein bedeutet nicht, dass ein Mann weniger männlich oder eine Frau weniger weiblich ist. Unfruchtbarkeit macht niemanden unvollständig oder unzulänglich, hat nichts mit Attraktivität oder sexuellem Leistungsvermögen zu tun und ist auch kein negativer Hinweis auf die Qualität einer Beziehung.

Medizinisch gesehen ist Unfruchtbarkeit einfach nur das Vorhandensein von Hindernissen in der langen und extrem komplizierten Kette von Ereignissen, die zur Schwangerschaft führen.

Die ethischen Fragen bedenken
Kommt durch den Geschlechtsverkehr keine Befruchtung zustande, sondern nur durch Methoden wie eine künstliche Befruchtung, ergeben sich für einige Paare ethische Fragen.

Eine wichtige Grenze ist für viele Menschen, wenn die Spermien oder Eizellen von jemand anderem als dem Partner zur Verfügung gestellt werden. Die Spermien und Eizellen von einem/einer Fremden zu benutzen wirft viele Fragen auf: Wer ist er oder sie? Hat der Spender Rechte auf das Kind? Könnte es sein, dass die Gerichte Spendern ein Besuchsrecht ihrer Kinder einräumen? In Deutschland ist die Spende von Samen, nicht aber die von Einzellen gestattet.

Nur das betroffene Paar kann sich diese Fragen beantworten und sich mit den Themen auseinander setzen. Zeit dazu sollte auf alle Fälle genügend sein, bevor es durch die Therapie zur Schwangerschaft kommt.

während des Eingriffs durch Medikamente, die über eine intravenöse Infusion verabreicht werden, ruhig gestellt. Mit Zuhilfenahme eines vaginalen Ultraschalls (S. 1335) führt der Arzt eine Nadel durch die Scheide zum Eierstock und entnimmt die Eizellen der reifen Follikel.

Die Eizellen werden in eine spezielle Lösung gelegt und kommen in einen Brutschrank. Wie lange sie dort aufbewahrt werden, hängt von ihrer Reife ab. Sind sie reif, werden sie mit den Spermien gemischt, also befruchtet. Normalerweise werden etwa 80 Prozent der Eizellen befruchtet, wenn keine Probleme mit der Zeugungsfähigkeit des Mannes bestehen. 24 Stunden nach der Entnahme werden die Eizellen überprüft und erst dann wird die erfolgreiche Befruchtung bestätigt.

Bei einer IVF werden die Embryonen 2 Tage nach Bestätigung der Befruchtung in die Gebärmutter eingesetzt. Bei den beiden anderen Methoden werden die befruchteten Eizellen oder die reifen Eizellen und Spermien in einen der Eileiter eingebracht. Das Einsetzen der Embryonen ist ein kurzes Verfahren, bei dem ein weicher, flexibler Katheder (eine Kanüle) durch den Gebärmutterhals in die Gebärmutter eingeführt wird. Es dürfen nicht mehr als drei Embryonen eingesetzt werden. Danach muss die Frau 2 Tage lang das Bett hüten und 2 Wochen später folgt ein Schwangerschaftstest.

Etwa 20 Prozent der IVF-Behandlungen führen zur Geburt eines Kindes. In 3,4 Prozent der Fälle bekam die Frau Drillinge, in 15 Prozent wurden Zwillinge geboren. Weltweit sind bereits mehr als eine halbe Million Kinder als Ergebnis einer künstlichen Befruchtung auf die Welt gekommen. Die IVF wird jetzt immer mehr als erste Behandlungsmethode empfohlen. Sie ist die bevorzugte Therapie, wenn beide Eileiter blockiert sind, bei Endometriose, unerklärbarer Unfruchtbarkeit, Unfruchtbarkeit aufgrund von Problemen mit dem Gebärmutterhals, Zeugungsunfähigkeit des Mannes und Problemen mit dem Eisprung. Die Krankenkassen in Deutschland zahlen eine IVF-Behandlung nur, wenn das Paar verheiratet ist.

Die assistierte Fortpflanzungstechnologie funktioniert am besten, wenn die Frau eine gesunde Gebärmutter hat, auf Fertilitätsmedikamente gut anspricht, einen natürlichen Eisprung hat und der Mann gesunde Spermien. Die Erfolgsaussichten sind geringer bei über 40-Jährigen, bei Frauen, die früh in die Wechseljahre kommen und nicht mehr so viele Eizellen produzieren, und bei unbehandelten Problemen der Gebärmutter wie zum Beispiel Vernarbungen, Myomen und Polypen. Die Erfolgschancen sind auch bei Männern mit niedriger Spermienzahl, eingeschränkter Beweglichkeit oder Funktionsstörungen der Spermien geringer.

Die Risiken dieser Therapien liegen bei den Medikamenten und dem Eingriff zur Entfernung der Eizellen. Sie umfassen innere Blutungen, Infektionen, Verletzungen der umliegenden Organe und eine zu starke Stimulation der Eierstöcke, die zu deren Vergrößerung und als Folge davon zu Unterleibsbeschwerden führen kann. Außerdem besteht die Chance einer mehrfachen Schwangerschaft. Untersuchungen zeigen jedoch, dass kein erhöhtes Risiko für Genschäden bei den Kindern besteht.

Bei der Elektroejakulation wird mithilfe eines elektrischen Impulses ein Samenerguss erzeugt, um Samen zu gewinnen. Diese Technik wird bei Männern mit Rückenmarksverletzungen angewandt, die auf normalem Weg keinen Samenerguss erzeugen können.

Mit Aspirationstechniken werden die Spermien aus Teilen der männlichen Fortpflanzungsorgane, beispielsweise den Nebenhoden, Samenblasen oder Hoden, abgesaugt.

Bei einer intrazytoplasmatischen Spermieninjektion (ICSI) wird unter dem Mikroskop ein Spermium direkt in die Eizelle gespritzt. Dabei ist die Zahl der erfolgreichen Befruchtungen vergleichbar mit der bei Standardmethoden. Diese Methode ist besonders für Paare geeignet, bei denen mit den Standardmethoden keine Befruchtung erreicht wurde, oder für Männer mit geringer Spermienzahl. ICSI wird in Deutschland nicht von den Krankenkassen bezahlt.

Sexualität und sexuelle Störungen

Unter sexuellen Störungen werden Probleme beim Geschlechtsverkehr verstanden. Selten ist davon nur ein Partner betroffen. Ein vorzeitiger Samenerguss, also ein männliches Problem, wird wahrscheinlich zu sexuellen Frustrationen bei der Frau führen. Dieser Abschnitt beschreibt zunächst die Probleme, die bei der Frau auftreten können: Störungen des Sexualtriebs sowie Empfindungs- und Orgasmusstörungen. Da diese Probleme nicht immer leicht zu unterscheiden sind, sollten alle drei Abschnitte durchgelesen werden.

Der zweite Teil des Abschnitts beschreibt die Probleme bei Männern: Impotenz, Erektionsstörungen und vorzeitiger Samenerguss. Die Lösung der sexuellen Probleme setzt oft das Verständnis und die Kooperation des anderen Partners voraus.

Störungen des weiblichen Sexualtriebs

Symptome

- Verringerter oder nicht vorhandener Sexualtrieb
- Der Sexualtrieb reicht nicht aus, um das Interesse an sexuellem Kontakt aufrechtzuerhalten

Sexualtrieb (Libido) ist das Interesse an sexuellem Kontakt mit einem Partner. Manchmal findet dieser Kontakt mit Orgasmus statt, obwohl der Wunsch danach gering oder nicht vorhanden ist.

Wie viel Sexualtrieb zu wenig ist, ist eine persönliche Frage, die jede Frau unterschiedlich beantworten wird. Wenn sie sich einen stärkeren Sexualtrieb wünscht, bedeutet das wahrscheinlich, dass sie zu wenig davon hat.

Im Durchschnitt haben Männer öfters den Wunsch nach sexuellem Kontakt als Frauen. Die Tatsache, dass der männliche Partner sich öfters Sex wünscht, bedeutet nicht unbedingt, dass eine Störung des Sexualtriebs bei der Frau besteht. Sie weist lediglich auf eine Ungleichheit der Libido bei beiden Partnern hin. Hier hilft oft eine Psychotherapie zum Kompromiss und einem besseren Verständnis füreinander.

Bei Frau (und Mann) kann der Sexualtrieb durch viele Dinge ausgelöst werden, wie durch den Seh-, Tast-, Hör- und Geruchssinn sowie Gefühle und Gedanken. Die Attraktivität des Partners und das Wesen der Beziehung können für den Sexualtrieb eine große Rolle spielen. In den späteren Lebensjahren nimmt der Sexualtrieb etwas ab.

Ein verringerter oder fehlender Sexualtrieb ist während des einen oder anderen sexuellen Kontakts kein Anzeichen für ein Problem, sondern normal und meistens vorübergehend. Ein verringerter oder fehlender Sexualtrieb über längere Zeit kann jedoch Probleme für das Selbstbild der Frau verursachen und das Sexualleben beider Partner beeinträchtigen.

Die Ursachen können körperlicher und auch psychischer Natur sein. Zu den nicht körperlichen Ursachen zählen Spannungen mit dem Partner und Depressionen. Körperliche Ursa-chen können sein verschiedene Krankheiten, Hormonschwankungen und Nebenwirkungen von Medikamenten. Bleiben die Störungen des Sexualtriebs bestehen, ist eine Behandlung meist möglich.

Diagnose

Obwohl eine Störung des Sexualtriebs kaum vom Arzt diagnostiziert werden muss (man ist selbst in der Lage, sie zu erkennen), kann er sie von anderen möglichen Problemen unterscheiden und eine Behandlung vorschlagen. Der Arzt wird Fragen über die Beziehung zum Partner, den körperlichen Zustand und die Krankengeschichte stellen. Er wird auch nach den regelmäßig eingenommenen Medikamenten fragen, da zum Beispiel Antidepressiva und blutdrucksenkende Mittel den Sexualtrieb beeinträchtigen können.

Wie gefährlich sind Störungen des Sexualtriebs?

Störungen des Sexualtriebs sind harmlos. Sie sind nur vorübergehende Episoden in einer Ehe oder Beziehung. Eine anhaltende Störung der Libido kann jedoch eine negative Wirkung auf das Sexualleben beider Partner haben und dem Selbstbild beider schaden.

Behandlung

Liegt eine körperliche Krankheit vor, wird der Arzt sie behandeln. Er wird auch Medikamente ersetzen oder absetzen, um festzustellen, ob sie einen Einfluss auf das Problem haben.

In den meisten Fällen handelt es sich nicht um körperliche Ursachen. Der Arzt schlägt möglicherweise eine Psychotherapie für die Frau oder beide Partner vor, gibt Richtlinien oder stellt ein spezielles Programm auf, um den Sexualtrieb zu steigern.

Empfindungsstörungen bei Frauen

Symptome

- Verminderte oder fehlende sexuelle Erregung während des sexuellen Kontakts
- Eine trockene Scheide während des Geschlechtsverkehrs trotz sexueller Stimulation während des Vorspiels
- Schmerzhafter Geschlechtsverkehr

Es gibt einen feinen Unterschied zwischen Störungen des Sexualtriebs (siehe diese Seite) und Empfindungsstörungen. Bei einer Empfindungsstörung besteht durchaus der Wunsch nach sexuellem Kontakt, doch erzeugt dieser keine angenehmen körperlichen Empfindungen. Mit anderen Worten: Die Frau hat zwar gerne Sex, doch der Körper kooperiert nicht. Dies zeigt sich meist, indem die Scheide nicht genug Gleitschleim produziert. Der sexuelle Akt ist nicht so erregend, wie er sein sollte.

Wie auch bei anderen sexuellen Problemen gilt: Die Empfindungsstörung sollte längere Zeit andauern, um als Problem angesehen zu werden.

Es gibt verschiedene Ursachen für Empfindungsstörungen, wobei die nicht körperlichen überwiegen. Ursachen sind unter anderem Wut oder Feindseligkeit dem Partner gegenüber, Depressionen und Stress. Um die körperlichen Empfindungen während des sexuellen Kontaktes wirklich genießen zu können, muss man in der Lage sein, sich auf sie zu konzentrieren, und alles, was dem im Wege steht, kann als die Wurzel des Übels betrachtet werden.

Mangelnde Stimulation kann ebenfalls eine Ursache sein. Ein ausreichendes Vorspiel ist wichtig. Auf einen Partner nicht zu reagieren, der das Vorspiel nicht so gestaltet, wie man es sich wünscht, stellt keine Empfindungsstörung dar, sondern ist eine normale Reaktion. Das Gleiche gilt für den sexuellen Akt selbst. Eine Empfindungsstörung liegt nur dann vor, wenn den sexuellen Bedürfnissen der Frau genügend Aufmerksamkeit geschenkt wird, dies jedoch trotzdem nicht zu sexueller Erregung führt.

Dyspareunie, schmerzhafter Geschlechtsverkehr, ist eine Empfindungsstörung. Körperliche Leiden im Genitalbereich können dafür verantwortlich sein, unter anderem Reizungen, Infektionen und Wucherungen in der Scheide und Reaktionen auf Verhütungscremes und andere Verhütungsmittel.

Zu wenig Gleitschleim in der Scheide aufgrund eines unzureichenden Vorspiels oder fehlendem Sexualtrieb kann auch zu schmerzhaftem Geschlechtsverkehr führen. Nach den Wechseljahren wird die Schleimwand der Scheide generell etwas dünner und trockener und zuvor lustvoller Geschlechtsverkehr kann dadurch schmerzhaft werden.

Diagnose

Der Arzt wird Fragen über die Gesundheit, die eingenommenen Medikamente, die Beziehung zum Partner und die Erfahrungen während des Geschlechtsverkehrs stellen.

Ist der Geschlechtsverkehr schmerzhaft, ist eine Beckenuntersuchung (S. 1141) notwendig. Der Arzt wird auch fragen, wann und wo genau in der Scheide die Schmerzen auftreten.

Treten sie etwa beim tiefen Eindringen des Partners auf, wird der Arzt möglicherweise ein Problem wie Endometriose vermuten.

Wie gefährlich sind Empfindungsstörungen?

Anhaltende Empfindungsstörungen können dem Sexualleben schaden und der Frau die Freude am Sex nehmen. Sie können auch für den Partner ein Problem sein, weil er seine Partnerin nicht befriedigen kann. Empfindungsstörungen führen nicht zu körperlichen Schäden. Entzündungen, Wucherungen oder Verletzungen können aber durch Geschlechtsverkehr verschlimmert werden.

Behandlung

Eine Krankheit, die eine Empfindungsstörung als Sekundäreffekt verursacht, wird der Arzt behandeln. Die eingenommenen Medikamente oder Verhütungsmittel können gewechselt oder abgesetzt werden, um festzustellen, ob sie die sexuelle Empfänglichkeit beeinträchtigen. Zusätzlich können während des Geschlechtsverkehrs Gleitmittel benutzt werden.

In manchen Fällen zielt eine Behandlung jedoch auf nicht körperliche Ursachen ab, wobei eine Psychotherapie notwendig sein kann. Es werden eventuell Maßnahmen empfohlen, die bei der Frau eine angenehme körperliche Empfindungen während des sexuellen Kontakts erzeugen sollen.

Sind Partnerschaftsprobleme die Ursache für die Empfindungsstörungen, ist eine Ehe- oder Partnerschaftsberatung hilfreich.

Orgasmusstörungen bei Frauen

Symptome. Das Ausbleiben des Orgasmus während des sexuellen Kontakts.

Manche Frauen erleben niemals einen Orgasmus und doch haben sie Freude am sexuellen Kontakt. Manche Frauen haben nur manchmal einen Orgasmus und andere kommen bei jedem Geschlechtsverkehr zum Höhepunkt. Erst wenn sich aufgrund des Ausbleibens des Orgasmus sexuelle Frustration einstellt, spricht man von einer Störung, die näher untersucht werden sollte.

Orgasmusstörungen stehen in enger Verbindung mit Empfindungsstörungen (S. 1222). Gibt es nämlich beim sexuellen Kontakt keine angenehmen körperlichen Empfindungen, kommt es auch nicht zum Orgasmus. In einigen

Fällen von Orgasmusstörungen erlebt die Frau zwar einen Orgasmus, muss jedoch zu hart und lange daran arbeiten.

Der Orgasmus ist ein komplexer Vorgang, der einen ausreichenden Sexualtrieb sowie sexuelle Stimulation erfordert. Das Vorspiel und der sexuelle Akt müssen den Bedürfnissen der Frau entgegenkommen.

Es ist wichtig zu wissen, dass viele Frauen eine Stimulation der Klitoris benötigen, um einen Orgasmus zu bekommen. Eine Frau sollte erst von einer Orgasmusstörung sprechen, wenn sie mit dem Partner die Klitoris vor, während oder nach dem Geschlechtsverkehr ausgiebig und direkt stimuliert und dabei verschiedene Dinge ausprobiert hat und trotzdem nicht zum Orgasmus kommt.

Die Ursachen können körperlicher, nicht körperlicher Art oder beides sein. Häufige körperliche Ursache ist der schmerzhafte Geschlechtsverkehr, die Dyspareunie. Störungen der weiblichen Geschlechtsorgane oder Harnwege wie etwa kleine Verletzungen, Abschürfungen und Infektionen oder Reaktionen auf Verhütungscremes oder andere Verhütungsmittel können ebenso schmerzhaften Geschlechtsverkehr verursachen, wie auch zu wenig Gleitschleim in der Scheide. Manchmal tritt Dyspareunie nach den Wechseljahren auf, da die Scheidenwand zu dieser Zeit etwas trockener und dünner wird. Gleitmittel können dieses Problem lösen. Endometriose (S. 1185)

kann ebenfalls eine Ursache für schmerzhaften Geschlechtsverkehr sein.

Nicht körperliche Ursachen können Probleme in der Partnerschaft, Depressionen, Wut oder andere Faktoren sein. Sie beeinflussen die Fähigkeit, sich auf angenehme sexuelle Erfahrungen einzulassen. Einige Frauen unterdrücken den Orgasmus aus Angst, »loszulassen« oder die Kontrolle zu verlieren. Sie glauben möglicherweise, dass sie sich dadurch vom Partner abhängig machen.

Diagnose

Nur die Frau selbst weiß mit Sicherheit, dass sie keinen Orgasmus erlebt. Trotzdem hilft es, das Problem mit dem Arzt zu besprechen, damit er die Ursache feststellen und Vorschläge machen kann, wie die Fähigkeit zum Orgasmus erlernt oder wiedererlangt werden kann.

Der Arzt wird Fragen über die Gesundheit, die eingenommenen Medikamente, die Art der Verhütung, die Beziehung zum Partner und die Erfahrungen während des Geschlechtsverkehrs stellen. Ist der Geschlechtsverkehr schmerzhaft, wird der Arzt eine Beckenuntersuchung durchführen.

Wie gefährlich sind Orgasmusstörungen?

Anhaltende Orgasmusstörungen können zu einem unbefriedigenden Sexualleben führen. Manche betroffene Frauen genießen jedoch trotzdem das Vorspiel und ihre sexuelle Erregung während des Geschlechtsverkehrs sehr und haben nicht das Gefühl, etwas zu verpassen, nur weil sie keinen Orgasmus haben.

Körperliche Folgen von Orgasmusstörungen selbst sind selten. Liegt eine Entzündung oder Verletzung vor, kann der weitere Geschlechtsverkehr diese Zustände jedoch verschlimmern. Sie sollten deshalb behandelt werden.

Manche Frauen haben das Gefühl, dass die Unfähigkeit, zum Orgasmus zu kommen, ihrem Selbstbild schadet. Es bedeutet aber nicht, dass eine Frau weniger weiblich, unzulänglich oder unfähig ist den sexuellen Kontakt mit ihrem Partner zu genießen.

Der Partner kann durch die Orgasmusstörungen verunsichert sein und das Gefühl haben, dass er seine Partnerin nicht befriedigen kann. Es kann helfen, wenn seine Partnerin ihm versichert, dass sie den Sex trotzdem genießt, auch wenn sie keinen Orgasmus hat.

Behandlung

Zunächst wird eine mögliche Krankheit oder Verletzung behandelt, die zu Orgasmusstörungen führt. Die eingenommenen Medikamente

Vulva

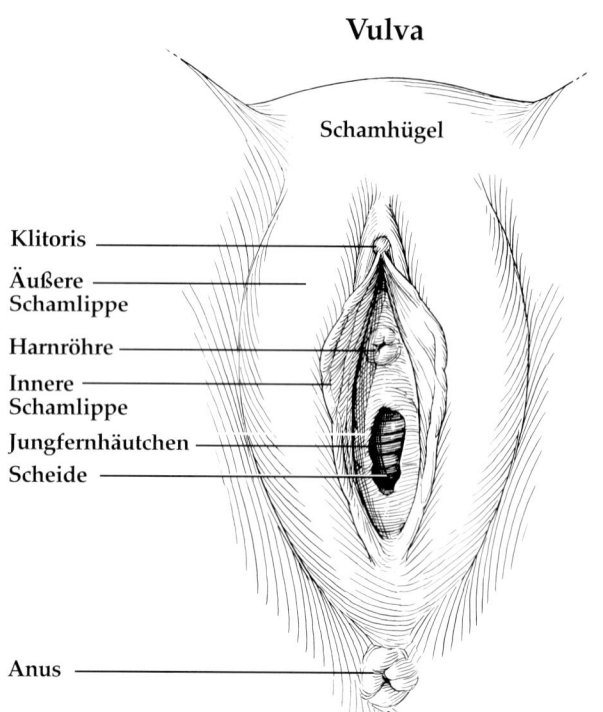

Schamhügel

Klitoris

Äußere Schamlippe

Harnröhre

Innere Schamlippe

Jungfernhäutchen

Scheide

Anus

Der Verlust des weiblichen Sexualtriebs

Es ist normal für eine Frau, sexuelle Lust von der Pubertät an bis lange nach den Wechseljahren zu verspüren. Wird der Sexualtrieb geringer, steckt dahinter meist ein spezielles Problem oder eine besondere Situation. Die häufigste Ursache bei Frauen sind tägliche Spannungen mit dem Partner. Die zweithäufigste Ursache für Probleme mit der Lust ist eine unzureichende sexuelle Stimulation durch den Partner. Ein Mann, der nur auf seine eigene Befriedigung aus ist, kann nur selten einer Frau Befriedigung verschaffen. Ein rücksichtsvoller, sich bemühender Partner kann sich jedoch selbst und seine Partnerin gleichzeitig befriedigen.

Manchmal weiß eine Frau auch zu wenig über ihren Körper und kann daher ihre sexuellen Möglichkeiten nicht richtig ausschöpfen. Vielleicht weiß sie nicht, wie wichtig die zeitliche Abstimmung während des sexuellen Aktes ist oder wie wichtig es ist, dem Partner ihre Bedürfnisse mitzuteilen. Mit der Zeit kann sie als Folge von unbefriedigenden sexuellen Erfahrungen ganz das Interesse verlieren. Was noch schlimmer ist: Ein mangelnder Sexualtrieb wird manchmal durch die »alte Weisheit« verstärkt, dass es sich für eine Frau nicht schickt, große sexuelle Lust zu empfinden. Diese Einstellung ist heute noch so falsch wie sie damals war.

Manchmal sind körperliche Probleme die Ursache für den nachlassenden Sexualtrieb. Eine Krankheit oder Behinderung kann die Lust mindern, ebenso wie viele Medikamente die sexuellen Gefühle als eine Nebenwirkung unterdrücken.

Der verlorene Sexualtrieb kann meistens wiedergewonnen werden. Ein Arzt kann die Patientin an einen Therapeuten überweisen, der bei der Lösung partnerschaftlicher Probleme hilft. Er kann auch Methoden vorschlagen, wie man die verlorene Lust wiedergewinnen kann. Bei körperlichen Problemen kann der Arzt das Leiden behandeln oder andere Medikamente vorschlagen, welche den Sexualtrieb nicht unterdrücken.

---

oder Verhütungsmittel können gewechselt oder abgesetzt werden, um festzustellen, ob sie die sexuelle Empfänglichkeit beeinträchtigen.

In den meisten Fällen zielt eine Behandlung auf die nicht körperlichen Ursachen ab. Das Experimentieren mit der Reizung der Klitoris vor, während und nach dem Geschlechtsverkehr könnte das Problem lösen. Der Arzt schlägt vielleicht eine Therapie vor, bei der verschiedene Methoden besprochen werden, wie die Frau und ihr Partner die angenehmen körperlichen Empfindungen wiedergewinnen können, die mit dem sexuellen Kontakt verbunden sind. Der Gebrauch von vaginalen Gleitmitteln könnte ebenfalls hilfreich sein.

Der Arzt kann einfache Übungen vorschlagen (→ Kegel-Übungen, S. 1176), um die Muskeln im äußeren Drittel der Scheide zu stärken. Ist ein Problem in der Partnerschaft die Ursache, kann eine Ehe- oder andere Beratung hilfreich sein sowie fokussierende Übungsprogramme und ein Kommunikationstraining.

Impotenz

Symptome. Unfähigkeit des Penis, steif zu werden und zu bleiben.

Impotenz ist die Unfähigkeit, eine Erektion zu erzeugen oder sie lange genug zu halten, um den Geschlechtsverkehr durchzuführen.

Die meisten Männer erleben irgendwann einmal einen Fall von Impotenz und dies ist völlig normal und kein Grund zur Beunruhigung. Wird daraus jedoch ein anhaltendes Problem, kann sich die Impotenz auf das Selbstbild des Mannes wie auch auf sein Sexualleben schädigend auswirken. Glücklicherweise ist Impotenz oft heilbar.

In einem ersten Schritt sollte der Mann verstehen, wie es zu einer Erektion kommt. Der Penis besteht aus zwei zylinderförmigen, schwammartigen Gebilden, Schwellkörper genannt, die seiner Länge nach parallel zur Harnröhre verlaufen. Ist ein Mann sexuell erregt, erhöhen Nervenimpulse den Blutstrom zu den Schwellkörpern um das Siebenfache der Normalmenge. Diese plötzliche Blutzufuhr dehnt die Schwellkörper aus, was dazu führt, dass der Penis gestreckt und steif wird – es kommt zur Erektion. Die anhaltende sexuelle Erregung gewährleistet die erhöhte Blutzufuhr und damit die Erektion. Nach dem Samenerguss oder dem Nachlassen der sexuellen Erregung fließt das zusätzliche Blut aus den Schwellkörpern ab und der Penis kehrt zu seiner nicht erigierten Größe und Form zurück.

Eine Erektion entsteht in drei Stufen. Die erste Stufe ist die sexuelle Erregung, die ein Mann über den Seh-, Tast-, Hör- und Geruchssinn und über seine Gedanken erfährt. Die zweite Stufe ist die Übertragung dieser sexuellen Erregung über das Nervensystem des Körpers vom Gehirn auf den Penis. Als dritte Stufe folgt die Entspannung der den Penis versorgenden Blutgefäße, die es erlaubt, dass mehr Blut in die Schwellkörper fließt, welche dann die Erektion erzeugen. Wird einer dieser drei Faktoren – sexuelle Erregung, Reaktion des Nervensystems und Reaktion der Blutgefäße – oder das empfindliche Gleichgewicht zwischen ihnen negativ beeinflusst, kann es zu Impotenz kommen.

Nachlassen oder Verlust des Sexualtriebs ist nicht das Gleiche wie Impotenz (→ Verlust des männlichen Sexualtriebs, S. 1229). Impotenz bedeutet die Unfähigkeit, eine Erektion zu erzeugen und den Penis beim sexuellen Kontakt einzusetzen, obwohl der Wunsch und die Gelegenheit bestehen.

Nahezu jeder fünfte Mann in Deutschland hat heute Erektionsstörungen. Doch nur jeder Dritte von ihnen lässt sich deshalb auch bei einem Arzt behandeln. Bei den 30-Jährigen klagen 2,3 Prozent über Erektionsstörungen, bei den Männern bis 80 Jahren steigt dieser Anteil auf 53,4 Prozent.

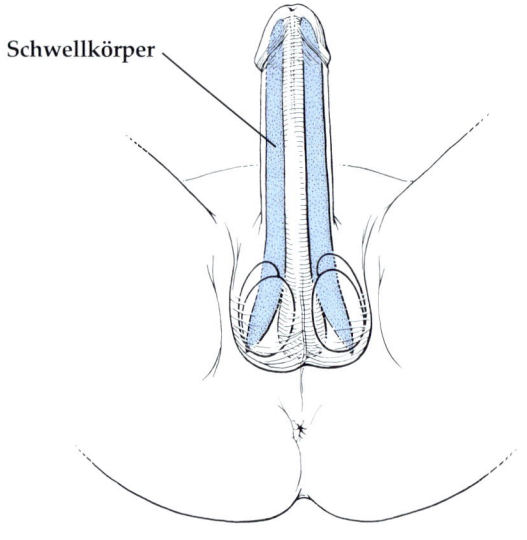

Schwellkörper

Bei einer Erektion füllen sich die beiden zylinderförmigen, schwammartigen Schwellkörper mit Blut. Nach dem Orgasmus fließt das überschüssige Blut aus den Schwellkörpern ab und der Penis wird wieder schlaff.

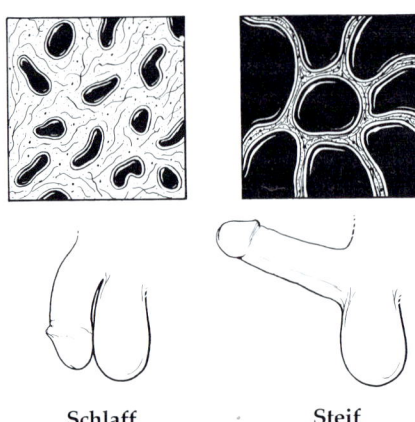

Schlaff   Steif

Impotenz ist jedoch durchaus keine unabänderliche Folge des Alterns und die Behandlung von älteren Männern ist oft so effektiv wie die von jüngeren.

Psychische Ursachen können ebenfalls zu Impotenz führen, wovon die häufigsten Angst und Stress sind. Kann ein Mann sich nicht richtig entspannen und sich nicht auf die sexuelle Situation konzentrieren oder fühlt er sich durch bestimmte Umstände überfordert oder verunsichert, findet der Drei-Stufen-Erektionsprozess möglicherweise nicht statt. Dies passiert fast jedem Mann einmal.

Impotenz ist manchmal auch die Nebenwirkung eines psychischen Problems wie etwa einer niedergeschlagenen Stimmung. Negative Gefühle der Sexualpartnerin gegenüber – oder solche, die von der Sexualpartnerin ausgehen – wie Feindseligkeit, Ablehnung oder mangelndes Interesse können ebenfalls ein Faktor für Impotenz sein.

Impotenz bedeutet kein bleibendes Problem und man sollte nicht darauf warten, dass es beim nächsten Geschlechtsverkehr wieder passiert. Da die Gedanken bei einer Erektion eine so große Rolle spielen, können solch negative Erwartungen in einigen Fällen das Problem wieder auslösen. Ist dem Mann eine solche Situation widerfahren, ist es meist das Beste, er vergisst es und erwartet in Zukunft wieder erfolgreich zu sein. Solche Situationen sagen langfristig nichts über die Manneskraft oder Männlichkeit eines Mannes aus.

Wer an vorübergehender oder anhaltender Impotenz leidet, sollte auch an seine Sexualpartnerin denken. In gewisser Weise könnte eine Frau eine Erektion als einen Kommentar darüber ansehen, wie begehrenswert sie ist. Das Ausbleiben der Erektion könnte ihr jedoch das Gefühl vermitteln, dass ihr Partner sie nicht begehrenswert findet. Hier kann es hilfreich sein, ihr das Gegenteil zu versichern. Auch die Frau selbst sollte erkennen, dass Impotenz nur selten durch mangelndes Interesse verursacht wird.

In vielen Fällen führen körperliche Ursachen zu Impotenz. Diese sind unter anderem (von den häufigsten zu den seltensten aufgezählt) diabetische Neuropathie, Herz- und Gefäßerkrankungen sowie verschreibungspflichtige Medikamente, Operationen bei Prostatakrebs, Verletzungen des Rückenmarks, Multiple Sklerose, Hormonstörungen und Alkoholismus und andere Arten der Sucht.

Die körperlichen und psychischen Ursachen der Impotenz können sich durchaus gegenseitig beeinflussen.

Diagnose

Wiederholen sich die Fälle von Impotenz, sollte der Arzt aufgesucht werden. Er wird Fragen über die Entwicklung der Impotenz, eingenommene Medikamente, körperliche Leiden und Faktoren wie Stress stellen.

Vermutet der Arzt hauptsächlich psychische Ursachen, könnte er fragen, ob es während des Masturbierens, beim Sex mit der Partnerin oder im Schlaf zu einer Erektion kommt. Die meisten Männer haben während des Schlafens viele Erektionen (ohne sich daran zu erinnern). Ein einfacher Test – ein perforiertes Band vor dem Schlafengehen um den Penis gewickelt – kann bestätigen, ob es nachts zu Erektionen kommt. Ist das Band am Morgen durchtrennt, war der Penis während der Nacht erigiert. Tests dieser Art können psychische Ursachen bestätigen.

Werden körperliche Ursachen vermutet, können eine Gefäßdarstellung zum Test der arteriellen Blutzirkulation in den Geschlechtsorganen durchgeführt werden, eine neurologische Untersuchung, um ein Nervenleiden auszuschließen, und Messungen des Spiegels der männlichen Hormone im Blut erfolgen. Verschreibungspflichtige Medikamente können abgesetzt oder gewechselt werden.

Wie gefährlich ist Impotenz?

Impotenz kann geheilt werden. Abhängig von der Ursache können verschiedene Behandlungsmethoden in Betracht kommen.

Behandlung

Psychotherapie

Sind nur psychische Ursachen verantwortlich, kann der Arzt vorschlagen einen Psychiater, Psychologen oder Sexualtherapeuten alleine oder zusammen mit der Partnerin aufzusuchen.

Arzneimitteltherapie

Der oral verabreichte Wirkstoff Sildenafil mit dem Markennamen Viagra hat sich bei vielen Männern als wirksam erwiesen. Er entspannt die Penismuskeln und die Wände der Arterien, die den Penis mit Blut versorgen. Als Folge fließt mehr Blut in den Penis und es kommt leichter zur Erektion. Vor der Einnahme sollte jedoch unbedingt ein Arzt befragt werden.

Penisinjektionen

Bei vielen Männern wird die Impotenz durch eine zu geringe Blutversorgung des Penis verursacht. Bei anderen Männern ist die Nervenversorgung des Penis gestört. Diese Patienten können den Wirkstoff Alprostadil direkt in den Penis injizieren. Kandidaten für diese Behandlung erhalten eine Testdosis des Medikaments in der Arztpraxis und werden dann darin unterwiesen, wie sie sich die Spritzen selbst zu Hause verabreichen können.

Vakuumpumpe

Diese Vorrichtung wird verwendet, um ein Anschwellen des Penis zu erreichen und ihn damit steifer zu machen. Nach dem Anschwellen des Penis wird ein einschnürendes Gummiband auf den Penis gesetzt, um die Erektion zu verlängern. Viele Männer sind mit diesen Vorrichtungen sehr zufrieden. Sie bedürfen keiner Operation, sind nicht zu teuer und meistens auf Rezept erhältlich.

Chirurgische Behandlung

Operationen können durchgeführt werden, entweder um bei Patienten mit unzureichender Blutversorgung des Penis eine Revaskularisation vorzunehmen oder um eine Penisprothese einzusetzen. Es gibt verschiedene Arten von Penisprothesen wie biegsame, stabähnliche Implantate oder aufpumpbare Modelle.

Erektionsstörungen

Symptome

- Unfähigkeit des Penis, steif zu werden oder zu bleiben
- In manchen Fällen schmerzhafte Krümmung des Penis
- Lang anhaltende, schmerzhafte Erektion

Die Erektion ist Grundvoraussetzung für den Geschlechtsverkehr und die meisten anderen sexuellen Aktivitäten. Probleme damit, egal welcher Art, können die sexuellen Aktivitäten beeinträchtigen. Die drei Hauptarten von Erektionsstörungen sind Impotenz, Peniskrümmung und Priapismus.

Die erste Störung, Impotenz, wurde auf der Seite 1225 beschrieben. Die zweite Art der Erektionsstörung ist die Peniskrümmung, auch Peyronie-Krankheit genannt. Sie ist weniger häufig als Impotenz und betrifft hauptsächlich Männer zwischen 40 und 60 Jahren. Sie kann den Geschlechtsverkehr schwierig oder unmöglich machen und wird von Narbengewebe verursacht, das sich im Penis aus unbekannten Gründen bildet. Sie steht nicht in Verbindung mit einer Infektion, einem Tumor, einer ansteckenden Krankheit oder sexuellen Praktiken. Die meisten Fälle von Peniskrümmung ver-

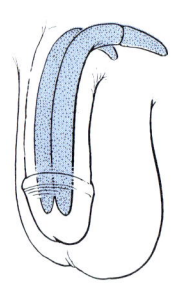

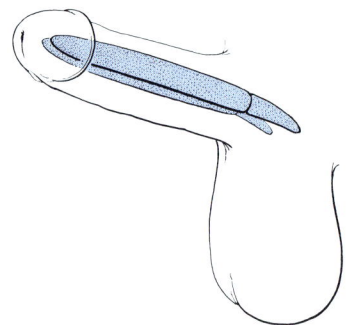

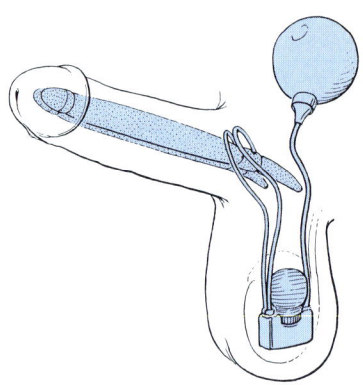

Eine Behandlungsmöglichkeit bei Erektionsstörungen ist der chirurgische Einsatz von Prothesen. Zu der Vielzahl von heute verwendeten Implantaten gehören teilweise biegsame Prothesen, die immer eine gewisse Festigkeit behalten, es dem Penis jedoch erlauben, eng an den Körper angelegt zu werden, wenn er beim Geschlechtsverkehr nicht benutzt wird (obere Abbildung), und aufpumpbare Prothesen mit einem Behälter für Flüssigkeit und einer Pumpe, die mechanisch bedient wird, um eine Erektion zu erzeugen (rechts).

schwinden spontan innerhalb von einem bis drei Jahren nach Beginn der Störung. Ist der Penis so gekrümmt, dass der Geschlechtsverkehr nicht möglich ist (meistens ist dies nicht der Fall), können diese Deformationen auch chirurgisch korrigiert werden (→ Peniskrümmung, S. 1206).

Priapismus, die dritte Art von Erektionsstörungen, ist eine lang anhaltende, schmerzhafte Erektion ohne die sie begleitende sexuelle Erregung. Von seiner Auswirkung her ist Priapismus das Gegenteil von Impotenz. Es ist eine seltene, potenziell gefährliche Störung, die eine sofortige medizinische Behandlung erfordert (→ Priapismus, S. 1206).

Blut im Sperma

Symptome. Blut im Sperma.

Blut im Sperma (Hämatospermie) alarmiert viele Männer, ist jedoch nur selten ein Grund zur Beunruhigung. Die Farbe des Spermas kann von rosa bis rot reichen. Bemerkt man Blut im ejakulierten Samen, aber es zeigen sich keine anderen Symptome, liegt wahrscheinlich keine körperliche Störung vor.

Um ganz sicher zu sein, sollte man zum Arzt gehen und den Genitalbereich inklusive Hoden und Prostata genau untersuchen lassen. Stellt der Arzt nichts fest, sind weitere Tests norma-

lerweise nicht notwendig. Es kann sein, dass der blutige Samen wieder auftreten wird. Es ist jedoch kein Grund zur Beunruhigung.

Die Ursache für das Blut im Sperma ist nicht geklärt. Es kommt wahrscheinlich von den die Samenblasen umgebenden Blutgefäßen und könnte die Folge einer Entzündung sein.

Vorzeitiger Samenerguss

Symptome. Samenerguss während des Vorspiels oder zu früh während des Geschlechtsverkehrs, um die Partnerin zu befriedigen.

Einziges Problem beim vorzeitigen Samenerguss ist die zeitliche Abstimmung. Meist findet der Erguss so früh statt, dass beide Partner keine Gelegenheit haben, den sexuellen Akt voll zu genießen. In seltenen Fällen kann allein das Berühren der Partnerin den Samenerguss auslösen. Doch häufiger ist es, dass es zum Samenerguss kommt, wenn der Penis zum ersten Mal in die Scheide eindringt, oder kurz nachdem er eingedrungen ist.

Der vorzeitige Samenerguss ist ein häufiges sexuelles Problem, besonders bei jungen Männern. Die Ursachen sind nur selten körperlicher Art und eine Behandlung ist mithilfe der Partnerin fast immer erfolgreich.

Ein vorzeitiger Samenerguss kann ohne die Hilfe eines Arztes diagnostiziert werden und ist nicht ernsthaft. Er hat jedoch einen negativen Einfluss auf das Sexualleben beider Partner. Eine empfängliche Partnerin hat nicht genügend Zeit, um zum Orgasmus zu kommen, und der Mann erfährt zwar einen Orgasmus, jedoch nach so kurzer Zeit, dass ihm ein großer Teil des sexuellen Genusses verloren geht. In manchen Fällen wird der Mann durch den vorzeitigen Samenerguss so frustriert, dass Impotenz die Folge ist.

Behandlung

Einen vorzeitigen Samenerguss kann man mithilfe der Start-Stopp-Technik versuchen zu behandeln:

Das Paar sollte wie gewöhnlich mit dem Sex beginnen, bis der Mann kurz vor dem Samenerguss steht. Dann sollte die Partnerin das Ende des Penis einige Sekunden lang fest zusammenpressen, und zwar an dem Punkt, wo die Eichel in den Schaft übergeht, und danach loslassen. Beide Partner sollten etwa eine halbe Minute warten und dann das Vorspiel wieder aufnehmen. Der Penis wird nach dem Zusammenpressen weniger steif sein, beginnt man jedoch wieder mit der sexuellen Stimulation, wird er schon nach kurzer Zeit wieder ganz steif sein.

Spürt man erneut, dass man kurz vor dem Samenerguss steht, sollte die Partnerin das Zusammenpressen wiederholen. Der Vorgang wird so oft wie nötig wiederholt und so kann es dem Mann mit der Zeit gelingen, ohne vorzeitigen Samenerguss in die Partnerin einzudringen. Durch gezieltes Üben kann der Mann den Samenerguss hinauszögern und das Paar den Geschlechtsverkehr erfolgreich beenden.

Retrograde Ejakulation

Symptome. Während des sexuellen Höhepunktes wird wenig oder gar kein Sperma aus dem Penis ejakuliert.

Die retrograde Ejakulation ist ein harmloses Phänomen, bei dem der Samen während des Orgasmus in die Blase ejakuliert wird, anstatt am Ende des Penis auszutreten.

Das Ausbleiben des Samenergusses wird meistens durch funktionelle Orgasmusstörungen verursacht. In diesem Falle sollte man eine Sexualtherapie in Erwägung ziehen. In manchen Fällen tritt dieses Problem jedoch auch als Folge einer Verletzung der Samenblasen oder einer vorhergehenden Operation an den Harnwegen oder Geschlechtsorganen auf.

Verschiedene Erkrankungen können eine retrograde Ejakulation verursachen. Unter anderem können dies sein Diabetes, eine Prostata- oder Harnröhrenoperation oder die Einnahme von Antidepressiva oder blutdruck-senkenden Medikamenten. Am häufigsten sind Männer mit Diabetes betroffen.

Diagnose

Die Symptome der retrograden Ejakulation werden selbst bemerkt. Durch einen Urintest nach dem Samenerguss kann der Arzt die Diagnose bestätigen. Der Urin wird in diesem Fall eine große Menge Sperma enthalten.

Wie gefährlich ist die retrograde Ejakulation?

Die retrograde Ejakulation ist harmlos. In die Blase gelangtes Sperma wird während des Urinierens einfach mit dem Urin ausgeschieden. Die retrograde Ejakulation führt jedoch zu Zeugungsunfähigkeit, wenn überhaupt kein Sperma aus dem Penis austritt, oder beeinträchtigt die Zeugungsfähigkeit, wenn nur eine geringe Menge Sperma ejakuliert wird.

Behandlung

Arzneimitteltherapie

Wird die retrograde Ejakulation durch eingenommene Medikamente verursacht, können die Medikamente abgesetzt oder gegen andere ausgetauscht werden, in dem Versuch, den normalen Samenerguss wiederherzustellen.

Eine Arzneimitteltherapie erfolgt im Allgemeinen nur bei einem Kinderwunsch mit Alphasympathomimetika oder Imipramin, da das Orgasmusgefühl nicht beeinträchtigt ist. Man kann zur künstlichen Befruchtung auch eine Insemination mit aus der Harnblase über Katheter entnommenen und gewaschenen Spermien vornehmen.

Verlust des männlichen Sexualtriebs

Männer können verschiedene Probleme mit der Erektion und dem Samenerguss haben. Sie erschweren zwar den sexuellen Kontakt, aber was ist, wenn die Lust auf Sex ganz verloren geht?

Ein Verlust des Sexualtriebs ist ungewöhnlich, ein verringerter Sexualtrieb tritt dagegen häufig auf. Nach etwa dem 60. Lebensjahr lässt bei den meisten Männern der Sexualtrieb nach, obwohl dies bei jedem Mann sehr unterschiedlich sein kann.

Die erste Ursache dafür sind körperliche Leiden. Krankheiten, die chronische Schmerzen, Schwäche oder auch Erschöpfung verursachen, können den Sexualtrieb verringern, ebenso emotionale Faktoren wie Depressionen, Wut auf die Partnerin und Stress. Apathie und Mangel an Begeisterung, die dem Mann von der Partnerin entgegengebracht werden, können die sexuelle Lust ebenfalls dämpfen.

Zusätzlich zu den körperlichen und nicht körperlichen Ursachen für den nachlassenden Sexualtrieb können Medikamente den Sexualtrieb verringern.

Bei vielen Männern lässt die Lust nach, weil sich die beiden Partner nicht richtig mitteilen können, was sie zur sexuellen Erregung brauchen und den sexuellen Akt zeitlich nicht richtig abstimmen können. Die Impotenz lässt normalerweise nicht auf einen geringen Sexualtrieb schließen, sondern ist ein behandelbares Problem.

Der Verlust des Sexualtriebs kann oft geheilt werden. Eine Umstellung der Medikamente, eine Therapie oder andere Behandlungsmethoden könnten notwendig sein.

Sexuelle Notsituationen

In diesem Kapitel werden wirkliche Krisensituationen beschrieben: Vergewaltigung, körperliche Gewalt und sexueller Missbrauch von Jugendlichen.

Der Abschnitt über Vergewaltigung richtet sich an das Opfer, das wissen möchte, wo es sich hinwenden kann, oder ist für den besorgten Freund oder die Eltern gedacht, die helfen möchten.

Der Abschnitt über körperliche Gewalt bezieht sich auf die Gewalt, die ein Partner dem anderen widerfahren lässt, unabhängig davon, ob sexuelle Handlungen dabei eine Rolle spielen oder nicht. Der Abschnitt über sexuellen Missbrauch von Jugendlichen bietet praktische Hilfe darüber an, wo die Opfer Unterstützung finden können.

Obwohl Frauen die Hauptopfer aller drei Verbrechensarten sind, können auch Männer Opfer sein.

Vergewaltigung

Bei erzwungenem Geschlechts-, Oral- oder Analverkehr ist die fehlende Einwilligung der Faktor, der eine Vergewaltigung von akzeptierten sexuellen Handlungen unterscheidet: Bei einer Vergewaltigung wird ein Mensch durch Gewalt oder Gewaltandrohung und manchmal durch Täuschung zu einer Handlung gezwungen.

Menschen jeden Alters, vom Säugling bis hin zum alten Menschen, können Opfer einer Vergewaltigung werden. Der Vergewaltiger kann eine fremde Person sein, doch in etwa der Hälfte der Fälle ist er dem Opfer bekannt. Etwa die Hälfte aller Vergewaltigungen findet im Haus des Opfers statt. Der Vergewaltiger ist oft ein weitläufiges Mitglied der Familie. In manchen Fällen ist der Vergewaltiger der Ehemann des Opfers.

Obwohl die Vergewaltigung von Männern seltener ist als die von Frauen, können auch Männer Opfer einer Vergewaltigung werden. Sie erleiden die gleichen seelischen Schäden und benötigen dann die gleiche Betreuung wie Frauen.

Unabhängig von der Identität des Opfers und des Täters hat eine Vergewaltigung verheerende psychologische und manchmal auch körperliche Folgen. Vergewaltigung ist ein Verbrechen, doch ist es eines der Verbrechen, das am schwierigsten erfolgreich geahndet werden

kann. Die Erkenntnis, dass der erzwungene sexuelle Kontakt mit dem eigenen Ehemann eine Vergewaltigung bedeuten kann, ist relativ neu und schwer gerichtlich zu verfolgen. Wer vergewaltigt worden ist und die nötige Hilfe gefunden hat, sollte das Verbrechen trotz allem auch der Polizei melden.

Die meisten Vergewaltigungen werden vom Täter geplant und geschehen nicht impulsiv, auch wenn das Opfer spontan ausgewählt werden kann. Dem Vergewaltiger geht es oft nicht um den sexuellen Genuss, sondern er braucht ein Ventil für seine Wut und Aggressionen.

Eine ganze Reihe an Methoden können dabei helfen, kein Opfer einer Vergewaltigung zu werden (→ Tipps zur Vorbeugung von Vergewaltigung, S. 1231). Wer von einem potenziellen Vergewaltiger angegriffen wird, stellt sich die Frage, wie und ob er sich überhaupt wehren sollte. Dies hängt von der Person und den Umständen ab. Eine Möglichkeit ist es, Zeit zu schinden, in der Hoffnung, dass jemand vorbeikommen und hilft. Einige Frauen sind einer Vergewaltigung entgangen, indem sie angaben, sie litten an einer Geschlechtskrankheit. Wirksam ist es auch, laut zu schreien, ein Fenster zu zerbrechen oder dem Angreifer fest in die Hoden zu treten, was ihn lange genug außer Gefecht setzt, um entkommen zu können.

Vergewaltigung ist immer ein Verbrechen und egal ob man sich gewehrt oder ergeben hat, es sollte zu einer Strafverfolgung kommen.

Wer vergewaltigt worden ist, sollte sofort ärztliche Hilfe in Anspruch nehmen (S. 428). Weiß man nicht, wohin man sich wenden soll, kann man bei der Telefonseelsorge (bundesweit unter 08 00-11 10 111) rund um die Uhr Hilfe bekommen. Auch der örtliche Ansprechpartner des Weißen Rings (Verein zur Unterstützung von Kriminalitätsopfern und zur Verhinderung von Straftaten) leistet Hilfe. Bevor nicht eine ärztliche Untersuchung vorgenommen wurde, sollte weder gebadet noch geduscht werden.

Der untersuchende Arzt hat verschiedene Aufgaben. Zunächst muss er Verletzungen behandeln und psychologische Unterstützung geben. Zudem sollte er Beweismittel sichern, die zur Überführung des Täters führen könnten. Dazu gehört auch das Opfer zu bitten die Vergewaltigung genau zu beschreiben. Und schließlich wird er das Opfer auf Geschlechtskrankheiten und auf Sperma, Blut oder andere Hinweise auf den Täter hin untersuchen, die als Beweismittel benutzt werden könnten.

Tipps zur Vorbeugung von Vergewaltigung

Wie die meisten Verbrechen kann auch eine Vergewaltigung nicht immer verhindert werden. Trotzdem lassen sich viele Maßnahmen ergreifen, damit es erst gar nicht dazu kommt. Einige Beispiele:

Grenzen setzen

Wie viel Freundlichkeit ist zu viel? Diese Frage muss eine Frau immer dann, wenn sie mit einem Mann allein ist, für sich selbst beantworten. Jede Frau hat das Recht (aber nicht die Verpflichtung), Grenzen zu setzen, und wenn es um sexuellen Kontakt geht, sollte sie sich nie unter Druck setzen lassen.

Kommunikation

Setzen Sie keine verbalen oder nicht verbalen Signale, die missverstanden werden könnten. Bleiben Sie bei ersten Treffen immer anonym: keine Telefonnummern, keine Adressen, keine Autonummern. Achten Sie bei Internetkontakten immer darauf, dass man Sie nicht auf Ihre Privatadresse verfolgen kann.

Sich selbst kennen

Achten Sie auf Ihre Gefühle und lassen Sie Ihr gutes Urteilsvermögen nicht durch die Umstände beeinträchtigen. Haben Sie das Gefühl, unter Druck zu stehen, dann ist es Zeit, sich zu verabschieden.

Wachsam sein

Vemeiden Sie den Blickkontakt mit einer Person, die Sie anstarrt. Scheint es jemandem Spaß zu machen, zu nahe aufzurücken, entfernen Sie sich. Tanken Sie Ihren Wagen voll und vermeiden Sie Pannen durch vorausschauendes Handeln. Trampen Sie nicht und nehmen Sie ein funktionsfähiges tragbares Telefon mit eingespeicherten Rufnummern mit.

Selbstbehauptung

Werden Sie von einer Person ergriffen oder gestoßen oder wird Ihr ablehnendes Verhalten körperlichen oder verbalen Handlungen gegenüber missachtet, sollten Sie die Person mit fester Stimme auffordern zu verschwinden. Die Sprache ist vielleicht unhöflich und schroff, doch in Situationen wie diesen muss man oft sehr direkt sein. Es ist auch wichtig, schnell ablehnend zu reagieren. Wenn Sie Schwierigkeiten haben sich zu behaupten, sollten Sie einen Kurs in Selbstverteidigung belegen, die beispielsweise in Volkshochschulen angeboten werden.

Wie gefährlich ist eine Vergewaltigung?

Die Opfer haben Schreckliches mitgemacht. In den meisten Fällen dauern die körperlichen Folgen nicht lange an oder es sind gar keine entstanden. Wunden und Kratzer verheilen. Gegen eine eventuell übertragene Geschlechtskrankheit oder gegen eine Schwangerschaft können Medikamente verabreicht werden.

Mit den emotionalen und psychischen Folgen umzugehen ist oftmals viel schwerer. Die betroffene Frau kann grundlos ängstlich (im Gegensatz zu einer vernünftigen Vorsicht) oder depressiv werden oder es kann zu Problemen mit Beziehungen zu Männern bekommen. Manchmal nehmen Frauen fälschlicherweise an, dass sie für die Vergewaltigung oder dafür, dass sie sich nicht genug gewehrt haben, verantwortlich sind.

Selbst wenn es einer Frau gelingt, all diese negativen Auswirkungen zu überwinden, ist es trotzdem eine Qual, dem Arzt, der Polizei und der Familie und den Freunden das Geschehene mitzuteilen. Wird der Vergewaltiger gefasst, kann es eine weitere Qual sein, den vollständigen Tathergang vor Gericht zu beschreiben.

Bleibende emotionale und psychische Schäden nach einer Vergewaltigung können jedoch durch Gespräche mit einer Person, die auf die Betreuung von Vergewaltigungsopfern spezialisiert ist, vermieden oder überwunden werden.

Behandlung

Der Arzt wird die körperlichen Verletzungen behandeln. Er kann das Opfer auch an eine Selbsthilfegruppe oder Gemeindeorganisation weitervermitteln, die Therapien und andere Unterstützung zur Verfügung stellen.

Eine mögliche Schwangerschaft kann durch ein Medikament verhindert werden. Es können auch Medikamente verschrieben werden, die das Risiko einer Ansteckung mit einer Geschlechtskrankheit verringern. Nach einigen Wochen erfolgen Nachfolgeuntersuchungen und Tests, um festzustellen, ob die Patientin schwanger ist oder sich infiziert hat.

Eine Gesprächstherapie ist die Grundlage einer effektiven Behandlung nach einer Vergewaltigung.

Körperliche Misshandlung

Symptome

- Vorsätzliche Misshandlung des eigenen Körpers durch eine andere Person
- Vorsätzliche Misshandlung des eigenen Körpers durch eine andere Person in Verbindung mit sexuellen Handlungen

Wird eine Person auf der Straße angegriffen und geschlagen, ist dies eine offensichtliche Gewalttat und die meisten Menschen würden sofort Polizei oder den Rettungsdienst rufen.

Der Schwerpunkt in diesem Abschnitt liegt jedoch bei körperlicher Gewalt, die ebenso schädigend sein kann, jedoch in einer scheinbar »normalen« Situation, meistens zu Hause, ausgeübt wird. Die gewalttätige Person kann der Ehemann, die Ehefrau, der Lebenspartner, ein Verwandter oder eine andere, dem Opfer bekannte Person sein. (Vergewaltigung, eine spezielle Form der Körpermisshandlung, wird auf Seite 1230 besprochen, der sexuelle Missbrauch von Jugendlichen auf Seite 1233).

Körperliche Misshandlung ist ein Verbrechen und den Opfern kann und wird geholfen.

Die häufigste Form der körperlichen Gewalt ist die Gewalt in der Ehe. Wer körperliche Gewalt ausübt, hat psychische Probleme. Oft wird die Gewalt jahrelang ausgeübt – solange die Beziehung oder das, was von ihr übrig ist, besteht oder bis der Ehepartner stirbt.

Männer können Opfer körperlicher Gewalt durch ihre Ehefrauen sein. Freunde, Geliebte und Verwandte können die Opfer von Misshandlungen durch andere Freunde, Geliebte oder Verwandte sein. Ungeachtet der Situation ist Gewalt immer falsch und das Opfer hat das Recht auf Hilfe und Schutz.

Eine besondere Art der körperlichen Misshandlung ist mit sexuellen Handlungen verbunden. Eine relativ geringe Zahl von Menschen beiden Geschlechts spüren größere sexuelle Lust, wenn der sexuelle Akt mit Schmerzen und Demütigungen verbunden ist. Ein Sadist etwa verspürt sexuelle Lust, wenn er seinem Sexualpartner Schmerzen zufügt. Ein Masochist verspürt sexuelle Lust, wenn er diese Schmerzen erträgt. Sowohl Sadismus als auch Masochismus können in ihrer Spannbreite von leichten oder sogar gespielten Schmerzen bis hin zu Folter und Mord reichen.

Ein gewisses Maß an Aggression während des sexuellen Kontaktes ist völlig normal und bedeutet nicht, dass einer der Partner oder beide Sadisten, Masochisten oder potenzielle Vergewaltiger sind. Für die meisten Menschen stellt Schmerz die deutlichste Trennungslinie zwischen akzeptablen und inakzeptablen Sexualpraktiken dar. Erwartet der Partner die Teilnahme an sexuellen Handlungen, die dem anderen Partner Schmerzen bereiten und ihm keinen Genuss verschaffen, dann handelt es sich bei diesen sexuellen Aktivitäten um körperliche Misshandlung.

Mit anderen Worten: Körperliche Misshandlung kann, muss aber nicht mit sexuellen Handlungen verbunden sein. Für das Opfer sind die Folgen in beiden Fällen die Gleichen: körperliches und psychisches Leid, das oftmals über längere Zeit anhält, wenn sich die Vorfälle wiederholen.

Diagnose

Wer von einer anderen Person vorsätzlich verletzt wird, egal, ob dabei sexuelle Handlungen eine Rolle spielen oder nicht, ist mit körperlicher Gewalt und Misshandlung konfrontiert. Auf jeden Fall ist der Weg zum Arzt, zur Notaufnahme im Krankenhaus oder der Ruf des Rettungsdienst notwendig, um die körperlichen Verletzungen behandeln zu lassen.

Ebenso muss das Opfer dafür sorgen, dass die körperliche Gewalt aufhört. Der Arzt oder das Krankenhauspersonal können das Opfer an Personen weiterleiten, die es in verständnisvollen Gesprächen betreuen und in die Situation eingreifen. In vielen Gemeinden gibt es Frauenhäuser für misshandelte Frauen, die sich vor Vergeltungsmaßnahmen ihrer Ehemänner oder vor schlimmeren Misshandlungen fürchten.

Die Polizei kann ebenfalls helfen, doch ist sie eher dafür gerüstet, auf Notsituationen zu reagieren und weniger darauf, langfristige Probleme zu lösen. Der Arzt, die Sozialarbeiter, das Personal in der Notaufnahme oder Therapeuten mit einer speziellen Ausbildung sind eher in der Lage, die Frau auf den richtigen Weg für eine dauerhafte Problemlösung zu bringen.

Wie gefährlich ist die körperliche Misshandlung?

Schwere körperliche Verletzungen oder sogar Tod können die Folge sein. Selbst kleine Verletzungen über einen längeren Zeitraum können sehr entkräftend sein. Die emotionalen und psychischen Schäden einer Körpermisshandlung haben genauso verheerende Folgen wie die körperlichen Schäden.

Behandlung

Schnitte, Knochenbrüche und andere Verletzungen erfordern eine medizinische Behandlung, bei schweren Verletzungen eventuell auch Operationen. Der Arzt oder die Notaufnahme des Krankenhauses können die medizinische Versorgung gewährleisten. Beratungsgespräche sind notwendig, um weitere Misshandlungen zu vermeiden. Ein Arzt, eine Krankenschwester oder eine Sozialarbeiterin kann das Opfer in Kontakt mit Organisationen oder Personen bringen, die solche Therapien zur Verfügung stellen. Sie können auch bei der Suche nach einem Frauenhaus helfen, sollte sich die Frau in unmittelbarer Gefahr befinden.

Informationen für Frauen in gewalttätigen Beziehungen

Nach Schätzungen der WHO werden 20 bis 50 Prozent der Frauen einmal in ihrem Leben Opfer von sexueller Gewalt. Als erstes Krankenhaus in Deutschland richtet das Universitätsklinikum Benjamin Franklin in Berlin eine Anlaufstelle für Frauen ein, die Opfer häuslicher Gewalt wurden. Dem Projekt liegt die Erkenntnis zugrunde, dass zwei Drittel aller Gewalttaten gegen Frauen in Ehe und Partnerschaft geschehen. Bundesweit suchen jährlich rund 45 000 Frauen in Frauenhäusern Schutz. Die Misshandlungen können körperliche Gewalt und sexuellen Missbrauch, aber auch psychische Gewalt umfassen, bei welcher der Mann die Frau zu erniedrigenden und demütigenden Dinge zwingt, ihr oder den Kindern mit Gewalt droht, Gegenstände zerstört, die Haustiere verletzt oder zu viel Kontrolle über ihr Leben ausübt.

Wer ist gefährdet?
Wer bereits Gewalt in der Familie, Vergewaltigung, Inzest oder körperliche Misshandlungen durch den männlichen Partner erfahren hat, geht im späteren Leben oft eine gewalttätige Beziehung ein. Anzeichen, die auf eine gewalttätige Beziehung schließen lassen:
- Der Partner macht Angst durch Gewaltandrohung.
- Der Partner sagt, es ist die Schuld der Frau, wenn er sie schlägt.
- Der Partner verspricht es nicht wieder zu tun, doch hält er sein Versprechen nicht.

Was sollte eine Frau tun, wenn ihr Partner gewalttätig ist?
- Sie sollte sich jemandem anvertrauen, den sie im Notfall kontaktieren kann.
- Sie sollte für ihre eigene Sicherheit sorgen und darauf vorbereitet sein, das Haus schnell zu verlassen. Ein Koffer bei Freunden, die wichtigen Papiere immer griffbereit haben und sie sollte wissen, wohin sie zu jeder Tageszeit kann.

Warnsignale
- Er beginnt auch die Kinder, andere Familienmitglieder und die Haustiere zu bedrohen.
- Er begeht sexuelle Nötigung.
- Nach seinen Gewaltausbrüchen zeigt er nur wenig Reue und kaum Schuldgefühle.

Erkennt eine Frau diese oder andere Zeichen unmittelbarer Gefahr, sollte sie (mit ihren Kindern) das Haus verlassen, bevor etwas passiert.

Wenn die Frau der Gewalt nicht entgehen kann
- Bei Verletzungen sollte der Rettungsdienst gerufen werden, auch wenn man glaubt, dass die Verletzungen nur leicht sind. Die Frau sollte eine Kopie des Krankenberichts für den Fall aufbewahren, dass Anklage erhoben wird.
- Die Polizei anrufen.

Früher oder später wird der oder die Betroffene mit schweren Zukunftsentscheidungen konfrontiert. Es gibt viele Institutionen und Organisationen, die bei der wichtigen Entscheidung helfen, ob die Beziehung zu retten ist oder ob der Partner für immer verlassen werden sollte.

Bei der seelischen Heilung nach den Misshandlungen können Psychiater, Psychologen oder Sozialarbeiter unterstützend wirken.

Wer entschlossen ist seinem gewalttätigen Partner dabei zu helfen, von seinen Verhaltensstörungen geheilt zu werden, kann über einen Arzt, einen Ehetherapeuten oder einen Sozialarbeiter die passende Unterstützung vermittelt bekommen.

Sexueller Missbrauch von Jugendlichen

Symptome. Erzwungene sexuelle Handlungen oder Kontakt gegen den eigenen Willen.

Dieser Abschnitt richtet sich an Jugendliche, die glaube, sexuell missbraucht worden zu sein oder es noch werden. Auch können Eltern, die den Verdacht haben, dass ihr Kind von einem Erwachsenen, dem Bruder oder der Schwester oder einem Freund missbraucht wird, diesen Abschnitt lesen, um zu entscheiden, wie sie das Problem angehen sollen.

»Missbrauch« ist all das, was dem eigenen Körper ohne die eigene Zustimmung angetan wird. Zu sexuellem Missbrauch zählen erzwungener Geschlechtsverkehr, also Vergewaltigung, erzwungener Oral- oder Analverkehr und jede andere Handlung, bei der man gezwungen wird seinen Körper zur Verfügung zu stellen oder den Körper einer anderen Person zu berühren. (Für weitere Informationen über Vergewaltigung siehe Seite 1230.) Menschen beiderlei Geschlechts können sexuell missbraucht werden.

Der Täter kann ein Elternteil, der Bruder oder die Schwester, ein Freund, ein Bekannter oder ein fremder Erwachsener oder Teenager sein. Missbrauch in der Familie ist ebenfalls ein Verbrechen. Ein Vater hat beispielsweise nicht das Recht, seine Tochter sexuell zu belästigen, auch wenn die Mutter es weiß und nichts dagegen unternimmt. Man sollte auch in diesem Fall Hilfe in Anspruch nehmen.

Es gibt zwei Möglichkeiten der Auseinandersetzung mit sexuellem Missbrauch. Das Beste ist den Missbrauch überhaupt zu verhindern. Leider ist dies nicht immer möglich. Es sollte keine Zeit mit potenziell gewalttätigen Personen verbracht werden und es gilt, Sicherheitsmaßnahmen zu ergreifen: Türen verschließen, »Nein« sagen, körperlichen Widerstand leisten und versuchen zu entkommen. Wer mit einer Waffe oder der Anwendung von Gewalt bedroht wird, sollte allerdings überlegen, ob der körperliche Widerstand allerdings einen noch schlimmeren Missbrauch, Verletzungen oder sogar den Tod zur Folge haben kann.

Weiterhin gilt es, sicherzustellen, dass die Misshandlung nicht wieder vorkommt. Wer sexuell missbraucht wird, sollte dies seinen Eltern oder der Polizei mitteilen. Sie können Ratschläge geben, wie wiederholter Missbrauch zu verhindern ist. Ist die missbrauchende Person ein Elternteil, sollte sofort der Arzt, die Notaufnahme im Krankenhaus, die Polizei, ein Geistlicher oder ein vertrauter Verwandter eingeschaltet werden. Außerdem gibt es in vielen Gemeinden Gruppen, die Opfern von Kindesmisshandlung und Vergewaltigung durch Beratungsgespräche Unterstützung bieten. Erfahrene, verständnisvolle Therapeuten können vertrauliche Ratschläge darüber geben, was als Nächstes zu tun ist.

Manchmal sind Kinder und Jugendliche im Zweifel darüber, wem genau ihr Körper gehört. Es ist einfach: Sie dürfen nie vergessen, dass ihr Körper nur ihnen gehört. Werden sie von einer Person missbraucht, sollten sie Verwandte oder einen Lehrer, eine Sozialarbeiterin, Therapeutin, die Polizei oder einen Arzt darum bitten, dafür zu sorgen, dass der Missbrauch gestoppt wird.

Diagnose
Bei Missbrauch muss ein Arzt oder die Notaufnahme eines Krankenhauses aufgesucht werden. Weiß der Betroffene nicht, an wen er sich wenden könnte und ist kein Krankenhaus in der Nähe, sollte ein vertrauenswürdiger

Erwachsener um Hilfe gebeten werden. Auch das Kinder- und Jugendtelefon des Deutschen Kinderschutzbundes (bundesweit unter 08 00 1 11 03 33) oder in einem der 20 Kinderschutz-Zentren kann um Rat gefragt werden. Ein Arzt kann dem Jugendlichen helfen sich körperlich und seelisch von dem Trauma zu erholen. Außerdem kann er mögliche körperliche Beweise eines Missbrauchs oder einer Vergewaltigung für die Nutzung in einem Strafverfahren gegen den Täter sicherstellen und aufbewahren (→ Sexuelle Gewalt und sexueller Missbrauch, S. 428).

Wie gefährlich ist der sexuelle Missbrauch von Jugendlichen?
Die meisten Fälle von sexuellem Missbrauch von Jugendlichen hinterlassen keine bleibenden körperlichen Schäden. Der Körper wird sich von den Wunden und Knochenbrüchen erholen und der Jugendliche kann sich auch von den emotionalen Folgen erholen. Hält der Missbrauch jedoch an, kann er die Fähigkeit des Jugendlichen, normale, vertrauensvolle Beziehungen mit anderen Menschen einzugehen, erheblich beeinträchtigen. Anhaltender Missbrauch erhöht auch das Risiko ernsthafter körperlicher Schäden.

Wer Missbrauch an Kindern und Jugendlichen begeht, macht sich strafbar.

Behandlung
Ein Arzt kann die durch den Missbrauch entstandenen körperlichen Verletzungen behandeln. Er kann den Jugendlichen auch für Gespräche an Sozialarbeiter oder Therapeuten weitervermitteln, damit er seinen Gefühlen Ausdruck verleihen kann. Gespräche mit einer verständnisvollen Person können dem Jugendlichen helfen die seelischen Probleme, die der Missbrauch verursacht, zu bewältigen.

Wird der Jugendliche zu Hause missbraucht und findet der Missbrauch dort weiterhin statt, wird für den Betroffenen ein neues Zuhause, etwa bei Pflegeeltern, gefunden, wo er oder sie in Sicherheit leben kann.

Kapitel V

Medizinische Versorgung

Das Gesundheitssystem und das Angebot der ärztlichen Versorgung wird immer komplexer und vielfältiger. Die folgenden Kapitel geben wichtige Informationen und Empfehlungen zur Auswahl des richtigen Arztes, zum Umgang mit schweren Krebserkrankungen sowie zum Verständnis der Medikamente und den Umgang mit ihnen. Es werden diagnostische Tests erläutert, Hinweise zur häuslichen Pflege und zur Pflegeversicherung gegeben und zum Umgang mit Tod und Trauer.

Inhalt

Kapitel 37

Das Gesundheitssystem und die Möglichkeiten medizinischer Versorgung

Inhalt

Das Gesundheitssystem

Unser Gesundheitssystem zählt mit zu den fortschrittlichsten in der Welt. Die medizinische Hochschulausbildung, die praktische Ausbildung in den Universitätskliniken, der hohe Ausbildungsstandard des medizinischen Pflegepersonals und der Einsatz modernster medizinischer Technik garantieren eine hochwertige Gesundheitsversorgung die flächendeckendder Bevölkerung zur Verfügung steht. Die medizinische Forschung an den Universitäten und in privaten Forschungseinrichtungen ist – im internationalen Vergleich – auf einem hohen Niveau.

Auf den folgenden Seiten werden die Strukturen unseres Gesundheitssystems sowie die Ausbildung der Mediziner erläutert und es wird ein Einblick in die Finanzierung des Gesundheitssystems gegeben.

Technischer Fortschritt

Ein Arztbesuch vermittelt zunächst den Anschein, als habe sich in den letzten 50 Jahren nichts Grundlegendes geändert. Der Arzt misst den Blutdruck, hört mit einem Stethoskop die Herz- und Atemgeräusche am Brustkorb ab und prüft die Reflexe mit einem kleinen Gummihammer. Dank des technischen Fortschritts stehen ihm heute aber weitere Untersuchungstechniken zur Verfügung. Meistens verfügt schon der Hausarzt über ein EKG-Gerät und andere Diagnosegeräte. Er kann beim Verdacht auf eine bestimmte Erkrankung spezifische Diagnosetests einsetzen und zur Behandlung auf eine Vielzahl neuer Wirkstoffe und Medikamente zurückgreifen. Ein Großteil dieser neuen Wirkstoffe wird heute gentechnisch hergestellt, ein Verfahren, das vor gar nicht so langen Jahren noch unbekannt war. Gleiches gilt für die Mikrochirurgie, bei der unter dem Mikroskop feinste Nerven und Blutgefäße miteinander verbunden werden, sowie für viele neue chirurgische Techniken am Herzen, die heutzutage das Leben vieler Herzpatienten retten. Organtransplantationen gehören mittlerweile zu den Routineeingriffen und Patienten, die am Grauen Star erkrankt sind können heute ambulant operiert werden.

Moderne Technik macht heute große Operationen zuweilen überflüssig, beispielsweise die Nierensteinzertrümmerung mittels Ultraschall (→ Nierensteinlithotripsie, S. 864) und die arthroskopische Chirurgie bei Knieverletzungen (→ Arthroskopie, S. 878). Nach einem Herzinfarkt kann heute mithilfe neuer Medikamente, das Risiko eines weiteren Infarktes erheblich vermindert werden und es können Operationen an den Herzkranzgefäßen vermieden werden.

Es wurden große Fortschritte bei der Behandlung vieler Erkrankungen gemacht, auch bei denen, die noch als nicht heilbar gelten wie Aids und viele Formen von Krebs. Durch die Chemo- und Strahlentherapie wurde eine wirksame Krebsbehandlung ermöglicht, die Gentechnik hat neue Therapien möglich gemacht und viele Forscher bemühen sich um ein besseres Verständnis des Immunsystems.

Die Einführung moderner Medizintechnik in Kombination mit neuen chirurgischen Techniken, Instrumenten und Materialien hat sich bewährt. Menschen überleben heutzutage, weil sie einen Herzschrittmacher tragen, weil durch eine Computertomographie rechtzeitig eine Erkrankung entdeckt und geheilt werden konnte, oder weil ein Medikament lebensbedrohliche Symptome sicher kontrolliert. Das medizinische Personal muss sich ständig fortbilden, damit es um die Bandbreite der Einsatzmöglichkeiten neuer medizinischer Forschungen weiß und diese auch ökonomisch einsetzen kann.

Viele praktische Ärzte betonen aber auch, dass trotz der Möglichkeiten modernster medizinischer Technik, eine umfassende Beratung und Betreuung des Patienten wichtig ist, um beispielsweise Lebensgewohnheiten zu ändern – oft eine überaus sinnvolle Therapie.

Die medizinische Forschung befindet sich in einer Durchbruchphase. Fast täglich gibt es neue Erkenntnisse zur Behandlung von Krebserkrankungen, Alzheimer, Aids und vielen anderen schweren Erkrankungen. Die Biotechnologie und die Gentechnik stehen erst am Anfang, die Zukunft dieser und anderer Forschungsbereiche ist jedoch für den gesundheitlichen Fortschritt sehr Erfolg versprechend.

Der Wandel des Gesundheitssystems

Das deutsche Gesundheitssystem ist sehr vielfältig gestaltet. Es ist kaum zu glauben, dass der allein praktizierende Landarzt und das hoch spezialisierte Personal in einer großen Universitätsklinik zu ein und dem selben System gehören. Alle Bestandteile dieses »medizinischen Systems« unterliegen einem ständigen Wandel, verursacht durch Neuerungen und Trends. Momentan ist ein Trend zur Spezialisierung zu beobachten. Bis vor 20 bis 30 Jahren hatten die meisten Menschen »ihren« Hausarzt, der als Allgemeinmediziner ausgebildet war. Heutzutage wird der Facharzt für Allgemeinmedizin immer seltener. An seine Stelle treten immer häufiger Fachärzte für innere Medizin. Die meisten Hochschulabgänger von medizinischen Hochschulen streben eine Ausbildung zum spezialisierten Facharzt, in einer von zahlreichen Fachrichtungen (S. 1242), an.

Die meisten ausgebildeten Ärzte arbeiten als niedergelassene Ärzte in ihrer eigenen Praxis, oder in einer Praxisgemeinschaft, in der mehrere Ärzte einer Fachrichtung, oder auch unterschiedlicher Disziplinen zusammen arbeiten. In Gebieten mit einer guten medizinischen Versorgung gibt es für Ärzte bestimmter Fachrichtungen, die als so genannte Kassenärzte arbeiten wollen, eine Niederlassungsbeschränkung. Kassenärzte haben die Zulassung der gesetzlichen Krankenversicherungen, die bei ihnen versicherten Patienten (also gesetzlich Krankenversicherte) zu behandeln, und ihre Honorare direkt mit den Krankenkassen abzurechnen. Kassenärzte behandeln natürlich auch privat versicherte Patienten, denen dann die Leistung direkt in Rechnung gestellt wird. Der Anteil der gesetzlich krankenversicherten Patienten beträgt in Deutschland über 90 Prozent.

Ärzte, die in Kliniken arbeiten, sind in der Regel vom finanziellen Träger der Klinik angestellt. Die Trägerschaft kann in der Hand von Kommunen liegen, eines Bundeslandes, einer karitativen oder kirchlichen Institution, oder – dies ist ein relativ neuer Trend – in privater kommerzieller Trägerschaft.

Einen entscheidenden Anteil an der Leistungsfähigkeit des deutschen Gesundheitssystems hat die gesetzliche Krankenversicherung. Durch die Zusammenarbeit von Ländern und Kommunen, gesetzlicher Pflege-, Renten- und Unfallversicherung, den privaten Krankenkassen, Selbsthilfegruppen und allen Beschäftigten im Gesundheitswesen ist gewährleistet, dass dieses international anerkannte und bewährte Gesundheitssystem funktioniert.

Die gesetzliche Krankenversicherung

Die deutsche Krankenversicherung stellt sicher, dass alle Versicherten Zugang zur medizinischen und pflegerischen Versorgung haben und niemand aus finanziellen oder medizinischen Gründen von Leistungen der gesetzlichen Krankenversicherung ausgeschlossen wird.

Tragende Prinzipien der gesetzlichen Krankenversicherung sind Solidarität und Eigenverantwortung sowie der Solidarausgleich zwischen Gesunden und Kranken, gut Verdienenden und weniger gut Verdienenden, Alten und Jungen, Alleinstehenden und Familien.

Versicherungsbeiträge

Die Beitragshöhe der gesetzlichen Krankenversicherung ist abhängig von der finanziellen Leistungsfähigkeit der Versicherungsnehmer. Gesundheitliches Risiko, Alter und Geschlecht spielen dabei keine Rolle. Die Beiträge werden jeweils zur Hälfte vom Versicherten und dessen Arbeitgeber aufgebracht. Bei Rentnern teilen sich die gesetzliche Rentenversicherung und der Rentner den einzuzahlenden Krankenversicherungsbeitrag. Die Art der medizinischen Leistungen durch die gesetzliche Krankenversicherung ist unabhängig von der Höhe des entrichteten Beitrages. Bestandteil des Solidaritätsprinzips ist auch die beitragsfreie Familienversicherung für nicht arbeitende Ehegatten und Kinder sowie alle Leistungen bei Schwangerschaft und Mutterschaft.

Kassenleistungen

Die medizinischen Leistungen der Krankenkassen müssen ausreichend, wirtschaftlich und zweckmäßig sein. Spezielle Aufsichtsbehörden überwachen alle ihre Ausgaben. Die kassenärztlichen Vereinigungen, die Berufsverbände der Kassenärzte, üben hinsichtlich der Wirtschaftlichkeit der ärztlichen Leistungserbringung eine Selbstkontrolle aus. Darüber hinaus gibt es ein System der Qualitätssicherung, um die Qualität aller Leistungen auf wirtschaftlichem Niveau zu gewährleisten. Dies beinhaltet Qualitätsstandards für zugelassene Heilmittel und die Bewertung medizinischer Technologien. Bei bestimmten Leistungen, die medizinisch nicht zwingend geboten sind, oder durch schuldhaftes Verhalten des Versicherten erforderlich werden, kann der Versicherte an der Finanzierung der Leistungen beteiligt werden: beispielsweise Impfungen für eine Urlaubsfernreise oder Verletzungen, die sich ein Versicherter bei der Ausübung eines Verbrechens zugezogen hat.

Freie Arztwahl. Jeder Versicherte kann unter den zugelassenen Medizinern seinen Arzt frei wählen. Die Ärzte haben eine Aufklärungspflicht und müssen jeden Patienten so über die jeweilige Behandlung aufklären, dass er frei entscheiden kann, ob er eine bestimmte Behandlung wünscht oder nicht. Jeder Patient hat Anrecht auf Einsicht in seine Krankenakte und darf diese kopieren, falls er es für erforderlich hält.

Der Patient oder der Versicherte kann sich in allen Gesundheitsfragen bei den gesetzlichen Krankenkassen, den Gesundheitsämtern der Kommunen, bei Verbraucherorganisationen oder Selbsthilfegruppen informieren.

Versicherungsschutz im Ausland. Die Sachleistungen der gesetzlichen Krankenversicherung werden grundsätzlich nur im Inland gewährt. Urlaubsreisende sollten daher prüfen, ob sie nicht zusätzlich eine so genannte Reisekranken- und Unfallversicherung abschließen sollten.

Ausnahmen bestehen durch entsprechende zwischenstaatliche Regelungen mit vielen europäischen Ländern. Mit einem so genannten Auslandskrankenschein können erstattungsfähige Leistungen auch in folgenden Ländern in Anspruch genommen werden: In allen Mitgliedsstaaten der EU – Belgien, Dänemark, Finnland, Frankreich, Griechenland, Großbritannien, Irland, Italien, Luxemburg, Niederlande, Österreich, Portugal, Schweden und Spanien. Darüber hinaus wurden entsprechende Abkommen mit Island, Liechtenstein, Norwegen, Kroatien, Schweiz, Slowenien, Türkei und Tunesien abgeschlossen.

Der Auslandskrankenschein wird bei der Inanspruchnahme ärztlicher Leistung in einen entsprechenden nationalen Krankenschein umgetauscht. Eventuell höhere landesübliche Zuzahlungen oder Transportkosten muss der Versicherte in der Regel selbst tragen.

Ärztliche Leistungen und Arzneimittel auf Krankenschein. Die Krankenversicherung stellt den Versicherten nur so genannte Sachleistungen zur Verfügung. Dies bedeutet, dass ärztliche Leistungen und Medikamente direkt mit dem Leistungserbringer abgerechnet werden und der Patient mit der Zahlung, abgesehen von etwaigen Zuzahlungen, nichts zu tun hat. Daher dürfen die Versicherten auch nur die so genannten Kassenärzte aufsuchen.

Bei rezeptpflichtigen Medikamenten und bei verschriebenen apothekenpflichtigen Medikamenten oder Heilmitteln zahlt der Versicherte, je nach Packungsgröße oder Art des Heilmittels, momentan zwischen 8 und 10 Mark pro Rezept, selbst. Neuere Planungen sehen vor, das Arzneimittelangebot zur Kostenreduzierung, zu klassifizieren. Durch so genannte Positivlisten sollen Ärzte dazu angehalten werden, qualitativ gleichwertige, kostengünstige Medikamente auf dem Arzneimittelmarkt auszuwählen.

Zugelassene Arzneimittel, deren therapeutischer Nutzen infrage gestellt wird, könnten auf so genannten Negativlisten auftauchen und werden durch die Krankenversicherung dann nicht gezahlt. Bei der Zuzahlung durch den Versicherten gibt es eine Härtefallregelung, die unzumutbare finanzielle Belastungen bei Einkommensschwachen verhindert.

Bestimmte Arzneimittel, die früher häufig über den Krankenschein abgerechnet wurden, sind heute von Versicherten, die das 18. Lebensjahr vollendet haben, selbst zu zahlen. Es sind dies: Arzneimittel zur Anwendung bei grippalen Infekten und Erkältungskrankheiten wie Schnupfenmittel, Husten dämpfende und hustenlösende Mittel und Schmerzmittel. Des Weiteren Mund- und Rachentherapeutika, außer zur Behandlung von Pilzinfektionen, Abführmittel und Mittel zur Behandlung der Reisekrankheit. Bei Abführmitteln gibt es jedoch einige Sonderindikationen.

Häusliche Krankenpflege. Besteht die Möglichkeit, einen Krankenhausaufenthalt durch entsprechende häusliche Pflege zu verkürzen oder gar zu vermeiden, finanziert die Krankenversicherung, unter bestimmten Umständen bis zu 4 Wochen lang die häusliche Pflege und hauswirtschaftliche Dienstleistungen. Voraussetzung dafür ist, dass im Haushalt des Patienten niemand die entsprechende Pflege leisten kann. Über diese Umstände hinausgehende Pflegeleistungen sind Aufgabe der gesetzlichen Pflegeversicherung.

Leistungen bei Schwangerschaft und Mutterschaft. Zu den Leistungen der Krankenkasse gehören die ärztliche Betreuung, Hebammenhilfe und die Schwangerenvorsorge sowohl bei Schwangerschaftsbeschwerden als auch bei der Entbindung. Auch der stationäre Aufenthalt zur Entbindung, mit Unterkunft, Pflege und Verpflegung wird von den Kassen übernommen. Alle Arznei, Verband- und Heilmittel werden ohne Zuzahlung zur Verfügung gestellt, in bestimmten Fällen werden auch die Kosten häuslicher Pflege oder einer Haushaltshilfe übernommen. Krankenversicherte Mütter erhalten zudem ab 6 Wochen vor, und 8 Wochen nach der Geburt ein Mutterschaftsgeld, dessen Höhe abhängig vom Einkommen der Mutter ist.

Gesundheitsförderung

Neben den Bereichen Krankheitsbehandlung und Rehabilitation gehören die Bereiche

Gesundheitsförderung und Krankheitsverhütung zu den Aufgaben der Krankenversicherung.

Durch Aufklärung, Beratung und Förderung von Selbsthilfegruppen stärken die Krankenkassen das Verantwortungsgefühl des Versicherten für seineGesundheit. Der Versicherte wird zu einer gesundheitsbewussten Lebensführung ermutigt und zu rechtzeitigen gesundheitlichen Vorsorgemaßnahmen. Dazu zählt auch die Mitarbeit des Patienten bei der Krankheitsbehandlung und Rehabilitation.

Medizinisches Personal

Wenn Sie medizinische Hilfe in Anspruch nehmen, haben Sie es mit Ärzten, Krankenpflegepersonal und anderen Berufen im Gesundheitsbereich zu tun. In diesem Abschnitt werden die unterschiedlichen Facharztrichtungen und die ärztliche Ausbildung beschrieben. Anschließend werden das Berufsbild und die Ausbildung des Krankenpflegepersonals sowie anderer Berufe im Gesundheitsbereich vorgestellt.

Medizinische Ausbildung

Approbierte praktische Ärzte sind letztendlich alleinverantwortlich für die gesundheitliche Versorgung der Bevölkerung zuständig. Das Gesundheitssystem funktioniert jedoch nicht ohne entsprechend ausgebildetes medizinisches Pflege- und Hilfspersonal oder andere medizinische Berufe, auch wenn die alleinige Verantwortung beim Arzt verbleibt.

Der Arzt

Zum Medizinstudium ist ein Abschluss der Allgemeinen Hochschulreife (Abitur) erforderlich. Das folgende Medizinstudium dauert 6 Jahre und ist in einen vorklinischen und in einen klinischen Abschnitt unterteilt. In den ersten 2 Jahren, den vorklinischen Semestern, liegt der Schwerpunkt auf dem Studium der naturwissenschaftlichen Grundlagen. Das Vorklinikum wird mit einer staatlichen Prüfung, dem so genannten Physikum abgeschlossen. In den folgenden 4 Jahren, den klinischen Semestern, liegt der Schwerpunkt im Studium der möglichen Erkrankungen, ihrer Diagnose, Ursachen und Behandlung. Während der klinischen Ausbildung sind nach einem, drei und nach vier Jahren weitere staatliche Prüfungen abzulegen, die so genannten Staatsexamen. Das letzte Jahr der klinischen Ausbildung beinhaltet die praktische Ausbildung in Lehrkrankenhäusern. Nach Beendigung des Studiums schließt sich ein 18-monatiges Praktikum (Arzt im Praktikum/ AIP) an, in dem der Arzt voll berufstätig ist. Danach ist er approbiert und darf in Krankenhäusern oder als niedergelassener Arzt seinen Beruf ausüben. Den Doktortitel »Dr. med.«, erwirbt der Arzt in dem er, meist schon während des Studiums, eine wissenschaftliche Doktorarbeit anfertigt, die in der Regel ein Thema der medizinischen Grundlagenforschung beinhaltet. Der Doktortitel ist jedoch zur Berufsausübung nicht zwingend erforderlich.

In den letzten Jahren wurde häufig die Forderung erhoben, dass während der Studienzeit mehr praxisbezogene Fähigkeiten vermittelt werden müssten. Diese Forderung spiegelt sich jedoch schon in einigen Reformstudiengängen wider und für die Zukunft ist zu erwarten, dass die Studieninhalte praxisorientierter gestaltet werden.

Die ärztliche Fortbildung

Will der Arzt im Rahmen der gesetzlichen Krankenversicherung als Kassenarzt tätig sein, benötigt er eine mindestens 3-jährige Weiterbildung zum Facharzt.

Die Fortbildung zum Facharzt für Allgemeinmedizin ist die klassische Ausbildung des Hausarztes. Der Allgemeinmediziner als Hausarzt ist aufgrund seiner breit gefächerten Ausbildung zu allen gesundheitlichen Aspekten des menschlichen Lebensbereichs der richtige Ansprechpartner, unabhängig vom Alter und Geschlecht des Patienten und der Art der Erkrankung. Fachärzte der vielfältigen anderen ärztlichen Tätigkeitsbereiche sind, meist hoch spezialisiert, und ausschließlich für bestimmte Erkrankungen und Patientengruppen zuständig. Wird eine solche fachärztliche Behandlung notwendig, überweist in der Regel der Allgemeinmediziner seine Patienten an die Ärzte mit der entsprechenden fachärztlichen Ausbildung.

Die beschriebene Ärztefortbildung ist Pflicht für jeden Arzt. Die Fortbildungspflicht bezieht sich auf das jeweilige Fachgebiet und zusätzlich auf die Notfallversorgung und Maßnahmen im Katastrophenfall.

Medizinische Tätigkeitsbereiche

Die ärztlichen Tätigkeitsbereiche in folgender Auflistung erfordern fast alle eine mehrjährige fachärztliche Weiterbildung und der Arzt erwirbt sich damit das Recht, den Titel des Facharztes zu führen. Die meisten hoch spezialisierten Fachärzte arbeiten in speziellen Kliniken oder Großkliniken. Fachärzte für Allgemeinmedizin arbeiten in der Regel als niedergelassene Ärzte in ihren eigenen Praxen. Auch Fachärzte anderer Fachrichtungen haben sich oft in der eigenen Praxis niedergelassen, wenn die stationäre klinische Betreuung keine große Rolle spielt und Untersuchung und Therapie ambulant durchgeführt werden, wie zum Beispiel Augenärzte, Kinderärzte, Hals-Nasen-Ohrenärzte oder Frauenärzte.

Fachrichtungen
Allgemeinmedizin
Anästhesiologie
Anatomie
Arbeitsmedizin
Augenheilkunde
Biochemie
Chirurgie
Chirurgie
  Gefäßchirurgie
  Thoraxchirurgie
  Unfallchirurgie
  Gesichtschirurgie
  Kinderchirurgie
  Plastische Chirurgie
  Kardiovascularchirurgie
  Herzchirurgie
  Kinderchirurgie
  Mund-Kiefer-Gesichtschirurgie
  Neurochirurgie
  Proktologie

Diagnostische Radiologie

Frauenheilkunde und Geburtshilfe

Hals-Nasen-Ohrenheilkunde
Haut- und Geschlechtskrankheiten
Humangenetik
Hygiene und Umweltmedizin

Immunologie
Innere Medizin
Angiologie
Endokrinologie
Gastroenterologie
Hämatologie und internistische Onkologie
Kardiologie
Pneumologie
Nephrologie
Rheumatologie
Diabetologie
  Infektions- und Tropenmedizin

Kinderheilkunde
  Kinderkardiologie
  Neonatologie
  Kinderlungen- und Bronchialheilkunde
  Kinderneuropsychiatrie
  Kinder- und Jugendpsychiatrie
Klinische Pharmakologie

Laboratoriumsmedizin
Lungen- und Bronchialheilkunde

Mikrobiologie und Infektionsbiologie

Nervenheilkunde
Neurologie
Neuropathologie
Nuklearmedizin

Öffentliches Gesundheitswesen
Orthopädie
  Rheumatologie
Pathologie
Pathophysiologie
Pharmakologie und Toxikologie
Phonaurie und Pädaudiologie
Physikalische und rehabilitative Medizin
Physiologie
Physiotherapie
Psychiatrie
Psychotherapeutische Medizin
Psychotherapie

Radiologie
Rechtsmedizin

Sozialhygiene
Sportmedizin
Strahlentherapie

Transfusionsmedizin

Urologie

Berufsordnung der Ärzte

Die Berufsordnung der Ärztinnen und Ärzte regelt nicht nur den Ablauf der ärztlichen Fortbildung, sondern sie enthält auch, als Maßstab für die Qualität des ärztlichen Handelns, die »Grundsätze korrekter ärztlicher Berufsausübung«, die sich in einem Gelöbnis widerspiegeln. Dieses Gelöbnis geht auf den Eid des Hippokrates zurück und sollte für jeden approbierten Arzt verbindlich sein:

Ärztegelöbnis

»Bei meiner Aufnahme in den ärztlichen Berufsstand gelobe ich, mein Leben in den Dienst der Menschlichkeit zu stellen. Ich werde meinen Beruf mit Gewissenhaftigkeit und Würde ausüben. Die Erhaltung und Wiederherstellung der Gesundheit meiner Patienten soll oberstes Gebot meines Handelns sein. Ich werde alle mir anvertrauten Geheimnisse auch über den Tod des Patienten hinaus wahren. Ich werde mit allen meinen Kräften die Ehre und die edle Überlieferung des ärztlichen Berufes aufrechterhalten und bei der Ausübung meiner ärztlichen Pflichten keinen Unterschied machen weder nach Religion, Nationalität, Rasse noch nach Parteizugehörigkeit oder sozialer Stellung. Ich werde jedem Menschenleben von der Empfängnis an Ehrfurcht entgegenbringen und selbst unter Bedrohung meine ärztliche Kunst nicht in Widerspruch zu den Geboten der Menschlichkeit anwenden. Ich werde meinen Lehrern und Kollegen die schuldige Achtung erweisen. Dies alles verspreche ich auf meine Ehre.«

Zuwiderhandlungen gegen diese Grundsätze können in letzter Konsequenz eine Aberkennung der Approbation nach sich ziehen, was einem Verbot der Ausübung ärztlicher Tätigkeit gleichkommt.

Krankenpflegepersonal

Die vielfältigen Anforderungen der Gesundheitsversorgung in Krankenhäusern sind durch das ärztliche Personal allein nicht zu bewältigen. Die Qualität der ärztlichen Versorgung ist weitgehend davon abhängig, dass genügend qualifiziertes Pflegepersonal vorhanden ist, um die therapeutischen Behandlungsmaßnahmen assistierend durchzuführen, und sie zu überwachen.

Neben der eigentlichen Pflege der kranken Menschen muss das Krankenpflegepersonal eine Vielzahl anderer Aufgaben bewältigen, für die hochspezialisiertes Fachwissen erforderlich ist. Krankenpflege auf der Intensivstation, auf Unfallstationen und in Operationssälen bein-

haltet auch den routinierten Umgang mit einer immer komplexer werdenden medizintechnischen Ausrüstung. Der technische Fortschritt und neue Behandlungsmethoden führen auch beim Pflegepersonal zu einem regelmäßigen Fortbildungsbedarf.

Wie in allen sozialen Berufen steht das Krankenpflegepersonal ständig unter einem extrem hohen emotionalen Druck. Von Krankenschwestern und Pflegern wird im Krankenhausalltag – neben der qualifizierten und fehlerfreien Ausübung ihrer Tätigkeit – ein hohes Maß sozialer Kompetenz erwartet. Dies erfordert Einfühlsamkeit, Anteilnahme und psychologische Hilfestellungen die oft seelsorgerischen Charakter haben.

Krankenpflegeausbildung

Für die Ausbildung zur Krankenschwester oder zum Krankenpfleger ist ein Realschuloder gleichwertiger Abschluss erforderlich. Die Ausbildung dauert etwa 3 Jahre und ist in einen theoretischen und einen praktischen Teil untergliedert. Die Krankenpflegeschulen sind meistens Krankenhäusern angegliedert, in denen der praktische Teil der Ausbildung absolviert wird. Am Ende der Ausbildung steht eine Prüfung, in der umfangreiches theoretisches und praktisches Wissen unter Beweis gestellt werden muss.

Frühestens nach einer 2-jährigen Berufstätigkeit als examinierte Pflegekräfte können die Krankenpfleger eine 2 Jahre dauernde Fachausbildung beginnen. Die Fachausbildung wird unter anderem für die Bereiche Chirurgie, Intensivmedizin, Stationsleitung oder Qualitätsmanagement angeboten. Als Operationsschwester, Intensivpflegerin oder Stationsleiterin werden der Krankenpflegerin, nach dieser Fachausbildung, sehr verantwortungsvolle Tätigkeiten übertragen. Pflegestudiengänge befassen sich mit Pflegemanagement, der Lehrtätigkeit in Krankenpflegeschulen und der Praxisanleitung in Krankenhäusern.

Medizinisches Fachpersonal aus anderen Bereichen

Neben Ärzten und dem Pflegepersonal gibt es eine Reihe weiterer Berufe im Gesundheitsbereich, ohne die eine optimale Gesundheitsversorgung undenkbar ist.

Im Folgenden werden einige von ihnen vorgestellt.

- Krankenpflegehelfer erledigen die Alltagsarbeit auf Krankenpflegestationen, und sie unterstützen die professionellen Krankenpfleger.

- Hörgeräteakustiker sind Fachleute für alle physikalischen Aspekte der Schwerhörigkeit. Sie untersuchen das Hörvermögen und passen Hörhilfen an.
- Zahnmedizinische Assistenten unterstützen den Zahnarzt, fertigen Röntgenaufnahmen an, entfernen Zahnbeläge und nehmen Präventivbehandlungen vor.
- Rettungssanitäter sind notfallmedizinisch ausgebildet und übernehmen den Rettungs- und Krankentransport verletzter Personen in die Krankenhäuser.
- Sporttherapeuten beschäftigen sich wissenschaftlich mit den Auswirkungen von Sport auf die Gesundheit und therapieren Kranke dementsprechend.
- Medizinisch-technische Assistenten (MTA) untersuchen in klinischen Labors Blut, Urin und andere Körpersubstanzen zur Feststellung diagnostischer Parameter.
- Das Personal für medizinische Dokumentation erstellt, aktualisiert und archiviert Patientenakten, und führt Statistiken.
- Spezialisierte Medizintechniker sind für die Wartung und Installation aller technischen Diagnose- und Hilfsgeräte in den Krankenhäusern zuständig.
- Physiotherapeuten und Krankengymnasten spielen eine wichtige Rolle bei der Rehabilitation der Patienten und der Gesundheitsvorsorge.
- Optiker messen das Sehvermögen, schleifen Brillengläser und passen Brillengestelle und Kontaktlinsen an.
- Apotheker sind für den Vertrieb, die individuelle Herstellung von Medikamenten und Heilmitteln sowie für die Beratung bei einer Medikamententherapie zuständig.
- Arzthelferinnen unterstützen den Arzt bei der Untersuchung und Behandlung, organisieren die Terminplanung und überwachen die kassenärztliche Abrechnung.
- Orthopädische Handwerker fertigen Prothesen, technische Hilfsmittel oder Schuhe zur Rehabilitation kranker Menschen.
- Psychologen diagnostizieren und behandeln psychische Erkrankungen, unter Verwendung diagnostischer Tests, analytischer Gesprächsmethoden und verschiedener Therapieformen.
- Röntgenassistenten bedienen und warten Bild gebende diagnostische Geräte wie Röntgengerät, Computertomograph oder Kernspintomograph.
- Freizeittherapeuten unterstützen die Rehabilitation psychisch Kranker mithilfe verschiedener Therapien, welche die Kranken ins soziale Leben integrieren sollen.
- Diätassistentinnen und Ökotrophologen bestimmen Auswahl und Zubereitung von Speisen, die den Heilungsverlauf unterstützen sollen.
- Sozialarbeiter kümmern sich um alle sozialen Probleme, die sich durch die Krankheit oder den Krankenhausaufenthalt ergeben.
- Sprachtherapeuten und Logopäden unterrichten und therapieren Patienten, deren Erkrankungen mit Sprachstörungen einhergehen.

Komplementärmedizin und alternative Heilmethoden

In den Bereich der Komplementärmedizin fallen alle Therapiemethoden die nicht der klassischen Schulmedizin zugeordnet werden können. Diese, auch alternative Medizin genannten, Therapieformen werden von einer immer größeren Zahl von Patienten in Anspruch genommen. Sie beinhalten eine breit gefächerte Anzahl unterschiedlichster Ansätze und verschiedener Methoden.

Eine nachweisbare Wirkung wird von Medizinern bei einem Großteil dieser Methoden angezweifelt. Auf der anderen Seite setzt sich zum Beispiel die Akupunktur, eine fernöstliche Therapie bei der mit feinen Nadeln spezielle Körperstellen gereizt werden, mehr und mehr auch bei Schulmedizinern als anerkanntes Heilverfahren durch.

Die Therapie mit Heilkräutern und die Homöopathie, ein Verfahren bei dem natürliche Wirkstoffe in verschwindend geringer Dosis eingesetzt werden, sind Bestandteile einer sehr »alten« Schulmedizin und werden bei vielen Erkrankungen auch heute wieder eingesetzt. Sollten Sie während einer ärztlichen Behandlung, nebenher komplementärmedizinische Methoden anwenden, ist der behandelnde Arzt in jedem Fall davon zu unterrichten. Andernfalls besteht die Gefahr, dass unerwünschte Wechselwirkungen den Erfolg einer Therapie gefährden.

Der Hausarzt

Unser Wissen über Krankheiten und die Möglichkeiten der Behandlung wachsen ständig. Es kann daher kaum erwartet werden, dass ein einzelner Arzt über die Vielzahl von Erkrankungen alles weiß, ganz gleich, ob sie nun gewöhnlich oder außergewöhnlich sind. Aus diesem Grund wird auch versucht, durch die Spezialisierung in viele Fachgebiete und Unterfachgebiete dem Wissenszuwachs gerecht zu werden.

Als eine Folge dieser wachsenden Spezialisierung meinen viele Patienten, die bestmögliche Behandlung für sich dadurch sicherzustellen, dass sie für jeden Teil ihres Körpers einen Spezialisten aufsuchen. Sie suchen also bei Darmbeschwerden einen Gastroenterologen (Facharzt für Magen-Darm-Krankheiten) auf, einen Rheumatologen oder Orthopäden bei Gelenkproblemen und so weiter. Zudem sind wir heute auch mobiler als in der Vergangenheit und wir verbringen normalerweise nicht unser gesamtes Leben in ein und derselben Stadt, als Patienten ein und desselben Arztes. Aus diesen Gründen wird es immer schwieriger, nur einen bestimmten Arzt als seinen Hausarzt bezeichnen zu können.

Es ist trotzdem immer noch möglich einen Hausarzt zu finden, Jemand, zu dem Sie Vertrauen haben und bei dem Sie sich gut versorgt fühlen. In manchen Fällen können mehrere Ärzte die Rolle des Hausarztes übernehmen, beispielsweise in einer Gemeinschaftspraxis, wo die Patienten zwar von unterschiedlichen Ärzten behandelt werden, die Untersuchungsergebnisse und Unterlagen aber stets für alle zugänglich sind.

Es ist wichtig, sich einen Arzt auszusuchen, der einen ehrlich berät, wenn bestimmte Lebensumstände und Gewohnheiten die Gesundheit beeinträchtigen. Ihr Hausarzt kann Sie umso besser behandeln, je mehr er über den Gesundheitszustand anderer Familienmitglieder und über häufig in der Familie auftretende Krankheiten weiß. Der Hausarzt sollte daher auch über Probleme am Arbeitsplatz oder in der Familie Bescheid wissen, die eventuell die Gesundheit beeinträchtigen könnten.

Ein guter Hausarzt wird auch auf der Suche nach Spezialisten behilflich sein und er stellt sicher, dass die verschiedenen Behandlungsmethoden sich nicht gegenseitig beeinträchtigen. Dies ist besonders dann von Bedeutung, wenn man an einem lang anhaltenden oder mehr als einem Gesundheitsproblem leidet und von verschiedenen Fachärzten behandelt wird. Der Hausarzt ist im Allgemeinen dafür zuständig, dass vorbeugende Maßnahmen, die Behandlung einer akuten Erkrankung und die Nachsorge nach einer Behandlung auf einander abgestimmt und überwacht werden.

Heutzutage ist der Hausarzt in den meisten Fällen entweder praktischer Arzt, (bei erwachsenen Patienten) Internist oder Kinderarzt. Ein Internist stellt Diagnosen und behandelt Krankheiten bei Erwachsenen, der Kinderarzt erfüllt dieselben Aufgaben bei Kindern.

Nach dem Medizinstudium kann sich ein Arzt in einem Fachgebiet seiner Wahl weiterbilden, und sich danach unter Umständen noch in einem weiteren Teilgebiet qualifizieren. So kann zum Beispiel ein Internist sein Wissen auf dem Gebiet der Kardiologie (Herzheilkunde) vertiefen. In manchen Fällen kommt auch ein solcher Arzt als Hausarzt infrage.

Abgesehen von Qualifikationen und Fortbildungen sollte sich Ihr Hausarzt jedoch vor allem für Sie als Person interessieren.

Den richtigen Hausarzt finden

Der erste Schritt auf der Suche nach dem richtigen Hausarzt ist das Erstellen einer Liste mit den Namen der Ärzte vor Ort. Die Liste kann recht umfangreich sein, da sie später immer noch gekürzt und eingegrenzt werden kann. Wenn Sie in eine neue Stadt ziehen, fragen Sie Ihren vorherigen Hausarzt, ob er Ihnen jemanden empfehlen kann.

Das örtliche Krankenhaus kann ebenfalls Ärzte empfehlen und auch das Branchenverzeichnis bietet eine Auflistung von Ärzten, die als Hausarzt infrage kommen (Sehen Sie unter den Rubriken »Allgemeinmedizin und Praktische Ärzte« und »Innere Medizin« beziehungsweise »Kinderheilkunde« nach). Auch Freunde und Kollegen können nach Empfehlungen gefragt werden.

Beim ersten telefonischen Kontakt kann geklärt werden, wie schnell Termine zu bekommen sind und wie zügig auch telefonische Nachfragen von Patienten beantwortet werden. Ein Gedanke sollte auch der Erreichbarkeit der Arztpraxis gelten – ist sie an öffentliche Verkehrsmittel angebunden oder benötigt man ein

Daran sollten Sie bei Ihrem Arztbesuch denken

Diese Ratschläge sollen Ihnen helfen, ihren Arztbesuch so sinnvoll wie möglich zu gestalten. Erscheinen Sie rechtzeitig zu Ihrem Termin und vermeiden Sie somit unnötige Hektik. Informieren Sie sich vorher über Krankheiten in Ihrer Familie. Es ist wichtig, dass Sie Ihrem Arzt sowohl über eigene Krankheiten in der Vergangenheit als auch über die verwandter Familienmitglieder Auskunft geben können.

Bringen Sie alle Ihre Medikamente in ihren Originalverpackungen mit, damit Ihr Arzt beurteilen kann, welche Art und Menge von Arzneimitteln Sie einnehmen. Beantworten Sie die Fragen des Arztes genau und ausführlich, aber versuchen Sie nicht, die Diagnose vorwegzunehmen. Fragen Sie ruhig, wenn Sie etwas nicht verstehen und sprechen Sie auch Zweifel oder Unsicherheiten aus, die vielleicht im Zusammenhang mit einer Diagnose oder Behandlung (zum Beispiel Nutzen, Nebenwirkungen, Dauer) auftreten.

Auto um vor Ort zu kommen. Sinnvoll ist es, nur die Namen von Ärzten auf die Liste zu setzen, die ihre Praxis am Wohnort oder zumindest in der Nähe haben, und die von zu Hause oder vom Arbeitsplatz aus gut erreichbar sind. Wenn Sie die Ärzte auf Ihrer Liste anrufen, dann stellen Sie sich am Telefon vor und erklären Sie der Sprechstundenhilfe, dass Sie einen Hausarzt suchen.

Wie wirkt der Mitarbeiter oder die Mitarbeiterin auf Sie? Ist der Umgangston freundlich und interessiert? Werden Ihre Fragen direkt beantwortet?

Die Frage nach den Sprechstunden ist wichtig. Beschreibt man Ihnen den Weg zur Praxis? Ist sie gut zu erreichen? Fragen Sie ruhig auch nach, wie viel Zeit der Arzt sich für einen Termin nimmt. Für eine Eingangsuntersuchung sollte mindestens eine halbe Stunde, für weite-

re Termine wenigstens 10 Minuten Zeit sein. Wenn Ihr religiöser Glaube die ärztliche Behandlung auf irgendeine Weise beeinflusst, finden Sie heraus, ob der Arzt bereit ist, darauf Rücksicht zu nehmen.

Vergleichsdiagnosen

Es stehen inzwischen so viele Behandlungsmöglichkeiten und –techniken zur Verfügung, dass viele Patienten gerne noch die Meinung eines zweiten Arztes hören möchten, bevor Sie mit der Behandlung fortfahren. Manche Krankenversicherungen bestehen vor bestimmten Operationen sogar auf eine zweite Untersuchung durch einen anderen Arzt.

Die Initiative dafür, einen zweiten Arzt zu befragen, kann entweder von Ihnen oder von Ihrem Arzt ausgehen. Ein guter Arzt wird selbst die Überweisung zu an einen Spezialisten vorschlagen, wenn er sich in seiner Diagnose nicht sicher ist, oder um sie durch einen Kollegen bestätigen zu lassen. Eine solche zweite Meinung kann auch sinnvoll sein, wenn die Diagnose zwar klar ist, es aber verschiedene Behandlungsmöglichkeiten gibt. Wenn also eine Diagnose sehr schwer wiegend erscheint, die Ansichten darüber auseinander gehen, oder wenn eine größere Operation als notwendig erachtet wird, ist es möglicherweise im Interesse des Patienten sehr sinnvoll, noch einen zweiten Arzt aufzusuchen.

Es muss keineswegs verheimlicht werden, wenn ein weiterer Arzt zu einem Problem befragt wurde. Erklären Sie Ihrem Arzt, dass Sie gerne seine Diagnose und den Behandlungsvorschlag noch einmal untersucht haben wollen. Denken Sie immer daran, dass Ihrer Gesundheit das Hauptinteresse Ihres Arztes gelten sollte.

Verständigung zwischen Arzt und Patient

Früher war es üblich, dass Patienten den Rat eines Arztes fraglos hinnahmen. Heute weiß man aber, dass dieses recht einseitige Verständigungssystem weder dem Patienten noch dem Arzt besonders nützt. Beteiligt sich der Patient aktiv am Behandlungsprozess, ist das Ergebnis in der Regel meist besser.

Am erfolgreichsten ist eine Art Partnerschaft zwischen dem Patient und seinem Arzt. Um eine genaue Diagnose erstellen zu können, muss

der Arzt über alles informiert werden. In gleicher Weise hängt der Erfolg vieler Behandlungen davon ab, dass der Patient die Anweisungen des Arztes genau befolgt. (Oft ist nämlich der Misserfolg einer Behandlung darauf zurückzuführen, dass der Patient die ärztlichen Anweisungen nicht einhält oder ignoriert.)

Die beste Behandlung ist nur dann möglich, wenn Patient und Arzt zusammenarbeiten und gemeinsam herausfinden, welches die richtige

Therapie ist. Stellen Sie Fragen, damit Sie verstehen, was Ihr Arzt tut und weshalb und finden Sie heraus, was Sie bei Ihrer Erkrankung und der Behandlung erwartet.

Zögern Sie nicht, mit Ihrem Arzt unerwartete Ereignisse im Krankheitsverlauf, Unbehagen und andere Probleme zu besprechen. Ihr Vertrauen, sowohl in die medizinischen Fähigkeiten Ihres Arztes als auch in seine Bereitschaft, sich Ihre Vorbehalte und Beobachtungen anzuhören, ist die Grundlage einer erfolgreichen Verständigung zwischen Arzt und Patient. Sie müssen allerdings auch bereit sein, Ihrem Arzt zuzuhören und seinen Rat zu befolgen.

Ihre Erwartungen und Verpflichtungen

Es ist nicht immer einfach, partnerschaftlich in einer Arzt-Patienten-Beziehung zu arbeiten. Diese Partnerschaft wird dann besonders wichtig, wenn Sie oder jemand Ihnen nahestehendes krank wird. Gerade dann macht nämlich oft ein Gefühl der Angst und der Hilflosigkeit die Verständigung noch schwieriger

Als Patient haben Sie bestimmte Erwartungen und Verpflichtungen. Folgende Dinge sollten Sie von Ihrem Arzt erwarten können:

1. Information: Sie dürfen von Ihrem Arzt so viel Aufklärung über Ihre Krankheit erwarten wie Sie haben möchten
2. Zeit: Es muss genug Zeit vorhanden sein um Fragen zu stellen und Vorbehalte zu klären
3. Ein erreichbarer Arzt: Sie sollten nicht erwarten, dass Ihr Arzt zu jeder Tages- und Nachtzeit für Sie da ist, aber Sie sollten ihn so erreichen können, wie es für Ihre medizinische Versorgung notwendig und angemessen ist, und wie es seine Sprechstunden zulassen.
4. Erreichbarkeit im Notfall: Sie sollten wissen, wo Sie im Notfall Hilfe finden, wenn Ihr eigener Arzt nicht erreichbar ist.
5. Pünktliche Termine: Unter normalen Umständen sollte Ihr Arzt Sie innerhalb eines angemessenen Zeitraumes empfangen, wenn ein Termin vereinbart wurde.
6. Arztwechsel: Sie haben die Möglichkeit, den Arzt zu wechseln, wenn Sie es für notwendig halten. In diesem Fall sollten Ihre Unterlagen zügig an den neuen Arzt weitergeleitet werden.
7. Vertraulichkeit: Ihr Gesundheitszustand und Ihre Unterlagen gehen nur Sie und Ihren Arzt etwas an. Eine Ausnahme ist ein hinzugezogener Facharzt, der die Unterlagen einsehen muss, wenn Ihr Arzt Sie an ihn überweist, und unter bestimmten Umständen die Gesundheitsbehörde (zum Beispiel bei manchen Infektionskrankheiten). Ihrem Arbeitgeber oder Ihrer Versicherung darf der Arzt aber ohne Ihre Einwilligung keine Auskünfte geben.
8. Mitsprache bei Entscheidungen: Sie sollten sich auf der Grundlage dessen, was Sie über Ihre Krankheit wissen, an den Entscheidungen über Ihre Behandlung beteiligen.

Es ist Ihre Aufgabe, den Arzt über alles, was mit Ihrer Krankheit zu tun haben könnte, zu informieren. Dabei sind manchmal auch Dinge von Interesse, die auf den ersten Blick gar nichts mit der Krankheit zu tun haben – seien es Krankheiten in der Vergangenheit, sei es Ihre Familie oder Ihre Arbeit – sie haben manchmal einen direkten und starken Einfluss auf Ihr gesundheitliches Problem.

Sie sollten beim Arztbesuch pünktlich sein, und falls Sie absagen müssen, rufen Sie mindestens 24 Stunden vorher an. Es ist für Ihren Arzt, der unter Umständen sehr beschäftigt ist, eine große Hilfe, wenn Sie schon vorher überlegen, welche Fragen Sie ihm stellen möchten. Außerdem ist es natürlich auch für Sie selbst sinnvoll. Wenn Sie etwas nicht verstehen, lassen Sie es sich von Ihrem Arzt erklären.

Wenn Ihr Arzt Ihnen eine bestimmte Behandlung verschreibt, dann befolgen Sie diese genau. Wenn das nicht möglich ist, teilen Sie es Ihrem Arzt mit, sodass er Gelegenheit hat, eine Alternative für Sie zu finden. Haben Sie Geduld: Manchmal kann es eine Weile dauern, bis eine Behandlung ihre Wirkung zeigt. Sie sollten Ihren Arzt aber über mögliche unerwünschte Wirkungen, über Symptome, die sich verschlimmern, und über alle auftretenden Komplikationen informieren.

Die Patientenverfügung

In der heutigen Zeit wünschen sich viele Menschen ein Mitspracherecht für den Fall, dass sie unheilbar krank werden und ihre Wünsche nicht mehr selbst äußern können. Patientenverfügungen eröffnen einem diese Möglichkeit. In diesem Dokument wird festgelegt, welche lebensnotwendigen Maßnahmen Sie durchführen lassen wollen und welche nicht. Das Dokument erlaubt es Ihnen auch jemanden zu bestimmen, der für Sie diese Entscheidungen trifft, falls Sie Ihre geistigen Fähigkeiten verlieren oder sich nicht mehr mitteilen können.

Die Rechtsverbindlichkeit solcher Patientenverfügungen und viele ihrer Details werden sehr kontrovers diskutiert. Sie werden in der Praxis vom Grundsatz her jedoch nicht infrage gestellt. Das Abfassen einer solchen Patientenverfügung sollte jedoch bestimmten Mindestkriterien in Form und Inhalt genügen. Patientenhilfsorganisationen, Kirchen und karitative Verbände, sowie Notare und Rechtsanwälte können entsprechende, aktuelle Informationen zur Rechtsprechung geben.

Im Folgenden werden die wesentlichen Punkte aufgeführt, die zu beachten sind:

- Schreiben Sie Ihren Willen in Handschrift, ausführlich und mit vielen Details auf.
- Lassen Sie Ihre Unterschrift unter der Verfügung von mindestens zwei Zeugen oder besser, durch einen Notar beglaubigen.
- Die Unterschrift sollte jährlich erneuert werden, mit dem Vermerk versehen: »Dieses gilt weiter...« und dem aktuellen Datum.
- Tragen Sie einen Hinweis auf Ihre Verfügung stets bei sich.
- Ermächtigen Sie mit einer Vollmacht einen oder mehrere Betreuer, die für Sie entscheiden, falls Sie selbst Ihren Willen nicht mehr äußern können.
- Teilen Sie Ihren Angehörigen, dem Hausarzt und Freunden mit, dass Sie eine Patientenverfügung verfasst haben und/oder Vollmachten für einen oder mehrere Betreuer ausgestellt haben.
- Hinterlegen Sie bei einem Rechtsanwalt eine Kopie Ihrer Dokumente.

Der Arztwechsel

Ein guter Arzt sollte seine Patienten unbedingt darin bestärken, aktiv an Ihrer Behandlung mitzuwirken. Wenn der Arzt Ihre Fragen übergeht und auch Sie nicht an Entscheidungen beteiligt, dann sollten Sie sich überlegen, den Arzt zu wechseln.

Der Arzt erbringt eigentlich eine Dienstleistung – allerdings eine ganz Besondere – und das Verhältnis zum Arzt ist sehr viel intimer als das zu anderen Dienstleistern. Ein solches Verhältnis aufzubauen dauert Zeit und beruht darauf, dass Patient und Arzt einander vertrauen können. Wählen Sie Ihren Arzt also mit Bedacht und lernen Sie ihn genau kennen. Vermeiden Sie es, ständig zwischen mehreren Ärzten zu wechseln. Wenn Sie sich über etwas ärgern oder wenn ein Missverständnis entsteht, klären Sie dieses mit dem Arzt.

Manchmal passen Arzt und Patient einfach nicht zueinander, und um das herauszufinden, sollten Sie sich folgende Fragen stellen: Haben Sie das Gefühl, Ihrem Arzt nicht vertrauen zu können? Fühlen Sie sich unwohl, wenn Sie über persönliche Dinge oder Krankheitsaspekte reden müssen? Ist Ihr Arzt herablassend oder schroff? Haben Sie den Eindruck, dass er nicht immer offen und ehrlich mit Ihnen ist? Erscheint es häufig so, als ob Sie nicht seine volle Aufmerksamkeit haben? Drängt man Sie bei Terminen? Ist Ihr Arzt oft unerreichbar? Haben Sie ganz unterschiedliche Lebensauffassungen und -formen? Beachtet Ihr Arzt auftretende Probleme nicht?

Wenn Sie auf viele dieser Fragen mit »Ja« antworten, dann sollten Sie sich überlegen, ob es nicht besser für Sie ist, sich nach einem anderen Arzt umzusehen.

Haben Sie sich für einen Wechsel entschieden, dann sagen Sie Ihrem Arzt auch, warum es zu dieser Entscheidung kam. Es ist zwar einfacher ohne Erklärung zu gehen, aber Sie sollten dem Arzt schon die Gelegenheit geben zu hören, woran Ihr Verhältnis gescheitert ist. Sorgen Sie dafür, dass alle Ihre medizinischen Unterlagen an den neuen Arzt weitergeleitet werden.

Die Untersuchung

Im Allgemeinen sollte im Abstand von mehreren Jahren immer wieder eine gründliche und vollständige Untersuchung durchgeführt werden, unter Umständen öfters, wenn eine bestimmte Erkrankung der ständigen Beobachtung bedarf (→ Wie häufig sollte ich den Arzt aufsuchen?, S. 1250). Der Arzt kann dem Patienten am ehesten eine optimale Versorgung zukommen lassen, wenn dieser ihm nicht nur krank begegnet.

Bevor Sie zu einer allgemeinen Untersuchung erscheinen, überlegen Sie sich, was Sie besprechen möchten. Auf diese Weise wird es vermieden, wichtige Fragen zu vergessen. Erstellen Sie eine Liste von Symptomen, die sie betreffen, von Medikamenten die Sie einnehmen und von Fragen. Diese Liste braucht nicht lang zu sein, es genügen fünf oder sechs Punkte, die Ihnen wichtig sind.

Vor dem Gang zum Arzt ist es sinnvoll über die Symptome nachzudenken. Wenn Sie zum Beispiel unter Bauchschmerzen leiden, erklären Sie Ihrem Arzt wie sich ihr Bauch anfühlt, wie lange die Schmerzen andauern, wo sie auftreten, wie weit sie von einem Ausgangspunkt ausstrahlen, was den Schmerzen vorausgeht, was gegen sie hilft, was sie verschlimmert, ob sie von anderen Symptomen begleitet werden und wie oft sie auftreten.

Wenn wegen einer allgemeinen Untersuchung erstmals ein neuer Arzt aufgesucht wird, sollte dieser die vollständige Krankengeschichte vorliegen haben. Bereiten Sie sich darauf vor, ihm über die Krankheiten Ihrer Eltern, Geschwister und Großeltern Auskunft zu geben (→ Familienanamnese, S. 1251) und er sollte auch über frühere Krankheiten, Krankenhausaufenthalte, Unfälle, Operationen oder Allergien informiert werden. Der Arzt wird eine Reihe von Fragen stellen, jedes Körpersystem untersuchen und er sollte sich auch genau über die Gesundheitsprobleme in Ihrer Vergangenheit in Kenntnis setzen lassen.

Wie häufig sollte der Arzt aufgesucht werden?

Die Antwort auf diese Frage fällt unterschiedlich aus, je nach dem, wer befragt wird. Suchen Sie Ihren Arzt auf, wenn Sie Schmerzen haben oder andere äußere Anzeichen auftreten. Die Abwesenheit von irgendwelchen unangenehmen Symptomen allein garantiert allerdings nicht zwangsläufig einen guten Gesundheitszustand.

In der Frühphase sind viele Krankheiten, darunter Diabetes, Bluthochdruck und manche Formen von Krebs, asymptomatisch (symptomfrei). Früh erkannt, sind sie aber behandelbar. Mit medizinischen Vorsorgeuntersuchungen in bestimmten Zeitabständen wird versucht, behandelbare asymptomatische Krankheiten zu erkennen und Risikofaktoren zu vermindern. Zu diesem Zweck dient eine ausführliche Untersuchung des Patienten und eine Laborauswertung der Daten (→ Körperliche Untersuchung, S. 1251).

Wie häufig sollte man sich untersuchen lassen? Wir alle haben unterschiedliche Bedürfnisse. Trotzdem kann es hilfreich sein, einige allgemeine Richtlinien mit dem Arzt zu besprechen. Die hier gegebenen Richtlinien beziehen sich auf Personen ohne Krankheitssymptome.

Regelmäßige Untersuchungen
Die Zeitspanne zwischen den Untersuchungen ist vom Alter abhängig. Bei 18- bis 30-Jährigen ist eine Untersuchung rund alle 5 bis 6 Jahre angebracht, also beispielsweise mit 18 und mit 24 Jahren. Wenn Sie über 30 sind, sollten Sie ungefähr alle 3 Jahre einmal zur Untersuchung gehen. Zwischen 40 und 60 Jahren ist eine Untersuchung alle 2 Jahre angemessen und über 60-Jährige sollten sich jedes Jahr untersuchen lassen.

Selbstuntersuchung
Selbstuntersuchungen sind sehr wichtig. Männer sollten ab dem Pubertätsalter regelmäßig ihre Hoden untersuchen (→ Selbstuntersuchung der Hoden, S. 1200). Frauen im gebärfähigen Alter sollten einmal im Monat ihre Brust untersuchen (→ Brust-Selbstuntersuchung, S. 1160).

Außer den regelmäßigen allgemeinen Untersuchungen durch den Arzt und Selbstuntersuchungen gibt es auch besondere Untersuchungsmethoden, die zu einem guten Gesundheitszustand beitragen können. Die folgenden Erklärungen sollen Ihnen helfen, sie mit Ihrem Arzt zu besprechen.

Jährliche Unterleibsuntersuchung und Abstrich
Frauen sollten diese Untersuchung ab dem Zeitpunkt ihres ersten Geschlechtsverkehrs einmal im Jahr durchführen lassen (→ Unterleibsuntersuchung, S. 1141, und § Abstrich, S. 1181).

Mammographie
Frauen unter 40 Jahren unterziehen sich normalerweise keiner Mammographie, es sei denn, sie gehören zu einer Risikogruppe (wenn es beispielsweise in der Familie Fälle von Brustkrebs gibt). Bei 40- bis 49-Jährigen, die keine Symptome oder Knoten in der Brust haben, kann eine Mammographie vorgenommen werden, um eine so genannte »Baseline« zu erstellen (eine Bestimmung dessen, was »normal« ist). Danach sollte alle 2 Jahre eine Mammographie durchgeführt werden und ab 50 Jahren jedes Jahr.

Untersuchung des Rektums
Diese ärztliche Untersuchung, das Abtasten des Enddarms, durch einen über das After eingeführten Finger, sollte Bestandteil jeder umfassenden Allgemeinuntersuchung sein.

Dickdarmuntersuchung mit einem Sigmoidoskop

Wenn es in der Familie keine Fälle von Dickdarmkrebs gibt, wird diese Untersuchung, bei der ein Instrument in den Dickdarm eingeführt wird erstmals im Alter von 45 durchgeführt, danach alle 3 bis 5 Jahre wiederholt (S. 791).

Darüber hinaus kann auch eine jährliche Untersuchung auf Blut im Stuhl zur Früherkennung von Dickdarmkrebs beitragen.

Messung des Blutfettwerts

Die Werte für Blutcholesterin, HDL-Cholesterin und Triglyceride sollten möglichst früh untersucht werden, besonders, wenn es in der Familie Fälle von Arterienverkalkung gibt. Wenn sich die Untersuchungsergebnisse im normalen Rahmen bewegen, wird die Überprüfung der Werte alle 5 Jahre wiederholt (→ Was Blutfett-Messwerte aussagen, S. 640).

Bruströntgenuntersuchung

Es gibt unterschiedliche Ansichten zu Bruströntgenuntersuchungen. Ohne eine vorliegende Herz- oder Lungenerkrankung ist sie vor Erreichen des 40. Lebensjahrs meist unnötig. Es ist allerdings sinnvoll, mit 40 Jahren eine solche Untersuchung vornehmen zu lassen, als Vergleichswert für später, wenn der Arzt dies ausdrücklich empfiehlt.

Untersuchung auf eine Starerkrankung des Auges

Sie sollten diese kurze, schmerzlose Untersuchung zum ersten Mal mit 40 Jahren durchführen lassen und wenn es Ihr Arzt empfiehlt.

Ruhe-Elektrokardiogramm

Es ist sinnvoll, vor dem Erreichen des 40. Lebensjahrs eine solche Untersuchung durchführen zu lassen, damit ein Vergleichswert für später vorhanden ist. Danach wird ein Ruhe-EKG immer dann erstellt, wenn es der Arzt empfiehlt.

Blutdruckmessung

Der Blutdruck sollte bei jeder Untersuchung gemessen werden oder, falls es der Arzt empfiehlt, auch öfters.

Körperliche Untersuchung

In der Regel wird man Sie bitten, sich bis auf die Unterhose auszuziehen, damit der Arzt die körperliche Untersuchung vornehmen kann. Wird vom Arzt eine gute und umfassende Be-

treuung erwartet, dann muss er auch über alle Einzelheiten der Krankengeschichte informiert werden und es ist eine vollständige körperliche Untersuchung notwendig. Ihr Arzt wird diese Untersuchung professionell und mit Fürsorge und Respekt vor Ihrer Person durchführen.

Körperliche Untersuchungen unterscheiden sich manchmal geringfügig, die Bestandteile einer gründlichen Untersuchung sind aber fast immer die gleichen. Der Arzt erfasst Größe, Gewicht und Blutdruck, misst den Puls und hört das Herz mit einem Stethoskop ab, am besten sowohl im Liegen als auch im Sitzen. Auch Lunge und Bauch werden mit dem Stethoskop auf ungewöhnliche Geräusche hin überprüft. Der Arzt wird die Augen, die Nase, den Rachen und die Gesichtshaut überprüfen und auch das Gesichtsfeld.

Der Arzt tastet den Bauch vorsichtig auf Vergrößerungen der Leber, Milz und Bauchschlagader ab sowie auf andere außergewöhnliche Abweichungen. Um den Gleichgewichtssinn des Patienten beurteilen zu können wird ihn der Arzt bitten, ein paar Schritte auf und ab gehen. Die Arterien am Hals, in den Leisten, an Knien und Füßen werden abgetastet und Bereiche am Hals, den Achselhöhlen und in den Leisten werden auf geschwollene Lymphknoten hin untersucht. Um die Reflexe zu überprüfen, schlägt der Arzt mit einem kleinen Gummihammer auf Knie und Fußgelenke.

Bei Frauen kann die Untersuchung auch eine Brust- und Unterleibsuntersuchung beinhalten, und es kann zudem auch ein Abstrich gemacht werden (→ Unterleibsuntersuchung, S. 1141, und → Abstrich, S. 1181). Diese Untersuchungen können Bestandteil der regelmäßigen körperlichen Untersuchung sein. Sowohl Männer als auch Frauen sollten sich einer Rektaluntersuchung unterziehen, und die Männer sollten außerdem ihre Prostata untersuchen lassen. Unter Umständen bittet der Arzt auch um Urin- und Blutproben zur Untersuchung.

Die Untersuchung sollte ohne Unterbrechungen, gründlich und methodisch durchgeführt werden. Die einzelnen Bestandteile beschränken sich sehr wahrscheinlich nicht nur auf die zuvor genannten, besonders wenn der Arzt ein Problem vermutet, das einer weiteren Untersuchung bedarf.

Ihr Arzt wird Sie nach Unklarheiten Ihrerseits befragen und von Ihnen weitere Auskünfte einholen, zum Beispiel über Narben, empfindliche Stellen oder Familienähnlichkeiten.

Zum Schluss der Untersuchung sollte der Arzt alle wichtigen Ergebnisse aufrichtig mit Ihnen besprechen. Sprechen Sie ihn ruhig nochmals auf die wichtigsten Punkte an und stellen Sie sicher, dass Sie alles richtig verstanden haben.

Laboruntersuchungen

Der Arzt wird wahrscheinlich im Zusammenhang mit Ihrer Untersuchung auch Labortests machen lassen. Dazu zählen unter anderem die Untersuchung des Urins und eine Blutuntersuchung. Auch ein Elektrokardiogramm kann darunter fallen, besonders, wenn Sie schon über 40 Jahre alt sind.

Es gibt zwei Arten von Bluttests. Beim Differenzialblutbild werden die Anzahl der roten und weißen Blutkörperchen und der Blutplättchen erfasst und die verschiedenen Arten weißer Blutkörperchen werden spezifiziert. Dieses Blutbild gibt Auskunft darüber, ob Abweichungen im Blutbildungsprozess zu erkennen sind, verschiedenen Arten der Anämie oder Leukämie vorliegen.

Für das humorale Blutbild werden verschiedene chemische Analysen durchgeführt, zur Bestimmung des Blutzuckerwerts und der Werte anderer Substanzen, so genannter Enzyme, die Aufschluss über Leber- und Nierenfunktion geben. Des Weiteren die Konzentration der Elektrolyte und der Blutfette wie Cholesterin und Triglyzeride erfasst. Andere Substanzen im Blut werden gemessen, wenn die Blutwerte oder Symptome auf bestimmte Erkrankungen oder Abweichungen hindeuten.

Nur in seltenen Fällen führt diese Blutuntersuchung, wenn keine Krankheitssymptome oder Abweichungen vorliegen, zum Erkennen einer unvermuteten Krankheit. Viele Menschen glauben deshalb auf sie verzichten zu können. Die regelmäßige Erhebung von Normalwerten ist jedoch sehr wichtig, da anhand dieser Werte, wenn sie innerhalb des Normbereichs steigen oder fallen, Erkrankungen erkannt werden können. Genauso können ein früher erstelltes EKG und ein Bruströntgenbild sehr nützlich sein, wenn sich zu einem späteren Zeitpunkt Symptome entwickeln, und die Ergebnisse des neuen EKG oder Bruströntgenbildes – im Vergleich zum alten – dann um einiges leichter zu beurteilen sind.

Liegen alle Testergebnisse vollständig vor, dann wird sie der Arzt mit dem Patienten besprechen. Sollten die ersten Untersuchungen allerdings irgendeine Abweichung zeigen, dann empfiehlt der Arzt möglicherweise weitere Untersuchungen.

Familienanamnese

Wenn Sie sich auf eine allgemeine ärztliche Untersuchung vorbereiten, dann tragen Sie alles, was Sie über Ihre Kinderkrankheiten, Unfälle oder Operationen wissen, zusammen. Gut ist es, wenn Sie auch über andere Familienmitglieder und deren Krankheiten Auskunft geben können.

Es ist für Ihren Arzt in jedem Fall wichtig über Erbkrankheiten in Ihrer Familie Bescheid zu wissen (Huntington-Krankheit und Sichelzellenanämie sind zwei Beispiele dafür). Eltern geben diese Krankheit an ihre Kinder weiter, allerdings nicht an jedes Kind und nicht in jeder Generation.

In gleicher Weise stehen viele andere häufige Erkrankungen im Zusammenhang mit Verwandtschaftsbeziehungen. Wenn also zum Beispiel der Vater ein Herzleiden hat, bedeutet dies noch nicht, dass man selbst auf jeden Fall ein Herzleiden haben wird. Aber der Arzt sollte von solch einer Erkrankung in der Familie wissen, damit er früh genug auch mögliche Symptome achten und Vorbeugungsmaßnahmen empfehlen kann, oder versucht, mögliche Risikofaktoren einzuschränken (S. 638).

Um eine Krankengeschichte der Familie zusammenzustellen, machen Sie eine Liste aller chronischen Erkrankungen der Eltern, Großeltern, Geschwister und sogar von Onkeln und Tanten. Achten Sie darauf, ob es sich dabei um Ihre mütterliche oder väterliche Verwandtschaft handelt. Wichtige Erkrankungen sind: Bluthochdruck, Brust-, Gebärmutter- und Darmkrebs, Diabetes, Arthritis, Alzheimerkrankheit, Allergien, Emphyseme, sowie Herz- und Nierenerkrankungen. Berücksichtigen Sie auch ungewöhnliche Krankheiten, selbst wenn Sie diese nicht für Erbkrankheiten halten.

Auf der Liste sollten auch alle in der Familie geborenen Zwillinge und alle bekannten Fehlgeburten vermerkt werden. Schließlich ist auch aufzuführen, wenn ein Verwandter in sehr jungen Jahren an einer Krankheit verstorben ist. Es hilft dem Hausarzt sehr, wenn er alle diese Informationen auf dem Krankenblatt festhalten kann.

Überweisung an den Facharzt

Der Hausarzt ist zuständig für Ihre regelmäßige medizinische Versorgung. Trotzdem kommt es manchmal vor, dass er sich in einer Diagnose oder bei der Behandlung von Symptomen nicht ganz sicher ist. Unter solchen Umständen möchten vielleicht Sie selbst, Ihr Hausarzt oder beide dass ein weiter Arzt hinzugezogen wird. Diese Entscheidung stellt nicht unbedingt die Fähigkeiten Ihres Hausarztes infrage.

Unter folgenden Umständen ist es sinnvoll einen Facharzt zurate zu ziehen:
1. Wenn Sie an einer seltenen Krankheit oder einer seltenen Form einer gewöhnlichen Krankheit leiden.
2. Wenn Sie einer besonderen Behandlung oder Operation bedürfen.
3. Wenn Sie nicht auf die durchgeführte Behandlung ansprechen.
4. Wenn sich Ihre Krankheit ungewöhnlich schnell ausbreitet oder neue Komplikationen auftreten.

Ihr Arzt, Sie selbst oder Ihre Krankenversicherung wollen möglicherweise das Gutachten eines weiteren Arztes einholen. Einige Krankenversicherungen bestehen zum Teil sogar schon auf die Untersuchung durch einen zweiten Arzt, bevor sie zur Bezahlung bestimmter Behandlungen bereit sind.

Ein weites Feld unterschiedlichster Spezialisten beschäftigt sich mit bestimmten Organsystemen und Krankheiten. Oft überschneiden sich auch die verschiedenen Fachgebiete. Wurde zum Beispiel Lungenkrebs diagnostiziert, fällt dies in das Fachgebiet des Lungenspezialisten, des Krebsspezialisten (Onkologen) sowie des Röntgentherapeuten und des Thoraxchirurgen – dies alles sind Fachärzte.

Es sollte Sie nicht überraschen, wenn die verschiedenen Ärzte leicht voneinander abweichende Behandlungen empfehlen. Denken Sie daran, dass die Medizin keine exakte Wissenschaft ist. Verschiedene, alle in ihrem Gebiet hoch qualifizierte Ärzte, können unter den Behandlungsmöglichkeiten für eine Krankheit jeweils andere bevorzugen. Jede Behandlung mag sinnvoll sein, aber alle haben unterschiedliche Vor- und Nachteile. Vergessen Sie also nicht, dass die Meinung eines Spezialisten lediglich »seine« Sicht der Dinge ist. Ihr Hausarzt kann Ihnen dabei helfen herauszufinden, welche vorgeschlagene Behandlungsform für Sie die beste ist.

Einen Facharzt für eine Krankheit zu finden kann ganz unkompliziert ein, wenn der Hausarzt verschiedene Kollegen benennen kann und man dann nur noch einen Termin vereinbaren muss. Oft nimmt auch der Hausarzt selbst Kontakt mit dem Spezialisten auf, unterrichtet ihn über den Fall und vereinbart einen Termin für den Patienten. Sie könne allerdings auch selbst einen Spezialisten suchen, auf die gleiche Weise wie Sie eine Hausarzt suchen (→ Ihr Hausarzt, S. 1245). Wenn Sie in einer ländlichen Gegend wohnen oder an einer seltenen oder komplizierten Krankheit leiden, müssen Sie allerdings unter Umständen eine größere Klinik aufsuchen um den entsprechenden Spezialisten zu finden.

Bevor man den Facharzt aufsucht ist es sinnvoll, sich eine kurze Liste mit den wichtigsten Fragen zusammenzustellen. Der Arzt wird vermutlich noch einmal nach der Krankengeschichte fragen und verschiedene Tests durchführen, die eventuell schon einmal gemacht wurden. Wichtig ist es auch, dass der Facharzt die Unterlagen von dem vorherigen Arzt rechtzeitig erhält. Eine Liste der verschiedenen Fachgebiete und Unterfachgebiete finden Sie auf Seite 1242.

Was können Ärzte leisten

Was können Sie realistischerweise von Ihrer medizinischen Versorgung erwarten? Die Antwort auf diese Frage ist schwierig und sehr persönlich. Eine ganze Reihe von Gesichtspunkten, darunter Ihre Gesundheit zum fraglichen Zeitpunkt und Ihre Erfahrungen mit der Medizin, beeinflussen die Hoffnungen und Sorgen in Bezug auf Ihre Gesundheit. Steigende Kosten in der Gesundheitsversorgung und die Frage, wie viel Sie dafür bezahlen können und wollen machen die Angelegenheit noch komplizierter.

Wir leben heute länger, hauptsächlich weil wir mithilfe der Wissenschaft viele gefährliche und ansteckende Krankheiten besiegt haben, an denen früher viele Menschen schon im jungen Alter starben. In den letzten Jahren hat sich die Sterblichkeitsrate der meisten Krebsarten nicht dramatisch verändert, aber bei den häufigsten Todesursachen wie Herzerkrankungen, Infarkt und Diabetes sind sie gesunken. Die Säuglingssterblichkeit ist im Allgemeinen ebenfalls gesunken.

Entwicklungen in der medizinischen Forschung versetzen uns in die Lage, zahllose Krankheiten inzwischen vorherzusehen, zu erkennen und zu behandeln. Da die Menschen immer länger leben, müssen sich die Ärzte zunehmend mit chronischen Krankheiten auseinander setzen. Ein verstärktes Augenmerk auf die vorbeugende Medizin sorgt dafür, dass viele Menschen ihre Lebensweise verändern und

Krankheiten, auch solche mit Todesfolgen, seltener werden.

Trotz aller Fortschritte sollte man sich vor Augen führen, dass auch die moderne Medizin nicht auf alle Probleme eine Antwort hat. In einer effektiven partnerschaftlichen Beziehung mit Ihrem Arzt können Sie aber viele Sorgen und Probleme in den Griff bekommen. Wir sind heute in der Lage, Krankheiten vorzubeugen und zu behandeln, die vor Jahren noch tödlich verliefen. Viele medizinische Probleme können früher erkannt und effektiver behandelt werden. Bei unheilbaren Krankheiten besteht die Möglichkeiten, Schmerzen zu bekämpfen, das Leben zu verlängern oder die Lebensqualität zu verbessern.

Hausarztpraxis und verschiedene Kliniken

Die Gesundheitsversorgung in Deutschland ist in unterschiedlicher Art und Weise den Patienten zugänglich. Der weitaus größte Anteil nutzt die Versorgung in Arztpraxen, durch Hausbesuche oder in Krankenhäusern. Die meisten Krankenhäuser bieten eine allgemeine und umfassende Versorgung im Bereich aller medizinischer Fachrichtungen. Einige Krankenhäuser spezialisieren sich jedoch auf ganz bestimmte Patientengruppen, die Augenklinik auf Augenkranke, die Geburtsklinik auf Schwangere und so weiter. Es werden in jüngster Zeit vermehrt Klinikkonzepte eingeführt, die zum Beispiel verstärkt auf ambulante Betreuung setzen, oder sich ausschließlich den Erkrankungen im Alter widmen und dann die entsprechenden pflegerischen Einrichtungen mit beinhalten.

Die Arztpraxis

Ein praktizierender Arzt hat die Möglichkeit entweder allein oder in einer Praxisgemeinschaft mit Ärzten gleicher oder unterschiedlicher Fachrichtung zu praktizieren. Als zugelassener Kassenarzt betreut er die Patienten der gesetzlichen Krankenversicherung oder er widmet sich ohne entsprechende Zulassung aus-

schließlich der Versorgung privat versicherter Patienten. Privatpatienten können sich ebenfalls für Kassenärzte entscheiden, mit denen dann die Leistungen aber privat abgerechnet werden.

Ein allein praktizierender Arzt ist für Notfälle rund um die Uhr in Bereitschaft, sollte er krank werden oder Urlaub machen, muss er sich um eine Vertretung in der eigenen Praxis kümmern oder seine Patienten für diese Zeit an eine andere Praxis verweisen, die diese dann zeitweise übernimmt.

In einer Gemeinschaftspraxis wird die Versorgung der Patienten auf mehrere Schultern verteilt. Die Ärzte teilen sich Räume, medizinische Geräte und Personalkosten. Für den Patienten ist es von Vorteil, dass sie sich bei Diagnosestellungen und therapeutischen Maßnahmen gegenseitig beraten können. Außerdem findet der Patient in seiner vertrauten Arztpraxis jederzeit einen Ansprechpartner.

Betreiben Ärzte verschiedener Fachrichtungen eine Praxis gemeinsam, stehen dem Patienten im Bedarfsfall die entsprechenden Spezialisten vor Ort zur Verfügung. Sollte eine klinische Behandlung notwendig sein, wird der Patient vom praktizierenden Arzt in eine Klinik eingewiesen.

Der Krankenhausaufenthalt

Vor 150 Jahren zählte die Einlieferung ins Krankenhaus zu den letzten Maßnahmen, wenn nichts Anderes mehr half. Heute ist ein Krankenhausaufenthalt allerdings in den seltensten Fällen solch ein letzter Ausweg. Im Krankenhaus arbeiten sehr gut ausgebildete Teams von Ärzten, Krankenschwestern, Technikern, Therapeuten, Ernährungsspezialisten und Hilfskräften zusammen. Ihnen stehen hoch spezialisierte medizinische Geräte zur Verfügung und eine Vielzahl medizinischer Tests und Behandlungsmaßnahmen. Trotzdem kann einem die Aussicht auf einen Krankenhausaufenthalt Angst machen, da dies bedeutet, dass man krank genug oder der Eingriff schwer wiegend genug ist, um in einem solchen spezialisierten Umfeld behandelt zu werden.

Die Aufnahme im Krankenhaus

Was sollten sie mitnehmen? Sie brauchen nicht viel: Kleidung für den Heimweg, Hausschuhe, Lesestoff oder etwas Anderes, um sich die Zeit zu vertreiben, etwas Bargeld und ein paar notwendige Toilettenartikel. Mitnehmen sollten Sie außerdem einen Ausweis, die wichtigsten Versicherungsdokumente, alle Ihre Unterlagen zur Krankengeschichte, Medikamente, die Sie einnehmen, und alles, was Ihr Arzt sonst noch vorschlägt. Das Krankenhaus wird Ihnen Bettbekleidung zur Verfügung stellen (aber vielleicht möchten Sie lieber einen eigenen Schlafanzug mitnehmen) und Sie bekommen dort auch Ihre Mahlzeiten und fast alle anderen notwendigen Dienstleistungen.

Ihre erste Station im Krankenhaus ist die Aufnahme. Dort wird sich jemand um Ihre medizinischen Unterlagen vom Arzt kümmern, um alles, was Ihre Krankenversicherung betrifft und es wird ihnen ein Zimmer zugewiesen.

In manchen Krankenhäusern ist es üblich, den Patienten ein Plastikarmband mit allen persönlichen Daten zu geben. Auf dem Armband stehen Name, Alter, Ihre persönliche Identifikationsnummer im Krankenhaus, vorhandene Allergien und möglicherweise auch noch andere Informationen. Dieses Armband sollten Sie während Ihres gesamten Krankenhausaufenthalts tragen.

Wenn Sie als Notfall ins Krankenhaus eingeliefert werden, kann der Aufnahmevorgang etwas anders ablaufen. Ein Krankenhausmitarbeiter wird die notwendigen Informationen von einem ihrer Familienmitglieder einholen oder Sie in Ihrem Zimmer befragen, wenn es Ihnen dazu gut genug geht.

Gespräche am Krankenbett: 10 Fragen an Ihren Arzt

Wenn Sie ins Krankenhaus müssen, stellen Sie Ihrem Arzt die folgenden Fragen. Sie helfen ihm damit, das Gespräch in Gang zu bringen und tragen dazu bei, dass Sie mit Ihrer Pflege zufrieden sein können.

1. Was bedeuten meine Symptome?
2. Haben die Medikamente Nebenwirkungen?
3. Wozu dient diese Untersuchung?
4. Welche Risiken birgt meine Behandlung?
5. Habe ich außer der von ihnen verordneten Behandlung auch noch andere Möglichkeiten?
6. Wie verhält sich der Nutzen meiner Behandlung gegenüber den Risiken?
7. Mit welchen emotionalen Reaktionen auf meine Krankheit muss ich rechnen?
8. Wie lange muss ich im Krankenhaus bleiben?
9. Muss ich meine Tätigkeiten zu Hause einschränken?
10. Beim Auftreten welcher Symptome muss ich mich mit Ihnen in Verbindung setzen, wenn ich wieder zu Hause bin?

Während Ihres Aufenthaltes

Wenn die Aufnahmeformalitäten erledigt sind, werden Sie in Ihr Zimmer gebracht, und treffen dort die Mitglieder des Pflegepersonals, die für Ihre tägliche Pflege zuständig sind. Falls Sie während Ihres Aufenthaltes Fragen haben sollten, dann wenden Sie sich an die Pflegerinnen / Pfleger oder an den Arzt, und besprechen Sie mit Ihnen die Dinge, mit denen Sie nicht zufrieden sind.

Jede Klinik hat bestimmte Vorgehensweisen und Regelungen, die Besuchszeiten, Mahlzeiten, Dienstleistungen und andere eher praktische Aspekte des täglichen Lebens im Krankenhaus betreffen. Normalerweise sind diese Regeln und Vorschriften in den Unterlagen abgedruckt, die sie bei Ihrer Aufnahme erhalten. Sie können recht unterschiedlich sein, je nach dem um welche Station des Krankenhauses es sich handelt. So sind zum Beispiel die Besuchszeiten in der Intensivabteilung andere, als die der restlichen Abteilungen.

Die Entlassung

Wenn Ihr Arzt der Ansicht ist, dass Ihr Gesundheitszustand es zulässt, dann werden Sie aus dem Krankenhaus entlassen. Bereiten Sie sich darauf vor, bevor es tatsächlich soweit ist: Dazu zählt, dass Sie für Ihre medizinische Versorgung zu Hause Vorbereitungen treffen, sich beispielsweise auch darum kümmern, welche Termine zur Nachkontrolle für Sie nötig sind und sich erkundigen, wie und wann die verschriebenen Medikamente einzunehmen sind oder was sonst für Ihre weitere Gesundung wichtig ist.

Besucher im Krankenhaus

Ihr Besuch bei einem Freund im Krankenhaus kann für dessen Genesung sehr hilfreich sein. Es ist schwierig, dies in genaue Zahlen oder Statistiken zu fassen, aber viele Ärzte berichten, dass Besuche von Verwandten und Freunden ihren Patienten sehr viel geholfen haben. Leider fühlen sich viele Menschen sehr unwohl in einem Umfeld wie dem Krankenhaus und scheuen deshalb vor Besuchen zurück. Wenn man allerdings ein bisschen über die üblichen Umgangsformen und Regeln bei einem solchen Besuch Bescheid weiß, fällt er einem etwas leichter.

Die folgenden grundsätzlichen Richtlinien helfen Ihnen vielleicht dabei, sich etwas wohler zu fühlen, wenn Sie jemanden im Krankenhaus besuchen.

Rufen Sie vorher an

Lassen Sie den Betroffenen wissen, dass Sie zu Besuch kommen. Es gibt im Krankenhaus nämlich Abläufe und Vorgänge, die nicht gestört werden sollten, zum Beispiel Untersuchungen oder die morgendliche Visite. Vielleicht ist es aber auch nur so, dass Ihr Freund / Ihre Freundin gerne immer um eine bestimmte Zeit etwas schläft, oder einfach nicht darauf eingestellt ist, Besuch zu empfangen. Finden Sie also einen Zeitpunkt, der für beide geschickt ist.

Unterbrechen Sie keine Mahlzeiten. Es ist nämlich schwierig gleichzeitig zu Essen und in Ruhe eine Unterhaltung zu führen.

Machen Sie Ihren Besuch kurz

Der Patient, den Sie besuchen, ist krank, erholt sich gerade von einer Krankheit oder Operation, und Ruhe ist ein Teil des Genesungsprozesses. Gespräche und Besuche können sehr anstrengend sein, und deshalb sind 10 bis 20 Minuten die ideale Zeitspanne für einen Krankenbesuch.

Halten Sie sich an die Krankenhausregeln

Sagen Sie im Schwesternzimmer Bescheid, bevor Sie ins Krankenzimmer gehen, und beachten Sie die Besuchszeiten.

Wenn Sie Pflanzen oder Lebensmittel mitbringen, halten Sie immer zuerst mit der Schwester Rücksprache. Vielleicht muss der Patient eine bestimmte Diät einhalten oder in der Abteilung sind Pflanzen verboten.

Bei der Pflege sollten Sie nicht im Wege sein – sinnvoll ist es nachzufragen, ob man gehen soll, wenn ein Arzt oder eine Krankenschwester das Zimmer betritt.

Setzen Sie sich und hören Sie zu

Ziehen Sie einen Stuhl in die Nähe des Bettes (Sie sollten sich nicht aufs Bett setzen) und bemühen Sie sich darum, auf Augenhöhe mit dem Patienten zu sitzen. Bohren Sie nicht nach im Zusammenhang mit dem, was dem Patienten fehlt oder darüber, was noch passiert, sondern lassen sie ihn einfach das mitteilen, woran er Sie Anteil haben lässt. Behalten Sie Ihre eigenen Krankenhauserfahrungen für sich. Lassen Sie den Patienten das Tempo und die Richtung des Gesprächs bestimmen.

Geben Sie Ihren Gefühlen Ausdruck

Haben Sie keine Angst davor, Zuneigung zu zeigen. Mit einer ehrlichen Umarmung, einem Schulterklopfen oder einem Händedruck lässt sich vieles sagen.

Regeln des gesunden Menschenverstands

Auch wenn es nicht ausdrücklich verboten ist (was normalerweise der Fall ist) sollten Sie nicht rauchen. Bieten Sie auch niemals Medikamente an – dies ist die Aufgabe des Arztes und des Pflegepersonals.

Fragen Sie nach, bevor Sie Kinder mitnehmen: Sie tragen häufig dazu bei, die Stimmung zu heben, aber manchmal sind sie auch nicht willkommen. Wenn Sie mit einem Kind zu Besuch kommen, halten Sie sich nicht allzu lange auf.

Operationen

Den meisten von uns macht der Gedanke, wegen einer Operation ins Krankenhaus eingewiesen zu werden, Angst. Wenn Sie aber versuchen, sich aktiv an dieser Behandlung zu beteiligen und sie zu verstehen, können Sie Ihre Angst in den Griff bekommen.

Lassen Sie sich beraten, wo und wie die notwendige Operation am Besten durchgeführt werden kann. Ihr Hausarzt sollte in der Lage sein, Ihnen einen Arzt zu empfehlen, der mit der Art von Operation, der Sie sich unterziehen müssen, vertraut und erfahren ist.

Während der Operation ist ein Team gut ausgebildeter Ärzte und Krankenschwestern dafür zuständig, Sie so gut wie möglich zu versorgen. Zu diesem Team gehören der Chirurg, der Anästhesist, Krankenschwestern und manchmal Assistenzärzte. Auch Ihr Hausarzt kann anwesend sein.

Vor der Operation

Vor der Operation wird der behandelnde Arzt Ihre Krankengeschichte noch einmal genau durchleuchten und versuchen herausfinden, ob es Unverträglichkeiten oder Allergien gibt, die das Ergebnis der Operation beeinflussen könnten. So weit wie möglich wird man versuchen, bestehende gesundheitliche Probleme vor der Operation auszuräumen. In den meisten Kliniken kommt der Anästhesist zu seiner eigenen Einschätzung und hat das Recht, die Narkose zu verweigern, wenn er der Meinung ist, dass das Narkoserisiko größer ist als eine nicht durchgeführte Operation.
Sorgen Sie dafür, dass Ihr Arzt über alle Medikamente, die Sie einnehmen, Bescheid weiß. Auch über scheinbar harmlose Dinge wie Aspirin, harntreibende Mittel oder sonstige nicht verschreibungspflichtige Arzneimittel sollte er unterrichtet werden. Man übersieht diese Medikamente leicht, weil sie täglich im Gebrauch sind. Auf die Genesung können sie aber entscheidenden Einfluss haben. So vermindert Aspirin beispielsweise die Blutgerinnung und birgt damit das Risiko starker Blutungen während oder nach einer Operation.

Teil der präoperativen Untersuchung sind auch Laboruntersuchungen, besonders bei Patienten über 40 Jahren, oder wenn es zusätzlich noch andere gesundheitlicher Probleme gibt. Zu diesen Untersuchungen kann ein Elektrokardiogramm gehören, um das Herz einschätzen zu können, und ein Bruströntgenbild. Oft wird auch noch das Blut untersucht.

Möglicherweise werden als vorbeugende Maßnahmen vor der Operation Antibiotika gegeben, wenn beispielsweise das Gewebe mit Bakterien in Berührung kommen kann wie bei einer Hämorrhoidenoperation.

Anästhesie / Narkose

In den meisten Fällen besucht der Anästhesist die Patienten vor der Operation. Er wird alle wesentlichen gesundheitlichen Bedenken mit ihnen durchgehen und weitere Fragen stellen. Unter Umständen fragt er, ob es in der Familie schon Fälle von Unverträglichkeiten im Zusammenhang mit einer Narkose gab, weil nämlich eine Reihe erblicher Störungen der Grund für solche Unverträglichkeiten sein können. Auf der Grundlage des körperlichen und seelischen Zustands des Patienten schlägt der Anästhesist dann eine Narkoseart vor.

Bei den meisten Operationen ist es unumgänglich, dass 8 bis 10 Stunden vor der Narkose nichts mehr gegessen wird. Auf diese Art wird vermieden, dass während oder nach der Narkose der Mageninhalt in die Lunge eingeatmet werden kann. Der Arzt informiert die Patienten, ab wann sie auch keine Flüssigkeit mehr zu sich nehmen dürfen.

Man unterscheidet drei verschiedene Arten der Narkose: örtliche und regionale Betäubung und Vollnarkose.

Örtliche Betäubung

Die örtliche Betäubung gilt als die sicherste. Dabei wird das Betäubungsmittel in die Haut gespritzt und zwar an der Stelle, wo der Eingriff vorgenommen wird. Die Inhaltsstoffe der Spritze machen die betroffene Stelle schmerzunempfindlich und taub.

Während des Eingriffs bleibt der Patient bei Bewusstsein. Die örtliche Betäubung wird bei kleineren, begrenzten Operationen eingesetzt oder bei größeren Operationen, wenn eine regionale oder Vollnarkose zu gefährlich wäre.

Manchmal wird dem Patienten während einer örtlichen Betäubung ein Venenkatheder gelegt (normalerweise am Arm). Auf diese Weise können ihm dann intravenös Flüssigkeiten verabreicht werden, etwa Beruhigungsmittel, Medikamente oder eine Lösung die der Austrocknung vorbeugen soll. Bei allen anderen Narkoseformen wird eine Infusion gelegt.

Leitungsanästhesie

Die Leitungsanästhesie ist der örtlichen Betäubung insofern ähnlich, als dass der Patient bei Bewusstsein bleibt. In den meisten Fällen wird aber trotzdem ein Beruhigungsmittel verabreicht. Bei der Leitungsanästhesie werden, je nach Anforderung, an verschieden Stellen des Rückenmarks die dort abgehenden motorischen und sensorischen Nerven blockiert.

Größter Vorteil der Leitungsanästhesie ist, dass sie sich auch für größere Eingriffe eignet, aber nur den betäubten Teil des Körpers betrifft. Es ergeben sich also kaum Nebenwirkungen für andere Organe und Körperteile, wie zum Beispiel Herz, Lunge und Gehirn. Außerdem ist die Leitungsanästhesie zur Schmerzbekämpfung nach einer Operation geeignet.

Die Rückenmarksanästhesie wird besonders bei Operationen unterhalb des Nabels eingesetzt wie zum Beispiel bei Bruchoperationen, Darm-, Blasen-, Prostata- und Unterleibsoperationen, sowie bei Eingriffen an den Beinen oder der Hüfte. Der Arzt spritzt das Betäubungsmittel mithilfe einer kleinen Nadel in die Flüssigkeit, die das Rückgrat umgibt. Diese Spritze, die schmerzlos ist, wird dem sitzenden oder auf der Seite liegenden Patienten gegeben.

Nebenwirkungen wie Übelkeit und Erbrechen, Atemschwierigkeiten, Schwindel oder Schmerzen treten selten während der Operation auf und sind meist einfach unter Kontrolle zu bekommen. Nach der Operation schmerzt die Einstichstelle unter Umständen etwas. Kopfschmerzen, die mehrere Tage lang anhalten, treten selten auf und können wirkungsvoll bekämpft werden.

Die Epiduralanästhesie und Kaudalanästhesie werden für viele der gleichen Eingriffe verwendet wie eine Rückenmarksanästhesie. Das Betäubungsmittel wird dabei zwischen die harte Hirnhaut und den Wirbelkanal gespritzt. Der Vorteil dieser Betäubungsart besteht darin, dass der Arzt einen kleinen Katheder legt, durch den bei längeren Operationen und zur Schmerzbekämpfung nach einer Operation immer wieder Betäubungsmittel gegeben werden kann. Die Verabreichung von Schmerzmitteln durch einen solchen Katheder erlaubt eine ausgezeichnete Schmerzbekämpfung bei geringen Nebenwirkungen.

Anästhesisten blockieren in manchen Fällen auch einzelne größere Nerven, gewöhnlich an den Armen oder Beinen. Der Arzt setzt dazu eine kleine Nadel in den Bereich, durch den ein Hauptnerv verläuft. Oft wird dabei so etwas wie ein leichter elektrischer Schlag in der Gegend des Nervs verspürt, zum Beispiel im Finger, und der Arzt erkennt daran, dass die Nadel an der richtigen Stelle sitzt. Durch die Nadel wird eine örtliche Betäubung eingespritzt und der betroffene Teil des Körpers wird taub und bewegungsunfähig. Nebenwirkungen, wie leichte Schmerzen während des Eingriffs, treten fast nicht auf, und anhaltende Taubheit oder Kribbeln, das mehrere Tage oder länger andauert, sind äußerst selten.

Vollnarkose

Bei einer Vollnarkose verabreicht der Anästhesist das Narkosemittel durch eine intravenöse Spritze oder durch den Beatmungstubus. Das Mittel wird dann durch den Blutkreislauf in alle Bereiche des Körpers, auch ins Gehirn, verteilt und verursacht so die Bewusstlosigkeit.

Weil die Vollnarkose den gesamten Körper, auch Herz und Lungen, betrifft, sind Nebenwirkungen häufiger. Allerdings sind diese meist vorübergehend und können vom Anästhesisten oder der Narkoseschwester, die sich während der Operation um den Patienten kümmert, leicht behoben werden.

Jede Vollnarkose unterdrückt die Atmung, verändert die Herzfunktion, und kann sich auch auf den Blutdruck auswirken. Um Schwierigkeiten zu vermeiden, kontrolliert der Anästhesist die ganze Zeit über den Blutdruck, Herzschlag und Herzrhythmus, des Patienten, dessen Atmung und Temperatur. In den meisten Fällen wird ein Beatmungsschlauch eingesetzt, damit eine angemessene Beatmung gewährleistet werden kann.

Nach einer Vollnarkose können Nebenwirkungen auftreten, zum Beispiel Übelkeit und Erbrechen, Halsschmerzen, Muskelschmerzen und andere Schmerzen, die aber gewöhnlich von kurzer Dauer sind und leicht behandelt werden können. Schwerere Komplikationen wie ein Herzanfall, Nierenschädigungen oder Herzinfarkt sind äußerst selten und treten ohne eine bereits bestehende Erkrankung fast nie auf. Eine gründliche Untersuchung und Behandlung aller vorliegender Krankheiten vor der Operation und eine sorgfältige Überwachung aller lebenswichtigen Körperfunktionen während der Operation, verringern diese Risiken erheblich.

Die Operation

In den meisten Fällen bringt das Pflegepersonal den Patienten in seinem Bett zum Operationssaal und dort wird er auf den Operationstisch gelegt. Während der Operation kann dieser Tisch dann gedreht oder gehoben und gesenkt werden, damit der Teil des Körpers, an dem operiert wird, optimal erreichbar ist.

Ärzte und Schwestern sind äußerst darum bemüht, eine Infektion zu vermeiden. Deshalb wird der ganze Bereich des Körpers, an dem die Operation stattfindet, rasiert und desinfiziert. Unter Umständen erfolgt die Rasur schon, bevor der Patient in den Operationsaal gebracht wird. Alle Instrumente und verwendeten Materialien sind steril, und das Operationsteam trägt Operationskittel und Masken.

Blutdruck, Puls und Atmung werden während des ganzen Eingriffs und danach sorgfältig überwacht. Über Infusionen wird dem Körper Flüssigkeit zugeführt, um seinen Wassergehalt auf normalem Niveau zu halten, und falls nötig, werden darüber auch Medikamente zugeführt. Bei einer Vollnarkose, ob durch Spritze oder Inhalation, wird der Anästhesist auch für die Beatmung des Patienten sorgen.

Aufwachphase

Nach der Operation werden die Frischoperierten in einen Aufwachraum gebracht bis sie wieder zu sich kommen und alle lebenswichtigen Funktionen stabil sind. Speziell ausgebildete Pfleger und Schwestern kümmern sich um die Operierten, achten auf die richtige Dosierung von Medikamenten und auf die Atmung.

Nach besonders großen Eingriffen, wie zum Beispiel einer komplizierten Gehirn- oder Herzoperation, werden die Operierten auf die Intensivstation verlegt. Dort verfügt man über hoch entwickelte Überwachungsgeräte, mechanische Einrichtungen zur Beatmung, Geräte zur Wiederbelebung und hier arbeiten auch besonders ausgebildete Ärzte und Schwestern. Über eine Infusion im Arm erhalten die Patienten Flüssigkeit und Blut. Nach einer Darmoperation werden wahrscheinlich durch einen Nasenschlauch Darmsekrete und ver-

schluckte Luft abgeführt. Der Schlauch wird entfernt, sobald der Darm wieder seine normale Funktion aufnimmt.

Wenn sich die Operierten genügend erholt haben und nicht länger einer so genauen Überwachung und solch hoch entwickelter Geräte bedürfen, verlegt man sie von der Intensivstation in eine allgemeine Station. Dort werden sie ermuntert, Atemübungen zu machen und zu laufen, weil beides die Genesung fördert. Neben ihren Aufgaben in der Pflege helfen die Krankenschwestern den Patienten auch dabei, sich auf die Zeit nach der Entlassung vorzubereiten, und erklären ihnen, welche besondere Pflege sie dann brauchen. Wenn es ihnen schließlich gut genug geht, entlässt der Arzt sie nach Hause.

Nach der Entlassung muss wahrscheinlich zu Nachuntersuchungsterminen wieder das Krankenhaus aufgesucht werden. Der Arzt erklärt Ihnen, wann und wie Sie Ihre normalen Aktivitäten wieder aufnehmen können.

Ambulante Operationen

Immer mehr Ärzte nehmen eine ganze Reihe von Eingriffen ambulant vor. Dies bedeutet, dass der Patient eine Einrichtung aufsucht, dort operiert wird, und noch am selben Tag nach Hause gehen kann. Ambulante Operationen können in einer besonderen Abteilung eines Krankenhauses oder in einer speziell dafür eingerichteten Praxis vorgenommen werden. Der Vorteil beim Eingriff im Krankenhaus ist, dass im Falle von Komplikationen während der Operation sofort im Krankenhaus weiterbehandelt werden kann.

Operationen, die ambulant durchgeführt werden, sind einfache Bruchoperationen, Gewebeuntersuchungen, Schwangerschaftsabbrüche, Sterilisierungen und bestimmte Schönheitsoperationen.

Wird eine Narkose durchgeführt, darf der Patient 8 bis 10 Stunden vor der Operation nichts essen und trinken, es sei denn, der Arzt sagt etwas anderes.

Nach der Operation wird Ihnen eine Krankenschwester erklären, was Sie zu Hause beachten müssen und, falls notwendig, weitere Termine mit Ihnen vereinbaren.

Kapitel 38

Die moderne Pharmazie

Inhalt

Medikamente

Die moderne Pharmazie hält keine Wunderheilmittel für alle oder wenigstens die schlimmsten Krankheiten bereit. Allerdings enthält unsere Hausapotheke heute immer mehr Tabletten, Kapseln, Lutschtabletten sowie Sirup, Zäpfchen, Puder, Lösungen, Cremes, Gel und andere Arzneimitteln. Viele dieser Produkte dienen dazu, uns zu entspannen und einige unserer Schmerzen und Beschwerden zu erleichtern, und sogar, uns von ihnen zu heilen.

Dies bedeutet allerdings nicht, dass die Anwendung all dieser Medikamente ohne Risiken ist. Es werden jedes Jahr viele Menschen wegen Gegenreaktionen auf Arzneimitteln oder ihrer falscher Anwendung in Krankenhäuser eingeliefert. In manchen Fällen liegen Unverträglichkeiten oder Allergien zu Grunde, in anderen, besonders bei älteren Menschen, hat die gleichzeitige Einnahme einer Vielzahl verschiedener Medikamente unangenehme oder sogar gefährliche Nebenwirkungen. Manchmal beruhen die Probleme auch auf bekannten und vorhersagbaren Wirkungen eines Medikaments, die aber so selten auftreten, dass die Wirksamkeit seine möglichen Gefahren aufwiegt (→ Gegenreaktionen auf Medikamente, S. 1275.)

Richtlinien für Arzneimittel

Unabhängig vom Alter und Gesundheitszustand gibt es verschiedene grundsätzliche Regeln für die Einnahme von Medikamenten:

Klären Sie Ihren Arzt über alle Einzelheiten Ihres Gesundheitszustandes auf
Ob Ihr Arzt Sie nun wegen einer Erkältung oder wegen einer Krebserkrankung behandelt, er muss alles über Ihre Krankengeschichte wissen. Insbesondere sollten Sie ihm mitteilen, ob Sie an chronischen Krankheiten leiden (zum Beispiel, Herzerkrankungen, Bluthochdruck oder grüner Star), ob Sie verschreibungspflichtige Medikamente nehmen oder an einer Medikamentenallergie leiden. In solchen Fällen kann ein Medikament, dass für die meisten Patienten völlig unbedenklich ist, lebensbedrohlich sein.

Teilen Sie Ihrem Arzt mit, welche rezeptfreien Medikamente Sie einnehmen, einschließlich solcher Produkte wie Abführmittel, Mittel zur Säureneutralisierung, Aspirin, Schnupfen-, Grippe- oder Heuschnupfenmittel und Mineralstoff- oder Vitaminpräparate. Auch rezeptfreie Mittel können sehr wirkungsvoll sein und starke Reaktionen hervorrufen, wenn sie zusammen mit verschreibungspflichtigen Medikamenten eingenommen werden. Für manche Patienten kann die angemessene Menge eines rezeptfreien Medikaments eine geringere als die auf der Verpackung empfohlene Dosis sein, besonderes bei älteren Menschen oder kleinen Kindern.

Ihr Arzt sollte auch darüber Bescheid wissen, wenn Sie schwanger sind oder eine Schwangerschaft planen. Viele Medikamente werden über die Plazenta an das Kind im Mutterleib weitergegeben, und manche Medikamente können zu Schädigungen führen. In der Schwangerschaft oder während der Stillzeit kann der Arzt andere Arzneimittel verschreiben, damit eine Schädigung von Fötus oder Kind vermieden wird.

Sagen Sie Ihrem Arzt auch wie viel Alkohol Sie trinken. Seien Sie ehrlich dabei und unterschätzen Sie Ihren Alkoholkonsum nicht.

Befolgen Sie die Anweisungen
Wenn auf einem Medikament steht »3-mal täglich nach dem Essen einnehmen«, dann sollten sie es nicht 2-mal oder 4-mal einnehmen.

Wer eine höhere Dosis eines Medikaments als die angegebene einnimmt, setzt sich damit der Gefahr einer Übersdosierung aus. »Mehr ist besser« ist keine Regel, die im Zusammenhang mit Medikamenten Gültigkeit hat. Wenn Sie die Einnahme einmal vergessen, dann nehmen Sie nicht beim nächsten Mal die doppelte Menge. Wenn Sie Fragen haben, dann ist es am besten, wenn Sie sich an Ihren Apotheker wenden oder an den Arzt.

Lesen Sie den Beipackzettel aufmerksam durch und stellen Sie sicher, dass Sie alle Anweisungen verstanden haben. Wenn zum Beispiel auf dem Rezept angegeben ist »4-mal täglich«, kann das bedeuten, dass Sie das Medikament mit jeder Mahlzeit und vor dem Zubettgehen einnehmen sollen, oder es könnte bedeuten, dass Sie es in genauen Sechs-Stunden-Abständen rund um die Uhr einnehmen müssen. Ist Ihnen nicht klar, was genau gemeint ist, und wann Sie das Medikament einnehmen sollen, sind Arzt oder Apotheker wieder die richtigen Ansprechpartner für Ihre Fragen.

Wenn auf einer Flasche steht, dass sie vor Gebrauch geschüttelt werden soll, dann schütteln Sie diese auch. Ist das Medikament vor, während oder nach dem Essen einzunehmen, dann halten Sie sich an die Anweisungen, denn eine Missachtung kann die falsche Dosierung des Medikaments in Ihrem Körper oder ungewollte Nebenwirkungen nach sich ziehen. Halten Sie sich an alle Anweisungen, nicht nur an die, die Ihnen leicht fallen.

Erhöhen Sie niemals die Menge irgendwelcher Tabletten oder Kapseln, die Sie einnehmen, ohne vorher mit Ihrem Arzt gesprochen zu haben. Ein Medikament darf aber auch nicht einfach abgesetzt werden, nur weil sich die Symptome zu verringern scheinen. Nehmen Sie die Medikamente immer so lange ein, wie es Ihnen der Arzt vorgegeben hat, auch wenn die Symptome, wegen derer Sie die Medikamente verschrieben bekamen, verschwunden sind. Bevor Sie ein Medikament absetzen, sollten Sie unbedingt mit Ihrem Arzt sprechen.

Wenn Sie täglich mehrere Medikamente einnehmen, dann halten Sie schriftlich fest, was Sie einnehmen.

Nehmen Sie niemals Medikamente im Dunkeln ein. Dies ist eine gefährliche Angewohnheit, bei der man leicht das falsche Medikament oder die falsche Menge einnimmt. Ein Medikament nicht einzunehmen oder eine zu große Menge eines anderen einzunehmen kann Ihrer Gesundheit schaden.

Teilen Sie Ihrem Arzt mit, wenn Nebenwirkungen auftreten

Wenn Nebenwirkungen auftreten, dann sprechen Sie sofort mit Ihrem Arzt darüber. Wenn Sie plötzlich unter Übelkeit, Kopfschmerzen, Schwindelgefühlen, verschwommener Sicht, Klingelgeräuschen im Ohr, Kurzatmigkeit oder Ausschlägen leiden, wenden Sie sich sofort an Ihren Arzt. Es könnte sich dabei um Reaktionen auf ein Medikament handeln (→ Nebenwirkungen, S. 337).

Machen Sie sich mit Ihren Medikamenten vertraut

Prägen Sie sich die Namen der Medikamente ein, die Sie nehmen. Fragen Sie Ihren Arzt oder in der Apotheke nach, wie das Arzneimittel wirkt, und bemühen Sie sich darum, den Wirkungsmechanismus zu verstehen.

Lassen Sie sich auch über mögliche Nebenwirkungen, Einschränkungen dessen, was Sie essen sollen, Alkoholgenuss im Zusammenhang mit der Einnahme des Medikaments oder irgendwelche anderen Einschränkungen aufklären. Wenn ein Rezept erneuert wird und das Medikament unterscheidet sich

Umgang mit Medikamenten

Medikamente sollten sachgemäß aufbewahrt werden. In den meisten Fällen ist dies ein trockener, sicherer Ort, bei Zimmertemperatur und ohne direkte Sonneneinwirkung. Manche Medikamente müssen allerdings auch gekühlt werden. Ein Badezimmerschrank ist kein guter Aufbewahrungsort, weil Temperatur und Luftfeuchtigkeit sich dort häufig ändern

Arzneimittel müssen an einem für Kinder unzugänglichen Ort aufbewahrt werden. Wenn Sie in einem Haushalt mit Kindern zu Besuch sind, sorgen Sie dafür, dass sich in Ihrer Tasche keine für Kinder erreichbaren Medikamente befinden. Werfen Sie abgelaufene Medikamente weg, sowohl verschreibungspflichtige als auch solche, die nicht verschreibungspflichtig sind. Alte Medikamente können ihre Wirksamkeit verlieren und sind manchmal giftig.

Verleihen oder teilen Sie keine verschreibungspflichtigen Medikamente. Was Ihnen hilft kann anderen durchaus schaden. Verfallen Sie nicht dem Glauben, dass mehr auch besser sei. Nehmen Sie nur die verschriebene Menge eines Medikaments. Mehr oder weniger davon einzunehmen kann schwer wiegende Folgen haben.

Nehmen Sie Medikamente nie im Dunkeln. Sie könnten das falsche Medikament oder die falsche Menge davon einnehmen.

von dem, das Sie vorher eingenommen haben, fragen Sie Ihren Apotheker nach dem Grund.

Holen Sie möglichst alle Medikamente in der gleichen Apotheke

Auf diese Weise können Sie Wechselwirkungen zwischen verschiedenen Medikamenten vorbeugen, da Ihr Apotheker weiß, wie sich verschiedene Arzneimittel auf einander auswirken. Wenn Sie also alle Rezepte beim gleichen Apotheker vorlegen, hat er einen Überblick über die Gesamtmenge der Medikamente, die Sie einnehmen, selbst wenn diese von verschiedenen Ärzten verschrieben wurden. Er kann Ihnen sagen, wann Sie ein Medikament einnehmen sollen oder wie Sie es richtig anwenden. Außerdem kann er Sie auf mögliche Nebenwirkungen aufmerksam machen und Ihnen sagen, was bei möglichen Gegenreaktionen zu tun ist. Er kann Ihnen auch bei der Auswahl rezeptfreier Mittel behilflich sein, sodass sich diese nicht nachteilig auf die Ihnen verschriebenen Medikamente auswirken.

Medikamente müssen sachgemäß aufbewahrt und entsorgt werden

Arzneimittel müssen außerhalb der Reichweite von Kindern aufbewahrt werden. Medikamente mit abgelaufenem Verfallsdatum sollten nicht länger aufbewahrt werden und keinesfalls eingenommen werden (→ Ihr Medizinschrank, S. 1276).

Teilen Sie Ihre verschreibungspflichtigen Medikamente nicht mit anderen. Der Grund dafür ist, dass manche Medikamente verschreibungspflichtig sind, und ihre Einnahme überwacht werden soll. Sie sollen immer nur von den Personen eingenommen werden, denen sie verschrieben wurden, weil diese sie brauchen, vertragen und ihnen Nutzen bringen. Ein wohlmeinender Freund oder Verwandter, der noch Tabletten übrig hat, ist ein schlechter Ersatz für den Arzt, der mit Ihrer Krankengeschichte und Ihrem Gesundheitszustand vertraut ist.

Alkohol und Medikamente gehören nicht zusammen

Viele Medikamente entwickeln mit Alkohol schädliche Nebenwirkungen. Dies gilt ganz besonders für Beruhigungsmittel. Sprechen Sie mit Ihrem Arzt über Ihren Alkoholkonsum und fragen Sie ihn, welche Risiken im Zusammenhang mit den Ihnen verschriebenen Medikamenten bestehen (→ Abhängigkeit von Beruhigungsmitteln, S. 340, → Abhängigkeit von Schmerzmitteln, S. 341).

Bewahren Sie Medikamente in Ihrer Originalverpackung auf

Bewahren Sie alle Medikamente in Ihrer Originalverpackung auf. Vermeiden Sie es, verschiedene Medikamente ohne Kennzeichnung in einem Behälter aufzubewahren. Bei verschreibungspflichtigen Arzneimitteln ist die Verpackung zudem oft so gewählt, dass Sie das Medikament vor Licht und Feuchtigkeit schützt.

Notieren Sie sich Notfall-Telefonnummern dort, wo Sie diese schnell finden

Halten Sie den Namen und die Telefonnummer Ihres Arztes, der nächsten Giftnotrufzentrale und des Notarztes in der Nähe des Telefons bereit (S. 438).

Medikamente und Darreichungsformen

Als durchschnittlicher Verbraucher müssen Sie sich nicht mit allen Details der modernen Pharmazie auseinander setzen. Wenn Sie aber ein bestimmtes Grundwissen über die Medikamente, die Sie einnehmen, besitzen, hilft das beim sicheren und wirksamen Umgang mit Arzneimitteln.

Verschreibungspflichtige und nicht-verschreibungspflichtige Medikamente

Nicht-verschreibungspflichtige Medikamente sind Medikamente, die ohne ein Rezept gekauft werden können. Dazu gehören zum Beispiel Aspirin, viele Hustensäfte und Erkältungsmittel, und unzählige andere Mittel, die Hilfe bei so unterschiedlichen Beschwerden wie Ausschlag, Verstopfung oder Regelschmerzen versprechen.

Verschreibungspflichtige Medikamente sind nur in Apotheken erhältlich und man braucht für sie ein ärztliches Rezept. Zu dieser Gruppe zählt ein breites Spektrum von Arzneimitteln, von Krebsmedikamenten bis hin zu bekannten Antibiotika wie Penicillin.

Die Anwendung von Medikamenten

Medikamente zum Einnehmen

Wird eine Tablette oder Kapsel eingenommen, dann gelangt diese normalerweise durch die Speiseröhre zum Magen und schließlich in den Darm. Dort wird sie aufgelöst, in den Blutkreislauf aufgenommen und im Körper verteilt.

Manchmal bleiben Medikamente, die eingenommen werden aber in der Speiseröhre hängen. Lösen sie sich dort auf, können sie Reizungen hervorrufen und führen manchmal zum Erbrechen oder zu Schmerzen in der Brust.

Die folgenden Ratschläge können Ihnen dabei helfen, dass ein eingenommenes Medikament tatsächlich an seinen Wirkungsort gelangt:

- Trinken Sie mindestens ein halbes Glas Wasser, wenn Sie eine Tablette einnehmen. Nehmen Sie zuerst nur einen kleinen Schluck um die Speiseröhre anzufeuchten. Schlucken Sie die Tablette dann mit etwas Wasser hinunter und trinken Sie das restliche Wasser um sie vollständig hinunterzuspülen.
- Setzen oder stellen Sie sich aufrecht hin, wenn Sie eine Tablette nehmen. Bleiben Sie mindestens 1,5 Minuten aufrecht, nachdem Sie die Tablette verschluckt haben.
- Ziehen Sie auch andere Darreichungsformen des Medikaments in Betracht. Wenn Sie Schwierigkeiten beim Schlucken eines Medikaments haben, sprechen Sie mit Ihrem Arzt. Unter Umständen ist Ihr Medikament auch in einer Form erhältlich, in der Sie es leichter schlucken können, zum Beispiel als Saft.

- Wenn eine Tablette in der Speiseröhre hängen bleibt, essen Sie etwas Weiches mit großer Ausdehnung, zum Beispiel eine Banane. Der Speisebrei nimmt gewöhnlich die Tablette auf seinem Weg durch die Speiseröhre mit.

Andere Darreichungsformen

Auch bei anderen Anwendungsarten kann es zu Problemen kommen. Die folgenden Tipps können bei der Anwendung von Salben, Tropfen, Zäpfchen und Spülungen helfen.

Augensalben

Zuerst immer die Hände waschen. Dann legen oder setzen Sie sich hin und legen den Kopf in den Nacken. Ziehen Sie das untere Augenlid nach unten, schauen Sie nach oben und geben Sie ein rund 1 cm langes Stück Salbe auf die Lidinnenseite. Schließen Sie das Auge und entfernen Sie dann sanft die überschüssige Salbe mit einem Papiertaschentuch von den Wimpern.

Augentropfen

Nehmen Sie die gleiche Körperhaltung ein, wie wenn Sie Augensalbe einbringen wollten. Waschen Sie sich Ihre Hände, legen Sie den Kopf zurück, ziehen Sie das untere Augenlid herunter und schauen Sie nach oben. Dann geben Sie die Tropfen in die Hauttasche, die sich zwischen dem Auge und dem unterem Augenlid befindet. Vermeiden Sie es, die Tropfen direkt auf die Hornhaut fallen zu lassen und berühren Sie das Auge nicht mit der Tropföffnung. Schließen Sie nun das Auge vorsichtig und wischen Sie dann sanft die überschüssige Flüssigkeit mit einem Papiertaschentuch von den Wimpern.

Nasentropfen

Legen oder setzen Sie sich hin und legen Sie den Kopf in den Nacken. Überprüfen Sie die Tropföffnung und stellen Sie sicher, dass diese nicht zerbrochen oder zersplittert ist. Atmen Sie durch den Mund und geben Sie dann so viele Tropfen, wie auf dem Beipackzettel angegeben oder vom Arzt verordnet, in die Nase. Berühren Sie dabei die Nasenwände möglichst nicht mit der Tropföffnung. Bleiben Sie einige Minuten mit zurückgelegtem Kopf sitzen, damit sich das Medikament in der Nasenhöhle verteilen kann.

Ohrentropfen

Überprüfen Sie die Tropföffnung und stellen Sie sicher, dass sie nicht zerbrochen oder zersplittert ist. Legen Sie den Kopf auf die Seite, sodass das betroffene Ohr nach oben zu liegen kommt. Damit Sie das Medikament hineintropfen können, ziehen Sie am besten das Ohrläppchen etwas nach unten und nach hinten – so öffnet sich der Gehörgang etwas. Geben Sie so viele Tropfen wie angegeben ins Ohr, aber berühren Sie dabei den Gehörgang möglichst nicht mit der Tropföffnung.

Zäpfchen

Tragen Sie Gummi- oder Plastikhandschuhe, wenn Sie ein Zäpfchen in den After einführen. Wenn Sie an Hämorrhoiden leiden ist es empfehlenswert etwas Vaseline als Gleitmittel einzusetzen. Legen Sie sich auf die Seite und führen Sie das Zäpfchen mit der Spitze voran ein. Schieben Sie das Ende des Zäpfchens zur Seite, damit es auf jeden Fall an einer Stelle die Darmwand berührt. Wenn das Zäpfen nicht im After bleibt, dann haben Sie es vermutlich nicht weit genug hineingeschoben. Manchmal hilft es auch, die Gesäßbacken nach dem Einführen für eine kurze Weile zusammenzudrücken.

Gegenreaktionen auf Medikamente

Gegenreaktionen auf Medikamente kann es aus vielerlei Gründen geben. Manchmal sind sie die Folge einer Überdosierung, wenn absichtlich oder aus Versehen eine zu große Menge eines Medikaments verabreicht wird und der Körper darauf reagiert. Andere Gegenreaktionen Beruhen auf Nieren- oder Leberleiden, die Ursache für eine erhöhte Empfindlichkeit gegenüber den Wirkstoffen sind.

Ausgehend von verschiedenen Faktoren, darunter Körpergewicht, Größe und Alter, sind die meisten Arzneimittel unbedenklich und es kommt normalerweise nur selten oder zumindest nur zu geringfügigen zu Komplikationen. Wenn der Arzt ein Medikament verschreibt, macht er den Patienten wahrscheinlich auf mögliche Nebenwirkungen aufmerksam. Auch der Apotheker berät seine Kunden, wie ein Arzneimittel einzunehmen ist und welche Risiken dabei bestehen. Bei nicht-verschreibungspflichtigen Medikamenten gibt der Beipackzettel gewöhnlich Auskunft über eventuelle Nebenwirkungen.

Bei vielen verschreibungspflichtigen Medikamenten kann die vollständige Liste aller möglichen Nebenwirkungen schon recht beängstigend sein. Allerdings kommt es nur bei sehr wenigen Medikamenten und nur bei einem Bruchteil der Personen, die sie einnehmen,

Ihre Hausapotheke

Ein eigens für die Medikamente gewählter Ort, sei es nun ein Medizinschrank am Bett oder ein bestimmtes Fach im Küchenschrank, hilft Ihnen dabei, Ihre Medikamente geordnet und für Sie leicht zugänglich aufzubewahren. Achten Sie aber bei jedem Aufbewahrungsort darauf, dass die Medikamente nicht in Kinderhände fallen kann.

Wo sollte sie stehen?

In den meisten Badezimmern sind schon Medizinschränkchen eingebaut, aber ein Raum, in dem gebadet und geduscht wird, hat eine hohe Luftfeuchtigkeit und ist deshalb kein geeigneter Aufbewahrungsort für Medikamente. Auch der Kühlschrank eignet sich nicht besonders zur Aufbewahrung der meisten Medikamente. Am besten ist es, ein verschließbares Schränkchen in der Küche oder im Schlafzimmer an der Wand anzubringen oder aufzustellen.

Denken Sie an Kinder

Egal wo Ihre Hausapotheke steht, sie sollte zur kindersicheren Verwahrung aller Arten von Arzneimitteln dienen. Geben Sie besonders Acht bei Medikamenten, die Sie täglich einnehmen, und nehmen Sie deren Aufbewahrung niemals auf die leichte Schulter. Bedenken Sie auch, wie

leicht man einmal geistesabwesend Medikamente in der Küche oder auf dem Nachttisch herumliegen lässt, wo ein Kleinkind sie wegen ihrer bunten Farben vielleicht unwiderstehlich findet.

Wenn Sie Medikamente haben, die gekühlt werden müssen, bringen Sie diese so im Kühlschrank unter, dass sie für Kinder nicht erreichbar sind.

Werfen Sie abgelaufene Arzneimittel weg

Werfen Sie abgelaufene oder nicht mehr gebrauchte Medikamente weg oder bringen Sie diese dem Apotheker zurück, der sie dann entsorgt. Medikamente sind nämlich nicht unbegrenzt haltbar und auch, wenn Sie nach einiger Zeit wieder unter Beschwerden leiden sollte, die Sie früher schon einmal hatten, sollten Sie auf keinen Fall einfach die übrig gebliebenen Medikamente einnehmen. Wenden Sie sich stattdessen an Ihren Arzt und lassen Sie sich ein neues Medikament verschreiben.

Bewahren Sie die Medikamente in ihren Originalverpackungen auf, denn sonst könnten Sie die Medikamente unter Umständen verwechseln oder bei den anderen Familienmitgliedern für Verwirrung sorgen. Wenn von einem Medikament die Verpackung fehlt und Sie sich über

den Inhalt nicht mehr sicher sind, dann werfen Sie es weg.

Was gehört in die Hausapotheke?

Außer den Medikamenten, die Ihnen Ihr Arzt verschrieben oder empfohlen hat, gibt es einige grundsätzliche Dinge, die in einer richtigen Hausapotheke nicht fehlen sollten:
- Schmerzmittel: Aspirin, Paracetamol oder ein anderes rezeptfreies Schmerzmittel
- Brechmittel: für Vergiftungsfälle. Dieses darf aber nur nach Rücksprache mit dem Arzt oder der Giftzentrale verwendet werden (→ Behandlung von Vergiftungen, S. 438.)
- Pflaster: Klebepflaster, Klebeband und sterile Kompressen, elastische Binden und auch Klammerpflaster
- Eine Schere zum Abschneiden von Pflastern und Bandagen
- Eine Pinzette, um Splitter zu entfernen
- Ein Fieberthermometer
- Watte und Desinfektionsalkohol
- Mittel gegen Durchfall und gegen Magenübersäuerung
- Hustensaft
- Eine Lotion gegen Juckreiz
- Sonnenschutzmittel, eine Salbe gegen Sonnenbrand und gegen Insektenstiche.

zu Nebenwirkungen. Bei älteren Menschen treten Nebenwirkungen häufiger auf (→ Falsche Anwendung von Medikamenten bei älteren Menschen, S. 340). Manchmal können diese auch einfach dadurch vermieden werden, dass die einzunehmende Dosis eines anderen Medikaments verringert oder die Reihenfolge, in der verschiedenen Medikamente genommen werden, verändert wird.

Unter den ernst zu nehmenden Nebenwirkungen versteht man Medikamentenallergien, anaphylaktische Reaktionen, und Komplikationen, die durch die gleichzeitige Einnahme verschiedener Medikamente entstehen.

Medikamentenallergien

Bei den meisten Medikamenten sind Allergien sehr selten. Manchmal werden auch Gegenreaktionen auf ein Medikament mit einer Allergie verwechselt. Wichtig ist es, die Anweisungen des Arztes genau zu befolgen, wenn ein Medikament eingenommen wird. Treten ungewöhnliche Symptome auf, wenn Sie das Medikament einnehmen, dann wenden Sie sich sofort an Ihren Arzt oder Apotheker.

Ausschlag ist die am meisten verbreitete allergische Reaktion auf ein Medikament. Bedenklichere Reaktionen sind Keuchen und Atemnot, Juckreiz am gesamten Körper und sogar Schock (→ Schock, S. 441) Penicillin und artverwandte Medikamente sind Auslöser vieler Medikamentenallergien. Die Reaktionen reichen von leichtem Ausschlag über Pusteln bis hin zum allergischen Schock. In den meisten Fällen kommt es allerdings nur zu einem leichten Ausschlag und nur bei sehr empfindlichen Patienten kommt es zu einem allergischen Schock.

Wenn Sie wissen, dass Sie gegen ein Medikament allergisch reagieren, dann sollten Sie dieses vermeiden und Ihren Arzt oder Zahnarzt müssen Sie vor der Behandlung über diese Allergie informieren. Personen mit einer Aspirinempfindlichkeit müssen aspirinhaltige Medikamente meiden.

Tragen Sie einen Ausweis oder ähnliches bei sich, der auf Ihre Allergie hinweist.

Anaphylaktischer Schock

Ein anaphylaktischer, allergischer Schock ist die gefährlichste aller allergischen Reaktionen aber auch die am wenigsten verbreitete.

Eine anaphylaktische Reaktion macht sich unter Umständen nur durch Pusteln und starken Juckreiz bemerkbar, aber eine starke Reaktion kann auch durchaus lebensbedrohlich sein. Das typische und meistens auftretende Symptom ist eine Verengung von Bronchien und / oder oberen Atemwegen, wodurch die Atmung enorm erschwert wird.

Schock, das bedeutet ein Abfallen des Blutdrucks – der Puls rast, es kommt zu Schwäche, Blässe, geistiger Verwirrung, Übelkeit und Erbrechen sowie Bewusstlosigkeit und im schlimmsten Falle zum Herzstillstand. Ein Schock kann tödlich enden, wenn er nicht unverzüglich behandelt wird.

Bei Personen, die dafür empfindlich sind, können Medikamente wie Penicillin, Aspirin, Insulin und Kontrastmittel, die bei manchen Röntgenaufnahmen gespritzt werden, innerhalb von Minuten oder sogar Sekunden einen allergischen Schock auslösen.

Einen allergischen Schock behandelt man gewöhnlich durch das Spritzen von Epinephrin (Adrenalin), das die Atemwege und Blutgefäße öffnet. Herz-Lungen-Massage und sogar ein Luftröhrenschnitt müssen im Notfall als lebensrettende Maßnahmen durchgeführt werden (→ Allergischer Schock, S. 444, → Herz-Lungen-Massage, S. 408).

Patienten, die einen allergischen Schock oder ein Quincke-Ödem hinter sich haben, bekommen häufig Spritzem mit injezierbarem Adrenalin zur Verfügung gestellt, die sie ständig bei sich tragen sollten.

Risiken bei der Einnahme verschiedener Medikamente

Ein Arzneimittel, das allein genommen völlig harmlos ist, kann unter Umständen zum Gesundheitsrisiko werden, wenn es zusammen mit einem oder mehreren anderen Medikamenten eingenommen wird.

Wenn der Mensch älter wird verändert sich sein Körper und das Risiko, dass Probleme im Zusammenhang mit Medikamenten auftreten, wächst. So verringert sich zum Beispiel der Wassergehalt und der Anteil magerer Muskelgewebes im Körper, während sich der Anteil von Fettgewebe erhöht. Aus diesem Grund reichern sich Medikamente, die im Fettgewebe gespeichert werden (so genannte fettlösliche Stoffe) im Körper an, wenn der Mensch älter wird. Mit zunehmendem Alter sind außerdem Leber und Nieren nicht mehr so leistungsfähig und brauchen länger um Medikamente auszuscheiden, die auf diese Weise dann länger im Körper verbleiben. Es kann somit zu einer Anreicherung von Medikamenten im Körper kommen, die möglicherweise gefährliche Nebenwirkungen hat.

Wenn Sie unter mehreren Krankheiten leiden, dann zieht möglicherweise jedes neue Symptom einen erneuten Arztbesuch nach sich und ein neues Medikament. Zu häufig verschreiben Ärzte ein Medikament ohne dabei zu bedenken, welche Arzneimittel der Patient bereits einnimmt. Beugen Sie dem vor, indem Sie den Arzt genau darüber informieren, was Sie derzeit an Medikamenten einnehmen.

Es ist nur zu verständlich, dass manchen Patienten die gleichzeitige Einnahme verschiedener Medikamente oft verwirrt und er dann zu viel oder zu wenig von einem oder mehreren Medikamenten einnimmt, oder an unerwünschten Nebenwirkungen aufgrund von Medikamentenwechselwirkungen leidet.

Wenn Sie an verschiedenen Krankheiten leiden, die jeden Tag die korrekte Einnahme verschiedener Medikamente mit sich bringt, dann brauchen Sie möglicherweise Hilfe durch Verwandte. Auch ein genau geführter Plan für die Medikamenteneinnahme kann helfen oder ein Medikamentenspender, der passend für den jeweiligen Tag mit den einzunehmenden Medikamenten gefüllt wird.

Kommt ein neues Medikament hinzu, klären Sie mit dem Arzt genau ab, wann und wie dieses einzunehmen ist und wie es am besten mit den anderen Medikamenten kombiniert werden kann (→ Führung eines Medikamentenkalenders, S. 1278).

Wechselwirkungen mit Nahrungsmitteln

Die eingenommenen Medikamente werden, genauso wie die Nahrungsmittel, die man isst, im oberen Magen-Darm-Trakt aufgenommen. Deshalb überrascht es eigentlich nicht, dass bestimmte Nahrungsmittel und Medikamente anders wirken, wenn Sie zusammen verzehrt werden als wenn sie unabhängig voneinander eingenommen werden.

Manchmal ist diese Zusammenwirkung nützlich, in anderen Fällen ist sie hingegen gefährlich. Ihr Arzt oder Apotheker sollte solche möglichen Wechselwirkungen in jedem Fall vorhersehen können und Ihnen genaue Anweisungen geben, wie und wann ein Medikament einzunehmen ist.

Einige Grundregeln und Erklärungen können dabei eine Hilfe sein:
- Befolgen Sie die Anweisungen. Hören Sie auf Ihren Arzt oder Apotheker. Lesen Sie die Beipackzettel. Wenn ein Rezept besagt, dass ein Medikament zum Essen genommen werden soll, halten Sie sich auch daran.
- Trinken Sie mindestens ein halbes Glas Wasser, wenn Sie ein Medikament nehmen. Auf diese Weise wird die Tablette auch tatsächlich hinuntergespült und das Wasser kann gleichzeitig bei der Aufnahme des Medikaments im Körper helfen oder möglichen Magenreizungen vorbeugen.
- Wenn ein Medikament auf nüchternen Magen genommen werden soll, dann sollten sie es mindesten eine Stunde vor und frühestens 2 bis 3 Stunden nach dem Essen einnehmen.
- Wenn es keine genauen Anweisungen gibt, suchen Sie sich einen Zeitpunkt zum Einnehmen, den Sie sich gut merken können.
- Nehmen Sie ein Medikament immer um dieselbe Zeit, denn wenn Sie den Zeitpunkt ständig ändern, kann das Einfluss auf die Wirkung des Medikaments haben.
- Trinken Sie weder Tee, Kaffee, noch andere heiße Getränke, wenn Sie ein Medikament einnehmen. Oft machen heiße Temperaturen die Wirksamkeit eines Medikaments zunichte.
- Beugen Sie Wechselwirkungen mit Alkohol vor. Wenn Sie angewiesen sind, bei einem bestimmten Medikament auf Alkohol zu verzichten, dann halten Sie sich daran. Im Zusammenhang mit bestimmten verschreibungspflichtigen Medikamenten kann Alkoholgenuss tödlich sein, aber auch zusammen mit nicht verschreibungspflichtigen

Arzneimitteln kann er zumindest Müdigkeit und deutlichen Konzentrationsmangel bewirken.
- Spielen Sie niemals den Apotheker. Öffnen oder zermahlen Sie nie irgendwelche Tabletten oder Kapseln ohne zuerst mit Ihrem Arzt oder Apotheker gesprochen zu haben. Wenn Ihnen der Geschmack eines flüssigen Medikaments zu sehr widerstrebt, dann mischen Sie es mit Saft oder Apfelmus, allerdings nur die Menge, die Sie gerade einnehmen müssen – ansonsten könnte von dem Gemisch vielleicht jemand anderes versehentlich trinken.

Der Medikamentenkalender

Bitten Sie Ihren Hausarzt oder Apotheker, Ihnen bei der Erstellung eines Medikamentenkalenders zu helfen. Darunter ist eine Liste aller eingenommenen Medikamente zu verstehen, die genau besagt, wann und wie diese Mittel eingenommen werden müssen. Haben Sie Bedenken oder Fragen, dann nehmen Sie alle Medikamente mit, die sie derzeit verwenden. Dazu zählen möglicherweise auch Medikamente, die Ihnen ein anderer Arzt verschrieben hat sowie nicht verschreibungspflichtige Mittel, die Sie wegen kleinerer Beschwerden nehmen (zum Beispiel Mittel gegen Magenübersäuerung, gegen Verstopfung, Hustensaft, Mittel gegen Heuschnupfen, Erkältung und Husten und sogar zusätzliche Mineralstoff- und Vitaminpräparate).

Zusammen mit Ihrem Arzt können Sie dann einen Medikamentenkalender erstellen. Jedes Medikament wird darin eingeordnet und es wird ihm eine regelmäßige Einnahmezeit und die richtige Dosierung zugewiesen.

Auf diese Weise weiß Ihr Arzt oder Apotheker auch genau, welche Medikamente Sie einnehmen und kann so unnötige Medikamente vermeiden oder die Menge oder Häufigkeit der Einnahme anderer reduzieren. Unerwünschte Wechselwirkungen zwischen Medikamenten sind nach dieser Erfassung und Auflistung unwahrscheinlicher.

Ihr Arzt oder Apotheker ist vielleicht auch in der Lage, Ihnen die Medikamenteneinnahme zu erleichtern, wenn bestimmte Medikamente eventuell immer zusammen vor oder nach dem Essen genommen werden können. Wird der Vorgang der Medikamenteneinnahme organisiert und vereinfacht und die richtige Menge und Zeit dafür bestimmt, kann ein Medikament am wirkungsvollsten eingesetzt werden.

Medikamentengruppen

Hier werden einige der Kategorien vorgestellt, in die sich die am häufigsten verschriebenen Medikamente einteilen lassen. Benutzen Sie diesen Index zusammen mit dem Medikamentenverzeichnis in Kapitel 39, um Art und Wirkungsweise der Medikamente, die Sie einnehmen, bestimmen zu können.

Abführmittel: Mittel gegen Verstopfung. Eine Reihe verschiedener Abführmittel sind erhältlich, die die Darmtätigkeit erhöhen oder dafür sorgen, dass der Stuhl mehr Wasser enthält und leichter ausgeschieden werden kann.

ACE-Hemmer: Medikamente, die einen im Körper vorhandenen chemischen Stoff blockieren, so eine Erweiterung der Blutgefäße und damit eine Senkung des Blutdrucks bewirken. Sie werden auch bei bestimmten Arten der Herzinsuffizienz verwendet.

Anabolika: Medikamente, die den männlichen Hormonen sehr ähnlich sind und deren Effekte nachahmen. Sie werden bei einer Reihe von Skelett- und Muskelerkrankungen eingesetzt. Manche Athleten verwenden so genannte anabole Steroide auch, um das Muskelwachstum zu unterstützen. Dies ist allerdings ungesund und illegal.

Analgetika: Schmerzmittel. Sie werden in zwei Hauptgruppen unterteilt: narkotische und nicht-narkotische Schmerzmittel. Bei den narkotischen Schmerzmitteln handelt es sich fast durchweg um Opiumderivate, die zur Behandlung sehr starker Schmerzen verwendet werden. nicht-narkotische Schmerzmittel werden bei weniger starken Schmerzen eingesetzt. Manche von ihnen vermindern auch Entzündungen (→ Entzündungshemmende Mittel).

Androgene: Hormone, die männliche Körpermerkmale verstärken.

Angstlösende Mittel: Auch Anxiolytika oder Tranquilizer genannt. Diese Mittel entspannen die Muskulatur, verringern Anspannung und Angstgefühle und können auch gegen Schlaflosigkeit eingesetzt werden. Die größte Gruppe dieser Mittel sind Benzodiazepine.

Antacida: Mittel gegen Magenübersäuerung. Medikamente, die Erleichterung bei Verdauungsstörungen oder anderen Störungen infolge überschüssiger Magensäure bieten. Ihre Wirkung beruht auf der Neutralisierung der Magensäure.

Antiarrythmika: Medikamente zur Behandlung von Herzrhythmusstörungen. Digitalis ist ein solches antiarhythmisches Medikament. Manche seiner neueren Abarten werden als Betablocker oder Kalziumblocker bezeichnet (→ Kalziumblocker).

Antiasthmatika: Medikamente zur Behandlung von Asthma. Das Arzneimittel erweitert die Atemwege in den Lungen.

Antibakterielle Mittel: → Antibiotika.

Antibiotika: Medikamente zur Bekämpfung von durch Bakterien hervorgerufenen Infektionen. Penicillin ist ein Antibiotikum, dass in der Natur vorkommt. Synthetische Antibiotika sind zum Beispiel Cephalosporine.

Antidepressiva: Stimmungshebende Mittel. Die Hauptgruppen der Antidepressiva sind Trizykline, selektive Serotonin-Wiederaufnahme-Hemmer und Monoamino-Oxidase-Hemmer.

Antidiabetika: Mittel, die bei der Behandlung von Diabetes verwendet werden. Antidiabetes-Medikamente helfen dabei, die Fähigkeit des Körpers Zucker zu speichern, wieder herzustellen. Insulin wird Patienten gegeben, deren Körper kein oder wenig natürliches Insulin produziert. Es wird direkt unter die Haut gespritzt. Andere Medikamente für Diabetiker, die gegen Unterzuckerung wirken, werden eingenommen.

Antidiarrhetika: Medikamente gegen Durchfall.

Antiemetika: Medikamente gegen Übelkeit und Erbrechen.

Antiepileptika: Medikamente, die epileptischen Anfällen vorbeugen.

Antihistamine: Mit diesen Medikamenten werden Allergien, Asthma, Übelkeit, Seekrankheit, Schwellungen der Nasennebenhöhlen, Husten und Juckreiz behandelt.

Antihypertonika: Medikamente gegen Bluthochdruck (Hypertonie). Antihypertonika werden ihrer Wirkungsweise gemäß mehreren Medikamentengruppen zugeordnet. Zu den Untergruppen gehören Medikamente, die die Ausscheidungsgeschwindigkeit von Urin und Salz erhöhen (→ Diuretika), Mittel die die Wirkung des Adrenalins im Körper einschränken (→ Beta-Blocker), Medikamente, die die Kalziumaufnahme in den kleinen Blutgefäßen hemmen (→ Kalziumantagonisten) und Medikamente, die einen im Körper normalerweise vorhandenen chemischen Stoff blockieren und so eine Erweiterung der Blutgefäße bewirken (→ ACE-Hemmer). Kalziumblocker und ACE-Hemmer sorgen beide für die Erweiterung der kleineren Blutgefäße.

Antiinfektiva: Medikamente, die gegen Infektionen wirken.

Antikoagulantien: Mittel, die zur Senkung des Blutgerinnungsfaktors verschrieben werden (sie werden manchmal auch Blutverdünner genannt).

Antimykotika: Medikamente gegen Pilzinfektionen.

Antiphlogistika: Medikamente zur Bekämpfung von Entzündungen. Entzündungen rufen eine verstärkte Versorgung mit Blut hervor, die wiederum Schwellungen, Rötungen, Schmerz und Hitze mit sich bringt. Dieser körpereigene Abwehrmechanismus tritt infolge von Infektionen, Verletzungen und bestimmten chronischen Erkrankungen wie rheumatischer Arthrose auf. Aspirin und Kortikosteroide sind entzündungshemmende Medikamente.

Antipruritika: Mittel zur Linderung von Juckreiz.

Antipyretika: Fieber senkende Mittel. Die Medikamente, darunter Aspirin und Acetaminophen, wirken an der Stelle im Körper, an der die Temperatur geregelt wird, nämlich im Hypothalamus.

Betablocker: Sie wirken durch die Unterbindung der stimulierenden Wirkung, die Adrenalin auf das Herz hat, und sind auch zur Senkung des Blutdrucks geeignet.

Bronchodilatoren: Medikamente, die die Erweiterung der Atemwege in den Lungen bewirken. Sie werden hauptsächlich bei Asthma eingesetzt.

Cholesterin senkende Mittel: Sie senken die Konzentration des Cholesterins im Blut.

Digitalismittel: Eine Gruppe von Herzmitteln. Sie behandeln Herzinsuffizienz indem sie das Herz zu stärkeren Kontraktionen anregen. Auch Vorhofflimmern, eine Herzrhythmusstörung, wird mit ihnen behandelt.

Diuretika: Harntreibende Mittel. Sie erhöhen die Menge des von den Nieren ausgeschiedenen Urins und der Salze. In den meisten Fällen werden Diuretika bei Bluthochdruck und kompensierter Herzinsuffizienz eingesetzt.

Expektorantien: Medikamente, die das Absondern von Schleim aus den Lungen oder dem Rachen fördern, Sie sind einer von mehreren Wirkstoffen in vielen Hustenmitteln.

Gichtmittel: Diese Medikamente senken den Harnsäurewert im Körper, entweder, indem sie die Harnsäurebildung hemmen oder deren Ausscheidung beschleunigen.

Glaukommittel: Medikamente zur Behandlung des grünen Stars. Diese Medikamente senken den Augeninnendruck.

Hustenmittel: Auch Antitussiva genannt. Sie unterdrücken den Husten.

Hypnotika: Schlafmittel. Benzodiazepine sind die am weitesten verbreiteten Schlafmittel.

Kalziumblocker: Mittel zur Senkung der Kalziumaufnahme. Sie senken den Blutdruck und schonen somit das Herz.

Kortikosteroide: Sie werden hauptsächlich als entzündungshemmende Mittel eingesetzt. Verschiedene Kortikosteroide verwendet man zur Behandlung von Arthritis, Asthma, bestimmten Hautkrankheiten, Unterfunktion der Nebennierenrinde, Schilddrüsenerkrankungen, bestimmter Krebsarten und anderer Störungen.

Muskelrelaxantien: Medikamente zur Entspannung der Muskeln. Sie werden zur Behandlung von Muskelkrämpfen im Zusammenhang mit Muskel-, Knochen- und Gelenkverletzungen eingesetzt.

Nitrate: Herzmittel. Sie können die Blutversorgung der Herzkranzgefäße verbessern und werden oft bei Patienten mit Angina pectoris eingesetzt.

Östrogene: Hormone, die die weiblichen Körpermerkmale verstärken. Sie werden bei der Behandlung von Störungen im Zusammenhang mit der Menstruation oder den Wechseljahren eingesetzt und es gibt sie auch als Verhütungsmittel zum Einnehmen.

Parkinsonmittel: Medikamente zur Behandlung von Zittern, Steifheit und anderen Symptomen der Parkinsonkrankheit.

Spasmolytika: Medikamente zur Lösung ungewollter Muskelkrämpfe, beispielsweise im Verdauungstrakt oder in der Blase.

Zytostatika: Mittel zur Krebsbekämpfung.

Kapitel 39

Häufig verschriebene Medikamente von A - Z

Inhalt

In diesem Kapitel sind die Medikamente aufgeführt, die häufig verschrieben werden.

Lexikon der häufig verschriebenen Medikamente

Der Arzneimittelmarkt bietet Tausende von Medikamenten für die unterschiedlichsten Therapierichtungen an. An vielen Stellen in diesem Buch werden Medikamente und ihre Wirkstoffe, zumeist in Verbindung mit einer speziellen Erkrankung, schon ausführlicher beschrieben.

Die pharmazeutische Forschung entwickelt ständig neue Wirkstoffe und Präparate und die Pharmaindustrie ist bemüht erfolgversprechende Medikamente schnell als Neuheit auf den Markt zu bringen. Beinnahe täglich kommen neue Medikamente auf den Markt.

Eine ausführliches Lexikon aller Wirkstoffe und Therapeutika würde daher den Rahmen dieses Buches bei weitem sprengen.

Dieses Kapitel beginnt mit einer alphabetischen Liste von Markennamen häufig verschriebener Medikamente. Dahinter steht jeweils ein Verweis auf den enthaltenen Wirkstoff, der in der ebenfalls alphabetisch geordneten Liste der Wirkstoffe im Folgenden nachzuschlagen ist. Dort sind die wichtigsten Informationen über Anwendungsgebiete, die häufigsten Nebenwirkungen und weitere Hinweise aufgeführt.

Anmerkungen

Dieses Lexikon der Medikamente erhebt keinen Anspruch auf Vollständigkeit, eignet sich nicht für komplexe pharmazeutische oder medizinische Fragestellungen und soll lediglich Basisinformationen vermitteln. Weitergehende Informationen über Medikamente und Wirkstoffe erhalten Sie bei Ihrem Arzt oder Apotheker.

Es enthält selbstverständlich keine Dosierungsanleitung. Die Dosierungsvorschrift für Medikamente ist dem Arzt vorbehalten. Kein Medikament ist völlig gefahrlos, auch nicht ein Medikament, das ohne Rezeptpflicht erhältlich ist.

- Sprechen Sie daher immer mit einem Arzt über die Einnahme von Medikamenten und halten Sie dessen Dosierungsvorschriften ein, jede Überdosierung kann lebensgefährlich sein.
- Lesen Sie in jedem Fall aufmerksam den Beipackzettel des Medikaments und informieren Sie sich bei Ihrem Arzt über mögliche Wechselwirkungen mit anderen Medikamenten oder bestimmten Nahrungsmitteln und insbesondere mit Alkohol.
- Schwangere oder stillende Frauen und deren Kinder sind bei der Einahme von Medikamenten besonderen Risiken ausgesetzt. In Schwangerschaft/Stillzeit sollten Arzneimittel grundsätzlich nur in besonderen Not-und Ausnahmefällen, unter Berücksichtigung des Risikos für Mutter und Kind, angewendet werden.
- Erhöhen Sie niemals ohne Rücksprache mit dem Arzt die Dosierung eines Medikamentes.
- Unternehmen Sie keinen Versuch der Selbsttherapie mit übrig gebliebenen, alten Medikamenten einer früheren Behandlung, reichen Sie niemals Medikamente an Bekannte oder Verwandte weiter.
- Achten Sie sorgfältig auf die kindersichere Verwahrung aller Medikamente in Ihrem Haushalt.
- Geben Sie alte oder nicht mehr benötigte Medikamente Ihrem Apotheker zur Entsorgung zurück.

Alphabetische Liste der Markennamen

ACC-hexal® — siehe Acetylcystein
Accupro® — siehe Quinapril
Acerbon® — siehe Lisinopril
Achromycin® — siehe Tetracyclin
Acic-Hexal® — siehe Aciclovir
Aciclostad® — siehe Aciclovir
Aciclovir-ratiopharm® — siehe Aciclovir
Adalat® — siehe Nifedipin
Adrenalin Jenapharm® — siehe Epinephrin
Aerobec® — siehe Beclometason
Aeromax® — siehe Salmeterol
Agopton® — siehe Lansoprazol

Allergodil® — siehe Azelastin
almag von ct® — siehe Aluminiumhydroxid
Alna® — siehe Tamsulosin
Amantadin-ratiopharm® — siehe Amantadin
Amaryl® — siehe Glimepirid
Ambroxol-ratiopharm® — siehe Ambroxol
Amoxicillin-ratiopharm® — siehe Amoxicillin
Amoxypen® — siehe Amoxicillin
Ampho-Moronal® — siehe Amphotericin B
Ampicillin-ratiopharm® — siehe Ampicillin
Anafranil® — siehe Clomipranin
Antagonil® — siehe Nicardipin
Arilin® — siehe Metronidazol
Artelac® — siehe Hypromellose

Asasantin® — siehe Dipyridamol
Aspirin® — siehe Acetylsalicylsäure
Atemur® — siehe Fluticason
Atosil® — siehe Promethazin
Avonex® — siehe Interferon alpha/beta
Azulfidine RA® — siehe Sulfasalzin
Baclofen-ratiopharm® — siehe Baclofen
Barazan® — siehe Norfloxacin
Benadryl® — siehe Diphenhydramin
Bespar® — siehe Buspiron
Betaferon® — siehe Interferon alpha/beta
Betagalen® — siehe Betamethason
Betamann® — siehe Metipranolol
Betnesol-V® — siehe Betamethason
Betoptima® — siehe Betaxolol
Bezafibrat-ratiopharm® — siehe Bezafibrat
Biaxin HP® — siehe Clarithromycin
Bifiteral® — siehe Lactulose
Bikalm® — siehe Zolpidem
Borocarpin S® — siehe Pilocarpin
Bromazanil® — siehe Bromazepam
Bronchicum monocodein® — siehe Codein
Bronchocort/-mite® — siehe Beclometason
Bronchospray® — siehe Salbutamol
Bronchretard® — siehe Theophyllin
Brulamycin® — siehe Tobramycin
Budesonid-ratiopharm® — siehe Budesonid
Busp® — siehe Buspiron
Calcium dura® — siehe Calciumcarbonat
Calcium sandoz® — siehe Calciumcarbonat
Candio-Hermal® — siehe Nystatin
Canesten® — siehe Clotrimazol
Canifug® — siehe Clotrimazol
Capto-Hexal® — siehe Captopril
Carbamann® — siehe Carbachol
Carbimazol-Henning® — siehe Carbimazol
Cardular® — siehe Doxazosin
Casodex® — siehe Bicalutamid
Catapresan® — siehe Clonidin
CEC® — siehe Cefaclor
Cedur® — siehe Bezafibrat
Cefaclor-ratiopharm® — siehe Cefaclor
Celebrex® — siehe Celecoxib
Cephalexin® — siehe Cefalexin
Chibro Timoptal® — siehe Timolol
Choragon® — siehe Choriongonadotropin
Cibacen® — siehe Benazepril
Cipramil® — siehe Citalopram
Ciprobay® — siehe Ciprofloxacin
Cisplatin® — siehe Cisplatin
Clacid® — siehe Clarithromycin
Clexane® — siehe Enoxaparin
Clinda-Hexal® — siehe Clindamycin
Clinofem® — siehe Medroxy-
    progestereonacetat
Clomhexal® — siehe Clomifen
Clomifen-ratiopharm® — siehe Clomifen

Clonidin-ratiopharm® — siehe Clonidin
Clozapin-neuraxpharm® — siehe Clozapin
Codiovan® — siehe Valsartan
Corangin Nitro® — siehe Glyceroltrinitrat
Corangin® — siehe Isosorbidmonnitrat
Cordarex® — siehe Amiodaron
Cordes VAS® — siehe Tretinoin
Coric® — siehe Lisinopril
Corinfar® — siehe Nifedipin
Crixivan® — siehe Indometazin
Cromohexal® — siehe Cromoglycinsäure
Cutanum® — siehe Estradiol
Daktar® — siehe Miconazol
Dalmadorm® — siehe Flurazepam
Decortin H® — siehe Methylprednisolon
Decortin® — siehe Prednisolon
Dehydrobenzperidol® — siehe Droperidol
Delix® — siehe Ramipril
Depot H Insulin Hoechst® — siehe Insulin
Deprilept® — siehe Maprotilin
Dermoxin® — siehe Clobetasol
Dermoxinale® — siehe Clobetasol
Detrusinol® — siehe Tolterodin
Diazepam-ratiopharm® — siehe Diazepam
Diblocin® — siehe Doxazosin
Diclofenac-ratiopharm® — siehe Diclofenac
Didronel® — siehe Etidronsäure
Diflucan/-Derm® — siehe Fluconazol
Dilanacin® — siehe Digoxin
Diltahexal® — siehe Diltiazem
Dilzem® — siehe Diltiazem
Diovan® — siehe Valsartan
Diphos® — siehe Etidronsäure
Dociton® — siehe Propanolol
Doryl® — siehe Carbachol
Dostinex® — siehe Cabergolin
Doxy-ratiopharm® — siehe Doxycyclin
Doxy-Wolff® — siehe Doxycyclin
Dulcolax® — siehe Bisacodyl
Durogesic® — siehe Fentanyl
Duspatal® — siehe Mebeverin
Dynacil® — siehe Fosinopril
Dynerie® — siehe Clomifen
Dysmenalgit N® — siehe Naproxen
Ecural® — siehe Mometason
Eferox® — siehe Levothyroxin
EMB-Fatol® — siehe Ethambutol
Emesan® — siehe Diphenhydramin
Emla® — siehe Lidocain
Enantone® — siehe Leuprorelin
Endoxan® — siehe Cyclophosphamid
Epi-Pevaryl® — siehe Econazol
Epivir® — siehe Lamivudin
Ergo-sanol spezial N® — siehe Ergotamin
Erythromycin-ratiopharm®
    — siehe Erythromycin
Erythromycin Wolff® — siehe Erythromycin

Estraderm TTS/MX® — siehe Estradiol
Estrifam® — siehe Estradiol
Etidronat® — siehe Etidronsäure
Euglucon® — siehe Glibenclamid
Euthyrox® — siehe Levothyroxin
Falithrom® — siehe Phenoprocoumon
Faustan® — siehe Diazepam
Felden® — siehe Piroxicam
Fenofibrat-ratiopharm® — siehe Fenofibrat
Fertinorm® — siehe Urofollitropin
Fluctin® — siehe Fluoxetin
Flunitrazepam-ratiopharm®
    — siehe Flunitrazepam
Fluoxetin-ratiopharm® — siehe Fluoxetin
Flutamid® — siehe Flutamid
Flutamid-ratiopharm® — siehe Flutamid
Flutide® — siehe Fluticason
Fortecortin® — siehe Dexamethason
Fosinorm® — siehe Fosinopril
Fragmin® — siehe Dalteparin
Froben® — siehe Flurbiprofen
Frubiase Calcium forte® — siehe Ergo-
    calciferol
Fulcin® — siehe Griseofulvin
Fungata® — siehe Fluconazol
Fungizid-ratiopharm® — siehe Clotrimazol
Furosemid-ratiopharm® — siehe Furosemid
Gabrilen® — siehe Ketoprofen
Genotropin® — siehe Somatropin
Gernebcin® — siehe Tobramycin
Glibenclamid-ratiopharm®
    — siehe Glibenclamid
Glucophage® — siehe Metformin
Godamed® — siehe Acetylsalicylsäure
Gonal® — siehe Follitropin
Gramaxin® — siehe Cefazolin
Griseo® — siehe Griseofulvin
H2-Blocker-ratiopharm® — siehe Cimetidin
Haldol® — siehe Haloperidol
Haloperidol-neuraxpharm® — siehe Ha-
    loperidol
Haloperidol-ratiopharm®
    — siehe Haloperidol
Herz-ASS-ratiopharm® — siehe Acetyl-
    salicylsäure
Hismanal® — siehe Astemizol
Hydrocortison Hoechst® — siehe Hydro-
    cortison
Hydrocortison Wolff® — siehe Hydro-
    cortison
Hypnorex® — siehe Lithium
Ibu TAD® — siehe Ibuprofen
Ibuhexal® — siehe Ibuprofen
Imigran® — siehe Sumatriptan
Imipramin-neuraxpharm®
    — siehe Imipramin
Imodium® — siehe Loperamid

Imurek® — siehe Azathioprin
Inflanefran® — siehe Prednisolon
Instillagel® — siehe Lidocain
Insulin actrapid® — siehe Insulin
Insulin Protaphan HM® — siehe Insulin
Intron A® — siehe Interferon alpha/beta
Irtan® — siehe Nedocromil
Isoptin® — siehe Verapamil
Jodetten® — siehe Kaliumjodid
Jodidtabletten® — siehe Kaliumjodid
Jodid-ratiopharm® — siehe Kaliumjodid
Kaliumjodid BC® — siehe Kaliumjodid
Karison® — siehe Clobetasol
Ketamin® — siehe Ketamin
Ketamin-ratiopharm® — siehe Ketamin
Ketanest® — siehe Ketamin
Kirim/-gyn® — siehe Bromocriptin
Klimonorm® — siehe Levonorgestrel
Konakion® — siehe Phytomenadion
Kortikoid-ratiopharm/F®
    — siehe Triamcinolonacetonid
L-Polamidon® — siehe Levomethadon
L-Thyroxin Henning® — siehe Levothyroxin
Lacrigel® — siehe Hydroxyethylcellulose
Lactulose-ratiopharm® — siehe Lactulose
Lactulose Stada® — siehe Lactulose
Lamisil® — siehe Terbinafin
Lanicor® — siehe Digoxin
Lantarel® — siehe Methotrexat
Lanzor® — siehe Lansoprazol
Lariam® — siehe Mefloquin
Lasix® — siehe Furosemid
Lederderm® — siehe Minocyclin
Lederlind® — siehe Nystatin
Leios® — siehe Levonorgestrel
Leponex® — siehe Clozapin
Leukeran® — siehe Chlorambucil
Lido posterine® — siehe Lidocain
Likuden® — siehe Griseofulvin
Linola –HN® — siehe Prednisolon
Lioresal® — siehe Baclofen
Lipidil® — siehe Fenofibrat
Lipobay® — siehe Cerivastatin
Lipox® — siehe Bezafibrat
Lisino® — siehe Loratadin
Liskantin® — siehe Primidon
Livocab® — siehe Levocabastin
Lonolox® — siehe Minoxidil
Lopedium® — siehe Loperamid
Loperamid-ratiopharm® — siehe Loperamid
Lorzaar® — siehe Losartan
Ludiomil® — siehe Maprotilin
Maalox® — siehe Magnesiumhydroxid
Maaloxan® — siehe Aluminiumhydroxid
Maaloxan® — siehe Magnesiumhydroxid
Magaldrat-ratiopharm® — siehe Magaldrat
Maninil® — siehe Glibenclamid

Marax® — siehe Magaldrat
Marcumar® — siehe Phenoprocoumon
Maxipime® — siehe Cefepim
Megacillin oral® — siehe Phenoxy-
  methylpenicillin
Megestral® — siehe Megestrol
Melleril® — siehe Thioridazin
Menorest® — siehe Estradiol
Mescorit® — siehe Metformin
Methotrexat medac® — siehe Methotrexat
Metronidazol Artesan® — siehe Metro-
  nidazol
Micotar® — siehe Miconazol
Microgynom® — siehe Levonorgestrel
Minirin® — siehe Desmopressin
Minocyclin® — siehe Minocyclin
Minocyclin-ratiopharm®
  — siehe Minocyclin
Modip® — siehe Felodipin
Mono Mack® — siehe Isosorbidmonnitrat
MonoStep® — siehe Levonorgestrel
Morphin Merck® — siehe Morphin
MST-Mundipharma® — siehe Morphin
Mucosulvan® — siehe Ambroxol
Munobal® — siehe Felodipin
Musaril® — siehe Tetrazepam
Myambutol® — siehe Ethambutol
Mylepsinum® — siehe Pimidon
NAC-ratiopharm® — siehe Acetylcystein
Natrilix® — siehe Indapamid
Nebacetin® — siehe Neomycin
Neo-Tussan® — siehe Dextrometorphan
Nif-Ten® — siehe Nifedipin
Nitrangin Isis® — siehe Glyceroltrinitrat
Nitrolingual® — siehe Glyceroltrinitrat
Nizax® — siehe Nizatidin
Nizoral® — siehe Ketoconazol
Norditropin® — siehe Somatropin
Normalip® — siehe Fenofibrat
Normoc® — siehe Bromazepam
Norvasc® — siehe Amlodipin
Novothyral® — siehe Liothyronin
Nystaderm® — siehe Nystatin
Nystatin-Lederle® — siehe Nystatin
Obsidan® — siehe Propanolol
Oestronara® — siehe Levonorgestrel
Omnic® — siehe Tamsulosin
Parkemed® — siehe Mefenaminsäure
Penicillin V-ratiopharm® — siehe Phenoxy-
  methylpenicillin
Pepdul® — siehe Famotidin
Petnidan® — siehe Ethosuximid
Phenhydan® — siehe Phenytoin
Pilocarpin ankerpharm® — siehe Pilocarpin
Pilomann® — siehe Pilocarpin
Piroxicam-ratiopharm® — siehe Piroxicam
PK-Merz® — siehe Amantadin

Planum® — siehe Temazepam
Pravidel® — siehe Bromocriptin
Predni-M-Tablinen® — siehe Methyl-
  prednisolon
Predni H® — siehe Prednisolon
Prednisolon-ratiopharm®
  — siehe Prednisolon
Prednisolonsalbe LAW®
  — siehe Prednisolon
Pres® — siehe Enalapril
Progastrit® — siehe Magnesiumhydroxid
Proleukin® — siehe Aldesleukin
Promethazin-neuraxpharm®
  — siehe Promethazin
Propra-ratiopharm® — siehe Propanolol
Proscar® — siehe Finasterid
Prostavasin® — siehe Alprostadil
Prothyrid® — siehe Liothyronin
Proxen® — siehe Naproxen
Pulmicort® — siehe Budesonid
Quilonum® — siehe Lithium
Refobacin® — siehe Gentamicin
Remestan® — siehe Temazepam
Retacillin comp® — siehe Benzylpenicillin
Retrovir® — siehe Zitovudin
Rhinotussal® — siehe Dextrometorphan
Rhythmonorm® — siehe Propafenon
Ridaura® — siehe Auranofin
Riopan® — siehe Magaldrat
Ritalin® — siehe Methylphenidat
Rivotril® — siehe Clonazepam
Roaccutan® — siehe Isotretinoin
Roferon® — siehe Interferon alpha/beta
Rohypnol® — siehe Flunitrazepam
Sanasthmax® — siehe Beclometason
Saroten® — siehe Amitriptylin
Sempera® — siehe Itraconazol
Serevent® — siehe Salmeterol
Seroxat® — siehe Paroxetin
Sic ophtal® — siehe Hypromellose
Siofor® — siehe Metformin
Siros® — siehe Itraconazol
Skid® — siehe Minocyclin
Sobelin® — siehe Clindamycin
Solugastril® — siehe Aluminiumhydroxid
Sortis® — siehe Atorvastatin
Soventol Hydrocortison® — siehe Hydro-
  cortison
Spironolacton-ratiopharm® — siehe Spiro-
  nolacton
Staurodorm Neu® — siehe Flurazepam
Stilnox® — siehe Zolpidem
Strepto-Fatol® — siehe Streptomycin
Strepto-Hefa® — siehe Streptomycin
Sulmycin® — siehe Gentamicin
Sultanol Aerosol® — siehe Salbutamol
Suxilep® — siehe Ethosuximid

Suxinutin® — siehe Ethosuximid
Synarela® — siehe Nafarelin
Tagonis® — siehe Paroxetin
Tambocor® — siehe Flecainid
Tamoxifen-ratiopharm® — siehe Tamoxifen
Tamoxifen Hexal® — siehe Tamoxifen
Tavanic® — siehe Levofloxacin
Tegretal® — siehe Carbamazepin
Teldane® — siehe Terfenadin
Telfast® — siehe Fexofenadin
Teneretic® — siehe Atenolol
Terfenadin-ratiopharm® — siehe Terfenadin
Terzolin® — siehe Ketoconazol
Tetracyclin-ratiopharm® — siehe Tetracyclin
Tetrazepam-ratiopharm®
   — siehe Tetrazepam
Thyreotom® — siehe Liothyronin
Ticlyd® — siehe Ticlopidin
Tilade® — siehe Nedocromil
Tim Ophtal® — siehe Timolol
Timomann® — siehe Timolol
Timonil® — siehe Carbamazepin
Tobra-cell® — siehe Tobramycin
Tofranil® — siehe Imipramin
Topinasal® — siehe Budesonid
Torem® — siehe Torasemid
Tramadolor® — siehe Tramadol
Tramal® — siehe Tramadol
Tramundin® — siehe Tramadol
Tranquase® — siehe Diazepam
Trenantone® — siehe Leuprorelin
Trevilor® — siehe Venlafaxin
TRI-Normin® — siehe Atenolol
Triam Salbe/Creme Lichtenstein®
   — siehe Triamcinolonacetonid
Trusopt® — siehe Dorzolamid
Tryesol Codein® — siehe Codein
Turixin Salbe® — siehe Mupirocin
Udrik® — siehe Trandolapril
Ulcogant® — siehe Sucralfat
Ultracortenol® — siehe Prednisolon
Unat® — siehe Torasemid
Uniphyllin® — siehe Theophyllin
Vagimid® — siehe Metronidazol
Valium® — siehe Diazepam
Vascal® — siehe Isradipin
Verahexal® — siehe Verapamil
Vermox® — siehe Mebendazol
Vertigo-Vomex S® — siehe Dimenhydrinat
Vesdil® — siehe Ramipril
Vioxx® — siehe Rofecoxib
Vistagan® — siehe Levobunolol
Vividrin® — siehe Cromoglycinsäure
Volon A/N® — siehe Triamcinolonacetonid
Voltaren® — siehe Diclofenac
Vomacur® — siehe Dimenhydrinat
Vomex A/N® — siehe Dimenhydrinat

Xalatan® — siehe Latanoprost
Xanef® — siehe Enalapril
Zentropil® — siehe Phenytoin
Zerit® — siehe Stavudin
Zithromax® — siehe Azithromycin
Zocor® — siehe Simvastatin
Zoladex® — siehe Goserelin
Zovirax® — siehe Aciclovir
Zyrtec® — siehe Cetirizin

Alphabetische Liste der Wirkstoffe

Acetylcystein
ACC-hexal®, NAC-ratiopharm®
Mukolytikum
Apothekenpflichtig
Anwendung: Sekret lösend bei akuten und chronischen Entzündungen des Nasen-Rachenraumes
Nebenwirkungen: Magenschmerzen, Kopfschmerzen, allergische Reaktionen
Hinweise: Nicht bei Überempfindlichkeit gegen ACC, nicht in der Schwangerschaft und der Stillzeit anwenden, nicht bei Asthmatikern und Säuglingen.

Acetylsalicylsäure
Aspirin®, Herz-ASS-ratiopharm®, Godamed®
Antiphlogistikum, Thrombozytenaggregations-Hemmer
Apothekenpflichtig
Anwendung: Leichte bis mittelstarke Schmerzen, Fieber, Entzündungen und rheumatische Erkrankungen. Bis 100 mg Herzinfarkt- und Schlaganfallprophylaxe.
Nebenwirkungen: Magenschmerzen, -blutungen, allergische Hautreaktionen, Langzeitanwendung kann zu Tinnitus führen.
Hinweise: Zur besseren Magenverträglichkeit mit Milch oder zu den Mahlzeiten einnehmen. Einnahme in der Schwangerschaft und Stillzeit nur nach Befragung des Arztes. Anwendungsbeschränkungen bei Asthma, Magengeschwüren und Nasenpolypen.

Aciclovir
Aciclostad®, Acic-Hexal®, Aciclovir-ratiopharm®, Zovirax®
Virostatikum
Rezeptpflichtig/Apothekenpflichtig
Anwendung: Schmerzen / Juckreiz bei allen Herpesformen.
Nebenwirkungen: Hautrötungen, Juckreiz, Brennen und Stechen auf der behandelten

Haut.
Hinweise: Nicht in Nähe der Augen anwenden.

Aldesleukin
Proleukin®
Zytostatikum
Rezeptpflichtig
Anwendung: metastasiernde Karzinome, Chemotherapie
Nebenwirkungen: Ödeme, Juckreiz, Hautveränderungen, Haarausfall, Depressionen, Neuropathien, Herz-Kreislauf-Beschwerden, Übelkeit, Erbrechen, Durchfall
Hinweise: Proleukin wird nur unter Aufsicht eines erfahrenen Arztes verabreicht.

Alprostadil
Prostavasin®
Prostaglandin
Rezeptpflichtig
Anwendung: chronische arterielle Verschlusskrankheiten, Erektionsstörungen
Nebenwirkungen: Hautrötungen, Durchfall, Übelkeit, Erbrechen, Kopfschmerzen
Hinweise: Keine Anwendung während der Schwangerschaft und Stillzeit

Aluminiumhydroxid
Maaloxan®, Solugastril®, almag von ct®
Antacidum
Apothekenpflichtig
Anwendung: Magen-Darm-Geschwüre, Magenschleimhautentzündungen.
Nebenwirkungen: Verdauungsstörungen, zentralnervöse Störungen.
Hinweise: Maaloxan Suspension eignet sich zur Vorbeugung nächtlicher Beschwerden.

Amantadin
PK-Merz®, Amantadin-ratiopharm®
Virostatikum
Rezeptpflichtig
Anwendung: Parkinson-Syndrome
Nebenwirkungen: Schlafstörungen, Schwindel, Übelkeit, Erbrechen, Mundtrockenheit, Unruhe.
Hinweise: Einnahme in Schwangerschaft und Stillzeit oder zusammen mit anderen Medikamenten nur nach Befragung des Arztes.

Ambroxol
Mucosulvan®, Ambroxol-ratiopharm®
Mukolytikum
Apothekenpflichtig
Anwendung: akute und chronische Bronchitis, asthmatoide Bronchitis, Bronchialasthma

Nebenwirkungen: Magen-Darm-Störungen, Überempfindlichkeitsreaktionen, Verstopfung
Hinweise: Anwendung bei Kindern unter 2 Jahren nicht ohne die Aufsicht eines Arztes.

Amiodaron
Cordarex®
Antiarrhythmikum
Rezeptpflichtig
Anwendung: Herzrhythmusstörungen
Nebenwirkungen: Hautverfärbungen, Lichtempfindlichkeit, Leberfunktionsstörungen, Übelkeit, Erbrechen, Verstopfung
Hinweise: Keine Sonnenlichtexposition sowie Bestrahlungen mit UV-Licht oder der Besuch von Solarien während der Therapie.

Amitriptylin
Saroten®
Antidepressivum
Rezeptpflichtig
Anwendung: Depressionen
Nebenwirkungen: Zittern, Müdigkeit, Unruhe, Schlafstörungen, Appetitsteigerung, Übelkeit, Mundtrockenheit, Sprachstörungen.
Hinweise: Eingeschränktes Reaktionsvermögen. Blutbildkontrolle vor der Behandlung. Bei Langzeitbehandlung ärztliche Überwachung von Herzleistung, EEG und Leberfunktion.

Amlodipin
Norvasc®
Kalzium-Kanal-Blocker
Rezeptpflichtig
Anwendung: Bluthochdruck, chronisch stabile Angina pectoris.
Nebenwirkungen: Hautrötung mit Hitzegefühl, Kopfschmerzen, beschleunigter Herzschlag, geschwollene Knöchel.
Hinweise: Vorsicht bei schwerer Herzschwäche. Keine Einnahme während Schwangerschaft und Stillzeit.

Amoxicillin
Amoxicillin-ratiopharm®, Amoxypen®
Penicillin
Rezeptpflichtig
Anwendung: Infektionen (Atemwege, HNO-Bereich), Typhus.
Nebenwirkungen: Atembeschwerden, Hautausschläge, weitere allergische Reaktionen.
Hinweise: Keine Einnahme bei Nierenfunktionsstörungen, schweren Magen-Darm-Störungen. Den Arzt über Allergien informieren. Antibabypille ist möglicherweise wirkungslos.

Amphotericin B
Ampho-Moronal®
Antimykotikum
Rezeptpflichtig
Anwendung: Lokale Infektionen (Haut, Mund-
und Rachenraum) durch Hefepilze.
Nebenwirkungen: Allergische Hautreaktionen.
Hinweise: Den Arzt über bestehende Allergien
informieren.

Ampicillin
Ampicillin-ratiopharm®
Penicillin
Rezeptpflichtig
Anwendung: Infektionen (Atemwege, HNO-
Bereich), Typhus. Auch bei Gehirnhautent-
zündung und thypoidem Fieber (höhere
Dosierungen).
Nebenwirkungen: Atembeschwerden, Hautaus-
schläge, weitere allergische Reaktionen.
Hinweise: Keine Einnahme bei Nierenfunk-
tionsstörungen, schweren Magen-Darm-
Störungen. Den Arzt über Allergien infor-
mieren, Antibabypille eventuell wirkungslos.

Astemizol
Hismanal®
Antihistaminikum
Rezeptpflichtig
Anwendung: Heuschnupfen und andere aller-
gische Erkrankungen.
Nebenwirkungen: Kopfschmerzen, Mund-
trockenheit, Müdigkeit, Gewichtszunahme.
Hinweise: Einnahme 1 bis 2 Stunden nach den
Mahlzeiten. Arzt informieren bei Asthma
bronchiale, Leber- und Nierenerkrankungen.

Atenolol
Teneretic® (Kombi-Präparat), TRI-Normin®
(Kombipräparat)
Betablocker
Rezeptpflichtig
Anwendung: Koronare Herzkrankheit, Blut-
hochdruck, funktionelle Herz-Kreislauf-Be-
schwerden. Akut- und Langzeitbehandlung
bei und nach Herzinfarkt. Tachykarde Herz-
rhythmusstörungen.
Nebenwirkungen: Muskelkrämpfe, Müdigkeit,
Kopfschmerzen, Benommenheit, depressive
Verstimmungen, Magen-Darm-Störungen,
Gefühlsstörungen und Kältegefühl in den
Gliedmaßen, Impotenz, verlangsamter Herz-
schlag.
Hinweise: Arzt informieren bei Erkrankungen
der Atemwege, des Herz-Kreislaufsystems
oder Diabetes. Bei Einnahme weiterer Medikamente den Arzt befragen.

Atorvastatin
Sortis®
Lipidsenker
Rezeptpflichtig
Anwendung: Hypercholesterinämie, Hyperli-
pidämie
Nebenwirkungen: Verstopfung, Blähungen,
Bauchschmerzen, Übelkeit, Muskel- und
Gliederschmerzen
Hinweise: Nicht anwenden bei starkem Alko-
holkonsum, und nicht gleichzeitig mit
Makrolidantibiotika.

Auranofin
Ridaura®
Antirheumatikum
Rezeptpflichtig
Anwendung: Fortgeschrittene chronische Poly-
arthritis bei Erwachsenen.
Nebenwirkungen: Magen-Darm-Beschwerden;
Übelkeit Erbrechen, Verstopfung, Entzün-
dungen der Mundschleimhaut, Augenbinde-
hautentzündung, Ausschläge.
Hinweise: Nicht anwenden bei Nieren- und Le-
berschäden sowie bei Blutbildungsstörungen
und Schwermetallallergie. Keine Einnahme
in der Schwangerschaft und während der
Stillzeit.

Azathioprin
Imurek®
Immunsuppresivum
Rezeptpflichtig
Anwendung: Schwere Formen der chronischen
Polyarthritis, Autoimmunerkrankungen,
Organtrasplantationen.
Nebenwirkungen: Allgemeines Krankheitsge-
fühl, Schwindel, Übelkeit, Erbrechen, Durch-
fall, Fieber, Ausschlag.
Hinweise: Strenge Überwachung der Anwen-
dung bei Patienten mit Hautausschlägen,
Nieren- oder Leberschäden sowie Herz-
Kreislauf-Problemen. Bei Einnahme weiterer
Medikamente den Arzt befragen.

Azithromycin
Zithromax®
Makrolidantibiotikum
Rezeptpflichtig
Anwendung: Infektionen (Atemwege, Haut,
Weichteile, Geschlechtsorgane), Bronchitis,
Lungenentzündung.
Nebenwirkungen: Magendrücken, Übelkeit,
Erbrechen, Durchfall, allergische Reaktionen
(z. B. Juckreiz und Hautausschlag).
Hinweise: Anwendungsbeschränkungen bei
Leber- und Nierenfunktionsstörungen. Bei

Durchfall und Koliken den Arzt informieren. Einnahme während Schwangerschaft und Stillzeit nur nach Befragung des Arztes. Bei Einnahme weiterer Medikamente den Arzt befragen bzw. informieren.

Azelastin

Allergodil®
Antihistaminikum
Rezeptpflichtig
Anwendung: Heuschnupfen
Nebenwirkungen: Müdigkeit, Schläfrigkeit, Mundtrockenheit, Gewichtszunahme.
Hinweise: Verringertes Reaktionsvermögen, insbesondere in Verbindung mit Alkohol.

Baclofen

Lioresal®, Baclofen-ratiopharm®
Muskelrelaxans
Rezeptpflichtig
Anwendung: Spastische Syndrome mit pathologisch gesteigertem Muskeltonus unterschiedlicher Herkunft.
Nebenwirkungen: Zittern, Müdigkeit, Benommenheit, Taubheitsgefühl, Kopfschmerz, Schwindel, Verwirrtheit, Mundtrockenheit.
Hinweise: Keine Einnahme bei zerebralem Anfallsleiden und terminaler Niereninsuffizienz. Einnahme in der Schwangerschaft und Stillzeit nur nach Befragung des Arztes.

Beclometason

Sanasthmax®, Aerobec®, Bronchocort/-mite®
Antiasthmatikum
Rezeptpflichtig
Anwendung: Asthma bronchiale, chronisch obstruktive Bronchitis, nicht obstruktive Bronchitiden.
Nebenwirkungen: Heiserkeit, Pilzbefall der Mund- und Rachenschleimhaut.
Hinweise: Informieren Sie Ihren Arzt über bestehende Erkrankungen der Atemwege.

Benazepril

Cibacen®
Antiarrhythmikum
Rezeptpflichtig
Anwendung: Bluthochdruck, Herzinsuffizienz
Nebenwirkungen: Kopfschmerzen, Müdigkeit, Übelkeit, Nierenfunktionsstörungen, allergische Hautreaktionen, Schwindel, Schwächegefühl, Sehstörungen.
Hinweise: Das Reaktionsvermögen ist eingeschränkt, besonders bei Behandlungsbeginn, Dosiserhöhung und Alkoholkonsum.

Benzylpenicillin

Retacillin comp®
Penicillin
Rezeptpflichtig
Anwendung: Infektionen mit Benzylpenicillin-empfindlichen Keimen, z. B. Infektionen der unteren Atemwege, Infektionen des Hals-Nasen-Ohren-Bereiches, Infektionen des gynäkologischen Bereiches
Nebenwirkungen: Allergische Reaktionen, Arzneimittelfieber, Krämpfe
Hinweise: Bei länger dauernder Therapie, in hoher Dosierung, sollte regelmässig eine Kontrolle von Blutbild, Nierenfunktion und der Serumelektrolyte durchgeführt werden.

Betamethason

Betnesol-V®, Betagalen®
Dermatikum
Rezeptpflichtig
Anwendung: Entzündliche Hauterkrankungen, die auf eine äußerliche Anwendung mit Kortikosteroiden ansprechen.
Nebenwirkungen: Bei langer, großflächiger Anwendung Veränderung der Hautpigmentierung oder verzögerte Wundheilung möglich.
Hinweise: Nicht in Augennähe anwenden.

Betaxolol

Betoptima®
Betablocker
Rezeptpflichtig
Anwendung: Erhöhter Augeninnendruck bei chronischem Weitwinkelglaukom.
Nebenwirkungen: Reizerscheinungen, »trockenes Auge«, Müdigkeit, Übelkeit.
Hinweise: Kontaktlinsen vor jedem Eintropfen herausnehmen, erst nach 15 Minuten wieder einsetzen. Keine Anwendung bei Kindern.

Bezafibrat

Bezafibrat-ratiopharm®, Cedur®, Lipox®
Lipidsenker
Rezeptpflichtig
Anwendung: Hyperlipoproteinämien
Nebenwirkungen: Appetitlosigkeit, Übelkeit, Magendruck, Durchfall.
Hinweise: Bei Auftreten von allergischen Erscheinungen wie Juckreiz oder Hautreaktionen ist Bezafibrat sofort abzusetzen.

Bicalutamid

Casodex®
Antiandrogen
Rezeptpflichtig
Anwendung: Behandlung von Patienten mit fortgeschrittenem Prostatakarzinom.

Nebenwirkungen: Hitzewallungen, verminderte Libido, Potenzstörungen, Impotenz.
Hinweise: Keine Anwendung bei Frauen und Kindern.

Bisacodyl
Dulcolax®
Abführmittel
Apothekenpflichtig
Anwendung: Anwendung bei Verstopfung
Nebenwirkungen: Wasser- und Elektrolytverluste
Hinweise: Längere Anwendung führt zu Darmträgheit. Bei Einnahme weiterer Medikamente den Arzt befragen bzw. informieren.

Bromazepam
Normoc®, Bromazanil®
Tranquillizer
Rezeptpflichtig
Anwendung: Behandlung akuter und chronischer Spannungs-, Erregungs- und Angstzustände.
Nebenwirkungen: Schwindelgefühl, Erregung, Schwitzen, Übelkeit, Kopfschmerzen
Hinweise: Einnahme während Schwangerschaft und Stillzeit nur nach ärztlicher Verordnung.

Bromocriptin
Pravidel®, Kirim/-gyn®
Wachstumshormonantagonist
Rezeptpflichtig
Anwendung: Abstillen aus medizinischen Gründen, postpartaler Milchstau
Nebenwirkungen: Psychomotorische Unruhe, Schlafstörungen, Sehstörungen, Halluzinationen, Psychosen, Verwirrtheit
Hinweise: Keine Anwendung bei unkontrolliertem Bluthochdruck, koronarer Herzkrankheit, schweren Herz-Kreislauf-Erkrankungen.

Budesonid
Topinasal-Pulmicort®, Budesonid-ratiopharm®
Rhinologikum
Rezeptpflichtig
Anwendung: Behandlung und Vorbeugung von allergischem Schnupfen und Nasenpolypen
Nebenwirkungen: Trockene Nase, Nasenbluten, Überempfindlichkeitsreaktionen
Hinweise: Keine Anwendung bei Infektionen der Nase durch Bakterien oder Pilze.

Buspiron
Bespar®, Busp®
Tranquillizer
Rezeptpflichtig
Anwendung: Behandlung von Angstzuständen mit den Leitsymptomen Angst, innere Unruhe, Spannungszuständen
Nebenwirkungen: Benommenheit, Übelkeit, Kopfschmerzen, Nervosität, Schwindelgefühl, Erregung, Schwitzen, feuchte Hände
Hinweise: Buspiron sollte nicht bei Patienten mit anamnestisch bekannten Krampfanfällen angewendet werden. Keine Einnahme in der Schwangerschaft und während der Stillzeit.

Cabergolin
Dostinex®
Gynäkologikum
Rezeptpflichtig
Anwendung: Verhinderung des natürlichen Milchflusses nach der Geburt
Nebenwirkungen: Blutdruckabfall, Übelkeit, Erbrechen
Hinweise: Eingeschränktes Reaktionsvermögen im Zusammenwirken mit Alkohol.

Calciumcarbonat
Calcium Sandoz®, Calcium dura®
Osteoporosemittel
Apothekenpflichtig
Anwendung: Kalziummangel und erhöhter Kalziumbedarf, wie während Schwangerschaft, Stillzeit, Wachstum und Alter. Bei Sodbrennen und säurebedingten Magenbeschwerden.
Nebenwirkungen: Leichte Magen- und Darmstörungen wie Übelkeit, Durchfall, Verstopfung.
Hinweise: Nicht anwenden bei Hyperkalzämie verschiedener Ursachen.

Captopril
Capto-Hexal®
ACE-Hemmer
Rezeptpflichtig
Anwendung: Bluthochdruck, Herzinsuffizienz.
Nebenwirkungen: Trockener Reizhusten, Schwindel, Kopfschmerzen, Müdigkeit, Benommenheit.
Hinweise: Regelmäßige Laborkontrollen notwendig. Keine Einnahme in der Schwangerschaft und während der Stillzeit..

Carbachol
Carbamann®, Doryl®
Glaukommittel
Rezeptpflichtig
Anwendung: Chronisches Glaukom (dauernd erhöhter Augeninnendruck)
Nebenwirkungen: Lidzucken, Hautreaktionen, Übelkeit, Erbrechen

Hinweise: Kontaktlinsen sollten vor dem Eintropfen der Lösung entfernt und, soweit vom
Augenarzt nicht anders empfohlen, frühestens 15 Minuten nach Verabreichung wieder
eingesetzt werden. Informieren Sie Ihren
Arzt über Lungenerkrankungen.

Carbamazepin
Tegretal®, Timonil®
Antiepileptikum
Rezeptpflichtig
Anwendung: Epilepsien, Krampfanfälle.
Nebenwirkungen: Kopfschmerzen, Appetitlo-
sigkeit, Erbrechen, Müdigkeit, Schwindel.
Hinweise: Während der Behandlung sind Blut-
bild-, Leber- und Nierenfunktion regelmäßig
zu kontrollieren. Die Wirksamkeit anderer
Arzneimittel kann beeinträchtigt werden.

Carbimazol
Carbimazol Henning®
Thyreostatikum
Rezeptpflichtig
Anwendung: Hyperthyreose (Schilddrüsen-
überfunktion)
Nebenwirkungen: Allergische Hauterscheinun-
gen, Speicheldrüsenschwellung.
Hinweise: Treten nach der Einahme Fieber und
Mundschleimhautentzündungen auf, sind
regelmäßige Blutbildkontrollen erforderlich.

Cefaclor
Cefaclor-ratiopharm®, CEC®
Antibiotikum
Rezeptpflichtig
Anwendung: Zahlreiche bakterielle Infektionen,
Penicillin- resistente Erreger.
Nebenwirkungen: Leichter Durchfall, allergische
Reaktionen.
Hinweise: Keine Einnahme bei Penicillinaller-
gie, Nierenfunktionsstörungen, Blutgerin-
nungsstörungen.

Cefalexin
Cephalexin-ratiopharm®
Antibiotikum
Rezeptpflichtig
Anwendung: Leichte bis mittelschwere Infek-
tionen (v. a. Atemwege, HNO-Bereich, Nie-
ren, Harnwege, Haut, Knochen, Gelenke).
Nebenwirkungen: Leichter Durchfall, allergische
Überempfindlichkeitsreaktionen.
Hinweise: Nicht einnehmen bei Nierenfunk-
tionsstörungen oder Blutgerinnungsstörun-
gen. Bei Penicillinallergie den Arzt daruber
informieren.

Cefazolin
Gramaxin i.m./i.v.®
Antibiotikum
Rezeptpflichtig
Anwendung: Akute und chronische Infektionen
(Atemwege, Harnwege, Haut, Weichteile,
Gallenwege, Knochen, Gelenke), Entzün-
dung der Herzinnenhaut, Blutvergiftung.
Prophylaxe postoperativer Infektionen bei
Patienten mit erhöhter Infektionsgefahr.
Nebenwirkungen: Durchfall, Magenkrämpfe,
Soor, Hautausschlag, Juckreiz und andere
allergische Reaktionen.
Hinweise: Keine Anwendung bei einge-
schränkter Nierenfunktion. Bei anhaltenden
Durchfällen und Koliken sofort den Arzt in-
formieren. Bei Allergien auf Penicillin und
andere Antibiotika den Arzt informieren.

Cefepim
Maxipime®
Antibiotikum
Rezeptpflichtig
Anwendung: Infektionen bei Erwachsenen, ver-
ursacht durch Cefepim empfindliche Erreger,
z.B schwere Lungenentzündungen, schwere
Infektionen der Harnwege, Infektionen der
Gallenblase und Gallenwege.
Nebenwirkungen: Allergische Reaktionen,
Magen-Darm-Funktionsstörungen, Übelkeit,
Erbrechen.
Hinweise: Keine Anwendung bei Patienten mit
allergischen Sofortreaktionen auf Cefepim.

Celecoxib
Celebrex®
Antiphlogistikum/COX-2-Hemmer
Rezeptpflichtig
Anwendung: Akute und chronische Gelenkent-
zündungen, schmerzhafte Schwellungen
und Entzündungen nach Trauma oder
Operation, mäßig bis starke Schmerzen,
Menstruationsschmerz.
Nebenwirkungen: Magen-Darm-Beschwerden,
Übelkeit, Durchfall, Kopfschmerzen, Erbre-
chen, Beinödeme, Atemwegsinfektionen.
Hinweise: Reaktionsvermögen vermindert;
nicht während der Schwangerschaft oder
Stillzeit anwenden. In einigen Fällen Ab-
schwächung oder Aufhebung der Wirkung
bei gleichzeitiger Einnahme anderer Medikamente. (Ärztliche Beratung!)

Cerivastatin
Lipobay®
Lipidsenker
Rezeptpflichtig

Anwendung: Hypercholesterinämie

Nebenwirkungen: Kopfschmerzen, Schlaflosigkeit und grippeartige Beschwerden

Hinweise: Symptome wie diffuse Muskelschmerzen, erhöhte Empfindlichkeit oder Schwäche der Muskulatur müssen dem Arzt umgehend mitgeteilt werden.

Cetirizin

Zyrtec®

Antihistaminikum

Teilweise rezeptpflichtig

Apothekenpflichtig

Anwendung: Allergische Erkrankungen der Haut, Nase und Augen

Nebenwirkungen: Kopfschmerzen, Schwindel, Müdigkeit, Mundtrockenheit.

Hinweise: Keine Anwendung bei Kindern unter 2 Jahren.

Chlorambucil

Leukeran®

Zytostatikum

Rezeptpflichtig

Anwendung: Lymphatische Leukämie, Morbus Hodgkin, Lymphome

Nebenwirkungen: Knochenmarksschäden, Übelkeit, Erbrechen und Durchfall, Mundschleimhautentzündungen.

Hinweise: Frauen sollten während der Behandlung mit Chlorambucil nicht schwanger werden. Männer sollten während der Behandlung und bis zu 6 Monate danach keine Kinder zeugen. Mütter dürfen während der Behandlung nicht stillen.

Choriongonadotropin

Choragon®

Gonadotropin

Rezeptpflichtig

Anwendung: Zur Auslösung des Eisprungs aus therapeutischen, diagnostischen Gründen.

Nebenwirkungen: Überstimulierung der Ovarien, Ödeme, Akne.

Hinweise: Während der Behandlung ist eine genaue ärztliche Überwachung erforderlich.

Cimetidin

H2-Blocker-ratiopharm®

Ulkustherapeutikum, H2-Antagonist

Rezeptpflichtig

Anwendung: Behandlung und Vorbeugung von Magen-Darm-Geschwüren.

Nebenwirkungen: Hautreaktionen, Kopfschmerzen, selten Hormonstörungen (Brustwachstum bei Männern).

Hinweise: Nicht geeignet für Kinder und Jugendliche im Wachstum. Einnahme während Schwangerschaft und Stillzeit nur nach Befragung des Arztes.

Ciprofloxacin

Ciprobay®

Antibiotikum

Rezeptpflichtig

Anwendung: Infektionen der Atemwege bei Problemkeimen, zahlreiche andere Infektionen sowie bei drohender Infektionsgefahr bei Patienten mit geschwächter körpereigener Abwehr.

Nebenwirkungen: Sehnenscheidenentzündungen, Taubheitsgefühl, Schwindel, Kopfschmerz, Schlaflosigkeit, Seh- und Hörstörungen, Herzrasen, Hautausschläge und Juckreiz.

Hinweise: Keine Einnahme bei unter 18-Jährigen, während Schwangerschaft und Stillzeit. Anwendungsbeschränkungen bei Patienten über 70 Jahre, bei Nieren- und Leberfunktionsstörungen.

Cisplatin

Cisplatin®

Zytostatikum

Rezeptpflichtig

Anwendung: Hodentumore, Eierstock- und Blasenkarzinome, sonstige Karzinome.

Nebenwirkungen: Blutbildungsstörungen, Haarausfall, Sehstörungen, Hörschäden, Herzrhythmusstörungen, Haut- und Schleimhautentzündungen.

Hinweise: Keine Anwendung bei vorhandenen schweren Infektionen und während der Schwangerschaft und Stillzeit.

Citalopram

Cipramil®

Antidepressivum

Rezeptpflichtig

Anwendung: Behandlung depressiver Erkrankungen.

Nebenwirkungen: Überempfindlichkeitsreaktionen

Hinweise: Nicht bei Patienten mit Risikofaktoren für Herzrhythmusstörungen. Keine Anwendung bei Epileptikern, während der Schwangerschaft und Stillzeit.

Clarithromycin

Clacid®, Biaxin HP®

Antibiotikum

Rezeptpflichtig

Anwendung: Infektionen (Atemwege, HNO-Bereich, Haut).

Nebenwirkungen: Magendrücken, Übelkeit, Erbrechen, Durchfall, allergische Reaktionen (wie Juckreiz und Hautausschlag), Schwindel, Schlaflosigkeit, Hörstörungen.

Hinweise: Anwendungsbeschränkungen bei Leber- und Nierenfunktionsstörungen. Bei Durchfall und Koliken den Arzt informieren. Einnahme in der Schwangerschaft und Stillzeit nur nach Befragung des Arztes. Bei Einnahme weiterer Medikamente den Arzt befragen bzw. informieren.

Clindamycin
Sobelin®, Clinda-Hexal®
Antibiotikum
Rezeptpflichtig
Anwendung: Infektionen (HNO-Bereich, Atemwege, Haut, weibliche Geschlechtsorgane).
Nebenwirkungen: Leichter Durchfall.
Hinweise: Den Arzt informieren bei Nieren- oder Leberfunktionsstörungen, Magen-Darm-Erkrankungen oder einer Myasteniagravis-Erkrankung. Bei Einnahme weiterer Medikamente den Arzt befragen bzw. informieren.

Clobetasol
Dermoxin/Dermoxinale®, Karison®
Dermatikum
Rezeptpflichtig
Anwendung: Dermatosen, Ekzeme, Lichen ruber
Nebenwirkungen: Allergische Hautreaktionen
Hinweise: Nicht bei Säuglingen und Kleinkindern, und im Genital- oder Analbereich.

Clomifen
Clomifen-ratiopharm®, Clomhexal®, Dynerie®
Antiöstrogen
Rezeptpflichtig
Anwendung: Funktionelle weibliche Sterilität
Nebenwirkungen: Vergrößerungen der Ovarien, Hitzewallungen
Hinweise: Keine Anwendung bei Leberfunktionsstörungen

Clomipranin
Anafranil®
Antidepressivum
Rezeptpflichtig
Anwendung: Depressive Syndrome
Nebenwirkungen: Mundtrockenheit, verstopfte Nase, Schwitzen, Kopfschmerzen, Muskelkrämpfe, Übelkeit, gesteigerter Appetit.
Hinweise: Bei suizidgefährdeten Patienten sollte eine Person aus der Umgebung des Patienten mit der Aufbewahrung und Verabreichung des Medikamentes betraut werden.

Clonazepam
Rivotril®
Antiepileptikum
Rezeptpflichtig
Anwendung: Epilepsie, Krampfanfälle
Nebenwirkungen: Müdigkeit, Schwindel, Verhaltensänderungen.
Hinweise: Absolutes Alkoholverbot während der Behandlung mit Clonazepam!

Clonidin
Catapresan®, Clonidin-ratiopharm®
Antisympathotonikum
Rezeptpflichtig
Anwendung: Bluthochdruck
Nebenwirkungen: Mundtrockenheit, Darmträgheit, Verstopfung, Übelkeit, Erbrechen, Kopfschmerz.
Hinweise: Eingeschränktes Reaktionsvermögen. Abruptes und unkontrolliertes Absetzen der Therapie durch den Patienten kann lebensgefährlich sein.

Clotrimazol
Fungizid-ratiopharm®, Canifug®, Canesten®
Antimykotikum
Teilweise rezeptpflichtig
Apothekenpflichtig
Anwendung: Entzündungen der Scheide, Ausfluß, bedingt durch Pilzinfektionen.
Nebenwirkungen: Hautreaktionen z. B. Rötung, Stechen, Brennen.
Hinweise: Nicht anwenden in den ersten 3 Monaten der Schwangerschaf, ab dem 4. Monat den Arzt befragen, in der Stillzeit nicht im Bereich der Brust anwenden.

Clozapin
Clozapin-neuraxpharm®, Leponex®
Antipsychotikum
Rezeptpflichtig
Anwendung: Akute und chronische Schizophrenie.
Nebenwirkungen: Blutzellschäden, EEG-Veränderungen, Krampfanfälle, Kopfschmerzen, Müdigkeit, Schwindelgefühl, beschleunigter Herzschlag, Magen-Darm-Störungen, Gewichtszunahme.
Hinweise: Da das Medikament eine lebensbedrohliche Abnahme der weißen Blutzellen verursachen kann, ist eine wöchentliche Kontrolle des Blutbildes unbedingt erforderlich. Bei Einnahme weiterer Medikamente den Arzt befragen bzw. informieren.

Codein
Bronchicum monocodein®, Tryesol Codein®
Antitussivum
Rezeptpflichtig
Anwendung: Reizhusten, mäßig starke Schmerzen
Nebenwirkungen: Übelkeit, Erbrechen, Verstopfung, Kurzatmigkeit, Mundtrockenheit.
Hinweise: Eingeschränktes Reaktionsvermögen während der Behandlung

Cromoglycinsäure
Cromohexal®, Vividrin®
Antiallergikum
Apothekenpflichtig
Anwendung: Allergisch bedingte, akute und chronische Bindehautentzündungen, z. B. bei Heuschnupfen.
Nebenwirkungen: Augenbrennen, Fremdkörpergefühl im Auge.
Hinweise: Während der Anwendung keine Kontaktlinsen tragen.

Cyclophosphamid
Endoxan®
Zytostatikum
Rezeptpflichtig
Anwendung: Leukämien, Lymphome, Tumoren
Nebenwirkungen: Knochenmarksschäden, Leberfunktionsstörungen
Hinweise: Keine Anwendung während Stillzeit und Schwangerschaft. Erbgutschädigende Wirkung, bei Männern wird vor der Behandlung eine Spermakonservierung empfohlen.

Dalteparin Na
Fragmin®
Koagulationshemmer
Rezeptpflichtig
Anwendung: Thromboembolie-Prophylaxe bei erwachsenen Patienten während oder nach Operationen.
Nebenwirkungen: Blutungen der Haut, Schleimhäute und Wunden.
Hinweise: Keine Anwendung in der Schwangerschaft und während der Stillzeit.

Desmopressin
Minirin®
Antidiabetikum
Rezeptpflichtig
Anwendung: Diabetes insipidus, Bettnässen.
Nebenwirkungen: Bei Kleinkindern Krämpfe.
Hinweise: Eine Überdosierung führt zur Wasserretention.

Dexamethason
Fortecortin®
Corticosteroid
Rezeptpflichtig
Anwendung: Infektionen des vorderen Augenabschnitts, wie Bindehautentzündungen, Hornhautentzündungen, Lidrandentzündungen und Gerstenkorn.
Nebenwirkungen: Leichtes Augenbrennen, verlangsamte Wundheilung, Erhöhung des Augeninnendrucks bei gefährdeten Patienten nach einer länger andauernden Anwendung, Linsentrübungen.
Hinweise: Während der Anwendung keine Kontaktlinsen tragen.

Dextrometorphan
Rhinotussal® (kombiniert), Neo Tussan®
Antitussivum
Rezeptpflichtig
Anwendung: Behandlung des Reizhusten (unproduktiver Husten), Schnupfen
Nebenwirkungen: Leichte Müdigkeit, Schwindelgefühl, Übelkeit, Magen-Darm-Beschwerden, Erbrechen, Appetitminderung.
Hinweise: Es besteht die Gefahr von Abhängigkeit durch Mißbrauch von Dextrometorphan.

Diazepam
Diazepam-ratiopharm®, Faustan®, Tranquase®, Valium®
Muskelrelaxans
Rezeptpflichtig
Anwendung: Akute und chronische Spannungs-, Erregungs- und Angstzustände. Schlafstörungen, Muskelverspannungen, Beruhigung vor chirurgischen Eingriffen.
Nebenwirkungen: Überempfindlichkeitsreaktionen, Schläfrigkeit, Schwindelgefühl, Benommenheit, Mundtrockenheit und Abhängigkeit.
Hinweise: Keine Anwendung bei Kindern und Jugendlichen und bei Medikamenten-, Drogen- und Alkoholabhängigkeit.

Diclofenac
Voltaren®, Diclofenac-ratiopharm®
Antiphlogistikum
Rezeptpflichtig
Anwendung: Entzündliche rheumatische Erkrankungen, Gichtanfall, Weichteilrheumatismus, Entzündungen / Schwellungen nach Verletzungen und Operationen; Schmerzen.
Nebenwirkungen: Übelkeit, Durchfall, Magenblutungen und Magen-Darm-Geschwüre, selten Kopfschmerzen, Müdigkeit und Schwindel.

Hinweise: Nicht anwenden bei schweren Herz-Leber- und Nierenfunktionsstörungen, Blutbildungsstörungen, Magen-Darm-Beschwerden. Anwendungsbeschränkungen bei Asthma bronchiale und geschädigter Niere. Zur Magenverträglichkeit mit Milch oder zu den Mahlzeiten einnehmen. Während Schwangerschaft und Stillzeit nur nach Befragung des Arztes einnehmen.

Digoxin
Dilanacin®, Lanicor®
Antiarrhythmika
Rezeptpflichtig
Anwendung: Herzschwäche, Vorbeugung und Dauerbehandlung eines beschleunigten Herzschlags.
Nebenwirkungen: Kopfschmerzen, Müdigkeit, Schlaflosigkeit, Appetitlosigkeit, Übelkeit, Erbrechen, Sehstörungen.
Hinweise: Vorsicht bei Störungen im Mineralhaushalt. Bei Überdosierung Herzrhythmusstörungen. Einnahme in der Schwangerschaft und Stillzeit nur nach Befragung des Arztes.

Diltiazem
Dilzem®, Diltahexal®
Kalzium-Kanal-Blocker
Rezeptpflichtig
Anwendung: Angina pectoris, Bluthochdruck.
Nebenwirkungen: Hautrötung mit Hitzegefühl, Kopfschmerzen, beschleunigter Herzschlag, geschwollene Knöchel.
Hinweise: Vor der Behandlung eine Schwangerschaft ausschließen. Keine Einnahme während Schwangerschaft und Stillzeit.

Dimenhydrinat
Vertigo-Vomex S®, Vomex A/N®, Vomacur®
Antiemetikum
Apothekenpflichtig
Anwendung: Reisekrankheit, Übelkeit, Erbrechen.
Nebenwirkungen: Mundtrockenheit, Müdigkeit, Störungen des Zentralnervensystems.
Hinweise: Eingeschränktes Reaktionsvermögen. Keine Einnahme in der Schwangerschaft und während der Stillzeit.

Diphenhydramin
Emesan®, Benadryl®
Antihistaminikum
Rezeptpflichtig
Anwendung: Übelkeit, Erbrechen, allergische Atemwegserkrankungen.
Nebenwirkungen: Mundtrockenheit, Müdigkeit, Störungen des Zentralnervensystems.

Hinweise: Eingeschränktes Reaktionsvermögen. Keine Einnahme in der Schwangerschaft und während der Stillzeit.

Dipyridamol
Asasantin® (komb. mit ASS)
Thrombozytenaggregationshemmer
Rezeptpflichtig
Anwendung: Nachbehandlung des Herzinfarktes in Kombination mit ASS.
Nebenwirkungen: Erbrechen, Diarrhoe, Benommenheit, Schwindel, Übelkeit, Kopfschmerzen, Muskelschmerzen.
Hinweise: Einnahme in der Schwangerschaft und Stillzeit nur nach Befragung des Arztes.

Dorzolamid
Trusopt®
Glaukommittel
Rezeptpflichtig
Anwendung: Erhöhter Augeninnendruck.
Nebenwirkungen: Müdigkeit, Kopfschmerzen, Brennen, Sehstörungen.
Hinweise: Keine Anwendung bei Nierenfunktionsstörungen, bei Kindern Arzt befragen. Einnahme in der Schwangerschaft und Stillzeit nur nach Befragung des Arztes.

Doxazosin
Diblocin®, Cardular®
Alpha-Blocker
Rezeptpflichtig
Anwendung: Bluthochdruck, gutartige Prostatavergrößerung.
Nebenwirkungen: Zu Beginn der Behandlung: niedriger Blutdruck, Herzklopfen, Kopfschmerzen, Schwindel, Benommenheit, Übelkeit, Erbrechen, selten Bewußtseinsverlust.
Hinweise: Keine Anwendung bei Kindern unter 12 Jahren. Keine Einnahme in der Schwangerschaft und während der Stillzeit.

Doxycyclin
Doxy-Wolff®, Doxy-ratiopharm®
Antibiotikum
Rezeptpflichtig
Anwendung: Infektionen (Atemwege, HNO-Bereich, Urogenitaltrakt).
Nebenwirkungen: Erbrechen
Hinweise: Keine Anwendung bei Nieren- und Leberfunktionsstörungen, Kindern, während Schwangerschaft und Stillzeit.

Droperidol
Dehydrobenzperidol®
Neuroleptikum
Rezeptpflichtig

Anwendung: Schmerzbehandlung, akute Erregungszustände

Nebenwirkungen: Blutdrucksenkung, Zittern, Schläfrigkeit.

Hinweise: Keine Anwendung während der Schwangerschaft und Stillzeit. Eingeschränktes Reaktionsvermögen.

Econazol

Epi-Pevaryl®

Antimykotikum

Rezeptpflichtig

Anwendung: Vaginale Infektionen mit Candida-Arten (dabei auch Partnerbehandlung). Infektionen der Haut.

Nebenwirkungen: Rötung, Brennen, Jucken.

Hinweise: Keine Anwendung während der Schwangerschaft oder Stillzeit.

Enalapril

Xanef®, Pres®

ACE-Hemmer

Rezeptpflichtig

Anwendung: Bluthochdruck, Herzinsuffizienz.

Nebenwirkungen: Trockener Reizhusten, Schwindel, Kopfschmerzen, Müdigkeit, Benommenheit.

Hinweise: Den Arzt informieren bei Leber- und Nierenerkrankungen oder koronarer Herzkrankheit. Keine Einnahme in der Schwangerschaft und während der Stillzeit. Bei Einnahme weiterer Medikamente den Arzt befragen bzw. informieren.

Enoxaparin

Clexane®

Koagulationshemmer

Rezeptpflichtig

Anwendung: Thromboembolieprophylaxe in orthopädischer und Allgemeinchirurgie.

Nebenwirkungen: Allergische Reaktionen, Thrombozytopenie.

Hinweise: Keine Anwendung bei bestehenden Magen-Darm-Geschwüren und schweren Leber- und Pankreaserkrankungen.

Epinephrin

Adrenalin 1:10000, Adrenalin 1:1000 JENAPHARM®, Anaphylaxie-Besteck

Antiallergikum

Rezeptpflichtig

Anwendung: Anaphylaktische Reaktionen, Prophylaxe anaphylaktischer Reaktionen für besonders gefährdete Patienten (z. B. Insektengift-Allergiker nach Insektenstich).

Nebenwirkungen: Herzklopfen, Herzrhythmusstörungen.

Hinweise: Behandlung meist in Notfallsituationen. Herzerkrankungen, Bluthochdruck, Diabetes oder Schilddrüsenüberfunktion können sich dadurch verschlechtern.

Ergocalciferol

Frubiase Calcium forte® (kombiniert)

Osteoporosemittel

Apothekenpflichtig

Anwendung: Vitamin-D-Mangel, Rachitis, Osteomalazie

Nebenwirkungen: Mundtrockenheit, Metallgeschmack, Übelkeit, Kopfschmerzen, seltener Muskel- und Knochenschmerzen.

Hinweise: Vorsicht bei vorhandener oder früherer Nierensteinbildung.

Ergotamin

ergo-sanol spezial N®

Migränemittel

Rezeptpflichtig

Anwendung: Kreislaufregulationsstörungen, Migräne, vaskuläre Kopfschmerzen

Nebenwirkungen: Übelkeit, Erbrechen, periphere Mangeldurchblutung.

Hinweise: Vermindertes Reaktionsvermögen, in der Schwangerschaft und Stillzeit nicht anwenden!

Erythromycin

Eryhexal®, Erythromycin-ratiopharm®, Erythromycin Wolff®

Antibiotikum

Rezeptpflichtig

Anwendung: Infektionen (Atemwege, Geschlechtsorgane, HNO-Bereich – z. B. Scharlach, Diphtherie).

Nebenwirkungen: Magendrücken, Übelkeit, Erbrechen, Durchfall, allergische Reaktionen (z. B. Juckreiz und Hautausschlag).

Hinweise: Anwendungsbeschränkungen bei Leber- und Nierenfunktionsstörungen. Bei Durchfall und Koliken den Arzt informieren. Einnahme in der Schwangerschaft und Stillzeit nur nach Befragung des Arztes. Bei Einnahme weiterer Medikamente den Arzt befragen bzw. informieren.

Estradiol

(Pflaster) Estraderm TTS/MX®, Cutanum®, Menorest®; (oral) Estrifam®

Östrogen

Rezeptpflichtig

Anwendung: Wechseljahrsbeschwerden

Nebenwirkungen: Brustspannen, Wasseransammlungen in den Beinen, Blutdruckerhöhungen.

Hinweise: Halbjährlich gynäkologische Kontrolluntersuchungen notwendig.

Ethambutol
EMB-Fatol®, Myambutol®
Tuberkulosemittel
Rezeptpflichtig
Anwendung: Tuberkulose
Nebenwirkungen: Schwindel, Kopfschmerzen, Verwirrtheitszustände, Halluzinationen, Schwächegefühl.
Hinweise: Keine Anwendung bei vorhandenen Erkrankungen der Augen.

Ethosuximid
Petnidan®, Suxilep®, Suxinutin®
Muskelrelaxans
Rezeptpflichtig
Anwendung: Epilepsien, Anfälle.
Nebenwirkungen: Schlafstörungen, Schwindel, Appetitstörungen.
Hinweise: Urin- und Blutbildkontrollen erforderlich; Alkohol während der Therapie vermeiden.

Etidronsäure
Didronel®, Diphos®, Etidronat®
Osteoporosemittel
Rezeptpflichtig
Anwendung: postmenopausale Osteoporose, Morbus Paget (Ostitis deformans)
Nebenwirkungen: Magen-Darm-Funktionsstörungen, Stoffwechselstörungen, Störungen der Nierenfunktion, Überempfindlichkeitsreaktionen der Haut.
Hinweise: Wechselwirkungen mit Kalzium (z. B. auch in Milch und Milchprodukten), Eisen, Magnesium, Antacida: Absorption des Wirkstoff wird vermindert.

Famotidin
Pepdul®
H2-Antagonist
Rezeptpflichtig
Anwendung: Behandlung und Vorbeugung von Magen-Darm-Geschwüren.
Nebenwirkungen: Hautreaktionen, Müdigkeit, Unruhe, selten Hormonstörungen.
Hinweise: Vorsicht bei Kindern und Patienten mit eingeschränkter Nierenfunktion. Einnahme in der Schwangerschaft und Stillzeit nur nach Befragung des Arztes.

Felodipin
Modip®, Munobal®
Kalzium-Kanal-Blocker
Rezeptpflichtig

Anwendung: Bluthochdruck
Nebenwirkungen: Erröten, Kopfschmerzen, Ohrensausen, Knöchelödeme, Angina pectoris Anfälle
Hinweise: Eingeschränktes Reaktionsvermögen. Nicht anwenden bei Kindern und während der Stillzeit.

Fenofibrat
Lipidil®, Normalip®, Fenofibrat-ratiopharm®
Lipidsenker
Rezeptpflichtig
Anwendung: Hyperlipoproteinämie, wenn nicht medikamentöse Therapien keinen Erfolg haben.
Nebenwirkungen: Allergische Reaktionen, Muskelschmerzen, Muskelschwäche und Muskelkrämpfe.
Hinweise: Der Therapieerfolg kann durch vermehrte körperliche Aktivität, Gewichtsreduktion und diätetische Massnahmen unterstützt werden.

Fentanyl
Durogesic®
Opioidanalgetikum
Rezeptpflichtig
Anwendung: Allgemeinanästhesie, Narkosepremedikation
Nebenwirkungen: Übelkeit, Erbrechen, Somnolenz, Schwitzen, Obstipation, Verwirrtheit.
Hinweise: Keine Anwendung während der Schwangerschaft und Stillzeit.

Fexofenadin
Telfast®
Antihistaminikum
Rezeptpflichtig
Anwendung: Heuschnupfen
Nebenwirkungen: Kopfschmerzen, Schläfrigkeit, Schwindel, Übelkeit.
Hinweise: Während Schwangerschaft und Stillzeit nur nach ärztlicher Beratung anwenden.

Finasterid
Proscar®
Prostatamittel
Rezeptpflichtig
Anwendung: Gutartige Prostatavergrößerungen
Nebenwirkungen: Störungen der Sexualfunktion
Hinweise: Die Therapie mit Finasterid bedarf der regelmäßigen ärztlichen Kontrolle.

Flecainid
Tambocor®
Antiarrhythmikum
Rezeptpflichtig

Anwendung: Herzrhythmusstörungen
Nebenwirkungen: Nervosität, Müdigkeit, Hautrötung, vermehrtes Schwitzen
Hinweise: Eingeschränktes Reaktionsvermögen.

Fluconazol
Diflucan/-Derm®, Fungata®
Antimykotikum
Rezeptpflichtig
Anwendung: Pilzinfektionen (Haut, Schleimhäute), Lungenentzündung und Gehirnhautentzündungen bei AIDS-Patienten.
Nebenwirkungen: Erbrechen, Durchfall.
Hinweise: Bei Einnahme weiterer Medikamente den Arzt befragen bzw. informieren.

Flunitrazepam
Rohypnol®, Flunitrazepam-ratiopharm®
Sedativum
Rezeptpflichtig
Anwendung: Schlafstörungen, Prämedikation in der Anästhesiologie, Narkoseeinleitung, Intensivmedizin.
Nebenwirkungen: Sedierung, Müdigkeit, Schläfrigkeit, Konzentrationsschwäche, verlängerte Reaktionszeit, Kopfschmerzen, Depressivität.
Hinweise: Keine Anwendung während der Schwangerschaft und Stillzeit. Rohypnol wird weitverbreitet von Drogenabhängigen mißbräuchlich verwendet.

Fluoxetin
Fluctin®, Fluoxetin-ratiopharm®
Antidepressivum
Rezeptpflichtig
Anwendung: Depressionen
Nebenwirkungen: Magen-Darm-Beschwerden, Mundtrockenheit, Müdigkeit, Zittern, Schlafstörungen, Verwirrtheit.
Hinweise: Eingeschränktes Reaktionsvermögen. Keine Anwendung bei Kindern unter 18 Jahren, Keine Einnahme in der Schwangerschaft und während der Stillzeit.

Flurazepam
Dalmadorm®, Staurodorm Neu®
Sedativum
Rezeptpflichtig
Anwendung: Ein- und Durchschlafstörungen.
Nebenwirkungen: Allergien, Benommenheit, Müdigkeit, Kopfschmerzen, Verwirrtheit, Magen-Darm-Beschwerden.
Hinweise: Keine Anwendung bei Kindern und Jugendlichen, bei akutem Engwinkelglaukom, bei Medikamenten-, Drogen- und Alkoholabhängigkeit.

Flurbiprofen
Froben®
Antiphlogistikum
Rezeptpflichtig
Anwendung: Entzündliche Erkrankungen des Bewegungsapparates, Muskelrheumatismus, Neuralgien, nichtrheumatische Schmerzzustände.
Nebenwirkungen: Übelkeit, Durchfall, Magenblutungen, Ödeme, selten Kopfschmerzen, Schlaflosigkeit, Müdigkeit, Schwindel, Juckreiz, Ausschläge.
Hinweise: Nicht anwenden bei schweren Herz-, Leber- und Nierenfunktionsstörungen, Blutbildungsstörungen, Magen-Darm-Beschwerden. Anwendungsbeschränkungen bei Asthma bronchiale und vorgeschädigter Niere, Einnahme in der Schwangerschaft und Stillzeit nur nach Befragung des Arztes.

Flutamid
Flutamid®, Flutamid-ratiopharm®
Prostatamittel
Rezeptpflichtig
Anwendung: Prostatakarzinome
Nebenwirkungen: Brustdrüsenvergrößerung mit oder ohne Brustwarzenschmerzen, Herz-Kreislaufstörungen, Erbrechen und Übelkeit.
Hinweise: Während einer Langzeittherapie mit Flutamid sind regelmäßig die Leber- und Nierenfunktion zu überprüfen.

Fluticason
Flutide®, Atemur®
Kortikosteroid
Rezeptpflichtig
Anwendung: Asthma bronchiale aller Schweregrade.
Nebenwirkungen: Heiserkeit, Pilzbefall der Mund- und Rachenschleimhaut.
Hinweise: Nicht anwenden bei Kindern unter 4 Jahren sowie zur Akutbehandlung eines Asthmaanfalls.

Follitropin
Gonal®
Gonadotropin
Rezeptpflichtig
Anwendung: Stimulation des Eisprungs aus therapeutischen Gründen und als vorbereitende Massnahme zur künstlichen und in vitrio-Befruchtung.
Nebenwirkungen: Überstimulationssyndrom der Eierstöcke, Thromboembolien.
Hinweise: Die Therapie mit Follitropin wird nicht angewendet wenn Schwangerschaften aufgrund von Mißbildungen der Sexualor-

gane oder Tumoren der Gebärmutter unmöglich sind.

Fosinopril
Fosinorm®, Dynacil®
ACE-Hemmer
Rezeptpflichtig
Anwendung: Bluthochdruck, Herzinsuffizienz
Nebenwirkungen: Kopfschmerzen, Husten, Schwindel, Müdigkeit, Durchfall, Übelkeit, Erbrechen.
Hinweise: Keine Anwendung bei Dialysepatienten, während Schwangerschaft und Stillzeit.

Furosemid
Furosemid-ratiopharm®, Lasix®
Diuretikum
Rezeptpflichtig
Anwendung: Ödeme infolge von Herz-, Nieren- oder Lebererkrankungen.
Nebenwirkungen: Wadenkrämpfe, Kopfdruck, Schwindel, Sehstörungen, Mundtrockenheit, Gehörschäden.
Hinweise: Regelmäßige Kontrolle der Blutwerte (wie Kreatinin, Harnstoff, Elektrolyte), Überwachung der Elektrolyte und der Flüssigkeitsbilanz während der Therapie.

Gentamicin
Refobacin®, Sulmycin®
Antibiotikum
Rezeptpflichtig
Anwendung: Infektionen mit gentamicinempfindlichen Erregern, auch Infektionen von Niere, Harn- und Geschlechtsorganen, Atemwegen, Magen-Darm-Trakt, Haut, Knochen.
Nebenwirkungen: Übelkeit, Erbrechen, Juckreiz, getrübter Urin, Schädigung von Nieren, Gehör und Gleichgewichtssinn.
Hinweise: Nicht geeignet für Patienten mit schweren Nierenschäden, neuromuskulären Vorerkrankungen, Hörschäden. Keine Einnahme während Schwangerschaft und Stillzeit. Bei Einnahme weiterer Medikamente den Arzt befragen bzw. informieren.

Glibenclamid
Euglucon®, Glibenclamid-ratiopharm®, Maninil®
Antidiabetikum
Rezeptpflichtig
Anwendung: Erwachsenendiabetes, wenn Diät, körperliche Bewegung und Gewichtsreduktion nicht ausreichen.
Nebenwirkungen: Überempfindlichkeitsreaktionen, Unterzucker.

Hinweise: Die vorgeschriebene Diät einhalten. Keine Einnahme in der Schwangerschaft und während der Stillzeit.

Glimepirid
Amaryl®
Antidiabetikum
Rezeptpflichtig
Anwendung: Erwachsenendiabetes, wenn Diät, körperliche Bewegung und Gewichtsreduktion nicht ausreichen.
Nebenwirkungen: Unterzucker, schwach entwässernde Wirkung.
Hinweise: Die vorgeschriebene Diät einhalten. Keine Einnahme in der Schwangerschaft und während der Stillzeit. Nicht anwenden bei Nieren und Leberfunktionsstörungen.

Glyceroltrinitrat
Nitrolingual®, Corangin Nitro®, Nitrangin Isis®
Koronarmittel
Rezeptpflichtig
Anwendung: Angina pectoris, Anfallbehandlung und Prophylaxe, akuter Herzinfarkt, akute Linksherzinsuffizienz.
Nebenwirkungen: Allergische Hautreaktionen, Flush (selten), Benommenheit, Schwindel, Schwächegefühl, Kopfschmerzen, Übelkeit, Erbrechen (selten), Kopfschmerzen (»Nitratkopfschmerz«) zu Behandlungsbeginn.
Hinweise: Reaktionsvermögen vermindert.

Goserelin
Zoladex®
Hormonsuppressant, Prostatamittel
Rezeptpflichtig
Anwendung: Hormonabhängiges Prostatakarzinom
Nebenwirkungen: Störungen der Sexualfunktion, Hitzewallungen, Stimmungsschwankungen.
Hinweise: Patienten mit depressiven Erkrankungen müssen während der Therapie sorgfältig überwacht werden.

Griseofulvin
Fulcin®, Griseo®, Likuden®
Antimykotikum
Rezeptpflichtig
Anwendung: Pilzinfektionen (Haut, Haare, Nägel), wenn die lokale Behandlung nicht ausreicht.
Nebenwirkungen: Mundtrockenheit, Störung des Geschmacksinns, Kopfschmerzen.
Hinweise: Den Arzt informieren über Penicillin–Allergie und Leberfunktionsstörungen.

Bei Einnahme weiterer Medikamente den Arzt befragen bzw. informieren.

Haloperidol

Haldol®, Haloperidol-neuraxpharm®, Haloperidol-ratiopharm®
Neuroleptikum
Rezeptpflichtig
Anwendung: Akute psychotische Syndrome mit Wahn, Halluzinationen und Denkstörungen; Psychomotorische Erregungszustände.
Nebenwirkungen: Hautreaktionen, unkontrollierte Bewegungen, Magen-Darm-Störungen, Unruhe, Schwindel, Kopfschmerzen.
Hinweise: Vor Behandlung Blutbildkontrolle.

Hydrocortison

(äußerlich) Hydrocortison Wolff®, Soventol Hydrocortison®; (oral) Hydrocortison Hoechst®
Kortikosteroid
Rezeptpflichtig
Anwendung: Entzündliche Hauterkrankungen.
Nebenwirkungen: Bei Langzeitanwendung verstärktes Haarwachstum, Akne, Hautdehnungsstreifen.
Hinweise: Nicht anwenden bei Hautinfektionen durch Bakterien oder Pilze und am Auge.

Hypromellose

Artelac®, Sic ophtal®
Filmbildner, künstliche Tränenflüssigkeit
Rezeptpflichtig
Anwendung: Austrocknungserscheinungen der Horn- u. Bindehäute durch Tränensekretions- und Funktionsstörungen des Auges.
Nebenwirkungen: Überempfindlichkeitsreaktionen
Hinweise: Träger weicher Kontaktlinsen sollten diese vor der Anwendung entnehmen und erst ca. 15 min nach Applikation wieder einsetzen.

Hydroxethylcellulose

Lacrigel®
Filmbildner, künstliche Tränenflüssigkeit
Rezeptpflichtig
Anwendung: Austrocknungserscheinungen der Horn- und Bindehäute durch Tränensekretions- und Funktionsstörungen des Auges.
Nebenwirkungen: leichte Reizerscheinungen am Auge
Hinweise: Kontaktlinsen vor Anwendung hinausnehmen.

Ibuprofen

Ibuhexal®, Ibu TAD®
Antiphlogistikum
Apothekenpflichtig (bis 200 mg)
Rezeptpflichtig
Anwendung: Arthritiden, einschließlich Gichtanfall, Weichteilrheumatismus, Entzündungen und Schwellungen nach Verletzungen und Operationen, Schmerzen und Fieber.
Nebenwirkungen: Übelkeit, Durchfall, Magenbeschwerden, selten Kopfschmerzen, Müdigkeit und Schwindel.
Hinweise: Nicht anwenden bei Blutbildungsstörungen und Magen-Darm-Beschwerden, Anwendungsbeschränkungen bei Asthma bronchiale und vorgeschädigter Niere. Zur besseren Magenverträglichkeit mit Milch oder zu den Mahlzeiten einnehmen. Einnahme in der Schwangerschaft und Stillzeit nur nach Befragung des Arztes.

Imipramin

Tofranil®, Imipramin-neuraxpharm®
Antidepressivum
Rezeptpflichtig
Anwendung: Depressionen, lange Schmerzbehandlung.
Nebenwirkungen: Schwitzen, Hautausschlag, Zittern, Benommenheit, Schwindel, Mundtrockenheit, Gewichtszunahme, Blutdruckabfall.
Hinweise: Bei Langzeitbehandlung Kontrolle der Leber- und Nierenfunktion und Zähne (Karies möglich).

Indapamid

Natrilix®
Diuretikum
Rezeptpflichtig
Anwendung: Bluthochdruck
Nebenwirkungen: Hautrötung, Muskelkrämpfe, allergische Reaktionen, Kopfschmerzen, Schwindel, Müdigkeit, Antriebsarmut, Angst.
Hinweise: Keine Anwendung bei schwerer Leber- und Niereninsuffizienz, bei Kindern unter zwölf Jahren. Keine Einnahme in der Schwangerschaft und während der Stillzeit. Kann Gicht verschlimmern.

Indinavir

Crixivan®
Virostatikum, HIV-Proteasehemmer
Rezeptpflichtig
Anwendung: Behandlung HIV-1-infizierter, erwachsener Patienten mit fortgeschrittener oder fortschreitender Immunschwäche.

Nebenwirkungen: Übelkeit, Kopfschmerzen, Durchfall, Schwäche/Müdigkeit, Ausschlag, veränderte Geschmackswahrnehmung, trockene Haut, Bauchschmerzen, Erbrechen, Schwindel.

Hinweise: Patienten sollten unter der Behandlung mit Indinavir auf eine ausreichende Flüssigkeitszufuhr achten (min. 1,5 l/Tag).

Indometazin

Indomet-ratiopharm®, Amuno-retard®
Antiphlogistikum
Rezeptpflichtig
Anwendung: Akute und chronische Gelenkentzündungen, Schleimbeutelentzündungen, rheumatische Wirbelsäulenleiden, Schwellungen nach Trauma oder Operation.
Nebenwirkungen: Kopfschmerzen, Müdigkeit, Schwindel, Störungen der Magen-Darm-Funktion, Überempfindlichkeitsreaktionen.
Hinweise: Reaktionsvermögen vermindert, nicht während Schwangerschaft oder Stillzeit anwenden.

Insulin

Insulin actrapid®, Insulin Protaphan HM®, Depot H Insulin Hoechst®
Rezeptpflichtig
Anwendung: Insulinpflichtiger Diabetes.
Nebenwirkungen: Unterzucker, Schwächegefühl, Schwitzen.
Hinweise: Die vorgeschriebene Diät einhalten. Tragen Sie immer Ihren Diabetiker-Ausweis bei sich. Bei Einnahme weiterer Medikamente den Arzt befragen bzw. informieren.

Interferon alpha/beta

Roferon®, Intron A®, Betaferon®, Avonex®
Immuntherapeutikum
Rezeptpflichtig
Anwendung: Leukämie, Non-Hodgkin-Lymphom, T-Zell-Lymphom, Kaposi-Sarkom, Hepatitis B/C, Nierenzellkarzinom.
Nebenwirkungen: Grippeartige Erscheinungen, wie Müdigkeit, Fieber bis 40° C, Schüttelfrost, Abgeschlagenheit, Kopfschmerz, Appetitlosigkeit, Gliederschmerzen, Muskelschmerzen, Schwitzen.
Hinweise: Nicht anwenden während Schwangerschaft und Stillzeit.

Isosorbidmononitrat

Corangin®, Mono Mack®
Koronarmittel
Rezeptpflichtig
Anwendung: Angina pectoris, Sofortmaßnahme nach Herzinfarkt, Linksherzinsuffizienz

Nebenwirkungen: Kopfschmerzen, Schwindel, Schwächegefühl, Übelkeit, Erbrechen.
Hinweise: Keine Anwendung bei akutem Schock, Kreislaufversagen

Isotretinoin

Roaccutan®
Dermatikum
Rezeptpflichtig
Anwendung: Schwere Akneformen
Nebenwirkungen: Hautveränderungen, Muskel- oder Gelenkschmerzen, Magen-Darm-Funktionsstörungen, Leberfunktionsstörungen.
Hinweise: Die Anwendung von Isotretinoin ist bei gebärfähigen Frauen kontraindiziert, da es im Falle einer Schwangerschaft Missbildungen beim ungeborenen Kind verursacht.

Isradipin

Vascal®
Kalzium-Kanal-Blocker
Rezeptpflichtig
Anwendung: Bluthochdruck
Nebenwirkungen: Kopfschmerzen, Erröten, Wärmegefühl, Ödeme
Hinweise: Die Behandlung des Bluthochdrucks erforderegelmäßige ärztliche Kontrolle

Itraconazol

Sempera®, Siros®
Antimykotikum
Rezeptpflichtig
Anwendung: Oberflächliche Mykosen, bei Unwirksamkeit der äußerlichen Behandlung sowie systemische Pilzinfektionen (z. B. Aspergillose, Histoplasmose, Blastomykose).
Nebenwirkungen: Übelkeit, Erbrechen, Durchfall, Ausschlag, Kopfschmerzen.
Hinweise: Keine Einnahme in Kombination mit Terfenadin und Astemizol. Das Eintreten einer Schwangerschaft sollte bis 4 Wochen nach Behandlungsende verhindert werden.

Kaliumjodid

Jodidtabletten®, Jodetten®, Jodid-ratiopharm®, Kaliumjodid BC®
Schilddrüsentherapeutikum
Rezeptpflichtig
Anwendung: Strumaprophylaxe bei Jodmangel
Nebenwirkungen: Schilddrüsenfunktionsstörungen, Überempfindlichkeitsreaktionen
Hinweise: Während Schwangerschaft und Stillzeit keine Dosen im mg-Bereich

Ketamin

Ketamin-ratiopharm®, Ketamin®, Ketanest®
Narkosemittel

Rezeptpflichtig
Anwendung: Einleitung und Durchführung einer Allgemeinanästhesie
Nebenwirkungen: Zunahme des Hirn- und Augeninnendrucks, Übelkeit, Erbrechen, Schwindel
Hinweise: Keine Anwendung während der Schwangerschaft und Stillzeit.

Ketoconazol

Terzolin®, Nizoral®
Antimykotikum
Rezeptpflichtig
Anwendung: Pilzinfektionen (Haut, Haare, Schleimhäute), falls die äußerliche Anwendung wegen lokaler Besonderheiten unwirksam ist sowie Organmykosen.
Nebenwirkungen: Übelkeit, Bauchschmerzen, Durchfall, Kopfschmerzen.
Hinweise: Keine Anwendung bei Patienten mit akuten oder chronischen Lebererkrankungen. Keine Einnahme in der Schwangerschaft und während der Stillzeit. Bei Diabetikern regelmäßige Blutzuckerkontrollen notwendig. Kann die Wirkung anderer Arzneimittel verstärken.

Ketoprofen

Gabrilen®
Antiphlogistikum
Rezeptpflichtig
Anwendung: Zur symptomatischen Behandlung von Schmerzen und Entzündungen bei Osteoarthrose, rheumatoide Arthritis und Morbus Bechterew.
Nebenwirkungen: Magenverstimmungen, Kopfschmerzen, Schwindel, Ausschläge.
Hinweise: Nicht anwenden bei schweren Herz-Leber- und Nierenfunktionsstörungen, Blutbildungsstörungen, Magen-Darm-Beschwerden. Anwendungsbeschränkungen bei Asthma bronchiale und vorgeschädigter Niere. Einnahme in der Schwangerschaft und Stillzeit nur nach Befragung des Arztes.

Lactulose

Bifiteral®, Lactulose Stada®, Lactulose-ratiopharm®
osmotisches Abführmittel
Apothekenpflichtig
Anwendung: Verstopfung
Nebenwirkungen: Bauchschmerzen, Blähungen.
Hinweise: Einnahme in der Schwangerschaft und Stillzeit nur nach Befragung des Arztes.

Lamivudin

Epivir®
Virostatikum
Rezeptpflichtig
Anwendung: Behandlung von HIV-infizierten Erwachsenen und Kindern.
Nebenwirkungen: Kopfschmerzen, Fieber, Hautausschlag, allgemeines Krankheitsgefühl, Müdigkeit, Haarausfall, Übelkeit, Durchfall, Erbrechen, Unterleibbeschwerden oder Krämpfe.
Hinweise: Verringert nicht das Risiko der Übertragung von HIV.

Lansoprazol

Agopton®, Lanzor®
Protonenpumpenhemmer
Rezeptpflichtig
Anwendung: Behandlung und Vorbeugung von Magen-Darm-Geschwüren. Beseitigung des Erregers *Helicobacter pylorii* in Kombination mit zwei geeigneten Antibiotika.
Nebenwirkungen: Kopfschmerz, Magen-Darm-Beschwerden, Appetitabnahme, Mundtrockenheit.
Hinweise: Bei geringfügigen Magen-Darm-Beschwerden, wie nervösem Magen, ist Lansoprazol nicht angezeigt.

Latanoprost

Xalatan®
Glaukommittel
Rezeptpflichtig
Anwendung: Weitwinkelglaukom
Nebenwirkungen: Schwaches Fremdkörpergefühl, verschwommenes Sehen, Brennen und Jucken der Augen, Augentrockenheit, Tränenfluss, Augen- und Lidschmerzen.
Hinweise: Keine Anwendung bei Kindern, in der Schwangerschaft und Stillzeit.

Leuprorelin

Enantone®, Trenantone®
Hormonsuppressant, Prostatamittel
Rezeptpflichtig
Anwendung: Prostatakarzinom, Brustkrebs, Endometriose
Nebenwirkungen: Knochenschmerzen, Muskelschwäche in den Beinen, Hitzewallungen, Schwitzen, Störungen der Sexualfunktion
Hinweise: Keine Anwendung während der Schwangerschaft oder Stillzeit.

Levobunolol

Vistagan®
Glaukommittel
Rezeptpflichtig

Anwendung: Erhöhter Augeninnendruck bei chronischem Weitwinkelglaukom.
Nebenwirkungen: Brennen im Auge.
Hinweise: Kontaktlinsen vor jedem Eintropfen herausnehmen und erst nach 15 Minuten wieder einsetzen. Keine Anwendung bei Kindern. Kann asthmaanfälle auslösen.

Levofloxacin
Tavanic®
Antibiotikum
Rezeptpflichtig
Anwendung: Sinusitis, chronische Bronchitis, Harnwegsinfektionen.
Nebenwirkungen: Übelkeit, Durchfall, allergische Reaktionen.
Hinweise: Keine Anwendung während der Schwangerschaft oder Stillzeit.

Levocabastin
Livocab®
Antihistaminikum
Rezeptpflichtig
Anwendung: Symptomatische Behandlung der allergischen Bindehautentzündung und des Heuschnupfens.
Nebenwirkungen: Gelegentlich leichte lokale Reizerscheinungen am Auge.
Hinweise: Keine Anwendung bei Glaukom-Patienten.

Levomethadon
L-Polamidon®
Analgetikum
Rezeptpflichtig
Anwendung: Starke Schmerzen
Nebenwirkungen: Veränderungen von Aktivität, Stimmung, kognitiver und sensorischer Leistungsfähigkeit. Schwindel, Erbrechen, Kopfschmerzen, Juckreiz, Übelkeit, Verstopfung.
Hinweise: Keine Anwendung während der letzten Schwangerschaftsmonate und der Stillzeit. Keine Anwendung bei Opioidabhängigkeit.

Levonorgestrel
(kombinierte Osteoporosemittel) Klimonorm®, Oestronara®; (kombinierte Kontrazeptiva) Microgynom®, MonoStep®, Leios®
Östrogen
Rezeptpflichtig
Anwendung: Verhütung, Osteoporose
Nebenwirkungen: Zunahme des Körpergewichts, Kopfschmerzen, Unterbauchschmerzen, Akne und andere Hauterscheinungen, Rückenschmerzen, Stimmungsschwankungen, Übelkeit, Ödeme.

Hinweise: Keine Anwendung bei vorhandenen Leberfunktionsstörungen, oder angeborenen oder erworbenen Fehlbildungen des Uterus.

Levothyroxin
L-Thyroxin Henning®, Euthyrox®, Eferox®
Schilddrüsentherapeutikum
Rezeptpflichtig
Anwendung: Hypothyreose, Struma.
Nebenwirkungen: Zittern der Finger, erhöhter Puls, vermehrtes Schwitzen, Durchfall, Herzrhythmusstörungen, Kopfschmerzen.
Hinweise: Keine Anwendung bei Hyperthyreose und Herzerkrankungen.

Lidocain
Lido posterine® (Salbe), Instillagel® (kombiniert; Kathetermittel), Emla® (Lokalanästhesie)
Lokalanästhetikum
Rezeptpflichtig
Anwendung: Lokalanästhesie, schmerzstillende therapeutische Lokalanästhesie
Nebenwirkungen: Überempfindlichkeitsreaktionen (selten)
Hinweise: Bei Allergie nicht anwenden.

Liothyronin
(kombiniert) Novothyral®, Thyreotom®, Prothyrid®
Schilddrüsentherapeutikum
Rezeptpflichtig
Anwendung: Hypothyreose, Schildrüsenvergrößerung.
Nebenwirkungen: Zittern der Finger, erhöhter Puls, vermehrtes Schwitzen, Durchfall, Herzrhythmusstörungen, Kopfschmerzen.
Hinweise: Keine Anwendung bei Hyperthyreose und Herzerkrankungen.

Lisinopril
Acerbon®, Coric®
ACE-Hemmer
Rezeptpflichtig
Anwendung: Bluthochdruck, Herzinsuffizienz.
Nebenwirkungen: Übermäßige Blutdrucksenkung mit Symptomen wie Schwindel, Schwächegefühl, und Sehstörungen, Nierenfunktionsstörungen, Übelkeit.
Hinweise: Keine Anwendung während der Schwangerschaft und Stillzeit.

Lithium
Quilonum®, Hypnorex®
Antidepressivum
Rezeptpflichtig
Anwendung: Vorbeugung manisch-depressiver Erkrankungen und endogener Depressionen.

Behandlung von akuten Depressionen und manischen Zuständen.

Nebenwirkungen: Hautausschläge, Muskelschwäche, Magen-Darm-Beschwerden, EKG-Veränderungen, Nierenschäden.

Hinweise: Keine Anwendung bei schweren Herzfunktionsstörungen, Nierenschwäche und kochsalzarmer Diät. Keine Einnahme während Schwangerschaft und Stillzeit.

Loperamid

Imodium®, Lopedium®, Loperamid-ratiopharm®

Antidiarrhoikum

Apothekenpflichtig

Teilweise rezeptpflichtig

Anwendung: Durchfallerkrankungen, Verdauungsstörungen.

Nebenwirkungen: Überempfindlichkeitsreaktionen, Blähung, Erbrechen, Verstopfung.

Hinweise: Bei längerer Behandlung wird eine Kontrolle der Elektrolyte empfohlen. Keine Einnahme in der Schwangerschaft und während der Stillzeit.

Loratadin

Lisino®

Antihistaminikum

Apothekenpflichtig

Anwendung: Allergischer Schnupfen, chronische Nesselsucht, Juckreiz, Rötung und Quaddeln der Haut.

Nebenwirkungen: Überempfindlichkeitsreaktionen, Mundtrockenheit, Magen-Darm-Beschwerden, Kopfschmerzen, Müdigkeit. Allergische Reaktionen.

Hinweise: 48 Stunden vor einer Hauttestung Medikament absetzen.

Lorazepam

Tavor®, Lorazepam-neuraxpharm®, Laubeel®

Tranquillizer

Rezeptpflichtig

Anwendung: Akute und chronische Spannungs-, Erregungs- und Angstzustände. Sedierung vor und nach diagnostischen Eingriffen, Schlafstörungen.

Nebenwirkungen: Überempfindlichkeitsreaktionen, Schläfrigkeit, Schwindelgefühl, Benommenheit, Mundtrockenheit, Abhängigkeit. Übelkeit, Änderung der Libido.

Hinweise: Keine Anwendung bei Medikamenten-, Drogen- und Alkoholabhängigkeit.

Losartan

Lorzaar®

Angiotensin II-Blocker

Rezeptpflichtig

Anwendung: Bluthochdruck, chronische Herzinsuffizienz.

Nebenwirkungen: Schwindel, Müdigkeit, Hautausschlag, niedriger Blutdruck, Kopfschmerzen.

Hinweise: Bei Patienten mit chronischer Herzinsuffizienz Anwendung möglich, wenn ACE-Hemmer kontraindiziert oder unverträglich sind, jedoch nicht anstelle von oder zusätzlich zu ACE-Hemmern.

Magaldrat

Riopan®, Magaldrat-ratiopharm®, Marax®

Antacidum

Apothekenpflichtig

Anwendung: Sodbrennen und säurebedingte Magenbeschwerden.

Nebenwirkungen: Verstopfung.

Hinweise: Bei Einnahme aluminiumhaltiger Arzneimittel weitere Medikamente erst im Abstand von 1 bis 2 Stunden einnehmen.

Magnesiumhydroxid

(kombiniert) Maaloxan®, Maalox®, Progastrit®

Antacidum

Apothekenpflichtig

Anwendung: Magen-Darm-Geschwüre, Magenschleimhautentzündungen.

Nebenwirkungen: Verdauungsstörungen, zentralnervöse Störungen.

Hinweise: Maaloxan Suspension eignet sich zur Vorbeugung nächtlicher Beschwerden.

Maprotilin

Ludiomil®, Deprilept®

Antidepressivum

Rezeptpflichtig

Anwendung: Depressionen.

Nebenwirkungen: Muskelzittern, Schwindel, Kopfschmerzen, Unruhe, Appetitsteigerung, Übelkeit, Erbrechen, Benommenheit, Mundtrockenheit.

Hinweise: Kontrolle des Zahnstatus bei Langzeitbehandlung wegen Karies. Einnahme in der Schwangerschaft und Stillzeit nur nach Befragung des Arztes.

Mebendazol

Vermox®

Antiprotozoikum

Rezeptpflichtig

Anwendung: Befall mit verschiedenen Würmern (z. B. Maden-, Spul-, Hakenwürmer.

Nebenwirkungen: Magen-Darm-Beschwerden mit Übelkeit und Erbrechen.

Hinweise: Keine Einnahme bei eingeschränkter Leberfunktion und Kindern unter 2 Jahren.

Mebeverin

Duspatal®
Spasmolytikum
Rezeptpflichtig

Anwendung: Reizdarm

Nebenwirkungen: Schwindel, Zittern, Kopfschmerzen, Müdigkeit, Schlaflosigkeit, Appetitlosigkeit, Übelkeit, Sodbrennen, Verstopfung.

Hinweise: Keine Anwendung bei schweren Leberfunktiosstörungen, Herzerkrankungen und während der Schwangerschaft und Stillzeit.

Medroxyprogesteronacetat

Clinofem®
Sexualhormon, Gestagen
Rezeptpflichtig

Anwendung: Gestagenmangel und resultierende Zyklusstörungen.

Nebenwirkungen: Kopfschmerzen, Müdigkeit, Brustspannen, Gewichtszunahme, Magen-Darm-Störungen.

Hinweise: Halbjährlich gynäkologische Kontrolluntersuchungen notwendig. Sofort absetzen bei Wiederauftreten von Depressionen, migräneartigen oder ungewohnt starken Kopfschmerzen sowie akuten Sehstörungen.

Mefenaminsäure

Parkemed®
Antiphlogistikum
Rezeptpflichtig

Anwendung: Entzündliche rheumatische Erkrankungen, Gichtanfall, Weichteilrheumatismus, Entzündungen / Schwellungen nach Verletzungen und Operationen; Schmerzen.

Nebenwirkungen: Übelkeit, Durchfall, Magenblutungen, Ödeme, selten Kopfschmerzen, Schlaflosigkeit, Müdigkeit, Schwindel, Juckreiz, Ausschläge.

Hinweise: Keine Anwendung bei Blutbildungsstörungen.

Mefloquin

Lariam®
Malariamittel
Rezeptpflichtig

Anwendung: Malaria, Malariaprophylaxe

Nebenwirkungen: Übelkeit, Erbrechen, Schwindel, Gleichgewichtsstörungen und Kopfschmerzen.

Hinweise: Treten während der Einnahme von Mefloquin psychische Veränderungen wie akute Angst, Depressionen, Unruhe oder Verwirrtheit auf, sollte die Therapie abgesetzt werden.

Megestrol

Megestat®
Sexualhormon
Rezeptpflichtig

Anwendung: Palliative Behandlung von Brustkrebs oder Gebärmutterkrebs.

Nebenwirkungen: Gewichtszunahme. Verstopfung, Blutdruckanstieg, Ödeme.

Hinweise: Die Behandlung ersetzt keine kurativen Therapien wie eine Operation.

Metformin

Glucophage®, Siofor®, Mescorit®
Antidiabetikum
Rezeptpflichtig

Anwendung: Erwachsenendiabetes, wenn Diät, körperliche Bewegung und Gewichtsreduktion nicht ausreichen.

Nebenwirkungen: Magen-Darm-Störungen, Übersäuerung des Blutes mit Milchsäure.

Hinweise: Die vorgeschriebene Diät einhalten. Keine Einnahme in der Schwangerschaft und während der Stillzeit. Keine Einnahme bei Nieren- oder Leberfunktionsstörungen.

Methotrexat

Lantarel®, Methotrexat medac®
Antiphlogistikum (Remissionsinduktor), Zytostatikum
Rezeptpflichtig

Anwendung: Schwere Formen der chronischen Polyarthritis, Schuppenflechte, Leukämie, Brust- und Lungenkrebs.

Nebenwirkungen: Magen-Darm-Beschwerden, Übelkeit Erbrechen, Verstopfung, Entzündungen der Mundschleimhaut, Augenbindehautentzündung, Ausschläge. Leber- und Nierenschäden bei Langzeitanwendung.

Hinweise: Die Anwendung kann zu schweren Vergiftungen führen! Bei Einnahme weiterer Medikamente den Arzt befragen.

Methylphenidat

Ritalin®
ZNS-Stimulans
Rezeptpflichtig

Anwendung: Hyperkinetisches Syndrom des Kindes

Nebenwirkungen: Erhöhte Herzfrequenz, Herzrhythmusstörungen, Unruhe, Schlaflosigkeit, Appetitminderung.

Hinweise: Keine Anwendung bei Kindern unter 6 Jahren.

Methylprednisolon

Decortin H®, Predni-M-Tablinen®
Kortikosteroid
Rezeptpflichtig
Anwendung: Rheumatische Erkrankungen, Muskel- und Gelenkerkrankungen
Nebenwirkungen: Bei kurzzeitiger Anwendung sind keine Nebenwirkungen zu erwarten.
Hinweise: Tabletten müssen mit reichlich Flüssigkeit eingenommen werden.

Metipranolol

Betamann®
Glaukommittel
Rezeptpflichtig
Anwendung: Erhöhter Augeninnendruck bei chronischem Weitwinkelglaukom.
Nebenwirkungen: Bindehautreizungen, bei Kontaktlinsenträgern Einschränkung des Tränenflusses.
Hinweise: Regelmäßige Kontrolle des Augeninnendrucks sowie der Hornhaut ist erforderlich. Kontaktlinsen vor jedem Eintropfen herausnehmen und erst nach 15 Minuten wieder einsetzen. Keine Anwendung bei Kindern.

Metronidazol

Arilin®, Vagimid®, Metronidazol Artesan®
Antibiotikum
Rezeptpflichtig
Anwendung: Infektionen des weiblichen Genitaltraktes durch Trichomonaden oder Enterobakterien.
Nebenwirkungen: Hautreaktionen, Kopfschmerzen, Schwindel, Magen-Darm-Beschwerden.
Hinweise: Keine Anwendung bei Leberschäden oder Erkrankungen des Nervensystems. Nicht wiederholt und nicht länger als 10 Tage anwenden. Einnahme in der Schwangerschaft und Stillzeit nur nach Befragung des Arztes.

Miconazol

Daktar®, Micotar®
Antimykotikum
Rezeptpflichtig
Anwendung: Pilzinfektionen der Scheide.
Nebenwirkungen: Rötung, Stechen, Brennen.
Hinweise: Nicht zusammen mit Latex-Kondomen oder -Diaphragmen und nicht während der ersten 3 Schwangerschaftsmonate anwenden.

Minocyclin

Minocyclin®, Minocyclin-ratiopharm®, Skid®, Lederderm®
Antibiotikum
Rezeptpflichtig
Anwendung: Infektionen der Atemwege, Ohren, Augen, Harnwege und der weiblichen Genitalien, schwere Formen von Akne.
Nebenwirkungen: Schwindel, Kopfschmerzen, Übelkeit, Konzentrationsstörungen, Benommenheit und Müdigkeit.
Hinweise: Bei Kindern unter 8 Jahren nur bei lebensbedrohlichen Infektionen anwenden.

Minoxidil

Lonolox®
Antihypertonikum
Rezeptpflichtig
Anwendung: Bluthochdruck
Nebenwirkungen: Beschleunigter Puls, EKG-Veränderungen, Magen-Darm-Störungen, Übelkeit.
Hinweise: Keine Anwendung während der Schwangerschaft und Stillzeit.

Mometason

Ecural®
Kortikosteroid (äußerlich)
Rezeptpflichtig
Anwendung: Entzündliche und juckende Erkrankungen der Haut
Nebenwirkungen: Reizung der betroffenen Hautpartien, allergische Reaktionen.
Hinweise: Kortikoidhaltige Salben nicht großflächig und über einen längeren Zeitraum verwenden.

Morphin

MST-Mundipharma®, Morphin Merck®
Opioidanalgetikum
Rezeptpflichtig
Anwendung: Starke und stärkste Schmerzen
Nebenwirkungen: Schwitzen, Sedierung, Schwindel, Kopfschmerzen, Zerebrale Krampfanfälle (besonders in höheren Dosen bei Kindern), Abhängigkeit, Toleranzentwicklung, Entzugssyndrom, Mundtrockenheit, Übelkeit, Erbrechen, Blasenentleerungsstörungen.
Hinweise: Stark vermindertes Reaktionsvermögen, Verstärkungen der Nebenwirkungen durch Alkohol, Suchtgefahr, keine Anwendung während Schwangerschaft und Stillzeit. In vielen Fällen Verstärkung oder Aufhebung der Wirkung, bei gleichzeitiger Einnahme anderer Medikamente. (Ärztliche Beratung!)

Mupirocin

Turixin Salbe®

Antibiotikum

Rezeptpflichtig

Anwendung: Infektionen der Nasenschleimhaut durch Staphylokokken.

Nebenwirkungen: Brennen, Jucken, Stechen
oder Prickeln in der Nase.

Hinweise: Nicht in Augennähe anwenden.

Nafarelin

Synarela®

Gonadorelinanalog

Rezeptpflichtig

Anwendung: In vitro Fertilisation

Nebenwirkungen: Hitzewallungen, Störungen
der Sexualfunktionen, trockene Vaginal-
schleimhaut, Kopfschmerzen, Stimmungsschwankungen, Akne.

Hinweise: Nafarelin darf während der Schwangerschaft nicht angewendet werden. Kommt
es unter der Behandlung mit Nafarelin zur
Schwangerschaft, ist die Behandlung sofort
zu beenden.

Naproxen

Proxen®, Dysmenalgit N®

Antiphlogistikum

Rezeptpflichtig

Anwendung: Entzündlich rheumatische Erkrankungen von Gelenken und Wirbelsäule,
Weichteilrheumatismus, Krämpfe während
der Regelblutung.

Nebenwirkungen: Übelkeit, Durchfall, Magen-
blutungen, Ödeme, selten Kopfschmerzen,
Schlaflosigkeit, Müdigkeit, Schwindel,
Juckreiz, Ausschläge, sowie kognitive
Störungen.

Nedocromil

Tilade®, Irtan®

Antiallergikum

Rezeptpflichtig

Anwendung: Asthma bronchiale und chronische asthmaähnliche Bronchitis, allergisches
Asthma bei Kindern, Heuschnupfen

Nebenwirkungen: Kopfschmerzen, Schwindel,
Übelkeit, Erbrechen, Verdauungsstörungen
und Bauchschmerzen

Hinweise: Nicht anwenden in den ersten 3 Monaten der Schwangerschaft. Aerosole und
Augentropfen nicht bei unter 6-Jährigen.

Neomycin

Nebacetin ®

Antibiotikum

Rezeptpflichtig

Anwendung: Infektionen der Haut und
Schleimhäute, Blasen und Harnwegsinfekte

Nebenwirkungen: Allergische Hautreaktionen

Hinweise: Nicht anwenden während Schwangerschaft und Stillzeit.

Nicardipin

Antagonil®

Kalzium-Kanal-Blocker

Rezeptpflichtig

Anwendung: Angina pectoris, Bluthochdruck,
hypertensiver Notfall.

Nebenwirkungen: Erröten, Wärmegefühl, Kopfschmerzen, Benommenheit, Schwindel, Muskelschwäche.

Hinweise: Das Arzneimittel darf nicht während
der Schwangerschaft und
Stillzeit angewendet werden. Keine Anwendung bei Niereninsuffizienz.

Nifedipin

Adalat®, Corinfar®, Nif-Ten® (kombiniert)

Kalzium-Kanal-Blocker

Rezeptpflichtig

Anwendung: Angina pectoris, Bluthochdruck,
Hypertensiver Notfall.

Nebenwirkungen: Hautrötung mit Hitzegefühl,
Kopfschmerzen, beschleunigter Herzschlag,
geschwollene Knöchel.

Hinweise: Vorsicht bei schwerer Herzschwäche.
Keine Einnahme in der Schwangerschaft und
während der Stillzeit.

Nizatidin

Nizax®

H2-Blocker

Rezeptpflichtig

Anwendung: Behandlung und Vorbeugung von
Magen-Darm-Geschwüren.

Nebenwirkungen: Hautreaktionen, Müdigkeit,
Unruhe.

Hinweise: Nicht geeignet für Kinder, und über
75-Jährige. Einnahme in der Schwangerschaft
und Stillzeit nur nach Befragung des Arztes.

Norfloxacin

Barazan®

Antibiotikum

Rezeptpflichtig

Anwendung: Infektionen der oberen und unteren Harnwege, bakterielle Entzündungen
des Darms und der Augen.

Nebenwirkungen: Bauchschmerzen, Bauchkrämpfe, Übelkeit, Kopfschmerzen, Schwindel, Benommenheit.

Hinweise: Während der Therapie intensives
Sonnenlicht und UV-Strahlung meiden.

Nystatin
Nystatin-Lederle®, Nystaderm®, Candio-Hermal®, Lederlind®
Antimykotikum
Apothekenpflichtig
Anwendung: Hefepilzinfektionen der Haut und Schleimhäute.
Nebenwirkungen: Selten Überempfindlichkeitsreaktionen (Juckreiz und leichtes Brennen).
Hinweise: Nicht in Augennähe anwenden.

Octreotid
Sandostatin®
Wachstumshormonantagonist
Rezeptpflichtig
Anwendung: Tumoren des Magen-Darm-Trakts, Behandlung der Akromegalie-Symptome.
Nebenwirkungen: Appetitlosigkeit, Übelkeit, Erbrechen, krampfartige Bauchschmerzen, Blähungen, Durchfall.
Hinweise: Keine Anwendung während der Schwangerschaft und Stillzeit.

Ofloxacin
Floxal®
Antibiotikum
Rezeptpflichtig
Anwendung: Infektionen des vorderen Augenabschnittes, Atemwegs- und Harnweginfektionen.
Nebenwirkungen: Überempfindlichkeitsreaktionen, leichtes Brennen am Auge, Magen-Darmbeschwerden, Leberschäden, neurologische Störungen.
Hinweise: Einnahme in der Schwangerschaft und Stillzeit nur nach Befragung des Arztes.

Omeprazol
Antra®
Protonenpumpenhemmer
Rezeptpflichtig
Anwendung: Therapie und Vorbeugung von Magen-Darm-Geschwüren und Refluxösophagitis, Beseitigung des Erregers *Helicobacter pylorii* in Kombination mit zwei geeigneten Antibiotika.
Nebenwirkungen: Verstopfung, Durchfall, Blähungen, Übelkeit, Hautreaktionen, Schlafstörungen, Kopfschmerzen.
Hinweise: Nicht geeignet für Patienten mit eingeschränkter Leber- und Nierenfunktion. Einnahme in der Schwangerschaft und Stillzeit nur nach Befragung des Arztes.

Oxymetazolin
Nasivin®
Rhinologikum
Apothekenpflichtig
Anwendung: Zur Schleimhautabschwellung bei Schnupfen und Heuschnupfen
Nebenwirkungen: Brennen oder Trockenheit der Nasenschleimhaut sowie Niesen.
Hinweise: Langzeitanwendung nur unter ärztlicher Kontrolle!

Paroxetin
Seroxat®, Tagonis®
Antidepressivum
Rezeptpflichtig
Anwendung: Depressionen.
Nebenwirkungen: Übelkeit, Schläfrigkeit, Schwitzen, Kopfschmerzen, Schwäche, sexuelle Störungen, Schwindel.
Hinweise: Eingeschränktes Reaktionsvermögen. Nicht geeignet für Kinder und Jugendliche unter 18 Jahren.

Phenoprocoumon
Marcumar®, Falithrom®
Koagulationshemmer
Rezeptpflichtig
Anwendung: Langzeittherapie und Prophylaxe von venösen und arteriellen Thrombosen und Embolien, Langzeittherapie des Herzinfarktes
Nebenwirkungen: Zahnfleischbluten, Nasenbluten, Übelkeit, Appetitlosigkeit, Erbrechen, Durchfall
Hinweise: Das Arzneimittel sollte nicht angewendet werden bei vorhandenen Nierensteinen, Anfallsleiden und chronischem Alkoholismus. Keine Anwendung während der Schwangerschaft und Stillzeit. Regelmäßige Kontrolle der Blutgerinnung.

Phenoxymethylpenicillin
Penicillin V-ratiopharm®, Megacillin oral®
Penicillin, Antibiotikum
Rezeptpflichtig
Anwendung: Infektionen des Hals-Nasen-Ohren-Bereiches oder der tiefen Atemwege, Scharlach, Infektionen im Zahn-, Mund- und Kieferbereich, Infektionen der Haut.
Nebenwirkungen: Geschmacksveränderungen, Mundtrockenheit, Übelkeit, Erbrechen, Durchfall, Blutbildveränderungen, Überempfindlichkeitsreaktionen.
Hinweise: Bei Patienten mit allergischer Reaktionsbereitschaft ist das Risiko schwerwiegender Überempfindlichkeitsreaktionen erhöht.

Phenytoin
Zentropil®, Phenhydan®
Antiepileptikum
Rezeptpflichtig
Anwendung: Epilepsien, Anfälle.
Nebenwirkungen: Hirsutismus, Kopfschmerzen, Abgeschlagenheit, Merkfähigkeitsstörungen, Appetitlosigkeit, Erbrechen, Zahnfleischwucherungen.
Hinweise: Bei Herz-Kreislauf-Erkrankungen den Arzt befragen. Einnahme in der Schwangerschaft und Stillzeit nur nach Befragung des Arztes. Die Wirksamkeit anderer Medikamente kann vermindert sein.

Phytomenadion
Konakion®
Vitamin K
Rezeptpflichtig
Anwendung: Vitamin-K-Mangel, Prophylaxe bei Neugeborenen
Nebenwirkungen: Allergische Reaktionen
Hinweise: Keine Anwendung bei bekannter Überempfindlichkeit gegen den Wirkstoff.

Pilocarpin
Pilomann®, Pilocarpin ankerpharm®, Borocarpin S®
Glaukommittel
Rezeptpflichtig
Anwendung: Erhöhter Augeninnendruck bei chronischem Weitwinkelglaukom.
Nebenwirkungen: Rötung, Kopfschmerzen, Übelkeit, Sehstörungen.
Hinweise: Keine Anwendung bei weichen Kontaktlinsen. Einnahme in der Schwangerschaft und Stillzeit nur nach Befragung des Arztes.

Piroxicam
Piroxicam-ratiopharm®, Felden®
Antiphlogistikum
Rezeptpflichtig
Anwendung: Entzündliche rheumatische Erkrankungen, Gichtanfall, Weichteilrheumatismus, Entzündungen / Schwellungen nach Verletzungen und Operationen, Schmerzen.
Nebenwirkungen: Übelkeit, Durchfall, Magenblutungen, Ödeme, selten Kopfschmerzen, Schlaflosigkeit, Müdigkeit, Schwindel, Juckreiz, Ausschläge.
Hinweise: Nicht anwenden bei schweren Herz- Leber- und Nierenfunktionsstörungen, Blutbildungsstörungen, Magen-Darm-Beschwerden. Anwendungsbeschränkungen bei Asthma bronchiale und vorgeschädigter Niere. Einnahme in der Schwangerschaft und Stillzeit nur nach Befragung des Arztes.

Prednisolon
Decortin®, Predni H®, Prednisolon-ratiopharm(oral); Linola –HN®, Prednisolonsalbe LAW® (äußerlich); Inflanefran®, Ultracortenol® (Auge)
Kortikosteroid
Rezeptpflichtig
Anwendung: Allergische Erkrankungen, Hautkrankheiten, Hämorrhoiden, Darmerkrankungen, Infektionen des vorderen Augenabschnitts, wie Bindehautentzündungen, Hornhautentzündungen, Lidrandentzündungen und Gerstenkorn sowie rheumatische Erkrankungen.
Nebenwirkungen: (Tabletten) Steroidakne, Muskelschwäche, Glaukom, Depressionen, Gereiztheit, Magenbeschwerden, Stammfettsucht, Verminderte Glukosetoleranz, Wachstumsverzögerung bei Kindern. (äußerliche Anwendung) Hautreaktionen (selten). Bei länger dauernder Anwendung: Hautatrophien, Steroidakne. (Auge) Augenbrennen, verlangsamte Wundheilung, Erhöhung des Augeninnendrucks bei gefährdeten Patienten nach einer länger andauernder Anwendung, Linsentrübungen.
Hinweise: (Tabletten) Oft Verstärkung oder Aufhebung der Wirkung, bei gleichzeitiger Einnahme anderer Medikamente. (Ärztliche Beratung!) Reaktionsfähigkeit reduziert. Langzeitanwendung vermeiden. Nicht anwenden während Schwangerschaft und Stillzeit. (Auge) Während der Anwendung keine Kontaktlinsen tragen.

Primidon
Mylepsinum®, Liskantin®
Antiepileptikum
Rezeptpflichtig
Anwendung: Epilepsien, Anfälle.
Nebenwirkungen: Artikulationsstörungen, Müdigkeit, Benommenheit, Schwindel, Kopfschmerzen, Erbrechen.
Hinweise: Die Kontrolle des Blutbildes und der Leberwerte wird empfohlen.

Promethazin
Promethazin-neuraxpharm®, Atosil®
Antihistaminikum
Rezeptpflichtig
Anwendung: Fehlreaktion der inneren Organe, Erregungs- und Unruhezustände, Überempfindlichkeitsreaktionen und Reisekrankheiten, Schlafstörungen.
Nebenwirkungen: Hautreaktionen, erhöhte Lichtempfindlichkeit, unkontrollierte Bewegungen, Magen-Darm-Störungen.

Hinweise: Die Überwachung des Blutbildes und der Herzfunktion ist anzuraten.

Propafenon
Rhythmonorm®
Antiarrhythmikum
Rezeptpflichtig
Anwendung: Herzrhythmusstörungen.
Nebenwirkungen: Schwindel, Geschmacksstörungen, Sehstörungen, Appetitlosigkeit, Übelkeit, Erbrechen.
Hinweise: Keine Anwendung bei Asthmatikern und während Schwangerschaft und Stillzeit.

Propanolol
Obsidan®, Dociton®, Propra-ratiopharm®
Betarezeptorenblocker
Rezeptpflichtig
Anwendung: Koronare Herzkrankheit, Bluthochdruck, funktionelle Herz-Kreislauf-Beschwerden. Akut- und Langzeitbehandlung bei und nach Herzinfarkt. Tachykarde Herzrhythmusstörungen.
Nebenwirkungen: Muskelkrämpfe, Müdigkeit, Kopfschmerzen, Benommenheit, depressive Verstimmungen, Magen-Darm-Störungen, Gefühlsstörungen und Kältegefühl in den Gliedmaßen, Impotenz, verlangsamter Herzschlag.
Hinweise: Den Arzt informieren bei Erkrankungen der Atemwege, des Herz-Kreislaufsystems oder bei Diabetes. Bei Einnahme weiterer Medikamente den Arzt befragen.

Quinapril
Accupro®
ACE-Hemmer
Rezeptpflichtig
Anwendung: Bluthochdruck, Herzinsuffizienz
Nebenwirkungen: Hautreaktionen, Blutdruckabfall, Kopfschmerzen, Schwindel, Müdigkeit, trockener Husten, Erbrechen, Übelkeit, Verdauungsstörungen.
Hinweise: Keine Anwendung bei Kindern, während der Schwangerschaft und Stillzeit, bei schweren Nierenfunktionsstörungen und Lebererkrankungen.

Ramipril
Delix®, Vesdil®
ACE-Hemmer
Rezeptpflichtig
Anwendung: Bluthochdruck, Herzinsuffizienz.
Nebenwirkungen: Kopfschmerzen, Schwindel, trockener Husten, Übelkeit, Magenschmerzen, Verdauungsstörungen, Müdigkeit, Schwäche, Blutdruckabfall, Hautreaktionen.

Hinweise: Eingeschränktes Reaktionsvermögen, keine Anwendung bei Kindern.

Rofecoxib
Vioxx®
Antiphlogistikum, Cox-2-Hemmer
Rezeptpflichtig
Anwendung: akute und chronische Gelenkentzündungen, schmerzhafte Schwellungen und Entzündungen nach Trauma oder Operation, mäßig bis starke Schmerzen, Menstruationsschmerz.
Nebenwirkungen: Magen-Darm-Beschwerden, Übelkeit, Durchfall, Kopfschmerzen, Erbrechen, Beinödeme, Atemwegsinfektionen.
Hinweise: Reaktionsvermögen vermindert, nicht während Schwangerschaft oder Stillzeit anwenden. In einigen Fällen Abschwächung oder Aufhebung der Wirkung bei Einnahme anderer Medikamente. (Ärztliche Beratung!)

Salbutamol
Sultanol Aerosol®, Bronchospray®
Antiasthmatikum
Rezeptpflichtig
Anwendung: Asthma bronchiale und andere Bronchialerkrankungen.
Nebenwirkungen: Unruhegefühl, Zittern, Herzklopfen, Herzrasen und Kopfschmerzen.
Hinweise: Anwendungsbeschränkungen bei sehr hohem oder unbehandeltem Bluthochdruck.

Salmeterol
Serevent®, Aeromax®
Antiasthmatikum
Rezeptpflichtig
Anwendung: Langzeitbehandlung von obstruktiven Atemwegserkrankungen wie Asthma bronchiale, chronische Bronchitis und Lungenemphysem.
Nebenwirkungen: Zittern, Herzrhythmusstörungen, Kopfschmerzen, Überempfindlichkeitsreaktionen.
Hinweise: Behandlung mit Kortikoiden regelmäßig weiterführen. Bei akutem Asthmaanfall ein kurzwirksames Betasympathomimetikum anwenden. Einnahme während Schwangerschaft und Stillzeit nur nach Befragung des Arztes.

Simvastatin
Zocor®
Lipidsenker
Rezeptpflichtig
Anwendung: Hypercholesterolämie, Infarktprophylaxe

Nebenwirkungen: Bauchschmerzen, Verstopfung, Blähungen, Kopfschmerzen.
Hinweise: Keine Anwendung während der Schwangerschaft und Stillzeit und bei vorhandenen Lebererkrankungen.

Somatropin
Genotropin®, Norditropin®
Wachstumshormon
Rezeptpflichtig
Anwendung: Kleinwuchs
Nebenwirkungen: Unterzuckerung an behandlungsfreien Tagen, Antikörperbildung, anfangs Wassereinlagerung.
Hinweise: Keine Anwendung bei Schwangerschaft, Zuckerkrankheit und fortschreitenden Tumoren.

Spironolacton
Spironolacton-ratiopharm®
Diuretikum
Rezeptpflichtig
Anwendung: Primärer, Hyperaldosteronismus (Conn-Syndrom), Ödeme / Aszites bei sekundärem Hyperaldosteronismus
Nebenwirkungen: Kopfschmerzen, Schläfrigkeit, und Verwirrtheitszustände
Hinweise: Keine Anwendung bei Nierenfunktionsstörungen und in der Schwangerschaft.

Stavudin
Zerit®
Virostatikum
Rezeptpflichtig
Anwendung: HIV-Infektion bei Erwachsenen und Kindern
Nebenwirkungen: Neuropathie, Pankreatitis, Kopfschmerzen, Schüttelfrost, Fieber, Durchfall, Übelkeit, Erbrechen, Hautreaktionen.
Hinweise: Keine Anwendung während der Schwangerschaft und Stillzeit.

Streptomycin
Strepto-Fatol®, Strepto-Hefa®
Antibiotikum
Rezeptpflichtig
Anwendung: Schwere Infektionen wie Tuberkulose.
Nebenwirkungen: Taubheitsgefühl im Gesicht und an den Händen, Gleichgewichtsstörungen, Hörschäden, Nierenschäden.
IHinweise: Behandlung erfordert Überprüfung der Nieren-, Leber-, Hör- und Gleichgewichtsfunktion sowie des Blutbilds. Keine Einnahme in der Schwangerschaft und während der Stillzeit.

Sucralfat
Ulcogant®
Ulkustherapeutikum
Rezeptpflichtig
Anwendung: Magen-Darm-Geschwüre
Nebenwirkungen: Verstopfung
Hinweise: Bei gleichzeitiger Einnahme von Säurehemmern oder –bindern muss ein zeitlicher Abstand von einer Stunde eingehalten werden. Einnahme in der Schwangerschaft und Stillzeit nur nach Befragung des Arztes.

Sulfasalazin
Azulfidine ®
Antirheumatikum
Rezeptpflichtig
Anwendung: Aktive chronische Polyarthritis bei Erwachsenen.
Nebenwirkungen: Schwere Hautreaktionen, Müdigkeit, Schwindel, Gelenkschmerzen, Appetitmangel, Erbrechen, Bauchschmerzen und Durchfälle.
Hinweise: Regelmäßige Blutbild- und Urinkontrollen notwendig. Einnahme in der Schwangerschaft und Stillzeit nur nach Befragung des Arztes.

Sumatriptan
Imigran®
Migränemittel
Rezeptpflichtig
Anwendung: Akute Behandlung von Migräneanfällen, Clusterkopfschmerz.
Nebenwirkungen: Benommenheit, nach Einnahme vorübergehender Blutdruckanstieg möglich, Herzklopfen, Kribbeln, Hitze-, Druck- oder Engegefühl.
Hinweise: Nicht geeignet bei Herz- oder Gefäßerkrankungen, Kindern unter 18 Jahren sowie älteren Personen über 65 Jahren. Einnahme in der Schwangerschaft und Stillzeit nur nach Befragung des Arztes.

Tamoxifen
Tamoxifen Hexal®, Tamoxifen-ratiopharm®
Antiöstrogen
Rezeptpflichtig
Anwendung: metastasierender Brustkrebs
Nebenwirkungen: Knochenschmerzen, Schmerzen im Bereich des erkrankten Gebiets, Eierstockzysten.
Hinweise: Keine Anwendung bei Leberfunktionsstörungen, während der Schwangerschaft und Stillzeit.

Tamsulosin
Alna®, Omnic®
Prostatamittel
Rezeptpflichtig
Anwendung: Blasenentleerungsstörungen, Harntröpfeln, Harndrang bei Prostatavergrößerungen.
Nebenwirkungen: Schwindel, Schwäche, Kopfschmerzen, Herzklopfen.
Hinweise: Keine Anwendung bei schweren Nieren- und Leberfunktionsstörungen.

Temazepam
Remestan®, Planum®
Schlafmittel
Rezeptpflichtig
Anwendung: Kurzzeitbehandlung von Schlafstörungen.
Nebenwirkungen: Allergien, Benommenheit, Müdigkeit, Kopfschmerzen, Verwirrtheit, Magen-Darm-Beschwerden.
Hinweise: Keine Anwendung in der Stillzeit, bei Kindern und Jugendlichen sowie bei schweren Störungen der Atemfunktion.

Terbinafin
Lamisil®
Antimykotikum
Rezeptpflichtig
Anwendung: Pilzinfektionen der Finger- und Zehennägel.
Nebenwirkungen: Allergische Hautreaktionen, Kopfschmerzen, Magen-Darm-Beschwerden.
Hinweise: Keine Einnahme in der Schwangerschaft und während der Stillzeit.

Terfenadin
Terfenadin-ratiopharm®, Teldane®
Antihistaminikum
Rezeptpflichtig
Anwendung: Heuschnupfen, allergische Ekzeme, Nesselsucht, Neurodermitis.
Nebenwirkungen: Kopfschmerzen, leichte Störungen im Magen-Darmtrakt, wie Bauchschmerzen, Übelkeit, Erbrechen, Durchfall, allergische Hautreaktionen.
Hinweise: Keine Anwendung bei Kindern unter 3 Jahren, während Schwangerschaft und Stillzeit. Während der Therapie darf kein Grapefruitsaft getrunken werden.

Tetracyclin
Achromycin®, Tetracyclin-ratiopharm®
Antibiotikum
Rezeptpflichtig
Anwendung: Infektionen der Atemwege und durch sexuell übertragbare Erreger.

Nebenwirkungen: Magen-Darm-Unverträglichkeiten, Ausschläge.
Hinweise: Keine Anwendung bei Nieren- und Leberfunktionsstörungen und bei Kindern. Keine Einnahme in der Schwangerschaft und während der Stillzeit.

Tetrazepam
Musaril®, Tetrazepam-ratiopharm®
Muskelrelaxans
Rezeptpflichtig
Anwendung: Muskelverspannungen, spastische Syndrome.
Nebenwirkungen: Müdigkeit, Mattigkeit, verzögerte Reaktionszeit, Schwindel, Benommenheit, Magen-Darm-Beschwerden, allergische Hautreaktionen.
Hinweise: Eingeschränktes Reaktionsvermögen, keine Anwendung bei Lebererkrankungen.

Theophyllin
Bronchretard®, Uniphyllin®
Bronchodilatator
Rezeptpflichtig
Anwendung: Atemnotzustände aufgrund von Bronchokonstriktion bei Asthma bronchiale und chronisch obstruktiven Atemwegserkrankungen.
Nebenwirkungen: Kopfschmerzen, Erregungszustände, Gliederzittern, Unruhe, Schlaflosigkeit, Herzrasen und Blutdruckabfall.
Hinweise: Den Arzt informieren bei Nieren- und Leberfunktionsstörungen, Herzproblemen, Magen-Darm-Geschwüren oder wenn Sie rauchen.

Thioridazin
Melleril®
Neuroleptikum
Rezeptpflichtig
Anwendung: Emotionelle Erregung einschl. Angst- und Spannungszuständen im Verlauf von Schizophrenie, Depressionen und anderen Psychosen.
Nebenwirkungen: Hautreaktionen, erhöhte Lichtempfindlichkeit, unkontrollierte Bewegungen, Magen-Darm-Störungen.
Hinweise: Blutbildkontrolle vor jeder Behandlung. Bei Langzeitbehandlung regelmäßige Kontrollen der Leber-, Herz- und Kreislauffunktion sowie EKG notwendig.

Ticlopidin
Ticlyd®
Thrombozytenaggregationshemmer
Rezeptpflichtig
Anwendung: Schlaganfallprophylaxe

Nebenwirkungen: Magen-Darm-Funktionsstörungen, Erbrechen, Durchfall, Blutbildveränderungen.
Hinweise: Keine Anwendung bei Kindern,
während der Schwangerschaft und Stillzeit
und bei Magen-Darm-Geschwüren.

Timolol

Tim Ophtal®, Timomann®, Chibro Timoptal®
Glaukommittel
Rezeptpflichtig
Anwendung: Weitwinkelglaukom
Nebenwirkungen: Reizerscheinungen an den
Augen, Sehstörungen, Trockenheitsgefühl
der Augen, Überempfindlichkeitsreaktionen.
Hinweise: Keine Anwendung während der
Schwangerschaft und Stillzeit, bei Diabetes
mellitus und peripheren Durchblutungs-
störungen.

Tobramycin

Brulamycin®, Gernebcin®, TOBRA-cell®
Antibiotikum
Rezeptpflichtig
Anwendung: Infektionen mit gentamicinemp-
findlichen Erregern wie Infektionen von Nie-
re, Harn- und Geschlechtsorganen, Atemwe-
gen, Magen-Darm-Trakt, Haut, Knochen.
Nebenwirkungen: Schwindel, Hörschäden,
Hautausschlag und Urinveränderungen.
Hinweise: Bei Auftreten von Nebenwirkungen
unverzüglich den Arzt informieren.

Tolterodin

Detrusinol®
Spasmolytikum
Rezeptpflichtig
Anwendung: Instabile Harnblase.
Nebenwirkungen: Mundtrockenheit
Hinweise: Keine Anwendung während der
Schwangerschaft und Stillzeit.

Torasemid

Unat®, Torem®
Diuretikum
Rezeptpflichtig
Anwendung: Bluthochdruck, Herzinsuffizienz,
Lungenödem,
Nebenwirkungen: Kreislaufbeschwerden, Kopf-
druck, Schwindel, Kollaps, Benommenheit,
Thromboseneigung, Blutdruckabfall, Wa-
denkrämpfe, Appetitlosigkeit, Schwächege-
fühl, Schläfrigkeit, Erbrechen und Verwirrt-
heitszustände, Muskelkrämpfe.
Hinweise: Keine Anwendung während der
Schwangerschaft und Stillzeit. Einge-
schränktes Reaktionsvermögen.

Tramadol

Tramal®, Tramadolor®, Tramundin®
Opioidanalgetikum
Rezeptpflichtig
Anwendung: Mäßig starke bis starke Schmer-
zen.
Nebenwirkungen: Schwitzen, Müdigkeit,
Schwindel, Krämpfe, Mundtrockenheit,
Übelkeit, Erbrechen.
Hinweise: Nicht anwenden bei Störungen der
Atemfunktion, Bewußtseinsstörungen,
Opioidabhängigkeit und Gallenwegserkran-
kungen. Nicht anwenden bei Kindern unter
14 Jahren. Einnahme in der Schwangerschaft
und Stillzeit nur nach Befragung des Arztes.

Trandolapril

Udrik®
ACE-Hemmer
Rezeptpflichtig
Anwendung: Bluthochdruck, Herzinsuffizienz
Nebenwirkungen: Husten, Kopfschmerzen, Be-
nommenheit, Übelkeit, Verdauungsstörun-
gen, allergische Hautreaktionen, Sehstörun-
gen, Blutdruckabfall.
Hinweise: Keine Anwendung während der
Schwangerschaft oder Stillzeit und bei
schweren Leberfunktionsstörungen.

Tretinoin

Cordes VAS®
Dermatikum
Rezeptpflichtig
Anwendung: Schwere Formen von Akne
Nebenwirkungen: Hautabschuppungen, Span-
nungsgefühl, Brennen, Jucken der Haut.
Hinweise: Keine Anwendung bei offenen
Wunden, Entzündungen und Ekzemen der
Haut. Keine Anwendung während der
Schwangerschaft und Stillzeit. Empfängnis-
verhütung!

Triamcinolonacetonid

Kortikoid-ratiopharm/F®, Triam Salbe /
Creme Lichtenstein®, Volon A/N ®
Kortikosteroid, Dermatikum
Rezeptpflichtig
Anwendung: Entzündliche und allergische
Dermatosen, Sonnenbrand, Insektenstiche,
Psoriasis, Verbrennungen ersten Grades.
Nebenwirkungen: Bei äußerlicher Anwendung
selten.
Hinweise: Keine Anwendung bei Hautinfek-
tionen durch Bakterien oder Pilze und am
Auge.

Urofollitropin
Fertinorm®
Gonadotropin
Rezeptpflichtig
Anwendung: Eisprungstimulation, Küstliche Befruchtung, In vitro Befruchtung
Nebenwirkungen: Fieber und Gelenkschmerzen, ovarielles Überstimulationssyndrom, Thromboembolien
Hinweise: Keine Anwendung während einer bestehenden Schwangerschaft, bei Eierstockvergrößerungen und Zysten, Mißbildungen der Sexualorgane und Tumoren der Gebärmutter.

Valsartan
Diovan®, Codiovan® (kombiniert)
Angiotensinrezeptorantagonist
Rezeptpflichtig
Anwendung: Bluthochdruck, Herzinsuffizienz
Nebenwirkungen: Gewebsreaktionen an der Injektionsstelle (Verhärtungen, Rötungen, Verfärbungen), Überempfindlichkeitsreaktionen, Blutungen.
Hinweise: Tritt während der Behandlung eine Schwangerschaft ein, das Medikament absetzten. Keine Einnahme in der Schwangerschaft und während der Stillzeit.

Venlafaxin
Trevilor®
Antidepressivum
Rezeptpflichtig
Anwendung: Depressive Erkrankungen
Nebenwirkungen: Kopfschmerzen, Bauchschmerzen, Schüttelfrost. Blutdruckanstieg, Herzklopfen, Vasodilation. Erbrechen, Appetitzunahme, Verstopfung, Durchfall, Verdauungsbeschwerden, Blähungen, Gewichtszu- oder -abnahme, Angst, Schwindel, ungewöhnliche Trauminhalte, Schwitzen, Ausschlag.

Hinweise: Keine Anwendung bei vorhandenen Leber- und Nierenfunktionsstörungen. Keine Anwendung bei Kindern und Jugendlichen.

Verapamil
Isoptin®, Verahexal®
Antiarrhythmikum, Kalziumkanalblocker
Rezeptpflichtig
Anwendung: Angina pectoris, Herzrhythmusstörungen, Bluthochdruck.
Nebenwirkungen: Hautrötung mit Hitzegefühl, Kopfschmerzen, beschleunigter Herzschlag, geschwollene Knöchel.
Hinweise: Einnahme in der Schwangerschaft und Stillzeit nur nach Befragung des Arztes.

Zidovudin
Retrovir®
Virostatikum, HIV-Therapeutikum
Rezeptpflichtig
Anwendung: HIV-Erkrankung, Aids
Nebenwirkungen: Knochenmarksveränderungen, Übelkeit und Erbrechen, Appetitlosigkeit, Fieber, Schlaflosigkeit, Verdauungsbeschwerden.
Hinweise: Trotz der Behandlung mit Zidovudin besteht weiterhin die Möglichkeit einer Virusübertragung durch ungeschützten Geschlechtsverkehr oder Blutkontakt.

Zolpidem
Stilnox®, Bikalm®
Hypnotikum
Rezeptpflichtig
Anwendung: Schlafstörungen.
Nebenwirkungen: Schwächegefühl, Kopfschmerzen, Benommenheit, Übelkeit, Harninkontinenz.
Hinweise: Keine Anwendung bei Kindern unter 15 Jahren, bei schwerer Leberinsuffizienz. Keine Einnahme in der Schwangerschaft und während der Stillzeit.

Kapitel 40

Krebs

Inhalt

Krebs, eine unheilbare Krankheit?

In Deutschland erkranken Jahr für Jahr nach Schätzungen etwa 330 000 Menschen an bösartigen Neubildungen, doch die Diagnose Krebs bedeutet nicht zwangsläufig, dass die Erkrankung tödlich verläuft. Die Gesundheitsstatistik beziffert für das Jahr 1996 die Anzahl der Sterbefälle mit der Todesursache Krebs auf 212 888. Im Vergleich dazu starben im gleichen Jahr fast 700 000 Menschen an Herz- und Kreislauferkrankungen.

Es gibt mehr als 100 verschiedene Arten von Krebserkrankungen. Einige befallen nur einzelne Organe, andere befallen unspezifisch alle Körperbereiche, doch alle bösartigen Neubildungen gehen mit unkontrolliertem Zellwachstum und der Ausbreitung abnormaler Tumorzellen einher.

Die Angst der Menschen davor, an Krebs zu erkranken wird durch den Mythos der Unheilbarkeit verursacht. Neue Therapieformen und die sich stetig um neue Therapien bemühende Forschung haben dazu geführt, dass bei einer Vielzahl von Krebserkrankungen eine vollständige Heilung möglich ist, oder zumindest die Lebenserwartung, im Vergleich zu früheren Jahrzehnten, erheblich verlängert wurde.

Einen wichtigen Beitrag dazu leisten Krebsvorsorgeuntersuchungen, denn je früher die Erkrankung erkannt wird, desto besser sind die Heilungschancen.

In der folgenden Graphik sind für das Jahr 1997 die prozentualen Anteile der Todesfälle durch Krebs nach dem Geschlecht unterteilt dargestellt.

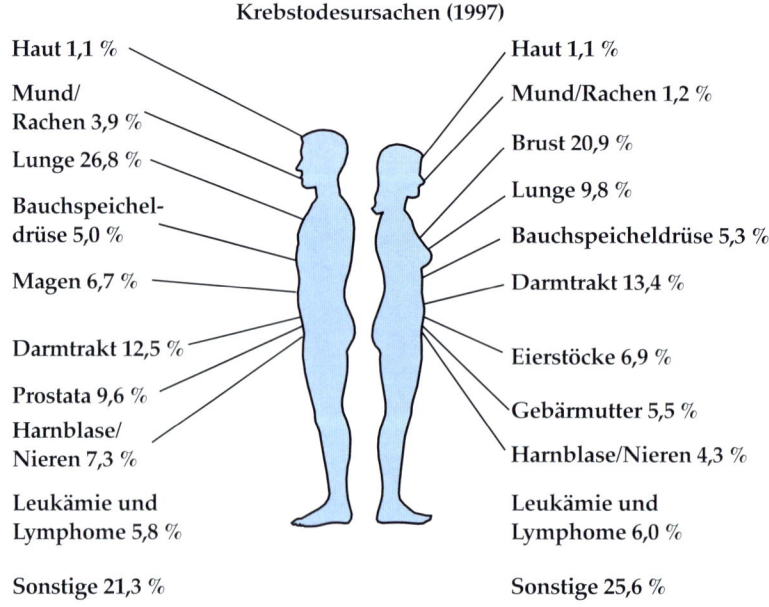

Krebstodesursachen (1997)

Haut 1,1 %
Mund/Rachen 3,9 %
Lunge 26,8 %
Bauchspeicheldrüse 5,0 %
Magen 6,7 %
Darmtrakt 12,5 %
Prostata 9,6 %
Harnblase/Nieren 7,3 %
Leukämie und Lymphome 5,8 %
Sonstige 21,3 %

Haut 1,1 %
Mund/Rachen 1,2 %
Brust 20,9 %
Lunge 9,8 %
Bauchspeicheldrüse 5,3 %
Darmtrakt 13,4 %
Eierstöcke 6,9 %
Gebärmutter 5,5 %
Harnblase/Nieren 4,3 %
Leukämie und Lymphome 6,0 %
Sonstige 25,6 %

Die Natur des Krebses

Wir erleben zurzeit eine biomedizinische Revolution, durch die unser Wissen über die Ursachen von Krebs rasch wächst. Wir finden neue und erfolgreichere Wege der Behandlung und es besteht die Hoffnung, in der Zukunft Krebserkrankungen besiegen zu können. Grundlage für diese medizinische Revolution ist die wissenschaftliche Untersuchung der Vorgänge, die Krebs verursachen.

Der menschliche Körper ist ein lebendiges, wachsendes System aus Milliarden einzelner Zellen. Diese Zellen sind für die Ausführung sämtlicher Körperfunktionen zuständig, zum Beispiel für Stoffwechsel, Transport, Ausscheidung, Fortpflanzung und Bewegung.

Der Körper wächst und entwickelt sich, indem die Zahl neuer Zellen wächst und sie sich in unterschiedliche Gewebearten verwandeln. Neue Zellen entstehen durch den Vorgang der Zellteilung (Mitose). Verschiedene Zellformen bilden sich durch einen Begleitprozess, der Differenzierung genannt wird. Die Folge von Zellteilung ist normales menschliches Wachstum, während die Differenzierung einen normalen, geordneten Ablauf des Wachstums und der Entwicklung ermöglicht.

Anders als bei gesunden Zellen fehlt den Krebszellen der Kontrollmechanismus, der das Wachstum kontrolliert oder »abschaltet«. Sie teilen sich unkontrolliert weiter, verdrängen benachbarte Zellen und beeinträchtigen sie in ihrer normalen Funktion und ihrem Wachstum indem sie ihnen Nährstoffe vorenthalten. Diese unkontrollierten Zellen können sich zu einem Tumor verdichten und befallen und zerstören dann umliegendes normales Gewebe. Sie können sich auch ausbreiten und wandern dann mittels des Blutkreislaufs oder über die Lymphbahnen an andere Stellen des Körpers. Man muss aber wissen, dass es sich nicht bei allen Zellen mit raschem oder unkontrolliertem Wachstum um Krebszellen handelt. Sie können sich auch in einem gutartigen Tumor zusammenschließen, der das umliegende Gewebe nicht befällt oder zerstört.

Obwohl die Wissenschaft noch viel Forschungsarbeit in Bezug auf Wachstum, Teilung Verständigung und Differenzierung von Zellen zu leisten hat, wissen wir schon sehr viel über die Vorgänge im Zellkern und darüber, wie normale Zellen in Krebszellen umgewandelt werden, sowohl bei erblichen als auch bei nicht-erblichen Krebsarten.

Genetische Ursachen

Der menschliche Körper besteht aus 60 Billionen Zellen. Die Informationen, die das Zellwachstum und die Zellfunktionen steuern sind in den Genen gespeichert. Im Zellkern befinden sich 46 Chromosomen, je zur Hälfte von der Mutter und vom Vater vererbt. 1944 fanden Wissenschaftler heraus, dass der Hauptbestandteil der Chromosomen Desoxyribonukleinsäure (DNS) ist, die alles, von der Augenfarbe bis hin zur Wahrscheinlichkeit einer Krebserkrankung, bestimmt.

1953 entdeckte man, dass Chromosomen aus einer langen, zweireihigen, verdrillten Anordnung von DNS bestehen, der so genannten Doppel-Helix. In der DNS befinden sich verschlüsselte Anweisungen oder »Baupläne«, die Grundlage der Vererbung. Die »Baupläne« enthalten die Anordnung chemischer Bestandteile, die zur Herstellung der Eiweiße benötigt werden, die die Zellfunktionen steuern. Diese Anweisungen zur Eiweißherstellung bestehen aus nur vier chemischen Bausteinen: Adenin (A), Thymin (T), Guanin (G) und Cytosin (C). Eine bestimmte Anordnung oder Dreierkombination aus drei von vier dieser Bausteine ergibt die Anweisungen zur Eiweißherstellung. Die gesamte Anordnung der verschiedenen Kombinationen ergibt ein Gen.

Die gesamte Genkollektion eines Menschen, das so genannte menschliche Genom, setzt sich aus 50 000 bis 100 000 einzelnen Genen zusammen. Wissenschaftler aus der ganzen Welt haben gemeinsam an der Entschlüsselung und Übersetzung dieser Vererbungssprache gearbeitet mit dem Ziel, einen Zusammenhang zwischen den Genen und Krankheiten, die durch sie verursacht werden, zu finden.

Alle Gene werden auf bestimmte Art und Weise kontrolliert. Jede Zellreaktion im Zusammenhang mit Stress, Verletzungen, Infektionen, Hormonen, Wachstumsfaktoren und anderen äußeren Reizen ist Ausdruck der Gene. Kontroll-Gene können dafür sorgen, dass ein Gen sein Genprodukt (Eiweiß) fortlaufend herstellt, zum Beispiel ein für den Zellstoffwechsel notwendiges Enzym. Bei anderen Enzymen regeln die Kontroll-Gene die Herstellung des Genprodukts so, dass es immer dann zur Verfügung steht, wenn der Körper es gerade braucht, dies ist beispielsweise bei Insulin der Fall. Das Gebiet der Regulierung von Genprodukten ist ein wichtiges Forschungsfeld für die Wissenschaft.

Was schlägt fehl wenn ein Körper Krebszellen produziert? Krebs wird sowohl durch äußere Ursachen (Chemikalien, Strahlung und Viren) als auch durch innere Ursachen (Hormone, Immun- und Stoffwechselstörungen und vererbte Veränderungen) hervorgerufen. Manche dieser Ursachen sind vermeidbar, andere nicht. Wissenschaftlern ist es inzwischen gelungen, viele der kontrollierbaren Risikofaktoren, die unser Krebsrisiko erhöhen, ausfindig zu machen (→ Krebsvorsorge, S. 1294).

Wenn das normale Zellprogramm gestört wird, wird sein bösartiges Potenzial freigesetzt. Jeder trägt diese bösartige Potenzial, die so genannten Proto-Onkogene, in seinen normalen Genen schon in sich. Ihre Genprodukte erfüllen dort nützliche Aufgaben, sie regulieren beispielsweise die Zellteilung und Zelldifferenzierung. Diese Funktionen können aber durch den Alterungsprozess oder dadurch, dass eine Person krebsverursachenden (karzinogenen) Faktoren ausgesetzt ist, verloren gehen. Wenn dies eintritt, können sich die Proto-Onkogene in Onkogene umwandeln und verursachen die Umwandlung normaler Zellen in Krebszellen.

Während der letzten zwei Jahrzehnte wurden große Fortschritte in der Erforschung der Ursachen dieser Genumwandlung gemacht. Diese Fortschritte beruhen zum großen Teil auf der Entwicklung der rekombinanten DNA-Technik im Jahr 1973, als es gelang, die DNS verschiedener Organismen zu teilen und im Labor zu »neuer« DNS zusammenzufügen.

Durch diese Technik der Genteilung können Wissenschaftler nun beweisen, dass an der Aktivierung eines Onkogens viele verschiedene Auslöser beteiligt sind. So können Proto-Onkogene beispielsweise verschmolzen, umgebaut oder von ihrem ursprünglichen Platz in der Zell-DNS verschoben werden und so eine Störung des genetischen Codes bewirken. Solange wir diese »beschädigten« Chromosomen nicht ausreichend verstehen, bleiben die genauen Abläufe bei der Umwandlung von normalen Zellen in Krebszellen ein Rätsel.

Genforscher waren lange der Ansicht, dass veränderte Chromosomen eine Rolle bei der Entstehung eines Tumors spielten. Durch die Erforschung einer Familie von Tumorviren, der so genannten Retroviren, kam man darauf, dass beim Menschen besondere Krebsgene vorhanden sind und begann zu überprüfen, ob die Umstellung von Chromosomen ein Auslöser für die Aktivierung von Proto-Onkogenen sein könnte. Das Erkennen dieser aktivierten

Gruppe von Genen, die unter dem Begriff Onkogen zusammengefasst werden, war ein Quantensprung in der Krebsforschung. Zum Teil beruhen diese Entdeckungen auf der 1983 gemachten Entdeckung der Polymerase-Kettenreaktion (PCR), einer Labormethode, durch die ein kleines DNS-Stück sehr schnell millionenfach vervielfältigt werden kann. Die Entwicklung dieser Methode führte mit zur Entdeckung eines genetischen Merkmals für Zystische Fibrose und sie ist Wissenschaftlern weiterhin bei ihrer Suche nach bestimmten Krebsgenen von Nutzen.

Außer den Onkogenen spielen auch Tumor-Suppressor-Gene eine Rolle bei der Erkrankung an Krebs, besonders bei den erblichen Krebsarten. Tumor-Suppressor-Gene, die 1986 entdeckt wurden, haben normalerweise eine beschützende Funktion, indem sie nämlich das unkontrollierte Wachstum von Krebszellen und die krebsverursachende Wirkung von aktivierten Onkogenen unterbinden. Wenn eines dieser Tumor-Suppressor-Gene fehlt oder sein Eiweißprodukt nicht richtig funktioniert, wird unter Umständen die krebsverursachende Wirkung eines unentdeckten Onkogens nicht vollständig unterbunden und ein Tumor kann sich entwickeln.

Um zu verstehen, wie eine veränderte oder mutierte Zelle das körpereigene Immunsystem überwinden kann, ohne erkannt oder angegriffen zu werden, müssen wir unsere Forschungsarbeit fortsetzen. Eine Theorie besagt, dass die von Onkogenen produzierten Eiweißstoffe in ungewöhnlich großer Menge hergestellt werden und dadurch Zellen zu abnormalem Wachstum anregen, wodurch diese wiederum falsche Informationen weitervermitteln. Durch diese Signale wird dann das Immunsystem verwirrt und außer Kraft gesetzt.

Diese Fortschritte in unserem Verständnis von Krebs verdanken wir weitgehend der rekombinanten DNA-Technik der Siebziger Jahre. Bis zur Einführung dieser Technologie war es äußerst kompliziert, die genetischen Aspekte menschlicher Krankheiten zu untersuchen. Heute können Wissenschaftler im Rahmen der Gentechnik im Labor einzelne krebsverursachende Gene isolieren und ihre Wirkung manipulieren. Auf diese Weise können Modelle menschlicher Krankheiten geschaffen werden und Gene, die für bestimmte Krebstypen verantwortlich sind, ausfindig gemacht werden. Die Gentechnik hat der Wissenschaft die Möglichkeit eröffnet, fehlerhafte Immunsysteme zu reparieren, indem Immunmodulatoren (Biologic Response Modifiers, BRM) eingesetzt werden - Stoffe, die die körpereigenen Immunverteidigung im Kampf gegen Tumore unterstützen. Immunmodulatoren, darunter auch wachstumsfördernde Stoffe, die die Zellen des Immunsystems anregen, geben Anlass zu der Hoffnung, dass die noch in der Anfangsphase befindliche Immuntherapie das körpereigenen Abwehrsystem gegen Krebs stärken kann. Ziel ist die Entwicklung von Gentherapien für bestimmte genetische Defekte.

Eines der größten Probleme bei der Krebsbehandlung mit Immuntherapie ist die Schwierigkeit, körpereigene Antikörper oder Krebsmedikamente an den Ort der Krebserkrankung zu bringen. Auch hier ist es den Methoden der Gentechnik zu verdanken, dass monoklonale Antikörper, also krankheitsbekämpfende Zellen, die durch das Verschmelzen von Krebszellen mit normalen Zellen gewonnen werden, zur Verfügung stehen. Monoklonale Antikörper sind dafür zuständig, Krebszellen zu markieren und Antikörper oder Medikamente mit größter Präzision an die vorgesehene Stelle zu transportieren. Die Möglichkeiten dieser immunologischen »Geschosse« bei der Diagnose und Behandlung von Krebs bleibt Gegenstand der Forschung.

Krebsdiagnose

Die beste Krebsdiagnose ist eine frühe Diagnose. Je früher der Krebs entdeckt wird, desto größer sind die Chancen, dass er behandelt werden kann, bevor er sich in anderes Gewebe oder andere Organe des Körpers ausbreitet. Mit den heutigen Untersuchungsmethoden können viele Krebsarten so frühzeitig erkannt werden, dass sie behandelbar sind.

Bei jeder Krebsdiagnose versucht man, die Art des Krebses und die Stelle, an der er sich ausbreitet, herauszufinden. Jede Krebsart hat ihre eigene charakteristische Wachstumsgeschwindigkeit, ihre bestimmte Wahrscheinlichkeit zur Ausbreitung und ein bevorzugtes Gewebe oder Organ, in das sie sich ausbreitet.

Hat der Arzt die Krebsart erkannt, kann er prognostizieren, wie sich der Krebs vermutlich verhalten wird und dann entsprechende Behandlungsmöglichkeiten in die Wege leiten. Zur Diagnose gehört auch, den Ausbreitungsgrad des Krebses abzuschätzen. Schließlich muss der Arzt auch klären, inwieweit die Bösartigkeit eines Krebsgeschwürs die Gesundheit des Betroffenen bereits beeinträchtigt hat oder beeinträchtigen wird. Man sollte nicht beunruhigt sein, wenn sich die Diagnose und die Ein-

---

Erste Warnsignale für Krebs

In dieser Liste finden Sie sieben Warnsignale die auf eine Krebserkrankung hindeuten können. Sie sollten einen Arzt aufzusuchen, wenn Sie bei sich irgendwelche dieser Anzeichen bemerken:

- Veränderungen bei der Darm- oder Blasentätigkeit
- Wunde Stellen, die nicht verheilen
- Ungewöhnliche Blutungen oder Ausfluss
- Knotenbildungen oder sonstige Verdickungen in der Brust oder anderswo
- Verdauungs- oder Schluckbeschwerden
- Offensichtliche Veränderungen einer Warze oder eines Muttermals
- Anhaltender Husten oder Heiserkeit

---

schätzung des Ausbreitungsgrades über mehrere Tage oder Wochen hinzieht. Eine genaue Diagnose, auf der die ganze Behandlung beruht, bedarf normalerweise einer Laboruntersuchung von Gewebeproben (Biopsie), Röntgenuntersuchungen und anderer Labortests.

Krebsvorsorge

Krebsvorsorgeuntersuchungen unterscheiden sich in ihrer Komplexität und in den Kosten. Die meisten Untersuchungsmethoden sind darauf ausgerichtet, verbreitete Krebsformen bei Menschen zu entdecken, die einer Risikogruppe angehören.

Krebsvorsorge muss anwendbar sein. Das heißt, die Untersuchung sollte den Krebs so frühzeitig erkennen, dass die Chancen einer vollständigen Heilung noch groß sind.

Genauso wichtig ist Sicherheit. Die Untersuchung selbst sollte keine Gesundheitsrisiken bergen.

Regelmäßige Vorsorgeuntersuchungen sind nicht in allen Fällen oder bei allen Krebsarten erfolgreich. Häufige Bruströntgenbilder oder Untersuchungen des Auswurfs erhöhen bei Lungenkrebs beispielsweise nicht wesentlich die Überlebenschancen, insbesondere wenn es sich um Raucher handelt. Obwohl Früherkennung bei Krebs sehr wichtig ist, liegen die Heilungschancen bei Lungenkrebs immer noch unter fünfzehn Prozent. Sehr wichtig ist es, alle Möglichkeiten zur Vermeidung Krebs erregender Faktoren in der Umgebung auszuschöpfen. Eine solche Möglichkeit ist zum Beispiel, das Rauchen aufzugeben.

Bei anderen Krebsarten kann eine frühzeitige Erkennung die Heilungschancen verbessern.

Vermeidung von Krebserkrankungen

Versuchen Sie, die folgenden Richtlinien zu befolgen:

Tabak und Rauchen
Um es kurz zu machen: Lassen Sie es bleiben. 90 Prozent aller tödlich verlaufenden Lungenkrebserkrankungen und ungefähr 30 Prozent aller Krebstodesfälle lassen sich auf Rauchen zurückführen (→ Tabak, S. 315).

Sonnenbaden
In Deutschland erkranken rund 7 000 Menschen jedes Jahr neu an Hautkrebs. Untersuchungen haben gezeigt, dass die UV-Strahlung der Sonne die Hauptursache dafür ist. Beschränken Sie deshalb die Zeit, die Sie in der Sonne verbringen. Sonnenschutz verwenden (S. 997).

Alkohol
Seien Sie vernünftig bei Ihrem Alkoholkonsum. Starke Trinker haben ein erhöhtes Risiko von Kehlkopf-, Rachen-, Speiseröhren- oder Leberkrebs (S. 325).

In den Wechseljahren
Die Verwendung von Östrogen bei der Behandlung von Wechseljahressymptomen und zur Vermeidung von Osteoporose birgt ein gewisses Risiko hinsichtlich von Gebärmutterschleimhautkrebs. Sie sollten die Nutzen und Risiken einer Östrogenbehandlung im Gespräch mit Ihrem Arzt abwägen (S. 1153).

Bestrahlung
Zu viel Röntgenstrahlung bringt ein erhöhtes Krebsrisiko mit sich (→ Strahlung und Gesundheit, S. 376). Die meisten medizinischen Röntgengeräte sind so eingestellt, dass sie die niedrigst mögliche Strahlung verwenden ohne dabei schlechte Röntgenbilder zu liefern.

Es gibt möglicherweise auch ein Risiko im Zusammenhang mit Radon bei Ihnen zu Hause (S. 378).

Industrie-Risiken
Wenn Sie Nickel, chromsauren Salzen, Asbest, Vinyl-Chlorid und bestimmten anderen von der Industrie verwendeten Chemikalien ausgesetzt sind, erhöht dies Ihr Risiko für bestimmte Krebsarten.

Ernährung
Die Ernährung kann auch Auswirkungen auf Ihr Krebsrisiko haben. Eine Ernährung, die einen hohen Anteil an Fett oder gesalzenen, geräucherten oder gepökelten Lebensmitteln hat kann unter Umständen gefährlich sein, während Nahrungsmittel mit hohem Vitamin C- und A-Gehalt und viel Ballaststoffen dabei helfen, das Risiko bestimmter Krebsarten zu senken (S. 280).

Brustkrebs
Anzeichen: Knoten oder Verdickungen in der Brust oder Bluten oder Ausfluss aus den Brustwarzen.

Krebsrisiko: Brustkrebs kommt am häufigsten bei Frauen über 50 vor sowie bei Frauen, die keine Kinder geboren oder ihr erstes Kind mit über 30 bekommen haben, nicht gestillt haben, mehr als 40 Prozent über ihrem Idealgewicht liegen, sehr spät die Geschlechtsreife erreicht oder spät in die Wechseljahre gekommen sind und bei Frauen, deren Mutter oder Schwestern vor den Wechseljahren an Brustkrebs erkrankten.

Richtlinien zur Vorsorge: Jede Frau sollte einmal pro Monat eine Selbstuntersuchung auf Brustkrebs vornehmen (→ Selbstuntersuchung der Brust, S. 1160).

Zusätzlich sollten Frauen, die zwischen 20 und 40 Jahre alt sind, alle drei Jahre und Frauen über 40 einmal pro Jahr die Brust vom Arzt untersuchen lassen. Im Alter zwischen 35 und 39 Jahren sollte man eine Baseline-Mammographie in Betracht ziehen. Frauen zwischen 40 und 49 Jahren, die keine Symptome oder Knoten in der Brust haben und bei denen es in der Familie auch keine Fälle von Brustkrebs gibt, sollten alle ein bis zwei Jahre, Frauen über 50 Jahre jedes Jahr eine Mammographie durchführen lassen (S. 1165). Falls es in der Familie Fälle von Brustkrebserkrankungen gibt, sollten Frauen schon ab dem 40. Lebensjahr jährlich eine Mammographie machen lassen.

Gebärmutterhalskrebs
Anzeichen: Ungewöhnliche Blutungen aus der Scheide.

Krebsrisiko: Genitalherpes oder Genitalwarzen in der Vergangenheit, Geschlechtsverkehr kurz nach Erreichen der Pubertät oder viele verschiedene Geschlechtspartner.

Richtlinien zur Vorsorge: Frauen über 18 Jahren und Frauen unter 18 Jahren, die Geschlechtsverkehr haben, sollten jährlich einen Abstrich (S. 1181) und eine Unterleibsuntersuchung durchführen lassen. Eventuell entscheidet der Arzt entscheidet nach drei aufeinander folgenden Untersuchungen, dass es ausreichend ist, den Abstrich seltener zu machen.

Dickdarmkrebs
Anzeichen: Bluten aus dem After oder anhaltende Veränderungen beim Stuhlgang.

Krebsrisiko: Fälle von Dickdarmpolypen (S. 786) oder Dickdarmkrebs in der Familie oder chronische entzündliche Darmgeschwüre (S. 777).

Richtlinien zur Vorsorge: Männer und Frauen über 40 Jahre sollten jährlich eine rektale Tastuntersuchung vornehmen lassen. Darüber hinaus sollte, wenn es keine Fälle von Dickdarmkrebs in der Familie gibt, ab 45 und danach alle 3 bis 5 Jahre eine endoskopische Dickdarmuntersuchung (S. 791) gemacht werden. Eine jährliche Untersuchung des Stuhls auf Blut (S. 790) wird normalerweise empfohlen, obwohl deren Ergebnisse nicht vollkommen verlässlich sind.

Gebärmutterschleimhautkrebs
Anzeichen: Ungewöhnliche Blutungen aus der Scheide.

Krebsrisiko: Unfruchtbarkeit oder fehlender Eisprung, verspätetes Einsetzen der Wechseljahre oder Behandlung mit Östrogenen nach den Wechseljahren, Übergewicht, starkes Rauchen.

Richtlinien zur Vorsorge: Bei Erreichen der Wechseljahre sollten Frauen, die unfruchtbar waren oder keinen Eisprung hatten, stark übergewichtig sind oder ungewöhnliche Gebärmutterblutungen haben, eine Gewebeuntersuchung der Gebärmutterschleimhaut vornehmen lassen.

Lungenkrebs
Anzeichen: Anhaltender Husten, Abhusten von Blut, stets wiederkehrende Erkrankungen an Lungenentzündung und Bronchitis, Schmerzen in der Brust.

Krebsrisiko: Starkes Rauchen und Kontakt mit starken Umweltgiften, insbesondere Asbest (→ Asbesterkrankungen, S. 728).

Richtlinien zur Vorsorge: Alle Personen über 40 Jahre sollten ein Baseline-Bruströntgenbild machen lassen. Weitere Bruströntgenbilder werden auf Anraten des Arztes gemacht.

Krebs im Mundraum
Anzeichen: Veränderungen der Farbe im Mund oder wunde Stellen, die nicht heilen.

Krebsrisiko: Am häufigsten bei Männern im Alter über 45 Jahre, starken Rauchern und beim Gebrauch von Kautabak, besonders, wenn gleichzeitig ein hoher Alkoholkonsum vorliegt (S. 599).

Richtlinien zur Vorsorge: Bei wunden Stellen im Mund, die nicht verheilen, sollte der Arzt oder Zahnarzt aufsucht werden.

Prostatakrebs
Anzeichen: Schwierigkeiten beim Wasserlassen, anhaltende Schmerzen im unteren Rückenbereich, Becken und den Oberschenkeln, Blut im Urin.

Krebsrisiko: Am häufigsten bei Männern über 70.
Richtlinien zur Vorsorge: Männer über 40 Jahre sollten im Rahmen der regelmäßigen Untersuchungen des Allgemeinzustands auch eine rektale Tastuntersuchung vornehmen lassen. Der Arzt ertastet dabei durch den Darm Größe und Beschaffenheit der Drüse. (S. 1211). Bluttests und eine Ultraschalluntersuchung der Prostata, um Prostatakrebs festzustellen, haben sich noch nicht als Routineuntersuchung durchgesetzt.

Hautkrebs
Anzeichen: Eine kleine Wunde mit unregelmäßigem Rand und rote, weiße, blaue oder schwarzblaue Flecken auf Rumpf oder Gliedmaßen, glänzende, feste Knoten oder Wunden von weißer oder schwarzer Farbe auf der Haut, dunkle Wunden auf der Handfläche, den Fußsohlen, Fingern oder Zehen, dunkelbraune Flecken mit schwarzen Einsprenklungen an Hautstellen, die der Sonne ausgesetzt sind, dunkelrote Stellen auf der Haut, braun-lila oder dunkle Knötchen an Zehen oder Beinen, glänzende oder wachsartige Knoten auf Gesicht, Ohren oder Hals, flache fleischfarbene oder braune narbenartige Wunden auf Brust oder Rücken, feste rote Knötchen oder flache Wunden mit schuppiger oder verkrusteter Oberfläche auf Gesicht, Ohren, Hals Händen oder Armen, Veränderungen an Muttermalen oder Wunden, die nicht verheilen (→ Hautkrebs, S. 1004).

Krebsrisiko: Heller Hauttyp, blaue Augen oder rotes Haar bei Männern und Frauen, starke Sonnenbrände in der Kindheit, Muttermale.

Richtlinien zur Vorsorge: Falls ein oder mehrere der oben genannten Anzeichen für Hautkrebs auftreten, sollte der Arzt konsultiert werden.

Hodenkrebs
Anzeichen: Knoten an den Hoden, die ihre Größe verändern
Krebsrisiko: Häufiger bei jungen als bei älteren

Männern (ungewöhnlich bei Männern über 40 Jahren) und bei Hodenhochstand (S. 1202).

Richtlinien zur Vorsorge: Männer aller Altersgruppen, beginnend im Teenageralter, sollten monatlich ihre Hoden untersuchen (→ Selbstuntersuchung der Hoden, S. 1200).

Kehlkopfkrebs
Anzeichen: Heiserkeit.

Krebsrisiko: Starkes Rauchen, besonders im Zusammenhang mit starkem Alkoholkonsum.

Richtlinien zur Vorsorge: Hals- und Rachenuntersuchung durch einen Facharzt, wenn eine Stimmveränderung eintritt, die mehr als einige Wochen anhält, oder jährlich bei Rauchern.

Harnwegs- und Blasenkrebs
Anzeichen: Blut im Urin, Rückenschmerzen, Gewichtsverlust, Appetitlosigkeit, anhaltendes Fieber, Blutarmut.

Krebsrisiko: Am meisten verbreitet bei Männern über 50, starken Rauchern und bei früheren chronischen Harnwegsinfektionen.

Richtlinien zur Vorsorge: Ein Urintest im Rahmen der regelmäßigen Untersuchungen des Allgemeinzustands, gibt Aufschluss über das Vorhandensein von Blut im Urin.

Erhöhte Krebsraten

Manchmal sieht es so aus, als ob Krebs in bestimmten Bevölkerungsgruppen oder in bestimmten Gegenden häufiger auftritt als sonst. So kommt ein bestimmter Lungentumor häufig bei Industriearbeitern vor, die mit Asbest zu tun hatten. Er taucht allerdings dann am häufigsten auf, wenn die Arbeiter gleichzeitig Raucher sind. Ein weiteres Beispiel ist das häufige Vorkommen von Magenkrebs in Japan, obwohl sich kein Umweltfaktor finden lies, der mit letzter Sicherheit die Anfälligkeit für diesen Tumor in Japan erklären konnte.

Gelegentlich zeigen von Gesundheitsbehörden gesammelte Daten für bestimmte Gemeinden eine erhöhte Zahl von Krebserkrankungen, wobei selbst systematische Ursachenforschung keine umweltbedingten krebsauslösenden Faktoren findet.

Mathematischen Wahrscheinlichkeitsrechnungen zufolge ist das Risiko, dass Menschen in Gemeinden mit vergleichbarer Altersstruktur und ähnlicher Lebensweise erkranken, ungefähr gleich hoch, allerdings besagen diese Berechnungen auch, dass es hin und wieder zu Konzentrationen bestimmter Erkrankungen in bestimmten Bevölkerungsgruppen kommt. Diese statistische Phänomen lässt sich mit dem Verteilen von Spielkarten vergleichen: Obwohl normalerweise die Farben relativ gleichmäßig verteilt sind kommt es vor, dass ein Spieler fast alle Karten von der gleichen Farbe erhält. Die Wahrscheinlichkeit dafür lässt sich errechnen.

Es ist wichtig, die erhöhten Krebszahlen, die statistisch erklärbar sind, von denen zu unterscheiden, die durch Umweltfaktoren hervorgerufen werden. Völlig zu Recht wird heute viel über Substanzen geredet, die bei Versuchstieren Krebs verursachen. Der wissenschaftliche Beweis dafür, dass ein erhöhtes Vorkommen von Krebs bei einer bestimmten Bevölkerungsgruppe tatsächlich auf die Existenz einer möglicherweise giftigen Substanz in dieser Gruppe zurückzuführen ist, beruht darauf, dass ein sorgfältiger Vergleich mit einer Gruppe, die kaum oder gar nicht mit dem fraglichen Stoff in Berührung kommt, durchgeführt wird.

Mit Krebs leben

Krebs ist immer häufiger heilbar. Die Wahrscheinlichkeit einer vollständigen Heilung und die Chancen, nach einer Krebserkrankung weiterzuleben, wachsen stetig, weil auch unser Wissen über Krebs immer größer wird. Neue Therapien, die Krebszellen gezielt auswählen und abtöten, werden ständig weiterentwickelt. Krebstherapien sind heute nicht nur wirkungsvoller, sondern auch sicherer als früher. Auch die Schmerzbehandlung wurde in den letzten Jahren so stark weiterentwickelt, dass sich die meisten Schmerzen kontrollieren lassen, auch bei unheilbar an Krebs Erkrankten.

Es gibt zusätzliche Therapien, die den Umgang mit der Behandlung und ihren Auswirkungen erleichtern. Auf den folgenden Seiten werden die zur Verfügung stehenden Behandlungsmöglichkeiten erläutert und Hinweise zur geeigneten Pflege und zu wichtigen Punkten im Umgang mit Krebs gegeben.

Krebsbehandlung

Keine Krebsbehandlung gleicht der anderen, denn jeder Krebs ist anders. Die grundsätzlichen Behandlungsmöglichkeiten, die Patienten zur Verfügung stehen sind allerdings ähnlich: Operation, Strahlentherapie und Chemotherapie.

Welche Art der Therapie für den Patienten am geeignetsten ist, hängt von seiner Diagnose ab. Dabei spielen der Ausbreitungsgrad der Krankheit und Faktoren, wie Alter, Geschlecht und der allgemeine Gesundheitszustand eine Rolle.

Ein entscheidender Teil der Diagnose ist die Bestimmung des Ausbreitungsgrades des Krebses. Eine diagnostische Methode dazu ist die so genannte Einstufung, bei der bestimmt wird, welches Gewebe und welche Organe vom Tumor befallen sind. Die Einstufung hilft dem Arzt nicht nur bei der Planung der Behandlung sondern gibt auch Auskunft über die Wahrscheinlichkeit ihres Erfolgs oder Misserfolgs. So kann der Arzt zum Beispiel herausfinden, ob eine örtliche Behandlung, wie eine Operation oder Strahlentherapie ausreichend ist, oder ob eine systemische Behandlungsform wie Chemotherapie notwendig ist, um die Krebszellen, die sich in andere Körperteile ausgebreitet haben, abzutöten.

Operation

Operationen waren lange die Grundlage der Krebsbehandlung. Das Ziel einer Operation kann unterschiedlich sein. Ärzte operieren, um festzustellen, ob ein Geschwür bösartig ist, um ein Krebsgeschwür zu entfernen oder um herauszufinden, ob sich bösartige Zellen in andere Körperteile ausgebreitet haben.

Manchmal dient eine Operation in erster Linie dazu, bei einer Blockierung Erleichterung zu verschaffen, zum Beispiel an der Galle oder im Darm. In anderen Fällen, wenn es nicht möglich ist, das ganze Krebsgeschwür zu entfernen, operiert der Chirurg so viel wie möglich heraus, damit eine Chemotherapie oder Radiotherapie besser wirkt.

Am effektivsten ist eine Operation, wenn sich der Krebs noch nicht ausgebreitet hat. Es kommt allerdings manchmal vor, dass Krebszellen sich von der Stelle, an der sie zuerst aufgetaucht sind (dem Primärtumor), lösen und durch die Blut- oder Lymphgefäße an eine andere Stelle im Körper gelangen, wo sie einen Sekundärtumor bilden. In einem solchen Fall sagt man, der Krebs habe Metastasen gebildet. Wenn sich Zellen ausbreiten, bevor der Primärtumor entfernt wird, kann der Krebs an anderer Stelle wieder auftreten, sogar, wenn der erste Tumor entfernt wurde.

Wenn sich der Krebs ausgebreitet hat, ist es unwahrscheinlich, dass er durch eine Operation geheilt werden kann. Gelegentlich taucht ein einzelner Sekundärtumor nach der Entfernung des Primärtumors auf und in manchen Fällen ermöglicht dann die Entfernung dieser einzelnen Veränderung eine Heilung. Dies ist unter anderem bei Dickdarm- oder Hodenkrebs der Fall. Der Sekundärtumor befindet sich in den meisten Fällen in der Lunge, der Leber oder dem Gehirn.

Strahlentherapie

Durch vorsichtige und genaue Dosierung kann Strahlung zur Zerstörung von Krebszellen eingesetzt werden. Die Strahlentherapie eignet sich für über die Hälfte aller Krebstherapien. Dabei werden nur die Krebszellen, die sich an der bestrahlten Stelle des Körpers (dem Feld) befinden, zerstört.

Strahlung kann vor einer Operation eingesetzt werden, um einen Tumor zu verkleinern, nach einer Operation, um das Wachstum verbleibender Krebszellen zu verhindern oder zusammen mit Medikamenten zur Krebsbekämpfung, um einen bösartigen Tumor zu zerstören. Besonders erfolgreich ist man damit bei bestimmten Arten von örtlich begrenztem Krebs, wie zum Beispiel bösartigen Tumoren der Lymphknoten oder der Stimmbänder.

Falls sich Krebszellen im Körper ausgebreitet haben und sich in einem unbestrahlten Teil des Körpers befinden, hat die Strahlentherapie allerdings keine Heilwirkung. Auch wenn keine Heilung möglich ist, kann Strahlentherapie eingesetzt werden, weil sich ein Tumor dadurch verkleinern lässt und Schmerzen und Blutungen nachlassen.

Normalerweise bringt eine Bestrahlung nicht so viele körperliche Veränderungen mit sich, wie eine große Operation, trotzdem kann sie unangenehme Nebenwirkungen haben. Sie stehen im Zusammenhang mit Schäden, die Strahlung bei normalem Gewebe bewirkt, wie gereizte oder geschwollene Haut, Schluckbeschwerden, trockener Mund, Übelkeit, Durchfall, Haarausfall und Antriebslosigkeit. Wie ernsthaft und ausgedehnt diese Nebenwirkungen sind, kommt darauf an, wo und wie viel Strahlung eingesetzt wird.

Chemotherapie

Unter Chemotherapie versteht man den Einsatz von Medikamenten zur Behandlung von Krebs.

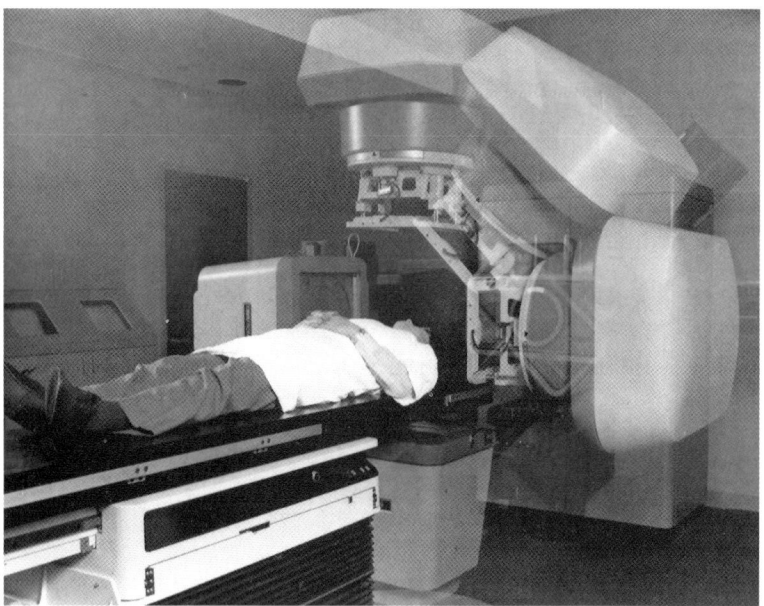

Strahlentherapie kann eingesetzt werden, um Krebszellen wirkungsvoll zu zerstören. Während dieser Behandlung bewegt sich das Gerät langsam über den Patienten hinweg, damit die Strahlung nicht auch gesundes Gewebe zerstört. An der Stelle des Tumors allerdings bündeln sich die Strahlen.

Bei manchen Arten, wie zum Beispiel der Hodgkinkrankheit (→ Lymphome, S. 968), Leukämie bei Kindern (→ Leukämie, S. 964) oder Hodenkrebs (S. 1202) kann Chemotherapie sogar zur Heilung führen, wenn sich der Krebs bereits stark ausgebreitet hat. In anderen Fällen, wo eine Heilung nicht möglich ist, kann Chemotherapie die Symptome mildern und die Lebensqualität des Patienten verbessern.

Chemotherapie bei Krebs bedeutet nicht immer, dass nur ein einziges Medikament eingesetzt wird. Bei der kombinierten Chemotherapie werden verschieden Medikamente gegeben, die gemeinsam Krebszellen abtöten. Wenn Medikamente dazu eingesetzt werden, die nach einer Operation verbleibenden Krebszellen abzutöten, spricht man von adjuvanter Chemotherapie. Die adjuvante Chemotherapie (das Lateinische adjuvans bedeutet »helfend«) wird bei bestimmten Krebsarten, zum Beispiel bei Brustkrebs, vorbeugend gegen Krebs eingesetzt, der sich in die Lymphknoten in den Achselhöhlen ausgebreitet hat und bei der Operation entdeckt wurde. Bei manchen Krebsarten, besonders solchen, die in der Kopf- und Halsgegend ihren Ursprung haben, setzt man Chemotherapie auch »vorbeugend«, also vor einer Operation oder Strahlentherapie ein. Man nennt diese Methode »neoadjuvante Therapie«.

Krebsmedikamente wirken sich auf gesunde Gewebezellen aus. Die Zellen, die davon am häufigsten betroffen sind, sind Zellen, die sich schnell teilen, zum Beispiel im Knochenmark, Verdauungstrakt, an den Geschlechtsorganen und an den Haarwurzeln. Diese Zellen erholen sich nach der Behandlung aber recht schnell.

Je nach dem, was für eine Medikament in der Chemotherapie eingesetzt wird, können Nebenwirkungen auftreten, die denen der Strahlentherapie ähneln. Zu den Nebenwirkungen gehören Haarausfall, wunde Stellen im Mund, Schluckbeschwerden (Ösophagitis), ein trockener Mund, Übelkeit, Erbrechen, Durchfall, Blutungen und Infektionen. Ungewöhnlicher sind Schädigungen an Herz, Leber, Lunge, Nieren oder Nerven (die sich durch Taubheit in den Extremitäten bemerkbar machen).

Gewöhnlich sind die Nebenwirkungen von Strahlen- und Chemotherapie vorrübergehend. Der Umgang mit solchen Nebenwirkungen ist bei der Pflege von besonderer Wichtigkeit und kann auch gut angegangen werden..

Immuntherapie

Das Immunsystem des Körpers (→ Funktionsweise des Immunsystems, S. 1056) ist eine Überwachungseinrichtung, mit der sich der Körper gegen alles, was als Fremdkörper empfunden wird, schützt.

Auch Krebszellen werden als Fremdkörper betrachtet. Seit Jahren versucht die Forschung, neue Wege zur Stärkung der natürlichen Abwehrreaktionen des Körpers gegen Krebszellen zu finden. Diese Behandlungsmethode bezeichnet man als Immuntherapie.

Bei der Immuntherapie können biologische Wirkstoffe, so genannte Lymphokine, eingesetzt werden, die normalerweise von Zellen im Zusammenhang mit dem Immunsystem hergestellt werden. Die am besten nachgewiesenen immuntherapeutischen Wirkstoffe sind Interferone und Interleukin-2.

Bis in jüngster Zeit war der Erfolg der Immuntherapie recht bescheiden, aber inzwischen ist es gelungen, bestimmte Krebsarten mithilfe eines bestimmten Interferons, dem Interferon-Alpha, unter Kontrolle zu bekommen. Insbesondere bei Patienten, die an einer seltenen Krebsart, der Haarzellenleukämie, erkrankt sind, konnte mit Interferon eine entscheidende Verbesserung erzielt werden. Leider konnte aber mit der Interferonbehandlung bei den häufigsten tödlich verlaufenden Krebserkrankungen wie Lungenkrebs, Brustkrebs oder Krebs im Verdauungstrakt keine Verbesserung bewirkt werden.

Wissenschaftler erforschen immer mehr Details, wie das Immunsystem bösartige Zellen erkennt und angreift. Dieser wichtige Bereich der Krebsforschung wird vielleicht irgendwann eine erfolgreiche Methode der Immuntherapie zur Behandlung der meisten Krebsarten hervorbringen.

Neue Methoden zur Krebsbekämpfung

Die Krebsbehandlung entwickelt sich ständig fort. Manche der neuen Forschungsergebnisse sind inzwischen anerkannte Behandlungsmethoden, andere werden noch geprüft und sind in der Phase der Entwicklung. Ärzte setzen diese neuen Methoden oft zusammen mit Strahlen- und Chemotherapie ein.

Koloniestimulierende Faktoren

Die Chemotherapie kann das Knochenmark und damit die Bildung weißer Blutkörperchen stark angreifen, was den Körper anfällig für Infektionen macht. Koloniestimulierende Faktoren können die Produktion weißer Blutkörperchen anregen, sodass der Körper höhere Dosen der Chemotherapie verarbeiten kann, was wiederum die Heilungschancen erhöht und das Infektionsrisiko vermindert.

T-Zellen

T-Zellen erkennen Krebszellen und greifen sie an. In der Krebsforschung hofft man, dem Körper T-Zellen entnehmen zu können, ihr Wachstum anzuregen und sie dann in großer Menge dem Körper zurückzugeben um den Krebs zu bekämpfen. Eines Tages werden Impfstoffe zur Verfügung stehen, die das Wachstum von T-Zellen anregen.

Tumor-Nekrosefaktoren

Diese Eiweißstoffe zerstören Tumorzellen. Der Körper stellt sie in kleinen Mengen selbst her und Forscher suchen nun nach Möglichkeiten, die Bildung größerer Mengen anzuregen.

Monoklonale Antikörper

Antikörper sind natürliche Eiweißstoffe, die Fremdkörper erkennen und angreifen. Monoklonale Antikörper, die im Labor hergestellt werden, können auf eine bestimmte Krebsart ausgerichtet sein. Indem sie sich an Krebszellen anhängen, helfen sie dabei, dass Medikamente und Strahlung an der richtigen Stelle zur Krebsbekämpfung wirken.

Laser

Laserstrahlen eröffnen neue Möglichkeiten zur Bekämpfung von Krebs an Haut, Rachen, Lunge, Speiseröhre, Magen, Dickdarm und Mastdarm.

Gentherapie

Viele Tumorerkrankungen beruhen darauf, dass normale Gene sich abnorm entwickeln und gesunde Zellen in Krebszellen verwandeln. Dabei können auch Gene, die Krebs bekämpfen, ihre normale Funktionsweise einbüßen. Bei der Gentherapie hofft man, defekte Gene zu ersetzen und das Wachstum gesunder Gene anzuregen.

Überhitzung

Seit dem frühen 19. Jahrhundert wissen Ärzte, das Hitze manchen Tumoren schadet. Krebsforscher untersuchen nun den Einsatz von Überhitzung, zur Behandlung von Krebs an Brust, Lymphknoten, Haut, Augen und Gebärmutterhals. Trotzdem muss sich der Erfolg von Überhitzung erst noch nachweisen lassen.

Der richtige Arzt für die Krebsbehandlung

Die Wahl des Arztes und des Krankenhauses sowie alle Entscheidungen im Zusammenhang mit Diagnose, Behandlung und Rehabilitation sind so komplex und wichtig, dass der Betroffene sie immer zusammen mit anderen Personen treffen sollte.

Besteht der Verdacht, an Krebs erkrankt zu sein oder wurde Krebs diagnostiziert, sollten Bedenken und Ängste mit Familienmitgliedern und nahe stehenden Menschen besprochen werden. Menschen die den Betroffenen kennen und schätzen, können bei Entscheidungen eine große Hilfe sein und mithelfen, die Verantwortung dafür zu tragen.

Die Verantwortung für die eigene Gesundheit sollte nie aus einem Gefühl der Hilflosigkeit heraus abgegeben werden. Es gibt keine Situation, die außerhalb der Kontrolle der Betroffenen liegen muss. Sie haben immer die Möglichkeit, Fragen zu stellen, ihre Meinung zu ändern und allen Beteiligten gegenüber ihren Bedenken und Ängsten Ausdruck zu verleihen. An der Diagnose lässt sich nichts ändern, aber über Behandlung und Pflege sollte selbst entschieden werden.

Ärzte

Steht die Krebsdiagnose zweifellos fest, wird ein beratender Arzt ein Team zusammenstellen, das ideale Voraussetzungen für die anschließenden Behandlungen bietet. Das kann entweder der Hausarzt sein oder der Facharzt, der die gesamte Behandlung der Krebserkrankung überwacht. Zu diesem Team gehört nicht nur der Betroffene und seine Familie und Menschen, die ihm nahe stehen, sondern auch alle Personen, die an der medizinischen Behandlung und Pflege beteiligt sind und sich mit unterschiedlichen Aspekten der Krankheit auseinander setzen wie Fachleute für Strahlentherapie, Chirurgen, Onkologen (Krebsspezialisten) sowie Ernährungsfachleute und Krankengymnasten. Dabei ist es wichtig, einen Arzt zu finden, der über den gesamten Prozess hinweg beraten kann, von der Diagnose über die Behandlung bis hin zur Rehabilitation.

Außerdem sollte er auch bereit und in der Lage dazu sein, den Betroffenen über einen langen Zeitraum hinweg zu betreuen.

Falls Erkrankte aus irgendeinem Grund mit ihrem Arzt nicht zufrieden sind, sollten sie mit über die störenden Dinge sprechen. Sind sie anschließend immer noch mit einem Aspekt der Behandlung unzufrieden, sollte ein weiterer Arzt zurate gezogen werden (→ Eine zweite Meinung, S. 1247). Dies muss so früh wie möglich geschehen, denn wenn eine Behandlung einmal begonnen wurde, ist es schwierig, wieder von vorne anzufangen.

Zu diesem Zeitpunkt sollten mit dem Arzt auch geklärt werden, inwieweit er bereit ist, andere Ärzte bei der Behandlung hinzuzuziehen. Es muss nicht schwierig sein, solche Fragen zu stellen oder zu beantworten. Der Arzt sollte sich freuen, wenn er auf intelligente und wohl bedachte Fragen antworten kann, da sie eine offene Beziehung zwischen Arzt und Patienten ankündigen. Wenn dies alles nicht der Fall ist, sollte ein anderer Arzt konsultiert werden.

Krebszentren

Der beratende Arzt wird zu Beginn Untersuchungen zur Diagnose durchführen, beispielsweise einen Abstrich oder eine Gewebeuntersuchung. Werden dabei Tests notwendig, die sich in seiner Praxis nicht durchführen lassen, wird er vermutlich an einen Spezialisten überweisen.

Je nach Krebsart und Behandlung verbringen Betroffene unter Umständen einige Zeit in einer spezialisierten Krebsklinik. Der beratende Arzt hilft bei der Auswahl und Einschätzung der passenden Klinik. Eine einfache Faustregel besagt, je mehr Betten ein Krankenhaus hat, desto eher hat man dort Erfahrung mit der Behandlung von Krebs. Normalerweise verspricht ein Krankenhaus, das direkt mit einer medizinischen Fakultät verbunden ist, eine größere Bandbreite und bessere Qualität der Behandlung, weil eine solche Institution für fähige Ärzte und Forscher in mehrfacher Hinsicht interessant ist. Aber auch andere Krankenhäuser, die Ärzte ausbilden, selbst wenn es sich nicht um Universitätskliniken handelt, bieten eine gute Behandlung und Pflege, obwohl sich ihre medizinische Bandbreite gewöhnlich nicht mit der einer Universitätsklinik vergleichen lässt.

Die Erkrankung macht es unter Umständen notwendig, dass Betroffene in mehr als einer Krebsklinik behandelt werden. Eine Klinik kann am besten geeignet sein, um die Diagnose zu erstellen, eine andere, um die Behandlung durchzuführen und eine Dritte bietet vielleicht Rehabilitationsmöglichkeiten für den Patienten.

Die meisten städtischen Krankenhäuser sind zur Behandlung von Krebsarten geeignet, die keiner besonderen Spezialisierung bedürfen. Falls eine kompliziertere oder experimentelle Behandlung vorgesehen ist, werden Betroffene unter Umständen in eine spezielle Krebsklinik überwiesen. In Krankenhäusern, die Ärzte ausbilden, werden oft neue Behandlungsmethoden ausprobiert. Bei manchen dieser Versuche werden neue Therapien mit den besten etablierten Behandlungsmethoden verglichen. In anderen Fällen werden neue Methoden für sich alleine untersucht. Falls sich für Patienten die Gelegenheit bietet, an einem derartigen Versuch teilzunehmen, sollten sie ehrlich und umfassend über die möglichen Risiken und Nutzen der Behandlung informiert werden. Obwohl es sich dabei um Experimente handelt, stellen sie im Fall einer vorsichtigen und überlegten Anwendung viel versprechende Behandlungsansätze dar, egal ob es sich um neuere oder ältere Verfahren handelt.

Einrichtungen zur Behandlung von Krebs

In vielen Kliniken gibt es inzwischen Tumorzentren, die auf die Beratung und Behandlung von Krebspatienten spezialisiert sind. Die nachstehend genannten Adressen erheben keinen Anspruch auf Vollständigkeit und Richtigkeit. Weitere Adressen von Einrichtungen zur Behandlung von Krebs erhält man beim Deutschen Krebsforschungszentrum in Heidelberg oder bei der Arbeitsgemeinschaft Deutscher Tumorzentren e.V. (ADT) (siehe auch → Adressenteil). Auch eine Recherche im Internet unter den richtigen Stichworten kann weiterhelfen.

Deutsches Krebsforschungszentrum
Im Neuenheimer Feld 280
D-69120 Heidelberg
Tel.: 0 62 21 / 42-0
Fax: 0 62 21 / 42-29 95

Arbeitsgemeinschaft Deutscher Tumorzentren e.V. (ADT)
Medizinische Klinik und Poliklinik III
Klinikum Großhadern der Ludwig-Maximi-
lians-Universität
Marchioninistraße 15
D-81266 München
Tel.: 0 89 / 70 95-45 63
Fax: 0 89 / 70 95-88 34

Tumorzentren (geordnet nach Postleitzahl)

Tumorzentrum Dresden e.V.
Universitätsklinikum Dresden
Fetscherstraße 74
D-01307 Dresden
Tel.: 03 51 / 31 77-3 02
Fax: 03 51 / 31 77-3 03

Tumorzentrum Cottbus
Carl-Thiem-Klinikum
Thiemstraße 111
D-03048 Cottbus
Tel.: 03 55 / 46 20 46
Fax: 03 55 / 46 20 47

Tumorzentrum
Universitätklinikum Leipzig e.V.
Liebigstraße 27
D-04103 Leipzig
Tel.: 03 41 / 97-1 61 40
Fax: 03 41 / 97-1 61 49

Tumorzentrum Halle e.V.
Martin-Luther-Universität Halle
Universitätsklinikum Ernst-Grube-Straße 40
D-06097 Halle
Tel.: 03 45 / 5 57-24 57
Fax: 03 45 / 5 57-24 57

Tumorzentrum Gera e.V.
Klinikum der Stadt Gera/
Institut für Pathologie
Straße des Friedens 122
D-07548 Gera
Tel.: 03 65 / 8 28 89 48
Fax: 03 65 / 8 28 89 49

Tumorzentrum Jena e.V.
Friedrich-Schiller-Universität
Ziegelmühlenweg 1
D-07743 Jena
Tel.: 0 36 41 / 9 33-1 20
Fax: 0 36 41 / 9 33-1 11

SWS Tumorzentrum Zwickau e.V.
Karl-Keil-Straße 35
D-08060 Zwickau
Tel.: 03 75 / 5 69 91 00
Fax: 03 75 / 5 69 91 11

Tumorzentrum Chemnitz e.V.
Im Krankenhaus Küchwald
der Kliniken Chemnitz GmbH
Bürgerstraße 3
D-09113 Chemnitz
Tel.: 03 71 / 3 33-4 27 09
Fax: 03 71 / 3 33-4 27 23

Tumorzentrum Berlin e.V.
Robert-Koch-Platz 7
D-10115 Berlin
Tel.: 0 30 / 28 53 89-0
Fax: 0 30 / 28 53 89-40

Onkologischer Schwerpunkt Potsdam e.V.
Charlottenstraße 72
D-14467 Postdam
Tel.: 03 31 / 41 27 91
Fax: 03 31 / 41 27 93

Ostbrandenburg. TZ Bad Saarow e.V.
Humaine Klinikum Bad Saarow
Pieskower Straße 33
D-15526 Bad Saarow
Tel.: 0 33 63 / 7 32 31
Fax: 03 36 31 / 7 30 10

Tumorzentrum Greifswald e.V.
Klinikum der Ernst-Moritz-Arndt
Universität
W.-Rathenau-Straße 48
D-17487 Greifswald
Tel.: 0 38 34 / 86-58 90
Fax: 0 38 34 / 86-58 97

Tumorzentrum Rostock
Klinik für Strahlentherapie
Südring 75
D-18059 Rostock
Tel.: 03 81 / 4 94 90 00
Fax: 03 81 / 4 94 90 06

Tumorzentrum Schwerin-Westmecklenburg
Klinikum Schwerin
Wismarsche Straße 397
D-19055 Schwerin
Tel.: 03 85 / 5 20-23 00
Fax: 03 85 / 5 20-23 18

Tumorzentrum Hamburg e.V.
Martinistraße 40
D-20251 Hamburg
Tel.: 0 40 / 4 60- 42 22
Fax: 0 40 / 4 60-42 32

Tumorzentrum Kiel
Christian-Albrechts-Universität
Niemannsweg 4
D-24105 Kiel
Tel.: 04 31 / 5 97-29 13
Fax: 04 31 / 5 97-19 45

Tumorzentrum Weser-Ems e.V.
Huntestraße 14
D-26135 Oldenburg
Tel.: 04 41 / 4 42 15
Fax: 04 41 / 2 29-16 45

Tumorzentrum Bremen e.V.
Institut für Pathologie des
Zentralkrankenhaus Bremen-Nord
Hammersbecker Straße 228
D-28755 Bremen
Tel.: 04 21 / 66 06-14 72
Fax: 04 21/ 66 06-15 94

Tumorzentrum Hannover
Medizinische Hochschule Hannover
Carl-Neuberg-Straße 1
D-30625 Hannover
Tel.: 05 11 / 532-44 64
Fax: 05 11 / 5 32-44 61

Tumorzentrum Marburg
Klinikum der Philipps-Universität Marburg
Pilgrimstein 3
D-35037 Marburg
Tel.: 0 64 21 / 28-44 01
Fax: 0 64 21 / 28 45 58

Tumorzentrum Göttingen
Robert-Koch-Straße 40
D-37075 Göttingen
Tel.: 05 51 / 39-95 16
Fax: 05 51 / 39-22 37

TZ Magdeburg/Sachsen-Anhalt e.V.
Medizinische Fakultät
Otto-von-Guericke Universität
Leipziger Straße 44
D-39120 Magdeburg
Tel.: 03 91 / 6 71 32 66
Fax: 03 91 / 6 71 32 67

Tumorzentrum Düsseldorf e.V.
Chirurgische Klinik der Heinrich

Heine Universität
Moorenstraße 5
D-40225 Düsseldorf
Tel.: 02 11 / 81-1 73 50
Fax: 02 11 / 81-1 73 59

**Westdeutsches Tumorzentrum
Essen e.V. (WTZE)**
Klinik und Poliklinik für Urologie
Hufelandstraße 55
D-45147 Essen
Tel.: 02 01 / 7 23-11 00
Fax: 02 01 / 7 23-59 24

Tumorzentrum Münsterland e.V.
Zentralklinikum / Ebene 05 / Ost
Albert-Schweitzer-Straße 33
D-48129 Münster
Tel.: 02 51 / 83-4 76 00
Fax: 02 51 / 83-4 75 95

Tumorzentrum Köln
Klinik I für Innere Medizin
Joseph-Stelzmann-Straße 9
D-50931 Köln
Tel.: 02 21 / 4 78-44 00
Fax: 02 21 / 4 78-54 55

Tumorzentrum Aachen e.V.
Institut für Pathologie
Pauwelsstraße 30
D-52074 Aachen
Tel.: 02 41 / 8 08 92 80
Fax: 02 41 / 8 88 84 39

Tumorzentrum Bonn e.V.
Institut für Pathologie /
Medizinische Universitätsklinik
Sigmund-Freud-Straße 25
D-53105 Bonn
Tel.: 02 28 / 2 87 53 75
Fax: 02 28 / 2 87 50 30

Tumorzentrum Rheinland-Pfalz e.V.
Geschäftstelle
Am Pulverturm 13
D-55101 Mainz
Tel.: 0 61 31 / 17-30 01
Fax: 0 61 31 / 17 66 07

Tumorzentrum Rhein-Main e.V.
Universitätskinderklinik
Theodor-Stern-Kai 7
D-60596 Frankfurt
Tel.: 0 69 / 63 01-53 38
Fax: 0 69 / 63 01-73 73

Onkologischer Schwerpunkt HSK, Wiesbaden
Dr.-Horst-Schmidt-Kliniken GmbH
Ludwig-Erhard-Straße 100
D-65119 Wiesbaden
Tel./Fax: 06 11 / 43-33 33

Tumorzentrum Homburg / Saar e.V.
Universitätsklinikum des Saarlandes
Gebäude 52
D-66421 Homburg
Tel.: 0 68 41 / 16-74 31
Fax: 0 68 41 / 16 74 96

Tumorzentrum Heidelberg / Mannheim
Koordinations- und Geschäftsstelle
Im Neuenheimer Feld 105 / 110
D-69120 Heidelberg
Tel.: 0 62 21 / 56 65 57
Fax: 0 62 21 / 56 50 94

Onkologischer Schwerpunkt Stuttgart
Diakonissen-Krankenhaus
Rosenbergstraße 38
D-70176 Stuttgart
Tel.: 07 11 / 9 91-35 11
Fax: 07 11 / 9 91-10 90

Interdisziplinäres Tumorzentrum Tübingen
Eberhard-Karls-Universität
Herrenberger-Straße 23
D-72070 Tübingen
Tel.: 0 70 71 / 2 98 52 35
Fax: 0 70 71 / 29 52 25

Tumorzentrum Freiburg
Klinikum der Universität
Hugstetter Straße 55
D-79106 Freiburg
Tel.: 07 61 / 2 70-33 02
Fax: 07 61 / 2 70 33 98

Tumorzentrum München
Geschäftsstelle
Maistraße 11
D-80337 München
Tel.: 0 89 / 51 60-22 38
Fax: 0 89 / 51 60-47 87

Tumorzentrum Augsburg
Klinikum Augsburg
Stenglinstraße 2
Postfach 101920
D-86156 Augsburg
Tel.: 08 21 / 4 00-31 00
Fax: 08 21 / 4 00-33 81

Tumorzentrum Ulm
Klinikum der Universität Ulm
Robert-Koch-Straße 8
D-89081 Ulm
Tel.: 07 31 / 5 02-33 33
Fax: 07 31 / 5 02-46 26

Tumorzentrum Erlangen-Nürnberg
Carl-Thiersch-Straße 7
D-91052 Erlangen
Tel.: 0 91 31 / 85-3 92 90
Fax: 0 91 31 / 85-3 40 01

Tumorzentrum Regensburg
Pathologisches Institut der Universität
Franz-Josef-Strauß-Allee 11
D-93053 Regensburg
Tel.: 09 41 / 9 44 66 01
Fax: 09 41 / 9 44 66 02

Interdisziplinäres Tumorzentrum Würzburg
Medizinische Poliklinik der Universität
Klinikstraße 6-8
D-97070 Würzburg
Tel.: 09 31 / 2 01 58 60
Fax: 09 31 / 2 01 38 52

Regionales Tumorzentrum Suhl e.V.
Albert-Schweitzer-Straße 2
D-98527 Suhl
Tel.: 0 36 81 / 35 61 24
Fax: 0 36 81 / 35 69 21

Tumorzentrum Erfurt e.V.
Klinikum Erfurt
Postfach 595
D-99089 Erfurt
Tel.: 03 61 / 7 81 48 02
Fax: 03 61 / 7 81 48 03

Krebs und Ernährung

Ein von Krebs betroffener Mensch verkraftet die vielfältigen Nebenwirkungen einer Chemotherapie, Bestrahlungstherapie oder schweren Operation wesentlich besser, wenn er sich in einer guten körperlichen Verfassung und in einem guten Ernährungszustand befindet. Eine optimale Ernährung trägt zum Aufbau neuer Schleimhäute nach einer Chemotherapie und zur Stärkung des Immunsystems bei. Viele Krebserkrankungen gehen mit einem Gewichtsverlust einher, für den es viele Ursachen gibt. Die Krebserkrankung oder die Behandlung verursachen Appetitstörungen oder beinträchtigen die Möglichkeiten der Nahrungsaufnahme, die Verdauung und die Nährstoffverarbeitung im Stoffwechsel. Viele Krebsarten führen zu rapidem Gewichtsverlust bevor die Diagnose gestellt ist oder eine Behandlung begonnen hat. Sie verursachen meist Appetitlosigkeit oder Tumore verlegen Passagen des Magen-Darm-Trakts was die Nahrungsaufnahme verhindert oder die Verdauung unmöglich macht. Oft ist eine Störung des Flüssigkeitshaushaltes durch ständiges Erbrechen und Durchfall mit verantwortlich. Manchmal ist der Krebskranke nicht dazu in der Lage Hungergefühle zu empfinden und entwickelt Symptome der Magersucht.

Der behandelnde Arzt und in Ernährungsfragen ausgebildete Diätisten oder Ökotrophologen stehen dem Patienten für alle weiteren Ernährungsfragen mit Rat zur Seite.

Klinische Studien haben bewiesen, dass ein guter körperlicher Ernährungszustand die Heilungschancen und den Therapieerfolg erhöhen. Nicht bewiesen werden konnte bisher, dass bestimmte Nahrungsmittel oder größere Mengen eines einzelnen Nährstoffs den Therapieerfolg begünstigen können. (→ Ernährung und Krebs, S. 280 und 281

Schmerzen bei Krebs

Nicht jede Krebsart verursacht Schmerz. Mehr als die Hälfte der Krebspatienten verspürt keine außergewöhnlichen Schmerzen. Schmerzen sind häufig nur sporadisch zu verspüren oder weniger intensiv als zum Beispiel bei einer Arthritis oder einer Nervenerkrankung. Normalerweise verringern sich die Krebsschmerzen nach operativer Entfernung des Tumors oder durch eine Chemo- und Strahlentherapie.

Einige Krebspatienten leiden, in sich regelmäßig wiederholenden Phasen, an besonders heftigen Schmerzattacken. Je weiter fortgeschrittener die Krebserkrankung ist, desto heftiger und häufiger sind die Schmerzphasen.

Lässt sich der Schmerz durch die Krebstherapie nicht beseitigen, gibt es andere Möglichkeiten ihn wirksam zu bekämpfen. Mit einer Kombination aus Schmerzmedikamenten und anderen Therapieformen lassen sich die Schmerzen und andere Symptome der Erkrankung wirksam lindern. Eines der Hauptziele bei der Behandlung ist dabei, die Schmerzen und andere Krankheitssymptome mit möglichst wenigen, zusätzlich entstehenden, Nebenwirkungen zu behandeln.

Schmerzursachen
Die Ursache des Krebsschmerzes ist abhängig von der Art des Krebses und in welchem Stadium er sich befindet. Die Schmerzen können als dumpf oder stechend, schwach, mittel oder stark empfunden werden, permanent anhalten oder in zeitlichen Abständen auftreten. Schmerz entsteht, wenn Tumore auf Nervenbahnen oder Blutgefäße drücken und dadurch eine Minderdurchblutung verursachen, durch Knochenbrüche, Folgeinfektionen oder Nebenwirkungen einer Operation. Emotionale und psychische Effekte der Krebserkrankungen erhöhen oft zusätzlich die Schmerzempfindlichkeit.

Medikamentöse Schmerztherapie
Die bei der Schmerztherapie normalerweise eingesetzten Schmerzmittel und Wirkstoffe werden in zwei Kategorien unterschieden, in opioide und nicht-opioide Wirkstoffe.

Nicht opioide Wirkstoffe sind zum Beispiel Aspirin, Acetaminophen und nicht-steroidale entzündungshemmende Wirkstoffe. Manche Patienten glauben Aspirin sei nicht stark genug, die Schmerzen wirksam zu bekämpfen. Tatsache ist jedoch, das Aspirin hoch wirksam sein kann und manchmal effektiver ist als andere stärkere Schmerzmittel. Kombiniert mit anderen Wirkstoffen wie Kodein oder Paracetamol oder allein, eignet sich Aspirin bestens zur Bekämpfung leichter oder mäßig starker Schmerzen.

Die meisten Schmerzmittel mit nicht-steroidalen entzündungshemmenden Wirkstoffen, wie Diclofenac oder Ibuprofen, sind verschreibungspflichtig, haben eine stärkere Wirkung als Aspirin und müssen daher weniger häufig eingenommen werden.

Auch antidepressive, krampflösende und kortikosteroidhaltige, nicht-opioide Wirkstoffe werden zur Schmerzlinderung angewendet.

Opioide schmerzlindernde Wirkstoffe wie Morphin und Kodein haben den stärksten Effekt und werden bei mittleren bis starken Schmerzen eingesetzt. Viele Patienten fürchten die süchtig machende Wirkung der opioiden Schmerzmittel. Diese Angst ist jedoch unbegründet.

Unter ärztlicher Kontrolle eingenommen, kann das Suchtpotenzial dieser Wirkstoffe vernachlässigt werden. Besteht zudem die Möglichkeit über einen längeren Zeitraum auch stärkste Schmerzen wirksam zu lindern, tritt sinnvollerweise der Suchtaspekt in den Hintergrund.

In einigen Fällen ist es sinnvoll die Schmerztherapie durch Tranquillizer zu ergänzen. Diese haben zwar keinen schmerzstillenden Effekt, helfen dem Patienten aber positiver mit Schmerzen umzugehen, was oft allein schon einen lindernden Effekt hat.

Opioide Schmerzmittel in hohen Dosen haben Nebenwirkungen, die zu Verwirrungszuständen bis hin zum Delirium führen können, was ihre Anwendung nicht grenzenlos zulässt. Die meisten opioiden Schmerzmittel werden oral eingenommen oder injiziert, manche können auch über ein Hautpflaster dem Körper zugeführt werden. Das ist für den Patienten sehr vorteilhaft und bequem, da über einen längeren Zeitraum eine konstante Wirkstoffmenge zugeführt werden kann.

Zusätzlich zu den Medikamenten gibt es noch andere, nicht medikamentöse Therapien, die schmerzlindernd wirken.

Bei der Strahlentherapie verringert sich das Tumorvolumen und durch Druck entstandener Schmerz lässt sich so beseitigen. Eine weitere Methode ist die medikamentöse oder chirurgische Blockierung von Nervenbahnen, welche Schmerzsignale transportieren. Diese Methode birgt jedoch erhebliche Risiken. Scheiden herkömmliche Schmerztherapien wegen der Nebenwirkungen aus, kann dies jedoch der letzte Ausweg sein. Bei Pankreaskrebs wird diese Methode beispielsweise häufig angewendet.

Der behandelnde Arzt kann auch eine Verhaltenstherapie für sinnvoll erachten, die in Kombination mit anderen Therapien, Ängste und Spannungen abbaut und so das Schmerzempfinden verändert und Schmerzen lindert. Infrage kommen Hypnose, Biofeedback, Atem- und Entspannungsübungen oder auch Massage, Reizstrombehandlung oder Kälte- und Wärmebehandlungen.

Rehabilitation von Krebspatienten

Die Nachsorge ist ein wichtiger Teil der Krebstherapie und Bestandteil der Therapieplanung. Je nach Art der Therapie werden geeignete Rehabilitationsmaßnahmen ausgewählt.

Welcher Art die Rehabilitation auch ist, ihre Ziele sind stets die Gleichen, nämlich dem Patienten eine Rückkehr in ein normales Leben zu ermöglichen. Dazu gehört eine Wiedereingliederung ins Arbeitsleben, Hilfe im Haushalt, Übungen zur körperlichen Fitness oder das Erlernen des Umgangs mit einer Prothese. Solche umfassenden Aufgaben und Leistungen erfordern Teamarbeit. Zusätzlich zum Arzt könne noch eine Reihe anderer Personen und Einrichtungen an der Rehabilitationsmaßnahme beteiligt sein, dazu zählen Physiotherapeuten, Sozialarbeiter, Krankengymnasten und Beschäftigungstherapeuten.

Falls die Fähigkeit zu sprechen nach Operationen an Stimmbändern oder Mund (S. 598) wiedererlangt werden muss, werden auch Sprachtherapeuten hinzugezogen. Anderes Personal hilft beim Erlernen des Umgangs mit einem künstlichen Körperausgang, nach einer Darm- oder Blasenoperation und ein Krankengymnast oder ein Beschäftigungstherapeut zeigt den Umgang mit künstlichen Gliedmaßen. Die erste Stufe einer Rehabilitationsmaßnahme kann im Krankenhaus begonnen werden oder die ganze Rehabilitation findet zu Hause oder in einer dafür bestimmten Einrichtung statt.

Man sollte sich nicht entmutigen lassen, falls die ersten Schritte anstrengend sind oder Erfolge auf sich warten lassen. Vielleicht geht es nur langsam voran und die Anstrengung ist groß. Betroffene sollten aber nicht aufgeben und sich von einem für sie zusammengestellten Rehabilitationsprogramm zurückziehen. Die Anweisungen des Therapeuten sollten befolgt und Probleme offen mit dem Therapeuten oder Arzt besprochen werden.

Es gibt viele Selbsthilfegruppen ehemaliger Krebspatienten, die bei diesem Umstellungsprozess behilflich sein können. Ihr Ziel ist es, Menschen mit Krebs, die für gewöhnlich schwierige Zeit der Anpassung, während und nach einer Krebsbehandlung, zu erleichtern. So gibt es zum Beispiel zahlreiche Selbsthilfegruppen von Frauen die an Brustkrebs erkrankt sind oder waren oder von Patienten, die mit einem künstlichen Darmausgang leben.

Für ältere Menschen ist die Rückkehr in ein normales Leben besonders schwierig, genauso wie für viele Kinder und Jugendliche. Auftretende Depressionen oder die Weigerung, wieder am normalen Leben teilzunehmen, können eine zusätzliche Belastung für andere Familienmitglieder darstellen.

Es ist für diese Patienten sehr wichtig einzusehen, dass dies eine Zeit in Ihrem Leben ist, in der Sie lernen müssen, Hilfe anzunehmen. Alles alleine auf sich zu nehmen ist unklug und wahrscheinlich auch unmöglich. Es kann von

Der Umgang mit dem Überleben

Eine Krebserkrankung zu überleben, gestaltet sich als eine Art Prozess. Er beginnt in dem Augenblick, wo der Krebs anfängt, das Leben zu beeinträchtigen und er geht weiter, nachdem die Behandlung abgeschlossen ist.

Das traditionelle Verständnis von einer Person, die den Krebs überlebt hat, ist, dass sie keine Anzeichen der Krankheit mehr aufweist, nachdem die Behandlung abgeschlossen ist. Diese Einschätzung wird im Durchschnitt nach 5 Jahren getroffen. Trotz der Erleichterung darüber, den Kampf gegen den Krebs gewonnen zu haben, bringt das Ende der Behandlung auch emotionale Herausforderungen mit sich. Zur Genesung gehört unter Umständen auch ein anderes Selbstverständnis und ein veränderter Umgang mit anderen. Hier sind einige Tipps für den Weg vom »Patienten« zum »Überlebenden«.

Nachdem der Kontakt zum medizinischen Fachpersonal aufhört, sollten Betroffene sich nun verstärkt Ihrer Familie und Ihren Freunden zuwenden und mit ihnen über die neuen Lage sprechen. Es kann auch nützlich sein, sich einer Selbsthilfegruppe anzuschließen.

Ehemalige Patienten überlegen vielleicht, wie sie den Unterschied zwischen normalen Gesundheitsproblemen und einer erneuten Krebserkrankung erkennen können. Es empfiehlt sich, den Blickwinkel zu ändern und sich darauf zu konzentrieren, gesund zu bleiben. Regelmäßiger Sport, gesunde Ernährung und ausreichend Erholung sind hilfreich. Bei gesundheitlichen Bedenken, sollte der Arzt konsultiert werden.

Während der Krebsbehandlung war die Krankheit der Mittelpunkt der Beziehung zu Familie und Freunden. Betroffene müssen wieder lernen, Gesundheit und die gemeinsame Zukunft in den Mittelpunkt zu stellen und das erfordert ein Umdenken. Sie sollten sich darauf einstellen, dass dieses Umdenken für alle Beteiligten eine Herausforderung ist. Ein pschologischer Therapeut kann dabei als unparteiischer Berater zur Seite stehen.

Viele der alten Vorurteile über Krebs bestehen immer noch. Betroffene sollten ihre Freunde und Kollegen daran erinnern, dass Krebs nicht ansteckend ist und dass von Krebs geheilte Menschen genauso produktiv sind wie andere Menschen.

Sich auf ein Leben nach dem Krebs einzustellen bedeutet, alte Ängste und Unsicherheiten zu überwinden und sich neuen Herausforderungen zu stellen. Sobald sich der Betroffene und seine Mitmenschen sich an diese Umstellung gewöhnt haben, kann ein völlig neuer Lebensabschnitt beginnen.

großem Nutzen sein, die Hilfe anderer Menschen, die von Krebs geheilt worden sind, annehmen und sich unterstützen lassen.

Hospize

Ein Hospiz ist eine Einrichtung, die unheilbar Kranken und ihre Familien – manchmal in einem Krankenhaus oder in einem privaten Umfeld – fachübergreifend Unterstützung und Pflege bietet.

Gemeinsam anpacken

Das Kernstück des Hospizkonzeptes ist die Gemeinschaft. Die Hospizmitarbeiter, darunter Ärzte, Krankenschwestern, Sozialarbeiter und Geistliche, bieten eine breite Vielfalt an Hilfeleistungen, die dem Sterbenden und seiner Familie zugute kommen. Ärzte und Krankenschwestern kümmern sich um die medizinische Versorgung, Sozialarbeiter leisten psychische und soziale Unterstützung und sind dem Kranken und seiner Familie bei finanziellen Angelegenheiten, Versicherungsfragen und bei den Vorbereitungen für das Begräbnis behilflich.

Geistliche leisten sowohl dem Sterbenden als auch der Familie seelischen Beistand, während freiwillige Helfer die Hospizmitarbeiter in Verwaltungsangelegenheiten unterstützen und dem Kranken und seiner Familie bei Dingen des täglichen Lebens helfen (zum Beispiel durch Fahrdienste, Essenszubereitung oder Krankenpflege).

Sämtliche Mitarbeiter treffen sich häufig. Die Meinung eines jeden zählt, besonders die des Patienten. Ziel ist es, dem Kranken zu ermöglichen, seine letzten Tage so angenehm wie möglich zu verbringen und sich angemessen auf den Tod vorzubereiten. Die Hilfe für die Familie hört nicht plötzlich mit dem Tod des Patienten auf, die Hospizmitarbeiter kümmern sich auch weiterhin, indem sie Trauerhilfe leisten.

Linderung und Pflege

Das Hospizkonzept ist keine Resignation vor dem Tod, wie viele glauben. Das Hospiz führt weder den Tod früher herbei noch zögert es ihn hinaus. Vielmehr rückt das Hospiz die Lebensqualität in den Vordergrund und legt seinen Schwerpunkt auf die Linderung der Symptome und psychosoziale Unterstützung, anstatt eine

Umkehrung des Krankheitsprozesses zu versuchen.

Zur Planung der Pflege gehört die Aufklärung des unheilbar Kranken und seiner Familie. In manchen Fällen kann der Kranke entscheiden, welche Medikamente er einnimmt und wann er sie einnimmt. Alle Möglichkeiten werden genau untersucht und Entscheidungen werden mit allen Mitarbeitern des Hospiz getroffen.

Patient und Familie

In einem Hospiz sind weder die Patienten passive Empfänger medizinischer Versorgung noch sind Familienmitglieder lediglich Außenstehende. Der Hospizpatient wird dazu ermutigt, Entscheidungen über die Behandlung, die Beziehung zu anderen, persönliche Geschäfte und auch über die Beerdigungsfeierlichkeiten zu treffen.

Ein Ziel des Hospizkonzeptes ist es, den unheilbar Kranken und seine Familie als Einheit zu behandeln. Das Ziel der Gemeinschaft ist es, sowohl die Bedürfnisse der Familie zu berücksichtigen als auch die des unheilbar Kranken. Familienmitglieder können eine aktive Rolle in der Pflege übernehmen. Sie können lernen, Medikamente zu verabreichen und sie lernen so auch, was sie erwartet, wenn ein geliebter Mensch dem Tod gegenübersteht.

Verschiedene Hospize

Es gibt unterschiedliche Arten von Hospizen. Sie bieten unterschiedliche Leistungen an. In manchen Fällen wird Hospizpflege zu Hause angeboten, aber in Zusammenarbeit mit einem örtlichen Krankenhaus, in anderen Fällen wird die Pflege von unabhängigen Hospizen angeboten, die keine Verbindung zu irgendwelchen medizinischen Einrichtungen haben. Manche Krankenhäuser haben auch speziell für die Hospizpflege eingerichtete Zimmer.

Egal wie ein bestimmtes Hospiz aufgebaut und organisiert ist, sein Schwerpunkt liegt stets auf der Pflege zu Hause, mit kurzen Krankenhausaufenthalten, wenn sie unbedingt notwendig sind. Was die Hospizpflege von anderen Behandlungen unterscheidet, ist die Art der Pflege: Das Ziel ist es, das Leben zu unterstützen, aber den Tod gleichzeitig als normalen Vorgang zu akzeptieren. Durch persönlichen Einsatz bei der Pflege und eine Gemeinschaft derer, die an der Pflege beteiligt sind, versuchen die Hospizmitarbeiter dem Sterbenden und seiner Familie dabei zu helfen, sich auf einen unvermeidlichen Tod vorzubereiten. Die Kosten für die Hospizpflege werden in der Regel von der Kranken- und Pflegeversicherung getragen, Betroffene oder deren Angehörige sollten aber unbedingt vor der Aufnahme in ein Hospiz nachfragen.

Krebs bei Kindern

Krebs kommt bei Kindern selten vor. Zusätzlich wurden die meisten Fortschritte in der Therapie von Krebs bei Krebsarten gemacht, die Kinder betreffen und damit bestehen dort auch die besten Aussichten auf eine Heilung. Noch vor 25 Jahren starben fast alle an Krebs erkrankten Kinder in der Regel innerhalb von 12 Monaten. Moderne Behandlungsmethoden ermöglichen inzwischen ein längeres Überleben und Heilung bei den meisten Krebsarten, die bei Kindern vorkommen.

Trotzdem sind viele Krebsarten immer noch lebensbedrohend, besonders, wenn sie nicht früh genug entdeckt und nicht richtig behandelt werden. Krebs ist, im Vergleich mit anderen Krankheiten, bei Kindern im Vorschul- und im Schulalter immer noch die häufigste Todesursache (nur Unfälle fordern in dieser Altersgruppe mehr Todesopfer).

Die häufigste Krebsart bei Kindern ist Leukämie (→ Leukämie, S. 964). Neue Behandlungsmethoden haben die Aussichten von Kindern, die an dieser Krankheit leiden, allerdings während der letzten Jahre erheblich verbessert. Eine sehr häufige Krebsart bei Kindern sind auch Gehirntumore (S. 492). Weitere Krebsarten, die bei Kindern vorkommen, sind Nierentumore, (S. 492), Knochenkrebs (S. 899), Weichteiltumore (S. 888) und Lymphknotentumore (S. 968).

Die Ursachen dieser Krebsarten sind weiterhin unbekannt. Allerdings wird angenommen, dass bestimmte Chemikalien und Viren Krebs durch eine Veränderung des normalen genetischen Zellmaterials verursachen können. Krebs ist nicht ansteckend. Alle Menschen besitzen Onkogene (→ Die Natur des Krebses, S. 1291), Gene, die Zellen in Krebszellen umwandeln können. Es ist bislang nicht bekannt, was sie aktiviert oder deaktiviert.

Die Entscheidung darüber, wo ein Kind behandelt wird, sollte sehr sorgfältig getroffen werden. Eltern sollten zusammen mit dem Kinderarzt eine Klinik ausfindig machen, wo man mit den neuesten Entwicklungen und Behandlungsmethoden Erfahrung hat. Die Klinik sollte auch für die emotionale Unterstützung, die die ganze Familie benötigen wird, sorgen.

Ein Team von Fachleuten, die auf Krebserkrankungen bei Kindern spezialisiert sind, ist nötig, um die bestmögliche Behandlung zu gewährleisten. Die Behandlung ist vielschichtig und erfordert oft eine Kombination aus Operation, Chemotherapie und Strahlentherapie. Ärzte mit solchen Spezialgebieten findet man gewöhnlich nur in Krebskliniken, Kinderkrankenhäusern oder sehr großen Krankenhäusern.

Solche Krankenhäuser sind oft der medizinischen Fakultät einer Universität angegliedert. Eventuell ist der Wohnort ziemlich weit von einer solchen Klinik entfernt. In einem solchen Fall genügt es wahrscheinlich, wenn die Behandlung des Kindes von der Klinik aus geplant, in Gang gesetzt und geleitet wird. In enger Zusammenarbeit mit den Ärzten einer Krebsklinik kann der eigene Arzt möglicherweise einen Teil der Behandlung und der Tests ausführen. Auf diese Weise können Kosten und Ortswechsel sowohl fürs Kind als auch für die Familie auf ein Minimum beschränkt werden.

Die Eltern und die behandelnden Ärzte sollten das Kind gründlich auf alles Neue, was es im Zusammenhang mit dieser Behandlung erlebt, vorbereiten. Eltern sollten ehrlich mit ihrem Kind sein und ihm die notwendige Unterstützung geben. Dem Kind sollte klar sein, dass alle gemeinsam daran arbeiten, dass es ihm wieder besser geht. Eltern sollten darauf achten, dass Ärzte und Schwestern helfen, alle medizinischen Fragen des Kindes zu beantworten.

Der Umgang mit Krebs bei Kindern

Moderne Behandlungsmethoden bieten für die meisten Kinder Anlass zur Hoffnung auf Überleben und Heilung. Durch die besseren Überlebenschancen lernt man auch, die emotionalen Bedürfnisse krebskranker Kinder und Ihrer Familien besser zu verstehen.

Ein krebskrankes Kind zu haben bedeutet auch für die stärkste Familie Stress. Aus diesem Grund steht ein, auf die Versorgung krebskranker Kinder und ihrer Familien, spezialisiertes Team zur Unterstützung bereit. Dazu gehören normalerweise Ärzte, Krankenschwestern, Sozialarbeiter und Geistliche, die ausgebildet sind, der Familie in dieser schweren Zeit zu hel-

fen. Das Team bietet eine umfassende Pflege und Unterstützung für die ganze Familie während des gesamten Verlaufs der Krankheit. Psychologen stehen zur Verfügung und helfen, sich auf schwierige Zeiten vorzubereiten und einen Weg zu finden, um mit allen Dingen auf eine psychisch gesunde Weise umzugehen. Psychosoziale Einrichtungen helfen bei der Aufrechterhaltung des normalen Familienlebens, schulischen Dingen und finanziellen Belastungen.

Es ist wichtig, dass Eltern ihr Kind unterstützen und trösten, aber es ist ebenso entscheidend, dass sie versuchen, sein Leben so normal wie möglich zu gestalten. Das Festhalten an gewohnten Abläufen, Regeln und Erwartungen vermittelt dem Kind, dass die Eltern ihm zutrauen, mit den Schwierigkeiten umgehen zu können und dass sie ihm als Eltern dabei helfen, sich auf eine lange Zukunft vorzubereiten.

Die Schule spielt eine entscheidende Rolle im Leben eines Kindes. Es ist wichtig, dass die Eltern mit den Lehrern eng zusammenarbeiten, um Normalität in Unterrichts- und Umgangsformen mit anderen Kindern zu gewährleisten. Die meisten Schulen bieten auch Unterstützung bei Einzelunterricht an, wenn dieser während Zeiten intensiver Behandlung notwendig wird.

Auch wenn es normal ist, seine Aufmerksamkeit auf die unmittelbaren Bedürfnisse des erkrankten Kindes zu richten, ist es wichtig, dass Eltern auch für ihre gesunden Kinder Zeit und Energie übrig haben. Geschwister können ihren kranken Bruder oder ihre kranke Schwester in besonderer Weise unterstützen.

Finanzielle Schwierigkeiten sind in Familien mit einem schwer kranken Kind keine Seltenheit. Zu den Belastungen gehören nicht nur die spezielle Kosten für die Behandlung, sondern auch erhöhte Reise- und Übernachtungskosten und erhöhte Kosten bei der Kinderbetreuung.

Die Krebsdiagnose bei einem Kind kann die philosophischen Einschätzungen und den religiösen Glauben der Eltern infrage stellen. Sie kann bei Eltern Gefühle der Angst, des Ärgers und der Schuld hervorrufen. Es ist wichtig, zu verstehen, dass diese Gefühle, obwohl sie sehr heftig sind, auch normal sind. Mitglieder des Behandlungsteams – Ärzte, Schwestern, Sozialarbeiter und Geistliche – stehen zur Verfügung, um der Familie in dieser schweren Zeit zu beizustehen. Trotz all diesen Belastungen entwickeln sich in viele Familien engere, durch Unterstützung und Vertrauen geprägte Beziehungen.

Kapitel 41

Der Umgang mit dem Tod

Inhalt

Sterben und Tod

Ob man nun den Tod als Teil des Lebens versteht oder als tragischen Verlust empfindet – der Umgang damit ist selten einfach.

Die Umstände, die den Tod begleiten, haben viel damit zu tun, wie wir auf ihn reagieren. Für die meisten unter uns unterscheidet sich der plötzliche unerwartete Tod eines Kindes erheblich von dem, der die Schmerzen einer langen Krankheit beendet.

Der Tod ist eine Herausforderung an unser Lebensverständnis und versetzt uns daher immer ein Stück weit in Ehrfurcht. Neue wissenschaftliche Entdeckungen steigern unsere Erwartungen in Bezug auf Heilung und wir erhoffen uns medizinische Wunder. Daraus und aus einer Reihe anderer Dinge folgt, dass uns der Tod, wenn er eintritt, überrascht, und wir ihn weder verstehen noch akzeptieren können. Wenn wir die medizinischen und rechtlichen Angelegenheiten, die den Tod begleiten, besser verstehen, dann ist der Tod vielleicht auch nicht mehr so beängstigend und es fällt uns leichter mit der Wirklichkeit des Todes unmittelbar umzugehen.

Es ist wichtig zu verstehen, dass Sterben und Tod zwei grundsätzlich unterschiedliche Dinge sind. Der Tod ist ein Endpunkt, an dem das Leben aufhört. Sterben dagegen ist ein grundsätzlicher Bestandteil des Lebens. Für viele sterbende Menschen sind die Erfahrungen des Lebens immer noch von entscheidender Bedeutung und Wichtigkeit.

Unheilbare Krankheiten

Der Tod ist unvermeidbar, aber er tritt in vielen verschiedenen Formen auf. Manchmal kommt er überraschend und ohne Vorwarnung, in anderen Fällen hält er unaufhaltsam Einzug in das Leben eines Menschen.

Bei einer unheilbaren Krankheit haben der Betroffenen selbst, sein Arzt und vielleicht die Familie und der Freundeskreis die Möglichkeit, sich auf den Tod vorzubereiten. Es besteht dann die Möglichkeit, Dinge wie eine unterstützende Ernährung, die Fortsetzung medizinischer Versorgung oder Wiederbelebungsmaßnahmen mit Familienmitgliedern zu besprechen. Der Sterbende kann auch seine Entscheidungen mitteilen und klären, ob eine Autopsie vorgenommen, Organe gespendet oder sein Körper zu Forschungszwecken verwendet werden soll. Er hat Gelegenheit, Einzelheiten der Trauerfeierlichkeiten zu besprechen oder sich um sein Testament zu kümmern.

So beängstigend die Wirklichkeit des Sterbens für viele Menschen auch sein mag, so erreicht der Sterbende selbst normalerweise einen Zustand, in dem er die Dinge akzeptieren kann. Allerdings ruft eine lang andauernde unheilbare Krankheit in der Familie komplizierte und schmerzhafte Gefühlsreaktionen hervor. In manchen Fällen gehen die Angehörigen dazu über, den bevorstehenden Tod des Nahestehenden zu übergehen und vermeiden es, davon zu sprechen, sogar mit dem Sterbenden selbst. Dieses Schweigen von Seiten der Familie und von Freunden kann das Leiden des Sterbenden aber verschlimmern.

Obwohl die Zeit des Sterbens für alle Beteiligten schmerzhaft ist, ist es auch eine Zeit mit dem zurückliegenden Leben ins Reine zu kommen. Das Sterben kann Anlass zum dankbaren Erinnern sein, für Hoffnung und Sinn.

Sollte man einem unheilbar Kranken die Wahrheit sagen?

Die meisten Sterbenden sollten über ihren bevorstehenden Tod Bescheid wissen. Im Allgemeinen möchte ein Sterbender die Wahrheit über seine Lage erfahren. In den meisten Fällen stärkt das Bewusstsein über seinen Zustand den Betroffenen eher, als dass es ihn schwächt.

Sterbende Menschen fürchten oft, am Ende ihres Lebens verlassen, erniedrigt und einsam zu sein. Sie glauben, dass persönliche Beziehungen in dieser Zeit leiden und sie nicht wie normale Menschen behandelt werden.

Diese Befürchtungen werden verstärkt, wenn einem Sterbenden das Recht auf seine Würde genommen wird und die Gelegenheit über die natürlichen Ängste und das Staunen im Zusammenhang mit dem Tod zu reden.

Der unheilbar Kranke findet es unter Umständen einfacher, mit jemandem zu sprechen, der kein direkter Verwandter ist. Die meisten Krankenhäuser haben besonders ausgebildete Mitarbeiter, die dem Sterbenden und seiner Familie diese Zeit erleichtern. Auch ein Sozialarbeiter oder der Krankenhausgeistliche können dem Kranken und der Familie helfen, über den Tod zu reden. Ist das schreckliche Schweigen gebrochen, dann haben der Betroffene und seine Familie die Gelegenheit, miteinander über die Zukunft aller Familienmitglieder zu sprechen.

Das Sterben

Schmerz, körperlicher und emotionaler, ist in den meisten Fällen das, was dem Sterbenden die meiste Angst macht. Wir sind heute, dank der zur Verfügung stehenden Methoden der Schmerzbekämpfung, in der glücklichen Lage, dem Sterbenden bei einem Minimum an Nebenwirkungen, die seine Würde beeinträchtigen, Linderung verschaffen zu können.

Viele große Krankenhäuser verfügen über ein Schmerzzentrum oder ein Hospiz-Programm, in dem Teams von Spezialisten zusammenarbeiten. Die meisten körperlichen Schmerzen können durch Schmerzmittel unter Kontrolle gebracht werden. Auch Biofeedback und Entspannungstherapie lindern oft das Schmerzgefühl. Diese Maßnahmen allein können jedoch nicht immer alle Schmerzen bekämpfen, besonders nicht den tiefen psychologischen Schmerz, den ein Sterbender empfindet ($\rightarrow$ Schmerzen bei Krebs, S. 1303).

Sterben kann als Prozess mit fünf Stadien charakterisiert werden. Das erste Stadium ist Verdrängung und Isolation, darauf folgen Ärger und Ablehnung als zweites Stadium. Zum dritten Stadium gehört der Versuch, einen »Handel« zu schließen um das Unvermeidbare aufzuschieben. Eine Zeit der Niedergeschlagenheit und das Gefühl des Verlustes folgen als viertes Stadium. Am Ende, im fünften Stadium, ist der Sterbende dann in der Lage, die Wirklichkeit seines bevorstehenden Todes zu akzeptieren.

Die meisten unheilbar Kranken sind erschüttert, wenn sie erfahren, dass sie sterben werden. Zunächst verleihen sie ihrem Unglauben Ausdruck. Wenn sie aber das zweite Stadium erreichen, in dem sich der bevorstehende Tod nicht mehr verleugnen lässt, schlägt das Erstaunen meist in Ärger um. Während dieses Stadiums können der Ärger und die Ablehnung gegen alle und jeden gerichtet sein, auch die, den Sterbenden lieben und ihm helfen.

Oft hat der Betroffene das Gefühl, dass ihm der Rest seines Lebens auf grausame Weise geraubt wird.

Meistens tritt im dritten Stadium die Frage auf: »Warum gerade ich?« Zu diesem Zeitpunkt versucht der Betroffene über das Unvermeidliche zu verhandeln oder es hinauszuschieben. Oft versucht der Sterbende, einen Handel mit Gott oder dem Schicksal zu schließen, bei dem es normalerweise um eine Zeit ohne Schmerzen und Beschwerden geht. Wenn Verdrängung, Ärger und nutzloses Verhandeln vorüber sind, setzt eine tiefe Niedergeschlagenheit ein.

Nach dieser Niedergeschlagenheit ist das letzte Stadium des Sterbens oft das Akzeptieren des Unabwendbaren. Es bringt nicht unbedingt Fröhlichkeit oder wenigstens ein Gefühl des Verstehens mit sich. Es ist eher so, dass der Sterbende im Stadium des Akzeptierens versteht, dass er so sterben kann, wie er es wünscht.

Nicht jeder durchlebt diese Stadien in der gleichen Art und Weise. Manchmal werden Stadien übersprungen, manchmal erlebt jemand mehrere Stadien zur gleichen Zeit und in wieder anderen Fällen ist die Reihenfolge eine andere. Aber dem abschließenden Akzeptieren gehen oft diese Schritte voraus.

Der bevorstehende Tod

Die Erfahrung des Sterbens kann stark beeinflusst sein vom Verhalten derer, die den Sterbenden pflegen, besonders vom Verhalten Nahestehender. So drücken Sterbende zum Beispiel häufig den Wunsch aus, nicht alleine gelassen zu werden. Sie fürchten nicht nur den Augenblick des Todes und die damit verbundenen Unsicherheiten, sondern auch, verlassen zu werden.

In solchen Momenten Sicherheit zu vermitteln und Trost zu spenden, ist schwierig, aber notwendig. Manche Menschen fürchten sich weniger, wenn sie mit den Werten ihres Glaubens getröstet werden. Es hilft einem auch, wenn man weiß, dass die meisten Menschen keine Schmerzen haben, wenn sie dem Tod nahe sind.

Es gibt verschiedene Anzeichen dafür, dass der Augenblick des Todes nahe ist. Der Sterbende wird unter Umständen fahrig oder ruhelos und hat möglicherweise Schwierigkeiten beim Atmen. Ein Arzt kann eventuell ein Medikament verabreichen, das die Situation erleichtert. In manchen Fällen, besonders wenn die Person dazu in der Lage ist, hilft es ihr beim Atmen, wenn sie in eine sitzende Position verlagert wird oder, mit einem Kissen unter dem Kopf, auf die Seite gelegt wird.

Selbst wenn der Sterbende nicht in der Lage ist zu sprechen, kann er doch oft das meiste von dem hören, was um ihn herum gesagt wird. Auch wenn Sie sich machtlos fühlen, kann Ihre Anwesenheit allein der Trost sein, den ein Sterbender sucht. Halten Sie einfach seine Hand. Körperlicher Kontakt kann in diesen Augenblicken sehr tröstend sein. Wenn Sie nicht wissen, was Sie sagen sollen, denken Sie an das Sprichwort, gemäß dem Schweigen Gold ist.

Die Rolle des Geistlichen

Der Krankenhausgeistliche oder ein Vertreter Ihres Glaubens kann für Sie von unschätzbarer Hilfe und Bedeutung sein. In den meisten Krankenhäusern sind die Geistlichen für bestimmte Abteilungen zuständig und arbeiten mit allen Patienten und Familien in diesem Zuständigkeitsbereich zusammen, unabhängig von ihrem Glauben.

Die wichtigste Aufgabe des Geistlichen ist es, Unterstützung anzubieten und als Vermittler zu fungieren. Die Umgebung eines Krankenhauses kann ein Gefühl der Abhängigkeit und der Hilflosigkeit schaffen. Der Patient fühlt sich möglicherweise seiner Familie entfremdet, ist aber nicht bereit, über seine Gefühle und Ängste zu sprechen. Der Geistliche kann helfen, das Gespräch zwischen Familienmitgliedern oder zwischen dem Patienten und den behandelnden Medizinern wieder herzustellen und aufrecht zu erhalten.

Sie können bei Ihrer Einlieferung ins Krankenhaus beantragen, dass ein Geistlicher mit einbezogen wird. Er ist dann Teil des Behandlungsteams und arbeitet mit dem Arzt, den Schwestern, Therapeuten und Sozialarbeitern zusammen. Er kann auch für Sie den Kontakt zu einem Vertreter Ihres Glaubens herstellen. In den meisten Krankenhäusern steht den Patienten und ihrer Familie rund um die Uhr ein Geistlicher zur Verfügung.

Wenn bei jemandem eine unheilbare Krankheit diagnostiziert wird, dann treten oft Fragen wie »Warum passiert mir das?« oder »Bin ich daran schuld, dass mir das passiert?« auf. Ein Geistlicher kann Ihnen dabei helfen, Ihre Fähigkeit, mit Dingen zurechtzukommen, Ihr Wertesystem und Ihren Glauben auf Antworten hin zu untersuchen und die Fragen beantworten, die Sie zu Leiden und Sterben haben.

Geistliche sind dafür ausgebildet, mit solch wichtigen Entscheidungen wie der Fortsetzung oder dem Abbruch lebensunterstützender Maßnahmen umzugehen oder der Frage der Organspende. Wenn Ihr Glaube Teile der Behandlung beeinflusst, dann kann der Geistliche als Vermittler zwischen Glauben und Wissenschaft auftreten. In den meisten Fällen unterstützt er aber den Patienten und seine Familie dabei, Entscheidungen zu treffen. Er kann auch Trost spenden, indem er seine traditionelle Rolle wahrnimmt und Ihnen die Gelegenheit dazu bietet, in den formalen Ritualen Ihres Glaubens Zuspruch zu finden.

Entscheidungen treffen

Mithilfe moderner Medikamente, Operationstechniken und lebensunterstützender Maßnahmen kann die Medizin heute Leben verlängern und die Schmerzen Schwerkranker lindern. In einem Zeitalter, das von lebensverlängernden Möglichkeiten geprägt ist, kann der körperliche Tod als Folge von Herz- oder Lungenversagen manchmal so lange hinausgeschoben werden, bis die lebensverlängernden Maßnahmen beendet werden.

Jüngste Rechtsentscheidungen unterstützen den Anspruch des Menschen, besonders wenn er an einer lang andauernden Krankheit leidet, seine letzten Tage so zu erleben, wie er es wünscht. Diese Gerichtsentscheide spiegeln das sich in unserer Gesellschaft entwickelnde Bewusstsein wider, dass der Vorgang des Sterbens den gesamten Menschen betrifft, also nicht nur die körperlichen Aspekte, sondern auch emotionale und geistige. Wann immer es möglich ist, sollte die Entscheidung darüber, ob außergewöhnliche Maßnahmen angewandt werden sollen oder nicht, dem Sterbenden selbst überlassen werden.

Patientenverfügungen

Eines der wichtigsten Gespräche, das Sie mit Ihrem Arzt führen sollten, ist eine offene Aussprache darüber, wie sie behandelt werden möchten, wenn Sie nicht mehr selbst in der Lage sind sich mitzuteilen.

Eine Patientenverfügung ist ein Dokument, zu dem eine dauerhafte Vollmacht im Zusammenhang mit allen Dingen zählt, die die medizinische Pflege betreffen. Die Verfügung tritt in Kraft, sobald Sie selbst nicht mehr in der Lage sind, Entscheidungen zu treffen.

Diese Verfügung kann einfach nur Ihre Wert- und Glaubensvorstellungen wiedergeben, sie kann aber auch genauere Anweisungen dazu geben, welche Arten der medizinischen

Pflege und lebensverlängernder Maßnahmen Sie in Anspruch nehmen möchten und welche nicht.

Ihr Arzt kann Sie beraten, wenn Sie eine Verfügung aufstellen wollen und er kann Ihnen helfen herauszufinden, welche Gesetze gelten und welche Formulare notwendig sind

Beendigung, Aussetzung oder Einschränkung der Behandlung

Mit der Entscheidung, aktiv an Ihrer Behandlung Anteil zu nehmen, brauchen Sie nicht abzuwarten, bis Sie unheilbar krank sind. Ihre Wünsche sollten Sie außerdem allen, die an Ihrer Pflege beteiligt sind, mitteilen.

Eine schwere Krankheit kann ein Stadium erreichen, in dem eine weitere Behandlung nur den Prozess des Sterbens verlängert. An diesem Punkt können Sie und Ihre Familie, zusammen mit dem Arzt und möglicherweise einem Geistlichen, sich für eine Beendigung der Behandlung und für Maßnahmen zur Schmerzlinderung entscheiden. Sie und Ihre Familie können sich auch gegen Wiederbelebungsmaßnahmen durch Herz-Lungen-Massage entscheiden.

Bei solchen Entscheidungen geht es um empfindliche ethische Sachverhalte. Die Beendigung lebensunterstützender Maßnahmen stellt für jemanden, der sie als Entscheidung für einen Tod mit Würde ansieht, kein Dilemma dar. Für einen Verwandten kann dagegen beispielsweise das Abschalten von Maschinen den Glauben an die Pflicht zur Erhaltung des Lebens erschüttern.

Die richtige Vorgehensweise ist nicht immer klar ersichtlich. Diskussionen innerhalb der Familie können sehr erhitzt geführt werden und werfen unter Umständen noch mehr Fragen auf. Aus diesem Grund ist es wichtig, dass Sie Ihre Wünsche und Gefühle frühzeitig und deutlich denjenigen gegenüber zum Ausdruck bringen, denen Sie am Ende Ihres Lebens die Entscheidung über Ihre Pflege übertragen.

In der öffentlichen Diskussion über Sterbehilfe wird mehrheitlich die Ansicht vertreten, dass »Euthanasie« ein verschleiernder Begriff für das vorsätzliche Umbringen eines Menschen ist, und somit nicht medizinische Praxis, egal, ob ein Patient den Wunsch dazu äußert oder nicht. Zudem stehe die vorsätzliche Beendigung eines menschlichen Lebens durch einen anderen (ein so genanntes Töten als Gnade) im Gegensatz zur medizinischen Tradition und den grundsätzlichsten Wertvorstellungen im Zusammenhang mit dem menschlichen Leben.

Die Ärzteorganisationen unterscheiden deutlich zwischen dem Verzicht auf oder der Beendigung von lebensverlängernden Maßnahmen – und Euthanasie oder der Beihilfe zum Selbstmord. Zu einer medizinischen Tötung gehört das Verabreichen einer tödlichen Substanz (zum Beispiel eine absichtliche Überdosierung von Morphium) mit der klaren Absicht, den sofortigen Tod herbeizuführen. Obwohl ein Mensch im Vollbesitz seiner geistigen Kräfte eine medizinische Behandlung verweigern kann und der Arzt diese Entscheidung respektieren muss, darf der Arzt nie absichtlich oder direkt den Tod hervorrufen oder einem Patienten dabei helfen, Selbstmord zu begehen. Diese Art der Euthanasie ist in Deutschland weiterhin ungesetzlich. Selbst wenn sie legalisiert würde, verstieße eine solche Handlung immer noch gegen die ethischen Regeln medizinischer Praxis.

Die Grenze zwischen Euthanasie (einer Handlung, die willentlich den Tod herbeiführt) und einem Tod mit Würde ist nicht immer ganz klar. Manche Behandlungen haben eine zweifache Wirkung. Auf der einen Seite wird ein Betäubungsmittel wie Morphium dazu verwendet, Schmerzen zu lindern, andererseits ist der unvermeidliche Nebeneffekt, dass die Atmung unterdrückt wird, was zum Tod führen kann.

Medizinische Technik, die lebensverlängernd wirkt, ist zweischneidig. Ihr Gebrauch erlaubt es den Ärzten, Patienten wiederzubeleben, die vor einigen Jahrzehnten nicht überlebt hätten. Diese neue Fähigkeit bringt allerdings moralische Probleme mit sich, denen wir früher nicht gegenüber standen.

Für einen Arzt gehört es zu den schwierigsten Aufgaben, einen sterbenden Patienten und seine Familie darüber zu informieren, dass eine solche Wiederbelebung bevorstehen könnte oder bereits stattgefunden hat. Für die meisten Menschen besteht die Herausforderung oft darin, im Gespräch mit dem Arzt herauszufinden, wie diese lebensverlängernden Maßnahmen sich auf sie auswirken. Ein Patient, der über alle Angelegenheiten sehr gut unterrichtet ist, ist am ehesten in der Lage, die richtige Entscheidung hinsichtlich seiner medizinischen Behandlung zu treffen.

Verzicht auf Wiederbelebungsmaßnahmen

Der Arzt kann in einer Anordnung im Krankenblatt verfügen, dass keine Wiederbelebung durch Herz-Lungen-Massage vorgenommen werden soll, wenn beim Patienten die Atmung aussetzt oder das Herz aufhört zu schlagen.

Eine Wiederbelebung durch die Herz-Lungen-Massage wird angewendet, wenn bei einer anscheinend gesunden Person plötzlich der Tod einzutreten droht, jedoch kaum bei Patienten, bei denen jederzeit mit dem Tod zu rechnen ist. Außerdem ist Herz-Lungen-Massage selten wirksam, wenn sie bei älteren Menschen außerhalb des Krankenhauses angewandt wird.

Die Anordnung des Arztes zum Verzicht auf eine Wiederbelebung wird gut sichtbar auf dem Krankenblatt des Patienten – ob im Pflegeheim oder Krankenhaus – vermerkt und muss täglich vom Arzt neu bestätigt werden. In der Praxis sieht sich das Pflegepersonal jedoch oft außer Stande, die Anordnung in Abwesenheit des Arztes umzusetzen, da der Verzicht im Zweifelsfall eine unterlassene Hilfeleistung ist. Der Arzt muss also in der betreffenden Situation anwesend sein und die Wiederbelebungsmaßnahmen unterbinden. Die Entscheidung darüber, ob Maßnahmen zur Wiederbelebung getroffen werden oder nicht, sollte nicht in einer Notfallsituation getroffen werden. Ist auf dem Krankenblatt eines Patienten der Verzicht angeordnet, bedeutet dies jedoch nicht, dass seine Pflege und Behandlung in irgendeiner Weise schlechter wäre als ohne den Vermerk.

Bei der Pflege eines unheilbar Kranken stellt sich auch die Frage nach lebensverlängernden Maßnahmen wie die Verabreichung von Antibiotika, eine Nierendialyse, Bluttransfusionen oder der Einsatz eines Beatmungsgeräts. Hat der Patient in seiner Verfügung bestimmt, dass diese Maßnahmen unterbleiben sollen, ist es sehr problematisch für den Arzt festzulegen, ab wann die Maßnahmen ausschließlich lebensverlängernden Charakter haben.

Problematisch ist auch der Verzicht auf eine künstliche Ernährung, wenn eine ansonsten gesunde Person in einen Zustand anhaltender Bewusstlosigkeit fällt. Es stellen sich dabei schwierige Fragen: Nimmt ein Bewusstloser seine Umgebung überhaupt wahr? Wenn die Ernährung eingestellt wird, verspürt er dann Hunger oder Durst? Ist das Einstellen der künstlichen Ernährung einer ansonsten nicht unheilbar kranken Person eine Art Euthanasie?

Zur Euthanasie gehört auch der so genannte Selbstmord mit Beihilfe, bei dem eine Person einer anderen die dazu notwendigen Mittel zugänglich macht. Dazu zählt auch die stillschweigende Ermutigung, den Selbstmord zu begehen. Euthanasie ist aber nicht gleich bedeutend mit der Unterlassung einer Behandlung, die lebensrettend sein könnte. Ein Beispiel hierfür wäre, kein Antibiotikum zu verabreichen, wenn ein unheilbar Kranker eine Lungenentzündung bekommt. Die Entscheidung darüber, eine medizinische Behandlung anzunehmen oder abzulehnen, ist eine rechtlich und ethisch abgesicherte Handlung.

Bei der Pflege eines unheilbar Kranken müssen immer viele schwierige Entscheidungen getroffen werden. Bei diesen Entscheidungen sollten die Dinge stets sehr individuell betrachtet werden.

Der Tod

Wir haben heute Methoden und Fähigkeiten, Menschen unter Umständen am Leben zu erhalten, die früher undenkbar waren.

Noch vor wenigen Jahren wurde ein Mensch, der nicht mehr bei Bewusstsein war, nicht mehr atmete und dessen Herz nicht mehr schlug, für tot erklärt. Heute können wir unter bestimmten Umständen lebensverlängernde Maßnahmen ergreifen, die eine solche Person wieder zum Leben erwecken und weiterhin die lebensnotwendigen Funktionen des Körpers unterstützen oder ersetzen. Ärzte sind deshalb oft in der Lage, die Herz- und Lungenfunktionen aufrecht zu erhalten, auch wenn das Gehirn längst nicht mehr tätig ist. Diese bemerkenswerte Fähigkeit, Leben zu verlängern, bringt gewisse ethische, rechtliche und medizinische Probleme mit sich.

In den meisten Ländern wird ein Mensch für tot erklärt, wenn entweder ein nicht mehr rückgängig zu machender Kreislauf- und Atemstillstand eintritt oder die Hirntätigkeit einschließlich der des Hirnstamms (der die Atmung kontrolliert) unwiderruflich aussetzt.

Formalien im Zusammenhang mit dem Tod

Der Tod zieht rechtliche Formalien nach sich. Vor der Beerdigung muss ein Totenschein ausgestellt werden, der die Todesursache angibt und formal den Tod bescheinigt. In manchen Fällen muss der Tod auch von einem Gerichtsmediziner untersucht werden und es kann eine Autopsie angeordnet werden. Eine Autopsie gibt weiteren Aufschluss über die Krankheit eines verstorbenen Patienten. Wenn der Tod als Folge eines Unfalls eintritt, unerwartet oder ungeklärt ist oder wenn Verdacht auf Mord oder Selbstmord besteht, kann eine Autopsie von Rechts wegen angeordnet werden. Wenn diese Angelegenheiten geklärt sind, trifft die Familie, meist zusammen mit einem Bestattungsunternehmer, die Vorbereitungen für die Bestattung.

Der Totenschein ist ein amtliches Dokument, das die Todesursache angibt. Er wird vom Arzt ausgestellt, der normalerweise zur Todeszeit anwesend war. Wenn der Arzt den Patienten regelmäßig oder kurz vor seinem Tod untersucht und behandelt hat, ist er nicht dazu verpflichtet, den Toten vor der Unterzeichnung des Totenscheins noch einmal zu untersuchen.

In manchen Fällen muss der Tod von einem Gerichtsmediziner untersucht werden. Er stellt dann die Todesursache fest und unterzeichnet den Totenschein anstele des Hausarztes oder des behandelnden Arztes.

Ein Bestattungsunternehmer kann Ihnen in fast allen anderen Dingen, die das Begräbnis betreffen, behilflich sein. Vielleicht möchten Sie diese Angelegenheiten auch schon vor oder während einer unheilbaren Krankheit klären.

Der Tote wird von Mitarbeitern des Bestattungsunternehmens im Krankenhaus oder zu Hause abgeholt und in deren Räume gebracht. Dort wird mit den Hinterbliebenen das weitere Verfahren besprochen. Familienmitglieder sollten deutlich machen, wie aufwändig oder einfach das Begräbnis sein soll, und Details klären. In einer solch schwierigen und gefühlsbeladenen Situation kann ein Geistlicher, ein Freund oder ein Anwalt helfen.

Im Zusammenhang mit der Bestattung muss entschieden werden, wann, wie und wo der Tote beigesetzt werden soll und welcher Art die Bestattung sein soll (Feuerbestattung oder Beerdigung). Wenn der Leichnam zu Forschungszwecken zur Verfügung gestellt werden soll, kümmert sich der Bestattungsunternehmer um seine Überführung. Neben den Beisetzungsfeierlichkeiten gibt es oft auch eine kurze Zeremonie am Grab.

Gebühren und Zahlungsmodalitäten werden normalerweise mit dem Bestattungsunternehmer geklärt, wenn alle anderen Beisetzungsangelegenheiten besprochen werden. Normalerweise werden die Kosten nicht im Voraus bezahlt, aber sie sind die erste rechtliche Verpflichtung derjenigen, die das Erbe antreten. Nach der Beisetzung bestimmt ein Nachlassgericht den Nachlassverwalter. Dieser ist oft ein Familienmitglied, ein enger Freund oder der Anwalt der Familie. Der Nachlassverwalter ist zuständig für die finanziellen Angelegenheiten des Verstorbenen, zu denen unter Umständen auch die Beisetzungskosten gehören. Wenn alle Kosten bezahlt sind, wir das verbliebene Erbe nach den Angaben im Testament des Verstorbenen oder gemäß der gesetzlichen Regelung verteilt.

Organspende

Die medizinische Forschung ermöglicht heute die nahezu problemlose Transplantation von Organen wie Nieren, Leber und Augenhornhaut sowie anderen Organen und Geweben. Dazu werden jedoch Spenderorgane benötigt. Wenn Sie bereit sind, Ihre Organe nach dem Tod für eine Organspende freizugeben, dann haben Sie zu Lebzeiten die Möglichkeit, mit einem Organspende-Ausweis Ihr Einverständnis zu erklären.

In einem Gesetz sind alle Aspekte der Organspende geregelt. Eine wichtige Bedeutung hat dabei die eindeutige Feststellung des Todes. Organe dürfen nämlich nur entnommen werden, wenn der so genannte Gesamthirntod eindeutig festgestellt worden ist. Dies bedeutet, dass ein nicht behebbarer Ausfall der Gesamtfunktion des Großhirns, des Kleinhirns und des Hirnstamms vorliegt.

Per Gesetz ist ausdrücklich der Handel mit Spenderorganen untersagt.

Die Autopsie

Der Begriff Autopsie kommt aus dem Griechischen und bedeutet so viel wie »mit eigenen Augen sehen«. Es handelt sich dabei um eine genaue Untersuchung des Leichnams um herauszufinden, was den Tod verursacht hat. Sie wird von einem medizinischen Spezialisten, dem Pathologen, durchgeführt, der seine Ergebnisse an den behandelnden Arzt weiterleitet. Auf Wunsch bespricht der behandelnde Arzt die Ergebnisse mit der Familie.

Während der 40er-Jahre des letzten Jahrhunderts wurde bei der Hälfte aller im Krankenhaus verstorbenen Patienten eine Autopsie durchgeführt. Heute geschieht dies nur noch in 10 bis 15 Prozent der Todesfälle. Manche Ärzte sind der Ansicht, dass moderne Diagnosemethoden, die zu Lebzeiten des Patienten angewendet werden, die Todesursache so genau klären, dass eine Autopsie überflüssig ist. Andere Ärzte meinen, dass unsere heute so fortgeschrittene Technologie die Autopsie als Ausbildungsmittel ersetzt, um junge Mediziner darin zu unterrichten wie sich Krankheiten auf den menschlichen Körper auswirken.

Oft scheut sich die Familie, ihre Zustimmung zur Autopsie zu geben und es herrscht die Ansicht, dass der Vorgang erniedrigend sei und der Tote bereits »genug gelitten habe.«

All dies trägt zum Rückgang der Anzahl von Autopsien bei. Das ist jedoch bedauerlich, weil sie immer noch eine wichtige Rolle spielen.

Nutzen der Autopsie für die Hinterbliebenen

Erbkrankheiten
Eine Autopsie kann Krankheitsbilder erkennbar machen, die eventuell auch Geschwister und Kinder betreffen. Wenn beispielsweise eine erblich bedingte Zystenniere (S. 831) festgestellt wird, dann ist es ratsam, dass Verwandte sich einer genetischen Beratung unterziehen, bevor sie selbst Kinder bekommen.

Emotionale Sicherheit
Familienmitglieder haben häufig das Gefühl, sie hätten den Tod verhindern können, und machen sich unter Umständen Vorwürfe, weil sie den Verstorbenen nicht dazu angehalten haben, sich zu schonen. Durch eine Autopsie lässt sich möglicherweise feststellen, dass der Betroffene schon ein früheres Herzleiden hatte, an dem er jederzeit hätte sterben können.

Versicherungsansprüche
Sicherheit über die Todesursache kann auch eine Hilfe bei der Klärung von Versicherungsansprüchen der Hinterbliebenden sein.

Wenn eine Person mit Herzleiden an den Folgen eines Sturzes stirbt, dann kann die Höhe des Versicherungsanspruchs unterschiedlich ausfallen, je nach dem, ob der Sturz ein Unfall war oder eine Folge des Herzleidens.

Nutzen für die medizinische Forschung
Vieles, was wir über Krankheiten wissen, auch statistische Informationen, wurde durch Autopsien herausgefunden und bestätigt.

Fortschritte in der medizinischen Forschung beruhen zum Teil auf der Untersuchung menschlichen Gewebes. Pathologische Untersuchungsmethoden haben uns viel über die Krankheiten gelehrt. So konnte zum Beispiel der Zusammenhang zwischen Rauchen und Lungenkrebs nachgewiesen werden.

Durch Autopsien wurden auch Art und Verlauf einer durch die Überfunktion der Nebenschilddrüse hervorgerufenen Krankheit (S. 950) und die → Virushepatitis, S. 801, erforscht, sowie die Auswirkungen giftiger Chemikalien und anderer Umweltgifte auf die Lunge.

Qualitätskontrolle
Ärzte nutzen die bei der Autopsie gewonnen Erkenntnisse zur Überprüfung der Genauigkeit ihrer Diagnose und Behandlung.

Lebenswichtige Statistiken
Ansteckungskrankheiten sind heute seltenere Todesursachen, während degenerative Erkrankungen mehr Opfer fordern. Die Gesundheitsämter bedienen sich der aus Autopsien gewonnen Erkenntnisse um diese Veränderungen zu beobachten. Sterbestatistiken haben Einfluss auf die staatlichen Ausgaben für Gesundheitspflege, die Einhaltung von Sicherheitsregeln und medizinische Ausrüstung.

Auftreten von Krankheiten
Erste Erkenntnisse über Aids, die Legionärskrankheit und das toxische Schocksyndrom wurden alle durch Autopsien gewonnen.

Vorkehrungen für eine Autopsie
Eine Autopsie ist normalerweise rechtlich vorgeschrieben, wenn der Tod als Folge eines Unfalls eintritt, unerwartet oder ungeklärt ist oder wenn Verdacht auf Mord oder Selbstmord besteht. In allen anderen Fällen ist das Einverständnis der nächsten Angehörigen notwendig.

Lesen Sie Ihre Einverständniserklärung zur Autopsie gründlich durch. Mit Ihrer Unterschrift können Sie einer Autopsie zustimmen, die nur bestimmte Teile des Körpers betrifft. Damit kann die Autopsie allerdings auch weniger aufschlussreich sein und bestimmte Fragen unbeantwortet lassen. Eine Autopsie wird normalerweise diskret und vertraulich durchgeführt. Mit der Einverständniserklärung wird im Allgemeinen der Entnahme innerer Organe und Gewebe zugestimmt.

Es herrschen viele Missverständnisse im Zusammenhang mit Autopsien und der Gewebeentnahme vor. So entstellt eine richtig durchgeführte Autopsie den Leichnam nicht und der Verstorbene kann in einem offenen Sarg aufgebahrt werden. Die Maßnahme stellt auch kein Problem für eine Einbalsamierung dar und verzögert genauso wenig die Beisetzung.

Wenn Sie nach Ihrem Tod eine Autopsie wünschen, treffen Sie dafür in Ihrer Patientenverfügung die notwendigen Vorkehrungen.

Ärzte sollten häufiger zur Autopsie raten und die Hinterbliebenen sie häufiger fordern. Ohne die aus einer Autopsie gewonnenen Erkenntnisse quälen sich die Hinterbliebenen oft mit Fragen, die man vielleicht hätte beantworten können. Wichtige Informationen über die Ursachen und die Wirksamkeit der

Behandlung vieler Krankheiten gehen verloren, besonders bei Krebs und Herzerkrankungen. Durch die Erkenntnisse aus einer Autopsie können die Toten den Lebenden helfen.

Trauer

Unser Leben hindurch ertragen wir viele Verluste. Trauer ist die Reaktion auf einen Verlust. Normalerweise bezeichnet dieser Begriff die Gefühle nach dem Verlust einer nahe stehenden Person, gewöhnlich durch den Tod, aber auch nach der Beendigung einer Beziehung. Unsere Fähigkeit, uns den Anstrengungen dieser Verluste in unserem Leben anzupassen, beeinflusst oft auch unsere Gesundheit.

Wenn Trauer unser tägliches Leben durcheinander bringt, kann auch die Gesundheit in Mitleidenschaft gezogen werden. Trauer und Einsamkeit kann zu Depressionen, Alkoholmissbrauch und sogar zu Selbstmord führen.

Der Tod eines nahe stehenden Menschen ist niemals leicht und ein plötzlicher Tod ist besonders aufwühlend. Allerdings kann auch eine lange unheilbare Krankheit, die dem Tode vorausgeht, Menschen körperlich, geistig und finanziell erschöpfen. Um sich vor einer Erkrankung im Zusammenhang mit Trauer zu schützen, sollten Sie auf Ihre Gesundheit achten und einen Arzt aufsuchen, wenn Symptome auftauchen.

Obwohl es kulturelle Normen für den Ablauf der Trauer gibt, gibt es nicht den einzigen richtigen Weg, mit dieser Trauer umzugehen, oder eine feste Zeitspanne, um mit ihr fertig zu werden. Manche Menschen scheinen nach einem Monat in der Lage zu sein, zu ihrem normalen Gefühlszustand und zu allen ihren Tätigkeiten zurückzukehren, aber meistens zieht sich Trauer eher über einen Zeitraum von Jahren hin.

Suchen Sie die Hilfe von Geistlichen, Freunden und Therapeuten. Denken Sie daran, dass es völlig angemessen und auch wichtig für Ihre geistige und körperliche Gesundheit ist, Ihren Gefühlen Ausdruck zu verleihen. Eine gesunde Trauer hilft uns, Verluste zu akzeptieren und mit unserem Leben fortzufahren. Wenn Sie die Gefühle durch rastlose Tätigkeit, übermäßiges Arbeiten oder den Gebrauch von Alkohol oder Drogen zu unterdrücken versuchen, verlängern Sie möglicherweise die Trauer nur.

Menschen gehen mit ihrer Trauer unterschiedlich um. Das lässt sich zum Teil durch die kulturellen Hintergründe erklären. Manche trauern offen, andere eher zurückgezogen. Es ist auch nicht immer offensichtlich, ob jemand trauert. Trotzdem muss die Trauer zum Ausdruck gebracht oder verarbeitet werden, damit eine Heilung möglich ist. Wenn dies nicht der Fall ist, kann ein ziel- und ruheloses Verhalten oder eine Verschlechterung des Gesundheitszustandes die Folge sein.

Kinder und der Tod

Kinder werden in Zeiten der Trauer oft übersehen. Der Tod ist aber eine Krise, die die ganze Familie miteinander bewältigen muss. Für Kinder kann das Schweigen und die Geheimhaltung gewisser Dinge eine Isolation vom Rest der Familie bedeuten, die ihnen die Gelegenheit zur Trauer mit anderen verweigert.

Einem Kind mitzuteilen, dass ein Elternteil oder es selbst stirbt, ist für alle schwierig, auch für Ärzte und Schwestern. Gleichzeitig haben Kinder aber ein Recht darauf, über alles, was sie und ihre Familie betrifft, Bescheid zu wissen. Ihnen Wissen vorzuenthalten ist ein Vertrauensbruch, und genau so wie Erwachsene haben Kinder einen sechsten Sinn dafür, wenn etwas nicht stimmt.

Warum Kinder informiert werden sollten

Kinder spüren es, wenn ein Elternteil schwer krank ist, aber insbesondere kleine Kinder können ihren Verdacht nicht interpretieren. Mit diesen Gefühlen alleingelassen, fühlt ein Kind sich eventuell irgendwie für den Tod des Elternteils verantwortlich. Kinder brauchen Hilfe dabei, ihre Beobachtungen in die Wirklichkeit des täglichen Lebens einzubeziehen.

Wenn ihnen die Wahrheit auf eine Art und Weise, die sie verstehen, mitgeteilt wird, haben die meisten Kinder erstaunliche Fähigkeiten, mit dieser Wahrheit umzugehen. Sogar das Gewicht einer sehr traurigen Wahrheit ist der Angst, die aus Unsicherheit entsteht, vorzuziehen. Wenn man mit Kindern spricht, fühlen sie sich nicht vom Rest der Familie, der »Bescheid weiß«, abgeschnitten.

Sie müssen also keine Geheimhaltung betreiben und vielleicht sind Ihre kleinen Kinder ja auch ein Trost für Sie und andere. Statt ihnen die Bürde unausgesprochener Ängste aufzuerlegen, sprechen Sie mit ihnen über Tod und Verlust und geben Sie ihnen dadurch die Gelegenheit zu einem freieren Leben.

In örtlichen Bibliotheken und Buchhandlungen gibt es viele Bücher, die Sterben und Tod in einer Sprache erklären, die auch jüngere Kinder verstehen.

Wann und durch wen sollen die Kinder informiert werden?

Wann sollte man es Kindern mitteilen? Die einfache Antwort auf diese Frage lautet: so bald wie möglich. Kinder sollten über den Gesundheitszustand ihnen nahe stehender Menschen sofort aufgeklärt werden. Erklären Sie ihnen, wie die Behandlung funktioniert und wie sie sich auf die Gesundheit des Betroffenen auswirkt. Veränderungen in Aussehen und Befinden sollten nicht unbenannt bleiben. Kinder verschiedener Altersstufen sollten einzeln aufgeklärt werden, wenn eine schwere Erkrankung auftritt, aber nach diesem ersten Schritt sollten die Dinge gemeinsam mit allen Kindern besprochen werden.

In der Regel ist es am besten, wenn ein Elternteil oder beide Eltern zusammen den Kindern von der Krankheit berichten. Man sollte nicht versuchen, Tränen zu verstecken, denn damit gestatten Sie auch Ihrem Kind zu weinen und Ihre Trauer zu teilen. Falls Sie selbst nicht in der Lage sind, es Ihrem Kind zu erklären, bitten sie einen Freund oder Verwandten. Schlussendlich kann diese Aufgabe auch einem Arzt oder einer Krankenschwester übertragen werden. Allerdings kann ein Kleinkind diese Menschen auch als Fremde betrachten, deren Äußerungen es keinen Glauben schenkt.

Wie viel Aufklärung?

Eine einzige richtige Art und Weise, Kinder über den bevorstehenden Tod aufzuklären, gibt es nicht. Man sollte ihnen mitteilen, was passiert ist und was noch passieren wird.

Die Eltern sollten sich dabei von ihrem Gefühl leiten lassen, was sie sich selbst und den Kindern in diesem Gespräch zumuten. Wichtig ist, dass die Kinder wissen, egal was passiert, sie werden weiterhin geliebt. Sie sollten zum Fragen ermuntert werden und diese sollten dann auch kindgerecht beantwortet werden. Die Ängste der Kinder lassen konkrete Fragen oft nicht zu, fragen daher Sie nach ihren Gefühlen. Versprechen Sie den Kindern nichts, was Sie nicht halten können, lügen Sie sie nicht an und haben Sie keine Angst zu sagen »Weiß ich nicht.«

Die Reaktion der Kinder

Kinder haben oft Angst, von den Eltern getrennt zu werden. Werden sie in die Obhut Fremder gegeben, haben sie das Gefühl, verstoßen zu werden und verhalten sich dann oft ungehorsam, um mehr Aufmerksamkeit zu erregen. In dieser Situation sollten Sie aber nicht zu nachsichtig sein. Achten Sie darauf, dass sich Ihr Umgang mit den Kindern nicht ändert. Versichern Sie dem Kind immer wieder, dass es keine Verantwortung für die Erkrankung oder den Tod trägt.

In der Vorstellung kleiner Kinder (3 Jahre und jünger) sind die Fähigkeiten der Eltern unbegrenzt, selbst der Tod ist für sie reversibel. Grundschulkinder begreifen den Tod als ein Lebensereignis, bei dem der Mensch zwar nicht auf der Erde, aber woanders weiterlebt. Kinder ab 9 Jahren sind schon dazu in der Lage, den Tod als das endgültige Ende des menschlichen Lebens zu betrachten. Schulkinder sind oft mit den vielen Informationen überfordert oder interpretieren sie falsch. Vermeiden Sie, Ihr Kind mit zu vielen Details zu überfordern.

Wenn ein Elternteil stirbt

Der Tod eines Elternteils ist ein einschneidendes Erlebnis im Leben eines Kindes. Die meisten Kinder finden nach einigen Wochen in ihren gewohnten Tagesablauf zurück. Andere Kinder leiden ihr Leben lang an dem Verlust wie an einer offenen Wunde. Die Reaktion des Kindes hängt sehr davon ab, wie mit ihm über den Verlust gesprochen wird und wie andere Familienmitglieder damit umgehen.

Anfangs wollen Kinder den Tod nicht wahrhaben, sind sehr aggressiv oder lehnen sich auf. Sie unterdrücken Gefühle, die damit zu tun haben. Die Kinder müssen ermutigt werden, ihre Gefühle zu äußern, so gut sie können. Sie sollten dafür sorgen, dass in dieser Trauerphase Ihr Kind oft mit Spielkameraden und Freunden zusammen sein kann. So wird es abgelenkt und wenn die Freunde um den Tod des Elternteils wissen, wird es den Verlust schneller als Realität begreifen.

Denken Sie daran, dass Kinder eine bemerkenswerte Anpassungsfähigkeit besitzen. Sie reagieren auf jede Veränderung bei sich selbst, im Familienkreis und in ihrem Lebensumfeld und verarbeiten ständig neue Lebenserfahrungen. Sie bewältigen meist erfolgreich positive und negative Veränderungen im Leben, auch so ungerechte und unerklärliche Ereignisse wie den Tod eines Elternteils.

Kapitel 42

Häusliche Pflege und Altenpflege

Inhalt

Häusliche Pflege und Pflegeversicherung

Im Rahmen der Pflegeversicherung haben pflegebedürftige Versicherte den Anspruch auf häusliche Pflege, wenn sie wegen einer körperlichen, geistigen oder seelischen Erkrankung oder Behinderung die gewöhnlichen oder wiederkehrenden Verrichtungen im Tagesablauf nicht mehr allein bewältigen können und im erheblichen Maß der Hilfe bedürfen.

Diese Erkrankungen oder Behinderungen können Gliedmaßenverluste, Lähmungen oder andere Erkrankungen des Stütz- oder Bewegungsapparates sein. Ebenso besteht ein Anspruch auf häusliche Pflege bei Erkrankungen der inneren Organe und der Sinnesorgane oder zentralnervösen Störungen wie Antriebsschwäche, Gedächtnis- und Orientierungsstörungen und geistige Behinderungen, Psychosen und Neurosen.

Pflegestufen der Pflegeversicherung

Die Art der Pflegebedürftigkeit und der daraus resultierenden Leistungen durch die Pflegeversicherung wird in 3 Stufen unterteilt:

Pflegestufe 1 – Erheblich Pflegebedürftige
In die Pflegestufe 1 fallen Personen, die bei der Ernährung, der Körperpflege oder Mobilität mindestens einmal am Tag Hilfe zur Grundpflege benötigen und mehrmals in der Woche Hilfe zur Haushaltsführung. Der Bedarf muss täglich mindestens 1,5 Stunden betragen, wovon mindestens 45 Minuten für die Grundpflege aufgewendet werden.

Pflegestufe 2 – Schwerpflegebedürftige
Die Pflegestufe 2 erfasst Personen, die in den grundpflegenden Bereichen Ernährung, Körperpflege und Mobilität mindestens 3-mal täglich auf Hilfe angewiesen sind und zusätzlich mehrmals in der Woche Hilfe zur Haushaltsführung benötigen. Der Hilfebedarf muss täglich mindestens 3 Stunden betragen, wovon mindestens 2 Stunden auf die Grundpflege entfallen.

Pflegestufe 3 – Schwerstpflegebedürftige
Pflegebedürftige der Stufe 3 sind Personen die bei der Ernährung, der Körperpflege und der Mobilität rund um die Uhr, tags und nachts der Hilfe bedürfen und zusätzlich mehrmals in der Woche Hilfe zur Haushaltsführung benötigen. Die Gesamtzeit der Pflege muss mindestens 5 Stunden betragen, wovon mindestens 4 Stunden für die Grundpflege aufgewendet werden.

Wie wird die Einstufung vorgenommen?
Der Pflegeversicherte stellt einen Antrag bei der Pflegeversicherung. Die beauftragt einen Arzt des Medizinischen Dienstes der Krankenkassen, die Einstufung bei Ihnen zuhause bzw. in einem Pflegeheim vorzunehmen. Dazu werden Fragen gestellt und Untersuchungen vorgenommen, die den täglichen Zeitbedarf der Pflege feststellen. Entsprechend dem Zeitbedarf wird die Einstufung in die entsprechende Pflegestufe vorgenommen. Alte Menschen, die nach einem längeren Krankenhausaufenthalt pflegebedürftig geworden sind, neigen dazu, ihre Fähigkeiten, den Alltag zu bewältigen, zu überschätzen. Die Fragen zur Einstufung sollten aber ehrlich und ohne falsche Scham beantwortet werden, um eine gerechte Einstufung zu gewährleisten.

Wie sieht die Hilfe aus?
Die Hilfen bestehen aus einer teilweisen oder vollständigen Übernahme und/oder Unterstützung der Verrichtungen im Ablauf des täglichen Lebens. Dazu gehören bei der Körperpflege das Waschen, Baden, Duschen, die Zahnpflege, die Haarpflege, die Rasur und die Darm- und Blasenentleerung. Bei der Ernährung besteht die Hilfe aus der mundgerechten Zubereitung der Nahrung und Hilfe bei der Nahrungsaufnahme. Zur Hilfe bei eingeschränkter Mobilität gehören das selbstständige Aufstehen und Zubettgehen, das Stehen, Gehen, Treppensteigen, das An- und Auskleiden und das Verlassen und die Rückkehr in die Wohnung. Zur Haushaltshilfe gehören das Reinigen der Wohnung, das Einkaufen, das Kochen, Spülen, das Wäschewaschen und das Beheizen der Wohnung.

Wer leistet diese Hilfe?
Ein Großteil der Pflegedienstleistungen der Pflegeversicherung wird vom Personal der Sozialstationen (also ambulant) geleistet. Das sind Einrichtungen, die entweder von Verbänden der freien Wohlfahrtspflege getragen werden oder sich in kommunaler Trägerschaft befinden. Neben diesen Einrichtungen gibt es eine immer größer werdende Anzahl privater

Pflegedienste, die mit den Pflegekassen Verträge über Pflegedienstleistungen abgeschlossen haben. Das Personal aller Einrichtungen ist in der Regel gut ausgebildet und mit allen pflegerischen Aufgaben vertraut. Es handelt sich meist um Kranken- oder Altenpflegekräfte.

Ein nicht unerheblicher Teil der Arbeitskräfte, die für hauswirtschaftliche Tätigkeiten und Besuchsdienste, für das »Essen auf Rädern« und die Vollzeitbetreuung eingesetzt werden, sind Zivildienstleistende, die entsprechend für ihre Aufgabe ausgebildet sind.

Die Dienstleistungen der Pflegeversicherung können auch als stationäre Pflege in Pflegeheimen in Anspruch genommen werden. Das sind Einrichtungen, die sich in der Trägerschaft von Wohlfahrtsverbänden, Kommunen, Kirchen und privaten Trägern befinden.

Pflegegeld

Neben den sogenannten Sachleistungen, bei denen die Hilfe als Pflegedienstleistung in Anspruch genommen wird, besteht auch die Möglichkeit die Hilfe in Form von Pflegegeld in Anspruch zu nehmen. Nach den Pflegestufen gestaffelt, wird dem Versicherten dabei ein Geldbetrag zur Verfügung gestellt, mit dem er die Grundversorgung und hauswirtschaftliche Versorgung auch selbst sicherstellen kann. Wird dieses Pflegegeld in Anspruch genommen und die zu pflegende Person in häuslicher Pflege, etwa durch einen Angehörigen, betreut, besteht die Pflicht, in festgelegten Zeiträumen eine professionelle Pflegeperson mit der Pflege zu betrauen. Diese Pflegefachkraft erkennt rasch, ob Art und Umfang der Pflege ausreichend sind, ob eventuell doch Dienstleistungen durch

---

Einen privaten Pflegedienst auswählen

Hier sind 10 wichtige Fragen zusammengestellt, die Sie bei der Auswahl eines privaten Pflegedienstes stellen sollten:

1. Hat der private Pflegedienst Verträge mit den Pflegekassen (Ist er also zugelassen und kann mit der Pflegekasse abrechnen?).
2. Welche Dienste genau werden angeboten?
3. Was kosten die unterschiedlichen Dienste?
4. Sind die eingesetzten Kräfte auch professionelle Kranken- oder Altenpflegekräfte mit entsprechenden Ausbildungen und Abschlüssen?
5. Wie viel Zeit werden diese Kräfte bei Ihnen verbringen und wann genau werden sie kommen (jeden Tag mehrfach?)
6. Wo liegt der Pflegedienst? Gibt es eventuell weite Fahrtwege?
7. Ist der Dienst auch schnell und gut und auch zu ungewöhnlichen Uhrzeiten wie am Wochenende und nachts zu erreichen (Telefon)?
8. Wer ist Ihr Ansprechpartner und damit verantwortlich für den ganzen Ablauf? Kommen Sie mit dieser Person klar und ist sie auch vertrauenswürdig? Kümmert sie sich um alle Formalitäten?
9. Nimmt der Pflegedienst auch Kontakt mit Ihrem Hausarzt auf? Kennt Ihr Hausarzt den Pflegdienst und kann ihn empfehlen?

---

andere Einrichtungen erforderlich sind oder ob die häusliche Pflegeperson überfordert ist und durch entsprechende Pflegekurse weitergebildet werden muss. Die Pflegepersonen der häuslichen Pflege sind meist nicht in der Lage einer Vollzeitbeschäftigung nachzugehen. Zur sozialen Absicherung dieser pflegenden Personen zahlt die Pflegeversicherung gegbenenfalls die Beiträge zur gesetzlichen Rentenversicherung.

Häusliche Krankenpflege

Irgendwann im Leben braucht jeder Mensch Krankenpflege. Für die meisten von uns bedeuteten Kinderkrankheiten, zu Hause zu bleiben und gesund gepflegt zu werden, und auch als Erwachsene bleiben wir mit einer leichten Erkrankung wie einer Grippe oder einer Erkältung daheim. Häusliche Pflege bei schwer wiegenderen oder längeren Erkrankungen ist nichts anderes als eine Variante dieses uns vertrauten Verhaltens.

Verschiedene Faktoren haben dazu beigetragen, die häusliche Krankenpflege zu einem florierenden Dienstleistungsgeschäft zu machen. Die Ersatzleistungen der Krankenkassen sind knapper geworden. Eine steigende Zahl von Menschen mit Aids sind auf Langzeit-Pflege angewiesen. Die über 85-Jährigen stellen heute die am stärksten wachsende Bevölkerungsgruppe und ein durchschnittlicher Vertreter dieser Gruppe hat drei ernsthaftere chronische Gesundheitsprobleme, welche eine Krankenpflege möglicherweise unerlässlich machen.

Ein weiterer Punkt ist, dass die Krankenhäuser ihre Patienten schneller entlassen, um sie ambulant zu behandeln. Dies bedeutet, dass viele Rekonvaleszenten, die sich von einem Unfall, einer Operation, von einer Erkrankung wie Krebs, einem Herz- oder Schlaganfall oder einem chronischen Leiden wie Diabetes erholen, dies zu Hause tun müssen. Der Pflegeaufwand für die erkrankte Person variiert, je nach deren Vitalität, den verfügbaren Hilfsdiensten und der Zahl der Fürsorger im Haushalt. Oft jedoch fällt die ganze Verantwortung auf eine einzige Person – und diese Bürde bedeutet für die Betroffenen nicht selten eine ernsthafte Überforderung ihrer Gesundheit und ihres Wohlbefindens.

Um wechselnden Ansprüchen gerecht zu werden, beschäftigen die Pflegedienste Mitarbeiter verschiedenster Professionen. Ihr Angebot reicht von der Hilfe beim Ankleiden und bei der Körperpflege bis zur Rund-um-die-Uhr-Betreuung. Darüber hinaus gibt es verschiedene Angebote wie das betreute Wohnen und die Kurzzeit-Pflege. Welche Form der Betreuung ausgewählt wird, hängt ganz von den individuellen Bedürfnissen sowie den jeweiligen Umständen ab. Der Umfang der häuslichen Pflege sollte nach den Grenzen der physischen, emotionalen und finanziellen Belastbarkeit der Familie gewählt werden.

Die Wahl des Ortes

Für die häusliche Krankenpflege wählen Sie am besten einen Raum im Erdgeschoss, der idealerweise nah am Badezimmer liegt. Sie vermeiden damit das Risiko (und den unnötigen Kräfteverschleiß) des Treppensteigens. Nicht zuletzt kann sich auch der Pfleger die Zeit und die Mühe eines möglicherweise mehrmaligen Hinauf- und Hinuntersteigens ersparen.

Bringen Sie, wenn es möglich ist, das Bett des Pflegebedürftigen in das neue Zimmer. Das Schlafen im eigenen Bett gibt vielen Menschen psychologischen Halt. Wenn ein Herausfallen aus dem Bett möglich ist, bringen Sie ein Schutzgeländer an. Sollte ein Spezialbett nötig sein, erkundigen Sie sich beim Sanitätshandel oder in einer Apotheke.

Wenn die betroffene Person eine schwere Behinderung erlitten hat, ist es möglich, dass auch andere Räume umgestaltet werden müssen. Ein Lehnstuhl oder ein bequemer Sessel sollte vorhanden sein. Es ist möglich, dass Sie verschiedene Modelle oder Szenarien einfach ausprobieren müssen, um eines zu finden, das den körperlichen und psychologischen Bedürfnissen des Kranken ganz entspricht. Richten Sie das Schlafzimmer und jene Teile des Hauses, in denen der Pflegebedürftige einen Großteil des Tages verbringt, so ein, dass sie möglichst viel Bequemlichkeit und Erleichterungen bieten. Ein Beistelltisch, der sich bei Bedarf über das Bett schieben lässt, ist unerlässlich.

Da die Lebensqualität und die Genesung untrennbar mit Wohlbefinden verknüpft sind, sollten Sie versuchen, das Gefühl der Selbstständigkeit zu fördern. Verfügt der Betroffene über Familienandenken, dann bringen Sie diese in das Zimmer, wenn möglich an ihren gewohnten Platz. Gegenstände des täglichen Bedarfs – die Fernbedienung des Fernsehers, ein Telefon, Bücher und Zeitschriften, Taschentücher, ein Mülleimer – sollten sich bei Personen mit Bewegungseinschränkungen in Reichweite befinden. Manche dieser Dinge lassen sich in einem kleinen Behältnis aufbewahren, das man an der Seite des Bettes anbringen kann.

Achten Sie gleichzeitig darauf, dass das Bett, der Tisch und andere Bereiche von den Pflegern mühelos erreicht werden können. Entfernen Sie alle Dinge, über die man leicht stolpern könnte, wie etwa rutschige Bettvorleger, Elektrokabel oder unnötige Möbelstücke.

Es ist andererseits zu bedenken, dass eine gewisse Mobilität den Genesungsprozesses unterstützen kann. Machen Sie das Leben für einen Menschen, der Kraft und Unabhängigkeit wiedererlangen soll, nicht zu leicht. Um jemanden aus einem möglicherweise zu komfortablen Bett zu bewegen, ist es manchmal sinnvoll, Dinge des Interesses – etwa Zeitschriften, den Fernseher, den Lehnstuhl – auf der Gegenseite des Zimmer oder in einem anderen Zimmer unterzubringen.

Medikation

Eine der Hauptfunktionen einer Schwester im Krankenhaus ist es, die richtigen Medikamente zur richtigen Zeit zu verabreichen. Zu Hause übernimmt der Betreuer diese Funktion.

Vergewissern Sie sich, dass die Medikamente hinsichtlich der Dosierung und der Häufigkeit genau nach ärztlicher Vorschrift eingenommen werden. Prägen Sie sich die Dosierung (gewöhnlich in Milligramm) ebenso ein wie Farbe und Gestalt. Bedenken Sie die stets möglichen Nebenwirkungen. Fragen Sie Ihren Arzt, auf welche Sie besonders zu achten haben. Eine Überdosierung führt manchmal zu Reaktionen, die der Arzt nicht vorhersehen kann. Falls die zu pflegende Person unvorhergesehene, neue oder beunruhigende Symptome aufweist, rufen Sie den Arzt. Verwenden Sie ein Medikamententablett (in der Apotheke erhältlich), in dem die Medikamente, nach Tageszeiten in verschiedenen Fächern geordnet, übersichtlich verabreicht werden. Eine Schwester des Pflegedienstes kann Ihnen helfen einen Plan für die Medikation zu erstellen.

Das Bett machen

Wenn die pflegebedürftige Person einen großen Teil des Tages im Bett verbringt, sollten Sie häufig die Laken und Bezüge wechseln. Hält sie sich ausschließlich im Bett auf, dann muss es morgens und abends gemacht werden. Baumwollstoffe sind synthetischen Stoffen vorzuziehen, weil sie Feuchtigkeit besser absorbieren.

Eine alte Matratze, die zu den Seiten hin abfällt, birgt für den zu Pflegenden das Risiko, beim Ein- oder Aussteigen hinzufallen. Ersetzen Sie sie durch eine neue, festere oder bringen Sie eine Verkleidung an.

Wenn der Kranke mehr als ein Kopfkissen wünscht, sollte darauf geachtet werden, dass der Kopf und die Schultern gestützt werden. Ein gelegentliches Wenden der Kissen zeigt Aufmerksamkeit und sorgt für Bequemlichkeit. Um der Entstehung wunder Stellen vorzubeugen, ändern Sie häufig die Position des Liegenden – Rückenlage, Seitenlagen – und legen Sie Kissen unter die Knie.

Nutzen Sie Keile und Stützen, um das Sitzen im Bett zu erleichtern. Legen sie am Fußende ein Polster zwischen die Füße und die Bettkante, um unangenehmen Druckstellen in der liegenden oder sitzenden Position vorzubeugen.

Mahlzeiten

Für einen Menschen, der einen großen Teil seiner Zeit im Bett verbringen muss, sind die Mahlzeiten eine soziale Aktivität und eine entscheidende Quelle des Wohlbefindens. Folgen Sie den Diät-Anweisungen des Arztes oder der Krankenschwester. Variieren Sie die Gerichte, so weit der Diätplan dies zulässt, und berücksichtigen Sie die Lieblingsspeisen des Kranken. Erhöhen Sie den Genuss des Essens durch behutsame Zubereitung, angemessene Bewirtung und reizvolle Präsentation. Essen Sie gemeinsam mit dem Kranken, um der Mahlzeit den Charakter des Alltäglichen zu geben.

Viele Menschen, die ans Bett gebunden sind, können sich durchaus selbst ernähren, wenn ein Tablett neben dem Bett steht oder ein Servierttisch vorhanden ist. Benutzen Sie biegbare Strohhalme für die Getränke. Wenn der Pflegebedürftige nicht alleine essen kann und einen Löffel braucht, werden Sie vielleicht feststellen, das püriertes und klein geschnittenes Essen leichter zu verabreichen und für den Kranken besser zu essen ist. Probieren Sie das Essen, um sicherzugehen, dass es nicht zu heiß ist. Nutzen Sie zum Warmhalten eine Isolierbox oder eine Warmhalteplatte. Wenn die Person, um die Sie sich kümmern, nicht essen kann, nicht essen möchte oder an Gewicht verliert, melden Sie es dem Arzt oder der Schwester des Pflegedienstes.

Baden

Baden bedeutet eine besondere Anforderung in der häuslichen Pflege. Das Baden ist eine sehr persönliche Sache, die Menschen gewöhnlich gerne für sich allein vornehmen. Um von dieser Intimität so viel wie möglich zu erhalten, kann es nötig sein, ein wenig nützliches Zubehör zu leihen oder anzuschaffen.

Praktisch ist ein Wannensitz und ein Haltegriff, der an einer Wand nahe der Wanne montiert wird. Mit diesen Hilfsmitteln ist es auch Menschen mit eingeschränkter Bewegungsfähigkeit möglich, sicher in die Dusche oder Badewanne zu steigen und ebenso sicher wieder herauszusteigen. Legen Sie eine rutschfeste Unterlage oder Haftstreifen auf den Boden der Wanne und sorgen Sie dafür, dass keine Matte und kein Badetuch auf dem Boden liegt, auf denen man ausgleiten könnte.

Hinsichtlich der Sicherheit im Badezimmer ist daran zu erinnern, dass auch noch andere Gefahren zu bedenken sind. Für bewegungsunfähige Menschen kann es gefährlich sein, wenn die Wassertemperatur in einer Dusche schwankt und das Wasser plötzlich kochend heiß (oder eiskalt) geworden ist, ohne dass sie die Möglichkeit haben, sich von der Stelle zu bewegen. Die Vorlauftemperatur des heißen Wasser kann meist schon direkt an der Warmwasserzubereitung eingestellt werden. Stellen Sie sie nicht höher ein, als zum Spülen des Geschirrs oder zum Waschen nötig ist. Es sind Wasserhähne erhältlich, die sich automatisch schließen, sobald das Wasser eine zuvor festgelegte Temperatur überschreitet.

Bringen Sie eine Klingel oder eine Sprechanlage im Badezimmer an, so dass der Kranke Hilfe rufen kann.

Eine Person, die nicht in der Lage ist, zum Baden das Bett zu verlassen, kann eine Waschung bekommen. Die folgenden Anregungen sollen helfen, diese schwierige Aufgabe ein wenig einfacher zu machen und Missgeschicke zu vermeiden.

1. Legen Sie eine Einweg- oder Gummiunterlage unter die Person.
2. Entkleiden und waschen Sie jeweils immer nur einen kleinen Teil des Körpers, um Abkühlungen zu vermeiden. Beginnen Sie oben (Kopf) und arbeiten Sie sich nach unten (Füße) fort.
3. Benutzen Sie angenehm warmes Wasser. Legen Sie zwischen die Unterlage und den Teil des Körpers, den Sie waschen, ein Handtuch.
4. Nutzen Sie Seife sparsam; im Wesentlichen für das Gesicht, unter den Armen und im Genitalbereich. Denken Sie daran: Seife ist ein Reizstoff, wenn sie nicht abgewaschen wird.
5. Beim Trocknen tupfen Sie lieber mit dem Handtuch, als dass Sie reiben. (Reiben kann das Entstehen von Druckstellen befördern.) Geben Sie besonders darauf acht, die Hautfalten und – bei Frauen – den Bereich unter den Brüsten zu trocknen.

Bettpfanne und Harnflasche

Personen, die nicht in der Lage sind, das Bett zu verlassen, benötigen eine Bettpfanne oder (für Männer) eine Harnflasche. Ein paar einfache Überlegungen können deren Gebrauch ein wenig leichter machen.

Bewahren Sie die Pfanne oder die Flasche an einem warmen und gut zugänglichen Ort auf; ein kaltes Behältnis kann einen sehr unangenehmen Schreck verursachen.

Wenn Sie die Pfanne gebrauchen, platzieren Sie sie unter dem Gesäß. Falls der Pflegebedürftige nicht mehr sitzen kann, rollen Sie ihn oder sie auf die Seite, dann schieben sie die Pfanne unter (wobei Sie sie so tief wie möglich in die Matratze drücken) und schließlich rollen Sie den Kranken zurück.

Intimität ist für eine bettlägerige Person ebenso wichtig – wenn nicht noch wichtiger – wie für jeden von uns; achten Sie auf den entsprechenden Respekt davor. Verlassen Sie das Zimmer oder ziehen Sie einen Vorhang zu, während die Bettpfanne benutzt wird. Seien Sie geduldig und stellen Sie sicher, dass Sie der Person genug Zeit lassen.

Viele Menschen sind in der Lage, das Bett zu verlassen, können aber dennoch nicht das Badezimmer erreichen, insbesondere, wenn es weit entfernt ist oder einige Treppenstufen dazwischen liegen. In solchen Fällen bietet der Toilettenstuhl eine Lösung. Ein Toilettenstuhl ist ein einfacher Stuhl mit einer toilettenähnlichen Vorrichtung unter dem Boden, die zum Zweck der einfachen Säuberung entfernt werden kann. Nach dem Gebrauch ist sie umgehend zu entleeren.

Wenn der Betroffene das Badezimmer erreichen kann, können dort für den sicheren Gebrauch ein paar Veränderungen nötig sein. So können etwa ein Haltegriff an einer nahen Wand oder frei stehende Geländer auf beiden Seiten der Toilette montiert werden. Ist die Toilette zu niedrig, können Spezialsitze erworben werden, die die Toilette erhöhen.

Druckstellen und Wundliegen (Dekubitus)

Dekubitus entsteht manchmal an den aufliegenden Körperstellen, vor allem dort, wo die Knochen sehr nah an der Haut liegen (insbesondere an Hüfte, Schulterblättern, Ellbogen, Fersen, Knien, Fußknöcheln und unter dem Rückgrat). Bei einigen Menschen können schon wenige Stunden unveränderten Drucks auf eine Stelle einen Dekubitus auslösen.

Ein Dekubitus beginnt mit einem geröteten, schmerzenden Fleck, der sich zu einer wunden Stelle oder einem Geschwür entwickeln kann. Dies kann mit Schmerzen verbunden sein, muss es aber nicht. Die Behandlung eines Dekubitus erfordert die Hilfe eines Arztes oder einer Schwester, die Heilung nimmt häufig viel Zeit in Anspruch. Vorbeugung ist deshalb die beste Methode.

Beugen Sie dem Dekubitus durch häufige Positionswechsel vor. Fordern Sie die bettlägerige Person dazu auf, sich regelmäßig zu bewegen, damit sich der Druck nicht unverändert auf eine Stelle konzentriert. Wenn sich der Betroffene selbst nicht mehr bewegen kann, helfen sie ihm oder ihr. Verändern Sie die Position mindestens alle 2 Stunden. Nutzen Sie Kissen oder Schaumstoffkeile ,um das Gewicht einer schweren oder gelähmten Person zu verlagern.

Keile können auch an Druckstellen hilfreich sein. Besondere, anatomisch geformte Kissen, wie sie etwa in Rollstühlen verwendet werden, können im Bett dazu dienen, das Gewicht gleichmäßiger zu verteilen, um so zu verhindern, dass sich Druckstellen bilden. Hilfreich sind auch synthetische Schaffell-Unterlagen, Luftmatratzen und spezielle Kissen, die den

Pappkartonschachteln ähneln, in denen gewöhnlich Eier verkauft werden. Speziell für die Fersen und die Ellbogen entwickelte Kissen sind ebenfalls erhältlich. Diese können Sie im Sanitätshandel leihen; andere Kissen nehmen das Gewicht der Decken vom Körper und schaffen ein zeltartiges Gebilde.

Positionsverlagerungen im Bett, eine gründliche Trocknung nach dem Baden, ausgewogene Ernährung und Übung sind wichtig, um dem Dekubitus vorzubeugen. Auch die bettlägerige Person selbst kann helfen, den Dekubitus zu verhindern.

Erbrechen

Neigt die betroffene Person zum Erbrechen, halten Sie eine Schüssel in erreichbarer Nähe. Manche Menschen werden mit dem Erbrechen selbst fertig und ziehen es vor, allein gelassen zu werden. Andere fühlen sich sicherer, wenn jemand bei ihnen ist. Bieten Sie in jedem Fall etwas Wasser an, um den Mund auszuspülen und reinigen Sie das Gesicht vorsichtig mit einem Schwamm.

Bieten Sie nach dem Erbrechen feste Nahrung an und ermutigen Sie zum Trinken, um die verlorene Körperflüssigkeit wieder zu ersetzen. Der Arzt oder eine Krankenschwester kann ihnen raten, welche Getränke geeignet sind. Tee, verdünnte Fruchtsäfte, Wasser oder Hühnerbrühe werden in der Regel am besten vertragen. Informieren Sie ihren Arzt, wenn das Erbrechen ein neues Symptom ist.

Die Rückkehr zur Selbstständigkeit

Häusliche Pflege ist kein unveränderlicher Vorgang. Ob sie auf die Entlassung aus einem Krankenhaus folgt oder auf eine Erkrankung oder Behinderung, die zu Hause behandelt wurde, in jedem Fall ist das Primärziel der Rekonvaleszenz eine Rückkehr zum früheren Zustand.

Dieser Prozess der Wiederherstellung stellt den Pfleger vor besondere Anforderungen. Es gilt, eine ganze Reihe möglicher Fehler zu vermeiden. Beispielsweise kann man von den Aufgaben der Pflege und der Organisation der Betreuung so in Anspruch genommen werden, dass man das entscheidende Ziel ganz aus den Augen verliert: die Rückkehr des Patienten zur Selbstständigkeit. So wird manchmal der Pflegebedürftige unnötigerweise regelrecht daran gewöhnt, dass man ihn bedient. In einem solchen Fall kann sich die Zeit der Pflege ganz unnötig verlängern. Die kranke oder beeinträchtigte Person – gleich ob Kind oder Erwachsener, Mann oder Frau – kann bewusst oder unbewusst die Phase der Pflege verlängern wollen. Die Rückkehr zu den normalen Tagesabläufen kann dadurch verzögert, manchmal sogar ganz verweigert werden.

Wenn Sie der Patient sind, fesseln Sie sich nicht unnötig ans Bett. Das Verlassen des Bettes und Bewegung sind wesentliche Aspekte der häuslichen Pflege, wenn es Ihnen Ihr Arzt nicht ausdrücklich verboten hat. Durch den fortdauernden Verbleib im Bett werden die Muskeln geschwächt und die Knochen verlieren Substanz (→ Osteoporose, S. 894). Je länger der Aufenthalt im Bett ist, umso schwieriger wird es, die alte Beweglichkeit zurückzuerlangen. Darüber hinaus gibt es einige verhängnisvolle Infektionen und Komplikationen, etwa die Lungenentzündung (S. 704), die Thrombophlebitis (S. 694) und die Lungenembolie (S. 734), die bei bettlägerigen Menschen deutlich vermehrt auftreten.

Beginnen Sie mit dem Aufstehen bei den ersten Malen vorsichtig und schrittweise. Ihr Blutdruck und ihr Gleichgewichtssinn müssen sich erst umstellen. Setzen Sie sich einige Minuten auf den Bettrand, bevor Sie versuchen aufzustehen; das Stehen und selbst das Sitzen können zu Beginn ein Schwächegefühl oder Schwindel hervorrufen. Als Nächstes versuchen Sie ein paar Schritte zu einem Sessel oder Stuhl. Sorgen Sie dafür, dass jemand bei Ihnen ist, wenn Sie sich unsicher fühlen. Wenn Ihre Kräfte wachsen und die Bewegungsfähigkeit zurückkehrt, können ihre Ausflüge größer werden, bis Sie auch ohne fremde Hilfe auskommen.

Eine Bewegungstherapie kann während der Rekonvaleszenz sehr nützlich sein. Der Therapeut macht mit Ihnen Übungen, die sowohl auf bestimmte Bewegungseinschränkungen wie auf eine allgemeine Verbesserung des Befindens abzielen. Hilfreich sind auch Massagen, und andere Heilbehandlungsmethoden. Ein Krankengymnast kann Ihnen helfen, gewisse Handgriffe zu erlernen, die im täglichen Leben nützlich sind, etwa den Gebrauch von Prothesen oder mechanischem Gerät; darüber hinaus gibt er Hinweise, wie Sie Ihre Räumlichkeiten verändern können, um eine maximale Unabhängigkeit zu erlangen.

Es gibt andere Therapeuten, die Ihnen helfen, sich von einer bestimmten Erkrankung zu erholen. Hatten Sie einen Schlaganfall

(→ Schlaganfall, S. 461), kann Ihnen ein Sprachtherapeut helfen, Ihr Sprachvermögen zurückzugewinnen. Auch Hausbesuche können vereinbart werden. Sprechen Sie mit der zuständigen Pflegedienststelle darüber. Therapeuten finden Sie in Kliniken und in Praxen.

Die Rekonvaleszenz ist häufig eine schwierige Zeit. Wenn die Patienten erste Schritte zur Unabhängigkeit unternehmen, wird es manchmal schwierig, mit ihnen umzugehen. Manche brennen darauf, ihren normalen Alltag wieder aufzunehmen und halten sich schon dann für gänzlich wiederhergestellt, wenn sie tatsächlich aber erst den ersten Schritt zur Genesung eingeschlagen haben. Andere sind von den Fort-

schritten ihrer Heilung enttäuscht oder davon, dass sie nicht «auf einen Schlag» wiederhergestellt sind. Solche Einstellungen können zu Rückschlägen und Depressionen führen. Der Arzt, der Therapeut oder die Krankenschwester kann in einem solchen Fall sowohl den Pflegenden als auch den Patienten davon unterrichten, welche Genesungserfolge in welchem Zeitraum realistisch sind. Als Pfleger tragen Sie nicht nur die Verantwortung für die körperliche und seelische Gesundung. Sie müssen ebenso versuchen, aktiv daran mitzuwirken, dass der Patient Hoffnungen schöpft und sein Selbstbewusstsein zurückgewinnt; eine wichtige Aufgabe.

Rehabilitationsprogramme

Es gibt eine Reihe spezieller Rehabilitationsprogramme nach akuten Erkrankungen. Je nach der Art und Schwere der Erkrankung oder Behinderung kann die Rehabilitation in mehreren Schritten erfolgen. Wenn Sie etwa einen Schlaganfall erlitten haben, wird die Rehabilitation mit Sprach- und Bewegungstherapie beginnen. Haben Sie wegen einer Verletzung oder einer Krebserkrankung ein Körperglied verloren, kann Ihnen ein Physiotherapeut helfen, mit einer Prothese umzugehen.

In einem zweiten Schritt versucht Ihnen ein Krankengymnast oder Bewegungstherapeut, bei der Bewältigung alltäglicher Aufgaben Hilfestellung zu leisten. Er besucht Sie zu Hause, um sich dort ein genaues Bild darüber zu verschaffen, welche Dinge Sie leisten können und welche nicht. Er stimmt seine Therapie darauf ab und achtet auch auf Erschwernisse oder Hindernisse, welche die alltäglichen Ver-

richtungen in ihrem Haus komplizieren. Möglicherweise macht er Vorschläge zu einer Umstellung der Einrichtung, zur Beschaffung einer Rollstuhlrampe oder Ähnlichem. Sein Ziel ist vor allem, die Rückkehr zu einer früheren Lebensweise zu ermöglichen.

Eine wichtige Aufgabe ist die berufliche Rehabilitation. Verschiedene Einrichtungen fördern die Rückkehr in die Arbeitswelt gerade bei Menschen mit einer Erkrankung oder Behinderung, die deren Arbeitsfähigkeit eigentlich nicht beeinträchtigt, die aber anderen (und, mehr noch, ihnen selbst) den Eindruck vermitteln könnte, dass sie diese Arbeit nicht zu bewältigen vermögen. Die berufliche Rehabilitation bietet spezielle Trainingsprogramme an, die dabei helfen, bestimmte Benachteiligungen auszugleichen. Bei vielen dieser Programme wird auch die Suche nach einem Arbeitsplatz unterstützt.

Kapitel 43

Medizinische Testverfahren

Inhalt

Diagnostische Untersuchungen

Um eine Diagnose zu stellen, benötigt der Arzt verschiedene Informationen. Die Anamnese (Krankengeschichte) sowie die Krankheitssymptome und die körperliche Untersuchung liefern ihm Anhaltspunkte für die Diagnose einer Erkrankung. Zusätzlich wird der Arzt diagnostische Tests anordnen, um seinen Verdacht zu präzisieren. Auf den folgenden Seiten werden verschiedene medizinische Tests vorgestellt: Blutuntersuchungen, Gewebeproben, bildgebende Untersuchungsverfahren (bei denen mit Röntgenstrahlen oder mithilfe anderer Techniken bestimmte innere Organe sichtbar gemacht werden) und einige andere Tests. Die Tests können in zwei Gruppen unterteilt werden, in »invasive« und »nichtinvasive« Tests.

»Invasive« Tests erfordern ein direktes Eingreifen in den Körper, um damit die direkte Sicht auf innere Organe zu ermöglichen oder die Entnahme von Körperflüssigkeiten beziehungsweise von Gewebe. »Nichtinvasive« Tests wie beispielsweise die Messung von Körperfunktionen oder auch die meisten bildgebenden Verfahren können ohne den direkten Eingriff von außen vorgenommen werden.

Der Einsatz diagnostischer Tests ist abhängig von der vermuteten Diagnose. Dabei wird der zu erwartende Nutzen in Relation zu den mit den Tests verbunden Risiken abgewogen. Jeder Patient sollte über die verschiedenen Tests, ihre Risiken und möglichen Alternativen informiert sein.

Blutuntersuchungen

Blutuntersuchungen dienen dazu, Diagnosen zu erstellen oder vorhandene zu bestätigen. Routineblutuntersuchungen bieten die Möglichkeit, eine Vielzahl von Erkrankungen aufzudecken, zum Beispiel die verschiedenen Arten einer Anämie (Blutarmut), einer Infektion oder einer Leukämie (Blutkrebs), um nur einige zu nennen. Die Blutabnahme dauert nur wenige Minuten. Sie kann in der Praxis des Hausarztes, in einer Laborpraxis oder in einem Krankenhaus vorgenommen werden. Besondere Vorbereitungen sind nicht nötig. (Für einige Untersuchungen muss der Patient allerdings nüchtern sein.)

Die Blutentnahme kann an verschiedenen Körperstellen erfolgen. Werden nur geringe Mengen benötigt, dann geschieht dies entweder an der Fingerspitze oder dem Ohrläppchen und das Blut wird mit einer kleinen Kapillare aufgenommen. Größere Mengen werden in der Regel aus einer Armvene entnommen. Die Haut an der Einstichstelle wird zuvor mit Alkohol desinfiziert und das Blut über eine in die Vene eingestochene feine Kanüle in eine Spritze aufgezogen.

Zu einer allgemeinen körperlichen Untersuchung gehört ein großes Blutbild, es werden die verschiedenen Substanzen, die im Blutplasma vorhanden sind untersucht und die Blutfette werden einer eingehenden Kontrolle unterzogen. Hunderte verschiedener Blutuntersuchungen sind zusätzlich möglich. Häufig werden auch Blutuntersuchungen der Schilddrüsenhormone vorgenommen (deren Werte auf die Funktion der Schilddrüse schließen lassen, eine Schilddrüsenüberfunktion oder -unterfunktion aufzeigen) und es werden die Gerinnungswerte untersucht (Untersuchungen, durch welche die Gerinnungsfähigkeit des Blutes bestimmt wird). Der Hausarzt wählt die erforderlichen Untersuchungen aus. Im Folgenden erfahren Sie mehr über die einzelnen Blutuntersuchungen.

Großes Blutbild

Das große Blutbild ist die häufigste Blutuntersuchung, die in der Regel Bestandteil jeder körperlichen Routineuntersuchung ist. Dabei werden die einzelnen Blutzellen jeder Art maschinell gezählt um zu beurteilen, ob deren Anzahl mit den Normalwerten übereinstimmt. Die Anzahl der roten und weißen Blutkörperchen und die der Blutplättchen wird erfasst und zudem wird die Hämoglobinkonzentration bestimmt. Das große Blutbild ermöglicht es, zahlreiche Erkrankungen wie beispielsweise verschiedene Arten einer Anämie, einer Infektion und einer Leukämie, festzustellen – also Erkrankungen zu erkennen, die sich auf die Blutzusammensetzung auswirken.

Blutplasma-Analyse

Die Inhaltsstoffe des Blutplasmas werden meistens mithilfe automatisierter Verfahren analysiert. Erfasst werden unter anderem die Konzentration der Elektrolyte (Natrium, Kalium, Chlorid und Phosphat), die Blutglukosekonzentration (Blutzucker), verschiedene Substanzen, die für die Beurteilung der Leberfunktion wichtig sind (wie Bilirubin), die Konzentrationen von Harnsäure, Kreatinin (zur Überprüfung der Nierenfunktion) und die Albuminkonzentration (ein wichtiges Eiweiß im Blutplasma). Die Analysen können einzeln oder kombiniert durchgeführt werden.

Untersuchung der Blutfette

Die Untersuchung der Lipide im Blut, der Blutfettwerte, wird ebenfalls relativ häufig vorgenommen. Dabei werden die Konzentrationen des Gesamtcholesterin, des HDL- und LDL-Cholesterins und der Triglyzeride bestimmt, die allesamt bei der Entwicklung von Gefäßerkrankungen eine Rolle spielen (→ Was Blutfettwerte aussagen, S. 640).

Blutsenkungs-geschwindigkeit

Bei dieser Untersuchung wird die Blutsenkungsgeschwindigkeit (Sedimentationsrate) der roten Blutkörperchen gemessen, das heißt die Geschwindigkeit, mit der sich die roten Blutkörperchen in einem Röhrchen mit Blut am Boden absetzen. Weicht dieser Wert von der Norm ab, kann dies auf Erkrankungen wie Infektionen, Anämien, Entzündungen, rheumatoide Arthritis, rheumatisches Fieber und auch auf einige Krebsformen hinweisen.

Gerinnungstests

Gerinnungstests zeigen auf, ob zu hohe oder zu niedrige Konzentrationen von Gerinnungsfaktoren vorliegen, die regulieren, ob und wie schnell das Blut gerinnt. Die Messung der partiellen Thromboplastinzeit (PTT) und der Thromboplastinzeit (Quick-Test) kann auf Blutgerinnungserkrankungen und Lebererkrankungen hinweisen. Diese Tests werden routinemäßig bei Patienten vorgenommen, die blutverdünnende Mittel einnehmen (Antikoagulantien).

Test- und Untersuchungsergebnisse

Alle zur Diagnose erhobenen Untersuchungsparameter müssen genau sein. Durch die gleichzeitige Auswertung von Blutproben mit bekannter Konzentration der gesuchten Substanz und den Blutproben, die analysiert werden sollen, kann die Genauigkeit des Verfahrens überprüft werden. Die Zuverlässigkeit der Testverfahren kann immer wieder durch die Erhebung von Vergleichswerten – auch von Proben aus anderen Labors – über einen längeren Zeitraum hinweg überprüft werden. Trotzdem passieren immer wieder Fehler und Abweichungen bei der Erhebung diagnostischer Parametern. Dies ist jedoch nicht nur auf die Arbeit des untersuchenden Labors zurückzuführen. Ungewöhnliche Abweichungen, zum Beispiel bei Blutwerten, können auf unterschiedliche Stoffwechselverhältnisse zu unterschiedlichen Tageszeiten zurückgeführt werden oder auf Wechselwirkungen der zu untersuchenden Substanz mit der Art des Verfahrens oder verwendeten Testsubstanzen.

Manchmal ist der Unterschied zwischen dem gemessenen, auffälligen Wert und dem Normalwert (Referenzwert) nur gering. Die Referenzwerte für Blutuntersuchungen werden durch die Analyse von Werten einer Gruppe gesunder Menschen erhoben. Der Mittelwert aller Referenzwerte stellt den Normwert für einen Untersuchungsparameter dar und umfasst eine gewisse Spanne, deren Unter- oder Überschreitung beim Patienten auf eine Erkrankung hinweisen kann.

Werden bei einer Blutuntersuchung 15 bis 20 verschiedene Parameter untersucht, ist das Risiko recht hoch, dass einer dieser Werte außerhalb der Norm liegt. Durch wiederholte Untersuchungen oder spezifischere Tests wird die Abweichung dann bestätigt oder stellt sich aufgrund besonderer Umstände doch als unbedenklich heraus. Um beurteilen zu können, ob solche geringfügig abweichenden Werte doch Ausdruck einer Krankheit sind, sind manchmal wiederholte Tests unbedingt nötig.

Wirkstoffkonzentrationen im Blut

Bei einer Therapie mit Medikamenten kann es wichtig sein, die genaue Konzentration des Wirkstoffs (zum Beispiel Digoxin) im Blut zu bestimmten Tageszeiten oder ganz allgemein zu kennen. Zur Bestimmung der Konzentration verschiedener Wirkstoffe im Blut gibt es verschiedene Tests.

Enzymtests

Die Messung von Enzymkonzentrationen im Blut gibt Aufschluss über verschiedenste Erkrankungen der inneren Organe wie Leber,

Bauchspeicheldrüse oder Herz. Bestimmte Enzyme kommen in Leberzellen zwar in hoher, im Blut jedoch nur in geringer Konzentration vor. Hohe Konzentrationen im Blut weisen daher auf eine Lebererkrankung hin. Bestimmte Enzyme, die nur in Herzmuskelzellen vorkommen, können nach einem Herzinfarkt auch im Blut nachgewiesen werden, da sie aus den zerstörten Zellen ins Blut übergehen. Bei Hinweisen auf einen Herzinfarkt wird die Konzentration dieser Enzyme gemessen.

Konzentration der Schilddrüsenhormone

Bei dieser Blutuntersuchung wird die Konzentration von Schilddrüsenhormonen gemessen, zum Beispiel von Thyroxin und dem schilddrüsenstimulierenden Hormon. Dies erleichtert die Diagnose von Schilddrüsenerkrankungen.

Arterielle Blutgasanalyse

Bei dieser Analyse wird der pH-Wert des Bluts und die Konzentration von gelöstem Sauerstoff und Kohlendioxid im Blut gemessen. Die Untersuchung unterscheidet sich grundsätzlich von den üblichen Blutuntersuchungen.

Für die Untersuchung ist arterielles Blut besser geeignet als venöses. Zur Blutentnahme wird entweder die Arterie am Handgelenk oder in der Leiste ausgewählt. Die Blutprobe muss möglichst rasch in spezielle Röhrchen des Testgeräts gefüllt und ausgewertet werden. Nach der Blutentnahme aus einer Arterie sollte man etwa 15 Minuten lang fest auf die Einstichstelle drücken und ruhig liegen bleiben.

Als Alternative kann auch Blut aus dem Ohrläppchen oder der Fingerspitze ausgewertet werden, was zwar manchmal nicht ganz so genaue Ergebnisse liefert, aber für häufigere Analysen durchaus sinnvoll ist.

Gewebeproben (Biopsien)

Gewebeproben (Biopsien) werden in der Regel für mikroskopische Untersuchungen entnommen, die unerlässlich sind, wenn es darum geht, bestimmte Krankheiten auszuschließen oder die Diagnose einer Erkrankung wie Krebs zu bestätigen. Die Entnahme geschieht entweder mithilfe einer Nadel, einem Skalpell (manchmal ist ein chirurgischer Eingriff notwendig) oder sie wird durch eine spezielle Vorrichtung vorgenommen, die auf ein Endoskop (ein Instrument, das in eine natürliche Körperöffnung eingeführt wird) montiert ist.

Die Proben werden gewöhnlich chemisch behandelt und in sehr kleine Teile geschnitten. Diese Teile werden auf kleine Gläser gelegt, gefärbt (um den Kontrast zu vergrößern) und dann von einem Pathologen (ein Facharzt, der sich auf Veränderungen des Körpergewebes spezialisiert hat) oder einem Hämatologen (ein Facharzt, der sich auf Blut und Blut bildende Zellen spezialisiert hat) – manchmal auch von beiden – unter dem Mikroskop untersucht.

Manche Proben kann der Pathologe innerhalb kürzester Zeit interpretieren. Eine Methode, die man Gefrierschnittmethode nennt, macht es möglich eine Krebserkrankung nur wenige Minuten nach der Gewebeentnahme zu diagnostizieren.

Im Grunde genommen können alle endoskopischen Instrumente, die man bei einer Untersuchung der Luftröhre, der Lunge und des oberen und unteren Magen- und Darmtrakts einsetzt, auch genutzt werden um eine Gewebeprobe zu entnehmen. Zu diesen Geräten zählen das Bronchoskop, Koloskop, Rektosigmoidoskop und das Gastroskop. Auch mit starren Instrumenten, zum Beispiel einem Zystoskop zur Blasenspiegelung, lassen sich Gewebeproben entnehmen.

Knochenmarkproben

Um eine Probe des Knochenmarks für eine Untersuchung zu bekommen, wird zumeist eine Nadel verwendet (Aspiration), die sich in einer schmalen Metallhülse (Stilett) befindet, die der Nadel einen feinen Kanal schneidet. Die Nadel muss scharf und hart genug sein, damit sie für die Entnahme von Knochenmark das Brustbein (Sternum) oder die Rückseite des Beckenknochens durchdringen kann. Bei Kindern wird das Knochenmark häufig aus dem Schienbein (dem unteren Teil des Beins) genommen.

Eine Knochenmarksaspiration dient der Diagnose vieler Erkrankungen des Bluts oder der Blut bildenden Organe, zu denen etwa Anämien, Leukämien und Lymphome zählen. Eine Knochenmarksaspiration wird ebenfalls durchgeführt um die Wirksamkeit einer Chemotherapie bei einer bösartigen Erkrankung des Knochenmarks zu überprüfen. Die Untersuchung dauert nur wenige Minuten und kann gewöhnlich in einer Arztpraxis oder einem Krankenhaus durchgeführt werden.

Zunächst wird die Stelle, an der die Knochenmarksaspiration durchgeführt wird, lokal betäubt. Danach wird der Arzt die Nadel in das weiche Innere des Brustbeins oder Beckenknochens einstechen. Durch die Nadel werden nun Flüssigkeit und Knochenmarkszellen aus dem Knochenmark gesaugt.

Es ist ein Druck zu verspüren, wenn die Nadel eingeführt wird und ein dumpfer, starker Schmerz, wenn sie wieder herausgezogen wird. Dieser Schmerz bleibt aber nur kurzfristig bestehen. Ist die Nadel entfernt, wird auf der Wunde ein Verband angelegt, während die Probe unverzüglich für die mikroskopischen Untersuchungen vorbereitet wird.

Die Entnahme eines Knochenmarkszylinders unterscheidet sich nur geringfügig von einer Knochenmarksaspiration. Hierbei wird ein kleiner fester Kern des Knochenmarks unbeschädigt entnommen. Statt einer Nadel wird allerdings ein dickeres Instrument verwendet.

Nach dem Eingriff kann die Einstichstelle einige Tage lang verfärbt und schmerzempfindlich sein. Grundsätzlich besteht das Risiko, dass die Einstichstelle blutet, obgleich dies aber sehr selten geschieht.

Lebergewebeproben

Diese ungefährliche und auch relativ einfache Prozedur wird vorgenommen, um Lebererkrankungen wie beispielsweise die Leberzirrhose, Hepatitis oder Krebs zu diagnostizieren. Sie kann aber auch eingesetzt werden um sowohl die Wirkungen von Arznei- als auch die von Rauschmitteln auf die Leber zu untersuchen. Die Untersuchung ist stationär und ambulant durchführbar.

Möglicherweise werden Sie aufgefordert, Stunden vor der Untersuchung keine Speisen oder Getränke mehr zu sich zu nehmen. Bevor die Untersuchung beginnt, wird man Sie bitten, sich zu entkleiden und ein Klinikhemd anzuziehen.

Während der Entnahme der Gewebeprobe müssen Sie versuchen, auf dem Untersuchungstisch ganz ruhig zu liegen. Der Bereich, in dem die Nadel eingeführt wird (zwischen oder unter den rechten Rippen), wird gesäubert und betäubt. Dann wird man Sie bitten, tief einzuatmen und die Luft anzuhalten, während der Arzt die Nadel vorsichtig durch die Haut und in die Leber einführt.

Wenn die Nadel die Leber erreicht hat, wird sie gedreht und wieder herausgezogen. Dieser Vorgang dauert nur wenige Sekunden. Die Gewebeprobe aus der Nadel wird in ein steriles Gefäß gegeben und zur Untersuchung in ein pathologisches Labor gesandt.

Nach dem Eingriff wird ein Verband auf die kleine Wunde gemacht. Es wird empfohlen, sich für die nächsten 3 bis 4 Stunden hinzulegen. Während dieser Zeit werden regelmäßig der Puls und der Blutdruck gemessen. Treten Schwindelgefühle auf, insbesondere nach der 3- bis 4-stündigen Ruhephase, informieren Sie sofort Ihren Arzt. Dieser wird überprüfen, ob es aus der Einstichstelle geblutet hat. Gelegentlich wird auch ein mildes Schmerzmittel gegeben, das kein Aspirin enthält.

Endoskopische Untersuchungen

Das Endoskop ist ein Instrument, mit dem man das Innere eines Hohlorgans oder das Innere von Körperhöhlen untersuchen kann. Es besteht aus einer entweder flexiblen oder starren Röhre, die mit einem Kamerasystem verbunden ist, mit dessen Hilfe der Arzt auch Gewebe genau betrachten und untersuchen kann, das am entfernten Ende des Endoskops liegt.

Das Endoskop hat sich in vielen Fachgebieten zu einem unverzichtbaren Hilfsmittel für die Diagnose der verschiedensten Beschwerden entwickelt. Für den Lungenspezialisten ist das Endoskop (Bronchoskop) das wichtigste Werkzeug zur Untersuchung der Luftröhre und des Bronchialbaums. Es wird eingesetzt um Tumoren, Verengungen, Ansammlungen von Sekret und blutende Stellen in den Bronchien ausfindig zu machen und um Lungenkrebs, Tuberkulose und andere Lungenerkrankungen zu diagnostizieren (→ Bronchoskopie, S. 726).

Auch der Gastroenterologe, der sich mit dem Magen, dem Darm und den anderen Verdauungsorganen befasst, benutzt ein Endoskop. Gastroenterologische Untersuchungen beinhalten die Gastroskopie (sie erlaubt einen direkten Blick in die Speiseröhre, den Magen und den Zwölffingerdarm), die Sigmoidoskopie (um das Rektum und den sigmoidförmigen Anteil des Dickdarms zu untersuchen) und die Koloskopie (um die Schleimhautauskleidung des Dickdarms vom Anus bis zur Übergangsstelle von Dick- zu Dünndarm zu untersuchen). Andere Spezialisten nutzen ein Endoskop um die Gelenke (→ Arthroskopie, S. 878), die Blase (→ Zystoskopie, S. 849) oder andere Organe zu untersuchen.

Kehlkopfspiegelung (Laryngoskopie)

Dieser Vorgang erlaubt dem Arzt einen direkten Blick in den Kehlkopf. Probleme wie beispielsweise ein Tumor, ein Fremdkörper oder auch eine Verletzung der Nerven werden sehr häufig auf diese Weise entdeckt. Es handelt sich um eine Untersuchung, die gewöhnlich in der Arztpraxis durchgeführt wird. Besondere Vorbereitungen sind nicht nötig.

Durch die Nase wird ein lokales Betäubungsmittel verabreicht, um die Untersuchung angenehmer zu machen. Dann führt der Arzt vorsichtig ein flexibles Endoskop (Laryngoskop) durch die Nase ein und entlang des Rachens bis in den Kehlkopf. Das beleuchtete Linsensystem des Endoskops ermöglicht es dem Arzt dann, in den Kehlkopf zu sehen um eine Erkrankung entweder zu diagnostizieren oder auch auszuschließen zu können. Es kann auch ein starres Laryngoskop benutzt werden, das dann aber statt durch die Nase durch den Mund eingeführt wird.

Ernsthafte Risiken sind mit dieser Untersuchung eigentlich nicht verbunden. Es ist allerdings durchaus möglich, dass sich die Nase und der Rachen durch das Einführen des Endoskops vorübergehend ein wenig wund anfühlen oder eventuell auch ein wenig Blut gehustet wird, wenn eine Gewebeprobe entnommen wurde.

Bildgebende Verfahren

Der Einsatz von Röntgenstrahlen zu Untersuchungszwecken ist nicht neu. Seit mehr als einem Jahrhundert werden sie genutzt, um etwa den Aufbau der Knochen, des Herzens und der Lungen zu untersuchen. Aufnahmen der weiblichen Brust (→ Mammografie, S. 1165), Kieferaufnahmen (S. 369), Kontrastmittelaufnahmen der Speiseröhre, des Magens und des Darms (S. 762) und ähnliche Untersuchungen bedienen sich der lange bekannten Technik. Im letzten Jahrzehnt haben sich jedoch die Untersuchungen vieler innerer Organe durch den Einsatz computergestützter bildgebender Verfahren entscheidend verändert. Die drei häufigsten Arten sind die Computertomographie (CT), die Kernspintomographie, auch Magnetresonanztomographie (MRT) genannt, und die Sonographie (Ultraschall).

CT, MRT und Sonographie ähneln sich, da sie detaillierte Querschnitte des Körperinneren ermöglichen – dünnen Scheiben vergleichbar, die von einem Laib Brot geschnitten werden.

Sie unterscheiden sich in der Methode, wie sie diese Bilder produzieren: Die Computertomographie nutzt sehr feine Röntgenstrahlen, die MRT arbeitet mit Magnetfeldern und Radiowellen und der Ultraschall mit Hochfrequenz-Schallwellen. Die Untersuchungen mit CT, MRT und Ultraschall sind ungefährlich, sind nicht mit Schmerzen verbunden und werden in der Regel ambulant durchgeführt.

Computertomographie

Die CT ist in der Lage, sehr viel genauere Bilder der inneren Organe zu liefern als die herkömmliche Röntgentechnik. Der Computertomograph sendet feine Röntgenstrahlen aus und zeichnet die Strahlen auf, wenn sie den Körper wieder verlassen. Durch eine Computeranalyse der durch das Körpergewebe verursachten Veränderungen dieser Strahlen kann ein Bild vieler feingeweblicher Strukturen und Organe gewonnen werden, das für die traditionelle Röntgentechnik unsichtbar ist (→ CT und MR-Bilder, S. 494).

Bei einer CT-Untersuchung werden Sie gebeten, sich flach auf einen beweglichen Tisch zu legen, der in das Innere der CT-Röhre gefahren wird. Während die Aufnahmen gemacht werden, müssen Sie still liegen und auf Anweisung den Atem anhalten. Häufig wird ein Kontrastmittel injiziert um den Kontrast der Aufnahmen zu verbessern. Diese Flüssigkeit enthält Jod, daher wird man sich zuvor erkundigen, ob Sie gegen Jod allergisch sind. Manchmal erhält man auch ein Kontrastmittel zum Trinken, wenn der Magen-Darmtrakt untersucht werden soll.

Magnetresonanztomographie

Diese Aufnahmetechnik arbeitet mit Magnetfeldern und Radiowellen um Querschnitt-Aufnahmen von Kopf und Körper zu erzeugen. Es entstehen dabei Bilder, die das Köperinnere mit bemerkenswerter Klarheit sichtbar machen. Weil sie auch Besonderheiten des Gewebes zeigen, die für andere Untersuchungsmethoden unsichtbar sind, kann diese Methode einzigartige diagnostische Informationen liefern. Risiken, die mit der MRT verbunden sind, sind nicht bekannt. Dennoch wird bei Patienten mit Herzschrittmacher oder anderen metallenen Implantaten in der Regel aus Sicherheitgründen auf diese Untersuchung verzichtet.

Es gibt viele verschiedene Arten von MRT-Untersuchungen. In manchen Fällen wird ein Kontrastmittel injiziert, damit ein bestimmtes Gewebe besser zu erkennen ist. Wenn die Untersuchung abgeschlossen ist, werden die Bilder zur Interpretation einem Radiologen vorgelegt.

Ultraschallaufnahmen

Das Ultraschallgerät sendet und empfängt für das menschliche Ohr unhörbare Hochfrequenz-Schallwellen (Ultraschall). Nachdem die Schallwellen das Gewebe durchdrungen haben und zurückgestrahlt worden sind, werden sie von einem Computer in Bilder übersetzt, die auf einem Bildschirm betrachtet und für die Analyse fotografisch festgehalten werden können.

In den letzten Jahren hat die Bedeutung des Ultraschalls für die medizinische Versorgung erheblich zugenommen. Diese ungefährliche Methode wird genutzt, um den Bauchraum

---

Ultraschalluntersuchung während der Schwangerschaft

Diese schmerzlose Untersuchung erlaubt es dem Arzt, den Fetus in der Gebärmutter zu betrachten ohne die Mutter oder ihr Kind Röntgenstrahlen auszusetzen. Eine Ultraschalluntersuchung hat für den Fetus keinerlei negativen Folgen. Die Aufnahmen – man nennt sie ein Sonogramm – enthüllen viele wichtige Details einer Schwangerschaft wie etwa Lage, Größe und Entwicklungsstadium des Fetus, multiple Schwangerschaften und die Lage der Plazenta. Zu Beginn der Schwangerschaft nutzt man den Ultraschall, um eine ganz normale Schwangerschaft in der Gebärmutter zu unterscheiden von einer solchen, die etwa in den Eileitern oder anderswo auftreten kann.

Eine Ultraschalluntersuchung dauert etwa 15 Minuten und wird in der Regel ambulant durchgeführt. Wenn Sie sich im frühen Stadium Ihrer Schwangerschaft befinden, kann es sein, dass man Sie auffordert, etwa eine Stunde vor der Untersuchung einige Gläser Wasser zu trinken. (Um die besten Resultate zu erzielen, muss die Blase gefüllt sein.) In einem späteren Stadium der Schwangerschaft ist das Trinken von Wasser nicht mehr nötig, weil die Gebärmutter und der Fetus dann so weit gewachsen sind, dass sie sich auch ohne eine gefüllte Blase gut erkennen lassen.

Ihr Bauch wird mit einem Gel eingerieben, dann wird der Ultraschallkopf unter vorsichtigem Druck auf dem eingeriebenen Bereich hin- und herbewegt. Wenn Ihr Arzt es für nötig hält, wird er in Ihrer Scheide einen Ultraschallkopf platzieren, mit dem sich eine frühe Schwangerschaft genauer überwachen lässt. Der Schallkopf sendet Hochfrequenz-Schallwellen in den Körper und zeichnet die vom Gewebe reflektierten Wellen auf. Ein Computer übersetzt diese reflektierten Wellen in Bilder, die der Arzt analysieren kann. Für spätere Untersuchungen werden diese Bilder fotografisch festgehalten.

(einschließlich Gallenblase, Leber, Bauchspeicheldrüse, Nieren, Milz und Aorta), die Beckenorgane (einschließlich Gebärmutter, Eierstöcke und Prostata), den Hals (einschließlich Schilddrüse und Nebenschilddrüse), Hoden und Brust zu untersuchen. Diese Methode ist auch während der Schwangerschaft anwendbar, um den Fetus in der Gebärmutter zu betrachten. Darüber hinaus ermöglicht die Sonographie dem Arzt, Arterien und Venen zu untersuchen. Eine Verengung der Halsschlagader etwa, die zu einem Schlaganfall führen kann, kann man mit Ultraschall rechtzeitig entdecken.

Radiologen nutzen Ultraschall und CT überdies, um kleine innere Eingriffe zu überwachen, so etwa die Dränage von Infektionsherden mit einem feinen Katheter oder die Gewebeentnahme mit einer feinen Nadel im Falle eines Tumors. Häufig werden diese Prozeduren ambulant durchgeführt.

Röntgenuntersuchungen – eine sinnvolle Technik

Sind bildgebende Verfahren gefährlich?

Jede Pflanze, jedes Tier und jedes menschliche Wesen auf diesem Planeten ist täglich Strahlungen ausgesetzt. Die meisten dieser Strahlungen entstammen natürlichen Quellen, zu denen auch der Weltraum, die Erde und sogar der menschliche Körper zählt. Weniger als 15 Prozent dieser Strahlungen werden durch medizinische Untersuchungen freigesetzt.

Radiologische Untersuchungen sind unbedenklich. Die Menge der Strahlung, die für eine gewöhnliche Röntgenuntersuchung benötigt wird, ist gering und sie wurde, dank des technischen Fortschritts, im Laufe der Jahre immer stärker reduziert. Nach einer Röntgenuntersuchung gibt es keinerlei Strahlungsrückstände. In der Tat ist es so, dass die Menge der Strahlung, der man bei einer Röntgenaufnahme des Brustkorbs ausgesetzt wird, geringer ist als die Menge kosmischer Strahlung, die man bei einer längeren Flugreise auf sich nimmt.

Kosten

Die Technik moderner bildgebender Verfahren wie CT und MRT ist aufwändig und sehr kostenintensiv. Der Arzt wird daher nur auf diese Diagnoseverfahren zurückgreifen, wenn er alle anderen Möglichkeiten ausgeschöpft hat oder wenn eine schwerwiegende oder lebensbedrohliche Situation vorliegt, die eine schnelle und präzise Diagnose erfordert.

Nutzen

Die Diagnostik mittels bildgebender Verfahren erlaubt jedoch andererseits eine bessere Gesundheitsvorsorge und sie kann sogar dazu dienen, die allgemeinen Gesundheitskosten zu senken, indem:

- sie Krankheiten früher erkennt, häufig in einem Stadium, in dem sie noch heilbar sind
- sie häufig eine unzweifelhafte Diagnose erlaubt
- sie für Beruhigung sorgt, wenn die Untersuchungsergebnisse normal sind
- sie die Notwendigkeit operativer Untersuchungen senkt
- sie einen detaillierten »Lageplan« liefert, wenn eine Operation unumgänglich ist
- sie es ermöglicht, kleine chirurgische Eingriffe (wie eine Biopsie, Dränage eines Infektionsherdes oder Ähnliches) genauer und sicherer auszuführen
- sie eine schmerzlose Überwachung einer laufenden Behandlung ermöglicht.

Radionuklidaufnahmen (Radionuklid-Szintigraphie)

Bei diesem Untersuchungsverfahren werden kleine Mengen radioaktiver Isotope verschiedenen Substanzen eingesetzt. Die Präparate können injiziert, inhaliert oder geschluckt werden. Ein spezielles Gerät, die Gammakamera, übermittelt dann Bilder von den Isotopen in den Organen, die es dem Arzt ermöglichen, Größe, Gestalt und Funktion des jeweiligen Organs zu überprüfen. Die Bilder können ebenso helfen, zwischen gesundem und krankem Gewebe zu unterscheiden. In mancherlei Hinsicht bedeutet das neue Verfahren die Umkehr der traditionellen Röntgenaufnahme. Wurde diese von außerhalb des Körpers gemacht, findet die Radionukliduntersuchung nun innerhalb des Körpers statt.

Radioisotope werden in der Regel innerhalb einiger Stunden oder Tage vom Körper abgebaut. Das radioaktive Material wird jedoch zu Beginn in einem gewissen Grad im ganzen Körper verteilt. Daher sollte diese Form der Untersuchung nicht während der Schwangerschaft oder der Stillzeit angewandt werden – es sei denn, die benötigte Information wäre lebensnotwendig und könnte auf einem anderen Wege nicht erlangt werden. Wenn Sie noch stillen oder wenn Sie glauben, schwanger zu sein, unterrichten Sie Ihren Arzt davon, wenn eine Radionuklid-Szintigraphie geplant ist.

Knochenszintigraphie

Diese Methode ist geeignet, Krebserkrankungen, Infektionen oder die Ursachen unspezifischer Knochenbeschwerden wie etwa feine oder versteckte Brüche zu diagnostizieren. Häufig wird sie durchgeführt um festzustellen, ob sich Krebserkrankungen in den Knochen ausgebreitet haben.

Die Knochenszintigrafie kann ambulant oder stationär durchgeführt werden. Dazu wird ein spezielles Radioisotop, etwa eine mit Technetium-99m markierte Phosphatverbindung, injiziert. Einige Stunden Wartezeit sind nötig, in denen die Knochen die Substanz aufnehmen und die Nieren die überschüssigen Mengen ausscheiden. Während dieser Zeit muss viel Wasser getrunken werden, um eine baldige Ausscheidung des überschüssigen Präparats zu gewährleisten. Etwa 3 Stunden nach der Injektion können dann die Aufnahmen angefertigt werden.

Während der Aufnahme liegt der Patient ruhig auf einem Tisch. Mittels einer speziellen Gammakamera ist es möglich, die Art und Weise der Verteilung des Isotops im Knochen zu erkennen. Ist sie ungleichmäßig, könnte dies auf eine Problematik hinweisen. Zonen mit einer verstärkten Anhäufung des Isotops werden »hot spots« genannt. Ein Knochenbruch oder zum Beispiel eine entzündliche Veränderung zeigt sich in solchen »hot spots«.

Besondere Vorsicht nach der Untersuchung ist nicht nötig.

Lungenszintigraphie

Diese Aufnahme dient gewöhnlich einer Untersuchung der Lunge auf ein Blutgerinnsel (Embolie) hin. Es dauert etwa 45 Minuten und kann in einem Krankenhaus oder ambulant durchgeführt werden.

Dabei wird eine geringe Menge radioisotophaltige Substanz inhaliert und die Gammakamera zeichnet Bilder von den Luftströmungen in der Lunge auf (Ventilationsszintigraphie). Anschließend wird eine geringe Menge eines anderen Radioisotops in eine Armvene injiziert, mittels derer der Blutstrom in der Lunge in verschiedenen Positionen aufgenommen wird (Perfusionsszintigrafie). Der Arzt, der die Untersuchung durchführt, kann dann die Ergebnisse beider Untersuchungen miteinander vergleichen. Besondere Vorsicht nach der Untersuchung ist nicht nötig.

Leberszintigraphie

Eine Leberaufnahme wird durchgeführt, um Größe, Gestalt und Funktion der Leber zu bestimmen. Mit ihrer Hilfe lassen sich Zysten, Abzesse und Tumore ebenso entdecken wie Anzeichen einer Krebserkrankung, die sich bis auf die Leber ausgebreitet oder dort ihren Ursprung hat. Sie kann auch die Schädigungen zeigen, die der Leber durch eine Hepatitis, Zirrhose oder Bauchverletzungen zugefügt wurden. Die Untersuchung dauert etwa 30 Minuten und kann in einem Krankenhaus oder ambulant durchgeführt werden.

Zunächst muss sich der Patient eventuell teilweise entkleiden, dann wird eine radioaktive Substanz in seinen Arm injiziert. Während er liegt, wird der gebeten, einige verschiedene Positionen einzunehmen. In dieser Zeit nimmt eine spezielle Gammakamera Bilder des Radioisotops auf, das von Ihrer Leber aufgenommen wurde. Besondere Vorsicht nach der Untersuchung ist nicht nötig.

Die szintigraphische Untersuchung der Leber wird meist durchgeführt, wenn es um die Durchblutung oder die Darstellung der Gallengänge geht oder andere Verfahren nicht aussagekräftig genug sind. Grundsätzlich lässt sich dieses Organ sehr gut durch andere Methoden darstellen. Häufiger wird deshalb auch eine Szintigraphie der Niere durchgeführt um Durchblutung und Funktion dieses Organs zu beurteilen.

Radiojodtest und Schilddrüsenszintigraphie

Der Radiojodtest und die Schilddrüsenszintigraphie sind zwei Methoden, um die Größe Struktur und Funktion der Schilddrüse zu beurteilen. Während der Radiojodtest nur bei bestimmten Fragestellungen zur Vorbereitung einer Radiojodtherapie angewendet wird, ist die Schilddrüsenszintigraphie sehr wertvoll, wenn es darum geht, eine Überfunktion oder eine Unterfunktion der Schilddrüse zu erkennen. Man nutzt sie auch um Knötchen in der Schilddrüse zu bestimmen. Beide Untersuchungen können ambulant oder auch stationär durchgeführt werden. Abhängig vom Zweck der Untersuchung ist es möglich, dass eine medikamentöse Behandlung Ihrer Schilddrüse kurzzeitig unterbrochen werden muss.

Radiojodtest

Für den Radiojodtest wird eine kleine Menge Radiojod als Kapsel oder in flüssiger Form geschluckt. 6 oder 24 Stunden später, gegebenenfalls auch zu beiden Zeiten, wird gemessen, in welchem Maß die Schilddrüse die Fähigkeit hat ‚das Jod zu absorbieren. (Die Schilddrüse braucht Jod um Schilddrüsen-Hormone zu produzieren.) Während der Messungen liegt der Patient mit dem Rücken auf einem Tisch, der Kopf ist nach hinten gestreckt. Auf dem Hals wird ein Messinstrument befestigt, welches die Menge Jod, die von der Schilddrüse aufgenommen wird, misst. Der Radiojodtest wird heute nur noch bei speziellen Fragestellungen verwendet, üblicher ist eine Szintigrafie.

Schilddrüsenszintigraphie

Die Schilddrüsenszintigrafie unterscheidet sich vom Radiojodtest insofern, als sie eine aktuelle Aufnahme der Schilddrüse ermöglicht. Sie erfordert die Injektion (oder die Einnahme) eines Radioisotopenpräparates. Eine Gammakamera zeichnet auf, wie viel des Radioisotops in der Schilddrüse konzentriert worden ist. Das Bild kann entweder am Bildschirm interpretiert oder für die Begutachtung durch den Arzt ausgedruckt werden.

Besondere Vorsicht nach der Untersuchung ist nicht nötig.

Darstellung von Tumorgewebe

Bei einer zunehmenden Zahl neuer Radionuklidverfahren werden Radioisotope verwandt um Tumore zu lokalisieren. Zu den Wirkstoffen, derer man sich zur Erkennung der Tumore bedient, zählen radioaktiv markierte kleine Proteine, größere, radioaktiv markierte monoklonale Antikörper und positronenemittierende Moleküle für die so genannte Positronenemissionstomographie (PET) und andere Radioisotope, die von einem Tumor aufgenommen werden. Viele dieser Wirkstoffe werden zur Diagnostik bestimmter Tumore verwendet.

Aufgrund ihrer einzigartigen Merkmale binden sich die mit Radioisotopen versehenen Moleküle an die Oberfläche der Tumorzellen oder werden von ihnen aufgenommen – anders als dies gesunde Zellen tun. Obgleich diese Aufnahmen zweifelsohne große Möglichkeiten bieten, werden einige dieser Methoden zurzeit noch geprüft und nicht routinemäßig, sondern nur für bestimmte Fragestellungen verwendet.

Alle nachfolgend aufgeführten Substanzen sind entweder Radioisotope oder sind an ein Radioisotop gebunden (radioaktiv markiert), das von einer Spezialkamera aufgenommen und abgebildet werden kann um zu erkennen, wo ein Tumor wächst. Die verschiedenen Arten der Aufnahmen erfordern die Verwendung verschiedener Präparate. Nachfolgend sind einige Beispiele aufgeführt.

Kleine Eiweißmoleküle (Peptide)

Das Octreotid ist ein künstlich hergestelltes, kleines Protein, das dem Hormon Somatostatin ähnelt. Es bindet an Tumore, die an der Zelloberfläche ein ganz bestimmtes Protein aufweisen, den Somatostatinrezeptor. Eine Szintigraphie mit radioaktiv markiertem Octreotid (in einem Kombinationspräparat) wird zum Beispiel gelegentlich bei der Diagnostik verschiedener Tumoren verwendet. Dazu zählen bestimmte Arten von Lungenkrebs, seltene Tumoren des Magen-Darmtrakts, wie etwa Karzinoide sowie Krebsarten der Bauchspeicheldrüse und der Schilddrüse.

Die Aufnahme verschiedener Körperzonen mithilfe einer Gammakamera beginnt in der Regel 4 bis 6 Stunden, nachdem das Radioisotop in eine Armvene injiziert wurde. Am folgenden Tag werden weitere Aufnahmen gemacht. Besondere Vorbereitungen auf die Untersuchung sind nicht erforderlich, allenfalls wird gelegentlich ein Abführmittel verabreicht um die Qualität der Aufnahmen zu verbessern.

Monoklonale Antikörper

Wie alle Zellen bilden auch Tumorzellen an ihrer Oberfläche spezifische Strukturen aus, so genannte Antigene. Antikörper (größere Proteine) sind Moleküle, die jeweils zu bestimmten Antigenen passen. Für die Diagnostik von Tumoren stehen verschiedene Antikörper zur Verfügung, die sich mit einem Radioisotop, zum Beispiel Indium-111, markieren lassen. Der radioaktiv markierte Antikörper bindet an das passende Antigen, wodurch sich die Lokalisation bestimmter Krebsarten auf einem mittels einer Gammakamera dargestellten Bild erkennen lässt. Die Aufnahmen werden in der Regel 48 bis 128 Stunden nach der Injektion des Radioisotops und häufig an mehr als nur einem Tag gemacht.

Vielleicht gibt es in der Zukunft noch andere dieser tumormarkierenden Substanzen um auch andere Arten von Tumoren zu erkennen.

Einige tumorspezifische Radioisotope

Eine Jod-131-Aufnahme wird durchgeführt, nachdem die Schilddrüse nach einer Schilddrüsenkrebs-Erkrankung ganz oder teilweise operativ entfernt worden ist. Das Jod wird in flüssiger Form oder in einer Kapsel eingenommen. Die Aufnahmen des Halses oder des ganzen Körpers, die mit einer Gammakamera gemacht werden, erfolgen 24 oder 48 Stunden später.

Die Untersuchung zeigt, ob es Überreste oder einen Rückfall der Krebserkrankung gibt. Im Vorfeld der Untersuchung werden Sie aufgefordert, die medikamentöse Behandlung Ihrer Schilddrüse kurzzeitig zu unterbrechen. Fragen Sie Ihren Arzt, ab wann dies geschehen soll und ob es irgendwelche Ernährungsvorschriften für Sie gibt. Besondere Vorsichtsmaßnahmen nach der Untersuchung sind nicht erforderlich.

Gallium-67-Aufnahmen werden bei verschiedenen Arten von Tumoren angewandt, vor allem bei Lymphomen (Krebserkrankung des Lymphsystems) und der dazu zählenden Hodgkin-Erkrankung. Thallium-201 und Technetium-99m Sestamibi wurden ursprünglich für Herzaufnahmen verwandt und werden nun zunehmend auch als nützliches Hilfsmittel bei der Diagnostik von Tumoren erkannt.

Positronenemissionstomographie (PET)

Viele der Moleküle, die der menschliche Körper von Natur aus aufweist, können künstlich so abgewandelt werden, dass sie zusätzlich ein positronenemittierendes Radioisotop enthalten. Manchmal ist dies nicht mit demselben, sondern einem dem körpereigenen sehr ähnlichen Molekül möglich. Mithilfe dieses künstlich hergestellten Moleküls ist es möglich, die Verteilung von zum Beispiel Glukose (eine Form des Zuckers im Körper), Wasser und vieler anderer Moleküle, die der menschliche Körper enthält, genau aufzuzeichnen.

Fluordesoxyglukose (FDG) ist ein gutes Beispiel für ein solches positronenemittierendes Molekül, das von verschiedenen Körperorganen und Tumoren aufgenommen wird, da es sehr der Glukose ähnelt. Es ist sehr nützlich um die Existenz bestimmter Tumorerkrankungen nachzuweisen, vor allem wenn die CT- oder eine MRT-Aufnahme keinen eindeutigen Aufschluss darüber liefern, ob eine vorhandene Abnormität harmlos oder der Ausdruck einer Tumorerkrankung ist. Diese teure Technik kommt jedoch nicht routinemäßig zum Einsatz. Überdies ermöglicht FDG eine Abbildung des Gehirns und des Herzens, die auch zur Diagnose anderer Erkrankungen und nicht nur von Tumoren genutzt werden kann.

Eine PET erfordert spezielle Kameras, mittels derer man bereits ganz kurz, nachdem das Radioisotop in eine Armvene injiziert wurde, die erforderlichen Aufnahmen machen kann.

Besondere Vorsichtsmaßnahmen nach der Untersuchung sind nicht erforderlich.

Darstellung von Infektionsherden

Zwei der Untersuchungsmethoden, die Präparate mit Radioisotopen nutzen um nach einer Infektion im Körper zu suchen, werden im Folgenden beschrieben: die Gallium-Aufnahme und die Aufnahme mit durch Indium markierte weiße Blutkörperchen. Der Untersuchungsvorgang ist bei beiden Methoden ähnlich, auch wenn sie bei ganz unterschiedlichen medizinischen Problemen zum Einsatz kommen.

Eine spezielle Gammakamera zeichnet die Verteilung des Isotops auf. Die Bilder abnormen Gewebes unterscheiden sich deutlich von den Aufnahmen gesunden Gewebes, sodass der Arzt in die Lage versetzt wird, mögliche Infektionsherde aufzuspüren.

Gallium-Aufnahmen

Bei diesem Vorgang wird intravenös ein Radioisotop (Gallium-67) verabreicht, das sich in abnormem Gewebe anreichert, etwa in Infektions- und Entzündungsherden oder bestimmten Tumoren.

Die Aufnahmen werden zu verschiedenen Zeiten gemacht, frühestens 6 Stunden nach Verabreichung des Radioisotops, sehr viel häufiger nach 24 oder 48 Stunden. In der Zwischenzeit wird ein Abführmittel eingenommen, welches dazu dient, das ungebundene Gallium möglichst bald auszuscheiden.

Während der Untersuchung wird eine spezielle Gammakamera verschiedene Aufnahmen vom Bauch, dem Brustkorb oder anderen Körperpartien aufzeichnen, in denen eine Infektion vermutet werden kann. Diese Aufnahmeprozedur dauert etwa 1 bis 1,5 Stunden.

An einem oder mehreren der folgenden Tage können noch Aufnahmen von der Verteilung des Galliums gemacht werden. Diese Aufnahmen können den Arzt auf bestimmte Körperstellen hinweisen, die mittels anderer bildgebender Verfahren, etwa Ultraschall, untersucht werden müssen.

Besondere Vorsichtsmaßnahmen nach der Untersuchung sind nicht erforderlich.

Aufnahmen mit Indium-131 markierten weißen Blutzellen

Bei dieser Untersuchungsmethode werden dem Körper weiße Blutkörperchen entnommen, die mit einem Radioisotop markiert und anschließend dem Blutkreislauf wieder zugeführt werden. Die so markierten weiße Blutkörperchen sammeln sich von selbst an bestimmten Infektions- und Entzündungsherden.

Zu Beginn wird von einer Armvene Blut abgenommen. Im Labor wird die Blutprobe dann einer Behandlung unterzogen, in der man die weißen Blutkörperchen von den anderen Bestandteilen des Bluts, inklusive der roten Blutkörperchen, trennt. Den weißen Blutkörperchen wird dann eine geringe Menge des Radioisotops zugefügt, das sich an die Blutzellen bindet. Nach 2 oder 3 Stunden werden die so präparierten weißen Blutkörperchen durch eine

Injektion in eine Armvene dem Körper wieder zugeführt.

Mit einer Gammakamera werden bis zu 24 Stunden nach der Injektion etwa 6 Aufnahmen der präparierten weißen Blutkörperchen gemacht. Die Bilder zeigen, an welchen Stellen des Körpers sie sich gesammelt haben. Die Aufnahmen dauern etwa 1 bis 2 Stunden und werden stationär oder ambulant durchgeführt.

Nachdem die Untersuchung beendet ist, sind keine besonderen Vorsichtsmaßnahmen erforderlich.

Herzszintigraphie

Zwei wichtige Radionuklidverfahren stehen für eine Untersuchung des Herzens zur Verfügung: Aufnahmen der Durchblutung des Herzmuskels und Aufnahmen der Kontraktionen des Herzmuskels. Diese beiden Untersuchungen liefern unterschiedliche Informationen über das Herz und sie werden unter Verwendung unterschiedlicher Radioisotope durchgeführt.

Bei beiden Tests zeigt eine spezielle Gammakamera die Lage oder den Weg des Radioisotops im Herzen, von dem sie verschiedene Aufzeichnungen macht. Die Bilder eines kranken Herzens können sich erheblich von denen eines gesunden Herzens unterscheiden, sodass sie für die Überprüfung der Herzfunktionen und auch für eine Diagnose möglicher Ursachen für Herzbeschwerden eine große Hilfe sein können.

Aufnahmen der Durchblutung des Herzmuskels (Myokard-Szintigraphie)

Bei diesen Aufnahmen können Bereiche im Herzmuskel entdeckt werden, die etwa durch einen Herzinfarkt geschädigt wurden, oder solche, die nicht ausreichend mit Blut versorgt werden. Solche Bereiche können die Pumpfunktion des Herzmuskels beeinträchtigen oder der Beginn eines Herzinfarkts sein. Nach einer Injektion in die Armvene zu Beginn der Untersuchung wird ein zum Beispiel mit Thallium markierter Komplex vom Herzmuskel aufgenommen, sodass sich das Gewebe darstellen lässt.

Gewöhnlich wird die Untersuchung sowohl im Zustand der Ruhe als auch unter Belastung durchgeführt. Eine Belastung (die zu einer gesteigerten Blutzirkulation in den Blutgefäßen des Herzens führt) wird entweder durch körperliche Betätigung oder durch schnell wirksame Medikamente provoziert. Für diese Untersuchung wird das Medikament durch eine

Armvene verabreicht. Ob die Belastung durch körperliche Betätigung oder durch Medikamente herbeigeführt wird, hängt davon ab, ob der Patient in der Lage ist, auf einem Laufband zu laufen und welches spezifische Problem bei ihm vermutet wird. Jede Testform kann eine unterschiedliche Vorbereitung erfordern. Sprechen Sie daher mit Ihrem Arzt, ob Sie Nahrung oder Koffein zu sich nehmen dürfen und ob Sie im Vorfeld der Untersuchung die Einnahme von Medikamenten unterbrechen sollten.

Bei der Untersuchung werden auf dem Brustkorb EKG-Elektroden befestigt (→ Elektrokardiographie, S. 1343). Während der Übungen auf dem Laufband oder nach der Injektion werden das EKG und der Blutdruck überwacht. Erst unmittelbar vor dem Ende der Übung oder der Injektion wird das Radioisotop, das sich im Herzmuskel absetzen soll, durch eine Injektion in die Armvene verabreicht.

Eine spezielle Gammakamera zeichnet verschiedene Bilder des Herzens auf, während der Patient ruhig auf einem Tisch liegt. Die Aufnahmen im Ruhezustand, die man zum Vergleich benötigt, werden entweder vor oder nach den Belastungsproben aufgezeichnet. Die beiden Fotoserien dauern je etwa 1 Stunde. Die Untersuchung kann stationär oder ambulant durchgeführt werden.

Besondere Behandlungen oder Vorsichtsmaßnahmen nach dem Ende der Prozedur sind nicht erforderlich.

Radionuklid-Ventrikulographie

Diese Untersuchung stellt dar, wie stark das Herz tatsächlich arbeitet. Sie kann im Ruhezustand, unter Belastung und unter beiden Bedingungen durchgeführt werden. Bei dieser Art der Untersuchung wird eine bestimmte Menge radioaktiver Substanz sehr rasch in eine Armvene gespritzt und gleich anschließend eine schnelle Abfolge von Aufnahmen gemacht. Auf diesen lässt sich der Bolus der radioaktiven Substanz auf dem Weg durch die Herzkammern verfolgen. Häufig wird eine zweite Untersuchung angeschlossen: Am Anfang steht die Injektion einer speziellen Substanz mit einer Zinnverbindung in eine Armvene. Eine kurze Zeit später (etwa 20 Minuten) wird das Radioisotop Technetium-99m injiziert. Das Blut, das schon die Zinnverbindung enthält, vermischt sich mit dem Radioisotop und die roten Blutkörperchen binden es. (Die roten Blutkörperchen können auch im Labor mit der Zinnverbindung gemischt und dem Patienten wieder gespritzt werden). Diese markierten roten Blutkörperchen machen den Blutfluss durch das Herz auf mehreren Bildern sichtbar.

Der Aufnahmevorgang selbst dauert maximal eine Stunde und wird entweder stationär oder ambulant durchgeführt. Während der Aufnahmen wird mittels einiger EKG-Elektroden, die auf dem Brustkorb des Patienten befestigt werden, ein Elektrokardiogramm aufgezeichnet. Zudem wird eine spezielle Gammakamera in verschiedenen Positionen über dem Herzen befestigt um die Herzfunktionen aufzuzeichnen.

Neben der Leistungsfähigkeit der Herzmuskelkontraktionen wird auch die Größe der Herzkammern gemessen. Die Aufnahmen können sowohl in Ruhe als auch auf einem Ergometer, im Stehen oder Liegen gemacht werden.

Ist die Untersuchung erst einmal beendet, sind besondere Vorsichtsmaßnahmen nicht mehr erforderlich.

Herzkatheterisierung

Hierzu werden alle Eingriffe gezählt, bei denen man in das Herz einen Katheter einführt um bestimmte Informationen über den Aufbau und die Funktion des Herzmuskels zu erlangen. Eine Herzkatheterisierung kann dem Arzt wichtige Hinweise liefern über den Grad der Verengung oder Insuffizienz (mangelnder Verschluss) einer Herzklappe, über die Leistungsfähigkeit des Herzmuskels (beim Pumpen des Blutes) und über den Druck in den Herzkammern und Lungenflügeln. Auch angeborene Herzfehler können mit ihrer Hilfe aufgespürt und bewertet werden. Heute ist der mit Abstand häufigste Anlass für eine Herzkatheterisierung die Suche nach dem Vorhandensein und der genauen Lage von Verengungen in den Koronararterien (→ Herzaufnahmen und Koronarangiogramm, S. 656).

Herzkatheterisierungen werden in gut ausgerüsteten Kliniken durchgeführt, die über eine hoch entwickelte Röntgentechnik verfügen. Wenn es sich nicht um einen Notfall handelt, dann kann die Untersuchung auch ambulant erfolgen.

Zur Vorbereitung auf eine Herzkatheterisierung ist es unbedingt notwendig, dass Sie in den letzten 8 Stunden vor dem Eingriff keinerlei Nahrung oder Flüssigkeit mehr zu sich nehmen. Für die Durchführung des Tests müssen Sie sich auskleiden und ein Klinikhemd tragen. Unmittelbar vor der Untersuchung wird man Ihnen ein leichtes Beruhigungsmittel geben, doch werden Sie während der Prozedur bei Bewusstsein bleiben. Auf Ihrer Brust werden EKG-Elektroden befestigt, damit der Arzt während des Eingriffs die Arbeit des Herzens überwachen kann. Außerdem wird in Ihre Armvene eine Verweilkanüle gelegt, durch die man bei Bedarf Flüssigkeit oder Medikamente verabreichen kann.

Es wird eine Arterie oder Vene in der Leistengegend, gelegentlich auch im Arm, ausgewählt, durch die der Katheter eingeführt und vorsichtig in die Richtung des Herzens oder anderer Bereiche dirigiert wird. Zuvor wird die Stelle, an der der Katheter eingeführt wird, desinfiziert und steril abgedeckt. In die Haut und das untere Gewebe wird eine örtliche Betäubung injiziert. Die Untersuchung sollte danach schmerzfrei sein. Schließlich wird eine spezielle Hülse in das Blutgefäß eingeführt um Blutungen vorzubeugen und einen etwaigen Wechsel des Katheters während der Untersuchung zu erleichtern.

Wenn der Katheter an die richtige Stelle gebracht wurde, werden Druckmessungen durchgeführt und durch den Katheter wird ein Kontrastmittel gespritzt, das die Herzkammern und Herzkranzgefäße (Koronararterien) sichtbar machen kann. Es ist gut möglich, dass man Sie während des Untersuchungsvorgangs auffordert, tief einzuatmen oder den Atem anzuhalten. Atemmanöver dieser Art verbessern die Qualität der Röntgenaufnahmen. Die Resultate der Herzkatheterisierung werden auf einem Bildschirm übertragen und für die spätere Auswertung aufgezeichnet.

Wenn der Arzt die notwendigen Informationen erhalten hat, wird der Katheter entfernt und die Untersuchung ist abgeschlossen. Man wird Sie dann in einen anderen Raum zur Erholung bringen.

In den ersten 20 bis 30 Minuten nach Entfernung der Hülse wird auf die Einstichstelle direkter Druck ausgeübt. Einige Stunden, in denen die Organfunktionen regelmäßig überwacht und die Einstichstelle auf Schwellungen, Entzündungen und Blutungen kontrolliert wird, werden Sie im Bett bleiben müssen. Wenn es nötig ist, wird außerdem ein Schmerzmittel verabreicht.

Obgleich es sich um eine sehr verbreitete Untersuchung handelt, sind durchaus ernsthafte Risiken mit ihr verbunden. Wenn der

Katheter etwa ein vorhandenes Blutgerinnsel oder eine Cholesterin-Ablagerung in der Arterie löst, kann dies in der Folge zu einem Schlaganfall oder Herzinfarkt führen. Bei Menschen mit eingeschränkter Nierenfunktion kann das Kontrastmittel eine weitere Schädigung der Niere verursachen. Auch kann es an der Einstichstelle zu Blutungen der Arterie kommen.

Allerdings ist das Risiko einer schweren Komplikation (wie Schlaganfall oder Herzinfarkt, im schlimmsten Fall sogar der Tod) relativ gering – es liegt etwa bei 2 bis 3 zu 1 000 innerhalb der ersten 24 Stunden. Am geringsten ist die Gefahr einer Komplikation bei jungen, gesunden Patienten, am höchsten bei älteren Menschen mit ernsthaften Gesundheitsproblemen.

Spezielle Röntgenuntersuchungen

Arthrographie

Die Arthrographie ist die Röntgenaufnahme eines Gelenks, meistens des Knies, des Fußknöchels oder der Schulter. Diese Untersuchung wird durchgeführt um eventuelle Haarrisse in den Knorpeln oder andere Unregelmäßigkeiten in den Gelenken zu entdecken. Eine Arthrographie dauert weniger als eine Stunde. Sie kann sowohl stationär als auch ambulant durchgeführt werden.

Zunächst erfolgt eine lokale Betäubung, dann wird ein flüssiges Kontrastmittel in das Gelenk injiziert um bessere Aufnahmen zu erhalten. (Gelenkflüssigkeit wird vor der Injektion des Kontrastmittels entnommen.) Möglicherweise werden Sie gebeten, das Gelenk zu bewegen, damit sich das Kontrastmittel gleichmäßig verteilt. Das Gelenk wird zunächst mit dem Endoskop untersucht, dann werden die Röntgenaufnahmen gemacht.

Nach der Untersuchung sollte das Gelenk mindestens einen Tag lang oder, je nach den Anordnungen des Arztes, auch länger geschont werden. Möglicherweise bemerken Sie eine Schwellung oder Reizung des Gelenks. Diese sollte innerhalb 1 bis 2 Tagen abgeklungen sein. Wenn dies nicht der Fall ist, suchen Sie Ihren Arzt auf (→ Arthroskopie, S. 878). Es ist möglich, dass Ihr Arzt für eine exakte Diagnose zusätzlich andere Röntgentechniken oder Abbildungsverfahren wie die MRT zum Einsatz bringt.

Arteriographie der Hirngefäße

Bei einer Arteriographie der Hirngefäße (die Karotisarteriographie) wird ein Kontrastmittel in eine der Hauptarterien, die zum Gehirn führen, injiziert. Das Kontrastmittel verteilt sich in verschiedenen Teilen des Gehirns (→ Karotisarteriographie, S. 464)

Röntgenaufnahmen der Niere

Diese Untersuchung, auch Ausscheidungspyelographie oder Ausscheidungsurographie genannt, ermöglicht Aufnahmen der Nieren und des unteren Harntraktes (→ Röntgenaufnahmen der Niere, S. 829). Wenn der Arzt eine Unregelmäßigkeit vermutet, wird dies vielleicht die erste radiologische Untersuchung sein. In der Regel gibt es keine Nebenwirkungen. Eine Ultraschalluntersuchung oder eine CT-Aufnahme können erforderlich sein um genauere Ergebnisse zu erreichen.

Röntgenaufnahmen der Gallen- und der Bauchspeicheldrüsengänge

Röntgenuntersuchungen der Gallen- und der Bauchspeicheldrüsengänge können helfen, Gallensteine, Verengungen, Krebserkrankungen der Bauchspeicheldrüse oder der Gallengänge oder andere Unregelmäßigkeiten zu entdecken. Ein Kontrastmittel wird durch ein Endoskop in die Gallen- und die Bauchspeicheldrüsengänge injiziert (S. 815 und 816).

Myelographie

Die Myelographie ist eine Röntgenuntersuchung der Räume um das Rückenmark. Hierbei wird zunächst eine Lumbalpunktion durchgeführt, dann wird das Kontrastmittel in den Bereich des Rückenmarks injiziert und dann werden die Röntgenaufnahmen gemacht, um die Gestalt der Räume um das Rückenmark, eventuelle Verformungen durch eine verschobene Bandscheibe (Bandscheibenvorfall), einen Rückenmarktumor, unnatürlich verlaufende Blutgefäße oder andere Unregelmäßigkeiten zu entdecken (→ Myelographie, S. 510).

Weitere Untersuchungsmethoden

Fluoreszenzangiographie

Die Fluoreszenzangiographie erstellt Aufnahmen von den Blutgefäßen im Auge, die dazu dienen können, Augenerkrankungen wie Netzhauterkrankungen, Tumore und Durchblutungsstörungen oder entzündliche Störungen des Auges zu erkennen. Der Test, der in einer Arztpraxis oder einer Augenklinik durchgeführt werden kann, nimmt etwa 30 Minuten in Anspruch.

Ein Arzt oder Pfleger gibt Tropfen in die Augen, durch die sich die Pupillen weiten. Anschließend wird ein fluoreszierendes Kontrastmittel in eine Vene des Arms oder der Hand injiziert. Sobald sich das Kontrastmittel bis zu den Augen ausgebreitet hat, werden in kurzer Abfolge mehrere Fotos aufgenommen. Wenige Minuten später wird dann eine zweite Fotoserie gemacht.

In manchen Fällen treten an der Stelle, an der das Kontrastmittel injiziert wurde, möglicherweise leichte Verfärbungen, Schwellungen oder Reizungen auf. Auch kann für den Rest des Tages die Sehschärfe durch die Verabreichung der Tropfen vermindert sein. Überdies kann die Haut und der Urin noch etwa 1 bis 2 Tage nach der Untersuchung ein wenig verfärbt erscheinen.

Echokardiographie

Diese Untersuchungsmethode arbeitet mit einem Gerät, das Schallwellen aussendet, deren Reflexion vom Herzen verarbeitet und daraus ein Bild von der Größe, der Gestalt und den Bewegungen des Herzens entwirft (→ Das Echokardiogramm S. 683).

Ophthalmoskopie (Spiegelung des Augenhintergrunds)

Diese Methode erlaubt es dem Arzt, den Augenhintergrund zu betrachten, um die Netzhaut, die Sehnervenpapille oder das Geflecht der kleinen Gefäße, die das Auge mit Blut versorgen, zu untersuchen. Sie ist ein wichtiger Bestandteil einer umfassenden medizinischen Untersuchung, weil der Augenhintergrund sehr nützliche Informationen über den allgemeinen Gesundheitszustand offenbaren kann.

Denn der Augenhintergrund ist der einzige Ort im Körper, an dem die Venen und Arterien direkt, ohne einen vorhergehenden Eingriff, beobachtet werden können.

Bei hohem Blutdruck können die Veränderungen in diesen Gefäßen einen Hinweis auf das Ausmaß der Erkrankung geben (→ Bluthochdruck, S. 647). In den Gefäßen auf der Rückseite des Auges lassen sich auch frühe Anzeichen für eine Störung der Blutzirkulation im Gehirn erkennen. Insbesondere Teilchen von cholesterinhaltigen Stoffen und kristalline Ablagerungen können ein Anhaltspunkt für eine Arteriosklerose sein (→ Arterienverkalkung, was ist das? S. 636) Schließlich können Veränderungen in diesen Blutgefäßen einen Hinweis auf Komplikationen bei einer Zuckerkrankheit geben.

Ein Teil der Untersuchung ist die Überprüfung des Sehnervs. In diesem Nerv, dessen Anfang wie eine cremefarbene Papille aussieht, laufen alle Nervenstränge der Netzhaut zusammen um bildliche Eindrücke an das Gehirn auszusenden. Tatsächlich ist diese Papille eine Verlängerung des Gehirns. Wenn ein Patient an einer Erkrankung leidet, die zu einem gesteigerten Schädelinnendruck führt, etwa an einem Gehirntumor oder einer Hirnhautentzündung, kann die Sehnervpapille getrübt oder auch geschwollen sein.

Obgleich diese Prozedur bei Augenspezialisten ein fester Bestandteil einer umfassenden Augenuntersuchung ist, wird dieser Test in verkürzter Form häufig von Hausärzten, Internisten und Neurologen durchgeführt. In diesem Fall dauert die Untersuchung nur wenige Minuten.

Ihr Arzt wird Ihnen 1 oder 2 Tropfen einer Flüssigkeit in die Augen tropfen, die dazu dient, die Pupillen zu weiten. Durch dieses Medikament wird Ihr Sehvermögen eine gewisse Zeit lang getrübt. Der Behandlungsraum wird verdunkelt und während Sie mit den Augen einen gewissen Punkt fixieren, wird der Arzt mit dem Ophthalmoskop einen Lichtstrahl in jedes Ihrer Augen werfen, mit dessen Hilfe er durch die Pupillen hindurch auf den Augenhintergrund sehen kann.

Diese Untersuchung ist schmerzlos. Möglicherweise werden die Augen durch die Einnahme der Tropfen einige Stunden lang lichtempfindlich sein, da die Pupillen geweitet sind. Sie sollten daher nicht mit dem Auto fahren, bevor sich die Augen wieder an das Tageslicht gewöhnt haben und Sie wieder scharf sehen können.

Dopplersonographie und Kontrastmitteldarstellung von Venen

Diese Untersuchungen werden gewöhnlich angewandt um Blutgerinnsel (Thromben) in den tief liegenden Venen des Körpers zu entdecken, insbesondere in den Beinen. Die Entdeckung solcher Blutgerinnsel ist außerordentlich wichtig, da sie zu einer Lungenembolie führen können (S. 734).

Dopplersonographie der Venen

Diese Untersuchung, die in einem Labor, einer Arztpraxis oder einem Krankenhaus durchgeführt werden kann, dauert gewöhnlich etwa 10 bis 45 Minuten.

Besondere Vorbereitungen sind nicht nötig. Möglicherweise werden Sie gebeten, sich zu entkleiden und ein Klinikhemd zu tragen. Der untersuchende Arzt wird mithilfe eines speziellen Ultraschallkopfs den Blutfluss durch die Venen aufzeichnen, wobei er mit einem Gerät über Ihre Beine gleitet, das Ultraschallwellen aussendet und die von den Blutkörperchen reflektierten Wellen empfängt. Aus diesem Muster lassen sich durch einen Computer Fließrichtung und -geschwindigkeit sowie eventuell turbulente Strömungen in den Gefäßen auf einem Bildschirm darstellen. Befindet sich ein Blutgerinnsel in einer Vene, bleibt diese Stelle im Blutfluss ausgespart und ist so zu erkennen.

Kontrastdarstellung von Venen

Die Kontrastdarstellung von Venen (Phlebographie) wird häufig dann durchgeführt, wenn die eine Dopplersonographie nicht möglich ist oder ungenaue Ergebnisse liefert. Manchmal ist die Kontrastdarstellung von Venen auch die einzige Untersuchung, die man durchführt um nach einem Blutgerinnsel zu suchen. Es handelt sich um eine Röntgenuntersuchung, die Aufnahmen von den Venen der Beine und Füße macht. Sie dauert etwa 45 Minuten bis zu einer Stunde und kann in einer Arztpraxis oder einem Krankenhaus durchgeführt werden.

Sie werden in den letzten 4 Stunden vor der Untersuchung keine Speisen mehr zu sich nehmen dürfen, überdies werden Sie möglicherweise aufgefordert, sich zu entkleiden und ein Klinikhemd zu tragen. Sie erhalten dann eine lokale Betäubung an der Stelle, an der das flüssige Kontrastmittel injiziert wird, welches dazu dienen soll, die Qualität der Aufnahmen zu verbessern. Meistens wird es in eine starke Vene des Fußes oder des Fußgelenks injiziert. Unmittelbar nach der Spritze empfinden Sie im Bereich des Beins vielleicht eine gewisse Wärme oder ein leicht brennendes Gefühl. Die Venen werden mittels Röntgentechnik auf einem Bildschirm sichtbar gemacht. Für eine weitere Beurteilung werden Röntgenbilder aufgezeichnet.

Eventuell wird man Sie während der Untersuchung bitten, den Wadenmuskel anzuspannen oder mit dem Fuß gegen die Hand des Untersuchers zu drücken, damit das Kontrastmittel auch in die tiefer gelegenen Venen gelangt. Manchmal wird das Bein auch mit einem Stauschlauch abgebunden, damit sich das Kontrastmittel gut verteilt.

Nach der Untersuchung werden der Puls, der Blutdruck und die Körpertemperatur überprüft. Man wird ebenfalls überwachen, ob an der Einstichstelle Schwellungen, Entzündungen, Rötungen, Blutungen oder Infektionen auftreten. Es ist möglich, dass Sie das Gefühl einer gewissen Übelkeit oder ein Schwindelgefühl empfinden oder dass Sie für einige Stunden leichte Kopfschmerzen haben. Sollten diese Symptome fortdauern, informieren Sie Ihren Arzt.

Elektrische Diagnoseverfahren

Bei allen alltäglichen Verrichtungen erzeugt der Körper elektrische Ströme. Elektrische Ströme wurden im Gehirn, in Muskeln, im Herz, in anderen Organen und im Gewebe entdeckt und einzigartige Methoden entwickelt, diese Ströme aufzuzeichnen. Eine genaue Betrachtung solcher Aufzeichnungen kann Unregelmäßigkeiten enthüllen, deren Analyse bei der Diagnose einer gesundheitlichen Beeinträchtigung entscheidend helfen kann.

Elektrokardiographie (EKG)

Dieser Test registriert das Muster der elektrischen Impulse, die vom Herz erzeugt werden.

Er kann dazu dienen, eine Beschädigung des Herzmuskels, Herzrhythmusstörungen, die Erweiterung einer Herzkammer oder Schädigungen durch einen Herzinfarkt nachzuweisen. Durch ein EKG lässt sich ebenfalls die Wirksamkeit eines Herzschrittmachers beurteilen. Die Elektrokardiografie, die die elektrischen Ströme aufzeichnet, die jeder einzelne Herzschlag erzeugt, ist zu einer der gebräuchlichsten Herzuntersuchungen geworden. Sie dauert nur wenige Minuten, sie ist schmerzlos und kann routinemäßig in einer Arztpraxis durchgeführt werden.

In der Regel sind keine besonderen Vorbereitungen nötig. Nachdem Sie Ihren Oberkörper entkleidet haben, legen Sie sich auf ein bequemes Bett oder einen Untersuchungstisch und ruhen sich aus. Auf den Handgelenken, den Fußknöcheln und der Brust werden die Elektroden befestigt. Während der Untersuchung sollten Sie normal atmen, nicht aber sprechen oder sich bewegen, da jede Erregung die Aufzeichnungsergebnisse verzerren würde.

Ist die Aufzeichnungen beendet, werden die Elektroden wieder entfernt (→ Langzeit-EKG, S. 671).

Belastungs-EKG

Dieser Test erforscht die Funktion und Leistungsfähigkeit des Herzens unter Stressbedingungen (S. 655).

Elektroenzephalographie (EEG)

Die Elektroenzephalographie misst die elektrischen Ströme, die vom Gehirn erzeugt werden. Sie wird häufig bei der Diagnose und Behandlung von Erkrankungen eingesetzt, die mit Krampfanfällen einhergehen. Im Wachzustand dauert der Test etwa 30 Minuten. (Einige EEG-Tests werden während des Schlafs gemacht.) In den meisten Fällen wird der Test in einem Krankenhaus vorgenommen, er kann aber auch in einer Arztpraxis durchgeführt werden.

Wenn Sie Medikamente gegen Krampfanfälle (Antiepileptika) einnehmen, setzen Sie deren Einnahme fort, falls der Arzt nicht ausdrückliche andere Anweisungen gegeben hat. Teilen Sie dem Arzt, der die Untersuchung durchführt, mit, welche Medikamente Sie nehmen. Da Elektroden auf Ihrer Kopfhaut befestigt werden müssen, ist es von Vorteil, wenn Sie vorher die Haare waschen, um eventuelle Reste von Haarspray, Tönungen oder Fett zu entfernen.

Während der Patient sich, auf dem Rücken liegend, auf einem Bett oder Liegestuhl entspannt, werden zwischen 16 und 30 kleiner Elektroden mittels eines Klebers oder einer elastischen Haube auf der Kopfhaut befestigt. Der Test ist schmerzlos. Entscheidend ist, dass der Patient ruhig und reglos liegt. In regelmäßigen Abständen wird er aufgefordert, 3 Minuten lang tief und gleichmäßig zu atmen oder die Augen auf eine gemusterte Tafel zu richten. Alternativ dazu ist es ebenfalls möglich, dass man vor seinen Augen ein Licht aufblitzen lässt. Man macht diese Dinge um das Gehirn zu stimulieren. Die elektrischen Impulse des Gehirns werden von den Elektroden aufgezeichnet und an das EEG-Gerät gesandt, das diese Impulse (die Gehirnströme) auf einem fortlaufenden Papierbogen aufzeichnet.

Wenn das Elektroenzephalogramm im Schlaf aufgezeichnet werden soll, sollten Sie darauf achten, in der vorhergehenden Nacht wenig oder nicht zu schlafen. Es ist möglich, dass man Ihnen vor Beginn des Tests ein Beruhigungsmittel gibt.

Elektromyographie (EMG)

Die Elektromyographie misst die feinen elektrischen Entladungen, die von den Muskeln ausgehen. Eine Variation dieser Untersuchung, die Untersuchung der Überleitungszeit der Nerven, ermöglicht es, die Geschwindigkeit zu messen, mit der die Nerven elektrische Signale weiterleiten.

Die Elektromyographie wird gewöhnlich eingesetzt, um Störungen der Muskeln oder Nerven wie Muskeldystrophie (S. 888) und amyotrophische Lateralsklerose (S. 477) zu erkennen oder um eine Reihe von Problemen, die mit dem Rückenmark verbunden sind, zu erforschen. Eine Untersuchung der Überleitungszeit der Nerven wird häufig eingesetzt, um periphere Nervenstörungen, zu denen etwa das Karpaltunnelsyndrom zählt, zu diagnostizieren.

Die Elektromyografie wird in der Regel ambulant durchgeführt. Man benötigt etwa eine Stunde. Wenn viele verschiedene Muskeln untersucht werden, kann es allerdings vorkommen, dass der Test länger dauert.

Sagen Sie Ihrem Arzt oder dem Experten, der den Test durchführt, die Namen aller Medikamente, die Sie in den letzten beiden Tagen eingenommen haben. Man wird Sie eventuell auffordern, sich zu entkleiden und ein Klinikhemd zu tragen.

Bei der Elektromyographie wird in jeden Muskel, der untersucht werden soll, vorsichtig eine Elektrode eingeführt, die zu diesem Zweck mit einer feinen Nadel versehen ist. Das Einsetzen der Nadel kann kurzzeitig einen spitzen Schmerz verursachen, der aber, da kein Medikament injiziert wird, gewöhnlich noch geringer ist als bei einer normalen Spritze unter die Haut.

Von der Nadel führt ein dünner Draht zu einem elektronischen Gerät, welches die elektrischen Ströme der Muskeln empfängt. Das Muster dieser elektrischen Ströme der Muskeln wird im Zustand der Entspannung und bei gezielter Anspannung aufgezeichnet. Auf einem Bildschirm lassen sich diese Aufzeichnungen betrachten, bei Bedarf werden sie auch für weitere Analysen gefilmt.

Untersuchungen der Überleitungszeit der Nerven werden im Großen und Ganzen auf die gleiche Weise durchgeführt, allerdings ist hier der Gebrauch der Nadeln überflüssig. Zwei kleine, scheibenförmige Aufnahmeelektroden werden direkt über dem zu untersuchenden Nerven oder dem damit verbundenen Muskel auf die Haut geklebt. Mit einem kleinen Gerät, das vorne mit einer Metallspitze versehen ist, wird der Patienten dann elektrisch gereizt. Dieses elektrische Signal geht hinunter zum Nerv, wobei es auch die beiden Aufnahmeelektroden passiert. Bei einem Vergleich der Aufnahmen des Signals an beiden Elektroden und einer Berechnung der Zeit, die es benötigt hat um von der einen zur anderen Elektrode zu gelangen, lässt sich die Leitungsgeschwindigkeit des Nervs sehr einfach bestimmen. Darüber hinaus lässt die Beschaffenheit des Signals Rückschlüsse zu, ob ein Nerven- oder Muskelstrang durch eine Erkrankung beschädigt wurde. Große Nerven leiten ein Signal gewöhnlich mit einer Geschwindigkeit von bis zu 120 Metern in der Sekunde. Durch manche Nervenerkrankungen wird diese Überleitungsgeschwindigkeit mitunter dramatisch verringert.

Mikrobiologische Untersuchungen

Jede Flüssigkeit und alle Gewebe des menschlichen Körpers können kultiviert werden, wenn der Verdacht auf Mikroorganismen besteht. (Als Kultur bezeichnet man die Zucht der Mikroorganismen in einem Labor.) Kulturen dieser Art benötigen eine gewisse Zeit, weil sich die Organismen zunächst vermehren müssen um identifiziert werden zu können. Einige Kulturen, etwa die für Tuberkulose und Pilze, erfordern manchmal Monate. Sind die Organismen in ausreichender Zahl vorhanden, kann der Infektionsauslöser identifiziert und seine Beeinflussbarkeit durch verschiedene Wirkstoffe untersucht werden.

Die meisten Kulturen werden angelegt, um nach einem Bakterium zu forschen, das eine Infektion verursachen könnte. Kulturen werden auch bei der Diagnose einer Tuberkulose oder einer Pilzerkrankung eingesetzt. Überdies gibt es auch Viren, die kultiviert werden können.

Rachenabstrich und Kultur

Dies ist ein mikrobiologischer Test, der oft bei einer Pharyngitis angewandt wird, einer Entzündung oder Infektion des Halses, die durch Bakterien, Viren oder Pilze hervorgerufen wird.

Wenn Sie einen entzündeten Hals haben, insbesondere wenn diese Entzündung begleitet wird von Fieber, geschwollenen Drüsen und Eiter im Hals, dann ist es gut möglich, dass Ihre Halsentzündung von Streptokokken (bestimmten Bakterien) hervorgerufen wurde. Da die falsche Behandlung einer solchen Halsentzündung zu rheumatischem Fieber oder einer akuten Glomerulonephritis (S. 836) führen kann, wird in der Regel ein Rachenabstrich abgenommen. Zusätzlich werden oft auch Blutuntersuchungen durchgeführt.

Die Entnahme einer Probe für eine Kultur dauert nur wenige Sekunden und wird meistens im Labor oder einer Arztpraxis durchgeführt.

Unter der Verwendung eines Spatels, der einen besseren Blick in den Mundraum ermöglicht, wird die Schwester oder der Arzt nach Rötungen oder Eiter auf den Mandeln oder auch auf der Rückseite des Rachens suchen. Wenn ein Abstrich beim Patienten gemacht werden soll, dann nimmt der Arzt einen sterilen Tupfer, mit dem er die entsprechende Entzündungsstelle abtupft um eine Probe des Sekrets zu erhalten. Der gesamte Tupfer wird anschließend in einem Gefäß zur Analyse in ein Labor gesandt.

Tests für zu Hause

In der Apotheke sind verschiedene Tests erhältlich, die sich zu Hause ohne die Hilfe eines Arztes oder einer Krankenschwester oder -pflegers durchführen lassen. Beim Gebrauch dieser Tests ist es jedoch wichtig, ihre Nachteile zu kennen. Im Folgenden werden einige dieser Tests beschrieben:

1. Mit einem Schwangerschaftstest lässt sich prüfen, ob man schwanger ist.
2. Es gibt eine Methode zur Schwangerschaftsverhütung, die unter anderem durch Urintests anzeigt, an welchen Tagen eine Empfängnis unmöglich ist und wann verhütet werden sollte. Durch diese Methode lassen sich die fruchtbaren und die unfruchtbaren Tage im Zyklus einer Frau erkennen.
3. Tests, mit denen sich die Zuckerkonzentration bestimmen lässt, und zwar entweder im Urin oder im Blut.
4. Urin-Teststreifen, die außer dem Zucker auch andere Bestandteile wie etwa Eiweiß oder Blut anzeigen.
5. Testblättchen, mit deren Hilfe sich winzige Blutspuren im Stuhlgang erkennen lassen (Hämoccult).

So wie im medizinischen Labor wird auch der Test für zu Hause an Blut-, Stuhlgang- oder Urinproben durchgeführt. Die meisten dieser Tests sind recht preiswert. Bei einigen Methoden werden nach der Verwendung alle Bestandteile verworfen, andere enthalten genug Material für mehrere Tests. Die Vorteile solcher Tests für zu Hause sind ihre geringen Kosten im Vergleich zu Laborverfahren und der leichte Umgang damit – man erspart sich den Weg zum Arzt. Demgegenüber stehen jedoch einige Nachteile:

• Erstens besteht natürlich die Gefahr, ein falsches Ergebnis zu erhalten, weil man den Test nicht richtig verwendet hat. Die beiliegende Beschreibung ist also unbedingt zu beachten, damit der Test auch funktioniert. Im Labor, einer Arztpraxis oder Klinik passieren solche Fehler seltener, da die Verantwortlichen ausgebildet sind, mehr Erfahrung und eine bessere Ausstattung für solche Tests haben.
• Zweitens funktionieren medizinische Tests nicht immer einwandfrei, egal ob sie zu Hause oder im Labor durchgeführt werden. In einer bestimmten Anzahl der Tests ergibt sich ein Ergebnis, das fälschlicherweise auf eine Krankheit oder eine zu bestimmende Substanz hinweist, ein so genanntes falsch-positives Ergebnis. Dies ist zum Beispiel der Fall, wenn der Test anzeigt, dass man Blut im Stuhl hat oder schwanger ist, obwohl dies gar nicht stimmt. Auf der anderen Seite gibt es immer wieder Ergebnisse, die fälschlicherweise nichts Auffälliges anzeigen, so genannte falsch-negative Ergebnisse. Als falsch-

negativ bezeichnet man zum Beispiel, wenn ein Test einen normal hohen Blutzucker anzeigt, obwohl dieser eigentlich erhöht ist, oder wenn ein Schwangerschaftstest so ausfällt, als läge keine Schwangerschaft vor, obwohl die Getestete tatsächlich schwanger ist. Ärzte können aufgrund anderer Untersuchungsergebnisse mittels ihrer Ausbildung und Erfahrung besser als Laien beurteilen, ob ein Testergebnis wirklich stimmt.
• Drittens kann es Schwierigkeiten bei der Interpretation des Ergebnisses geben. Manchmal muss man zum Beispiel verschiedene Farben eines Teststreifens vergleichen, was verwirrend sein kann.

Schließlich weiß man oft nicht genau, wie man mit einem Testergebnis in der Hand weiter vorgehen soll. Wenn man zum Beispiel sicher ist, Blut im Stuhlgang zu haben, der entsprechende Test jedoch dies nicht anzeigt, sollte man dann trotzdem zum Arzt gehen?

Tatsächlich ist ein Arztbesuch oder die Wiederholung eines Tests im Labor, häufig ganz unabhängig vom Testergebnis, sowieso nötig – man hätte sich das eine Mal also sparen können. Tests für zu Hause sollte man mit Vorsicht verwenden: Sie können eine sorgfältige medizinische Betreuung nicht ersetzen, vor allem nicht bei Menschen, die tatsächlich ernsthaft krank sein könnten.

Untersuchung der Gelenkflüssigkeit

Hierbei wird die Gelenkflüssigkeit (Synovia) untersucht, die von den Gelenkkapseln, die die Gelenke im Körper umschließen, abgesondert wird. Bei der Diagnose bestimmter Gelenkerkrankungen (vor allem solcher Formen, die durch eine Infektion oder durch Gicht hervorgerufen worden sind) ist dieser Test sehr hilfreich. Die Entnahme einer Probe, die maximal eine halbe Stunde in Anspruch nimmt, wird ge-

wöhnlich in einer Arztpraxis oder einem Krankenhaus durchgeführt.

Eine besondere Vorbereitung ist nicht nötig. Die Haut über dem Gelenk wird mit einem Antiseptikum gereinigt und eine lokale Betäubung verabreicht. Mit einer feinen Nadel entnimmt der Arzt dann eine kleine Flüssigkeitsprobe für die Analyse. Zur Analyse zählt eine Kultur der Gelenkflüssigkeit, wenn eine Infektion nicht ausgeschlossen werden kann, und eine Überprüfung auf Kristalle, um Gicht zu diagnostizieren. Bei Bedarf kann nach der Entnahme der

Flüssigkeitsprobe durch die Nadel ein Medikament (häufig ein Kortisonpräparat) in den Bereich um das Gelenk gespritzt werden.

Nach der Entnahme fühlt man an der Einstichstelle häufig einen leichten Schmerz, der aber nur von kurzer Dauer ist. Ein ebenso unangenehmes Gefühl kann es verursachen, wenn die Nadel die Gelenkfläche berührt, doch auch dieser Schmerz ist nicht sehr heftig und geht schnell vorüber. Nach der Untersuchung wird ein kleiner Verband angelegt. Wenn Kortison injiziert wurde, kann es vorkommen, dass sich der Gelenkbereich zunächst ein wenig unangenehm anfühlt, doch diese Empfindung legt sich nach einigen Stunden.

Vermeiden Sie in den folgenden Tagen eine starke Beanspruchung des Gelenks auch dann, wenn der Schmerz oder die Schwellung schon abgeklungen sind. Wenn der Schmerz sich verschlimmert oder das Gelenk rot oder warm wird, suchen Sie unverzüglich Ihren behandelnden Arzt auf. Er wird den Bereich um das Gelenk untersuchen wollen um auf jeden Fall eine Infektion auszuschließen, auch wenn sie sehr unwahrscheinlich ist.

Liquoruntersuchungen

Bei diesem Test wird der Wirbelsäule durch eine Lumbalpunktion eine kleine Menge Liquor (Hirn- und Rückenmarkflüssigkeit) für die Analyse entnommen. Eine Untersuchung dieser Flüssigkeit kann dazu dienen, eine Hirnhautentzündung, Blutungen im Gehirn oder rund um die Wirbelsäule, Tumore, Syphilis oder Infektionen und entzündliche Erkrankungen des zentralen Nervensystems zu erkennen. Der Test kann stationär oder ambulant in einem Krankenhaus oder einer Arztpraxis durchgeführt werden und nimmt nur wenige Minuten in Anspruch (→ Lumbalpunktion, S.485).

Diagnostische Darstellung der Geschlechtsorgane und ableitenden Harnwege

Die verschiedenen Funktionen der Geschlechtsorgane und ableitenden Harnwege erfordern eine Reihe verschiedener, spezialisierter Testmethoden, die sowohl der Untersuchung dieser Organe als auch der Diagnose von Erkrankungen dienen.

Hysterosalpingographie

Bei diesem Untersuchungsverfahren werden Röntgenaufnahmen der Gebärmutter und der Eileiter gemacht. Mithilfe dieser Bilder, die man meist zur Untersuchung der weiblichen Unfruchtbarkeit heranzieht, kann man die Eileiter auf Störungen hin untersuchen, etwa auf Verwachsungen, Verengungen, Verletzungen oder auf die Anwesenheit von Fremdkörpern. Auch Unregelmäßigkeiten der inneren Beschaffenheit der Gebärmutter sind auf den Aufnahmen zu erkennen. Der Test dauert etwa 30 Minuten und kann in einer Arztpraxis oder im Krankenhaus durchgeführt werden.

Sie müssen sich dazu entkleiden und ein Untersuchungshemd anziehen. Wenn Sie sich auf den gynäkologischen Stuhl gesetzt haben, wird ein Instrument, Spekulum genannt, vorsichtig in die Vagina eingeführt. Ein weiteres Instrument hält oft den Gebärmutterhals.

Durch eine feine Röhre wird dann vorsichtig ein flüssiges Kontrastmittel in die Gebärmutter und die Eileiter geleitet. Wenn dieses die Gebärmutter erreicht, werden Sie das vielleicht als ein wenig unangenehm empfinden. Sind die Eileiter verlegt, lässt sich die Lokalisation der Endstelle auf dem Bildschirm mittels Röntgentechnik genau erkennen. Gelegentlich wird man Sie bitten, Ihre Position zu verändern, um bessere Röntgenaufnahmen zu erhalten.

Nach der Untersuchung werden Sie möglicherweise Krämpfe, Übelkeit oder Schwindel empfinden, doch sind dies vorübergehende Symptome. Gelegentlich tritt auch ein blutiger Scheidenausfluss auf.

Kolposkopie (Spiegelung von Scheide und Gebärmutterhals)

Diese Untersuchung ist häufig die erste, die der Arzt vornimmt, wenn ein Abstrich Hinweis auf eine Erkrankung liefert (→ Abstrich zur Untersuchung nach Papanicoulaou, S. 1181). Das Kolposkop erlaubt einen ausgezeichneten Blick in die Scheide und auf den Gebärmutterhals. Man setzt es ein um mögliche krebsartige Erkrankungen oder auf eine sich entwickelnde Krebserkrankung hindeutende Veränderung in diesem Bereich zu entdecken. Die Untersuchung wird in einer Arztpraxis durchgeführt und dauert etwa 15 Minuten.

Weisen Sie Ihren Arzt auf alle Medikamente hin, die Sie einnehmen. Auf dem gynäkologischen Stuhl wird in Ihre Vagina ein Spekulum eingeführt. Wenn der Arzt mit dem Kolposkop verdächtige Stellen entdeckt, wird er eine Gewebeprobe entnehmen, um ihre Ursache einschätzen zu können. Leichte Blutungen, die manchmal auftreten können, hören meist vor dem Ende der Untersuchung wieder auf.

Laparoskopie (Bauchspiegelung)

Diese Methode ermöglicht eine unmittelbare Betrachtung der Fortpflanzungsorgane. Sie wird angewandt, um eine Endometriose (Vorkommen von Gebärmutterschleimhaut in der Bauchhöhle), eine Bauchhöhlenschwangerschaft, entzündliche Erkrankungen der Organe im Unterleib, Krebs oder mögliche Gründe für eine Unfruchtbarkeit oder von Schmerzen im Unterleib zu erforschen. Die Untersuchung, die stationär oder ambulant erfolgen kann, dauert zwischen 0,5 und 2 Stunden.

In den letzten 12 Stunden vor dem Test sollten Sie weder essen noch trinken. Nachdem Sie ein Anästhetikum (eine örtliche Betäubung oder eine Vollnarkose) erhalten haben, wird in Ihrem Unterleib ein ganz kleiner Schnitt gemacht, durch den eine Nadel eingeführt wird, um den Bauch mit einem Gas (Kohlendioxid) aufzublähen. Anschließend wird das Laparoskop eingeführt, eine lange Metallröhre mit Linse und kleiner Lichtquelle an der Spitze, mit der man den Bauchraum untersuchen kann.

Dieser Eingriff ist aufgrund der Betäubung eigentlich schmerzlos. Hin und wieder wird auch ein spezielles Kontrastmittel angewendet, das über die Scheide in die Gebärmutter injiziert wird, um nach Verlegungen in den Eileitern zu forschen. Zu den chirurgischen Eingriffen, die das Laparoskop ermöglicht, zählt die Eileiterligatur (Sterilisation der Frau), die Behandlung von Verwachsungen, die Entfernung eines Eierstocks, die Entfernung verschiedener Zysten. Gelegentlich wird es auch bei der Entnahme der Gebärmutter zu Hilfe genommen. Wenn das Kohlendioxid entwichen und das Laparoskop entfernt ist, wird der Schnitt im Unterleib gewöhnlich mit einigen Stichen genäht.

Bei Vollnarkose werden danach über 4 Stunden alle Organfunktionen überprüft. Bauchbeschwerden sollten innerhalb 2 Tage abklingen.

Zystoskopie (Blasenspiegelung)

Die Zystoskopie ist ein Verfahren, welches es ermöglicht, die Blase und die Harnröhre zu untersuchen. Sie wird angewandt, um verschiedene Erkrankungen des Harntraktes zu untersuchen, die zu unterschiedlichen Beschwerden führen können, etwa zu Schmerzen beim Urinieren, zu einer Verlangsamung des Harnstrahls, zu einer unvollständigen Entleerung der Blase, zu Inkontinenz und zu Blut im Urin (→ Zystoskopie, S. 849).

Urinuntersuchungen

Eine routinemäßige Urinanalyse ist Bestandteil fast aller umfassenden Untersuchungen. Die Urinanalyse umfasst Tests auf das Vorhandensein unter anderem von Glukose (Zucker), Blut, Eiweiß, Bilirubin und Ketonkörpern im Urin. Da keiner dieser Stoffe normalerweise im Urin zu finden ist, deutet ihr Nachweis in aller Regel auf eine akute Erkrankung hin.

Überdies wird unter dem Mikroskop das Urinsediment untersucht um zu prüfen, ob sich darin weiße und rote Blutkörperchen oder Steinchen befinden und wie diese aussehen. Deren Entdeckung könnte auf eine vorhandene Infektion, einen Tumor, eine Erkrankung der Nieren, der Harnleiter oder der Blase hinweisen, weshalb in einem solchen Fall meistens weitere Untersuchungen notwendig sind.

Abgesehen von der routinemäßigen Urinanalyse gibt es eine ganze Reihe spezieller Tests, die mit dem Urin vorgenommen werden können. Durchgeführt werden die meisten von ihnen, wenn man entweder nach Stoffwechselprodukten sucht, die vom Körper produziert werden, oder wenn man nach bestimmten Bakterien forscht, weil es den Verdacht auf eine Infektion gibt. Der Urin kann auch auf die Spuren von Drogen – einschließlich illegaler Drogen – untersucht werden. Manche dieser Tests können an einer einfachen Urinprobe durchgeführt werden, andere erfordern die Einhaltung eines sehr genauen Zeitplans oder sogar die Entnahme einer Urinprobe unter keimfreien Bedingungen. Manche Substanzen werden zudem aus einer Probe bestimmt, die aus der Menge Urin genommen werden muss, die man über 24 Stunden gesammelt hat.

Oft wird der Mittelstrahlurin benötigt, bei dem zunächst etwas Urin in die Toilette ausgeschieden wird, bevor aus dem Mittelstrahl eine Probe für die Analyse genommen wird.

Anhang

Im ersten Anhang sind eine Vielzahl gebräuchlicher medizinischer Ausdrücke allgemein verständlich gemacht. Hier können Sie also nachschlagen, wenn Ihnen einmal etwas allzu fachsprachlich erscheint.

Zahlreiche Adressen rund um das Thema Gesundheit finden sich im zweiten Anhang. Hier finden Sie vor allem überregionale Ansprechpartner, die Ihnen bei Fragen gerne mit Auskünften, Informationen und regionalen Adressen weiterhelfen. Mittlerweile ist auch das Internet eine wahre Fundgrube für Informationen im Gesundheitswesen und es lohnt sich, kritisch sortierend auf den vielen Web-Sites nachzuschlagen. Allerdings: Jede noch so fundierte Information ersetzt nicht das persönliche Gespräch mit einem Arzt Ihres Vertrauens.

Inhalt

Anhang I

Glossar medizinischer Fachbegriffe

Inhalt

Erklärungen wichtiger und häufig verwendeter medizinischer Fachbegriffe.

Glossar

Abortus: Schwangerschaftsabbruch, Fehlgeburt; Abgang der nicht lebensfähigen Frucht.

Abrasio: Ab- oder Ausschabung.

Abszess: Eiterherd, Eiteransammlung in einem abgegrenzten Gewebehohlraum.

Adhäsion: Verklebung oder Verwachsung von Organen oder Gewebe.

Adoleszens: Pubertät, Wachstumsphase in der sich die sekundären Geschlechtsmerkmale ausbilden.

Adrenalin: Siehe Epinephrin.

aerob: Sauerstoff zum Leben brauchend.

akut: Plötzlich auftretende Erkrankungen oder Symptome; siehe auch chronisch.

Albumin: Protein (Eiweiß), das häufig in tierischem und pflanzlichem Gewebe vorkommt.

Aldosteron: Hormon der Nebenniere, beeinflusst den Wasser- und Elektrolythaushalt.

Allergen: Substanz, die eine allergische Reaktion verursacht.

Allergie: Überempfindlichkeitsreaktion auf Substanzen oder Bedingungen, verursacht durch die Freisetzung von Histaminen oder histaminähnlichen Substanzen.

Alveolen: Mikroskopisch kleine Bläschen in den Lungen, in denen der Gasaustausch stattfindet.

ambulant: Bei einer ambulanten Behandlung sucht der gehfähige Patient vorübergehend eine Praxis oder Klinik auf; Gegenteil von stationär.

Aminosäure: Stickstoffhaltiger Bestandteil eines Proteins (Eiweißes). Die meisten Aminosäuren produziert der Körper selbst; manche, so genannte essenzielle Aminosäuren müssen über die Nahrung aufgenommen werden.

Amnionflüssigkeit: Das Fruchtwasser in der Fruchtblase.

Amputation: Abtrennung einer Gliedmaße oder anderer Körperteile.

anaerob: Keinen Sauerstoff zum Leben brauchend.

Anämie: Blutarmut. Ein Mangel an roten Blutkörperchen, an Hämoglobin oder Blut allgemein.

Anaphylaxie: Schockartige allergische Reaktion, verursacht durch die wiederholte Zufuhr von körperfremden Eiweißstoffen in die Blutbahn, die beim ersten Mal zu einer Sensibilisierung geführt hat.

Anästhesie: Ausschaltung der Schmerzempfindung; Schmerzunempfindlichkeit infolge von Narkose.

Androgen: Geschlechtshormone, die die Ausprägung der sekundären männlichen Geschlechtsmerkmale bewirken.

Aneurysma: Aussackung oder Ausstülpung einer Blutgefäßwand, häufig bei größeren Arterien.

Angina pectoris: Wiederkehrende Schmerzen in der Brust, die bedingt werden durch eine unzureichende Blutversorgung des Herzmuskels.

Anorexia nervosa: Magersucht; Appetitverlust mit psychischen Ursachen; betrifft am häufigsten Frauen zwischen 12 bis 21 Jahren.

Anorexie: Appetitverlust infolge von Depressionen, Fieber, Erkrankungen, Krebs und Suchterkrankungen.

Antidot: Gegengift; Substanz welche die Wirkung eines Giftes aufhebt.

Antigen: Körperfremde Substanz, deren Anwesenheit das Immunsystem aktiviert und die Bildung von Antikörpern.

Antikörper: Protein des Immunsystems, bekämpft oder vernichtet körperfremde Substanzen, so genannte Antigene.

Anus: After; Ausgang des Mastdarms.

Aorta: Gößte Körperarterie, transportiert das Blut von der linken Herzkammer in den Körperkreislauf.

Aphasie: Störung des Sprechvermögens und des Sprachverständnisses bei intakter Funktion des Sprechapparates und des Gehörs.

Aplasie: Angeborenes Fehlen eines Organs oder Nichtausbildung einer Organanlage.

Apnoe: Atemstillstand.

Arrhythmie: Unregelmäßiger Herzschlag.

Arterie: Blutgefäß, das sauerstoffreiches Blut vom Herzen in den Körper transportiert.

Arteriole: Kleine Arterie, die eine größere Arterie mit den Kapillaren verbindet.

Arteriosklerose: Verhärtung und Verdickung arterieller Gefäßwände.

Arthroplastik: Gelenkprothese, künstliches Gelenk.

Asphyxie: Atemstörung, Behinderung des Gasaustauschs in der Lunge.

Aspiration: Einatmen oder Eindringen von körpereigenen/-fremden Flüssigkeiten oder Fremdkörpern in Atemwege und Lunge.

Asthma: Kontraktion der Bronchien, verursacht Atemnot, Atemgeräusche und Husten.

asymptomatisch: Ohne Symptome.

Atherosklerose: Arterienverengung durch Ablagerungen in der Gefäßwand.

Atresie: Angeborenes Fehlen einer natürlichen Körperöffnung oder der Verschluss einer Körperöffnung.

Atrium: Vorhofkammer des Herzens.

Atrophie: Rückbildung von Geweben oder Organen durch Mangelernährung oder Inaktivität.

Aura: Vorstufe des großen epileptischen Anfalls, mit optischen und akustischen subjektiven Wahrnehmungen, Geschmacks- und Geruchshalluzinationen.

Autoimmunrektion: Immunreaktion des Körpers gegen körpereigene Zellen, die als Fremdgewebe betrachtet und mithilfe der Antikörper angegriffen werden.

Autonomes Nervensystem: Teil des Nervensystems, das die unwillkürlichen Körperfunktionen steuert.

Autopsie: Untersuchung von Körpergewebe und Organen nach dem Tod.

Avulsion: Abriss eines Organteils, Heraustreten des Augapfels aus der Augenhöhle.

Bakterien: Einzeller, Mikroorganismen, die einerseits Krankheiten verursachen und andererseits aber unabdingbar für bestimmte Körperfunktionen sind.

Ballaststoffe: Pflanzliche Nahrungsbestandteile, die nicht verdaut werden können und unverändert ausgeschieden werden.

benigne: Gutartig; Gegenteil von maligne.

Bikuspidalklappe: Mitralklappe, Herzklappe zwischen linkem Vorhof und linker Herzkammer.

Bilirubin: Orangebraunes oder gelbliches Pigment in der Gallenflüssigkeit, Abbauprodukt des Hämoglobins. Ein Überschuss führt zur Gelbsucht und der gelblichen Verfärbung von Haut und Augapfel.

Biofeedback: Verhaltenstraining zur willentlichen Beeinflussung autonomer Körperfunktionen wie Herzfrequenz, Blutdruck, Hauttemperatur und Muskelanspannung.

Bizeps: Zweiköpfiger Muskel des Arms (Armbeuger), Gegenspieler des dreiköpfigen Trizeps (Armstrecker).

Blase: Hautartige, beutelartige Organe zur Speicherung von Sekreten oder Körperflüssigkeiten; zum Beispiel Harnblase.

Blutdruck: Konstanter Druck des Blutes auf die Gefäßwände; siehe auch Systole und Diastole.

Bluthochdruck: Siehe Hypertonie.

Blutplättchen: Thrombozyten; Zellen im Blut, die zur Blutgerinnung benötigt werden.

Bronchien: Hauptatemwege, die von der Atemröhre zur Lunge führen.

Bronchiolen: Abzweigungen der Bronchien.

Bursa: Schleimbeutelsack innerhalb oder in der Nähe von Gelenken und Sehnenansätzen an Knochen; verringert die Reibung zwischen Sehnen und Knochen oder Knochen und Haut.

B-Zellen: Lymphzellen aus dem Knochenmark, produzieren als Bestandteil des Immunssystems Antikörper zur Bekämpfung von Infektionen.

Calcitonin: Ein in der Schilddrüse produziertes Hormon, das den Kalziumgehalt des Blutes reguliert.

Cerebellum: Kleinhirn, Teil des Gehirns, steuert das Gleichgewichtsempfinden und die motorische Koordination.

cerebrovascular: Das Gehirn und die Blutgefäße betreffend.

Cerebrum: Großhirn

Cervix: Hals; der Hals eines Organs, zum Beispiel Gebärmutterhals (Cervix uteri).

Chemotherapie: Behandlung einer Erkrankung mit Wirkstoffen, die einen direkten Einfluss auf die krankheitsverursachenden Zellen oder Organismen haben. Häufiger Einsatz bei der Krebstherapie.

Cholesterol: Fettartige Substanz, die in der Leber synthetisiert wird und im Blut, der Leber, dem Gehirn, der Gallenflüssigkeit und in Ablagerungen der Blutgefäße vorkommt. Cholesterol ist außerdem auch in tierischer Nahrung zu finden.

Choroidea: Haut des Auges, zwischen der Hornhaut und der Netzhaut gelegen, bildet mit dem Glaskörper und der Netzhaut zusammen die Uvea des Auges.

Chromosomen: Stark färbbare schleifen- und fadenförmige Bestandteile des Zellkerns, auf denen die Gene linear angeordnet sind. Das genetische Material besteht aus fadenförmigen DNS-Molekülen, die die Struktur einer Doppelspirale aufweisen.

chronisch: Als chronisch werden langfristig vorhandene Erkrankungen und Symptome bezeichnet; siehe auch akut.

Chymus: Mischung teilweise verdauter Nahrung und Verdauungssekrete im Magen.

Cochlea: Schneckenförmiger Gang des Hörorgans im Innenohr.

Corium: »Lederhaut«, auch Dermis genannt, feste Hautschicht unter der Epidermis.

Debilität: Leichter Grad der Schwachsinnigkeit.

Dehydration: Austrocknung des Körpers infolge mangelnder Flüssigkeitszufuhr oder großer Verluste durch Erbrechen oder Durchfall.

Delirium: Schwere Bewusstseinstrübung, zum Beispiel durch Alkoholmissbrauch.

Demenz: Geistesschwäche, verursacht durch organische Gehirnschädigungen.

Dens caninus: Eckzahn, Reißzahn. Die vier Eckzähne liegen zwischen den Schneide- und Backenzähnen.

Depression: Gefühl extremer Traurigkeit und Mutlosigkeit, mit Schlafstörungen, Essstörungen und Antriebslosigkeit.

Dermatitis: Entzündung der Haut, verbunden mit Rötungen und Juckreiz.

Desoxyribonukleinsäure: Siehe DNA.

Dextrose: Traubenzucker

Diabetes mellitus: Zuckerkrankheit, einhergehend mit einem hohen Blutzuckerspiegel, verursacht durch eine unzureichend Insulinproduktion in der Bauchspeicheldrüse oder durch die Resistenz des Körpers gegen die Insulinwirkung.

Diagnose: Feststellung einer Erkrankung oder einer Fehlfunktion durch den untersuchenden Arzt.

Dialyse: Blutwäsche zur Entfernung von Abfallprodukten und Giftstoffen aus dem Blut, angewandt bei Niernversagen und schweren Vergiftungen.

Diaphragma: 1. Zwerchfell, trennt den Bauchraum vom Brustraum; 2. Verhütungsmittel aus Gummi oder Plastik, das über den Muttermund gestülpt wird.

Diastole: Phase im Herzzyklus, in der sich der Herzmuskel entspannt. Darauf folgt die Systole, bei der er sich wieder zusammenzieht. Der diastolische Wert bei der Blutdruckmessung ist der niedrigere Wert.

digital: Mithilfe der Finger untersuchen oder abtasten.

Dilatation: Entspannung, Öffnung eines Organs, zum Beispiel die Aufweitung einer Arterie oder die Öffnung der Pupille.

Dislokation: Verschiebung, Veränderung der normalen Lage.

DNA: Desoxyribonukleinsäure, Nukleinverbindung im Zellkern; materielle Basis für die genetische Information.

dominant: Eigenschaft von Erbfaktoren, die sich sichtbar gegenüber schwächeren durchsetzen; siehe rezessiv.

Drüse: Organe und Körpergewebe, die eine Substanz produzieren, die an anderer Stelle im Körper benötigt wird.

Duodenum: Zwölffingerdarm

Dura mater: Die harte, derbfaserige äußere Hülle des Gehirns.

Dysplasie: Abnormale Entwicklung eines Körpergewebes.

Ejakulat: Samenflüssigkeit des Mannes, die beim Geschlechtsakt ausgestoßen wird. Enthält die männlichen Samenzellen.

Ejakulation: Ausstoß der Samenflüssigkeit während des männlichen Orgasmus.

Ekto-: Vorsilbe; außerhalb, außen.

ektop: Nach außen verlagert.

Ekzem: Akuter oder chronischer entzündlicher Zustand der Haut mit Juckreiz und Abschuppungen verbunden.

Embolie: Verschluss eines Blutgefäßes durch ein Blutgerinnsel, eine Luftblase, eine Fettablagerung oder andere Fremdkörper.

Embryo: Menschlicher Organismus in der Zeit von seiner Einnistung in die Gebärmutterschleimhaut bis zum Ende des 2. Monats nach der Befruchtung.

Emetikum: Brechmittel

Emission: Abgabe von Gas oder Flüssigkeit.

Endo-: Vorsilbe; innen, innenliegend.

Endokard: Dünne innere Schicht, kleidet die Kammern des Herzens aus. Siehe Epikard und Myokard.

Endoskop: Beleuchtetes optisches Instrument zur Untersuchung von Körperhöhlen und Hohlräumen.

Enzym: Komplexes Protein, das in Verdauungssäften und Körperzellen vorkommt und chemische Reaktionen im Stoffwechsel beschleunigt (katalysiert).

Epidermis: Die äußerste Hautschicht.

Epiglottis: Kehlkopfdeckel, verschließt den Kehlkopf beim Schluckakt.

Epikard: Dünne äußere Schicht, die den Herzmuskel bedeckt. Siehe Endokard und Myokard.

Epilepsie: Anfallsleiden, siehe Iktus.

Epinephrin/Norepinephrin: Im Körper gebildete Hormone, die den Blutdruck und die Herzfrequenz steigern und weitere Körperfunktionen beeinflussen.

Erektion: Anschwellen und Steifwerden des Penis, Zeichen sexueller Erregung.

Erythem: Errötung, Röte.

Erythrozyten: Die roten, sauerstofftransportierenden Blutzellen.

Eustachische Röhre: Sie verbindet das Mittelohr mit dem Rachenraum.

Exanthem: Aufblühung, Ausschlag, Erröten der Haut.

Exsudat: Eiweißhaltige Flüssigkeit, die bei Entzündungen aus den Gefäßen austritt.

Extra-: Vorsilbe mit der Bedeutung von außen, außenliegend.

Fäzes: Kot, Stuhl.

febril: Fieberhaft, fiebrig.

Femur: Oberschenkelknochen

Fertilität: Fruchtbarkeit

Fette: Eine Gruppe organischer Verbindungen, die aus gesättigten und ungesättigten Fettsäuren bestehen. Die ungesättigten Fettsäuren werden in einfach und mehrfach ungesättigte Fettsäuren unterschieden.

Fetus/Fötus: Der menschliche Organismus vom 2. Schwangerschaftsmonat an bis zur Geburt.

Fibrom: Gutartige Bindegewebsgeschwulst.

Fibula: Wadenbein, der kleinere der zwei Unterschenkelknochen. Siehe Tibia.

Flatulenz: Vermehrte Gasproduktion in Magen und Darm.

Fluor: Chemisches Element; fluoridierte Zahnpasta dient der Kariesprophylaxe.

Follikel: Bläschenförmiges Gebilde.

Fontanelle: Weiche Schwachstelle am Hinterkopf des Säuglings, an der die Schädelknochen noch nicht richtig zusammengewachsen sind.

Fraktur: Knochenbruch

Fruktose: Fruchtzucker

Fungus/Fungi: Pilz/Pilze, pflanzliche Organismen ohne Chlorophyll; manche können Ursache oder Auslöser einer Erkrankung sein.

Galle: Bitterschmeckende Körperflüssigkeit, wird in der Leber gebildet, in der Gallenblase gespeichert und bei Bedarf zur Fettverdauung in den Dünndarm abgegeben.

Gallenblase: Sie befindet sich unterhalb der Leber und speichert die Gallenflüssigkeit, die in der Leber gebildet wird.

Ganglion: Knotenförmige Ansammlung von Nervenzellkörpern.

Gangrän: Absterben von Körpergewebe infolge Sauerstoffmangels; das Gewebe schrumpft und verfärbt sich schwarz.

Gastro-: Den Magen betreffend.

Gastrointestinaltrakt: Magen-Darm-Trakt

Gelenk: Verbindung zwischen zwei oder mehreren Knochen, die Bewegungen möglich macht.

Gen: Träger der Erbinformation.

generalisiert: Den ganzen Körper betreffend.

Generika: Medikamente, die nach ihrem Wirkstoff benannt sind und keinen Markennamen tragen.

Genitalien: Fortpflanzungsorgane

Gentechnik: Künstliche Herstellung, Veränderung oder Reparatur des genetischen Materials.

Geriatrika: Medikamente zur Behandlung altersbedingter Erkrankungen.

Gestation: Der Zeitraum von der Empfängnis bis zur Geburt.

Gigantismus: Riesenwuchs

Globuline: Gruppe von Proteinen im Blut, aus denen Antikörper gebildet werden.

Glomeruli: Mikroskopische Gefäßsysteme in den Nieren, in denen das Blut gefiltert wird.

Glukagon: Hormon der Bauchspeicheldrüse, das in der Leber gespeicherten Zucker freisetzt.

Glukose: Kohlenhydratform, Blutzucker, auch Dextrose genannt.

Glykogen: Speicherform der Glukose in der Leber.

Gonaden: Keimdrüsen des Körpers; Eierstöcke und Hoden.

Grand-mal-Epilepsie: Den ganzen Körper betreffender Krampfanfall, mit Bewusstlosigkeit einhergehend.

Granulozyten: Weiße Blutzellen (Leukozyten), die im Knochenmark gebildet werden und Bakterien angreifen und zerstören.

Halitosis: Mundgeruch

Halluzination: Falsche Wahrnehmung ohne Realitätsbezug.

Hämangiom: Gutartige Blutgefäßgeschwulst; Blutschwamm.

Hämatemesis: Erbrechen von Blut, das aus der Speiseröhre oder dem Magen stammt.

Hämatom: »Blauer Fleck«, sichtbare Verfärbungen unter der Haut, nach dem Platzen kleiner Blutgefäße und dem Austritt von Blut ins Gewebe.

Hämaturie: Blut oder Blutbestandteile im Urin.

Hämoglobin: Ein eisenhaltiges, rotbraunes Protein innerhalb der roten Blutzellen, das Sauerstoff bindet und transportiert.

Hämoptysis: Abhusten von Blut.

Hämorrhagie: Blutsturz, Austreten von Blut aus den Gefäßen ins umliegende Gewebe.

Hämorrhoiden: Angeschwollene Venen im und am After, die bluten können.

Harnsäure: Endprodukt des Nukleinsäurestoffwechsels.

hepatisch: Die Leber betreffend.

Heridität: Vererbung

Hernie: Ausstülpung von Organen oder Organstrukturen ins umliegende Gewebe.

Herzinfarkt: Absterben von Herzmuskelgewebe nach schlagartiger Unterbrechung der Blutzufuhr in den Herzkranzarterien (Myokardinfarkt).

Herz-Lungen-Wiederbelebung: Technik zur Wiederbelebung (Reanimation) eines Menschen, der einen Herz- und Atemstillstand erlitten hat.

Hirnstamm: Teil des Gehirns, das die Hirnhälften mit dem Rückenmark verbindet. Er besteht aus dem verlängerten Rückenmark (Medulla oblongata), der Brücke (Pons) und dem Mittelhirn (Mesenzephalon).

Hirsutismus: Außergewöhnliches Wachstum von Körper- und Gesichtsbehaarung.

Histamine: Aus der körpereigenen Aminosäure Histidin gebildete Gewebshormone, die gefäßerweiternd und stimulierend auf die Magensekretion wirken.

Hormon: Eine von Drüsen ins Blut abgegebene Substanz, die über den Blutkreislauf ihren Zielort erreicht und dort unterschiedlichste Körperfunktionen steuert.

Humerus: Oberarmknochen

humoral: Die Körperflüssigkeiten betreffend.

Hymen: Jungfernhaut, eine Membran welche die Scheide teilweise verschließt.

Hyper-: Vorsilbe mit der Bedeutung von übermäßig und gesteigert.

Hyperaktivität: Zustand oder Verhaltensstörung, gekennzeichnet durch ständige Überaktivität, Ruhelosigkeit, impulsives Verhalten, Konzentrationsstörungen und Aggressivität.

Hyperglykämie: Ein zu hoher Blutzuckerspiegel.

Hyperplasie: Vergrößerung von Organen oder Körpergeweben durch ein gesteigertes Zellwachstum.

Hypertonie: Bluthochdruck; abnormal hoher Druck im Blutkreislauf.

Hypo-: Vorsilbe mit der Bedeutung von vermindert und unzureichend.

Hypochondrie: Krankheitswahn

Hypoglykämie: Ein zu niedriger Blutzuckerspiegel.

Hypophyse: Hirnanhangsdrüse. An der Hirnbasis gelegene Drüse, welche die übrigen Hormondrüsen des Körpers reguliert.

Hypothalamus: Teil des Gehirns, in dem teilweise die Körperfunktionen wie Appetit, Schlaf und Körpertemperatur gesteuert werden.

Hypotonie: Niedriger Blutdruck; abnorm niedriger Druck im Blutkreislauf.

Hypoxie: Die Sauerstoffunterversorgung des Blutes.

iatrogen: Durch den Arzt verursacht.

idiopathisch: Selbstständig, unabhängig von anderen Krankheiten entstanden.

Ileum: Unterer Teil des Dünndarms.

Immobilisation: Ruhigstellung, Fixierung eines Körperteils zur besseren Heilung.

Immunglobulin: Ein Protein, das sich wie ein Antikörper verhält.

Immunisierung: Gegen Krankheiten immunisieren, unempfindlich machen, zum Beispiel durch Impfungen.

Immunität: Erworbene Unempfindlichkeit gegenüber Krankheitserregern.

Impotenz: Unfähigkeit des Mannes zur Erektion und zur Ausübung des Geschlechtsverkehrs.

Indigestion: Verdauungsstörung

Infarkt: Untergang von Gewebe nach Unterbindung der Blutzufuhr durch Arterienverschluss.

Infektion: Zustand, in dem der Körper oder einzelne Bereiche oder Organe mit Mikroorganismen, wie Bakterien oder Viren, infiziert sind.

infektiös: Ansteckend

Infertilität: Unfruchtbarkeit

inflammatorisch/Inflammation: Entzündlich, Entzündung

inguinal: Die Leistengegend betreffend.

Inkontinenz: Unfähigkeit, den Harn willkürlich in der Blase zurückzuhalten; unfreiwilliger Harnabgang.

inoperabel: Nicht operierbar, durch eine Operation nicht heilbar.

Insemination: Einbringen der Samenflüssigkeit des Mannes in die Scheide der Frau.

Insomnia: Schlaflosigkeit

Insulin: Hormon der Bauchspeicheldrüse, das es dem Körper ermöglicht, den Blutzuckerspiegel zu regulieren.

Intoleranz: Die Unfähigkeit des Organismus, bestimmte Stoffe zu vertragen.

intra-: Vorsilbe mit der Bedeutung von innen, innenliegend.

intrakranial: Innerhalb des Schädels.

intravenös: Innerhalb einer Vene.

Intrinsischer Faktor: Eine Substanz in der Magenflüssigkeit, die es ermöglicht, dass Vitamin B_{12} im Dünndarm aufgenommen werden kann.

Inzision: Operativer Einschnitt.

Inzisiv/Inzisivus: Schneidezahn

Iris: Kreisrunde, pigmentierte Schicht rund um die Pupille des Auges.

Ischämie: Örtliche Blutleere, Mangelversorgung einzelner Organe mit Blut.

Ischiasnerv: Größter Nerv des Körpers; enthält die motorischen und sensorischen Nerven für die Beine.

Isotope: Varianten eines chemischen Elements mit gleicher Struktur jedoch unterschiedlichen Gewichts. Viele Isotope sind radioaktiv.

-itis: Nachsilbe mit der Bedeutung von Entzündung.

Jejunum: Teil des Dünndarms zwischen Duodenum und Ileum.

Jugularis: Drosselvene (Vena jugularis), große Halsvene.

Kachexie: Kräfteverfall bei schweren chronischen Erkrankungen.

Kaiserschnitt: Chirurgische Entbindung eines Säuglings durch einen Einschnitt in die Bauchdecke.

Kalkulus: Mineralienansammlung im Körper; Steinchen, Stein.

Kallus : Hornhautschwielen

Kalorie: Physikalische Einheit der Wärmeenergie, definiert als die Wärmemenge die erforderlich ist, um ein Gramm Wasser um ein Grad Celsius zu erwärmen.

Kammerwasser: Transparente Flüssigkeit in der vorderen und hinteren Augenkammer.

Kapillare: Kleinste Blutgefäße, Verbindung zwischen arteriellem und venösem Gefäßsystem.

kardio-: Das Herz betreffend.

Kardiopulmonal-: Das Herz und die Lunge betreffend.

kardiovaskular-: Das Herz und die Blutgefäße betreffend.

Karies: Bakteriell bedingte Zerstörung des Zahnschmelzes.

Karotis: Große Halsarterie (Arteria carotis), versorgt Kopf und Gehirn mit Blut.

kartilaginös: Knorpelig.

Karzinogen: Eine krebserregende Substanz; krebserregend.

Katarakt: Grauer Star, Trübung der Augenlinse, beeinträchtigt das Sehvermögen.

Katheter: Dünner flexibler Schlauch, der in den Körper eingeführt werden kann, um Flüssigkeiten zu- oder abzuführen.

Keloid: Hautwulst, Wulstnarbe.

Keratin: Protein, das in Haaren, Nägeln und den äußeren Hautschichten vorkommt.

Ketoazidose: Komplikation der insulinbedingten Diabetes; kann zum diabetischen Koma führen.

klinisch: Auf die Klinik bezogen.

Klitoris: Kleiner Schwellkörper der äußerlichen weiblichen Geschlechtsorgane.

Knochenmark: Weiche Substanz in Knochenhohlräumen, enthält die blutbildenden Zellen.

koagulieren: Übergang vom flüssigen in den festen Zustand bei der Blutgerinnung.

kognitiv: Die Wahrnehmung betreffend.

Kohlenhydrate: Organische Verbindungen (Zucker, Stärke) aus Kohlenstoff, Sauerstoff und Wasserstoff, die in großen Mengen in Pflanzen gebildet werden.

Koitus: Geschlechtsverkehr zwischen Mann und Frau, wobei der Mann den Penis in die Scheide der Frau einführt.

Kolik: Wiederkehrende Schmerzen im Bauch, verursacht durch verkrampfte Darmmuskulatur.

Kollagen: Faserförmiges Protein in Bindegeweben wie Haut, Bändern und Knorpel.

Kolon: Dickdarm, Grimmdarm

kolorektal: Den Grimmdarm und Mastdarm betreffend (Kolon – Rektum).

Kolostrum: Vormilch, Sekret der weiblichen Brustdrüse.

Koma: Zustand tiefer Bewusstlosigkeit aufgrund einer Krankheit oder von Unfallverletzungen.

Kommotion: Erschütterung, Gehirnerschütterung.

kongenital: Angeboren, aufgrund einer Erbanlage bei der Geburt schon vorhanden.

Kongestion: Lokale Blutüberfüllung in Gefäßen, zum Beispiel bei entzündlichen Vorgängen.

Konjunktiva: Bindehaut des Auges.

Konstipation: Verzögerte oder ausbleibende Stuhlentleerung.

Kontraktur: Erkrankungsbedingte Verhärtung oder Verkürzung eines Muskels.

Kontrastmittel: Eine flüssige, röntgenundurchlässige Substanz, die dem Körper zugeführt wird und Gefäße oder Körperhohlräume ausfüllt, um bei bildgebenden Verfahren die Darstellung einzelner Körperstrukturen zu verbessern.

Kontusion: Quetschung, Prellung

Konvulsion: Krampf mit schüttelnden Bewegungen der Extremitäten oder des ganzen Körpers.

Konzeption: Empfängnis, Befruchtung einer Eizelle durch ein Spermium.

Kornea: Hornhaut, transparenter vorderer Teil des Auges.

koronar: Die Herzkranzgefäße betreffend.

Kortikosteroide: Hormone der Nebennierenrinde; pharmazeutische Wirkstoffgruppe.

Kranium: Oberer Teil des Schädels, der das Gehirn enthält.

Kreatinin: Körpersubstanz die über den Urin ausgeschieden wird, die Ausscheidungsrate von Kreatinin ermöglicht Rückschlüsse auf die Nierenfunktion.

Krebs: Überbegriff für verschiedene Erkrankungen, die mit unkontrolliertem Zellwachstum und der Bildung von Tumoren einhergehen; siehe maligne und benigne.

Kropf: Struma; eine Vergrößerung der Schilddrüse.

Kürettage: Ausschabung, Auskratzung der Gebärmutterhöhle.

Kyphose: Buckel, Dauerverbiegung eines Wirbelsäulenabschnitts nach hinten.

Labien: Große und kleine Schamlippen der äußeren weiblichen Geschlechtsorgane.

Labyrinth: Teil des Innenohrs, enthält das Gleichgewichtsorgan.

Laktation: Vorgang der Produktion und Abgabe der Muttermilch in der weiblichen Brustdrüse.

Laktose: Milchzucker

Larynx: Kehlkopf

Läsion: Verletztes oder wundes Hautareal; Störung der Funktion eines Organs.

Lazeration: Riss, Einriss

Leber: Größtes inneres Organ des Körpers. Hier finden viele Stoffwechsel- und Entgiftungsprozesse statt, die Gallenflüssigkeit wird hier gebildet, Zucker, Mineralien und Vitamine werden gespeichert.

Leukozyten: Weiße Blutzellen, die der Infektionsabwehr dienen.

Libido: Geschlechtstrieb

Ligament: Band, starke sehnenartige, bindegewebige Verbindung von gegeneinander beweglichen Knochen.

Ligatur: Unterbindung von Blutgefäßen durch eine Naht.

Linse: Transparenter Körper im Auge; bündelt die ins Auge einfallenden Lichtstrahlen.

Lipide: Oberbegriff für Fette und fettähnliche Substanzen im Blut.

Liposuktion: Absaugung von Fett aus dem Unterhautfettgewebe.

Lithiasis: Bildung von Steinen im Körper durch die Konzentration von Mineralien, zum Beispiel Gallen oder Nierensteine.

lokal: Auf einen bestimmten Körperbereich begrenzt.

Lordose: Krümmung des unteren Teils der Wirbelsäule; Ursache des Hohlkreuzes.

lumbal: Den unteren Teil der Wirbelsäule betreffend.

Lymphe: Flüssigkeit in den Lymphgefäßen.

Lymphknoten: Kleine, im ganzen Körper vorhandene Knoten des Lymphsystems. Hier werden die Lymphozyten und die Monozyten gebildet, wichtige Zellen des Immunsystems.

Makrophagen: Zellen, die im ganzen Körper, zu finden sind, jedoch gehäuft in der Milz auftreten. Sie sind ein Bestandteil des Immunsystems und können andere Substanzen aufnehmen.

Malabsorption: Unzureichende Aufnahme von Nährstoffen im Dünndarm.

maligne: Bösartig, Gegenteil von benigne.

Malnutrition: Fehlernährung des Körpers, Unterversorgung mit Nährstoffen.

Mamma: Die weibliche Brust, Brustdrüse.

Mandibula: Unterkiefer

Manie, manisch: Symptom psychischer Erkrankung, das eine euphorische Stimmung und eine übersteigerte Aktivität beinhaltet.

Mastoid: Knöcherner Schädelfortsatz hinter dem Ohr.

Maxilla: Oberkiefer

Mekonium: Die erste Darmentleerungen des Neugeborenen.

Melanin: Pigment in dunkelgefärbten Haaren, brauner Haut und dunklen Augen.

Membran: Dünne Gewebeschicht, die Organe und Körperstrukturen auskleidet, bedeckt oder trennt.

Meningen: Hirnhäute

Menopause: Wechseljahre der Frau.

Menstruation: Monatliche Abstoßung von Blut und Gewebe der Gebärmutterschleimhaut.

Mesenterium: Bauchfellduplikatur, Gekröse des Dünndarms; es enthält die Gefäße für den Dünndarm.

Metabolismus: Verarbeitung der Nährstoffe zur Energiegewinnung.

Metastasen: Tochtergeschwülste, Ausbreitung einer Krebserkrankung im Körper durch Verschleppung von Geschwulstkeimen.

Mikroben: Einzellige Kleinstlebewesen zum Beispiel Bakterien, die Krankheiten verursachen können.

Milz: Blutspeicherndes, lymphatisches Organ im linken Oberbauch.

Miosis: Abnormale Pupillenkontraktion, oft ein Krankheitssymptom.

Mitose: Stadium der Zellteilung.

Mitralklappe: Herzklappe zwischen linkem Vorhof und linker Herzkammer.

Molar: Backenzahn

Mono-: Vorsilbe mit der Bedeutung von ein-, einfach.

Mukosa: Dünne feuchte Schleimhaut, die viele Körperhöhlen und Organe auskleidet.

muskuloskeletal: Die Muskeln und das Skelett betreffend.

Myalgie: Muskelschmerz, Muskelverspannung.

Myelin: Grundsubstanz der die Nerven umhüllenden Nervenscheiden.

Myokard: Der Herzmuskel; siehe Endokard und Epikard.

Myopathie: Erkrankung der Muskeln.

Nachgeburt: Die Plazenta (Mutterkuchen) die nach der Geburt von der Gebärmutter abgestoßen wird.

Narkose: Zustand der Bewusstlosigkeit, wird durch Wirkstoffe in Medikamenten oder andere Narkosemittel vor einer Operation herbeigeführt.

natal: Die Geburt betreffend.

Nausea: Auf Übelkeit folgendes Erbrechen.

Nebenniere: Endokrine Drüse, die eine Reihe von Hormonen produziert; Epinephrin (Adrenalin), Norepinephrin und Steroidhormone.

Nebenschilddrüse: Der Schildrüse angelagerte Hormondrüse, die den Kalziumhaushalt reguliert.

Nebenwirkungen: Unerwünschte Nebeneffekte von Wirkstoffen in Medikamenten.

Nekrose: Abgegrenzte Bereiche abgestorbenen Gewebes.

neonatal: Das Neugeborene betreffend.

Neoplasie, neoplastisch: Neugebildetes abnormes Gewebe.

Nephritis: Nierenentzündung

Nephron: Funktionseinheit der Niere.

Nerv: Bündelung von Fortsätzen der Nervenzellen in Gehirn und Rückenmark, die zu ihren Zielorten im ganzen Körper ziehen.

Nesselsucht: Urtikaria; durch hohe Histaminfreisetzung in der Haut verursachte rötliche oder weißliche Bläschen oder Quaddeln.

Neuralgie: Ein starker Schmerz entlang eines Nerven.

Neuron: Eine Nervenzelle.

Neuropathie: Allgemein für Nervenerkrankung.

Neurotransmitter: Substanzen in Nervenzellen, die eine Botenfunktion ausüben.

Nieren: Bohnenförmige Organe im hinteren Oberbauch, seitlich neben der Wirbelsäule. Die Nieren produzieren den Urin, regulieren den Wasser- und Elektrolythaushalt und den Säure-Basenhaushalt des Körpers.

Nodus: Knoten

Norepinephrin/Epinephrin: Im Körper gebildete Hormone, die den Blutdruck sowie die Herzfrequenz steigern und weitere Körperfunktionen beeinflussen.

Nukleus: Zellkern

Ödem: Anschwellen von Körpergewebe durch Wassereinlagerungen.

Okklusion: Verschließung, Verschluss.

okkult: Verborgen

okzipital: Zum Hinterhaupt gehörend.

olfaktorisch: Das Riechorgan betreffend.

-oma: Nachsilbe; bedeutet Tumor.

Optischer Nerv: Transportiert Impulse visueller Wahrnehmungen der Netzhaut zum Sehzentrum im Gehirn, wo sie dann interpretiert werden.

Orbita: Augenhöhle

Orgasmus: Höhepunkt des Geschlechtsaktes oder durch anderweitige Stimulation erreichter Höhepunkt der sexuellen Erregung. Einhergehend mit der Ejakulation (Samenerguss) beim Mann und Kontraktionen der Vagina bei der Frau.

Ösophagus: Speiseröhre

Osteopathie: 1. Erkrankungen der Knochen. 2. Medizinische Fachrichtung, deren Behandlungen darauf ausgerichtet sind, die Selbstheilungskräfte des Körpers zu aktivieren.

Östrogen: Geschlechtshormon, das die Ausbildung der sekundären weiblichen Geschlechtsmerkmale bewirkt und eine Rolle beim Menstruationszyklus sowie bei der Schwangerschaft spielt. Östrogene in Medikamenten lindern die Beschwerden der Wechseljahre. Auch der männliche Körper bildet geringe Östrogenmengen.

Ovarien: Eierstöcke

Ovulation: Eisprung

Ovum: Eizelle

Oxytocin: Hormon der Hirnanhangsdrüse, das die Milchproduktion der Brustdrüsen stimuliert.

Palatum: Gaumen

palpieren: Abtasten

Palpitation: Herzklopfen, verstärkter und beschleunigter Puls.

Pankreas: Bauchspeicheldrüse

Paralyse: Lähmung der Glieder einer Körperseite.

Paranoia: Schleichende Entwicklung eines andauernden Systems von Wahnvorstellungen.

Paraplegie: Lähmung der Glieder beider Körperseiten.

Parasiten: Ein Lebewesen, das in oder auf einem anderem Lebewesen (Wirt) existiert und sich schmarotzend ernährt.

parenteral: Unter Umgehung des Verdauungssystems.

Patella: Kniescheibe

pathogen: Krankheiten erregend oder verursachend.

Pathologie: Lehre der Ursachen und Entstehung der Erkrankungen; klinische Abteilung in Krankenhäusern, in der Obduktionen vorgenommen werden.

pektoral: Den Brustkorb, die Brust betreffend.

Pelvis: Becken, Beckenknochen

Penis: Männliches Fortpflanzungsorgan und Endstück der Harnröhre.

Pepsin: Enzym der Magenflüssigkeit.

Perforation: Loch-Rissbildung in Organen oder Geweben.

Perikard: Herzbeutel

Perineum: Damm, der Bereich zwischen der Scheide und dem After der Frau.

Periost: Knochenhaut

Peristaltik: Wellenförmige Muskelkontraktionen, beispielsweise im Darmtrakt.

Peritoneum: Bauchfell

Perkussion: Organuntersuchung durch Beklopfen.

perniziös: bösartig, verderblich

Perspiration: Atmung, Gasaustausch durch die Haut.

Petechien: Punktförmige Blutungen aus Kapillaren.

Petit mal: Kleiner, kurzzeitiger epileptischer Krampfanfall, mit nur geringen Auswirkungen.

Pharmakologie: Die Wissenschaft der Arzneimittel und ihrer jeweiligen Wirkung auf die Lebewesen.

Pharynx: Rachen, Schlund

Phlegmone: Eitrige Zellgewebsentzündung unter der Haut.

Phobie: Krankhafte Angst als Form der Psychose.

Pigment: Färbende Substanz.

Pinea: Zwirbeldrüse (Corpus pinealis); Drüse, die am hinteren, oberen Abschnitt des Zwischenhirns liegt.

Plaque: Zahnbelag

Plasma: Flüssiger Anteil des Blutes und der Lymphe.

Plazebo: Medikament ohne einen spezifischen Wirkstoff; wird bei klinischen Studien und zum Teil auch aus psychologischen Gründen verordnet.

Plazenta: Mutterkuchen

Pleura: Brustfell, dünne seröse, den inneren Brustkorb auskleidende und die Lunge bedeckende Haut.

Poly-: Vorsilbe mit der Bedeutung von mehrfach.

Polypen: Gutartige Verwachsungen im Nasenraum und im Rachenraum.

Präputium: Vorhaut, die die Eichel des Penis bedeckt.

Progesteron: Hormon des Gelbkörpers im Eierstock; reguliert die Schwangerschaftsvorgänge.

Prognose: Einschätzung über den Verlauf und die Auswirkungen einer Erkrankung.

Prolaktin: Hormon der Hirnanhangsdrüse, stimuliert die Milchproduktion der Brust.

Prolaps: Verschiebung oder Absenkung eines Organs.

Prophylaxe: Vorbeugung; vorbeugende Maßnahmen gegen eine Erkrankung.

Prostaglandine: Stark wirksame Substanzen, die an verschiedenen Stellen im Körper zu finden sind und viele Organe beeinflussen. Manche tragen zur Enstehung der Wehen bei der Geburt bei.

Prostata: Vorsteherdrüse; Drüse der männlichen Geschlechtsorgane, die sich unterhalb der Blase befindet.

Proteine: Stickstoffhaltige Verbindungen, die sich aus Aminosäuren zusammensetzen.

Prothese: Künstliches Körperteil, das ein erkranktes, entferntes Körperteil ersetzt.

Prothrombin: Vorstufe des für die Blutgerinnung wichtigen Thrombins.

Pruritus: Juckreiz

psychogen: Psychisch verursacht, die Psyche betreffend.

Psychose: Schwerwiegende psychische Erkrankung, verbunden mit Realitätsverlust und Wahrnehmungsstörungen.

psychosomatisch: Die Wechselwirkung von Psyche und Körper betreffend. Psychsomatische Erkrankungen sind körperliche Erkrankungen, die eine psychische Ursache haben oder durch die Psyche verstärkt werden.

Ptose: Durch eine Muskellähmung verursachtes Herabhängen eines Augenlides.

Ptyalin: Im Speichel enthaltenes und Stärke spaltendes Enzym.

Pubertät: Adoleszens, Wachstumsphase, in der sich die sekundären Geschlechtsmerkmale ausbilden.

pulmonal: Die Lungen betreffend.

Pupille: Kreisrunde Öffnung im Zentrum des Auges, durch die das Licht auf die Netzhaut fällt.

Purpura: Blutfleckenkrankheit mit punktförmiger Fleckenbildung in der Haut und Schleimhäuten.

purulent: Mit Eiterbildung einhergehend.

Pus: Eiter

Pylorus: Pförtner; untere Öffnung des Magens in den Zwölffingerdarm.

Pyrexie: Fieber

Quadriplegie: Lähmung aller Extremitäten.

Quinke-Ödem: Allergisch bedingtes Anschwellen von Schleimhäuten, Unterhautgewebe oder inneren Organen.

Radiotherapie: »Strahlenbehandlung«, mit radioaktiven oder Röntgenstrahlen.

Radius: Der kleinere der beiden Unterarmknochen.

Radon: Chemisches Element, ein radioaktives Edelgas.

Reflex: Unwillkürliche Antwort auf einen Reiz.

Reflux: Rückfluss von Mageninhalt in die Speiseröhre.

refraktär: Unempfindlich, nicht beeinflussbar.

Rejektion: Abstoßung transplantierter Organe.

Rektum: Unterster Teil des Dickdarms.

Remission: Vorrübergehendes Nachlassen von Krankheitssymptomen.

REM-Schlaf: Schlafphase, die durch schnelle Augenbewegungen charakterisiert ist; REM= Rapid Eye Movement.

renal: Die Nieren betreffend.

Resektion: Operative Teilentfernung eines Organs oder Gewebes.

Respiration: Atmung

Retina: Netzhaut des Auges.

Retinopathie: Krankhafte Veränderung der Netzhaut des Auges.

rezessiv: Nicht in Erscheinung treten von Erbfaktoren; siehe dominant.

Rhinovirus: Erreger harmloser Erkältungskrankheiten des Nasen-Rachen-Raums.

Risikofaktoren: Lebensumstände oder Lebensgewohnheiten, die die Wahrscheinlichkeit zu erkranken erhöhen.

Ruptur: Riss oder Aufplatzen eines Organs oder Gewebes.

Sakrum: Kreuzbein; kreuzförmige Wirbelknochen (Os sacrum) im unteren Wirbelsäulenbereich.

Samenbläschen: Drüsen der männlichen Geschlechtsorgane, die einen Teil der Samenflüssigkeit produzieren.

Schlaganfall: Ereignis, bei dem ein Blutgerinnsel, Thrombus, den akuten, plötzlichen Verschluss einer Hirnarterie herbeiführt und aufgrund von Sauerstoffmangel irreparable Hirnschäden in deren Versorgungsgebiet entstehen. Die Folgen sind Lähmungen, Gedächtnisstörungen und Sprachstörungen. In schweren Fällen kann ein Schlaganfall auch tödlich sein.

Schluckauf: Unkontrollierte Zwerchfellkontraktionen, auf die reflexartig ein Schließen des Kehlkopfdeckels folgt, was zu einem kurzzeitigen, plötzlichen und geräuschverbundenem Einatmen führt.

Schock: Akutes Kreislaufsyndrom, einhergehend mit der Sauerstoffunterversorgung lebenswichtiger Organe.

Schrittmacherzellen: Zellen in der glatten Muskulatur, die Aktionsströme erzeugen und weiterleiten können, zum Beispiel die Schrittmacherzellen in den Erregungszentren der Herzmuskulatur und auch in der Gebärmutter.

Senkwehen: Nicht zur Geburt führende Gebärmutterkontraktionen gegen Ende der Schwangerschaft.

Sepsis, Septikämie: Blutvergiftung

Septum: Trennwand, zwei Hohlräume abgrenzend.

Serum: 1. Der flüssige, nicht mehr gerinnbare Teil des Blutplasmas. 2. Impfstoff

Shunt: Nebenanschluss, Nebenleitung, natürliche oder künstlich erstellte Umleitung des Blutflusses.

Sinus: Ausbuchtung, Hohlraum, luftgefüllter Hohlraum im Schädelknochen (zum Beispiel Nasennebenhöhlen, Stirnhöhlen).

Sinusitis: Nebenhöhlenentzündung

Skapula: Schulterblatt

Sklera: Lederhaut des Auges, äußere Hülle des Augapfels.

Sklerose: Bindegewebige Verhärtung oder Verdickung eines Organs oder Gewebes.

Skrotum: Hodensack

Sodbrennen: Schmerzhaftes brennendes Gefühl in der Speiseröhre, verursacht durch aufsteigende, magensäurehaltige Flüssigkeit oder Gase aus dem Magen (Reflux).

Somatostatin: Hormon des Hypothalamus, reguliert die Abgabe des Wachstumshormons in der Hirnanhangsdrüse.

Spasmus/Spasmen: Unfreiwillige Bewegungen des Körpers, verursacht durch unkontrollierte Muskelkontraktionen.

Speichel: Sekret der Speicheldrüsen, unterstützt den Kau-, Schluck- und Verdauungsvorgang.

Spekulum: Gynäkologisches Untersuchungsinstrument; wird zur Untersuchung der Scheide eingesetzt.

Spermatozoen: Spermien, männliche Keimzellen.

spermizid: Spermienabtötend

Sphinkter: Kreisrunder Muskel, der bei einer Kontraktion eine Öffnung verschließt (Schließmuskel).

spinal: Zur Wirbelsäule, zum Rückenmark gehörend.

Sputum: Auswurf beim Husten.

Stenose: Die krankhafte Verengung von Gefäßen und Körperkanälen.

Sterilisation: 1. Unfruchtbarmachung von Männern und Frauen. 2. Keimfreimachung von Operationsinstrumenten.

Sternum: Brustbein.

Steroide: Siehe Kortikosteroide.

Stimmbänder: Dünne Schleimhautauffaltungen im Kehlkopf, deren Schwingungen an der Stimmbildung beteiligt sind.

Stria/Striae: Streifen, streifenartige Strukturen.

Struma: Kropf, Vergrößerung der Schilddrüse.

Stupor: Völlige körperliche und geistige Regungslosigkeit.

subkutan: Unter der Haut.

Sucht: Körperliche oder psychische Abhängigkeit von einer Substanz.

Suppositorien: Wirkstoffhaltige Zäpfchen zur Einführung ins Rektum (in die Scheide).

Suppuration: Eiterung

Sutur: Naht

Synapse: Verbindungstelle zwischen zwei Nervenzellen, an der über Transmitter Impulse weitergeleitet und modifiziert werden.

Syndrom: Summe der charakteristischen Anzeichen und Symptome einer Erkrankung.

Synkope: Ohnmacht, kurzzeitiger Bewusstseinsverlust.

Synovialis: Gelenkflüssigkeit

systemisch: Mehrere Organe in der gleichen Weise betreffend.

Systole: Phase im Herzzyklus, in der sich der Herzmuskel anspannt. Der Systole folgt die Diastole nach, bei der sich der Herzmuskel wieder entspannt. Bei der Blutdruckmessung ist der systolische Wert der höchste, der gemessen wird.

Tachykardie: Eine abnorm hohe Herzruhefrequenz, die höher als 100 Schläge in der Minute liegt.

Talgdrüsen: Fettdrüsen der Haut.

Tendo/Tendines: Sehne/Sehnen

Testikel/Testes: Hoden, männliche Keimdrüsen.

Testosteron: In den Hoden gebildetes männliches Geschlechtshormon.

thorakal: Den Brustkorb betreffend.

Thorax: Brustkorb

Thrombin: Ein Enzym, das an der Blutgerinnung beteiligt ist.

Thrombozyten: Blutplättchen, an der Gerinnung beteiligte Blutzellen.

Thrombus: Blutgerinnsel

Thymus/Thymusdrüse: Bries; hinter dem Brustbein liegende Drüse mit Einfluss auf den Stoffwechsel und das Wachstum, die sich im Erwachsenenalter zurückbildet.

Thyroidea: Schilddrüse

Thyroxin: Schilddrüsenhormon

Tibia: Schienbein, der größere der zwei Unterschenkelknochen. Siehe Fibula.

Tonsilla/Tonsillen: Rachenmandeln, lymphatische Organe im Rachen.

topisch: Körperoberfläche/Haut betreffend.

Toxämie/Toxikämie: Blutvergiftung, Zersetzung des Blutes durch Giftstoffe.

Toxin: Giftstoff

toxisch: Giftig

Trachea: Luftröhre.

Traktion: Ziehen, Zug

Transfusion: Bluttransfusion, Intravenös verabreichtes Blut oder Blutbestandteile.

Transplantation: Chirurgische Übertragung von Organen oder Geweben von einem Menschen zum anderen oder von einer Körperstelle zur anderen (Haut).

Trauma: Verletzung durch Gewalteinwirkung.

Tremor: Unwillkürliches Zittern von Körperteilen.

Trigeminusnerv: Hirnnerv, sensibler und motorischer Nerv, der sich in drei Anteile aufteilt und das Gesicht, Ober- und Unterkiefer versorgt.

Triglyzeride: Fettmoleküle, die der Körper aus Zucker, Alkohol und überschüssigen Kalorien herstellt.

Trikuspidalklappe: Herzklappe zwischen rechtem Vorhof und rechter Herzkammer.

Trizeps: Dreiköpfiger Muskel des Arms (Armstrecker), Gegenspieler des zweiköpfigen Bizeps (Armbeuger).

Trommelfell: Membran zwischen Außen und Mittelohr, empfängt und leitet Schallwellen die anschließend von den Gehörknöchelchen transformiert und weitergeleitet werden.

Tuba: Eileiter (Tuba uterina); die Verbindungsröhre zwischen Eierstock und Gebärmutter, durch die die Eizelle in die Gebärmutter gelangt.

Tubulus/Tubuli: Bezeichnung für kleinen Gang oder Kanal, vor allem in der Niere.

Tumor: Abnormales Wachstum eines Gewebes; der Tumor kann bösartig (maligne) oder gutartig (benigne) sein.

T-Zellen: Zu den Lymphozyten gehörende Immunzellen.

Ulna: Elle; der größerere der zwei Unterarmknochen.

Ultraschall: Schallwellen, die den menschlichen Hörbereich überschreiten; >20 kHz.

Ulzeration: Geschwürbildung

Umbilicus: Bauchnabel, vernarbter Rest der Nabelschnur.

Urea: Harnstoff, Stickstoffverbindung im Harn.

Ureter: Harnleiter, Röhre, die den Harn von der Niere zur Blase leitet.

Urethra: Harnröhre, Röhre durch die der Urin aus der Blase abgeleitet wird.

Urtikaria: Nesselsucht

Uterus: Gebärmutter

Uvea: Teil des Auges, bestehend aus Iris, Glaskörper und Aderhaut.

Uvula: Gaumenzäpfchen.

Vagina: Scheide der Frau, Geburtskanal.

Vagusnerv: Hirnnerv, Lungen-Magennerv, versorgt viele innere Organe.

Vakzination: Schutzimpfung

Vakzine: Impfstoff aus lebenden oder toten Krankheitserregern.

Varizen: Krampfadern

Vas deferens: Samenleiter, transportiert die Spermien zur Harnröhre.

vaskulär: Blutgefäße betreffend.

Vene: Blutgefäß, das im Gegensatz zur Arterie das sauerstoffarme Blut zum Herzen zurückleitet.

venös: Die Venen betreffend.

Ventrikel: Herzkammer; auch Bezeichnung für kleine Körperhöhle.

Venula: Kleine Vene

Verruca: Warze

Verstauchung: Gelenkverletzung durch Überdehnung der Bänder.

Vertebra: Wirbelknochen der Wirbelsäule.

Vertigo: Schwindel, Übelkeit

Vesikel: Bläschen, flüssigkeitsgefüllte Ausstülpung.

viral: Viren oder eine virusbedingte Erkrankung betreffend.

Viren/Virus: Gruppe kleinster Krankheitserreger, Erreger zum Beispie der Röteln, Masern, Kinderlähmung und Pocken.

virulent: Sehr infektiös.

Viszera: Eingeweide

Vitalorgane: Sammelbegriff für die lebenswichtigen Organe, Herz, Lunge, Gehirn, Leber und Nieren.

Vitamine: Organische Verbindungen, die in kleinen Mengen in Nahrungsmitteln vorkommen oder vom Körper selbst gebildet werden und lebenswichtig für viele Körperfunktionen sind.

Vulva: Äußere weibliche Genitalien, Schamlippen und Klitoris (Kitzler).

Warze: Gutartige Verwachsung auf der Haut, verursacht durch einen Virus.

Warzenvorhof: Runder, pigmentierter Bereich um die Brustwarze.

Wehen: Muskelkontraktionen der Gebärmutter bei der Geburt.

Wurzelkanal: Kanal in der Zahnwurzel, durch den der Zahnnerv verläuft.

Zilien: Augenlider, Wimpern; mikroskopisch kleine Flimmerhärchen des Flimmerepithels in verschiedenen Organen.

Zyanose: Bläuliche Verfärbung der Haut und Schleimhäute aufgrund einer Sauerstoffunterversorgung.

Zygote: Bezeichnung für die Eizelle nachdem sie befruchtet wurde.

Zyste: Eine geschlossene beutelartige Ausstülpung oder ein Hohlraum, der mit einer flüssigen, gasförmigen oder halbfesten Substanz gefüllt ist.

Anhang II

Hilfreiche Adressen

Inhalt

Viele hilfreiche Adressen rund um die Gesundheit und zu den unterschiedlichsten Krankheitsbildern.

Adressen für alle Gesundheitsfragen

Wir leben im Informationszeitalter. Nie zuvor wurden wir mit so vielen Daten und Informationen versorgt, die uns sagen wie wir gesund bleiben oder wieder gesund werden und was bei Krankheit zu tun ist. Die Kostenfrage und das ganze Gesundheitssystem werden immer komplexer und undurchschaubarer.

Dieses Buch versucht, möglichst viele Fragen rund um die Gesundheit und die medizinischen Sachverhalte zu klären. Es ist jedoch unmöglich in nur einem Buch alle Fragen zu beantworten, die Sie sich jetzt oder in der Zukunft stellen könnten.

Nachfolgend finden Sie eine Liste von Organisationen, Institutionen, Verbänden und Selbsthilfegruppen, von denen Sie weitere hilfreiche Informationen und Auskünfte über Kliniken, Behandlungsangebote, Therapieverfahren und vieles andere mehr bekommen können. Weder für die Vollständigkeit noch für die Richtigkeit der Adressen kann allerdings Verantwortung übernommen werden.

Bedenken Sie aber immer: Weder Verein, Verband noch Selbsthilfegruppe können Ihnen die Verantwortung für Ihre Gesundheit abnehmen. Bei gesundheitlichen Fragen sollte daher immer Ihr Arzt der Ansprechpartner der ersten Wahl sein oder auch Ihr Apotheker. Nur so macht die Behandlung Sinn.

Aids-Hilfe Schweiz
Konradstraße 20
Postfach 1118
CH-8031 Zürich
Tel.: 01 / 2 73 42 42
Fax: 01 / 2 73 42 62

Aids-Informationszentrale Austria
Eggerthgasse 10/1
A-1060 Wien
Tel.: 01 / 5 85 76 21
Fax: 01 / 58 57 62 16

**Aktionskomitee Kind im
    Krankenhaus e.V.**
Kirchstraße 34
D-61440 Oberursel
Tel.: 0 61 72 / 30 36 00
Fax: 0 61 72 / 30 36 00

**Aktionskreis Ess- und Magersucht
    (Cinderella) e.V.**
Westendstraße 35
D-80339 München
Tel.: 0 89 / 5 02 12 12
Fax: 0 89 / 5 02 25 75

Aktive Diabetiker Austria
Postfach 10
A-1194 Wien
Tel./Fax: 01 / 7 13 04 08

**Aktive Schmerzhilfe e.V.
    Bundesverband (ASH)**
Postfach 206
D-47702 Krefeld
Tel.: 0 21 51 / 76 17 97

Al-Anon Familiengruppen
Selbsthilfegruppen für Angehörige und Freunde von Alkoholikern
Emilienstraße 4
D-45128 Essen
Tel.: 02 01 / 77 30 07
Fax: 02 01 / 77 30 08

**Allergie- und umweltkrankes
    Kind e.V.**
Westerholter Straße 142
D-45892 Gelsenkirchen
Tel.: 02 09 / 3 05 30
Fax: 02 09 / 3 05 30

**Allgemeiner Behindertenverband
    in Deutschland für Selbstbe-
    stimmung und Würde e.V.**
Am Köllnischen Park 6/7
D-10179 Berlin
Tel.: 0 30 / 23 80 66 73
Fax: 0 30 / 23 80 69 72

Allgemeiner Patientenverband e.V.
Ludwig-Juppe-Weg 3b
D-35039 Marburg
Tel.: 0 64 21 / 6 47 35

Alzheimer Angehörige Austria
Obere Augartenstraße 26-28
A-1020 Wien
Tel.: 01 / 3 32 51 60

Alzheimer-Hilfe
Postfach 70833
D-60599 Frankfurt / Main
Tel.: 01 80 / 3 36 66 33

**Amputierten-Initiative e.V.
    (für Arm- und Beinamputierte)**
Spanische Allee 158
D-14129 Berlin
Tel.: 0 30 / 8 03 26 75
Fax: 0 30 / 8 03 26 75

**ANAD e.V – Beratungsstelle bei
    Essstörungen**
Seitzstraße 8
D-80538 München
Tel.: 0 89 / 24 23 99 60
Fax: 0 89 / 24 23 99 66

**Anonyme Alkoholiker
    Deutschland (AA)**
Postfach 46 02 27
D-80910 München
Tel.: 0 89 / 3 16 95 00
Fax: 0 89 / 3 16 51 00

**Anonyme Alkoholiker
    deutschsprachige Schweiz**
Zentrale Dienststelle der deutschsprachigen Schweiz
Wehntalerstraße 560
CH-8046 Zürich-Affoltern
Tel.: 01 / 3 70 13 83

**Anonyme Alkoholiker Österreich
    und Südtirol**
Zentrale Kontaktstelle Wien
Barthgasse 5
A-1030 Wien
Tel.: 01 / 7 99 55 99

**Anonyme Esssüchtige –
    Deutsche Intergruppe der OA**
Postfach 10 62 06
D-26062 Bremen
Tel.: 04 21 / 32 72 24
Fax: 04 21 / 77 94 99
Informationen über örtliche Selbst-
hilfegruppen

**Arbeitsgemeinschaft
    allergiekrankes Kind e.V.**
Nassaustraße 32
D-35745 Herborn
Tel.: 0 27 72 / 92 87 0
Fax: 0 27 72 / 92 87 48
Hilfen für Kinder mit Asthma, Ekzem
oder Heuschnupfen

**Arbeitsgemeinschaft Deutscher
    Frauen- und Kinderschutzhäuser**
Wonnhaldestraße 9
D-79100 Freiburg
Tel.: 07 61 / 40 64 44
Fax: 07 61 4 00 16 86

**Arbeitsgemeinschaft Freier
    Stillgruppen (AFS) e.V.**
Bundesverband
Gertraudgasse 4
D-97070 Würzburg
Tel.: 09 31 / 57 34 93
Fax: 09 31 / 57 34 94

**Arbeitsgemeinschaft für
    klassische Akupunktur und tra-
    ditionelle Chinesische Medizin**
Badallee 2
D-25832 Tönning
Tel.: 0 48 61 / 18 10
Fax: 0 48 61 / 18 19

**Arbeitsgemeinschaft Humane
    Sexualität e.V.**
Carl-Vogt-Straße 4
D-35394 Gießen
Tel.: 06 41 / 7 73 47

**Arbeitsgemeinschaft Spina bifida
    und Hydrocephalus e.V.**
Münsterstraße 13
D-44145 Dortmund
Tel.: 02 31 / 8 61 05 00
Fax: 02 31 / 86 10 50 50

**Arbeitsgemeinschaft
    Tabakmissbrauch**
Seminarstraße 22
Postfach 105
CH-3000 Bern
Tel.: 0 31 / 3 89 92 46

**Arbeitsgruppe KOSCH – Selbst-
    hilfezentrum »Hinterhuus«**
Feldbergstraße 55
CH-4057 Basel
Tel.: 0 61 / 6 92 81 00
Fax: 0 61 / 6 92 81 77
Informationsmaterial über Selbsthilfe-
gruppen und Kontaktadressen

Arbeitskreis Down-Syndrom e.V.
Gadderbaumstraße 28
D-33602 Bielefeld
Tel.: 05 21 / 44 29 98
Fax: 05 21 / 94 29 04

Arbeitskreis Organspende
Postfach 15 62
D-63235 Neu-Isenburg
Tel.: 01 30 / 91 40 40

Arbeitskreis Überaktives Kind e.V.
Dietrichstraße 9
D-30159 Hannover
Tel.: 05 11 / 3 63 27 29
Fax: 05 11 / 3 63 27 72

**Arteriosklerose-Präventions-
    Institut**
Wilbrechtstraße 95
D-81477 München
Tel.: 0 89 / 45 67 89

**Ärztlicher Arbeitskreis Rauchen
    und Gesundheit**
Osterbergstraße 23
D-74206 Bad Wimpfen
Tel.: 0 70 63 / 66 77

Arzt-Such-Service (ASS)
Tel.: 01 30 / 73 90 09
vermittelt je nach Krankheit Adressen
von Ärzten

**ASKIO Behinderten-Selbsthilfe
    Schweiz**
Effingerstraße 55
CH-3008 Bern
Tel. 0 31 / 3 90 39 39
Fax 0 31 / 3 90 39 35

**Atemwegsliga e.V. in der
    deutschen Gesellschaft
    für Pneumologie**
Burgstraße 12
D-33175 Bad Lippspringe
Tel.: 0 52 52 / 93 36 15
Fax: 0 52 52 / 93 36 16

B

**Bein-Liga Schweiz - Zentrum für
    Gefäßerkrankungen**
Silberturm
Rorschachstraße 150
CH-9006 St. Gallen
Tel.: 0 71 / 2 50 17 17
Fax: 0 71 / 2 50 17 19

Beratungsstelle bei Vergiftungen
Johannes-Gutenberg-Universität
Langenbeckstraße 1
D-55131 Mainz
Tel.: 0 61 31 / 1 92 40
Fax: 0 61 31 / 23 24 68

Beratungsstelle für Esssüchtige
Postfach 9763
CH-8036 Zürich
Tel.: 01 / 4 63 55 66

**BIZEPS
    Behindertenberatungszentrum**
Zentrum für Selbstbestimmtes Leben
Kaiserstraße 55/3/4a
A-1070 Wien
Tel.: 01 / 5 23 89 21
Fax: 01 / 5 23 89 21 20

Borreliose-Liga e.V.
Rheinstraße 38
D-76676 Graben-Neudorf
Tel.: 0 72 55 / 72 55 55

Bulimie Zentrum e.V.
Reuterweg 65
D-60323 Frankfurt / Main
Tel.: 0 69 / 72 33 33
Fax: 0 69 / 17 22 64

Bund Deutscher Hirngeschädigter
Humboldtstraße 32
D-53115 Bonn
Tel.: 02 28 / 96 98 40

**Bund zur Förderung Seh-
behinderter e.V. (BFS)**
Max-Planck-Straße 24
D-40880 Ratingen
Tel.: 0 21 02 / 44 47 37
Fax: 0 21 02 / 44 47 37

Bundesanstalt für Gesundheit
CH-3003 Bern
Tel.: 031 / 3 22 21 11

**Bundesarbeitsgemeinschaft der
Senioren-Organisationen**
Stockenstraße 14
D-53113 Bonn
Tel.: 02 28 / 63 53 91
Fax: 02 28 / 63 50 10

**Bundesarbeitsgemeinschaft für
Rehabilitation**
Walter-Kolb-Straße 9-11
D-60594 Frankfurt am Main
Tel.: 0 69 / 6 05 01 80

**Bundesarbeitsgemeinschaft Hilfe
für Behinderte e. V.**
Kirchfeldstraße 149
D-40215 Düsseldorf
Tel.: 02 11 / 31 00 60
Fax: 02 11 / 3 10 06 48

**Bundesarbeitsgemeinschaft
Sicherheit und Gesundheit bei
der Arbeit (Basi) e.V.**
Alte Heerstraße 111
D-53757 Sankt Augustin
Tel.: 0 22 41 / 2 31 60 00
Fax: 0 22 41 / 2 31 61 11

**Bundesarbeitsgemeinschaft zur
Förderung der Kinder und
Jugendlichen mit Teilleistungs-
störungen e.V.**
Wendelinstraße 64
D-50677 Köln
Tel.: 02 21 / 4 91 14 00
Fax: 02 21 / 4 91 14 64

**Bundesgemeinschaft der Eltern
und Freunde hörgeschädigter
Kinder e.V.**
Pirolkamp 18
D-22397 Hamburg
Tel.: 0 40 / 6 07 03 44

**Bundeskonferenz für
Erziehungsberatung**
Herrnstraße 53
D-90763 Fürth
Tel.: 09 11 / 97 71 40
Fax: 09 11 / 74 54 97
Verzeichnis aller Erziehungs-,
Familien- und Jugendberatungs-
stellen in Deutschland erhältlich

**Bundesministerium für Arbeit,
Gesundheit und Soziales**
Stubenring 1
A-1010 Wien
Tel.: 01 / 7 11 00 61 27

**Bundesministerium für
Gesundheit (BMG)**
Am Probsthof 78a
D-53121 Bonn
Tel.: 0 22 28 / 94 10
Fax: 0 22 28 / 9 41 49 00

**Bundesselbsthilfeverband für
Osteoporose e.V.**
Kirchfeldstraße 149
D-40215 Düsseldorf
Tel.: 02 11 / 31 91 65
Fax: 02 11 / 33 22 02

**Bundesverband
»Das frühgeborene Kind« e.V.**
Von-der-Tann-Straße 7
D-69126 Heidelberg
Tel.: 0 62 21 / 31 50 65
Fax: 0 62 21 / 31 50 65

**Bundesverband
»Graue Panther« e.V. –**
Dachverband der Senioren-Schutz-
Bund-Vereine Deutschland (SSB)
Postfach 20 06 55
D-42206 Wuppertal
Tel.: 02 02 / 28 07 00
Fax: 02 02 / 2 80 70 70

**Bundesverband Contergan-
Geschädigter e.V.**
Paffrather Straße 132-134
D-51069 Köln
Tel.: 0 73 91 / 47 19
Fax: 0 73 91 / 47 19

**Bundesverband der Angehörigen
psychisch Kranker e.V.**
Thomas-Mann-Straße 49a
D-53111 Bonn
Tel.: 02 28 / 63 26 46

**Bundesverband der
Kehlkopflosen e.V.**
Oberle 65
D-45897 Gelsenkirchen-Buer
Tel.: 02 09 / 59 22 82

**Bundesverband Deutscher
Borreliose Selbsthilforganisationen**
Große Straße 205
D-21075 Hamburg
Tel.: 0 40 / 7 90 57 88
Fax: 0 40 / 7 92 42 49

**Bundesverband Deutscher
Kinderschutzbund e.V.**
Schiffgraben 29
D-30159 Hannover
Tel.: 05 11 / 30 48 50
Fax: 05 11 / 3 03 85 49

**Bundesverband Elterninitiativen
zur Förderung hyperaktiver
Kinder e.V.**
D-91291 Forchheim
Tel.: 0 91 91 / 3 48 74
Fax: 0 91 91 / 3 48 74

**Bundesverband für die
Rehabilitation der Aphasiker**
Oberthürstraße 111a
D-97070 Würzburg
Tel.: 09 31 / 57 37 49

**Bundesverband für Körper- und
Mehrfachbehinderte e.V.**
Brehmstraße 5-7
D-40239 Düsseldorf
Tel.: 02 11 / 64 00 40
Fax: 02 11 / 6 40 04 20

**Bundesverband Hilfe für das
autistische Kind**
Bebelallee 141
D-22297 Hamburg
Tel.: 0 40 / 5 11 56 04
Fax: 0 40 / 5 11 08 13

Bundesverband Legasthenie
Königstraße 32
D-30175 Hannover
Tel.: 05 11 / 31 87 38

**Bundesverband Neurodermitis-
kranker in Deutschland e.V.**
Oberstrasse 171
D-56154 Boppard
Tel.: 0 67 42 / 25 98

Bundesverband Poliomyelitis e.V.
Am Mühlenberg 20
D-37154 Northeim
Tel.: 0 55 51 / 6 40 16

**Bundesverband privater Alten-
und Pflegeheime und
ambulanter Dienste e.V.**
Bundesreferat ambulante Dienste
Wendenstraße 377
D-20537 Hamburg
Tel.: 0 40 / 25 17 81 53
Fax: 0 40 / 25 17 84 06

**Bundesverband Reproduktions-
medizinischer Zentren
Deutschland e.V. (BRZ)**
Kaiserstraße 7
D-66111 Saarbrücken
Tel.: 06 81 - 37 35 51
Fax: 06 81 - 37 35 39
Informationen über reproduktionsme-
dizinische Verfahren und Anschriften
von Selbsthilfegruppen

**Bundesverband Selbsthifegruppe
Schleudertrauma**
Schillerstraße 2
D-73650 Winterbach
Tel.: 0 71 81 / 7 75 23

**Bundesverband Selbsthilfe
Körperbehinderter e. V.**
Postfach 20
D-74236 Krautheim / Jagst
Tel.: 0 62 94 / 6 81 10
Fax: 0 62 94 / 9 53 83

**Bundesverband Skoliose
Selbsthilfe e.V.**
Interessengemeinschaft für Wirbel-
säulengeschädigte
Mühlweg 12
D-74838 Limbach
Tel.: 0 62 87 / 7 37
Fax: 0 62 87 / 47 92

**Bundesverband spastisch
Gelähmte und andere Behinderte**
Brehmstraße 5
D-40239 Düsseldorf
Tel.: 02 11 / 62 66 51

Bundesverband Torticollis e.V.
Eckernkamp 39
D-59077 Hamm
Tel.: 0 23 89 / 53 69 88
Fax: 0 23 89 / 53 62 89

**Bundesvereinigung für
Gesundheit e.V.**
Heilsbachstraße 30
D-53123 Bonn
Tel.: 02 28 / 98 72 70

**Bundesvereinigung Lebenshilfe
für geistig Behinderte e.V.**
CH-4014 Bern
Tel.: 0 46 21 / 49 10

**Bundesvereinigung Lebenshilfe
für Menschen mit geistiger
Behinderung e.V.**
Raiffeisenstraße 18
D-35043 Marburg
Tel.: 0 64 21 / 49 10
Fax: 0 64 21 / 49 11 67

**Bundesvereinigung Stotterer-
Selbsthilfe e.V.**
Gereonswall 112
D-50670 Köln
Tel.: 02 21 / 1 39 11 06
Fax: 02 21 / 1 39 13 70

**Bundeszentrale für gesund-
heitliche Aufklärung (BZgA)**
Ostmerheimer Straße 220
D-51109 Köln
Tel.: 02 21 / 8 99 20
Fax: 02 21 / 8 99 23 00

**Bürgertelefon »Pflegeversiche-
rung« in Deutschland**
Tel.: 08 00 / 1 91 91 90
Informationen rund umd das Thema
Pflegeversicherung

C

Centrum für Reisemedizin
Hansaallee 321
D-40549 Düsseldorf
Tel.: 02 11 / 90 42 90
Fax: 02 11 / 9 04 29 99

D

**Dachverband der Frauengesund-
heitszentren in Deutschland e.V.**
Goetheallee 9
D-37073 Göttingen
Tel.: 05 51 / 48 70 25
Fax: 05 51 / 48 70 25

**Dachverband der Oberöster-
reichischen Selbsthilfegruppen
im Gesundheitsbereich**
Gruberstrasse 77
A-4020 Linz
Tel.: 07 32 / 79 76 66

**Dachverband Schweizerischer
Patientenstellen**
Hofwiesenstraße 3
CH-8042 Zürich
Tel.: 01 / 3 61 92 56

**Das Band – Selbsthilfe der
Asthmatiker**
Gryphenhübeliweg 40
CH-3006 Bern
Tel.: 0 31 / 3 52 11 38

Depressivkranke e.V.
Wermbachstraße 13
D-63739 Aschaffenburg
Tel.: 0 60 21 / 2 36 26

Deutsche Aids-Hilfe e.V. (DAH)
Dieffenbachstraße 33
D-10967 Berlin
Tel.: 0 30 / 6 90 08 70
Fax: 0 30 / 69 00 87 42

**Deutsche Alzheimer
Gesellschaft e.V.**
Kantstraße 152
D-10623 Berlin
Tel.: 0 30 / 31 50 57 33
Fax: 0 30 / 31 503 57 35

Deutsche Angststörungshilfe und Selbsthilfe (DASH)
c/o MASH – Münchner Angst-Selbsthilfe
Bayerstraße 77a
D-80355 München
Tel.: 0 89 / 5 43 80 80

Deutsche Arbeitsgemeinschaft Selbsthilfegruppen e.V. (DAG SHG)
Friedrichstraße 28
D-35392 Gießen
Tel.: 06 41 / 9 94 56 12
Vermittlung von Adressen und Informationen über Selbsthilfegruppen

Deutsche Arthrosehilfe e.V.
Neue-Welt-Straße 4-6
D-66740 Saarlouis
Tel.: 0 68 31 / 94 66 77
Fax: 0 68 31 / 94 66 78

Deutsche Ärztegesellschaft für Akupunktur e.V.
Würmtalstraße 54
D-81375 München
Fax: 0 89 / 7 10 05 25

Deutsche Dermatologische Lasergesellschaft
Candidplatz 11
D-81543 München
Tel.: 08 10 / 5 31 32 46

Deutsche Diabetes-Union e.V.
Drosselweg 16
D-82152 Krailing
Tel.: 0 89 / 8 57 12 49
Fax: 0 89 / 8 57 64 88

Deutsche Emphysemgruppe
Bundesgeschäftsstelle
Steinbrecherstraße 9
D-38106 Braunschweig
Tel.: 05 31 / 33 46 61

Deutsche Epilepsievereinigung e.V.
Zillestraße 102
D-10585 Berlin
Tel.: 0 30 / 3 42 44 14
Fax: 0 30 / 3 42 44 66

Deutsche Gesellschaft für Arterioskleroseforschung
Physiologisches Institut
Gmelinstraße 5
D-72076 Tübingen
Tel.: 0 70 71 / 2 97 34 20
Fax: 0 70 71 / 2 97 30 73

Deutsche Gesellschaft für ästhetische Medizin
Unterer Schrannenplatz 1
D-88131 Lindau
Tel.: 0 83 82 / 50 94

Deutsche Gesellschaft für ästhetische Zahnheilkunde
Universitätsklinikum
Pauwelsstraße 30
D-52057 Aachen
Tel.: 02 41 / 8 08 85 71

Deutsche Gesellschaft für Chirurgie
Elektrastraße 5
D-81925 München
Tel.: 0 89 / 91 52 05
Fax: 0 89 / 91 50 71

Deutsche Gesellschaft für Ernährung e.V. (DGE)
Im Vogelsgesang 40
D-60488 Frankfurt/Main
Tel.: 0 69 / 9 76 80 30
Fax: 0 69 / 97 68 03 99

Deutsche Gesellschaft für Geriatrie
Walsroder Straße 121
D-30853 Langenhagen
Tel.: 05 11 / 7 30 03 87

Deutsche Gesellschaft für Gerontologie
Ratzeburger Allee Nr. 160
D-23562 Lübeck
Tel.: 04 51 / 5 00 24 00

Deutsche Gesellschaft für Hals-Nasen-Ohren-Heilkunde, Kopf- und Halschirurgie
Hittorfstraße 17
D-53129 Bonn
Tel.: 02 28 / 23 17 70
Fax: 02 28 / 23 93 85

Deutsche Gesellschaft für Impantologie im Zahn-, Mund- und Kieferbereich (DGI)
Hauptstraße 26
D-82229 Seefeld
Tel.: 0 81 52 / 99 09 18
Fax: 0 81 52 / 99 09 20

Deutsche Gesellschaft für Infektiologie e.V.
c/o Medizinische Klinik II
Virchow-Klinikum der
Humboldt-Universität
Augustenburger Platz 1
D-13353 Berlin
Tel.: 0 30 / 45 05 36 38
Fax: 0 30 / 45 05 39 11

Deutsche Gesellschaft für Muskelkranke e.V.
Im Moos 4
D-79112 Freiburg
Tel.: 0 76 65 / 9 44 70
Fax: 0 76 65 / 94 47 20

Deutsche Gesellschaft für Prävention und Rehabilitation von Herz-Kreislauf-Erkankungen
Rizzastraße 34
D-56068 Koblenz
Tel.: 02 61 / 30 92 31
Fax: 02 61 / 30 92 32

Deutsche Gesellschaft für Reise- und Touristikmedizin e.V.
Am Bergmoos 21
D-85414 Kirchdorf
Tel.: 0 81 66 / 67 89 30
Fax: 0 81 66 / 50 51

Deutsche Gesellschaft für Traditionelle Chinesische Medizin (DGTCM)
Rohrbacher Straße 155
D-69126 Heidelberg
Tel.: 0 62 21 / 37 45 46
Fax: 0 62 21 / 37 45 46

Deutsche Gesellschaft für Wirbelsäulenchirurgie
Medizinische Fakultät – Institut für
Unfallchirurgie der Universität Ulm
Helmholtzstraße 14
D-89081 Ulm
Tel.: 07 31 / 5 02 34 82
Fax: 07 31 / 5 02 34 98

Deutsche Gesellschaft für Zahn-, Mund- und Kieferheilkunde
Lindemannstraße 96
D-40237 Düsseldorf
Tel.: 02 21 / 66 93 95

Deutsche Gesellschaft für Zwangserkrankungen
Katharinenstraße 48
D-49078 Osnabrück
Tel.: 05 41 / 4 09 66 33
Fax: 05 41 / 4 09 66 35

Deutsche Gesellschaft Venen e.V.
Postfach 1810
D-90007 Nürnberg
Tel.: 09 11 / 5 98 86 00
Fax: 09 11 / 59 12 19

Deutsche Gesellschaft zum Studium des Schmerzes (DGSS)
Joseph-Stelzmann-Str. 9
D-50924 Köln
Tel.: 02 21 / 4 78 66 86
Fax: 02 21 / 4 78 61 16

Deutsche Gesellschaft zur Bekämpfung von Gefäßerkrankungen e.V.
Postfach 4038
D-69254 Malsch
Tel.: 0 72 53 / 2 62 28
Fax: 07253 / 27 81 60

Deutsche Gesellschaft zur Förderung der Gehörlosen und Schwerhörigen e.V.
Niemöllerallee 18
D-81739 München
Tel.: 0 89 / 67 92 02 48

Deutsche Hämophiliegesellschaft zur Bekämpfung von Blutungskrankheiten
Halenseering 3
D-22149 Hamburg
Tel.: 0 40 / 6 72 29 70
Fax: 0 40 / 6 72 49 44

Deutsche Hauptstelle gegen die Suchtgefahren e.V. (DHS)
Westring 2
D-59065 Hamm
Tel.: 0 23 81 / 9 01 50
Fax: 0 23 81 / 90 15 30

Deutsche Haut- und Allergiehilfe e.V.
Gotenstraße 164
D-53175 Bonn
Tel.: 02 28 / 36 79 10
Fax: 02 28 / 3 67 91 90

Deutsche Hepatitis Liga e.V.
Postfach 20 06 66
D-80006 München
Tel.: 0 89 / 50 40 91

Deutsche Heredo-Ataxie-Gesellschaft (DHAG)
Bundesverband e.V.
Haussmannstraße 6
D-70188 Stuttgart
Tel.: 07 11 / 2 15 51 14
Fax: 07 11 / 2 15 52 14

Deutsche Herzhilfe e.V.
Pestalozzistraße 3a
D-80469 München
Tel.: 0 89 / 2 60 36 36

Deutsche Herzstiftung e.V.
Vogtstraße 50
D-60322 Frankfurt
Tel.: 0 69 / 9 55 12 80
Fax: 0 69 / 9 55 12 83 13

Deutsche Huntington-Hilfe e.V.
Börsenstraße 10
D-47051 Duisburg
Tel.: 02 03 / 2 29 15
Fax: 02 03 / 2 29 25

Deutsche Hypertonie-Gesellschaft
Liga zur Bekämpfung des hohen Blutdruckes e.V.
Berliner Straße 46
D-69120 Heidelberg
Tel.: 0 62 21 / 41 17 74
Fax: 0 62 21 / 40 22 74

Deutsche Ileostomie-, Colostomie-, Urostomie-Vereinigung (ILCO) e.V.
Landshuter Straße 30
D-85356 Freising
Tel.: 0 81 61 / 93 43 01
Fax: 0 81 61 / 93 43 04

Deutsche Klinefelter-Syndrom Vereinigung e.V. (DKSV)
Markusweg 4
D-93167 Falkenstein
Tel.: 0 94 62 / 56 73
Fax: 0 94 62 / 91 17 14

Deutsche Klinefelter-Syndrom Vereinigung e.V. (DKSV)
Markusweg 4
D-93167 Falkenstein
Tel.: 0 94 62 / 56 73
Fax: 0 94 62 / 91 17 14

Deutsche Krebsgesellschaft e.V.
Paul-Ehrlich-Straße 41
D-60596 Frankfurt am Main
Tel.: 0 69 / 6 30 09 60
Fax: 0 69 / 63 91 30

Deutsche Krebshilfe e.V.
Thomas-Mann-Straße 40
D-53111 Bonn
Tel.: 02 28 - 72 99 00
Fax: 02 28 – 7 29 90 11

Deutsche Leukämie-Hilfe e.V.
Thomas-Mann-Straße 40
D-53111 Bonn
Tel.: 02 28 – 7 29 90 67
Fax: 02 28 – 7 29 90 11

Deutsche Liga zur Bekämpfung von Gefäßerkrankungen
Klinikum Karlsbad-Langensteinbach
Guttmannstraße 1
D-76307 Karlsbad
Tel.: 0 72 53 / 2 62 28
Fax: 0 72 53 / 2 62 28

Deutsche Lungenstiftung
Newtonstraße 11b
D-81679 München
Tel.: 0 89 / 9 98 91 00

Deutsche Migräne- und Kopfschmerzgesellschaft e.V.
Elztal Klinik
Pfauenstraße 6
D-79215 Elzach
Tel.: 0 76 82 / 80 51 13
Fax: 0 76 82 / 80 51 35

Deutsche Mukoviszidose Gesellschaft
Mühlenstraße 13
D-29393 Großösingen
Tel.: 0 58 38 / 5 71

Deutsche Multiple Sklerose Gesellschaft- Bundesverband e.V.
Varenwalder Straße 205-207
D-30165 Hannover
Tel.: 05 11 / 96 83 40
Fax: 05 11 / 9 68 34 50

Deutsche Myasthenie-Gesellschaft
Hohentoorsheerstraße 49
D-28199 Bremen
Tel.: 04 21 / 59 20 60

Deutsche Narkolepsie Gesellschaft
Postfach 1107
D-42755 Haan
Tel.: 0 21 29 / 5 37 23

Deutsche Parkinson Vereinigung e. V.
Moselstraße 31
D-41464 Neuss
Tel.: 0 21 31 / 4 10 16
Fax: 0 21 31 / 4 54 45

Deutsche Rheuma-Liga
Bundesverband
Maximilianstraße 14
D-53111 Bonn
Tel.: 02 28 / 76 60 60
Fax: 02 28 / 7 66 06 20

Deutsche Sarkoidose-Vereinigung gemeinnütziger e.V. Bundesverband
Postfach 30 43
D-40650 Meerbusch
Tel.: 0 21 50 / 73 60
Fax: 0 21 50 / 73 60

Deutsche Schmerzhilfe e.V.
Bundesverband
Sietwende 20
D-21720 Grünendeich
Tel.: 041 42 / 81 04 34
Fax: 041 42 / 81 04 35

Deutsche Schmerzliga e.V. (DSL)
Hainstraße 2
D-61476 Kronberg
Tel.: 07 00 / 3 75 37 53 75
Fax: 07 00 / 3 75 37 53 78

Deutsche Sektion der internationalen Liga gegen Epilepsie
Herforder Straße 5-7
D-33602 Bielefeld
Tel.: 05 21 / 12 41 92
Fax: 05 21 / 12 41 72

Deutsche Selbsthilfe Angeborene Immundefekte e.V.
Postfach 123
D-86062 Augsburg
Tel.: 0 80 74 / 97 34
Fax: 0 80 74 / 97 34

Deutsche Selbsthilfe in der Schlafmedizin
Linneper Weg 44
D-40885 Ratingen
Tel.: 02 01 / 57 06 57

Deutsche Tinnitus-Liga
Am Lohsiepen 18
D-42369 Wuppertal
Tel.: 02 02 / 24 65 20

Deutsche Vereinigung Morbus Bechterew e.V. (DMB)
Metzgergasse 16
D-97421 Schweinfurt
Tel.: 0 97 21 / 2 20 33
Fax: 0 97 21 / 2 29 55

Deutsche Zöliakie-Gesellschaft e.V.
Filderhauptstraße 61
D-70599 Stuttgart
Tel.: 07 11 / 45 45 14
Fax: 07 11 / 4 56 78 17

Deutsche-Morbus Crohn / Colitis ulcerosa-Vereinigung e.V.
Paracelsusstraße 15
D-51375 Leverkusen
Tel.: 02 14 / 87 60 80
Fax: 02 14 / 8 76 08 88

Deutscher Allergie- und Asthmabund e.V. (DAAB)
Hindenburgstraße 110
D-41061 Mönchengladbach
Tel.: 0 21 61 / 81 49 40

Deutscher Bäderverband e.V.
Schumannstraße 111
D-53113 Bonn
Tel.: 02 28 / 20 12 00
Fax: 02 28 / 2 01 20 41

Deutscher Behinderten-Sportverband
Friedrich-Alfred-Str.10
D-47055 Duisburg
Tel.: 02 03 / 7 17 41 70
Fax: 02 03 / 7 78 01 78

Deutscher Blindenverband- und Sehbehindertenverband e.V.
Bismarckallee 30
D-53173 Bonn
Tel.: 02 28 / 95 58 20
Fax: 02 28 / 35 77 19

Deutscher Bundesverband für Logopädie e.V.
Stormstraße 19
D-50997 Köln
Tel.: 0 22 34 / 69 11 53

Deutscher Diabetiker-Bund e.V.
Danziger Weg 1
D-58511 Lüdenscheid
Tel.: 0 23 51 / 98 91 53
Fax: 0 23 51 / 98 91 50

Deutscher Gehörlosen-Bund e.V.
Paradeplatz 3
D-24768 Rendburg
Tel.: 0 43 31 / 58 97 22

Deutscher Gehörlosen-Sportverband
Postfach 340 231
D-45074 Essen
Tel.: 02 01 / 77 76 71
Fax: 02 01 / 78 33 02

Deutscher Neurodermitiker Bund e.V.
Spaldingstraße 210
D-20097 Hamburg
Tel.: 0 40 / 23 08 10
Fax: 0 40 / 23 10 08

Deutscher Psoriasisbund e.V.
Oberaltenallee 20A
D-22081 Hamburg
Tel.: 0 40 / 22 33 99

Deutscher Sportärztebund –
   Deutsche Gesellschaft für
   Sportmedizin e.V.
Hugstetter Straße 55
D-79106 Freiburg
Tel.: 07 61 / 2 70 74 56
Fax: 07 61 / 2 02 48 81

Deutscher Verband für
   Gesundheitssport und
   Sporttherapie (DVGS) e.V.
Vogelsanger Weg 48
D-50354 Hürth
Tel.: 0 22 33 / 6 50 17 19
Fax: 0 22 33 / 6 45 61

Deutscher Verband für Physio-
   therapie -Zentralverband der
   Physiotherapeuten / Kranken-
   gymnasten (ZVK) e.V.
Deutzer Freiheit 72-74
D-50697 Köln
Tel.: 02 21 / 9 81 02 70
Fax: 02 21 / 98 10 27 25

Deutscher Zentralverein
   Homöopathischer Ärzte e.V.
Römerstraße 73
D-53111 Bonn
Tel.: 02 28 / 63 92 30
Fax: 02 28 / 63 92 70

Deutsches Kinderhilfswerk e.V.
   (DKHW)
Rungestraße 20
D-10179 Berlin
Tel.: 0 30 / 2 79 56 56
Fax: 0 30 / 2 79 56 34

Deutsches
   Klinefelter-Syndrom e.V.
August-Bebel-Straße 16-18
D-33602 Bielefeld
Tel.: 05 21 / 5 21 80 04
Fax: 05 21 / 8 94 93 00

Deutsches Müttergenesungswerk
Deutenbacher Straße 1
D-90547 Stein
Tel.: 09 11 / 96 71 10
Fax: 09 11 / 67 66 85

Deutsches Rotes Kreuz
Friedrich-Ebert-Allee 71
D-53113 Bonn
Tel.: 02 28 / 54 10
Fax: 02 28 / 5 41 12 90

Deutsches Zentralkomitee zur
   Bekämpfung der Tuberkulose
c/o Lungenklinik Heckeshorn
Zum Heckenhorn 33
D-14109 Berlin
Tel.: 0 30 / 80 02 24 35

Deutsches Zentrum für orale
   Implantologie e.V. (DZOI)
In den Burgwiesen 3
D-72488 Sigmaringen
Fax: 0 75 71 / 68 34 52

Deutschsprachige Gesellschaft zur
   Prävention sexuell übertragbarer
   Krankheiten –
   Deutsche STD-Gesellschaft
c/o Klinik für Dermatologie und
Venerologie
Universität Rostock
Augustenstraße 80-85
D-18055 Rostock
Tel.: 03 81 / 4 94 97 01
Fax: 03 81 / 4 94 97 02

Dialysepatienten
   Deutschlands e.V.
Weberstraße 2
D-55130 Mainz
Tel.: 0 61 31 / 8 51 52

Die Lebenshilfe Wien
Verein für Menschen mit geistiger und
mehrfacher Behinderung
Schönbrunner Straße 179
A-1120 Wien
Tel.: 01 / 8 12 26 35

Die Waage e.V.
Kontakt, Information und Beratung für
Frauen mit Essstörungen
Schopstraße 1
D-20255 Hamburg
Tel.: 0 40 / 4 91 49 41

DLFH Dachverband und Deutsche
   Kinderkrebsstiftung
Joachimstraße 20
D-53113 Bonn
Tel.: 02 28 – 9 13 94 30
Fax: 02 28 – 9 13 94 33

Down-Kind e.V.
Brodersenstraße 69
D-81929 München
Tel.: 0 89 / 93 47 46
Fax: 0 89 / 93 47 46

Down-Syndrom-Netzwerk
   Deutschland e.V.
Eifgenweg 1a
D-51061 Köln
Tel.: 02 21 / 6 00 20 30
Fax: 02 21 / 6 00 23 61

E

Elterninitiative anfallkranker
   Kinder (EIAK)
Stumpergasse 1/15
A-1060 Wien
Tel. und Fax: 01 / 5 96 58 00

Emotions Anonymus (EA)
   – Kontaktstelle Deutschland
Katzbachstraße 33
D-10965 Berlin
Tel.: 0 30 / 7 86 79 84

Emotions Anonymus (EA)
   – Kontaktstelle Schweiz
Postfach 228
CH-4016 Basel
Tel.: 0 61 / 3 13 18 58

Endometriose-Vereinigung
   Deutschland e.V.
Bernhard-Göring-Straße 152
D-04277 Leipzig
Tel.: 03 41 / 3 06 53 04
Fax: 03 41 / 3 06 53 04

Endo-Selbsthilfegruppe Wien
   (Endometriose)
Dommayergasse 1/6A
A-1130 Wien
Tel.: 06 64 / 3 82 74 44

Epilepsiedachverband Österreich (EDÖ) und Österreichische Interessengemeinschaft für Anfallkranke (ÖIFAK)
Wichtelgasse 55
A-1170 Wien
Tel.: 01 / 4 89 52 78
Fax: 01 / 4 89 52 78

Epilepsie-Vereinigung-Schweiz
Kontakt- und Informationsstelle
Alpenstraße 66
CH-8200 Schaffhausen
Tel.: 0 52 / 6 24 56 75

Equilibrium
Verein zur Bekämpfung von Depressionen und Kopfschmerz
Gartenstraße 3
CH-6304 Zug
Tel.: 0 41 / 7 11 61 34

Europäische Down Syndrome Association
CH-3000 Bern
Tel. 0 31 / 9 72 58 70

F

Fachverband Drogen und Rauschmittel e.V. (FDR)
Odeonstraße 14
D-30159 Hannover
Tel.: 05 11 / 1 83 33
Fax: 05 11 / 1 83 26

Fachverband Sucht e.V.
Adenauerallee 58
D-53113 Bonn
Tel.: 02 28 / 26 15 55
Fax: 02 28 / 21 58 85

Fatigatio e.V.
Selbsthilfevereinigung chronisches Erschöpfungssyndrom (CFS)
Postfach 41 02 61
D-53024 Bonn
Tel.: 02 28 / 66 02 33
Fax: 02 28 / 66 06 87

Fördergemeinschaft für Taubblinde e.V.
Basteistraße 83a
D-53173 Bonn
Tel.: 02 28 / 95 6 37 63
Fax: 02 28 / 9 56 37 65

Fördergemeinschaft Gutes Hören
Untere Kanalstraße 1a
D-90530 Wendelstein
Tel.: 0 91 29 / 55 57

Forum für gemeinschaftliches Wohnen im Alter
Kibitzrain 84
D-30657 Hannover
Tel.: 05 11 / 6 04 59 55

Forum Schilddrüse e.V.
Heimhuder Straße 70
D-20148 Hamburg
Tel.: 0 40 / 41 70 95

Fragile Suisse - Schweizerische Vereinigung für hirnverletzte Menschen
CH-8006 Zürich
Tel.: 01 / 3 60 30 60
Informationen und Adressen über Selbsthilfegruppen

Frauengesundheitszentrum Bern
Sulgeneckerstraße 60
CH-3005 Bern
Tel.: 0 31 / 21 31 20

Frauengesundheitszentrum Graz
Brockmanngasse 48
A-8010 Graz
Tel.: 03 16 / 63 79 87
Fax: 03 16 / 83 79 98 25

Frauenselbsthilfe nach Brustkrebs
Bundesverband
B6, 10/11
D-68159 Mannheim
Tel.: 06 21 / 2 44 34
Fax: 06 21 / 15 48 77

Frauenselbsthilfe nach Krebs
Landesverein Wien
Obere Augartenstraße 26-28
A-1020 Wien
Tel.: 01 / 3 32 23 48

Frauen-Selbsthilfe und -Beratung Wildwasser e.V.
Beratung bei sexueller Gewalt
Friesenstraße 6
D-10965 Berlin
Tel.: 0 30 / 6 93 91 92

Freie Alten- und Krankenpflege e.V.
Krablerstraße 136
D-45326 Essen
Tel.: 02 01 / 83 52 80
Fax: 02 01 / 8 35 28 55

G

Gesamtverband für Suchtkrankenhilfe im Diakonischen Werk der EKD
Kurt-Schumacher-Straße 2
D-34117 Kassel
Tel.: 05 61 / 10 95 70
Fax: 05 61 / 77 83 51

Gesellschaft für Biofeedback
Stockerstraße 56
CH-8002 Zürich
Tel.: 01 / 2 02 57 33
Fax: 01 / 2 81 03 22

Gesellschaft für plastische, rekonstruktive und ästhetische Chirurgie
Hans-Hugistr. 2a
CH-2502 Biel
Broschüre mit Adressen von Ärzten

Gesellschaft Nierentransplantierter und Dialysepatienten Österreichs
Neulerchenfelder Straße 10/1/3/17
A-1160 Wien
Tel.: 01 / 4 08 38 18

Gesellschaft zur Erforschung des plötzlichen Kindstodes
Sülzburgstraße 209
D-50937 Köln
Tel.: 02 21 / 41 61 56

Gesellschaft zur Förderung der ambulanten Krebstherapie e.V.
Engelbertstraße 42
D-50674 Köln
Tel.: 02 21 / 2 40 69 03

Gesellschaft zur Förderung der Selbsthilfe bei Depressionen und Angststörungen
Schwindelgasse 5
A-1040 Wien
Tel.: 01 / 50 44 68 00

**Gesundheitsforum
  Niederösterreich**
Wipplinger Straße 31/8
A-1010 Wien
Tel.: 01 / 5 35 01 11

H

**Herz-Telefon für Auskünfte zu
  Herz und Kreislauf**
Schweizerische Herzstiftung und
Gesellschaft für Kardiologie
Tel.: 08 78 / 80 08 10

Hilfe für Inkontinente
Postfach 11 13 22
D-40513 Düsseldorf
Tel.: 02 21 / 59 21 27

**Hilfe für medikamentenabhängige
  Schmerzkranke e.V.**
Ascherfeld 11
D-28757 Bremen
Tel.: 04 21 / 65 14 95
Fax: 04 21 / 65 14 30

Hilfe für Psychisch Kranke e. V.
Elsässer Straße 33
D-81667 München
Tel.: 0 89 / 4 48 13 42

Hilfe zum Weiterleben
Arbeitskreis für Selbstmordverhütung
und Krisenberatung e.V.
Postfach 1818
D-32708 Detmold
Tel.: 0 52 31 / 3 29 84

**Hilfsgemeinschaft der Blinden
  und Sehschwachen Österreichs**
Treustraße 9
A-1200 Wien
Tel.: 01 / 3 30 35 45

Homöopathie-Verband Schweiz
Steinhauserstrasse 51
CH-6300 Zug
Tel.: 0 41 / 7 48 21 89
Fax: 0 41 / 7 48 21 88

I

**Informationszentrum Epilepsie
  (IZE)**
Herforder Straße 5-7
D-33602 Bielefeld
Tel.: 05 21 / 12 41 17
Fax: 05 21 / 12 41 72

**Informationszentrum für gutes
  Hören**
Lavaterstraße 57
CH 8002 Zürich
Tel.: 01 / 2 02 81 38

**Initiativkreis zur Glaukom-
  Früherkennung e.V.**
Postfach 13 40
D-40638 Meerbusch
Tel.: 0 21 32 / 45 59

**Insieme / Schweizerische
  Vereinigung der Elternvereine
  für geistig Behinderte**
Silbergasse 4
CH-2501 Biel
Tel.: 0 32 / 3 22 17 14

Institut für Bach-Blütentherapie
Mainaustraße 15
CH-8034 Zürich
Tel.: 01 / 3 82 33 14
Fax: 01 / 3 82 33 19

**Interessengemeinschaft
  Haemophiler e.V.**
Johannesstraße 38
D-53225 Bonn
Tel.: 02 28 / 4 29 89 55
Fax: 02 28 / 4 29 89 66

**Internationale Gesellschaft für
  Chinesische Medizin e.V.**
Franz-Josef-Straße 38
D-80801 München
Fax: 0 89 / 33 73 52

**Internationale Liga gegen
  Epilepsie**
Neurologische Universitätsklinik
Anichstraße 35
A-6020 Innsbruck
Tel.: 05 / 1 25 04 38 79
Fax: 05 / 1 25 04 42 60

**Interpain - Gesellschaft zur
  Weiterentwicklung der interdis-
  ziplinären Schmerzmedizin**
CH-9428 Walzenhausen
Tel.: 71 / 8 88 04 34
Fax: 71 / 8 88 04 35

J

Johannes Seniorendienste e.V.
Zentralverein zur Förderung alter,
kranker und behinderter Menschen
Reuterstraße 157
D-53113 Bonn
Tel.: 02 28 95 67 80
Fax: 02 28 / 9 56 78 61

K

**Kinder- und Jugendtelefon des
  Deutschen Kinderschutzbundes**
Notruf für Kinder und Jugendliche
Tel.: 08 00 / 1 11 03 33

**Kinder-Aids-Hilfe
  Deutschland e.V.**
Kasernenstraße 59
D-40231 Düsseldorf
Tel.: 02 11 / 32 67 02
Fax: 02 11 / 13 47 36

Kinderkrebshilfe
Kinderspitalgasse 7
A-1090 Wien
Tel.: 01 / 4 08 70 48

Kindernetzwerk e.V
Hanauer Straße 15
D-63739 Aschaffenburg
Tel.: 0 60 21 / 1 20 30
Fax: 0 60 21 / 1 24 46
Für kranke und behinderte Kinder und
Jugendliche in der Gesellschaft

Kinderschutzzentrum
Rudolf-Biebel-Straße 50
A-5020 Salzburg
Tel.: 6 62 / 4 49 11

**KISS – Selbsthilfegruppe
  ungewollt Kinderlose**
Martin-Luther-Straße 14
D-93047 Regensburg
Tel.: 09 41 / 5 28 22

Kleinwuchs - Bundesverband Kleinwüchsige Menschen und ihre Familien (BKMF)
Hillmannplatz 6
D-28195 Bremen
Tel.: 04 21 / 50 21 22
Fax: 04 21 / 50 57 52

Kneipp-Bund e.V.
Bundesverband
Postfach 1452
D-86817 Bad Wörishofen
Tel.: 0 82 47 / 3 00 21 55
Fax: 0 82 47 / 3 00 21 99

Knochenmarkspende Österreich e.V.
Geben für Leben
Florianigasse 38
A-1080 Wien
Tel.: 01 / 4 03 71 93

Krebsinformationsdienst am Krebsforschungszentrum Heidelberg
Im Neuenheimer Feld 280
D-69120 Heidelberg
Tel.: 0 62 21 - 41 01 21
Information zu allen krebsbezogenen Fragen

Kreis für Eltern von Kindern mit Speiseröhrenmissbildungen (KEKS) e.V.
Sommerrainstraße 61
D-70374 Stuttgart
Tel.: 07 11 / 9 53 78 86
Fax: 07 11 / 9 53 78 18

Kreis für Eltern von Kindern mit Speiseröhrenmissbildungen e.V.
Sektion Schweiz
Im Egg 98
CH-4147 Aesch
Tel.: 0 61 / 7 51 42 93
Tel.: 0 61 / 7 51 42 93

Kreuzbund, Selbsthilfe- und Helfergemeinschaft für Suchtkranke – Kreuzbund e.V.
Münsterstraße 25
D-59065 Hamm
Tel.: 0 23 81 / 67 27 20

Kuratorium Deutsche Altershilfe e.V.
An der Pauluskirche
D-50677 Köln
Tel.: 02 21 / 31 30 71

Kuratorium für Dialyse und Nierentransplantation
Emil-von-Behring-Passage
D-63263 Neu-Isenburg
Tel.: 0 61 02 / 35 90
Fax.: 0 61 02 / 35 94 10

Kuratorium für Immunschwächeforschung und -behandlung e.V.
Mozartstraße 3
D-80336 München
Tel.: 0 89 / 53 12 33
Fax: 0 89 / 5 32 86 51

Kuratorium Knochengesundheit
Leipziger Straße
D-74889 Sinzheim
Tel.: 0 72 61 / 9 21 70

L

Lachesis e.V. – Berufsverband der Heilpraktikerinnen
Rilkestraße 40
D-53225 Bonn
Verzeichnis praktizierender Heilpraktikerinnen mit Therapieschwerpunkten

Leben wie zuvor –
Verein für Frauen nach Brustkrebs
Unterer Rebbergweg 96
CH-4153 Reinach
Tel.: 0 61 / 7 11 91 43

Lebertransplantierte Deutschland e.V.
Karlsbader Ring 28
D-68728 Brühl
Tel.: 0 62 02 / 70 26 13

Lernen Fördern
Bundesverband zur Förderung Lernbehinderter e.V.
Rolandstraße 61
D-50677 Köln
Tel.: 02 21 / 38 06 66

Lupus Erythematodes Selbsthilfegemeinschaft e.V.
Ottostraße 15
D-42289 Wuppertal
Tel.: 02 02 / 55 92 94

Lyme-Borreliose Selbsthilfegruppe Schweiz
Witikoner Straße 335
CH-8053 Zürich
Tel.: 01 / 3 82 16 50

M

Malteser Hilfsdienst e.V. (MHD)
Kalker Hauptstraße 22-24
D-51103 Köln
Tel.: 02 21 / 98 22 01
Fax: 02 21 / 9 82 23 99
Adressen und Informationen über Selbsthilfegruppen

Männergewalt – Männer gegen Männergewalt e.V.
Mühlendamm 66
D-22087 Hamburg
Tel.: 0 40 / 2 20 12 77

Martha Frühwirt Zentrum für Medizinische Selbsthilfegruppen
Obere Augartenstraße 26-28
A-1020 Wien
Tel.: 01 / 3 30 22 15
Fax: 01 / 3 34 65 50

Medical Helpline Worldwide
Drygalki-Allee 33d
D-81477 München
Tel.: 089 / 74 5507 16
Fax: 089 / 74 55 07 99

Medizinische Gesellschaft für Inkontinenzhilfe Österreich
Speckbachergasse 1
A-6020 Insbruck
Tel.: 05 12 / 58 37 03

Michael-Franke-Stiftung
Beratung für junge Menschen, die nicht mehr weiter wissen
Quantiusstraße 8
D-53115 Bonn
Tel.: 02 28 / 69 69 39

Migraine Action
Andrée Colette-Marie
In den Klostermatten 32
CH-4052 Basel
Tel.: 0 61 / 3 11 19 69
Fax: 0 61 / 3 11 19 69
Beratung für Migräne-Patienten

Migräne Liga e.V.
Westerwaldstraße 1
D-65462 Ginsheim-Gustavsburg
Tel.: 0 61 44 / 22 11
Fax: 0 61 44 / 3 19 08

Mukoviszidose e.V.
Bendenweg 101
D-53121 Bonn
Tel.: 02 28 / 98 78 00
Fax: 02 28 / 9 87 80 77

**Mütterzentren
    Bundesverband e.V.**
Müggenkampstraße 30a
D-20257 Hamburg
Tel.: 0 40 / 40 17 06 06
Fax: 0 40 / 4 90 38 26

N

**Nationale Kontakt- und
    Informationsstelle zur Anregung
    und Unterstützung von Selbst-
    hilfegruppen (NAKOS)**
Albrecht-Achilles-Straße 65
D-10709 Berlin
Tel.: 0 30 / 8 91 40 19
Fax: 0 30 / 8 93 40 14
Informationsmaterial über Selbsthilfe-
gruppen und Kontaktadressen

**Naturärzte-Vereinigung der
    Schweiz NVS**
Schützenstraße 42
CH-9100 Herisau
Tel.: 0 71 / 3 52 58 80
Fax: 0 71 / 3 52 58 81

**Nichtraucher-Initiative
    Deutschland e.V.**
Carl-von-Linde-Straße 11
D-85716 Unterschleißheim
Tel.: 0 89 / 3 17 12 12

Nicotine Anonymous
c/o SBZ Graz
Maiffredygasse 4
A-8010 Graz

Nierentelefon
Tel.: 08 00 / 2 48 48 48
Information zu Nierenproblemen

O

**Österreichische Alzheimer-
    Gesellschaft**
Riedelgasse 5
A-1130 Wien
Tel.: 01 / 8 80 00 27

**Österreichische Arbeitsgemein-
    schaft Zöliakie**
Anton-Baumgartner-Straße 44 /
C5 / 2302
A-1230 Wien

Österreichische Autistenhilfe
Esslinggasse 13/3/11
A-1010 Wien
Tel.: 01 / 5 33 96 66

**Österreichische Gesellschaft für
    Akupunktur**
Kaiserin Elisabeth-Spital
Huglgasse 1-3
A-1150 Wien
Tel.: 01 / 9 81 04 57 58
Fax: 01 / 9 81 04 57 59

**Österreichische Gesellschaft für
    Lungenerkrankungen und
    Tuberkulose**
Alser Straße 4
A-1090 Wien
Tel.: 01 / 4 05 13 83 13
Fax: 01 / 4 05 13 83 23

**Österreichische Gesellschaft für
    Muskelkranke**
Währinger Gürtel 18-20
A-1097 Wien
Tel.: 01 / 4 04 00 31 12

**Österreichische Gesellschaft für
    Rheumatologie**
Ketzergasse 200
A-1235 Wien
Tel.: 01 / 8 65 35 37

**Österreichische Gesellschaft zur
    Bekämpfung der zystischen
    Fibrose**
Obere Augartenstraße 26-28
A-1020 Wien
Tel.: 01 / 3 32 63 76

**Österreichische Hämophilie
    Gesellschaft**
Obere Augartenstraße 26-28
A-11020 Wien
Tel.: 01 / 3 30 32 57

**Österreichische Ileostomie-,
    Colostomie-, Urostomie-
    Vereinigung (ILCO)**
Obere Augartenstraße 26-28
A-1020 Wien
Tel.: 01 / 3 32 38 63

**Österreichische Krebshilfe /
    Krebsgesellschaft**
Theresiengasse 46 / Kreuzgasse
A-1180 Wien
Tel.: 01 / 4 02 19 22

Österreichische Lungen Union
Landesstelle Wien
Obere Augartenstraße 26-28
A-1020 Wien
Tel.: 01 / 3 30 42 86

**Österreichische Morbus Crohn /
    Colitits ulcerosa Vereinigung**
Obere Augartenstraße 26-28
A-1020 Wien
Tel.: 01 / 3 33 06 33
Fax: 01 / 3 33 06 33

**Österreichische Multiple-Sklerose-
    Gesellschaft**
Währinger Gürtel 18-20
A-1090 Wien
Tel.: 01 / 4 04 00 31 21

**Österreichische Neurodermitiker
    Vereinigung (ÖNV)**
Neulärchenfelderstraße 40
A-1160 Wien
Tel.: 4 08 14 00
Fax: 4 08 14 00

**Österreichische Parkinson-
  Gesellschaft**
Riedelgasse 5
A-1130 Wien
Tel.: 01 / 88 00 02 70

**Österreichische Selbsthilfe
  Initiative Stottern**
Brixner Straße 3
A-6020 Innsbruck
Tel.: 05 12 / 58 48 69
Fax: 05 12 / 58 48 69

**Österreichische wissenschaftliche
  Ärztegesellschaft für
  Akupunktur**
Schwindgasse 3/9
A-1040 Wien
Tel.: 01 / 5 05 03 92
Fax: 01 / 5 04 15 02

Österreichischer Blindenverband
Högelingasse 4-6
A-1140 Wien
Tel.: 01 / 9 81 89 20

**Österreichischer Bundesverband
  Legasthenie**
Rosentalgasse 13/11
A-1140 Wien
Tel.: 01 / 9 11 32 77

Österreichischer Herzverband
Landesverband Wien
Obere Augartenstraße 26-28
A-1020 Wien
Tel.: 01 / 3 30 74 45

Österreichisches Rotes Kreuz
Generalsekretariat
Wiedner Hauptstraße 32
A-1041 Wien
Tel.: 01 / 58 90 00
Fax: 01 / 58 90 01 99

Österreichisches Schmerzinstitut
Garbergasse 18
A-1060 Wien

Overeaters Anonymous (OA)
(Anonyme Esssüchtige)
Wickenburggasse 15
A-1080 Wien
Tel.: 01 / 82 14 44
Informationen über örtliche Selbst-
hilfegruppen

P

**Partner, Familien- und
  Sexualberatung**
Lustkrandlgasse 50
A-1090 Wien
Tel.: 3 13 / 2 48 56 70

Patienteninitiative Schmerz
Im Doblerholz 16/2
A-4060 Leonding

**Patientenliga
  Atemwegserkrankungen**
Wormser Straße 81
D-55276 Oppenheim
Tel.: 0 61 33 / 35 43
Fax: 0 61 33 / 20 24

Plötzlicher Säuglingstod
Eduard Jägerstraße 5
A-1130 Wien
Tel.: 01 / 8 04 53 91

Polydorm
Zentrum für ambulante und teilsta-
tionäre Schlaf-Labore
Uthmannstraße 8
D-58452 Witten
Tel.: 0 23 02 / 27 22 42

**Primäre Pulmonale
  Hypertonie e.V.**
Bundesgeschäftsstelle
Wormser Straße 20
D-76287 Rheinstetten
Tel.: 07242 / 72 94
Fax: 07242 / 95 26 67

Pro Familia Bundesverband
Deutsche Gesellschaft für Sexual-
beratung und Familienplanung
Stresemannallee 3
D-60596 Frankfurt/Main
Tel.: 0 69 / 63 90 02
Fax: 0 69 / 63 98 52

Pro Familia Schweiz
Laupenstraße 45
Postfach 7572
CH-3001 Bern
Tel.: 31 / 3 81 91 30
Fax: 31 / 3 81 91 31

Pro Retina Deutschland e.V.
Selbsthilfevereinigung für Menschen
mit Netzhautdegeneration
Vaalser Straße 108
D-52074 Aachen
Tel.: 02 41 / 87 00 18
Fax: 02 41 / 87 39 61

Pro Senectute Schweiz
Geschäftsstelle und Fachstelle für an-
gewandte Altersfragen
Lavaterstr. 60
CH-8027 Zürich
Tel.: 01 / 2 83 89 89
Fax: 01 / 2 83 89 80

Psoriasis Verein Austria
Stromstraße 39-45/7
A-1200 Wien
Tel.: 01 / 3 32 40 03

R

Retinitis pigmentosa Verein
Langstraße 120
CH-8004 Zürich
Tel.: 01 / 2 91 18 72

Rheuma-Forum e.V.
Postfach 1318
D-71536 Murrhardt
Tel.: 0 71 92 / 90 05 70

S

Schädel-Hirnpatienten in Not e.V.
Bayreuther Straße 33
D-92224 Amberg
Tel.: 0 91 21 / 6 48 00

Schilddrüsenambulanz
Universitätsklinik für Nuklearmedizin
Anichstraße 35
A-6020 Insbruck
Tel.: 05 12 / 5 04 26 60

**Schilddrüsen Liga
  Deutschland e.V.**
Postfach 80 07 40
D-65907 Frankfurt a.M.
Tel.: 0 69 / 31 40 53 34

Schlaganfall Forum Tirol
Anichstraße 35
A-6020 Innsbruck
Tel.: 05 12 / 5 04 38 68

Schweizer Alzheimer Gesellschaft
Felix-Platter-Spital
CH-4012 Basel
Tel.: 0 61 / 3 26 41 41

**Schweizerische Alzheimer-
    Vereinigung**
16, rue Pestalozzi
CH-1400 Yverdon
Tel.: 0 24 / 4 26 20 00

**Schweizerische Arbeitsgemein-
    schaft für Aphasie**
Zähringerstraße 19
CH-6003 Luzern
Tel.: 0 41 / 2 40 05 83

**Schweizerische Arbeitsgemein-
    schaft für Patienteninteressen**
Haldenweg 10a
CH-3074 Muri
Tel.: 0 31 / 9 52 66 55
Vermittelt Adressen von Beratungs-
stellen

**Schweizerische Arbeitsgemein-
    schaft Nichtraucher**
Postfach 306
CH-8034 Zürich
Tel.: 01 / 3 83 02 86

**Schweizerische Ärzte-
    gesellschaft für Aurikulo-
    medizin und Akupunktur**
Kennerwiesstraße 2
CH-8575 Bürglen
Tel.: 0 71 / 6 34 66 19
Fax: 0 71 / 6 34 66 18

**Schweizerische Ärztegesellschaft
    für Hypnose (SMSH)**
Apollostraße 8
CH-8032 Zürich
Tel.: 01 / 3 83 89 38
Fax: 01 / 3 83 89 40

**Schweizerische Diabetes-
    Gesellschaft**
Zentralsekretariat
Forchstraße 95
CH-8032 Zürich
Tel.: 01 / 3 83 13 15

**Schweizerische Elternvereinigung
    asthma- und allergiekranker
    Kinder (SEAAK)**
Südbahnhofstrasse 14 C
CH-3000 Bern 17
Tel.: 0 31 / 3 78 20 10
Fax: 0 31 / 3 78 20 11

**Schweizerische Fachstelle für
    Alkohol- und Drogenprobleme**
Avenue Louis-Ruchonnet 14
CH-1001 Lausanne
Tel.: 0 21 / 3 21 29 21

**Schweizerische Fibromyalgie-
    Vereinigung**
Postfach 25
CH-1605 Chexbres
Tel.: 0 21 / 9 46 39 09
Fax: 0 21 / 9 46 39 09

**Schweizerische Gesellschaft für
    Allergologie und Immunologie**
Chemin des Boveresses 155
CH-1066 Epalinges
Tel.: 0 21 / 33 30 66

**Schweizerische Gesellschaft für
    Gynäkologie und Geburtshilfe**
Büro Administration der SGGG
Giacomettistraße 36
CH-3006 Bern
Tel.: 0 31 / 3 52 07 20
Fax: 0 31 / 3 51 02 70

**Schweizerische Gesellschaft für
    Muskelkranke**
Forchstraße 136
CH-8032 Zürich
Tel.: 01 / 4 22 16 34

**Schweizerische Gesellschaft für
    Verhaltenstherapie**
Chemin de Bois Gentil 40
CH-1018 Lausanne
Tel.: 21 / 6 48 09 11

**Schweizerische Gesellschaft für
    Zystische Fibrose**
Bellevuestraße 166
CH-3095 Spiegel
Tel.: 0 31 / 9 72 28 28

**Schweizerische Gesellschaft zum
    Studium des Schmerzes**
CH-8914 Aeugstertal
Tel.: 01 / 7 60 20 31

**Schweizerische Hämophilie-
    Gesellschaft (SHG)**
Postfach 531
CH-8027 Zürich
Tel.: 01 / 28 10 85 50
Fax: 01 / 9 30 11 94

Schweizerische Herzstiftung
Schwarztorstraße 18
CH-3000 Bern 14
Tel.: 0 31 / 3 88 80 80
Fax: 0 31 / 3 88 80 88

**Schweizerische Interessengemein-
    schaft für krebskranke Kinder**
Sonnenrain 40
CH-4534 Flumenthal
Tel.: 0 32 / 6 37 30 85

**Schweizerische Interessengemein-
    schaft für Zöliakie**
Birmanngasse 20
CH-4055 Basel
Tel.: 0 61 / 2 71 62 17
Fax: 0 61 / 2 71 62 18

**Schweizerische Interessengemein-
    schaft für Poliospätfolgen (SIPS)**
3, Rue de Locarno
CH-1701 Fribourg
Tel.: 0 26 / 3 22 94 33
Fax: 0 26 / 3 23 27 00

Schweizerische Krebsliga
Effingerstraße 40
CH-3001 Bern
Tel.: 0 31 / 3 89 91 00

**Schweizerische Liga gegen
    Epilepsie (SLgE)**
Geschäftsstelle
Dorfstraße 2
CH-8712 Stäfa / ZH
Tel.: 01 / 9 26 89 71
Fax: 01 / 9 26 89 72

**Schweizerische Lupus
    Erythematodes Vereinigung**
Spiegelweg 8
CH-8200 Schaffhausen
Tel.: 0 52 / 6 43 66 07

**Schweizerische Medikamenten-
und Informationsstelle (SMI)**
Tel. 1 57 35 54
Auskunft über Medikamente und ihren
Gebrauch

**Schweizerische Morbus Crohn /
Colitis ulcerosa-Vereinigung**
Postfach
CH-5001 Aarau
Tel.: 0 62 / 8 24 87 07
Fax. 0 62 / 8 24 87 07

**Schweizerische Multiple Sklerose
Gesellschaft**
Brinerstraße 1
CH-8036 Zürich
Tel.: 01 / 4 66 69 99
Fax: 01 / 4 66 69 90

**Schweizerische
Parkinsonvereinigung**
Gewerbestraße 12a
Postfach 123
CH-8132 Egg
Tel.: 01 / 9 84 01 69
Fax. 01 / 9 84 03 93

**Schweizerische Polyarthritiker-
Vereinigung (SPV)**
Feldeggstraße 69
CH-8032 Zürich
Tel.: 01 / 4 22 35 00
Fax: 01 / 4 22 03 27

**Schweizerische Psoriasis und
Vitiligo Gesellschaft**
Postfach
CH-8048 Zürich
Tel.: 0 30 / 2 44 66

Schweizerische Rheumaliga
Renggerstraße 71
Postfach
CH-8038 Zürich
Tel.: 01 / 4 87 40 00
Fax: 01 / 4 87 40 19

**Schweizerische Sarkoidose
Vereinigung (SSARV)
(Morbus Boeck)**
Kirchstraße 474
CH-4323 Wallbach
Tel.: 0 61 / 8 61 16 24

**Schweizerische Stiftung für
Gesundheitsförderung**
c/o Radix Gesundheitsförderung
Stampfenbachstraße 161
CH-8006 Zürich
Tel.: 01 / 3 60 41 00
Fax: 01 / 3 60 41 14
Informationen und Kampagnen zu
Gesundheitsfragen

**Schweizerische Stiftung
Pro Mente Sana**
Rotbuchstraße 32
Postfach
CH-8042 Zürich
Tel.: 01 / 3 61 82 72

Schweizerische Tinnitus Liga
Postfach
CH-8052 Zürich
Tel.: 0 43 / 21 76 70

**Schweizerische Vereinigung der
Eltern epilepsiekranker Kinder**
Geschäftsstelle deutschsprachige
Schweiz
Rothstraße 17
CH-8042 Zürich
Tel.: 01 / 3 63 55 04
Fax: 01 / 3 63 55 08

**Schweizerische Vereinigung für
hirnverletzte Menschen**
Neuwiesenstraße 5
CH-8400 Winterthur
Tel.: 0 52 / 2 03 26 26

**Schweizerische Vereinigung
gegen Tuberkulose und
Lungenkrankheiten**
Falkenplatz 9
CH-3001 Bern
Tel.: 0 31 / 3 02 08 22

**Schweizerische Vereinigung
Morbus Bechterew**
Röntgenstraße 22
CH-8005 Zürich
Tel.: 01 / 2 72 78 66
Fax: 01 / 2 72 78 75

**Schweizerische Vereinigungen
gegen die Osteoporose**
Missionsstraße 24
CH-4055 Basel
Tel.: 0 61 / 2 64 97 97
Fax: 0 61 / 2 64 97 96

**Schweizerische Zahnärzte
Gesellschaft SSO**
Münzgraben 2
CH-3000 Bern 7
Tel.: 0 31 / 3 11 76 28
Fax: 0 31 / 3 11 74 70

Schweizerischer Blindenbund
Selbsthilfeorganisation blinder und
sehbehinderter Menschen
Friedackerstrasse 8
CH-8050 Zürich
Tel.: 01 / 3 17 90 00
Fax: 01 / 3 17 90 01

**Schweizerischer Verband der
Osteopathen**
Sekretariat
Bruggstraße 19
CH-4153 Reinach
Tel.: 0 61 / 71 22 08 00

**Schweizerischer Verband für das
Gehörlosenwesen**
Feldeggstraße 69
Postfach 1332
CH-8032 Zürich
Tel.: 01 / 4 21 40 10
Schreibtelefon: 01 / 4 21 40 11

**Schweizerischer Verband für
natürliches Heilen**
Postfach
CH-3004 Bern
Tel.: 0 31 / 3 02 44 40

**Schweizerischer Verein der Eltern
autistischer Kinder**
Weinbergstraße 6
CH-8280 Kreuzlingen
Tel.: 0 71 / 6 72 75 15

Schweizerisches Rotes Kreuz
Rainmattstraße 10
CH-3001 Bern
Tel.: 0 31 / 3 87 71 11
Fax: 0 31 / 3 87 71 22

Schweizerisches Toxikologisches Informationszentrum (STIZ)
Freiestraße 16
CH-8028 Zürich
Tel.: 01 / 2 51 66 66
Fax: 01 / 2 52 88 33

Selbsthilfe für an Lupus Erythematodes Erkrankte
Pirchanger 91
A-6130 Schwarz
Tel.: 0 52 42 / 6 49 89

Selbsthilfe Morbus Hashimoto
c/o Schilddrüsen Liga Deutschland e.V.
Evangelisches Krankenhaus
Bad Godesberg
Waldstraße 73
D-53177 Bonn
Tel.: 02 28 / 3 86 90 60

Selbsthilfe NÖ
Dachverband Niederösterreichischer
Selbsthilfevereine
Kremser Landstraße 68
A-3100 St. Pölten
Tel.: 0 27 42 / 31 32 16

Selbsthilfegemeinschaft Wirbel e.V.
Am Ölpfad 1-3
D-44263 Dortmund-Hörde
Tel.: 02 31 / 41 70 29
Fax: 02 31 / 41 19 10

Selbsthilfegruppe Down-Syndrom
Kinderspital
Baumgasse 75
A-1030 Wien
Tel.: 01 / 7 13 82 83

Selbsthilfegruppe für Angehörige von Menschen mit Essstörungen
"So What"
Hernalser Hauptstraße 53
A-1170 Wien
Tel.: 01 / 4 06 57 07

Selbsthilfegruppe für Aphasiker
Eduard-Potzlgasse 2/24
A-1190 Wien
Tel.: 01 / 3 69 25 98

Selbsthilfegruppe für Chorea Huntington
Hasnerstraße 88/23
A-1160 Wien
Tel.: 01 / 4 92 91 53

Selbsthilfegruppe für Eltern rheumakranker Kinder
Schrankenberggasse 31
A-1100 Wien
Tel.: 60 / 1 13

Selbsthilfegruppe für Leberkranke
Unterhusweg 5
CH-6010 Kriens
Tel.: 0 41 / 3 10 49 81

Selbsthilfegruppe für Menschen mit chronischer Polyarthritis
Obere Augartenstraße 26-28
A-1020 Wien
Tel.: 01 / 3 10 78 88

Selbsthilfegruppe für Tinnitus
Floriangasse 23/3
A-1080 Wien
Tel.: 01 / 4 02 51 12

Selbsthilfegruppe Inkontinenzkranker
Lustkandlgasse 37/12
A-1090 Wien
Tel.: 01 / 3 19 49 47
Fax: 01 / 9 26 24 36

Selbsthilfegruppe Leukämie
Eipeldauerstraße 258/2
A-1220 Wien
Tel.: 01 / 2 57 55 95

Selbsthilfegruppe Morbus-Bechterew
Engerthstraße 138/18/24
A-1020 Wien
Tel.: 01 / 7 29 28 47

Selbsthilfegruppe Retinitis pigmentosa
Sellenygasse 2-4/17
A-1020 Wien
Tel.: 01 / 7 28 92 94

Selbsthilfegruppe Schilddrüsenerkrankungen
c/o Selbsthilfezentrum Region
Winterthur
Tel.: 0 52 / 2 13 80 60

Selbsthilfegruppe SIM für inkontinente Menschen und Selbsthilfegruppe KLIBS für Patienten mit künstlichem Schließmuskel
Augartenstraße 26-28
A-1020 Wien
Tel.: 01 / 5 13 69 21

Selbsthilfegruppe Skoliose im Verbund der Österreichischen Lungen Union
Landesstelle Wien
Obere Augartenstraße 26-28
A-1020 Wien
Tel.: 01 / 3 30 42 86

Selbsthilfegruppe Spastische Spinalparese
Bundesverband
Römerstraße 30
D-73525 Schwäbisch Gmünd
Tel.: 0 71 71 / 6 94 34

Selbsthilfegruppe Spina bifida
Obere Augartenstraße 26-29
A-1020 Wien
Tel.: 01 / 3 32 23 48

Selbsthilfegruppe Zeckenopfer
Donaustadtstraße 1
A-1220 Wien
Tel.: 01 / 6 50 56 22

Selbsthilfeorganisation Eltern epilepsiekranker Kinder
Postfach 229
A-6901 Bregenz
Tel.: 06 64 / 5 95 24 17

Selbsthilfeverein Inkontinente Menschen
Ernst-Bährle-Straße 19
D-30453 Hannover
Tel.: 0 18 02 / 21 23 26

Senioren-Hotline des österreichischen Familienministeriums
Tel.: 08 00 / 2 40 / 2 62

Service- und Informationsstelle für Gesundheitsinitiativen und Selbsthilfegruppen im Fons Gesundes Österreich (SIGIS)
Ausstellungsstraße 44
A-1020 Wien
Tel.: 01 / 7 26 02 60
Fax: 01 / 7 26 02 60 20

Sexualmedizinische Forschungs- und Beratungsstelle beim Klinikum der Universität Kiel
Arnold-Heller-Straße 12
D-24105 Kiel
Tel.: 04 31 / 5 97 36 50

Shiatsu-Gesellschaft Schweiz
Gartenstraße 9
Postfach
CH-453 Reinach
Tel.: 0 61 / 7 11 90 40

Sklerodermie Selbsthilfe e.V.
Friedhofstraße 16
D-74076 Heilbronn
Tel.: 0 71 31 / 16 16 56
Fax: 0 71 31 / 16 16 57

Somnus – Zentrum für interdisziplinäre Diagnostik und Therapie von Schlafstörungen
Am Heessener Wald 1
D-59073 Hamm
Tel.: 0 23 81 / 6 51 87

Spielsucht-Hotline der
Bundeszentrale für gesundheitliche Aufklärung (BZgA)
Tel.: 0 18 01/ 37 27 00 (Deutschland)

ST

Stiftung Deutsche Schlaganfall-Hilfe
Carl-Bertelsmann-Straße 256
D-33311 Gütersloh
Tel.: 0 52 41 / 97 70 19

Stiftung Michael
Münzkamp 5
D-22339 Hamburg
Tel.: 0 40 / 5 38 85 40
Fax: 0 40 / 5 38 15 59

Stiftung Rehabilitation
Bonhoeferstraße
D-69123 Heidelberg
Tel.: 0 62 21 / 88 23 30

Stiftung Schweizerische Patientenorganisation
Zähringerstraße 32
CH-8032 Zürich
Tel.: 01 / 2 52 54 22

Stiftung zur Förderung der Knochenmarktransplantation
Vor der Rainholzstraße 3
CH-8123 Ebmatingen
Tel.: 01 / 9 82 12 12
Fax: 01 / 9 82 12 13

Stiftung zur Prävention der Arteriosklerose
Karl Bröger Straße 22
D-90459 Nürnberg
Tel.: 09 11 / 44 73 78
Fax: 09 11 / 2 44 91 64

T

TABU e.V.
Tiegelstraße 23
D-45141 Essen
Tel.: 02 01 / 32 87 77

Team Selbsthilfe
Dolderstraße 18
CH-8032 Zürich
Tel.: 01 / 2 52 30 36
vermittelt Selbsthilfegruppen

Telefon-Notruf für Suchtgefährdete
Tal 19
D-80331 München
Tel.: 0 89 / 28 28 22
Fax: 0 89 / 24 20 80 11

Telefonseelsorge
08 00 / 1 11 01 11 (evangelisch)
08 00 / 1 11 02 22 (katholisch)

TrauerWege - Beratung und Begleitung in Verlust und Krisensituationen e.V.
Greiffenklaustraße 15
D-55116 Main
Tel.: 0 61 31 / 23 11 00

U

Union Schweizerischer Kehlkopflosen-Vereinigungen
Sonnenhaldenstraße 21
CH-4600 Olten
Tel.: 0 62 / 2 96 69 04

V

Verband der Beschäftigungs- und Arbeitstherapeuten e.V.
Mittelweg 8
D-76307 Karlsbad-Ittersbach
Tel.: 0 72 48 / 9 18 10

Verein CFS Schweiz (Chronisches Erschöpfungssystem)
CH-5064 Wittnau
Tel.: 0 62 / 8 71 36 82

Verein der Eltern von nierenkranken Kindern
Auf Salenrain 4
CH-8712 Stäfa
Tel.: 01 / 9 26 24 36

Verein der Lebertransplantierten Österreichs
Herbststraße 111/16/16
A-1160 Wien
Tel.: 01 / 4 93 21 11
Fax: 01 / 4 93 21 11

Verein der Schlaganfallgeschädigten
Loskamp 124
D-45329 Essen
Tel.: 02 01 / 33 38 40

Verein für Kinderdialyse und nierenkranke Kinder
Canisiusgasse 17/10
A-1090 Wien
Tel.: 01 / 3 19 19 23

Verein zur Unterstützung leberkranker Kinder und lebertransplaniterter Kinder
Große Neugasse 30/8
A-1040 Wien
Tel.: 01 / 5 86 19 91

**Vereinigung für chronische
Schmerzpatienten e.V.**
Nachtigallweg 2
D-75365 Calw-Stammheim
Tel.: 0 70 51 / 71 72
Fax: 0 70 51 / 7 78 26

**Vereinigung zur Förderung der
Selbsthilfe für Menschen mit
Angststörungen**
Raffalegasse 30/11
A-1200 Wien
Tel.: 01 / 3 34 63 62

**Vergiftungsinformationszentrale
Österreich**
Allgemeines Krankenhaus Wien
Währinger Gürtel 18-20
A-1090 Wien
Tel.: 01 / 4 04 00 22 22
Tel.: 01 / 4 06 43 43 (Notruf)

**Vergiftungszentrale
Baden-Württemberg**
Universitätskinderklinik
Mathildenstraße 1
D-79106 Freiburg
Tel.: 07 61 / 1 92 40 (Notruf) und 2 70 43
61 (allgemeine Informationen)
Fax: 07 61 / 2 70 44 57

Vergiftungszentrale Bayern
Toxikologische Abteilung der II. Medizinischen Klinik rechts der Isar
Ismaninger Straße 22
D-81675 München
Tel.: 0 89 / 1 92 40
Fax: 0 89 / 41 40 24 67

Vergiftungszentrale Berlin
Spandauer Damm 130
D-14050 Berlin
Tel.: 0 30 / 1 92 40 (Notfall) und 0 30 /
30 68 67 11 (allgemeine Anfragen)
Fax: 0 30 / 30 68 67 21

**Vergiftungszentrale Bremen,
Hamburg, Niedersachsen,
Schleswig-Holstein**
Giftinformationszentrum im Zentrum
für Pharmakologie und Toxikologie
Robert-Koch-Straße 40
D-37075 Göttingen
Tel.: 05 51 / 1 92 40
Fax: 05 51 / 3 83 18 81

**Vergiftungszentrale Mecklenburg-
Vorpommern, Sachsen, Sachsen-
Anhalt und Thüringen**
Nordhäuser Straße 74
D-99089 Erfurt
Tel.: 03 61 / 73 07 30
Fax: 03 61 / 7 30 73 17

**Vergiftungszentrale
Nordrhein-Westfalen**
Zentrum für Kinderheilkunde, Rheinische Friedrich-Wilhelm-Universität
Adenauerallee 119
D-53113 Bonn
Tel.: 02 28 / 2 87 32 11
Fax: 02 28 / 2 87 33 14

**Vergiftungszentrale Rheinland-
Pfalz, Saarland**
Kinderklinik der Universitätsklinik
An den Universitätskliniken
D-66421 Homburg / Saar
Tel.: 0 68 41 / 1 92 40

**VERSTA – Vereinigung für
Stotternde und Angehörige**
Tel.: 0 33 / 7 33 07 31

VIA Infobüro Venen in Aktion
Uhlandstraße 11
D-60314 Frankfurt
Tel.: 0 69 / 43 02 37

W

Wunschkind e.V.
c/o SEIN e.V.
Fehrbellinerstrasse 92
D-10119 Berlin
Tel.: 0 30 / 69 04 08 39
Fax: 0 30 / 69 04 08 38
Hotline: 01 80 – 5 00 21 66

Z

**Zentrales Knochenmarkspender-
Register Deutschland
gemeinnützige GmbH**
Helmholtzstraße 10
D-89081 Ulm
Tel.: 07 31 / 15 07 00
Fax: 07 31 / 15 07 50

**Zentralverband der Ärzte für
Naturheilverfahren e.V.**
Am Promenadenplatz 1
D-72250 Freudenstadt
Fax: 0 74 41 / 9 18 58 22

Index

Seitenzahlen mit Sternchen weisen auf Bilder hin.

G

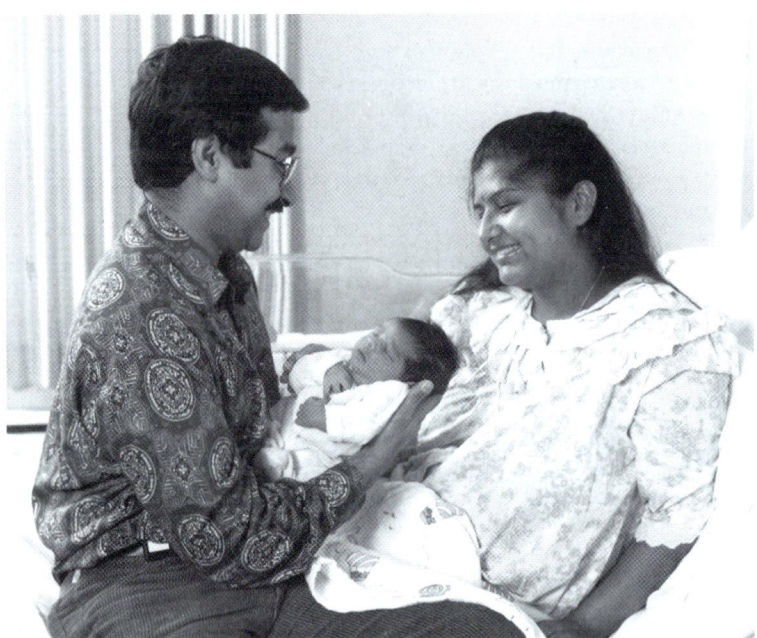

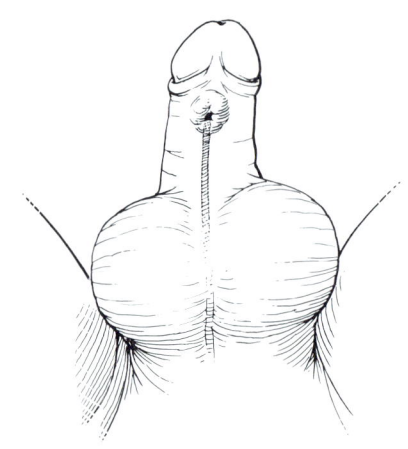

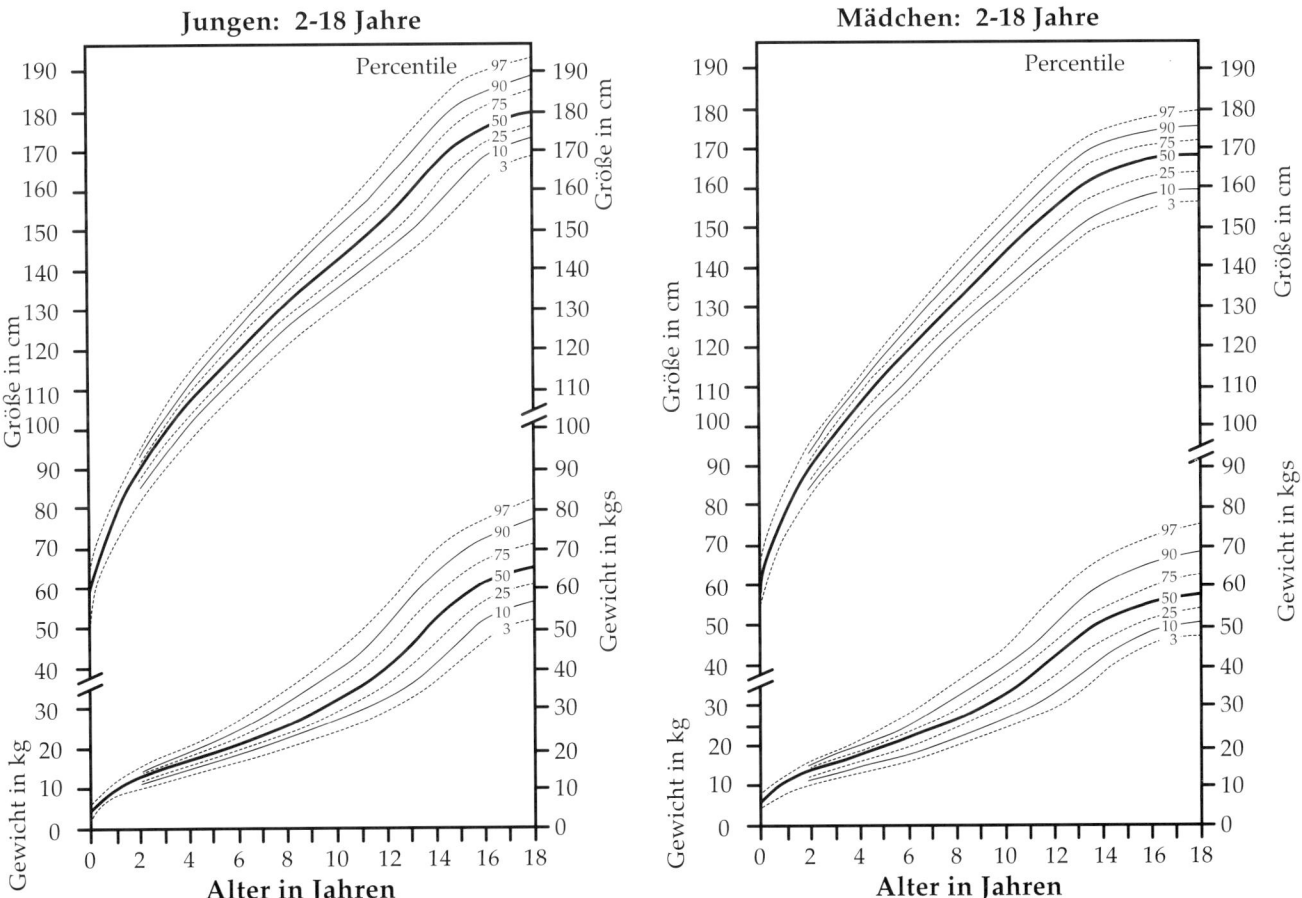

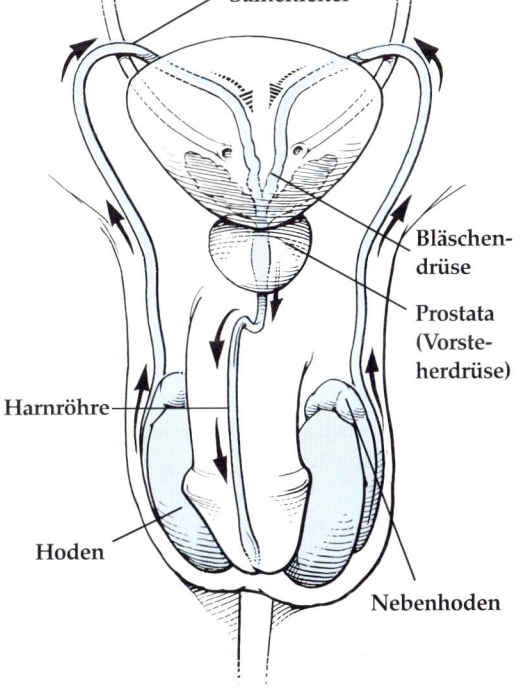

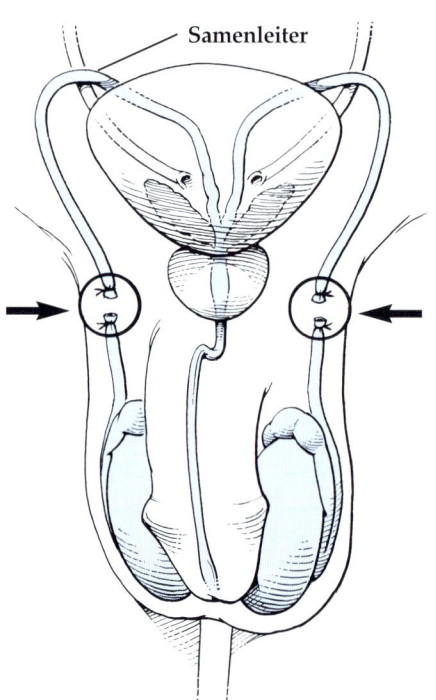

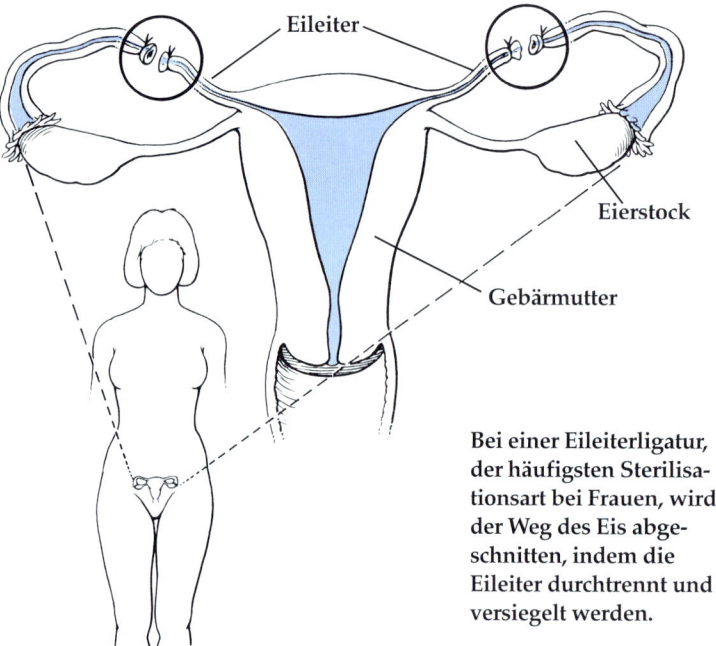

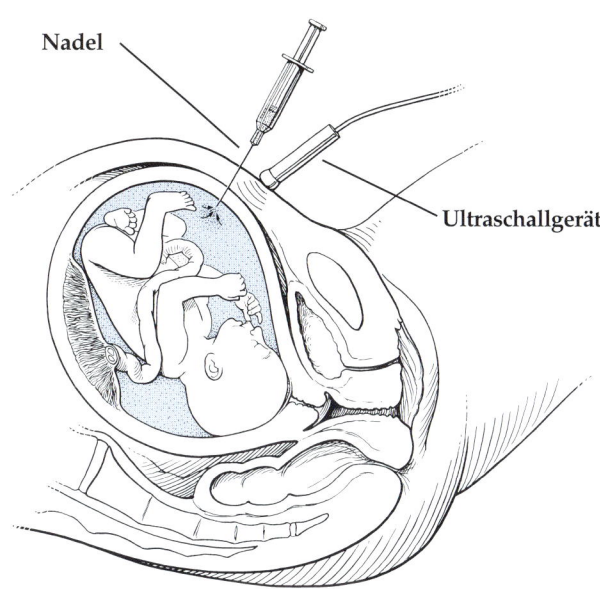

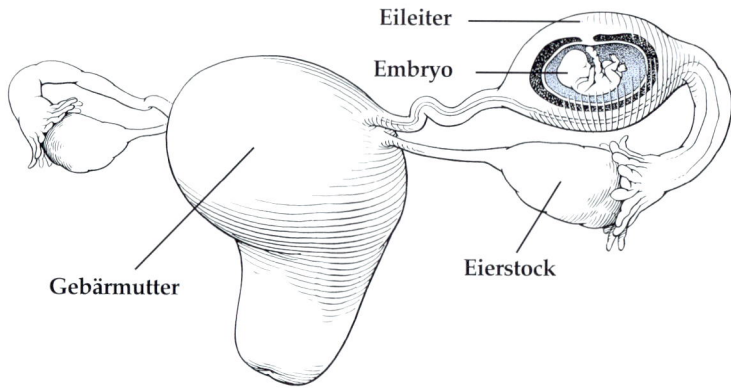

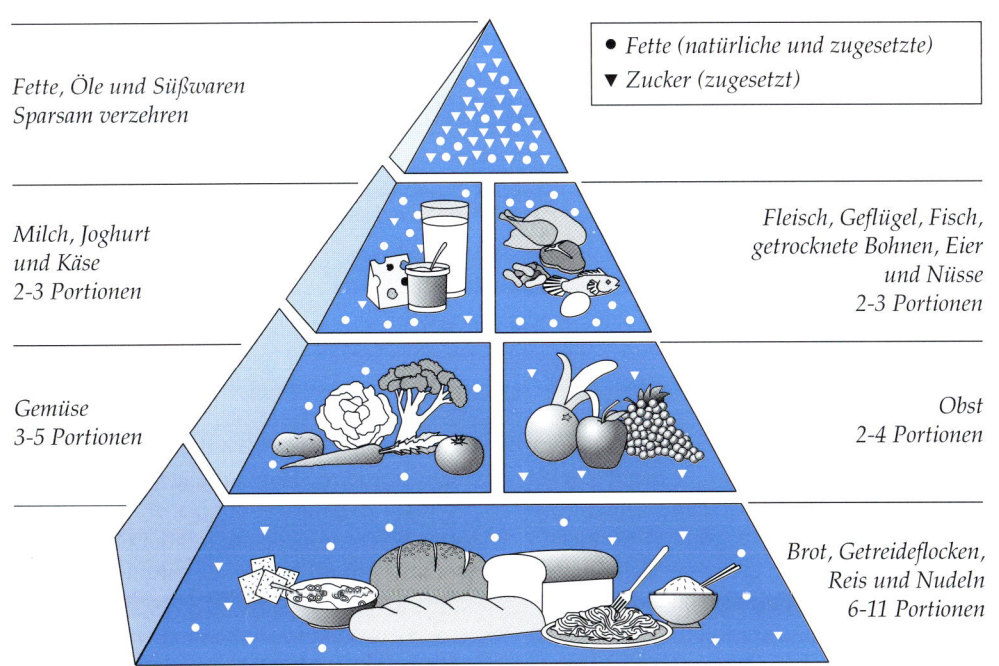

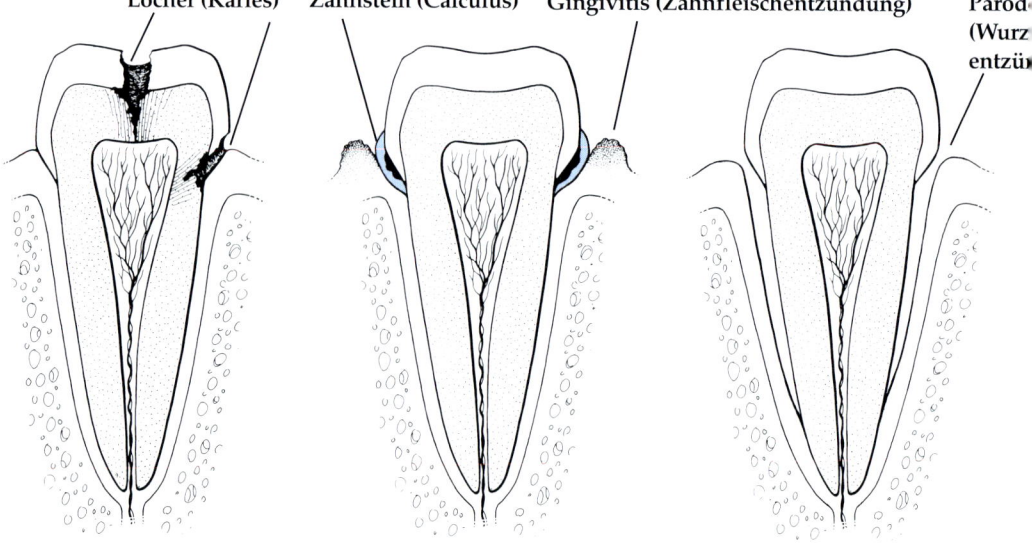

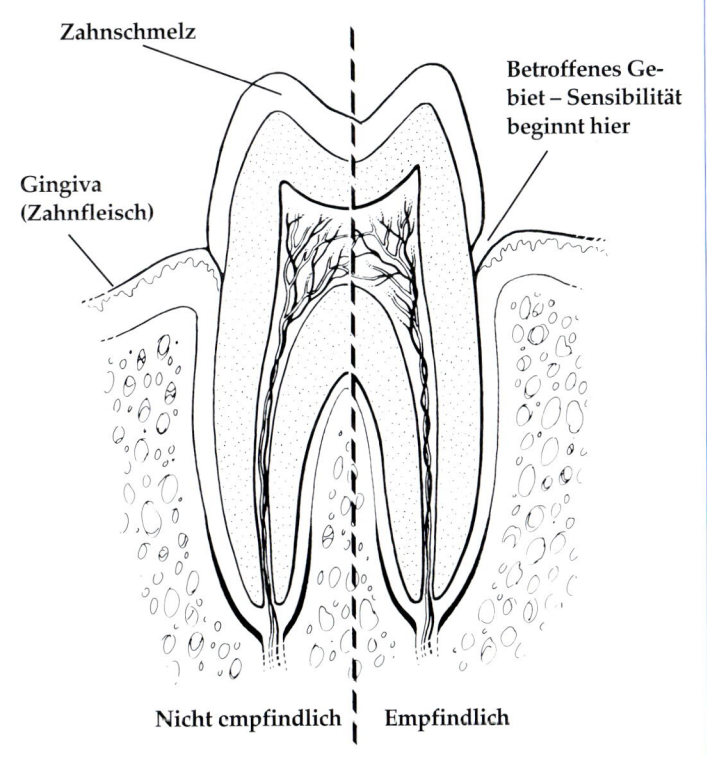

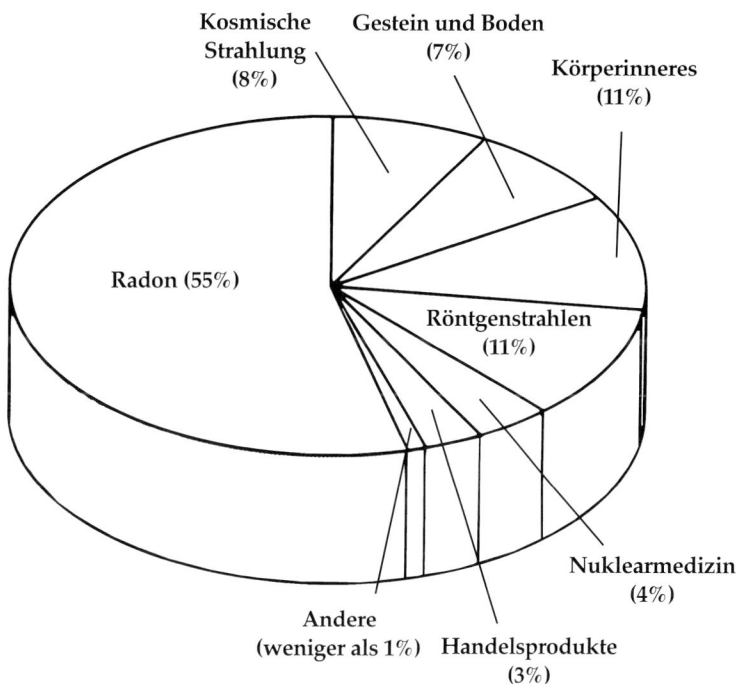

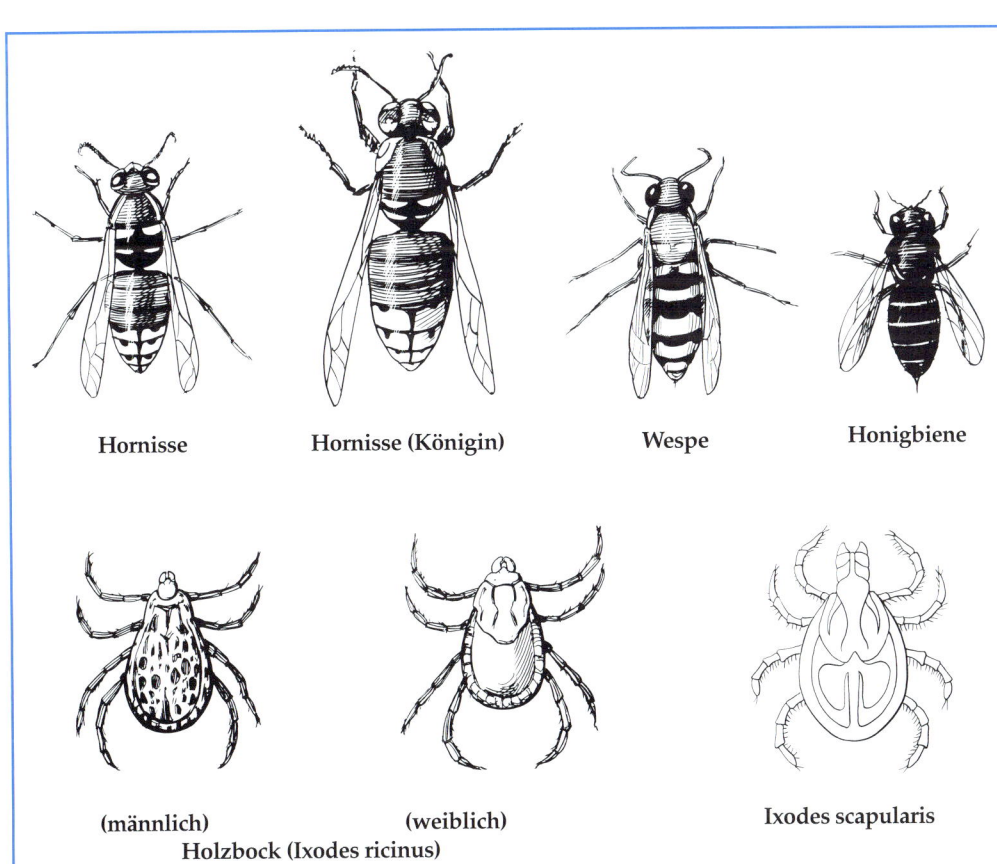

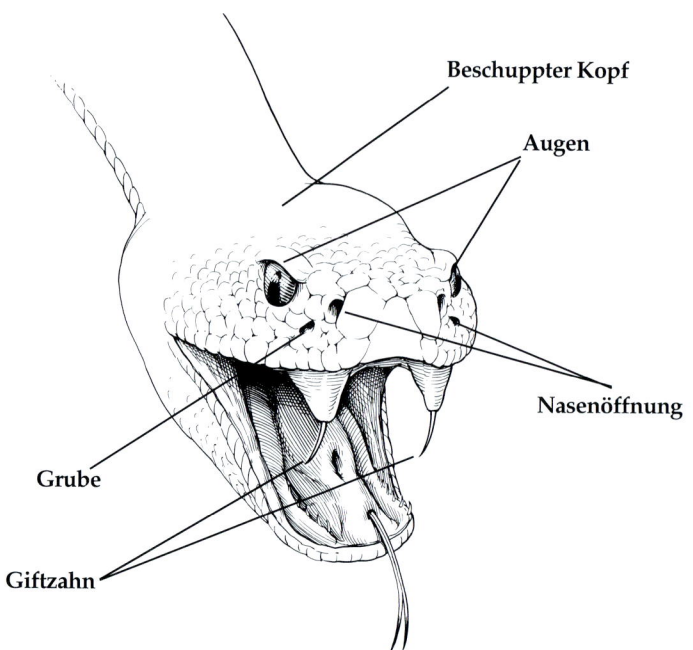

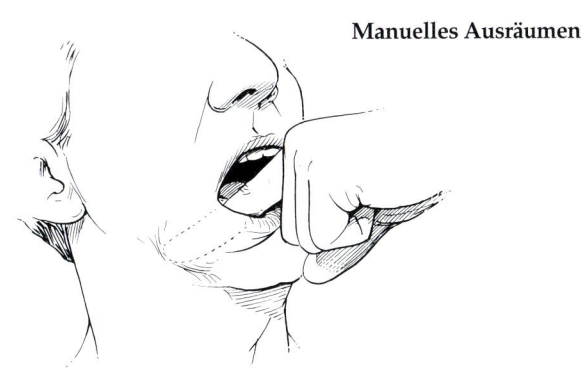

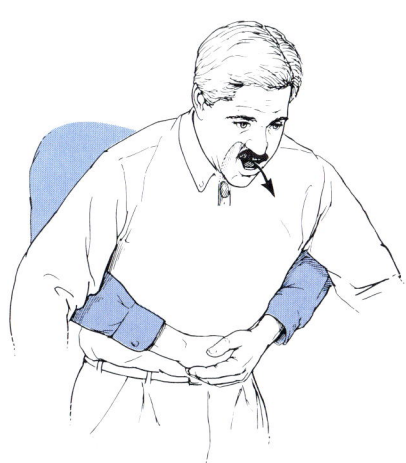

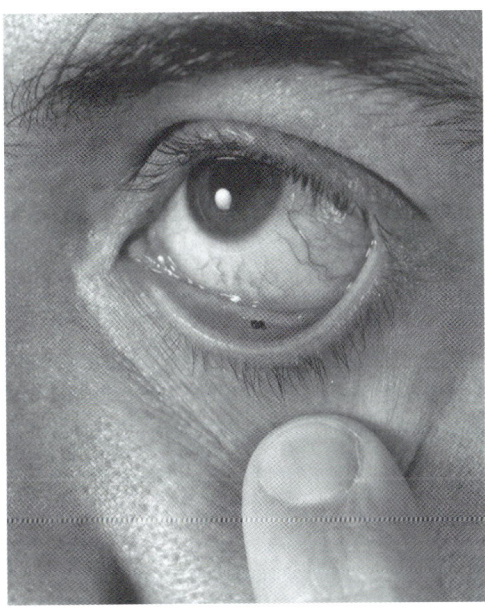

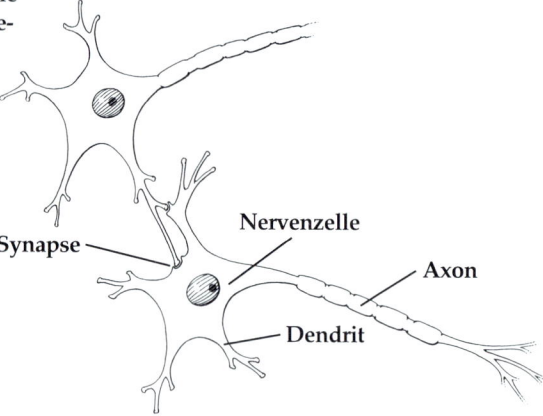

Synapse

Nervenzelle

Axon

Dendrit

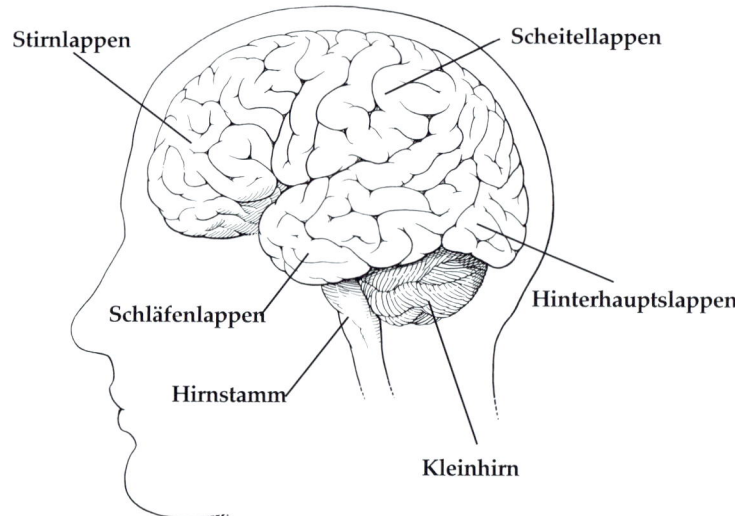

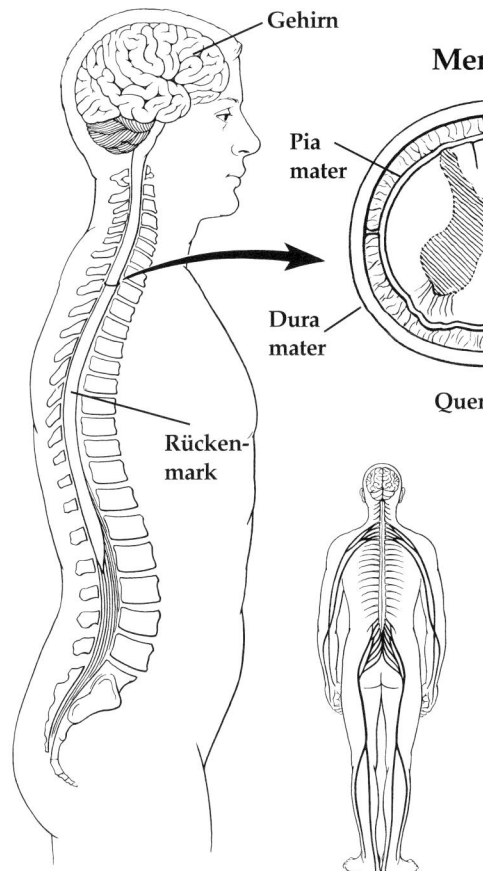

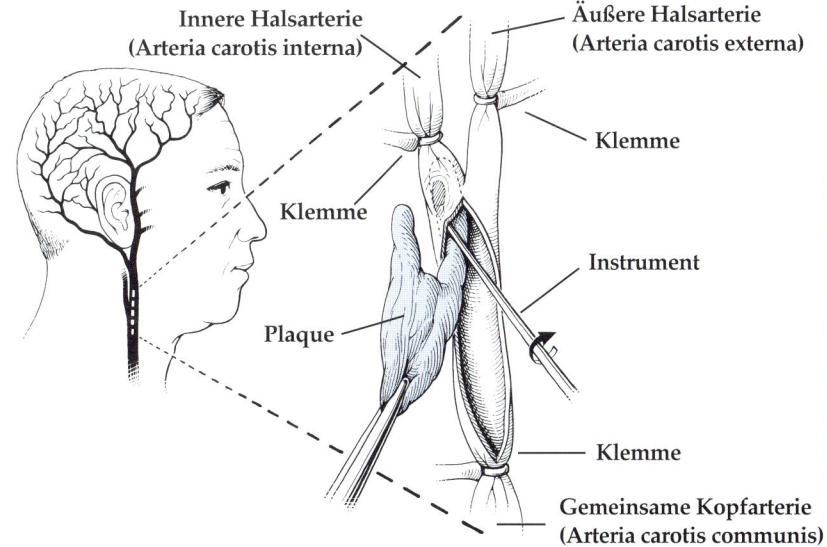

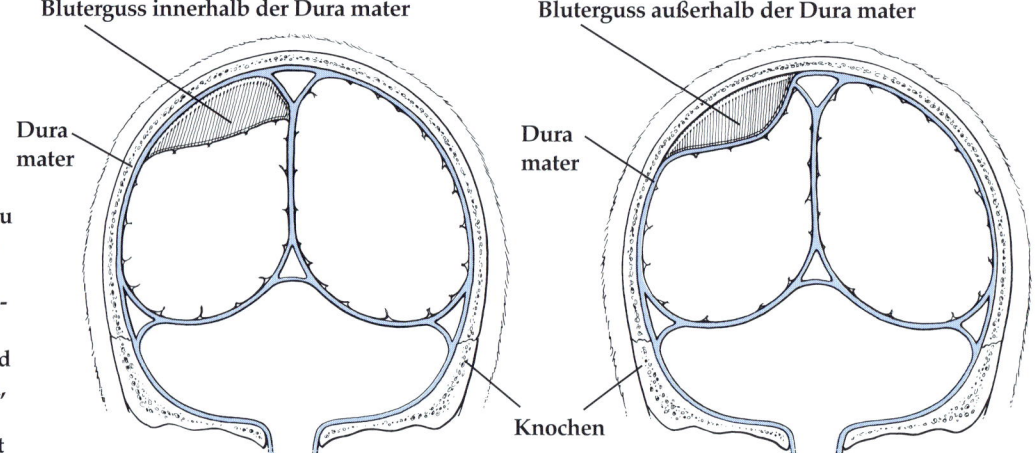

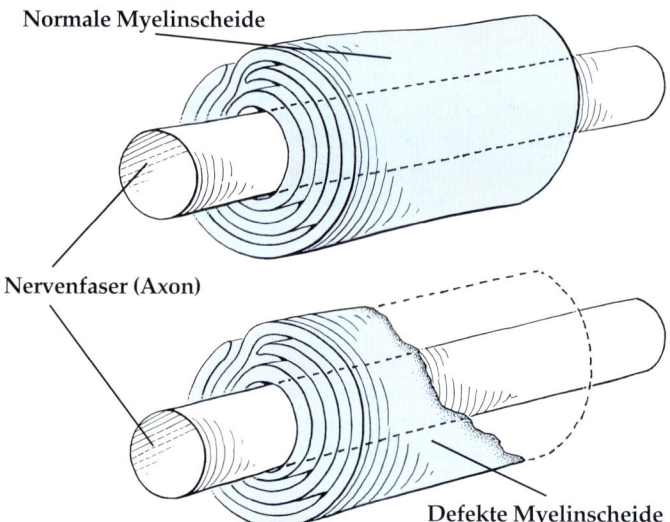

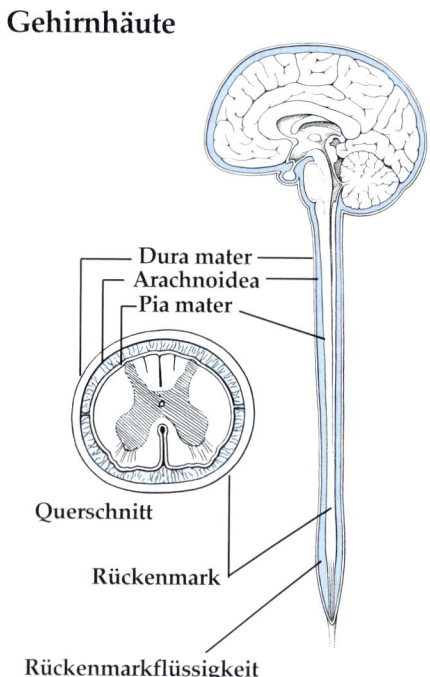

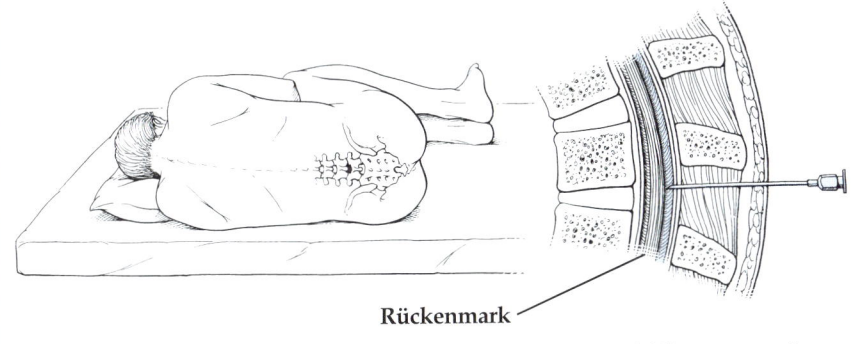

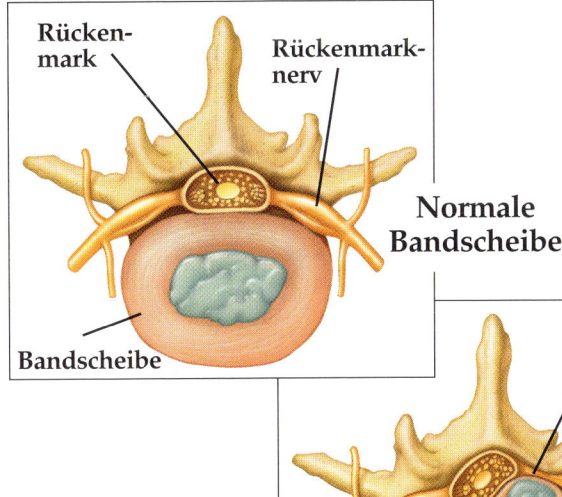

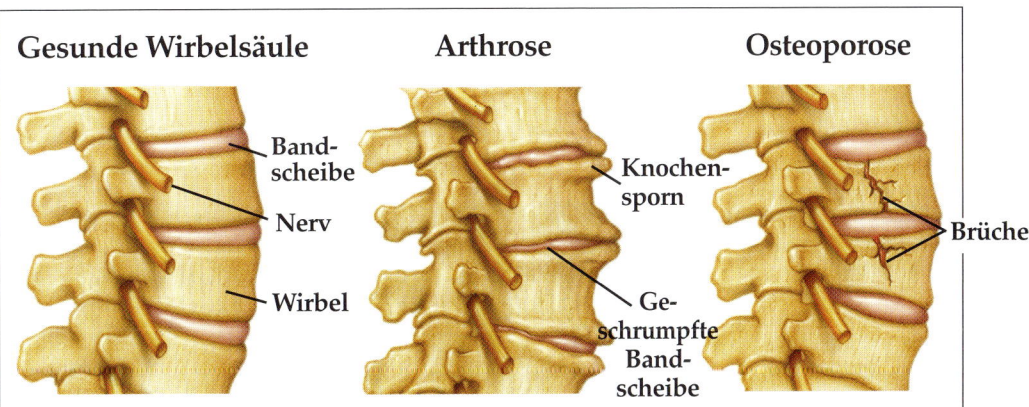

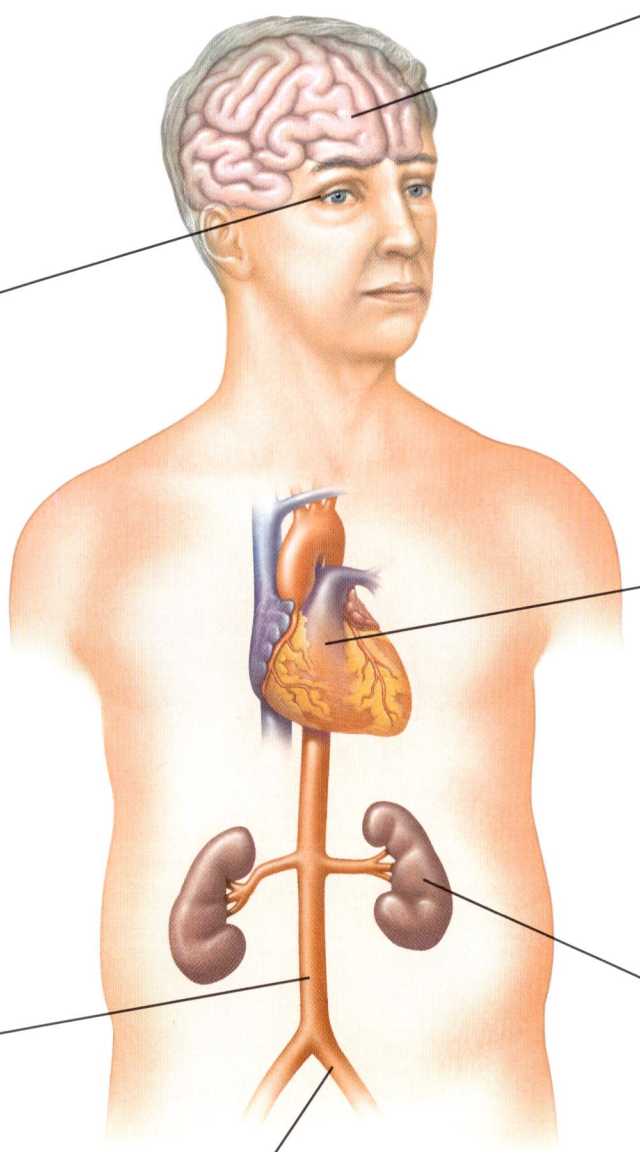

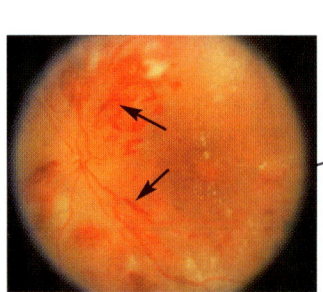

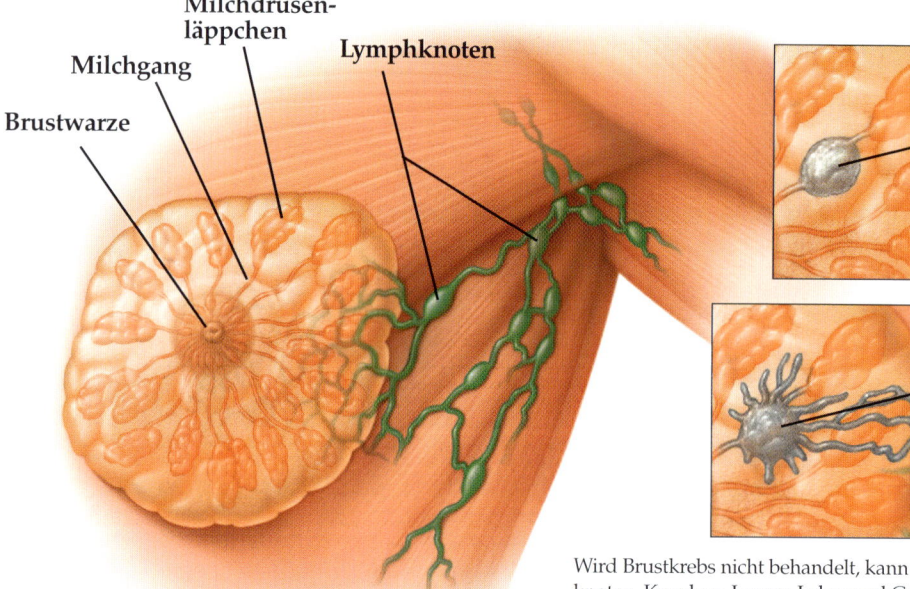

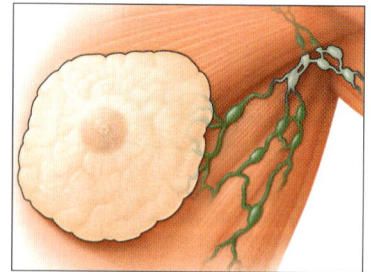

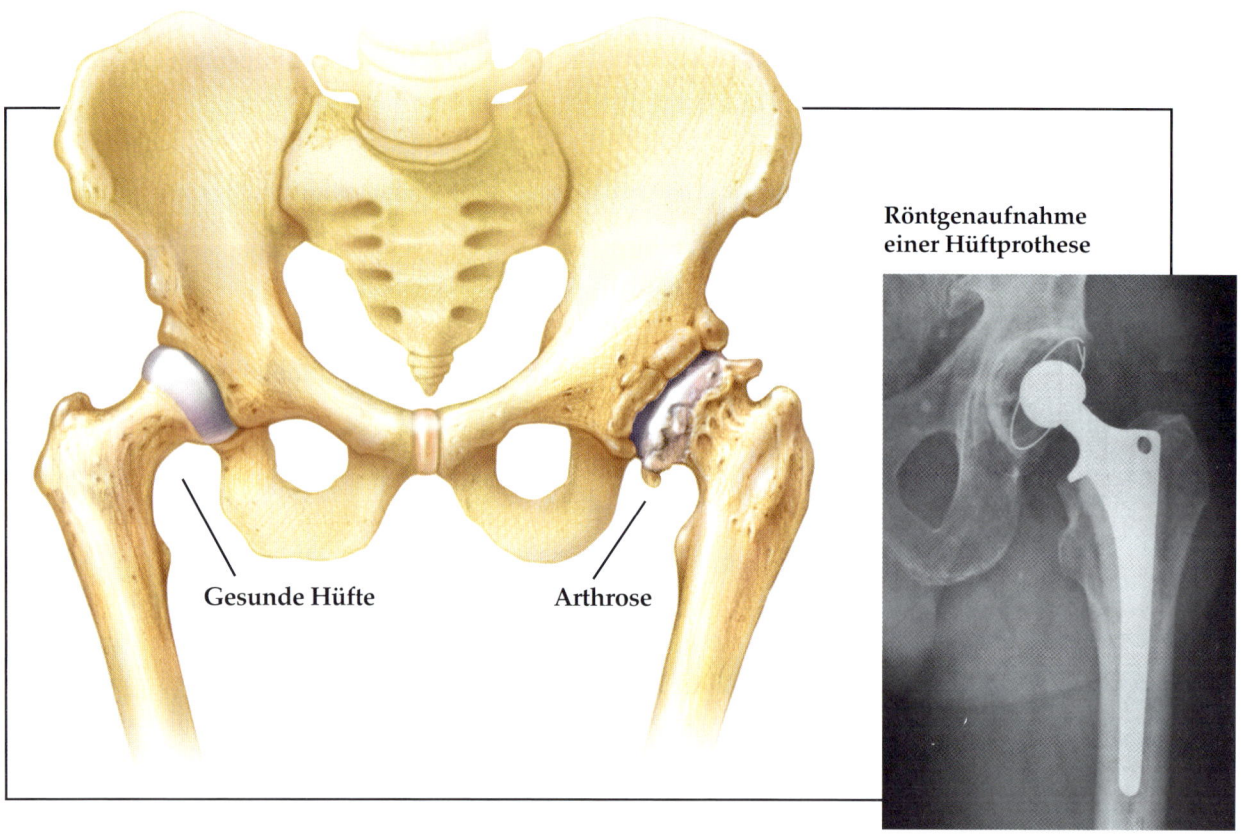

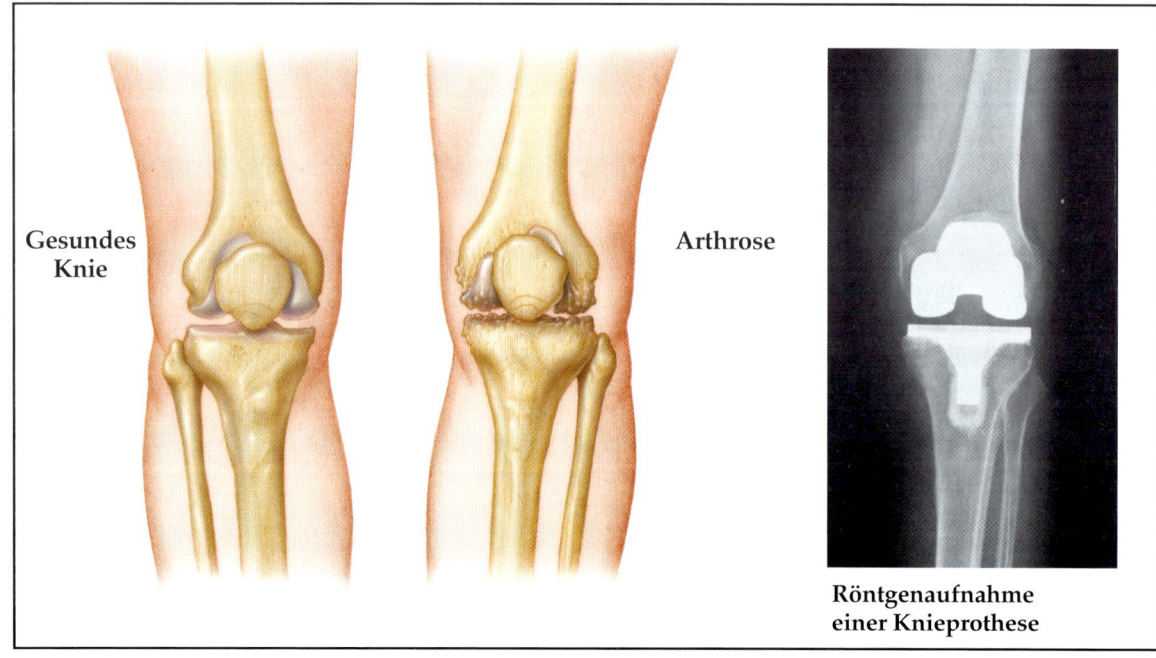

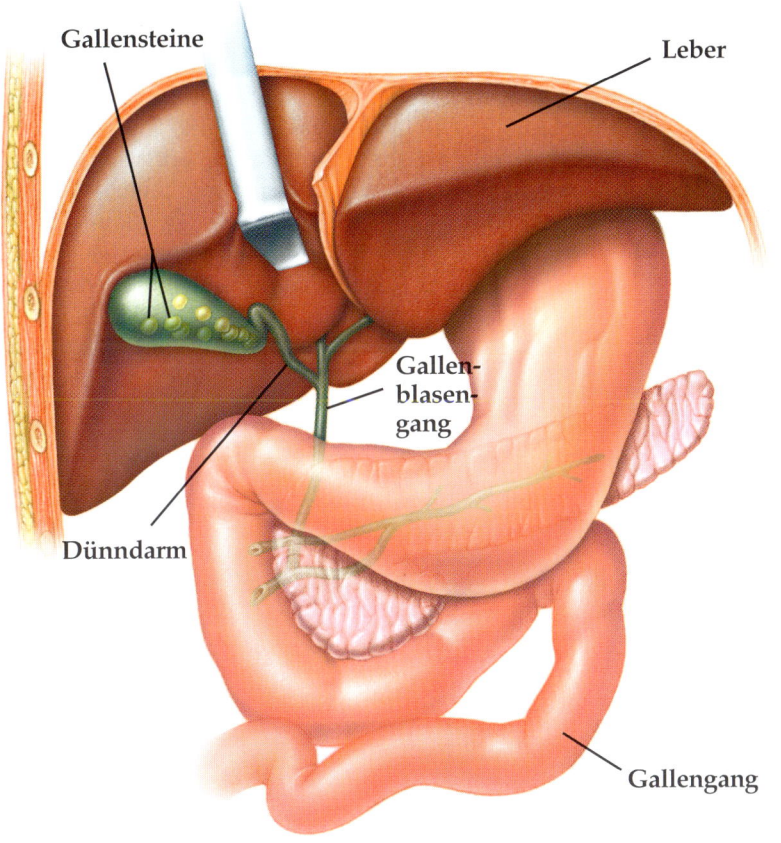

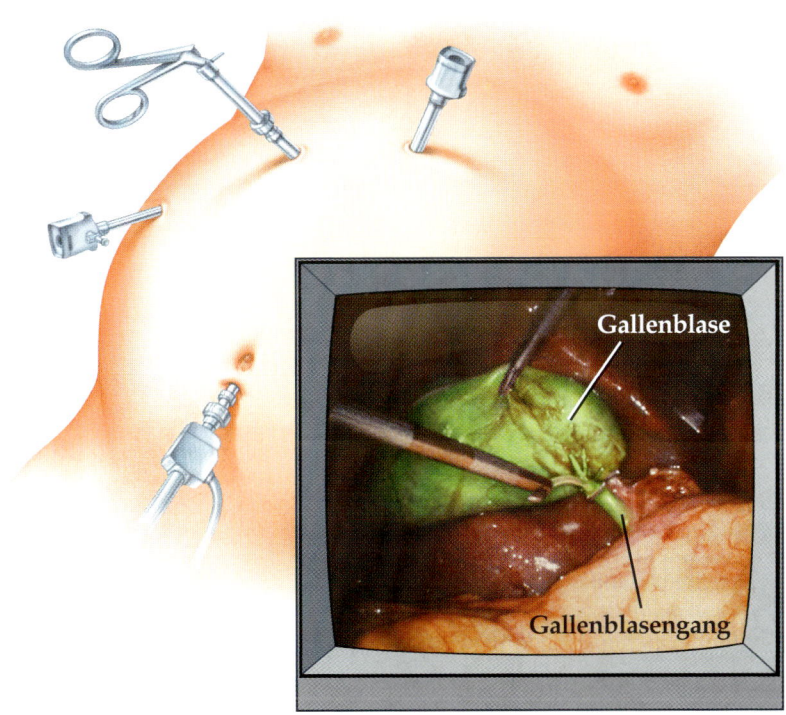

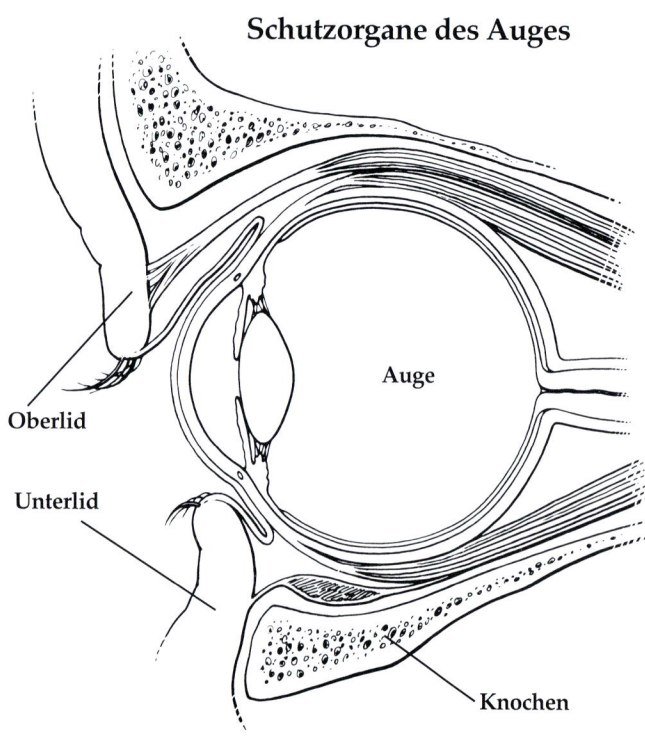

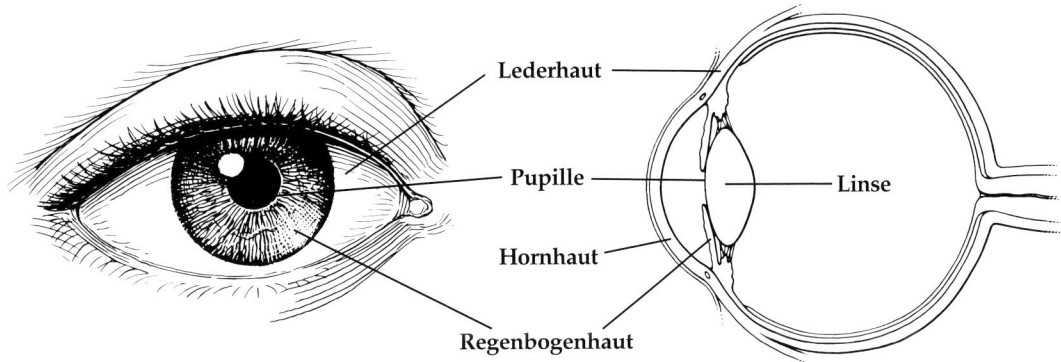

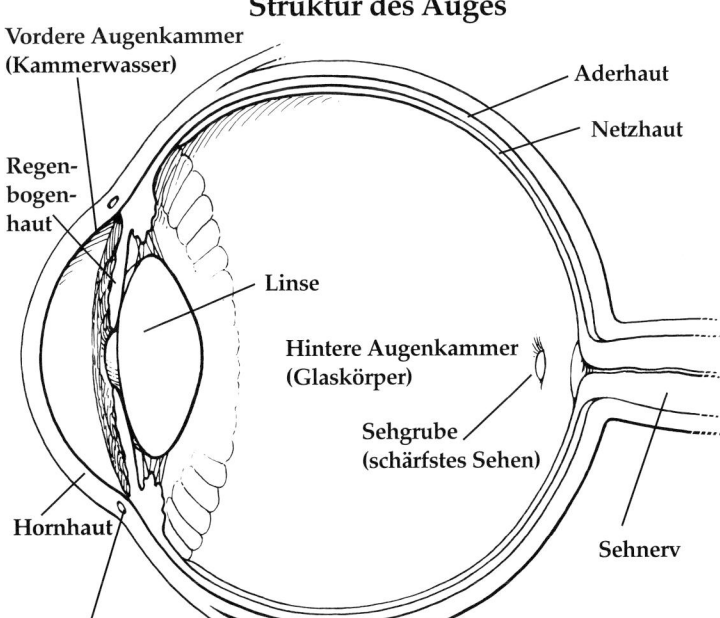

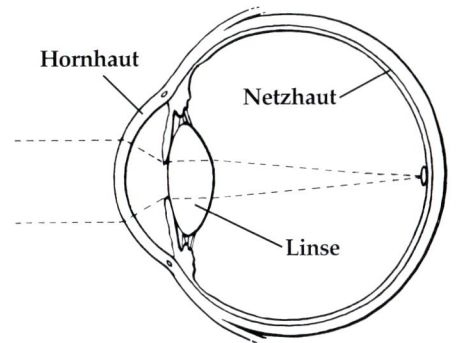

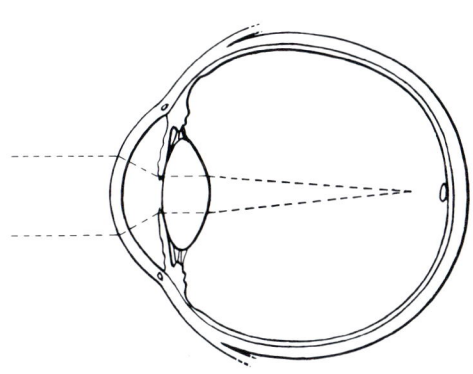

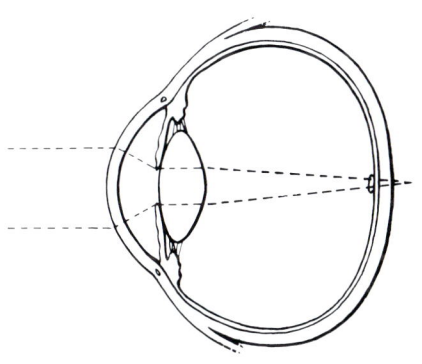

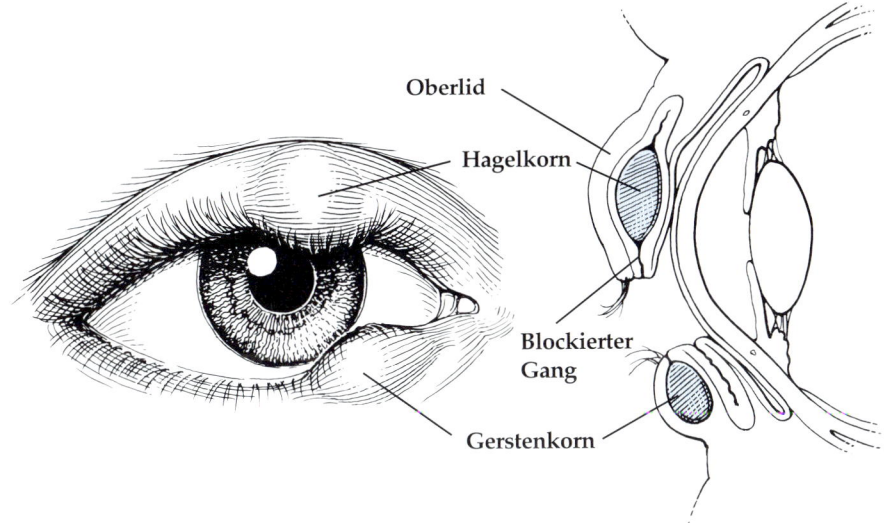

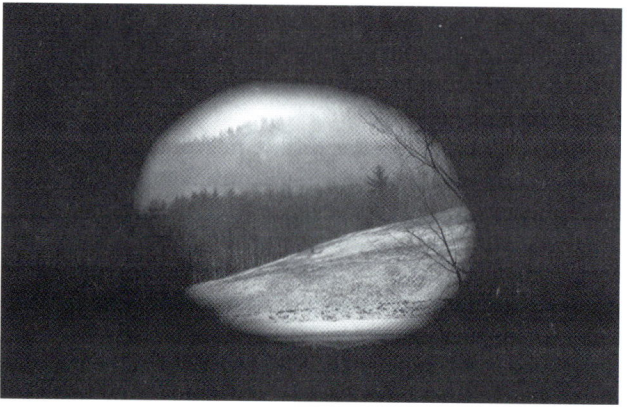

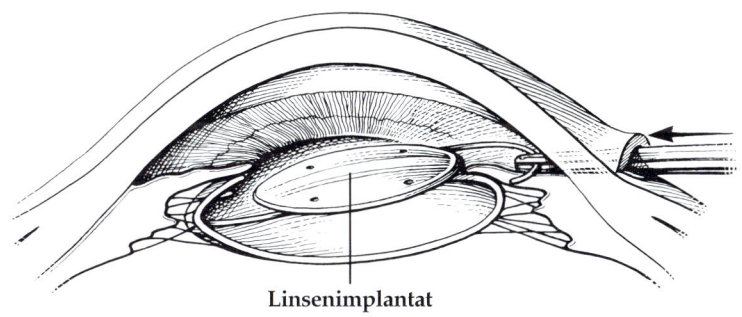

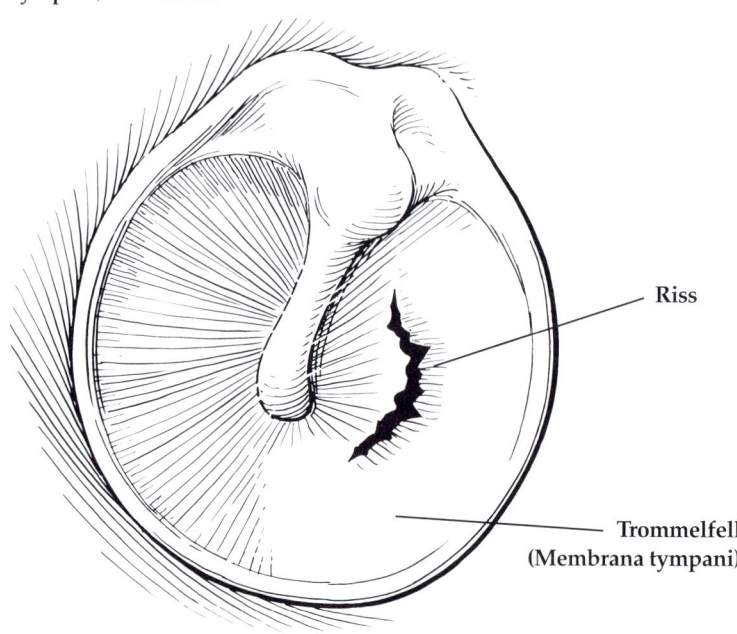

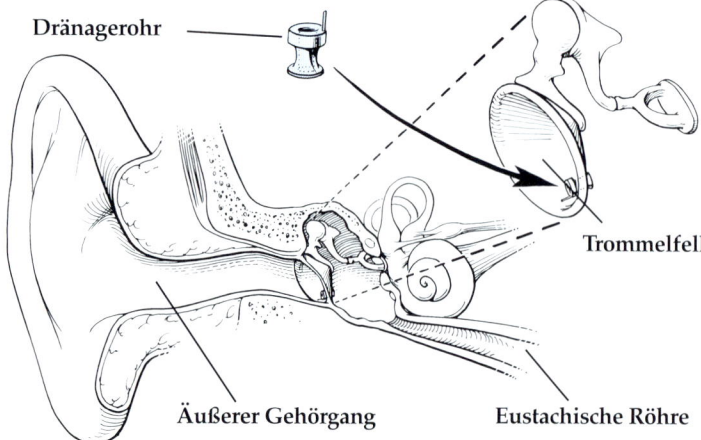

Nach der Operation kann Schwindel auftreten, der einige Stunden andauert. Normalerweise bessert sich das Hörvermögen rasch und innerhalb weniger Wochen können die Alltagsaktivitäten wieder voll aufgenommen werden. Gelegentlich bildet sich ein Blutpfropf im Mittelohr, der die Schallleitung blockiert. Meist verschwinden diese Pfropfen ohne Behandlung.

Die Stapedotomie kann den meisten von Mittelohrverkalkung Betroffenen helfen, doch 1 bis 2 Prozent der operierten Patienten verlieren das gesamte Hörvermögen auf dem betroffenen Ohr. Dies sollte vor der Operation bedacht werden. Wenn beide Ohren von einer Mittelohrverkalkung betroffen sind, kann man eventuell erst ein Ohr operieren lassen und die Ergebnisse messen, bevor das zweite Ohr operiert wird. Ist das Innenohr geschädigt, kann eine Stapedotomie das Problem meist nicht lösen.

Arzneimitteltherapie

Eine Behandlung mit Natriumfluoridtabletten, Kalzium und Vitamin D wird oft zur Verhinderung der fortschreitenden Knochenveränderungen und des weiteren Hörverlusts durch Erhärtung des brüchigen Knochens eingesetzt, doch ihr Wert ist nach wie vor umstritten.

Hörhilfen

Außerdem sind Hörgeräte eine wirkungsvolle Hilfe beim Umgang mit der Schwerhörigkeit, die mit Mittelohrverkalkung einhergeht. Bei Mittelohrverkalkung auf einem oder beiden Ohren kann der Arzt den Betroffenen an einen Hörgeräteakustiker zur Anpassung eines Hörgeräts überweisen (S. 580).

Altersschwerhörigkeit

Symptome
* Fortschreitende Schwerhörigkeit
* Tinnitus (Geräusch im Ohr)

Bei Menschen ab dem 65. Lebensjahr kommt eine Beeinträchtigung des Hörvermögens häufig vor. Fast ein Drittel dieser Altersgruppe leidet unter einem merklichen Hörverlust. Manche büßen nur sehr wenig Hörvermögen ein und andere werden ziemlich schwerhörig.

Eine hochgradige Schwerhörigkeit in diesem Alter wird Presbyakusis genannt (aus dem Griechischen von »presby« für »alt« und »kusis« für »hören«). Meist beginnt sie zwischen dem 40. und 50. Lebensjahr und verschlimmert sich allmählich. Sie betrifft vor allem das Hören von Hochfrequenztönen und zwar oft auf bei-

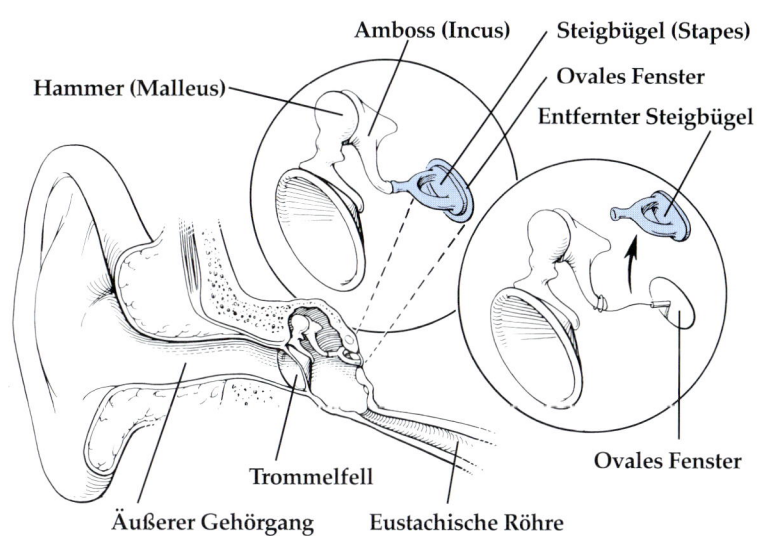

den Ohren. Männer sind von ihr häufiger und schwerer betroffen als Frauen.

Bei der Altersschwerhörigkeit handelt es sich um eine Form von Hörverlust, deren Ursache in Veränderungen der Schnecke (Cochlea) oder der Nerven liegt, die mit ihr verbunden sind. Die Zellen in diesem gewundenen Hohlraum tragen tausende winziger Haare, welche die Schallschwingungen in elektrische Signale umwandeln. Diese werden ans Gehirn

Bei der Stapedotomie wird der geschädigte Steigbügel (Stapes) des Mittelohrs durch einen feinen Draht oder eine Prothese aus rostfreiem Stahl ersetzt.

Labels in figure: Amboss (Incus), Steigbügel (Stapes), Ovales Fenster, Entfernter Steigbügel, Hammer (Malleus), Trommelfell, Eustachische Röhre, Äußerer Gehörgang, Ovales Fenster

Kommunikation mit Schwerhörigen

So kann man sich mit einem Schwerhörigen gut verständigen:
* In normaler Konversationslautstärke mit dem Gegenüber sprechen, wenn er oder sie ein Hörgerät trägt. Etwas lauter sprechen, wenn keines getragen wird, aber nicht rufen – das irritiert nur und ist nicht nötig.
* Natürlich und nur etwas langsamer als normal sprechen. Mehr Pausen im Sprachrhythmus machen als sonst. Für einen Schwerhörigen ist schnelles Reden schwerer zu verstehen.
* Bevor man etwas sagt, sichergehen, dass das Gegenüber sich einem ganz zugewandt hat. Wenn es das Gesicht des Sprechers sehen kann, können Gestik und Mimik ihm helfen die Worte des Sprechers zu verstehen. Außerdem das Gesicht des Gegenübers beobachten, ob es Hinweise für Verständnisschwierigkeiten gibt.
* Hintergrundgeräusche reduzieren: Fernseher oder Stereoanlage abschalten und die Fenster schließen, wenn Straßenlärm stören könnte.
* Sich bis auf einen bis einen halben Meter dem Gegenüber nähern, sodass die eigene Sprache lauter als das Hintergrundgeräusch ist.
* In einen ruhigeren Bereich wechseln, wenn sich das Hintergrundgeräusch nicht vermindern lässt.

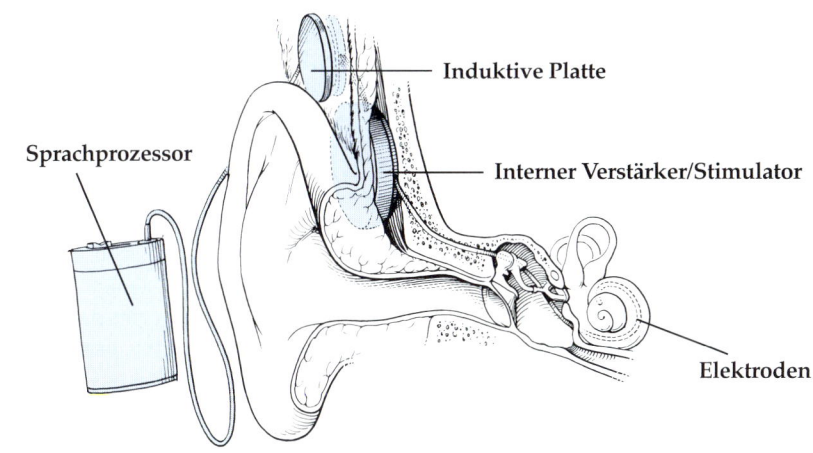

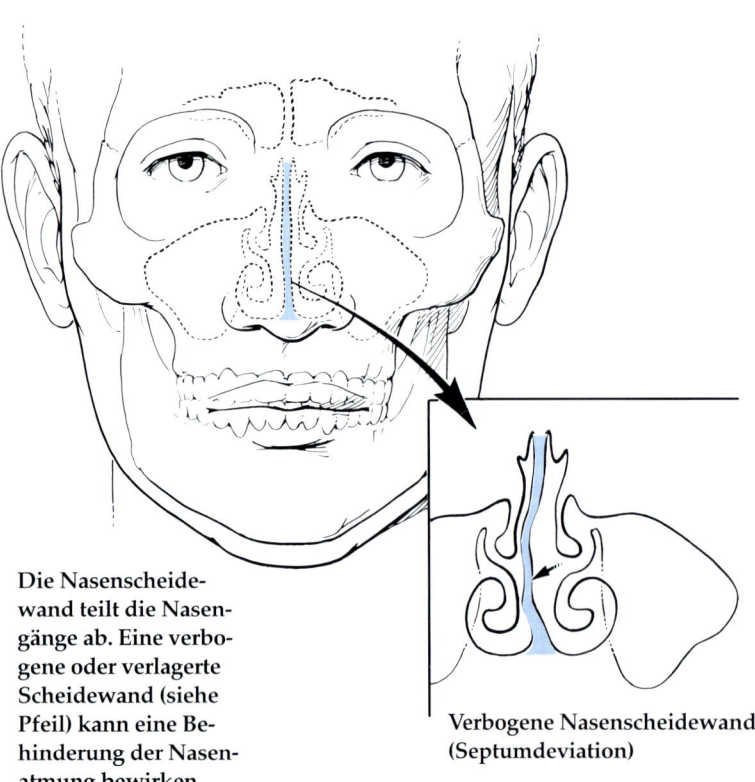

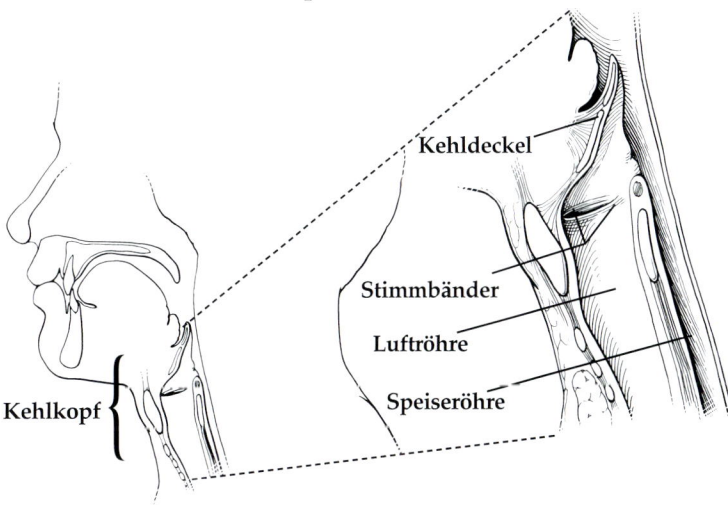

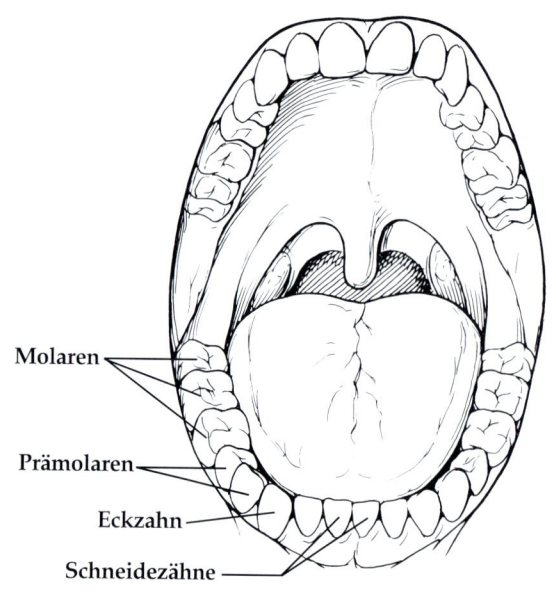

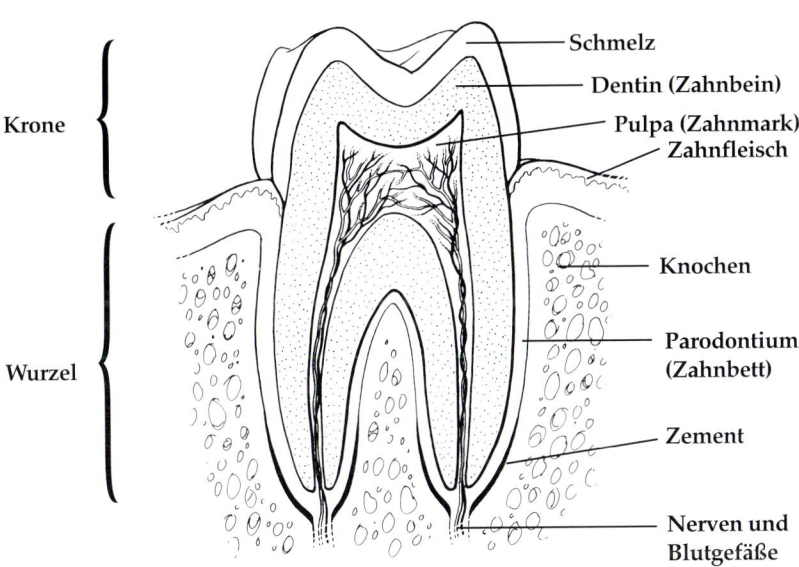

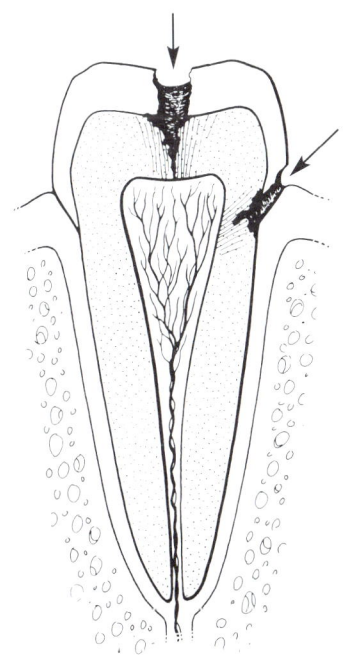

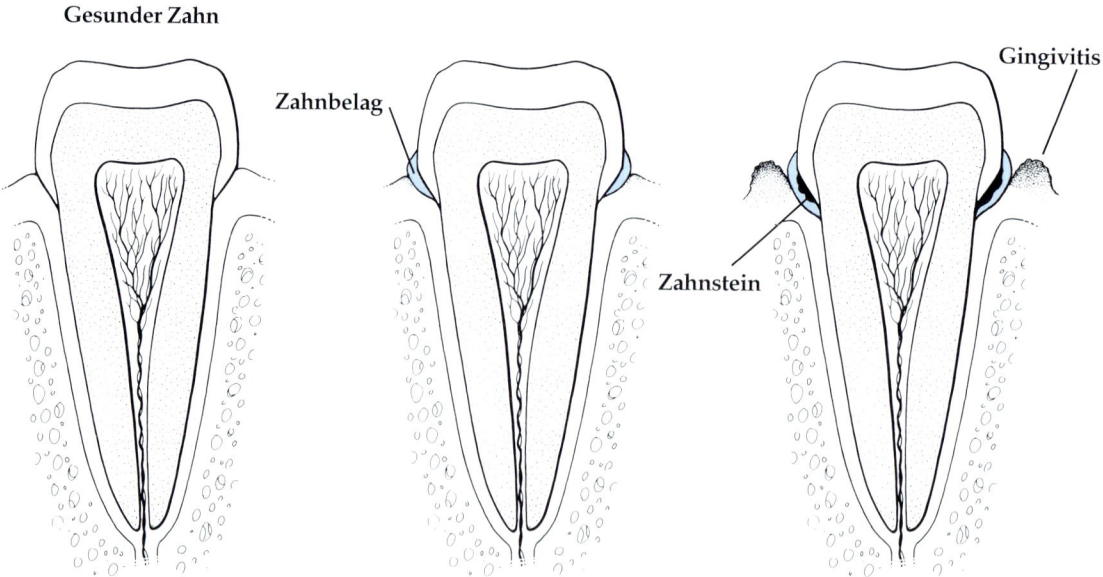

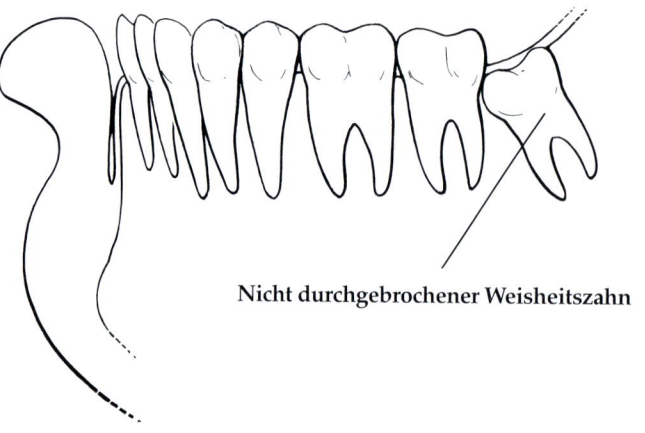

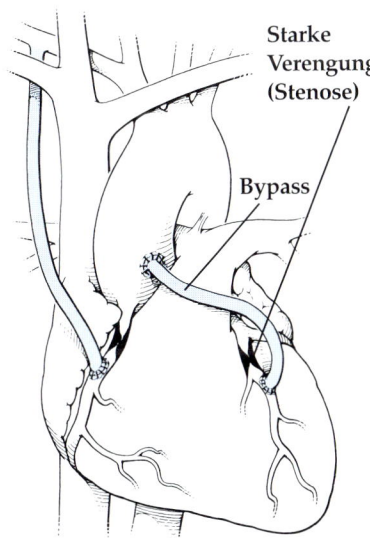

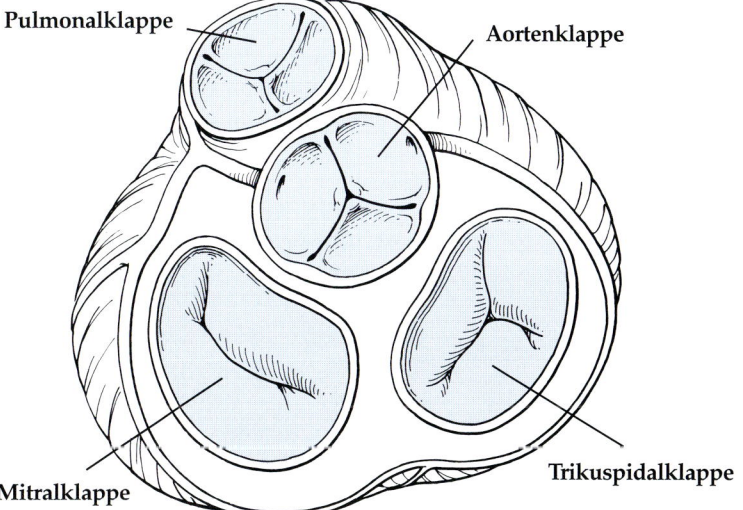

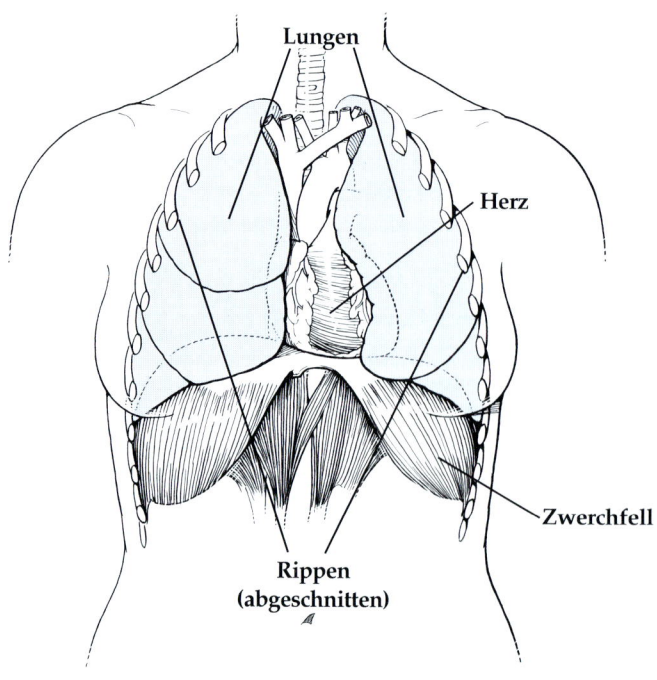

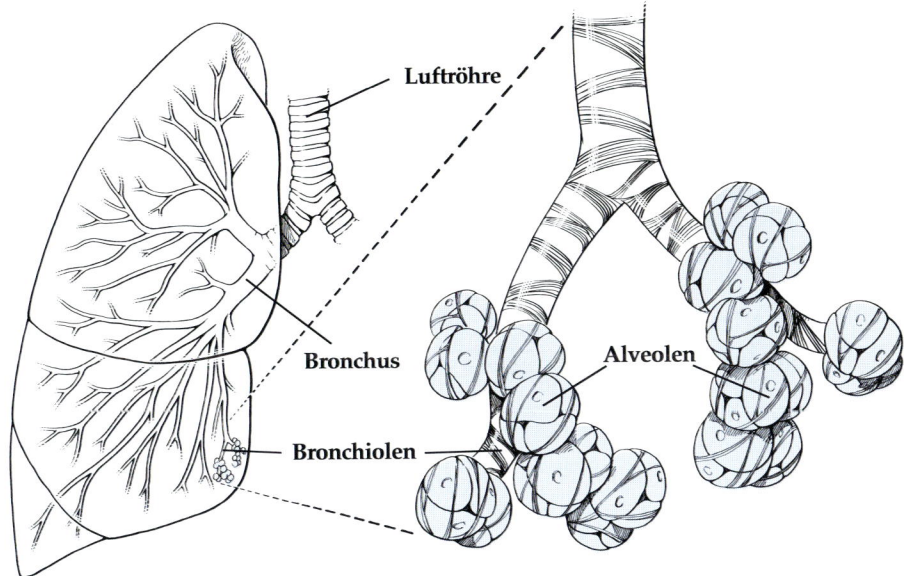

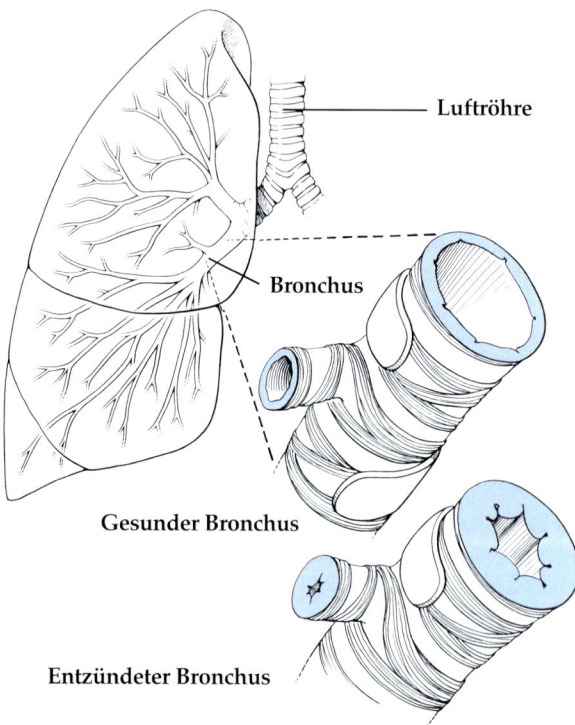

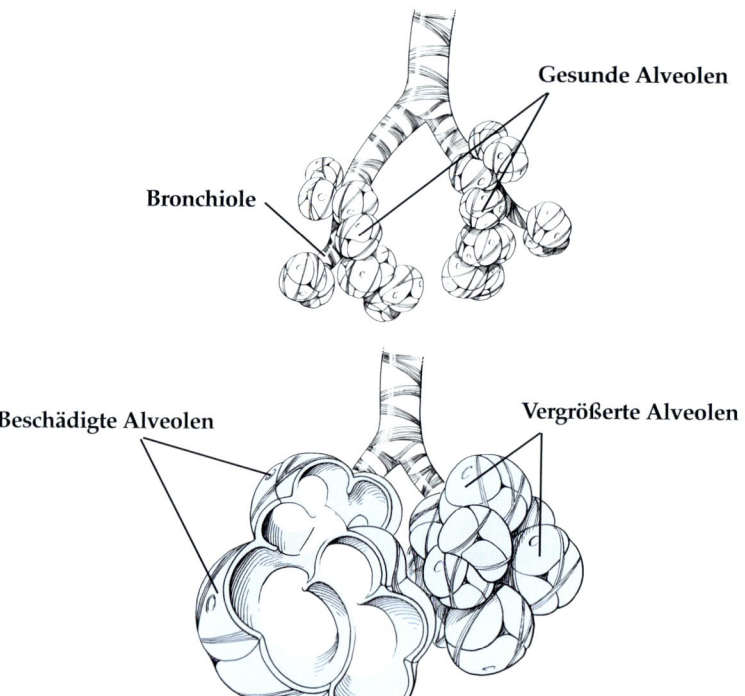

Gesunde Alveolen

Bronchiole

Beschädigte Alveolen

Vergrößerte Alveolen

Bei einem Emphysem verlieren die Lungenbläschen (Alveolen) ihre Elastizität, vergrößern sich und können reißen. Dadurch wird der Austausch von Sauerstoff und Kohlendioxid zwischen Blut und Lunge beeinträchtigt.

Charakteristisch für ein Lungenemphysem ist die Schädigung der kleineren Bronchialäste, die sich in der Folge vor allem beim Ausatmen verengen. Die Luft entweicht dadurch langsamer aus der Lunge als normal, wodurch sich wiederum Kohlendioxidabgabe und Sauerstoffaufnahme verlangsamen.

Atemnot ist das Hauptsymptom eines Lungenemphysems. Sie ist normalerweise aber nicht auf die schlechte Übertragung von Kohlendioxid und Sauerstoff in den Lungen zurückzuführen, sondern auf die Verminderung der Atmungsfähigkeit und die damit verbundene größere Anstrengung. Das ist auch der Grund, warum bei dieser Krankheit eine ergänzende Zufuhr von Sauerstoff weder erforderlich noch besonders sinnvoll ist, es sei denn, der Sauerstoffspiegel im Blut des Patienten ist bereits sehr niedrig.

In manchen Fällen werden Emphyseme durch einen ererbten Alpha-1-Antitrypsinmangel verursacht. Dieses Enzym schützt normalerweise die Elastizität der Fasern in den Alveolarwänden. Menschen, in deren Bluttest ein Alpha-1-Antitrypsinmangel festgestellt wird, haben ein hohes Risiko für die Entwicklung schwerer Emphyseme vor dem 40. Lebensjahr. Wahrscheinlich blockiert das Rauchen ebenfalls die Aktion dieses Enzyms und ruft dadurch auch bei Menschen, die nicht erblich belastet sind, Emphyseme hervor.

Diagnose

Wenn sich ein Emphysem entwickelt, fallen Sport und sogar leichte Anstrengungen allmählich immer schwerer. Die Atemnot kann sich mit der Zeit verschlimmern und ist nach Atemwegserkrankungen besonders stark. Änderungen von Farbe, Menge oder Dicke des Auswurfs können den Ausbruch einer Atemwegserkrankung signalisieren. Der Arzt diagnostiziert ein Emphysem auf der Basis von Symptomen, Krankengeschichte und Ergebnissen der Lungenfunktionsprüfung sowie der Röntgenaufnahmen des Brustkorbs. Häufig bemerkt er eine Vergrößerung des Thoraxumfangs (fassförmiger Thorax).

Wie gefährlich ist ein Emphysem?

Ein Emphysem ist eine schwere chronische Krankheit. Die Schädigung der Lunge ist irreversibel, es gibt keine Heilungsmöglichkeit.

Wenn ein Emphysem früh genug entdeckt wird, lässt es sich jedoch zum größten Teil verhindern. Wer das Rauchen aufgibt, bevor die ersten Symptome auftreten, kann verhindern, dass die Krankheit weiter fortschreitet.

Patienten mit einem Emphysem neigen besonders zu Lungenentzündung, akuter Bronchitis und anderen schweren Erkrankungen der Atemwege.

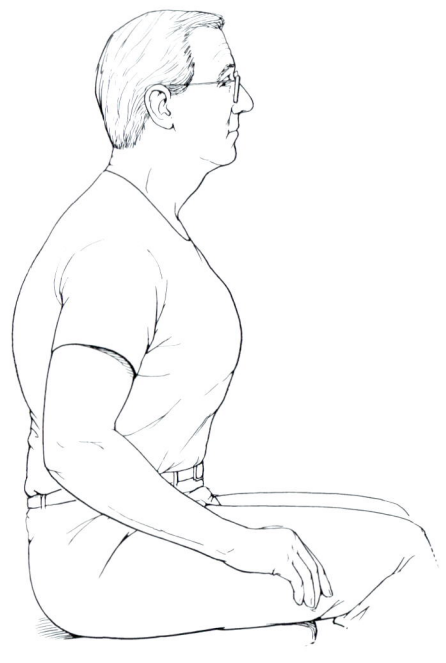

Ein fassförmiger Thorax ist ein typisches Symptom bei einem Lungenemphysem.

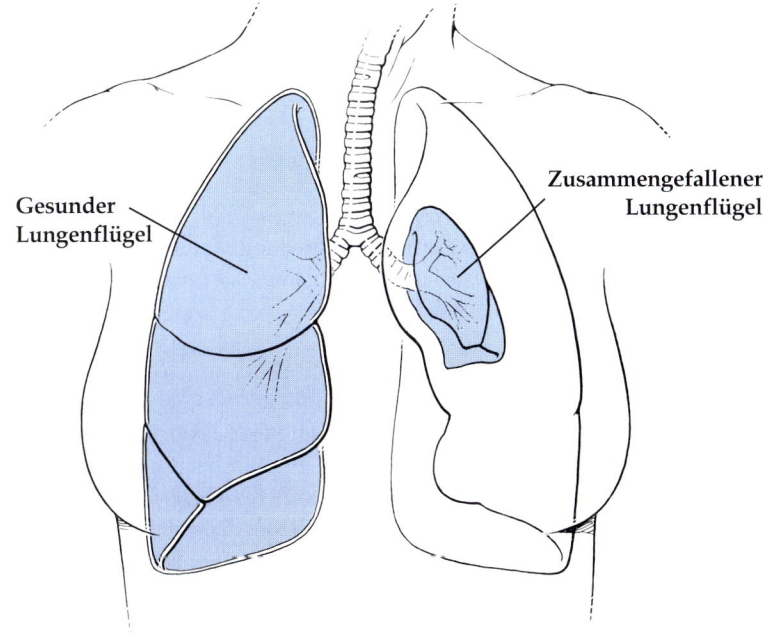

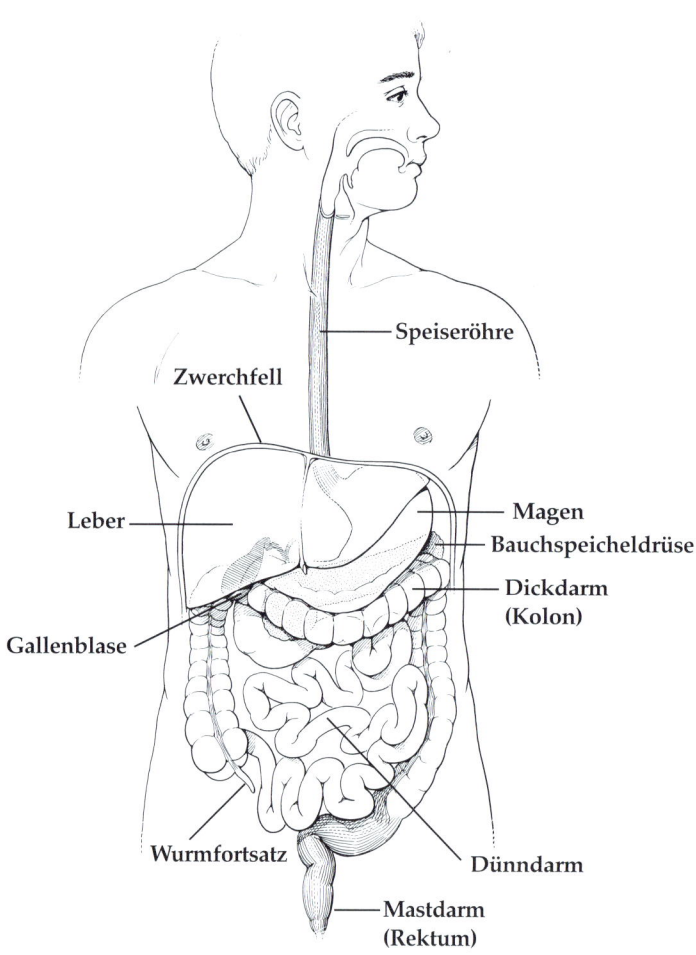

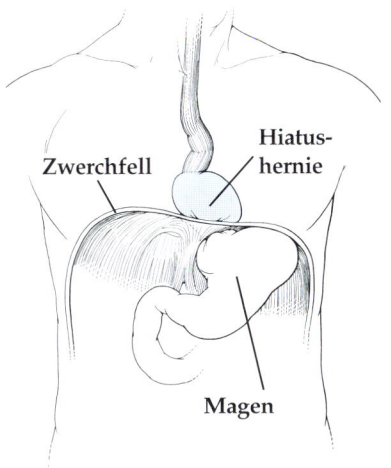

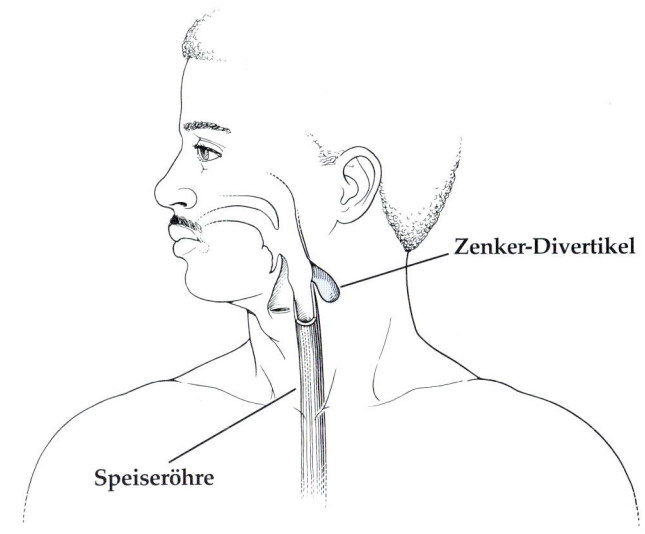

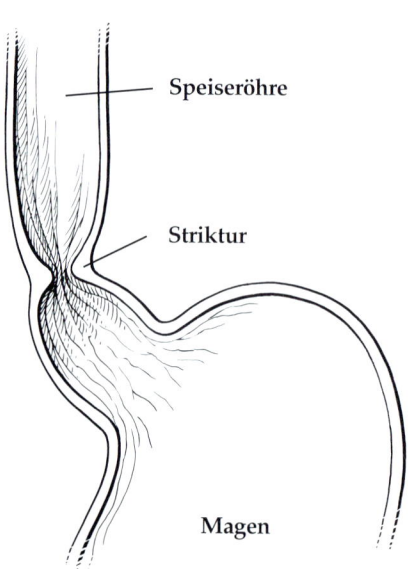

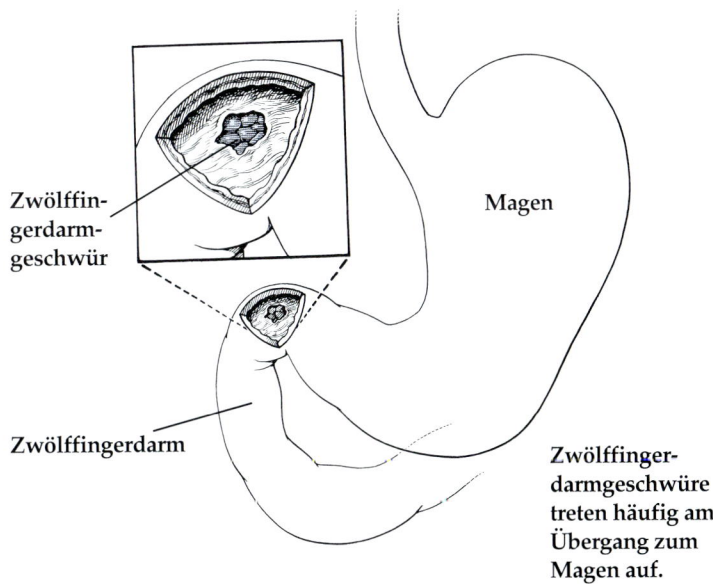

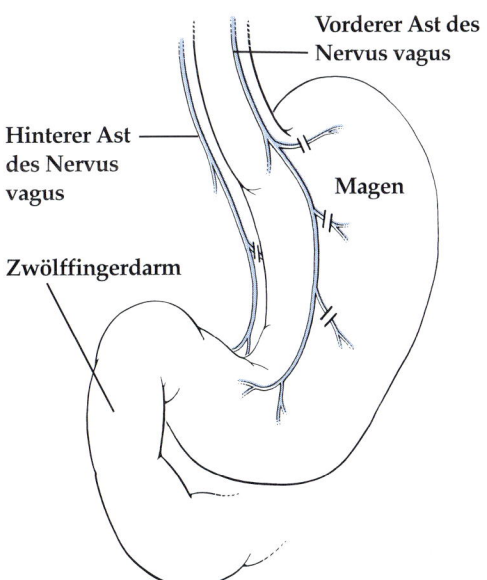

Der Dickdarm

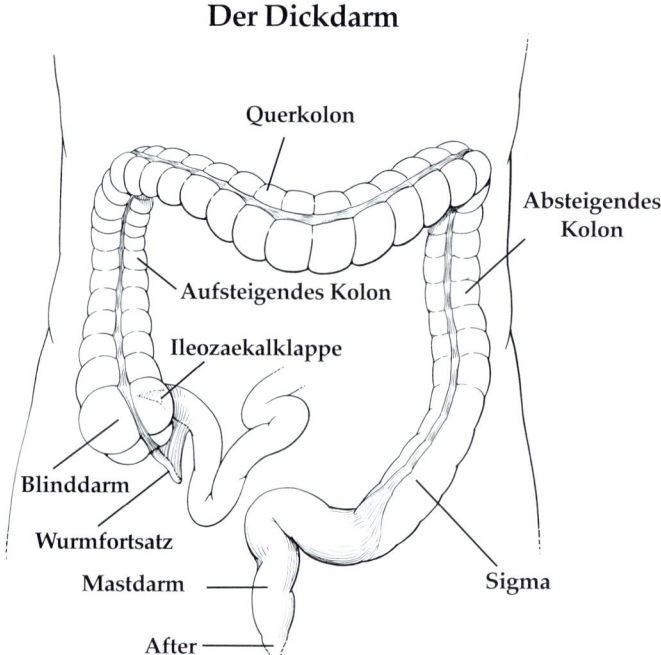

Querkolon

Absteigendes Kolon

Aufsteigendes Kolon

Ileozaekalklappe

Blinddarm

Wurmfortsatz

Mastdarm

Sigma

After

ralsalze über die Schleimhaut wieder aufgenommen. Der Darminhalt verfestigt sich und wird schließlich im Mastdarm vor der Ausscheidung als Kot gespeichert. Von der Flüssigkeitsmenge, die ursprünglich aus dem Ileum in den Dickdarm gelangt, werden über als 90 Prozent über die Dickdarmschleimhaut wieder in den Blutkreislauf aufgenommen.

Diese Rückresorption von Wasser und Mineralsalzen ist für die Aufrechterhaltung der normalen Körperfunktionen entscheidend. Wenn der Flüssigkeitsbedarf des Körpers ansteigt oder der Körper ausgetrocknet ist, resorbiert der Dickdarm mehr Wasser und der Stuhl wird unangenehm hart und trocken. Hier zeigt sich der Nutzen von Ballaststoffen in der Nahrung mit genügend Flüssigkeitszufuhr besonders deutlich, denn Ballaststoffe führen nicht nur zu einer Volumenzunahme des Stuhls, sondern steigern durch die Aufnahme von Flüssigkeit auch seinen Feuchtigkeitsgehalt.

Unverdauliche Nahrungsbestandteile, wie Ballaststoffe aus Pflanzenprodukten und andere Abfallstoffe, werden durch die Einwirkung von Bakterien im Dickdarm teilweise aufgespalten. Dabei bilden sich Gase im Dickdarm, die bei übermäßiger Produktion zu Blähungszuständen führen.

Die Dickdarmschleimhaut kann sich entzünden oder von bakteriellen oder viralen Infektionen betroffen sein. Im Dickdarm entstehen auch häufiger Tumore oder Polypen als in irgendeinem anderen Teil des menschlichen Verdauungssystems.

Magen-Darm-Infekte

Symptome
- Wässriger Durchfall, manchmal mit Blutbeimengungen
- Krampfartige Bauchschmerzen
- Leichtes Fieber
- Übelkeit und/oder Erbrechen
- Gelegentlich Muskel- und Kopfschmerzen

Notfallsymptome. Anhaltend starke Durchfälle mit Kollapsneigung.

Infekte des Magen-Darm-Trakts kommen sehr häufig vor. In Entwicklungsländern sind infektiöse Durchfallerkrankungen häufigste Todesursache bei Säuglingen und Kleinkindern.

Durch Verbesserungen der sanitären Verhältnisse und Hygienemaßnahmen kann ein Großteil dieser Infektionen vermieden werden. Mehr als die Hälfte aller Magen-Darm-Infektionen werden durch Viren hervorgerufen. Aber auch Bakterien und Parasiten kommen als auslösende Erreger infrage. In diesem Abschnitt werden die häufigsten Ursachen für Magen-Darm-Infektionen besprochen.

Virusinfektionen

Akute Virusinfektionen des Magen-Darm-Trakts sind nach Atemwegsinfekten die zweithäufigste Erkrankungsursache. Sie äußern sich in Durchfällen, Übelkeit und Erbrechen, leichtem Fieber, Bauchkrämpfen und Muskelschmerzen und können bei Säuglingen, älteren und schwerkranken Personen oder bei Patienten, deren Immunsystem durch eine andere Erkrankung oder durch Medikamente geschwächt ist, sogar zum Tod führen. Bei älteren Kindern und gesunden Erwachsenen verlaufen solche Infektionen meist leicht, dennoch können sie erhebliche Beschwerden verursachen.

Ein Großteil der Viren wird durch fäkal-oralen Kontakt übertragen, das heißt durch Verschmutzung der Hände mit Kotpartikeln und anschließendem Kontakt der Hände mit dem Mund oder mit Nahrungsmitteln. Häufiges Händewaschen ist deshalb sehr wichtig.

Zur Diagnose dieser Infektionen gibt es keine speziellen Untersuchungen, auch Stuhluntersuchungen helfen nicht weiter. Anhaltspunkte für den Arzt sind nur die Symptome und das Auftreten ähnlicher Fälle im Umfeld des Patienten.

Bei den meisten Patienten klingen Magen-Darm-Infekte im Verlauf weniger Tage von selbst ab. Antibiotika sind wirkungslos. Mittel gegen Durchfall empfehlen sich nicht, weil sich

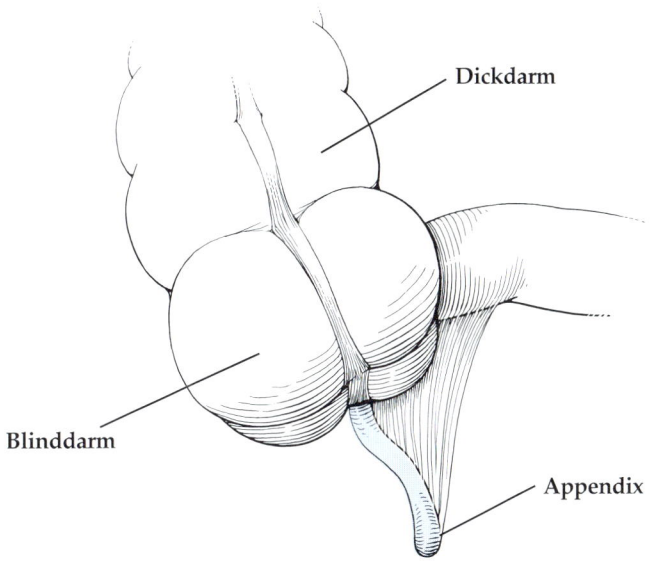

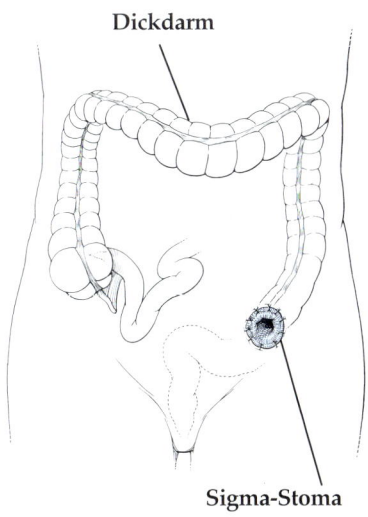

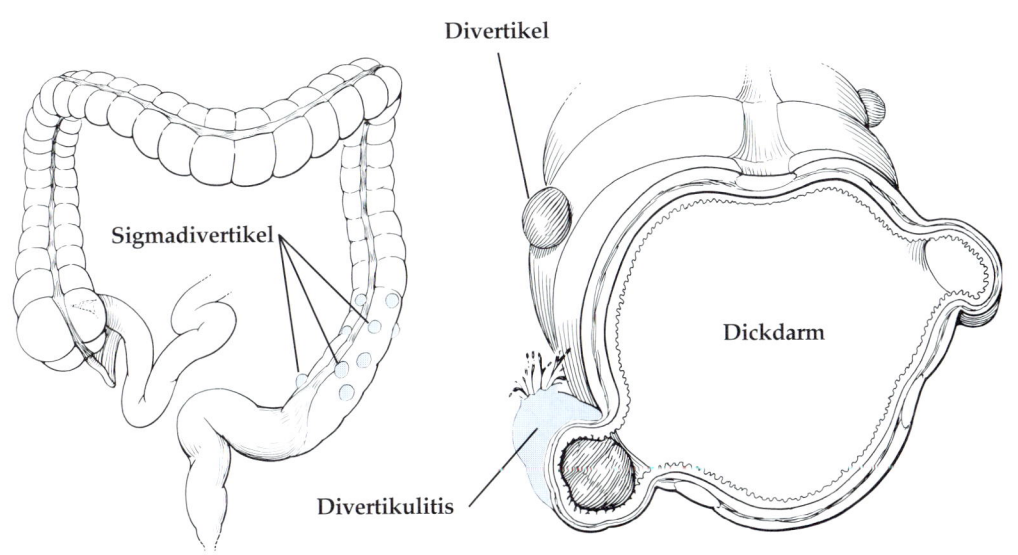

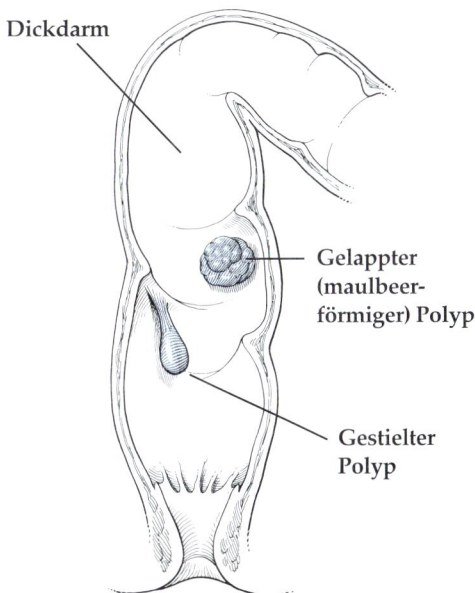

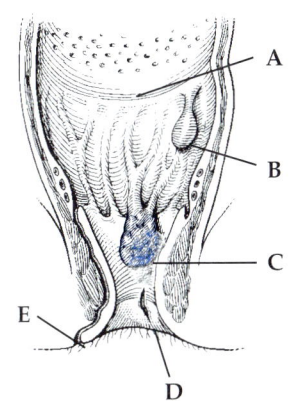

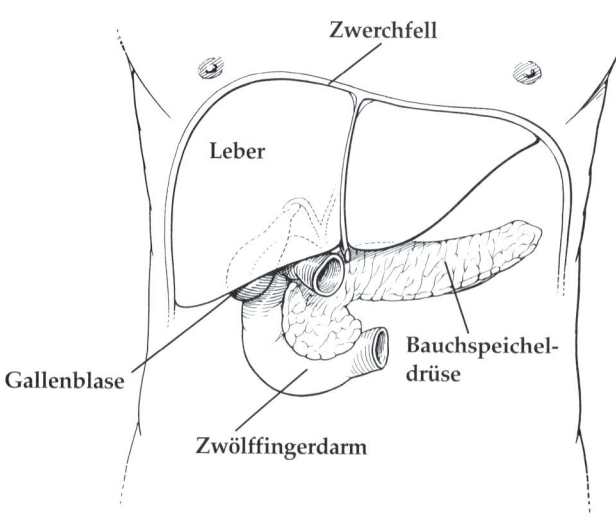

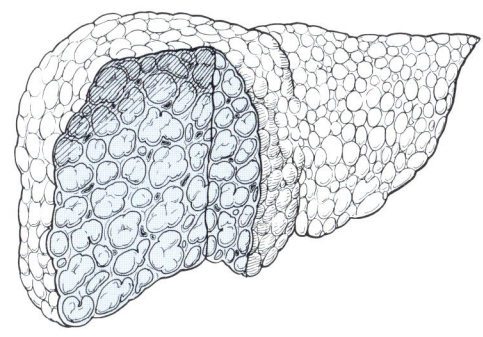

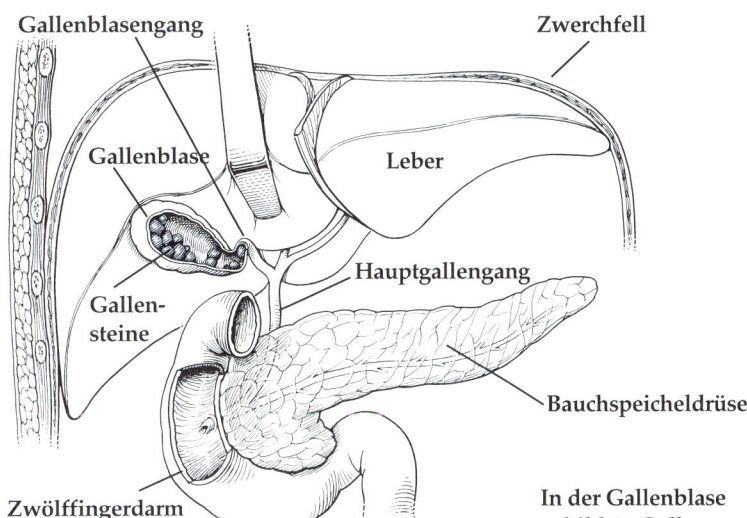

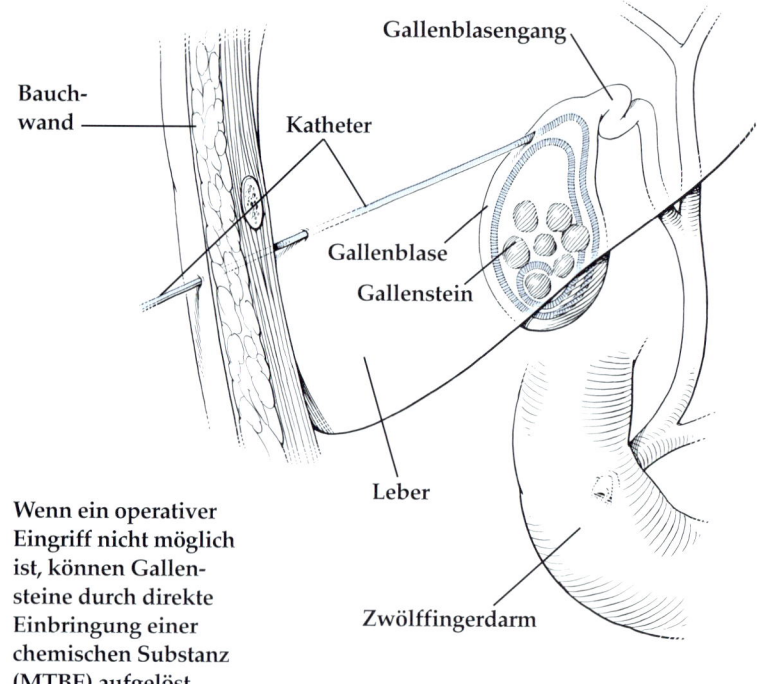

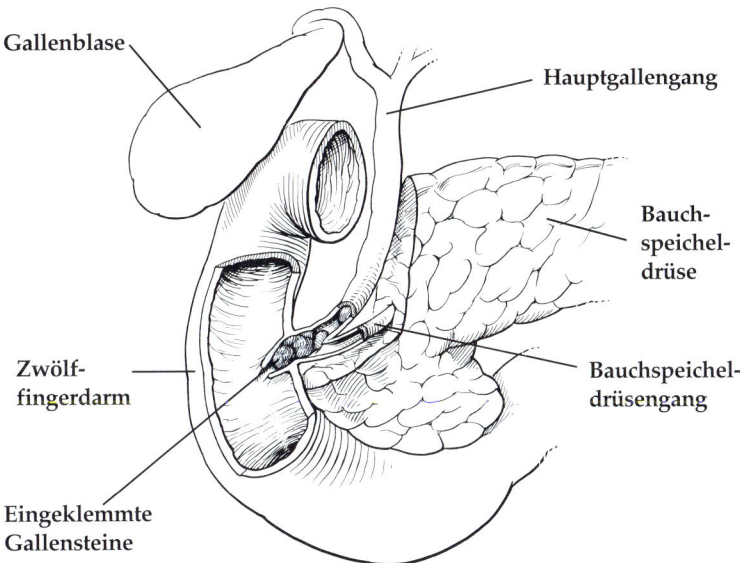

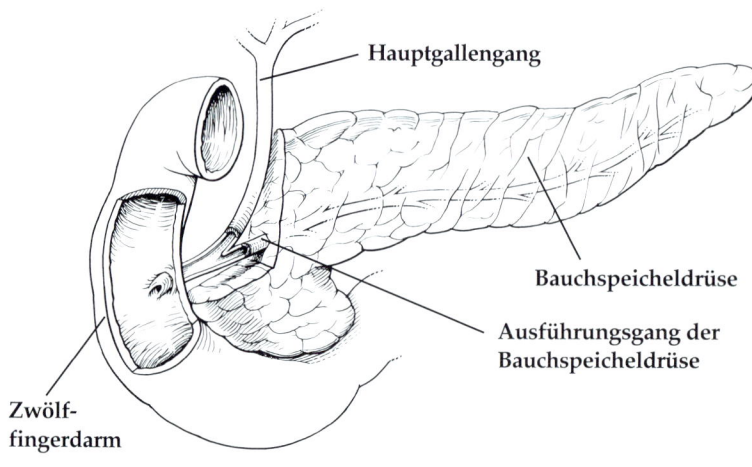

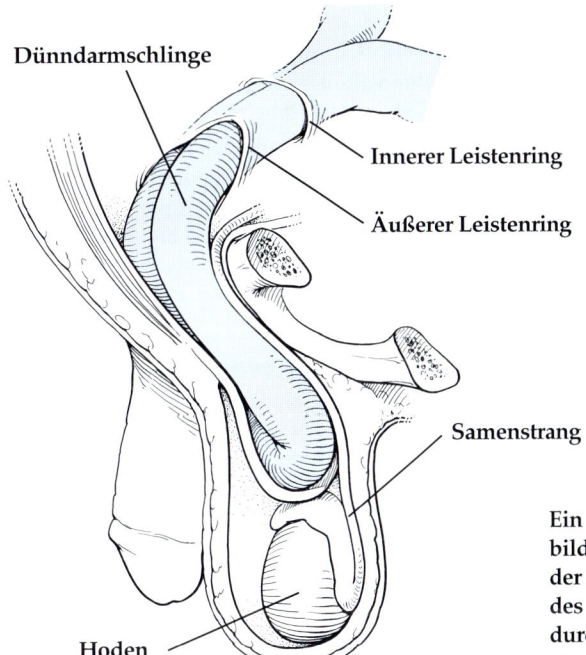

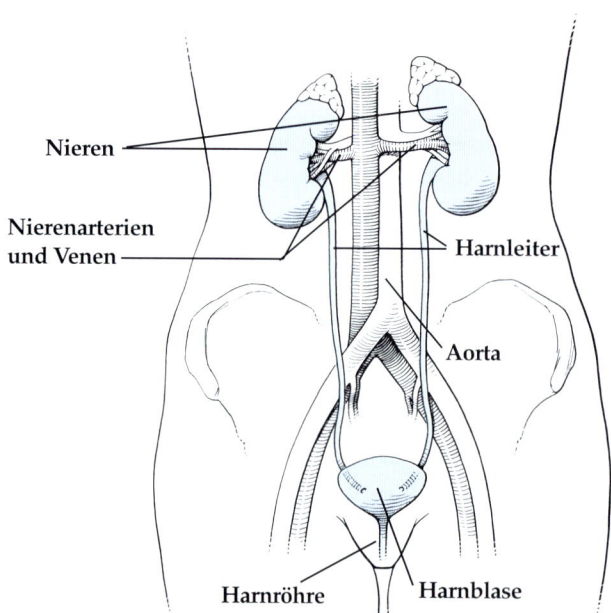

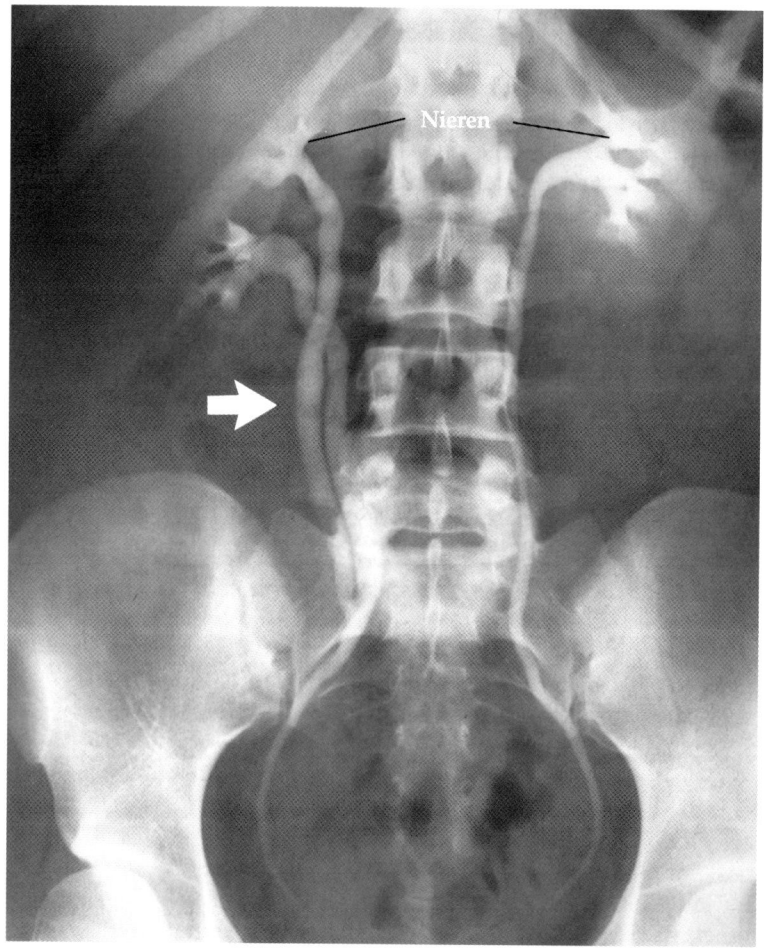

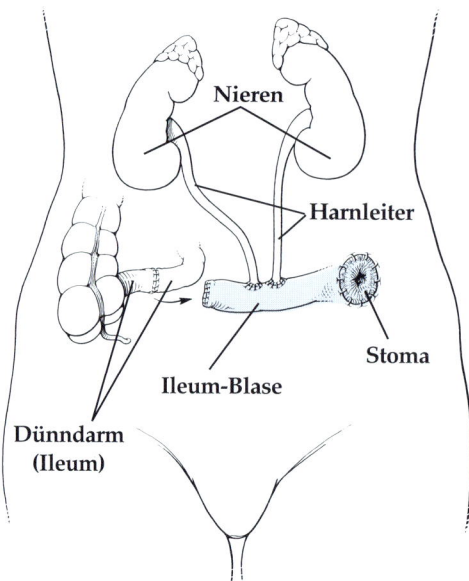

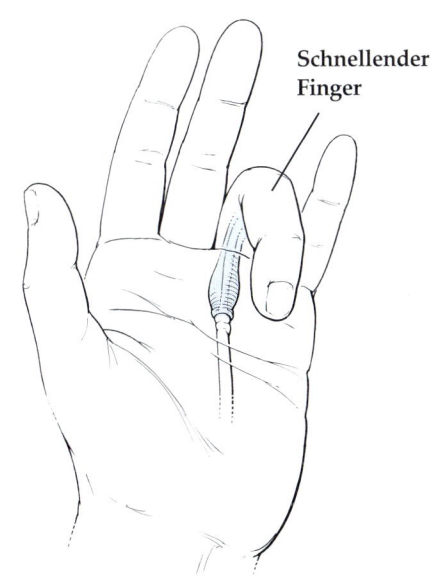

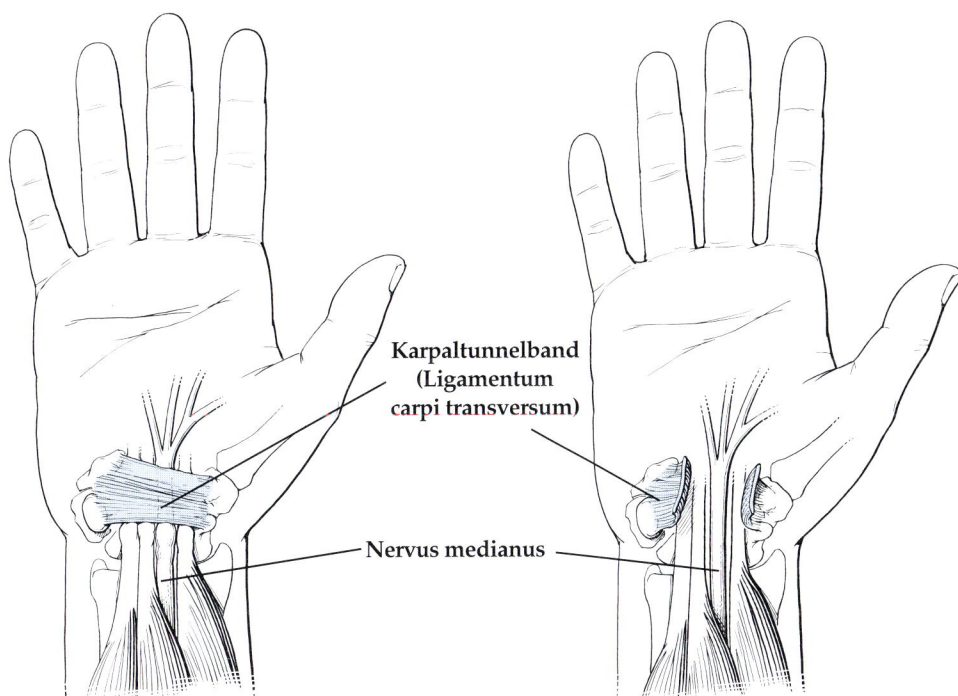

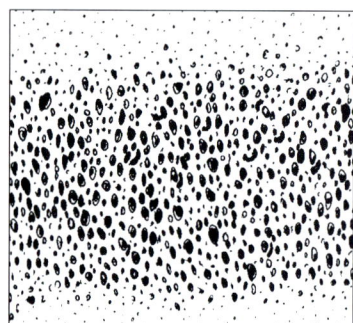

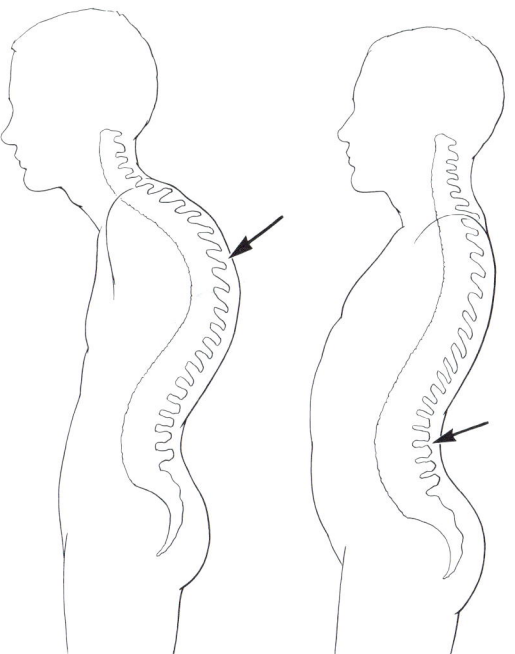

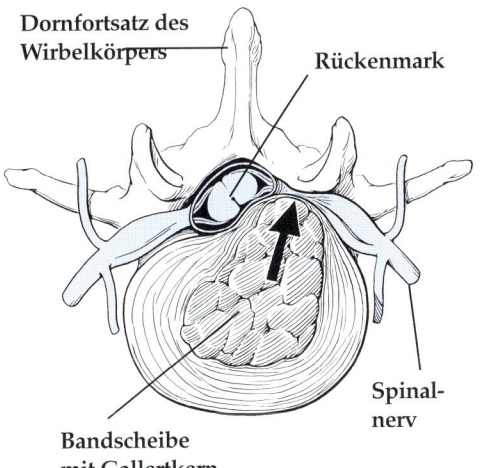

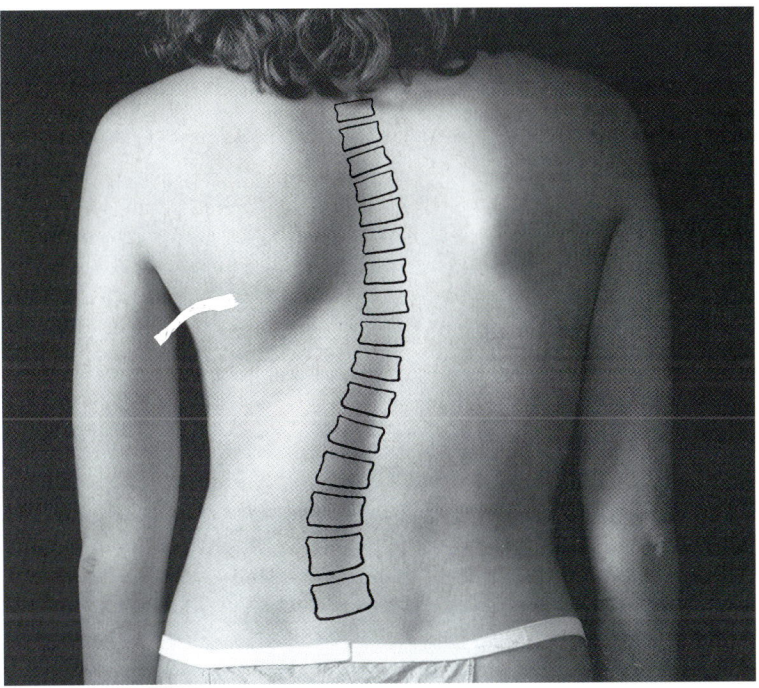

Auch ein krankengymnastisches Übungsprogramm ist in manchen Fällen nützlich, sollte aber nur nach Beratung durch den Arzt oder Krankengymnasten aufgenommen werden.

Zusätzlich werden bei Arthrose verschiedene physikalische Behandlungsmethoden angewendet, etwa Kälte- oder Wärmeanwendungen, Elektrotherapie und Ultraschall. Wenn die Halswirbelsäule betroffen ist, kann ein Stützkragen Erleichterung schaffen.

Medikamententherapie
Zum Einsatz kommen nicht-steroidale Antiphlogistika wie etwa Ibuprofen oder Diclofenac. Bei starken Entzündungserscheinungen kommt zur Behandlung auch die Injektion von Kortisonpräparaten direkt in das arthrotische Gelenk infrage (→ Kortikosteroide, S. 919). Der Arzt wird dies vor allem dann empfehlen, wenn stark beanspruchte Gelenke wie das Knie- oder Sprunggelenk betroffen sind.

Außerdem können antiarthrotische Substanzen, zum Beispiel Glucosaminsulfat oder Hyaluronsäure verschrieben werden.

Chirurgische Behandlung
Im Anfangsstadium hilft eine arthroskopische Gelenkspülung, um die Enzymaktivität zu normalisieren. Bei schwerer Arthrose wird durch eine Arthrodese (operative Gelenkversteifung) eine schmerzfreie Belastung ermöglicht. Bei fortgeschrittener Gelenkzerstörung wird ein endoprothetischer Gelenkersatz eingesetzt.

Rheumatoide Arthritis

Symptome
- Zu Beginn häufig allgemeines Unwohlsein
- Symmetrische Schmerzen und Schwellungen, nicht selten mit Überwärmung der kleinen Gelenke (meistens Fingergrund- und –mittelgelenke), später auch großer Gelenke
- Morgensteifigkeit vor allem der kleinen Gelenke

Die rheumatoide Arthritis entsteht anders als die häufigere Arthrosis deformans (S. 907) nicht aufgrund von Alters- und Abnutzungserscheinungen der Gelenke, sondern ist als Autoimmunkrankheit zu verstehen, das heißt als eine Krankheit, bei der das Immunsystem körpereigene Zellen angreift. Die genaue Ursache dieser krankhaften Immunvorgänge ist noch nicht bekannt. Wissenschaftler nehmen an, dass ein bis jetzt noch nicht identifiziertes Virus eine Immunantwort des Körpers hervorruft, die sich

Baker-Zyste
Bei der rheumatoiden Arthritis kann eine schmerzlose, flüssigkeitsgefüllte Vorwölbung in der Kniekehle entstehen. Diese so genannte Baker-Zyste bildet sich, wenn die Innenhaut (Synovia) des Kniegelenks übermäßig viel Gelenkflüssigkeit produziert. Schließlich wird die Schleimhaut aus der Gelenkhöhle zusammen mit der Gelenkflüssigkeit nach außen gedrängt, sodass sich eine rundliche Schwellung in der Kniekehle abzeichnet.

Diese Synovialzyste, auch Schleimbeutelentzündung genannt, kann punktiert und die Flüssigkeit mit einer Spritze abgesaugt werden oder sie wird unter örtlicher Betäubung chirurgisch entfernt. In manchen Fällen wird ein entzündungshemmender Wirkstoff (Hydrokortison) als Injektion an der Punktions- oder Operationsstelle verabreicht, um Rückfälle zu verhindern.

neben dem Virus auch gegen körpereigene Zellen in den Gelenken richtet und dort Entzündungen hervorruft.

Im Gegensatz zur Arthrose, die nur den Bewegungsapparat selbst betrifft, ist die rheumatoide Arthritis eine systemische Erkrankung, die bei manchen Patienten Auswirkungen auf andere Organe wie z. B. das Herz, das Rippenfell und die Augen hat. Meistens sind mehrere Gelenke gleichzeitig befallen, wobei beide Hände oder beide Füße gleichzeitig betroffen sind. Typisch ist die so genannte Morgensteifigkeit der befallenen Gelenke, die sich durch Bewegung im Lauf des Tages bessert. Das Auftauchen von Rheumaknoten ist ebenfalls charakteristisch; sie bestehen in kleinen, erbsen- bis walnussgroßen Vorwölbungen unter der Haut im Bereich des Ellbogens, den Ohren und der Nase, dem Hinterkopf, der Kniescheibe oder

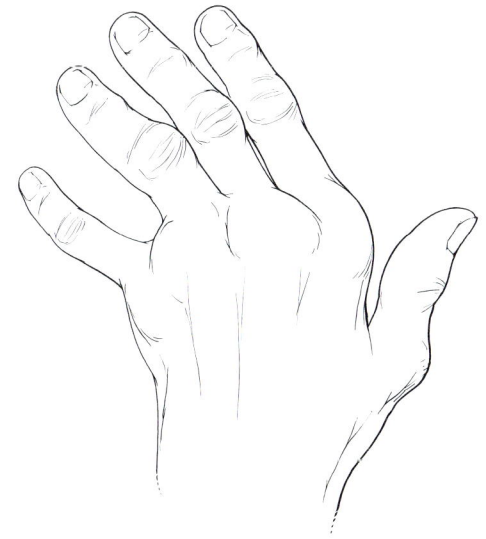

Die rheumatoide Arthritis kann zur Entwicklung dieser typischen Fehlstellung der Finger führen. Die betroffene Hand verliert an Kraft und schmerzt vor allem bei einem akuten Schub.

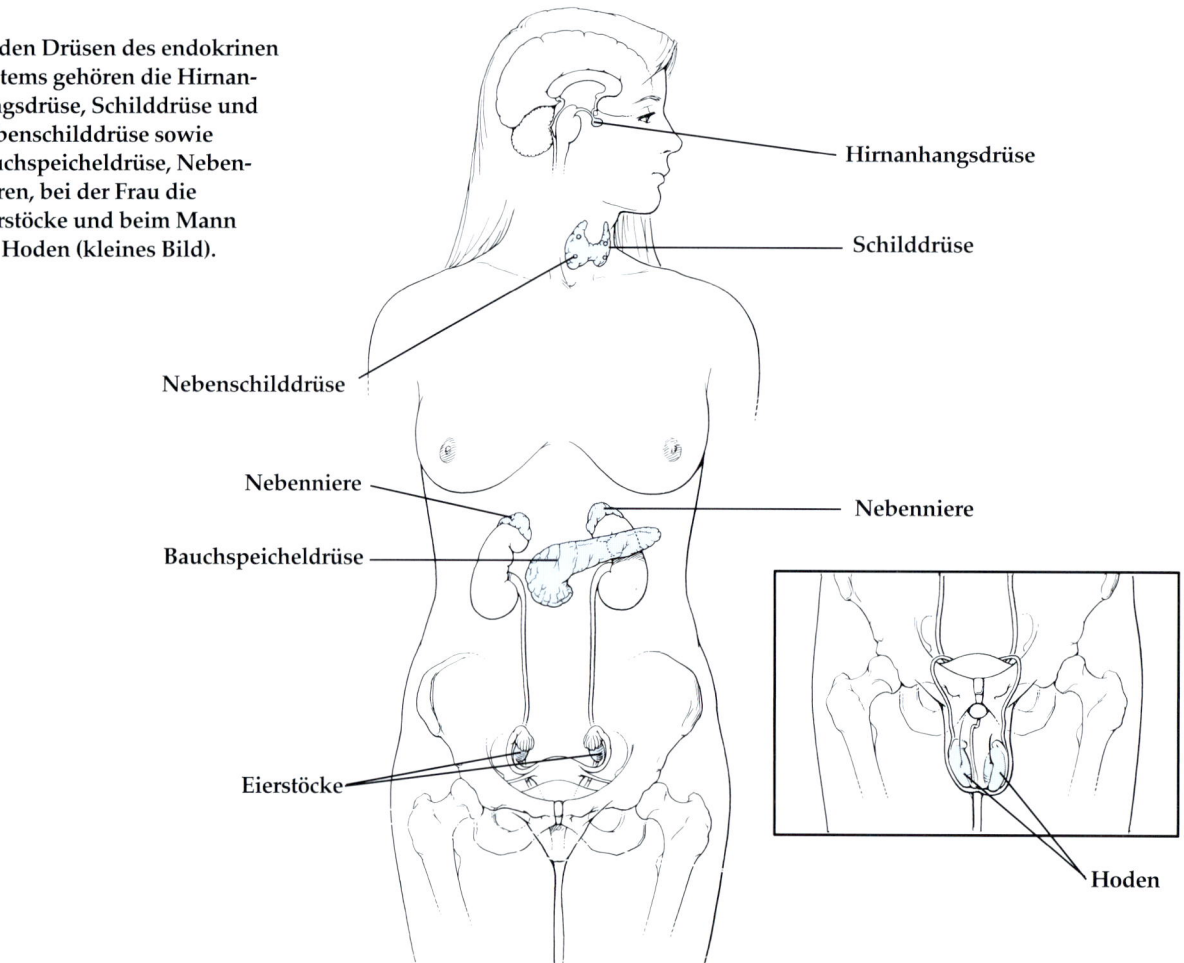

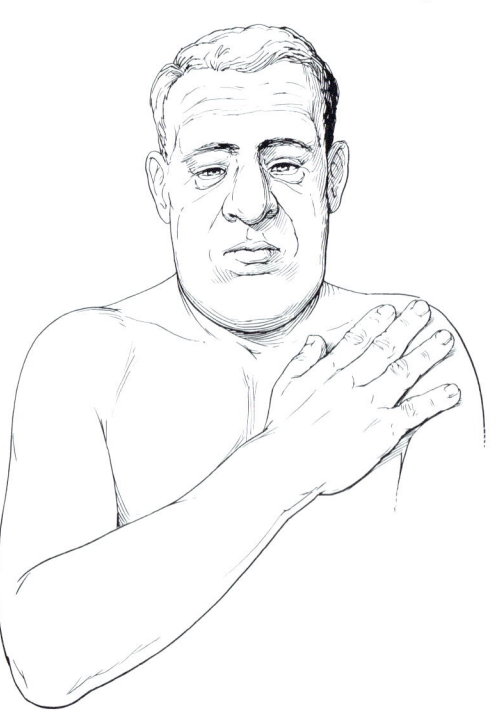

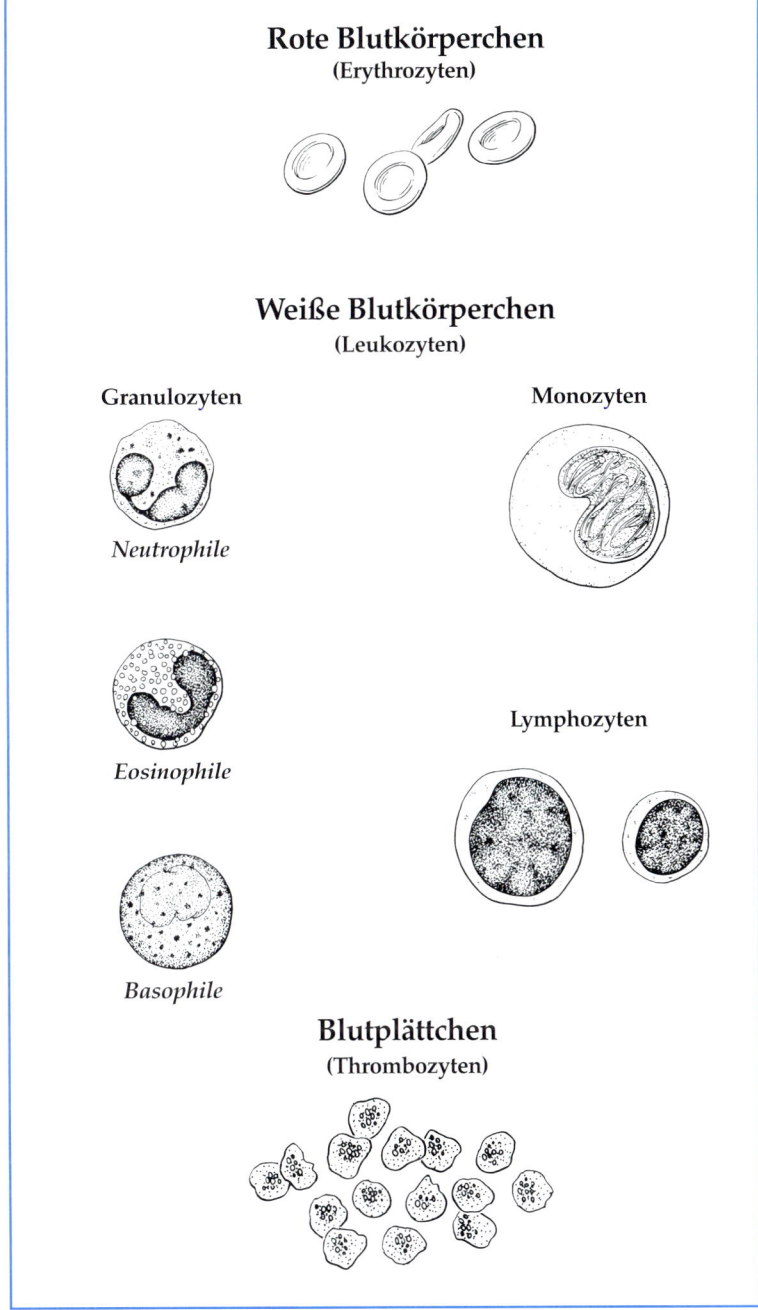

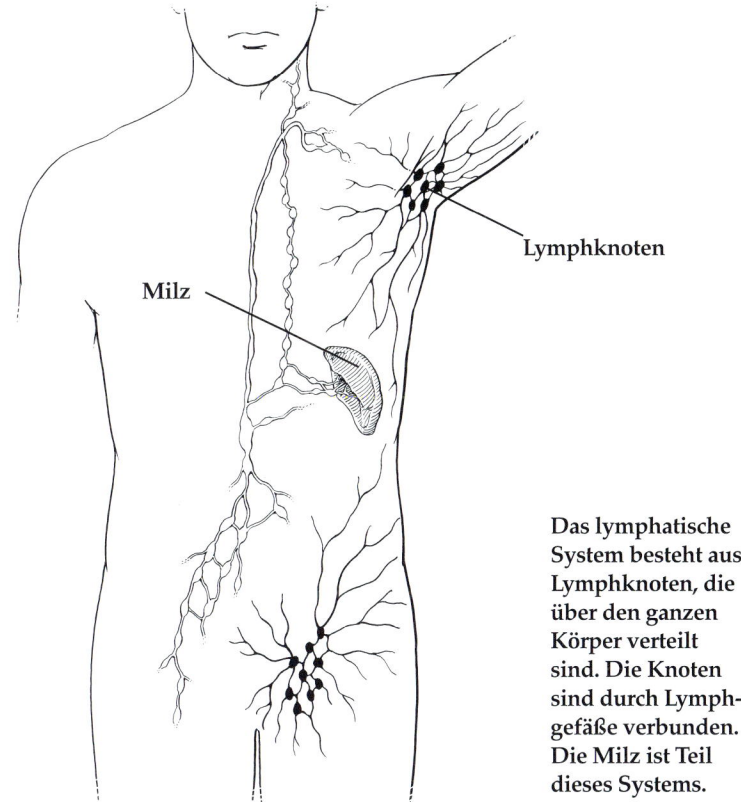

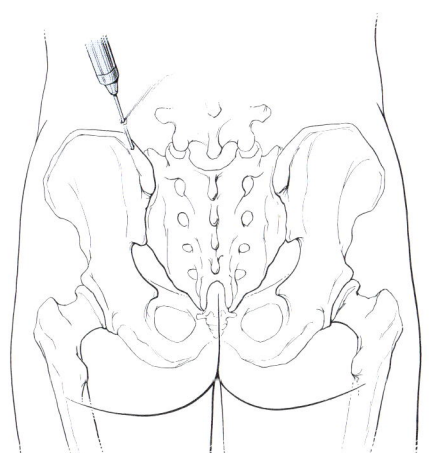
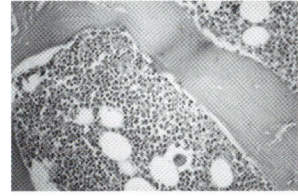

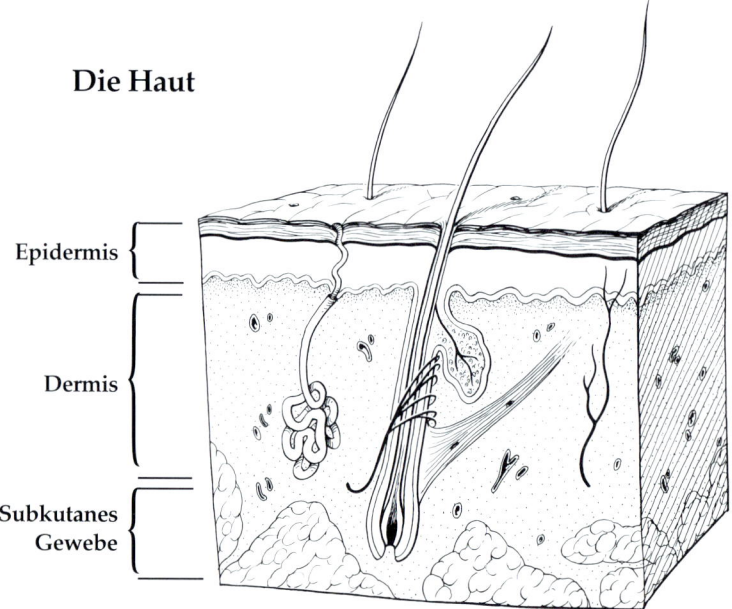

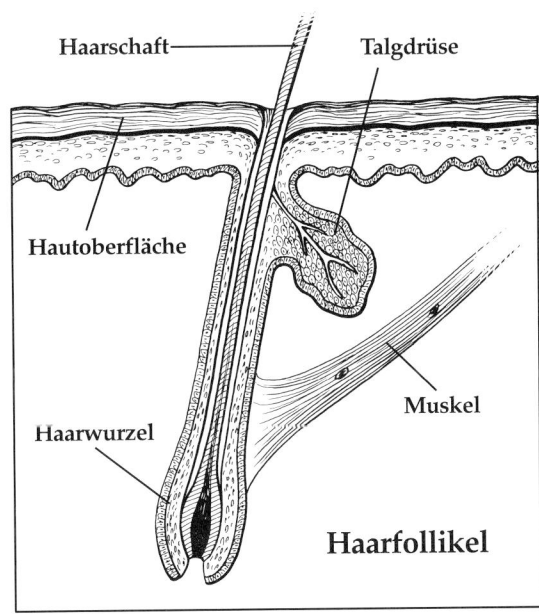

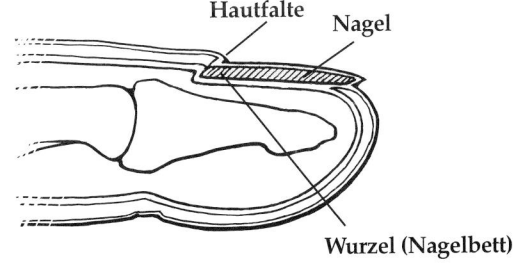

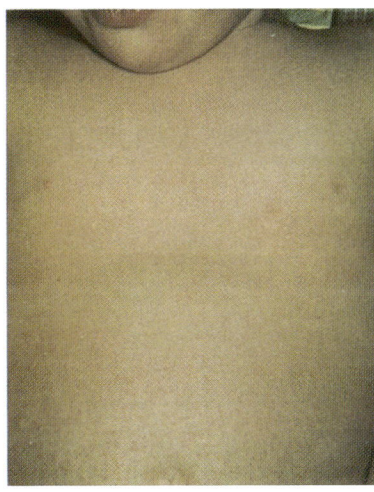

  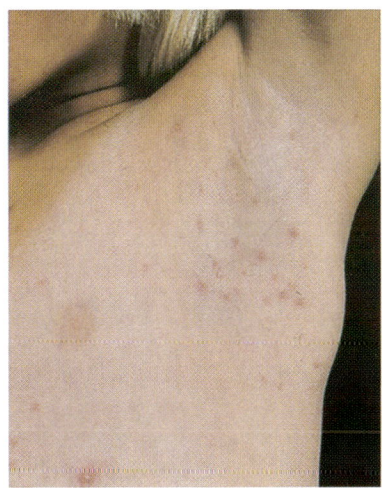

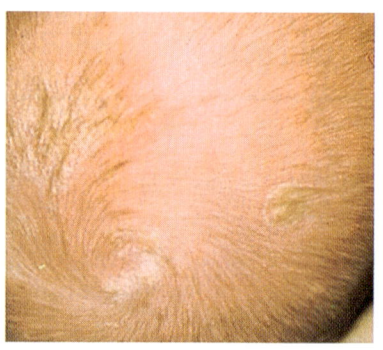

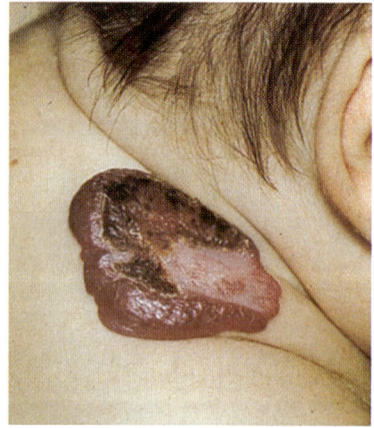

Dermatitis (Ekzeme) bei Erwachsenen

Der Begriff Dermatitis beschreibt gereizte und entzündete Haut. Ein anderes Wort dafür ist Ekzem. Wie nachfolgend gezeigt, kann eine Dermatitis in verschiedenen Formen auftreten.

Kontaktdermatitis

Der direkte Kontakt mit einer der nachfolgend aufgeführten Substanzen kann eine Kontaktdermatitis hervorrufen (S. 987 und S. 1036).

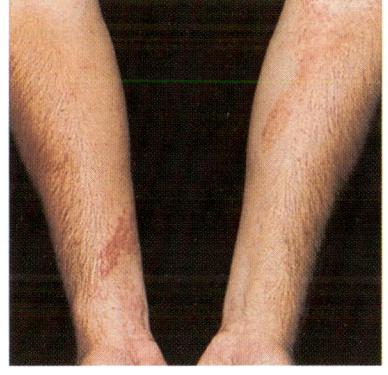

Giftefeu. Charakterisiert durch einen stark juckenden Ausschlag mit kleinen Pickeln und Pusteln und einer allgemeinen Schwellung der Haut.

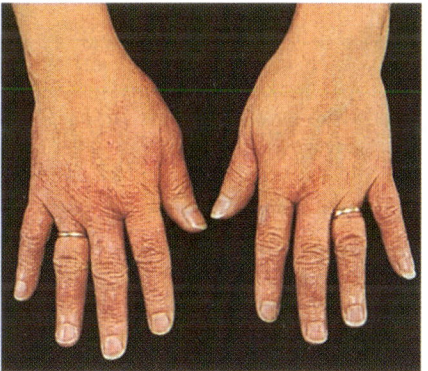

Nickeldermatitis. Wird durch Kontakt mit nickelhaltigen Objekten, zum Beispiel Gürtel- oder Taschenschnallen, hervorgerufen (S. 1037).

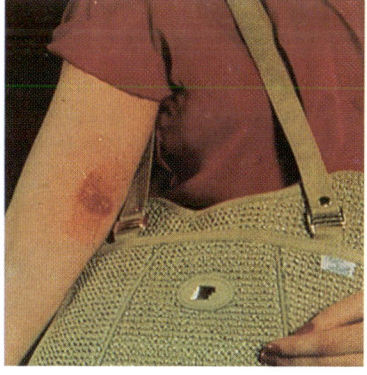

Spül- oder Hausfrauenhände. Häufig auftretende Hautreaktion nach Kontakt mit Haushaltschemikalien (S. 987).

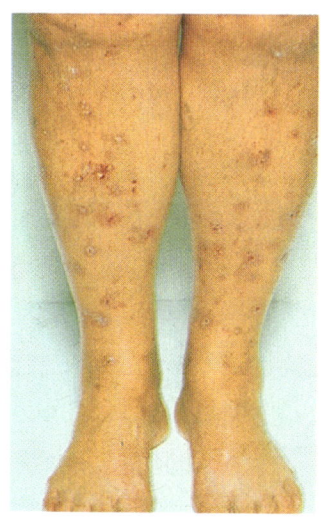

Neurodermitis. Typisch sind Kratzspuren (Abschürfungen) und kleine, flache Wucherungen unterschiedlicher Größe und mit deutlich abgegrenztem Rand. Die Wucherungen können sich verdicken und lederähnliche (flechtenähnliche) Struktur annehmen (S. 988).

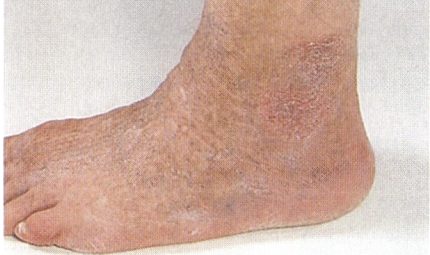

Stauungsekzem bei Krampfadern des Unterschenkels. Sich verdickende Haut an den Fußknöcheln, begleitet von Juckreiz und meist in Verbindung mit Krampfadern auftretend. Die Haut kann sich entzünden und um Fußknöchel und Ferse können sich entzündliche Geschwüre entwickeln. Durch häufiges Kratzen verdickt sich die Haut oft unregelmäßig (S. 989).

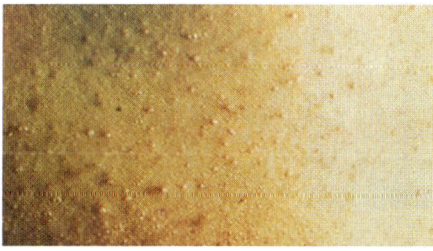

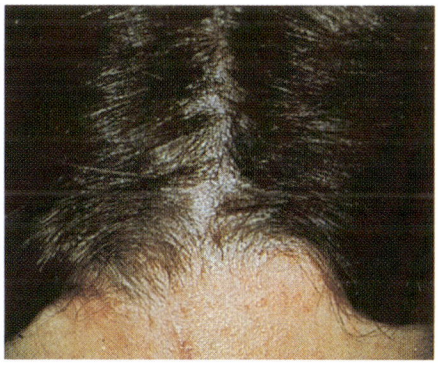

Seborrhoisches Ekzem. Fettige, schuppige und juckende Hautbereiche an den Nasenseiten, zwischen den Augenbrauen, hinter den Ohren oder über dem Brustbein. Ein schwach ausgeprägtes seborrhoisches Ekzem sind beispielsweise Schuppen.

Hitzeausschlag. Typisch sind stecknadelkopfgroße Pickelchen, die von geröteter Haut umgeben sind. Die Läsionen sind von starkem Juckreiz begleitet und bilden sich vor allem auf dem Hals, der oberen Brustgegend, der Leiste und den Achselhöhlen. Parallel kommt es meistens zu starker Schweißabsonderung (S. 988).

Hautkrebs

Melanome Melanome sind die tödlichste Form von Hautkrebs.
Diese Hauttumore erfordern eine unverzügliche Diagnose und Behandlung.

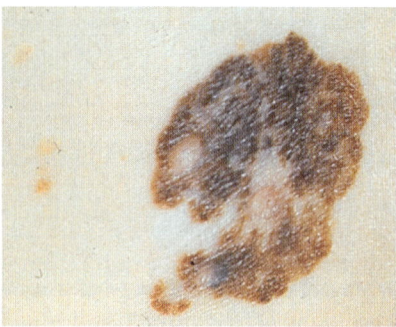

Sich oberflächlich ausbreitendes Melanom. Typisch ist die unregelmäßige Pigmentierung und der unregelmäßige Umriss. Dieser häufig auftretende Hautkrebs bildet sich vor allem am Rumpf und an den Gliedmaßen (S. 1005).

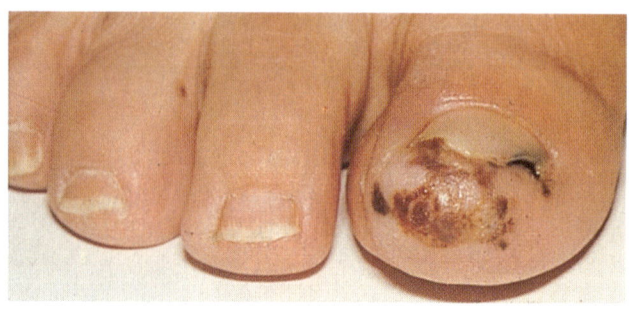

Akral-lentiginöses Melanom. Sommersprossenähnliches Melanom auf den Extremitäten. In der Regel ist die Haut unter den Finger- oder Zehennägeln betroffen (S. 1005).

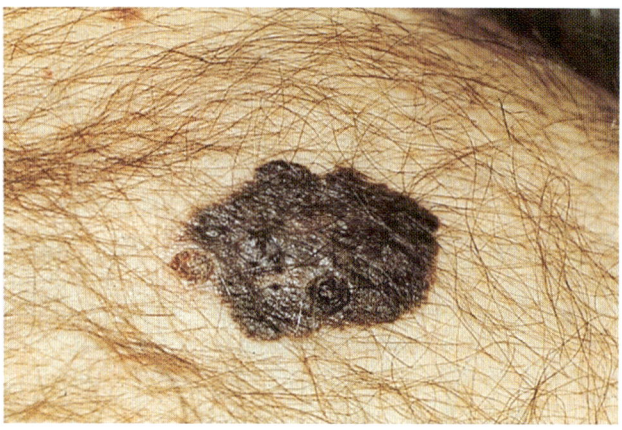

Noduläres Melanom. Dieser Tumor hebt sich von der umliegenden Haut ab. Es gibt keine bevorzugte Körperstelle für die Entwicklung nodulärer Melanome. Da schon früh die unteren Hautschichten mit betroffen sind, ist eine frühzeitige Behandlung besonders wichtig (S. 1005).

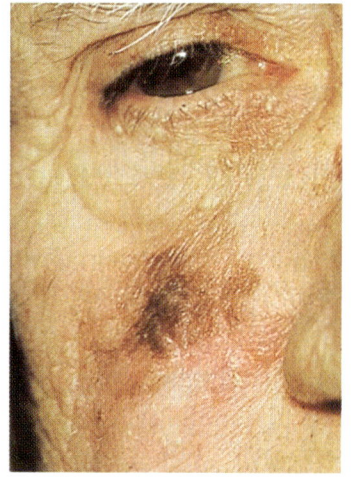

Lentigo-maligna Melanom. Am häufigsten betroffen sind ältere Menschen. Dieses Melanom bildet sich vor allem auf sonnengeschädigter Haut im Gesicht und am Handrücken. Vorstadium ist ein Lentigo Melanom, ein flacher, hell- bis dunkelbraun gefärbter Bereich, der jahrelang vorhanden sein kann, bevor der Hautkrebs in die tieferen Hautschichten eindringt (S. 1005).

Andere Arten von Hautkrebs

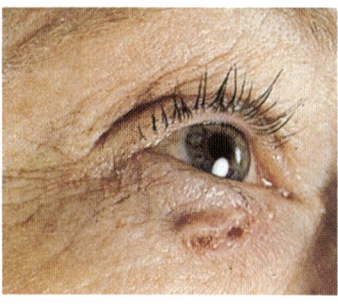

Basalzellkarzinom. Die bösartigste Form von Hautkrebs. Typisch ist eine perlförmige und wachsartige Hautwucherung im Gesicht, an den Ohren oder am Hals. Es kann sich auch um flache, fleischfarbene oder braune, narbenähnliche Läsionen auf der Brust oder am Rücken handeln (S. 1005).

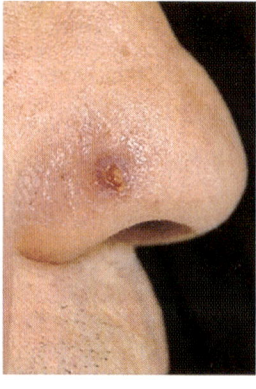

Kaposisarkom. Rot-violette Knoten an beliebigen Hautstellen (oben links) oder dunkelblaue oder violett-braune Knoten an den Zehen oder Beinen (oben rechts). Kaposisarkome sind heutzutage häufiger, da sie in Zusammenhang mit dem Aids-Syndrom auftreten (S. 1006).

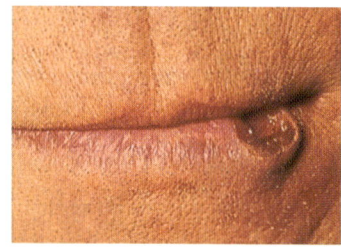

Plattenepithelkarzinom. Sie sind in der Regel schmerzlos, bis eine Ulzeration eintritt. Die Läsion ist in der Regel fest, rot, knotig oder flach mit einer schuppigen oder verkrusteten Oberfläche und tritt häufig im Gesicht, an den Ohren, am Hals, den Händen oder Armen auf (S. 1005) – an Stellen, die vermehrt dem Sonnenlicht ausgesetzt sind.

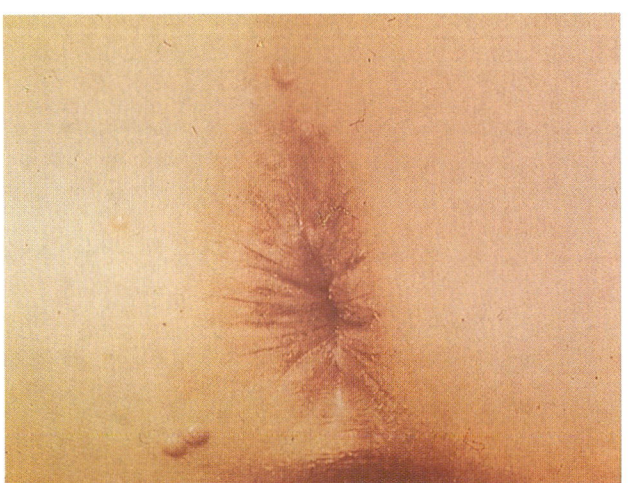

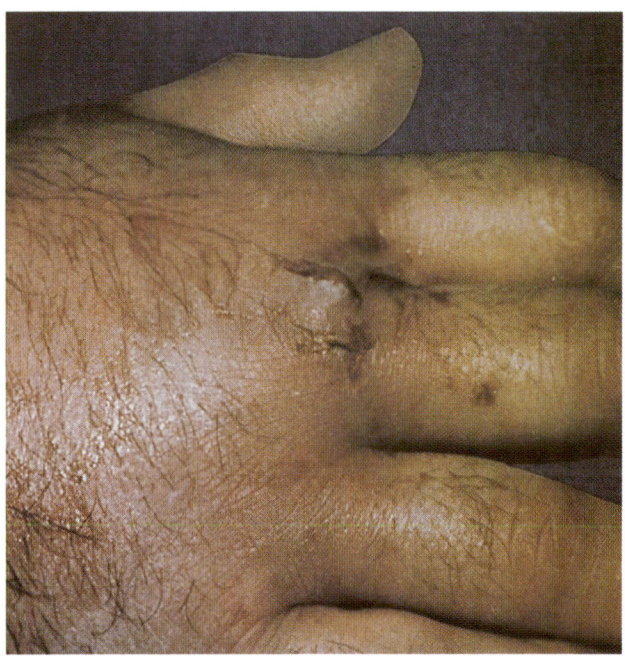

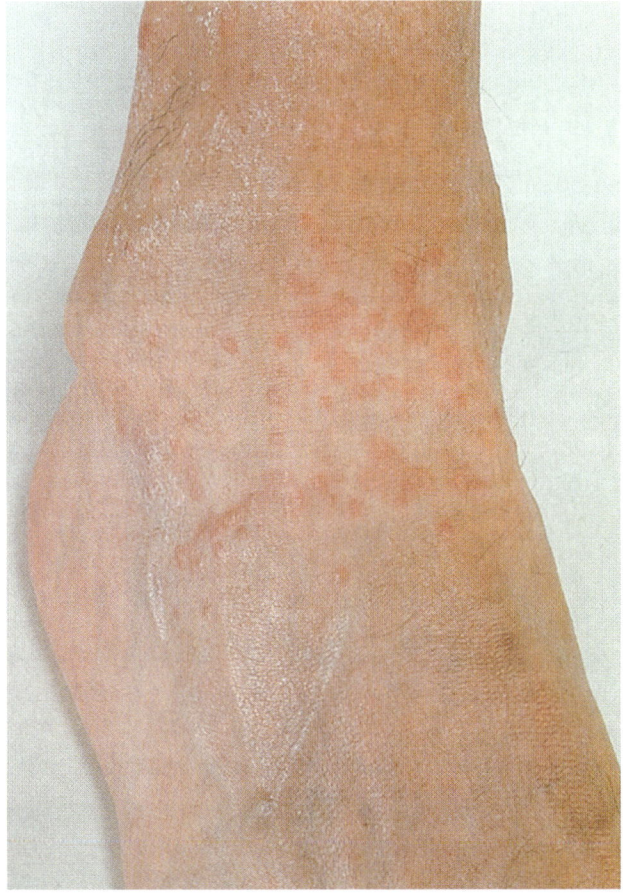

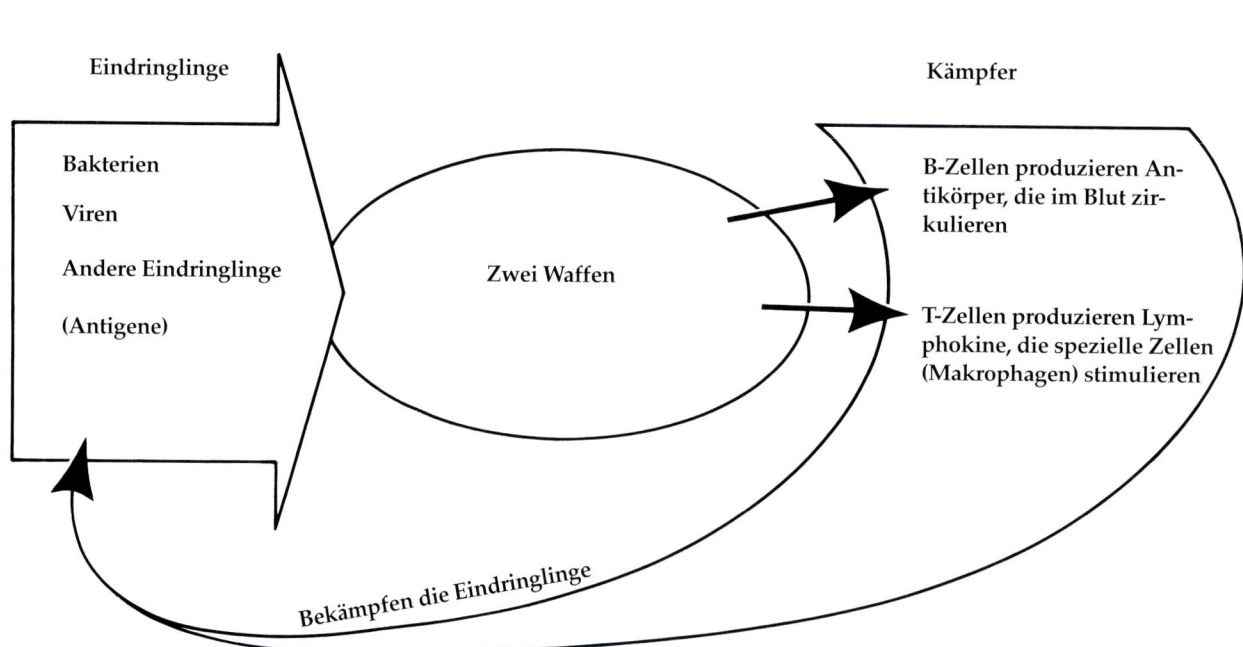

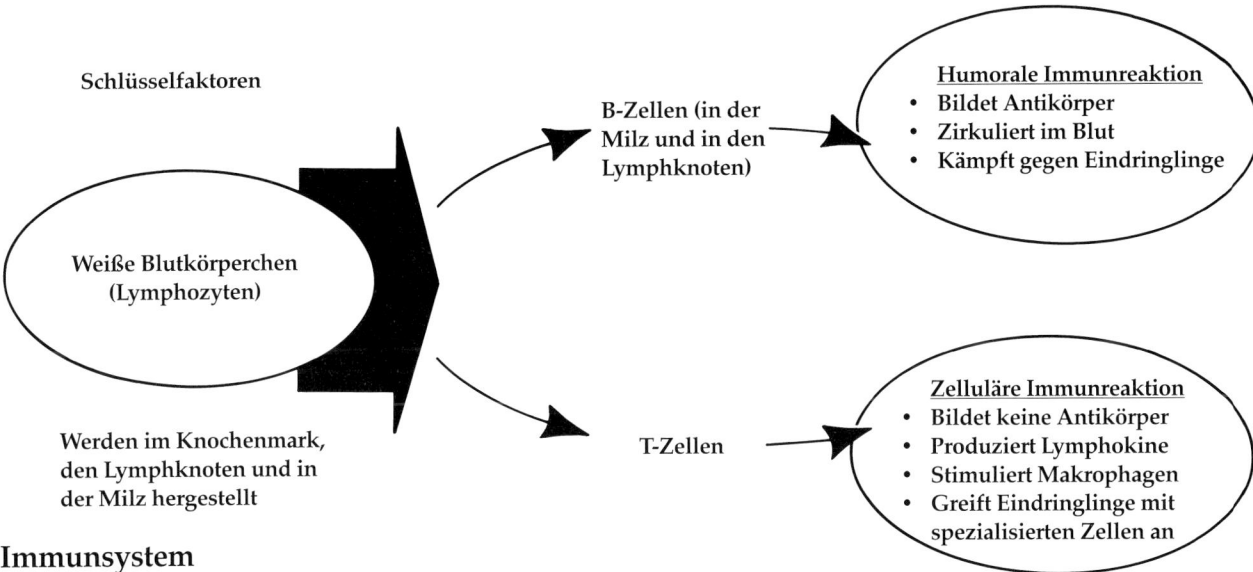

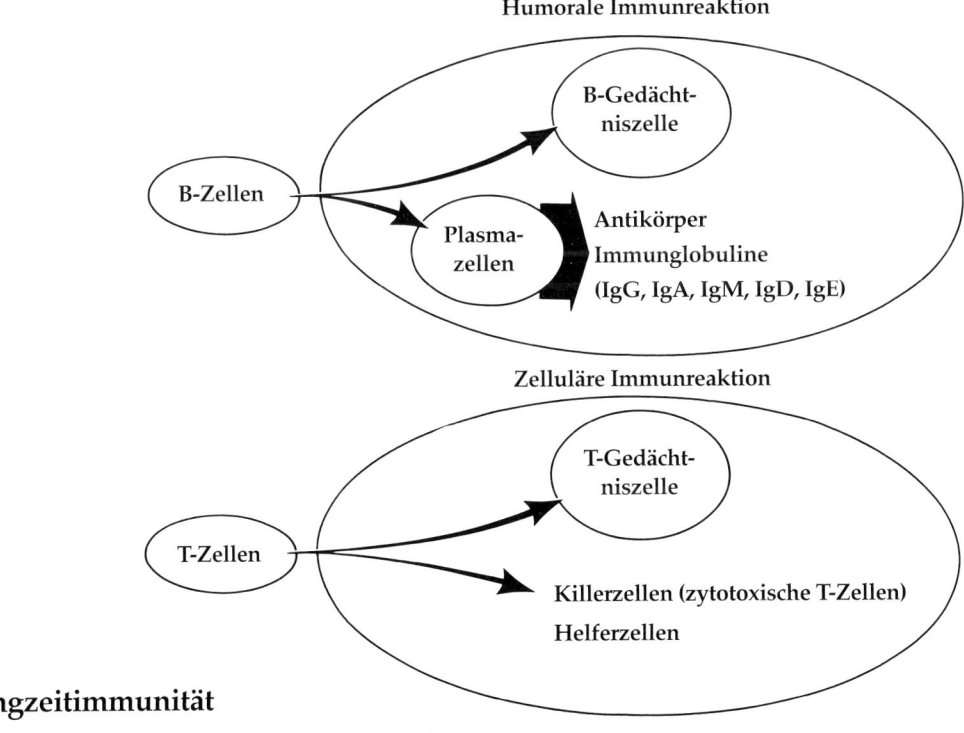

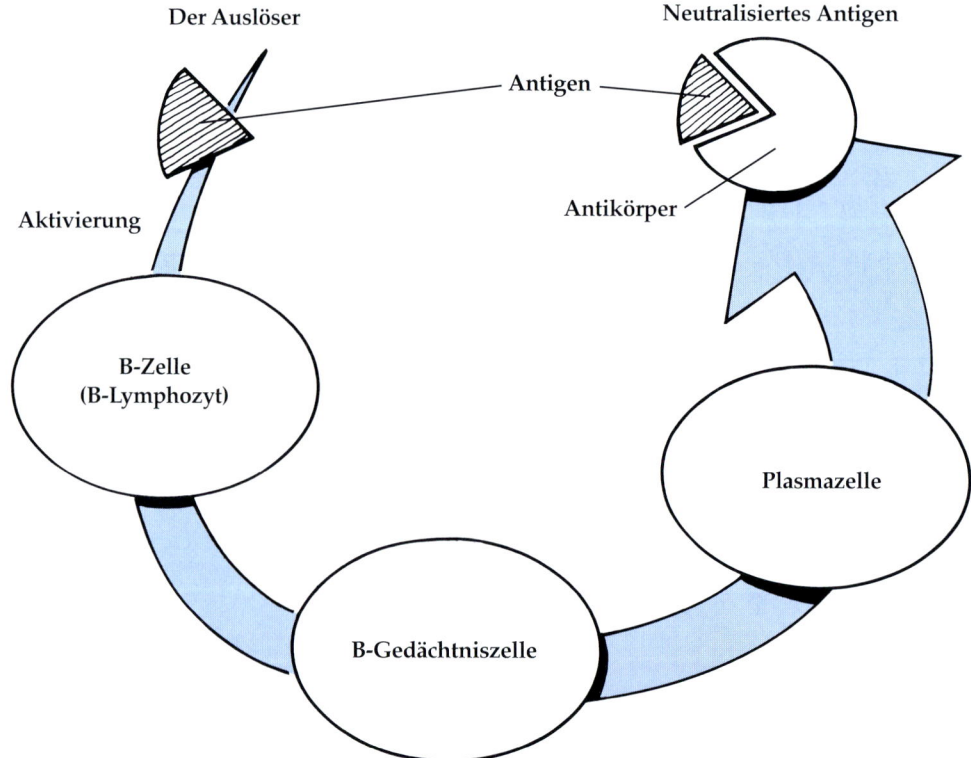

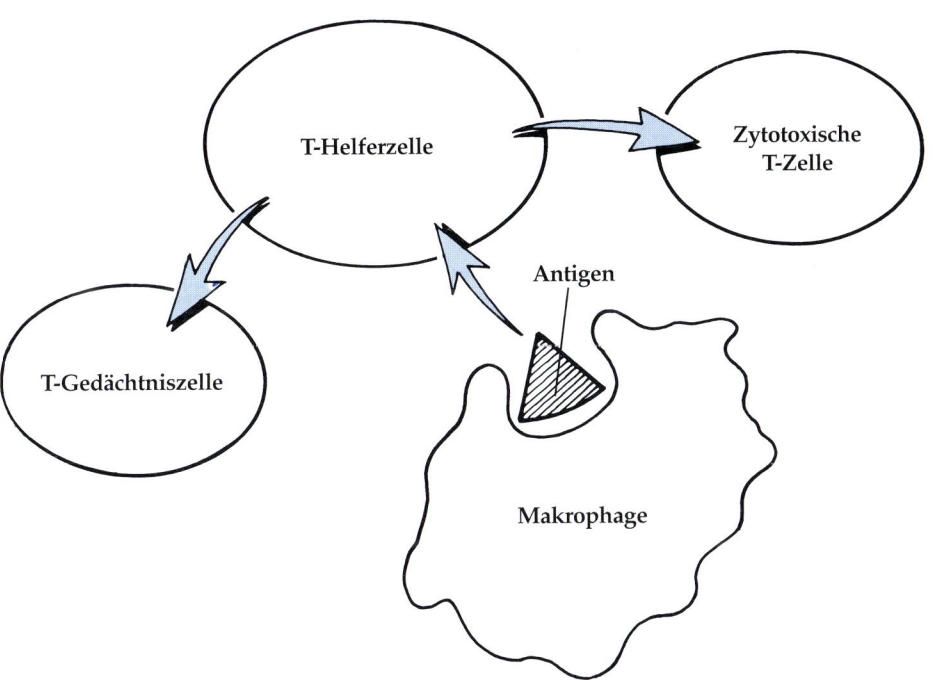

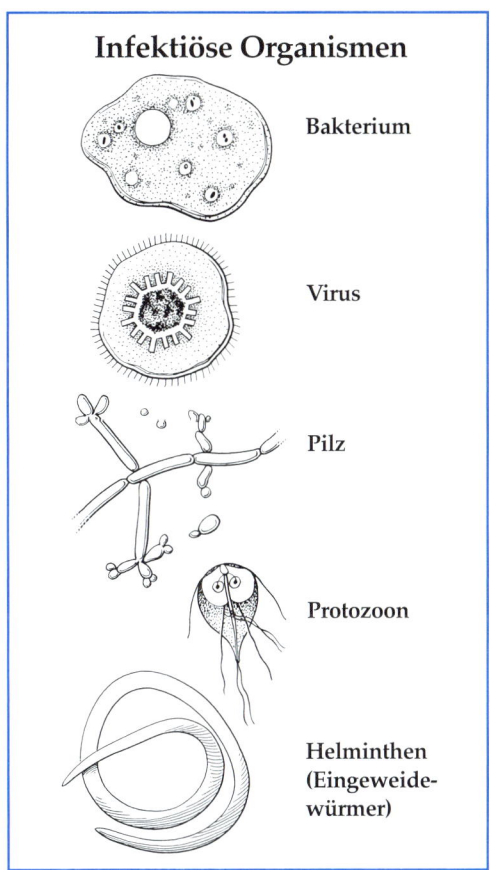

fiebersenkende Medikamente gegen das Fieber und die Muskelschmerzen helfen. Die Symptome einer Influenza A-Infektion können auch durch Amantadin, ein antivirales Mittel, gelindert werden. Antibiotika helfen nicht und sollten nur dann eingesetzt werden, wenn es zu Komplikationen aufgrund begleitender bakterieller Infektionen kommt. Zur Influenza-Therapie werden auch Neuraminidasehemmer eingesetzt wie Zanamivir, das als Spray verabreicht wird. Diese können nicht nur die Grippe verkürzen, sondern auch zur Prophylaxe dienen.

Vorbeugung
Einer Influenza kann man durch eine Impfung im Herbst vorbeugen. Auch Amantadin reduziert das Infektionsrisiko. Zur Prophylaxe muss es aber vor oder unmittelbar nach dem Kontakt mit dem Influenza A-Virus genommen werden. Es wird meist nur Personen verschrieben, bei denen mit einer schweren Krankheit oder ernsten Komplikationen zu rechnen ist. Amantadin hilft nur gegen das Influenzavirus vom Typ A, während eine Impfung auch gegen den Typ B schützt. Keine dieser Maßnahmen schützt vor anderen viralen Erkrankungen.

Lyme-Krankheit (Lyme-Borreliose)

Symptome
- Charakteristischer roter Ausschlag an der Stelle eines Zeckenbisses
- Kopfschmerzen
- Schüttelfrost und Fieber
- Schmerzen im Körper
- Gelenkentzündung und Arthritis

Diese Erkrankung ist nach dem Ort benannt, wo es zu einer Infektion vieler Kinder kam (Lyme in Connecticut, USA). Sie wird durch einen Organismus (Spirochaeten) verursacht, den eine bestimmte Zeckenart überträgt – flächendeckend in ganz Europa, zwischen Mai und Oktober, mit Ausnahme der südlichen und nördlichen Randzonen und der Höhenlagen über 1 000 m.

Diagnose
Die Diagnose der Lyme-Krankheit ist schwierig, da sie ähnliche Symptome wie andere Krankheiten hervorruft. An der Stelle des Zeckenbisses – der unbemerkt bleiben kann – entwickelt sich meist ein rötlicher Ausschlag, dem grippeähnliche Symptomen wie Kopfschmerzen, Schüttelfrost, Fieber, Schmerzen und Gliederstei-

fe folgen (→ Farbtafel C-14). Nach Wochen oder Monaten kann es zu Gesichtslähmung, Gelenkentzündung, verschiedenen neurologischen Symptomen und manchmal zu starkem Herzklopfen und Herzstillstand kommen (S. 672). Der Arzt kann einen Bluttest durchführen, um nach dem auslösenden Organismus zu suchen, der Test ist allerdings nicht immer eindeutig.

Wie gefährlich ist die Lyme-Krankheit?
In einem frühen Stadium kann die Erkrankung mit Antibiotika behandelt werden. Bleibt eine Behandlung aus, kann es zu Komplikationen der Gelenke, des Herzens und Gehirns kommen.

Behandlung

Arzneimitteltherapie
Es werden Antibiotika eingesetzt. Aspirin hilft gegen Gelenkentzündungen.

Vorbeugung
In Waldgebieten oder beim Spaziergang durch Gras sollte man feste Schuhe, langärmelige Kleidung und lange Hosen, in die Socken gestopft, tragen. Auf Zeckenbisse am eigenen Körper und auf dem von Haustieren ist zu achten. Festgesaugte Zecken werden sofort mit einer Pinzette entfernt. Dabei sollte die Zecke weder gedrückt noch verdreht, sondern vorsichtig und stetig herausgezogen werden.

Katzenkratzkrankheit

Symptome
- Vergrößerte Lymphknoten
- Schwaches Fieber
- Hautpustel
- Müdigkeit
- Kopfschmerzen
- Halsschmerzen

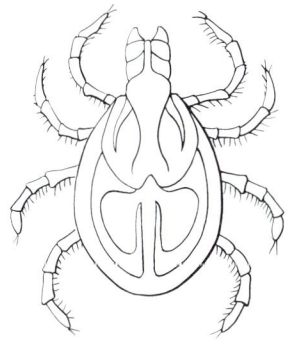

Die Zecke *Ixodes scapularis* überträgt die Lyme-Krankheit.

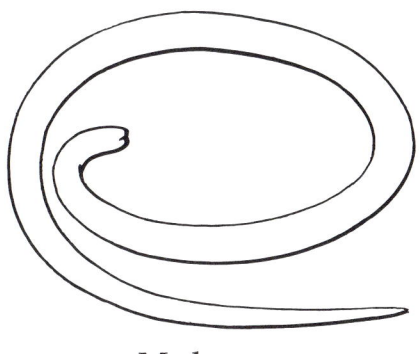

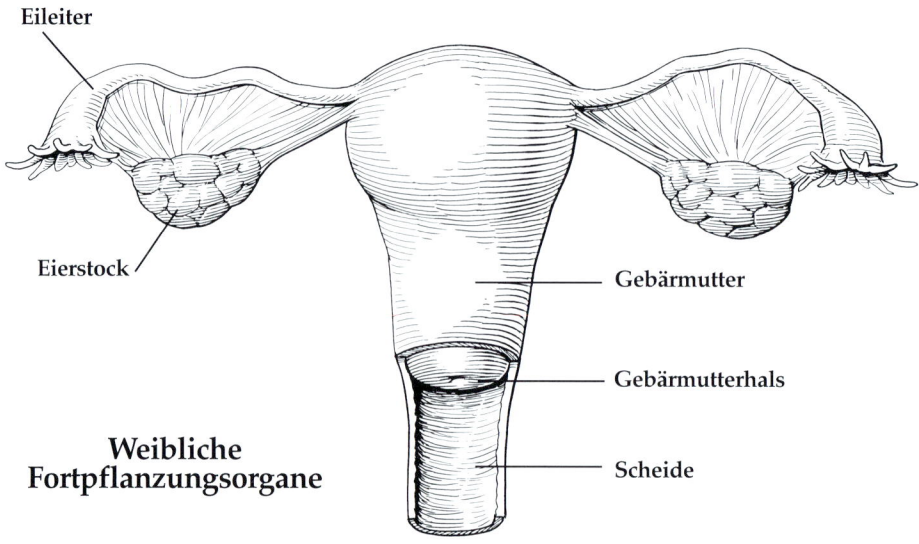

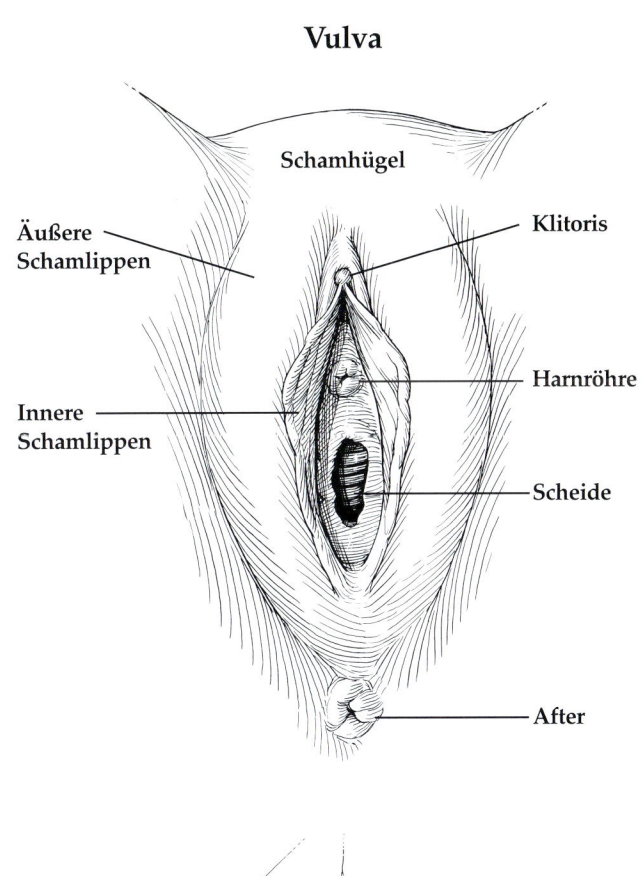

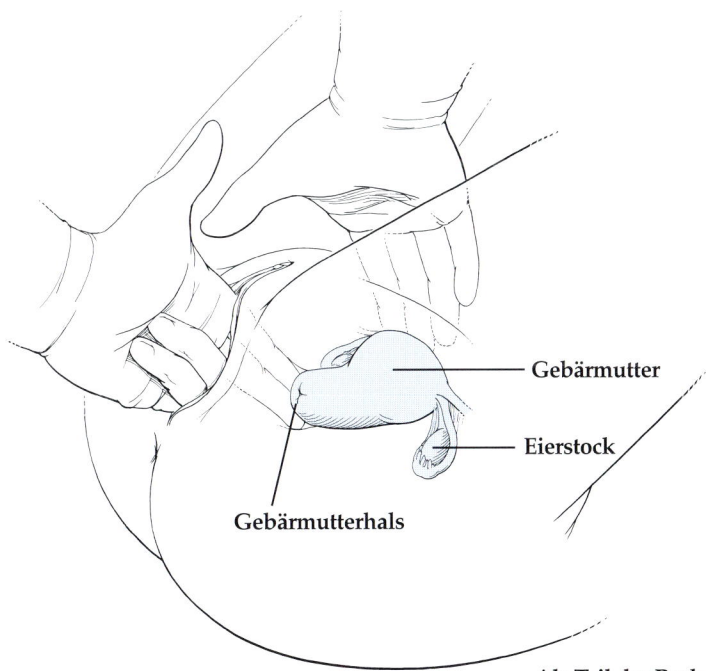

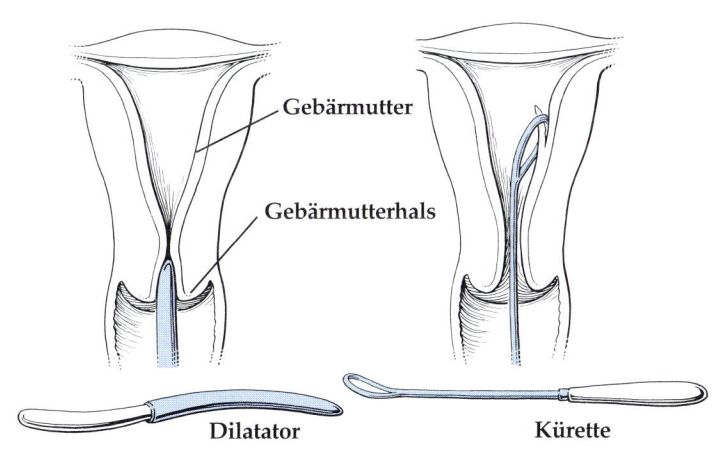

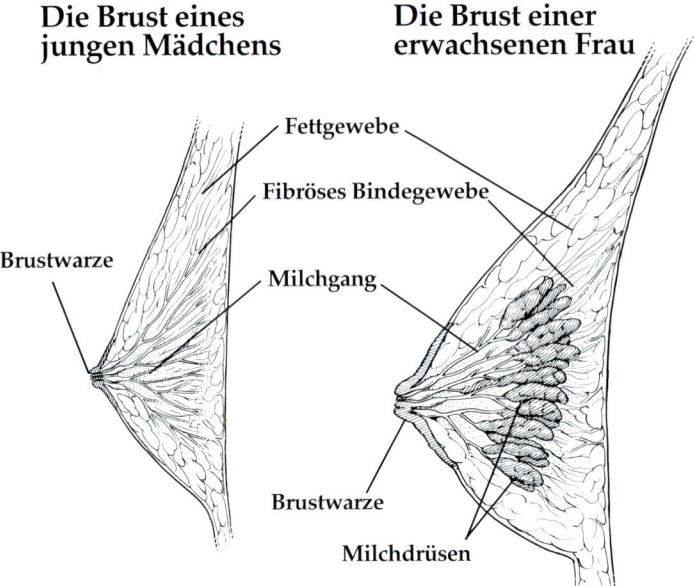

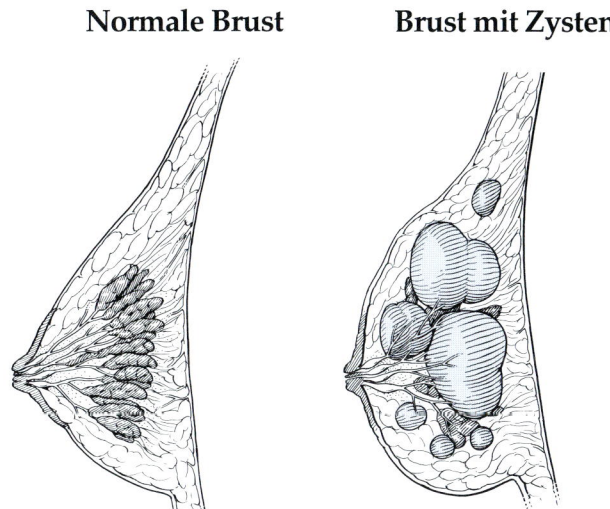

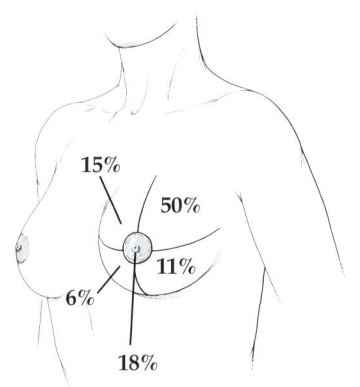

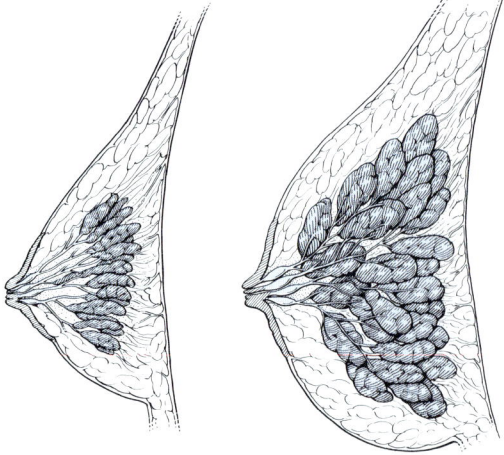

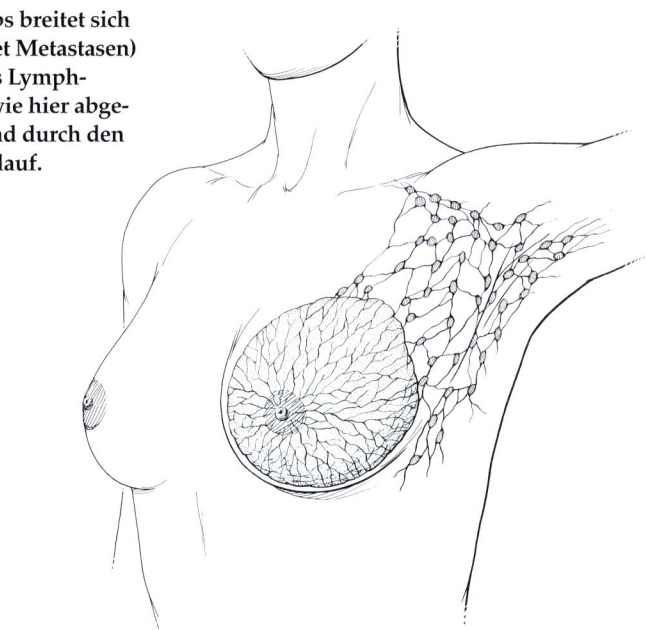

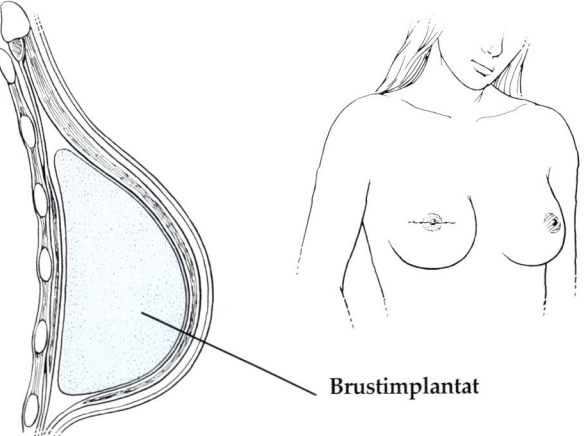

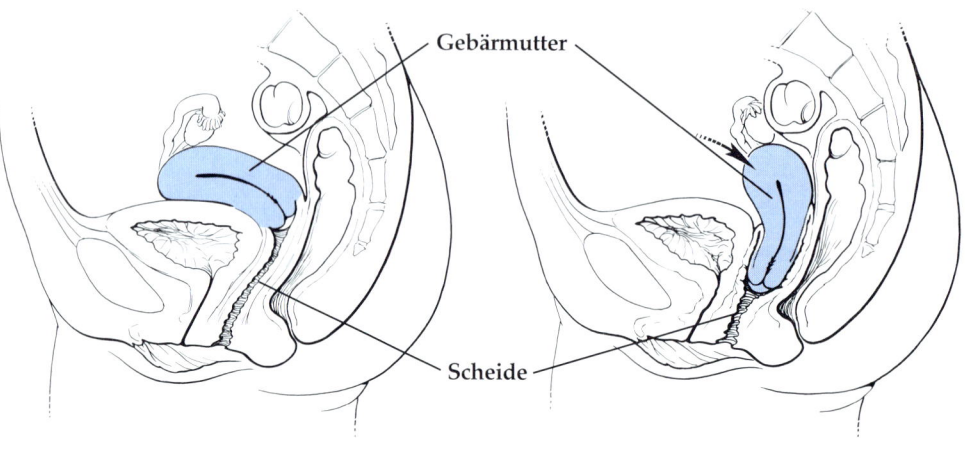

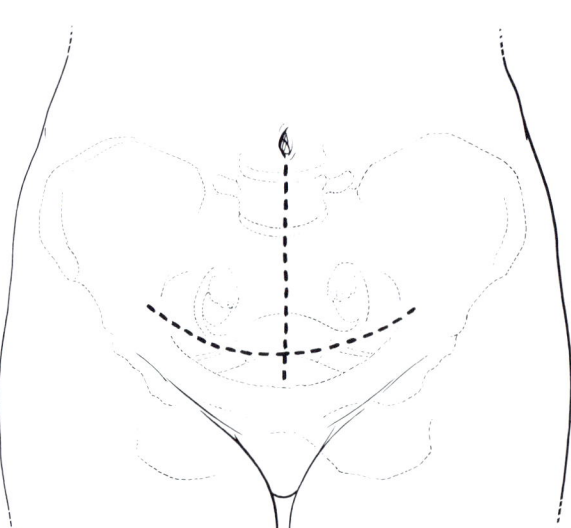

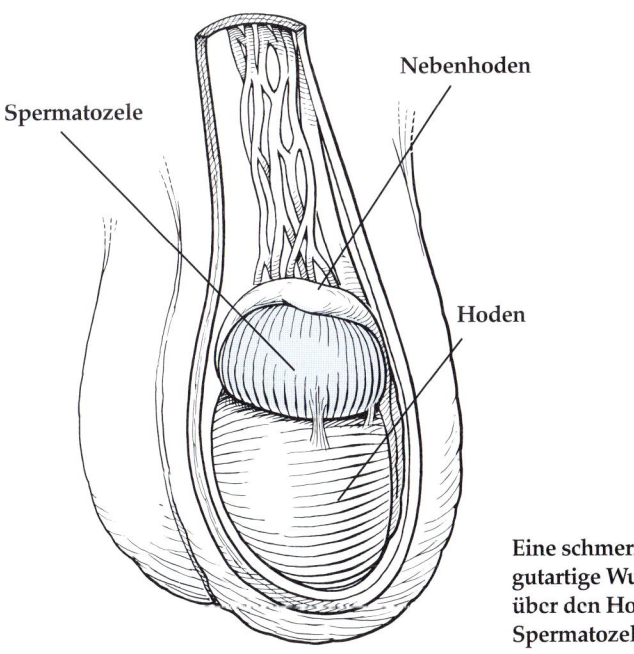

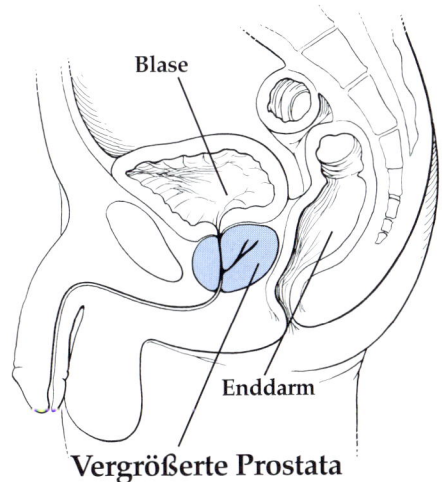

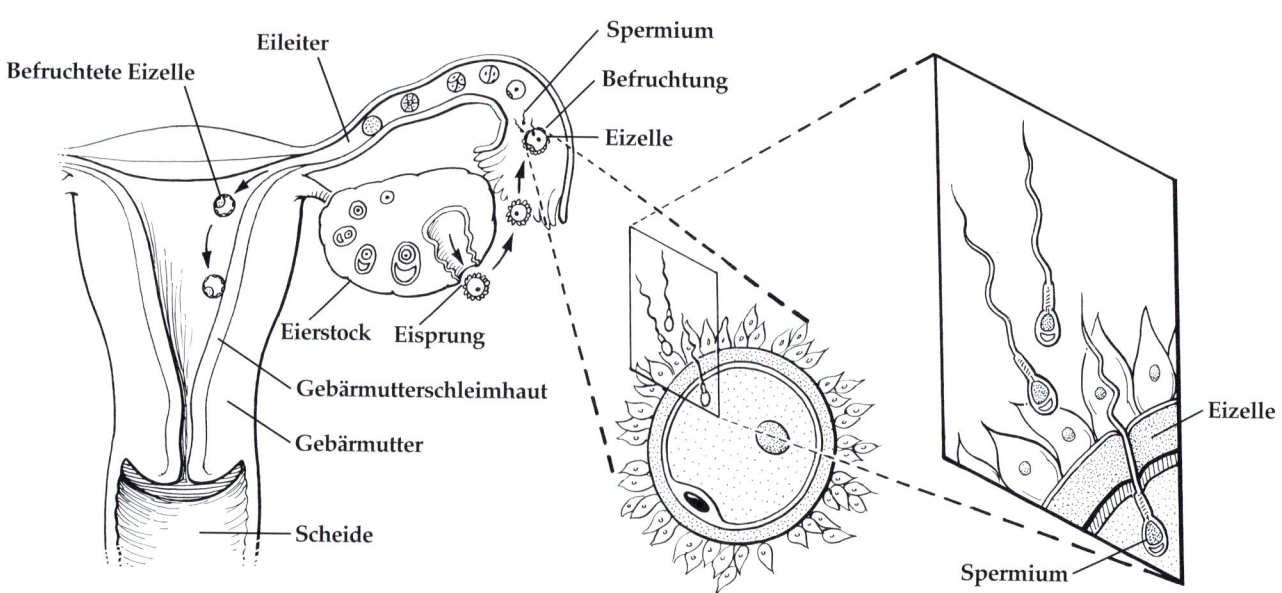

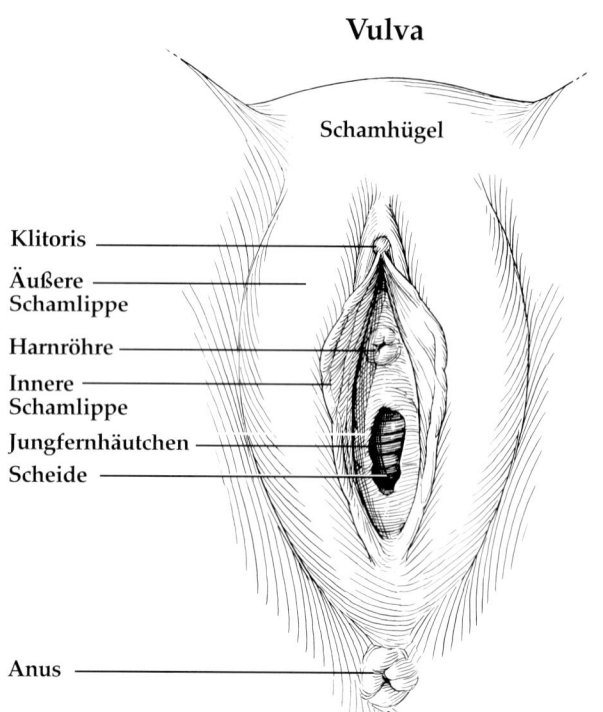

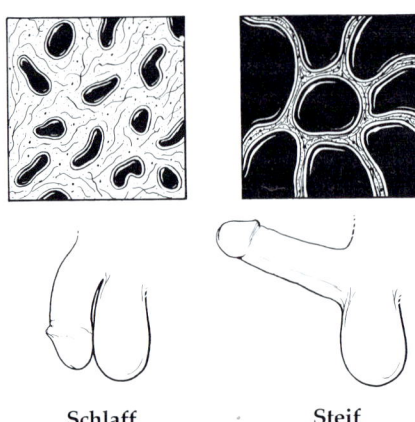

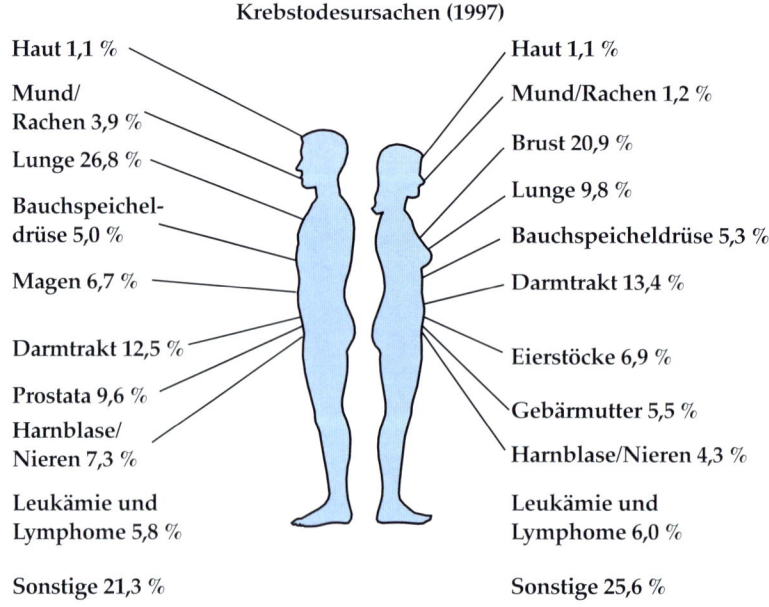